内容提要

中医药高级参考丛书·中医耳鼻咽喉口腔科学是由卫生部教材办与人民卫生出版社组织编写的大型高级参考丛书之一。本书由基础篇、疾病篇、文献篇、医籍篇、药物篇等组成。基础篇主要论述了中医耳鼻咽喉口腔科学发展史、学科特点、阴阳五行学说、耳鼻咽喉口腔解剖与生理、脏腑经络相关论、病因病机、诊法、辨证体系、治法、养护等；疾病篇由耳科、鼻科、咽科、喉科、口腔科疾病四部分组成，详细论述了耳鼻咽喉口腔疾病的涵义、释名、沿革、病因病理、临床征候、诊断与鉴别诊断、辨证施治、外治疗法、针灸疗法、预后转归、护理

中医药学高级丛书

中医耳鼻咽喉口腔科学

第 2 版

主　编　王永钦

副主编　李凡成　谢　强　王守儒　刘一平

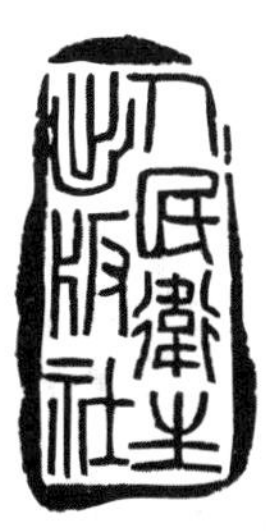

图书在版编目（CIP）数据

中医耳鼻咽喉口腔科学/王永钦主编. —2版.
—北京：人民卫生出版社，2011.2
（中医药学高级丛书）
ISBN 978-7-117-13183-4

Ⅰ.①中… Ⅱ.①王… Ⅲ.①中医五官科学：耳鼻咽喉科学②中医五官科学：口腔科学 Ⅳ.①R276

中国版本图书馆CIP数据核字（2010）第119867号

中医耳鼻咽喉口腔科学
第2版

主　　编：王永钦
出版发行：人民卫生出版社（中继线 010-59780011）
地　　址：北京市朝阳区潘家园南里19号
邮　　编：100021
E - mail：pmph @ pmph.com
购书热线：010-67605754　010-65264830
010-59787586　010-59787592
印　　刷：三河市宏达印刷有限公司
经　　销：新华书店
开　　本：787×1092　1/16　　**印张**：86
字　　数：2146千字
版　　次：2001年9月第1版　2023年12月第2版第11次印刷
标准书号：ISBN 978-7-117-13183-4/R・13184
定　　价：169.00元

中医药学高级丛书

中医耳鼻咽喉口腔科学(第2版)编写委员会

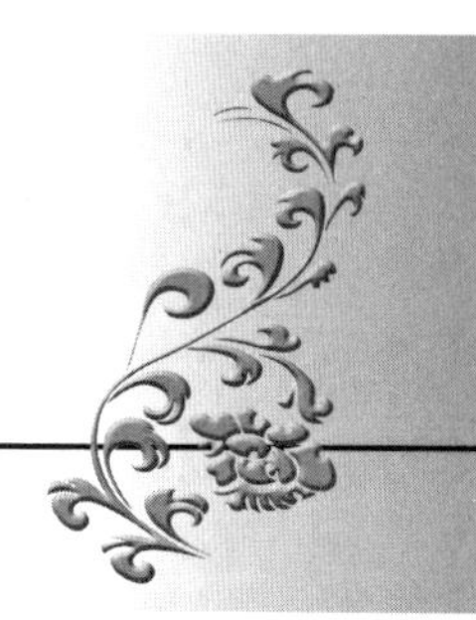

主　编

王永钦

副主编

李凡成　谢　强　王守儒　刘一平

编　委（以姓氏笔画为序）

王陈应　朱祥成　刘明道　刘绍武　刘森平
刘福官　严道南　李　莹　李　浩　杨淑荣
罗冬青　郭兆刚

编　者（以姓氏笔画为序）

开　雁　从　品　邓琤琤　邓超靖　刘　丹
刘　岩　刘　炜　刘　璋　李　奇　李许娜
李桂英　何建北　张雪梅　周光源　洪钱江
顾　真　柴　峰　龚慧涵　梁俊薇　彭　波

中医药学高级丛书

中医耳鼻咽喉口腔科学(第1版)编写委员会

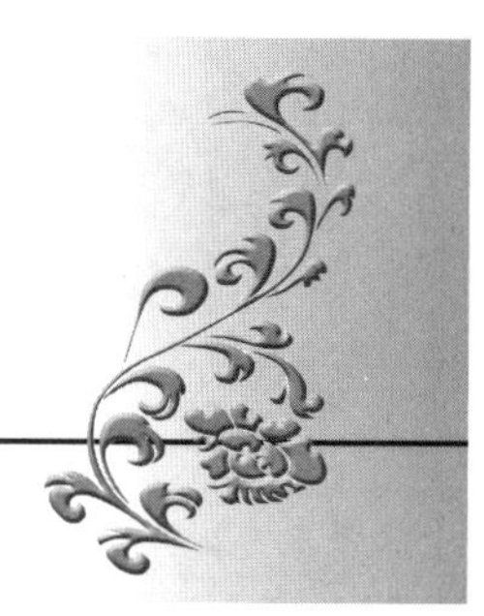

主　编

王永钦

副主编

李凡成　谢　强　李元聪　王守儒

编　委（以姓氏笔画为序）

王陈应　朱祥成　刘明道　刘绍武　刘福官
严道南　李　莹　李　浩　林昭泰　贾春芒
郭兆刚

编　者（以姓氏笔画为序）

王重春　开　雁　从　品　邓琤琤　邓超靖
朱其杰　刘　岩　刘　炜　刘　璋　李　奇
李桂英　杨淑荣　吴玉生　何建北　张雪梅
林昭彤　罗冬青　周莲菊　洪钱江　顾　真
柴　峰　梁俊薇　谭　劲

出版者的话

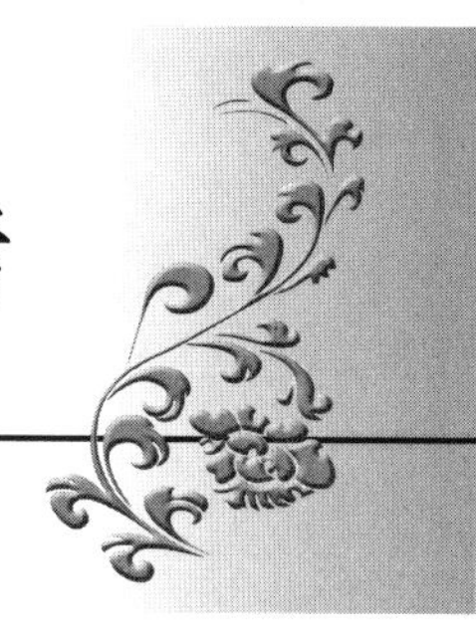

《中医药学高级丛书》(第1版)是我社在20世纪末组织编写的一套大型中医药学高级参考书,内含中医、中药、针灸3个专业的主要学科,共计20种。旨在对20世纪我国中医药学在医疗、教学、科研方面的经验与成果进行一次阶段性总结,对20世纪我国中医药学学术发展的脉络做一次系统的回顾和全面的梳理,为21世纪中医药学的发展提供借鉴和思路。丛书出版后,在中医药界反响很大,并得到专家、学者的普遍认可和好评,对中医药教育与中医药学术的发展起到了积极的推动作用,其中《方剂学》分册获得"第十一届全国优秀科技图书三等奖",《中医内科学》获第16批全国优秀畅销书奖(科技类)及全国中医药优秀学术著作一等奖。

时光荏苒,丛书出版至今已十年有余。十余年来,在党和政府的高度重视下,中医药学又有了长足的进步。在"读经典,做临床"的学术氛围中,理论探讨和临床研究均取得了丰硕的成果,许多新观点、新方法受到了学界的重视,名老中医学术传承与经验总结工作得到了加强,部分疑难病及传染性、流行性疾病的中医诊断与治疗取得了突破性进展。在这种情形下,原丛书的内容已不能满足当今读者的需求;而且随着时间的推移,第1版中存在的一些问题也逐渐显露。基于上述考虑,在充分与学界专家沟通的基础上,2008年,经我社研究决定,启动《中医药学高级丛书》的修订工作。

本次修订工作在保持第1版优势和特色的基础上,增补了近十几年中医药学在医疗、教学、科研等方面的新进展、新成果。如基础学科方面,补充了"国家重点基础理论研究发展计划(973计划)"的新突破、新成果,进一步充实和丰富了中医基础理论,反映了当前我国中医基础学科研究的新思路、新方法;临床学科方面,在全面总结现代中医临床各科理论与研究成果的基础上,更注重理论与临床实践的结合,并根据近十年来疾病谱的变化,新增了传染性非典型肺炎、甲型H1N1流感、艾滋病等疾病的中医理论与临床研究成果,从而使丛书第2版的内容能更加适合现代中医药人员的需求。

本次修订的编写人员,在上一版专家学者的基础上,增加了近年来中医各学科涌现出来的中青年优秀人才。可以说此次修订是全国最具权威的中医药学家群体智慧的结晶,反映了21世纪第1个10年中医药学的最高学术水平。

本次出版共21种,对上一版的20个分册全部进行了修订,新增了《中医急诊学》分册。工作历时二载,各位专家教授以高度的事业心、责任感,本着求实创新的理念投入编写或修订工作;各分册主编、副主编所在单位也给予了大力支持,在此深表谢意。希望本版《中医药学高级丛书》,能继续得到中医药界专家和读者的认可,成为中医药学界最具权威性、代表性的重要参考书。

由于本套丛书涉及面广,组织工作难度大,难免存在疏漏,敬请广大读者指正。

人民卫生出版社

2010年12月

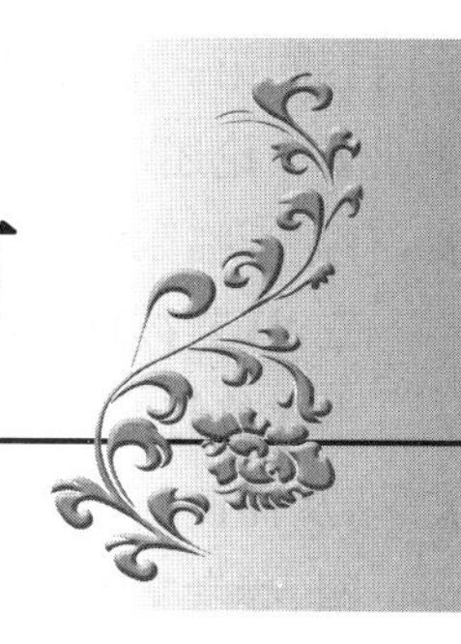

2 版前言

光阴荏苒，时间如梭，转眼 21 世纪的最初 10 年已经过去，本书的第一版编写也已经 10 年有余了。十余年间，科学技术发展速度之猛、信息传播之快令人追莫能及，中医药科技也在时代迅猛发展的步伐中得到了较大的发展。然而与其他学科相比，中医药科技虽然学术争鸣日益繁荣，临床疗效日见卓著，对其认识和接受程度日益增加，但仍然没能摆脱和突破传统理论的瓶颈，发展相对滞后于其他自然学科。目前，中医药在发展模式与方向上处于“混沌期”或称“迷失期”。混沌，是指中医药发展思路与方向欠清晰，各种学说争鸣、相持，中西相混，酝酿着一种生机；迷失，是指中医药尚未找到一个真正符合自身规律和特点，并与当代科技相适应的发展道路。其特点为中西交织，古今混参，现代与传统交融，激进与保守相持，理论滞后与临床激进相悖，应用与思维偏向西医，真正按照中医药理论体系和自身特点发展的方向欠明晰。中医耳鼻咽喉口腔科学亦不例外。因此，继承与发展中医药理论体系，并使其不断发展与进步仍是当今面临的课题之一。所以，本次修订仍将坚持继承、发展、创新的原则，保持前版风格，力求科学、系统、全面、翔实、完整地反映本学科古今内容和最新发展动态，突出实用性、先进性，以便为读者提供丰富的专业知识与文献内容。

本书第一版出版以来，在专科领域得到较好的赞誉和好评，曾被国家中医药管理局列为中医药专科人才培训重点参考书目之一。根据目前中医药发展的现状，结合本学科的特点，本次修订主要做了以下工作：

一、增删内容

1. 增加篇章　为了更好地继承中医耳鼻咽喉口腔科学古代医家学术思想，全面地反映本学科古代医家学术成就，本次修订新增“医籍篇”、“文献篇”两篇内容，以增加本书工具性和高级参考性。其中医籍篇选取近百部古代医家著作，主要介绍专科卷次、内容与成就，并摘取病名，以便为读者查找、研究古代文献提供方便。文献篇精选古代著作中的专科内容，按照病种分门别类加以整理，从而有利于学习古代医家理论与临床论述，体会原著原文，扩大临床思路与视野。

2. 增加病种　根据近年来专科疾病谱的变化，本次增加了“耳蛇串疮、耳膜疮、耳衄、鼾眠、喉咳”等常见病种，以便临床参考应用。

3. 删减内容　鉴于附篇的“疾病诊断和疗效标准”、“新药临床研究指导原则”各地有专门文件发布，故予以删除。

二、正文修订，重在临床

近十年来，虽然不断有专业著作出版，但由于中医理论研究的滞后，对于疾病认识和论治内容同第一版引用著作基本类同。为避免重复，本次对于各种疾病的修订尽量减少引用专业著作论述，重点增加近十年来的临床研究成果，以便体现各家学术思想与治疗、研究进展，有益于临床借鉴。

三、删芜存真，纠错匡正

本次修订对第一版中的错字、错句进行了勘误、纠错；重点为删除浮词，重整医理，修饰文理，从而使其医理更加严谨，文理更加通顺。

四、参考文献，重新编排

本次修订对参考资料中引用的著作，统一编排在附篇的参考书目中，以避免不同疾病参考资料的重复；对第一版引用的参考资料不再列述，重点罗列本次修订所引用的参考资料，以体现时代感。

本次修订仍采取主编负责下的分工合作制，最后由主编统一润稿。为体现集体的智慧，此次修订不再分章节署名。限于各位作者和主编的学术水平，虽力求完善，仍难免存有纰漏瑕疵，敬请读者与贤哲之士斧正。

王永钦

2010年3月于香港

1版前言

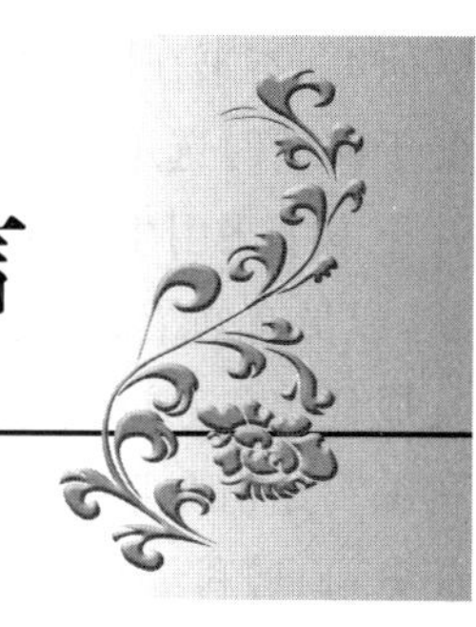

中医耳鼻咽喉口腔科学经过数千年的发展，如今已经形成了完整的学科体系，关成为中医学中重要的组成部分。在漫长的历史发展长河中，历代医家在不同时期、不同方面都为本学科的发展做出了重要贡献，尤其是在新中国建立以后，中医耳鼻咽喉口腔科学得到了突飞猛进的发展与提高。自20世纪60年代初至20世纪末的40年间，已出版的各类中医耳鼻咽喉口腔科学著作约有40余部，在理论与临床各个方面都日趋成熟。同时，由于不断引进、融汇、吸收西医学与现代科技成果，使中医耳鼻咽喉口腔科学的诊疗水平与现代化程度亦得到了极大的提高。为了比较全面而系统地总结20世纪前中医耳鼻咽喉口腔科学的发展水平，反映20世纪中医耳鼻咽喉口腔科学的发展状况，我们组织了当代中青年中医耳鼻咽喉口腔科学的专家与学者编写了这本《中医药高级丛书·中医耳鼻咽喉口腔科学》。全书主要由基础篇、疾病篇、药物篇、附篇等内容组成，比较全面地反映了20世纪中医耳鼻咽喉口腔科学的发展水平与成就，以求为中医耳鼻咽喉口腔科学工作者提供一部资料丰富，科学实用的高级参考书。

中医耳鼻咽喉口腔科学基础理论在已出版的学科专著中均有涉及，但其编写方法大都是以耳鼻咽喉口腔分科的形式而进行编写的，这样虽有一定实用性，但却割裂了耳鼻咽喉口腔科学基础理论的整体性。因此，本书在总结各家编写内容的基础上，基础篇采取了融汇贯通的编写方法，将耳鼻咽喉口腔科学的基础理论连贯起来，以反映耳鼻咽喉口腔诸窍整体性、统一性，同时，亦有益于专科基础理论与整个中医学基础理论的衔接与应用。

疾病篇是本书的重点内容，其编写本着资料详实、实用性强的原则，对每一种疾病的涵义、相关异名、疾病沿革、古今病因病理与辨证施治观点、外治法、针灸疗法，以及临床病因病理、征候表现、诊断与鉴别诊断、辨证要点、证治分类、专病专方等均进行了较为详尽的介绍与论述，以使读者对古今医家对该病的论述、观点、方法有所认识与了解，开阔诊治视野，提高疗效。对于疾病病名的设立则尽量按照传统命名，同时，适当吸收西医学的病种与病名，以满足临床诊病需要，并反映当代本学科临床特点、现状与水平。

治疗疾病，离不开药物。由于耳鼻咽喉口腔科疾病的特殊性，故而在药物的应用方面亦有其独特之处，因此，有关耳鼻咽喉口腔科的药物学在古今一些医著中亦有所记载与介绍。本书根据历代有关资料，结合临床应用情况对于耳鼻咽喉口腔科的临床用药，按照其病症特点进行了分类与介绍，以供临证时参考应用。

科研在推动学科的发展与进步中起有重要作用，亦是教学与临床工作者提高技能，研究新问题、新方法、新技术的重要方法。为了给从事科研工作者提供便利，有利于进行临床科学研究，本书在附篇中收录了有关本学科疾病的“学会诊疗标准”、“新药研究标准”资料，以便于科研时选用。

本书采用主编领导下的副主编、编委分组编写负责制。其中基础编写组由王永钦任组长，成员有刘绍武、刘明道、李莹等，主要承担基础篇、药物篇的编写任务；耳鼻科编写组由李凡成任组长，成员有刘福官、严道南、郭兆刚、李浩等，主要承担耳鼻科疾病的编写任务；咽喉科编写组由谢强任组长，成员有王陈应、朱祥成、贾春芒等，主要承担咽科、喉科疾病的编写任务；口腔科编写组由李元聪任组长，成员有王守儒、林昭焘等，主要承担口腔科疾病的编写任务。各编写组采取组长负责制，对本组所有文稿质量负责。最后交由主编统一体例、文风，并进行必要的加工、增删与润稿等。本书编写力求高标准、高质量、严要求；内容力求全、深、精、新；注重完整性、系统性、科学性、先进性、实用性。但因主编与本书编委会学识水平疏浅，各位作者掌握的资料有限，虽经努力工作，仍有不尽人意之处，瑕疵亦在所难免，敬望同道与学者斧正。

本书编写过程中，顾问组提出了许多真识卓见，并给予特别关注与指导。同时，干祖望老教授还亲自操笔撰写了发展史等，这些都为本书增辉不少，在此深表感谢！

本书编写尚得到了河南中医学院耳鼻咽喉科教研室，与院、系领导的大力支持，在此，谨表诚挚谢意！

王永钦

2001 年 3 月于郑州

目　录

基　础　篇

疾 病 篇

文　献　篇

医　籍　篇

药　物　篇

附 篇

基础篇

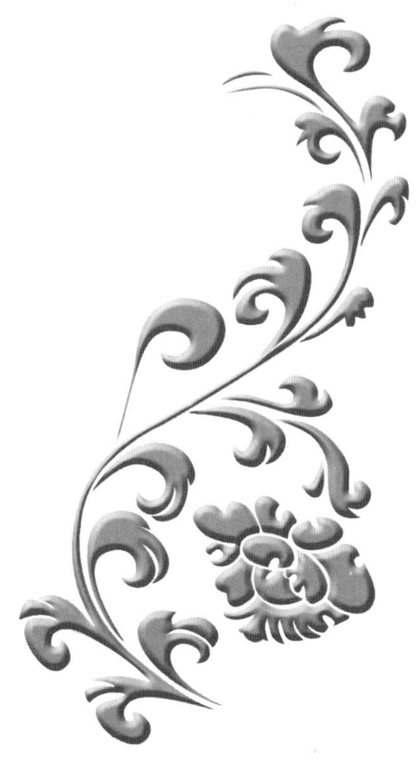

第一章

中医耳鼻咽喉口腔学发展史

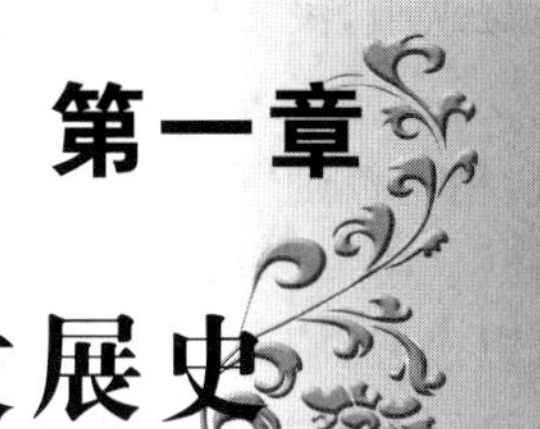

中医耳鼻咽喉口腔科学有着悠久的历史，是中医学中一门古老而新兴的学科。在漫长的历史发展长河中，中医耳鼻咽喉口腔科学经历了从原始到成熟，从萌芽到学科建立的发展历程。回顾这一历程，中医耳鼻咽喉口腔科学的发展分萌芽奠基、临床发展、整理发展、鼎盛与学科建立等阶段。

一、萌芽、奠基时期(原始社会～秦汉)

自从人类进化成熟以后，疾病便不可避免的产生了。因此，有了人类，便有了医药，这可以说是无可争辩的事实。但是，由于原始社会没有文字，缺乏文字资料记载，故无从查出。

根据人类认识事物是由表及里、由浅入深的发展规律，人类对于疾病的认识亦当如此。由于耳鼻咽喉口齿唇舌皆位于人体浅显的部位，故可断言，耳鼻咽喉口齿唇舌疾病当是人类认识最早的病类之一。因为，语言、听声是人们进行交往的基本条件，进食、鼻息、吞咽是人类维持生命活动的基本外在生理征象，故当这些浅显的部位与功能发生异常时，人们会最先发现并认识它们。同时，原始社会人类多是以群居狩猎为生，大声叫喊的机会较多，而且由于饮食多以粗糙食物及动物骨肉为主，所以嗓喉、听觉、口舌牙齿损伤与疾病发生的几率相对较高，而这些疾病一旦发生亦往往容易最先表现出来，并被人们所认识。有关这些推断从后来有文字可查的资料中亦得到了证明。

夏商时期(约公元前21世纪～前1066年)，我国从原始社会逐步进入奴隶社会，随着社会生产力的提高，在科学文化和医药方面都有所发展。此时，人们开始应用龟甲兽骨进行简单的文字记载，并用其进行占卜记事，由此即产生了甲骨文。《甲骨文编》是目前我国较完备的甲骨文字典，据其介绍，迄今共发现甲骨文4500个，而能够辨认者约1700个，其中就有不少反映耳鼻咽喉口腔疾病的记载。如甲骨文中的“[甲骨文字]”字，即为“耳”字，像耳听口说之形，表示口有说话出声，耳有听声之功能，“[甲骨文字]”字，像鼻形，即表示鼻的意思。“[甲骨文字]”字即表示牙齿上因虫食所致的窟窿，亦即后世所称的龋齿。此外，甲骨文卜辞中尚有疾耳(表示耳病)、疾自(表示鼻病)、疾口(表示口病)、疾言(表示言语音声疾病)、疾齿(表示牙齿疾病)、疾舌(表示舌病)，贞旨自病(贞，意为占卜；旨，指意义、用意、含意；自，指鼻。贞旨自病的含意是，占卜的旨意为患有鼻病)、贞病耳、贞疾口等有关耳鼻咽喉口齿疾病的记载。所有这些都说明耳鼻咽喉口腔功能与疾病是人类认识较早的医学知识与疾病等。据史料记载，殷高宗武丁(公元前1324～前1266年)曾因患咽喉疾病，而由医师主持祭祀过祖宗。

西周至春秋战国时期(约公元前1066年～前221年)，我国从奴隶社会进入封建社会，随着社会经济与文化的发展，在医学方面也有很大的进步。人们通过对疾病的长期观察，进一步认识到了疾病与自然环境、气候异常变化之间的关系。这一时期有关耳鼻咽喉口腔疾病的记载在一些记事作品中逐渐增多。例如《礼记·月令》记载：“季秋行夏令，则其国大水，冬藏殃败，民多鼽嚏”;《礼记》中尚有“瘖”、“聋”的记载等。《周易》有“耳痛”;《周礼》有“九窍之变”;《庄子·庚楚篇》有“儿子终日嗥而嗌不嗄”;《吕氏春秋·尽数篇》有“形不动则精不流，精不流则气郁，郁处于头为肿为风，处耳则为挶为聋……处鼻则为鼽为窒”;《山海经》有“聋”、“嗌痛”等，并载有120余味药物，其中预防和治疗耳鼻咽喉口腔疾病的药物有:文茎，可以已聋;旋龟，佩之不聋;白鵺，食之已嗌痛等。《左传·僖二十六年》有“耳不听五声之和曰聋”的记载，这可以说是关于耳聋的最早定义。《论衡》有“鼻不闻香臭曰痈”等。这一时期，尚出现了医学分科及一些著名的医家，如巫彭、医缓、医和、长桑君、扁鹊等。据《史记·扁鹊仓公列传》记载:扁鹊“过雒阳，闻周人爱老人，即为耳目痹医”，故此可以说扁鹊曾做过我国医学史上的第一位五官科医生。

从以上文史资料记载中可以看出，当时医学已经达到了一个相当的水平，医学知识在人们中已有所流传与普及，而对耳鼻咽喉口腔科疾病已有较深刻的认识，这在长沙马王堆汉墓出土的《五十二病方》亦得到了印证。如《五十二病方》中记载有耳鼻咽喉口腔疾病的有:聋、耳疆(耳壳冻伤)、鼻肌、嗌痛、益雎(咽喉痈肿)、鼻抉(鼻缺损)等。其中尚记载有应用白蔹治疗喉痈，用堇葵治疗口鼻败疮等的方药。

这一时期，真正奠定中医耳鼻咽喉口腔科学基础的是《黄帝内经》、《神农本草经》、《伤寒杂病论》三部医学著作的问世。

随着医疗活动的不断增多，防病治病经验的逐渐积累，对于疾病的认识亦日益加深。同时，由于当时哲学界精、气、神学说和阴阳、五行学说对医学发展的影响，故春秋战国时期(公元前770年～前221年)，出现了现今保存最完备的医学专著——《黄帝内经》，从而奠定了中医学发展的理论基础。《黄帝内经》不仅奠定了中医学发展的基础理论体系，而且是一部包括中医各学科及天文、地理、气象等边缘学科的综合性“医学小百科全书”。其中关于耳鼻咽喉口腔方面的论述也极为丰富。在《黄帝内经》中，几乎篇篇均涉及耳鼻咽喉口齿唇舌方面的内容，其中《灵枢·忧恚无言》篇可以说是耳鼻咽喉口腔科的专篇之作。《黄帝内经》中有关耳鼻咽喉口腔科学的内容涉及解剖、生理、病理、临床等各个方面。

在解剖方面，《灵枢·肠胃》篇对正常人唇至齿的长度，口的大小阔度，牙齿至会厌间的深度、容量，咽门的重量、大小、长度等做了记载。其曰:“唇至齿长九分，口广二寸半;齿以后至会厌，深三寸半，大容五合;舌重十两，长七寸，广二寸半;咽门重十两，广一寸半，至胃长一尺六寸”。《灵枢·师传》篇对鼻隧、鼻柱、鼻孔形态、位置做了记述。《灵枢·骨度》篇对耳后至完骨、耳前至耳门的宽度、距离，横骨的长度等进行了记载。《内经》中记载的耳鼻咽喉口腔科学解剖名词有:

耳科的耳郭、耳门、耳后完骨、耳中、耳前、耳后、窗笼、蔽等。

鼻科的明堂、面王、王宫、下极、阙、頞、鼻孔、鼻隧、鼻柱、畜门等。

咽科的咽、嗌、咽门、咽路、颃颡、悬雍垂等。

喉科的喉、喉咙、结喉、会厌等。

口腔科的口、牙齿、真牙、舌、舌本、舌下、唇、横骨、颊、颊车、颔等。

在生理方面，《内经》对于耳的听觉，咽的吞咽，喉的行呼吸、发声音，鼻的嗅觉与行呼吸，口舌的语言、进食等功能均有明确的认识。如《灵枢·五癃津液别》篇曰:“水谷皆入于口”，“耳为之听”。《素问·太阴阳明论》曰:“喉主天气，咽主地气”。《灵枢·胀论》曰:“咽喉、小肠者，传送也”。传送，即有吞咽功能之意。《素问·五脏别论》曰:“五气入鼻，藏于心肺”，即指出了鼻行呼吸的功能。《灵枢·忧恚无言》篇曰:“咽喉者，水谷之道也;喉咙者，气之所以上下者也；会厌者，音声之户也；口唇者，音声之扇也；舌者，音声之机也；悬雍垂者，音声之关也；颃颡者，分气之所泄也；横骨者，神之所使，主发舌者也”。《内经》不但对耳鼻咽喉的生理功能做了概括，更重要的是《内经》从整体观出发，认识到耳鼻咽喉口齿唇舌并不是孤立的器官，而是与五脏六腑有密切的关联。即认为耳鼻咽喉口齿唇舌分属于五脏六腑，由五脏六腑所主宰，并将其官窍的生理功能与脏腑、经络、气血相连，认识到官窍功能的发挥与脏腑密切相关，脏腑的主宰及气血阴阳的濡养是耳鼻咽喉口腔功能产生与发挥的根本保障。如《素问·阴阳应象大论》曰：“心主舌”，“脾主口”，“肺主鼻”，“肾主耳”。《灵枢·脉度》篇曰：“五脏常内阅于上七窍也，故肺气通于鼻，肺和则鼻能知香臭矣；心气通于舌，心和则舌能知五味矣……脾气通于口，脾和则口能知五谷矣；肾气通于耳，肾和则耳能闻五音矣。五脏不和则七窍不通”。《内经》还认识到人的牙齿生长发育，耳窍的聪敏等受肾精的濡养与支配，一生中常随肾精的盛衰而发生变化等。《内经》有关脏腑与官窍联系的论述，奠定了脏腑与官窍相关学说的基础。

在病因病机方面，《内经》对于耳鼻咽喉口齿唇舌疾病发生的病因病机亦有甚多论述。诸如耳聋、耳鸣、眩晕、鼻鼽、衄血、鼻窒、喷嚏、咽嗌干痛、喉痹、瘖、子瘖、舌卷失语、口疮等疾病的病因病机皆有所论。此仅以耳鸣为例用以说明《内经》对耳鼻咽喉口腔疾病病因病机认识的丰富性与充分性。

对于耳鸣的病因病机，《内经》中分别提出了阳盛气逆、脾胃虚弱、上气不足、气血瘀阻、阴精不足、髓海空虚、肝胆风火上扰等发病的病因病机学说。如《素问·脉解篇》曰：“所谓耳鸣者，阳气万物盛上而跃，故耳鸣也……所谓浮为聋者，皆在气也”。此论乃为阳气亢盛，气逆耳窍所致之耳鸣。《灵枢·口问》篇曰：“人之耳中鸣者，何气使然？岐伯曰：耳者，宗脉之所聚也。故胃中空则宗脉虚，虚则下溜，脉有所竭者，故耳鸣”。又曰：“上气不足，脑为之不满，耳为之苦鸣，头为之苦倾，目为之眩”。此论乃指脾胃虚弱，清气下陷，及上气不足，耳失濡养所致之耳鸣。《灵枢·邪气脏腑病形》篇曰：“心脉……涩甚为瘖；微涩为血溢，维厥，耳鸣，颠疾”。心脉微涩，乃气血运行不畅，瘀血阻滞之脉象，故此论当属气血瘀阻所致之耳鸣。《灵枢·决气》篇曰：“精脱者，耳聋……液脱者，骨属屈伸不利，色夭，脑髓消，胫痠，耳数鸣”。此论乃指阴精不足所致之耳鸣。《灵枢·海论》曰：“髓海不足，则脑转耳鸣，胫痠，眩冒，目无所见，懈怠安卧”。此论乃指肾精不足，髓海空虚所致之耳鸣。《素问·五常政大论》曰：“厥阴司天，风气下临……风行太虚，云物摇动，目转耳鸣”。《素问·六元正纪大论篇》曰：“少阳所至，为喉痹，耳鸣，呕涌”。又曰：“木郁之发，太虚埃昏，云物以扰，大风乃至……甚则耳鸣眩转”。此论乃指肝胆风火上扰所致之耳鸣矣。从以上所举耳鸣的病因病机来看，足可以说明《内经》对于耳鼻咽喉口齿唇舌疾病病因病机认识的充分性，而这些论述直至今日仍对临证有着重要的指导意义。

在疾病方面，《内经》论及的耳鼻咽喉口腔疾病有三十余种，并对一些疾病的定义、发生发展与转归等亦有所论述。如《素问·气厥论篇》曰：“鼻渊者，浊涕下不止也。传为衄衊”。《灵枢·痈疽》篇曰：“痈发于嗌中，名曰猛疽。猛疽不治，化为脓，脓不泻，塞咽半日死”等。《内经》论及的耳鼻咽喉口腔疾病的病名有：

耳病方面：耳聋、暴聋、耳鸣、耵聍、耳中有脓、内漏、头眩、耳痛等。

鼻病方面：鼻鼽、鼽嚏、鼽衄、衄、鼻渊、鼻槁腊、齄、鼻窒、鼻息肉、鼻干等。

咽喉病方面：咽肿、嗌肿、嗌干、嗌痛、喉痹、瘖、暴瘖、猛疽、喉塞、喉闭、九月而瘖（子瘖）等。

口腔疾病方面：口糜、口疮、口干、口㖞、重舌、齿痛、龋齿、齿长而垢、舌强不能言、唇疮、唇胗、舌本痛、舌本烂、颊肿、颊痛等。

在疾病的诊断辨证方面，《内经》常用观察耳鼻咽喉口唇齿舌的变化来诊辨脏腑病变等。如《灵枢·师传》篇曰："脾者，主为卫，使之迎粮，视唇舌好恶，以知吉凶……肾者，主为外，使之远听，视耳好恶，以知其性……鼻隧以长，以候大肠；唇厚，人中长，以候小肠；目下窠大，其胆乃横；鼻孔在外，膀胱漏泄；鼻柱中央起，三焦乃约。此所以候六府者也"。《灵枢·五阅五使》篇亦曰："五官者，五脏之阅也……肺病者，喘息鼻胀；肝病者，眦青；脾病者，唇黄；心病者，舌卷短，颧赤；肾病者，颧与颜黑……五色之见于明堂，以观五脏之气"等。由此说明耳鼻咽喉口齿唇舌与脏腑的密切关系，以及脏腑在病变状态下在官窍方面的反映，并用以诊断辨证等。

在治疗方面，《内经》对于疾病的治疗分药物治疗与针刺治疗两种，但以针刺治疗为主。其中，有关耳鼻咽喉口腔疾病方面的内容亦较为丰富。如《灵枢·九针》篇曰；"病生于咽嗌，治之以百药"。《灵枢·痈疽》篇对于猛疽提出用"泻则合豕膏，冷食"的治疗方法。《灵枢·官能》篇在传授针刺治疗的原则时曰："聪耳者，可使听音"等。《灵枢》中应用针刺治疗耳鼻咽喉口腔科疾病方面的内容尤为丰富。如《灵枢·寒热病》篇曰："暴瘖气鞕，取扶突与舌本出血；暴聋气蒙，耳目不明，取天牖……暴瘅内逆，肝肺相搏，血溢鼻口，取天柱"。《灵枢·厥病》篇曰："耳聋无闻，取耳中；耳鸣，取耳前动脉；耳痛不可刺者，耳中有脓；若有干耵聍，耳无闻也。耳聋，取小指、次指爪甲上与肉交者，先取手，后取足。耳鸣，取手中指爪甲上，左取右，右取左，先取手，后取足"。《灵枢·杂病》篇有"嗌干，口中热如胶，取足少阴……喉痹不能言，取足阳明；能言，取手阳明……齿痛，不恶清饮，取足阳明；恶清饮，取手阳明。聋而不痛者，取足太阳；聋而痛者，取手阳明。衄而不止，衃血流，取足太阳；衃血，取手太阳；不已，取宛骨下；不已，取腘中出血"等论述。《内经》应用针刺治疗耳鼻咽喉口腔疾病的用穴至今仍为临床所常用。

此外，《灵枢·刺节真邪》篇尚记述有类似于今之耳咽管自行吹张的方法。其曰："何谓声闻于耳？岐伯曰：刺邪以手坚按其两鼻窍而疾偃，其声必闻于耳也"。《灵枢·杂病》篇尚记载有应用刺鼻取嚏的方法治疗疾病的记述。其曰："哕，以草刺鼻，嚏，嚏而已"。此法后世发展为应用药物刺鼻取嚏法用以治疗咽喉肿闭、牙关拘急等病症。

总之，《内经》中有关耳鼻咽喉口腔科学方面的内容甚为丰富，它基本上全面总结了先秦时期耳鼻咽喉口腔科学的成就，阐发了耳鼻咽喉口腔科学的基础理论，树立了脏-窍整体观念，奠定了耳鼻咽喉口腔科学发展的理论基础与临床基础，并初步采用针灸疗法对于耳鼻咽喉口腔疾患进行简单的治疗，所有这些对后世中医耳鼻咽喉口腔科学的发展都产生了较大的影响。

继《内经》之后，《难经》在耳鼻咽喉口腔科学的基础方面又有所发展，尤其对咽喉口齿舌等的解剖作了进一步的记述与补充。如《难经·四十二难》曰："咽门重十两，广二寸半，至胃长一尺六寸"，"喉咙重十二两，广二寸，长一尺二寸，九节"。此外，《难经》还对听觉、嗅觉产生与脏腑的关系做了进一步阐述，认为耳之听，鼻之嗅不但与肾、肺有关，而且与肺、心亦有关联。并最早提出了"肺主声"的理论，这对后世从肺论治嗓音病、及耳聋治肺等有很大的影响。

秦汉时代(公元前221～公元220年)，我国医学进一步向前发展。医学分为九科，其中咽喉科也包括在内。《淮南子·记论训》中曾经提到对喉病手术的意见，曰："喉中有病，无害于息，不可凿也”，这可谓是经过实践经验的总结，由此亦说明当时已经有喉科手术的应用了。

《神农本草经》是我国现存第一部医学本草学专书，它的问世标志着中医药物学的诞生，并由此奠定了中医学中药物学及药物治疗学的基础。《神农本草经》汇集了远古至汉代以前的药物学知识，载药365种，其中论及治疗耳鼻咽喉口腔疾病的药物有50余种。如通窍聪耳治聋的菖蒲、远志、磁石、泽泻、鸡头实；利九窍的细辛、大枣、木通；治头眩痛的防风、菊花；治头痛的芎䓖；治喉痛口疮的升麻；治咽喉肿痛的半夏；治喉痹的桂枝、贝母、冬花、杏仁；辟口臭的紫苏；治口干舌燥的石膏；治酒疱齇鼻的栀子等，这些药物不仅在古代方药中常被用于治疗耳鼻咽喉口腔疾病，而且大多数至今仍在应用。总之，《神农本草经》的出现对于后世应用药物治疗耳鼻咽喉口腔疾患起到了极大的促进作用。

《伤寒杂病论》乃东汉末年著名医家张仲景所著。此书后经整理为《伤寒论》与《金匮要略》两书，分别论述外感热病与脏腑内伤杂病的诊治等。《伤寒杂病论》以《内经》理论为基础，创立了比较系统的理、法、方、药辨证施治体系，它的问世标志着中医学临床治疗学的诞生。其中所论对于耳鼻咽喉口腔科疾病的治疗也有很大影响。例如《伤寒论》对于伤寒少阴咽喉痛进行了较为详细的辨证施治，书中根据咽喉痛的不同证候，分别采用猪肤汤、甘草汤、桔梗汤、苦酒汤、半夏散及汤等方药进行治疗，确有成效，以致成为后人治疗咽喉诸病的经典处方。此外，对于少阳病所致耳聋，及太阳病发汗过度所致耳聋等亦有所论述。《金匮要略》最先描述了“妇人咽中如有炙脔”一症，并处以半夏厚朴汤进行治疗。此症即后世所称之“梅核气”，而所创之半夏厚朴汤至今仍为临床所用。张仲景还在《金匮要略·百合狐惑阴阳毒病脉证治》与《妇人杂病脉证并治》两篇中分别最先报道了“狐惑病”、“阳毒”的证候、治法，以及应用砷剂治疗龋齿的方法等。“狐惑病”与今之白塞综合征极为类似，但张仲景报道的“狐惑病”却比土耳其医生白塞(1937年)报道的“白塞综合征”早了1800多年，故现今有人主张应把“白塞综合征”改称为“张仲景综合征”。根据“阳毒”为“面赤斑斑如锦纹，咽喉痛，唾脓血”的证候表现来看，这种疾病当属今之猩红热，故张仲景亦是猩红热病的首先发现者。又如《金匮要略》中有用皂荚末吹入鼻内，及用韭汁滴入鼻内、耳内以抢救危重病人的方法，可以说这是吹鼻法、滴鼻法、滴耳法的最早应用与记载。另据《后汉书·艺文志·医家类》记载，张仲景尚著有《口齿论》一书，可惜已亡失无传。

这一时期，有影响的医家尚有淳于意、华佗等。据《史记·扁鹊仓公列传》记载，淳于意精通医术，其“所诊者，皆有诊籍……以故表籍所诊”。诊籍，类似今之医案、病历。在《史记·扁鹊仓公列传》收载的25个病历中即有口齿疾患1例，并且认识到龋齿的发生与“食而不漱”有关。由此可见当时已经重视耳鼻咽喉口齿的养护与医案的记载了。

另据《三国志·魏书·方技传》记载，东汉末年名医华佗，“见一人病咽塞，嗜食而不得下”，命其服用大蒜汁，“立吐蛇一枚”而愈。据分析，此患者当属咽部因寄生虫堵塞所致之“吞咽困难”的重症病患。华佗尚著有《中藏经》一书，此书流传较少。但据孙思邈所集之《华佗神方》来看，其中亦不乏耳鼻咽喉口腔科的内容。《华佗神方》中集有“华佗耳科神方”33首；“华佗鼻科神方”13首；“华佗齿科神方”35首；“华佗喉科神方”28首。此外，对于小儿所患耳鼻咽喉口腔疾患则另有论述，计收载方药21首等。《华佗神方》与孙氏所辑之《备急千金要方》“七窍病”分类相似，但所载方药有别，故这些方药虽非全属华佗之方，但由此可见华佗治疗耳鼻咽喉口腔疾患之一斑尔。

此外，我们的祖先很早就认识到了鼻是人体胚胎发育最早的器官，如和帝时代(公元

89～104 年)的《汉书》中即有“鼻祖”一词的应用,并注曰:“鼻,始也”。明・张自烈在《正字通》更明确地解释到:“人之胚胎,鼻先受形,故谓始祖曰鼻祖”。清・汪宏在《望诊遵经》亦曰:“天地氤氲,万物化醇,男女媾精,五官先生鼻”。由此可见,中医学很早就对人体胚胎的发育情况进行了细致的观察,对鼻是人体最先发育的器官早就有所认识。

总之,中医学在原始社会至秦汉的漫长历史发展过程中,经历了从无到有,从原始到医学体系的初步建立的发展历程,其中,《黄帝内经》、《神农本草经》、《伤寒杂病论》的问世,不仅组成了中医学基础理论、药物学、临床治疗学发展的三大支柱,而且标志着中医学的诞生与建立,并由此奠定了中医各学科发展的基础。耳鼻咽喉口腔科学亦不例外。因此,可以说,秦汉以前及秦汉时期是中医耳鼻咽喉口腔科学发展的萌芽、奠基时期。

二、临床发展时期(晋～唐)

秦汉以后,中医学在《黄帝内经》、《神农本草经》、《伤寒杂病论》的指导下,进入了临床发展阶段。至此以后,亦开始出现比较精细的医学分科及医学教育机构。

东晋(317～420 年)葛洪所撰之《肘后备急方》,收集记载了不少简便验的救急方药。《肘后备急方・卷六》为论述耳鼻咽喉颌面的专篇。其中首次记载了耳道异物、气道异物、食道异物等疾患的处理方法。例如取鱼骨鲠用“小嚼薤白令柔,以绳系中,持绳端,吞绳到鲠处,引之,鲠当随出”等。书中还记载了口㖞、卒失声、耳卒聋、耳卒痛、耳中脓血等病的治疗方法与方药等。其中“治卒风喑不得语方”一节载方 13 首(不包括后人增补的附方),针刺方 1 首,方中所用药物如通草、陈皮、麻黄、杏仁等成为后世治疗音哑病的常用药物。

晋・皇甫谧所著《针灸甲乙经》是现存最早的一本针灸学专著。书中卷七、十二记载有耳鼻咽喉口齿疾病的针灸疗法等,如对于耳鸣、喑、鼻衄、喉痹、咽痛、口齿舌病等均出有针灸治疗用穴,这对后世应用针灸治疗耳鼻咽喉口腔疾病有很大的影响。

梁・陶弘景所辑《名医别录》是继《神农本草经》后的又一部药物学专著,可惜已亡失。后据吐鲁番出土的《神农本草经集注》残卷、敦煌出土的《新修本草》残卷等加以整理出版为《辑校本名医别录》,此书虽非陶氏原作,但从中可以看出陶氏医学思想之一斑。《辑校本名医别录》一书记录了众多的治疗耳鼻咽喉口腔疾病药物,如治疗耳聋的白青、菖蒲、白鹅膏、通草等;治疗脑鸣(耳鸣)的蔓荆子等;利耳目的熟地、石蜜、胡麻等;治疗鼻塞的桂枝、通草、柿等;止涕的百合;治鼻衄的柏叶、生地黄、车前子根、紫参、白头翁、血余等;治鼻息肉的矾石、雄黄、通草、藜芦、瓜蒂等;治疗喉痹、喉痛、咽干的人中白、桔梗、百合、槐实、升麻、麦冬等;治疗口疮的升麻、黄连、大青、竹叶等。这些药物不仅丰富了耳鼻咽喉口腔疾病的用药,而且有些药物一直沿用至今。

隋唐时期,是中医病因学、诊断学、药物学、方剂学、临床治疗学、医学教育等发展的重要时期。这一时期出现了不少有重要价值的医学著作和著名的医学家。诸如《诸病源候论》、《新修本草》、《千金方》、《外台秘要》等,这些医著对于耳鼻咽喉口腔科学的发展亦起到了重要的推动作用。

隋代(581～618 年)巢元方等人所撰的《诸病源候论》是我国现存第一部病因病理学专著。它除了发展了病因病理学外,更丰富了不少病种。其中卷二十九专论鼻病、耳病、牙齿病诸候;卷之三十专论唇口病、咽喉病诸候。其他在卷之三十九・妇人病诸候;卷之四十八、卷之五十・小儿病诸候等均有耳鼻咽喉口腔科内容的论述。这些论述连同散见于其他各卷者,全书收载论及耳鼻咽喉口腔疾病的约有 136 候。所涉及的疾病种类有耳聋、耳鸣、聤耳、耳痛、耳疮、耵聍、鼻衄、鼻齆、鼻疮、鼻息肉、鼻室、异物入鼻、牙痛、龋齿、口舌疮、口疮、舌肿、唇疮、喉痹、喉痈、喉疮、断耳疮、头眩、口㖞、耳后附骨痈等40余种，其中许多疾病为首次论及。对一些疾病的病因病机以及分类亦甚为详细，如对风病、虚劳、伤寒、时病、温热、妇人、小儿等不同病因所致的耳鼻咽喉口腔疾患分别做了较为系统的论述。尤其是《诸病源候论》注意到了小儿的生理特点，把小儿耳鼻咽喉口腔疾病区分于成人疾病而做了专门论述，这对于今日来说仍有现实的临床指导意义。

《诸病源候论》还首次记载了由脓耳治疗不当所引起的耳源性颅内、颅外并发症，如耳痛成痉、耳后附骨痈等。例如在卷之二十九·耳中疼痛候曰："凡患耳中策策痛者，皆是风入于肾之经也。不治，流入肾，则卒然变脊强背直成痉也。若因痛而肿，生痈疖，脓溃邪气歇，则不成痉。所以然者，足少阴为肾之经，宗脉之所聚，其气通于耳。上焦有风邪，入于头脑，流至耳内，与气相击，故耳中痛。耳为肾候，其气相通，肾候腰脊，主骨髓，故邪流入肾，脊强背直"。此论与今之黄耳伤寒，即"耳源性颅内并发症"类似。卷之三十九·妇人杂病诸候·耳后附骨痈曰："附骨痈，是风寒搏血脉入深，近附于骨也。十二经之筋脉，有络耳后完骨者，虚则风寒客之。寒气客血，血否涩不通，深附于骨而成痈也。其状，无头但肿痛"。根据其对发病部位与症状的描述，耳后附骨痈与今所称之"耳后骨膜下脓肿"类似。

此外，《诸病源候论》对肺主声而通于气与发声的关系、肾与听觉的关系，以及耳鼻咽喉口腔科的导引法亦有进一步的论述。

总之，《诸病源候论》对于耳鼻咽喉口腔科学的贡献与成就主要表现在：发展与创造了耳鼻咽喉口腔科的病因病机学说，进一步发展了耳鼻咽喉口腔科学的诊断学与基础理论，开始应用脉诊诊辨疾病；丰富了耳鼻咽喉口腔疾病的病种，并首次记载了耳源性颅内、颅外并发症，及一些常见的耳鼻咽喉口腔疾病；对于耳鼻咽喉口腔科疾病进行了系统的分类，注意到妇人、小儿耳鼻咽喉口腔疾病的特殊性等，所有这些对于后世耳鼻咽喉口腔科学的发展均起到了极大的促进与推动作用。

唐代(618～907年)的社会经济比较发达，医药也相应有了较大的发展。公元624年，唐政府设立了培养医学人才的专门教育机构——太医署，这可以说是世界上最早由国家设立的高等医学专科教育机构。据《新唐书》记载，太医暑设立有五个专科，一曰体疗，二曰疮肿，三曰少小，四曰耳目口齿，五曰角法。其中学习耳目口齿科的学生有2人，学制均为4年。可见当时耳鼻咽喉口齿科已初步形成为一个独立的专科，这在中医学耳鼻咽喉口腔科学的发展史上是一个重要的里程碑。

唐·孙思邈著有《备急千金要方》、《千金翼方》。其中《备急千金要方·卷六》将鼻、口、舌、唇、齿、喉、耳、面病等首次归属为"七窍病"，收集治法方药甚多，可谓耳鼻咽喉口腔科学的专科之作。所收录之治法方药多为后代医家所引用。此外，在卷第十二，列有咽门论；卷第八·风懿中列有失音、口㖞；卷第十四，列有舌论、风眩；卷第十六，列有喉咙论；卷第三十·头面，列有鼻、耳、口舌、齿、咽喉病的针刺用穴等。在治疗方面，除了内治方药以外，更广泛地采用药物外治，诸如滴药、塞药、吹药、涂药、敷药、熏药、含咽、含漱、热敷、烧灼、手术、针灸、砭法、导引、食疗等综合方法用于治疗耳鼻咽喉口齿唇舌疾患，从而极大地丰富了耳鼻咽喉口腔科的治疗学。其中，尚记载有应用烧烙法治疗舌肿出血的方法。《千金翼方》列有通九窍药品、衄血药品、耳聋药品、口舌干燥药品、坚齿药品、口疮药品等计39味。卷之二十六还对鼻病、喉痹、舌病、齿病、耳聋等的针灸治疗做了进一步的介绍。烧烙法治疗咽喉病的方法，即是首载于《千金翼方》。

《千金要方》首次将头面诸窍疾病列属一篇，称其为“七窍病”，从而构成了“五官科”的雏形。所以，从五官科发展史的角度而言，则是形成于唐代。孙思邈堪称是五官科的奠基人。自《千金要方》首列“七窍病”之后，后世医家多步其后尘而效仿之。如《外台秘要》、《太平圣惠方》、《普济方》、《古今医统大全》、《证治准绳》、《医宗金鉴》等著名医学著作都是以“七窍病”的分类方法对耳鼻咽喉口齿唇舌疾病进行分类论述的。甚至日本医家所著的《医心方》、朝鲜医家所著的《东医宝鉴》、《医方类聚》等亦是按照“七窍病”的分类方法来论述耳鼻咽喉口齿唇舌疾患的。由此可以看出，孙思邈之《千金要方》“七窍病”的分类法对于后世发展耳鼻咽喉口齿科学的影响了。

唐·王焘所编《外台秘要》集唐以前方药之大成，在方剂学、临床治疗学有较大的贡献。其中有关耳鼻咽喉口腔科方面的内容则更为丰富，所载治疗耳鼻咽喉口齿唇舌疾病方剂约有400余首。并对小儿喉部、食道、气管异物的处理列有专篇论述。此外，尚记载了牙石与牙宣的关系，提出应用洁齿剂“升麻揩齿方”进行揩齿、洁齿，祛除牙石、牙垢，使牙齿“香而光亮”等。

这一时期，晋代王叔和所著之《脉经》、北齐·龚庆宣所著《刘涓子鬼遗方》、唐政府所修之《新修本草》等医学著作，在脉诊、痈疽、药物等方面均对后世耳鼻咽喉口腔科的诊脉辨证、耳鼻咽喉口痈疽的诊治等方面产生有一定的影响。其中《新修本草》还记载了“用白锡和银箔及水银合成，凝硬如银，合练有法，可以补牙齿缺落”的汞合金补牙法，这比西方所应用的汞合金补牙法早了一千多年。

总之，晋唐时期，中医耳鼻咽喉口腔科学在临床各方面都有了较大的发展，对于疾病的认识逐渐加深，病种增多，治疗方法多种多样，基本上形成了一套较为完整的诊断、辨证、治疗体系，故这一时期可以称为耳鼻咽喉口腔科学的临床发展时期。

三、整理发展时期（宋～元）

盛唐以后的五代十国在医学上无所建树，至宋代开始，医学又在整理中得到了进一步的发展与提高。

自《内经》之后，医学经过一千多年的发展，到了宋代，由于历史久远及战乱不断，医学书籍遗失甚多，遗留的一些医学书籍亦多有残缺不全之处，故为了整编医书，宋政府专门成立了“校正医书局”，在编辑整理医学文献方面做了大量的工作，功绩卓著。《太平圣惠方》、《圣剂总录》、《太平惠民和剂局方》即是出自这一时期由官方组织编辑整理的三部具有影响的方剂学专著。三部方药书籍的问世对于后来医学的发展，尤其是方剂学、临床治疗学的发展产生了深刻的影响。

宋代亦比较重视医学人才的培养，政府设有“太医局”。太医局将医学分为九科，其中有口齿咽喉科。宋神宗时，太医局九科学生数达三百余人，其中有口齿咽喉科学生10名，故口齿咽喉科在宋代亦基本成为一个独立的专科了。

《太平圣惠方》是以《内经》、《诸病源候论》为理论依据，着重阐述方药治疗的一部具有理、法、方、药全部内容的医学专著。全书有耳鼻咽喉口齿唇舌疾病方药四卷。其中卷三十四为口齿、卷三十五为咽喉、卷三十六为口舌耳病、卷三十七为鼻病专卷内容。书中收录耳鼻咽喉口齿唇舌疾病方药千余首，仅咽喉一篇就收载有方药322首之多。此外，在小儿病篇中，又有专论小儿耳鼻咽喉口齿唇舌疾病方药三卷。其余尚有九卷涉及有耳鼻咽喉口腔科方面的内容，可见该书收载耳鼻咽喉口腔科方药之多矣。

《圣剂总录》是北宋末年编成的一部理论与实践相结合的方剂学巨著，全书200卷，载方2万余首。其中有关耳鼻咽喉口齿唇舌内容的有12卷（卷七十为鼻衄；卷一百一十四至一百二十四为耳、鼻、口齿、咽喉），另有小儿门等十余卷涉及有耳鼻咽喉口齿唇舌的内容。故《圣剂总录》是宋以前收载耳鼻咽喉口腔科方剂内容最多的著作。若把全书有关耳鼻咽喉口腔科的方剂汇编在一起，基本上可成为一部专科方剂学著作了。

《太平惠民和剂局方》是“官方局”的一部制剂规范性方书，该书以丸、散剂为主，其中亦有不少治疗耳鼻咽喉口齿唇舌方面的制剂。

除官方所修方药书籍者外，宋代一些著名医家对于耳鼻咽喉口腔科学的发展亦做出了较大的贡献。比较有影响的医家及著作如：杨仁斋的《仁斋直指方》、严用和的《济生方》、陈言的《三因极一病证方论》、沈括的《梦溪笔谈》、危亦林的《世医得效方》以及金元四大医家的著作等。

宋·陈言的《三因极一病证方论》（简称《三因方》）成书于南宋时期，该书进一步发展了仲景的“三因”学说，对于各种疾病的发生提出了外因、内因、不内外因的三因发病学说，对于中医学的病因学影响较大。其中对于耳鼻咽喉口齿唇舌疾病发生的三因学说亦有所论述。如《三因极一病证方论·卷之十六·鼻病证治》有：“或七情内郁，六淫外伤，饮食劳倦，致清浊不分，随气壅塞，遂为清涕，鼻洞浊脓，脑丝，衄血，息肉，久而为齆。虽种种不同，未始不涉三因，有致泥丸汨乱，变生诸证”。书中对于衄血、眩晕、头痛等的三因病因论述亦甚为详尽。这种对于耳鼻咽喉口齿唇舌疾病发生的三因学说的论述直至今日仍有重要的指导意义。此外，陈氏还对耳司听觉的功能做了进一步的发挥与阐述，提出了“耳为听会，主纳五音，外则宫商角徵羽，内则唏嘘呵吹呬”的听觉形成理论。其中提出的内、外声源基本类似于现在听觉形成的气导、骨导的传导功能。

宋·严用和的《济生方》成书略晚于《三因方》，分《济生方》、《济生续方》两书，曾有遗失。后据它书中引用《济生方》、《济生续方》的内容整理恢复其形。国内目前流行较为完整的是浙江中医研究所将《济生》两方合编整理出版的《重订严氏济生方》。《济生方》立论精要，用方多出之临床体验所得，故用之多有效验，现今常用的“苍耳散”即出之该书。书中除对于咽喉、口齿、耳、鼻、头面立有专篇论述外，在“五脏门”对于耳鼻咽喉口齿与脏腑的关系以及脏腑病变对于诸窍的影响亦有所论述。《济生方》对于耳鼻咽喉口齿唇舌疾病发生与诊治论述甚为精辟，并进一步发展了耳鼻咽喉口齿唇舌发病的内、外因学说，故多为后代医家所引用。如对于耳病发生与心肾的关系，提出了“肾气不平则耳为之受病”以及“风、寒、暑、湿、燥、热得之外，应乎肾；优、愁、思、虑得之于内，应乎心”的内外相应发病学说；在治疗上提出了“六淫伤之调乎肾，七情所感治乎心”的治疗法则，可谓精辟之极。对于舌病的发生与脏腑的关系，则提出了心脾失调学说，其曰：“舌者，心之所候，脾气之所通，摄养违理，二脏不和，风热内蕴，舌为之病焉，遂致舌肿、重舌、木舌、舌胎、舌衄、舌疮等证”。这些论述直至今日仍不失其指导作用。

宋·杨士瀛（仁斋）所著之《仁斋直指方论》约成书于南宋末年，书中对于耳鼻咽喉口齿唇舌疾病亦设有专卷论述。其中对于嗓音产生的脏腑观，以及梅核气、眩晕等做了进一步的阐述与发挥。杨氏对嗓音学的基础理论贡献甚大，首次提出了声音产生与肺、心、肾三脏相关的学说。如《仁斋直指方·卷八》曰：“心为声音之主，肺为声音之门，肾为声音之根”。在心肺肾三脏中，提出肾气对于声音的作用最为关键。认为声音出于肾，肾气一弱。则声音难彰，这一理论对于嗓音形成以及嗓音病发生的脏腑观无异是一个重大的发展与贡献，以至今日仍不失其重要的指导意义。杨氏还首次详细而形象的记述了耳性眩晕的发病证候表现。如《仁斋直指方论》曰："眩者，言其黑晕转旋，其状目闭眼暗，身转耳聋，如立舟舡之上，起则欲倒"。对于梅核气亦有详细而形象的描述。其曰："七情气郁，结成痰涎，随气积聚，坚如大块，在心腹间，或塞咽喉，如梅核、粉絮样，咯不出，咽不下，每发欲绝，逆害饮食"。这些论述都较前代医家有较大的发展。

成书于宋·庆分年间(1041～1048年)的《欧希范五脏图》记述了咽喉的第一张实物解剖图，其曰："喉中有三窍，一食，一水，一气"。可见我国第一张描写咽喉的解剖图在11世纪就问世了，但惜其画的有错。之后，《苏沈良方》是继《难经》、《欧希范五脏图》之后，又一篇对咽喉解剖学的精确文献。其中纠正了食、水、气喉的错误说法，曰："又言人有水喉、食喉、气喉，亦谬也。世传《欧希范真(注：原文多一"真"字)五脏图》，亦划三喉，盖当时验之不审……人但有咽喉二者而已。咽则纳食，喉则通气"。故有关咽喉的解剖图及其准确的认识在我国11世纪即形成了。

据《梦溪笔谈·十三卷》所云："世人以竹木牙骨之类为叫子，置人喉中，吹之能作人言，谓之颡叫子。尝有疾喑者，为人所若，烦冤无以自言，听讼者试取叫子，令颡之作声，如傀儡子，粗能辨其一二，其冤获申"。可见11世纪，我国就有了类似今之人工喉应用的雏形了。

宋·淳熙庚子年间(1180年)吴彦夔所著之《传信适用方》记载有一捻金散、通关散、黄金散、如圣散等方药治疗咽喉危重疾病，如喉闭、缠喉风等所致"咽喉塞，喘息不通，须臾欲绝"，或"病势危甚，死在须臾"者，用之即效。其所用药物如全蝎、白矾、火硝、细辛、胡椒、南星、石灰、轻粉、密陀僧等，为后世抢救咽喉危重疾患开辟了新的用药范围。

金元时期(1115～1368年)，诸子争鸣，推动了医学理论及临床实践的大力发展。元代，医学分为十三科，口齿科与咽喉科各自成科，说明其分科更为精细。

这一时期，"金元四大医家"的崛起为医学的发展注入了新的活力。尤其是四大医家从各自不同的角度，运用不同的观点，对中医学中的有关理论做了进一步的阐述与发挥，丰富了中医学的基础理论与临床实践，从而推动了中医学的发展与提高。同时，对于耳鼻咽喉口腔科学的发展亦产生了较大的影响。如以刘完素为首的火热论派，治病主张应用"寒凉"法；以张从正为代表邪实论派，治病主张应用"攻下"法；以李东垣为代表的脾胃论派，治病主张应用"补土"法；以朱丹溪为代表的阴液不足论派，治病主张应用"养阴"法等，这些学派不仅在当时对于耳鼻咽喉口腔科疾病的论治起到了一定的指导作用，而且现在仍被广泛、综合的运用于耳鼻咽喉口腔科临床，从而大大地丰富了耳鼻咽喉口腔科的临床治疗学。如应用"寒凉""攻下"法治疗耳鼻咽喉口腔科急性疾患；应用"补土""养阴"法治疗耳鼻咽喉口腔科慢性疾患等均能收到良好的治疗效果，以致目前对于四大医家的不同学说与治法在耳鼻咽喉口腔科的应用更加受到专科学者的重视。

刘完素还注意到耳聋与鼻病的关系，首次提出了"耳聋治肺"的观点。如《素问病机气宜保命集·卷下·大头论·耳论附》曰："假令耳聋者，肾也，何谓治肺？肺主声，鼻塞者，肺也"。由此揭示了鼻塞所致耳咽管堵塞而引发的听觉障碍与治法等。刘氏还最先观察到，并描述了鼻窒所表现的交替性鼻塞的症状表现，阐述了交替性鼻塞的发生机制。如《素问玄机原病式·六气为病·热类·鼻窒》曰："盖阳气甚于上，而侧卧则上窍通利而下窍闭塞者，谓阳明之脉左右相交，而左脉注于右窍，右脉注于左窍，故风热郁结，病偏于左，则右窍反塞之类也"。此外，刘氏对于耳鸣、耳聋、鼻鼽、衄血、喉痹等的发病机制皆有独到的见解。如认为鼻鼽之清涕乃有"以火炼金，热极而反化为水"所致，从而打破了肺寒之说的观念等。

张从正所著之《儒门事亲》详细的论述了咽、喉、会厌、舌相互为用，相互配合，共同完成吞咽、呼吸的生理过程，并提出了咽喉之病皆属于“火”的观点。在治疗上，主张“用针出血，最为上策”。为提醒人们重视咽喉疾病的治疗，提出了“治喉痹之火，与救火同，不容少待”。这一观点被后世医家概称为“走马看咽喉”，用以说明咽喉疾患发病的危急性与治疗的紧迫性等。同时，张氏还首次将咽喉疾病分为单乳蛾、双乳蛾、单闭喉、子舌胀、木舌胀、缠喉风、走马喉闭等八症，并首次使用了“乳蛾”一名，描述了乳蛾的证候表现等。后世对于咽喉疾病的分类方法大多是在《儒门事亲》的基础上发展起来的。张氏还首先报道了用纸卷成筒状，放入口内，再用筷子缚小钩，把误吞的铜钱取出的方法，这可以说是内腔镜钳取异物的原始方法。

李东垣在《脾胃论》倡导的“脾胃虚则九窍不通”的观点，治疗提出运用“益气升阳”之法，不仅进一步发展了《内经》脾不及则九窍不通的理论，而且给虚损性耳鼻咽喉口齿疾患的内治法开辟了一个广阔而有效的途径。

朱丹溪倡导的“无痰则不能作眩”，以及从痰论治眩晕的观点，不仅为历代医家所推崇，而且至今在治疗眩晕方面仍具有重要的指导意义。

元・危亦林所著《世医得效方》在耳鼻咽喉口腔科方面亦有新的贡献。在卷十七・口齿咽喉病篇中，对元代以前的方药做了一次删芜存精的整理，使其更为实用，并把《儒门事亲》首创的“喉风八症”补充为“喉风十八症”，这对后世关于咽喉病的分类亦有较大的影响。

宋・窦材所辑《扁鹊心书》及窦汉卿的《疮疡经验全书》，有用切开排脓的方法治疗咽喉脓肿与牙痈的记载。洪遵所著《洪氏集验方》首次记载了应用压迫颈外动脉止鼻衄的方法。

元代末年，周守忠所著《历代名医蒙求》中详细记述了智取咽喉异物、食道异物的方法，为前代医书所未有。如“银匠下责”、“都料取钩”的巧取异物法，应用“草泽笔头”行扁桃体周围脓肿的无痛、无惧切开法等，均对于咽喉科的手术法做出了重大贡献。后世喉科所用的两种喉枪（专用于咽部脓肿切开的刀具）即是在其启发下制造而成的。

总之，宋代至元代，中医学在整理中得到了较大的发展与提高。而这一时期的著名医家则在不同方面对于耳鼻咽喉口腔科学发展做出了重要贡献，从而使中医耳鼻咽喉口腔科学更加完备，并为明清时期医学的鼎盛奠定了基础，故宋元时期是中医耳鼻咽喉口腔科学的整理发展时期。

四、鼎盛时期（明～清）

明代（1368～1644 年）手工业、商业发达，对外交流增加，从而促进了中医学的发展与提高。耳鼻咽喉口腔科在这一时期也得到了较大的发展，取得了不少成果。这一时期对于耳鼻咽喉口腔科发展影响较大的著作有《普济方》、《红炉点雪》、《古今医统》、《医学纲目》、《本草纲目》、《口齿类要》、《证治准绳》、《外科正宗》、《景岳全书》等。

明初《普济方》集明代以前医方之大成，是现存规模最大的一部方书。其中“身形”部分 43 卷中，耳鼻咽喉口齿唇舌内容占有 18 卷之多，加之头面门的头眩、头痛部分内容，则有 22 卷之多。该书每卷每病先述其医理医论，然后再分门别类收列其治疗方药，每方皆述明其适应证，是一部理法方药相贯通的方剂学、临床治疗学巨著。其中对于耳鼻咽喉口齿唇舌疾病的论述条理清晰，医论精要，载方甚多。所载之方既有正规治方，又有单方、验方，并收载有导引按摩等方法，基本上已成为耳鼻咽喉口腔科的治疗学、方剂学专著了。

《解围元薮》是专论麻风病的专著，其中首载喉麻风。如卷一曰：“哑风……风触于关户，橐钥闭塞，激动痰火，轻则声嘶而喉破，重则语哑而失音”。

明·龚居中《红炉点雪》为结核病专著，其中所论之痰火失音、痰火咽痛，可谓咽结核、喉结核的首次记载。如《红炉点雪·卷二·火病失音》曰：“唯痰火声嘶，则与诸证大异，何也？以水涸火炎，熏烁肺窍，金为火烁而损，由是而声嗄声嘶见焉。治法非苦寒降火、温燥消痰可复，唯益水清金则善矣”。同时，龚氏还认识到本病的难治性。其曰：“痰火声嘶，其得全愈者鲜矣”。书中所载利声诸品、及清音散、铁笛丸至今仍为常用之方药。对于“火病咽痛”则曰：“若夫土衰火涸，则相火蒸炎，致津液枯竭，由是而咽喉干燥疼痛等证作矣。火病至此，实真阴失守，孤阳无根，冲浮于上，而乃至此。痰火诸病，孰甚于此”。治疗主张“滋阴抑阳，使水升火降，津液复回，而后可止。若以苦寒正治，则阴火愈炽，而脾土自败，犹渴而饮鸩，立促其毙也”。《红炉点雪·卷三·痰火死证》将“痰火喉痛”、“痰火声哑”均列在其中。其曰：“痰火喉痛……乃虫蚀咽，此痨疾之不可救者，死不治”。“痰火声哑，乃肺经已绝，死不治”。因此，龚氏不仅首论咽喉结核之病，而且对其治法、愈后等均有正确的认识，这在当时亦是难能可贵的。

明·楼英所著《医学纲目》对于耳鼻咽喉口齿唇舌内容的论述甚为丰富。尤其对于五运六气所致耳鼻咽喉口腔疾患有比较深刻的认识与论述。对于耳鼻咽喉口腔疾病的针灸疗法有着新的内容。如《医学纲目·卷二十九》对于耳聋的针灸取穴提出有五法，其一取手足少阳、手阳明；其二取手阳明络；其三取手太阳；其四取肝（经）；其五取肺（经）。从而为耳聋的针灸治疗与取穴提供了原则与方法。《医学纲目》还首先使用“喉喑”病名，并对喉喑与舌喑做了正确的鉴别。如《医学纲目·卷二十七·喑》曰：“喑有二证，一曰舌喑，乃中风舌不转运之类，但舌本不能转运言语，而喉音声则如故也。二曰喉喑，乃劳嗽失音之类，但喉中声嘶，而舌本则能转运言语也”。由此澄清了明代以前失音与失语不分的局面，对后世医家正确认识与诊治嗓喉疾患做出了贡献。

明·徐春甫所著之《古今医统》对于耳鼻咽喉口齿唇舌疾病的论述亦较为丰富。如《卷六十二·耳病门》对于耳聋的治疗提出“当以通气开郁为主”及“宜泻南方补北方”等，至今仍有临床指导意义。《古今医统》对于嗓音医学的基础理论及病因学贡献甚大。该书对嗓音的生理、病理、发病、证治做了进一步的发挥与阐述。认为声音的产生与五脏皆有关联，明确指出“声音者，内关五脏，其为病也，因于六气”（《古今医统·卷四十六》），基本上完善了声音产生的“脏腑观”与“整体观”，从而为嗓音病的论治奠定了理论基础。此外，徐氏还首次提出了嗓音疾病发生的“三因学说”。如《古今医统·卷四十六》曰：“声音之病分三因：有内热痰郁，窒塞肺金，而声哑及不出者，及有咳嗽久远，伤气而散者，此内因也；有外受风寒，腠理闭塞，束内郁嗽而声哑，三拗之类，此外因也；又有忽暴吸风，卒声不出者，亦外因也；有因争兢，大声号叫，以致失声，或因歌唱伤气，而声不出，此不内外因也”。这种对声音之病的病因分类方法虽然不尽全面，但却指出了嗓音病发生的主要致病因素，对于后代医家认识嗓音病的病因学起到了一定的指导作用。

明·李时珍所著《本草纲目》是在世界科学史上有重要地位与影响的药物学专著，其内容丰富，论述广泛，载药1800余种。书中列有耳、鼻、咽喉、音声、口齿唇舌病症药物千余种。其中耳科药物226种；鼻科药物97种；咽喉科药物198种；音声病药物76种；口舌药物143种；牙齿药物287种。所载药物一般均是从单方、验方中搜集而来，其中外用药物占有绝大多数。因此，《本草纲目》对于耳鼻咽喉口腔科学的药物学、药物治疗学，尤其是外用药物贡献甚大，至今仍不失其指导意义。

明·薛已所著《口齿类要》是我国现存最早的一本咽喉口齿科专著。其中对于喉痹、喉痛、口疮、齿痛、舌证、异物哽喉、异物入耳等论治较为详细，并于每病之后记载有验案数则等，以供参治。此外，对于舌及舌病提出了分属五脏的观点。如《口齿类要·舌症》曰："舌乃心之苗，此以窍言也。以部分言之，五脏皆有所属。以症言之，五脏皆有所主"。从而对于舌病从五脏论治奠定了基础。

明·王肯堂（1549～1613年）所著《证治准绳》刊于1602年。书中《杂病·第八册·七窍门下》基本上是耳鼻咽喉口腔科专篇，计列有耳、鼻、口、齿、唇、舌、面、颊腮、咽喉等内容。在《证治准绳·疡医·卷之三》有耳部疮疡、口齿部疮疡等内容；《疡医·卷之六·损伤门》有头目鼻耳伤、舌唇口喉齿腮伤等内容。这些内容若汇总起来，基本可成为耳鼻咽喉口腔科学专著了。《证治准绳》中对于耳鼻咽喉口齿唇舌的理论与疾病诊治的论述甚为详细，其中有些疾病为首次论及，如耳发、耳内疮、耳蕈、耳痔、耳痈、耳根毒、耳后疽、牙痈、骨槽风、上腭痈、夹喉疽、结喉痈、鼻疽、牙叉发等。在耳内疮（类似今之脓耳）中首次将脓耳按照脓液颜色的不同而分为聤耳、耳风毒、缠耳、耳疳、震耳五类，并认识到耳蕈、耳痔发生与耳内疮有关，将今之急脓耳称为耳痈等都与现代认识相近。对于耳鼻咽喉口唇的外伤的处理亦甚为精细。如对外伤所致皮破肉烂者，采用对齐伤口，或剪去多余外皮，而后进行缝合，以及对缺唇、缺耳进行对合再植缝合术，对割喉者进行分层缝合术（先缝内喉管，却缝外层皮肤）等方法均为首次论及，从而大大丰富了耳鼻咽喉口腔科的临床治疗学与创伤治疗学。

明·陈实功（1555～1636年）所著《外科正宗》刊于1617年，略晚于《证治准绳》，其中对于耳鼻咽喉口腔科临床学贡献甚大。其在《证治准绳》的基础上又增添了许多疾病及病名，如时毒、痄腮、鼻痔、茧唇、唇风、（舌下）痰包、鹅口疮等。其中所载治法方药不仅实用，而且大多与现代所用之法极为接近。如鼻息肉摘除法、下颌关节脱位整复法等基本与现代方法类似。尤其是鼻息肉摘除法为本书首次记载。如《外科正宗·卷之九·杂疮毒门·鼻痔》载曰："取鼻痔秘法：先用回香草散连吹二次，次用细铜箸二根，箸头钻一小孔，用丝线穿孔内，二箸相离五分许，以二箸头直入鼻痔根上，将箸线绞紧，向下一拔，其痔自然拔落，置水中观其大小。预用胎发烧灰，同象牙末等分吹鼻内，其血自止"。卷之十二·落下颔拿法曰："患者平身正坐，以两手托住下颏，左右大指入口内，纳槽牙上，端紧下颏，用力往肩下捺下关窍，向脑后送上，即投关窍，随用绢条兜颏于项上半时许，去之即愈"。这些方法几乎与现代治法相似。此外，对于咽喉疾病的诊治、口齿唇舌疾病、耳病、鼻病的有关论述与论治方药至今仍为常用。如对于咽喉病提出了"走马看咽喉，不待少顷也"，以及"凡喉闭不刺血，喉风不倒痰，喉痈不放脓，喉痹、乳蛾不针烙，此皆非法"的观点。并且对咽喉疾病的轻、顺、险、死、重证等的辨别进行了明确的论述。对于痄腮发病与天时疫气的关系，口疮的虚实分类与辨别等都与今之认识相同。其所收载的方剂如治疗咽喉病的清咽利膈汤、冰硼散、金锁匙、桐油饯；治疗鼻痔的硇砂散；骨槽风的清阳散火汤；脑漏的奇授藿香汤；牙缝出血的清胃散；酒齇鼻的枇杷叶丸、黄芩清肺饮；耳病的红棉散、柴胡清肝汤、聪耳芦荟丸；痰包的加味二陈汤；鹅口疮的凉膈散等一直沿用至今而不衰。对于"茧唇"则认为："日久流血不止，形体瘦弱，虚热痰生，面色黧黑，口干渴甚者，俱为不治之症也"。这一认识基本符合茧唇（即今之唇癌）预后不良的结果。因此，《外科正宗》对于耳鼻咽喉口腔科疾病的论述不仅丰富，而且极为实用，对耳鼻咽喉口腔科疾病的临床诊断、治疗有着重要的贡献。

明·张景岳（1563～1640年）所著《景岳全书》刊于1624年，又略晚于《外科正宗》。书中对于耳鼻咽喉口舌齿牙疾病的论述亦甚为精辟。尤其对于耳鸣、耳聋、喉痹、声喑等疾病的辨证至今仍具有重要的指导意义。此外，该书还首次记载了咽喉梅毒、及耳膜按摩术，首次应用了“喉癣”的病名等。如卷二十七·杂证谟·耳证·论治曰：“凡耳窍或损或塞，或震伤，以致暴聋，或鸣不止者，即宜以手中指于耳窍中轻轻按捺，随捺随放，随放随捺；或轻轻摇动，以引其气。捺之数次，其气必至，气至则窍自通矣。凡值此者，若不速为引导，恐因而渐闭，而竟至不开耳”。此乃耳膜按摩术的最早应用。同时，还认识到了对于耳聋宜进行早期治疗的正确观点。卷二十八·杂证谟·咽喉·论治曰：“杨梅结毒，有喉间溃烂作痛，久而不愈者，此非喉痹之属，乃杨梅疮毒也”。这是有关咽喉梅毒的最早记载。对于齿牙之病，提出病因有三：“一曰火；二曰虫；三曰肾虚”的观点，以及经常“咬定牙根”的种齿法等，至今仍为实用。

曹士衍的《保生秘要》详尽论述了导引、运功治病的方法，对于耳鼻咽喉疾病的导引法也搜集甚多。其中首次记载了耳咽管自行吹张法的应用等。其曰：耳重“定息以坐，塞兑，咬紧牙关，以肺肠二指捏紧鼻孔，睁二目，使气串耳通窍内，觉哄哄然有声，行之二三日，通窍为度”。这与今之耳咽管自行吹张法基本相同。

杨继周的《针灸大成》对于针灸治疗耳鼻咽喉口腔疾患有较多的论述，在取穴方面亦更为精练，一般每症仅用三四穴，从而为针灸在耳鼻咽喉口腔科疾病中的运用起到了推动作用。

明·江瓘所著《名医类案》刊于1552年，是我国现存最早的医案专著。该书为收录了明以前著名医家的医案编著而成。其中载有耳病医案19则，鼻科医案9则，咽喉病医案17则，咽喉异物案17则，喑病案10则，口、舌、牙、小儿口疮医案35则。所载医案涉及病因、时间、症状、治法、方药等各个方面。有些案后尚附有医论(类似今之按语)，与现今之医案颇为类似。这些医案从不同方面反映了明代以前著名医家治疗耳鼻咽喉口腔疾患的经验与治病特色，甚有参考价值。

清代(1644～1911年)的医事制度又合为九科，咽喉与口齿再度合并。如《杂病源流犀烛》曰：“言咽喉则牙舌即多包于内”。至于民间，则咽喉大多独立成科，称喉科。

清代由于瘟疫的多次流行，促进了中医温病学的建立及发展。同时，由于疫喉类疾病的流行，亦促进了医家们对于咽喉疾病的研究与防治，从而推动了咽喉口齿科学的发展与提高，故清代喉科上承明代余荫而名医辈出，使咽喉科专著陆续问世。据不完全统计，自1757年张宗良的第一本喉科专著——《喉科指掌》的问世，至清(1644～1911年)政府建立到灭亡的一百多年间，约有200余本喉科专著刊行，这种盛况为前所未有，尤其是无锡尤氏以外用药为主的“尤氏喉科”，上海以擒拿术作急救的侯氏喉科，在整个喉科领域里形成较有影响的两支异军。耳科亦在清代末年出现。

清代喉科专著以“恒河沙数”来形容也不为过，但除少数几部喉科著作对于咽喉口腔疾患有新的认识与见解者外，多数著作为抄袭而成。而且多数专著对于疾病的分类过于详细，有的将一个疾病的不同阶段分别冠以不同的病名等，故清代喉科专著虽多，但有价值、有新论的却不多。在众多喉科专著中，比较有影响的著作有《喉科指掌》、《重楼玉钥》、《尤氏喉科秘书》、《咽喉经验秘传》、《焦氏喉科枕秘》、《咽喉脉证通论》等。

张宗良的《喉科指掌》刊行于1757年，是喉科专著中较早的一部专著。该书图文并茂，内容丰富，质量上乘，此后的许多喉科著作的论点、用药、风格大都受《喉科指掌》影响。《中国医籍考》中收录现存喉科著作仅仅两部，其中一部即为《喉科指掌》。可惜该书流传不广，1989年经点校重新出版后才得以流行。《喉科指掌》对于不同病因、不同阶段的乳蛾、喉痹、喉痈、喉风及舌病论述甚为详细，有一定的参考价值。书中还首次记载了喉枪的应用。对于咽喉的危重证候总结为“十六绝症”及“四绝症(病)”,首载“六味汤”及喉科常用药物,如西瓜硝、人中黄、胆矾等的制法,对于后世喉科用药有较大的影响。但书中所论“喉有二孔,左为咽,右为喉”则有谬误。

从明至清父子相传250年历史的尤氏喉科,治疗喉科疾病甚有特色,其祖传秘方,秘不外传。但其最后传人——尤存隐则将其著成《尤氏喉科》一书,公之于世。当时,此书传至无锡的沈金鳌(《沈氏尊生方》的作者),常熟的陈耕道(《疫痧草》的作者)的父亲陈石泉等人之手,使尤氏秘方流传四方,闻名遐迩,以至传抄者,一时洛阳纸贵。正因其传抄者众多,错误亦相应而来。1957年出版的《尤氏喉科》虽经校对,但错误之处仍有不少。其中错误最大的是将该书的作者误写为与此书毫不相关的尤乘。1982年出版的《干校尤氏喉科》据同治丁卯年(1867年)的最早精抄本加以校对,才纠正了“尤存隐”误作“尤乘”之错。

安徽歙县郑氏喉科世代相传,影响之大,流传之广,著作之丰,论述之精,从业者之多,至今有续不绝,为任何一家所不及,堪称为中医世代喉科名医的代表者。郑氏家族中喉科著作颇多,如郑梅间的《重楼玉钥》;郑宏绩的《喉科秘钥》;郑承瀚的《重楼玉钥续编》、《咽喉辨证》、《喉白阐微》;郑承洛的《咽喉伤燥论》、《杏庵医案》等;郑承湘的《喉菌发明》、《医学正义》等;郑承海的《喉科杂证》等。其中影响较大,流传最广的当属《重楼玉钥》。该书分为上、下两卷,上卷首论咽喉的解剖、生理及喉病的诊治要则,次论“喉风三十六症”,其中包括有咽、喉、口腔、中耳乳突的急性疾患等。每症详论证候,次述治疗。治疗多采用内、外兼治的方法,以收标本兼治之效。其中所创之“养阴清肺汤”至今仍常用不衰。下卷专论喉科疾病的针灸治疗。对于针灸治疗咽喉科疾患的原则、取穴、手法等有着详细的论述,是针灸治疗咽喉疾病的专篇之作,对于针灸治疗咽喉口腔疾患贡献甚大。《喉菌发明》为专门论治咽喉菌病(类似今之恶性肿瘤)的专著,其中对于研究咽喉部恶性肿瘤有一定的参考价值。

据不完全统计,从乾隆十二年(1744年)到光绪二十八年(1902年)中,白喉、烂喉痧等疫喉类疾病先后四次大流行。1744～1773年开始零星发现,1785年第一次大流行,1830～1840年间第二次大流行,1856年第三次大流行,1901～1902年第四次大流行,对人民的生命危害极大,从而促进了医家们对喉病进行研究和防治,积累了不少经验。因此,此时专论疫喉类疾病的著作陆续问世,如郑若溪的《喉白阐微》、黄维翰的《白喉辨证》、陈耕道的《疫痧草》、曹心怡的《喉痧正的》、张振鋆的《痧喉正义》、陈葆善的《白喉条辨》、李纪方的《白喉全生集》、夏春农的《疫喉浅论》等计有30多本。其中所论主要为白喉、烂喉痧(猩红热)两类疾病。这些医著虽然现在实用价值有限,但其所论之治疗方法,多是经过临床反复验证而来,故不仅对于当时防治疫喉类疾患起到了积极的作用,而且促进了中医学对传染性咽喉疾病的认识与发展,为传染性咽喉病的诊治做出了贡献。

清代喉科医家群体的崛起与大量喉科医著的问世,不仅进一步发展了咽喉口腔科学的基础理论,而且丰富和提高了咽喉口腔科疾病的诊治方法与水平,对于咽喉口腔疾病的分类与病种的认识亦更加全面与详细,论治方法从内服、外用、针灸、手术等一应俱全,基本上形成了比较完整的咽喉口腔科学体系。因此,这一时期是咽喉科发展的昌盛时期。尤其是喉科体系对于中医耳鼻咽喉口腔科学的影响,一直持续到20世纪60年代后期,可谓影响之深矣。

除咽喉科学专著外,清代的综合性医著大都列有耳病、鼻病、咽喉病、音声病、口齿唇舌病专篇,对于耳鼻咽喉口腔科疾病的观察认识更为详细,诊治方法日益增多,对疾病的认识亦更为深刻,更为成熟。比较有影响的著作如《张氏医通》、《医学心悟》、《医宗金鉴》、《杂病源流犀烛》、《外科证治全书》、《古今图书集成·医部全录》、《血证论》、《医林改错》、《医学衷中参西录》等。这些医著对于耳鼻咽喉口腔科理论与疾病的论述大都比较系统而全面，对于理论的阐述更加深刻，并且又记载了一些新的病种等。如清·吴谦等人编著的《医宗金鉴》，内容丰富，简明扼要，治法实用，而且每病以歌诀的形式表达，便于传记。其中载有耳鼻咽喉口齿唇舌疾病约五十余种，还首次将耳痔、耳挺、耳蕈的证候表现做了详细描述，并且认识到了耳发、耳后疽与脓耳的发病关系等。又如《血证论》对于耳鼻咽喉口齿出血性疾病的诊治；《医林改错》认识到听觉、嗅觉形成与脑的关系，以及运用活血化瘀法治疗耳鼻咽喉口腔疾病的方法与方药；《医学衷中参西录》对于鼻渊的认识等，都几乎与现代认识及临床所用治法相一致。此外，清代的不少医书中，对于脓耳的分类及辨证也更为详尽，说明当时对耳部疾患有了更进一步的认识。因此，清代的医家及医著从各自不同的侧面，发展与丰富了耳鼻咽喉口腔科学的基础理论与临床学、治疗学，对于现代中医耳鼻咽喉口腔科学有着重要的影响。

清代温热学派的崛起使中医学在治疗温热病及急性疾病方面有了重大的进展与突破，耳鼻咽喉口腔科学受其影响，在治疗急性耳鼻咽喉口腔疾病方面亦有了较大的发展。尤其是叶天士所倡导的卫气营血辨证对于耳鼻咽喉口腔科急性疾病的治疗有着重要的指导作用。而今盛行的“清热解毒”诸法与诸方大都是在温热病理论的指导下而出现的，诸如桑菊饮、银翘散、清瘟败毒饮等至今在耳鼻咽喉口腔科急性疾病中仍在广泛应用。

清代温病学家吴鞠通在其所著的《温病条辨》（刊于1798年）中首次记载了“大头瘟”（流行性腮腺炎）可引发耳聋的现象。如《温病条辨·卷一·上焦篇·温毒》曰：“温毒咽痛喉肿，耳前后肿，颊肿，面正赤，或喉不痛，但外肿，甚则耳聋，俗名大头瘟、虾蟆瘟者，普济消毒饮去柴胡、升麻主之”。这与现代所述的突发性耳聋中由腮腺炎病毒所致病者类似，且比其早报道了一百五十多年。而且吴氏所创制的“桑菊饮”、“银翘散”二方至今仍盛用不衰。

总之，明清时期耳鼻咽喉口腔科学得到了飞速的发展与提高，尤其是在耳鼻咽喉口腔科学的临床诊治方面有了较大的发展，并且建立起了系统的喉科学体系，丰富与提高了耳鼻咽喉口腔科学的理论与临床水平，使其日臻成熟。在治疗耳鼻咽喉口腔科疾病的方法方面不仅多种多样，而且实用有效，且创造了许多新的治疗方法与手段，诸如鼻息肉摘除术、耳膜按摩术、耳咽管自行吹张法、耳鼻咽喉口唇创伤缝合术、再植术、重视清热解毒法、活血化瘀法等的应用。现今耳鼻咽喉口腔科临床所应用的论治方法大都源于这一时期。因此，明清时期在耳鼻咽喉口腔科学的发展史上占有重要地位，是耳鼻咽喉口腔科学发展的鼎盛时期。

五、学科建立时期（新中国）

历史上，中医耳鼻咽喉口腔科学虽然在各个朝代、各个历史时期都有一定的发展与提高，但始终未能形成耳鼻咽喉口腔科学体系，喉科体系的成熟与建立亦是在清代中期，故真正形成并建立起耳鼻咽喉口腔科学体系是在新中国成立之后。

鸦片战争至新中国建立之前，由于西方医学的传入，政府一味崇洋媚外，制定了一系列消灭和限制中医发展的政策，使中医事业备受摧残，以至于到新中国建立前夕，中医事业已是奄奄一息。耳鼻咽喉口腔科学也不例外。但因中医在民间及民众中已是根深蒂固，故政府虽然明令禁止及限制，却未能阻止中医的发展与存在，民间中医依然盛行，从而使中医喉科仍得以延续。

新中国成立后，党和政府十分重视人民卫生和中医事业的发展，制订了一系列保护、促进中医发展与振兴的政策，从而使中医得到了前所未有的繁荣与发展。中医耳鼻咽喉口腔科学亦是如此。

1949 年，中华人民共和国卫生部成立。同年，发文指示各地防止白喉的流行。1951 年，发文严格控制与防止猩红热（疫喉痧）的流行。是年 7 月，上海市松江县城区第四诊所挂出了“中医耳鼻喉科”第一个牌子。

1953～1954 年，北京中医进修学校奉上级指示安排中医学习西医，其中有耳鼻喉科。经过学习，培养了第一批中学西的耳鼻咽喉科专业人才，从而为以后中医耳鼻咽喉科的建立奠定了基础。

1956 年，国家级的中医研究机构——北京中医研究院成立，内设有耳鼻咽喉科。同年，北京、上海、成都、广州、南京中医学院分别成立，内设有眼喉科教研室，中医喉科学被列为必修课程之一。此后，全国各省市相继成立了中医学院及相应的附属医院，其中均开设有喉科学的教学内容及耳鼻咽喉科、口腔科诊室，从而大大促进了中医耳鼻咽喉口腔科学的发展与提高。

1959 年，卫生部组织编写中医院校教材计划会议，中医喉科学列于编写计划之内。1960 年出版了中医院校第一版喉科教材《中医喉科学讲义》。此后，分别于 1964 出版了《中医喉科学》、1975 年出版了《五官科学》、1980 年、1985 年分别出版了《中医耳鼻喉科学》等二、三、四、五版高等中医院校教材。1985 年国家卫生部又组织编写了《中国医学百科全书・中医耳鼻咽喉口腔科学》分册。所有这些不仅促进了中医耳鼻咽喉口腔科学人才的培养，而且极大地促进了中医耳鼻咽喉口腔科学的发展与提高，并使其逐渐走向成熟。尤其是中医院校四版教材《中医耳鼻喉科学》的编写与出版，标志着中医耳鼻咽喉（包括口腔科学）经过几千年的发展，终于形成了完整而独立的学科体系，使中医耳鼻咽喉口腔科学正式诞生。该教材首次全面而系统的阐述了中医耳鼻咽喉口腔科学的基础理论，五十余种疾病的诊治、预防护理等，对后来中医耳鼻咽喉口腔科学的发展起到了重要的奠基作用。因此，20 世纪 80 年代初期，四版教材《中医耳鼻喉科学》不仅是我国有史以来第一部专科学著作，而且是我国中医耳鼻咽喉口腔科学正式诞生的标志。随着教材建设的发展，全国各中医院校亦相继将原有的喉科教研室改称为耳鼻咽喉科教研室（口腔科包括其中）等。

在专科人才培养方面，自 1974 年以来，卫生部先后在广州、上海、南京等地开办了数期全国中医耳鼻咽喉科师资培训班，培养了大批的教学人才。与此同时，全国各省市也不定期的开办了中医耳鼻咽喉科培训班，各地中医院亦开始选派人员到省中医院或中医学院附属医院的耳鼻咽喉科进修学习等，从而促进了耳鼻咽喉科临床人才的培养与学科队伍的建设。1978 年恢复研究生招考制度后，全国已先后有广州、湖南、上海、北京等数所中医院校最先招收并培养了数十名硕士研究生。至 1998 年，全国几乎所有的中医院校都开始了招收研究生的工作，从而加快了中医耳鼻咽喉口腔科学高级人才的培养。1982 年，天津卫生干部进修学校在卫生部的直接领导下，开办了为期三年的中医五官科专业班。1983 年，全国各中医学院开始了耳鼻咽喉口腔科的定向培养实习工作。1987 年，先后又有广州、湖南、成都、河南等中医学院开办了中医五官科（本科）专业，各个中医学院还自行编写了系统的中医五官科教材。1995 年，河南中医学院成立了我国第一个五官科系与口齿科教研室。1991 年，卫生部又开展了老中医带徒工作，全国有数名耳鼻咽喉科老中医被选拔为带徒教师从事带徒等。所有这些，不仅促进了中医耳鼻咽喉口腔科学的继承与发展，而且极大地促进了中医耳鼻咽喉科高级人才的培养与发展，为中医耳鼻咽喉口腔科学的进步奠定了基础。

在学术组织建设方面，1978 年 9 月，上海市率先成立了全国中医学会上海分会耳鼻咽喉科学组，1982 年，广东省亦成立了相应的组织。1984 年两地都相继改称为耳鼻咽喉科研究会。此后，江苏、四川、江西、湖南等地亦相继成立了相应的学术组织。1987 年 9 月，中国中医药学会中医耳鼻咽喉科专业学会在南京宣告成立，并定期召开学术交流会议。此后，各省市亦都相继成立了中医耳鼻咽喉科学会或五官科学会，从而大大促进了中医耳鼻咽喉科学术的发展与提高。

在科研、专著等方面，自 1980 年以来，全国各地开展了大量的医籍、老中医经验整理与中医耳鼻咽喉口腔科疾病的科研工作，出现了不少的科研成果，高水平的学科专著亦不断出版。据不完全统计，新中国建立以来，整理发掘出版的喉科医籍如《重楼玉钥》、《咽喉经验秘传》、《喉科指掌》、《尤氏喉科秘书》等 15 本；出版教材与专著近 40 余部。每年刊发专业论文百余篇。老中医经验整理著作，如上海中医研究所整理的《张赞臣临床经验选编》、严道南等整理的《干祖望中医五官科经验集》、干千整理主编的《干氏耳鼻咽喉口腔科学》、王永钦等整理的蔡福养《耳鼻咽喉口齿科诊囊录》(河南省卫生厅卫生志内部版)等亦相继刊行。在学科发展方面，随着科学技术的发展与诊疗水平的提高，中医耳鼻咽喉口腔科学亦逐渐向专科专病及系统化方面发展，中医嗓音病学、中医鼻病学、中医口腔病学等相继建立。如 1988 年蔡福养、王永钦合著的《嗓音病的中医论治》不仅是我国第一部中医嗓音病学专著，而且标志着中医嗓音学体系的建立；1992 年由李刚、徐国榕编著的《中医口腔病症学》标志着中医口腔学体系的建立；1982 年耿鉴庭编著的《中医中药防治鼻病》与 1995 年陆小左、董显庸主编的《中医鼻病大全》等系统的阐述了鼻科疾病的诊治等。同时，一些学者运用现代科学方法及中西医结合手段对于耳鼻咽喉口腔科疾病的诊治赋以新的涵义，如由何宗德、余养居、房学贤主编的《现代中医耳鼻咽喉口齿科学》、余养居编著的《中西医结合嗓音病学》、刘绍武主编的《耳部望诊彩色图谱》、王守儒等主编的《实用中西医结合口腔病学》等均属运用中西医方法探讨耳鼻咽喉口腔疾病论治与发展新途径的专著之作。其中《耳部望诊彩色图谱》首次运用现代望诊技术将中医耳科望诊图谱化，从而对耳科望诊技术的发展与提高做出了有益的尝试。进入 21 世纪以来，各家著书立说更是层出不断，如熊大经主编的《实用中医耳鼻咽喉口齿科学》、李凡成主编的《中西医结合耳鼻咽喉科学》、王士贞主编的新世纪中医院校教材《中医耳鼻咽喉科学》等，这些著书不仅反映了当今中医耳鼻咽喉口腔科学的发展方向和发展水平，而且在疾病的命名和分类上出现了新的学术争鸣。

在临床方面，自 20 世纪 80 年代初期始，各地中医院的耳鼻咽喉口腔科都有了较大的发展与提高，耳鼻咽喉科与口腔科相继独立，各自建立起相应的科室。同时，由于引进了大量先进检查仪器与设备，亦大大促进了中医耳鼻咽喉口腔科的临床诊治水平，使中医耳鼻咽喉口腔科学更加接近现代化。一些医院还相继开设了嗓音病、听力病、鼻病、口腔黏膜病的专科专病诊室等。目前，中医耳鼻咽喉口腔科学在运用中医药、中西医结合治疗听力疾病、嗓音疾病以及“四炎一聋”(慢性鼻炎与鼻窦炎、慢性化脓性与非化脓性中耳炎、慢性咽炎与扁桃体炎、慢性喉炎，感音-神经性聋)、变态反应性鼻炎、口腔黏膜疾病等方面都取得了非常可喜的成果。中医耳鼻咽喉口腔科已成为目前国内医学界不可缺少的学科之一。中医耳鼻咽喉口腔科学从业人员之多，人才之众，临床与科研水平之高、出版专著与论文之多都是前所未有的。因此，中医耳鼻咽喉口腔科学正步入一个辉煌的发展与成熟时期。

我们相信，在当今科技飞速发展的感召下，在广大中医耳鼻咽喉口腔科工作者的共同努力下，中医耳鼻咽喉口腔科学必将迎来更加辉煌的明天，必将为人类的健康做出更大的贡献。

第二章

中医耳鼻咽喉口腔科学的基本特点

中医耳鼻咽喉口腔科学是运用中医学理论、观点与方法，研究、探讨耳、鼻、咽、喉、口腔的生理病理以及疾病的发生发展，诊断、论治、预防护理等方面内容的一门临床学科，是中医学体系中的一个重要组成部分。中医学的特性决定了中医耳鼻咽喉口腔科学与整个中医学体系有着一致的基本特点，即整体观念与辨证论治。

整体观念与辨证论治不仅是中医耳鼻咽喉口腔科学的基本特点，亦是研究与诊治耳鼻咽喉口腔科疾病的基本方法。同时，亦是中医耳鼻咽喉口腔科学与西医耳鼻咽喉口腔科学的根本区别点。本章仅就这一基本特点做一概要介绍。

一、整体观念

人与自然界内外环境的统一性，机体自身整体性的思想，称为整体观念。中医学整体观念认为，人是一个有机的整体，组成人体的各个组织器官在结构上是不可分割的，在功能上是相互为用、相互关联的，在生理病理以及与自然环境等方面更是密切相关的。耳鼻咽喉口腔诸窍作为机体整体的一部分亦不例外。因此，耳鼻咽喉口腔诸窍不仅与脏腑整体以及自然界存在着整体统一性，而且在诸窍间亦存在有相互关连，相互为用，相互影响的统一协调关系。所以，树立与掌握耳鼻咽喉口腔科学的整体观念对于研究诸窍的生理病理，以及临床防治各官窍的疾病则有着重要的意义。

（一）耳鼻咽喉口腔科学整体观念的基本内容

耳鼻咽喉口腔科学整体观念的基本内容主要由三部分组成。一是诸窍整体观；二乃脏窍整体观；三乃诸窍与自然界相关观。其中脏窍整体观是耳鼻咽喉口腔科学整体观念的核心。

1. 诸窍整体观　诸窍整体观，是指耳鼻咽喉口腔诸窍在结构、功能、生理、病理以及疾病的发生发展等方面都存在着密切的联系，具有整体统一性的特点。譬如在结构方面，耳鼻咽喉口腔诸窍以咽腔为轴心而彼此相互贯通，相互连接；在生理方面，诸窍相互配合，相互为用，相辅相成，共同完成听、嗅、声、息、咽、语、纳食等生理功能，而这些生理功能的产生与发挥恰巧亦是以咽为中心而得以完成的；如气息，入则自鼻（或口）经咽、喉而入肺，出则自肺经喉、咽而出于鼻（或口）。又如纳食入口，经咀嚼而后送入咽，咽应食而动，会厌遮闭喉门，食物咽下入胃，故纳食的过程正是口、咽、会厌、喉相互协同作用的结果。犹如《儒门事亲・卷三・喉舌缓急砭药不同》所云："咽与喉，会厌与舌，此四者，同在一门，而其用各异。喉以候气，故喉气通于天。咽以咽物，故咽气通于地。会厌与喉，上下以司开合，食下则吸而掩，气上则呼而出。是以舌抵上腭，则会厌能闭其咽矣。四者相交为用，阙一则饮食废而死矣。此四者，乃气与食出入之门户，最急之处，故《难经》言'七冲门'"。这一论述，正说明了咽、喉、口腔在生理功能发挥方面相互联系的整体关系。在病理与疾病的发生方面，耳鼻咽喉口腔之间亦常相互影响，相互为病。如鼻病可以旁及于耳、下及于咽、喉；咽病可以上及于鼻、下及于喉、前及于口；喉病可以上及于咽、及鼻等。正由于耳鼻咽喉口腔诸窍在结构、功能、病理等方面相互关联，故在研究、认识耳鼻咽喉口腔诸窍的生理、病理，以及在临证诊治疾病时，均需要树立诸窍一体的整体观念，认清诸窍间的相互联系，熟悉一窍受病对另一官窍的影响，做到全面诊查，寻根求本，并且在治疗方面遵循"未病先防"、"既病防传"的原则，防止诸窍间疾病的相互影响与传延，从而达到有效防治各官窍疾病的目的。

由于耳鼻咽喉口腔诸窍在生理功能的发挥方面相互为用，故在各官窍受病而影响及生理功能时，调治亦不可单从一窍入手，要考虑到诸窍间在生理活动方面的相互影响，从多方面进行调理，方有益于其功能的恢复。如嗓音的改变，不仅喉窍本身的病变可直接为之，而且鼻、咽、口、耳窍的病变均可对嗓音的音质、音量等产生一定的影响。故欲想得到完美的嗓音，并有效的防治嗓音疾患，就必须对影响嗓音的上述因素进行全面的诊查分析，方能达到有效防治嗓音疾病的目的。又如听力疾病，除耳窍本身的病变能够影响听力外，鼻及鼻咽部的病变亦可导致听觉障碍，故在调治听力疾病时亦不可忽视鼻及鼻咽部疾病对听觉的影响。再如呼吸不畅一症，不仅喉病能为之，咽病、鼻病亦可影响到呼吸的畅通与否，故诊治时亦要全面考虑可能引起呼吸不畅的各种因素，方能做到恰当论治。

总之，树立耳鼻咽喉口腔诸窍整体观，既有助于理解诸窍生理功能的形成与发挥，亦有助于解释各窍间病理变化时的相互影响，对指导临床各官窍疾病的防治亦有一定的实践意义。

2. 脏窍整体观　脏窍整体观，是指耳鼻咽喉口腔诸窍通过经络沟通、气血循贯与脏腑密切关联，具有整体统一性的特点。耳鼻咽喉口腔虽然位居人体的头面部，但与脏腑整体则有着密不可分的关系。诸窍与脏腑在生理病理方面既相互联系，又相互影响，从而构成了脏窍整体观的内在基础。而维系这一整体体系的纽带则是靠经络与气血津液的循贯来实现的。

脏窍整体观的内容主要表现在两个方面：一是脏腑对诸窍的主宰作用；二是诸窍的生理活动为脏腑的功能活动提供了物质基础。

脏窍整体观认为，耳鼻咽喉口腔诸窍虽然皆有其所司的生理功能，但其生理功能的产生与发挥则离不开脏腑所化生的气血阴阳的濡养。脏腑不仅对耳鼻咽喉口腔诸窍各有所主司，而且由脏腑功能活动所化生的气血阴阳又是诸窍生理功能得以正常发挥的根本保障，诸窍只有在脏腑的主司与奉养下方能维持其正常的生理活动。如肾主耳，肾气通于耳，肾和则耳能闻五音矣，若肾中精气亏损，耳失奉养，则易致耳鸣耳聋。肺主鼻，肺气通于鼻，肺和则鼻能知香臭矣，若肺气虚弱或壅滞，则可致鼻塞，嗅觉失灵等。咽属胃系，为胃所主，胃气和降，则吞咽顺利，若胃气壅滞，胃腑积热，上蒸于咽，则可致咽肿，吞咽困难等。喉属肺系，由肺所主，肺气充喉，则始能发声，若肺气虚损，或肺气壅滞，则可致"金破不鸣"或"金实不鸣"等。脾主口，脾气通于口，脾和则口能知五谷矣，若脾胃积热，上蒸于口，则易致口疮、龈肿等。正由于脏窍相关，脏腑主宰诸窍，故在治疗耳鼻咽喉口腔疾病时，必须从整体观出发，调其脏腑，补虚泻实，方有利于诸窍疾病的康复。

脏窍整体观不仅表现在脏腑对诸窍的主司与影响方面，尚表现在耳鼻咽喉口腔诸窍的生理活动对脏腑功能的影响。可以说，诸窍正常的生理活动为脏腑化生气血阴阳提供了物质基础，为维持脏腑整体的生理活动提供了重要的条件与保障。如人体生命及脏腑功能活动的基本物质精、气、神的产生即与耳鼻咽喉口腔密切相关。精气神源于水谷与自然界之清气，而水谷则需经口、咽而入，清气则由鼻、咽、喉而进。因此，没有诸窍的生理活动，则脏腑生而无源，气血阴阳化而无物，甚或源竭物尽而殃及生命。故若耳鼻咽喉口诸窍功能失常，致使水谷及清气摄入受阻，则将对脏腑整体以至生命活动产生重要的影响，从而导致整体功能紊乱而生病患。

总之，脏窍整体观的确立，不仅有利于研究耳鼻咽喉口窍的生理病理现象，而且为临床运用整体观念辨证治疗耳鼻咽喉口腔疾病提供了理论基础，同时，亦为避免出现耳病医耳，鼻病医鼻，咽病医咽，喉病医喉、口病医口的局限性错误提供了理论依据。

3. 诸窍与自然界相关观　诸窍与自然界相关观，是指耳鼻咽喉口诸窍直接与自然界相通，自然界的气候变化，阴阳消长，四时更迭，以及环境地域的改变等对耳鼻咽喉口诸窍均可产生一定的影响，具有天-窍相应的特点。

人类生活在大自然中，自然界的一切变化无不对人体产生一定的影响。耳鼻咽喉口窍作为整体的一个组成部分，与自然界的变化亦有着密切的关系。由于耳鼻暴露于外，并直接与外界相通；口、咽通地气，喉通天气，故对自然界的变化尤为敏感。在正常情况下，诸窍对自然界的变化具有较强的适应能力，故虽常暴露、连通于外，却不为寒暑所害。但若气候乖戾，变化无常，或时气太盛，超过了诸窍的调节与适应能力，即可导致诸窍疾病的发生。如自然界噪声过强及气压的改变可导致耳聋耳鸣；春天阳升太过易发鼻衄；夏湿太盛易发耳疖、脓耳；秋燥过盛易致口唇干燥与咽、喉疾病；冬寒过盛易病鼻室等，故有"春善病鼽衄"(《素问·金匮真言论篇》)，夏善病耳疾，秋善病咽喉，冬善病鼻室等之规律。

地域、生活环境的不同对耳鼻咽喉口诸窍亦可产生一定的影响。如南粤多鼻咽癌；江浙多疫喉；西北多鼻燥衄血；长期在高噪声环境中生活易伤听觉、嗓音而多病耳聋、喉瘖；高温环境下生活易于伤津耗液而病咽干口燥、鼻槁、鼻衄等。

由于自然界气候变化与地域、生活环境的不同均可对耳鼻咽喉口诸窍产生一定的影响，具有天-窍相应的特点，故在研究、防治耳鼻咽喉口腔疾病时，亦应采取因时、因地、因人制宜的三因制宜原则，以达到有效防治耳鼻咽喉口腔疾病的目的。

(二)整体观念是研究中医耳鼻咽喉口腔科学的基本方法

中医学整体观念认为，人是一个有机的整体，局部与整体存在着辨证统一的协调关系，人体某一局部组织器官的生理病理变化往往与整体脏腑、气血、阴阳是否和调密切相关。这种整体的统一性决定了在研究某一局部器官的生理病理及疾病的发生发展、诊断防治时，必须充分考虑整体对局部的影响，从整体观念入手进行研究、调治，方能获得正确的结论与效果。耳鼻咽喉口腔科学亦不例外。由于耳鼻咽喉口腔诸窍间，以及诸窍与脏腑、诸窍与自然界之间均存在着密切的连系，任何一窍的生理功能和病理变化都不是孤立存在或单独发生的，故在研究耳鼻咽喉口腔的生理病理以及在临床实际工作中，都必须运用整体观念这一基本思路与方法，弄清局部与整体脏腑的关系，把局部的生理病理与脏腑整体状态结合起来进行思考、分析、研究，从而促进中医耳鼻咽喉口腔科学的不断发展与提高。

由于中医耳鼻咽喉口腔科学在研究各官窍的生理病理以及疾病的发生发展与诊治诸方面均强调整体观念，重视整体状态与脏腑功能对各官窍的作用与影响，而西医耳鼻咽喉口腔科学一般注重各官窍本身的功能，研究耳鼻咽喉口腔的生理病理与调治疾病时注重局部的作用与治疗，故整体观念可以说是中西医耳鼻咽喉口腔科学在研究思路、认识疾病与防治方法等方面的根本区别。

二、辨 证 论 治

辨证论治是中医认识疾病和治疗疾病的基本原则与手段，亦是中医学的基本特点之一。由于中医耳鼻咽喉口腔科学属中医学的一个重要组成部分，故辨证论治亦是中医耳鼻咽喉口腔科学的基本特点之一。辨证论治应用于耳鼻咽喉口腔科学领域，不仅可用于指导疾病的防治，而且亦是研究耳鼻咽喉口腔疾病发生发展规律的基本方法和手段，是整体观念在中医耳鼻咽喉口腔科学实际工作中的具体应用与体现。

(一)辨证论治是中医耳鼻咽喉口腔科学防治疾病的基本方法与手段

耳鼻咽喉口诸窍虽然位居人体上部之头面，但与脏腑整体以及自然界则有着密不可分的关系，这就决定了诸窍疾病发生的复杂性与多因素性。正由于其疾病的发生发展的因素不是单一的、孤立的，往往是多因素、多途径、多方面、多环节相互作用、相互影响的结果，因此，在临床证候表现方面亦往往是复杂的、多变的。既可以表现为一病数证，数病一证，亦可以表现为一证多因，数证一因等。所以，临证要想弄清这些错综复杂的病因病机与证候表现，就必须充分利用望、闻、问、切四诊广泛搜集病材，以便全面分析，综合判断，分清病与证，证与因的关系，然后参合天时、地域、生活环境等因素对疾病的影响，运用中医基本理论和整体观念，辨明病因病机，审度寒热虚实，注重证与因的区别，并根据证的性质与特点，分清主次，采取证同治亦同，证异治亦异，以及异病同治，同病异治，有是证而用是药的方法进行辨证施治，方能达到有效防治疾病的目的。

正因为辨证论治体现了辩证法思想，符合客观事物及疾病发生发展属于动态变化的自然规律，追求动态变化中的根本原因与主要矛盾，以及疾病在各个阶段、各个时期的主要病机与病变本质，抓住这些主要矛盾与本质，就能够达到有效的指导疾病的诊治，并实现对疾病的有效控制，所以说辨证论治是中医耳鼻咽喉口腔科学防治疾病的基本方法与手段。临证时只有牢牢掌握辨证论治这一基本法则，运用辨证论治这一基本手段去诊察认识调治疾病，方能不犯耳病医耳，鼻病医鼻，咽病医咽，喉病医喉，口病医口的局限性错误，并避免那种不分证因、不分主次、不分阶段、不分证候、一方一药对一病的机械性治病方法，从而达到正确、恰当、有效的防治耳鼻咽喉口腔疾病的目的。

(二)中医耳鼻咽喉口腔科学疾病辨证论治的基本方法与特点

耳鼻咽喉口腔疾病的发生虽然与脏腑整体有着密切的关系，但其病变最终则是发生并表现于诸窍局部，故在临证症状表现方面却往往有着鲜明的专科特点。因此，如何根据这些局部证候特点运用整体观念进行辨证论治，掌握其辨证方法与辨证规律，亦是从事耳鼻咽喉口腔科学临床工作时首先应当熟悉与明确的。一般而言，耳鼻咽喉口腔科疾病辨证的基本方法是：以辨病为纲，以辨证为目，采用局部辨证与全身辨证相结合的方法进行辨证；若全身证候阙如时，则采用局部证候辨证加舌、脉的变化进行辨证；若舌、脉的变化亦不明显时，则仅用局部证候辨证的方法进行辨证等。实际上，由于人体是一个有机的整体，局部证候的出现亦是脏腑整体功能失调在局部的反映，故局部辨证亦是整体辨证的一部分，亦可以说是整体辨证在专科疾病辨证中的具体应用与体现，它与整体辨证有着不可分割的关系，所不同者，仅是应用的范围大小而已。若从专科角度而论，则局部辨证不仅更能体现专科特点，而且更适合于专科临床应用。

耳鼻咽喉口腔科疾病的论治特点是：以辨证为依据，采用内治与外治相结合，整体调治与局部处理相协同的方法，既重视内调脏腑，亦不忽视外治局部。具体应用时，一般是在辨证的前提下，采用整体调治与局部处理相结合的方法进行论治，以便内外同治，标本兼顾，从而达到收取捷效，缩短疗程，康复疾病的目的。局部论治主要包括两个方面，一是针对改善与消除局部症状的对症用药；二是直接作用于局部的各种外治法、手术、以及其他非药物疗法等。这些疗法因其能够直接作用于患病局部，故可以起到直捣病所，缓解急症，消除主要痛苦，减轻局部病变对脏腑整体的影响，为从根本上消除病魔，提高疗效创造有利条件等。

三、结　　语

整体观念与辨证论治是中医学的精华与基本特点，中医耳鼻咽喉口腔科学作为中医学的一个组成部分亦明显具有上述两个特点。但是，中医耳鼻咽喉口腔科学作为中医学中的一个临床学科，除与各临床学科有着相同的理论体系外，亦有着它自身的特点与规律。本章即是将中医学的普遍特点应用于耳鼻咽喉口腔科学领域，以求揭示中医耳鼻咽喉口腔科学的基本特点与研究方法，从而使其能够更好地在耳鼻咽喉口腔科学中得到应用，促使专科理论与学术沿着中医学的特点发展与提高。

中医耳鼻咽喉口腔科学同整体中医学体系一样，亦有其自身的缺陷与不足，因此，在学习和研究时，亦应坚持辩证唯物主义和历史唯物主义的态度，充分吸取现代科学技术与成果，在整体观念指导下，运用现在科技手段与方法对中医耳鼻咽喉口腔科学进行更深入的研究，从而使其得以不断的发展与提高。

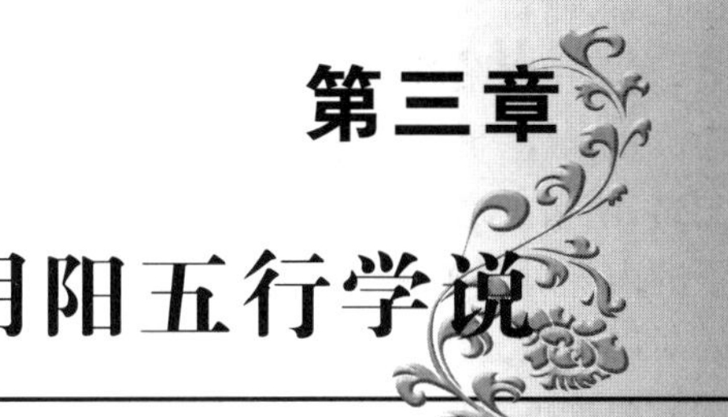

第三章 耳鼻咽喉口腔与阴阳五行学说

阴阳五行学说，是阴阳学说与五行学说的合称，它是我国古代朴素的唯物论和自发的辩证法思想。阴阳五行学说自《内经》将其引入医学领域并加以发展以来，使之在医学中得到了广泛的应用，并成为中医学理论体系中一个重要的组成部分。阴阳五行学说运用于医学领域，主要借以说明人体的生理功能、病理变化，并指导临床辨证与治疗。其在耳鼻咽喉口腔科学的应用亦不外以上几个方面。但是，由于古今对阴阳五行学说与耳鼻咽喉口腔的关系及其在耳鼻咽喉口腔科学的应用论述的甚少，未能形成完整的理论体系，以致有“常其用而乏其论”之叹。本篇将以阴阳五行学说的基本原理为指导，就阴阳五行学说在耳鼻咽喉口腔科的运用加以阐述，以发挥阴阳五行学说在耳鼻咽喉口腔科学方面的指导作用，并为创立耳鼻咽喉口腔科学的阴阳五行学说理论体系，是其更好地为耳鼻咽喉口腔科学所用奠定基础。

一、耳鼻咽喉口腔与阴阳学说

阴阳，是对自然界相互关联的某些事物和现象对立双方的概括。阴阳学说则是运用阴阳的对立统一观认识世界，解释自然的一种方法论，或称为理论体系。阴阳学说认为，宇宙间的任何事物都包含着阴阳相互对立的两个方面，并认为物质世界正是在阴阳两种对立物质运动的推动下而滋生和发展着的。但是，阴阳对立双方并不是孤立的，它们是统一体中相互对立、又相互联系的两个方面，双方既存在着对立斗争的关系，又存在着相互依存、互为消长与转化的联系。这些相互对立、依存、消长与转化几方面的关系，不仅是对阴阳学说基本内容的概括，而且代表了阴阳学说的基本特征。阴阳学说运用于医学领域，主要是根据阴阳学说的基本内容与特征，用来说明人体组织结构的阴阳属性以及相互联系，阐明其生理病理关系及疾病发生发展规律，并指导临床辨证论治。阴阳学说运用于耳鼻咽喉口腔科学领域亦不外乎以上几个方面。

（一）耳鼻咽喉口腔的阴阳属性

阴阳学说认为，人是一个有机的整体，组成人体的各个组织与器官既存在着相互联系的关系，但又是各自独立的组织与器官。按照阴阳对立统一的观念，这种整体与组织、整体与器官以及组织与组织间、器官与器官间，都可以运用阴阳对立统一的观点将其划分为相互对立的阴阳两个方面。耳鼻咽喉口腔的阴阳属性划分亦是如此。如依其组织结构与整体的关系，以及人体上、下窍的对属关系而言，耳鼻咽喉口均位于人体上部之头面，上属阳，故耳鼻咽喉口诸窍皆属于阳。正如《寓意草》所曰：“人身有九窍，阳窍七，眼耳鼻口是也”。《脾胃论·卷下·阴阳升降论》亦曰：“清阳出上窍，耳目鼻口之七窍是也”。耳鼻咽喉口虽然均属阳窍，但以其与脏腑的关系又可分为阴阳两类。根据脏属阳，腑属阴的对属关系，在诸窍中，耳属肾，鼻属肺，喉为肺系，口属脾，肺肾脾为脏属阴，故耳鼻喉口四窍亦属阴；咽通六腑，属胃之系，而胃为腑属阳，故咽亦属阳。然而在五脏中，根据上下对属阴阳的原则，心、肺、脾在上，属阴中之阳脏，故鼻、喉、口、舌亦属阴中之阳窍；肾居下，属阴中之阴，故耳亦属阴中之阴窍。正如《医贯·卷之五·耳论》所曰："以五脏开于五部，分阴阳言之，在肾肝居阴，故耳目二窍，阴精主之；在心脾肺居阳，故口鼻舌三窍，阳精主之"。若依其耳鼻咽喉口诸窍所处位置的内外对属关系分属阴阳，则耳鼻口显露于外属阳，咽喉居于内属阴。咽喉以其上下位置的对属关系分属阴阳，则咽居于上属阳，喉居于下属阴等。

根据事物的阴阳属性是相对的，而不是绝对的，是无限可分的，而不是固定不变的阴阳归属原则，任何一种事物内部的对立双方，以及一个事物中的阴或阳的两个方面均可以再分阴阳。具体到耳鼻咽喉口诸窍而言，除了诸窍与诸窍间可以分属阴阳外，对于诸窍中的各个官窍内部又可再分阴阳。如耳窍，以内外的对属关系分，则外耳属阳，中、内耳属阴；以左右的对属关系分，则左耳属阴，右耳属阳；以前后的对应关系分，则耳前属阳，耳后属阴等。鼻窍以内外的对应关系分，则外鼻属阳，鼻腔、鼻窦属阴；以左右的对应关系分，则左鼻腔属阴，右鼻腔属阳；以高低的对应关系分，则鼻尖属阳，鼻底属阴等。咽腔以上下的对应关系分，则鼻咽部属阳，口咽部、喉咽部属阴；以内外的对应关系分，则咽关外属阳，咽关内属阴等。喉窍以上下分，则声门上区属阳，声门下区属阴；以左右分，则左声带属阴，右声带属阳等。口腔以内外的对应关系分，则口唇居外属阳，牙、舌居内属阴；以上下的对应关系分，则上颌、上腭、上牙属阳，下颌、口底、下牙属阴等。

阴阳的分属原则认为，物质与功能相对而言，物质属于阴，功能属于阳；就物质与功能内部而言，对人体起有温煦、兴奋等作用的物质和功能统属于阳；对人体起有滋润、抑制等作用的物质与功能统属于阴。因此，就耳鼻咽喉口腔而言，诸窍内部的功能与物质亦有阴阳之别，如耳有耳阴、耳阳；鼻有鼻阴、鼻阳；咽有咽阴、咽阳；喉有喉阴、喉阳；口有口阴、口阳等。

总之，由于阴阳是无限可分的，任何一种事物的内部都可分为阴和阳的两个方面，而每一种事物的阴或阳的任何一方，均可以再分阴阳，故耳鼻咽喉口各官窍之间以及各个官窍本身只要能构成对属关系的，都可以再分阴阳，其间的复杂关系亦可以用阴阳加以概括。

（二）阴阳学说与耳鼻咽喉口的生理功能

阴阳学说认为，人体的各种生理活动，都是阴阳双方保持着对立统一的协调关系的结果。耳鼻咽喉口的功能活动亦不例外。诸窍生理功能活动的产生与发挥亦是在阴阳二气的作用下而保持着生生不息之状态的。根据物质属阴，功能属阳的原则，作为诸窍功能活动的物质基础即属于阴，而诸窍功能活动的外在征象即属于阳；如耳听觉生理功能活动的产生与发挥，即是阴阳对立统一协调关系的结果。耳的结构是耳产生听觉的物质基础属阴，听觉是耳功能的外在征象属阳，二者相互依存，协调统一，方能保持听觉的产生与发挥。就听觉本身而言，听觉成于耳内属阴，声音源于外属阳，耳听必有外界的声音相应才始能有所闻，声音亦必有耳听之聪敏方能感知，故无听则声寂，无声则亡听，必声听相应，阴阳和调，始能产生听觉。正如《医林绳墨·卷七·耳》所云："阳主乎声，阴主乎听，如寂然而听，声必应之，此阴阳相合，气之和也"。此外，鼻的行呼吸（呼出于内属阴，吸源于外属阳）、司嗅觉（嗅成于内属阴，气味源于外属阳）；咽的司吞咽（吞咽的物质基础属阴，吞咽功能属阳）；喉的司发声（喉发声的物质基础属阴，发声功能属阳）；口的辨五味（口辨五味的物质基础属阴，辨知五味的功能属阳；味觉成于内属阴，五味源于外属阳）等均是阴阳对立双方相互为用，相互协调的结果。

阴主濡润，阳主温煦，耳鼻咽喉口诸窍内亦有阴津、阳气之分。即对各官窍起有濡润荣泽作用的物质属阴，对各官窍起有温煦卫护作用的物质属阳。故耳有耳阴、耳阳；鼻有鼻阴、鼻阳；咽有咽阴、咽阳、喉有喉阴、喉阳；口有口阴、口阳之不同。诸窍阴津常润则荣泽不干，阳气普煦则温和不寒，如此阴平阳秘，阴阳相互滋生，相互为用，则诸窍温润荣泽，清灵畅利，功能和调而疾病不起矣。

（三）阴阳学说与耳鼻咽喉口腔疾病的病理变化

阴阳学说认为，人体疾病的发生是由于阴阳失去相对平衡而出现偏盛偏衰的结果。人有阴精、阳气，邪有阴邪、阳贼。阴邪伤阳，阳邪伤阴。阴邪伤阳则阴胜，阴胜则阳病；阳邪伤阴则阳胜，阳胜则阴病。而且人体自身的阴精、阳气亦可出现偏盛偏衰，导致阴阳失衡而引发疾病。耳鼻咽喉口诸窍疾病的发生亦是如此。

耳鼻咽喉口皆属阳窍，故最易为阴邪所伤，阴邪伤之则损其阳性，害其清灵而引发疾病。但因头为诸阳之会，耳鼻咽喉口皆位居于上而属清阳之窍，阳位阳窍则阳常盛而阴不足，故诸窍有着“阳常盛而阴常虚”的生理特点。阳邪不仅伤阴，而且助阳、伤上。阳邪伤阴则阴更虚，助阳则阳更旺，伤上则殃及诸窍，且阳窍阳邪同性相招，故六淫中之阳邪容易犯上而客伤诸窍。阳邪伤之则两阳相加而为火。由于耳鼻咽喉口诸窍属阳，有着阳常盛而阴常虚的特点，不仅阳邪伤之而易助阳生火，而且阴邪伤之亦易从阳化热，故诸窍的病理变化乃以“火热”为多。

因为耳鼻咽喉口窍疾病外感证有“从阳化热”的特性，故在临床上由外感病邪引起的耳鼻咽喉口腔疾病，表现为风寒证病理变化的比较少见，即是在某些疾病的初期有风寒证的表现，一般亦比较短暂，大多很快从阳化热而出现表里寒热错杂证或阳热证的病理变化，故阳化与阳热证是耳鼻咽喉口腔科外感性疾病的病理与证候表现特点之一。

除外邪侵袭耳鼻咽喉口诸窍导致阴阳偏盛而引发疾病外，其诸窍自身内的阴阳失调所导致的阴阳偏盛偏衰亦可引起各窍自身的发病。如耳内阳虚，则阴寒内盛，寒水积留，遏耳平衡而引发眩晕；耳内阴虚，则阳热内盛，虚火妄动，鼓躁于耳，致使耳失静谧，而引发耳鸣等。鼻阴不足，津血失养，则鼻内肌膜干燥失荣，甚或干枯萎缩；鼻内阳虚，阴寒内盛，则鼻冷涕清等。咽喉阴津不足，肌膜失养，则咽喉肌膜干燥失润，或肌萎不荣；咽喉阳气不足，寒湿滞留，则咽喉肌膜肿厚，紧闷不适等。口内阴津不足，津血失养，则口干舌燥；阴虚阳盛，虚火灼口，则肌膜溃烂生疮等。

（四）阴阳学说与耳鼻咽喉口腔疾病的辨证

阴阳学说用于人体疾病的辨证主要是对疾病的阴阳类别进行分辨。在辨证论治体系中，八纲辨证是一切辨证的总纲，而在八纲辨证中，阴阳又为总纲。故凡病辨证，要首分阴阳。耳鼻咽喉口腔疾病的辨证亦不例外。

耳鼻咽喉口腔病证亦有阴证、阳证之别。其辨证归类除按照八纲辨证中的表、热、实证属阳，里、寒、虚证属阴的辨别方法外，根据其局部证候的特点亦可进行阴阳类别的辨证。一般而言，耳鼻咽喉口腔疾病表现为肌膜红肿鲜亮，疼痛剧烈，灼热干燥，脓液黄稠者属阳证；表现为肌膜色白或晦暗乏泽，无痛或痛微，耳鼻咽喉口舌冷痛或凉楚，涕清，脓液稀白者属阴证。此外，按照疾病发生的急缓、病程的长短进行阴阳分类，则发病急，病程短者属阳，发病缓，病程长者属阴；新病者属阳，久病者属阴。按照病位的深浅分阴阳，则病在外鼻、外耳、中耳者属阳，病在鼻窦、内耳者属阴；病在口外唇面者属阳，病在口内舌齿者属阴；病在咽关外者属阳，病在咽关内者属阴等。这些内容虽然不属于阴阳本身的病变，但亦属于辨别阴阳的范畴。

(五)阴阳学说与耳鼻咽喉口腔疾病的治疗

阴阳学说用于指导耳鼻咽喉口腔疾病的治疗，主要是以阴阳学说对耳鼻咽喉口诸窍生理病理的认识为依据而制订适当的治疗原则的。根据耳鼻咽喉口诸窍皆属阳窍，以及阳常盛而阴常虚，病理变化以“火热”阳证为多的生理病理特点，治疗应以损有余(泄火)、补不足(坚阴)，总以恢复诸窍的清阳之性为基本原则。在用药方面，由于耳鼻咽喉口诸窍属阳，阳常有余，外邪侵袭易于从阳化热而形成阳热证，故在治疗诸窍外感病、以及新病、急病等实证性病症时，应以寒凉清泻为主，慎用温热燥烈之阳性药物，以免助阳助火而生变。而对于内伤虚证，除应视其阴阳偏盛偏衰而调整阴阳之外，根据诸窍“阴常不足”的特点，用药时则宜适当选配甘润生津助阴之品，以补阴配阳，滋润或温润窍道，使之恢复阴平阳秘，官窍清灵。

总之，由于耳鼻咽喉口诸窍居上属阳，故在治疗用药时，对于阳热实证则宜寒不宜热，宜降不宜升，宜清不宜敛，以损阳(邪)折实，复窍清灵。而对于虚证则无论阴阳孰虚，在选药方面除应补虚救偏外，皆宜酌加升阳之品，这样不仅可载药上达诸窍，而且有助于恢复诸窍的清阳之性，从而达到或促使诸窍疾病早日康复的目的。

二、耳鼻咽喉口与五行学说

五行，即木、火、土、金、水五种基本物质。五行学说是用五行间的生克关系来解释自然，认识自然，阐释事物之间的相互联系，相互制约以及运动变化等关系的一种方法论。是我国古代人民认识自然，揭示自然规律的一种朴素的唯物方法论。五行学说认为，宇宙间的一切事物都是由木、火、土、金、水五种物质所构成的，这五种物质的不断运动与变化，以及它们之间的相互滋生与制约推动了物质世界在一定范围内的不断变化与运动，并且维持着物质世界的平衡与发展。五行学说运用于医学领域，则是根据木、火、土、金、水的属性特点，以及五行学说的基本原理，按照取类比象与推演的方法，抽象的对人体各部分、各器官及其生理功能，病理变化，以至人与外环境的关系等进行高度的分类概括，并运用五行间的生克制化关系来说明人体各脏器的生理特性、病理特点，及其各器官之间的相互关系等，从而指导临床实践，推动医学科学的发展。所以，五行学说同阴阳学说一样，不仅是中医学理论体系的重要组成部分，而且是中医学的重要论理工具之一。在耳鼻咽喉口腔科学中，五行学说亦有着上述同样的作用。但是，由于古今医家对五行学说与耳鼻咽喉口腔科学的关系论述甚少，以至未能形成完整的理论体系，并且影响了五行学说在耳鼻咽喉口腔科学中的应用。本章将根据五行学说的基本原理，就其在耳鼻咽喉口腔科学中应用加以探讨，以便建立耳鼻咽喉口腔科学领域的五行学说理论体系，从而发挥其在耳鼻咽喉口腔科学中理论与实践方面的指导作用。

(一)耳鼻咽喉口的五行属性

人体与事物的五行归属是以五行的特性为基础，运用归类、推演的方法而派生出来的。所以，事物的五行属性并不等于木、火、土、金、水的本身，而是将事物的性质和作用与五行的特性相类比，从而得出事物的五行属性。耳鼻咽喉口的五行归属亦是按照五行的取类比象与推演的方法，根据各官窍的特性以及各官窍与脏腑的联系而进行的。如耳应肾，肾属水；耳司听觉，喜清静静谧，而水性清净，故耳窍属水。正如《素问病机气宜保命集·卷下·大头论·耳论附》所曰：“耳者盖非一也，以窍言之，水也；以声言之，金也”。鼻应肺，肺属金；鼻行呼吸，主嗅觉，喜清灵洁净，金性清劲灵洁，故鼻属金。咽应胃，胃属土；咽司吞咽，通行水谷，土性容养万物，故咽属土。喉应肺，肺属金；喉窍空坚而能发声，金性坚劲而能鸣，故喉属金。

口应脾，脾属土；口进水谷，土容万物，故口属土。舌应心，心属火；舌动灵活方能搅食构语，火性升动炎上，故舌属火。总之，耳鼻咽喉口的五行归属同全身各脏器一样，都是木、火、土、金、水五种属性的抽象概括，并非原物质本身，因此，这种归属难免带有片面性与机械性，故应该根据其原理而灵活、客观地对待，避免穷究其说，强求其理而不能自拔。

(二)用五行学说阐明诸窍的生理功能及其相互关系

五行学说在说明人体的生理功能及相互关系时主要是根据五行间的相生关系而进行的。对于耳鼻咽喉口亦是如此。如鼻属金，耳属水，五行间的相生关系是金生水，故鼻窍(金)的通利有助于(通过耳咽管的作用)耳窍(水)的聪敏。又如咽属土，居于鼻、喉之间，而鼻、喉均属金，根据五行间土生金的相生关系，故咽的通畅则有助于鼻、喉之呼吸畅利，发声清亮。此间的这些关系亦可以说是金生水，土生金在耳鼻咽喉口腔科学中的体现与应用。

除了运用五行间正常的相生关系说明耳鼻咽喉口之间的相互关系外，《难经》中尚用“五行长生”来阐述听觉、嗅觉的产生及其与脏腑的相互关系等。如《难经·四十难》中曰：“肾者，北方水也。水生于申。申者，西方金；金者，肺也。肺主声，故令耳能闻声”。因耳为水窍，主听觉，但听觉的形成必须有相应的声音始能听之；而肺属金，金主鸣声，金鸣有声，水静以纳声，方能产生听觉，故曰“肺主声，令耳能闻声”。又如鼻属肺金，司嗅觉；心属火而主嗅，金(西方)生于火(南方)，故心神有滋助鼻司嗅觉的功能。正如《难经·四十难》中所曰：“肺者，西方金也。金生于巳。巳者，南方火；火者，心。心主嗅，故令鼻能知香臭”。

(三)用五行学说说明诸窍间的病理变化与传变

五行学说不仅可用以阐明耳鼻咽喉口诸窍的生理功能及相互关系，还可用五行的相生相克关系来说明诸窍间的某些病理变化和脏腑病变对诸窍疾病的影响与传变。如耳属水窍，为肾所主，喜清静，若肾耳水虚，则咽土乘而壅之(鼻咽部疾病致耳咽管不畅而病及于耳)，或脾土乘耳(脾土生湿壅耳，蒙伤清窍，害耳清灵)，使耳失去清灵之性而见耳闷重听等；抑或心火反而侮之(心火扰耳，耳失静谧)致耳躁鸣。又如鼻属金，若鼻金受邪而致金气过盛，则可反克相侮于咽土(或称子病及母)而引发咽病；又可母病及子，殃及耳水而致耳闷、听力减退；亦可同气相招，伤及喉金，而致喉肿音哑等。

(四)用五行学说指导诸窍疾病的辨证与制定治法

五行学说不仅在全身辨证方面(如五音、五色、五味等)对耳鼻咽喉口腔疾病的辨证具有指导意义，而且在诸窍自身疾病的辨证方面亦有一定的作用。如耳鸣一症，属于肾耳水病，但若表现为耳鸣夜甚，心烦口苦者，则属水虚火旺，水不制火，火来乘水，心火扰耳；若见耳鸣眩晕，急躁易怒者，则属水不涵木，肝肾阴虚，风阳上扰；若兼见鼻塞耳闷，则为金气过盛(肺失宣畅，耳咽管壅滞)，母病及子；又如咽干不利，属胃咽土之病，但若表现为咽干不利，如物梗扰，急躁易怒，情志不畅时尤甚者，则属木气亢盛，木郁乘土，肝气郁结，壅滞于咽；若兼见干咳少痰，咽干夜甚者，则属子病及母，肺(金)阴不足，津不上承，咽土失润。新病声音嘶哑，咳嗽痰黄者，为肺气壅滞，金实不鸣；久病声哑，少气乏力者，为肺气不足，金破不鸣。又如耳内流脓一症，脓液色红者属火盛，色青者属木虚；色黄者属土湿；色黑者属水虚；色白稀者属金虚等。诸如此类，均是依据五行间的生克乘侮关系而进行辨证的。

在耳鼻咽喉口腔疾病的治疗方面，亦可根据五行之间的生克关系来制定治疗法则和防止疾病的传变等。如鼻(金)病可旁及耳(水)窍，下及咽(土)喉(金)，故在鼻病时，应注意适时宣泄金气，通利鼻窍，防止金气壅滞，母病及子，或子病及母、或同气相招而传及耳、咽、喉；同时，耳与咽喉患病时，及时宣通金气，保持鼻窍通畅，亦有助于耳疾与咽喉病患的康复。又如治耳鸣以壮水制火(用于肾阴虚,心火旺者)、佐金平木(用于肝气郁结,或肝火上扰者);治耳眩晕以滋水涵木(用于肝肾阴虚者)、培土制水(用于脾虚、湿浊上困者);治鼻槁以培土生金(用于肺脾两虚者)、补水润金(用于肺肾阴虚者);治咽喉不利以疏木理土(用于肝气郁结或肝郁脾虚者)、清金泄土(用于肺胃火热者);治久瘖以实土圆金(用于肺脾气虚者)、滋水养金(用于肺肾阴虚者);治口疮以清火泄土(用于心脾积热者)、壮水制火(用于阴虚火旺者)等,皆是临床常用之治疗法则。

三、结　　语

阴阳五行学说应用于医学领域,不仅可用于解释整体的生理病理现象,指导临床诊断与治疗,而且亦可用于说明耳鼻咽喉口腔诸窍及诸窍间的生理功能,病理变化,并指导临床辨证及制定治法等。但由于古今对阴阳五行学说在耳鼻咽喉口腔科学的应用论述的甚少,亦未建立起系统的耳鼻咽喉口腔科学方面的阴阳五行学说理论体系,故在临床方面亦未得到广泛的应用。本章运用阴阳五行学说的基本理论,结合耳鼻咽喉口腔的生理病理特性、临床征象以及诸窍疾病的发生发展规律等,就阴阳五行学说在耳鼻咽喉口腔诸窍方面的应用做了概要性的论述,以求为建立耳鼻咽喉口腔科学的阴阳五行学说理论体系奠定基础。但因古今医家对阴阳五行学说在耳鼻咽喉口腔科学方面的应用论述的甚少,缺乏借鉴资料,故本篇所论难免有不当之处,希望贤人予以补充和修正,以便使阴阳五行学说更好的应用于耳鼻咽喉口腔科学领域。

阴阳五行学说属于古代朴素的唯物论与自发的辩证法思想,将其引入医学领域,既有其积极正确的一面,亦有其局限性与机械性的一面,它并非能完全阐明与正确解释人体复杂的生理病理过程及千变万化的疾病征象,对于耳鼻咽喉口腔科学亦是如此。因此,在学习运用阴阳五行学说时,要注意掌握其要领,汲取其精华,做到师而不泥,用而不拘,且不可生搬硬套,强求其说,从而使其在耳鼻咽喉口腔科学领域发挥其积极合理的一面,充分地为耳鼻咽喉口腔科学临床实践服务。

【参考资料】

王永钦. 五行学说在耳鼻咽喉科的应用. 河南中医,1995,15(6):338～340

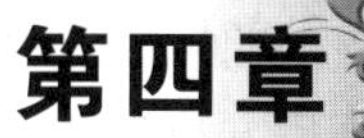

第四章 耳鼻咽喉口腔解剖与生理概述

有关耳鼻咽喉口腔的解剖及生理早在两千多年前的《内经》及《难经》中即有粗略的记载。此后，经历代医家的补充与发展，到了清代已形成了比较系统的耳鼻咽喉口腔解剖及生理学体系。但古代医家由于受封建意识的束缚以及历史条件和科学水平的限制，使中医学中有关人体解剖的记述都显得较为粗略。耳鼻咽喉口腔的解剖亦是如此。一般而言，古代解剖大多仅认识到了较浅显的、易见的、较大的部位及脏腑器官实体，对其较深在的、不易发现的、或较小的人体结构，以及脏器的内在结构则缺乏深入的揭示与认识，从而使中医学中的解剖及生理大多仅停留在表面现象上，缺乏系统深入的了解，这在一定程度上阻碍了中医学的进步与发展。现代科技为人体解剖学开拓了广阔的领域，从而使其达到了极其精细的程度。因此，中医解剖学及时积极地汲取现代解剖学的成果，弥补自身的不足，并使解剖生理学在整体观念指导下，按照中医理论体系的特点及规律进行发展，并使其在临床方面得到有效的运用，则是中医学目前完善自身，实现中医现代化的一个重要方面。

在古代医籍中，有关耳鼻咽喉口腔的解剖名称多采用“比类取名”（如称鼻为明堂，耳为窗笼等）、或以“功能命名”（如咽主吞咽，故称为咽等）的方法进行命名。但因古代医家缺乏交流，因而对各部位的命名颇不统一。如有同一部位而数名者，有一名称而所指部位不同者，亦有有名而所指不明者。因此，为明辨部位，便于掌握及临床应用，本篇综合古今资料，结合临床实际情况，并从发展中医学及促使中医现代化的角度出发，对中医耳鼻咽喉口腔的临床应用解剖，生理功能及各官窍的生理特性阐述如下。

第一节　耳的解剖与生理

一、耳 的 解 剖

耳位于头面两侧，左右各一，相互对称，属五官七窍之一，故又称耳窍。因其位居头侧，犹如屋笼之窗户，使人聪慧，故又称窗笼，如《灵枢·卫气》篇曰：“窗笼者，耳也”。耳主听觉，故又称听户。耳主要由外耳、中耳、内耳三部分组成。

（一）外耳

外耳主要由耳壳与外耳道组成。

1. 耳壳　指突出于头两侧的部分，以其形似贝壳，故名耳壳。又因其突起于外部，卫护于耳孔周围，故又名耳郭。

耳壳外缘微卷，有若轮状，名曰耳轮。耳轮内侧与之相对的凸起，名曰对耳轮。对耳轮上方叉为二脚，分别称为对耳轮上脚、对耳轮下脚。两脚间之三角形凹陷，称为三角窝，是耳壳痰包的好发部位。耳轮下之软肤，名曰耳垂、耳坠；又因其垂下如珠，故又称耳珠。耳壳前方形似豆状之突起，名曰耳门，又称蔽。《灵枢·五色》篇曰："蔽者，耳门也"。耳门后与对耳轮围成之深凹，名曰耳凹、耳窝。耳凹近耳门处之孔口，名曰耳孔口，又称外耳道口。

耳壳后方与头颅皮肤相交处之沟，名曰耳后沟。耳壳后寸许微隆之高骨，名曰完骨。如《类经·八卷·骨度》曰："耳后高骨曰完骨"。又称耳后完骨、寿台骨。如《医宗金鉴·正骨心法要旨·寿台骨》曰："寿台骨，即完骨，在耳后接于耳之玉楼骨也"。耳垂下与耳后完骨下界之间，名曰耳根，是耳根毒的发病部位。

《证治准绳·疡医·卷之六·跌扑伤损》尚对于左右耳骨进行了不同的命名。其曰："左耳为司正骨者一；右耳为纳邪骨者一；正邪之后为完骨者，左右共二"。

2. 外耳道　又称耳道、耳孔，俗名外耳道眼。是指耳孔口至耳膜间之空虚孔道。外耳道呈微弯曲状，中部较狭窄。成人外耳道长约2.5～3.5cm。其近耳孔口段长有耳毛，为耳疖的好发部位。外耳道内腠理间运行之津液宣泄于外，有濡润肌肤，抵御外邪之功。若津液旺盛外泄，与风邪相搏，则易结抱成丸核而成耵耳之患。

(二)中耳

中耳又称耳中，耳底。其状似一密闭之箱匣，周围由上、下、前、后、内、外六壁组成。除内壁、外壁外，其余皆由骨质组成。

中耳外壁有一薄膜与外耳道相隔，此膜素称耳膜，今称鼓膜。耳膜色白椭圆，其状如珠，并有珍珠样光泽，故又称耳珠。内壁亦有一隔膜与内耳相隔，其膜上有两个以薄膜封闭的孔口，其靠后上方之膜孔呈卵圆形，故称卵圆孔，又称前庭窗。靠后下方之膜孔呈圆形，故称圆孔，又称圆窗、第二耳膜。中耳上壁，又称天盖，由菲薄骨质构成。借此薄壁与脑髓相隔，故当脓耳邪毒侵蚀此壁时，则可致脓毒内攻，窜及颅脑而致发黄耳伤寒。下壁借骨壁与颈部大血脉相隔。前壁上部有一孔口，此孔口借一骨性管道与颃颡部相通。此管因其连通于耳窍与鼻咽部之间，故俗称耳咽管，今称咽鼓管。耳咽管是排泄中耳津液、废物，充灌清气，保持耳窍清灵聪慧的重要管道，倘若此管闭塞不畅或启闭开合功能失调，则可致清不入而浊不出，使耳失清灵而见耳闷耳胀，听力下降，甚或肿痛化脓等。中耳后壁上方借一开口与耳后完骨内之鼓窦、乳突相通，当患脓耳时，脓毒常通过此口侵入耳后完骨而导致耳后疽等。

在中耳的前上壁有面部的筋脉通过该处，故患脓耳时，脓毒侵袭该条筋脉则可发生脓耳口眼歪斜症。

中耳腔内有三块小听骨。三块小听骨依其形状不同分别称为锤骨、砧骨、镫骨。锤骨、砧骨、镫骨自耳膜由外向内依次相连组成听骨链，有传递声音信息之功用。当患脓耳时，三块小听骨受脓毒之侵蚀，可发生骨疡、骨疽样病变，从而使脓耳迁延不愈等。

(三)内耳

内耳又称耳内，系"听神"所居之处。内耳形似蜗牛，结构复杂，故今称其为迷路。迷路，中医学称其为"皮膜"。主要由骨迷路与膜迷路两部分组成。骨迷路质硬居外，膜迷路质软居内，两者犹如一副套管，膜迷路套于骨迷路之内。在膜迷路与骨迷路之间以及膜迷路管内循行有"真水"。真水，又称神水(即今所称之内、外淋巴液)，其根源于肾精，生发于脑髓，并与脑髓相通，有滋养"听神"、"位神"，传递声音信息，感应体位变化，助耳主司听觉、位觉之功。正如《血证论·卷二·耳衄》所曰：耳"为司听之神所居，其形如珠(注：此乃指耳膜)，皮膜包裹真水，是为神之所出，声之所入，内通于脑，为空虚之府，他物不得而扰之"。

内耳与大脑之间有一小管相通，称为耳孔内小管，今称内耳道，或内听道。内耳道中循行有听神之脉络，此听神之络与脑内司听觉之元神相连，有传递声息入脑之功。正如《医林改错・上卷・通窍活血汤所治之症目》所云:“耳孔内小管通脑”。故内耳所藏之听神,通过“真水”、“听脉”,与脑髓及元神相连,听神受命于元神而发挥其听声辨音之能。倘若髓海空虚,脑气不足,元神、听神失养,或内耳通脑之道路受阻,听脉不畅,则可导致耳聋等。犹如《医林改错・上卷・脑髓说》所云:“两耳通脑,所听之声归于脑。脑气虚,脑缩小,脑气与耳窍之气不接,故耳虚聋;耳窍通脑之道路中若有阻滞,故耳实聋”。由此亦说明了耳与脑之间的解剖关系。

二、耳的生理功能

耳有司听觉、主位觉、助平衡的生理功能。

(一)司听觉

耳司听觉,是指耳有闻知声音,听辨语言的生理功能。《灵枢・五癃津液别论》曰:“耳为之听”。《三因极一病证方论・卷之十六・耳病证治》亦曰:“耳为听会,主纳五音,外则宫商角徵羽,内则唏嘘呵吹呬”。由此而知,耳有司听觉的特殊生理功能。

耳司听觉是由耳窍的特殊结构与功能所决定的。耳的特殊结构与功能主要包括两个方面:一乃耳为听会,主纳五音。听会,指感知声音的聚会处。五音,泛指各种声源。耳为听会,即指耳有会聚声音的特殊结构与功能。耳壳外形似贝壳,与耳门围成喇叭漏斗状,故有收集声源,会聚声音,收纳五音之能。二乃耳藏听神,与元神相通。听神,是指耳感知声音,产生听觉的生理活动。听觉无形,当属神的活动范畴,听觉的形成正是听神活动的结果,故耳内所藏听神是耳感知各种声音,产生听觉的基本条件。听神藏于内耳,滋养于真水(又称神水),其脉络内通于脑,受命于元神而能辨知各种声音、语言。

总之,声音通过听会(耳壳、耳道、耳膜)的聚会而传入内耳,经内耳听神的感知,由听脉传入元神之府,经过元神的分析辨别,方能形成听觉。故若听会、听神、听脉、真水、元神任何一部分发生异常则均可导致听觉障碍,甚或耳聋无闻等。正如《医林改错・上卷・脑髓说》所曰:“耳窍通脑之道路中,若有阻滞,故耳实聋”。《血证论・卷二・耳衄》亦曰:“神水不足,则为耳聋”。《血证论・卷六・耳病》又曰:“若真水破,而耳立聋”。

(二)耳主位觉,助平衡

耳主位觉,助平衡,是指耳有主持位觉,辅佐元神,协助身体平衡的功能。现代医学认为,人体在空间之所以能够保持平衡,主要是由于视觉、触觉、内耳前庭器以及大脑相互协调作用的结果。其中,内耳前庭器对人体的平衡发挥着重要的作用。中医学文献中虽然没有耳主位觉及与人体平衡关系的明确记载,但在病理方面却早已认识到人体平衡失常往往与耳病同见以及与耳窍相关的现象,并记载了许多类似于今之内耳性眩晕的症候群。如《素问・至真要大论》曰:“厥阴之胜,耳鸣头眩,愦愦欲吐”。《灵枢・海论》亦曰:“髓海不足,则脑转耳鸣,胫酸眩冒,目无所见,懈怠安卧”。《丹溪心法・卷四・头眩》曰:“眩者,言其黑晕转旋,其状目闭眼暗,身转,耳聋,如立舟船之上,起则欲倒”。《类证治裁・卷之五・眩晕》则更进一步阐述了平衡失调产生眩晕的机制。其曰:“头为诸阳之会,烦劳作风,阳升风动,上扰巅顶,耳目乃清空之窍,风阳旋沸,斯眩晕作焉”。诸如此论,不胜枚举。由此可见,中医学虽然没能直接揭示耳与位觉及人体平衡的关系,但早已认识到了平衡失常与耳窍病变有关的这一病理现象,只是囿于科学水平的限制没能进一步揭示罢了。

耳主位觉,助体平衡,亦属神的活动范畴,它是在元神的支配及耳内真水的作用下,由位神所发挥的一种特殊功能。位神,是藏于内耳,主司人体位置平衡的一种生理活动。在日常活动中，耳内位神随人体位置的变动而进行调节，并将其所得信息传入元神，使之在元神的主持支配下，行使其助平衡的功能，从而使人体在活动时能够动静相宜，随意而行，颠倒摇摆，自持均衡。若位神失于调节，元神失于主持，身体平衡失常，则易致旋转不定，站立不稳，而成眩晕之症。又因耳内位神、听神同居一处，相互连属，且同受真水滋养，病则相互影响，故眩晕常与耳鸣、耳聋同现，或相继发生。

耳助平衡与内耳皮膜所裹之真水亦有一定关系。人体活动时，皮膜内真水随体位而变动，使之始终处于水平状态，耳内位神在真水水平的作用下，方能感知身体活动的位置，从而发挥其有效的调节功能。由于真水与平衡有关，而真水又与脑髓相连，故若髓海空虚则真水不足，真水不足则位神失养，且真水不足亦不能自持水平，使其感应体位失常，而致发眩晕。正如《灵枢・海论》所云："髓海不足，则脑转耳鸣，胫酸眩冒，目无所见，懈怠安卧"。若耳内受邪，或痰浊水湿内停，致真水积盈而自动自平受遏，则亦可致耳内位神感知调节障碍而致发眩晕等。

三、耳的生理特性

耳为清阳之窍，其性属水，司听觉，主位觉而助平衡。阳窍水性，阳寓阴中，阴阳既济，相互协调，从而保证了耳窍正常生理功能的发挥。耳为阳窍，喜温恶寒，喜通恶滞，以通畅为用，通则耳聪而纳声。耳性属水，"水喜宁静而恶动扰，宁静则清明内持，动扰则散乱昏惑"(《医碥・卷三・眩晕》)。故耳又有喜清而厌浊，喜静谧而厌躁动之特性。耳窍清、静则容纳众声而听敏，躁、动则鸣晕不已而为病，蒙浊则听觉失聪而为聋。

总之，耳属阳窍水性，有着喜温而恶寒，喜通而厌滞，喜静而恶动，喜清而恶浊的基本生理特性。在生理功能方面，听觉宜聪敏而不宜聋聩，位觉宜静稳而不宜旋动，窍道宜畅通而不宜塞滞，总以通为用。反此者，则易为病矣。

第二节　鼻的解剖与生理

一、鼻 的 解 剖

鼻，又称鼻窍，属五官七窍之一，因其位居面部中央，故又称明堂。如《灵枢・五色》篇曰："明堂者，鼻也"。鼻属肺窍，通于天气，其道深隐，故又有元门、玄门、神庐、天牝之称。如《东医宝鑑・外形篇・卷二・鼻》曰："神庐者，鼻也，乃神气出入之门户也"。又曰："鼻为玄牝之门户……鼻通天气，曰玄门"。《理瀹骈文》亦曰："鼻曰神庐，息之所运"。《景岳全书・卷二十七・鼻证》曰："鼻为肺窍，又曰天牝，乃宗气之道"。又曰："天牝，鼻也。鼻受天之气，故曰天牝"。牝者，阳也。天为阳，地为阴，人与天相对而言属阴，鼻又受纳天气，故称其为天牝。鼻主要由外鼻、鼻道、鼻窦三部分组成。

(一)外鼻

外鼻，即突出于面部正中，视而可见之部分。其状上窄下宽，形似锥体，主要由山根、鼻梁、鼻准、鼻翼组成。

1. 山根　亦称鼻根，下极，頞、齃、王宫，系指两目内眦间连于额之部分。如《类经・六卷・色藏部位脉病易难》曰："下极者，两目之间，相家谓之山根"。《东医宝鉴・卷一》亦曰："印堂之下曰山根，即两眼之间"。《医碥・卷五・察面》曰："下极，即山根"。又曰："頞，即山根”。《证治准绳·杂病·第八册·鼻》曰:“频,亦作齃,鼻山根也”。《灵枢·五色》篇曰:“王宫在于下极”。下极为心主之部位,心属君主之宫,故称此部位为王宫。如《类经·六卷·色藏部位脉病易难》曰:“下极居两目之中,心之部也。心为君主,故曰王宫”。

2. 鼻梁　又称鼻柱、年寿、天柱、梁骨。是指鼻根至鼻准之间隆起若嵴之部分,内由鼻梁骨(或称鼻柱骨)组成。《灵枢·师传》篇曰:“鼻柱中央起”。《类经·六卷·色藏部位脉病易难》曰:“下极之下为鼻柱,相家谓之年寿”。《医碥·卷五·四诊·察面》亦曰:“年寿,即鼻柱”。《医宗金鉴·四诊心法要诀》曰:“年寿者,下极之下,即鼻柱也”。《证治准绳·疡医·卷之六·跌扑伤损》曰:“鼻之前为梁骨者一,无势髓”。(注:无势髓,指骨内无髓)。

3. 鼻准　又称鼻尖、鼻准、准头、鼻端、嵩柱骨,亦有称此处为明堂者。系指鼻梁下端向前隆起之高尖部分。因其突出于面部中央,其位最高,故又有面王之称。如《景岳全书·卷二十七·鼻证》曰:“鼻准为面王”。《医碥·卷五·察面》曰:“面王,即准头”。《外科证治全书·卷二·鼻部证治》亦曰:“面王,在鼻头,相家曰准头,亦曰明堂”。《医宗金鉴·四诊心法要诀》曰:“鼻端者,年寿之下,谓之面王,即准头鼻孔也”。《证治准绳·疡医·卷之六·跌扑伤损》曰:“梁之端为嵩柱骨者一,无势髓”。

4. 鼻翼　即鼻准两侧半圆形隆起部分。左鼻翼又称兰台,右鼻翼又称庭尉。两侧鼻翼围成鼻孔。鼻孔由鼻柱、鼻柱骨相隔为两侧鼻前孔。鼻翼,又称方上。如《类经·六卷·色藏部位脉病易难》曰:“准头两旁为方上,即迎香之上,鼻隧是也,相家谓之兰台、廷尉”。亦有称鼻孔为方上者。如《医宗金鉴·四诊心法要诀》曰:“鼻孔者,即方上也”。鼻柱,即两侧鼻孔中间,鼻准最下方形成之隔柱。

外鼻主要由皮肤、软骨及骨质组成,腠理紧密,若发生疔疖肿毒,则卫气易为邪毒所遏而致疼痛较甚。外鼻部血脉丰富,其脉络内通于脑,故发生疔疖肿毒时,若妄行挤压,则邪毒可循脉入脑陷营而发生走癀等。

(二)鼻道

鼻道,又称鼻隧、鼻腔。系指鼻孔外口至颃颡之间的清虚孔道,是鼻行呼吸之气出入之道路。《灵枢·师传》篇曰:“鼻隧以长”。因鼻道幽深而长,故称为鼻隧。鼻道由鼻柱骨相隔,将其分为左右两个腔道。鼻道前端与外界相通,称为鼻孔口,又称鼻前孔。其处分布有汗孔与毛孔,长有鼻毛,是鼻疖的好发部位。鼻道后端与颃颡相连,称为鼻后孔。鼻柱骨,又称鼻梁骨,頞下脆骨。如《医宗金鉴·正骨心法要旨·鼻梁骨》曰:“鼻孔之界骨,名曰鼻梁骨”。今称鼻中隔,乃两侧鼻道中间相隔之部分。鼻中隔前下方处血脉丰富,称为中血堂。如《医宗金鉴·正骨心法要旨·中血堂》曰:“中血堂,即鼻内頞下脆骨空虚处也”。中血堂,为鼻衄的好发部位。

两侧鼻腔之外侧壁均由三个上小下大,呈梯形排列之鼻甲组成。鼻甲,又称鼻孔之卷肉、鼻须。如《医宗金鉴·正骨心法要旨·玉堂》曰:“玉堂在口内上腭,一名上含,其窍即颃颡也……如触伤正中之孔,则上通于頞,必伤鼻孔之卷肉(俗名鼻须),或再犯空窍(俗名玉堂),则血流不止以致鼻目皆肿”。鼻甲由下向上分别称为下鼻甲、中鼻甲、上鼻甲。其中下鼻甲最大最长,中鼻甲次之,上鼻甲最小。上、中、下鼻甲之间的空道,分别称为上、中、下鼻道。其中在中鼻道及上鼻道内有鼻窦之开口与鼻窦相通。

(三)鼻窦

鼻窦,窦,孔穴也。乃指位于鼻腔周围骨质中之孔穴。因其孔穴借其开口与鼻道相通,故称其为鼻窦。《素问·骨空论篇》曰:“数髓空在面侠鼻”。故“髓空”亦有指鼻窦之义。因脑为髓海，鼻窦乃位于颅脑骨之中之空腔，其内空而无髓，故称髓空也。又因鼻窦乃颅骨内之空腔，故亦可称其为骨空。骨空者，骨中之空腔、空隙也。

人类鼻窦共有四对。各对窦腔依其所在骨体的名称不同，分别称为上颌窦、额窦、筛窦、蝶窦。其中以上颌窦空腔最大，额窦次之；蝶窦、筛窦较小，且位置隐深，邻近脑髓。各鼻窦通过其开口与鼻道相通。由于各鼻窦开口位置不同，临床上又将其分为前、后两组鼻窦。前组鼻窦开口于中鼻道，主要包括上颌窦、额窦、部分筛窦；后组鼻窦开口于上鼻道，包括有蝶窦及部分筛窦。在诸窦窍中，由于上颌窦开口位置高，窦腔大而窦底低，故当邪毒侵犯鼻窦时，最易侵犯上颌窦而滞留积结为患。

额窦、筛窦、蝶窦均借菲薄之骨板与脑髓相隔，其脉络亦与脑脉相连，故若窦腔发生病变时，邪毒可伤骨循脉入脑而影响及元神，致使元神受扰，轻则出现头痛头昏，健忘虚眩，重则可致神昏等。

各鼻窦（除蝶窦较深外）在面颅表面均有一定的映现部位，如上颌窦映现于面鼻之间，额窦映现于眉棱骨之阙眉间，筛窦映于鼻根（頞）及其两侧等。故当各鼻窦发生病变时则可引起其相应部位的疼痛及压痛，甚或局部红肿等。

二、鼻的生理功能

鼻有行呼吸、司嗅觉、助语音、御外邪的生理功能。

（一）行呼吸

鼻行呼吸，是指鼻有通行呼吸之气的功能。鼻行呼吸的生理功能从“鼻”字的形成即有所显示。《说文》曰：“鼻，引气自畀也”。畀，《古汉语常用字字典》解释为“给与”。引气自畀，即指鼻有吸引外气供自身需要之用，亦即鼻有行呼吸之能。

鼻行呼吸与肺密切相关。鼻属肺窍，为呼吸之气出入之门户，肺司呼吸，乃呼吸之气出入之动力，故鼻行呼吸与肺司呼吸密切配合，共同完成呼吸吐纳的生理过程。正如《血证论·卷二·鼻衄》所曰：“鼻为肺窍……内通于肺，以司呼吸”。《医学摘萃》亦曰：“肺窍于鼻，宗气所由出入而行呼吸者也”。由于鼻为呼吸之气出入的门户，故鼻窍通畅，则呼吸之气出入畅利而肺有所吐纳，鼻窍窒塞则呼吸之气出入受阻而使肺吐纳不畅等。

鼻在行呼吸的同时，鼻中阴津阳气尚有温煦、湿润、洁净吸入之气的作用。四时之气，冷热燥湿不同，但入肺之气必须温润适度，不热不燥，冷热调和，洁净无邪，而要完成这一功能则非鼻莫属。天气入鼻，经鼻中阳气的温煦调和，阴津的凉润净化，从而使入肺之气保持温润清洁，阴阳和调而不伤其娇脏。若鼻中阴津阳气不足，或鼻为邪伤而失去温润净化天气之能，则六淫邪毒易侵袭肺脏而为害矣。

（二）司嗅觉

鼻司嗅觉，是指鼻有嗅气味，辨香臭之能。鼻司嗅觉的生理功能主要是由两个方面的因素所决定的。一乃鼻藏嗅神，与元神相通。嗅觉无形，亦属神的活动范畴。鼻之所以能嗅是与其窍内所藏之嗅神分不开的。鼻藏嗅神，通过脉络内通于脑而连于元神，并由元神所主。气味入鼻，经嗅神的感知而传入元神，再经元神之辨析而受命于鼻，鼻方能闻知气味矣。正如《医林改错·上卷·脑髓说》所曰：“鼻通于脑，所闻香臭归于脑”。二乃鼻行呼吸，气载味入鼻。腥臊焦香腐五气与酸苦甘辛咸五味中的部分气味游浮于天气，随气流行，鼻为气体出入之门户，气载五气五味入鼻则嗅神方能闻知，故鼻司嗅觉是与鼻藏嗅神及鼻行呼吸密切相关的。其中，鼻藏嗅神是鼻司嗅觉的内在基础；鼻行呼吸，气载味入鼻是鼻司嗅觉的基本条件，两者相辅相成，气载味，味附气，气随呼吸之气入鼻，为嗅神所闻知方能产生嗅觉。故若鼻为邪毒所伤，致嗅神失聪，或鼻塞碍息，气味不能随气入鼻，则皆能致嗅觉减退或失灵。犹如《医学入门・卷四・鼻》所曰："苟或寒伤皮毛，则鼻塞不利，火郁清道，则香臭不知"。

(三)助语声

鼻助语声，是指鼻有辅助语言声音清亮之功能。鼻为呼吸之道，气体出入之门户，声音由气冲喉门而发，语声由舌随声动、鼻腔共鸣而成，故鼻窍亦有辅助语声之能。若鼻窍通畅，声气出于鼻，气冲鼻腔与之共鸣，则声音方能圆正清亮。若鼻为邪伤，窒塞不通，致声道不畅，声气受阻，则可见语声重浊，嗡嗡不清，甚或瓮浊难辨等。正如《内外伤辨惑论・卷上・辨口鼻》所云："鼻气不利，声重浊不清利，其言壅塞"。

(四)御外邪

鼻御外邪，是指鼻窍内敷布之正气有抗御外邪入侵机体之功能。鼻为呼吸之窍，外通天气，吸引六气，乃外邪入侵人体必经道路之一。正常情况下，除鼻在行呼吸时能对六气温润净化，使入肺之气保持清新，防止邪毒入肺外，而且由于鼻内阳气充盛，卫气敷布窍内，故尚能直接抗御外邪的侵袭。正因为鼻有驱御外邪之能，故鼻窍虽时常吸引六气，其间所杂之淫浊邪毒不唯无害于鼻，而且亦不能袭肺侵体而伤人。倘若鼻内正气虚弱，卫阳不足，御邪失职，则六淫邪浊，疫疠温毒不仅易犯窍为害，而且易从鼻入肺侵体而作乱为患，故临床所见多数外感及疫疠温毒为病，多先从鼻始而表现有鼻塞，喷嚏，流涕等症。

鼻御外邪，除卫阳直接驱杀邪毒外，对已存留于鼻内之邪毒尚能嚏而出之，从而使其不能客滞鼻窍而为患。同时，鼻能嚏邪外出亦是人体阳气和利，正气强盛，奋起抗邪的标志。正如《灵枢・口问》篇所云："阳气和利，满于心，出于鼻，故为嚏"。因此，在外感初期，邪居鼻内，正欲驱之，则往往见喷嚏频作。由于嚏能祛邪，故古代医家在治疗外感症时常用药物吹鼻取嚏，而达驱邪治病之目的。

三、鼻的生理特性

鼻居面中，既为清阳之气上通之处，又乃清气出入之道，且有生发清气之能，故鼻亦属清窍之一。正如《三因极一病证方论・卷之十六・鼻病证治》所曰："鼻为肺之阊阖(注：阊阖，宫门之意)，吸引五臭，卫养五脏，升降阴阳，故鼻为清气道"。《医学入门・卷四・鼻》亦曰："鼻乃清气出入之道。清气者，鼻中生发之气也"。因鼻属清窍，清窍则喜清而恶浊。清则鼻道通利，气息条畅，嗅觉灵敏，语声清亮；浊则鼻道壅塞，气息不畅，嗅觉失聪，语声重浊，鼻病由生，故鼻有喜清恶浊的生理特性。正如《医林绳墨・鼻》所云："鼻者，肺之窍，喜清而恶浊也。盖浊气出于下，清气升于上，然而清浊之不分，则窍隙有所闭塞者焉，为痈、为痔、为衄、为涕、诸症之所由也"。

头为诸阳之会，面为阳中之阳，鼻居面中，其位最高，故鼻属阳中之阳窍。阳窍则喜温而恶寒，温则助阳通利，寒则伤阳而窒塞，故鼻又有喜温而恶寒之特性。因鼻属阳中之阳窍，且督脉终止于鼻，其脉总督一身之阳，故鼻受阳气最厚，其窍内阳气充盛，卫气敷布丰盈，而有生发清气之能。鼻窍阳盛清盈，气血运行至此，则鼻阳为之温煦，清气为之清化，而使气血变为至清，以荣养鼻面。正如《杂病源流犀烛・卷二十三・鼻病源流》所曰："面为阳中之阳，鼻居面之中，一身之血运到此，皆为至清"。鼻面得清气清血之温养，则光润荣泽，御寒耐热矣。

鼻道清虚，乃呼吸之气出入之门户，与天地之气相通，而且鼻内藏有中血堂，其窍内不仅气贯满盈，而且血脉充盛，故鼻又为多气多血之窍。多气，乃指鼻内清气、气息常盈；多血，乃指鼻内血脉、血液充盛。多气则鼻窍清利，气息通畅；多血则鼻腔濡润，肌膜光泽。然鼻虽为多气多血之窍，但气可随呼吸出入，而血则不能离脉而行，故鼻只宜出气而不宜出血矣。出气则吐故纳新，出血则伤阴亡津，故《血证论·卷二·鼻衄》曰："鼻为肺窍……以司呼吸，乃清虚之道，与天地相通之门户，宜通不宜塞，宜息不宜喘，宜出气不宜出血者也"。

鼻为孔道器官，性喜通畅，其行呼吸，助语声，司嗅觉之功能均是在鼻窍通畅的基础上方能得以发挥，故其功能的产生与发挥均是以通不用。通则气息出入，呼吸畅利，语音清亮，嗅觉灵敏；室则气息受遏，呼吸不利，语音重浊，嗅觉迟钝，故鼻又有喜通恶窒之特性。通为常，窒则病，故鼻窍只宜通而不宜窒也。

总之，鼻属清阳之窍，喜清而恶浊，喜温而恶寒，其窍宜通不宜塞，宜出气不宜出血，总以通为用。反之则为害矣。

第三节 咽喉的解剖与生理

咽喉，是咽与喉的合称。早在《内经》中，对咽与喉在位置及生理功能方面的区别即有明确的论述。如《灵枢·肠胃》篇曰："咽门重十两，广一寸半，至胃长一尺六寸"。《素问·太阴阳明论篇》曰："喉主天气，咽主地气"。《灵枢·优恚无言》篇亦曰："喉咙者，气之所以上下也"。《难经》继《内经》之后更进一步阐明了咽喉在解剖重量、长度方面的区别。如《难经·四十二难》指出："咽门重十二两，广二寸半，至胃长一尺六寸；喉咙重十二两，广二寸、九节"。由此可见，中医学在早期阶段即已认识到了咽与喉的不同解剖部位、形态与功能，并在文字论述及实际应用中亦将其严格的加以区别。如《内经》在记述经脉的循行时，即有循经喉咙与咽嗌的不同，循喉咙的经脉不一定循经咽嗌，循咽嗌的经脉亦不一定循经喉咙。如《灵枢·经别》篇曰："足阳明之正……上循咽，出于口"。"手少阴之正……上走喉咙，出于面"。"手心主之正……出循喉咙，出耳后"等。但因《内经》、《难经》记载的解剖及病症较少，阐述粗简不细，甚至在应用时亦有相混之处，以致后世医家在论及咽喉解剖及病证时亦出现了混乱局面。如有咽喉混称者，有论咽概喉者，有论喉概咽者等。有的医家在论述生理时虽将二者加以区别，但在临证应用方面仍是相互替代，互为不分等。这种咽喉混称或替代的局面不仅混淆了咽与喉在解剖病位上的区别，而且不利于对病证病位上的描述。尤其是在现代解剖学日益为人们所接受并了解的今日，咽喉混称或互代的局面不仅容易造成人们对病证病位的错觉，而且更不利于中医咽喉科学的发展、完善与提高。因此，为了建立完整的学科体系，促进中医咽喉科事业及学术水平的发展与提高，现有必要在解剖及病证方面吸收现代解剖学的成果，将咽与喉重新加以区别，以还其本来面目，从而为中医咽喉科学的发展与完善奠定基础。有鉴于此，本章将对咽、喉的解剖参考古今资料分而论之，并将其名称相混者加以必要的修正。

一、咽的解剖与生理

(一)咽的解剖

咽上连鼻道，下接食管，前通口腔。其状上宽下窄，形似漏斗。因其是由筋肌组织围成的软性腔道，故习称咽腔。又因其主司吞咽，为水谷通行之道，与食管相接，为饮食下咽的入口，故又称咽门、食喉。如《灵枢·肠胃》篇曰："咽门重十两，广一寸半，至胃长一尺六寸"。《喉科心法·咽喉部位》曰："咽在喉后，主食，通胃，即胃管，俗名食喉，又名软喉"。咽主要由颃颡、咽门、嗌三部分组成。

1. 颃颡　《灵枢・优恚无言》篇曰:“颃颡者,分气之所泄也”。《黄帝内经灵枢集注・优恚无言》篇曰:“颃颡者,腭之上腔,口鼻之气及涕唾从此相通,故为分气之所泄,谓气之从此而分出于口鼻也”。《类经・卷二十一・卒然失音之刺》曰:“颃颡,即颈中之喉嗓,当咽喉之上,悬雍之后,张口可见者也。颡前有窍,息通于鼻”。从上述所论可知,颃颡乃指软腭以上至鼻后孔间的空腔部位,是咽的上部组织。因颃颡与鼻腔相通,是咽与鼻的结合部,故又称鼻咽部。鼻咽侧壁左右各有一开口,此开口通过与之连接的骨性管道与中耳腔相通,故称之为耳咽管咽口。当鼻咽部或鼻腔发生病变时,邪毒可经耳咽管咽口进入中耳而引发中耳疾患。耳咽管咽口后上方有一凹陷部位,称为咽隐窝,是鼻咽癌的好发部位。

颃颡部位的主要功能是通行呼吸,并受肺所宣发卫气之敷布而有抗御邪毒侵袭或阻止外邪自耳咽管咽口入耳的作用。耳咽管咽口及耳咽管受肺气宣发肃降的制约而产生开舒与收缩。开舒则清气、卫气自管口入耳,收缩则浊气败液自中耳出咽,如此清入浊出,以保耳窍清灵。若肺失宣降,管口舒缩失常,致使清不入而浊不出,则耳窍宜为浊邪壅塞而病闷胀堵塞感,听力减退等。

2. 咽门　咽门,又称口咽,是指软腭平面以下至会厌上缘平面以上之部位。因其与口腔相通,故又称为口咽部。临证所说的咽腔多指本部位而言。

古今对咽门的定位认识不一,概括起来主要有以下六种观点:一是指咽与食道。如《灵枢・肠胃》篇曰:“咽门重十两,广一寸半,至胃长一尺六寸”。《难经・四十二难》曰:“咽门重十二两,广二寸半,至胃长一尺六寸”。《外科证治全书・卷二・喉病证治》则更明确指出:“咽至胃长一尺六寸,通胃之咽门”。《类经・四卷・肠胃大小之数》中曰:“咽门,即食喉也,其名曰咽,至胃长一尺六寸,乃并胃脘而言”。因咽至胃有食道相连,而《灵枢》、《难经》诸论皆不言食道,直言咽门至胃长一尺六寸,至,达也。咽门至胃,即咽门到达胃的长度是一尺六寸。故这里所说的咽门当包括食道、甚至于包括胃在内也。二乃指整个咽腔,尤其是今之口咽、喉咽部,是咽的代用词。如《备急千金要方・卷十二・咽门论》云:“夫咽门者,应五脏六腑,往还神气,阴阳通塞之道也……咽门者,肝胆之候也”。而《普济方・卷六十・咽喉门》则云:“夫咽者,应五脏六腑,往还神气,阴阳通塞之道也”。《太平圣惠方・卷第三十五・咽喉论》中曰:“咽重十两,广一寸半,至胃长一尺六寸”。从上述引文咽门与咽可互代而看,咽门有指整个咽腔之义,是咽的代用词。因古代所论咽之部位基本上不包括鼻咽部(鼻咽部称颃颡),故凡论咽、咽门者,多是指今之口咽及喉咽部而言。三乃指口咽部。如《医贯・卷之四・喉咽痛论》曰:“咽痛用诸药不效者,此非咽痛,乃是鼻中生一条红丝如发,悬一黑泡,大如樱珠,垂挂到咽门,而口中饮食不入”。《医碥》等亦有类似之论。因古代检查条件所限,一般很难窥及鼻咽及喉咽部。故此论樱珠大之黑泡垂挂至咽门者,必是张口压舌即见之部位,即口咽部是也。四乃指咽峡部,如《焦氏喉科枕秘・卷一・治喉秘法》曰:“双单蛾生于咽门”。单双蛾类似于西医所称之扁桃体炎,乃由扁桃体肿大而成。扁桃体生于咽峡部,故此言咽门者,当为今之咽峡部也。五乃指喉咽部。如《中国医学百科全书・中医耳鼻咽喉口腔科学》云:“咽门,指咽之下段,为饮食水谷之门,其下连于食道”。咽之下段连于食道,现代解剖学称为喉咽部,故此论咽门之部位当是喉咽部是也。六乃指今之喉部。如《备急千金要方・卷十二・咽门论》曰:“若脏热,咽门则闭而气塞;若腑寒,则咽门破而声嘶”。而《太平圣惠方・卷第三十五・咽喉论》则曰:“若脏热则喉肿塞,塞气不能通”。《三因极一病证方论・卷之十六・咽喉病证治》亦曰:“嘶者,喉破也,非咽门病”。从上论气塞,声嘶症候来看,皆为今之喉病所为，正如《太平圣惠方》及《三因方》所言乃由喉肿塞，喉破所致，故《千金方》所论之咽门当为今之喉部矣。

综上所述，由于《内经》对咽门的记载不甚明了，以致后世对其定位的认识分歧不一，计有指咽与食道、咽、口咽、咽峡、喉咽及喉等部位之不同，现综合各家之论，结合咽门的含义，参考现代解剖学，拟将其定位于口咽部较为合适。因咽门者，吞咽之入口也，吞咽自口咽部始，故咽门指口咽部当切其义也。

咽门前通于口腔，上接于颃颡，下连于嗌，构成咽的主要部分。咽门与口腔连接处称为咽关。咽关，素称喉关，是由软腭、咽前柱、咽后柱、咽核、悬雍垂、舌背围成之峡环组成。软腭，即口腔后上方与咽腔之顶隔部分。软腭两侧向下内延伸组成之月牙状嵴起称为咽柱。每侧咽柱又分前、后两柱。居前而下伸至舌根两侧者，称为咽前柱；居后而下伸至咽之两侧者，称为咽后柱。咽前、后柱之间形成之窝状凹陷，称为咽核窝。咽核窝内容有咽核。咽核，原称喉核，今称扁桃体，是位于咽核窝内、具有抗御外邪的一种团核组织。正常情况下，咽核居于咽核窝内显而不露，若为邪毒袭滞则可致咽核肿大，显露于咽核窝之外，而发为乳蛾之病。悬雍垂，又称帝丁、蒂丁、悬丁、小舌、喉花、帝中等，民间又称吊钟。如《类经・卷二十一・卒然失音之刺》曰："悬雍垂者，悬而下垂，俗谓之小舌"。《喉科指掌・卷之一・喉舌分经说》曰："小舌，名帝丁"。《重楼玉钥・卷上・单鹅风》曰："此症生在蒂中之旁"。《杂病源流犀烛・卷二十四・咽喉音声病源流》曰："喉花，即为蒂中"。《焦氏喉科枕秘・卷一・临症二十法》曰："蒂丁在喉中，为人之主"。又曰："悬丁，即蒂丁"。悬雍垂是由软腭中央向下游离突出所形成，因其形状似钉，故称其为蒂丁等。

咽关是口腔与咽腔的分界线。以咽关为界，分关内、关外两部分。关内即咽腔，关外即口腔。咽腔为由筋肉组织围成的腔道器官，其前方即咽关，后方称咽底。咽底，又称斗底、喉底，今称咽后壁，其表面平滑润泽。若为邪毒客滞则常肿起似瘰状、珠状颗粒而致咽痛不适等。咽腔两侧呈沟索状，患病时索状组织可增粗而致吞咽不利，如物梗塞等。

3. 嗌　嗌，又称咽嗌，今称喉咽部，是咽的下段组织。其上连于咽门，下接食道，前邻于会厌、喉门，是饮食水谷的通行之道。

历代医家对嗌的定位亦欠一致，概括其说主要有以下三种观点：一是指今之喉咽部。如《世医得效方》曰："嗌，即咽之低处也，咽，即嗌之高处也"。《外科证治全书・卷二・喉部证治》亦曰："咽之低处曰嗌"。此论咽之低处者，当属现代解剖学之喉咽部是也。二乃指咽部。如《素问・阴阳应象大论》曰："天气通于肺，地气通于嗌"。《类经・二卷・天精地形气通于人》释曰："清气通于五脏，由喉而先入肺。浊气通于六府，由嗌而先入胃。嗌，咽也"。《素问・缪刺论篇》曰："邪客于足少阴之络，令人嗌痛，不可纳食"。又曰："嗌中肿，不能内唾，时不能出唾者，刺然骨之前，出血立已"。此论嗌痛、嗌中肿，不能纳食、纳唾者，均属咽的功能障碍，故其所述之"嗌"当为指咽而言。大凡《内经》诸篇所论"嗌干"、"嗌肿"、"嗌燥"、"嗌塞"、"嗌痛"等证候者，一般均是指咽腔而言。又如《济生方・咽喉门》曰："夫咽者，言可以咽物也，又谓之嗌"。《太平圣惠方・卷第三十五・咽喉论》亦曰："咽者嚥也，空可嚥物，又谓之嗌"。《医学纲目・卷十五・咽喉》在论述喉痹、咽痛、嗌痛之关系时则曰："云咽痛、云嗌痛者，谓咽喉不能纳唾与食，而地气闭塞也；云喉痹咽嗌痛者，谓咽喉俱病，天地之气并闭塞也。盖病喉痹者，必兼咽嗌痛，病咽嗌痛者，不能兼喉痹也"。从以上诸论来看，嗌实乃咽的代用词，常用以代咽而用。三乃指今之喉部。如《医部全录・卷一百六十・咽喉门》在解释《灵枢・痈疽》篇之"痈发于嗌中，名曰猛疽"时曰："嗌乃呼吸出入之门"，"嗌乃肺之上管"。呼吸出入之门、肺之上管者，喉也。故此论嗌之部位当指今之喉部而言。

总之，历代医家对嗌部位的认识主要指今之喉咽、咽、喉等部位之不同。即是在《内经》里亦有指咽、指喉之异。如《素问·至真要大论篇》曰："太阴司天……主胜则喉嗌中鸣"。《灵枢·经脉》篇曰："三焦手少阳之脉……是动则病耳聋，浑浑焞焞，嗌肿喉痹"等。其中所言之"嗌"则为指咽而言。又如《素问·血气形志篇》曰："病生于咽嗌，治之以百药"。此所论之"嗌"当为指喉而言。大凡《内经》论"嗌"者，指咽者多，指喉者少。及至后世，则有指咽、喉、喉咽之不同也。为了明辨部位，澄清所指，且又不悖古义，现取"嗌"为"咽之低处"之义。这样既能别于咽、咽门之所指，又能与现代解剖学对于咽部的解剖分部相吻合，故取"嗌"为今之喉咽部较为适宜。

《证治准绳》将嗌部之骨称为"咽骨"。如《证治准绳·疡医·卷之六·跌扑伤损》曰："铃中为会厌骨者一，无势髓；铃中之下为咽骨者，左、中及右共三，无髓"。此论之咽骨有三块者，可能是指舌骨及喉入口处之杓状软骨而言。

(二)咽的生理功能

咽主有司吞咽，行呼吸，助语声，御邪毒的生理功能。

1. 司吞咽 咽司吞咽是指咽有吞咽饮食水谷的功能。《普济方·卷六十·咽喉门》曰："咽者，胃之系……咽以嚥物"。又曰："咽者，舌本之根，因物之至，推而纳之以通胃。所司者，纳而不出"。《济生方·咽喉门》亦曰："夫咽者，言可以嚥物也"。故司吞咽，嚥饮食是咽的主要生理功能。咽上连于口，下接食管，饮食物入口，经口腔的咀嚼搅拌，逐渐向后送入咽关，咽关受饮食物的激发，使舌抵上腭，把饮食物推挤入咽，由咽部筋肌收缩而下嚥入食管。同时，喉门上之会厌在饮食物下嚥时遮蔽喉门，从而不使饮食物误入气管。正如《脉因证治·卷下·喉痹》所曰："咽以纳食，故通于地，会厌管乎其上，以司开合，掩其咽，其食下，不掩之，其喉错，必舌抵上腭，则会厌能闭其咽矣"。故吞咽过程的完成是在舌、咽、会厌、喉的共同配合协调下完成的，其中咽发挥着主导作用。倘若咽部染毒而受病，则可出现吞咽不利，吞咽疼痛，甚或吞咽困难等。

此外，在完成吞咽的过程中，大脑元神亦起着重要的支配与调节作用。吞咽功能正是在元神的支配与调节下，使舌、咽、会厌、喉四者相互配合，相互协调，使之在意志的控制下共同完成吞咽功能。倘若主司吞咽之元神或传递吞咽信息之脉络受病，使舌、咽、会厌、喉四者失于协调，或某一部瘫废失用，则可出现吞咽不能或吞咽困难，食物反流或饮食呛咳等。正如《儒门事亲·卷三·喉舌缓急砭药不同解二十一》所云："咽与喉，会厌与舌，此四者，同在一门，而其用各异……四者相交为用，阙一则饮食废而死矣"。

2. 通行呼吸 咽居于鼻、喉之间，喉行呼吸，鼻为呼吸出入之门户，故咽亦为呼吸之气必经之路，有通行呼吸之功能。咽在通行呼吸之时，尚能对鼻吸入之气进行再温润净化的作用，从而使入肺之气纯清无邪。倘若咽腔受邪，肿塞痹痛，则可致呼吸不畅，甚或呼吸困难等。

3. 通声气，宏声音 咽位于喉、口、鼻之间，喉司发声，声气必经咽而通达口鼻，从而使口舌随气和声，构成语言，鼻随声和气而使语声宏亮，故咽乃声气外发必经之地，有通声气，宏声音之能。声音自喉发出后，需经咽腔为其扩展充鸣润声，尔后再由口鼻和合，方能成为清晰、圆润、宏亮，富有各自特色的语声。倘若咽腔肿塞不畅，则可使声气受阻，共鸣受遏，而致发声不清晰，或缺乏宏亮，语言含糊，甚或声音难出等。

4. 御邪毒 御邪毒是指咽部有抵御外邪自口咽入侵脏腑、机体的作用。咽位于口鼻之后，乃外邪自口鼻入侵机体必经之路，但因咽腔通连肺胃，受卫气丰厚，能驱御灭杀入侵之邪毒，故虽外邪时常客袭之，而不唯不能为之害，而且尚能阻挡外邪进一步深入侵犯肺、胃而伤及脏腑周身。尤其是位于咽两侧之咽核，犹如两位将军扼守关隘要地，得气血卫阳之不断充养而有抵御外邪自口咽入侵机体之能，并对一些邪毒尚能食杀而消灭之，从而有效地保护整体健康。但因咽核抵御食灭邪毒的能力有一定的限度，且与整体正气盛衰，抗邪能力之强弱密切相关，倘若邪毒强盛，超过了咽核的御杀能力，或因整体气血阴阳虚弱，卫阳不能上充于咽核，使其抗御食杀邪毒的能力下降，则可致邪毒从口咽入侵机体，或咽核直接受邪毒之伤而患病等。

（三）咽的生理特性

咽属阳窍，其性属土，故为阳土之官。咽窍位居上部，乃清阳之气上通之处，故咽亦属清阳之窍。咽窍属阳，阳喜温而恶寒，喜清而恶浊，温则通利，寒则引缩；清则空畅，浊则壅塞。咽性属土，土喜湿（润）而恶燥，喜松而恶实。湿（润）则窍道润泽，燥则窍道干涩，松则窍道通利，实则窍道滞塞，故咽有喜通、喜润、喜温、喜清之特性。温、通、清、润则吞咽顺利，呼吸通畅，音声宏亮，御邪力强。倘若寒凝、塞滞、壅浊、干涩则致咽道不利，吞咽、呼吸、声气受制而为病矣。

咽虽有喜温、喜通、喜清、喜润之特性，而其功能之发挥则总以通为用。此外，咽虽属土而喜湿，但湿亦伤土，湿盛滞咽则易发壅肿，故咽亦有喜湿恶湿之特性。犹如《证治准绳·杂病·第八册·咽喉》所曰："肺主气，天也；脾主食，地也；于是，喉纳气，咽纳食。纳气者，从金化；纳食者，从土化。金性燥，土性湿，至于病也，金化变动为燥，燥则涩，涩则闭塞而不仁，故在喉谓之痹；土化变动为湿，湿则泥，泥则壅胀而不通，故在咽谓之肿"。

二、喉的解剖与生理

喉，又称喉咙、气喉，是主司发声与行呼吸的器官。如《类经·卷二十一·卒然失音之刺》曰："人有二喉，一软一硬……硬者居前，是谓喉咙，为宗气出入之道，所以行呼吸，通于五脏也"。喉的含义在古今一些书籍里有着多种义项，并非专指现代解剖学之喉部而言。概而言之，古今对喉部位的认识主要有以下三种观点：一是指喉部与气管。如《难经·四十二难》曰："喉咙重十二两，广二寸，长一尺二寸，九节"。后世医家亦不乏类似之论。从其所论"长一尺二寸，九节"来看，显然是指气管而言。故古代医家凡持是论者多是将气管亦概括在喉之内，所言"喉咙"实乃是喉与气管的合称。二乃指咽部，或与咽合用而偏指咽部。如《中国医学百科全书·中医耳鼻咽喉口腔科学》曰："喉关，即指咽峡部"。"喉底，喉关内之底，即咽后壁"。又如《灵枢·优恚无言》篇曰："咽喉者，水谷之道也"。《类经·二十一卷·卒然失音之刺》曰："人有二喉，一软一硬，软者居后，是谓咽喉，乃水谷之道，通于六腑者也"。此论喉或咽喉者，从其所言部位及功能来看，均为指咽而言。此外，古今喉科专著中所言之"喉"大多亦均是指咽、或咽喉而言。其中所论之喉病，一般亦是指今之咽部疾病者为多。三乃指今之喉部，如《素问·太阴阳明论》曰："喉主天气"。《三因极一病证方论·卷之十六·咽喉病证治》曰："喉以候气，咽以咽物，咽接三脘以通胃，喉通五脏以系肺……五脏久咳则声嘶，嘶者，喉破也"。《重楼玉钥·卷上·喉科总论》曰："喉者空虚，主气息出入呼吸，为肺之系，乃肺气之通道也"。以上所论喉行呼吸（主天气），喉破声嘶等均与今之所言喉之功能、病状相当，故所指喉的含义与现代解剖学的喉部位类同。

总之，在古代文献与现代文献的一些论述中，有关喉的含义并非与现代解剖学中所说的喉部位相同，计有指喉与气管、咽、喉等的不同情况，尤其是在古代文献资料中喉、咽不分的现象更为多见。因此，在查阅古今资料时首先应辨明其所指，而后方能有目的的加以选用。本节所言喉之解剖部位与现代解剖所述之喉部位一致。

(一)喉的解剖

喉上通咽嗌，下连气管，直贯入肺，为肺系所属。喉外形似锥管状，位于颈前正中，主由软骨(俗称脆骨)、肌肉、筋膜等所构成。其中软骨构成喉的支架，颈前正中之喉结即由喉软骨中最大的一块软骨所构成，筋膜连接软骨，肌肉围连其间，共同构成喉腔。因喉腔为一窍道组织，故又称喉窍。又因喉行呼吸，故又称为“气喉”。如《喉科心法·咽喉部位》曰：“喉在咽前，主气，通肺，即肺管，俗名气喉，又名哽喉”。喉窍主由喉门、声户构成。

1. 喉门　喉门呈三角形，上与咽嗌相通，下与声户相连。因其为喉之入口，故又称喉入口。喉门之前上有会厌遮挡。会厌，又称吸门，是位于喉门入口处的软骨组织，有遮盖喉门，避免饮食误入喉与气管之用。犹如《类经·卷二十一·卒然失音之刺》曰：“会厌者，喉间之薄膜也”。《医碥·卷一·脏腑说》则曰：“盖喉窍有一会厌，覆之如皮如膜，发声则开，熏食则闭，故水谷下咽，了不犯喉”。《医林改错·上卷·医林改错脏腑记叙》亦曰：“会厌，即舌后之白片，乃遮盖左右气门、喉门之物也”。因会厌有遮闭喉门，保障呼吸的作用，故又称为吸门。如《难经·四十四难》曰：“会厌为吸门”。至于《灵枢·忧恚无言》篇所言：“会厌者，音声之户也”。当指会厌是声音发出的门户，非指声音由会厌而发矣。

《证治准绳》称喉部软骨为“喉骨”、“咙骨”。如《证治准绳·疡医·卷之六·跌扑伤损》曰：“咽下为喉骨者，左中及右，共三；喉下为咙骨者，环次共十事；喉下之内为肺系骨者，累累然共十二，无势髓”。

2. 声户　声户，上接喉门，下连气管，是喉司发声的主要部位，主由声带与室带构成。其中声带居下，室带居上，左右各一。声带，由带状筋肌组织构成，呈瓷白色，边缘整齐，富有光泽。两侧声带的前后端分别止附于声户前后两壁。当呼吸时，声带向两侧张开，构成一个等腰三角形裂隙，称为声门，呼吸之气由声门出入气管；发声时，声带向中线靠拢，使声门闭合，气流冲击使声带振动而成声。倘若声带受病，妨碍声门闭合，或声门闭合不密，则可致声音不扬或嘶哑等。

室带，亦称假声带，位于声带上方，并与声带平行，呈淡红色。由于室带位于声带上方，故若室带受病而发生肿厚时，则可挤压声带而妨碍其闭合，从而导致发声障碍等。

声户下方与气管相连之处，称为声门下区，喉由此与气道相接并直贯入肺。

(二)喉的生理功能

喉有行呼吸、司发声的生理功能。

1. 行呼吸　行呼吸，是指喉有通行呼吸之气的功能。吸入之气经鼻咽而到达于喉，喉门之会厌上举而开，声户向两侧张开，使喉道通畅，吸入之清气由此而进入于肺，肺中浊气亦由此而出于咽鼻，从而保持呼吸的正常进行。喉行呼吸，早为中医学所认识。如《素问·太阴阳明论篇》曰：“喉主天气”。《灵枢·忧恚无言》亦曰：“喉咙者，气之所以上下者也”。后世医家对于喉行呼吸的生理功能均有明确的认识与论述。如《太平圣惠方·卷三十五·咽喉论》云：“喉咙者，空虚也，言其中空虚，可以通于气息，呼吸出入，主肺气之流通，故为肺之系”。《重楼玉钥·喉科总论》亦曰：“喉者空虚，主气息出入呼吸，为肺之系，乃肺气之通道也”。喉行呼吸是保障气息出入于肺的重要通道，倘若喉门、声户为邪毒所伤而肿塞，或为异物、痰浊堵塞而不畅，或因风中声户而致声门开合失司等均可使喉失通畅，而致呼吸困难，甚或窒息等。

此外，喉在行呼吸之时，尚有进一步清洁温润吸入之气的作用。当吸入不洁之气或异物时，喉能发出咳嗽动作而将其咳而出之，从而避免入内伤肺等。

2. 司发声　司发声，是指喉有主司发声音的生理功能。《医宗金鉴·四诊心法要诀》曰："凡发声必由喉出，故为声音之路也"。当人们需要发声时，则声户之声带向中线靠拢闭合，并在肺气的冲击下，声带发生节律性的振动而产生声音。喉发出基本声音后，经咽、口、鼻等管腔的共鸣与放大而成为宏亮的声音。此时，若口舌依声和气，随意而动，则构成语言，从而形成人类所特有的语言功能。倘若邪毒袭喉而病，则可致声户开合不利，或闭而不密而发生声音不扬或嘶哑无音等。

(三)喉的生理特性

喉应天气，居上属阳；喉属肺系，五行应金，故喉为阳金之窍。阳窍喜温而恶寒，金性喜润而恶燥，喜清而恶浊，喜鸣而恶暗。温、润、清、鸣则喉窍通利，荣润滑畅，开合有度，清空声亮；寒、燥、浊、暗则喉窍不畅，干涩壅滞，开合不利，浊闷嘶哑，故喉有喜温、喜润、喜清、喜鸣之特性。反之，则可发生金实不鸣、金破不鸣，或咳嗽、呼吸不畅等病矣。

喉行呼吸，为气体出入于肺的重要关窍，只宜通畅而不宜壅塞，通畅则气体出入肺脏，壅塞则气体隔绝于肺鼻。喉司发声，亦以喉窍通畅为要。故无论行呼吸，或发声音，总以通畅为用。倘若喉为邪毒所伤，通畅受阻，则声息两病矣。故临证治疗喉疾，总以恢复或保持其通畅为基本原则。

第四节　口腔的解剖及生理

一、口腔的解剖

口腔，简称为口，又称口窍、牝户、玉池、太和宫、都门等，俗称嘴、嘴巴，属五官七窍之一。因其主纳饮食，通于地气，故称其为牝户。如《东医宝鉴·外形篇·卷二·鼻》曰："口通地气，曰牝户"。又因口生津液，滋润口舌，故又称玉池、太和宫。如《东医宝鑑·外形篇·卷二·口舌》曰："口曰玉池"。又曰："黄庭经曰：玉池清水灌灵根。注曰：玉池者，口也；清水者，津液也；灵根者，舌也"。《医方类聚·卷之七十一·齿门》亦曰："口为玉池太和宫"。口为人身第一门户，故又有"都门"之称。如《医方类聚·卷之七十六·口舌门》引《断病提纲》口证歌曰："口号都门内应脾"。《三因极一病证方论·卷之十六·口病证治》亦曰："夫口，乃一身之都门，出入荣养之要道"。

《灵枢·肠胃》尚对口腔的大小做了记载。其曰："唇至齿长九分，口广二寸半。齿以后至会厌，深三寸半，大容五合"。

口腔，是指唇以内，咽关以外的部位，主由唇、齿、龈、舌、颊、腭等组成。

(一)唇

唇，亦做脣，又称吻、口吻、口唇、飞门等。如《古汉语常用字字典》释"吻"为"嘴唇"。《诸病源候论·卷之五十·燕口生疮候》曰："此由脾胃有客热，热气熏发于口，两吻生疮"。两吻，即两唇也。《灵枢·忧恚无言》篇曰："口唇者，音声之扇也"。唇位于口腔最外部，是饮食进入人体的门户，口唇张合，如同门扇开启，饮食得以入口，故又称为飞门。如《难经·四十四难》曰："唇为飞门"。飞，古与"扉"通，门户也。口唇四周，微露白色，故称唇四白。如《素问·六节藏象论篇》曰:“脾胃……其华在唇四白”。《医碥·卷五·察唇齿》曰:“四白者,唇之四际白肉也”。

唇上连与鼻底,下至于颏唇沟,分上唇、下唇两部。上唇中央,由鼻柱向下至于唇缘有一纵行浅沟,称为鼻唇沟,又称人中沟。上下两唇交合处,称为口角,又称口丫,亦有称此处为吻者。如《中国医学百科全书·中医耳鼻咽喉口腔科学》“耳鼻咽喉口腔部位名称”曰:“吻:指口角或泛指唇四周”。上下唇内侧与上下牙龈相交,构成唇龈沟。其中上唇内侧中央与牙龈结合部,又称为龈交;下唇内侧中央与牙龈结合部,又称龈基。如《类经·八卷·骨空》曰:“唇内上齿缝中曰龈交,则下齿缝中当为龈基”。

(二)齿、牙床、龈

齿,又称牙齿。如《灵枢·邪客》篇曰:“天有列星,人有牙齿”。牙与齿,现代意义相同。但古代则根据牙齿在口腔内的位置不同而有着不同的名称。如《外科证治全书·卷二·齿部证治》曰:“内床曰齿,外板曰牙”。《外科大成·卷之三·牙齿》曰:“当门为齿……两旁为牙”。《东医宝鉴·外形篇·卷二·牙齿》曰:“口前两大齿,谓之板齿;其两旁长者,谓之牙;通谓之齿。其牙齿之根,谓之龈,亦曰牙床”。《医宗金鉴·正骨心法要旨·齿》亦曰:“齿者,口龈所生之骨也,俗名牙。有门牙、虎牙、槽牙、上下尽根牙之别”。

综上所述,齿,类似于今之切牙;其余则均称牙。门牙,又称板齿,即今之切齿;虎牙,即今之尖牙;槽牙,即今之双尖牙与第一、二磨牙;上下尽根牙,又称为真牙、智齿、尽头牙,即今之第四磨牙。真牙在女子三七、男子三八时方能萌出。犹如《素问·上古天真论篇》所云:“女子……三七肾气平均,故真牙生而长极”。又曰:“丈夫……三八肾气平均,筋骨劲强,故真牙生而长极”。《医部全录·卷一百五十五·齿门》亦曰:“真牙,乃尽根之牙,肾气足,故真牙生”。上下牙齿犹如一个门户,是饮食入口的首要部位,故牙齿又称为户门。如《难经·四十四难》曰:“齿为户门”。

人生共有两副牙齿。婴幼儿时期,牙齿称为乳牙、奶牙;成年人牙齿,称为恒牙。牙齿埋植于牙床、牙龈内之部分,称为牙根,又称齿根。如《备急千金要方·卷六下·齿病第六》曰:“凡人齿龈不能食果菜者,皆由齿根露也”。

牙床,亦作牙牀、齿牀,又称牙槽骨、牙车、牙盘,类似今之颌骨。牙床是生长、根植与坚固牙齿之骨,如《明医杂著·卷之三·牙床肿痛》曰:“盖齿虽属肾而生于牙床,上下床属阳明大肠与胃,犹木生于土也”。《类经·六卷·色藏部位脉病易难》亦曰:“牙车,牙床也”。牙床分上牙床、下牙床,或称上牙盘、下牙盘。如《症因脉治·卷一·齿痛》曰:“如右上盘痛,属胃与大肠;右下盘痛,属肺胃二经;左上盘痛,属胆经;左下盘痛,属肝经”。下牙床又称颊车骨。如《医宗金鉴·正骨心法要旨·颊车骨》曰;“颊车骨,即下牙床骨也,俗名牙钩,承载诸齿,能嚼食物”。两侧下牙床交合之骨,称为地阁骨,又称颏、下巴骨。如《医宗金鉴·正骨心法要旨·地阁骨》曰:“地阁骨,即两牙车相交之骨,又名颏,俗名下巴骨,上载齿牙”。

下牙床骨与耳门骨(又称玉梁骨)相钳合处,称为两钩骨,又称曲颊,类似于今之颞下颌关节。如《医宗金鉴·正骨心法要旨·两钩骨》曰:“两钩骨名曲颊,即上颊之合钳,曲如环形,以纳下牙车骨尾之钩者也”。又曰:“玉梁骨,即耳门骨,其处上即曲颊,下即颊车,两骨之合钳也”。合钳,即今之关节也。颞下颌关节,又称颊车骱,颊车指下颌骨,骱指关节。

龈,又称龈肉、齿龈、牙龈,亦做牙断,为牙床表面之肉,有固齿养牙之用。分上龈、下龈,分别包裹于上下牙床之外。《证治准绳·杂病·第八册·齿》曰:“齿分上下断,亦作龈,齿根肉也”。《赤水玄珠·卷三·齿门》则更进一步指出了齿与龈的关系,以及龈对于牙齿的滋养作用。其曰:“齿者,骨之余,肾之标,寄于龈,养于气血。上龈属足阳明胃,下龈属手阳明大肠。是知齿者,骨也,本乎乾元,以资始也。龈者,肉也,本乎坤元,以资生也,譬之木生于土,就藉土以为养也”。

(三)舌

舌,又称舌头、灵根、三寸、心苗、赤龙,是指位于口腔内的舌体组织。如《东医宝鑑·外形篇·卷二·口舌》曰:“灵根者,舌也”。《寿世青编·卷上·调息》曰:“赤龙,舌也”。《灵枢·肠胃》篇曾对舌的重量、长度、大小做了测量与记载。其曰:“舌重十两,长七寸,广二寸半”。

舌主要分舌根、舌边、舌中、舌尖四部分。舌根,又称舌本。如《证治准绳·杂病·第八册·舌》“重舌”曰:“舌本者,乃舌根蒂也”。《灵枢·经脉》篇曰:“足太阴之脉……上膈,挟咽,连舌本,散舌下”。《医部全录·卷一百五十八·舌门》注曰:“舌本,舌根也”。舌根附着于横骨之上。横骨,即舌根后之骨,类似今之舌骨,有固定舌体,主司舌的运动的作用。如《灵枢·优恚无言》篇曰:“横骨者,神气所使,主发舌者也”。又曰:“足之少阴,上系于舌,络于横骨,终于会厌”。《类经·卷二十一·卒然失音之刺》曰:“横骨,即喉上之软骨也,下连心肺,故为神气所使,上连舌本,故主举发舌机”。舌边,又称舌旁,即舌的两侧边缘。舌中,又称舌心,即舌的中央部。舌尖,即舌体最前之尖端。

舌又分上、下两面。舌上面,又称舌背,正常情况下,其表面有一层薄薄之白苔。若机体感受邪毒,或脏腑功能失调,寒热虚实内生,则舌苔可随其邪性而发生相应的变化。舌下面,又称舌腹,其正中有舌柱与口底相连。舌柱,又称舌系带,是由舌下筋膜所形成。如《类经·二十一卷·刺头项七窍病》曰:“舌柱,即舌下之筋如柱者也”。舌下紫色筋脉称为舌系。如《杂病源流犀烛·卷二十四·咽喉音声病源流》曰:“舌下紫筋为舌系”。舌系两侧分布有金津、玉液(左为金津、右为玉液)二液道。如《焦氏喉科枕秘·卷二·诸穴》曰:“金津、玉液二穴。左为金津,右玉液,舌下两旁紫脉上是穴”。金津、玉液有分泌津液,濡润口舌之能。

舌的下方与下牙槽骨之间,称为口底,是舌下痰包、重舌、颌下痈等疾病的好发部位。

(四)颊

颊,又称面颊、蕃,即口腔及颜面两侧之肌肉组织。如《证治准绳·杂病·第八册·颊䪼》曰:“颊,面旁也”。《灵枢·五色》篇曰:“蕃者,颊侧也”。在两侧颊的上部,耳的下方的部位是谓腮颊,是痄腮、发颐的好发部位。

对于头面部的部位古代均有不同的名称。如发际处称天中;天中之下,称天庭,又称庭、额、颜;天庭之下,称司空;司空之下,称印堂,又称阙;鼻准之下,称人中;下唇之下,称承浆;承浆之下,称地阁,又称颏;两目之下,称颧;两颊称蕃等。如《灵枢·五色》篇曰:“阙者,眉间也;庭者,颜也;蕃者,颊侧也”。《类经·十七卷·风邪五变》曰:“目下颊骨曰颧”。《灵枢·五变》篇则以颧骨的大小测知体骨的大小。其曰“颧骨者,骨之本也,颧大则骨大,颧小则骨小”。《杂病源流犀烛·卷二十二·面部病源流》曰:“额为天庭,属心;颏为地阁,属肾;左颊属肝,右颊属肺”。又曰:“自鼻直上发际曰天中。天中之下曰天庭,即额也。天庭之下曰司空。司空之下曰印堂,在两眉间。印堂之下曰山根,即两眼之间。山根之下曰鼻准,即明堂也。鼻准之下曰人中。人中之下曰承浆;承浆,穴名。承浆之下曰地阁,即颏也。两额角曰方广,亦曰太阳穴……庭者,颜也,即额”。头面部的分部是古代中医学望诊的重要组成部分。

《证治准绳》对于颌面骨进行了记载与命名,记有颧骨、札骨、乘骨、车骨、辕骨之名等。

如《证治准绳・疡医・卷之六・跌扑伤损》曰：鼻之前为梁骨者一；梁之左为颧骨者一，有势无髓；梁之左为札骨者一……左颔为乘骨者一，有势多液；右颔为车骨者一，乘骨之后为辕骨者，左右共二，有势有液；乘、车上下齿牙三十六事，无势髓，庸下就一则不满其数。

（五）腭

腭，又称上腭、玉堂、天花板。如《医宗金鉴・正骨心法要旨・玉堂》曰："玉堂在口内上腭，一名上含，其窍即颃颡也"。又因其位于口腔的上部，表面有横形花纹，似天花板状，故又称天花板。

上腭由硬腭与软腭两部分组成。硬腭位于上腭的前 2/3 部，主由上牙床骨与玉堂骨构成，质硬而不动，中央呈凹状，有容纳舌体与挤压食物，协助吞咽之能。软腭位于上腭的后 1/3 部，主由肌膜组成，软而能动，有协助吞咽与发声之能。软腭在口腔上部正中下垂形成之蒂状物，称为悬雍垂。悬雍垂又称喉花、小舌、帝丁等（其内容参见咽部解剖之咽门部分）。悬雍垂两侧向外下方游离下行，形成前后两条弓柱状物，分别称为咽前柱及咽后柱。其中位于近舌侧者，称为咽前柱，今称舌腭弓、腭舌弓；位于近咽腔侧者，称为咽后柱，今称咽腭弓、腭咽弓。咽前后柱之间即为咽核窝，其内藏有咽核。

二、口腔的生理功能

口腔主要有进水谷，司咀嚼，咽饮食；构语言，宏声音；泌津液，助化食；辨五味等生理功能。

（一）进水谷，司咀嚼，咽饮食

进水谷，司咀嚼，咽饮食是口的基本生理功能之一。《素问・六节藏象论篇》曰："五味入口，藏于肠胃"。《素问・五脏别论篇》亦曰："五味入口，藏于胃以养五脏气"。《灵枢・五癃津液别》篇亦曰："水谷入于口，输于肠胃"。又曰："水谷皆入于口，其味有五"。此论"五味入口"、"水谷入于口"等即指出了口有进水谷的生理功能。饮食物进入口腔后，经牙齿的切磨与咀嚼，尔后由硬腭、舌体的合挤作用而吞咽下行进入咽胃，从而完成饮食物的摄入，故进水谷，司咀嚼，咽饮食实际上是口腔在摄取食物时的一种连贯动作。进水谷主要是通过唇、齿、舌、颊、腭的共同作用而完成的。进水谷的方式，一是通过吮吸，二是通过唇齿的夹摄与咬取。其中吮吸主要是摄取流质饮食，是婴儿进食乳汁和成人摄取流质饮食的主要方式；夹摄和咬取主要是摄取非流质饮食与固体食物。但在进食过程中，两种方式往往同时使用或交替进行，以便摄取各种不同的饮食物。

饮食物进入口腔后，其中非流质饮食和固体食物又需经过牙齿的切磨、咀嚼，使其粉碎，方能下咽入胃。故口又有司咀嚼，磨谷食的作用。在咀嚼过程中，虽然牙齿起有主导作用，但颊、腭、舌、颌等组织则起有重要的协助作用。

咽饮食则是口腔进水谷的最终过程。口腔咽饮食是在饮食物经过口唇的摄入，牙齿等组织的咀嚼切磨后，由口腔送入咽腔、胃腑的过程。口腔咽饮食的这一动作过程主要是由舌体、上腭等来完成的。当饮食物下咽时，则舌背向上后挤压，将食物送入舌根部。此时，舌根抬高，软腭上升，舌抵上腭，将食物送入咽腔，再经过咽、喉、会厌等组织器官的连贯性动作而完成饮食物下咽的过程。其间，舌、腭、咽、喉、会厌等必须密切配合，相互协同，才能保障吞咽动作的圆满完成。若舌、腭、咽、喉、会厌任何部位发生异常，则均可影响吞咽，甚或导致吞咽困难等。正如《儒门事亲・卷三・喉舌缓急砭药不同解》所曰："咽与喉，会厌与舌，此四者，同在一门……食下则吸而掩，气上则呼而出，是以舌抵上腭，则会厌能闭其咽矣。四者相交为用，阙一则饮食废而死矣”。

(二)泌津液，助化食

泌津液，助化食是指口腔在进饮食的同时，尚有分泌津液，帮助消化饮食的作用。泌津液，助化食主要是由舌下之金津、玉液二穴道来完成的。正常情况下，舌下金津、玉液能分泌津液，有润养口舌齿龈的作用。当饮食入口后，在牙齿切磨、咀嚼的同时，舌下之金津、玉液穴道亦同时分泌津液，并与食物相溶相拌，以润和食物，并随食物下咽入胃，而助消磨化食等。金津、玉液主要受胃、肾阴液的支配与调节。《喉科指掌·卷之五·喉痈门第五·舌下痈》曰：“舌下金津、玉液二穴通于肾经”。故胃肾阴液充足，上承于舌下，充灌入穴道，则金津、玉液分泌充足，津液旺盛，口舌常润，化谷消食。倘若胃肾阴津亏虚，无以上奉，则金津、玉液分泌不足，津液亏乏，口舌失养，而易致口舌干燥，食物干涩难咽等。

(三)构语言，宏声音

构语言，宏声音是指口舌有构成语言，辅助声音宏亮的功能。声音自喉门发出后，经过咽腔、鼻腔、口腔的扩展、放大、共鸣，而后方能成为洪亮的声音。当声音经过口腔时，舌、唇、齿、腭在心神的支配与协调下，随声附气而动，即能构成清晰的语言。语言虽然是由舌、唇、腭、齿所共同完成的，但起主导作用的则是舌。而唇、齿的开合运动，则起有阻挡、调节声气；腭(软腭、硬腭)起有调节声音，固定舌位，构助语言的作用。正如《灵枢·优恚无言》篇所曰：“口唇者，音声之扇也；舌者，音声之机也；悬雍垂者，音声之关也”。《类经·二十一卷·卒然失音之刺》曰：“唇启则声扬，故谓之扇”。“舌动则音生，故谓之机”。倘如舌、腭、唇、齿受邪而病，则可致构语障碍，语言不清，甚或失语等。尤其是舌的病变更易导致语言障碍。犹如《济生方·口齿门·舌论治》所曰：“风寒中之，则舌强而不能言；壅热攻之，则舌肿而不能语”。

(四)辨五味

辨五味，是指口舌有辨别各种味觉的功能。《素问·阴阳应象大论篇》曰：“心气通于舌，心和则舌能知五味矣”。《证治准绳·杂病·第八册·舌》亦曰：“舌主赏五味，以荣养于身”。故口辨五味主要是由舌来完成的。其次，软腭、咽前柱、咽底、会厌后部等亦有一定的辨别味觉作用。舌辨五味以舌尖、舌侧、舌体后部为主，而舌体不同的部位对于味觉的辨别能力亦有所不同。如舌尖部对甜味、咸味最敏感；舌侧对酸味最敏感；舌根对苦味最敏感。此外，口腔内肌膜亦有调和味觉的作用，从而使口内产生各种不同的味觉感受，如辛辣感、清凉感、麻木感等。

口辨五味受脏腑功能的支配与影响。脏腑调和，则口辨别五味灵敏。倘若脏腑功能失调，则可致口辨别五味异常，并可出现各种不同的异常口味等。如《杂病源流犀烛·卷二十三·口齿唇舌病源流》曰：“肝热则口酸，肝乘脾亦口酸”，“心热则口苦”，“肝移热于胆亦口苦”，“脾热则口甘或臭”，“胃热亦口甘，若虚则口淡”，“肺热则口辛”，“肾热则口咸”等。

三、口腔的生理特性

口居人体上部之头面，为清阳之气上通之处，其窍属阳；口纳水谷，其窍应脾，五行属土，而唇、龈、颊俱属中土，故口属阳土之窍。阳窍则喜温而恶寒，喜清而恶浊；土性则喜润而恶燥，故口有喜温、喜清、喜润之生理特性。温、清、润则口窍和利，纳谷化食，构语宏声；寒、浊、燥则口窍失和，干涩肿滞，语言謇涩等。

舌居口内，应心属火。阳火之体，以动为用。舌火置于口之土中，受土之静养，使其动中有静，动静相宜，当静则静，当动则动，从而使舌能构语、辨味等。舌属阳火之体，亦有着喜温恶寒，喜清恶浊，喜润恶燥的生理特性。而舌火居于口土之中，火土相生，火升土静，以和为贵。和则舌能知味，口能纳谷；口舌和利，则味馨谷香，语言清亮。

牙居龈中，应肾属水；龈裹齿外，应胃属土。水、土俱有喜静厌动之特性，均以静为用。静则龈肉丰腴，牙坚齿固，龈齿相亲，磨谷有力；动则龈萎肉缩，牙豁齿落，龈齿相离，磨谷无力等。

总之，口窍有喜温、喜清、喜润的生理特性，而口内之舌、齿、龈、颊、唇等组织则以和为用，故温、清、润、和则是口腔诸组织的共同生理特性。反之则易病矣。

第五节　结　　语

本篇仅就耳鼻咽喉口诸窍的解剖、生理功能及生理特性做了概要论述。由于中医学文献中有关这部分内容的记载较少，故本篇采用了“承古参今”、“重在承古”的方法对耳鼻咽喉口的解剖、生理做了较为系统的论述，实际上本篇所述的一些内容在临床方面早已为我所用，以上只是将其概要总结而已。他山之石，可以攻玉。中医耳鼻咽喉口腔科学由于自身在解剖学方面存在的一些缺陷，以致在某种程度上制约了其学科前进的步伐。我们认为，随着中医耳鼻喉口腔科学的发展，中医耳鼻咽喉口腔科的解剖生理学还将进一步吸收现代解剖、生理学的有关研究成果，做到“洋为中用”，从而使中医耳鼻咽喉口腔科学的理论体系更加完备，为实现中医耳鼻咽喉口腔科的现代化奠定必要的解剖、生理学基础。

有关耳鼻咽喉口腔各官窍的生理特性古今医家论述的较少。本文只是根据各官窍的生理功能，以及阴阳五行属性，与脏腑的基本关系，结合临床实践等做了粗略论述。其论未必精当全面，旨在为临床治疗耳鼻咽喉口腔疾患，恢复各官窍的自身生理特性提供一些理论依据。不当之处，还望有识之士进一步完善、修正。

第五章

耳鼻咽喉口与脏腑经络相关学说

耳鼻咽喉口虽然位于人体上部之头面，但其在生理病理方面却与五脏六腑有着密切的关连，而这种联系又需通过经络的沟通与连属才能实现，故耳鼻咽喉口诸窍与脏腑经络则有着不可分割的关系。脏-窍在生理方面的相互联系，在病理方面的相互影响正构成了耳鼻咽喉口在生理病理变化上的内在物质基础。因此，熟悉与掌握脏窍之间的这种内在联系，对于理解诸窍的生理病理变化，以及指导临床辨证施治均有着十分重要的意义。

第一节　耳鼻咽喉口与脏腑相关学说

脏腑是人体功能活动的核心，是阴阳精气产生的本源。人体的四肢百骸，五官九窍，皮脉筋骨肉等组织器官无不在脏腑功能活动所产生的阴阳精气的滋养下方能发挥其各自的生理功能与生理特性。在病理方面，脏腑功能失常则可通过一定方式与途径而反映于各组织器官，而各组织器官的功能失常亦可间接或直接的影响到脏腑功能活动，这种以脏腑为核心，在生理病理方面相互依存、相互影响的内在关系正构成了人体脏腑与各组织器官之间的脏腑整体观，亦构成了中医脏腑学说及整体观念的重要组成部分。耳鼻咽喉口作为整体中的一部分，其生理活动及病理变化亦同样受脏腑功能活动的支配与影响。尤其是五脏，既是支配耳鼻咽喉口诸窍功能活动的核心，亦是中医耳鼻咽喉口腔科学中脏-窍相关学说的核心，其与耳鼻咽喉口诸窍的关系极为密切，正如《灵枢·脉度》篇所曰："五脏常内阅于上七窍也"。故本章重点以五脏为主，对耳鼻咽喉口与脏腑相关学说加以阐述，以为临证诊治官窍疾病奠定理论基础。

一、耳鼻咽喉口与心相关论

心居胸中，主血脉，藏神，为五脏六腑之大主，是主持血脉运行及周身脏器活动的核心器官，故《素问·灵兰秘典论篇》称心为"君主之官"。心与耳鼻咽喉口诸窍亦有着密切的关系，尤其是心血、心神对于耳鼻咽喉口诸窍功能的发挥有着重要的作用。耳鼻咽喉口诸窍受心血之养，依心神之主方能协调完成听、嗅、声、息等生理功能。倘若心神失用，血脉受阻则诸窍功能失主或失于协调而生乱矣。

(一)耳与心相关论

耳窍与心的关系主要表现在心血、心神与听觉的关系方面。

1. 心主血脉，耳为宗脉所聚，心血滋养耳窍　心主血脉，是指心有统领全身脉络和主持周身血液循环的作用，并有化血生血之能，故《素问·宣明五气》篇有"心主脉"、《素问·痿论篇》有"心主身之血脉"、《素问·阴阳应象大论篇》有"心生血"之称。耳虽位于头面之两侧，但周身阳经之脉，及阴、阳经之络大都上行于耳，故耳有宗脉所聚之称。如《灵枢·口问》曰：

"耳者，宗脉之所聚也"。《医贯·卷之五·耳论》亦曰："人身十二经络中，除足太阳（注：足太阳之脉亦行于耳前）、手厥阴，其余十经络，皆入于耳"。由于周身脉络皆由心所主，而耳为宗脉之所聚，故心与耳通过宗脉而相互连属。若心主血脉的功能正常，血脉和畅，经络通利，使气血得以循脉上注，灌于耳脉，耳受气血之濡养，则能听声辨音。若心血不足，则血脉空虚，血运减少，致耳脉不充，失于心血之濡养而出现耳鸣、耳聋、耳部皮肤干燥不荣等。

血为阴之质，故除心血养耳外，心阴循经上注于耳，亦有濡养耳窍之功。若心阴亏虚，一则无以上注，耳阴不足，耳失濡养而致耳聋、眩晕；二则阴不制阳，心阳亢盛，虚火上炎，干扰耳窍，耳失静谧而见耳中鸣响，夜间尤甚，甚或扰乱听觉，而致听而不清；三则心肾之间水火失衡，致使心肾不交，阴虚火旺而见鸣、聋、眩晕、耳内流脓、久而不愈等。

2. 心气通于耳，耳受之而能听　心气通于耳，历代医贤皆有论之。如隋·杨上善曰："心气通耳"（《黄帝内经太素》）。清·张隐庵亦曰："心属火，受南方之赤色，入通于心而养精于内也。邪气脏腑篇曰：十二经脉三百六十五络，其气血皆上于面而走空窍，其别气入于耳而为听。别气者，心主之气也"（《黄帝内经素问集注》）。故耳之所以能听，与心气上奉的作用亦是分不开的。如果以耳受"别气"始能为听，而"别气是心主之气"的观点而论，那么，心气在听觉的形成中则起有重要的作用。心气旺盛，耳受心气之温煦则耳之水窍不寒，听觉聪明，位觉平衡。倘若心气不足，耳失温煦，寒水泛耳，则可致鸣聋眩晕等。正如张志聪所曰："南方赤色，入通于心，开窍于耳，心气虚，故耳鸣颠疾"。此外，心气不足则推动血液运行之力减弱，以致血行不畅，滞阻耳脉，闭塞不通，则可致耳膜暗红，耳内闷胀刺痛，听力减退，或耳鸣耳聋，久而不愈等。倘若心气亢盛，火热内生，致心经积热，循经上蒸，熏灼耳窍，壅滞耳脉，则可致耳部红肿痒痛，或生疖疮、流脓等。若心火暴张，火扰清窍，尚可致暴鸣、暴聋等。正如《济生方·耳门》所曰："忧愁思虑得之于内，系乎心。心气不平，上逆于耳，亦致聋聩、耳鸣、耳痛、耳痒、耳内生疮，或为聤耳，或为掀肿。六淫伤之调乎肾，七情所感治乎心。医疗之法，宁心顺气，欲其气顺心宁，则耳为之聪矣"。

3. 心主神明，助听神以司听觉，助位神以持平衡　《灵枢·邪客》篇曰："心者，五脏六腑之大主也，精神之所舍也"。《灵枢·本神》篇亦曰："所以任物者谓之心"。心主神明，藏神，主宰周身；耳藏听神与位神，听神主听，位神司身之平衡，故人之所以能听，全赖听神之功；人之所以动作平稳，有赖位神之司衡，然听、位神皆由心神所主，心神有滋助听神、位神发挥听声司衡之能。故心神精明清静，助于听神则听觉聪慧灵敏，听声真切而辨识语言；助于位神，则人体动作敏捷，平衡不倾，随心而行。正如《类经·十六卷·五癃津液别》中所云："心总五脏六腑，为精神之主，故耳目肺肝脾肾，皆听命于心。是以耳之听，目之视，无不由乎心也"。倘若思虑过度，劳伤心神，神失守舍，致听神、位神失主，则可致耳鸣耳聋，眩晕时作等。犹如《古今医统大全·卷六十二·耳病门》所曰："忧愁思虑则伤心，心虚血耗必致耳鸣耳聋"。

中医学中"心主神明"的理论，在很大方面包括了现代生理学中大脑的功能。而现代生理学认为听觉、位觉的形成，除与耳本身的结构功能有关外，大脑亦发挥着重要的作用。对于听觉、位觉与脑的这种联系，在中医学中亦早有认识。如《灵枢·海论》曰："脑为髓海"、"髓海不足，则脑转耳鸣"。其中"脑转"即是位觉失常的征象，"耳鸣"则是听觉异常的现象。从而在间接方面已发现了脑的病理变化可以影响于耳，认识到了脑与耳之间的内在联系。王清任所著《医林改错》中则更明确地指出："两耳通脑，所听之声归于脑。"从而直接认识到了听觉产生与脑的关系。然在中医脏腑学说中，虽然有"脑"为奇恒之府，"元神之府"之论，但有关脑的生理病理仍分属五脏，其中特别是心，即"心主神"，为"精神之所舍"等。所以，心

(包括脑)与耳,心神(脑)与听神有着不可分割的联系,听神的功能需赖心神(包括脑)的滋助,始能静谧聪敏,听而不乱,以辨众音。倘若心脑受邪,神明失用,听神无助,则可致听而不真,辨音力弱,识语困难,甚或耳聋无闻等。

4. 心开窍于耳 《素问·金匮真言篇》曰:“南方赤色,入通于心,开窍于耳,藏精于心”。此乃《内经》通篇所直言耳开窍属脏的唯一论述。对于肾与耳窍的关系,《内经》或言“肾主耳”、“在窍为耳”,或言“肾气通于耳”,而未有“肾开窍于耳”之论,故以《内经》之论,当属“心开窍于耳”矣。

心开窍于耳,除心血、心气、心神对耳的作用外,在经脉循行、临床用药方面亦可得到佐证。如在经脉循行方面,“手少阴之络会于耳中”(王冰注《黄帝内经素问》),心经之气血可通过本经之络脉而直接运达于耳。此外,心与小肠相表里,小肠经脉从目外眦转入耳中,故心经气血亦可假小肠之脉上注于耳,而滋养耳窍,以助听觉与平衡。正如《黄帝内经太素·卷第六·脏腑之一·脏腑气液》所云:“手太阳心之表,脉入于耳中,故心开窍在于耳也”。又云:“《素问》赤色入通于心,开窍于耳者,肾者水也,心者火也,水火相济,心气通耳,故以窍言之,即心以耳为窍”。《类经·三卷·藏象类·五脏之应各有收受》亦曰:“耳者,心之窍”。

在临床用治方面,由于心开窍于耳,心经气血的盛衰,心神的清浊等皆可对耳的听觉、位觉产生影响,故所用治聋开窍药物多为入心经之品,如菖蒲、远志、麝香等;熄鸣止眩药物多有安神之能,如枣仁、柏子仁、合欢皮、朱砂、磁石、龙骨、珍珠等,而且运用调心安神治疗耳鸣、眩晕往往能够收到较好疗效。

心病可以及耳,而耳病亦可以影响于心,如脓耳日久,毒邪内陷,入于心营,扰乱心神则可致神昏,惊搐,甚或邪陷心包,闭绝神明,危及生命。其治法亦需清心凉营,解毒开窍等。由此可见,心开窍于耳不仅有一定的生理病理基础,而且有一定的临床意义。

综上所述,心开窍于耳不仅有一定的生理病理学基础,而且有一定的临床基础。而言肾开窍于耳者则有悖一般常理。悖理之一:肾居下焦,开窍于二阴是其常理,为何向上又开窍于耳者也?悖理之二:在五脏中,肺脾肝均有一个开窍,而心开窍于舌,舌又非孔窍,为何肾既开窍于二阴,又开窍于耳,独有两个开窍者也?因此,基于《内经》之论,结合心肾与舌、耳、二阴的关系,其主窍、开窍关系应为:肾主耳,开窍于二阴;心主舌,开窍于耳。如此,方合五脏应五官九窍之用矣。

从历代医家文献中可以发现,除上述心开窍于耳者外,一般医家均回避心开窍于耳这一直接关系之说,而改曰“心寄窍于耳”之论。如《儒门事亲·证口眼㖞斜是经非窍辨十八》曰:“心窍舌,舌无窍,心与肾合而寄窍于耳,故耳与舌俱为心之外候”。《医贯·卷之五·耳论》亦曰:“心亦寄窍于耳,何也?盖心窍本在舌,以舌无孔窍,因寄于耳”。对于耳窍与心肾两脏的关系,多数医家则认为耳当为心肾共主之窍,其功能亦受心肾的共同主宰,而心肾功能失调则均可导致耳窍的发病。如《圣济总录·卷第一百一十四·耳门·耳统论》曰:“肾气通于耳,心寄窍于耳,气窍相通,若窗牖然,音声之来,虽远必闻。若心肾气虚,精神失守,气不宣通,内外窒塞,斯有聋聩之疾”。《圣济总录·卷第一百一十四·耳门·耳虚鸣》亦曰:“耳者,心之寄窍,肾气所通也。府藏和平,则其窍通而无碍。肾气既虚,风邪干之,复以思虑劳心,气脉内结,不得疏通,则耳内浑焞与气相击而鸣”。《医贯·卷之五·耳论》则称“肾为耳窍之主,心为耳窍之客”。《张氏医通·卷八·七窍门下·耳》则曰:“耳者,肾之窍,足少阴经之所主,然心亦寄窍于耳,在十二经脉中,除足太阳、手厥阴外,其余十经脉络,皆入耳中。盖肾治内之阴,心治外之阳,合天地之道,精气无不变通,故清净精明之气上走空窍,耳受之而听始聪矣”。从以上诸家所论可以看出，耳与心肾的关系具有双重性，耳窍正是在心肾两脏精气神血的濡养与协调下方能发挥其耳聪听声之能，故心肾两脏有共主耳窍的关系。正如《类经・三卷・藏象类・五脏之应各有收受》中所曰：“心在窍为舌，肾在窍为耳，可见舌本属心，耳则兼乎心肾也”。《证治准绳・杂病・第八册・耳》亦曰：“耳者，肾之窍，足少阴经之所主，然心亦寄窍于耳……因此，耳属二脏之窍也，是诸经禀其阴阳、五行、精明者，皆上入之，所以，宫、商、角、徵、羽之五音，从斯辨矣”。而心肾和耳窍的这种关系则以“肾主耳，心开窍于耳”的方式加以表达较为适宜矣。

（二）鼻与心相关论

鼻乃行呼吸，司嗅觉之官，其与心的关系主要表现在血脉相连，心主嗅觉等方面。

1. 心主血脉，鼻藏中血堂，心注血于鼻脉　心主周身之血脉。鼻部血脉丰富，乃血脉汇聚之处，故有“多气多血之窍”之称。且鼻内藏有“中血堂”。中血堂为血脉汇聚而成，与心主之血脉密切相关，故鼻与心以脉相承，以血相连，从而构成鼻与心连系的内在基础。心经气血通过血脉而循注于鼻，鼻受心脉所输气血的濡养，则鼻部肌肤润泽，窍道通利。若心经气血不足，鼻脉失充，肌肤失养，则易致鼻部肌肤干燥乏泽，鼻痒肌枯；若心脉瘀滞，气血不畅，鼻脉受阻，则见鼻头暗红增厚，或鼻内肌膜暗红肿厚，鼻塞嗅减；若心经积热，循脉上蒸，熏灼鼻窍，迫血妄行，则致发鼻衄等。正如《素问・五脏别论篇》所曰：“五气入鼻，藏于心肺。心肺有病，而鼻为之不利也”。《素问病机气宜保命集・卷下・耳论附》亦曰：“鼻塞者，肺也，何谓治心？心主臭”。

2. 心藏神，主嗅，助鼻司嗅　嗅觉虽有鼻所主司，但因嗅觉亦属神的活动范畴，是鼻内嗅神之所为，故其功能的发挥亦需靠心神（包括脑之元神）的主持与滋助方能保持灵敏。正如《难经・四十难》所曰：“肺者，西方金也，金生于巳，巳者南方火，火者心，心主嗅，故令鼻能知香臭”。此是以“五行长生”学说来说明心与嗅觉的关系。正如《脾胃论・卷下・五脏之气交变论》释曰：“夫三焦之窍开于喉，出于鼻，鼻乃肺之窍，此体也，其闻香臭者用也。心主五臭，舍于鼻，盖九窍之用，皆禀长生为近心，长生于酉，酉者肺，故知鼻为心之所用，而闻香臭也”。心主嗅，是指心有主持与滋助鼻司嗅觉之能。心经气血旺盛，心神清明，受命于鼻之嗅神，则嗅觉灵敏，辨味敏捷。若心虚神荡，或心血瘀阻，神失主持，致嗅神无助，或邪客于鼻，神失所用等，则易发嗅觉异常，辨味失真，或嗅觉失灵等。犹如《东垣试效方・卷五・鼻门・鼻不闻香臭论》所曰：“盖以窍言之，肺也；以用言之，心也。因卫气失守，寒邪客于面，鼻亦受之，心不能为用，而不闻香臭”。正因为心主嗅，故临床所用治疗嗅觉异常的药物多具有芳香醒神之功，如菖蒲、麝香、冰片、樟脑、辛夷等。

心病可以及鼻，鼻病亦可以及心。因鼻与心血脉相连，神神相通，故若鼻感邪毒则易循脉入心（脑）伤神，轻则害其神明，而见健忘，昏眩，失眠，重则毒犯营血，内陷心包而致高热、头痛、神昏、惊抽等。

（三）咽、喉与心相关论

咽司吞咽，喉司发声，咽、喉与心的关系主要表现在心脉通连咽喉，助吞咽、主声音等方面。

1. 心脉通于咽、喉　心主血脉，其经挟食道而上，循经咽、喉。咽、喉地处关隘，乃诸经循行之要冲，故在经脉循行方面，心与咽、喉脉络相连，心经气血循脉上注于咽喉，咽喉得气血之濡养，方能润泽通利，司咽行息。若心经气血阴津不足，无以上奉，则易致咽喉失润而见干燥乏泽，涩滞不适；若心阳亏虚，咽喉失温，则易致咽寒紧缩不舒。心脉瘀阻，气血不畅，咽喉血脉涩滞，则可见咽喉肌膜暗红增厚，干涩不利。若心经郁热，循经灼喉，则见心烦失眠，咽喉气热，梗梗不利等。

2. 心为声音之主　心主神明，喉司发声，声虽由气发，但主持发声，使其高低适宜，疾徐中节，声音和调者，则由乎心神。正如《医学摘萃·七窍病类·声音》所曰："声出于气，而气使于神，盖门户之开阖，机关之启闭，气为之也；而所以司其开阖启闭，俾疾徐中节，高下合宜者，神使之也。"因心藏神，神使气，气发声，故声虽出于喉，而所以使其发声者则由心所主。故《仁斋直指方·卷八》曰："心为声音之主"。心主发声，唯有心血旺盛，神主精明，则声出合度，随心而发，疾徐高低，富于节奏，语声清晰。若心血亏虚，神荡失守，则可致声不随心，音调变换力弱，甚或嘶哑。若心火旺盛，上蒸喉门，灼伤脉络，迫血妄行，则可致声带出血留瘀，卒然失音等。

(四)口与心相关论

口与心的关系主要表现在心主舌、舌为心之苗等方面。

1. 心主舌，助辨味、构语　心主舌，助辨五味、构语，是指心有主持舌的功能活动，助舌辨别五味，构成语言的作用。《素问·阴阳应象大论篇》曰："心主舌……在窍为舌"。《灵枢·五阅五使》篇曰："舌者，心主之官"。《三因极一病证方论·卷十六·舌病证候》亦曰："舌者，心之官，主赏五味"。《素问玄机原病式·六气为病·火类·骂詈》曰："言为心声也"。故心有主舌，助舌辨别五味，构成语言的功能。心主舌，助辨味、构语，主要是通过心血、心气、心神来实现的。

一则心血上注于舌。《诸病源候论·卷之四·虚劳舌肿候》中曰："心候舌，养于血"。"卷二十七·血病诸候·舌上出血候"亦曰："心主血脉，而候于舌"。《张氏医通·卷八·七窍门下·舌》曰："心之本脉，系于舌根"。又曰："少阴脉系舌本"。因心主血脉，心脉上系于舌本，心之表经手太阳小肠之脉循颈上颊，颊为口之侧，故心血循脉上注于口舌，口舌得心血之养，则舌体运动灵活，功能和利，辨味灵敏，构语清晰。

二则心气通于舌。《灵枢·脉度》篇曰："心气通于舌，心和则舌能知五味矣"。《诸病源候论·卷之三十·口舌疮候》亦曰："手少阴，心之经也，心气通于舌"。心气上通于舌，舌受心气之温养，则舌和而不寒，舌和则能辨味灵敏，构语流利。正如《济生方·口齿门·舌论治》所曰："经曰：心通乎舌，舌和则知五味矣。盖舌者，脾脉之所通，心气之所主，和则知味，资于脾而荣于身者也"。

三则心神使于舌。因心藏神，主神明，舌辨味、构语，均属神的功能活动范围。唯有心神清明，使于舌，则舌能因味而辨，随心而语，且辨味真切而灵敏，构语灵活而清晰。

正因为心主舌，心血、心气、心神滋养于舌，故若心脏功能失调，则易致舌辨味、构语异常等。如心血、心气不足，神荡失持，舌失所养，则辨味乖乱失真，构语不清等。若心脉瘀阻，或邪犯心神，则易致舌体运动失灵，而见语言謇涩不利，甚或失语等。故《素问·脉微精要论篇》曰："心脉搏坚而长，当病舌卷不能言"。《诸病源候论·卷之一·风病诸候·风舌强不得语候》亦曰："脾脉络胃，夹咽，散舌下，心之别脉，系舌本，今心脾二脏受风邪，故舌强不得语"。"卷之三十·唇口病诸候·謇吃候"引养生方曰："愤满伤神，神通于舌，损心则謇吃"。《证治准绳·杂病·第八册·舌》亦曰："《内经》曰：心气通于舌，心和则舌能知五味矣，病则舌卷短，颧赤，其脉搏坚而长。乔岳曰：心绝则舌不能收及不能语"。

2. 舌为心之苗　舌为心之苗，是指舌为心之苗窍，心功能的一些变化往往反映于舌。如《血证论·卷六·口舌》曰："舌为心之苗，而居于口中，脏腑之气，发见于口者，多着于舌"。

《口齿类要·舌症》亦曰："舌乃心之苗"。

对于舌与心的苗窍关系，历代医家有谓"心开窍于舌"者，有谓"心寄窍于耳"者，其原因主要是因为"舌非孔窍"所致。如《证治准绳·杂病·第八册·耳》中所曰："心在窍为舌，舌非孔窍，因寄窍于耳"。舌既非孔窍，而心又在窍为舌，与舌又有着苗窍关系，心经气血寒热虚实之变亦常反映于舌，故称"舌为心之苗"则正合心与舌之表里关系之义矣。

舌为心之苗，心之功能正常与否均可反映于舌，而通过舌之变化亦可测知心脏功能正常与否，或心经病变之寒热虚实等。正常情况下，心经气血上注，濡养于舌，则舌体红润，功能和利。若心功能失调，火热内生，则常致上蒸于舌而使舌肿、舌烂、出血、舌上生疮等，故舌之病变与心功能失调有着极其密切的关系。正如《类证治裁·卷之六·齿舌症·论治》所曰："舌病多属心。木舌由心经蕴热"，"重舌，亦由心火太盛"，"舌尖绛干，心火上炎也。大红点者，热毒乘心也"。《血证论·卷二·舌衄》亦曰："舌乃心之苗。观小儿吐舌、弄舌，木舌、重舌，皆以去心经风火为主，则知舌衄皆是心火亢盛，血为热逼而渗出也，治法总宜清泻心火"。《证治准绳·杂病·第八册·口》亦曰："或问口疮如何得之？曰：经云膀胱移热于小肠，膈肠不便，上为口糜。盖小肠者，心之府也，此举由邪热之端耳。心属君火，是五脏六腑之火主，故诸经之热，皆应于心，心脉布舌上，若心火炎上，熏蒸于口，则为口舌生疮"。正因为舌为心之苗，舌之病变多由心之功能失调，虚实火热上蒸所致，故治疗时宜多从调理心经而治。犹如《济生方·口齿门·舌论治》所曰："舌者，心之所候，脾气之所通。摄养违理，二脏不和，风热内蕴，舌为之病焉。遂致舌肿、重舌、木舌、舌胎、舌衄、舌疮等证。更有伤寒舌出过寸，此毒热攻心也。治疗之法，轻者清之，重者泻之。但舌疮一证，不特因实热所致，亦有虚热上攻而然者，却又不可例用凉剂也。贵乎镇坠宁心而已"。

舌为心之苗，从口舌的变化亦可测知心经病变。如《素问·风论篇》曰："心风之状，多汗恶风，焦绝，善怒吓，赤色，病甚则言不可快，诊在口，其色赤"。《类经·十五卷·疾病类·风证》释曰："焦绝者，唇舌焦燥，津液干绝也……心主舌，病甚则舌本强，故言不可快。心和则舌能知味，故诊当在口；口者，兼唇而言，色当赤也"。

二、耳鼻咽喉口与肺相关论

肺主气，司呼吸，有宣发肃降之能。肺系统功能的主导功能则是"肺主气"，其余司呼吸，宣发肃降则是肺气功能的具体体现。故肺与耳鼻咽喉口的关系亦主要表现在肺主气与听、嗅、声、息、语等功能的联系方面。兹就有关内容论述如下：

（一）耳与肺相关论

耳与肺的关系主要表现在经脉连属，肺金与听觉，宣降功能与耳窍清灵等关系方面。

1. 肺朝百脉，耳为宗脉所聚，耳脉朝会于肺　肺朝百脉而能治节，耳为宗脉之所聚，故肺与耳皆属经脉会聚之处，在经脉分布特性上类似。因此，类似的经脉分布特性构成了耳与肺联系的基础。但因周身脉络皆朝会于肺，受肺气的治节，故耳虽为宗脉之所聚，但最终又需朝归于肺，并受肺气的治节方能气充血旺，耳脉安畅，使窍道通畅。若肺气不足，百脉失充，耳脉空虚，则不唯耳易受邪患病，且易致耳脉不畅，窍道壅滞，听觉失聪等。

2. 肺主声，令耳闻声　肺属金，五行唯金响，响则有声，故有"肺主声"之论。耳司听觉，必有声应，方能为听，故肺主声是耳产生听觉、感知外界声源的必要条件。唯肺金健正，主声不乱，耳始能闻之。正如《难经·四十难》所曰："耳者，肾之候，而反闻声，其意何也……肾者，北方水也，水生于申，申者西方金，金者肺，肺主声，故令耳闻声"。倘若肺气壅滞，金实不鸣，声气入耳受阻，或肺气虚弱，金破难声，声气无以入耳，则易致耳不闻外声，而听自己语声增强，或辨别外声能力减弱，耳内自鸣等。

有关耳与肺在听觉生成方面的关系，历代医家大多均是以肺与肾的“长生”关系加以解释，亦有认为是肺气上通于耳的结果。如《脾胃论·卷下·五脏之气交变论》曰：“耳者，上通天气，肾之窍也，乃肾之体而为肺之用。盖肺长生于子，子乃肾之舍而肺居其中，而能听音声也”。《证治准绳·杂病·第八册·耳》曰：“耳本主肾，而复能听声者，声为金，是耳中有肺，水长生于申也”。《医部全录·卷一百三十四·耳门·耳能闻声之故》曰：“肺金也，声出于金，故肺主声。鼻属于肺，不能听声，耳属于肾而反能闻声音，果何如邪？肾属北方水，水长生在申，酉申酉戌，申正金临官之地，金在脏为肺，肺主声。耳虽属肾水，水生于肺金之位，故令耳能闻声”。《医学入门·卷四·耳》则认为是肺气贯耳的结果。其曰：“肾水窍耳，而能闻声者，水生于金也。肺主气，一身之气贯于耳，故能听声”。《杂病源流犀烛·卷二十三·耳病源流》亦曰：“肾窍于耳，所以聪听，实因水生金。盖肺主气，一身之气贯于耳，故能为听。故凡治耳聋，必先调气开郁”。

对于肺病所致耳聋的病理关系，以及耳聋从肺论治等，历代医家亦有许多论述，并且提出了“耳聋治肺”的学说。如早在《内经》中即有肺病导致耳病的记载。如《素问·脏气法时论篇》曰：“肺病者……虚则少气，不能报息，耳聋，嗌干”。《类经·十四卷·疾病类·五脏虚实病刺》释曰：“手太阴之络会于耳中，故气虚则聋”。《证治准绳·杂病·第八册·耳》则释曰：“盖气虚必寒盛，则气血俱涩滞而不行也，耳者，宗气也，肺气不行，故聋也”。《素问·气交变大论篇》则从运气学说的角度，说明金肺受邪，或金气太过所导致耳聋的现象。其曰：“岁火太过，炎暑流行，金肺受邪……嗌燥，耳聋”。又曰“岁金太过，燥气流行，肝木受邪……耳无所闻”。后世医家亦不乏其论。如《素问病机气宜保命集·卷下·耳论附》曰：“耳者，盖非一也，以窍言之，是水也；以声言之，金也；以经言之，手足少阳俱会其中也……假令耳聋者，肾也，何谓治肺？肺主声”。《医学读书记·续记·耳聋治肺、鼻塞治心》则认为耳聋是肺气不行所致。其曰：“古曰：耳聋治肺，肺主声；鼻塞治心，心主臭。愚谓耳聋治肺者，自是肺经风热、痰涎郁闭之症。肺之络会于耳中，其气不通，故令耳聋。故宜治其肺，使气行则聋愈。夫声从外入，非无声也，有声而不能入也，而谓肺主声，何哉？”《温热经纬·卷四·疫证条辨》曰：“坎为水，故耳为肾水之外候。然肺经之结穴在耳中，名曰笼葱，专主乎听，金受火烁则耳聋。凡温热暑疫等证耳聋者，职是故也，不可泥于伤寒少阳之文，而妄用柴胡以煽其焰。古云：耳聋治肺，旨哉言乎”。

3. 肺司耳咽管开合，保耳清灵　中耳之耳咽管是维持耳窍清虚灵敏的管道。然耳咽管开口于颃颡，受肺气宣发肃降的制约与调节，方能启闭开合自如，而发挥其排浊纳清之能，故肺有主司耳咽管开合的作用。肺气宣发，则耳咽管开启舒利，使卫气、宗气入耳，以温煦耳窍，抵御外邪。肺气肃降，则耳咽管闭缩，使浊气败液出耳，以保耳窍清灵，故肺气宣降对保持耳咽管正常的启闭舒缩功能，维持耳窍清灵之性则有着重要作用。唯有肺气宣降协调，使耳咽管启闭舒缩有节，清入浊出，方能使耳不受邪，永保清灵。若肺失宣降，耳咽管启闭舒缩功能失常，清不入而浊不出，则易致中耳败液积留，耳失清灵，而发生闷胀堵塞，听觉失聪，甚或败液蕴积化脓，促发脓耳等。若肺气宣强降弱，则易致耳咽管启舒过度，开放过大，而使耳感气流冲耳，耳鸣如风，闻及呼吸声等。

有学者研究发现肺与中耳在胚胎发育、组织学结构与功能、解剖结构等方面均有极高的类似性，肺与耳具有同源性，故认为耳聋治肺有着一定的客观基础。

由于肺主声，令耳闻声；肺气宣降有司耳咽管开合，保耳清灵之功，肺病则耳气不行，耳脉壅滞，耳咽管开合失司，耳闷耳聋，而宣降肺气则有聪耳之效，故有“耳聋治肺”之说。

(二)鼻与肺相关论

鼻与肺有着极为密切的关系，其连系主要表现在肺主鼻，主涕，肺开窍于鼻，以及肺助嗅觉等方面。

1. 肺主鼻　肺主鼻，是指肺为鼻之主，鼻功能的发挥直接受肺的支配。肺主鼻，主要表现在肺中气阴对鼻的温煦濡养及肺对鼻功能发挥的主宰作用。肺主气，宗气主要形成于肺，而卫气是由肺吸入之气与脾胃所化生之水谷精气相结合而成，故肺气宣发，宗气、卫气顺气道上行，布散于鼻，鼻得宗气、卫气之温煦，方能温和通利，不为邪犯，以行呼吸。肺中阴津上注于鼻，鼻得阴津之濡养，方能荣润光泽，不燥不萎。

此外，鼻行呼吸，司嗅觉，御外邪等均与肺密切相关。肺气充盛，鼻得温养，则呼吸通畅，嗅觉灵敏，御邪强盛；肺气不足，鼻失温养，则易致鼻息不畅，嗅觉失灵，不御外邪等，故肺对鼻窍各种功能的发挥起有主宰作用。肺盛则鼻强，肺虚则鼻弱，肺壅则鼻病。正因为肺与鼻密切相关，鼻受肺的温润滋养及主宰，故《素问·阴阳应象大论篇》曰：“肺主鼻”。《灵枢·五阅五使》篇曰：“鼻者，肺之官也”。

2. 肺主涕　涕属五液之一，是津液的组成部分。肺主涕，是指肺津有化生涕液，濡润鼻窍之能。正如《素问·宣明五气篇》所云：“五脏化液……肺为涕”。在正常情况下，鼻窍内泌生有少量津涕，以濡润窍道，温润空气，粘附尘埃，保持鼻窍通畅。但若鼻窍受邪，迫津外泄，则可致鼻涕增多，甚或腐化成脓等。

涕液出于鼻而化生于肺，乃肺津上承之象，故《灵枢·九针论》曰：“肺主涕”。因涕液由肺津所化，故肺中阴津旺盛，津液上承，则鼻中涕液泌生充足，使鼻道常润。倘若肺阴不足，津液匮乏，无以上承，或鼻肺为燥热之邪所犯，耗伤津液，则可致鼻内干燥，肌膜失荣，甚或燥萎不复等。

3. 肺助嗅觉　肺助嗅觉，是指肺有辅助心神、滋助鼻窍产生与发挥嗅觉的功能。肺助嗅觉，除肺为相辅之官，有辅佐心神主嗅觉以外，主要是靠肺主气来实现的。肺主气对嗅觉的作用主要表现在两个方面：一乃肺主天气而司呼吸，气味随天气呼吸而出入于鼻道，鼻方能嗅知；二乃肺主生蓄宗气，宗气有激发、辅助嗅觉之能。犹如《灵枢·邪气脏腑病形》篇所曰：“其宗气上出于鼻而为嗅”。正因为肺主气对鼻司嗅觉有着如此重要作用，故《灵枢·脉度》篇曰：“肺气通于鼻，肺和则鼻能知香臭矣”。肺和，即肺气旺盛，宗气充足，呼吸协调，宣降有度，使气满于鼻道，五气五味充鼻，以为其嗅，故鼻司嗅觉除由心神主持外，与肺气亦是密切相关的。肺司呼吸，载气味入鼻及宗气入鼻，激发嗅觉亦是鼻产生与发挥嗅觉功能的基本条件之一。倘若肺气虚衰或肺气壅塞均可致嗅觉障碍等。

4. 肺开窍于鼻　肺开窍于鼻，是指肺居胸中，借鼻而通于天气，以司呼吸。肺开窍于鼻，主要是通过鼻肺在呼吸方面的相互连系来实现的。肺司呼吸，为呼吸之主；鼻行呼吸，与外界相通，乃呼吸之门户，呼吸之气，内蓄于肺，出入于鼻，鼻肺在呼吸方面相辅相成，相互为用，密切配合，共同完成吐故纳新的生理过程。在这一生理过程中，肺主内，司宣发肃降；鼻主外，司气息出入。肺气宣发，则鼻窍能呼；肺气肃降，则鼻窍能吸。如此，肺需通过鼻窍方能将天气吸引入内，将浊气呼出于外。正因为鼻为肺呼吸功能的重要窍口，故《素问·金匮真言论篇》曰：肺“开窍于鼻”也。

因肺开窍于鼻，鼻乃肺之外窍，鼻肺在呼吸功能方面密切相关，故肺的司呼吸功能正常与否可从鼻行呼吸的变化而得知。肺主呼吸正常，宣发肃降协调，则鼻窍呼吸通利。若肺气壅塞，宣降失调，呼吸不畅，则可见鼻息不利，鼻翼煽动；若肺气不降，则见鼻呼多吸少，张口抬肩；肺气将绝则见鼻息微弱，似呼非呼，似吸非吸等。正如《医学摘萃·七窍病类·鼻病》所曰："鼻病者，手太阴之不清也。肺窍于鼻，宗气所由出入而行呼吸者也。必肺降而气清，其鼻窍乃宣通而不窒。若肺逆不降，则宗气壅阻，而鼻塞流涕之病作矣"。

此外，鼻窍的通利与否亦可影响到肺的呼吸功能，如鼻失通利，气息出入受阻，则可致肺吸之不入，呼之不出，或以口代息。久之，因吸入之气失于鼻的清洁温润作用而易害及肺之娇脏，或致咽喉之疾等。又因鼻为肺窍，故外邪亦常自鼻而入侵肺脏而致发外感、温热之病等。

5. 肺华在鼻　因肺主鼻，肺气通于鼻，鼻为肺之外窍，受肺中阴津阳气的温养，故肺的各种变化可反映于鼻，从鼻的功能改变可以测知肺的功能盛衰等。如从鼻的润泽干枯可测知肺中阴津的盈亏；从鼻肤的温凉，鼻内肌膜颜色及鼻气的冷热可测知肺司呼吸及宣降功能的乖和；从涕的性状颜色可测知肺病的寒热等。

由于肺鼻在生理上相互连系，病理上相互影响，故而构成了肺鼻关系的内在基础，亦为临证鼻肺病证的辨证论治提供了理论依据。

(三)咽、喉与肺相关论

咽喉与肺的关系主要表现在肺气通于咽、喉，咽、喉乃肺气通行之路，及肺为声音之门等方面。

1. 肺气通行咽、喉，咽、喉受肺之气阴濡养　喉属肺系，乃肺气通行之门户。咽既为饮食之道，又为肺气通行之路。尤其在肺司呼吸方面，咽、喉为呼吸之气必经之地。呼则气经喉、咽而出于鼻，吸则气经咽、喉而入于肺。倘若咽喉肿塞，喉门不利，致呼吸之路不畅，则可致呼吸出入受阻，呼吸不畅，或呼吸困难，喘鸣迫促，甚至窒息身亡等。

肺气通行咽、喉，咽、喉在通行呼吸之气的同时，亦受肺气的温煦，肺阴的滋养，咽、喉方能温润荣泽，窍道通畅。倘若肺气虚弱，卫阳不足，咽失充养，则咽喉易感邪毒，或致乳蛾反复发作等。若肺阴不足，津不上承，咽喉失养，则可见咽喉肌膜干燥失荣，干涩不适，甚或萎枯不泽。若肺气壅滞，肺热内生，上蒸咽喉，则可致咽喉灼热肿痛不利等。

2. 肺气宣降，喉门通畅　肺主宣发肃降，咽、喉均以通为用，肺的宣降功能对咽嗌的通利，喉门的开合有着重要的作用。尤其是喉门的开合与肺气的宣降关系最为密切。肺气宣发，则喉门开启，而喉门开启，则有助于肺气的宣发；肺气肃降，则喉门闭合，而喉门闭合，则有益于肺气之敛降；因此，肺的宣降功能与喉门的启闭相辅相成，其中肺气的宣降为喉门开合提供了动力，在二者的关系中起着主导作用；而喉门的开合又为肺气的宣降，呼吸的通畅提供了条件，在二者的关系中起有保障作用。肺、喉之间密切配合，相互为用，方能保持呼吸道路的通畅及呼吸之气的顺利通行。倘若肺失宣降，或喉门不畅，则均可致咳喘息难等。

3. 肺为声音之门　喉属肺系，为发声之官。肺属金脏，生蓄宗气，主宣发肃降。肺之经脉直循喉中，故肺气宣发，宗气上升，金令以行，应喉而鸣，则成声音。所以，肺中宗气实乃发声之原动力，声音之发非此则无以出矣。故肺气充盛，宗气充足，则喉满声宏；肺虚气弱，宗气不足，则喉虚声怯，声低嘶哑等。

此外，声音的发出、维持与喉门的通畅与否密切相关，而喉门的通畅与肺中气阴的盛衰，宣降功能的正常与否直接相连。肺气充足，阴津旺盛，宣降有度，则喉门通畅；肺中气阴上奉于喉，滋养声户，则声户启闭舒利，发声自如，声音清亮。反之，肺失宣降，金气不行，喉门失畅，或肺中气阴亏乏，喉失滋养，开合不利，则皆能妨碍发声而致音哑，从而出现“金实不鸣”或“金破不鸣”的病理变化。正如《素问玄机原病式·六气为病·火类·暴喑》所云：“金肺主声，故五行惟金响。金应于乾，乾为天，天为阳，为健（键）为动；金本燥，为涸，为收，为敛，为劲切，为刚洁。故诸能鸣者，无越此也。凡诸发语声者，由其形气鼓击也。鼓击者，乃健（键）动之用也。所谓物寒则能鸣者，水实制火，火不克金也。其或火旺水衰，热乘金肺，而神浊气郁，则暴喑无声也”。

由于声音出于肺气，肺的盛衰与否与声音直接相关，故《仁斋直指方·卷八》称“肺为声音之门”。

（四）口与肺相关论

口与肺的关系较为疏密，其有关系者主要为肺气宣发卫气于口，有助口御邪的作用。

1. 肺主气，助口御邪、辨味　肺主气，司呼吸，主宣发肃降。口通声气，为呼吸与声气出入之道。故《灵枢·口问》篇曰：“口鼻者，气之门户也”。《类经·十八卷·疾病类·口问十二邪之刺》亦曰：“气由口鼻而入，故为气之门户”。且肺与大肠相表里，阳明大肠经脉入于齿龈，还出口角与上唇，故肺气既可随呼吸及声气上奉于口，亦可循其表里之经上行于口，口得肺输宗气、卫气之温养，而能保持口和知味，语声宏亮，不为邪犯等。若肺虚卫弱，口失温养，御邪不力，则易致邪从口入，或邪犯口窍，而致发风热、风寒牙痛、龈肿、齿寒等。若肺经蕴热，或肺经火热，传于大肠，热灼口龈，则易致牙龈红肿疼痛，口舌生疮，口气腥臭，或口辛舌辣等。如《证治准绳·杂病·第八册·口》曰：“肺热则口辛”。又曰：“口疮有二：一曰热，经云少阳司天，火气下临，肺气上从，口疡是也；二曰寒。经云岁金不及，炎火乃行，复则寒雨暴至，阴厥，且格阳反上行，病口疮是也”。此言“肺气上从”、“岁金不及”者，皆肺经之病矣。《杂病源流犀烛·卷八·七窍门下·口》亦曰：“口辛，肺气上溢也”。又举一病案曰：“肺金本主腥，金为火所乘，火主臭，应使如是也”。

2. 肺主唇白　唇白，即唇周之白肉也，因白色属肺，故有“肺主唇白”之说。且唇白的荣润与否与肺经气血之盛衰亦有一定关系。如《证治准绳·杂病·第八册·唇》曰：唇“又属手太阴肺经”。又曰：“肺主唇白，白而泽者吉，白如枯骨者死。唇白当补脾肺。盖脾者，肺之母也，母子皆虚，不能相营，其名曰怯，故当补。深红色则当散肺虚热”。故唇白虽然属脾，但与肺亦有一定联系。

三、耳鼻咽喉口与脾胃相关论

脾胃同居中焦，乃后天之本，气血生化之源，又为升清降浊之枢，耳鼻咽喉口诸窍既需脾胃化生气血的濡养，又需升清降浊之辅助，方能保其官窍清灵，功能强健。倘若脾胃失调，气血生化不足，或升降失常，清阳不升，则可致耳鼻咽喉口诸窍壅塞失灵而病。正如《素问·玉机真脏论篇》所曰：“脾为孤脏……其不及则令九窍不通”。《脾胃论·卷上·脾胃虚实传变论》亦曰：“九窍者，五脏主之，五脏皆得胃气乃能通利”。又曰：“胃气一虚，耳目口鼻俱为之病”。《脾胃论·卷下》亦曰：“脾胃虚则九窍不通”。由此而知，耳鼻咽喉口与脾胃有着极为密切的关系。

（一）耳与脾胃相关论

耳窍与脾胃的关系，主要表现在脾胃化生气血，濡养耳窍，及脾升清，助耳清灵等方面。

1. 脾胃化生气血，濡养耳窍　脾主运化，胃主受纳，脾胃二脏密切配合，共同完成饮食物纳、化、运过程，故脾胃有化生气血，运送水谷精微，荣养周身脏器及四肢百骸之能。耳属五官之一，其功能的发挥亦需气血精微的不断濡养方能完成。故脾胃化生气血循经上注于耳，耳得脾胃生运气血精微的濡养，始能维持其司听觉，助平衡功能的不断发挥。唯有脾胃强健，化源旺盛，气血充足，耳脉充盈，耳养丰富，则耳听聪慧，平衡有度。倘若脾胃虚弱，生化不足，气血亏乏，耳失濡养，则可致耳鸣、耳聋、眩晕等。故《灵枢・口问》篇曰："耳者，宗脉之所聚也，故胃中空则宗脉虚，虚则下溜，脉有所竭者，故耳鸣"。《类经・十八卷・疾病类・口问十二邪之刺》释曰："手足三阳三阴之脉皆入耳中，故耳亦宗脉之所聚也。阳明为诸脉之海，故胃中空则宗脉虚，宗脉虚则阳气不升而下流，下流则上竭，轻则为鸣，重则为聋矣"。

此外，脾主运化水湿，耳为水窍，易为湿害，故若脾运失职，水湿内停，湿淫耳窍，或湿聚痰生，痰湿上泛，蒙蔽耳窍，则亦可致耳鸣、耳聋、眩晕、内耳积水，中耳积液，耳膜混浊，耳内流脓，耳壳聚生痰包等。若湿蕴化热，或脾胃火热内生，上蒸耳窍，尚可致耳部红肿疼痛、溃烂、溢脓等。

2. 脾主升清，助耳清灵　脾居中焦，善于斡旋，有升清降浊之能。耳属清阳之窍，喜清恶浊，性好清灵，故脾之升清降浊功能对于维持耳窍的清灵之性至关重要。脾胃强健，升降有序，清升浊降，生生不息，耳得清阳之温煦，清气之充灌，则清灵聪敏，听觉敏捷。正如《医学摘萃・七窍病类・耳病》所曰："耳为冲虚之官，必阴降而浊沉，其耳乃声入而能通"。倘若脾胃虚弱，升降失常，清不升而浊不降，耳失清灵之充灌，浊邪无以出降，壅害清窍，耳失清灵，则可致听觉失聪，耳鸣耳聋等。正如《医碥・卷三・杂症・耳》所云："若气虚下陷则亦聋，以清气自下，浊气自上，清不升而浊不降也"。《医学摘萃・七窍病类・耳病》亦曰："耳病者，浊阴之不降也……然浊阴之不降，实戊土之中气不运也，宜调其中气，使浊降清升而耳病自愈矣"。《医贯・卷之五・耳论》亦云："经曰：清阳出上窍。胃气者，清气、元气、春升之气也，同出而异名也。今人饮食劳倦，脾胃之气一虚，不能上升，而流于肾肝，故阳气者闭塞，地气者冒明，邪害空窍，令人耳目不明，此阳虚耳聋，须用东垣补中益气汤主之。有能调养得所，气血和平，则其耳聋渐轻。若不知自节，日就烦劳，即为久而聋之证矣"。

(二)鼻与脾胃相关论

鼻与脾胃的关系主要表现在脾胃气血充养鼻窍；脾升清，清气通于鼻；及脾主外鼻等方面。

1. 脾胃气血充养鼻窍　脾司运化，为气血生化之源。鼻为血脉多聚之处，乃多气多血之窍；阳明胃脉起于鼻侧，行至鼻根，有"经络所至专属阳明"(《景岳全书・卷二十七・杂证谟・鼻证》)之称。故脾胃化生之气血循经上注，充灌鼻脉，鼻部气血方能旺盛，"中血堂"充盈，以维持其多气多血之性。鼻得脾胃输送气血之濡养，鼻肤及鼻内肌膜方能荣润洁泽，功能和利。倘若脾胃虚弱，气血不足，鼻脉失充，肌膜失养，则可见鼻肤不泽，或鼻内肌膜干燥萎缩等；若脾胃失调，水湿不化，上泛鼻窍，则可致鼻肌膜肥肿，或生长息肉，聚生囊肿痰包；若脾胃积热，循经上蒸，熏灼鼻腔窦窍，则可致鼻疔、鼻疮、鼻渊等症。

脾统血，鼻部血脉丰盛、鼻内藏居"中血堂"，故若脾失统血，或胃火上攻，则易致血不循经，流溢脉外而发衄血等。

2. 脾升清，清气通于鼻　脾升清，鼻属清窍，有赖清气的温养，故脾气健旺，升举清阳，清气通鼻，鼻得清气的温煦，则鼻窍方能保持其清虚通畅之性。鼻道清虚则呼吸畅利，嗅觉灵敏。若脾气虚弱，清阳不升，鼻失温养，浊邪壅滞，则可致鼻塞、流涕、嗅觉失灵等。正如《东垣试效方・卷五・鼻门・鼻不闻香臭论》所云："若因饥饱劳役，损伤脾胃，生发之气既弱，其营运之气不能上升，邪害空窍，故不利而不闻香臭也。宜养胃气，使营运阳气，宗气上升，鼻则通矣”。

3. 脾主外鼻　脾居中焦，鼻居面中，脾、鼻虽然脏窍有别，但其均居中央，位居略同，且鼻需赖脾升气血清气的濡养，故有“外鼻属脾”之称。如《杂病源流犀烛·卷二十三·鼻病源流》曰：“鼻为肺窍，外象又属土”。《理瀹骈文》亦曰：“鼻属脾”（注：此言鼻，乃指外鼻而言）。由于脾鼻同位，外鼻属脾，故脾病常显现于鼻。如脾脏蕴热，则鼻部红赤，甚或生疮肿溃；阳明郁热，熏灼鼻窍，迫津外泄，热郁作痒，则见鼻痒鼽嚏；脾虚则鼻色黄等。正如《素问·刺热篇》所曰：“脾热病者，鼻先赤”。《素问·六元正纪大论篇》曰：“阳明所至为鼽嚏”。《素问·风论篇》亦云：“脾风之状，多汗恶风，身体怠惰，四肢不欲动，色薄微黄，不嗜食，诊在鼻上，其色黄”。《类经·十五卷·风证》释曰：“鼻为面王，主应脾胃，故色诊当见于鼻上”。

（三）咽、喉与脾胃相关论

咽、喉与脾胃的关系主要表现在咽属胃之系；咽为脾胃之候；及脾为声音之源等几个方面。

1. 咽司吞咽，属胃之系　咽司吞咽，下接食道，直贯入胃，是水谷入胃的必经道路，故咽属胃系。正如《普济方·卷六十二·咽喉门·咽喉肿塞》中所曰：“夫咽喉者，生于肺胃之气也。咽者，嚥也。言可嚥物，又谓之嗌，主通利水谷，胃气道路，故为胃之系”。《重楼玉钥·喉科总论》亦曰：“夫咽喉者，生于肺胃之上。咽者，嚥也。主通利水谷，为胃之系，乃胃气之通道也”。《医碥·卷四·杂症·咽喉》亦曰：“咽在喉后，主纳食，胃之系也”。咽属胃系，其吞咽功能亦受胃气的制约。胃气和降，受纳正常，则咽道通畅，吞咽顺利；胃失和降，受纳失常，胃气上逆，或胃气壅滞，郁积生热，上冲咽嗌，则致咽物反出，不思吞咽，甚或咽嗌红肿疼痛，吞咽困难等。正如《血证论·卷六·咽喉》所云：“凡咽痛而饮食不利者，胃火也”。

咽属胃系，胃之阴津阳气上奉，温养咽嗌，则咽嗌滋润温通，功能和利。倘若胃阴不足，津不上承，咽失滋养，则可致咽干不适，肌膜干燥乏泽，甚或咽肌干萎等。

咽受胃之气阴的濡养，其吞咽功能受胃气的制约，但咽的吞咽功能正常与否亦可影响胃的受纳功能及胃中气阴的生发。如咽病肿塞，或癌瘤肿毒，阻塞咽嗌，致使咽之吞咽受制，或吞咽不能，则胃纳无物，久之，则水谷渐绝，精微不化，气血不生，而胃之气阴绝焉。因此，咽之吞咽与胃之受纳密切相关，吞咽是受纳的需要，受纳是吞咽的目的，无以吞咽则受纳无物，无以受纳则吞咽失所。吞咽与受纳相辅相成，共同完成饮食物的摄取过程，从而保证水谷精微的不断化生。

2. 咽为脾胃之候　咽主吞咽水谷，胃为水谷之海，脾主运化水谷精微，三者同属一门，咽与脾胃在水谷吞、纳、化方面的联系构成了三者关系的轴心。由于咽之吞咽是脾胃受纳、运化水谷精微的需要，而脾胃化生水谷精微又可上输滋养咽嗌，并为咽之吞咽提供动力，而且从咽腔肌膜的荣润腴枯可了解脾胃化生水谷精微的盛衰，从咽之吞咽功能的强弱好恶可测知脾胃受纳运化功能的和乖，故有“咽为脾胃之候”之称。如《诸病源候论·卷之三十·咽喉心胸病诸候·咽喉疮候》曰：“咽喉者，脾胃之候也”（注：此处咽喉，乃偏指咽）。《重楼玉钥·诸风秘论》亦曰：“咽主地气，属脾土”。

咽主地气，与脾胃相通，为脾胃之候，故若脾胃虚弱，气血不足，咽失濡养，则咽干肌萎；脾胃失调，升降失常，或脾湿上泛，结滞咽嗌，则致咽嗌不利，肌膜肥肿，久而不愈；脾胃积热、火热上蒸于咽，则致咽嗌红肿，生痈化脓，吞咽困难等。正如《诸病源候论·卷之三十·咽喉心胸病诸候·喉咽肿痛候》所云：“喉咽者，脾胃之候，气所上下。脾胃有热，热气上冲，则喉咽肿痛。夫生肿痛者，皆挟热则为之。若风毒结于喉间，其热盛则肿塞不通，而水浆不入，便能杀人”。《普济方·卷六十三·咽喉门·咽喉肿痛》亦曰:“夫足太阴之脉属脾,络胃上膈,挟咽,连舌本;足阳明之脉,其支者,从大迎前下人迎,循喉咙,是知咽喉者,脾胃之候也。脾胃有热,风毒乘之,其气上冲,经络胥应,故咽喉为之肿痛”。

3. 脾胃为声音之源　脾与胃共为后天之本,气血生化之源,位居中焦而功于斡旋,发声需赖气血的充养,中气的充盈,方能清亮圆润。故脾胃功能强健,气血生化充足,中气盈盛,斡旋有度,升降有序,俾使清升浊降,气血上奉,中气充喉,喉得濡养,声道通畅,气满喉门,则声户运动自如,发声清亮有力。倘若脾胃虚损,气血不足,中气虚乏,则可致声嘶乏力,发声易于断裂不续,控制不能自如等。若脾胃失调,中焦蕴热,循经灼喉,则致喉门红肿、音哑;脾失健运,痰湿上泛,壅结声带,则可生长结节、息肉,声音浊闷不清等。

脾藏意,在五行五声中主歌,故歌唱与脾胃之气(中气)亦有关连。脾胃强健,中气充足,升降自如,气盈声户,则用嗓守意,控制力强,歌声丰满圆润,刚柔既济,富于感情等。若脾胃气衰,中气不足,则易致歌不随意,易于疲劳乏力,甚或嘶哑失音等。

声出于气,尤其与宗气关系密切,而宗气乃由肺吸入之清气与脾胃化生之水谷精气相结合而成。此外,肺属金,主发声,而金生于土,肺金之气的充足与否与脾土之气的盛衰密切相关。脾土旺则肺金盛,脾土虚则肺金弱,故声音虽由肺金所主,而实与脾土关系密切。由于脾为后天之本,气血生化之源,合成宗气,辅充肺气,是声音之气产生的后天本源,故可称“脾为声音之源”矣。

4. 脾升胃降、咽喉通畅　脾胃为升降之枢,咽喉以通为用。脾胃升降有序,气机调畅,清升浊降,则咽道通畅,喉门舒利。若脾胃升降失常,气机不畅,浊邪壅滞,则可致咽喉不利,吞咽不适,喉门开合不畅,咽喉闷堵不爽等。

(四)口与脾胃相关论

口与脾胃的关系主要表现在脾主口;脾开窍于口,口为胃之门户;脾华在唇等几个方面。

1. 脾主口,助口泌津化谷　脾主口,是指口由脾所主,其泌津液,化谷食的功能受脾胃运化功能的支配。《素问·阴阳应象大论篇》曰:“脾主口……在窍为口”。《普济方·卷五十八·口门·总论》亦曰:“夫口者,足太阴之经,脾之所主,五味之所入也。盖五味入口,藏于脾胃,为之运化津液,以养五气。五气者,五脏之气也”。此即说明了口与脾胃的所主关系,以及口与脾胃在饮食消化方面的相互关系。脾主口,助口泌津化谷,主要是通过脾气、脾脉与口的联系来实现的。

一乃脾气通于口。《灵枢·脉度》篇曰:“脾气通于口,脾和则口能知五谷矣”。《普济方·卷五十八·口门·口干》亦曰:“是太阴脾之经也,其气通于口”。脾气通于口,即脾胃所化之气血上通于口。脾和,即脾胃调和,运化水谷精微功能强健。口主进饮食,并有泌津磨谷化食之功;脾主运化,胃主受纳,并有化生水谷精微之能。口进饮食是脾胃受纳运化的需要与基本条件,脾胃受纳运化水谷则是口进饮食的内在基础。只有脾胃受纳运化功能强健,并使脾胃所化生的水谷精微不断上输于口,使口得脾胃气血的濡养,则口内津液分泌充足,化谷力强,进食馨香,食欲旺盛,亦即口能知五谷矣。因此,脾胃与口在饮食的进、纳、化方面的密切配合,正构成了口与脾胃联系的纽带,同时,亦是脾气通于口,助口泌津化食,知五谷的具体体现。故《证治准绳·杂病·第八册·口》曰:“脾气通于口,脾和则口能知五谷矣。此脾之主于口也”。

脾气通于口亦包涵脾能升举清阳之气上通于口。脾胃主升清降浊,口亦为清阳之窍,脾胃强健,升降协调,清升浊降,口得清阳之气的温养,则口和舌灵,而能知谷辨味矣。

二乃脾胃脉络通于口。《灵枢·经脉》篇曰："脾足太阴之脉……连舌本，散舌下"。"足阳明胃之脉……入上齿中，还出挟口环唇，下交承浆"。由于脾胃经脉均通于口舌，故脾胃气血及所化之水谷精微可循其经脉而上奉于口舌，口舌得脾胃气血、水谷精微的濡养，则口舌肌膜光滑润泽，功能和利，而使口能知谷，舌能辨味矣。

正因为脾主口，脾胃气血、清阳之气上通于口，脾胃脉络连属于口舌，故口舌功能和调与否与脾胃功能是否强健直接相关，唯有脾胃强健，气血生化充足，清升浊降，口舌得其所养，则口和进谷，泌津化食，舌机灵活，构语清晰矣。倘若脾胃失调，火热、湿热内生，上蒸于口，则可致口舌生疮，龈肿牙痛，口臭气秽等。如脾胃虚弱，运化失职，升降失常，气血精微生化不足，无以上奉于口，致使口失所养，则易致口淡乏味，不思饮食，或口舌齿龈唇肌膜淡白，干燥、溃烂，经久不愈等。犹如《医学摘萃·七窍病类·口病》中所曰："口病者，足阳明之不降也。脾窍于口，脾与胃同气，脾主升清，胃主降浊，清升浊降，而口唇无病，且口中清而无味。若己土下陷，戊土上逆，而甲土不降，相火上炎，于是唇口肿痛，诸病作矣"。又曰："土者，水火之中气，水泛于土，则湿生；火郁于土则热作，湿热熏蒸，则口气腐秽而臭恶"。

2. 脾开窍于口，口为胃之门户　脾开窍于口，口为胃之门户，是指脾胃居于中焦，口为脾胃之外窍，脾胃功能的强弱可以通过口而反映于外。脾开窍于口，口为胃之门户主要是通过脾胃与口在饮食物的摄入、受纳、运化过程而体现的。同时，脾胃受纳、运化功能的强弱，以及脾胃气血的盛衰亦常通过口而反映于外。

口主进水谷，胃主受纳水谷，脾主运化水谷，三者同属一门。脾胃受纳、运化水谷均需要由口而入，口进水谷则脾胃受纳、运化有物，故口是脾胃受纳、运化水谷的必由门户。口的进水谷的功能受脾胃受纳、运化功能的支配与制约。脾胃受纳、运化强健，则口和欲食而思进水谷；若脾胃失调，或脾胃虚弱，受纳、运化失职，则口中乏味，或口怠不欲进食等。正因为口与脾胃同属一系，脾胃居内，口窍居外；口为进饮食之门，脾胃为纳化饮食之官；脾强则口食旺，胃强则口食馨，口窍食旺谷馨则脾胃受纳、运化有物，故称"脾开窍于口"，"口为胃之门户"。犹如《素问·金匮真言论篇》所曰："中央黄色，入通于脾，开窍于口，藏精于脾"。《血证论·卷六·口舌》中曰："口乃胃之门户"。

口既为脾之外窍，胃之门户，亦为一身之都门，五脏六腑之门户，故脾胃功能的盛衰，五脏六腑功能的寒热虚实之变均可导致口味的改变。正如《三因极一病证方论·卷之十六·口病证治》所曰："五味入口，藏于胃脾，行其精华，分布津液于五脏，脏气偏盛，味必偏应于口"。正因为如此，临证从口味的变化则可测知五脏六腑的寒热虚实等，如胃热则口臭，脾热则口甘，胃虚则口淡，湿热、食积、肝热则口酸，肺热则口辛，心肝胆火热则口苦，肾热则口咸等。犹如《证治准绳·杂病·第八册·口》所曰："脾热则口甘，肝热则口酸，心热则口苦，肺热则口辛，肾热则口咸，胃热则口淡"。《血证论·卷六·口舌》亦曰："口者，胃之门户，五脏六腑之气皆见于此。口苦是胆热……口甘是脾热……口酸是湿热"，"口咸是脾湿"，"口淡是胃虚"，"口涩是风热"，"口麻是血虚"，"口臭是食积"。《三因极一病证方论·卷之十六·口病证治》亦曰："夫口乃一身之都门，出入荣养之要道，节宣微爽，病必生矣。故热则苦，寒则咸，宿食则酸，烦躁则涩，虚则淡，疸则甘"。

3. 唇为脾之官，脾华在唇　唇为脾之官，是指唇由脾所主。《灵枢·五阅五使》篇曰："口唇者，脾之官也"。《素问·五脏生成篇》亦曰："脾之合肉也，其荣唇也"。由于脾主肌肉，唇为肌肉之本，故《灵枢·经脉》篇曰："唇舌者，肌肉之本也"。脾胃化生之气血精华上输于唇，则口唇红润光泽，不为邪害。若脾胃失调，虚实寒热内生，或外邪犯脾，则皆能影响于唇而使其患病。而脾经的寒热虚实之变亦是导致口唇疾病发生的重要病机之一。如脾胃虚弱，气血不足，口唇失养，则易致唇色淡白，干燥皲裂。脾胃积热，上蒸口唇，则易致唇赤，红肿，生疮等。犹如《三因极一病证方论・卷之十六・唇病证治》所曰："唇者，脾之候也，意舍之所荣。燥则干，热则裂，风则瞤动，寒则揭，气郁则生疮，血枯则沈而无色"。《证治准绳・杂病・第八册・唇》则把唇之病变大都均归属于脾病之所为。指出："肝经怒火，风热传脾，唇肿裂，或患茧唇"。"胃火血燥，唇裂为茧，或牙龈肿烂作痛"。"风传脾，唇口瞤皱"。"风热客于脾经，唇燥裂无色"。"中气伤损，唇口生疮，恶寒发热，肢体倦怠"。"思虑伤脾，血耗唇皱"。"意思过度，蕴热于脾，沈裂无色，唇燥口干，生疮，年久不愈"。"风湿入脾，唇口瞤动"。"脾热，唇焦枯，无润泽"等。正因为脾经的寒热虚实之变是导致唇病的重要致病因素，故古代医家对于唇之疾患亦多从脾论治。如《证治准绳・杂病・第八册・唇》曰："或因七情动火伤血，或因心火传授脾经，或因厚味积热伤脾，大要审本证，察兼证，补脾气，生脾血，则燥自润，火自除，风自息，肿自消"。

正因为脾之气血盛衰与病变常反映于唇，从口唇色泽的变化可测知脾胃气血的盛衰。故称脾华在唇。脾华在唇，即指脾胃气血的盛衰可反映于唇。如《素问・六节藏象论篇》曰："脾……仓廪之本，营之居也……其华在唇"。《医部全录・卷一百五十三・唇口门》"六节藏象论"亦曰："口为脾窍而主肌，故华在唇四白"。《医学心悟・首卷・唇口》亦曰："唇者，肌肉之本，脾之华也。故视其唇之色泽，可以知病之深浅"。

唇为脾之官，乃脾之外候，唇内应于脾，故从唇的位置与坚脆可测知脾脏的位置及坚脆等。如《灵枢・本脏》篇所曰："揭唇者，脾高；唇下纵者，脾下；唇坚者，脾坚；唇大而不坚者，脾脆；唇上下好者，脾端正；唇偏举者，脾偏倾也"。《灵枢・师传》篇亦曰："脾者，主为卫，使之迎粮，视唇舌好恶，以知吉凶"。

四、耳鼻咽喉口与肝胆相关论

肝居右胁，主疏泄，藏血，主风主动。胆附于肝，乃中精之府，中正之官。肝胆与耳鼻咽喉口诸窍的关系主要表现在肝的藏血、疏泄功能，以及肝胆的生理特性与耳鼻咽喉口各官窍功能的联系方面。

（一）耳与肝胆相关论

耳窍与肝胆的关系主要表现在肝藏血，耳受血始能听；肝主动，助耳位觉等方面。

1. 肝藏血，耳受血始能听　肝藏血，有贮藏血液和调节血量的功能。人体各脏腑器官的功能均需肝对血液的调节作用方能得到其必需的血量，以维持其正常的生理功能活动。犹如《素问・五脏生成篇》所云："肝受血而能视，足受血而能步，掌受血而能握，指受血而能摄"等。听觉是耳的主要生理功能活动，其产生与发挥亦需血液的供给与濡养方能完成。肝藏血，耳听则血归于耳窍，耳受血始能听。由于肝的藏血与调节血量功能在保证耳的血液供应方面起有重要作用，故肝血充足，调节有度，耳受血丰富，得养充足，则听觉聪敏。若肝血空虚，调节失能，耳受血不足，或血虚及阴，肝阴亏损，耳失濡养，则易致听觉失聪，耳鸣，目昏，眩晕等。若肝阴不足，或肝肾阴虚，虚火上炎，则可致耳鸣不止，耳聋难复，以及暴鸣、暴聋等。

此外，肝的疏泄功能对保持听觉的聪敏　亦有一定的协助作用。肝的疏泄功能正常，使气机条达，耳窍畅通，则听觉聪敏。若肝失疏泄，气机不畅，或肝郁化火，肝火上扰，则易暴发耳鸣、耳聋等。故由气逆、气闭所致鸣聋者，当以治肝治胆，调气为要。正如《类证治裁・卷之六·耳症》所曰:“足少阴肾窍于耳,肾气充则耳听聪,故经言精脱者耳聋也。又言肝病气逆,则头痛耳聋,以胆附于肝,而胆脉上贯耳中也。精脱失聪,治在肾;气逆闭窍,治在胆。凡耳聋以及耳鸣,治法悉准于此”。

2. 肝主风,主动,助耳位觉　肝主疏泄,调畅气机,有主风、主动的生理特性。耳主位觉,助体平衡,故肝的疏泄、主动特性与耳主位觉,助身体平衡方面亦有密切的联系。耳主位觉,助体平衡是人体在活动中求得的动态平衡,而肝的主动特性亦是与动态有关的生理征象,故肝气疏泄,气机条达,肝动有常,木和风静,则耳内气机调和,位觉感应灵敏,使身体随位置的变化而保持平衡。倘若肝失疏泄,气机不畅,风动不定,则易致耳主位觉错乱,身运头眩,如坐舟车,旋转不定等。若肝阳上亢,肝风内动,风阳上扰,则可致剧烈眩晕,耳鸣头痛等。正如《素问·六元正纪大论篇》所曰:“木郁之发……甚则耳鸣旋转”。《济生方·眩晕门·眩晕论治》亦曰:“素问云:诸风掉眩,皆属于肝。则知肝风上攻,必致眩晕”。《杂病源流犀烛·卷二十五·头痛源流·眩晕》则对肝风所致眩晕的机制论述甚为精辟。其曰:“眩晕,肝风病也……夫肝为风,风,阳邪也,主动。凡人金衰不能制木,则风因木旺而扇动,且木又生火,火亦属阳而主动,风火相搏,风为火逼则风烈,火为风扇则火逸,头目因为旋转而眩晕,此则眩晕之本也”。

此外,胆为中精之府,中正之官,少阳胆脉从耳后入耳中,出走耳前,行至耳后完骨,故胆气条畅,中正不乱,胆脉畅通,精气上输,则耳脉经气流畅,耳窍清虚,位觉灵敏,身正不倾。倘若胆经郁热,或痰热阻胆,胆气失调,中正失常,则易致眩晕耳鸣等,故胆的中正之性对耳发挥位觉平衡之能亦有一定的协助作用。

3. 肝胆为实证耳病之源　由于肝的藏血,疏泄功能在维持耳的听觉、位觉方面起有重要作用,而且在经脉循行中,少阳胆脉与耳的关系最切,故肝胆的病理变化在耳病的发生中占有重要地位。尤其是在耳科的实证性疾病中,肝胆功能失调是最常见、最重要的致病因素之一,故有“耳病实则肝胆”、“肝胆为实证耳病之源”之说。肝胆病理变化对耳窍的影响可表现在肝胆病理变化的各个阶段及各个方面。如邪滞胆经,少阳经气不舒,可致耳内闷胀,听力减退;肝气郁结,气闭耳窍,或肝胆火盛,上扰耳窍,可致耳鸣、耳聋;肝阳上亢,或肝风内动,风阳上扰,位觉失衡,可致眩晕、耳鸣、耳聋;肝胆湿热,上蒸耳窍,可致耳部红肿疼痛,溃烂流脓等。正如《素问·脏气法时论篇》所曰:“肝病者……虚则目䀮䀮无所见,耳无所闻……气逆则头痛,耳聋不聪,颊肿”。《景岳全书·卷二十七·耳证》亦曰:“耳聋证,总因气闭不通耳”。又曰:“气闭者,多因肝胆气逆,其证非火,或因恚怒,或因忧郁,气有所结而然,治宜顺气,气顺心舒,而闭自开矣”。《杂病源流犀烛·卷二十三·耳病源流》亦曰:“有肝胆火盛,耳内蝉鸣,渐至于聋者”。又曰:“左聋属足少阳之火,其源起于忿怒,宜龙胆汤;右聋属足太阳之火,其源起于色欲,宜滋阴地黄丸;左右俱聋属足阳明之火,其源起于醇酒厚味,宜酒制通圣散、清聪化痰丸;然三者之病,由于忿怒者更多,以肝胆之火易动也”。

肝胆病理变化对耳窍的影响虽然是多方面,多环节,多途径的,但其基本的病理变化则是肝失疏泄。肝失疏泄,则肝气郁结;气郁化火,则为肝胆火热;肝火伤阴,则阴不制阳,肝阳上亢;阳亢之极则肝风内动;犹如《杂病源流犀烛·卷二十三·耳病源流》所曰:“肾开窍于耳,心亦寄窍于耳,心肾两亏,肝阳亢逆,故阴精走泄,阳不内依,是以耳鸣时闭,但病在心肾,其原实由于郁。郁则肝阳独亢,令胆火上炎”。肝失疏泄尚可致三焦水道不畅,水湿内停,蕴而生热,而成肝胆湿热。故肝胆失调所致耳病重在疏肝,俾使肝气条达,气机条畅,耳窍畅通,则耳安听敏矣。正如《证治准绳·杂病·第八册·耳》所曰:“凡治耳聋者,皆当调气”。

(二)鼻与肝胆相关论

鼻与肝胆的关系主要表现在肝主疏泄,助鼻通畅;肝藏血,充灌鼻脉;及胆气通脑贯鼻等几个方面。

1. 肝主疏泄,助鼻通畅　肝主疏泄,调畅气机,疏通气道;鼻行呼吸,以通为用;肝脉上入颃颡,出于頞,故肝气条达,气机条畅,则鼻窍通畅,鼻息通利,气息出入均匀;倘若情志失调,肝失疏泄,气机不畅,水道不利,水湿泛溢鼻窍,则可致鼻塞、鼻痒、喷嚏、清涕连连、头痛头胀,情绪激动则易发作(血管舒缩性鼻炎)等。若肝郁化火,肝火上蒸,则可致鼻腔窦窍肌膜红肿,鼻塞,流涕黄浊,头痛剧烈等。若惊恐伤胆,胆失疏泄,则易致鼻息失匀,气息出入加快或呼吸不均等。故肝胆的疏泄功能有协助鼻道通利,鼻息通畅之能。

2. 肝藏血,充灌鼻脉　肝藏血,鼻藏中血堂,鼻部血脉丰富,为血脉多聚之处。肝血旺盛,藏血充足,调节有度,血液上达鼻脉充足,鼻部血脉盈满,得养充足,则鼻内肌膜润泽,窍道畅通,功能和利。若肝藏血不足,调节失权,鼻脉受血亏乏,血堂空虚,鼻失濡养,则易致鼻内肌膜失润,干燥乏泽,枯萎不荣等;若暴怒伤肝,肝气上逆,血随气上,或肝胆火盛,迫血妄行,则可致血溢鼻窍而发衄血等。

3. 胆气通脑贯鼻　胆为中精之府,鼻属清阳之窍;胆气上通于脑,脑连于頞,頞下为鼻,故鼻与脑相连,受胆之精气的净化与温养。若胆气健旺,升发而上,中精之气充脑贯鼻,则鼻道清虚,呼吸畅利,鼻息调和而均匀。倘若胆失疏泄,胆气郁滞,久而化热,或邪犯胆府,胆经郁热,移脑犯鼻,则易致鼻渊涕浊,鼻頞灼热疼痛等。故《素问·气厥论篇》曰:“胆移热于脑,则辛頞鼻渊。鼻渊者,浊涕下不止也”。

(三)咽、喉与肝胆相关论

咽、喉与肝胆的关系主要表现在咽为肝之使;肝为声音之枢等方面。

1. 咽为肝之使　咽为肝之使,是指咽嗌的通畅及吞咽功能受肝气疏泄的支配。肝主疏泄,调畅气机;咽司吞咽,以通为顺;肝脉循喉咙之后,上入颃颡,胆脉经咽喉而至缺盆,故肝气疏泄,气机条达,升降舒利,经气调和,则咽嗌通畅,吞咽顺利。倘若情志伤肝,肝失疏泄,气机壅滞,升降失序,气郁咽嗌,或气郁生痰,痰气交阻,则易致咽嗌不利,如物梗塞,吞之不下,咯之不出等。若肝经郁热,循经上蒸,结滞咽喉,则可致咽腔色红肿厚,颗粒突起,咽干不舒,烦躁易怒,情志不畅时尤甚等。正因为肝的疏泄功能对保持咽道通畅,吞咽舒利起有重要作用,肝之与咽,气舒则咽利,气郁则咽梗,气结则咽肿,故有“咽为肝之使”之称。如《素问·奇病论篇》曰:“夫肝者,中之将也,取决于胆,咽为之使”。《备急千金要方·卷十二·胆府·咽门论》亦曰:“咽门者,肝胆之候也”。

肝胆寄藏相火,相火易动,动则上炎;咽喉乃狭隘之地,不耐火势之急迫,故炎上急迫之火势,遇咽喉狭隘之地,则易壅结为患。所以《素问·阴阳别论篇》云:“一阴一阳结谓之喉痹。”一阴者,厥阴肝与心包也;一阳者,少阳胆与三焦也,此四经皆寄藏相火,但以肝胆相火最易怒动。故若肝胆火热,上壅咽喉,燔灼肌膜,则可致咽喉肿痛,吞咽不利,甚或因吞咽疼痛而致水浆不入,遂成急咽痹之患。《证治准绳·杂病·第八册·咽喉》曰:“一阴,厥阴脉,一阳,少阳脉,并木之气也,木克土,故咽喉病虽在脾土,实由肝胆之所为也”。

2. 肝为声音之枢　枢者,枢纽、枢机也。肝为声音之枢,是指肝气疏泄,有疏通声户,调节、舒畅声音之能。肝藏血,主疏泄,调畅气机,舒和情志,其脉循经喉咙;喉行呼吸,主司发声,以通为用,肝血旺盛,则受血于喉而能声;肝气疏泄,气机条达,情志调和,则喉门开合舒利，声道通畅，而发声畅亮，呼吸之气通行顺利。倘若肝血亏虚，或情志伤肝，肝失疏泄，气机壅滞，喉门开合不利，或惊恐恚怒，肝气上逆，气闭声户，则均能遏制发声而致声音不畅，发声颤抖、断裂，歌声走调，甚或卒然失音等。正如《景岳全书》所云："喑哑之病……有气逆之闭，肝滞强也"。又云："惊恐愤郁卒然致瘖者，肝之病也"。"大惊大恐之夺，伤其胆也"。因此，肝的疏泄功能实有保持喉门舒利，调节声气，畅亮声音的作用，故称"肝为声音之枢"。肝气舒则喉门利，喉门利则声音畅，故若情志不畅，气郁气闭声户则皆能致瘖矣。

有学者认为，肝主筋，声带属筋肌组织，故声带应属于肝，肝有主声带的功用。

(四)口与肝胆相关论

口与肝胆的关系主要表现在肝脉络舌本；肝气疏泄，助口泌津辨味等方面。

1. 肝脉络舌本，助舌机构语　《灵枢·经脉》篇曰："厥阴者，肝脉也；肝者，筋之合也；筋者，聚于阴器，而脉络于舌本也，故脉弗荣则筋急，筋急则引舌与卵，故唇青，舌卷，卵缩，则筋先死"。又曰："肝足厥阴之脉……其支者，从目系下颊里，环唇内"。肝脉络舌本，舌本主舌体运动，舌动则能构语，故肝脉络舌本，受肝气疏泄之调节，则气机条达，舌机灵活，而能构语矣。倘若肝失疏泄，气机不畅，或肝经受邪，肝风内动；或肝经血虚，筋脉拘急等，均可致使舌本运动失灵，而致舌强不能语，舌卷不能伸等。若郁怒伤肝，肝经郁热，上蒸于舌，则易致舌体红肿疼痛、舌边溃烂等。犹如《证治准绳·杂病·第八册·舌》所曰："若恚怒过度，寒热口苦而舌肿痛，为肝经血伤火动，宜小柴胡汤加丹皮、山栀；血虚者，用八珍加参、术、柴胡、山栀、丹皮；虚甚须加炮姜"。因此，肝经虚实之变均可导致舌之病变的发生。

又因肝脉环唇内，故肝经郁热，上蒸于唇，亦可致唇干肿裂等。如《证治准绳·杂病·唇》曰："肝经怒火，风热传脾，唇肿裂，或患茧唇，宜柴胡清肝散"。

2. 肝气疏泄，助口泌津化食　肝主疏泄，其脉络于舌本，舌下有金津、玉液二穴，肝气疏泄，则舌下穴道通畅，泌津旺盛，而能化谷消食。倘若七情伤肝，或情志抑郁，肝失疏泄，穴道不畅，泌津不足，则化谷消食力弱，或影响胃之受纳，而易致口味酸腐，脘闷纳呆等。

五、耳鼻咽喉口与肾相关论

肾为阴阳之宅，生命之源，先天之本，藏精之所，有主生长发育与主水、纳气等生理功能。由于肾中精气为机体生命活动之本，肾阴肾阳是各脏腑器官阴阳之根，故肾与人体各脏腑器官均有着密切的连系，耳鼻咽喉口亦不例外。耳鼻咽喉口诸窍的生成发育与生理功能的产生与发挥均与肾有着密切关系。肾中精气亦是各官窍阴精阳气之根，各官窍之阴阳精气需在肾之精气的滋养下方能旺盛不衰，发育健正，从而发挥其各自的生理功能。倘若肾气不平，阴阳精气亏虚，则常致耳鼻咽喉口诸窍濡养乏源而病矣。

(一)耳与肾相关论

耳与肾的关系主要表现在肾主耳；肾为听觉之本；肾主伎巧，助耳平衡；耳为肾之外候等方面。

1. 肾主耳　肾主耳，是指耳以肾为主，肾有主宰耳的生长发育及生理活动的作用。肾主耳是通过肾精、肾气对耳窍的温养作用来实现的。一方面，肾藏精，精生髓，髓通于脑，耳与脑相连，故肾精通过脑髓而滋养耳窍，助耳生成与发育；另一方面，肾气通于耳，温养耳窍，助耳听觉，故肾精肾气充盛，髓海充足，精气灌耳，耳得肾之精气的温养，方能发育健正，听觉聪敏，位觉灵敏。犹如《证治准绳·杂病·第八册·耳》所云："肾通乎耳，所主者精，精气调和，肾气充足，则耳闻而聪"。肾之精气不仅是耳生长发育，产生生理活动的主要物质，亦是肾主耳的主要物质基础，是肾与耳连系的根本所在。倘若肾精亏虚，髓海不足，耳失濡养，或肾气不足，耳失温煦，或肾之阴阳偏胜偏衰，阴虚阳亢，虚火上炎，或阳虚阴盛，寒水上泛等，均可致耳的听觉、位觉失灵而病矣。正如《济生方·耳门·耳论治》所曰："夫耳者，肾之所候。肾者，精之所藏，肾气实则精气上通，闻五音而聪矣。若疲劳过度，精气先虚，于是乎风寒暑湿得以外入，喜怒忧思得以内伤，遂致聋聩耳鸣"。又曰："肾气不平，则耳为之受病也"。由于肾精肾气温养耳窍，耳由肾所主，故《素问·阴阳应象大论篇》曰："肾主耳……在窍为耳"。《灵枢·五阅五使》篇亦曰："耳者，肾之官也"。

2. 肾为听觉之本 肾为听觉之本，是指听觉的产生与发挥受肾中精气的支配，肾中精气是听觉产生的根本物质，是听觉之本。耳与脑相通，髓为精所生；肾中精气假脑髓滋养耳窍，则听觉聪敏。故《灵枢·脉度》篇曰："肾气通于耳，肾和则耳能闻五音矣"。且"肾者主为外，使之远听"(《灵枢·师传》)，耳听声的远近亦受肾的支配。肾中精气充盛，精气上奉，充灌耳窍，则耳听聪敏，听声遥远。反之，肾之精气虚衰，精亏髓空，耳失濡养，则耳听不聪，听而不远，或近亦难闻，故《灵枢·决气》篇曰："精脱者，耳聋"。《医林绳墨·卷七·耳》亦曰："肾气充实则耳聪，肾气虚败则耳聋，肾气不足则耳鸣"。倘若精亏及阴，气虚及阳，肾之阴阳偏胜偏衰，则亦可致听觉聩乱，耳聋，耳鸣等，正如《医林绳墨·卷七·耳》所云："其或嗜欲无节，劳伤过度，水竭火胜，由是阴不升而阳不降，无根之火妄动于上，则耳中嘈嘈有声者焉；或少年妄作，或中年多劳多气，或大病后不断房事，致令肾水枯少，阴火沸腾，故耳中哄哄有声，其人昏昏愦愦者焉。俱宜滋阴补肾之剂，无有不安者焉"。由于耳之听觉根源于肾，肾精肾气为听觉之本，肾中精气充盛则耳聪，肾中精气虚衰则耳聋，故《杂病源流犀烛·卷二十三·耳病源流》称"肾为耳聋之原也"。

肾为听觉之本，还表现在肾中精气在人之一生中始终对耳之听觉起有支配作用，耳之听觉随肾中精气的盛衰盈亏而发生变化。如婴幼之年，肾精充而未实，生而未盛，成而未盈，故其听觉较弱，听声辨音能力差，且听而不远。青壮之年，肾中精气充盛，耳受精气充足，故其听觉聪敏，听声遥远，辨别语声能力强。垂暮之年，肾中精气逐渐衰少，生源渐竭，化生无力，耳之精气不足，故其听觉渐衰，迟钝不灵，听声难远，甚或听觉失聪等。由此而知，耳之听觉聪聩与肾之精气盛衰密切相关，肾是听觉产生与发挥的本源，故称"肾为听觉之本"。

3. 肾主伎巧，助耳平衡 《素问·灵兰秘典论》曰："肾者，作强之官，伎巧出焉"。肾主伎巧，耳司平衡，伎巧是平衡的具体体现，平衡是伎巧的重要保障，二者相辅相成，有相互为用，相互协调的关系，故肾对于耳司平衡功能有着一定的辅助作用。肾助平衡主要是通过肾精、肾主水而实现的。一是肾精生髓，髓通于脑，耳与脑相连，耳内流行有真水，真水为精髓所化，有滋养耳内位神，助其主司平衡的作用，故肾精生髓而化生真水，真水滋养位神以司位觉而助平衡；二是肾主水，耳藏真水，耳内运行之真水亦属肾所主，受肾阳的温煦与调节，方能保持其真水不寒，流动有序，并随体位变动而始终保持水平状态，从而使位神感应体动、体位而调节平衡。由上而知，肾精与肾主水有滋养，资助耳司平衡的作用。倘若肾精虚弱，髓海空虚，真水不足，耳失濡养，位神失用；或精亏及阴，肾阴不足，虚火上炎，扰乱清窍；或肾阳虚弱，失于温化，寒水上泛，积滞耳内(类似于膜迷路积水)，遏制平衡，则均可导致耳眩晕的发病。故《灵枢·海论》曰："髓海不足，则脑转耳鸣，胫酸眩冒，目无所见，懈怠安卧"。《医学正传·卷之四》曰："若夫黑瘦之人，躯体薄弱，真水亏欠，或劳役过度，相火上炎，亦有时时眩晕"。故在耳眩晕的发病与临证施治中，髓海不足、肝肾阴虚、寒水上泛是其常见的几类病机与证候。

4. 耳为肾之外候　肾主耳，肾精肾气通于耳，肾中精气的盛衰可从耳壳的润枯坚脆反映出来，故有“耳为肾之外候”之称。如《灵枢·师传》篇曰：“肾者主为外，使之远听，视耳好恶，以知其性”。《医学心悟·第四卷·耳》亦曰：“耳者，肾之外候”。由于耳为肾之外候，故观察耳部的变化可测知肾脏的盛衰情况，如耳轮红润坚荣，厚薄适中，为肾精充盛；耳轮焦黑，薄而不坚，肤燥不荣，则表示肾精虚衰等。正如《医学心悟·首卷·入门辨证诀·耳》所曰：“耳者，肾之窍。察耳之枯润，知肾之强弱。故耳轮红润者生，枯槁者难治，薄而白，薄而黑，薄而青，或焦如炭色者，皆为肾败。”

此外，《内经》尚有根据耳的位置、坚薄来判断肾的位置、坚脆的记载。如《灵枢·本脏》篇曰：“高耳者肾高，耳后陷者肾下，耳坚者肾坚，耳薄不坚者肾脆，耳好前居牙车者，肾端正，耳偏高者肾偏倾也”。

总之，耳与肾关系密切，肾精肾气是耳产生与发挥听觉、位觉的重要物质基础，而肾精肾气的病理变化亦是造成耳病的重要因素。但因肾中精气是人体生长发育的重要物质，病则以虚为多，耳病亦不例外，故有“耳病虚则少阴”之说。

附："肾主耳"的现代研究

20世纪以来，国内外学者运用现代科技手段开展了有关肾与耳关系的研究，现已发现，肾与耳这两个相距较远的器官，在解剖组织结构和酶的含量与分布方面；在水和电解质平衡生理机制以及两个器官对某些药物的药理反应上均有类似之处。特别是对内耳有毒性的氨基苷类抗生素（如新霉素、卡那霉素、庆大霉素、硫酸链霉素等）同样具有肾毒性，而抑制肾功能的利尿剂（如利尿酸等）同样可以引起人和动物听觉障碍，并对内耳生物电产生明显的抑制作用；肾衰竭及肾透析、肾移植病人常出现听力障碍；运用肾X线造影剂（如泛影葡胺）治疗耳聋获得疗效等事实说明，肾与耳确实存在着某些类似之处，从而为中医肾与耳的关系提供了生理病理学依据。

在中医“肾主耳”的研究方面，发现醛固酮和血钙可能是肾主耳的物质基础。如上海中医学院在中医肾与耳的关系实验性研究中证明，给予醛固酮后，利尿酸对内耳的毒性作用大大减轻，而注射醛固酮受体竞争性拮抗剂——安体舒通，则利尿酸对内耳抑制作用明显增强。由此说明，醛固酮具有促进内耳功能的作用。因醛固酮属肾上腺皮质激素之一，而肾上腺皮质是中医“肾”功能中的一个重要组成部分，醛固酮主要影响水盐代谢，促进肾小管对钠和水的再吸收及排钾，其对内耳功能的促进作用可能亦是对内耳淋巴液如同对肾小管的作用一样，通过对钠钾代谢的影响，以维持其内环境的恒定，从而达到减轻毒性对内耳的损害，起到促进内耳功能的作用，故醛固酮可能是“肾”与耳连系的物质基础之一。

刘鲁明等通过对肾虚患者血清钙、磷值及24小时尿钙值的测定，发现肾虚有耳鸣耳聋组血钙明显低于肾虚无耳鸣耳聋组（$P<0.001$），24小时尿钙排泄量亦低于无耳鸣耳聋组（$P<0.05$），而性别、年龄与血清钙值则无明显关系。由此提示，肾虚耳鸣或耳聋与血清钙之间存在着密切关系，血钙很可能是肾与耳之间联系的一种物质基础，而血钙偏低则可能是肾虚患者产生耳鸣的因素之一。

另有学者通过对肾病患者进行听力测定发现，肾病患者听力损伤发生率达84.3%，并以青年患者为多，听力损伤以高频为主，说明肾脏疾病对于耳的听力有着一定的影响。

另有学者通过对肾阳虚组动物实验探讨肾与耳的关系，结果发现，肾阳虚动物的听觉系统有严重损害，而用温肾补阳法则可使之听力改善。另有学者通过对青海土族人“肾”与纯音听力关系的研究发现，中医肾功能与听力关系极为密切，中年肾虚者听力减退。

孙爱华等通过对体内血清铁的测定，发现肾虚型感音神经性聋患者血清铁平均含量明显低于无肾虚见证者及正常听力健康人，对这些患者以补肾治疗为主，重用含铁量很高的磁石，辅以西药铁剂，可获得较好疗效。由此提示，微量元素铁可能是中医肾与耳联系的物质基础之一。同时，通过对缺铁大鼠肾虚证与内耳铁含量及含铁酶变化的实验研究，结果发现，缺铁肾虚组和缺铁无肾虚组大鼠血清铁平均含量明显低于贫血对照组和正常对照组，而缺铁肾虚组还明显低于缺铁无肾虚组，但内耳锌、铜、镁含量均不受缺铁或肾虚的影响。这亦表明肾主耳与内耳铁代谢关系密切。

(二)鼻与肾相关论

鼻与肾的关系主要表现在肾藏精，滋养鼻窍；肾主纳气，助鼻息通利；肾助嗅觉等方面。

1. 肾藏精，滋养鼻窍　肾虽居下焦，鼻居面中，但肾中精气上奉对鼻窍则起有滋养作用。肾精滋养鼻窍可通过三个途径来实现。一是肾藏精，精生髓，髓通于脑，鼻与脑相连，肾精通过脑髓滋养鼻窍；二乃肾督相连，督脉循行脊里，络肾入脑，经头顶，过额，经鼻，止于上唇。肾中精气可循督脉而通达于鼻；三乃脑液为肾精所化，涕由脑液下渗而成，精涕出于鼻而滋润鼻道。由于鼻受肾精的滋养，故肾中精气充盛，循督贯脑入鼻，鼻得精气的濡养，方能发育健正，鼻肤及鼻内肌膜荣润光泽，以发挥其所司的生理功能。倘若肾精不足，督虚脑空，鼻失濡养，则可致鼻发育不良，甚或畸形，功能受制，以及鼻肤肌膜干燥乏泽失荣，甚或肌膜萎缩不生，嗅觉失灵等。

此外，肾为阴阳之宅，内藏元阴元阳，各脏腑器官之阴阳皆根源于肾，鼻阴鼻阳亦不例外。故肾之阴阳充盛，协调平衡，则鼻之阴阳充足，从而发挥其温润气息，平衡呼吸，御邪和声之能。倘若肾之阴阳失调，偏胜偏衰，则鼻之阴阳亦因之失调而病矣。如肾阴亏虚，鼻阴不足，肌膜失养，则致干燥枯萎；阴不制阳，虚火内生，迫血妄行，则易致鼻衄，屡发不止；阴虚阳亢，虚火灼伤窦窍，则致鼻渊脑漏，迁延不愈；若肾阳亏虚，鼻阳不足，鼻失温养，水津不化，则可致鼻寒涕清，鼻痒喷嚏，连年发作，经久不愈，遂成鼽嚏之顽证。故《素问·宣明五气论篇》曰："五气所病……肾为欠为嚏"。

2. 肾主纳气，助鼻息通利　肾主纳气，鼻行呼吸，吸入之气必赖肾气的摄纳，使之下达于肾，方能维持呼吸和调，鼻息通畅。倘若肾脏亏虚，肾失摄纳，吸入之气不能下纳入肾，则可致呼吸失衡，吸少呼多，鼻息不利，甚或鼻翼煽动，吸入困难，鼻青唇紫等。

肾纳气可保持鼻息通利，而鼻息通利又为肾之纳气提供了条件。唯鼻行呼吸正常，气息通利，方使肾纳有气，摄纳有序，从而维持肾纳气功能的正常进行，并使肾气不断得到新鲜清气的补充，而使其生生不息。若鼻息不利，肾纳无物，久之亦可影响肾气的生成而致肾虚体弱等。

3. 肾助嗅觉　肾助嗅觉，是指肾精滋养鼻窍，有协助嗅觉的产生与发挥的作用。鼻藏嗅神而司嗅觉，但嗅神连于元神，受元神的支配与统御，而元神藏于脑，受养于脑髓，脑髓乃由肾精所化，肾精通过脑髓滋养元神，使元神精明聪慧，受命于嗅神，以感知五气五味，故肾精亦有协助嗅觉的产生与发挥的作用。若肾精充盛，髓海充足，元神精明，嗅神聪慧，则鼻司嗅觉灵敏。反之，肾精不足，髓海空虚，元神失养，嗅神失聪或失用，则可致嗅觉减退或失灵等。

由于嗅觉受肾精的辅助，故在人之一生中，嗅觉亦常随肾精盛衰而变化。如婴幼儿，肾精未实，故其嗅觉欠敏，辨味能力差；青壮年，肾精充实，故其嗅觉灵敏，辨识气味能力强；老年人，肾精渐衰，故其嗅觉渐失灵敏，甚或丧失等。临床上所见，有些妇女绝经后常出现嗅觉异常，或无故嗅觉失灵之病即为例证矣。

(三)咽、喉与肾相关论

咽、喉与肾的关系主要为肾精滋养咽、喉；肾为声音之根等方面。

1. 肾精滋养咽、喉　肾藏精，为阴阳之本，咽、喉需赖肾精的滋养方能发育健正，功能和利；咽阴咽阳，喉阴喉阳需赖肾之元阴元阳之补充，方能长盛不衰，平衡协调，以发挥其温润咽喉之能。肾之阴阳精气充盛，循经上奉，充养咽喉阴阳，则咽喉阴阳充足，肌膜荣润温通，吞咽顺利，气息畅快，发声洪亮。倘若肾之阴阳失调，偏胜偏衰，则咽喉阴阳失衡，肌膜失养而病矣。如肾阴亏虚，咽喉阴津不足，肌膜失养，或阴虚火旺，虚火上炎，灼伤咽喉，则可致咽喉干燥，发痒微痛，梗梗不利，肌膜色红乏津，迁延不愈等。犹如《景岳全书·卷二十八·杂证谟·咽喉》所曰："阴虚喉痹……皆肾阴亏损，水不制火而然"。若肾阳亏虚，咽喉阳气不足，肌膜失温，寒邪内生，郁于肌里，则可致咽喉紧闷如箍，肌膜淡白肿厚，吞咽不利等。

2. 肾为声音之根　肾为声音之根，是指肾精肾气充养声音，是发声的根本动力。声音虽出于喉，但需赖阴精阳气的充灌方能完成，肾为人体精气生发之本，藏精而主身体发育，其脉从肺上入喉咙，故肾中阴精阳气循经上注于喉，濡养声户，使喉门声户发育健正，开合有度，则声音始能发出，并保持声音宏亮饱满。且肾精化生肾气，肾为元气之本，丹田之气发于肾，嗓音以丹田之气为本，故肾之阴精旺盛，元气充足，丹田气盛，灌喉充声，则声音洪亮有力，端正圆润，后音饱满，久而不衰。正如《景岳全书·卷二十八·杂证谟·声瘖》所曰："肾藏精，精化气，阴虚则无气，此肾为声音之根也"。又曰："人以肾为根蒂，元气之所由生也，故由精化气，由气化神，使肾气一亏则元阳寖弱，所以声音之标在心肺，而声音之本则在肾。观之经云，阳盛已衰，故为瘖也；内夺而厥，则为瘖俳，此肾虚也。然则肾为声音之根，信非谬矣"。正因为肾为声音之根，故若肾精亏损，元气不足，丹田空虚，或阴阳偏胜偏衰，喉失充养，则易致发声异常，而为嘶哑，音弱，声出无根，后音不足等。

肾藏精，主发育的功能与人声的发育变化亦密切相关。在人之一生中，声音的发育与变化始终受肾中精气的支配。例如，婴童之年，肾中精气充而未实，喉厌发育未就，故声出稚声稚气，尖而不圆，短而不长，高而不扬，并且男女声音若同，几无差别。青壮之年，肾中精气充盛盈实，喉厌发育已就，故声音圆润高扬，宏亮恒长。且因男女精用不同，喉厌发育有别，故男女声音迥异。至若老暮之年，因肾之精气渐衰，故声音黯然失色，低弱难扬，乏于高昂。此外，声音由童声变为成人声的过程，亦是在肾精肾气的作用下而完成的。肾之精气充盛则变声顺利，应时而变，顺时而成。倘若先禀匮乏，年幼作劳，高声多语，损伤肾精肾气，使肾之精气不足，或精气充而难实，则易致变声障碍，届时不变，逾龄难成，甚或变声颠倒，以致出现变声迟缓，变声延长，恒久童声，或男作女声，女作男腔，阴阳倒错等病症。

肾主纳气，鼻肺吸入之气下纳入肾，沉于丹田，使阴阳之气相济，丹田盈盛，复而上行，充肺灌喉，击金而鸣，则声音高亢激昂，刚劲有力。讴歌者随气和声，则其声出悦耳动听，富于音色等。倘若肾失潜纳，气浮不下，丹田气弱，则可致发声浅短，难以持长，声音不畅，高音不足，后音难出等。

由于肾精是主持声音及维持发声的重要脏器，故《仁斋直指方·卷八》称："肾为声音之根"。

(四)口与肾相关论

口与肾的关系主要表现为肾主齿，齿为肾之标；肾主唾，滋润口舌等方面。

1. 肾主齿，齿为肾之标　肾主齿，齿为肾之标，是指牙齿由肾所主，牙齿的坚固与否是肾精盛衰的外在表现。肾主齿，主要是通过肾精对于牙齿的濡养作用而实现的。《灵枢·五味论》曰："齿者，骨之所终也"。《诸病源候论·卷二十九·牙齿病诸候·牙痛候》曰："牙齿，皆是骨之所终，髓之所养"。因肾藏精，主骨生髓，齿为骨之所终，故若肾中精气充盛，生髓养骨，上奉于牙齿，牙齿得精髓之滋养，则牙齿洁白如玉，晶莹光滑，坚固有力，疏密适度，不脱不龋。正如《圣济总录·卷第一百二十·肾虚齿风痛》所曰："肾生骨髓，齿者骨之余，而髓之所养也"。《圣济总录·口齿门·牙齿黄黑》又曰："人之肾气强盛，骨髓坚固，则齿牙莹白璀璨"。倘若肾精虚衰，精髓不足，牙齿失养，则易致牙齿黄黑，色如枯骨，粗糙乏泽，疏松易脱，咀嚼无力，或生龋疼痛等。犹如《圣济总录·卷第一百二十一·口齿门·牙齿黄黑》所曰："肾气虚弱，无以荣于骨髓，故令牙齿枯槁而黄黑"。《景岳全书·卷二十八·杂证谟·齿牙》亦曰："盖齿为骨之所终，而骨则主于肾也，故曰肾衰则齿豁，精固则齿坚，至其为病，则凡齿脆不坚，或易于摇动，或疏豁，或突而不实，凡不由虫不由火而齿为病者，必肾气之不足。此则或由先天之禀亏，或由后天之断丧，皆能致之，是当以专补肾气为主"。

肾主齿，还表现在肾精对于牙齿的发育方面。在人的一生中，牙齿的生长发育始终受肾精的支配。如幼年肾精未盛，故牙齿虽生而不坚；青少年、壮年肾精充盛，精髓充足，牙齿得养丰富，故牙齿坚固有力；且随着肾精的充盛，乳牙脱落而恒牙长出，真牙（智齿）亦开始萌出；人至老年，肾精渐衰，精髓渐少，牙齿得养不足，故牙齿渐而疏豁乏力，甚或脱落等。正如《素问·上古天真论》所曰："女子七岁，肾气盛，齿更发长"。"三七，肾气平均，故真牙生而长极"。"丈夫八岁，肾气实，发长齿更"。"三八，肾气平均，筋骨劲强，故真牙生而长极"。"五八，肾气衰，发堕齿槁"。"八八，则齿发去"。《证治准绳·杂病·第八册·齿》亦曰："男子八岁，肾气实而齿生更，三八真牙生，五八则齿槁，八八则齿去矣。女子亦然，以七为数。盖肾主骨，齿乃骨之余，髓之所养也，故随天癸之盛衰也"。

正因为肾精濡养牙齿，齿由肾之所主，肾精的盛衰直接关系到牙齿的生长发育和坚固荣泽，有着肾盛则齿坚，肾衰则齿动，肾虚则齿豁，精亏则齿落的特点，故《兰室秘藏·卷中·口齿咽喉门·口齿论》曰："夫齿者，肾之标"，又曰："牙者，肾之标"也。

2. 肾主唾，濡养口舌　《素问·宣明五气》曰："五脏化液……肾为唾"。《类经·十五卷·疾病类·宣明五气》释曰："唾生于舌下，足少阴肾脉循喉咙挟舌本也"。唾，又称唾液，为口中之津液也。唾生于舌下，有濡润口舌唇齿之用。肾主唾，濡养口舌，是指肾精上奉于口，化生唾液，有濡养口舌之能。肾主唾主要是通过肾精肾阴上奉于口而实现的。肾藏精，为元阴元阳之宅，且肾主水，又主五液，其脉上行络于舌本，舌本处为廉泉穴之所在，舌下又有金津、玉液二穴，此三穴均通于肾经，有泌津化唾之能。如《喉科指掌·卷之五·喉痈门第五·舌下痈》曰："舌下金津、玉液二穴通于肾经"。《证治准绳·杂病·第八册·舌》亦曰："舌之下窍，肾之津液所潮也。注：下窍，廉泉穴也"。故肾中阴精循经上奉于口舌，注入于廉泉、金津、玉液之道，则穴道能泌津化唾，唾出则能濡润口舌，使口舌唇齿常润，肌膜滑利，而能纳谷、化食、构语矣。倘若肾中阴精不足，无以上奉口舌，唾液亏乏，口舌唇齿失润，则可见口舌干燥，齿干唇燥，口内肌膜涩滞不爽等。若肾阴亏虚，津不上承，口舌失养，兼以虚火上炎，灼伤肌膜，则易致口舌溃烂，齿干龈萎，唇燥干裂等。正如《灵枢·经脉》篇所曰："是主肾所生病者，口热舌干，咽肿上气，嗌干及痛"。

肾与膀胱相表里，膀胱有协助肾之气化水液的功能。膀胱气化水液，循经上注于口，亦有滋润口舌之能。若膀胱气化失常，湿热内生，上蒸口舌，则可致口舌溃疡，肌膜糜烂等。正如《素问·气厥论篇》所曰:"膀胱移热于小肠,鬲肠不便,上为口糜"。《类经·十五卷·疾病类·移热移寒》释曰:"膀胱之热上行,则移于小肠,小肠之脉循咽下鬲抵胃,其支者循颈上颊,故受热为鬲肠之病,则否塞不便,受热于咽颊之间,则上为口糜"。故膀胱湿热亦是导致口腔肌膜溃烂生疮的常见病因之一。

第二节　耳鼻咽喉口与经络的关系

经络是运行气血,联络脏腑肢节,沟通上下表里内外的通道,耳鼻咽喉口诸窍与脏腑的联系即是通过经络的联属作用来实现的。脏腑化生的气血阴阳精气通过经络而运抵耳鼻咽喉口诸窍,使诸窍不断得到气血阴阳精气濡养,从而保证各官窍生理活动的正常进行,生理功能的正常发挥,而各官窍正常协调的功能活动又为脏腑气血阴阳精气的化生提供了必需的物质条件,并通过经脉的络属作用使脏窍在生理上息息相关,相互协调,相互为用,使机体常强不衰。倘若脏腑功能失调,气血阴阳逆乱或亏虚,则可通过经络而影响及耳鼻咽喉口诸窍,使诸窍失灵失用而为病。耳鼻咽喉口诸窍功能失用失灵则亦可通过经络而伤及脏腑,从而使脏腑功能失常或气血阴阳受损等。故经络在病理方面又可使脏窍相互影响,使其脏病及窍,或窍病及脏等。由于经络是联系脏窍关系的通道与纽带,故一旦经络出现壅滞,使经气不畅,气血运行受阻,则亦可使脏窍关系舛乱而病矣。由此可见,耳鼻咽喉诸窍与经络亦存在着密切的关系。本章仅就诸窍与诸经的循行络属关系加以介绍,以便加深理解脏窍之间的关系。

一、耳与经络

耳为经络聚会之处,与经络有着密切的关系,故《灵枢·口问》篇曰:"耳者,宗脉之所聚也"。耳为宗脉之所聚,脏腑气血通过宗脉运行至耳,使耳发挥司听觉,主位觉的生理功能。故《灵枢·邪气脏腑病形》篇曰:"十二经脉三百六十五络,其血气皆上于面而走空窍……其别气走于耳而为听"。若经络不畅,气血阴阳不能上达于耳,则可致听觉失聪等。犹如《张氏医通·卷八·七窍门下·耳》中所曰:"在十二经脉中,除足太阳、手厥阴外,其余十经脉络,皆入于耳中……故凡一经一络有虚实之气入于耳中者,皆足以乱主窍之精明,而兼至聋聩"。《医贯·卷之五·耳论》、《证治准绳·杂病·第八册·耳》等亦有类似之论。

循行于耳部的经脉有:

1. 足少阳胆经　其脉循行至耳前、后,入耳中等。如《灵枢·经脉》篇曰:"胆足少阳之脉,起于目锐眦,上抵头角,下耳后……其支者,从耳后入耳中,出走耳前,至目锐眦后"。《灵枢·经筋》篇亦曰:"足少阳之筋……直者,上出腋,贯缺盆,出太阳之前,循耳后,上额角"。

2. 手少阳三焦经　其脉循行至耳后、耳上、耳中、耳前等部位。如《灵枢·经脉》篇曰:"三焦手少阳之脉……其支者,从膻中上出缺盆,上项,系耳后直上,出耳上角,以屈下颊至䪼。其支者,从耳后入耳中,出走耳前……是动则病耳聋,浑浑焞焞,喉痹嗌肿"。《灵枢·经筋》篇亦曰:"手少阳之筋……其支者,上曲牙,循耳前,属目外眦"。

3. 手太阳小肠经　其脉循行至耳中、耳后完骨、耳周等部位。如《灵枢·经脉》篇曰:"小肠手太阳之脉……其支者,从缺盆循颈上颊,至目锐眦,却入耳中"。《灵枢·经筋》篇亦曰:"手太阳之筋……结于耳后完骨;其支者,入耳中;直者,出耳上下,结于颔……本支者,上曲牙,循耳前"。

4. 手阳明大肠经　其脉行入耳中。如《灵枢·经脉》篇曰:“手阳明之别……其别者,入耳中,合于宗脉”。

5. 足太阳膀胱经　其经脉行至耳上角、耳后完骨。如《灵枢·经脉》篇曰:“膀胱足太阳之脉……其支者,从巅至耳上角”。《灵枢·经筋》篇亦曰:“足太阳之筋……其支者,入腋下,上出缺盆,上结于完骨”。

6. 足阳明胃经　其经行至耳前。如《灵枢·经脉》篇曰:“胃足阳明之脉……循颊车,上耳前”。《灵枢·经筋》篇亦曰:“足阳明之筋……从颊结于耳前”。

7. 手少阴心经　其脉行至耳后。如《灵枢·经别》篇曰:“手心主之正……出循喉咙,出耳后,合少阳完骨之下”。

此外,手少阴心经之络,手太阴肺经之络,足少阴肾经之络,足太阴脾经之络,皆会于耳中。如《素问·缪刺》篇曰:“邪客于手、足少阴、太阴、足阳明之络,此五络皆会于耳中”。另据《医学心悟·第四卷·耳》所云:“足厥阴肝,足少阳胆经,皆络于耳”。故厥阴肝络与耳亦有关连。在奇经八脉中,阳维脉均行至耳后等。

从上述经络循行及络属关系来看,耳与手、足三阳经的循行关系较为密切,尤其是手、足少阳经,皆从耳后入耳中,出走耳前,环行耳之前后,与耳脉的关系最为密切,故有“耳脉专属少阳”、“耳病实则少阳”之说。

由于耳通过经络的循行与络属作用与全身各脏腑组织器官相连,人体各脏器在耳壳上均有相应的映现部位。当脏腑器官发生病变时,通过经络可反映于耳壳相应的部位,利用耳壳相应部位的变化可了解诊察相应脏器的病变,而刺激这些相应部位则可收到调整脏器功能,达到却病愈疾的目的,因此,耳诊及耳针在临床得到了普遍的应用。

二、鼻 与 经 络

鼻居面中,属清阳之窍,为血脉多聚之处,诸多经脉循至鼻部,使鼻部不断得到气血阴阳的濡养,方能发挥其行息司嗅之生理功能。正如《灵枢·邪气脏腑病形》篇所曰:“十二经脉三百六十五络,其血气皆上于面而走空窍……其宗气上出于鼻而为嗅”。

循行至鼻部的经络主要有:

1. 足阳明胃经　其经脉循行至鼻根、外鼻等。如《灵枢·经脉》篇曰:“胃足阳明之脉,起于鼻之交頞中,旁纳太阳之脉,下循鼻外,入上齿中”。《中医基础理论·经络·十二经脉》足阳明胃经亦曰:“起于鼻翼两侧(迎香穴),挟鼻上行至鼻根部,旁行入目内眦(睛明穴),与足太阳经相交,向下沿鼻柱外侧,过承泣、巨髎,入上齿龈内”。其经别,沿食道浅出口腔,上达鼻根及目眶下。其经筋,结于缺盆,上颈部,挟口旁,会合于鼻旁,下方结于鼻部,上方合于足太阳经筋。

2. 手阳明大肠经　其脉循至鼻孔。如《灵枢·经脉》篇曰:“其支者,从缺盆上颈,贯颊,入下齿中,还出挟口,交人中,左之右,右之左,上挟鼻孔”。其经筋,分支上面颊,结于鼻旁。

3. 手太阳小肠经　其经循行至鼻根部。如《中医基础理论·经络·十二经脉》手太阳小肠经曰:“从面颊分出,斜向目框下缘直达鼻根部,至目内眦”。

4. 手少阳三焦经　其经循行至上颌窦。《中医基础理论·经络·十二经脉》手少阳三焦经曰:“分支,从膻中分出,向上出缺盆……上行至项,沿耳后(翳风穴),直上出耳上角,然后屈曲向下经面颊部,至目眶下”。面颊部、目眶下乃上颌窦之部位也。

5. 足太阳膀胱经　起于目内眦,上额(额窦区),交巅。其经筋,上行至头顶,从额部下结于鼻，分支形成"目上网"（即上睑），向下结于鼻旁；又有分支从缺盆出，斜上结于鼻旁。

6. 足少阳胆经　其支者，别锐眦，下大迎，抵于目眶下（上颌窦区），下颊车至颈，合缺盆。其经别，挟食道上行，浅出下颌、口旁，散布于面部。其经筋，沿耳后，上额角，交会于头顶，向下走向下颌，上结于鼻旁。

7. 督脉　经头顶，额部，沿鼻梁下行至鼻尖，至于上唇。

8. 任脉　环绕口唇，沿面颊，分行至目眶下（上颌窦区）。

9. 冲脉　环绕口唇，循鼻之两旁，至于目眶下（上颌窦区）。

10. 阴跷脉　出人迎之前，上行经鼻旁，至目内眦（筛窦区等）。

11. 阳跷脉　上挟口角，沿鼻旁至于目内眦（筛窦区等）。

从上述经脉循行中可以看出，循至鼻部的经脉多是以阳经为主。尤其是阳明经与鼻窍的连属关系最为密切，故《景岳全书・卷二十七・杂证谟・鼻》有"经络所至专属阳明"之论。此外，督脉总督一身之阳，贯脊络脑，循鼻上下，故鼻受阳气丰盛，能抗御外邪及温润气息，以保脏腑安康等。

三、咽、喉与经络

咽、喉乃经脉循行之要冲，是经络交会之处，故与经络的关系极为密切。在十二正经中，除足太阳膀胱经不直接循经咽、喉外，其余经络均循经咽、喉部。由此不仅构成了咽喉与脏腑之间的络属关系，而且加强了咽喉与脏腑之间在生理病理方面的相互影响与相互联系。

循行至咽、喉部的经脉有：

1. 手太阴肺经　其经循行至喉咙。如《灵枢・经别》篇曰："手太阴之正……上出缺盆，循喉咙，复合阳明"。《中医基础理论・经络・十二经脉》手太阴肺经曰："通过膈肌，直属于肺，上至喉部，而后横行至胸部外上方"。

2. 手阳明大肠经　其脉经咽喉、循喉咙。如《灵枢・经脉》篇曰："其支者，从缺盆上颈（注：当经咽喉）贯颊，入下齿中"。《灵枢・经别》篇亦曰："手阳明之正……走大肠，属于肺，上循喉咙，出缺盆，合于阳明也"。

3. 足阳明胃经　其经脉循行至喉咙、咽部。《灵枢・经脉》篇曰："其支者，从人迎前下人迎，循喉咙，入缺盆"。又曰："足阳明之别……下络喉嗌，其病气逆，则喉痹卒喑"。《灵枢・经别》篇亦曰："足阳明之正……上循咽，出于口"。此外，《灵枢・本输》篇曰："足阳明挟喉之动脉也"。《中医基础理论・经络・别络》亦曰："足阳明之别络……其支脉沿着胫骨外缘，向上联络头项，与各经的脉气相合，向下联络咽喉部"。其经筋，结于缺盆，上颈部，挟口旁。

4. 足太阴脾经　其经循行至咽。如《灵枢・经脉》篇曰："脾足太阴之脉……上膈，挟咽"。《灵枢・经别》篇亦曰："足太阴之正……上结于咽"。

5. 手少阴心经　其经脉循行至咽，经别循行至喉咙。如《灵枢・经脉》篇曰："其支者，从心系上挟咽，系目系"。《灵枢・经别》篇亦曰："手心主之正……上走喉咙，出于面"。

6. 手太阳小肠经　其经脉循经咽喉。《灵枢・经脉》篇曰："小肠手太阳之脉……入缺盆，络心，循咽，下膈……其支者，从缺盆循颈（注：当经咽喉）上颊"。

7. 足少阴肾经　其经脉循行至喉咙。如《灵枢・经脉》篇曰："肾足少阴之脉……其直者，从肾上贯肝膈，入肺中，循喉咙"。

8. 手厥阴心包经　《中医基础理论・经络・经别》曰："手厥阴经别，从手厥阴经脉的腋下三寸处分处，进入胸腔，分别归属于上中下三焦，向上沿着喉咙，浅出于耳后”。

9. 手少阳三焦经　从膻中上出缺盆，上项(过咽喉)，系耳后。其经别，经筋亦过项，经咽喉。

10. 足少阳胆经　从耳后，循颈过咽喉，入缺盆；其支者，从颊车，下颈，经咽喉，入于缺盆。其经别、经筋，均经项而过咽喉。如《灵枢·经别》篇曰：“足少阳之正……上肝贯心，以上挟咽，出颐颔中，散于面，系目系”。

11. 足厥阴肝经　其经脉循行至喉咙、鼻咽部。如《灵枢·经脉》篇曰：“属肝，络胆，上贯膈，布胁肋，循喉咙之后，上入颃颡，连目系”。

12. 督脉　其支者，从小腹直上，贯心，到喉部；向上到下颌，环绕口唇。

13. 任脉　沿胸部正中，上行至咽喉，至下颌部；环绕口唇。

14. 冲脉　挟脐上行，散布于胸中，向上经咽喉；环绕口唇。

此外，阴跷脉，阳跷脉，阴维脉，阳维脉均经颈部而通咽喉。

咽喉地处狭窄，诸经并行，故经络畅达，脉气流通，则咽喉通利；倘若脏腑失调，经络不畅，壅郁咽喉，则易致咽喉肿痛不利等。正如《济生方·咽喉门》所云：“脏气和平，则病不生，脏气不平，寒热壅塞，所以生病也。医治之药，热则通之，塞则温之，不热不寒，依经调之”。

四、口与经络

口为脏腑之门户，通过经络的连属作用使口与五脏六腑密切相连。脏腑之气血精微通过经脉上注于口齿唇舌，使口齿唇舌得其所养而发挥其纳谷辨味，磨谷构语的生理功能。正如《灵枢·邪气脏腑病形》篇所曰：“十二经脉三百六十五络，其血气皆上于面而走空窍……其浊气出胃，走唇舌而为味。其气之津液皆上熏于面”。当五脏六腑功能失调，虚实寒热之气亦可通过经络而影响于口齿唇舌，从而使口齿唇舌受害而为病。因此，经络与口亦有着密切的关系。

循行于口的经脉主要有：

1. 足阳明胃经　其经脉循行至上齿、口唇等。如《灵枢·经脉》篇曰：“胃足阳明之脉，起于鼻之交頞中，旁纳太阳之脉，下循鼻外，入上齿中，还出挟口还唇，下交承浆，却循颐后下廉，出大迎，循颊车”。《中医基础理论·经络·经别》曰：“足阳明经别……沿食道浅出口腔”。又曰：“足阳明经筋……上颈部，挟口旁，会合于鼻旁”。

2. 手阳明大肠经　其经脉循行至下齿、面颊、下颌等处。如《灵枢·经脉》篇曰：“大肠手阳明之脉……其支者，从缺盆上颈贯颊，入下齿中，还出挟口，交人中，左之右，右之左，上挟鼻孔。是动则病齿痛颈肿”。《中医基础理论·经络·经别经筋》曰：“手阳明经筋……上面颊”。“手阳明之别络……上行之下颌角，遍布于牙齿”。

3. 足太阴脾经　其经脉循行至舌本、舌下，贯于舌中，荣于唇。如《灵枢·经脉》篇曰：“脾足太阴之脉……上膈挟咽，连舌本，散舌下……是动则病舌本强……舌本痛”。又曰：“足太阴气绝则脉不荣肌肉，唇舌者，肌肉之本也，脉不荣则肌肉软，肌肉软则舌萎人中满，人中满则唇反，唇反者肉先死”。由此说明了足太阴脾经与唇的生理病理关系等。《中医基础理论·经络·经别》曰：“足太阴经别……向上结于咽，贯通舌中”。

4. 足少阴肾经　其经脉循行至舌本。《灵枢·经脉》篇曰：“肾足少阴之脉……其直者，从肾上贯肝膈，入肺中，循喉咙，挟舌本……是主肾所生病者，口热舌干，咽肿上气，嗌干及痛”。《中医基础理论·经络·经别》曰：“足少阴经别……系舌根，再浅出于项部”。

5. 手少阴心经　其经脉循行至舌本、面部。如《灵枢·经脉》篇曰："手少阴之别……循经入于心中，系舌本，属目系。其实则支膈，虚则不能言"。《灵枢·经别》篇曰："手少阴之正……上走喉咙，出于面"。

6. 手太阳小肠经　其经脉循行至面颊、下颌。《中医基础理论·经络·经别别络经筋》曰："手太阳小肠经：分支，从缺盆出，沿颈部上行到面颊部，至目外眦后，折入耳中"。另一支，"从面颊分出，斜向目眶下，直达鼻根部"。"手太阳经筋……直行者，出耳上，向下结于下颌，上方连属目外眦。还有一条支筋从额部分出，上下颌角部"。

7. 足太阳膀胱经　其经筋结舌本。如《灵枢·经筋》篇曰："足太阳之筋……其支者，别入结于舌本"。

8. 足厥阴肝经　其经络舌本，循唇内，环口唇。如《灵枢·经脉》篇曰："肝足厥阴之脉……其支者，从目系下颊里，环口唇"。又曰："厥阴者，肝脉也，肝者筋之合也，筋者聚于阴气，而脉络于舌本也。故脉弗荣则筋急，筋急则引舌与卵，故唇青舌卷卵缩则筋先死"。由此说明了肝经异常所致之唇舌病变等。

9. 足少阳胆经　其经脉行于颊部、下颌部。如《中医基础理论·经络·十二经脉》曰："足少阳胆经：分支，从目外眦分出，下行之下颌部的大迎穴处，同手少阳经分布于面颊部的支脉相合，复行至目眶下，再向下经过下颌角部(颊车穴)，下行到颈部"。

10. 手少阳三焦经　其经脉循行至颊部。如《灵枢·经脉》篇曰："三焦手少阳之脉……出耳上角，以屈下颊至䪼，其支者……交颊，至目锐眦……是主气所生病者，汗出，目锐眦痛，颊痛"。

11. 督脉　其脉循行至上唇部。如《中医基础理论·经络·奇经八脉》曰："经头顶，额部，鼻部，上唇，到上唇系带(龈交)处"。

12. 任脉　其脉循行至面颊，环行于口唇。如《中医基础理论·经络·奇经八脉》曰：任脉"上行至下颌部，环绕口唇，沿面颊，分行至目眶下"。

13. 冲脉　其脉环绕口唇。

14. 阳跷脉　经肩部，颈外侧，上挟口唇，到达目内眦。

从以上经脉循行的情况可以看出，口齿唇舌与阳明经、太阴经、少阴经的关系较为密切，当其经脉壅滞，气血不畅时，则口唇齿舌易于受病矣。

第三节　耳鼻咽喉口的生理功能与脏腑经络的关系

耳鼻咽喉口主要有司听助衡，主嗅行息，发声司咽，进食构语等生理功能，这些生理功能虽形成于诸窍，但因其属整体生理功能活动的一部分，其产生与发挥是在脏腑整体的协调统一，相互配合的作用下而完成的，故耳鼻咽喉口各官窍所主司的生理功能与脏腑经络亦存在有不可分割的联系。本章仅就诸窍的主要生理功能与脏腑经络之间的协调关系加以概要介绍，以便加深理解脏窍关系，为临床调治各窍道疾病，恢复其正常的功能活动提供理论依据。

一、耳的生理功能与脏腑经络的关系

耳有司听觉，主位觉而助身体平衡的生理功能，其产生与发挥亦是在脏腑的协调配合下而完成的，故与脏腑经络亦密切相关。

(一)听觉与脏腑经络的关系

听觉的产生与发挥需赖气血阴阳的濡养。气血阴阳产生于脏腑，传输于经络，故耳窍的特殊结构与功能虽然是产生听觉的基本条件，而脏腑气血阴阳则是产生听觉的内在物质基础；经络不仅是沟通脏腑与耳窍连系的纽带，而且是传递声音信息的通路，听觉正是在耳窍、脏腑、经络的相互协调配合下形成的。

1. 脏腑气血阴阳是产生听觉的物质基础　五脏六腑是化生气血阴阳的源泉，故听觉之产生与五脏六腑皆有关连。但从听觉与脏腑的关系而言，其中与心、肾、脾的关系较为密切。因心主血脉，藏神，开窍于耳，在脏属火属阳；肾藏精，为阴阳之根，主耳，肾中精气通于耳，在脏属水属阴；脾胃为气血生化之源，主生运气血，升清降浊，使清气通于耳。故心、肾、脾三脏和调，使气血充足，精血互生，水火既济，清升浊降，阴阳协调，阴听阳声，声听相应，激荡听神而产生听觉。

在心、肾、脾三脏中，心、肾二脏对听觉的产生与发挥起有主导作用，故与听觉形成的关系最为密切。因肾主耳，心开窍于耳；心主血，肾藏精；心属阳，肾属阴；心为火，肾为水，心肾相交，水火既济，阴阳相合，则听觉成矣。正如《张氏医通・卷八・七窍门下・耳》所云："耳者，肾之窍，足少阴经之所主。然心亦寄窍于耳……盖肾治内之阴，心治外之阳，合天地之道，精气无不变通，故清净精明之气上走空窍，耳受之而听斯聪矣"。《医林绳墨・卷七・耳》中则曰："阳主乎声，阴主乎听，如寂然而听，声必应之，此阴阳相合，气之和也"。心肾为人体水火阴阳代表之脏，故听觉与心肾关系密切。正因为听觉与心肾阴阳密切相关，而阴阳失调，清阳不升则易致耳聋耳鸣，故治疗当调理阴阳，恢复其阴阳平衡则耳听能聪矣。犹如《证治准绳・杂病・第八册・耳》所曰："补不足，泻有余，务使阴阳和平，自然清净之气上走耳中而听斯聪矣，曰：若子所表言，水火同开窍此窍……心在窍为舌，以舌非孔窍，因寄窍于耳，则是肾为耳窍之主，心为耳窍之客"。

此外，肝藏血，耳受血始能听；肺主声，令耳闻声，故听觉的产生与发挥与肝、肺亦有关连。

2. 经络是传递声音信息的通路　耳脉通脑，声音由耳传入脑则是依靠经络的传递作用来实现的，故经络是声音信息由耳传入元神之府的必由通路。经络通畅，声传无阻，则耳受元神之使而听觉聪敏，辨析语声。倘若经脉不畅，声传受阻，元神失使，则耳听失聪，不辨语言等。

此外，耳为宗脉之所聚，气血藉宗脉上注于耳，耳得宗脉气血的濡养，听神方能聪敏，从而发挥其司听辨音之能，故耳之所以能听与经络运行气血的作用亦是分不开的。倘若经络阻滞，气血不畅，耳脉瘀滞，或经络气血空虚，耳脉失充等，则皆可致耳失聪敏，耳鸣耳聋等。正如《医贯・卷之五・耳论》所曰："故凡一经一络有虚实之气入于耳者，皆足以乱其聪明，而致于聋聩"矣。

此外，在十二经脉中，手足少阳二经脉络与耳窍循行的关系尤为密切，故二经经气调和，经脉通畅，则耳之脉络通畅，气血周流不休。如手足少阳二经脉络不畅，经脉壅滞，则易致耳脉不畅，听觉失聪等，因此，在经脉病变中，以手足少阳经对于耳病产生的影响最大。故《医林绳墨・卷七・耳》曰："耳之为病，肾病也。盖肾虽开窍于耳，而耳之为病者，实系于手足少阳二经见症也，不独肾之为然"。又曰："治法主意，肾虽开窍于耳，而见症实系手足少阳二经，气虚则宜清宜补，火盛则宜降宜泻"。

（二）位觉与脏腑的关系

耳主位觉，助体平衡的功能主要与心、肾、肝胆、脾胃的关系较为密切。因心主神明，为五脏六腑之大主，心动则五脏六腑皆摇；肾藏精，主伎巧，伎巧与平衡密切相关；而肾精通于脑，脑为元神之府，元神支配位神，以司位觉；且耳藏神水乃精髓所化，神水滋养位神而使其感应灵敏；肝主升，主疏泄，调畅气机，性喜条达，主风主动；胆藏精汁，为中正之官，专主决断，其脉入出耳窍，助位神中正决断；脾胃为气血生化之源，长于斡旋，升清降浊，助耳清灵，感应上下，平调升降，保体直正。故诸脏协调，神静精盛，气机条达，中正不曲，升降有序，动静相宜，则耳之位神聪慧，神水充足，位觉灵敏，感应体动，调整平衡，从而保证耳主位觉，助体平衡功能的正常发挥，使身体平衡有常，行有规矩，动而不乱，身正不倾，立而稳定等。倘若心、肾、肝胆、脾胃诸脏功能失调，精亏神摇，风动不已，升降失序，阴阳逆乱，则易致耳之位神失灵，感应失常，使身晕不定，站立不稳，身倾欲倒，卧而厌动，而发为眩晕之症矣。

正因为耳主位觉，司平衡与心肾肝胆脾胃密切相关，而耳主位觉失常所发之眩晕亦多由心肾肝胆脾胃功能失调所致，故临证治疗耳眩晕亦多从调理心肾肝胆脾胃入手等。

二、鼻的生理功能与脏腑经络的关系

鼻有行呼吸、司嗅觉、助语声、御外邪的生理功能，这些生理功能的产生与发挥与脏腑亦有着密切的联系。兹将各生理功能与脏腑的关系介绍如下。

（一）行呼吸与脏腑的关系

鼻行呼吸主要与肺、肾、肝关系较为密切。因肺主气，司呼吸，主宣发肃降，鼻乃肺之外窍，在呼吸方面，肺鼻密切配合，相辅相成，共同完成呼与吸这一生理过程；肾藏精，主纳气，吸入之气必下纳入肾则鼻窍通利，呼吸畅快；脾主斡旋，升清降浊，升降有序，则呼吸之气出入有度；肝主调畅气机，疏通气道，以利呼吸，故肺肾脾肝功能协调，宣降适度，纳气有序，升降相宜，气道条畅，则鼻行呼吸通利；倘若诸脏功能失调，宣降失常，气不下纳，升降逆乱，气道不畅，则易致鼻道不利，呼吸出入受阻等。

鼻行呼吸虽与肺肾脾肝关系密切，但与肺直接相关，故与肺之关系最为密切。肺主气，司呼吸对鼻行呼吸起有支配作用。唯有肺气充足，呼吸协调，则鼻行呼吸方能正常，从而保持肺呼则气出于鼻，肺吸则气入于鼻。在呼吸这一生理过程中，肺为呼吸之主，鼻为呼吸之门，鼻行呼吸受肺司呼吸的支配。倘若肺司呼吸终止，则鼻行呼吸自息矣。此外，肺的宣发肃降亦是保证鼻息通畅的重要条件。肺气宣降正常，则鼻息出入通畅；肺失宣降，则易致鼻道窒塞，鼻息不畅。因此，临证调治鼻塞，总以宣肺为先，而所用通窍之品，亦多有宣肺之能。

（二）嗅觉与脏腑的关系

嗅觉主要与心、肺、肾关系较为密切。因心藏神，主嗅，神使于鼻，则嗅神灵敏而能感知香臭，故《难经·四十难》曰："心主臭，故令鼻能知香臭"。《医学入门·卷四》亦曰："鼻窍于肺，而能知香臭者，心也"。肺主气，宗气成于肺，肺气宣发，宗气上输于鼻，温煦激发嗅神，则鼻能知香臭矣。故《灵枢·脉度》篇云："肺气通于鼻，肺和则鼻能知香臭矣"。《灵枢·邪气脏腑病形》篇亦云："其宗气上出于鼻而为嗅"。肾藏精，通于元神，嗅神受元神之使方能灵敏司嗅，故肾精有协助嗅觉聪敏，滋养嗅神的作用。正由于心神、肺气，肾精与嗅觉密切相关，故神明气旺精足，则嗅觉灵敏。倘若心虚神荡，肺虚气弱，肾精不足，或心脉瘀阻，肺实气壅，则皆能致嗅觉异常，甚或嗅聋失灵，鼻息不利等。

(三)助语声与脏腑的关系

鼻助语声的功能与肺的关系最为密切。肺主气,开窍于鼻,肺气上冲喉门,出于鼻窍,冲喉则出声,出鼻则声宏语清,故肺气自喉出鼻,使声道通畅,鼻窍通利,而辅助语声清亮。倘若肺气壅滞,宣发不畅,使鼻道窒塞不通,则可致语声重浊等。

此外,鼻助语声与鼻窍通利与否密切相关,鼻通则语清,鼻塞则声浊,故凡有助鼻窍通利的脏腑均与鼻助语声有着一定的关系。此仅言肺者,只是以肺与鼻助语声的关系最切,临证肺病对鼻助语声作用的影响最为明显而已。

(四)御外邪与脏腑的关系

鼻抵御外邪作用的强弱主要取决于鼻内正气,尤其是与鼻内卫阳之气的盛衰密切相关。鼻内卫阳之气强盛,则鼻御外邪作用亦强,鼻御邪力强则外邪难以袭鼻伤身。倘若卫阳气弱,御邪失能,则外邪易自鼻入而内伤脏腑等。因卫阳之气化生于水谷精气,水谷精气源于脾胃,而卫气入鼻则需肺之宣发上达,故鼻御外邪与肺、脾、胃的关系最为密切。脾胃强健,化源充足,则卫阳之气充盛;卫气自脾输肺,肺气宣发,上达鼻窍,则鼻内阳旺卫强而能抗御外邪侵袭,使鼻不自病,亦不病脏。倘若脾胃虚弱,化源不足,卫阳亏乏,或肺虚卫弱,气不上达,鼻内卫阳之气不足,则御邪力弱,而易被外邪侵袭。如是,则不唯鼻易自病,且外邪易从鼻入而袭伤脏腑等。

三、咽、喉的生理功能与脏腑的关系

咽有司吞咽、通呼吸与声气、助发音、御邪毒等生理功能。喉有行呼吸,司发声的生理作用。二者在发挥其生理功能时,需相互协调,相互配合,方能保证各自生理功能的正常进行,如咽吞则喉门闭,喉息则吞咽停;咽畅则气下喉,喉通则气行咽;咽阔则喉声宏,喉利则声出咽等。倘若咽与喉的协调配合贯通作用失常,则往往影响其功能的正常发挥而出现异常等。兹将其各自的生理功能与脏腑的关系介绍如下。

(一)咽的生理功能与脏腑的关系

1. 司吞咽与脏腑的关系　咽司吞咽主要与脾、胃、肝的关系较为密切。因咽为脾胃之候,属胃之系,咽吞、胃纳、脾运,饮食水谷传输之路通畅,则咽之吞咽始能正常发挥。此外,脾升胃降亦有助咽之吞咽畅利的作用。咽为肝之使,肝气疏泄,使气机条达,咽路通畅,则吞咽始能顺利。倘若脾胃运化失调,升降失常,肝失疏泄,甚或脾胃肝火上冲咽门,使咽之吞咽受制,则可见不思吞咽,或吞咽不利,甚或咽腔肿痛,吞咽困难等。

2. 通呼吸与脏腑的关系　咽通行呼吸的功能主要与肺、脾胃的关系较为密切。因肺司呼吸,主宣发肃降,肺气上通于咽,温养咽路,故肺气充盛,呼吸有序,宣降有度,则咽路通畅,呼吸之气通行顺利。脾胃之气上通于咽,主升清降浊,咽为脾胃之候,脾胃强健,清升浊降,咽受脾胃之气的濡养,则咽腔润泽,气过通畅。因此,肺、脾胃功能协调,呼吸有序,宣降有度,升降相因,气充咽路,则咽腔温润通畅,以行呼吸之气。倘若肺、脾胃功能失调,呼吸无律,宣降失常,升降失序,则可致咽道不畅,气过不利;若肺、脾胃火热上蒸咽门,则可致咽肿窍塞,呼吸之气通行受阻,气息出入不畅等。

3. 通声气,助发音与脏腑的关系　咽通声气,助发声的作用主要与肺、脾胃的关系密切。因肺为声音之门,肺气自喉出咽,声气随肺气上行过咽,咽受肺气的温养,宣降的调节,则咽腔温润通畅,以润声扩音,使音声宏亮清晰;脾胃乃声音之源,其气通咽,充养咽嗌,且脾胃升清降浊,使咽腔清空避浊而清润声气,助声音清亮宽宏。故肺脾胃协调,气充咽腔,使咽道宣畅清空，则始能发挥其润声扩音，助语声清亮之能。倘若肺脾胃失调，火热内生，上蒸于咽，则可致咽嗌肿痛，甚或生痈化脓，阻塞声道，使语声不畅，含糊不清，甚或声音难出等。

4. 御邪毒与脏腑的关系　咽御邪毒的功能主要与肺、脾胃、肾的关系较为密切。咽御邪毒有赖于气血阴阳的濡养，正气的充灌方能不断发挥其御杀邪毒之能。肺主气，主宣发，卫气随肺气宣发而上达于咽，助咽御邪；脾胃为气血生化之源，卫阳之气生于水谷精气，咽属胃之系，卫气循胃系上输于咽，则咽受卫气丰厚，而能驱御邪毒；肾为气之根，又为元阴元阳之宅，肾之元阴元阳循经上奉，温养咽门，充灌咽核，则咽窍阴阳气盛，御邪力强。故肺、脾胃、肾功能协调，气血充足，阴阳气盛，使卫阳充灌于咽，则咽窍咽核正气常盛而能御邪抗毒，防止病邪自口咽入侵机体，袭伤脏腑等。倘若肺脾胃肾虚损，气血不足，阴阳失调，致咽部正虚卫弱，则不仅咽腔、咽核易受邪毒侵伤，而且外邪亦易从口咽侵伤脏腑，而导致咽病迁延不愈，乳蛾反复发作，甚或引发全身疾患等。

(二)喉的生理功能与脏腑的关系

1. 行呼吸与脏腑的关系　喉行呼吸主要与肺、肾的关系较为密切。因肺司呼吸，主宣发肃降，喉属肺之系，肺主宣发，宗气上喉，喉得宗气之养，则温通舒利，呼吸出入通畅；肾藏精，主纳气，精气濡养喉窍，则喉窍发育健正，肾纳气则气入喉畅利。因此，肺肾协调，宗气充足，精气旺盛，宣降合度，摄纳有序，则喉窍通畅而行呼吸矣。倘若肺肾失调，气虚精亏，宣降失常，摄纳无权，则易致喉窍壅滞或失养，喉门不利，而致呼吸出入不畅，喉闷不爽等。

此外，脾胃之升降，肝气之疏泄，均有调畅气机，助喉门开合舒利，保证喉门通畅，气息出入顺利的作用。倘若脾胃火热上蒸，或肝郁气滞，均可致喉肿息塞，或喉间闷胀不爽，自感呼吸出入不畅等。

2. 司发声与脏腑的关系　喉司发声与脏腑有着密切的关系。因声音之发，赖以精气，而精气之生，源于脏腑，故脏腑之阴阳精气循经脉上升，濡养喉厌，充灌声户，则喉始能发声。倘若脏腑功能失调，阴阳精气舛乱，则易致喉厌声户功能失常而使发音障碍等。正如《景岳全书·卷二十八·杂证谟·声瘖》所曰："声音出于脏气，凡脏实则声宏，脏虚则声怯，故凡五脏之病皆能为瘖"。

喉司发声与五脏六腑皆有关连，但与五脏关系最密切。五脏是支配声音产生与发挥的核心。如声音出于肺气，故有肺为声音之门之称；滋于脾气，故称脾为声音之源；本于肾气，故称肾为声音之根；司于心神，故称心为声音之主；调于肝气，故称肝为声音之枢。如是，五脏调和，各司其职，气充源旺，根固神明，声道条畅，则喉得五脏精气之养，使喉门舒利，声音能彰。倘或一脏有舛，则足以乱其发声而致音声不扬或嘶哑等。然于五脏中，尤以肺、脾、肾的虚实变化对发声的影响最为多见，故声音疾患若能在三脏之中曲曲求之，则临证论治多能收取良好疗效。

四、口的生理功能与脏腑的关系

口主要有进水谷，司咀嚼，咽饮食；泌津液，助化食；构语言，宏声音；辨五味等生理功能。这些生理功能的产生与发挥与脏腑亦有着密切的关系，脏腑可以说是口窍诸生理功能产生的本源。唯有脏腑功能协调，则口窍功能和利，发挥如常；而脏腑功能失调，则易致口窍功能失和而病。兹就脏腑与口窍的关系介绍如下：

(一)进水谷,司咀嚼,咽饮食与脏腑的关系

进水谷,司咀嚼,咽饮食主要与脾胃、肾、心的关系较为密切。因脾主口、主唇,开窍于口,胃为水谷之海,脾胃又有受纳、运化水谷之能,脾胃受纳、运化功能强盛,则口思饮食;肾主骨,齿为骨之余;肾又主齿,肾精充盛,滋养于骨,营养于齿,则牙齿坚固而能磨谷;心主舌,舌为心之苗,心血、心气滋养于舌,则舌体运动灵活,使舌随食动,搅拌饮食,并使食团后噍入咽等。因此,脾胃、肾、心功能协调,使口唇、齿、舌相互配合,相互为用,共同完成进水谷、司咀嚼、咽饮食的生理功能。倘若脾胃、肾、心功能失调,或脏腑虚弱,使口齿唇舌失养,则易致其功能失常,而影响其进水谷、司咀嚼、咽饮食生理功能的发挥。若脾胃蕴热、心脾积热,上蒸口舌唇龈,使口舌唇龈红肿溃烂;或肾精亏虚,牙齿失养,使齿豁牙动等,则皆能使口之进水谷、磨谷食、咽饮食受制而失用等。

(二)泌津液,助化食与脏腑的关系

泌津液,助化食主要与脾胃、肾、心的关系较为密切。因泌津液主要是由舌下金津、玉液之所为,而脾脉通于舌下,胃脉通于承浆,承浆与舌下金津、玉液相连;心主舌,其脉络舌本;肾主唾,金津、玉液通于肾经,故脾胃、心、肾功能协调,津液上承,则舌下金津、玉液分泌旺盛而能协助化谷消食。倘若脾胃虚弱,运化失常,或心肾阴液不足,阴津不能上承,则皆能致金津、玉液泌津不足,从而使助化谷食功能减弱等。若脾胃、心脾积热,上蒸于舌,而致发舌肿、重舌等,使穴道受阻,泌津不出,或热迫穴道,败津外泄,热涎外溢,则皆能影响其化谷消食之功能的发挥。

(三)构语言,宏声音与脏腑的关系

构语言,宏声音主要与心、肝的关系较为密切。因心藏神,主舌,舌为语言之机,心神使于舌,使舌随心动,和声而构语;肝藏血,主疏泄,其脉络舌,而能助舌构语。故心肝协调,神清主明,气机条畅,舌动灵活,随气和声,则能构语。倘若心肝失调,气机不畅,舌机不灵;或心肝积热,上蒸于舌,使舌肿碍动;或热闭心神,神浊失持,神不使舌;或肝风内动,筋脉拘挛,舌机失灵等,则皆能致舌之构语障碍,声出不畅等。

(四)辨五味与脏腑的关系

五味分别归属与五脏,故口舌辨别五味与五脏六腑皆有关联,但其中与心、脾二脏的关系最为密切。因心主舌,心气通于舌,心和则舌能辨五味矣;脾主口,其气通于口,脾和则口能知五谷矣。故心脾两脏协调,气血充足,滋养于口舌,则口舌辨知五味灵敏。倘若心脾积热,上蒸口舌,致口舌生疮,或心脾气血不足,口舌失养,则皆能致使口舌辨别五味异常等。

第四节 结 语

本章仅就耳鼻咽喉口与脏腑经络的关系做了全面论述,其中重点论述了耳鼻咽喉口诸窍与五脏的关系。由于脏腑气血阴阳是耳鼻咽喉口功能产生与发挥的源泉,尤其五脏既是主宰耳鼻咽喉口诸窍的核心,又是支配耳鼻咽喉口诸窍功能活动的核心,各个官窍正是在五脏的主宰与支配下发挥与维持其所特有的生理功能的。因此,耳鼻咽喉口与五脏有着极为密切的脏-窍相关关系。

耳鼻咽喉口诸窍虽然与五脏六腑均有着密切的关系,但其各个官窍与脏腑的关联程度亦有所不同。如耳主要与心脾肾肝胆的关系较为密切;鼻主要与肺脾肾胆的关系较为密切;咽主要与肺脾胃肝的关系较为密切;喉主要与肺脾肾的关系较为密切;口齿唇舌主要与心脾

肾的关系较为密切等。这种密切的关系既表现在生理方面，亦表现在病理、病症、治疗等诸方面。因此，了解耳鼻咽喉口与五脏六腑的关系，对于临证理解、诊治各种耳鼻咽喉口腔疾患则有着一定的实践意义。

【参考资料】

1. 2000年前参考资料参见第一版，此略。

2. 胡广艾，等．“窍（耳）病从肺”论治的西医基础理论探讨．中国中西医结合耳鼻咽喉科学杂志，2003，4

3. 王永钦．论耳鸣治心—耳鸣治心的方法与实践．中医药通报，2008，1

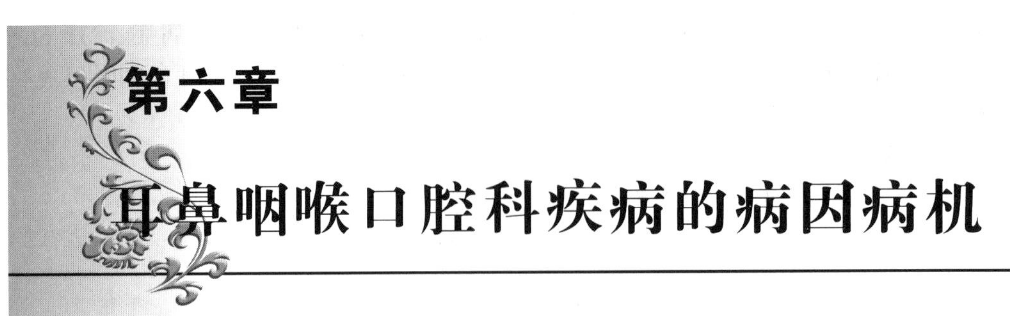

第六章 耳鼻咽喉口腔科疾病的病因病机

病因，即破坏机体相对平衡状态导致疾病发生的原因。病机，即是在病因的作用下，疾病发生发展与变化的机制。本篇仅就耳鼻咽喉口腔科疾病的病因与病机特点做以介绍。

耳鼻咽喉口腔科疾病的病因病机亦是多方面的，诸如六淫、疫疠、七情、饮食、劳倦、虫兽外伤、痰饮、瘀血等在一定条件下均可导致诸窍疾病的发生。病机变化亦是错综复杂的，既可以是单因、单途径、单环节的变化，亦可以是多因、多途径、多环节的变化，从而是疾病的发生发展变化多端，复杂难辨。但是，各种病因均有其不同的致病特点与表现征象，病机变化亦有一定的规律与特点，掌握这些致病特点与病变规律对于理解耳鼻咽喉口腔科疾病的发生发展与变化，指导辨证论治，审证求因则有一定裨益。《三因极一病证方论·卷之二·五科凡例》曰："凡治病，先须识因，不知其因，病源无目"。因此，古代医家亦是非常重视对于疾病病因病机的研究的。在古代文献资料中，有关耳鼻咽喉口腔科疾病的病因病机虽亦有所论述，但专门而系统论述的资料较少。纵观历代医家著作，对于耳鼻咽喉口腔疾病病因病机的论述大多是针对某一疾病而进行阐述的，少有针对耳鼻咽喉口腔科整个体系而论述者。就整个耳鼻咽喉口腔科体系而言，对其病因病机论述带有整体性的著作主要有《内经》、《诸病源候论》、《三因极一病症方论》等。此结合古今资料将耳鼻咽喉口腔科的病因病机介绍如下。

第一节　耳鼻咽喉口腔科疾病的病因

耳鼻咽喉口腔科疾病的病因亦不外六淫、七情、饮食劳倦、虫兽外伤、痰饮、瘀血等几个方面。《干氏耳鼻咽喉口腔科学》则将污染、衰老、异禀过敏等亦作为病因对待。这些病因在一定条件下可通过一定的途径或方式作用于耳鼻咽喉口腔诸窍，从而导致其疾病的发生。本章仅就这些病因在耳鼻咽喉口腔科的致病特点与表现征象做以介绍，从而为耳鼻咽喉口腔科疾病的辨证求因、审因论治奠定基础。

一、六　淫

六淫，是指风、寒、暑、湿、燥、火六气发生异常变化，成为导致人体疾病发生的一类外在致病因素。由于耳鼻咽喉口诸窍直接与外界相通，是外邪入侵机体的重要途径之一，故六淫外邪在耳鼻咽喉口腔科疾病的发生中占有重要地位，它是导致耳鼻咽喉口腔科急性疾病发生的主要致病因素。

耳鼻咽喉口位于人体的上部，属清阳之窍，最易为伤上、伤阳的病邪所害，故在六淫中，凡是具有伤上、伤阳性质的病邪最易袭伤诸窍而为病，这类病邪如风、寒、湿、燥、火等。同时，由于六淫外邪侵袭人体多从口鼻咽喉、皮毛而入，故若口鼻咽喉正气虚弱，不能御邪，则外邪易从口鼻咽喉入侵机体而致病。因此，外邪除了可以直接袭伤口鼻咽喉而致病外，在非耳鼻咽喉口腔疾病的外感性病症中，其早期也有不同程度的邪伤鼻咽喉征象，故耳鼻咽喉口诸窍既是外邪侵袭人体的途径之一，亦是最易受六淫外邪袭伤的部位之一。正如《温疫论·原病》所曰："凡人口鼻之气，通于天气。本气充满，邪不易入，本气适逢亏欠，呼吸之间，外邪因而乘之"。

六淫病邪所致耳鼻咽喉口腔科疾病，一般均具有发病急，病程短，症状重，易治愈的特点。但如治疗不及时或调治不当，则往往又可促发或诱发它疾，或使邪毒稽留结痼而转属慢性疾患。同时，六淫致病尚易促发或加重旧疾等，故在临证调治六淫所致耳鼻咽喉口腔疾病时，应尽量做到早治速治，治宜彻底，以防其传变，杜其结顽等。

风、寒、湿、燥、火五邪除外生者外，脏腑功能失调亦能产生类似于风、寒、湿、燥、火五种外邪致病特点与性质的病邪，这种情况下产生的五邪一般称"内生五邪"，即内风、内寒、内湿、内燥与内火。内生五邪既是脏腑功能、气血阴阳失调所产生的病理产物，又是重要的致病因素，具有病因与病理的双重概念。作为致病因素，内生五邪大都具有外犯五邪的致病性质与特点，故本节所论六淫亦包括"内生五邪"于内，不另篇述。

(一)风

风主于春令，散见于四季，是六淫病邪中致病能力最强、致病范围最广的一种致病因素，故有"风为百病之长"之称。风生于内者，多由肝阳化风，热极生风，血虚生风而成，尤其与肝的功能失调最为密切，故有"诸风掉眩，皆属于肝"(《素问·至真要大论篇》)之论。风邪在耳鼻咽喉口腔的致病特性主要有以下几个方面：

1. 风易袭阳伤上，侵害诸窍　《素问·太阴阳明论篇》曰："伤于风者，上先受之"。上者，头面是也。耳鼻咽喉口诸窍皆位于头面部位，居上属阳；风邪具有升发、向上、向外、易袭阳位，伤人上部的特性，故耳鼻咽喉口诸窍最易为风邪所袭伤。风伤诸窍，开泄腠理，鼓胀肌膜，则可致鼻塞，头痛，耳胀耳痛，咽痛，声嘶等。

风盛于春季，生于肝阳。肝应春风，春风主升，若阳旺风盛，风阳升散，上攻头面，窜鼻外发，则易致鼻塞多嚏；升散太过，迫血妄行，则易致鼻衄等，故《素问·金匮真言论篇》有"春善病鼽衄"之论。

2. 风为百病之长，诸邪附风而伤窍　《素问·风论篇》曰："风者，百病之长也"。《类证治裁·卷之一·中风·论治》曰："风为百病之长，故六淫先之"。风性轻扬，善动不居，飘荡不定，致病甚为广泛，并有着遇寒则寒，遇热则热，遇湿则湿，遇燥则燥的特点，故风邪伤人往往夹带它邪而合客于人体。而寒、热、湿、燥诸邪亦常附着于风邪而升发腾上，袭伤诸窍，从而形成风寒、风热、风湿、风燥等不同的外感证候。如风合寒邪，或寒邪附风而伤窍者，则卒发鼻塞鼻痒、喷嚏、流清涕，或耳闷胀、听力减退，咽喉肿痛、声音嘶哑，牙齿凉楚疼痛等；风合热邪，或热邪附风而客伤诸窍，则卒发鼻塞涕黄，耳胀耳痛，咽喉灼痛，声音嘶哑，窍道肌膜红肿，或牙龈红肿，溃烂，牙齿灼痛等；风挟湿邪，或湿邪附风而客伤诸窍，则易致耳闷耳胀，重听，鼓室积液，或耳肤肿烂湿痒等；风挟燥邪，或燥邪附风而袭伤诸窍，则易致耳肤干燥奇痒，鼻干少涕，咽喉干燥痒咳，声音不扬，肌膜干红，或口舌干燥，唇干皲裂等。正因为风邪是六淫外邪侵袭人体的先导，其他外邪常附着于风邪而客伤人体，故《素问·骨空论篇》曰："风者，百病之始也"。

3. 风性善行数变，易伤络闭窍　风性善行而数变，具有行无定处，变幻无常，致病迅速，吹闭门户，中络致瘫的特点。正如《类证治裁·卷之一·中风·论治》所曰："以其善行数变，受之者轻为感冒，重则为伤，最重则为中”。耳鼻咽喉口皆为脏腑之门户，有着喜通恶闭的特性，倘若风中窍络，或热极生风，痰盛动风等致使风闭门户，则易致窍道闭塞不通而卒发危重之候。如风中咽络，则咽肌麻痹，吞咽困难；风中喉络，则易致声带麻痹，声音嘶哑，甚或呼吸困难；风中面络、血脉，则可致面络麻痹，口眼歪斜；若风火、风痰壅闭喉窍，则可致咽喉肿塞，喘鸣迫粗，呼吸困难而暴发急喉风；风中耳脉，闭塞听户，则易致发暴聋暴鸣；若脓耳毒盛，热极生风，则易致口眼歪斜，高热，惊风抽搐等而发为脓耳面瘫，或黄耳伤寒等。正如张子和《治法杂论·风论》所曰：“风者，善行而数变，此乃风者，百病之始，万病之长也，或失音而昏冒，或口目而歪斜”。《类证治裁·卷之一·中风·论治》亦曰：“风邪入里，多滞九窍，唇缓，便秘，口不能言，耳聋，鼻塞，目瞀，痰涎昏冒……其中血脉，则口眼歪斜”。

4. 风性动摇，易致眩晕　风性主动，风盛则动摇不定。耳主位觉，助体平衡，有喜静厌动的特性。若风中耳窍，或肝阳亢盛而化风，风阳上扰，致使耳主位觉失常，体失平衡，则易致发暴晕，或眩晕常作，旋转不定，站立不稳等，故风有易伤位觉而致眩晕的特点。正如张子和所曰：“大凡头风眩晕，手足麻痹……皆因风”(《治法杂论·风论》)。

风邪所致眩晕，无论外风、内风皆能为之，然以内风为多。尤其是肝风内动，风阳上扰最易伤害位觉而致发眩晕。正如《医述·卷十·眩晕》所曰：“眩晕之病，悉数肝胆风火。风火属阳，阳主动，故目眩而头晕也”。又曰：“《经》云：诸风掉眩，皆属于肝。头为六阳之首，耳目口鼻，皆系清空之窍，所患眩晕者，非外来之邪，乃肝胆之风阳上冒耳，甚则有昏厥跌仆之虞”。

(二)寒

寒为冬令之气，其为病也，四时皆有，唯以冬季为多。寒邪之成，亦有内外。外寒者，每由寒冷过甚，气候骤变，寒暖不均，机体失于防护所致；内寒者，多由机体阳虚失温，寒气过盛而成。内外寒邪，虽然生源不同，但其致病特性类似，且二者常相互感招，互伤人体等。寒邪侵袭耳鼻咽喉口窍的机制主要有以下特点：

1. 寒为阴邪，易伤阳窍　耳鼻咽喉口诸窍属阳，有着喜温恶寒的特点。寒为阴盛之极，易伤阳气，寒邪客窍，阳气受挫，温通受制，则诸窍阳伤失温而为病。如寒邪伤耳，窍失温通，则见耳闷重听；寒滞耳内，耳阳受伤，神水不温，位觉失灵，则见眩晕反复发作，呕吐清水，面白肢冷等；寒邪客鼻，鼻阳受伤，窍失温通，则见鼻塞涕清，头脑冷痛，鼻内肌膜淡白或苍白水肿等；寒邪伤咽，则见咽部不适，紧闷冷楚，肌膜淡白肿胀等；寒邪滞喉，喉失温通，则易致喉部不利，声音不扬或嘶哑，喉肌膜淡白或淡红等；寒邪袭伤口窍，则见牙齿冷痛，肌膜溃烂色白等。

2. 寒邪主凝，易伤脉凝血，滞窍结顽　寒邪收引主凝，客于血脉则血涩脉缩而气血不通，不通则凝而成瘀。耳鼻咽喉口诸窍皆为经脉、血脉多聚之处，有着喜温喜通的特性。若寒邪客袭诸窍，凝血伤脉，使气血运行不畅，邪滞不去，则易结痼结顽而致病变经久不愈。如寒滞耳窍，凝滞耳脉，则见耳膜灰暗乏泽，或久聋不瘥，眩晕久作不已等；寒滞鼻窍，鼻脉不畅，则易致鼻塞持续不减，鼻内肌膜淡暗或暗红乏泽，鼻甲肥大，经久不愈等；寒滞咽腔，凝滞血脉，则见咽部不利，肌膜暗红增厚，或乳蛾暗红肥大，质硬不消等；寒滞喉窍，气血不畅，则易致声音嘶哑，喉肌膜暗红增厚，或声带生长结节、息肉，经久不瘥等；寒滞口腔，则易致口腔溃烂如弹坑状，周围肌膜暗红，日久不愈等。

耳鼻显露于外，若天寒过盛，伤阳凝脉，则易发生冻疮等。

（三）暑

暑邪伤人，独见于夏季，为时令性较强、且纯属外邪的一种致病因素。耳鼻咽喉口诸窍直接为暑邪所伤者较为少见，其在耳鼻咽喉口腔的致病作用一般是通过暑邪的耗气伤阴、升散与夹湿的特性而导致的。

1. 暑性炎热，耗气伤阴，易引发旧疾　暑性炎热，具有伤津耗气的特点，故暑热太过，亦可耗伤耳鼻咽喉口窍之阴津阳气，使其抗御外邪的能力下降，从而促发耳鼻咽喉口腔疾病，或易使其旧病复发等。而且，暑邪伤人，亦多从口鼻而入。正如《医述·卷五·杂证汇参·暑》所云："暑者，相火行令也，人感之自口鼻而入"。《类证治裁·卷之一·暑症》亦曰："暑为阳邪，感之者从口鼻入，先阻于上焦气分，则为头胀脘闷"。从口鼻而入者，则其津液为之所伤矣。故炎夏暑热过甚，伤津耗液，则每致口鼻干燥，咽喉干燥不适等。又因暑热伤津，津伤不能上承诸窍，则易致慢咽痹、慢喉瘖、口燥、唇风等病复发。因此，炎热夏季亦是咽喉疾病的多发季节之一。

2. 暑性升散，易致衄血　暑为阳邪，性主升散；鼻属阳窍，血脉旺盛，若暑热过盛，升散太过，伤及鼻窍，迫血妄行，则易致鼻衄大作等。犹如《医述·卷五·杂证汇参·暑》所曰："暑证则口鼻必流血"。

3. 暑多挟湿，易致耳病　夏季炎热多雨，气候潮湿，故暑虽炎热，但又有挟湿的特点。暑多挟湿，耳道为一狭窄盲管，暑湿伤耳，蒸散不及，则暑热与湿邪相合而成湿热之邪。湿热留滞于耳，蒸腐肌膜气血，则易致发脓耳、耳疖、耳疮、耳痒等疾病，或促使慢脓耳复发等。正因为暑湿伤耳，易成湿热而引发众多耳病，夏季是耳病的高发季节，故有"夏多耳疾、脓耳"之说。

（四）湿

湿盛于长夏，其为病也，亦分内外。外湿多因气候潮湿，冒雨涉水，或久居湿地等，致使湿邪侵袭人体所致。正如《寿世保元·中湿》所云："湿者，因坐卧湿地，远行涉水，或冒风雨，久着汗衣……悉能致之，不自觉耳"。内湿多由过食生冷，脾失健运，或肺脾肾功能失调，水津代谢失常，致使湿邪内生而成。其中内湿的产生与脾的运化功能失调最为密切。正如《类证治裁·卷之一·湿症·论治》所曰："其自外受者，雾露泥水，由地气之上蒸，经所谓地之湿气，感则害人皮肉筋脉也。自内生者，水谷生冷，由脾阳之不运，经所谓诸湿肿满，皆属于脾也"。内外湿邪，虽然来源不同，但其致病特点相似，并且又可相互感招而为病。湿邪在耳鼻咽喉口腔科的致病特点主要为：

1. 湿为阴邪，易遏阳蒙窍　湿为水气所化，其性类水而重浊，故属阴邪。湿邪伤人，易阻遏气机，遏制升降，蒙伤阳气。耳鼻咽喉口皆属清阳之窍，喜清恶浊，唯气机升降，清阳上升，浊阴下降，始能常保诸窍清灵。若湿邪内侵，阻遏气机，清不升而浊不降，湿滞阳位，浊蒙清窍，则易致诸窍失去清灵之性而为病。正如《类证治裁·卷之一·湿症·论治》所曰："湿为阴邪，乃重浊有质……湿蒸于上，则头胀如蒙，经所谓因于湿，首如裹也"。正因为湿为阴邪，易遏阳蒙窍，故湿邪亦是导致耳鼻咽喉口腔疾病最常见的致病因素之一。如湿滞耳窍，则见耳部溃烂流水，耳闷重听，中耳积液，或耳内流脓白黏，迷路积水，眩晕耳鸣等；湿留鼻窍，则易致鼻塞声重，流涕白黏，或鼻内生长息肉、囊肿等；湿滞咽部，则易致咽部不利，咽腔肌膜淡白增厚，或致蛾体肥大不消等；湿邪滞喉，则易致喉部不适，声音不扬或嘶哑，声带、室代水肿或肥厚，或生长结节、息肉等；湿滞口腔，则易致口腔肌膜溃烂，经久不愈，或舌下滋生痰包等。

2. 湿性黏滞，易困窍结顽　湿邪黏滞，易停滞不去，留而结顽，故湿邪侵伤耳鼻咽喉口诸窍，易于粘附窍壁，困结不去，变生痼疾等。如湿结耳窍所致之耳疮、旋耳疮、耳痹、慢脓耳、耳眩晕；湿滞鼻窍所致之鼻窒、鼻鼽、慢鼻渊、鼻息肉、鼻部囊肿等；湿结咽腔所致之慢咽痹、慢乳蛾、咽白斑、咽白刺等；湿滞喉部所致之声带结节、息肉、囊肿等；湿滞口腔所致之口癣、口疮口糜等皆有缠绵不愈，或反复发作的特点。

(五)燥

燥邪为病，亦分内外。外燥多见于秋令，其病又有温燥、凉燥之分。温燥见于初秋，乃由夏热之余气与初秋燥气杂合而成；凉燥多发于深秋，乃由深秋燥气与初冬寒气混合而成。内燥者，多由机体阴血津液亏损，燥邪内生所致。犹如《类证治裁·卷之一·燥症·论治》所曰："燥有外因，有内因。因于外者，天气肃而燥胜，或风热致伤气分，则津液不腾……因乎内者，精血夺而燥生，或服饵偏助阳火，出化源日涸"。内外燥邪，异途同性，且亦相互感招为病。燥邪在耳鼻咽喉口腔科的致病特性主要有以下几个方面：

1. 外燥袭人，先伤鼻咽　外燥侵袭人体，多从口鼻而入，病变多始于肺卫，故有"燥易伤肺"之称。然鼻属肺窍，直通天气，咽在口鼻之后，为呼吸气息必经之路，故外燥袭人，入肺者必经鼻咽。且鼻咽位居肺上，燥邪自口入者，必先伤咽；自鼻入者，必先伤鼻，故燥邪袭肺伤人，有先伤鼻咽的特点。鼻咽为燥邪所伤，则见鼻干少涕，咽干少津等。

燥邪自口鼻咽喉入肺，伤耗肺津，遏制宣肃，致使肺津不能宣发输布于上窍，鼻咽喉失去肺津之养，受燥邪之干而为病，故燥邪除可以直接袭伤口鼻咽喉之外，入肺之燥邪又可通过伤耗肺津而反作用于口鼻咽喉诸窍，这就决定了燥邪易伤鼻咽喉的内在因素与条件，故秋季亦是鼻咽喉疾病的高发季节之一。

2. 燥胜则干，易致窍道干涩　燥邪伤津耗液，津伤则干，故有"燥胜则干"之论。因燥邪伤津，又是从口鼻咽喉入肺，燥邪所过则津液为之所伤，津液耗伤则窍道失润而干涩不利等。如燥邪伤鼻，鼻失润泽，则见鼻干少涕，鼻内肌膜干燥乏津，甚或鼻干肌萎、衄血等；燥邪伤咽，咽失滋养，则见咽干不利，肌膜干燥乏津，甚或萎缩等；燥邪伤喉，则见喉干发痒，干咳少痰，或喉干声嘶等；燥邪伤耳，耳肤失养，则易致耳肤干燥发痒，叠起白屑，甚或皲裂等；燥伤口齿唇舌，则见口舌干燥，舌裂刺痒，齿干，口渴，或唇干燥裂、起屑，日久不愈等。

(六)火(温、热)

火为热之极，温为热之渐，温热火三者同性而异名，致病特性相似，故常火热、温热混称。但温热火三者同中有异。一般而言，火多源于内生，每由脏腑功能失调，阴阳失衡，阳气亢盛而成；温多源于外感，每由气候炎热，温热太过，邪热袭人所致。

火热病邪除由直接外感温热及内生火热所形成者外，在一定条件下，"五志"、"五气"皆能化火，故火热是一种来源广泛，致病众多的病邪，尤其在耳鼻咽喉口腔科更是如此。火邪在耳鼻咽喉口腔科中主要有以下致病特点：

1. 火热炎上，燔灼诸窍　火热为阳邪，其性炎上，易伤人体上部官窍；耳鼻咽喉口居上属阳，阳邪阳窍同性相招，炎上之火又易壅聚于上窍，故耳鼻咽喉口诸窍最易为火热所伤。火热伤窍，燔灼肌膜，则肌膜红肿。且热盛则烧炼津液气血，灼伤脉络，使气血凝而成瘀，瘀热互结，气血不通，不通则痛；且"热之所过，气血为之凝滞"(《金匮要略》)，"热盛则肉腐，肉腐则为脓"(《灵枢·痈疽》)，从而使耳鼻咽喉口诸窍肌膜红肿疼痛、化脓成痈等。

火热炎上，扰乱清窍，耳失静谧，则易致耳鸣、耳聋、眩晕等。

2. 火势急迫，易壅聚咽喉　咽喉地处关隘，乃诸经循行之要冲；火热炎上而急迫。急迫炎上之火势，路遇关隘狭窄之地，最易壅聚为患，故诸经之火上炎，壅阻于咽喉狭隘之地，则咽喉易肿易闭而为之病矣。正如《儒门事亲·卷三·喉舌缓急砭药不同解二十一》所云："咽与喉，会厌与舌……此四者，乃气与食出入之门户，最急之处，故《难经》言'七冲门'，而会厌之下为吸门，及其病也，一言可了，一言者何？曰火。《内经》曰：'一阴一阳结谓之喉痹'。王太仆注云：一阴者，手少阴君火，心主之脉气也；一阳者，手少阳相火，三焦之脉气也。二者皆主脉并络于喉，气热则内结，结甚则肿胀，肿胀甚则痹，痹甚而不通则死矣"。《素问玄机原病式·六气为病·火类》亦曰："火主肿胀，故热客上焦，而咽嗌肿胀也"。

正因为火热易壅聚咽喉，咽喉之病以火热者居多，故《东医宝鉴·外形篇·卷二·咽喉》有"咽喉之病皆属火"之论。咽喉之病皆属火，一是因火热有急迫、炎上之性；二是咽喉地处关隘，为诸经循行之要冲，有易壅易聚的特点所决定的。但火有虚实，实火者，致病迅速而病重，如急咽痹、急乳蛾、喉痈、急喉喑、急喉风之属；虚火者，致病缓慢而症轻，但易缠绵不愈，如慢咽痹、慢乳蛾、慢喉喑之类等。

3. 火迫血行，易致衄血　火热炎上，其性急迫，炎上急迫之火势，客于耳鼻咽喉口诸窍之血脉，则易迫血妄行而致衄。故《医述·卷六·杂证汇参·衄血》曰："衄之为患，总由乎火"。如火热客鼻，迫血妄行，则易发鼻衄；火热客耳，迫血妄行，则发耳衄；火热灼迫咽喉脉络，则易致咯血、声带出血；火热客于齿龈，则易致牙衄等。

火热致衄，无论外热、内火、虚火、实火皆能为之。而且衄血量之多少，发病之缓急，与火热之程度成正比，即热微则衄少，火盛则衄多；虚火则势缓，实火则势急。正因为火热易于致衄，衄血又以火热为多，故有"衄多火热"之论。

4. 火热生痰动风，易壅闭窍道　火热伤阴，阴血耗伤，一则筋脉失养而拘急，二则无以制阳，筋急阳旺则易动摇生风，以致风助火势，火借风威，风火相煽，热极生风，则易致发耳鼻咽喉口腔危重之疾。如黄耳伤寒、鼻疔走黄等危重疾病所见之高热头痛，神昏抽搐等皆为热极生风之象。

火热炼津而生痰，痰因火而横行。犹如《明医指掌·卷二·痰证》所曰："痰即有形之火，火即无形之痰。未有有痰而无火，未有有火而无痰者也……火胜，则煎熬攻击，以生诸病。痰随火而升降，火领痰而横行。火者，助痰为疟之贼也"。《医学正传》亦曰："火者痰之本，痰者火之标，火性急速，故病发则暴悍"。因此，火热炽盛，最易生痰或挟痰而为病。火与痰结，则易生成痰热、痰火之患。而痰热、痰火最易上攻诸窍，壅闭窍道，而发生急咽痹、急喉风、暴聋暴鸣等急重之病。

二、疫　疠

疫疠病邪是一种具有传染性的致病因素。因其有别于六淫，故历代医家又将其称为温疫、温毒、疠气、毒气等。疫疠致病，大多具有发病急，病情重，症状似，传染强，易流行等特点。其对耳鼻咽喉口腔诸窍的影响及致病作用主要表现在如下几个方面：

1. 疫疠袭人，易先伤口鼻咽喉　疫疠邪毒常混杂于六气之中，或依附于物体、食具、食物之上而入侵人体。混杂于六气而伤人者，每从鼻窍而入；依附于食物、食具者，多从口咽而至，故疫疠致病，多从口鼻入侵而致病。正如《瘟疫论》所云："疫者，感天地之疠气……此气之来，无论强弱，触之者即病，邪从口鼻而入"。疫疠从口鼻而入者，则邪之所过，口鼻咽喉多为之所伤，故疫疠袭人，有先伤口鼻咽喉的特点。尤其是从鼻窍侵袭人体的疫气，则更易伤鼻咽喉三窍。故瘟疫致病，早期多数均有不同程度的鼻咽喉症状，如鼻塞、喷嚏、流涕、咽痛、声嘶，以及咽部肌膜红肿等。而从口腔入侵的疫疠之气，则常有口腔肌膜红疹或溃烂等。

2. 疫疠暴烈，易肿闭咽喉 咽喉为饮食、呼吸必经之地，又是疫疠经口鼻入侵脏腑的必经之处，故若暴烈之疠气客滞于咽喉，则易致咽喉肌膜红肿，甚或肿闭咽道喉窍而致吞咽、呼吸困难等。尤其是婴幼儿患病，更易出现危重证候，如白喉、烂喉丹痧等。

3. 疫毒伤神，易闭窍遗聋 疫毒瘴气中伤人体，因其氤氲秽浊，易伤营动血，生痰动风，蒙伤元神心志，而致神伤志乱，清窍闭塞，故疫病之后，每易遗留神呆痴傻，失明失语等。对于耳鼻咽喉口诸窍，则最易蒙伤司听之元神，瘀闭听络，而致听力失聪，遗聋终身。如春温、暑温、湿温、大头温等皆易蒙浊元神、听神而致耳聋难复等。

此外，尚有一些特殊的疫疠邪毒，如痨虫、梅毒、艾滋病等邪毒亦可侵染耳鼻咽喉口诸窍而致耳聋、鼻烂、咽喉溃疡、生癣等。

三、七　情

七情，即喜、怒、优、思、悲、恐、惊七种不同的情志反应。正常情况下，本是人体对客观事物产生不同反应所表现出的以反映个人情志特点的七种精神状态。但若七情反映过于强烈，则可乱其脏腑气血而导致疾病的发生。由于这种损伤源于患者自体，非因外界入侵，故习称“内伤七情”。内伤七情即成为导致人体疾病发生的重要因素，属致病病因之一。

《三因极一病证方论·卷之二·三因论》曰：“七情，人之常性，动之则先伤脏腑郁发”。故情志致病，多先伤及脏腑，乱其气血，尔后才影响于耳鼻咽喉口诸窍的，即七情所致耳鼻咽喉口腔疾病，大多是通过脏腑功能失调，气机紊乱，阴阳失调，气血失常而造成的。一般而言，喜、怒、优、思、悲、恐、惊七情过激均可导致耳鼻咽喉口腔疾病的发生。但其中以怒、思致病为多。在情志所伤脏腑方面，以肝、脾、心三脏功能失调对于耳鼻咽喉口腔诸窍的影响最为多见。

若七情失调，郁怒伤肝，肝失疏泄，气郁化火，上攻诸窍，则易发耳鸣、耳聋、耳痛、耳衄；情志不畅，肝郁气结，郁滞咽喉，则易致咽喉不利，如梅如球，甚或卒然失音失语等。如《景岳全书、卷二十八·杂证谟·声喑》曰：“惊恐愤郁卒然致瘖者，肝之病也”。又曰：“凡大惊大恐卒然致瘖者，肝胆受伤也”。

若思虑过度而伤脾，脾失健运，升降失常，清阳不升，浊阴不降，则易致诸窍蒙浊而失其清灵，从而引发众多耳鼻咽喉口腔疾病的发生。思发于脾而成于心，故思虑过度，不仅伤脾，而且耗伤心血，致使心血不足，神失守舍，听神、位神失主，而易发耳鸣、耳聋、眩晕等。犹如《古今医统大全·卷六十二·耳病门》所曰：“忧愁思虑则伤心，心虚血耗，必致耳聋耳鸣”。思虑伤心，心虚神荡，发声失主，则亦可致声音不扬，声音变换失常，声不随意等。犹如《景岳全书·卷二十八·杂证谟·声喑》所曰：“忧思积虑久而至瘖者，心之病也”。又曰：“凡思虑过度致损心脾而为瘖者，宜七福饮、归脾汤之类主之”。

总之，情志异常所致耳鼻咽喉口腔疾病虽然不及六淫多见，但亦不可忽视。尤其是耳鼻咽喉口腔疾病中一些与情志关系密切的疾病，如暴聋、眩晕、耳鸣、慢咽痹、梅核气、情志瘖等尤应注意情志变化对于疾病的影响，以及调理情志在愈病中的积极作用。情志能够致病，亦能愈病。良好的精神状态与情志变化不仅有利于健康，而且能使既病者易于康复。反之，不良的情志刺激和不良的精神状态不仅能够导致疾病的发生，更能使既病者病情加重。因此，对于一些慢性耳鼻咽喉口腔疾病以及癌瘤患者亦应注意心理因素对于疾病及治疗效果的影响，充分调动患者的主观能动性和积极性，树立战胜疾病的信心，保持良好的精神状态，从而有利于疾病的康复或疗效的提高，达到治愈疾病的目的。

四、饮 食

饮食是人们赖以生存的必要条件。正常合理的饮食不仅不能致病，而且是人体脏腑化生气血精微，营养周身，维持人体健康的重要物质来源。但若饮食失宜，使其成为“馨饪之邪”，则又是导致疾病发生，或引发外邪侵体，以及促使疾病加重的重要致病因素之一。正如《医学心悟·首卷·保生四要》所曰：“食饮非宜，疾病蜂起。外邪乘此，缠绵靡已，浸淫经络，凝塞腠理，变症百端，不可胜记”。因此，对于饮食不当的致病作用亦不可忽视。

耳鼻咽喉口腔科疾病因饮食而致病者，除饥饱失常，损伤脾胃，致使气血生化不足，诸窍失养而导致疾病发生者外，在专科特点方面主要表现为饮食偏嗜与误食异物两个方面。

（一）饮食偏嗜

耳鼻咽喉口腔诸窍因饮食偏嗜而致病者，主要表现为嗜食辛辣，烟酒过度，以及嗜食生冷，肥甘过度等。尤其是辛辣烟酒过度对于耳鼻咽喉口腔诸窍的损伤与致病作用最为多见。

1. 嗜食辛辣，烟酒过度——滋生火热，肿滞窍道　辛辣是人们日常生活中常用的调味品。烟酒则是一些人们常用的两种嗜好品。但若过食辛辣，或喜食烟酒，不仅对人体无益，而且能够致病。辛辣烟酒一方面可以直接刺激损伤口鼻咽喉肌膜，使其抗病能力下降，易于招致外邪；另一方面辛辣烟酒属于大辛大热之品，过用、久食则能蕴生火热，从而使脏腑火热内生，上蒸诸窍而病。如火热蕴积肺脾胃，上蒸口腔咽喉，燔灼肌膜，则易致口腔肌膜溃烂生疮，牙龈红肿、化脓，牙痛剧烈，或咽喉肌膜红肿，灼热疼痛，蛾体肿大，甚或生痈化脓，促发喉风等；火热蕴积脾胃，上蒸口腔肌膜，加之饮食不慎，或食用粗硬食物，损伤肌膜，则易发生口腔血疱等；火热蕴积肺胃，上蒸鼻窍，则易致发鼻前庭疖肿，或红肿溃烂，或鼻流浊涕，鼻窍肌膜肿胀，或衄血等。倘若耳鼻咽喉口腔诸窍素有旧疾，则常因此而复发或加重。故过食辛辣烟酒对于耳鼻咽喉口腔诸窍不仅无益，而且能够诱发众多疾病，可谓百害而无一利矣。尤其是烟酒，对于诸窍，特别是咽喉口腔的损害最为直接与明显，应当大力劝戒。对于素有耳鼻咽喉口腔慢性疾病的患者更应禁戒。

2. 嗜食生冷，肥甘过度——滋湿生痰，蒙阻诸窍　过食生冷肥甘厚味并不能直接导致耳鼻咽喉口腔疾病的发生。其致病者，往往是通过滋生痰湿，或损伤脾胃而实现的。如过食生冷，损伤脾胃，致使脾胃虚寒，气血生化不足，诸窍失养，则不仅易致发耳鼻咽喉口腔疾病，而且易使疾病缠绵不愈等。若嗜食生冷，恣食肥甘厚味，滋湿生痰，痰湿上泛，困滞清窍，则易致发众多耳鼻咽喉口腔疾病。如痰湿上泛耳窍，则易致发耳鸣、耳聋、眩晕；上泛鼻窍，则易致发鼻息肉、囊肿；上泛咽喉，则易致发咽喉肌膜肿厚，咽喉不利，或声带生长息肉、结节，甚或滋生囊肿、癌瘤等。

此外，痰湿久留，尚可蕴而生热生火而形成痰热、痰火、湿热之患，从而变生众多耳鼻咽喉口腔疾病。

（二）误食异物，梗刺咽喉

误食异物，多由食物不精，杂合异物，或饮食不慎，误吞异物所致。其原因主要有二：一是异物随饮食而入，如鱼刺、碎骨、食物残梗、碎屑等常夹杂于食物中而刺伤或梗滞于咽喉。二是异物单独误吞而刺滞咽喉，如小钉、别针等常在戏闹时不慎入于咽喉，此类情况以儿童为多。误食异物不仅可以直接刺伤或刺滞于咽喉各部（一般以咽关、咽底、会厌谷为异物的好滞部位），或落入气管，而且被刺伤的部位尚易染毒而发生红肿化脓之患。较大异物尚可窒塞咽喉而发生吞咽、呼吸困难等危重之症。

五、劳　　逸

劳逸结合，作息有常，不仅有助于健康，而且能够却病延寿。而过分劳逸，不仅无益于健康，而且能够导致疾病的发生。对于耳鼻咽喉口腔科疾病而言，除体劳、房劳、过逸损伤脏腑，造成全身气血阴阳变化而导致诸窍疾病发生外，各官窍自身的过劳、过逸亦能造成自身器官的损害，或通过损伤与其相应的脏腑而导致疾病的发生。

耳鼻咽喉口腔本身的劳逸损伤一般以过劳为多。常见如噪声过度，劳伤听觉；烈气熏鼻，劳伤嗅觉；发声过度，劳伤嗓喉等。

1. 噪声过度，劳伤听觉　噪声，又称淫声、噪音，是指声音过强过烈，或杂乱无章，或声音不绝于耳，超过耳窍听觉适应能力的一种声源。因其有别于正常声音，并能导致疾病的发生，故称噪声、淫声。噪声亦是一种特殊的致病病因，多由环境污染，噪声过强所致。因耳司听觉，主听辨声音，故噪声主要劳伤听神，损伤听觉等。噪声伤耳，多由声音过强，不加防护，或声音杂乱无章，以及声音不绝于耳，劳伤听神所致。常见如爆炸、燃放爆竹，长期从事高噪音工作，或长期佩戴耳机收听音乐广播等。因心主血，为听神之主；肾藏精，主耳，为听觉之本，故噪声伤耳，多通过劳伤听神，耗伤精血，损伤心肾而导致听觉失聪，听力减退，甚或耳聋等。

2. 烈气熏鼻，劳伤嗅觉　烈气是指气味过浓过强，带有刺激性，能够损伤嗅觉的一种致病因素。烈气，包括现代的化学气体，环境污染，空气污浊等。心主嗅，肺主鼻，鼻乃司嗅之官，能感知各种气味，但若气味过烈过浓，或长期在浓浊、烈性气味环境中工作，防护不当，则可劳伤嗅神，耗伤气血，损伤心肺而导致嗅觉疲劳，以至嗅觉减退，或失灵，鼻黏膜干燥萎缩等。

正因为气味过浓过烈，或久居浓厚气味之处能够劳伤嗅觉，以致产生“处臭而不臭”、“处香而不香”的现象，故有“久居兰室而不知其香”之言。

3. 发声过度，劳伤嗓喉　发声过度，是指发声过强过高，超过自身音域，或用嗓不节，过用嗓喉等超过了嗓喉的适应能力而导致嗓喉疾病发生的一种特殊致病因素。喉为发声之官，有主司发声的功能。但若发声过度，用嗓不节，滥用嗓喉，狂歌狂呼，不知调节等，则不仅可以直接劳伤嗓喉，而且尚可损伤脏气，致使嗓喉失养而导致声音不扬，嘶哑，甚或引发声带结节、息肉、出血、溃疡等劳伤性嗓音疾病。

六、外伤、虫伤

外伤，是指由明显的客观外在因素所造成的损伤。这种损伤多能查到直接或间接的外伤致病因素。常见如跌打、坠高、挤压、碰撞、刀枪、水火烧汤、酸碱等化学物质烧伤等。

外伤在耳鼻咽喉口腔科亦是常见的致病因素。尤其是耳鼻二窍，因其直接突出于头面之外，故更易遭受外伤的损害。

《灵枢·邪气脏腑病形》曰：“有所堕坠，恶血留内”。《血证论·卷三·跌打血》亦曰：“凡跌打未破皮者，其血坏损，伤其肌肉，则肿痛”。又曰：“凡是疼痛，皆瘀血凝滞之故也”。故若跌仆、坠高、打撞、金石刀枪等伤于头面诸窍者，每使脉络受损，血液溢于窍间脉络之外，积留成瘀，或伤气伤血伤脉、致使气血运行不畅而产生瘀血。因此，外伤致病，大多都有明显的局部损伤体征与瘀血证候，如青紫肿痛、创口、出血、骨折及功能障碍等。对于耳鼻咽喉口诸窍亦是如此。

外伤损伤耳鼻咽喉口腔，以其损伤的部位及程度、范围、深浅的不同而有不同的表现。如外伤伤耳，可致耳壳破损、外耳道破烂、骨折、鼓膜破裂、出血、中耳积血、耳聋耳鸣、眩晕等。外伤伤鼻，可见鼻部皮肤破损、鼻骨骨折、鼻梁凹陷、鼻出血、鼻塞、甚或脑液自己鼻窍外漏等。外伤损伤咽喉者，以自缢、刀伤、及水火、酸碱等化学物质烧伤为多，可表现为颈部瘀肿、破损、咽喉溃烂、出血、喉及会厌软骨移位、骨折、关节脱位、声音嘶哑、吞咽、呼吸困难等。外伤损伤口腔者，以跌打、水火及化学物质烫烧伤等为多，可见牙齿缺损、脱落、口腔肌膜破损、出血、起疱、溃烂等。

外伤致病，除直接造成官窍损伤外，因其损伤部位气血运行不畅，或皮肉破损，抗病能力下降，故又易招致邪毒侵袭，而发生红肿、化脓、发热，甚或破伤风等。

外伤致病，除了直接的暴力伤害外，现代的化学性、物理性、放射性等致病因素，亦应属于外伤致病的范畴。这种伤害虽然不是直接外来暴力损伤，但亦具有外伤性质，其对于耳鼻咽喉口腔肌膜的伤害亦是较为明显的。化学、物理、放射性致病因素，多具有火、燥、痰的致病特点，严重者，尚可导致癌瘤的发生。因此，亦应重视这些致病因素在耳鼻咽喉口腔科的致病作用，并适当加以防护。

虫伤所致耳鼻咽喉口腔疾病以耳窍为多。其原因主要是耳窍为一开放性无声无息之盲道，而虫类又大多有喜好钻孔之特性，故在夜晚露宿、或席地而卧时，虫类可钻爬入耳道，小昆虫类可飞入耳道内而造成损伤。虫类入耳，轻者耳内疼痛不适；重则损伤耳道肌肤、鼓膜，使其出现破烂、出血、疼痛、听力减退等。

除外伤、虫伤耳鼻咽喉口腔外，一些外来异物，如豆粒、珠子、纸屑、果核等亦可入耳入鼻而滞留不出，以致造成耳鼻异物等。

七、痰　　饮

痰饮，乃是痰与饮的合称，二者均是由某些病因所产生的病理产物。但痰饮既成，则又可直接或间接的作用于机体脏腑组织，从而导致众多疾病的发生。因此，痰饮既是某些病因作用下的病理产物，又是重要的致病因素，这就奠定了其致病广泛的内在基础。对于耳鼻咽喉口腔科而言，痰饮二邪以痰致病为多，饮邪致病相对较少。故本节重点论述痰邪在耳鼻咽喉口腔科的致病机制与证候等。

（一）痰致耳鼻咽喉口腔疾病的机制

痰邪之生，源于水津，舛于脏腑，每由肺脾肾三焦功能失职或失调，水液代谢失常而成。然痰邪既成，何以能导致耳鼻咽喉口腔疾病的发生，究其机制大致有以下几个方面：

1. 痰随气升，留滞诸窍　痰由水津凝聚而成，故其性类水，滑利易行。然痰邪为水津之败物，自动缓慢，每藉气附血而动速。因气血与人，无处不到，无器不有，故气血之所到，即为痰邪之所至。气血循经脉而周流全身，而痰邪亦常随气附血，循经蹈血而无所不至。故气升则痰升，气降则痰降，气滞则痰滞，气壅则痰聚。正如《医方考・卷之二・痰门第十五》所曰："痰不自动也，因气而动，故气上则痰上，气下则痰下，气行则痰行，气滞则痰滞"。《丹溪治法心要・卷二・痰第十九》亦曰："痰之为物，在人身随气升降，无处不到，无所不止，百病中多有兼此者，世所不识"。正因为痰随气血而升降，循经脉而流行，故若痰随气血升而不降，留滞于上窍，结聚不散，则可致发耳鼻咽喉口腔疾病。

此外，咽喉乃人身上下经脉循行之要冲，耳乃宗脉之所聚，鼻为血脉及气血多聚之处，故痰邪亦可循经脉、附气血而直达诸窍。其若留滞不去，壅聚于诸窍，则亦可结为痰邪之患。

2. 痰性稠粘，易阻闭窍道 痰之为物，质黏而稠，故有“饮清澈而痰稠浊”（《景岳全书·卷三十一·杂证谟·痰饮》）之称。耳鼻咽喉口皆为窍道之官，而痰黏则易附着窍壁，附着窍壁则使其狭窄不畅；痰稠则易阻塞窍道，阻塞窍道则使其闭而不通，涩滞不畅，故痰性黏稠，有着易阻闭窍道的特点。痰阻窍道，窍道不畅，则易发为痰结之病。如痰阻耳窍，则易发耳鸣、耳聋；痰阻鼻窍，则易发鼻塞，息肉、囊肿等；痰阻咽喉，则易致咽喉闷堵不爽，如痰堵塞，或发为会厌囊肿、声带息肉、结节、癌瘤等；痰结于口腔，则易发为痰包等。

3. 痰性秽浊，易蒙伤清阳之窍 《医述·卷十·杂证汇参·痰》曰：“痰者，津液所聚也”。又曰：“痰之本，水也”。故痰为水湿停聚，败津浊液结聚而成。水湿属阴，故痰本于阴而质浊，属阴浊之物。痰性阴浊则易蒙伤清阳之窍，故耳鼻咽喉口诸窍为痰邪所伤，则使其清阳蒙浊，失去清阳之性而难保其清灵矣。尤其是耳鼻二窍，若为痰邪所蒙，使其清窍不利，则易发眩晕，头昏头重等。正因为痰邪蒙蔽清窍，易致清阳不升，浊阴不降而发眩晕之病，故《丹溪治法心要·卷三·头眩第三十七》曰：“无痰则不能作眩”矣。

痰邪虽为阴浊之物，但易随它邪而兼化易性。而且由于导致痰邪生成的原因不同，故痰邪亦常随其成因而带有相关的邪性。因此，在其致病方面，又有风痰、湿痰、寒痰、热痰、痰火之名。正如《医述·卷十·杂证汇参·痰》所曰：“痰病有十，有风痰、湿痰、热痰、寒痰、郁痰、气痰、食痰、酒痰、惊痰、虚痰，其源不一”。诸痰各随其相兼之邪而干犯于耳鼻咽喉口诸窍，则可促发或变生众多之痰病。

4. 痰易困窍结聚结顽，变生痼疾 痰性黏稠，易于结聚不散，团抱成有形之物。且痰浊与气血相溶并行，难解难分，易于黏滞气血而结聚成形。痰的这些特性均易使其困结官窍，结聚结顽而变生痼疾。如痰结聚耳壳，则易发为耳壳痰包；痰结聚于耳内，则易发为久聋、痼聋、顽晕等；痰结于鼻，则易发为息肉、囊肿、鼻瘤等；痰结于咽，则易发为咽白斑、白刺、咽瘤、鼻咽癌等；痰结于喉，则易发为会厌囊肿、声带息肉、结节、喉瘤、喉癌等；痰结于口，则易发为舌下痰包以及口内癌瘤等顽疾。

总之，痰邪之所以能导致耳鼻咽喉口腔诸窍疾病的发生，主要在于痰邪与诸窍之间在各自的特性方面存在着某些相互矛盾的内在关系。如痰邪黏稠而易滞，窍道狭窄而喜通；痰邪秽浊而害清，窍属阳而喜清恶浊；痰善结易聚，窍喜畅宜利等，这些相反的特性正构成了痰邪在耳鼻咽喉口腔科发病的内在基础。每当痰邪过盛，致病能力增强，或诸窍之正气受挫，抗病能力减弱，或被其他邪毒所伤所困，无力御邪等凡是能促使双方矛盾激化的各种因素，均能使痰邪乘势作乱而致病，从而导致诸窍疾病的发生或发展。

（二）痰致耳鼻咽喉口腔科常见病症

痰在耳鼻咽喉口腔科致病甚广。清代医家何梦瑶所辑之《医碥》曾对痰邪所致耳鼻咽喉口腔及头面疾病做过较为详细的论述。如《医碥·卷二·杂症·痰》曰：“痰在头，偏头风，雷头风，头眩。痰在额，额闷痛，眉楞痒痛。痰在目，目晕，眼蠕动……痰在耳轮，痒痛，蝉鸣水响。痰在鼻，鼻塞或闻焦臭。痰在口，齿颊痒痛，牙床浮，口糜舌烂，口燥唾稠，呕冷涎绿水黑汁，胡言不语。痰在面，形枯发焦，颔腮肿硬，似疼非疼。痰在颈项，无故肿，绕项结核，喉痹，痰如破絮桃胶蚬肉，咯不成，咽不下，或噎塞烦闷，如烟火上冲，头面烘热，或喉间豆腥”。又曰：“头面颈项身之中，下有结核，不红不痛，不硬不作脓，皆痰核”。《杂病广要》亦曰：“凡奇怪之症，人所不识者，皆当作痰症而治之”。由此可见，耳鼻咽喉口腔因痰邪而致病者甚多，尤其是久治不愈之顽症、痼疾，以及怪异难识之病，大都与痰有一定的关系，临证应当细辨。

痰邪在耳鼻咽喉口腔科所致的常见病症主要有：

1. 耳病　如耳壳痰包、耳鸣耳聋、眩晕、暴晕、听脉瘤等。

2. 鼻病　如鼻息肉、鼻部囊肿、鼻瘤、鼻窦癌肿等。

3. 咽病　如咽痹、慢乳蛾、梅核气、咽白斑、咽白刺、鼻咽红丝瘤、鼻咽癌等。

4. 喉病　如急喉风、慢喉瘖、声带小结、声带息肉、会厌囊肿、喉瘤、喉癌等。

5. 口腔病　如舌下痰包、口腔颌面部癌瘤等。

八、瘀　　血

瘀血同痰饮一样，既是某些病因所形成的病理产物，又是重要的致病因素，这就奠定了瘀血致病广泛的内在基础。瘀血在耳鼻咽喉口腔科致病亦相当广泛，在耳鼻咽喉口腔科疾病的发病中占有重要地位。

瘀血主要是由于脉络损伤，血液溢积，或血行不畅，滞留成瘀所致。因此，凡能导致脉络损伤或血运不畅的各种因素均可导致瘀血的形成，诸如外伤、六淫、七情、痰饮、气虚气滞，以及久病所造成的气血阴阳亏损等在一定情况下均可成为瘀血生成的因素。瘀血既成，则不仅失去了血液原有的滋养作用，而且又可妨碍气血的运行，致使脉络不畅而导致疾病的发生。就耳鼻咽喉口腔科而言，瘀血导致其疾病发生的机制主要有以下几个方面：

1. 瘀血阻滞，易致窍道气血不畅，功能失灵　瘀血为血液中不能运行的败血，它不仅能使脉道狭窄，不利于气血的循行，而且可直接妨碍气血的流畅，从而使气血不能周流而导致疾病的发生。耳鼻咽喉口腔诸窍皆为经脉、气血多聚之处，均有着喜通恶滞的特性。故若瘀血阻滞于诸窍，则易致窍道气血运行不畅，甚或阻闭窍道，导致其官窍功能失灵失用而病。

瘀血阻滞诸窍，除了瘀则不通，不通则痛，而产生刺痛、胀痛、闷痛，甚或剧烈疼痛的症状以外，常常出现各官窍窍道不畅及功能失常失灵的证候。如瘀血阻滞于耳窍，耳脉不畅，则易致耳膜暗红增厚，耳闷耳胀，或暴鸣、暴聋，或耳鸣耳聋久而不愈等；瘀血阻滞于鼻窍，鼻脉不畅，则易致鼻塞，鼻内肌膜暗红增厚，鼻甲肿大暗红，嗅觉失灵，或鼻头暗红增厚等；瘀血阻滞于咽窍，咽部脉络不畅，则易致咽部干涩不利，咽部肌膜暗红增厚，或乳蛾肥大，质硬暗红，久而不消等；瘀血阻滞于喉，则易致喉部不利，声音嘶哑，日久不愈，喉肌膜及声带暗红增厚，或发生声带结节、息肉等；瘀血阻滞于口腔，则易致口腔肌膜溃烂，周围暗红，久而不愈，或口唇暗红增厚，舌暗生瘀斑等。

由于导致瘀血生成的病因不同，瘀血在耳鼻咽喉口腔科的表现亦有寒热虚实之异。如寒热致瘀有寒瘀、热瘀之不同；气病致瘀有气虚血瘀、气滞血瘀之不同等，故在证候表现方面亦有寒瘀、热瘀、虚瘀、实瘀的不同表现。如寒瘀则诸窍肌膜暗红乏泽，或灰暗、紫暗等；热瘀则肌膜暗红鲜亮而有光泽；虚瘀则肌膜淡暗，或有肌膜萎缩等；气滞血瘀则主要以肌膜暗红增厚，并有胀闷、胀痛感等。

2. 瘀血滞留官窍，易变生痼疾　瘀血滞留，一则新血不生，官窍受血不足，窍道失养，使其抗病能力降低，邪毒易于滞留；二则瘀血阻滞，血行不畅，日久易结聚变生有形之物，或使局部肌膜增生增厚而难复。因此，瘀血滞留诸窍，日久不去，往往致使疾病迁延不愈而成痼疾等。诸如瘀血所致之耳痹、久聋、酒渣鼻、鼻窒、慢鼻渊、慢咽痹、慢乳蛾、慢喉瘖，以及由瘀血所致之癌瘤等皆有经久不愈的特点。

除瘀血久留易变生痼疾外，由于久病则气血阴阳俱损，气血阴阳虚损又易使血运不畅而生瘀，故又有“久病多瘀”之论。《血证论·卷二·吐血》曰：“一切不治之症，总由不善去瘀之故”。故对于耳鼻咽喉口腔科疾病久治不愈之顽症痼疾，以及各种疑难病症应注意瘀血致病，或由病致瘀而形成的挟瘀证等。

第二节 耳鼻咽喉口腔科疾病的病机

病机，即疾病发生发展与变化的机制。它是在病因的作用下机体正气与邪气相互斗争所产生的不同的病理反映。由于疾病发生的原因是多种多样的，故其病机变化亦是错综复杂的。中医学认为，疾病的病因虽然多种多样，病机变化虽然错综复杂，千变万化，但其疾病的发生总离不开正邪，机体病理变化总离不开阴阳、气血、脏腑、经络，故正邪盛衰，阴阳失调，气血失常，脏腑、经络功能紊乱则是疾病发生与发展的基本病机。

耳鼻咽喉口腔科疾病的病机除有上述基本病机的特点外，在各官窍自身的病机特点方面主要表现为邪害空窍，官窍壅塞，与清气不升，窍失清灵等。此仅就与耳鼻咽喉口腔科疾病发生较为密切的正邪虚实、阴阳失调病机介绍如下：至于脏腑病机可参考脏腑辨证一节。

一、正 邪 虚 实

正邪虚实病机，是反映正邪之间相互斗争而表现出盛衰变化的一种病理现象。虚，主要是指正气不足；实，主要是指邪气亢盛。即《素问・通评虚实论篇》所曰：“邪气盛则实，精气夺则虚”是也。虚实病机在耳鼻咽喉口腔科中主要表现为邪害空窍，官窍壅塞，与清气不升，窍失清灵两个方面。

（一）邪害空窍，官窍壅塞

邪害空窍，官窍壅塞，是指各种病邪袭滞于耳鼻咽喉口腔诸窍，造成以邪盛为主的一类病理变化。其病因大多为六淫、痰饮、瘀血、七情亢奋以及脏腑失调，诸邪内生等。其病机的基本特点是：邪盛正强，正邪剧争，邪壅官窍。临床证候反应强烈而明显，大多表现为一派实证征象，是耳鼻咽喉口腔科疾病中实证的病机反映。

邪害空窍，官窍壅塞形成的原因主要有两个方面：一是邪毒致病能力增强，超过了诸窍正气的防御能力而加害于官窍；二是诸窍正气暂虚，邪毒乘机袭滞诸窍，亦即“邪之所凑，其气必虚”（《素问・评热病论篇》）。“风雨寒热，不得虚，邪不能独伤人”（《灵枢・百病始生》）。此两种因素，虽然邪毒可加害于官窍而致病，但因官窍正气未必真虚，故邪毒一旦袭伤，则官窍正气仍可奋力抗邪，以致形成邪盛正亦不衰，正邪剧争，病变反应强烈，症状表现明显的局面。

邪毒加害于官窍，则邪毒郁滞于窍间肌里膜下，阻碍气血的运行，以致随其邪性不同而产生不同程度的官窍壅塞症状，诸如红、肿、热、痛、塞、功能失常等实证性的证候反映。

邪害空窍，正邪剧争的发展变化趋势主要有三个方面：一是正胜邪退，疾病逐渐转愈；二是正不胜邪，邪毒进一步深入，使疾病加重，或变生它疾；三是正伤邪滞，稽留不去，耗伤气血，损人阴阳，使疾病迁延不愈而转属慢性疾患，甚或遗患终身等。

（二）清气不升，窍失清灵

清气不升，是指气血精微亏虚，不能上达诸窍，致使诸窍失养，窍失清灵的一类病理变化。其病因大多为劳伤脏腑，七情内伤，邪滞伤正，气血津液精微不足，官窍失养所致。其病理特点为：清气不升，浊气不降，诸窍失养，官窍蒙浊，窍失清灵。临床多表现为一派虚证或虚实夹杂证，是耳鼻咽喉口腔科疾病中虚证病机的反映与基本特点，亦是对诸窍虚证病机的概括。

清气，不单指清阳之气，乃是气血阴阳精微的总称。浊气，乃指邪犯诸窍，留滞不去，或诸窍代谢产物积留所形成的内源性致病因素。耳鼻咽喉口属清阳之窍，需要不断得到气血精微的濡养，方能保持其清阳之性。而气血精微化生于脏腑，脏腑居于诸窍之下，脏腑化生的气血精微欲要奉养诸窍，或诸窍欲得气血精微之濡养，必赖清气上升，精气上输方能实现。耳鼻咽喉口腔诸窍得到气血精微的不断濡养，功能和利，使其浊气(代谢产物或邪毒浊气)不断下降(排出)，方能保持官窍清灵，免生内患。因此，清气上升，浊气下降则是保持耳鼻咽喉口腔诸窍功能正常发挥的根本保障。一旦脏腑虚损，气血精微不足，清气不升，浊气不降，诸窍失养，浊气充斥，则使其官窍失去清阳清灵之性而为病矣。

清气不升，浊气不降，窍失清灵，则易使官窍蒙浊，功能失常失聪，而病发耳鸣、耳聋，眩晕，鼻塞、嗅觉减退或失灵，吞咽不利，声音嘶哑，牙龈萎缩，牙齿松豁无力等病症。且因清气不足，浊气难除，故易致官窍灵性难复而使疾病迁延不愈等。

清气不升，窍失清灵的发展变化与转归趋势主要有三个方面：一是调治适宜，清气复升，浊气复降，窍复清灵而疾病转愈；二是调治不当，或失于治疗，清气难复，浊气滞留结痼，官窍灵性难复而成顽症痼疾；三是官窍清虚正弱，御邪无力，易遭外邪侵袭，使疾病反复发作，难于康复等。

二、阴 阳 失 调

阴阳失调，即阴阳失去相对平衡协调。它是在各种病因的作用下，阴阳失去相对平衡而出现阴阳偏胜偏衰的病理反映。由于疾病的发生，不外阴阳两个方面。即病邪有阴邪、阳邪之分，正气有阴精、阳气之别，阴邪致病则阴偏胜而伤阳，阳邪致病则阳偏胜而伤阴；“阴胜则阳病，阳胜则阴病”(《素问·阴阳应象大论篇》)。所以，疾病发生的过程，实际上即是阴阳失调而出现偏胜偏衰的过程。而且，阴阳又代表了脏腑、经络、气血以及表里、内外、上下等相互关系的各个方面，阴阳失调又是疾病发生发展的内在基础，故阴阳失调实际上亦是对人体各种功能性与器质性病变的高度概括。耳鼻咽喉口腔科疾病的阴阳失调病机亦是如此。

阴阳失调的病理变化甚为复杂，但就其基本变化而言，亦不外乎阴阳偏胜、阴阳偏衰、阴阳互损、阴阳格拒，以及阴阳亡失等几个方面。就耳鼻咽喉口腔科而言，阴阳偏胜、偏衰则是其最常见的病理表现，故本节仅就阴阳偏胜、偏衰的病机做以概要介绍，余者从略。

(一)阴阳偏胜

阴阳偏胜是阴阳失去相对平衡而出现偏胜的病理变化。其形成因素主要是由于阳邪或阴邪的侵袭而造成的。即阳邪侵袭人体，则形成阳偏胜；阴邪入侵，则导致阴偏胜。这种阴阳的偏胜由于另一方并不虚弱，故仍然表现为实证。即阳偏胜则出现阳热实证；阴偏胜则出现阴寒实证。亦即《素问·阴阳应象大论篇》所曰：“阳胜则热，阴胜则寒”是也。

1. 阳热亢盛　阳热亢盛在耳鼻咽喉口腔科形成的因素主要有两个方面：一是阳邪侵袭脏腑全身，导致阳热亢盛而影响于耳鼻咽喉口诸窍；二是阳邪直接侵袭耳鼻咽喉口腔诸窍而导致阳热亢盛等。但无论脏腑阳热亢盛，或诸窍阳热亢盛，其病理变化均是阳虽盛而阴未虚而形成阳热实证。导致阳热实证的病邪主要为温热邪毒，或阴邪从阳化热，以及五志化火，诸邪郁而化热等。由于耳鼻咽喉口诸窍皆属于阳窍，有着“阳常盛而阴不足”的生理特性，诸邪犯窍易于从阳化热，故阳化与阳热证是耳鼻咽喉口诸窍病理变化中较为常见的病机特点之一。

阳盛则热,故阳热亢盛,则易于燔灼诸窍,热郁窍道,肿滞肌膜;阳热亢盛,灼练气血,则易致气血瘀滞,而形成热瘀证;阳热炽盛,瘀热互结,热灼气血,腐而成脓,则易致肿疡化脓;热壅窍道,肌膜肿滞,窍道不通或不畅,则易致窍道闭塞,功能失常;因此,阳热亢盛,上蒸诸窍,则主要表现为红、肿、热、痛、脓、疡、功能障碍等征象。且以上症状的轻重与阳热亢盛的程度成正比,即热盛症亦重,热轻症亦轻。阳热致病,大多迅速,故在发病方面亦有着发病急、病程短的特点。

阳热盛则伤阴津,阴津耗伤则易致窍道灼热干燥、口渴、溲黄便结;阳热弥漫周身,则发热,或高热不恶寒等,故发热、干燥、口渴、便秘等亦是耳鼻咽喉口腔科阳热亢盛证的常伴症状。

阳热亢盛,燔灼诸窍的发展趋势主要有三个方面:一是治疗与调护适宜,阳热渐去,阴阳恢复平衡,疾病向愈。二是调治不当,阳热伤阴,阴津不复,由实致虚,而成虚热证,使病情迁延不愈,转属慢性疾患。三是阳热炽盛,耗气伤阴,正不胜邪,使邪毒进一步深入而发生变症,甚或深入营血,亡津亡阴,动风动血,而危及生命等。

2. 阴寒偏胜　阴寒偏胜在耳鼻咽喉口腔科形成的原因主要有两个方面:一是寒邪侵袭脏腑导致阴寒偏胜,寒邪上犯而影响相应的官窍;二是寒邪直接侵袭耳鼻咽喉口诸窍而导致阴寒滞留于窍道。二者虽然侵犯途径不同,但最终所造成的阴寒偏胜,寒滞窍道的病理变化则是一致的。导致阴寒偏胜的病因主要为感受寒湿阴邪,或过食生冷,寒邪中生,以及脏腑功能失调或减退,寒邪内生所致。

耳鼻咽喉口诸窍皆属于阳窍,有着喜温而恶寒的特性,故寒邪侵袭,阴寒偏胜则伤阳遏阳,阳气受遏则诸窍易于失去温通之性而病痹塞不通或不利之症。诸如耳闷耳胀,眩晕,鼻塞涕清,嗅减,咽喉不利,声音不扬或嘶哑,牙齿寒痛,口冷吐清涎等。

耳鼻咽喉口皆为经脉气血多聚之处,阴寒亢盛则易滞脉凝血而导致寒瘀内生。寒瘀内生,阻滞窍道则易致窍道不畅或不通;窍失畅通则功能受制,久病不已等,故阴寒偏盛,寒瘀内生,阻滞窍道,亦是造成诸窍慢性疾病迁延不愈的主要病机之一。

阴寒偏胜在耳鼻咽喉口腔科的病理变化常见有两个方面:一是外感寒湿之邪而形成风寒或风湿的表实证;二是寒湿内生,上犯诸窍所导致的里寒实证。前者主要见于耳鼻咽喉口腔疾病的初期,后者主要见于慢性耳鼻咽喉口腔疾病。尤其是后者最易造成寒瘀性病理变化而致疾病长期不愈等。

阴寒偏胜所导致耳鼻咽喉口腔疾病的病理变化的发展趋势主要有三个方面:一是调治适宜,寒去病愈;二是寒郁化热,形成寒热错杂证,或寒邪化热入里,形成里热证的病理变化,使疾病进一步加重等;三是调治不当,阴寒滞留,或致寒瘀内生,使疾病结痼难愈等。

(二)阴阳偏衰

阴阳偏衰,即阴或阳的偏衰。它是阴阳失去相对平衡,由一方的偏衰,导致另一方的相对偏亢所表现的一种病理变化。由于这种病理变化主要是因为阴或阳的不足所造成的,故在临证中多表现为虚证。即阳偏衰则阴相对偏胜而表现为虚寒的病理变化,阴偏衰而阳相对偏亢则表现为虚热(虚火)的病理变化。

1. 阳气不足　阳气不足是指机体或官窍阳气虚损,阳不制阴,表现为阴寒相对亢盛,功能减退或衰弱的一种病理状态。导致阳气不足(偏衰)的因素主要有先禀不足,后天失养,劳倦内伤,以及久病伤阳等。临床主要表现为机体与官窍功能减退的虚寒证。耳鼻咽喉口诸窍皆属阳窍,唯有阳气旺盛,清阳上升,诸窍得阳气之温煦方能温通和利。若阳气不足,清阳不升，诸窍失温，则易致官窍失去温通之性而病滞塞不通；诸窍阳虚，抗邪能力减弱，则易招致外邪的侵袭而致疾病反复发作；阳气不足，阴寒内盛，浊蒙清窍，则易致寒滞窍道，使病变缠绵难愈；阳虚阴盛，官窍肌膜失温，寒郁肌膜，则致窍道肌膜淡白、苍白而肿胀，分泌物清稀等。因此，阳气不足，阴寒内盛，官窍失温，则常表现为耳闷耳胀，久鸣久聋，眩晕，或耳内流脓白黏、清稀，耳膜色白穿孔；鼻塞，涕清，嗅觉失灵；咽喉不利，声音嘶哑，口疮龈缩，以及官窍肌膜淡白或苍白，肿胀或增厚，病变经久不愈，或反复发作等。

阳气不足，官窍失温，阴寒内盛的发展趋势主要有三个方面：一是调治将养适宜，阳气渐复，阴阳平衡，疾病向愈；二是阳虚难复，清阳不升，阴寒日甚，官窍清灵之性不复，疾病结痼难返，遗患终身等；三是阳虚不复，日久及阴，致使阴阳两虚，窍病迁延不愈等。

2. 阴液不足　阴液不足是指机体或官窍阴液虚损，阴不制阳，表现为阳相对亢盛，功能呈虚性亢奋的一种病理状态。导致阴液不足的因素主要为阳热太过，温热病后，或过食温热辛辣、嗜烟酒之品，以及五志化火，耗伤阴液，或久病伤阴等。对于诸窍而言，过食辛辣、嗜烟酒，以及感受温热病邪，是耗伤官窍阴液最为常见的因素。由于阴液不足，阳气相对亢盛，故在临床上多表现为虚热证，亦即阴虚火旺证。

耳鼻咽喉口诸窍有着“阳常盛而阴不足”的生理特点，故若一旦为温热病邪所伤，最易出现阴液耗伤的病理变化，因此，阴虚火旺亦是耳鼻咽喉口腔科虚证中比较常见的病理变化与临床证候。

耳鼻咽喉口诸窍有喜润恶燥的特性，润则窍道润畅，燥则窍道涩滞。故若阴液不足，津不上承，官窍失润，则易致窍道干涩；阴液不足，阴不制阳，虚火内生，燔灼诸窍，郁滞肌膜，则易致窍道肌膜干燥乏津，微红微肿，灼热干痛；若阴血、阴精亏耗，肌膜失养，尚可致肌膜萎缩；虚火上炎，灼伤肌膜，迫血妄行，则易致出血、衄血；阴虚火旺，虚火灼肌，则易致肌膜溃疡，流脓；阴血精津亦属正气的一部分，若阴液不足，正不御邪，则易致邪毒稽留，或易于复感外邪，从而使病变经久不愈，或反复发作等。所以，阴液不足，官窍失养，虚火上炎，留滞窍道，在耳鼻咽喉口腔科的表现主要以干涩不利、灼热、或干痛、肌膜干燥乏津，或微红微肿，或干燥萎缩，出血，或溃疡，流脓等为特征。且均有着病程长，易迁延不愈，或反复发作的特点。

阴精不足，耳失濡养，或虚火扰耳，耳失静谧，则易致耳鸣、耳聋、眩晕，久而不愈等。

阴液不足，官窍失养，虚火上炎，燔灼诸窍的发展趋势亦有三个方面：一是调治将养适宜，阴液渐复，阴阳恢复平衡，使疾病转愈；二是调治不当，阴液不复，或虚火难息，滞窍结痼，使疾病经久不愈，或遗患终身等；三是阴虚及阳，阴阳两虚，窍病迁延不愈或病证进一步加重等。

三、耳科疾病的病因病机特点

耳科疾病发生的病因，亦不外上述几个方面。但就耳科疾病病因病机的特点而言，导致耳病发生的外因主要为风、热、湿邪；内因主要为脏腑功能失调所产生的火、湿、痰、瘀、虚等。而在脏腑功能失调所致耳病中，又以肝、胆、脾、肾、心为多。在病机方面，外邪侵袭多以实证病机为主；脏腑病机的特点一般为：肝胆失调，以火热、湿热之实证为多；脾肾心失调，以气虚、血虚、精亏、阴虚之虚证为常见；而湿、痰、瘀的产生多于脾、心两脏功能失调所致，故脏腑失调所致耳病一般有“实则肝胆，虚则脾肾”、“实则少阳，虚则少阴”之规律。因此，外因以风、湿、热为多；内因以肝、胆、脾、肾、心功能失调为主。“实则肝胆，虚则脾肾”的发病规律，为耳科疾病病因病机的基本特点。

四、鼻科疾病的病因病机特点

导致鼻窍疾病发生的原因甚多，诸如六淫、七情、疫气、外伤、异物入鼻、饮食劳逸、脏腑失调、痰饮、瘀血等在一定条件下均可导致鼻病的发生。正如《严氏济生方·鼻门》所曰："若七情内郁，六淫外伤，饮食劳役，致鼻气不得宣调，清道壅塞"。

鼻病发生的原因虽多，但就其基本病因而论，亦不外内、外因两个方面。一般而言，导致鼻病的外邪主要为风、寒、湿、燥、热；内因主要为脏腑功能失调所导致的阴阳偏盛偏衰，以及火、痰、瘀内生等。在脏腑病变中，虽然五脏六腑功能失调均可导致鼻病的发生，但尤以肺、脾、肝、胆、肾为多，而且在其所致鼻病的过程中，实证热证的急性病，多见于肺、肝、胆、脾脏；虚证寒证的慢性病，多见于肺、脾、肾脏。故外因以风、寒、湿、燥、热为主；脏腑失调以肺、脾、肝、胆、肾为多。病机以"实则肺胆脾，虚则肺脾肾"为基本规律，也是鼻病病因病机的基本特点。

五、咽科疾病的病因病机特点

导致咽病发生的病因亦不外六淫、七情、饮食不当、劳逸、痰饮、瘀血，以及脏腑功能失调，气血、阴阳偏盛偏衰等。病因虽多，但亦不外内因、外因两个方面。一般而言，导致咽病发生的外因主要为风、寒、燥、热、疫等邪气的侵犯；内因主要是在七情、饮食、劳逸等病因作用下，导致脏腑功能失调所产生的湿、痰、郁、瘀、虚等。就咽病而言，脏腑失调致病者以肺、胃、脾、肝、肾为多，其中又有实则肺、胃、肝；虚则肺、脾、肾的致病规律。故外邪以风、寒、燥、热、疫为主；内生之邪以痰、郁、瘀、火为主；脏腑失调以肺、胃、脾、肝、肾为多。病机"实则肺胃肝，虚则肺脾肾"的规律，为咽科疾病病因病机的基本特点。

六、喉科疾病的病因病机特点

导致喉病的病因亦不外内、外因两个方面。外因多为风、寒、燥、热、疫等邪气侵袭；内因多由用声失当，七情失和、饮食失调、劳逸过度等所致的脏腑功能失调，以及由脏腑功能失调所产生的痰、湿、火、瘀、虚等。在脏腑病变方面，虽然五脏六腑功能失调均可导致喉病的发生，但尤以肺、脾、胃、肝、肾为多，并有虚则肺、脾、肾；实则肺、胃、肝的病机规律。因此，病因以风、寒、燥、热、疫、痰、瘀为主；脏腑失调以肺、脾、胃、肝、肾为多。病机"实则肺胃肝，虚则肺脾肾"的规律，则是喉科疾病病因病机的基本特点。

咽喉疾病的病因病机除了有以上所述的基本特点外，由于咽喉居上，为诸经循行之要冲，地处狭窄，易壅易滞易聚；而火热炎上，其势急迫；急迫炎上之火热，路遇关隘狭窄之地，则易于壅滞结聚其处而致病，故在诸多病因中，火热是导致咽喉疾病最常见的病因之一，无论内火、外热、虚火、实火皆然。正因为火热易结聚咽喉而致病，火热上炎是导致咽喉疾病发生最常见的病因病机，临床所见咽喉之病亦以火热证居多，故有"咽喉诸病皆属于火"之论。犹如《儒门事亲·卷三·喉舌缓急砭药不同解》所曰："咽与喉，会厌与舌，此四者，同在一门，而其用异……及其为病也，一言可了。一言者何？曰火"。《东医宝鉴·外形篇·卷二·咽喉》则更明确指出："咽喉诸病皆属火"。

七、口腔科疾病的病因病机特点

口腔科疾病发生的病因甚多，但就其基本病因而言，亦不外内、外因两个方面。外因主要为风、寒、湿、热邪的侵袭，内因主要是由七情、饮食、劳倦所致的脏腑功能失调以及由脏腑功能失调所导致的火、痰、瘀、虚等致病因素对于口齿唇舌的致病作用。由于口齿唇舌分别归属于脾胃、肾、心，故在脏腑病变方面亦主要以脾、胃、心、肾功能失调对口齿唇舌的影响为多。而且在其致病过程中，脾、胃功能失调既可致实，又可致虚；而心之功能失调多以实证为主；肾之功能失调则以虚证为多。故脏腑失调所致口齿唇舌疾病又有“实则脾胃心，虚则脾胃肾”的致病规律。因此，外邪以风、寒、湿、热为主；脏腑失调以脾、胃、心、肾为多。病机“实则脾胃心，虚则脾胃肾”的发病规律，是口腔科疾病病因病机的基本特点。

总之，耳鼻咽喉口腔科疾病的病机是在病因作用下所发生的病理反映。由于病因千变万化，错综复杂，因病而异，故病理变化亦常常是错综复杂，千变万化的，以上仅就耳鼻咽喉口腔疾病病机，结合古今资料，将其较为常见的、具有规律性、普遍性的病机做了概要论述。鉴于古代资料中可供借鉴的系统资料较少，现代资料中的耳鼻咽喉口腔科病机大多是与病因混为一谈，直接可借鉴的资料不多，故临证尚应据病据证而辨。

耳鼻咽喉口腔科疾病的病机，除了以上介绍者外，尚有六淫病机、内生五邪病机、气血津液病机等诸多方面。但这些病机大多在病因中已经有所体现，而且气血津液病机与痰饮、瘀血、脏腑病机密不可分，故未做专题论述，可在应用时互参。

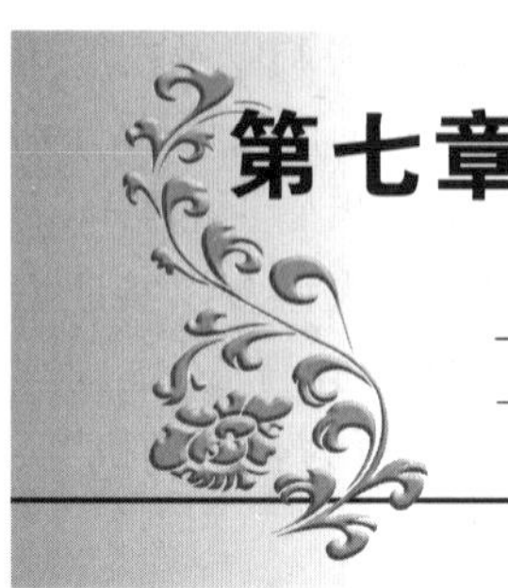

第七章

耳鼻咽喉口腔科诊法

诊法，即诊断疾病的方法，其中望、闻、问、切四诊是中医临床最古老而又最常用的诊病方法，亦是临证收集病材、诊察疾病、预测病情的基本手段。耳鼻咽喉口腔科四诊即是运用望、闻、问、切的诊察手段，对耳鼻咽喉口腔疾病发生的原因、病情变化、症状、体征等方面内容进行收集、归纳，以便为临床疾病的诊断辨证提供依据的一种诊病体系。

耳鼻咽喉口腔科四诊与整体四诊有着不可分割的联系。整体四诊是耳鼻咽喉口腔科四诊的重要组成部分，对耳鼻咽喉口腔科疾病的诊断辨证起指导作用。耳鼻咽喉口腔科四诊是整体四诊在专科方面的体现与延伸，是收集专科病材不可缺少的手段，它对耳鼻咽喉口腔疾病的诊断与辨证起着决定作用。整体四诊与耳鼻咽喉口腔科四诊相结合，二者相辅相成，相互补充，组成了耳鼻咽喉口腔科四诊的特殊诊病体系与全部内容。

本章仅就与耳鼻咽喉口腔科疾病密切相关的四诊内容做一概要论述，至于整体四诊内容，因其对各科均有普遍指导作用，缺乏专科特有的指导意义，且其内容庞多，非数言所能述尽，为避免与《中医诊断学》的有关内容重复，此不再复述。

除整体的望、闻、问、切四诊内容外，由于耳鼻咽喉口腔诸窍疾病的发生发展亦有其自身特殊的发病类型，发病规律与临床特点，在四诊方面亦有其特殊的方法与内容，掌握这些方法与内容对于耳鼻咽喉口腔疾病的诊断与辨证有着十分重要的意义，故本章着重就耳鼻咽喉口腔科的四诊方法与内容加以介绍，以便为临床耳鼻咽喉口腔疾病的诊治打下基础。

在古代资料中，历代医家虽然对于耳鼻咽喉口腔疾病的四诊内容均有所论述，但有关耳鼻咽喉口腔科四诊的系统资料较少，缺乏系统而完整的指导意义，故此从略。

现代资料中，已出版的教科书中对于耳鼻咽喉口腔科疾病的四诊内容大多是以“辨证要点”的方式加以论述的，其特点是以常见证候为目，将四诊内容加以综合并进一步说明其诊断辨证意义。而在《中国医学百科全书·中医耳鼻咽喉口腔科学》、王德鉴主编的《中医耳鼻咽喉口腔科学》，王永钦主编的《中医耳鼻咽喉科临床手册》，基层中医临证必读大系《耳鼻咽喉科分册》等书中则分别列有耳科、鼻科、咽喉科、口腔科的四诊内容，《中医鼻病大全》则列有鼻病四诊内容，这些书籍中的四诊内容均较为简捷而实用。《耳部望诊彩色图谱》则运用现代内窥望诊与摄影技术对于耳科疾病的望诊内容做了较为全面而细致的观察与论述，书中图文并茂，是近年来在耳科望诊领域中较有特色的一部专业著作。其他已出版的专科参考书中，有关四诊的内容大都与教科书类同。在研究论文方面，近年来有关运用现代内窥望诊方法对于耳鼻咽喉科疾病进行诊断辨证的论文时有报道，如王永钦的“望诊在耳鼻喉科的发展与运用”等，干祖望则提出了中医耳鼻咽喉口腔科学的“望、闻、问、切、查”五诊方法等，这对于完善、提高中医耳鼻咽喉口腔科的望诊方法与水平将起到一定的促进作用，值得引起重视。以下仅就耳鼻咽喉口腔科疾病的四诊内容结合以上诸家所论做一介绍。

耳鼻咽喉口腔科的现代检查方法如听力检查、前庭功能检查、嗓音检查、影像学检查等，请参照有关西医书籍，限于篇幅，此不复述。

第一节　望　诊

望诊是诊察疾病的重要方法之一，素有“望而知之谓之神”之称。耳鼻咽喉口腔科的望诊效果尤其如是。由于耳鼻咽喉口腔诸窍均与外界相通，其多数病变可借助望视器具直视而得，故望诊对于耳鼻咽喉口腔疾病的诊断、辨证发挥有重要作用。

耳鼻咽喉口腔科望诊，除对病人全身情况的神、色、形态、舌象及排泄物等进行有目的的望视外，重点是对耳鼻咽喉口腔各官窍本身进行望诊。耳鼻咽喉口腔诸窍的望诊不同于全身一般情况的望诊，因其窍道狭小曲折，除其外露部位可直视而诊外，内腔窍道部分则不易直接望及，故需借助光源及专门的窥望器具方能察知。因此，对于耳鼻咽喉口腔科的望诊首先应掌握其基本望诊方法。

耳鼻咽喉科望诊的基本方法是：首先备好望诊用具，然后根据拟望部位及病变的不同情况选择合适的望诊位置及望诊器具进行望诊。兹将其基本用具与方法介绍如下：

1. 望诊用具　五官检查灯、额镜、耳镜（窥耳器）、鼻镜（窥鼻器）、口镜、压舌板、间接喉镜（12～24mm）、酒精灯、纱布块、打火机、镊子等。

2. 耳鼻咽喉部望诊的基本方法　患者正坐，光源置于患者右侧稍后方，高度与耳平齐。医者对坐于患者前方，头戴额镜，使镜孔置于左眼之前，转动额镜，对准光源，使最佳聚焦点反射于望诊部位，保持三点（即医者瞳孔、额镜中央孔与望诊部位）成一直线，以单眼直视患部进行望诊。同时，根据不同望诊部位随时调整患者位置，以便获得最佳望诊效果。如窥望鼻、咽、喉部时，让患者正坐，面向医者；窥望耳部时让患者侧坐或体正头转，使患耳朝向医者。若为婴幼儿，则需由其家长或护士将其搂抱坐于检查椅上，一手绕过患儿胸前并按住其两臂，另一手按住患儿额部，将头固定于胸前或右肩部，两膝将患儿两腿夹住，以便窥望其鼻、咽、喉部。若窥视患儿耳部，则需侧抱使患耳朝向医者。

除上述基本方法外，耳鼻咽喉口腔各官窍的望诊及望诊用具的使用尚有着不同的方法，故在望诊时尚需根据各自的特点掌握其使用方法，方能窥望成功。有关各官窍的望诊方法将分别在有关望诊项目下叙述。

一、耳科望诊

耳科望诊主要包括望外耳（包括耳郭、耳周、外耳道）、望耳膜及望耳脓等几个方面。其望诊方法有两种：一是传统的直视望诊法，即不借助任何器具对外耳部进行望诊。二是耳镜望诊法：即借助耳镜（窥耳器）对外耳道深部及耳膜等部位进行窥望，以便获得直视望诊所不能望及的病状，从而为耳深部疾病的诊断与辨证提供依据。

耳镜望诊法的基本方法是：患者侧身坐于检查椅上，患耳朝向医者。医者将额镜光源反射于外耳道口部，一手持与患者外耳道相适宜的耳镜，一手牵拉耳郭（成人向后上方牵拉，儿童则向后下方牵拉），使外耳道弯曲度缩小，然后将耳镜顺外耳道缓慢放入，深度以不超过外耳道外 1/3 为度。此时，在光源的窥照下即可望及外耳道深部及耳膜，然后上下左右移动耳镜，观察耳膜全貌。必要时可用鼓气耳镜、鼓气电耳镜进行观察。此将耳部望诊的内容及意义介绍如下：

(一)望外耳

望外耳主要包括望耳郭、耳周、耳后完骨及外耳道等几个部位。望诊时应注意观察耳郭的大小、形态、两侧是否对称,有无畸形、移位、缺损、瘢痕、红肿、增厚、溃烂,皮肤有无皲裂、干燥、脱屑等,耳周有无臖核、红肿、溃疡、渗液、结痂、皲裂;耳后沟是否消失;耳前后是否有瘘管;耳后完骨部有无肿胀、溃口;外耳道有无损伤、破损、红肿、糜烂、积脓、脓痂、耵聍、异物、肿瘤,外耳道后上壁有无塌陷等。

耳郭前上方肿起似包,皮色不变,或略显淡黄、暗红者,多为痰浊结聚,发为耳郭痰包;若痰包不消,转而皮色红肿、溃烂、化脓,渐而耳壳缺损者,多属痰包染毒或肝胆火热蒸灼,发为断耳疮。

耳周或耳后沟红肿、溃烂、渗液、结痂者,多属风湿热邪毒,浸渍耳肤,发为旋耳疮;耳周皮肤粗糙,生屑结痂,或暗红增厚,皲裂者,多属气血虚弱,化燥生风,邪滞血瘀。耳前或耳后溃烂,疮口不收,或收而又溃,时流稀脓,经久不愈者,多属气血虚弱,邪毒滞留,发为耳前或耳后瘘管。

耳后完骨红肿隆起,肿势日增,或肿连耳郭,推耳郭前移者,多为胆经风火或肝胆湿热壅盛,侵蚀完骨,发为耳后疽。耳根部色红,肿如雀卵,甚或溃烂流脓者,多为肝胆火热,侵及耳根,发为耳根毒。

外耳道前段局限性红肿,突起如椒目,或顶现黄白脓头者,多属火热结聚,发为耳疖。外耳道弥漫性红肿溃烂,流少量黄稀脓液者,多属风湿热毒,浸渍肌肤,发为耳疮。外耳道后壁塌陷,伴有耳膜穿孔流脓者,多为脓耳毒盛,侵蚀完骨之象。外耳道积有黑褐色丸核样物,质软如蜡或坚硬如石者,多为风热袭耳,与津液相抱,结成耵耳。

外耳道深部长有肉样赘物,形如樱桃或羊奶头者,称为耳痔;若赘肉长满耳道,光滑带蒂,触之质硬活动,头大蒂小,状似蕈菇者,称为耳蕈;若赘肉细长,状似枣核,胬出耳外,触之疼痛者,称为耳挺;三者多由脓耳日久不愈,湿热火毒蕴积,或肾虚火旺,湿毒蕴结所致。犹如《医宗金鉴·外科心法要诀·耳部》所曰:耳痔、耳蕈、耳挺“此三证皆生耳内,耳痔形如樱桃,亦有形如羊奶者;耳蕈形类初生蘑菇,头大体小;耳挺形若枣核,细条而长,努出耳外。具有肝经怒火、肾经相火、胃经积火凝结而成”。

(二)望耳膜

望耳膜不仅是耳科望诊中的重要内容之一,而且对于中耳疾病的诊断辨证具有重要意义。望诊时应注意耳膜的色泽、形态、表面标志及活动度有无异常改变。注意有无损伤、裂痕,红肿及红肿的性质与程度,有无混浊、增厚、萎缩、瘢痕、白斑、内陷、外凸,液平线,活动度是否减低或固定不动,有无穿孔及穿孔的部位、形态、大小,穿孔周围是否红肿,有无积脓及脓液的颜色、性状、多少,鼓室有无肉芽、息肉(耳痔)等。

新病耳膜淡红内陷,失去光泽,耳闷胀重听者,多属风热犯袭,郁遏少阳,邪滞耳膜;若耳膜淡红或淡黄,显现液平,随头位变动者,多属风湿热邪犯袭,或肝胆湿热上蒸,湿滞耳内。耳膜混浊乏泽,内陷、增厚、活动受限,迁延不愈者,多属脾虚清陷,湿浊困耳;耳膜灰白、灰暗、暗红、增厚者,多属邪毒滞留,气血瘀阻。

耳膜红肿或鲜红外凸,疼痛剧烈者,多属风热炽盛,或肝胆湿热,蒸灼耳窍,壅遏气血;耳膜红肿,穿孔细小,流脓黄稠量多者,多属肝胆湿热,腐肉成脓,破膜外溢。耳膜穿孔,位居中央,形圆或椭圆,久不敛愈,周围色红者,多属湿热内蕴;周围微红者,多属阴虚火旺,邪毒滞留;周围色白不红者,多属脾虚湿困,或脾肾阳虚,寒湿困耳。若耳膜穿孔,干燥无脓,周围色白或灰白混浊者，多属脓耳暂愈，遗孔不合。

（三）望耳脓

耳部或耳道内脓液多见于耳疖、耳疮、旋耳疮及脓耳等疾患。望诊时应注意观察脓液的颜色、性质及脓量的多少等情况，以辨别其寒热虚实。

一般而言，外耳道积脓或流脓质黏者，多属中耳疾患；无黏者，多属外耳疾患；脓液色黄者属热，色红者属火，色白者属湿，色黑者属虚，清稀者属寒。脓液质稠量多者多实；质稀量少，或时多时少者属虚或虚实夹杂等。

耳周或耳后沟、外耳道溃流黄水，浸淫四周，量多者，多属风湿热毒，浸渍肌肤，发为旋耳疮；若外耳道漫肿，溃流少量黄稀脓液者，多属风湿热毒，腐灼肌肤，发为耳疮。外耳道肿如椒目，顶有少许黄白稠脓者，多属耳疖溃脓。

耳前或耳后瘘管流脓，时多时少，清稀或白黏无臭者，多属脾虚湿困；脓黄量多者多属湿蕴化热，或复感邪毒。

耳内流脓，耳膜穿孔者，属脓耳之病。脓耳流脓有急慢、寒热、虚实之异。望诊时，应注意脓液颜色、性状、量之多少等，并根据脓色、脓性、脓量对其进行辨证。一般而言，急性脓耳流脓黄稠量多，或杂有败血，多属实证、热证；慢性脓耳流脓则脓色、脓量不定，可见黄浊、稀薄、清稀、秽浊、白黏、黑腐等，多属邪滞正弱，虚实错杂。在辨证方面，若流脓黄稠量多，无臭，或虽有微臭，但清净脓液后臭味即消失者，多属湿热蕴蒸气血肌膜，腐而成脓；耳脓色黄，质稀如水，或黄黏如胶，时流时止，时多时少，迁延不愈者，多属湿热内蕴，或脾虚、肾虚夹有湿热；耳脓色白而粘，牵拉成丝，或清稀如水，无臭，时多时少者，多属脾虚，湿浊滞留，或脾肾阳虚，寒湿滞留；耳脓秽浊不清，色黑腐污浊，味臭，或黄浊黏秽，或黄白相兼，状如豆渣，量少恶臭，清净脓液后臭味不消，经年不愈者，多属肾虚邪滞，阴虚火旺，邪蚀骨质等。

二、鼻 科 望 诊

鼻科望诊主要包括望外鼻、鼻腔、鼻涕等项内容。其方法亦有两种：一是不借助任何器具直接对外鼻部及鼻腔内流出的鼻涕进行观望，即传统的直视望诊法。二是借助鼻镜（窥鼻器）对鼻腔内部情况，如鼻肌膜、鼻甲、积涕及肿物等进行窥望，即鼻镜望诊法。两者在运用时相互配合，相互补充，即构成了鼻科望诊的全部内容。必要时尚可运用鼻咽镜、光导纤维鼻镜对鼻腔后部、鼻窦进行窥望，以观察中、上鼻道及鼻窦内的情况等。

鼻镜望诊的方法是：医者一手执鼻镜，另一手贴附于患者额面部或下颌部，以便根据望视需要而变动患者头位。执鼻镜手的拇指与食指捏在鼻镜两叶的关节部（或拇指置于关节部，食指置于患者鼻梁与颧面之间），一柄置于掌心，另一柄由其余三指扶持。进入鼻腔时应将鼻镜平行贴于鼻底轻轻地伸入鼻前庭（注意勿超过鼻阈，以免引起疼痛或造成鼻中隔损伤等），然后慢慢地打开鼻镜进行窥望。窥望结束取出鼻镜时，注意勿使鼻镜两叶完全合拢，以免夹伤鼻毛，引起疼痛等。

窥望鼻腔时，为避免漏诊，可按由下及上，由外及内，由前及后的次序进行观望。同时，可采取改变患者头位的方法，如先稍低头，再逐渐后仰 30°～60°，以便观察各鼻道及整个鼻腔的全貌。对鼻甲肥大有碍窥望者，可先用 1%麻黄素滴鼻液棉片收缩鼻甲后再行窥望。

（一）望外鼻

外鼻，素称明堂，是中医望诊的重要部位之一。《灵枢・五阅五使》曰："脉出于气口，色见于明堂"。又曰："五色之见于明堂，以见五脏之气"。故望明堂不仅可察知局部病变，而且根据其色泽荣润情况尚可判断脏腑气血阴阳的盛衰。因望明堂色泽属全身望诊的范畴，非专科所特用，故此不再复论。本节仅就其与鼻科疾病有关的内容加以介绍。

在鼻科方面，望外鼻主要应注意外鼻的形态、位置，鼻梁的形态，有无凹陷、畸形，鼻部有无疖肿、疮烂，粉刺及赤脉显露，损伤瘀肿，鼻尖、鼻翼有无红肿、增厚、痤疮等。望视鼻前庭时，可让患者头稍后仰，医者用拇指将鼻尖推起，再左右推动，即可察其全貌。外鼻部常见的病变有以下几个方面：

鼻梁局部凹陷青紫者，多见于外伤所致鼻骨骨折；鼻梁及外鼻扁平，形似蛙背者，称为蛙鼻，或鞍鼻，常是鼻腔久病，致其变形征象；鼻准红赤，脉络显露，或满布红丝赤缕，皮肤粗糙增厚，准头暗红肥大者，多属肺脾胃郁热，上蒸鼻窍，瘀阻脉络，发为酒渣鼻；若鼻根或眼内眦、眉间、鼻周及颧面肿赤，头痛发热，鼻塞涕浊者，常是急鼻渊，邪毒炽盛，走窜窦外之征。

鼻前庭处有局限性红肿，形小根硬，突起如椒目，或顶现黄白脓点者，多属热毒结聚，发为鼻疔；若鼻前庭肌肤弥漫性红肿，灼热疼痛，或溃烂流黄稀脓液，粘结成痂者，多属肺热上蒸，或脾胃火热上犯，熏灼肌肤，发为鼻疮；鼻前庭潮红，起有小丘疹或水疱，疹疱破后则溃烂，浸淫流水，灼热痒甚，疼痛较轻或无疼痛者，多属肺经风热，或脾胃湿热上蒸，发为鼻疳；鼻疳日久不愈，皮肤干燥增厚，皲裂结痂，奇痒，鼻毛脱落，时流黄水者，多属阴血亏损，化燥生风所致。

鼻前庭或鼻周有局限性隆起，按之柔软或外硬内软，无痛者，多属痰湿结聚，发为鼻部痰包等；若鼻前庭或鼻周隆起，发展迅速者，应注意癌肿为患。

（二）望鼻腔肌膜及鼻甲

望鼻腔肌膜及鼻甲主要观察鼻腔内肌膜及鼻甲的色泽、形态，有无红肿、增厚、萎缩；鼻甲是否肿大及肿大程度，各鼻道有无积脓及新生物，鼻中隔有无偏曲、嵴突、溃烂、出血、穿孔。观察鼻后孔时应注意鼻后孔有无畸形、肿胀、鼻咽部有无肿物、溃烂、出血；儿童尚应注意腺样体有无肿胀肥大等。

对于鼻甲肥大者，为便于临床记录及观察其治疗前后的疗效，可依下鼻甲肿大的程度将其分为三度：如下鼻甲肥大占满鼻道的1/2以内者，记作Ⅰ°，下鼻甲肥大占满鼻道的1/2以上，但未充满整个鼻道者，记作Ⅱ°，下鼻甲肥大充满整个鼻道者，记录为Ⅲ°

望鼻腔肌膜及鼻甲常见的病变有：

鼻肌膜及鼻甲淡白，肌膜肿胀或增厚，鼻甲肥大，积涕清稀者，多属寒证。新病者见于风寒犯鼻；久病者多属气虚、阳虚，寒湿滞鼻。鼻肌膜及鼻甲色红者，多属热证。新病色红肿胀，鼻甲肿大者，多属表证、实证，每由风热犯鼻，肺、胃、肝胆火热上蒸鼻窍所致；久病鼻肌膜及鼻甲色红增厚、肥大者，多属里热证，每由肺经蕴热及肝肾阴虚，虚火上炎所致。鼻肌膜及鼻甲暗红，肌膜增厚，鼻甲肥大在Ⅱ°以上，甚或Ⅲ°，对血管收缩剂不敏感，表面凹凸不平者，多属邪毒滞留，气血瘀阻。若鼻肌膜干燥少津乏泽，甚或肌膜萎缩、鼻甲缩小或消失，鼻道宽大如桶，或积有黄绿干痂者，多属燥邪犯鼻，或阴虚血燥，鼻失濡养，肌膜枯萎，发为鼻槁。

鼻中隔肌膜鲜红，溃烂，赤脉显露，或有出血点，出血鲜红量多者，多属肺胃肝心火热上蒸，迫血妄行；鼻中隔肌膜干燥色红，溃烂，衄血量少色鲜，迁延不愈者，多属肺、肝、肾阴虚，虚火上炎；鼻中隔肌膜淡白，溃烂，出血量少色淡，缠绵不愈者，多属脾虚，气不摄血。

鼻腔内有光滑带蒂，柔软无痛，形似葡萄、荔枝或石榴子状赘生物者，多为鼻息肉。息肉色白如脂者，多属痰湿结滞；息肉淡白，或术后反复再发者，多属肺脾气虚，湿浊上泛；息肉灰白、灰暗，或暗红者，多属痰瘀互结；息肉淡红或色红者，多属肺经郁热，或湿热上结所致。

鼻中隔、鼻甲或鼻道内有红色或鲜红色，光滑质软之圆形肿物，触之易出血者，多属心肺郁热，上蒸鼻窍，发为鼻腔血瘤。

鼻咽部或鼻腔内有灰红色结节状肿物，表面光滑，有红丝缠绕，易出血者，多为痰热、瘀热结滞，发为鼻咽红丝瘤。

鼻腔内有圆形肿物，表面光滑或粗糙不平，广基无蒂，质硬或较硬，不溃烂，不易出血者，多属痰瘀结滞，发为鼻瘤。

鼻腔或鼻咽部肿物如菌，或有菜花状，表面溃烂，触之易出血，生长迅速者，多属鼻腔或鼻咽部癌肿。

（三）望鼻涕

鼻涕属五液之一，由肺脏所主，肾精所化。正常鼻道内，分泌有少量涕液，有濡润鼻窍、净化气息之功。倘若鼻涕增多，溢出鼻外，或涕液减少，鼻干不适者，则均属异常。望鼻涕包括望鼻腔内积留之涕液与流出鼻外之败涕。望诊时主要应观察涕液的量、色、质等几个方面，以辨其寒热虚实。

1. 鼻涕清稀者多属于寒　多见于伤风鼻塞之风寒犯鼻，或鼻鼽、鼻窒、慢鼻渊之阳虚、气虚寒盛者。寒为阴邪，易伤阳气，寒滞于鼻道，阳失温化，寒水外泄，故涕清质稀。若寒盛则涕液量多不止。

2. 鼻涕白黏者多属于湿　每见于湿邪犯鼻、痰湿滞鼻及脾虚湿困之症。其病常见于鼻鼽、鼻窒、鼻息肉、慢鼻渊等疾患。因湿为阴邪，其性黏滞，故湿盛于鼻道，则涕液色白质粘。若湿盛则白黏量多，湿腐则白黏如脓等。

3. 鼻涕黄稠者多属于热　多为风热、湿热、火热犯鼻之症。常见于伤风鼻塞之风热犯鼻、鼻渊、鼻窒等疾患。因热为阳邪，伤津腐肉，火热壅鼻，一则迫津外泄，二则腐灼肌膜气血，故见涕黄质稠，或黄稠如脓。若鼻涕黄稠量少者多属风热；黄稠量多或黄稠如脓者多属湿热、火热炽盛；黄稀如水或微黏，时有时无，发时量多，平素鼻涕如常者，多属痰热结聚鼻窦，鼻窦痰包破溃之征。久病鼻涕黄绿黏稠或结成黄绿涕痂，积满鼻腔者，多属阴虚血燥，或气虚，湿热内蕴所致。

4. 鼻涕量少或鼻干无涕者多属于燥　多为燥热犯鼻，或阴亏血虚，津伤化燥之症。常见于鼻干燥症、鼻槁等病。因燥邪伤津，燥胜则干，故燥盛于鼻则涕少或无涕，甚或肌膜干萎等。

三、咽 科 望 诊

咽科望诊主要包括望咽关及咽腔等内容。望诊时，患者正坐，面向医者，张口，舌体自然伏于口底。医者左手托着患者下颌，右手持压舌板，在光源投照下，缓缓地将压舌板远端放置于舌前 2/3 与后 1/3 交界处，然后稍用力将舌向下前方压下，嘱患者发“啊”音，即可望及口咽部全貌。必要时可用间接喉镜观察咽嗌及鼻咽部情况等。

观察咽部时，可按前后、上下、左右顺序依次观察咽关及咽腔各部情况。对患者所诉不适部位应重点予以望视。兹将咽科望诊内容及常见病态介绍如下。

（一）望咽关、咽核

咽关，素称喉关。主由软腭、悬雍垂、咽前柱、咽后柱、咽核及舌根部组成。望诊时应注意观察咽关各部的颜色、光泽、润枯、形态、软腭活动情况，咽核有无肿大及肿大程度，各部位有无肿胀、化脓、溃烂、腐物、白膜，有无新生物及新生物的大小、形态，是否溃烂等。正常情况下，咽关呈淡红色，肌膜光滑润泽，软腭活动自如，悬雍垂自然下垂，咽核隐而不露，无溃烂腐物等。反此者，多属病态。

咽关色红而肿者多属热：鲜红肿甚者属实热，多由风热、火热客袭，或肺胃火热上蒸所致；淡红或色红微肿，久而不消者属虚热，多由肺胃肾阴虚，虚火上炎所致。咽关色红乏津，新病者，多属燥热客袭，或热盛津伤；久病者，多属阴虚火旺，津不上承。

咽关色白肿胀者多属寒：每由风寒客袭，或脾气虚弱、肾阳不足，寒湿上泛，或痰湿结滞所致。

咽关暗红而肿者多属瘀：鲜暗者属热瘀；晦暗者属寒瘀。每由火热炽盛，燔血为瘀，或邪毒滞留，气血瘀阻所致。

咽核，素称喉核，若咽核肿大似蛾，或如枣粟者，称为乳蛾。乳蛾色红或鲜红，甚或表布黄白腐物者，多属风热客袭，或肺胃火热，上蒸咽核所致；乳蛾暗红或微红，表面凹凸不平，久而不消者，多属肺胃瘀热，或肺肾阴虚，邪滞血瘀所致。小儿咽核淡红肥大，无异常不适者，多属稚阳升发，发育旺盛之生理常态。若小儿咽核肥大，质地较硬，常有疼痛，发热，反复发作者，则多属石蛾之症。

咽核肿大是临证的常见征象，为便于记录病情，判断咽核的肿大程度等，临证一般按其大小将其分为三度：Ⅰ°者，咽核肿大不超出咽前柱和咽后柱；Ⅱ°者，超出咽前、后柱，但未达于腭中线；Ⅲ°者，接近腭中线或两侧相互接触。其中以三度肥大对诊断慢乳蛾有较大的价值。

软腭运动失灵，不能上举者，多属风中脉络，软腭麻痹，发为呛食风。

咽关有灰白色腐膜，范围广泛，不易拭去，拭之易出血者，多属咽白喉。

咽关色红或鲜红，一侧隆起如丘，或中央透白，蒂丁被推向对侧者，多属火热炽盛，腐肉成脓，发为咽关痈。

(二)望咽腔

望咽腔主要观察咽腔的色泽、形态，有无肿胀、溃烂；咽底是否平滑润泽，有无颗粒突起，表面是否有腐物败痰黏附，有无局限性隆起，肌膜是否增厚或变薄萎缩。咽底两侧是否有条索状肿厚等。

新病咽腔色红或鲜红肿胀，血络显现如丝，颗粒突起如红瘰赤豆，咽两侧肿起如条索，表面粘附黄白腐物者，多属风热袭咽，或肺胃火热、痰热上蒸咽腔；若咽腔色红肿胀，肌膜干燥乏津者，多属燥热袭咽。

久病咽腔微红微肿，颗粒如豆，血络显现，肌膜干燥乏泽者，多属肺胃肾阴虚，虚火上炎所致；若咽腔肌膜淡白肿厚，面色㿠白，精神不振，舌淡苔白者，多属阳虚失温，寒滞咽部；咽底颗粒累起，成串成片，或串如帘珠，表面粘附白痰如涕者，多属痰湿上泛，结于咽部；咽腔色红微肿，颗粒突起，嗳气叹息，表情抑郁者，多属肝经郁热，气热互结；咽腔暗红肿厚，颗粒突起，少津乏泽，迁延不愈者，多属气血瘀阻，或肺肾阴虚，夹瘀之征。

咽腔肌膜干燥、光亮，如贴薄层油纸，甚或结痂者，多属燥邪袭咽，或肺、胃、肾阴虚，津不上承，咽肌失养。

咽腔鲜红，一侧肿起如丘，头向后仰，面容痛苦，呼吸不畅者，多属脾胃火热，上蒸咽嗌，腐肉成脓，发为咽底痈(又称里喉痈)。

咽腔红肿变窄，咽核后移至咽中，颌下、颈侧肿胀，转颈困难，或有牙关紧闭，张口困难，面色潮红，表情痛苦者，多属火热炽盛，壅聚咽旁颈下，发为咽旁痈。

咽腔或咽关生有白色斑块，其状如钱，界限清楚，略高出肌膜，无痛无溃者，多属阳虚寒结，或肝郁气结，痰湿上泛，发为咽白斑。

咽腔苍白，肌膜肿胀，有表浅溃烂，边缘不整，如鼠咬蚁食之状，附有灰黄色腐物，甚或肌膜坏死腐烂深陷，腐物叠若虾皮，积如苔藓者，多属肺肾阴虚，痨虫蚀咽，发为咽癣。

四、喉科望诊

喉科望诊是诊断喉病的重要方法之一。望诊时，一是不借助任何器具直接对喉外部进行观察。二是借助光源及间接喉镜、或直接喉镜、光导纤维喉镜（见耳鼻咽喉科常用检查法）等对喉腔进行窥望。尤其是后者在喉科望诊中占有重要地位。

间接喉镜望诊的方法是：首先选择大小合适的喉镜（在患者能接受的情况下尽量选择大镜面喉镜），点燃酒精灯，并使光源对准患者口部。患者正坐，上身微向前倾，平静呼吸。医者坐其对面，右手以执笔式持间接喉镜，使喉镜在酒精灯上稍微加热，至温度适宜时（为防镜面加热过度，烫伤咽部，加热后应先移至医者手背上测试），让患者张口伸舌，医者以纱布块包裹舌之前2/3，并用拇指和食指夹持固定，右手所持喉镜的镜面向下，从受检者左侧口角平行进入口腔，待喉镜送抵悬雍垂时，将镜面竖起使镜背贴近悬雍垂，并将其轻推至后上方，但勿使喉镜触及舌根及咽柱，以免引起恶心而妨碍望视。尔后校准反射光线，嘱患者发长"衣"音，即可窥见喉部。望视时，需将喉镜左右旋动，以便窥见喉之全貌，免致漏诊。运用间接喉镜望诊时从喉镜内看到的图像与喉的实际解剖位置前后倒置，左右不变，故在描述时应加以注意。

为了使望诊获得成功，对初诊者应首先说明其方法步骤及目的，以消除恐惧，取得配合。望视时，应尽量使患者保持平静呼吸，不可憋气，憋气反易引起呕恶而使望诊失败。拉舌时亦不可过分用力，以免引起患者不适、疼痛，或致下切牙擦伤舌系带等。若患者特别敏感，不能配合望诊者，可用1%丁卡因喷雾咽部，稍待片刻再行望诊。间接喉镜不能望及喉部者，可改用直接喉镜或光导纤维喉镜等进行望视。

喉科望诊主要包括望喉外部、望喉腔及声带等内容：

（一）望喉外部

喉外部即颈部喉结所处部位。望诊时需注意观察喉外部两侧是否对称，有无红肿、变形、移位，及发育畸形，有无外伤瘀肿，喉结是否居中，及喉的运动情况等。若喉随呼吸而上下移动，吸气时，天突及缺盆处凹陷者，多属呼吸困难之征。外伤后喉部青紫，变形者，多属喉软骨损伤，或软骨移位；喉外部红肿者，多属咽喉痈肿，热毒炽盛，窜及喉外等。

（二）望喉腔、声带

望喉腔、声带主要应注意观察喉肌膜、会厌、声带、室带的色泽、形态、活动情况，有无红肿，新生物，溃烂、增厚；声带边缘及闭合情况，运动是否对称一致；会厌谷及梨状窝有无异物、声门下区有无异常等。

兹按望色泽、运动、肿物、溃烂四个方面的内容将常见喉腔病态介绍如下：

1. 望色泽　正常情况下，喉肌膜呈淡红色，光滑而润泽，声带呈瓷白色，富有光泽。反此者，则多属病态。

喉肌膜色红，声带淡红微肿，少津乏泽，起病急者，多属燥热客袭；喉肌膜及声带鲜红而肿，甚或连及会厌、咽腔，声带表面附有黄黏分泌物者，多属风热炽盛，或肺胃火热、痰热上蒸灼喉。会厌肌膜鲜红肿胀，甚或肿圆如球，上有黄色脓头者，多属火热炽盛，烧炼会厌，发为会厌痈。

喉肌膜及声带微红微肿，干燥乏津，日久不愈者，多属肺肾阴虚，津不上承；喉肌膜及声带暗红肿厚乏泽者，多属邪毒滞留，气血瘀阻，或阴虚夹瘀。

喉肌膜淡白，声带色白或灰白增厚，附有黏痰，或痰黏拉丝，久而不愈者，多属肺脾气虚，痰湿上泛，或痰瘀互结。

喉肌膜淡红，声带单侧红肿或暗红，因高声呼歌而致者，多属心肺郁热，上冲喉门，灼伤血络，溢血留瘀所致。

喉肌膜及声带淡红不泽，干燥乏津，甚或萎缩，声带乏力者，多属肺肾阴虚，喉失滋养，津枯肌槁之证。

2. 望运动　望运动主要是观察声带在发声与呼吸时的运动情况。声带运动是随呼吸和发声而进行的。呼吸时声带向两侧张开，形成一个前尖后宽的三角形裂隙，以利呼吸气流的出入。发声时两侧声带向中线靠拢，使声门缩小或关闭，以利气冲成声。反此者，则多属病态。

声带运动自如，但张力减弱，松弛乏力，不耐疲劳，或用声多则声带不能达于中线，声门闭合不密者，多属肺脾肾虚损，喉失濡养，肌弱无力所致。

声带运动失灵，一侧或两侧固定不动，声门闭合不良或偏离中线者，多属脏气虚弱，喉失充养，风邪中络，或痰瘀阻滞脉络，致使声带麻痹。若声带运动失灵，久而不愈，喉肌膜或声带暗红者，多属气虚或气阴两虚，瘀血阻络。若声带运动失灵伴有不规则肿物者，应注意喉癌之患

颈胸部手术后，声带运动失灵，色红水肿，或暗红而肿者，多由术中损伤喉络，脉络瘀阻或断伤所致。

声带运动障碍，外展不收，咳嗽时则内收良好，由情志失调致发者，多属肝气郁结，气机不畅，气闭声户。

声带运动受限或固定难动，声带前中段或声门上下有不规则肿物，年龄较大，病情发展迅速者，应注意癌肿侵伤声带筋脉而致。

3. 望肿物　正常情况下，喉门、会厌淡红光滑，声带色白，边缘整齐无物，故若喉部出现任何肿物则均属异常。喉部肿物以声带为多，而声带肿物好发于声带前中段，后部较为少见，故望诊时应特别注意声带前中部的变化。对于前部暴露不充分，不能窥及全貌者，可让受检查者抬高下颏，并使颈部前伸，此时再用喉镜望诊则往往能收到满意的效果。会厌肿物以会厌舌面为多。此外，对喉门、声户上下等亦应详细观察，对疑有肿物，而间接喉镜望视不及者，可考虑运用直接喉镜或光导纤维喉镜进行观望，以便排除或确诊。喉部常见肿物有息肉、囊肿、小结、瘤、癌等。

会厌舌面或喉室有灰白，或微黄、淡红色半球状肿物，表面光滑，广基或带蒂，柔软似囊者，多属痰湿结滞，发为喉或会厌痰包。

声带边缘有苍白、淡红或暗红色圆形或椭圆形肿物，表面粗糙如绒或呈桑葚状，带蒂或广基，无溃烂者，多属痰湿、瘀血结滞喉门，发为喉瘤。

声带前中 1/3 交界处有色白，或淡红、暗红色对称性结节状突起者，多属痰湿、心肺郁热、气血瘀阻，或阴虚夹瘀之声带小结。

声带前中 1/3 交界处有光滑带蒂之肉样或石榴子样赘生物者，多为肺热、痰湿、或气虚、阴虚、痰瘀留结声户之声带息肉。

喉门上下或声带前中段有扁平细小的颗粒状、乳头状、菜花状不规则肿物，生长迅速，表面溃烂，或已有病侧声带固定者，多属痰浊、湿热火毒、瘀血，或正虚邪结，发为喉癌。

喉部肿物的诊断较为复杂，故对久治不愈或可疑病患，尤其是年龄较大者，可在喉镜望视下钳取肿物，进行活检，以助诊断。

4. 望溃烂　喉部溃烂常见有以下几种情况：

声带突部一侧或两侧浅表溃烂，或一侧溃烂成凹，另一侧溃而成凸，表面腐膜薄白或灰白，因用嗓不当所致者，多属肺热上冲，或虚火上炎，灼伤声带肌膜而成。

喉及声带后部，或会厌溃烂，边缘不整，表面腐物叠如苔藓，声嘶喉痛，素有肺痨宿疾者，多属肺肾阴虚，虚火灼喉，或杂有湿热熏蒸，而成喉癣。

喉或声带前部溃疡，凹凸不平，边缘不整，或如菜花状溃烂，声带运动受限者，多属癌肿邪毒，腐蚀肌膜而致。

喉部有白色片状隆起，形似溃腐，周围肌膜如常者，多属痰湿结滞，或阳虚湿泛，发为喉白斑之患。

（三）观咽、喉病势病态

咽喉为饮食、呼吸之道，病则妨碍饮食、呼吸，甚或肿塞窒息，危及生命，故历代医家均非常重视对于咽、喉疾病的诊断，特别是对咽、喉疾病病势病态的观察尤为仔细，并有“走马看咽喉”之论。因此，观察咽喉病势的缓急，病态的轻重，及时做出恰当的诊断处理，对防治咽喉疾病有着重要的意义。

1. 观病势　咽喉病起病缓，病势发展慢，或咽喉虽有红肿，但吞咽自如，呼吸通畅，神志清晰者，多属轻症，缓症。

咽喉病起病急，发展快，咽喉肿塞，或肿及颈外、胸前，吞咽、呼吸困难，水入即呛，声哑难出，牙关紧闭，痰涎壅盛，喉间痰鸣，鼻煽唇青，神昏，高热不退者，多属急症、重症、危症。正如《外科正宗·咽喉论第二十一·咽喉看法》所曰：“初起红色肿痛，语声清朗，亦无表里之症相兼者轻。已成肿痛，咽喉半闭半开，咯吐痰涎，饮食稍进者顺。咽喉肿闭，牙关紧急，言语不清，痰壅气急，声小者险。咽喉骤闭，痰涎壅塞，口噤不开，探吐不出，声喘者死。时疮之后，结毒咽间，肿痛腐烂，吐纳不堪，声哑者重。久嗽痰火，虚阳上攻，咳伤咽痛，但见声嘶面红者死”。

2. 察呼吸　咽喉乃呼吸出入必经之地，病发肿胀则碍及呼吸。尤其是喉门之病，肿甚则有窒息之虞。故观察呼吸出入是否通畅，判断呼吸出入困难的程度，对及时救治病患甚为重要。一般而言，凡咽喉之病无碍于息者，虽急而不危，虽重而势缓。倘若咽喉为病所肿塞，诸如痈肿、异物、癌瘤、惊风、疫喉之患等而致呼吸不畅或困难者，则病重势急，或病虽缓而症亦危，必须速治。

喉病所致呼吸困难多属阻塞性呼吸困难。其特点为以吸气困难为主，并伴有喉鸣、咳声哮吼及吸气期的软组织凹陷，如天突、缺盆，肋间（三凹征），上脘（四凹征）部位随吸气而下陷等。临证为便于记录及判断病情轻重，一般根据呼吸困难的程度将其分为四度，其内容如下：

Ⅰ°：安静时无呼吸困难，活动或哭闹时出现轻度吸气困难，喉鸣、鼻翼煽动及轻度三凹征。

Ⅱ°：安静时亦出现轻度吸气困难及三凹征，但不影响饮食、睡眠，唇色不变，脉整不乱。

Ⅲ°：具有明显的吸气困难及三凹征，烦躁不安，自汗，影响饮食、睡眠，唇色微紫，脉数或疾。

Ⅳ°：极度呼吸困难，三凹征或四凹症明显，唇青面黑，额汗如珠，身汗如雨，甚或四肢厥冷，脉微欲绝，窒息神昏。

3. 望肿溃　咽喉红肿或痈肿，鲜明光亮，痈脓易成易溃，易出易净，溃口易敛易愈，脓色黄稠者，多属实证、热证、阳证。

咽喉肿胀或痈肿，紫暗污晦，或色白不红，肿硬不消，难成难溃，或溃后难敛，脓白清稀或污秽，难出难净者，多属虚证、寒证、阴证。

4. 视腐烂　咽喉腐烂，烂面色黄或鲜红，疮烂局限，界限清晰，病程短，易愈合者，多属实证、热证。

咽喉腐烂，烂面色白或污暗不泽，疮烂广泛，界限不清，经久不愈者，多属虚证，寒证。

咽喉腐烂，起白膜，松疏鲜亮，拭之易去，去后不出血，烂面红活，范围较小者，多属轻症；白膜密布，厚老不泽，拭之难去，强去则出血，范围广泛，神情委顿，面污不泽者，多属重症。

五、口腔科望诊

口腔科望诊是诊断口腔疾病的重要方法之一。由于口腔部位表浅，在自然光线下一般即可完成望视过程，故对口腔部位的望诊一般不需用特殊器具。对于和颊面较贴近的部位如上下齿龈与龈沟等较隐秘的部位，可用压舌板拨开唇、颊肌膜进行望视等。若自然光线不足，亦可配合光源照明进行望诊。

对口腔部位的望诊内容主要有望颌面、望口唇、望齿龈、望舌体、望口腔肌膜等。

(一)望颌面

望颌面主要是对口腔周围的颌面部、腮部、下颌部等进行望视。望诊时应注意两侧颌面是否对称，有无偏斜、红肿或肿胀、肿块、隆起、畸形、创伤、瘀斑等；腮部、下颌及颌下有无红肿或肿胀等。

若颜面部肿胀，潮红或皮色不变，乍肿乍落，发无定时者，多为风邪或风合湿邪侵袭颜面，发为面游风；颜面部肌肤抽搐，疼痛剧烈，紧眉咬唇，卒发卒止，皮色不变，或有皮肤潮红者，多为风寒、风热袭面，瘀血阻络、火热上攻颜面，或气血亏虚，面肌失养所致之面痛。若颜面起有红斑，水肿，边界清晰，表面光亮，灼热疼痛者，多为风火热毒，上攻颜面，发为颜面丹毒。

腮颊部肿胀，数日波及对侧，或两侧腮颊同时肿胀，皮色不变，肤紧发亮，表面灼热者，多为外感风温时毒，发为痄腮。

若颌下红肿疼痛，甚或肿及颈部，口内舌体活动受限，言语或吞咽困难者，多为火热炽盛，侵及口底、颌下，壅遏气血，腐灼肌肉，发为颌下痈。

颜面部局限性隆起，畸形，发硬，皮色大多如常，应注意口腔颌面部癌瘤，或鼻腔、鼻窦癌瘤侵及面部周围组织所致。

(二)望口唇

望口唇主要应注意口唇色泽、形态有无异常，是否有红肿、皲裂、溃烂、渗液、结痂、脱屑，口角是否肿裂、溃烂等。

正常口唇颜色淡红润泽，厚薄适中，唇吻界限清晰。若唇部色红肿胀，日久破溃、流水，或干燥、皲裂、起白屑，日久不愈者，多为胃经风火，上蒸口唇，或脾虚血燥，口唇失养，发为唇风。若唇肿而不时瞤动，则属风火相煽，风盛扰唇。犹如《医宗金鉴·外科心法要诀·唇部》

唇风所曰:“此证多生下唇,由阳明胃经风火凝结而成。初期发痒,色红作肿,日久破溃流水,疼如火燎,又似无皮,如风盛则唇不时瞤动”。

如唇部局限性肿起,稍高出皮肤或唇黏膜,色鲜红或紫红,抑或呈淡蓝色、暗蓝色,界限清晰者,多为心脾积热,留滞口唇,或气血瘀滞,寒凝唇部,而发为唇血瘤。若唇部肿硬,状似蚕茧,逐渐增大,表皮干燥、皲裂,或溃烂者,多为痰浊、火毒、瘀血留结唇部,聚而不散,发为茧唇。

口角涎水常流,口周皮肤潮红,糜烂,起红疹,经久不愈者,多为脾胃不和,湿热上蒸,或脾胃虚弱,寒湿上泛于口,而发为滞颐。若老年人口角流涎,清稀无味,唇周皮色淡白,形寒神疲者,多属肾阳虚衰,或脾肾阳虚,津液不固等。

口角色白而肿,状似燕口,溃烂,皲裂、结痂者,多为脾胃积热,或湿热上蒸,侵蚀口角,而发为燕口疮。

(三)望齿龈

望齿龈,即望牙齿与龈肉。望诊时,应注意牙齿有无缺失,牙齿的色泽有无异常,是否有龋洞,及龋洞深浅、大小,牙齿的咬合关系是否对称,牙间隙有无疏豁,牙根有无暴露等。望龈肉时,应注意龈肉的色泽、形态有无异常,有无红肿、溃烂、溢脓、出血、瘘管、萎缩、增生,及牙周袋等。

1. 望牙齿　正常牙齿洁白如玉,表面光亮润泽,排列有序,齿间紧密少隙。若牙齿色黄浊如土,牙体腐蚀成凹者,多为湿热侵蚀牙体,齿蚀成龋;牙齿乏泽,齿间露隙,牙齿稀疏,牙根外露者,多为肾精或肾阴亏虚,牙齿失养等。

2. 望龈肉　正常龈肉淡红润泽,紧抱牙床。若龈肉红肿,溃烂、溢脓、出血者,多为风热、火热上蒸,腐灼龈肉;龈肉淡红,溃烂、萎缩、渗血,或溢脓稀薄,日久不愈者,多属气血不足,邪滞不去;龈肉色红,萎缩、或溃烂、渗血、牙根暴露、经久不愈者,多属肾阴亏虚,虚火上炎,灼伤龈肉;若牙龈红肿,溃烂生腐,表面腐物灰黄,龈肉坏死、牙齿脱落者,多为风热、湿热灼龈,发为牙疳等。

(四)望舌体

望舌体除了根据舌质、舌苔的变化对全身疾病以及耳鼻咽喉口腔疾病的寒热虚实进行诊辨外,在舌体局部疾病的变化方面主要应观望舌体的形态,胖瘦,有无红肿、溃烂,以及溃烂的部位、范围的大小、形态、表面有无假膜、周围有无红肿等,舌体表面有无裂沟、舌苔的分布是否均匀,有无花剥,舌体局部有无肿块,以及肿块的大小、颜色、范围,舌系带的长短等。

舌体瘦小,舌面色红,舌苔变薄或无苔,舌面干燥少津者,多为阴津亏虚,或气血不足,舌体失养,而发为舌痿;若舌体溃烂,呈圆形或椭圆形,周围色白或黄,界限分明,部位不定,时发时止者,多为火热、湿热上蒸,腐灼舌体发为舌烂;舌体表面有纵横交错之裂沟,或舌背正中沟裂者,多为火热或虚火上炎,灼蚀舌面,而成舌裂;舌体周边或下方有紫红、暗红肿物,凹凸不平,不溃烂者,多属气血瘀阻,结滞舌体,发为舌血瘤等。

(五)望口腔肌膜

口腔肌膜包含范围较广,凡唇、龈、颊、舌、腭等部位之肌膜均属其范畴。因此,望口腔肌膜,除了以上所述望口唇、望齿龈,望舌体等内容外,重点是观望颊、龈、腭、唇内等处的肌膜有无红肿、溃烂等。

口腔肌膜溃烂广泛,色白如粥,或状似凝乳,略高出肌膜,边界清晰者,多为心脾积热,或膀胱湿热上泛,发为鹅口疮;口腔肌膜溃烂,如米如豆,形圆或椭圆,中央凹陷,覆有黄色假膜，周围色红，时发时止，发无定处者，多为心脾积热，或阴虚火旺、阳虚湿泛，发为口疮；口腔溃烂如弹坑状，周围暗红肿胀，经久不愈者，多为脾虚湿困、或气血瘀滞，发为挖眼疳；口腔上腭或悬雍垂处悬一红色或紫色血疱者，多为心脾胃积热，上蒸于口，发为飞扬喉等。

口腔肌膜溃烂，数目多，表面色黄，周围红肿者，多属实证、热证；每由心、脾、胃、膀胱火热或湿热上蒸所致；口腔肌膜溃烂，数目少，表面色白，周围不红微肿者，多属虚证、寒证，每由脾胃气虚，或脾肾阳虚，湿浊上泛所致；口腔肌膜溃烂，数目较少，表面色黄或灰黄，周围微红微肿，时发时止，经久不愈者，多为虚证、热证，每由心、肾、胃阴虚，虚火上炎而致。

第二节　闻　　诊

耳鼻咽喉口腔科闻诊主要有闻各窍道及其分泌物的气味，听声音、辨语言等几个方面，此分部介绍如下。

一、耳 科 闻 诊

耳科闻诊主要是闻外耳道及耳部脓液的气味等。

(一)闻外耳道气味

正常外耳道内一般无异常气味。若外耳道内有异味或臭味者，多是耵聍腐败、异物腐烂、耳内积脓、或耳疮湿烂所致。若耳内气味恶臭，近身即可闻及，素有脓耳病史者，多是脓耳邪毒，深蚀骨肉，或黄耳伤寒、耳内癌肿腐烂所致。

(二)闻耳脓

耳部或耳内流脓是耳科的常见证候之一，嗅其气味有助于辨别寒热虚实等。若耳脓味臭或恶臭者，新病多属湿热，火热熏蒸；久病者多属虚火上炎，邪蚀骨肉，或肾阴虚夹有湿热等。耳脓无臭或少臭者，多属湿浊内困，或气虚、阳虚，寒湿滞留，浸淫肌膜之征。

此外，对于耳鸣之患，若医者贴近患耳，听其耳内无声者，属自觉性耳鸣；闻及耳内有声者，称他觉性耳鸣，后者多由肝火、瘀血，或血分郁热所致。

二、鼻 科 闻 诊

鼻科闻诊主要包括闻鼻息，嗅鼻味，闻鼻涕等内容。

(一)闻鼻息

闻鼻息，即听其鼻息的强弱，有无声响等。正常人鼻息无声，平和自然，不疾不徐，快慢适中，贴近鼻孔可闻及均匀的、似微风样的气息出入之声。若鼻息有声者，称为鼻鸣，多属鼻腔窒塞不利；鼻息如笛，多属肺气壅塞，气道不畅，或鼻道狭窄所致。鼻息粗强者，多属邪浊壅滞；鼻息短弱者，多属脏气不足。鼻息急促者，多见于肺气壅滞、发热，或气道不畅；鼻息缓慢者，多见于气虚或阳衰之征。

(二)嗅鼻味

嗅鼻味，即嗅鼻部或鼻道内发生的气味。正常鼻部或鼻窍内无异常气味。若鼻部或鼻窍内有臭味或恶臭气味者，多是鼻渊积脓、鼻槁、鼻内肿物溃烂、或异物入鼻，杨梅鼻疮等所致。

(三)闻鼻涕

闻鼻涕，即闻流出的涕液有无异常气味。一般而言，鼻涕稀白无味者属寒，多由风寒湿犯鼻，或肺脾肾虚损，寒湿上泛所致。鼻涕黄稠无臭者，多属风热犯鼻；黄稠味臭者，多属湿热、火热熏蒸。鼻涕黄绿，或结成黄绿痂皮、奇臭者，多属阴虚血弱，湿热熏蒸之臭鼻症。若鼻涕污秽带血、腐臭者，应注意癌肿之患。

三、咽 科 闻 诊

咽科闻诊主要是根据咽部发出的气味，及痈脓、溃腐的气味等来辨其寒热虚实。咽腔新病气臭者，多属实证、热证；久病气臭者，多属虚证或虚实夹杂证。

新病咽腔腐烂味臭者，多属火热或湿热炽盛；久病咽部溃烂味臭，恶臭或腥臭者，多属阴虚火旺，湿热稽留，及癌肿溃腐等。

咽部痈脓色黄而臭者，多属火热炽盛；痈脓久流不愈，色白无臭者，多属脾虚，气血不足等。

四、喉 科 闻 诊

喉为发声之官，有主司发声之能，故喉科闻诊主要是闻声音。

闻声音应注意音质，音强，语声，歌声的变化，以及声音异常的性质、程度等。一般而言，喉病所致声音异常有二类情况：一是平时语声基本正常，仅在歌唱时声音出现异常。这类情况主要见于声乐演员，常见如高、低音异常，变换音障碍，走调，声音断裂或破裂等，这类声音异常一般称其为“声音不扬”。另一种情况是语声、歌声均出现异常。这是一种较广泛的、比较多见的声音异常，可发生在任何职业，任何年龄，但一般以从事用嗓职业者为多。此类声音异常多称为“声音嘶哑”。声音异常一般根据其性质、程度又将其分为毛、沙、哑、沉、闷、喑等几种情况。其中毛、沙、沉、闷属“声音不扬”范畴。哑即声音嘶哑；喑乃指失音。而声音不扬、嘶哑、失音均属广义“喑”的范畴，三者均为声音异常的具体表现，没有本质上的区别，所不同者，仅是程度上的轻重区别而已。但是，不同程度的声音改变往往有着不同的辨证意义，故临证尚需细加辨析。

为便于掌握闻声音的不同情况，本节按闻语声、闻歌声二类介绍如下。值得指出的是，闻声音常需与问声音相结合，以便互相印证、补充，全面了解病情等。为避其重复，兹将两者合而论之，以利辨证。

（一）闻语声

闻语声主要应注意语声改变的性质、程度等。常见者有以下几种情况。

声音发毛：即发声基本正常，仅有个别字发音异常，音尾不干净，高低音时尤为明显。此多属痰湿上泛，阻滞声户，尚未结痼所致。

声音发沙：表现为发音时声音不脆亮，音色变暗，粗糙不净等。新病声沙者，多属风寒或燥热袭喉；久病声沙者，多属脏腑虚损，喉失濡养，邪滞血瘀，或痰湿壅结所致。

声音发哑：表现为发声沙而有漏气声，亦即声音嘶哑。新病沙哑者多实，每由风热客喉，或肺胃火热上蒸而致；久病沙哑者多虚或虚实夹杂，每由脏腑虚损，痰浊瘀阻所致。

声沉不扬：即发声时自觉声音沉在胸中而不外扬。多由痰湿阻滞或气虚失充所致。

声闷不爽：即发声时自感声音闷在喉间而不能爽利外发。多由气滞、痰结、瘀阻所致。

声喑不出：即完全失音，说话时漏气明显，如耳语一般。新病失音者，多由风寒、火热客闭喉门，或肝郁气闭声户；久病失音者，多属肺脾肾虚，气阴不足，或痰瘀交结为患。

(二)闻歌声

声乐工作者发生声音异常有时与普通人有所不同,患者往往不是以声哑而来诊,常是以歌声异常而就医。对此类病患除靠其自述声音异常的情况外,必要时亦可在条件许可的范围内让患者演唱自己容易出现问题的唱段,以便印证主诉,掌握证情的第一手材料,为辨证提供可靠的依据等。

闻歌声主要应注意音调、音质、音强、音值四个方面的变化。兹将其常见的异常情况介绍如下:

歌声高音障碍,甚或高音难出者,多属脾肾虚损,气不充声,或痰浊瘀阻,变生小结;歌声低音难出或丧失者,多属肺脾气虚,喉失充养;歌声至一定高度而发生断裂或破裂者,多属痰瘀阻喉,欲发小结,或脾虚湿阻,气机不畅;歌声后音不足者,多属肾脏不足,丹田气弱而致。歌声不能持久,易于疲劳者,多属肺脾虚损,喉失温养;歌声音色变暗,不清亮者,多属痰浊瘀阻,声户不利等。

歌声变换障碍,由轻渐强,由强渐弱困难,或高低音区不衔接,或音调不准,易于走调或跑调者,除发声方法错误外,多属肺脾虚弱,中气不足,斡旋失职;歌唱起声困难,除发声方法错误外,弱低音起声异常者,多属肺气不足,失于宣发;高强音起声异常者,多属脾肾虚损,或痰瘀阻结声户等。

五、口腔科闻诊

口腔科闻诊主要有闻口腔气味、闻语言等。

(一)闻口腔气味

正常人口腔中无异常气味。若患者就诊时,说话时从口腔发出异常气味者则多属于病态。口腔异常气味除了口腔疾病本身可以导致者外,全身脏腑疾病亦可导致口内出现异常气味。本节仅就与口腔疾病有关的一些闻诊内容加以介绍。同时,闻口腔气味应与问诊相结合,此一并加以介绍。

口腔内发出的异常气味主要是口臭味。常见疾病主要有龋齿、牙宣、牙疳、鹅口疮、骨槽风、口内癌肿等。一般而言,口内有酸臭味者,多由口内不洁,或龋齿之龋洞内积留有腐败性食物残渣所致;口内腐臭者,多有龋蚀过深,腐及牙髓,或由口腔内癌肿溃烂、牙疳腐烂,及骨槽风所致;口气发甜或甜中带臭者,多见于鹅口疮;口气腥臭者,多由牙宣之牙周袋内腐物,或牙衄败血生腐,及癌肿血肉腐败所致。

口臭的辨证,一般多属于热证,每由五脏六腑功能失调,气热上冲所致。正如《诸病源候论·卷之三十·唇口病诸候》所云:"口臭,由五脏六腑不调,气上胸膈。然脏腑气臊腐不同,蕴积胸膈之间,而生于热,冲发于口,故令臭也"。一般而言,口气发臭,或腐臭、腥臭者多属于火证、热证,但有虚实之异。新病伴有口臭多属实火,每由脾胃积热、心火上炎所致;久病伴有口臭者多属虚火,每由心肾阴虚,虚火上炎所致。口气酸臭,或发甜、或甜臭者多属实证,每由湿热上蒸所致。

口臭虽多属热证,但亦有非热之异者,尤其是由非口腔疾病所致者更是如此。正如《景岳全书·卷二十六·杂证谟·口舌》所曰:"口臭虽由胃火,而亦有非火之异。盖胃火之臭,其气浊秽,亦必兼口热口干,及别有阳明火证者是也。若无火脉火证而臭如馊腐,或如酸胖,及胃口吞酸,饮食嗳滞等证,亦犹阴湿留垢之臭,自与热臭者不同。是必思虑不遂,及脾弱不能化食者多有之。此则一为阳证,宜清胃火,一为阴证,宜调补心脾。不得谓臭必皆热,以致生他病也”。因此，无论是对口腔疾病所致之口臭，还是对全身脏腑疾患所致之口臭的辨证，要结合问诊、望诊在全面了解病情的基础上，方能正确辨明其寒热虚实之异。

(二)闻语言

口腔是构成语言的主要器官。闻语言即是根据语言的变化而辨别口腔疾病的一种诊病方法。语言的变化与舌体、上腭、颊、下颌关节等的运动有着密切的关系，故凡这些部位的病变均可对语言产生一定的影响。

闻语言，应注意语速、语音、语调等方面的变化。如语速变慢，语音含糊不清，如口含物，语调变低，则多见于口内痈肿、重舌、舌下痰包以及口内癌、瘤等妨碍构语所致。此外，咽部痈肿亦可因其疼痛，或妨碍软腭运动等而出现语言含糊，如口含物的现象，临证亦当注意辨别。

中医学中一般将舌体运动失常或失灵所导致的语言障碍，语音含糊，或不能言语者，称为舌喑，或舌謇。其病既可因舌体本身病变所致，亦可因中风，伤及舌络而成，临证自当详辨。

语言謇吃，又称口吃，亦属构语障碍的一种特殊表现，多见于性情急躁，禀性刚烈，刚柔失和之人。正如《诸病源候论·卷之三十·唇口病诸侯》謇吃候所曰：“人之五脏六腑，禀四时五行之气，阴阳相扶，刚柔相生。若阴阳和平，血气调适，则言语无滞，吐纳应机。若阴阳之气不和，脏腑之气不足，而生謇吃。此因禀性有阙，非针药所疗治也”。

第三节　问　　诊

问诊是收集病材，诊断疾病的重要方法。通过问诊不仅可以了解疾病发生的原因，起病的缓急，病程的长短，病情的演变，主要痛苦所在，及治疗情况与效果等，尚可了解患者的既往病史，饮食爱好，生性习俗，情志乖和，以及这些因素与本次疾病发生的关系等，从而为全面了解病情，正确诊治提供可靠的依据。因此，问诊是收集病材了解病情的重要方法之一，在四诊与疾病的诊断辨证中占有重要地位。耳鼻咽喉口腔科亦是如此。

耳鼻咽喉口腔科的问诊除询问患者的一般情况，起病、病程、寒热、出汗、疼痛、睡眠、饮食、二便、经带等全身情况外，应着重抓住具有专科特征的局部证候进行有目的的询问，以便为耳鼻咽喉口腔疾病的诊断与辨证提供依据。由于全身情况的问诊在《中医诊断学》中论述甚详，故本章仅就与耳鼻咽喉口腔疾病有关的问诊内容做以介绍，余不赘述。

一、耳 科 问 诊

耳科问诊主要包括问耳痒，问耳痛，问耳脓，问耳鸣、耳聋与眩晕等内容。

(一)问耳痒

耳痒，即耳部发痒。常发生于耳郭，耳周与外耳道等部位，是耳疮、旋耳疮、耳冻伤、耳痒症等的常见症状。轻者如虫蚁爬行，重者奇痒难忍，搔之肤烂出血，痒亦难止。

对耳痒主要应问清其发生部位、原因、时间、病程长短，痒的程度，全身有无类似情况及皮肤疾患等。根据中医学中“微热则痒，热甚则痛”(《素问玄机原病式·五运主病·痛痒疮疡》)的论述，耳痒多属热邪所致。但风、燥、湿、寒致痒者亦非少见，故临证尚须细辨。

耳部或外耳道内无故作痒，皮色不变者，多属心肝火热内郁，风邪乘袭，风火相煽，鼓肤作痒之症。

外耳道内发痒、灼热、肿溃、流少量稀脓者，多属风湿热毒熏蒸，灼肤成疮；若耳周发痒、溃烂，黄水淋漓，耳周或外耳道发痒，甚则奇痒难忍，皮肤干燥，粗糙增厚，起白屑，久而不愈者，多属阴血亏损，化燥生风，肌肤失养。若耳内奇痒，外耳道内生有霉丝，状如绒毛败絮，色灰黑，或灰黄，或色白者，多属湿淫过盛，或湿热蕴积之耳痒症。

冬季耳轮或耳垂作痒，遇热则甚，局部红紫肿厚者，多属寒滞耳壳，冻伤肌肤所致之耳冻疮。

此外，对耳内作痒，检查无异常者，尚应询问是否有咽部疾患，并注意检查咽腔情况等。因有些病患痒在耳道，而其病则在咽部，由咽病而致耳内作痒等。

（二）问耳痛

耳痛，即耳部疼痛。常发生于耳周、耳郭，外耳及中耳等部位，是外耳、中耳疾病的常见症状之一。有些耳痛常与红肿并见，故应与望诊合参。对耳痛主要应询问疼痛发生的缓急，病程的长短，疼痛的部位、性质、程度，引起耳痛的原因（或诱因）及伴随症状等。

一般而言，耳痛发病急，病程短者多实；耳痛发病缓，病程长者多虚或虚实错杂。耳痛剧烈或跳痛连头者多实；耳痛轻微，缠绵不休者多虚。耳内灼热跳痛者属热盛，胀痛者属气滞，刺痛者属血瘀，痒痛者多数风热、湿热等。

耳郭疼痛灼热，逐渐加重，甚或剧痛不安，红肿溃烂者，多属火热、湿热炽盛，灼蚀耳壳，发为断耳疮。

外耳道疼痛，甚或痛引腮脑，咀嚼、说话、或牵拉耳壳时疼痛尤甚者，多属火热结聚，发为耳疖；外耳道内灼热疼痛，红肿溃烂，流少量黄稀脓液者，多属风湿热毒，蒸灼耳肤，发为耳疮。

耳后完骨部红肿疼痛，素有脓耳病史者，多属脓耳毒盛，窜及完骨，发为耳后疽。

耳内卒然胀痛，闷塞如堵，发于感冒后期，或由擤鼻不当所致者，多属风湿热邪，壅闭耳脉，经气不畅，发为急耳痹；耳内闷胀刺痛，迁延不愈，耳膜暗红增厚者，多属邪毒滞留，气血瘀阻，发为慢耳痹。

耳内疼痛，逐渐加剧，甚或跳痛连头，耳膜红肿外凸者，多属风热炽盛，或肝胆湿热上蒸，腐肉成脓，发为急脓耳；若耳膜溃破，耳内流脓，耳痛不减，寒战高热，甚或头痛如劈，夜间尤甚者，多属脓毒走窜，入脑犯营，发为脓耳变症。

耳内灼热疼痛出血者，多属心肝火热上攻，迫血妄行，发为耳衄。

耳根部疼痛，红肿似卵者，多属肝胆火盛，发为耳根毒。

此外，外伤、冻伤、水火烫伤，航空、潜水、化学烧伤等所致耳部病变均可出现不同程度的耳痛，但其病因明确，诊断较易。

（三）问耳脓

耳脓，即耳内流脓。常见于耳疖、耳疮、急性及慢性脓耳等疾病。临证需与望耳脓，闻脓味合参。对于耳脓的问诊，主要应问清时间的长短，量的多少，有无气味，耳脓的颜色，单耳流脓，还是双耳流脓，是新发还是旧疾复作，有无发热，听力减退，以及引起耳流脓的原因，有无污水入耳、感冒、嗜食辛辣烟酒病史等。婴儿尚应询问其哺乳情况与姿势，有无呛乳，哭闹病史等。有关其诊辨意义请参考望耳脓一节，此不复述。

（四）问耳鸣、耳聋

耳鸣，即自觉耳内鸣响而外界并无相应声音。耳聋乃指不同程度的听力减退，轻者听而不清，听近不听远，听大声而不闻小声；重者音声闭隔，全无所闻。前者常称为重听，后者称为全聋。犹如《杂病源流犀烛·卷二十三·耳病源流》所云：“耳聋者，音声闭隔，竟一无所闻也。亦有不至无闻，但闻之不真者，名为重听”。耳鸣耳聋可单独发病，亦可同时存在，或相继发生。正如《医学入门·卷四·耳》所曰："耳鸣乃是耳聋之渐"。《诸病源候论·卷之二十九·耳病诸候》耳鸣候亦曰："耳鸣不止，则变成聋"。正由于耳鸣、耳聋常同时存在或相继发病，故此将其合而论之。

耳鸣、耳聋既是独立的疾病，又是某些耳病的症状之一。故在问诊时应问清发病的缓急、时间，及当时的情况，发病的原因或诱因，病程的长短，单耳或双耳发病，耳聋的程度，耳鸣的性质，有何伴发症状，有无类似发病史，做过何种治疗，效果如何，从事职业，用药史，耳病史等。小儿尚应问清出生时情况，有无产伤，婴儿时对声音有无反应，患过何种瘟疫病，有无高热抽搐病史，必要时尚应问清家族史、父母状况等。

一般而言，暴鸣暴聋者多实，渐鸣渐聋者多虚；新鸣新聋者多实，久鸣久聋者多虚；耳鸣声大无休者多实，声细时止者多虚；暴怒、饮酒致鸣聋者多实，劳倦思虑致鸣聋者多虚；少壮体盛鸣聋者多实，年老久病体弱鸣聋者多虚。正如《景岳全书·卷二十七·耳症》所云："耳鸣当辨虚实。凡暴鸣而声大者多实，渐鸣而声细者多虚；少壮热盛者多实，中衰无火者多虚；饮酒味厚素多痰火者多实，质清脉细素多劳倦者多虚"。《医学入门·卷四·耳》亦曰："新聋多热……旧聋多虚"。

卒发单侧鸣聋，或伴有眩晕，病因大多不明者，多属暴聋。耳鸣耳聋伴有眩晕，旋发旋止，反复发作者，多属耳眩晕。长期在高噪音环境下工作，渐发鸣聋者，多属噪声聋。应用耳毒性药物，如庆大霉素、链霉素等后渐而鸣聋者，多属药毒聋。温热病后卒发或渐发鸣聋者，多属温毒聋。老年人体健无疾，渐而耳聋者，多属老年聋。卒然耳痛、耳闷、流脓，伴有鸣聋者，多属脓毒伤耳所致。耳内闷胀如堵，听而不清，耳鸣如风，耳膜内陷，混浊者，多属耳痹；耳塞如堵，听力减退，或有耳鸣，耳内有黑褐色丸核堵塞外耳道者，多属耵耳。

耳鸣耳聋，急躁易怒，口苦胁胀者，多属肝郁气滞，气闭耳窍，或肝胆火热，上蒸耳窍。犹如《医学入门·卷四·耳》所曰："忿怒动胆火，则左耳聋"。耳鸣耳聋，烦躁失眠，素多饮酒厚味，咯痰黄稠量多者，多属痰火上犯，郁结耳窍；感冒后卒然鸣聋，口苦咽干，耳膜如常者，多属邪闭少阳，耳脉不畅；耳鸣耳聋，耳内刺痛，原因不明，或耳膜暗红，或因外伤所致者，多属气血瘀滞，耳脉受阻；耳鸣如蝉，听力渐减，或中老年渐而鸣聋，腰膝酸软者，多属肾精亏虚，耳失濡养；耳鸣昼轻夜甚，心烦失眠，手足心热者，多属阴虚火旺，虚火上扰；耳鸣耳聋清晨午前较甚，午后夜间减轻，或劳而尤甚，休息后减轻者，多属脾胃虚弱，清阳不升；耳鸣耳聋，心悸怔忡，失眠多梦者，多属心血不足，耳失濡养等。

（五）问眩晕

眩为目眩，指视物昏花缭乱；晕为头晕，指自觉头部旋转不定。二者兼有，即称为眩晕。眩晕一症，病因复杂，可见于多种疾患。其见于耳病者，多由耳主位觉、助身体平衡功能失常所致。其特点为眩晕常与其他耳症如耳鸣、耳聋、脓耳等同见，且多呈突然发作性旋转性眩晕等。

眩晕的问诊主要应问清眩晕发病的缓急，性质（旋转性、垂直性、摇摆性等），发生的时间、次数，有无间歇期及规律性，发生的原因与诱因，是否与体位有关，有无使用耳毒性药物，或有脓耳、感冒、颈椎病，心脑血管疾病、高血压、贫血等病史，是否伴有恶心呕吐、出汗、耳鸣、听力减退、耳内闷胀等。

发作性眩晕，伴有耳鸣、耳聋、耳内胀满感，短时即止，反复发作者，多属耳眩晕；突发眩晕，无耳鸣及听力减退，有外感病史者，多属暴晕；脓耳日久不愈，渐发眩晕，持续不减，头部活动时尤甚者，多为脓耳眩晕；卒发耳聋，伴有耳鸣，眩晕，数日晕止而耳聋不瘥者，多属暴聋致晕；使用耳毒性药物后卒发眩晕，口周麻木，听力下降者，多属药毒致晕；渐发眩晕，或时有缓解，逐渐加重，甚或伴发面瘫、头痛者，多属听神经瘤致晕等。

眩晕剧烈，头痛头胀，急躁易怒，口苦咽干者，多属肝阳上亢，风阳上扰；眩晕，头重，脘闷纳呆，泛恶欲呕者，多属痰湿中阻，蒙蔽清窍；眩晕常作，清晨易发或遇劳、用脑过度易发作，健忘失眠，倦怠乏力者，多属心脾两虚，气血不足，耳失濡养；眩晕久作，经年不愈，目昏，腰膝酸软者，多属肝肾阴虚，髓海空虚；眩晕头痛，舌质暗红，多属气血瘀阻等。

二、鼻科问诊

鼻科问诊主要包括问鼻塞、鼻涕、嗅觉、衄血、鼻痒、鼻痛及头痛等内容。

（一）问鼻塞

鼻塞，指鼻窍气息出入不畅，甚或完全堵塞不通的一种症状。多由鼻内肌膜肿胀，涕液增多，新生物或异物堵塞，致使鼻道变窄，气息出入受阻所致。常见于伤风鼻塞，鼻窒、鼻鼽、鼻渊、鼻息肉、鼻腔肿物、异物等疾病，是鼻科临床最常见的症状之一。

问鼻塞主要应询问发病的缓急，病程的长短，鼻塞的程度，原因、性质（发作性、间歇性、交替性、进行性、持续性等），单侧或双侧鼻塞，以及伴随症状，治疗情况与效果等。

一般而言，新病鼻塞者多实，久病鼻塞者多虚或虚实错杂。鼻塞遇冷则甚，遇热则减者多寒；鼻塞遇热则甚，得冷则减者多热；鼻塞活动后减轻，或静坐、夜卧时鼻塞加重者多瘀。

素无鼻疾，卒发鼻塞，始轻渐重，恶风发热头痛者，多属风寒或风热客袭；鼻塞日久，时轻时重，遇冷则甚，得热则减者，多属肺脾气虚，寒湿滞鼻；鼻塞持续不减者，多属邪滞血瘀，或息肉、肿物、异物堵塞；发作性鼻塞，鼻痒、喷嚏、清涕连连，来去迅速，反复无常者，多属肺脾肾虚弱，风寒湿乘袭；单侧或双侧鼻塞，流涕黄稠如脓，擤净脓涕后鼻塞好转者，多属火热、湿热上蒸鼻窍，腐灼窦窍肌膜所致；鼻塞呈进行性加重，涕中带血者，应注意鼻内癌肿致病。

（二）问鼻涕

问鼻涕应与望、闻鼻涕相参。询问时需注意鼻涕的性质、多少、颜色、发病的缓急，病程的长短，单侧或双侧流涕，有无异味及涕中带血，是否伴有寒热、鼻塞、头痛及其他全身症状等，然后结合望、闻诊辨其寒热虚实。其有关内容参见望鼻涕、闻涕液，此不复述。

（三）问嗅觉异常

嗅觉异常，包括嗅觉减退、嗅觉失灵、嗅觉过敏与幻嗅等几个方面，其中以嗅觉减退或失灵为多见，少数病患，亦可出现嗅觉过敏或幻嗅等现象。嗅觉减退或失灵，不闻香臭者，又称为鼻聋。如《外科大成·卷三·鼻部》曰："鼻聋者，为不闻香臭也"。对于嗅觉减退或失灵，问诊时应注意起病的缓急，病程的长短，单侧性或双侧性，嗅减的程度及伴随症状等。

平素嗅觉正常，卒然嗅觉减退或失灵，恶风发热者，多属风寒、风热客袭，鼻失宣畅；久患鼻塞，嗅觉减退或失灵者，多属正虚邪滞，或气血瘀阻，鼻脉不畅；嗅觉减退，擤净鼻涕后好转者，多属鼻渊涕阻所致；嗅觉减退或失灵，鼻干少涕，或常有灰绿色涕痂积于鼻内者，多属阴血亏虚，鼻失濡养之鼻槁症；发作性嗅觉减退，鼻痒、喷嚏，清涕如水量多者，多属鼻鼽为患；大病后嗅觉减退或失灵者，多属邪蔽心神，或耗伤肾精所致；鼻面部术后，嗅觉减退或失灵者，多属手术损伤筋脉，气血瘀阻，脉络不畅；中老年嗅觉减退或缺乏，鼻无它疾者，多属肾精亏损所致。进行性嗅觉减退者，应注意癌瘤为患。

嗅觉过敏，或幻嗅，别无他（她）有，或味淡而自感气味刺鼻者，多属心肝郁热，或心脾两虚，及阴虚火旺所致。

（四）问鼻衄

鼻衄，即鼻出血。如《外科大成·卷三·鼻部》所曰："鼻衄者，即鼻中出血也"。鼻衄根据病因及衄血量多少的不同情况，又有"红汗"、"倒经"、"衊血（少量出血或渗血）"、"鼻洪（大量出血）"、"脑衄（出血量多，口鼻俱出）"等不同名称。鼻衄的发生，原因甚多，诸如外伤、鼻局部病变，全身疾患，外感内伤等均可致衄，故临证需细加辨别。

一般而言，新发衄血者多实，久衄、屡衄者多虚；衄血势猛量多者多实，势缓量少者多虚；衄血鲜红者多实，淡红者多虚。青壮年、体盛衄血者多实，中老年、体弱衄血者多虚。

卒发鼻衄，量少色鲜，鼻腔干燥，春秋易发者，多属肺经燥热犯鼻；鼻衄势猛，鲜红量多，面红目赤，急躁易怒，便秘尿赤者，多属心、肝、胃火热上蒸鼻窍，迫血妄行；鼻衄量少色鲜，屡衄不愈，夜间易发者，多属心、肝、肾阴虚，虚火上炎；鼻衄色淡，量少，时发时止，倦怠乏力，唇舌色淡者，多属脾气虚弱，气不摄血；衄血暗红，量多或少，唇舌色暗者，多属气血瘀阻，血不循经。

涕中带血，时或大衄，进行性鼻塞，头痛耳闷者，应注意鼻腔肿瘤。

小儿无故夜间作衄，量少自止，饮食二便睡眠正常者，多为稚阳旺长，稚阴腾越之征，属生理之常。

（五）问鼻痒

鼻痒，即鼻部或鼻窍内作痒，轻则搔揉即止，甚则痒剧难忍，因痒而作嚏不止等。问诊时需注意问清鼻痒的部位，程度、性质、缓急及病程的长短，有无规律，是否伴有鼻干、鼻痛、鼻塞、喷嚏、流涕等。

鼻前庭处作痒，甚或刺痒难忍，肌膜肿溃，溢流黄水，或干燥增厚者，多为鼻疳；鼻前孔处发痒，灼热疼痛，红肿溃烂者，多为鼻疮；鼻前庭处微痒痛剧，局限性红肿凸起者，多为鼻疔；鼻准部刺痒不适，遇热痒甚，皮色暗红，血络显露者，多属酒齇鼻；卒然鼻内作痒，继则喷嚏、鼻塞、流涕、恶风发热者，多属伤风鼻塞；发作性鼻内刺痒酸胀，喷嚏不已，清涕如水，量多不止，反复发作者，多属鼻鼽；鼻内干燥发痒或刺痒，涕少或结痂者，多属鼻干燥，鼻槁症等。

（六）问鼻痛及头痛

鼻痛，即鼻部疼痛。问诊时应注意鼻痛发生的时间、部位、性质、有无外伤病史及其他伴随症状等。如外伤鼻痛常有外伤病史，并伴有不同程度的局部损伤体征；鼻疔、鼻疮发病较急，疼痛部位多在鼻前孔，有局部红肿等征象；鼻根部疼痛伴有流脓性鼻涕者，多属鼻渊所致；鼻腔、鼻窦癌肿引起的疼痛，多发生在癌肿后期，一般具有明显的局部体征等。

头痛，是指因鼻部疾患引起的头痛，即鼻性头痛。因鼻与脑相连，故鼻部疾患常影响及脑而引发头痛或头部不适等。问诊时需注意问清头痛的部位、时间、性质、有无规律性，是否伴有鼻塞、流涕、寒热等。一般而言，鼻病引起的头痛以冬春季为多，部位多在额、眶、枕、头顶及鼻面之间，亦有波及全头者。头痛以一侧性为主，疼痛性质多为钝痛、闷痛、胀痛或昏痛。急性病变亦可表现为剧烈头痛。头痛多有规律性，一般为白天或上午重，夜间轻或消失。鼻性头痛常与鼻塞呈正比，即鼻塞重则头痛亦重，鼻塞轻则头痛亦轻，故躺卧，改善鼻腔通气可使头痛减轻或消失等。

在引起鼻性头痛的原因，以鼻渊最为多见。鼻渊头痛常随其病位及病情不同而有不同的部位、性质与程度。如急鼻渊头痛剧烈，慢鼻渊头痛较轻；病在上颌窦者，头痛多位于面颊、前额、或一侧头部，午后或久坐时重，侧卧于患侧则头痛减轻；病在额窦者，头痛多位于一侧前额和眶内上角，晨起渐重，午时最烈，午后渐减，入夜消失，翌日如故；病在筛窦者，头痛多位于目内眦及鼻根部，上午重，下午轻；病在蝶窦者，疼痛多位于头顶，后枕、头内或乳突深部，常伴有头昏头晕、头重，晨起较轻，午后加重等。

鼻槁头痛多在前额或头顶部，表现为剧烈空痛，吸入冷气则疼痛尤甚，用棉团塞鼻可使其减轻，常伴有头昏，鼻干，通气过度等。

鼻窒头痛多位于前额或全头部，改善鼻通气后可使头痛减轻或消失。头痛程度一般较轻，多呈闷痛，昏痛等。

此外，伤风鼻塞所致头痛多有寒热征象，鼻部癌肿所致头痛多见于病变中、后期等。

三、咽、喉科问诊

咽与喉相连，其病变常相互影响，症状表现亦有相似之处，患者就诊时亦多将其痛苦合为一谈，故为便于问诊，兹将咽与喉科问诊内容合而论之。但值得指出的是：咽喉疾病虽可相互影响，患者每将其混为一谈，但其病位、病症有别，故临证尚须分清孰病及主次，并结合望诊明确辨别之。咽喉科的问诊主要包括问咽喉不适，咽喉疼痛，声音异常及吞咽、呼吸困难等。

（一）问咽喉不适

咽喉不适，是咽或喉部出现干燥、灼热、发痒、异物感，闷堵感等不适感觉的合称，亦是咽或喉部疾患常见的一类症候。对于咽喉不适的问诊，主要应询问其发病的缓急，病程的长短，不适的部位、性质、程度，与饮食的关系，生活习惯，是否有精神情志因素等。

卒感咽喉灼热，干燥刺痒，吞咽不适，咽或喉部红肿者，多属风、燥、热邪客袭，或肺脾胃火热上蒸；久病咽喉灼热，干燥刺痒，梗梗不利者，多属脏腑阴虚，虚火上炎；咽喉灼热，异物感明显，心烦失眠，急躁易怒者，多属心肝蕴热，气热郁咽；咽喉闷堵不利，如痰堵塞，咯痰白黏者，多属痰湿结滞；咽喉不适，干涩刺痒，梗梗不利，咽或喉部暗红者，多属气血瘀阻；咽喉不适，紧闷如箍，咽喉凉楚者，多属脏腑阳虚，寒滞咽喉。若咽喉不利，日渐加重，饮食阻碍，痰中带血，有腐臭味者，应注意癌肿阻塞。

（二）问咽喉疼痛

咽喉疼痛，是咽痛与喉痛的合称。二者既可同时存在，亦可单独发生，且常与咽喉红肿，或咽喉不适并存。问诊时要注意询问疼痛的部位、性质、程度、时间及发病的缓急与病程的长短，有无寒热及其他伴发症状等。

1. 部位　咽喉疼痛的部位有在咽在喉的不同。咽痛部位在上，咽唾、纳食则疼痛加重，甚或因吞咽疼痛剧烈而妨碍饮食，出现吞咽困难等。正如《证治准绳·杂病·第八册·咽喉》所曰："咽嗌痛，咽唾与食则痛者是也"。喉痛大多偏下，发声，咳嗽则疼痛益甚，严重者，可妨碍呼吸，但多无碍于吞咽等。正如《医碥·卷四·杂症·咽喉》所云："喉痛则呼吸难通，言语难出；咽痛则不能咽唾纳食"。

2. 性质　咽喉疼痛的性质主要有灼痛、刺痛、胀痛、跳痛、干痛、冷痛等。一般而言，灼痛多热，刺痛多瘀，胀痛属气滞，跳痛属热盛，干痛属津伤，冷痛多寒湿。以上诸痛根据其病之新久尚有虚实之不同。

3. 程度　咽喉疼痛的程度有微痛、疼痛、剧痛之分。微痛多属风寒、燥热、虚火；疼痛可忍者，多属火热或瘀滞尚轻；疼痛剧烈难忍者，多属火热炽盛等。

4. 时间　咽喉疼痛的时间不同其感邪性质亦有区别。如上午疼痛者，多火热或阳虚；

下午疼痛者，多湿热或阴虚；夜间疼痛者，多属阴虚或血瘀。昼夜疼痛不休者多实热等。

5. 发病与病程　咽喉疼痛发病急，病程短者，多属风火热客袭；发病缓，病程长者，多属脏腑虚损，阴虚、阳虚或痰、瘀结滞等。

6. 寒热及其他伴症　咽喉疼痛伴有寒热者，多属表证、实证，每由风寒、风热所致；咽喉疼痛无寒热症状者，多属里证、虚证或虚实错杂证，每由脏腑火热或虚火上炎，或阳虚寒盛及痰结、瘀阻所致。咽喉疼痛伴有心烦，急躁易怒，情志不畅时尤甚者，多属心肝郁热，上结咽喉等。

此外，咽喉痈肿所致之疼痛，若疼痛散漫，难明部位者，多为痈未成脓；疼痛集中，部位局限，跳痛不止者，多属痈已成脓等。

（三）问发声异常

发声异常，是指因喉部病变所引起的声音不扬、嘶哑、失音等异常改变。临症时，应结合闻诊进行诊察。对于发声异常的问诊应注意询问发病的缓急，原因或诱因，病程的长短、病史、检查治疗经过，以及职业、饮食、二便、精神情志等与发声异常的关系，目前的发声状况及伴随症状等。兹按问发病与病因、问现症及伴症等将发声异常的问诊内容介绍如下：

1. 问发病与病因　声音异常发病急，病程短者多实；发病缓，病程长，迁延不愈或反复发作者，多虚或虚实夹杂。

声音异常由起居不慎，气候异常而致发者，多属外邪侵袭，肺失宣发；因用声不当，饮酒嗜辣、情志失调所致者，多属脏腑内伤，火热痰瘀内生，或脏腑亏虚，气血阴阳虚损。如骤呼高歌后卒然声嘶音哑者，多由心肺胃蕴热上冲，灼伤声户；郁怒惊恐，忧思感伤而致声音不扬或嘶哑者，多属肝郁气滞或心虚神荡所致；用声过度致瘖，且用声多或劳倦过度则声嘶益甚者，多属肺脾肾虚损，喉失濡养；妇女每值经期前后即发声哑，经后自复，周而复始者，多属肝肾失调，或气血瘀阻，胞脉不畅，经水上逆所致；妊娠后期无故声嘶者，多属胞胎伤肾，水湿上泛，或胞脉阻滞，血不达喉而致。

素有肺痨，渐而声嘶喉痛者，应注意痨虫蚀喉，发为喉癣；中老年声音嘶哑，逐渐加重，声休后不能好转者，应注意癌肿致瘖。

2. 问现症及伴症　问现症主要是询问目前的发声状况及本次的发病情况。问伴症即询问除发声异常外所伴随的其他症状，这些症状虽非发声异常，但对发声异常的辨证有一定作用。

卒然声嘶，喉痛不适，口淡不渴，恶风寒，微发热，头身疼痛者，多属风寒袭喉；声音嘶哑，喉痛灼热，口渴，便干，发热者，多属风热或肺胃火热，痰热伤喉。

初发声音轻微沙哑，喉微痛而干，继而喉痛声沙复常，喉干发痒，痒则剧烈干咳，少痰，胸肺无恙者，多属风燥、燥热犯肺伤喉，发为喉咳。

声音嘶哑，喉干灼热，痒而干咳，口干舌燥，午后夜间尤甚，久而不愈者，多属肺肾阴虚，虚火灼喉；声嘶，咯痰白黏量多，胸闷不爽，口中黏腻者，多属痰湿泛喉；声嘶或不扬，喉间闷胀，情志不畅时尤甚者，多属肝郁气滞；声嘶，喉间胀痛或刺痛，舌暗者，多属气血瘀阻；声音不扬或嘶哑，清晨午前较重，气短乏力，口淡乏味，或喉间冷痛者，多属肺脾气虚，或脾肾阳虚，喉失温养等。

（四）问吞咽困难

吞咽困难，是指饮食物咽下受阻，甚或不能咽下，或食入即呛，反流于鼻的一种证候。多由咽部痈肿、癌瘤阻挡、中风、咽肌痉挛或麻痹等疾患所致。问诊时需注意询问发病的缓急、形式、吞咽困难的程度，有无咽部肿痛、发热，是否有精神情志因素及全身心、脑疾患等。

若吞咽困难与吞咽痛并见，且与疼痛的程度呈正比，多属功能性，常见于急性咽病及痈肿；若咽固体食物困难，流质饮食尚可通过，多无吞咽痛，多属阻塞性，常见于肿瘤、异物阻塞、咽或食管狭窄等；若进液体时吞咽困难更为明显，多属麻痹性，常见于各种病因造成的咽肌麻痹。

吞咽困难发病急，咽喉疼痛剧烈，高热者，多为风热火毒客滞于咽，壅遏气血，聚毒成痈，而发为咽部痈肿；剧烈精神刺激后，卒发吞咽困难，即使稀质饮食亦难咽下者，多属肝气郁结，气滞咽门，咽肌痉挛所致；白喉病后出现吞咽困难，食入即呛，或反流入鼻者，多属疫毒滞咽，损伤脉络，筋纵腭瘫所致之软腭麻痹；进行性吞咽困难，硬食难下，稀质糊状食物大多咽下正常者，应注意癌瘤阻塞；中风偏瘫后出现吞咽困难者，多属风中咽络，咽肌麻痹。

此外，对于咽下困难尚应注意食道疾患等。

（五）问呼吸困难

呼吸困难的原因甚多，本节所论是指由喉部病变所引起，以吸气困难为主要表现的一种阻塞性呼吸困难。喉病所致呼吸困难多由咽喉部痈肿、异物、癌瘤、喉水肿、痉挛、麻痹等原因所致，是急喉风的主要表现之一。

对于呼吸困难的问诊主要应询问发病的缓急、时间、特点、原因或诱因，有无烟、酒、粉尘、烟雾、化学、精神情志因素的刺激，发声情况，伴随症状，既往病史等，并结合望诊进行全面检查，以便迅速找出病因，进行及时救治。

呼吸困难伴有咽喉部疼痛，声嘶，高热者，多属咽喉部痈肿，或急喉瘖所致等；小儿无故卒然出现呼吸困难，惊恐不安，面唇青紫，卒发卒停，反复发作，次日一切如常，无声嘶及发热者，多为惊恐伤于心肝，或肝脾不调，脾肾虚弱所致之喉痉挛；成人夜间突发呼吸困难，喘鸣响亮，惊恐不安，甚或呼吸欲窒，短时即复，但可反复发作者，多为心肝血虚，风痰内蕴肝脾，或心肾不足等所致；呼吸困难伴有声音嘶哑，无肿痛发热者，应注意声带麻痹；进行性呼吸困难，伴声音嘶哑者，应注意喉部癌瘤等。

除喉部病变所致呼吸困难外，肺、心、脑等全身疾患均可致发，故临证应细问病史病情，详细检查，方不致误诊。

除上述咽喉病问诊内容外，咳嗽、咯血、恶心等症状亦常出现于咽喉病中，故问诊时亦应注意询问这些症状与咽喉疾病的关系等。

四、口腔科问诊

口腔科问诊除了问明一般情况，主要痛苦，发病时间，病程长短，现病史及发病过程，引起疾病发生的原因及诱因，治疗经过与疗效，既往病史，生活习惯及嗜好，家族史等情况外，问诊的内容主要有问疼痛、问口味、问出血、溢脓等。

（一）问疼痛

口腔疾病引起的疼痛以牙痛为多，其次是口腔内肌膜红肿、溃烂、口疮、肿瘤等引起的疼痛。对于口腔内疼痛的问诊，主要应问清疼痛的性质、程度，喜恶冷热，疼痛的时间、部位，引起疼痛的原因或诱因等。

对于口腔疾病所致疼痛的辨证，应结合望诊进行。就其疼痛本身而言，无论何种疾病引发的疼痛，相同性质的疼痛其致病病邪亦基本相同或相似，如灼痛者多属火热，冷痛者多属寒湿；疼痛得热则减者多属寒，得冷则减者多属热；胀痛者多属气滞，刺痛者多属血瘀；痒痛者多属风、燥、湿、血虚；酸痛者多属湿、属虚。从疼痛的程度来辨，疼痛剧烈，甚或难忍者，多属实证；疼痛轻微，或绵绵不休，或虚浮作痛，或时发时止者，多属虚证。从疼痛的时间来辨，一般上午疼痛者多属火热，或阳虚；下午或夜间疼痛者，多属湿热，瘀血，或阴虚火旺等。

牙齿平时无痛，咬物则痛者，多见于牙体、牙周或牙根尖组织疾病，每由牙痈、牙痿、牙宣、或齿楚等疾病所致。牙齿遇酸、热、冷等刺激则痛者，多由齿楚、龋齿等。

（二）问口味、口干

口味的变化既是全身疾病的反映，亦是口腔疾病的一种表现。因此，对于口味的变化主要应问明口味变化的性质、时间、病程，与口腔疾病的关系，以及伴随症状等。

一般而言，口味变化以晨起最为明显。对于口腔疾病而言，口味的变化大多具有明显的局部病灶，故对口腔疾病所致的口味变化亦应结合望诊进行辨证。口味的变化主要表现有口苦、口臭、口酸、口淡、口甜、口咸等，其辨证意义一般与全身疾病的辨证意义类似，如口苦者属热、属火，多由心火、肝胆火热上炎所致；口苦而黏腻者多属湿热；口臭者多属胃热，或由口腔肌膜溃烂、痈脓、肿瘤所致。口酸者多属肝热犯胃、或伤食，及口腔内不洁，或见于腮腺疾病等；口淡者属虚，多由脾胃虚弱所致；口甜（口甘）者多属湿、属痰；口咸者多属肾虚等。

口干是患者的一种自觉症状。同口味的变化一样，口干既是全身疾病的症状，又是口腔某些疾病的表现，故问诊时，应注意问明口干的程度，时间的长短，是否有口渴，喜恶饮水，以及伴随症状等。对于口腔疾病而言，口干多见于口干症、狐惑病、牙宣等疾病。其病因多由风、燥、火热病邪所致。口干亦有虚实的不同，临证应结合伴随症状及舌、脉象而辨。

（三）问齿衄、舌衄

齿衄，又称牙衄，是指齿缝间出血。舌衄，是指舌体出血。对于齿衄、舌衄主要应问明衄血的时间、病程、出血量多少以及伴随症状等。

《血证论·卷二·齿衄》曰："齿虽属肾，而满口之中，皆属于胃……故凡衄血，皆是胃火上炎，血随火动"。但胃火所致齿衄，亦有虚实的不同。一般而言，胃中实火致衄，则衄血发病急，病程短，衄血量多鲜红，多伴有牙龈红肿，口渴口臭，便秘等；胃中虚火致衄，则衄血发病缓，病程长，衄血量少，色淡或鲜，多伴有牙龈溃烂或萎缩，口干等；正如《血证论·卷二·齿衄》所曰："胃中实火，口渴，龈肿，发热，便闭，脉洪数"。又曰："胃中虚火，口燥，龈糜烂，其脉细数"。除胃火以外，肾阴虚，虚火上炎，亦可导致齿衄。但其衄血量少，多为齿缝渗血，且病程长，易缠绵不愈，多伴有齿豁、龈萎等。犹如《血证论·卷二·齿衄》所曰："亦有肾虚火旺，齿豁，血渗，以及睡则流血，醒则血止者，皆阴虚血不藏之故"。

舌衄每与舌肿同时并见，多由心、胃、肝火热上炎所致，其中心火上炎是其主要致病因素。《血证论·卷二·舌衄》曰："舌乃心之苗……舌衄，皆是心火亢盛，血为热逼而渗出也"。又曰："夫舌虽为心之苗，然口乃胃之门户，舌在口中，胃火熏之，亦能出血……舌本乃肝脉所络，舌下渗血，肝之邪热"。故舌衄伴有舌肿，心烦口苦者，则多属心火；舌衄伴有口臭，便秘者，则多属胃火；舌衄伴有舌边肿烂，急躁易怒者，则多属肝火等。

第四节　切　　诊

耳鼻咽喉口腔科的切诊主要包括切脉与切按各官窍局部两个方面。由于切脉的方法及意义与《中医诊断学》基本相同，故本章仅介绍耳鼻咽喉口腔局部的切诊内容，脉诊从略。

一、耳科切诊

耳科切诊主要是切按耳郭、耳周、耳后完骨等部位。切按时需注意耳郭有无肿胀，增厚，触按疼痛，耳前后及周围有无肿块、臖核及压痛，耳后完骨有无肿起，压、叩疼痛等。如有肿块应注意其大小，软硬，是否活动，边缘是否整齐，表面是否光滑，有无压痛；对于软质肿物，必要时可用注射器穿抽，以了解肿物的性质，有无积液等。对外耳道内肿物，不能以手触及者，可用棉签或探针轻轻触按拨动，以便了解其大小，软硬，有无触痛及出血等。对于耳部瘘管，除用手触按其范围，走向及周围情况外，尚可用探针测其深浅、走向，长短等情况。

耳郭上方肿起似丘，按之柔软如囊，无触压痛者，多为痰浊结聚，发为耳郭痰包；耳部疼痛，若按压耳门，牵拉耳壳，耳痛加重者，多为耳疖、耳疮；按压耳后完骨疼痛伴有耳内流脓者，应注意脓耳邪毒走窜，侵及完骨；若完骨肿起，疼痛灼热，压之痛甚者，多属脓耳毒盛，窜蚀完骨，发为耳后疽；耳前溃口不敛，按之溢脓，周围稍硬，轻度压痛或无痛者，多为耳前瘘管；外耳道内有肉样肿物，探针触之质软少痛，不出血，素有脓耳病史者，多为脓耳日久，湿热与气血互结，发为耳痔、耳蕈、耳挺；外耳道内肿物溃烂，如菜花状，触之易出血者，应注意患发耳菌。

二、鼻科切诊

鼻科切诊主要包括切按触压外鼻、鼻周、鼻窦在面部的映现部位，及用探针触按鼻甲与鼻内肿物等内容。

触按外鼻、鼻周时应注意有无肿起、凹陷、压痛及骨摩擦音，鼻窦映现区有无肿胀、压痛，探触鼻甲时应注意鼻甲的软硬，鼻内肿物的大小、软硬，有无触痛、出血等。

鼻前孔处疼痛，触之疼甚者，应注意疖肿。鼻梁凹陷或偏斜，触压疼痛，有骨摩擦音者，多属鼻骨骨折。鼻流浊涕，眼内眦及眉间叩压疼痛者，多为邪犯额窦；若面颧部叩压疼痛者，多为邪犯上颌窦。鼻前庭、鼻周或鼻窦区膨隆，按之柔软如囊，或外硬内软，如壳裹绵者，应注意鼻部或鼻窦痰包。

鼻甲肥肿，探触之柔软者，多属热郁或气虚湿滞；触之质地稍硬或硬者，多属邪滞血瘀。鼻内息肉，触之柔软似脂者，多属痰湿或湿热结滞；触之质硬者，多属痰瘀互结。鼻内肿物，触之疼痛，易出血者，应注意血瘤、癌肿等。

三、咽科切诊

咽科切诊主要包括触按乳蛾、痈肿、触拭白膜，及触按颈外臖核等内容。

咽部切诊分指切与压舌板(或棉签)触按两法。用手指切触时，需戴以橡皮指套进行触按；用压舌板触按时，一般以左手持一压舌板压舌，右手持另一压舌板或棉签触按患处等。无论用指触按或压舌板触按，动作均宜轻柔快捷，切忌粗暴及触压时间过长，以免引发呕恶，损伤咽部肌膜或挤溃痈脓，误入气管等。

咽部切触一般是在望诊的基础上进行有目的的触按。如对咽核肿大，需触其质地软硬、压之有无溢脓；咽腔肿物触其大小、软硬，有无压痛；鼻咽部有无肿物及大小、软硬；咽部白膜的松坚，是否易于擦去，擦去后是否出血与再生；咽部痈肿的范围、软硬，有无波动感及压痛，压舌板划之有无白痕；对颈外的切触应注意有无臖核及其大小、软硬，有无压痛，活动度如何等。

若咽核红肿，按压硬痛者，多属风热、火热袭滞。咽核肥肿，日久不消，按之质软者，多属湿热或虚火；按之质硬者，多属邪滞血瘀。按压咽核或咽前柱及周围，有腐物溢出，量多者属湿热，量少者多属虚火等。

咽部痈肿，按之坚硬，压之痛甚，划之红肿不变色者，多为痈无成脓；按之质软，有波动感，划之起白痕，且消失慢者，多为痈已成脓。

咽腔红肿，表面布有黄白腐膜，拭之易去，去后不出血者，多为痈脓腐膜；腐膜灰白坚厚，拭之不去，强去则出血，不久再生者，多为白喉腐膜；若咽部不红不肿，某处生有白色斑块，凸起如钱，触之粗糙，按之柔软或稍硬，拭之不去，无痛者，多属咽部白斑。咽关处有白色点状突起，多少不定，按之质硬无痛，周围不红不肿者，多为肝郁痰结，发为咽白刺。

小儿鼻咽部触之有柔软肿团，不易出血，常有鼻塞涕多，易发外感者，应注意鼻咽腺样体肥大；成人鼻咽部有硬质肿物，触之易出血，并有进行性鼻塞，涕中带血者，应注意鼻咽癌肿。

急性咽病，颌下触摸有臖核，质软光滑，活动，压痛者，多属热毒炽盛，攻窜颌下，聚结成核；若鼻咽、咽部癌肿，颌下臖核大小不一，质硬难动，表面凸凹不平，始为一侧，渐及两侧者，应注意癌肿转移颈外等。

四、喉 科 切 诊

喉部位置隐深，不易直接触按，但喉之软骨映露于颈外，故当病变累及喉软骨及关节、筋腱等组织时，切按颈部喉结及其周围，对于诊断某些喉病亦有裨益。

切按触摸喉外时，患者需解开衣领，正坐，头微前倾，医者立于患者后方，或正视患者而坐，然后用双手指尖，或单手拇指与其余四指分开夹放于喉结两边进行切触喉外各部。触按动作不可太重，以免损伤喉软骨与关节等。触按顺序可先从喉结上方开始，然后自上而下依次对喉外各部进行触按。触按时需注意喉软骨有无变形，肿大，增厚，触压痛，喉结及气管是否居中、有无移位，周围是否有肿物及臖核，喉结能否左右活动，有无声响及摩擦感等。

若喉部剧痛，吞咽、呼吸困难，触按喉结上、外方时疼痛，一侧或两侧颈部有臖核及压痛，发病急骤者，多为火热蒸灼喉厌，发为会厌痈肿。

喉部外伤后，触按喉外有压痛，或有轻微之软骨摩擦声，喉外肿大者，应注意喉关节脱位或软骨骨折等。

喉癣久而不愈，喉外触按疼痛者，多为痨虫侵及喉间关节。

喉外压痛，喉结左右推移有如软垫夹隔，或喉外肿大坚硬，颈间恶核质硬不移，声嘶逐渐加重者，应注意喉癌侵蚀软骨等。

五、口腔科切诊

口腔科切诊主要包括用手指或器械切按口腔肌膜、牙龈、舌体、口底及颌下等，用探针触探龋齿、牙周袋及瘘道，用口镜或镊子柄端垂直轻叩牙体切缘或牙合面，或向侧方轻叩牙齿的颊面、舌面等几个方面。

(一)切按口腔肌膜

切按口腔肌膜包括切按口腔颊、舌、龈、口底等处的肌膜组织。切按时应注意有无肿块、肿物以及肿块、肿物的软硬、范围、形状、与周围组织的关系等；牙龈有无压痛、溢脓或波动感。若口底舌下有圆形或卵圆形肿物，按之质软，无痛者，多为痰湿结聚，发为痰包。舌下红肿凸起，形似小舌，或连贯而生，形似莲花，甚或肿至颌下，按之质硬疼痛者，多为心脾积热，上蒸口舌，发为重舌；若牙龈表面有溃口，按之溢脓，用探针触探溃口深及牙根者，多为邪毒留滞，侵蚀肌膜而成牙瘘；若舌体或牙龈局部肿起如菌，溃烂，按之坚硬如岩者，应注意痰浊、火毒瘀结，发为舌菌或牙菌等。

（二）切按颌下、颌面

切按颌下主要应注意颌下有无肿胀压痛，是否有臖核及臖核的大小、软硬、活动度，有无压痛或与组织粘连等。若颌下红肿疼痛，按之硬痛者，多为火热结聚，发为颌下痈。若颌下有臖核，活动压痛者，多属口腔牙齿疾病，邪毒走窜颌下所致；若臖核按之质硬、固定不动者，应注意癌毒走窜颌下而致。

切按颌面应注意颌面及腮颊部有无肿胀、压痛，颞颌关节的活动情况、有无压痛等。若下颌部肿胀发硬、叩压疼痛，伴有牙齿松动叩痛者，应注意邪毒侵蚀牙槽骨，而发为骨槽风；若腮颊部肿胀，触之硬痛者，多为火热邪毒，或温毒侵及腮颊，发为发颐，或痄腮。

（三）触按（叩、探）**牙体、龋齿**

触按、叩、探牙体，应注意牙齿有无叩压痛及疼痛的程度、性质等。若牙齿有触按、叩压疼痛者，多为牙体、牙髓、牙周、颌骨疾病，如牙痛、牙痈、牙咬痈、牙宣、骨槽风等所致。若为龋齿，则应触探其深浅、大小以及有无触痛等。但在触探时，动作要轻巧柔和，以免引起患者疼痛或不安等。同时，对于牙齿的触按亦应注意其有无松动以及松动程度等。

【参考资料】

王永钦．望诊在耳鼻喉科的发展与应用．河南中医药学刊，1993，(6)：10～11

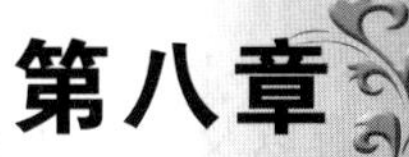

第八章

耳鼻咽喉口腔科疾病的辨证

辨证，是中医认识疾病、诊治疾病的重要手段，是治疗疾病的前提。其方法主要有八纲辨证、脏腑辨证、气血津液辨证、六经辨证、卫气营血辨证、三焦辨证、病因辨证等。这些辨证方法从不同角度、不同侧面对各种病症进行辨证分析，以便确定病症的性质、病位、病因等，从而为论治提供依据。

耳鼻咽喉口腔科疾病的辨证同其他科一样，其方法亦不外上述几种。但是，由于耳鼻咽喉口腔所处部位不同，其疾病的发生亦有其自身的规律与特点，故对上述各种辨证方法的运用亦有所偏重与取舍。如从耳鼻咽喉口腔科疾病的发病规律来看，很少有按六经及三焦辨证的发病与传变规律而发生的疾病，故在临证中系统运用六经辨证、三焦辨证的甚少。即或六经与三焦辨证的某些证候亦可出现于耳鼻咽喉口腔科疾病的某些阶段或某些病症，其方药亦可运用于耳鼻咽喉口腔科领域，但往往亦是作为杂病辨证而运用的，这与其辨证体系与方法的运用有着根本的区别。至于气血津液辨证，因其较为宏观，是对一些证候的笼统概括，对病证论治的指导意义较小，往往需在进一步辨明何脏何腑或何经之气血津液乖舛的前提下方有论治意义，故而在耳鼻咽喉口腔科单纯运用气血津液辨证的亦比较少。鉴于临床应用的实际情况，为避免生搬硬套，强拉硬扯，本章将从耳鼻咽喉口腔科的临床实际应用出发，重点介绍在耳鼻咽喉口腔科常用的几种辨证方法，如八纲辨证、脏腑辨证、及卫气营血辨证等，余者从略。病因辨证由于在病因章已述及，故此亦不再赘述。

第一节 八纲辨证

八纲，即表里、寒热、虚实、阴阳。八纲辨证是将四诊所收集的病材，按照病位的深浅、病邪的性质、邪正的盛衰等内容进行综合分析，进而将其归纳为表里、寒热、虚实、阴阳八类不同性质和特点证候的一种辨证方法。由于疾病病位的深浅不外表里，疾病的性质不外寒热，邪正的盛衰不外虚实，疾病的类别不外阴阳，故八纲辨证是各种辨证的总纲，它是从各种辨证方法的个性概括出来的带有共性特征及普遍指导意义的一种辨证方法。耳鼻咽喉口腔科的八纲辨证亦具有上述八纲辨证的全部特性，是耳鼻咽喉口腔科所运用的各种辨证方法的总纲。

一、表里辨证

表里，是代表疾病病位深浅的一对纲领。表里辨证，即是辨别疾病病位深浅的一种方法。表证，表示病在表，病位浅；里证表示病在里，病位深。耳鼻咽喉口腔科疾病的表里辨证主要是从病变的部位及症状特征进行辨别的。

(一)表证

耳鼻咽喉口腔科表证较为常见。从其专科特点来看,耳鼻咽喉口腔科表证的病位多在外耳、外鼻以及一些急性中耳、鼻腔、鼻窦、咽、喉、口腔疾病的初期。多由六淫侵袭诸窍,营卫失调所致。

耳鼻咽喉口腔疾病的表证除有病在表、病位浅的特点外,尚具有起病急、病程短、病情轻、易治愈的特点。

主证:发热恶寒,耳微痛,耳膜淡红,鼻塞,头痛,涕清,咽喉痛轻,咳嗽,声音不扬,牙痛,牙龈淡红微肿,口不渴,二便调和,舌苔薄白或薄黄,脉浮等。

病机:六淫客袭耳鼻咽喉口腔诸窍,营卫失调,故见发热恶寒;邪客耳窍,郁于耳肤耳膜,故见耳微痛,耳膜淡红;邪客鼻窍,郁于肌膜,失于宣畅,故见鼻塞,涕清;鼻上连脑,邪郁脑络,故见头痛;邪客咽喉,肿滞肌膜,气血不畅,故见咽喉微痛;喉应于肺,喉窍受邪,肺失宣肃,金实不鸣,故见咳嗽,声音不扬;外邪客袭于口,郁滞牙龈,壅阻气血,故见牙痛,牙龈淡红轻肿;邪毒袭表,未伤津液,故而口不渴,二便调和等。舌苔薄白或薄黄,脉浮亦属邪在肌表,尚未深入之征。

(二)里证

里证在耳鼻咽喉口腔科表现复杂,内容广泛,病位不定。病变多发生于内耳、鼻窦及一些外感性耳鼻咽喉口腔疾病的中后期。在一些非外感性疾病多数均属里证范畴。一般而言,耳鼻咽喉口腔科里证的形成原因主要有两个方面。一是表邪入里或直中脏腑,复伤官窍;二是七情、痰瘀、饮食劳倦,脏腑及官窍功能失常而使官窍受病。前者多发生于外感性疾病中,后者多属内伤性疾患。但无论是外感还是内伤致病,凡具有病位深,病情重,或发病缓,病程长,易迁延不愈等特点者,则均属里证范畴。概而言之,在耳鼻咽喉口腔科疾病中,凡非表证的一切证候均属里证。

主证:里证在耳鼻咽喉口腔科的证候表现主要有两类情况:

1. 由外感致病者,多表现为高热,疼痛剧烈,官窍肌膜红肿明显或化脓成痈,脓液或分泌物黄稠,耳聋,鼻塞不减,衄血,声音嘶哑,吞咽困难,口腔肌膜溃烂,便秘尿赤,口渴喜饮,舌红苔黄,脉数等。

病机多为六淫由表入里,由浅入深,或邪毒炽盛,直中入里,伤及官窍气血,燔灼肌膜,蒸腐壅遏气血,阻闭窍道所致。

2. 由内伤致病者,证候表现复杂,症状常随各种病因的致病特性而定。常见如耳聋重,耳鸣,眩晕,鼻塞涕浊,嗅觉减退,咽喉干燥不适,声嘶,耳鼻咽喉肌膜暗红、肿厚,口腔肌膜及牙龈肿烂,病变迁延不愈等。

病机多由七情、劳逸,饮食、痰饮、瘀血等,致使脏腑官窍功能失常,气血壅滞,诸乱内生,祸起萧墙、伤及官窍所致。

总之,里证在耳鼻咽喉科表现不一,证候广泛,难以数言概全。具体内容,参见虚实寒热辨证、脏腑辨证及卫气营血辨证的有关章节等。

由于里证范围广泛,证候表现多样,故其治法亦需随证候之不同而定。一般而言,耳鼻咽喉口腔科疾病中由外感所致的里证以里热证为多,故"清里"为基本法则。由内伤所致里证表现复杂,寒热虚实皆有,故常据证斟酌施以温、清、补、消等法。

(三)表里同病

表里同病在耳鼻咽喉口腔科疾病中较为常见,尤其在外感所致之鼻咽喉疾病中更为多见。表里同病在耳鼻咽喉口腔科疾病中形成原因主要有两个方面：一是表证未罢，邪已入里化热；二是脏腑官窍素有蕴热，复感外邪，致使表里同病。其临床表现以里热外寒为多。

主证：高热恶寒并见，咽喉疼痛剧烈，吞咽困难，咳嗽，声音嘶哑，鼻塞头痛，流涕黄稠，鼻咽喉齿龈肌膜红肿，牙痛剧烈，遇冷则减，便秘，口渴或不渴，舌红，苔黄，脉数等。

病机：六淫客袭，感邪过重，正不抵邪，致使表邪未去，里热已起，或素有蕴热，复感寒邪，寒热交并，客表伤里，故见高热恶寒并见；热郁肌膜，壅遏气血，故见官窍肌膜红肿，疼痛剧烈，吞咽困难；寒邪束表，肺失宣肃，故见咳嗽，声嘶，鼻塞；邪扰清窍，则头痛；热灼津液，迫津外泄，故流涕黄稠；风火相兼，客于齿龈，壅滞气血，故见牙痛剧烈；遇冷则火热受遏，故而痛减；里热伤津，则便秘、口渴；外寒包火，则虽津伤而口不渴，或渴不欲饮；舌红，苔黄，脉数均属里热之征。

除表寒里热证外，表实里虚，表虚里实，或表热里寒等在耳鼻咽喉口腔科疾病中亦可见到，唯较为少见而已，故此从略。

二、寒 热 辨 证

寒热是辨别疾病性质的两个纲领。寒证是感受寒邪，或机体功能活动衰减的表现；热证是感受热邪或机体功能活动亢盛的反映。因此，寒热辨证是辨别病情或机体功能状态的一对辨证纲领。就耳鼻咽喉口腔科疾病而言，寒热证的辨证主要是从患病部位的色泽，脓液的颜色、性质，喜恶寒热，鼻涕的黄白，口渴与不渴，以及舌苔、脉象等方面进行辨别的。

（一）寒证

寒证多由感受寒邪，或脏腑、诸窍阳虚失温，阴寒内盛所致。

主证：恶寒喜暖，耳鼻咽喉口腔肌膜色白、淡白、苍白或晦暗乏泽，脓液或鼻涕白黏、清稀，疼痛遇冷则重，得热则减，耳鸣耳聋久而不复，耳鼻咽喉口凉楚，口不渴，咽喉不干或干喜热饮，鼻塞得热则通，遇冷则甚，舌淡，苔白，脉迟等。

病机：官窍阳虚寒盛，或官窍受寒，遏阳不达，则恶寒喜暖；阳气不足，诸窍肌膜失温，寒滞不去，故见肌膜色白、淡白、苍白，或晦暗乏泽，窍道凉楚等；阳虚失温，寒湿滞留，浸渍肌膜，溃腐成脓，故见脓液白黏、清稀；寒邪滞鼻，鼻阳不达，温则助阳，寒则伤阳，故鼻塞遇温则通而遇寒冷则甚，涕白清稀等；寒滞耳窍，阳气不达，故鸣聋经久不复；寒性主凝，收引脉络，故疼痛遇冷则重，得热则减；阳虚阴盛，故口不渴；寒滞咽喉，则咽喉不干，若寒滞凝津，津液不化，则咽喉干喜热饮；舌淡，苔白，脉迟均属阳虚寒盛之象。

（二）热证

热证多由感受热邪或脏腑、官窍阴虚失润，阳热亢盛所致。

主证：发热，耳鼻咽喉口腔患部灼热喜凉，红肿光亮，脓液或鼻涕黄稠，疼痛得冷则舒，得热则甚，鼻咽喉口干燥，口渴喜饮，鼻塞遇冷则减，遇热则重，暴发耳鸣耳聋，耳痛，舌红，苔黄，脉数等。

病机：阴虚内热，或火热客窍，阳热内盛，故见发热，患部灼热喜凉；热胜则肿，色红属阳，火热炽盛，燔灼肌膜，故而患处红肿光亮；热胜肉腐，则脓液黄稠；热壅气血，则疼痛得冷则舒，得热则甚；火热伤阴，津不润窍，故见鼻咽喉口干燥，口渴喜饮；热壅鼻窍，则鼻塞遇冷则减，遇热则重；火热上蒸，壅闭耳窍，故暴发鸣聋或耳痛；舌红，苔黄，脉数均属火热之征。

（三）寒热证的鉴别

从上述寒热的证候表现可以看出，耳鼻咽喉口腔科疾病的寒热辨证除了从全身证候加以辨别者外，亦可从局部证候进行分辨。在寒热证的鉴别方面，亦可从耳鼻咽喉口腔局部证候的表现加以辨别。一般而言，患部色白者属寒，色红者属热；鲜明者属热，晦暗者属寒；脓液或涕液黄稠者属热，白黏或清稀者属寒；患部喜冷，或得凉则减者属热，疼痛喜热或得热则减者属寒；咽干、口渴喜饮者属热，口不渴，咽不干或干喜热饮者属寒；鼻塞得热则通者属寒；遇冷则通者属热；鸣聋暴发者多火热；久病鸣聋者多寒；舌红苔黄脉数者为热，舌淡苔白脉迟者为寒等。

除上述内容外，耳鼻咽喉口腔科疾病的寒热辨证亦存在有寒热错杂、寒热转化、真假寒热、及寒热的表里虚实辨证等关系，临证时应注意根据寒热的性质与特点，结合表里虚实诸纲详加审辨等。

三、虚 实 辨 证

虚实辨证是辨别正邪盛衰的一对纲领。虚指正气不足，实指邪气亢盛。虚证、实证即是正虚或邪实所表现出的证候。由于正气有气血阴阳之别，邪气有六淫、痰饮、瘀血等之异，故虚实证亦是表现广泛的两类证候。耳鼻咽喉口腔科的虚实之辨亦是如此。

（一）虚证

虚证多由先禀不足，后天失养，饮食失宜，劳倦内伤，七情伤脏，久病体弱，失治误治等损伤正气，致使脏腑或耳鼻咽喉口诸窍气血阴阳亏虚，官窍失养所致。

主证：症状广泛，表现不一。常见如渐鸣渐聋，鸣声细小，昼轻夜甚，眩晕久作；耳鼻咽喉唇口肌膜干燥不荣，或鼻咽喉齿龈肌膜萎缩，或肌膜淡白乏泽，肌膜溃烂，流脓清稀，疮口不收，衄血淡红量少，声嘶乏力，牙齿松动、疏豁。诸症迁延不愈，年久不复。舌淡或舌红少苔，脉细弱等。

病机：阴精不足，耳失濡养，故见渐鸣渐聋，鸣声细小，昼轻夜甚；气虚则上气不足，精亏在髓海空虚，耳内位神失持，故见眩晕久作，时发时止；阴血不足，官窍肌膜失养，则干燥不荣，或萎缩不复；阳虚失温，则肌膜淡白，或溃烂、流脓清稀，疮口不收；气不摄血，则衄血淡红量少；气虚则喉失充养，故声嘶乏力；阴精气血不足，牙齿失养，故牙齿松动、疏豁；正气不足，无力御邪，故而疾病迁延不愈，年久难复等。舌淡或舌红少苔，脉细弱均为气虚、阳虚，或血虚、阴虚之象。

（二）实证

实证多由六淫客袭诸窍，或痰饮，瘀血留滞诸窍所致，属邪实正亦不虚之证。

主证：随邪性而定。常见如暴鸣、暴聋，耳鸣如潮，鼻塞不减，或卒然鼻塞，流涕黄稠，耳鼻咽喉口腔肌膜红肿明显，或红肿高凸，成痈化脓，流脓黄稠量多，疼痛剧烈，吞咽困难，痰涎壅盛，喘鸣迫促，卒发声嘶，舌苔厚腻，脉实有力等。

病机：邪客耳窍，或痰火，瘀血阻滞耳窍，听神受制，则发暴鸣暴聋，耳鸣如潮；邪客鼻窍，壅塞窍道，故见卒发鼻塞；邪浊滞鼻，瘀而不去，则鼻塞持续不减；热邪滞鼻，灼津迫液，故见流涕黄稠；邪客诸窍，壅遏气血，蒸灼肌膜，则见官窍肌膜红肿明显；若火热炽盛，腐肉成脓，则见红肿高凸，成痈化脓；痈脓溃破，邪热败肉外泄，故流脓黄稠量多；邪实气盛，气血不通，故疼痛剧烈；痰火、实热壅阻咽喉，肿塞窍道，则发吞咽、呼吸困难，痰盛喘鸣等；邪客声户，金实不鸣，则卒然声嘶；舌苔厚腻，脉实有力均属邪实正盛，正邪剧争之象。

（三）虚实证的鉴别

耳鼻咽喉口腔科虚实证虽然证候广泛，表现不一，但亦不是毫无规律可循。古代医家即有对其虚实鉴别的记载。如《景岳全书·卷二十七·耳证》在论及耳鸣之虚实区别时曰："耳鸣当辨虚实。凡暴鸣而声大者多实，渐鸣而声细者多虚；少壮热盛者多实，中衰无火者多虚；饮酒味厚、素多痰火者多实，质清脉细、素多劳倦者多虚"。《医贯·卷之五·耳论》亦曰："耳鸣以手按之而不鸣或少减者，虚也；手按之而愈鸣者，实也"。

耳鼻咽喉口腔科疾病的虚实辨别主要可从起病、病程、感邪的性质，以及一些症状的特点加以鉴别。如起病急，病程短者多实，起病缓，病程长，迁延不愈者多虚；六淫、痰、瘀致病者多实，劳倦内伤致病者多虚；耳鸣暴发，声大如潮者多实，耳鸣渐发，声细如蝉者多虚；新聋暴聋者多实，久聋渐聋者多虚；官窍肌膜鲜红肿甚，疼痛剧烈者多实，淡白，淡红微肿，疼痛较微者多虚；痈疮易溃易敛，流脓黄稠者多实，痈疮难溃难敛，疮口不收，流脓清稀或污秽者多虚；官窍肌膜增厚者多实，干燥萎缩者多虚；衄血鲜红量多、暴发暴止者多实，衄血淡红量少，缠绵不愈者多虚；声嘶气粗者多实，声嘶乏力者多虚等。

除上述内容外，耳鼻咽喉口腔科疾病的虚实辨证亦存在有虚实错杂，虚实转化，虚实真假，以及表里寒热的虚实之辨等关系，尤其是虚实错杂证在临床中更为多见，故临证亦需根据虚实的病机与证候特点，审明二者的关系，细察正邪的盛衰，分清证候主次与真假，方能做到辨证无误。

四、阴阳辨证

阴阳辨证是辨别疾病类别的一对纲领，是八纲辨证的总纲。由于疾病的发生，"或本于阴，或本于阳"，万变不离其本，故疾病证候虽然复杂，但均可用阴阳加以概括。就八纲辨证而言，阴阳可以统括其余六纲，即表、热、实属阳证，里、寒、虚属阴证。其证候与病机实际亦是其余六纲的总和，故此不再复述。

阴阳作为一对辨证纲领，除有统括其余六纲的作用外，阴阳自身平衡失调所表现出的证候，如阴虚、阳虚、亡阴、亡阳等亦属阴阳辨证的范围。但耳鼻咽喉口腔科阴虚、阳虚证与全身阴虚、阳虚的共性证候有着密切的联系，而且在临证具体应用时亦离不开脏腑辨证，唯有辨明阴虚在何脏，阳虚于何腑方有论治意义，而亡阴亡阳证与《中医诊断学》中内容类同，故此亦从略。

总之，耳鼻咽喉口腔科疾病的八纲辨证同整体的八纲辨证内容有着密切联系，二者之间存在着整体与局部，普遍指导意义与特殊指导意义的关系。耳鼻咽喉口腔科疾病的八纲辨证属整体八纲辨证的一部分，是八纲辨证在专科领域的具体应用，它不仅有着八纲辨证的全部内容，而且有着八纲辨证之间错综复杂的相互关系。故临证时应根据八纲辨证的普遍涵义与理论，结合耳鼻咽喉口腔科疾病的特点进行领会，方能正确把握耳鼻咽喉口腔科八纲辨证的实质，从而达到有效指导耳鼻咽喉口腔科疾病辨证论治的目的。

第二节　脏腑辨证

脏腑辨证是中医辨证体系中的重要组成部分，是各种辨证方法的最终归属，即在临床实际应用中，各种辨证方法只有在最终辨明或落实到脏腑虚实寒热证候的基础上才能体现出辨证的意义，并进行有目的的论治。脏腑辨证亦是耳鼻咽喉口腔科临床所运用的主要辨证方法。因此，掌握耳鼻咽喉口腔科疾病的脏腑辨证对于临证诊治耳鼻咽喉口腔疾病有着十分重要的意义。

耳鼻咽喉口腔科疾病脏腑辨证的基本方法是:以脏腑与耳鼻咽喉口诸窍的生理病理联系为依据,结合耳鼻咽喉口腔科疾病的特点,运用脏腑辨证的理论与方法,对各官窍疾病的证候进行分析、归纳、判断,以便辨明病变的病位、病机、性质,以及邪正盛衰的关系,从而为疾病的论治打下基础。

脏腑辨证分脏病辨证、腑病辨证与脏腑兼病辨证三个方面。就耳鼻咽喉口腔科疾病而言,由于诸窍与脏的关系最为密切,五脏所导致的病理变化对诸窍的影响及造成的疾病亦最为多见,故在上述三种辨证方法中一般以脏病辨证及脏腑兼病辨证最为常用。鉴于此种情况,本章将以脏病辨证为核心,对耳鼻咽喉口腔科疾病的脏腑辨证加以介绍。有关腑病及脏腑兼病所导致的耳鼻咽喉口腔科病证将分别列入与其相关的脏病辨证之中,以便临证互参应用。而对脏脏兼病及无表里关系的脏腑兼病辨证将单独介绍。

一、脏 病 辨 证

五脏功能失调所导致的病变复杂而广泛,证候表现多种多样,本节仅就耳鼻咽喉口腔科疾病中一些常见的脏病(包括相关脏腑及脏腑兼病辨证)证候做一介绍。

(一)心病辨证

心藏神,主血脉,开窍于耳,助听,主嗅觉,为声音之主,主舌。心的功能失调所致的耳鼻咽喉口腔科病证主要表现在以下几个方面。

1. 心火亢盛、心经郁热

成因:多因七情过激,五志化火,或心志不遂,郁而化热,或过食辛辣、烟酒,热积心经所致。其轻者发为心经郁热;郁热之甚,则化而为火,而成心火亢盛。

主证:卒发耳鸣,耳聋,心烦失眠;鼻塞久而不愈,嗅觉减退,鼻肌膜色红肿厚;鼻中隔色红糜烂,鼻衄鲜红量多;咽喉干痒灼热;卒然声哑,单侧声带出血留瘀,色泽鲜红;舌痛,口舌溃烂,舌尖红,脉数。

病机:心开窍于耳,神助听觉,七情过激,心火暴张,上扰耳窍,听神失守,则卒发耳鸣、耳聋;心火扰神,则心烦失眠;“心肺有病,鼻为之不利”,心经郁热,上蒸鼻窍,郁遏气血,故鼻塞久而不愈,嗅觉减退,鼻肌膜色红肿厚;心火旺盛,蒸腐鼻窍,则鼻内肌膜色红糜烂;心火迫血妄行,则衄血鲜红量多;心经郁热,上蒸咽喉,伤津灼液,则咽喉干燥、发痒,灼热不利等;心火内蕴,适逢高歌狂呼,火随气升,郁于声户,灼伤脉络,则声带出血,留瘀鲜红,卒然声哑;心火上炎,熏灼口舌,则舌痛,口舌溃烂;舌尖红,脉数,属心火内蕴之象。

心火亢盛,在耳鼻咽喉口腔疾病的致病过程中,尤以口腔疾病为多见,其次是耳科(耳鸣、眩晕)、鼻科(鼻衄)疾病。在所致疾病方面,尤以口舌黏膜疾患为主,常见如口疮、口糜、鹅口疮、舌裂、舌烂、舌痛、牙衄等,这些疾病在一定时期,或一定阶段均可表现出心火上炎的证候特征,故心火上炎可以说是口腔疾病中主要的证候表现之一。

2. 心脉瘀阻(气血瘀阻)

病因:多由邪犯诸窍,滞留不去,瘀阻气血,妨碍心血运行,或情志内郁,痰浊结聚,致使心脉不畅,气血瘀阻,留滞诸窍而致。

主证:耳鸣耳聋,鸣声高尖,耳内刺痛闷胀,或耳膜暗红;鼻塞无歇,嗅觉减退,鼻肌膜暗红增厚;咽喉干涩刺痛,咽核暗红肥大,咽、喉、声带肌膜暗红增厚,声嘶久而不愈;或耳鼻咽喉口窍肿物暗红质硬,凹凸不平;舌暗或有瘀点,脉细涩或迟缓。

病机:心主血脉,耳为宗脉之所聚,心脉瘀阻,耳脉不畅,瘀滞耳内,阻塞听道,故见耳鸣耳聋，耳内刺痛闷胀，耳膜暗红；瘀阻耳脉，气血欲通不能，气瘀相撞，如物击器，故而鸣声高尖；鼻为血脉多聚之处，心脉瘀阻，则鼻脉不畅，瘀滞鼻内，故见嗅觉减退或失灵；心脉通咽喉，气血瘀阻，新血不达，故见咽喉干涩刺痛；邪毒瘀滞于咽核，则见咽核暗红肥大；瘀血留滞于咽喉，则见咽喉肌膜或声带暗红增厚；心为声音之主，心脉瘀阻，声户不畅，故声嘶久而不愈；瘀血留滞，结为有形之物，则见肿物暗红质硬，凹凸不平等；舌暗红或生瘀点，脉细涩或迟缓属瘀血阻滞，脉络不畅之象。

3. 心血亏虚、心阴亏虚

病因：多由思虑劳神过度，七情内伤，或久病体弱，气血生化不足，失血过多，耗及心血、心阴而致。

主证：耳鸣夜甚，久聋不复，或劳神过度后卒发耳鸣耳聋，眩晕常作；鼻干嗅减，鼻内肌膜干萎色淡；发声不扬或嘶哑，歌不随心，音控力弱，思虑忧伤则益甚；舌裂舌烂，经久不愈，口唇干裂；心悸怔忡，健忘失眠多梦，面色不华，或心烦夜甚，五心烦热，唇舌色淡，脉细弱，或舌红少苔，脉细数。

病机：心血亏虚，神失守舍，耳失静谧，故耳鸣夜甚；阴血不足，耳失濡养，听神失聪，则久聋不复；若素体血虚，复因思虑劳神耗伤阴血，血不达耳，耳脉空虚，或阴不制阳，心火暴张，扰乱清窍，则卒发耳鸣，耳聋，眩晕等；正如《古今医统・卷六十二・耳病门》所曰："忧愁思虑则伤心，心虚血耗，必致耳鸣耳聋"。耳藏位神，主位觉而助平衡，心虚血弱，神失所养，位神失主，则眩晕久作不已；心主嗅，血旺则灵，心血不足，鼻脉空虚，肌膜失养，则鼻干嗅减，肌膜干萎；心血不足，神不守舍，声失主持，故发声不扬，歌不随心，控音力弱，忧伤则声嘶益甚等；心主舌，心血不足，或心阴亏虚，舌失所养，故可见舌裂、舌烂，经久不愈；阴血不足，血不养唇，则口唇干裂；心血不足，心神失养，故心悸怔忡，失眠多梦，健忘；血不上行养面，则面色不华；血虚不能荣养唇舌，则唇舌色淡；血虚脉络失充，则脉细弱；心阴不足，虚火内扰，故心烦夜甚，五心烦热；舌红少苔，脉细数为阴虚火旺之象。

(二)肺病辨证

肺主气，司呼吸，主宣发肃降；肺气通行于耳鼻咽喉诸窍，有主鼻助嗅，助耳清灵，助咽通畅，主司发声等功能。肺病对耳鼻咽喉口诸窍的影响主要表现在肺经风寒、风热、燥热及肺经蕴热、痰热，肺气、阴虚等方面。

1. 肺经风寒

病因：多由寒暖失常，气候失宜，风寒袭表犯肺所致。

主证：卒发鼻塞鼻痒，喷嚏频作，流涕清稀，鼻肌膜淡白或淡红肿胀；咽喉疼痛不适，声音不扬或嘶哑，咽喉肌膜淡白或淡红肿胀；牙痛遇风冷则甚，龈肉苍白；恶寒发热，咳嗽，头身疼痛，苔薄白，脉浮紧。

病机：肺主鼻，开窍于鼻，风寒袭肺，肺失宣肃，鼻气不利，故卒发鼻塞鼻痒，喷嚏涕清，鼻肌膜淡白或淡红肿胀；肺经风寒，客滞咽喉，咽喉失于通畅，声门开合受遏，故咽喉疼痛不适，声音不扬或嘶哑，咽喉肌膜淡白或淡红肿胀等；寒主凝主痛，风寒客袭齿龈，则见牙痛遇风冷则甚，龈肉苍白；风寒束肺犯表，卫气受遏，营卫失调，故恶寒发热，咳嗽，头身疼痛；舌苔薄白，脉浮紧为风寒袭肺束表之征。

2. 肺经风热

病因：多由风热犯肺，或风寒郁而化热所致。

主证：卒发耳内闷胀，重听，耳膜淡红内陷，甚或耳内疼痛，耳膜红肿外凸；鼻塞涕黄，或黄浊如脓，鼻肌膜色红肿胀；咽喉灼痛，声音嘶哑，咽喉肌膜红肿，咽核肿大，声带淡红；牙龈红肿，牙痛剧烈；发热，微恶寒，头痛，咳嗽痰黄，舌尖红，苔薄黄，脉浮数。

病机：肺气宣降，助耳清灵，风热犯肺，肺失宣降，耳咽管开合失常，邪滞耳内，故耳内闷胀，重听，耳膜淡红内陷；若风热炽盛，壅遏气血，腐灼耳膜，则见耳内疼痛，耳膜红肿外凸；风热犯肺，鼻窍不利，则鼻塞涕黄；若风热窜及鼻窦，腐灼窦内肌膜，则流涕黄浊如脓、肌膜红肿等；咽喉为肺气通行之路，肺经风热，过伤咽喉，则见咽喉灼痛，声嘶，红肿等；风热犯袭牙龈，壅遏气血，则见牙龈红肿，牙痛剧烈；风热犯袭肺卫，营卫失和，故见发热，微恶风寒，头痛，咳嗽痰黄，舌尖红，苔薄黄，脉浮数等。

3. 肺经燥热

病因：多由气候干燥，燥热袭肺所致。

主证：鼻干少涕，刺痒不适，易衄，鼻前庭干裂，或鼻腔肌膜干红糜烂；咽干刺痒燥痛，喉间干涩，声音不扬或嘶哑，喉痒干咳少痰，咽喉肌膜干燥色红乏津；唇干舌燥，或口唇干裂；或有发热头痛，舌尖红少津，苔薄黄而干，脉浮涩或浮数。

病机：燥热犯肺，津液受损，鼻失润养，故鼻干少涕，刺痒不适，鼻肤干裂；燥伤津少，鼻肌失润，脉络失护，故鼻肌膜干红糜烂，易衄；肺经燥热，客伤咽喉，津不上承，故咽喉干痒燥痛，声音不扬或嘶哑，喉痒干咳少痰，肌膜干红乏津；燥热犯口袭唇，则唇干舌燥，或口唇干裂；若燥热袭肺犯表，肺卫失宣，则见发热头痛；舌尖红少津，苔薄黄而干，脉浮涩或浮数均为燥热在表伤津之征。

4. 肺经蕴热

病因：多由过食辛辣，烟酒过度，积热蕴肺，或火热犯肺，蕴积不去所致。

主证：鼻前庭红肿糜烂，灼热疼痛；鼻头色红，血丝隐现；鼻塞时轻时重，涕黄量少，鼻肌膜色红肿厚，鼻甲肥大，鼻气炽热，时发鼻衄；咽关及咽核红肿，久而不消；声音嘶哑，声带色红肥厚；咳嗽，痰黄量少，舌尖红，脉数实有力。

病机：肺经蕴热，随气上蒸，熏灼鼻窍，则见鼻前庭红肿糜烂，灼热疼痛，鼻气炽热，鼻头色红，血丝隐现；肺热内蕴，清肃不力，热郁鼻内肌膜，则鼻塞，涕黄量少，鼻肌膜色红肿厚，鼻甲肥大；肺热熏鼻，迫血妄行，则时发衄血；肺热上蒸，热郁咽核，则咽核红肿肥大，久而不消；肺热上蒸灼喉，热郁声户，声户开合不利，则喉肌膜或声带色红肥厚，声音嘶哑；热蕴于肺，肺失清肃，则咳嗽，痰黄量少；舌尖红，脉数实有力乃肺热内盛之象。

肺经蕴热与肺经火热在鼻咽喉疾病中是两个常见的证候。二者既有联系，又有区别。一般而言，肺经蕴热多见于慢性疾患，肺经火热则多出现在急性疾病中，二者均属热证、实证，唯其热之程度轻重、病之缓急不同而异。在二者联系方面，肺经蕴热，复感热邪则可成为肺经火热而促发鼻咽喉急性疾病，或使原有旧病急性发作；肺经火热，久稽不去则可成为肺经蕴热而使疾病迁延不愈，转属慢性疾病。此外，肺经蕴热又易招致外邪而出现肺热外寒，肺经风热之表里同病证。

肺经蕴热，久积不去，又可滞血留瘀而形成肺经瘀热证。肺经瘀热一般是在肺经蕴热的基础上兼见瘀血症状，常见如鼻肌膜鲜暗肿厚，鼻甲暗红肥大；反复衄血，血色暗红；咽核肥肿鲜暗，凹凸不平，咽关暗红；鼻头暗红增厚，血丝隐露；舌尖红有瘀点，苔薄黄等。

5. 肺经痰热

病因：多由过食辛辣，烟酒过度，恣食肥甘厚味，痰热内生，或火热犯袭，炼津成痰，痰热阻肺，上蒸咽喉所致。

主证：咽喉灼热，疼痛剧烈，吞咽、咳嗽、发声则痛甚，声音嘶哑，咳嗽痰黄量多，咽腔鲜红肿甚，咽底密布红瘰赤豆，上布黄浊黏痰，喉门、声带红肿，声带表面粘附点状黄白腐物，甚或喉间痰鸣，呼吸困难，多兼有高热，便秘等，舌红苔黄腻，脉滑数。

病机：喉为肺之系，咽为肺气通行之路，故肺经痰热，最易上蒸咽喉而为病。痰热壅滞咽喉，郁于肌膜，则见咽喉灼热、剧痛，咽、喉红肿，生腐，密布红瘰赤豆等；吞咽、咳嗽、发声则牵引肿滞之脉络，故使疼痛加重；痰阻声户，则声嘶；若痰热壅盛，火动痰升，闭塞喉门，则见喉间痰鸣，呼吸困难；痰热弥漫，伤津耗液，则高热，便秘等；舌红苔黄腻，脉滑数均属痰热内盛之征。

6. 肺气虚弱

病因：多由鼻咽喉久病损伤肺气，或久病体弱，邪犯肺脏，损伤肺气所致。

主证：鼻塞涕清，遇风冷则甚；或遇风冷即发鼻痒、鼻塞，喷嚏，清涕连连不已；鼻肌膜淡白肿胀，迁延不愈；咽核淡白肥大，反复发作；久病声嘶，声带淡白，或松弛乏力；气短懒言，自汗恶风，易罹感冒，舌淡白，脉浮大无力。

病机：肺气虚弱，鼻失温养，邪滞鼻窍，故鼻塞涕清，鼻肌膜淡白肿胀，迁延不愈；肺虚卫弱，鼻阳不足，御邪失职，故遇风冷则鼻塞加重，或即发鼻痒、喷嚏，清涕连连不已；咽核受肺卫之气的温养而能御邪，肺气不足，卫不上布，咽核失养，邪滞不去，故咽核淡白肥肿，反复发病等；肺为声音之门，肺虚气不充喉，则久病声嘶，声带淡白或松弛乏力；肺气不足，卫表不固，则气短懒言，自汗恶风，易罹感冒；舌淡白，脉浮大无力属肺气虚弱之征。

7. 肺阴不足

病因：多由鼻咽喉热病耗伤肺阴，或久病体弱，素嗜烟酒，暗耗肺阴所致。

主证：鼻干刺痒，少涕或无涕，鼻肌膜干红乏泽，甚或萎缩，屡发衄血；咽喉干燥，夜间尤甚，声音嘶哑，讲话多则喉干声嘶加重；咽核色红肥大，久而不消；干咳少痰，或痰带血丝，午后潮热，盗汗，消瘦，舌红少津，脉细或细数。

病机：肺主涕，润养鼻窍，肺阴不足，津不上承，鼻失滋养，故鼻干刺痒，少涕或无涕，鼻肌膜干红乏泽，甚或萎缩；阴虚火旺，虚火灼鼻，则屡衄不愈；肺阴虚，津不上承咽喉，则咽喉干燥，夜间尤甚；肺主声，肺阴不足，声户失养，则声音嘶哑；发声讲话则耗气伤阴，故讲话多则喉干声嘶加重；肺阴虚，虚火上炎，结滞咽核，则咽核色红肥大，久而不消；肺阴不足，虚热内蒸，则见干咳少痰，或痰带血丝，午后潮热，盗汗，消瘦等；舌红少津，脉细或细数属阴津不足之征。

（三）脾（胃）病辨证

脾胃为气血生化之源，主升清降浊，纳化饮食。其生化气血，升清功能对于维持耳鼻咽喉口诸窍的清阳之性有着重要作用。倘若脾胃运化气血、升清降浊功能失常，则可致耳鼻咽喉口失其清阳之性，窍道壅浊而发生疾病。

脾胃病变对耳鼻咽喉诸窍的影响主要表现为脾胃积热或火热、痰湿中阻、脾胃气虚，及胃阴不足等。

1. 脾胃积热（脾胃火热）

病因：多由过食辛辣炙煿，酒醴肥甘厚味，火热内生，蕴积脾胃，或邪热由表及里，侵及脾胃所致。

主证：起病多急，鼻塞头痛，流涕黄稠如脓量多，鼻肌膜红赤肿甚；衄血鲜红量多；咽喉灼热，疼痛剧烈，吞咽困难，咽喉肌膜红肿明显，或溃疡腐烂，或成痈化脓，声音嘶哑；牙龈红肿，生痈化脓，牙痛剧烈，口腔肌膜溃烂；高热，口渴口臭，便秘，舌红苔黄，脉洪数。

病机：脾胃积热或火热，上蒸诸窍，火性急迫，故发病多急；阳明胃脉起于鼻侧，火热上蒸鼻腔窦窍，腐灼肌膜，故见鼻塞头痛，流涕黄稠如脓量多，鼻肌膜红赤肿甚；火迫血行，则衄血鲜红量多；脾胃火热，上蒸咽喉，灼伤肌膜，则咽喉灼热，痛剧，吞咽困难，肌肿生腐，成痈化脓，声嘶等；脾胃火热上蒸于口，腐灼肌膜，则见牙龈红肿，生痈化脓，牙痛剧烈，肌膜溃烂等；脾胃火热炽盛，弥漫周身，伤津耗液，故见高热，口渴口臭，便秘；舌红苔黄，脉洪数为脾胃热盛之象。

脾胃火热在口腔疾病的发病过程中，主要表现为胃火上蒸。由于阳明胃与大肠经分别入于上、下齿中，故胃火上蒸所致口腔病症往往以牙齿、牙龈、牙槽骨疾病为主，而且其证候表现大多较为严重，往往具有一派实热证证候的特征。

2. 痰湿中阻（脾经痰湿）

病因：多由过食生冷肥甘厚味，遏制脾运，滋湿生痰，或寒湿伤脾，脾失运化，水湿内停，聚而成痰所致。

主证：眩晕阵作，耳鸣耳聋，呕恶痰涎，头身困重；咽喉闷胀，如痰堵塞，声音嘶哑，或沉闷不扬，咯痰白黏量多，咽喉肌膜色白肿厚；耳鼻咽喉口滋生痰包、息肉，癌瘤等；舌苔白腻，脉缓滑。

病机：脾为生痰之源，而"无痰则不作眩"（《丹溪心法·卷四·头眩》），故痰湿中阻，上泛清窍，阴干阳位，清阳不升，则眩晕阵作，耳鸣耳聋，呕恶痰涎，头身困重；脾经痰湿，上泛咽喉，留滞不去，则咽喉闷胀，如痰堵塞，咯痰白黏量多，咽喉肌膜色白肿厚；痰阻声户，开合不利，则声嘶或沉闷不扬；痰滞耳鼻咽喉口诸窍，久留不去，积结成形，则可生成痰包、息肉，癌瘤等；舌苔白腻，脉缓滑属痰湿中阻之象。

痰湿中阻，久积不去，尚可蕴而化热，而成痰热、痰火之患。痰热、痰火上扰耳窍，则可致发暴鸣暴聋、眩晕；上蒸咽喉，则致咽喉暴肿暴痛，或促发急喉风等。

3. 脾胃气虚

病因：多由耳鼻咽喉口腔久病不愈，邪滞伤脾，或过用寒凉，损伤脾胃及素体虚弱，劳倦过度，饮食不节，内伤脾胃所致。

主证：耳鸣、耳聋久而不愈，鸣声细小，遇劳则甚，或久晕不愈，劳倦易发；耳闷如堵，耳膜混浊，内陷较甚；耳脓白黏，久流不止；鼻塞嗅减，涕白，鼻肌膜淡红或淡白肿厚，或干萎不泽；鼽嚏反复发作；鼻衄色淡量少，缠绵不愈；声音嘶哑，久而不复，声带松弛，闭合无力；牙龈淡白萎缩，齿衄渗血，口疮反复发作；倦怠乏力，纳差，面色萎黄，唇舌色淡，苔白，脉缓弱。

病机：脾胃气虚，清阳不升，耳失聪敏，故而久鸣、久聋不愈，鸣声细小；劳则伤脾，故遇劳鸣、聋则甚；脾虚清陷，浊邪不降，故耳闷、耳膜混浊，内陷较甚；脾虚湿困，侵蚀肌膜，腐而成脓，则耳脓白黏，久流不止；脾虚而清气不能充鼻，湿浊困滞鼻窍，故鼻塞，嗅减，涕白，肌膜色淡肥肿，或鼽嚏反复发作；脾虚气血生化不足，鼻失濡养，则鼻干肌萎不泽；脾不摄血，则鼻衄色淡量少，缠绵不愈；脾为声音之源，脾虚化源不足，喉失充养，则声音嘶哑，久而不复，声带松弛，闭合无力；脾主口，脾胃虚弱，气血不足，龈肌失养，故而牙龈淡白萎缩，或齿衄渗血；脾虚口失所养，湿浊困蚀肌膜，则口疮反复发作等；脾胃气虚，纳化失健，气血不足，全身肌肉失其充养，则倦怠乏力，纳差，面黄，唇舌色淡，苔白，脉缓弱等。

脾主运化水湿，脾气虚弱，运化失职，则易致水湿内停而成脾虚湿困证。在耳鼻咽喉科疾病中，单纯的脾胃气虚证在一些疾病中（如鼻槁、声带麻痹、喉肌弱痞、耳鸣、耳聋、牙宣等）

虽然亦可见到，但尤以脾虚湿困证为多，如慢脓耳、耳痹、鼻窒、慢鼻渊、鼻息肉、慢喉喑、鼻鼽、口疮、牙痿等疾病大多均可出现脾虚湿困征象。脾虚湿困，属虚实夹杂证，故治疗时宜在健脾益气的基础上，配以化湿之品，方能收取良效。

4. 胃（脾）阴不足

病因：多由耳鼻咽喉口热病伤阴，或过用温燥，损伤胃（脾）阴，以及素体阴虚，温热病后，耗及胃阴所致。

主证：鼻咽喉口干燥，夜间尤甚，涕少或无涕，口干渴，窍道肌膜色红干燥乏泽，甚或肌膜渐萎，舌裂、舌萎，龈衄久而不愈，纳差，或饥不欲食，便干尿少，舌红光剥或少苔，脉细数。

病机：咽属胃之系，鼻脉专属阳明，胃阴不足，津不上承，官窍失润，则鼻咽喉口干燥，涕少，口干渴等；窍道肌膜失于胃阴的滋养，兼以虚火灼滞，则肌膜色红而干燥乏泽，甚或萎缩，龈衄久而不愈等；脾胃阴津不足，口舌失养，则舌裂、舌萎；胃阴虚，本腑失润，受纳失权，故纳差，不欲食；津伤胃燥，肠津受累，故便干，尿少；舌红光剥，或少苔，脉细数属胃阴不足，虚热内生之象。

（四）肝（胆）病辨证

肝藏血，主疏泄，调畅气机；胆脉环循耳周而入耳中，肝脉经喉而循至鼻咽部，其支脉环唇内，其筋脉络舌本；肝主动，助耳位觉；胆气通脑贯鼻；咽为肝之使；肝为声音之枢，故肝胆与耳鼻咽喉口有着密切的连系。肝胆功能失调，使气郁、风、火、湿热内生，干犯诸窍，则可致耳鼻咽喉口失畅失用而为病。

肝胆病变对耳鼻咽喉诸窍的影响，主要表现在肝气郁结，肝火上炎，肝胆湿热，肝阳化风等几个方面。

1. 肝气郁结

病因：多由情志失调，抑郁恚怒，肝失疏泄，致使肝气郁结而成。

主证：耳鸣、耳聋、眩晕，遇情志不畅即发或加重；咽喉闷胀不利，如物堵塞，或如梅如球，吞吐不移；卒然失音、失语，郁怒则发；胸胁闷胀，善太息，情志抑郁寡欢，舌淡红，脉弦。

病机：肝失疏泄，气机不畅，气郁耳窍，听、位觉失调，则耳鸣、耳聋、眩晕，遇情志不畅即发或加重；肝气郁结，咽道不畅，则咽喉闷胀不利，如物堵塞，或如梅如球，吞吐不移等；气郁声户、舌本，声门开合或舌本运动受制，则卒然失音、失语，郁怒则发等。肝脉布两胁，肝郁气滞，本经不利，则胸胁闷胀，善太息，情志抑郁等；舌淡红为气郁尚未化火，脉弦为肝郁之征。

2. 肝火上炎（肝胆火盛）

病因：多由七情过激，恚怒伤肝，肝郁化火，上蒸官窍所致。

主证：卒发耳鸣、耳聋、眩晕，鸣声如潮如火；耳衄耳痛；鼻衄暴发，量多鲜红；舌肿出血，舌边溃烂疼痛；耳鼻咽喉口肿瘤色红溃烂，边缘不整，或凹凸不平，易出血；面红目赤，急躁易怒，口苦咽干，尿赤，舌红苔黄，脉弦数。

病机：肝郁化火，火性急暴而炎上，扰乱清窍，则卒发耳鸣、耳聋、眩晕，鸣声如潮如火；肝火上炎，迫血妄行，则发耳衄、耳痛，或鼻衄量多色鲜，面红目赤；肝胆火热，上蒸口舌，灼伤肌膜，则舌肿出血，或舌边溃烂疼痛等；若肝郁气结，郁火留滞，变生有形之物，则可致发耳鼻咽喉口肿瘤等，且因气结肌里，火灼肌膜，而致肿瘤色红溃烂，易出血，边缘不整，或凹凸不平等；肝胆火盛，疏泄失常，胆气上逆，则急躁易怒，口苦；咽为肝之使，肝火上炎，灼伤咽津，故而咽干；火热伤津，则尿赤；舌红苔黄，脉弦数为肝胆火盛之象。

3. 肝胆湿热

病因：多由肝失疏泄，三焦水道不畅，水湿停聚，蕴而生热，积留肝胆，形成湿热，或感受湿热，或恣食肥甘，湿热内生，蕴积肝胆所致。

主证：耳痛耳肿，生疖疮烂，溃流黄稠脓液，耳膜红肿、穿孔，或发耳鸣、耳聋、眩晕；鼻塞较甚，流涕黄稠如脓量多，头痛剧烈，鼻肌膜鲜红肿甚，鼻窦积脓；胁肋胀痛，口苦黏腻，小便黄浊，或有寒热往来，舌红苔黄腻，脉弦数。

病机：肝胆湿热，上蒸耳窍，腐灼肌膜（肤），则耳痛耳肿，生疖疮烂，溃流黄脓，耳膜红肿、穿孔等；湿热弥漫，耳失清灵，则耳鸣、耳聋、眩晕；肝胆湿热，上蒸鼻窍，窜及鼻窦，燔灼肌膜，则鼻肌膜鲜红肿甚，鼻窦积脓，鼻塞头痛，流涕黄稠如脓量多；湿热蕴肝，疏泄失常，胆气上溢，则胁肋胀痛，口苦黏腻；湿热下注，则小便黄浊；湿热弥漫周身，则寒热往来；舌红苔黄腻，脉弦数为肝胆湿热之象。

肝胆湿热在耳病的发病过程中占有重要地位，可以说是耳科实证性病证中最常见的证候之一。由于少阳胆脉从耳后入耳中，出走耳前，环绕耳周，故肝胆湿热上蒸耳窍所致耳病尤以中、外耳疾病为多见，常见如耳疖、耳疮、旋耳疮、断耳疮、急脓耳以及由脓耳引发的变症等。因此，在耳科疾病，尤其是中、外耳疾病的诊治过程中应注意肝胆湿热证的存在等。

4. 肝阳上亢，肝风内动

病因：多由久病伤阴，或素体阴虚，肝阴不足，阴不制阳，肝阳上亢，或邪热炽盛，燔灼肝经，热极生风所致。

主证：眩晕剧烈，耳鸣耳聋，头脑胀满；或面部抽搐麻木，半侧面瘫，口眼歪斜；或急性耳鼻咽喉口疾病高热不去，抽搐项强，头痛如劈，神昏谵语；舌红少苔，脉弦细数，或舌红苔黄，脉弦数。

病机：肝阳上亢，阳亢化风，风阳上扰，风盛则动，位觉失衡，听觉失用，故眩晕剧烈，耳鸣耳聋，头脑胀满；风中面络，或耳病热盛化风伤及面部筋脉，则发面部麻木抽搐，甚或面瘫，口眼歪斜等；肝主筋，热极伤肝，筋掣动风，则见高热抽搐，颈项强直；热伤神明，则头痛如劈，神昏谵语等；阴虚阳亢，故舌红少苔，脉弦细数；热极生风，邪热内盛，则舌红苔黄，脉弦数。

此外，肝血不足，胆经痰热等亦可致耳的听觉失聪，位觉失常而见耳鸣，眩晕等症。临证亦当据证而辨。

（五）肾病辨证

肾藏精，滋养耳鼻咽喉口诸窍，主司诸窍的生成与发育；且肾主耳，为听觉之本；肾助嗅觉与助鼻通利；肾为声音之根；主牙齿，故肾精充盛，阴阳和调，则耳聪、鼻通、咽利、声宏、齿坚；倘若肾精不足，阴阳偏衰，则可致耳鼻咽喉口诸窍失养而生病患。肾病对耳鼻咽喉口齿的影响主要表现在肾精不足、阴阳虚衰等方面。

1. 肾精不足，肾阴亏虚

病因：多由先禀不足，房劳伤肾，耗及肾精，或耳鼻咽喉口窍久病伤阴、素体阴虚、过服温燥，损伤肾阴所致。

主证：耳渐鸣渐聋，耳鸣如蝉，日轻夜甚，眩晕常作，或耳内流脓黄浊或黑腐，量少味臭，耳膜微红微肿、穿孔，迁延不愈；鼻干肌萎，嗅觉失灵；咽喉干燥不适，入夜尤甚，咽喉肌膜干红乏津，或咽核微红，肥大不消；声音嘶哑，久而不复，不耐用声，用声多则喉干声嘶益甚，或见变声迟缓，逾龄而不变声；牙痛隐隐，久而不愈，或牙龈萎缩，牙齿疏豁松动，咀嚼无力，牙衄渗渗而出，经久不止，或口疮反复发作，连年不愈；腰膝酸软，五心烦热，潮热盗汗，舌嫩红，脉细，或舌红少苔，脉细数。

病机：肾主耳，为听觉之本，肾精亏虚，根本不固，耳失濡养，故耳渐鸣渐聋，鸣声如蝉，眩晕常作，迁延不愈；肾阴不足，阴虚火旺，则入夜鸣甚；肾阴虚，虚火上炎，腐灼耳内肌膜骨肉，则耳内流脓黄浊或黑腐，量少味臭；肾之阴精不足，鼻失滋养，故鼻干肌萎，嗅觉失灵；肾中阴精不能上输咽喉，虚火内生，结滞咽喉，则咽喉干燥，入夜尤甚，肌膜干红乏津；虚火搏结咽核，则咽核微红而肥大不消；肾为声音之根，肾精、肾阴不足，喉失所养，则声音嘶哑，久而不复，不耐用声，用声多则喉干声嘶益甚，或见变声迟缓，逾龄而不变声等；肾主牙齿，肾精不足，阴虚火旺，牙齿牙龈失养，则见牙痛隐隐，久而不愈，或牙龈萎缩，牙齿疏豁松动，咀嚼无力；虚火迫血妄行，则见牙衄量少而经久不止；肾阴虚，虚火上炎，灼伤口腔肌膜，则口疮反复发作，连年不愈等；肾阴虚，虚火内盛，故腰膝酸软，五心烦热，潮热盗汗；舌嫩红，脉细为肾精不足之象；舌红少苔，脉细数属肾阴不足，虚火内生之征。

2. 肾气、肾阳虚弱

病因：多由耳鼻咽喉口腔疾病久而不愈，损及肾气、肾阳，或年老体弱、素体阳虚、房劳伤肾，损及肾气、肾阳所致。

主证：久鸣久聋，耳内凉楚，或眩晕久作，腰背寒凉，发则心下悸动，或寒气自少腹冲心，呕吐清涎；耳内流脓清稀如水，耳膜色白穿孔，经年不愈；鼽嚏遇寒则发，冬季尤甚，鼻肌膜苍白水肿；咽部紧闷凉楚，如箍绳索，咽腔色白肿厚；声音嘶哑，后音不出或不足，声带色白水肿；口疮色白，经久不愈，或牙龈淡白萎缩，牙根宣露；精神不振，形寒怕冷，腰膝冷痛，小便清白，舌淡苔白，脉沉迟。

病机：肾气通于耳，肾和则耳能闻五音矣，肾气、肾阳不足，耳失充养，故久鸣久聋，耳内凉楚；肾虚水泛，寒水冲逆犯耳，则眩晕久作，心下悸动，或自感寒气自少腹冲心，呕吐清涎；阳失温化，寒湿浸渍耳内肌膜，腐而成脓，则耳内流脓清稀如水，耳膜色白穿孔，经年不愈；肾阳亏虚，鼻失温养，寒湿滞鼻，则鼽嚏遇寒则发，冬季尤甚，鼻肌膜苍白水肿；肾阳不足，咽喉失温，寒气滞咽，则咽嗌紧闷凉楚，如箍绳索，咽腔色白肿厚；肾虚气弱，声根不固，则声嘶日久不愈，后音不出或不足；肾虚水泛声户，则声带色白水肿；肾阳虚弱，口腔、牙龈肌膜失养，寒湿浸渍，故见口疮色白，经久不愈，或牙龈淡白萎缩，牙根宣露等；精神不振，形寒怕冷，腰膝冷痛，小便清白，舌淡苔白，脉沉迟均属肾阳亏虚，阴寒内盛之征。

二、脏腑兼病辨证

脏腑兼病，即两个以上脏腑相继或同时发病，临床表现具有两个兼病脏腑证候特征的一种证候类型。耳鼻咽喉口腔科病证中因脏腑兼病而致者较为多见，证候表现较为复杂，此仅择其常见者介绍如下。

1. 心肺瘀热

病因：多由过食辛辣，烟酒过度，或用声不当，抑遏肺气，火热内生，或七情过激化火，蕴积心肺，久留滞血成瘀，而成心肺瘀热证。

主证：鼻塞嗅减，流涕黄稠量少，鼻肌膜鲜暗肥肿，经久不愈；咽喉灼热干涩不舒，声音不扬或嘶哑，声带色红，或生有小结，或声带突部溃疡，发声时喉痛，或狂歌疾呼后卒然音哑，单侧声带溢血留瘀，色鲜红；咳嗽痰黄，胸间灼热，鼻气灼热，心烦口苦，舌尖红有瘀点，苔薄黄，脉实有力。

病机：心主嗅，肺主鼻，心肺瘀热，上蒸鼻窍，郁遏气血，则鼻塞嗅减，涕黄量少，鼻肌膜鲜暗肥肿，经久不愈；此即《素问・五脏别论篇》所言“心肺有病，而鼻为之不利”之谓也。心肺瘀热，上蒸喉门，郁遏声户，则见咽喉灼热干涩不舒，声音不扬或嘶哑，声带色红，或生结、溃烂，喉痛等；心肺素有蕴热，狂歌卒呼则使热随气升，灼伤声带，迫血妄行，故见声带溢血留瘀，色鲜红，卒然音哑；心肺蕴热，瘀热上蒸，故见咳嗽痰黄，胸间灼热，鼻气炽热，心烦口苦；舌尖红有瘀点，苔薄黄，脉实有力亦为心肺瘀热之征。

2. 心脾积热

病因：多由过食辛辣炙煿，或七情过激，致使火热内生，蕴积心脾所致。

主证：以急性口舌疾病为多见。表现为发病急，口舌肌膜红肿，溃烂，生疮，灼热疼痛，舌肿、舌裂、舌烂、舌痛，口角干裂肿痛，心烦口苦，或口渴口臭，便秘尿赤，舌红苔黄，脉数有力。

病机：心主舌，脾主口，故若心脾积热，最易上蒸口舌而致发口舌疾患。心脾积热，循经上蒸，熏灼口舌，腐灼肌膜，故见口舌肌膜红肿，溃烂，生疮，灼热疼痛；舌为心之苗，脾脉连舌本，散舌下，故若心脾积热，上蒸于舌，壅遏气血，熏灼肌膜，则致舌肿、舌裂、舌烂、舌痛等；脾华在唇，心脾积热，上蒸于唇，则见口唇或口角干裂肿痛等；心火上炎，则心烦口苦，小便黄赤；脾热内盛，则口渴口臭，大便秘结；舌红苔黄，脉数有力均为心脾积热之征。

3. 肺胃火热

病因：多由恣食辛辣烟酒炙煿，火热内生，蕴积肺胃，或火热客袭肺胃，及表热入里，客留肺胃所致。

主证：以急性咽喉疾病为多见。多表现为发病较急，咽喉灼热，疼痛剧烈，咳嗽、吞咽时尤甚，语言含糊，吞咽困难，声音嘶哑，咽喉间鲜红肿甚，咽核红肿化脓，声带红肿，高热，咯痰黄稠，口臭便秘，舌红苔黄，脉洪数。

病机：咽喉乃肺胃之门户，肺胃火热，上蒸咽喉，则易发急性咽喉疾病。火热上蒸，壅遏气血，燔灼肌膜，则卒发咽喉灼热，痛剧，肌膜鲜红肿甚，咽核红肿化脓，声带红肿，声音嘶哑等；咽喉肿滞，咳、咽则牵引脉络，故咳嗽、吞咽时疼痛尤甚，并有语言含糊，吞咽困难等；肺胃火热，弥漫周身，伤津灼液，则高热，痰黄，口臭，便秘；舌红苔黄，脉洪数有力为肺胃火热内盛之征。

4. 心肝郁热

病因：多由情志失调，喜怒不节，心肝气郁，久郁化火，蕴积心肝所致。

主证：以咽喉、耳科疾病为多见。多表现为咽喉干燥灼热，梗梗不利，时轻时重，心情不畅时尤甚，咽喉肌膜色红，咽底颗粒增生，或如梅如球，咽腔肌膜无明显异常；发声不扬或嘶哑，歌不随意，声带色红，或声带运动节律失调；或耳鸣、眩晕、情志不畅引发或加重；胸胁闷胀，心烦失眠，急躁易怒，口苦，舌边尖红，脉弦或弦数。

病机：咽为肝之使，心为声音之主，故心肝郁热，则易上蒸咽喉而发生咽喉疾病。若心肝郁热，气郁热结咽喉，则咽喉干燥灼热，梗梗不利，咽喉肌膜色红，颗粒增生；肝失疏泄，气郁咽喉，故时轻时重，心情不畅时尤甚，或如梅如球，咽肌膜无明显异常；心肝郁热，声失心主，气机不畅，故发声不扬或嘶哑，歌不随意，声带色红，或声带运动节律失调；心肝郁热，上扰耳窍，则耳鸣、眩晕；情志不畅则肝郁气滞加重，故鸣晕多因情志不畅引发或加重；热扰心神，则心烦失眠；肝热内郁，失于疏泄，则胸胁闷胀，急躁易怒，口苦；舌边尖红，脉弦或弦数亦为心肝郁热之象。

5. 肺脾气虚

病因：多由久病不愈，邪浊滞留，损伤肺脾，或素体虚弱，饮食不节，过用寒冷，损伤肺脾所致。

主证：以慢性鼻、咽喉疾病为多见。多表现为鼻塞时轻时重，流涕白黏或清稀，嗅觉减退，鼻肌膜淡白肥肿，遇风冷则诸症加重，或遇风冷、晨起即发鼽嚏；咽核淡暗肥大，久而不消，反复发作；声音不扬或嘶哑，日久不愈，声带淡白肥肿，或松弛乏力，闭合不密；气短懒言，纳差便溏，易罹感冒，舌淡苔白，脉缓弱。

病机：肺主鼻，喉为肺之系，咽属胃之系，脾胃互为表里，故肺脾气虚，则易致鼻、咽喉失养而为病。因肺脾气虚，鼻失温养，邪毒滞留，鼻失通利，故见鼻塞时轻时重，涕白清稀，嗅觉减退，肌膜淡白肥肿；气虚不固，不御外邪，故遇风冷则诸症加重，或遇风冷即发鼽嚏；脾虚而清阳不升，则晨起易发；肺脾气虚，邪滞咽喉，御邪失职，则咽核淡暗肥肿，久而不消，反复发作；肺主声，肺虚声门失充，脾虚声失气源，则久病声音嘶哑，声带淡白肥肿，或声带松弛乏力，闭合不密；气短懒言，纳差便溏，易罹感冒，舌淡苔白，脉缓弱均属肺脾气虚，运化失常，卫表不固之征。

6. 肺胃阴虚

病因：多由热病伤阴，损及肺胃，或过服温燥，久病体弱，耗伤肺胃阴津所致。

主证：以慢性鼻、咽喉疾病为多见。多表现为鼻腔、咽喉干燥不适，灼热发痒，夜间尤甚，声音嘶哑，鼻咽喉肌膜干燥色红乏泽，迁延不愈，干咳少痰，饥不欲食，大便干燥，舌红少苔，脉细数。

病机：肺主鼻，主喉，咽属胃之系，故肺胃阴虚，则易致鼻咽喉失润而导致其疾病的发生。肺胃阴虚，津不上承，官窍失养，则鼻咽喉干燥不适；若肺胃阴虚，兼以虚火上炎，结滞咽喉，则见咽喉灼热干痒，夜间尤甚，肌膜干红乏泽等；肺主声，阴虚而声道失润，则声音嘶哑等；肺胃阴虚，本脏本腑失润，肠燥津枯，故而干咳少痰，饥不欲食，大便干燥；舌红少苔，脉细数为阴虚津伤之征。

7. 肺肾阴虚

病因：多由久病伤阴，或素体阴虚，损及肺肾，及久病伤肺，由肺及肾，或房劳伤肾，由肾及肺，以致肺肾阴津两虚所致。

主证：以慢性鼻、咽喉疾患为多见。多表现为鼻干少涕，涕痂积留，嗅觉失灵，鼻肌膜干燥萎缩，鼻气恶臭；咽喉干燥灼热，梗梗不利，午后夜间尤甚，声音嘶哑，晨轻午后重，讲话多则喉干声嘶益甚，咽喉肌膜干红乏泽，甚或萎缩，结痂生癣；咽核色红肥肿，经久不愈；干咳少痰，或痰中带血，腰膝酸软，口舌干燥，手足心热，颧红盗汗，舌红少苔，脉细数。

病机：肺肾阴虚，津不上承，鼻咽喉失润，故见官窍干燥，肌膜干红乏泽，甚或萎缩，结痂，生癣等；阴虚火旺，虚火上炎，则窍道灼热，午后夜间尤甚；虚火灼鼻，肌萎生腐，则鼻气恶臭；虚火滞咽，搏结咽核，则咽核色红肥肿，经久不愈；肺肾阴虚，虚火内炽，则见干咳少痰，或痰中带血，腰膝酸软，口舌干燥，手足心热，颧红盗汗，舌红少苔，脉细数等。

8. 肝肾阴虚

病因：多由久病不愈，损及肝肾，以及七情内伤，素体虚弱，耗伤肝肾所致。

主证：耳鸣耳聋，久而不愈，耳鸣如蝉，夜间尤甚；眩晕常作，经年不愈；或老年聋聩；久病鼻渊，涕浊量少，头脑空痛，鼻肌膜色红肥厚，鼻窦肌膜增厚，窦壁或有骨质破坏；鼻衄屡发，鲜红量少，日久不愈；舌裂舌萎，舌根边溃烂，口干舌燥，少涎；健忘失眠，胁痛易怒，腰膝酸软，五心烦热，舌红少苔，脉细数。

病机：肝肾阴虚，耳失濡养，兼以虚火扰耳，故耳鸣耳聋久而不愈，耳鸣如蝉，夜间尤甚；

肝主风主动，助耳位觉，肾阴滋养耳窍，若肝肾阴虚，耳失濡养，虚风内动，耳失聪敏，则见久眩不已等；年老肝肾阴精渐衰，耳窍失养，故易聋聩失聪；肝肾阴虚，鼻失滋养，虚火灼鼻，则见久病鼻渊，涕浊量少，鼻及鼻窦肌膜色红增厚；肾主骨，肝肾阴虚，骨失所养，虚火灼骨，则可有窦壁骨质破坏等；阴虚髓空，则头脑空痛；虚火滞鼻，迫血妄行，则见鼻衄屡发，鲜红量少，日久不愈；肝脉络舌本，肾脉挟舌根，肝肾阴虚，虚火上炎，舌失所养，故可见舌裂、舌萎、舌根边溃烂，口舌干燥，少涎等；健忘失眠，胁痛易怒，腰膝酸软，五心烦热，舌红少苔，脉细数均属肝肾阴虚，虚火内扰之象。

9. 脾肾阳虚

病因：多由久病不愈，素体阳虚，或寒湿过盛，伤及脾肾所致。

主证：耳内流脓，清稀如水，时多时少，无臭，耳膜色白穿孔，久而不愈；鼽嚏连年发作，清涕连连不止，遇寒冷尤甚，鼻肌膜淡白水肿；咽喉紧闷凉楚，肌膜色白肿厚；或咽、喉、口生白斑、白刺；口疮色白，反复发作，年久不愈；形寒怕冷，五更泻泄，腰膝、少腹冷痛，舌淡苔白，脉沉迟。

病机：脾肾阳虚，耳失温养，正不御邪，寒湿渍耳，故耳内流脓清稀无臭，时多时少，耳膜色白穿孔，久而不愈；脾肾阳虚，鼻失温煦，寒水滞鼻，故鼽嚏连年发作，涕清量多不止，遇寒冷尤甚，鼻肌膜淡白水肿；阳虚阴盛，寒滞咽喉，寒性收引，故咽喉紧闷凉楚，肌膜色白肿厚；若阴寒结滞，则可致咽、喉、口腔生长白斑、白刺等；形寒怕冷，五更泻泄，腰膝、少腹冷痛，舌淡苔白，脉沉迟均属脾肾阳虚，阴寒内盛之征。

10. 心脾两虚

病因：多由久病不愈，耗伤气血，损及心脾，或思虑、用脑、劳倦过度，饮食不节，病后失养，损及心脾所致。

主证：耳鸣耳聋，鸣声细小，眩晕时作，思虑劳倦则鸣聋、眩晕加重或易发；鼻衄、牙衄色淡量少，屡衄不愈；声音不扬，变音控声能力减弱，声不随意；牙龈淡白萎缩，口疮色白，经久不愈；心悸怔忡，失眠多梦，倦怠乏力，纳差，面色不华，舌淡苔白，脉细弱。

病机：心主血，藏神而助听，脾生血而升清聪耳，心脾两虚，气血不足，耳失神助血养，故耳鸣耳聋，鸣声细小，眩晕时作；思虑伤心，劳倦伤脾，故遇之则鸣聋、眩晕加重或易发；心主血，脾统血，心脾两虚，统摄无权，故鼻衄、牙衄色淡量少，屡衄不止；心为声音之主，脾为声音之源，心脾两虚，心神失控，则声音不扬，变音控声能力减弱，声不随意；心脾两虚，气血不足，牙龈、口腔肌膜失养，故可见牙龈淡白萎缩，口疮色白，经久不愈等；心悸怔忡，失眠多梦为心血虚，神不守舍之征；纳差，乏力，面色不华为脾虚，化源不足之象；舌淡苔白，脉细弱亦为心脾气血不足之征。

第三节　卫气营血辨证

卫气营血辨证是清代温病学家叶天士所倡导的用于外感温热病的一种辨证体系，这一辨证体系不仅广泛地运用于温热病辨证，而且对耳鼻咽喉口腔急性疾病的辨证亦有较好的指导作用，是耳鼻咽喉口腔科急性外感热病最常用、针对性较强的一种辨证方法。根据卫气营血辨证的理论体系，结合耳鼻咽喉口腔科疾病的特点，以下仅就卫气营血辨证在耳鼻咽喉口腔科的应用做一概要介绍。

一、卫　分　证

卫分证是温热病邪初入肌表，表现为以肺卫功能失调为主的一类证候。其证候特点为发热与恶寒并见，口微渴，头痛，咳嗽，无汗或少汗，舌边尖红，脉浮数等。在耳鼻咽喉口腔科疾病中，卫分证常见于急性耳鼻咽喉口腔疾病的初期，是临床较为常见的一种证候类型。

耳鼻咽喉口腔科卫分证的临床表现除具有上述卫分证的证候外，尚表现有各官窍自身功能失常的一些症状特征。

主证：发病急，发热，微恶风寒，耳内闷胀微痛，重听，耳膜淡红内陷，或色红肿凸，外耳部红肿疼痛；鼻塞涕黄，头痛，鼻肌膜色红肿胀；咽喉灼热疼痛，声音嘶哑，咽喉肌膜红肿，声带淡红微肿；牙龈红肿灼痛，牙痛，腮颊灼热肿胀；咳嗽痰黄，舌边尖红，脉浮数。

病机：温热病邪卒袭肺卫，卫气被郁，营卫失和，故发病急，发热微恶风寒；风热温邪上受，侵犯耳鼻咽喉口诸窍肌表膜下，卫气受遏，官窍功能受制，故见官窍肌膜红肿，耳痛重听，鼻塞涕黄，咽喉灼痛，声音嘶哑，牙龈红肿灼痛，牙痛，腮颊灼热肿胀等；温邪犯肺，肺失宣肃，则咳嗽痰黄；舌边尖红，苔薄白或薄黄，脉浮数为温热在表之征。

温邪上受，首先犯肺。肺开窍于鼻，鼻为温邪入肺之门户；喉为肺之系，咽为肺气通行之路，温邪犯肺，鼻咽喉亦多为其害。而口腔则直接与外界相通，更易为风热温邪所伤。故卫分证在急性耳鼻咽喉口窍疾病中是一种较为常见的证候。即使在非耳鼻咽喉口腔科病症的温热性疾病中，卫分证亦多表现有不同程度的鼻咽喉症状，故温热袭肺犯表伤卫，有先害鼻、咽，卫分证始于鼻、咽的特点。而耳鼻咽喉口腔科疾病卫分证，则是以带有卫分证共性特征与各官窍自身疾病特殊性相兼的一种证候。

卫分证在临证中，一般多称为风温袭表、风温犯肺、温热犯表、温热犯肺、风热犯肺等证候名称，其证候的特点是肺、表。

耳鼻咽喉口各官窍虽然病位不同，疾病有别，但因其所感邪毒与病机相似，故均可采用辛凉解表法予以治疗。但因温热犯窍，除卫阳受遏外，大多表现有热毒症状，故虽在疾病初期，一般红肿热痛的热毒症状表现亦较为明显。因此，在疏解之时，尚需配以清热解毒，消肿利窍之法，以防热毒深入，使病变进一步加重。这亦可以说是耳鼻咽喉卫分证证候与论治有别于一般温热病卫分证的特点之一。

二、气　分　证

气分证是温热病邪内入脏腑，正盛邪实，正邪剧争，阳热亢盛的里热证。其证候的基本特点为发热不恶寒，舌红苔黄，脉数等。邪犯气分，其病变部位有在胃、脾、肠、胆、胸膈等脏腑的不同，故其证候表现不仅各不相同，而且类型多样。耳鼻咽喉口腔科气分证亦是如此。一般而言，由外感温热病邪引发的耳鼻咽喉口腔疾病，凡病邪由表入里，而未入营动血的一切病症均属气分证，故气分证在耳鼻咽喉口腔科疾病中亦是表现广泛，证候多样的一类证候。尤其是一些急性感染性疾病的高峰期，以及急性化脓性疾病的酿脓、成脓期最易出现气分证。

此外，婴幼儿及儿童急性耳鼻咽喉口腔疾病不仅更容易出现气分证，而且发病往往是不经卫分而直入气分，这亦可以说是婴幼儿患急性耳鼻咽喉口腔疾病的发病与证候表现特点之一。

主证：发热不恶寒，或壮热不已；耳痛剧烈，甚或跳痛连头，耳内流脓黄稠量多，或耳后耳根红肿，耳脓出而发热不减，耳膜鲜红肿凸或穿孔；鼻流脓涕，黄稠量多，头痛明显，鼻肌膜鲜红肿胀，或鼻疔走癀，鼻周漫肿；咽、喉肌膜鲜红肿甚，咽核红肿，或咽部红肿高突，化脓生腐，甚或呼吸困难，喉间痰鸣；牙龈红肿高凸，化脓，或溃烂生腐，牙痛剧烈，舌体肿大，颊肿灼痛，甚或肿硬化脓；口臭，便秘，咯痰黄稠，口渴喜饮，舌红苔黄或黄燥，脉数有力。

病机：邪入气分，正邪剧争，阳热亢盛，故发热不恶寒，或壮热不已；热邪炽盛，壅遏气血，腐肉成脓，故见官窍红肿痛甚，化脓生腐，脓黄量多等；热壅耳窍，热毒内攻，不随脓泄，则耳后耳根红肿，脓出发热不减；热壅鼻窍，热毒走窜，则见鼻疔走癀，鼻周漫肿；热壅咽、喉，闭塞窍道，则声嘶，吞咽、呼吸困难，痰盛等；热灼牙龈，壅血腐肉，则见牙龈红肿高凸、化脓，或溃烂生腐，牙痛剧烈等；热壅舌、颊，腐灼气血，则见舌体肿大，或颊肿灼痛，甚或肿硬化脓等；热盛伤津，则口臭，便秘，口渴喜饮；热壅于肺，炼液成痰，则咯痰黄稠；舌红苔黄或黄燥，脉数有力为热盛气分之征。

由于气分证所在脏腑、部位不同，故临证对其证候名称的称谓以及治疗法则的应用，尚需根据病情病性灵活运用。如耳病气分证多表现为肝胆热盛，治宜清泄肝胆等。鼻病气分证多表现为肺、胃、脾、胆等火热炽盛，治宜清肺胃，泄脾、胆等。咽喉气分证多表现在肺、脾、胃等火热炽盛，治宜清泄肺胃，通里泻热等。口腔疾病气分证多表现为胃、肠、膈、心等火热炽盛，治宜清泄胃、肠，清心利膈等。

此外，耳鼻咽喉科疾病亦常出现表热未去，里热已甚的卫气同病证，尤其是急性咽喉病更为多见。证候表现为高热恶寒同见，官窍局部红肿明显，疼痛剧烈，或化脓成痈而脓未溃，口渴，便秘，舌红苔黄，脉数等。

总之，耳鼻咽喉口腔科疾病气分证的病变虽在各官窍局部，但其热邪多来自肝胆、肺、胃、脾、肠、膈等。在证候表现方面，除具有气分证的共症外，尚表现有耳鼻咽喉口腔局部的红、肿、热、痛、脓等热毒壅盛症状，故在治疗时除应用辛寒清气，清热泻火等法则外，尚需配以解毒、消肿、止痛、排脓之法，以利病邪透解，早出气分，尤其对于婴幼儿所患耳鼻咽喉口腔科气分证，更应注意泄火解毒法则的应用，以防其深入营血，这亦是耳鼻咽喉口腔科气分证证候及论治的特点之一。

三、营 分 证

营分证是温热病邪内陷心营，临床表现以营阴受损，心神被扰为特征的一种危重证候，是温热病发展的深重阶段。营分证在耳鼻咽喉口腔科疾病中常出现于一些急性化脓性病变未得到恰当治疗，或耳源性、鼻源性颅内并发症，阻塞性咽喉病，疫毒性咽喉、口腔病，以及一些癌瘤的中后期等的发病过程中。婴幼儿患急性耳鼻咽喉口腔疾患亦易发展成营分证。

主证：身热夜甚，口干不欲饮；耳脓腐臭，头痛夜重；鼻肿如瓶，疮色紫暗，散漫无头，头痛如劈；咽喉剧痛，吞咽、呼吸困难，咽喉肿塞，甚或肿及颈胸；牙龈腐烂，齿落；癌瘤溃烂，疼痛剧烈，或旁及它窍；烦躁不寐，或神昏谵语，斑疹隐现，舌质红绛，脉细数。

病机：邪热入营，营阴被劫，真阴受损，故身热夜甚，口干不欲饮；热毒腐灼营血，正气受损，脓毒走窜，蚀骨入脑，故耳脓腐臭，鼻肿如瓶，疮色紫暗，散漫无头，头痛如劈，入夜尤甚；热聚咽喉，燔血腐肉，肿闭饮食呼吸之道，故咽喉剧痛，吞咽、呼吸困难，甚或肿及颈胸；热毒伤龈腐齿，则牙龈腐烂，齿落等；癌毒肆虐，伤脉腐肉，故见癌瘤溃烂生腐，疼痛剧烈，或旁及它窍等；营气通于心，营热扰心，故烦躁不寐；若营热犯脑，内闭元神，则神昏谵语；热窜血络，则斑疹隐现；舌质红绛，脉细数为热邪在营，营阴被灼之征。

此外，在耳鼻咽喉口腔科一些急性热病的发病过程中，亦常出现气营两燔证。尤其是婴幼儿患急性耳鼻咽喉口腔疾病，以及急性化脓性疾病的酿脓、成脓期，气营两燔证更为多见。临床表现为：高热，口渴引饮，烦躁、谵语，夜寐不安，官窍局部红肿硬痛，或痈脓欲溃，舌红或红绛，苔黄腻或黄燥，脉洪数或脉细数等。

四、血　分　证

血分证是温热病发病过程中最为深重的阶段，亦是卫气营血病变的最后阶段。其病变以温热病邪深入心、肝、肾为主。临床表现除具有较重笃的营分证外，更以耗血、动血、阴伤、动风为其特征。耳鼻咽喉口腔科血分证大多亦是在营分证的基础上病变进一步加重，或邪热炽盛，由气分直入血分所致。少数病患或婴幼儿亦可从卫分直入血分，形成逆传心包之证。临证中，耳鼻咽喉口腔科血分证一般以动风、动血为主。

主证：高热不退，身肤灼热；耳脓腐臭，鼻肿及面，目珠固定，头痛剧烈，躁扰发狂，呼吸困难，喉闭欲窒，或神昏，抽搐，颈项强直，角弓反张，牙关紧闭，或耳衄、鼻衄、牙衄、咽喉出血，血色深红带紫，或持续低热，口咽干燥，神倦，昏睡，手足蠕动，耳聋，失嗅，舌质红绛，或舌红少津，脉细数等。

病机：热入血分，燔灼阴血，血热沸腾，故高热不退，身肤灼热；热毒腐血为脓，入脑伤窍，故耳脓腐臭，鼻肿及面，头痛剧烈；热闭喉窍，则呼吸困难，甚或喉闭欲窒；血热扰心，则躁扰不安，如狂发狂；热闭心神，则神昏；血热灼肝，热极生风，则抽搐，项强，角弓反张，牙关紧闭，目珠固定等；热入血分，迫血妄行，则耳衄、鼻衄、牙衄、咽喉出血；血热炽盛，燔血为瘀，则血色深红，舌质红绛；邪热久稽，劫灼真阴，神失所养，则持续低热，口咽干燥，昏睡，神倦，手足蠕动，耳聋，失嗅，舌红少津，脉细数等。

以上仅就耳鼻咽喉口腔科疾病卫气营血辨证的一般规律与特征做了概要介绍。由于以外感温热病形式发病的耳鼻咽喉口腔疾病的发生发展并非一致，有的疾病仅停留于卫分证（如伤风鼻塞），有的可不经卫分而直入气分，甚至营分、血分（如耳源性、鼻源性颅内并发症及出血性疾病），有的病初期即现卫气同病或气营两燔（如一些化脓性疾病），所以，并非每一病每一证均按卫气营血的传变规律而发展，因此，临证时应根据卫气营血辨证的基本原理与方法，结合各种外感温热性耳鼻咽喉口腔疾病的不同情况灵活运用，方能不落窠臼，治中肯綮。

对于多数急性外感温热性耳鼻咽喉口腔疾病而言，大多仅发展至卫、气分之间，很少有深入营血者。但若失治误治，或婴幼儿所患急性耳鼻咽喉口腔疾病，则往往有传变迅速，证情复杂，很快出现气分证，营分证，或气营两燔证等特点，故临证尚需提高警惕，及时用治，防其病邪深入生变等。

由外感温热病邪引发的急性耳鼻咽喉口腔疾病多具有明显的局部热毒病灶。而这些局部病灶往往又是促使病情深入发展，或使病情加重的重要因素，故在诊治时，除按照卫气营血的治疗原则进行施治外，及时配以恰当的外治法，以直捣病所，直泄热毒，对于防止传变，缓解病情，缩短病程均有重要的作用，应予以重视。

【参考资料】

王永钦．耳鼻喉科疾病的卫气营血辨证．辽宁中医杂志，1992，19(12)：6～8

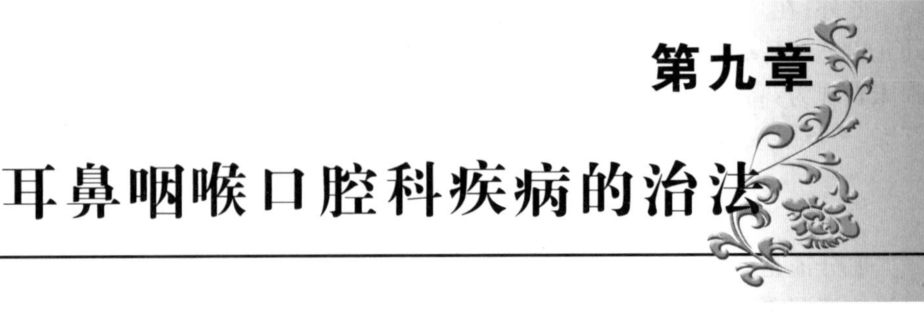

第九章 耳鼻咽喉口腔科疾病的治法

治法，即治疗疾病的方法。它既是解决疾病的基本手段，亦是诊辨疾病的最终目的。中医治法甚多，但各种治法均是在“治病求本”、“扶正祛邪”、“调整阴阳”等原则指导下而制定的。治病方法虽多，但就其基本规律而言则不外汗、吐、下、和、温、清、补、消八个方面，亦即治病“八法”。正如《医学心悟·首卷·医门八法》所曰：“论治病之方，则又以汗、和、下、消、吐、清、温、补八法尽之”。又曰：“八法之中，百法备焉”。“八法”是中医治病的基本法则，耳鼻咽喉口腔科亦不例外。但是，由于耳鼻咽喉口腔科疾病在发病的病位、病因病机、证候表现等方面均有一定的特殊性，故“八法”应用于耳鼻咽喉口腔科学领域亦有着不同的内容。掌握这些不同的内容及具体的应用方法对于调治耳鼻咽喉口腔科疾病则有着重要意义。

耳鼻咽喉口腔科疾病的治法甚多，但其常用者主要有三类：即内治法、外治法与辅助治法、针灸与导引法等。这些方法各有特点，可以从不同途径、以不同方式作用于耳鼻咽喉口腔诸窍，从而达到调整气血阴阳，扶正祛邪，治病愈疾的目的。但是，在临证具体运用各种治法时，亦应贯彻因人、因时、因地的“三因制宜”原则，并根据疾病与证候的不同情况而进行合理取舍，恰当配伍，使诸法相互配合，相互为用，取长补短，相得益彰，方能取得优良的治疗效果，达到解除病痛的目的。

本篇仅就耳鼻咽喉口腔科常用的内治法，外治法与辅助治法，针灸与导引治法等介绍如下。

第一节　耳鼻咽喉口腔科疾病的内治法

内治法，即通过内服药物达到扶正祛邪，调理阴阳，平和气血，整顿脏腑，促病康复的一种治法，亦即通过整体调理而达到治疗耳鼻咽喉口齿疾病的目的。因为耳鼻咽喉口诸窍属整体的一部分，其疾病的发生大多亦是整体功能失调在各官窍局部的反映，故内治法是治疗耳鼻咽喉口腔科疾病的重要方法之一。

内治法的应用，是以辨证为前提的。即在辨证的基础上，首先制定与其证候相适应的治法，然后在治法的指导下选择对证合法的方药，并使这种方药通过内服而达到治疗疾病的目的。因此，正确的辨证是正确治疗的前提，只有辨证准确，方能论治无误。但是，治法方药的制定与选择对疾病的治疗则起有一定的决定作用。即是辨证无误，但若治法不当，选方遣药不准，则亦达不到治愈疾病的目的。故临证欲想获得优异的治疗效果，必须做到理法方药相贯通，正确辨证，恰当用治，合理用药，方能治中肯綮，取效桴鼓。

如上所述，内治法的制定是以辨证为依据的。但由于疾病千变万化，证候错综复杂，多种多样，故治法亦是随证多变，很难将其概括全面完备。本篇仅是根据耳鼻咽喉口各官窍的病变规律、病理特点，将常用的、带有普遍性、规律性、指导性的内治诸法做一概要介绍，以便为临证各官窍疾病的治疗奠定基础。

古代文献资料中，有关耳鼻咽喉口腔科疾病的治法方药甚多，尤其对于耳鼻咽喉口腔科疾病的方药论述可谓汗牛充栋。但由于古代未能形成完整的耳鼻咽喉口腔科学科体系，在耳、鼻、咽喉、口腔单科方面，亦缺乏系统而完整的基础理论体系，故对于其治法的论述亦缺乏系统性。从众多资料来看，其论述大多是以病症为纲，采用“以病统方，以方带证，以证带法”的方法进行论述的，有些医家虽然对于某些疾病如耳鸣耳聋、眩晕、鼻渊、喉痹、喉风、口疮等提出了一些基本的治疗原则，但很少有学者对整个学科的治法进行全面的归结。因此，从系统性、普遍性、指导性方面而言，古代资料中缺乏这方面的文献记载。

现代文献资料中，有关耳鼻咽喉口腔科内治法的论述较多。这些文献资料中对于耳鼻咽喉口腔科内治法论述具有一个共同的特点，即按照耳科、鼻科、咽喉科、口腔科四部分加以分别论述，如高等中医药院校教材《中医耳鼻喉科学》、《中国医学百科全书·中医耳鼻咽喉口腔科学》、王德鉴《中医耳鼻咽喉口腔科学》，以及 20 世纪 80 年代以来出版的各种中医耳鼻咽喉口腔科学专著、参考书中均采用了以上相同的论述方法。其中高等中医药院校教材《中医耳鼻喉科学》将耳科内治法归结为：疏风清热、泻火解毒、利水渗湿、补肾填精、散瘀排脓、行气通窍等六法；鼻科内治法归结为：芳香通窍、疏风解表、清热解毒、清热利湿、行气活血、温肺补脾、滋补肾阴、补益托毒等八法；咽喉科内治法归结为：疏风解表、清热解毒、利膈通便、散瘀排脓、滋阴养液、温补元气、解郁散结、化痰利咽等八法；口腔科内治法归结为：疏风清热、清心凉血、清利湿热、利膈通便、清化痰浊、滋养阴液、补益气血、散瘀排脓等八法。王德鉴《中医耳鼻咽喉口腔科学》则将耳科内治法归结为：疏风清热、泻火解毒、利水化湿、行气通窍、散瘀排脓、活血通络、除痰宣窍、滋补肾精、补益气血等九法；将鼻科内治法归结为：芳香通窍、疏解表邪、清热解毒、渗湿除涕、补托排毒、行气活血、温补肺脾、滋补肾脏等八法；将咽喉科内治法归结为：疏风解表、清热解毒、通便利膈、散瘀排脓、滋阴养液、化痰利咽、解郁散结、温阳益气等八法；将口腔科内治法归结为：疏散风邪、清热降火、清利湿热、通便利膈、清化痰湿、补益气血、养阴益阳、祛腐排脓等八法。亦有介绍老中医治疗鼻病、咽喉病等方面治法的，但有关耳鼻咽喉口腔科的具体治法一般均未超出上述治法的范围。

从上述资料中可以看出，现代文献有关耳鼻咽喉口腔科疾病的内治法虽然分为耳科内治法、鼻科内治法、咽喉科内治法、口腔科内治法四部分，诸家所论治法虽有些差异，但就其基本治法而言，则不出解表、清热、祛湿、化痰、理气、活血、益气、温阳、养血、滋阴、通窍等法范畴。因此，为了保持耳鼻咽喉口腔科学内治法体系的统一性、完整性、指导性，体现专科的整体性思想，本章将对耳鼻咽喉口腔科常用的内治法加以归类概括，不再按照耳、鼻、咽喉、口腔四部分进行分述，以体现基础理论指导性的原则。

从耳鼻咽喉口腔科临证实际情况来看，其内治法虽然千变万化，复杂多样，但亦有一定规律可循。一般而言，耳鼻咽喉口腔科内治法虽然繁多，但就其基本法则而论，总不外解表、清热、祛痰、理气、活血、温补(益气、温阳)、滋补(养血、滋阴)、通窍、利咽、开音等法。这些法则在实际运用时，根据病位、病情、病性、所病脏腑、病邪轻重，以及证候的寒热虚实等的不同又可派生出众多的具体治法，从而对耳鼻咽喉口腔科疾病进行恰当的论治。同时，由于耳鼻咽喉口诸窍病位有别，功能不同，病证不一，病变规律有异，故在应用上述诸法时若能做到辨证论治，因病、因证、因人、因时、因地制宜，则其治法备矣。

以下仅就耳鼻咽喉口腔科常用的、基本的内治法介绍如下：

一、解 表 法

解表法适用于外邪袭表所致的耳鼻咽喉口腔科表证、卫分证等。表证在耳鼻咽喉口腔科表现比较广泛，根据侵袭外邪的不同，可表现为风寒表证、风热表证、风燥表证等。其证候多见于急性耳鼻咽喉口腔科疾病的初期，一般以恶寒、发热为其基本特征。解表法在具体应用时根据其外邪的不同情况，又有疏风清热解表（或称辛凉解表）、疏风散寒解表（或称辛温解表）、疏风宣燥解表等不同治法。

1. 疏风清热解表（辛凉解表） 适用于风热病邪客袭耳鼻咽喉口诸窍所致之病症。常用于耳疖、耳疮、急耳痹、急脓耳，伤风鼻塞、鼻疳、鼻疮、急鼻渊，急咽痹、急乳蛾，急喉瘖，牙痛、牙疳、骨槽风等疾病的初期表现有风热表证者。治宜疏风清热，辛凉解表。常用方药如银翘散、桑菊饮、疏风清热汤、薄荷连翘方、清阳散火汤等。

2. 疏风散寒解表（辛温解表） 适用于风寒袭表所致之耳鼻咽喉口腔疾病。常见如急耳痹、伤风鼻塞、急咽痹、急喉瘖、牙痛等初期见有风寒表证者。治宜疏风散寒，辛温解表。常用方药如三拗汤、荆防败毒散、六味汤等。

3. 疏风宣燥解表 适用于风燥袭表所致之耳鼻咽喉口腔疾患。常见如鼻干燥症、急咽痹、急喉瘖、喉咳等初期见有风燥证者。燥有温燥与凉燥之别，耳鼻咽喉口腔疾病因风燥而病者一般以温燥为多，凉燥少见。温燥致病往往兼有风热病邪的性质，每有发热恶寒，鼻干少涕，鼻腔肌膜干红少津，咽喉干燥疼痛不适，喉痒干咳，痰少难出，声音不扬或嘶哑，肌膜色红微肿而干燥少津，舌淡红，苔薄黄少津，脉浮涩等；治宜疏风宣燥，散热解表。常用方药如清燥救肺汤、桑杏汤等。

二、清 热 法

清热法适用于火热、湿热邪毒侵袭，或内生火热、湿热上犯耳鼻咽喉口腔诸窍所致之病症。火热犯袭官窍所致疾病大多为急性病患，一般具有发病急，病情重，症状反应强烈，局部红肿热痛明显，甚或生痈化脓，溃烂生腐，舌脉俱实等特征。由于火热有外犯和内生，以及火热轻重程度的不同情况，故清热法在应用时亦有以下几种法则：

1. 清热解毒 主要适用于外犯火热邪毒，或内外合邪所致的耳鼻咽喉口腔疾病。火热邪毒所致耳鼻咽喉口腔疾患，临证表现大多具有明显的红、肿、热、痛、脓等特征，常见疾病如耳疖、耳疮、断耳疮、急脓耳、脓耳变症、鼻疔、鼻疮、急鼻渊、急咽痹、急乳蛾、咽喉部痈肿、急喉瘖、牙痛、牙痈、骨槽风等。治宜清热解毒，消肿止痛。常用方药如五味消毒饮、黄连解毒汤、仙方活命饮等。在一些疾病的初期，清热解毒法往往与疏风清热解表法并用，以提高疗效。

2. 清热泄火 主要适用于脏腑火热内生，上蒸官窍所致的耳鼻咽喉口腔疾患。脏腑火热上蒸所致耳鼻咽喉口腔科疾病甚为广泛，可以说凡是急性耳鼻咽喉口腔疾病均与脏腑火热上蒸有着一定的关系，因此，清泄脏腑火热亦是临证最常用的治疗法则之一。

清热泄火法在具体应用时，尚应辨明火热来自何脏何腑，然后方能有针对性的实施合适的治疗方法。一般而言，耳病之脏腑火热多来自肝胆，故以清泄肝胆火热为主；鼻病之火热多来自肺、胆、脾、胃，故以清泄肺胆脾胃火热为主；咽病、喉病之火热多源于肺、脾、胃，故以清泄肺脾胃火热为主；口腔疾病之火热多源于心、脾、胃，故以清泄心脾胃火热为主。根据临证情况，清热泄火法在具体应用时主要有以下几法：

清泄肝胆：主要用于肝胆火热上蒸所致之急性耳、鼻疾患，尤其在急性耳科疾病中应用最广最多。常见疾病如耳疖、断耳疮、急脓耳、脓耳变症、耳鸣耳聋、耳衄、急鼻渊、鼻衄等。治宜清泄肝胆火热。常用方药如龙胆泻肝汤、聪耳龙荟丸、栀子清肝汤等。

清泄脾胃：主要用于脾胃火热上蒸所致之鼻、咽、喉、口腔急性疾患。常见疾病如鼻疔、急鼻渊、鼻衄、咽喉痈肿、牙痛、牙衄、牙痈、牙宣、口疮、骨槽风等。治宜清泄脾胃，或清胃泄火，泻热通便。常用方药如清胃汤、大承气汤、清瘟败毒饮等。

清心泄火：主要用于心火炽盛，心火上炎，或热如心营、心包所致之耳鼻咽喉口腔疾患。常见疾病如暴鸣、耳衄、耳痒、黄耳伤寒、鼻疔走黄、鼻衄、声带出血、口疮、舌烂、舌痛、舌衄等。治宜清心泄火，凉血消肿，或清心凉营定惊。常用方药如黄连解毒汤，导赤散、清瘟败毒饮、清热地黄汤（古称犀角地黄汤）、清营汤等。若热入心营，神昏谵语者，可配合应用安宫牛黄丸、至宝丹、紫雪丹，或清开灵注射液等。

清泄心脾：主要用于心脾积热，上蒸口舌所致之口腔疾患。常见疾病如口疮、口糜、舌裂、舌烂、重舌、舌痛等。治宜清泄心脾，凉血止痛。常用方药如凉膈散、导赤散合清胃汤等。

清泄肺热：主要用于肺经蕴热，或肺经火热上蒸所致之鼻、咽、喉疾患。常见如鼻疳、鼻疮、鼻窒、急鼻渊、鼻衄、声带溃疡、声带出血等。治宜清肺泄热，或清宣肺热。常用方药如黄芩汤、黄芩清肺饮等。

清泄肺胃：主要用于肺胃热盛，或肺胃火热，上蒸咽喉所致之急性咽、喉疾患。如急咽痹、急乳蛾、咽及喉部痈肿、急喉瘖、急喉风等。证候表现多有发病急，发热，或高热、局部红肿热痛脓明显等特征。治宜清泄肺胃，利膈通便。常用方药如清咽利膈汤、普济消毒饮等。

3. 清热利湿　适用于湿热侵袭，或湿热内生，上蒸诸窍所致之耳鼻咽喉口腔疾患。耳鼻咽喉口腔疾病由湿热而致病者主要表现为肝胆湿热、脾胃湿热、膀胱与小肠湿热等，其中肝胆湿热致病以耳科疾病为多，常见疾病如耳疮、旋耳疮、急脓耳、脓耳变症等。治宜清利肝胆湿热，常用方药如龙胆泻肝汤等；脾胃湿热致病以鼻科疾病为多，常见疾病如鼻疳、急鼻渊等。治宜清利脾胃湿热，常用方药如黄芩滑石汤、甘露消毒丹等；膀胱与小肠湿热致病以口腔科疾病为多，常见疾病如口糜、舌烂、毛舌等。治宜清利膀胱、小肠湿热，常用方药如导赤散合四苓散等；咽喉疾病因湿热而致病者，多为外犯湿热邪毒，或湿热疫毒等，所致疾病一般以疫毒类咽喉疾患为主，如咽白喉、咽、喉癣、咽疳等。这类疾病虽由湿热所致，但却有正气虚损的一面，而且往往以阴虚为多见，故在治疗时，除清热利湿，解毒消肿外，尚需扶正养阴，常用方药如甘露饮、甘露消毒丹等。

三、祛痰（化痰）法

祛痰（化痰）法适用于痰邪上犯耳鼻咽喉口腔诸窍所致之疾患。痰邪致病有寒痰、热痰（痰火）、痰湿、痰瘀、虚痰等之异，在耳鼻咽喉口腔疾病方面，一般以热痰（痰火）、湿痰、痰瘀为多见，故在治法方面以清热（火）化痰、燥湿化痰、活血化痰等为多用。

1. 清热（火）化痰　适用于痰热或痰火上蒸诸窍所致之耳鼻咽喉口腔疾患。常见如耳鸣、耳聋、急咽痹、急喉风、急喉暗以及由痰热结滞所致的耳鼻咽喉口腔部之肿瘤等。治宜清热化痰，消肿散结。常用方药如清气化痰丸、加味二陈汤、礞石滚痰丸、雄黄解毒丸等。

2. 燥湿化痰　适用于痰浊、痰湿上泛官窍所致之耳鼻咽喉口腔疾患。常见如耳壳痰包、耳性眩晕、暴晕、鼻息肉、慢咽痹、慢喉瘖、声带结节、声带息肉、舌下痰包，以及由痰浊结滞所致的耳鼻咽喉口腔部位的囊肿、癌、瘤等。这类疾病的证候表现除有痰浊、痰湿致病的一般特征外，大多具有病程长，缠绵不愈，反复发作等的特点。治宜燥湿化痰，散结消肿。常用方药如二陈汤、导痰汤、涤痰汤、化痰利咽汤、半夏白术天麻饮等。

3. 活血化痰　适用于痰瘀互结，阻滞官窍所致之耳鼻咽喉口腔疾病。这类疾病一般以慢性或顽固、难治性病患为主，多有病程长、迁延不愈、久治不效，局部病变暗红乏泽、灰暗等特点。治宜活血化痰并用，方药如会厌逐瘀汤、通窍活血汤合导痰汤、二陈汤等。

四、理　气　法

理气法适用于气郁、气滞官窍所致之耳鼻咽喉口腔疾患。气郁、气滞大多与肝失疏泄或邪滞经脉等有着一定的关系。其所致疾病如耳痹、耳鸣耳聋，慢咽痹、梅核气、情志瘖等。其证候一般以闷胀、胀痛、梗梗不利，或遇情志不畅时症状加重等特点。治宜理气解郁，或疏肝理气、行气通窍。常用方药如柴胡疏肝散、逍遥丸、通气散、半夏厚朴汤等。

五、活　血　法

活血法适用于气血瘀阻所致之耳鼻咽喉口腔疾患。瘀血致病亦有寒热虚实之别。一般而言，热瘀致病，多表现为瘀热互结，每由火热炽盛，燔血为瘀而致，其病一般以急性疾患为多，证候表现往往有局部红肿发硬，疼痛剧烈，按之痛甚等。治疗宜用清热活血，化瘀止痛等，常用方药如仙方活命饮等；寒瘀、虚瘀（以气虚血瘀为多）、气滞血瘀致病，一般以慢性疾患为主，常见如慢耳痹、耳鸣耳聋、鼻窒、慢鼻渊、慢咽痹、慢乳蛾、慢喉瘖、声带结节，以及因气血瘀阻所致之耳鼻咽喉口腔部位的癌、瘤等。治疗宜用活血化瘀，行气通窍，或活血散寒，化瘀通络，或益气活血等，常用方药如血府逐瘀汤、桃红四物汤、通窍活血汤、会厌逐瘀汤、活血疗哑汤、活血利咽汤、补阳还五汤等。

六、温　补　法

温补法适用于脏腑气虚、阳虚所致的耳鼻咽喉口腔疾患。脏腑气虚、阳虚所致耳鼻咽喉口腔科疾病，一般以肺、脾、肾虚损为多见，故在临证应用时，又有补益肺气、益气健脾、温补肾气，或补益肺脾、温补脾肾等具体治法。

1. 补益肺气　适用于肺气虚弱，官窍失温所致之耳鼻咽喉口腔疾患。肺气虚弱所致耳鼻咽喉口腔疾病一般以鼻、咽、喉为多，常见疾病如鼻窒、鼻鼽、慢鼻渊、慢乳蛾、慢喉瘖、喉肌弱瘖等。证候表现多有病程长，迁延不愈，反复发作，易罹感冒等特点。治宜温补肺气，实卫散寒。常用方药如温肺止流丹、玉屏风散、补肺复声汤等。

2. 益气健脾　适用于脾胃虚弱，清阳不升，官窍失养所致之耳鼻咽喉口腔疾患。脾气虚弱在耳鼻咽喉口腔科致病较广，常见疾病如慢耳痹、慢脓耳、耳鸣耳聋、耳性眩晕、鼻窒、鼻鼽、慢鼻渊、鼻槁、鼻衄、慢乳蛾、慢喉瘖、喉肌弱瘖、口疮、牙痿等。其证候表现一般均有病程长，时发时止，反复发作，缠绵不愈，流脓或分泌物白黏、稀白，官窍肌膜色淡等特征。治宜益气健脾，或补益脾胃、升清化湿。常用方药如补中益气汤、益气聪明汤、四君子汤等。

3. 补益肺脾　适用于肺脾气虚，窍失温养所致之耳鼻咽喉口腔疾患。肺脾两脏，土金相生，故若肺气虚、脾气虚则常相互影响，互为虚损而发展成肺脾两虚证。肺脾两虚所致疾病一般以鼻、咽、喉疾患为多，常见如鼻窒、鼻鼽、慢鼻渊、慢乳蛾、慢喉瘖、喉肌弱瘖等。其证候表现往往亦有病程长，时发时止，缠绵不愈的特点。治宜健脾益肺，培土生金，或补益肺脾。常用方药如参苓白术散、补中益气汤、丽泽通气汤等。

4. 温补肾气　适用于肾气虚、肾阳虚，官窍失温所致之耳鼻咽喉口腔疾患。常见疾病如慢耳痹、慢脓耳、耳鸣、耳聋、耳眩晕、鼻鼽、慢咽痹、喉肌弱瘖、变声障碍等。证候表现一般亦有病程长，经久不愈等特征。治宜温补肾气，或温补肾阳。常用方药如金匮肾气丸、右归丸、真武汤等。

临床上，肾阳虚亦可与心阳虚或脾阳虚并见，表现为心肾阳虚或脾肾阳虚证。而且心肾阳虚或脾肾阳虚往往伴有寒水、寒湿上泛等，故在治疗时可采用温补心肾，或温补脾肾，散寒利水等法则。常用方药如真武汤、附子理中汤、温肾健脾汤等。

七、滋　补　法

滋补法适用于阴血亏虚，官窍失养，或阴虚火旺，虚火上炎所致之耳鼻咽喉口腔疾患。诸窍疾病因阴血亏虚，或阴虚火旺而致者，主要以心、肺、胃、肝、肾为多见，故在治疗时又有养血安神、滋阴养肺、滋养胃阴、滋补肾阴、滋补肝肾等法则。

1. 养血(心)安神　适用于心血亏虚，官窍失养所致之耳鼻咽喉口腔疾患。常见如耳鸣、耳聋、耳眩晕、嗅聋、情志瘖等，证候表现如耳部肌肤干燥，耳鸣耳聋因思虑用脑过度而发，眩晕反复发作，嗅觉减退或失灵，或有幻嗅，声音不扬，歌不随意，变调控音力弱，失眠多梦，健忘，心悸，面色不华，舌淡苔白，脉细弱等。治宜滋养心血，安神定志。常用方药如四物汤、安神定志丸、归脾汤等。

若心阴虚损，虚火上炎，亦可导致耳鸣耳聋，舌裂、口舌干燥、口疮经久不愈等，治疗时宜用滋阴养心，清降虚火。常用方如天王补心丹等。

2. 滋阴养肺　适用于肺阴亏虚，津不上承，或兼有虚火上炎所致之耳鼻咽喉口腔疾患。肺阴亏虚所致疾病一般以鼻、咽、喉为多，常见如鼻槁、慢咽痹、慢乳蛾、慢喉瘖、咽喉癣、喉槁等。治宜滋阴养肺，或滋阴润肺，清降虚火。常用方如养阴清肺汤、润喉利咽丸等。

3. 滋阴养胃　适用于胃阴不足，津不上承，或兼有虚火上炎所致之耳鼻咽喉口腔疾患。胃阴不足所致诸窍疾病一般以咽、喉、口腔疾病为多，常见如慢咽痹、慢乳蛾、牙宣、虚火牙痛、牙衄、口舌干燥、舌裂等。治宜滋阴养胃，生津降火。常用方如益胃汤、甘露饮等。

4. 滋阴补肾　适用于肾精、肾阴亏虚，官窍失养，或兼有虚火上炎所致之耳鼻咽喉口腔疾患。肾精、肾阴亏虚所致耳鼻咽喉口腔疾病甚广，其所致疾病大多均有病程长，经久不愈，或反复发作，并伴有不同程度的肾精、肾阴虚弱，以及虚火上炎证候等。治疗时，若为肾精亏虚者，治宜益精补肾；若为肾阴亏虚，虚火上炎者，治宜滋补肾阴，清降虚火。常用方如六味地黄汤、左归丸、耳聋左慈丸、知柏地黄汤等。

肾阴虚可与肝阴虚同时并见而形成肝肾阴虚证。肝肾阴虚常导致耳鸣耳聋、眩晕、慢鼻渊、鼻衄、舌裂等疾病的发生。治疗时宜滋补肝肾，熄风，降火。常用方如杞菊地黄汤、一贯煎等。

八、通　窍　法

通窍法，属治标之法。主要适用于因各种病邪侵袭耳、鼻二窍，表现有鼻塞、耳鸣耳聋、耳闷如堵等症状者。常见疾病如急耳痹、慢耳痹，各种病因导致的耳聋、耳鸣，鼻窒、鼻渊等。治疗时，应根据致病病因的不同情况，在治本的同时，辅以通窍之法，以收标本兼治之效果。常用方如通气散、通窍聪耳丸、通窍汤、苍耳子散等。常用药物如石菖蒲、远志、麝香、丝瓜络、路路通、地龙、全蝎、蜈蚣、苍耳子、白芷、辛夷、薄荷、藿香、鹅不食草、麻黄、芫荽、葱白、冰片等。

九、利咽、喉法

利咽、喉法，亦属治标法之一。适用于各种病因所导致的咽喉疾病，证候表现有咽喉不适、梗梗不利。咽喉以通为用，故凡各种病邪袭滞于咽喉，壅滞不去，则大多表现有咽喉不适，或梗梗不利的症状，因此，咽喉不适或不利是急、慢性咽喉疾患最常见的症状之一。而通利咽喉法则不仅有利于消除病灶，疏通气机、气血，导邪外出，而且可以改善咽喉不利或不适的症状，减轻患者痛苦，与治本之法相配合，又能达到标本兼顾，相得益彰之效，故利咽(喉)法亦是治疗咽喉疾患常用的治疗方法之一。利咽、喉法的常用方如桔甘汤、柴胡疏肝散、半夏厚朴汤等。常用药物如薄荷、桔梗、苏梗、胖大海、青果、射干、山豆根、马勃等。

十、开 音 法

开音法，亦属治标法之一。适用于病邪袭滞喉门，致使喉门开合不利所导致的以声音不扬或嘶哑为主要表现的喉部疾患。喉主发声，故凡病邪袭滞于喉，大多均可表现有不同程度的声音改变，故开音法亦是治疗喉部疾病常用的治法之一。肺为声音之门，肺气宣发肃降协调，则喉门开合舒利，声音畅亮，若肺气壅滞，宣降失常，则易致喉门开合不利而导致声音不扬或嘶哑等。因此，开音离不开宣肺，而开音方药大都亦多有宣开肺气，或散结开音之能。常用方如发声散、清音汤、诃子清音汤等。常用药物如麻黄、杏仁、蝉衣、桔梗、薄荷、玉蝴蝶、诃子、胖大海、凤凰衣、竹内衣、枇杷叶、僵蚕等。

第二节 耳鼻咽喉口腔科疾病的外治法

外治法是直接作用于患病局部的一种治疗方法，亦属治标法的范畴。临证常配合内治法应用。但由于外治法能够直接作用于患病部位，起到直捣病所，解危救急，迅速消除或缓解病痛的作用，有时尚能为内治法赢得时间或创造条件，故外治法在临证中亦具有重要的治疗作用，亦是一种不可忽视的治疗方法之一。由于耳鼻咽喉口腔均处于表浅部位，多数患病部位均可配合外治法进行直接治疗，故外治法不仅在耳鼻咽喉口腔科应用广泛，而且效果明显，有些疾患甚至单用外治法即可达到治愈目的。因此，外治法在耳鼻咽喉口腔科疾病的治疗中占有重要地位，是耳鼻咽喉口腔科中最常用的治疗方法之一。

耳鼻咽喉口腔由于其所处部位不同，故各官窍所用外治法亦有所不同。以下仅就各部位常用的外治法介绍如下：

一、耳科外治法

耳科疾病的外治法主要应用于外耳、中耳疾患。其常用方法主要有洁耳法、滴耳法、吹药法、涂敷法、切开法、穿刺法、手术法等。其中以洁耳法与滴耳法最常用。

(一)洁耳法

洁耳法是用药物或器具清除患病部位污物、异物、脓液等的一种方法，是耳科疾病外治法中的基础疗法，其他外治法常配合本法使用。洁耳法主要适用于外耳部疾病，如耵耳、外耳道异物、耳疖、耳疮、旋耳疮、脓耳等。其目的是清除外耳道的耵聍、异物以及外耳部的污物、脓液、脓痂等。常用方法有直接洁耳法、药物洁耳法与冲洗洁耳法三种。

1. 直接洁耳法　是运用镊子(枪状镊、膝状镊)、耵聍镊或小棉签等直接将积留于外耳道的耵聍、异物、脓液,或外耳部的脓痂、污物等取出与擦除干净。清洁时,动作应轻柔,不可粗暴,以免损伤外耳道肌肤,造成疼痛等。对于干质耵聍,应先轻轻试取,若松动易出者,方可直接将其取出,不可强行清取。对于耳道深部的细小异物,可用小棉签蘸甘油或凡士林等将其粘出,不可用耳镊夹取,以免损伤耳膜等。

2. 药物洁耳法　主要适用于清除耳部的脓液等。常用药物为3%双氧水,以及具有清热燥湿解毒的中草药水煎液,如龙胆草、苦参、黄柏煎液等。清洁时可用小棉签蘸药液轻轻清洗疮面与脓液。对于积留于外耳道深部以及鼓室内的脓液,可将双氧水滴入耳内,待其氧化发泡后,再用棉签将其擦洗干净。

3. 冲洗洁耳法　适用于积留在外耳道深部或紧贴于耳膜的细小异物以及碎耵聍等。冲洗可用耳用冲洗球或注射器进行。冲洗时要注意水温适度(以接近体温为宜),不可过热、过凉,以免引起眩晕;冲洗方向应对向外耳道后上壁,不可直接对向耳膜及冲洗物,以免损伤耳膜,或将冲洗物冲入深部。有耳膜穿孔的患者禁用冲洗法。

(二)滴耳法

滴耳法是将药物直接滴入外耳道内以发挥其治疗作用的一种治疗方法,亦是耳科最常用的一种外治法。主要适用于外耳道与中耳疾病,如耳疖、耳疮、脓耳等。其方法是先用清洁法将外耳道内的脓液清洗干净,然后将头侧向健侧,并将药物滴入耳内。滴药后,应轻轻按压耳屏数次,以促使药液进入外耳道深部或鼓室的病变部位,充分发挥药物的治疗作用。

滴耳所用药物可根据病症灵活选用或配制。一般以清热解毒,消肿止痛,祛湿排脓,或化腐收敛生肌的中草药溶液为主。常用药物如黄连滴耳液、滴耳油等。亦可选用中药注射剂,如双黄连注射液、清热解毒注射液、银黄注射液等滴耳。滴药次数可依据药物的性质以及病情而定,一般水溶剂2～4小时1次,油剂每日3～4次为宜。

(三)塞药法

塞药法是将药物塞置于外耳道内而发挥其治疗作用的一种治疗方法。本法是古代医家治疗耳病最常用的外治方法之一。常用于治疗耳鸣耳聋,脓耳以及外耳道疾病等。其用药多以粉剂为主,一般采用绵裹药塞于外耳道的方法进行治疗。现代多用于治疗脓耳、外耳肿痛等耳病。所用药物基本同滴耳法用药。

对于脓耳,或外耳部肿痛流脓类疾病,塞用药物一般以清热解毒,燥湿排脓,祛腐生肌为主。药物可用滴耳剂或粉剂等,现一般多以滴耳剂为主。在塞药时,应首先用清洁法将外耳道的脓液清洗干净,然后用细小纱条蘸药塞放于外耳道之病变处。若为脓耳,则应塞放于近耳膜处,每日换药一次。由于本法有利于药物持续发挥作用,并且可使药物与病变部位充分接触,故而能取得较好的疗效。

用塞药法治疗耳鸣耳聋类疾患亦是古代医家盛行的一种外治方法,如《摄生众妙方·卷之九·耳门》即记载有麝香散(麝香、全蝎、薄荷叶)、通耳丸(穿山甲、蝎梢、麝香)、通灵丸(松香、巴豆)等塞耳治疗耳鸣、耳聋等疾病者。塞药法治疗耳病现代临床中亦有所应用。其塞用药物一般以活血、通络、聪耳、熄鸣为主。常用药物如川芎、全蝎、蜈蚣、磁石、石菖蒲、远志、麝香、苏合香等。应用时,一般是将药物研成粉剂,用绵裹药粉塞于外耳道深部,或将药粉用水、油等调和,制成药锭,塞放于耳道内,数日换药一次。

(四)吹药法

吹药法是用竹管、纸筒、或喷粉器将药粉吹(喷)入外耳道病变处,以发挥其治疗作用的一种外治法。主要适用于中、外耳疾病，如外耳道疮疡、肿溃、慢脓耳等。对于慢脓耳主要适用于耳膜穿孔较大，或脓液极少者。对于急脓耳，耳膜红肿，穿孔较小，脓稠量多，或慢脓耳脓液较多，耳膜穿孔小者，则不宜应用吹药法治疗，以免药粉堵塞穿孔部位，妨碍脓液外流，导致脓毒内攻而引发变症等。

吹药法所用药物一般以清热解毒，祛湿消肿，化腐生肌为主。常用药物如红棉散、锡类散、烂耳散、冰硼散等。吹药次数应视病情而定，一般每天吹药 1～2 次即可。吹药前，应注意将患处脓液清洗干净，而且每次不宜吹药过多，以免药物堆积，妨碍脓液引流。同时，所用药物应尽量选择药粉细腻，溶解度好，不易抱结者，以避免药粉与脓液相结合后难以溶解而结成药物性干痂，堵塞穿孔而不利于脓液外流等。

（五）涂敷法

涂敷法是直接将药物涂抹或贴敷于患病部位以发挥其治疗作用的一种治疗方法。主要适用于外耳及耳周围的病变，如耳疖、耳疮、旋耳疮、耳后疽、耳根毒等。所用药物一般以清热解毒，除湿消肿为主。常用药物如黄连膏、如意金黄膏、紫金锭、柏石散等。用药次数一般为每日 1～2 次。应用时，应首先清净患病部位，视病变部位大小将药物直接涂敷或贴敷于患处，其涂敷或贴敷范围至少应大于病变部位一周，以发挥药物的箍围、解毒、消肿作用。

（六）切开法

切开法，适用于耳部痈肿，脓成未溃之症，如耳疖、耳根毒、急脓耳脓成不溃者等。切开时应先用 75%酒精消毒患处皮肤，选择合适的麻醉方法，然后根据病变性质的不同采取相应的切开方法进行切开排脓。如耳疖可点破脓头，或在局部沿外耳道长轴方向进行切开，以脓出为度；耳根毒、耳后疽均可在脓肿最高处进行切开。如为脓耳，则在耳膜紧张部鼓脐与耳膜周边之中点，从后下方向前下方做弧形切开，以切透耳膜，脓出为度，不可切入过深，以免伤及鼓室内结构。切开后，清净耳内脓液，并用一消毒棉球堵塞于外耳道口处，以后每日清洁外耳道及脓液 1～2 次，直至痊愈。

（七）穿刺法

穿刺法主要适用于鼓室积液，久治不愈，以及耳壳痰包、耳部无名肿毒需确定其病变性质者。

对于鼓室积液，其穿刺方法是：先用 75%酒精消毒外耳道皮肤，然后用小棉片蘸 2%丁卡因贴敷于耳膜表面，约 10 分钟后取出。然后用注射器接鼓膜穿刺针，自耳膜紧张部前下方或后下方刺入鼓室内约 1mm 进行抽液。穿刺针不宜刺入过深，抽液时应缓慢，以免刺伤鼓室结构，或引起患者不适等。穿刺抽吸完毕后，更换注射器，通过穿刺针注入少量空气或药物。尔后拔出穿刺针，用一消毒干棉球堵塞于外耳道口处即可。

对于耳壳痰包，或耳部无名肿毒，在穿刺时，均可于局部消毒后在肿起处进行穿刺，抽净痰包内液体，或抽出肿毒内少量血液（另行检查），尔后再行敷药包扎即可。

（八）手术法

手术法是通过切除，或清除病变组织而达到治疗疾病目的的一种外治法，适用于经上述内外治法不能取效，或有促发脓耳变症倾向的耳病。如慢脓耳、脓耳变症、耳部肿瘤等。手术方法视病变性质而定，如慢脓耳，可行单纯鼓膜修补术、中耳成形术、乳突根治术等；脓耳变症，则应根据其病性可行病灶清除术；耳部肿瘤、息肉、肉芽等实质性病变，可行肿瘤摘除术、息肉、肉芽刮除术等。

二、鼻科外治法

鼻科外治法主要有滴鼻法、吹药法、塞药法、涂敷法、蒸气熏鼻法、雾化吸入法、下鼻甲注射法、上颌窦穿刺法、手术法等。其中以滴鼻法、吹药法、塞药法为最常用。

(一)滴鼻法

滴鼻法，是将药物制成滴鼻剂滴入鼻腔，以发挥药物的治疗作用的一种外治法。本法是鼻科外治法中最常用的方法之一，可用于治疗各种鼻腔疾病。其方法是：患者平卧，头仰垂于下，鼻孔朝上，先将头转向一侧，把滴鼻药物滴入下侧鼻窍，然后再将头转向另一侧，如法把药物滴入下侧鼻窍。每侧滴药后，应轻轻按压鼻翼数次，以促使药物均匀分布于鼻内肌膜与各鼻道内，充分发挥药物的治疗作用。

滴鼻法所用药物一般根据病症的不同情况而定。如鼻塞、鼻甲肿大者，以辛散芳香通窍为主，常用药物如1%麻黄素滴鼻液，滴鼻灵、鼻炎灵、辛夷滴鼻液等；鼻内肌膜红肿，流涕黄浊者，以清热解毒通窍为主，常用药物如50%鱼腥草液、10%黄连素液等。亦可用中药注射剂如清热解毒注射液、银黄注射液等滴鼻；如鼻内肌膜干燥或萎缩者，以滋润肌膜为主，常用药物如复方薄荷滴鼻液、麻油或蜂蜜加少量冰片滴鼻等。

(二)吹药法

吹药法是将药物制成粉剂吹入鼻腔内而达到治疗鼻病的一种治疗方法。适用于各种鼻腔疾患。其方法是：将备好的药粉用喷粉器将药物轻轻的喷入鼻窍。亦可用小纸筒、小塑料管将药物吹如鼻内。每次吹药量不可过多。吹药时应让患者暂停呼吸，以免将药粉喷入或吸入咽喉，引起呛咳等。

吹鼻用药应根据病情而定。如热性鼻病应选用清热通窍的药物，如冰连散、冰硼散等；寒性鼻病应选用散寒通窍的药物，如碧云散等；鼻内息肉及良性肿瘤，宜用散结消肿类药物，如硇砂散等。用药次数以病情而定，一般以每天2～4次为宜。

(三)塞药法

塞药法是将药物塞放于鼻腔内而达到治疗鼻病的目的。可用于各种鼻腔疾病。其方法以其所用药物的性质而定。如液体类药物，可用大小合适的棉球蘸药塞放于病变处；如为粉剂类药物，可用细纱条或可溶性纱布、吸收性明胶海绵、脱脂药棉等裹药塞放于病变处。每次塞放30～60分钟，每日2～3次。塞药法所用药物与滴鼻法、吹药法所用药物基本相同。

塞药法与滴鼻法、吹药法相比，具有用药部位准确，在局部药效作用时间长，且无滴、吹药不当时所出现的流入或呛入咽部等副作用，故塞药法值得提倡使用。

(四)涂敷法

涂敷法是将药物直接涂敷于患处而达到治疗局部病变的目的。主要适用于外鼻部疾病，有时亦可应用于鼻腔疾病。如鼻部疖肿，鼻前孔红肿溃烂，鼻息肉等。所用药物一般以清热解毒，祛湿消肿等为主。常用药物如四黄散、紫金锭、硇砂散等，用香油、蜂蜜、生理盐水等调和后，涂于患处，每日2～3次。

(五)蒸气熏鼻法

蒸气熏鼻法是将药物加热煎成水剂，尔后趁热用鼻吸入药物蒸气，以达到治疗鼻病的目的。主要适用于风寒，或虚寒、寒瘀性鼻病。所用药物一般以辛散风寒，或温通散寒类药物为主。应用时宜加入适量芳香之品，以达到芳香通窍的目的。亦可将内服药物再煎后熏鼻。常用方如苍耳散、温肺止流丹等。常用药物如苍耳子、白芷、辛夷、薄荷、藿香、石菖蒲、川芎、藁本、葱白等。

(六)雾化吸入法

雾化吸入法是将药物通过超声雾化器，将药物雾化成雾状，然后用鼻罩罩于鼻部，用鼻将药物吸入鼻窍而达到治疗鼻病的目的。可应用于各种急、慢性鼻腔、鼻窦疾病。所用药物根据证候而定。如热性鼻病，可选清热解毒注射液、清开灵注射液等用生理盐水稀释后，兑入少量薄荷冰进行雾化吸入；虚寒性鼻病，可用黄芪注射液、胎盘注射液等；气血瘀滞者，可用当归注射液、川芎注射液、复方丹参注射液等。应用时，可取注射液 2～4 支，加入注射用水 20ml，混合后放入雾化杯内做雾化吸入，每日 1～2 次。

(七)下鼻甲注射法

下鼻甲注射法治疗鼻病有两种方法，一是下鼻甲黏膜下注射，另一种是下鼻甲穴注射，两种方法对于鼻病的治疗均有良好疗效，可酌情选用。

1. 下鼻甲黏膜下注射法　是将药物直接注射于下鼻甲黏膜下而达到治疗鼻病的一种方法。适用于各种慢性鼻腔、鼻窦疾病所致的下鼻甲肥大，经久不愈者。其方法是：患者正坐，头部略向后仰，先用 2%丁卡因棉片贴于下鼻甲处进行表面麻醉，约 15 分钟后取出。尔后在前鼻镜下，将装好药物的注射器接 22 号细长针头，于下鼻甲前端刺入黏膜下，再沿下鼻甲下缘平行直达下鼻甲后端（不可刺破后端黏膜），然后自后向前，边退针边注射药物，注射量一般为 1～2ml。注药完毕，拔出针头，立即用消毒棉球压迫于下鼻甲进针处进行止血。注射次数应根据病情而定，一般 3～5 天注射 1 次，7～10 次为 1 疗程。两鼻交替或同时进行注射。

2. 下鼻甲穴注射法　本法是将药物注射于下鼻甲穴内而达到治疗鼻病的一种方法。适用于各种慢性鼻病及鼻窦疾病。其方法是：患者正坐，头略后仰，将装好药物的注射器接口腔科用 5 号针头，于下鼻甲前端刺入黏膜下，稍向后进针约 0.5～1cm，将药物直接注射于下鼻甲内即可。每次注射 1～2ml，隔日或 3 日注射 1 次，7～10 次为 1 疗程。此法简便易行，一般不需要麻醉（对于痛感敏感者，可配合表面麻醉），效果亦较为满意。

下鼻甲穴注射法的用药一般根据病情而定。常用药物多以活血化瘀，消肿通窍为主。如复方丹参注射液、当归注射液、清开灵注射液、维生素 C、B_{12}注射液等。对于虚寒性鼻病，亦可用黄芪注射液、麝香注射液等。每次用药可选择一种或两种配合使用。

(八)上颌窦穿刺冲洗法

上颌窦穿刺冲洗法是将药物通过穿刺针注入上颌窦内进行冲洗治疗的一种方法。本法既可用于鼻渊（病发于上颌窦者）的治疗，亦可用于上颌窦疾病的诊断。其方法是：先用 1%麻黄素液喷入鼻腔，使鼻腔黏膜收缩，并擤净鼻内涕液；再用 2%丁卡因棉签置下鼻道外侧壁的前 1/3 做表面麻醉，约 15 分钟后取出。穿刺时，术者一手固定于患者头部，另一手用拇指、食指和中指捏住上颌窦穿刺针针柄，掌心顶住穿刺针后端，将穿刺针经前鼻孔伸入下鼻道，针尖置于下鼻道近下鼻甲附着处，距下鼻甲前端约 1.5cm 的部位，并使穿刺针指向同侧外耳道口上缘，然后向上、外、后方方向轻轻旋转用力刺入上颌窦。当穿刺针进入窦内时，常有穿透骨壁进入空腔之感。确定穿刺针进入窦内后，抽出针芯，接上橡皮胶管与注射器，先向外试抽，若抽出空气或脓液，表示确已进入窦内，方可进行冲洗。常用冲洗液为温生理盐水。如上颌窦内有积脓，则冲洗时可见脓液自鼻腔流出，连续冲洗，直至无脓液流出为止。冲净脓液后，可酌情注入清热解毒类药液，或抗菌消炎类药物等。冲洗注药完毕，拔出针头，用 1%麻黄素液棉片压迫于穿刺处予以止血，约 10 分钟后取出，同时记录冲洗结果与治疗用药。

进行上颌窦穿刺冲洗前，应向患者讲明穿刺的目的与方法，消除紧张心理，以免发生晕厥。穿刺时，应严格按照操作规程与方法进行穿刺，以免刺入上颌窦以外的部位而发生意外或引起并发症等。冲洗前一定要先行抽吸，如有回血，应放弃冲洗；若冲洗注水时遇有阻力，应及时查明原因。同时，穿刺冲洗中，应密切观察患者反应，如有异常，应立即停止操作，并及时处理。

（九）手术法

手术法适用于经内外治法治疗效果不佳的鼻息肉、囊肿、下鼻甲肥大、慢鼻渊以及鼻部癌、瘤等。手术方法以病变性质而定，如鼻息肉，可行鼻息肉摘除术；下鼻甲肥大者，可行下鼻甲部分切除术；鼻渊者，可行鼻窦根治术；癌、瘤者，可行肿瘤切除术等。

三、咽科外治法

咽科疾病的外治法主要有吹药法、含化法、含漱法、蒸气吸入法、超声雾化法、刺切排脓法、外敷法、探吐法、烙法、手术法等。其中以吹药、含化、含漱、超声雾化法最为常用。

（一）吹药法

吹药法是将药粉吹撒于咽腔的患病部位以达到治疗咽病的目的，是古代医家治疗咽喉疾患最常用的外治法之一。适用于各种急慢性咽部疾病。所用药物一般根据病情而定。如热毒炽盛所致的咽部红肿疼痛者，宜用清热解毒，消肿止痛为主的药物，常用如麝黄散、珠黄散、冰麝散等；若热毒腐灼肌膜而致咽部痈肿或肌膜溃烂者，宜用清热解毒，消肿祛腐类的药物，常用如冰硼散、锡类散等。吹药方法是：用竹管、塑料管或喷粉器将药物均匀的喷撒于患处，每天 3～6 次。吹药时不可用力过猛，亦不可直对咽腔中央喷吹，以免引起呛咳等。

（二）含化法

含化法是将药物含于口内或口咽部，使药物徐徐溶化，较长时间的作用于局部，从而达到治疗咽病的目的。适用于各种急、慢性咽科疾病。所用药物一般具有清热解毒，消肿止痛，生津润燥，化痰利咽等功能，常用药物如铁笛丸、润喉丸、六神丸、喉症丸、草珊瑚含片、冬凌草含片、西瓜霜含片等。每次含化 1～2 片，急性疾病者，可每 3～4 小时含化 1 次，慢性疾病，每天含化 3～5 次。

含化药物一般均含有清凉与甜味成分，过多含用则有伤胃、生痰之虞，故不宜大量或过多含用。对于脾胃虚寒者更应注意。

（三）含漱法

含漱法是用药液漱涤口咽而达到清洁患处和解毒消肿的目的。可用于各种急慢性咽病，尤其适用于咽腔红肿化脓、溃烂，口秽不洁等。咽病手术前后亦可配合使用以达清洁咽腔的目的。常用药物一般为清热解毒，消肿化腐之品，如银花甘草液、爽喉液、咽炎乐等。亦可用淡盐水、淡醋水、淡硼砂液，以及金银花、板蓝根、大青叶、薄荷等煎水含漱。含漱次数可根据病情不同而定，一般急性咽病，每 2～3 小时含漱 1 次；慢性咽病，可早晚或于每次饭后各含漱 1 次。

（四）蒸气吸入法

蒸气吸入法是用蒸气吸入器通过蒸气将药物喷入咽腔，以发挥药物、蒸气与温热的三重治疗作用。适用于各种急、慢性咽科疾病。所用药物与药量一般根据病情而定。急性疾病多用清热解毒，消肿止痛类药物，如内服中药煎剂、清热解毒注射液、鱼腥草注射液等。使用时可兑入少量薄荷冰，以增强清热、利咽、止痛之效。慢性咽病多用养阴清热，活血化痰类药物，常用如生脉饮注射液、养阴清肺汤煎液、沙参麦冬煎液等。

蒸气吸入法的方法是：事先备好蒸气吸入器。应用时，先将蒸气水壶内加入多半量沸水，再将药物盛入杯内（若为注射液，则需兑入适量的温生理盐水稀释），然后点燃酒精灯，置于蒸气吸入壶之下加热，待蒸气从玻璃管内喷出后，嘱患者口对管口（相距约 20～25cm），利用自然呼吸将药物蒸气吸入咽部。吸入毕，将酒精灯熄灭，洗净器具备用。急性咽病，每日吸入 2～3 次，慢性咽病，每日 1 次。

（五）超声雾化法

本法是用超声雾化器将药物雾化成微细的雾状，然后通过呼吸将药雾吸入咽腔而达到治疗咽病的目的。由于药物通过超声波的作用能够将其雾化，均匀地分布于咽腔肌膜表面，有利于肌膜的吸收，故本法的治疗效果优于蒸气吸入法。超声雾化器的操作方法根据机型而定，详见各种雾化器的操作说明，此不赘述。

超声雾化法适用于各种急、慢性咽部疾病，所用药物亦是根据病情而定。其基本用药与蒸气吸入法相同，可互参。

（六）刺切法

刺切法主要适用于咽部红肿，疼痛剧烈，或已成痈肿，脓成不溃，需要刺切放血泄热或切开排脓者。其方法早在古代咽喉科即有广泛的应用，而且古代医家尚发明了一些治疗刀具，如笔刀、喉枪、锋针、箭头针、铍针等。《焦氏喉科枕秘・卷二・灸刺各法》即载有箭头针、锋针、铍针、毫针、圆利针五种针式图，并配有说明及适应证、制针法、煮针法等。尤其是煮针法表明当时已经注意到净针消毒的重要性。《喉科指掌・卷之一・咽喉看治法总要》则载有喉枪的制作与用法等。

刺切法的应用亦是依据病变性质而定，如咽部红肿明显，疼痛剧烈者，可采用针刀刺法，以出血为度。根据病情可点刺数处，往往能收到泄热消肿止痛之效。

如为痈肿，则需根据痈肿发生的部位而定，如痈肿发于咽关者，其刺切排脓的方法是：患者仰靠坐定，以压舌板压下并固定舌体，充分暴露痈肿，用 1%丁卡因进行表面麻醉后，选择其最高处或软陷波动处，用消毒的铍针或小尖刀，将其轻轻刺破或切开，以脓出为度。若脓腔过深者，不可一刀直入脓腔，以免损伤血管与筋脉；应在切开肌膜后，用弯头止血钳深入切口，轻轻扩大切口并进入脓腔，直至脓液排出通畅为止。脓出后，可用消毒细纱条裹蘸解毒消肿化腐类药物塞入脓腔，以化腐排脓，引脓外出。此后每日换药 1 次，至脓净肿消为止。

若痈肿发于咽底、咽旁者，其切开排脓的方法是：患者取仰卧头低位，用压舌板压下舌根，暴露咽底或咽旁痈肿部位，用 1%丁卡因行表面麻醉后，在痈肿最高处切开肌膜，然后用长弯止血钳扩张切口，进行引流排脓。术中应随时用吸引器吸出脓液，以防脓液流入气管而引起窒息等。

为了确保切开成功，在脓肿切开前可先用注射器进行穿刺抽脓，以便确定脓腔的位置与深度，从而为切开排脓奠定基础。

（七）外敷法

本法主要适用于咽部脓肿所致的颈外肿胀等。所用药物一般以清热解毒，消肿止痛为主。常用药物如黄连膏、如意金黄散等。此外，对于虚火上炎所致的咽部疾病，亦可用生附子、吴茱萸研末，醋调，临睡前贴敷于涌泉穴，以引火归原而达治疗咽病的目的。

（八）探吐法

探吐法是用药物或机械性方法刺激咽关或咽底，引起反射性呕吐，以吐出痰涎，达到通关、开闭、救急的目的。此法属古代治病救急的方法之一，目前较为少用。紧急情况下，可用于咽部痈肿，阻塞气道所致的呼吸、吞咽困难，痰涎壅盛等。其方法是：用桐油 4 匙，温开水约 100ml，和匀，再以硬鸡翎蘸油（如无桐油或病情紧急者，亦可单用鸡翎探吐）探入咽关、咽底搅之，至呕吐出痰涎，呼吸畅通为止。

（九）烙法

烙法是用特制的烙铁烧烙患处，以达到祛除病邪，化瘀散结，消除病变组织的目的。主要适用于慢乳蛾所致咽核肥大，久治不消者，亦可用于慢咽痹颗粒增生，以及咽白刺久治不愈者。对于急性咽病，血瘤以及婴幼儿不能合作者，则禁用烙法。

烙法是在中医咽喉科中应用比较早的一种外治方法。如《外台秘要》、《备急千金要方》等著作中均有应用烙法治疗口舌疾病的记载。至清代，烙法在咽喉口腔科中已经得以广泛应用。其中，以《焦氏喉科枕秘》对于烙法的应用最广泛，对烙法的用具、方法等记载的较为详细。如《焦氏喉科枕秘・卷一・临症二十法》曰："烙铁，用纹银打茶匙样。用陈艾包烙铁外，以棉花包住，蘸桐油，灯火上烧尽无烟，搁在灯上。用圈撑住口，令人扶住，捺定舌根，使人刮净烙铁，看真患处，速烙一烙，即出。不可缓慢，恐伤犯蒂丁。烙后即吹秘药，解热毒。又一烙法，将炭烧红，入干艾，烙铁放艾上烧红，依前法治之，须眼明手快"。《焦氏喉科枕秘・卷一・治喉要诀》尚将烙法概括要诀一首。其曰："九行烙铁要除根，炭火桐油一处焚，只待烧红方细烙，连将秘药上安宁"。此将烙法的现代用具、方法等介绍如下：

1. 烙法的常用器械　主要有特制压舌板、火针、特制手术刀、烙铁、酒精灯，香油瓶，喷粉等。

特制压舌板：用薄钢片制成，比普通压舌板长而宽，头部为 12cm×4cm，柄部 10cm×3cm，或用角型压舌板代替。

火针：用不锈钢条或自行车辐条制成，长约 20cm，头部磨尖，成针状。

特制手术刀：又称割刀，刀锋呈弧形，刀柄呈长椭圆形。亦可用扁桃体手术刀代替。

烙铁：由烙铁头和柄组成，用铁、铜或不锈钢制成。烙铁头的大小和形态不同，有圆形、长形、横形，曲颈和直颈等。烙铁柄长约 20cm。长形和横形烙铁头，大号为 1cm×0.7cm，中号为 0.8cm×0.6cm，小号为 0.6cm×0.4cm。圆形烙铁头，大号直径为 1cm，中号直径为 0.8cm，小号直径为 0.5cm。

2. 操作方法　患者正坐，头微后仰，张口，医者用压舌板将舌压下，以暴露患部及保护舌体防止烙伤。然后根据患处位置及大小不同选用合适的烙铁。将烙铁放于酒精灯火上烧红，迅速蘸香油（蘸油时，不要放入油中过深，防止蘸油过多，滴于肌肤，引起烫伤），令患者发出"啊"音，将烙铁对准患处，迅速、稳准地烧烙。听到有烙声响，即取出烙铁。如法连续烙之，烙烧次数视病种不同而定。烙治时，必须注意使烙铁柄沿着压舌板方向出入进行，否则容易烫伤口唇或其他组织，引发患者痛苦等。

若使用火针，则先将火针置于酒精灯上烧红，蘸香油后，对准患处快速刺烙。针烙次数视病种不同而定。

烙治后，可喷撒以清热解毒，消肿祛腐药物，如冰硼散、锡类散、珠黄散等。如患者痛觉敏感，术前可在烙治部位涂喷以 3%丁卡因，以减轻疼痛。

3. 几种常见咽病的烙治法

慢乳蛾、石蛾：消毒、表面麻醉后，先用火针对准突出之乳蛾点刺烙5～10针，再用手术刀将刺处纵行浅割，使微出血，继而用烙铁烙之。第一次可作试烙，用曲颈小烙铁，对准割处轻烙（即轻轻接触患部），可烙5～20铁。以后烙治铁数根据病情而定。如无疼痛及染毒之肥大乳蛾者，用曲颈大烙铁重烙（即略加重压力，一按即可）、多烙，可渐加至每次烙30～50烙铁。若烙后肿痛者，多为复感邪毒，应暂停烙治。外用冰硼散或锡类散等吹于烙处，并服以清热解毒类药物。待肿痛消退后，再烙。每次烙至局部黄褐或黑焦即止。每隔2～3天烙1次。若前次烙痂未脱落，可用手术刀划除烙痂，再进行烙治，最终以烙平为度。一般来说，乳蛾三度大者20次，二度大者15次，一度大者10次左右，可将乳蛾烙平。停烙后，残留部分形成瘢痕，一般不易复发。如仍有复发疼痛者，为烙治不彻底之故。可待红肿消退后，再烙数次，以不复发为原则。

咽白刺（咽部或扁桃体角化症）：咽白刺较大者，先用手术刀割去咽白刺，继用火针刺烙3～5针；再用曲颈小烙铁烙5～10铁。此症多数烙之则痛，故不可多烙。或先用黏膜麻醉剂喷患处，再行烙治。若咽白刺极小者，也可单用火针烙之。每隔3～4天烙1次。每次烙毕，可喷撒以冰硼散或锡类散。烙至咽白刺消失，即停烙。

慢咽痹颗粒增生（慢性咽炎所致淋巴滤泡增生）：颗粒大者，每次选1～3枚，用直颈小烙铁，每枚颗粒烙1～3铁；颗粒小者，不易用烙铁，可用火针刺烙，每枚颗粒刺烙1～3针，不宜多刺，多刺则易引起肿痛。每隔3～4天烙1次，烙至接近平复即止。不可重烙或烙成凹陷等。

除以上传统烙法外，现代多用电灼法或微波烧灼法进行烧烙等。

（十）手术法

适用于慢乳蛾所致咽核肥大，久治不消，或咽部癌瘤，经内外治法治疗效果不佳者等。常用手术如扁桃体摘除术、癌瘤摘除术等。

四、喉科外治法

喉科疾病的外治法主要有含化含漱法、喉内喷药法、蒸气吸入法、超声雾化法、手术法等。其中以超声雾化法最为常用，效果亦佳。

（一）含化、含漱法

含化、含漱法是通过口、咽部用药而达到减轻或治疗喉部疾病的目的。由于喉病大多伴有不同程度的口、咽部病变，故经过口、咽部含化、含漱用药，对于消除口咽部病变，减轻喉部疾病的症状有着良好的作用。所用药物大多具有清热解毒，消肿止痛，生津润喉等功效。常用含化药物如铁笛丸、六神丸、草珊瑚含片、西瓜霜含片等；含漱药物一般可根据病情的需要而新鲜配制。常用如银花甘草水、爽喉液、薄荷水煎液、淡盐水、淡醋水等。亦可用内服中药煎液进行含漱等，每日数次。

（二）喉内喷药法

喉内喷药法，是将药物通过喉头喷雾器，或喉头喷粉器喷入喉部而达到治疗喉病的目的。适用于各种急慢性喉病。其方法是：先将药液装入喉头喷雾器内（若为粉剂，则应将药物装入喉头喷粉器内），将喷头弯下约80°～90°。让患者端坐，张口伸舌，医者左手握持喷药瓶，右手握着橡皮球，将喷头缓缓送入咽腔，对准喉部；此时，嘱患者发“衣”音，医者右手握挤皮球，顺势将药物喷入喉部，每天用药1～2次。所用药物一般根据病情而定。大多选用具有清热解毒，消肿止痛，生津润燥的药物。常用药液如清热解毒注射液、鱼腥草注射液、清开灵注射液等;常用粉剂如冰硼散、双料喉风散等。

(三)蒸气吸入法

蒸气吸入法是治疗急、慢性喉病较为常用的一种辅助治法。本法根据所用药物的不同一般可起到清热解毒,消肿止痛,活血化瘀,生津润喉,利喉开音等作用。所用药物可根据病情而新鲜配制。常用如清热解毒注射液、鱼腥草注射液、当归注射液、复方丹参注射液、生脉饮注射液、维生素C及B_{12}注射液等。亦可根据治疗需要,用单味或多味中药水煎液做蒸气吸入。如金银花液、薄荷液、沙参麦冬液等。其吸入方法有二:

1. 简便蒸气吸入法　本法简便易行,尤其适宜于家庭自我治疗。其方法是:用大口杯或电热杯1个,将事先备好的药液放入杯内,再倒入适量沸水,然后将口鼻置于口杯处,并用一块厚毛巾包于口鼻与杯口之间,使其蒸气不向四周挥发。此时随自然呼吸将药物蒸气吸入喉部,从而达到治疗喉病的目的。若为电热杯,则可将其不断加热,使其保持蒸气腾腾则效果更佳。

2. 蒸气吸入器吸入法　此法疗效优于简便蒸气吸入法。其方法参见咽科外治法中的蒸气吸入法,此不复述。

(四)超声雾化法

本法通过超声雾化能将药物均匀的布散于喉部,并易为喉部肌膜所吸收,从而发挥药物良好的治疗作用,是目前治疗喉病最为常用的外治疗法之一。其效果亦远比蒸气吸入法为佳。其适应证、所用药物与蒸气吸入法相同。

(五)手术法

喉科手术法,适用于经内外治法治疗效果不佳,或久治不愈的声带息肉、结节、囊肿、癌瘤等。常用方法如声带息肉摘除术、声带结节摘除术、喉癌切除术、气管切开术等。

除上述治疗方法外,现代临床所用的电、声、光等物理疗法,如超短波电疗、激光疗法、冷冻疗法等,亦可根据情况适当配合应用,以提高疗效。

五、口腔科外治法

口腔科疾病常用的外治法主要有吹药法、敷药法、含化含漱法、刺切法、补牙法、拔牙法等。其中以吹药法、含化含漱法、补牙法为常用。

(一)吹药法

吹药法是将药物直接吹布于口腔疾病的患病部位,而达到治疗疾病的一种外治法。由于口腔部位浅显,病变暴露充分,吹药能够直达病所,故吹药法是治疗口腔疾病最常用的外治法之一。吹药法可用治于各种口腔疾患,尤其适用于口腔黏膜疾病。所用药物一般具有清热解毒,消肿止痛,化腐生肌等功效。常用药物如冰硼散、麝黄散、珠黄散、锡类散等。

(二)敷药法

敷药法是将药物贴敷于病变部位而达到治疗口腔疾病的目的。主要适用于口腔颌面部疾病,如颌下痈、痄腮、滞颐、骨槽风、颌面部肿瘤等。近年来,口腔药膜剂的出现,将敷药法的治疗范围扩大到了口腔肌膜溃疡类疾病等。所用药物一般具有清热解毒,消肿化腐等功效。常用外敷药物如黄连膏、如意金黄膏等;口腔内敷药如口腔溃疡膜等。对于虚火牙痛、虚火口疮等,亦可用吴茱萸或制附子研末,醋调成糊状,贴敷于脚心涌泉穴,夜敷日去,以引火归原,敛愈口疾。

(三)含化含漱法

含化含漱法是将药物含化或含漱于口腔内，从而达到清洁口腔，解毒消肿，治疗口腔疾病的目的。由于含化、含漱药物可以直接作用于口腔患病部位，故而对于口腔疾病有着良好的辅助治疗作用。可用于各种急慢性口腔疾病。常用药物与咽、喉科含化、含漱法用药基本相同，可互参。

(四)刺切法

刺切法是刺破或切开病变部位，泄出邪毒，而达治疗口腔疾患的一种方法。常用于口腔内、外痈肿等。如对于痈肿红肿疼痛，尚未成脓，以及飞扬喉等，可用三棱针或小针刀、尖探针等点刺患处，放出浊血，以泄热消肿止痛。痈脓已成者，可于痈肿高突或软陷处行切开排脓，尔后敷以解毒消肿，化腐排脓类药物，每日换药 1 次，直至痊愈。

(五)补牙法

补牙法是用特殊药物将龋坏或缺损的牙齿予以填充、修复而达到恢复牙体外形与功能的目的。常用于治疗龋齿所致龋洞、牙冠缺损等。有关补牙法早在我国唐代即有应用，如《新修本草》一书中即记载了类似现代的汞合金补牙法。

补牙时，应以恢复牙体外形，保持牙齿功能为基本原则，并根据龋洞的大小、深浅、形态，或牙冠缺损的程度等不同情况而选择合适的方法予以填补或修复等。

(六)拔牙法

拔牙法适用于牙齿、牙周、颌面疾病，致使牙体已经腐坏、松动，不能再保留，或已形成病灶、影响周围组织或全身健康，以及牙位不正、残根等病变者。拔牙时，应严格掌握适应证，并注意有无影响拔牙的全身性、局部性、或出血性疾病等，以免因拔牙而导致不良后果。

第三节　耳鼻咽喉口腔科疾病的针灸、推拿、按摩、导引疗法

针灸、推拿、按摩、导引是中医学独有的治疗方法，这些方法对于某些耳鼻咽喉口腔疾患亦有很好的防治作用。现仅就针灸、推拿、按摩、导引法在耳鼻咽喉口腔科的运用做一简要介绍。

一、耳科针灸、按摩、导引疗法

耳病的针灸、按摩、导引法主要用于治疗中内耳疾患。其方法主要有以下几种。

(一)针灸疗法

针灸疗法可以治疗多种耳病，如急耳痹、慢耳痹、耳鸣、耳聋、耳眩晕等。通过针灸可以调和气血阴阳，疏通经络，以达扶正祛邪，促使病愈的目的。针灸在耳科疾病中的运用主要有针刺、艾灸、穴位注射及耳针等方法。

针灸治疗耳病的取穴原则一般是：根据疾病的寒热虚实，采用耳局部取穴与全身远端取穴相结合的方法进行取穴。在全身经脉中，以手、足少阳经穴位为常用。常用穴位主要有听宫、听会、翳风、天牖、完骨、耳门、中渚、外关、神门、内关、太溪、三阴交、足三里、肝俞、脾俞、肾俞等。

1. 针刺法　主要用于治疗各种急慢性中、内耳疾患，尤其对于内耳疾病如耳鸣、耳聋、眩晕等效果较佳。针刺时，应按辨证施治的原则进行取穴。一般根据病证的寒热虚实，取用上述穴位 3～6 个，远、近端穴位相配，采取实泻虚补的方法进行针刺。

2. 灸法　多用于虚寒性耳病。临床一般以艾炷直接悬灸为多。取穴原则同上。亦可直接悬灸患病局部，或邻近部位。如耳壳痰包，在抽出内在痰液后，可直接用艾炷悬灸痰包处；耳眩晕症，直接灸或悬灸百会、完骨穴，疗效明显；耳鸣、耳聋可悬灸百会、翳风、完骨等。悬灸时，一般以穴位周围微微发红为度，根据病证，可艾灸1～2炷等。

3. 穴位注射　亦称水针。即将药液注射于一定的穴位上，使药物通过经穴而起到针刺与药物的双重治疗作用。主要用治于中、内耳疾病，如慢耳痹、耳鸣、耳聋、眩晕等。选取穴位基本同上。根据所用药物的不同，一般可起到调补气血，疏通经络，行气活血，通窍聪耳等功效。常用药物如当归注射液、复方丹参注射液、川芎注射液、黄芪注射液、麝香注射液、维生素 B_1 及 B_{12} 注射液等。注射时，应根据病证的虚实情况，每次选用2～4穴，针刺得气后，每穴注入药液0.5～1ml，每日或隔日1次，一般5～10次为1疗程。

4. 耳针　是用针刺激耳穴而达到治疗耳病的目的。多用于治疗耳鸣、耳聋、眩晕等。常用穴位如肾、内耳、内分泌、皮质下、枕等，亦可用探针于耳郭上寻找压痛点进行针刺。应用耳针时，一般用毫针刺入，深度以刺穿软骨不透过对侧皮肤为度，留针20～30分钟。亦有用耳环针刺入耳穴皮内，以胶布固定于耳郭皮肤上，每日轻轻按压2～3次，留针3～7天。

目前，耳针刺穴法多为耳穴压穴法所代替。其常用方法为：根据病症不同选取相应的耳穴后，用王不留行籽，或油菜籽以胶布固定在耳穴上，每日按压数次，留用7～10天。本法较耳针或耳环针刺穴法简便易行，且无耳郭复感邪毒之虞，故而临床比较盛行。

（二）按摩、导引疗法

按摩、导引法主要是通过疏通经络，条畅气血，疏涤邪毒，导气入耳而达到治疗耳病的一种方法。按摩、导引具有保健防病，健耳聪耳与治疗耳病的双重作用，在耳科疾病中主要用于防治耳鸣、耳聋、眩晕等疾患。耳科临床中，常用的按摩、导引法有耳咽管自行吹张法、耳膜按摩术、鸣天鼓等。这些方法对于中耳、内耳疾病所致之耳内闷胀堵塞感、耳鸣、耳聋等有一定防治作用，临证时可根据病情适当选用。

1. 耳咽管自行吹张法　此法是通过疏通耳咽管，导气入耳而达到治疗耳病的一种方法。主要适用于急耳痹后期、慢耳痹，表现有耳内闷胀堵塞感，耳膜内陷的辅助治疗，同时亦可作为检测耳咽管是否通畅的诊断方法。其方法早在《内经》中就有粗略的记载，如《灵枢·刺节真邪》曰："刺邪以手坚按其两鼻窍而疾偃，其声必应于针也"。《保生秘要·卷三》则更具体的描述到："定息以坐，塞兑，咬紧牙关，以肺肠二指捏紧鼻孔，睁二目，使气串耳通窍内，觉哄哄然有声，行之二三日，通窍为度"。

方法：首先擤净鼻涕，以拇指、食指捏紧两侧鼻翼，闭口，用力鼓气，使气进入耳窍，以感到耳内有"喀叭"样响声为度，每日数次。患有伤风鼻塞、鼻窒、鼻渊等鼻部疾病者慎用此法，以免使鼻涕逆入耳内而诱发耳疾等。

2. 耳膜按摩术　此法是通过按捺外耳道口，达到导气入耳，起到间接按摩耳膜的作用。适用于治疗急耳痹、慢耳痹所致的耳膜内陷等症。其方法在《景岳全书·卷二十七·耳证》即有所记载。其曰："凡耳窍或损、或塞、或震伤，以致暴聋，或鸣不止者，即宜以手中指于耳窍中轻轻按捺，随捺随放，随放随捺，或轻轻摇动，以引其气。捺之数次，其气必至，气至则窍自通矣"。

方法：以手中指塞放于外耳道口处轻轻按捺，或按放于耳屏上做按压动作，随按随放，随放随按，以导气入耳。每次按捺数十次，日按2～3遍。对患有外耳道疾病者慎用。

3. 鸣天鼓法　适用于预防或治疗耳鸣耳聋等。其方法是：调整好呼吸，将两手心紧贴两耳，两手食指、中指、无名指、小指对称横放于枕部，两手中指尖相接触，再将两食指翘起叠放于中指之上，然后将食指从中指上用力滑下，重重地叩击在脑后枕部，此时耳内可听到“咚咚”如击鼓之声。因其击打脑后，声响如鼓，故而称为“鸣天鼓”。叩击时，先左手24次，再右手24次，最后两手同时叩击48次。

4. 治疗耳鸣耳聋眩晕导引法 《诸病源候论·卷之三·虚劳病诸候》虚劳寒冷候曰：“养生方导引法云：坐地交叉两脚，以两手从曲脚中入，低头，叉手项上。治久寒不能自温，耳不闻声”。《诸病源候论·卷之二十九·耳病诸候》除亦有类似之论外，又曰：“脚着项上，不息十二通止，愈大寒不觉暖热，久顽冷患，耳聋目眩”。《保生秘要·卷三》中有云：“凡搓掌心五十度，热闭耳门，空观。次又搓又闭又观，如此六度。耳聋皆如此导法”。上述所云，均是用导引法治疗耳聋、眩晕的方法。其基本原理是通过改变人体姿势，沟通上下阴阳气血，导气入耳，达到聪耳熄眩的目的，故导引有治疗耳聋、耳鸣、眩晕等症的功用，对于久鸣、久聋、久晕者可适当选用。

5. 预防耳聋按摩法 《医部全录·卷一百三十七·耳门·导引》引养性书云：“以手摩耳轮，不拘遍数。所谓修其城廓，以补肾气，以防聋聩也”。因此，经常以手揉摩耳轮、耳后完骨、听宫、听会、翳风及耳周等部位则有聪耳防聋之效。

二、鼻科针灸、按摩、导引疗法

鼻科针灸、按摩、导引疗法，主要有调理阴阳，疏通经络、气血，祛邪导滞，通利鼻窍等功效，可用于治疗各种急慢性鼻病。

(一)针灸疗法

针灸具有扶正祛邪，疏通经络等作用，可用于多种鼻病。其取穴一般以鼻面部和手、足阳明经、督脉等经络的穴位为主，常用穴位如商阳、合谷、曲池、迎香、足三里、印堂、太阳、风池、百会、上星、素髎、颧髎、脾俞、胃俞、肺俞等。

1. 针刺法 多用于治疗急慢性鼻腔、鼻窦疾患，尤其对于鼻病所致之头痛、头昏、鼻塞等症状有较好的疗效。针刺时，可根据病证的寒热虚实，每次选用上述穴位3～6个，按补虚泻实的原则进行治疗。

2. 艾灸法 多用于虚寒性鼻病，如鼻鼽、鼻窒、慢鼻渊等属于虚寒者。每次选用上述穴位3～6个，采用艾炷悬灸的方法进行灸治。

3. 穴位注射 多用于治疗鼻腔、鼻窦疾患，尤以慢性鼻病为常用。根据病情不同，每次选用上述穴位2～3个，方法及药物可参照耳部“穴位注射”法。此外，尚可行下鼻甲穴注射。其方法参见鼻科外治法项下“下鼻甲注射法”。

4. 耳针 多用于治疗慢性鼻病。常用穴位有鼻、内鼻、肺、大肠、胆、脾、胃、肾上腺、内分泌、皮质下等。方法可参照耳科“耳针”疗法。

(二)按摩、导引疗法

按摩、导引疗法治疗鼻病，多用于慢性鼻病所致的鼻塞、流涕，或多嚏、嗅觉减退等症。如《医部全录·卷一百五十二·鼻门》引古今医统曰：“东向坐，不息三通，手捻鼻两孔，治鼻中患；交脚踑坐，治鼻中患；通脚坐，治鼻中疮，去其涕唾，令鼻道通，得闻香臭。久行彻闻十方”。

除上述方法外，经常用揉摩鼻窍周围的方法亦可起到健鼻通窍的作用。如《杂病源流犀烛·卷二十三·鼻病源流》引养性书曰：“常以手中指，于鼻梁两边二三十遍，令表里俱热，所谓灌溉中岳，以润于肺也”。又曰：“用手中指尖于掌心搓令极热，熨搓迎香二穴，可时搓时运，兼行后功（注：即书中所附之运功法），此法并治不闻香臭”。故以手指常揉搓鼻部周围，则有养肺健鼻之功。其方法是：先将双手鱼际互相摩擦至发热后，立即按于鼻两侧，沿鼻根至迎香，上下往返摩擦至局部发热为度；也可用两中指于鼻梁两边上下摩擦20～30次，至局部发热为止，每天早晚各1次，长期坚持不懈。通过按摩，使鼻面部经络疏通，气血流畅，以达扶正祛邪，健鼻通窍，聪嗅之目的。

三、咽科针灸、推拿、导引疗法

针灸、推拿、导引在咽科应用较为广泛，对各种急慢性咽病均有较好的疗效。尤其是传统的推拿（擒拿）法对于救治急性咽喉病所造成的咽喉肿塞，吞咽、呼吸困难等，可起到一定的救急作用。除针灸、推拿、导引疗法外，提刮（刮痧）法对于急性咽腔疾病亦有较好的疗效。

（一）针灸疗法

1. 针刺法　可用于各种急、慢性咽病。用穴一般以手、足阳明经、手太阴经等经络的穴位为主。常用穴位如合谷、曲池、内庭、少泽、足三里、廉泉、扁桃体（在下颌角内5分处，针刺时，向咽关扁桃体方向直刺1～1.5寸）等。每次根据病情选用3～6穴，采用实泻虚补的方法予以针刺治疗。

2. 针刺放血　适用于急性咽病。常用穴位为少商、商阳穴。刺血时，用三棱针迅速点刺，每穴放血数滴，可起到泄热消肿止痛的作用。取耳垂或耳背浅显小血脉放血数滴，效果亦佳。

3. 针刺患部　对于急性咽病，局部红肿疼痛剧烈者，可用三棱针或手术尖刀在红肿高突处浅刺2～5处，以出血为度，有迅速泄热消肿止痛之效。对于慢性咽病，如咽部有暗红颗粒，梗梗不利者，亦可刺破颗粒，排出瘀血，以消除瘀滞，减轻咽部不利感等。

4. 耳针　用于急、慢性咽病，但以慢性咽病为多用。常用穴位如咽喉、扁桃体、肺、胃、肾、内分泌等。每选3～5穴，急性疾病，用针刺法；慢性疾病，可用王不留行籽贴压穴位。

5. 艾灸法　对于慢性虚寒性咽病可配合使用。常用穴位如足三里、合谷、曲池、肺俞、肾俞及两侧下颌角处等。一般悬灸至局部发热为度，每日或隔日1次。

（二）提刮疗法

提刮疗法俗称“刮痧”，是用瓷匙的边缘蘸油或水，轻刮患者的皮肤，或用两指夹持患者的皮肤进行提扯，至皮肤出现紫红色瘀斑为度。此法具有疏通经络，宣发邪热的作用，多用于急性实热性咽喉病的早期等。体质虚弱者慎用此法。

对于咽喉肿痛，多提刮风府穴、两侧下颌角与颈间以及曲池、间使、大陵、太渊等穴。亦可在背部顺足太阳膀胱经，由肺俞至肝、胃俞，由大肠俞至膀胱俞，自上而下进行提刮。对于咽喉病初期，常取颈窝处（即颈动脉部位），涂擦少许香油，用厚铜钱的边缘，自上而下的进行顺刮。忌由下而上逆刮。左侧咽病刮右侧，右侧咽病刮左侧。一般轻病者刮后即可治愈，重病者亦可减轻症状。

（三）擒拿法

擒拿法又称擎拿法，属古代救急之法，现已极少使用。紧急情况下，可用于急性咽病，咽部红肿疼痛剧烈，吞咽困难，汤水难入者。擒拿法具有疏通经络，调和气血，通畅咽道，缓解症状的作用。其方法有多种，常用者有单侧擒拿法与双侧擒拿法。

1. 单侧擒拿法　患者正坐，手臂侧向平举，拇指在上，小指在下。若患者左手平举，术者立于病人举手之正侧面，用左手食指、中指、无名指紧按患者鱼际背部（相当于合谷穴处），小指扣住腕部，拇指与病人拇指螺纹相对，并用力向前压紧；另用右手拇指按着患者锁骨上缘肩关节处（相当于肩髃穴处），食指、中指、无名指紧握腋窝处，并用力向外拉开。施术时，嘱助手立于病人前面，将汤药或半流质饮食缓缓灌下即可。此法可连续使用。

2. 双侧擒拿法　患者坐于没有靠背的椅子上，医者站在患者背后，两手从患者腋下伸向胸前，以食指、中指、无名指按着锁骨上缘，两手臂压着患者胁肋，胸部贴紧患者背部。位置固定好后，医者两手沿锁骨到肩胛用力向左右两侧拉开，两肘臂和胸部压紧患者胁肋及背部，三方面同时用力，则可使患者咽喉部得以松动，助手顺势立即把汤药或流质饮食灌服给患者吞咽即可。

施术时需注意患者全身情况，擒拿用力要均匀、得力，不可过于粗暴，以免损伤肩、肘关节与筋脉等。

（四）按摩导引法

咽部按摩、导引法对于咽喉有保健、防病、治病之功效。常用方法如下：

1. 咽痛按摩法　取扁桃体、风池、风府、合谷、曲池等穴。患者取坐位，先揉按扁桃体穴，再逐次揉按风池、风府、合谷、曲池穴，以疏通经络气血，消肿止痛。

2. 生津润咽导引法　适用于咽腔保健，亦可用于慢性咽病，咽部干燥不适者。其方法是：平时睡醒时，即起端坐，凝神息虑，舌抵上腭，闭口调息，津液自生，待其满口，分作三次，以意送下。此法《红炉点雪》称之为“水潮之功”，《医学心悟》称之为“华池之水”，有补真阴，生津润咽养喉的作用。同时，津既咽下，在心化血，在肝明目，在脾养神，在肺助气，在肾生精，故亦有助于身心健康。

四、喉科针灸、按摩、导引法

（一）针灸疗法

喉科针灸疗法主要有针刺法、艾灸法与耳针等。其中针刺法可用于治各种急慢性喉病；艾灸法与耳针则多用于慢性喉病等。

1. 针刺法　针刺治疗喉部疾病的用穴，一般采用邻近取穴与循经远端取穴的方法。邻近喉部的穴位如天突、廉泉、水突、人迎、扶突等；循经取穴一般多取太阴、阳明经穴位，常用穴位如少商、太渊、列缺、商阳、合谷、曲池、内庭、足三里、内关等。针刺时，根据病情的不同情况选用3～5穴，实证用泻法，虚证用补法。

2. 艾灸法　适用于慢性虚寒性喉病。常用穴位同针刺法用穴。治疗时，可选用3～5穴，进行悬灸，每日或隔日1次。

3. 耳针　可用于各种急慢性喉病，尤以慢性喉病多用。常用穴位如咽喉、肺、气管、颈、脾、肾、内分泌、皮质下等。每选3～4穴，急性喉病用针刺法；慢性喉病可用埋针，或用王不留行籽贴压穴位等。

（二）按摩、导引法

喉部按摩、导引法多用于治疗声音嘶哑，喉部疼痛等。一般采用喉颈部按摩与穴位按摩相结合的方法进行治疗。其方法是：取人迎、水突穴、喉颈部敏感压痛点以及喉颈部三条侧线（第一条侧线在喉结旁开1cm处直下；第三条侧线在喉结旁开1.5cm处直下；第二条侧线在第一、三条侧线中间）。按摩时，患者取坐位或仰卧位，医者先于患者喉颈部的三条侧线施行推法或拿法（亦可配合揉法），往返数次。尔后在人迎、水突穴及敏感点采用揉法进行揉拿。按摩时要求动作轻柔，不可粗暴用力，以免损伤喉部软骨等。

导引法防治喉病的方法与咽科基本相同，此不赘述。

五、口腔科针灸、按摩、导引法

口腔科针灸、按摩、导引法，对于口腔疾病亦有一定的治疗和保健作用。尤其是针刺法在治疗牙齿、牙龈疾患所致的牙痛方面有着良好的疗效，是临床常用的止痛方法之一。

（一）针灸疗法

针灸疗法治疗口腔疾患亦有针刺、艾灸、耳针、穴位注射等方法，其中以针刺法较为常用。

1. 针刺法　可用治于各种急慢性口腔疾病，尤其常用于各种原因所导致的牙痛、面痛及颞颌关节功能紊乱等。其所用穴位一般以手、足阳明经穴位为主。常用穴位如合谷、阳溪、手三里、地仓、四白、大迎、颊车、下关、内庭、廉泉、承浆、金津、玉液等。针刺时，应根据疾病寒热虚实的不同情况，选用3～6穴，采用实泻虚补的针法进行治疗。对于各种原因引起的急性牙痛，一般可单用合谷穴，强刺激，留针15～20分钟。

2. 艾灸法　主要应用于虚寒性口腔疾患。如阳虚口疮、气血亏虚所致之牙宣、骨槽风等。常用穴位如足三里、三阴交、下关、颊车、合谷、太溪、阴谷、照海等。艾灸时，根据病情可选用3～4穴，悬灸1～2炷，日1次。

3. 穴位注射　可用治于急慢性口腔疾患，尤以慢性疾病为常用，如虚火牙痛、牙宣、骨槽风、口疮等。常用穴位同针刺、艾灸法。注射方法与常用注射药物同“耳科穴位注射法”。

4. 耳针　多用于慢性口腔疾病。常用耳穴如口、舌、上颌、下颌、面颊、腮腺、上腭、牙痛点$_1$、牙痛点$_2$、脾、胃、肾、内分泌等。应用时，根据病情虚实，每次选用4～6穴，针刺或用王不留行籽压穴。

（二）按摩法

按摩法治疗口腔疾病，多用于治疗牙痛及慢性口腔疾患等。如牙痛可按摩合谷、下关、颊车、承浆、人中等穴。采用按、压、揉等手法，或用单指重力按压法，往往能收迅速止痛之效。对于牙宣所致的牙龈萎缩，可用手指横向揉按萎缩处的牙龈或揉按与之相对应的唇颊外部，不拘时日，坚持揉按，可生肌复萎。

（三）导引法

导引法防治口腔疾病古已有之，尤其是在应用导引法防治牙痛、口干及坚齿等方面积累了丰富经验与资料。

1. 坚齿、止痛导引法　《诸病源候论·卷之二十九·牙齿病诸候》齿痛候引养生方曰：“东向坐，不息四通，琢齿二七，治齿痛病”。又曰：“东向坐，不息四通，上下琢齿三十六下，治齿痛”。齿虫候引养生方云：“鸡鸣时，常叩齿三十六下，长行之，齿不蠹虫，令人齿牢。又云：朝未起，早漱口中唾，满口乃吞之，辄琢齿二七过。如此者三，名曰练精。使人丁壮有颜色，去虫而牢齿”。《备急千金要方·卷二十七·养性序第一》亦云：“人当朝朝服食玉泉，琢齿，使人丁壮有颜色，去三虫而坚齿。玉泉者，口中唾也。朝旦未起，早嗽（注：嗽，疑为“漱”）津令满口，乃吞之，琢齿二七遍。如此者，乃名曰练精”。故早晚琢齿（叩齿），咽唾，则有坚齿，强身，防治牙痛之效。

《景岳全书·卷二十八·杂证谟·齿牙》记载有运用导引进行坚齿种齿的方法。其曰：

“种齿法：古有晨昏叩齿之说，虽亦可行，然而谷谷震动，终非尽善之道。余每因劳因酒，亦尚觉齿有浮突之意，则但轻轻咬实，务令渐咬渐齐，或一二次，或日行二三次，而根自固矣。又凡于小解时，必先咬定牙根而后解，则肾气亦赖以摄，非但固精，亦能固齿，故余年逾古稀，而齿无一损，亦大得此二方之力”。景岳之法，有年老之人用之，甚效。

2. 生津润口导引法　《医学心悟·首卷》治阴虚无上妙方曰：“华池之水，人身之金液也，敷布五脏，洒陈六腑，然后注之于肾而为精……今立一法，二六时中，常以舌抵上腭，令华池之水，充满于口，乃正体舒气，以意目力送至丹田，口复一口，数十乃止。此所谓以真水补真阴，同气相求必然之理也”。《红炉点雪·卷四·却病延年一十六句之术》中曰：“平时睡醒时，即起端坐，凝神息虑，舌抵上腭，闭口调息，津液自生，分作三次，以意送下，此水潮之功也。津既咽下，在心化血，在肝明目，在脾养神，在肺助气，在肾生精，自然百骸调畅，诸病不生”。此法可用于防治口舌干燥，养阴益精强身等。其方法是：微张口，以舌抵上颚，或微闭口唇，用舌在上、下牙龈与唇之间做旋转搅动，待舌下津液生满口时，徐徐咽下即可。

【参考资料】

1. 耿引循．耿鉴庭先生治疗鼻病十二法．江苏中医，2000，21(8)：42～44

2. 王培源，等．王士贞教授治疗鼻病经验介绍．新中医，2006，38(8)：13～15

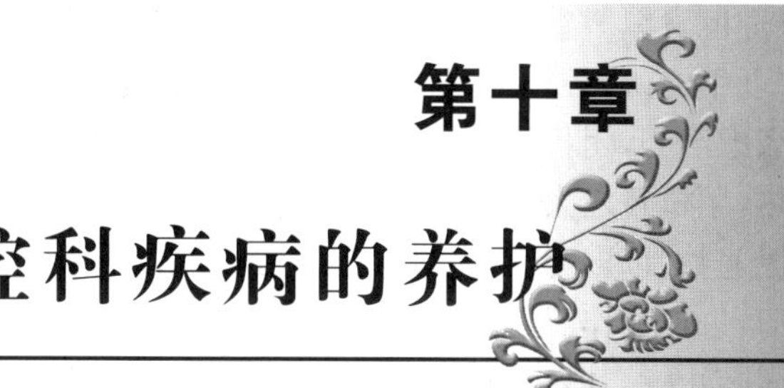

第十章

耳鼻咽喉口腔科疾病的养护

养护，即调养与护理，它是针对疾病的不同情况而采取相应的调养与护理措施，以促使疾病早日康复。耳鼻咽喉口腔科疾病除采取积极的治疗措施外，恰当的调养与护理亦是重要的一个方面。正确、适时、合理的养护不仅可防止耳鼻咽喉口腔科疾病的发生或发展，缩短疗程，减少并发症，而且能提高疗效，促使病变早日康复。反之，若不注意养护，或养护失当则不仅影响治疗效果，而且尚可使病情加重或变生它疾等，故耳鼻咽喉口腔科疾病的养护亦应予以重视。

耳鼻咽喉口腔科疾病的养护应针对不同的疾病而采取相应的调养与护理措施，但就其基本情况而言，亦有一定的规律可循，即以保护与修炼正气，调和阴阳，饮食、起居有节，回避或祛除邪气为目的。亦即以《素问·上古天真论篇》所云“其知道者，法于阴阳，和于术数，食饮有节，起居有常，不妄作劳”，使“形与神俱”为基本原则。养护与治疗一样，亦应贯彻辨证施养、辨证施护的原则，根据病情、病性、病位的不同情况，辨明其表里、寒热、虚实、阴阳的不同性质而采取相应的措施与方法进行养护，以利疾病的康复。

耳鼻咽喉口腔科疾病养护的措施与方案，必须因人、因病、因证、因时、因地制宜，并结合患者的工作、学习、生活等方面的具体情况方能拟定。现仅从中医养护的特点出发，就耳鼻咽喉口腔科疾病的一般养护知识介绍如下。

一、自 身 养 护

自身养护是患者进行自我调养，修炼正气，以达祛病强身、扶正祛邪的一种调养方式。这种方法有利于调动患者自身抗病御邪的积极性，从而达到辅助治愈疾病的目的。耳鼻咽喉口腔科疾病虽然发生于头面部器官，但与整体健康却密切相关。整体健康，正气强盛，不仅可以预防耳鼻咽喉科疾病的发生，而且可以使既病者早日康复。因此，做好自身养护，强壮自身体质对于防止耳鼻咽喉口腔科疾病的发生至关重要。自身养护方法很多，但根据四时气候阴阳的变化，结合年龄、自身体质，以及疾病寒热虚实的特点，制定合适的自我锻炼方法则是基本的养护原则。

中医学认为，动则生阳。恰当的运动，合理的锻炼，不仅有助于阳气的生发与强盛，而且亦是强壮身体的一个重要方面。锻炼身体的方法甚多，至于选择何种方法进行锻炼，应因人、因地、因病以及个人的爱好而行，诸如跑步、体操、击剑、游泳、乒乓球、羽毛球、太极拳、气功等均可酌情选用。但锻炼应量力而行，适可而止。一般以锻炼后自觉身体轻快舒服，心情舒畅，精神爽快为度。不宜选用超过自身承受能力的锻炼方法（尤其是对已病之人更应注意），不宜过于疲劳，以免产生“动极伤阳”，反伤正气，诱发疾病或加重病情的不良后果。

对于耳鼻咽喉口腔科而言，经常进行“摩耳廓、鸣天鼓、揉外鼻、叩牙齿、搅舌、咽津、哼声”等官窍修炼方法，不仅有益于耳鼻咽喉口齿舌的聪明与健康，而且有益于整体健康。如

《寿世青编·卷上·内养下手诀》即记载有修炼耳鼻口对于身心健康的作用与练功法，其曰："下手之诀，必先均调呼吸。均调呼吸，先须屏绝外缘，顺温凉之宜，明燥湿之宜。明窗净几，涤虑清心，闭目端坐，叩齿三十六遍，以集心神；然后以大拇指背，于手掌心劳宫穴处摩令极热，用拭目之大小眦各九遍，并擦鼻之两旁各九遍；又以两手摩令热，闭口鼻气，然后摩面，不俱遍数，以多为上，名真人起居法。次以舌舐上腭，搅口中华池上下，取津漱练百次，候水澄清，一口分作三次，汩然咽下，名曰赤龙取水。又曰：玉液练己法，最能灌溉五脏，光泽面目，润肺止嗽，其效如神"。书中《调息》亦曰："将大指背擦热，拭目四十遍，去心火；擦鼻三十六遍，润肺；擦耳十四遍，补肾；擦面十四遍，健脾"。并且该书中所载"十二段动功"的前四段即为"叩齿、咽津、浴面、鸣天鼓"法，由此可见修炼耳鼻口对于身心健康的作用与影响。

总之，无论采取何种锻炼方法，其结果总以达到疏通气血，调和阴阳，强壮筋骨，保养正气，聪利官窍为最佳，亦即以达到《素问·生气通天论篇》所曰："陈阴阳，筋脉和同，骨髓坚固，气血皆从，如是则内外调和，邪不能害，耳目聪明，气立如故"为最佳状态。

自身养护除了选择合适的锻炼方法以修炼正气外，平时亦应做到劳逸适度，以避免损伤正气。劳逸适度不仅能促使气血平和，经脉通畅，阴阳和调，而有益于健康，防病强身，而且能够促使既病者康复。因此，无论是未病之人，或是已病之体，均应注意劳逸适度，合理安排工作、休息、睡眠等日常生活，以将养正气，祛病御邪，强身健体。对于已病者的休息可因人、因病而定。一般而言，急性病患，尤其是伴发热者，宜卧床休息或多加休息；急性喉病声音嘶哑者，尚应注意发声休息，以利正气来复，促使疾病早日康复。对于慢性疾病则应根据病类、症情以及素体的强弱等来决定其休息，总以不损正气，有利于疾病的康复为原则。但要防止过分强调休息的倾向，以免产生"久卧伤气"、"久坐伤肉"的相反作用，而不利于气血运行以及疾病的康复等。除体劳外，房劳对于身体健康以及疾病的恢复亦有影响，尤其是对于既病之人影响更大，因此，应注意节欲净身，房事适度，以固根本，却病强身。

二、起 居 养 护

起居养护主要是对日常生活，居住环境，作息习惯等进行调理，以利于强壮与恢复正气，驱除病邪，达到疾病康复的目的。起居的适宜与否对于疾病的康复亦有重要的作用。起居有常，作息有规，顺应四时，居室清爽，不仅有利于正气的强壮与恢复，而且有利于既病者的康复。而起居不慎，冷热不调，逆忤四时，不知调适，自罚阴阳，居室污浊则不仅可以致发耳鼻咽喉口腔疾病，而且能使既病加重，或使宿疾复发等。因此，无论是未病或已病之人均应注意起居的调理，以防患于未然。

中医学认为，不同的季节，应有不同的起居调理方法。如《素问·四季调神论篇》曰："春三月……夜卧早起，广布于庭，被发缓行"；"夏三月……夜卧早起，无厌于日"；"秋三月……早卧早起，与鸡俱兴"；"冬三月……早卧晚起，必待日光"。《素问·生气通天论篇》亦曰："苍天之气，清净则志意治，顺之则阴阳固，虽有贼邪，弗能为害，此因时之序。故圣人传精神，顺天气，而通阴阳，失之则内闭九窍，外壅肌肉，卫气散解，此为自伤，气之削也"。因此，顺应四时阴阳的消长而进行合适的起居调理，不仅有利于保护正气，燮理阴阳，抗御外邪，以利官窍聪明，而且能使既病者达到邪去正安病愈的目的。

一般而言，无论是正常人，或是耳鼻咽喉口腔疾病患者，除应注意适当锻炼身体，修炼正气外，在起居养护方面尚应做到：起居有常，谨避六淫；作息有规，养正扶羸；居室通风，疏涤浊气；吸纳鲜气，以固宗卫；劳汗当风，莫伤卫阳；顺应天时，适时更衣，以御邪气；保温保暖，远疏风寒；极热慎凉，极冷慎热，莫损阴阳等。做到这些，不仅有益于正气的强盛，抵御六淫外邪的侵袭，防止疾病的发生，而且可以减少宿疾的复发，以及既病者的加重等。

起居养护，除了注意四时、居室、作息、日常生活等的调理养护外，周围生活与工作环境的优劣对身体与官窍疾病的发生与康复亦有一定的影响。如长期在高噪音环境生活或工作者则易伤听觉与嗓音；高温、干燥环境则易伤阴津咽喉；高粉尘与有害化学气体环境则易伤鼻咽喉等。因此，改造环境，消除不良因素的影响，加强自身防护，对于防止耳鼻咽喉口腔科疾病的发生以及既病者的康复有着重要的意义。

对于已病患者，应根据不同疾病与证候特点，创造舒适的环境，如保持病房与居室的整洁、安静，空气新鲜，保温、保暖等均有利于疾病的康复。又如耳眩晕患者，避免声、光的刺激，居室宜暗、宜静，则有利于减少眩晕的发作与康复。鼻槁及咽喉疾病患者应保持居室湿润，避免干燥、高温及有害化学气体的刺激等，亦有益于患病者的康复。疫毒类疾病，如白喉、疫喉痧等患者则应注意隔离与消毒，以免传染他人。

三、饮 食 养 护

饮食养护是通过调理饮食而达到恢复正气，驱除病邪目的的。饮食适宜则能健脾胃，养正气，扶羸弱，强体却病；饮食失宜则会伤脾胃，助邪气，损身体，诱发疾病等。正如《医学心悟·首卷·保生四要》所曰："食饮非宜，疾病蜂起。外邪乘此，缠绵靡已，浸淫经络，凝塞腠理，变症百端，不可胜纪"。因此，合理饮食，就宜避忌，不仅有益于强身防病，而且有利于疾病康复。合理饮食，应因人、因病、因证而宜。但饮食规律，勿饥勿饱，定时定量则是其共同的原则。在病症方面，实热证者，食宜寒凉、清润，忌辛辣炙煿、燥热之品；虚热证者，食宜甘润，忌辛热燥干之品；虚寒证者，食宜温热，忌生冷肥甘等。

烟酒对耳鼻咽喉口腔有害无益，它不仅可以滋生火热、痰火，伤阴伤津，而且可以直接损伤口鼻咽喉肌膜，诱发疾病，或加重病情，助病生变等，故对于有烟酒嗜好者应大力劝戒。对于既病者，尤其是实证、热证耳鼻咽喉口腔病患，更应禁戒。

除注意饮食禁忌外，对已病患者，亦可根据病情配合适当的饮食疗法，以促进疾病的康复。如《饮膳正要》、《寿世青编》中均记载有众多的食疗方药，可参照应用。如实热证者，可食用绿豆粥、萝卜粥、马齿菜粥、荆芥粥（荆芥穗、薄荷叶、豉、白粟米）等；虚寒病患者，可食用山药粥（山药、羊肉）、莲子大枣粥、当归羊肉汤、胡桃粥等；虚热证患者，可食用百合粥、枸杞子粥等；聪耳通窍明目可用莲子粥、鸡头粥（芡实、粳米）、苍耳粥（苍耳汁、米）、薄荷粥、鹿肾羹（鹿肾、粳米）、羊肉辛夷汤等。此外《寿世青编·病后调理服食法》尚按照风、寒、暑、湿、燥、火、气、血、痰、阳虚、诸虚、调理脾胃等门类分别介绍了一些食疗方药，均可根据疾病的不同证情选用。

四、精神情志养护

精神情志的养护，又称养心、疗心，是中医学养生中最重要的一个方面。如《寿世青编·卷上·勿药须知》曰："古神圣之医，能疗人之心，预使不至于有疾。今之医者，惟知疗人之疾，而不知疗人之心，是犹舍本而逐末也"。书中疗心法言又曰："凡欲身之无病，必须先正其心，使其心不乱求，心不狂思，不贪嗜欲，不著迷惑，则心君泰然矣。心君泰然，则百骸四体虽有病而不难疗。独此心一动，百患为招，即扁鹊华佗在旁，亦无所措手乎"。由此可见精神情志养护的重要性。《素问·上古天真论篇》亦曰："恬惔虚无，真气从之，精神内守，病安从来。

是以志闲而少欲，心安而不惧，形劳而不倦，气从以顺，各从其欲，皆得所愿。故美其食，任其服，乐其俗，高下不相慕，其民故曰朴”。因此，精神情志的好坏对疾病以及人身健康的影响甚大。

精神、情志能够致病，亦能愈病。良好的精神状态，正常的情志活动，不仅能使气血和畅，气机和调，有助于身体健康，而且能使既病者早日康复。若情志失调，抑郁寡欢，忧思恚怒，精神不振，则能够促发疾病，使既病者加重或生变等。因此，保持良好的精神状态，消除不良精神、情志因素的刺激，树立战胜疾病的信心，加强思想修养，心胸开阔，乐观开朗，使七情调和，喜怒有节，精神振奋，心情愉快，真正做到“常能遣其欲而心自静，澄其心而神自清”（《寿世青编·上卷·养心说》），“恬惔虚无”、“志闲而少欲、心安而不惧”、“任其服，乐其俗，高下不相慕”，则不仅有利于身心健康，而且有利于疾病的康复。

对于患者，医护人员在诊疗、护理时，要富于同情心，态度要热情和蔼，注意安定病人情绪，耐心诊疗，做到急病人之所急，想病人之所想；对于因精神、情志因素引发的疾病，如耳鸣、耳聋、眩晕、梅核气、肝郁失音，以及癌症患者，更应耐心解释，细心开导，消除病人的疑虑，以利患者康复；切忌简单粗暴，敷衍了事，以免增加患者的痛苦与精神负担而加重病情等。

五、窍 道 养 护

窍道养护除了自身养护中所述的官窍修炼方法，养护正气外，主要是保持官窍的卫生清洁，以防止邪毒的侵入与伤害。注意耳鼻咽喉窍道的局部卫生，保持窍道清洁，戒除不良习惯，对于防止诸窍疾病的发生，以及促使既病者的康复至关重要。如及时清除外耳道内耵聍、异物、尘埃；清净外耳道、鼻腔、咽、喉积留的分泌物以及病变处脓液，保持局部清洁卫生；养成饭后与早晚漱咽、清洁咽喉的习惯；尤其是咽喉部红肿化脓、溃烂的患者，应经常用药液或淡盐水、淡醋水漱涤，以减轻症状，促病康复；戒除挖耳、挖鼻、拔鼻毛的不良习惯；游泳、洗头时防止污水入耳、呛鼻；尤其是脓耳患者，更应避免污水入耳，以免加重病情或促使脓耳复发；航空、潜水以及乘坐密闭交通工具时常作咀嚼吞咽与深呼吸动作，以疏通耳咽管，防止发生耳痹等；婴儿哺乳时，注意采取正确的哺乳姿势与方法，防止呛乳，避免乳汁逆入耳窍而诱发脓耳；采取正确的擤鼻方法，防止涕液逆入鼻窦或耳窍；注意发声方法，勿疾呼大叫，狂歌滥唱，以免损伤声带，耗伤脏气等，这些均有益于诸窍的健康以及疾病的康复。

疾病篇

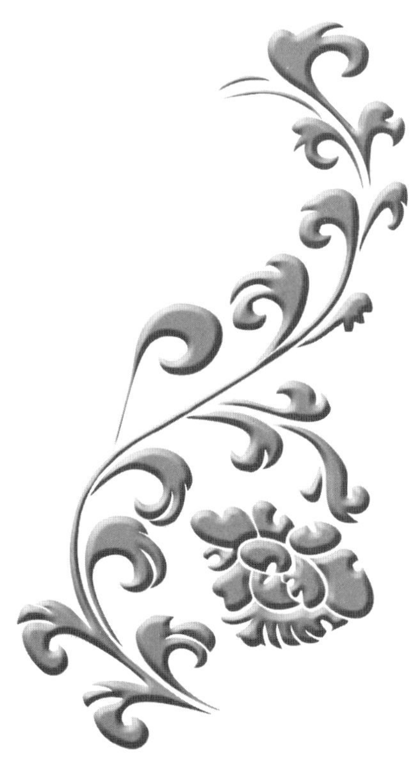

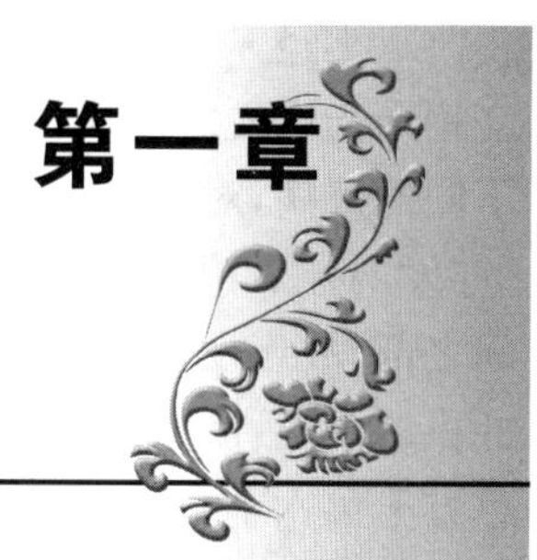

第一章 耳科疾病

第一节 耳前瘘管

【概述】

1. 涵义　发生于耳前的瘘管称为耳前瘘管，以耳门前部有小孔，或渗液、红肿为特点。多由先天禀赋不足，耳前发育不良所致。好发于女性，以单侧耳发病为多。类似西医的先天性耳前瘘管。

2. 释名　瘘，通漏，意指疮破久不收口，成管，流脓水者。其发于耳前者，称为耳前瘘管。古代医籍无耳前瘘管病名。但所载之耳前发与本病相似。现代医家多称之为耳瘘、耳漏、耳前瘘、耳门瘘管、耳瘘管感染等。

(1)耳前发：指发于耳前的疮毒肿疡。如清·陈士铎《洞天奥旨·卷五·耳前发》曰："耳前发者，发于两耳之前，乃悬厘、客主人之穴也。虽曰耳发，实生于耳之外，非生于耳之中"。耳前发与本病发病部位类似，故有指本病之意。

(2)耳瘘：指发于耳前后的肿毒溃瘘。如王德鉴《中医耳鼻咽喉口腔科学》耳瘘曰："发于耳前或耳后的瘘管，称为耳瘘"。《干氏耳鼻咽喉口腔科学》先天性耳瘘管感染亦曰："先天性耳瘘管，或应称先天性耳前瘘管，中医称为耳漏、耳瘘"。

(3)耳漏：同耳瘘，又指发于耳垂部的瘘管。如《疡科心得集·卷上·辨耳痈耳菌虚实论》曰："耳瘘生于耳根翎上，女孩穿耳穿伤者多此症，溃脓最难收口，必升药条提之，历久方愈"。因耳前瘘管亦有发于耳垂者，故此论之耳瘘亦当包括耳前瘘管。耳漏亦有指耳郭红肿，溃烂流脓者。如《张赞臣临床经验选编》中记载之耳漏医案即是指耳郭红肿者。其曰："耳郭红肿软绵而无硬结，有积液，色清稀微黄而不化脓。此症溃破后往往经常流脂而不能愈合，成为耳漏"。

(4)耳前瘘：指发于耳前的瘘管。如王德鉴《中医耳鼻咽喉口腔科学》耳瘘有曰："发于耳前者，称耳前瘘"。

(5)耳门瘘管：指发于耳门前的瘘管。如顾伯华主编的《实用中医外科学》称本病为"耳门漏管"。

(6)耳瘘管感染：指耳前瘘管染毒而发生红肿疼痛者。如《干祖望中医五官科经验集》耳瘘管感染曰："耳瘘管感染即先天性耳前瘘管发生感染"。

(7)耳前瘘管：指发于耳前的瘘管。见于《中医耳鼻咽喉科临床手册》。其曰："先天性耳前瘘管，中医称为瘘管、耳前瘘管"。相对而言，耳前瘘管，定位定性较为准确，故当以此为名。

3. 沿革　瘘，最早记载于《内经》。如《素问·生气通天论篇》曰："陷脉为瘘，留连肉膝”。《类经·十三卷·疾病类》生气邪气皆本于阴阳释曰:“瘘,鼠瘘之属”。故《内经》所言之瘘乃指广义之瘘病也。隋·巢元方《诸病源候论·卷三十四·瘘病诸候》共记载有34种不同的瘘病,对于各种瘘病的病因病机有着详细的论述。其中在论述诸瘘的病因时提到瘘“亦发两掖下,及两颞颥间,初作喜不痛不热,若失时治,即生寒热也”。颞颥,即耳前至颧骨间之部,故瘘发于此者,当于耳前瘘管相似。又蚝瘘候所指之“著面颊边,即脱肉结肿,初如蚝虫之窠,后溃成瘘”亦有指耳前发病之意。《备急千金要方·卷二十三·九漏》与《太平圣惠方·第六十六卷·九瘘论》等对于瘘病均有所论述,并收载有众多的治瘘方药。后世所论瘘病大多无越上述医家之论。有关本病的论述亦包含在耳疮、耳疔等病症之中。如清·张镜撰《刺疔捷法》所载“耳涌疔”和《七十四种疔疮图说》所载“耳拥疔”中不少应属于本病。现代各版高等医药院校耳鼻喉科学教材都未载本病,王德鉴《中医耳鼻咽喉口腔科学》有“耳瘘”一节,包括耳前瘘(即本病)和耳后瘘,不少中医耳鼻咽喉科专著论及本病,但都采用西医病名。

【病因病理】

1. 古代病因病理学说　因古代没有耳前瘘管的论述,故对于其病因病理亦没有专门的论述,有关本病的病因病理与瘘病,特别是久瘘、脓瘘的病机类似。《洞天奥旨·卷五·耳前发》称其病机乃由胆经火毒,“阳火阳毒尽发于外”所致。

2. 现代病因病理学说　现代对本病病因病理的认识基本一致,即认为由先天发育不足,而成瘘管;若遭风热邪毒侵袭则出现红肿流脓等症。如王德鉴《中医耳鼻咽喉口腔科学·耳瘘》将其病因病机归结为禀赋不足,先天缺损;气血耗伤,邪毒滞留所致。《干氏耳鼻咽喉口腔科学》则认为“因肝胆经积热上犯,外受风邪”而发为肿疡。《中医耳鼻咽喉科临床手册》则将其病因病理归结为“先天不足,胎毒蕴积,碍耳发育,积毒成瘘”;“湿热上蒸,积留瘘管”;以及“瘘毒久留,耗伤气血”所致。

3. 临床病因病理

(1)先天不足,复感邪毒:先天禀赋不足,发育不良,遗生瘘管,加以风热邪毒侵袭,壅遏气血,而成本病。

(2)气血不足,邪毒留滞:瘘管日久不愈,耗伤气血,致使正不胜邪,邪毒滞留,则瘘管时发时止,经久难愈。

【临床征候】

1. 发病情况　据有学者对10111例7～14岁儿童出生缺陷调查,发现先天性耳前瘘管245例,患病率为24.23‰。流行特征为郊区患病高于城区,女性患病率明显高于男性。该病有患病体侧的家族一致性。

2. 病史　出生时耳前即可见瘘管。

3. 耳前痒痛或肿痛　一般没有自觉症状,或局部时有发痒感、微痛感。若因风热邪毒等侵袭,则可出现局部红肿疼痛、流脓等症。

4. 耳前瘘管　病发于一侧或两侧耳前,以单侧发生为多。无复感邪毒时,耳前可见一个或多个小黑点。复感邪毒时,则瘘口周围红肿,按之疼痛。瘘口溃破,可有脓液溢出。

5. 伴随症状　成人多无明显全身症状,小儿可有发热等症。

【诊断与鉴别诊断】

1. 诊断依据　①出生后耳前即有小瘘管;②反复染毒,红肿疼痛,流脓等;③瘘管时发时止,经久不愈。

2. 鉴别诊断 本病一般不易与其他疾病混淆。首次发病应注意与耳疖相鉴别。

【辨证施治】

1. 古代辨证施治观点 《山海经·中山经》:(半石之山)"合水出其阴,而北注入洛,多腾鱼……食者不痈,可以为瘘"。这是治疗瘘病的最早记载,此后历代医家对瘘病的辨证论治颇多著述,但未见辨治耳前瘘管的明确记载。

2. 现代辨证施治观点 王德鉴《中医耳鼻咽喉口腔科学》将耳前瘘的证治分为先天缺损,邪毒外袭;气血耗伤,邪毒滞留两证,分别采用祛风解毒,活血排脓和托里排脓,生肌敛口,方用柴胡栀子散和托里消毒散加减。《实用中医外科学》则分初期、热毒壅盛及后期三型论治。《中医耳鼻咽喉科临床手册》分胎毒蕴积、湿热稽留、气血不足三型辨治,分别采用五味消毒饮、黄连解毒汤、托里消毒散进行加减论治。姚芳蔚等主编的《实用中医五官科手册》分胎元失养、肝胆火盛二型。《干氏耳鼻咽喉口腔科学》则主要从肝胆经积热蕴毒进行治疗等。另有报道发作酿脓期采用祛风散热,消肿排脓法,选用自拟解毒排脓汤(牛蒡子、牡丹皮、山栀子、银花、连翘各10g,薄荷5g,荆芥6g,夏枯草12g,玄参15g),外用自制清热消肿膏;脓溃管存期外用自制拔瘰丹(水银、火硝、明矾、食盐、皂矾等);收口期外用生肌散,疗效极佳。也有报道运用《外科正宗》透脓散加减治疗耳前瘘管感染,还有报道重用生黄芪治疗本病。

3. 辨证纲要

(1)耳前瘘管无染毒者,则呈一黑点,大小不等,一般无明显不适。或有轻度发痒等。若染毒或火热内蕴,上攻瘘管,则见红肿疼痛或溢脓。

(2)耳前瘘管红肿疼痛,无化脓溃烂者,多属风热侵袭;若红肿疼痛明显,或溃烂流脓量多者,多属湿热壅盛;瘘管时发时止,久不收口,流脓清稀者,多属气血不足,邪毒滞留。

4. 证治分类

(1)风热侵袭证

证候 瘘管口及周围红肿,按之疼痛,有少量脓液溢出,小儿可有发热等,舌尖红,苔薄黄,脉数。

证析 先天遗留瘘管,加以风热邪毒侵袭,致气血瘀滞,化腐成脓,故见瘘口红肿疼痛,有脓液溢出。小儿稚阳不胜外邪,营卫失调,故有发热等;舌尖红,苔薄黄,脉数均为风热外袭之征。

治法 疏风清热,解毒排脓。

方药 五味消毒饮加减。本方为治疗痈疽疔疮的代表方,方中金银花、菊花疏风清热,蒲公英、紫花地丁、天葵子解毒消肿。可于方中加白芷、皂角刺等以增强消肿排脓功效。小儿发热者,可合用银翘散。若肝胆蕴热,复感风热,瘘管红肿疼痛明显,或已溃烂流脓,黄稠量多,发热头痛者,可用龙胆泻肝汤加减,以清泄肝胆,直折其势,解毒消肿。

(2)正虚邪恋证

证候 瘘口长期渗流不止,或时发时止,反复发作,脓质稀薄,局部微肿微痛;可见面色无华,少气乏力,舌淡,苔白,脉沉细。

证析 素体正虚,无力抗邪外出,致邪毒留而不去,日久耗伤气血,正虚邪滞,故瘘口长期渗出清稀脓液,或时发时止,反复发作;邪气不盛,故局部肿痛不甚;气血不足,故见面色无华,少气乏力;舌淡,苔白,脉沉细乃气血不足之征。

治法 扶正祛邪,托毒排脓。

方药 托里消毒散加减。方中主以黄芪、党参、白术、茯苓益气托毒;辅以白芍、当归、川芎补血生肌;金银花、连翘清解余毒;桔梗、皂角刺、白芷排脓外出。脓稀量多者,可加制附子、薏苡仁温阳利水;局部暗红发硬者,加红花、桃仁散瘀消肿。

【外治疗法】

1. 古代外治疗法述要　古代外治瘘病,多用祛腐生肌、杀虫敛疮的药物,制成膏、散等剂型涂、撒瘘口。如《医宗金鉴·外科心法要诀》中的红升丹、白降丹、腐尽生肌散等,对耳前瘘管均有一定的治疗作用。

2. 现代外治法研究述要　外治是本病的主要疗法,临床报道较多。除手术方法外,还有用洁尔阴灌洗、加压冲洗、硝酸银涂布,一效膏、白普膏药线等方法。20 世纪 60 年代曾使用"脱管丁"等插入瘘管内治疗本病;亦有报道用鲜芦荟汁外敷加瘘管冲洗、置引流条治疗本病;用紫草膏(紫草、当归、地黄、防风、白芷、乳香、没药等)置瘘管内换药等治疗本病。

3. 外治疗法应用

(1)手术:静止期,宜行瘘管切除术,可获根治。

(2)外敷:染毒红肿者,可用黄连膏、紫金锭局部涂敷;也可用麻油调清风散外敷,以清热解毒、消肿散结。

(3)插线:白降丹、普鲁卡因粉,用太乙膏粘在医用丝线上。用时取粗细长短适宜的药线直插至瘘管尽端,瘘口撒五五丹,万应膏贴敷,可拔蚀瘘管,祛腐生肌。

【针灸疗法】

针灸治疗耳前瘘管的方法古今均无资料报道,临床对于瘘管红肿不甚,流脓清稀,久不收口者,用艾卷悬灸局部,灸至局部发红,微痛为度,即《医宗金鉴·外科心法要诀》痈疽灸法歌中所曰:"开结拔毒,非灸不可。不痛者,灸至知痛,疮痛者,灸至不痛"。又曰:"疳瘘恶疮,诸药不验者,取蛴螬剪去两头,安疮口上,以艾灸之,七壮一易,不过七枚,无不效者"。

【物理疗法】

局部红肿疼痛,或疮烂久不收口者,均可使用超短波、氦-氖激光、磁疗等,行局部照射或贴敷治疗。

【预后与转归】

本病不遭邪侵则无碍健康。感染邪毒后及时治疗,亦无大碍。若失治误治,可致瘘口长期不愈,时时流脓渗液,或留下较大瘢痕,影响面容。

【护理与预防】

保持局部清洁,防止染毒;忌食辛辣煎炸之品;不慎感染,应及时、彻底治疗,免遗后患。

【参考资料】

1. 2000 年前参考资料见第 1 版,此略。

2. 徐大成. 拔瘰丹治疗先天性耳前瘘管 36 例. 上海中医药杂志,2003,37(1):39～40

3. 周玉霞,等. 透脓散治疗耳前瘘管感染 70 例分析. 实用中医内科杂志,2003,17(3):206

4. 彭军等. 鲜芦荟汁治疗耳前瘘管感染疗效观察. 山东医药,2004,44(12):30

5. 郭树繁,等. 紫草膏治疗先天性耳前瘘管感染化脓疗效观察. 辽宁中医学院学报,2005,7(5):477

第二节　耳　损　伤

【概述】

1. 涵义　耳部受外力损伤,致使耳部肌肤青紫肿痛,破烂出血,或耳郭断伤,或耳膜破裂，甚或耳聋耳鸣、眩晕者，称为耳损伤，也称耳外伤。

2. 释名 明代王肯堂描述了耳外伤的一些具体症状，如“耳斫跌打落”、“上脱下粘”、“下脱上粘”；李时珍《本草纲目·第三十卷》有“伤耳成疮”一说；清·钱秀昌称“伤耳”，《伤科补要·卷五》称“伤耳之轮廓”。耳损伤，指耳部遭受外力袭击而损伤者。王德鉴《中医耳鼻咽喉口腔科学》中首次正式提出，该名涵括了耳部所受到的各种内外伤害，较为适宜。

3. 沿革 古代战事频繁，刀箭、火器伤耳应属常见，然明代以前未见耳损伤的专论。至明代王肯堂《证治准绳·疡医·卷之六·跌扑伤损》始见记载。如头目鼻耳伤中曰“凡耳斫跌打落或上脱下粘，或下脱上粘，内用封口药掞，外用散血膏贴及耳后，看脱落所向，用鹅翎横夹定，却用竹夹子直上横缚定，缚时要两耳相对轻缚住”。较为详细地记述了耳外伤后复位、固定及内外用药疗法。张介宾《景岳全书·卷二十七·杂证谟·耳证》记载了雷炮震伤致听力下降。清代医家对耳部损伤论述较多，钱秀昌《伤科补要·卷二》更有一节专论“伤耳”，并认识到耳部重伤“内动脑髓，及伤灵明”，可致不治的严重后果。

现代各版中医教材都未收录耳损伤一病，王德鉴主编的《中医耳鼻咽喉口腔科学》设有“耳损伤”一节，详述了耳郭瘀肿、耳郭破损、耳膜破裂和耳窍深部损伤的辨证治疗方法。《中医耳鼻咽喉科临床手册》也有“耳外伤”一节。

【病因病理】

1. 古代病因病理学说 《素问·阴阳应象大论篇》说：“气伤痛，形伤肿”。《灵枢·邪气脏腑病形》有曰：“有所堕坠，恶血留内”。指出了外伤引起瘀血、肿痛的病理。《杂病源流犀烛·卷三十·跌扑闪挫源流》指出：“忽然闪挫，必气为之震……气运乎血，血本随气以周流，气凝则血亦凝也，气凝在何处，则血亦凝在何处矣，夫至气滞血瘀，则作痛作肿，诸变百出”。由此说明了外伤气血凝聚，致使肿痛的机制。

2. 现代病因病理学说 王德鉴《中医耳鼻咽喉口腔科学》将各种外力伤害所致耳损伤的病因病机归纳为耳郭瘀肿、耳郭破损、耳膜破裂、耳窍深部损伤四个方面。《中医耳鼻咽喉科临床手册》将耳外伤的病因病理按照致伤原因不同归纳为直接损伤、间接损伤两个方面。认为直接损伤多导致耳郭、外耳道、耳膜、及颞骨部病变；间接损伤多造成中耳、内耳病变等。

3. 临床病因病理 本病病因病理十分明确，即由直接外力，或间接外力作用于耳部，导致耳部肌肤、血脉受损，或耳郭断裂、缺损，或耳膜损伤破裂、出血。严重外伤可导致内耳、颞骨损伤等。

【临床征候】

1. 发病情况 耳郭为头部的外露部分，易遭受各种外力的伤害。一般而言，发病率男性高于女性，儿童和青壮年高于老年人。

2. 病史 有利器、钝器、火器所伤；暴力打击，跌扑、虫兽伤，人咬伤，挤压伤，烧伤，爆炸、炮震冲击伤等明确的外伤史。

3. 症状 以损伤部位、程度不同而表现有不同的症状。常见有耳部疼痛、出血、耳闷、耳鸣、听力下降，严重者可见全聋、眩晕等症。

4. 体征 视外力种类和作用力大小，损伤部位的不同而表现有相应的体征。

(1)外耳损伤：可出现耳壳青紫肿胀，肌肤裂伤、缺损，出血，甚至耳壳撕脱。外耳道破损、肿胀、出血等。

(2)中耳损伤：主要以耳膜损伤为主。可见耳膜不规则破裂、出血、瘀斑等。

(3)颞骨骨折:表现为颞骨部肿胀、破损、出血、耳膜蓝暗或脑脊液耳漏等,X线拍片有骨折征象。

5. 全身症状　轻者多无全身症状,重者可有头昏头痛、眩晕、恶心呕吐,甚则昏厥。

【诊断与鉴别诊断】

1. 诊断依据　①耳部外伤史;②耳部青紫、肿胀或伤口;③中内耳损伤者,有耳闷耳痛,耳鸣耳聋,眩晕等。

2. 鉴别诊断

(1)耳冻伤:可见耳部红肿或青紫、溃烂,有受冻史是该病的特点。

(2)耳疖、耳疮:也有耳部肿痛等症,但没有外伤史。

【辨证施治】

1. 古代辨证施治观点　历代未见有耳损伤专论,但可参考有关跌打损伤的论述。从历代医家治疗外伤的论述来看,主要采取活血化瘀、止痛等法则。如《证治准绳·疡医·卷之六·跌扑伤损》曰:"察其所伤,有上下轻重浅深之异,经络气血多少之殊,唯以先逐瘀血,通经络,和血止痛,然后调气养血,补益胃气,无不效也"。并提出了表里、清心、止痛、活血顺气、活血的治伤内服药法则,值得借鉴。

2. 现代辨证施治观点　耳损伤主要采用外治法,辨证施治的报道很少见。王德鉴《中医耳鼻咽喉口腔科学》按耳部受伤性质和部位治疗,对耳郭瘀肿、耳郭破损、鼓膜破裂采用活血祛瘀止痛法,对耳窍深部损伤则用滋阴养血止血等法治疗。《中医耳鼻咽喉科临床手册》则按耳伤瘀肿、耳伤肉破、耳伤骨折、创伤耳聋、创伤眩晕论治。有人分三期辨治耳郭外伤:初期清热解毒,消肿止痛;中期补气活血,化瘀通络;后期气血双补。有报道认为外伤致聋多由气血瘀阻所致,运用具有活血化瘀作用的活血复聪汤治疗而取效。

3. 辨证纲要　主要是辨别耳损伤的部位、程度,以及病情的轻重等。一般而言,伤于外耳、中耳者,病位浅而轻;伤于内耳、颞骨者,病位深而重。伤后出现全聋、严重眩晕者,多属伤及内耳或听神,病情较重;伤后仅有轻度耳鸣、耳闷、听力减退者,多属伤及外耳道、耳膜,病情较轻。伤后有昏迷者,表示受伤较重;无昏迷者,病情较轻。

4. 证治分类

(1)耳壳挫伤证

证候　多由钝器打击、撞击或徒手所伤。患耳疼痛、灼热感,局部红肿或有青紫色隆起包块。多无全身症状。

证析　受钝器等伤耳,经脉痹阻,血行不畅,故患耳肿胀疼痛、灼热;血溢皮下,故见青紫色隆起包块;局部受损,未伤及神明和全身气血,故多无全身症状。

治法　活血消肿,散瘀止痛。

方药　桃红四物汤加减。方中以桃仁、红花、生地祛瘀消肿,川芎、当归活血止痛,白芍缓急止痛。青紫肿痛较甚者,加赤芍、丹皮、制乳没等以助活血化瘀止痛。

(2)耳壳裂伤证

证候　多由利器、火器所伤。患耳肌肤破损,甚至撕裂、脱落,出血,疼痛较剧。可伴头昏、晕厥等症。

证析　受利器等所伤,耳部肌肤破裂,血溢脉外,故出血,甚或耳郭撕裂、脱落;经脉受损,气血不通,故疼痛较甚;若出血量多者,气随血脱,故可见头昏或晕厥。

治法　活血散瘀,定痛止血。

方药 七厘散加减。方中血竭散瘀止痛、收敛止血，红花、乳香、没药祛瘀消肿止痛，麝香、冰片开窍醒神，儿茶收敛止血，朱砂定惊安神。可用五味消毒饮煎剂送服本方，以增清热解毒，防止染毒之功。

(3)耳膜伤裂证

证候 多由手掌击打、利器刺伤，耳闷、耳痛、耳鸣、重听，耳膜色红，不规则破裂，或呈裂隙，出血，或有血斑。

证析 击打或利器伤及耳膜，脉络受伤，传音失常，故见耳痛、耳闷、耳鸣、重听；耳膜受伤而破，则见色红，不规则破裂，出血等。败血积于耳道，留滞耳膜，则可见血斑。

治法 活血化瘀，清热通络。

方药 复元活血汤加减。方中以当归、桃仁、红花活血化瘀；辅以柴胡、瓜蒌根、穿山甲通络开窍；大黄清热与消瘀，甘草调和诸药。若耳鸣耳聋甚者，加三七粉、丝瓜络、通草以助化瘀通络之力。耳膜色红明显者，酌加黄芩、连翘以清热消肿。

(4)外伤耳聋、眩晕证

证候 爆震或耳、颞部受伤后卒发耳聋，耳鸣，甚或全聋，或卒发剧烈眩晕，甚或有短暂昏迷等，伴有耳膜破裂，头昏头痛，健忘失眠等。

证析 外伤损伤耳脉，气血运行不畅，耳脉受阻，故伤后卒发耳聋，耳鸣，甚或全聋；或发为剧烈眩晕；耳与元神相通，外伤过甚，伤及元神，则有短暂昏迷，或有头昏头痛，健忘失眠；外伤伤及耳膜，则见耳膜破裂等。

治法 活血化瘀，通络开窍。

方药 血府逐瘀汤加减。方中以当归、桃仁、红花、生地、川芎、赤芍活血化瘀，通经活络；枳壳、柴胡行气通窍；牛膝通脉导滞，甘草调和药性，桔梗载药上行，合而奏有活血化瘀，通络开窍之功。耳聋重者，加丝瓜络、路路通、石菖蒲以助通络开窍；眩晕耳鸣甚者，加磁石、全蝎、枣仁、天麻以安神熄鸣止眩。

【外治疗法】

1. 古代外治疗法述要 明以前未见记载本病治法。明代对本病已有较好的外治疗法，如《证治准绳·疡医·卷之六·跌扑伤损》不仅记载有止血、止痛、消肿、敛疮的多种外用方法、方药，对耳壳断裂者还予复位、固定，这种断耳再植的方法在当时是十分先进的；至清代《医宗金鉴》、《伤科补要》等医籍，对于本病外治法进一步完善。

2. 现代外治疗法研究 现代著作中，都将外治法列为本病的主要疗法。对耳壳挫伤多用中药敷涂、熏洗，以祛瘀消肿止痛；对耳壳裂伤或脱落则先予清创缝合，然后敷以清热解毒、消肿止痛的方药，可收良效。

3. 外治疗法应用

(1)涂敷：耳壳挫伤，可涂敷红花油、万花油、跌打油等，以助祛瘀消肿止痛。

(2)糁药：皮破出血者，用云南白药、田七粉、止血散、花蕊石散等撒创口，可敛疮止血，消肿止痛。

(3)手术：耳部裂伤、缺损、断离者，应尽快在无菌条件下清创缝合。对于外耳道伤烂，已有肉芽增生者，可先用刮匙刮除肉芽，然后用消毒纱布条蘸锡类散、消肿化腐散等塞敷于外耳道内。

(4)封堵：耳膜破裂或有脑脊液耳漏者，可用消毒棉球堵塞外耳道口，禁止冲洗、滴药与外耳道填塞。

【物理疗法】

1. 冷敷　耳挫伤 24 小时内，出血未止，或防止出血加重，应予冷敷，取血遇寒则凝之意，以收缩血管，减少皮下出血、肿胀，并可缓解疼痛。

2. 热敷　耳挫伤 24 小时后，出血已止，可予热敷，取血得热则行之意，以疏通气血，促进瘀肿消散。

3. 理疗　耳挫伤和裂伤恢复期，均可理疗，以散瘀消肿，加快伤口愈合。

【预后与转归】

无论耳壳挫伤还是裂伤、脱落，只要处理得当，预后良好。若失治误治，轻则耳壳增厚，感觉麻木；重则耳壳溃烂，或坏死、脱落，遗留永久畸形。

外伤耳聋者，及早治疗有望听力恢复，若拖延日久则遗留听力减退，难以恢复等。

【护理与预防】

1. 注意安全，尽量避免各种可能的伤害。
2. 耳壳肿胀者，不可用力揉按患处，以免加重损伤。
3. 耳壳裂伤者，要保持伤口清洁，以防邪侵。

【参考资料】

1. 陈小宇．中西医结合治疗耳郭外伤的体会．南京中医药大学学报，1997，13(3)：162
2. 黄华杰．严重耳郭外伤中西药治疗 14 例报告．中国耳鼻咽喉颅底外科杂志，1996，2(1)：59
3. 杨运伟，等．中西医结合治疗耳郭烧伤 108 例．中国中西医结合杂志，1995，15(11)：648
4. 王永钦．活血复聪汤治疗外伤性聋疗效观察．中医药通报，2006，5(2)：40

第三节　耳 壳 痰 包

【概述】

1. 涵义　耳壳痰包是指痰浊凝聚于耳郭肌肤之间，以局部隆起，按之柔软，不红不痛为主症的耳病。相当于西医的耳郭假性囊肿。

2. 释名　耳壳痰包，原称耳壳流痰，是以其病因进行命名的。

(1)耳壳痰包：古代医籍中无耳壳痰包病名。明代陈实功《外科正宗・卷之十一・痰包第九十》云："痰包，乃痰饮乘火流行凝注舌下，结而匏肿，绵软不硬，有妨言语，作痛不安。用利剪当包剪破，流出黄痰，若蛋清稠黏难断……"其所论虽为舌下痰包，但与本病征候特征颇为相似，故以为名。因其发生于耳壳，故称其为耳壳痰包。

(2)耳壳流痰：指痰浊流注于耳壳而发生的结肿如包者。如高等医药院校教材《中医耳鼻喉科学》耳壳流痰有曰："耳壳流痰是指发生于耳壳部位的流痰，以耳壳局部肿起而皮色不变，按之柔软，不热不痛为特点"。

3. 沿革　古代医籍中未见有耳壳痰包的明确记载，在"耳肿"、"耳疮""耳发疽"等病症中或包括本病。现代《张赞臣临床经验选编》首先提出了"耳郭流痰"这一病名，并将本病并发感染溃破者称为"耳漏"；第五版高等医药院校教材《中医耳鼻喉科学》、《中国医学百科全书・中医耳鼻咽喉口腔科学》、王德鉴主编的《中医耳鼻咽喉口腔科学》及一些临床报道均以"耳壳流痰"为名；谭敬书主编的全国高等中医院校函授教材《中医耳鼻喉科学》首称本病为"耳郭痰包"。按中医词典解释"流痰"指骨关节的破坏性病变(相当于骨关节结核)，与本病的性质、特征差别很大，而"痰包"则较好地表述了本病的特点。故以耳壳痰包为名，既能体现其发病部位，又能反映其病机与致病特点，目前已基本为诸医家所认同，对本病的病因病理和辨证论治的认识亦趋一致。

【病因病理】

1. 古代病因病理学说　因古代对本病没有明确记载，关于本病的病因病理也就未见专论。从“痰包”等论述中可知本病的发生与痰饮凝注等因素有关，可参。

2. 现代病因病理学说　现代医家对本病病因病理的认识基本一致，即认为由脾虚痰浊凝聚耳壳而成。

3. 临床病因病理　本病多因脾失健运，水湿内停，复因耳壳受到挤压、冻伤等，致脉络受损，经气痞塞，湿浊凝聚耳壳而成。

【临床征候】

1. 发病情况　本病患者男性较女性多，各年龄阶段中以青壮年多见。

2. 病史　可有耳部受挤压、碰撞、掐捏、冻伤等病史。

3. 症状　多不明显，可有轻度胀感或麻木感，若遭邪侵，则有疼痛。

4. 耳壳结肿　多一侧耳患病，好发于耳壳上方之三角窝、舟状窝处。发病大多突然，无知无觉。表现为患耳上部肿起似包，呈椭圆形或半球形隆起，肤色正常，或略显淡黄色，按之柔软，不痛，有波动感。穿刺可抽出淡黄色液体。病变久者，局部肤色多变为暗红增厚等。

【诊断与鉴别诊断】

1. 诊断依据　耳壳凹面隆起，皮色不变，按之有波动感，穿刺可获淡黄色黏液。

2. 鉴别诊断　本病征候典型，一般不易误诊。

【辨证施治】

1. 古代辨证施治观点　古代无本病的确切论述，有关辨证内容可从“痰包”从痰论治的方面中得以启发。

2. 现代辨证施治观点　有关本病的文献报道多为外治法，辨证施治的报道不多见。从现代医著、教材等来看，主要是从痰湿论治。谭敬书等认为由脾胃湿热或肝胆湿热所致，采用清热除痰、活血散结法，方用加味二陈汤或龙胆泻肝汤化裁；对并感染者则用清热解毒、活血消肿法，方用仙方活命饮。干祖望以化痰为主要法则，选用王氏（王德鉴）二陈汤合三子养亲汤；桑树贤从肝胆湿热论治，用加减龙胆泻肝汤。

3. 证治分类

（1）痰浊凝聚证

证候　耳壳凹面肿胀，大小不一，按之如囊，皮色不变，日久不消，无痛，微痒或麻胀，多偶然发现。全身症状不明显，舌淡红，苔白或腻，脉缓滑。

证析　素体脾胃虚弱，水湿内停，聚而成痰，上注耳壳，故耳壳肿胀，按之如囊；痰湿乃阴邪，其性凝滞，故局部不痛，皮色不变，而肿胀缠绵难消；经气痞塞，故患处微痒或麻胀；舌淡红，苔白或腻，脉缓滑均为痰湿内停之象。

治法　健脾祛湿，化痰散结。

方药　导痰汤加减。方中半夏、陈皮燥湿祛痰，茯苓健脾利湿，枳实、制南星涤痰散结，甘草、大枣益气健脾以助运化。可酌加僵蚕、浙贝母等增强祛痰散结之功；局部麻、胀感明显者可加地龙、瓦楞子疏风通络散结。局部有灼热感者，加栀子、黄芩、半枝莲以清热散结消肿；局部暗红增厚者，加当归、桃仁、丹皮等以活血化瘀，散结消肿。

（2）邪毒侵袭证

证候　患部红肿疼痛，灼热，拒按；检查见耳壳上部局限性隆起，皮肤色红，按之较硬，穿刺可获脓性分泌物；可伴畏寒发热、尿黄便结等症，舌红，苔黄，脉弦数。

证析　耳壳痰包失治误治，复感邪毒，蕴热酿脓，故局部红肿疼痛，灼热拒按，穿刺可获脓性分泌物；正邪交争，故畏寒发热；热耗津液，故尿黄便结；舌红苔黄、脉弦数均为邪热内侵之征。

治法　清热解毒，消肿散结。

方药　仙方活命饮加减。方中银花、甘草清热解毒；陈皮、乳香、没药、当归尾、赤芍活血消肿止痛；贝母、花粉、白芷、防风除湿化痰、消肿散结；穿山甲、皂角刺溃壅破坚。便秘加生大黄、芒硝通腑泻热；热盛加黄连、黄芩以增清热解毒之力。

【外治疗法】

古代医著无本病的外治法记载。现代各医著中，对于本病的外治法主要有抽液后压石膏模及手术、玄明粉湿敷等方法。如《中医五官科外治法》中对于本病的各种外治法从中药外敷法、固定法、磁疗法、针灸等进行了系统的介绍。亦有报道用南通蛇药外敷治疗本病取效。临床可采用以下外治法：

(1)压石膏模法：将痰包周围皮肤严格消毒，以无菌注射器针头刺入痰包内，抽尽包内浊液，无菌纱布遮盖患部，然后用调匀的石膏糊敷布，纱布加压包扎固定，一周左右除去，多可获愈。

(2)热蜡疗法：操作同上，但材料改用 55℃～60℃石蜡液代替石膏糊。

(3)敷药：可用玄明粉液湿敷，或用如意金黄散调敷。

【针灸疗法】

(1)针刺：采用火针灼刺治疗本病，疗效满意。

(2)艾灸：艾条悬灸患处，可活血通络，但有感染者忌用此法。

【物理疗法】

现代研究中，应用物理疗法治疗本病的报道不少，且大都称取得了良好的疗效，值得借鉴。常用如磁疗、激光、紫外线、冷冻、注药、透热、超短波、电离子疗法等等，可酌情选用。

(1)磁疗：局部消毒抽液后，用钕铁永磁体两片，异名极对置于病变部位，胶布固定，连续贴敷。3～10 天为 1 疗程。

(2)激光治疗：可用二氧化碳、Nd-YAG 等激光治疗仪，酌情选用适当波长、功率、光斑直径、功率密度及治疗时间。一般每日 1 次，10 次为 1 疗程。

(3)冷冻治疗：局部消毒，抽尽囊液。选择与囊肿大小相似的冷冻头，采用接触冷冻法，稍加压力，以 1 分钟为 1 个冻融，至局部呈白色冰冻组织即可，不需麻醉。

(4)紫外线治疗：局部消毒，抽尽囊液后，用 YZ-4 型冷光紫外线治疗仪，功率 50W，垂直照射患处，每日 1 次，首次用 4 个生物剂量，第 2～3 次用 5 个生物剂量，以后每次用 6 个生物剂量。

(5)微波开窗法治疗：用微波刀头将囊肿表面开窗后，挤出囊液，将刀头在囊腔内反复插入 4～5 次，使其尽量彻底破坏囊壁组织，然后加压包扎。

【专病专方】

(1)芙蓉膏：芙蓉叶、大黄、黄连、黄芩、黄柏、泽兰各 80g，冰片 2g，研细，凡士林调膏，敷患处，纱布包扎，2～3 天一换。(《中医五官科外治法》)

(2)中药糊：牡蛎粉 2 份，磁面粉 2 份，元明粉 1 份，大黄粉 1 份，甘遂粉 1/5 份，混合备

用。用时以蛋清调成糊状，涂换处，日换药1次。(《中医杂志》1991，(12)：16)

(3)芒硝粉：芒硝50g，生大黄15g，乳香、没药各3g，研细末，醋调外敷，日换药1次。(《新中医》1997，(1)：29)

【预后与转归】

本病经适当治疗后，一般不再复发。但治不彻底，可反复发作；若被邪毒侵袭，则可能转变为断耳疮重证。

【护理与预防】

平时注意保护耳部，避免受伤；局部处理应严格注意无菌操作，以防感染；不可揉按患处，以免促其迅速增大。

【参考资料】

1. 2000年前参考资料见第1版，此略。
2. 刘胜，等．南通蛇药外敷治疗耳郭浆液性软骨膜炎174例．河南中医药学刊，2002，17(5)：63
3. 徐小群．微波开窗治疗耳郭假性囊肿．中西医结合杂志，2007，16(29)：4332

第四节　断　耳　疮

【概述】

1. 涵义　断耳疮为邪毒侵袭耳部所致，以耳部剧痛，肿胀、溃烂，甚至遗留耳壳缺损为主要证候的一种急性耳病。多见于耳壳痰包染毒化脓、耳损伤、手术之后，也可由邻近组织感染蔓延耳部而成。类似于西医的急性化脓性耳软骨膜炎。

2. 释名　本病又称耳发疽、发耳、热毒发疽等，均是以其症状特征进行命名的。

(1)断耳疮：指耳壳红肿生疮、溃烂，致使耳壳缺损者。如巢元方《诸病源候论·卷三十五·疮病诸候》"断耳疮候"云："断耳疮，生于耳边，久不瘥耳乃取断……此疮亦是风湿搏于气血所生，以其断耳，因以为名也"。

(2)耳发疽：指耳轮红紫肿胀，生疮溃烂，疼痛剧烈者。如明代王肯堂《证治准绳·疡医·卷三》论耳发时说："或问耳轮生疽，何如？曰：是名耳发疽，属手少阳三焦经风热所致。六七日渐肿如胡桃，或如蜂房之状，或赤或紫，热如火，痛彻心是也"。从其所描述的证候看，耳发疽就是断耳疮。

(3)发耳、热毒发疽：耳发疽在窦梦麟《疮疡经验全书》称"发耳"、"热毒发疽"。其曰："发耳，其疮生于耳边，又名热毒发疽，五六日间，渐长如蜂窠，皮紫者亦热，诸处如火烧，痛不可忍"。

3. 沿革　中医典籍中有关本病的专论不多。断耳疮病名首见于隋朝之《诸病源候论》，自巢元方以后，仅王肯堂、窦梦麟、吴谦等数人论及本病。其余医籍中的耳疮、耳痛等病症可能包含本病。在现代医著中，高等医药院校教材《中医耳鼻喉科学》在耳壳流痰附论中首论断耳疮一病，其曰："断耳疮是指耳壳红肿溃疡疼痛，甚至断落而言"，从而奠定了断耳疮一病的现代病症学基础。《干祖望中医五官科经验集》、《实用中医五官科手册》、《干氏耳鼻咽喉口腔科学》收载了他们治疗化脓性耳郭软骨膜炎的经验等。

【病因病理】

1. 古代病因病理学说　隋·巢元方认为本病"是风湿搏于气血所生"，明·王肯堂则认为"属手少阳三焦经风热所致"。《医宗金鉴·外科心法要诀》也认为是三焦经风热相搏而成。

2. 现代病因病理学说　干氏认为本病的发生是由内有肝胆积热，化火上炎，外有风热火毒，乘虚而入；姚氏认为乃热毒炽盛所致。

3. 临床病因病理　嗜食辛辣厚味，火热蕴积于内，复因耳壳损伤，耳针伤及耳壳软骨，或耳壳痰包治疗不慎，邪毒外侵，引动火热上蒸，内外合邪，熏灼耳壳，壅遏气血，腐肉蚀骨而发为本病。

【临床征候】

1. 发病情况　本病的发生没有明显的年龄、性别、地域差异。

2. 病史　多有耳损伤、手术、耳针、耳壳痰包等病史，蚊虫叮咬也可引发本病。

3. 耳壳灼痛、跳痛　初起时耳壳发热，疼痛，进而呈搏动性跳痛，拒按。

4. 耳壳紫红、肿胀、腐烂　初期患处红肿，按之稍硬，随即除耳垂外整个耳壳肿胀发紫，成脓后按之有波动感。脓成后则耳壳软骨渐而破坏，腐烂，卷缩等。

5. 全身症状　发热畏寒，或但热不寒，口渴，心烦，小便短赤，大便干结，舌红苔黄，脉数。

【诊断与鉴别诊断】

1. 诊断依据　患耳剧痛，耳壳肿胀，呈紫红色，或已溃烂、化脓，即可诊断。

2. 鉴别诊断　耳壳痰包合并感染也可见耳壳红肿、疼痛，但疼痛远不如本病剧烈，且多局限在耳壳上部；严重者可能转化为本病。

【辨证施治】

1. 古代辨证施治观点　《医宗金鉴・外科心法要诀》主张初期用仙方活命饮，余按痈疽溃疡论治。此外可参耳痈、耳疮等病的辨证施治。

2. 现代辨证施治观点　干祖望分肝胆火热上攻、气虚血滞邪恋两型论治，前者用清热泻火、解毒消肿法，方用五神汤、黄连解毒汤等，后者用益气、化瘀、解毒法，方用四妙饮加减。其他多数医家医著大都从肝胆火热论治，方药以龙胆泻肝汤加减。有报道采用清热解毒，凉血消肿为法（银花、连翘、菊花、赤芍、丹皮、黄芩各 10g，蒲公英、紫花地丁、土茯苓各 30g，柴胡、甘草各 6g），配合西药抗生素、类固醇等治疗本病获效。另有报道从热毒壅结、湿热壅滞入手，采用清热解毒凉血，祛风除湿等，配合西药治疗复发性病例。

3. 证治分类

(1)热毒炽盛证

证候　耳壳剧痛、灼热，检查见患耳红肿或紫红，拒按，按之可有波动感；可伴发热，口渴，心烦，小便短赤，大便干结，舌红苔黄，脉数。

证析　热毒侵袭耳壳，与气血相搏，壅滞气血，故耳壳剧痛、灼热、肿胀拒按；"热胜则腐肉，肉腐则为脓"（《灵枢・痈疽》），故耳壳肿胀成脓，按之有波动感；邪正交争故发热；热伤津液故口渴，尿赤便结；热扰心神故心烦；舌红苔黄，脉数均为邪热内盛之征。

治法　泻火解毒，消肿止痛。

方药　黄连解毒汤加减。方中黄连、黄芩、黄柏、栀子均为大苦大寒之品，泻火解毒之力甚著，可直折火势，消解热毒。可加蒲公英、紫花地丁、赤芍、丹皮、乳香、没药等解毒排脓，活血止痛；加生大黄通腑泻热等。

(2)正虚邪恋证

证候　耳壳溃脓后，久不收口，肿胀不甚，微红微痛，脓稀色淡，绵绵不绝，微红微痛，神疲乏力，舌质淡，苔白，脉沉细。

证析 素体虚弱，或热毒炽盛期失治误治，耗伤正气，无力逐邪外出，余邪为患，故患耳久不收口，脓稀色淡；邪气不盛，故患耳肿胀不甚，微红微痛；正气受损，故神疲乏力，舌质淡，苔白，脉沉细。

治法 益气养血，扶正祛邪。

方药 托里消毒散加减。方中黄芪是扶正托毒排脓的主药，用量宜大；辅以人参、白术、茯苓、甘草益气健脾化浊；当归、川芎、芍药养血活血；金银花、桔梗、白芷、皂角刺清解余毒，排脓消肿。

【外治疗法】

1. 古代外治疗法述要 《医宗金鉴・外科心法要诀》论耳发指出："盖发者，乃痈证之毒甚者也。不可听其自溃，恐溃迟脓通耳窍。当在十一日后，剪破疮顶，出黄白脓者为顺；出紫鲜血者属凶，为逆"，对本病的严重性、外治法及预后都有较正确的认识，除内服药外，还用二味拔毒散外敷。此外可参耳痈、耳疮的外治法。

2. 现代外治法研究述要 外治法是本病的重要疗法。常用的外治法有手术疗法、敷药、外洗等。能否及时排脓和/或清除坏死组织，对本病的预后影响极大。如干祖望用黄连膏撒七三丹、九一丹贴敷等。

3. 外治疗法应用

(1)成脓前，局部敷用金黄散、玉枢丹等；或用内服药汁湿敷。

(2)成脓后，先行切开排脓，然后用黄连或黄柏煎液冲洗脓腔，外用黄连膏、九一丹、七三丹等清热解毒中药制剂涂敷。

(3)溃脓后久不收口，可撒敷生肌散、三石散等。

【针灸疗法】

汤洪报道用艾灸法治疗本病，其方法是患者侧卧，患耳朝下，用一圆柱形硬纸筒，上端罩住耳郭，点燃艾条置纸筒中灸之，效佳。治疗中注意保持艾条距耳郭10cm，以免灼伤。

【物理疗法】

可用紫外线、红外线局部照射。

【预后与转归】

本病属于急重症，但及时正确的治疗，可获痊愈；若失治误治，则可能导致耳郭残缺畸形，甚至完全缺失；或者转为慢性，患处久不收口，脓水淋漓，缠绵难愈。

【护理与预防】

注意耳部卫生，避免受到伤害；耳部手术、穿耳环孔时，要严格实行无菌操作，以防染毒；及时治疗耳部及耳周围的病变，以免引发本病。

【参考资料】

1. 王大刚，等. 切开敷药为主治疗耳烧伤并发化脓性耳软骨炎. 四川中医，1994，(11)：封3

2. 汤洪. 艾条治疗耳郭化脓性软骨膜炎. 江西医学院学报，1998，38(1)：99

3. 韩辉. 中西医结合治疗耳郭软骨膜炎4例. 山西医药杂志，1980，(4)：36

4. 肖淑珍. 中西医结合治疗化脓性耳郭软骨膜炎. 中国中西医结合耳鼻咽喉科杂志，2003，11(4)：183

5. 胡陟，等. 中西医结合治疗耳郭复发性多软骨炎验案举隅. 南京中医药大学学报，2006，22(2)：120

第五节 耵 耳

【概述】

1. 涵义 耵耳是指耵聍聚集成块，堵塞耳道，引起以耳堵塞感、听力下降或耳痛为主症的耳病。相当于西医的耵聍栓塞。耳中有少量耵聍，没有临床症状者不属本病。

2. 释名 耵聍二字常并用，专指耳中分泌物结聚而成的团块。如《广韵》云："耵聍，耳垢"。少量耵聍留于耳中，并不为病，及致堵塞耳道，引起不适，即为本病。耵耳，在历代文献中又称耳耵聍、干耵聍、耳中有核、耳耵胀、耳耵痛、干聋等，均是以其证候特点进行命名的。

(1)耵耳：《仁斋直指方》首称本病为"耵耳"；《丹溪心法·卷四》亦称"耵耳"。《明医指掌·卷八·耳证五》亦有曰："人或耳中有津液，轻则不能为害，若风热搏之，津液结团成核，塞于耳窍，亦令暴聋，谓之耵耳"。

(2)耳耵聍：见《诸病源候论·卷二十九·耳病诸候》。《圣济总录·卷第一百十五·耳耵聍》曰："风热搏于经络，则耳中津液结聚，如麸片之状，久则丸结不消，或似蚕蛹，致气窍不通，耵聍为聋"。

(3)干耵聍：《备急千金要方·卷六》称本病为"耳聋干耵聍不可出"。

(4)耳中有核：《本草纲目·第二十五卷》称"耳中有核"。

(5)耳耵胀、耳耵痛：《类证治裁·卷之六》有"耳耵右胀"、"左耳耵痛"等病症名。

(6)干聋、耵聋：因耵聍堵塞耳道而致之耳聋者。如《圣济总录·卷第一百一十四·耳门》五聋曰："干聋者生耵聍"。

3. 沿革 历代医籍中有关本病的记载较多。《灵枢·厥病》"若有干耵聍，耳无闻也"，是耵聍引起听力下降的最早文献记载。隋《诸病源候论·卷二十九·耳病诸候》指出了耵聍的成因及病因病理："耳耵聍者，耳里津液结聚所成，人耳皆有之。轻者不能为患，若加以风热乘之，则结聊成丸核，塞耳，亦令耳暴聋"。孙思邈首次记载了用滴耳法治疗本病，此后的宋、金、元、明时期多沿巢元方之说，清代对本病的病因病理提出了一些新的学说。高等医药院校试用教材《中医耳鼻喉科学》将本病定名为耵耳，以后中医耳鼻喉科学教材和专著都沿用此名。第五版高等医药院校教材《中医耳鼻喉科学》和全国高等中医院校函授教材《中医耳鼻喉科学》都收载了本病，在病症学方面达到了一致。

【病因病理】

1. 古代病因病理学说 巢元方认为本病是风热之邪与耵聍相合而为病；后世医家多沿此说，直至明清时期才提出一些新的观点。如《证治准绳·杂病·七窍门下》认为是耳中阴阳二气不和所致；《杂病源流犀烛·卷二十三·耳病源流》指出："耵耳由来，亦复有辨，不止风热相搏一端也"，还有风温上郁、体质阴虚、夹受暑风、上焦气郁、少阳相火上郁、劳伤气血热气乘虚而入等等。《医方辨难大成·卷七十三》说："必诸经多湿热之浸淫……故气通于耳而过润，垢结于耳而独滑，证成油耳"，指出了湿热是油耳的成因。综而观之，历代所论本病的病因多未离风、热二字。

2. 现代病因病理学说 现代各版中医耳鼻喉科学教材与医著均从"风热邪毒外犯耳窍，与耳中津液结纽，集结成块"之说立论。

3. 临床病因病理 耳内耵聍结聚是本病的根本原因。耵聍过多、过大，堵塞耳道，或遇水膨胀压迫耳道，或邪毒侵袭，可引发耳闭、耳鸣、重听、疼痛等症状而发为本病。

【临床征候】

1. 发病情况　本病的发生没有明显的年龄、性别、地域差别，一般多见于卫生习惯较差者。外耳道狭窄、过度弯曲、耵聍分泌旺盛者亦易患病。

2. 病史　常有耳内进水史。

3. 耳内堵塞感　多发于耳内进水后，突然出现耳闭塞感，耳鸣，听力下降，甚或有疼痛等。

4. 外耳道耵块　检查可发现耳道被耵聍堵塞，多为黑褐色硬块状，也可呈枣泥状或黄蜡状。若已复感邪毒，则可见外耳道红肿，溃烂、触痛等。

【诊断与鉴别诊断】

1. 诊断依据　①患耳闷胀堵塞感，听力减退；②外耳道内有耵聍堵塞。

2. 鉴别诊断　应注意与耳痹、耳疖、耳疮、暴聋、外耳道胆脂瘤等相鉴别。

(1)本病与急、慢耳痹、耳疖、耳疮、暴聋有相似的症状，临床易出现误诊。临床对于耳闷堵塞感、听力减退者应注意检查外耳道是否有耵聍堵塞，以便排除耵耳之病。

(2)外耳道胆脂瘤证候与耵耳颇为相似，但外耳道胆脂瘤是由炎性表皮脱落聚集而成，清除时可见其多为痂皮状或干酪状物，常有臭味。二者的临床处理方法基本相同。

【辨证施治】

1. 古代辨证施治观点　古代医家多从风热论治，如《杂病源流犀烛·卷二十三·耳病源流》按病因及伴随症状分为许多证型，处以相应治则方药，面面俱到，此录以备用。其曰："耵耳由来，亦复有辨，不止风热相搏一端也。有风温之邪上郁，耳耵右胀者，宜马勃散；有左耳耵痛，舌白脉数，由体质阴虚，挟受暑风，上焦气郁，须用辛凉轻药者，宜菊花、苦丁、山栀、飞滑石、连翘、淡竹叶；有暑热上郁，耳耵作胀，咳呛气热当清者，宜六一散加杏仁、连翘壳、淡竹叶、川贝母、白沙参；有头重，耳耵胀，缘少阳相火上郁，须以辛凉清解上焦者，宜羚羊汤；有先起咳嗽，继而耵耳胀痛，延绵日久不愈，由本阴亏，风温相触，未经清理外因，伤及阴分，少阳相火陡起，至入暮厥痛愈剧，须先清降，后议育阴者，宜益元散加菊花、苦丁、川贝、金银花、绿豆皮、鲜荷梗叶；有诸般耵耳，出脓水且臭，宜穿山甲烧存性，麝少许，吹之，日三四次愈；或干结不出者，宜白蚯蚓入葱叶中，化为水，滴耳令满，不过数度，即易挑出；有劳伤气血，热气乘虚，入于其经，随郁而成耵耳，或出脓水者，宜柴胡聪耳汤，外吹红棉散。此则耵耳之症也"。沈金鳌之论，虽然有失之烦琐，但从中亦可看出古代医家观察论治之详细，并对于今之治疗耵耳亦有所启发。

2. 现代辨证施治观点　现代耳鼻咽喉科学教材及专著均按风热之邪侵袭辨治。

3. 证治分类　耵耳的证治主要是针对复感邪毒而进行的，其证属邪热侵袭或肝胆蕴热。

证候　耳闭塞感，耳鸣，听力下降，疼痛；检查可见耳道内有黑褐色硬块状或枣泥状、蜡状耵聍，或取出前、后外耳道已有红肿溃烂等。

证析　耵聍积聚耳道，阻塞窍道，气息不通，故耳有闭塞感，耳鸣、听力下降，检查见耳道内充满耵聍；邪毒侵袭，或肝胆蕴热上蒸，耳道肌膜受损，故耳痛、或红肿溃烂等。

治法　清热解毒，消肿开窍。

方药　栀子清肝汤加减。方中以栀子、黄芩、黄连、甘草清热解毒；当归、丹皮凉血解毒消肿；柴胡、牛蒡子疏风散热，石菖蒲芳香开窍。

【外治疗法】

1. 古代外治疗法述要　唐·孙思邈最早记载本病外治法,《备急千金要方·卷六》中有治耳聋干耵聍不可出方两首;后世又发展了塞耳方法和方药,广泛应用于临床。

(1)滴耳:《备急千金要方》记载:白项蚯蚓置葱叶中蒸取汁滴耳;或用多年陈醋灌耳,均可软化耵聍,使之易出。《罗氏会约医镜·卷之六》:耳内结核,痛不可动,用火酒滴之,侧卧半时,即润起可取。

(2)糁药:《太平圣惠方·卷一百一十五》:治耵聍塞耳聋,强坚不得出,黄连散方,黄连、附子,捣散,每以少许掺入耳中。

(3)塞药:《丹溪心法·卷四》:生猪脂、地龙、釜下墨等份,研细,以葱汁和捏如枣核,薄棉裹入耳,令润,即挑出。

2. 现代外治法研究述要　现代医著一般均认为先设法取出耵聍。若耵聍较大或疼痛较甚,难于取出时,则先滴入软化耵聍或清热解毒的药剂,然后取出。

3. 外治疗法应用

(1)取耵聍:干耵聍,用耵聍钩顺着外耳道后壁或上壁缓缓推进,钩住耵聍,慢慢拉出。枣泥状或蜡状耵聍,用耵聍圈掏出。

(2)外耳道冲洗:枣泥状或蜡状耵聍不易除尽时,可用外耳道冲洗法。

(3)滴耳法:耵聍干硬疼痛,不易取出时,可先用植物油或4%碳酸氢钠溶液滴耳,待其软化后易于取出。取出耵聍后,外耳道壁潮红渗液者,也可滴入清热解毒制剂。

(4)涂耳法:取出耵聍后,外耳道壁潮红者,可用黄连膏等涂抹耳道。

【预后与转归】

本病预后良好,清除耵聍后即可治愈。但清除耵聍时若手法粗暴,或失治误治,也可导致外耳道壁及耳膜损伤。

【护理与预防】

1. 耳道易聚耵聍者,应定期到医院清除,以免耵聍聚多为患。

2. 戒除挖耳习惯,以免经常刺激耳道,导致耵聍分泌旺盛,并难以排出。

第六节　异 物 入 耳

【概述】

1. 涵义　外来物体进入并存留耳窍,称为异物入耳。相当于西医的外耳道异物。耳耵聍、肿物、血凝块和耳膜置管、助听器耳塞等不属于本病范畴。

2. 释名　古代医籍中对本病记载多为动物性异物,可能与古人居住条件简陋,常席地而卧有关。对本病的病名有统称为"百虫入耳"、"诸虫入耳"者,但多根据入耳的动物而命名,如"蚰蜒入耳"、"飞蛾入耳"、"蚤虱入耳"等等。孙思邈《备急千金要方·卷六》称"耳中有物不可出",记载了非动物性耳异物。

3. 沿革　最早记载本病的是晋代·葛洪,其《肘后备急方·卷六》"治耳为百虫杂物所入方"是现存第一篇专论耳道异物的文献,记录了百虫入耳、蜈蚣入耳、蚰蜒入耳、蚁入耳等,并载有九首外治方药。唐宋医家也有较多记述,治疗方法多为外治;但到明清时期,对本病的记载逐渐减少,说明随着社会发展,人民生活、居住条件改善,本病的发病率不断下降。清《杂病源流犀烛·卷二十三·耳病源流》罗列了各种异物入耳及异物入耳的处理方法后说:

"种种之害，虽非常有，然其治法，有不可不备者，故为遍考方书，类系于此"。提示当时本病已不常见，一般医生对本病的处理也不熟悉。现代，王德鉴《中医耳鼻咽喉口腔科学》将其称为"外耳异物"；第四、第五版高等医药院校教材《中医耳鼻喉科学》、全国高等中医院校函授教材《中医耳鼻喉科学》等医著都称"异物入耳"，较好地概括了本病的特点，病名基本达成一致。

【病因病理】

1. 古代病因病理学说　留居湿地或野外，夜间外出，致爬虫、飞虫入耳；或不慎将杂物塞入耳内，而成本病。

2. 现代病因病理学说　各家医著与教材对于本病的病因病理均有明确的认识，举凡外来之物误入并存留耳道，即为异物入耳。有将异物分为动物类、植物类、及吸水性异物三类，其中植物类异物多认为由儿童嬉戏，将异物塞入耳内所致。

3. 临床病因病理　本病病因有人为性因素与非人为性因素两类。人为性因素如小儿将杂物塞入耳内，挖耳时器具断留、手术和治疗时遗留物等；非人为性因素如各种动物，如蚊蝇、蟑螂、飞虫等误入耳道、异物飞迸溅入等。

按照异物的性质而分，又有动物性异物、非动物性异物之别。由于异物的种类不同，所导致的病理变化之轻重亦有所不同。一般而言，动物性异物因其骚动不安，易造成耳痛等；非动物性异物对于耳道造成的伤害则视其异物大小、性质而定。如较大异物，或吸水性、化学性异物则易损伤耳窍肌肤，而导致红肿、溃烂等病理变化。

【临床征候】

1. 发病情况　动物类耳异物多见于居住环境不卫生和常在野外活动者；非生物性和植物性耳异物则多见于儿童。

2. 病史　有异物进入史。

3. 耳痛不适，或耳鸣耳聋　动物类异物在耳道内爬行、窜动，可致耳内瘙痒、难以忍受的疼痛，患者常惊惶失措；耳膜受损则可引起耳鸣、眩晕。植物类和非生物类异物堵塞耳道可引起耳鸣、听力下降；在耳内滚动也可导致耳鸣；遇水膨胀，将加重堵塞症状，并引起耳痛。

4. 耳道内异物　检查可见耳道内有不同种类、性质的异物，或见外耳道红肿、溃烂等。

5. 全身症状　一般没有全身症状。

【诊断与鉴别诊断】

1. 诊断依据　①异物进入史；②耳痛，耳道内有外来异物。

2. 鉴别诊断　注意与耵耳鉴别。耵耳患者耳内也有"异物"，并可出现堵塞症状、疼痛。但耵聍是由耳内分泌物积聚而成，而本病是外来物进入耳道所致。

【辨证施治】

1. 古代辨证施治观点　在古代文献中，治疗本病的方法均为外治，少有辨证用药内治的内容。

2. 现代辨证施治观点　现代医著中，对于异物入耳的内治，多应用于已经感邪毒，耳道肌肤肿胀、疼痛，异物难以取出者。其治法大都是以清热解毒，消肿止痛为主。一般选用五味消毒饮加减。

3. 辨证纲要　主要是辨别异物的种类与性质。辨明其属于动物类或非动物类异物。属于硬质异物或吸水性异物、化学性异物等，以便为采取不同的治疗方法提供依据。

4. 证治分类　主要用于异物入耳，已经损伤肌肤，或异物取出后染毒者。其证多属邪毒侵袭。

证候 耳内闷胀，疼痛，耳鸣，听力下降；检查见耳道内有异物，周边肌膜红肿，触痛明显，或肌肤红肿、溃烂等。

证析 异物堵塞耳道，损伤肌肤，邪毒乘袭，故耳胀耳痛，肌膜红肿；窍道被塞，清气受阻，故耳鸣、听力下降。若热毒过盛，腐灼肌肤，则肌肤红肿溃烂等。

治法 清热解毒，消肿止痛。

方药 五味消毒饮加减。本方中金银花、野菊花、蒲公英、紫花地丁、天葵子均为清热解毒之品，最善解毒消肿止痛。热毒较甚者可加黄芩、栀子，以苦寒泻火。

【外治疗法】

1. 古代外治疗法述要 古代医籍中有关本病外治方法的记载非常丰富。概而言之，有以下几种方法：

(1)滴(灌)耳法：《肘后备急方·卷六》载有：百虫入耳，“以好酒灌之，起行自出”；蚰蜒入耳，“取蚯蚓内葱叶中，并化为水，滴入耳中，蚰蜒亦化为水矣”。后世医家均载有众多的滴耳方药，用以治疗百虫入耳者。药物滴耳可以杀死或溶解异物；耳痛异物难出者，以药汁灌耳(滴耳)，则可以消肿止痛。故此法应用最多。

(2)吹耳法：《肘后备急方·卷六》载有：百虫入耳，“闭气，令人以芦吹一耳”。

(3)熏耳法：《太平圣惠方·卷第三十六·治百虫入耳诸方》载：“炒葱熏之，其虫自出”。

(4)塞耳法：《肘后备急方·卷六》载：百虫入耳，“以桃叶塞两耳，立出”。《外台秘要》载有：“疗虫入耳肿，不闻人语声，有脓血出方：黄芪四分，干姜一分，蜀椒一分；捣末，以生地黄捣取汁和，用棉裹枣核大塞耳中，日三夜一，以差止”。

(5)诱出法：《肘后备急方·卷六》载：“蚁入耳，炙猪脂香物安耳孔边，即自出”。后世常用食物、光亮、声响等引诱虫类异物外出。如《太平圣惠方·卷第三十六·治百虫入耳诸方》曰：“以瓷器于耳门上，打作响，虫闻其声即出”。《医宗金鉴·外科心法要诀·杂证部》治疗百虫入耳曰：“如蚰蜒等物入者，以肉炙香，置于耳旁，虫闻香自出；夜间暗入者，切勿惊慌响叫，逼虫内攻，宜端坐点灯光向耳窍，其虫见光自出”。

(6)手法(粘取法)：《备急千金要方·卷六下》用弓弦一头蘸上胶，将异物粘出。其曰：“治耳中有物不可出方：以弓弦从一头，令散傅好胶柱，著耳中物上停之，令相著，徐徐引出”。这是手法取外耳道异物的最早记载。《外台秘要》载有“钩针钩出之”的方法。

(7)口吸法：《口齿类要·诸虫入耳》曰：“用细芦管入耳内，口吸之，虫随出”。《太平圣惠方·卷第三十六·百虫入耳诸方》治飞蛾入耳方曰：“右以芦管，极气吸之，立出”。

2. 现代外治法研究述要 各医著对于异物入耳的外治法基本一致。均是根据异物的性质、种类不同，采取相应的取出方法，以尽快取出异物为目的，工具更精巧合用，并酌情辅以镇静、局部或全身麻醉。

3. 外治疗法应用

(1)对活体动物性异物，应先滴入酒精、油类或麻醉剂，使其死亡或麻痹后取出。

(2)较小的植物和非生物性异物，可直接用耵聍钩、耳镊等工具取出。但对于圆滑异物，不可用耳镊强行夹取，以免异物滑脱，推入深部。应采用耵聍钩，顺异物缝隙处深入其后方，缓缓钩出。

(3)植物性异物浸水膨胀，可用95%酒精滴耳，使其脱水缩小后取出。异物坚硬、嵌顿，取出困难时，可考虑手术疗法。

(4)泥沙等细小异物,可行外耳道灌洗法冲出。

(5)取出异物后,外耳道红肿者,可用黄连滴耳液等制剂滴耳。

【预后与转归】

本病一般预后良好,但操作时手法粗暴,也可损伤耳膜,影响听力。

【护理与预防】

1. 注意环境卫生及保护耳部,防止异物进入;教育小孩不要将异物塞入耳内。

2. 耳道内有异物应尽快到医院取出,切不可自行掏挖,免遗后患。

3. 对活体动物性异物,一定要先滴入酒精、油类或麻醉剂,待其死亡或麻痹后取出,切不能强拉硬拽,以防其挣扎内窜,伤害耳膜和中耳组织结构。

第七节 耳 疖

【概述】

1. 涵义 耳疖是以外耳道局限性红肿,疼痛为主症的耳病。是临床常见多发病之一,好发于夏秋季。类似于西医的外耳道疖。

2. 释名 耳疖又称耳疔、黑疔、黑靥疔、肾疔等,是按照其发病形态、部位以及与脏腑的关系进行命名的。

(1)耳疖:指发生于耳部的疖肿。《广韵》释疖曰:"痈也";《正字通》曰:"疡之小者为疖"。南齐《刘涓子鬼遗方·卷四》最早记载疖病;《备急千金要方·卷二十二》论痈疽时说:"凡肿根广一寸已下名疖,一寸已上名小痈",故说耳疖即长在耳道的小痈疮。

(2)黑疔、黑丁:古代丁与疔通,故有写作黑疔者,有写作黑丁者,均是以耳与肾的关系进行命名的。因耳属肾所主,肾在五行五色中属黑,故将发于耳窍的疔肿称为黑疔,或黑丁。《中藏经》最早提出"黑丁"病名。考《中医大词典》,黑丁即耳疔。如《证治准绳·疡医·卷之二·疔疮》解释说:"耳疔生于耳中,亦名黑疔",《医宗金鉴·外科心法要诀·耳部》曰:"黑疔暗藏耳窍生,色黑根深椒目形,痛如锥刺引脑腮,破流血水火毒攻"。形象地指出了黑疔的发生部位、证候表现等。

(3)耳疔:指发于耳窍的疔肿。《疮疡经验全书》首先称为"耳疔";《医宗金鉴·外科心法要诀》说:"疔如钉丁之状,其形小,其根深,随处可生",生于外耳道的疖肿同样具有这一特点,故称耳疔。《外科证治全书·卷二·耳部证治》曰:"耳疔,一名黑疔,生耳窍暗藏之处,色黑,形如椒目,疼如锥刺,引及腮脑,破流血水"。

(4)黑靥疔:《外科正宗·卷之四·疔疮论》有曰:"毒发于肾经者生为黑靥疔。其患多生耳窍……其发初生黑斑紫泡,毒串皮肤,渐攻肌肉,顽硬如钉,痛彻骨髓"。《医宗金鉴·外科心法要诀·发无定处》疔疮亦有"黑靥疔"之称。

(5)肾疔:因耳窍属肾,疔发于耳者,多由肾经火毒而致,故称之为肾疔。如《简明中医辞典》耳疔曰:"多由肾经火毒所发,故又名肾疔"。

(6)耳痈:指耳疖红肿痛甚,寒热交作者。如《证治准绳·疡医·卷之三·耳内疮》曰:"若寒热间作,内外红肿,疼痛日增者,为耳痈……若寒热大作,痛楚难禁者,疔也,作疔治之"。

(7)耳门疔:《刺疔捷法》有"耳门疔"之名。

除上述名称外,历代医籍有关耳疮、耳门痈等的记载中也多包括了本病。文献中"耳卒痛”、“耳肿痛”、“耳内疮”、“耳疮”等应包括本病。

3. 沿革 有文献认为《灵枢·厥病》所说“耳痛不可刺者，耳中有脓”为本病的最早记载，但此论更像脓耳(化脓性中耳炎)。《中藏经·卷三·五丁状候篇》说：“黑丁根在肾，发于耳前，色黑坚硬，使人牙关急，腰痛脚膝不仁”，并警告说：“祸必至矣，不可治也”，描述了耳疔走黄的急迫证候。巢元方《诸病源候论·卷二十九》说：“凡患耳中策策痛者，皆是风入于肾之经也，不治流入肾，则卒然变脊强背直，成痉也。若因痛而肿生痈疖，脓溃邪气歇，则不成痉。所以然者，足少阳为肾之经，宗脉之所聚，其气通于耳，上焦有风邪，入于头脑，流至耳内，与气相击，故耳中痛，耳为肾候，其气相通，肾候腰脊，主骨髓，故邪流入肾，脊强背直”。这是现存文献中最早关于耳中生痈疖的记载。各版教材和许多文献将本段文字作为脓耳变证之黄耳伤寒的最早论述，但细读原文，其病因为上焦风邪流入耳内，主症是耳中痛，随后生痈疖，如果脓溃邪散，就不会成痉。反之，脓毒不能外泄，就可能出现脊强背直(成痉)，这相当于耳疔走黄，而不是脓耳变证。临床上耳疔走黄并非罕见，而脓耳发展为黄耳伤寒(颅内并发症)则需要很长的时间。《医宗金鉴》、《外科证治全书》等医著中具体记载了耳疔的证候，明清时期医家对本病的内外治疗也作了较多的探讨。

现代文献中，全国高等医药院校试用教材《中医耳鼻喉科学》首先使用“耳疖”一名，从而奠定了耳疖一名的现代病症学基础。此后，各家耳鼻喉科学专著与教材大多均以耳疖为名，如高等医药院校教材《中医耳鼻喉科学》、全国高等中医院校函授教材《中医耳鼻喉科学》都称“耳疖”，但与耳疮并论。但仍有使用耳疔之名者，未能达到共识。从历代论述疔、疖的含义与发展趋势来看，疔一般容易走黄，而疖一般较为局限，结合现代临床情况，耳疖发生走黄者较少，故以称其为耳疖较妥。

【病因病理】

1. 古代病因病理学说 隋·巢元方认为本病由上焦风邪流入耳内所致；《圣济总录·卷一百一十五》认为是足少阴肾经虚，风热邪气乘之；《外科正宗·卷之二》提出“毒气发于肾经”；《证治准绳·疡医·卷三》认为是少阳相火；总之，历代医家多从巢元方邪入肾经之说。《医宗金鉴·外科心法要诀·耳部》黑疔指出：“由肾经火毒所发，亦有因服食丹石，积毒而成者”。指出本病除肾经火毒所发外，也有因服丹石热药、积毒而成的火热病机学说。

2. 现代病因病理学说 现代医著与教材多认为本病外因多由挖耳伤肌，风热邪毒侵袭，内因肝胆湿热上蒸所致。

3. 临床病因病理 过食辛辣炙煿，火热内蕴；复因挖伤耳道，或污水入耳，风热邪毒乘袭，内外合邪，壅滞气血，聚热成疖。

【临床征候】

1. 发病情况 多发于夏季，青壮年多见。

2. 病史 多有不洁挖耳、挖伤耳道或污水入耳史。

3. 耳痛剧烈 患耳灼热、疼痛剧烈，拒按，张口、咀嚼则耳痛尤甚，甚或痛引脑腮；按压耳屏、牵拉耳壳则耳痛加重；若耳疖化脓，则有跳痛；疖肿较大，堵塞耳道，可有听力减退。

4. 外耳道局限性红肿 疖肿好发于外耳道软骨段，发生于骨段者较少。检查见外耳道有局限性红肿，突起，触痛，成脓后可见黄白脓头或溃脓。疖肿可多发。

5. 全身症状 可伴头痛、畏寒发热等。

【诊断与鉴别诊断】

1. 诊断依据 ①外耳道内疼痛，拉耳痛明显；②外耳道局限性红肿、突起。

2. 鉴别诊断　应注意与急脓耳初期、耳疮相鉴别。

(1)急脓耳初期:也有耳内剧痛,但其耳痛为耳深部疼痛,耳道无红肿,按压耳屏、牵拉耳郭疼痛不加重,且听力检查呈明显传导性听力下降。

(2)耳疮:亦有耳痛、拒按,耳内肿胀,但耳内漫肿无头,疮肿可发于外耳道深部,不似本病红肿局限、突起。

【辨证施治】

1. 古代辨证施治观点　宋代以前多单用外治,从《圣济总录》开始内外兼治,并提出服药以治肾经火毒为善的观点;宋代及后世都用柴胡栀子散等苦寒泻火方药治疗本病。

2. 现代辨证施治观点　现代对本病辨证论治的观点较为一致,即认为病初期为风热外袭,极期为肝胆火热上壅,分别采用疏风清热和清泻肝胆法,多处以五味消毒饮或龙胆泻肝汤加减等。临床亦有报道用五味消毒饮加减治疗重症耳疖而取效者。

3. 证治分类

(1)风热侵袭证

证候　外耳道灼热疼痛,拒按,张口、咀嚼时疼痛加重;外耳道局限性隆起,小者如粟米,大者如椒目,可有少量脓液;或伴发热恶寒、头痛,舌质红,苔薄黄,脉浮数。

证析　风热之邪侵袭耳道,致气血瘀阻,故耳道红肿、灼热疼痛;张口、咀嚼时牵拉耳部肌肤,故疼痛加剧;正邪交争,故发热恶寒;舌质红,苔薄黄,脉浮数均为风热外袭之征。

治法　疏风清热,解毒消肿。

方药　五味消毒饮加减。方中以金银花、菊花疏风清热;蒲公英、紫花地丁、天葵子解毒消肿。若发热恶寒、头痛者,可合用银翘散,以疏风清热。

(2)热毒炽盛证

证候　耳痛剧烈,连及同侧头痛,听力下降;耳道红肿高突,如半球状,或疖肿多发,顶部可见黄色脓头,脓溃则痛减,发热,小便短赤,大便干结,舌质红,苔黄,脉弦数。

证析　火热炽盛,正盛邪实,抗争激烈,壅塞耳道,故疖肿高突,或多发,耳痛剧烈,肿胀高突,听力下降;热胜肉腐则成脓,脓溃邪泻故痛减;耳部经脉多上连头脑,故伴头痛;热毒炽盛,弥漫周身,故有发热;热伤津液,故尿少便结;舌质红,苔黄,脉弦数为邪热内盛之征。

治法　泻火解毒,排脓消肿。

方药　黄连解毒汤加减。方中以黄连、黄芩泻上焦心肺之火;黄柏泻下焦肾火;栀子通泻三焦之火,四味合用,功专力猛,可顿挫火势,令肿消痛除。若大便干结难出者,可加生大黄、玄明粉,泄火通便;耳痛剧烈,口苦咽干、苔黄腻者,属肝胆湿热,宜合用龙胆泻肝汤;若脓头不溃或脓出不畅,可用仙方活命饮加减。

【外治疗法】

1. 古代外治疗法述要　外治法在本病治疗中占有重要地位,古代医家对此十分重视。综观历代医籍,唐代以前均以外治为主。如《肘后备急方·卷六》载:"耳卒痛,蒸盐熨之。痛不可忍求死者,菖蒲、附子各一分,末,和乌麻油炼,点耳中则立止"。《医宗金鉴·外科心法要诀·耳部》耳疔则用"蟾酥丸水调浓,滴于耳窍内,立效"。其他医著亦有应用滴耳、塞耳、吹耳等多种外治法治疗耳疔者。

2. 现代外治法研究述要　现代医著与教材中,均认为早期局部使用清热解毒制剂,以消肿止痛;成脓后则要促使脓液顺利排出。临床报道,有分别用疖肿膏、如意金黄散、耳疖散(老生姜、雄黄各等分)、冰黄散、西黄丸、甘冰酊(甘草、冰片、酒精)等外治获效者。

3. 外治疗法应用

(1)滴药：黄连滴耳液等滴入耳中，每日 3 次。

(2)涂敷：黄连膏、如意金黄膏等涂抹患处，每日 2～3 次。溃脓后，邪气尚盛者，用红灵丹棉条蘸八二丹敷疮口；脓尽后可撒生肌散，并用黄连膏纱布盖敷。

(3)排脓：脓成之后，可行切开排脓或用针挑破脓头，促使排脓。

【针灸疗法】

1. 古代记载 《外科大成・卷二》有曰："黑疔……灸后溪穴七壮"。

2. 临床应用

(1)针刺：取手少阳经穴为主，常用听会、耳门、翳风、外关、合谷等，每次 2～3 穴，用泻法，每日 1 次。

(2)放血：患侧耳垂放血，每次 10 滴，每日 1 次。

【物理疗法】

早期可用红外线、紫外线、超短波、激光等治疗仪局部治疗，有助红肿消散。

【专病专方】

古代专病专方

(1)蟾酥丸：蟾酥(酒化)二钱，轻粉、铜绿、枯矾、寒水石(煅)、胆矾、乳香、没药、麝香各一文无加点，朱砂三钱，雄黄二钱，蜗牛二十一个。以上各研为末，将蜗牛研烂，同蟾酥和研稠黏，入各药，共捣极细，丸如绿豆大。每服三丸，葱裹、热酒送服。外用，搓条作饼，敷患处。(《医宗金鉴・外科心法要诀・疔疮》)

(2)化疔内消散：知母、贝母(去心，研)、穿山甲(炙，研)、蚤休、白及、乳香、天花粉、皂刺、金银花、当归、赤芍、甘草(生)各一钱。酒、水各一钟，煎一钟，去渣，量病上、下服之。(《医宗金鉴・外科心法要诀・疔疮》)

(3)七星剑：苍耳头、野菊花、豨莶草、地丁香、半枝莲各三钱，蚤休二钱，麻黄一钱。用好酒一斤，煎至一碗，澄去渣热服，被盖出汗为度。(《医宗金鉴・外科心法要诀・疔疮》)

(4)立马回疔丹：轻粉、蟾酥(酒化)、白丁香、硇砂各一钱，乳香六分，雄黄、朱砂、麝香各三分，蜈蚣(炙)一条，金顶砒(注末卷)五分。共为细末，面糊搓如麦子大，凡遇疔疮，压一粒插入孔内，外以膏盖，追出脓血疔根为效。(《医宗金鉴・外科心法要诀・疔疮》)

【预后与转归】

本病及时正确地治疗，预后良好；若失治误治，则可能导致疔疮走黄，产生严重后果。

【护理与预防】

1. 注意耳部卫生，不要随意挖耳；有污水入耳，应及时清理。

2. 耳部疼痛，要尽早就医；若有疖肿，切不可挤压，以免邪毒走窜，变生重证。

3. 平时忌食辛辣燥火之品。

【参考资料】

1. 2000 年前参考资料见第 1 版，此略。

2. 赫冀桂，等．西黄丸外治耳疖 60 例临床观察．河北中医学院学报，2000，(1)：21

3. 陶欣，等．冰黄散治疗外耳道疖的临床观察．湖南中医学院学报，2000，20(4)：62

4. 梅全喜．如意金黄散的新用法．家庭中医药，2002，9(3)：51

5. 张现广，等．耳疖散用于治疗外耳道疖疗效观察．临床军医杂志，2006，34(5)：585

6. 马连运．甘冰酊治疗耳疖、耳疮 175 例，中医外治杂志，2008，17(2)：49

第八节 耳 疮

【概述】

1. 涵义 以外耳道肌肤弥漫红肿，灼热疼痛，或溃烂流脓为主症的耳病称为耳疮。类似于西医的外耳道炎。

2. 释名 耳疮又称耳生疮、耳内生疮等。基本上是以其症状特征进行命名的。

(1)耳疮：指耳部红肿作痛，溃烂流脓者。见《薛氏医案·外科枢要·卷二》，曰："耳疮属少阳三焦经"。在其所记载的病案中对于耳疮的症状有所描述，如，曰："耳根赤肿，寒热交作，此属三焦风热也"；并有"耳内作痛出水"、"耳内作痛，或肿臖，恶寒发热"等论述。

(2)耳生疮：指耳部生疮肿痛者。见《诸病源候论·卷二十九·耳病诸候》"耳疮候"。

(3)耳内生疮：指耳内生疮肿痛溃烂者。见《太平圣惠方·卷第三十六·治耳内生疮诸方》。其曰："夫耳内生疮者，为足少阴，是肾之经也，其气通于耳，其经虚，风热乘之，随脉入于耳，与气血相搏，故令耳内生疮也"。

此外，历代医家所论之耳肿、耳卒肿、耳肿痛等均有指本病之意。

3. 沿革 《诸病源候论》最早提出"耳疮"病名。如《诸病源候论·卷二十九·耳病诸候》"耳疮候"说："足少阴为肾之经。其气通于耳，其经虚，风热乘之，随脉入于耳，与血气相搏，故耳生疮"，并有"小儿耳疮"等论述，对本病的病因病机已有较明确的认识。《济生方·耳门》称"耳内生疮"；元《卫生宝鉴》沿巢元方之说。唐宋时期对耳疮只有零星记载。明代对本病的认识有较大发展，如《薛氏医案·外科枢要·卷二》开始即直称"耳疮"了，其他如《证治准绳》、《医贯》、《景岳全书》等都有"耳疮"专论，对病因病机、内外治疗论述很多。清代对本病似乎不太重视，耳疮之名却又不用，而称"耳内痛，生疮"(《张氏医通》)、"耳内生疮"(《医学心悟》)、"湿疮肿痛"、"耳内外生疮"(《杂病源流犀烛》)等。诸如《医宗金鉴》、《类证治裁》、《外科证治全书》等重要医著都没有专论，记载本病的医著也多沿用明代理法方药，未见突破。

现代第四、第五版高等医药院校教材《中医耳鼻喉科学》、全国高等中医院校函授教材《中医耳鼻喉科学》都称"耳疮"，但与耳疖并论。《干祖望中医五官科经验集》等一些专著则采用了西医"外耳道炎"病名。现代各版专科教材和专著多对本病有较详细的论述。

【病因病理】

1. 古代病因病理学说 隋·巢元方认为由肾经气虚，风热乘之，循脉入于耳所致；明《薛氏医案·外科枢要·卷二》提出："耳疮属手少阳三焦经，或足厥阴肝经血虚风热，或肝经燥火风热，或肾经虚火等因"。《景岳全书·卷四十七》补充了肝肾不足，上实下虚的病因病理。清代基本沿袭前人之说。

2. 现代病因病理学说 现代认为本病外因风、热、湿邪侵袭，内因肝胆火热上炎。如干氏认为本病急性期为肝胆湿热夹风，蒸灼耳道，慢性期为肝肾相火上炎。

3. 临床病因病理

(1)风热侵袭，郁滞耳肤：经常搔挖耳道，脓耳脓液或污水浸渍，耵聍或异物压迫，复感邪毒，致使风热邪毒郁滞耳道肌肤而发为本病。

(2)肝胆湿热，上蒸耳肤：嗜食辛辣炙煿，或恚怒不节，肝胆蕴热，或湿热内侵，蕴积肝胆，复以挖耳伤肌，或污水入耳，引动肝胆湿热，循经上蒸，熏灼耳肤，而肿溃成疮。

(3)气血不足,邪毒滞留:湿热稽留,久而不去,耗伤气血,致使气血亏虚,耳肤失养,正不御邪,邪毒滞留,壅遏耳脉肌肤,而致疮肿经久不愈。

【临床征候】

1. 发病情况　好发于夏秋季。无明显年龄、性别、地域差异。

2. 病史　多有挖耳、污水入耳,或脓耳等病史。

3. 耳内灼痛、流少量脓液　初期患者自感耳内灼热疼痛或瘙痒灼痛,或有轻度听力减退;疮肿已溃者,则流少量黄稀脓液。

4. 耳痒不适　患耳可有发痒不适感,时流极少量稀脓,听力可稍有减退。

5. 外耳道肿烂　检查见外耳道肌肤弥漫性红肿,甚或肿及耳膜,或表皮溃烂、渗液。久病者,见有外耳皮肤肿厚、结痂、起白屑,或有耳膜混浊增厚等。

6. 全身症状　或有发热、口苦、咽干、头痛等症。

【诊断与鉴别诊断】

1. 诊断依据　①耳灼痛或痒痛,流少量黄稀脓液;②外耳道弥漫性红肿,渗液。久病者外耳道增厚、结痂等。

2. 鉴别诊断　应注意与耳疖、急脓耳相鉴别。

(1)耳疖:也有耳痛、流脓,外耳道红肿等,但其耳痛较剧,外耳道红肿呈局限性高突。

(2)急脓耳:也有耳流脓或耳痛等,且可并发本病,但耳膜红肿穿孔是其特征。

【辨证施治】

1. 古代辨证施治观点　明《薛氏医案·外科枢要·卷二》对本病属少阳厥阴风热者,用柴胡栀子散;属少、厥两经血虚者,用当归川芎散;肝经风热者,用小柴胡汤;肾经虚火者,用加味地黄丸。其后医家多从其法,但用方有所不同。

2. 现代辨证施治观点　《中医耳鼻喉科学》第四、第五版教材均分为风热邪毒侵袭、肝胆湿热上蒸两型论治;《干祖望中医五官科经验集》辨证分为肝胆湿热夹风、肝肾相火上炎两型辨治;《中医耳鼻咽喉科临床手册》则分风湿热毒、肝胆湿热、血虚邪滞三型治疗。一般而言,本病多责之风热湿邪为患,治以疏风清热祛湿;若日久不愈,气血受损,则当扶正祛邪。

3. 辨证纲要　主要应辨明感邪性质与虚实等。

(1)辨虚实:一般而言,实证者,发病急,病程短,耳道内红肿溃烂、渗流黄脓,耳灼痛;虚证或虚实夹杂者,病程较长,耳道内红肿轻而肿厚甚,且结痂,起屑,耳内发痒等。

(2)辨邪毒:初期耳痒痛,肌膜红肿溃烂轻者,多属风热侵袭;耳道内红肿弥漫,溃烂广泛,灼热疼痛明显,口苦者,多属肝胆湿热;若病久不愈,耳内发痒,肌肤肿厚,结痂脱屑者,多属正虚而邪毒滞留。

4. 证治分类

(1)风热侵袭证

证候　耳内灼热,痒痛,张口、咀嚼时疼痛加重;检查见耳道弥漫性红肿,可有少量脓液;或见发热头疼,微恶风,舌尖红,苔薄黄,脉浮数。

证析　风热邪毒侵袭耳道,致经脉阻滞,气血凝聚,故耳道灼热、红肿痒痛;风热袭滞,灼伤肌肤,化腐成脓,故耳道有少量稀脓;风热壅滞,脉络不畅,张口、咀嚼时则牵拉耳部肌肤、脉络,故耳痛加重;发热头疼,微恶风,舌尖红,苔薄黄,脉浮数均为风热外袭之征。

治法　疏风清热,解毒消肿。

方药　五味消毒饮加减。方中金银花、菊花疏风清热,蒲公英、紫花地丁、天葵子解毒消肿。可加白芷、皂角刺等以增强消肿排脓功效。恶寒发热者，可合用银翘散。

(2)肝胆湿热证

证候　耳痛较重，拒按，伴同侧头面部疼痛，张口受限，耳鸣重听；检查见外耳道漫肿红赤，甚至肿塞耳道，有黄色稠脓，耳周臖核肿大；或见发热，口苦，小便黄少，大便干结，舌质红，苔黄腻，脉弦数。

证析　外有邪毒侵袭，内有肝胆湿热熏灼，故外耳道肿痛甚，发热，耳周臖核肿大；热胜肉腐，故见黄脓；疮肿弥漫，耳道被塞，故耳鸣重听；耳部经脉多循经头面部，故见头面部疼痛；湿热熏蒸，故口苦尿黄；热灼津液，故大便干结；舌质红，苔黄腻，脉弦数均为湿热内蕴之征。

治法　清泄肝胆，解毒消肿。

方药　龙胆泻肝汤加减。方中主以龙胆草、黄芩、栀子泻肝胆实火；辅以木通、车前子、泽泻清热利湿；生地、当归凉血活血消肿，柴胡调畅肝气，甘草和中解毒。脓出不畅者，可合用仙方活命饮。

(3)正虚邪恋证

证候　耳痒微痛，脓稀量少，耳道肿胀潮红，表皮粗糙、增厚，脱屑，病程缠绵，舌质淡，苔白，脉细弱。

证析　患耳疮日久，气血已虚，邪亦不盛，余邪为患，故耳痒微痛，脓稀量少；正气虚损，无力逐邪，故病程缠绵；邪毒滞留，故潮红、表皮粗厚、脱屑；舌质淡，苔白，脉细弱均为正虚邪恋之征。

治法　补益气血，解毒祛邪。

方药　托里消毒散加减。方中黄芪、党参、白术、茯苓益气托毒；白芍、当归、川芎补血生肌；金银花、连翘清解余毒；桔梗、皂角刺、白芷排脓外出。局部暗红增厚者，加红花、桃仁散瘀消肿。若耳痒较甚，是血虚风燥，可用四物消风散，以养血祛风。

【外治疗法】

1. 古代外治疗法述要　《外台秘要·卷二十二》治两耳肿，用十味药捣散，榆树皮汁和，贴耳。《太平圣惠方·卷第三十六·治耳内深疮诸方》记载有方药 6 首。如用黄连、枯矾研末纳耳中；用川大黄、黄连末、龙骨末研匀，绵裹纳耳中等，均符合耳疮的病机，当属有效之方药。后世多用滴耳、涂耳、纳耳等方法外治本病。

2. 现代外治法研究述要　现代医家常用清热解毒制剂如黄连膏、如意金黄散等作局部治疗。干氏祖望用绿袍散撒、涂患处；另有报道用紫金锭、炎痛静、耳炎灵、六神丸纱条、芩柏滴耳液、双料喉风散、冰黄酊、四黄膏等治疗本病而取效。

3. 外治疗法应用

(1)滴耳：耳疮初期可用黄连滴耳液、耳炎灵滴耳液等滴耳。

(2)涂耳：可用黄连膏、无极膏等涂耳道内。

(3)外敷：耳周臖核肿大，可敷如意金黄散，或用紫金锭、六神丸研末调敷。

(4)吹耳：可用冰硼散、双料喉风散、锡类散等吹入耳内。

【针灸疗法】

1. 针刺　取手足少阳经穴为主，如听会、耳门、翳风、外关、合谷、阳陵泉等，每次 2～3 穴，每日 1 次。

2. 放血　邪气炽盛时，可行患侧耳垂放血，每次 10 滴，每日 1 次。

【物理疗法】

可用红外线、紫外线、超短波等局部照射，有助于消肿止痛。

【专病专方】

1. 现代专病专方

(1)炎痛静：黄柏、黄连、苦参、枯矾各10g，冰片5g，香油250g。将五药研末，将矾、冰柏、参放香油内炸至褐黄色，降温后放入黄连末，搅匀，过滤备用。外用。(《辽宁中医杂志》1992，(2)：84)

(2)耳炎灵：枯矾8g，黄柏2g，黄连1.5g，猪胆汁粉1.5g，冰片0.2g，共研为粉，外用撒患处，隔日换药1次。(《陕西中医》1992，(6)：247)

(3)一吹干粉剂：防风50g，浮萍15g，蜈蚣、枯矾、血竭各10g，冰片5g。研末，吹患处，日1次。(《中国中西医结合杂志》1994，(3)：161)

(4)黄连10g，海螵蛸10g，冰片10g，苦矾少许。研粉，加香油适量，外用。(《沈阳部队医药》2003，16(5)：391)

2. 古代专病专方

(1)黄连半两，白矾二分烧令汁尽。上件药，捣箩为末，每取少许，绵裹纳耳中。(《太平圣惠方·卷第三十六》)

(2)马齿苋一两干者，黄蘖半两锉。上件药，捣箩为末，每取少许，绵裹纳耳中。(《太平圣惠方·卷第三十六》)

(3)川大黄半两，黄连末一分，龙骨末一分，上件药，同研令匀，每取少许，绵裹纳耳中。(《太平圣惠方·卷第三十六》)

【预后与转归】

本病若得正确治疗，预后良好。失治误治则可致病情缠绵难愈，甚至伤及耳膜，妨碍听力。

【护理与预防】

1. 注意耳部卫生，勿随意挖耳；若有污水入耳，要及时清除。

2. 忌食辛辣燥火之品。

3. 脓耳患者，要积极治疗，并保持耳道清洁，以防引发本病。

【参考资料】

1. 2000年前参考资料见第1版，此略。

2. 向广东，等．自制中药外用剂治疗弥漫性外耳道炎158例．沈阳部队医药，2003，16(5)：391

3. 丁勇．四黄膏治疗外耳道炎、外耳道疖54例．中国中西医结合耳鼻咽喉科杂志，2003，11(2)：104

第九节 旋 耳 疮

【概述】

1. 涵义 旋耳疮是以耳壳或耳周瘙痒，潮红、糜烂、渗液，或耳道、耳壳肌肤粗糙、脱屑、皲裂等为特征的耳病。类似于西医的外耳湿疹。

2. 释名 本病又称月蚀疮、月食疮、月食、浸淫疮、月蚀疳、黄水疮、耳镟疮、鸦啗疮等。基本都是以其发病部位与症状特点进行命名的。

(1)旋耳疮：指围绕耳周而发生的疮烂。如《医宗金鉴·外科心法要诀·耳部》有曰：旋耳疮“生于耳后缝间，延及耳折，上下如刀裂之状，色红，时津黄水，由胆脾湿热所致。然此疮月盈则疮盛，月亏则疮衰，随月盈亏，是以又名月蚀疮也”。

(2)月食疮、月食、月蚀疮、月蚀：隋·巢元方据病症反复发作，似月之盈亏，而名“月食疮”或“月食”；《太平圣惠方》称“月蚀疮”，因食、蚀读音相同，应为通假字；《普济方》等以其浸淫不断而称“耳边生浸淫疮”，对小儿患者则称“月蚀”。

(3)黄水疮：指疮烂后黄水淋漓者。如明·陈实功因其黄水淋漓，又称“黄水疮”，其曰：“黄水疮生于头面、耳项，忽生黄色，破流脂水，顷刻沿开，多生痛痒”。

(4)月蚀疳疮、月蚀疳：《证治准绳·疡医·卷三·耳发》中有曰：“小儿耳窍旁生者，相传指月而生，恐未必然……故名月蚀疳疮”。《外科启玄》称“月蚀疳”等。

(5)镟疮、鸦啗疮：《外科大成·卷三》称“镟疮、鸦啗疮”，其曰：“耳镟疮生耳后缝间，延及上下，如刀裂之状……如初生之黍，次烂如鸦蹈之状，名鸦啗疮。”

(6)浸淫疮：指疮烂流水，浸淫四周者。如《太平圣惠方·卷第六十五·治浸淫疮诸方》中曰：“夫浸淫疮者，是心家有风热，发于肌肤也。初生甚小，先痒后痛而成疮，汁出侵溃肌肉，浸淫渐阔，乃至遍身”。《医宗金鉴·外科心法要诀·发无定处》“浸淫疮”中亦有曰：“此症初生如疥，搔痒无时，蔓延不止，抓津黄水，浸淫成片，由心火、脾湿受风而成”。从历代医家所论浸淫疮来看，其病症特点与今之“湿疹”类似，而旋耳疮属湿疹之发于耳者，故亦当包括其中。

3. 沿革　最早记载本病的是隋·巢元方，《诸病源候论·卷三十五·疮病诸候》月食疮中说：“月食疮，生于两耳及鼻面间……月初则疮盛，月末则疮衰，以其随月生，因名之月食疮也”，“又小儿耳下生疮，亦名月食”。该书卷五十还说：“疮生于小儿两耳，时瘥时发，亦有脓汁，此是风湿搏于血气所生，世亦呼之为月食疮也”，可见当时已认识到本病反复发作和好发于小儿的特点。唐《外台秘要·卷三十六》有“小儿头疮月蚀”的记载；宋代《太平圣惠方》收录了治疗月蚀疮、浸淫疮的外用方 35 首，说明当时对本病已很重视。明《普济方》中不仅收载了本病的外治方法，还载有内服方，《证治准绳》否定了前人关于小儿以手指月而生此疮的错误观点，表明对本病的认识发展到一个新的阶段。清《医宗金鉴》不仅确定了“旋耳疮”病名，还提出了胆脾湿热的病机并应用辨证治疗，进一步丰富了本病的内外治法。

现代第四、第五版中医耳鼻喉科学教材和专著都有旋耳疮一病，对本病均有较详细的论述，并在病症学方面达到了一致。

【病因病理】

1. 古代病因病理学说　隋·巢元方认为本病是“风湿搏于血气所生”；《普济方·卷二百七十六》指出嗜食肥甘，荣卫不清，风热毒热之气蕴蓄脏腑的病因病机。《外科启玄·卷八》说本病乃足阳明胃经、少阳胆经湿热所致。《证治准绳·疡医·卷三·耳发》则说“大抵风湿热毒成疳，故名月蚀疳疮”。《外科正宗·卷四》说：“此因日晒风吹，暴感湿热，或因内餐湿热之物，风动火生者有之”。《医宗金鉴·外科心法要诀·发无定处》“黄水疮”认为是“由脾胃湿热，外感风邪，相搏而成”；“旋耳疮”则认为是“由胆脾湿热所致”。《外科证治全书·卷二》和《外科医案汇编·耳病》提出了肝胆湿热的病理。总括历代医家之论，本病外因风、湿、热，内因脾胃、肝胆功能失调所致。

2. 现代病因病理学说　中医耳鼻喉科学教材都认为风热湿邪侵袭、血虚生风化燥是本病的基本病因病理。谭敬书《中医耳鼻喉科学》等提出急症多为肝脾郁热，风热湿邪侵袭；慢症多为脾虚血少，生风化燥。《干祖望中医五官科经验集》为本病急性期多因湿热夹风，慢性期为血燥生风。《中医耳鼻咽喉科临床手册》认为由风湿热毒侵袭、过食辛辣厚味及久病耗伤阴血、化燥生风所致。

3. 临床病因病理

(1)风湿热毒,侵袭耳肤:素嗜肥甘厚味,或辛辣燥火之品,致湿热内蕴,化火生风,上攻于耳;或眼泪、汗水、附近疮疡之脓水等浸渍,复感风热邪毒,内外合邪,搏结于耳,致成本病。

(2)血虚化燥,邪毒滞留 脾胃素虚,化源不足,或风热湿邪久羁耳部,外损肌肤,内伤阴血,以致耳失所养,病程缠绵。

【临床征候】

1. 发病情况 本病多发于夏季,好发于小儿,南方较北方多见。

2. 病史 可有耳周感染史。

3. 症状 新病者,耳部瘙痒,灼热,流黄水,量较多;久病者患处干燥感、痒感明显,甚或剧痒难忍,经常用手搔抓等。

4. 体征 初期耳壳、耳道或耳后折缝潮红,起疱,继而糜烂、渗出黄色液体,或结痂;日久则局部皮肤粗糙、干燥、皲裂、脱屑。

5. 全身症状 小儿可有烦躁不安,哭闹,纳差等症。

【诊断与鉴别诊断】

1. 诊断依据 ①耳部瘙痒,渗流黄色液体,量较多;②外耳部潮红、肿胀、溃烂,或粗糙、增厚、脱屑。

2. 鉴别诊断 应注意与耳疮相鉴别。耳疮也可见耳道红肿、糜烂、渗液,但该病以疼痛为主症,瘙痒不甚,其渗出液体为脓性,而非黄水状。

【辨证施治】

1. 古代辨证施治观点 《华佗神医秘传·卷五》说:"治黄水疮神方,内服除湿清热之药,佐以凉血之剂",虽非特指本病,实为辨治本病的有效法则。明代始见内治本病的明确记载,但多为单方验方。《医宗金鉴·外科心法要诀·发无定处》对内有脾胃湿热,外感风邪而成本病者,用升麻消毒饮或消风散,对日久火燥血短者则用地黄饮。现代对本病的辨治方法应是在此基础上发展完善而成。

2. 现代辨证施治观点 现代各家对本病的辨证施治观点大同小异,急性期多从风、湿、热施治,慢性期从血虚风燥论治。

3. 辨证纲要

(1)辨邪性:湿热内蕴,风邪外袭,上犯于耳,则耳部瘙痒,皮肤糜烂、渗液;阴血亏虚,耳失所养,余邪为患,则耳部肌肤粗糙脱屑,病程缠绵难愈。

(2)辨新久:新病者,肌肤潮红、肿胀、溃烂,黄水淋漓,灼热搔痒;久病者,肌肤干燥、增厚、结痂、脱屑,奇痒等。

4. 证治分类

(1)风热湿邪侵袭证

证候 患处发痒,喜搔抓,灼热,流黄水;检查见耳壳凹面、耳道或耳后折缝等处红肿,可见小水疱或糜烂,疮面黄水淋漓,或结黄色痂皮;创面可沿黄水流经之处蔓延,或见纳少,烦躁,难入睡等症;舌尖红,苔薄黄微腻,脉濡数。

证析 风湿热合而为患,上扰于耳,风盛则奇痒难忍,故喜搔抓以求缓解;热盛则耳部红肿,灼热,糜烂;热扰心神,则心烦难眠;湿盛则疮面黄水淋漓不止,或结痂,纳少。舌尖红,苔薄黄微腻，脉濡数亦属风热湿邪侵袭之征。

治法　清热利湿，祛风止痒。

方药　除湿汤加减。方中以黄芩、黄连、木通、车前子、茯苓、滑石清热利湿；荆芥、防风、连翘祛风止痒；陈皮、枳壳醒脾除湿；甘草清热解毒。风重痒甚者，可加徐长卿、地肤子、白鲜皮，或用消风散加减；湿盛黄水淋漓不止者，可加车前子、豨莶草，或用萆薢渗湿汤加减。肝胆湿热偏盛，见口苦咽干，舌红，苔黄腻者，可用龙胆泻肝汤加减。

(2)血虚生风化燥证

证候　患耳瘙痒明显，甚或剧痒难忍，皮肤粗糙、干燥、皲裂、脱屑，缠绵难愈；可见神疲乏力，舌质淡，苔白，脉细缓。

证析　久患本病，肌肤受损，阴血内耗，故耳部肌肤粗糙、脱屑；余邪为患，故患耳瘙痒较甚；正虚无力逐邪外出，故神疲乏力，病程缠绵难愈；舌脉所见亦属血虚风燥之征。

治法　养血润燥，祛风止痒。

方药　四物消风饮加减。方中以生地黄、赤芍、川芎、当归滋阴养血润燥；荆芥、薄荷、柴胡祛风止痒；甘草调和药性。痒甚者，可加防风、白鲜皮以助祛风除湿止痒。若阴血亏虚，皮肤干燥，发痒明显者，可用地黄饮加减；气虚明显者，可用参苓白术散合四物汤加减。

【外治疗法】

1. 古代外治疗法述要　《外科大成》载有：宜穿粉散搽之、盐汤洗之，青蛤散搽之。后世多用穿粉散外搽。

2. 现代外治法研究述要　现代教材与各家医著对于本病的外治法大都一致。一般急性期渗液多，多选用清热解毒方药清洗或湿敷，但有人认为不宜清洗耳患处者。慢性期干燥瘙痒甚，以药膏涂敷为主，以滋润肌肤，祛风止痒。有报道用自制黄连液、湿疹膏、紫归油等外搽取效。

3. 外治疗法应用

(1)洗耳：黄水淋漓不止者，可用防风、苦参、金银花等煎水，加枯矾适量，清洗患处；患处结痂者，可用菊花、蒲公英煎水外洗。

(2)糁药：溃烂、黄水多者，用青黛散、冰枯散、冰柏散或黄连粉、贝母粉撒患处。

(3)涂敷：红肿溃烂者，可用黄连膏、如意金黄散等涂患处；干燥、皲裂者，可用麻油调敷碧玉散、青黛散，或涂紫连膏、紫归油等。

(4)烟熏：用苍术、黄柏、苦参、防风各 9g，大风子、白鲜皮、各 30g，松香、鹤虱草各 12g，五倍子 15g。诸药研细，用草纸卷成筒状，或将药末置熏炉内，点燃，使烟雾熏患处，每日 1～2 次，每次 15～30 分钟。

【针灸疗法】

选翳风、合谷、曲池等穴针刺，每日 1 次，实泻虚补法。

【物理疗法】

可用红外线、紫外线等局部照射。临床报道采用冷冻、激光、微波治疗本病获效。

【专病专方】

1. 现代专病专方

(1)黄连液：黄连 50g，60%酒精 200ml，浸泡 7 天，外用。(《中医药学刊》2004，22(4)：693)

(2)中药外洗方：苦参 50g，黄连、马齿苋、蛇床子、地肤子各 20g，白鲜皮、蒲公英各 30g。

皮肤溃烂、黄水多加防风15g、枯矾20g。水煎外洗。(《中国民间疗法》2005,13(6):18)

(3)湿疹膏:大黄、黄柏、苍术各30g,白芷、蛇床子各20g,枯矾、天花粉各10g,研末。香油500ml,加热后入黄精90g,调和,外用。(《实用中医药杂志》2008,24(2):112)

2. 古代专病专方

(1)升麻消毒饮:当归尾、赤芍、羌活、防风、升麻、白芷、红花、桔梗、连翘(去心)、栀子(生)、金银花、甘草、牛蒡子。每味用二钱为大剂,一钱五分为中剂,一钱为小剂,水二钟,煎八分,食远热服。(《医宗金鉴·外科心法要诀·黄水疮》)

(2)青蛤散:蛤粉(煅)一两,青黛三钱,石膏(煅)一两,轻粉、黄柏(生末)各五钱。共研细末,先用香油调成块,次加凉水调稀,薄涂疮处。(《医宗金鉴·外科心法要诀·鼻部》)

(3)穿粉散:轻粉(研,隔纸微炒),穿山甲(炙),铅粉、黄丹(水飞过)各三钱,共研极细,香油调敷。(《医宗金鉴·外科心法要诀·耳部》)

【预后与转归】

本病一般预后良好,但失治误治也可致缠绵难愈,日久导致听力下降。

【护理与预防】

1. 注意耳部卫生,保持患耳干燥清洁;经常清洗小儿耳后折缝,以防发生本病。

2. 积极治疗可能引发本病的脓耳、耳疮等耳部及耳周疾病。

3. 忌食辛辣燥火和牛羊肉、海产品等发物。

【参考资料】

1. 2000年前参考资料见第1版,此略。
2. 李晶,等. 黄连液治疗外耳湿疹疗效观察. 中医药学刊,2004,22(4):693
3. 贺诗峰. 中药治疗小儿外耳湿疹30例. 中国民间疗法,2005,13(6):18
4. 朱建能. 冷冻法治疗外耳湿疹80例. 医学理论与实践,2003,16(11):1296
5. 魏晓萍. 微波治疗外耳湿疹50例. 现代医药卫生,2007,23(21):3228
6. 安淑玲. 氦氖激光照射治疗耳鼻皮肤感染的疗效观察. 中华现代临床医学,2005,3(17):1810
7. 马连运. 紫归油治疗慢性旋耳疮36例. 中医外治杂志,2007,16(6):39
8. 李玮. 湿疹膏治疗外耳湿疹108例. 实用中医药杂志,2008,24(2):112

第十节 耳 痒 症

【概述】

1. 涵义 耳痒症是以耳内瘙痒,甚至奇痒难忍,或伴耳胀闷,潮湿渗液为主要证候的一种耳病。类似于西医的外耳道真菌病。

2. 释名 耳痒又称“耳中作痒”、“寻常耳痒”、“耳热出汁作痒”等。

(1)耳痒:见《重订严氏济生方·耳门》。

(2)寻常耳痒:指耳痒剧烈,搔而不止者。如《证治汇补·耳病》曰:“寻常耳痒,有风有火,易于调治。甚有耳痒不歇,挑剔出血,不能住手,此肾脏风毒上攻与耳”。

(3)耳热出汁作痒:指耳热作痒,渗液者。见《杂病源流犀烛·卷二十三·耳病源流》。其曰:“有耳热汁出作痒,由于痰火者,宜元参贝母汤”。

3. 沿革 《后汉书·律历志》载:“春分……当至不至,多病耳痒”,是关于耳痒的最早论述。宋以前医籍未见明确记载。《重订严氏济生方·耳论治》、《世医得效方·卷第十》都有“耳痒”之病名;此后医家多用此名,但也可见“耳热出汁作痒”、“耳中作痒”等病症名。元《世医得效方·卷第十》说:“有人耳痒一日一作,可畏,直挑剔出血稍愈,此乃肾脏虚,致浮毒上攻,未易以常法治也,宜服透冰丹。勿饮酒啖湿面蔬菜鸡猪之属,能尽一月为佳,不戒无效”。指出了本症的证候特点、病因病理、内治法和饮食禁忌,说明当时对本症已有较深入的认识。明清时期有关本症载述颇多,如《杂病源流犀烛·卷二十三·耳病源流》有曰:“有耳痒一日一作,直爬出血略愈,明日又作,悉属肾虚,致浮毒上攻者,此不可以常法治,必先忌酒面鸡鹅猪羊一切辛热之物及房欲,至四十九日,服药乃有效”。提出了风、火、痰湿的病因病理,发展了内外治法。陈士铎《石室秘录·卷四》:“耳中作痒,以禾刺之,尚不足以安其痒,自欲以刀刺其底,始快然,否则痒极欲死”,深刻地描述了本症发作时的痛苦情景。现代医著中,王德鉴《中医耳鼻咽喉口腔科学》以“耳痒”命名,一些中医耳鼻喉科专著则直接称西医病名。

【病因病理】

1. 古代病因病理学说　历代对本病的病因病理认识不一,但脏腑都不离心肝肾,病因不外风火痰。如《重订严氏济生方·耳论治》认为是“心气不平,上逆于耳”;《世医得效方·卷第十》认为是“肾虚,浮毒上攻”;《古今医鉴·卷九》提出痰与肾火上炎的观点;《石室秘录·卷四》则认为是肝肾之火结于耳中;《张氏医通》曰:“肾家有风”;《医学心悟》称:“厥阴肝经风热”。《外科证治全书》认为是“肝肾二家虚火为病”。《杂病源流犀烛·卷二十三·耳病源流》则认为是“痰火”与“肾虚,浮毒上攻”等。

2. 现代病因病理学说　王德鉴《中医耳鼻咽喉口腔科学》认为是“风火痰湿,结聚耳窍,与肝肾不足,浮毒上攻”所致。《中医耳鼻咽喉科临床手册》认为是由“湿热郁蒸”而致。《干氏耳鼻咽喉口腔科学》则认为主要是由“肝胆湿热与脾经湿浊”而成。故风热、湿热上扰;肝肾阴虚,浮毒上攻是现代认识耳痒病发病的主要病机。

3. 临床病因病理　久处湿地,污水入耳,风热侵袭;或素体肝肾阴虚,耳失所养,风毒上扰,发为本症。

【临床征候】

1. 发病情况　南方、夏季多发,无明显年龄、性别差异。

2. 病史　可有脚气等身体其他部位真菌感染史;或长时间口服抗生素以及常用抗生素制剂滴耳史。

3. 症状　耳内时时发痒,甚至奇痒难忍;搔抓后可出现疼痛、渗液,或见耳鸣、耳闷,听力下降。

4. 体征　耳道可见白色、黄色、灰褐色、黑色等颜色的霉点或丝状物,拭去后见耳道壁潮红、糜烂,或有渗液、渗血。

5. 全身症状　多无明显全身症状。

【诊断与鉴别诊断】

1. 诊断依据　①耳内发痒,甚或剧痒难忍;②外耳道有霉点,耳道壁潮红;取霉点在显微镜下检查可见菌丝或芽孢。

2. 鉴别诊断　应注意与耳疮相鉴别。

耳疮也可见耳道潮红、糜烂、渗液,但其症状以疼痛为主,瘙痒不明显,耳道内没有霉点。

【辨证施治】

1. 古代辨证施治观点　《世医得效方·卷第十》从肾虚,浮毒上攻论治,用透冰丹;《古今医鉴·卷九》按痰湿与肾火上炎治,方用玄参贝母汤;《张氏医通》从肾风治,用四生散;《医学心悟》按厥阴风热,用加味逍遥散;《外科证治全书》指肝肾虚火,用加减八味丸。

2. 现代辨证施治观点　现代中医耳鼻喉科专著中针对本病证候特点和病变实质，实证期多采用祛风除湿清热法，对虚证期则以滋补肝肾法为主。但辨证治疗本症的临床报道并不多见。

3. 辨证纲要　主要是辨别邪性，若发病急，病程短，发痒较甚，耳内潮红、渗液者，多属风热湿邪侵袭，阻遏气机；若病程长，耳痒经久不愈者，多属肝肾阴虚，耳道失养。

4. 证治分类

(1)风湿热侵袭证

证候　耳内阵发瘙痒，甚或剧痒钻心，难以忍受，常要搔抓到出血才止，可伴耳痛、耳鸣、耳闷；检查见耳道内有霉点或痂皮，清除后见耳道壁潮红，渗液，耳膜也可受累，舌脉多无明显变化。

证析　风热湿邪合而为患，侵袭耳道，阻遏气机，风胜则耳痒难忍，热胜则耳道壁潮红、疼痛；湿胜则耳道内有霉点、渗液；耳膜受累则耳鸣、耳闷；邪伤局部，无伤脏腑，故舌脉多无变化。

治法　疏风清热，除湿止痒。

方药　消风散加减。方中荆芥、防风、牛蒡子、蝉蜕透解风邪；苍术、苦参、木通清热祛湿；黄芩、知母、石膏清热解毒；当归、生地、胡麻仁凉血养血润肤；甘草解毒，调和诸药。若湿邪偏盛，耳内渗液较多，可合用萆薢渗湿汤加减。

(2)肝肾阴虚证

证候　耳痒难忍，病程较长，可有耳鸣、听力下降；耳道或见霉点，肌肤潮红、脱屑；可伴头昏乏力，腰膝酸软，舌质红，苔少，脉细数。

证析　肝肾素虚，或久病耗伤肝肾，虚火上扰，故耳痒、耳鸣；正虚邪侵，故耳道有霉点；耳失滋养，故肌肤潮红脱屑，听力下降；头昏乏力，腰膝酸软，舌质红，苔少，脉细数亦属肝肾阴虚，虚火内盛之证。

治法　滋养肝肾，祛风止痒。

方药　知柏地黄丸加减。方中熟地黄、知母、黄柏滋肾降火；山茱萸、丹皮养肝清肝；茯苓、泽泻、淮山健脾祛湿，以资化源。可于方中加入地肤子、防风、苦参、白鲜皮等以助祛风止痒。

【外治疗法】

1. 古代外治疗法述要　历代医家对本病重内治，轻外治。诸多医籍中很少外治方。《医学心悟》主张用红棉散吹之。

2. 现代外治法研究述要　外治法是本症的主要疗法，临床应用较多。一般选用清热祛湿、祛风止痒药物或制剂。如王德鉴《中医耳鼻咽喉口腔科学》应用黄连滴耳液、七叶一枝花酒精、蜀椒油外用治疗。《中医耳鼻咽喉科临床手册》运用冰酒液、耳炎灵滴或涂于外耳道；干祖望运用黄柏水等进行治疗。临床报道应用黄连滴耳液治疗本病获效。

3. 外治疗法应用

(1)滴耳：实证可用黄连滴耳液、黄柏滴耳液、七叶一枝花酒精、冰酒液等；虚证可用蜀椒油或猪胆汁滴耳。

(2)涂耳：可用50%洁尔阴溶液涂耳。

(3)吹耳：渗液多者，可用绿袍散吹入耳内。

【专病专方】

古代专病专方

(1)元参贝母汤:治耳痒。盐炒黄柏、玄参、防风、白芷、蔓荆子、天麻、贝母、半夏、茯苓、花粉、天麻各一钱,甘草五分,姜三片。(《杂病源流犀烛·卷二十三·耳病源流》)

(2)红棉散:枯矾、干胭脂、麝香,为细末,瓷罐储,吹耳。(《医宗金鉴·外科心法要诀》)

(3)透冰丹:川乌二两,大黄、茯神、山栀、威灵仙、蔓荆子、茯苓、益智仁、天麻、仙灵脾、白芷各五钱,醋煅京墨、麝香各钱一分,蜜和杵千下,丸芡子大,薄荷汁冲温酒下二三丸。(《杂病源流犀烛·卷二十三·耳病源流》)

【预后与转归】

本症一般预后良好。但治不彻底,或常不洁挖耳,也可致反复感染,迁延难愈。

【护理与预防】

注意耳部卫生,禁止不洁挖耳,防止污水入耳;污水入耳后要及时清除;避免滥服抗生素,或长期使用抗生素滴耳液。

【参考资料】

1. 卢亮．中西医结合治疗外耳道真菌病19例．辽宁中医杂志,1999,26(2):74

2. 吴道生,等．洁尔阴治疗真菌性外耳道炎120例．中国中西医结合耳鼻咽喉科杂志,1996,4(4):199

3. 张秀瑜．中西医结合治疗真菌性外耳道炎40例疗效观察．新中医,2006,38(11):54

第十一节　耳蛇串疮

【概述】

1. 涵义　耳蛇串疮是以外耳或外耳道有成串成簇疱疹,灼热刺痛为特点的一种疾病。严重者可引发耳鸣耳聋等。类似于西医的耳带状疱疹。

2. 释名　耳蛇串疮是以其病症特征,结合发生在身体其他部位之蛇串疮而命名的。蛇串疮又称甑带疮、火带疮、蜘蛛疮、缠腰火丹、蛇窠疮等。

(1)蛇串疮:出之《外科大成》。其曰:"缠腰火丹,一名火带疮,俗名蛇串疮。初生于腰,紫赤如疹,或起水泡,痛如火燎"。中医院校教材《中医外科学》亦沿用蛇串疮之名。

(2)甑带疮:见于《诸病源候论》。其曰"甑带疮者缠腰生,状如甑带,因以为名",记录了腰部带状疱疹的症状特征,这亦是有关类似本病的最早记载。

(3)火带疮、缠腰火丹:《证治准绳·疡医》称"火带疮"、"缠腰火丹"。

(4)蜘蛛疮　《外科启玄》称"蜘蛛疮"。指出"此疮生于皮肤间,与水窠相似,淡红且痛,五七个成攒,亦能荫开"。

(5)蛇窠疮:清《外科秘录》称蛇窠疮。曰:"蛇窠疮生于身体脐腹之上下左右,本无定处,其形象宛如蛇也"。

(6)火丹、缠腰丹:《外科正宗》称为火丹、缠腰丹。

3. 沿革　历代对有关蛇串疮的论述虽多,但对生于耳部者却未见专论。现代医著中,《干祖望中医五官科经验集》、《中医耳鼻咽喉科临床手册》、中国传统医学丛书《中医耳鼻喉科学》、新世纪全国高等中医院校教材《中医耳鼻咽喉科学》等均以西医"耳带状疱疹"为名。其中《中医耳鼻咽喉科临床手册》称耳带状疱疹为"耳火丹疮"。

【病因病理】

1. 古代病因病理学说　历代关于甑带疮、缠腰火丹、蛇串疮等的论述较多。如《诸病源候论·卷之三十五·疮病诸候》甑带疮候认为是"风湿搏气血所生"。《证治准绳·疡医·卷之四》缠腰火丹认为是"心肾不交,肝火内炽"所致。历代文献虽然没有论及发生于耳部的蛇串疮,但上述所论对于认识耳蛇串疮亦有一定参考价值。

2. 现代病因病理学说　现代对耳蛇串疮的病因病理认识,绝大多数作者认为内因属肝胆湿热,外因为邪毒侵袭而成;如《中医耳鼻咽喉科临床手册》认为由"湿热内生,蕴积肝胆,复因邪毒外侵,引动湿热,上蒸耳部,燔灼气血筋脉,兼以湿热外发,溢于皮肤,而发为疱疹"。中国传统医学丛书《中医耳鼻喉科学》则认为是风热时邪上犯耳部。《中西医结合治疗耳鼻喉口腔疾病》中认为是"因情志不舒,肝胆火盛,湿热内蕴,循经壅塞耳窍,致耳抵抗力下降,继而复感外邪(病毒)而诱发"。

3. 临床病因病理　素嗜肥甘厚味,肝胆湿热内生,循经上蒸于耳;复因邪毒外袭,内外合邪,发于耳部,而成耳疱疹。

【临床征候】

1. 发病情况　好发于成年人,无明显性别差异,春秋季多发。

2. 病史　可有疲劳、受凉或上呼吸道感染史。

3. 耳部疼痛　外耳部、耳壳或外耳道刺痛或灼痛为本病的主要症状。疼痛程度比较剧烈,持续时间较长。

4. 耳郭红肿、起水疱　病变好发于耳郭前方之上部,多一侧耳部发病。初期耳郭发红,继则可见成串水疱,小如粟米,大如绿豆,密集成簇,破裂后呈糜烂创面,或结痂。

5. 全身症状　可有发热,头痛,全身不适,纳差。

6. 并发症　病情严重者,可并发耳鸣耳聋、眩晕、口眼歪斜等。

【诊断与鉴别诊断】

1. 诊断依据　①耳部灼热,疼痛剧烈;②耳郭可见成族的疱疹,水疱之间皮肤正常;③病原体检查为水痘-带状疱疹病毒。

2. 鉴别诊断　应注意与旋耳疮相鉴别。旋耳疮耳部也有水疱、红肿湿烂,但症状以痒为主,疼痛不甚;多发于小儿。病原体检查阴性。

【辨证施治】

1. 古代辨证施治观点　历代关于蛇串疮、甑带疮、缠腰火丹等的论治对于耳蛇串疮有一定启发。如《外科正宗》认为火丹有干、湿及发病部位的不同,论治方法有别,其曰:"火丹者,心火妄动,三焦风热乘之,故发于肌肤之表,有干湿不同,红白之异。干者色红,形如云片,上起风粟,作痒发热,此属心、肝二经之火,治以凉心泻肝,化斑解毒汤是也。湿者色多黄白,大小不等,流水作烂,又且多疼,此属脾、肺二经湿热,宜清肺泻脾除湿,胃苓汤是也。腰胁生之,肝火妄动,名曰缠腰丹,柴胡清肝汤"。《外科大成》则认为属心肾不交,肝火内炽。其曰:"缠腰火丹,一名火带疮,俗名蛇串疮。初生于腰,紫赤如疹,或起水泡,痛如火燎,由心肾不交,肝火内炽,流入膀胱而缠带脉也。宜内疏黄连汤清之。壮实者贵金丸下之"。这些论述对于论治耳蛇串疮亦有一定参考意义。

2. 现代辨证施治观点　现代多数医家都用清肝泻热法,方选龙胆泻肝汤加减。中国传统医学丛书《中医耳鼻喉科学》采用疏风散邪、清热解毒法,用五味消毒饮。《中西医结合治疗耳鼻喉口腔疾病》则将其分为肝胆湿热,留滞耳窍;风痰壅塞耳窍二证,治疗分别采用清肝胆湿热,理气止痛,和清痰活血,祛风通络之法,方药采用栀子清肝汤、大秦艽汤加减治疗。临床有报道清肝泻火法治疗本病效佳;葛根透毒汤、瓜蒌散(瓜蒌 30g,红花、甘草各 10g)、龙胆黛蝎消疹汤加减治疗耳带状疱疹；镇肝熄风汤治疗并发症取效等。

3. 证治分类

(1)肝胆湿热证

证候　患耳刺痛或灼痛，耳郭发红，成串成簇水疱，常有发热、头痛，烦躁不安，口苦，尿赤，舌质红，苔黄腻，脉弦数。

证析　素嗜肥甘厚味，肝胆湿热内生，循经上蒸于耳；更加邪毒外袭，内外合邪，发于皮肤，故见耳部发红、起疱、剧痛；疱疹沿经脉发出，故排列成串；湿热邪毒为患，故发热、头痛；湿热内蕴，故烦躁不安，口苦尿赤，舌质红，苔黄腻，脉弦数。

治法　清肝泄热，利湿解毒。

方药　龙胆泻肝汤加减。方中主以龙胆草、黄芩、栀子泻肝胆实火；辅以木通、车前子、泽泻清利湿热；生地、当归凉血养肝，柴胡疏肝理气，甘草解毒和中。若疼痛难忍者，加延胡索、制乳没以活血通络止痛；大便干结者，加生大黄通便泄热；起血疱者，加赤芍、丹皮以凉血止血；或用柴胡清肝汤加减，以清热解毒，化痰通络。

(2)邪毒伤络证

证候　疱疹消退后，耳痛仍甚，或伴耳鸣、听力下降，面部麻木，甚或面瘫、眩晕；可伴头痛，心烦，失眠，舌质淡红，苔白，脉弦。

证析　急性期过后，湿热已去，余毒未清，滞伤脉络，耳部经脉痹阻，故耳痛仍甚，耳鸣、听力下降；头面部经气不畅，故头痛，面部麻木或面瘫；余邪扰心，故心烦，失眠；舌淡红，苔薄白，脉弦为邪毒伤络之征。

治法　导邪通经，活血止痛。

方药　蠲痹汤合牵正散加减。方中以当归、赤芍药、羌活、白附子活血通经，祛风而导邪外出；辅以姜黄活血止痛，黄芪、炙甘草益气扶正，全蝎、僵蚕祛风通络，生姜、大枣调和营卫，有助导邪外出。

若肝肾阴亏、肝阳上亢者，可用镇肝熄风汤加减。

【外治疗法】

1. 古代外治疗法述要　外治是蛇串疮的重要疗法，历代医家都十分重视，如《外科正宗》曰："外以柏叶散、如意金黄散敷之"。《外科大成》曰："外以清凉膏涂之自愈"。这对耳蛇串疮的外治有一定参考价值。

2. 现代外治疗法研究　现代关于应用外治法治疗耳蛇串疮的报道方法有涂敷、外洗、糁药等。如《中医耳鼻咽喉科临床手册》应用黄连膏、三黄洗剂外涂，溃烂者用柏石散外撒等。

3. 外治疗法应用

(1)涂敷：初期水疱未破时，用黄连膏、玉露膏等涂敷患处；水疱破后，敷金黄膏。

(2)外洗：可用内服方药渣煎水清洗患耳。

(3)糁药：疱疹破后，用碧玉散、青黛散、消肿化腐散、柏石散等干糁疮口；有坏死者，糁九一丹。

【针灸疗法】

(1)体针：可取耳门、听会、翳风、合谷、曲池、风池、内关、阳陵泉、三阴交等穴位，每次3～4穴，提插捻转，留针20～30分钟，每日1次。

(2)耳针：取肝区或神门，埋针，有显著止痛效果。酌情使用，注意避开疱疹部位。

(3)艾灸:用艾火点灸疱疹顶部,注意不可灼伤皮肤。

(4)挑治:用三棱针挑破疱疹,放出疱液。

(5)电针:有面瘫者,取颊车、地仓、合谷、太冲等穴;耳聋者,取耳门、听宫、听会、翳风、合谷、曲池等穴,电针仪治疗,每日1次。

【物理疗法】

可用超短波、红外线、氦-氖激光等照射患耳。

【专病专方】

1. 现代专病专方

(1)三黄硝石散:大黄、黄连、黄柏各2份,滑石、生石膏各3份,芒硝1份,共研细末,过120目筛,凡士林调成25%软膏。用时将药膏平铺纱布上,约0.2mm厚,贴敷患处,胶布固定。隔日一换。(《安徽中医临床杂志》1999,11(4):224)

(2)葛根透毒汤:葛根10g,升麻5g,赤芍8g,白附子15g,僵蚕12g,全蝎5g,蜈蚣2条,当归5g,红花12g,川芎15g,白芷12g,防风9g,蝉蜕10g,甘草6g。头痛加细辛,头部发麻加菊花、钩藤。水煎服,日1剂。同时配合针灸治疗。(《中医药学刊》2006,24(1):76)

(3)龙胆黛蝎消疹汤:龙胆草、青黛(包煎)、丹皮、赤芍、生蒲黄、制乳香、车前子各10g,炒柴胡、全蝎(研粉吞服)各6g,僵蚕(包煎)各20g。疼痛剧烈加五灵脂10g。水煎服,每日1剂。(《中国中医急症》2009,18(8):1351)

2. 古代专病专方

清凉膏:用煅石(石灰)一块,凉水化开,加水打溷,澄少时,取清水一钟,兑香油半钟,打数百成膏,加雄黄末少许,再打匀。用鹅翎蘸扫患处,立效。(《外科大成·卷四》)

【预后与转归】

1. 本病由病毒引起,来势猛,症状重,但只要及时正确治疗,恢复也快,治愈后很少复发。

2. 若失治误治,或体质虚弱,可致病情迁延,疼痛数月不解,甚至出现耳聋、面瘫等。

3. 恶性肿瘤患者罹此病,疱疹可泛发全身,出现高热、神昏等症,预后极差。

【护理与预防】

1. 积极锻炼身体,增强抗邪能力。

2. 平素及发病后忌食辛辣燥火及肥甘厚味之品。

3. 保持患耳清洁、干燥。

4. 保持心情舒畅,疼痛剧烈时,可适量应用止痛、镇静之品。

【参考资料】

1. 陆舜友. 三黄硝石散治疗带状疱疹100例. 安徽中医临床杂志,1999,11(4):224

2. 包佐义. 中西医结合治疗耳带状疱疹面瘫6例. 甘肃中医学院学报,1997,14(3):38~39

3. 刘建华,等. 清肝泻火法治疗耳带状疱疹. 中医杂志,1996,37(10):603

4. 陈仁华. 中西医结合治疗耳带状疱疹综合征. 浙江中医杂志,1990,(3):106

5. 艾军,等. 葛根透毒汤治疗耳带状疱疹. 中医药学刊,2006,24(1):76

6. 杨晶辉,等. 清肝泻火法治疗耳带状疱疹. 吉林中医药,2002,22(3):25~26

7. 马跃兵,等. 镇肝熄风汤治疗外耳带状疱疹后遗症临床观察. 实用中西医结合临床,2003,3(2):5~6

8. 杨登权,等. 瓜蒌散加减治疗耳带状疱疹56例. 中医药临床杂志,2009,(4):314

9. 张勇. 龙胆黛蝎消疹汤治疗耳带状疱疹50例. 中国中医急症,2009,18(8):1351

第十二节 耳 衄

【概述】

1. 涵义 耳衄是以突发耳内出血，耳膜血疱，或有深部疼痛为主症的一种急性耳病。类似于西医的大疱性鼓膜炎。由耳外伤、挖耳等原因引起的耳道出血不属本病范畴。

2. 释名 “衄”原意为鼻出血，如《说文解字》曰：“鼻出血也”；后泛指血液离经外溢者。如《张氏医通・卷五》说：“衄者，血从经络中渗出而行于清道”。耳衄乃专指耳内出血者，如清・顾世澄《疡医大成・卷之十三》引李东垣语：“耳中无故出血，名曰耳衄”，强调了“无故”，即未受伤害而耳内自行流血，这应是关于本病的最早准确定义。

3. 沿革 明以前医籍常有耳中出血的记载，但大都与脓并称，无法确认属本病。如晋《肘后备急方・卷六》就有“耳中痛脓血出”、“耳中脓血出”之称。至清《外科大成・卷三》始有耳衄病名，并有专节论述本病的病因病理及辨证治疗。此后医家多有论及，并有不断发展和补充。如《血证论・卷二》有曰：“耳中出血，谓之耳衄”。现代各版中医耳鼻喉科学教材都未载本病，《干氏耳鼻咽喉口腔科学》、《中医耳鼻咽喉科临床手册》中都有收载，但均称为大疱性鼓膜炎。

【病因病理】

1. 古代病因病理学说 《外科大成・卷三》认为是上焦血热所致；《张氏医通・卷八》提出饮酒多怒属肝火、肾虚的病因病理；《外科证治全书》认为由肝肾火升所致；《医宗金鉴・卷六十五》认为是上焦血热所致；顾世澄《疡医大成・卷之十三》说：“乃肝肾相火上逆，迫血而衄”。《医碥・卷一》说：“小肠、三焦、胆各脉俱入耳中，又耳属肾，诸经皆足为病”。《血证论・卷二》提出“相火旺，夹肝气上逆，及小肠相火内动，因得挾血妄行”的病因病理，他还认为“瘟疫躁怒，火气横行，肆走空窍，衄出于耳”，并提出了“总系实邪，不关虚劳”的观点。总之，古代认为本病的病因为火热，与肝、肾、小肠、三焦、胆等脏腑有关。

2. 现代病因病理学说 《干氏耳鼻咽喉口腔科学》认为系由肝胆热毒或营血有热所致；《中医耳鼻咽喉科临床手册》则认为由气候乖张，风热或风温袭耳、心肝郁热，上灼耳膜而成。有报道提出卫表虚弱，风寒时邪，循经上犯耳膜之说。

3. 临床病因病理 平素肝胆火盛，复以邪毒外袭，引动肝火循经上炎于耳，灼伤络脉，血溢脉外而成本病。

【临床征候】

1. 发病情况 流感高发季节发病率高，或妇女经期较易发作。

2. 病史 可有流感、上呼吸道感染，耳部卫生不良史。

3. 耳痛、耳衄 发病较急，常突发耳内剧痛，流出血水后疼痛仍持续不解；可有耳内胀闷、耳鸣，听力轻度下降等。

4. 耳膜血疱 检查见外耳道深部及耳膜有血疱，色紫红，浅表溃疡或血痂，外耳道有血液或清稀液体。

5. 全身症状 可有发热、头痛、心烦、失眠等症。

【诊断与鉴别诊断】

1. 诊断依据 ①突发耳内剧痛；②耳内流血水，外耳道深部红肿，耳膜上有血疱、或浅表溃烂。

2. 鉴别诊断　应注意与急脓耳、耳疖、耳疮等相鉴别。

(1)急脓耳:也有突发耳内剧痛,并可见耳膜充血、耳内渗液;但耳膜上没有血疱;耳膜穿孔流出脓血性分泌物后,疼痛迅速缓解。

(2)耳疖、耳疮:可有耳内剧痛,流脓、渗液,耳道红肿;但两病都是外耳道病变,耳膜上没有血疱。

【辨证施治】

1. 古代辨证施治观点　《外科证治全书》采用清肝补肾之法,方用地芩饮或六味地黄汤。《张氏医通·卷八》治肝火用柴胡清肝散,治肾阴虚用六味地黄汤加五味子。《医宗金鉴·外科心法要诀》指出:"耳衄乃上焦血热所致,若肝脉弦数者,柴胡清肝汤;肾脉虚数者,生地麦冬饮,总以凉血为急,乃抽薪止沸之法也"。提出了本病的治疗原则和肝火、肾虚两种证型的治疗方法。《血证论·卷二》突出三焦、肝胆和小肠经火热,其曰:"衄出于耳,总系实邪,不关虚劳,治法总宜治三焦,肝胆与小肠经,自无不愈,小柴胡汤加五苓散统治之。分治肝胆,宜龙胆泻肝汤;治三焦,柴胡梅连散;治小肠,宜导赤饮加黄芩、黄连、薄荷、川芎。三经皆司相火,治法大抵相同。愈后皆宜常服六味地黄汤,补水济火"。

2. 现代辨证施治观点　《干氏耳鼻咽喉口腔科学》从肝胆热毒上炎论治,用龙胆泻肝汤加减;血热,舌红绛者,可用清营汤;认为本病不必用消肿排脓和泻热之品。《中医耳鼻咽喉科临床手册》分风热客袭、心肝郁热两种证型,分别用银翘散合五味消毒饮、清热止衄汤加减。有报道采用解表散风祛湿、渗湿利水等法治疗。

3. 证治分类

肝胆火热,上炎耳窍证。

证候　起病急,耳内疼痛,甚或疼痛剧烈,耳流鲜血或清液,常有耳内胀闷、耳鸣,听力轻度下降;检查见外耳道深部及耳膜表面有血疱,血疱破裂则可见浅表溃疡或血痂,有血液或清稀液体;或伴发热,头痛,口苦咽干,心烦易怒,小便短黄,舌质红,苔黄,脉弦数。

证析　肝胆经脉均循于耳,平素肝胆火盛,加以邪毒外袭,引动肝火循经上炎耳膜,致气血壅滞,故发病急,耳痛剧烈,耳膜、耳道红肿;络脉被灼,血溢脉外,故耳膜有血疱、流血渗液;耳膜受病,传声失灵,故耳内胀闷、耳鸣,听力轻度下降;邪毒外袭,邪正相争,故发热头痛;热扰心神,故心烦易怒;热灼伤津液,故口苦咽干,小便短黄;舌质红,苔黄,脉弦数均为肝胆火盛之征。

治法　清肝泻火,凉血解毒。

方药　栀子清肝汤加黄芩、黄连。方中山栀子、黄芩、黄连苦寒,直折肝胆实火;丹皮、当归、川芎凉血活血止痛;柴胡疏肝引经;茯苓利湿健脾,防肝火伤脾;牛蒡子、甘草清热解毒。出血多者可加白茅根、生地以凉血止血;肿痛甚者可加蒲公英、野菊花以消肿止痛。肝胆火盛者,亦可用龙胆泻肝汤加减。

【外治疗法】

1. 古代外治疗法述要　古代外治法甚多,有吹耳、滴耳、涂耳、塞耳等。

2. 现代外治疗法研究　各家医著对于外治法大多采用滴药法为主。其中在耳膜血疱未破时,先要排尽血水;血疱破后,则滴入清热解毒制剂。

3. 外治疗法应用

(1)滴耳:症状不甚或血疱已破,用黄连滴耳液、清热解毒注射液、银黄注射液、耳炎灵等滴入耳内,每日3次。

(2)放血:耳膜血疱未破时,用无菌穿刺针或小尖刀轻轻划破疱壁,放出血水。

【针灸疗法】

针刺可选听宫、听会、耳门、外关、曲池、合谷、阳陵泉、侠溪等穴，每次取2～3穴，用泻法，不留针。

【物理疗法】

1. 热敷　耳痛甚时，局部热敷，可缓解疼痛。

2. 超短波　用超短波电极置耳道口，治疗15分钟，每日1次。

【专病专方】

1. 现代专病专方

复方细辛液：荜拨、白芷、细辛、花椒、高良姜、冰片各3g，60%酒精30ml，浸泡1～2天，滴耳，每日3次，每次1～2滴。(《中西医结合杂志》1988，8(12)：746)

2. 古代专病专方

(1)生地麦冬饮：生地黄、麦冬(去心)各五分。水二盅，煎八分，食后服。(《医宗金鉴·外科心法要诀·耳部》)

(2)神塞丸：麝香一分，生白矾一钱，沉香三分，糯米五十粒。共研细末，面糊为丸，如梧桐子大。如左耳出血，塞右鼻，右耳出血，塞左鼻；左鼻出血，塞右耳，右鼻出血，塞左耳；两耳俱出血，塞两鼻，两鼻俱出血，塞两耳。(《医宗金鉴·外科心法要诀·耳部》)

【预后与转归】

本病耳痛虽重，只要正确治疗，不会引起耳膜穿孔，预后良好；若失治误治，则可能并发脓耳。

【护理与预防】

1. 积极锻炼身体，预防感冒，以防引发本病。

2. 注意耳部卫生，保持耳道清洁。

3. 用刀针划破疱壁放血水时，切勿刺穿耳膜，以防邪毒窜入中耳。

【参考资料】

1. 马玉起，等. 中西医结合治疗大疱性鼓膜炎41例. 四川中医，1999，17(1)：52

2. 扈祚良. 复方细辛液治疗大疱性鼓膜炎55例. 中西医结合杂志，1988，8(12)：746

3. 陶政燮. 耳衄治验. 湖南中医杂志，1987，(3)：53

4. 金守强. 经行耳衄治验. 陕西中医，1984，(10)：27～28

5. 孙秀兰，等. 新兵集训发生急性大疱性鼓膜炎26例分析. 人民军医，2008，51(11)：730

第十三节　耳　膜　疮

【概述】

1. 涵义　耳膜疮是以耳膜浅表溃疡，有米粒状肉芽为主症的一种耳病。相当于西医的慢性肉芽性鼓膜炎。

2. 释名　中医古籍无此病名。因本病发于耳膜，可见疮疡、肉芽等病变，故名耳膜疮。

3. 沿革　古代医籍中无明确记载，或包括在脓耳、耳疮等病症中。现代各版中医耳鼻喉科学教材都未收载本病，《干祖望中医五官科经验集》、《中医耳鼻咽喉科临床手册》都有收录，均采用西医病名。其中《中医耳鼻咽喉科临床手册》在“慢性肉芽性鼓膜炎”中曰：“本病中医称为耳膜疮”。

【病因病理】

1. 古代病因病理学说　无明确记载，可参脓耳、耳蕈等病症。

2. 现代病因病理学说　《干祖望中医五官科经验集》、《干氏耳鼻咽喉口腔科学》均认为由火热所致，其中实证由肝肾阴虚，龙雷之火上炎耳窍所致；实证由肝胆实火上冲耳窍而致；《中医耳鼻咽喉科临床手册》则认为是湿邪为患，多由湿毒入耳，蕴而化热，腐蚀耳膜，或脾虚生湿，上泛耳部，浸渍耳膜而病。

3. 临床病因病理

(1)肝肾阴虚，虚火结滞：耳为肾窍，若肝肾阴虚，耳窍失养，虚火上炎，结滞耳窍，灼蚀耳膜，溃而成疮。

(2)脾胃虚弱，湿毒留滞：饮食不节，劳倦伤脾，脾胃虚弱，湿浊不化，或兼湿毒侵袭，侵蚀耳膜而成本病。

【临床征候】

1. 发病情况　多见于成年人；夏秋稍多于冬春；无明显性别差异。

2. 病史　可有慢性外耳道疾病病史。

3. 耳内流脓　起病缓，发展慢；患耳不适，时有流脓，量少无臭，听力轻度下降。

4. 耳膜肿溃　耳膜微红、混浊、增厚，浅表溃疡，有米粒状肉芽，肉芽可随耳膜活动，但无穿孔。

5. 全身症状　多不明显。

【诊断与鉴别诊断】

1. 诊断依据　①耳内不适，时有流脓，量少无臭；②耳膜淡红、混浊增厚，浅表溃疡，有米粒状肉芽，但无穿孔；③发病缓慢。

2. 鉴别诊断　应注意与慢脓耳、耳衄相鉴别。

(1)脓耳：本病与脓耳都有耳内流脓之症，临床易误诊，主要鉴别点在于耳膜有无穿孔和肉芽，乳突照片有助于鉴别。

(2)耳衄：耳膜上也可见浅表溃疡，流血渗液，但该病起病急，耳痛剧，耳膜上没有肉芽。

【辨证施治】

1. 古代辨证施治观点　无明确记载，可参见脓耳等。

2. 现代辨证施治观点　《干祖望中医五官科经验集》、《干氏耳鼻咽喉口腔科学》均从火热论治，其中阴虚火旺者，用知柏地黄汤滋阴降火；肝火上炎者，用柴胡清肝汤、栀子清肝汤之属清肝泻火，佐以疏风祛邪。《中医耳鼻咽喉科临床手册》主要从湿论治，其中属湿热蕴积者，用龙胆泻肝汤加减，以清热祛湿，消肿化腐；属湿毒困滞者，用托里消毒散加减，以化湿祛浊，扶正托毒。

3. 证治分类

(1)肝肾阴虚证

证候　患耳不适，渐致流脓，量少无臭，经久不愈，轻度重听、耳鸣；检查见耳膜微红，混浊，增厚，浅表溃疡，可见米粒状肉芽；或伴手足心热，舌红少苔，脉细数。

证析　肝肾阴血虚损，耳窍失其所养，故逐渐出现耳内不适，耳膜混浊增厚，溃疡，肉芽增生，耳鸣、重听；虚火上炎，邪气不甚，故耳膜微红，溃疡表浅，脓少无臭；手足心热，舌红少苔，脉细数均为肝肾阴虚之征。

治法　滋补肝肾，降火消疮。

方药　知柏地黄汤加减。方中以六味地黄汤滋阴补肾，以资化源而扶正，知母、黄柏清降虚火而解毒敛疮。若虚火明显，耳膜及肉芽色红者，加怀牛膝、旱莲草、金银花以助清降虚火，解毒消疮之力。

(2)湿毒结滞证

证候　耳道流脓较多，色黄或清无臭，缠绵不愈，可有耳鸣、重听；检查见耳膜淡红溃疡，肉芽较多；可伴头重头昏，肢体困重，纳少便溏，舌质淡，苔白腻或黄腻，脉濡或濡数。

证析　脾胃虚弱，湿毒滞耳，故流脓、肉芽较多，缠绵不愈；湿邪阻遏气血，故耳膜色淡红；头重头昏，肢体困重，纳少便溏均为湿邪困阻之征；若湿郁化热，则见耳脓黄，苔黄腻。

治法　祛湿化浊，散结消肿。

方药　萆薢渗湿汤加减。方中以萆薢、薏苡仁、茯苓、泽泻、滑石、通草健脾利水渗湿，黄柏清热燥湿，丹皮凉血化瘀。若脾虚之征明显者，可加黄芪、白术、白芷等健脾祛湿排脓；湿热明显，脓液色黄者，可选用甘露消毒丹、龙胆泻肝汤加减。

【外治疗法】

1. 古代外治疗法述要　可参耳疮、脓耳等的外治法。

2. 现代外治疗法研究　以清热解毒，祛腐生肌为治，有滴耳、塞耳、点涂、刮治等法。

3. 外治疗法应用

(1)滴耳：耳膜色红者，可用黄连滴耳液、耳炎灵滴入耳内，每日3次。

(2)塞耳：耳膜溃疡，可用小棉球或小纱条蘸黄连滴耳液、锡类散、冰黄散置入溃疡部位，每日1次。

(3)点涂：枯矾粉、硇砂散或鸦胆子油点、涂在肉芽上，每日1次。

(4)刮治：肉芽较多、较大时，可行手术刮除。

(5)烧灼：50%三氯醋酸或10%硝酸银烧灼。

【针灸疗法】

耳膜溃疡或肉芽日久不消者，可灸耳门、翳风、听会、足三里等穴，以热为度。

【物理疗法】

可用超短波、红外线等置外耳道口照射，每日1次，能促进疮口愈合。

【预后与转归】

本病病程较长，恢复较慢，但内外同治，可望痊愈。

【护理与预防】

1. 保持耳道清洁、干燥。

2. 患外耳道疾病要及时治疗，以防蔓延至耳膜。

3. 戒除挖耳习惯，防止污水入耳。

【参考资料】

1. 田京发，等．慢性肉芽性鼓膜炎．中国耳鼻咽喉颅底外科杂志，2003，9(1)：18～19

2. 区永康，等．慢性肉芽性鼓膜炎的临床分型与治疗．国际医药卫生导报，2007，13(23)：52～53

第十四节　气奔耳窍症

【概述】

1. 涵义　气奔耳窍症是因耳咽管功能失司而异常开放，以致语言、呼吸之声直奔耳窍，出现以耳胀满闭阻感，自声增强，耳内鸣响为主要症状的耳病。本病多两侧耳咽管同时发病。无明显地域性，多发于成年人。西医学中的咽鼓管异常开放症与本病相类似。

2. 释名　气奔耳窍症在历代文献资料中又称为“耳内气满”、“耳中生风”、“耳鸣如风声”、“气奔两耳”、“气进奔耳”等。

(1)耳内气满：首见于《诸病源候论・卷二十九・耳病诸候》。如耳聋候曰：“手太阳厥耳聋者，其候聋而耳内气满”。故“聋而耳内气满”指出了本病的主要特点。对此，《证治准绳・杂病・第八册・耳》引罗谦甫注：“手太阳气厥而耳聋者……皆气逆而聋也”。

(2)耳中生风：指耳中有风吹样声音。如《素问・缪刺论篇》曰：“耳中生风者……”。

(3)耳鸣如风声：指耳内有风声样鸣响。见《针灸甲乙经・卷三十二》。

(4)气奔两耳、气进奔耳：指呼吸之气奔走于两耳。见于《圣济总录・卷第一百一十四・耳门・耳虚鸣》。

3. 沿革　气奔耳窍症一名，在历代中医古籍中没有明确记载。但在《圣济总录・卷第一百一十四・耳门・耳虚鸣》磁石散、桑螵蛸散中有治疗“气奔两耳”的论述，所述征候与今之“耳咽管异常开放症”类似。现代医著中一般多采用西医同类病名。如《实用中医耳鼻喉科学》、《中医耳鼻咽喉科临床手册》、《干氏耳鼻咽喉口腔科学》等均称其为“耳咽管异常开放症”。其中《中医耳鼻咽喉科临床手册》将其中医病名称为“耳咽管开启不收”。

【病因病理】

1. 古代病因病理学说

(1)气逆耳窍学说：首创于《诸病源候论・卷二十九》。而《证治准绳・杂病・第八册・耳》亦倡之，其曰：“胆及三焦脉皆入耳，故气逆上则耳中鸣”。并据此立法处方治之。

(2)肾虚学说：如《灵枢・决气》之精脱耳聋；《诸病源候论》耳聋候、肾病候；《太平圣惠方・卷七》“治肾气不足诸方”、“治肾虚补肾诸方”；《医学入门・卷四・耳》等诸家均倡肾虚学说，对后世影响及今。

(3)邪客经脉学说：首见于《素问・缪刺论篇》，其所指经脉为“邪客于手足少阴太阴足阳明之络”，此“五络皆会于耳中”，并提出“耳中生风”之针刺治法。

(4)劳伤血气学说：《诸病源候论》劳重候及九聋候均提出劳伤血气之劳聋。《圣济总录・卷一百一十四》亦载有劳聋之说。《医方类聚・第四分册・耳门一》、《景岳全书・卷二十七・耳论》均沿袭劳伤血气学说，并予立法处方。

2. 现代病因病理学说　现代医著中对于本病的病因病理认识主要从肺、脾、肝三脏功能失调立论。如《中医耳鼻咽喉科临床手册》认为其病机有三方面：一是“外邪犯肺，肺气壅滞，或久病伤肺，肺失宣降，致耳咽管宣开不收”；二是“劳伤脾胃，脾胃虚弱，升降失职，致清阳下陷，耳咽管开而不收，浊气充耳”；三是“精神紧张，情志失调，肝郁气滞，气机不畅致耳咽管开合失司，常启不收”所致。《干氏耳鼻咽喉口腔科学》与《干祖望中医五官科经验集》均认为其由脾气虚弱所致。《实用中医耳鼻喉科学》则主要从气血虚弱，正气不足立论。

3. 临床病因病理

(1)中气下陷：脾胃健旺，清阳上升，则元气充沛，人体始有生生之机；同时，耳咽管亦因此维持于恒定位置，开合有节。若思虑劳倦过度，或醇酒厚味损伤脾胃，致脾胃亏虚，升降失常，中气下陷，清阳不升，耳窍失养，功能失司，耳咽管异常开放，以致语言、呼吸直奔耳窍。

(2)肾虚精亏：肾开窍于耳，其气通于耳，若精气调和，则肾脏强盛，耳闻五音。若先天禀赋不足，或房劳过度，或耗伤精血，致精脱肾虚，则耳窍失养，耳咽管功能失司而异常开放，以致气奔耳窍，耳内气满。

(3)肺气阴虚：《难经·四十难》之“肺主声，故令耳闻声”，是因肺之络会于耳中之故。此外，肺司宣发肃降，耳咽管受肺气宣降之调节，则开启有度有常。若久咳伤阴，痨虫袭肺，或热病后期，气阴两伤，或外邪伤肺，耗损气阴，致肺气阴虚，宣降失常，络脉空虚，则耳窍失养，耳咽管功能失司而异常开放，以致气进奔耳，耳中生风。

【临床征候】

1. 发病情况　无季节性与地域性，以成年人多见。

2. 病史　可有外感病史，或慢性疾患病史。

3. 耳内胀闷感、闻及呼吸声　患者耳内有胀满感或阻塞感，能闻及自己的呼吸声，吹风样耳鸣，节律与呼吸一致，自听增强(即自己听自己的语声较响亮)。呼吸、咀嚼、吞咽、说话、活动或疲劳可使症状加重。平卧或低头时症状可暂时缓解或消失。

4. 鼓膜煽动　外观多为正常，但亦可变薄，并常随呼吸而煽动。

5. 纯音听阈测听　多属正常，部分呈轻度传导性聋。声阻抗测听，示鼓室导抗图呈高峰性，表现为开放波，波峰变宽。

6. 伴随症状　常伴有头痛、失眠、多梦、心悸、记忆力减退等症状。

【诊断与鉴别诊断】

1. 诊断依据　①耳胀闷感、自声增强，伴有吹风样低频耳鸣；②检查见鼓膜正常，或变薄、鼓膜煽动；③听力大多正常或轻度传导性聋；④鼓室导抗图呈高峰型；⑤伴有不同程度的耳痛、失眠、多梦、记忆力差等症。

2. 鉴别诊断　本病主要应与慢耳瘼相鉴别。二者均有自听增强，耳内胀闷感及听力减退等类似症状，但本病多无反复耳内胀闷等病史，且慢耳瘼鼓室导抗图多呈平坦型或高负压型，而本病呈高峰型，故从病史及鼓室导抗图等方面可相互鉴别。

【辨证施治】

1. 古代辨证施治观点　古代资料中没有气奔耳窍症的辨证施治。相关内容见于历代医家对于耳聋、耳鸣的论治中。如《素问·缪刺论篇》中“邪客经脉”证；《灵枢·决气》之“肾虚”证，并列有针刺治疗方法的记载。《诸病源候论》有“气逆耳聋”及“劳伤血气”、“肾虚”等证，但无治法及方药，是为不足。《严氏济生方·耳门·耳论治》对气逆耳聋证进行了证候分析，认为“气厥耳聋尚属治，精脱耳聋不易药愈”。《丹溪心法·卷四·耳聋》则记载了“耳聋皆属于热”之说，如“少阳厥阴热多”、“阴虚火却”等，有证有法有方。而《明医杂著·卷三·绪医论》对其证治论述更为详尽，如“血虚有火”、“血气具虚”、“肝胆经气实”、“肝胆经气虚”、“阳气实热”等证各有方药。《景岳全书·卷二十七》之窍闭证，除载“肝肾虚”、“阳虚于上”等虚闭证各举方治外，更强调“非因气血之咎，而病在窍，当用法以通之”，故“凡诸补剂中，或以川芎、石菖浦、细辛、升麻、柴胡”等可随症加用，对“通窍”之法力倡之。《医林改错·上卷》所载之年久耳聋，需早服通气散，晚服通窍活血汤，对后世影响较大。

综上古代医家有关与本病辨证施治相关内容的论述，大多以《内经》、《诸病源候论》为纲；证治方面，《名医杂著》、《景岳全书》收录较详；但论治方面对后世影响较大者，当推《医林改错》。

2. 现代辨证施治观点　现代资料中，有关本病的辨证施治主要从脾、肺、肝论治。如《实用中医耳鼻喉科学》将其分为气虚力弱、阴虚形薄二证，治方参考益气聪明汤、调中益气汤，和大补地黄丸加减施治。《中医耳鼻咽喉科临床手册》将其分为肺失宣降、脾虚清陷、肝郁气滞三证，分别施治以麻杏石甘汤、补中益气汤、柴胡疏肝散加减。《干氏耳鼻咽喉口腔科学》则认为主要属脾胃虚弱，治疗采用八珍汤、十全大补汤、天真丸等。有报道采用升清阳补肝肾治疗本病而获效。也有报道对52例咽鼓管异常开放症进行辨证研究分析后认为本病属虚证，特别是与脾虚证有一定关系。

3. 证治分类

(1)中气下陷证

证候　耳鸣如风吹声或叭叭作响，与呼吸相律，活动及劳累后症状加剧，伴自声增强，听力下降，或有耳闷；耳膜变薄、扑动；全身可见神疲乏力，自汗，少气懒言，易感冒，纳呆，面黄，便溏，舌淡苔白或有齿痕，脉缓弱。

证析　脾气虚弱，中气下陷，清阳不升，耳窍失养，耳咽管功能舒缩失常，张开不收，故耳内胀满，耳鸣如风；自语之声充塞于耳而不外泄，故自声增强；外界之声难于入耳，故听力减退；若浊声充耳，致经脉不畅者，或产生耳闷之症；动则耗气，故症状加剧；全身及舌脉所见，均为脾胃虚弱，中气下陷之症。

治法　健脾益气，升阳固窍。

方药　补中益气汤加茯苓、葛根。方中黄芪益气为君；人参、茯苓、白术、炙甘草健脾益气为臣，共收健脾补中益气之功；配陈皮理气，当归补血，均为佐药；升麻、柴胡、葛根升举清阳而为使。若耳阻塞感较甚者，可加香附、石菖蒲；有积液者加泽泻、车前子以泻湿通窍；胸闷纳差者加砂仁、豆蔻以化湿醒脾，行气宽胸；病久不愈酌加丹参、桃仁、红花之类以活血化瘀。

(2)肾虚精亏证

证候　耳内气满闷堵，伴耳鸣，与张口、呼吸、吞咽等动作或体位有关；鼓膜可有内陷或变薄；全身可有形体消瘦，五心烦热，腰膝酸软，失眠，舌红少苔，脉细数。

证析　肾精亏虚，耳窍失养，耳咽管功能失调，开而不合，故张口、吞咽、呼吸之时气奔于耳则耳内鸣响、耳胀满；精亏耳膜失养则变薄或内陷；全身及舌脉所见均为肾虚之证。

治法　补肾填精固窍。

方药　大补地黄丸加减。方中以生地、熟地、玄参、肉苁蓉滋阴补肾；当归、枸杞、山茱萸、白芍以养血柔肝敛阴，而合“精血互生”、“肝肾同源”之意；怀山药健脾以益后天生化之源；黄柏、知母以降虚火。若头昏耳鸣者加女贞子、旱莲草以滋阴养肝；失眠甚则加柏子仁、枣仁以养心安神。若久治不愈，气奔两耳，耳鸣耳聋者，可用磁石散加减。

(3)肺气阴虚证

证候　耳内胀满堵闷，或兼耳鸣、自声增强，与张口、呼吸、吞咽等有关；症状于气候或环境干燥时明显；鼻黏膜乏泽，或干燥、萎缩，耳咽管圆枕瘦小；全身可见易罹感冒，少气懒言，鼻干咽燥，干渴痰少，口渴，舌红少津，脉细数。

证析　《脾胃论·卷下·五脏气交变论》曰：“耳者上通天气，肾之窍也，乃肾之体而为肺之用，盖肺长生于子，子乃肾之舍而肺居其中，而能听音声也”。且肺司耳咽管开合，若肺气阴虚，耳窍失养，肌膜萎缩，耳咽管开而不闭，则耳鸣耳胀堵闷，且张口、吞咽、呼吸时变化明显，鼻干咽燥、耳咽管圆枕瘦小；气候异常或干燥时更耗气阴，故症状加剧；全身及舌脉所见均为肺气阴虚之征。

治法　养阴补肺，益气固窍。

方药　麦味地黄汤合玉屏风散加减。方中以六味地黄汤滋阴润燥，补先天而养后天之肺阴；麦冬养阴润肺，五味子酸涩摄津；合玉屏风散补益肺气，实卫固窍，协调耳咽管功能，而复其启缩。若咽干口燥明显，可加沙参、麦冬养阴生津润咽。若耳闻呼吸声明显者，可酌加炙麻黄、杏仁以助肺气宣降，而复耳咽管开合。

【外治疗法】

1. 古代外治疗法述要

(1)通耳法：以患耳内塞磁石等物，口中则含生铁，如觉耳中闻及风声即止。如《严氏济生方・耳门・耳论治》所载之通耳法，治耳聋无所闻即是。

(2)塞耳法：可用巴豆或甘遂为丸塞耳内，可治暴聋。如《医学入门・卷一・问症》所载之"左聋塞右，右聋塞左，双聋递次塞之"。《重定广温热论》温热遗症疗法(新增)则录有"耳聋神丹，丝棉包裹，纳入耳中"之法。

(3)导引法：以手指于耳窍中轻轻按捺，随捺随放，随放随捺，如此反复，以引其气，气至窍通。如《景岳全书・卷二十七・杂证谟・耳证》论治中所记载之通之耳导引法。

以上各法中，通耳法及塞耳法在《外科证治全书・卷二・耳部证治》亦有详细的记载。

2. 现代外治法研究述要与应用　现代有关气奔耳窍症外治法的研究主要集中于一个关键问题，即如何使咽鼓管管腔缩小或咽鼓管咽口变窄。

(1)涂药法：10%三氯醋酸或 20%硝酸银涂布咽鼓管咽口，3 周后无好转可再度烧灼 1 次。

(2)吹药法：经咽鼓管导管，吹入瓜蒂散或金黄散 0.1g，以缩小管腔，3 天 1 次，5 次为 1 疗程；或吹入柳酸粉和硼酸粉(1∶4 比例配制)，每周 2～3 次。

(3)注射法：耳咽管隆突前区注射自家血清、50%葡萄糖、聚四氟乙烯糊剂或硅橡胶，以局部稍隆起为度，使耳咽管开口处变狭窄，视病情可再度注射，一般间隔 1～2 周。

(4)手术法：诸法不效，可行腭帆张肌移位术(改路术)。有报道用腭帆张肌移位术合补中益气汤治疗本病获效。

【针灸疗法】

1. 古代记载　在古医籍中，运用针灸治疗气奔耳窍证者，最早始于《素问・缪刺论篇》，其曰："耳中生风者……左刺右，右刺左"。《针灸甲乙经・卷三十二》亦有百会、颔厌、颅息等穴主耳鸣；肩贞及腕骨主耳鸣无闻的论述。《医学纲目・卷二十九》则对针刺治疗耳聋分经取穴论述较详；而《针灸大成・卷八》则辨病取穴，病分耳鸣、重听无所闻，穴如百会、听宫、听会，以及耳门、风池等。后世诸家针灸取穴，大多无越上述医家所论穴位。

2. 现代研究　在现代资料中，《实用中医耳鼻喉科学》根据气虚、阴虚的不同证型分别介绍采用听宫、听会、太渊、大都与耳门、翳风、太溪、照海等穴予以针刺治疗。《中医耳鼻咽喉科临床手册》介绍：耳针取肺、脾、胃、肝、内鼻、上腭穴，针刺或压穴；体针取下关、耳门、听会、内关、合谷、尺泽、足三里穴；艾灸取合谷、内关、听会、足三里温灸等。

3. 临床应用

(1)针刺疗法：气虚者，取听会、听宫、太渊、大都、耳门、翳风、太溪、照海、肾俞等穴，每选 3～5 穴，据证补泻。

(2)艾灸疗法：适用于气虚者，取穴原则同针刺用穴，并重点灸用百会穴，可辨证配脾俞、胃俞等，灸法多以温热悬灸为宜，每日 1 次或隔日 1 次。

(3)耳针疗法：各证型均可应用，取穴以肺、脾、胆、内分泌、肾上腺为主，用耳针针刺，或用王不留行籽、补中益气丸、六味地黄丸等贴压穴位。

(4)穴位注射:可选翳风、听宫、足三里、肺俞、脾俞、胃俞等穴,用当归注射液、黄芪注射液、维生素 B_{12} 等穴位注射,每次每穴注射 1ml,隔日 1 次,10 次为 1 疗程。

【按摩导引疗法】

在古代资料中,按摩导引疗法治疗气奔耳窍症最早见于《景岳全书·卷二十七·杂证谟·耳》:"宜以手中指于耳窍中轻轻按捺,随捺随放,随放随捺,或轻轻摇动,以引其气,捺之数次,其气必至,气至则窍自通矣。凡值此者,若不速为导引,恐因而渐闭而竟至不开耳"。此法即最早之"耳膜按摩术",现今临床仍常用。

推拿按摩取穴原则基本同针刺用穴。此外,还可常摩耳郭、耳周等。

【专病专方】

1. 现代专病专方

(1)健脾聪耳汤:炙黄芪、葛根各 15g,党参 12g,白术、柴胡、石菖浦、川芎、法夏、茯苓各 10g,陈皮、升麻、炙甘草各 5g。水煎服。(《新中医》1982,(5))

(2)补肺益气汤:熟地、磁石各 30g,党参 12g,山药、胡桃肉、炙黄芪各 9g,升麻、山萸肉、五味子各 5g。水煎服。(《浙江中医杂志》1982,(11))

2. 古代专病专方

(1)磁石散:治肾气虚弱,气奔两耳作声,甚则成聋。磁石煅醋淬七遍、熟干地黄焙、菖蒲米泔浸一宿,剉焙、牡丹皮、白术各一两,附子炮裂去皮脐、白茯苓去黑皮、人参、芎䓖、大黄剉炒、牡荆子微炒、桂去粗皮、当归切焙、桑螵蛸切破炙各半两,养肾一对薄切去筋膜炙干。上一十五味,捣罗为散,每服一钱匕,温酒调下,日三,加至两钱匕,不拘时。(《圣济总录·卷第一百一十四·耳门·耳虚鸣》)

(2)桑螵蛸散:治肾气虚弱,气奔两耳,鸣甚成聋。桑螵蛸切破炙、附子炮裂去皮脐、人参、白茯苓去黑皮、当归切焙、桂去粗批各半两,熟干地黄焙、牡丹皮、白术剉炒各一两,羊肾一对薄切去筋膜炙干。上一十味,捣罗为散,每服一钱匕,空心食前,温酒调下,日三,加至两钱匕。(《圣济总录·卷第一百一十四·耳门·耳虚鸣》)

(3)清神散:甘菊、羌活、僵蚕各五分,木通、川芎、防风、荆芥、木香、甘草、菖蒲各四分。每末二钱,米汤下。(《杂病源流犀烛·卷二十三·耳病源流》)

(4)聪耳汤:酒黄柏一钱,酒当归、酒白芍、酒生地、酒知母、酒羌活、酒独活、酒藁本、川芎、陈皮、乌药、白芷、防风、薄荷叶、蔓荆子各五分,细辛三分。水煎,食后服,服后低头睡一时。(《杂病源流犀烛·卷二十三·耳病源流》)

(5)通鸣散:菖蒲、远志各一两,防风、柴胡、麦冬各五钱,甜葶苈、细辛各二钱,杏仁十四个,磁石一钱,每末五钱,葱汤下。(《杂病源流犀烛·卷二十三·耳病源流》)

(6)透耳筒:治耳聋,乃因肾虚,耳中如风水声,或如钟鼓声。椒目、巴豆、菖蒲、松香各一钱。上为末,摊令薄,卷作筒子,塞耳内,一日一易,一方同,川椒以腊为丸,如枣核大,塞耳中。一方无松香。(《奇效良方·卷之五十八·耳鸣耳聋门》)

(7)黄芪丸:治肾虚耳鸣,夜间睡着,如打战鼓,觉耳内风吹,更四肢抽掣疼痛。黄芪一两,羌活、白蒺藜瓦上炒去刺各半两,黑附子大者一个,羯羊肾一对,焙干。上为细末,酒湖为丸,如梧桐子大,每服三四十丸,空心煨葱盐汤送下。一方有破故纸,无白蒺藜。(《奇效良方·卷之五十八·耳鸣耳聋门》)

【预后与转归】

1. 预后　本病预后与以下几方面的因素有关:

(1)禀赋强弱:素体强实者易愈,体质虚弱者难愈,肾虚精脱者尤为难愈。

(2)病程与病情:病程短、病情轻者易愈,病程迁延日久或病情重者难愈。

(3)生活习惯:有烟酒嗜好或常年劳作者难愈,无烟酒嗜好或劳逸适度者宜愈。

(4)治疗情况:早期坚持治疗者宜愈,迁延失治或时治时止者难愈。

2. 转归　本病经及时有效的治疗,一般能够治愈。但本病较为顽固,少数患者可迁延不愈等。

【护理与预防】

1. 护理

(1)夏日空调房内气候干燥寒冷,对鼻部黏膜极为不利,易耗气伤津,致肌膜萎缩,应注意经常室内通风换气,排污纳新。

(2)辛辣及烟酒可诱发或加重本病,故应抛弃不良嗜好。

(3)高温环境或暑热易伤津耗气,致肌膜失却濡润,故应注意补液增津,降温消暑。

2. 预防

(1)锻炼身体,增强体质,将养正气。

(2)积极防治全身性疾病,根治邻近病灶。

(3)注意鼻部卫生,防止环境污染。

【参考资料】

1. 张守杰. 升清阳补肝肾治疗咽鼓管异常开放症. 中国中西医结合耳鼻咽喉科杂志,1995,3(1):27

2. 陈舒华. 腭帆张肌移位术结合补中益气汤治疗咽鼓管异常开放. 中国中西医结合耳鼻咽喉科杂志,1999,7(1):26

3. 段晓慧. 等,咽鼓管异常开放症中医辨证初步研究. 中医杂志,2003,44(2):129～130

第十五节　耳　　痹

耳痹是指耳内经气痹阻,以自感闷胀堵塞,听力减退为主要表现的一种耳科常见病、多发病。本病治疗不当,易致经气痹塞,迁延不愈,听力减退逐渐加重,有着结痼成顽,其症类痹的特点,故称其为耳痹。西医学之非化脓性中耳炎(称渗出性中耳炎)分泌性中耳炎、胶耳等与本病类似。

本病原称耳胀、耳闭,但细究其名,耳胀在古代医家论述甚少,而且耳胀之名只反映了其证候表现的一个方面,对于其治疗不当易迁延不愈,结痼成顽的发展倾向揭示不足,故而不能反映其真正病机与病症。对于耳闭之名,细观历代医家有关耳闭的论述,大多是指耳聋而言,有以"闭"概"聋"之意,未能显示本病经气不畅,瘀阻耳脉,耳内闷塞,迁延性、反复性、难愈性,其证类痹的临床特征,更不能引起医家对其病症"迁延难愈"的重视,故今以其疾病的临床表现为依据,按其病机特点与病情发展规律,结合西医学的研究成果,推本溯源于《素问・痹论篇》而倡立"耳痹"之病名,不仅易于理解和临床应用,且更能反映其疾病特点。

耳痹发病,临床有急、慢之分,故以下分急耳痹、慢耳痹论述之。

一、急　耳　痹

【概述】

1. 涵义　急耳痹是以发病急,耳内闷胀微痛,堵塞感,听力减退为主要表现的一种急性耳病，属耳科常见病之一。本病可单侧耳发病，亦可两侧耳同时发病。无明显地域性，冬春季多发。男女老幼均可罹患。西医学中的急性非化脓性中耳炎（分泌性中耳炎）与本病相类似。

2. 释名　急耳痹又称“耳胀”、“耳胀痛”、“风聋”、“卒聋”、“重听”、“邪闭”、“耳聋”等。这些病名都是以其症状与发病特点而命名的。

（1）耳胀、耳胀痛：指耳内胀闷不适感，或兼有轻微疼痛。见全国高等医药院校教材《中医耳鼻喉科学》。其曰：“病初期，耳内胀而兼痛，称为耳胀或耳胀痛”。

（2）风聋：聋，《左传·嬉二十四年》释为：“耳不听五声之和为聋”。《说文》释曰：“无闻也”；《释名》曰：“聋也，如在朦胧之内，不可察也”。但“风聋”之名，首见于隋《诸病源候论·卷二十九·耳病诸候》耳风聋候，其曰：“其经脉虚，风邪乘之，风入于耳之脉，使经气否而不宣，故为风聋。风随气脉行于头脑，则聋而时头痛，故谓之风聋”。其论极为类似今之急耳痹病因与症状。

（3）卒聋：卒，《中华大辞典》释为：卒同猝，忽然；《古汉语常用字字典》释为：突然，出乎意料。宋·王怀隐《太平圣惠方·卷三十六》认为“……正气与邪气相击，故令耳卒聋也”。因本病起病急，伴有听力减退，故古代所论卒聋应包含之。

（4）邪闭：邪，《古汉语常用字字典》是指引起疾病的环境和因素。《景岳全书·卷二十七·耳证》曰：“邪闭者，因风寒外感乱其营血而然”。即外邪侵袭，经气痞塞，致耳窍突然闭塞而失聪无闻。故此论“邪闭”致聋当属今之急耳痹之病。

（5）耳聋：对耳聋的认识始于春秋战国时代，由于耳胀可有听力下降的症状，故古医籍中一般统称为耳聋；至宋代《仁斋直指方》中才将“耳胀”单列出来。

（6）重听：《杂病源流犀烛·卷二十三·耳病源流》注释为“亦有不至无闻，但闻之不真者，名为重听，其症之来，或有风气壅耳……”。

3. 沿革　急耳痹之名古医籍并无记载，是现代医家根据其病状特点及病因病机，仿《素问·阴阳别论篇》之“喉痹”一名而创立的，是对“耳胀”、“风聋”、“卒聋”、“邪闭”、“耳聋”等病名的概括，并且更能反映耳内胀闷、闭塞不适为主要特点的临床特征及病因病机。中医古代虽无急耳痹之名，但有关类似急耳痹的认识，早在《素问·热论篇》即有记载：“伤寒……三日少阳受之，少阳主胆，其脉循胁络于耳，故胸胁痛而耳聋……九日少阳病衰，耳聋微闻”。外感于邪，入里痹阻经脉，则胁痛耳聋，其论类似于急耳痹的发病特点。《难经·四十难》将“耳闻声”归于“肺主声”，这与急耳痹（渗出性中耳炎、卡他性中耳炎）与耳咽管功能病变关系的认识极为相似。隋《诸病源候论》明确提出了“耳风聋候”，指出：“风入于耳之脉，使经气否塞不宣，故为风聋”，提出风为病邪，经气否塞为病机关键；并观察到风聋有“聋而时头痛”的症状特点。宋代医籍中相继有急耳痹症状“耳胀”、“卒聋”等的记载和认识。如宋《仁斋直指方》载：“耳胀病，用虎耳草汁滴入耳内，痛即止”；《太平圣惠方》认为“卒耳聋者”，“为风气所乘”而致。至此，对急耳痹之主要证候“耳胀”、“卒聋”的认识已较深入，包括病因病机、症状特点及临床治疗等。明清时期有关本病的认识亦散见于医籍中。如明《保婴撮要·卷四》载有耳“或胀痛，或脓痒者，邪气客也”。《疮疡经验全书·卷二》中记有“耳胀痛”的治疗方法及用药。《景岳全书·卷二十七·耳证》则指明“邪闭”致聋之病因病机概要。清《续名医类案·卷十七》记有“一夫人，耳内不时胀痛”，《外证医案汇编》卷一中录有“右耳胀痛，以疏风胜湿治之”案例。总之，明清以前，对耳胀、卒聋、邪闭、耳聋等虽有零星资料记载，但尚未形成独立病名为各医家所采用，更无系统的辨证施治。及至近代，陆清洁《大众万病顾问》始立耳胀病名，并列举了病源、症状及治法，始成体系。

20世纪70年代末期，全国高等院校试用教材《中医耳鼻喉科学》根据历代医家的有关论述，将"耳胀"与"耳闭"合为一病正式纳入教材，并就其含义、病因病理、症状特点以及辨证施治等内容做了系统阐述，由此，奠定了耳胀一病在现代中医学中的应用基础。此后各家医著大多均以耳胀、耳闭为名加以论述。至王永钦主编的《中医耳鼻咽喉科临床手册》首次将西医的"急性非化脓性中耳炎"称为"急耳痹"，由此奠定了急耳痹一名的中医临床病症学基础，但至今并无达成共识。

【病因病理】

1. 古代病因病理学说

(1)外邪客耳，经气否塞学说：《素问・热论篇》曰："伤寒……三日少阳受之……故胸胁痛而耳聋"。因少阳胆经循胁络耳，外邪传里，少阳受邪，经气否塞，故令耳聋。《诸病源候论・卷二十九・耳风聋候》曰："其经脉虚，风邪乘之，风入于耳之脉，使经气否塞不宣，故为风聋"。风邪客耳脉，经气痹阻不通，故为风聋，由此及至后世医家均以外邪客耳立论。如《圣济总录・卷一百一十四・五聋》载有"肾气通于耳，足少阳其经也，经虚受风邪……曰风聋"之说；《医方类聚・第四分册・耳门一》、《医林绳墨・卷七・耳》引丹溪言等均有类似论述。清《冯氏锦囊秘录・杂症・卷六・儿科百病》则载："风入于脑，停滞于手太阳之脉，则令气塞耳聋"。由上可知，自《内经》以下，历代皆有医家倡外邪(主要是风邪)客耳，经气否塞学说。故外邪客耳、经气否塞学说是急耳痹发病的基本学说之一。

(2)邪闭耳聋学说：《诸病源候论・卷二十九・耳聋候》曰："五脏六腑十二经脉，有络于耳者，其阴阳经气有相并时，并则有脏气逆，名之为厥。厥气相搏，入于耳之脉，则令聋"。人体内脏腑经脉失调，气血逆乱，痹阻耳窍脉络以至耳聋。明・刘纯《医经小学・卷四・伤寒证候・耳聋喉痹》曰："经壅而不利为聋，清气不得上通也"，即邪闭经脉，清气不能上通于耳而听力障碍。《医林绳墨・卷七・耳》引丹溪语："耳闭者，乃属少阳三焦之经气闭也"。由上观之，邪闭耳聋学说主要是指脏腑经脉失调，气血逆乱，经脉卒中，痹阻不通而成急耳痹。

(3)肺肾失调学说：从生理上看，《素问・脉度篇》曰："肾气通于耳，肾和则耳能闻五音矣"。肾气盛，则耳主司听觉功能正常。《难经・四十难》曰："金者肺，肺主声，故令耳闻声"。耳为肾之窍，肺金生水；肺脏功能正常，则耳闻声无碍。从病理上看，《诸病源候论・卷三・虚劳病诸侯上・虚劳耳聋候》曰："肾候于耳，劳伤则肾气虚，风邪入于肾经，则令人耳聋而鸣；若膀胱有停水，浸渍于肾，则耳聋而气满"。卷二十九・耳病诸侯・耳疼痛诸侯曰："凡患者耳中策策痛者，皆是风入于肾之经也"。此外，《素问・脏气法时论篇》曰："肺病者……虚则少气不能报息，耳聋嗌干"。《证治准绳・杂病・第八册・耳》中注曰："耳者，宗气也，肺气不行，故聋也"。后又有《医学读书记・续记・耳聋治肺鼻塞治心》注曰："肺之络会于耳中，其气不通，故令耳聋"。综上所述，风邪侵袭，肺肾失调亦是导致急耳痹的病机之一。然急耳痹之风责之与肾者多，责之于肺者少。

2. 现代病因病理学说　在现代著作与资料中，有关急耳痹的发病学说研究主要有风邪、风寒、风湿侵袭而致。如全国高等医药院校试用教材《中医耳鼻喉科学》认为是由风邪侵袭，经气痞塞所致。并认为风邪常与郁热、风热、风寒相因而合客于胆、肝胆、肾，使其经气不畅而病。此后，高等医药院校教材《中医耳鼻喉科学》、王德鉴《中医耳鼻咽喉口腔科学》等均宗这一学说。《实用中医耳鼻喉科学》则亦认为风寒、风热侵袭是导致本病发生的主要原因；但对于鼓室积液者，认为由水湿停聚所致。《中医耳鼻咽喉科临床手册》则将其病因病理归纳为风热侵袭、胆经郁热、肝胆湿热三个方面，从而强调了风、热、湿在其发病中的作用。《干氏耳鼻咽喉口腔科学》将本病的发生主要归结为痰邪为患，或为风邪之痰、湿浊之痰、流注耳窍所致。强调了痰邪在其发病中的作用。其他各家之著均无越上述之说。

3. 临床病因病理

(1)风邪侵袭，痹阻耳脉：肺司耳咽管开合，少阳胆脉循绕耳周，若气候多变，起居不慎，风邪客袭于肺、胆二经，或肺、胆二经素有蕴热，复感风邪，风与热合，使肺失宣肃，胆失疏泄，经气不畅，耳咽管开合失常，邪滞耳窍而病。

(2)湿浊侵袭，留滞耳脉：湿邪侵袭，上犯耳窍，留滞不去，或过食肥甘，湿浊内生，或饮食所伤，脾胃失调，水湿不化，上泛耳窍，遏制清阳，浊蒙耳窍，或湿蕴化热，湿热上犯，痹阻耳脉而病。

【临床征候】

1. 发病情况　发病年龄与性别无明显差异，春季发病率较高。无地域性。

2. 病史　多有伤风感冒、伤风鼻塞病史；小儿则常因听觉迟钝或注意力不集中而寻医；但若仅单耳患病而对侧耳正常者，可长时间不被发现。

3. 耳内胀闷闭塞感　为本病的首要症状，多继发于感冒过程中或之后；病情较重时，可有耳内胀痛，但常在喷嚏、哈欠、擤涕后可有片刻好转。

4. 听力减退　可表现为听觉模糊、辨音欠清晰，自声增强，于头位改变或哈欠时听力可暂时改善。

5. 耳膜改变　耳膜呈放射状充血、内陷，活动度受限。鼓室积液时，耳膜失去正常色泽，表现为淡黄、橙红或琥珀色；如鼓室积液多时，可透过耳膜见到液平面，且头位改变时，该液平面的水平面位置不改变(称变位性液平)；若鼓室积液过多时，可致鼓膜外凸。

6. 听力检查

(1)音叉试验：气、骨导比较试验(任氏试验)：骨导≥气导(BC≥AC)；骨导偏向试验(韦伯试验)：偏向患侧(或耳聋较重侧)，如两侧耳同时患病且听力损失相等，则无明显偏向；骨导对比试验(施氏试验)：患耳骨导延长。

(2)纯音听阈测试：常见于气导听阈以低频部分的听力损失为主，骨导听阈多正常，即呈传导性聋。但若鼓室积液过多，致中耳传声结构及两窗的阻抗改变，亦可引起高频气导及骨导听阈值增大。鼓室积液排出或咽鼓管功能改善后听力即可改善。

(3)声阻抗检查：B型(平坦型)多见于鼓室积液；C型(高负压型)示咽鼓管功能障碍，部分有鼓室积液。

7. 伴随症状　常伴有不同程度的头昏、头闷、耳鸣、重听、鼻塞、注意力不集中等症状；鼓室有少量积液时，于摇头时可自觉耳内水泡声。

【诊断与鉴别诊断】

1. 诊断依据　①近期多有感冒病史；②发病较急，自觉耳内胀闷闭塞感，或兼耳内胀痛，听觉减退，自声增强，但常在喷嚏、哈欠、擤涕后，或头位改变时诸症状可暂时改善；③耳膜淡红、内陷，或有变位性液平；④纯音听阈测听多呈传导性聋，声阻抗检测对诊断有重要参考价值；⑤鼓室穿刺抽得液体，可以确诊。

2. 鉴别诊断　急耳痹主要应与鼻咽癌、脓耳遗症(鼓室硬化症)等相鉴别。

(1)鼻咽癌：鼻咽部癌肿压迫耳咽管亦可致单侧耳胀闷闭塞感，但其无明确感冒病史；鼻咽部镜检可见肿块隆起，咽隐窝处饱满，两侧不对称；鼻咽部CT扫描可发现肿块侵犯的部位及范围，以此可与急耳痹相鉴别。

(2)脓耳遗症(鼓室硬化症)：多有长时期的脓耳病史，鼓膜或穿孔，或由钙化斑，耳咽管通气功能多良好，听力障碍呈渐进性加重。急耳痹属新病，耳膜内陷，或外凸，或有鼓室积液征；耳咽管通气功能不良，新近出现听力障碍，且哈欠、擤涕或头位改变时常可改善，故二者易相鉴别。

【辨证施治】

1. 古代辨证施治观点 古代资料中有关急耳痹辨证施治的内容较为丰富，但多散在于历代医籍中。如《素问·热论篇》中有："伤寒耳聋"、《诸病源候论》中有"风邪耳聋"等证。然其论证简单，且有证而无治法。至《景岳全书·卷二十七·耳证》有"窍闭证"，提出"非因气血之咎，而病在窍也"，并主张治疗"当用法以通之"，"若不速为引导，恐因而渐闭而竟至不开耳"，其具体治法是"以手中指于耳窍中轻轻按捺，随捺随放……以引其气……气至则窍自通矣"，如此治疗，与当前临床有相似之处。《杂病源流犀烛·卷二十三·耳病源流》则分为"风温"、"少阳相火上郁"、"阴亏风温相触"等，分别予"马勃散"、"辛凉轻药"、"六一散"加味、羚羊角汤以辛凉清解上焦；先清降，后育阴，以益元散加味等方施治。其辨详尽，其治具体，其方药完备，对后世有一定的影响。《疡科心得集·卷上·辨耳痛耳菌虚实论》载有"耳胀痛，用虎耳草汁滴入耳内，痛即止"，虽亦有"耳胀痛"之名，但究其治法，似为"耳疖"或"耳疮"之病，与"急耳痹"不相符。《类证治裁·卷六·耳证》沿用《杂病源流犀烛》辨证施治方法，分为"风温上郁"、"挟暑风上郁"、"暑邪闭窍"、"少阳火郁"等证，并列举治法及方药，对临床有指导意义。

综上各家所论与急耳痹有关的文献，明清以前医籍，论证简单，且有论无治；明清时期，以《杂病源流犀烛》收录较细，有证有治，方药并举。

2. 现代辨证施治观点 现代有关急耳痹的辨证论治始自全国高等医药院校试用教材《中医耳鼻喉科学》。该教材将急耳痹称为"耳胀"，辨证为"风邪侵袭、经气痞塞"与"邪毒滞留，气血瘀阻"两个证型，并分别施以银翘散、通气散加减进行治疗。随后的高等医药院校教材《中医耳鼻喉科学》与高等中医院校教学参考丛书《中医耳鼻喉科学》则基本沿袭了试用教材的证治观点，而无新增内容。王德鉴《中医耳鼻咽喉口腔科学》则新增"肝胆气逆，湿聚耳窍"一证，治疗采用四逆散合四苓散加路路通。全国高等中医院校函授教材《中医耳鼻喉科学》对急耳痹的证治除列有风邪侵袭、邪毒滞留二证外，新增"痰湿浊邪，停聚耳窍"一证，并对其处以六君子汤合四苓散施治，从而使急耳痹的证治更加贴近临床。以上诸家有关本病的辨证施治均是将耳胀、耳闭合而论之。对于本病分论的如《实用中医耳鼻喉科学》，则将其分为风邪壅闭、水湿停聚两证，分别施治以清神散、复聪汤等加减。中国医学百科全书《中医耳鼻咽喉口腔科学》将本病分为风邪袭耳、湿滞清窍二证，治之以银翘散、四苓散等加减。《中医耳鼻咽喉科临床手册》则将其分为风热袭滞、胆经郁热、肝胆湿热三证，分别采用银翘散合通气散、小柴胡汤合通气散及龙胆泻肝汤加减治之。

有报道介绍王士贞教授治疗小儿耳胀的经验，认为早期以疏风驱邪为主，后期重在健脾利湿；并主张耳、鼻、咽喉疾病并治及配合局部治疗等方能取效；也有多篇报道从肺论治分泌性中耳炎，分为风寒郁肺(三拗汤加减)、肺经风热(银翘散加减)、湿热郁肺(九味羌活汤加减)，或用宣肺通窍法、小柴胡汤等治疗本病而获效者。

3. 辨证纲要 有关急耳痹的辨证纲要在古代文献中未曾论及。在现代著作中，高等医药院校教材《中医耳鼻咽喉科学》将耳胀列为辨证纲要，并以发病时间及耳膜的改变为依据进行辨别。

(1)辨耳胀:急耳痹之耳内胀闷堵塞感初发,病程短者多实;反复发作耳内胀闷堵塞感,病程长,迁延不愈者多属虚实夹杂;伴有发热恶寒者多属风热客袭等。

(2)辨耳膜改变:急耳痹多兼有耳膜的变化,如色泽、活动度、有无液平面、有无内陷等改变。一般而言,耳膜色淡红者多风、多热、多实;色淡黄、橘红、或有液平者多属湿滞;耳膜活动受限多属经气不畅;耳膜内陷者多瘀多虚。

4. 证治分类

(1)风邪痹阻证

证候　发病较急,耳内胀闷,或有微痛,耳鸣如闻风声,听力减退,自声增强;耳膜轻微淡红、橘红,或内陷;全身可见发热恶寒,周身困重不适,头痛,鼻塞流涕,咽痛,咳嗽,脉浮数;或见口苦,咽干,舌尖边略红,苔薄黄,脉浮弦数。

证析　外感风邪,随脉入耳,经气痹塞,清窍不利,故见发病急,耳内胀闷或痛,耳鸣如闻风声;耳窍与颃颡相通,颃颡为肺之系,外邪袭表,肺气不宣,邪壅颃颡,耳窍闭塞,清气不能内达于耳,故耳窍不利,或见耳膜内陷;肺气壅滞,耳咽管开合失司,外声难以入耳而为听力减退,或因自我言语入耳,不得外泄,冲击耳中而成自声增强之势;若风与热合,留滞耳膜,则耳膜轻微淡红;若为风合湿热留滞耳窍,湿邪偏盛,积于耳内,则耳膜呈橘红色,为中耳积液之征;外邪袭表,营卫失调,则见发热恶寒,头身困重不适,鼻塞流涕,咽痛咳嗽,脉浮数等;若胆经风热,则见口苦,咽干,舌尖边略红,苔薄黄,脉浮弦数。

治法　疏风宣肺,行气通窍。

方药　银翘散合通气散。银翘散功专疏风散热,主治外感风热之证,配合通气散宣畅少阳经气,引药直达病所行气通窍。若鼻塞者,加白芷、辛夷宣肺通窍;咳嗽有痰者,加黄芩、瓜蒌、枇杷叶之类宣肺清热,化痰止咳。

若风合湿热袭耳,痹阻耳脉,耳膜橘红,鼓室积液者,可用清神散加减,以祛风胜湿清热;耳胀痛者,可加丹皮、地龙、赤芍、丝瓜络、路路通等行气通络,活血止痛。

若邪滞少阳,经气痞塞,耳闷胀不适,口苦咽干者,当疏解少阳,行气通痹,方选小柴胡汤合通气散加减。方中小柴胡汤疏解少阳之邪,通气散宣畅少阳经脉而通痹,可酌加菊花、夏枯草、青蒿之类清肝胆之热。

(2)湿浊停聚证

证候　发病较缓,或已病数日,耳内胀闷闭塞感,听力减退,自声增强,摇头时耳内有水响声;耳膜淡黄,多无明显内陷,或有中耳积液,轻微外凸(如膨出状,锤骨柄呈垂直位),有变位性液平,自行咽鼓管吹张时,鼓室内有气泡声;全身症状可不明显,或有头重肢困,口淡纳差,大便时溏,舌质淡胖,苔薄或腻,脉濡或细滑。

证析　湿浊侵袭,停聚耳窍,蒙蔽清阳,痹阻耳脉,故见发病较缓;发病数日后,风热渐解,湿邪不去,阻遏气机,耳脉不畅,则耳内胀闷闭塞感;湿邪停积耳内,故头部振摇时则耳中水湿作响;湿浊停滞耳中,积留不去,则见中耳积液,鼓膜表面有变位性液平,并可致耳膜淡红,无明显内陷或有轻度外凸;鼓室积液,外界之声传入耳窍之通道受阻隔,而自语之声入耳不泄,故听力减退,自声增强;湿浊停聚,遏脾运化,清阳不升,则有头重肢困,口淡纳差,大便时溏;舌质淡胖,苔薄或腻,脉濡或细滑等亦属湿浊内停之征。

治法　除湿化浊,行气通窍。

方药　四苓散合通气散加减。方中四苓散利水渗湿,祛已成之湿浊;合通气散以行气导滞而通窍。湿盛积液者，酌加白芷、石菖蒲、丝瓜络、路路通、通草芳香化浊，利水渗湿，通络开窍。若伴有脾虚，纳差便溏，倦怠乏力者，酌加黄芪、党参、薏苡仁等以健脾化湿。若口淡纳差，头重肢困，可选加佩兰、藿香、羌活芳香化浊祛湿；若鼻塞不利，咳嗽等肺气不宣者，加葶苈子、桔梗、白芷宣肺通窍止咳。若湿蕴化热，湿热痹阻，耳内积液黏稠，口苦黏腻，小便黄浊，舌苔黄腻者，加车前子（草）、黄芩、竹叶、薏苡仁以清化湿热。

【外治疗法】

1. 古代外治法述要　古代外治法主要有耳膜按摩、塞药法、滴耳法、穴位敷贴法。

(1)耳膜按摩法：多由患者自己双手掌按压双耳，使耳膜因外耳道内气压突然改变而振动，以改善局部气血运行，达到活血通络之效；同时，因耳膜振动，中耳腔内的压力变化，促使耳咽管开合调整，而改善听力。此法最早见于刘完素《素问玄机原病式》载有"鸣天鼓"一法。或以手按捺耳窍，以引其气而开耳窍。如《景岳全书・卷二十七・耳证》载有此法。

(2)塞药法：多选用磁石类药塞耳通窍。如《严氏济生方》鸣聋散，即以新绵子裹磁石、穿山甲炭灰等塞耳内，并口中衔小生铁以聪耳止鸣。《寓意草・面论大司马王岵翁公祖耳鸣用方大意》则以石菖蒲、麝香之类外填塞耳窍以开窍。

(3)滴药法：即用新鲜药汁滴耳止痛。如《疡科心得集・辨耳痈耳菌虚实证》卷上即载有："耳胀痛，用虎耳草汁滴入耳内，痛即止"。

(4)穴位敷贴法：多用大辛大温之药捣泥状敷贴于涌泉穴，以引火下行。如《医学正传・卷五・耳病》云："耳聋，以茱萸、乌头尖、大黄三味为末，津调贴涌泉穴，以引火下行"。

2. 现代外治法研究述要　现代有关急耳痹外治法的研究主要是鼓膜穿刺抽液并置管和咽鼓管吹张通气法的应用。但亦有报道用复聪滴耳液（石菖蒲、地龙、全蝎、川芎、白酒等）治疗本病而获效者。

(1)耳膜穿刺抽液并置管：耳膜穿刺抽取鼓室液体后，以地塞米松、654-2、麻黄碱混合液冲洗鼓室。最后以硅胶管置于穿刺孔处，保持畅通，以利引流。

(2)耳咽管吹张通气：耳咽管吹张通气分为自主吹张和借助咽鼓管导管吹张两种方法，但其意义于诊断价值较大，而其治疗意义不大。

除耳膜穿刺抽液并置管、耳咽鼓管吹张通气等方法外，尚有耳膜按摩及鼻腔滴药等方法。

3. 外治法应用

(1)滴耳法：多用于耳内胀痛者，药如清热解毒之黄连滴耳液、冰酒液、虎耳草液、一枝黄花捣汁等滴耳。田螺水加冰片研末，或活蚯蚓加白糖后取上层澄清液等亦可。西药可用1%～3%酚甘油滴耳，但鼓膜穿孔者禁用。

(2)滴鼻法：其目的是通过滴鼻，使药液流至鼻咽部，进入耳咽管咽口处，以收缩肌膜，宣通窍道，以保持耳咽管畅通。一般用药主要是1%麻黄素滴鼻液或含有麻黄素的滴鼻液，中药亦可用辛夷花滴鼻液。

(3)耳膜按摩法：适用于疾病后期，耳膜红肿已退，耳膜内陷，耳闷胀不减者。

(4)耳咽管自行吹张法：适应证同上，但有鼻塞、鼻涕多者慎用。受检患者以两指捏紧两侧鼻翼并闭嘴，使鼻咽部、口腔、鼻腔形成一密闭空腔，然后稍用力呼气，使密闭空腔内压力突然增大，以冲通耳咽管；如不用力呼气，亦可做吞咽动作，使密闭空腔内压力突然下降，中耳腔内压力相对增大而冲通耳咽管。

(5)鼓室穿刺抽液：适用于鼓室内有积液，内外治疗不效者，包括鼓膜切开术及鼓膜穿刺术。

鼓膜穿刺术：适用于诊断和治疗鼓室积液者。穿刺前应先以络活碘行外耳道皮肤消毒，再用棉片浸润鼓膜麻醉剂置于鼓膜表面15分钟，继以鼓膜穿刺针于鼓膜前下部穿刺抽液。

鼓膜切开术：适用于鼓室内积液黏稠，不易排出者。消毒及麻醉同前，用鼓膜切开刀于鼓膜后下部作弧形切口，切口位于鼓脐与鼓环之中点，长约占鼓膜周边1/3，切开时注意刀尖不可刺入太深。将排出的积液清洗干净，给以局部用药。

(6)塞药法：适于鼓膜内陷者。以棉球蘸麝香末少许塞于外耳道，塞药前应先清洁、干燥外耳道。

(7)手术法：儿童腺样体肥大导致咽鼓管功能障碍者，可于未感冒时，做腺样体切除术。

【针灸疗法】

1. 古代研究　在古医籍资料中，运用针灸治疗急耳痹的用穴及方法亦有所记载，其内容主要散见于《灵枢·刺节真邪》、《素问·缪刺论》、《针灸甲乙经·卷三十二·手太阳少阳脉动发耳病第五》、《医学正传·卷五·耳病》、《医学纲目·卷二十九》针灸耳聋有五法、《针灸大成·卷八·耳目门》及《针灸大成·卷九·治症总要》等医籍中，取穴大多为耳周经穴，如《针灸大成·卷八·耳目门》治疗“耳重听无所闻：耳门、风池、侠溪、翳风、听会、听宫”；卷九·治症总要有“耳聋气闭：听宫、听会、翳风”，“伤寒大热，汗闭，气不舒，故有此症。前针不效，复刺后穴：三里、合谷”。

2. 现代研究　在现代研究资料中，单纯运用针灸治疗急耳痹的临床报道较少。有取增音穴，部位在患侧耳屏边缘中点向前下画一斜线呈40°～45°的软骨基部。刺法：患处闭口，垂直进针约1.3寸，中等刺激，提插找穴，至耳内有抽风感、鼓膜活动感、挖耳感、胀闷解除感，即取穴正确。不必留针，或电针10～15分钟。

在现代医著中，高等医药院校教材《中医耳鼻喉科学》、王德鉴《中医耳鼻咽喉口腔科学》、《中医耳鼻咽喉科临床手册》等均介绍，体针取用听宫、听会、耳门、翳风、合谷、内关等穴，耳针取用内耳、神门、肺、胆、肝、内分泌等穴进行针刺治疗。

3. 临床应用

(1)针刺疗法：以取耳周经穴为主，如听宫、听会、耳门、翳风、泻法，留针10～20分钟，日1次，以疏通经气。必要时，亦可配合电针仪治疗，以增强疗效。

(2)耳针疗法：取耳道、肺、肝、胆、神门、肾上腺等穴埋针，每次2～3穴，或用王不留行籽贴压，每天按压贴穴3～4次，以加强刺激，3～5天1疗程。

(3)穴位注射：取耳周穴如耳门、听宫、听会、翳风，药如丹参、当归、红花注射液，或维生素B_1、B_{12}，亦可选用麝香注射液，每日每穴0.3～0.5ml。

【按摩导引疗法】

1. 穴位推按　推拿按摩取穴原则基本同针刺同穴，手法以按压揉推为主。

2. 耳膜按摩　适用于疾病后期，耳膜红肿已经消退、耳闷堵感不减者。方法是：以食指或中指将耳屏压向外耳道口处稍用力按压，随按随放，如此反复进行，日行数次。有条件者，亦可用鼓气耳镜进行按摩。

3. 耳咽管通气导引法　适应证同上，但有鼻疾及鼻涕多者慎用。基本方法是：捏鼻、闭口、用力鼓气，至气窜入耳，耳中闻及细小的“叭”声为度。如此数次，日行2～3次。

【专病专方】

1. 现代专病专方

(1)耳聋通气散:柴胡500g,香附、川芎各250g,共研成细末,制成水丸,早晚各服5g,10日为1疗程。(《新中医》1983,(12))

(2)加减泽泻汤:主方为泽泻15～30g,茯苓15～30g,石菖浦10～15g。气虚型加党参、黄芪各15g;痰热型加黄芩10g,龙胆草5g;阴虚型加生地15g,石斛、麦冬各10g,或桑叶、菊花各10g;渗出物稠黏如胶,血分瘀热型,加琥珀3g(吞),赤芍、丹皮、丹参各10g。(《上海中医药杂志》1981,(1))

(3)通窍聪耳汤:蔓荆子、菊花、甘草、霜桑叶、白芷、川芎、柴胡、香附、黄芩、薄荷、菖蒲。鼻塞明显加辛夷、苍耳子;耳内有痛感,加金银花、连翘、炒栀子、丹皮;鼓室积液加地肤子、车前子、通草等。水煎服。(《中华现代中西医杂志》2005,3(13):1221)

(4)治聋1号:荆芥穗、金银花、连翘、荷叶、枳壳、当归各15g,薄荷、升麻、羌活、藿香、佩兰、甘草各10g,水煎服,日1剂,10剂为1疗程。配合声频共振治疗。(《中国中西医结合耳鼻咽喉科杂志》2004,12(1):17)

2. 古代专病专方

(1)防风通圣散:荆芥、防风、连翘、麻黄、薄荷、川芎、当归、炒白芍、白术、山栀、大黄酒蒸、芒硝后下各五钱,石膏、黄芩、桔梗各一两,甘草二两,滑石三两。为末,每服两钱,水大盏,生姜三片,煎至六分,温服。(《医学入门》卷一·问症摘《宣明论方》:应先将大黄酒煨,又酒炒三遍,后入诸药,具用酒炒煎服)

(2)通气散:治气闭。茴香、木香、全蝎、延胡索、陈皮、菖浦各一钱,羌活、姜蚕、川芎、蝉衣各半钱,穿山甲二钱,甘草一钱半。右件药为细末,每服三钱,不拘时候,温酒调服。(《证治准绳·类方·第八册·耳》)

(3)通气散:柴胡、香附、川芎。(《医林改错》)

(4)清神散:治气壅,头目不清,耳常重听。甘菊花、白僵蚕炒各半两,羌活、荆芥穗、木通、川芎、防风各四钱,木香一钱,石菖蒲、甘草各一钱半。右为细末,每服二钱,食后茶清调饮。(《证治准绳·类方·第八册·耳》)

(5)磁石羊肾丸:治风虚不爽,时有重听,或有风痹之状。磁石二两(火煨,醋淬七次,用葱子一合,木通三两,入水同煎一昼夜,去葱、木通)、川椒去目、石枣去核、防风、远志肉、白术、茯苓、细辛、菟丝子酒浸、川芎、山药、木香、鹿茸酒浸一宿炙、当归、黄芪、川乌炮各一两。右为细末,用羊肾两对,去膜,以酒煮烂,和诸药末捣,以煮肾酒打糊,和丸如梧子大,每服百十丸,空心温酒盐汤任下,仍服清神散,二药相间服。忌牛肉、鸡鸭子。(《证治准绳·类方·第八册·耳》)

(6)磁石浸酒方:治风邪之气,干于脑或入于耳,久而不散,经络否塞,不能宣利,使人耳中焢焢然,或作眩晕。磁石五两捣碎水淘去赤水,山茱萸、天雄炮去皮脐各二两,木通、防风、薯蓣、菖蒲、远志、芎藭、细辛、蔓荆子、白茯苓、干姜、肉桂、甘菊花各一两,熟地黄三两。右剉细和匀,以生绢袋盛,用酒两斗浸七日,每日任性饮之,以瘥为度。(《证治准绳·类方·第八册·耳》)

(7)逍遥散加蔓荆子、石菖浦、香附,主气闭耳聋(《医学心悟·四卷·耳》)

(8)小柴胡汤,主伤寒邪热耳聋,属少阳证者(《医学心悟·四卷·耳》)

【预后与转归】

1. 预后

(1)先禀强盛,体质强壮者宜愈;先禀不足,体质虚弱,易外感者难愈。

(2)患病时间短者易愈;病程长或反复发作者不易愈;耳胀闷堵塞感轻,中耳积液不明显者易愈;耳胀闷较甚,或兼耳痛,中耳积液较多,或积液黏稠者,多难愈,易复发。

(3)证情属实、属风邪外感者易治愈;属虚证、脾虚者难愈。

(4)早期及时有效治疗者易治愈;迁延失治、误治或不坚持治疗者,不利于治愈,易复发。

(5)伴有急、慢性鼻病,鼻塞不能完全解除者,预后较差;反之者,预后较好。

2. 转归

(1)及时有效的治疗,多能治愈;但部分患者因体质禀赋、迁延误治或时治时休等常致缠绵不愈,反复发作,转为慢耳痹。

(2)若感邪过重,治疗不及时,病情加重,可转发为急脓耳。

【护理与预防】

1. 护理

(1)鼻塞、流涕时,应掌握正确的擤涕方法,以免邪缠颃颡,闭阻耳咽管而影响其预后。

(2)冬春季节易罹患本病,故须注意应时加衣保暖,慎避风寒。

(3)小耳应注意正确的喂奶姿势,防止呛乳。

2. 预防

(1)加强体育锻炼,增强抗病能力,积极防止感冒和鼻病。

(2)根治邻近病灶,以免促发急耳痹,对患有腺样体肥大(鼻咽部)、伤风鼻塞等疾病应积极调治,以防病邪流窜入耳咽管,滞留为患。

(3)行咽鼓管吹张术时,应先排除干净鼻腔分泌物;在伤风鼻塞等病时应慎用耳咽管吹张术。

【参考资料】

1. 李坤秀. 新穴位针刺治疗急慢性卡他性中耳炎,天津医药,1976;(4):205

2. 邱宝珊,等. 王士贞教授治疗小儿耳胀病介绍. 新中医,2006,38(2):7~8

3. 白建民. 通窍聪耳汤治疗耳胀60例的临床观察. 中华现代中西医杂志,2005,3(13):1221

4. 苏瑜,等. 耳胀耳闭证治体会. 实用中医药杂志,2003,19(7):374

5. 马仲平,等. 中药配合声频共振治疗分泌性中耳炎的临床观察. 中国中西医结合耳鼻咽喉科杂志,2004,12(1):17

6. 江宁. 从肺论治分泌性中耳炎早期60例. 山东中医杂志,2005,24(3):155

7. 刑学锋,等. 分泌性中耳炎的中医药研究进展. 陕西中医,2003,24(12):1138

8. 范栋贤. 小柴胡汤治疗急性卡他性中耳炎32例. 中国民间疗法,2004,12(2):31

9. 张守杰,等. 宣肺开窍法治疗急性非化脓性中耳炎的疗效观察与机理探讨. 中国中西医结合耳鼻咽喉科杂志,2002,10(6):263

10. 陈改娥,等. 复聪滴耳液治疗急性非化脓性中耳炎30例. 陕西中医,2002,23(9):790

11. 陶洁. 耳聋治肺法治疗急性分泌性中耳炎49例临床体会. 中国中医急症,2008,17(12):1770

二、慢 耳 痹

【概述】

1. 涵义　慢耳痹是指邪滞耳窍,经气痹塞,耳内闷胀闭塞感,听力减退,迁延难愈的一种慢性耳病。多由急耳痹失治,或正虚感邪过重,致使邪毒滞留所致。本病可见于单侧耳,亦可见于两侧耳同时或先后交替发病。无明显地域性,男女老幼均可罹患,但常为小儿致聋的原因之一。西医学中的慢性非化脓性中耳炎、慢性分泌性中耳炎、胶耳与本病相类似。

2. 释名　在古代文献中，慢耳痹的概念与耳闭、耳聋无明确区分，也属邪闭、久聋、渐聋等证候范畴。

(1)耳闭：闭，堵塞也，如《汉书・李寻传》："闭绝私路"。耳闭，是指耳内闭塞感为主症之病，伴有听力障碍。如百科全书《中医耳鼻咽喉口腔科学》耳闭曰："耳内胀闷如物阻隔，日久不愈，清窍闭塞而难闻五音者，称为耳闭"。

(2)耳聋：聋，《说文》："无闻也"；《释名》："聋也，如在朦胧之内，不可察也"。都有听力下降、听力障碍之意。

(3)邪闭：邪，《古汉语常用字字典》是指引起疾病的环境和因素。《景岳全书・卷二十七・耳证》曰："邪闭者，因风寒外感乱其营卫而然"，即外邪侵袭，经气否塞，致耳窍突然闭塞而失聪不闻。

(4)久聋：久，时间长。久聋，是指听力障碍，经久难愈者。

(5)渐聋：渐，《古汉语常用字字典》释义为逐渐、慢慢地、渐进。渐聋，指听力逐渐下降。

(6)慢耳痹：痹，痹阻不通之义。《素问・痹论篇》曰："风、寒、湿三气杂至，合而为痹也"，即病邪侵袭，经气否塞，耳窍痹阻不通，反复发作或经久不愈，其症类痹的慢性顽固性耳病。

3. 沿革　慢耳痹之名，古医籍并不存在，是现代医家根据其病状特点及病因病机，仿《素问・阴阳别论篇》之"喉痹"一名而创立，是对邪滞耳窍，痹阻耳脉所致"耳闭"、"耳聋"、"邪闭"、"久聋"、"渐聋"等病名的高度概括，更能反映多次反复或久病耳内闭塞为主的临床特征及病因病机。

中医古医籍中虽无"慢耳痹"之名，但对慢耳痹的认识，早在《素问・脏气法时论篇》中即有记载："肺病者……虚则少气不能极息，耳聋嗌干"。对此，后世医家李东垣释为"肺之络会于耳中，故聋也"。明《证治准绳・杂病・第八册・耳》却有不同的注解："盖气虚必寒盛，则气血具涩滞而不行也。耳者，宗气也，肺气不行，故聋也"。总之，慢耳痹与肺有关，历代医家均有认识。此外，《诸病源候论・卷三・虚劳病诸候上》虚劳耳聋候则录有："若膀胱有停水，浸渍于肾，则耳聋而气满"，颇似现今之分泌性中耳炎；而在卷二十九・耳病诸候则载有："手少阳之脉动，而气厥逆而耳聋者，其候耳内浑浑焞焞也；手太阳厥而聋者，其候聋而耳内气满"。该书对慢耳痹的病因病机及临床特点进行了较为详细的论述，对后世影响较大。此后，如《圣济总录・卷一百一十四・耳虚鸣》、《幼幼新书・卷三十三・耳聋》、《严氏济生方・耳门・耳论治》、《医方类聚・第四分册・耳门一》、《医学入门・卷四・耳》、《证治准绳・杂病・第八册・耳》等所论均与巢氏所述类同。至于耳闭，最早见于《素问・生气通天论篇》："阳气者，烦劳则张，精绝，辟积于夏，使人煎厥，目盲不可以视，耳闭不可以听"。其中之耳闭，乃指耳聋症状而言。后《医林绳墨・卷七・耳》引丹溪语："耳闭者，乃属少阳三焦之经气之闭也"。说明耳闭之病，最早由丹溪先生提出，但明代医家方隅进一步作了注解："或有年老，气血衰弱，不能全听，谓之耳闭"，完善了耳闭的含义，为后世认识、创立与使用"耳闭"、"慢耳痹"之病名影响极大。清・刘士廉对前人的认识加以总结，在《医学集成・卷二・耳证》中归纳为"肾开窍耳，精气足则耳听自聪，精气虚则耳多鸣闭。是耳证以肾为本，其余者皆属标病"，提出耳鸣耳闭以肾虚为本的观点。

20世纪70年代末期，全国中医药高等院校试用教材《中医耳鼻喉科学》根据历代医家对"耳闭"的论述，将其正式纳入教材并作为一个独立的病名，对其含义、病因病理、症状特点以及辨证施治等内容作了系统论述。"慢耳痹"一名首见于《中医耳鼻咽喉科临床手册》，该书将西医的慢性非化性中耳炎"称为慢耳痹"，从而奠定了慢耳痹之名的临床病症学基础。

【病因病理】

1. 古代病因病理学说

(1)肺脏失调学说:《素问·脏气法时论篇》将耳聋少气嗌干者责为肺虚。明《证治准绳·杂病·第八册·耳》认为非为李东垣之“肺之络会于耳中故聋”,而是“耳者,宗气也,肺气不行,故聋也”。此乃肺虚耳聋。另有火邪伤肺聋,如《素问·气交变大论篇》曰:“岁火太过,炎暑流行,金肺受邪……耳聋”,《医学纲目·卷二十九·耳聋》引注为“肺金受邪,民病耳聋”。

(2)运气学说:《医学纲目·卷二十九·耳聋》在充分研究《素问·气交变大论篇》及《素问·至真要大论篇》等经文的基础上,总结出“运气耳聋有四:一曰湿邪伤肾三焦聋……二曰燥邪伤肝聋……三曰火邪伤肺聋……四曰风火炎扰于上聋”。从临床实际情况来看,由气候异常所导致的耳聋,大多属于中耳疾患所致,故《内经》中运气耳聋在很大程度上有指慢耳瘅而言者。

(3)外邪致聋学说:《素问·热论篇》记载了“伤寒……少阳受之”而导致耳聋及预后。《伤寒论》第九十条及二百六十条、二百六十四条对此有详细注解。对此,明《景岳全书·卷二十七·耳证》称之为:“邪闭者,因风寒外感乱其营卫而然”。

(4)经络逆乱学说:《灵枢·经脉》载有手太阳及手少阳病聋者。而《诸病源候论·卷二十九·耳病诸候》认为是“其阴阳经气有相并时,并则有脏气逆,名之为厥。厥气相搏,入于耳之脉,则令聋”。但《医经小学·卷四·伤寒证候》耳聋喉痹则认为是“经壅而不利为聋,清气不得上通也”。《医林绳墨·卷七·耳》引丹溪语:“耳闭者,乃属少阳三焦之经气之闭也”。

(5)气逆耳聋学说:首见于《素问·脏气法时论篇》:“气逆,则头痛耳聋不聪”。《诸病源候论·卷二十九·耳病诸候》耳聋候载有“手少阳之脉动,而气厥逆而耳聋者,其候耳内浑浑焞焞也;手太阳厥而聋者,其候聋而耳内气满”。《严氏济生方·耳门》、《医学纲目·卷二十九·针灸耳聋有五法》等均袭用《诸病源候论》之观点;《医学入门·卷一·问症》认为是:“气聋因脏气厥逆上壅入耳,痞塞不通”。惟《证治准绳·杂病·第八册·耳》明确提出“气逆耳聋”主要涉及三个方面:“肝与手太阳、少阳也”,并列举了治法及方药。《景岳全书·卷二十七·耳证》论证之“气闭”耳聋,“多因肝胆气逆”。

(6)虚损学说:《素问·阴阳应象大论篇》:“年五十,体重,耳目不聪明矣”。《素问·玉机真脏论篇》曰:脾“不及,则令人九窍不通”。《灵枢·决气》:“精脱者,耳聋”。《诸病源候论·卷十五·五脏六腑病诸候》责之于“肾气不足”、“劳伤于肾,宗脉虚损,血气不足”、“精脱”等。后《太平圣惠方·卷七》、《圣济总录·卷一百一十四》、《医方类聚·第四分册·耳门一》、《医学正传·卷五》、《证治准绳·杂病·第八册·耳》等所论均不出其左右。《古今医统·卷六十二》曰:“肾虚精竭,亦必致耳聋耳鸣”。但《景岳全书·卷二十七》之“虚闭”耳聋,“惟肝肾为最”,又有“阳虚于上者”。对虚损学说作了全面概括,提出了虚损耳聋之理法方药。上述所论虚损致聋虽非明指慢耳瘅之病机而言,但因古代多将慢耳瘅之聋包涵于聋病之内,故以上所论当有指其所言者。

总之,古医籍中有关“慢耳瘅”之病因病理学说,主要涉及外邪、瘀、虚、气逆等方面;从脏腑经络看,涉及肺、肾、肝及手太阳、少阳经脉。

2. 现代病因病理学说　现代医著中,各版教材、函授教材、教学参考用书等均将其与耳胀(即本书之急耳瘅)并列进行论述,其中所论之邪毒滞留,气血瘀阻多数乃指本病的病机而言。中国医学百科全书《中医耳鼻咽喉口腔科学》认为耳闭的“病因有脾气虚弱,水谷精微无以上输清窍，以致邪毒滞留，久而不清所致，或因肝气郁结，气滞血瘀，脉络受阻，致耳窍闭塞，或因肝肾亏虚，精气不足，耳窍失养，闭塞失用”。《中医耳鼻咽喉科临床手册》则认为主要由“急耳痹失治，邪毒滞留，致病变反复发作，瘀阻耳脉；脾胃虚弱，清阳不升，耳失温煦，湿浊困耳”所致。《干氏耳鼻咽喉口腔科学》则主要从痰邪立论，认为由脾虚之痰、肾虚之痰，循经上犯，祸及于耳所致。

3. 临床病因病理

(1)邪毒滞留，气血瘀阻：多由急耳痹失治误治，或反复发作后，邪毒滞留，阻于窍络，气血瘀滞，耳脉不畅，而病为慢耳痹。

(2)脾胃虚弱，痰湿蒙蔽：多由湿浊侵袭，久留不去，或饮食不节，恣食生冷肥甘，或劳倦过度，损伤脾胃，致使脾胃虚弱，湿浊不化，久而生痰，痰湿上泛，蒙蔽清窍，困结耳脉，而病发慢耳痹。

(3)肝肾亏损，虚火上炎：多由急耳痹失治，热邪伤阴，损及肝肾，肝肾阴虚，耳失所养，兼以虚火上炎，灼伤耳脉，痹阻清窍，而致耳闷胀经久不愈。

【临床征候】

1. 发病情况　儿童、成人均可患病；素有慢性鼻病或腺样体肥大之儿童更易患此病；性别无明显差异；冬春季发病率较高；无地域性。

2. 病史　多有反复感冒、腺样体肥大、慢性鼻病及急耳痹的病史。小儿则常因听觉迟钝或注意力长时间不集中而迁延求诊；但若仅单耳患病而对侧耳正常者，可长时间被疏忽而失治。

3. 耳内闭塞感　为本病的首要症状，可呈间断性或持续性，反复发作，经久不愈；亦可缓慢加重，迁延不愈。用手指按压耳屏可使闷塞感暂时减轻。

4. 听力减退　多表现为缓慢加重，听觉模糊，辨音欠清晰，自声增强，并可随气候变化而改变；亦可随头位改变或呵欠时听力可暂时改变，部分患者可兼有闹聪现象(即韦氏误听)：在嘈杂环境中患者自觉听力较好。

5. 耳痛　一般无耳痛，但少数患者可有轻微耳闷痛、刺痛感。

6. 耳鸣　可有间歇性或持续性或搏动性耳鸣，但有时摆动头部时耳内作响。

7. 耳膜改变　根据病变所处时期及病变的不同情况可有以下表现：

(1)内陷：典型的耳膜内陷者可见锤骨短突及锤骨后皱襞明显外凸，锤骨柄似变短并向后上移位接近水平位，光锥变形或消失。

(2)增厚：耳膜呈混浊状如毛玻璃，颜色暗淡，活动度差。若中耳积液，可使耳膜呈淡黄色或棕黄色；若中耳积血，可使耳膜呈蓝色。

(3)萎缩：多见于疾病后期。耳膜菲薄，透明度增强，活动度增强。

(4)粘连：耳膜与鼓室内壁粘连，内陷明显，活动度受限或消失。

(5)钙化斑：多见于病变后期。耳膜呈乳白色斑块，多位于耳膜后半部，多为钙质沉着于耳膜中层所致。

(6)鼓室积液时，耳膜可见到液平面呈新月状，凹面朝上，且头部变位时该液平面形状仍在水平位置。耳膜穿刺可抽出淡黄色或棕黄色液体，有时质较黏稠，据此常可确诊。

8. 听力检查　一般呈传导性聋，如积液影响中耳传声结构及两窗的阻抗变化(即两窗活动度)，则可呈混合性聋或感音神经性聋。

(1)音叉试验：Rinne 试验多呈阴性，如气骨导差距缩小者则呈阳性；Weber 试验偏向患耳或较重一侧耳。

(2)纯音听阈检查:呈传导性聋,听力损失在10～40分贝内,气骨导差距明显。若积液影响两窗的活动度,气骨导差距缩小或消失,可同时伴高频听力损失。

(3)声阻抗测听:有鼓室积液者多呈平坦型(B型);咽鼓管功能障碍者则呈高负压型(C型)曲线。

9. 全身症状　多不明显,少数患者可有头昏、头闷、乏力、健忘等。

【诊断与鉴别诊断】

1. 诊断依据　①有反复感冒或急耳痹病史;②自觉耳内反复或持续闷堵闭塞感,伴不同程度的耳聋,指压耳屏可暂时减轻或缓解;③耳膜内陷、混浊、增厚、钙化斑、活动度差,或有部分粘连、萎缩,或可见液平面等;④听力检查多呈传导性聋,部分呈混合性聋。声阻抗检测对诊断有重要参考价值。

2. 鉴别诊断　主要应与鼻咽癌、外淋巴漏、脑积液耳漏、腺样体肥大等相鉴别。

(1)鼻咽癌、脓耳遗症(鼓室硬化症):详见"急耳痹"鉴别诊断。

(2)外淋巴漏:多有头部或耳部外伤史,致中耳创伤(如镫骨骨折),引起外淋巴漏,鼓室积液。

(3)脑积液耳漏:有头部受伤史,并伴听力轻度减退,CT扫描常有助于诊断。

(4)腺样体肥大:常伴有鼻塞、鼻咽部不适、打鼾等症状,间接(或纤维)鼻咽镜检常可确诊,但小儿鼻咽部检查较为困难。

【辨证施治】

1. 古代辨证施治观点　古代资料中类似于慢耳痹的辨证施治的内容较为丰富,但均不系统。如《内经》中记载有"肺虚"、"六淫"、"气逆"、"肾虚"等证,但其论证略而不详,其治仅列部分针灸治疗,不易为临床操作。《针灸甲乙经·卷二十三》以《灵枢·经脉》为依据,辨为"手太阳少阳脉动耳聋",并举相关经穴,初步总结了针灸辨治耳聋的经验。《肘后备急方·卷六·治耳聋诸病方》列有"肾虚耳聋"及方药,从记载看,疗效甚佳。《诸病源候论》载有"膀胱停水"证及肝、肾、经脉厥逆、血气劳伤、久聋等病证,但有证无治,是为不足。与之相反,《备急千金要方·卷六下·耳疾》则有方而无证,亦难用于临床。至于《太平圣惠方·卷七》之肾虚、《圣济总录·卷一百一十四》之五聋、《三因极一病证方论·卷十六》之耳病证治等均不出《内经》、《诸病源候论》所涉。《素问玄机原病式·六气主病》载有"肾水虚冷"、"阴虚阳热证",并治以"鸣天鼓"之类,较前有所创新。《素问病机气宜保命集·卷下·大头论》对《难经》四十难之"肺主声"作了进一步阐述,指出:"假令耳聋者,肾也,何谓治肺? 肺主声"。这对临床有关慢耳痹治肺有重要指导意义。《医经小学·卷四》之"经壅不利为聋"证,对后世从经脉瘀滞治聋有影响。及至《景岳全书》以后,有关慢耳痹辨证论治渐为详尽。其有关论述可参见"急耳痹"。

2. 现代辨证施治观点　现代有关慢耳痹的辨证论治始于全国高等医药院校试用教材《中医耳鼻喉科学》,该教材将"慢耳痹"称为"耳闭",辨证为"邪毒滞留,气血瘀阻"证,并施以行气活血通窍,方用通气散进行治疗。其后之高等医药院校教材《中医耳鼻喉科学》则基本沿袭了试用教材的证治观点,而无新增内容。及至20世纪80年代后期,全国高等中医院校函授教材《中医耳鼻喉科学》从临床实际出发,对慢耳痹除列有"邪毒滞留,气血瘀阻"证外,新增"痰湿浊邪,停聚耳窍"一证,并施以六君子汤合四苓散治疗,从而使慢耳痹的证治更加完备。中国医学百科全书《中医耳鼻咽喉口腔科学》则将耳闭的辨证施治分为:邪毒滞留清窍、气血瘀阻，清窍久闭、精气不足，窍闭失用三证，分别以参苓白术散、通窍活血汤、六味地黄汤加减治之。《中医耳鼻咽喉科临床手册》将其分为邪滞血瘀、脾虚湿困两证分别治以通窍活血汤合通气散、补中益气汤加减。《干氏耳鼻咽喉口腔科学》则主要从脾虚之痰、肾虚之痰论治，用方有参苓白术散合二陈汤、附桂八味丸、右归饮等。临床方面，有报道将本病辨证分为肺经不利、脾虚水停、肝郁气滞、痰瘀阻滞四型论治而获效。亦有报道认为对本病的治疗应以活血化瘀，理气通窍为主；或认为本病以瘀血为主，兼夹痰浊是其主要病理，主张用通气散加味（柴胡、香附、川芎、红花、泽兰、半夏、茯苓、石菖蒲）为主进行治疗。还有报道采用健脾利湿通窍法治疗本病而获效。

综上所述，现代医家对于本病的辨证施治主要从瘀、虚、痰、湿论治，其中虚者主归于脾肾。其证属于虚实错杂，治疗方法多以攻补兼施。

3. 辨证纲要　有关慢耳痹的辨证纲要在古代文献中未及论述。在现代著作中，全国高等中医院校函授教材《中医耳鼻喉科学》将病史、鼓膜病理改变、全身病状三个方面列为辨证纲要用于实践，对临床有指导意义。

慢耳痹的主要临床症状是耳内胀闷堵塞，并伴听力改变，但多有久病或反复发作史，鼓膜亦有相应的变化，结合全身病状，对辨析慢耳痹之瘀或虚具有纲领性作用。尤其是辨析鼓室有无积液，对诊断有重要价值。故本节将病史辨析、耳膜辨析、鼓室积液辨析作为慢耳痹之辨证纲要。

（1）辨病史：慢耳痹之耳内胀闷堵塞感病程较长，多为久病，或反复发作，或急耳痹延治误治所致。若为风寒感冒后出现耳内胀闷堵塞而未被重视，以致失治，多为邪毒滞留，气血瘀阻；若劳思过度，或滋腻厚味伤脾，而后出现慢耳痹，多为脾失健运，痰湿浊邪停聚。总之，本病属久病缠绵之疾，其病类痹，以瘀虚夹杂为多。

（2）辨耳膜：久病而见耳膜内陷、增厚、钙斑、粘连、萎缩等改变，属慢耳痹邪毒滞留，气血瘀阻；若鼓室有积液而全身症状不明显者，或兼见脾虚症状者，多属痰、湿凝聚。

（3）辨鼓室积液：慢耳痹可兼见鼓室积液，若耳膜无明显内陷或有轻度外凸，穿刺抽出液清稀量多者，当为脾气虚弱，湿浊内困；若耳膜内陷，穿刺抽出液黏稠量少者，当属肝肾阴虚，虚火煎熬阴津。

4. 证治分类

（1）邪毒滞留，气血瘀阻证

证候　耳内闷塞感较甚，经久不愈，听力减退，或有耳鸣；检查见耳膜灰暗或暗滞无光，明显内陷、增厚、钙斑、粘连或萎缩变薄，耳咽管欠通畅或不通畅；听力多为导音性聋或混合性聋；全身症状多不明显；舌暗红，或有瘀点，脉缓细。

证析　急耳痹失治或反复发作后，邪毒滞留，阻于窍络，气血瘀滞，故耳内闷塞感较甚，经久难愈；气血瘀阻，窍闭不通，故听力减退，耳鸣，及耳膜改变；气血运行不畅，故舌暗红，或有瘀点，脉缓细等。

治法　行气活血，通痹开窍。

方药　通窍活血汤合通气散加减。方中柴胡疏理少阳经气，引药直达病所；香附开瘀行滞，川芎行气调血，桃仁、红花、赤芍合而活血祛瘀，麝香易为石菖蒲芳香通窍，酌加丝瓜络、路路通、通草以通络开痹，行气通窍。若湿瘀互结，耳内闷胀堵塞，听力减退，鼓室积液，经久不愈，舌暗红者，治宜活血化瘀，利湿通窍。可用通窍聪耳丸加减。

（2）脾胃虚弱，湿浊痹阻证

证候　耳内闭塞感，日久不愈，听力减退，耳膜混浊增厚，明显内陷，或有鼓室积液，穿刺抽液黏稠量多，甚或黏稠如胶；全身可见身倦乏力，纳差，或头重肢困，便溏，舌质淡胖，苔白或腻，脉濡或缓弱。

证析　脾胃虚弱，湿浊停蓄耳窍，痹阻耳脉，故见耳内闭塞感，日久不愈；湿聚耳窍，稽留不去，故鼓室内有积液，穿刺抽液黏稠量多；湿性黏滞，故或见黏稠如胶；脾虚湿困，清阳不升，则见耳膜混浊增厚，明显内陷，听力减退；全身及舌脉所见亦属脾胃虚弱，湿浊停聚之征。

治法　健脾升清，化湿通窍。

方药　补中益气汤合五苓散加减。方中以补中益气汤益气健脾，升清降浊而聪耳通窍；辅以五苓散通阳利湿，祛滞留之湿浊，以开窍聪耳。若口淡纳呆，头重如裹，可加石菖蒲、藿香、佩兰芳香化浊醒脾；若鼻塞不利，可加白芷、辛夷芳香通窍。若肺脾气虚，易罹外感，慢耳痹反复发作，经久难愈者，合用玉屏风散、丝瓜络、路路通以益气实卫，御邪通痹。

(3)肝肾亏损，虚火上炎证

证候　耳内闭塞感，经久不愈，或下午尤甚，听力减退，或有耳鸣，自声增强；检查见耳膜内陷、增厚、钙斑、或萎缩变薄；鼓室穿刺抽液黏稠量少，听力多为混合性聋或导音性聋；全身兼见腰膝酸软，头晕，五心烦热，失眠多梦，咽干口燥，舌红少苔，脉细数。

证析　肝肾阴亏，耳窍失养，则耳内闭塞感，耳鸣，听力减退及耳膜改变俱现；鼓室积液，外声被阻，自声难消，故自声增强；阴液不足，兼以虚火煎熬，则穿刺抽出液黏稠量少；全身见症，均为肝肾阴虚内热之征。

治法　补益肝肾，通窍复聪。

方药　耳聋左慈丸合通气散加减。方中以六味地黄丸增阴补液，以资肝肾；磁石潜阳滋阴聪耳，五味子酸涩敛阴，石菖蒲芳香开窍复聪；通气散行气活血，通窍开痹，引药直达病所，合奏补益肝肾，通窍聪耳之效。

【外治疗法】

1. 古代外治法述要　古代外治法主要有耳膜按摩、塞药法、穴位敷贴法。

(1)耳膜按摩法：多由患者自己双手掌按压双耳，使耳膜因外耳道内气压突然改变而振动。此法最早见于《素问玄机原病式》，书中载有“鸣天鼓”一法。或以手按捺耳窍，以引其气而开耳窍。如《景岳全书·卷二十七·耳证》载有此法。

(2)塞药法：多选用磁石类药塞耳通窍。如《严氏济生方》鸣聋散，即以新绵子裹磁石、穿山甲炭灰等塞耳内，并口中衔小生铁以聪耳止鸣。《寓意草·面论大司马王岵翁公祖耳鸣用方大意》则以石菖蒲、麝香之类外填塞耳窍以开窍。

(3)穴位敷贴法：多用大辛大温之药捣泥状敷贴于涌泉穴，以引火下行。如《医学正传·卷五·耳病》云：“耳聋，以茱萸、乌头尖、大黄三味为末，津调贴涌泉穴，以引火下行”。

2. 现代外治法研究述要　现代有关慢耳痹外治法的研究主要集中在两个方面，一是鼓膜穿刺抽液并置管；二是咽鼓管吹张通气。此外，尚有耳膜按摩及鼻腔滴药等方法。

3. 外治法应用

(1)滴鼻法：其目的是通过滴鼻，使药液流至鼻咽部，进入耳咽管咽口处，以收缩肌膜，宣通窍道，以保持耳咽管畅通。一般用药主要是1%麻黄素滴鼻液或含有麻黄素作用的滴鼻液，中药亦可用辛夷花滴鼻液。

(2)耳膜按摩法：适用于耳膜内陷，耳闷胀不减者。方法是：以食指或中指将耳屏压向外耳道口处稍用力按压，随按随放，如此反复进行，每天早晚各20～30次，以起到间接按摩耳膜的作用。

(3)耳咽管自行吹张法:适应证同上,但有鼻塞、鼻涕多者慎用。受检患者以两指捏紧两侧鼻翼并闭嘴,使鼻咽部、口腔、鼻腔形成一密闭空腔,然后稍用力呼气,使密闭空腔内压力突然增大,以冲通耳咽管;如不用力呼气,亦可做吞咽动作,使密闭空腔内压力突然下降,中耳腔内压力相对增大而冲通耳咽管。

(4)鼓室穿刺抽液:适用于鼓室内有积液,内外治疗不效者,包括鼓膜切开术及鼓膜穿刺术(方法见急耳痹)。

(5)塞药法:适于鼓膜内陷者。以棉球沾麝香末少许塞于外耳道,塞药前应先清洁、干燥外耳道。

(6)手术法:儿童腺样体肥大导致咽鼓管功能障碍者,可于未感冒时,做腺样体切除术。

【针灸疗法】

1. 古代研究　在古医籍资料中,运用针灸治疗慢耳痹的用穴及方法亦有所记载,其内容主要散见于《灵枢・刺节真邪》、《素问・缪刺论篇》、《针灸甲乙经・卷三十二》手太阳少阳脉动发耳病第五、《医学正传・卷五・耳病》、《医学纲目・卷二十九》针灸耳聋有五法、《针灸大成・卷八》耳目门及卷九・治症总要等医籍中,取穴大多为耳周经穴,如《针灸大成・卷八・耳目门》治疗"耳重听无所闻:耳门、风池、侠溪、翳风、听会、听宫";卷九・治症总要有"耳聋气闭:听宫、听会、翳风"。

2. 现代研究　在现代研究资料中,单纯运用针灸治疗慢耳痹的临床报道较少。有取增音穴,部位在患侧耳屏边缘中点向前下画一斜线呈 40°～45°的软骨基部。刺法:患处闭口,垂直进针约 1.3 寸,中等刺激,提插找穴,至耳内有抽风感、鼓膜活动感、挖耳感、胀闷解除感,即取穴正确。不必留针,或电针 10～15 分钟。

在现代医著中,高等医药院校教材《中医耳鼻喉科学》、王德鉴《中医耳鼻咽喉口腔科学》等医著大多均与耳胀相提并论。中国医学百科全书《中医耳鼻咽喉口腔科学》介绍:常用体针穴位有听宫、听会、角孙、后听宫、足三里、中渚、翳风等;耳针取穴:内耳、外耳、肾、神门等;头皮针取晕听区。《中医耳鼻咽喉科临床手册》介绍,体针取用听宫、听会、翳风、足三里、脾俞、肾俞等;耳针取用耳、神门、肺、脾、肾、内分泌等,用王不留行籽贴压治疗。艾灸取耳门、听宫、听会、翳风穴等。其他医著所论针灸取穴基本无越上述诸穴。新世纪全国中医药院校规划教材《中医耳鼻咽喉科学》对本病引起的耳鸣,在翳风、听宫穴进行磁疗。

3. 临床应用

(1)针刺疗法:以取耳周经穴为主,如听宫、听会、耳门、翳风、足三里、阴凌泉等,平补平泻法,留针 10～20 分钟,日 1 次,以疏通经气。必要时,亦可配合电针仪治疗,以增强疗效。

(2)耳针疗法:取耳、肺、脾、肾、神门、肾上腺、内分泌等,用王不留行籽贴压,每天按压贴穴 3～4 次,以加强刺激。

(3)穴位注射:取耳周穴如耳门、听宫、听会、翳风,药如丹参、当归、红花注射液等。亦可选用麝香注射液,每日每穴 0.3～0.5ml。

【按摩导引疗法】

1. 穴位推按　推拿按摩取穴原则基本同针刺同穴,手法以按压揉推为主。

2. 耳咽管通气导引法　适用于耳闷胀堵塞感者,但有鼻疾及鼻涕多者慎用。基本方法是:捏鼻、闭口、用力鼓气,至气串入耳,耳中闻及细小的"叭"声为度。如此数次,日行 2～3 次。

【专病专方】

1. 现代专病专方

(1)耳聋通气散:柴胡500g,香附、川芎各250g,共研成细末,制成水丸,早晚各服5g,10日为1疗程。(《新中医》1983,(12))

(2)加减泽泻汤:主方为泽泻15～30g,茯苓15～30g,石菖蒲10～15g。气虚型加党参、黄芪各15g;痰热型加黄芩10g,胆草5g;阴虚型加生地15g,石斛、麦冬各10g,或桑叶、菊花各10g;渗出物稠黏如胶,血分瘀热型,加琥珀3g(吞),赤芍、丹皮、丹参各10g。(《上海中医药杂志》1981,(1))

(3)柴胡15g,葛根15g,白芷12g,菖蒲12g,茯苓30g,丝瓜络15g,研面,装入胶囊,每服3～5粒,日2次。(《中医耳鼻咽喉科临床手册》)

(4)穿山甲15g,茯苓30g,白芷15g,研面,装胶囊,每服3粒,日2次。(《中医耳鼻咽喉科临床手册》)

(5)健脾化湿通窍法基本方:陈皮、柴胡各9g,半夏、黄芩、党参、石菖蒲、丹参、葛根、生山楂各12g,茯苓、白芷各15g,升麻6～9g,甘草6g。随证加减,水煎服。(《陕西中医》2005,26(9):934)

2. 古代专病专方

(1)牛膝煎:治肾气虚弱,风邪干之,上攻于耳,常作蝉鸣,以至重听。牛膝去苗、海桐皮二味各半斤,捣末压好酒五升,与银石器内熬成膏,蘹香子、当归切焙、赤箭、五加皮剉、赤芍药、桂去粗皮、麻黄去根节、地龙炒、木香、独活去芦脐、没药研、乳香研、防风去叉、骨碎补、麒麟竭、沉香剉、干蝎炒去土、天南星生用各一两,附子炮裂去皮脐、乌头炮裂去皮脐、楝实、芎䓖各二两,麝香研半两,虎脑骨四两酥炙。右二十六味,捣研二十四味为末,入前膏内,和捣三千杵,丸如梧桐子大,每服十丸,至五十丸,空心温酒,或盐汤下。(《圣济总录·卷第一百一十四·耳门·耳虚鸣》)

(2)通气散:治气闭。茴香、木香、全蝎、延胡索、陈皮、菖蒲各一钱,羌活、姜蚕、川芎、蝉衣各半钱,穿山甲二钱,甘草一钱半。右件药为细末,每服三钱,不拘时候,温酒调服。(《证治准绳·类方·第八册·耳》)

(3)通气散:柴胡、香附、川芎。(《医林改错》)

(4)磁石羊肾丸:治风虚不爽,时有重听,或有风痹之状。磁石二两(火煨,醋淬七次,用葱子一合,木通三两,入水同煎一昼夜,去葱、木通),川椒去目、石枣去核、防风、远志肉、白术、茯苓、细辛、菟丝子酒浸、川芎、山药、木香、鹿茸酒浸一宿炙、当归、黄芪、川乌炮各一两。右为细末,用羊肾两对,去膜,以酒煮烂,和诸药末捣,以煮肾酒打糊,和丸如梧子大,每服百十丸,空心温酒盐汤任下,仍服清神散,二药相间服。忌牛肉、鸡鸭子。(《证治准绳·类方·第八册·耳》)

(5)磁石浸酒方:治风邪之气,干于脑或入于耳,久而不散,经络否塞,不能宣利,使人耳中焢焢然,或作眩晕。磁石五两捣碎水淘去赤水,山茱萸、天雄炮去皮脐各二两,木通、防风、薯蓣、菖蒲、远志、芎䓖、细辛、蔓荆子、白茯苓、干姜、肉桂、甘菊花各一两,熟地黄三两。右剉细和匀,以生绢袋盛,用酒两斗浸七日,每日任性饮之,以瘥为度。(《证治准绳·类方·第八册·耳》)

【预后与转归】

1. 预后

（1）先禀强盛，体质强壮者宜愈；先禀不足，体质虚弱，易外感者难愈。

（2）患病时间短者易愈；病程长或反复发作者不易愈；耳胀闷堵塞感轻，中耳积液不明显者易愈，耳胀闷较甚，中耳积液较多，或积液黏稠者，多难愈，易复发。

（3）证情属实者易愈，属虚证、脾虚、肾虚，或虚实错杂者难愈。

（4）早期及时有效治疗者易治愈，迁延失治、误治或不坚持治疗者，不利于治愈，易复发。

（5）伴有急、慢性鼻病，鼻塞不能完全解除者，预后较差。反之者，预后较好。

2. 转归 慢耳痹病情顽固，易于复发，及时有效与坚持治疗，多能缓解；少数患者可治愈。

【护理与预防】

1. 护理 鼻塞、流涕时，应掌握正确的擤涕方法，以免邪壅颃颡，闭阻耳咽管而影响其预后；慎避风寒，防感冒，以免加重病情。

2. 预防

（1）加强体育锻炼，增强抗病能力，积极防止感冒和鼻病。

（2）积极治疗急耳痹，防止其迁延转为慢性。对患有腺样体肥大、伤风鼻塞等疾病应积极调治，以防病邪流窜入耳咽管，滞留为患。

（3）行咽鼓管吹张术时，应先排除鼻腔分泌物；伤风鼻塞时应慎用耳咽管吹张术。

【参考资料】

1. 李坤秀．新穴位针刺治疗急慢性卡他性中耳炎，天津医药，1976，(4)：205

2. 王少林，等．辨证治疗慢性分泌性中耳炎61例．陕西中医，2002，23(9)：792

3. 韩斌，等．利湿通窍法治疗慢性分泌性中耳炎46例．陕西中医，2005，26(9)：934

4. 孙奎平，等．通气散加味治疗慢性非化脓性中耳炎验谈．中华临床医学研究杂志，2007，13(21)：3141

5. 申琪，等．李莹教授治疗耳胀耳闭的经验．河南中医学院学报，2008，23(1)：60

第十六节 脓耳（急脓耳、慢脓耳）

【概述】

1. 涵义 脓耳是指耳内流脓，伴有耳膜穿孔的一种耳病。新病急发，耳内流脓黄稠量多，耳膜红肿穿孔者，又称为急脓耳；反复发作，耳内流脓，耳膜穿孔，经年累月不愈者，又称慢脓耳。急脓耳好发于婴幼儿，慢脓耳常因急脓耳反复发作，治疗不及时或治疗不彻底演变而成。脓耳常伴耳膜穿孔，病程久者听力明显下降。其发病无性别差异。类似于西医学之急、慢性化脓性中耳炎。急、慢性乳突炎亦可参考本病论治。

2. 释名 脓耳的名称甚多，诸如有“脓耳”、“耳脓”、“缠耳”、“耳漏”、“聤耳”、“耳疳”、“肾疳”、“耳湿”、“沍耳”、“震耳”、“耳底”等。考其病名的含义，大概从五个方面来命名，其一是因其反复流脓，经久不愈而名，如脓耳、缠耳；其二是因病程缠绵日久，致脏腑虚损，形体不足，津液干枯，损及元气而名，如肾疳、耳疳、沍耳等；其三是以其伴有症状而名，如流脓伴耳鸣的震耳；伴有听力减退者，称为毒聋等；其四是因其病变部位深不可测而名，如耳底等；其五是按照脓液的颜色不同命名，如黄脓称聤耳，红脓称脓耳、风耳，白脓称缠耳，青脓称震耳、囊耳，黑臭脓称耳疳、沍耳等。

（1）脓耳：又名耳脓、聤耳，均指耳内流脓，尤其是流红脓者。《丹溪心法・卷四》曰：“热气乘虚入耳，聚热不散，脓汁出，谓之脓耳”。《医贯·卷五·耳疮论》曰：“耳脓即聤耳”。又名耳聤。《寿世保元·八卷·耳疾》曰：“小儿耳脓、耳痛、耳聤，乃三阳风热壅遏所致”。《婴童百问·耳病第三十五问》曰：“脓耳者，常有红脓出是也”。

(2)聤耳：指耳内流脓，尤其是流黄脓者。《诸病源候论·卷之二十九·耳病诸候》曰：“劳伤气血，热乘虚而入其经，邪随气血至耳，热气聚则生脓汁，故谓之聤耳”。《严氏济生方·耳门·耳论治》曰：“若疲劳过度，精气先虚，于是乎风寒暑湿得以外入，喜怒忧思，得以内伤，遂致聋聩耳鸣。热壅加之，出血出脓，则成聤耳、底耳之患”。《普济方·卷五十五·聤耳》曰：“夫肾气通于耳，耳者肾之候，若其经为风邪所乘，毒气蕴结于耳中，以致脓汁俱出，发闷疼痛，谓之聤耳”。《婴童百问·耳病第三十五问》曰：“汤氏有五般聤耳候。聤耳者，常有黄脓出是也；脓耳者，常有红脓出是也；缠耳者，常有白脓出是也；底耳者，里面腥臭；囊耳者，里面虚鸣，时出青脓。然五般病源一也，皆由风水入耳，内有积热上壅而成。若不早治久则成聋”。《赤水玄珠·卷二十六·耳门》曰：“聤耳者，为水湿之气，久停耳中，与气血搏击，酝为热脓，心之色赤，故曰脓耳。缠耳者，肺主气，肺之色白，肺气不利，缠壅上焦，化为白脓，故曰缠耳。沍耳者，耳内痔臭。盖耳为肾之外候，小儿肾未充足，偶为气忤，逆于经遂，心主臭，心气不得下降，肾气不得上通，故酝而为痔臭也。震耳者，易曰：震为雷，或为雷声震动，故耳中虚鸣，肝之色青，故出青脓也。此因五脏有所感触，随脏为名，故有五色之相应也”。此外对几种脓耳之名称由来和其症状间的关系，做了比较详细的叙说，且对聤耳之病因病机也做了论述。

(3)耳痔、沍耳：均指耳中出脓臭秽。《证治准绳·疡医·卷之三·耳内疮》：“耳痔生疮臭秽”，“乃足少阴、手少阳二经风热上壅而然”。《医宗金鉴·外科心法要诀·耳部》：“耳痔时出黑臭脓”。又曰：“如出黑色臭脓者，名耳痔”。《冯氏锦囊秘录·卷六》称沍耳为“聤耳的别名，又叫耳痔臭”。从以上论述可知，所谓耳痔，其实为慢性脓耳的重症，类似于西医的慢性骨疡型与胆脂瘤型中耳炎，临诊应特别重视。

(4)耳湿：聤耳的别名。如《证治准绳·疡医·卷之三·耳内疮》有曰：“停耳亦曰耳湿，常出黄脓”。耳湿之名的意义有二：其一是表明耳内常有分泌物，故曰湿；其二表明了本病与湿邪滞留耳窍有关。

(5)耳沁：《中医大辞典·外科骨伤五官科分册》认为系指聤耳之急性者。《幼科金针·卷上》曰：“耳沁，寒热交作，焮肿疼痛非常”。

(6)风耳、耳风毒：指耳内流红色脓液者。如《医宗金鉴·外科心法要诀·耳部》曰：“惟风耳则出红脓，偏于肝经血热”。《证治准绳·疡医·卷之三·耳内疮》亦曰：“有耳风毒，常出红脓”。

(7)震耳、囊耳：指耳内流清水样脓液，或伴有耳鸣者。如《证治准绳·疡医·卷之三·耳内疮》曰：“有震耳，耳内虚鸣，常出青脓”。《医宗金鉴·外科心法要诀·耳部》曰：“出青脓者，名震耳”。而《冯氏锦囊秘录·卷六》则曰：“耳内虚鸣，时出青脓者，谓之囊耳”。故震耳、囊耳意义相同，均是以耳内流脓清稀，并伴有耳鸣的征候。

(8)耳中有脓：指耳内流脓的症状。如《灵枢·厥病》有曰：“耳痛不可刺者，耳中有脓”。

(9)内漏：指针刺误伤脉络而致流脓者。如《素问·刺禁论篇》曰：“刺客主人内陷中脉，为内漏、为聋”。《类经·二十二卷·刺害》注曰：“脓生耳底，是为内漏”。故内漏亦有指脓耳之意。

(10)肾痔：《保婴撮要·卷四》曰：“小儿耳内出脓，秽不可近，连年不愈，口渴足热，或面色微黑，余谓肾疳症也”。《中医大辞典·外科骨伤五官科分册》指出：这是聤耳之别称。

(11)聤聋、耳聋有脓：指耳内流脓，听力减退者。如《圣济总录·卷一百一十四·耳门》五聋曰：“聤聋者，脓汁出”。“耳聋有脓”条曰：“论曰耳聋有脓者，盖肾脏虚，劳伤血气，与津液相搏，热气乘之，则结聚于耳中，腐化脓汁，气不开窍，则致耳聋”。

(12)毒聋：指脓毒伤害耳窍而致耳聋者。如《医方考·卷之五·耳疾门》千金补肾丸中曰：“毒聋者，脓血障碍，妨于听户也”。

(13)湿聋：指湿邪入耳，耳内肿痛，听力减退者。如《杂病源流犀烛·卷二十三·耳病源流》曰：“有雨水入耳，浸渍肿痛，谓之湿聋”。

其他如历代医家所论之“耳痈”、“耳内疮”等亦有指今之脓耳之意。

3. 沿革 《内经》中未见有脓耳的名称，但其所论之“内漏”、“耳中有脓”等则包涵脓耳之意。其他如关于“耳聋、耳鸣”的论述，其中亦有可能是脓耳反复发作的结果。有关脓耳的症状描述和成因，首先见于《诸病源候论·卷二十九·耳病诸候》聤耳候：“热气聚则生脓汁，故谓之聤耳”。而“耳生脓汁，谓之聤耳”即是脓耳的最早称谓。其后《圣济总录·卷一百一十四·耳门》五聋条中谓：“葛氏所谓风聋者痛掣，干聋者生耵聍，劳聋者出黄汁，虚聋者肃肃作声，聤聋者脓汁出，可不辨哉”。此条既指出了耳聋与耳出“黄汁、脓汁”的关系，同时又有新的名称，“劳聋者出黄汁”与“聤聋者，脓汁出”。应该指出，正式见“脓耳”的名字，首推《婴童百问》。其耳病第三十五问有“脓耳者，常有红脓出是也”。其后《赤水玄珠·卷二十六·耳门》又有“脓耳”及有关“聤耳、缠耳、沍耳、震耳”等病机的论述。对于耳道流脓之证有了深入的了解，且脓耳之名又一次出现，但均作为单一症状而名。

把脓耳作为一个独立病名，加上比较接近现代认识的内容，是近几十年提出的。1974年修订的全国中医药院校试用教材《中医五官科学》把“脓耳”作为一个病列入教材，但其定义、范围是比较模糊的。因为已知的诸如除了急性、慢性脓耳之外，外耳道疖、外耳道炎等亦可见耳内流脓。1978年出版的《中医名词术语选释》认为脓耳类似现代的急性中耳炎，而聤耳则类似慢性中耳炎，第一次提出了把脓耳参照现代医学模式分为急性与慢性的观点。经过多年的实践、研讨，对脓耳有了比较统一的认识。全国高等医学院校试用教材《中医耳鼻喉科学》正式使用脓耳一名，并把“脓耳”界定为急、慢性化脓性中耳炎的总称，以别于外耳道疖、外耳道炎和非化脓性中耳炎。在其后的《中医耳鼻喉科学》教材与各家医著中对其病因病理、症状特点、局部内窥辨证要点都作了系统的论述。应该说，脓耳作为一个现代中医耳鼻咽喉科学的病名，已有了广泛的理论和医疗实践基础。

随着中医学的发展，近年来，又将脓耳一名分为“急脓耳、慢脓耳”两类，并分别对应于西医的急性化脓性中耳炎与慢性化脓性中耳炎，从而使其诊治更加明确和易于掌握。

【病因病理】

1. 古代病因病理学说

(1)劳伤气血，热邪乘袭学说：《诸病源候论·卷二十九·耳病诸候·聤耳候》曰：“劳伤气血，热乘虚而入其经，邪随气血至耳，热气聚则生脓汁，故谓之聤耳”。此处劳伤气血是指肾受损则其窍易为邪犯，邪热壅塞，蒸腐耳窍肌膜，酿而成脓，耳流脓汁。《普济方·卷五十五·聤耳》曰：“夫肾气通于耳，耳者肾之候，若其经为风邪所乘，毒气蕴结于耳中，以致脓汁俱出，发闷疼痛，谓之聤耳”。《严氏济生方·耳门·耳论治》曰：“热壅加之，出血出脓，则成聤耳底耳之患”。从上所论，聤耳之候，主要因血气被损，正气亏虚，而被风热外邪所乘，邪热毒气蕴结耳窍而成。

(2)风水入耳，积热上壅学说：《婴童百问·耳病第三十五问》曰："汤氏有五般停耳候……然五般病源一也。皆由风水入耳，内有积热上壅而成，若不早治久则成聋"。《赤水玄珠·卷二十六·耳门》曰："停耳者，为水湿之气，久停耳中，与气血搏击，醖为热脓。盖脾主湿，为脾之色黄，以始为停湿所致，故曰停耳"。《医学入门·卷四·耳》曰："停脓疼皆因热凑"。《外科正宗·卷四·耳病》有："小儿有胎热或浴洗水灌窍中，亦致耳窍作痛生脓"。故脓耳之因以风水积热为最常见。

(3)肾气结热学说：《医林绳墨·耳》曰："肾气结热则耳脓"。又"耳之为病，肾病也，盖肾虽开窍于耳，而耳之为病者，实系于手足少阳二经见症也，不独肾之为然"。《外科正宗·卷四·耳病》曰："耳病乃三焦肝风妄动而成，大人有虚火、实火之分，小儿有胎热、胎风之别。虚火者，耳内蝉鸣，或兼重听，出水作痒，外无焮肿，此属虚火妄动之症……实火者，耳根耳窍俱肿，甚则寒热交作，疼痛无时"。其后之《外科大成·卷三·耳部》把肾气结热解释为：其一为少阴虚热，其二为少阳风热，即肾阴虚，虚火炎上致耳内脓出，或为风热之邪循经入耳中，壅塞耳窍，酝为耳脓。《冯氏锦囊秘录·杂证·卷六·儿科百病》曰："实热者何？即肾气有余，积热上冲，津液壅结，故成停耳"。此处之肾气有余，责之于积热上冲之故。同条有"因火者何？或暴怒诈乘，或情欲之自肆，或因有余之火，或因不足之火，故耳聋及痛者，所主在芩连归芍之类"。《医方辨难大成·上集·卷七十三·耳病证治全篇》亦曰："……即如有溃脓之证、久成耳闭者，初则痛甚而腐溃，继则痛减而脓滋，仰或不见痛苦，竟致忽成溃脓，络则闭塞失聪"。此处之论述与急性脓耳之耳膜穿孔，脓液外泄，热退耳痛减的征候表现无二。又："滋之溃脓，势必湿势侵蚀其气血，炎蒸合化其阴阳，故其热上透于耳而为脓，其焰熏蒸于耳而自溃。气为湿扰，而失宣扬之力；血为热蒸，而无清润之庥，将见阳不上贯，阴不潜滋，而耳病聋闭，证有必然之势也"。肾气结热当看做邪热闭郁耳窍之证。

(4)肝风妄动说：《外科正宗·卷四·耳病》谓："耳病乃三焦肝风妄动而成"，此后，《冯氏锦囊秘录·杂证·卷六·儿科百病》曰："肝风者何？有因火壅上焦，忽作大痛，或流脓者；有因纵怒纵酒，湿热相乘，耳肿及痛者"。很明显此处所谓之"肝风"是指内蕴之火，而非常言之肝风。亦合《灵枢·经脉》篇所曰："三焦手少阳之脉……是动则病耳聋，浑浑沌沌"。浑浑沌沌指耳内声音微小，分辨不清语言，即耳聋之证。《医宗金鉴·外科心法要诀·耳部》云："耳痏时出黑臭脓，青震白缠黄色聤，胃湿相兼肝经火，红风偏肝血热成"。出黄脓者，名聤耳，俱由胃湿与肝火相兼而成。故肝风妄动致火壅上焦耳窍而成脓耳。

(5)肝胆火盛说：《医法园通·卷一·耳病肿痛》云："按耳病肿痛一证，有因肝胆风火而致，有忿怒抑郁而致者，有肾虚而阴气上攻者，有肾水衰而火邪上攻者。因肝胆风火而致者，由肝胆夹外受之风热，聚而不散，其又两耳红肿痛甚，时见寒热往来、口苦咽干者是也"。《外证医案汇编·卷一·耳病》附论云："耳为肾窍，开窍于心，二少阳皆汇于耳。心为离火，肾为坎水，三焦为水火之道路，肝胆为风木之枢机，二少阳合为相火。人为一小天地，火升水降，如日月之东升西没周流不息也，火元赖水滋涵，水沉藉火蒸动。离中虚，阳抱阴；坎中满，阴抱阳也，水火不得相离也。水火升降不调，三焦水火道路秘塞，气机阻滞，云雾不收，雷龙上腾于天，少阳风从内煽，遇火势若燎原，遇水势如翻海，故风之性，助扬为威，耳鸣、耳聤、耳胀、耳根毒等各症见矣"。肝胆火盛之说现为临床最多用之观点。

2. 现代病因病理学说　现代对于脓耳的病因病理的认识，大致分为两个阶段。一是20世纪80年代以前，将脓耳分为实证脓耳与虚证脓耳两类；二是20世纪80年代以后，将脓耳分为急性脓耳与慢性脓耳两类。但对于脓耳的病机学说则基本一致，概而言之，主要有以下几种学说：

（1）风热邪毒学说：这一观点主要反映在《中国医学百科全书·中医耳鼻咽喉口腔科学》分册中，又称为“实热邪毒”。其主要从脓耳的实证发病发展和临床表现为依据立论，认为因风热邪毒侵袭，或湿浊浸渍等，引发肝胆火热上蒸，灼伤耳窍肌膜，血肉腐败而成脓耳。

（2）风、热、湿邪学说：此学说出之于全国中医学院校试用教材《五官科》，其把急性脓耳的病因病理归结为风、热、湿邪的侵袭。在此后的有关中医耳鼻咽喉科的专著、教材中大多运用了这一观点，成为一个广为认同的理论。

（3）虚、湿学说：此一观点在同期的教材中同时被推崇。本学说根据脓耳的发病与临床特征，从脓液的性质、颜色和气味，认为耳中分泌物多与脾的功能失调有关。多因脾虚运化失健，湿浊不化而致，尤其是慢脓耳的发病更与脾虚湿困有关。这一学说在《中国医学百科全书·中医耳鼻咽喉口腔科学》等诸家著作中均有反映。

（4）湿、热、虚学说　此观点主要在由广州中医药大学主编的《五官科》教材中反映。其立论依据是耳窍之邪留恋，主要因正气“虚”之故，而正气虚则湿、热邪气易犯，久蒸气血凝聚为病。

（5）阴亏相火上亢学说　此观点反映在高等医药院校教材《中医耳鼻喉科学》中。其立论依据以《疡科心得集》所说的“因肾经真阴亏损相火亢甚而发”的观点，以肾主骨，虚则骨脆而易伤，相火亢而虚火炎上，又因正气虚而邪毒滞留，成为慢性脓耳的病机之一。

3. 临床病因病理

（1）急脓耳

1）风热外犯，侵袭耳窍：肺主气，贯耳而行，又肺主表，为五脏之华盖。风热外侵，首先犯肺，若邪气猛烈，或擤鼻不当，治疗不及时，常使邪气循经上窜空窍，壅阻耳窍，经脉阻塞，窍内肿痛难忍，司听失聪等。

2）肝胆火盛，上蒸耳窍：足少阳胆经之脉，其支者从耳后入耳中出走耳前。外感风热外邪，或湿热邪毒浸渍，最易引动肝胆之火升发，循经上蒸，壅结耳窍为患。邪毒蒸灼耳窍肌膜，致血肉败腐而成脓耳。如为婴儿，因正气未充，邪毒甚者，最易内陷而蒙蔽心包，成为脓耳之重症。

（2）慢脓耳

1）湿热蕴积，稽留不去：急脓耳失治，或反复感邪，致使湿热稽留不去，蕴滞耳窍，腐灼肌膜，流脓不止，而成慢脓耳之病。

2）脾胃虚弱，湿浊上困：脾主运化水湿，肺主通调水道。肺气通于鼻而贯耳。脾虚则运化失司，水湿难行，阻碍肺气之通调作用，水之上源不行，耳窍之气难行。耳为清空之窍，以空虚通达为用。脾虚清阳不升，浊阴不降，气滞湿聚，或脓耳久稽，湿邪滞留，伤及脾胃，致使脾虚湿聚，实满为患，则耳内流脓，缠绵不休。

3）肾元亏损，邪毒滞耳：耳为肾窍，肾气充沛，阴阳调和，耳内清虚则耳聪听敏。若病久及肾，肾元亏损，则肾水不润耳窍，窍失濡养而为病。阴水不足，内风扰动而生鸣，脓耳反复不愈。若邪毒停聚，肾虚骨脆，易为邪犯，成穿膜蚀骨之势，为脓耳之重症。须特别注意。

综上所述，脓耳发病，有急有慢，有虚有实。急性者属实，多为风热邪毒侵袭，或肝胆火热、湿热浸渍；慢性者属虚，多以脾、肾二脏虚损为主。然临床之中，除急脓耳以外邪（风热邪毒、湿热外邪）为主外，其慢脓耳反复发作者，常以虚实夹杂之症多见。而病程长者，尤易及肾。其轻者，邪毒微弱，但因正气已虚，故邪毒虽微，亦难以痊愈，一旦湿热外邪浸渍，则再次重作。若病久损伤肾元，则耳窍骨质亦因松脆而为邪毒所伤，致骨腐成脓耳重症。

儿童脓耳，因其正气未充，后天之本易损，致清阳不升，浊阴不降，耳内脓液稠黏量多，且最难痊愈。急性者邪毒易内陷而蒙蔽心包，慢性者因影响听力而影响学习。

【临床征候】

1. 发病情况　急脓耳好发于婴幼儿，慢脓耳以成年人为主。男女发病无明显差异，亦无地域差异。以秋冬季和冬春季发病率较高。常合并在“伤风”之后。

2. 病史　常有伤风感冒的病史，或因哺乳、喂养姿势不当，或有污水入耳史；慢脓耳可有急脓耳的病史等。

3. 耳流脓　为脓耳的主要症状，耳道脓液可因脓耳的病情急慢、轻重不同而不同。

(1)耳流脓稠黄：多见于急脓耳或慢脓耳急性发作者，尤以初次发作者为主。脓液少时可从耳膜穿孔处搏动性外溢，若病重脓多者，其脓液可积满耳道。

(2)耳流脓清稀：常见慢脓耳反复发作患者，其脓液量或多或少，多者晚睡时常可湿枕巾，少量者仅见耳道中潮湿。也有间歇暂停流脓。如又有外邪侵袭，或疲劳受凉后，可再次耳内流脓。

(3)脓液带臭味或有豆腐渣样物：多见于慢脓耳。若久病耳中邪毒痰浊积聚者，可有耳中流脓血。若急脓耳脓液有臭味者，则清洗脓液后，臭味即可消失。慢脓耳脓液有臭味，清洗净脓液后，臭味仍不消失者，多属脓液蚀骨所致，易于发生脓耳变症，应倍加注意。

4. 耳痛　主要见于急脓耳，慢脓耳一般少有疼痛。其疼痛的特点为：初期为耳闷痛、胀痛，继则耳痛加剧，甚或跳痛。跳痛后多耳内流出脓液，脓出疼痛卒然减轻或消失。若脓出后耳痛不减，发热不退，则应注意发生脓耳变症。尤其是婴幼儿发病，更应提高警惕。

5. 耳聋、耳鸣

(1)急脓耳：耳内闷塞感，听力下降，或脓成时耳聋明显，可伴有机器轰隆声或风声，听力检查常为传音性聋。若脓液流出，则听力反而有所好转。

(2)慢脓耳：若反复发作，中耳内结构遭破坏，耳膜穿孔不愈合，听力逐渐减退。若损及肾元，则耳鸣声细如蝉鸣。听力检查可为混合性聋。

6. 耳膜红肿　主要见于急脓耳，或慢脓耳急性发作者。急脓耳初期耳膜呈色红漫肿，表面血络明显，或见耳膜红肿外凸；耳膜穿孔后，则穿孔周围红肿不退；慢脓耳急性发作时，耳膜穿孔周围红肿亦较明显。非急性发作期，则穿孔周围色红、微红，或色白无红肿等。

7. 耳膜穿孔　为脓耳的主要证候之一。

(1)耳膜紧张部穿孔：急脓耳初次发作，耳膜穿孔常在紧张部中央，穿孔大多较小，可见有“灯塔症”，即在脓液外溢时，有搏动性闪光点。慢脓耳反复发作，常为紧张部耳膜大穿孔，且残剩耳膜有瘢痕可见，或有耳膜钙化斑，中耳硬化病变等。锤骨柄被腐而缩短或消失。

(2)耳膜穿孔在松弛部或紧张部边缘：多见于慢脓耳。耳膜穿孔在松弛部或紧张部边缘，常因引流不畅或穿孔边缘上皮移植进入中耳，致邪毒久蕴清窍，其分泌物常伴有臭味。若作乳突X线摄片或CT检查，可发现中耳乳突有骨质吸收破坏。

(3)耳膜穿孔粘连：慢脓耳反复发作，经治疗而得以控制，在愈合过程中，耳膜与鼓岬可产生粘连，虽耳内流脓停止甚至已干耳，听力可未有明显好转，甚觉耳塞闷，声音遥远。

婴幼儿的急脓耳，因耳膜较厚，且岩鳞裂未闭合，故在中耳病变严重，中耳脓液积聚时不易穿破耳膜而外泄，脓液经岩鳞裂窦向颅内，有合并脓耳变症(颅内并发症)的可能，故而婴儿的急脓耳须加警惕。

8. 全身症状　急脓耳多有发热，恶寒，头痛，鼻塞等；慢脓耳全身症状较少，有些病患可有头昏头重，倦怠乏力等。

【诊断与鉴别诊断】

1. 诊断依据

(1)急脓耳　①发病急，耳痛、耳内流脓黄稠；②耳膜红肿、穿孔。

(2)慢脓耳　①耳内流脓，时发时止，经久不愈；②耳膜穿孔；③传导性耳聋，久病者可为混合性耳聋；④X线拍片可有乳突骨质破坏。

2. 鉴别诊断　主要与耳菌、结核性中耳乳突炎、耳疮、耳膜疮等相鉴别。

(1)耳菌(中耳肿瘤)：脓耳反复发作者，常因邪毒滞留，分泌物刺激而发生恶变可能，其分泌物常为血性、微臭。耳部检查中耳或耳道有赘生物如菌，触之易出血，有严重听力减退，疼痛及张口困难等。严重者有复视、咽下困难、声嘶、面瘫等症。中耳组织病理检查可明确诊断。

(2)结核性中耳乳突炎：多继发于身体其他部位的结核病变，尤其是肺结核病之后。听力进行性减退，耳内脓量一般不多，稀薄，呈水样或乳白稍带黄色。因有骨质破坏，故分泌物恶臭，有时脓液中可有沙粒样死骨。耳部检查：耳膜呈多发性穿孔，中耳鼓室内有粉红色或苍白色松弛的肉芽组织；如病灶侵及内耳或面神经骨管，则可出现面神经瘫痪及眩晕。乳突X线摄片或CT检查，可发现中耳乳突有骨质破坏，形成死腔，或见有死骨形成。中耳分泌物涂片、结核杆菌培养，或中耳病变肉芽组织病理检查，可明确诊断。同时肺部或身体其他部位有结核灶存在。

(3)耳疮：可有外耳道流脓，但外耳道皮肤红肿，或增厚，管腔变狭。耳道内有臭味的灰褐色或黄色分泌物，肿胀致外耳道狭窄而听力减退。

(4)耳膜疮(慢性肉芽肿性鼓膜炎)：耳流脓较少、无臭味，发病缓慢，听力减退不明显或轻微减退，无耳痛。耳膜局限性或弥漫性充血、混浊、增厚。耳膜表面或耳道深部有局限性米粒样颗粒状肉芽组织或有浅表溃疡，肉芽组织随耳膜而活动，中耳乳突X线无异常发现。

【辨证施治】

1. 古代辨证施治观点　有关脓耳的辨证施治，内容较丰富，并逐渐发展完善。如《诸病源候论·卷二十九·耳病诸候》聤耳候有："劳伤血气，热乘虚而入于其经，邪随血气至耳，热气聚则生脓汁，故谓之聤耳。"《圣济总录·卷一百一十四·五聋》曰："葛氏所谓风聋者痛掣，干聋者生耵聍，劳聋者出黄汁，虚聋者肃肃作声，聤聋者脓汁出，可不辨哉"。以上所谓聤聋、劳聋、虚聋等详于论述，简于施治。该卷"耳聋有脓"认为是"肾脏虚，劳伤血气，与津液相搏，热气乘之"所致；该书卷一百一十五·聤耳认为属肾"经为风邪所袭，毒气蕴结于耳中，以至脓汁出，妨闷疼痛"。其后《幼幼新书·卷三十三·耳聋·宝鉴八》耳聋鸣聤耳痛不痛歌："太阳入耳听损聪，气滞多时耳必聋，鸣是风与气相击，痛应脑户有邪风，肾热郁蒸聤耳患，日深疼痛出稠脓，不有稠脓非此患，只缘滴水入耳中"。此条审出病因，未列方治。且对脓耳辨析浅而粗糙。《婴童百问·耳病第三十五问》曰："皆由风水入耳，内有积热上壅而成，若不早治久则成聋"。对脓耳的辨证，指出其病源皆因风水入耳，内有积热上壅而成，并认识到失治则易发展为耳聋，其辨证观点即外邪与内热相合。尽管对耳聋耳鸣论治较多，但包括了部分脓耳的辨证治疗；然既有辨证分类，又列方药的当属《赤水玄珠·卷二十六·耳门》。其对五般聤耳候作了比较详细的辨证分析，认为：停耳乃由脾经"水湿之气，久停耳中，与气血搏击"所致；脓耳乃由心经血热所致；缠耳乃由"肺气不利，缠壅上焦"化为白脓；沍耳乃由"肾未充足，偶为气忤，逆于经遂”，“心气不得下降，肾气不得上通，故酝而为疳臭”。震耳乃由肝风热所致。并相应列出：当归龙荟丸治肝胆风热，耳中鸣，出青脓，名曰震耳。大便秘，小便黄，常服宣通气血，调顺阴阳。清黄散治耳出黄脓，名曰聤耳。内有风热，外为水湿所干，酝久而成。清心丹治耳出红脓，名曰脓耳；及舌上生疮，如杨梅状者。清白散治肺热痰火上壅，耳出白脓，名曰缠耳；兼治咳嗽。交感丹治耳中疳臭，名曰沍耳；或怒气上逆，上下不得宣通，随成聋聩。禹粮丸治聤耳出脓水。《医学入门·卷四·耳》条有“停脓疼皆因热奏”；《医林绳墨·卷七·耳》条有“肾气结热则耳脓”，“此由气郁生痰，内火功冲”等论述。此后《冯氏锦囊秘录·杂证·卷六·儿科百病》在论述脓耳病因时认为：“推其所致之由，其原有七，有实热、有阴虚、有因痰、有因火、有气闭、有肝风、有胎元，及发而为病也，症有五焉……其名虽异，总有积热上壅，或风水入耳所致……法宜清火养血，或去湿化毒”。《外科证治全书·卷二·耳部证治》脓耳、聤耳、耵耳节认为“皆内火攻中，郁聚不散，归芎地黄汤（熟地易生地、白芍易赤芍）加山栀子、柴胡主之。甚者用龙胆泻肝汤加柴胡主之。外俱用红棉散”。其后未见有更详的论述。

从以上论述，可以看出古代医家对脓耳的辨证亦有一个逐渐完善的过程；然既详于辨证，又到治法方药者，以《赤水玄珠》为首载，而治疗脓耳之方，则以《外科证治全书》所列之方最实用。

2. 现代辨证施治观点　首次比较系统论治脓耳的有关专著，始于中医学院试用教材《五官科学》中，此教材以西医学的病名“急性化脓性中耳炎”和“慢性化脓性中耳炎”分论，辨证为：风热湿邪侵袭，肝胆火热上蒸；脾虚失健，湿聚耳窍；湿热久蒸，侵蚀骨膜三型，分别以龙胆泻肝汤及托里消毒散治疗。其后《中国医学百科全书·中医耳鼻咽喉口腔科学》在论述脓耳时共有三条目，辨证亦有三型，即风热邪毒侵袭（风热邪毒在表、肝胆火热壅盛）；肾阴耗伤，邪毒滞留；脾虚湿困，耳失濡养。方药用蔓荆子散、龙胆泻肝汤治实证，六味地黄汤和托里消毒散治脾、肾二脏虚证脓耳。与同期出版的高等医药院校教材《中医耳鼻喉科学》将脓耳辨证分为三型：肝胆火盛，邪热外侵；脾虚湿困，上犯耳窍；肾元亏损，邪毒停聚型。分别采用蔓荆子散或龙胆泻肝汤、托里消毒散、知柏八味丸等。同期出版的《实用中医耳鼻喉科学》则依据急性化脓性中耳炎的病理变化分为：风毒壅闭期和穿膜溃脓期，治疗上前者以清热解毒、疏风祛邪为主，方剂选用柴胡栀子散、加味消毒散等；后者以清热解毒、排脓生肌为治，方剂选用如黄芪内托散等。此后的《中医耳鼻喉口腔科临床手册》、《实用中医五官科手册》、王德鉴《中医耳鼻咽喉口腔科学》等书中均循高等医药院校教材《中医耳鼻喉科学》的辨证方法和原则，其立法处方，均未出其右。20 世纪 90 年代中后期，有关脓耳的辨证论治方法有了进一步的发展。如《中医耳鼻咽喉科临床手册》将急脓耳分为风热壅阻证、肝胆湿热证两类；将慢脓耳分为湿热蕴积、脾虚湿困、脾肾两虚、肾阴亏虚四个基本证型，首次提出了慢脓耳有实证的观点与证候。《干氏耳鼻咽喉口腔科学》则对于急性化脓性中耳炎分证更详，计有风热上扰、余邪移祸、热毒为患、肝胆热毒、湿浊上蒸五类型；对于慢性化脓性中耳炎则打破常规，按照西医分类方法分为普通型、顽痾型、恶疮型三类，其治疗宜从脾、肾虚损，及肝胆郁热论治，可谓中西合璧之典范。临床报道采用分阶段治疗慢性化脓性中耳炎者，第一阶段以干耳为目的，在外治局部的同时，辨证治疗主要以扶正祛邪，化浊排脓为原则；第二阶段以愈合耳膜为目的，采用刺激法使耳膜修补，同时服用扶正益气生肌中药，促使耳膜愈合；对胆脂瘤型中耳炎，采用手术与中药相结合治疗。

应该指出，虽然关于脓耳的研究治疗报道日益增多，其中亦有不少值得借鉴的经验，但总的只使患者如何早日干耳，很少或较少涉及关于如何修复耳膜穿孔、改善听力减退、防止脓耳复发等更进一步的且有先进性、科学性的研究报道，故这些应当是今后的研究方向之一。

3. 辨证纲要 脓耳之名因于脓，脓耳之辨证自然不能离开耳中流脓这一纲。历代关于脓耳辨证着重于脓的色、量、气味等。其他如辨耳痛、辨耳膜、辨急慢、辨类型等亦属辨证纲要之列。

(1)辨耳脓

脓量：正气未伤，体质壮、气血盛者脓多；体虚、气血亏损者量少。湿重或脾虚湿困者，脓量较多，虚火上炎者脓量少。

脓色：耳流脓色黄者，热重；脓色淡者湿重。黄而量多者湿热重，量多而色白者湿重。色淡量少不黏者肾虚，色白者肺气虚，色青者为肝虚，色红为心火旺或邪热火毒伤。

脓质：黏稠者湿邪滞留，脓稠黄者湿热重；脓黏而牵拉成丝者脾虚，脓稀不成丝者肾虚。

脓味：无论脓液量多量少，色淡、色黄，或稠或稀，无臭味者，虽重而邪不深，尚未伤肾；如脓液有臭味，甚至奇臭味者，则示邪深，已伤及肾，或因邪毒猛烈，有内陷之势。

(2)辨耳痛

耳内闷痛：急脓耳初期有耳内闷痛、胀痛，多为风热外邪循经上犯耳窍之症，邪尚在表。

耳深部疼痛：耳深部疼痛加剧，且伴跳痛或刺痛者；婴幼儿因不能诉说清楚，而表现为惊哭者，表示外邪引动肝胆之火上升，且有邪热熟腐血肉成脓之势。但当耳膜穿破，脓液外溢者，则耳痛迅减。

耳痛加剧：耳道内流脓量增多或突然减少，伴头痛耳痛加剧，壮热，呕吐，甚或神昏，抽搐等热入心包，热盛动风之症，示邪毒内陷，应极度重视，否则有危及生命之忧。

急脓耳，一旦耳膜穿孔，邪毒有外泄之路，耳痛随之而减或消失。

(3)辨耳膜：耳膜改变是脓耳的主要特征之一，根据耳膜的变化可辨别其寒热虚实与病情轻重等。

耳膜红肿：急脓耳风热邪毒初侵，循经上壅清窍，邪毒壅阻中耳，脉络痹阻而见耳膜红肿；若邪毒壅盛，热腐血肉有化脓之势者，耳膜呈鲜红或暗红而外凸。慢脓耳耳膜色红者，多属湿热蕴积；色微红者，多属阴虚火旺。

耳膜中央穿孔：一般而言，急脓耳穿孔较小，慢脓耳穿孔较大；急脓耳脓液溃破耳膜而外泄，则耳膜常见紧张部穿孔。耳为清空之窍，受邪之后，常难祛尽，反复发作而使耳膜遗留大穿孔。

耳膜边缘或松弛部穿孔：常见于慢脓耳，预示病情较重。耳膜松弛部穿孔或紧张部边缘穿孔，常因引流不佳，邪毒酝脓而蚀骨，易发生脓耳变症，甚至危及生命。

耳膜粘连：脓耳久恋，必致气滞血瘀，肾元亏损，致残剩耳膜和鼓岬粘连，甚而听力下降。

耳膜的中央性穿孔与边缘性穿孔：中央性穿孔表现为穿孔周围仍有残留耳膜，多见于急脓耳与慢脓耳症轻者；边缘性穿孔表现为穿孔边缘有一部分已没有残留耳膜，多见于慢性脓耳症情较重者。

4. 辨急慢

(1)急脓耳：发病急，病程短，耳痛剧烈，耳膜红肿外凸，或红肿穿孔，流脓黄稠量多，发热头痛等。

(2)慢脓耳：多有急脓耳病史，病程长，时发时止，经久不愈，流脓白黏、清稀，或如黄水、污水、豆渣样等，耳膜穿孔较大，听力减退较明显，X线拍片或有骨质破坏。一般而言，凡急脓耳病程超过6个月以上而不愈者，即为转属慢脓耳。

5. 辨类型　慢脓耳，按照病变性质又分有单纯型、骨疡型、胆脂瘤型之不同。尤其是胆脂瘤型脓耳，往往有发生脓耳变症的可能，故应予以重视。

(1)单纯型脓耳：最常见，多表现为间歇性流脓，量多少不一，急性发作时则脓量增多。脓液质地较黏，一般无臭；耳膜穿孔多位于紧张部，大小不一；耳聋较轻，呈传导性聋。

(2)骨疡型脓耳：病情较单纯型重。多表现为持续性流脓，脓液黏稠，常有臭味，偶或脓液中混有血丝，耳膜穿孔较大，或呈边缘性穿孔；鼓室内可有肉芽或息肉样增生；听力减退较明显，但仍呈传导性耳聋。乳突X线拍片或CT扫描，可见有轻度骨质破坏。

(3)胆脂瘤型脓耳：为脓耳病情最重的一种，易于发生黄耳伤寒、脓耳面瘫等并发症。表现为耳中脓液常带有奇臭味，或有干酪样物，长期持续流脓不止，脓量多少不一；耳膜穿孔常位于耳膜松弛部或紧张部边缘；听力减退明显，呈传导性或混合性聋；乳突X线摄片或CT扫描检查，可发现中耳乳突有骨质吸收破坏，并有胆脂瘤腔存在。

6. 证治分类

(1)急脓耳

1)风热外侵证

证候　发病较急，耳内疼痛、闷胀如堵，听力下降，伴有发热恶寒，头疼，鼻塞流涕等；如为儿童多见高热，啼哭不已，烦躁不安；耳膜呈鲜红色或暗红色，耳膜略外凸；舌尖红，苔薄黄，脉浮数。

证析　风热外邪侵袭耳窍，壅阻脉络，不通则痛，故耳痛难忍。清窍以空为用，以通为顺，邪热闭阻，则耳内闷胀如堵；浊阴不降，耳失司听而聋；邪热痹阻清窍脉络，则耳膜见鲜红色；邪热久郁，毒气聚结则呈暗红色；邪欲外泄，则耳膜外凸欲穿孔；风热外邪束肺，故头疼发热，鼻塞溢涕。儿童为稚阳之体，正气未充，邪毒内壅，则高热，烦躁不安，啼哭不已；邪热内蕴，故舌尖红，苔薄黄；邪热束于肺表而脉浮数。

治法　清热解毒，疏风消肿。

方药　五味消毒饮合蔓荆子散加减。方中以五味消毒饮清热解毒，疏风消肿；以蔓荆子、菊花、升麻气轻之品升阳清上，疏散循经上壅之风邪；木通、桑白皮清热利水渗湿，使水之上源得疏，肺气宣肃，清窍自开；前胡助蔓荆子宣散，助桑白皮化痰清肺；赤芍、生地、麦冬养阴凉血清热。合方共有疏风清热，解毒消肿，活血止痛之效，兼有利水渗湿消肿之能等。

若风热邪毒炽盛，耳痛塞闷严重，耳膜暗红色充血，外突明显，舌质红，舌苔黄，脉数者，当加重清热解毒，疏风消肿，活血止痛之力，方选银翘散、黄连解毒汤合四物汤治之。方中以银翘散清上焦风热，解毒消肿；黄连解毒汤加重清热解毒，消肿之力；四物汤活血消肿而止痛；用之使上壅之风邪得散，热毒得解，阻塞之脉络得通，则肿自消，痛自减，耳窍得空而聪敏。

若婴幼儿热盛动风，惊风抽搐者加服羚羊角粉、安宫牛黄丸、紫雪丹等。

2)肝胆火盛证

证候　耳痛剧烈，痛引头脑，犹如鸡啄，听力减退；常于剧痛数小时后耳内突然流脓，随脓出而耳痛缓解、热减；耳膜充血暗红外凸，或已穿孔，脓液搏动性溢出，色黄稠量多；全身可见发热，口苦咽干，面红，溲赤便秘，舌质红，舌苔黄腻，脉弦数。

证析　肝胆火热，上蒸耳窍，壅遏气血，则见耳痛剧烈，痛引脑门；耳窍为邪毒阻塞，清气不达，闭而不用，故听力减退；邪毒内蕴，不得外解，灼伤肌膜，阻塞经脉气血运行，欲腐血肉成脓，故耳痛如鸡啄米；邪热毒气欲向外解，故而耳膜暗红外凸；如邪蚀耳膜伤破之，则耳窍脓液挟邪热毒气一齐外泄，则耳膜穿孔而流脓；热盛者脓稠黄，湿盛者脓量多；邪毒外泄而耳痛减、热退；热毒炽盛，血气被伤，邪毒外泄不及，则见耳膜穿孔处脓液随同脉率呈搏动性溢出；口苦为肝胆经气上泛，咽干为火盛之证；肝胆热盛故溲赤，津液被灼而便秘；舌红苔黄腻，脉弦数亦属肝胆火盛之征。

治法　清利肝胆，解毒消肿。

方药　龙胆泻肝汤加减。方中主以龙胆草、栀子、黄芩、柴胡清泻肝胆之火，苦寒直折火势；辅以木通、车前子、泽泻以导热下行，随溲而解；当归、生地活血消肿而止痛；甘草调和药性。酌加菖蒲以开窍；大黄以通腹气，使热随便泻。耳痛如鸡啄米，耳膜红肿外凸者，示邪热困结，有灼伤肌膜、腐肉成脓之势，加入丹皮、赤芍、皂角刺、蒲公英、紫花地丁等清热解毒，消肿溃脓。如耳膜溃破，耳流脓不断，脓稠黄者，入金银花、连翘、蚤休等；如量多而稠黏者加薏苡仁、冬瓜仁、土茯苓、白芷等化湿清热排脓。

急脓耳后期，热毒渐去，耳内流脓渐少或已无脓，耳膜红肿渐退，遗留穿孔不愈者，治宜清泄余邪，益气养血，活血通络。方药可用仙方活命饮去皂刺、穿山甲、乳香、没药，加黄芪、白芍、蔓荆子、柴胡、菖蒲等。

（2）　慢脓耳

1)湿热蕴积证

证候　耳内流脓色黄，质黏稠或稀如黄水，味臭或无臭，量时多时少，病情时发时止，缠绵不愈，耳膜色红、潮红或暗红，中央穿孔较大；伴有头重头昏，听力减退，或有耳鸣，口苦黏腻，舌红苔腻而微黄，脉濡数。

证析　湿热邪毒蕴积耳内，久而不去，腐灼肌膜，化而为脓，故见耳内流脓，色黄；湿热蕴积，热重于湿则脓黏稠而量少或有味臭；湿重于热则流黄水而量多，或无臭；湿热相搏，难于分解，缠绵难去，故致病情时发时止，缠绵不愈；湿热留滞耳内，伤于耳膜，故见耳膜色红，或潮红、暗红，穿孔较大等；湿热上扰，清窍不利，故头重头昏，听力减退，耳鸣；湿热蕴积，则口苦黏腻；舌红苔腻而微黄，脉濡数亦属湿热内蕴之征。

治法　清热化湿，解毒排脓。

方药　萆薢渗湿汤加减。方中主以萆薢、薏苡仁、黄柏、赤茯苓清热化湿；辅以泽泻、滑石、通草助其化湿利湿之力，且通草尚有通络开窍，医治耳聋之力；丹皮活血化瘀，以利邪毒外出。若流脓黄稠量多，或口苦者，酌加黄芩、藿香以助化湿清热之力；病情久而不愈者，酌加生黄芪、白术以化湿健脾，驱湿邪外出；头重头昏者，加蔓荆子、菊花以清利头目。

2)脾虚湿困证

证候　长期耳流脓水，缠绵难愈，量多而呈黏液状，可拉成丝，无臭味；耳膜色白或灰白色，中央性穿孔；耳道内积脓，锤骨柄残剩，传音性耳聋；纳呆腹胀，倦怠乏力，便溏，舌质淡，舌苔白滑，脉细滑。

证析　湿邪属阴，性黏滞；耳为清空之窍，喜空虚，湿邪留滞空窍，故致耳内流脓反复发作；脾虚气血生化无源，水湿运化无权，故耳道内脓液量多，黏腻；气血不足，无力祛邪而脓耳缠绵不愈；脾主肌肉，虚则邪犯易伤，故耳膜穿孔且听骨残剩；湿浊阴邪滞阻耳窍而见耳聋；纳呆，腹胀，倦怠乏力为脾虚之主证。脾阳不振，湿浊内阻而濡泄便溏。气血虚少则舌质淡，湿困脾胃故苔白滑，脉细为气血少，滑为有湿。

治法　健脾渗湿，补托排脓。

方药　托里消毒散加减。方中以党参、黄芪、茯苓健脾益气渗湿，使脾气得复，水湿得运而湿浊化解；川芎、当归、白芍养血活血，使气血既旺，清空之窍得养，则空窍清阳旺盛而祛邪有力，湿邪去则功能复；而黄芪、党参、当归、白芍又起补托之用；银花、白芷、桔梗、皂角刺以解毒排脓；酌加冬瓜仁、薏苡仁、车前草等加强利湿作用，诸药合而使攻中有守，补中有泻，以收健脾胃，复气血，使湿邪去而清窍聪，脓液净而脓耳愈的功效。

若湿蕴化热，脾虚夹湿热，耳脓黄稠或黄稀，耳痒痛者，加黄芩、土茯苓、蒲公英、车前草以清热化湿。耳闷堵塞明显，听力下降者，加石菖蒲、香附、白芷、苍耳子以芳香通窍。

3)肾元亏损证

证候　耳内流脓，日久不愈，时流时止，止而复流，脓液量不多，但有奇臭味，或有干酪样物，听力减退明显；耳膜紧张部大穿孔，听小骨缺损，或边缘性穿孔；传导性聋或混合性聋；腰膝酸软，头晕目花，虚烦失眠，舌质淡，苔薄少，脉细弱。

证析　耳为肾窍，窍病则其脏必有反映。耳流脓反复不愈，久病及肾，肾元亏损，则邪毒留恋，经年累月，耳流脓时作时休；肾精受损，化源不足，故耳流脓量不多；肾主骨，肾虚邪滞，听小骨被邪蚀而受损缺失，耳聋更重。肾虚则其精不能上承，耳失濡养，则司听之功难复，故可呈混合性聋；邪毒久恋，病深日重，不仅肌膜受损，且听骨也损害，故耳道脓液有干酪样物，或有奇臭味，耳膜因之而大穿孔；腰为肾府，肾虚故腰膝酸软；肾主骨生髓，脑为髓海，肾元亏损，髓海空虚，脑失所养，故头晕目花，虚烦失眠；舌质淡，苔薄少，脉细弱均为肾虚之象。

治法　补肾培元，扶正祛邪。

方药　六味地黄汤加味。方中以熟地、怀山药、山萸肉既补肝肾，又健脾。因一脏虚不为虚，何况肾虚而先天之本受损，其余脏腑必为所累，而与肾关系最密切者，当属肝、脾，故先、后天同调，藏血之府、谋虑之官也应调补。上三味药补而不忘化，静而不忘动；入丹皮、茯苓、泽泻与前三味成犄角之势，使脾健，气血有源，肾调，阴阳互长，合之共有补肾益精，扶正祛邪之效。耳聋甚，酌加石菖蒲、苍耳子等芳香开窍。流脓腐臭者，酌加蒲公英、金银花等以解毒祛邪。

偏于阴虚者，则虚烦失眠、耳鸣、遗精滑泄等，治疗以知柏地黄丸主之。其中加知母、黄柏以滋阴降火；酌加珍珠母、磁石等以重镇熄风，安神止鸣。

偏于阳虚者，则见形寒肢冷，夜尿清长，面色淡白等，治疗以附桂地黄汤主之。即六味地黄汤加附子、肉桂。其中加附子、肉桂以温肾壮阳；阳气复，阴精长，阴邪可祛，窍病可愈。

4)邪蚀耳骨证

证候　耳道流脓时多时少，缠绵不休，耳内有臭味，脓液臭而难闻，内有豆腐渣样物或干酪样物；耳鸣持续，耳聋明显；耳膜松弛部或紧张部边缘穿孔；乳突部X线摄片或CT片扫描，可发现有骨质破坏或胆脂瘤腔形成，听力检查多为混合性聋；可伴头晕、乏力、舌苔少，脉细。

证析　耳病之外邪以风热湿为主。风、热之邪常可经清化而解，唯湿浊阴邪黏滞，如水之没地，无孔不入，一旦侵入耳窍，最易在空窍内遗留为患，成为慢脓耳缠绵不休的病邪之一。又耳膜虽破，邪可外泄，但因其穿孔位置较高而成一袋口状，致使邪毒引流不畅，尤与湿邪之黏腻滞下，巧为相背，故邪毒留恋，困结耳窍为必然之势。邪毒困久，毒势渐盛，而穿膜蚀骨，故耳内脓液奇臭；甚者中耳听小骨被蚀，听力损失更重；如胆脂瘤腔形成，则乳突X线摄片或CT片可检出。因肾气受损，耳窍失养，故耳鸣持续；头晕、乏力、舌苔薄，脉细亦属气血不足,邪毒滞留之征。

治法 活血祛腐,化湿托毒。

方药 血府逐瘀汤加味。方中以桃仁、红花、赤芍、川芎活血化瘀,通络开窍,生地、当归和营活血,以使耳窍经脉得通,营卫调和,而导邪外出;柴胡引药上达耳窍;桔梗解毒排脓,牛膝活血通脉,枳壳行气而助血行。加入蒲公英、龙胆草、银花清热解毒化湿;车前草、茯苓以增加利湿之功;皂角刺、穿山甲、生黄芪托毒消肿;加菖蒲芳香化湿开窍。诸药合用以收活血祛腐,托毒化湿通窍之功。

本型脓耳,应定期检查,必要时手术治疗,使邪毒外泄为宜,切不可泥于一法,以免变生他疾。

【外治疗法】

1. 古代外治疗法述要 外治法为古代治疗脓耳的方法之一,如唐《备急千金要方》、《外台秘要》及明代《赤水玄珠》和同期由朝鲜人著的《医方类聚》等著作均有记载,主要有膏、丸、散、溶剂等四种,尤以散剂记载为多。

(1)膏剂:将药物与羊髓或猪膏和而成膏剂、塞耳内,每日 2 次。如《外台秘要·卷二十二》聤耳方一十首"菖蒲膏方",及釜月墨末,以猪膏和,绵裹纳耳中,治聤耳有脓不止。《医方类聚·耳门》"治聤耳诸方"有以狗胆、白矾以腊月猪脂调和,内耳中。

(2)丸剂:以药物制成丸剂,或直接放入耳中,或以绵裹塞耳,起到治疗脓耳的作用。如《外台秘要·卷二十二》有以矾石、乌贼骨、黄连、龙骨、赤石脂捣末,以绵裹如枣核大,内耳中。《医方类聚·耳门》"治聤耳诸方"有以白麻点、花胭脂捣罗为末,以绵裹塞耳中。又如以磁石、龙骨、白矾捣细罗为散,以生地黄汁,和捻如枣核大,绵裹一丸,塞耳中,日三度易之。《赤水玄珠·卷二十六·耳门》"禹粮丸"以禹余粮、海螵蛸、百草霜、伏龙肝、大附子,为末,以绵裹如圆眼核大,安耳中,日再易之。治聤耳出脓水。

(3)散剂:以药捣末,或煅后研末,制成散剂,直接吹于耳内或塞满耳中。为治疗脓耳外用药中最常用的一种。如《外台秘要·卷二十二》有釜月下灰,吹满耳令深,日三易之,每换即以篦子去之,然后看药。又有以黄连、附子捣为末,以少许微微吹入耳中,每看药,先拭恶物,然后吹之。《医方类聚·卷七十八·耳门》"耳中有脓"之"蚕香散方",用蚕香、乌贼鱼骨、染胭脂、麝香,捣研为散,满塞耳中,不动,候自落,未愈再用。又如速效散方:地龙一条,盛在白葱管中,当门外挂阴干,同麝香少许研为细散,掺在耳内。又如松花散,治聤耳、脓水不绝,宜用次方:白矾、马勃、木香、松脂、花胭脂,捣罗为末,每用时先以棉子拭净脓后,满耳填药效。又《医方类聚·卷七十八·耳门》是斋医方有聤耳红棉散:透明白矾、火飞过,用头色坯子等分研细,先用棉杖子缠去耳中脓及黄水令尽,别用棉杖子引药,或用鹅毛管子轻吹入耳内,入少麝香尤佳。《外科正宗·卷四·耳病》及《医学心悟·四卷·耳》中记载有治耳痛生脓或脓水淋漓,以红棉散吹耳的治法。《医方辨难大成·上集·卷七十三》耳病证治全篇载:燥湿托脓散,凡耳病脓溃,久暂闻聋者,宜以是方外治之。海螺、虎耳草、京脱、茶叶果、地木耳、地牯牛,共细研调和,先用红纸捻,透尽腐溃,再用纸捻浸火洒透搅脓后,以药末用竹管吹入耳中,自必立瘥。从上所用散剂和用药方法可知,古人在用药吹耳治疗脓耳时,已注意到药垢及分泌物对堵塞引流所致可能产生的后果,以及用药前先清净脓液,以利药物发挥作用等。

(4)滴药:古代外治法用药中,唯滴药较少见,但也不乏记载。如《外台秘要·卷二十二》聤耳方一十首中有以附子末,以葱涕和灌耳中,取差,单葱涕亦佳,侧卧令入耳中。《医方类聚·卷七十七·耳门》“治聤耳诸方”治聤耳，累年脓水不绝，臭秽方：肉苁蓉、龙胆、白茅根，上件药，烧为灰，细研，以少许蜜和匀，后入鲤鱼胆汁三枚，搅令稀，即以细绢捩取稀者，沥入耳中，起捩干渣，捻作挺子，以薄纸裹，塞耳。《医宗金鉴·外科心法要诀·耳部》耳疳曰：“外俱用酱茄内自然油滴之，俟脓净换滴耳油，时时滴入，肿消生肌自愈”。又有曰：“滴耳油：核桃仁研烂，拧油去渣，得油一钱，兑冰片二分。每用少许，滴于耳内”。滴耳油至今仍为临床常用之方。

2. 现代外治法研究述要　脓耳治疗中有两个问题难处理：一是反复耳内流脓，除了急脓耳治疗得当痊愈外，许多患者由于反复发作，或治疗不当等因素，成为慢脓耳。故外治疗法既为治疗脓耳的一个有效方法，又是脓耳治疗的关键。脓耳无脓（干耳），脓耳就已愈大半。另一个问题即是耳膜穿孔问题。

（1）散剂：目前尚有比较多的研究运用。大多选用有收敛作用的药物制备而成，用后干耳较快。有报道用通耳散、中耳炎散、冰麝散、吹耳散、耳炎散、龙矾散、蛇甲散、珠黛散、猪胆三黄散、枯矾麝香散、冰黛散、聤耳散等吹耳取得疗效。

（2）液剂：因其制备较易，且避免了散剂于耳中有堵塞引流的缺点，故广为临床所推崇。有报道用四黄苦参液、蚯蚓白糖液、耳炎灵、一滴净、四黄液、苦连滴耳液、鱼腥草注射液、复发滴耳液（黄连、黄芩、苦参提取液加冰片）、双鱼滴耳液（双黄连粉针、鱼腥草注射液）滴耳获效。有学者应用中西药（红花、乳香、当归、没药、糜蛋白酶等）制成滴耳剂治疗鼓膜大穿孔。

（3）油剂：油剂的使用可使药液在中耳保持较长时间，以冀取得更好的疗效。有报道用参柏水矾油、梅核油、滴耳液、鸡蛋黄油、胡桃油、木鳖子油、柏子仁香油、香椿皮滴耳油等滴耳取效。

（4）酊剂及其他制剂：酊剂有马钱片酊、鲜地黄酊、虎耳草液、鲜蒲公英汁、大活田螺、鸡胆汁、醒脑静注射液滴耳及使用中药香袋等。其中胡金曼等用虎耳草汁液滴耳治脓耳 82 例均告愈。

（5）耳膜贴敷：这是脓耳治疗中一个很重要的问题，干耳可判断脓耳治疗是否有效，但不能作为治愈标准。而耳膜穿孔修复才是判断脓耳完全治愈的标准，故修复耳膜亦是干耳后的主题。据报道烟叶贴敷、明胶海绵贴敷等有效。张子孟贴敷 65 例，曾宪孔贴敷 106 例，其有效率分别达 84％和 94.2％。徐绍勤用自制中药膜（由黄芪、黄芩、赤苓等提取物与基膜制成）治疗耳膜穿孔 30 例，穿孔完全愈合。

3. 外治法应用

（1）清洗法：目前大多采用 3％过氧化氢清洗外耳道及鼓室内脓液，有条件可同时采用吸引器负压清洗法，这样对耳道的分泌物清洗比较彻底，更利于外用药物和中耳病变组织的接触，可提高疗效。

（2）吹药法：适用于慢性脓耳。每次吹药不宜过多，且每次吹药前必须洗净耳道的分泌物和药垢。临床使用最多的如吹耳红棉散，具有收敛、解毒之功能。

（3）滴耳法：用于治疗各种脓耳。水剂、油剂、酊剂均有使用。但酊剂有一定的刺激性，使用时应注意，儿童不宜使用。常用滴耳剂如黄连滴耳液、耳炎灵等。亦可运用新鲜中草药汁液和动物液如大活田螺、蚯蚓液等滴耳。

（4）耳膜修补法：脓耳干耳后为提高患者听力，预防再次因污水入耳等引起的反复发作，修补穿孔的耳膜不仅必要也很关键。目前报道有针拨（或挑拨）刺激修补耳膜，贴敷促使耳膜修复，自身组织耳膜修补或鼓室成形术等。

【针灸疗法】

1. 古代记载　虽然《灵枢·厥病》有“耳痛不可刺者，耳中有脓”。《素问·刺禁论篇》有“刺客主人内陷中脉，为内漏、为聋”的禁用针刺法治疗脓耳的记载，但在后世医著中仍不乏其用。如《针灸大成·耳目门》曰：“聤耳生疮，有脓汁：耳门、风池、侠溪、翳风、听会、听宫”。《医学纲目》、《针灸甲乙经》等亦有针刺治疗脓耳的记载。

2. 现代研究　现代研究有关针灸治疗脓耳的报道不多，较早的有谢启瑞应用艾灸治疗急性及慢性化脓性中耳炎的报道，此后又有学者以穴位注射治疗慢性化脓性中耳炎取效。周玉艳报道用针刺治疗化脓性中耳炎 86 例。刘靖宇以米刺法治疗小儿急性中耳炎，取患侧“聤耳穴”(耳屏与听宫穴间外 1/3 处)，以小儿同身寸 1 分，浅刺而疾出针，出针后不闭孔，每日 1 次，3 次为 1 疗程，取效。还有学者报道针刺治愈耳膜穿孔，选穴翳风、外关、中诸，以患耳同侧取穴，针刺用泻法，留针 10 分钟，隔日 1 次。

3. 临床应用

(1)针灸：实热证以取手、足少阳经及足厥阴肝经穴为主，如合谷、风池、外关、翳风、完骨、行间、侠溪、听宫、率谷、太冲、阳陵泉等，一般以泻法为主，不用灸法。如为虚证，则以足太阴、足阳明、足少阴、足太阳经穴为主，穴位有阳陵泉、足三里、中脘、脾俞、肾俞、听会、太溪、照海、心俞、肝俞等，针用补法；肾阴虚者不灸，肾阳虚者可用灸法。

(2)穴位注射：同侧取穴肩髃，以徐长卿注射液，或丹参注射液等进行穴位注射，每次注射 0.5～1ml，每周 2 次，7～10 次为 1 疗程。

【按摩导引疗法】

道气令和，引体令柔即道引，今谓导引。《养生方》载：“以手摩耳轮，不拘遍数，所谓修其城廓以补肾气，以防聋聩也。”即为预防耳鸣、耳聋的导引法。脓耳的反复发作极易造成聋聩，故当应重视。又《诸病源候论·卷二十九》引用《养生方》曰：“坐地交叉两脚，以两手从曲脚中入，低头叉颈上，治久寒不能自温，耳不闻声。”《保生秘要·卷三》有：“凡搓掌心五十度，热闻耳门，空观。次又搓又闭又观，如此六度。耳聋皆如次导法。”以上虽为治疗耳聋之法，但亦可应用于脓耳的治疗。

现今导引法，用两手分别按摩左右耳郭，反复按压和擦 1～2 分钟。也有介绍以两手掌将耳翼向前压伏，贴于耳孔，以中指和食指敲击风府、哑门两穴，耳内有“咚咚”响声，敲击 64 次；并配以两手食指入耳孔中，中指按在悬颅、悬厘穴之间，拇指按在大迎穴上，吸气时食指用力上撑，耳内嗡嗡作响，呼气时食指用力下扒，感到耳内热气外出，连续 64 次；再以食指揉按于耳屏的耳门、听宫、听会之穴，吸气时由听会经听宫到耳门，并向耳孔方向推按，呼气时由耳门经听宫、听会向下压，连续 64 次。能治脓耳耳聋、耳中流脓等。

【物理疗法】

多应用于急脓耳，或慢脓耳急性发作者。

1. 激光疗法　用氦-氖激光照射听宫、听会、耳门等穴，以疏通气血，祛邪排脓。

2. 超短波、微波疗法　用超短波或微波照射患耳耳道深部，以达活血通络祛邪的目的，每日 1 次，5～10 次为 1 疗程。

【专病专方】

1. 现代专病专方

(1)党参、茯苓、白术、桔梗、泽兰、赤芍各 10g，生黄芪、银花、蒲公英、薏苡仁各 30g，当归、川芎、皂角刺各 9g，熟地 12g，山萸肉 9g，小儿用量酌减。水煎服。(《实用中西医结合杂

志》1993,(6):377)

(2)胜全汤:黄连、山栀子、川贝母、穿山甲、郁金、乳香、青黛、白僵蚕各15g,蜈蚣6条,大黄10g,全蝎、明矾各5g,头痛加川芎、龙胆草;发热加石膏、薄荷;肾虚久治不愈加知母、黄柏;湿热盛加木通、滑石;水煎服,日1剂。(《陕西中医》1998,19(3):129)

(3)泻脓方:香附、生地、白芍、地骨皮、甘草各10g,柴胡、白芷各6g,黄芪15g,儿童减半,每日1剂,内服。(《实用医学杂志》1995,11(4):267)

(4)托里消毒散加减:黄芪、党参、茯苓、川芎、当归、白芍、皂角刺、白芷、桔梗各10g,银花15g,日1剂,每剂煎2次。10岁以下儿童剂量酌减。(《湖南中医杂志》1996,12(20):20~21)

(5)黄芪建中汤加减:黄芪20~30g,桂枝10g,白芷15g,饴糖10g,生姜3g,大枣5g,赤芍12g,柴胡5g,丹参15g,连翘10g。每日1付,分2~3次服。(《山西中医》1990,6(6)20~21)

(6)苍耳消毒汤:党参、黄芪、生地、熟地、麦门冬、苍耳子,防风、夏枯草、天花粉、黄芩各10g,生甘草5g,脓稠者加紫花地丁12g,野菊花10g。(《浙江中医杂志》1991,26(11):488)

2. 古代专病专方

(1)归芍地黄汤:治因内火攻中,郁聚不散之脓耳。生地八两,白芍、当归、山萸肉、怀山药各四两,丹皮、茯苓、泽泻各三两,山栀子、柴胡三两。日1剂。(《外科证治全书·卷二·耳部证治》)

(2)龙胆泻肝汤:治肝胆火旺之脓耳。龙胆草、黄芩、栀子、泽泻、木通、车前子、当归、生地、柴胡、甘草。(《外科证治全书·卷二·耳部证治》)

(3)补中益气汤:治耳病脓溃、久暂闭聋者。党参、黄芪、白术、炙甘草、当归、陈皮、升麻、柴胡、苍术、菖蒲、肉桂;闭塞重加细辛、远志;湿重加茯苓、泽泻、车前子;火重加焦山栀、知母、黄柏。(《医方辨证大成·上集·卷七十三·耳病证治全篇·第六问》)

(4)黄芪、升麻、水牛角(古书为犀角)、栀子各六分,玄参八分,干兰、芍药、人参各四分,大黄八分,青木香、黄芩、芒硝各六分,上十二味捣筛,蜜和丸,食后少时以枸杞根汤下二十丸。治疗两耳肿,脓水出,不闻人语声方。(《外台秘要·卷二十二》)

(5)柘根三十斤、菖蒲五斗、故铁二十斤,上三味,合一石五斗,用米二硕,并曲二斗,酿如常法,酒熟一月,封头开清,用磁石吸铁者三斤,捣为末,内酒中,浸三宿,饮之,日夜饮,常取小醉耳眠,取闻人语乃止药。治耳聋鸣汁出,皆由肾寒,或一二十年不瘥方。(《医方类聚·卷七十八·耳门》)

(6)蔓荆子散:川升麻、木通、赤芍药、桑白皮、麦门冬、生地黄、前胡、甘菊、赤茯苓、蔓荆子、甘草,等分。上件锉散,每服三钱,姜枣煎,食后临卧服。治内热、耳内脓汁。(《医方类聚·卷七十八·耳门》)

(7)黄芪汤:黄芪一两半、附子一两、菖蒲一两、磁石三两,木通、五味子、熟干地黄、防风、玄参、人参各一两一分,杜仲一两。上一十二味,锉如麻豆,每服五钱匕,以水一盏半,生姜半片,拍碎,大枣二枚,掰破,同煎至一盏,去渣温服,续吃羊肾粥助之,日四五服,不计时候。治五聋鸣闹不闻人声,出黄水。(《医方类聚·卷七十八·耳门》)

(8)黄芪丸:黄芪、升麻、栀子仁、犀角、玄参、木香、黄芩、芒硝各一两半,干姜、芍药、人参各一两,大黄二两。上一十二味,捣罗为末,炼蜜为丸如梧桐子大,每服二十丸至三十丸,煎枸杞根汤下,食后良久服。治耳聋脓出。(《医方类聚·卷七十八·耳门》)

【预后与转归】

1. 预后

(1)急脓耳及时治疗,用药正确,邪毒消除,耳膜穿孔愈合,则可望得到痊愈。

(2)慢脓耳反复发作,常遗留耳膜穿孔,甚者听骨链缺损,听力减退。

2. 转归

(1)急脓耳的反复发作,转而成为慢脓耳。继而经年累月,患者听力逐渐减退,最终影响学习,工作。

(2)慢脓耳间歇期,虽然耳流脓停止,但常因耳膜及中耳其他部位组织的病变,使耳膜与鼓室内壁粘连,耳咽管堵塞等。

(3)如果耳膜穿孔在紧张部后上边缘,则可因上皮移植进入中耳腔或因耳膜穿孔在松弛部,终因中耳引流不畅而形成胆脂瘤,并引致严重的脓耳变症(颅内外并发症),以及听力进一步损害。

【护理与预防】

1. 护理

(1)婴幼儿患本病时,症状较严重,且变化多,易因邪毒内陷心包危及生命,故应及早防范。

(2)一旦患脓耳,治疗中特别应注意外用药的应用。在施用外用药时尤其要注意彻底清除耳道脓液及一切妨碍引流及治疗的病变组织,以保持耳道通畅和充分使药物在中耳内发挥治疗作用。

2. 预防

(1)注意哺乳姿势,以免乳汁入耳,避免污水入耳。

(2)注意擤鼻方法、姿势及用力适当,尤其在感冒、伤风鼻塞时更应注意。

(3)积极治疗急脓耳,鼻窦、口腔、咽部疾患。患本病后不宜游泳,沐浴、洗头时应注意免使污水入耳。

(4)干耳后适当时间,可考虑行耳膜修补、鼓室成型或中耳乳突根治术,以清除病灶,封闭中耳腔等。

(5)加强检查治疗,及早发现中耳胆脂瘤,防止脓耳变证的发生。

【参考资料】

1. 1999年前参考资料见第1版,此略。

2. 李克勇,等. 中西医药配成滴耳剂滴耳治疗鼓膜大穿孔12例. 中国中西医结合杂志,1999,19(4):217

3. 朱幼鸣,等. 鱼腥草注射液滴耳治疗慢性化脓性中耳炎42例. 中医杂志,2003,44(增刊):97

4. 燕汝春,等. 聤耳散治疗化脓性中耳炎. 中华临床医学杂志,2005,6(8):104

5. 黄国彪. 鱼腥草穴位注射联合外用药治疗慢性化脓性中耳炎. 中国中西医结合耳鼻咽喉科杂志,2006,14(4):241

6. 杜丽. 双鱼滴耳液配合微波治疗慢性化脓性中耳炎60例. 吉林中医药,2006,26(4):44

7. 从品. 中医药分阶段参与慢性化脓性中耳炎序贯治疗的探讨. 浙江中医杂志,2008,43(4):206～208

8. 张丹丹,等. 复发滴耳液治疗急性化脓性中耳炎50例疗效观察. 吉林中医药,2008,28(1):41

第十七节 耳 后 疽

【概述】

1. 涵义 耳后疽是指脓耳邪毒炽盛或失治，波及耳后完骨，以耳后完骨红肿疼痛，甚则溃破流脓为主要表现的疾病，属脓耳变症之一。西医的耳后骨膜下脓肿与本病类似。急性乳突炎亦可参考本病论治。

2. 释名 耳后疽，亦称耳后附骨痈，以往教材中称为耳根毒。另外，古代所谓夭疽、锐毒、耳后发、耳后发疽等病症，亦可能与本病有关。

(1)耳后疽：出自《证治准绳·疡医》。《医宗金鉴·外科心法要诀》耳后疽："此证生于耳后折之间，无论左右，属三焦经风毒，兼胆经怒火上炎而成。初起如粟，渐增肿痛，小者如杏，大者如桃。若红肿有头焮热易溃，稠脓者为顺；若黑陷坚硬，睤痛引脑，甚则顶颊、肩、肘俱痛，不热迟溃，紫血者为逆"。

(2)耳后附骨痈：出自《诸病源候论·卷三十九·妇人杂病诸候》耳后附骨痈候，其曰："附骨痈，是寒搏血脉，入深近附于骨也……寒气折血，血否涩不通，深附于骨，而成痈也。其状无头，但肿痛。"

(3)耳根毒：出自《证治准绳·疡医·耳根毒》。是指与耳后疽不相同的另一种疾病(参见本书"耳根毒")。全国高等医药院校试用教材《中医耳鼻喉科学》的"耳根毒"相当于脓耳变症的耳后骨膜下脓肿，指出："耳根毒，又名耳后附骨痈，相当于耳后骨膜下脓肿。以耳后完骨部疼痛、压痛，甚则肿起或溃破流脓为其特征，是急性脓耳常见的变症之一"。

(4)夭疽、锐毒：《外科大成·卷二·头部·夭疽》曰："夭疽生左耳后，锐毒生右耳后，俱一寸三分。夭者，妖变之物也，属肝木。锐者锋利之器也，属肺金。二症起于谋虑不决，火郁而成，生于隐微，发于不测，及觉之时，毒已入内矣。红活高肿，易腐易脓者顺，坚硬伏陷，未溃先黑，未脓先腐，臭秽易生，元气易败，此毒气内攻也，为逆。"

(5)锐疽：《外科理例·卷三·瘰疬》曰："一人耳后寸余发一毒，名曰锐疽，焮痛寒热，烦躁喜饮，此胆经蕴热而然"。

(6)耳后发：《外科全生集·卷之一·有阴有阳症门》曰："耳后锐毒：患发耳后，又名耳后发"。

(7)耳后发疽：出自《简明中医辞典·耳后发疽》。其谓：发于耳后摺之间，不论左右。初起如粟，逐渐肿痛，小者如杏，大者如桃。由三焦经风毒挟胆火所致。本病若红肿有头，焮者易溃，脓稠者为顺；若黑陷坚硬，牵痛引脑，或者局部漫肿，色紫暗而不光泽，不灼热，不易溃烂而出紫血者为逆。

3. 沿革 隋代《诸病源候论·卷三十九·耳后附骨痈》说："附骨痈，是风寒搏血脉，入深近附于骨也。十二经之筋脉，有络耳后完骨者，虚则风寒客之，寒气折血，血否涩不通，深附于骨，而成痈也。其状无头，但肿痛。"这是类似本病症的最早记载。明代《证治准绳·疡医·卷三·耳后疽》载："一人耳后寸余发一毒，名曰锐疽，焮痛寒热，烦躁喜饮，此胆经蕴热而然，先用神仙活命饮一剂，势减二三。时值仲冬，彼惑于用寒远寒之禁，自用十宣托里之药，势渐炽，耳内脓溃，喉肿，开药不能下而殁"(注：此案出自明代《外科理例·卷三·瘰疬》)。清代吴谦《医宗金鉴·外科心法要诀·耳后疽》说："此证生于耳后折之间，无论左右，属三焦经风毒，兼胆经怒火上炎而成。初起如粟，渐增肿痛，小者如杏，大者如桃。若红肿有头，焮热易溃，稠脓者为顺；若黑陷坚硬，髀痛引脑，甚则顶颊、肩、肘俱痛，不热迟溃，紫血者为逆。初治法同夭疽，已溃内外治法，俱按疽痈溃疡门。耳后疽生耳上稍之后角孙穴开口有空陷下之处，左右相同。又有起初失于托里，或误食寒凉，则毒不能外发，遂攻耳窍，脓从耳窍者，名为内溃，属虚，多服十全大补汤。大抵少年得此证者，其愈最缓，老年得此证者，易于成漏。"《简明中医辞典·耳后发疽》说：本病较其他各疮疼痛为甚，最为险恶，宜急治之。初起宜栀子清肝汤，脓成宜用托里消毒散。如患者身体虚弱，宜十全大补汤。可见明清两代已经认识到"耳后疽"与"脓从耳中出"关系密切，但限于当时医学水平，并未认识到耳后疽属脓耳变症。

现代医著中，全国高等中医院校教材《五官科学》最早将急性乳突炎与中医"耳根毒"联系起来，全国高等医药院校试用教材《中医耳鼻喉科学》中将其定名为"耳根毒"。此后，各家著作大多均以耳根毒为名。考历代医著对于耳根毒的论述，其发病部位与今之"耳后骨膜下脓肿"有异，而"耳后疽"则与其部位相当，故全国高等中医院校函授教材《中医耳鼻喉科学》将其改称为"耳后疽"。《中医耳鼻喉口腔科临床手册》则将其称为"耳后痈"。故在病名上未能达到一致。

【病因病理】

1. 古代病因病理学说　如上所述，隋代巢元方《诸病源候论》认为是风寒搏血脉，入深近附于骨所致；清代吴谦《医宗金鉴·外科心法要诀》认为属三焦经风毒，兼胆经怒火上炎而成；《外科全生集·卷之一·有阴有阳症门》认为耳后发属肝肺二经邪火结滞，至若溃后，则属气血两虚。

2. 现代病因病理学说　现代中医各家医著对于本病的发病学说认识基本一致。大都认为本病属急性脓耳火热邪毒炽盛内侵，加以肝胆湿热熏蒸，血热肉腐骨蚀，脓液浸渍，流溢于耳后完骨而成。

3. 临床病因病理

(1)热毒攻耳：急脓耳或慢脓耳急性发作，热毒壅盛，内攻完骨，复因肝胆湿热熏蒸，血热肉腐骨蚀成脓。

(2)邪恋耳窍：耳后疽已溃，脓血溃流，气血亏损，正气不足，驱邪不力，毒恋于耳及完骨。

【临床征候】

1. 发病情况　无地域性、季节性，任何年龄均可发病，尤以儿童多发。目前发病率较低。

2. 病史　有急、慢脓耳的病史，或正值脓耳发作期。

3. 耳痛　表现为耳内及耳后区疼痛，耳道溢脓突然减少，并伴发热、头痛。

4. 耳内流脓、耳膜穿孔、耳后肿胀　检查见耳膜穿孔，脓液引流不畅，或有外耳道后上壁红肿下塌。乳突区皮肤红肿隆起，耳郭向前、下、外方移位，肿处压痛明显；若脓已成，则按之有波动感，诊断性穿刺可抽出脓液；若穿溃则流脓不止，形成瘘管。

5. X线乳突照片　示乳突炎症，或有骨质破坏阴影。

【诊断与鉴别诊断】

1. 诊断依据　①有急、慢脓耳病史；②耳内及耳后区疼痛明显，耳后完骨部肿胀触痛及耳郭移位，或肿处穿溃形成瘘管；③X线乳突照片示有阳性体征。

2. 鉴别诊断　主要应与耳根毒及耳疖相鉴别。

(1)耳根毒(耳周化脓性淋巴结炎)：耳周近耳根处淋巴结红肿疼痛，位置浅表，触痛明显，继而红肿剧增，破溃流脓。病程较短，溃口容易愈合，一般不形成瘘管。

(2)耳疖：位于外耳道后方者可引起耳后红肿疼痛，但无耳膜红肿穿孔，牵拉或按压耳屏时耳痛加重。

【辨证施治】

1. 古代辨证施治观点　古人对本病的辨证施治一般按痈疽论治，首辨阴阳二证。如《外科证治全书·卷二·耳部证治》说："锐毒，发耳后，宜别阴阳治之。患色白者，按阴疽例治；患色红者，按阳痈例治"。并且，对初起者注意托里，对脓溃后更注意扶正托毒。

2. 现代辨证施治观点　现代医著中，对于本病的辨证施治观点基本一致。主要分为热毒炽盛与正虚邪恋或气血亏虚两类证候。现代文献对本病辨证论治的临床报道少见。

3. 证治分类

(1)热毒攻耳证

证候　脓耳急性发作病程中，耳内流脓突然减少，耳痛及耳后疼痛加剧，外耳道后上方红肿下塌，耳后肿胀，耳郭向前下外方推移，完骨部红肿压痛，或有波动感；伴发热、头痛，口渴，舌质红，苔黄，脉数有力；或见口苦咽干，烦躁易怒，脉弦滑数。

证析　脓耳热毒不泄，内攻完骨，故见脓液突然减少而耳痛及耳后痛加剧；毒聚完骨，证显于外，故见外耳道红肿下塌，耳后肿胀，耳郭移位，完骨部压痛；若邪毒穿破完骨外达皮下，毒聚成脓，则有波动感；耳后肿胀，则推挤致耳郭移位；全身及舌脉所见，为热毒壅盛或肝胆热盛之证。

治法　清热解毒，消肿散痈。

方药　仙方活命饮加减。方中主以金银花、蒲公英清热解毒；辅以当归尾、赤芍、乳香、没药、陈皮行气通络，活血散瘀，消肿止痛；白芷、防风疏风散邪，消肿散结；穿山甲、皂角刺通经活络，溃坚透痈；天花粉、浙贝母清热化痰排脓；甘草调和诸药。大便秘结者加大黄泻火通便；肝胆热盛者，加黄芩、栀子、龙胆草之类清肝泻火，或改用龙胆泻肝汤加减。

(2)邪恋耳窍证

证候　耳后疽已溃，时溢浊脓不止，疮口淡暗，久不收口；伴倦怠乏力，头重，口微干，苔微黄，脉缓弱。

证析　耳后疽溃后，气血不足，正气虚弱，驱邪不力，故时溢浊脓不止，疮口暗淡，久不收口；倦怠乏力、头重，脉缓弱者，为气血不足，浊困清窍；口微干、苔黄者，为余邪未清。

治法　补益气血，托里排脓。

方药　托里消毒散加减。方中主以黄芪、川芎、当归、白芍、白术、茯苓、党参、炙甘草补益气血而扶正；辅以银花、连翘　清热解毒而祛邪；陈皮行气，皂角刺、桔梗、白芷排脓祛邪，合而共奏补益气血，托毒祛邪，排脓敛疮之功。

【外治疗法】

(1)外敷：初起未化脓时，用醋调如意金黄散、紫金锭外敷，每日换药1次。

(2)切开排脓：脓已成，应及时切开排脓，已自行溃破者应予扩创，并置橡皮引流条或八二丹药线引流，外敷如意金黄散之类；脓已净，改为生肌散外敷。

【预后与转归】

1. 预后　治疗及时、得当，则预后尚好。

2. 转归　若治疗不力可引起瘘管，经久不愈。病变进一步发展，则可转发黄耳伤寒等。

【护理与预防】

1. 护理　参考"脓耳"护理。

2. 预防　加强脓耳治疗，以防脓耳变症的发生。脓耳病程中，尤其是小儿患脓耳，应密切观察病情变化，做到对耳后疽早期诊断、积极治疗。

第十八节　耳　根　毒

【概述】

1. 涵义　耳根毒是指因脓耳或耳周痈肿类疾病，邪毒犯及耳根，以耳根红肿、疼痛，甚则溃破流脓为主要表现的疾病。类似于西医的耳下淋巴结炎、耳源性颈深部脓肿。

2. 释名　耳根毒，又名耳根痈。

耳根痈　见《简明中医辞典》，即耳根毒。

3. 沿革　明代《证治准绳·疡医·耳根毒》最早论及耳根毒，清代《医宗金鉴·外科心法要诀·头部》耳根毒亦论及，其他医著对本病论述少见。

现代医著中，全国高等中医院校教材《五官科学》最早将急性乳突炎与“耳根毒”联系起来，全国高等医药院校试用教材《中医耳鼻喉科学》中将“耳根毒”指为耳后骨膜下脓肿。而同期出版的《简明中医辞典·耳根毒》则认为耳根毒属于西医学中的耳下急性淋巴结炎，其曰：“耳根毒，病名，出《证治准绳》。又名耳根痈，为生于耳下处的肿疡。由少阳胆经风热所致。症见耳下肿起，状如痰核，按之不动，红肿热痛，多发于一侧。即耳下急性淋巴腺炎。本病暴肿速溃，根浅易愈。初起有寒热者，以荆防败毒饮疏解，脓成者服仙方活命饮”。《现代中医耳鼻咽喉口齿科学》则认为耳根毒属于“二腹肌下脓肿”。此后，教材与教学参考用书则多指耳后骨膜下脓肿，各家医著亦大多沿用这一观点。但从古代医家所论来看，耳根毒发病部位与急性乳突炎、耳后骨膜下脓肿有别，而西医学中的耳下淋巴结炎则与耳根毒发病部位相同，故本节所论耳根毒与西医学中的耳下淋巴结炎、耳源性颈深部脓肿类似。

【病因病理】

1. 古代病因病理学说　古代有关本病的病因病理学说主要归属于少阳胆经风火所致。如《证治准绳·疡医·耳根毒》曰：“属足少阳胆经，兼三焦风热所致”。《医宗金鉴·外科心法要诀·头部》耳根毒亦曰：“由三焦风火、胆经怒气上冲，凝结而成。但此证暴肿速溃，根浅易愈，非若痈疽之势大毒甚也”。

2. 现代病因病理学说　现代中医对于本病的研究很少。《现代中医耳鼻咽喉口齿科学》认为主要由于胆脂瘤“热毒滋盛，使脓毒沿蚀烂处向下扩伸，窜于二腹肌下，脓毒湿热相搏，腐肉成脓”所致。

3. 临床病因病理　热毒攻耳。脓耳日久不愈，或耳周疮痈病失治，邪毒内盛，致肝胆火热，循经上攻，毒聚耳周，甚则血热肉腐成脓而发为本病。

【临床征候】

1. 发病情况　无地域性、季节性；以青少年、婴幼儿多见。但本病目前在临床发病率甚低。

2. 病史　有脓耳或耳周急性疾病病史。

3. 症状　耳根部疼痛，或伴发热；耳内流脓，或有咽喉疼痛等。

4. 体征　耳垂后方或后下方红肿发硬，耳后沟消失，耳郭向前、外方移位，肿处可触及肿大臖核，压痛明显，或耳根下颈部漫肿，转颈困难；若脓已成，则按之有波动感，诊断性穿刺可抽出脓液；穿溃出脓后则渐趋愈合，不形成瘘管。

5. 全身症状　多有发热、恶寒、头痛，全身不适等。

【诊断与鉴别诊断】

1. 诊断依据　①耳根部疼痛。②耳垂后下方红肿发硬，可触及臖核，触痛明显，溃后容易愈合，不形成瘘管。③有脓耳或邻近组织化脓病史。

2. 鉴别诊断　应注意与耳后疽相鉴别。耳后疽亦属脓耳变症之一，但其发病部位在耳后部上方，虽肿胀明显，但其耳后沟不消失。脓肿溃烂后易形成瘘管。

【辨证施治】

1. 古代辨证施治观点　古代资料较少。《医宗金鉴·外科心法要诀·头部》耳根毒中对于其各阶段的治疗提出了治法与方药。其曰："初起寒热往来，宜服荆防败毒散汗之；发热痛甚者，仙方活命饮消之；脓成者服透脓散；虚者服托里透脓汤……若遇虚者，脓水清稀，或疮口敛迟，即服香贝养营汤补之自敛"。

2. 现代辨证施治观点　现代临床资料报道缺乏。《现代中医耳鼻咽喉口齿科学》对于本病的治疗采取清热解毒，化瘀消肿，方药用仙方活命饮加减。

3. 证治分类　本病主要属肝胆热毒攻耳证。

证候　耳根部疼痛，肿胀，压痛，症重者耳后沟消失，耳郭向前、外方移位，甚或一侧耳根下颈部漫肿，转颈困难；或伴畏寒、发热，烦躁，舌质偏红，脉弦数。

证析　热邪壅盛，循经上攻，毒聚耳周，故见耳后肿痛，致耳后沟消失、耳郭移位；热毒窜及耳根颈深部，腐灼气血，经络不畅，则见耳根下颈部漫肿，转颈困难；全身及舌脉所见，为肝胆热盛之证。

治法　清热泻火，解毒消肿。

方药　龙胆泻肝汤合仙方活命饮加减。方中以龙胆泻肝汤清泻肝胆火热，以直折火热之势；合以仙方活命饮清热解毒，活血散瘀，消肿止痛，溃脓消痈。两方合用，既能清热泻火而解毒，又能活血散瘀而消肿，脓成又有溃脓之效。若有大便秘结者加大黄泻火通便。后期热毒去，红肿疼痛渐消，可单用仙方活命饮加减，以清泻郁热，解毒消肿。

【外治疗法】

1. 古代外治疗法述要　一般按痈疽外治，早期箍围，未溃促溃排脓，已溃生肌收口。如《医宗金鉴·外科心法要诀·耳部》耳根毒曰："溃后外撒红灵药，贴太乙膏；脓尽换搽生肌玉红膏，生肌敛口"。

2. 现代外治法研究述要　现代中医少见对本病外治的临床报道。《现代中医耳鼻咽喉口齿科学》对于本病主张手术治疗，以"切开排脓，引毒外泄"。

3. 外治疗法应用

(1)外敷：初起未化脓时，用醋调如意金黄散、紫金锭之类外敷，每日换药1次。

(2)切开排脓：脓已成，应即时切开排脓，已自行溃破者应予扩创，并置橡皮引流条或八二丹药线引流，外敷如意金黄散之类；脓已净，改为生肌散外敷。

【预后与转归】

1. 经恰当而及时的治疗，一般均能治愈，故预后良好。

2. 若治疗不及时，则终至穿溃、溢脓，而后愈合。若耳根毒连及颈深部者，病变发展，可窜及咽喉、颈胸，而并发咽痈，甚或烂及血脉，危及生命。

【护理与预防】

1. 适当休息，加强营养，保持二便通畅。

2. 忌食辛辣炙煿食物。

3. 根治急、慢脓耳，以防发生耳根毒。

第十九节 脓耳面瘫

【概述】

1. 涵义 脓耳面瘫是指脓耳邪毒炽盛，中伤耳内筋络，突发口面歪斜为主要表现的疾病。多继发于急脓耳或慢脓耳经久不愈者。类似于西医的耳源性面瘫。

2. 释名 本病又称“脓耳口眼㖞斜”，所指意义同上。如高等医药院校教材《中医耳鼻喉科学》曰：“脓耳失治，也能变生口眼㖞斜，称为脓耳口眼㖞斜”。

3. 沿革 中医古籍中没有脓耳面瘫之名，亦无脓耳口眼㖞斜之名。近代胡元鼋《医学举要·卷十二》指出：“口眼㖞斜，亦由风邪外侵。多由内耳痟腐……或头颈痈疖，溃而受风，风邪皆能侵入遂道，致少阳阳明经引缩，致成㖞僻之疾”。最早将脓耳与口眼㖞斜联系起来。现代医著中，全国高等中医院校第三版教材《五官科学》认为，耳源性面瘫“属于口眼㖞斜范畴”。其后，第四版教材《中医耳鼻喉科学》提出了“脓耳口眼㖞斜”一词，以区别于其他疾病所致之口眼㖞斜，并阐明了脓耳与口眼㖞斜的关系。此后，其他各家医著大多均以脓耳口眼㖞斜为名，但亦有沿用西医耳源性面瘫者。至新世纪全国高等中医药院校规划教材《中医耳鼻咽喉科学》始改称“脓耳面瘫”，从而改变了教科书沿用“脓耳口眼㖞斜”的病症名称。

【病因病理】

1. 古代病因病理学说 古代文献中未见脓耳面瘫的资料。

2. 现代病因病理学说 现代医著中，高等中医院校第四、第五版教材《中医耳鼻喉科学》认为本病主要是脓耳失治，日久病深，邪毒潜伏于里，入于耳部脉络，邪毒与气血搏结，致使脉络闭塞，气血阻滞，肌肤失于濡养而萎僻、运动无力，以致出现口眼㖞斜之症。并认为其临床病机主要表现为热毒壅里，蒸灼脉络，以及气血亏虚，瘀阻脉络。新世纪高等中医药院校教材《中医耳鼻咽喉科学》将其病机亦归属于热毒壅盛，蒸灼脉络与气血亏虚，湿毒阻络两方面。

3. 临床病因病理

(1)热毒攻耳：多因急脓耳失治，或慢脓耳急性发作，致使肝胆湿热火毒上攻，内困耳窍，伤及面络，痹阻经脉，筋肉失养，纵缓不收，以致口眼歪斜。

(2)气虚血瘀：多因慢脓耳失治，气虚血瘀，湿浊内困，痹阻经脉，面肌筋肉失养，纵缓不收，致口眼歪斜。

【临床征候】

1. 发病情况 无地域性，脓耳高发季节(夏秋季)多发。

2. 病史 有急、慢脓耳病史

3. 口眼㖞斜 发病较急，表现为一侧口眼歪斜，如额纹平坦或消失，不能抬眉、皱眉，眼裂不闭，用力闭眼时白睛显露；面部麻木沉重感，呆板无表情，鼻唇沟变浅或消失，人中沟偏向健侧；口角㖞向健侧，笑或露齿时尤为明显，口津时溢，不能自收，闭唇鼓颊时泄气，不能吹口哨，言语欠清晰等。若病程已久，可致面肌萎缩，较健侧消瘦。

4. 耳内流脓，骨质破坏 检查见耳膜穿孔，耳内流脓，多有臭味；X线检查有骨质破坏。

【诊断与鉴别诊断】

1. 诊断依据　①有急、慢脓耳现病史；②口眼歪斜，并见耳内流脓；③X线检查示有乳突炎症或骨质破坏。

2. 鉴别诊断　风邪面瘫。一般无脓耳现病史。多在起床后突然发现一侧面瘫，少数可为双侧面瘫。可伴有同侧耳周围疼痛，乳突尖部压痛等症。

【辨证施治】

古人对本病的辨证施治一般按痈疽论治。现代对本病辨证论治的临床报道少见。现代医著中，以王德鉴《中医耳鼻咽喉口腔科学》为代表，将本病的证治分为热毒壅里，蒸灼脉络与湿浊内困，闭阻脉络两证，分别用龙胆泻肝汤、托里消毒散加减。其他医著对于本病的辨证施治大多均分为虚实两类治之。

(1)热毒攻耳证

证候　脓耳流脓黄浊，或有耳内疼痛，突发口眼㖞斜；检查见耳内脓液引流不畅，多有臭味，或有耳道深处后上壁红肿下塌；伴发热，口苦，咽干，舌质红，苔黄，脉弦滑数。

证析　耳属肝胆之经，脓耳失治，肝胆湿热火毒上攻，内困耳窍，伤及面络，痹阻经脉，则见口眼歪斜；邪毒攻耳，故见耳内疼痛，流黄浊脓而味臭，甚则耳道深处后上壁红肿下塌；全身及舌脉所见为肝胆热盛之证。

治法　清泻肝胆，解毒通络。

方药　龙胆泻肝汤加减。方中用龙胆草、栀子、黄芩、泽泻、木通、车前子清泄肝胆湿热；当归、生地养血调肝；柴胡疏肝，并引药入少阳耳脉，甘草调和诸药。加金银花、蒲公英清热解毒；全蝎、僵蚕疏风通络；若耳内疼痛者加乳香、没药之类活血止痛；脓液引流不畅者，加皂角刺、穿山甲活血排脓；便秘结者加大黄、芒硝泻火通便。

(2)气虚血瘀证

证候　久病脓耳，耳内臭脓量少，并发口眼㖞斜；或脓耳口眼㖞斜，病程日久不愈；伴头昏，倦怠乏力，面色不华，舌淡或有瘀点，脉弦细或涩。

证析　久病脓耳，耗伤气血，兼以湿浊内困，故耳内流臭脓量少；因湿浊或瘀血伤及面络，痹阻筋脉，筋肉失养，故致口眼歪斜；全身及舌脉所见，均为气血亏虚兼瘀之证。

治法　益气活血，搜风通络。

方药　补阳还五汤合牵正散加减。方中黄芪益气扶正；当归尾、赤芍、川芎、桃仁、红花活血化瘀；地龙合白附子、全蝎、僵蚕搜风通络。若耳流臭脓者，加金银花、皂角刺、桔梗解毒排脓；口眼㖞斜日久者加白芍、熟地、白术、茯苓补益气血。

【外治疗法】

古代资料缺乏。现代中医对本病的外治临床报道少见，治疗均主张按照脓耳外治法处理，并配合手术治疗。

(1)积极根治脓耳，处理同“脓耳”。

(2)外敷法：参考“风邪面瘫”。

【针灸疗法】

古代资料缺乏。现代中医对本病的外治临床报道少见。王德鉴《中医耳鼻咽喉口腔科学》介绍体针主穴取风池、翳风、颊车、地仓、合谷、太冲；配穴取迎香、禾髎、水沟、承浆、阳白、攒竹、申脉、照海、四白、巨髎等，每日或隔日1次。或用穴位注射、梅花针、穴位贴敷等。临床应用同上述用穴，并参考“风邪面瘫”针灸疗法。

【预后与转归】

1. 本病的预后视病变轻重程度及治疗情况而不同。若病变轻而治疗及时、得力，则预后良好；若病变程度重或失治，则终不能愈。

2. 若久治不愈，则致面肌萎缩，并有碍面容，以及眼裂不闭，容易导致眼睛干燥不适等症。

【护理与预防】

1. 因眼睑不能闭合，故注意戴眼罩或以纱布短期覆盖患眼进行防护。

2. 每天自行按摩揉擦患处数次，以免面瘫日久，面部肌肉萎缩。

3. 根治脓耳，对预防本病的发生有重要意义。

第二十节 脓耳眩晕

【概述】

1. 涵义　脓耳眩晕是指脓耳邪毒窜及内耳，引发眩晕的一种耳病，属脓耳变症的范畴。急、慢性脓耳均可引发，尤以慢脓耳引发者为多，是临床常见的一种脓耳变症。西医的迷路炎与本病类似。

2. 释名　脓耳眩晕是以其病因与症状表现特点进行命名的。如《中国医学百科全书·中医耳鼻咽喉口腔科学》脓耳眩晕条曰："由脓耳而引起的眩晕，称为脓耳眩晕，是脓耳的并发症，又属耳眩晕，因此具有脓耳和耳眩晕的特点"。

3. 沿革　古代医籍中没有脓耳眩晕之名，其有关内容多与眩晕并论，其中古代医家所论的"外感眩晕"可能包涵本病的内容。在现代医著中，脓耳眩晕之名首见于《中国医学百科全书·中医耳鼻咽喉口腔科学》，并对其发生与脓耳的关系做了说明，从而奠定了脓耳眩晕一病的现代病症学基础。其后，王德鉴《中医耳鼻咽喉口腔科学》亦列有脓耳眩晕一病。《中医耳鼻咽喉科临床手册》则以西医病名对其进行了论述，同时亦明确指出其"中医称为脓耳眩晕"。新世纪全国高等中医药院校教材《中医耳鼻咽喉科学》首次将脓耳眩晕纳入教材，从而在病症学方面达到了广泛的一致。

【病因病理】

1. 古代病因病理学说　古代医家缺乏对于脓耳眩晕的认识，没有专门有关本病病因病理的论述，但在眩晕的有关论述亦包涵本病的一些发病观点。有关内容参考耳眩晕一节。

2. 现代病因病理学说　在现代临床资料报道中缺乏有关本病发病学说的研究资料。在现代医著中，对于脓耳眩晕病因病理的认识主要归于火热、湿浊、肝肾脾虚损而致。如《中国医学百科全书·中医耳鼻咽喉口腔科学》认为：脓耳眩晕可见于实证脓耳，或虚证脓耳。"有因肝火亢盛，火热生风，风火相煽，上扰清窍。或脾运失调，湿浊停聚，蒙蔽清窍而致"。由虚证脓耳引起者，认为"有肾脏亏虚，精髓不足"；"或脾胃虚弱，生化之源不足，经脉空虚，不能上奉于耳窍等"。《中西医结合治疗耳鼻喉口腔疾病》认为"因急性或慢性化脓性中耳炎，毒邪凝聚耳窍，阻塞经络，侵袭骨质"；或"因肝胆郁火，湿热毒邪内侵，波及内耳"；"毒邪久滞，耗伤阴津，肝肾阴虚，阴虚阳亢或犯伤于脾，则脾失运化，湿聚生痰，痰湿阻滞，清阳不升，浊阴不降而得病"。王德鉴《中医耳鼻咽喉口腔科学》认为其病因病机主要有三个方面：一是肝胆热盛，上扰清窍；二是湿浊停聚，蒙蔽清窍；三是肾精亏虚，邪蚀耳窍。《中医耳鼻咽喉科临床手册》则认为主要由"急性脓耳火热邪毒炽盛，窜及内耳，灼伤迷路，热盛动风"；或

“慢性脓耳失治，脓毒内攻，或复感邪毒，致慢性脓耳急性发作，邪蚀筋脉，引动肝风”及“邪热久稽伤阴，耗伤肝肾，虚风内动”所致。

综上所述，脓耳眩晕之发，因有虚实。实者因火、因湿、因风而致；虚者因肝肾脾胃虚损，气血阴精亏虚而成。

3. 临床病因病理

(1)火热炽盛，动风伤耳：急脓耳失于治疗，或慢脓耳复感邪毒，致使火热、湿热邪毒炽盛，窜及内耳，热盛动风，风火相煽，扰乱清窍，而发为脓耳眩晕。

(2)肝肾阴虚，虚风内动：多由脓耳邪毒久稽不去，耗伤阴液，致使肝肾阴虚，阴不制阳，虚风内生，上扰清窍，而引发眩晕。

【临床征候】

1. 发病情况　任何年龄均可发病，无地域性，夏秋脓耳高发季节亦属脓耳眩晕的易发季节。

2. 病史　有急、慢脓耳的现病史。

3. 反复发作性旋转性眩晕　眩晕常突然发生，此后则反复发作。眩晕呈旋转性，程度以其病情轻重而定。多伴有恶心呕吐，自发性眼震，平衡失调。眩晕多在快速转身、屈体，或耳内受压迫、刺激时发作，持续时间不等。眩晕严重时，恶心呕吐明显，患者多卧向患侧，闭目厌动。

4. 听力减退　听力减退程度、性质与脓耳的病变程度一致。严重者患耳听力明显减退，甚或全聋。可伴有耳鸣。

5. 瘘管试验　多为阳性。病变严重，迷路化脓而破坏者，则可为阴性。

6. 前庭功能检查　依病变轻重而结果有所不同。可为正常或亢进(局限性迷路炎)，或有减退(浆液性迷路炎)，甚或消失(化脓性迷路炎)。

7. 脓耳症状与体征　可有耳深部疼痛，耳膜穿孔，耳内积脓，味臭，或鼓室内有肉芽、息肉；X线拍片多有骨质破坏。

8. 全身症状　一般不明显。严重(化脓性)者可有发热、头痛，脑脊液改变等。

【诊断与鉴别诊断】

1. 诊断要点　①有急、慢性脓耳病史；②发作性旋转性眩晕；③瘘管试验阳性；④脓耳症状与体征。

2. 鉴别诊断　应注意与耳眩晕、暴晕相鉴别。

(1)耳眩晕：反复发作性旋转性眩晕，伴有耳鸣耳聋，耳内胀满感，无脓耳病史、症状与体征等。

(2)暴晕：多有外感病史，突然发生眩晕，听力正常，无脓耳病史与体征。

【辨证施治】

1. 古代辨证施治观点　古代无相应的辨证施治资料，可参考耳眩晕的有关内容。

2. 现代辨证施治观点　现代医家对于脓耳眩晕的辨证施治主要从火热、湿浊、肝肾虚损等进行论治。如王德鉴《中医耳鼻咽喉口腔科学》将其分为肝胆热盛，上扰清窍；湿浊停聚，蒙蔽清窍；肾精亏虚三证，分别采用龙胆泻肝汤、托里消毒散合半夏白术天麻饮、杞菊地黄丸加减治疗。《中医耳鼻咽喉科临床手册》对其分为热盛动风、肝风内动、肝肾阴虚三证，分别以龙胆泻肝汤合天麻钩藤饮、镇肝熄风汤、杞菊地黄汤合大定风珠加减治疗。《中西医结合治疗耳鼻咽喉口腔疾病》将其分为肝胆郁火上炎、肝肾阴虚，肝阳上亢、脾失健运，痰浊中阻三证，分别采用龙胆泻肝汤、天麻钩藤饮、温胆汤加减治疗。新世纪全国高等中医药院校教材《中医耳鼻咽喉科学》将其分为肝胆热盛，风扰耳窍；脾虚湿困，蒙蔽耳窍；肾精亏损，邪蚀耳窍三证，治疗方药分别采用龙胆泻肝汤合天麻钩藤饮、托里消毒散合半夏白术天麻汤、六味地黄汤或肾气丸等。现代临床资料缺少有关本病的辨证治疗报道。

综上所述，火热动风、痰湿蒙窍、阴精亏损是本病的辨证主要类型，清火熄风、除痰化湿、育阴益精则是现代医家治疗脓耳眩晕的基本法则。

3. 证治分类

(1)热盛动风证

证候　耳内流脓黄稠，眩晕发作剧烈，恶心呕吐，耳鸣耳聋，耳痛较甚，口苦咽干，急躁易怒，便秘尿赤，或有发热头痛，舌红苔黄，脉弦数。

证析　热毒炽盛，腐灼耳内肌膜，故见流脓黄稠，耳内疼痛；脓毒内窜，伤及迷路，热盛动风，故而眩晕发作剧烈，恶心呕吐；热灼肝胆，耗伤津液，故见口苦咽干，急躁易怒，便秘尿赤；若热毒炽盛，弥漫周身，则有发热，头痛等；舌红苔黄，脉弦数亦属火热内盛之征。

治法　清热泄火，解毒熄风。

方药　龙胆泻肝汤合天麻钩藤汤加减。方中以龙胆泻肝汤清泄火热，以祛热毒；合以天麻钩藤饮清肝熄风，以止眩晕；合而奏清热泄火，解毒熄风之效。

中成药可内服热毒清片，并用清开灵、双黄连注射剂静脉点滴等。

(2)肝肾阴虚证

证候　耳内流脓，时多时少，经久不愈，眩晕时发时止，反复发作，耳鸣如蝉，听力减退，健忘多梦，腰膝酸软，手足心热，舌红少苔，脉细数。

证析　肝肾阴虚，虚火上炎，腐灼耳内骨肉，故见耳内流脓，时发时止，经久不愈；肝肾阴虚，阴不制阳，虚风内动，耳失平衡，故见眩晕时发时止，反复发作；阴虚火旺，耳失静谧，故耳鸣如蝉，听力减退；肾阴不足，髓海失充，腰府、元神失养，故健忘多梦，腰膝酸软；虚火内炽，则手足心热；舌红少苔，脉细数亦属阴虚火旺，虚风内动之征。

治法　滋补肝肾，降火熄风。

方药　杞菊地黄汤合大定风珠加减。其中以杞菊地黄汤滋补肝肾，育阴降火；合以大定风珠滋阴潜阳，熄风止眩，合而共奏滋补肝肾，降火熄风之效。若耳内流脓量多不止者，酌加黄柏、生薏苡仁、金银花等以助解毒除脓之效。手足心热，骨蒸潮热者，加怀牛膝、旱莲草以助清降虚火之力。

【外治疗法】

1. 清除耳内脓液　其方法参考脓耳外治法。

2. 手术治疗　眩晕控制后，为防并发其他脓耳变症，可行乳突根治术，以清除病灶。若眩晕发作剧烈，内治不效者，应立即行乳突根治术及迷路切开术。并适当应用抗生素治疗。

【针灸疗法】

有关脓耳眩晕的针灸治疗，《中西医结合治疗耳鼻喉口腔疾病》介绍迷路炎的针灸治疗取穴有：头针取晕听区、耳针取神门、体针取内关、翳风、风池、晕穴。《中医耳鼻咽喉科临床手册》介绍针灸疗法取穴有：耳针取心、肝阳、脑、内耳、耳中、晕点，针刺或压穴；体针取风池、大椎、百会、太阳、合谷、内关、神门、三阴交，中刺激。临床时可参考应用。

【预后与转归】

1. 经过恰当及时的治疗，多数能够治愈。

2. 治疗不及时，或治疗不当，眩晕可逐渐加重，甚或转发其他严重的脓耳变症。

【护理与预防】

1. 卧床休息，保持安静，避免声光刺激。
2. 忌食辛辣炙煿食物，保持二便通畅。
3. 密切观察病情，防止发生其他严重脓耳变症。
4. 彻底治疗急、慢脓耳，防止发生脓耳眩晕。

第二十一节 黄耳伤寒

【概述】

1. 涵义 黄耳伤寒是指脓耳因邪毒炽盛，入于营血，扰乱神明，或引动肝风，出现剧烈头痛，高热，神昏，颈项强直、抽搐，甚至危及生命为主要表现的急重疾病，属脓耳变症中的急危重症。患者以儿童为多，死亡率较高。与西医学中的耳源性颅内并发症类似。

2. 释名 黄耳伤寒之名出自《赤水玄珠》。指《诸病源候论·卷二十九·耳疼痛候》所述证候。

黄耳伤寒 黄，同癀，走黄之意；耳，指发病部位；伤寒，指恶寒、发热一类症状；黄耳伤寒，乃指由耳窍痈疖走黄，表现为恶寒发热，脊背强直的一种疾病。

3. 沿革 《诸病源候论·卷二十九·耳疼痛候》指出："凡患耳中策策痛者，皆是风入于肾之经也，不治流入肾，则卒然变脊强背直，成痉也。若因痛而肿生痈疖，脓溃邪气歇，则不成痉。所以然者，足少阴为肾之经，宗脉之所聚，其气通于耳。上焦有风邪，入于头脑，流至耳内，与气相击，故耳中痛。耳为肾候，其气相通，肾候腰脊，主骨髓，故邪流入肾，脊强背直也"。其后，明代《赤水玄珠·卷十九·黄耳伤寒》说："凡耳中策策痛者，皆是风入于肾之经也，不治流入肾，则卒然变恶寒发热，脊强背直，如痉之状，名曰黄耳伤寒"。清代《冯氏锦囊秘录·杂症大小合参·黄耳类伤寒》说："凡耳中策策痛者，是风入于肾经也，不治，则变恶寒发热，脊强背直，如窒之状，曰黄耳伤寒。此不可作正伤寒治，宜小续命去附子，加僵蚕、天麻、羌、独，次用荆防败毒散，加细辛、白芷、蝉蜕、黄芩、赤芍、紫金皮"。

现代医著中，全国高等医药院校试用教材《中医耳鼻喉科学》将黄耳伤寒作为独立疾病进行了论述，此后，教材、教学参考书及各家著作大都均以黄耳伤寒为名论述耳源性颅内并发症一类病症，达到了广泛的共识。

【病因病理】

1. 古代病因病理学说 如沿革中所述，本病在隋代巢元方《诸病源候论·卷二十九·耳疼痛候》认为是风邪入于足少阴肾经所致，后世论及本病的医家亦从其说。

2. 现代病因病理学说 现代中医临床少有报道。全国高等医药院校试用教材《中医耳鼻喉科学》认为由脓耳日久病深，正气不胜邪气，邪毒横溢，侵入血分，传入于脑，蒙蔽心窍所致。王德鉴《中医耳鼻咽喉口腔科学》认为本病属脓耳变症，根据病邪的深浅，病情轻重不同，将其病机归纳为热在营血、热入心包、热盛动风三类。在其他医著中，各家论述观点基本与上述观点类似。

3. 临床病因病理

(1)火毒流窜，入脑犯营：脓耳失治，火热邪毒困结耳内，流窜于脑，入侵气营，乃至血分，发为黄耳伤寒。

(2)热毒内盛,内闭心包:脓耳失治,火热邪毒困结耳内,流窜入脑,热入营血,内闭心包,高热神昏,发为本病。

(3)火热炽盛,肝风内动:脓耳失治,火热邪毒炽盛,流窜入脑,热盛动风,引动肝风,颈强抽搐,而发为黄耳伤寒。

(4)热毒伤正,阴竭阳脱:黄耳伤寒失治,邪毒肆虐,耗气伤阴,正不胜邪,致阴竭阳脱而生命垂危。

【临床征候】

1. 发病情况　无地域性、季节性,任何年龄均可发病,以儿童为多。近年来由于医、患者均重视脓耳的防治,使本病发病率大为降低。

2. 病史　有急、慢脓耳的病史。

3. 高热,头痛,神昏　初起畏寒,继而高热,头痛剧烈,喷射状呕吐。病重者可出现谵妄、神昏等精神症状及大小便失禁,呼吸异常(陈-施氏呼吸),颈项强直,在小儿多有角弓反张、四肢抽搐等症。

4. 耳膜穿孔,脓臭明显　耳部检查可见:耳内流脓,脓味腐臭;耳膜松弛部或紧张边缘性穿孔;鼓室内有肉芽或息肉,残余耳膜充血;脓液引流不畅或呈搏动性流出,或外耳道后上壁红肿下塌,乳突压痛明显等。

5. 骨质破坏　X线拍片或CT扫描有乳突骨质破坏或脑内病灶。

6. 脑脊液改变　腰椎穿刺见脑脊液压力升高,脑脊液混浊,白细胞及中性粒细胞计数增多,蛋白含量升高,糖及氯化物减少,涂片或细菌培养可找到致病菌。

7. 根据病变部位及病情轻重的不同而症状表现有所不同,结合西医病症学主要有以下几类:

(1)硬脑膜外脓肿:早期无明显症状,脓肿较大,可见低热,患侧持续性头痛,低头或卧位时加重,耳内大量流脓后症减。检查见鼓膜穿孔处脓液强烈搏动。乳突片示天盖或乙状窦板有骨质破坏。

(2)硬脑膜下脓肿:临床罕见。起病急,高热,耳痛,剧烈头痛,呕吐,项强等脑膜刺激症状及颅内压增高症状。

(3)乙状窦血栓性静脉炎:临床较为常见。寒热交作,颇似疟疾。患侧耳后、枕后及颈部疼痛。白细胞显著增多,血红蛋白及红细胞减少。寒热发作时取血作细菌培养为阳性。脑脊液正常,眼底视盘(视乳头水肿)。本病需注意与疟疾鉴别。

(4)耳源性脑膜炎:症状基本同流脑。以高热,持续性头痛,呕吐为主要症状,可伴有易激动,烦躁,抽搐,甚或嗜睡,谵语,昏迷,肢体瘫痪等。颈有抵抗或强直,角弓反张;脑脊液压力增高、混浊,细胞数增多,糖减少或消失,细胞培养阳性。白细胞增多。需注意与流脑、结核性脑膜炎相鉴别。

(5)耳源性脑脓肿:脓肿多位于颞叶,小脑次之。症状表现分为四期。起病期主要表现为急性脑炎或脑膜炎症状,此期约数日或数周。潜伏期症状常不明显,可有间歇性头痛,不规则低热,易激动或抑郁,持续数日或数周。显著期见有一般炎性中毒症状,颅内压增高症状及脑脓肿局灶症状。终期常因脑疝或脑脓肿破入脑室而死亡。上述各期症状并非典型出现,故需详查。脑超声波、眼底、脑CT检查有助于诊断。

【诊断与鉴别诊断】

1. 诊断依据　①有急脓耳或慢脓耳急性发作现病史;②在脓耳病程中出现高热,剧烈耳痛、头痛，甚或昏迷、呼吸异常等症；③耳膜穿孔，流脓不畅，脓臭明显；④X 线或 CT 扫描有骨质破坏。

2. 鉴别诊断

(1)流行性脑膜炎：有流行病史，皮肤黏膜瘀斑及出血点，脑脊液细菌培养多为脑膜炎双球菌。

(2)结核性脑膜炎：起病缓，多伴有身体其他部位或器官的结核病灶或结核性中耳乳突炎，脑脊液改变有助于鉴别。

【辨证施治】

1. 古代辨证施治观点　古代资料缺乏。从有限的文献中主要从“风入肾经”进行论治。

2. 现代辨证施治观点　现代中医对本病的临床报道少见。在现代医著中，以王德鉴《中医耳鼻咽喉口腔科学》为代表，对于本病的论治主要分为热在营血、热入心包、热盛动风证，治疗分别采用清营汤、清宫汤、羚羊钩藤汤加减，并配合安宫牛黄丸、紫血丹、至宝丹醒脑开窍等。其他医著对于本病的论述均不外营血、动风范围，用治方药基本类同。

3. 辨证纲要　本病宜注意辨舌脉、辨神识。

(1)辨舌脉：舌质红，苔黄厚，脉弦滑数者，其病多在气分；舌质红绛，苔黄燥，脉弦细数者，其病多在营血；舌质红绛，苔黄燥，脉弦细数者，营阴已伤。

(2)辨神识：神识清楚者，病情尚轻，热在气分或营分；神识不清，甚或谵语者，已热入心包，病情危重。

4. 证治分类

(1)火毒炽盛证

证候　耳内流脓腐臭，头痛剧烈，高热，烦躁，口渴，面红，颈项强直，大便干结，小便黄，舌质红，苔黄厚，脉弦滑数。

证析　火热邪毒炽盛，气营两燔，故见耳内流脓腐臭，高热、口渴、面红，大便干结，小便黄等症；热邪上攻清阳之位，则头痛剧烈；营分受邪，心神不宁，故烦躁；热入营分，肝风欲动，则颈项强直；舌脉所见为热入气营之证。

治法　清热泻火，解毒凉营。

方药　黄连解毒汤合清营汤加减。方中用黄连解毒汤清热泄火而解毒；合以清营汤泄热凉营，防邪深入；若耳内流脓不畅者，加皂角刺活血排脓解毒。颈项强直者加地龙、僵蚕清热定痉，舒筋缓急。

(2)热毒内闭证

证候　耳内流脓，量多腐臭，高热，头痛如劈，烦躁，神昏谵语，或嗜睡，舌质红绛，苔黄燥，脉细数。

证析　热毒炽盛，腐灼骨肉，故见耳内流脓，量多腐臭；热入气营，故见高热；热毒犯脑，遏阻清阳，则头痛如劈；热入营血，内闭心包，故烦躁，神昏谵语或嗜睡；舌脉所见为热入营血，阴液受损之证。

治法　清热解毒，开窍醒神。

方药　清瘟败毒饮合安宫牛黄丸。方中用生石膏、黄连、栀子、黄芩、知母、连翘清热解毒；生地、水牛角、赤芍、玄参、丹皮清热凉血化瘀；淡竹叶清心，甘草调和诸药；安宫牛黄丸清心开窍醒神。

(3)热盛动风证

证候　耳脓腐臭，高热，头痛头晕剧烈，神昏谵语，抽搐，舌质红绛，苔黄燥，脉弦细数。

证析　热毒炽盛，燔灼骨肉，腐灼肌膜，故见耳脓腐臭；火热内盛，故高热；热盛动风，则头痛头晕剧烈、抽搐；热扰心神，故神昏谵语；舌脉所见为热毒炽盛，营阴液受损之证。

治法　清热熄风，开窍醒神。

方药　羚羊钩藤汤合安宫牛黄丸加减。其中以羚羊钩藤汤清热解毒，凉肝熄风定惊；合安宫牛黄丸清心开窍醒神。

(4)阴竭阳脱证

证候　身热聚降，大汗淋漓或汗出如珠，面色苍白或灰暗，四肢厥冷，神昏谵语，呼吸短促或气息微弱，血压下降，脉微欲绝。

证析　热毒炽盛，耗阴伤阳，正不胜邪，阴竭阳脱，故见身热聚降，大汗淋漓或汗出如珠；阳气暴脱，故见面色苍白或灰暗，四肢厥冷，呼吸短促或气息微弱，脉微欲绝，血压下降；阴阳欲决，神无所附，故神昏谵语。

治法　温阳敛阴固脱。

方药　参附龙牡汤合生脉散。方中用人参、附片力挽元阳；麦冬、五味子养阴生脉；龙骨、牡蛎固脱，合而奏有回阳救逆，敛阴固脱之效。

病情稳定后，多有气阴两伤，余邪未尽，低热，口干，头昏，纳差等症，可用竹叶石膏汤合生脉饮加减善后。

【外治疗法】

古代资料中缺乏相应的外治方法。现代临床报道资料少见。现代医著中，均主张按照脓耳的外治方法处理，并配合手术治疗。

临床时主要是按西医治疗方法处理，如发生于急脓耳者，应尽快施行耳膜切开或乳突凿开术，以保持脓液引流通畅；如发生于慢脓耳者，根据病情适时作乳突手术，以清除病源。

【预后与转归】

1. 若治疗及时、得力，则预后良好。

2. 若失治、误治，可病情严重者，则可能有生命危险。

【护理与预防】

1. 按危重病护理，密切注意脉搏、呼吸、神志等状况，发现问题及时处理。

2. 根治脓耳，对于久治不愈，脓液恶臭者，要提高警惕，谨防脓耳变症发生。

第二十二节　风邪面瘫

【概述】

1. 涵义　风邪面瘫是因风邪犯耳，痹阻脉络，以口眼㖞斜为主要表现的一种病症。可见于任何年龄，好发于20～40岁，男多于女。类似于西医的贝尔氏面瘫(又称特发性面神经麻痹)等。

2. 释名　本病属口僻、口眼不正、口㖞斜僻、口目㖞斜、口㖞、口眼㖞斜范畴。又称外感口眼㖞斜、中风口面㖞斜、偏风口㖞，现代亦有称之为伤风口眼㖞斜等。

(1)口僻：指面瘫。如《灵枢·经筋》说："足阳明之筋……其支者，从颊结于耳前。其病……卒口僻，急者目不合"。

(2)口眼不正：《华氏中藏经·火法有五论第十六》曰："病起于五脏者，皆阴之属也。其发也， 或口眼不正……或暴无语”。

(3)口㖞斜僻:《诸病源候论·卷四十八》说:“小儿中风,口㖞斜僻,是风入于颔颊之筋也”。《奇效良方·卷一》有口㖞僻之名:“岐伯曰:脾风之状……言语謇涩,口㖞僻,肌肤不仁,脉浮缓”。

(4)口目㖞斜:《儒门事亲·卷二》曰:“口目㖞斜者,此何经也? 足之太阳,足之阳明,左目有之,右目亦有之”。

(5)口㖞:《丹溪心法·卷前》说:“足阳明胃经见症,唇疹,口㖞”。

(6)口眼㖞斜:《丹溪心法·卷一》曰:“中风,口眼㖞斜者,当用吐法”。

(7)口眼歪斜:《景岳全书·卷十二》曰:“凡非风口眼歪斜,有寒热之辨”。

(8)外感口眼㖞斜:见于《症因脉治·卷一》,即因外感引起的口眼㖞斜。

(9)中风口面㖞斜:指外感风邪引起的口眼㖞斜。

(10)偏风口㖞:《诸病源候论·卷七》曰:“偏风口㖞,是体虚受风,风入于挟口之筋也。其筋脉偏急不调,故令口㖞僻也”。

3. 沿革　历代文献对本病论述颇多。《内经》最早论及本病,如《灵枢·经筋》曰:“足阳明之筋……其支者,从颊结于耳前。其病……卒口僻,急者目不合。热则筋纵,目不开;颊筋有寒,则急引颊移口;有热,则筋弛纵缓不胜收,故僻”。汉代张仲景《金匮要略》曰:“㖞僻不遂,邪在经络”。《华氏中藏经》认为,风寒暑湿之邪中人者,或见口眼僻邪。尔后,历代医家对口眼㖞斜的论述,大多遵《内经》、《金匮要略》和《华氏中藏经》之旨。如《诸病源候论·卷一》曰:“风邪入于足阳明、手太阳之经,遇寒则筋急引颊,故使口㖞僻,言语不正,而目不能平视”。清代《张氏医通·卷一》曰:“李士材曰:凡中风须辨血脉脏腑,中血脉则口眼㖞斜”。

现代医著中,风邪面瘫之名出于《现代中医耳鼻咽喉口齿科学》,指外感风邪所致之口眼㖞斜。新世纪全国高等中医院校教材《中医耳鼻咽喉科学》称为“耳面瘫”,其他医著中,大多沿用西医面神经麻痹之名。

【病因病理】

1. 古代病因病理学说　一般认为其病位在手足三阳经脉,其病因病理学说主要有三:

一曰风,风为外来之风。如《诸病源候论·卷一》说:“风邪入于足阳明、手太阳之经,遇寒则筋急引颊,故使口㖞僻,言语不正,而目不能平视”;“养生方云:夜卧,当耳勿令有孔,风入耳中,喜令口㖞”。《医学入门》中说:“风邪初入,反缓,正气反急,以致口眼㖞斜”。

其二曰痰,多与风兼,由痰随风动,痹阻经脉而病。如《症因脉治·卷一》说:“以内有痰涎积热,每多口眼㖞斜”。

其三曰虚。虚者多见于气血不足,或肝肾久亏之人。如明《医验大成》说:“一少女素有带下症,经水愆期,此脾土不足也。秋初,忽患口眼㖞斜于左,而深秋未愈,此正亏邪炽也。”《类证治裁》说:“口眼㖞僻,因血液衰涸,不能荣于筋脉”。

2. 现代病因病理学说　《中医诊断与鉴别诊断学》认为其病因病理主要是风痰阻络、风寒袭络、风热中络,以及气虚血瘀。亦认为有肝胆郁热病机者。《现代中医耳鼻咽喉口齿科学》认为主要属“体质素虚,气血不充,或肝肾不足,风阳上扰,脉络经气虚弱,腠理不固,风邪乘虚而入,妨碍经络气血运行”而致口眼㖞斜。

3. 临床病因病理

(1)风痰阻络:素有痰邪内蕴,复以卧而当风,风邪乘虚而入,风挟寒痰之邪,痹阻耳内面络,肌肉失约,而致口眼㖞斜。

(2)风热阻络:外感风热之邪犯耳,痹阻少阳、阳明经脉,肌肉失用,发为本病。

(3)气虚血瘀:口眼歪斜日久,气血不足,血运不畅,瘀阻经脉,肌肉失用。

【临床征候】

1. 发病情况　无地域性、季节性,成年人多见。

2. 病史　可有面部受凉史,或病因不明。

3. 面瘫　常突然发生,伴额弛睛露,口角歪斜,常为单侧。部分患者在面瘫发生前有耳后疼痛,其程度与持续时间,常与面瘫发展的程度成正比。多有患侧听觉过敏、舌前2/3味觉丧失,或口中有金属味(鼓索神经受累)、短暂性眩晕等症。

【诊断与鉴别诊断】

1. 诊断依据　①病因不明,或有面部受风凉史;②面瘫突然发生,伴额弛睛露,口角歪斜,常为单侧,少数为双侧先后发病。

2. 鉴别诊断　应注意与脓耳面瘫、中风面瘫、脑瘤等相鉴别。

(1)脓耳面瘫:在脓耳病程中出现口眼㖞斜,经X线检查见耳部骨质因脓耳侵蚀而有破坏。

(2)中风面瘫:症状严重,除有口眼㖞斜外,多伴有肢体活动不灵,或半身不遂,神志改变等症。

(3)脑瘤:一般只有眼眶以下面瘫,且伴头痛、呕吐、肢体不遂等严重症状。

【辨证论治】

1. 古代辨证施治观点　古代医家对于本病的辨证施治观点主要有四。

其一,疏散外风法。如《千金要方·卷八》对口眼㖞斜设小续命汤,至今仍为临床常用方。《脉因症治·卷一》根据肝主筋、胃属阳明经脉而主肌肉的理论,认为本病有风中于肝胆与中于阳明的不同而治亦有别,指出:"口眼㖞斜之治,风中于肝胆,羌防四物汤,风中于阳明,防风干葛汤"。

其二,吐法。如《丹溪心法·卷一》:"中风,口眼㖞斜者,当用吐法,一吐不已,再吐。轻者用瓜蒂一钱,或稀涎散以鹅翎探引;重者用藜芦半钱或三分,加麝香少许,韭汁调吐"。

其三,补法。对中血脉而口眼歪斜者,一般主张养血为主。如《杂病源流犀烛·卷十二·中风源流》说:"中血脉者病在半表半里,其症口眼㖞斜,沉沉欲睡,外无六经症状,内无便溺之危,既不可汗,又不可下,惟以静胜其躁,以养血为主,宜大秦艽汤、养荣汤、羌活愈风汤"。

2. 现代辨证施治观点　《中西医结合治疗耳鼻喉口腔科疾病》一书将面神经麻痹(贝尔面瘫)分为三型:风痰型,治以活血祛风,通络化痰,用大秦艽汤加减;阴虚阳亢型者,治以滋阴平肝潜阳,用天麻钩藤饮加减;血虚血瘀型者,治以养血活血,通络牵正,用活血通窍汤合牵正散加减。《现代中医耳鼻咽喉口齿科学》从体虚气血不足,外感风寒侵袭认识,故治以祛风通络,用牵正散加减。新世纪全国高等中医药院校教材《中医耳鼻咽喉科学》将其分为风邪阻络、气虚血瘀两型,分别采用牵正散、补阳还五汤加减治疗。

有学者观察45例周围性面瘫,根据其不同的病程阶段采用不同治法,早期属风寒邪毒上犯面部,痹阻经脉为主,治以祛风解毒,通络牵正,常用药为防风、荆芥、蔓荆子、丝瓜络、地龙、野菊花、蜈蚣、全蝎、白芥子等加减;中期(2周以后)病机转为经脉痹阻,气滞血瘀,治以活血化瘀,通络牵正,用桃仁、当归尾、赤芍、姜黄、白芥子、红花、地龙、川芎、全蝎、蜈蚣等加减。晚期(2个月以上)以虚中夹实,气血不足为突出,治以补益气血,舒经通络,常用黄芪、葛根、怀山药、生薏苡仁、川芎、地龙、赤芍、白芍、石菖蒲、丝瓜络、丹参等加减用药。有报道运用循证医学方法总结中医治疗特发性面神经麻痹的用药规律后发现，牵正散、防风、川芎等是治疗该病的常用药物。有总结十余年来中药治疗特发性面神经麻痹的资料发现，驱风、益气、通络、祛痰类方药乃是治疗该病的主要选用方药。

3. 证治分类

(1)风痰阻络证

证候 多在面部受风受凉后突发口眼㖞斜，面部麻木，或伴完骨处疼痛或压痛，头痛拘紧，或头重头晕，纳呆，脘闷，欲呕，舌淡红，苔薄白或薄白而腻，脉浮紧。

证析 风邪挟痰侵袭耳脉，痹阻脉络，故突发面部麻木，口眼㖞斜；若风邪挟寒痹阻脉络，凝滞血脉，不通则痛，则完骨处疼痛或压痛，头痛拘紧；风痰阻滞，清阳不升，中焦不畅，则头重头晕，纳呆脘闷欲呕等，舌淡红，苔薄白或薄白而腻，脉浮紧属风挟寒痰侵袭之征。

治法 祛风除痰，散寒通络。

方药 牵正散合三蜈散加减。方中用白附子、制南星、僵蚕祛风散寒驱痰；全蝎、蜈蚣搜风通络，白芷、麝香芳香走窜，助其通络散寒之力。诸药合用，共奏祛风散寒，化痰通络、正容之功。若面部收紧感、麻木明显者，酌加秦艽、防风、川芎以助祛风通络之力；头重头晕者，加升麻、天麻以升清祛风止晕；脘闷纳呆，欲呕者，加姜半夏、炒神曲化痰和胃止呕。

(2)风热阻络证

证候 突发口眼㖞斜，面部麻痹感，伴周身不适，眼白睛发红，恶风微发热，头痛，鼻塞涕黄，舌尖红，苔薄黄，脉浮数。

证析 风热之邪侵袭耳脉，痹阻脉络，故突发口眼㖞斜；风热袭表，营卫不和，故见全身不适，恶风微发热；风热上受，清窍不利，则头痛，白睛发红，鼻塞涕黄等；舌脉所见为风热侵袭之证。

治法 疏风散热，化痰通络。

方药 川芎茶调散合牵正散加减。其中以川芎茶调散疏散风邪，清解风热；合牵正散祛风化痰通络；若鼻塞涕黄者，加黄芩、菊花以助清热之力。

(3)气虚血瘀证

证候 口眼㖞斜日久不复，面部麻木、针刺感，或有倦怠乏力，面部灰暗乏泽，眼睛干涩不适，闭合无力，舌暗红或有瘀点，苔薄白，脉弦细。

证析 气虚血瘀，痹阻耳窍脉络，脉络失养，故口眼㖞斜日久不复；血瘀阻脉，脉络不畅，故面部麻木或针刺感；气虚体失充养，则倦怠乏力，眼睛闭合无力；气虚血瘀，新血不生，面肌眼络失养，则面部灰暗乏泽，眼睛干涩不适；舌脉所见为气虚血瘀之证。

治法 益气活血，化瘀通络。

方药 补阳还五汤合玉真散加减。方中主以大量黄芪益气补气，使气充血行，瘀血得散；辅以当归尾、赤芍、桃仁、红花、川芎、地龙活血化瘀通络；合玉真散驱风化痰通络，以除经络之宿风宿痰，有助脉络复通，面肌萎痹复常。

【外治疗法】

1. 古代外治法述要 《症因脉治・卷一》主张用药物内服外熏。《张氏医通》用马膏摩其急者，以白酒和桂以涂其缓者，以桑钩钩之等。

2. 现代外治法研究 现代资料中，有关面瘫的外治法亦有报道，可参外治疗法应用。

3. 外治法应用

(1)涂敷法:取鲜鳝鱼血(或加麝香少许)涂于患侧面部,每日 4～6 次,每次保留 30 分钟。亦可取活蟾蜍皮贴敷患侧面部。

(2)贴敷法:用马钱子粉 0.3～0.5g,撒于风湿止痛膏药上贴敷患处,2～3 天 1 次。

(3)耳背放血:取患侧耳背近耳轮处明显的血管一根,揉搓数分钟使其充血,按常规消毒后,左手拇食指将耳背拉平,中指顶于下,右手持消毒的手术刀,用刀尖划破血管,则血自然流出,约 0.5～3ml,用消毒棉球抹去血液并消毒切口,盖上消毒缚料,胶布固定。必要时 7 天后按法重复 1 次,最多不超过 4 次。

(4)苇管灸:取苇管灸器,口径 0.4～0.6cm,长约 5～6cm,一端似半个鸭嘴,另一端以胶布封闭后插入耳道。施灸时以半粒花生米大小艾绒放于苇管器半个鸭嘴上,线香点燃。每日 1～2 次,每次 3～9 壮,10 次为 1 疗程,可连续 4～7 个疗程。施灸时耳部温热感,皮温升高 2～3 度为宜。

【针灸疗法】

1. 古代记载 《景岳全书·卷十二》主张:“以艾治者,当随之急处而灸之。盖经脉既虚,须借艾火之温,以行其气,气行则血行,故筋可舒而歪可正也”。《症因脉治·卷一》提出因于寒者,应外用艾火灸之,右喎灸右,左喎灸左。

2. 现代研究 针灸是临床治疗面瘫的主要方法之一,现代临床运用针灸疗法治疗本病的报道甚多。一般可分三类:一是单纯运用针灸治疗;二是针灸疗法配合中药内服、外敷等法;三是综合疗法,即针灸疗法配合其他中医疗法与西医疗法,或称中西医结合疗法。有综合多年来针灸治疗面瘫的取穴与方法后认为,针灸处方多以手足阳明经和面部穴位为主,治疗多用针刺(电针)为主和针刺配合其他方法两类。

现代医著中,《中医临证备要》介绍用大秦艽汤养血润燥祛风为主,配合针灸疗法,取颊车、地仓,左取右,右取左,并刺合谷、太冲。《现代中医耳鼻咽喉口齿科学》介绍主穴用风池、翳风、阳白、迎香、地仓、合谷;备穴用攒竹、太阳、四白、人中、听会、颊车。多用输刺法,留针 15 分钟,每天或隔天 1 次,10 次为 1 疗程。《实用中医耳鼻喉科学》介绍先取地仓、颊车、颧髎、丝竹空,歪左取右,歪右取左。先行针刺,感酸胀后即出针。再用艾粒隔姜片灸地仓、颊车 3～5 壮。重症者先针健侧,再按上法针灸患侧。《中西医结合耳鼻咽喉科学》主张在恢复期(病程 1 周以后)运用阳白透鱼腰,眉梢透鱼腰,地仓透颊车,四白透迎香,人中旁刺并配下关、合谷等穴。《中医诊断与诊断学》介绍用面神经 1 点(乳突前下方)、面神经 2 点(下关穴前下五分)、翳风、地仓透颊车、阳白透鱼腰、太阳、四白透迎香,2～4 穴/次,平补平泻,留针 10～15 分钟。有报道运用牵正散加味(白附子、僵蚕、地龙、全蝎、炙马钱子各 20g,蜈蚣 2 条,羌活 10g,研面备用)外敷配合穴位浅刺(阳白、太阳、攒竹、丝竹空、承泣、迎香、颊车、地仓、承浆、人中、颧髎浅刺,风池、合谷针刺 1 寸)每日 1 次,10 次为 1 疗程,收到较好效果。另有报道用牵正散穴位贴敷治疗面瘫而获效。亦有报道用针灸配合清热解毒药物治疗急性起面瘫而获效。

3. 临床应用

(1)穴位敷贴法:取下关、颊车、地仓、太阳、阳白、听宫等局部穴位,每次 2 穴,交替使用。方法:将蓖麻子仁杵饼,厚约 0.3cm,贴于穴位,用纱布胶布固定,每日换贴 1 次。

(2)穴位划刺贴敷法:取太阳、瞳子髎、颧髎、地仓、迎香等穴位,每次 2 穴,交替使用。方法:穴位局部消毒后,用三棱针在穴位处划“井”字 1cm×1cm 大小,渗血为度,然后贴风湿膏药,3 天 1 次。

(3)针刺治疗:取听宫、听会、翳风、风池、下关、四白、太阳、迎香、地仓、颊车、承浆、合谷、足三里,每次选3～5穴,平补平泻,或用电针。

(4)悬灸:取地仓、颊车,悬灸15～20分钟,或10壮左右,每日1次。

(5)梅花针:梅花针叩击患处,每天1次。

(6)穴位注射:取颊车、地仓、下关、曲池、翳风、外关等穴,每次1～2穴,进针至有酸麻胀感后注入药液1～2毫升,间日1次。药物可用维生素B_1、B_{12},或用复方丹参、当归、毛冬青、麝香等注射制剂。

【专病专方】

1. 现代专病专方

(1)纪延龙方:当归、白芍各15g,白附子、僵蚕、川芎各10g,全蝎6g,丹参、鸡血藤各20g。水煎日分三次服,10天为1疗程。气虚加党参;风寒重加附片、细辛、白芷;风热重加忍冬藤、丝瓜络;卫阳虚加桂枝、防风。可连服1～3个疗程。(《实用中医内科杂志》1989,(1))

(2)蜈蚣矫正饮:适用于风湿痰阻,瘀停经脉。蜈蚣1条,地龙12g,当归12g,赤芍10g,鸡血藤15g,羌活10g,防风10g,白芷10g,川芎9g,水煎服,每日1剂。(《千家妙方》)

(3)玉圣散:功效祛风散寒,温经活络。当归7g,延胡索7g,肉桂10g,全蝎3g。水煎服,每日1剂。(《千家妙方》)

(4)附乌散:适用于风寒郁于经络。熟附片90g,制川乌90g,乳香60g。为末,分成8～10包,每日1次,每次1包。临用前加生姜末3g,调入药面内,开水调成糊状即可。先将患处用热姜片擦至充血,再将药糊外敷患侧(上至太阳,下至地仓)宽约3cm,纱布敷盖,胶布固定,再用热水袋热敷片刻。每天照此法换药1次。(《千家妙方》)

(5)外敷方:南星、草乌、白及各30g,僵蚕7个(大的)。分别研末,混合过筛,装瓶备用。用时姜汁调匀,左歪贴左,右歪贴右,干则换。日贴3次以上。(《广西中医药》1980,(4))

2. 古代专病专方

(1)小续命汤:适用于体虚受寒,口眼㖞斜。麻黄、防己、人参、黄芩、桂心、甘草、芍药、川芎、杏仁各一两,附子一枚,防风一两半,生姜五钱。先煎麻黄去上沫,再入诸药同煮,分三次服,日1剂。(《备急千金要方·卷八》)

(2)舒筋三圣散:治口眼㖞斜,左急右缓,血脉受邪者。当归、肉桂、延胡索。(或去延胡索,加人参,名参归三圣散)(《张氏医通》)

(3)秦艽汤:治中风外无六经之形证,内无便溺之阻隔,手足不便,或口眼歪斜。茯苓、白术、甘草、生地、白芍、当归身、川芎、羌活、独活、秦艽、石膏、白芷、防风、黄芩、细辛、生姜。水煎服。(《类证治裁》)

(4)巴豆方:治中风口㖞。巴豆7枚,去皮研烂,㖞左涂右手心,㖞右涂左手心,仍以暖水一盏按向手心,须臾即便正。洗去药,并频抽掣中指。(《肘后方》)

(5)鳝血外涂方:治口㖞。以大鳝鱼1条,针刺头上血,左㖞涂右,右㖞涂左,即洗去。(《奇效良方》)

(6)蓖麻膏:治中风口眼㖞斜不正。大蓖麻子、巴豆、麝香。贴对侧手劳宫穴。(《奇效良方》)

【预后与转归】

本病预后良好,经适当治疗后,一般均能恢复正常。

【护理与预防】

1. 调畅情志，锻炼身体，平时可用冷水洗面，增强抗病能力。

2. 其他参见脓耳面瘫。

【参考资料】

1. 2000年前参考资料见第1版，此略。

2. 李黄彤，等．周围性面瘫的针灸治疗近况．中医文献杂志，2005，23(1)：54～56

3. 张保华，等．牵正散穴位贴敷治疗面神经麻痹42例．中国针灸，2006，26(1)：64

4. 许金水，等．针灸合清热解毒药治疗急性期周围性面瘫40例．江西中医药，2007，38(12)：59

5. 郭大江，等．分期针刺法结合牵正散胶囊治疗周围性面瘫80例．陕西中医，2008，29(9)：1225

6. 于金栋，等．近十年中药治疗特发性面神经麻痹综述．中西医结合心脑血管病杂志，2008，6(9)：1064～1066

7. 白田雨，等．特发性面神经麻痹的中医用药规律．天津中医药大学学报，2009，28(2)：98～100

8. 刘维君，等．浅刺配合中药外敷治疗周围性面神经麻痹40例．长春中医药大学学报，2009，25(3)：384

第二十三节 耳硬化症

【概述】

1. 涵义 耳硬化症是指耳内骨迷路致密板层发生局限性硬化，使镫骨固定，以双耳缓慢进行性耳聋为主要表现的一种慢性耳病。好发于白种人，欧美多见，我国发病率较低，故有明显的地域性。中青年发病率较高，女性多于男性。属中医渐聋、渐鸣、久聋范畴。

2. 释名 耳硬化症是引用西医学病名而来，根据西医之说，是按照其病理改变而命名的。在中医学中，当属于“渐聋”、“渐鸣”、“久聋”之范畴。

(1)渐聋、渐鸣：指逐渐发生的耳鸣耳聋。如《景岳全书·卷二十七·耳证》曰：“渐鸣而声细者多虚”。王德鉴《中医耳鼻咽喉口腔科学》渐聋病曰：“是指缓慢出现、逐渐加重、历时较长的听力下降”。又曰：“耳硬化症的渐聋多见于中年以上”。

(2)久聋：指耳聋经久不愈者。如《医方考·卷之五·耳疾门》有曰：“久聋者，病非一日，邪气痹聚也”。

3. 沿革 中医学中无耳硬化症之名，根据其征候表现，当属于渐鸣、渐聋、久聋范畴。在现代医著中，大多均以西医之耳硬化症为名。其中《实用中医耳鼻喉科学》首先运用中医学观点与方法论述此病。王德鉴《中医耳鼻咽喉口腔科学》将其概括于“渐聋”一病中，《中医耳鼻咽喉科临床手册》亦按耳硬化症进行论述，并曰“本病中医称为耳渐聋、耳渐鸣”。

【病因病理】

1. 古代病因病理学说 古代医家对于渐鸣、渐聋、久聋的病机主要认为由劳伤肾气，致使肾虚，气血不足，风邪停滞所致。如《诸病源候论·卷之二十九·耳病诸候》久聋候曰：“足少阴肾之经，宗脉之所聚，其气通于耳。劳伤于肾，宗脉虚损，血气不足，为风邪所乘，故成耳聋。劳伤甚者，血气虚极，风邪停滞，故为久聋”。后世医家大多宗其所说。

2. 现代病因病理学说 现代有关本病的病因病理学说主要认为由虚、瘀所致。如王德鉴《中医耳鼻咽喉口腔科学》将渐聋的病因病机归属为肝肾阴虚、肾阳亏损、肺脾气虚、心脾两虚、气血瘀阻五个方面。《中医耳鼻咽喉科临床手册》将耳硬化症的病因病理归属为两个方面：一是先禀不足，房劳过度，妊娠伤精，耗及肾精，致使精亏阴衰，耳失濡养；二是邪犯耳内，久滞不去，瘀阻气血。《实用中医耳鼻喉科学》认为本病的病因病理，“或因寒湿凝聚，或因肝气郁结，进而引起耳部有关经脉气血瘀滞，逐渐加重，直至气血凝结，经气不通，耳窍闭塞，司听失聪，而为本病”。综上所述，本病之发，虚、瘀是其基本的病机特点。

3. 临床病因病理

(1)肾精亏虚，耳失濡养：先禀不足，肾精素虚，或少年作劳，劳倦过度，房劳伤肾，致使肾精亏虚，耳失濡养，渐发聋鸣。

(2)邪毒滞留，气血瘀阻：邪毒反复袭伤耳窍，滞留不去，日久气血运行受阻，耳脉不畅，气血瘀滞，而渐成耳聋。

【临床征候】

1. 发病情况 好发于中青年，女性多于男性。有一定的地域种族性。

2. 病史 可有家族史。

3. 渐聋、渐鸣 双侧缓慢进行性耳聋是本病的主要症状特征。多数伴有持续性低音调耳鸣，或先于耳聋出现。耳聋进展速度因人而异，双耳发展速度亦不平衡。有韦氏错听，即在嘈杂环境中听力反比安静环境中为好。少数患者伴有眩晕。

4. 外耳道及耳膜检查 外耳道皮肤薄而宽大，耵聍甚少。耳膜正常或变薄，早期可在耳膜后上方透见淡红色区域。耳咽管功能正常。

5. 听力检查 早期呈传导性聋，后期可呈混合性聋。声阻抗测听成 As 型。任内、盖来试验均为阴性。纯音听力曲线有卡哈切迹(在 2～4kHz 区骨导曲线呈 V 形下降)，气骨导间距增宽。

6. CT 检查 可发现两窗区、迷路或内耳道骨壁上有局限性硬化灶。

【诊断与鉴别诊断】

1. 诊断要点 ①双耳缓慢进行性耳聋；②耳膜及耳咽管功能正常；③听力检查呈传导性聋，听力图上有气骨导间距，As 型鼓室导抗图；④CT 检查有迷路或内耳道骨壁上有局限性硬化灶；⑤可有家族史。

2. 鉴别诊断 应注意与慢耳痹相鉴别。

慢耳痹亦属传导性耳聋，且病情发展缓慢，但慢耳痹多由急耳痹病史，检查耳膜有混浊、内陷、增厚等，耳咽管功能异常，声导抗图多呈 B 型(即平坦型)，鼓室可有积液等，一般鉴别不难。

【辨证施治】

1. 古代辨证施治观点 古代医家对于渐聋、久聋的证治多从虚损立论，治疗多从培补肾精、气血入手。如《外科证治全书·卷二·耳部证治》中有曰：“如肾亏精脱，或年衰、或病后、或劳倦过度、或大怒气结，渐至耳聋者，须大培根本，用八珍汤、地黄丸、补中益气汤之类。然多难愈”。《医学心悟·卷四·耳》亦曰：“若久患耳聋，则属肾虚，精气不足，不能上通于耳，宜用六味地黄丸加枸杞、人参、石菖蒲、远志之类”。其他医家之论大多亦均是以补益为治。

2. 现代辨证施治观点 现代对于耳硬化症的辨证施治多从补益肾精、活血化瘀进行论治。如《中医耳鼻咽喉科临床手册》将其分为肾精亏虚、气滞血瘀两证，治疗分别用耳聋左慈丸、通窍活血汤加减等。《中国医学百科全书·中医耳鼻咽喉口腔科学》对于渐聋主要从肝肾阴虚、肾阳亏耗、肺脾气虚、心脾血虚论治；王德鉴《中医耳鼻咽喉口腔科学》对于渐聋的辨证施治则在上述证候的基础上增加了气滞血瘀证，分别采用六味地黄丸、耳聋左慈丸、附桂八味丸、益气聪明汤、归脾汤、柴胡聪耳汤等方药治疗。《实用中医耳鼻喉科学》则主要从耳脉经气郁滞，气血凝结，耳窍闭塞论治，方药采用柴胡聪耳汤、通窍活血汤治之。

3. 证治分类

(1)肾精亏虚证

证候　耳聋渐进，发展缓慢，耳鸣时轻时重，女性则遇孕期鸣聋加重，外耳道宽大少津，时有头晕，须发早白，腰膝酸软，体质较弱，颧面黧黑，舌质嫩红，脉细弱。

证析　肾主耳，为听觉之本，肾精亏虚，耳失濡养，故渐发耳聋，耳鸣时轻时重，外耳道宽大少津；女性孕期精血养胎，无以上奉养耳，故耳聋耳鸣加重；耳内听、位神同居一处，精亏失养，则时有头晕；精血互生，发为血之余，精亏血虚，无以养发，故见须发早白；腰为肾之府，精虚而腰府失养，故腰膝酸软；肾为先天之本，肾精亏虚，禀赋不足，故体质较弱；黑色属肾，肾虚本色现于上，故有颧面黧黑；舌质嫩红，脉细弱亦属肾精亏虚之征。

治法　益精补肾，填髓聪耳。

方药　耳聋左慈丸加减。方中主以六味地黄丸补益肾精，以填精益髓，濡养耳窍而聪耳；辅以磁石、菖蒲聪耳熄鸣，柴胡既能行气通窍，又能引药上达耳窍，合而共奏益精补肾，填髓聪耳之效。若耳聋耳鸣较重者，可加制首乌、女贞子、桑椹子、鹿角胶，以助益精补肾聪耳之效。

若精亏及阴，肾阴不足，耳聋较重，或发展较快，耳鸣不止，耳膜后上方或有淡红色透视区，骨蒸潮热，舌红少苔，脉细数者，治宜滋阴补肾，降火聪耳。方药可用左归丸加知母、黄柏、旱莲草等。亦可用滋阴地黄汤加减。

若精亏及阳，肾阳虚弱，耳鸣耳聋，耳内凉楚，形寒怕冷，阳痿宫寒，面色㿠白，舌淡苔白，脉沉细弱者，治宜温肾壮阳，益精聪耳。方药可用右归丸加仙灵脾、仙茅、五味子等。或用滋肾汤加减。

(2)气血瘀阻证

证候　耳渐聋渐鸣，日渐加重，妇女经期少腹胀痛，聋鸣益甚，外耳道宽大，感觉迟钝，耳内或有刺痛感，面色污暗，舌质暗红，或有瘀点，脉细涩。

证析　气血瘀阻，耳脉不畅，故耳渐聋渐鸣，日渐加重；血瘀少腹，经脉不畅，故经期少腹胀痛，鸣聋益甚；血瘀耳窍，新血不达，耳养不足，故外耳道宽大，感觉迟钝；血瘀于舌面，则面色污暗，舌质暗红或生瘀点；气血瘀阻，脉道不畅，故脉细涩。

治法　活血化瘀，通窍聪耳。

方药　通窍活血汤合通窍聪耳丸加减。方中主以桃仁、红花、赤芍、川芎活血化瘀，疏通经脉；辅以丝瓜络、通草、全蝎、麝香、石菖蒲、老葱通经活络，开窍聪耳；香附行气活血；葛根、柴胡升举清阳，并能引药上达；佐以姜枣调和营卫，甘草调和药性，茯苓健脾益气，助气行血，合而共奏活血化瘀，通窍聪耳之效。

若肾虚挟瘀，耳聋已甚，头晕耳鸣，腰膝酸软，舌暗者，宜补肾活血，聪耳熄鸣。方药用右归丸合滋肾通耳汤加减。

【针灸疗法】

在古今文献资料中，有关本病的针灸疗法记载的较少。《中医耳鼻咽喉科临床手册》中对于本病的针灸疗法做了介绍，现摘录如下，供临证时参考：

1. 耳针疗法　取耳中、内耳、内分泌、肾、肾上腺、皮质下、脑点等，用王不留行籽包压或针刺。

2. 体针疗法　取听宫、听会、翳风、足三里、三阴交、肾俞、脾俞、命门等穴，中刺激。

3. 艾灸疗法　取听宫、翳风、足三里、三阴交、肾俞、命门等穴，温灸。

【按摩与导引】

1. 鸣天鼓　有防聋，延缓病情发展的作用。其方法参见基础篇"耳科按摩导引法"。

2. 穴位按摩　用单指经常按摩耳周穴位如听宫、听会、翳风等，以疏通经气，聪耳防聋。

【预后与转归】

1. 本病病程长，发展缓，见效慢，坚持治疗，多数能控制病变发展或治愈。

2. 若治疗不当，或失于治疗，最终可导致严重听力障碍。

【护理与预防】

1. 少食辛辣炙煿、肥甘食物，戒烟酒。

2. 少作劳，节欲、省房事，脑力劳动要适度，勿耗伤心血、肾精。

3. 有耳硬化症家族史者，从中青年开始，可坚持服用六味地黄丸，每日 1 次，以培精补肾防聋。

【参考资料】

1. 易自翔，等．耳硬化症的遗传倾向及其防治的探讨．中华耳鼻咽喉科杂志，2000，35(2)：105～108

2. 常青林，等．耳硬化症 CT 表现．临床放射学杂志，2005，24(6)：488～491

3. 冯晓华，等．88 例耳硬化症纯音听力学分析．南方医科大学学报，2009，29(3)：553～555

第二十四节　耳　眩　晕

【概述】

1. 涵义　耳眩晕是指耳主平衡功能失调，以突然与反复发作的旋转性眩晕，伴有耳鸣耳聋，头或耳内胀满感为主要特征的一种耳病。眩晕剧烈者，可有恶心呕吐、出冷汗等。本病以单耳发病多见，好发于青壮年。男女发病率无显著差异。西医学的梅尼埃病与本病相类似。

2. 释名　耳眩晕又称眩晕、真眩运、冒眩等，均是以其证候特征进行命名的。

(1)眩晕：指头晕、目眩并见的疾患。如《证治汇补·卷之四》："眩者，言视物皆黑；晕者，言视物皆转，二者兼有，方曰眩晕"。

(2)真眩运：指眩晕剧烈，伴有恶心、呕吐者。如《医林绳墨·卷三》曰："其症发于仓卒之间，首如物蒙，心如物扰，招摇不定，眼目昏花，如立舟舡之上，起则欲倒，恶心冲心，呕逆奔上，得吐少苏，此真眩运也"。

(3)冒眩：其义同眩晕。如《仁斋直指方》云："眩言其黑，晕言其转，冒言其昏。眩运之与冒眩，其意一也。其状目闭眼暗，身转耳聋，如立舟舡之上，起则欲倒"。

3. 沿革　古代文献中没有耳眩晕之名，其有关论述见于头眩、眩晕之病中。头眩之名，首见于《内经》。如《素问·至真要大论篇》曰："厥阴之胜，耳鸣头眩，愦愦欲吐，胃鬲如寒"。《灵枢·大惑论》曰："脑转则引目系急，目系急则目眩以转矣"。说明中医学早就观察到了本病眩晕与耳鸣、呕吐、目系急(眼球震颤)并见的特点。秦汉时代之《伤寒杂病论》及隋朝之《诸病源候论·卷二》对眩晕之病均有详细论述。唐《备急千金要方·卷十三》有"头眩屋转，眼不得开"、"头目眩运，屋转眩倒"等描述。宋《严氏济生方·眩晕门》曰："所谓眩晕者，眼花屋转，起则眩倒是也"。而《仁斋直指方》所云："眩言其黑，晕言其转，冒言其昏。眩运之与冒眩，其意一也。其状目闭眼暗，身转耳聋，如立舟舡之上，起则欲倒”。更与耳眩晕之病症相似。金元时期，《兰室秘藏·卷中》载：“先师尚病头痛，发时两颊青黄，晕眩，目不欲开，懒言，身体沉重，兀兀欲吐”。《丹溪心法·卷四》亦曰：“眩者，言其黑晕旋转，其状目闭眼暗、身转耳聋，如立舟船之上，起则欲倒”。所述之症，均与耳眩晕之特征相似。明清时期，对于眩晕的论述大多宗前贤之说。如《医林绳墨·卷三》、《证治准绳·卷之四》等均引用严氏、朱氏之论而对眩晕病证进行了描述。《杂病源流犀烛·卷二十五·头痛源流》对于眩晕分类甚为详细。计有伤风眩晕、火热上攻眩晕、风痰闭壅眩晕、风热上冲眩晕、冒雨伤湿眩晕、痰饮眩晕、气郁眩晕、虚衰眩晕、失血眩晕、老人阳虚眩晕等之名。其中当有包括耳眩晕者。

为了区别各科多种病因所致眩晕，全国高等医药院校试用教材《中医耳鼻喉科学》根据历代医家对“眩晕”一症的论述，将其正式纳入教材并创立“耳眩晕”之病名加以应用，并对“耳眩晕”的含义、病因病理、症状特点以及辨证论治等内容作了系统阐述。由此，奠定了耳眩晕一病在现代中医学中的病症学基础。此后，现代中医各家著述，以及在中医界法定文件中均沿用这一病名，从而使之趋于统一、规范、科学。

【病因病理】

1. 古代病因病理学说

(1)肝风学说：《素问·至真要大论篇》曰：“诸风掉眩，皆属于肝”。《素问玄机原病式·五运主病》释义为：“掉，摇也；眩，昏乱眩运也。风主动故也。所谓风气甚而头目眩运者，有风木旺，必是金衰不能制木，而木复生火，风火皆属阳，多为兼化，阳主乎动，两动相搏则为之旋转”。进一步解释可见《简明医彀·卷之三》：“夫眩运之始，必因火克肺金，金衰不能制木，故木旺而生风。肝木即旺，复能生火。风火二气属阳，阳主动，性同上升，两动相搏，则为旋转，犹焰得风”。《杂病源流犀烛·卷二十五·头痛源流》眩晕中亦曰：“眩晕，肝风病也……夫肝为风，风，阳邪也，主动。凡人金衰不能制木，则风因木旺而扇动，且木又生火，火亦属阳而主动，风火相搏，风为火逼则风烈，火为风扇则火逸，头目因为旋转而眩晕，此则眩晕之本也”。从上所述，肝木升发太过，生风生火，上扰清窍而致眩晕。

(2)痰饮学说：《金匮要略》中多从痰饮论治眩晕。但力主痰饮致眩晕者，当推元代医家朱丹溪。在《丹溪心法·卷四》中强调指出“无痰则不作眩”。并在《脉因证治·卷上》、《丹溪治法心要·卷三》中认为“痰因火动，又有湿痰者，有火痰者”；“痰饮随气上，伏留于阳经，遇火则动”。“因七情致脏气不行，郁而生涎，结为饮，随气上厥”。指出了痰火与痰湿之不同，其论对后世影响极深。《杂病源流犀烛·卷二十五·头痛源流》眩晕中提出因痰致眩，应辨寒热虚实，如风热痰、寒湿痰、痰火兼虚、气血虚挟痰等，并认为痰是致发眩晕的主要病机。其曰：眩晕“然而内因外因之感发虽殊，总必由于痰盛……故曰无痰不作眩也”。

对痰饮的产生，《简明医彀·卷之三》曰：“七情相感，脏气不平，郁而生涎，积而为饮，煎熬成痰，火动其痰，令人眩晕”。指出肝郁化火，煎熬津液而为痰者。《证治汇补·卷之四》曰：“肥白人湿痰滞于上，阴火起于下，痰挟虚火，上冲头目，邪正相煽，故忽然眼黑生花”。指出素体痰盛，痰火互结，上扰头目而致眩晕。又曰：“中气不运，水停心下，心火畏水，不敢下行，扰乱于上，头目眩晕，怔忡心悸或吐涎沫”。阐明脾虚失运，水湿不化而致。

(3)虚损学说：《灵枢·海论》之“髓海不足”、《灵枢·大惑论》之“上气不足”为后世虚证眩晕奠定了理论基础。《景岳全书》明确提出：“无虚不能作眩”。对明、清医学影响甚深。如《明医指掌·卷六》之“气虚而眩晕”，《证治汇补·卷之四》“眩晕出于肾虚”，“眩晕出于中气不足”等均以脾、肾虚衰论其证。

除上述观点外,《证治汇补》将眩晕的病因归纳为外感、湿痰、停饮、肝火、气郁、血虚、脾虚、肾虚八类,可谓详尽之极。

总之,各家论眩晕,不外风、痰、虚三说,而其病根属虚,病标、病象属实。正如《医学从众录・卷四》所言:“其言虚者,言其病根,其言实者,言其病象,理本一贯”,对眩晕之虚、实病机之间的关系作了较为全面的概括。

2. 现代病因病理学说　现代医家对于耳眩晕病因病理的认识,大多宗古代医家之说,而将其归纳为风、痰、虚所致。如具有代表性的著作,高等医药院校教材《中医耳鼻喉科学》中将其病因病理归纳为髓海不足、上气不足、寒水上泛、肝阳上扰、痰浊中阻五个方面。并曰:“眩晕之病因,以内伤为主……本证以肾、脾之虚居多,然又有风火、痰浊等不同因素之兼杂”。各家医著基本对于教材中的这些发病学说持认同观点。

在上述观点的基础上,《中医耳鼻咽喉科临床手册》则进一步提出了痰瘀交阻的致病学说,认为本病“多由肝、心、脾、肾功能失调,风、痰、虚、瘀伤耳而病”。《干氏耳鼻咽喉口腔科学》则将其病因病机归纳为痰火、肝阳、肾虚三类,增加了火热(痰火)学说。

3. 临床病因病理　本病多因于风、痰、虚所致。发作时以邪实为主,多见于痰浊中阻、肝阳上扰或寒水上泛;缓解后则主要是脏腑虚损,多为肝肾亏损,髓海不足,或心脾两亏,上气不足。

(1)痰浊中阻:因肝气郁结,久郁化火,煎炼津液;或患者素体痰盛,痰火互结;或脾气虚弱,运化失健,水湿不化,痰浊内生,阻遏清阳,浊阴上干蒙蔽清窍,平衡失司而成眩晕。若痰浊久留不去,壅遏气血,则可致痰瘀交结,清窍不利,而致眩晕常作不已。

(2)寒水上泛:先天不足,或过度耗伤于肾,则致肾阳不足,命门火衰,阳虚生内寒,不能温化水液,寒水停聚,上泛清窍,平衡失司而发生眩晕。

(3)肝阳上扰:平素情志不舒,精神压力过大、紧张、抑郁等致使肝气郁结,化火生风,风阳上扰清窍;或暴怒伤肝,怒则气上,升发太过,上扰清窍,平衡失司,变生眩晕。

(4)髓海不足:先天禀赋不足,或房劳过度,或病后失养,肝肾阴虚,以致髓海不足,耳窍失养,平衡失司而致眩晕。

(5)上气不足:劳倦日久,思虑过度,饥饱失常,泄泻或大汗之后,心虚脾弱,肺气亏虚,气衰血少,清阳不升,上气不足,耳窍失养,平衡失司而致眩晕。

【临床征候】

1. 发病情况　好发于青壮年,发病年龄多在30～60岁之间,男女发病无明显差异。单耳患病者占80%～90%。无地域性及明显季节性。

2. 病史　眩晕发作前多有过度疲劳或精神紧张、睡眠不足等诱发因素。

3. 发作性旋转性眩晕　为本病的首要症状。眩晕常突然发作,多呈旋转性,即视物旋转,或感天旋地转,持续数分钟、数小时不等。发作时意识清楚,畏光厌动。发作过后一切复常。间歇期不等,短则数日、数月,长则数年发作一次等。

4. 伴随症状

(1)耳聋:多表现为听力进行性减退。眩晕发作时听力减退明显。病变早期,眩晕过后听力可恢复正常。多次发作后,则往往有不同程度的听力减退,纯音电测听示感音神经性聋,以高频听力损失为主。

(2)耳鸣:呈波动性,亦可持续存在。眩晕发作时尤为明显,但多数被剧烈眩晕所掩盖而不被患者所察觉。早期耳鸣常随眩晕发作而出现。多次反复发作者,耳鸣可成持续性。

(3)耳内或头内胀满感:部分患者发作时有不同程度的耳内或头内胀满感。

(4)恶心呕吐:出现在眩晕剧烈发作之时,可持续数小时。常同时出现面色苍白,出冷汗、恐惧感等。

5. 甘油试验阳性　试验前空腹,口服50%甘油生理盐水约60ml(即3ml/kg体重)。服药前及服药3～4小时后作纯音电测听。试验期间严禁饮食。服药3小时后常可出现听力改善,耳鸣减轻等,即为阳性。

6. 眼球震颤　出现于眩晕发作时。表现为眩晕发作时出现自发性水平性或旋转性眼球震颤或摆动,快相常向健侧。

7. 前庭功能异常　前庭功能检查,部分患者可出现一耳或双耳前庭功能减退,发作期尤为明显,冷热水试验见患侧功能低下,或有优势偏向。但亦有前庭功能无明显异常者。

【诊断与鉴别诊断】

1. 诊断依据　①突发性旋转性眩晕;②伴有耳鸣及听力下降,耳或头内胀满感,眼球震颤;③可有恶心、呕吐、冷汗等症状;④纯音电测听多为一侧耳感音神经性耳聋听阈曲线;⑤甘油试验阳性。⑥前庭功能检查异常。⑦神经、内分泌检查、颈椎、颅脑X线拍片均无异常。

2. 鉴别诊断　耳眩晕应与其他耳源性眩晕和中枢性眩晕相鉴别。

(1)脓耳眩晕(迷路炎):多有脓耳病史,可伴有耳鸣耳聋,耳流脓;中耳及鼓膜有病变;瘘管试验可为阳性;乳突X线检查可发现骨质破坏等。

(2)良性阵发性位置性眩晕:在某一头位时发生一过性剧烈眩晕,维持或立即重复这一头位则症状减轻或消失,但休息1～2小时后又可再次发生眩晕。

(3)耳毒性药物损害:有耳毒性药物用药史,眩晕较轻,逐渐加重,且无旋转性。

(4)暴晕(前庭神经元炎):多发于感冒1～2周后,突然眩晕发作,且持续时间较长,无耳鸣耳聋症状。

(5)听脉瘤:偶有发作性眩晕,一侧突发耳聋,表现为蜗后性听力障碍,X线摄片示内听道扩大或(和)骨质破坏。

(6)椎-基底动脉供血不足:可有相应的内耳、脑桥、小脑等供血不足的病理改变及症状表现,颈椎X线摄片及动脉造影可协助诊断。

(7)延髓背外侧综合征:多突发于中老年,眩晕较重,一般不伴有耳鸣耳聋。

(8)脑动脉粥样硬化:多发于40岁以后,逐渐发生,病程缓慢,早期症状有头晕及睡眠障碍、记忆力减退、情绪易激动、头痛等。

(9)多发性硬化(播散性硬化):多发于青少年,除眩晕外,还有肢体无力及视力改变等症状。

(10)血压异常及贫血:多因体位迅速改变而诱发眩晕,视物黑蒙,甚或失去知觉等。

(11)癫痫:先出现眩晕,随后失去知觉,意识障碍,肢体抽搐,脑电图异常等。

【辨证施治】

1. 古代辨证施治观点　古代资料中有关耳眩晕的辨证施治,主要从痰、从肝、从火、从虚等论治。

(1)从痰论治:分痰火或湿痰两类。如《丹溪治法心要·卷三》认为"头眩,痰挟气虚并火,治痰为主,及补气降火药"。方如"二陈汤加芩、苍、防、羌主之"。而清热降火化痰则用头晕方,气虚眩晕用香橘饮,"气虚挟痰者,四君、二陈、芪、芎、荆芥"。《医林绳墨·卷三》指出:

“眩晕之症，有虚有实，实则清之，用二陈等治”。《寿世保元·卷五》中有因气虚痰火上炎用清阳除眩汤；肥白之人，日常头眩目花用清痰祛晕汤；胃气虚损，停痰眩晕而用半夏白术天麻汤者。

(2)从肝、从火论治：主要有肝阳、肝火亢盛，火热上冲等。如《类证治裁·卷之五》：“动怒郁勃，痰火交炽，用二陈汤加龙荟丸。至于熄风之品，如甘菊炭、煨天麻、钩藤”。又如《杂病源流犀烛·卷二十五·头痛源流》眩晕有曰：“火热上冲眩晕，必烦渴引饮，或暑月热盛而发，宜大黄散”。《丹溪治法心要·卷三》有：“眩晕不可当者，以大黄酒浸，炒三次为末，茶调服”等。

(3)从虚论治：治疗以补虚固本为主，分气血阴阳之不足而各有侧重。如《证治汇补·卷之四》曰：“气虚主以四君子汤，气陷主以补中益气汤，血虚主以人参养荣汤，肾虚主以鹿茸肾气丸。阳气久虚，遇寒必冒者，桂附八味丸，相火妄动，遇劳必眩者，加减逍遥散”。从肝肾不足着手治疗者，如《医学从众录·卷四》：“然欲荣其上，必灌其根，如正元散及六味丸、八味丸，皆峻补肾中水火之妙剂，乙癸同源，治肾即所以治肝，治肝即所以熄风，熄风即所以降火，降火即所以治痰……如钩藤、玉竹、菊花、天麻柔润熄风之品，无不可于各方中出入加减，以收捷效也”。

纵观古代医家论治耳眩晕，大多均从痰、从肝、从虚为主进行论治，其代表医家如朱丹溪、张景岳等，方如二陈汤、四君子汤、肾气丸、桂附八味丸等，另有菊花、天麻、钩藤之类随方出入加减。

2. 现代辨证施治观点 现代医家医著对于耳眩晕的论治观点基本一致，多从风、痰、虚三类进行证治，且强调“急则治其标，缓则治其本”的治疗原则。急者即眩晕发作时，一般以治痰、治风为主；缓者即间歇期，一般以补益脾肝肾气血阴阳为主。其分型证治一般有髓海不足、上气不足、寒水上泛、肝阳上扰、痰浊中阻数证。持上述观点者如高等医药院校教材《中医耳鼻喉科学》、王德鉴《中医耳鼻咽喉口腔科学》等。亦有将其分为风阳上扰、痰湿中阻、精亏髓虚、心脾两虚、寒水上泛、痰瘀交阻数证者，如《中医耳鼻咽喉科临床手册》。干氏则将其精减为痰火、肝阳、肾虚三证。但无论分证如何，而其所有方药一般均以杞菊地黄丸、归脾汤、真武汤、天麻钩藤饮、镇肝熄风汤、半夏白术天麻汤为主。

有关耳眩晕的临床报道资料甚多，但其所治一般亦不外从风、从痰、从虚论治。亦有认为应注意瘀血致病者，而主张采用活血化瘀、利水之法治疗之。亦有将其分为心火亢盛、肝阳上亢、脾虚痰阻、肾阳虚衰、气血两亏、气血瘀阻等六个证型。对反复发作的顽固性梅尼埃病，有学者提出了辨标本、分阶段治疗的思路，发作期重在熄风、祛痰、化瘀；缓解期应注意养心、健脾、疏肝、补益肝肾等，以达到根治眩晕的目的。还有学者对眩晕辨证分型与经颅多普勒检查的相关性进行了研究，结果显示：肝阳上逆组主要表现为血流速度较快，呈血管狭窄性改变；气血亏虚组主要表现为血流速度缓慢，供血不足；肾精不足组以血流速度减慢，频谱形态异常为多见；痰湿内阻组未发现明显特征性异常改变。由此表明，多普勒检测可为眩晕的辨证施治提供一些客观依据。

3. 辨证纲要 耳眩晕的症状主要为眩晕，其病理有风、火、痰、虚之不同。其中风、火、痰属实，虚则有精血亏损、髓海不足，或气血亏损、上气不足。故本病辨证施治应以虚实为纲。虚实之辨，主要在于其发病程度、病程长短、兼实兼虚之不同而定。一般而言，眩晕发作急暴，程度剧烈，病程短，体质盛，舌脉实者，多属风、痰为患，其证属实；眩晕发作缓，程度轻，病程长，或遇劳作易发，体质弱，舌脉虚者，多属气血阴阳亏虚而病，其证属虚。然于临床时，虚实错杂者，亦非少见，故尚应据证而辨。

4. 证治分类

(1)痰浊中阻证

证候 眩晕剧烈，发作突然而频繁，耳鸣重听，头脑胀满，胸闷不舒，恶心、呕吐，痰涎多，多伴有心悸，纳呆腹胀，体倦身重，舌淡胖有齿痕，苔白腻，脉濡或滑。

证析 痰浊阻遏阳气，清阳不升，浊阴上干，蒙蔽清窍，故眩晕剧烈，发作突然而频繁；痰浊阴邪，其性重浊，上干阳位，则耳鸣重听，头脑胀满；痰浊内盛，阻滞气机，则胸闷不舒；升降失调，痰浊上涌，故恶心、呕吐、痰涎多；痰浊凌心，则心悸；阻于中焦，则纳呆腹胀；脾主四肢，湿阻脾胃，故体倦身重；舌脉之象为痰湿内盛之征。

治法 燥湿健脾，涤痰熄眩。

方药 半夏白术天麻汤加减。方中以二陈汤燥湿祛痰，白术健脾，天麻熄风定晕，生姜、大枣调和脾胃。若湿浊甚而见头胀重、痰涎多，倍用法夏以助燥湿除痰之力，加泽泻、车前子以利水祛湿，或益以藿香、佩兰芳香化浊。若眩晕甚者，可加僵蚕、胆南星、白芥子以加强涤痰熄眩之力。若痰湿挟热而见口苦、苔黄腻者，可加黄芩、栀子、竹茹、枳实以清热除痰。若脾虚之证明显者，可酌加黄芪、党参以益气健脾。

痰湿阴邪，其性黏滞，难以速除，故本证在急性发作症状缓解后，应遵健脾除痰之旨，继续调治，可选用六君子汤、参苓白术散加减。

(2)肝阳上扰证

证候 眩晕突发而剧烈，每因恼怒、情志不畅而诱发，发时目系急(眼震)明显，头痛耳胀，口苦咽干，面红目赤，急躁易怒，胸胁苦满，多梦易惊，舌红苔黄，脉弦数。

证析 肝主风主动，与耳主平衡相应，肝阳暴张，上扰清窍，故眩晕突发而剧烈；肝失疏泄，情志内郁，气机不畅，故每遇恼怒、情志不畅则眩晕易发；肝开窍于目，肝风内动，风阳上扰，牵引目系，故目系急明显；肝气郁结，气郁化火，风火上扰，故头痛耳胀，口苦咽干，面红目赤，急躁易怒，胸胁苦满；肝主魂，肝火内扰，则多梦易惊；舌脉之象均为肝阳内盛之征。

治法 平肝熄风，清热降火。

方药 天麻钩藤饮加减。方中以天麻、钩藤、石决明平肝潜阳，熄风定晕为主；辅以栀子、黄芩清肝胆火热；牛膝、益母草引血下行而降火热，合桑寄生、杜仲而补益肝肾；夜交藤、茯神养心安神。若见喉舌干燥，舌干红，脉细数等阴液不足之象者，乃肝火灼阴，宜加生地、玄参、白芍、麦冬之类以济肝阴；若风盛而眩晕较重者，酌加生龙骨、生牡蛎，珍珠母、磁石等以镇肝熄风。若口苦、咽干、目赤、面红、大便燥结等肝火内盛之证明显者，酌加龙胆草、青黛、芦荟、大黄之类以清降肝火，通腑泻热。

肝阳上亢，多因情志失调，肝气郁结，或肝阴、肝血不足，肝失所养，阴不制阳所致，故本证于发作过后，应以疏肝解郁，或滋补肝阴为主，以治根本，可常用逍遥丸、杞菊地黄丸服之。

(3)寒水上泛证

证候 眩晕时发，发则泛恶，呕吐清水，或先有心下悸动，自感寒气自少腹冲心，耳内胀满，耳鸣耳聋；面色苍白，冷汗自出，形寒肢冷，甚则背冷如掌大，小便清长，夜尿频；舌淡胖有齿痕，苔白滑，脉沉迟缓或沉细弱。

证析 心肾阳虚，气不化水，寒水留滞，上泛清窍，积于耳内，耳司平衡失职，则眩晕时发，耳内胀满、耳鸣耳聋；寒水积留，胃失和降，则泛恶，呕吐清水；心肾阳虚，失于温化，寒水自下凌心，故发则先有心下悸动，自感寒气自少腹冲心；肾阳不足，寒水内盛，则面色苍白，冷汗自出，形寒肢冷，甚则背冷如掌大，小便清长，夜尿频；舌脉之象亦为阳虚、阴寒内盛之征。

治法　温阳利水，散寒降逆。

方药　真武汤合五苓散加减。方中附子、桂枝温阳散寒；辅以白术、茯苓、猪苓、泽泻利水渗湿，与桂枝相伍，有温阳利水之用；生姜降逆散寒，白芍和血益阴，以防附子辛热劫阴之弊。阳虚明显者，可酌加巴戟天、仙灵脾、胡芦巴以温阳散寒。

肾为先天之本，心肾水火既济，心肾阳虚，命门火衰，乃冰冻三尺，非一日之寒，故本证急性发作期过后，应以温补心肾阳气而培补其根本，以绝眩患，方药可用金匮肾气丸常服。

(4)髓海不足证

证候　眩晕屡发，耳鸣耳聋，鸣声尖细，入夜尤著；并见精神萎靡，记忆力差，腰膝酸软，心烦，少寐，多梦，遗精，手足心热，舌质红，苔少，脉细数。

证析　肾主耳，肾精生髓，髓入脑贯耳，滋助耳内真水而养位神以持平衡，若肾精亏损，精血不足，髓海空虚，耳窍失养，位神失用，故眩晕屡发，耳鸣耳聋；肝肾亏虚，虚火扰耳，故鸣声尖细，入夜为著。精血亏损，神失所养，则精神萎靡，记忆力差；腰为肾之府，膝为骨之节，肾虚精亏，府失所养，髓不充骨，则腰膝酸软；心肾为水火之脏，升降相因，精亏肾水不升，心火独亢，故心烦少寐多梦；虚火内生，则手足心热；火扰精室，精关不固，则遗精；舌红少苔，脉细数为阴虚内热之象。

治法　滋阴补肾，填精益髓。

方药　杞菊地黄丸合左归丸加减。方中主以六味地黄丸、菟丝子滋阴补肾，壮水制火；辅以枸杞子、菊花合熟地而养肝益血；怀牛膝补肝肾而降虚火，龟甲胶、鹿角胶为血肉有情之品，以养血填精益髓。

本证属虚损之候，非一日能痊，故眩晕缓解后，应以杞菊地黄丸缓进慢补，常服固本。

(5)上气不足证

证候　眩晕时作，或因思虑、劳倦过度而发作，并见耳鸣耳聋，神疲乏力，气短懒言，声音低怯，肢体倦怠，面色不华，心悸不宁，食少腹胀，大便时溏，舌质淡，苔薄，脉细缓无力。

证析　心脾两虚，气血亏虚，清阳不升，上气不足，耳窍失养，故眩晕、耳鸣、耳聋；思虑伤神，劳倦耗气伤血，故遇之则易诱发眩晕；气血虚弱，脏腑失养，功能衰退，故神疲乏力，气短懒言，声音低怯，肢体倦怠，面色不华；血不养心，则心悸不宁；脾气不足，健运失司，则食少腹胀，大便时溏；舌脉所见亦为心脾两虚，气血亏虚之象。

治法　补益心脾，养血安神。

方药　归脾汤加减。方中党参、白术、茯苓、炙甘草益气健脾；黄芪、当归补气生血；龙眼肉、酸枣仁、远志养心安神，木香理气醒脾；生姜、大枣调和脾胃。可酌加何首乌、熟地、白芍以助养血，加天麻、白蒺藜熄风定晕。若气虚挟痰者，可加法半夏、陈皮化湿祛痰。

本证亦可用八珍汤、十全大补汤加减，以双补气血；若脾虚清阳不升者，可用补中益气汤加减，以益气升阳。平时宜服归脾丸。

耳眩晕若久治不愈，反复发作，见有面色晦暗，舌暗红，或舌下青筋紫黑者，宜酌加当归、赤芍、桃仁、红花、丹参、泽兰、水蛭、丝瓜络、路路通、通草等活血化瘀，通经利水之品，以疏通血脉，导滞通窍，往往能收取良效。

【外治疗法】

1. 古代外治疗法述要　古代医家对耳眩晕的治疗，侧重于辨证内治，少有应用外治法治疗者。

2. 现代外治法研究述要　现代有关耳眩晕外治法的研究主要集中在普鲁卡因封闭疗法及手术疗法，前者如鼻内下鼻甲封闭疗法、星状神经节封闭疗法等；后者如内淋巴囊手术、迷路切除术、前庭神经切断术等。

3. 外治法应用

(1)鼻内封闭疗法：以1%～2%普鲁卡因于患侧下鼻甲后端注入0.5～1ml，每周2～3次，6次为1疗程；亦可以0.5%～1%普鲁卡因0.5ml注入鼻堤部黏膜下，每周2～3次。

(2)手术疗法：在药物治疗无效时，如耳眩晕严重影响患者工作和生活，可考虑手术治疗。

保守性手术：内淋巴囊手术为手术治疗耳眩晕的首选方法。此外，还有耳蜗球囊切开术、球囊切开术等。

破坏性手术：如内淋巴囊手术失败，患者有残余听力，可行前庭神经切断术；如患者听力完全丧失，则可行迷路切除术。

【针灸疗法】

1. 古代记载　在古代医籍中，运用针灸治疗耳眩晕的方法及取穴均有较丰富的资料。如《灵枢·五邪》指出："邪在肾，则病骨痛，阴痹。阴痹者……肩背颈项痛，时眩，取之涌泉、昆仑，视有血者，尽取之。邪在心，则病心痛、喜悲、时眩仆，视有余不足，而调之其输也"。将取穴的原则、方法及穴位等尽列于中。

2. 现代研究　在现代研究资料中，运用针灸治疗耳眩晕的文献报道较多，如郑魁山采用平补平泻手法治疗耳眩晕11例，取穴以风池、百会、神庭、听宫、内关、合谷为主，若眼球震颤配太阳、攒竹以镇痉止痛；恶心纳呆者配中脘以和胃理气。张登部对本病辨证分型取穴治疗，如肝肾不足、肝阳上亢者，取三阴交、太溪，补法；百会、天柱、风池、阳陵泉，泻法；内关，平补平泻。均留针15分钟。痰湿阻遏，气逆于上者，取百会穴，隔姜片艾炷灸；取内关、丰隆，泻法；足三里，补法。均留针20分钟。此外，还有如心脾气血不足者、心肾不济者均辨证取穴，或补或泻，或艾炷灸等。王上游采用电针治疗耳眩晕，取穴中脘、内关、丰隆、太冲，针刺得气后快速提插捻转1分钟，再电疗点送刺激取效。亦有报道单独针刺内关、完骨、承浆、百会、太冲、四神聪、照海等而取得良好疗效者。

纵观文献资料，多数学者推荐采用艾灸百会穴为主治疗耳眩晕，疗效肯定，且少有复发。一般以灸50壮左右为宜。

在穴位注射方面，有报道用清开灵注射头部太阳穴、临泣穴压痛点而取得疗效者；用丹参注射液注射风池穴、天麻注射液注射双侧风池、足三里穴而收取疗效者。

3. 临床应用

(1)艾灸疗法：眩晕发作时，直接灸百会穴30～50壮，或悬灸至局部发热知痛为止。

(2)针刺疗法：选百会、神庭、神门、听宫、耳门、风池、内关、申脉、合谷、脾俞、肾俞、关元、中脘、足三里、三阴交、侠溪、行间等穴，每次辨证取穴3～4穴，实证泻法，虚证补法，或加温针，每日1次。

(3)耳针疗法：可选额、心、交感、神门、肾、胃、内分泌、肾上腺、枕、内耳等穴，每次辨证取3～4穴，强刺激，留针20～30分钟，每日1次，或埋针，用王不留行籽压穴等。

(4)耳穴注射：随症取上述耳穴1～2个，每次每穴注入维生素B_1注射液0.1～0.2ml，日1次。

(5)头皮针　取晕听区、平衡区，针刺，日1次。

【专病专方】

1. 现代专病专方

(1)加味泽泻汤：泽泻 15～24g，生白术 9g，钩藤 15g。恶心呕吐，有热象者加生赭石 18～30g，法夏、连翘各 9g；有寒象者加生赭石 6～30g，法夏 12g，生姜 15g。水煎服。(《新医药学杂志》1975，(5))

(2)仙鹤草汤：仙鹤草 200g，加水 500ml，水煎 30 分钟，分 3 次服，日 1 剂。(《新中医》2008，40(5)：82)

(3)五苓散加味：猪苓 15g，泽泻 25g，白术 12g，茯苓 15g，桂枝 9g，菊花 12g，钩藤 30g。水煎服，日 1 剂。(《天津中医》1997，14(4)：153)

(4)半夏白术天麻汤合泽泻汤：法半夏 15g，茯苓 20g，白术 20g，陈皮 6g，泽泻 50g，甘草 3g，生姜 5g。水煎服。(《重庆医药》1997，26(6)：372)

(5)加味小柴胡汤：柴胡 15g，黄芩 15g，党参 20g，半夏 10g，甘草 6g，生姜 3 片，大枣 15g，川芎 10g，菊花 15g，钩藤 15g，茯苓 30g。水煎服，日 1 剂。(《实用中西医结合杂志》1997，10(11)：1054)

(6)定眩饮：泽泻 30g，白术、姜半夏、茯苓、炒枣仁(研)、天麻(研)、女贞子各 15g，牛膝、川芎各 12g，枳实 10g，水煎服。(《四川中医》1997，15(11)：36)

(7)泽牡天麻六君子汤：泽泻 50～120g，生牡蛎 30～60g，天麻 10g(另煎兑服)，党参 15g，白术 20g，茯苓 15g，陈皮 10g，炙甘草 4g，半夏 12g，石菖蒲 5g，钩藤 20g(后下)。水煎服，日 1 剂。服药期间禁食辛辣油腻刺激物，保持情绪稳定。(《甘肃中医》1997，10(4)：25)

(8)天麻汤：天麻 10g，茯苓 30g，薏苡仁 30g，泽泻 30g，石菖蒲 15g，白术 30g，葛根 30g，半夏 15g，远志 15g，龙骨 30g，牡蛎 30g，甘草 6g。随证加减。水煎服，日 1 剂。(《青岛医药卫生》1997，29(5)：37)

(9)天麻僵蚕汤：天麻、钩藤、法半夏、丹参、白芍、泽泻各 15g，僵蚕 12g，陈皮、甘草各 5g，随证加减。日服 1 剂。(《新中医》1999，31(1)：48)

(10)五味子合剂：五味子、当归、山药、枣仁各 10g，桂圆肉 15g，水煎两次，取汁 40ml，早晚分服。(《陕西中医》1998，19(10)：458)

(11)五芝地仙金髓丹：枸杞 15g，生地 15g，麦冬 10g，葛根 15g，人参 12g，白术、茯苓、蔓荆子、菊花、陈皮、神曲各 10g。头晕甚加天麻、钩藤等。(《湖南中医杂志》1998，14(4)：25)

(12)苓桂术甘汤加味：茯苓、白术、桂圆肉、丹参各 20g，桂枝、当归各 10g，山药、枣仁各 15g，泽泻 50g，龙骨、牡蛎(均先煎)各 30g，甘草 5g。肝阳上亢加天麻、钩藤各 15g；痰湿中阻加陈皮 20g，菖蒲 15g，砂仁 10g；气血两虚加党参 15g，薏仁 20g，当归加至 20g；呕吐剧烈加姜半夏、竹茹各 15g 等。水煎服，日 1 剂。(《中国中西医结合耳鼻咽喉科杂志》2004，12(2)：71)

(13)平肝化痰汤：生代赭石 45g，法半夏、夏枯草各 18g，泽泻 20g，车前子、生白术各 10g，天麻 9g。耳鸣明显加磁石 30g；心悸加茯苓 20g；口淡、频吐涎沫加生姜 9g；纳呆苔腻加陈皮 6g，谷芽 9g；有热象加竹茹 9g，黄芩 6g；形寒怕冷，舌淡苔白加熟附片 9g。水煎服，日 1 剂。5 天为 1 疗程。(《中华现代中医药杂志》2009，5(3)：176)

2. 古代专病专方

(1)半夏白术天麻汤：治头旋恶心烦闷，气喘短促，心神颠倒，兀兀欲吐，目不敢开，如在风云中，苦头痛眩晕，身重如山，不得安卧，并皆治之。半夏一钱半，白术二钱，天麻、茯苓去皮、橘皮、苍术、人参、神曲炒、麦蘖炒、黄芪、泽泻,以上各一钱,干姜、草菓各半钱。上作一服,水两盅,生姜三片,煎至一盅,食远服。(《奇效良方·卷之二十五·眩晕门》)

(2)人参汤:治风头眩,但觉地屋俱转,目闭不开。人参、白术、当归酒洗、麦冬去心、防风,以上各一两,独活去苗、官桂去皮、黄芪切焙、芍药,以上各一两半。上㕮咀,每服五钱,水一盏半,煎至一盏,去渣,食前温服。(《奇效良方·卷之二十五·眩晕门》)

(3)沉香磁石丸:治上盛下虚,头目眩晕,耳鸣耳聋。沉香(别碎)、蔓荆子、青盐(别研)、甘菊花,以上各半两,巴戟(去心)、胡芦巴、山药(炒)、磁石(火煅醋淬,细研水飞)、川椒(去目炒)、山茱萸(去核)、阳起石(火煅研)、附子(炮,去皮脐)各一两。上为细末,用酒煮米糊和丸,如梧桐子大,每服五十丸,加至七十丸,空心用盐汤送下。(《奇效良方·卷之二十五·眩晕门》)

(4)加味二陈汤:治眩晕,或因冷食所致,呕吐不止。陈皮、白茯苓、半夏,以上各三钱,胡椒、丁香各一钱,甘草炙一钱半,上作一服,水两盅,生姜三片,乌梅一个,煎一盅,不拘时服。(《世医得效方·卷之二十五·眩晕门》)

(5)清晕化痰汤:治眩晕之总司也。陈皮去白、半夏姜汁炒、白茯苓去皮各半钱,枳实麸炒一钱,川芎、黄芩酒炒各八分,白芷、细辛、南星姜汁炒、防风、羌活各七分,甘草三分。上锉一剂,生姜三片,水煎服,以此作丸亦可。气虚加人参,白术去芦一钱。血虚加当归,倍川芎。有热加黄连姜炒七分。(《寿世保元·五卷·眩晕》)

(6)清阳除眩汤:人参八分,白术去芦一钱,白茯苓一钱,陈皮一钱,半夏汤泡一钱,天麻八分,旋覆花八分,槟榔八分,甘草四分。上锉一剂,生姜三片,水煎服。(《寿世保元·五卷·眩晕》)

(7)清痰祛眩汤:南星姜泡、半夏姜泡、天麻、苍术米泔浸、川芎、陈皮、茯苓去皮、桔梗、枳壳去瓤、乌药、酒芩、羌活各八分,甘草三分。上锉,生姜水煎,临服入竹沥、姜汁同服。(《寿世保元·五卷·眩晕》)

(8)滋阴健脾汤:此治气血虚损,有痰作眩晕之仙剂也。当归酒洗一钱,川芎五分,白芍、生地黄酒洗八分,人参七分,白术一钱五分,白茯苓去皮一钱,陈皮盐水洗去白一钱,半夏姜制、白茯神去皮木、麦门冬去心、远志去心,各七分,甘草炙四分。上锉一剂,姜、枣水煎,早晚服。(《万病回春·卷之四·眩晕》)

【预后与转归】

1. 预后　本病的预后与患者的素体状况、病程的长短、病情的轻重、治疗情况以及工作与生活条件等因素有关;此外,本病有自愈倾向,还有时间不一的间歇期。

2. 转归　耳眩晕患者发作时如能及时治疗,注意休息,加强营养,多数能够痊愈;部分患者也能自愈。反复发作者,易致听力下降,难以恢复。

【护理与预防】

1. 向患者宣传解释,进行心理治疗,有助于稳定病情。
2. 眩晕发作期,宜低盐或无盐饮食,少进饮料。
3. 发作期间,应卧床休息,保持安静,室内照明应暗淡,空气流通,室温凉爽。
4. 戒烟酒,发作期间禁止吸烟。
5. 保持心情舒畅,避免过度疲劳和情绪波动。
6. 锻炼身体,增强体质,起居有时,饮食、房室有节。

【参考资料】

1. 2000 年前参考资料见第 1 版,此略。

2. 刘晞倩，等．中医药治疗治疗梅尼埃病疗效观察．中国中西医结合耳鼻咽喉科杂志，2004，12(2)：71

3. 宁云红，等．中医药治疗梅尼埃病研究进展．山东中医药大学学报，2007，31(1)：86～88

4. 王永钦．辨标本分阶段治疗顽固性梅尼埃病的思路与方法．中医药导报，2007，6(4)：41～43

5. 张亚平．大剂量仙鹤草治疗梅尼埃病100例．新中医 2008，40(5)：82

6. 谢贤友．自拟平肝化痰汤佐治内耳眩晕病的疗效观察．中华现代中医药杂志，2009，5(3)：176

第二十五节 暴 晕

【概述】

1. 涵义 暴晕是指耳司位觉功能失常，以突发眩晕为主要特点的一种急性耳病。本病多发生于外感疾病之后数日。好发于青壮年，30～50岁发病率较高，男女均可发病，无明显性别差异。西医的前庭神经元炎与本病类似，流行性眩晕亦属本病范畴。

2. 释名 暴晕在古代文献中属于伤风眩晕、风寒眩晕、实火眩晕、痰饮眩晕、风头眩、风热上冲眩晕、冒雨伤湿眩晕等范畴。而古代医家所论之眩晕中亦有指本病者。

(1)暴晕：指突然发生的眩晕。如《中医耳鼻咽喉科临床手册》在论述前庭神经元炎时曰："本病中医称为暴晕"。本节所论亦是专指耳窍功能失常所引起的突发性眩晕。

(2)伤风眩晕：指外感风邪所引起的眩晕。如《杂病源流犀烛·卷二十五·头痛源流》眩晕中有曰："伤风眩晕，必恶风自汗，或素有头风而发"。

(3)风寒眩晕：指感受风寒所引起的眩晕。如《症因脉治·卷二·外感眩晕》有曰："风寒眩晕之症，头痛额痛，骨节烦痛，身热多汗，躁扰时眩，此风邪眩晕之症也。如身热无汗，恶寒拘谨，头痛身痛，时时眩冒，此寒邪眩晕之症也"。

(4)实火眩晕(运)：指实火上攻所引起的眩晕。《杂证会心录·卷上·眩运》曰："若实火眩运者，其人必健壮，其症必暴发"。

(5)痰饮眩晕：指由痰饮上犯所引起的眩晕。《症因脉治·卷二·内伤眩晕》痰饮眩晕曰："痰饮眩晕之症，胸前饱满，恶心呕吐，膈下漉漉有水声，眩悸不止，头额作痛，此痰饮眩晕之症也"。

(6)风头眩：指由风邪入脑所引发的眩晕。如《诸病源候论·卷之二·风病诸候下》风头眩候有曰："风头眩者，由血气虚，风邪入脑，而引目系故也"。《太平圣惠方·卷第二十二·治风头眩诸方》亦有曰："夫风头眩者，良由体虚，风邪乘于阳脉，诸阳之经，皆上注于头面，风邪随入于脑，遂成头眩"。

(7)风热上冲眩晕：指由风热上冲清窍而引起的眩晕。如《杂病源流犀烛·卷二十五·头痛源流》眩晕中有曰："风热上冲眩晕，必胸中不利，旋运欲倒，或感受时邪而发"。

(8)冒雨伤湿眩晕：指感受湿邪而引起的眩晕。如《杂病源流犀烛·卷二十五·头痛源流》眩晕中有曰："冒雨伤湿眩晕，必鼻塞声重"。

3. 沿革 古代医籍中没有暴晕之名，但有关类似于本病发病的征候描述则不乏其论。如早在《内经》中就载有因外感而引起的眩晕症。如《素问·气交变大论篇》曰："岁木太过，风气流行，脾土受邪……甚则忽忽善怒，眩冒巅疾"。此后，隋代《诸病源候论》将其称为风头眩，宋代医家大多亦宗其说，如《太平圣惠方》、《圣济总录》等称为风头旋，并列有治疗方药。金元时期，对于眩晕的论述比较丰富，其中亦不乏有类似于暴晕之症者。尤其是朱丹溪所论的痰火眩晕、风痰眩晕等多由指本病而言者。明清时期，对于眩晕的认识更加丰富，病因分类更加详细。如《症因脉治·卷二》将眩晕分为外感眩晕与内伤眩晕两类，其中外感眩晕中的风寒眩晕、暑湿眩晕、燥火眩晕；内伤眩晕中的痰饮眩晕、火冲眩晕等多属于暴发性眩晕症。《杂病源流犀烛·卷二十五·头痛源流》中对于眩晕分为伤风眩晕、火热上攻眩晕、风热上冲眩晕、冒雨伤湿眩晕、痰饮眩晕、气郁眩晕、虚衰眩晕、失血眩晕等数类，其中亦不乏指暴晕之病者。

现代中医著作中，《中医耳鼻咽喉科临床手册》在以西医病名论述本病时，将其中医病名称为"暴晕"，从而奠定了暴晕一病的中医病症学基础。

【病因病理】

1. 古代病因病理学说　由于古代没有暴晕之名，故缺乏专门的论述。在有关类似暴晕的论述中，其病因病理认识主要有风、火、痰与风寒暑湿侵袭学说。

(1)风邪学说：认为风寒、风热侵袭，或风邪乘虚侵袭人体，扰乱清窍而暴发眩晕。如《症因脉治·卷二·外感眩晕》中有曰："风寒眩晕之因，或风木司政，风热大作，或体虚不慎，外受风邪，风主乎阳，风热为患，则令人掉眩。或太阳司政，寒气凌逼；或太阴在泉，寒冲头角，则发眩晕。或疾风暴冷，暴寒入胃，激动痰涎，亦令人眩晕"。比较全面的论述了以风邪为主而引发眩晕的病机特点。《圣济总录·卷十七·风头旋》中曰："论曰风头眩者，以气体虚怯，所禀不充，阳气不能上至于脑，风邪易入，与气相鼓，致头晕而旋也"。指出了体虚气弱，风邪乘袭的发病学说。

(2)火热学说：主要有火热上冲、风火相煽、肝火内生、燥火相因而致。如《素问玄机原病式·五运主病》中有曰："风火皆属阳，多为兼化，阳主乎动，两动相搏，则为之旋转"。《杂证会心录·卷上·眩运》中亦有曰："无非风火相搏，实热为害。盖实有余则上盛而火炎，壅塞则火炽而旋转，此实火之运也"。指出了风火相煽致晕的病机。《症因脉治·卷二·外感眩晕》燥火眩晕中曰："燥火眩晕之因，《经》谓厥阴司天，客胜则耳鸣掉眩。又云，肝肺太过，善忘忽忽冒眩，此皆运气加临之眩晕也。又有时令之热，感入肠胃，传于脏腑，上冲头目，则眼眩旋转，此人自感冒而为眩晕也"。在火冲眩晕中曰："火冲眩晕之症，有三大法门。有五志厥阳之火、膏粱积热之火，二者皆能上冲致眩，此名实火眩晕"。指出了燥火、火热上冲而致眩晕的机制。《医学心悟·第四卷·眩晕》曰："眩者，谓眼黑；晕者，头旋也，古称头旋眼花是也。其中有肝火内动者"。指出了肝火内动而致眩晕的病机。

(3)痰邪学说：主要有风痰、痰饮、湿痰上犯而致发眩晕。如《圣济总录·卷十七·风头旋》曰："又有胸膈之上，痰水结聚，复犯大寒，阴气逆上，风痰相结，上冲于头，亦令头旋"。《严氏济生方·眩晕门》曰："七情所感，遂使脏气不平，郁而生涎(痰)，结而为饮，随气上逆，令人眩晕，眉棱骨痛，眼不可开"。《症因脉治·卷二·内伤眩晕》痰饮眩晕曰："痰饮眩晕之因：饮食不节，水谷过多，胃强能纳，脾弱不能运化，停留中脘，有火者则煅炼成痰，无火者则凝结为饮，中州积聚，清明之气，窒塞不伸，而为眩晕恶心之症矣"。指出了痰饮生成以及致晕的机制。《医学心悟·第四卷·眩晕》曰：眩晕"有湿痰壅遏者"。《徐大春医书全集·卷四·眩晕》则指出了痰湿遏制清阳致晕的机制，其曰："痰因湿滞，抑遏清阳，眩晕呕恶，乃肥白人多湿痰眩晕"。

(4)风寒暑湿侵袭学说　风寒暑湿既可单独致发眩晕，亦可合而致晕。如《三因极一病证方论·卷之七·眩晕证治》曰："方书所谓头面风者，即眩晕是也。然眩晕既涉三因，不可专为头面风，如中伤风寒暑湿在三阳经，皆能眩人，头重，项强。但风则有汗，寒则掣痛，暑则热闷，湿则重着，吐逆，眩倒，属外所因"。《寿世保元·卷五·眩晕》中亦有曰："风寒暑湿，气郁生涎，下虚上实，皆晕而眩”。

2. 现代病因病理学说　现代有关暴晕的病因病理的论述较少。《中医耳鼻咽喉科临床手册》认为本病发生的病因病理主要有三个方面：一是素有痰热内蕴，复感外邪，邪滞少阳，痰热蕴郁胆经；二为素体阴虚，情志之火内郁，耗及肝阴，阴不制阳，肝阳上亢；三是邪滞痰阻，血运不畅，气血瘀阻，耳失持平衡。强调了内外合邪的发病学说。中国传统医学丛书《中医耳鼻喉科学》认为本病的发生主要由于素体虚弱，感受风热外邪所致。

3. 临床病因病理

(1)风痰上壅：恣食肥甘厚味，或湿邪内侵，滋湿生痰，蕴积体内，兼以复感风邪，引动痰湿上犯，内外合邪，风痰壅闭耳窍，遏耳平衡，而暴发眩晕。

(2)胆经痰热：素有痰浊内蕴，胆气不畅，兼以风热侵袭，风热引动痰浊，循少阳之脉上犯于耳，致使耳脉不畅，平衡失常而致暴晕。

(3)肝阳上亢：平素情志抑郁善怒，肝失疏泄，气郁化火，内耗肝阴，兼以风热、火热邪毒袭伤，耗伤阴津，致使阴不制阳，肝阳上亢，扰乱清窍，位觉失灵，而暴发眩晕。

(4)痰湿上犯：恣食酒醴肥甘厚味，滋湿生痰，或素体肥胖多痰，复感暑湿，引动痰湿，致使痰湿上犯，蒙蔽清窍，害耳清灵，而暴发眩晕。

【临床征候】

1. 发病情况　四季均可发病，尤以冬春为多。无明显地域性。好发于中青年，男女均可患病，无明显性别差异。

2. 病史　病前1～2周多有感冒病史。有报道腮腺炎、水痘亦可引发本病。

3. 突发眩晕　眩晕发病突然，多呈旋转性，少数呈摇摆不稳性。眩晕在数小时或数天达到高峰，而后逐渐减轻或消失，或转为位置性眩晕，持续数周不等。可伴有恶心、呕吐，但无耳鸣耳聋。眩晕消失后极少复发。

4. 前庭功能异常　冷热水试验示患侧前庭功能低下或消失，有向健侧的优势偏向。

5. 自发性眼震　早期检查有向健侧的自发性水平性或水平旋转性眼震，或有明显的位置性眼震。

6. 听力检查　无异常。

7. 伴随症状　可有发热，全身不适，头痛，鼻塞等。

【诊断与鉴别诊断】

1. 诊断要点　①突然发生眩晕，继而转为位置性眩晕；②冷热水试验前庭功能反应低下；③自发性眼震；④不伴有耳鸣耳聋。

2. 鉴别诊断　应注意与耳眩晕、良性位置性眩晕相鉴别。

(1)耳眩晕：呈反复发作性眩晕，伴有耳鸣耳聋，耳内胀满感，听力检查有异常改变，发病与感冒无关。

(2)良性位置性眩晕：眩晕多在某一特定头位或变换头位时发生，伴有位置性眼震，有潜伏期，持续时间较短。无感冒病史。

【辨证施治】

1. 古代辨证施治观点　古代医家对于类似于暴晕的辨证施治大多是根据病因不同而进行治疗的，一般采用祛邪(风寒湿)、化痰、清火、熄风等治疗原则。

(1)外邪侵袭，治以祛邪：如《症因脉治·卷二·外感眩晕》风寒眩晕根据脉象的不同而辨治以不同的方药，其曰：“左脉浮数，太阳风邪者，羌活防风汤，加天麻、黄芩；左脉浮弦，少阳风热，柴胡防风汤，加天麻、羌活；右脉浮数，阳明风热，干葛防风汤，加天麻、升麻；右脉滑大，症兼痰涎者，导痰汤加天麻、防风；左脉浮紧者，太阳寒邪，羌活败毒汤，加天麻、细辛；左脉弦紧，少阳寒邪者，柴胡羌活汤”等。《杂病源流犀烛·卷二十五·头痛源流》眩晕中对于伤风眩晕治用芎䓖散；火热上攻眩晕治以大黄散；风热上冲眩晕治以“川芎、槐子末等分，茶下三钱”；冒雨伤湿眩晕治以芎术汤等，均属以祛邪为主的辨治方法。又曰：“有风热痰作眩者，宜玉壶丸、茶调散合用；有寒湿痰作眩者，宜导痰汤，加苍术、秦艽”。

(2)风痰上壅，祛风化痰：如《杂病源流犀烛·卷二十五·头痛源流》眩晕中曰：“风痰闭壅眩晕，必胸膈痞满，项急，肩背拘倦，神昏多睡，或心忪烦闷而发，宜天麻五钱，川芎二两，蜜丸芡子大，食后清茶嚼下一丸，名天麻丸”。《丹溪治法心要·卷三·眩晕》曰：“风痰眩晕，二陈汤加芩、苍、防、羌活治之”。

(3)痰饮上犯，化痰降饮　如《杂病源流犀烛·卷二十五·头痛源流》眩晕中曰：“痰饮眩晕，眩而呕吐，头重不举，是痰，宜清晕化痰汤；眩而心下悸，是饮，宜茯苓半夏汤”。

(4)肝火内动，清肝熄风：如《医学心悟·卷四·眩晕》曰：“有肝火内动者，《经》云：诸风掉眩，皆属于肝是也，逍遥散主之”。《症因脉治·卷二·内伤眩晕》火冲眩晕之治曰：“肝胆有火，左关数大者，栀子清肝散；热甚者，龙胆泻肝汤”。

纵观古代与外感眩晕有关的治疗，计有祛邪、化痰、熄风、清肝等法则，用方各异。在治疗外感眩晕方面，以《症因脉治》、《杂病源流犀烛》辨证施治最为详细，以至对于现今仍有指导意义。

2. 现代辨证施治观点　现代有关暴晕辨证施治的研究资料较少，文献中查及的仅有验案报道，现代医著中亦较少论及此病。《中医耳鼻咽喉科临床手册》对于本病的辨证施治做了介绍。该书将其分为胆经郁热、肝阳上亢、痰浊瘀阻三个基本证型，分别治以小柴胡汤合温胆汤、天麻钩藤饮、半夏白术天麻汤合通窍活血汤加减治疗。中国传统医学丛书《中医耳鼻喉科学》则主要从风热侵袭进行论治，应用银翘散加减治疗。临床有报道应用天麻素注射液加氯化钠静脉点滴治疗获效。

3. 证治分类

(1)风痰上壅证

证候　外感病数日后卒发眩晕，旋转不定，程度剧烈，自感如风拂面，身轻如悬，飘然不稳，或有头痛头重，鼻塞，口淡乏味，舌苔白微腻，脉浮大或弦滑。

证析　痰浊内蕴，复感风邪，风引痰浊上犯颠顶，风扰阳窍，痰蒙清窍，耳失持平衡，故外感病数日后卒发眩晕；风性动摇不定，故见旋转不定，程度剧烈，自感如风拂面，身轻如悬，飘然不稳；外邪侵袭，余邪不去，兼以风痰扰乱清窍，清窍不利，故可有头痛头重，鼻塞；痰浊上泛，故口淡乏味；舌苔白而微腻，脉浮大或弦滑亦属风痰内盛之象。

治法　祛风涤痰，息眩。

方药　清晕化痰汤加减。方中主以防风、羌活、南星、半夏祛风涤痰而息眩；辅以陈皮、白茯苓、枳实、生姜以助祛痰息眩之力；黄芩、川芎清热导滞，祛除余邪；白芷、细辛祛风透窍，且能助主药祛风涤痰息眩之效；佐以甘草调和药性。合方共奏祛风涤痰，清热息眩之效，用之能使风去痰消，邪去晕止而病愈。若素体虚弱，易患外感，乏力少气者，加人参、白术，以益气强身；眩晕剧烈者，合用牵正散，以祛头面之风痰，加强熄风止眩之效。

(2)胆经痰热证

证候　病前多有外感病史，突发眩晕，恶心欲呕，或呕吐苦涎，口苦咽干，舌边红，苔薄黄或薄黄而腻，脉弦数。

证析　胆脉循绕耳周，入于耳窍，若胆经素有痰浊内蕴，复感风热，内外合邪，风热引动痰浊上犯清窍，遏耳平衡，则突发眩晕；痰热内阻，胆失疏泄，胆气犯胃，胃失和降，则恶心，呕吐苦涎；胆热上犯，则口苦咽干；舌边红，苔薄黄或薄黄而腻，脉弦数亦属胆经痰热之象。

治法　清泄胆热，化痰息眩。

方药　温胆汤加减。方中主以竹茹、半夏清泄胆经痰热；辅以陈皮、枳实、茯苓以助化痰之效；生姜降逆止呕；甘草调和药性，合而共奏清胆、化痰、息眩之功。如眩晕剧烈者，加胆南星、天麻、僵蚕、全蝎以助祛痰息眩；口苦明显者，加黄芩，竹叶以助清胆泄热。

(3)肝阳上亢证

证候　素体阳盛多怒，或情志抑郁，突发剧烈眩晕，自感旋转不定，体倾不稳，或头位变动时眩晕明显，目系拘急，急躁易怒，面红，舌红少苔，脉弦或弦细。

证析　素体肝旺阳盛，或情志之火内郁，暗耗肝阴，致使阴虚阳亢，肝阳上扰，耳失持平衡，故突发剧烈眩晕，自感旋转不定，体倾不稳；头位诸阳之会，肝阳上扰，两阳相合，则头位变动时眩晕明显，面红；阴虚阳亢，肝失疏泄，则急躁易怒；肝主目，肝阳亢盛，内扰目系，则目系拘急；舌红少苔，脉弦或弦细均属阴虚阳亢之征。

治法　清肝降逆，育阴潜阳。

方药　天麻钩藤饮加减。方中主以天麻、钩藤清肝降逆；牛膝、桑寄生、石决明育阴潜阳；辅以栀子、黄芩以助清肝之力；夜交藤、茯神安神定志；益母草疏肝行血；杜仲可去而不用，合方奏有清肝降逆，育阴潜阳，息眩止晕之效。若阴虚阳亢风盛，眩晕不止者，加生龙骨、生牡蛎、龟甲、珍珠母以助育阴潜阳，息眩止晕之力。

(4)痰湿上犯证

证候　素体肥胖多痰，外感数日后突发眩晕，持续不止，恶心呕吐，头身困重，胸脘满闷，口淡乏味，饮食不香，厌食纳差，舌淡，苔白腻，脉缓滑或濡细。

证析　素体多痰，复感外邪，引动痰湿上犯，蒙蔽清窍，遏制平衡，故突发眩晕；痰湿不去，则眩晕不解，故持续不止；痰浊内阻，胃失和降，气机不畅，故恶心呕吐，胸脘满闷；痰湿遏阳蒙窍，故头身困重；痰湿困脾，脾失健运，故口淡乏味，饮食不香，厌食纳差；舌淡，苔白腻，脉缓滑或濡细均属痰湿内困之征。

治法　燥湿化痰，降逆息眩。

方药　清痰祛眩汤加减。方中主以姜制南星、姜半夏、竹沥燥湿化痰，降逆息眩；辅以茯苓、苍术、陈皮以助燥湿化痰之力；枳壳、川芎、乌药行气消痰；酒芩清上焦之热，防其痰湿化热；天麻、羌活祛风止晕；桔梗化痰，并能载药上行，使诸药上至头面而去在上之痰浊；生姜降逆止呕；甘草调和药性，合方奏有燥湿化痰，降逆息眩之效。

【针灸疗法】

参考耳眩晕针灸疗法。

【专病专方】

1. 现代专病专方

(1)疏邪通窍汤：柴胡、黄芩、防风、蝉衣、苍耳子、石菖蒲、郁金各10g，川芎15g。日1剂，水煎服。(《中国中医急症》2008，17(10)：1455)

(2)眩晕宁汤：天麻(先煎)6g，钩藤18g，白蒺藜、白芍各15g，枸杞子20g，苦丁茶、石菖蒲、丝瓜络、白僵蚕、灵磁石(先煎)各10g，怀小麦、夜交藤各30g。恶心呕吐甚者加制半夏、炒竹茹各10g，生姜、陈皮各6g；脾胃虚弱者，去磁石，加绿萼梅10g。日1剂，水煎服。（《浙江中医杂志》2008，43(6)：335）

2. 古代专病专方

(1)汉防己散：治上焦痰攻，头目眩晕，心神烦乱。汉防己一两，羚羊角屑三分，人参三分去芦头，荆芥二(三)分，芎䓖三分，半夏半两汤洗七遍去滑，赤茯苓三分，旋覆花半两，防风半两去芦头，前胡一两去芦头，细辛半(一)两，麦门冬一两去心焙，枳实三分麸炒微黄，甘草半两炙微赤剉。右件药，捣粗罗为散，每服三钱，以水一盅盏，入生姜半分，煎至六分，去渣，不计时候温服，忌饴糖羊肉。（《太平圣惠方·卷第二十二·治头风眩诸方》）

(2)前胡散：治上焦风痰，头旋目晕，不欲饮食。前胡一两去芦头，白术一两，防风一两去芦头，枳壳一两麸炒微黄去瓤，茯神一两，细辛半两，蔓荆子三分，半夏三分汤洗七遍去滑，甘草半两炙微赤剉。上件药，捣粗罗为散，每服三钱，以水一盅盏，入生姜半分，薄荷三七叶，去渣，不计时候，温服。（《太平圣惠方·卷第二十二·治头风眩诸方》）

(3)蔓荆子散：治风头旋晕闷，起则欲倒。蔓荆子三分，赤箭半两，细辛半两，麦门冬一两去心焙，地骨皮半两，石膏一两，黄芩三分，防风三分去芦头，羚羊角屑三分，枳壳三分麸炒微黄去瓤，芎䓖三分，茯神三分，甘菊花三分，甘草半两炙微黄赤剉，半夏三分汤洗七遍去滑。上件药，捣粗罗为散，每服三钱，以水一盅盏，入生姜半分，煎至六分，去渣，不计时候，温服。忌热面饴糖羊肉。（《太平圣惠方·卷第二十二·治头风眩诸方》）

(4)羚羊角散：羚羊角屑一两，防风半两去芦头，枳壳三分麸炒微黄去瓤，半夏三分汤洗七遍去滑，茯神一两，白芷半两，甘草半两炙微赤剉，附子三分炮裂去皮脐，芎䓖三分。上件药，捣粗罗为散，每服三钱，以水一盅盏，入生姜半分，煎至六分，去渣，不计时候温服。（《太平圣惠方·卷第二十二·治头风眩诸方》）

(5)远志散：治风，头旋眼晕，如似屋转，起则旋倒者。远志三分去心，防风一两去芦头，芎䓖一两，人参三分去芦头，独活一两，葛根三分剉，桂心半两，山茱萸半两，薯蓣半两，白术半两，天雄半两炮裂去皮脐，茯神半两，莽草半两炙微赤剉，甘菊花半两。上件药，捣细罗为散，每服，不计时候，以温酒调下二钱。（《太平圣惠方·卷第二十二·治头风眩诸方》）

(6)旋覆花散：风热上攻，头旋晕闷，喜卧怔忡，起则欲倒，项背急强。旋覆花半两，蔓荆子半两，白术三分，麦冬一两去心焙，前胡一两去芦头，枳壳三分麸炒微黄去瓤，甘菊花三分，半夏半两汤洗七遍去滑，防风半两去芦头，川大黄一两剉碎微炒，独活半两，甘草半两炙微赤剉。上件药，捣粗罗为散，每服三钱，以水一盅盏，入生姜半分，煎至六分，去渣，不计时候温服。（《太平圣惠方·卷第二十二·治头风目眩诸方》）

(7)防风丸：治风头旋眩运，肩背拘急，发热恶寒，肢节疼痛。防风去叉，甘草炙各一两，羌活去芦头，独活去芦头，桔梗去芦头炒各半两，芎䓖、白芷各三分。右七味，捣罗为末，炼蜜丸如樱桃大，每服一丸，食后荆芥汤嚼下。（《圣济总录·风头旋》）

(8)玉壶散：治风热痰作眩。南星、半夏各一两，天麻五钱，白面三两。蜜丸，每三十丸，先将水一碗煎滚下药，浮即热，轻轻捞起，姜汤下。（《杂病源流犀烛·卷二十五·头痛源流·治眩晕方》）

【预后与转归】

1. 本病有自愈趋势，若治疗及时，能够缩短病程，减轻痛苦，迅速痊愈。

2. 病情较重，或调治养护不当，可转为位置性眩晕，少数可持续数年不愈。

【护理与预防】

1. 发病后应卧床休息，防止摔倒，减少活动，少搬移患者。

2. 保持居室安静，避免吵闹及声光刺激等。

3. 少食辛辣炙煿食物，保持大小便通畅。

4. 锻炼身体，增强体质，预防外感，是预防暴晕发生的关键。

【参考资料】

1. 马保芳，等．前庭神经炎6例．医学理论与实践，1997，10(3)：341

2. 董玉娟，等．天麻注射液治疗前庭神经元炎52例临床分析．中国全科医学，2005，8(12)：1008

3. 池云，等．24例流行性腮腺炎并发前庭神经元炎的诊断与治疗．医学理论与实践，2006，19(12)：1429

4. 沈祖法．疏邪通窍汤治疗前庭神经元炎53例．中国中医急症，2008，17(10)：1455

5. 何胜恬．自拟眩晕宁汤治疗暴晕36例．浙江中医杂志，2008，43(6)：335

第二十六节　暴　　聋

【概述】

1. 涵义　暴聋是指发病急暴，卒然耳聋，或伴有耳鸣、眩晕的一种急性耳病。本病原因大多不明，听力一般在24～48小时内大幅度下降。西医学的突发性耳聋，或称特发性耳聋与本病类似。

暴聋高发于中年人，但近年来发病有年轻化的趋势，儿童亦有发病者，故可发生于各种年龄，无性别差异。多为一侧耳发病，双耳同时发病者少见。若能及时治疗，多能恢复一定的听力；若治疗不及时或治疗不当，则听力往往难以恢复。

2. 释名　暴聋一名，早在《内经》即已有之。但《内经》对暴聋与渐聋并未作严格区分，许多篇章，都是将两者通称为“耳聋”或“聋”。其后，历代医家提出了许多耳聋的病名，同时也进行了一些不同形式的分类，如风聋、厥聋、气聋、毒聋、卒聋、湿聋、热聋、火闭、气闭、邪闭、窍闭、风耳、热耳、气耳等，其中应有包括暴聋者。

(1)暴聋：暴聋病名，首见于《内经》，是突然发生耳聋之意。《素问·厥论篇》说：“少阳之厥，则暴聋”。

(2)五聋：五聋包括风聋、劳聋、干聋、虚聋、亭(聤)聋。这种分类和命名，首见于《肘后方》。如《补辑肘后方·中卷》曰：“聋有五种，风聋者，掣痛；劳聋者，黄汁出；干聋者，耵聍生；虚聋者，萧萧作声；亭聋者，脓汁出”。《圣济总录·卷一百十四》亦有类似记载，惟“亭聋”改作“聤聋”。以其解释来看，只有风聋是属本节暴聋范畴。虚聋似属耳鸣或渐聋伴耳鸣者；劳聋、亭(聤)聋类似耳疖、脓耳致聋者；干聋则为耵耳。这种分类，在金元以后就很少应用了。

(3)风聋：指风邪外犯所导致的耳聋，一般发病较急，属于暴聋范畴。《诸病源候论·卷二十九·耳病诸候》对耳聋进行了粗略的分类，提出“风聋”等名称。

(4)厥聋：《素问·通评虚实论篇》曾提出“暴厥而聋”，《诸病源候论·卷二十九·耳病诸候》耳聋候也提到了“厥”、“厥而聋”的名称，其曰：“五脏六腑、十二经脉，有络于耳者，其阴阳经气有相并时，并则有脏气逆，名之为厥。厥气相搏，入于耳之脉，则令聋”。“手少阳之脉动，而气厥逆而耳聋者，其候耳内辉辉焞焞也；手太阳厥而聋者，其候聋而耳内气满”。《丹溪心法·卷四》将“厥”改为“厥聋”。厥聋，有一部分当属于暴聋范畴，也有一些是晕厥、中风、精神性聋等范畴的疾病。

(5)气聋:指气机上逆,壅塞耳窍而聋者。如《针灸甲乙经·卷十二》提出了"卒气聋"。《备急千金要方·卷六下·耳疾第八》又提出"气聋"。《类编朱氏集验方·卷九》称为:"气壅于上,头目不清,耳常重听"。《世医得效方·卷十》则提出"气壅耳聋"。《医方考·卷之五·耳疾门第六十二》曰:"气聋者,经气滞塞于听户也"。《医学入门·卷四》亦指出:"气聋,因脏气厥逆,上壅入耳,痞塞不通,必兼眩晕"。由此可见,气聋属暴聋范畴。

(6)毒聋:指脓毒壅滞所致聋者。毒聋出于《备急千金要方·卷六下·耳疾第八》,但其只是提出其名而没有解释何为毒聋。《医方考·卷之五·耳疾门第六十二》曰:"毒聋者,脓血障碍,妨于听户也"。故毒聋乃指脓耳一类疾病致聋者,非属今之暴聋范畴。

(7)卒聋:指卒然发生的耳聋,与暴聋同义。《肘后方》(《补辑肘后方·中卷》)、《备急千金要方·卷六下·耳疾第八》都提到了"卒耳聋",《太平圣惠方·卷三十六》指出:"夫卒耳聋者,由肾气虚.为风邪所乘,搏于经脉,随其血脉上于耳,正气与邪气相击,故令耳卒聋也"。卒聋即暴聋之别名。如《杂病源流犀烛·卷二十三·耳病源流》曰:"有肾气虚,风邪传经络,因入于耳,邪与正相搏,而卒无闻者,谓之卒聋,亦曰暴聋"。又曰:"暴聋者,皆卒聋也"。

(8)湿聋:指水湿侵袭耳窍所致耳聋者。如《诸病源候论·卷三》曰:"膀胱有水,浸渍于肾,则耳聋而气满"。《丹溪心法·卷四》提出聋病有属"湿痰"者。《医学入门·卷五》则提出:"湿聋者,因雨水入耳浸渍,必耳内肿痛"的论点。《杂病源流犀烛·卷二十三·耳病源流》中亦曰:"有雨水入耳,浸渍肿痛,谓之湿聋"。从这些观点看,湿聋属暴聋者多,属渐聋者少,但因其兼有耳内肿痛,故多属中外疾患所致的听力障碍,与暴聋有别。

(9)火聋:指火邪(热邪)所致的耳聋,发病较急,亦属于暴聋范畴。

(10)热聋:《古今医统·卷六十二》提出:"聋证有六候,有气聋、热聋、风聋、厥聋、劳聋、阴聋。"但书中对热聋、阴聋并未作解释,从其字义分析,热聋当指火热之邪上冲而致聋,其中主要是指痰火,因书中云:"耳聋证,乃气道不通,痰火郁结,壅塞而成聋也"。阴聋之义尚难断论,可能是指阳虚阴盛之耳聋。热聋属于暴聋,阴聋当属渐聋。

(11)闭:《景岳全书·卷二十七·耳证》称耳聋为"闭",其证有五:火闭、气闭、邪闭、窍闭、虚闭。其曰:"火闭者,因诸经之火壅塞清道。其证必閧閧熇熇,或胀、或闷、或烦,或热,或兼头面红赤是也"。"气闭者,多因肝胆气逆。其证非虚非火,或因恚怒,或因忧愁,气有所结而然"。"邪闭者,因风寒外感,乱其营卫而然"。"窍闭者,必因损伤式挖伤者,或雷炮之震伤者,或患聤耳,溃脓不止而坏其窍者是"。"虚闭者,或以年衰,或以病后,或以劳倦过度,因致精脱肾亏,渐至聋闭是"。可见,火闭、气闭、邪闭、窍闭多为暴聋,虚闭则属渐聋。

(12)风耳、热耳、气耳:《明医指掌·卷八》将耳聋分为风耳、热耳、虚耳和气耳四种。风耳,"风触耳鸣及聋",相当于风聋。热耳,是根据《丹溪心法·卷四》:"耳聋皆属于热,少阳厥阴热多"的理论而提出的。热耳亦相当于热聋。虚耳,即"肾虚耳聋",相当于虚聋。气耳,为"气怒厥逆耳聋",相当于气聋。这里风耳、热耳、气耳多为暴聋,虚耳属渐聋。

至于"聩"、"重听"等等,是"聋"的别名或形容聋的程度的词语,还有"暴热耳聋"、"气闭耳聋"等,因其名仍称"耳聋",因此,在此不作讨论。

3. 沿革　暴聋病名,首见于《内经》,《素问·厥论篇》说:"少阳之厥,则暴聋"。《内经》中有多处提到"聋"或"暴聋"的病因病机,如《素问·生气通天论篇》提到了劳役过度、外感暴热导致煎厥而聋。《素问·通评虚实论篇》亦提到了肝病气逆导致耳聋,《素问·六元正纪大论篇》提到了气候、运气变化与耳聋的关系。内经的这些论点,一直成为历代医家对暴聋进行分析和论治的理论依据。《内经》对耳聋的治疗，提出了许多针灸疗法。如《素问·缪刺论篇》有刺少商穴、商阳穴、中冲穴，《素问·刺热篇》有“刺足阳明”，《灵枢·寒热病》篇有“取天牖”，《灵枢·厥病》篇有“取耳中”，刺关冲及窍阴穴，《灵枢·刺节真邪》篇有针刺听宫等记载。但《内经》未有药物治聋记载。东汉时期，《伤寒杂病论》提及了外感致聋和伤寒误治致聋，如《伤寒论·辨少阳病脉证并治》认为外感风邪，表邪传其经，少阳风火上扰而致耳聋。《伤寒论·辨太阳病脉证并治》提出伤寒发汗过多，可致耳鸣耳聋。这些论述对于暴聋的诊断和治疗都有一定的意义。

晋代《针灸甲乙经·卷十二》中提出了不少针刺治疗耳聋的穴位和方法。《肘后备急方》(《补辑肘后方·中卷》)提出五聋，即风聋、劳聋、干聋、虚聋、亭聋。其中风聋属本节暴聋范畴。这种五聋分类，受到后人的重视。此外，书中还记载了许多治卒耳聋的方剂，如巴豆丸、菖蒲根丸、菖蒲散等，均是较早的外治塞耳药方。

隋代《诸病源候论·卷二十九·耳病诸候》对耳聋进行了粗略的分类，提出“风聋”、“厥而聋”等病名，从而区别于“久聋”、“劳聋”等起病缓慢者，这是对耳聋分类的发展。其论述比《内经》详细，并讨论了风聋的病机和证候特点。后代的《外台秘要·卷二十二》、《太平圣惠方·卷三十六》、《圣济总录·卷一百十四》、《丹溪心法·卷四》等医著，都引用了《诸病源候论》的原文，作为指导治疗的理论基础。

唐代《备急千金要方·卷六下·耳疾第八》有治疗暴聋的方剂十多首，其中以外用塞耳者为多，如“治卒耳聋方”、“治耳聋方”等，内服方的用药有磁石、白术、牡蛎、麦冬、芍药、生地、葱白、麦冬等。《外台秘要·卷二十二》搜集治疗耳聋方剂 30 首，其中治风聋方 3 首，治久聋方 5 首，通治耳聋方 22 首，从治法看，仍以药物塞耳为主，除了转引前人的方剂外，尚有鱼脑膏等方。由此可见，唐代在治疗耳聋的外用药方面有较大的发展。

宋代，《太平圣惠方·卷三十六》将耳聋分成五类，并记载了 79 首方剂，仍以外用药方为多，同时也列出了一些内服方剂，加磁石散、羊肾羹、茯神散等，在内服药中重用了磁石，这是较之前人所不同者。卷九十七还列出了一些食疗方法，如治五脏气壅耳聋，用白鹅膏粥，又如治耳聋伴鼻塞失嗅，用干柿粥等，丰富了暴聋的治疗。《圣济总录·卷一百十四》所载治疗耳聋的内服方剂，数量多于外用药方，可见这时治疗耳聋，内服药已成为主要方法，这是一大发展，为辨证施治的深入研究打下了基础。这些方剂中，治疗风聋有内服方 5 首，如天雄散、苍耳酒等，药物如天雄、细辛、苍耳子之类，有辛温发散，行气通窍作用，都是以往所未有记载的。对风聋的证候，也作了描述：“耳中引痛，牵及头脑，甚者聋闭不通”。这样的认识比以前更为完整。《针灸资生经·第六》对耳聋的针灸治疗有新的认识，提出了一些针刺穴位，如天牖、窍阴、颅息等。《济生方·耳门》记载的鸣聋散，用穿山甲、磁石塞耳。《类编朱氏集验方·卷九》记载了 5 首治聋方剂，其中的清神散治疗气逆上壅，头目不清而耳聋，是后世一直沿用的名方。

金元时代，学术争鸣使耳聋的理法方药各方面都得到了发展。《素问玄机原病式·卷二》提出耳聋多属热证的理论，治疗以“退风散热，凉药调之”。《素问病机气宜保命集·卷下》还提出了耳聋治肺的观点。李东垣以善用益气升阳法著名，其法除用于久聋外，在治疗暴聋时也配合应用，如《兰室秘藏·卷上》的柴胡聪耳汤用于治疗“耳中干结，耳鸣耳聋”。其中以人参、柴胡益气升阳，以当归、虻虫、水蛭活血化瘀通窍，为后人运用活血通窍法治疗暴聋开了先河。《卫生宝鉴·卷十》外治卒聋，多运用芳香走窜通窍的药物，如含有细辛的蒲黄膏、含有龙脑的龙脑膏等。《世医得效方·卷十》也记载了许多治疗暴聋的方剂，如用秘传降气汤，治疗气壅耳聋等。在一些外治方中，亦多用全蝎，以活血通窍。朱丹溪对于暴聋的辨证论治，从内伤角度阐发尤多，如《丹溪心法・卷四》提出了“大病后耳聋”，“因郁而聋”，“耳聋皆属于热，少阳厥阴热多，当用开痰散风热”等论点。在其影响下，后人更加重视对暴聋的辨证论治。

明代医家总结和发展了前人的观点，使耳聋在分类上更明确了暴聋和渐聋(久聋)之分，在病因病机、辨证论治等方面都有较详细的论述。如《普济方》中，卷五十三和卷五十四收集了历代治疗耳聋的方剂两百多首，分为耳聋、风聋、劳聋、暴热耳聋、暴聋、久聋六节，基本沿袭了宋代分类方法与观点。《医学纲目・卷二十九》总结出运气耳聋有四种：一曰湿伤肾、三焦聋，二曰燥邪伤肝聋，三曰火邪伤肺聋，四曰风火炎扰于上聋。这样，把《内经》所述之五运六气与自然界的气候变化，人体的脏腑失调紧密结合起来，对辨证论治有了新的意义。《医学入门・卷五》认为耳聋应按病程分类，指出新聋多热，旧聋多虚，这对临床辨证有很大的启发。《景岳全书・卷二十七》更指出了这种分类对预后判断的重要性，认为“暴聋者多易治、久聋者最难为力。”并将耳聋分为“五闭”，即火闭、气闭、邪闭、窍闭、虚闭，其中除虚闭以外，均属暴聋范畴，书中还记载了“鼓膜按摩”方法，是治疗耳聋的导引方法，为后人广泛采用。《明医指掌・卷八》对耳聋的分类独具一格，乃依据病因而分风耳、热耳、虚耳、气耳。此外，在《针灸大全・卷四》、《针灸大成・卷八》都记载了治疗耳鸣耳聋的穴位。

清代医家总结了前人的经验，并充实了新的内容，使暴聋的病因病机、辨证施治理论更为完善，如《证治汇补・四卷》总结暴聋诸证治法。《医林改错・上卷》提出了用活血化瘀法治疗耳聋，其通气散、通窍活血汤两首方剂的创制和运用是对暴聋辨证论治的一大发展。《类证治裁・卷六》提出了脏气逆而致厥聋，风入于络之风聋，因怒气壅而聋，因惊火郁而聋，及气闭猝聋等五型的证治。《外科证治全书・卷二》则认为暴聋属气逆气郁，并总结四种外治“开通”法，药用磁石、巴豆、大蒜、全蝎等药物塞耳以治暴聋。

综上所述，暴聋自《内经》提出以后，历代医家从风邪外袭，肝气郁结、肝火上逆，痰火上扰、气滞血瘀等方面探讨了其病因病机，并且提出了证治方药、针灸、导引、食疗等许多治疗方法，从而使暴聋的理论日趋完善、治疗手段日益丰富。

现代医著中，《中国医学百科全书・中医耳鼻咽喉口腔科学》首先使用暴聋病名，从而奠定了暴聋的现代病症学基础。此后，在一些专科书籍中，大多以暴聋为名进行论述治疗。但一些专著中，亦有沿用西医“突发性聋”之名加以论述，但其病症学涵义则基本相同。

【病因病理】

1. 古代病因病理学说

(1)五运六气学说：五运六气与暴聋的关系，在《内经》论述较多。如《素问・气交变大论篇》说：“岁火太过，炎暑流行，肺金受邪，民病……嗌燥耳聋”。“岁金太过，燥气流行，肝木受邪……耳无所闻”。《素问・六元正纪大论篇》说：“少阳司天之政，气化运行先天，天气正，地气扰，风乃暴举……聋瞑呕吐”。《素问・至真要大论篇》又提出：“少阴司天，客胜则……耳聋，目瞑”。“岁太阴在泉……民病饮积，心痛，耳聋”。由于五运六气的变化，所涉及的疾病很多，又缺乏针对性的治疗，故后人运用这种理论来认识暴聋的不多。《医学纲目・卷二十九》将《内经》所提出的“运气耳聋”归纳为四种，即“湿邪伤肾三焦聋”、“燥邪伤肝聋”、“火邪伤肺聋”、“风火炎扰于上聋”，这种认识，把五运六气和耳聋的关系与外感六淫、内伤脏腑结合起来，有利于辨证治疗。

(2)风邪致聋学说：早在晋代《肘后方》就提出了“风聋”的病名(《补辑肘后方・中卷》)，

《诸病源候论·卷二十九·耳病诸候》对风聋的病因病机作了论述:“足少阴肾之经,宗脉之所聚,其气通于耳,其经脉虚,风邪乘之,风入于耳之脉,使经气痞塞不宣,故为风聋。风随气脉行于头脑,则聋而时头痛,故谓之风聋”。自此,风聋的概念确立,一直为后人所沿用。如《圣济总录·卷一百十四》、《普济方·卷五十三》、《奇效良方·卷五十八》等都记载了这些论述。《圣济总录·卷一百十四》还对风聋的证候作了补充描述:“耳中引痛,牵及头脑,甚者聋闭不通”。

《素问病机气宜保命集·卷下》提出:“耳聋者肾也,何谓治肺?肺主声”。这样,把风聋的病机与肺的脏腑经络功能联系起来,使人们对风聋的认识深化了一步。后来《温热经纬·卷四》又补充说,“肺经之结穴在耳中,名曰茏葱,专主乎听。金受火烁则耳聋。凡温热暑疫等证耳聋者职是故也”。这样,对外感风热所致耳聋的病因病机更为明确了。《景岳全书·卷二十七·耳证》提出:“风寒外感,乱其营卫”而致暴聋,并名之为“邪闭”。

由上可见,风邪导致暴聋是多数医家的观点,风邪又常与热邪、寒邪兼夹,故临床可见风寒和风热的不同类型,风邪致聋,是由于风邪犯肺,肺卫不和,邪毒循经上犯肺经之结穴茏葱。这样的认识是比较完整的。

(3)脏气厥逆致聋学说:《素问·脏气法时论篇》首先提出肝气上逆导致耳聋:“肝病者……气逆则头痛,耳聋不聪”。《素问·通评虚实论篇》亦提出:“暴厥而聋,偏塞闭不通,内气暴薄也”。这些论点成为后世医家认识脏气厥逆所致暴聋的基础。但《素问》所指出的“气逆”和“暴厥而聋”,又使后人从“气聋”和“厥聋”两个方面进行了探讨。

从“气聋”探讨者,首先是《针灸甲乙经·卷十二》提出“卒气聋”一名,其后《备急千金要方·卷六下》提出了“气聋”病名。《类编朱氏集验方·卷九》解释为“气壅于上,头目不清,非常重听”。《世医得效方·卷十》将气聋称为“气厥耳聋”。《景岳全书·卷二十七·耳证》则称为“气闭”,认为其病机为“肝胆气逆,其证非虚非火,或因恚怒,或因忧郁,气有所结而然”。总之,气聋的病机,关键是肝气上逆,气壅于上。

从“厥聋”探讨者,首先是《诸病源候论·卷二十九·耳病诸候》提出了“厥而聋”:“五脏六腑、十二经脉,有络于耳者,其阴阳经气有相并时,并则有脏气逆,名之为厥。厥气相搏,入于耳之脉,则令聋。”后来,《丹溪心法·卷四》又将“厥”称为“厥聋”。

《诸病源候论·卷二十九·耳病诸候》还将“厥聋”分为两类:“手少阳之脉动,气厥逆而耳聋者,其候耳内辉辉焞焞也。手太阳厥而聋者,其候聋而耳内气满”。不过,凭借这些论点,还不足以指导临床的辨证,因此,后人论治“厥聋”很少分经而治者。有一些医家,则将“厥聋”的理论纳入“气聋”,如《医学入门·卷四》指出:“气聋,因脏气厥逆,上壅入耳,痞塞不通,必兼眩晕”。《明医指掌·卷四》所称“气耳”,即“气怒厥逆耳聋”。这样“气聋”和“厥聋”在病因病机上就不再区分,而较为统一的认识是:肝气郁结,气逆于上,可导致阴阳之气不相顺接而暴聋。

(4)火热上扰致聋学说:火热致聋的观点,早在《内经》就有认识。《素问·生气通天论篇》提出劳役过度,外感暑热可导致煎厥而聋:“阳气者,烦劳则张,精绝,辟积于夏,使人煎厥,目盲不可以视,耳闭不可以听”。《素问·热论篇》提出热病伤寒之后可致聋:“伤寒三日,少阳受之,少阳主胆,其脉循胁络于耳,故胸胁痛而耳聋”。这里所提出的火热,是外感火热。

《素问玄机原病式·卷二》对火热致聋的论点有了进一步发挥,指出:“聋之为病,俗医率以悍燥烈之药制之,往往谓肾水虚冷故也,夫岂知水火之阴阳,心肾之寒热,荣卫之盛衰,犹权衡也……肾水本寒,衰则热矣”。“然诸动乱劳伤,乃为阳火之化,神狂气乱而为病热者多矣。故经言：消瘅热中，及夫热病，阴阳变易房劳之病证也。所以热病未复，及大醉以不禁入房，而为祸甚速者，阳热易为暴甚故也”。其发展了火热致聋的理论，其中包括了外感火热之邪，五志化火以及肾阴不足，相火上炎等方面。

《丹溪心法·卷四》提出了“耳聋皆属于热”，《医学入门·卷四》认为“新聋多热，少阳阳明火多故也。”并且将火热致聋分为胃火、胆火、相火三类。《明医指掌·卷八》将火热致聋称为“热耳”；《景岳全书·卷二十七·耳证》则称“火闭”，指出火闭的病因病机，“因诸经之火壅塞清道。”证候为“必閧閧熇熇，或胀或闷，或烦或热，或兼头面红赤。”这是概括了各种实火所致暴聋的病机和主证，并且以内伤脏腑之火热为主的观点。

(5)气滞血瘀致聋学说：对于气滞血瘀导致暴聋的认识比较晚，虽然早在《备急千金要方·卷六下》、《兰室秘藏·卷上》都有活血化瘀药方治疗耳聋的记载，但明确指出气滞血瘀，阻塞耳窍而致暴聋的还是在《医林改错·上卷》：“两耳通脑，所听之声归于脑……耳窍通脑之道路中，若有阻滞，故耳实聋。”这里的“阻滞”，是指瘀血而言。在此理论启发下，现代医家对瘀血与暴聋的关系甚为重视，临床实践证明，气滞血瘀导致暴聋的病机制论是很有价值的。

2. 现代病因病理学说　在现代的著作与资料中，对于暴聋的病因病理，主要从风、火、痰、瘀四个方面来认识。这一方面是从古人的学说中吸收而来，另一方面也是在现代中医耳鼻咽喉科临床不断证实的理论。近几年来体质虚弱作为暴聋的病因病理，也逐渐为人们所认识。

(1)肝火、痰火学说：《中医耳鼻喉科学》第四版全国统一教材上，实证耳聋病的病机有肝火和痰火两类。前者多因暴怒伤肝，肝火上扰耳窍而聋，后者有痰浊阻滞气机的因素，又有痰郁化火上扰清窍的因素。

(2)风邪侵袭学说：《中医耳鼻喉科学》第五版全国教材，对于实证耳聋的病因病理增加了风热侵袭一条。《现代中医耳鼻咽喉口齿科学》从古代“风聋”之说出发，也将风邪外袭作为本病的主要病因病理之一。《中医耳鼻咽喉科临床手册》则认为风邪外袭，主要病理机制是邪遏少阳，耳窍经脉阻滞。

(3)瘀血学说：全国高等中医院校函授教材《中医耳鼻喉科学》中认为新病耳聋者，瘀血阻滞耳窍经脉也是主要的病因病理。《中医耳鼻咽喉科临床手册》等也赞同此说。

(4)心火学说：《干祖望中医五官科经验集》倡导心火说，认为心火内炽，上犯耳窍可致暴聋，表现为耳鸣耳聋，受惊恐之后益甚，因“心寄窍于耳”之故。

(5)气阴不足学说：《中医耳鼻咽喉科临床手册》提出暴聋由于体虚而致者并不少见。主要有气血虚弱和肾精不足两类，前者常患于忧思用脑过度，或劳倦损伤心脾所致；后者可因素体阴虚或房劳伤肾而致。

综上所述，暴聋的现代病因病理学说主要是继承古代学说，而有侧重地提出风、火、痰、瘀四者是导致暴聋的主要病理因素，其中“火”则主要是指肝火和心火。此外，脏腑虚损，气阴不足也常常是导致暴聋的内在因素。

3. 临床病因病理

(1)风邪袭肺，邪闭笼葱：风邪之性浮越，易侵人体上部器官。若肺卫不固，腠理疏松，则风邪乘虚而入，导致肺卫不和。邪客于肺，循经上扰笼葱(《温热经纬》提出“肺经之结穴在耳中，名曰笼葱”)，则笼葱为邪所蒙，司理听觉之功能失职，乃至暴聋。风邪亦常与寒邪、热邪兼夹而侵犯人体，风寒犯肺，肺气失宣；风热外袭，肺失清肃。两者皆可导致暴聋。

(2)肝胆火盛，上犯耳窍：耳为肝胆经脉所辖，若情志不遂，气机失畅，肝胆气郁，上逆于头，可致清窍受蒙而暴聋失聪。若肝气郁结，久而化火，循经上扰耳窍，亦能致暴聋。

(3)痰火上扰，壅结耳窍：饮食不节，嗜食肥甘，或思虑过度，脾胃受伤，运化无权，津液不行，水湿内停，聚而为痰，痰浊阻滞，清阳不升，浊阴上蒙耳窍，乃至暴聋。痰湿久蕴，化热生火，痰火互结，痰借火势上壅耳窍，亦可致暴聋。

(4)气滞血瘀，经脉痞塞：心主血脉，寄窍于耳。若七情郁结，心气不舒，经气不行，气病及血，血行不畅乃致瘀阻于耳窍脉络，则清窍闭塞，不能纳音，而致暴聋。耳之闻声，内归于脑，耳脑通路若有瘀滞，亦致暴聋不聪。

(5)劳倦过度，损伤心脾：忧愁思虑，用脑过度，或过于劳倦，损伤心脾，气血不足，清阳不升，耳窍失于煦养，以致暴聋失聪。

(6)肾元亏虚，阴精不足：房劳过度，久病伤肾，肾元亏虚，或素体阴虚，阴精不足，不能濡养耳窍；阴虚内热，虚火上犯耳窍，导致听觉失聪。

【临床征候】

1. 发病情况　本病多见于中年人，男女均可发病。发病季节和地域无明显差异。

2. 病史　大多无明显病因，或有过度劳累、用脑过度、精神抑郁、情绪激动、饮酒、睡眠不足等因素，亦或病前1～2周有受凉或感冒病史。

3. 症状　以突发耳聋，或伴有耳鸣、眩晕、耳内胀满感为主要表现，其症状特点为：

(1)耳聋：多为单侧耳发病，且以左耳为多，双耳同时发病者少见。表现为突然听力减退，在数小时或一两天内听力大幅度下降。多数呈中度或重度的感音神经性聋。由于多数患者是单侧发病，一侧耳聋，另一侧耳的听力尚好，所以有的患者不明显感到听力减退，这时如果伴有耳鸣或者眩晕，反而感觉眩晕和耳鸣是首要的症状。

(2)耳鸣：患侧耳突然发生耳鸣，音调很高，同时或相继出现听力迅速下降。经治疗后，听力虽已提高，耳鸣往往长期不易消失。

(3)眩晕：约半数患者在发生听力下降前后出现眩晕。眩晕多为旋转性，少数为颠簸、不稳感。患者多伴有恶心、呕吐、出冷汗等症状。有的患者以眩晕为首发症状，常于夜间睡眠中突然发生。

(4)伴随症状：部分患者有患耳堵塞感、压迫感，或耳周围麻木感、沉重感等。

4. 听力检查　纯音听力测试的曲线呈感音神经性聋，大多为中度或重度聋。多为以高频下降为主的下降型(陡降型或缓降型)，少数为以低频下降为主的上升型，或呈平坦型曲线。听力损失严重者可出现岛状曲线。重振试验阳性，自描听力曲线多为Ⅱ型或Ⅲ型。声导抗测试：鼓室导抗图正常。镫骨肌反射阈降低，无病理性衰减。耳蜗电图及听觉脑干诱发电位示耳蜗损害。

5. 前庭功能试验　一般在眩晕缓解后进行测试，前庭功能正常或明显降低。

【诊断与鉴别诊断】

1. 诊断依据　中华医学会耳鼻咽喉科学会制订的诊断依据为：①突然发生的非波动性的听力下降，并且是感音神经性聋，常见为中度或重度；②病因不明；③可伴耳鸣；④可伴眩晕、恶心、呕吐，但不反复发作；⑤除第八颅神经外，无其他颅神经受损症状。

2. 鉴别诊断　本病应与耳眩晕、听脉瘤、急耳痹等相鉴别。

(1)耳眩晕：耳眩晕可有急性发作，眩晕较甚，伴有听力下降较轻，且听力下降的症状伴随眩晕发作而出现，眩晕缓解后听力亦多可恢复。

(2)听脉瘤:听力下降虽亦为一侧性感音神经性聋,但耳聋逐渐加重,非突然发病。

(3)急耳痹:在耳中堵塞感为主要症状的同时,伴有听力下降,但听力检查呈传导性聋,与暴聋之感音神经性聋有别。

【辨证施治】

1. 古代辨证施治观点　古代医家对暴聋的辨证治疗,有内治和外治、针灸等多种方法,现分述如下:

(1)疏风散热法:《外台秘要·卷二十二》"风聋方"一节,列方剂3首,用药以辛温通窍为主,如附子、细辛、白芷、菖蒲等,均为外治,以药物塞耳。《太平圣惠方·卷三十六》亦有"治耳风聋诸方",记载方剂7首,除上述药物外,增加了许多药物,如菊花、蔓荆子、防风等,不过,其治疗风聋亦非单纯用祛风药物,有大量的磁石,地黄、肉苁蓉、鹿茸、肉桂、白芍等滋补或温补的药物等,可见当时是从肾虚、风邪入侵立论,从补肾和祛风两个方面着手治疗风聋的。

一些医家治疗风聋的方法,偏重于疏风宣肺,并且对风寒和风热的证候也有了进一步的认识。如《重订瑞竹堂经验方·头面口眼耳鼻门》记载治疗风寒外袭致聋的姜蝎散;《卫生宝鉴·卷十》记载治疗"风毒热壅"暴聋的"犀角散";治疗"上焦风热,耳忽聋鸣"的茯神散;《世医得效方·卷十》所载排风汤;《丹溪心法·卷四》的芎芷散,亦是治疗风聋的名方。《奇效良方·卷五十八》治疗耳病,首列"犀角饮子"治疗风热上壅、耳内聋闭;又有追风散吹鼻,以疏风活络,行气通窍而治疗风聋。《明医指掌·卷八》以防风通圣散治疗证属风热者,桂香散(即桂星散)治疗证属风寒者;《温热经纬·卷四》提出:"金受火烁则耳聋,凡温热暑疫等证耳聋者职是故也"之后;疏风清肺法在治疗暴聋中更为常用,选方则以桑菊饮和银翘散为普遍。

(2)理气降逆法:肝气厥逆,上壅耳窍而致暴聋,治宜理气降逆法。以《丹溪心法·卷四》为先,采用和剂流气饮为主,药方庞大,但以理气通窍药物为多,如青皮、陈皮、厚朴、香附、大腹皮、木香、枳壳、菖蒲。后来医家竞相仿效,如《证治准绳·杂病》、《医学入门·卷四》、《类证治裁·卷六》等书,都记载了用此方治疗厥聋的方法。其中《证治准绳·杂病》还认为治疗厥聋可以选用沉香降气汤、苏子降气汤、不换金正气散等,其用药皆以理气降逆为主。《世医得效方·卷十》还记载了用秘传降气汤加石菖蒲治气壅耳聋的方法,此方疏肝行气为主,配伍化痰除湿,肃肺降气,亦为后世治疗气聋常用之剂。《奇效良方·卷五十八》所载通气散、《古今医鉴·卷九》所载通明利气汤,具有行气通窍,清热化痰之功,治疗"痰气郁于耳中,或闭或鸣"等证。又有《万病回春·卷五》记载的清聪丸亦以行气化痰通窍药为主,治疗气郁痰结,"耳鸣及壅塞至于聋者"。

《景岳全书·卷二十七·耳证》提出,"治疗气逆而闭者,宜六安煎加香附、丹皮、厚朴、枳壳之类主之;气逆兼火者,宜加山栀、龙胆草、天花粉之类主之。气逆兼风寒者,加川芎、细辛、苏叶、菖蒲、蔓荆子、柴胡之类主之"。六安煎是燥湿化痰之方,方以二陈汤加杏仁、白芥子而成,在此作加味以后既不废其化痰顺气之性,又加以行气通窍之功,且寒热之证者均可取用。《医学心悟·卷四》则提出了疏肝理气法:"若病非外感,有暴发耳聋者,乃气火上冲,名曰气闭耳聋,宜用逍遥散,加蔓荆子、石菖蒲、香附主之。"

总而言之,古代医家从脏气厥逆致聋的角度论治耳聋者甚多,治法主要为理气降逆法,药以青皮、陈皮、枳壳、沉香之类为主,一般都加入菖蒲之类通窍之品。由于气郁则津液不布而痰生,痰又阻滞气机而加重气郁气逆,故理气法常与化痰法合用。又因气郁可以化火,气滞可致血瘀,故清热药、活血药也常在方中配伍应用。

（3）清热法：以清热法论治耳聋，《太平圣惠方·卷三十六》有“治暴热耳聋诸方”一节列方剂7首，如羚羊角散治疗“肾气实，上焦风热壅滞，耳暴聋，头重”。“犀角散”治“风毒壅热”所致耳聋耳鸣。茯神散治疗“上焦风热，耳忽聋鸣”。大黄丸治疗“风热毒气攻身，暴聋由肾气实热所致”者。这些方剂，一直为历代所沿用。《素问玄机原病式·卷二》中，力倡“耳鸣及聋……皆属于火”的观点，采用防风通圣散治疗。《丹溪心法·卷四》又提出“开痰散风热”的方法，用防风通圣散和滚痰丸治疗风热及痰火上扰所致暴聋，用防风通圣散加大黄，或用当归龙荟丸治疗郁火上扰所致暴聋。《古今医统·卷六十二》提出了“热聋”，并提出“热者清之”的治疗原则，其清热法中，最重视清热化痰法，认为“凡用清痰降火之药，须兼味辛行气通窍之药，方得治法之要。”其对脉候也很重视，提出了根据脉象辨证的方法：两寸脉洪大为痰火之证，左寸脉洪数为心火上炎，两尺脉洪数为相火上炎。《医学入门·卷四》认为痰火上扰而致暴聋者，治宜选用二陈汤加黄柏、木通、萹蓄、瞿麦；因酒生火者宜用防风通圣散加南星、枳壳、大黄。《古今医鉴·卷九》提出了三种不同火证的治法，肝火者以龙荟丸主之，肾火用六味地黄丸，胃火则以防风通圣散、滚痰丸为主。《景岳全书·卷二十七》对“火闭”的治疗，首先指出要“察火之微甚，及体质之强弱，而清之降之”。火之盛者，宜用抽薪饮、大分清饮、当归龙荟丸主之；火之微者，宜徙薪饮主之。这些方剂除当归龙荟丸之外，都是以清热利湿药物为主，如黄芩、木通、泽泻、茯苓等。《杂病源流犀烛·卷二十五》对火热致聋者亦分为胆火、相火、痰火，其治痰火者除龙胆汤外，还有清胆汤，用药以轻清轻散之品为特点，如青蒿叶、青菊叶、鲜荷叶、苦丁茶等。《罗氏会约医镜·卷六》针对实火上炎所致暴聋等证，创制了清热汤，以此方为基础方，全面地论述热证耳聋证候及加减用药。

总之，古代医家对火热致聋着重于脏腑之火的治疗，具体方法有苦寒直折者，以当归龙荟丸、龙胆汤，通明利气汤为代表；有轻清轻散者，以清胆汤为代表；有泻火通便者，以大黄丸、滚痰丸为代表；有清热利湿者，以抽薪饮、大分清饮为代表，形成了一个较完整的治疗暴聋的“清热法”体系。

（4）活血化瘀法：在治疗暴聋时运用活血化瘀药物，早在《备急千金要方·卷六下》就有记载，药如川芎、当归、丹皮、大黄等，但作为专门的活血化瘀，行气通窍方剂，则以《兰室秘藏·卷上》的柴胡聪耳汤为首。该方有益气养血，化瘀通窍作用，可用于治疗瘀血所致暴聋兼见气虚者，或渐聋、耳鸣属气虚不行，瘀血阻滞，耳窍经脉痞塞者。《医林改错》对活血化瘀法的发展起了很大作用，书中上卷记载的通窍活血汤和通气散两首方剂，专治瘀血所致耳聋。

2. 现代辨证施治观点　药物治疗暴聋，多数学者认为，辨证施治是治疗暴聋的基本方法，同时，也有一些学者结合现代西医学对暴聋的认识进行研究。

（1）对暴聋辨证治疗的研究：有报道将暴聋分为五个基本型进行辨证施治：①风热疫疠，毒戕耳窍，治法早期以清瘟败毒饮为主，后期以八珍汤加减。②肝胆湿热，熏滞耳窍，治以龙胆泻肝汤加减。③气滞血瘀，阻塞耳窍，治以血府逐瘀汤合升麻葛根汤加减。④肝火上逆，充塞耳窍，治以天麻钩藤饮加减。⑤髓海不足，耳脉失养。治以河车大造丸加减。有报道根据《素问病机气宜保命集·卷下》提出的“耳聋治肺”理论，在临床实践中总结出了“耳聋治肺三法。”①表邪未解，宜宣肺通窍，选用三拗汤加葛根、僵蚕、防风、路路通等，常见于突发性聋及急行咽鼓管阻塞等症，②肺失清肃，宜肃肺化瘀，选用三子养亲汤合三拗汤。③肺气不足，宜培土生金，选用益气聪明汤加减。

20世纪80年代后期，临床报道多采用西医病名，对暴聋的研究也多明确其范畴为突发性聋。有学者将突发性聋辨证分为五个基本证型，一为六淫侵袭，遏阻少阳，治以柴胡聪耳汤加减；二为情志失调，肝郁化火，治以丹栀逍遥散加减，其中肝郁未化火者，可去丹皮、栀子，合用柴胡疏肝或通气散，肝火盛者，改用聪耳芦荟丸加减；三是气滞血瘀，耳脉受阻，治以通窍活血汤加减；四为心脾虚损，治以归脾汤加减；五为阴精亏损，虚火上炎，治用《万病回春》滋阴地黄汤加减。有学者研究了暴聋患者听力损失程度与中医辨证的关系，通过对50例突发性聋患者的分析，认为风热证的耳聋以轻、中度为主，气滞血瘀证患者的耳聋以重度为主，痰火证、肾精亏虚证患者的耳聋以中、重度为主，脾胃虚弱证在临床较为少见。

(2)清热泻肝法：有报道暴怒之后，耳鸣耳聋，以龙胆泻肝汤加磁石、生大黄、牛膝、升麻治疗，三剂药后，听力即恢复。并认为用龙胆泻肝汤治疗暴聋的辨证依据，除有情志因素外，还可见发热、头痛、目赤、口干、舌苔黄腻等症；有人以龙胆泻肝汤加磁石、神曲治疗暴聋1例取效。

(3)活血化瘀法：有报道用《医林改错》通气散和通窍活血汤治疗耳聋；用通经、行气、活血法治疗暴聋获效，药如赤芍、当归、桃仁、益母草、丹皮、鸡血藤、乳香、没药等，疏通经络药如丹参、葛根、川芎、桂枝、山楂、薤白、首乌、麻黄等取效；用红花注射液治疗突发性聋，发病两周内的患者，半数痊愈，全部有效；用丹参注射液静脉注射，配合病情辨证用药；中西医结合方法治疗爆震性聋，根据活血化瘀的原则，用川芎注射液及中药配合治疗有效。有人认为耳聋属心脉瘀阻，血行不畅，耳窍失养，选用血府逐瘀汤加菖蒲、丝瓜络、香附、路路通等药，并以舌质紫暗，或舌下青筋暴露作为辨证依据；用活血化瘀，行气化痰的“启聪散”治疗(丹参、红花、赤芍、桃仁、泽兰、木香、乌药、胆南星、菖蒲等)突发性聋41例，治疗1～2个疗程，每个疗程为10天，总有效率为90.24%，其中痊愈17例；用活血化瘀为主，配以其他药物治疗，如以丹参15g，全蝎6g，葛根30g，石菖蒲10g为基本方，辨证合用其他方剂，肝火上扰者合用龙胆泻肝汤，肾精亏虚者合用耳聋左慈丸，脾胃虚弱者合用益气聪明汤，痰火郁结者合用清气化痰丸，气滞血瘀者合用通窍活血汤，治疗突发性聋29例，24例恢复了听力；用活血为主兼以理气化痰的方剂耳聋复聪汤(红花、桃仁、川芎、何首乌、丹参、茯苓、石菖蒲、柴胡、生牡蛎、陈皮、甘草)治疗突发性聋30例，总有效率81.8%，其中有6例痊愈。

此外，一些具有活血化瘀作用的中药注射剂治疗暴聋也常能收到良好的疗效。如丹参注射液、脉络宁注射液、金纳多注射液、清开灵注射液等。脉络宁和清开灵都是有活血化瘀作用的中药复方注射剂，金纳多(Ginaton)是银杏叶中的提取物，也有活血化瘀作用。

活血化瘀法治疗耳聋的研究日益受到重视，目前已成为治疗耳聋的一种主要方法。不论在治疗暴聋还是渐聋都普遍运用，这里选述的资料亦包括了部分对渐聋的研究，因而，本节和后面的“药毒聋”等章节的现代资料论述部分可以互参。

(4)选择有效药物：不少学者通过临床和实验研究，寻找治疗暴聋的有效药物。有人对葛根片剂(每片相当于生药1.5g，乙醇提取)、葛根酮注射液治疗突发性耳聋的疗效作了统计和研究，认为葛根本属解表药，但用血流图方法可观察到葛根黄酮有改善高血压动脉硬化患者的脑循环作用及轻度促进细胞代谢作用。说明葛根在治疗耳聋时表现出活血化瘀的作用，而取得较好的疗效。有人总结分析了1994～2007年中医药治疗突发性聋的文献资料后发现，补虚药、活血化瘀药、清热药、解表药是治疗该病的主要选择药类，这对临床证治用药有一定的启发意义。

(5)中西医结合与中药注射剂疗法：中西医结合用药治疗暴聋(突发性耳聋)的报道日益增多，这类资料大多采用西药扩张血管剂、类固醇、神经营养剂、能量合剂等配合中医辨证施治、针灸或专方进行治疗。中药注射剂如葛根素、川芎嗪、脉络宁、天麻素、复方丹参注射液等都为临床常用制剂，据报道均收到了良好疗效。

3. 辨证纲要　暴聋的主要临床表现是听力突然下降、耳鸣及眩晕等，其辨证也就是根据患者的发病情况，耳鸣、眩晕的情况作为辨证要点。

(1)辨发病诱因及伴随症状：暴聋发于感冒风邪之后，伴有鼻塞流涕、咳嗽咯痰等症状者，属风邪犯肺证；暴聋发于抑郁、暴怒等情绪波动之后，伴有头痛、目赤等症状者，属肝火上炎证；暴聋伴头昏头重，胸脘痞闷，舌红苔黄腻者，属痰火上扰；素体气血不足，发生暴聋，或暴聋后期，见有神疲乏力，舌淡苔白者，属气血亏虚证；老年或小儿出现暴聋，伴有腰膝酸软等证，属肾元亏虚；暴聋而其他症状不明显，舌质暗红，脉涩者，属气滞血瘀证。

(2)辨耳鸣：耳鸣呼呼，如吹风样声音，多属风邪外犯，或为气血亏虚、肾元亏虚；耳鸣轰轰，如机器声音者，多属肝火或痰火上扰。

(3)辨眩晕：眩晕而头痛，头脑发胀，多属肝胆火热；眩晕而头重如裹，汗出黏腻者，多属痰火上扰；眩晕而肢体乏力，语声低微者，属气血亏虚或肾元亏虚。

4. 证治分类

(1)风邪袭闭证

证候　突然听力下降，或伴头痛、鼻塞；病前有感冒或受风冷病史；检查鼓膜多无明显变化，或有轻度潮红，听力检查呈感音性耳聋，舌淡红，苔薄白，脉浮。若属风寒者，则恶寒较重，无汗，鼻流清涕，脉浮紧。属风热者，则发热明显，口中微渴，鼓膜轻度潮红，舌边尖红，苔薄白，脉浮数。

证析　风邪上受，首先犯肺，肺失清肃，邪毒循经犯其结穴，笼葱失职，不能司听，故突发耳聋；肺气失宣，清窍不利，故见鼻塞，头痛；舌淡红，苔薄白，脉浮亦属风邪袭闭之征。若风寒兼夹侵犯人体，则腠理闭塞，营卫郁滞，故恶寒重而无汗，脉浮紧。若风热合邪，侵犯人体，肺失清肃，津液受伤，故发热而口微渴；血受风热鼓动，而见鼓膜轻度潮红，舌边尖红，脉浮数。

治法　疏风开闭，宣肺通窍。

方药　清神散加减。方中以荆芥、防风、菊花、羌活辛散疏风，宣肺通窍；僵蚕、川芎祛风行气，活血通络而开闭；木通利湿通络；木香、菖蒲行气通窍；甘草调和诸药。合方奏有疏风开闭，通络开窍之功。若耳聋较甚，头痛头重，无明显表症者，可选用柴胡聪耳汤加减。

若风寒外袭致聋者，可选用芎芷散。风热外袭致聋者，亦可选用古方“犀角散”加减。犀角现以水牛角代之，或以桑叶、薄荷等辛凉发散药物代替。

(2)肝胆火盛证

证候　突然听力下降，伴头痛眩晕，耳鸣如风如潮，发病多与情绪波动或郁怒有关，面红目赤，口苦咽干，烦躁易怒；检查耳膜正常或有潮红，听力检查呈感音性耳聋，舌质红，苔薄黄，脉弦数。

证析　郁怒伤肝，肝胆气郁化火，循经上逆，壅闭耳窍，故突然听力下降，耳鸣如风如潮，耳膜或有潮红；肝火上蒸头面，清窍不利，故见头痛眩晕，面红目赤；肝胆火热内郁，失于疏泄，故急躁易怒；气火挟胆汁上溢，故口苦咽干；舌红，苔薄黄，脉弦数亦为肝胆火盛之证。

治法　清肝泻火，行气通窍。

方药　聪耳芦荟丸加减。方中主以芦荟、龙胆草、青黛、栀子、黄芩清肝泻火；辅以当归、木香、麝香行气活血，通窍聪耳；柴胡、青皮疏肝理气解郁；大黄引热下行，南星化痰散结，合方奏有清肝泻火，行气通窍，疏肝解郁之效。亦可选用清胆汤、泻青丸加减。清胆汤以青蒿叶、青菊叶、苦丁茶直入肝胆以散其热；荷叶轻清，亦能清肝；薄荷梗、连翘宣散上焦之热。本方以药物质轻，善于上行而入头面诸窍为其特点，故清肝胆而能通窍。泻青丸中龙胆草大苦大寒，直折肝火；大黄、栀子配合龙胆草泻肝胆实火，导热下行，从二便分消火势；当归、川芎养血活血，以防火热伤及肝血；肝火郁结，木失条达，以羌活、防风辛散火邪。诸药合用，使肝火平熄而耳窍复其清空之态。

(3)痰火壅闭证

证候　突发耳聋或听音不清，耳鸣尖锐，头晕昏重，发病或与嗜烟喜酒、暴饮酒醴有关，胸脘痞闷，咳嗽，咯痰黄稠，烦躁失眠；听力检查呈感音性耳聋；舌质红，苔黄腻，脉弦滑。

证析　痰火上扰，壅闭耳窍，故突发耳聋或听音不清，耳鸣尖响，且见头晕昏重；烟酒过度或暴饮酒醴，则滋生痰火，故易于发病；痰火壅结，气机不利，则胸闷脘痞；痰火犯肺，则咳嗽，咯痰黄稠；痰火扰心，则烦躁失眠；舌质红，苔黄腻，脉弦滑亦为痰火壅结之象。

治法　清火化痰，开闭通窍。

方药　清气化痰丸加减。方中主以胆南星、黄芩、瓜蒌仁清热化痰；治痰当理气，故又以枳实、陈皮下气消痰；佐茯苓健脾渗湿，杏仁宣肺下气，半夏燥湿化痰。诸药合用使气顺则火自降，热清则痰自消，痰消则火无所附，耳窍乃能聪听。

若痰火源之脾胃者，可用加味二陈汤加减。方中以二陈汤化痰理脾；黄连、黄芩清热燥湿，变其二陈汤温燥之性而成为清热化痰之方；加薄荷轻清之品，去其痰火之蒙蔽，使耳窍复其清空之质乃能纳音。痰火盛，烦躁失眠，便秘，苔黄腻者，可合用礞石滚痰丸，以加重清火除痰降逆之力。但本药苦寒，宜中病即止，不可久用，以免伤及脾胃。

(4)气滞血瘀证

证候　耳聋突发，病因不明，常伴尖锐耳鸣，或有眩晕，耳内闷胀、刺痛，耳周麻痹感，全身症状较少；舌质暗红或有瘀点，脉细涩。

证析　气滞不行，血脉瘀阻，耳窍经脉痞塞，不能纳音，故突发耳聋；瘀血停滞，气与之相击，乃作尖锐耳鸣；气血瘀滞，脉络不畅，故或有耳内闷胀、刺痛，耳周麻痹感；血瘀耳窍，未及全身，故全身症状较少；舌质暗红，舌上瘀点，脉细涩均属气血瘀阻之征。

治法　活血化瘀，行气通窍。

方药　通窍活血汤合通气散加减。通窍活血汤中以桃仁、红花、赤芍、川芎行气活血；麝香走窜通窍，老葱辛温升散，生姜、大枣调和营卫，滋生气血。通气散中以香附、川芎行气活血，柴胡引经入少阳而上达耳窍。两方合用，行气活血，化瘀通窍，俾使耳脉通畅而聋耳复聪矣。耳聋严重者，可加路路通、丝瓜络、全蝎、蜈蚣以助通络开窍之力。

(5)心脾两虚证

证候　耳聋多突然发生于夜间或清晨，耳鸣声细，但音调较高；头目昏眩，发病常与思虑用脑或劳倦过度有关；心悸，失眠，体倦乏力，纳差便溏，舌淡苔白，脉细弱。

证析　心脾两虚，气血不足，清阳不升，耳失煦养，听神失聪，故突发耳聋；夜间血虚失养，清晨清阳当升而不升，故夜间及清晨易发病；气血亏虚，耳失濡养，故耳鸣声细，音调较高；心脾气血空虚，肌体与心神失养，故头目昏眩，心悸失眠，体倦乏力；舌淡苔白，脉细弱亦属心脾两虚之征。

治法　补益心脾，升阳聪耳。

方药　归脾汤加减。方中以黄芪、党参、白术、茯神益气健脾、升阳聪耳为主；当归、龙眼肉养血活血为辅;佐以远志、酸枣仁养心安神;木香行气运脾,以助气血生化;甘草调和诸药。合而共奏补益心脾,升发清阳,养血安神,聪耳熄鸣之功。

(6)肾阴亏虚证

证候　突发耳聋,多伴眩晕、耳鸣,病者多年老体弱,或多病体虚;形体较瘦,腰膝酸软,健忘,手足心热,舌红少苔,脉细数。

证析　肾主耳,为听觉之本,耳聋之源。肾阴亏虚,耳失所养,兼以虚火上炎,扰乱听神,故突发耳聋耳鸣;年龄高者或多病体弱,肾精肾气不足,故易出现暴聋;阴精亏虚,不能濡养髓海及目系,故头目昏眩,记忆力减退,健忘;阴精不足,内热由生,则手足心热;舌红少苔,脉细数阴精亏虚之征。

治法　补肾益精,降火聪耳。

方药　耳聋左慈丸加减。方中以熟地、山药、山萸肉"三补"肾、脾、肝之阴;丹皮、泽泻、茯苓"三泻"火气水湿,达到"补而不腻",补肾益精之效果;磁石、五味子补肾降逆,聪耳熄鸣,石菖蒲引药上行以通耳窍。诸药共用,达到补肾益精,降火聪耳之目的。若精亏肾虚明显,耳聋耳鸣,腰膝酸痛,须发早白等,酌加制何首乌、骨碎补、鹿角胶等以加强补肾益精之力。

【外治疗法】

1. 古代外治疗法述要　治疗暴聋,古人应用外治疗法比用内治法更早。在唐代以前的医籍中,治疗耳聋的方法大多是外治法。这些外治法中,虽然有的方法现代已经较少应用,但许多方法是有一定的临床意义的。

(1)药物塞耳法:《补辑肘后方·卷中》记载的巴豆丸、菖蒲根丸、菖蒲散等,为较早的药物塞耳方,《小品方辑校·卷十一》有用巴豆、松脂捣烂后制丸塞耳。在《备急千金要方·卷六下》记载的药物塞耳法更为丰富,有外治暴聋方剂20多首,如治卒耳聋方,治耳聋方等,所用药物如细辛、杏仁、附子、桂心、当归、川芎、柴胡、防风、雄黄、硫黄、磁石等,多以芳香行气通窍的药物为主。其中还有内服药酒与外治相配合的方法:"烧铁令赤,投酒中,饮之,仍以磁石塞耳中"。这种方法至明代《景岳全书·卷二十七》仍有记载。如《重订严氏济生方·耳门》的鸣聋散,亦是以磁石塞耳,通过磁铁感应之性宣通耳窍,以求复聪,此法有一定科学性,临床应用较多。

(2)药物滴耳法:如《圣济总录·卷一百十四》记载有"治耳聋滴耳鸡卵方",又有以麻油、蟹汁等滴耳,因疗效较差,临床应用较少。

(3)药物嗃鼻法　如《圣济总录·卷一百十四》有用麝香散吸鼻,以麝香、细辛之类具有走窜通窍作用的药物吸于鼻内治耳聋,这是根据头面七窍相通,耳病治鼻之法。

(4)药物熏耳法:将药物燃烧后使烟熏耳。如《圣济总录·卷一百十四》载有雄黄散,以雄黄、乌头、川椒等辛温药为主。此法临床应用亦不多。

2. 现代外治法研究述要　现代医家在治疗暴聋时以内治法为主,很少有运用外治法的报道。

3. 外治法应用　根据古医籍记载的治疗暴聋的外治法,主要有药物塞耳,熏耳,及嗃鼻法。一般作为治疗可聋的辅助方法。

(1)塞耳法:根据病情不同可选有以下方药与方法。

治耳聋铁酒方:饮浸铁之酒,再以磁石塞耳中,每日1次,每次30分钟。此方既用酒之行气活血通窍,又能利用磁铁的磁性感应作用。

菖蒲丸:药丸做成如枣核大,以针穿中心作一孔,取净耵聍后,将药放于外耳道,每日换

2次，有行气活血通窍作用。

治耳聋铁环方：将小铁环含于口中，枕于磁石上，或以绵裹铁砂塞耳中，口含磁石，每日1次，每次30分钟左右。此方主要利用磁铁相吸的磁性感应作用以通耳窍。

通耳丸：具有活血通窍的作用。塞耳每曰2～3次，每次30分钟，2～3天后换药，对耳聋属气滞血瘀者最为适宜。

通神散：具有活血祛瘀，解毒通窍功能，适用于气滞血瘀所致耳聋。塞耳每日2次，每次30分钟，3日后换新药。

蒲黄膏：能疏风宣肺，活血通窍，适用于风邪所致暴聋，用法同上。

龙脑丸：功能清热行气通窍，适用于暴聋兼见热象，如发热、口渴、舌红者。塞耳每日2次，每次30分钟，每次换药。

(2)熏耳法：雄黄散4份，艾1份，黄柏末1份，点燃后向耳熏之，每日1次。本方具有解毒通窍作用，不论暴聋、渐聋，均可在各种治疗的同时配合应用。

(3)嗃鼻法　取麝香散少许，患左耳聋则嗃入右鼻，患右耳聋则嗃入左鼻，每日3次。此方可取嚏行气通窍，适用于暴聋，伴鼻塞不适，头重头痛者。取追风散少许，吹于鼻中，每日3次。此方有疏风祛邪，行气通窍作用，适用于风邪外袭所致暴聋。

(4)贴穴法　以吴茱萸、乌头尖、大黄三味为末，用唾液(亦可用温水)调和，敷贴于涌泉穴，有引火下行的作用。此法适用于肝火、痰火所致暴聋，亦可用于渐聋证属虚火上炎者。

【针灸疗法】

1. 古代记载　对暴聋的针灸治疗，历代医家都较重视。早在《素问·缪刺论篇》即有“邪客于手阳明之络，令人耳聋，时不闻音，刺手大指、次指爪甲上，去端如韭叶各一痏(指刺瘢)，立闻。不已，刺中指爪甲上与肉交者，立闻”的记载。这里的“手大指爪甲上”则指手阳明大肠经之商阳穴；“中指爪甲上与肉交者”为手厥阴心包经之中冲穴。《素问·刺热篇》也指出：热病后“耳聋，刺足阳明。”《灵枢·寒热病》篇则指出：“暴聋气蒙，耳目不明，取天牖。”《灵枢·厥病》也指出：“耳聋无闻，取耳中”，“耳聋取手小指次指爪甲上与肉交者，先取手，后取足。”亦即取手少阳经的关冲穴和足少阳经的窍阴穴。《灵枢·刺节真邪》篇还对针刺听宫穴治聋的方法作了详述：“发蒙者，耳无所闻，目无所见……刺此者，必于日中，刺其听宫，中其眸子，声闻于耳。”何谓声闻于耳？“刺邪以手坚按其两鼻窍，而疾偃其声，必应于针也。”即在中午时，刺其听宫，其脉与目相通，与瞳人相应，故刺时耳能听到声音，进针时必须按紧鼻窍，闭口，就会觉得有声应于针。可见《内经》对针刺治疗耳聋，不仅运用了局部穴位，也能根据经络选穴，并且已经讲究针刺进针和行针的方法了。

《针灸甲乙经·卷十二》提出了许多针刺耳聋的穴位：“聋而不痛取足少阳，聋而痛取手阳明”；“耳痛聋鸣，上关主之，刺不可深”；“耳聋鸣，下关及阳溪、关冲、液门、阳谷主之”；“耳聋鸣，头颌痛，耳门主之”。除此之外，还提到了听会、听宫、翳风、会宗、天容、天空、肩贞、完骨、商阳、合谷、中渚，四渎等穴位，其中还特别指出：“卒气聋，四渎主之。”《针灸甲乙经》记载的这些治疗耳聋的穴位，临床常用于治疗各种原因所致耳鸣耳聋，一直为后世医家所沿用。《针灸大全·卷四》记载的治疗耳聋穴位少而精，仅有听会、三里、翳风、肾俞等穴，其中肾俞穴后人一般在治疗肾虚所致渐聋时取用。《针灸大成·卷八》治聋选穴也不多，有百会、听宫、听会、耳门等，但都为后人常用。

灸法治疗耳聋，在古代文献亦有记载，如《备急千金要方·卷三十》有：“商阳主耳中风聋鸣，刺入一分，留一呼，灸三壮，左取右，右取左。”《圣济总录·卷一百三十》亦有灸听会二穴，各五壮的记载。《景岳全书·卷二十七》记载了一些灸法。如:“上星,灸二七壮,治风聋”、“翳风,灸七壮,治耳聋痛”。“合谷,灸七壮,治耳聋。”还可选用外关、听宫、偏历、肾俞等穴,不过灸法较之针刺,在临床用得较少。

古代医家对暴聋的针灸治疗,一般以针刺为主,以选取耳周穴位,配合循经取穴,根据病之虚实,辨证取穴,这些经验一直为后世医家所沿用。但应指出,由于历史条件所限,古代对于“暴聋”和“渐聋”或其他耳聋,有时分得不严格,因此,针灸治疗耳聋的记载中,有许多资料也混在一起。总的来说,对于穴位的选取、进针和行针方法的掌握,是否需要配合用灸法,都可在临床视病情虚实而定。因此,在以下的章节中,有关针灸治疗耳聋的古代文献内容就不再重复赘述了。

2. 现代研究

(1)选择有效穴位

局部穴位的选择:耳部治聋的主要穴位有听宫、听会、翳风、耳门等四穴,但也有侧重不同。有的多用听会,有的强调翳风和听会配合应用,有的常用翳风、听会和耳门相配,有的用翳风、听会和听宫相配,有的以翳风、听宫、耳门三穴为主,有的则将翳风、听宫、耳门、听会四穴都作为主穴。因此,此四穴都是治聋的主穴,但在临证使用,一般每次轮流选用1～2穴。除了以上四个局部经穴外,还有人提出了一些经外穴位,作为治聋的主穴。如宫墙穴(位于耳郭后,乳突前,平听宫穴,针刺时针尖向前下方斜刺)、听响穴(在耳门上一分凹陷中,直刺1～1.5寸)等。这些穴位也能作为局部针刺的主穴。

非耳部穴位的选择:对非耳部穴位的选择,有选用百会、瘈脉,有选用百会、瘈脉、合谷或中渚,有选用外关,有选用内关、神门、太渊、三阴交,有选用太冲、太溪、中渚、颅息、外关、肾俞。总的来说,多数人的选穴原则,是每次选用1～2个耳部穴位,配合选用1～8个非耳部穴位,根据脏腑经络学说选穴,如中渚可以通手阳明的经气,侠谷、外关、风池能祛风解表,阳池、足临泣和听会配伍,能清泻肝胆气火,引其下行,通畅经络,以开窍道,颅息、太冲、外关、肾俞,太溪、中渚等穴选择而用,可以祛风气之壅,又泻肾经之热。因此,辨证选穴可以在选用耳部穴位上体现,更多的是在选择非耳部穴位时体现。

(2)关于针刺的方法:关于针刺的方法,传统的原则是“实则泻之,虚则补之”。暴聋多属实,故多用泻法,渐聋多属虚,故多用补法,虚实夹杂者,多用平补平泻法。但也有一些报道,有其独特见解。

有人认为,治疗耳聋一般宜深刺,久留针。刺翳风、听宫等穴均宜深达1寸以上,患者感到耳内发胀且热,而后留针20分钟至1小时。有人认为留针半小时左右为妥。有的报道治疗暴聋,留针20分钟即取得良好效果。有人提出神经性耳聋(不分暴聋渐聋)的病机关键是“经络气机闭滞”,故应用输刺泻法,(直进直出,深针久留)为好,留针可达30分钟至1小时以上,每隔15分钟用泻法行针1次,对一些患者还可加电针,同时亦宜深刺,翳风、听会等穴宜深刺1寸以上,耳门、听宫、瘈脉等穴亦应深刺,以加强泻实通闭的作用。有人提出针刺用泻实法是重要的,因为有些患者治疗耳聋好转后,患热性病而再聋,有些耳聋本身为热性病所致,热病属“实”,“实”则能“阻”,用针刺泻实法,则去阻而使肾气乃能通于耳。

(3)针刺治耳聋疗效的统计及评价:有人总结了1958～1964年8月福建省的各科针灸治聋资料一千多例以针刺为主者。统计结果,由于疗效标准不统一等因素而改善差别很大,最低的有效率为20.8%,最高的达94.5%。有的资料认为,针刺治聋的疗效是肯定的,但听力提高有一定限度,不能巩固者与治疗次数无明显关系,并提出治疗后听力好转的原因以大脑皮质听觉中枢功能加强为主。有人总结了全国各地的85篇针刺治聋的病例报道，发现有效率从最低的20%至最高的100%，其中显效率亦可自最低的44%至最高的88%(有的报道未专门统计显效率)。认为产生这种差别的原因是：①治疗方法不同；②统计疗效的方法不同；③病例选择的不同。笔者统计30例，分析后认为针刺对暴聋、梅尼埃病及和血管机制有关的耳聋有较好的效果，而对先天性聋、高热或传染病后聋效果较差。

有学者统计了针刺治疗128例神经性耳聋的疗效认为疗效与致聋原因有关，效果较好的是耳部外伤、脑震荡、煤气中毒后致聋者，以及梅尼埃病伴耳聋者；效果较差的是传染病后聋、高热后致聋。疗效与病程亦有关，病程短者疗效较好，病程越长则疗效越差。有人总结了100例耳聋，发现针刺对梅尼埃病、噪音性聋也有较好疗效，类似"听神经炎"的暴聋，经针刺治疗后听力恢复很快。也有人认为针刺治疗感觉神经性聋和聋哑症不能得到明显确切的疗效。笔者认为，针刺疗法对持久性感音神经性聋和聋哑患者在部分病例引起暂时的大脑皮层听觉兴奋作用，即听觉唤醒作用，使患者主观地感到听觉有所改善，但不能改变这类病症的主要矛盾——内耳感觉上皮及听神经的既成病变及其功能，因而不能恢复他们失去的听力。对一些耳蜗系统病变尚处于活动期的患者，除可能与自主神经功能活动有关的梅尼埃病、突发性聋和精神性聋外，不加区别，不采取适当措施而盲目施行针刺法，则可能对病情的发展带来不利的后果。

有报道针刺头皮针颞后斜线，体针取听宫、听会为主穴，再配合随证加减取穴治疗50例，取效。

综上所述，针刺治聋的疗效得到多数人的肯定，但在不同的原因、不同的病程、不同的针刺方法等情况下，取得的疗效亦不同。一般来说，暴聋治疗效果优于渐聋，暴聋早治效果优于晚治。

3. 临床应用

(1)体针：一般暴聋者均可取耳区局部穴位如听宫、听会、耳门、翳风等，针刺这些穴位，有行气通络助聪作用。还可选用中渚、阳陵泉、足三里、三阴交等穴，以扶正祛邪。若为风邪外袭者，可选外关、合谷、曲池，以疏风祛邪。肝胆火盛者，取太冲、丘墟，以清肝泻火。一般每次选取1～2个局部穴位，1～3个肢体上的穴位。采用泻法，或用平补平泻法。留针20分钟左右，每日针刺1次，10次为1疗程。

(2)耳针：取内耳、肾、肝、神门，中等刺激，留针20分钟左右，10次为1疗程。针刺这些穴位，有利于加强或调整脏腑的功能，以求复聪。

(3)头皮针：取晕听区，每天1次，10次为1疗程。有行气通络作用。

(4)穴位注射：取听宫、翳风、完骨等穴，注入药液，如当归注射液、丹参注射液等，有养血活血，行气通络以调整耳和脏腑功能的作用，每次可注射1～2ml。

【按摩导引疗法】

治疗暴聋的按摩导引方法，一般是自行按摩，并通过调整呼吸、机体运动和精神活动而达到行气活血，疏通经脉，祛邪助聪的目的。可作为辅助治疗手段。

1. 耳膜按摩术　《景岳全书·卷二十七》："凡耳窍或损或塞，或震伤，以致暴聋或鸣不止者，即宜以手中指于耳窍中轻轻按捺，随捺随放，随放随捺，或轻轻摇动，以引其气，捺之数次，其气必至，气至则窍自通矣"。本法具有引动气血流通的作用，适用于暴聋、渐聋而不伴有头痛头晕者。或中指尖在外耳道内轻轻摇动数十次，这样对鼓膜有按摩作用，对于恢复听力有一定的作用。

2. 鸣天鼓 《内功图说·十二段锦总诀》:“左右鸣天鼓,二十四度闻”。“记算鼻息出入各九次,毕,即放所叉之手,移两手掌擦耳。以第二指叠在中指上,作力放下第二指,重弹脑后。要如击鼓之声,左右各二十四声,两手共弹四十八声”。此法具有疏通经络、运行气血的作用,一般用于治疗暴聋或渐聋而不伴有头痛头晕的患者。

3. “营治城廓” 《内功图说·分行外功诀》:以两手按耳轮,一上一下摩擦之,每次可作15分钟左右。此法不仅能作为治疗,也可作为防病保健。

【物理疗法】

穴位电磁场疗法 用马蹄形电磁铁贴在耳部的耳门、听宫、听会、翳风等穴上,采用间断续磁场(每秒20次,平均强度1300高斯),每耳治疗时间30分钟,每日1次,以10次为1疗程。此法是运用电磁原理在耳部造成磁场,通过经络穴位对磁场磁性的感应而疏通气血,祛邪复聪。本法通过经络调整脏腑功能,因此对于渐聋、耳鸣也有治疗效果。

【专病专方】

现代专病专方

(1)启聪散:丹参、胆南星各10g,红花、赤芍、桃仁、泽兰、木香、乌药各6g,菖蒲3g。水煎服。主治突发性聋。(《中国中医急症》1997,6(3):104)

(2)耳聋复聪汤:红花、桃仁、川芎、陈皮各6g,制首乌、丹参、茯苓、柴胡、生牡蛎各10g,石菖蒲、甘草各3g。水煎服。主治突发性聋。(《云南中医药杂志》1999,20(2):18)

(3)通窍聪耳汤:黄芪、葛根、川芎各30g,丹参20g,当归尾、田七、香附、甘草各10g,地龙、石菖蒲各15g,牛膝12g。日1剂,水煎服。(《上海中医药杂志》2008,42(10):51)

(4)水蛭复聪汤:水蛭、柴胡、菖蒲、川芎各10g,白芷6g,丹皮、天麻、茯苓、泽泻、杜仲各12g,桑寄生、牛膝、龟甲各15g。水煎服,日1剂。(《浙江中医杂志》2008,43(5):276)

【预后与转归】

1. 预后 暴聋患者如能在发病一周内开始进行正确治疗,70%~80%以上的患者可以痊愈,或提高听力。病程超过1个月者,也不应放弃治疗,因为此时可能仍在恢复过程中,若延误治疗,会明显影响听力的恢复,若放弃治疗,往往可导致终生耳聋。

2. 转归 治疗期间应定期或根据患者的主观感觉反复作听力检查。若听力尚在逐步改善者,不论病程已有多久,治疗均不宜中断,若多次复查听力均无改善者,可按“渐聋”治疗。

【护理与预防】

1. 护理

(1)暴聋患者一般精神比较紧张,求愈心切,因此,要安慰患者,使其了解疾病的原因,既重视疾病,又稳定情绪,以便配合治疗。

(2)要了解患者的饮食、用药情况,防止患者不适当的饮食和盲目用药,以免影响治疗。

(3)对于重度的双侧耳聋患者,要嘱其注意交通安全,并提供必要的生活起居的方便。

(4)要劝导患者戒烟,戒酒和少喝浓茶、咖啡之类刺激性食物。

(5)暴聋常伴耳鸣,若因耳鸣而烦躁不宁者,可参考“耳鸣”节护理。

2. 预防

(1)注意耳之保健,不随意挖耳,避免高声刺激,适当运用导引方法等,都是预防暴聋的重要方面。

(2)加强身体锻炼,增强体质,避免劳累及用脑过度,调适温暖,谨防虚邪贼风侵袭,这是防止风邪致聋的关键。

(3)调和情志,不过度兴奋和发怒,尤其对于素体阳盛,肝火偏旺者更为重要。

(4)饮食有节,不过饥过饱,减少肥甘酒醪,戒除烟酒等不良嗜好。

【参考资料】

1. 2000年前参考资料见第1版,此略。

2. 洪哲. 活血化瘀法治疗暴聋. 浙江中医杂志,2002,37(4):167

3. 柴峰. 王永钦教授治疗暴聋的经验. 中华实用中西医杂志,2003,16(11):1636～1637

4. 管汴生,等. 针刺治疗暴聋50例. 陕西中医,2005,26(9):958～959

5. 曾晓梅,等. 谢强教授中西医治疗突发性耳聋的临床观察. 中华实用中西医杂志,2007,20(21):1904

6. 杨建新. 中西医结合治疗突发性耳聋38例分析. 甘肃中医,2007,20(9):31

7. 唐晓峰. 通窍聪耳汤治疗突发性耳聋41例. 上海中医药杂志,2008,42(10):51

8. 杨军,等. 自拟水蛭复聪汤治疗突发性耳聋40例疗效观察. 浙江中医杂志,2008,43(5):276

9. 丁文英. 突发性耳聋的中西医治疗现状(综述). 中国城乡企业卫生,2008,45～46

10. 刘蕊,等. 突发性耳聋证治的现代文献研究. 新疆中医药,2009,27(3):11～13

11. 关山越,等. 中西医结合治疗突发性耳聋疗效分析. 中国现代药物应用,2009,3(14):151

第二十七节 耳　　鸣

【概述】

1. 涵义　耳鸣是指自觉耳内鸣响而外界并无相应声源的一种耳病。若患者所述耳鸣,仅患者本人能听到,称为主观性耳鸣;在某种条件下,其鸣声也为他人所听闻,则称为客观性耳鸣或他觉性耳鸣。临床上以主观性耳鸣为多见,本节主要讨论主观性耳鸣。

耳鸣是临床常见症状之一,可见于多种疾病之中。耳鸣既可单独发病,亦可伴有不同程度的听力下降,因此耳鸣与耳聋常常合并出现。耳鸣多见于中老年,其中体质虚弱者更为多见。因中耳、外耳疾病所致耳鸣者,则不属本节所论范畴。

2. 释名　耳鸣作为症状,古人有一些不同的描述,如"耳数鸣"、"脑鸣"、"聊啾"等,作为病名,一般都比较明确地称为耳鸣。其中脑鸣,乃指脑内鸣响,多由两侧耳窍同时发生耳鸣,而且音调、频率一致,患者自感耳鸣从脑中发出所致。

3. 沿革　早在春秋战国时期,人们对耳鸣就有认识,《楚辞·九叹·远逝》中载有"耳聊啾而慌",称耳鸣为"聊啾"。医书论述耳鸣,最早见于《内经》,如《素问·脉解篇》、《灵枢·邪气脏腑病形》、《灵枢·口问》、《灵枢·决气》等,多从耳与脏腑经络的关系论述耳鸣的病因病机,又如《素问·至真要大论篇》、《灵枢·海论》等还提到了耳鸣在临床上常与眩晕、耳聋等症状一同出现。《内经》中对耳鸣的治疗论述较少。

晋代《针灸甲乙经·卷十二》提出了"耳鸣,取耳前动脉"、"耳鸣,百会及颔厌、颅息、天窗、大陵、偏历、前谷、后溪皆主之"。"若蝉鸣,颎颊鸣,听宫主之"等方法,《肘后方》有用生地塞耳治疗耳鸣的记载(《补辑肘后方·中卷·治卒耳聋诸病方第五十八》)。《小品方·卷十一》也有用鲤鱼脑灌耳治疗耳鸣的记载,不过这时期对耳鸣的认识仍比较粗浅。隋代《诸病源候论·卷二十九·耳病诸候》专立"耳鸣候",把耳鸣的病因分为风邪外袭、劳伤气血等几种,并指出耳鸣的发生机制是"风邪乘虚,随脉入耳,与气相击",还提出"耳鸣不止,则变成聋"。认识到耳鸣可以是耳聋的先兆。这些论述表明了当时对于耳鸣的认识已有较大进步,但该书未记载对耳鸣的治疗方法。

唐宋时期，随着当时医学的进步，人们对耳鸣的辨证施治也有了较大发展，《备急千金要方·卷六下》列“治耳鸣方”2首，“治耳鸣聋方”1首，都是外治法。《外台秘要·卷二十二》列治耳鸣方6首，亦皆为外治塞耳方，可见当时对耳鸣的内服药方研究尚少。《太平圣惠方》和《圣济总录》两书也记载了不少治疗耳鸣的方药，如《太平圣惠方·卷三十六》治疗耳鸣共有10首方剂，其中干地黄散和菖蒲酒方均为内服方。另外，在治疗耳聋兼有耳鸣的方剂中，也有一些是内服方。《圣济总录·卷一百十四》中列“耳虚鸣”一节，记载方13首，其中内服方11首，且提出了辨证选方的原则，如肾虚用黄芪汤、鹿茸丸，脾肾两虚用肉苁蓉丸，肾虚兼有风邪上攻者用牛膝煎丸等。可见，宋代对耳鸣的治疗已开始从以外治为主转为以内服药为主了，从辨证论治的角度来讲，这的确是很大进步。

金元时期，对耳鸣的认识也有了新的发展。《素问玄机原病式·六气为病》认为耳鸣主要原因是水虚火实，热气上甚。《脾胃论·卷上》则认为包括耳病在内的九窍病多属于脾胃虚弱。《丹溪心法·卷四》又强调耳鸣缘于阴虚。这些不同观点的争鸣引起了后世医家对耳鸣辨证论治的重视。

明清时期，不少医家对耳鸣也提出了新的见解。《医学正传·卷五》提出了“泻南补北”，即泻心火、补肾阴的治法。《医学纲目·卷二十九》将外感所致的耳鸣称为“运气耳鸣”，并认为其病机多属风火。《医学入门·卷五》强调耳鸣为“耳聋之渐”，治疗当分风热、痰火挟湿、肾虚、气虚、血虚、阴虚等证，采用不同方药。《医贯·卷五·耳论》则分耳鸣为风邪、痰火、血虚、气虚、阴虚、阳虚等不同病证，《景岳全书·卷二十七·耳证》更提出了从耳鸣的声音、患者的年龄、体质、生活习惯及其伴随症状等方面辨别虚实证候的方法。由于以上这些论点有较强的逻辑性，也符合临床实际，因而沿用至今，成为现代对耳鸣辨证论治的常用方法。《辨证录·卷三》认为耳鸣有少阳胆气不舒、肾阴不足、心肾不交、阳气不足等证型。《张氏医通·卷八》搜集前贤之说，将耳鸣分为高年肾虚、饮酒过度、血虚有火、中气虚弱、肝胆气实、阳气实热、肾虚火动、阴血不足，肾阳亏虚等类型，分别采用不同方法治疗。

现代医著中，《中国医学百科全书·中医耳鼻咽喉口腔科学》首先将耳鸣单列为一病进行论述，提出了实证耳鸣、虚证耳鸣之名，各版教材中多将耳鸣与耳聋合而论述，但在现代各中医医著中，则多将耳鸣作为耳科症状之一进行证候辨证，至王德鉴《中医耳鼻咽喉口腔科学》则正式将耳鸣单列为一独立病症加以论述，从而奠定了耳鸣一病的现代病症学基础。

【病因病机】

1. 古代病因病理学说　古代医家对耳鸣病机的探讨首见于《内经》。在《内经》中多次提到了耳鸣，并且从脏腑经络、五运六气以及气血津液的虚实盛衰等方面论述耳鸣的病因病机。其后，历代医家依据《内经》提出的各种观点，进一步对耳鸣的病因病机进行探讨，至明清时代，产生了较为完整的认识。以下从八个方面进行综述。

(1)“五运六气”学说：古人以“五运六气”来计算和推测气候变化，并且以此总结气候变化规律，《内经》中有多处提到运气与耳鸣的关系。如《素问·五常政大论篇》说：“厥阴司天，风气下临，脾气上从……目转耳鸣”。《素问·至真要大论篇》亦说：“厥阴司天，客胜则耳鸣掉眩”。其后，从五运六气来讨论耳鸣病因病机的不多，惟《医学纲目·卷二十九》提出，运气耳鸣皆属风火：“经云：厥阴司天，风行太虚，云物摇动，目转耳鸣，三之气，天政布气乃时举，民病耳鸣。又云：厥阴之胜，耳鸣头眩。又云：少阳所至，为耳鸣，治以辛寒是也”。正因为人们认识到耳鸣的发生，不能简单地以五运六气来概括，但在探讨耳鸣与气候变化的关系时，多数医家比较重视外邪侵犯人体，邪正相搏这一机制，而不在“运气”学说上讨论了。

(2)风邪外袭学说：《诸病源候论·卷二十九·耳病诸候》专列“耳鸣候”一节，认为耳鸣的病机为“劳动经血，而血气不足，宗脉则虚，风邪乘虚，随脉入耳，与气相击，故为耳鸣”。《外台秘要·卷二十二》、《太平圣惠方·卷三十六》亦记载了“风邪乘虚，随脉入耳”致耳鸣的观点。《圣济总录·卷一百十四》又提出风邪外袭导致气脉内结的观点：“肾气既虚，风邪干之，复以思虑劳心，气脉内结，不得疏通，则耳内浑焞与气相击而鸣”。《丹溪心法·卷四》称耳鸣为“虚聋”，其产生机制为“耳触风邪，与气相搏，其声嘈嘈，眼见黑光，为之虚聋”。《奇效良方·卷五十八》引用此语，但将“虚聋”改作“虚鸣。”《杂病源流犀烛·卷二十三·耳病源流》亦称耳鸣为“虚聋”，并且作了描述：“其鸣也，或如蝉噪，或如钟鼓，或如水激，不一而足。”“肾气虚，宗脉虚，风邪乘入而鸣。”历代医家认同风邪外袭可致耳鸣观点者甚多，并且都认为风邪只有“乘虚”才能侵犯人体。虚是指肾虚或心气虚，血脉空虚，使风邪得以乘虚而入，侵袭人体，导致耳鸣。

(3)肝胆火热学说：《素问·六元正纪大论篇》首先提出：“木郁之发……甚则耳鸣旋转。”此后，历代医家对于肝木之气郁结，失于条达，久而化火，上扰耳窍，导致耳鸣这一病机，进行了阐发。如《明医杂著·卷三》认为耳鸣是“多先有痰火在上，又感恼怒而得，怒则气上，少阳之火客于耳也”。《医贯·卷五·耳论》曰：“若怒便聋而或鸣者，属肝胆经气实”。《景岳全书·卷二十七·耳证》则认为此类耳鸣耳聋属肝胆气逆。《寓意草·面论大司马王岵翁公祖耳鸣用方大意》对气上逆而致耳鸣更进一步作了详细论述，耳窍中“汩汩有声，如蛙鼓蚊锣，鼓吹不已，以故外入之声，为其内声所混，听之不清。若气稍不逆上，则听稍清，气全不逆上，则听全清矣”。《辨证录·卷三》也把肝胆之火作为耳鸣的重要病因，并且认为常见的是胆火与风火相兼为病：“耳内如沸汤之响，或如蝉鸣，此少阳胆气不舒，而风邪乘之，火不得散，故生此病……盖胆受风火之邪，烁干胆汁，徒用祛风泻火之汤，则胆汁愈干，胆火益炽，火借风威，愈肆焚烧，而耳病转甚矣”。从上可见，肝火上扰导致耳鸣，是许多医家的一致结论，故至今一直成为分析耳鸣病因的理论指导。

(4)痰火壅结学说：痰火壅结导致耳鸣这一病理机制在宋元前未被医家重视，自《丹溪心法·卷四》提出“耳鸣因酒遏者”以后，医家才开始对此进行探讨。《明医杂著·卷三》明确指出：“耳鸣证或鸣甚如蝉，或左或右，时时闭塞，世人多作肾虚治不效，殊不知此是痰火上升，郁于耳中而为鸣，郁甚则壅闭矣。”同时，又指出了痰火同肝胆之火、饮食的关系：“其平昔饮酒厚味，上焦素有痰火”。“大抵此证多先有痰火在上，又感恼怒而得。怒则气上，少阳之火客于耳也”。《医学入门·卷五》则认为痰火是指痰热胃火：“痰火，因膏粱胃热上升，两耳蝉鸣热郁，甚则气闭渐聋，眼中流火”。故痰火上扰亦是导致耳鸣的主要病机之一。

(5)阳盛内热学说：古代对于火扰清窍的认识，除了肝火和痰火之外，还有不明确某脏某腑的内火，以及外感热邪，机体阳热亢盛而产生的火。这种火热论，也是以《内经》为先河的。《素问·脉解篇》说：“太阳所谓耳鸣者，阳气万物盛上而跃，故耳鸣也”。金元四大家的“火热论”派刘河间对此进行了阐发，在《素问玄机原病式·卷二》提出：“耳为肾之窍，交会手太阳、少阳、足厥阴、少阴、少阳之经，若水虚火实而热气上甚，客其经络，冲于耳中，则鼓其听户，随其脉气之微甚而作诸音声也。经言阳气万物盛上而跃，故耳鸣是也”。“热气上甚”即火热上扰之意，这对后世医家对耳鸣病因的分析有很大影响。《丹溪心法·卷四》在此基础上提出了用大剂通圣散加枳壳、柴胡、大黄等治疗的“耳鸣因酒遏者”以及阴虚耳鸣。《医贯·卷四》提出耳鸣“午前甚者，阳气实热也”，“午后甚者，阴血虚也。”这是对“火”进一步作出了实火虚火之分。以上有关火热的论述，经后来医家的发展，进一步认识到“火”中须分肝胆之火、痰火以及阴虚阳亢之虚火，因而就不再以“火”概言之了。

(6)肾虚学说：肾主耳，耳鸣与肾虚的关系最早受到医家们重视。《灵枢·海论》提出“髓海不足，则脑转耳鸣”。揭示了肾精不足，髓海空虚与耳鸣的关系，《灵枢·决气》篇又从肾主水，肾阴不足则津液亏虚的角度，提出了阴虚与耳鸣的关系；“液脱者……耳数鸣”。其后，《诸病源候论·卷二十九·耳病诸候》提出肾精不足，宗脉空虚，风邪乘袭，随脉入耳导致耳鸣的理论。为唐宋医家所一直沿用，《外台秘要·卷二十二》、《太平圣惠方·卷三十》、《圣济总录·卷一百十四》等书中均有类似记载。《丹溪心法·卷四》中提出“耳内哄哄然，亦是阴虚”。从此，对肾虚所致耳鸣，分别从肾阴虚和肾阳虚两个方面进行探讨。《医学正传·卷五》对肾阴不足而致耳鸣的病机作了进一步阐发，认为“肾之为脏，水脏也，天一生水，故有生之初，先生二肾而一阴藏于其内，而又有相火存乎命门之中也。相火每挟君火之势，而侮所不胜，经所谓一水不能胜二火是矣。其或嗜欲无节，劳役过度，或中年之后，大病之余，肾水枯涸，阴火上炎，故耳痒耳鸣无日而不作也。或如蝉噪之声，或如钟敲之响，甚为可恶，早而不治，渐而至于龙钟，良可叹哉”。《医贯·卷五·耳论》明确列出了肾阴虚和肾阳虚的不同症状。阴虚者，“耳中哄哄然，是无阴也”，阳虚者，“耳中潮声蝉声，无休止时，妨害听闻”。同时提出“肾脏风耳鸣”的病因。《景岳全书·卷二十七·耳证》对肾阴虚和肾阳虚导致耳鸣的机制作了阐述，曰：“肾气充足，则耳目聪明，若多劳伤血气，精脱肾惫，必致聋聩。故人于中年之后，每多耳鸣，如风雨，如蝉鸣，如潮声者，是皆阴衰肾亏而然，经曰：人年四十而阴气自半。半即衰之谓也，又以《易》义参之，其象尤切。《易》曰：坎为耳，盖坎之阳居中，耳之聪在内，此其所以相应也，今老人之耳多见聪不内居，而声闻于外，此正肾元不固，阳气渐涣之征耳。欲求来复其势诚难，但得稍缓，即已幸矣”。以上之论，张景岳不仅认识到肾阴虚、肾阳虚皆能致耳鸣，而且提出老人患此证不易治愈的病情。《辨证录·卷三》在《医学正传》观点的基础上提出了肾阴不足，心火亢盛而致心肾不交产生耳鸣的机制，曰：“人有平居无事，忽然耳闻风雨之声，或如鼓角之响，人以为肾火之盛也，谁知是心火之亢极乎。凡人心肾两交，始能上下清宁，以司视听。肾不交心，与心不交肾，皆能使听闻之乱。然而肾欲上交于心，与心欲下交于肾，必彼此能受，始庆相安。倘肾火太旺，则心畏肾焰而不敢下交；心火过盛，则肾畏心焰而不敢上交矣，二者均能使两耳之鸣，但心不交肾耳鸣轻，肾不交心耳鸣重。”这一观点，也是一直为后人所接受的。

(7)脾气虚弱学说：脾主运化，升发清阳之气，荣养耳窍。若脾虚不运，清阳不升，浊阴不降，则可导致耳鸣，这一观点早在《素问·通评虚实论篇》就已有论述，其曰：“头痛耳鸣，九窍不利，肠胃之所生也。”这里的肠胃，实际是指具有运化功能的脾胃。《灵枢·口问》篇也说：“胃中空，则宗脉虚，虚则下溜，脉有所竭者，故耳鸣”。“上气不足……耳为之苦鸣”。这些论点，都说明了脾胃不足，中气虚弱而致耳鸣的机制。《脾胃论·卷上》提出：“饮食入胃，先行阳道，而阳气升浮也。浮者，阳气散满皮毛，升者，充塞头顶，则九窍通利也”。这里的阳气升浮，同样是指脾的升发清阳之功能，《医贯·卷五·耳论》在论述耳鸣时也列出“阳气虚”一证，用补中益气汤治疗，实际上也是指脾气虚弱。

(8)血虚血瘀学说：血脉滞涩致耳鸣在《素问·邪气脏腑病形篇》首先提出：“心脉……微涩为血溢、维厥、耳鸣”。心主血脉，这里的心脉微涩，实际上包括了心血不足和血脉滞涩两个方面。《济生方·耳门》说：“肾气通于耳，心寄窍于耳，风寒暑湿燥热，得之于外，应乎肾，忧愁思虑得之于内，系乎心，心气不平，上逆于耳，亦致聋聩、耳鸣”，说明了心的功能失常导致耳鸣。宋以前医家对“心气不平”、“心脉涩”这一类实证论述较多，宋代之后则比较重视“血虚”的一面了。例如《医学入门·卷五》、《医贯·卷五·耳论》、《张氏医通·卷八》、《类证治裁·卷六》等书都载有血虚证耳鸣，采用四物汤治疗。

综上所述，历代医家对耳鸣病因病机的认识，主要有虚实两端。其属实者，以风邪外袭，肝火上扰，痰火壅滞为多；其属虚者，以肾虚和脾虚为主。此外对于“阳盛”、“火热”。“心脉涩”、“血虚”、“心肾不交”等方面也有认识。正是以这些理论为指导，归纳总结而成现代对耳鸣病因病机分析的系统理论。

2. 现代病因病理学说　由于耳鸣与耳聋在临床上常常合并出现，所以在一些中医耳鼻咽喉科学书籍、教材中往往将耳鸣耳聋合在一篇讨论，一般将病因病理分为风邪外袭、肝火上扰、痰火郁结、脾气虚弱、肾精不足、气滞血瘀等几类，较有代表性的是高等医药院校教材《中医耳鼻喉科学》，可参考“暴聋”及其他耳聋的章节，此不复述。

《中国医学百科全书·中医耳鼻咽喉口腔科学》则认为实证耳鸣多由“感受风热之邪，邪窜耳窍，蕴而不解”；“情志不舒，郁怒伤肝，肝气郁结，气结化火，肝火逆上，扰乱清窍而致”；或“过食醇酒厚味，脾胃受伤，运化失职，聚湿成痰，痰郁化火，阻塞耳窍”所致。虚证耳鸣主要由肾阴不足、心血虚、脾气虚、肾阳虚损而致。王德鉴《中医耳鼻咽喉口腔科学》对于耳鸣的发病观点基本与上述一致。《干氏耳鼻咽喉口腔科学》在对于古代医家认识耳鸣耳聋的病因病理进行总结后曰：“以上病因学说，林林总总，有四十种之多”。而临床实际则认为主要有：六淫外感、痰浊上蒙、肝胆火旺、心火上炽、郁结、瘀滞清窍、肾阳不足、肾虚精脱等。其他医著大多无越上述诸说。

3. 临床病因病理　耳鸣为多种疾病的常见症状，其病因复杂多端。临床上可分虚、实两大类。实证者，多因外感邪气或脏腑实火上扰耳窍而致；虚证者，多为脏腑虚损而致。分述如下：

(1)风热外袭：耳位于人体上部，风邪则易侵犯上部器官。风邪伤肺，肺气失宣，茏葱为风邪所蒙蔽，则致耳鸣。风邪之性，又常与热邪或寒邪兼夹为患，风热外袭，邪窜耳窍，蕴而不散，则耳鸣益甚。

(2)肝火上扰：若有情志不遂，肝气郁结，久而化火；或暴怒伤肝，肝火上扰清窍，则致耳鸣。

(3)痰火壅结：饮食不节，过食肥甘，酿成痰湿，或思虑劳倦，损伤脾胃，运化失健，津液不行，水湿停聚，痰湿内生，久蕴化火，上扰清窍，以致耳鸣。

(4)脾气虚弱：饮食不节或劳役、思虑过度，脾气受伤，则运化不健，水谷精微不能上升以荣养耳窍，耳窍失养，经脉空虚，乃致耳鸣。

(5)心血不足：大病、久病之后，或思虑用脑过度，耗伤心血。心血不足，则耳失濡养，或血虚不行，滞涩脉络，而致耳鸣。

(6)肾精不足：素体虚弱或久病伤肾，或恣情纵欲，耗损肾精，或高年之体，天癸已竭，肾精不足，髓海空虚，耳窍失养，皆可致耳鸣。若外感邪热，灼伤阴津，或劳伤于肾，均可致肾水不足，相火失制而上助心火，心火亢盛，上扰耳窍而致耳鸣。

(7)肾元亏虚：寒邪入里，折热伤阳，或大病久病，房劳过度，均可耗伤肾元，耳窍失于肾阳温煦，而发生耳鸣。

【临床征候】

1. 发病情况　本病多见于中年以上年龄者，从事脑力劳动者多见。男女两性的发病率无明显差异。无季节与地域性。

2. 病史 单纯耳鸣者，往往有失眠、情绪波动等病史；耳鸣伴有耳聋者，根据耳聋性质的不同而有不同的病史。

3. 耳鸣 患者自觉耳内闻鸣响声，声音大小、音调高低、起病缓急、时间长短，以及节律的变化等因人而异。耳源性耳鸣可为低音调或高音调，低音调耳鸣常如吹风声、火车声、潮水声或如机器转动的“轰轰”声；高音调耳鸣常如蝉鸣、吹哨声或汽笛声。一般耳鸣声呈连续音者多属主观性耳鸣；血管循环病变所引起的耳鸣，可为嘈杂声或为有节奏的搏动性耳鸣，此属客观性耳鸣。

4. 检查 一般患者外耳道无红肿及压痛，鼓膜大多呈半透明、珍珠色，少数患者鼓膜可见轻度的潮红，内陷或混浊。听力检查一般无明显的听力损失，少数患者可有轻度的听力下降。其中高音调耳鸣者多呈感音性耳聋，低音调耳鸣者多呈传导性耳聋。由于耳鸣可见于多种耳科疾病及一些其他全身疾病，因此，若见到耳内流脓、鼓膜充血、穿孔及严重的听力下降等现象，均应明确诊断其原发病而不应诊断为“耳鸣”。

【诊断与鉴别诊断】

1. 诊断 ①以耳鸣为主；②无明显听力改变与眩晕；③中、外耳检查无异常。对于耳鸣作出初步诊断不困难，但是严格意义上的明确诊断，并非易事。因为耳鸣是许多全身疾病及局部疾病的一种症状，其促发和影响的因素也很多，而且与患者的心理状态还有密切关系。对于有条件或有必要时，诊断应注意到以下三个方面：①明确病变部位；②寻找病因；③明确疾病的严重性。

2. 鉴别诊断 耳鸣应与幻听和耳聋、耳眩晕作鉴别。

(1)幻听：幻听为听到实际上不存在的语言或声音，是一种语言和声音的复合感觉。耳鸣则只是听到单纯音调的声音。

(2)耳聋：耳聋有暴聋、药毒聋等许多种类。耳聋大多伴有耳鸣。区别耳鸣与耳聋，一是根据患者的主诉，是耳鸣为第一症状还是以听力下降为主要痛苦；二是根据检查，如果听力下降比较明显，应该将耳聋作为主要疾病诊断，耳鸣可以作为次要疾病诊断。

(3)耳眩晕：耳眩晕可有急性发作，眩晕较甚，伴有听力下降和耳鸣，但耳鸣和听力下降的症状伴随眩晕发作而出现，眩晕缓解后听力亦多可恢复，耳鸣也有所减轻或消失。一般而言眩晕症状比耳鸣重，将伴有耳鸣的眩晕诊断为耳鸣，是不合适的。

【辨证施治】

1. 古代辨证施治观点

(1)从风邪外袭论治：《肘后方》曾记载了将患耳枕于以甑蒸热的盐上用于“治卒得风，觉耳中恍恍者”的外治方法。其后《圣济总录·卷一百十四》记载了牛膝煎丸，以治“肾气虚弱，风邪干之，上攻于耳，常作耳鸣，以至重听”。《普济方·卷五十四》引用了《直指方》的有名方剂“芎芷散”，专治“风入耳虚鸣”，此方一直为后人所用。在《奇效良方·卷五十八》、《杂病源流犀烛·卷二十三·耳病源流》中都有记载，前者还记载了治疗风热所致耳鸣的蔓荆子散；后者则还认为，假如“肾气虚，宗脉虚，风邪乘入而鸣，须先祛邪下气，宜五苓散加枳、橘、姜、苏。”至于风邪所致耳鸣有何临床特点，古人未有详述，是为不足之处。

(2)从肝火上扰论治：从肝火论治者，《丹溪心法·卷四》选用龙荟丸，《医贯·卷五·耳论》选用小柴胡汤加川芎、当归、山栀，《寓意草·面论大司马王岵翁公祖耳鸣用方大意》“以磁石为主，以其重能达下，性主下吸，又能制肝木之上吸故也。而用地黄、龟胶群阴之药辅之，更用五味子、山茱萸之酸收之”。《石室秘录·卷四》曰：“有人耳中闻蚂蚁战斗之声者，此则非祟，乃肾水耗尽，又加怒气伤肝所致。方用白芍四钱，熟地九钱，山茱萸七钱，麦冬九钱，白芥子二钱，水煎服，方名止喧丹。方中纯是补肾平肝之药，饮之数日，其战斗之声渐远，服一月可愈。”《辨证录·卷三》治疗“胆受风火之邪，烁干胆汁”，“火借风威，益肆焚烧”的耳鸣证，用润胆汤和止鸣丹。由上可见，从肝火上扰来论治耳鸣是古代医家的常用方法，其中有清肝泻火法，用龙荟丸；和解少阳，疏肝理气法，用小柴胡汤；平肝制火法，用磁石之类重镇药；柔肝缓急法，用止喧丹；清胆舒肝法，用润胆汤或止鸣丹。诸如此类，古方甚多，但总以清泻肝火，不使上扰耳窍为原则。

(3)从痰火壅滞论治：《丹溪心法·卷四》提出：耳鸣因酒遏者，“大剂通圣散加枳壳、柴胡、大黄、甘草、南星、桔梗、青皮、荆芥，不愈，用四物汤妙”，这是对痰火证论治的发明。《明医杂著·卷三》认为痰火证耳鸣的特点是：“耳鸣证，鸣甚如蝉，或左或右，时时闭塞，世人多作肾虚治不效”，“平昔饮酒厚味”，治疗原则是清痰降火。《医学入门·卷五》则提出：“痰火鸣甚，当归龙荟丸。”《杂病源流犀烛·卷二十三·耳病源流》则认为：“痰火上升而鸣，须理痰清火，宜加减龙荟丸。”从其药物分析，后者有胆南星、青皮等化痰理气药物，更为合适。

(4)从肾虚论治：肾主耳，历代医家从肾虚论治耳鸣者甚多，如《太平圣惠方·卷三十六》的干地黄散、《圣济总录·卷一百十四》的磁石散、鹿茸丸等。其中，磁石散用了熟地、丹皮、当归等品，治“肾气虚弱，气奔两耳作声，甚则成聋”。鹿茸丸以鹿茸、附子、巴戟天、肉苁蓉等药为主治肾虚耳常闻钟磬风雨之声。此外《圣济总录·卷一百十四》还记载了治疗“肾气虚弱，风邪干之，上攻于耳，常作蝉鸣，以至重听”的牛膝煎丸等，是对虚实夹杂证的论治。《医学正传·卷五》宗《丹溪心法·卷四》的“耳内哄哄然，亦是阴虚”之说，选用大补阴丸治疗肾阴不足之耳鸣。而对于肾阴不足，心火上炎以致心肾不交之耳鸣，见“或如蝉噪之声，或如钟鼓之响，早而不治，渐渐至于龙钟”，“治法宜泻南方之火，补北方之水”，选用滋肾丸。后来的《辨证录·卷三》又记载了两归汤，专治心肾不交之耳鸣，药用熟地、麦冬等以补肾水；黄连、茯神等以泻心火，俾心肾之气既交，上通于耳而耳鸣得止。

《医贯》和《景岳全书》对耳鸣的虚实辨证尤为重视。《医贯·卷五·耳论》说：耳鸣应“分寒热虚实而治之者多，不可专作火与外邪治。耳鸣以手按之而不鸣，或少减者，虚也；手按之而愈鸣者，实也”。又对肾虚耳鸣的特点作了描述：“肾虚而鸣者，其鸣不甚，其人必多欲，当见劳怯等证”。《景岳全书·卷二十七·耳证》指出：“凡暴鸣而声大者多实，渐鸣而声细者多虚；少壮热盛者多实，中衰无火者多虚；饮酒味厚，素多痰火者多实；质清脉细，素多劳倦者多虚”。其对耳鸣耳聋治疗，凡肾虚之证均分阴阳。属阴虚者取左归丸之类，属阳虚者用右归丸之类。这种根据耳鸣的症状、起病、全身状况等因素来辨证的方法，一直为后人所沿用，这些方剂也应用至今。

(5)从脾虚论治：《脾胃论·卷中》有调中益气汤，专治“上气不足，胃气与脾气下陷”而见四肢懒倦，不思饮食，耳鸣耳聋等证。此外，李东垣创制的补中益气汤、益气聪明汤等均可用于治疗脾虚所致耳鸣。《医贯·卷五·耳论》提出的，“阳气虚”耳鸣(实际是脾气虚耳鸣)，即选用补中益气汤。《景岳全书·卷二十七·耳证》，对脾虚耳鸣耳聋者选用补中益气丸和归脾汤，从而对于脾虚耳鸣的治法基本确立。其后的《张氏医通·卷八》、《类证治裁·卷六》等都记载了此法，成为治疗耳鸣的主要方法之一。

(6)从其他方面论治：除了以上几方面外，历代医家尚有一些其他的观点。如《济生方·耳门》主张宁心顺气，选用妙香散，以石菖蒲煎汤调服。《丹溪心法·卷四》提出：“气实，入槟榔丸，或神芎丸下之。"《医学入门·卷五》则认为：耳鸣挟有湿邪者，用神芎丸或青木香丸。《医贯·卷五》提出，耳鸣"若午前甚者，阳气实热也，小柴胡加黄连、山栀；阳气虚，用补中益气汤加柴胡、山栀；午后甚者，阴血虚也，四物加白术、茯苓。"又提出："内有污(瘀)血，宜柴胡聪耳汤"等。这些方法都对今之临床有一定参考价值。

2. 现代辨证施治观点　在现代医著中，各版教材对于耳鸣的辨证施治大多与耳聋混为一谈，主要分为风热侵袭、痰火郁结、肝火上扰、肾精亏损、脾胃虚弱等证型。《中国医学百科全书·中医耳鼻咽喉口腔科学》将耳鸣分为实证、虚证两个方面，其中实证耳鸣辨证为风热、肝火、痰火三证，分别采用银翘散、丹栀逍遥散或柴胡清肝汤、加味二陈汤或消痰降火汤为主加减论治；虚证耳鸣辨证为肾阴虚、心血虚、脾气虚、肾阳虚四证，分别采用六味地黄汤、养心汤、补中益气汤、金匮肾气丸为主进行加减论治。王德鉴《中医耳鼻咽喉口腔科学》对耳鸣的辨证分型基本与百科全书类似，只是在方药选用方面更为广泛。其他医著基本无越上述之治。

在文献资料报道方面，对于耳鸣的治疗，医家们多以局部和全身症状相结合，进行辨证用药。如有报道将耳鸣分为六型进行辨证施治，并根据耳鸣的新久、鸣声的大小及全身症状作为辨证要点。其中风邪外袭，上壅清窍证，治用银菊翘荷汤；肝胆火炎，遏闭清道证，用芩决菊钩煎；痰火上逆，耳窍闭阻，治用赭蒌二陈场；风火毒邪，窒塞耳窍，用银蒲蔓栀煎；肾精亏虚，耳窍失荣，用益肾聪耳汤；脾虚气陷，清阳不升，用益气聪耳汤论治。有学者介绍治疗耳鸣耳聋的五法五方：一是耳鸣兼见于脓耳，治疗重在治其脓耳；二是阴虚火旺而鸣者，宜用宁耳止蝉汤；三为耳中无脓、无痛，暴发耳鸣耳聋，宜用通耳再聆汤；四为用链霉素等药物后所致耳鸣耳聋，治宜解毒通窍，增加耳之灵性，兼用凉血清上之品，可用解毒闻声汤；五是老年耳鸣耳聋，治宜活血脉、益心肾、抗衰老，用活血返聪汤。有学者对 34 例耳鸣患者分为风热上扰型，肝胆火热型、肝肾不足型和脾虚失运型四个基本类型予以辨证施治取得了一定效果。也有报道对耳鸣从三焦辨证治疗，认为实证多责之于上焦感受外邪，或中焦湿浊内生；虚证多责之于下焦肝肾亏虚、中焦脾胃气虚、上焦心阴不足。有学者指出耳鸣是"神不内守"的表现，提出耳鸣治心的观点与方法。有人认为老年耳鸣主要从肾脏虚弱、气血虚弱和痰瘀互结进行论治；有人对于难治性耳鸣如适时使用调气和血法，或先予降浊，继以益气升清，或先予升清，继以补肾聪耳法三大治则治疗，再根据症状辨证加减用药取效；有人将 60 例神经性耳鸣分为肝肾不足、心火上炎、痰瘀阻滞、气血不足四型进行论治；还有人采用辨证分型加针灸、静脉点滴川芎嗪治疗神经性耳鸣、耳聋，收效。

不少学者在临床实践中根据辨证施治的原则，筛选有效方药，取得较好疗效。有报道以温补肾阳法治疗耳鸣耳聋者；有报道用龙胆泻肝汤加减治疗因暴怒而致耳鸣耳聋者；有报道用益气升阳法治疗耳鸣，认为耳鸣在夜晚较甚，为脾虚气弱的特点之一，由于脾气虚弱，阴浊上壅清窍，故耳鸣为甚。因于足太阴、阳明经气不升，兼有厥阴风气上乘者，用益气聪明汤加天麻、珍珠母之类，可获得良好效果。还有报道用补中益气汤治疗耳鸣耳聋，取效；有报道，钩藤散治顽固性耳鸣疗效满意，其用法改变了《普济本事方》的水煎法，早晚各服钩藤散 2.5g 即可，认为钩藤散证为中年以后耳鸣，伴头痛、眩晕、肩凝、肩背拘急或有失眠等，辨证准确，即可提高疗效；有报道用柴胡加龙骨牡蛎汤治疗高血压引起的耳鸣，取效。此外，还有人用磁朱丸改成胶囊治疗耳鸣，方法是用朱砂 2g，磁石 40g，六曲 100g，研成细粉，装胶囊，每粒 0.5g，每次服 1 粒，每天 3 次。有平肝潜阳，镇惊安神，聪耳明目的功能。报道 32 例，总有效率为 93.75%，其中痊愈 18 例。有学者根据开"玄府"的理论，主张使用具有辛通作用的风药治疗耳鸣，并分析了在各证型中配伍使用风药的药物等。

有人认为耳鸣的虚证主要有血虚和肾虚，肾虚证又常兼夹心火为患。血虚者可用四物汤为主，肾虚者可用小安肾丸。肾阴不足，心火上盛者宜用“泻离填坎”，即泻心火滋肾水的方法，选用两归汤。有人认为耳鸣多见肾阴不足，心阳偏亢者，症状为耳鸣如蝉，夜间更甚，伴心悸心烦，失眠健忘或多梦，腰酸，治以滋阴潜阳，补肾益髓，选用苁蓉丸或六味地黄丸、龟柏地黄汤等。还有人对双氢链霉素中毒性耳聋、耳鸣作了研究分析，筛选出“中药一号方”，由生地、女贞子、桑椹子、五味子、枸杞、珍珠母、磁石、牡蛎组成，此方加僵蚕效果更佳。根据中医理论耳为肾之窍，肾气通于耳，肾虚则耳聋耳鸣，此方具有滋阴补肾，平肝潜阳等功能，故对耳鸣、耳聋有一定疗效，僵蚕含有丰富的蛋白质，可能对神经细胞有较高的营养价值。此外，认为耳鸣耳聋与整个体质有密切关连，感冒、失眠或过度疲劳等因素都能影响耳聋耳鸣，促使听力反复下降，因此，在治疗时也必须照顾到整体状况。有人认为气滞血虚也是导致耳鸣的重要原因，因此采用通经、行气、补血的方法，药如丹参、葛根、川芎、当归、鸡血藤等，也能获得良好的疗效。上述报道中对耳鸣的范畴认识不尽相同。有些报道把耳聋、脓耳等病兼有耳鸣症状者也归在耳鸣的范畴之内，这些资料在参考时须加以注意。

有人对耳鸣的虚实辨证与耳鸣音调频率的关系进行了研究。方法是通过纯音听力计改变低音和高音，使其发出的声音与患者自己的耳鸣声音音调、音量相同（匹配），由此测得患者耳鸣的频率和响度。结果发现，实证组的 40 耳，耳鸣声音频率以中低频为主，主频率在 850Hz 左右，响度较重，约 29dB 左右；虚证组的 31 耳，耳鸣声音频率以高频为主，主频率在 3000Hz 左右，响度较轻，约 17dB 左右。有学者探讨各种主、客观测听指标与耳鸣耳聋中医证型的关系，对按传统方法辨证明确的 120 例耳鸣耳聋患者，分别进行纯音测听、声导抗测试、电反应测听等多指标的同步测试，运用 SPSS 统计软件进行多元逐步判别分析，筛选对中医辨证有意义的指标，并运用两类判别法建立各证型的判别函数。结果在 48 项检测指标中，发现有 17 项指标与中医证型有关系，而且不同的指标对不同的证型有不同的鉴别价值，运用两类判别法所建立的风热侵袭、肝火上扰、痰火郁结、肾精亏损、脾胃虚弱五个证型的判别函数，经自身验证，总的判别准确率达 83.5％。

3．辨证纲要　耳鸣的辨证也应根据患者耳鸣的情况和伴随症状，辨别其虚实。

（1）辨耳鸣：耳鸣声轻，音调偏高，遇到外界噪音并不烦躁者，属于虚证，为气血不足，或为肾元亏虚；耳鸣声大，音调中等或偏低，属实证，多为肝胆火热，或为痰火郁结；病程短者或为风热外袭证。

（2）辨伴随症状：耳鸣伴有鼻塞流涕、咳嗽咯痰等症状者，属风邪外袭证；伴有头痛、目赤等症状者，属肝火上扰证；伴头昏头重，胸脘痞闷，舌红，苔黄腻者，属痰火上扰；伴见有神疲乏力，舌淡苔白者，属气血亏虚证；伴有腰膝酸软等证，属肾元亏虚；耳鸣而舌质暗红，脉涩者，属气滞血瘀证。

4．证治分类

（1）风热外袭证

证候　发病急，耳中如闻吹风声，或有耳中憋闷阻塞感，多伴有头痛、鼻塞、流涕、发热，或有恶寒，舌边尖红，苔薄黄，脉浮数。

证析　风热之邪多从口鼻而入，首先犯肺，肺经之结穴在耳中，名曰笼葱，司听闻之职。风热循经，上扰笼葱，以致耳鸣，且起病迅速；耳窍经气痞塞不宣，故耳中憋闷，有阻塞、作胀感；头痛，鼻塞流涕，发热，舌边尖红，苔薄黄，脉浮数等均属风热外袭，营卫不和之征。

治法　疏风清热，散邪熄鸣。

方药　蔓荆子散加减。方中以蔓荆子、甘菊花、升麻、前胡辛凉散邪，疏风清热而熄鸣；生地，赤芍、麦冬凉血清热；木通、赤茯苓，桑白皮清热利水。若湿邪之象不明显，则可减去利湿之药，使方剂力专于疏风清热，散邪熄鸣。耳内阻塞感者，可加柴胡、通草以行气通窍。

(2)肝火上扰证

证候　发病急，耳鸣如潮，或如风雷声，暴怒之后突发或加重，头痛头晕，目赤面红，口苦咽干，烦躁不宁，或有胁痛，大便秘结，小便赤黄，舌质红，苔黄，脉弦数。

证析　怒则伤肝，肝胆之气随经上逆，犯于耳窍，故突发耳内轰鸣。肝火炎于上，故目赤面红，头痛头晕；胆汁随气火上泛，故口苦咽干；火扰心神，故烦躁不宁；胁部为肝胆经脉之所过，肝气郁结，故见胁痛；舌质红，苔黄，脉弦数均属肝胆火盛之征。

治法　清肝泻火，开郁熄鸣。

方药　当归龙荟丸加减。方中以龙胆草、芦荟、栀子、黄芩苦寒直折，清泻肝火，黄连清心火，黄柏泻下焦之火，木香、麝香行气通窍；当归养血柔肝，以防苦寒之品重伤肝阴，而肝火愈烈。诸药合用，能清泻肝火，宣通气机而耳鸣定息。龙胆泻肝汤亦能清泄肝胆实火，又能清利三焦湿热，故亦为治疗肝火上扰所致耳鸣者常用。

若肝火不甚者，可用润胆汤和止鸣丹加减。二方皆为清泻肝胆之火以熄鸣的方剂。《辨证录·卷三》认为这两首方适用于“胆受风火之邪，烁于胆汁”所致耳鸣。润胆汤方中柴胡、栀子清泄肝胆火热；当归、白芍柔肝缓急，使肝血旺而胆火熄；天花粉化痰清热，玄参养阴清热，菖蒲宣通耳窍，引诸药以退浮游之焰，而耳鸣得愈。止鸣丹亦用柴胡、栀子以清泄肝胆；配伍生地、白芍、麦冬柔肝清热；茯苓、半夏和胃化痰；菖蒲行气通窍，诸药合用达到清泻肝胆而止鸣之目的。

(3)痰火壅结证

证候　发病较急，耳鸣如潮，或“呼呼”作响，有时患耳闭塞憋气，头重如裹，胸闷脘痞，咳嗽痰多，色黄而黏，口中黏腻，便溏黏滞不畅，舌质红，苔黄腻，脉滑数。

证析　痰火上壅，蒙蔽清窍，故发病较急，耳鸣如潮，或耳中“呼呼”作响，头重如裹；痰火壅滞，气机不利，故胸闷脘痞；痰火犯肺，则咳嗽咯痰，色黄而黏；痰浊阻滞脾胃，则口中黏腻，大便黏滞不畅；舌质红，苔黄腻，脉滑者，均为痰火之象。

治法　清火化痰，降浊熄鸣。

方药　清气化痰丸加减。方中以胆南星清热化痰为主，辅以黄芩、瓜蒌仁清热化痰，以助胆南星之力；治痰当先理气，气顺则津液流行而痰无从生，故又以枳实，陈皮下气消痰；脾为生痰之源，肺为贮痰之器，故佐茯苓健脾渗湿；杏仁宣肺下气，半夏燥湿化痰，诸药相合，使气顺则火自降，热清则痰自消，痰消则火无所附，耳窍鸣响自息。若痰火盛，烦躁失眠，大便秘结者，可用礞石滚痰丸加减，以泄实热老痰，降逆熄鸣。

(4)脾气虚弱证

证候　发病缓，耳鸣声细小，持续不止，思虑或疲劳过度则发作或加重，倦怠乏力，纳差腹胀，大便溏薄，舌淡苔白，脉缓弱。

证析　脾气虚弱，清阳不升则耳窍失养，故发病缓；浊阴停聚则清窍受蒙，故耳鸣声细小而不息；思虑太甚，疲劳过度，均可重伤脾气，故引起或加重耳鸣；脾气不足，运化失健，精微不养周身，则倦怠乏力，纳差腹胀，大便溏薄；脾虚，气血生化不足，则舌淡，苔白；气少不足以鼓动血脉，故脉缓弱。

治法　健脾益气，升清熄鸣。

方药　益气聪明汤加减。方中以党参、黄芪甘温益气为主；白术、甘草健脾缓中，以助益气；蔓荆子、葛根、升麻轻扬升发，以助清阳上升，充灌耳窍而熄鸣；白芍敛阴，黄柏清热，以防元气不足，阴火上冲。诸药合用，有益气升阳之功，使耳目聪明而耳鸣自熄。脾虚明显者，可用补中益气汤加减。

(5)心血不足证

证候　两耳蝉鸣，时轻时重，用脑过度则鸣响益甚，心悸怔忡，失眠多梦，心中惕惕不安，面色无华，舌质淡，苔薄白，脉细弱。

证析　心主血脉，若大病之后或用脑过度，心血暗耗而不足，耳窍失却心血之养，以致耳鸣；血不养心，故心悸怔忡；血不养神，故失眠多梦，惕惕不安；心血亏少，不能上荣于面，故面色无华；舌质淡，脉细弱，亦为心血不足之征。

治法　益气养血，宁心熄鸣。

方药　归脾汤加减。方中用主以黄芪、党参补气健脾；辅以当归、龙眼肉养血和营，合主药以益气养血；用白术、木香以健脾理气，使补而不滞；茯神、远志、枣仁以养心安神熄鸣，共为佐药；使以甘草、生姜、大枣和胃健脾，以资生化，使气血旺而心血充矣。各药合用，能补益心脾，气旺血生，则耳窍得养，鸣声自息。若心血不足，累及心阴，虚火内生，心烦失眠，耳鸣夜甚，舌红少苔，脉细数者，可用天王补心丹加减，以养血益阴，清心安神而熄鸣。

若心阴虚，耳鸣夜甚者，亦可用通耳汤或启窍汤加减。通耳汤以熟地为主滋阴养血；炒枣仁、柏子仁、麦冬、玄参为辅，滋养阴血，宁心安神；茯神健脾宁心，黑荆芥行血中之气，共为佐药；菖蒲行气通窍，为使药。诸药相合重在养血宁心，宣通耳窍。启窍汤即通耳汤去玄参、荆芥，加入山茱萸、远志、五味子，更能直入心经，滋养阴血。

(6)肾精不足证

证候　耳内蝉鸣，昼轻夜重，经久不愈，头晕目暗，腰膝酸软，男子或有遗精，女子或有白淫，或手足心热，盗汗，舌质红，苔少，脉细或细数。

证析　肾主骨而生髓，脑为髓海，肾精亏损则髓海空虚，耳窍失于肾精之养，则耳鸣不休，经久不愈，头晕目暗；腰为肾之府，肾精不足则骨髓不充，腰府失养，故腰酸膝软；肾元不固，则遗精，白淫；若肾精亏损，累及肾阴，内热由生，则有手足心热；虚热迫津外出，则盗汗；舌质红，苔薄少，脉细或细数亦为精亏或阴虚内热之征。

治法　补肾益精，滋阴潜阳。

方药　益水平火汤加减。方中以生地、熟地滋补肾阴为主；玄参、麦冬滋阴生津为辅；菖蒲走窜通窍为佐使。诸药合用，滋补肾阴，药专力宏。肾阴虚明显者，可用加减八味丸加减，方中取六味地黄丸滋补肾阴为主，益以麦冬而助养阴之力，五味子酸涩收敛，肉桂引火归元，而防相火妄动。诸药合用，滋养肾阴，补中有泻，滋而不腻。

(7)肾元亏虚证

证候　耳内鸣响，声细而微，持续不休，耳内凉楚，头晕健忘，畏寒肢冷，夜尿频多，大便溏薄，或有五更泄泻，舌质淡，苔白，脉沉细。

证析　肾元亏虚，耳窍失却肾阳之温煦，乃致听闻之乱，故耳鸣虽声细而微，持续不休；元阳衰惫，髓海不足，故头晕健忘；耳窍、肢体失却阳气温养，故耳内凉楚，畏寒肢冷；膀胱失却肾阳之助，气化失职，故夜尿频多；元阳不足，火不生土，脾阳亦衰，故大便溏薄，或为五更泄泻；舌质淡，苔白，脉沉细亦属肾虚阳衰之征。

治法　温肾壮阳，散寒熄鸣。

方药　安肾丸加减。方中以肉桂、川乌头、巴戟天、补骨脂、肉苁蓉温补肾阳；茯苓、山药、白术除湿健脾；石斛甘寒养阴，以制温药之燥；白蒺藜为风药，能引诸药上升耳窍；诸药合用，温补脾肾，俾命门之火不衰而能温养耳窍，耳鸣得止。

肾阳虚甚者，可用右归丸加减。方中以熟地为主，甘温滋肾以填精，此本阴阳互根，于阴中求阳之意；附子、肉桂、鹿角胶、菟丝子温补肾阳而祛寒；山萸肉、当归、枸杞养肝血，助主药以滋肾养肝；山药补脾，杜仲补肝肾，壮筋骨，以上诸药共为辅佐药；各药合用，有温肾填精的作用。

【外治疗法】

1. 古代外治疗法述要　治疗耳鸣，在宋代以前，外治法占主要地位，但当时对药物的筛选、用法都是比较原始和粗糙的，尤其是不讲究辨证选方，因此有许多方药慢慢被淘汰了，这种淘汰的过程，正是历代医家对耳鸣的病机，辨证和治疗的研究逐步深入的结果。

耳鸣的外治法，较早记载的如《肘后方》(《补辑肘后方·中卷》)的"治耳中常鸣方"，用生地或瓜蒌根削断后塞耳。《小品方》(《补辑小品方·卷十一》)亦有用鲤鱼脑蒸烊灌耳和用绵裹捣烂的附子、菖蒲塞耳的方法。《备急千金要方·卷六下》记载了用新鲜生乌头乘湿削如枣核大，塞耳以治耳鸣的方法。这些方法药味少，药源丰富，简单易行，故长期得以流传应用，尤其是民间医生用得较多，如清代的《串雅内编·卷四》还记载着《肘后方》的生地切断，纸包火煨，塞耳以治耳鸣的方法。《太平圣惠方·卷三十六》治疗耳鸣的外用药有所发展，除了有药味较少的塞耳丸以外，还有一些药味较多的塞耳丸方，如葱涕丸、治耳鸣塞耳方等。《济生方》记载了以磁石塞耳，口中含铁的外治法，名为"鸣耳散"。不仅利用药物的气味药性，而且利用其磁性感应。其后《丹溪心法·卷四》，记载了用蓖麻子、枣肉、人乳捣膏，略晒干后制丸绵裹塞耳法，以及用鼠胆汁滴耳法，但到明代以后，使用此法的医家就很少见了。《辨证录·卷三》治疗耳鸣耳聋除了内服启窍汤外，"外用龙骨一分，雄鼠胆汁一枚，麝香一厘，冰片三厘，研绝细末为丸，分作三丸，绵裹塞之"。《罗氏会约医镜·卷六》治疗耳鸣属肾虚者，有外治法两则：其一，以椒目、巴豆、菖蒲研末，用松脂、黄蜡溶和为挺，插耳中，每天换药一次；其二，以胡桃(肉)煨熟，趁热入耳，并早晚煨熟食之，这是用温燥热药以求通窍的方法。

综上所述，治疗耳鸣的外治法，包括药物塞耳、滴耳等法。总的来看，古代治疗耳鸣的外治法发展不快，至明清时代几近被淘汰，只有少数药味简单的方法得以流传，然而，作为一些治疗耳鸣的手段，至今仍有值得借鉴之处。

2. 现代外治法研究述要　现代中医耳鼻咽喉科对于耳鸣的外治法应用甚少，在此不作论述。

【针灸疗法】

1. 古代记载　针灸，尤其是针刺治疗耳鸣是历代医家比较重视的。早在《灵枢》中就有多处提及针刺法，如《灵枢·经筋》篇提出"耳中鸣，痛引颔……寒热在颈者，治在燔针劫刺之，以知为数，以痛为输"，这是治疗耳鸣等症的温针疗法。《灵枢·口问》治疗"上气不足"所致耳鸣等症，用"补足外踝下，留之"，即针刺昆仑穴，留针的方法，治疗脾胃气虚所致耳鸣。还有"补客主人，手大指爪甲上与肉交者(少商穴)"的方法。这些较早的针刺治疗耳鸣的记录，已体现出理、法、方、穴的雏形了。《针灸甲乙经》治疗耳鸣的针灸法有了较大的发展，尤其是增加了许多穴位。如《针灸甲乙经·卷十二》指出："耳鸣取耳前动脉"；"耳鸣取手中指爪甲上，左取右，右取左，先取手，后取足”；“耳鸣，百会及颔厌、颅息、天窗、大陵、偏历、前谷、后溪皆主之”；“耳痛聋鸣，上关主之，刺不可深”；“耳聋鸣，下关及阳溪、关冲、液门、阳谷主之”；“耳聋鸣，头颔痛，耳门主之”；“若蝉鸣，频鸣，听宫主之”；“耳鸣无所闻，肩贞及完骨主之”；“耳中生风，耳鸣耳聋时不闻，商阳主之”等。从这些理论可以看出，当时不仅选用穴位较多，而且讲究根据脏腑经络辨证选穴。其一般规律是，不论何种耳鸣，都可以选用耳周围穴位，如耳门、听宫、客主人、颅息等。远离耳部的穴位则按经络取穴，如循于阳经的手少阳经，常可取其关冲、液门等穴；手太阳经，则常取天窗、肩贞等穴；足少阳经，常取上关、完骨等穴。又如耳中“生风”属风邪犯肺，但肺与大肠相表里，故取手阳明大肠经之商阳穴。此外，这里还根据《素问·缪刺论篇》“邪客于手阳明之络，令人耳聋，时不闻音…刺中指爪甲上与肉交者（中冲穴）……耳中生风者，亦刺之如此数，左刺右，右刺左”的观点，采用了缪刺法。《针灸资生经·第六》认为针灸治耳鸣亦必须辨证：“人之耳鸣，医皆以为肾虚所致，是则然矣。然亦有用气而得者，用心而得者，不可一概论也，”其取穴，既用《针灸甲乙经》之穴，又作了选择和增补：“大陵、商阳主耳中风聋鸣，刺一分，留一呼，灸三壮，左取右，右取左”；“络却治头旋耳鸣”；“浮白治耳鸣嘈嘈无所闻”；“耳门治耳中如蝉声”；“瘈脉治头风耳鸣”。《针灸大全·卷四》针治耳鸣取穴少而精，仅取客主人、合谷、听会三穴，但强调双侧同取。《针灸大全·卷八》针治耳鸣选穴百会、听宫、听会、耳门、络却、阳溪、阳谷、前谷、后溪、腕骨、中渚、液门、商阳、肾俞等，这些穴位，都是经过去粗取精之后归纳总结的有效穴位，因而至今仍在临床广泛应用。

2. 现代研究　现代学者对针灸治疗耳鸣的报道日益增多，据文献报道，在辨证选穴及采用电针、耳针等方面都作了一些研究。其取穴规律大多为耳局部取穴与远端取穴相结合。

辨证取穴是多数学者较为一致的观点，如有报道对证属肾虚肝旺耳鸣，选肾俞（双侧，补法）、行间、太冲（双侧，泻法）、听会、中渚（双侧、平补平泻），各留针 15 分钟。对于证属肝胆郁火上升，选太冲、外关（双侧、泻法）、足三里（双侧，补法）、合谷、听会、翳风、（双侧，平补平泻），列举 2 例，分别针刺 2 次和 5 次，均治愈。有报道总结针刺治疗耳鸣 50 例，采用患侧的耳门、翳风及对侧涌泉、大敦。有报道用“八珍方”穴补法（双合谷、双三阴交）治疗 21 例耳鸣获效。有报道采用“三针”穴（耳前三针：听宫、听会、耳门；耳后三针：翳风、翳明、风池；手三针：合谷、中渚、外关；足三针：涌泉、足三里、三阴交），根据辨证各取一穴治疗耳鸣取效。

应用电针刺治疗方面，不少人进行了临床研究。有报道采用电针刺疗法治疗耳鸣 7 例，取穴以局部穴位为主，听宫、耳门、听会、翳风、下关、百会等，其中前 3 穴每次必轮选 1 穴，后数穴视情况选 1～2 穴，以远端穴位为配穴，选穴如合谷、足三里、中渚、风池等，每次用 1～2 穴。进针后，患者有酸麻沉胀感并向远端放射时即可停止进针，电针机导线正极接主穴，负极接配穴，留针 15 分钟至半小时。

穴位注射方法治疗耳鸣也有报道。有人用当归注射液穴位注射，取耳聪、听宫、听会等穴，用 5 号针抽吸 5%当归注射液 2ml，迅速进针，上下提插数次，使患者有酸胀感，回抽无血，即在每穴注入 0.5～0.8ml。每两天 1 次。20 天为 1 疗程。治疗耳鸣耳聋 104 例，总有效率为 62.5%。其中 35 岁以下年龄组 21 例，总有效率为 90%。亦有报道采用辨证取穴注射维生素 B_{12}治疗耳鸣 35 例获效。有报道采用电针加穴位注射、温和灸法治疗 90 例，主穴为头针晕听区、听宫、听会、耳门、翳风、耳根等，再根据证型不同选配穴位，收效。

耳针治疗耳鸣已有所报道，穴位主要有耳、内耳、神门、肾、屏间、枕等，一般采用针刺或压穴的方法进行治疗。

3. 临床应用

(1)体针:实证耳鸣,取耳区及手足少阳经穴为主,如耳门、听宫、翳风、中渚、外关、阳陵泉、足三里、三阴交等穴。外感风热加合谷、曲池;肝胆火盛加太冲、丘墟,每次取2~3穴;采用泻法,或平补平泻法,留针20分钟,每日1次或隔日1次,以10次为1疗程。虚证耳鸣,脾气虚弱者主选足三里、三阴交;心血不足者加通里、神门;肾精不足者加太溪、然谷;肾元亏虚者加肾俞、关元。针刺手法用补法,虚证耳鸣皆可灸足三里、关元。

(2)耳针:取内耳、肾、肝、神门,中等刺激,留针15~20分钟,以10次为1疗程,或用王不留行籽贴压。

(3)头皮针:取晕听区,每天1次,10次为1疗程。

(4)穴位注射:取听宫、翳风、完骨等穴,注入药液,如当归注射液、丹参注射液等,每次1~2ml。有疏通耳窍血脉,增进感音功能的作用。

【按摩导引疗法】

1. 除耳鸣耳功 平坐伸一腿屈一腿,横伸两臂,直竖两掌,向前若推门状。扭头项左右各7次。

2. 鸣天鼓法 参见“暴聋”一节。

3. 导引法 两手按耳轮,一上一下摩擦之,每次可作15分钟左右。此法不仅可治疗耳鸣,而且可作为防病保健。

【物理疗法】

穴位电磁场疗法:用马蹄形电磁铁贴在耳部的耳门、听宫、听会、翳风等穴上,采用间断续磁场(每秒20次,平均强度1300Gs),每耳治疗时间30分钟,每日1次,以10次为1疗程。此法亦是依靠磁波感应来宣通耳窍气机,除却耳鸣。(《新中医》1979,(2):42)

【专病专方】

1. 现代专病专方

(1)猪肾方:猪肾1只,切片;骨碎补20g,研末。二者一起拌匀后,煨熟食之,每日3次,连服1个月为1个疗程。(《安徽中医学院学报》1998,17(2):29)

(2)胡桃肉研碎,以砂糖拌,每次服10g,每天1~2次。有补肾益精的作用。(王德鉴《中医耳鼻咽喉科口腔学》)

(3)菟丝子粥:菟丝子30~60g,捣烂,加水煎取汁,去渣,加粳米60g煮粥,粥将成时,加入白糖,稍煮即可合用。须坚持长期食用,或7~10天为1疗程,隔3~5天再用。适用于肾精不足之耳鸣。(王德鉴《中医耳鼻咽喉科口腔学》)

(4)肉苁蓉煲羊肾:每次用肉苁蓉15~30g,羊肾1对,煲汤调味服食。有补肾益精壮阳的作用。对肾虚耳鸣者尤为适用。(王德鉴《中医耳鼻咽喉科口腔学》)

(5)肾虚耳鸣方:桑寄生15g,枸杞子15g,仙鹤草30g,五味子10g,杜仲15g,石菖蒲10g,苍耳子10g。水煎服,每天1剂。治疗肝肾阴虚耳鸣。(《中国中西医结合杂志》1999,29(7):430)

(6)通窍聪明汤:黄芪、党参、当归各15g,熟地、丹参、怀牛膝各20g,葛根、煅牡蛎各30g,川芎、石菖蒲、远志各10g,磁石40g。水煎服,日1剂。14天为1疗程,同时,配合静滴复方丹参注射液。(《湖北中医杂志》2005,27(9):41)

(7)补肾活血方:熟地、山萸肉、丹参、葛根、五味子、茯苓各10g,桔梗6g。水煎服,日1剂。肾阴虚明显者,加生地、麦冬;气虚者加太子参;肝阳上亢者加菊花;痰火内扰者加龙胆

草；脾虚失运者加焦山楂；失眠多梦者加合欢皮花。(《实用中医内科杂志》2008，22(12)：11)

(8)仙芪聪耳饮：仙灵脾、川芎、肉苁蓉、山萸肉各12g，熟地、黄精、丹参各30g，黄芪、石菖蒲、泽泻、红花各10g，山药15g。水煎服，日1剂，随证加减。用于治疗老年性耳鸣。(《实用中医内科杂志》2003，17(4)：326)

2. 古代专病专方

(1)干地黄散：治耳中蝉鸣。熟干地黄一两，防风一两去芦头，枳壳三分麸炒微黄去瓤，杏仁三分汤浸去皮尖双仁麸炒微黄，黄连一分去须，木通三分麸炒微黄，黄芪三分剉，槟榔三分，茯神三分，甘草三分炙微赤剉。上件药，捣粗罗为散，每服三钱，以水一盏，入生姜半分，煎至五分，去渣，食前温服。(《太平圣惠方·卷第三十六·治耳虚鸣诸方》)

(2)菖蒲酒：治耳虚聋及鸣。菖蒲三分，木通三分剉，磁石二两捣碎水淘去赤汁， 防风三分去芦头，桂心三分。上件药，细剉，以酒一壶，用绵裹，浸七日后，每日空心暖饮一盏，晚再饮之。(《太平圣惠方·卷第三十六·治耳虚鸣诸方》)

(3)治耳鸣塞耳方：吴茱萸一分，巴豆一分去皮脐，干姜一分炮裂剉，菖蒲一分， 细辛一分。上件药，捣罗为末，以鹅脂或绵裹，塞于耳中。(《太平圣惠方·卷第三十六·治耳虚鸣诸方》)

(4)治耳鸣无昼夜方：菖蒲一分，川乌头一分去皮脐生用。上件药，捣罗为末，用绵裹半钱，塞耳中，日再易之。(《太平圣惠方·卷第三十六·治耳虚鸣诸方》)

(5)磁石塞耳法：以磁石一块含口中，将细铁块置外耳道，每次半小时左右，每天2～3次，亦可口含铁块，耳际塞磁石。取磁铁之气相感而使耳窍气通，耳鸣得止。(《济生方》)

(6)生乌头乘湿削如枣核大，塞耳中，每天一次。(《千金要方·卷六下》)

【预后与转归】

1. 预后　耳鸣应及早查找病因进行治疗，如治疗得当，随着疾病的减轻，耳鸣亦可减轻或消失。但有1/3左右的患者耳鸣不易治愈。

2. 转归　耳鸣往往是耳聋的先兆症状，亦为眩晕的先兆症状，亦可和眩晕、耳聋同时出现。若治疗不当可引起永久性的耳鸣耳聋。

一侧长期耳鸣不愈，要警惕鼻咽部及其他部位的肿瘤，定期作相应检查。

【护理与预防】

1. 护理　耳鸣患者往往因病患所困产生一些心理问题，严重者可影响日常生活与工作等，故心理治疗与护理十分重要。有报道采用放松操结合心理疗法对67例耳鸣患者进行护理治疗收效。另有报道耳鸣引起的心理障碍主要为焦虑、抑郁等。

(1)风热外袭所致耳鸣者，根据其发热等症状的程度不同，进行适当的调适温暖，还要注意煎汤服药等方面的护理。

(2)肝火上扰、痰火壅结所致耳鸣者，均应注意精神安慰，避免精神刺激，加重病情。

(3)虚证耳鸣夜间较甚，令人心烦，患者常因此而妨碍睡眠，故睡前可用热水浸泡双足，或以手用力摩按两足底涌泉穴，令其发热，可引火归元，使阴阳相交，从而减轻耳鸣，容易入睡。

(4)耳鸣严重者，可睡前用耳机收听收音机杂音，把音量开至略大于耳鸣声，以掩蔽耳鸣，引导入睡。

(5)忌饮浓茶咖啡、可可、酒类等刺激性的饮料，戒除吸烟习惯，以防加重耳鸣。

(6)若耳鸣伴有耳聋、耳眩晕等症，护理方法可参考有关章节。

2. 预防

(1)加强身体锻炼,增强体质,调适温暖,防止感冒或复感外邪。

(2)患伤风鼻塞、急咽痹等疾患,应及早治疗。若鼻涕多者,擤涕时宜采用吸入而后吐出或一侧擤鼻的方法,不可过分用力,以防涕液进入耳窍引起耳鸣。

(3)保持心情舒畅,避免过度忧郁与发怒。

(4)注意饮食调理,减少肥甘饮食;忌食或少食辛辣炙煿的食物,防止助生肝火,痰火及虚火上扰而加重耳鸣。

(5)注意劳逸结合,避免思虑劳神过度及房劳过度。

【参考资料】

1. 2000年前参考资料见第1版,此略。

2. 靳晓平. 中医辨证治疗耳鸣疗效观察. 四川中医,2001,19(11):62

3. 林祖辉,等. 补肾活血法治疗老年性耳鸣63例. 实用中医内科杂志,2003,17(4):326

4. 谯凤英,等. 中医药治疗神经性耳鸣、耳聋临床观察. 中国中西医结合耳鼻咽喉科杂志,2004,12(4):188

5. 刘蓬,等. 耳鸣耳聋主客观测听与中医证型的关系初探. 中医药学刊,2004,22(10):1832

6. 张燕. 通窍聪明汤为主治疗耳鸣的临床观察. 湖北中医杂志,2005,27(9):41

7. 韩斌,等. 辨证分型治疗神经性耳鸣60例. 陕西中医,2005,26(6):535

8. 李辉,等. 耳鸣的中医药治疗进展. 河南中医,2006,26(2):79～81

9. 杨青,等. 电针配合穴位注射及温和灸治疗耳鸣90例. 云南中医中药杂志,2007(7):34

10. 高建忠,等. 难治性耳鸣的辨证治疗体会. 世界中西医结合杂志,2007,2(7):418

11. 刘蓬. 中医药治疗耳鸣的研究. 听力学及言语疾病杂志,2007,15(5):343～345

12. 朱萱萱,等. 补肾活血方加减治疗耳鸣临床观察. 实用中医内科杂志,2008,22(12):11

13. 秦彩红,等. 耳鸣耳聋的中医研究进展. 江西中医药,2008,39(4):79～80

14. 程燕,等. 针灸治疗神经性耳鸣的研究. 浙江中医药大学学报,2008,32(1):135～136

15. 辛颖,等. 耳鸣与心理因素的关系. 中国医药导报,2008,5(11):25～26

16. 王永钦. 论耳鸣治心的方法与实践. 中医药导报,2008,7(1):20～23

17. 卢灿辉,等. 卢永兵教授治疗老年耳鸣经验. 中西医结合心脑血管病杂志,2008,6(2):252

18. 龚慧涵,等. 风药在中医耳鸣治疗中的意义. 江苏中医药,2008,40(11):88～89

19. 胡志学. "八珍方"针补法治疗耳鸣症21例. 中国民间疗法,2009,17(7):12

20. 艾诗奇,等. 辨证取穴配合穴位注射治疗耳鸣35例疗效观察. 齐齐哈尔医学院学报,2009,12:1478

21. 易清萍,等. 放松操结合心理疗法对耳鸣患者的护理体会. 赣南医学院学报,2009,29(3):473

22. 任元元,等. 谢强三针为主治疗耳鸣临床经验举隅. 江西中医药,2009,6:13

23. 宋莹,等. 分三焦论耳鸣的辨证治则. 光明中医,2009,24(2):237

第二十八节　药毒聋(含:渐聋)

【概述】

1. 涵义　药毒聋是指药物毒害听神,引发耳聋,甚或聋哑的一种疾病。一般是在应用某些药物的过程中缓慢出现听力下降,逐渐加重;但也有患者因应用了一次耳毒性药物以后,就导致了严重的听力下降。由于药毒聋是逐渐发生的,故属于"渐聋"范畴;发病后,长久不能治愈,又属于"久聋"范畴。本病男女性别差异不大,各种年龄皆可发病。由于婴幼儿在应用耳毒性药物后，对于用药过程中出现的耳鸣、口唇发麻等药毒聋的先兆不能诉说，以致不能及时停药，最后导致严重听力下降，甚或因聋致哑，故婴幼儿发病较为多见且较严重。本病类似于西医学的药物中毒性聋。

2. 释名　古人对药物致聋的直接认识并不多，加之古代并不应用氨基苷类抗生素，也较少发现其他的耳毒性药物，所以古代无药毒聋之病名。即使有应用药物导致的耳聋，也常按耳聋或久聋、劳聋、虚聋等进行辨证和治疗。

(1)久聋：耳聋病程较长者，称为久聋。如《医方考·卷之五·耳疾第六十二》曰："久聋者，病非一日，邪气痹聚也"。

(2)劳聋：耳聋因劳累而发，或因劳累而加重者，称为劳聋。如《医方考·卷之五·耳疾第六十二》曰："劳聋者，劳火鼓其听户也"。

(3)毒聋：出于《备急千金要方·卷六下》。古人所称"毒聋"与今之药毒聋不同，乃指脓毒致聋，类似于脓耳所致耳聋。如《医方考·卷之五·耳疾第六十二》曰："毒聋者，脓血障碍，妨于听户也"。

(4)药聋：指药物毒害耳窍而致聋者。如《中医耳鼻喉口腔科临床手册》曰："药物毒性积蓄耳窍，损害听器，致听力下降，乃至全聋，为药聋"。

3. 沿革　古代医家对缓慢发生、日久不愈的耳聋，在病因病机和辨证论治等方面早有认识，如《素问·脏气法时论篇》提到了脏腑虚损，耳失濡养而致久聋的特点。《灵枢·决气》篇则指出了肾精不足与耳聋的关系。

晋代《针灸甲乙经·卷十二》对针刺治疗耳聋，在《内经》的基础上总结了许多穴位，如上关、下关、阳溪、天容、会宗、完谷等，这些一直为后世医家所沿用。《肘后备急方》中提到了"劳聋"一名(《补辑肘后方·中卷》)，这是久聋范畴的病名首次出现。隋代《诸病源候论·卷二十九·耳病诸候》提出了肾虚、气血不足而致"劳聋"，又提出"久聋"，因血气虚极，风邪停滞而致，《诸病源侯论·卷四十四》中还论述了"产后耳聋"的病机，为肾虚风邪所致。这些观点，比《内经》的认识更为深入，此外，还记载了引自《养生方》的导引法，这是治聋导引法的较早记载。唐代《备急千金要方·卷六下》记载了不少治疗久聋的方药，内服药如生地黄、天冬、羊肾、黄芪、杜仲等补益药，外用塞耳药有附子、皂荚、巴豆、硫黄等温热辛散通窍药。宋代《太平圣惠方·卷三十六》治聋的方剂更多，其中适用于久聋者约50余首，如治疗肾阳不足而聋的烧肾散，治疗肾虚劳聋的菖蒲散，治疗脾肾不足劳聋的薯蓣丸，在卷九十七中还记载了磁石肾羹、鹿肾羹、乌鸡脂粥、鲤鱼脑髓粥、猪肾粥等食疗方，用药大多以补肾填精益髓为主。这些方剂的出现，说明当时治疗久聋水平比以前有所提高。《圣济总录·卷一百十四》认为久聋之疾与心肾两脏关系密切，并且记载了丹参膏、乳香丸等外用方药，以活血养心，温阳益肾为主，磁石汤、内神丸亦为宁心益肾之方。《三因极一病证方论·卷十六》有内服黄蜡的方法，如蜡弹丸。内服干蝎，如干蝎散，以活血通窍的方法治疗虚聋、久聋，这也是一大特色，尤其是干蝎散，一直为后世沿用。在《瑞竹堂经验方·头面口眼耳鼻门》及《奇效良方·卷五十八》中称为"姜蝎散"。这也是较早以活血化瘀作用为主的治疗耳聋的方剂。宋金元时期，《脾胃论·卷上》提出："胃气一虚，耳目口鼻俱为之病"。根据这一理论，制订了补中益气汤等一系列健脾养胃，益气升阳的方剂，用以治疗多种气虚病症，其中包括久聋。在《兰室秘藏·卷上》制订了柴胡聪耳汤，用以治疗气虚兼有血瘀而致的暴聋或久聋。南宋《济生方·耳门》将耳聋的病机分为两大类，凡外感六淫者，多犯肾经，而久聋则多因内伤，治宜"宁心顺气"，用《和剂局方》之妙香散以益气宁神通窍，从而使内伤于心与耳聋的关系就更为明确了,《类编朱氏集验医方·卷九》记载的安肾丸,以磁石、菖蒲、羌活聪耳通窍,是治久聋的名方。元代《丹溪心法·卷四》治疗久聋用温阳益肾法,如益智散,即温阳益肾通窍方。明清时期,对于渐聋的认识又有进一步的发展。如《普济方》在卷五十三至五十四中论治久聋的方剂有160多首,除了录用前人创治方外,有许多是新搜集的。其中有引自《仁斋直指方》的通神散,应用了全蝎、蝼蛄、地龙等虫类药,为虫类药在治疗耳聋的广泛应用开辟了门径,两首通气散,都是以行气活血通窍药物为主,反映了当时治聋运用活血化瘀药物已逐步增多。《证治准绳·杂病·第八册》对久聋的治法作了总结性记述,从肾阳虚、肾阴虚、气虚、血虚四个方面论治,成为后人的准绳。《明医指掌·卷八》将久聋属虚证者称为"虚耳",并指出各种证型的治疗方药。《景岳全书·卷二十七·耳证》将虚证久聋称"虚闭",按不同脏腑虚损投以不同的方药,从辨证和选方用药等方面比前人都有进步。清代,各医家治疗久聋,大多沿用明代之法,但《医林改错·上卷》对于气滞血瘀所致久聋颇有研究,其创治的通窍活血汤,一直为后人视为用活血化瘀法治疗久聋的基本方,并且从此开始,引起了人们对活血化瘀法治疗耳聋的重视。

在现代医著中,有关药毒聋的内容大多归属于"渐聋"一病中加以论述,如《现代中医耳鼻咽喉口齿科学》、王德鉴《中医耳鼻咽喉口腔科学》等。《中医耳鼻喉口腔科临床手册》则首次使用"药聋"之名。而"药毒聋"则首见于《中医耳鼻咽喉科临床手册》,该书在沿用西医"药物中毒性聋"的病名下曰"本病中医称为药毒聋"。由此奠定了药毒聋的现代中医病症学基础。

【病因病理】

1. 古代病因病理学说 古代没有药毒聋之名,故缺乏针对性的病因病理论述,此根据历代医家有关久聋、渐聋的病因病理论述阐述于后,以供参考。

(1)肾虚学说:肾虚导致渐聋的观点出于《内经》。《灵枢·决气》篇曰:"精脱者,耳聋",即是指肾虚精亏,耳失濡养所致的渐聋。《诸病源候论·卷二十九·耳病诸候》中曰:"劳伤于肾,宗脉虚损,气血不足,故为劳聋"。卷四十四·妇人产后诸候下"产后耳聋"中又曰:"肾气通于耳,而妇人以肾系胞,因产血气损伤,则其经为风邪所乘,故令耳聋"。说明了肾虚、气血不足、耳失所养而致耳聋的病因病机。自从《丹溪心法·卷四》提出,"阴虚火动耳聋"之后,医家们对肾虚中的肾阴虚和肾阳虚开始比较明确地进行了分类。

论肾阴虚者,《医学正传·卷五》认为:"其或嗜欲无节,劳役过度,或中年之后,大病之余,肾水枯竭,阴火上炎"。《医学入门·卷四》亦提出"色欲动相火"可致渐聋。《医林绳墨·卷七》则指出:"肾之为脏,水脏也,天一生水,故有生之初,先生二肾,而水主之,木主澄静,故能司听"。因而若肾水不足,则耳渐聋。《寿世保元·卷六》还从"五脏不和"的角度来论心肾不交所致的渐聋,曰:"坎离(坎指肾水,离指心火)交则聚气以司聪,以善听也,关于肾而贯于脑。《内经》曰:五脏不和,则九窍不通。其耳鸣、耳痒、耳聋者,皆属肾虚,水不上流,清气不升所致也"。《辨证录·卷三》认为:"肾火冲之也,火冲而不得出,则火之路塞而不通,于是火不再走于耳而成聋矣"。"虽耳属肾,而非心气之相通,则心肾不交,反致阻塞"。说明肾阴不足致渐聋,一是由于虚火上冲,二是由于心肾不交。

论肾阳虚者,《医贯·卷五·耳论》称为:"脱精肾惫",其所以致病,是因为"不知调和七损八益之道,早衰之节也,其年未五十,体重,耳目不聪明矣"。《景岳全书·卷二十七·耳证》亦认为:"老人之耳,多见聪不内居,而声闻于外,此正肾元不固,阳气涣散之征耳"。并以《易经》的理论加以说明:"易曰:坎为耳,盖坎之阳居中,耳之聪在内,此其所相应也"。其意为耳能司听的功能，犹如水中之火，与肾阳相应，人年四十而阴气自半，肾阴不足亦导致肾阳虚亏而耳聋。

(2)肺脾气虚学说：肺气不足能导致渐聋的认识，亦始见于《内经》。《素问·脏气法时论篇》指出："肺病者……虚则少气不能报息，耳聋，嗌干"。《诸病源候论·卷二十九·耳病诸候》将气虚所致的渐聋称为"劳聋"。曰："劳伤甚者，血气虚极，风邪停滞，故为耳聋。"其病因以"劳伤"为主。由于脾主肌肉，劳力伤气之证常责之于脾，因此，后人在此基础上开始了对脾虚致聋机制的探讨，其中最有贡献的首推金元时代的《脾胃论》，该书中不仅论肺虚与耳聋的关系，而且着重论述了脾胃虚与耳聋的关系。《脾胃论·卷下》指出："耳者上通天气，肾之窍也，乃肾之体而为之用，盖肺长生于子，子乃肾之舍而肺居其中，而能听音声也"。从生理上论述了耳与肺的关系，肺与肾有相生关系，耳虽为肾窍，但其生理功能是渊源于肺，肺主声，故耳能闻声。耳聋等病与脾胃之气的关系，在《脾胃论·卷上》指出："胃气一虚，耳目口鼻俱为之病"。《脾胃论·卷下》又说："脾胃既为阴火所乘，谷气闭塞而下流，即清气不升，九窍为之不利"。在此之后，医家即把气虚致聋作为渐聋的主要病机之一，涉及脏腑则以脾为主，或称肺脾气虚。《古今医统·卷六十二》认为，"凡大病之后而耳聋者，多是气虚"。《医学入门·卷四》则认为"劳聋"病因多由于"劳力脱气"。《医贯·卷五·耳论》将肺脾气虚所致渐聋称为"阳虚耳聋"，说："胃气者，清气、元气、春升之气也，同出而异名也。今人饮食劳倦，脾胃之气一虚，不能上升，而下流于肾肝，故阳气者闭塞，地气者冒明，邪害空窍，令人耳目不明，此阳虚耳聋，须用东垣补中益气汤主之。有能调养得所，气血和平，则其耳聋渐轻。若不知自节，日就烦劳，即为久聋之证矣"。指出了脾胃虚弱，气血不足的发生发展机制。《证治准绳·杂病·第八册·耳》认为肺虚耳聋是宗气虚弱之故，曰："耳者宗气也，肺气不行，故聋也"。《医碥·卷三·耳》认为气虚下陷是气虚耳聋的病机关键，耳聋是耳有所闭塞而不通。并认为耳中有气流通，此气"在上为心肺之气，在下为肝肾之气，在中为脾胃之气"，气动而为火，或内气上壅，皆可致聋。"若气虚下陷则亦聋，以清气自下，浊气自上，清不升则浊不降也"。

(3)心血亏虚学说：《灵枢·邪气脏腑病形》篇曰："十二经脉，三百六十五络，其血气皆上于面而走空窍……其别气走于耳而为听"。强调了血气与耳听觉的关系，这一观点启示后人从"气血虚"来探讨耳聋的病机。《圣济总录·卷一百十四》说："气窍相通，若窗牖然，音声之来，虽远必闻。若心肾气虚，精神失守，气不宣通，内外窒塞，斯有聋聩之疾"。强调心肾气虚而致聋的作用。《重订严氏济生方·耳门》则将七情内伤所致渐聋明确责之于心："忧愁思虑得之于内，系乎心。心气不平，上逆于耳，亦致聋聩，耳鸣"。这里所说"心气不平"，并非实证，从其用妙香散治疗这一点来看，是指心气虚、心血虚证而言。《证治准绳·杂病·第八册·耳》又论述了心与耳聋的关系，曰："肾治内之阴，心治外之阳，合天地之道，精气无处不交通，故清净精明之气走上窍，耳受之而听斯聪矣。因此，耳属二脏之窍也。于是诸经禀其阴阳五行，精明者皆上入之，所以宫商角徵羽之五音从斯辨矣……如是者，皆由心气虚实不调，虚则不能制其阳，下与阴交，实则恃阳强而于阴绝"。这里所论即为心气虚，不能下与肾交而致聋的病理变化。

2. 现代病因病理学说　现代研究证明，许多药物有耳毒性，其中比较常用的有：①氨基苷类抗生素，如链霉素、卡那霉素、庆大霉素、新霉素等；②某些抗肿瘤药，如顺氯氨铂、氨芥、争光霉素等；③袢利尿剂，如速尿、利尿酸等；④奎宁、氯奎；⑤水杨酸制剂，如阿司匹林等；⑥局部麻醉药，如丁卡因、利多卡因、可卡因、普鲁卡因等；⑦重金属，如铅、镉、汞、砷等。有些中成药因为含有雄黄(砷剂)也有损害听力的可能。对于药物毒害而致聋的病因病理,各说不一,但以邪毒侵犯耳窍,伤及正气,导致脏腑气血阴阳偏衰为主要病机。

有人提出本病以药毒内伏,耳窍被戕,以气血不足,血脉瘀滞为主要病因病理;有人认为,链霉素中毒性聋病理以毒犯耳窍为主。起病缓者,治宜解毒通窍,增加灵性为主,兼用凉血清上之品,方用解毒闻声汤。有人将感音性神经聋分为两类,一类属实,为"肝型",属暴聋;一类属虚,为"肾型",包括耳蜗性聋及蜗后性聋,起病缓,病情长,或久治不愈,治当补肾,但治疗甚为困难。有人将感音神经性聋分为四型,其中属久聋者,有肾阴虚和肾阳虚两型。肾阴虚者用耳聋左慈丸加减,肾阳虚者用右归丸加减治疗。

《中医耳鼻咽喉科临床手册》提出"药毒聋"的概念,并且认为本病的病因病机主要是先天禀赋不足或后天失养,热病伤阴,损及脾肾,不耐药毒;或是久用耳毒药物,毒积耳内,伤脉遏血,生痰生风,耳窍血瘀脉阻风动,害耳听神位觉而致。《中医耳鼻喉口腔科临床手册》认为主要由"先天或后天致肾气不足,脏腑虚弱,邪毒乘之,肾气虚弱,耳窍易于受毒而聋"。

综上所述,现代对于本病的认识,一方面承认药毒是致病的主要病因,另一方面又强调内因脏腑亏损,但对药毒损害脏腑、气血阴阳的机制有不同看法。由此可见,本病在中医学的病因病理是较为复杂的,还有一些问题有待探索、解决。

3. 临床病因病理

(1)风痰阻络:过用或久用耳毒性药物,致使痰浊内生,阻脉伤筋,风邪内动,风引痰浊犯耳,蒙害听神,发为耳聋。

(2)气滞血瘀:多因药毒伤耳,气血运行不畅,经脉瘀滞,气血瘀阻而致聋。

(3)肝肾阴虚:素体不足,或病后阴精耗伤,或恣情纵欲,均可致肝肾阴精亏损。肝肾阴虚,则阴精不能上奉于耳,以致耳窍不耐药毒,复受药毒之伤,害其听神,而致耳闻不聪。

(4)肾阳亏损:久病或疲劳过度,皆可损伤肾阳,或肾阴不足,日久伤及肾阳,导致肾阳不足,耳窍失于温煦,不耐药毒,而致听力下降。

(5)肺脾气虚:病后气虚,饮食伤脾,或有劳役过度,损伤肺脾之气,则气少而精脉空虚,耳失温煦,复受药毒之伤,或药毒滞耳而致聋。

(6)心脾两虚:忧愁思虑,可致心气内结,暗耗心血;饮食劳倦或思虑太甚,伤及脾气,气虚血虚,血虚则不能上养于耳,复受药毒之伤,乃致耳失聪明。

【临床征候】

1. 发病情况　本病可发于各种年龄,但易发生于幼儿和老人。婴幼儿在应用耳毒性药物以后,对于用药过程中出现的耳鸣、口唇发麻等药毒聋的先兆不会诉说,以致不能及时停药,最后导致严重听力下降。老人的听觉器官本身已经在退化,若有耳毒性药物刺激,则耐受力较差。本病无季节与地域性。

2. 病史　有应用耳毒性药物的病史。部分患者可有药物过敏史、耳药物中毒家族史等。

3. 耳聋　耳聋一般发生于连续用药期间,亦可在停药后才开始发现,有的在停药后仍会继续恶化。亦有一次用药后即出现严重听力下降者。由于听力损失开始于高频区,对语言频率的影响不明显,所以不易觉察到耳聋的存在。待病情已逐渐加重,并波及语言频率区而就医时,常常已发展为中度或重度耳聋了。耳聋大多为双侧性,两耳对称,较少有不对称的。用电测听等检查多数均示耳蜗性聋。由于重振现象和听觉疲劳现象存在,患者对与声音幅度的变化比常人来得敏感,表现为"声音低了听不到,声音大了又受不了"的现象。言语接受阈和识别率较差。听力减退一般是逐渐发生和加重的，个别肾功能较差者，听力也可能迅速减退。

4. 耳鸣 患者在耳聋的同时多伴有耳鸣，鸣声多如蝉鸣声，或如机器轰鸣声。有的患者在耳聋尚未发展的一定程度时，并不察觉听力下降，只感觉到耳鸣。

5. 其他症状 少数患者伴有眩晕、甚至走路不稳；有的患者在耳鸣耳聋发生前先有口唇、颜面等部位发麻感。

【诊断与鉴别诊断】

1. 诊断依据 ①有耳毒性药物应用史；②用药后双耳听力逐渐下降或突然耳聋，可伴不同程度的耳鸣；③听力检查有不同程度的听力损失，以感音性耳聋为多，或呈混合性耳聋。

2. 鉴别诊断 本病应与脓耳、暴聋、耳眩晕等相鉴别。

(1)脓耳：脓耳可有耳鸣、听力下降等症状，急性期有耳痛、发热等症状，不会与本病相混淆，但有的患者罹患脓耳后应用耳毒性抗生素治疗，有可能导致药毒聋的发生，此时主要根据听力变化情况、是一侧还是两侧听力下降、是传导性聋还是感音神经性聋等，以资判别。

(2)暴聋：暴聋发病突然，听力下降迅速下降，以后则听力不继续下降。多为单侧耳发病。

(3)耳眩晕：眩晕伴有听力下降时，容易与药毒聋混淆。但耳眩晕有反复发作，眩晕症状较重、听力下降较轻的特点。

【辨证施治】

1. 古代辨证施治观点 古代医籍上虽有“毒聋”、“阴聋”和老年耳聋等记载，但有时仅仅列出病名，缺乏系统的症状描述和辨证论治理论。再者，以老年聋为例，现代可以区别的老人所患药毒聋、温毒聋、噪声聋等，在古医籍中可能都归在老年聋中。从“古为今用”的临床价值而言，将古人的各种只言片语的论述联系起来研究也许更好一些。因此，在这里将属于“渐聋”、“久聋”范畴的有关疾病一并论述。关于渐聋或久聋的辨证治疗，历代医家多从滋补肾阴、温补肾阳、补益肺脾、养血宁心、活血化瘀等论治。

(1)滋补肾阴法：《普济本事方·卷五》地黄汤为专用于治疗渐聋滋补肾阴的方剂。《古今医统·卷六十二》认为老年耳聋多因肾阴不足所致，曰：“俗云老人多是虚冷而无热，此世之误也。凡老人气衰多病，头目昏眩，耳鸣或聋，上气喘咳，涎唾稠粘，口苦舌干，筋痿脉促，二便秘结，此皆阴虚阳实之证，故经云：人年四十而阴气自半。惟是孤阳独盛，见证皆火，又以热药与之，是以益火而误”。若“房劳过度则伤肾，肾虚精竭，亦必致耳聋耳鸣，药宜泻南方补北方，滋阴降火为主”。这里的“泻南补北”，是指泻心补肾而言，治疗肾阴不足，心火上炎，心肾不交的渐聋。《医林绳墨·卷七》治疗肾虚耳鸣耳聋，用四物汤加连翘、玄参、黄柏、知母、熟地黄、五味子、黄芩、天花粉之类，这是着重于养血滋阴清火的方法，药物偏于苦寒，若阴虚较甚，火象不明显者不宜用，恐苦燥太过，反伤其阴。《万病回春·卷五·耳病》治疗肾阴不足所致渐聋，其所用滋肾通耳汤、滋阴地黄汤是以滋阴补肾，活血通窍为主要作用的。《古今医鉴·卷九》提出房劳伤肾，相火上炎致渐聋者；《医贯·卷五·耳论》有治疗肾阴不足渐聋者；《明医指掌·卷八》治疗“虚耳，属肾阴不足者”；《证治汇补·卷四》、《医碥·卷三·耳》治“肾虚精脱”而聋者，均用六味地黄丸。《医彻·卷二》更加以论述曰：“肾气不充，少阴之脉不至，惟峻补真阴，入以镇坠之品，则气不上乱，复其司听之职，则虚而能受，如空谷之音，响应立赴矣”。方用六味地黄丸加磁石、沉香、牛膝、杜仲、枸杞、黄柏以滋阴降火聪耳。《类证治裁·卷六》则用六味地黄丸加磁石，称为磁石六味丸。《中国医学大辞典》所载耳聋左慈丸则为六味地黄丸加磁石、菖蒲、五味子而成。这些都成为治疗肾阴不足渐聋的名方，至今尚在临床广泛应用。

(2)温补肾阳法：用温补肾阳法治疗渐聋较早，如《备急千金要方》中即有许多方剂应用附子、肉桂等温阳药物治疗耳聋。《外台秘要·卷二十二》则有菖蒲散等方，是专以温阳补肾为法治疗渐聋的。《太平圣惠方·卷三十六》的烧肾散、苁蓉丸更是沿用至今的温肾治聋名方。《圣济总录·卷一百十四》又增加了一些方剂，如内神丸(即内补丸)、肉苁蓉丸等，其用药类似《太平圣惠方》，只是在肉苁蓉丸中配伍了益气之品，如人参、黄芪等。其后，温补肾阳法的方剂不断创新，如《丹溪心法·卷四》的益智散，除用巴戟天、磁石、川椒等药外，加入猪肾一枚，以同类相求，温补肾阳，《景岳全书·卷二十七·耳证》则创制右归丸治疗渐聋。《证治汇补·卷四》则提出用附桂八味丸加磁石、龟胶，这一方法得到后世医家的赞同。

(3)益气健脾法：《脾胃论·卷中》指出："耳鸣耳聋……嗜卧无力，不思饮食，调中益气汤主之"。调中益气汤为益气健脾法治疗耳聋的代表方，此外《脾胃论·卷中》的补中益气汤也常用于治疗气虚所致的渐聋。《证治准绳·杂病·第八册·耳》、《医碥·卷三·耳》则提出用益气聪明汤，此方除补气健脾外，并以用葛根、蔓荆子等上行通窍助聪药物为特色，后世医家亦多用之。

(4)养血宁心法：《济生方·耳门》用妙香散治疗渐聋，可谓养血宁心法治聋之始。妙香散原出于《太平惠民和剂局方·卷五》，用于治疗心气不足，志意不定，惊悸恐怖，悲忧惨戚，虚烦少睡等证，对于心血不足而致渐聋者亦为合适。《景岳全书·卷二十七·耳证》将虚证渐聋称为"虚闭"，其治法除滋阴、补阳、益气以外，亦重视养血宁心，提出"若忧愁思虑太过而聋者，宜平补镇心丹、辰砂妙香散之类主之。"此外，尚有大补元煎，用大剂量人参、熟地黄配伍其他补气养血药物。另有归脾汤用于治疗渐聋"阳虚于上"者，为治疗心血不足证提供了较为合适的方剂。

(5)理气活血法：理气法和活血法在治疗暴聋时为常法，在治疗渐聋时亦有重要地位。《医学入门·卷四》指出，治疗耳聋，一要调理气机，二要开关通窍，用磁石羊肾丸。磁石羊肾丸药物繁杂，后人用之不多，但其所用菖蒲、麝香之类走窜之品，以开窍聪耳；木香、陈皮、柴胡等理气药物，皆可在治疗各种渐聋时选用，有气滞或血瘀者更宜用之。活血化瘀法用于治疗耳窍脉络瘀阻者，若瘀血为气虚血亏，血行无力而日久成瘀，则可用益气和活血化瘀之药相配合，如《兰室秘藏·卷上》的柴胡聪耳汤；若瘀血致聋时间较长者，《医林改错·卷上》提出，晚服通窍活血汤，早服通气散。瘀血所致耳聋，有暴聋和渐聋，因此，有些资料在"暴聋"文献资料选述已有综述，这里从略。

2. 现代辨证施治观点　现代医著中，有关药毒聋的辨证施治多从虚、痰、瘀论治。如《中医耳鼻喉口腔科临床手册》未分证型，治法采用活血解毒通窍，方用通窍活血汤合通气散化裁。《中医耳鼻咽喉科临床手册》将其分为精亏毒滞、痰阻风动、痰瘀交阻三个基本证型，法用益精补肾，健脾蠲毒；涤痰祛风，蠲毒通窍；化痰祛瘀，醒神聪耳治法，方用耳聋左慈丸、涤痰汤、蠲毒聪耳丸加减。

在现代临床报道资料中，有关药毒聋系统的辨证施治资料较少，大多为治疗方药的研究与应用，而且有的资料与渐聋不分。

(1)益气养血法的应用：有报道用补中益气汤治疗脾气虚弱而致渐聋，临床多配合芳香通窍行气之药，如石菖蒲、香附等。有报道用补中益气汤加荷叶，取荷叶之轻清，可加强方中升发清阳通窍的作用，亦可用补中益气汤加山萸肉、益智仁等治疗体弱肾虚之耳聋。以上用补中益气汤加减治疗渐聋均有一定疗效，临床可进一步研究。有报道用益气养血的黄芪当归片对豚鼠庆大霉素耳中毒的保护作用研究后发现，黄芪当归片口服，可有效地预防 GM 所致的豚鼠 ABR 阈值升高，说明该药具有对抗 GM 所致耳蜗中毒的作用。

(2)活血化瘀法的应用：活血化瘀法治疗耳聋，不论是治疗暴聋还是渐聋，都受到医家的重视。有人认为耳聋（包括暴聋和渐聋）凡属心脉瘀阻，血行不畅，耳窍失养而致者，可选用血府逐瘀汤加菖蒲、丝瓜络、香附、路路通治之。舌质紫暗，或舌下青筋暴露都可作为辨证要点之一。有报道在辨证用药的同时，取活血化瘀药物丹参（提取液）18g 或 30g，加于 5%葡萄糖溶液 500ml 内，静脉滴注，每日 1 次，治疗渐聋有眩晕者的有效率为 33.3%，原因不明者有效率为 25.8%。用此法不一定根据舌诊，因为舌诊有瘀血症状与无瘀血症状者，其疗效经统计学处理并无明显差异。有人用通经活络，补气行血法治疗耳聋收效，药如丹参、川芎、当归、鸡血藤、熟地、白芍、黄精、首乌等。有报道丹参注射液、川芎嗪等对豚鼠庆大霉素中毒性耳聋有一定的对抗作用。

(3)补肾活血法的应用：肾开窍于耳，耳聋与肾虚的关系是密切的；在现代研究中，活血化瘀法也得到了广泛的认可。于是，将补肾和活血合用的研究也开展的比较多。有人用骨碎补、仙灵脾、黄精、何首乌、菖蒲、僵蚕各 10g，龟甲、川芎、葛根各 20g，磁石 30g，水蛭 4.5g 组方，煎液浓缩后分装成冲剂口服，每次 3g，每天 3 次。观察小儿药物中毒性聋的疗效，治疗 30 例，总有效率为 63.3%。同时进行了此方的动物实验，观察实验豚鼠连续应用卡那霉素 9 天（每天每千克体重用药 400mg）以后，耳郭反射的出现率。不灌中药的对照组出现率为 2%，灌中药组的出现率为 80%，不用卡那霉素的正常对照组耳郭反射出现率为 100%。前两组有非常显著差异（$P<0.05$）。用脑干听诱发电位检查，两组的治疗后结果也有非常显著差异（$P<0.01$）。用电子显微镜扫描发现，补肾活血中药对毛细胞的线粒体和内质网有保护作用。有报道用具有补肾、活血化瘀、益气养血、通窍聪耳为主的复聪片治疗豚鼠庆大霉素耳中毒的实验观察后发现，方中活血化瘀药物可促使受损毛细胞、血管纹形态及功能的恢复，有效降低庆大霉素耳中毒的听觉损伤。另有研究发现，金匮肾气丸具有拮抗豚鼠庆大霉素耳蜗中毒的作用。

(4)筛选有效药物：治疗渐聋和暴聋，在选用治聋的特异性药物上，两者无明显差异，只是有学者在治疗暴聋时作了总结，有学者在研究渐聋后作了总结，其实有些药物治疗暴聋和渐聋均有效。从报道看，治疗渐聋有效的药物如骨碎补、响铃草、磁石、零余子等。有人认为僵蚕、黄羊角都是治疗耳聋的有效药物，僵蚕含有丰富的蛋白质，可能对神经细胞有较高的营养价值。单独用僵蚕治疗链霉素中毒性耳聋 10 例，有 6 例听力提高 5dB 以上。黄羊角用于治疗链霉索中毒性耳聋，有解毒通窍，增加灵性的作用，黄羊是草原或戈壁滩上野生动物，黄羊角可锉屑入药。

(5)中西医药结合研究：有人采用中西医结合方法治疗感音神经性聋 108 例 183 耳，其中有 43 例（61 耳）属暴聋。属渐聋的 85 例（122 耳）。基本方剂由磁石、葛根、骨碎补、山药、白芍、川芎、酒大黄、甘草，每日 1 剂。结合辨证加减用药。西药主要是口服铁剂，用硫酸亚铁 0.6 克，或富马酸铁 0.4 克，每日 3 次，维生素 C 适量，以促进铁剂吸收，减少副作用。待听力有所提高后，铁剂减半。以听力提高 15dB 以上者为有效，据统计噪音性聋 2 例 4 耳，有效 1 例 2 耳；梅尼埃症 2 例 3 耳，有效 1 耳；原因不明的耳聋，55 例 103 耳，有效 53 耳；药物中毒性耳聋 6 例 12 耳均无效。

有人统计了中西医结合方法治疗双氢链霉素中毒性耳聋的疗效。采用中药一号方（生地、女贞子、桑椹子、五味子、枸杞、珍珠母、磁石、牡蛎)治疗33例,听力提高10dB以上者4例,提高5～10dB者15例。用中药二号方(生地、女贞子、墨旱莲、赤芍、磁石、白蒺藜)加西药ATP、硫酸软骨素及维生素B_1、B_{12}等治疗21例,听力提高5dB以上者共9例,在一号方和二号方中,可适当加入具有解毒作用的药物,如土茯苓、半边莲、蚤休、生甘草、毛姜等,亦可加入僵蚕、响铃草。这里统计的疗效虽不十分满意,但毕竟是有成绩的。

3. 辨证纲要 药毒聋的主要临床表现是听力下降、耳鸣及眩晕,故以此作为辨证要点。

(1)辨耳鸣:耳鸣声低,多属气血不足或肾阳虚弱;耳鸣音调高,呈尖细声,多属肝肾阴虚或气滞血瘀。

(2)辨耳聋:耳聋初发,颜面麻痹感,病程短者,多属毒滞血瘀或虚实夹杂;耳聋已久者,多属脏腑气血阴阳虚损。

(3)辨眩晕:眩晕而头痛、心烦、手足心热,多属阴虚内热;眩晕而头昏、乏力,多属气虚、阳虚之证。

4. 证治分类

(1)风痰阻络证

主证 应用耳毒药物后,卒发或逐渐出现听力下降,耳鸣,耳周或颜面麻木感,甚或眩晕,走路不稳,泛恶欲呕,头身困重,舌淡红,苔薄白或白腻,脉弦滑。

证析 药毒伤耳,风痰内生,蒙害听神,故见耳聋耳鸣;风盛则发病较急,故耳卒聋,痰浊偏盛,则发病缓慢,渐发耳聋;风痰阻络,则耳周或颜面麻木,头身困重;风痰上扰,则有眩晕,走路不稳;痰浊中阻,则泛恶欲呕;舌淡红,苔薄白或白腻,脉弦滑均属风痰内盛之征。

治法 祛痰熄风,通络聪耳。

方药 半夏白术天麻饮合牵正散加减。方中主以半夏、天麻、白附子祛痰熄风;辅以白术、茯苓、橘红加重化痰之力;全蝎、僵蚕祛风通络;生姜、大枣调和脾胃,以绝痰源;甘草调和诸药。合而共奏祛痰熄风,通络聪耳之功。若有头痛者,加蔓荆子、菊花以清利头目。

(2)肝肾阴虚证

证候 用耳毒药后听力逐渐下降,甚至全聋;可伴有耳鸣,或如蝉鸣,或如蚊噪声;头晕目暗,腰酸膝软,虚烦失眠,夜寐梦多,咽喉干燥,手足心热,或有盗汗;或幼儿时有五迟、五软现象,舌质红,苔薄少,脉细数。

证析 肝肾阴亏,耳窍失养,不耐药毒,故用药后则伤耳听神而致听力下降,甚则全聋,或伴耳鸣;髓海不足,则头晕目暗;肾主骨,腰为肾府,肾虚则腰膝酸软;肝肾阴虚,虚热内生,扰及心神,则虚烦失眠,夜寐梦多;阴津不足,故咽喉干燥;内热迫津外溢,乃为盗汗;肝肾阴精不足,筋骨失养,故可有五迟、五软现象;手足心热,舌质红,苔薄少,脉细数,亦为阴虚内热之征。

治法 滋养肝肾,宣通耳窍。

方药 耳聋左慈丸加减。方中以六味地黄丸滋补肝肾,俾阴精足而耳得所养,耳闻乃聪。加磁石、五味子(或加菖蒲)补肾聪耳,全方具有滋阴益肾聪耳之功能。若为肾阴不足,心火上炎,即心肾不交者,可选两归汤加减。方中以麦冬、熟地滋养阴血;黄连清泻心火;枣仁、丹参、茯神宁心安神。俾肾水上济,心火下降,心肾相交,耳乃能聪。

(3)肾阳亏损证

证候 此证多见于老年人;用耳毒药后听力渐退,趋于全聋,耳鸣声高而细微;形寒肢冷,面色淡白,食欲不振,夜尿频多,大便溏薄,或有遗精、阳痿;舌质淡,苔薄白,脉沉细无力。

证析 肾阳亏损，阳气不能上温耳窍，耳窍失养，复受药毒之伤，故而听力下降，甚至全聋；肾虚阳衰，肢体失于温煦，故形寒肢冷；阳气不能上荣于头面，则面色淡白；肾藏元阳，乃水中之火，肾阳虚不能暖脾，即火不生土，而致脾阳不足，运化无力，出现食欲不振、大便溏薄；肾元不固，则夜尿频多，或有遗精阳痿；舌质淡，苔薄白，脉沉细，亦为阳虚内寒之征。

治法 温阳益肾，通窍聪耳。

方药 右归丸加减。方中以熟地、枸杞子、鹿角胶、山茱萸滋养精血，乃从“阴中求阳”法；并用附子、肉桂、菟丝子、杜仲益肾助阳；山药健脾益气，当归养血活血。诸药合用具有补肾壮阳作用，使耳窍得以温煦，药毒蠲除而聋可复聪矣。

(4)肺脾气虚证

证候 素体脾虚，用药后听力逐渐下降，可伴耳鸣，倦怠乏力，言语声低，气短，易罹感冒，食欲不振，食后腹胀，大便时溏，或有脱肛、子宫下垂等症；舌淡红，苔薄白，脉虚弱。

证析 肺脾虚弱，气血不足，清阳不升，耳窍失荣，不耐药毒，故用耳毒药物后听力逐渐下降，或有耳鸣；脾主肌肉，脾气虚弱，则倦怠乏力；肺虚则宗气不足，卫外失固，故言语声低、气短，易患感冒；脾运不健，则食欲不振，食后腹胀，大便时溏；中气下陷，则可见脱肛、子宫下垂等症；舌质淡红，苔薄白，脉虚弱亦为肺脾气虚之征。

治法 补益肺脾，益气通窍。

方药 益气聪明汤加减。方中以党参、黄芪甘温益气为主；白术、甘草健脾缓中以助益气之力；蔓荆子、葛根、升麻轻扬升发以助清阳上升；白芍敛阴，黄柏清热，以防元气不足，阴火上冲。诸药合用，有益气升阳，使耳目聪明之功。亦可用补中益气汤加减。

(5)心脾两虚证

证候 用耳毒药后听力逐渐下降，耳中蝉鸣，倦怠乏力，心悸，失眠，面色萎黄，头晕目涩，或有毛发稀疏及脱发，舌质淡，苔薄白，脉细弱。

证析 心脾不足，血少脉虚，耳窍失养，复受药毒滞伤而致听力下降及耳鸣；心血不足而神失所养，故心悸、失眠；血虚不能上荣头面，则头晕目涩，面色萎黄；发为血之余，血虚则毛发不荣而稀疏、脱落；气血虚而肢体失养，则倦怠乏力；舌质淡，苔薄白，脉细弱亦为心脾两虚之征。

治法 补益心脾，养血聪耳。

方药 归脾汤加减。该方能补益心脾，养血安神，用之能使气旺血生，耳窍得养，听力可复，耳鸣失眠等症可愈。亦可用平补镇心丹加减。方中人参、山药、茯苓益气健脾；熟地、枣仁、五味子、远志、茯神养血宁心；麦冬、天冬补益心阴；朱砂、龙齿镇心安神；车前子可去而不用。诸药合用，具有益气养血，宁心安神作用，使心血充盛，神有所养，耳能司听。

(6)气滞血瘀证

证候 用耳毒药后听力减退，日益加重，乃致明显失聪，或有颜面麻木，耳内刺痛感；全身可无明显症状，舌质紫暗，或有瘀点、瘀斑，苔薄白，脉涩。

证析 耳毒药物留滞耳窍，日久即导致气滞血瘀，脉络不畅，故听力减退，日益加重；气血瘀阻，血脉不畅，则颜面麻木，耳内刺痛；舌紫、舌上瘀点、瘀斑，脉涩皆为气滞血瘀之征。

治法 活血化瘀，行气通窍。

方药 柴胡聪耳汤加减。方中以人参补气为主，柴胡升发清阳，当归养血活血，水蛭、虻虫活血破瘀，麝香走窜耳窍；连翘一味，李东垣认为能“散诸经血结气聚”，且有散结解毒之力；生姜、甘草调和诸药。全方配伍，既能益气养血，又能活血化瘀，是为攻补兼施之剂。或用通气散合通窍活血汤加减。

【外治疗法】

古今缺少运用外治疗法治疗药毒聋的资料。临床可试用下述方药塞耳。

耳内塞药：细辛30g，白芷9g，丁香9g，菖蒲15g，薄荷12g，麝香3g，冰片3g，黄蜡48g，麻油60g。研末熬膏，取绿豆大小，纱布裹后塞耳。每天换药1次。

【针灸疗法】

1. 古代记载　参考“暴聋”、“耳鸣”的古代记载。

2. 现代研究　现代医著中，《中医耳鼻咽喉科临床手册》介绍了药毒聋的针灸疗法。其中耳针取内耳、脑点、内分泌、肾上腺、肾、心、脾等穴，针刺或压穴；体针取听宫、听会、翳风、百会、肾俞、脾俞、心俞、足三里、三阴交等穴，中弱刺激，留针。穴位注射取听宫、翳风、耳后乳突部，用复方丹参注射液或当归注射液、维生素B_{12}行穴位注射，每穴1ml。亦可艾灸体针用穴等。

临床资料，没有区别治疗耳聋的病种，只是从提高听力的角度报道。因此，针灸治疗暴聋的资料也可以与本内容互参。

在选择穴位方面，有人采用瘛脉透翳风、角孙透耳门，治疗运针使患者耳发胀，似有风行，同时用三棱针点刺厉兑、商阳、关冲，并用皮肤针叩刺百会与大椎，治疗24例链霉素中毒耳聋患者，总有效率为95%。

有人用中西药物和针刺方法治疗耳聋，第一疗程先用654-2液10～20ml，加50%葡萄糖液20ml静脉注射，每日1次，共10次。如症状改善，继续用辨证施治方法，虚证以益气聪明汤加减，虚甚酌加补肾益精、滋阴潜阳、养心安神药。实证则用疏风清热汤、龙胆泻肝汤、二陈汤等。并且用头皮针微电刺激晕听区（在耳尖上1.5cm高处，前后横径2cm处）及体针耳门、听宫、听会等穴，交替电刺激，每日1次，10日为1疗程，辅助西药用ATP等，据统计60例，有效率达76.66%。

有人用电针结合灸法治疗链霉素中毒性耳聋。其中虚证选穴足三里、太溪，以艾条悬灸至皮肤潮红为度。再选穴曲池，用30号毫针快速直刺；听会穴，直刺1寸，得气后略提出，再向翳风方向横针，得气后在曲池和听会两针上接G6805治疗仪输出端。用连续波，频率60次/分钟，电量以患者能耐受为度，一般患者同侧面部表情肌有抽动即可。留针30分钟，每天1次。耳聋3年1例，治疗10次而愈：耳聋2年1例，治疗7次恢复听力。此治法以补肾为主，同时疏导手足少阳、手太阳、手阳明诸经。

有报道用耳内塞药、针刺配合穴位注射维生素B_{12}以疗耳聋。统计18例，其中先天性聋4例，高热、传染病后聋8例，药物中毒性聋2例，中耳炎后聋2例，外伤致聋1例，原因不明者1例，均为自幼即聋。针刺主穴耳门、听宫、听会、下关、瘈脉、翳风等，配合百会、风池、哑门、廉泉、中渚、外关、后溪、合谷、肩贞、神门、足三里、三阴交、侠溪等。每次主、配穴各选1穴。主穴进针1.5～2寸，斜向耳底深部，用较弱而持久的刺激，留20～30分钟。配穴则用大幅度、快速捻转，2～3分钟。每天针治1次，10次1疗程，间隔3天再进行下一疗程。耳内塞药：细辛30g，白芷9g，丁香9g，菖蒲15g，薄荷12g，麝香3g，冰片3g，黄蜡48g，麻油60g，研末熬膏。取绿豆大小，纱布裹后塞耳。穴位注射维生素B_{12} 100μg，选耳门、听会、翳风，每日轮流取1个穴（双侧）注射，每日1次，亦以10天为1疗程。18例中，有4例听击掌声距离提高10米以上，有13例提高3～10米，1人无效。

有人在观察电针对卡那霉素中毒豚鼠耳聋的防治作用时，以频率跟随反应（FFR）为检测方法，观察到针刺治疗后不仅各频段听力损害程度明显减轻，FFR 记录的波形幅度和相对应的频谱图的基频峰值也较治疗前有不同程度的回升，而且听力受损豚鼠的百分比也明显下降，表明这些穴位对于听力损害的防治是有一定作用的。

3. 临床应用 《景岳全书·卷二十七》记载了灸合谷、外关、听宫、偏历、肾俞等穴的治疗方法，可以参考选用。此外，亦可灸百会、关元等穴，以培补正气。其他体针、耳针、头皮针等可参考“暴聋”有关章节。

【按摩导引疗法】

参考“暴聋”一节的按摩导引疗法。

【专病专方】

现代专病专方

(1)菖补二子汤：骨碎补 30g，菖蒲、女贞子、枸杞子、陈皮、茯苓各 20g，响铃草、僵蚕、白芍、川芎各 10g，甘草 3g。水煎服，每日 1 剂。主治药物中毒性聋。(《中国医药学报》1993，(6)：20)

(2)补肾活血汤：骨碎补、仙灵脾、黄精、何首乌、菖蒲、僵蚕、龟甲、川芎、葛根各 10g、川芎 6g，菖蒲 3g，磁石 30g，水煎服。每日 1 剂。主治药物中毒性聋。(《中西医结合杂志》1989，(7)：402，原方为胶囊剂)

(3)蝉蜕逐瘀汤：蝉蜕 15g，黄芩 20g，当归、党参、桃仁、柴胡、川芎、赤芍、红花各 10g，生地 12g。水煎服，日 1 剂，10 剂为 1 疗程。(《中国中西医结合耳鼻咽喉科杂志》1997，5(4)：210)

(4)蠲毒聪耳丸：制南星、川芎、全蝎各 10g，茯苓、石菖蒲、丹参各 15g，郁金 12g，蜈蚣 3g，麝香 0.2g，甘草 3g。水煎服。(《中医耳鼻咽喉科临床手册》)

(5)穿山甲、全蝎、石菖蒲各 12g，蜈蚣 5 条，益智仁、制首乌各 15g，研面，每服 3～6g，日 3 次。(《中医耳鼻咽喉科临床手册》)

【预后与转归】

1. 预后 本病患者的听力减退常虽进行性加重，因而宜及早治疗，如治疗得当，少数患者的听力可有一定程度的恢复，多数患者的听力减退可不继续加重或减缓其发展。

一般来说，耳聋早治疗比晚治疗效果好，轻、中度听力减退的治疗效果比重度、深度者好，但药毒聋多属难治难愈之症。

2. 转归 小儿药毒聋严重者，影响学习语言，可导致聋哑。

【护理与预防】

1. 护理

(1)轻度聋患者，无需特殊护理；对于双侧全聋的患者，应注意其交通安全等，并给予必要的生活照顾。

(2)耳聋严重患者，佩戴助听器后能提高实用听力者，可根据听力相对较好的一侧耳选配助听器。

2. 预防 本病重在预防。

(1)防治多种传染病和其他疾病。平时加强身体锻炼，注意饮食起居，对传染病者注意隔离和器具、房间的消毒。

(2)严格掌握耳毒性药物的适应证，防止滥用。尽量不用或少用有损害听力作用的药物，如链霉素、卡那霉素、庆大霉素、奎宁等。用药前应详细询问有无过敏史、家族史；用药中发现耳中毒先兆，应立即停药。

（3）对于肝肾功能不良，应用耳毒性药物期间，应定期做听力检查，以便早日发现中毒现象。

【参考资料】

1. 2000年前参考资料见第1版，此略。

2. 王爱梅，等．丹参注射液对庆大霉素耳中毒豚鼠耳蜗NOS活性的影响．中国医科大学学报，2001，30(2)：85

3. 王东方，等．川芎嗪对豚鼠庆大霉素中毒性耳聋的对抗作用．辽宁中医杂志，2006，33(3)：372

第二十九节 温 毒 聋

【概述】

1. 涵义 温毒聋是因为罹患温疫热病后，邪毒损害耳窍听觉功能所致的耳聋。也称疫毒聋。对听功能损害严重的传染病有春温（流行性脑脊髓膜炎）、猩红热、白喉、伤寒、斑疹伤寒、布鲁杆菌病、风疹、流行性感冒与腮腺炎、麻疹、水痘和带状疱疹、回归热、疟疾、梅毒与艾滋病等。本病多见于小儿。因为小儿发育未完善，抗病能力弱，易于罹患各种温热病的缘故。感染疫毒也可能在胎儿时期，有人统计，在"先天性聋"中，至少有10%是由先天性病毒所引起的。本病相当于西医学的传染中毒性聋，或称感染性聋。

2. 释名 古人对温热病致聋有一定的认识，如清代《温病条辨・卷三・下焦篇》记载有"温病耳聋"。但由于在罹患温病时，发热等症状是危及生命的主要临床表现，听力损害是次要临床表现，所以，对疾病多不以耳聋命名。对于温热病后期，或在痊愈之后，仍然表现出听力明显下降者，才把耳聋作为主要症状。这时，耳聋是突然暴发的，还是逐渐发生的已经不十分明确，所以古人对本病的名称也不是十分确定的，有"温病耳聋"、"毒聋"、"火聋"、"热聋"、"热闭"、"邪闭"等名称，但也有很多温毒聋病例被列入"暴聋"、"久聋"，或是"渐聋"。在耳科诊治的病例中，病程较长者比病程短者更为多见。故本病的病名可参考"暴聋"和"药毒聋"两节。

3. 沿革 古代有关本病的沿革情况参考"药毒聋"一节。现代医著中，单独对本病论述的较少。在涉及本病的一些内容时，有医家将其归入"暴聋"一病中，如王德鉴《中医耳鼻咽喉口腔科学》等。温毒聋一名首见于《中医耳鼻咽喉科临床手册》一书中，其在"传染中毒性聋"中曰："本病中医称为温毒聋、疫毒聋"。从而奠定了"温毒聋"的现代病症学基础。

【病因病理】

1. 古代病因病理学说 古代文献中，将外感温热病邪致聋多归属于邪犯少阳或温邪侵犯少阴所致，如《素问・热论篇》、《伤寒论》、《温病条辨》中均有外感病邪致耳聋的论述。如《素问・热论篇》有曰："三日少阳受之，少阳主胆，其脉循胁络于耳，故胸胁痛而耳聋"。并认为"九日少阳病衰，耳聋微闻"。对于感邪严重者，及所谓"两感于寒者……三日则少阳与厥阴俱病，则耳聋囊缩而厥，水浆不入，不知人，六日死"。从而对外感病邪（包括温热病邪）引起的耳聋的发生发展有了明确的论述，后世医家论及温病耳聋者大都遵从《内经》之说，如《伤寒论》少阳耳聋等。至《温病条辨・卷三・下焦篇》则认为是邪伤少阴阴精而致聋。有曰："温病耳聋，病系少阴"。病机为"阳火上闭，阴精不得上承，清窍不通，继则阳亢阴竭"

所致。

2. 现代病因病理学说　在医疗条件改善后的今天，温毒聋的发病率不高，因此临床报道也不多见。《中医耳鼻咽喉科临床手册》认为本病的病因病理主要有两个方面：一是"温热疫毒瘴气，氤氲秽浊，中人耗伤营血阴精，致使元神失养，听神失用"。二是"温热疫毒，生痰动风，蒙伤元神，瘀闭听脉"。强调了温毒伤阴、生痰致瘀的发病病机学说。

3. 临床病因病理

(1)肝肾阴虚：感染温热之邪，损伤肝肾阴液；肝肾阴虚，阴精不足，无以上奉，耳窍失养而失聪。

(2)痰瘀交阻：温热毒邪，留滞脉络，阻滞气机，阻碍津液运行输布，留而成痰；气滞则血行不畅，导致血瘀，痰瘀交阻，耳窍脉络不通，则耳不能听闻。

【临床征候】

1. 发病情况　本病多发于婴幼儿，好发于冬春季。

2. 病史　有罹患急、慢性温热疫病，如流行性脑脊髓膜炎、猩红热、风疹、流行性感冒、腮腺炎、水痘和带状疱疹等病史。

3. 耳聋　发生于温热病过程中或病程后期，缓慢起病或为突然发生，多伴有耳鸣，或有眩晕。腮腺炎所致耳聋常为单侧，其他传染病所致耳聋多为双侧。电测听检测听力下降为感音神经性聋。

4. 婴幼儿罹患本病之严重者，多导致聋哑症。

【诊断与鉴别诊断】

1. 诊断依据　①有温热病发病史，并且于耳聋的发病时间上明显相关；②听力逐渐下降或突然耳聋，多为双侧耳同时患病；腮腺炎导致耳聋可为单侧耳患病者。可伴不同程度的耳鸣；③听力检查有不同程度的听力损失，为感音神经性聋。

2. 鉴别诊断　本病应与药毒聋、暴聋、耳眩晕等相鉴别。

(1)药毒聋：药毒聋也有耳鸣、听力下降等症状，一般有应用耳毒性药物史。有的患者在罹患温病后应用耳毒性抗生素治疗，其后出现耳聋，则较难鉴别。鉴别主要依靠病史与耳聋原因，但也可以根据是否出现过唇部发麻、耳聋是单侧还是双侧、听力下降程度的变化等来鉴别。

(2)暴聋：暴聋发病急，迅速发生听力下降，以后则听力不继续下降。多为一侧性病变。

(3)耳眩晕：耳眩晕伴有听力下降时，容易与暴聋混淆，也容易与温毒聋混淆。但耳眩晕有反复发作，眩晕症状较重、听力下降较轻的特点，一般没有发热病史。

【辨证施治】

1. 古代辨证施治观点　清代以前，对于温毒聋多从外感论治，如《伤寒论》从少阳治之，方用小柴胡汤。并认为"少阳中风，两耳无所闻，目赤，胸中满而烦者，不可吐下，吐下则悸而惊"(《伤寒论》264条)。清代对于温毒聋的论治比较实用，认为属于少阴精亏证，方药用复脉汤论治。如《温病条辨·卷三·下焦篇》曰："温病耳聋，病系少阴，与柴胡汤者必死，六七日以后，宜复脉辈复其精"。并解释曰："按温病耳聋，《灵》、《素》称其必死，岂少阳耳聋，竟至于死耶？经谓肾开窍于耳，精脱者耳聋，盖初则阳火上闭，阴精不得上承，清窍不通，继则阳亢阴竭，若再以小柴胡汤直升少阳，其势必至下竭上厥，不死何待……温病六七日以外，壮火少减，阴火内炽耳聋者，悉以复脉得效。曰以复脉辈者，不过立法如此，临时对证，加减尽善，是所望于当其任也"。此论对温毒聋的论治有一定的指导作用。《温病条辨·卷一·上焦篇》对于大头温引起的耳聋亦有所论述，其曰："温毒咽痛喉肿，耳前后肿，颊肿，面正赤，或喉不痛但外肿，甚则耳聋，俗名大头温、虾蟆温者，普济消毒饮去柴胡、升麻主之。初起一二日，再去芩连，三四日加之佳"。这对于腮腺炎耳聋的论治有一定的指导意义。

2. 现代辨证施治观点　关于温毒聋的辨证论治，现代报道较少。《中医耳鼻咽喉科临床手册》提出辨证分型为阴伤邪滞证和痰浊瘀阻证两种证型。分别采用滋肾通耳汤、涤痰汤合通窍活血汤加减论治。

3. 辨证纲要　温毒聋的主要临床表现是听力下降、耳鸣及眩晕，因其发病多在罹患温热病之后，温热之邪常可伤阴耗液，引起阴虚内热之证；因此发病的病程长短与伴随症状往往成为辨证的关键。

(1)辨病程：病程较短，患者有发热病史，甚至热未退尽，即发耳聋者，多属阴虚证；病程较长者，多属气滞血瘀或痰瘀交阻证。

(2)辨伴随症状：耳聋伴有午后颧红，手足心热，甚至午后潮热等症状者，多属阴虚证；伴有耳内阻塞、闷胀不舒感，舌质暗红者，多属气滞血瘀或痰瘀交阻证。

4. 证治分类

(1)肝肾阴虚证

证候　罹患温热病后，听力下降，或伴有耳鸣，或如蝉鸣，或如蚊噪声；头晕目暗，腰酸膝软；咽喉干燥，手足心热，或有盗汗，舌质红，苔薄少，脉细数。

证析　邪热伤阴，肝肾阴亏，耳窍失养，则听力下降，或伴耳鸣；髓海不足，则头晕目暗；腰为肾之府，肾虚则腰膝酸软；肝肾阴虚，虚热内生，阴津不足，故咽喉干燥；内热迫津外溢，乃为盗汗，手足心热；舌质红，苔薄少，脉细数亦为阴虚内热之征。

治法　滋养肝肾，宣通耳窍。

方药　耳聋左慈丸或左归丸加减。耳聋左慈丸即六味地黄丸加磁石、五味子(或再加菖蒲)组成，具有滋阴益肾聪耳之功。左归丸以熟地为主，滋阴养血；鹿角胶、枸杞子、龟胶、山茱萸配合滋阴养血；山药益气健脾，以资生化之源；川牛膝益肝肾而引虚火下行；菟丝子平补肾阴肾阳，又可制约甘凉药物过于滋腻之弊。全方诸药合用，能滋补肝肾，养阴益血，清降上炎虚火，而使耳窍得养，听力恢复。

若为肾阴不足，心火上炎，即心肾不交者，可选两归汤加减。方中以麦冬、熟地滋养阴血；黄连清泻心火；枣仁、丹参、茯神宁心安神；俾肾水上济，心火下降，心肾相交，耳乃能聪。

(2)痰瘀交阻证

证候　温热病后听力减退，或有面色灰暗，耳内闭塞、胀闷刺痛感；胸闷，咳嗽咯痰，神情呆滞；舌质紫暗，或有瘀斑，苔白腻，脉涩。

证析　温热之邪毒侵犯，阻滞气机，血脉不畅，乃生瘀血，瘀阻耳窍脉络，则听力下降，或有耳内闭塞、胀闷刺痛感；水津不能正常输布，聚而成痰，则见胸闷、咳嗽咯痰；痰闭元神，则神情呆滞；舌紫、舌上瘀斑，苔白腻，脉涩皆为痰瘀交阻之征。

治法　活血化瘀，行气导痰。

方药　通窍活血汤合二陈汤加减。方中以桃仁、红花、赤芍、川芎行气活血，麝香走气通窍，老葱辛温升散，生姜、大枣调和营卫，滋气血生化；合以二陈汤祛湿化痰，以导痰浊外出。诸药合用，有活血化瘀，行气化痰，聪耳通窍之功。

【外治、针灸疗法】

有关温毒聋的外治法、针灸疗法、按摩导引疗法、物理疗法等可参考"暴聋"、"药毒聋"。

【预后与转归】

1. 预后　本病患者宜及早治疗，如治疗得当，多数患者的听力可恢复。少数患者感染温热疫毒较深，伤及元神，严重听力下降者，则预后较差。

2. 转归　小儿耳聋严重者，影响学习语言，可导致聋哑。

【护理与预防】

参考“药毒聋”的护理与预防。同时，要加强预防接种，防止瘟疫邪毒染身。

【参考资料】

史志云．温病耳聋治验三则．河南中医，2000，20(3)：64

第三十节　噪伤聋

【概述】

1. 涵义　噪伤聋是指长期遭受强声伤害所发生的耳聋。临床以缓慢发生、逐渐加重的听力减退为主要特征。若突然遭受强噪声伤害后而发生耳聋耳鸣者，可参考外伤聋论治，不属此范畴。一般而言，噪声是由不同频率和强度的许多声音杂乱混合而成，人在生理上并不需要这些使人烦恼的声音。但对听觉器官而言，即使是使人心情愉快的音乐声，其强度过大或接触时间过长，也可以伤害听觉而致耳聋。因此，能导致噪伤聋的噪声是所有的强大声音。本病类似于西医学的噪声性聋。

2. 释名　由于噪声多是工业化过程中产生的，古代人们很少长期接触过强的噪声，所以古书中很少有噪伤聋的记载。根据本病缓慢发生的特点，古人所述各种“久聋”、“渐聋”对本病有参考意义。

3. 沿革　古代有关渐聋、久聋的沿革发展情况可参考“药毒聋”一节。在现代医著中，噪伤聋多归属于“渐聋”中论述，如王德鉴《中医耳鼻咽喉口腔科学》等。噪伤聋的有关中医论述首见于《中医耳鼻咽喉科临床手册》，其在“噪声性聋”曰：“本病中医称为噪声聋”。并对其发病的病因病理与证治做了简要论述，由此奠定了噪伤聋的现代中医病症学基础。

【病因病理】

1. 古代病因病理学说　参考“药毒聋”一节。

2. 现代病因病理学说　现代中医耳鼻咽喉科临床对于本病的病因病理理论探讨并不多。在临床报道中，多从气滞血瘀的理论来探讨其病因病理。《中医耳鼻咽喉科临床手册》认为本病的病因病理主要与“噪声伤耳，劳伤听神，暗耗精血，损伤心肾，听神失聪而致聋”。

3. 临床病因病理

(1)气滞血瘀：噪声长期伤耳，听神受损，耳窍脉络不畅，气血瘀阻，耳失聪听。

(2)肾精不足：噪声伤耳，劳伤于肾，暗耗精血，肾精不足，耳窍失于濡养则不能聪听。

【临床征候】

1. 发病情况　本病多发于长期在强噪声环境下(如纺织、锻造车间等)工作的工人，或是习惯头戴耳机，并且把音量开得很大欣赏音乐的人。由于在同样的工作、生活环境中，年龄越大则接触噪声时间越长，故中老年患者比年轻人多。

2. 病史　患者有明显的长时间接触噪声史。

3. 耳聋　多两耳同时发病，听力呈渐进性减退。噪声损伤听觉，多先从高频段开始。

典型的噪伤聋在4000Hz左右首先出现听力损伤(此时电测听检查的听力曲线可见在4000Hz处有一个凹陷)。由于高频段听力损伤后一般对语言听觉影响不大,所以早期噪伤聋的患者不易察觉。病情发展,当语言频率的听觉损伤相当明显的时候,高频段的损伤已经很严重了。电测听检查呈感音神经性聋,高频段损伤比低频段重。强噪声致病者,多为突然发生听力减退,其听力损伤程度与噪声声强有关。

4. 耳鸣 在早期就可出现耳鸣,呈双耳持续性、高音调的鸣响声。

5. 伴随症状 常伴有头昏、失眠、记忆力减退等症状。

【诊断与鉴别诊断】

本病的诊断涉及劳动保护、职业病鉴定等复杂问题,应慎重对待。

1. 诊断依据

(1)有明确的噪声暴露史 按1980年颁布的“中华人民共和国工业企业噪声卫生标准”规定,有在85dB(老企业为90dB)以上的环境下长期超时工作的历史。所谓超时是指超过表1所列时间。

表1 不同企业的允许噪声及每日接触时间限度表

新建、扩建的企业		现有达不到标准的企业	
允许噪声(dB)	每日工作接触时间	允许噪声(dB)	每日工作接触时间
85	8小时	90	8小时
88	4小时	93	4小时
91	2小时	96	2小时
94	1小时	99	1小时

(2)主诉双侧耳鸣和进行性耳聋而无其他致病因素 对怀疑噪伤聋者做听力测定,应用经计量部门按国际标准化组织ISO-389,ISO/DIS-7566规定的听力标准气骨导零级校准的听力计,在基本噪声小于30dB的隔音室内,由有经验的测听工作者按ISO/DIS-6189规定的上升法,在受试者脱离噪声环境12～16小时以后测定。对40岁以上受试者所测得的听阈,还要按ISO/DIS-7029规定的正常人年龄、性别函数进行修正,然后再计算500、1000、2000Hz气导平均听阈,依照表2判断耳聋的程度和级别。若双耳听力损失的程度不同,应按损害较轻的一侧耳定级。因噪声的高频听力损害较大,故最好是将3000Hz或4000Hz听阈也列入平均听力损失程度的计算。

表2 耳聋程度和分级表

等级	程度	平均听阈级(dB)
A	正常	0～25
B	轻度耳聋	26～40
C	中度耳聋	41～55
D	重度耳聋	56～70
E	严重耳聋	71～90
F	极度耳聋	>90

2. 鉴别诊断　本病应与药毒聋、暴聋、耳鸣等相鉴别。

(1)药毒聋:药毒聋也有耳鸣、听力下降等症状,但其一般有应用耳毒性药物史。发病年龄较小,无职业性,无噪声长期接触史等可资鉴别。

(2)暴聋:暴聋发病急,迅速发生听力下降,以后则听力不再继续下降。多为一侧性病变。

(3)耳鸣:耳鸣以耳中鸣响声为主要症状,听力损失不明显。如果患者有长期接触噪声史,应根据电测听的结果来鉴别是否属于早期和轻度的噪伤聋。

【辨证施治】

1. 古代辨证施治观点　古代专门对于噪伤聋的描述和辨证论治理论较少,有关内容可以参考"暴聋"和"药毒聋"两节。

2. 现代辨证施治观点　噪伤聋治疗不易,因此现代报道较少。《现代中医耳鼻咽喉口齿科学》认为应采用行气活血,舒经通络的方法治疗,方用通窍活血汤合复元活血汤加减。《中医耳鼻咽喉科临床手册》认为可采用益肾补精,养心聪耳的方法治疗,方用六味地黄汤合四物汤加减。有报道用复方丹参注射液静脉滴注,治疗噪伤聋有较好疗效。每天用 18ml(含丹参 18mg),连续用药 10～15 天。据 43 例观察(病程在 20 天以内),总有效率达 74.4%,其中 10 例患者恢复了正常听力。

3. 辨证纲要

噪伤聋病程较长,患者的耳聋轻重程度差异较大,体质也各不相同。临床辨证应根据其听力下降程度、患者体质等情况,抓住特点进行辨证。

(1)辨耳聋:耳聋程度轻,病程较短,多属噪声损伤,气血失和,脉络瘀阻;耳聋程度较重,病程较长,是长期噪声暗耗精血,肾元亏损之证。

(2)辨体质:耳聋耳鸣,别无他苦,形体壮实,多属气滞血瘀之证;体质虚弱者,须辨气血阴阳脏腑之虚实,一般以肾阴不足和脾气虚弱者为多。

4. 证治分类

(1)气滞血瘀证

证候　双耳听力减退,逐渐加重,两耳鸣响,如闻蝉声;全身可无明显的其他症状,或有耳内闭塞、胀闷感;舌质紫暗,或有瘀斑,苔薄白,脉涩。

证析　长期噪声损伤耳窍,阻滞气机,血脉不畅,瘀血阻滞脉络,则听力减退、耳鸣;耳脉瘀滞,气血不畅,则有耳内闭塞、胀闷感;舌紫、舌上瘀斑,脉涩皆为气滞血瘀之证。

治法　活血化瘀,行气通窍。

方药　通气散合通窍活血汤加减。方中以桃仁、红花、赤芍、川芎、香附行气活血;柴胡引药上行而通达耳窍,并有行气聪耳之能;麝香走窜通窍,老葱辛温升散,生姜、大枣调和营卫,滋生气血。诸药合用,有活血化瘀,行气通窍功能。

(2)肾精亏虚证

证候　噪声长期损伤,两耳逐渐听力下降;耳鸣音调较高,或如蝉鸣,或如蚊噪声,头晕目暗,腰酸膝软;舌质红,苔薄少,脉细数。

证析　噪声伤耳,日久暗耗肾精,以致肾精亏虚,不能上奉于耳,故耳窍失聪,听力下降,耳内鸣响;肾精不足,头目失养,则头晕目暗;腰为肾之府,肾虚则腰膝酸软;舌质红,苔薄少,脉细数,亦为阴虚精亏之证。

治法　滋肾补精,益髓聪耳。

方药　左归丸加减。方中主以熟地滋阴养血;辅以鹿角胶、枸杞子、龟胶、山茱萸以助滋阴养血之力；山药益气健脾，以资生化之源；川牛漆益肝肾而引虚火下行，菟丝子平补肾阴肾阳，又可佐制甘凉药物过于滋腻之弊；诸药合用，能滋补肝肾，养阴益血，清降上炎虚火，而使耳窍得养，听力恢复。

若噪声伤耳，累及心神，耗伤心血，血虚失养，耳鸣，失眠多梦，健忘神疲者，可用四物汤合安神定志丸加减，以养血安神，聪耳熄鸣。血虚兼有虚火，心烦失眠者，可用天王补心丹加减。

【外治疗法】

参考“药毒聋”一节。

【针灸疗法】

1. 古代记载

参考“暴聋”一节的古代记载。

2. 现代研究　可参考“暴聋”和“药毒聋”的现代研究。此外，有报道针刺治疗 7 例铆工职业性耳鸣耳聋，选穴耳门、翳风、听宫，其中耳鸣 9 耳，单纯耳鸣者留针 15 分钟以上，单纯耳聋者留针 5 分钟，耳鸣兼耳聋者留针 10 分钟，隔日针 1 次，有一定疗效。

由于噪伤聋的动物模型比较容易做成，所以噪伤聋的实验研究不乏报道。有人对针刺治疗噪伤聋的机制进行研究。发现弱手法针刺豚鼠听宫穴后，声诱发电位（1000Hz 纯音，阈上 20dB）提高，而强手法针刺后，声诱发电位减小；弱手法针刺中渚穴作用不明显。因而认为弱手法针刺听宫穴能提高听中枢的兴奋性，强手法能抑制其兴奋性，远端穴中渚的作用不如听宫。又以皮层声诱发电位听阈为指标，观察了针刺对强噪声作用后的耳聋豚鼠听力的影响。弱手法针刺听宫及中渚穴 2 分钟后，听阈降低 3～16dB，与对照组相比有显著性差异。进一步的实验发现，经过针刺的豚鼠，不仅当时可使耳聋动物的听力提高，而且可促进动物听力的恢复。对耳聋豚鼠以弱手法针刺听宫、中渚，治疗 1 个月后，耳蜗毛细胞的变性坏死数量少于未针刺的对照动物。还观察到针刺听宫穴，弱手法对豚鼠耳蜗的血液循环量有增加趋势，而强手法有减少趋势。根据以上实验结果，认为针刺治聋的作用机制可能为：①针刺可减少毛细胞的变性坏死，促使未受损的耳蜗毛细胞发挥代偿作用，从而提高听觉功能；②针刺可能加强耳蜗的血液循环，改善代谢状况；③针刺可能提高皮层听中枢兴奋性，因而增强了听觉的感受能力。

3. 临床应用

参考“暴聋”和“药毒聋”的临床应用。此外，《中医耳鼻咽喉科临床手册》介绍针刺疗法如下，可参考。

（1）耳针：取内耳、脑点、内分泌、心、肾、皮质下等穴，针刺或压穴。

（2）体：取听宫、听会、翳风、内关、神门、三阴交、心俞、肾俞等穴，中弱刺激。

（3）穴位注射：用复方丹参注射液行听宫、翳风穴注射，每穴 1ml。

有关本病的按摩导引、物理疗法可参考暴聋、药毒聋、耳鸣等。

【预后与转归】

1. 预后　噪伤聋的预后和患者的病程关系密切，早期噪伤聋及时治疗，则疗效较好。病程较长、听力损失严重的患者，较为难治。

2. 转归　听力损失较多的患者，不易恢复听力，若至老年，则与老年聋兼夹，听力会更差。

【护理与预防】

1. 参考“药毒聋”的护理与预防。

2. 在强噪声环境工作，应定期检查听力，以便及早发现噪伤聋，早期治疗。

3. 噪伤聋患者更应防止和减少进一步接触噪声，以防止听力损伤进一步加重而不可恢复。有条件者，应调换工作。

4. 青少年应避免长期佩戴耳机听音乐，以减少噪声伤害。

5. 加强劳动保护，改善工作与生活环境，减少噪声污染。

【参考资料】

1. 李存英，等．丹参治疗噪声性聋的疗效观察．中国中西医结合耳鼻咽喉科杂志，1996，4(3)：137

2. 张之虎．北京某机械厂55名铆工职业性耳鸣耳聋调查．中华耳鼻咽喉科杂志，1959，(4)：267

3. 吉林医科大学，等．针刺对噪音性耳聋动物的影响．吉林医科大学学报，1975，(2)：30

第三十一节 老 年 聋

【概述】

1. 涵义 老年聋是指听觉系统退化而引起两耳渐进性听力减退，或是指在老年人中出现的非其他原因引起的耳聋。人体随着年龄的老化而会出现记忆力衰退、毛发变白、牙齿脱落等衰老现象，老年聋也是这种衰老现象之一。老年聋的出现和发展速度是因人而异的，所以不能将老年人的听力减退简单地用老年聋来解释，尤其要注意有些老年人出现的听力下降可能是某些隐匿性疾病的表现。老年聋是逐渐发生的，故属于“渐聋”范畴；发病后，大多长久不能治愈，又属于“久聋”范畴。本病在男女性别差异不大。

2. 释名 古人对老年聋很早就有认识，但并没有单独列出“老年聋”的病名，一般是按耳聋、或久聋、劳聋、虚聋等进行辨证和治疗。各种病名可参考“暴聋”和“药毒聋”章节。

3. 沿革 古代有关内容可参考“药毒聋”一节。现代医著中，本病多归属于“渐聋”中进行论述，如王德鉴《中医耳鼻咽喉口腔科学》等。“老年聋”之名首见于《中医耳鼻咽喉科临床手册》，其在老年性聋中曰：“本病中医称为老年聋”。

【病因病理】

1. 古代病因病理学说 在古代，人老耳聋被认为是正常现象，如《素问·阴阳应象大论》说：“年五十，体重，耳目不聪明矣。”《景岳全书·卷二十七·耳证》说：“老人之耳，多见聪不内居，而声闻于外，此正肾元不固，阳气涣散之征耳”。也就是说，人到高龄，肾气渐衰，耳聋是自然而然的。这一方面说明了老年聋的原因是肾虚，另一方面也认为老年聋是正常现象，所以一般不单列“老年聋”作研讨。

2. 现代病因病理学说 现代社会人们对健康的要求高于古人，对于各种衰老现象要设法使其减缓。因此将老年聋作为专门的疾病来探讨。由于年老与肾气衰弱有关，所以现代对于老年聋的病因病理认识基本上都是围绕“肾虚”而言。如《中医耳鼻咽喉科临床手册》认为本病的病因病理主要是年老肾精渐衰，髓海渐虚，耳失精髓之养，久则精损及阴，精衰及阳，以致阴阳互损，耳失濡养。

3. 临床病因病理

(1)肾精亏虚：肾藏精，为听觉之本。老年肾精渐衰，藏精不足，则不能上奉于耳，以致耳不能聪听。

(2)肾阴不足：肾阴为全身阴液之根本。老年肾阴虚弱，则一身阴液皆虚，耳窍亦失却阴液滋养而不能聪听。

(3)肾阳虚弱:肾阳为全身阳气之根本。老年肾阳虚弱,则一身阳气皆虚,耳窍为清阳之窍,清阳之气不能上升荣养于耳则耳聋。

【临床征候】

1. 发病情况　本病一般发生于60岁以后。年龄高者发生老年聋的比例增加。少数患者年龄在40～60岁。无地域与季节性。男女均可发病。临床所见,男性略多于女性。

2. 病史　无明显病史,或由家族老年早聋史等。

3. 听力下降　不明原因的双侧感音神经性聋,起病不知不觉,逐渐加重,进展速度因人而异,多数比较缓慢。听力损失多以高频段为主。言语识别能力降低。部分患者的言语识别能力特别差,即使听到说话声也不易辨别清楚说话内容。

4. 耳鸣　多数患者有一定程度的耳鸣,开始为间歇性,仅于夜深人静时出现,以后逐渐加重,可持续终日。耳鸣的音调较高。

5. 伴随症状　可伴有其他衰老现象,如齿槁疏豁脱落,目昏、健忘、失眠、须发白,夜尿多等。

【诊断与鉴别诊断】

1. 诊断依据　①年龄一般在60岁以上;②双侧听力逐渐下降,伴有耳鸣;③听力检查有不同程度的听力损失,高频区下降较明显,为感音神经性聋。

2. 鉴别诊断　本病应与药毒聋、噪伤聋、耳眩晕等相鉴别。

(1)药毒聋:也有起病缓慢的耳鸣、听力下降等症状,一般有应用耳毒性药物史。

(2)噪伤聋:本病亦呈缓慢进行性耳聋,听力损害亦以高频区为明显,但其有噪声接触史可资鉴别。

(3)耳眩晕:老年聋一般无眩晕症状,但老年聋患者可以伴有其他疾病而出现眩晕症状,与耳眩晕不同。耳眩晕有反复发作,眩晕症状较重、听力下降较轻的特点,一般中年男性为多。

【辨证施治】

1. 古代辨证施治观点　古代专门对于老年聋的描述和辨证论治理论较少,其有关内容可参考“药毒聋”一节。

2. 现代辨证施治观点　有学者认为,老年聋常见有四种证型:①肾阴虚,耳鸣渐发,呈高音调,听力下降,腰膝酸软,发脱齿摇,虚烦失眠,夜寐梦多;治宜滋肾安神,药如女贞子、党参、菟丝子、覆盆子、酸枣仁、枸杞子等;②肾阳虚,见高音调耳鸣,长鸣不止,听音不清,头晕目眩,形寒肢冷,面白食少,大便溏薄;治宜温肾补血,药如磁石、何首乌、薏苡仁、制附子、白芍、柏子仁、仙灵脾、肉苁蓉等;③心脾两虚,耳鸣音调或高或低,辨音不清,遇劳则耳鸣耳聋加重,面色萎黄,心烦失眠,头晕目涩,肢体乏力;治宜健脾养心,药如黄芪、何首乌、党参、桑椹子、远志、石菖蒲、酸枣仁、川芎等;④心肾不交,耳鸣呈高音调,或有耳胀、阻塞感,情绪波动时耳鸣耳聋加重,伴有心悸、心烦、腰膝酸软等;治宜补肾潜阳,药如麦冬、黄精、丹参、茯苓、山萸肉、知母、牡蛎、石决明等。《中医耳鼻咽喉科临床手册》将本病分为肾精亏虚、肾阴虚损、肾阳虚弱三种证型,分别采用左归丸、杞菊地黄汤、右归丸为主加减治疗。

有报道用复聪片(由熟地、丹参、川芎、当归、黄精、黄芪、磁石等组成)治疗老年聋186耳,效率74.7%。疗效优于耳聋左慈丸。有报道中药聪耳胶囊(主要由女贞子、何首乌、黄芪、绞股蓝、丹参等组成)可以延缓小鼠随年龄增长而引起的听觉毛细胞损坏,从而认为可能有对抗老年性聋的作用。

3. 辨证纲要　老年聋的主要特点是患者年老，肾气虚衰，临床表现以听力下降、耳鸣为主，辨证要点在于辨别其肾阴虚或是肾阳虚，主要根据患者的体质和伴随症状进行辨别。

(1)辨体质：体质阳虚者，患者年龄较大，面色白，形体偏胖，形寒怕冷；体质阴虚的老年聋患者，年龄相对较轻，在60岁左右，形体偏瘦，面色潮红等。

(2)辨伴随症状：耳聋伴有健忘、头晕、脱发等证，属肾精亏虚；耳聋伴有头发早白，手足心热，午后颧红，甚至午后潮热等症状者，多属肾阴虚证；伴形寒怕冷，腰膝冷痛，夜尿频多，大便溏薄等证，多属肾阳虚弱。

4. 证治分类

(1)肾精亏虚证

证候　老年听力逐渐下降，耳中常有蝉鸣样声，头晕目花，毛发稀疏，或有脱发，面色萎黄；舌质淡，苔薄白，脉细弱。

证析　年老肾精亏虚，耳窍失养，而致听力下降及耳鸣；精血同源，精亏则血虚，不能上荣头面，则头晕目花，面色萎黄；发为血之余，血虚则毛发不荣而稀疏、脱落；舌质淡，舌苔薄白，脉细弱亦为精亏血虚之征。

治法　补肾填精，濡养耳窍。

方药　大补元煎加味。大补元煎为《景岳全书》所制补法第一要方。方中以人参、熟地相配，大补气血，以充肾精，其用量视虚弱程度而定；以山药健脾渗湿以助益气；当归、枸杞子、山茱萸养血和血，培补肾精；甘草调和诸药。全方以峻补气血而充肾精为特点，使肾精充足，耳窍能得濡养。

(2)肾阴虚损证

证候　老人或中年早衰者听力逐渐下降，耳鸣，或如蝉鸣，或如蚊噪声，头晕目暗，腰酸膝软，齿松或脱落；虚烦失眠，夜寐梦多，咽喉干燥，手足心热，或有盗汗；舌质红，苔少，脉细数。

证析　肾阴亏损，耳窍失养，则听力下降，或伴耳鸣；髓海不足，则头晕目暗；肾主骨，位于腰府，肾虚则腰膝酸软，齿松或脱；阴虚而虚热内生，扰及心神，则虚烦失眠，夜寐梦多；阴津不足，故咽喉干燥；内热迫津外溢，乃为盗汗；手足心热，舌质红，苔少，脉细数亦为肾阴虚损之征。

治法　滋阴补肾，益髓聪耳。

方药　六味地黄丸或耳聋左慈丸加减。六味地黄丸有滋补肝肾作用，俾阴精足而耳得所养，耳闻乃聪。耳聋左慈丸即六味地黄丸加磁石、五味子(或再加菖蒲)组成，具有滋阴益肾聪耳之功能。

(3)肾阳虚弱证

证候　多见于高龄老人。听力渐退，趋于全聋，耳鸣音调高而音量细微，形寒肢冷，面色淡白，食欲不振，夜尿频多，大便溏薄，舌质淡，苔薄白，脉沉细无力。

证析　肾阳亏损，阳气不能上温耳窍，耳窍失养，则听力下降，甚至全聋；肾虚阳衰，肢体失于温煦，故形寒肢冷；阳气不能上荣于头面，则面色淡白；肾藏元阳，乃水中之火，肾阳虚不能暖脾，即火不生土，而致脾阳不足，运化无力，出现食欲不振，大便溏薄；肾元不固，则夜尿频多；舌质淡，苔薄白，脉沉细亦为阳虚内寒之征。

治法　温阳益肾，通窍助聪。

方药　右归丸加减。方中以熟地、杞子、鹿角胶、山茱萸滋养精血，乃从“阴中求阳”法；

并用附子、肉桂、菟丝子、杜仲益肾助阳；山药健脾益气，当归养血活血。诸药合用具有补肾壮阳作用，使耳窍得以温煦而听觉聪敏。

老年聋，除肾虚外，亦多瘀多痰，故临证时应注意夹瘀夹痰而病者。若见舌质暗红，或有瘀点者，属夹瘀证，可于方中酌加活血化瘀之品，如丹参、桃仁、红花、川芎、降香等。若有舌质胖大，舌苔腻白，或多痰者，属夹痰证，可于方中酌加化痰降浊之品，如半夏、橘红、浙贝母、瓜蒌等。

【针灸疗法】

参考“暴聋”和“药毒聋”的针灸疗法。

【按摩导引疗法】

可参考“暴聋”一节的按摩导引疗法。另有报道用推拿法治疗老年聋。其步骤为：①用双手中指和食指，按揉耳门、翳风穴 2 分钟，以局部酸胀为度；②“钻耳眼”，即以两食指插入外耳道，来回转动 20～30 次；③“鸣天鼓”，方法是调整好呼吸，先用两手食指、中指、无名指、小指对称地横按在枕部，两中指相接触，再将两食指翘起叠放在中指上，然后把食指从中指上用力弹向枕骨，即重重地叩击脑后枕部。此时可闻及宏亮清晰之声，响如击鼓。可以左手、右手各做 24 次；④两拇指按揉会宗穴 2 分钟；⑤按揉肾俞、摩擦肾俞，发热为度。一般是患者自行按摩，每次约 15 分钟，隔天作 1 次。10 次为 1 疗程。作者临床观察 24 例，有效 17 例。

有关本病的物理疗法、专病专方可参考“暴聋”一节。

【预后与转归】

1. 预后　老年聋从感觉听力减退到全聋，大多有一个漫长的时间段，如果不合并其他耳病，这种逐渐的听力减退在多数患者是可以适应的。

2. 转归　一般而言，老年聋已经发生，用治疗手段使其“返老还童”，明显地提高听力的希望不大，但老年聋患者经过正确的治疗，对于延缓听觉器官衰老过程是有一定帮助的。

【护理与预防】

(1)戒烟酒，少食辛辣炙煿食品，以免生热伤耗阴精。

(2)中青年时期应节欲，省房事，以固护肾精。

(3)作息有规，精神常乐，调和情志，适当修炼气功，以养精聪耳。

(4)有家族早聋史者，自中年后可服用六味地黄丸、耳聋左慈丸，或常摩耳轮、耳周，手摇耳孔等，以防止听力早衰。

【参考资料】

1. 丘宝珊，等．王德鉴教授治疗老年性聋的经验．新中医，1998，(6)，6

2. 李凡成，等．复聪片治疗老年性聋 114 例．中国中西医结合耳鼻咽喉科杂志，1998，(1)，19

3. 孙安达，等．推拿治疗老年性聋的临床观察．中国康复，1991，(4)，161

4. 宣伟军，等．中药聪耳胶囊拮抗耳蜗毛细胞老年性损害的实验研究．中国老年性杂志，2008，28(17)：1671

第三十二节　癔　　聋

【概述】

1. 涵义　癔聋是由精神情志受创伤引起的非器质性耳聋。表现为单侧或双侧的听力突然严重丧失，无耳鸣和眩晕，并伴有一些精神情志异常的表现。本病的临床表现虽似暴聋，但与一般意义上的暴聋不同，所以不应列入“暴聋”的范畴。本病相当于西医学的“癔病性聋”，或称“精神性聋”、“功能性聋”。

2. 释名　古医籍上没有“癔聋”病名，对于精神性聋也没有直接的专门记载。但古人对情志因素导致耳聋是早有认识的，如《备急千金要方・卷六下》提出的“气聋”，《丹溪心法・卷四》提出“因郁而聋”、“厥聋”，《景岳全书・卷二十七》提出的“气闭”等均有可能包含癔聋者。此外，癔聋表现为突发耳聋，古人也往往将其归入“暴聋”范畴论述。

3. 沿革　各代有关发展沿革内容可参考“暴聋”一节。现代医著中，有关本病的论述较少。“癔聋”之名首见于《中医耳鼻咽喉科临床手册》。该书在论述精神性聋时曰：“本病中医称为癔聋、情志聋、厥聋。”由此奠定了癔聋一病的现代中医病症学基础。

【病因病理】

1. 古代病因病理学说　关于情志因素导致耳聋，在古代医籍中论述较多，但古人并不分情志因素致聋是导致了器质性聋还是功能性聋。由于情志因素导致耳聋以暴聋形式出现的较多，因此“暴聋”一节中的有关论述有一定的参考意义。

2. 现代病因病理学说　现代中医耳鼻咽喉科对本病的理解，倾向于是一种情志因素疾病，认为其听觉器官并无实质性的损伤，病理机制主要是肝气郁结。如《中医耳鼻咽喉科临床手册》认为本病的病因病理主要是心肝气郁，逆气犯耳。

3. 临床病因病理

(1)肝气郁结：谋虑不遂，或郁怒不解，则使肝失调达，肝气郁结，阻滞气机，耳窍气机不通，骤然失听。

(2)心神失养：心主神，听神受命于心神方能聪敏，若思虑过度，耗伤心血，心神失养，则耳之听音功能失却心神支持，故听而不闻。

【临床征候】

1. 发病情况　好发于女性及素有癔病倾向者。

2. 病史　可有其他精神情志异常病史。或平素性格内向，少言寡语等。发病时多由精神情志受伤害史。

3. 耳聋　起病突然，常为双耳“全聋”，无耳鸣及眩晕等症状。

4. 伴随症状　可有外耳道麻木感，皮肤感觉消失等。

5. 其他症状　如手足麻木、四肢震颤、默默不语、感觉缺失、精神抑郁，或过分激动，或有癔病性失明、癔病性失语等。

6. 唇读能力强　即耳虽聋，却很容易通过看人口唇变换而理解对方讲话的意思。发音音量和音调如常人。

7. 听力检查　电测听可能查出听力较差，但几次检查可能结果不一。声导抗、听觉脑干诱发电位正常。前庭功能检查正常。

8. 可突然自愈　采用暗示疗法的效果大多较好。

【诊断与鉴别诊断】

1. 诊断依据　①患者可有精神创伤史，或有癔病史，或有癔病倾向；②突发双耳“全聋”，电测听多次检查听阈不稳定，声导抗和听性脑干诱发电位检查正常。

2. 鉴别诊断　本病应与暴聋、诈聋(伪聋)等相鉴别。

(1)暴聋：暴聋发病急，迅速发生听力下降，多为一侧性病变。用电测听、声导抗、脑干电位测听等均可见听阈下降。

(2)诈聋:诈聋者往往有经济、诉讼或政治方面的目的,在某种诱因条件下(如外伤、噪音或其他条件下)自诉耳聋。因伪装全聋较为困难,往往伪装一侧耳聋。患者表情多机警、敏感。用声导抗、听性脑干诱发电位检查等客观测听手段可有鉴别其听力下降的真实性。

【辨证施治】

1. 古代辨证施治观点　古人对于癔聋较少有专门论述,但对肝气厥逆,上壅耳窍而致暴聋的辨证论治有记载。如《丹溪心法·卷四》的和剂流气饮,药方中以理气通窍药物为主,如青皮、陈皮、厚朴、香附、大腹皮、木香、枳壳、菖蒲。后来医家则在此基础上更有发展,如《世医得效方·卷十》记载了用秘传降气汤加石菖蒲治气壅耳聋的方法,此方以疏肝行气为主,配伍化痰除湿,肃肺降气。《证治准绳·杂病·第八册·耳》选用沉香降气汤、苏子降气汤、不换金正气散等,其用药皆以理气降逆为主,从脏气厥逆而论治。又如《奇效良方·卷五十八》所载通气散、《古今医鉴·卷九》所载通明利气汤,则以行气化痰药为主,配清热泻火药,具有行气通窍,清热化痰之功,治疗"痰气郁于耳中,或闭或鸣"等证。还有《万病回春·卷五·耳病》记载的清聪化痰丸亦以行气化痰通窍药为主,"治耳聋耳鸣,壅闭不闻声音,乃饮食厚味,夹怒气以动肝胃之火"。《景岳全书·卷二十七·耳证》提出,"治疗气逆而闭者,宜六安煎加香附、丹皮、厚朴、枳壳之类主之;气逆兼火者,宜加山栀、龙胆草、天花粉之类主之;气逆兼风寒者,加川芎、细辛、苏叶、菖蒲、蔓荆子、柴胡之类主之"。《医学心悟·卷四》则提出了疏肝理气法:"若病非外感,有暴发耳聋者,乃气火上冲,名曰气闭耳聋,宜用逍遥散,加蔓荆子、石菖蒲、香附主之"。

上述治疗耳聋的方法,是治疗气郁、气结、气逆等引起的暴聋,只是古人不曾分别器质性聋和功能性聋。从病因病机而论,这类暴聋和癔聋异病同因,应当异病同治。因此,可以参考论述。

2. 现代辨证施治观点　现代医家与古人最大的区别,是采用了现代化测听仪器,对癔聋和暴聋有所区别。认为本病的治疗当以理气解郁,养心安神为主。如《中医耳鼻咽喉科临床手册》认为宜用疏肝理气,宁心降逆法,选用柴胡疏肝汤合安神定志丸加减治疗。

3. 辨证纲要　癔聋的主要病因病机是气机不顺,临床表现为听力严重下降。辨证的关键不在听力损失的多少,而在其精神情志偏于激动还是偏于淡漠。容易激动、语声洪亮、多言多动者属实,多为肝气郁结;表情淡漠,沉默寡言,时时悲伤欲哭者属虚,多为心神失养。

4. 证治分类

(1)肝气郁结证

证候　多起病于情绪波动、郁怒之后,突然听力丧失,精神抑郁,情绪不宁,胸闷叹息、胸胁胀痛,口苦咽干,舌质淡红,苔薄白或黄,脉弦。

证析　郁怒伤肝,肝胆气郁,上逆犯耳,故听力突降;肝失条达,故精神抑郁,胸闷叹息,胸胁胀痛;肝气挟胆汁上溢,故口苦咽干;舌淡红,苔薄白或黄,脉弦亦为肝气郁结之征。

治法　理气疏肝,解郁通窍。

方药　柴胡疏肝散加减。方中以柴胡、香附疏肝理气为主;辅以枳壳、青皮、陈皮理气降逆;佐以白芍、川芎养血活血柔肝;并以甘草调和诸药。

(2)心神失养证

证候　听觉突然失聪,精神恍惚,沉默不言,或悲伤欲哭,情感异常,舌质淡红,苔薄白,脉细。

证析　久郁伤神，气血不足，心神失养，耳窍失于心神支持，故听觉突然失聪；神不守舍，故精神恍惚，沉默不言，悲伤欲哭；舌质淡红，苔薄白，脉细是气血不足之征。

治法　养心安神，行气通窍。

方药　甘麦大枣汤加味。甘麦大枣汤以甘草、小麦养心安神；大枣补益脾胃，养血宁心。可加柏子仁、酸枣仁、合欢皮等加强宁心安神，郁金行气通窍助聪。

有关本病的针灸疗法、按摩导引疗法、物理疗法等可参考“暴聋”和“药毒聋”。同时治疗过程中可适当配合暗示疗法。有报道采用心理暗示与护理治疗癔病性耳聋 19 例，全部治愈。方法包括心理暗示、言语暗示、针灸暗示（针刺听会、中渚）、药物暗示性治疗等。

【预后与转归】

1. 预后　癔聋的预后大多较好，应配合适当的暗示疗法。

2. 转归　癔聋可能会反复发作，应注意对患者思想开导，尽量避免精神上的刺激。

【护理与预防】

1. 护理

(1)癔聋患者一般有精神创伤史，因此，要安慰患者，使其信任医生，配合治疗。

(2)要了解患者的饮食、用药情况，防止患者不适当的饮食和盲目用药，要避免用药性峻猛的药物。

(3)患者烦躁不安者，适当给予镇静药物。

2. 预防

(1)平时做好思想开导工作，有癔病倾向者应采取措施，防止其受到精神刺激。

(2)注意控制感情，不过度兴奋和发怒，尤其对于素体阳盛，肝火偏旺者，更为重要。

(3)饮食有节，起居有常，避免过劳，戒除烟酒等不良嗜好。

【参考资料】

孙健儿．19 例癔病性耳聋患者的心理暗示与护理．现代中西医结合杂志，2008，17(22)：3534

第三十三节　聋　　哑

【概述】

1. 涵义　聋哑是指因耳聋而不会语言的疾病。人的母语是在出生后至 6 岁期间，从周围环境中模仿学习而获得的，是在接受声音讯号刺激的同时，结合对外界事物认知的过程中完成的。如果在出生时或出生后不久便发生严重的耳聋，对外界的声音讯号不能接受，则失去了学习语言的能力。有的患者虽然已经学习过语言，然后耳聋，也可能因耳聋严重，长期不能应用语言而成为聋哑。本病中西医学均称为聋哑。

2. 释名　古医籍中对不能语言的“哑”，往往和不能发音的“喑”相混同，常有“喑哑”之称。对因聋而哑的疾病论述较少。

(1)聩：生来耳聋为聩。《国语·晋语四》：“聋聩不可使听”。韦昭注：“耳不别五声之和为聋；生而聋曰聩。”至此，可认为聩是先天性聋，但余云岫在《古代疾病名候疏义》中说：“生而聋曰聩，生而聋必哑，今之先天性聋哑是也。”

(2)耸：《辞海》聋的意思。余云岫在《古代疾病名候疏义》中说：“生而聋者亦谓之耸。盖生而聋者，必双聋，且多哑不能言。”

3. 沿革　古医籍对聋哑的记载不多。古人主要认识是先天性聋导致聋哑。如《外台秘要·求子法及方》说:“凡欲要儿子生吉良者……此时受胎,非止百倍损于父母,生子或喑哑聋聩。”《类证治裁·耳证》记载:“有小儿耳聋者。”诸如此类论述,并不是真正关于聋哑的记载。

现代医著中,多数均有“聋哑”一病的论述,如《中国医学百科全书·中医耳鼻咽喉口腔科学》聋哑条曰:“耳不闻声为聋,口不能语为哑,既聋又哑,称为‘聋哑’。或称‘瘖聋’”。比较恰当地阐明了聋哑的涵义。此后,各家著述大多沿用这一涵义与病名,达到了广泛的共识。

【病因病理】

1. 古代病因病理学说　古医籍对聋哑的病因病理记载甚少,主要是从胎儿发育不良来论述。如《妇人良方·食忌论》说:“食虾鳟鱼,令子喑哑。”又如《妇人秘科·养胎》说:“盲聋喑哑,痴呆癫痫,皆秉受不正之故也”。

2. 现代病因病理学说　现代中医耳鼻咽喉科临床对于本病的病因病理理论探讨也不多。《现代中医耳鼻咽喉口齿科学》有“聋哑”章节,认为聋哑的病因病理实质上是先天性聋或小儿后天性聋的病因病理。聋哑在后天致聋原因主要有温毒聋、药毒聋等,可以参考这些疾病的病因病理。《中医耳鼻咽喉科临床手册》亦认为本病是先天或后天严重耳聋所致,并认为无论是先天性聋还是后天性聋,都主要与温毒聋和药毒聋这两种疾病密切相关。《干氏耳鼻咽喉口腔科学》的观点亦相似,认为本病病因是先天或婴幼儿的严重耳聋,造成这些耳聋的原因又是由于不正常的起居、不适宜的饮食、不科学的胎产等。

3. 临床病因病理

(1)禀赋不足:胎儿期因母体染病,或应用耳毒性药物,妨碍耳窍发育,出生即聋而哑。

(2)肾元亏虚:婴幼儿发育不良,感受温毒,或应用耳毒性药物,邪毒伤肾,肾元亏虚,耳失聪听而成聋哑。

【临床征候】

1. 发病情况　发病于婴幼儿时期。无地域与季节性。

2. 病史　可有婴儿发育不良,孕期感受邪毒,滥用药物、产伤、或婴儿时期应用耳毒性药物或感受瘟病等病史。

3. 自幼丧失听力　正常婴儿在3个月后听到声音就会有所反应,半岁的幼儿具有对声源的定向能力,9个月开始可模仿大人说话,可说出单字或简单词语,2岁的幼儿应能有意识地说话。如果在这些年龄段对声音没有反应,或不能相应学习语言,就需要做听力检查,以判断是否听力障碍。

4. 听力检查　一般用语声检查即可大致判断患儿是否存在听力障碍。为了确定患儿听力损失的情况,可以用仪器检查。由于患儿大多不能合作进行听力计的纯音测听检查,所以最好用客观检查法。比较常用的是听觉脑干反应测听,但此法对于判断患儿有无残余听力不十分准确。用诱发性耳声反射测试法优点较多:客观、简便、省时、无创。但耳声反射的仪器尚不普及,以致影响本病的定性检查与早期诊断。国外已将耳声反射作为筛选婴儿听力的常规检查手段,以便及时发现听力障碍,早期进行治疗或语言训练,防聋致哑。

5. 前庭功能检查　有助于全面了解患儿的内耳功能。聋哑患者常有前庭功能损害,且多为双侧性。有残余听力者,前庭功能大多存在;无残余听力者,前庭功能亦多消失。

【诊断与鉴别诊断】

1. 诊断依据　①发现患儿对语言、声音无反应,大体上可认为是聋哑;②听力检查,听觉诱发电位、耳声反射、前庭功能检查异常,言语识别阈提高;③语言障碍或丧失。

2. 鉴别诊断 本病应与耳痹做鉴别。

耳痹 患儿耳中有阻塞、胀闷感，听力下降，但程度不严重，不至于全聋，用声导抗等听力检查方法可以鉴别。

【辨证施治】

1. 古代辨证施治观点 古代对于聋哑的辨证论治较少，但可以参考“暴聋”和“药毒聋”两节的有关内容。

2. 现代辨证施治观点 聋哑治疗不易，因此现代报道较少。可参考“药毒聋”和“温毒聋”的辨证论治观点。

3. 辨证纲要 如前所述，聋哑多由药毒聋和温毒聋所致，因此可参考“药毒聋”和“温毒聋”的辨证纲要。

4. 证治分类 可参考“药毒聋”和“温毒聋”的证治分类。

【外治疗法】

参考“暴聋”、“药毒聋”的外治疗法。有报道采用人工耳蜗植入，可以改善甚至恢复部分聋哑患者的听力，从而使聋哑康复。

【针灸疗法】

1. 古代记载 参考“暴聋”一节的古代记载。

2. 现代研究 现代对于针灸治疗聋哑的报道多于药物治疗，但疗效不一，这与临床研究的标准不一有关。具体资料，可参见“暴聋”和“药毒聋”，现对治疗聋哑的报道综述如下。

治疗聋哑，一般多选择耳部的穴位针刺，如听宫、听会、翳风等，临床取得一定疗效。如上海第一人民医院针灸科治疗182例，总有效率为65%；刘冠军治疗255例，总有效率为80%；张有人治疗18例患者，显效率29.6%，总有效率为84.8%；方幼安治疗100例，总有效率70%。薛清亮等治疗先天性聋哑取聋穴、哑穴，配哑门、大椎、陶道；后天性聋哑取风府、哑门、聋穴，配曲池、合谷、风池、大椎、陶道、听宫，治疗85例，总有效率为94.12%。哈尔滨市社会福利院治疗85例，痊愈率7%，显效率24.7%，有效率32.9%。上海中医学院等单位选穴：翳风、听宫、耳门、听会、瘛脉、百会；配穴合谷、中渚，共治疗301例，显效92例（占30.6%），进步163例（占54.1%），无效46例（占15.3%）。罗济民治疗先天性和链霉素中毒引起的聋哑50例，治愈率为2%，显效率为6%，有效率为34%。马熙和治疗31例，总有效率为87.10%。张耀东用电针治疗100例聋哑，痊愈率为25%，总有效率为94%。针刺提高了皮层听中枢兴奋性，因而增强了听觉的感受能力。有报道采用针灸、点穴按摩、电针理疗、中药、耳聋机治疗、心理辅导及语言训练的综合疗法治疗聋哑症200例，总有效率达94.5%，认为综合疗法是治疗聋哑症有效方案之一。

对针刺治疗聋哑的实验研究也有许多报道。如王作彬等观察了针刺听宫、涌泉穴对豚鼠听觉系统电反应的影响。他们观察到：针刺听宫穴时，皮层听区对短声（阈上50dB）的诱发电位发生了改变。针刺开始后诱发电位降低，电位大小迅速减小到针前的一半左右，延长捻针时间，电位还可继续下降，捻针停止后，诱发电位即开始恢复，在1～2分钟内，电位大小可超出针前水平。随后电位出现有规律的起伏波动，30分钟后稳定于针前水平。针刺涌泉穴，针刺开始后，诱发电位不下降，而见逐渐增大，留针停止后，电位还继续上升，随后逐渐恢复至针前水平。针刺时，听神经动作电位降低而耳蜗微音器电位没有变化。研究者认为，针刺主要作用于大脑皮层，其机制在于改变大脑皮质的兴奋状态。针刺使大脑皮层听区的兴奋性提高，而听神经冲动的发放受阻抑，内耳感音构造并不受影响。由此提出，针刺治聋的作用机制主要在于暂时地提高皮层听区的兴奋性。

胡岢等以豚鼠作实验，观察了针刺听宫、陵下穴对豚鼠听皮层诱发电位波幅的影响，结果大部分(54.67%)无明显变化，26%的电位振幅增高，19.33%电位振幅降低。此外，电刺激豚鼠经穴可在皮层听区中心部位记录出诱发电位，表明经穴的躯体感觉与听觉功能之间，在听觉神经系统的高级中枢存在着某种联系，至少在传入冲动的投射区有重叠部位。这种现象的产生是由于叠加而记录到的远场电位，还是由于确有神经通路的联系，尚需进一步实验证明。由于非特异上行投射系统(主要在网状结构)可传入多种感觉冲动，因而从理论上说，经穴与听觉传入冲动可在网状结构通路中发生联系。同时，下丘核的一些神经元对经穴刺激与听觉刺激均起反应，提示经穴躯体感觉与听觉传入冲动可能在中脑的听觉中枢下丘核同一神经元会聚。

3. 临床应用　参考上述现代研究与“暴聋”和“药毒聋”的临床应用。

按摩导引疗法、物理疗法、专病专方可参考“暴聋”、“药毒聋”等。

【预后与转归】

1. 预后　导致聋哑的疾病，常见的是先天性聋、药毒聋和温毒聋，都是难治之症，无论是药物治疗，还是针灸治疗，都常常只能获得短期疗效，真正恢复正常听力者很少。对于有残余听力的幼儿来说，比较可靠的方法是在治疗的同时选配合适的助听器，这样可以做到“聋而不哑”。

2. 转归　婴幼儿的严重耳聋，如果治疗不能获效，一般转归是成为聋哑。现代的观点是及早给患儿选配助听器，一般在2岁左右即可选配助听器，如果能较好地利用患儿的残余听力，就能做到“聋而不哑”；如果不能利用残余听力，又不能得到治疗效果，那么由聋致哑是必然转归。

【护理与预防】

1. 护理

(1)对于聋哑患者应多方面给予体谅和照顾，要细心领会其“手语”，达到与其沟通、交流的目的。

(2)对于佩戴助听器者，可以通过降低讲话速度的方式，让其听音和“唇读”配合，便于理解和学习语言。

2. 预防

(1)防治多种传染病和其他疾病。注意饮食起居，对传染病者注意隔离和器具、房间的消毒。孕妇的保健防病，对于胎儿的优生优育是至关重要的。

(2)尽量不用或少用有损害听力作用的药物，如链霉素、卡那霉素、庆大霉素、奎宁等。

(3)近亲结婚不利于优生优育，应予禁止。

【参考资料】

1. 2000年前参考资料见第1版，此略。
2. 冯旭，等．综合疗法治疗聋哑病200例分析．中国临床医学研究杂志，2003，(109)：32
3. 徐平．人工耳蜗植入治疗聋哑症．黑龙江医学，2005，29(5)：321

第三十四节　听　脉　瘤

【概述】

1. 涵义　听脉瘤是因痰瘀壅阻耳脉，滋生赘瘤，表现为缓慢进行性耳鸣耳聋，或耳深部疼痛，耳面部感觉异常的一种疾患。多单侧耳发病，中年女性多见。与西医的听神经瘤类似。

2. 释名 听脉瘤因其耳鸣耳聋呈缓慢进行性发病，故在中医学文献中当属于渐鸣、渐聋、劳聋、久聋的范畴。如《中国医学百科全书·中医耳鼻咽喉口腔科学》渐聋条曰："缓慢出现，逐渐加重，历时较长的一类耳聋，称为渐聋。相当于进行性耳聋。历代医家所称的劳聋、虚聋，因其发病也较缓慢，故属渐聋的范畴。这种耳聋，日久不愈，又称为久聋。"

听脉瘤亦属"瘤"的范畴。如《诸病源候论·卷之三十一·瘿瘤等病诸候》瘤候曰："留结不散，谓之为瘤"。《中医外科学》亦曰："瘤，留滞不去之义。凡瘀血、痰滞、浊气停留于人体组织之中，所形成的赘生物称为瘤"。

3. 沿革 中医学中无听脉瘤之名，但有关类似本病发病部位的认识。如王清任《医林改错·上卷·脑髓说》中曰："两耳通脑，所听之声归于脑，脑气虚，脑缩小，脑气与耳窍之气不接，故耳虚聋；耳窍通脑之道路中，若有阻滞，故耳实聋"。因听脉是连接耳与脑的脉络，行走于"耳窍通脑之道路中"，故王清任所说的道路中"若有阻滞"而导致耳聋，实际上已经指出了本病的发病部位与主要症状，但未能提出其名。

在现代医著与临床资料中，一般多以西医"听神经瘤"为名进行论述。但《中医耳鼻咽喉科临床手册》在论述听神经瘤时指出："本病中医称为听脉瘤"，从而奠定了听脉瘤的中医病症学基础。

【病因病理】

1. 古代病因病理学说 古代医籍中，对于渐聋、渐鸣、久聋病因病理的认识多从正虚邪滞立论，尤其是肾虚、风邪滞留是其主要发病的病机学说。但因古代没有听脉瘤之名，故除了王清任提出的"瘀血阻滞"学说以外，缺少对于本病发病机制的专门认识。

至于瘤病，古代医家多认为是由于内外因所伤，气血瘀滞，痰湿滞留所致。如《医宗金鉴·外科心法要诀·发无定处》瘿瘤中曰："瘤者，随气留住，故有是名也。多外因六邪，荣卫气血凝郁；内因七情，忧恚怒气，湿痰瘀滞，山岚水气而成，皆不痛痒"。

2. 现代病因病理学说 在现代医著与文献中，有关听脉瘤发病病机的探讨较少。《中医耳鼻咽喉科临床手册》在论述听神经瘤时将其病因病理归纳为两个方面：一是认为"多由中年肾精渐衰，耳失濡养，兼以痰浊内生，阻滞听络，渐聚成瘤"；二是"情志久郁，气机不畅，邪毒屡犯，滞阻脉道，气血运行不畅，耳脉受阻，瘀结成瘤"。强调了肾虚痰结、气血瘀阻的发病学说。

3. 临床病因病理

(1)痰浊上泛，留结耳窍：过食辛辣炙煿，肥甘厚味，滋湿生痰，久蕴不去，循经上泛，留滞耳脉，结聚不散，渐而成瘤。

(2)气血瘀阻，耳脉受阻：情志不畅，七情郁结，或屡感邪毒，致使耳部气血运行不畅，日久气血瘀阻，耳脉受阻，瘀血留滞不去，渐结成形，而发为听脉瘤。

(3)肾精亏虚，痰瘀留结：素体虚弱，或房劳过度，肾精亏虚，耳脉失养，兼以痰浊内生，气血不畅，日久痰瘀互结，正不御邪，而发为本病。

总之，听脉瘤的发生，一般以内因为主，而肾虚、血瘀、痰浊则是其发病的基本病因病理。在其发病过程中，往往虚实错杂，相互为因而成。因肾精为听觉之本，中年肾精渐衰，正不御邪，则邪易留结听脉而为病，故肾虚精亏是其发病之本；痰、瘀结滞则是其发病之标。肾虚精亏，耳失濡养，正气不足，使得痰、瘀乘虚留滞于耳，结聚听脉，渐而成形，而发为听脉瘤。但无论是虚或实致病,"结"则是最终病机,故结是本病发生的基本病机特点。

【临床征候】

1. 发病情况　无明显地域性、季节性,好发于中年,30～50岁多见,女性多于男性。

2. 病史　无明显病史。少数可有烟酒过度史。

3. 渐进性耳聋耳鸣　表现为单侧耳聋耳鸣,进展较慢,少数亦有突然耳聋者。耳鸣多呈高音调性。后期可发展为全聋。可有头晕与走路不稳感。

4. 患耳及面、舌感觉异常　患侧耳内深部疼痛,外耳道后壁感觉减退,或有触痛;同侧舌前2/3味觉及角膜反射、咽反射减退或消失;患侧面肌痉挛、麻木,触觉减退,甚或出现面瘫。

5. 听力检查　患耳呈感音神经性聋,高频区下降较为明显;语言识别率下降,有听觉疲劳现象;自描听力曲线多呈Ⅲ、Ⅳ型;声导抗测听显示鼓室导抗正常,镫骨肌反射阈升高或消失,潜伏期延长;脑干听觉诱发电位显示患侧Ⅴ波潜伏期与Ⅰ～Ⅴ波间期较健侧明显延长,甚或Ⅴ波消失。

6. 前庭功能检查　患侧减弱或消失。

7. 脑脊液检查　蛋白含量增高。

8. 影像学检查　X线断层、CT或MRI显示患耳内听道扩大、变形,或有骨质破坏。尤以MRI检出率最高。有资料报道MRI薄层及增强技术是检出听脉瘤的最佳方法。

9. 伴随症状　严重者可有头痛,恶心呕吐等颅内压增高症状。

【诊断与鉴别诊断】

1. 诊断要点　①单侧缓慢进行性耳聋耳鸣;②患耳及面部、舌前感觉异常;③听力检查呈单侧感音神经性聋,高频区下降明显;④脑干听觉诱发电位显示患侧Ⅴ波潜伏期与Ⅰ～Ⅴ波间期较健侧明显延长,甚或Ⅴ波消失;⑤内听道检查显示扩大、变形或骨质破坏。

2. 鉴别诊断　应注意与耳硬化症、耳眩晕相鉴别;突发性者尚应注意与暴聋相鉴别。

(1)耳硬化症:亦呈缓慢进行性耳聋,但其呈双侧性发病,听力检查呈传导性聋,并有韦氏错听现象。

(2)耳眩晕:以发作性旋转性眩晕为主,听力减退呈发作性、进行性,早期眩晕发作过后听力可恢复正常,无患侧耳、角膜、面部感觉或反射异常,内听道检查正常。

(3)暴聋:突然耳聋,以单侧耳为多见,常伴有眩晕、耳鸣,少有神经系统症状,内听道拍片正常可资鉴别。

【辨证施治】

1. 古代辨证施治观点　古代对于渐鸣渐聋、久聋的辨证施治多从肾虚、邪滞、血瘀立论,采用补肾、祛邪、化瘀等法治之。如《医林改错》中采用通窍活血汤合通气散治疗久治不愈的耳聋而取效。应用补肾法治疗久聋的论述参见"耳硬化症"一节,此不复述。

2. 现代辨证施治观点　现代医著与临床报道中,有关本病的辨证施治资料较少。《中医耳鼻咽喉科临床手册》将听神经瘤的证治分为肾虚痰结、气血瘀结两证,分别采用益精补肾,化痰散结,与活血化瘀,通络散结治之,方药选用左归丸合涤痰汤,血府逐瘀汤加减论治。有学者认为,对于听神经瘤的治疗,亦非绝对选择手术治疗,应用中西医结合治疗及辨证施治同样能够取得治愈效果。因此,主张对于小的听神经瘤应进行动态观察,中西医药结合治疗,首先应用清热消炎、活血化瘀而改善听力,或攻坚散结,促进囊变,或限制营养供应,减缓生长速度,以达治疗效果。并介绍1例应用中西医结合治疗,观察12年,效果良好。

《中医外科学》对于瘤的治疗提出了"行气散结"、"散瘀消肿"、"化痰散结"的基本治疗法则，对于听脉瘤的治疗亦有一定的参考价值。

有关渐聋、久聋的辨证施治论述请参考耳硬化症，此不复述。

3. 辨证要点　听脉瘤的辨证要点主要是根据其病情发展的快慢与耳鸣的性质、耳聋的程度，伴随征候而辨。如病情发展缓慢者多虚或虚实错杂；发展快或突发耳聋者多实。耳鸣音调高尖者，多属肾虚、血瘀；音调较低者，多属痰浊。耳聋程度轻者，属邪结未甚，瘤小症轻；耳聋程度重者，为邪结已甚，瘤大症重。伴有耳内疼痛，面部麻木者多属气血瘀阻；眩晕明显者多属痰浊上泛；头痛，恶心呕吐者多属痰瘀互结，欲化热入营伤脑。

4. 证治分类

(1)痰浊结滞证

证候　耳鸣耳聋，逐渐加重，鸣声嗡嗡，眩晕头重，颜面、或舌前、咽部麻木，感觉迟钝，身体困倦，纳呆便溏，舌淡胖，有齿痕，苔白腻，脉弦滑或细濡。

证析　痰浊上泛，结滞耳窍，阻滞听脉，故见耳鸣耳聋，逐渐加重；痰性阴浊，蒙蔽清窍，位神失持，故见耳鸣嗡嗡，眩晕，头重；痰浊阻滞耳、面、舌、咽脉络，脉络不畅，故有颜面、或舌前、咽部麻木，感觉迟钝；痰浊困脾，脾失健运，精微生化不足，体失所养，故见身体困倦，纳呆便溏；舌淡胖，有齿痕，苔白腻，脉弦滑或细濡亦属痰浊内盛之征。

治法　涤痰化浊，散结通窍。

方药　涤痰汤加减。方中主以制南星、半夏涤痰化浊，以祛痰浊，散结滞；辅以陈皮、茯苓、枳实燥湿化痰，且枳实治痰，有冲墙倒壁之力，共助星、夏涤痰化浊散结之效；人参益气健脾，以绝生痰之源；石菖蒲、竹茹化湿降浊，通窍聪耳；生姜温中化痰，甘草调和药性。诸药相合，共奏涤痰化浊，散结通窍之效。若痰浊较盛，生风伤络，瘤体已大，耳聋较甚，颜面抽搐、麻木者，可合用海藻玉壶汤、牵正散加减，以加重化痰散结，祛风通络之效。

(2)气血瘀阻证

证候　耳聋耳鸣，日渐加重，鸣声高尖如笛，耳内疼痛或刺痛，时有头痛，颜面痉挛、麻木，胸胁闷胀或刺痛，妇女月经失调，经色暗红，少腹刺痛，舌暗，或有瘀点，脉细涩。

证析　气血瘀阻，耳脉不畅，故耳鸣耳聋；瘀血不去，瘀滞逐渐加重，故鸣聋日渐加重；经脉阻滞，欲通不能，气瘀相撞，故鸣声高尖如笛；气滞血瘀，经脉受阻，不通则痛，故有耳内疼痛或刺痛，时有头痛，胸胁闷胀刺痛；血瘀耳脉面络，经脉不畅，故有颜面痉挛、麻木等；妇女以血为本，气血瘀滞，故见月经失调，经色暗红，少腹刺痛；舌暗，或有瘀点，脉细涩均属气血瘀阻之象。

治法　活血化瘀，通络散结。

方药　血府逐瘀汤加减。方中主以当归、桃仁、红花、川芎活血化瘀，以祛瘀血而通脉散结；辅以生地、赤芍、枳实、牛膝活血行气，通经散结；桔梗宣畅肺气而宽胸，柴胡既能行气通脉，又能载药上达耳窍，以发挥诸药活耳部血运，化耳部瘀血之功；甘草调和药性。合奏活血化瘀，通络散结，以消脉瘤之效。若耳聋已甚，瘤体已大者，酌加三棱、莪术、穿山甲、水蛭等，以助化瘀散结消瘤之力。

(3)肾虚痰瘀互结证

证候　耳渐鸣渐聋，甚或患耳全聋，耳鸣如蝉，眩晕，步态不稳，颜面麻木，抽搐，甚或面瘫，舌前味觉、咽、角膜反射减退或消失，耳痛，头痛，精神不振，健忘失眠，腰膝酸软，舌淡暗而胖，苔白，脉细弱。

证析　肾精亏虚，耳失濡养，痰瘀互结，耳脉受阻，故耳渐鸣渐聋，甚或全聋，耳鸣如蝉；听、位神同居一处，病则互伤，故有眩晕，步态不稳；痰瘀阻滞脉络，气血不畅，肌肤失养，故见颜面麻木、抽搐，甚或面瘫，舌、咽、角膜反射感觉异常；痰瘀互阻，不通则痛，故有耳痛、头痛；肾精不足，髓海空虚，元神失养，故见精神不振，健忘失眠；腰为肾之府，肾虚精亏，本府失养，故腰膝酸软；痰滞则舌淡而胖，血瘀则舌暗，肾虚精亏则脉细弱。

治法　益精补肾，活血化痰。

方药　左归丸合海藻玉壶汤加减。其中以左归丸补益肾精，填髓充耳，以培补根本；辅以海藻玉壶汤化痰散结，活血通脉，以祛痰瘀而消瘤，二方相伍，既能益精补肾而培本，又能化痰活血散结而消脉瘤，如此标本兼顾，相得益彰，能使精充肾健，痰消瘀化，结散脉畅，而瘤消病愈。

若精虚及阴，阴虚火旺，痰瘀互结，郁而化热，耳鸣耳聋，眩晕，恶心呕吐，头痛较甚，低热或潮热，舌红苔黄腻，脉细数者，治宜滋阴降火，解毒散结。方药用知柏地黄汤合柴胡清肝汤加减。

若精虚及阳，肾阳肾气亏虚，渐鸣渐聋，腰膝冷痛，形寒怕冷，便溏尿频，舌淡脉弱者，治宜温补肾阳，散结活血，方选右归丸或金匮肾气丸合消瘰丸加减。

【外治疗法】

经内治不效，或瘤体较大，症状较重者，可行听脉瘤切除术。据文献报道，采用伽马刀治疗单侧听脉瘤效果较佳。另有资料表明，伽马刀治疗听神经瘤是一种安全有效的方法，并能提高面神经功能及听力的保存率。

【针灸疗法】

应用针灸治疗听脉瘤的文献资料较少。此将《中医耳鼻咽喉科临床手册》介绍的方法摘录如下，供临床参考。

(1)耳针疗法：取内耳、耳中、内分泌、皮质下、心、肾、脑点、脑干等穴，针刺或压穴。

(2)体针疗法：取听宫、听会、翳风、肾俞、内关、三阴交等穴，中弱刺激。

【预后与转归】

1. 本病经内治或内外兼治，一般均能治愈，故预后良好。
2. 治疗不及时，或误诊误治，瘤体发展增大，可引起颅内压增高等。
3. 手术治疗不当，易引起听神经与面神经的损伤，故手术时应仔细操作，减轻其损伤。

【护理与预防】

1. 有严重听力障碍，眩晕者，行动应注意安全。眩晕严重者应卧床休息。
2. 忌食辛辣炙煿、肥甘厚味，保持二便通畅。
3. 保持精神愉快，忌郁怒，节房欲。
4. 对于单侧耳聋耳鸣，应注意进行影像学检查，以便做到早发现，早治疗。

【参考资料】

1. 樊玉林，等．听神经瘤的早期诊断与治疗．陕西医学杂志，1998，27(5)：287
2. 隋邦森，等．99 例听神经瘤 γ-刀术后疗效观察．山东医药，1997，37(1)：24～25
3. 张贵祥，等．听神经瘤 CT 与 MRI 诊断比较．第四军医大学学报，1998，19(3)：290～292
4. 马志明，等．伽玛刀治疗听神经瘤后的面神经功能和听力保护．湖南医科大学学报，1999，24(1)：59
5. 刘启勇，等．伽玛刀治疗听神经瘤 92 例临床分析．内蒙古医学杂志，2009，41(3)：350

第三十五节 耳瘤

【概述】

1. 涵义 耳瘤是发生于外耳道内的良性肿物，因肿物堵塞耳窍，可出现耳堵塞感，听力减退，耳鸣或耳痒。多由中外耳慢性疾病如慢脓耳、耳疮、异物长期留存以及经常挖耳，或病毒感染引起。男性多于女性。本病相当于西医学的外耳道乳头状瘤。其他如耵聍腺瘤、外耳道骨瘤、外耳道胆脂瘤、外耳道肉芽、息肉等亦可参考本病论治。

2. 释名 本病在古代医籍中称为"耳痔"、"耳梃"、"耳蕈"等。这些命名基本上都是以其发病部位与肿物的形状特点进行命名的。

(1)耳痔、耳梃、耳蕈:《外科大成・耳痔》说"耳痔及耳梃、耳蕈，俱结于耳之内窍，不肿不赜不病，塞久令人重听"。《外科证治全书・卷二・耳部证治》说:"耳痔形如樱桃……耳梃形如枣核"。《医宗金鉴・外科心法要诀・耳部》曰:耳痔、耳蕈、耳梃"此三证皆生耳内，耳痔形如樱桃，亦有形如羊奶者；耳蕈形类初生蘑菇，头大蒂小；耳梃形如枣核，细条而长，努出耳外"。形象地对三症进行了论述。

(2)耳瘤:瘤《诸病源候论・卷三十一》曰:"瘤者皮肉中忽肿起，初梅李大，渐长大，不痛不痒，又不结强，言留结不散，谓之为瘤，不治，乃至坘大，则不复消，不能杀人"。清楚地说明瘤的症状、发展、性质及其危害性，是属于良性肿瘤一类。高等医药院校教材《中医耳鼻喉科学》将耳鼻咽喉部的良性肿瘤通归于瘤症。

3. 沿革 古代医籍中无耳瘤之名。有关"耳痔"的记载，至明代始有论述。如《疮疡经验全书・第二卷》简述了耳痔、耳蕈的病机及提出了内服、外敷、针灸等治疗方法。有些医籍较具体地描述了耳痔、耳蕈的症状，如《证治准绳・疡医・卷三・耳内疮》说:"有耳蕈耳痔则不作脓，亦不寒热，外无臃肿，但耳塞不通，已上缠绵不已，令人耳聋"。清代许多医籍对本病都有专节论述。

在现代医著中，全国高等医药院校试用教材《中医耳鼻喉科学》在耳鼻咽喉口腔常见肿瘤中将"耳蕈"列于良性肿瘤之内，《中国医学百科全书・中医耳鼻咽喉口腔科学》中则论述有"耳痔"条目，并曰:"外耳道内生长的良性肿物，称为耳痔"。所论基本与本节所指"耳瘤"类似。王德鉴《中医耳鼻咽喉口腔科学》对于耳痔有较为详细的论述。有些医著则沿用西医"外耳道乳头状瘤"之名，如《现代中医耳鼻咽喉口齿科学》等，《中医耳鼻咽喉科临床手册》则将其称为"外耳道瘤"，所论均与本节所论耳瘤类似。

【病因病理】

1. 古代病因病理学说

(1)心肾二经受邪学说:《疮疡经验全书・第二卷》说:"耳风毒受在心肾，气不流行，壅在心经，致伤于耳五种:耳痔、耳蕈、耳壅、耳湿、耳烂"。

(2)肝肾胃火结学说:如《医宗金鉴・外科心法要诀・耳部》说:"俱由肝经怒火，肾经相火，胃经积火而成"。又如《疡科捷径・卷上》说:"耳痔菌梃耳窍生，肾肝胃火结凝停"。

(3)肝肾湿热学说:如《外科证治全书・卷二》说:"皆是肝肾湿热，郁于血分所致"。

2. 现代病因病理学说

(1)脾虚失运学说:认为脾虚或饮食所伤，致运化失司，湿热与气血结于耳窍。这种观点为现代医家普遍认同。如高等医药院校教材《中医耳鼻喉科学》、王德鉴《中医耳鼻咽喉口腔科学》等。

(2)肾经虚火学说:认为肾阴不足,虚火与邪毒结聚于耳。这种观点也为现代学者普遍接受。如王德鉴《中医耳鼻咽喉口腔科学》等。

(3)肝气郁结,气滞血瘀学说:认为肝气郁结,气滞血瘀,阻塞脉络而致。如高等医药院校教材《中医耳鼻喉科学》等。

3. 临床病因病理　临床引起耳瘤的病因较多,其病理变化亦有所不同,归纳起来有:

(1)肝气郁结,气滞血瘀:肝气郁结,疏泄失常,气机阻滞不畅,久则气滞血瘀,阻塞脉络,日积月累,渐成肿块。

(2)肾经虚火,上结耳窍:素体肝肾不足,肾阴不足致虚火上炎;复因挖耳等损伤耳道,耳窍易感邪毒,邪毒与虚火、气血结聚耳窍而成。

(3)脾经痰热,上结耳道:饮食劳倦伤脾,脾失健运,运化失司,痰浊阻滞,郁而化热,上蒸耳窍而成。

【临床征候】

1. 发病情况　本病多发于20～40岁之间,男性多于女性,无地域性与明显季节性。

2. 病史　可有慢性脓耳、耳疮、异物长期留存史或经常挖耳史。

3. 耳堵塞感和听力下降　早期无明显症状,随肿物逐渐长大,则出现耳堵塞感和听力下降,并可伴有耳鸣等症状。

4. 耳痒　多由于肿物刺激或反复挖耳刺激引起。

5. 耳痛　肿物压迫外耳道,可出现疼痛。

6. 出血或流脓水　肿物表面溃烂或挖耳损伤合并感染时可出现出血或流脓水。

7. 局部检查　外耳道内有肿物,色红、淡红、灰白或棕色,形状大小不一,表面凹凸不平,状或如蘑菇、枣核、樱桃、桑椹,甚至肿物向外生长至耳门外,堵塞整个外耳道。

【诊断与鉴别诊断】

1. 诊断依据　①外耳道阻塞感,发痒或有耳痛;②检查见外耳道有肉样赘生物,表面凹凸不平,状似桑椹或蘑菇;③组织活检为良性肿物。

2. 鉴别诊断　耳瘤主要应与耳菌相鉴别。

耳菌　呈结节状肿物,疼痛明显,或溃疡出血,流脓污秽腥臭,随着耳菌渐大,并发症也严重,如张口困难,眩晕,面瘫,头痛剧烈等症状。耳瘤与耳菌形态相似,但症状、预后有良恶之不同,组织活检有助于鉴别。

【辨证施治】

1. 古代辨证施治观点　古代医家无耳瘤之名,有关辨证施治可参考耳痔的论治。古代医家认为耳痔"皆是肝肾湿热,郁于血分所致",故多以内外合治。内治多以清肝泻火之法,如《疮疡经验全书·卷二》用清肝流气饮,寒温并用,以祛风清热,行气活血治之;外用玉红膏,后人也多沿用。如《外科大成》、《外科正宗》、《医宗金鉴》、《疡科心得集》等医籍,也有用栀子清肝汤,外用药线插入硇砂散等。

2. 现代辨证施治观点　现代医著中,对于耳瘤的辨证施治主要从湿、火论治。如《现代中医耳鼻咽喉口齿科学》对于外耳道乳头状瘤治以清肝泄火,方用栀子清肝汤加减;王德鉴《中医耳鼻咽喉口腔科学》将耳痔辨证为肝经湿热、肾经虚火、脾胃湿热三证,分别采用疏肝解郁、泻火除湿之法,以丹栀逍遥散加减;滋养肝肾,降火散结,以知柏地黄汤加三棱、山甲;消食导滞,清热散结,用清胃散加减等。也有些学者认为外耳道瘤为气血瘀滞、湿浊留结而成，采用活血化瘀、祛湿散结之法，用桃红四物汤合四苓散加减，如《中医耳鼻咽喉科临床手册》等。

3. 辨证纲要 有关耳瘤的辨证纲要在古代医籍中未检索到，根据临床证候，主要为虚实辨证。

(1)实证：患耳堵塞感明显，听力下降，耳痒痛，或耳出脓水或血水，耳瘤色鲜红或深红，触之痛甚；全身或见口苦咽干，头晕目眩，或脘腹胀满，舌质红，舌苔黄腻，脉弦滑或滑数。

(2)虚证：患耳微痛微痒，耳鸣，耳堵塞感，耳内肿物淡红、质脆；全身或见眩晕，五心烦热，虚烦失眠，舌质淡红，少苔，脉细。

4. 证治分类

(1)肝经瘀热证

证候 患耳堵塞感明显，听力下降，耳痒痛，或耳出脓水或血水，耳瘤色鲜红或深红，触之痛甚；全身或见口苦咽干，头晕目眩，舌质红，舌苔黄腻，脉弦滑。

证析 肝气郁结，疏泄失常，气机阻滞不畅，清窍闭塞，故耳堵塞感明显，听力下降；久则气滞血瘀，阻塞脉络，故耳痒疼痛，耳瘤色鲜红或深红；口苦咽干，头晕目眩，舌质红，舌苔黄腻，脉弦滑俱为肝气郁热之象。

治法 疏肝解郁，清热活血。

方药 丹栀逍遥散加减。方中以柴胡、白芍、薄荷、生姜疏肝解郁；丹皮、栀子清肝之郁火；当归、白术、甘草养血健脾，防肝气伤脾；且方中当归、白芍、丹皮相伍又能活血散结；若气血痰浊互结，宜加入莪术、郁金、法半夏、制南星、浙贝母、瓜蒌等以活血化痰散结。

(2)肾经虚火证

证候 患耳微痛微痒，堵塞感，耳内肿物淡红、质脆；全身或见眩晕，手足心热，腰膝酸软，舌质淡红，少苔，脉细。

证析 素体肾阴不足，虚火上炎，郁结耳窍，故见耳微痛微痒；虚火与邪毒互结于耳，故耳窍肿物淡红；肿物阻塞耳窍，故有耳堵塞感；阴虚生内热，故手足心热；腰为肾之府，肾虚失养，故腰膝酸软；舌质淡红，少苔，脉细俱为肾经虚火之象。

治法 滋阴补肾，降火散结。

方药 知柏地黄丸加减。方中以六味地黄丸滋阴补肾；知母、黄柏清降降火；酌加牛膝、穿山甲、生牡蛎、鳖甲以助降火散结消瘤之力。

(3)脾经痰热证

证候 耳中堵塞感明显，听力下降，或耳中疼痛，耳瘤色红，出血；全身可见头重，口中黏腻，脘腹满闷，舌体胖，苔黄腻，脉濡数；

证析 脾失健运，痰浊阻滞，郁而化热，上蒸耳窍，故耳中堵塞感明显，听力下降；痰热流注，积聚成块，故见耳瘤色红，或有出血；头重，口中黏腻，脘腹满闷，舌质红，苔黄腻，脉濡数亦为痰热流注之征。

治法 燥湿化痰，清热散结。

方药 加味二陈汤加减。方中以法半夏、陈皮行气化痰，消除凝聚之湿浊；茯苓、甘草健脾化湿，以除生痰之源；黄连、黄芩清热解毒。全方清热化痰，散结消瘤。若胃纳差，宜配神曲、麦芽等；若火热偏盛，宜加龙胆草、栀子、车前子等以清利火热湿邪。

【外治疗法】

1. 古代外治疗法述要 外治疗法是古代治疗耳瘤的常用方法，古代医家在长期的临床实践中创立了很多的外治方剂和外治方法。如《疮疡经验全书·卷二》外用玉红膏治之，后人也多沿用。又如《外科大成》、《外科正宗》、《医宗金鉴》、《疡科心得集》等医籍外用药线插入硇砂散等。

2. 现代外治法研究述要　现代对耳瘤的外治研究，多采用外治药及手术摘除等。有报道用鸦胆子油涂敷而愈，也有报道用综合疗法，先用刮匙刮除瘤体，再涂以鸦胆子油或硇砂散等方法，或用手术摘除耳瘤等。

3. 外治法应用

(1)涂药法：用硇砂散、鸦胆子油涂敷于瘤体。染毒红肿，用黄连膏涂敷。

(2)手术法：局麻下先用刮匙刮除瘤体，再涂以鸦胆子油或硇砂散。

【物理疗法】

1. 激光、微波或冷冻治疗　有报道对于单发、带蒂的局限性乳头肿瘤应用微波治疗具有疗效好，出血少的特点。另有报道应用 Nd：YAG 激光治疗外耳道乳头肿瘤收效良好。

2. 染毒红肿可用红外线或超短波局部照射治疗。

【专病专方】

1. 现代专病专方　鸦胆子四五粒去壳，捣烂加入甘油一小滴和匀如干糯糊，粘敷于耳瘤上，周围用棉球围护。(《北京中医》1954，(10)，23)

2. 古代专病专方

(1)玉红膏：川椒、松香、黄丹、枯矾、轻粉。外用。《疮疡经验全书·卷二》

(2)硇砂散：硇砂、轻粉、冰片、雄黄。外用。《医宗金鉴·外科心法要诀》

【预后与转归】

(1)本病预后良好，一般都能治愈，伴有糖尿病者难愈。耳部的乳头状瘤有恶变的可能，应予重视。

(2)耳瘤患者，术后肿瘤极易复发、出血。并发耳郭周围瘘管者，应考虑有恶变的可能。

【护理与预防】

1. 护理

(1)保持耳道清洁，及时清除耳道污物、脓液、异物等。

(2)禁烟酒，忌食辛辣食品。

2. 预防

(1)根治慢脓耳、耳疮等，及时取出外耳道异物。

(2)注意耳部卫生，戒除挖耳习惯。

【参考资料】

1. 楼正才. 微波治疗外耳道乳头肿瘤临床观察. 实用医学杂志，2007，23(3)：409

2. 孙增银，等. Nd：YAG 激光治疗外耳道乳头肿瘤疗效观察. 中国耳鼻咽喉颅底外科杂志，2007，13(1)：74

第三十六节　耳　　菌

【概述】

1. 涵义　耳菌是发生在耳部的恶性肿瘤，以耳内肿物如菌，易溃烂出血，流脓，疼痛，甚则出现眩晕，面瘫等为主要症状。临床发病率很低，较为少见。其病因尚不清楚，可能与耳部的慢性病患刺激、外界刺激或耳瘤恶变因素有关。本病类似于西医的中耳癌、外耳道癌。

2. 释名 本病在古代医籍中称为“耳蕈”。是以其发病部位与肿物的形状特点进行命名的。

耳蕈 《外科证治全书·卷二·耳部证治》曰:“耳蕈形如蘑菇,头大蒂小”。《疡科心得集·卷上》说:“耳蕈,耳口中发一小粒,形红无皮,宛如蕈状,不作脓,亦不寒热,但耳塞不通,缠绵不已,令人全聋”。《中国医学百科全书·中医耳鼻咽喉口腔科学》曰:“发于耳部的恶性肿瘤称为耳蕈”。

3. 沿革 查阅清代以前的医籍,未见有关“耳蕈”的病名及其描述。至清代,在一些外科医著中始有简单症状记载,如《外科证治全书·卷二·耳部证治》记载有“耳蕈”一病,并对其表现特点做了简要论述。《疡科心得集·卷上》亦有“耳蕈”一症,并认识到其“宛如蕈状”。

现代医著中,《中国医学百科全书·中医耳鼻咽喉口腔科学》首先使用“耳蕈”之名,王德鉴《中医耳鼻咽喉口腔科学》对于耳蕈有详细的论述。此后,各家大多均以“耳蕈”为名,在病症学方面达成了广泛的共识。但亦有直接称其为“中耳癌”、“外耳道癌”者。如《中医耳鼻咽喉科临床手册》、《现代中医耳鼻咽喉口齿科学》等。

【病因病理】

1. 古代病因病理学说 在古代医籍中,对耳蕈的病因病理论及的较少。《外科证治全书·卷二·耳部证治》认为:“皆系肝肾湿热,郁于血分所致”。

2. 现代病因病理学说

(1)脾虚失运,湿毒困结学说:认为脾虚失运,慢性脓耳邪毒久稽,滋生蕈瘤。如王德鉴《中医耳鼻咽喉口腔科学》、《中医耳鼻咽喉科临床手册》等。

(2)阴虚火炎,湿热熏蒸学说:认为慢性脓耳邪毒久稽,更兼素体阴虚,虚火灼烧耳窍,血腐肉溃久积而成。如王德鉴《中医耳鼻咽喉口腔科学》。《中国医学百科全书·中医耳鼻咽喉口腔科学》亦认为“耳蕈的发病原因,多与肝肾阴虚有关”。

(3)气血瘀阻学说:认为邪毒滞留,气血瘀阻,邪瘀相结而成。如《中医耳鼻咽喉科临床手册》。

3. 临床病因病理

(1)湿热蕴积,困结耳窍:慢脓耳湿毒不去,日久化热,脓汁长期浸渍耳窍,血肉腐烂,而滋生蕈瘤。

(2)肾阴亏损,虚火上炎:慢脓耳邪毒久稽,更兼素体阴虚,耳失濡养,阴虚火旺,虚火上炎灼耳,血腐肉溃久积,发为蕈瘤。

(3)气血瘀阻,邪结耳窍:慢脓耳邪毒滞留耳窍,致气血运行不畅,脉络瘀阻,邪瘀相结而成蕈瘤。

【临床征候】

1. 发病情况 本病多发于40～60岁之间,男性多于女性,无地域性与明显季节性。

2. 病史 可有慢脓耳、耳疮病史,或耳瘤反复发作史和经常挖耳史。

3. 耳聋、耳鸣 呈渐进性发展。

4. 流脓带血,耳痛 耳内流血性或脓血性分泌物,耳深部剧烈疼痛或胀痛,持续不止。

5. 其他症状 可有耳下、耳后质硬固定之肿块,晚期有张口困难,复视,吞咽困难,面瘫,言语不清等症状。

6. 局部检查 鼓室或耳道内有质软而脆的不规则肿物,生长迅速,易出血。组织活检示恶性病变。

【诊断与鉴别诊断】

1. 诊断依据　①多有慢脓耳病史;②耳内流血性或脓血性脓液,耳深部疼痛;③鼓室或外耳道内有不规则肿物,质软而脆,易出血;④肿物活检或耳内分泌物涂片检查有癌细胞。

2. 鉴别诊断　耳菌主要应与耳瘤相鉴别。

耳瘤　发于外耳道外段,呈规则样肿物,表面凹凸不平,如桑椹状,质地较硬,不易出血,生长缓慢,一般无痛,故不难鉴别。

【辨证施治】

1. 古代辨证施治观点　在古代医籍中,对耳菌的辨证施治资料较少,而且多与耳内良性肿瘤相混淆。如《外科证治全书・卷二・耳部证治》认为耳痔、耳菌、耳梃均由"肝肾湿热,郁于血分"所致,治疗"俱用加味逍遥散,甚者,龙胆泻肝汤"。

2. 现代辨证施治观点　现代对耳菌的辨证施治,主要从虚火、湿热、瘀血论治。如王德鉴《中医耳鼻咽喉口腔科学》将其辨证为脾虚失运,湿毒困结;阴虚火旺,湿热熏蒸两证,分别治以健脾渗湿、解毒散结,用清气化痰丸;或滋养肝肾、行气活血散结,用六味地黄汤加味。《现代中医耳鼻咽喉口齿科学》则主要从"痰结气滞,毒犯中耳"论证,治疗采用"扶正祛邪,清热解毒",运用自拟经验方治疗。《中国医学百科全书・中医耳鼻咽喉口腔科学》认为"治疗原则宜滋养肝肾,行气活血,祛痰散结,可选用六味地黄汤"加减。《中医耳鼻咽喉科临床手册》则将其辨证为湿热蕴结、气血瘀结、气阴两虚三证,分别采用清化湿热,解毒散结;活血化瘀,软坚散结;益气养阴,扶正祛邪之法,方药选用龙胆泻肝汤、血府逐瘀汤、八珍汤合沙参麦冬汤加减论治。新世纪全国高等中医院校规划教材《中医耳鼻咽喉科学》则从湿毒困结、气滞血瘀论治,分别采用清气化痰丸、丹栀逍遥散加减。

3. 证治分类

(1)湿热困结证

证候　耳流脓日久,脓血腥秽,量较多,耳痛不止,耳鸣耳聋,耳内有肉芽状肿物,色红,易出血;或见头重,体倦,纳少腹胀,大便时溏,舌淡,苔黄腻,脉濡数。

证析　慢脓耳湿毒内蕴,久而化热,变生有形之物,故见耳内有肉芽状肿物,色红,易出血,耳内流脓不愈;脓汁浸渍耳窍,血肉腐烂,故流脓腥秽,量较多;湿热熏蒸,耳窍血脉结聚不通,故耳内疼痛不已,耳鸣耳聋;头重,体倦,纳少腹胀,大便时溏,舌淡,苔黄腻,脉濡数俱为湿热困结之征。

治法　祛湿清热,解毒散结。

方药　龙胆泻肝汤加减。方中以龙胆草、栀子、黄芩、车前子清热祛湿,以解毒祛邪;辅以泽泻、木通利湿清热,生地、当归凉血活血,化瘀止痛;柴胡引药上达耳窍,并能行气止痛,甘草调和药性。湿热流窜,颈部出现肿块,宜配用山慈姑、猫爪草、半枝莲、白花蛇草以助清热利湿,解毒散结之力。疼痛甚者,加赤芍、丹皮、制乳香、制没药以活血止痛。

(2)阴虚火结证

证候　患耳流脓日久,流脓血腥秽,耳痛较轻,绵绵不止,耳内有肿物淡红,质脆而易出血,眩晕耳鸣,腰膝酸软,五心烦热,虚烦失眠,舌质红,少苔,脉细。

证析　素体阴虚,耳失濡养,邪毒留滞,腐蚀骨肉,故患耳流脓日久;阴虚火旺,虚火灼耳,血腐肉溃,故耳流脓血腥秽,疼痛虽轻,但绵绵不休;眩晕耳鸣,腰膝酸软,五心烦热,虚烦失眠,舌红,少苔,脉细俱为肾阴亏损,虚火上炎之征。

治法 滋养肝肾，降火散结。

方药 知柏地黄汤加减。方中以六味地黄汤滋养肝肾，合以知母、黄柏清降虚火。如流脓血腥秽量多，宜配加马勃、半枝莲、白花蛇舌草、鱼腥草等清热解毒药物。如面瘫、张口困难者，加蜈蚣、僵蚕、白芍、地龙、钩藤等熄风镇痉之药。头痛，面颊疼痛者，加露蜂房、白蒺藜、蔓荆子、藁本等以解毒祛风止痛。

(3)气血瘀阻证

证候 耳鸣耳聋，耳胀痛或刺痛，流血性脓液，耳肿物暗红质稍硬，触之易出血，或有面瘫，头痛，舌质红或有瘀点，脉细涩。

证析 邪毒滞留耳窍，致气血瘀阻，耳脉不畅，故耳鸣耳聋，耳胀痛；邪瘀相结，变生有形之物，故耳肿物暗红质稍硬，触之易出血；邪毒留滞清窍，伤损脉络，故可有面瘫，头痛；舌质红或有瘀点，脉细涩俱为气血瘀阻之征。

治法 行气活血，软坚散结。

方药 丹栀逍遥散加减。方中以当归、白芍柔肝活血；丹皮、栀子凉血行瘀；助以柴胡、薄荷以疏肝解郁；茯苓、白术健脾祛湿，并能防止肝木克脾；生姜、甘草调和诸药。适当加配三棱、莪术、穿山甲、昆布、牡蛎攻坚散结；水蛭、土鳖、桃仁破血逐瘀，攻坚消结。亦可用血府逐瘀汤加减。

【外治疗法】

1. 古代外治疗法述要 古代文献中未认识到耳菌与耳瘤是性质不同的两种疾病，往往把耳菌看成耳痔、耳梃，故耳菌的外治疗法常与耳瘤混在一起。如《外科证治全书·卷二·耳部证治》在耳痔、耳菌、耳梃中曰："外用鸡矢白炒研敷之，火黄白散点之，渐渐消化。又方，以火酒滴入，仰之半时，即可钳出"。可见当时已经使用手术摘除法了。《疡科心得集·卷上·辨耳痈耳菌虚实论》曰："先用针刺破，以玉红膏涂之，耳胀痛，用虎耳草汁滴入耳内，痛即止"。

2. 现代外治法研究述要 现代对耳菌的外治研究主要认为应手术切除。有报道手术后放疗治疗 41 例外耳道中耳癌，认为早期诊断、早期治疗疗效好，5 年生存率高。有认为可用鸦胆子油涂抹，或蟾蜍丸、六神丸、白降丹、硇砂散等外用于菌体等。

3. 外治法应用

(1)涂药法：用硇砂散、鸦胆子油、蟾蜍丸、六神丸、白降丹涂敷于菌体，日 3 次，或将药物蘸于纱条上敷于肿瘤处，日换药 1 次。

(2)手术法：早期行肿瘤手术切除与乳突根治术，术前术后配合放射治疗。

【针灸治疗】

在已有资料中，尚未查及古代及现代有关针灸治疗耳菌的记载或报道。

【按摩导引疗法】

在已有资料中，尚未查及古代及现代有关按摩导引疗法治疗耳菌的记载或报道。

【物理疗法】

1. 放射疗法 可采用钴^{60}，或 4～6MV 的高能 X 线、电子直线加速器等进行放射治疗。有报道采用电子直线加速器配合手术治疗 13 例外耳道癌和中耳癌，结果采用肿瘤切除合乳突扩大根治术，加术前、术后放疗的 3 年生存率为 66%；5 年生存率为 50%；而单纯放疗的 3 年生存率为 50%，无 5 年生存者；单纯肿瘤切除加放疗的 1 年生存率为 33%，无 3 年生存者。提示肿瘤切除合乳突扩大根治术，加术前术后放疗的疗效较好。另有报道采用手术、放化疗治疗中耳癌19例，结果3年生存率为31.2%，5年生存率为10.5%，结论为以手术为主配合放化疗的综合措施是治疗中耳癌的最佳方法，乳突术腔的定期观察和处理是防止复发的重要措施，复发后合理治疗仍有一定效果。

2. 超短波、红外线治疗　染毒红肿可用红外线或超短波局部照射治疗。

【预后与转归】

本病预后较差。早期发现，早期治疗，可提高五年生存率。

【护理与预防】

1. 护理

(1)保持耳道清洁，及时服药及涂外用药。

(2)禁烟酒，忌食辛辣食品。

2. 预防

(1)根治慢脓耳、耳疮，及时取出耳道异物。

(2)注意耳部卫生，戒除挖耳习惯。

【参考资料】

1. 陈锡辉，等．手术后放疗治疗外耳道中耳癌的疗效观察．临床耳鼻咽喉科杂志，2003，17(7)：414

2. 艾毅钦，等．治疗13例外耳道癌和中耳癌的临床经验．临床肿瘤学杂志，2007，12(1)：66

3. 吴瑞珊，等．中耳癌的诊断与治疗(附19例分析)．山东大学耳鼻喉眼学报，2007，21(6)：496

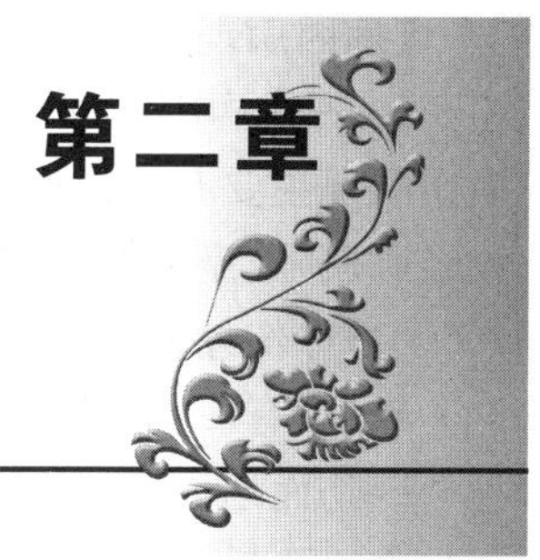

第二章 鼻科疾病

第一节 鼻损伤

【概述】

1. 涵义　鼻部遭外力袭击而产生的损伤，称为鼻损伤。由于外力大小及受力方式不同，损伤的程度也不同。常见有鼻伤瘀肿、肌肉破损、鼻伤骨折、鼻骨脱位、鼻伤衄血等。若伤势较重，或处理不当，可遗留畸形，影响面容或呼吸功能，复杂的损伤经鼻而伤及颅脑，可危及生命。本病与西医的鼻外伤类似。

2. 释名　历代文献虽有鼻部损伤的记载，但无鼻损伤之病名。在历代文献中多将本病称为折伤衄、大中穴伤、架梁穴伤、山根穴伤、山根受损、鼻梁骨断等。一般是以病变部位和临床表现进行命名。

(1)折伤衄：见《三因极一病证方论》。指外伤而致鼻衄。

(2)大中穴伤、架梁穴伤、山根穴伤：见《跌损妙方·头面门第二》。大中穴伤指的是鼻中损伤；架梁穴伤指鼻梁损伤；山根穴伤指鼻根部损伤。

(3)山根受损：见《救伤秘旨》。指鼻根部损伤。

(4)鼻梁骨断：见《伤科补要·卷二》。指鼻部受伤而致骨折。

3. 沿革　中医学对损伤致病的认识有悠久的历史。宋代以前的医著，没有专论鼻损伤，只有跌扑损伤、金创伤、从高处跌落等论述。宋以后则对于鼻损伤的记载逐渐增多。宋·陈言《三因极一病证方论·卷九》说："或堕车马，打扑伤损，致血淖溢，发为鼻衄，名折伤衄"。这是古医籍中涉及鼻损伤的最早论述。尔后，元·李仲南等《永类钤方》有"头目鼻耳伤"之论。明代《证治准绳·疡医·卷六》对鼻损伤的治疗有较详细的论述："凡两鼻孔伤凹者可治，血出无妨。鼻梁打扑跌磕凹陷者，用补肉膏敷贴；若两鼻孔跌磕伤开孔窍，或刀斧伤开孔窍，用封口药掩伤处，以散血膏贴之消肿"。至清代，有关鼻损伤的论述逐渐增多，如《伤科补要》、《救伤秘旨》、《伤科汇纂》等伤科专著，以及《医宗金鉴》等医著中对鼻损伤的论述颇为详细。如《伤科补要·卷二》说："鼻梁骨，下至准头，伤而出血，可治。外捋止血定痛散敷之，内服接骨紫金丹。或伤开孔窍，或鼻破歪落，用整端法，用药敷贴可也；若骨破碎，内膜穿破，口鼻流血者，不治。中血堂，即鼻内頞下脆骨空处也。若伤之，血流不止，神气昏迷者，宜塞鼻丹于鼻中，用冷水淋激头顶。视其人如气虚，内服人参紫金丹；如血瘀，服苏子桃仁汤；若血流不止，饮食不进，气虚目闭而黄者，八日而死"。从而对于外鼻损伤、皮肉破损、鼻梁骨折、鼻伤衄血，及鼻损伤，伤势严重，伤及脑髓的症状，内外治法和预后等诸方面均做了较为详细的论述。《医宗金鉴·正骨心法要旨·头面部》也详细载有鼻梁骨折、中血堂损伤及内外治法、方药等，这些内外治法至今仍有很大的参考价值。

【病因病理】

1. 古代病因病理学说　在古代医籍中，鼻损伤的病因主要认为有跌扑、撞击、金创等，损伤状况主要有鼻出血、鼻梁凹陷、伤开孔窍、鼻破歪落等。其病理变化主要有跌扑损伤而致经脉瘀阻、瘀血肿胀、皮肉破损、鼻部骨折等。

(1)鼻伤衄血学说：因外伤而致鼻部血脉破损，血溢脉外而衄血。如《三因极一病证方论·卷九》有曰："或堕车马，打扑伤损，致血淖溢，发为鼻衄"。《伤科补要·卷二》曰："鼻梁骨……伤而出血"。若出血过多，可致神气昏迷的危证。如《伤科补要·卷二》、《医宗金鉴·正骨心法要旨》均观察到："若被打扑损伤，血流不止，神气昏迷"的血脱神迷危重表现。

(2)皮肉破损学说：因外伤而致鼻部皮肉破损，伤开孔窍。如《证治准绳·疡医·卷六》所载"两鼻孔跌磕，伤开孔窍，或刀斧伤开孔窍"，《医宗金鉴·正骨心法要旨》"两孔跌磕伤开孔窍，或金刃伤开孔窍"等。外伤过重，可致"鼻被伤落"。

(3)鼻梁骨折学说：因外伤而致鼻骨骨折，见鼻梁凹陷、鼻破歪落。如《证治准绳·疡医·卷之六》有"鼻梁打扑跌磕凹陷"；《伤科补要·卷二》有"鼻破歪落"、"骨破碎，肉膜穿破"；《医宗金鉴·正骨心法要旨》有"鼻梁骨凹陷"等的发病病理认识。

2. 现代病因病理学说　在现代著作与资料中，有关鼻损伤的发病学说主要依据外伤的性质、程度而论。一般认为，钝力伤常致瘀肿、衄血，重者可致鼻中隔脱位、皮肉破损或骨折。锐器伤以皮肉破损、局部出血为主，重者可致骨折。轻度受损多致鼻部气滞血瘀，而见鼻部肿胀疼痛。损伤稍重则因脉络受损，血溢脉外，积于肌肤而见鼻、面部瘀肿青紫疼痛；伤及鼻内脉络、血溢鼻腔则衄血。外力或金刀损及皮肉，可致使皮肉破损。外力伤及鼻骨可致鼻部骨折。在目前出版的专著和教材中，都持上述观点。在高等医药院校试用教材《中医耳鼻喉科学》中还提出了"重者伤及颅脑，危及性命"的病因病理学说。这些论述奠定了鼻损伤的现代病因病理基础。

3. 临床病因病理　外鼻突出于面部中央，易遭受撞击、跌碰，发生鼻外伤的机会较多。由于外力的大小以及受力的方式不同，故损伤的病理变化和损伤的轻重也不同。受伤的形式主要有钝力伤和锐器伤两类。

钝力伤：主要是鼻部遭受拳击、棍棒打击、跌仆、重物碰撞，常发生瘀肿、衄血为主的鼻损伤病证。严重者，可致鼻中隔脱位、皮肉破损或骨折。

锐器伤：锐利的器具如刀刃、玻片等切伤，伤缘整齐，多呈直线；尖细的器具如竹签、铁钉、刀尖等刺伤，伤口较细小，但可能较深。锐器伤产生以皮肉破损，局部出血为主的鼻损伤；严重者，可致骨折。

鼻损伤的病因病理主要有如下几方面：

(1)瘀肿疼痛：单纯受钝力的挫伤，如重物的碰撞，拳打或棍棒的打击等。受力广而分散，皮肉不破，而皮下肌肉、脉络受损，致鼻部肿胀，皮下青紫瘀肿。

(2)皮肉破损：由于锐器损伤，致皮肉破损、裂开，甚至部分脱落缺损。

(3)鼻骨骨折：多由于直接暴力引起，如运动时的外伤、跌扑冲撞、拳击殴打等，均可致鼻梁骨折断、畸形。鼻梁骨折往往合并为瘀肿疼痛或皮肉破损。

(4)鼻伤衄血：鼻部受外力损伤，伤及鼻窍脉络，或因鼻骨骨折，脉络破裂，致血液外溢等。

(5)脑脊液鼻漏：多由较重暴力伤及筛窦致筛窦骨折、脑膜破裂，发生脑脊液鼻漏。

【临床征候】

1. 发病情况　无季节性。好发于儿童及青壮年，儿童多为跌仆所伤，青壮年多为车祸、工伤事故、运动损伤、斗殴、撞击、爆炸、金刃等损伤。

2. 病史 有鼻部外伤史。

3. 疼痛 多为钝痛、胀痛、刺痛。若继发搏动性跳痛，则可能为复感邪毒所致。

4. 瘀肿 根据受伤部位大小的不同，可表现为鼻部肿胀，鼻唇沟变浅、变平，皮下瘀血、青紫，甚可连及眼眶及面部。若有空气进入，可有捻发感及捻发音。

5. 皮肉破损 依据钝力和锐器以及致伤力量的不同而表现为鼻部擦伤、破损、皮开肉绽，甚则贯通鼻腔等。

6. 鼻骨骨折 鼻骨骨折可见鼻梁歪曲、凹陷、畸形；鼻窦骨折，可有颜面部凹陷、畸形等，触按可扪及骨擦音及骨膜摩擦感。若鼻部肿胀较甚，外观难以辨认鼻部畸形，需经摄片等影像检查，方可明确鼻骨骨折的情况等。

7. 鼻衄 鼻衄为鼻外伤的最常见症状。衄血量一般以鼻部损伤的程度而定。若衄血量多，持续难止，可致气随血脱之危候。

8. 鼻塞 可因鼻腔瘀肿、积血、鼻梁塌陷、鼻中隔歪曲、脱位、鼻中隔黏膜下血肿等堵塞鼻腔而引起鼻塞。

9. 脑脊液鼻漏 见于严重的鼻损伤，或伤及鼻窦深部者。表现为鼻流血水样或棕色、清水样分泌物、低头或屏气时加重。收集鼻分泌物进行葡萄糖定量检测，若含量超过30mg%，即可确诊。

10. 伴随症状 常伴有头昏、头痛等症。若伴随昏迷及意识丧失，应考虑颅内损伤。若伴随有恶寒发热，应考虑继发邪毒内犯。

11. X线检查 X线摄片对诊断有重要意义。鼻骨侧位片可见鼻骨骨折；鼻额位（Water位）除可显示鼻骨和眶缘情况外，尚可显示上颌骨、额骨、颧骨等处有无骨折。CT或MRI扫描可详细观察、了解鼻部骨折的情况等。椎管内注射造影剂后，做CT或MRI检查可发现脑脊液鼻漏漏口。

【诊断与鉴别诊断】

1. 诊断依据 ①明确的外伤史；②鼻衄；③鼻部瘀肿、疼痛；④有鼻骨骨折征候。

2. 鉴别诊断 鼻损伤应注意鉴别是否伴随有颅内损伤及眼外伤。

(1)颅内损伤：若伴发昏迷、短暂或长时间意识丧失，应考虑伴随颅内损伤。

(2)眼外伤：若伴随有视物模糊、失眠、复视，应考虑伴发眼外伤。

【辨证施治】

1. 古代辨证施治观点 古代医家对鼻损伤的治疗重在外治，未形成系统的辨证施治体系。在所记载的接骨紫金丹、苏子桃仁汤、人参紫金丹等内服方药中，体现出古代医家在辨证施治中强调行气、活血、消肿，止痛的辨证施治观点。并对出血较多而致气随血脱者，加用提补元气的治疗方法。

2. 现代辨证施治观点 现代对鼻损伤的辨证施治已形成较为系统的辨证施治体系，而且辨证分型基本一致。如高等医药院校教材《中医耳鼻喉科学》、王德鉴《中医耳鼻咽喉口腔科学》均将其分为瘀肿疼痛、皮肉破损、鼻梁骨折、鼻伤衄血四证。在外治疗法的同时，对瘀肿疼痛证和皮肉破损证，多采用活血、通络、逐瘀、行气、消肿、止痛等治疗方法。并对皮肉破损者加用清热解毒的方法治疗。对鼻伤衄血证，在前述治法的基础上，加用敛血止血的药物治疗。对于鼻伤骨折证则分初期、中期、后期等三期进行辨证施治。初期多用活血行瘀、行气止痛之法。中期多用行气活血、和营生新的方法，后期则用补气养血强筋壮骨之法。目前出版的专著和教材、教参等中医耳鼻咽喉科学书籍中，其辨证施治的分类方法大都与上述观点相同。

3. 辨证纲要 鼻损伤的主要特征是鼻部瘀肿、鼻部骨折及鼻腔异常。兹将其辨析如下：

(1)辨鼻部瘀肿：瘀肿为瘀血阻滞、血溢脉外所致。若瘀肿而皮色不变，其症轻；瘀肿青紫其症重；瘀肿而有捻发音和握雪感，多为伴有皮下气肿。

(2)辨鼻骨骨折：X线摄片见骨折征象，触痛明显、鼻部无畸形，为骨折未移位；触之有明显骨摩擦感，鼻梁畸形为鼻骨骨折移位。

(3)辨鼻腔异常：鼻中隔双侧或单侧有青紫突起为鼻中隔血肿；鼻中隔下部歪向一侧，红肿突起为鼻中隔脱位；鼻中隔偏向一侧并见突起及凹陷处红肿明显为鼻中隔断裂。

4. 证治分类 鼻损伤的辨证论治，应以内外治相结合。

(1)鼻伤瘀肿证

证候 鼻部肿胀，皮肤青紫，疼痛和压痛明显，甚至可连及眼睑。若鼻中隔血肿，则见鼻塞，额部胀痛、鼻梁压迫感。检查时见鼻中隔膨隆、光滑柔软。若继发染毒，则形成脓肿，出现发热、局部疼痛加重，或呈跳痛等症状。

证析 多因钝力碰撞，致筋肉受伤，脉络破损，血溢脉外，瘀积于皮肉之间，故局部肿胀、青紫；气血瘀滞，脉络不通，故局部疼痛，触之益甚。若瘀血积于鼻中隔，鼻窍受阻，故见鼻中隔膨隆、鼻塞、胀痛。若瘀肿染毒，化热腐肉，则形成脓肿；热毒壅盛，故见发热、疼痛增剧等症。

治法 活血祛瘀，消肿止痛。

方药 桃红四物汤加丹皮、香附、延胡索等。方中桃仁、红花、丹皮活血祛瘀止痛；四物汤养血活血；香附、延胡索行气消肿止痛。若痛甚，加制乳香、制没药以散瘀止痛。若瘀肿染毒者，配合五味消毒饮，以清热解毒。

(2)皮肉破损证

证候 鼻部表皮擦伤，或皮肉破损裂开，甚至部分脱落缺损，局部有出血及疼痛。

证析 钝力损伤或锐器损伤，均可使皮肉破损。轻者，可只有表皮擦伤；重者，可使皮肉形成较长、较深的裂口，甚或断落脱离；血脉破损，故血外溢，瘀血阻滞，则肿胀疼痛。

治法 活血祛瘀，止血消肿。

方药 桃红四物汤加减。出血者，加仙鹤草、白及、栀子炭、三七等止血药；因染毒而见伤口边缘红肿者，宜合五味消毒饮以清热解毒。

伤口较深或不干净者，应预防破伤风。以破伤风抗毒素1500U肌内注射(先皮试)，或用玉真散内服，以祛风镇痉。

(3)鼻伤骨折证

证候 多见于钝力损伤，常伴有瘀肿或皮肉破损、衄血。骨折无移位者，仅有局部疼痛、触痛或轻微肿胀。若骨折已移位者，多见鼻梁歪曲，或鼻梁正中凹陷如马鞍状；鼻窦骨折可有面部凹陷或畸形等，触诊时骨折往往有触痛、骨移位或骨摩擦感。若有空气进入皮下，可形成皮下气肿，触之有捻发音。伤后数小时，局部瘀肿较甚，畸形反不明显，消肿后畸形复现，X线鼻骨片可显示骨折情况。

证析 钝力撞击，鼻梁骨折，故现歪斜或凹陷；血脉或皮肤破损，血溢皮肉间，故伴瘀肿、疼痛；鼻膜破裂，故有衄血。

治法　初期，即在受伤的5天以内，该期的主要病机为气血瘀阻，治宜活血祛瘀，消肿止痛。所谓"血不活则瘀不去，瘀不去则骨不接"。中期，在受伤的5～15天内，该期的主要病机为瘀血阻滞，新血不生，骨折不合，治疗应进一步消除瘀肿和促进骨痂生长。治宜行气活血，和营生新。后期，在受伤15天以后，此时，瘀血渐去，气血未复，筋骨已续，但不坚固。治宜补气养血，坚骨壮筋。

方药　初期，方用活血止痛汤。方中乳香、没药、苏木活血祛瘀，消肿止痛；红花、三七、土鳖虫破血逐瘀消肿；配以当归、川芎活血养血，助以赤芍、落得打、紫荆藤清热凉血祛瘀；陈皮行气健胃，防药伤伐胃气。出血者加仙鹤草、白及、栀子炭之类止血。亦可选用复元活血汤、桃红四物汤，或七厘散等。中期，方用正骨紫金丹加减。方中以红花、当归、丹皮、大黄活血消肿；血竭、儿茶祛瘀止痛，生新接骨。亦可用续断紫金丹。后期，方用人参紫金丹加减。方中人参、茯苓、甘草，当归健脾补气，养血益肝以壮筋骨；五加皮、血竭、没药、丁香理气散瘀消肿，活血生肌；骨碎补、五味子补肾壮筋骨。

(4)鼻隔脱位

证候　多见于钝力损伤，常合并鼻梁骨折，或见鼻隔骨折，证见瘀肿疼痛，鼻衄、鼻塞。检查见鼻中隔偏离中线，突向一侧鼻腔，黏膜充血、色鲜红，若有黏膜下血肿者见黏膜色暗红。

证析　钝力撞击，鼻隔脱位或骨折致鼻窍不利，故见鼻塞，鼻隔偏向一侧；鼻内血脉破损，故衄血，瘀肿疼痛。

治法　同鼻伤骨折。

方药　同鼻伤骨折。

(5)鼻伤衄血

证候　鼻部受伤时，出现鼻孔内流血，其量可多可少，为各类鼻损伤的常见并发症。或受伤后，衄血量多，持续难止，甚则出现面色苍白，脉微欲绝，血压下降等危证；或受伤后数日，仍有反复衄血，检查鼻腔内可见有出血部位。

证析　鼻部外伤后，血脉破损，并有鼻窍肌膜破裂，血不循经，经伤口外溢，流出鼻腔，故见鼻衄；若为细小脉络破损，伤势轻，则衄血量少；伤及大血脉，伤势重，则衄血量多；若失血过多，气随血脱，则见面色苍白，脉微欲绝，血压下降之危象。若伤后数日仍时有出血，乃伤损复杂，部位较深，伤势一般较重。

治法　敛血止血，活血消肿。

方药　根据前述鼻伤所属类型用方。应加入白及、蒲黄、仙鹤草、栀子炭、侧柏叶、白茅根、藕节、三七之类；失血过多者，可加入首乌、干地黄、桑椹、当归、黄精之类，以和血养血，或配合生脉散以益气生血。若鼻伤后大衄不止，而见面色苍白，脉微欲绝、血压下降者，应根据"无形之气所当急固"的原则，治以益气敛阳固脱，用独参汤，或生脉散合参附龙牡汤主之，并配合输血、输液等抢救措施。

【外治疗法】

1. 古代外治疗法述要　古代医家在长期的临床实践中，积累了丰富的经验，总结出敷贴、止血、封口、复位等治疗鼻损伤的方法。

(1)敷贴法：用散剂调敷、药膏和膏药贴敷于鼻部的外治方法。如《证治准绳》的补肉膏、封口药、散血膏，《伤科补要》的止血定痛散，《医宗金鉴》的消毒定痛散、神效当归膏等。

(2)整端法：治疗鼻骨骨折的复位手法。《伤科补要》提出"伤开孔窍，鼻破歪落，用整端法”。整端法为中医治疗骨折或脱位手术的统称。《医宗金鉴·卷八十八·正骨心法要旨》曰:“端者,两手或一手,擒定应端之处,酌其重轻,或从下往上端,或从外向内托,或直端、斜端也。盖骨离其位,必以手法端之,则不待旷日迟久而骨缝即合”。

(3)塞鼻法:对鼻部损伤,鼻衄不止者,将消肿止痛、止血的药物塞入鼻腔的治疗方法。如《伤科补要》、《医宗金鉴》均提出用“塞鼻丹”绵裹塞入鼻腔的治疗鼻损伤,流血不止,虚浮肿痛的方法。

(4)缀法:将断离的鼻部组织沾药后安放于原位,用软绢缚定,使断离组织在原位成活的方法。如《医宗金鉴·正骨心法要旨》曰:“缀法:用人发入阳城罐,以盐泥固济,煅过为末,乘急以所伤耳、鼻蘸药,安綴故处,以软绢缚定,效。昔江怀禅师被驴咬落其鼻,一僧用此缀之如旧”。

2. 现代外治法研究述要 现代对于鼻损伤的外治研究,是在继承古代外治疗法的基础上,结合西医学的治疗方法,形成了较为系统的外治体系。如高等医药院校教材《中医耳鼻喉科学》对鼻损伤的外治采用分别证候不同而采取相应的外治方法。对于鼻伤瘀肿的治疗,早期及时冷敷,24 小时后热敷、并用活血行气,祛瘀止痛药物局部涂敷。对皮肉破损者,采用西医学的止血、清创、缝合、预防感染等治疗方法。对鼻骨骨折者,根据骨折的部位和类型,在鼻腔表面麻醉后,选择适宜的手术治疗。对鼻隔血肿者,根据病情需要予穿刺抽吸或手术吸尽瘀血,填塞鼻腔治疗。对于鼻出血者,多采用鼻腔填塞等方法治疗。近代出版的一些专著与教材、教参等专业书籍中,对于鼻损伤的外治法大多与上述方法相同或类似。

3. 外治法应用

(1)涂敷法:适用于外鼻损伤,瘀肿疼痛而无皮肤破损,或鼻骨骨折而无移位者。鼻伤初起(24 小时之内),出血未止,宜止血助凝。可用冷水巾反复湿敷患处。鼻伤 24 小时后,出血已止,肿痛不消者,宜活血散瘀,消肿止痛。可用热水巾湿敷,或用内服中药渣再煎汁热敷;也可用活血行气祛瘀止痛药物,如红花油、玉龙油局部涂敷,或用如意金黄散、跌打丸研末,用酒调敷。

(2)止血法:适用于鼻腔损伤衄血者。止血时,应根据出血的程度不同而分别采用相应的止血方法。如出血较少,仅鼻腔有少许渗血者,以冷水浸湿的毛巾或冰袋敷于患者的前额或后颈部,以达凉血止血的目的。出血较多者,可用马勃粉、蒲黄粉、血余炭、三七粉、云南白药等具有止血作用的药末吹如鼻内,或将上述药物放在棉片、吸收性明胶海绵上贴于出血处。出血量多不止者,可行鼻腔填塞止血法。填塞时,应找准出血部位,用吸收性明胶海绵或凡士林纱条填塞于出血处,以压迫止血。若仍有出血,并怀疑鼻腔后部出血者,可行后鼻孔填塞法。

(3)清伤缝合法:适用于外鼻损伤,皮肉破损者。皮破轻浅者,可用生理盐水清洁伤口后,涂以止血止痛消肿药物,如万花油或红汞等。伤口较深较长者,应清理伤口,取出异物,再予缝合。清创缝合时,应尽可能保留破损皮瓣,以免形成过大瘢痕,有碍面容。缺损严重者,应予手术修复。

对于鼻隔血肿,较小者可予穿刺抽吸;较大者须在表面麻醉下,沿血肿下方作一与鼻腔底平行的切口,吸尽瘀血,填塞鼻腔。

(4)骨折复位法:适用于鼻损伤,鼻骨骨折移位者。对于骨折移位,应及早进行复位。若鼻肿较剧,复位有困难者,先以消肿散瘀治之,待肿胀消退再行复位。但最迟不得超过两周,以免骨痂形成太多,或已错位愈合,难以整复如初。

鼻梁骨折复位法：清理鼻腔后，以2%丁卡因加1‰肾上腺素液麻醉鼻腔黏膜约10～15分钟。儿童患者，必要时采取全身麻醉。用鼻骨复位钳或大小适宜的弯形血管钳或手术刀柄，套上乳胶管，伸入鼻腔，置于塌陷的鼻骨下方，将鼻骨轻轻地向上向外用力抬起。另一手的食指或拇指，可按在鼻梁部协助复位，力求使其与健侧鼻骨相称。当听到"咔嚓"声时，示鼻骨已复位。若双侧鼻骨塌陷时，可以从两侧鼻腔同时进行复位，或行两侧分别复位法。操作时应注意，复位器械伸入鼻腔后，不应超过两眼内眦连线，以免损伤筛状板。

复位后，鼻腔用消毒凡士林纱布填塞24～48小时，以达到固定骨折及压迫止血的目的，同时，外鼻贴以胶布固定，或用白铝片做成鞍状夹板（用石膏亦可）盖于鼻梁上，贴以胶布固定，以资保护。术后，严防触动鼻部以及再受撞伤，避免擤鼻，以防皮下气肿。外鼻固定物于一周后取除。

对于鼻隔骨折错位，可用鼻骨复位钳，伸入两则鼻腔夹住鼻隔，扶正其位，而后用凡士林纱条将双侧鼻腔均匀填塞。若复位困难，日后可做鼻隔黏膜下矫正术或黏膜下鼻中隔切除手术，以矫正其偏曲。

对于上颌窦、额窦骨折移位者，可依其病情及骨折部位的不同而施以切开复位。

【专病专方】

在专病专方治疗鼻损伤方面，现代资料较少，在古代文献中，则有不少治疗外伤的方药均可用作鼻损伤的治疗。故此仅录取古代治疗鼻面部损伤方药，以备应用。

(1)封口药：治跌打损伤，皮开肉破，及金刃伤、割喉、断耳、缺唇、伤破肚皮、跌破阴囊皮等，大效。明净乳香、没药、儿茶、当归、杉皮炭各一钱，麝香五厘，片脑一分，猪母聍叶（如无此叶，用葛叶毛藤子叶亦可）一钱。以上各药碾细末，称合和匀，入麝碾细，次入片脑研匀瓷罐收贮听用。（《医宗金鉴·卷八十八·鼻梁骨》）

(2)消毒定痛散：治跌打损伤，肿硬疼痛。无名异（炒）、木耳（炒）、川大黄各五钱。共为末，蜜水调涂。（《医宗金鉴·卷八十八·鼻梁骨》）

(3)神效当归膏：此膏敛口生肌，拔毒止痛，并诸疮毒气壅盛，腐化成脓。当归、黄蜡各一两，麻油四两。上将当归入油煎令焦黑，去滓，次入黄蜡，急搅化放冷，以瓷器收贮，用时以旧绢布摊贴。一方用白蜡。（《医宗金鉴·卷八十八·鼻梁骨》）

(4)塞鼻丹：此丹治跌打损伤，鼻中流血不止，神气昏迷，牙齿损伤，虚浮肿痛者，及一切衄血之证，皆可用之。朱砂、麝香、丁香、乌梅肉、川乌、草乌、当归、三柰各一钱，乳香三钱，皂角七分。共为细末，独头蒜泥为丸，以丝绵包裹，塞于鼻内。（《医宗金鉴·卷八十八·中血堂》）

(5)加减苏子桃仁汤：治瘀血内聚，心经瘀热，大肠不燥者。苏子三钱，苏木（末）一钱，红花一钱，桃仁（炒）、麦冬、橘红、赤芍、竹茹、当归（酒洗）各二钱。水三钟，煎一钟，渣一钟，煎八分，温服。（《医宗金鉴·卷八十八·颠顶骨》）

【针灸疗法】

运用针灸疗法治疗鼻损伤，在古代和现代文献资料中应用的较少。但对于鼻伤骨折中、后期，可配合艾灸法，以温通血脉，活血续骨，促使骨折早日愈合。

【按摩导引疗法】

按摩法治疗外伤，古已有之，对于鼻损伤，瘀肿疼痛，而皮未破、肉未烂者，亦可酌情配合应用。如《医宗金鉴·卷八十八·正骨心法要旨·手法释义》有曰："按摩法：按者，谓以手往下抑之也；摩者，谓徐徐揉摩之也。此法盖为皮肤筋肉受伤，但肿硬麻木，而骨未断折者设也。或因跌扑闪失，以致骨缝开错，气血郁滞，为肿为痛，宜用按摩法，按其经络，以通郁闭之气，摩其壅聚，以散瘀结之肿，其患可愈”。

【物理疗法】

鼻损伤没有皮肉破损者，早期可用冷敷，一天后改用热敷。在各种鼻损伤的恢复期，可辅以超短波、红外线、频谱治疗仪等治疗，以促进血脉流通，肿消骨愈等。外伤后反复出血者，可行微波局部凝固治疗。

【预后与转归】

鼻损伤患者，如能及时处理，预后往往良好。皮肉破损者，若不注意局部清洁，可致深部组织染毒而加重病情。鼻梁骨折发生外鼻畸形者，应在受伤后 10 天之内进行整复。若骨折超过 2 周，则因骨痂形成而使复位发生困难，可影响鼻的生理功能或遗留畸形。鼻伤出血或脑脊液鼻漏严重者，可危及生命。

【护理与预防】

1. 护理

(1)有瘀肿者，在受伤 24 小时内忌用热敷，忌用力揉按患处，以防内部损伤，再度出血，加重肿胀。

(2)有伤口者，要注意保持局部清洁，以防感染邪毒而加重病情。伤口较深或不洁者，应预防破伤风，可内服玉真散，或肌注破伤风抗毒素 1500U(须作皮试)。

(3)鼻梁骨折，或骨折复位后，要防止再度碰撞或按压，以免折端移动，难以愈合或形成畸形。

(4)有脑脊液鼻漏者，应取头高卧位，休息 2 周，禁止擤鼻，咳嗽、打喷嚏及鼻内滴药，保持大便通畅。

2. 预防　进行各项安全和文明教育，做好安全防护，避免意外事故的发生，是预防鼻损伤的关键。同时，要避免剧烈打斗碰撞，以免伤及鼻部。

【参考资料】

1. 郑明秀，等．12 例陈旧性鼻外伤中隔脱位中隔成形术．临床耳鼻咽喉科杂志，2003，17(10)：627

2. 胡兆兵．鼻内镜下微波治愈外伤后反复鼻出血 2 例．临床耳鼻咽喉科杂志，2003，17(5)：278

3. 胡维艳．鼻及鼻窦损伤的救治体会．中华医学研究与实践，2004，2(5)：65

4. 梁伟英，等．鼻内镜下鼻骨骨折复位术 20 例报告．新医学，2008，39(5)：315～317

第二节　鼻　疮

【概述】

1. 涵义　鼻疮是以鼻前庭皮肤红肿、疼痛，或干痒、结痂，鼻毛脱落为主要症状的鼻病。多由于鼻内脓液刺激，或挖鼻等不良习惯，反复损伤所致。儿童、糖尿病患者、接触有害气体及粉尘职业人员易患此病。临床上分为急性、慢性两种。急性者鼻部疼痛，鼻前庭及其附近上唇皮肤弥漫性红肿、糜烂或有皲裂，鼻毛附有脓痂；慢性者以鼻部瘙痒、灼热、干燥、异物感为主要症状，鼻毛脱落而稀少，局部皮肤增厚，覆有干痂，揭去干痂易出血，可有皲裂。本病类似于西医的鼻前庭炎。

2. 释名　本病在古代医籍中称为鼻疮、鼻生疮等。历代医家所述之鼻疳、鼻䘌赤鼻、疳鼻等有些亦有指本病之意，可互参。这些病名基本上都是以其发病部位与症状特点进行命名的。

(1)鼻疮:鼻疮之名始见于《养生方·导引法》。"踞坐合两膝,张两足,不息五通,治鼻疮"。自明代以后,"鼻疮"之名始普遍在临证中应用。高等中医院校函授教材《中医耳鼻喉科学》、《中医耳鼻喉科病症学》列有鼻疮一病,并指出"相当于鼻前庭炎"。

(2)鼻生疮:见《诸病源候论·卷二十九·鼻疮候》。其曰:"鼻是肺之候,肺气通于鼻,其脏有热气冲于鼻,故生疮也"。在明以前的著作中,多称本病为"鼻生疮"、"鼻中生疮",如《备急千金要方》、《太平圣惠方》、《圣济总录》等。

(3)鼻疳:在现代教材和专著中,一般多将本病称为"鼻疳"。如高等医药院教材《中医耳鼻喉科学》、《中医耳鼻咽喉口腔科学》等均以鼻疳为名,并指出"相当于鼻前庭炎"。其中所说之"鼻疳"既包含有本节所指的"鼻疮",也包含本书所指的"鼻疳",是两种疾病的合称。

(4)䘌鼻、赤鼻、疳鼻:见《诸病源候论·卷四十八·䘌鼻候》。其曰:"䘌鼻之状,鼻下两边赤,发时微有疮而痒也,亦名赤鼻,亦名疳鼻"。《丹溪心法·小儿》亦有曰:"鼻下一道赤,名曰鼻䘌"。

3. 沿革　鼻疮之名始见于《养生方·导引法》。其云:"踞坐合两膝,张两足,不息五通,治鼻疮"(引自《诸病源候论·卷二十九》)。《诸病源候论·卷二十九》则称"鼻生疮",并最早论述了其属肺"脏有热气"的病因病机。《外台秘要·卷二十二》中最早记载有治疗"鼻中生疮"的方药。宋代,对鼻疮病因病机有进一步认识。如《太平圣惠方·卷三十七》则认为"上焦邪热"与"风热袭鼻"是其发病的病机。说:"若脏腑不调,阴阳否塞,气血壅滞,荣卫不通,则上焦生邪热之气,伏留不散,上攻于鼻,故令鼻中生疮也"。又说:"风热,鼻内生疮"。《圣济总录·卷一百一十六》最早描述了鼻疮病状,指出:"其证干燥而痛,甚则成疮也"。宋代,在治疗方面已采用内、外兼治的方法。明代,对鼻疮的病因病机又有新的认识,并在治疗方药方面亦有相应的发展。如《保婴撮要·卷二十二·头面疮》说:"其患疮痍者,因脏腑不和,气血凝滞于诸阳之经……鼻间属胃经。发热饮冷,大便黄硬者为实热,用泻黄散;发热饮汤,大便清白者为虚热,用异功散"。清代医家对鼻疮论述颇多,并对于鼻疮的证候表现、病因病机及其治疗方法有了更为全面的认识。如《医宗金鉴·外科心法要诀》说:"鼻疮,此证生于鼻窍内,初觉干燥疼痛,状如粟粒,甚则鼻外色红微肿,痛似火炙。由肺经壅热,上攻鼻窍,聚而不散,致成此疮。内宜黄芩汤清之,外用油纸捻粘辰砂定痛散,送入鼻孔内;若干燥者,黄连膏抹之,立效"。《杂病源流犀烛·卷二十三·鼻病源流》说:"鼻内生疮者,由脾胃蕴热,移于肺也。宜凉膈散、消风散;外以辛夷末入冰麝少许,绵裹塞之;或鼻孔干燥,渐生疮肿痛,由肺本经火盛也,宜黄芩汤"。又《一见知医》说:"鼻疮,脾家湿火浸肺也"。这些对于鼻疮的认识已与现代基本一致。

新中国成立后编写的历届教材与教参书等,多将本病与鼻疳混为一谈。至全国高等中医院校函授教材《中医耳鼻喉科学》正式将"鼻疮"列为现代中医病名,并指出"鼻疮相当于鼻前庭炎"。《中医耳鼻咽喉科临床手册》亦将西医之鼻前庭炎称为鼻疮,由此奠定了鼻疮一病的临床病症学基础。

值得指出的是,《中医鼻病大全》称"鼻疮"有广义、狭义之分。而狭义鼻疮则指鼻前庭结核,此观点与现代多数医家认识大相径庭,当资鉴别。

【病因病理】

1. 古代病因病理学说

(1)肺经蕴热学说:这是古代医家对于鼻疮认识最早且比较一致的观点。肺经蕴热学说首见于《诸病源候论》。其后多数医家均附和这一发病学说。如《太平圣惠方》、《名医指掌》、《东医宝鉴》、《医宗金鉴》等均认为鼻疮是由肺热所致。如《明医指掌・卷八・鼻证》曰："鼻疮、鼻痔、鼻痛者，皆肺热所致，但有浅深之不同"。《东医宝鉴・外形篇・鼻》亦曰："鼻疮：鼻中生疮，乃肺热也，宜黄芩汤，洗肺散"。以上论述说明了肺经蕴热是鼻疮病理变化的重要环节。

(2)心肺壅热学说：《圣济总录》则认为"心肺壅热"上蒸于鼻，则可导致鼻疮的发生。如《圣济总录・卷一百一十九》有曰："鼻中生疮：论曰心肺有病，鼻为之不利。盖心肺在膈上，肺开窍于鼻。心肺壅热，气熏于鼻间，蕴积不散，其证干燥而痛，甚则成疮也"。《普济方・卷五十七・鼻门》亦有类似之论。

(3)痰火上蒸学说：《医学见能》则认为肝肺经痰火亦可导致鼻疮的发病。如《医学见能・卷一》曰："鼻中生疮，无论肿痛塞痒者，肝肺经痰火也"。

(4)湿热上蒸学说：古代医家还认为湿热上蒸也是鼻疮发生的病因病理之一。如《疡医大全・卷十二・鼻疮门》曰："鼻乃肺之窍，肺有蕴热，或醇酒炙煿，胃热熏金，或肺火亢盛，是以鼻窍生疮，燥裂作痛，多起赤靥"。《嵩崖尊生全书・卷六》曰："鼻疮，是脾家湿火浸淫于肺"。《杂病源流犀烛・卷二十三・鼻病》亦有曰："又有鼻内生疮者，由脾胃蕴热，移于肺也"。《万病回春・卷六・小儿杂病》则曰："鼻疮者，风湿气攻也"。《洞天奥旨・鼻疳》曰："以热兼湿也"。《一见知医》曰："鼻疮，脾家湿火浸肺也"。《外科医案汇编・鼻疡・江案后注》认为鼻疮是"湿热伤脾，脾经蕴热"。这些论述均说明了湿气侵袭，或脾胃湿热，移肺犯鼻，则可导致鼻窍生疮，红肿糜烂的发病机制。

2. 现代病因病理学说　在现代著作与资料中，有关鼻疮的发病学说研究，主要根据鼻疮的临床表现，将其分为急性期与慢性期来进行研究，急性期主要为肺经郁热，湿热郁蒸；慢性期多为阴虚血燥。

(1)肺经郁热学说：认为肺经之热，一为肺经素有积热，二为鼻孔肌肤损伤或鼻疾涕液浸渍，引动肺热。这种观点为现代医家普遍认同。如高等医药院校教材《中医耳鼻喉科学》，全国高等中医院校函授教材《中医耳鼻喉科学》、《中医耳鼻咽喉口腔科学》、《干氏耳鼻咽喉口腔科学》等。

(2)湿热郁蒸学说：认为脾胃运化失常，湿热内蕴，循经上犯，熏蒸鼻窍，发为鼻疮。这种观点也为现代学者普遍接受。如高等医药院校教材《中医耳鼻喉科学》、全国高等中医院校函授教材《中医耳鼻喉科学》、《中医耳鼻咽喉口腔科学》、《干氏耳鼻咽喉口腔科学》等都持这种观点。

(3)阴虚血燥学说：对于慢性鼻疮皮肤干燥、结痂、皲裂等症，认为是由于邪热久稽，阴虚血燥而致。持这种观点者如全国高等中医院校函授教材《中医耳鼻喉科学》、《中医耳鼻喉科病症学》、《干氏耳鼻咽喉口腔科学》等。

3. 临床病因病理

(1)肺经蕴热，上蒸鼻窍：肺经素有蕴热，复因风热邪毒外袭；或鼻涕经常浸渍鼻孔；或挖鼻伤损肌肤，病邪乘虚侵袭，引动肺经蕴热上攻，内热外邪凝聚于鼻窍，蒸灼肌肤，发为鼻疮。

(2)邪热久稽，阴虚血燥：鼻疮失治，或久治不愈、反复发作，致肺脾郁热久蕴，阴血暗耗，虚热上攻；复因患处余邪不清，邪热稽留，久蒸鼻孔，肌肤失养，发为鼻疮慢症。

【临床征候】

1. 发病情况　本病好发于儿童，成年人也有发病，男女发病无明显差异，无地域性，无明显季节性。

2. 病史　可有鼻鼽、鼻渊及伤风鼻塞病史，有糖尿病及其他慢性消耗性病者易发。接触有害气体及粉尘等职业者易患本病。

3. 鼻前孔处干燥、疼痛　鼻前孔处及上唇部干燥、灼热疼痛，或有痒痛、异物感，儿童患者可因燥痛异物感而经常揉鼻、挖鼻、搔抓等。鼻翼触压时有隐痛。

4. 鼻前孔处红肿、糜烂、结痂　鼻前孔处及皮肤充血、肿胀，浅表溃疡；皮肤可见小裂口，皮肤粗糙；或有干痂及脓痂，结痂附着紧密，揭去可有点状渗血及渗液，结痂过多可堵塞鼻孔而致鼻塞不通。病变甚者往往波及上唇皮肤等。成年人病程久而不愈者，常有鼻毛脱落、或稀少等。

【诊断与鉴别诊断】

1. 诊断依据

(1)急症鼻疮：起病急，自觉鼻内干燥疼痛，擤鼻涕时尤为明显，或有灼热感。检查见患处皮肤潮红肿胀，浅表糜烂，开裂，疮面及鼻毛上粘附脓痂。

(2)慢症鼻疮：病程长，自觉鼻孔内发痒，干燥，异物感，时有干痛。检查见患处附有干痂或脓痂，鼻毛脱落、稀少，患处皮肤潮红，或微有出血。

2. 鉴别诊断　主要与鼻疳、酒齄鼻相鉴别。

(1)鼻疳：多见于小儿，鼻部奇痒，无明显疼痛或疼痛较轻，患处皮肤潮红，表面有水疱，搔抓后破溃，渗液糜烂，呈多形性皮损，反复发作后见皮肤增厚、粗糙、皲裂、鳞屑脱落。

(2)酒齄鼻：多发于成年人，起病缓慢，以鼻尖、鼻翼等部出现片状红斑，并发丘疹及脓痤疮，鼻部皮肤增生肥厚，呈结节状隆起为主要表现。

【辨证施治】

1. 古代辨证施治观点　古代医家对鼻疮的辨证，一般多认为属肺热、风热、湿热，以及阴虚血燥等。治疗多采用清心肺、清宣肺热、疏风宣肺、滋阴润燥等方法进行论治。其中，从肺热论治与清宣肺热是古代医家应用最普遍的方法。如《圣济总录・卷一百一十六》提出"惟能平调心火，以利肺经，则疮可已"。《医学入门・卷五・杂病分类・鼻》提出"鼻中生疮者，枇杷叶煎汤候冷，调消风散，食后服，忌煎炒姜蒜热物，外用辛夷为末，入脑麝少许，绵裹塞鼻"，使用了疏风宣肺的治疗方法。《证治准绳・第八册・杂病・鼻》"鼻疮，内服乌犀丸、甘露饮、黄连阿胶丸"，使用了清宣肺热、养阴润燥的治疗方法。《东医宝鉴・外形篇・卷二・鼻》指出："鼻中生疮，乃肺热也，宜黄芩汤，洗肺散。鼻疮宜泻白散加酒炒片芩、栀子、桔梗、薄荷"。强调了清宣肺经郁热的治疗方法。《疡医大全・卷十二・鼻疮门》指出：鼻疮"当用石斛麦冬汤清之，或六味地黄汤加麦冬治之"。使用了清肺胃之热，或养阴润燥的治疗方法。

总之，古代医家虽然没有提出对于鼻疮系统的辨证施治观点，但在所记载的治疗方剂中体现出了对鼻疮治疗宜清肺热、散风邪、清胃热及滋阴润燥的辨证施治观点，为现代对鼻疮的辨证施治提供了大量资料。

2. 现代辨证施治观点　现代对于鼻疮的辨证论治，多分为急症和慢症。急症多属热，属实，挟风，挟湿；慢症者属虚，多为阴血亏虚，燥邪内生，阴虚血燥。

对急症的治疗主要责之肺经郁热，邪毒侵袭，治以清肺泻热，疏风散邪或解毒散邪之法，使用黄芩汤等为主方治疗。如《中医耳鼻喉科病症学》、《干氏耳鼻咽喉口腔科学》、全国高等中医院校函授教材《中医耳鼻喉科学》、《中医耳鼻咽喉科临床手册》等。针对鼻疮病变局部有浅表溃疡、渗液、结痂等湿热郁蒸证，治以清热利湿，理脾渗湿，健脾化湿，以及疏风、清热、解毒的方法，多用除湿汤、除湿胃苓汤、萆薢渗湿汤之类方药治疗。如《干氏耳鼻咽喉口腔科学》、全国高等中医院校函授教材《中医耳鼻喉科学》等。《中医耳鼻咽喉科临床手册》还提出了肺经燥热证，治以清肺宣燥，疏风解毒，用清燥救肺汤治疗，可谓独树一帜。

对于慢症的辨证论治，现代学者观点基本一致，在各种教材和专著中，均认为是津血耗伤，阴虚血燥，应施以滋阴、养血、润燥、熄风、散邪的治法，多采用地黄饮子、四物消风饮等方剂治疗。

在现代临床报道中，也基本上持上述观点，如有报道用补血法治疗产后鼻前庭炎；用清热泻肺法以清热泻肺，主用黄芩汤、泻黄散等进行治疗。

3. 辨证纲要 鼻疮的主要特征是鼻痛、皮肤肿胀和鼻部异常感觉，本节将此三症作为鼻疮的辨证纲要加以辨析。

(1)辨鼻痛：鼻前孔及上唇部疼痛为鼻疮的主要症状。起病急，疼痛重，伴灼热感，皮肤肿胀，潮红为实证、热证，多属肺经郁热，邪毒侵袭。起病缓，病程日久，疼痛轻，伴皮肤增厚、干痒、为虚热证，多属阴血亏虚，肌肤失养。鼻部疼痛伴灼热，瘙痒，皮肤见浅表糜烂为湿热实证，多属湿热郁蒸。

(2)辨皮肤肿胀：鼻疮所致的皮肤肿胀，为鼻前庭、上唇皮肤的弥漫肿胀。肿胀色红，伴有灼热疼痛，多为肺经郁热、邪毒侵袭。皮肤肿胀，潮红、糜烂、结痂多为湿热郁蒸。皮肤肿胀增厚，鼻毛脱落、稀少，伴有干痒不适，多为阴血亏虚。

(3)辨皮肤异常感觉：鼻疮患者，鼻部皮肤常有灼热，干痒，异物感等异常感觉。灼热干痒多为燥热犯肺。灼热痒痛，伴见浅表糜烂结痂多为湿热郁蒸。干燥微痒，异物感，伴见皮肤增厚、粗糙多为血虚风燥。

4. 证治分类

(1)肺热上蒸证

证候 鼻前部灼热疼痛，触之痛剧，皮肤瘙痒，检查鼻前庭及其与上唇交界处皮肤有弥漫性红肿，或皲裂，鼻毛上覆有脓痂；全身一般无明显症状，或有头痛、鼻塞、流涕、微发热，口干，鼻息热，舌质略红，苔薄黄，脉浮数等。

证析 肺经郁热上攻，风热邪毒外袭，内热外邪凝聚于鼻，蒸灼肌肤，气血壅滞，故患处灼热，疼痛、红肿；风邪胜则瘙痒；热胜则表面干燥结痂，皲裂。若感受风热邪毒，则见有头痛、鼻塞、流涕、微发热等；肺热上蒸，则鼻息气热，口干；舌质略红，苔薄黄，脉浮数为肺经风热之证。

治法 清肺泻热，疏风解毒。

方药 黄芩汤加减。方中黄芩、栀子、桑白皮、桔梗、甘草清肺经邪热而解毒；连翘、薄荷、荆芥疏散风热外邪；赤芍、麦冬凉血养阴。诸药合用，共奏清肺泻热，疏风解毒之功。若热毒壅盛，热痛甚者，可加黄连、丹皮以清热解毒，凉血止痛；若鼻息灼热，患处燥裂，或大便干结，乃肺经郁热内传阳明之证，可加生石膏、知母、大黄清泄阳明之热。若症见干燥疼痛，红肿皲裂，伴鼻咽干燥不适，干咳少痰，为燥热之邪犯肺，宜用清燥救肺汤以清肺宣燥，疏风解毒。

(2)阴虚血燥证

证候 鼻前孔处干燥刺痒，微痛，异物感；患处皮肤干红粗糙、皲裂或有结痂，鼻毛脱落，清除痂皮可见皮肤潮红、微有出血。全身一般无明显症状，或见口干咽燥，大便干结，舌红少苔，脉细数等。

证析　肺经郁热或湿热久稽，内耗阴血，化燥生风，鼻肤失养，余邪不清，故自觉干燥刺痒，微痛，异物感等。阴血不足，肌肤失养，且余邪滞留，损伤肌肤，故见鼻部肌肤干红，皮肤粗糙，皲裂、结痂、鼻毛脱落。阴血不足，津液失润，故有口咽干燥，便干等；舌红少苔，脉细数亦为阴虚血燥之征。

治法　滋阴清热，养血润燥。

方药　四物消风饮加减。方中以四物汤养血活血，益阴润燥；黄芩、甘草清泄余邪而解毒；荆芥、防风、薄荷、蝉蜕、柴胡疏风散邪。肌膜干红燥裂明显者，可加玄参、麦冬、知母、桑白皮之类以助清热养阴之力。痒甚者，可加白鲜皮以祛风止痒。痛甚者可加金银花、蒲公英以解毒祛邪等。

【外治疗法】

1. 古代外治法述要　外治疗法是古代治疗鼻疮的常用方法，古代医家在长期的临床实践中创立了很多的外治方剂和外治方法。主要有滴鼻法、塞鼻法和涂药法。

(1)滴鼻法：用药多以清热消肿为主。如《太平圣惠方·卷三十七》的滴鼻栀子仁煎方等。

(2)塞鼻法：用药一般以宣散风热，清热消肿为主。如《医学入门·卷五·杂病分类·鼻》“外用辛夷为末，入脑麝少许，绵裹塞鼻”。《外科大成·卷三·鼻部·鼻疮》“外用油纸捻，粘辰砂定痛散，送入鼻孔内”。

(3)涂药法：本法是古代医家治疗鼻疮运用最多的一种方法，所用药物大多具有清热解毒，燥湿止痒，润燥等作用。如《证治准绳·杂病·第八册·鼻》“地黄煎、辛夷膏、杏仁研乳汁敷。黄柏、苦参、槟榔为末，猪脂调傅，青黛、槐花、杏仁研傅”。《东医宝鉴·外形篇·卷二·鼻》：“鼻疮，杏仁油和盐涂之。鼻疮，黄柏、苦参、槟榔等分为末，猪脂调傅，或青黛、槐花、杏仁研傅鼻中”。《张氏医通·卷八·鼻》：“鼻疮，外用黄柏、苦参、槟榔为末，猪脂调敷，或青黛、槐花、杏仁、轻粉、枯矾研敷”。《嵩崖尊生全书·卷六》：“鼻疮，是脾家湿火浸淫于肺。黄连、大黄、麝香为末，擦鼻中”。《医宗金鉴·外科心法要诀》：“黄连膏抹之立效”。《杂病源流犀烛·卷二十三·鼻病源流》：“或口鼻生疳蚀烂，亦为肺脾胃三经之热，宜青锭搽患处”。《外科证治全书·卷二》：“鼻疮：外用辰砂定痛散搽鼻内。如干燥者，以麻油频润之”。《备急千金要方·卷六上》：“治鼻痛方：常以油涂鼻内外，酥亦得”。

2. 现代外治法研究述要　现代对于鼻疮的外治研究，在古代外治方法的基础上没有新的突破。有报道，用药物外洗；自制复方黄连膏外涂；自拟生肌散吹入鼻内；甘草酚外涂；另有报道用苦冰油外涂等。

在目前出版的专著及教材中，主要有用内服中药渣再煎，取汁湿热敷患处。急性者用辰砂定痛散以生地汁或麻油调敷。局部干燥皲裂者，用黄连膏、玉露膏外涂。湿热盛有糜烂者，用清热收敛解毒的药物外洗等方法。

3. 外治法应用

(1)清洗法：对于患处红肿糜烂、结痂者，宜用温盐水，或二花甘草水清洗患处，保持患部清洁。对于结痂较多，堵塞鼻腔，妨碍呼吸者，应及时清除涕痂，以保持呼吸通畅。

(2)湿敷法：可用内服药渣再煎，取汁热敷患处。或用黄芩、甘草各等分，煎水，湿敷患处。

(3)涂敷法：临床应用最多，效果较佳。如灼热疼痛者，用辰砂定痛散以麻油调敷患处，以清热消肿止痛；红肿糜烂者，用明矾10g、生甘草25g煎水清洗，再以青蛤散或鼻疳散调敷患处，以清热燥湿消肿；干燥，疼痛者，用黄连膏、玉露膏、紫连膏外涂患处，以清热解毒，润燥止痛。皮肤粗糙，刺痒，增厚，皲裂者，用紫归油外涂患处，以润燥养肌而止痒。

【针灸治疗】

在已有资料中，尚未查及古代及现代有关针灸治疗鼻疮的记载或报道。

【按摩导引疗法】

《诸病源候论·卷二十九·鼻生疮候》引《养生方·导引法》记载了应用导引治疗鼻疮的方法。其曰："踞坐合两膝，张两足，不息五通，治鼻疮"。此文被后世医书中引用较多，但其效果如何？尚有待验证。此后的古代文献及现代报道中，未查及有关按摩，导引疗法治疗鼻疮的资料。

【物理疗法】

1. 冷光紫外线治疗　用冷光体腔紫外线治疗机照射病变局部，首次照射选用4～5个生物剂量，隔日1次或每日1次。3～7次为1个疗程。视病情增加生物剂量。

2. 超短波或红外线治疗　对于红肿疼痛者，可用红外线或超短波局部照射治疗。

【专病专方】

1. 现代专病专方

(1)生肌散：朱砂、煅石膏、黄柏、儿茶、雄黄、冰片、研末吹入鼻腔患处。(《辽宁中医杂志》1989,16(8):22)

(2)复方黄连膏：黄连、黄柏、姜黄各20g，当归尾30g，生地60g，麻油、凡士林各500g，上药浸入麻油泡2天，用文火熬油致药枯，去渣滤清，加入凡士林，文火徐徐收膏。洗净疮面，涂于疮面，日2次。(《辽宁中医杂志》1990,17(7):30)

(3)银参汤：银花、苦参各30g，川黄连、硼砂各10g，煎煮后外洗患处，日4次。(《辽宁中医杂志》1991,18(5):25)

(4)甘草酊：将甘草浸泡于75%酒精中，2周后将甘草压取汁。涂患处，每日3次。(《中国中西医结合耳鼻喉科杂志》1996,4(1):41)

(5)苦冰油：苦参、黄柏各30g，硼酸2g，冰片5g，芝麻油100ml。油浸参、柏2天，炸黄褐色，再入硼酸、冰片，待用。滴或涂患处。(《中医外治杂志》2006,15(6),9)

2. 古代专病专方

(1)滴鼻栀子仁煎方：栀子仁、苦参、木通。上件药细锉，以好酥四两，煎令香，去渣，倾入瓷盒中，旋以少许滴入鼻中。(《太平圣惠方·卷三十七》)

(2)黄柏、苦参、槟榔为末，猪脂调傅；青黛、槐花、杏仁研傅。(《证治准绳·杂病·鼻》)

(3)鼻疮，杏仁油和盐涂之。(《东医宝鉴·外形篇·卷二·鼻》)

(4)辰砂定痛散：辰砂末五分，冰片二分，胡黄连末二两，石膏煅一两，共研细末。油纸捻粘辰砂定痛散，送入鼻孔内。(《医宗金鉴·外科心法要诀》)

(5)青锭搽患处，日数次。(《杂病源流犀烛·卷二十三·鼻病》)

(6)治鼻痛方：常以油涂鼻内外，酥亦得。(《备急千金要方·卷六上》)

【预后与转归】

1. 预后　本病预后良好，一般都能治愈。伴有糖尿病，结核病者难愈。早期治疗，坚持治疗者，有益于病愈；积极治疗鼻渊、鼻鼽、结核、糖尿病，有利于治愈。

2. 转归　鼻疮经过适时而恰当的治疗，都能治愈。极少数患者病程日久，可因鼻孔皮肤增厚而致鼻前孔狭窄。

【护理与预防】

1. 护理

(1)保持鼻部清洁,禁止搔抓患处,及时服药及搽用药物。

(2)应用外用药要注意用药后的反应,对有药物性皮炎者,应慎用。

(3)涂药宜少而薄,不能多而厚,以防堵塞鼻腔有碍呼吸。注意不要将药物涂入鼻腔黏膜上。禁用肥皂水洗患处。

(4)戒烟酒,忌食辛辣食品。保持大便通畅。

2. 预防

(1)戒除挖鼻的不良习惯;积极治疗各种急慢性鼻病,如鼻渊,鼻鼽等。

(2)注意鼻部清洁卫生,经常接触有害气体及粉尘等职业者尤应注意鼻腔清洁。

【参考资料】

1. 2000年前参考资料见第1版,此略。

2. 樊玉敏. 苦冰油外用治疗鼻疮106例. 中医外治杂志,2006,15(6):9

第三节　鼻　　疳

【概述】

1. 涵义　鼻疳是以鼻前庭及其附近皮肤灼热、瘙痒、糜烂、渗液、结痂为主要症状的鼻病。常反复发作,经久难愈,多见于小儿。西医学的鼻前庭湿疹与本病相类似。本病与皮肤科湿疹、湿疮为同一类疾病,可互相参考。

2. 释名　鼻疳在历代文献资料中又称为鼻䘌疮、鼻䘌、䘌鼻、疳虫蚀鼻、月食疮、气疳、淫沥疮、鼻疮等病名,这些病名基本上是以病变部位,症状特点进行命名的。

(1)鼻疳:"疳"原意为疳病或疳积,是指小儿脾胃虚弱的疾病。"疳"也包括其他疾病,有的以五脏分类及病因病理命名,如心疳、肺疳等;有的以症状命名,如疳热,疳泻等;也有以病变部位命名的。鼻疳是以病变部位命名。《颅囟经》提出本病属"疳",指出"孩子鼻流清涕或鼻下赤痒,此是脑中鼻中疳极"。《太平圣惠方》首先使用"鼻疳"一名。高等医药院校教材《中医耳鼻喉科学》等现代书籍已大多列有"鼻疳"一病。

(2)鼻䘌疮、鼻䘌、䘌鼻:䘌,小虫之意。《广雅·释虫》"䘌,虻也"。《诸病源候论·卷四十八·䘌鼻候》说:"䘌鼻之状,鼻下两边赤,发时微有疮而痒是也"。古代医家认为本病是"疳虫食鼻",因其发病与疳虫有关,故古代医家多称本病为鼻䘌、䘌鼻、鼻䘌疮等。

(3)月食疮:《诸病源候论·小儿杂病诸候》说:"小儿耳鼻口间生疮,世谓之月食疮,随月生死,因以为名也"。因本病有反复发生,缠绵难愈,时轻时重,状如月之盈亏的特点,故称其为月食疮。此是以其证候与发病特点进行命名的。

(4)气疳:《小儿药证直决》曰:"鼻疳,一名气疳"。

(5)淫沥疮:《古今医统大全·卷九十·幼幼汇集》曰:"其疮有不痛者,疮汁流处却又成疮,名淫沥疮"。因鼻疳亦有这种特点,故亦属淫沥疮的范畴。

(6)鼻疮:《寿世保元·卷八》有曰:"小儿鼻疮,热壅伤肺,肺气通于鼻,风湿之气,乘虚客于皮毛,入于血脉,故鼻下两旁疮湿痒烂,是名鼻䘌,其疮不痛,汁所流处又成疮"。历代医家均有将鼻疳之病称为鼻疮者,而且多将二者互为不分。

3. 沿革 隋《诸病源候论·小儿杂病诸候》最早论述本病，始称䘌鼻、赤鼻、疳鼻、月食疮，并初步论述了本病症状和病因病理。对于本病发病的反复性及缠绵难愈的特点亦有所认识。而且将此病安排在“小儿杂病诸候”进行论述，说明当时即已认识到本病主要多见是小儿。唐代，孙思邈首先将本病从“疮”认识，并认为病因为“疳虫”。如《备急千金要方·卷六上》有“治疳虫蚀鼻生疮方”。此后，历代医家亦多有将鼻疳、鼻疮混称者。宋代始将本病称为“鼻疳”，并对其病因病理有新的认识，对其临床特征亦有详细的描述。如《太平圣惠方·卷八十七》说：“其候：鼻中赤痒，壮热多啼，皮毛干焦，肌肤消瘦，咳嗽上气，下痢无恒，鼻下连唇生疮赤烂，故名鼻疳也”。又如《仁斋直指方·小儿附遗方论》描述其病状时指出：“鼻下两旁赤痒疮湿，是为鼻疳，其疮不痛，汁所流处，随即成疮，亦名疳䘌”。这些论述均认识到了鼻疳的主要证候表现为“生疮赤烂，不痛，浸淫流水”的特点，这与现代鼻疳的临床表现基本一致。在杨氏之前，钱乙《小儿药证直诀》则将本病称为“肺疳”，指出：“肺疳、气喘、口鼻生疮，当补脾肺，益黄散主之”。明清两代，多数医家的著作中均列有“鼻疳”或“鼻䘌疮”之病。并对其证候表现均有明确的认识。如《万病回春·小儿杂病》亦认为：“鼻下两旁疮湿痒烂，是名鼻䘌。其疮不痛，但所流处即又成疮”。《医宗金鉴·外科心法要诀》则更明确指出：“鼻䘌疮多小儿生，鼻下两旁斑烂形，总由风热客于肺，脓汁浸淫痒不疼”。《洞天奥旨·卷十二·鼻疳》对于鼻疳发痒明显的特点有详细的描述，其曰：“鼻内生疮，痒时难忍，欲嚏而不能，欲忍而不得，言语糊涂，声音闭塞，此鼻疳也”。

全国高等中医院校试用教材《中医耳鼻喉科学》根据历代医家对“鼻疳”一症的论述，将其正式纳入教材并作为一个独立病名加以应用，但其所论则是指西医学之“鼻前庭炎”，并将鼻疳、鼻疮混称。此后所出版的一些专著与教材大多遵循这一观点而少有更改者。至全国高等中医院校函授教材《中医耳鼻喉科学》则将鼻疳与鼻疮二病并论，并称鼻疳“相当于鼻前庭湿疹”。《中医耳鼻咽喉科临床手册》亦将鼻前庭湿疹称为鼻疳、鼻䘌疮，从而奠定了鼻疳的病症学基础。

在古代文献中亦有将梅毒所致鼻部损害称为鼻疳或鼻䘌疮者。如在明清时期的《外科真诠》即是如此。其曰：“鼻疳初起，鼻梁低陷，久则鼻烂穿溃，水从鼻孔出，乃杨梅结毒所致”。《医学举隅·卷七》说：鼻䘌疮“䘌字从虫，又非朝夕之疾，必有搔痒浸淫之势。若红肿如豆、如豉，不痒，或微破微痛者，霉邪也。凡鼻内生疮，多属梅气触于清窍”。这些论述虽然亦以鼻疳为名，但与本病则名同而实异，不应混淆。

【病因病理】

1. 古代病因病理学说 历代医家认为，鼻疳的病因病理在脏腑病变方面以肺为主，与脾胃有关；外邪多为风、热、湿三邪入侵。

(1)肺经风热学说：肺经风热是鼻疳的主要病因病理，如《诸病源候论·卷四十八·小儿杂病诸候四·䘌鼻候》中说：“鼻是肺气所通，肺候皮毛，其气不和，风邪客于皮毛，次于血气，夫邪在血气，随虚处而停之，其停与鼻两边，与血气相搏成疮者”，即可发为鼻疳。说明肺气不和，卫外虚弱，风邪入侵，客于肺脏，停滞于鼻，而成鼻疳。《圣济总录·卷一百一十六》也提出：“肺经既虚，风热乘之”。《医宗金鉴·外科心法要诀·鼻部》总结鼻䘌疮发病为“总由风热客于肺”所致。说明病邪侵袭以风热犯肺为主。《外科证治全书·卷二》认为鼻疳“乃肺经风热”。

(2)肺经有热学说：除肺经风热引起外，也有认为是由肺脏本身壅热所致。如《外台秘要·卷二十二》说：“鼻是肺之候，肺气通于鼻，其脏有热，气冲于鼻”，可成鼻疳，指出肺热的发病病机。

(3)肺经湿热、风湿学说：如《外科启玄·卷之八》说："凡鼻孔有疳疮，即肺中有湿热"。《疡医大全·卷二十二》亦曰："风湿之气，壅成内热"，发为鼻疳。《万病回春·小儿杂病》亦有曰："风湿之气乘虚客于皮毛，入于血脉"，故而成疳。《洞天奥旨·卷十二·鼻疳》亦有曰："鼻疳虽是鼻之病，其实肺之病也，夫肺之病宜肺内生痈，乃不生于肺中，而生于鼻之内者，以热而兼湿也。热乃火也，湿乃水也，水能制火，故火在肺而不致生痈，火炎于鼻，而水不能上升，鼻之窍细小，然不能散火也，故成疳而不成痈矣"。

(4)脾胃失调，疳虫上蚀学说：脾胃失调，致使湿浊、积热、疳虫内生，上蒸(蚀)鼻窍亦是古代医家论述较多的病因之一。如《太平圣惠方·卷八十七》说："若小儿乳食不调，上焦壅滞，令疳虫上蚀于鼻也"。认为与小儿乳食不当，脾胃失调，食积生疳有密切关系。《杂病源流犀烛·卷二十三》指出："口鼻生疳蚀烂，亦为肺脾胃三经之热"。认为鼻疳之成与脾胃热邪内生有关。《医林改错·上卷》指出："病源系乳食过饱，肥甘无节，停滞中脘，传化迟滞，肠胃渐伤，则生积热，热盛成疳"。认为与肠胃积热有关。《圣济总录·卷一百十六》则认为鼻疳与虫积有关，其曰："五脏皆有虫，虫得风则化……则疳虫因得侵蚀，疮生鼻间"。由此可见，脾胃功能失调，湿浊、积热内生则是古代医家论述较多而较为一致的观点。

2. 现代病因病理学说　目前出版的医著所论之鼻疳一般均为指"鼻前庭炎"而言，故对于其病因病机的论述不足以说明本节所论鼻疳之病因病理。在现代医著中，所论鼻疳与本节所论一致者，主要有全国高等中医院校函授教材《中医耳鼻喉科学》、《中医耳鼻咽喉科临床手册》等。其中对于本病病因病理的认识多秉承古代医家之说，认为其病的发生，外因多为风、热、湿邪侵袭，内因多为肺、脾、胃等脏腑功能失调而致。其中主要有肺经郁热复感外邪学说、脾胃湿热学说和血虚化燥学说等。

3. 临床病因病理

(1)肺经郁热，邪热侵袭：病后余热未清，或患鼻病长期不愈，致使肺经素蕴内热。又因起居不慎，风热之邪乘虚外袭，引动肺热。或因鼻涕经常浸渍鼻孔；或挖鼻损伤肌肤，风热邪毒侵袭，引动肺经蕴热上攻，内外邪热搏结于鼻窍，蒸灼肌肤，致鼻前孔皮肤损伤糜烂而为病。

(2)脾胃失调，湿热郁蒸：阳明胃脉起于鼻之两旁，若饮食不节，恣食肥甘厚味，致使脾胃受损，运化失健，湿浊内停，湿郁化热，湿热内蕴，循经上犯，熏蒸鼻窍肌肤；或兼以湿热之邪侵犯，引动内湿，循经上蒸鼻窍，侵蚀肌肤，溃而成疳。小儿因脏腑娇嫩、肌肤柔弱，若遇食伤，易积食化热，疳热上攻，熏灼鼻孔肌肤而为病。

(3)邪热久稽，阴虚血燥：鼻疳浸淫流水日久，伤津耗血，致局部阴血亏虚；肺脾郁热久蕴，阴血暗耗，虚热上攻；复因患处余邪未清，邪热稽留，久蒸鼻孔，肌肤失养，而致患部皮肤粗糙、皲裂、脱屑之慢性鼻疳。

【临床征候】

1. 发病情况　本病好发于儿童，以春夏多风、多热、多湿之季发病率较高，无明显的地域性。

2. 病史　有全身过敏和其他部位湿疹发病史；患有急慢鼻疾，如鼻渊、鼻窒、鼻鼽等鼻涕长期浸渍鼻孔肌肤者易患本病。

3. 瘙痒不适　鼻前孔处瘙痒，重者难以忍受，呈间歇性和阵发性，常于夜间增剧。可有灼热感，一般无痛。搔抓过甚可有轻度疼痛，但常被瘙痒所掩盖。若复感邪毒，则可有明显的胀痛，灼痛等。

4. 红肿、溃烂、流水、结痂　鼻前孔处红肿、溃烂、流水、结痂是急性鼻疳的主要临床征候。按其病变过程、病损程度，主要表现有红斑、丘疹、水疱、溃烂、流水、脓疱、结痂等。其表现特点如下。

(1)红斑：多在开始阶段，以边界不太清楚的局限性潮红为主。

(2)丘疹：在一片潮红的皮肤之上有簇集的粟粒大小的红色丘疹，极小的水疱间杂其中，抓破后形成血痂。

(3)水疱：在红斑上有众多的小水疱簇集，顶部较尖，基底水肿，破碎后有针点状的糜烂。

(4)糜烂、流水：水疱溃破后，则形成大小不等的糜烂面，并有黄水样分泌物渗出，量较多。黄水流到之处，则易形成新的红肿、溃烂等。病变可波及鼻前孔周围，如鼻翼、鼻尖、上唇等。

(5)结痂：渗出之黄水干后，可形成白色、灰黄色、黄色痂皮。若复感邪毒，则形成脓疱，或干燥结成黄绿色的脓痂。痂皮或脓痂过多，则可堵塞鼻腔，导致鼻塞而妨碍呼吸。小儿常表现为张口呼吸等。

5. 鼻前孔处增厚、干燥、脱屑　常见于慢性鼻疳，经久不愈者。表现为鼻前孔处肌膜增厚，色红或暗红，皮肤干燥，皲裂，渗液较少，可形成糠秕状脱屑或细小的鳞屑等。此时，往往瘙痒感明显，甚或奇痒。而且病变经久难愈，或时轻时重，缠绵不断，反复发作等。

6. 伴随症状　一般无明显全身症状。可有微热，口干、鼻息热。小儿可有面色萎黄乏泽、纳呆、腹胀，大便溏，或大便黏腻难排，或大便干结等。

【诊断与鉴别诊断】

1. 诊断依据　①鼻前孔、上唇肌肤灼热、瘙痒感；②鼻前孔、上唇等部出现潮红、丘疹、水疱、糜烂、渗液、结痂、脱屑、皮肤增厚，常数种形态同时存在；③慢性者常反复发作，时轻时重，缠绵难愈；④小儿可兼有纳呆、腹胀，便溏，啼哭易怒。

2. 鉴别诊断　主要应与鼻疮、鼻疔相鉴别。

(1)鼻疔：鼻疔初起在鼻尖、鼻翼、鼻前庭部出现局限性红肿，形如粟粒，或麻或痒，灼热微痛，但根脚坚硬，有若钉之状，3～5日后疮顶出现黄白色脓点，自溃脓出，肿消而愈。

(2)鼻疮：在古代文献及现代资料中，鼻疳和鼻疮常有混淆，且二者病位及病状类似，应注意鉴别。鼻疮以局部红肿疼痛为特征，鼻毛附脓痂，鲜有水疱丘疹，病损多限于鼻前庭内。

【辨证施治】

1. 古代辨证施治观点　古代文献对鼻疳的辨证论述缺乏系统的论述，但对本病的治疗则有着丰富的论述，这些论述与论治方法至今仍不失其指导意义。在辨证治疗方面，古代医家主要从肺经风热、肺热、湿热立论，多采用清热解毒、清肺泄热、清利湿热的方法进行治疗。如《诸病源候论·卷四十八·小儿杂病诸候》认为本病主要属“肺气不和，风邪客肺”；《圣济总录·卷一百一十六》认为本病属“肺经风热，疳虫蚀鼻”证，治疗采用“椿根汤”、或“黄蘖汤”，以疏风宣肺，清热除疳。《太平圣惠方·卷八十七》则从“上焦壅滞，疳虫蚀鼻”论治，分别采用雄黄丸、甘草散进行治疗，以清热解毒，收湿止痒。《医宗金鉴·外科心法要诀》及《外科证治全书·卷二》均从肺经风热论治，分别采用泽泻散、黄芩汤，以清肺泄热。《景岳全书·卷四十一》提出：疳在外，鼻下赤烂，用人参清肺汤治疗，以益气清金。《外科启玄·卷八》认为属肺中湿热，治疗宜除肺中湿热。曰：“凡鼻孔有疳疮，即肺中有湿热，治宜除肺中湿热”。《洞天奥旨·卷十二·鼻疳》则认为是肺中“热而兼湿”，治宜“去其湿热，则水下行而火热下散，然后以外药吹之，则气通而毒消矣”。《医方辨难大成·下集·外科》则从湿热论治，治疗用四苓散加郁金、生山栀子，以清热解毒利湿。在内治的同时，古代医家均采用外用药物涂、敷患处的方法，以达到内外兼治的目的。

古代的辨证施治观点虽不系统，但从其丰富的内外治疗方药中，体现了古代的辨证施治观点，为现代对鼻疳的辨证施治奠定了基础，提供了丰富的参考资料。

2. 现代辨证施治观点　现代医家对鼻疳的辨证施治，以外感风、热、湿，内伤肺、脾、胃立论，建立起了比较系统的辨证论治体系。如全国高等中医药院校函授教材《中医耳鼻喉科学》、《中医耳鼻喉科病症学》、《中医耳鼻咽喉科临床手册》等对于本病的辨证大多分为肺经风热、脾胃湿热、阴虚血燥三个基本证候，治疗分别采用清热泻肺、散邪解毒；健脾祛湿，或清利湿热，和中解毒；滋阴养血，熄风润燥等治法进行治疗。所用方药一般以黄芩汤、黄芩滑石汤、除湿汤、四物消风饮等为主。

3. 辨证纲要

(1)辨瘙痒：痒自风来。《诸病源候论·卷之三十七·妇人杂病诸候·风瘙痒候》说：“风瘙痒者，是体虚受风，风入腠理，与血气相搏，而俱往来，在于皮肤之间。邪气微，不能冲击为痛，故但痒也”。本病鼻部瘙痒，伴见鼻部潮红灼热，为风热上犯；瘙痒伴见水疱簇集，糜烂、渗液，为湿热挟风，浸淫肌肤；瘙痒伴见皮肤粗糙，皲裂脱屑，为血虚生风化燥。

(2)辨水疱渗液：皮肤潮红，水疱簇集，糜烂渗液，伴灼热瘙痒为湿热之邪流溢肌肤。皮损淡红或不红，水疱破溃，脂水浸淫，伴见纳差食少，为脾失健运，湿邪内生，蕴积肌肤。渗液混浊成脓，为湿热偏盛，或复感邪毒。

(3)辨结痂：渗液集结为黄色薄痂，伴灼热瘙痒为风热为患；渗液结痂黄浊而厚者，为湿热炽盛；渗液干燥集结为薄痂，量少者，为阴虚血燥，邪毒稽留。结痂白厚潮湿为湿邪较甚。

(4)辨皮肤粗糙脱屑：鼻疳见皮肤增厚，粗糙，干燥，脱屑，瘙痒无度，搔抓后有少量渗液为津血亏虚，生风化燥。

4. 证治分类

(1)肺经风热证

证候　起病较急，鼻部灼热瘙痒，鼻前庭及其上唇交界处皮肤色红，微肿，有多数粟粒样红疹、水疱，或轻度糜烂，溢少许脂水，集结黄色薄痂，鼻气灼热；全身一般无明显症状，或有头痛、鼻塞、流涕、微发热、口干，小儿可见啼哭，躁扰不安，搔抓鼻部；舌尖红，苔薄黄，脉浮数。

证析　肺经郁热，复感风热，内热外邪，结聚于鼻，蒸灼肌肤，气血壅滞，故患处灼热，皮肤色红微肿；风邪胜则瘙痒；风热挟肺热上蒸鼻窍，灼伤肌肤，则见起红疹如粟；热灼肌肤，迫津液外泄，则起水疱、溢流黄色脂水；热腐肌肤，则水疱溃破而成糜烂；风热邪胜，则液干成痂；肺热随气息上蒸，则见鼻气灼热；若肺经风热，袭伤营卫，清窍不利，则可见头痛、鼻塞、流涕，微发热；肺热伤津，则口干；小儿肺热内蕴，风热外扰，鼻烂发痒，则啼哭、躁闹不安，搔抓鼻部等；舌尖红，苔薄黄，脉浮数等亦为肺经郁热，风邪侵袭之证。

治法　清肺泻热，疏风解毒。

方药　黄芩汤加减。方中黄芩、栀子、桑白皮清肺泻热而解毒；连翘、薄荷、荆芥穗疏风散邪而止痒；赤芍、麦冬清热凉血；桔梗升提入肺，载药直达病所，甘草调和药性而解毒，合方共奏清热泄肺，疏风解毒之效。若见鼻息气热，患处燥裂疼痛，或大便干结等肺经郁热，内传阳明之证者，可加生石膏、知母、大黄清泄阳明之热；局部痒甚者，加地肤子、防风、蝉衣以祛风止痒。本证亦可用银翘散合泻白散加减。

(2)脾胃湿热证

证候 鼻前庭及上唇皮肤潮红肿胀，瘙痒，肌肤糜烂，范围较广，常溢脂水，色黄量多，或结黄浊厚痂，甚则堵塞鼻孔；病情经久难愈，或反复发作。全身一般无明显症状，或有纳呆，大便黏滞不爽，小便黄浊；小儿可伴有纳呆、腹胀、大便溏，啼哭易怒等；舌质红，苔黄厚腻，脉滑数。

证析 脾胃湿热，循经上蒸，壅结鼻部，蒸灼鼻窍肌肤，气血壅滞，故患处潮红、肿胀；湿热郁滞气血，周流不畅，则局部瘙痒；湿热浸淫，流溢四周，腐蚀肌肤，故见肌肤糜烂，范围较大；湿热内盛，熏蒸气血，津液外泄，则常溢脂水，色黄量多，或积成黄浊厚痂，甚则堵塞鼻窍而致鼻塞；湿性黏滞，不易速去，湿与热合，更难分解，以致湿热蕴结不散，故病情缠绵，反复发作。湿热伤脾遏胃，脾胃失于运化，则见纳呆，大便黏滞不爽；湿热趋下，走于小肠，则见小便黄浊；小儿脏腑娇嫩，湿热内蕴，易损脾胃，故常见有纳呆、腹胀、便溏等；舌质红，苔黄厚腻，脉滑数等亦为湿热之象。

治法 清利湿热，理脾化浊。

方药 除湿汤加减。方中黄芩、黄连清热燥湿而解毒；茯苓、木通、滑石、车前子清利湿热，使湿热下趋，而不上蒸鼻窍；荆芥、防风疏风胜湿而止痒；枳壳、陈皮行气理脾，以醒脾胃而化湿浊；连翘、甘草解毒和药。合方共奏清热利湿，解毒止痒，理脾胜湿之效，用之能使湿去热解，毒散痒止，脾复健运，而鼻疳可除矣。若热毒盛而疼痛者，加金银花、山栀子、赤芍以清热解毒；兼有风邪而痒甚者，加蝉衣、白鲜皮以祛风止痒；湿热重而糜烂明显者，加土茯苓、苦参、黄柏、地肤子以燥湿清热；纳差者，加神曲、麦芽以消导肠胃而化食；腹胀者，加蔻仁、砂仁以行气运脾。小儿疳积生热，或虫积者加使君子、榧子、槟榔、玄参、生地之类，以清热祛虫疗疳。本证亦可用萆薢渗湿汤、黄芩滑石汤加减。

(3)阴虚血燥证

证候 鼻前孔处干燥，皮肤粗糙，增厚，皲裂，瘙痒剧烈，或有灼热干痛、异物感，或有干痂、脓痂，痂薄量少，鼻毛脱落；全身一般无明显症状，或有口干咽燥，面色萎黄，或鼻面干燥乏泽，毛发干黄稀少，大便干结，舌质红，少苔，脉细数。

证析 肺热久蕴，或脾胃湿热久留，内耗阴血，致阴血亏虚，生风化燥，鼻部失养，风燥伤肤，故鼻前孔处干燥，皮肤粗糙、增厚、皲裂、结痂、鼻毛脱落；血燥风盛，则发痒剧烈；阴液不足，虚热上攻，则有灼热干痛、异物感；阴血不足，余邪滞留，损伤肌肤，则见有干痂、脓痂，痂薄量少；舌质红，少苔，脉细数等为阴虚血燥之证。

治法 滋阴润燥，养血消风。

方药 四物消风饮加减。方中以四物汤养血活血，益阴润燥，以扶正祛邪；黄芩、甘草清解余毒；荆芥穗、薄荷、柴胡疏风散邪而止痒。若鼻部肌肤干燥、皲裂甚者，可加玄参、麦冬、制首乌、桑椹之类以助滋阴养血之力；痒甚者，加蝉蜕、全蝎、防风以祛风止痒；皮肤色红、干燥疼痛者，加金银花、野菊花以解毒祛邪。

若阴虚火旺，虚火上炎，灼伤鼻窍肌肤，而见鼻前孔处干燥色红，痒痛明显，肌肤增厚，经久不愈者，可用知柏地黄汤加减，以滋阴降火，润燥愈疳等。

【外治疗法】

1. 古代外治疗法述要 外治法是古代治疗鼻疳的主要方法，历代医家创造了许多外治方剂，主要以局部涂敷为主，其药物大多具有清热解毒，消肿祛风止痒功效。如《外台秘要·

卷二十二》列方9首，均为外治方剂，其中所用矾石、生地、苦参等清热收敛止痒，及应用杏仁压取油敷之，和人乳调敷的方法与方药，直至现今仍被采用。《圣济总录·卷一百十六》选集治方11首，其中9首是外用方药，其中所用“乌香散”、“矾石汤”、“杏仁膏”外涂或外敷患处的方药均为今日常用之品。《医宗金鉴·外科心法要诀·鼻部》之外用方青蛤散，功能清热解毒收敛，一直沿用至今。在其他一些医家著作中，对外用方药亦多有记载，为现代应用外治法治疗鼻疳提供了丰富的资料。

2. 现代外治法研究述要　现代对鼻疳的外治，主要集中在外敷药物的研究上。有报道用黄连膏外敷，亦有报道用吴茱萸、硫黄、乌贼骨等研末调凡士林外涂。有用黄柏面外擦而取得疗效者。

在目前出版的教材和专著中，针对鼻疳的不同表现多采用如下治疗方法：①内服中药渣再煎热敷患处；②湿盛脂水多者，用清热收敛药研末干撒患处；③局部红肿糜烂渗液者，用清热解毒、燥湿的药物湿敷患处；④局部干燥脱屑者，用油膏类药物外敷。其中所用方药大部分均为古代所用之方药而少有创新。

3. 外治法应用

(1)清洁、湿敷法：急鼻疳用内服煎剂药渣再煎取汤，清洁患处后，再乘热湿敷患处。结干痂者可用菊花、蒲公英各60g，煎水外洗并湿敷患处。或用漆大姑、苦楝树叶、桉树叶各30g，煎水外洗。

(2)撒药法：湿盛脂水多，用明矾10g，生甘草25g，煎水500ml，清洗患处，然后再以川贝母或黄连为末干撒，或用青黛散干撒。

(3)涂敷法：局部红肿糜烂渗液，用青蛤散，或鼻疳散调敷患处。或苦参、黄柏各15g，研末，以生地汁调敷患处。干燥、皲裂、脱屑者，用碧玉散，或穿粉散麻油调敷，亦可用紫连膏、黄连膏、玉露膏外涂。灼热疼痛者，用辰砂定痛散以麻油调涂患处。或用三黄洗剂外搽。

【针灸疗法】

在古代医籍中，尚未查阅到针灸治疗鼻疳的记载。现代医著中，《中医鼻病大全》载，取穴：二间、曲池、内庭、禾髎。每穴用强刺激泻法，留针15分钟，每日或隔日1次，15次为1疗程，主治鼻疳。

临床时，急性鼻疳，可取用曲池、合谷、风府等穴，中强刺激，每日1次，有清热止痒之效。慢性鼻疳，鼻部干燥痒甚，经久不愈者，可取足三里、血海、三阴交等穴，弱刺激，留针15分钟，每日1次，7～10次为1疗程。

【物理疗法】

1. 烟熏法　用慈姑根适量，研粉，拌入烟丝中，点燃以烟熏患处，有燥湿止痒之效。

2. 离子透入疗法　用清热燥湿收敛药物，煎水过滤后，将作用电极与离子透入衬垫浸湿药液，置于患部，无作用极置于枕部，以适度电流强度治疗15～20分钟，每日1次，7～10次为1疗程。

【专病专方】

1. 现代专病专方

(1)治鼻疳验方：儿茶15g，雄黄3g，轻粉3g，冰片0.3g，上药研细，敷患部(《中医鼻病大全》)

(2)杏仁捣烂，人乳调敷患处。(《中医耳鼻喉科学》五版教材)。

(3)瓦松适量，烧灰存性研末，搽于患处。(《中医耳鼻喉科学》五版教材)

(4)吴茱萸(微炒)50g,舶上硫黄10g,乌贼骨35g,研极细末,药末与凡士林按5∶1调成软膏,清洗患部后,涂敷。(《四川中医》1995,13(1):48)

2. 古代专病专方

(1)青黛散:治孩子鼻流清涕或鼻下赤痒。青黛一钱,芦荟、地龙各半钱,朱砂一字匕,瓜蒂半钱,细辛一钱,黄连半钱。上为细末,和合吹鼻中,入麝香少许。(《颅囟经》)

(2)疗鼻内热气生疮,有脓臭并有虫方:矾石一两烧、生地黄三两、苦参一两。上三味切,以水八合煮取三合,以绵滤之,微微点鼻中,日三五度,差也。(《外台秘要·卷二十二》)

(3)青蛤散:治黄水湿热等疮。蛤粉(煅)一两,石膏(煅)一两,轻粉五钱,黄柏五钱,青黛三钱。上为末,先用香油调成块,次加凉水调稀。将疮洗净,薄涂患处。(《外科大成·面部》)

(4)鼻疳蚀:内用椿根、葱白、豆豉、川椒,以清泔水三升,和醋一杯煎成,入盐少许服,有恶物下即效。外用草乌烧灰,麝香等分,研极细,以少许敷疮上。(《张氏医通·卷八·鼻》)

(5)鼻疳散:青黛一钱,麝香少许,熊胆五分。上为细末。干者,用猪骨髓调贴;湿者,干上。(《医宗金鉴·幼科心法要诀》)

(6)吹鼻蝉壳散:蝉壳(微炒)、青黛(研)、 蛇皮蜕(烧灰)、滑石、麝香(细研)各等分。上为细末,每用绿豆大,吹鼻中,日三用之,疳虫尽出。(《医宗金鉴·幼科心法要诀》)

(7)化散汤:内治鼻疳。青黛二钱,桔梗二钱,白芷八分,百部一钱,茯苓三钱,木通一钱,黄芩二钱,天冬三钱,玄参二钱,甘草一钱,辛夷五分,水煎服四剂。(《洞天奥旨·卷十二》)

(8)治鼻疳简便方:杏仁去皮尖捣碎,以纸包压去油,以成白粉为度。每取杏仁二分、真轻粉一钱,和匀吹患处,治小儿鼻疳。(《幼幼集成》)

(9)泽泻散:泽泻、郁金、山栀(生)、甘草(生)各一钱。共为末,每服一钱,甘草煎汤调下。(《医宗金鉴·外科心法要诀·鼻䘌疮》)

(10)先用甘草、白矾水洗净,后用芦荟、黄连、黄柏末,日上三次,治鼻疳。(《普济方》)

(11)敛疮方:取青黛末、当归、赤小豆、瓜蒂、地榆、黄连、芦荟各等分为末,入雄黄末敷之,治鼻疳。(《普济方》)

(12)取黄柏一分(末),雄黄一分(细研),麝香一钱(细研),上件药,都细研令匀,以生油调,日三四次涂之。(《太平圣惠方·治小儿鼻疳诸方》)

(13)黄连半两,捣罗为末,石胆一分,细研,和匀,生油调涂于鼻中。治小儿疳疮。(《太平圣惠方·治小儿鼻疳诸方》)

(14)芦荟散方:治小儿鼻疳,虫蚀鼻,痒痛不止。芦荟一分,黄连末一分,青黛半分,雄黄半分。上件药,都细研为散,日三度,以少许敷疮上,差。(《太平圣惠方·治小儿鼻疳诸方》)

【预后与转归】

1. 预后　鼻疳若能及时而恰当的治疗,预后良好。部分患者病程缠绵,时轻时重,可因诊治及时,趋向好转或痊愈。亦可因外来刺激而急性发作,偶有数年不愈者。病久不愈,常伴有性情急躁,夜眠不安等症状。

2. 转归　绝大部分患者可于急性期治愈。若急鼻疳失于治疗,或治疗不当,部分患者可转为慢鼻疳,使病程缠绵,反复发作,迁延日久。

【护理与预防】

1. 护理

(1)鼻疳发作期忌用热水烫洗或用肥皂等刺激物洗涤。

(2)避免搔抓,有结痂不可擅自揭去,应待其自脱,以利早日治愈。

(3)保持局部清洁,避免继发感染。

(4)忌食辛辣等生火化热之品,忌食鱼、虾、蟹、羊肉等发物,

(5)鼻疳发作期间,暂缓预防注射和接种牛痘。

2. 预防

(1)注意局部卫生,戒除挖鼻孔,拔鼻毛等不良习惯。

(2)积极治疗鼻腔、鼻窦疾患、防止因涕液浸渍而发本病。

(3)小儿尤应注意饮食调养,防治肠道虫症,以免疳热上攻。

【参考资料】

1. 慧平．芩翘解毒祛湿汤内服外洗治愈鼻疳16例．实用中西结合杂志,1994,7(3):164

2. 金明珠．中药外涂、内服治疗鼻前庭湿疹．四川中医,1995,13(1):48

3. 沈庆祥．中药黄柏面治疗鼻部湿疹疗效观察．中华耳鼻咽喉科杂志,1959,7(2):160

4. 相振友,等．湿疹的中西医结合治疗概况．长春中医药大学学报,2007,23(5):101～102

第四节　鼻疔(鼻疖)

【概述】

1. 涵义　鼻疔是以外鼻部局限性红肿,呈粟米状突起,坚硬疼痛为特征的鼻病。疖肿一般呈单个发生,少数可同时有2～3个。任何年龄均可发病。西医学之鼻疖与本病相类似。本病如处理不当可转成鼻疔走黄,类似于西医学之海绵窦血栓性静脉炎,可危及生命。

2. 释名　鼻疔在历代文献资料中,被称为白疔、白刃疔、穿鼻疔、鼻环疔、鼻尖疔、鼻梁疔等名。此外,古代医家所述之鼻疽、鼻柱痈、发髭等亦有指本病之义。这些病名基本上是以鼻与肺的关系,以及其发病部位和症状特点来命名。

(1)鼻疔:始见于《证治准绳·疡医·卷之三·疔疮》其曰:“鼻疔生于鼻内,痛引脑门,不能运气,鼻如大瓶。黑色者不治”。《外科正宗·卷之十二·拾遗症第一百三十八》亦有曰:“鼻疔生于鼻内,痛引脑门,不能运气,胀塞鼻窍,甚者唇腮俱肿”。全国高等医药院校试用教材《中医耳鼻喉科学》将“鼻疔”列为病名,现代中医耳鼻喉科均通用“鼻疔”作为本病的病名。

(2)白疔:又做“白丁”,始见于汉代《中藏经·卷中·论五丁状候》。其曰:“白丁者,起于鼻下,初起如粟状,根赤头白,或顽麻,或痒痛,使人憎寒头重,状若伤寒”。因鼻属肺系,肺在色为白,故称鼻疔为白疔。

(3)白刃疔:始见于明·陈实功《外科正宗·卷二》。其曰:“毒气发于肺经者生为白刃疔,其发初生白泡,顶硬根突,破流脂水,痒痛骤然,易腐易陷,重则腮损,咽焦,毛耸,肌热,咳吐脓痰,鼻煽气急,此等出于肺经之病也”。《治疗汇要·鼻疔》亦有曰:“红肿曰鼻疔,起白泡曰白刃疔”。《医宗金鉴·外科心法要诀·发无定处·疔疮》亦有曰:“有名为白刃疔者……多生鼻孔、两手”。

(4)鼻疮痈:见《明医指掌·卷八·鼻证》。

(5)鼻柱痈:见《外科证治全书·卷二·鼻部证治》。指生于鼻柱上之鼻疔。

(6)穿鼻疔、鼻环疔、鼻尖疔、鼻梁疔:见《疔疮要诀》。指发生在鼻之不同部位的鼻疔。

(7)发髭:指发生于鼻唇部的疔肿。如《证治准绳·疡医·卷之三·发髭》曰:“鼻下一处,人中两处,为发髭”。

3. 沿革 鼻疔一病最早记载于汉代，时称为白丁。如《中藏经·卷中·论五丁状候》曰："白疔者，起于鼻下，初起如粟状，根赤头白，或顽麻，或痒痛，使人憎寒头重，状如伤寒，不欲食，胸膈满闷，喘促昏冒者死，未者可治，此疾不过五日，祸必至矣，宜急治之"。根据其对本病的发病部位、症状，以及鼻疔走黄所出现的危重证候，转归预后的论述，与今之鼻疔的发病特点与规律颇为类似。此后，众多医家均有将鼻疔称为"白丁"或"白疔"者。明代以前的著作，大多不列鼻疔一症，其病多由"鼻生疮"、"鼻肿痛"等疾病所包含。至明代《证治准绳·疡医·疔疮》首先使用"鼻疔"一名后，始有"鼻疔"之名，同时，白疔之名亦有应用。这一时期，对于鼻疔的证候特点、发展趋势与并发鼻疔走黄等均有较为明确的认识。如《证治准绳·疡医·卷之二·疔疮》即观察到"鼻如大瓶，黑色者不治"。同时，在《证治准绳·疡医·卷之三·发髭》亦有曰："或问两腮及鼻下焮肿生疮，恶血淋漓，何如？曰：此名疔疽，属阳明胃经，三日口噤如痉，角弓反张，按之如疔钉着骨，痛不可忍是也"。这是对鼻疔走黄，鼻肿如瓶，或鼻疔发展成痉，所表现鼻疔走黄症状的形象描述。《疮疡经验全书·卷二·白疔》说："起于右鼻，初起如粟米大，根赤头白，或麻木，或疼痛，使人憎寒头重，鼻口干，咽喉燥，不欲饮食"。《外科正宗》不仅对白刃疔做了描述，而且在《外科正宗·卷之三·痈疽图形第十五》还绘有鼻疔发病部位图，该书卷之十二对于鼻疔走黄所致"唇腮俱肿"亦有所认识。清代，鼻疔一名已得以广泛使用。在清代的一些医著中，大多列有鼻疔一病，并且对其疾病的认识、症状表现、所引起鼻疔走黄的并发症等大都均有详细的描述。其论基本与现代对于鼻疔的认识基本相同。如《医宗金鉴·外科心法要诀·鼻疔》曰："此症生于鼻孔内，鼻窍肿塞，胀痛引脑门，甚则唇腮俱作浮肿"。《外科证治全书·卷二》亦有曰："鼻疔生鼻孔内，肿胀痛引脑门，寒热交作，甚则唇腮俱肿"。其他如《疡医大全·卷十二》、《外科大成·卷三》、《增订治疔大全·卷上》等均有类似的记载。

全国高等医药院校试用教材《中医耳鼻喉科学》将"鼻疔"正式作为现代病名使用，此后，所出版的专著与教材、教参等专科书籍均沿用这一病名至今。

【病因病理】

1. 古代病因病理学说

(1)脾胃积热学说：历代医家均认为鼻疔是疔疮的一种，并皆宗《素问·生气通天论》"高梁之变，足生大丁"的病因说，而认为饮食肥甘，醇酒厚味，致使脾胃积热，则可促发疔疖之病。如《中藏经·卷中·论五丁状候》认为疔疖之病与"恣饮醇酒，多嗜甘肥，毒鱼鲊酱"，导致"畜其毒邪，浸渍脏腑，久而不散，始变而成"。

(2)肺经火热学说：历代医家认为鼻为肺之窍，肺气通于鼻，鼻疔的形成与肺经有密切的关系，尤其是肺经火热，上蒸鼻窍则是导致鼻疔发病的主要因素之一。如《中藏经·卷中·论五丁状候》曰："白丁者，根在肺"。《疮疡经验全书·卷二》叙述鼻疔时说："白丁者，大肠虚热，根在肺"。《医宗金鉴·外科心法要诀》则更明确指出：鼻疔乃"由肺经火毒，凝结而成"。《疡医大全·卷十二》也认为鼻疔"乃忧郁伤肺，房欲传肾，火乘金位，燔灼而成"。故肺经火热，或它经火热传肺，上蒸于鼻是古代认识鼻疔发生的主要病机之一。

(3)外毒、火热结聚学说：《证治准绳·疡医·卷之二·疔疮》有曰："大抵多由恣食厚味，卒中饮食之毒，或感四时不正之气，或感蛇虫之毒，或感疫死牛马猪羊之毒，或人汗入肉而食之，皆生疔疮"。《医宗金鉴·外科心法要诀·疔疮》亦曰："由恣食厚味，或中蛇蛊之毒，或中疫死牛马猪羊之毒，或受四时不正疫气，致生是证。夫疔疮者，乃火热证也"。由此说明，感受外邪毒气，火热疫毒时气等亦是导致疔疮及鼻疔发生的因素之一。

此外,《证治准绳·疡医·卷之三·发髭》对于拔鼻毛、唇髭导致鼻唇部疔疮的发生亦有所认识。其曰:"鼻下一处,人中两处,为发髭。此多因摘髭,外入风而结攻,作不常寒热相并,此亦害人"。

2、现代病因病理学说　在古代医家对鼻疔认识的基础上,现代医家对于鼻疔发生的病因病理认识基本一致,在已出版的专科著作中,主要从如下三个方面论述鼻疔的病因病理。

(1)外鼻损伤,邪毒内犯学说:由于生活习惯不良,挖鼻、拔鼻毛,而损伤鼻孔肌肤,毒邪乘机侵犯,而致鼻疔发生。如《干氏耳鼻咽喉口腔科学》有曰:"总之,本病是由于肺经向有伏火,又有外感热毒(或暑气、厚味所伤),循经上犯而致。此外,其中的皮肤破损,拔鼻毛等也是导致本病的诱因"。这一观点是现代中医耳鼻咽喉科学著作中对于鼻疔一般症候发病学说的共同认识。

(2)火毒结聚学说:饮食不节,过食肥甘及辛辣刺激食品,造成火热结聚,火毒邪气循经上犯鼻窍而生鼻疔。如高等医药院校教材《中医耳鼻喉科学》有曰:"或因恣食膏粱厚味,辛辣炙煿之物,以致火毒结聚,循经上犯鼻窍而生"。

(3)邪毒内陷,鼻疔走黄学说:高等医药院校教材《中医耳鼻喉科学》认为:"若火毒势猛,正气虚衰,或早期失治误治,或妄行挤压,则会导致邪毒走散,入犯心营,内陷心包而成走黄之证"。其他专科著作对于鼻疔走黄大都持这一观点。

3. 临床病因病理

(1)邪毒外袭,火毒上攻:若挖鼻、拔鼻毛等损伤鼻窍肌肤,风热邪毒乘机而入,邪毒犯肺,郁而化火,火毒熏蒸鼻窍,气血凝滞,邪毒集聚而生鼻疔。若恣食膏粱厚味,辛辣炙煿之品,致使肺胃积热,若复受暑热、风热邪毒侵袭,则火毒结聚,循经上犯鼻窍亦可发生鼻疔。

(2)邪毒炽盛,内陷营血:头为诸阳之会,鼻为血脉多聚之处,其脉络内通于脑。若邪毒久恋,火毒热猛;又因调治不当,过于克伐,正气虚衰;或早期失治,误治,或妄行挤压,则导致邪毒走散,入侵营血,内陷心包,则形成鼻疔走黄之危证。

【临床征候】

1. 发病情况　本病发病无年龄、性别,及地域差异,全年均可发病,但以春夏多风、多湿,及暑热过盛之季节较易发病。

2. 病史　病后体弱,鼻部清洁卫生较差,或挖鼻、拔鼻毛后易发生本病。

3. 鼻部疼痛　病初起,鼻部或麻或痒疼痛,触之痛甚。病进则疼痛加剧,触痛明显,可有明显跳痛,并可见头痛。

4. 鼻部疖肿　好发于鼻前庭、鼻尖、鼻翼等处。表现为局限性丘状隆起,根脚紧束,境界明显,周围发红,坚硬;一般3～5天顶部出现黄白色脓点,溃破则流出少量脓液,有时排出脓栓。脓出后,疖肿渐愈。疔肿有时可有数个,但多局限于一侧鼻腔。

5. 伴随症状　轻症常无伴随症状。重者常伴有头痛,发热,周身不适等。

6. 鼻疔走黄　是鼻疔的严重变症。病情发展快,常在鼻疔症状的基础上,疖肿迅速扩大,肿及上唇,面颊。表现为鼻肿如瓶,上唇肿翻,疮头紫暗,顶陷无脓,根脚散漫,面部高肿,眼裂合缝,结膜水肿,眼球突出不转,甚至失明。眼底检查见静脉怒张,视乳头水肿,全身见憎寒,壮热,头痛如劈,甚或抽搐等。

【诊断与鉴别诊断】

1. 诊断依据　①局部疼痛,触痛明显;②鼻尖、鼻翼、鼻前庭等处局限性红肿,突起,数日后顶现脓点。

2. 鉴别诊断　本病主要应与鼻疳、鼻疮相鉴别。

(1)鼻疳：以鼻前孔弥漫性潮红，瘙痒、糜烂、渗液、结痂为主要表现。病变范围较广，仅有表皮溃烂，无脓头，以痒为主，一般无痛，或疼痛甚轻。易反复发作。

(2)鼻疮：表现为鼻前庭处弥漫性红肿，灼热疼痛，表皮溃烂，流黄稀脓液，无脓头。

【辨证施治】

1. 古代辨证施治观点　古代医家对于鼻疔的辨证主要认为是火热邪毒所致。主要采取清热解毒，清肺泄热，消肿止痛，以及急治鼻疔，防疔走黄的方法进行治疗。如汉代《中藏经·卷中》就提出了“此疾不过五日，祸必至矣，宜急治之”的治疗原则，并提出了以泻肺解毒立法的“治白疔憎寒喘急昏冒方”进行治疗。这一观点基本确立了治疗鼻疔以清热解毒为主的辨证施治方法。后世医家在此基础上，对鼻疔的辨证论治亦有所发挥。如《疡医大全·卷十二》认为鼻疔属“火乘金位”之证，并认识到鼻疔若不速治，“四五日寒热交作，毒气攻心，头面肿大，八九日呕逆昏迷，痰升气促，十难救一”的危重证候。提出“医者不可不察”的逆证辨治观点。《医宗金鉴·外科心法要诀》则从“肺经火毒”论治，治疗采用“蟾酥丸”内服、外用。同时，提出“此证初起之时，须当速治，迟则毒气内攻，以致神昏，呕哕，鼻肿如瓶者，逆”。这种提倡早期治疗的思想对于防止鼻疔走黄有一定的临床意义。《外科大成·卷三》、《增订治疗大全·卷上》均有类似之论。

纵观历代医家对于鼻疔的论治，清热解毒，消肿止痛是其共同的治疗原则与方法。同时，均主张应对鼻疔进行早治、“速治”、“宜急治之”，以避免发生鼻疔走黄之逆证。这些辨证论治思想至今仍不失其指导意义。

2. 现代辨证施治观点　现代有关鼻疔的治疗，主要根据本病的发展进程和轻重缓急进行辨证施治。认为本病轻者一般数日内自行破溃，排出脓点而愈；若失治、误治，或热毒壅盛，可致邪毒走散，入侵营血，内陷心营而成走黄之证。在辨证论治中，一般分为风热邪毒外袭、火毒结聚、和鼻疔走黄证，治疗分别采用五味消毒饮、黄连解毒汤等；若内陷心营者，用清热地黄汤(古书称犀角地黄汤)，安宫牛黄丸或紫雪丹类治疗。持这种观点者，如全国高等医药院校试用教材《中医耳鼻喉科学》、高等医药院校教材《中医耳鼻喉科学》及高等中医院校教学参考书《中医耳鼻喉科学》等。在高等中医院校函授教材《中医耳鼻喉科学》中，则将本病明确分为邪毒侵袭、热毒壅盛、邪毒内陷三个证型，分别施以疏风清热，解毒消肿；泄火解毒，消肿止痛；泻火解毒，清营凉血之法治疗。《中医耳鼻咽喉科临床手册》对于鼻疔的辨证分为风热结聚、脾胃热盛、鼻疔走黄三证，治疗分别采用五味消毒饮、黄连解毒汤、黄连解毒汤合清营汤进行论治，从而使本病的辨证施治更加明晰。《中医鼻病大全》中对鼻疔走黄一证提出了“清热解毒、凉血散瘀、养护心阴”的论治观点。其他的教材、参考书均以清热解毒为本病的论治重点，以五味消毒饮、黄连解毒汤等为主治疗。

在现代临床报道中多以内服外用相结合进行辨证治疗。如有介绍用复方黄连散加黄芩汤治疗鼻疖，取得良效。有报道通过对不同鼻疔的治疗实例，说明在鼻疔治疗中辨证论治的重要性和可靠性。有报道治疗疔疮走黄的验案，患者鼻疔疔疮走黄，邪陷厥少阴，神糊抽搐，遍发风疹，疮顶腐脓不多，病势危殆，方用紫花地丁、蒲公英、野菊花、蚤休、生甘草、银花、赤芍、黑山栀、三黄丸、羚羊角粉等。疮顶渗五虎丹，周围湿敷金黄散。有介绍治疗疔疮走黄的经验，作者认为疔疮走黄，症情危急多变，似属西医学败血症、脓毒血症范畴。其病机多为疔毒内陷，侵及营血、脏腑，直犯神明，故喜用《外科正宗》之七星剑方。认为疔疮走黄，非独陷于心包一经，其他经络脏腑亦可累及，七星剑方具有清热解毒，凉血消肿之功，只需随不同症情略作加减，即可收到显著疗效。亦有介绍用立马回疔丹治疗颜面部疔疮，临床应用五十余年疗效显著确切。认为立马回疔丹全方具有抑杀细菌，促使炎症局限，软化腐蚀脓栓，扩创引流等作用，是治疗疔疮较好的外治方药。

鼻疔的治疗，临床有不少成功医案及经验的报道，不少学者发掘古代医学的宝贵经验，运用于临床，并根据病情之轻重，邪毒之深浅，内外治结合，坚持辨证用药，均取得了满意的疗效。

3. 辨证纲要　鼻疔的主要特征是鼻部疼痛、局部疔肿及伴随症状。辨别局部疔肿与伴随症，对鼻疔的病情把握和预后判断有重要作用，在本节中将鼻痛、疔肿及伴随症作为鼻疔的辨证纲要加以辨析。

(1)辨鼻痛：鼻疔所致之鼻痛，主要根据疼痛的程度来辨别鼻疔的程度和性质。鼻痛轻微或痒或麻，触之痛轻，为鼻疔轻证，多为风热邪毒侵袭；鼻痛较重，痛连面唇，持续疼痛，或呈跳痛，触之更甚，多为热毒壅盛之证。鼻痛连及脑腮，或头痛如劈，则应注意邪毒走散，内陷心营。总之，鼻痛由轻至重为逆，鼻痛由重至轻为顺。

(2)辨疔肿：疔肿的辨别，主要根据疔肿的大小、肿胀的范围及有脓无脓来辨别其程度和性质。疔肿呈丘疹状隆起，范围局限，疮顶有黄白色脓点者，多为风热邪毒侵袭，病情较轻；疔肿较大，红肿高突，表面有黄白色脓点，伴见同侧上唇、面部、下睑等处肿胀发红，多为热毒壅盛之重证。若见疔肿疮头紫暗、顶陷无脓，根脚散漫，鼻肿如瓶，目肿合缝，则为鼻疔走黄，内陷心营之危证。

(3)辨伴随症：鼻疔与其他疔肿相比，其危害在于并发症，故辨别鼻疔的伴随症是辨别鼻疔病情的程度和性质的重要依据。鼻疔无伴随症，其证轻浅，可于数日后痊愈；鼻疔伴随头痛、恶寒发热，口干便结，为热毒壅盛之证；若头痛如劈，憎寒壮热，烦躁、呕吐，神昏谵语，脊背强直，为邪毒内陷心营，热盛动风之危证。

4. 证治分类

(1)风热结聚证

证候　外鼻或鼻前庭灼热，轻度疼痛，或麻或痒；患处局限性红肿，隆起如粟，或形小如钉，根脚坚硬，触之痛甚；全身可有发热，微恶寒，周身不适，舌质略红，苔薄黄，脉浮数。

证析　风热邪毒，侵袭于鼻，搏于气血，聚而不散，蒸灼肌肤，聚毒成疔，故见鼻部红肿局限，形如粟粒、钉盖，根脚坚硬；风热郁滞，气血不畅，触之扰动气血，使气血欲通而不畅，故患处灼热疼痛，触之痛甚；热盛则痛，热微则痒，风热初郁，疔疖初起，故或麻或痒；风热侵袭，郁于肌表，营卫失和，故见发热，微恶寒，周身不适；舌质略红，苔薄黄，脉浮数为风热邪毒侵袭之征。

治法　疏风清热，解毒消肿。

方药　五味消毒饮加味。其中以五味消毒饮清热解毒，消肿止痛；加荆芥、薄荷、连翘疏风解表。风热邪毒外袭，易致热邪迫肺，化火上蒸于鼻，故宜加黄芩、桑白皮以清泄肺热，助其解毒消肿之力；若疼痛较甚者，加赤芍、丹皮以清热活血止痛。

(2)热毒壅盛证

证候　患处灼热疼痛较甚，或呈跳痛；外鼻或鼻前庭处疔肿高突，表面有黄色脓点，或疔疖多发；甚或肿及同侧上唇、面部，连及下睑；多伴有发热，头痛，口干，大便干结，尿黄，舌红苔黄，脉数有力。

证析　《灵枢·痈疽》说："大热不止，热胜则肉腐，肉腐则为脓"，热毒炽盛，结聚肌肤，气血壅滞，腐而成脓，故患处灼热疼痛较甚，或呈跳痛；脓成未溃则疔肿高突，顶部有黄白脓点；若热毒壅盛，弥散四周，波及唇面，则可见同侧上唇、面部、下睑处肿胀发红；邪毒内盛，正邪相搏，故见发热；邪毒上扰，清窍不利，故见头痛；邪毒由表入里，内传阳明，燔灼津液，故见口干，大便干结；舌质红，苔黄，脉数有力为里热壅盛之征。

治法 泄火解毒，消肿止痛。

方药 黄连解毒汤加减。方中黄连、黄芩、黄柏、栀子泻上、中、下三焦之火热而解毒，凉血消肿而止痛。若脓成不溃，疼痛剧烈者，宜加当归尾、赤芍、乳香、没药、皂角刺以活血止痛，消肿溃脓；热毒炽盛，伤津耗液，发热头痛，口鼻气热，渴饮冷水，大便秘结者，宜加生石膏、天花粉、生大黄以清泄火热；若表证未除，发热恶寒者，宜酌加荆芥、薄荷、连翘，或合用黄连上清丸、防风通圣丸加减，以清热解毒，疏风解表，表里同治。若脓成不溃，热毒不甚者，亦可选用仙方活命饮加减。

(3)邪毒内陷证

证候 鼻疔见疮头紫暗，顶陷无脓，根脚散漫，鼻肿如瓶，唇肿如翻，目肿合缝，头痛如劈；高热憎寒，烦躁不安，口渴口臭，便秘尿赤，恶心呕吐，甚则神昏谵语，脊强背直；舌质红，苔黄厚燥，脉洪数或滑数。

证析 火毒势猛，正不胜邪，或因失治、误治，或妄行挤压，致邪毒走窜，波及唇面，故见疮头紫暗，顶陷无脓，根脚散漫，鼻肿如瓶，唇肿如翻，目肿合缝；火热炽盛，循鼻入脑，扰乱元神，则头痛如劈、烦躁不安；热毒壅盛，正邪相搏，则见高热憎寒；热盛伤津，则口渴引饮，口气腐臭；热结于里，则便秘尿赤；火热内盛，升降失调，胃失和降，故见恶心呕吐；热毒入脑，内陷心包，心神、元神受扰，则神昏谵语；火热炽盛，燔灼肝阴，热盛动风，则脊强背直，四肢抽搐；舌红，苔黄厚燥，脉洪数或弦数均属火毒内盛之象。

治法 泄火解毒，清营凉血。

方药 黄连解毒汤合清营汤加减。其中以黄连解毒汤清泄火热而解毒祛邪；清营汤清营凉血而扶正解毒。若出现神昏谵语者，加服安宫牛黄丸、至宝丹、紫雪丹之类，或静脉滴注清开灵注射液、双黄连注射液等；有脊强背直、抽搐等症者，加钩藤、羚羊角、石决明、地龙之类，以镇肝熄风止痉。

【外治疗法】

1. 古代外治疗法述要 外治法是古代治疗鼻疔运用较广泛的一类治疗方法，在《中藏经》中即有鼻疔外治法的记载，在《千金方》、《卫生简易方》、《外科大成》、《医宗金鉴》等书中均收藏有大量外治方药。古代医家认识到，本病的外治与痈疽疔疮相同。如《疡医辨难大成·下集·外科》中说道："其余内外治法，俱宜按痈疽溃脓篇"、"其余内外治法，俱宜按后疔疮门"。《疡医大全·鼻疔门》"治当悉按疔疮治法，毋用另立主方"。古代对鼻疔的外治主要采用：刺血法、刮脓法、塞药法、吹药法、敷药法等方法治疗，介绍如下：

(1)刺血法：以针刺患处放血的治疗方法，并在放血之后局部用药。该法见《中藏经》卷中，又取白丁方："……先刺令出血，内药米心大，以醋面饼封口，立愈"。

(2)刮脓法：用刀尖，挑破脓头，刮除脓液的治疗方法，如《治疔汇要·鼻疔》"另有刮法，用刀挑去疮盖，将刀尖于患处轻刮，微痒则毒水恶血渐来，须耐心细刮数十次，毒水清后用前药外治更效"。

(3)塞药法：将药物制成粉剂，以"绵裹塞入鼻中"或用油纸蘸药粉塞入鼻中的治疗方法。这种方法的记载见《明医指掌·鼻证·鼻疮痈》等。

(4)吹药法:即把药粉吹入鼻中的治疗方法。如《外科大成·鼻部·鼻疔》曰:“鼻孔内用蟾酥条研末吹之”。《医宗金鉴·外科心法要诀·鼻疔》亦有曰:“再用蟾酥丸研细末,吹入鼻窍”。《外科证治全书·卷二·鼻疔》:“更以夺命丹研细,吹鼻内”。

(5)敷药法:用清热解毒,消肿止痛的药物研粉后用水或用猪脂调敷患处,或将其制成药膏涂敷患处,如《中藏经·卷中》取白丁方,用铅霜、胆矾、粉霜、蜈蚣,研末调敷。《医宗金鉴·外科心法要诀·鼻疔》“用离宫锭涂之”等。

值得指出的是,在古代外治法中所采用的刺血、刮脓法,以及治疗“疔疮先刺血,内毒宜汗泻,禁灸不禁针,怕绵不怕铁”,对于疔疮“初发项以上者,三阳受毒,必用铍针刺入疮心四五分,挑段疔根,令出恶血;随用立马回疔丹,或蟾酥条插入孔内,外以巴膏盖之”(《医宗金鉴·外科心法要诀·发无定处·疔疮》)的方法应当慎用,而对于早期刺血、刮脓、插药的方法则应禁用。

2. 现代外治法研究述要　现代关于鼻疔的外治法的临床报道不多,有报道将 8～10 月采到的活苍耳子虫放入芝麻油中浸泡七天后备用,用时将苍耳子虫研成糊状敷在疖肿表面,每日 1 次。亦有报道用醋调梅花点舌丹外涂加内服治疗儿童鼻疖取效。在目前出版的专著及教材如高等医药院校教材《中医耳鼻喉科学》、王德鉴《中医耳鼻咽喉口腔科学》等专科书籍中对于鼻疔的外治法主要集中在两个方面,一是药物外敷,多用内服中药渣再煎,取药液热敷患处;或用清热解毒,消肿止痛的药物如玉露膏、金黄散、四黄散等涂敷患处;或用仙人掌、野菊花、鱼腥草等鲜药捣烂敷患处。另一类是切开排脓。现代外治疗法,强调鼻疔不可妄加挤压,不可切开过早,切开范围不能过大,否则可能促使邪毒走窜,导致鼻疔走黄的发生。认为本病切开排脓,宜待脓肿成熟,用尖刀片轻轻挑破脓头,以脓出为度,并注意局部的清洁消毒。

3. 外治法应用

(1)外敷法:适用与鼻疔初起或已成脓未溃者。取内服中药渣再煎,取药液热敷患处,借药力与热力的作用,使气血流畅,以消肿散瘀。或以玉露膏、金黄膏、紫连膏等药膏涂敷患处,以清热消肿止痛。亦可选用野菊花、芙蓉花叶、地胆头、鱼腥草、仙人掌,芦荟等具有清热解毒消肿功能的鲜药捣烂外敷。用时将鲜药洗净,捣烂敷患处,一日换 1～2 次。使用鲜草药外敷,一般不用于溃脓后。

(2)切开排脓法:鼻疔见肿胀局限,疔头有黄白色脓点时,为鼻疔已成熟。在局部消毒后,用锋利尖头手术刀或注射针头,将疮头表面轻轻挑破,以小镊子钳出脓头,用 3% 双氧水洗净脓液。切开时不可切及周围浸润部分,且忌挤压,以免脓毒扩散。

【针灸疗法】

1. 古代记载　在古代医籍中,运用针灸治疗鼻疔的记载不多。在《外科正宗·卷四》中有“鼻疔生于鼻内,痛引脑门,不能运气,脓塞鼻窍,甚则唇腮俱肿……以上之症俱先行针刺,次行发汗,仍照疔类调治”,提出了针刺配合其他疗法治疗鼻疔。在《外科大成·卷三·鼻部·鼻疔》中记载“腕骨穴,治鼻疔”、“一灸腕骨七壮,壮如绿豆大”的针灸方法。《刺疔捷法》取人中、印堂穴;《疔疮要诀》取天庭、海底穴。在传统的针灸治疗中,除在局部取穴治疗外,还有取穴于全身,急刺急出,略令出血的方法,如《孟河马培之医案论精要》有曰:“疔疮名目甚繁,先贤以青、黄、赤、白、黑五色,分别五脏之疔,已尽之矣。其治法,刺法宜汗、宜清、宜下亦已详备。惟艾灸无论何部,断不可施。疔疮尽是内脏积热,搏于经脉,血凝毒聚,各随脏腑而发。见于头面口角心胸之处最为凶险且易杀人。其背上必现红紫斑点,五脏皆系于背,见于上者发于心肺，见于中者，发于肝脾，见于腰者，发于肾。色红者轻，色紫者重，急用针于斑点上挑刺，约入一二分，挤去毒血，一日挑一次，多则三次，少则二次，重者转轻，轻者散矣”。

对于古代所用的针灸、挑刺法，在治疗鼻疔中应当慎用。

2. 现代研究与应用　21世纪以前出版的中医、中西医结合耳鼻咽喉科专著、教材，以及杂志报道中，未查到有关应用针灸治疗鼻疔的文献。新世纪全国高等中医院校教材《中医耳鼻咽喉科学・鼻疔》提出耳尖、耳背或耳垂，或少商、商阳点刺放血的治疗方法，临床可行试用。

临床中应用针灸治疗鼻疔者较少，故此不做介绍。

【物理疗法】

据各家报道对鼻疔的物理疗法主要有冷光紫外线治疗、氦-氖激光治疗、超短波治疗等，主要以局部照射和穴位照射为主。

(1)冷光紫外线治疗：用冷光体腔紫外线治疗机照射病变局部，首次照射选用4～5个生物剂量，隔日或每日1次。3～7次为1个疗程。视病情增加生物剂量。

(2)氦-氖激光治疗　用氦-氖激光治疗仪，将激光光斑对准“鼻通”穴，照射距离为10～20mm，每次每穴照射5分钟，每日1次。一般照射1～2次即可。

(3)超短波治疗　用超短波治疗仪，以微热量照射15分钟，每日1次，3～5次为1个疗程。

【专病专方】

1. 现代专病专方

(1)石斛合剂：石斛12g，野菊花9g，忍冬藤9g，蒲公英9g，紫花地丁6g，夏枯草6g，甘草3g，蚤休0.5g，贝母3g。水煎服，(《中医杂志》1956，(5)：36)

(2)妙金丹：蟾酥6g，麝香3g，雄黄3g，硼砂3g，火硝3g，大赤金12张。先将蟾酥，麝香各另研。掺入其他药粉，加乳和匀，如法制成秫米大的小丸，赤金为衣，每用1丸。(《常见病验方汇编》)

(3)地丁饮：紫花地丁一两，白矾、甘草各三钱，银花三两，水煎服。(《验方新编》)

(4)九味消疔饮：野菊花、金银花、蒲公英各15g，天葵子6g，生地黄、赤芍、黄连、紫花地丁、甘草各10g，水煎服。(《四川中医》1986，(10)：24)

2. 古代专病专方

(1)治白疔憎寒喘急昏冒方：葶苈、大黄各一两，桑白皮、茯苓各二两，槟榔七个，郁李仁、汉防己各三分。上件为末，每服三钱，蜜水调下，以疏下恶物为度。(《中藏经・卷中》)

(2)取白疔方：铅霜一分，胆矾、粉霜各一钱，蜈蚣一条。上件为末，先刺令出血，内药米粒大，以醋面饼封口，立愈。(中藏经・卷中》)

(3)离宫锭子：京墨一两，蟾酥、胆矾、血竭各三钱，朱砂二钱，麝香一钱五分，上为末，用凉水调成锭，凉水磨如墨，以笔蘸药涂之。(《外科大成・鼻部・附方》)

(4)化疔漏芦汤：治鼻内生疔。漏芦钱半，白蔹一钱，黄芩一钱，连翘一钱，水牛角(原书为犀角)一钱，赤芍一钱，桔梗一钱，甘草八分，水煎服。(《外科医镜》)

(5)疔毒丸：生军、枳壳、辰砂、血竭、雄黄、菊花、川芎、黄芩、黄连、姜黄、巴霜、乳香、没药、麝香，蟾酥各五钱，共末面糊丸，桐子大，每服三五丸，重者七九丸，温酒送下。(《喉科指掌》)

(6)华佗治鼻疔神方：蟾酥(酒化)二钱，轻粉五分，枯白矾、寒水石(煅)、铜青、胆矾、乳香、没药、麝香各一钱，雄黄二钱，朱砂三钱，蜗牛二十一枚。上先将各药为末，于端午日午时，在净室中先将蜗牛研烂，同蟾酥和匀稠黏，方入各药共捣丸，丸如绿豆大，每服三丸，热酒下，覆被安卧，汗出为效。（《华佗神方》）

(7)千金漏芦汤：漏芦一两，枳壳(炒)一两，朴硝一两，大黄一两五钱，甘草(生)一两，麻黄一两，黄芩一两，白蔹一两，连翘(去心)一两，升麻一两。共研末，每用二钱，水一盅，姜三片，薄荷叶一钱，煎五分温水，以卧便利为度。（《医宗金鉴·外科心法要诀·鼻疽》）

(8)夺命丹：干蟾酥(酒化)、轻粉、麝香各五分，枯矾、寒水石(煅)、铜绿、制乳香、制没药各一钱，朱砂三钱，蜗牛二十一个连壳研为膏。上各研为细末，取蜗牛，蟾酥研匀，入诸药，杵丸绿豆大，每服三丸，用葱白五寸捣烂，安手心内裹丸于中，另煎葱汤送下，盖被取汗。如无汗，约人行五里许，再进一服，多次葱汤催之，汗出为度。（《外科证治全书·卷四·疔疮》）

(9)夺命汤：银花、草河车、赤芍各二钱，蝉蜕、僵蚕、防风、独活、青皮、泽兰各一钱五分，黄连、甘草各一钱。煎，热服，暖卧取汗。（《外科证治全书·卷四·疔疮》）

【预后与转归】

1. 预后　如能及时恰当的治疗，预后良好，大多5～6天可愈。若转为鼻疔走黄，则预后凶险。

2. 转归　病情轻浅，治疗得法，及时，绝大多数患者能治愈。邪毒壅盛，失治误治，致脓毒扩散，内陷心营，出现疔疮走黄危候者，可危及生命。

【护理与预防】

1. 护理

(1)保持鼻部清洁，禁忌一切挤压、触碰鼻部患处。不能使用挑刺，灸法及早期切开引流，或切开过多，以免邪毒走散。

(2)密切观察病情，防止疔疮走黄。

(3)适当休息，多饮水，忌食辛辣炙煿，保持大便通畅。

2. 预防

(1)戒除挖鼻、拔鼻毛的恶习。根治其他鼻病，保持鼻部清洁，注意鼻腔卫生。

(2)根治全身消耗性疾病，如消渴、贫血等。

(3)忌食辛辣炙煿、肥甘厚味之品，以免诸经火毒内生。

【参考资料】

1. 2000年前参考资料见第1版，此略。

2. 楼正才，等．中西医结合治疗儿童鼻疖疗效观察．中国中西医结合耳鼻咽喉科杂志，2004，12(1)：33

第五节　酒　渣　鼻

【概述】

1. 涵义　酒渣鼻是以鼻尖或鼻旁的皮肤红赤、粗糙、紫暗、增厚、表面油腻光亮，或鼻尖增厚如赘为特征的鼻部慢性皮肤病。本病多见于壮年，男性多于女性。病程较长，缠绵难愈，若不彻底根治，常可导致终身不愈。本病中西医同名。

2. 释名　酒渣鼻在历代文献资料中又称为皶、酒齄、肺风、鼻齄、酒齄赤鼻、赤鼻、酒风鼻、糟鼻子等。这些病名均是以病变部位、症状特点及其病因病机进行命名的。

(1)皶:同皻、皾、皻。首见于《素问·生气通天论篇》。其曰:“劳汗当风,寒冷薄为皶,郁乃痤”。张志聪释曰:“皶,面鼻赤瘰也”。《辞海》释曰:“皻,鼻子上的红皰”。

(2)酒皻:又作酒皶。见于《诸病源候论·卷二十七·面体病诸候·酒皶候》,其曰:“此由饮酒,热势冲面,而遇风冷之气相搏所生,故令鼻面生皻,赤疱帀帀然也”。《三因极一病证方论·卷十六·鼻病证治》亦有曰:“鼻发赤瘰,俗谓酒皶”。以本病的病因和病变特征命名。

(3)酒皻鼻:《严氏济生方·鼻门》曰:“鼻发赤瘰,俗名酒皻鼻”。《古今医统·鼻病门》:“酒皻鼻,多是饮酒之人,酒气邪热熏蒸面鼻,血热壅滞而成。鼻皻,赤色者也。或有肺经素有风热,虽不饮酒,亦自红黑而生皻也”。

(4)肺风:《丹溪心法·卷四》曰:“面鼻紫黑,赤刺瘾疹,俗呼肺风”。

(5)鼻皻:《明医指掌·卷八·鼻证》曰:“鼻皻,赤鼻也”。《医学入门·卷五·杂病分类·鼻》:“鼻皻,准头红也,甚则紫黑”。

(6)酒皻赤鼻:《景岳全书·卷二十七·鼻证》:“酒皻赤鼻,多以好酒之人,湿热乘肺熏蒸面鼻,血热而然。或以肺经素多风热,色为红黑而生皻疖者亦有之”。

(7)赤鼻:《素问·刺热论篇》曰:“脾热病者,鼻先赤”;《孙真人海上方》有“赤鼻”一症;《张氏医通·卷八》:“赤鼻,俗名酒皻鼻,乃血热入鼻也”。

(8)酒风鼻:《简易医诀》“鼻头红肿而暗,多生酒刺,乃胃火蒸熏,肺气亢燥,外遇寒郁而凝滞也”。

(9)糟鼻子:见于《医林改错·上卷·通窍活血汤所治之症目》。

3. 沿革 酒渣鼻一病,早在《素问·生气通天论篇》即有记载。而酒皻之名,则首见于晋代《肘后备急方·卷六》:“疗面及鼻酒皻方”。此后,历代医家大多均以酒皻、皻鼻、赤鼻立论。金元时期,《丹溪心法》将本病又称作“肺风”。至明清时期,又有医家将本病称为“酒皻赤鼻”、“鼻赤黑”等。如《景岳全书》称其为“鼻皻赤鼻”;《证治准绳·杂病·鼻》列有“鼻赤黑”;而“酒皻鼻”一名则出现在明代。如《证治准绳·杂病·第八册·鼻》有曰:“赤鼻,一名酒皻鼻”。明清时期,多数医家的著作列有“酒皻鼻”一病。清代又将“酒皻鼻”写作“酒皶鼻”,并沿用至今。

从古代文献中可以看出,历代医家一般是根据本病的不同时期,依据其证候表现而将其分别称为赤鼻、酒皶鼻、鼻赤黑等。其中所称之“赤鼻”相当于本病的初期阶段;所称“酒皶鼻”(或作“酒皻鼻”)则相当于本病的中、后期阶段;所称之“鼻赤黑”则属于本病的后期阶段。因此,从现代观点而论,古代医家虽然对于本病的命名不同,但其疾病则一也。

王德鉴《中医耳鼻咽喉口腔科学》将“酒皶鼻”正式作为现代病名加以应用,并为现代中医耳鼻咽喉科医家所赞同,而后出版的专著大都沿用这一病名。现代中医外科、皮肤科书籍中大多亦列有“酒皶鼻”一病。

【病因病理】

1. 古代病因病理学说 有关酒渣鼻病因病理历代医家论述颇丰,综历代文献所述,有以下几个方面。

(1)酒热内生,复受风寒学说:《诸病源候论·卷二十七·面体病诸候·酒皶候》曰:“此由饮酒,热势冲面,而遇冷风之气相搏所生”。《太平圣惠方·卷第四十·治酒皻诸方》曰:“夫面生皻者,由饮酒,热势冲面,而遇风冷之气相搏所生也,故令鼻面生皻赤皰,匝匝然也”。《医学入门·卷五》亦有曰:“鼻皻……因饮酒血热入肺,复被风寒,郁久则血凝浊而色赤”。《外科大成·卷二》亦说:“酒皻鼻者,先由肺经血热内蒸,次遇风寒外束,血瘀凝结而成”。

《证治准绳·杂病·鼻·鼻紫黑》曰:“酒性善行而喜升,大热而有峻急之毒,多酒之人,酒气熏蒸面鼻,血得酒为极热,热血得冷,为阴气所搏,污浊凝结,滞而不行,宜其先为紫,而后为黑色也”。《外科证治全书·卷二·鼻部证治》亦有曰:“好酒之人多得此病……亦或血热遇寒,污浊凝结见紫黑色”。故饮酒过度,蕴生内热,复感风寒,血液凝浊,是古代医家认为酒渣鼻的主要病因病机之一。

(2)肺经风热学说:《古今医统·卷六十二》说:“肺经素有风热,虽不因酒,亦自红黑而生皶也”。《证治准绳·杂病·鼻·鼻赤》曰:“或肺素有风热,虽不饮酒,其鼻亦赤,谓之酒皶”。《医学入门·卷五》提出:“或不饮者,乃肺风血热”。《景岳全书·卷二十七·杂证谟·鼻证》亦认为:“或以肺经素多风热,色为红黑而生皶疖者亦有之”。

(3)肺经血热学说:《证治准绳·杂病·鼻·鼻赤》有曰:“酒皶鼻,乃血热入肺也。肺气通于鼻,为清气出入之道路,多饮酒人,邪热熏蒸肺叶,伏留不散,故见于鼻”。《三因极一病证方论·卷十六·鼻病证治》曰:“凡鼻头……赤者,血热也,酒客多有之”。《锦囊秘录·卷六》亦说:“凡鼻头白者,亡血也,赤者,血热也,盖面为阳中之阳,鼻居面中,一身之血,运至面鼻,皆为至清至精之血……血热而沸腾,则独红而且赤”。《景岳全书·卷二十七·杂证谟·鼻证》则认为是由湿热乘肺,致血热而成。其曰:“酒皶赤鼻,多以好酒之人,湿热乘肺,熏蒸面鼻,血热而然”。《万病回春·卷之五·鼻病》亦有曰:“鼻赤者,热血入肺,成酒皶鼻也”。《外科大成·卷三》说:“酒皶鼻者,先由肺经血热内蒸,次遇风寒外束,血瘀凝结而成”。故肺经血热亦是古代医家认识酒渣鼻的病机之一。

(4)肺热学说:《三因极一病证方论·卷十六·鼻病证治》说:“肺热,鼻发赤瘰、俗名酒皶”。《外科证治全书·卷二·鼻部证治》亦认为鼻皶是因“肺受热郁所致”。

(5)脾胃积热学说:《素问·刺热论篇》说:“脾热病者,鼻先赤”。《本草纲目·主治第四卷》说:“鼻齇,是阳明风热,血热”。《外科正宗·卷之十》说:“皶鼻属脾,总皆血热郁滞不散,所谓有诸内,形诸外”。《医学正传·鼻症》说:“是故好饮热酒者,始则伤于肺脏,郁热久则见于外而为鼻皶”。《外科证治全书·卷二·鼻部证治》鼻皶说:“鼻准及鼻两边红赤,系阳明血热,好酒者多得此病”。《医宗金鉴·外科心法要诀·鼻部》酒皶鼻说:“此证生于鼻准头及鼻两边,由胃火薰肺,更因风寒外束,血瘀凝结,故先红后紫,久变为黑,最为缠绵”。

(6)瘀血凝结学说:《医林改错·上卷》曰:“糟鼻子,色红是瘀血”。此外,从以上各种学说中可以发现,古代多数医家均认为“瘀血凝结”是酒渣鼻的最终病理变化结果。

(7)脏中有虫学说:《本草纲目·卷四·鼻》曰:“鼻皶,是阳明热,或脏中有虫”。

综上所述,古代医家认为本病的发生与“饮酒”、“肺脾胃蕴热”、“血热、瘀血”有关。而热邪内蕴,风寒外束,邪热不得发散,蒸灼肌肤,血瘀凝结,则是其共同之识。

2. 现代病因病理学说　在现代著作与资料中,有关酒渣鼻的发病学说在内因方面多宗古代医家之说,在外因方面则有所突破,认为本病可由寄生虫感染所致。

(1)积热上蒸,风寒外束说:在现代的专著和资料中,多认为酒渣鼻是因饮酒,饮食不节等原因,致肺胃积热,血热上蒸,复遇风寒之邪,郁滞气血,与风寒交阻于肌肤而致。持此观点者,有《中医鼻病大全》、王德鉴《中医耳鼻咽喉口腔科学》、《中医耳鼻喉科病症学》、《中医耳鼻咽喉科临床手册》、高等医药院校教材《中医外科学》、《实用中医外科学》等。

(2)血瘀凝滞说:认为酒渣鼻日久不愈,血热壅滞不散,久则气滞血瘀,凝滞肌肤所致。持此观点者见《中医鼻病大全》、《中医耳鼻咽喉口腔科学》、《中医耳鼻喉科病症学》等。

(3)虫蚀学说:《实用中医外科学》和一些学者认为本病由毛囊虫寄生所引起,毛囊蠕行螨虫寄生是酒渣鼻的致病主因。另有学者认为蠕行螨可能是一种条件性致病因素，有人虽然带螨，但无适宜条件而使螨处于静止状态，故不引起发病。虫蚀学说的提出，是现代研究对酒渣鼻的病因病理认识的突破。

(4)痰湿学说：《中医耳鼻喉科病症学》认为本病的病变，可因津液停聚，化为痰浊而致。亦有人认为本病因湿而致，可从湿论治。

3. 临床病因病理

(1)肺胃积热：肺主鼻，阳明胃脉起于鼻侧，鼻脉专属阳明，脾主外鼻，故若素嗜辛辣炙煿，肥甘厚味，嗜酒纵饮，火热内生，蕴积肺胃脾经；复因鼻部卫生不良，螨虫寄生肤中，或复感风寒、风热之邪，或酒气熏面，引动肺胃积热上蒸于鼻，郁滞气血，酒热与气血相搏，凝结鼻脉，渐而成渣，发为本病。

(2)瘀热互结：肺胃积热，日久不散，滞留鼻脉，或风热袭滞，郁于鼻脉，气血运行不畅，久而生瘀，以致瘀热互结，鼻脉不畅，邪热瘀滞肌肤，鼻头增厚如赘，而成渣鼻之症。

(3)气血瘀滞：素体虚弱或久病不愈，以致正虚邪盛，邪滞不去，气血运行不畅，或酒热内蕴，血遇寒邪，凝血滞脉，血瘀于鼻，鼻部肌肤紫暗增厚，日久难愈，而成鼻皶顽症之患。

总之，酒渣鼻的发生与肺胃脾积热、瘀热互结、气血瘀滞有密切关系。在其发病过程中，肺胃积热多见于病之初期，是酒渣鼻早期的病理特点；瘀热互结多见于病之中期，是鼻皶中期的病理特征；气血瘀滞则主要表现在皶鼻的后期，是病之后期的主要病机。

【临床征候】

1. 发病情况　好发于成年人，中年以后发病率较高，少年少见。男性多于女性。无地域性和季节性。面部油脂分泌较多，或有便秘习惯者易于发病。

2. 病史　可有嗜酒、吸烟，及喜食辛辣刺激性食物的病史，或有内分泌障碍、月经不调、鼻腔疾患史。

3. 鼻部痒刺灼热感　部分患者可自觉鼻部有发痒，或刺痒、灼热感，常在酒后，受风及情绪激动时明显。多数患者可无明显自觉症状。合并感染时可有鼻部疼痛。

4. 鼻准部潮红、粗糙、增厚(红斑型)　早期鼻准部皮肤弥漫性潮红，开始时为暂时性，时隐时现，寒风刺激或进食辛辣等刺激性食物，或情绪紧张激动时更为明显。日久持续不退，表面油腻光滑，可见毛细血管扩张。皮肤纹理粗糙，渐而增厚。

5. 鼻部丘疹(丘疹型)　多见于中期患者。表现为在潮红色斑片的基础上，出现散在性痤疮、丘疹或小脓疱，有的呈粟米、酒渣及豆大状坚硬的丘疹；鼻部毛细血管扩张明显，形如红丝缠绕，皮色由鲜红逐渐变成暗红、紫褐色。

6. 鼻赘(鼻赘型)　见于晚期患者。表现为鼻尖部丘疹增大，逐渐融合，高出皮面，结节增大，皮肤肥厚，形成表面凹凸不平，皮色暗红、紫红的鼻赘。

【诊断与鉴别诊断】

1. 诊断依据　①鼻头或鼻头两侧红斑、丘疹、增厚，一般无不适症状；②病损在面部常呈五点分部，即鼻尖，两眉间，两颊部，下颌部，鼻唇沟等；③组织病理检查主要见毛细血管扩张，皮脂腺增生，或可见结缔组织和皮脂腺增殖肥大，部分患者可查出毛囊蠕行螨虫。

2. 鉴别诊断　主要应与粉刺、鼻红粒病、酒渣鼻样结核疹相鉴别。

(1)粉刺：酒渣鼻与粉刺都可见颜面中部或面颊部皮肤红赤，起小丘疹及脓疱。但粉刺多见于男女青春期，发生部位以颜面为多，亦见于胸背部及肩胛部，并有典型黑头粉刺样病变，用手挤压有米粒样白色粉刺，有时顶部发生小脓疱，有的可形成脂瘤或疖肿。

(2)鼻红粒:多见于儿童。损害为局限性红斑,上有圆形尖顶丘疹,局部多汗。

(3)酒渣鼻样结核疹:皮损为散在的丘疹,丘疱疹。主要分布在两颊,鼻部多数正常,病理检查可以证实。

【辨证施治】

1. 古代辨证施治观点 古代文献中有关酒渣鼻辨证施治的内容较为丰富,并创立了许多治疗酒渣鼻的内服外治方药,从而奠定了酒渣鼻辨证施治的基础。从以上古代医家对于酒渣鼻的病因病理的认识中可以看出,对于其病的辨证主要有肺热感寒、肺经血热、脾胃积热、瘀血等的不同证候,其治疗主要采取如下方法:

(1)泻肺脾(胃)积热:如《三因极一病证方论·卷之十六·鼻病证治》用"栀子为末,蜡丸如下弹子大,茶酒任下一丸";《严氏济生方·鼻门》用栀子仁;《太平圣惠方·卷四十》、《奇效良方·卷五十九》的冬瓜子散方;《外科正宗·卷之十·肺风粉刺酒皶鼻》的黄芩清肺饮、枇杷叶丸等方。其方药组成均以清肺、胃脾之热为主。而冬瓜子散方则配有利湿之品,适宜于患部流黄水者,后两方则以清泻肺热为主,兼以疏风活血,对血热郁滞不散者尤为适宜。

(2)疏散风寒,宣散郁滞:如《医宗金鉴·外科心法要诀·鼻部》酒皶鼻有曰:"治宜宣肺中郁气,化滞血",方用麻黄宣肺酒等;又如《景岳全书·卷六十·古方八阵·因阵》曰:"治肺风酒皶鼻赤疱"的荆芥散,两方均用于治疗血热上注,遇寒而致之酒渣鼻。

(3)清热凉血:是古代医家应用较多的治法之一。如《景岳全书·卷二十七·杂证谟·鼻证》有曰:"内宜凉血清火"。方药如《奇效良方·卷五十九》的何首乌丸;《医宗金鉴·外科心法要诀》的凉血四物汤;《锦囊秘录·卷六》的四物汤加酒芩、红花、何首乌等,均是以清热凉血为主的治疗方剂。

(4)活血化瘀:《证治准绳·杂病·鼻》记载"鼻紫黑"的治疗:"须用融化滞血,使得流通,滋生新血,可以运化,病乃可愈。予尝以酒制四物汤加酒炒片芩、陈皮、生甘草、酒红花、生姜,煎,调下五灵脂末饮之,气弱形肥者加酒黄芪,无有不应"。《外科证治全书·卷二·鼻部》曰:"治宜化滞血,生新血,四物汤加酒芩、红花、生甘草、陈皮、赤苓,煎好,入陈酒一杯,调五灵脂末二钱,热服"。又如《兰台轨范·五窍门》、《奇效良方·卷五十九》的凌霄花散、《外科大成·卷三》的调荣化滞汤等均属活血化瘀法的实际应用。《医林改错》亦用通窍活血汤治疗"糟鼻子",并称:"无论三二十年,此方服三付可见效,二三十付可痊愈。舍此之外,并无验方"。由此说明,活血化瘀治疗酒渣鼻的有效性。

2. 现代辨证施治观点 现代有关酒渣鼻的辨证施治,在继承古代辨证施治观点的基础上,结合现代研究多有发挥,使酒渣鼻的辨证施治系统化。如王德鉴主编的《中医耳鼻咽喉口腔科学》对于酒渣鼻分为肺脾积热、血瘀凝滞两证,治疗主要采用清泄肺脾积热;活血化瘀的方法。高等医药院校教材《中医外科学》、《实用中医外科学》、《中医耳鼻咽喉科病证学》中均认为本病应施以清热、凉血、活血祛瘀的治法;《中医耳鼻咽喉科临床手册》则将本病分为肺胃郁热、瘀热交结两证,治疗采用清泄肺胃,宣郁导滞;活血化瘀,清热散结之法。而在《中医鼻病大全》中则把酒渣鼻分为血热郁滞,肺胃积热,血瘀凝滞三种证型,分别施以清热解毒,凉血滋阴;泻脾胃积热,清肺经邪火;活血化瘀、通络涤邪的方法。《干氏耳鼻咽喉口腔科学》则将其分为风热、血热、血瘀三证。内治采用分期论治,初期宜疏风清热;第二期应清热凉血;第三期宜活血破瘀。对于治疗用方,则各家基本一致,大都选用黄芩清肺饮、凉血四物汤、通窍活血汤之类进行治疗。

现代其他专著和临床报道,倾向于酒渣鼻的分期论治。有报道将酒渣鼻的症状,用"度"

表示，以区别疾病过程中的三个阶段。第一度为红斑性酒渣；第二度名酒渣痤疮；第三度名为鼻瘤。在治疗方面提出用活血散瘀之法，以通窍活血汤为主治疗。有学者提出酒渣鼻的治疗应从血热入肺，凝滞为患着手，以清热凉血，融化滞血为主，用调荣化滞汤和通窍活血汤。亦有人把酒渣鼻的症状分为三期：初期或中期，一般为肺脾积热，蕴热上攻，治疗重在清肺脾积热。后期，一般为血热遇寒，瘀血凝结，治疗重在祛瘀活血，方用凉血四物汤加苦参片等。有报道将本病分为肺胃积热、热毒炽盛、血瘀凝结三型，治疗 50 例获效。有报道分析 15 种具有清热、凉血、祛风的中药对于本病的治疗作用，发现乌梅和黄芩为酒渣鼻分离细菌最敏感的中药。

3. 证治分类

(1)肺胃积热证

证候　多见于酒渣鼻之初、中期。鼻及鼻两旁皮肤潮红或鲜红；或有暗红色斑点；表面油腻光亮，当饮酒或寒冷刺激后，鼻部色红更甚，或现暗红；或见鼻部出现粟粒状丘疹脓疱，挤压之有脂液溢出，鼻头红斑血丝缠绕，状如树枝、蛛网，自觉鼻部灼热，微痒微痛，全身症状不明显，或有口臭，便秘，舌尖红，苔薄黄，脉数有力。

证析　肺开窍于鼻，鼻脉专属阳明，肺胃积热，循经上蒸，郁于鼻部，故见鼻准部肌肤潮红、红赤；肺主皮毛，胃主肌肉，肺胃积热，郁而外发，故见丘疹，甚则发生脓疱，灼热微痒微痛；酒性善行而喜升，肺胃蕴热，遇酒则发，故酒后鼻赤更为明显。热邪郁滞鼻部肌肤，遇寒则热邪不得疏散，血热瘀滞，故色泽暗红；郁热滞鼻，气血不畅，脉络受阻，故见鼻头红斑，血丝缠绕，如枝如网；胃热上蒸，则口臭；胃热伤津，则便秘；舌尖红，苔薄黄，脉数有力亦为肺胃蕴热之象。

治法　清泄肺胃，宣散郁热。

方药　黄芩清肺饮加减。方中以黄芩、天花粉、干葛根、薄荷清解肺胃，宣散郁热；防风、连翘疏风而解毒散结；生地、当归、赤芍、川芎、红花凉血活血，祛瘀通络。合方共奏清泄肺胃，宣散郁热，解毒散结，活血化瘀，疏通鼻脉之效，用之能使肺胃热去，血脉通畅而渣鼻可愈矣。

饮酒成习、遇酒加重之患者，加葛根花、凌霄花、牛膝以解酒毒，引血中伏热下行；鼻干灼热者，可加生栀子、桑白皮以助清肺泄热之力；如口秽口腻，胃脘不适，龈肿口臭等，可加用生石膏、淡竹叶以清泄胃热；若大便秘结或热滞不畅，可加生大黄、郁李仁、火麻仁等，以泄热通便；鼻周油腻较甚者，加炒山楂、陈皮、茯苓、白花蛇舌草等以行气利湿化浊；鼻部有瘙痒者，加蝉衣、白鲜皮、地肤子、苦参等以祛风止痒。

(2)瘀热互结证

证候　鼻准或鼻翼发红较甚，持续不退，或呈暗红色，皮肤增厚，粗糙不平，光滑油亮，状如橘皮，表面血络扩张，如红丝赤缕，鼻部刺痒，可伴有口干喜饮，大便秘结，小便黄，舌质红或暗红有瘀点，舌苔薄黄，脉细涩而数。

证析　瘀热互结，阻于鼻脉，则鼻准或鼻翼发红加重，持续不退，或暗红、增厚；瘀热结滞，血脉不畅，津液不行，则见肌肤粗糙不平，光滑油亮，状如橘皮，血络扩张，如红丝赤缕；瘀热互结，血脉不和，则刺痒；瘀热伤津，则口干喜饮，便秘尿赤；舌红或暗红有瘀点，脉细涩而数亦为瘀热互结之象。

治法　清热凉血，祛瘀通络。

方药　栀子仁丸合凉血四物汤加减。其中以栀子、黄芩、赤芍、生地清热凉血，活血通脉；辅以当归、川芎、红花活血祛瘀，通经活络，陈皮行血中之滞而消痰瘀；甘草调和药性而解毒，合方共奏清热凉血，活血化瘀，通络散结之力。如瘀热互结，日久不去，郁滞生痰，痰瘀交结，皮肤增厚明显者，可合用消瘰丸，以化痰散结。鼻部疱疹，脂液溢出，灼热疼痛者，加蒲公英、败酱草等以清热燥湿。

(3)瘀血凝聚证

证候　患病日久，缠绵不愈，皮肤暗红或紫暗，增厚明显，粗糙不平，或呈结节状增生，鼻头增大如榴，形如疣赘，局部刺痒微痛，舌质暗红或有瘀点，脉细涩。

证析　病变日久不愈，血热壅滞，气滞血瘀，瘀血凝聚不散，痹阻脉络，壅滞肌肤，故见皮肤暗红和紫暗，增厚，粗糙不平，增生如榴状，形如疣赘；气血瘀滞，新血不生，正不御邪，故而病变日久不愈；舌质暗红或有瘀点，脉细涩皆为气血瘀滞之征。

治法　活血化瘀，通络散结。

方药　通窍活血汤加减。方中主以桃仁、红花、赤芍等活血祛瘀；当归养血活血；川芎行气祛瘀，又助当归以生新血；麝香开通诸窍，活血散结，走窜周身经脉，更助上药共达化瘀通络之功；姜枣调和荣卫，老葱通阳入络，合方共奏活血化瘀，通络散结，疏涤邪浊，愈渣消齄之效。如皮肤增厚如赘，刺痒者，可加蜈蚣、全蝎、莪术以祛风通络，散结消瘤。

【外治疗法】

1. 古代外治疗法述要　酒渣鼻的外治为历代医家所重视，从东晋《肘后备急方》开始，历代医家不断在实践中探索，总结创立了许多外治方剂，积累了非常丰富的经验。历代医家治疗酒渣鼻的外用药，多以清热解毒，杀虫止痒，祛腐生新为主，或佐以活血祛瘀，散寒祛风的药物。对外治药物的使用方法，多采用局部涂敷与局部外擦。

(1)涂敷法：如《太平圣惠方·卷四十》治"积年酒齄方"，《三因极一病证方论·卷十六·鼻病证治》的"粉黄膏"，《世医得效方·卷十》的"硫黄散"，《丹溪心法·鼻病七十六》的"铅红散"，《景岳全书·卷六十·因阵》的"二神散"，《医宗金鉴·外科心法要诀·鼻部》的颠倒散等，均是采用患部涂敷药。涂药时，一般在临卧时洗净面部，以水、唾液、蜜等调药末，涂于鼻部。《世医得效方·卷十》用大枫油外涂时，则先用生姜擦患处，再涂敷。用白固散时，先用手微抓患处，再涂之。其意在于使患处局部血脉流通，更好发挥药物疗效。在古代外治方药中，应用最多的是硫黄。如《世医得效方·卷十》的硫黄散、白固散；《丹溪心法·鼻病》的铅红散等，均是以硫黄为主药。其中，颠倒散至今仍为临床所应用。

(2)涂擦法：《奇效良方·卷五十九》的"治肺风鼻赤方"、"草麻子膏"，《景岳全书·卷六十·因阵》的"白矾散"，以绵裹擦患处等。

2. 现代外治法研究述要　现代学者对酒渣鼻的外治法研究，主要集中在外用药物和手术治疗两个方面。

(1)局部用药：局部用药除了活血祛瘀，清热解毒外，偏重于杀虫。所用药物如大风子、轻粉、水银、大黄、大麻仁、木鳖子、樟脑、苦杏仁、桃仁等。所用制剂大多以膏剂为主。如有用肤螨特灵膏、二子水银膏、水冰糊膏、黄连儿茶散、大风子糊剂、硫黄酒、轻硫冰红膏等不同剂型与药物外用治疗酒糟鼻而取得良好疗效者。

(2)手术治疗：针对鼻部的皮肤损坏，采用"磨削法"、"划割疗法"等治疗，切割或磨削鼻部病损皮肤，再用药物使鼻部皮肤康复。

3. 外治法应用

(1)清洁法：用温盐水或肥皂水、淡醋水清洗鼻部，亦可用大风子、甘草各等分煎水，经常清洗鼻部。

(2)涂药法：每晚睡前用颠倒散、硫黄膏、赤鼻散、渣鼻膏等涂敷于患处。

(3)划痕疗法：适用于后期皮肤增厚者。可用手术尖刀，依皮肤增生的厚度调节好刀刃的长度，在局部清洁、消毒、麻醉下，于患处作直线交叉划痕，破坏增大的皮脂腺，扩张的毛细血管和增生的结缔组织，再用凡士林纱布盖3～5天，伤口愈合后，皮肤红赤、增厚等病变多可消除。

(4)磨削疗法：用牙科台钻带动砂轮和钢刺轮磨削皮损及皮赘，达真皮乳头层，再用药物外敷，以消除鼻部皮损。

(5)手术法：对于有皮赘生成，内外治疗不效者，可行手术切除。

【针灸疗法】

1. 古代记载　在古代医籍中，有关针灸治疗酒渣鼻的理论和取穴的记载不多。《针灸大成》载：鼻准“专治鼻上生酒醉风”。在《医说·卷二·针鼻生赘》和《名医类案·卷七》中记载了同一个病例“秋梁公性好医，尤妙针术。显庆中应制入关，路旁大榜云：能治此儿，酬绢千匹。有富室见鼻端生赘如拳石，缀鼻根蒂如筋，痛楚危亟，公为脑后下针，疣赘应手而落，其父母辇千缣倖酬，公不顾而去”。说明古代有用针灸治疗酒渣鼻者。

2. 现代研究　现代使用针灸治疗酒渣鼻的研究，虽不及外治法内治丰富，但在许多专著中都有记载，临床报道也不鲜见。在高等医药院校教材《中医外科学》、《实用中医外科学》、王德鉴《中医耳鼻咽喉口腔科学》、《中医鼻病大全》等书中，均有针灸治疗酒渣鼻的论述。不少学者在针灸治疗酒渣鼻方面进行了许多有益的探索，有报道取主穴：印堂、素髎、迎香、地仓、承浆、颧髎；辅穴：禾髎、大迎、合谷、曲池。手法以轻度捻转进针，以患处有麻感为度，留针20～30分钟，每隔2～3天针1次。有报道取主穴鼻准、印堂、迎香，配穴曲池、合谷、足三里、禾髎、巨髎。每次在主穴鼻准穴点刺出血，配穴每次用2～3个，轻度捻转进针，每2～3天针1次，7次为1疗程。有报道体针取素髎、少商、肺俞、脾俞、胃俞、大肠俞，先行三楞针点刺放血，再行拔火罐；耳针取耳尖、神门、肝、胆、肺、胃、三焦、内分泌穴，耳尖穴刺血，余穴行埋针法治疗本病。从上述可知，针刺治疗酒渣鼻，其选穴多以局部穴位为主，配穴多取肺脾二经穴位，以使局部血脉流畅，消瘀行滞，肺胃之火得以清降，经络得以疏通，而达到治疗目的。此外，亦有穴位注射治疗酒渣鼻的报道，取合谷、迎香、印堂穴，选药如维生素B_1、维生素B_{12}、扑尔敏、普鲁卡因、复方丹参注射液等，主要是通过药物刺激穴位而起畅通气血，疏通经络的作用。

3. 临床应用

(1)针刺疗法：采用以局部取穴为主，与循经取穴为辅的方法进行治疗。循经取穴一般以肺胃脾三经穴位为主，常用穴位以印堂、素髎、迎香、地仓、承浆、颧髎为主穴；禾髎、巨髎、大迎、合谷、曲池、足三里为辅穴。每次选主穴3～5穴，辅穴2～4穴，轻度捻转进针，以有麻感为度，留针20～30分钟，每2～3日针1次，7～10次为1疗程。

(2)梅花针或七星针局部打刺疗法：在鼻尖、鼻翼部位用梅花针或七星针行局部轻轻打刺，以泄热行滞，疏通经脉。隔日1次，针后再涂以颠倒散或硫黄膏等。

(3)耳针疗法：适用于早期患者。取鼻、肺、内鼻、肾上腺、内分泌等。用毫针轻刺激，留针20分钟，隔日1次。或用埋针、王不留行籽压穴法。

(4)三棱针刺血法：取鼻环穴(鼻翼半月形纹的中间)。局部消毒，针刺时以左手拇、食、中三指夹紧穴位处；右手持针，中指指腹靠紧针下端，针尖露出2分左右，对准穴位，刺入1～

2分深，然后迅速出针，轻轻挤压针孔周围皮肤，放出3～5滴血后，用消毒棉球按压针孔，隔日1次，左右交换施术。

(5)穴位注射法：取上下迎香穴，选用当归注射液、复方丹参注射液、鱼腥草注射液，或用维生素B_1注射液、维生素B_{12}注射液、1%普鲁卡因注射液等行穴位注射。每次每侧上、下迎香穴各注射1ml，隔日1次，有促进活血解毒散结的作用。

【物理疗法】

1. 氦-氖激光照射疗法　用氦-氖激光器，光斑直径5cm，距离45～55cm，垂直照射7分钟，每日1次，10次为1疗程。

2. 电解疗法　适用于酒渣鼻毛细血管扩张症。常规消毒后，患者手持包有湿生理盐水纱布的阳极，医者将阴极以平行方向沿扩张毛细血管刺入其粗端，以6V0.5～1.5A直流电作用30秒至1分钟，直至针口起白疱，整条被刺血管变白为止。

【专病专方】

1. 现代专病专方

(1)轻硫冰红膏：红粉、薄荷冰各6g，硫黄3g，轻粉2g，密陀僧10g，香脂30g，外用，对汞过敏者禁用。(《浙江中医杂志》1995，(9)：390)

(2)二石散：生石膏、生石灰各等份，研末外敷。(《广西中医药》1983，(3)：28)

(3)冰湖膏：水银、冰片、樟脑、红粉各3g，大麻子仁、核桃仁各50g，制成药膏，每晚睡前用药1次，7天为1疗程。(《广西中医药》1986，9(3)：45)

(4)大风子糊：大风子仁30g，木鳖子20g，蓖麻子仁30g，核桃仁30g，水银30g，樟脑20g，研末调糊外涂。(《四川中医》1985，(8)：24)

(5)蛤粉膏：蛤粉15g，轻粉7.5g，青黛4.5g，川黄柏7.5g，煅石膏15g。《浙江中医杂志》1958，(17)：48)

(6)绿豆750g，荷花瓣100g，滑石15g，白芷15g，白附子15g，上冰片6g，密陀僧6g，研末外敷。(《新中医》1975，(3)：47)

(7)灭螨方：百部、苦参、蛇床子、土槿皮、黄柏、乌梅、野菊花、土茯苓各15g，加水1kg，每日1剂，煎水冷敷。(《中医杂志》1989，(8)：42)

(8)脱皮液：斑蝥、地肤子、硫黄、白鲜皮、大风子各50g，蜈蚣20条，蟾酥10g，冰片、蛇床子各15g，百部、雄黄各25g，松香20g，烟膏30g，土槿皮150g，镇江醋2500g，95%酒精若干，浸泡备用。(《上海中医药杂志》1982，(11)：29)

(9)颠倒散：硫黄250g，轻粉、白矾粉各50g，75%酒精，浸泡3～7天，外搽，每日2～3次。亦可将前药研粉以蜂蜜调敷(药粉30%，蜂蜜70%)。(《干氏耳鼻咽喉口腔科学·酒渣鼻》)

(10)博落回酊：博落回茎(农历9月采者佳，洗净切碎晒干)50g，酒精100ml，浸泡5～7天，涂抹患部。每日2～3次。(《浙江中医杂志》1986，21(7)：306)

(11)消螨酊：芫花、黄连、明矾，75%酒精浸泡1周，过滤去渣取汁，加75%酒精至生药含量10%～15%，每日1～3次外涂患处。(《山西中医》1994，10(2)：46)

(12)栀芩三皮汤：炒栀子、黄芩、丹皮、炒薏苡仁各15g，桑白皮、地骨皮、甘草各6g，水煎服，并取适量药液冷湿敷。(《四川中医》1996，14(6)：50)

(13)消斑汤：制僵蚕、当归、赤芍各15g，蝉蜕、大黄、生甘草各9g，生姜黄6g。肺胃热盛加黄芩、栀子、生石膏，血热炽盛加生地、丹皮、紫草。水煎服，日1剂分3次温服。(《山东中

医杂志》1993,(1):35)

(14)消斑饮:生地、赤芍、当归各15g,川芎、黄芩、枇杷叶各12g,桃仁、红花、丹皮各10g,甘草3g,日1剂,水煎服,另用面刺膏外擦。面刺膏:大风子、木鳖子各15g,水银10g,冰花5g,核桃仁5个,共捣如泥,搽患处。(《陕西中医》1990,(11):50)

(15)麻黄酒:生麻黄节、生麻黄根各80g,加白酒1500ml,武火煎30分钟,过滤备用,早晚各服25ml。(《湖北中医药杂志》1993,(3):14)

(16)肤螨特膏:轻粉6.5g,苦杏仁8.5g,樟脑、大风子仁、蓖麻子仁各12g,基质适量。混合制成100g。外用搓擦局部,每日2次。(《临床皮肤科杂志》1986,15(4):205)

(17)清热活血饮:桑白皮、黄芩、枇杷叶、白花蛇舌草、虎杖、赤芍各15g,薏苡仁20g,丹参30g,白芷、生山楂、红花各10g。随证加减,水煎服,日1剂。(《光明中医》2008,23(8):1102)

(18)中药乙醇浸泡液:百部100g,蛇床子80g,雷丸60g,苦参、苍术各40g,80%乙醇1000ml。上药浸泡30日,温水洗面后,日3次,涂患部。(《中华临床医学研究杂志》2005,11(8):1103)

2. 古代专病专方

(1)粉黄膏:治肺热、鼻发赤瘰,俗谓酒齄。硫黄一分为末,萝卜切去盖挖作瓮子,入硫黄在内,以竹针盖定,安糠火,煨一宿,取出研细,轻粉、乌头尖各少许为末。上研匀,以面油调,卧时敷,早晚洗去。以酥调尤佳。(《三因极一病证方论·卷十六》)

(2)栀子仁丸:栀子仁(炒),不拘多少,上为末,溶黄蜡等分为丸,如梧子大,每服二十丸,食后空心,茶清嚼下。(《严氏济生方·鼻门》)

(3)酒齄鼻方:白盐常擦,妙。(《仁斋直指方》)

(4)槟榔散:鸡心槟榔,舶上硫黄各等分,片脑少许,上为细末,用糯绢帛包裹,时时于鼻上擦磨,鼻闻其臭,效。又加麻子肉为细末,酥油调,临睡少搽于鼻上。(《瑞竹堂经验方·头面口眼耳鼻门》)

(5)大风油:治肺风、面赤、鼻赤。草乌尖七个,大风油五十文,真麝香五十文,上以草乌尖为末,入麝香研匀,次用大风子油磁合子盛,于火上调匀,先以生姜擦患处,次用药擦之,日二三次效。(《世医得效方·卷十》)

(6)硫黄散:治酒齄鼻及妇人鼻上生黑粉刺。生硫黄一钱,轻粉一钱,杏仁二七个(去皮),上为末,生饼药调,临卧时涂,早则洗去。(《世医得效方·卷十》)

(7)铅红散:舶上硫黄、枯白矾各半两,上为末,黄丹少许,染与病人面色同,每上半钱,津液涂之,临卧再涂。(《丹溪心法·卷四》)

(8)治男子酒齄鼻验方:用猪胆,每日早以好热酒调服一个,用雄猪胆。(《仁术便览·鼻病》)

(9)枇杷叶、大山栀、苦参、苍术各等分为末,每服一钱半,酒调白滚汤咽下。(《证治准绳·杂病·鼻》)

(10)腊脂膏:治肺风疮。大风子肉五分,木鳖子肉二十个,轻粉五分,枯矾五分,水银一钱,上研末,用腊月猪脂调搽面上。(《外科启玄·卷七》)。

(11)三黄散:治酒齄鼻。大黄、朴硝、硫黄、轻粉、乌头尖各等分为末,用萝卜汁调搽。(《外科启玄·卷七》)

(12)枇杷叶丸:治肺风、粉刺、鼻齄初起色红者,久之则肉皰发肿者。枇杷叶八两黄芩四两，甘草二两，天花粉四两，共为末，新安酒跌丸桐子大，每服一钱五分，食后并临睡，白滚汤、茶汤俱可送下，忌火酒，煎炒。（《外科正宗·卷四》

(13)白矾散：治肺风、酒齄鼻等疾。白矾、硫黄、乳香各等分为末，绵裹搽之，或用茄汁调敷患处更妙。（《景岳全书·卷二十七·鼻证》）

(14)麻黄宣肺散：治酒齄鼻。麻黄、麻黄根各二两，头生酒五壶，重汤煮三炷香，露一宿、早晚各饮三五杯。（《外科大成·鼻部·酒齄鼻》）

(15)颠倒散：大黄、硫黄各等份，研细末，共合一处，再研匀，以凉水调敷。（《医宗金鉴·外科心法要诀·鼻部》）

(16)硫黄膏：硫黄、白芷、天花粉、水粉各五分，全蝎一枚，芜菁七个（去头足翅），蝉蜕五个。上为细末，用麻油一酒杯，黄蜡一钱许，熬匀离火，方入前药末，和匀。每于临卧时洗面净，以少许涂面，勿近眼。（《外科证治全书·卷二》）

(17)外用密陀僧二两研细，人乳调涂。（《类证治裁·鼻口症》）

(18)清肺饮子：主治鼻红肺风疮。薄荷一两，山茶花、胡麻仁、片黄芩（酒炒）、栀子仁、葛花、苦参、甘草各七钱，连翘、荆芥、芍药、防风各三钱。以上共为细末，每服两钱，茶清调服，后用搽药。（《古今医鉴》）

(19)肺风丸：治面鼻风齄及齄疱。细辛二两，旋覆花二两，羌活二两，晚蚕蛾（去翅足）一钱，苦参一钱。以上共为末，软饮和丸，梧子大，食后茶清下五七十丸。（《东垣试效方》）

(20)治饮酒过多齄鼻齄疱方：栀子仁二两，川大黄一两五钱（研微炒），川芎二两，豆豉一合，甘草（炙微赤）五钱，木兰皮一两。上件药捣罗为末，炼蜜和捣三五百杵，圆如梧子大，每服食后以温水下二十圆。（《太平圣惠方·卷第四十·治酒齄诸方》）

【预后与转归】

1. 预后　酒渣鼻为一慢性迁延性疾病，虽不致危及性命及影响鼻腔功能，但鼻面部的皮损，可严重影响患者的心理健康及社会交往。若嗜好烟酒、喜食辛辣香燥食物，且患病后不戒者，难愈。如《医方考·鼻疾门》所说“此证沈于酒者而后有之，若不绝其酒，而徒用其药，抱薪救火，何益于事?”无烟酒嗜好或患病后即戒者易于治愈。勤洗面部，注重洗脸用具卫生者易愈。早期治疗，坚持治疗易愈；治疗较晚，鼻部有皮赘形成者难愈，且痊愈后易留病痕。

2. 转归　酒渣鼻患者，经过及时而恰当的治疗，多能够治愈，且不留病痕，少数患者因治疗较晚，或治疗不当，可带病终身，或因皮损过重，治后可留病痕。

【护理与预防】

1. 护理

(1)已患有酒渣鼻者，局部常用温水或中性皂洗涤，每次用药前先用温水洗脸。

(2)保持心情舒畅，避免精神刺激。

(3)避免外界过冷过热的刺激，冬天宜戴口罩，保护鼻部皮肤。

(4)保持大便通畅，以防积热内生而上蒸。

2. 预防

(1)忌食酒类及辛辣食物，戒除烟酒嗜好，可预防本病发生。家族中有患本病者，尤应如此。

(2)注意面盆、毛巾的清洁，经常将毛巾煮沸消毒，晾干。用温水及中性皂类清洁面部，养成良好卫生习惯，可预防本病发生。

(3)积极治疗鼻疾,便秘,肺胃积热,可预防本病发生。

【参考资料】

1. 2000年前参考资料见第1版,此略。

2. 陈永亮,等. 中药治疗酒渣鼻病的临床研究. 中国预防医学杂志,2001,2(1):62~64

3. 邓建华. 中药乙醇浸泡液治疗283例酒渣鼻疗效分析. 中华临床医学研究杂志,2005,11(8):1103

4. 王雪峰. 针刺配合中药治疗酒渣鼻. 光明中医,2008,23(8):1102~1103

第六节 伤风鼻塞

【概述】

1. 涵义 以感伤风邪为主而致鼻塞不通者,称为伤风鼻塞。以发病急、鼻塞、恶风、发热、喷嚏、流涕、头痛为主要症状,俗称“伤风”或“感冒”。伤风鼻塞亦往往是肺经或其他脏腑感受风邪的一部分或前期表现。本病四季均可发病,但以冬春季为多见,多发于气候突变,寒暖失常之时。任何年龄均可发病。由于四季气候的变化和所感病邪、感邪轻重、体质强弱不同,因此病情有轻重之别。西医学的急性鼻炎与本病类似。

2. 释名 本病在古代医籍中,被称为鼻窒、中风、感寒、伤风、感冒、伤风鼻塞等病名。主要以其病因病机与症状特点来命名的。

(1)鼻窒:鼻腔窒塞不通之意。见《素问·五常政大论篇》:“大暑以行,喷嚏、鼽衄、鼻窒”。说明气候变化而致鼻塞不通。此外,《内经》中所论运气、时令之气所致鼻塞者大都与本病有关。

(2)中风:被风邪所中之意。见《伤寒论·太阳病》:“太阳中风,阳浮而阴弱。阳浮者,热自发,阴弱者,汗自出。啬啬恶寒,淅淅恶风,翕翕发热,鼻鸣干呕者,桂枝汤主之”。此论恶风寒、发热,鼻鸣(注:因鼻塞不通,鼻道狭窄,吸气时鼻道阻力增大而发出的响声)与伤风鼻塞的症状类似。

(3)感寒:感受风寒病邪之意。见《全生指迷方·卷二》,其曰:“若其人洒淅恶寒,欲厚衣近光,隐隐头痛时重,鼻窒塞,浊涕如脓,咳嗽,动辄汗出或无汗,甚则战栗,此由寒中于外,或由饮冷伤胃,内外合邪,留而不去,谓之感寒”。

(4)伤风:被风邪所伤之意。该病名在古代医书中运用较为广泛。见《伤寒标本心法类萃·卷一·伤风》:“伤风之证,头痛项强,肢节烦疼,或目痛、肌热、干呕、鼻塞、手足温、自汗出、恶风,其脉阳浮而缓,阴浮而弱,此为邪在表”。《内外伤感辨感论》亦曰:“伤风则决然鼻流清涕,其声嗄,其言声响如从瓮中出”。《丹台玉案·卷六·小儿科·伤风门》亦曰:“伤风之症,头痛身热,鼻塞气瓮,喷嚏呵欠,呻吟不绝,见风便怕,洒淅恶寒”。以上之论,虽曰伤风,而其所述症状则与今论之伤风鼻塞类似。

(5)感冒:触冒风邪之意。宋·杨仁斋《仁斋直指方》首次提出“感冒”一词,继而朱佐《类编朱氏集验方》即以“感冒”作为病名,《松崖医经》、《杂病源流犀烛》等书中都将感冒作为病名,并列专篇论述。

(6)伤风鼻塞:被风邪所伤而致鼻塞之意。首次提出“伤风鼻塞”一词始见于金元时代的《世医得效方·卷第十》“茶调散,治伤风鼻塞,声重”。明·方隅《医林绳墨·卷七》:“又有触冒风邪,寒则伤于皮毛,而成伤风鼻塞之候”。首次把“伤风鼻塞”作为病名。在高等医药院校试用教材《中医耳鼻喉科学》中,将伤风鼻塞作为本病的病名。此后,伤风鼻塞为现代通用病名。

3. 沿革 中医对本病早有认识,《素问·太阴阳明论篇》"伤于风者,上先受之"。说明了本病的病因和病位。《内经》所论之"鼻塞不利"、"鼻窒"、"鼽窒"等均与本病有关。而且在《内经》中,已认识到风邪为主要致病因素,并提出了虚实补泻的治疗原则,如《素问·骨空论篇》说:"治在风府,调其阴阳,不足则补,有余则泻"。《针灸甲乙经》描述了本病的表现和治法:"鼻鼽不利,窒洞气塞,㖞僻多涕,鼻鼽有痛,迎香主之"。"鼻不利,合谷主之"。隋唐宋时期,对于伤风鼻塞的病因病机与治法有进一步的发展。如《诸病源候论·卷二十九》说:"肺主气,其经手太阴之脉也,其气通于鼻,若肺脏调和则鼻气通利而知香臭,若风冷伤于脏腑,而邪气乘于太阴之经,其气蕴积于鼻者,则津液壅塞,鼻气不宣调,故不知香臭矣"。提出肺脏为风冷所伤,而致鼻塞不通的病因病机。唐代医家在临床实践的基础上,拟定了不少治疗伤风鼻塞的内服方和外用方。如《备急千金要方·卷六上》的"治鼻塞脑冷清涕出方",运用了辛温解表,散寒开窍之法。又如《外台秘要·卷二十二》的"疗人鼻塞不通,皂荚散方",外用吹鼻法,对局部有驱风散寒,宣通鼻窍的作用。宋代,医家们对伤风鼻塞的病因病机及治疗又有了较为详细的论述。如《圣济总录·卷第一百一十六》认为:"鼻塞气息不通者,肺感风寒,其气搏结,不得宣快"。《太平圣惠方·卷第三十七》亦认为外伤风冷,致鼻塞气息不通;并拟定了芎䓖散方。《仁斋直指方·诸风篇》中提出了用参苏饮治疗感冒风邪,头痛发热,咳嗽声重的伤风证。金元时代以前,虽然伤风鼻塞有关的内容较多,但并未有伤风鼻塞一名,至金元时期,伤风鼻塞的病名才开始在临床中应用。如《世医得效方·卷第十》有:"治伤风鼻塞,声重"的论述。首次提出了"伤风鼻塞"的病名。《丹溪心法·卷一》提出:"伤风属肺者多,宜辛温或辛凉之剂散之"。进一步提出辛温解表与辛凉解表两法,成为后世医家在临床上常用的治疗大法。明清时期,对于伤风鼻塞的认识逐步成熟。对于其证候表现及临床治疗日臻完善。明清时期的医书除在风病中对于伤风所致鼻塞有所论述外,在鼻病的篇章中则对于风寒、风热等所致鼻塞的证候、治法论述均较为详细。如《景岳全书》之卷十一、卷二十七,对伤风鼻塞的病因病机有了较全面的论述,认为外感风邪,即为伤风,可表现为鼻塞声重。风寒而鼻塞,宜用辛温解表之法,并提出了感风兼湿,风寒兼火等方面的治疗方药。这对后世医家在临床辨证用药上有很大的指导意义。《证治汇补·卷之一》中,从内外表里等方面,阐述了致伤风感冒的不同途径。《杂病源流犀烛·卷十二·六淫门·风病源流》中,提出了伤风一病虽属肺,但亦有关于脾,认为肺脾气虚,腠理疏松,风邪由皮毛、口鼻侵袭人体则致伤风感冒的病因病机。在《杂病源流犀烛·卷二十三·鼻病源流》则对于风寒、风热所致鼻塞亦有深刻认识。

全国高等医药院校试用教材《中医耳鼻喉科学》正式将"伤风鼻塞"作为独立疾病加以论述,由此确定了"伤风鼻塞"一病的现代病症学基础,此后,各家专著均沿用这一病名。

【病因病理】

1. 古代病因病理学说 历代医家认为,风邪袭肺是伤风鼻塞的主要病因,并从风寒、风热等方面进行论述。

(1)风邪侵袭学说:《素问·骨空论篇》曰:"风者,百病之始也……风从外入,令人振寒汗出,头痛身重恶寒"。说明了风邪外袭可导致类似于伤风鼻塞的全身证候表现特征。《景岳全书·卷十一·伤风》亦曰:"伤风之病,本由外感,但邪甚而深者,遍传经络即为伤寒。邪轻而浅者,止犯皮毛,即为伤风。皮毛为肺之合而上通于鼻,故其在外则鼻塞声重,甚者并连少阳阳明之经,而成为头痛,或为憎寒发热"。说明了其发病机制是风邪侵犯肺卫所致。《杂病源流犀烛·卷十二·感冒源流》亦曰:“风邪袭人,不论何处感受,必内归于肺,其症或头痛身热,轻则否,鼻必塞,兼流清涕,必恶风恶寒,或声重,或声哑,甚者痰壅气喘,合口不开,咳嗽咽干,自汗脉浮而缓,此外感也”。亦详细论述了外感风邪而致鼻塞、流清涕,以及发展肺脏疾病的症状等。《证治汇补·卷之一》则更具体论述了伤风的病因。进一步提出了肺脾气虚,卫表不固为伤风之内因;生活起居不节,寒暖不调,受凉受湿为感受风邪之外因。其曰:“虚邪贼风,阳先受之,伤于风者,上先受之。盖肺主皮毛,脾主肌肉,气卫于外,风邪不能为害。惟脾虚而肌肉不充。肺虚而玄府不闭,则风乘虚入”。并认识到“更衣脱帽,沐浴当风”可使“皮毛之间卒然受邪,内舍于肺”而致病。此论说明风邪之所以侵袭人体,往往又与正气强弱、起居生活有关,尤其在禀赋素质偏弱的情况下,最易内外因相引而发病。

(2)风寒袭肺学说:《诸病源候论·卷二十九·鼻病诸候·鼻窒塞气息不通候》曰:“肺气通于鼻,其脏为风冷所伤,故鼻气不宣利,壅塞成齆”。说明风寒袭肺,肺失宣肃则可致鼻塞不利。《医学正传·卷之五》亦曰:“肺之为脏,其位高,其体脆,性恶寒,又恶热……其或触冒风寒,始则伤于皮毛,而成鼻塞不通之候”。《丹溪心法·卷二》有:“风寒者,鼻塞声重恶寒者是也”。《景岳全书·卷二十七·杂证谟·鼻证》曰:“鼻塞证有二:凡由风寒而鼻塞者,以寒闭腠理,则经络壅塞而多鼽嚏,此证多在太阳经”。《张氏医通·卷八·七窍门下·鼻》亦有曰:“鼻为肺窍,肺家有病,而鼻为之不利,有寒有热,暴起为寒,久郁成热,寒伤皮毛,气不得利而壅塞;热壅清道,气不宣通”。以上论述均说明风寒袭肺,寒伤皮毛,是导致伤风鼻塞的主要病因之一。

(3)风热袭肺学说:《诸病源候论·卷二·风病诸候下·风热候》曰:“风热病者,风热之气先从皮毛入于肺也。肺为五脏上盖,候身之皮毛,若肤腠虚,则风热之气先伤皮毛,乃入肺也。其状使人恶风寒战,目欲脱,涕唾出,候之三日内及五日内,目不精明者是也,七八日,微有青黄浓涕如弹丸大,从口鼻内出为善也。若不出,则伤肺,变咳嗽唾脓血也”。这一论述,详细指出了外感风热而致伤风鼻塞的病因病机、疾病演变过程,以及不及时治疗,任其发展所引发的并发症等,这与今之伤风鼻塞的病理沿变过程基本类似。《杂病源流犀烛·卷十二·感冒源流》曰:“至有风热兼伤者,或先感风,又受热,或先受热,又感风”者。由此说明,风热袭肺,肺失宣畅,邪壅鼻窍亦可导致伤风鼻塞的发病。

(4)肺经蕴热,复感风邪学说:《证治汇补·卷之一》曰:“肺家素有痰热,复受风邪束缚,内火不得舒泄,谓之宣暄,此表里两因之实症也”。《杂病源流犀烛·卷十二·感冒源流》亦有曰:“又有重衣厚被,肺因壅热生风,而在外风邪,又适与之相袭。其症亦声重鼻塞,咳嗽,咽干音哑,此内外因也”。

(5)正气亏虚学说:《内经》指出:“正气存内,邪不可干”,“邪之所凑,其气必虚”。古代医家认为,伤风鼻塞之所以感受风寒、风热之邪,是由于脏腑虚弱、正气亏虚而致。如《太平圣惠方·卷六》曰:“夫脏腑虚弱,气血不足,则风冷之气伤于肺也”。《玉机微义·卷三·伤风门》亦曰:“风为天地浩荡之气,四时八风之变,未尝无也。然人亦未尝悉伤之也,间有受伤者,皆因不能法道清净,腠理不密,表上阳虚之所致也”。《徐大椿医书全集·卷一·杂病证治·伤风》亦曰:“元气虚弱,表疏腠松,略一见风,即显风证者,是表里两因之虚症也”。《杂病源流犀烛·卷十二·感冒源流》亦有曰:“感冒,肺病也,元气虚而腠理疏也”。故伤风鼻塞之发与脏腑正气不足,尤其是肺虚卫弱,卫外失固,是风邪得以侵袭的内在因素。

2. 现代病因病理学说　现代学者继承古代医家的病因病理学说,没有新的突破。自全国高等医药院校试用教材《中医耳鼻喉科学》提出外感风寒、风热致病学说后,目前出版的中医耳鼻喉科专著和教材中，大都认为外感风寒和外感风热是导致伤风鼻塞的两大致病因素。其中，风寒为患多为风寒邪气，袭于肌表，上犯鼻窍所致。风热为患多为外感风热之邪直犯肺经，上袭鼻窍所致；或由于风寒之邪外束，肺失宣泄，寒从热化而出现风热之证。本病在杂志上较少报道，未提出新的病因病理学说。

3. 临床病因病理

(1)风寒袭肺，上犯鼻窍：多由起居失常，寒暖不调，或气候剧变，更衣不时，或疲劳过度，汗出当风，腠理疏松，卫气不固，致使风寒之邪袭表犯肺，侵袭鼻窍，肺失宣肃，风寒壅塞于鼻而为病。

(2)风热侵袭，鼻失宣畅：肺经素有蕴热，复受风热之邪侵袭，或风热之邪从口鼻而入，直犯鼻窍，或风寒之邪束表，郁而化热，致使肺失清肃，风热邪毒上壅鼻窍而为病。

伤风鼻塞之发病，与素体状况、季节等亦有一定关系。如素体阳虚者，则易感受风寒之邪。素体阳盛、或阴虚者，则易感受风热之邪。冬春季多感风寒，夏秋季多感风热。此外，夏季多挟暑湿，秋季多挟燥气等。

【临床征候】

1. 发病情况　本病发病无年龄、性别及地域差异。全年均可发病，但以冬春季节气候突变，寒暖失常之时较易发病。空气污染严重，常受烟、尘及化学药品刺激者易患本病。

2. 病史　多在劳倦、忧虑、病后体弱之时，或寒暖失调、冒雨涉水、感受风寒而发病。一般病程较短，数日可愈。

3. 喷嚏　见于病之初期，为本病首见症状。起病较急，表现为喷嚏连连，继则鼻塞、流清涕。起床、受风、更衣时更易发喷嚏。

4. 鼻塞、声重　为本病的主要表现。往往在喷嚏之后迅速出现鼻塞，多为交替性和间歇性鼻塞。鼻塞程度因人而异，多数鼻塞程度较重。随着鼻塞的发生，语声亦出现重浊不清。

5. 流涕　初起多为清稀黏涕，量较多；2～3 天后，鼻涕逐渐呈黄色黏涕，后期呈黄黏稠涕，不易擤出等。

6. 鼻腔充血、水肿　早期，鼻腔充血较轻，多呈淡红水肿；继则色鲜红，黏膜水肿，鼻甲肿大，湿润而富有光泽，有弹性。鼻腔中可有黏液性或黏脓性分泌物积留。

7. 伴随症状　全身症状的轻重往往因人而异。大多常伴有不同程度的恶寒、发热，头痛、周身酸困，咳嗽，咯痰。部分患者可伴有耳内胀闷感，咽痛。亦有不出现全身症状者。

【诊断与鉴别诊断】

1. 诊断依据　①以鼻塞、喷嚏、流清水样或黏液性鼻涕为主要症状，伴有恶寒、发热、头痛；②鼻黏膜充血水肿，鼻甲肿大，鼻腔内分泌物增多；③起病较急，病程较短，如无并发症，一般 3～7 天可愈。

2. 鉴别诊断　伤风鼻塞主要应与时行感冒、鼻鼽相鉴别。

(1)时行感冒(流行性感冒)：突然发病，传染性强，多人可同时发病，全身症状如寒战、高热、周身酸痛等症状较重，鼻腔症状相对较轻。

(2)鼻鼽：呈阵发性发作，喷嚏频频不停，大量清水样涕，鼻黏膜水肿，色苍白。诸症来去迅速，发作过后鼻复常态，但遇感再发，反复无常。没有恶寒，发热，头身疼痛等全身外感症状。

【辨证施治】

1. 古代辨证施治观点　历代医家对伤风鼻塞的辨证论治作了很深入的探讨，提出许多辨证论治观点。概而言之，一般将其分为风寒、风热、虚实夹杂证候，治疗总以辛散为主。其中属于风寒者，当以辛温散寒，属于风热者当以辛凉散热。如《丹溪心法·卷一》曰："伤风属肺者多，宜辛温或辛凉之剂散之"。《证治汇补·卷之一》则认为："有汗当实表，无汗当疏邪，内热当清火，实表不可大补，疏邪不可太峻，清火不可太凉，若肺虚伤风者，先与祛邪，遂即养正，先后缓急，不可偏废"。对于伤风的宜禁则提出了："伤风症，腠理疏泄，但宜轻扬之剂彻越其邪，不可与伤寒家大汗之药，恐蹈亡阳之戒"。这种论治伤风须察虚实，审轻重，辨寒热，不宜表散太过，亦不可补益太早，至今仍有指导意义。

对于伤风鼻塞的脉象辨证，《寿世保元·六卷·鼻病》做了简要论述。其曰："左手脉浮缓为伤风，鼻风、鼻塞、鼻流清涕"。《万病回春·卷之二·伤寒》亦曰："脉阳浮而阴弱，谓之伤风……脉浮紧而无汗，谓之伤寒……脉来浮紧有力，为寒邪在表，治宜发散"等。

（1）证属风寒，治以辛温解表：如《医学入门·卷四》论鼻塞曰："新者偶感风寒，鼻塞声重流涕喷嚏，宜以风寒治之，九味羌活汤"。《景岳全书·卷二十七·杂证谟·鼻证》曰："凡风寒而鼻塞者……宜用辛散解表自愈，如川芎散、神愈散及麻黄、紫苏、荆芥、葱白之类皆可择用"。《张氏医通·卷八·七窍门下·鼻》曰："至于风寒暴窒，重则丽泽通气，轻则葱白、香豉、细辛、羌活、薄荷、荆芥之属"。又曰："若其平素原无鼻塞旧证，一时偶感风寒而致窒塞声重，或流清涕者，作风寒治"。《杂病源流犀烛·卷二十三·鼻病源流》曰："寒伤皮毛，则鼻塞不利，新者偶感风寒，必兼喷嚏、清涕，声重，宜参苏饮、羌活冲和汤"。《万病回春·卷之五·鼻病》曰："鼻塞声重流涕者，肺感风寒也"，并以"通窍汤，治感冒风寒，鼻塞声重流清涕"。

（2）证属风热，治以辛凉清解：《杂病源流犀烛·卷二十三·鼻病源流》曰："若风热壅盛，郁于肺中，亦致鼻塞声重，宜疏散之，宜抑金散、川芎茶调散"。《类证治裁·卷之一》曰："如初起风兼寒，宜辛温解表，郁久成热，又宜辛凉疏解，忌初用寒凉，致外邪不得疏散，郁热不得发越，重伤肺气也"。

（3）体虚伤感，宜补虚祛邪：根据体质的强弱，正气盛衰的情况进行虚实兼治，或先补后泻，或攻补兼施亦是古代医家治疗伤风鼻塞的观点之一。如《证治汇补·卷之一》曰："虚人伤风，屡感屡发，形气病气俱虚，又当补中，而佐以和解，倘专泥发散，恐脾气益虚，腠理益疏，邪乘虚入，病反增剧也"。《寿世保元·二卷·伤寒》亦曰："论恶风寒，鼻塞流清涕，寒禁喷嚏，此脾肺虚不能实腠理"，方药用"补中益气汤"治之。《医宗金鉴·杂病心法要诀·伤风总括》曰："参苏饮治虚伤风"。又曰：参苏饮"治气虚之人伤风之病"。均说明体质虚弱者患伤风鼻塞，宜用益气固表和解之法，不宜过于发散，以免克伐正气，而致疾病难愈等。

（4）兼证挟邪，随证辨治：对于伤风、感冒及伤风鼻塞之患，历代医家亦非常重视对于兼挟证候的治疗。如《景岳全书·卷二十七·鼻证》曰："若风寒兼火者，即防风通圣散之类，亦可用"。《景岳全书·卷十一·伤风》曰："若感风兼湿而头目不清，鼻塞声重，宜冲和散；若风寒外闭，肢节烦疼，鼻塞声重，而内多伏火者，局方羌活散"。

2. 现代辨证施治观点　现代学者继承古代辨证施治观点，根据本病的病因病机，将本病分为外感风寒和外感风热两类证型，对外感风寒证，施以辛温散寒、疏风解表、宣肺通窍等治法，用辛夷散、通窍汤、六味汤、荆防败毒散、葱豉汤之类方药治疗。对外感风热证，施以疏风清热、辛凉解表、宣肺通窍等法治疗，用桑菊饮、银翘散之类方剂，并与苍耳子散合用以加强宣肺通窍之功。《干氏耳鼻咽喉口腔科学》在风寒、风热两型证治的基础上，又提出了卫虚证，主张用补中益气汤或桂枝汤与玉屏风散同用进行治疗。其他学者一般是在风寒、风热证的基础上根据病情的具体情况，兼以补肺固表、清肺化痰、清泻肺胃、解表和中等治疗方法。

但这些辨证论治观点均未对古代医家的论述有所突破。

3. 辨证纲要

(1)辨鼻塞:本病鼻塞初起,多为实证。鼻塞遇冷则减、遇热加重多为风热证;鼻塞遇热则减,遇冷加重多为风寒证。鼻塞不甚而伴鼻干燥感者,多属阴虚感风,或风热挟燥袭鼻。

(2)辨鼻涕:鼻涕清稀,多为风寒证,鼻涕黏黄,多为风热证。涕清稀量多,常挟气虚,或挟湿邪;涕黏黄量少,多挟阴虚,或燥热。

(3)辨鼻腔异常:鼻黏膜肿胀而色淡者多属风寒,鼻黏膜肿胀而色红艳者多为风热。

4. 证治分类

(1)风寒袭鼻证

证候　起病较急,喷嚏频作,鼻塞,鼻流清涕,语声重浊;鼻黏膜肿胀,色淡红,鼻腔内积有清稀涕液;发热恶寒,头痛,骨节酸痛,无汗,口不渴,舌质淡红,苔薄白,脉浮或浮紧。

证析　风寒外袭,肺失宣肃,鼻窍不利,故见发病急,鼻黏膜淡红、肿胀,鼻塞声重,风寒袭鼻,鼻内正气奋起抗邪,欲驱邪外出,故见喷嚏频作,流涕清稀;风寒束表,卫阳被郁,营卫失调,故见恶寒发热,无汗,身痛;舌淡红,舌苔薄白,脉浮紧均为外感风寒之象。

治法　辛温解表,宣肺通窍。

方药　辛夷散加减。方中以羌活、防风、藁本祛风散寒;辛夷、川芎、白芷、细辛辛温解表通窍;升麻、炙甘草升阳解表,调中益气;木通利湿热,通九窍。若感邪过重,恶寒发热较甚,头痛,肢体酸痛,鼻塞较重,无汗者,可用荆防败毒散加减。方中主以荆芥、防风辛温发散;辅以柴胡、薄荷疏表解热;川芎活血祛风,以治头痛;前胡、桔梗、枳壳、茯苓、甘草宣肺理气,除涕化痰;羌活、独活祛风散寒除湿,治头痛身疼。中成药可选用通宣理肺丸治疗。

如肺经素有蕴热,风寒外束,出现外寒里热证,发热恶寒,鼻塞较甚,鼻内肌膜色红,脉浮数者,可用防风通圣丸加减,以祛风散寒,清里泻热,表里双解。若咽痛者,则加玄参、射干、牛蒡子以清利咽喉;咳嗽痰多者,加法半夏、白前以止咳化痰;小儿脾胃不足,外伤风寒,脾胃失和,呕吐、腹泻、纳差者,可加藿香、神曲、砂仁、麦芽之类,或配合服用藿香正气水(丸),理脾健胃,和中解表。

(2)风热袭鼻证

证候　起病急,鼻塞较重,鼻流黏稠黄涕,擤出不爽,喷嚏,鼻气焮热;鼻黏膜色红肿胀,鼻道有黄色脓涕积留;发热,头痛,微恶风,口渴,咳嗽,痰黄黏稠,舌尖红,苔薄黄,脉浮数。

证析　风热外袭,上犯于鼻,肺失宣肃,热壅鼻道,风热鼓胀肌膜,鼻失通畅,故见发病较急,鼻塞较重,鼻内肌膜色红肿胀;风热迫津外泄,热伤津液,故见流涕黏稠色黄,擤出不畅,鼻道内积有黄色脓涕;风热外发,则见喷嚏、鼻气焮热;风热袭表犯肺,卫气失于宣畅,故见发热,微恶风;风热犯肺,肺失清肃,故咳嗽痰稠黄;风热上扰,清窍不利,则头痛;风热伤津耗液,故口渴;舌尖红,苔薄黄,脉浮数为风热袭鼻犯肺之象。

治法　疏风清热,辛凉解表,宣肺通窍。

方药　银翘散加减。方中主以金银花、连翘疏风清热,辛凉解表,消肿透窍;辅以薄荷、荆芥、牛蒡子、淡竹叶、桔梗、淡豆豉清热解毒,宣肺通窍,并助主药疏解在表之风热;芦根生津护阴,而解口干;甘草调和药性而解毒。若头痛较甚者,加蔓荆子、菊花以清利头目。咽部红肿疼痛者,加板蓝根、山豆根、赤芍等以清热解毒利咽。鼻涕黄黏量多者,加黄芩、桑白皮以助清热解毒之力而除涕。

若体质虚弱,肺虚卫弱,感受风寒或风热,而病伤风鼻塞者,治宜益气解表,宣肺通窍。

宜选用参苏饮加减，方中主以人参、茯苓、甘草益气扶正而祛邪；辅以苏叶、葛根以疏风解表；前胡、桔梗、陈皮、枳壳、半夏以宣肺理气，化痰止咳。若表虚自汗，易感风邪者，可用玉屏风散，以固表扶正，益气祛风，以防伤风鼻塞再发。

风热袭鼻证的中成药治疗，可选用强力银翘片、银翘解毒丸、羚羊感冒片、羚翘解毒丸等，以疏风清热，辛凉解表，解毒通窍。

【外治疗法】

1. 古代外治疗法述要　外治疗法亦为古代医家治疗伤风鼻塞的重要治疗方法，创造了散剂吹鼻、膏剂涂鼻、散剂"绵裹塞鼻中"或"蜜和绵裹塞鼻"等方法。如在《金匮要略·痉湿暍病》就有鼻内塞药治疗鼻塞的记载，指出："病在头中寒湿，故鼻塞，内药鼻中则愈"。历代医家常用塞鼻法、吹药法、贴囟法及擦身法等方法治疗伤风鼻塞。如《外台秘要·卷二十二》"疗人鼻塞不通，皂荚散方"。《太平圣惠方·卷第三十七》的菖蒲散、通鼻膏，吹鼻通顶散等。《圣济总录·卷一百一十六》的瓜蒂散、细辛散等均可用于伤风鼻塞的治疗。对小儿伤风鼻塞的外治，在《活幼口议》和《证治准绳·幼科》中记载了用"通关膏"敷贴囟门的治疗方法。在《万氏育婴秘诀·卷四·治鼻》中记载"宜贴囟法及塞鼻法"。《保婴撮要·卷四》载："用葱白七茎入油，腻粉少许，擂摊绢帛上，掌中护温贴囟门"。在《寿世保元·感冒》记载了用擦身法治疗小儿伤风鼻塞的方法："用老葱三四根，舂极烂，以手抹来，相搽满掌，烘温暖，向病者遍身擦，通气处再擦几遍，暖处出汗，立愈"。

2. 现代外治法研究述要　现代有关伤风鼻塞外治的研究，主要集中在滴鼻药物的研究方面，从而使滴鼻法成为现代外治伤风鼻塞的主要方法。利用蒸气吸入法和超声雾化吸入法治疗伤风鼻塞，则是现代治疗伤风鼻塞的一种创新。

(1)滴鼻法：多数方剂均用辛散通窍的药物，经油炸、水煎或现代方法提取而成，有水剂、油剂、膏剂等。其中油剂如鼻炎灵、苍耳子油、复方苍耳子油；水剂如复方鹅不食草滴剂、滴鼻液，复方苍耳子滴剂；辛白防滴鼻液，乳剂如辛艾乳剂；膏剂如鼻炎灵膏、鼻炎膏、滴鼻灵等。

(2)吸入法：常用的方法有如下几种。①将内服中药煎后立即倒入杯中吸其蒸气入鼻；②用蒸气雾化吸入器将清热解毒的注射液；疏风通窍的中药液等通过雾化吸入鼻腔；③使用最多的是超声雾化吸入法，该法通过超声波的震荡，以空气作为分散媒，药物作为分散相，呈雾状吸入鼻腔；吸入的药物可直接有效地沉着在病变黏膜的表面，用药量小而且疗效显著。常用鱼腥草注射液、柴胡注射液、板蓝根注射液等药物，经超声波雾化后吸入鼻腔以治疗伤风鼻塞。

(3)塞鼻法：将药末用纱布包裹塞入鼻腔的治疗方法。如用鹅不食草末、通鼻消炎球等塞入鼻腔。

3. 外治法应用

(1)滴鼻法：常用疏风清热通窍的药物，如鼻炎灵、滴鼻灵、复方鹅不食草滴剂、柴胡注射液等，风热证者可加用双黄连注射液、板蓝根注射液等，用生理盐水稀释后滴鼻，每日 3～4 次。

(2)吹、塞药法：常用辛散通窍，或清热解毒的药物粉剂吹入鼻腔，常用入碧云散，鱼脑石散、苍耳子散、西瓜霜喷剂等。每日 2～3 次，亦可用药棉、吸收性明胶海绵裹药塞入鼻腔之中。

(3)吸入法：用内服中药蒸气吸入鼻腔，或据证选用辛温通窍或辛凉通窍的药物煎煮熏蒸吸入治疗，每日 1～2 次。或用柴胡注射液、鱼腥草注射液、板蓝根注射液等药物经超声雾化吸入或蒸气雾化吸入鼻腔，每日 1 次。

【针灸疗法】

1. 针刺疗法　以循经取穴与局部取穴相结合为主，用毫针浅刺。外感风寒者应以祛风寒，散表邪为主，用泻法；并可用灸法。外感风热者应以疏风散热，清肃肺气为主，用泻法。针刺取穴主要有：迎香、印堂、鼻通、攒竹、风池、上星、合谷等。每次取穴 3～5 个，用泻法，留针 15～30 分钟，每日或隔日 1 次。

2. 耳针疗法　常用穴有内鼻、肺、神门、肾上腺、内分泌、皮质下等。每次选取 3～5 穴，行耳穴针刺，或压穴法。

3. 灸法　多用于外感风寒证。灸法以温热悬灸为宜，以温经散寒，解表通窍。常用灸穴为百会、肺俞、迎香、印堂等，每次选取 1～2 穴，用艾卷温灸。每日 1～2 次，每次 20～30 分钟。

【按摩导引疗法】

《保生秘要》曰："先擦手心极热，按摩风府百余次，后定心以两手交叉紧抱风府，向前拜揖百余次，俟汗自出，勿见风，定息气海，清坐一香，饭食迟进，则效矣"。《中医鼻病大全》对于本病的按摩疗法介绍了宣肺通络法、开窍行气法、醒脑泄浊法、指针法等。

【专病专方】

1. 现代专病专方

(1)五花饮：治急性鼻炎。药用辛夷花、金银花、菊花、玫瑰花各 10g，绿梅花 6g。用开水浸泡代茶饮。或水煎服。若风热甚者，加桑叶、薄荷；风寒重者加荆芥、防风；鼻流稠涕色黄者加黄芩、生地；头痛鼻塞较甚者，加苍耳子、细辛、白芷、川芎等。(《浙江中医杂志》1982，17(6)：270)

(2)辛艾乳剂：取辛夷油、艾叶油各 1ml，西黄芪胶 1g，蒸馏水 2ml，制成乳液，加水至 100ml，调 pH 值为 7，滴鼻。(《浙江中医杂志》1981，16(1)：25)

(3)辛防白滴鼻液：辛夷、防风、白芷各 200g，苍耳子 150g，以蒸馏法取 1000ml 滴鼻液。滴鼻，每日 3 次，每次 3～5 滴。(《中药通报》1981，6(6)：33)

(4)鼻炎膏：黄柏、黄连、黄芩、大黄、当归、乳香、木鳖子(打碎带皮用)各 25g，甲珠 7.5g，元参 10g，蛇蜕 1.8g，头发 5g，没药 12.5g，阿魏 2.5g，豆油 500ml，樟丹(约为炸过药后的油量 1/2)等熬成膏。每贴重 5g，每晚睡前贴于鼻部。(《吉林中医药》1982，(4)：36)

(5)鼻炎糖浆：主治急性鼻炎。药用鹅不食草 300g，苍耳子 300g，菊花 300g，生甘草 120g，白芷 180g，蔗糖 1500g，尼泊金 0.9g，按法制成糖浆。每日 3 次，每次 50ml，饭后服。孕妇忌服，有胃病者慎用。(《中医鼻病大全》)

(6)苍耳子茶：苍耳子 12g，辛夷、白芷各 9g，薄荷 4.5g，葱白 3 根，茶叶 2g。共为粗末，每日 1 剂，开水泡饮。本方有发散通窍，散风祛湿之功。适用于急性鼻炎。(《中医鼻病大全》)

2. 古代专病专方

(1)川芎茶调散：薄荷八两，香附八两，川芎、荆芥各四两，防风一两五钱，白芷、羌活、甘草各二两。为末，每服二钱，饭后茶水调服。(《太平惠民和剂局方》)

(2)参苏饮：人参、紫苏叶、葛根、前胡、法半夏、茯苓各三分，枳壳、橘红、桔梗、甘草、木香各五钱。为粗末，每服三钱，加生姜七片，大枣一枚水煎服。(《太平惠民和剂局方》)

(3)香苏散:香附、紫苏各四两,炙甘草一两,陈皮二两。为粗末,每服三钱,水煎服。(《太平惠民和剂局方》)

(4)辛夷散:治肺虚,风寒湿热之气加之,鼻内壅塞,涕出不已,或气息不通,或不闻香臭。辛夷仁、细辛(洗去土叶)、藁本(去芦)、升麻、川芎、木通(去节)、防风(去芦)、羌活(去芦)、甘草(炙)、白芷各等分。右为细末,每服二钱。食后茶清调服。(《济生方・鼻门》)

(5)通窍汤:治感冒风寒,鼻塞声重流清涕。防风、羌活、藁本、升麻、干葛、川芎、苍术、白芷各一钱,麻黄、川椒、细辛、甘草各三分。上锉一剂,姜三片,葱部白三根,水煎热服。肺有邪火,加黄芩一钱。(《万病回春・鼻病》)

【预后与转归】

1. 预后 伤风鼻塞属于急性病,预后良好,若及时治疗一般3～5天可痊愈。

2. 转归 若治疗不及时或不彻底,或正虚邪恋,可转为鼻窒、鼻渊等;若邪盛正衰,失治误治,可转为急咽痹、乳蛾、耳痹、咳嗽、肺痈等。

【护理与预防】

1. 护理

(1)鼻塞严重,鼻涕较多时,不宜强行擤鼻,以免鼻涕逆入耳咽管引发耳病。

(2)保持鼻腔清洁卫生,清除鼻中积涕,以利鼻窍通畅。

(3)保持室内温、湿度适宜,空气新鲜。

(4)用食醋熏蒸法进行空气消毒灭菌,每立方米空间用食醋5～10ml,以1～2倍清水稀释后煮沸,每次熏蒸4小时,隔日熏蒸1次。

(5)加强营养,注意饮食卫生,适当多饮白开水,多食新鲜蔬菜水果,少吃辛辣刺激食品。保持大、小便通畅。

(6)小儿患者,易继发下呼吸道感染,应注意保暖,加强观察,以防并发他病。

2. 预防

(1)积极锻炼,增强抵抗力。节制烟酒,起居饮食正常,衣着适宜,避免受凉受湿。

(2)在疾病流行期间,避免与伤风的病人接触,最好戴上口罩,以防止传染。

(3)如遇风寒、受雨湿后,可用生姜10g,大枣10g,红糖15g,煎服。有散风寒、除寒湿作用。感冒流行时,可用金银花、贯众各30g,水煎服代茶饮。或用1%大蒜液滴鼻,每日滴鼻3～5次,每次1滴。

【参考资料】

1. 2000年前参考资料见第1版,此略。

2. 马敏,等. 滴鼻灵的研制和临床应用. 山西医药杂志,2005,34(9):715～717

第七节 鼻 窒

【概述】

1. 涵义 鼻窒是指鼻塞,鼻黏膜增厚,经久不愈的一种慢性鼻病。本病多两侧鼻窍同时发病,罕有单侧发病者。无明显地域性。在人群中分布极广,无论男女老幼均可患病,但以青少年为多,是鼻科临床中发病率极高的一种常见病,多发病。西医学中的慢性鼻炎与本病相类似。

2. 释名 鼻窒在历代文献资料中又称为鼻齆、齆鼻、鼻塞、鼻塞气息不通。若嗅觉减退明显者，又称为鼻塞不闻香臭、鼻聋等。这些病名基本上都是以其发病部位与症状特点进行命名的。

(1)鼻窒：窒，《古汉语常用字字典》释为"阻塞、不通"。《素问玄机原病式·六气为病·热类》鼻窒条释："鼻窒，窒，塞也"。故窒乃指堵塞不通之义。鼻窒，亦即鼻腔堵塞，气息出入不通之义。

(2)鼻塞：塞与窒同义，亦指堵塞，不通之义。故鼻塞可谓鼻窒的通俗用名。

(3)鼻齆：亦称齆鼻。齆，《中华大辞典》释："齆，鼻病也"。《辞源》释："齆，鼻塞"。《古汉语常用字字典》则直释为"鼻子堵塞不通"。故齆乃指鼻窍堵塞，气息不通而言。从历代医家所论鼻齆的特征来看，多数认为鼻齆除鼻塞外，常伴有嗅觉减退或失灵。如《诸病源候论·卷二十九·鼻病诸侯》鼻齆候曰："津液壅塞，鼻气不宣调，故不知香臭而为鼻齆也"。《普济方·卷五十六·鼻门》亦曰："津液冷滞，鼻气不宣，香臭不闻，于是壅作鼻齆"。除上述特征外，《外科证治全书·鼻病证治》则认为鼻齆不仅有鼻塞，嗅觉失灵，而且鼻塞的程度较重，并呈持续性。其曰："齆鼻，鼻窍常塞，不闻香臭"。《证治准绳·杂病·七窍门下》鼻塞条则认为，鼻齆乃鼻塞日久不愈而形成，故有"鼻塞久而成齆"之论。综合各家之言，鼻齆是指鼻塞严重，持续不减，经久不愈，并伴有嗅觉失灵的一种顽固性鼻病。

除上述观点外，鼻齆亦有指鼻息肉者。如《景岳全书·卷二十七·鼻证》云："或生息肉而阻塞气道者，谓之鼻齆"。《张赞臣临床经验选编》鼻齆案中则认为，鼻齆乃指今之萎缩性鼻炎。但从古今文献资料分析，鼻齆是以鼻塞严重，不闻香臭为特征的，似与今之慢性肥厚性鼻炎相类似。

(4)鼻塞气息不通：《普济方·卷五十六·鼻门》鼻塞气息不通条曰："夫鼻塞气息不通者，以肺感风寒，其气搏结不得宣快，窒塞既久，而息不能出入也"。因鼻行呼吸，鼻窍宣畅，则气息出入通畅，若鼻窍窒塞，则气息出入不通，故言鼻塞气息不通者，气息不通实际上即是鼻塞的结果与具体表现，亦是对鼻塞的进一步解释。所以，鼻塞气息不通亦是指鼻塞而言，且这种鼻塞亦有"窒塞既久"迁延不愈的特点，与本节所论的鼻窒相同。

(5)鼻塞不闻香臭：《明医杂著·卷之三·鼻塞》曰："鼻塞，不闻香臭，或但遇寒月多塞，或略感风寒便塞，不时举发……喜得热而恶风寒，故遇寒便塞，遇感便发也"。此记载与今之鼻窒的症状特点颇为类似。因鼻行呼吸是鼻司嗅觉的基本条件，只有鼻息通畅，气味入鼻，方能嗅知香臭。倘若鼻塞，气息不通，味不能附气入鼻，则鼻亦无能闻及香臭。故鼻塞不闻香臭亦是鼻窒的基本特征，尤其是鼻塞持续不减，日久不愈者，往往两症同时并现。

鼻塞不闻香臭可由鼻窒病所致，但亦可见于其他堵塞性鼻病者。正如《普济方·卷五十六·鼻门》鼻塞不闻香臭条所云："夫鼻有生息肉，不知香臭者，亦有无息肉，而不知香臭者"。故鼻塞不闻香臭并非鼻窒病所特有，临床尚当明辨。

(6)鼻聋：《外科大成·卷三·鼻部》云："鼻聋者，为不闻香臭"。故鼻聋主要是指嗅觉失灵而言。虽然导致嗅觉失灵的原因甚多，但鼻窒塞，气息不通亦是造成嗅觉失灵的主要因素之一，故鼻聋亦属本病范畴。

3. 沿革　鼻窒一名，首见于《素问·五常政大论》。其曰："少阳司天，火气下临，肺气上从……咳、嚏、鼽、衄、鼻窒、口疮、寒热、胕肿"。从以上论述来看，《素问》所论鼻窒乃是指时令性病变，即由一时感邪所致的急性鼻塞，并非指长期不愈的鼻窒塞不通，与今之"鼻窒"的涵义有别。但是，《素问》中的鼻窒一名的出现为后世使用这一病名奠定了基础。晋隋唐时期，本病多称为"鼻齆"、"鼻塞"、"鼻窒气息不通"、"鼻窒塞不通"等。如晋《小品方》载有治

“鼻中窒塞方”。隋《诸病源候论·卷二十九·鼻病诸候》列有“鼻齆候”；该书《卷四十八·小儿杂病诸候》列有“齆鼻候”、“鼻塞候”。唐《外台秘要·卷第二十二》记载有“鼻齆”、“鼻窒塞不通”。《备急千金要方·卷六·鼻病》载有“治鼻窒气息不通方”、“治鼻齆方”等。这一时期的论述，虽未直接使用鼻窒这一病名，但诸家所论之鼻齆、鼻塞、鼻窒气息不通、鼻窒塞不通等病症，均与今之鼻窒的特征类似。同时，这些病名的出现对后世病名的应用及治疗方药的归类亦产生了较大的影响。宋金元明清时期，各家除继续沿用唐以前的名称进行论病或辑方外，尚出现了鼻塞不闻香臭、鼻聋等病名。同时，对《素问》中的鼻窒一名又赋于新义，使其发展成为今日所言“鼻窒”的雏形。在这一时期，诸家应用较多的是“鼻齆”一名。如《圣济总录》、《三因方》、《普济方》、《直指方》、《古今医统大全》、《医学入门》、《证治准绳》、《张氏医通》等大都列有齆鼻或鼻齆症，所论均于今之鼻窒类同。值得指出的是，金元时期刘完素在《素问玄机原病式》中将鼻窒的症状特点与发生机制做了较为详细精辟的解释与记载。刘氏不仅认识到了鼻窒的主要症状是鼻塞，而且观察到了“侧卧则上窍通利而下窍闭塞”这一交替性鼻塞的临床特征。其论与今之鼻窒基本一致，从而为后世认识与使用“鼻窒”一名起到了决定性的作用。金元时期以后，明清医家对“鼻窒”的临证发病特征又有了进一步的认识。如《明医杂著》、《医学入门》等均记载了“遇寒月多塞，或略感风寒便塞”的发病特点，从而丰富了“鼻窒”的症状学内容。

20世纪70年代末期，全国高等院校试用教材《中医耳鼻喉科学》根据历代医家对“鼻窒”一症的论述，将其正式纳入教材并作为一个独立的病名加以应用。同时，对鼻窒的含义、病因病理、症状特点以及辨证施治等内容做了系统的论述，由此奠定了鼻窒一病的现代病症学基础。此后，现代中医各家著述及在中医界法定文件中均都沿用这一病名，从而达到了高度的共识。

【病因病理】

1. 古代病因病理学说

(1)心肺失调学说：《素问·五脏别论篇》曰：“心肺有病，而鼻为之不利也”。鼻为之不利，即鼻塞，亦即心肺功能失调可引起鼻塞之患。心肺有病，有虚有实。后世医家认为，《内经》所论心肺有病是指心经有热，移热于肺，或心肺有热而言。如《圣济总录·卷第一百一十六·鼻门》齆鼻曰：“论曰鼻和则知香臭。夫鼻为肺之窍，非能自和也，必肺气流通，然后鼻为用而香臭可知。若心经移热于肺，致肺脏不知，则其窍亦无以宣达，故为齆鼻。此乃《内经》所谓心肺有病，则鼻为之不利者也”。《普济方·卷五十六·鼻门》鼻齆亦有类似之论。《古今医统大全·卷六十二·鼻证门》则直改《内经》经文而曰：“心肺有热，而鼻为之不利也”。《景岳全书·卷二十七·鼻证》在论述鼻塞的病因时曰：“火之微者，多近上焦，出之心肺”。由上而知，《内经》所言心肺有病，多数医家认为是指“心肺有热”所致。故心肺失调，火热滞鼻可以说是古代医家认识鼻窒发病病因的最早学说。

(2)肺经受寒，滞留鼻窍学说：《诸病源候论·卷二十九·鼻病诸候》鼻齆候曰：“肺主气，其经手太阴之脉也，其气通鼻。若肺脏调和，则鼻气通利，而知香臭。若风冷伤于脏腑，而邪气乘于太阴之经，其气蕴积于鼻者，则津液壅塞，鼻气不宣调，故不知香臭而为鼻齆也”。该卷鼻窒塞气息不通候亦曰：“肺所通于鼻，其脏为冷风所伤，故鼻气不宣利，壅塞成齆”。《诸病源候论·卷四十八·小儿杂病诸候四》在论述小儿鼻塞候时曰：“肺气通于鼻，而气为阳，诸阳之气上荣头面。其气不和，受风冷，风冷邪气入于脑，停于鼻间，即气不宣和，结聚不通，故鼻塞也”。《证治准绳·杂病·七窍门下·鼻塞》亦云：“鼻塞久而成齆，盖由肺气注于鼻，上荣头面，若上焦壅滞，风寒客于头脑，则气不通，冷气停滞，搏于津液，脓涕结聚，则鼻不闻香臭，遂成齆也”。因肺主鼻主涕，肺气宣发则鼻气通利，若风寒（冷）袭肺，肺失宣发，寒邪循经上乘于鼻，壅滞不去，则鼻失通利而成窒塞之患。故风寒袭肺，滞留鼻窍，久蕴不去亦是造成鼻窒的主要原因之一。此学说是继《内经》心肺失调学说之后，历代医家引用或论述较多的一种发病学说，尤其是在历代方书中多以这一学说为依据进行归类选方。如《普济方》、《圣济总录》等。

（3）肺经郁热学说：《明医杂著·卷之三·鼻塞》曰：“鼻塞而不闻香臭，或遇寒月多塞，或略感风寒便塞，不时举发者，世俗皆以为肺寒，而用表解通利辛温之药不效。殊不知此是肺经有火，邪火郁甚，则喜得热而恶见寒，故遇寒便塞，遇感便发也”。《医学入门·卷四·鼻》亦曰：“鼻塞须知问久新……久者，略感风寒，鼻塞等证便发，乃肺伏火邪，郁甚则喜热恶寒，故略感冒而内火便发”。《医碥》则不仅指出了郁热的病因，而且对其所致鼻塞的机制亦做了较为贴切的解释。如《医碥·卷四·杂症·鼻》曰：“鼻塞，一由脑冷，而气化液，下凝于鼻（如天冷呵气成水也，脑暖立通）；一由气热，蒸涕壅塞固矣，乃极力去其涕，而仍不通者，则窍之外，皆涕液之所浸淫，肉理胀满，窍窄无缝故也”。又曰：“若平日常常鼻塞不闻香臭，或值寒月，或略感风寒即塞者，乃肺经素有火郁，喜热（热则行散，故喜之）恶寒，故略感寒即发”。肺经郁火学说，起源并盛行于明清时期，这一学说打破了隋唐宋时期肺经受寒学说的流行观点，是对鼻窒发病学说的进一步发展与完善。尤其是《医碥》之论，不仅说明了气热、肺火是造成鼻窒的重要病因之一，而且从热邪的特性出发，阐述了鼻塞喜热恶寒的机制，并首次提出了鼻窒的局部病理改变在于“涕液浸淫，肉理胀满，窍窄无缝”。这一论述极其类似于现代有关慢性鼻炎的主要病理变化在于鼻黏膜肥厚、鼻甲肥大的论点，并由此开创了中医学中有关鼻窒局部病理学的先河。

（4）阳明郁热学说：《素问玄机原病式·六气为病·热类·鼻窒》曰：“火主䐜膹肿胀，故热客阳明而鼻中则窒塞也。或谓寒主闭藏，妄以鼻窒为寒，误也。盖阳气盛于上，而侧卧则上窍通利而下窍闭塞者，谓阳明之脉左右相交，而左脉注于右窍，右脉注于左窍，故风热郁结，病偏于左则右窍反塞之也。俗不知阳明之脉，左右相交注于鼻也，但见侧卧上窍通利，下窍窒塞，反疑为寒尔”。本条之论不仅说明了阳明郁热可导致鼻窒的发生，而且描述了交替性鼻塞的临床特征，并以经络学说为主导阐述了交替性鼻塞的病理机制，可谓发前人所未发。这一论述对后世从郁热论治鼻窒产生了较大的影响。明《古今医统大全》与《奇效良方》等著作均有类似的引述。

（5）痰火郁结学说：《医学准绳六要·窒塞不通》曰：“痰火郁结于上焦胸中肓膜之上，上窍不通，则元门闭密而鼻不闻香臭”。元门，为鼻窍之别称。元门闭密即鼻塞不通。鼻塞不闻香臭大都见于鼻窒经久不愈者。故本条从痰火郁结立论，可谓独创一家之说。

（6）肺虚卫弱学说：本学说最早记载于《灵枢·本神》。其曰：“肺气虚则鼻塞不利，少气”。《诸病源候论·卷四十八·小儿杂病诸候四》在齆鼻候中进一步阐述到：“肺主气而通于鼻，而气为阳，诸阳之气上荣头面。若气虚受风冷，风冷客于头脑，即其气不和，令气停滞，搏于津液，脓涕结聚，即不闻香臭，谓之”。《赤水玄珠·卷三·鼻门》亦曰：“因卫气失守，寒邪客于头面，鼻亦受之，不能为用，是不闻香臭矣”。因肺主鼻，肺气通于鼻，鼻受肺气之温煦方能通利司嗅。若肺气虚弱，卫外不固，寒袭滞鼻，则可致鼻失宣通而窒塞成齆矣。

（7）脾胃虚损学说：此学说始于《内经》，并为历代医家所认同，且不断予以发展。《素问·玉机真藏论》曰：“脾为孤脏……其不及则令人九窍不通”。不及者，即虚损不足也；九窍者，眼、耳、鼻、口、二阴是也。鼻属九窍中之二窍，故九窍不通者，鼻亦包括其内。金元时期，李东垣据《内经》之论明确提出了“脾胃虚则九窍不通”的论断，并进一步将其发展为脾胃虚损的鼻窒发病学说。如《东垣试效方·卷五·鼻门》曰：“夫阳气、宗气者，皆胃中生发之气也。其名虽异，其理则一。若因饥饱劳役损伤脾胃，生发之气即弱，其营运之气不通上升，邪害空窍，故不利而不闻香臭也”。李氏的这一观点为明清时代的医家所赞同，并被各家医著纷纷引用。如《明医杂著》、《证治准绳》、《赤水玄珠》、《张氏医通》、《医述》等均引述有此条原文。脾胃虚损可致鼻塞失嗅，而《医学入门·卷四·鼻》则进一步认识到鼻塞日久亦可内伤脾胃。其曰：“鼻塞久不愈者，必内伤脾胃，清气不能上升，非外感也”。由此可见，脾胃虚损与鼻窒可互为致病。这种脾虚与鼻窒互损的观点，亦是古代鼻窒发病学说中的又一特点。

综上所述，古代医家对鼻窒的病因病理有着广泛的认识，仅就《内经》而言，就有心肺失调、肺气虚弱与脾气不及的发病观点，后世医家除发展与完善了上述发病学说外，又进一步提出了寒袭滞鼻、肺经郁热、阳明郁火、痰火郁结等发病学说。这些学说的创立，不仅形成了古代鼻窒发病学说的完整体系，而且为现代认识与研究鼻窒的病因与发病奠定了基础。

2. 现代病因病理学说　在现代著作与资料中，有关鼻窒的发病学说主要有虚、瘀学说，虚、热、瘀学说与虚、瘀、痰学说三个方面。

(1)虚、瘀学说：此学说形成于20世纪80年代初期，其代表著作是全国高等医药院校试用教材《中医耳鼻喉科学》。该教材将鼻窒的病因病理归结为“肺脾气虚”与“气滞血瘀”两个方面，从而奠定了虚、瘀学说的基础。在此之后的一些著作中，如高等医药院校教材《中医耳鼻喉科学》，高等中医院校教学参考丛书《中医耳鼻喉科学》及《中国医学百科全书·中医耳鼻咽喉口腔科学》等均沿袭了这一观点。

(2)热、虚、瘀学说：这一学说形成于20世纪80年代中后期，它基本是在虚、瘀学说的发展过程中，采撷古代医家观点，结合当今临床实践而形成的。所谓热，主要是指肺与阳明经郁热；虚，乃指肺脾气虚；瘀，乃指邪滞血瘀。热、虚、瘀发病学说首倡于全国高等中医院校函授教材《中医耳鼻喉科学》，同时散见于20世纪90年代前后的各家医著医论中。诸如王德鉴主编的《中医耳鼻咽喉口腔科学》、中国传统医学丛书《中医耳鼻喉科学》、《中医鼻病大全》、《实用中医耳鼻喉科学》、基层中医临证必读大系《耳鼻咽喉科分册》等。同时，同期出版的一些综合性著作如《现代中医临证全书·耳鼻咽喉口齿科疾病》等大都以热、虚、瘀学说或类似这一学说的观点立论，从而使这一学说达到了广泛的共识，成为现代鼻窒病因病理学说的主流，并由此形成了较为完善的鼻窒发病学体系。

(3)虚、瘀、痰学说：这一学说出之《干祖望中医五官科经验集》。干氏不仅从虚、瘀、痰立论，而且认为“肺气虚弱”，“气虚血瘀”主要导致慢性单纯性鼻炎，而脾虚“痰浊内蕴，凝结于鼻”与“气滞血瘀”则易致发慢性肥厚性鼻炎。干氏提出的虚、瘀、痰学说脱出众家之见，可谓独树一帜。

3. 临床病因病理

(1)心肺蕴热，郁结鼻窍：肺主鼻，心主嗅，若嗜烟喜酒，恣食辛辣，浊热内生，蕴积心肺；或环境不洁，尘毒浊气入肺，以及外邪屡犯肺鼻，伤风鼻塞失于调治等，均可使邪浊伏肺，久蕴不去而郁生肺热。心肺蕴热既成，久积不解，则可循脉附气冉冉蒸腾，致使浊热升迁于鼻，郁结鼻窍。热郁则肿，故鼻窍受热则肌膜肿滞，肌肿窍壅则鼻失宣通，窍失清利，气息出入受制而窒塞成齆矣。

(2)肺虚卫弱，寒滞鼻窍：肺气通于鼻，卫阳充于鼻。若外邪屡犯肺鼻，或素体不健，久病体弱，耗伤肺卫之气，则可致肺气虚弱，卫阳不足。肺虚卫弱则无以上奉养鼻，鼻失肺卫之养，则鼻中卫阳空虚，御邪不力，而易致寒浊袭滞不去，留邪为患。寒浊留滞，则更伤阳气，凝脉滞血，从而使鼻窍既失卫阳之温煦，复受寒浊之凝滞，致鼻窍肌膜间气血周流不畅，渐壅不通而成窒塞之患。

肺鼻与肾，金水相生，呼纳相应，且肾连督脉而络于鼻，故鼻之通利亦赖肾阳充盛，纳气下潜，方能保持气息出入通畅。倘若肺虚日久，下耗及肾，或父母近亲素有鼻窒，遗患于子，致先禀不足，肾元亏虚，则亦可致鼻阳失充，不耐寒邪，而易受寒邪之虐。肾阳虚弱，寒邪留滞，则窒塞成鼽而经年不愈。

(3)脾胃虚弱，痰湿留结：多由饮食偏嗜，五谷摄入不全，或饮食不节，饥馁，劳倦过度，病后失养，损伤脾胃，致脾胃虚弱。脾虚胃弱，一则水谷精微运化失常，气血生化不足，清阳不升，鼻窍失养；二则水湿不化，湿浊内生，浊邪上犯，留滞鼻窍，浸渍肌膜，而致湿盛肌肿。如是鼻既失气血清阳之养，又为湿浊所壅滞，则鼻窍窒塞，嗅觉失用，而成窒塞之患。倘若脾虚久而不复，湿浊不去，则又可聚湿生痰。痰浊滞鼻，则可致鼻肌膜肿厚难消，迁延难瘥，而成顽窒之症。

(4)气血瘀滞，鼻脉受阻：伤风鼻塞失治误治，或外邪屡犯鼻窍，邪滞不去，或鼻窒早期失治，迁延不愈，日久邪浊入脉，壅阻气血，致气血运行不畅，留而成瘀。瘀血留滞，则鼻脉受阻；瘀滞肌膜，则肌膜肿厚，鼻甲肿实。脉涩肌肿，则清窍阻塞，气息出入不畅，而发为鼻窒嗅减，结顽难通。

综上所述，鼻窒发病，因有虚实。实者，多咎之心肺郁热、气血瘀阻；虚者，多责之肺、脾气虚。然鼻窒之虚，多属虚中挟实为患，即肺虚多挟有寒滞，脾虚多兼有湿阻，且在其致病过程中，亦常相互错杂为病。在鼻窒致病诸因与致病过程中，常以其病程之长短、体质之强弱而有所不同。其中病之早期，病程短，及青少年体盛者，心肺郁热致病者居多；而病程长，体质偏弱，或素体多病之人，则肺、脾气虚致病者居上；倘若病之久远，或失于治疗，邪入血脉，则多变生瘀血为患。上述诸因除可单独致病外，亦常互为转化、错杂兼夹为病。如心肺郁热日久不去，热耗正气，渐而热消气伤，而由实致虚，由热生寒，而转化为肺虚寒滞；若郁热不解，久而入血，灼血为瘀，则又可变生瘀热互结等。瘀热滞血，血行不畅，则又可生湿生痰，而遏伤脾胃，久之则脾伤成虚。肺、脾气虚，日久不复，则气虚行血不力，渐而血涩成瘀；而气虚，复感外邪亦可转化为郁热之患。如此热、虚、瘀兼夹错杂，病理轮变，鼻窒安能自痊。然无论其病因繁变，病机交错，其终则皆归于“窒”。或为热郁成窒，或为虚损失养成窒，或为瘀阻成窒，或虚实寒热夹杂为窒，故“窒”既是本病的基本病理特征与发病根由，亦是本病的征候特点。

【临床征候】

1. 发病情况　好发于青少年，12～30岁最为多见，老年人罕见。男女发病无明显差异，无地域性，秋冬季发病率较高。素患本病者则秋冬季易复发或加重，部分患者夏季可好转或症状消失。

2. 病史　可有伤风鼻塞，或鼻窍反复感邪的病史。一般而言，伤风鼻塞持续3个月不愈者即有转为鼻窒的可能。

3. 鼻塞　为本病的主要症状。鼻塞的程度常根据病程的长短、病情的轻重而不同。依其性质可表现为间歇性、交替性、持续性鼻塞三类。

(1)间歇性鼻塞：多见于病程短，病情轻者。是鼻窒早期常见的一种鼻塞。表现为鼻塞时轻时重，时塞时通。鼻塞大多在活动后或温暖环境中减轻或复通，静坐、低头、寒冷时加重或出现堵塞；白昼较轻，夜间较重等。

(2)交替性鼻塞：亦多见于病情较轻或鼻窒的早中期。表现为两侧鼻窍交替堵塞，一侧通畅而另一侧堵塞，如此交替出现，反复发生。交替性鼻塞与体位关系密切，且大多发生在侧卧时，即侧卧时居于上侧的鼻窍通畅，而居于下侧的鼻窍堵塞；转侧后，则仍变换为上窍通而下窍塞。起卧后鼻塞大都减轻。

(3)持续性鼻塞：多由间歇性、交替性鼻塞迁延不愈发展而成。大多见于病程长，病情重者，是鼻窒发展到严重阶段所表现的一种鼻塞。其特征为：双侧鼻塞不通，持续不减，患者常需张口呼吸。闭塞性鼻音明显，语声齆浊不清等。

4. 鼻涕　早期鼻涕增多。涕液呈半透明状黏液性，倒流进入咽喉部则表现为“多痰”、咽喉部不适、咳嗽。部分患者可表现为涕少或无涕。后期出现持续性鼻塞时，涕量较少，但黏稠而不易擤尽。若复感外邪则涕液增多，并呈黏脓性等。

5. 嗅觉减退　早期嗅觉改变不明显。随着病变发展，可出现间断性嗅觉减退。后期鼻塞严重时，嗅觉减退较为明显，甚或嗅觉丧失。

6. 鼻黏膜肿厚、鼻下甲肥大　是鼻窒的重要体征。病变早期，双侧鼻黏膜呈潮红或暗红色，湿润而富有光泽，肿厚不明显或较轻。鼻下甲前端肥大，肥大程度(见鼻科望诊)多在Ⅰ～Ⅱ度之间，表面光滑，触之柔软，富有光泽与弹性，压之凹陷而易复起。用血管收缩剂(如1%～2%麻黄素液)后反应敏感(即鼻甲在用药后很快缩小，鼻塞复通)。后期鼻塞严重或持续不减时，鼻黏膜多呈紫红、苍白或粉红色，肿厚明显，且缺乏光泽；鼻下甲前后端均肥大，程度多在Ⅱ度以上，甚或达Ⅲ度以上肥大，表面粗糙或凹凸不平，如桑椹、草莓状，乏泽，触之较硬，弹性差，压之不凹或微现凹陷，或凹陷后不易复起。对血管收缩剂反应不敏感，或仅有轻微收缩，但旋而如故。鼻甲肥大经年不消者，可引起轻度鼻梁变形、增宽等。

7. 伴随症状　常伴有不同程度的头昏、头闷、头胀、头疼、失眠、健忘、注意力不集中等症状。若鼻甲肥大或涕液堵塞耳咽管咽口，尚可出现耳闷、耳胀、耳鸣、重听。涕液下流刺激咽喉，可引起咽痒、咳嗽、咯痰。鼻塞严重，需以口代鼻呼吸者，可有咽干不适、口干等。小儿患病，可伴有鼻疳、鼻疮等。

【诊断与鉴别诊断】

1. 诊断依据　①反复发作的伤风鼻塞病史；②间歇性、交替性或持续性鼻塞，病程在3个月以上者；③双侧鼻黏膜肿厚，下鼻甲肥大；④伴有不同程度的流涕、嗅觉减退、头闷痛等。

2. 鉴别诊断　鼻窒主要应与慢鼻渊、鼻中隔偏曲、鼻麻风、鼻狼疮等相鉴别。

(1)慢鼻渊：鼻塞呈单侧或双侧性，鼻涕呈黏液脓性或脓性，量多，擤净鼻涕后鼻塞可改善，嗅觉减退与头昏痛较鼻窒为甚。鼻腔检查见鼻道积有脓涕，鼻甲肥大以中鼻甲为甚，病程长者中鼻甲多有息肉样变，X线摄片示鼻窦黏膜增厚，透光度差，或有积脓，以此可与鼻窒鉴别。

(2)鼻中隔偏曲：鼻塞为单侧性或交替性，常有鼻衄、头痛。鼻腔检查见鼻中隔有不同程度的偏曲，或嵴突。偏曲对侧鼻腔的鼻甲可有代偿性肥大。

(3)鼻麻风：早期症状有鼻涕增多、鼻塞，其状颇似鼻窒。但鼻麻风常伴有鼻毛脱落、鼻前庭溃疡、鼻衄等，鼻腔检查可发现鼻中隔与鼻甲有小结节或溃烂，鼻分泌物涂片有麻风杆菌可资鉴别。

(4)鼻狼疮：初期有鼻塞、鼻涕增多，但其涕液由稀薄、黏稠而渐转为脓性，或结成脓痂，有臭味，偶有鼻衄。鼻腔检查有灰白色小节，鼻前庭及鼻周皮肤亦可有大小不等、界限清楚的褐色结节，组织活检示狼疮性改变，结核菌素试验阳性可资鉴别。

【辨证施治】

1. 古代辨证施治观点　古代资料中有关鼻窒辨证施治的内容较为丰富，但散在而不系统。如《内经》中记载有"心肺有病"、"肺气虚"、"脾不及"等症。然其论证简单，且有证而无治。《素问玄机原病式·六气为病·热类》则认为鼻窒属"热客阳明"，但亦无出治法。《东垣试效方·卷五·鼻门》将其辨证分为"脾胃虚弱"与"肺虚卫弱，寒邪客面"二证，并认为脾胃虚弱者，治"宜养胃气，使营运阳气、宗气上升，鼻则通矣"；肺虚卫弱，寒邪客面者，"治法宜先散寒邪，后补卫气，使心肺之气交通，则鼻利而闻香臭矣"。并辨证处以丽泽通气汤、温肺汤、温卫汤、温卫补血汤等加以治疗。《明医杂著·卷五·鼻门》将鼻塞辨分为"肺经素有火邪"与"脾胃生发之气不能上荣，邪害空窍"两证，治疗主张采用"清肺降火为主，而佐以通气之剂"，或"清金、泻火、清痰"与"养脾胃，使阳气上行则鼻通矣"。《医学入门·卷四·鼻》则主要从"肺伏火邪"进行用治，其曰："宜清金降火，兼通气之剂，凉膈散加荆芥、白芷，或川连石膏散"治之。《证治准绳·杂病·第八册·七窍门下·鼻》鼻塞条则综合明代以前各家之论，将其辨分为脾胃气虚、心肺有病、肺经郁火、上焦壅滞四证。治疗之法，脾胃气虚者，"宜养胃气，实营气"，方用"补中益气汤之类"；心肺有病者，"治法宜先散寒邪，后补卫气，使心肺之气得交通，则鼻利而闻香臭矣，丽泽通气汤主之"；肺经郁火者，宜"内服川芎散、山茱萸丸，外用赤龙散"等以宣散上焦壅滞。《杂病源流犀烛·卷二十三·鼻病源流》则从火热论治，并详细的出以方治。其曰："若久而有根，略感风寒，鼻塞便发，必须清金降火，宜凉膈散加川芎、白芷、荆芥"。又曰："肺火盛，反能鼻塞，必兼清解，宜黄连清肺饮；鼻塞甚者，往往不能知香臭，宜荜澄茄丸；又有火郁清道，不闻香臭者，宜鼻不闻香臭方"。明清时代的其他著作，大多相互转抄，其证治大都无越上述诸家之论。

综观古代医家对于鼻窒的论治，方书一类医籍中多以《内经》、《诸病源候论》所论为纲，尔后据证汇集以方治；而诸家医著中，则互有转抄发明，其中"肺经郁火"为绝大多数医家所推崇。在证治方面，当推《证治准绳》收录最全，论治亦较为详细；而在论治热证鼻窒方面，又以《杂病源流犀烛》为最详。其他诸家医著所述证治大都无越上述数家之论，故不赘述。

2. 现代辨证施治观点　现代有关鼻窒系统的辨证论治始自全国高等医药院校试用教材《中医耳鼻喉科学》。该教材按照鼻窒发病病程的长短，鼻塞的轻重及鼻腔黏膜的改变将其分为"肺脾气虚，邪滞鼻窍"与"邪毒久留，气滞血瘀"两个证型，并分别出以温肺止流丹、参苓白术散与当归芍药汤进行施治。此后，《实用中医耳鼻喉科学》以慢性鼻炎为名，将其分为肺热、肺寒、气血瘀结三证，并分别出以自拟方药进行施治。高等医药院校教材《中医耳鼻喉科学》与高等中医院校教学参考丛书《中医耳鼻喉科学》则基本沿袭了试用教材的证治观点，而无新增内容。同期编著的中国医学百科全书《中医耳鼻咽喉口腔科学》则将教材中的肺脾气虚，邪滞鼻窍证，辨分为"肺气虚弱，寒邪滞留"与"脾气虚弱，湿浊停留"证，同时亦列有"气血凝滞，瘀阻脉络"证，所用方药与教材无异。20世纪80年代后期，全国高等中医院校函授教材《中医耳鼻喉科学》对鼻窒的证治除列有肺脾气虚、气血瘀阻二证外，新增"肺经蕴热，阳明郁滞"一证，并对其出以黄芩汤施治，从而使鼻窒的证治突破了虚、瘀的分型观点，使其更加切近临床。王德鉴主编的《中医耳鼻咽喉口腔科学》亦将本病分为郁热、气虚、血瘀三证，但其所论郁热证，则单指"肺经郁热"，并出以辛夷清肺饮为治，从而强调了肺热在鼻窒一病中的证治特点。《干祖望中医五官科经验集》中将鼻窒分别对应于"慢性单纯性鼻炎"与"慢性肥厚性鼻炎”进行辨证施治。其中将慢性单纯性鼻炎分为“肺气虚弱”与“气虚血瘀”两证，分别采用益气聪明汤、通窍活血汤合四君子汤为治；将慢性肥厚性鼻炎分为“痰浊凝结”与“气滞血瘀”两证，分别出以王氏二陈汤，通窍活血汤合活络效灵丹为治，从而强调了痰瘀在久病与顽症中的证治特点。《干氏耳鼻咽喉口腔科学》对于本病的论治基本与上述分型类似。中国传统医学丛书《中医耳鼻喉科学》亦以慢性鼻炎立论，并将其分为热、虚、瘀三证，但其所论虚证则仅指“肺气虚寒”而言，从而排弃脾虚于证外。《中医耳鼻咽喉科临床手册》则将慢性鼻炎分为心肺瘀热、肺虚寒滞、脾虚湿阻、气血瘀阻四证，分别用鼻舒乐饮、温肺止流丹、补中益气汤、通窍活血汤合苍耳子散进行治疗，亦颇具实用。

有关鼻窒分证最多最细的当推基层中医临证必读大系《耳鼻咽喉科分册》。该书中将鼻窒辨分为肺经郁热、热客阳明、肺气虚、脾气虚、气滞血瘀五证，并分别出治以苍耳子散、凉膈散、温肺止流丹、参苓白术散、苍耳子散合四物汤加减等。该书所论虽然亦未越热、虚、瘀三证，但较之以上诸家则将热、虚两证分化更细，从而较宜于基层中医与初涉临床者掌握与应用。《中医鼻病大全》则亦将鼻窒分为肺热、肺虚、脾虚及气滞血瘀四证，所用方药基本同上而无出新义。新世纪全国高等中医药院校规划教材《中医耳鼻咽喉科学》对鼻窒的辨证亦是分为肺经蕴热、肺脾气虚、血瘀鼻窍三证，分别选以黄芩汤、温肺止流丹、补中益气汤、通窍活血汤作为基本方药。

有关鼻窒证治的论文报道较少，但在为数不多的报道中却富有新义。如有学者用按类分证的方法，将鼻窒总结为寒凝、气虚、郁热、血瘀四证，主张以温、清、消、补四法施治。另有学者根据老中医治疗鼻窒的经验，亦将其概括为四法，其中对顽固性鼻窒、鼻甲肥大难消者，运用治疗痹证的方法进行论治则越出众家之论，可谓对顽症鼻窒的治疗又辟一径。

在运用现代方法对鼻窒辨证客观性指标的研究方面，有学者从现代生理学角度研究了鼻窒(慢性鼻炎)鼻腔腺体分泌功能、鼻腔纤毛输送功能与气虚以及辨证治疗疗效的关系。结果发现鼻窒(慢性鼻炎)及正常健康人群中具有典型气虚者，鼻腔腺体分泌功能相对亢进，鼻腔纤毛输送功能明显减退，并从神经生理学角度探讨了腺体的神经调控与气虚的关系，从而认为鼻腔腺体功能分泌亢进、鼻腔纤毛输送功能减退是鼻窒(慢性鼻炎)气虚证的生理学基础之一。同时还观察到鼻窒(慢性鼻炎)气滞血瘀型患者舌诊多有瘀血证，在血液流变学方面有血液黏滞性增高的改变。在观察中医辨证治疗对鼻窒(慢性鼻炎)鼻腔生理功能影响时发现，肺脾气虚证鼻腔纤毛运动速率和鼻腔通气功能治疗后恢复正常，而气滞血瘀证治疗前后鼻腔纤毛运动速率无明显变化，由此说明辨证治疗对于肺脾气虚证疗效较好，而对气滞血瘀证则疗效欠佳。另有学者从中医辨证分型与病理类型的相关性研究中发现，气虚型多见于慢性单纯性鼻炎，血瘀型多见于慢性肥厚性鼻炎。以上研究在一定范围内为鼻窒(慢性鼻炎)的辨证以及疗效的判断提供了客观依据。

综上所述，现代有关鼻窒辨证施治的观点主要分虚实两类。虚证多共识为肺、脾气虚；实证则有肺经郁热、热客阳明、气血瘀阻、痰湿凝结与湿热痹阻之异。然虚实之间，尤以郁热、气虚、瘀血为多数医家所赞同，由此构成了鼻窒现代证治分类的基本特点。

3. 辨证纲要　有关鼻窒的辨证纲要在古代文献中未有查及。在现代著作中，高等医药院校教材《中医耳鼻喉科学》将鼻塞列为辨证纲要，并以鼻塞的性质、鼻黏膜的颜色为主对其进行了辨别。基层中医临证必读大系《耳鼻咽喉科分册》则将鼻窒的辨证要点分为辨虚实、辨寒热、辨鼻甲之性状、辨鼻塞的程度、辨鼻黏膜肿胀与肥厚五个方面，并从局部与全身症状入手对其进行了较为详细的辨证，具有一定的指导意义。

鼻窒的主要特征是鼻塞与鼻黏膜、鼻甲的异常改变，而辨别鼻塞与鼻黏膜、鼻甲异常对于鼻窒的虚实寒热辨证起有提纲挈领的作用。故本节将辨鼻塞、辨鼻黏膜与鼻甲异常作为鼻窒的辨证纲要加以辨析。

(1)辨鼻塞：鼻窒所引起鼻塞的辨证，主要依据其病程的长短、鼻塞的性质、程度及伴随症状而进行。一般而言，鼻窒新发，鼻塞病程短者多实；鼻窒已久，鼻塞病程长，迁延不愈者多虚或虚实夹杂。鼻塞呈间歇性、交替性、时轻时重者多虚或虚实夹杂；鼻塞呈持续性者多实。鼻塞遇冷则减，遇热则甚者多属热证；遇热则减，遇冷则甚者多属寒证；静止时加重，活动后减轻者多属瘀证。

鼻塞伴鼻气灼热、涕黄，舌尖红者，多属心肺郁热；鼻塞伴少气乏力、涕白，易罹感冒，舌淡者，多属肺、脾气虚；鼻塞伴头闷头痛，舌暗者，多属气血瘀阻。

(2)辨鼻黏膜与鼻甲异常：鼻窒病患，鼻腔黏膜多有不同程度的肿胀、增厚及色泽变化，鼻甲则有不同程度的肥大。因此，根据其肿、厚、肥大程度及色泽变化可辨别其证情的寒热虚实。一般而言，鼻黏膜与鼻甲色淡乏泽肿厚者多虚、多寒；色红亮泽肿厚者多实、多热；色暗红肿厚者多瘀。鼻黏膜肿胀，鼻甲肥大在Ⅱ度以下(鼻甲分度见基础篇鼻科望诊)，表面光滑而有光泽，触之柔软，压之凹陷易起者，多示病情尚轻，邪入尚浅；鼻黏膜肿厚，鼻甲肥大在Ⅱ度以上，表面凹凸不平，色暗乏泽，触之稍硬，压之凹陷复起较慢者，多示病情已重，邪已结痼。

鼻黏膜与鼻甲色红肿厚，伴涕黄气热者多属心肺郁热；色淡白或淡红肿厚，伴体倦乏力者，多属肺、脾气虚；色暗红肿厚，伴鼻塞不减者，多属气血瘀阻。

4. 证治分类

(1)心肺郁热证

证候　鼻塞时轻时重，或交替性鼻塞，遇冷则塞减，鼻气灼热，鼻涕色黄量少，嗅觉减退；鼻黏膜与鼻甲色红肿胀，鼻甲柔软，表面光滑；头昏不清，咳嗽痰黄，时有胸中烦热，舌尖红，苔薄黄，脉浮有力。

证析　心肺郁热，随心肺之气冉冉上蒸，熏灼鼻窍，郁滞肌膜，鼻气出入不利，故见鼻塞，鼻气灼热；热蕴心肺，郁热积甚，则鼻塞加重；郁热宣出，积热暂散，则鼻塞减轻，故见鼻塞时轻时重；若郁热久积，遏滞气血，致瘀热互结，壅滞鼻脉，则侧卧时瘀滞沉下，而表现为交替性鼻塞；郁热既能伤津，又能蒸迫津涕外泄，故见鼻涕色黄量少；心主嗅，肺主鼻，心神清，肺气和则鼻和而知香臭。今心肺为郁热充斥，神浊气壅，嗅神失助，故见嗅觉减退；郁热滞鼻，壅肿肌膜，故见鼻黏膜与鼻甲色红肿胀；郁热蒸腾，尚未结痼，故见鼻甲柔软而光滑；热扰清窍，清窍不利，故见头昏不清；肺热内蕴，热灼生痰，宣发受制，故见咳嗽痰黄；心经郁热，胸膈不利，故见胸中烦热；舌尖红，苔薄黄，脉浮有力亦属心肺郁热之征。

治法　清心宣肺，散热通窍。

方药　黄芩汤加减。方中主以黄芩、栀子、桑白皮清宣心肺郁热，以绝郁热上蒸鼻窍之源，使鼻得清宁而窍道自通；辅以连翘“泻心经客热……去上焦诸热”(《珍珠囊》)，麦冬清心除热，二药共助栀子清散心经郁热之力；薄荷、荆芥助肺气宣发而疏解其蕴热，且薄荷能清利头目而醒脑通窍；赤芍清导已居血脉之郁热，疏通壅塞鼻脉之邪滞；佐以桔梗既能开宣肺气，助薄荷、荆芥宣达肺气之力，又能载药上达，“与甘草同行，为舟楫之剂”(《珍珠囊》)，使诸药直达心肺而清宣郁热。合方共奏清心宣肺，散热通窍之效，用之能使热清郁散，鼻通窍利而窒塞得解。

若心肺郁热，久蕴成瘀，而发为心肺瘀热，证见鼻黏膜鲜暗肿厚，鼻甲肥大色暗而有光泽，表面略有凹凸不平，鼻塞较甚，舌尖红有瘀点，或舌尖暗红者，治宜清心泻肺，活血通窍，方选黄芩清肺饮加减。若鼻塞甚者，酌加桑白皮、白芷、地龙、辛夷以宣肺通络，芳香透窍。

(2)肺虚寒滞证

证候　鼻塞时轻时重或交替性堵塞，迁延不愈，遇风冷则鼻塞加重，流涕清稀；鼻黏膜淡白或晦暗肿厚，鼻甲肥大乏泽，质软；或有嗅觉减退，少气懒言，面色㿠白，咳嗽，咳痰稀白，易患感冒，舌淡苔薄白，脉弱。

证析　肺气虚弱，鼻阳不足，寒邪滞鼻，清窍不利，故见鼻塞迁延不愈；肺虚寒滞，正邪交争，寒邪盛则鼻塞甚，正盛邪退则鼻塞减，故而鼻塞时轻时重；寒为阴邪而趋下，侧卧时寒邪沉下，阳气浮上，寒邪沉下则下窍塞，阳气浮上则上窍通，转侧而反，故见交替性堵塞；肺虚卫弱，鼻中卫阳失充，不耐寒袭，故而遇风冷则鼻塞加重；肺主涕，肺气和则鼻知香臭，肺虚津涕不化，嗅神失养，故见流涕清稀，嗅觉减退；肺气不足，鼻失温养，寒气滞留，故见鼻黏膜淡白肿厚，鼻甲肥大乏泽；正气虽虚，邪亦尚未结痼，故而鼻甲肥大但质地柔软；寒伤阳主凝，若寒入鼻脉，凝血为瘀，则见鼻黏膜晦暗肿厚；肺虚而宗气不足，则少气懒言；气不充面，则面色㿠白；肺虚宣肃无力，津失敷布，聚而成痰，则见咳嗽、咯痰稀白；肺虚而卫阳失固，御邪失职，故而易患感冒；舌淡苔薄白，脉弱亦属肺气虚弱之征。

治法　温补肺气，散寒通窍。

方药　温肺汤加减。方中主以黄芪、防风、甘草温补肺气，实卫固表；辅以升麻、葛根升举清阳，以复鼻窍清灵之性；羌活祛风散寒，导邪外出；佐以麻黄、葱白辛温散寒，助肺宣发而通窍开窒。诸药相伍，既能温补肺气以固本，又能祛除风寒，宣通鼻窍以治标，如此标本兼顾，则肺气复，卫气壮，鼻阳充，而寒去滞开，鼻窒得解矣。若肺气虚弱甚者，可合用保元汤加减，以助温补肺气之力。

若肺虚寒凝，气血瘀滞，鼻塞较甚，鼻黏膜晦暗肿厚乏泽者，治宜温肺益气，散寒化瘀，方选足卫和荣汤加减。寒凝甚，遇寒鼻塞加重者，可加桂枝、细辛、川芎、辛夷以温通血脉，解凝通窍。

若肺虚及肾，或先禀不足，家族前辈素有鼻窒，遗患于后代，以致肾元亏虚，寒滞于鼻，证见鼻塞经年不愈，夏轻冬甚，形寒怕冷，遇寒塞甚，或自幼患病，数十年不愈者，可配服金匮肾气丸，以温肾益督，培补天元。

(3)脾虚湿阻证

证候　鼻塞呈交替性或持续性，缠绵不愈，流涕白黏，嗅觉减退；鼻黏膜及鼻甲淡红或淡白，肿厚较甚，鼻甲肥大，质软或稍硬；头重头昏，倦怠乏力，食少便溏，舌淡胖有齿痕，苔白或白腻，脉缓弱。

证析　脾胃虚弱，湿浊内生，上泛鼻窍，郁滞肌膜，肿塞鼻道，故见鼻塞不通；湿性黏滞，气虚难化，故而病变缠绵不愈；阳明胃脉左右相交于鼻旁，脾胃虚弱，湿浊内阻，侧卧时湿浊下伏，阳气上行，湿浊下伏则下窍窒塞，阳气浮上则上窍通畅，转侧而反，故而鼻塞呈交替性；若湿浊阻滞，痹阻鼻脉，壅郁不散，则可呈持续性鼻塞；湿滞鼻道，津涕不化，故见流涕白黏；脾虚湿阻，清阳不升，嗅神失养，故而嗅觉失灵；脾胃虚弱，鼻失温养，兼以湿滞鼻道，积久不化，故而鼻黏膜及鼻甲色淡而肿厚较甚，鼻甲肥大而质软；若湿阻不去，久而生痰，痰结成顽，则鼻甲肥肿变硬；脾虚清陷，浊困清窍，故而头重头昏；气血精微生化不足，体失充养，则倦怠乏力；脾失健运，则食少便溏；舌淡胖，有齿痕，舌苔白或白腻，脉缓弱亦属脾虚湿困之征。

治法 健脾益气，升清化湿。

方药 补中益气汤加减。方中主以黄芪、人参、炙甘草健脾益气；辅以白术、陈皮化湿健脾，以解困脾之湿气，复脾之运化，使湿无再生之源；当归补已损之气血，化已滞之瘀血，俾使气血充灌鼻脉而养正祛邪；佐以升麻、柴胡升举清阳，使清升浊降，还鼻以清灵之性。诸药相合，标本兼顾，能使脾健清升，浊降湿化而鼻窒得通。若鼻塞甚者，可加白芷、石菖蒲、藿香以芳香化湿通窍。

若脾虚湿困，日久不复，湿聚成痰，痰浊凝结于鼻，致鼻塞持续不减，涕白黏稠，不易擤出，嗅觉失灵，鼻甲肥大，肿满鼻道，硬如茧核，色淡暗或晦暗，舌质淡苔白腻，脉缓滑者，宜合用导痰汤加减，以燥湿化痰，散结通窍。

若脾虚及肺或肺虚及脾，致使肺脾两虚，寒湿滞鼻，症见鼻塞日久不愈，鼻黏膜色淡肥肿，少气乏力，气短懒言，纳差，易感冒，舌淡苔白，脉弱者，治宜补益脾肺，散寒化湿，方用丽泽通气汤加减。其中主以黄芪健脾补肺，益气扶正；辅以苍术、羌活、独活、防风、川椒散寒化湿，祛邪导滞；佐以升麻、葛根升清降浊，复鼻以清阳之性；白芷、麻黄宣肺通窍。二方相伍，共奏补益脾肺，散寒化湿，宣达通窍之功。用之能使脾健肺旺，寒祛湿化，清升浊降而鼻复清宁通畅。

(4)气血瘀阻证

证候 鼻塞较甚，或活动后鼻塞减轻，静坐时鼻塞加重，或昼轻夜重，病变经年不愈，冬重夏轻，鼻涕黏稠，不易擤出，嗅觉减退或失灵，语声齉齉；鼻黏膜暗红肿厚，鼻甲肥大，质较硬，表面凹凸不平，状似桑椹、草莓；头昏胀痛，舌暗或有瘀点，脉细或涩。

证析 气血瘀阻，鼻脉不畅，邪滞鼻道，壅塞清窍，故见鼻塞较甚；血得温则行，动则生阳，阳生血行瘀散则壅滞得通，故活动后鼻寒减轻，静坐则血瘀不行，故加重；瘀血属阴，昼日阳旺，夜间阴盛，阴邪遇阳时则衰，遇阴时则盛，故鼻塞昼轻夜重；气血瘀阻，邪结成痼，故病变经年不愈；血得寒则凝，冬日人体阳气潜伏，寒气逼临，寒气入鼻则气血瘀阻益甚，而夏日阳气旺盛，热气莅身，热助血运，瘀血得行，故病情有冬重夏轻的特点；瘀阻鼻道，津涕涩滞难行，故而鼻涕黏稠，不易擤出；心主嗅，气血瘀阻，心脉不畅，嗅神失助，故嗅觉减退或失灵；鼻窍壅塞，声气失宣，故见语声齉齉不清；瘀血阻鼻，邪结不去，壅滞于肌里，故见鼻黏膜暗红肿厚，鼻甲肥大质硬，表面凹凸不平，状似桑椹、草莓；气血瘀阻，清窍不利，故头昏胀痛；舌暗红或生瘀点，脉细或涩亦属气血瘀阻之征。

治法 活血化瘀，行滞通窍。

方药 通窍活血汤合苍耳子散加减。方中主以桃仁、红花、赤药、川芎活血化瘀，以疏通血脉，化滞解痼而导邪外出；辅以白芷、苍耳子、薄荷、辛夷、麝香轻清上达，宣散郁邪，芳香通窍，以除壅阻于鼻窍之滞邪；佐以老葱，黄酒辛散温通，以助活血通脉，祛瘀导滞之力；鲜姜、大枣调和营卫气血，使气血相行不悖，而绝瘀滞再生之源。合方奏有活血化瘀，通脉导滞，宣郁通窍，标本兼治之功。用之俾使瘀去滞化，气行血畅，而鼻窒得解。

瘀血有寒热虚实之异。若寒瘀鼻窍，症见鼻黏膜晦暗乏泽，流涕清白者，方中宜加当归、细辛、桂枝、艾叶之属，以温经化瘀；热瘀鼻窍，症见鼻黏膜鲜暗，涕黄黏稠者，方中宜加丹参、丹皮、地龙、桑白皮、通草之类，以清热化瘀；虚瘀鼻窍者，以气虚、阳虚为多，症见鼻黏膜淡暗乏泽，流涕清稀，且久治不愈，方中宜增黄芪、附子、肉桂之辈，以温补阳气，行血化瘀。

【外治疗法】

1. 古代外治疗法述要 外治法是古代治疗鼻窒运用较多较广泛的一类治疗方法。尤其是在唐宋明清时期，用于治疗鼻窒的外治方药大量出现，如《备急千金要方》、《外台秘要》、《普济方》、《圣济总录》等方药著作中均收录有大量的外治方药。在治疗方法方面，古代主要采用纳药法、塞药法、吹药法与滴药法四种，其中以纳药法为常用，方药亦最多。

(1)纳药法：以油膏剂为主。制膏方药多由芳香通窍、活血散寒类药物组成，并以羊髓、猪脂、油、腊等为赋形剂，经文火熬制而成。使用时取"小豆大"纳鼻中，每日2～3次。如《备急千金要方·卷六上·鼻病》中的治鼻不利香膏方，治鼻窒塞香膏方。《太平圣惠方·第三十七卷·治鼻塞气息不通诸方》中的纳鼻膏药方、通鼻膏方；《圣济总录·卷第一百一十六·鼻门》治疗鼻塞气息不通的木香膏、当归膏；治疗鼻塞不闻香臭的如神膏、通气膏。《普济方·卷五十六·鼻门》治疗鼻塞气息不通的通草膏等均属此类。

(2)塞药法：以散剂为主。方药多由散寒通窍类药物组成。所用药物经研制成粉面状后，每以"绵裹塞鼻中"，或以"蜜和绵裹塞鼻"。亦有用白狗胆汁、雄犬胆汁或羊胆汁调和后用绵裹塞鼻者，每日数次。如《备急千金要方·卷六上·鼻病》中的治鼻齆方。《圣济总录·卷第一百一十六·鼻门》中治鼻塞气息不通之菖蒲散；治鼻塞不闻香臭之甘遂散、芎䓖散、瓜蒂散；治齆鼻之雄黄丸、甘遂丸、细辛散。《普济方·卷五十六·鼻门》治鼻塞气息不通之木通丸；治鼻塞不闻香臭之通草散；治鼻齆之细辛丸、黄白散等。

(3)吹药法：亦以散剂为主。方药多由散寒、清热、通窍等药物组成。所用药物经研制成细粉后，每以少许用竹管等管状物将药粉吹于鼻内，日2～3次。如《圣济总录·卷第一百一十六·鼻门》治疗鼻塞气息不通的皂荚散、瓜蒂散；治疗鼻塞不闻香臭的通顶散、细辛散；治疗齆鼻的干姜散等。《普济方·卷五十六·鼻门》治疗鼻齆之赤龙散、雄黄散等。

(4)滴药法：又称灌鼻。古代应用滴药法治疗鼻窒的药物较少，在历代各家方药书籍中相互引载较多的有"蒺藜苗汁方"一首。该方最早见于《备急千金要方·卷六上·鼻病》中。其方药为将蒺藜苗捣碎后，水煎，经过滤去渣而成。使用时将药汁滴入或灌入鼻中。据记载，该方除用以治疗鼻窒外，亦除息肉等多种鼻病。此外，《太平圣惠方·第三十七卷·治鼻塞气息不通诸方》尚载有"滴鼻苦葫芦子，脑泻散方"一首。《圣济总录·卷第一百五十六·鼻门·鼻流清涕》载有"治鼻塞多年，清水出不止，灌鼻。黄连汁方"等。

2. 现代外治法研究述要 现代有关鼻窒外治法的研究主要集中在两个方面，一是滴鼻药物的研制；二是下鼻甲注射法的应用与注射药物的研制。

(1)滴鼻药物的研制：滴鼻法是现代治疗鼻窒的主要外治法。而且此法具有给药方便、用药直接、疗效迅速等诸多优点，故滴鼻药物的研制亦成为今日外治法研究的主流。在药物的研究方面，多数方药均采用了具有辛散芳香通窍的药物，经传统的油炸、水煎，或现代的提取方法而制成，其剂型主要有油剂、水剂、乳剂、膏剂等。其中油剂如鼻炎灵、鼻康复、苍耳子油、复方苍耳子油等；水剂或水油混合剂如复方鹅不食草滴剂、复方苍耳子滴剂、复方丹参液、薄冰滴鼻剂、辛藜滴鼻剂、鼻舒宁滴鼻液、鼻炎康滴鼻液等；乳剂如辛艾乳剂等；膏剂如鼻炎灵膏、鼻炎膏等。其他尚有用药物原汁滴鼻者，如萝卜大蒜汁等。这些药物虽然剂型不同，但据诸家报道，大都取得了良好的治疗效果。

(2)下鼻甲注射法的应用：下鼻甲注射法是近年来应用较普遍的一种治疗鼻窒的外治疗法。常用药物大多具有活血化瘀，散结消肿的特性。其中应用最多的为复方丹参注射液、消痔灵注射液。其他亦有报道应用复方丹参合鱼腥草注射液、鱼腥草注射液、6%明矾注射液、当归红花注射液、鼻舒注射液等进行治疗者。这些药物或单独应用，或配合内服药物，但均取得了较好的疗效。

除滴鼻药物与下鼻甲注射法的研究外，现代各专业著作中论述较多的外治法尚有吹药法等。但由于散剂吸收较差，刺激性较大，故在现代临床实际运用中却报道的甚少。但亦有报道运用双料喉风散、鼻通散等吹、喷鼻治疗鼻窒而获效者。

其他外治法如雾化吸入法、熏鼻法、熏洗法、药物口罩等治疗鼻窒（慢性鼻炎）的报道，并均称取得了良好疗效。

3. 外治法应用

(1)滴鼻法：适用于各型鼻窒。所用药物一般以芳香通窍为主。亦可根据证情之寒热选用相应的药物制成滴剂进行滴鼻。常用药物如滴鼻灵、鼻炎灵、复方鹅不食草滴剂、复方苍耳子滴剂等。热证可加用双黄连注射液、鱼腥草注射液、清热解毒注射液等用生理盐水稀释后滴鼻，每日3～4次。

(2)吹、塞药法：宜选用芳香通窍、活血散寒类药物制成粉剂，用喷粉器或塑料管等将药物吹入鼻内。常用药物如碧云散、鱼脑石散、苍耳子散等。每日2～3次。或用药棉、吸收性明胶海绵裹药塞于下鼻道处，效果则较吹药法为佳。若将药物制成栓剂或药膜剂塞鼻则效果更佳。

(3)熏蒸、超声雾化法：熏蒸与超声雾化法适用于各型鼻窒。药物可根据证情灵活选用。如热证可用黄芩汤合苍耳子散煎水熏鼻，或用清热解毒注射液兑薄荷冰少许做雾化吸入；虚证用保元汤合苍耳子散煎水熏鼻，或用黄芪注射液等做雾化吸入；瘀证用通窍活血汤加辛夷煎水熏鼻，或用复方丹参注射液、当归注射液等行雾化吸入，每日1次。

(4)下鼻甲注射法：本法对各型鼻窒均有较好的治疗作用。注射时，除采用传统的下鼻甲黏膜下注射外，亦可采用下鼻甲穴封闭法进行注射治疗。其方法是：先用2%丁卡因棉片贴于下鼻甲前端，5分钟后取出棉片，用事先备好的药物与注射器接口腔科5号针头，于下鼻甲前端刺入黏膜下，深度以针尖触及下鼻甲骨为止。尔后徐徐注入药物，注射完毕，用一消毒干棉球塞压于针口即可。一般每次每侧注射2～3ml，隔日1次，7～10次为1疗程。此法与传统的下鼻甲黏膜下注射法相比，具有操作简单（不需顺黏膜下刺达鼻甲后端）、实用的特点，而且疗效亦佳。

注射用药可据证情的虚实寒热而选用相应的药物。如热证可选用清开灵注射液、鱼腥草注射液等以清热通窍；虚寒证可选用胎盘组织液、黄芪注射液、麝香注射液等以补虚散寒；瘀证可选用复方丹参注射液、当归注射液、川芎嗪注射液等以活血化瘀。对鼻甲肥大质硬，久不消愈者，亦可选用消痔灵注射液等以软坚散结。若证情虚实错杂则可联合用药。

(5)下鼻甲烧灼法：适用于下鼻甲Ⅱ～Ⅲ度肥大，久治不效者。可采用传统烙法，或高频电流烧灼法、激光烧灼法、微波烧灼法等行下鼻甲烧灼。但对下鼻甲深部进行烧灼时，切不可触及骨部，以免引起骨部坏死。一次烧灼不愈者，待痂皮或烧灼反应消退后可再次施行烧灼，直到鼻甲缩小至正常为止。

(6)下鼻甲切除术：适用于下鼻甲Ⅲ度肥大，质硬，弹性差，鼻塞持续不减，并经内服、外用药物久治不效者。手术以下鼻甲黏膜部分切除为宜，不宜切除过多，以免继发鼻甲萎缩。同时，由于手术中出血较多，故在鼻黏膜急性染毒期，出血性体质、妊娠期、月经期及并发有严重全身性疾病，或身体虚弱者应暂缓手术或慎用手术治疗。

【针灸疗法】

1. 古代记载　在古医籍资料中，运用针灸治疗鼻窒的用穴及方法亦有所记载。如《针灸甲乙经·卷之十二》载有“鼻不利，前谷主之”。《备急千金要方·卷三十·针灸下》载有

"风府，主鼻窒，喘息不利"；"天柱，主不知香臭"。《千金翼方·卷之二十六·针灸上》除载有针刺法外，尚比较详细地记载了应用灸法治疗鼻窒的方法。其曰："鼻中壅寒，针手太阳入三分，在小指外侧后一寸白肉际宛宛中"。又曰："囟一穴，主鼻塞，不闻香气，日灸二七至七百壮。初灸时痛，五十壮已去不痛，七百壮还痛即止，至四百壮渐觉鼻轻"。《针灸大成·卷八·鼻口门》则对针灸治疗鼻窒的取穴做了详细记述，其曰："鼻塞，上星、临泣、百会、前谷、厉兑、合谷、迎香"。《针灸大成·卷九·治症总要》亦曰："鼻塞不闻香臭：迎香、上星、五处、禾髎……针数穴皆不效……复刺后穴：水沟、风府、百劳、太渊"。除针灸书籍以外，在历代诸家论述中，亦有少量散在记载，但用穴大多无越上述诸穴。

2. 现代研究　在现代研究资料中，运用针灸治疗鼻窒的临床报道不但日趋增多，而且在用穴与针法方面均较古代有较大的发展。如有学者报道以印堂、迎香、尺泽、列缺、合谷穴为主，采用深刺迎香的方法而取得了良好疗效；有学者报道以双侧迎香、双鼻通及印堂为主而获效者；有报道取少商、迎香、合谷、上星、人中穴为主，配以列缺、印堂、百会穴，其中少商穴采用锋针放血的方法，诸穴先施以泻法，病情好转后改为平补平泻法而获良效；有报道采取印堂穴透鼻根法，并配合艾条温灸鼻根部的方法而获效者；亦有报道深刺双侧颧髎穴，得气后配合电麻仪治疗而获得良效；另有学者发现鼻软骨中点有一小孔，针感极强，经试治于鼻炎患者，效果显著，因之命名为"鼻炎穴"，以鼻炎穴配太阳、印堂、百会、合谷等穴，确有良效。

在耳针方面，有学者以双侧内鼻、外鼻、内分泌、肾上腺、肺穴为主，配合脉冲电针仪治疗慢性鼻炎，收效较佳。另有学者取内鼻、肺、神门、鼻眼净点、额穴，用王不留行籽压穴，配合中药粉剂喷鼻而取得良好疗效。

3. 临床应用

(1)针刺疗法：以局部取穴及阳明、太阴经取穴为主，并可根据兼症不同而适当选取配穴。常用穴位如手阳明大肠经的迎香、禾髎、合谷；足阳明胃经的巨髎、四白、厉兑、足三里；足太阴脾经的隐白、三阴交；手太阴肺经的太渊、列缺。应用时，一般以阳明经穴为主穴，以太阴经穴为辅穴，轮换应用，据证补泻，以疏通经气，调整脏腑虚实，宣通鼻窍。必要时亦可配合电针仪治疗，以增强疗效。若头昏痛者，配印堂、百会、太阳、神庭等以清利头目，舒缓阳气而止痛。

(2)艾灸疗法：适用于肺、脾气虚及寒滞血瘀证。取穴原则同针刺用穴，并重点灸用百会穴。因百会属督脉之穴，而督脉总督一身之阳，其经脉至于鼻部，故灸取百会有温阳益气、逐寒通窍之功。若肺气虚者，配肺俞；脾气虚者，配脾俞、胃俞等。灸法以温热悬灸为宜，以温经散寒，活血通络。若鼻塞明显者，可有苍耳子散卷入艾卷中，灸取迎香穴，以芳香通窍。灸法以每日1次或隔日1次为宜。

(3)耳针疗法：各证型均可应用。取穴以内鼻、肺、脾、内分泌、肾上腺、脑点、皮质下、额为主。用耳针针刺，或用王不留行籽贴压穴位，以调理脏腑，祛邪通窍。

(4)穴位埋线：取迎香、印堂、曲池、合谷穴，以医用羊肠线埋线。

(5)穴位注射：多用于虚证及瘀证，一般选用迎香、合谷、足三里、肺俞、脾俞、胃俞等穴，用当归注射液、黄芪注射液、胎盘组织液、维生素 B_{12} 等进行穴位注射，每次每穴注射0.5～1ml，隔日1次，10次为1疗程。

【按摩导引疗法】

在古代资料中，按摩导引疗法治疗鼻窒的方法尚未查及。在现代资料中，有学者分别采用宣肺通络(取风池、大椎、肺俞穴),开窍行气(取睛明、太阳、承泣、迎香穴),醒脑泄浊(取头维、百会、印堂、上星、太阳、迎香穴)的方法,并以不同的推拿、按压、一指弹等手法治疗本病,取得了满意的疗效,故临床亦可根据证情选用推拿、按摩疗法配合治疗。

推拿按摩取穴原则基本同针刺用穴,常用穴位为迎香、印堂、合谷、足三里、百会、睛明等,手法以采用按压揉推为主。

【物理疗法】

物理疗法是现代发展起来的一种治疗鼻窒的新方法,它主要通过光、电、热等物理效应达到疏通经络气血,祛除邪浊瘀滞的目的。据各家报道,用于治疗鼻窒的主要有氦-氖激光、二氧化碳激光、YAG 激光与超短波等;其他如电离子透入、远红外线、液氮冷冻等对本病亦有一定疗效。物理疗法主要以局部照射与穴位照射为主。

(1)激光疗法:以氦-氖激光或二氧化碳激光、YAG 激光为常用。方法为:用氦-氖激光直接照射双侧鼻腔(以下鼻甲处为宜)与双侧迎香穴各 5~8 分钟,每日 1 次,10 次为 1 疗程。或在常规表面麻醉后用二氧化碳激光直接照射下鼻甲处,照射时根据鼻甲肥大程度打洞穴 4~8 个,照射后用无菌纱布条堵塞鼻腔 5~10 分钟。

(2)超短波疗法:用超短波治疗仪电极夹置于双侧鼻翼与鼻梁结合部,以微热量照射 15 分钟,每日 1 次,10 次为 1 次疗程。

(3)离子透入疗法:用苍耳子散合通窍活血汤煎水过滤后,将作用电极与离子透入衬垫浸湿药液置于鼻部,无作用极置于枕部,以适度电流强度治疗 15~20 分钟,每日 1 次,10~15 次为 1 疗程。

【专病专方】

1. 现代专病专方

(1)苍辛鱼芷汤:苍耳子、白芷、防风、川芎、甘草各 10g,鱼腥草 20g,辛夷 7g,桔梗 6g。偏风寒者,加细辛、荆芥、桂枝等;偏风热者加黄芩、连翘、桑白皮、天花粉等,水煎服。(《云南中医杂志》1981,7(5):28)

(2)五花饮:辛夷花、金银花、菊花、玫瑰花各 10g,绿梅花 6g。开水泡,代茶饮或煎服。(《浙江中医杂志》1982,11(6):270)

(3)鼻炎 1 号:穿心莲 15g,黄芩、白芷、苍耳子、川芎各 9g,党参 18g,甘草 3g,水煎服。(《山东中医杂志》1989,8(5):51)

(4)鼻炎丸:柴胡、薄荷、菊花、蔓荆子、防风、荆芥穗、黄芩、桔梗、川芎、白芷、枳壳各 10g,牛角 100g,细辛、龙胆草各 5g,辛夷 15g,蜜丸,每丸重 3.5g,每次 1~2 丸,日 2~3 次。小儿酌减,孕妇慎服。(《中医杂志》1983,24(10):66)

(5)苍耳子 12g,鱼腥草 30g,辛夷、白芷、菖蒲、川芎、羌活、防风各 10g,黄芩 9g,薄荷、甘草各 6g。随症加减,水煎服。(《陕西中医》1992,13(8):80)

(6)猪胆汁丝瓜粉:取青丝瓜藤适量,切段,文火烘干,研成粉状。每次取药粉 4g,生猪胆汁 1/3 个,温热米酒送服,日 3 次。(《中国乡村医生杂志》1992,(5):12)

(7)消肿阔鼻汤:芙蓉叶 9g,丝瓜叶 9~15g,浙贝母 9g,马勃 6g,路路通、红花各 6g,菖蒲 6g,苍耳子 4.5g,水煎服。主治肥厚性鼻炎。(《中医中药防治鼻病》)

(8)清气肃鼻汤:丝瓜藤 15g,荷蒂 5 枚,金银花 6g,龙井茶叶 1.5g,微火煎服。主治单纯性鼻炎或儿童鼻火,久治不愈者(《中医中药防治鼻病》)

(9)柴胡、防风、白芷、苍耳子、丝瓜络各 12g,辛夷 14g,鱼腥草、荆芥各 15g,薄荷、细辛各5g。鼻流黄涕者加黄芩、菊花；流清涕者，加羌活；反复感冒者，加党参、黄芪。儿童酌减。日1剂，10剂为1疗程。(《实用中西医结合杂志》1992，5(1)：38)

(10)辛艾乳剂：辛夷油、艾叶油各1ml，西黄芪胶1g，蒸馏水2ml，制成乳剂，加水至100ml，调pH值为7，滴鼻。治疗各种鼻炎。(《中药通报》1981，6(6)：23)

(11)辛防白滴鼻液：辛夷、防风、白芷各200g，苍耳子100g，以蒸馏法制成1000ml滴鼻液，滴鼻。治疗急慢性鼻炎等。(《浙江中医杂志》1981，16(1)：25)

(12)当归芍药汤加味：当归20g，赤芍9g，白术6g，川芎20g，茯苓9g，泽泻10g，黄芩12g，薄荷6g(后下)，辛夷3g，蝉蜕3g。随症加减。(《实用中西医结合杂志》1998，11(2)：136)

(13)藿香蜂房汤1号：用于肺气虚弱者。藿香30g，蜂房、羌活、防风、升麻、当归、柴胡、辛夷花、苍耳子、路路通各15g，黄芪50g，葛根20g，甘草10g，葱白为引，水煎服，日1剂。(《云南中医中药杂志》2003，24(5)：13)

(14)鼻炎平：黄芪、党参、金银花藤、鹅不食草各30g，白术、防风、辛夷、苍耳子、黄芩、当归、丹参各15g，甘草6g，炼蜜为丸，每丸重10g，每次2丸，每日3次，温开水送服。(《新中医》1999，31(3)：25)

(15)当归芍药汤加减：当归、川芎、辛夷、赤芍、郁金、姜黄各15g，茯苓、泽泻、白术、黄芩各12g，苍耳子30g，薄荷、甘草各10g。随症加减，每日1剂，水煎服。(《光明中医》2008，23(80)：1172)

2. 古代专病专方

(1)蜀椒汤：治鼻塞，气息不通。蜀椒(去目及闭口者，炒出汗)半两，干姜(炮)一分，附子(炮裂，去皮脐)半两，桂(去粗皮)一分，山芋三分，细辛(去苗叶)半两，石斛(去根)一分，山茱萸半两，杏仁(去皮尖，双仁炒研)五十粒，麻黄(去根节)、白附子(炮)、甘草(炙)各半两。上十二味，剉如麻豆，每服二钱匕，水一盏，煎至七分，空心去渣温服。(《圣济总录·鼻门》)

(2)人参汤：治肺风上攻，鼻塞不通。人参、防风(去叉)、细辛(去苗叶)、黄芪(剉)、沙参、木通(剉)、甘菊花(微炒)各半两。上七味，捣罗为末，炼蜜为丸，如梧桐子大，每服十丸，温水下，日再。(《圣济总录·鼻门》)(注：此方在《普济方·鼻门》称为人参丸)

(3)小蓟汤：治鼻窒塞，气息不通。小蓟一把，洗净。上一味，细剉，以水一盏，煎至八分，去渣温服。(《圣济总录·鼻门》)

(4)槐叶汤：治鼻窒塞，气息不通。槐叶一两，上一味，以水三盏，煮取二盏，去槐叶，下葱白二寸，豉一合，更煎五至七沸，去渣，分温二服，不拘时。(《圣济总录·鼻门》)

(5)款冬花丸：治鼻塞不闻香臭。款冬花、槟榔、百合、麦门冬(去心、焙)、桔梗(炒)、天门冬(去心、焙)、地骨皮、羚羊角、贝母(去心)、山栀子仁、大黄(炒)、黄芩(去黑心)、防风(去叉)、杏仁(去皮尖、双仁，炒)、郁李仁(去皮，炒)各二两，人参、山芋、柴胡(去苗)各一两半，百部、甘草(炙)、苦参各一两，桑根白皮、旋覆花各四两，牛黄(研)、木香各半两，蛤蚧(酥炙)一对。上二十六味，捣研为末，炼蜜为丸，如梧桐子大。每服二十丸至三十丸，食后温浆水下。(《圣济总录·鼻门》)

(6)天门冬丸：治鼻塞不闻香臭。天门冬(去心，焙)、白茯苓(去黑皮)各二两，人参、枳实(去瓤，麸炒)、甘草(炙)各三两，槟榔二两。上六味，捣，罗为末，炼蜜为丸，如梧桐子大，每服二十丸，食后浆水下，日再。暑月以牛乳下。(《圣济总录·鼻门》)

(7)百部散：治肺实鼻塞，不闻香臭。百部二两、款冬花、贝母(去心)、白薇各一两。上四

味，捣罗为散，每服一钱匕，米饮调下。(《圣济总录·鼻门》)

(8)防风汤：治鼻塞不闻香臭。防风(去叉)半两，栀子(去皮)七枚，升麻一两，石膏三两，麻黄(去根节)三分，桂(去粗皮)半两，木通一两一分。上七味，粗捣，筛，每服三钱匕，水一盏，煎至七分，去渣，空心温服，日再。(《圣济总录·鼻门》)

(9)排风汤：治鼻塞不通、不闻香臭，或生息肉，生疮。防风、秦艽、山芋、吴茱萸(汤浸，焙炒)、天雄(炮裂，去皮脐)各一两，羌活(去芦头)半两。上六味，捣，罗为散，每服二钱七，空心温酒调下。(《圣济总录·鼻门》)

(10)茯神散：治肺气壅塞，鼻齆，不闻香臭。茯神(去木)一两半，山芋、人参各二两，赤茯苓(去黑皮)、防风(去叉)、防己各一两半，蜀椒(去目并合口者，炒出汗)一两，山茱萸两半，甘菊花、桂(去粗皮)、细辛(去苗叶)、芎䓖、贯众、白术(米泔浸一宿、剉碎，炒)各一两一分，干姜(炮)一两，甘草(炙)一两半。上一十六味，捣罗为散，每服二钱匕，空心温酒调下，日再。(《圣济总录·鼻门》)

(11)黄芪散：治齆鼻，顺肺气，四时服食。黄芪、人参、防风(去叉)、防己、生干地黄(焙)、桔梗(炒)、芍药、黄芩(去黑心)、泽泻、石南叶、紫菀(去苗土)、桂(去粗皮)、白术(米泔浸一宿，剉)、甘草(炙)、牛膝(酒浸一宿，切，焙)、赤茯苓(去黑皮)各三两。上一十六味，捣罗为散，每服一钱匕，温酒调下。如要丸，炼蜜丸如梧桐子大，每服三十丸，亦温酒下。(《圣济总录·鼻门》)

(12)山茱萸丸：治齆鼻。山茱萸、菊花、大黄(剉、炒)各一两一分，独活(去芦头)三分，甘草(炙、剉)、防风(去叉)、蔓荆子(去白皮)各一两，秦艽(去苗土)一两半，栀子(去皮、炒)一两，附子(炮裂，去皮脐)三分，朴硝三两三分。上十一味，捣罗为末，炼蜜为丸如梧桐子大，每服二十丸，空心温水下。老人亦宜服。如妊娠去附子，加细辛半分。(《圣济总录·鼻门》)

(13)辛夷汤：治肺气不利，头目昏眩，鼻塞声重，咯咛稠黏。辛夷(去毛)、甘菊花(去枝节)、吴白芷、川芎、前胡(去芦头)、薄荷叶(去土)、石膏、白术、生干地黄、赤茯苓(去皮)、陈橘皮(去白)，以上各一两，甘草(炙)二两。上为粗末，每服五钱，水一盏半，去滓温服，食后，日三服。(《圣济总录·鼻门》)

(14)柳金散：治肺热鼻塞，涕浊不利。细辛白芷与防风，羌活川归半夏芎，桔梗陈皮茯苓辈，十般等分，㕮咀和同，二钱薄荷姜煎服，气息调匀鼻贯通。(《圣济总录·鼻门》)

(15)芎䓖散：治外伤风冷，鼻塞气息不通，闭闷。芎䓖、槟榔、人参(去芦头)、赤茯苓、杏仁(汤浸，去皮尖，微炒)，以上各等分，白术、麻黄(去根节)、肉桂(去皮)、郁李仁(汤浸，去皮尖，微炒)、甘草(炙、微炒)等分，以上为散，每用五钱，水一大盏，生姜二钱切作片子，同煎至七分，去滓，食后温服。(《普济方·鼻门》)

(16)羚羊角丸：治鼻齆，窒塞不通气息。羚羊角屑一两，连翘、汉防己、麦门冬(去心、焙)、薯蓣、槟榔、茯神，以上各二分，白鲜皮、人参(去芦头)、羌活、细辛、白芷、当归、黄芪(剉)、防风(去芦头)、旋覆花、枳壳(麸炒微黄，去瓤)，以上各半两。上为末，炼蜜和捣三五百杵，丸如梧桐子大，每于食后以温水下三十丸。(《普济方·鼻门》

(17)辛夷散：治肺虚，风寒湿热之气加之，鼻门壅塞，涕出不已，或气息不通，或不闻香臭。辛夷仁、细辛、藁本、升麻、川芎、木通、防风、羌活、甘草、白芷各等分，为末，每服二钱，食后茶清调服。(《济生方·鼻门》)

(18)丽泽通气汤：治鼻不闻香臭。黄芪四钱、苍术、羌活、独活、防风、升麻、葛根各三钱，炙甘草二钱，麻黄(不去节，冬月加)、川椒、白芷各一钱。上㕮咀，每服五钱，生姜三片，枣一

枚，葱白三寸，同煎至一盏，去渣，温服，食远。忌一切冷物，及风寒冷处坐卧行立。（《兰室秘藏·眼耳鼻门》）

（19）温肺汤：治鼻不闻香臭，眼多眵泪。丁香二分、防风、炙甘草、葛根、羌活各一钱，升麻、黄芪各二钱，麻黄（不去节）四钱。上为粗末，水二盏，葱白三根，煎至一盏，去渣，食后服。（《兰室秘藏·眼耳鼻门》）

（20）温卫汤：治鼻不闻香臭等。陈皮、青皮、黄连、木香各三分，人参、甘草（炙）、白芷、防风、黄柏、泽泻各五分，黄芪、苍术、升麻、知母、柴胡、羌活各一钱，当归身一钱五分。上都作一服，水二盏，煎至一盏，去渣，食远服之。（《兰室秘藏·眼耳鼻门》）

（21）温卫补血汤：治耳鸣，鼻不闻香臭，口不知谷味，气不快，四肢困倦……头旋眼黑，头痛欠嚏。生地黄、白术、藿香、黄柏各一分，牡丹皮、苍术、王瓜根、橘皮、吴茱萸各二分，当归身二分半，柴胡、人参、熟甘草，地骨皮各三分，升麻四分，生甘草五分，黄芪一钱二分，丁香一个，桃仁三个，葵花七朵。上㕮咀，作一服，用水二大盏，煎至一盏，去渣，食前热服。（《兰室秘藏·妇人门》）

（22）川芎散：治鼻塞为齆。川芎、槟榔、肉桂、麻黄、防己、木通、细辛、石菖蒲、白芷各一分，木香、川椒、炙甘草各半分。上㕮咀，每服三钱，水二盏，生姜三片，紫苏叶少许，煎至八分，去渣，食远温服。（《奇效良方·鼻门》）

（23）治鼻不闻香臭：细辛、白芷、防风、羌活、当归、川芎、半夏、桔梗、陈皮、赤茯苓各一钱，薄荷三钱。上剉一剂，水煎，食后服。（《万病回春·鼻病》）

（24）荜澄茄丸：治鼻塞，甚不闻香臭者。薄荷叶二钱、荆芥穗一钱、荜澄茄二分，蜜丸，樱桃大，含化（《杂病源流犀烛·鼻病源流》）

（25）增损通圣散：治肺气不和，鼻塞不利。鼠粘子、桔梗、桑皮、紫菀各一钱半。荆芥穗二钱，生甘草七分。水二盅，姜三片，煎一盅，食后服。（《证治准绳·类方·鼻》）

【预后与转归】

1. 预后　鼻窒为一慢性迁延性疾病，并有冬重夏轻的特点，因此，本病的预后与以下几个方面的因素有关。

（1）素体状况：先禀强盛，体质强壮者易愈；先禀不足，体质虚弱，易罹外感者难愈。

（2）病程与病情：患病时间短者易愈；病程长者不易愈。鼻塞不甚，鼻黏膜增厚较轻，鼻甲肥大在Ⅱ度以下，质软，弹性好者易愈；鼻塞严重，鼻黏膜增厚明显，鼻甲肥大在Ⅱ度以上，质硬，弹性差者难愈。

（3）证情性质：证情属实，属热者较易治愈；属虚证、寒证者较难治愈。

（4）生活习惯：有烟酒嗜好，且患病后不戒者难愈；无烟酒嗜好，或患病后即戒者有益于治愈。

（5）治疗情况：早期治疗，坚持治疗者，有益于病愈；治疗较晚，邪已结痼，且时治时休，祛邪不尽，即息医停治者，不利于病愈。

2. 转归

（1）鼻窒病患，经过适时而恰当的治疗，多数能够治愈。少数病患因受体质偏弱、病程较长、治疗较晚及不良生活习惯、病情偏重等因素的影响，可持续数年、数十年而迁延不愈。

（2）根据中老年患病较少的特点，本病于中老年以后则有渐愈的趋势。长期不愈者，可诱发鼻渊、耳痹、慢咽痹及肺系疾患、外感疾患等。

（3）自幼患病，鼻甲肥大长期不消者，可导致外鼻及颜面轻度变形等。

【护理与预防】

1. 护理

(1)鼻塞严重,鼻涕较多时,不宜强行擤鼻,以免迫使鼻涕逆行进入耳咽管而引发耳疾。

(2)虚寒证鼻窒应注意避风寒,冬季要注意头部与鼻部的保温保暖,必要时可戴口罩及帽子,或用辛温性药物研面布裹,微加温后置于前囟处,每次放置30分钟,日1～2次。或将其置于帽子前缘而常敷于前囟处,以温暖督脉,助阳舒络而减轻鼻塞与头痛等。

(3)烟酒有诱发鼻窒及加重病情的不良效应,故应禁戒。同时,烟酒辛辣有生热助热的作用,故热证鼻窒病患应戒烟酒、远辛辣;而虚寒性鼻窒患者则应少食生冷,以免伤阳助寒而加重病情。

(4)对夜间交替性鼻塞者,宜取平卧头高位,或侧卧于鼻塞较轻一侧,以利气血运行而减轻鼻塞。

2. 预防

(1)锻炼身体,将养正气:体质虚弱及屡患感冒是引发本病的因素之一,故平素应注意锻炼身体,增强体质,或修炼气功,调养正气,避风冷,适寒暖,以增强抗邪防病能力,减少感冒发生或感染疫疠之气而诱发鼻窒。

(2)防治伤风鼻塞:伤风鼻塞失治亦是引发鼻窒的重要因素,故一旦患病,应及时调治,且祛邪务尽,以免留邪滞鼻而变生鼻窒。

(3)根治邻近病灶:邻近组织的病灶亦可促发鼻窒,故对患有慢乳蛾、慢咽痹及鼻渊等疾病者,应积极予以调治,以防邪毒流窜入鼻,滞留为患。

(4)注意鼻部卫生:长期从事高粉尘、酸碱化工,以及在空气污浊环境中工作的人员应注意劳动保护,养成早晚清洗鼻腔、擤净浊涕的习惯,以防邪浊伤鼻,引发鼻窒等。

【参考资料】

1. 2000年前参考资料见第1版,此略。
2. 仝选甫. 鼻康复治疗鼻窒(慢性鼻炎)110例. 中国中医药信息杂志,2001,8(9):75
3. 王新元. 辨证分型治疗慢性鼻炎37例疗效观察. 云南中医中药杂志,2003,24(5):13
4. 何天辉. 复方丹参、鱼腥草注射液治疗鼻窒200例. 河南中医学院学报,2004,19(6):63
5. 张洁,等. 中医辨证施治与熏吸疗法治疗慢性鼻炎. 医药论坛杂志,2006,27(9):95
6. 臧运彩,等. 血瘀型慢性鼻炎中医辨证指征研究. 辽宁中医杂志,2007,34(2):252
7. 王春昊. 当归芍药汤加减治疗慢性鼻炎132例. 光明中医,2008,23(80):1172
8. 储成志,等. 慢性鼻炎中医辨证分型与病理类型的相关性研究. 光明中医,2008,23(6):814

第八节 鼻干燥症

【概述】

1. 涵义 鼻干燥症是以鼻腔干燥,少涕为主要表现的鼻病。多发于秋冬季节。类似于西医的干燥性鼻炎。

2. 释名 古代文献所论鼻干、鼻燥、鼻无涕等与本病有关。

(1)鼻干:即鼻内干燥感,见《素问·热论篇》:"伤寒……二日阳明受之,阳明主肉,其脉夹鼻络于目,故身热目痛而鼻干,不得卧也"。

(2)鼻燥:亦指鼻中干燥感。见《金匮要略·黄疸病》:"酒黄疸者,或无热,靖言了了,腹满,欲吐,鼻燥"。

(3)鼻干无涕：指鼻中干燥，无涕液而言。如《太平圣惠方·卷三十七》说："夫鼻干无涕者，由脏腑壅滞，内有积热，攻于上焦之所致也"。

3. 沿革 古代文献中有关鼻干的资料不多。但早在《内经》中即有鼻干之名，汉代张仲景《金匮要略·黄疸病》论鼻燥时指出：酒黄疸可引起鼻燥。此当属因过饮醇酒所致鼻腔干燥。宋代正式将鼻干作为一种疾病而论。如《太平圣惠方·卷三十七》所论的"鼻干无涕"证，当与今之鼻干燥症基本类似。并将其责之于心肺壅热，或肺壅脑热而发。如《太平圣惠方·卷八十九》说："夫小儿肺脏壅滞，内有积热，上攻于脑，则令脑热也。又肺气通于鼻，主于涕，若其脏有热，则津液干燥，故令无涕也"。明代《万氏秘传片玉心书·卷五》论小儿鼻干时指出："鼻干者，心脾有热，上蒸于肺，故津液枯竭而结。当清热生津，导赤散吞服抱龙丸治之。"《医学见能》说："鼻根红赤，孔内干燥结煤者，阳明经燥气也，宜加味升葛汤"。

现代医著中，多以西医"干燥性鼻炎"为名加以论述，如《中医耳鼻咽喉科临床手册》、《干氏耳鼻咽喉口腔科学》。两书均指出其中医病名称为"鼻干"、"鼻干燥"，从而奠定了鼻干燥症的中医病症学基础。

【病因病理】

1. 古代病因病理学说 古代对鼻干燥症的病因病理认识主要有三。一是热病伤津致燥，如《素问·热论篇》认为，伤寒二日，身热目痛而鼻干；二是脏腑郁热或心脾肺脏郁热上蒸所致，如上述《太平圣惠方》所言；三是阳明经燥气所致，如《医学见能》所言。

2. 现代病因病理学说 现代中医临床对本病的报道较少，对其病因病理的认识概括起来主要有风、燥、热所致。如《中医耳鼻咽喉科临床手册》认为本病的发生主要与"气候干燥，久居燥地，高温作业，燥热袭肺犯鼻，伤津耗液，鼻失润养，则鼻燥肌干而病"。《干氏耳鼻咽喉口腔科学》认为主要由肺经积热、风邪入肺、燥气侵袭所致。

3. 临床病因病理 本病最基本的病理是津伤鼻窍失养。病因主要与燥邪、阴虚、气虚、郁热等有关。

(1)燥邪伤鼻：气候干燥或燥热，生活或工作环境多灰尘、高温，耗伤肺津，以致鼻窍失润而病。

(2)阴虚肺燥：久病失养，或温热病后，伤津耗阴，肺胃阴虚，或肺肾阴虚，虚火上炎，灼伤鼻窍而为患。

(3)郁热熏鼻：恣食烟酒、辛辣炙煿之品，致肺胃或肝胆积热，郁热循经上干清窍，津液受损，致鼻窍干燥而病。

【临床征候】

1. 发病情况 有一定的地域性、季节性，一般西北、北方干旱地区多发；秋、冬多见。温热病后，或从事高温作业、未加防护，亦易患病。

2. 鼻干燥、少涕 自觉鼻腔干燥，少涕，多伴有鼻内刺痒、异物感、灼热感，容易鼻衄。一般无嗅觉减退。

3. 鼻腔肌膜干燥 检查可见鼻腔肌膜干燥，色红乏津，以鼻腔前端为主，下鼻甲前端或有少量干痂。鼻中隔可有片状糜烂，渗血。无肌膜萎缩与嗅觉减退。

4. 全身症状 一般较少，或有口干、口渴、干咳少痰，皮肤干燥，便秘等。

【诊断与鉴别诊断】

1. 诊断依据 ①鼻腔干燥不适感；②鼻黏膜干红少津，以鼻腔前端为主；鼻中隔可有糜烂、干燥、结痂；③鼻内肌膜无枯萎。

2. 鉴别诊断　应与鼻槁鉴别。

鼻槁　除鼻窍干燥外，尚有肌膜萎缩，嗅觉障碍，鼻腔宽大，病程长等。

【辨证施治】

1. 古代辨证施治观点　古代对本病的记载较少，其辨证施治观点主要有二，一是清热祛邪，二是育阴生津。清热祛邪主要是清肺心脾积热及阳明燥热；如上述《万氏秘传片玉心书・卷五》及《医学见能》所论。

2. 现代辨证施治观点　现代对本病的辨证施治主要是清热清燥、护津生津，二法多并用。清热护津之法，有清肺燥、清肝胆郁热或肺胃郁热；亦有认为本病属风热劫津，应予清热散风者。生津之法主要是养肺阴、补肾阴、益脾气。如《中医耳鼻咽喉科临床手册》应用清宣燥热，生津润鼻之清燥救肺汤治疗；《干氏耳鼻咽喉口腔科学》主要以"补肺益肾以生津与培土生金以增液"论治，方药选用清燥救肺汤、参苓白术散等治疗。

有报道将本病辨证为燥邪伤鼻、郁热熏鼻，采用清燥救肺汤与升麻葛根汤加减，配合西药治疗45例而获效。另有报道应用清燥救肺汤加减治疗春季"飘尘"所致干燥性鼻炎取得良好疗效等。

3. 证治分类

(1)燥邪伤鼻证

证候　鼻内干燥、灼热、异物感，少涕，有时擤涕带血；检查见鼻黏膜干燥少津，下鼻甲前端常有少许结痂，鼻隔黏膜干燥色红，或有少许结痂；或伴咽痒干咳，舌质偏红，少苔，脉细略数。

证析　燥邪从鼻而入，耗伤肺津，鼻失所养，故鼻内干燥、灼热、异物感，少涕，鼻黏膜干燥少津；燥邪损络，则可见涕中带血；燥邪与灰尘结滞于鼻，则见鼻甲前端或鼻隔干燥，色红，少许结痂；全身及舌脉所见为肺津亏损之证。

治法　清燥宣肺，散邪润鼻。

方药　清燥救肺汤加减。方中用桑叶、炙枇杷叶、生石膏清宣肺经燥热而散邪；辅以麦冬、沙参(人参)护阴生津而润燥润鼻；杏仁助宣降肺气，阿胶、胡麻仁润燥通便；甘草调和诸药。鼻衄者加白茅根凉血止血。

(2)阴虚肺燥证

证候　鼻内干燥明显、刺痒、灼热感，时有鼻衄，经久不愈；检查见鼻黏膜色红干燥，少津乏泽，鼻中隔干燥糜烂、结痂；口燥咽干，干咳少痰，皮肤干燥，便秘，舌红少苔，脉细数。

证析　肺肾阴虚，津不上承，鼻窍失养，故见鼻内干燥明显、刺痒、灼热感，经久不愈；阴虚津少，虚火上炎，则鼻黏膜干燥色红，少津乏泽，鼻中隔干燥糜烂、结痂；虚火伤络则鼻衄；全身及舌脉所见均为肺肾阴虚之证。

治法　滋补肺肾，润燥生津。

方药　百合固金汤加减。方中用生熟地、百合、麦冬、玄参补益肺肾之阴以生津；白芍、当归养血益阴而润燥；贝母润肺止咳；桔梗载药上达肺鼻，甘草调和诸药。若鼻衄加白茅根、藕节凉血止血；腰膝酸软者，加怀牛膝、桑寄生补肾强腰。

如肺阴虚，津不上承，鼻干少涕，易衄者，可用养阴清肺汤加减，以滋养肺阴，清热润鼻。若肺胃阴虚，鼻干、口干口渴、大便干燥者，可以沙参麦冬汤加减，以养阴清热，生津养鼻。

(3)郁热熏鼻证

证候　鼻内干燥不适，鼻息气热，容易鼻衄。检查见鼻黏膜干红，鼻中隔前下方或有少许结痂、糜烂，或伴咽干欲饮，口微渴，小便黄，大便干结，舌质红，苔黄，脉滑数或洪数有力。

证析　肺胃郁热上蒸鼻窍，故见鼻内干燥不适、鼻息气热、容易鼻衄，鼻黏膜干红；郁热之邪与外邪结滞鼻窍，则见鼻隔少许结痂或轻微糜烂；全身及舌脉所见为肺胃郁热证。

治法　清泄肺胃，生津润燥。

方药　加味升葛汤加减。方中用升麻、葛根、天花粉、黄芩、丹皮、桑皮清解肺胃郁热；生地黄、白芍、甘草养阴清热生津；杏仁、枳壳理肺气，白芷引药入鼻窍。若见口苦咽干者，加柴胡、栀子清心疏肝。烦躁易怒，脉弦数者，改用龙胆泻肝汤加减，以清利肝胆火热。

【外治疗法】

1. 古代外治疗法述要　文献资料少。在《太平圣惠方·卷三十七》中有吹鼻散，用龙脑、马牙硝、瓜蒂研末吹鼻，以通窍除涕。

2. 现代外治法研究述要　主要是用滋润的药液滴鼻或药膏涂鼻，或纱布裹药塞鼻以滋润鼻窍的方法进行治疗。如《中医耳鼻咽喉科临床手册》介绍用温淡盐水冲洗鼻腔；用鼻炎灵滴鼻；或用芝麻油 30ml 或蜂蜜 60g，加薄荷冰 1g，调溶，滴鼻或涂鼻内。《干氏耳鼻咽喉口腔科学》介绍应用植物油涂擦鼻腔，或用黄连膏涂搽等。有报道用中药鼻雾化(黄芩、野菊花、金银花、薄荷、鱼腥草等)治疗本病收到较好疗效。

3. 外治疗法应用

(1)滴鼻法：用复方薄荷油、鼻炎灵、鱼肝油滴剂、芝麻油、蜂蜜之类滴鼻，滋润鼻窍。

(2)吹鼻法：若鼻隔糜烂，吹青白散或珠黄散，每日 1～2 次；或局部涂黄连膏之类。

【专病专方】

1. 现代专病专方

二黄油：生地黄、生大黄、牡丹皮、赤芍药、麦门冬各等分，加适量生麻油浸过药面一夜，文火煎至赤芍焦黄为度，去渣，待凉后以油滴鼻，日 3 次。(《实用五官科手册》)

2. 古代专病专方

(1)鼻干无涕方：水牛角、黄芪、木通、杏仁、麦冬、炙甘草、升麻、葛根、桑皮、石膏、朱砂；积热，加牙硝、大黄。(《张氏医通·卷八·鼻》)

(2)桑根白皮散：治肺脏积热，皮肤干燥，鼻痛无涕，头疼心闷。桑根白皮一两剉，川升麻一两半，甘草一两炙微赤剉，木通一两剉，川大黄一两剉碎微炒，石膏三两，葛根三两剉。上件药，捣筛为散，每服三钱，以水一盅，煎至六分，去渣，每于食后，温服。(《太平圣惠方·卷第三十七·治鼻干无涕诸方》)

(3)木通散：治肺脏积热，两颊时赤，皮肤枯燥，鼻干无涕，头目多疼。木通二两剉，麦门冬一两半去心，赤茯苓一两，白前一两，石膏二两，桑根白皮一两剉，犀角半两，杏仁一两汤浸去皮尖双仁麸炒微黄，甘草半两炙微赤剉。上件药，捣筛为散，每服三钱，以水一盅，煎至六分，去渣，每于食后，温服。(《太平圣惠方·卷第三十七·治鼻干无涕诸方》)

(4)犀角散方：治肺热，鼻干无涕，心神烦闷。犀角屑半两，木通半两剉，麦冬一两去心焙，赤茯苓半两，川升麻半两，黄芪半两剉，马牙消半两，杏仁半两汤浸去皮尖双仁麸炒微黄，朱砂一分细研，龙脑一分细研，甘草一分炙微赤剉。上件药，捣筛为散，每于食后，以竹叶汤，调下一钱。(《太平圣惠方·治鼻干无涕诸方》)

【预后与转归】

1. 本病经及时治疗，一般均能痊愈，预后良好。

2. 治疗不当或不及时，可并发鼻衄。长期不愈，亦可转发为鼻槁。

【护理与预防】

1. 鼻干严重者，可用温湿毛巾敷于鼻腔处，或戴一湿口罩。

2. 有鼻衄者，应及时处理。

3. 戒烟酒，戒除挖鼻的不卫生习惯。

4. 改善生活与工作环境，避免吸入干燥多灰尘的空气，保持室内空气湿润。

5. 加强营养，多饮水，多食蔬菜水果，保持大便通畅。

【参考文献】

1. 2000年前参考资料见第1版，此略。

2. 杨春晓，等．辨证分型配合西药治疗干燥性鼻炎45例．山西中医，2008，29(4)：457～459

3. 王秀玲，等．谢强应用清燥救肺汤加减治疗春季"飘尘"致干燥性鼻炎验案4则．江西中医药，2008，39(12)：14

4. 姜莽儿，等．中药鼻雾化治疗鼻干燥症疗效观察．中国中西医结合耳鼻喉科杂志，2005，13(6)：339

第九节　鼻　　槁

【概述】

1. 涵义　鼻槁是以鼻内干燥，肌膜萎缩，鼻腔宽大为主要表现的慢性鼻病。无明显季节性，好发于青年女性。长期在高温、干燥、空气污浊、化工环境工作者较易患病。与西医的萎缩性鼻炎相类似。

2. 释名　鼻槁又称鼻藁、鼻槁腊、臭鼻证等。

(1)鼻槁、鼻藁：槁通藁，"槁"为枯木，引申为干燥枯萎，鼻槁(藁)，即鼻腔干燥，枯萎之意。

(2)鼻槁腊：见于《灵枢·寒热》篇。槁为枯木，"腊"为干肉。鼻槁腊一词，意指鼻腔干燥枯萎，如腊肉状。

(3)臭鼻证：指鼻内肌膜萎缩，鼻气腥臭者。如全国高等医药院校试用教材《中医耳鼻喉科学》鼻藁中有曰："若鼻气腥臭者，又称臭鼻证"。

3. 沿革　鼻槁之名，首见于《灵枢·寒热》，其曰："皮寒热者，不可附席，毛发焦，鼻槁腊，不得汗。取三阳之络，补手太阴。"汉代《难经·五十八难》亦同样地提到此病。此后，历代医著很少论及"鼻槁腊"者，但有"鼻干"、"鼻燥"的论述，数量亦少。如宋代《太平圣惠方·第三十七卷》曰："夫鼻干无涕者，由脏腑壅滞，内有积热，攻于上焦之所致也。凡肺气通于鼻，主于涕，若其脏挟于风热，则津液不通，皮毛枯燥，两颊时赤，头痛鼻干，故令无涕也"。明代《万氏秘传片玉心书·卷五》说："鼻干者，心脾有热，上蒸于肺，故津液枯竭而结，当清热生津，导赤散吞服抱龙丸治之"。《嵩崖尊生书·卷六》曰："鼻干无涕，脑热也。苍耳子、桑白皮、玄参、甘菊、薄荷、川芎、丝瓜根煎服"。《医学见能·卷一》说："鼻根红赤，孔内干燥结煤者，阳明经燥气也，宜加味升葛汤"。这些论述中可能包括了鼻槁。

全国高等医药院校试用教材《中医耳鼻喉科学》中首次使用"鼻藁"之名。之后，高等医药院校教材《中医耳鼻喉科学》根据《内经》中鼻槁腊之论，将其改称为"鼻槁"。此后，各家著述均以鼻槁为名，在病症学方面达成了共识。

【病因病理】

1. 古代病因病理学说　古代对本病的论述很少，从沿革介绍中可见，古代对其病因病机的认识，主要是肺、心脾等脏腑积热，耗伤津液所致。

2. 现代病因病理学说　现代对本病见诸报道的资料不多，在众多现代中医耳鼻咽喉科著作中，关于其病因病机的论述主要有四种观点。一是阴虚论。认为阴虚肺燥，或燥热伤鼻，伤津耗液，鼻窍失养，或肺肾阴虚，虚火上灼肺鼻所致。二是湿浊熏蒸论。认为鼻鼽、鼻渊等病，湿浊留恋，熏蒸鼻窍所致。三是气虚论。认为肺脾气虚，土不生金，鼻失所养为患。四是血瘀论。认为本病病程较长，久病入络，特别是在鼻腔肌膜枯萎严重者，尤其存在血瘀痹阻的病机。

3. 临床病因病理

(1)阴虚肺燥，鼻失滋养：燥热屡犯肺鼻，或久居干燥、高温、化工污染之境地，肺阴渐耗，或久病阴虚，伤及肺阴，致使肺阴不足，鼻失滋养，甚则肺虚及肾，肺肾两亏，虚火上炎，灼蚀鼻膜，肌膜枯萎，发为本病。

(2)阴虚失润，湿热熏鼻：素体阴虚，或邪热滞留伤阴，致使肺胃阴虚，鼻失滋养，复因饮食失节，脾胃失调，运化失常，湿浊内生，久郁化热，或空气污浊，邪毒滞肺，湿热内生，湿热上干清窍，致使鼻窍既乏阴津之养，又受湿热之戮，渐而肌膜干燥萎缩而病。

(3)肺胃郁热，熏灼于鼻：过食辛辣炙煿，嗜食烟酒，致使肺胃郁热，久蕴不去，循经上蒸于鼻，阴津暗耗，鼻窍肌膜失养，日久枯萎而然。

(4)气血两虚，鼻窍失养：久病体弱，或饮食不周，劳倦过度，损伤脾胃，致使脾胃虚弱，气血生化不足，气血两亏，以致气虚清阳不升，血虚难荣于鼻，俱致鼻窍失养，发为本病。

【临床征候】

1. 发病情况　好发于成年人，青年女性多发，无明显地域性，长期在高温、干旱、空气污浊环境工作，或长期接触化工者尤易患病。

2. 病史　可有慢鼻渊，或长期慢性虚损性疾病病史。

3. 鼻腔干燥不适　鼻腔或鼻、咽喉干燥不适感，女性患者每于月经期症状加重。鼻腔通气过度，遇到冷空气刺激则头痛或头昏；或因干涕痂堵塞而有鼻通气不畅，堵塞感，容易鼻衄或鼻涕带血。

4. 嗅觉障碍　嗅觉障碍较为明显。轻者嗅觉减退，甚或失灵，香臭不分，部分患者有鼻内恶臭气而不自知。

5. 鼻腔肌膜干燥、萎缩　①前鼻孔检查见鼻腔黏膜干燥枯萎，鼻甲变小，尤以下鼻甲为甚，鼻腔宽大，呈筒状，甚则从鼻腔可直接看到鼻咽部；鼻腔或有大量黄绿色痂皮充塞，清除痂皮后见黏膜干燥，甚或糜烂出血。②若病变向咽喉部发展，在鼻咽部甚则咽部、喉部肌膜亦有类似改变。③自幼发病者，可有鞍鼻畸形，见鼻梁平塌凹陷。

【诊断与鉴别诊断】

1. 诊断依据　①自觉鼻腔干燥感，嗅觉障碍；②鼻腔肌膜干燥、萎缩，鼻甲缩小，鼻腔宽大，或积有干痂，呈卷筒状粘附。

2. 鉴别诊断　应注意与鼻干燥、鼻硬结病、鼻麻风、鼻梅毒等病相鉴别。

(1)鼻干燥：有鼻腔干燥感，易出血，下鼻甲前端可能有少许干痂粘附。但无嗅觉障碍及鼻甲萎缩，鼻腔内无大量脓痂。

(2)鼻硬结病：有鼻黏膜枯萎，鼻甲变小，鼻腔内大量脓痂覆盖。但无鼻内恶臭气，并在鼻前庭、鼻小柱、上唇甚至鼻尖等处可见对称性的结节，结节大小不一，可互相融合成肿块，表面发光，红紫色，有血管扩张；若感染后可形成难以愈合的局限性溃疡及瘢痕畸形。

(3)鼻麻风:在晚期麻风患者,多发生鼻黏膜萎缩,并见有鼻中隔穿孔及鼻小柱破坏,鼻尖下塌等征。

(4)鼻梅毒:晚期梅毒患者可发生鼻黏膜萎缩,见鼻塞、鼻气恶臭,鼻腔宽大及脓痂覆盖。并见有鼻中隔软骨破坏、硬腭穿孔等征,有开放性鼻音。

【辨证施治】

1. 古代辨证施治观点　古代资料中,缺少"鼻槁"的系统论治资料,从历代医家论治燥症的治法中来看,主要采用甘寒滋润、养阴生津、养血润燥等法则。如《张氏医通·卷二·诸伤门·燥》有曰:"燥之病,皆属燥金之化……阴中伏火,日渐煎熬,血液衰微,使燥热转甚,而为诸病,在外则皮肤皴揭,在上则咽鼻干燥……在脉则细涩而微,此皆阴血为火热所伤,法当治以甘润滋养之剂"。又曰:"浚治之法,其理不出乎滋荣润燥,流通气血而已……理宜补养水中金,使金水相生,出入升降,浚泽流通,何燥之有?"《素问玄机原病式·燥类》亦有曰:"宜以退风热,活血养液,润燥通气之凉药调之"。上述论燥之治,对于论治鼻槁亦有一定的启发作用。

2. 现代辨证施治观点　现代对于鼻槁的辨证施治主要从肺、肾、脾三脏虚损立论。如全国高等医药院校试用教材《中医耳鼻喉科学》将鼻槁分为肺脏虚损、脾气虚弱两证,治疗采用养阴润燥,宣肺散邪和补中益气,培土生金法;分别应用清燥救肺汤、补中益气汤进行治疗。高等医药院校教材《中医耳鼻喉科学》将鼻槁亦分为肺虚、脾虚两证,但对于脾虚者则采用补中益气,养血润燥之法,方药选用补中益气汤合四物汤治疗,从而强调了益气养血的治疗方法。病对久病者,根据久病多瘀及瘀血不去,新血不生的理论,提出了活血化瘀的治疗法则。王德鉴《中医耳鼻咽喉口腔科学》将鼻槁分为肺经燥热、肺肾阴虚、肺脾气虚三证,治疗除对于肺肾阴虚者采用百合固金汤外,其他治法用药基本与上述两教材一致。《中医耳鼻咽喉科临床手册》将本病分为阴虚肺燥、肺肾阴虚、脾气虚弱、阴虚瘀阻四证,其中对于阴虚肺燥采用养阴清肺汤,对于阴虚瘀阻采用左归丸合桃红四物汤加减治疗,从而强调了阴虚与血瘀的治疗法则。《中医鼻病大全》则将鼻槁分有木火刑金一证,但其所论基本属于鼻干燥症,而非本节所论之鼻槁症。其他医著基本无越上述诸证与治法用药范围。

在临床报道中,有将本病分为肺经伏热、脾胃阴虚、肝肾阴虚者;有将其分为阴虚内损、风热劫津证者等。

3. 辨证纲要

(1)辨干燥感:鼻槁之鼻腔干燥感多因于郁热熏蒸或阴液不足,鼻失濡养所致。因于郁热熏蒸者,则鼻腔干燥灼热感明显,并见有脏腑郁热的其他证候;因于阴虚者,则鼻腔干燥结痂、少涕,时轻时重,经久不愈等。

(2)辨鼻肌膜枯萎:鼻黏膜枯萎多由阴血不足,肌膜失养所致。若肌膜萎缩严重者,则多夹有血瘀痹阻。

(3)辨脓痂:脓痂秽绿污浊,多属热毒留恋或湿热熏蒸;痂皮淡薄量少者,多属气血虚弱。

4. 证治分类

(1)阴虚肺燥证

证候　鼻内干燥,鼻息灼热,嗅觉不灵,鼻肌膜萎缩,鼻腔宽大,或鼻腔干痂较薄,少量黄绿秽涕,伴咽痒干咳,秋季或气候干燥时症状加重,舌质偏红,少苔,脉细数。

证析　阴虚肺燥,鼻失濡养,故鼻内干燥,鼻息灼热;肺阴不足,津不上承,故鼻膜萎缩,鼻腔宽大,功能失利而嗅觉不灵;肺虚邪侵,邪毒郁积于鼻,则见脓痂粘附;阴虚肺燥,化源不足，故即或有干痂，但亦较薄，秽涕量少等；燥盛则干，肺燥而气失宣发，故有咽痒干咳；阴虚肺燥，不耐燥邪，故遇秋燥或气候干燥时诸症加重；阴虚内热，故见舌质偏红，苔少，脉细数等。

治法　养阴润燥，生津复萎。

方药　养阴清肺汤加减。方中以生地、麦冬、白芍、玄参滋养阴血，生津润燥；薄荷、丹皮、甘草清宣郁热而祛邪，贝母润肺止咳。若肺胃阴虚者，多兼嘈杂易饥而不欲食，口干稍饮，大便秘结，酌加玉竹、麻仁、蜂蜜之类养胃生津，通利大便；伴腰膝酸软，月经不调，舌质偏红少津，脉细等证者，多属肺肾阴亏，可用百合固金汤加牛膝、知母、黄柏之类，以滋补肺肾，降火养鼻。

(2)阴虚湿热证

证候　鼻内干燥感，涕浊腥臭，如浆如酪，色微黄浅绿，痂皮量多，嗅觉减退或丧失；检查见鼻肌膜色淡，鼻甲萎缩较甚，中、上鼻道有多量黄绿脓涕；伴见头昏头痛，舌质偏红，苔微黄腻，脉细濡数或细滑。

证析　肺胃阴虚，津不上承，鼻膜失养，故见鼻内干燥，鼻甲萎缩较甚，肌膜色淡；湿热内蕴，上蒸鼻窍，熏灼肌膜，腐败津液，故见涕浊腥臭，如浆如酪，色微黄浅绿，痂皮量多，鼻道积有多量黄绿脓涕；肺虚阴亏，鼻失滋养，嗅觉失助，故见嗅觉减退或丧失；湿热上蒸，清窍不利，故头昏头痛；舌质偏红，苔微黄腻，脉细濡数或细滑亦为阴虚夹有湿热之征。

法治　养阴润燥，清热化浊。

方药　甘露饮加减。方中以生地、熟地、天冬、麦冬养阴清热；茵陈清热利湿；黄芩、甘草清肺胃热浊而解毒祛邪；枇杷叶、枳壳疏利肺气。若浊涕量多色黄绿，伴口苦烦躁者，酌加黄芩、鱼腥草、石菖蒲等清热解毒，利湿化浊。若见倦怠、纳差，苔腻等症者，多属脾虚湿浊上干，可去熟地、生地，加黄芪、白术、茯苓健脾化湿。

(3)肺胃郁热证

证候　鼻内干燥灼热，嗅觉不灵，鼻肌膜干红萎缩，鼻腔宽大，鼻腔可有干痂、黄绿秽涕；常伴口干，便秘，小便黄，舌质红，苔黄，脉有力而略数。

证析　肺胃郁热，上蒸鼻窍，热郁肌膜，久而津伤液燥，肌膜萎缩，故见鼻内干燥灼热，嗅觉不灵，鼻膜干红萎缩，鼻腔宽大；郁热熏蒸，灼津为痂，或迫津腐败，故见鼻腔有干痂，或有黄绿秽涕；郁热伤津，则见口干、便秘，小便黄赤；舌质红，苔黄，脉有力而略数亦属肺胃郁热之象。

治法　清宣郁热，生津润燥。

方药　加味升麻葛根汤加减。方中主以升麻、葛根、黄芩、桑皮、地骨皮清解肺胃郁热；辅以麦冬、生地黄、赤芍滋阴生津，清热凉血；木通利下窍以通上窍；甘草调和诸药。如大便秘结，加火麻仁、桃仁、杏仁润肠通便；口苦咽干，烦躁易怒，脉弦，加龙胆草、青黛之类清肝泻火；伴脓涕黄浊量多者，加银花、藿香、白芷之类清热解毒，化浊除涕，或改用升麻解毒汤加减。

(4)气血亏虚证

证候　鼻内干燥，鼻黏膜干燥萎缩较甚，鼻腔宽大，不耐冷风，遇冷风则头脑冷痛，鼻腔可有少量干痂、黄绿秽涕，倦怠乏力，容易感冒，纳差，舌淡红，苔薄白，脉细弱。

证析　脾胃虚弱，气血不足，血不养鼻，故见鼻内干燥，黏膜干燥萎缩较甚，鼻腔宽大；脾虚气弱，清阳不升，鼻失温养，故有不耐风冷，遇风冷则头脑冷痛；脾虚失运，湿浊内生，但因血虚，化源不足，故见少量干痂，鼻涕黄绿秽浊；脾胃虚弱，运化失常，卫阳失充，故见倦怠乏力，容易感冒，纳差；舌淡红，苔薄白，脉细弱亦为气血虚弱之征。

治法　益气养血，升清润窍。

方药　补中益气汤合四物汤加减。其中以补中益气汤补益脾胃，益气升清，以使脾胃强健，化源充足，气血、清阳升发上行，濡养鼻窍而生肌复萎；合用四物汤以养血活血，使血旺血行，鼻脉旺盛，血养鼻窍而复萎。伴纳差腹胀，加枳壳、神曲、麦芽之类理气健脾。

本病属慢性疾患，久病不愈，则易挟瘀，故各证均宜于主方中酌加丹参、当归尾、桃仁、红花、赤芍、水蛭、地龙、穿山甲、土鳖虫之类，以助活血通络，化瘀生新。

【外治疗法】

1. 古代外治法述要　古代关于本病的外治法无明确记载。

2. 现代外治法研究述要　在现代著作与文献报道中，多采用滋润鼻窍，生肌复萎的药物进行治疗。方法有滴鼻、塞鼻、雾化吸入、内外兼用、下鼻甲注射等。如苁蓉滴鼻液、蜂蜜、芝麻油加冰片、复方薄荷滴鼻液、克鼻灵Ⅱ号滴鼻液、复方苍耳油滴鼻等；或吹用鱼脑石散，用温生理盐水冲洗鼻腔以除涕痂臭气；或用辛夷苁蓉液、水蛭蜜等塞鼻。有报道用双黄连粉针、清燥救肺汤加减、沙参麦冬汤加减行雾化鼻吸入；亦有报道用生肌玉红膏外敷配合中药内服治疗本病而获效；另有报道用当归注射液下鼻甲注射而取得效果者。

3. 外治法应用

(1)鼻腔冲洗法：适用于鼻腔有脓痂者。用温热生理盐水冲洗，每日 1 次。无冲洗设备时，可自行用掌心盛生理盐水，低头由鼻吸入，经口吐出，反复多次。

(2)滴鼻法：①滋润鼻窍，常用苁蓉滴鼻液、复方薄荷油、5%蜂蜜、鱼肝油滴剂、樟脑液状石蜡之类，以软化脓痂、滋润鼻腔。②具有臭鼻症者，配合鱼腥草注射液或 5%链霉素滴鼻以消炎杀菌。

(3)吹鼻法：青白散或鱼脑石散、紫河车粉吹鼻，日 3 次。

(4)下鼻甲药物注射：用复方丹参注射液，每次 1～2ml，每周 2 次，连续 5～10 周。

【针灸疗法】

1. 古代记载　古代有关本病的记述很少。《灵枢·寒热》最早有关于本病针灸治疗的论述："皮寒热者，不可附席，毛发焦，鼻槁腊，不得汗，取三阳之络，补手太阴"。《续名医案·卷十七·鼻》载："王执中母氏，久病鼻干有冷气，问诸医者，医者亦不晓，但云疾病去自愈。既而病去，亦不愈也。后因灸绝骨而渐愈。执中亦常患此，偶绝骨微痛而著艾，鼻干亦失。去初不知是灸绝骨之力，后阅《千金方》有此症，始知鼻干之去，因灸绝骨也"。

2. 现代研究　现代运用针灸治疗报道较少。有取穴足三里、三阴交、内庭、陷谷、肺俞、脾俞、肾俞等而获效者。

3. 临床应用

(1)迎香穴埋线：常规消毒，局部麻醉，用埋线针将羊肠线 1cm，埋入迎香穴皮下。线头勿露出皮肤，术后以纱布覆盖 3 日。每月 1 次，连续 3～6 次。

(2)体针：取迎香、禾髎、素髎、足三里、肺俞、脾俞等穴，每次 2～3 穴，补法，或用电针，留针 15～20 分钟，每日 1 次。

(3)艾灸：取百会、囟门、上星、足三里、迎香、绝骨、肺俞，每次 2 穴，悬灸 10～15 分钟，至局部灼热焮红为度，每日或隔日 1 次。

(4)耳针：取内鼻、内分泌、皮质下、肺、脾、胃、肾，用王不留行籽贴压，每日按压 3～4 次，每周换压 2 次，10 次为 1 疗程。

【专病专方】

(1)养阴生津汤：主治阴虚型鼻槁。沙参、麦冬、花粉各 20g，红花、茯苓各 12g，桔梗 10g，乌梅 30g。水煎服。(《中医鼻病大全·鼻槁》)

(2)萎缩性鼻炎方：南沙参、石斛各 15g，生石膏 15～30g，杭菊花、黄芩各 10g，桑白皮、枇杷叶各 12g。水煎服。(《中医鼻病大全·鼻槁》)

(3)润肺靖鼻丸：主治萎缩性鼻炎。天冬 500g，黄芩 360g，研末，蜜丸。(《中医中药防治鼻病》)

(4)克鼻灵Ⅱ号滴鼻液：西洋参、龟甲、鳖甲各 30g，阿胶、玄参、天花粉各 20g，沙参、生地、天冬、麦冬、黄连、鱼腥草各 15g，辛夷、白芷、桔梗、地骨皮各 10g，旱莲草(鲜)、鹅不食草(鲜)各 100g 等，依法制成滴鼻剂。(《中国民间疗法》2008，10：16)

(5)升阳生津方(基本方)：升麻、赤芍、焦三楂各 15g，柴胡、玄参、麦冬、知母、丹皮各 9g，葛根 30g，太子参 9g，生地、百合、女贞子、桑椹各 12g。随证加减。(《辽宁中医杂志》2005，32(9)：912)

【预后与转归】

1. 预后　本病预后与治疗早晚，病变轻重，病程长短有一定关系。一般而言，治疗早，鼻腔肌膜萎缩轻，病程短者，经过适当的治疗，多数能够治愈。若治疗晚，肌膜萎缩重，病程长者，治疗效果及预后较差。

2. 转归　鼻槁患者，经过恰当的治疗，多数能够控制病变发展或治愈。若治疗不及时，病程较长，鼻内肌膜萎缩严重，则易致迁延难愈，甚或遗患终身。年幼患病，病程长期不愈者，可致外鼻变形，而成鞍鼻。

【护理与预防】

1. 鼻腔干燥甚者，可用温盐水，或油剂湿润鼻腔；涕痂多而气臭者，可用药棉蘸温盐水清洗鼻腔，取除痂皮与浊涕。

2. 鼻腔肌膜萎缩严重，鼻窍宽大，畏惧冷风，或头脑冷痛者，可用药棉蘸油剂塞入鼻腔，以减轻冷风刺激等。

3. 鼻腔禁用血管收缩剂滴鼻。

4. 禁烟酒，忌香燥炙煿之品。多食蔬菜、水果、豆类食品。

5. 改善工作与生活环境，减少粉尘吸入，保持居室空气湿润。

【参考资料】

1. 2000 年前参考资料见第 1 版，此略。

2. 王燕如，等．迎香穴埋线治疗萎缩性鼻炎的临床研究．山东医大基础医学院学报，2002，(10)：34

3. 崔淑敏，等．中药注射鼻甲治疗萎缩性鼻炎．辽宁中医药杂志，2003，30(20)：119

4. 王明兰，等．水蛭密治疗萎缩性鼻炎．井冈山医专学报，2004，11(2)：60

5. 张守杰，等．升清阳补阴津法治疗萎缩性鼻炎 86 例．辽宁中医杂志，2005，32(9)：912

6. 韩桂亭，等．复方苍耳油治疗萎缩性鼻炎 368 例临床观察．中国中西医结合耳鼻咽喉科杂志，2005，13(6)：345

7. 卿丽华，等．中药超声雾化鼻吸入治疗萎缩性鼻炎的临床观察．成都中医药大学学报，2005，28(4)：18

8. 张燕，等．生肌玉红膏外敷配合中药内服治疗萎缩性鼻炎 60 例．新中医，2007，39(5)：57

9. 兰梅香，等．中药超声雾化鼻吸入治疗萎缩性鼻炎的临床观察．实用中西医结合临床，2007，7

(6):63

10. 包明虎．自制克鼻灵Ⅱ号滴鼻液治疗萎缩性鼻炎66例．中国民间疗法，2008，(10)：16

11. 林炜炜，等．中医辨证加蜂蜜外用治疗萎缩性鼻炎120例．辽宁中医杂志，2008，35(4)：552

第十节　鼻　　鼽

【概述】

1. 涵义　鼻鼽是以突然或反复发作的以鼻痒喷嚏，流清涕，鼻塞为主要表现的鼻病。本病不分男女老幼一年四季均可发病，但有季节性与常年性发作的不同。西医的变态反应性鼻炎(或称过敏性鼻炎)与本病类似。

2. 释名　鼻鼽又称鼽、嚏、鼽嚏等，均是以其症状进行命名的。

(1)鼽：鼽，见于《素问·六元正纪大论篇》。原指鼻流清涕，量多不止。如《素问玄机原病式·六气为病·热类》曰："鼽者，鼻出清涕也"。但鼻出清涕者，并不皆属于鼽，如伤风鼻塞之初期，也见鼻出清涕不止。

(2)嚏：嚏，见于《灵枢·口问》，俗称打喷嚏。其义即《素问玄机原病式·六气为病·火类》所说："嚏，鼻中因痒而气喷作于声也。"正常情况下，嚏是人体防御疾病的本能而不是病态，故《灵枢·口问》说："人之嚏者，何气使然？岐伯曰：阳气和利，满于心，出于鼻，故为嚏"。但喷嚏频作，发则几个甚至十多个或数十个连续不断，就属于一种病态了。

(3)鼽嚏：鼽嚏包括鼽与嚏，见《素问·气交变大论篇》，其曰："岁金不及，炎火乃行……民病肩背瞀重，鼽嚏，血便下注。"

3. 沿革　鼻鼽一名，首见于《素问·脉解篇》。其曰："所谓客孙脉，则头痛、鼻鼽、腹肿者，阳明并于上，上者则其孙络太阴也，故头痛、鼻鼽、腹肿也"。除此之外，《内经》中一般又称为鼽、鼽嚏、鼽衄。如《素问·金匮真言论篇》说："春善病鼽衄……故冬不按跷，春不鼽衄"。《素问·气交变大论篇》曰："岁木不及……咳而鼽"。又曰："岁金不及……民病肩背瞀重，鼽嚏"。后世医家，根据《内经》之论，大多将其称为鼽、鼻鼽、鼻流清涕等。如宋代医著多称"鼻流清涕"。如《太平圣惠方》、《圣济总录》等均按"鼻流清涕"而进行归类取方。明清时期，诸医家则大多均用鼻鼽一名，而少用鼽嚏、鼽、鼽衄、鼻流清涕之名。如明·王肯堂《证治准绳·杂病·第八册·鼻》列有"鼻鼽"一病，并对鼻鼽之鼻流清涕进行了解释。其曰："鼻鼽，谓鼻流清涕也"。清《张氏医通·卷八·七窍门下·鼻》、《杂病源流犀烛·卷二十三·鼻病源流》均列有"鼻鼽"之论等。

从历代医家的论述中可以看出，对于鼻鼽之流清涕的症状认识较为充分，而对于其发作性、鼻痒、嚏、涕并作则认识不足。全国高等医药院校试用教材《中医耳鼻喉科学》将鼻鼽正式作为专病进行论述，并对其证候表现、病因病理、辨证治疗作了系统阐述，由此奠定了"鼻鼽"一病的现代病症学基础。至王德鉴《中医耳鼻咽喉口腔科学》又将其称为"鼽嚏"，此后，现代各家有用鼻鼽为名者，亦有用鼽嚏为名者，未能取得统一，但以鼻鼽使用居多。

【病因病理】

1. 古代病因病理学说

(1)《内经》有关鼻鼽病因病机的认识：《内经》中关于鼻鼽病因病机论述较为丰富，归纳起来，至少有如下几个方面。

1)与气候(运气)寒、热、燥有关的病机：《内经》中对于鼻鼽、鼽嚏、鼽的病机，从运气学说论述的甚多。诚如《医学纲目·卷二十七·鼻鼽》总结说:"运气鼻鼽有二。一曰火攻肺虚鼻鼽。《经》云:少阴司天,热气下临,肺气上从,鼽衄鼻窒(《素问·五常政大论》)。又云:少阴司天,热淫所胜,民病鼽衄嚏呕(《素问·至真要大论》)。又云:少阳司天,火淫所胜,甚则鼽衄(《素问·至真要大论》)。又云:少阳之复,烦躁鼽嚏(《素问·至真要大论》为'少阴之复')。又云:少阴司天,客胜则鼽嚏(《素问·至真要大论》)。又云:岁金不及,炎火乃行,民病鼽嚏(《素问·气交变大论》)。又云:金不及曰从革,从革之纪,其病嚏咳鼽衄,治以诸寒是也(《素问·五常政大论》)。二曰金助肺实鼻鼽。《经》云:阳明所致为鼽嚏,治以温剂是也(《素问·六元正纪大论》)"。《医学纲目·卷二十九·欠嚏》亦说:"运气嚏有三:一曰热火。《经》云:少阴司天之政,热病生于上,民病血溢鼽嚏(《素问·五常政大论》)。又云:少阴司天,热气下临,肺气上从,病嚏鼽衄(《素问·五常政大论》)。又云:少阳所致为鼽嚏(《素问·六元正纪大论》:"少阳所至为嚏呕")。又云:少阳司天,火气下临,肺气上从,咳嚏鼽衄,治以诸寒是也(《素问·五常政大论》)。二曰金不及火乘之。《经》曰:金不及曰从革,从革之纪,其病嚏咳鼽衄,从火化者是也(《素问·五常政大论》)。三曰燥金。《经》云:阳明所致为鼽嚏是也(《素问·六元正纪大论》)"。

2)肾虚、气衰病机:《素问·宣明五气论篇》说:"五气所病,肾为欠为嚏"。《素问·刺禁论篇》说:"刺中肾,六日死,其动为嚏"。《素问·阴阳应象大论篇》说:"年六十,阴痿,气大衰,九窍不利,下虚上实,涕泣俱出矣"。

3)胞痹病机:《素问·痹论篇》说:"少腹膀胱按之内痛,若沃以汤,涩于小便,上为清涕"。

4)太阳、阳明经脉病变:《灵枢·经脉》说:"大肠手阳明之脉……是主津液所生病者,目黄,口干,鼽衄"。"胃足阳明之脉……是主血所生病者……鼽衄"。"膀胱足太阳之脉……是主液所生病者……鼽衄"。"足太阳之别……实则鼽窒,头背痛,虚则鼽衄,取之所别也"。

《内经》对鼻鼽病机的认识观点影响深远,不仅受到历代医家的重视,而且至今仍有一定的指导意义。

(2)历代诸家病因病理学说

1)火热致病学说:认为鼽嚏病机属于火热为患,有两种认识。其一,以明代楼英为首的医家,对《内经》之《素问·气交变大论篇》、《素问·五常政大论篇》、《素问·六元正纪大论篇》、《素问·至真要大论篇》等有关运气与疾病关系的论述中,对运气与鼻鼽或鼽嚏的关系进行了系统归纳,认为病机属火热,与肺虚或肠胃痰火积热有关。如《医学纲目·卷二十七·鼻鼽》说:"运气鼻鼽有二,一曰火攻肺虚鼻鼽;二曰金助肺实鼻鼽"。《医学纲目·卷二十九·欠嚏》亦说:"运气嚏有三:一曰热火,二曰金不及火乘之,三曰燥金"。其后,《医旨绪余·卷上·鼻鼽》亦说:"按鼻鼽一症,今人患者甚多。考诸古方,鲜有言其病因者,惟运气曰,火攻肺虚,鼻鼽……据运气,皆以火热司令为言,火克金,热伤肺。盖以鼻为肺之窍也。虽云少阴、少阳热火司令为病,然亦只是肠胃才有痰火积热者,乃有此感也"。《证治准绳·杂病·第五册·欠嚏》说:"运气欠嚏有三:一曰寒。《经》云太阳司天,寒气下临,心气上从,寒清时举,鼽嚏喜悲数欠是也。二曰火。《经》云少阳司天之政,三之气,炎暑至,民病嚏欠是也。三曰湿郁其火。《经》云阳明司天之政,初之气,阴始凝,民病中热嚏欠是也"。其二,以刘河间为首的医家,认为鼽嚏是因六气之火、热为患,鼻鼽属肺热,嚏属心火邪热干于阳明。如《素问玄机原病式·六气为病·热类》说:"鼽者,鼻出清涕也。夫五行之理,微则当其本化,甚则兼有鬼贼。故《经》曰亢则害,承乃制也……由是肝热甚则出泣,心热甚则出汗,脾热甚则出涎,肺热甚则出涕,肾热甚则出唾也。《经》曰鼻热者出浊涕。凡痰涎涕唾稠浊者,火热极甚，销烁致之然也。或言鼽为肺寒者，误也。彼但见鼽嚏鼻窒，冒寒则甚，遂以为然，岂知寒伤皮毛，则腠理闭密，热极怫郁，而病愈甚也。”六气为病·火类曰：“嚏，鼻中因痒而气喷作于声也。鼻为肺窍，痒为火化，心火邪热干于阳明，发于鼻而痒则嚏也”。《奇效良方·卷五十九》亦说：“鼻窒与痒者，热客阳明胃之经也；鼽嚏者，热客太阴肺之经也”。皇甫中、张景岳等人亦持此种观点。如《明医指掌·卷八·鼻证》认为有“肺热鼻塞流清水”，《景岳全书·卷二十七·鼻证》则说：“鼻涕多者，多由于火。故曰肺热甚则鼻涕出”。《嵩崖尊生书·卷六·鼻鼽》认为鼻鼽分寒热，热者，属胃家郁火伤肺。《医碥·卷四》认为鼻鼽因肺热气盛，化水成清涕，其不为稠浊者，火性急速，随化随流，不及浊也。

2)寒邪致病学说：对鼻鼽或流清涕属于寒邪致病的认识，各医家又有所不同。其一，寒邪在肺说。隋代巢元方认为属肺冷，如《诸病源候论·卷二十九·鼻涕候》说：“夫津液涕得热即干燥，得冷则流溢，不能自收。肺气通于鼻，其脏有冷，冷随气入乘于鼻，故使津涕不能自收”。宋代《圣济总录·卷第一百一十六·鼻门》“鼻流清涕”认为：“鼻流清涕，至于不止，以肺脏感寒，寒气上达，故其液不能收制如此”。清代《杂病源流犀烛·卷二十三·鼻病源流》说：“又有鼻鼽者，鼻流清涕不止，由肺经受寒而成也”。其二，寒邪在脑说。唐代孙思邈等医家认为属脑冷，如《备急千金要方·卷六上》有“治鼻塞脑冷清涕出方”。其三，肺脏虚寒说。《辨证录·卷三》说：“人有鼻流清涕，经年不愈，是肺气虚寒，非脑漏也”。其四，肝经寒邪说。《读医随笔·卷四·论嚏》说：“《金匮》痰饮篇曰：水在肝，胁下支满，嚏而痛……夫肝水见嚏者，肝寒感于肾也……见有早起，必嚏数十次，无间寒暑，而寒天较甚，妇人妊娠尤为有碍，此不得为微邪矣。治法宜仿肝水例，宜达肝与膀胱之阳，与肺气相接，使水邪下伏，宿寒外攘，即止”。

3)外寒束内热学说：《本草纲目·卷四》说：“鼻鼽，流清涕，是脑受风寒，包热在内”。《医林绳墨·卷七》说：“清涕久而不已名曰鼻渊，此为外寒束而内热甚也。”

4)肾虚、气衰学说：包括以下几个方面的观点。其一，《内经》最早从肾病、精气虚等方面认识嚏与清涕出。如《素问·宣明五气论篇》说：“五气所病，肾为欠为嚏。”《素问·刺禁论篇》说：“刺中肾，六日死，其动为嚏”。《素问·阴阳应象大论篇》说：“年六十，阴痿，气大衰，九窍不利，下虚上实，涕泣俱出矣”。其二，明代薛立斋提出了肺脾气虚的认识。如《内科摘要·卷上·元气亏损内伤外感症》载：“一儒者素勤苦，恶风寒，鼻流清涕，寒禁嚏喷。余曰：此脾肺气虚不能实腠理。彼不信，服祛风之药，肢体麻怠，痰涎自出，殊类中风。余曰，此因风剂耗散元气，阴火乘其土位。遂以补中益气加麦门、五味治之而愈”。其三，阳虚脑寒认识。明代吴昆《医方考·卷之五·鼻疾门第六十三》“补脑散”曰：“人身之上，天之阳也，故六阳之气皆会于首。若阳气自虚，则阴气凑之，令人脑寒而流清涕”。《医理真传·卷二》亦谓：“病后忽鼻流清涕不止，喷嚏不休，服一切外感解散药不效而反甚者何故？答曰：此非外感之寒邪，乃先天真阳之气不足于上，而不能统摄在上之津液故也”。其四，从肾与心肺阳虚认识。《医法圆通·卷一·鼻流清涕》指出：“按鼻流清涕一证，有从外感而致者，有从内伤而致者……从内伤而得者，由心肺之阳不足，不能统摄津液，而清涕出；肾络通于肺，肾阳衰而阴寒内生，不能收束津液，而清涕亦出，其人定无外感足征，多困倦。”

5)经脉失调学说：《灵枢·经脉》载有：大肠手阳明之脉，是主津液所生病者，目黄，口干，鼽衄。又说：胃足阳明之脉，是主血所生病者，鼽衄。又说：膀胱足太阳之脉，是主液所生病者，鼽衄。又说：足太阳之别，实则鼽窒，头背痛，虚则鼽衄，取之所别也。

6)胞痹学说：《素问·痹论篇》曰：少腹膀胱按之内痛，若沃以汤，涩于小便，上为清涕。

王冰注云："胞受风寒湿气，则膀胱太阳之脉不得下流于足，故少腹膀胱按之内痛，若沃以汤，涩于小便也。小便既涩，太阳之脉不得下行，故上灼其脑而为清涕出于鼻窍矣"。《宣明论方·卷一》对此证则用肾著汤主之。而姚止庵注云："少腹膀胱按之内痛，若沃以汤者，火也，火盛故不可按。膀胱为津液之器，热则癃，故小便涩。小便涩则火不得下行，反上灼其脑而为清涕，出于鼻窍矣"。张琦则认为："湿热郁结，则水道不利，寒水之气不得下行，上出于脑而为清涕"。

2. 现代病因病理学说

(1)阳气亏虚学说：主要是继承了古代的病因病机学说，认为本病的发生主要是脏腑阳气亏虚，致卫表不固，易感风寒之邪为患。对脏腑阳气亏虚，认为主要是肺、脾、肾气虚、阳虚以及肺寒。亦有认为本病因卫外阳弱，正气大虚，肺阴不足所致，还有将肾阴虚证作为本病的一个证型对待者。

(2)郁热致病学说：此种观点亦是继承了前人学说。认为鼻鼽可因于肺经郁热，或肺与阳明经郁热，或膀胱郁热等所致。亦有认为，本病亦可因于气虚夹热或寒热夹杂所致。

(3)病机标本学说：有认为本病的发生存在标本不同的病机。风寒外侵，寒邪凝滞，津液内停为标；肺气虚寒，卫阳失固，抵御外邪的能力减弱为本。阳气亏虚论与病机标本论的不同点在于，前者强调阳气亏虚为主因，治疗上以温阳益气为主，可兼疏外邪；后者为标本均重，治疗上则标本同治。但也有将急性期或季节性发作者作为标证认识，认为其病机属营卫不和或风寒外侵之实证；将常年性发作者作为本证认识，认为其病机属于阳气亏虚或血虚风燥之虚证。

3. 临床病因病理

(1)肺经寒饮：寒邪袭肺，或过食生冷，饮邪内生，浸渍于肺，郁遏肺气，寒饮留滞，上犯于鼻，营卫失调，宣肃失司致病。

(2)肺气亏虚：邪毒屡犯肺脏，或久病体弱，伤耗肺气，致肺气亏虚，鼻阳不足，卫外不固，腠理疏松，风寒异气乘虚侵袭致病。

(3)脾气亏虚：久病体弱，饮食不周，或偏嗜，后天失养，或劳倦过度，损伤脾胃，致脾虚气血生化不足，清阳不升，肺失所养，卫表不固，易感外邪侵袭；又脾虚运化失职，津液壅滞于鼻为鼽。

(4)肾阳亏虚：先天禀赋不足，或后天失养，久病伤肾，肾阳不足，肺失温煦，卫表不固，易感外邪侵袭；又肾阳不足，命门火衰，不能温化固摄水液，寒水上犯，以致清涕下注为鼽。

(5)郁热熏鼻：过嗜辛辣烟酒，或邪气犯肺，肺胃或膀胱郁热，气化不行，太阳之气痹阻于下，寒水之气侵犯于上而为鼽。

【临床征候】

1. 发病情况 好发于青壮年，男女均可患病，无地域性。有常年性与季节性发病之异。常年性者，一年四季发作不断，清晨起床时尤易发生。季节性者，以春秋两季易发。

2. 病史 有反复发作的病史，可有家族史。

3. 突然阵发性鼻痒、喷嚏、流涕、鼻塞 发作时鼻内奇痒，喷嚏少则几个，多则几十个，鼻涕呈水样，量多。发病迅速，消失也快，消失后则如常人。部分患者在症状发作时伴有眼痒、结膜充血或其他过敏疾病(如皮肤发痒、哮喘病)的发作，在间歇期可有交替性鼻塞。症状呈常年性或季节性(花粉播散季节)反复发作。常年性者尤以早晚发作较多。

4. 鼻黏膜苍白水肿 鼻腔检查，发作时见鼻黏膜苍白水肿，鼻内大量清水样分泌物潴留;间歇期鼻黏膜可为苍白、淡紫、暗红或正常。病程长者可并发鼻息肉。

【诊断与鉴别诊断】

1. 诊断依据　①多有过敏史或家族史,或伴有其他过敏性疾病;②鼻痒、喷嚏、流大量清涕,鼻塞;③病症呈突然和反复性发作,发作快,消失也快,发作过后一如常人。④鼻黏膜苍白水肿,鼻道积有清稀涕液。

2. 鉴别诊断　伤风鼻塞:初起时除有鼻塞、喷嚏、流清涕外,尚有头痛,周身不适,微有恶寒发热,脉浮等表证可资鉴别,而鼻鼽在发作时并无表证。

【辨证施治】

1. 古代辨证施治观点

(1)散寒法:是针对寒邪致病的病机所常用的治法,以治肺寒或肺冷为主。如《医林绳墨》提出用败毒散,《辨证录》用温肺止流丹,《杂病源流犀烛》用苍耳散、川椒散。

(2)清热法:是针对火热致病所常用的治法。《明医指掌》认为属肺热,用抑金散。《医学入门》用二陈汤加川芎、当归、细辛、白芷、防风、羌活、桔梗等分,姜煎,入薄荷少许。《嵩崖尊生书》认为属胃家郁火伤肺,用桔梗、山栀、薄荷、麦冬、玄参、辛夷、甘草。《医碥》认为属肺热,用桔梗、山栀、薄荷、麦冬、玄参、辛夷、甘草。

(3)益气法:此法在古代运用较少。《内科摘要·元气亏损内伤外感症》卷上载:"一儒者素勤苦,恶风寒,鼻流清涕,寒禁嚏喷。余曰:此脾肺气虚不能实腠理……遂以补中益气加麦门、五味治之而愈"。

(4)温阳法:针对阳虚致病常用的治法。《备急千金要方》最早用温阳散寒之剂,但不是内服而是纳鼻,故后世用温阳法时,亦依为准绳。《医方考》认为属阳虚脑寒,用补脑散。《嵩崖尊生书》认为属脑冷所致,用苍耳子、川芎、肉桂、干姜、升麻、藁本、辛夷。

(5)两解法:①表里寒热两解法。《医林绳墨》认为属外寒束而内热甚,用防风通圣散之类。②阳虚感寒解。《医法圆通》用麻黄附子细辛汤,姜桂汤、阳旦汤之类。

2. 现代辨证施治观点　现代对鼻鼽的辨证与辨病论治方法研究的报道文献甚多,是中医研究鼻病的一个焦点。归纳起来,可从两个方面加以认识。

(1)传统的辨证论治应用:即完全从中医药理论体系对鼻鼽病因病机的认识出发进行辨证立法选方用药。从临床报道所见,归纳起来有如下一些常用治法。

1)调和营卫法:根据外感风寒,致营卫不和的病机而设。一般用小青龙汤、桂枝汤、黄芪桂枝五物汤加减。

2)益气固表法:根据阳气亏虚,卫表不固,易感风寒外邪致病的病机而设。一般用玉屏风散、温肺止流丹之类加减。

3)调理脾胃法:根据脾胃虚弱的病机而设,对脾失健运者,一般用六君子汤、参苓白术散之类加减;对脾肺气虚,或脾胃不足,清阳不升者,一般用补中益气汤、四君子汤、参苓白术散加减;对脾胃阳虚,寒邪停滞者,用理中汤或附子理中汤加减。

4)温阳补肾法:根据肾阳亏虚的病机而设。一般可用附桂八味汤或右归丸、右归饮之类。从报道所见,对温阳补肾法众医家多根据个人经验制方而不限于成方,方中常选用2～4味温阳补肾药物,如淫羊藿、巴戟天、补骨脂、肉苁蓉、菟丝子、杜仲、仙茅、韭子、鹿角霜、附子、肉桂之类。

5)温里攘外法:根据阳虚卫表不固,外感风寒异气为患的病机而设。常用方如小青龙汤、麻黄附子细辛汤加减。

6)活血化瘀法:根据久病入络,以及过敏性鼻炎在发作时存在鼻黏膜微循环障碍的病机而设。一般用益气活血法,常用方如补阳还五汤。

7)平调寒热法:根据郁热病机或寒热夹杂的病机而设。如清肺脱敏汤(黄芩、桑皮、枇杷叶、茜草、紫草、旱莲草),清热止嚏汤(葛根、赤芍、黄芩、知母、黄柏、泽泻、生地、红花、肉桂、细辛),辛夷清肺饮加减(黄芩、栀子、石膏、知母、桑白皮、辛夷花、枇杷叶、升麻、百合、麦冬)等。

8)祛风止嚏法:认为鼻痒、喷嚏重者,多属风邪外侵,在辨证论治时,主张于主方中酌加祛风之品,如细辛、防风、荆芥、蝉蜕、白蒺藜之类。

(2)"发时治肺,平时治肾"原则的应用:这是"急则治标,缓则治本"的原则在鼻鼽中的应用。一般认为,本病急性发作期,尤其是季节性发作期,其辨证属于标证,病机与肺寒关系密切,治当温肺为主,常用方如小青龙汤、桂枝汤之类;其缓解期,如季节性发作期过后,其辨证属于本证,病机与肺、脾、肾阳气亏虚关系密切,治当温肾、健脾、补益肺气。

(3)中西医结合辨证论治的应用:即从鼻鼽中西医结合病因病理的认识出发,进行辨证立法选方用药。这是一种既具有中医辨证论治特色,又具有西医病因病理针对性(尽管针对性尚不很准确)的中西医结合辨证论治思路,虽不很成熟,但已形成一种发展趋势。根据对变态反应性疾病与过敏性鼻炎中西医结合病因病理认识深度与水平,目前比较达成共识的中西医结合辨证论治常用治法有以下三类:

1)扶正固本法:西医认为,本病的发生属于过敏反应,与细胞免疫功能低下,鼻腔局部防御功能减退,自主神经系统功能紊乱,内分泌系统功能紊乱等体质因素有密切关系。而温肾、健脾、益气的很多中药,具有提高 IgA、IgG 水平从而提高鼻腔分泌物中 SIgA 含量以增强局部防御功能的作用;能作用于垂体-肾上腺系统,可增强肾上腺皮质功能,或具有肾上腺皮质激素样作用,因而具有抗过敏、稳定细胞溶酶体膜、降低血管通透性等作用。如仙灵脾、仙茅、肉苁蓉、黄芪等可调节体液免疫,促使 cAMP 水平上升,cGMP 水平下降,从而抑制组织胺等介质的释放。在实际运用中,扶正固本法主要运用温肾、健脾、益气法。即从温补肾阳,健运脾胃,补益肺气等几个方面进行选方用药。其中选择具有调整上述过敏反应体质因素的药物,成为加减用药的主要依据。

2)温肺祛风法:根据中医的"标本"观,本病的发作期为标,发作状态为标;间歇期为本,缓解状态为本。温肺祛风法属治标的范畴,是针对急性发作期或发作状态而设的治法。一般认为,本病的急性发作状态有寒、热二证。据近些年药理研究,一些温肺、祛风、清热的药物,如细辛、麻黄、桂枝等对过敏介质有拮抗作用,黄芩的成分黄芩苷元能稳定肥大细胞膜,阻止过敏介质释放。其他如徐长卿、路路通、丹皮、地龙、辛夷、防风、乌梅、蝉蜕、蛇床子、甘草、五味子等均具有抗过敏的作用。小青龙汤中,桂枝、麻黄可抑制肥大细胞脱颗粒,并能阻止抗原抗体相结合;细辛、干姜有抗组织胺的作用;甘草、五味子能抑制过敏反应。给药后血中 IgE、组胺含量明显降低,血浆中 cAMP 明显升高。因此,抗变态反应作用已成为温肺散寒、祛风脱敏、平调寒热法治疗过敏性鼻炎发作期或发作状态,缓解过敏反应症状新的理论根据,选择具有抗变态反应作用的药物,亦成为本病治标或标本同治加减用药的重要依据与思路之一。

3)活血化瘀法:近年来研究表明,过敏性鼻炎的局部组织学特点为伴有血管扩张的血循环障碍及由于血管扩张、通透性增高、血浆渗出而造成的黏膜水肿,此类患者血气分析也可能存在血液流变学的异常改变。中西医结合研究发现,活血化瘀药物对这种血管、血流的病理改变及血液流变学异常可起到多重作用。活血化瘀药物如丹皮、赤芍、丹参、红花等可缓解小动脉平滑肌痉挛，提高红细胞表面的负电荷，以减少血液黏度，加快血流速度，改善血管组织缺氧，改善毛细血管通透性，促进组织液吸收，从而使血管功能恢复正常，消除血液循环障碍，消除鼻黏膜水肿。故认为在本病对症对因、治标治本的同时，针对鼻黏膜血管功能、血流的病理改变，酌情加入活血化瘀药物，以起到对症治疗作用，并协同、加强治标治本药物的疗效，已成为临床加减用药的又一理论依据与思路。

3. 辨证纲要　本病的辨证，应注意辨标本、辨寒热、辨脏腑。

(1)辨标本：本病的标本辨证，一般认为，其急性发作期属标证，间歇期属本证；发作状态属标证，缓解状态属本证。病机为肺冷或肺寒或脏腑郁热者属标证，病机为脏腑亏虚者属本证。急性发作期或发作状态多属肺寒或郁热，而以肺寒者多，郁热者少。间歇期或缓解状态多属脏腑亏虚证。

(2)辨寒热：根据自觉症状、小便、鼻黏膜色泽、舌质、脉率等症状与体征进行辨析。寒属虚寒，热属郁热。一般认为属肺经郁热，或肺与阳明郁热，亦认为有膀胱郁热或阴虚生热者。属寒证者，畏寒肢冷，小便清，鼻黏膜色淡或紫，舌质偏淡或有齿痕，脉缓细弱。属热者，或有口苦咽干，心烦，小便黄，大便结，鼻黏膜偏红，舌尖红，舌苔或微黄，脉缓有力或略数。辨寒热者，诸症不必悉具。此外，常年性发病者多寒证，季节性发病者多热证。

(3)辨脏腑：主要是辨别脏腑病位及其病机。其病位以肺、脾、肾居多，亦有胃、肝、膀胱等脏腑者。病位在肺脾肾者，多属气虚、阳虚证，亦有肺经郁热或肾阴亏虚证；病位在胃、膀胱者，多属郁热证，在肝者，多属寒热夹杂证。

4. 证治分类

(1)肺寒饮犯证

证候　阵发性鼻痒、喷嚏、流清涕，遇风冷必发，发则喷嚏频作不已，检查见鼻黏膜淡白或灰暗、水肿；伴恶风，易感冒，面色淡白，舌质淡，苔薄白，脉细紧。

证析　风寒入侵，凝滞于肺，肺经寒邪，与正气交争，则阵发鼻痒而频嚏不已；肺失宣降，津液敷布失调，寒饮上犯，故清涕长流，鼻黏膜淡白或灰暗、水肿；寒饮上泛于面，故面色淡白；寒伤肺气，卫表不固，则恶风，易感冒；舌脉所见为寒饮伤肺之证。

治法　温肺散寒，化饮止涕。

方药　小青龙汤加减。方中以麻黄、桂枝、细辛、干姜发表温里，驱散寒邪；白芍、五味子和营益阴，敛养肺气；法夏温化寒饮；炙甘草益气而调和诸药。寒饮伤肺，肺虚少气懒言者，加黄芪、党参以补益肺气；鼻痒重者，或加蜈蚣、全蝎以祛风镇涕；清涕多加煅牡蛎，以涩涕止津。

(2)肺气虚弱证

证候　发作突然，鼻痒甚，喷嚏较多，流涕清稀，遇风冷或气候变化易于发作，鼻黏膜色淡、水肿；伴少气懒言，容易感冒，面色㿠白，或有眼睛、皮肤发痒，舌质淡，苔薄白，脉弱。

证析　肺气虚弱，风寒异气外侵，邪正交争，则发病突然，鼻痒甚而喷嚏多；气虚津液失固，故流涕清稀，鼻黏膜淡白、水肿；肺气卫弱，卫外失固，故遇风冷或气候变化易于发作，容易感冒；肺虚不能充面，故面色㿠白；肺主皮毛、白睛，肺虚风袭，则眼痒、肤痒；少气懒言与舌脉所见均为肺气亏虚之征。

治法　补益肺气，实卫固表。

方药　温肺止流丹合玉屏风散加减。方中黄芪、人参、白术、甘草健脾补肺，益气固表；

防风、桔梗宣肺散邪以实表；荆芥、细辛、诃子、鱼脑骨温肺祛寒，敛津止涕，合方共奏补益肺气，实卫固表，散寒止鼽之效。

（3）脾气虚弱证

证候　阵发性鼻痒、喷嚏、流涕清稀微黏，鼻塞、鼻胀较重；清晨或气候潮湿多发；鼻黏膜肿胀明显，苍白或灰暗，中鼻甲或呈息肉样变；伴头重头昏，四肢困倦，纳差，舌质淡胖有齿痕，苔白，脉缓弱。

证析　脾虚气弱，清阳不升，湿浊上困，故嚏痒发作，涕清微黏，鼻塞鼻胀较甚，鼻黏膜肿胀明显，头昏头重；清晨阳气当升而不升，或湿盛伤脾，故清晨或潮湿气候多发；脾虚生湿，上结鼻膜，故见鼻黏膜苍白或灰暗，甚或中鼻甲息肉样变；脾虚失运，气血生化不足，体失所养，故肢倦、纳差等；舌脉所见为脾气亏虚之征。

治法　健脾益气，升清止嚏。

方药　补中益气汤加减。方中黄芪、党参、白术、甘草健脾益气；升麻、柴胡升举清阳；当归养血补血；陈皮化湿而助脾运化。若鼻黏膜肿胀明显或有息肉样变，鼻塞甚者，加茯苓、半夏、苍耳子以化浊除涕通窍；肢凉腹寒者，加附子、肉桂以温阳益脾。脾虚及肺，肺脾两虚者，亦可用参苓白术散加减。

（4）肾阳亏虚证

证候　阵发性鼻痒、鼻塞，喷嚏频作，连连不已，清涕量多如注；经久不愈，寒冷或冬季发作尤甚；鼻黏膜苍白或淡暗、水肿；或有喘息，形寒肢冷，腰膝酸软冷痛，小便清长，尿后余沥，夜尿频，舌质淡胖，苔白，脉沉弱。

证析　肾为元阳之府，气之根，且肾主嚏，肾阳亏虚，鼻阳失温，故鼻痒、鼻塞、喷嚏频发，鼻黏膜苍白水肿等；阳虚生瘀，则鼻黏膜淡暗；阳虚津失摄纳而走泄，则清涕量多如注；肾阳虚弱，体失温养，不耐寒袭，故遇寒冷或冬季尤甚；肾不纳气，则喘息；全身及舌脉所见为肾阳亏虚之征。

治法　补肾温阳，止嚏收涕。

方药　右归丸合麻黄附子细辛汤加减。其中以右归丸温补肾阳，固本培元，且能温通血脉而散寒止涕；配以麻黄附子细辛汤散寒通窍，止鼽止涕；两方合用，能收标本兼顾，补肾止鼽之效。若喷嚏多，可加白芷、白蒺藜、蜂房祛风止嚏；清涕量多，可加煅牡蛎、乌梅涩津止涕。本证亦可用真武汤、桂附地黄汤加减治疗。

（5）郁热熏鼻证

证候　发作性鼻痒、喷嚏、流清涕，鼻塞，鼻黏膜苍白而肿，或偏红、潮红；平素鼻干气热，或鼻前孔处色红，口苦咽干，小便黄少，大便干结，或有皮肤红疹发痒，眼白睛色红发痒；或鼽嚏遇春秋花开季节即发；舌尖红，苔薄黄，脉实有力。

证析　脏腑郁热上干，复因风邪异气外侵，肺失宣降，邪正交争，故阵发鼻痒、喷嚏、鼻塞；肺失宣降，津液运行失常，以致清涕长流；鼻为肺之外窍，风邪异气外侵与郁热上干，风邪胜则鼻黏膜苍白而肿，郁热胜则鼻黏膜偏红或潮红；郁热上蒸，阴津耗伤，故见鼻干气热，或鼻前孔处色红，口苦咽干，溲黄便干等；肺主皮毛，肺经郁热外发，则见皮肤红疹发痒；白睛属肺，肺热上蒸，则白睛色红发痒等；春秋风气、燥热盛行，易引脏腑郁热袭肺犯鼻，故遇春秋季节鼽嚏即发；舌脉所见亦为脏腑郁热之征。

治法　清解郁热，祛风止鼽。

方药　清阳散火汤加减。方中主以黄芩、石膏清解脏腑郁热；辅以升麻、连翘助主药清阳散热；配以荆芥、防风、白蒺藜、牛蒡子祛风止嚏；当归、白芷养血活血，祛风通窍；甘草调和诸药。若大便干结，加麻仁、郁李仁之类润肠通便。

若鼽嚏常年发作，既有鼻涕清稀，身倦怕冷，又有皮肤红疹发痒，或发作过后鼻腔干燥，舌尖红，苔薄黄者，属气虚夹蕴热，寒热错杂证，治宜益气清热，平调寒热。可用玉屏风散加黄芩、桑白皮、徐长卿、地肤子等治疗。

【外治疗法】

1. 古代外治疗法述要 古代对鼻鼽的外治法主要有塞鼻法，有散剂、膏剂，猪油煎药后以棉醮油塞鼻等法。有关方药可参考鼻窒一节。

2. 现代外治法研究述要 现代对鼻鼽的外治疗法，主要有塞鼻法、吹鼻法、滴鼻法，熏蒸法、下鼻甲注射法等，多数与内治法等配合使用。有关内容可参考鼻窒一节。

3. 外治法应用

(1)吹鼻法：碧云散或鹅不食草干粉、或荜拨粉少许吹(喷)鼻，日 3～4 次，适用于鼻黏膜苍白者。

(2)滴鼻法：①1%麻黄碱 10ml，复方鹅不食草 10ml，分别加入地塞米松 1ml，同时滴鼻。②紫苍油滴鼻：取紫草、苍耳子(打碎)各 30g，麻油或花生油浸过药面 5 小时。文火煎至苍耳子焦黄，去渣，以油滴鼻。

(3)熏鼻法：苍耳子散煎水，趁热气上腾熏鼻，或内服中药煎煮时，随热气蒸腾熏鼻，每日 1 次。

(4)下鼻甲封闭：当归注射液、黄芪注射液、胎盘组织注射液、复方丹参注射液等，用口腔科 5 号针头，刺入下鼻甲 1～2cm，行下鼻甲封闭，每次 1～2ml，隔日或 3 日 1 次，连续 10～15 次。

【针灸疗法】

1. 古代记载 针刺法、灸法是古代治疗鼻鼽最早使用的方法，在《内经》中即已有所记载。如《素问·水热穴论篇》曰："冬取井荥，春不鼽衄"。《素问·缪刺论》说："邪客于足阳明之经，令人鼽衄，上齿寒。刺足中指次指爪上与肉交者，各一有。先刺右，后刺左"。《灵枢·经脉》说："足太阳之别，虚则鼽衄，取之所别也"。《灵枢·口问》指出，治嚏者，"补足太阳荥眉本"。《备急千金要方·卷六上》说："涕出不止，灸鼻两孔与柱齐七壮"。《针灸大成·卷八·鼻口门》指出："鼽衄，风府、二间、迎香"。"鼻流清涕，人中、上星、风府"。又说："久病流涕不禁，百会(灸)"。

2. 现代研究 现代运用针灸疗法治疗鼻鼽的报道很多，大多收到一定的疗效。常用的疗法有体针、耳针、灸法、穴位贴敷疗法、发泡疗法、穴位药物注射法等。其中穴位注射所用药物既有用西药者，也有用中药制剂者。

3. 临床应用

(1)体针：主穴取印堂、百会、风府、风池；配穴取合谷、上星、足三里、脾俞、肺俞、肾俞、三阴交，每次各 2 穴，补法或电针，留针 15～20 分钟。

(2)耳针：取内鼻、神门、内分泌、肺、脾、肾等。埋针或用王不留行籽贴压，两耳交替施针，2～3 日 1 次，10 次为 1 疗程。

(3)灸法：主穴取印堂、上星、百会、禾髎。配穴取身柱、膏肓、命门、肺俞、肾俞、足三里、三阴交，每次主、配各 1～2 穴，艾条悬灸 15～20 分钟，至局部发热微红为度，每日 1 次，7～10 次为 1 疗程。

(4)穴位贴敷:用冬病夏治方(白芥子 30g,延胡索、甘遂、细辛、丁香、白芷各 10g。研粉备用。临用时以辣椒水调糊,涂纱布上,撒适量肉桂粉)贴穴位,或代温灸膏,贴穴如大椎、肺俞、膏肓、肾俞、膻中等,每遇夏季三伏天当日贴,保留 4 小时以上,连续 3 次为 1 疗程。

(5)发泡疗法:斑蝥炒酥,研粉过筛装瓶备用。取 1 平方厘米大的胶布中间剪黄豆大孔,贴于内关或印堂穴,暴露穴位,置入少许斑蝥粉,再以胶布覆盖 24 小时后去胶布,可见穴位表皮上有水疱,不须处理。待水疱自行吸收后,再贴第 2 次、第 3 次。

(6)穴位注射法:按体针选穴,每次 1~2 穴,每穴注入 0.5~1ml 药液,每日 1 次,10 次为 1 疗程。常用药物有 10%葡萄糖、胎盘脂多糖、胎盘组织注射液、维丁胶性钙、维生素 B_1、维生素 B_{12},以及当归、丹参、黄芪、徐长卿等中药注射制剂。

【按摩导引疗法】

古代有用按摩防治本病的记载。如《素问・金匮真言论篇》曰:“春善病鼽衄……故冬不按蹻,春不鼽衄”。

现代对按摩治疗本病的报道偶尔可见,疗效尚好。其方法主要是用双手食指摩其眶缘,点压上下迎香、人中、肺俞等。临床上,按摩可作为本病的一种防治手段,但一般较少单独应用。

【专病专方】

1. 现代专病专方

(1)截敏蜜梅汤:乌梅、防风、柴胡、五味子各 12g,甘草 8g。水煎分两次服,每次入蜜 15g。(《干氏耳鼻咽喉口腔科学》)

(2)桃红四物汤加味:当归、赤芍、生地、苍耳子各 15g,川芎、红花、桃仁各 12g,黄芪、白术、防风、辛夷各 10g。水煎服。(《国医论坛》1992,(1):29)

(3)玉屏风合桂枝汤加味:附子、桂枝、防风、辛夷、蝉蜕各 6g,黄芪、荜澄茄、白术、白芍各 15g,细辛 3g,甘草 10g。水煎服。(《辽宁中医杂志》1993,(4):33)

(4)缩泉丸加味:益智仁、黄芪、乌梅、五味子各 15g,山药、苍术、苍耳子、辛夷各 10g,细辛、甘遂各 3g,防风 6g。水煎服。(《云南中医杂志》1955,(5):45)

(5)塞鼻方:五倍子、辛夷、蔻仁、石榴皮、细辛为末,各等分,早晚绵裹塞鼻约半小时,左右交替使用。(《干氏耳鼻咽喉口腔科学》)

(6)劫敏汤:黄芪、乌梅、诃子肉、干地龙各 10g,柴胡 3g,防风、豨莶草各 6g。水煎服。(《广西中医药》1994,(6):17)

(7)鼻敏汤:苍耳子 15g,辛夷 12g,白术、诃子各 9g,荆芥、防风、白芷各 10g,黄芪 30g,乌梅 20g,柴胡、薄荷各 6g,麻黄 3g,细辛 2g。水煎服。(《山东中医杂志》1990,(4):52)

(8)加味麻黄附子细辛汤:麻黄 5g,制附子 10g,细辛 3g,黄芪 30g,熟地 10g,白术 15g,防风 6g,墨旱莲、苍耳子、地龙、鹿角霜各 10g,全蝎 3g,乌梅 10g。水煎服,每日 1 剂。《中医药学刊》2006,24(11):2133~2134)

(9)截敏汤:紫草、茜草、旱莲草、豨莶草、徐长卿、芦根各 15g,防风、蝉衣、地龙、通草各 10g,生地 12g,乌梅、黄连、竹叶各 6g。水煎服,三煎冲洗鼻腔。《北京中医药》2008,27(1):32)

2. 古代专病专方

(1)塞鼻通草丸:通草、辛夷各半两,细辛、甘遂、桂心、芎䓖、附子各一两。上七味末之,蜜丸,绵裹内鼻中。密封塞,勿令气泄。丸如大麻子,稍加微觉小痛,捣姜为丸即愈。用白狗

胆汁和之更佳。(《备急千金要方·卷六上》)

(2)塞鼻细辛膏:细辛、蜀椒、干姜、芎䓖、吴茱萸、附子各十八铢,桂心一两,皂荚屑半两,猪膏一升。上九味㕮咀,以绵裹,苦酒渍一宿。取猪膏煎,以附子色黄为度,去渣,绵裹内鼻孔中,并摩鼻上。(《备急千金要方·卷六上》)

(3)诃子散:诃子、白术、附子各一两,防风、细辛、前胡、木通各三分,麻黄一分,甘草半两,生姜半分。水煎服。(《太平圣惠方》)

(4)川椒散:川椒、诃子、生姜、肉桂、川芎、细辛、白术,为末,各等分,每服二钱,温酒调下。(《仁斋直指方》)

(5)温肺汤:黄芪、升麻、丁香、葛根、羌活、生甘草、防风各一钱,麻黄四钱不去节。为粗末,分二服,加葱白二根,水煎食远服。(《证治准绳》)

(6)温肺止流丹:诃子、甘草各一钱,桔梗三钱,石首鱼脑骨五钱,荆芥、细辛、人参各五分。水煎服。(《辨证录·卷三》)

【预后与转归】

1. 预后　鼻鼽属慢性发作性疾患,易于反复发作,迁延不愈,而且与体质因素有关,彻底治愈较难,故预后较差。但若坚持治疗,对于控制发作,减轻病状,预防并发症的发生有着积极的意义。

2. 转归　鼻鼽治疗及时,坚持治疗,多数能够控制疾病发作。若不重视治疗,则易并发鼻息肉、鼻渊。年久不愈,或年老体弱者,可发展为哮喘等。

【护理与预防】

1. 保持室内空气新鲜,不要摆放毛皮类衣物和玩具,尽量不饲养毛皮类动物等。
2. 避免接触花粉、灰尘等不洁之气,戒烟酒,避免或减少不良刺激。
3. 早上冷水洗面,晚上热水浸足 15～20 分钟。
4. 每日早晚以双手食指上下来回按摩鼻梁两侧至局部发热感。
5. 适当食疗,可于冬季食用当归、生姜炖羊肉等。

【参考资料】

1. 李莉,等. 治疗鼻鼽应选用温通法. 光明中医,2001,96(3):51
2. 乔建君,等. 鼻鼽的非药物治疗. 摩与导引,2004,20(2):59～60
3. 金慧鸣. 辨证治疗变应性鼻炎 86 例. 中华中医药杂志,2005,20(10):615
4. 陈和. 补气固表益肾法治疗常年性变应性鼻炎 56 例疗效观察. 新中医,2005,37(12):28-29
5. 骆斌. 中医药治疗变应性鼻炎临床思路探讨. 中医杂志,2006,47(3):222～224
6. 阮岩,等. 王德鉴教授治疗鼻鼽经验介绍. 新中医,2006,38(3):12～13
7. 陈炜. 熊大经教授辨治鼻鼽经验. 四川中医,2006,24(9):1～2
8. 林丹娜. 加味麻黄附子细辛汤治疗变应性鼻炎临床观察. 中医药学刊,2006,24(11):2133～2134.
9. 严道南. 变应性鼻炎的诊治—中医药治疗变应性鼻炎应兼顾辨病与辨证. 江苏中医药,2007,39(2):1～2
10. 李淑良. 从肾虚轮子变应性鼻炎. 江苏中医药,2007,39(2):4
11. 黄若凌. 变应性鼻炎穴位敷贴护理体会. 河北中医,2008,30(3):314
12. 刘利民,等. 变应性鼻炎的中医治疗进展. 江西中医药,2008,39(7):75～77
13. 张虹. 截敏汤治疗变应性鼻炎的疗效观察. 北京中医药,2008,27(1):32～33
14. 杨焕,等. 变应性鼻炎中医辨证客观化研究. 辽宁中医杂志,2008,35(2):313～316
15. 葛仪方,等. 三伏天穴位贴敷治疗过敏性鼻炎 60 例. 中医杂志,2008,49(2):152

第十一节 鼻 衄

【概述】

1. 涵义 鼻衄,即鼻出血,是多种全身性疾病与鼻部疾病的常见症状之一。鼻出血的原因很多,其表现亦呈多样化。临床上,大多数患者为单侧出血,亦可双侧出血;可为间歇性反复出血,或为持续性出血。出血量多少不一,轻者仅涕中带血,重者可大量出血而致休克,若反复出血可致贫血。多数出血可自止或紧捏鼻孔后止血。出血部位大多在鼻中隔前下方的易出血区,儿童患者几乎全发生在该部位,青年患者亦以该部位多见,少数严重出血患者发生在鼻腔后部。40岁以上的患者鼻腔前部出血减少,鼻腔后部出血则显著增多,可能与动脉硬化、高血压发生率增高有关。

2. 释名 鼻衄亦称衄。衄,即鼻出血矣,正如《医方考·卷之三·血证门》曰:"口出血曰吐,鼻出血曰衄"。历代医家根据其症状、病因病机的不同,又有不同的名称,如红汗、经行鼻衄、倒经、逆经、鼻大衄、脑衄、鼻久衄、衊血、虚劳鼻衄、温病鼻衄、热病鼻衄、时气鼻衄、折伤衄、酒食衄等。

(1)红汗:又称伤寒鼻衄、太阳之衄。指伤寒太阳病,脉浮紧,发热,身无汗,当汗出而愈。但也有不出汗而在鼻衄后自愈者,此种鼻衄,称为红汗。如《三因极一病证方论·卷之九·失血叙论》外因衄血证治曰:"伤寒发热,解利不行,血随气涌,世谓红汗"。《血证论·卷二·鼻衄》亦曰:"又有伤寒失汗,邪无出路,因由血分泻而为衄,此名红汗"。《干氏耳鼻咽喉口腔科学》认为红汗乃是今之急性传染病所引起的鼻出血。

(2)经行鼻衄、倒经、逆经:《医宗金鉴·妇科心法要诀》有经前吐衄、经后吐衄之称。即每当经行前后,或正值经行时,发生衄血或吐血者,后世称之为经行鼻衄,或称倒经、逆经。如《医宗金鉴·妇科心法要诀·调经门》"月经异常"曰:"妇人月经一月一下,此其常也,若经行而吐血、衄血,上溢妄行者,是谓逆经"。

(3)鼻大衄:指鼻衄量多,血从口鼻,或口鼻耳俱出者。《诸病源候论·卷二十九·鼻病诸候》曰:"其云大衄者,是因鼻衄而口鼻皆出血,故云鼻大衄也"。《诸病源候论·卷四十八·小儿杂病诸候四》鼻衄候亦曰:"凡人血虚受热,即血失其常度,发溢妄行,乃至发于七窍,谓之大衄也"。《太平圣惠方·第三十七卷·治鼻大衄诸方》则曰:"其云鼻大衄者,因鼻衄而口耳皆出血,故云大衄"。《圣济总录·卷第七十·鼻衄门·鼻衄统论》亦曰:"九窍血俱出者,谓之大衄"。

(4)脑衄:是指鼻衄甚,出血量多,从口鼻俱出者。如《血证论·卷二·脑衄》曰:"脑衄者,口鼻俱出血也。乃鼻血多,溢从口出,非别有一道来血也。亦非真从脑髓中来,此不过甚言鼻衄之重,因而名之曰脑衄耳"。又曰:"其实脑衄,只鼻衄之甚耳,照鼻衄分经用药"。

(5)鼻久衄:指鼻衄反复发作,经久不愈。如《诸病源候论·卷二十九·鼻病诸候》鼻久衄候曰:"脏虚不复,劳热停积,故衄,经久不瘥"。

(6)衊血、衄衊:指鼻衄而量少者。如《类经·十五卷·移热移寒》曰:"衄衊皆为鼻血,但甚者为衄,微者为衊"。衊,又指肌肤汗孔出血。如《圣济总录·卷第七十·鼻衄门·衄衊》曰:"阳络伤则血妄行,在鼻为衄,在汗孔为衊"。鼻衄统论又曰:"胆移热于脑,热盛则阳络溢,阳络溢则衄血血汗者,谓之衄衊"。

(7)虚劳鼻衄:指脏腑虚损,气不摄血,随气上逆而导致的鼻衄。如《诸病源候论·卷之四·虚劳病诸候下》虚劳鼻衄曰:“肺主气而开窍于鼻,肝藏血。血之与气,相随而行,俱荣于脏腑。今劳伤之人,血虚气逆,故衄。衄者,鼻出血也”。

(8)时气鼻衄:指气候异常,非其时而有其气,气热熏鼻而导致的鼻衄。如《诸病源候论·卷之九·时气病诸候》时气病曰:“时行病者,是春时应温而反寒,夏时应热而反冷,秋时应凉而反热,冬时应寒而反温,此非其时而有其气,是以一岁中,病无长少,率相似者,此则时行之气也”。又曰:“时气衄血者,五脏而结所为。心主于血,邪热中于手少阴经,客于足阳明之络,故衄血也。衄者,血从鼻出也”。时气鼻衄,类似于传染性疾病所致之鼻衄,其中亦包括流行性出血热等烈性传染性疾病。

(9)温病衄血:指温热病邪客于脏腑,伤于鼻窍,而致鼻衄者。如《诸病源候论·卷之十·温病诸候·温病衄候》曰:“由五脏热结所为。心主血,肺主气,而开窍于鼻。邪热伤于心,故衄”。温病鼻衄,类似于烈性传染病,如流脑、乙脑、流行性出血热等所致之衄血。

(10)热病鼻衄:指热邪客于脏腑,上蒸鼻窍所致之衄血。如《诸病源候论·卷之九·热病诸候·热病衄候》曰:“心脏伤热所为也。心主血,肺主气,开窍于鼻,邪热与血气并,故衄也”。热病鼻衄,类似于一般发热性疾病所致之衄血。

(11)折伤衄:指跌打损伤,伤于鼻窍而导致的鼻衄。如《三因极一病证方论·卷之六·失血叙论》曰:“或坠车马,打扑伤损,致血淖溢,发为鼻衄,名折伤衄”。

(12)酒食衄:指过食辛辣炙煿,饮酒无度,火热内生,蒸迫鼻窍所致的衄血。如《三因极一病证方论·卷之六·失血叙论》有曰:“病者饮酒过多,及啖炙煿五辛热食,动于血,血随气溢,发为鼻衄,名酒食衄”。

(13)太阳衄、阳明衄:指一年四季中不同季节所发生的鼻衄。如《太平圣惠方·第四十七卷·鼻衄论》曰:鼻衄“发从春至夏为太阳衄;从秋至冬为阳明衄”。

(14)鼻衄不止:指鼻衄时间较长,经久不止者。如《太平圣惠方·第三十七卷·治鼻衄不止诸方》曰:“脏腑有热,热乘血气,血性得热,即流散妄行,发于鼻者,为鼻衄也。脏虚血盛,故衄不止矣”。又曰:“鼻衄血出,经日不止”、“鼻衄日夜不止”等。

(15)五脏衄:指情志所伤,五脏积热,上蒸鼻窍,而致鼻衄者。如《三因极一病证方论·卷之九·内因衄血证治》曰:“病者积怒伤肝,积忧伤肺,烦思伤脾,失志伤肾,暴喜伤心,皆能动血,蓄聚不已,停留胸间,随气上溢,入清气道中,发为鼻衄,名五脏衄”。

(16)惊衄:指因惊恐、惊吓等情志剧烈伤害所引起的鼻衄。如《素问·气厥论篇》曰:“脾移热于肝,则为惊衄”。《圣济总录·卷第七十·鼻衄门·鼻衄统论》释曰:“论曰内经谓脾移热于肝,则为惊衄。盖脾土也,肝木也,土本畏木,今脾移热于肝,则是土气反盛,热往乘木,肝所藏者血,其神为魂,虚热胜之,故惊而衄也”。

3. 沿革　衄血一名,最早见于《内经》。如《灵枢·百病始生》首先提出了“衄血”病名。《素问·气厥论篇》则提出了“惊衄”。《灵枢·寒热病》指出了肝火致衄的病机及其针灸治法。《内经》对鼻衄一般称为衄、衄血、鼽衄(注:《内经》中凡是称鼽衄者,其“鼽”字多作“鼻”字解,鼽衄,即鼻衄。否则,鼻流清涕与鼻衄同见的现象不仅难以理解,而且同时出现的情况亦较少见)、惊衄等,并对鼻衄的病因病机、治疗与预后等均有所论述。其中特别重视鼻衄病因与四时气候的密切关系。东汉张仲景《伤寒杂病论》对鼻衄提出了新的见解。如《伤寒论》太阳病篇提出,伤寒鼻衄“衄乃解(46条)”、“自衄者愈(47条)”,认为血汗同源,不得汗解,必得衄解。《伤寒论》第86条指出:“衄家,不可发汗,汗出,必额上陷脉紧急,直视不能眴,不得眠。”论述了鼻衄的禁忌证及误治后的并发症。《伤寒论》首先描述了胃热鼻衄的症状,指出阳明病“能食者则衄”。其后,《华氏中藏经》则明确指出了“胃中热盛,则鼻衄不止”的认识。隋代《诸病源候论》首先明确了鼻衄的概念,如《诸病源候论·卷之四·虚劳病诸候下》虚劳鼻衄候曰:“衄者,鼻出血也”。并对鼻衄的病因病机进行了较为详细的论述,提出了虚劳鼻衄、伤寒鼻衄、时气鼻衄、温病鼻衄、热病鼻衄等名称。对鼻衄病机,特别重视与肺的关系,所述鼻衄十一条原文,其中有九条与肺有关。如论虚劳鼻衄的病机是:“肺主气,而开窍于鼻,肝藏血,血之与气,相随而行,俱荣于脏腑。今劳伤之人,血虚气逆,故衄。”对伤寒、时气、温病、热病所致鼻衄,认为其病机主要是火热为主,是热迫血妄行而致鼻衄。而且,对于鼻衄病情的轻重,还提出了鼻衄不止、鼻大衄、鼻久衄等鼻衄之别称。唐代医家对鼻衄的认识又有了进一步的发展,其中特别是在诊疗方面进展较大。如《备急千金要方·卷六上》称鼻衄为衄血、鼻衄、鼻出血不止等,并记载治疗鼻衄的内服方药有9首,外用吹鼻药方4首,塞鼻方1首,灌鼻方1首,还有针刺法、灸法及其他外治法等。《外台秘要》中亦有鼻衄方药的记载等。宋代,各医家对鼻衄病因病机的认识主要是继承前人的认识,而其治疗方法更为丰富。如《太平圣惠方·第三十七卷·鼻衄论》将鼻衄按照病情的轻重,病程的长短分为鼻衄不止、鼻久衄、鼻大衄三类,并收集有众多治疗方药。《三因极一病证方论·卷之九》将鼻衄的病因病机分为内因、外因、不内外因,将鼻衄分别称为红汗、五脏衄、酒食衄、折伤衄等,对后人颇有启发。金元时代,李东垣《兰室秘藏·卷中》载人参饮子治疗脾胃虚所致鼻衄,黄芪芍药汤辛温补血益血治疗鼻衄血多。刘完素《素问玄机原病式·六气为病》认为鼻衄的病因以火热为主。朱丹溪《局方发挥》讨论了阴虚鼻衄的病机。但朱氏所论阴虚,在当时主要是从血虚认识,多用四物汤加减治疗。明代对鼻衄的辨证论治有了更丰富的论述。如李时珍《本草纲目·卷三》总结了逐瘀散滞止血药87味,滋阴抑阳止血药88味,理气导血药21味,调中补虚药23味,还介绍了“从治”和“外迎”的治疗方法。《针灸大成》介绍的治疗鼻衄的针灸方法较前人更为丰富。陈实功《外科正宗·卷之十》论述了鼻衄的肺热病机。张介宾《景岳全书·卷三十·血证·衄血论治》对鼻衄的病机证治论述颇详,提出因内热致衄,多在阳明经,治以清降为主;“衄血之由外感者,多在足太阳经”;“衄血虽多由火,而惟以阴虚者为尤多”,“阴虚之证,当专以补阴为主”。此外,还认为“衄血有格阳证者”。《症因脉治·卷二》把鼻衄分外感症治及内伤症治。《秘传证治要诀及类方·卷四》则从因虚致衄、伤湿致衄、伤胃致衄、上膈热致衄,及饮酒过多,食热物而致衄等方面论述了鼻衄的病机症治。清代,各医家对鼻衄的论述颇多。如高秉均《疡科心得集·卷上》明确提出了七情致衄的认识。费伯雄《医醇賸义·卷二》则认为鼻衄是因“一时肝火蕴结,骤犯肺穴”而致。

上述历代医家有关鼻衄的认识不断积累与丰富,不仅为现代中医临床对鼻衄的辨证论治提供了理论依据,也为现代中医对鼻衄病机证治的进一步认识提供了启发思路与示范。但对于鼻衄的病名运用则比较混乱,如有按病因命名者,有按病程命名者,有按发病缓急、出血多少命名者等,以致名称众多,不利于应用。全国高等医药院校试用教材《中医耳鼻喉科学》根据历代医家之论,将其统称为“鼻衄”,由此奠定了鼻衄一名的现代病症学基础,此后各家著书立说均以“鼻衄”为名,从而达到了共识。

【病因病理】

1. 古代病因病理学说

(1)三因、时气致衄学说:《三因极一病证方论》最早明确提出外因衄血、内因衄血、不内外因衄血的观点。其中外因衄血指风寒暑湿伤人,流传经络,阴阳相胜,血得热而淖溢,涌泄于清道;内因衄血指七情所伤,致损五脏则动血;不内外因指醇酒炙煿致衄,名酒食衄,或跌扑致衄，名折伤衄。三因致衄论注重于鼻衄病因的认识，对后世有一定影响。而在此之前，《诸病源候论》中则提出过伤寒衄血、时气衄血、温病衄血、热病衄血、虚劳衄血等认识，并认为前四者，其病机皆属五脏热结。

(2)火热迫血学说：古人认为，血性得寒则凝涩，得热则流散(《诸病源候论》)。因此，对鼻衄的病理机制，多从热邪迫血所致认识，并认为热邪之由，多在五脏。尤其与心、肺、肝、胃火热上蒸有关，或因六淫化热，七情化火而致。如《疡科心得集·卷上·辨鼻渊鼻痔鼻衄论》曰："鼻衄者，或心火，或肺火，或胃火，逼血妄行，上于清道而为衄也。有因六淫之邪，流传经络，涌泄清道而致者；有因七情所伤，内动其血，随气上溢而致者；有因过食膏粱积热而致者"。

一是肝火。如《素问·气厥论篇》说："脾移热于肝，则为惊衄"。《灵枢·寒热病》曰："暴瘅内逆，肝肺相搏，血溢鼻口"。《医醇賸义·卷二》亦有曰："鼻衄之症，其平日肺气未伤，只因一时肝火蕴结，骤犯肺穴，火性炎上，逼血上行，故血从鼻出"。

二是心火。如《金匮要略·惊悸吐衄下血胸满瘀血病》曰："心气不足，吐血衄血，泻心汤主之"。《诸病源候论》认为，伤寒、时气、温病、热病所致衄血，由五脏热结所为。如《诸病源候论·卷之八·伤寒病诸候下》伤寒衄血候曰："心主于血，肝藏于血，热邪伤于心肝，故衄血也"。《卷之十·温病诸候·温病衄候》亦曰："由五脏热结所为。心主血，肺主气，而开窍于鼻，邪热伤于心，故衄"。

三是阳明胃热。如《伤寒论》曰："阳明病，脉浮发热，口干鼻燥，能食者则衄"。《华氏中藏经》曰："胃中热，则鼻衄不止"。《素问玄机原病式·六气为病》指出："衄者，阳热怫郁，干于阳明，而上热甚，则血妄行为鼻衄也"。《景岳全书·卷三十·血证·衄血论治》曰："衄血之由内热者，多在阳明经"。《寿世保元·丁集四卷·衄血》亦有曰："衄血者，鼻中出血也，阳热怫郁，干于足阳明，而上热则血妄，故衄也。治宜凉血行血为主"。

四是肺热。《素问·示从容论篇》曰："伤肺者，不衄则呕"。《诸病源候论·卷之九·热病诸候》热病衄候曰："心主血，肺主气，开窍于鼻，邪热与血气并，故衄也"。提示了鼻衄与肺热有关。《外科正宗·鼻出血第六十八》曰："鼻中出血，乃肺经火旺，逼血妄行而从鼻窍出也"。《医醇賸义·卷二》指出："肺受燥热，发热咳嗽，甚则喘而出血"。

五是邪热在表。邪热在表者，经络热盛，热壅迫血，阳络受损，血出于鼻。古人所谓伤寒脉浮紧，不发汗因致衄者，即是。如《伤寒论》46条曰："太阳病，脉浮紧……剧者必衄，衄乃解，所以然者，阳气重故也"。《景岳全书·卷三十·血证·衄血论治》亦曰："伤寒衄者，为邪气不得发散，壅盛于经，逼迫于血，因致衄也"。

(3)阴阳升降失常学说：元代朱丹溪最早论述此观点，如《局方发挥》说："夫口鼻出血，皆是阳盛阴衰，有升无降，血随气上越出上窍"。古人论述阴阳失调包括如下几个方面的病机：

其一，血虚气逆而衄。以气为血帅，血为气母，血虚则气逆，气逆则血随上，溢出于清窍。如《诸病源候论·卷之四·虚劳鼻衄候》曰："劳伤之人，血虚气逆，故衄"。《诸病源候论·卷之二十九·鼻久衄候》曰："劳损脏腑，血气生热，血得热则流散妄行，随气发于鼻者，名为鼻衄"。《诸病源候论·卷之三十九·妇人杂病诸候》鼻衄候曰："若劳伤损动，因而生热，气逆流溢入鼻者，则成鼻衄也"。《医学入门·卷五》曰："诸般血药不能止，必然气郁血无藏"，指出了气机失调与鼻衄的关系。

其二，阳盛阴衰或阴虚火动。阴阳互根，阴阳相守。阴虚则阳亢，有升无降，血随阳升，溢出于清窍。如《明医杂著·劳瘵》曰："夫吐血衄血之类，因虚火妄动，血随火而泛行"。《景岳全书·卷三十·血证》亦曰:"凡诸口鼻见血,多由阳盛阴虚,二火逼血而妄行诸窍也……盖血随气上,则有升无降"。

其三,阴盛格阳,阳浮于上,阴不内守,血溢清窍。如《景岳全书·卷三十·血证·衄血论治》曰:"衄血有格阳证者,以阴亏于下,而阳浮于上。但察其六脉细微,全无热证,或脉且浮虚豁大,上热下寒,而血衄不止,皆其证也"。

(4)气不摄血(阳不摄阴)学说:气血互生,阴阳互根,气能摄血,阳能摄阴。若气虚或阳亏,则阴阳不相为守而衄。如《仁斋直指方·妇人》曰:"有气虚挟寒,阴阳不相为守,荣气虚散,血亦错行,所为阳虚阴必走是尔"。《明医杂著·劳瘵》亦曰:"阳气虚不能摄血归经而妄行,其脉洪弦,乃无根之火游行于外也"。

2. 现代病因病理学说　现代中医对鼻衄病因病理注重于脏腑病理认识,其中特别是重视脏腑热盛致衄的病因病理,如全国高等医药院校试用教材《中医耳鼻喉科学》将鼻衄的病因病理分为肺经热盛、胃热炽盛、肝火上逆、肝肾阴虚、脾不统血五类。全国高等中医院校函授教材《中医耳鼻喉科学》则在上述病机的基础上,又增加了心火亢盛、阴虚肺燥二因,从而使鼻衄的病因病机更加完善。此后,现代各家对于鼻衄的病机认识大多均无越上述内容,从而使现代对于鼻衄的病因病理学说基本一致。

3. 临床病因病理

(1)燥热犯肺:气候干燥或燥热,高温作业,燥热犯肺伤鼻,损伤鼻腔肌膜,迫血妄行而发为鼻衄。

(2)肺经热盛:肺主鼻,若烟酒过度,生热蕴肺,或外感风热或风寒化热,表邪不解,热入于里,致肺热内盛,上蒸鼻窍,热迫于血,损伤窍络,血溢清道而为衄。

(3)胃热炽盛:阳明胃脉起于鼻侧,循鼻而行,若过食辛辣炙煿,酒醴肥甘,胃热内生,或外感火热,热入阳明,上蒸鼻窍,迫血妄行,损伤阳络而致衄。

(4)肝火上逆:七情伤肝,肝郁气结,久郁化火,循经上逆;或暴怒伤肝,肝阳上亢,迫血妄行为衄。

(5)心火上亢:火热内侵,或忧思积虑,情志之火内发,致心火上亢,迫血妄行为衄。

(6)肺胃郁热:饮食不节,嗜食醇酒厚味,肺胃积热,上逆于鼻,损伤阳络,发为鼻衄。如《三因极一病证方论·卷之九》曰:"病者饮酒过多,及啖炙煿五辛热食,动于血,血随气溢,发为鼻衄"。

(7)阴虚火旺:肺阴亏虚或肝肾阴虚,鼻失濡养,阳络受损;甚则阴虚火旺,灼伤阳络,发为鼻衄。如《景岳全书·卷三十·血证·衄血论治》曰:"衄血虽多由火,而惟于阴虚者为尤多,正以劳损伤阴,则水不制火,最能动冲任阴分之血"。

(8)脾失统血:脾胃虚弱,气血生化不足,气虚不能摄血,血虚(血液质、量不足)不能自固,故统血失司,血溢脉外,发为鼻衄。

(9)脾肾阳虚:脾肾阳虚,阴寒内盛,血脉凝滞,运行失常,发为鼻衄。

【临床征候】

1. 发病情况　好发于青少年,男女发病比例无明显差别,无地域性,秋冬季节发病率较高。

2. 病史　可能有导致鼻衄的疾病病史,如发热、鼻塞或鼻部干燥、高血压等,以及突然打喷嚏、弯腰低头、揉鼻、月经期邻近等诱因。

3. 鼻腔出血　轻者仅涕中带血。较重者,鼻血渗渗而出或点滴而下;严重者血出如涌泉,甚则鼻口俱出。常为一侧出血,亦有二侧鼻腔同时出血者。反复多量鼻出血者可引起贫血。突然大量血者,可致休克。

4. 出血部位　大多位于鼻中隔前下方易出血区。老年人鼻衄部位可在鼻腔后部。

【诊断与鉴别诊断】

1. 诊断依据　①鼻中出血;②鼻腔有出血点,或糜烂、出血区;③排除全身性因素所致的出血。临床上鼻衄的诊断并不难,但要明确出血部位及其所致病因或疾病。一般情况下,首先应找出血点,然后再找出血原因。

(1)找出血点:出血部位大多位于鼻中隔前下方易出血区。检查时应注意鼻腔黏膜表面,特别是鼻中隔前下方易出血区黏膜有无出血点、干燥、脉络曲张、粗糙、糜烂、溃疡及干痂附着等。多数患者易发现出血点。中老年患者鼻出血部位有向鼻腔后部转移的倾向,宜用后鼻孔镜检查,注意鼻腔后部、鼻咽顶部、咽隐窝等部位是否有出血点或黏膜的异常改变。

(2)找致衄原因:主要通过询问病史、诱因、伴随症状,并做必要的局部检查、体格检查和实验室检查等,以明确病因诊断,有利于对因治疗。除外伤致衄外,鼻衄的常见局部原因有鼻中隔偏曲、鼻干燥、鼻槁、异物入鼻、伤风鼻塞、鼻渊、鼻部肿瘤、鼻咽部肿瘤等。全身原因如急性热病、高血压及动脉硬化、血友病、血小板减少性紫癜、白血病、再生障碍性贫血、肝硬化、肾炎、妇女月经期或妊娠期最后三个月、某些化学药品中毒等。一般来说,局部原因引起的鼻出血,多限于一侧鼻腔,全身性疾病引起的鼻出血,多为两侧鼻腔交替出血或同时出血。

2. 鉴别诊断　主要应与吐血、咯血相鉴别。

(1)吐血:亦称呕血。血由胃而来,从口而出,甚则倾盆盈碗,随呕吐而出,其血色多紫暗,夹有食物残渣,检查鼻腔无出血区(点)。

(2)咯血:又称咳血。是肺络受损所致的咳血症状,其血必经气道随咳嗽而出,痰血相兼,或痰中带血丝,血色多鲜红,或夹有泡沫。鼻腔无出血区(点)。

【辨证施治】

1古代辨证施治观点　古代医家对于鼻衄的治疗有着丰富的内容,在辨证施治方面,主要采用以法统证的方面对鼻衄进行施治。概括起来主要有如下一些观点。

(1)清热凉血:这是针对热邪迫血,血得热则流溢致衄而提出的基本治法,重在清热,使火热清则血自宁。主要用于火热迫血妄行证。如《景岳全书·卷三十·血证》曰:“火盛迫血妄行者,或上或下,必有火证火脉可据,乃可以清火,为先火清而血自安矣。宜芩、连、知、柏、玄参、生地、栀子、童便、犀角、天花粉、生地、芍药、龙胆草之属,择而用之”。《外科大成·鼻衄》曰:“鼻衄者,鼻中出血也,由肺经血热妄行,治宜凉血。然凉血必先清气,气清血自归经矣”。运用清热凉血基本法则治衄在古代文献资料中最为丰富。根据热之所由,有清心火法,用《金匮要略》泻心汤或《医醇賸义》加味泻心汤之类;清肝火法,用《医宗金鉴》龙胆泻肝汤或《医醇賸义》豢龙汤;清热凉血法,用《备急千金要方》犀角地黄汤(现称清热地黄汤)等,这些都是名法名方。还有清肺热法、清胃热法、清虚火法、清热利尿法、泻火通便法等。

(2)发汗解表,清肺泻火:主要用于伤寒衄血证。这是张仲景针对伤寒应汗未汗致衄而提出的基本治法,用麻黄汤或桂枝汤之类。后世张景岳认为,若寒气不甚,可用柴葛易麻黄桂枝。《血证论·卷二·鼻衄》认为:“太阳之衄者,必以治肺为主……治肺即治太阳矣,法宜清泻肺火,疏利肺气,肺气清则太阳之气自清,而衄不作矣”。

(3)摄血固脱:这是针对气不摄血、阳不摄阴,或气随血脱,阴阳离决证而提出的基本治法。在具体应用方面,有挽回元气法,治气随血脱之危重症,用独参汤。如《医方考·血证门·独参汤》云:“凡上下失血过多,脉微欲绝者,急以此方主之。血者气之守,气者血之卫,相遇而不相离者也。一或失血过多,则气为孤阳,亦几于飞越矣……斯时也,有形之血不能速生,无形之气所宜急固。故用甘温之参以固元气,所以权轻重于缓急之间际也。故曰血脱益气,古圣人之法”。又有益气摄血法,治气虚而衄者,一般用补中益气汤、当归补血汤、归脾汤之类。有温阳(温中)摄血法,治阳虚不能摄血致衄者,《仁斋直指方》提出用理中汤、甘草干姜汤之类加减。《类证治裁·衄血》亦曰:“阳虚则治宜温摄,理中汤、黑神散”。

(4)调气止血:主要是针对气为血之帅,血为气之母的气血相须关系所提出的基本治法。所谓调气,包括理气与降气两个方面,而重在调理肝、肺。如《血证论·卷三·鼻衄》说:“今且不问春夏,不分秋冬,总以调治肝肺为主,生地黄汤治之。服后衄止,再服地骨皮散以滋之……肝主血,肺主气,治血者必调气,舍肝肺而何所从事哉”。临床应用方面,如《证治要诀及类方·诸血门·鼻衄》说:“跌而衄不止,苏合香丸一丸,或以小乌沉汤一钱,白汤调下,或浓煎苏汤,独调小乌沉汤,或添入黑神散一钱,盐汤调下亦得”。《景岳全书·卷三十·血证》说:“气逆于脏,则血随气乱而错经妄行。然必有气逆喘满或胸胁胀痛,或尺脉弦紧等证,此当以顺气为先,宜陈皮、青皮、杏仁、白芥子、泽泻之属主之”。《类证治裁·衄血》曰:“凡久衄须加气药,如木香、黑香附之属,所以引血归经耳”。此皆属调气止衄之法。宋代杨士瀛对调气止衄注重调胃,如《仁斋直指方·卷二十六》曰:“又有饮食伤胃,或胃虚不能传化,其气逆上,亦令吐衄,木香理中汤、甘草干姜汤通用”。又曰:“出血诸证,每以胃药收功,用木香理中汤,或参苓白术散二分,枳壳散一分,夹和米汤乘热调下,或真方四君子汤夹和小乌沉汤,米汤调下”。对降气止衄的应用,如《证治要诀及类方·诸血门·鼻衄》曰:“大衄不止者,养正丹多服,仍佐以苏子降气汤,使血随气下”。

(5)育阴潜阳与补阴抑阳:是为鼻衄因于阴阳升降失调而提出的基本治法。如《景岳全书·卷三十·血证》曰:“凡诸口鼻见血,多由阳盛阴虚,二火逼血而妄行诸窍也,悉宜以一阴煎加清降等剂为治。盖血随气上,则有升无降,故惟补阴抑阳,则火清气降而血自静矣。此治阳盛动血之大法也”。《景岳全书·卷三十·血证·衄血论治》曰:“阴虚之证,当专以补阴为主。若有微火者,自当兼而清之,以治其标,若虽见虚热而无真确阳证则但当以甘平之剂,温养真阴,务令阴气完固,乃可拔本塞源,永无后患,如一阴煎、三阴煎、左归饮、六味地黄汤之类皆必用之剂”。《疡科心得集·卷上·辨鼻渊鼻痔鼻衄论》亦曰:“鼻衄……若系肝阳化风上逆,则宜甘咸柔婉,如阿胶、生地、石决明、天冬、麦冬之属;若肾阴亏损,虚阳浮越者,则以滋潜为主,如六味丸、虎潜丸之类”。

(6)补益虚损:是对鼻衄因虚损所致的基本治法。如《医贯·卷之三·血症论》说:“凡血证,先分阴阳。有阴虚,有阳虚。阳虚补阳,阴虚补阴,此直治之法,人所共知”。在《金匮要略·血痹虚劳病脉证并治》中,对虚劳里急、悸衄等证,用小建中汤主之。《证治要诀及类方·诸血门·鼻衄》对因虚致衄者,有用四物汤、芎归汤等法。《明医杂著·劳瘵》有用六味丸、八味丸、十补丸治之等。

(7)炭药止血:古人认为,血得黑则止。故治血证,常将某些药物炒黑成炭,加入方中,以获得止血良效。常用的药物有蒲黄炭、黑荆芥、黑侧柏、藕节炭、炮姜、栀子炭、黑香附、血余炭等。

2. 现代辨证施治观点　全国高等医药院校试用教材《中医耳鼻喉科学》对鼻衄主要分为肺经热盛、胃热炽盛、肝火上逆、肝肾阴虚、脾不统血等五个基本证型辨证施治。《现代中医耳鼻咽喉口齿科学》对鼻衄的辨证施治分为邪热犯肺、肝火犯肺、胃火炽盛、阴虚阳亢、阴虚肺燥、气不摄血等六个基本证型。全国高等中医院校函授教材《中医耳鼻喉科学》将鼻衄分为肺经热盛、胃热炽盛、肝火上逆、心火亢盛、肝肾阴虚、阴虚肺燥、脾不统血等七个基本证型。《中医耳鼻咽喉科临床手册》则将鼻出血分为肺经燥热、火热炽盛、虚火上炎、气不摄血四个基本证型，更具实用。

《干氏耳鼻咽喉口腔科学》则将鼻衄分为燥证、火证、气虚脾不统血、阴虚阳亢四证，更具简明易用。《张赞臣临床经验选编》在论述鼻衄时提出了清热泻火、泻肝凉血、引火下行、益气摄血、育阴止血的治衄五法，并主张在应用上述五法时应注意相互配合、配用止血之品、少佐活血化瘀之品等。其他现代医著中，对于鼻衄的辨证施治基本无越上述分型。在近几十年的临床报道中，除上述证型外，尚有风寒束表证、肺胃郁热证、胃热伤阴证、肾阳虚证、脾阳虚证、湿热内郁证等。有报道将鼻衄分为八法进行辨治，有报道将鼻衄分为阴虚阳亢、风热上扰、燥热伤络、血不归经、摄纳无权五证，有从肝（清肝、疏肝、平肝、养肝）论治等，而大多数报道则为单一方法或单方治疗鼻衄。

3. 辨证纲要　鼻衄的辨证，首辨阴阳，次辨脏腑，并注意细辨诱因、发生特点、鼻黏膜色泽、血色等。

（1）辨阴阳：鼻衄以阳证居多。鼻衄属阳证者，患者多形体壮实，声高气粗，或有发热，口渴，尿黄，便秘，舌质红，苔黄，脉数等。阴证者，患者多体弱气怯，或手足冷，气息微，脉沉细欲绝等。

（2）辨脏腑：临床常见的有肺热、胃热、肝火、心火等实热之证，以及肝阳上亢或肝肾阴虚，脾不统血，脾肾阳虚等证，当随各脏腑之证而有不同表现。

（3）辨诱因：鼻衄因于外感失汗致衄者，多有周身不适或微恶寒，不出汗或难以出汗，脉浮紧，属风寒束表之证。鼻衄之因于发热者，多为阳热实证，以肺经热盛、胃热炽盛、营血分热盛之证为多，亦有肝胆热盛证或心火上亢证者，当各有相应的症候表现。鼻衄因于倒经者，常为肝经郁火，或肝肾阴虚，或阴虚肺燥。鼻衄因于鼻腔疾病者，或为燥热犯肺、肺胃郁热，或为肝肾阴虚、阴虚肺燥、脾虚肺燥等。

（4）辨发病特点：其一，鼻衄之发病，暴衄量多，因于发热者，多为肺、胃实热或营血分热盛；暴衄量多而诱因不明，多为肝火或阴虚阳亢；暴衄失血过多而手足厥冷或气息微弱者，多属气随血脱证。其二，鼻衄易发易止，衄量不多，多因鼻病所致，以肺胃郁热、肝肾阴虚、阴虚肺燥等证居多。其三，鼻衄在晚上睡眠中发，醒后方知，多属心脾两亏或肝肾阴虚。小儿夜间无故衄血，醒后已止，饮食二便正常，亦无其他不适者，多属稚阳妄越，发育旺盛之生理性鼻衄。其四，数日之内鼻衄反复发作，急剧而出，多属热邪内盛；若渗渗而出，缠绵不已，多属脾不统血或阳气亏虚证。

（5）辨鼻黏膜色泽：鼻衄而鼻黏膜红赤，多属热证；鼻黏膜干红少津，多属阴虚或阴虚肺燥；鼻黏膜色偏淡，多属脾不统血或阳气亏虚证。

（6）辨血色：鼻衄血色红赤而鲜，多属热证或阴虚证，鼻衄血色偏淡或暗，多属脾不统血或阳气亏虚证。

4. 证治分类

（1）燥热犯肺证

证候　好发于春秋季节或气候燥热之时，鼻衄鲜红，量少或渗血，自觉鼻腔干燥，少涕，鼻黏膜色红干燥，鼻中隔糜烂、出血；多伴有口咽喉干燥，干咳，大便干燥，舌尖红，苔薄黄而干，脉浮细。

证析　燥热犯肺伤鼻，耗伤鼻津，迫血妄行，故鼻衄鲜红，鼻腔干燥少涕，黏膜干燥色红；燥热犯肺，热性尚轻，故衄血量较少或渗血；燥热灼伤鼻膜，则鼻中隔糜烂出血；全身及舌脉所见均属燥热犯肺之征。

治法　清热宣燥，凉血止衄。

方药　清燥救肺汤加减。方中主以生石膏、桑叶、枇杷叶清热宣燥，并能凉血以止衄；辅以麦冬、沙参（人参）养阴润燥；杏仁助宣降肺气，阿胶、胡麻仁润燥通便；甘草调和诸药。鼻腔干燥灼热，鼻衄量多者，加白茅根、大蓟、藕节以凉血止血。

（2）肺经热盛证

证候　突然鼻中出血，鼻黏膜红赤，鼻息灼热；或伴发热，咳嗽痰黄，或有咽喉干痛，或有鼻塞涕黄浊，口渴，尿黄赤，舌红，苔薄黄，脉数有力。

证析　外感邪热致肺经热盛，邪热迫血损络，故鼻衄；肺开窍于鼻，肺热上蒸，故鼻黏膜红赤，鼻息灼热；肺热宣降失调，热邪上干清道、清窍，则咳嗽痰黄，肺热上蒸咽喉、鼻腔，则见咽喉干痛，鼻塞流黄浊涕等证；口渴、尿黄及舌脉所见均为肺热壅盛之征。

治法　清泻肺热，凉血止衄。

方药　黄芩汤加减。方中黄芩、栀子、桑白皮清肺热，助以连翘、薄荷、荆芥宣散热邪；热则伤阴，故以麦冬养阴清热，赤芍凉血清热；肺热易致咽喉不利，故以桔梗、甘草清利咽喉。可酌加丹皮、白茅根、侧柏叶凉血止衄。若见汗出者，酌减荆芥之辛温发表，伴口渴加花粉清热生津，大便干结加大黄泻热通便。

（3）胃热炽盛证

证候　鼻衄量多势猛，鼻黏膜深红而干，口渴引饮，口臭，或牙龈红肿、糜烂出血，大便秘结，小便短赤，或有壮热，出汗，舌红苔黄，脉洪数。

证析　阳明经多气多血，诸经之火以阳明为最。胃火炽盛则阳明经气亢热，血随气溢，故鼻衄量多势猛；阳明经脉循经于鼻，阳明热甚津伤，故鼻黏膜深红而干；胃热上蒸牙龈，则有牙龈红肿，糜烂出血等；胃热伤津，则见便秘、尿赤；阳明热盛，燔体迫津，则壮热出汗；舌红苔黄，脉洪数均为阳明胃热炽盛之征。

治法　清胃泻火，凉血止衄。

方药　调胃承气汤合清胃汤加减。调胃承气汤利膈通便，清胃泻火；清胃汤清泄胃火，凉血止衄。二方合用共奏清胃泻火，凉血止血之效。若热盛伤津伤阴而见口渴引饮，可酌加玄参、麦冬、白茅根、天花粉之类，以助养阴清热生津。

（4）肝火上逆证

证候　鼻衄多因郁怒而发，量多势猛，鼻黏膜色红，多伴头痛，烦躁易怒，胸胁苦满，口苦咽干，舌红苔黄，脉弦数。

证析　肝性刚劲，怒则伤肝，肝火暴亢，故鼻衄多因郁怒而发，量多势猛；肝火上炎，留滞鼻窍，故鼻黏膜色红；肝火内盛，气机疏泄不利，故头痛，烦躁易怒，胸胁苦满；口苦咽干，舌红苔黄，脉弦数为肝胆实热之征。

治法　清肝泻火，降逆止衄。

方药　龙胆泻肝汤加减。方中龙胆草、栀子、黄芩清肝泻火；生地黄、当归养血柔肝，佐以柴胡疏肝解郁；车前子、木通、泽泻利湿清热；甘草调和诸药。鼻衄甚，酌加羚羊角、代赭石之类清肝降逆；或加白茅根、茜草之类以助凉血止血之功；若大便秘结加大黄泻火通便；肝火灼阴或肝火灼肺，见咽喉或鼻腔干燥，舌质红少津，舌苔不腻者，酌减车前子、泽泻之渗利，加青黛、玄参、白芍、沙参之类以助育阴清热。

若暴怒伤肝，或肝火灼阴，以致肝阳上亢而见头晕目眩、面红目赤，鼻衄，舌质干红少苔者，用豢龙汤加减，以平肝潜阳止衄。

(5)心火亢盛证

证候 鼻衄突发，量多鲜红，鼻黏膜红赤；伴面赤，心烦失眠，或身热口渴，小便黄赤，或见口舌赤烂疼痛，苔黄，脉数，甚则神昏谵语，舌红绛少苔，脉细数。

证析 心主血脉，心火亢盛，迫血妄行，故鼻衄突发，量多鲜红，鼻黏膜红赤；因外感而致心火亢盛者，则外见发热、口渴等证；心移热于小肠，则小便黄赤；心藏神，心火内扰，故心烦失眠，甚则神昏谵语；心开窍于舌，其华在面，心火上炎，则面赤，口舌赤烂疼痛；舌脉所见，为心火亢盛之征。

治法 清心泻火，凉血止衄。

方药 泻心汤合清热地黄汤加减。泻心汤清心泻火，清热地黄汤凉血止衄，为热入心营，热盛动血之主方。两方合用，共奏清心泻火，凉血止衄之功。衄血量多，可酌加白茅根、侧柏叶、紫草、茜草根以助凉血止血；心烦不寐加栀子、莲子心；火热伤阴而见咽干舌燥加玄参、麦冬、玉竹；温病、热病衄血，有神昏谵语者，配合紫雪丹、安宫牛黄丸之类以清心凉营。

(6)肺胃郁热证

证候 好发于嗜食烟酒之人。鼻衄量或多或少，鼻黏膜色鲜暗少津，口燥咽干，咳嗽痰黄，喜凉饮，大便干燥，或多食易饥，舌质偏红，苔黄，脉数有力。

证析 肺胃郁热，灼伤阳络，以热邪之微甚不同，而见鼻衄量或多或少；郁热上干鼻窍，故鼻黏膜色鲜暗红；热邪久郁伤阴，故见口燥咽干，喜凉饮；肺热内郁，则咳嗽痰黄；肺热移肠，则大便干燥；胃火消谷，则多食易饥；舌红，苔黄，脉数有力亦为肺胃郁热之征。

治法 清泄肺胃，凉血止衄。

方药 桑白皮饮加减。方中桑白皮、黄芩清泄肺胃之热；麦冬、甘草养阴清热；赤芍、牡丹皮、地骨皮清热凉血；白茅根凉血止血；木通利尿使热从小便而解。全方合用，共奏清泄肺胃，凉血止衄之功。若口渴欲饮，或多食易饥，加天花粉、玉竹养胃生津，大便秘结加生大黄泻火通便。

(7)阴虚火旺证

证候 鼻衄时作时止，量少鲜红，鼻干灼热，鼻黏膜色红少津，或鼻中隔前下方黏膜干燥糜烂结痂；口燥咽干，五心烦热，舌红少津，少苔，脉细数。

证析 阴虚火旺，虚火灼伤阳络，故鼻衄时作时止，量少鲜红；阴液不足，且虚火上灼，故见鼻内干燥灼热，鼻黏膜色红少津，甚则鼻黏膜干燥糜烂结痂；津不上承，则口燥咽干；虚火内炽，则五心烦热；舌红少苔，脉细数亦为阴虚火旺之征。

治法 养阴降火，凉血止衄。

方药 养阴清肺汤加白茅根、旱莲草。方中主以玄参、麦冬、生地养阴清热；辅以白芍养血益阴，丹皮、白茅根、旱莲草清降虚火，凉血止衄，贝母润肺清热，薄荷清宣郁热，甘草调和药性。合方奏有养阴清肺，润燥养鼻，降火凉血而止衄之功。若伴口燥咽干引饮，心中嘈杂易饥而不欲食，舌质光剥少苔，脉细数等胃阴虚见证者，可加益胃汤、石斛滋养胃阴；大便秘结者，加生首乌、麻仁之类润肠通便。

若见头晕眼花，耳鸣耳聋，健忘失眠，腰膝酸软，男子遗精，女子月经量少，乃肝肾阴虚之征，可用知柏地黄丸加阿胶、旱莲草、白及、仙鹤草以滋阴降火，养血止血；若阴虚虚阳上浮者，或反佐(少量)附片、肉桂以引火归原。

(8)脾失统血证

证候　鼻衄常发，鼻血渗渗而出，鼻黏膜色淡；面色不华，少气懒言，神疲倦怠，夜寐不宁，心悸怔忡，食少便溏，舌淡苔白，脉缓弱。

证析　脾失统血，血失常道，故鼻衄渗渗而出；气血不足，形体失养，故见鼻黏膜色淡，面色不华，神疲倦怠；气血不足，心失所养，故见夜寐不宁，心悸怔忡；脾虚健运失司，故食少便溏；舌淡苔白，脉缓弱亦为气血亏虚之征。

治法　健脾益气，摄血止衄。

方药　归脾汤加减。归脾汤补气血，益心脾，有益气摄血与养血止血之功。对反复鼻衄而血虚者，可加阿胶、白及、仙鹤草以助养血止血；纳差加神曲、麦芽之类。

(9)脾肾阳虚证

证候　鼻衄时发，衄血量多，伴神疲乏力，纳差便溏，肢凉畏寒，手足不温，腰膝凉楚，小便清长，舌质淡，苔白，脉沉弱。

证析　阳虚不能摄血，血失常道，故鼻衄时发而量多；脾肾阳气亏虚，故见神疲乏力，肢凉畏寒，手足不温；腰为肾之府，肾阳不足，故腰膝凉楚；阳虚气化失司，故小便清长；舌淡苔白，脉沉弱亦为脾肾阳气亏虚之征。

治法　温补脾肾，摄血止衄。

方药　附子理中汤加减。理中汤温中健脾，干姜改炮姜炭以助止血；附子温肾阳。若衄血多而血虚者，加阿胶养血止血；若肾阳虚，畏寒肢凉，手足不温而兼见头面时烘热者，乃虚阳上浮之征，可用金匮肾气丸，重用附桂以引火归原。

若鼻衄如洪，量多不止，气随血脱，面白肢冷，冷汗淋漓，脉微细者，可急予独参汤或参附汤、参附龙牡汤等以益气温阳固脱。

【外治疗法】

1. 古代外治疗法述要　古代鼻衄的外治疗法相当丰富，大多流传至今仍在民间或临床应用，主要有如下一些方法。

(1)吹鼻与滴鼻止衄法：即以药末吹入鼻腔，或以药汁、冷水滴入或灌入鼻中达到止血之效。此法在唐代《备急千金要方·卷六》中即有记载。除冷水滴鼻外，常用的滴鼻药汁如墨汁、姜汁、楮叶汁、葱白汁或葱根汁、苍耳茎叶汁、葛根汁、萝卜汁等。药末(粉)吹鼻法，常用药物如血余炭、龙骨末、人中白、栀子炭、蒲黄炭、马勃、百草霜、血竭等。

(2)塞鼻止衄法：即以药物塞入鼻中以达止血目的。唐代《外台秘要·卷十六》已有记载。所用药物如青蒿、石榴花瓣、内服止血剂之药渣等。

(3)清热止血法：常用方法，一是以冷水薄胸上(《备急千金要方》)；二是以凉水淋颈后(《外台秘要》)或凉水敷颈后，以清太阳之火；三是以凉水湿纸贴鼻上(《嵩崖尊生书》)清阳明胃经之火；四是以凉水湿纸敷囟门(《丹溪心法》)。此处之用凉水者，亦可用井底泥或苔藓直接贴敷。五是用凉水濯足(《医方考》)，所谓釜底抽薪。

(4)经络压迫法：一是扎指法，即用线扎中指中节，或左衄扎左，右衄扎右，左右俱衄则两中指俱扎(《严氏济生方》)，以阻断心包络之火；二是以线勒颈后(《洪氏集验方》、《医述》)清太阳之火。《医林方》中亦载有以线紧系大拇指的方法。

(5)火酒散热法：《外科正宗》用倾银紫土新罐研细，以火酒调涂敷囟上，乃从治法也。

(6)上病下治法:《备急千金要方·卷六》载:“淳和土,涂阴囊上,干易之”。《血证论·卷二》说:“醋和土敷阴囊,囊为肝所属,敷囊以收敛肝气,则肝血自止”。

(7)以惊止衄法:《证治要诀及类方》谓,蓦然以水喷面,使带惊则止,可治诸窍出血。

(8)塞耳止衄法:《圣济总录》载,用延胡索为末,绵裹札耳中,左衄札左,右衄札右,两衄两札。《外台寿世方》载,左衄以绵塞右耳,右衄以绵塞左耳。

(9)其他:《备急千金要方》载,以胶贴鼻头上至顶及发际三寸。《医学入门》载,以茅根烧烟,将醋洒之,令鼻嗅气,以遏其势。

2. 现代外治法研究述要 上述古代治鼻衄外治法大多仍在民间或临床应用,但在应用方面有不少改进。如吹鼻止衄法,除用前述药物外,也常用三七粉、生大黄粉、复方锡类散之类;塞鼻法在临床上,一般使用药棉、纱条、吸收性明胶海绵之类塞鼻,如有报道用大黄碳粉、白及粉、云南白药、亲属鲜血、大黄乌贼粉、止血药膜、复方止血药膜、止血生肌散等塞鼻,或敷于鼻腔糜烂出血处而取得疗效者。或用棉签沾止血药粉或麻黄素压迫出血点,效果更好;对于严重出血者,多采用前鼻孔填塞法、后鼻孔填塞法等,以及借用西医的其他外治止血法。

在现代研究方面,应用微波、Nd-YAG激光、二氧化碳激光、射频治疗仪等局部烧灼法治疗鼻衄的报道日益增多,疗效较佳。

3. 外治法应用

(1)塞鼻法:以棉签、脱脂棉,或蘸1%～2%麻黄素生理盐水、止血药粉,或用吸收性明胶海绵塞入鼻腔压迫出血点。或以两手指紧捏鼻孔近梨状孔处,压迫止血。

(2)吹药粉法:适用于渗血或小量出血者。选用生大黄粉、蒲黄粉、血余炭、马勃、田三七粉、云南白药等具有止血作用的药粉吹入鼻腔出血处。

(3)烧灼止血法:用于反复小量出血,出血点固定(非动脉性出血)者。先用2%丁卡因棉片加少许肾上腺素行表面麻醉,再以棉签蘸少许50%硝酸银或三氯醋酸(或用加热后的金属探针插入装铬酸的小瓶内,迅速取出置冷,铬酸即凝结成珠)烧灼出血点至局部变白为度,使出血的血管因烧灼而封闭止血。烧灼范围越小越好,不可伤及它处及烧灼过深。烧灼后局部涂以软膏保护。亦可采用电灼或激光烧灼的方法。对鼻腔后部的出血点可在鼻内窥镜的帮助下电灼止血。

(4)前鼻孔填塞法:用于鼻出血量多,出血部位不明,或经其他局部止血无效者。以无菌凡士林纱条先压于鼻腔底部,然后绕至中鼻甲前上方,再由上而下反复重叠填塞于整个鼻腔,24～48小时后取出,如仍有出血可再行填塞。填塞纱条内亦可放入云南白药、三七粉等以加强止血作用。

(5)后鼻孔填塞止血法:用于鼻腔后部出血或经前鼻孔填塞未能止血者。以小号导尿管从出血侧鼻腔插入咽部,以血管钳从口腔拉出头端,其尾端留于前鼻孔外。将预制的锥形凡士林纱球尖端上的两根粗线缚于导尿管头端,然后抽拉导尿管尾端,纱球随之经口腔进入鼻咽部,最后堵塞于后鼻孔。纱球上的双线引出鼻外,结扎固定于放置在前鼻孔的纱布卷上。纱球另一端所系的丝线留于口内固定在口角,以便以后取出纱球。后鼻孔填塞物留置时间一般在24～48小时,同时给予抗生素或磺胺药以防引起耳痹、脓耳等并发病。

(6)冷冻止血法:在表面麻醉下,用咽鼓管导管端置于出血点,将液氮自管内连续注入约1分钟,待复温后取出导管。

(7)激光、微波止血法:用微波、Nd-YAG激光、二氧化碳激光等在局麻下,行出血部位烧灼等。

【针灸疗法】

1. 古代记载　古代文献中，最早在《内经》中已经有针灸治疗鼻衄的论述。后世亦多有记载。针灸治疗鼻衄，主要有针刺法、刺血法、灸法、掐压穴位法。如《灵枢·寒热病》曰："暴瘅内逆，肝肺相搏，血溢鼻口，取天府"。《灵枢·热病》曰："热病……善衄，厥热病也。取之第三针"。《灵枢·杂病》曰："衄血不止，衃血流，取足太阳；衃血，取手太阳；不已，刺腕骨下；不已，刺腘中出血"。《卫生宝鉴·卷十一》治衄血吐血久不愈，以三棱针刺气冲出血，《证治准绳·杂病·鼻衄》治血衄不愈，以三棱针刺气街出血。以上包括了针刺法与刺血法。对针刺法，历代多有论述。如晋代《针灸甲乙经·卷十二》曰："血溢发衄，暴瘅内逆，肝肺相搏，血溢鼻口，取天府，此为胃之大腧五部也"。"鼻鼽衄，上星主之；先取譩譆，后取天牖、风池"。"㖞僻多夷，鼽衄有痈，迎香主之"。"鼻衄夷出……素髎主之"。"鼻衄有痈，禾髎主之"。"衄不止，水沟主之"。"衄血不止，承浆及委中主之"。"衄，腕骨主之"等。明代《针灸大成·卷八·鼻口门》曰："衄血：风府、曲池、合谷、三间、二间、后溪、前谷、委中、申脉、昆仑、厉兑、上星、隐白"。"鼽衄：风府、二间、迎香"。《针灸大成·卷九·治症总要》曰："鼻衄不止：合谷、上星、百劳、风府"；"针前不效，复刺后穴：迎香、人中，印堂、京骨"。而关于灸法，在《备急千金要方》、《千金翼方》、《洪氏集验方》、《针灸大成》等书中均有介绍，常用穴位如上星、绝骨、囟会、风池、涌泉、足大趾节横里三毛中、后项发际两筋间宛宛中等。《医述》载有用手掐太溪穴以治鼻衄等法。

2. 现代研究　在高等医药院校教材与函授教材《中医耳鼻喉科学》中，均未介绍鼻衄的针灸疗法。《现代中医耳鼻咽喉口齿科学》介绍以合谷、内庭为一组，素髎、迎香、合谷为一组，两组交替针刺。王德鉴《中医耳鼻咽喉口腔科学》介绍，实证鼻衄取手阳明、督脉经穴为主，刺用泻法。主穴取合谷、上星，配穴酌情选用后溪（清心火）、尺泽并少商刺血（泻肺热）、上巨虚（泻胃热）、太冲与丘墟（清肝胆）。虚证鼻衄取上星、三阴交，补法，或加灸三阴交。亦可灸太冲、合谷。临床上亦时有报道用针灸治疗鼻衄而获良效者，方法如上。

3. 临床应用　临床一般较少应用针灸疗法止衄，可参考上述古代记载与现代研究，此不复述。

【按摩导引疗法】

古代有关治疗鼻衄用按摩、导引的方法记载较少。主要内容有：其一，《杂病源流犀烛·卷二十二·鼻病源流》引《保生秘要》曰："开二目，鼻朝天，吸气得法，咽吞，如此久吸久咽，血见津而自回，兼行后功，气脉自和也"。"运功：《保生秘要》曰：观鼻端定神，渐运入内，逆上顶门，转下于背，经元海，溯涌泉而定神"。其二，《兰室秘藏·衄血吐血门》载："止衄血法，治鼻衄久不止，素有热而暴作者，诸药无验，神法以大纸一张，作八折或十折，于水内湿，置顶中，以热熨斗熨至一重或二重纸干，立止"。其三，《外科大成·卷三》载有用暖酒盛盆内浸足的方法，以引火归原。其四，很多医著均载有以大蒜捣如泥，贴敷足心（涌泉穴），或左衄贴右，右衄贴左，两侧鼻衄则两足俱贴的方法，以引火归原而止衄。现代对此类方法一般很少应用，或仅作为预防、护理方法。亦可用附子、肉桂、吴茱萸等大辛大热之品，研末，用醋调或水调于夜晚敷涌泉穴，或用代温灸膏贴敷，引火归原。凡实火证与虚证皆可运用。

现代资料中，有介绍运用指压合谷、后溪，掌击大椎穴法治疗鼻衄获效。亦有介绍按摩双侧风池、太溪穴，指压耳屏、少商，用力压迫涌泉穴等方法治疗鼻衄者等。

【专病专方】

1. 现代专病专方

(1)清热止衄汤:主治实火鼻衄。生石膏、桑白皮、栀子、黄芩、白茅根、大小蓟、藕节、生地、大黄、丹皮、怀牛膝、甘草。(《中医耳鼻咽喉科临床手册》)。

(2)鼻衄Ⅰ方:用于肺胃热盛证。黄芩、苏子、藕节炭、牛膝、竹叶、荷叶各10g,白茅根、生地各15g,仙鹤草12g,栀子、甘草各6g。水煎服。(《北京中医》1987,(6):36)

(3)鼻衄Ⅱ方:用于阴虚火旺证。玄参、生地、白茅根各15g,麦冬、知母、藕节炭、仙鹤草、地骨皮、白薇、旱莲草各10g。水煎服。(《北京中医》1987,(6):36)

(4)加味茜根散:茜草根、生地各12g,黄芩、侧柏炭、阿胶珠、丹皮、竹叶、各10g,白茅根20g,麦冬15g,甘草5g。水煎服。(《江西中医药》1990,21(4):26)

(5)止血药膜:血余炭、血竭、三七、大黄、蒲黄、白及、五倍子、枯矾各等分,研末,过120目筛,以聚乙烯醇为药膜基质,制成并剪成10cm×8cm的药膜,以紫外线消毒后备用。应用时将药膜折叠成条状置于出血处。(《中医杂志》1990,31(10):10)

(6)止衄汤:主治小儿鼻衄。生地黄15g,赤芍、白芍、当归、地榆、丹皮、栀子、生侧柏叶、川牛膝、阿胶(烊化)、仙鹤草、生白及各10g,茜草炭3g。水煎服。(《安徽中医学院学报》1998,17(5):29)

(7)清热止衄汤:黄芩、桑皮、玄参、生地、丹皮、栀子各12g,仙鹤草15g,白茅根30g,藕节15g,三七粉(冲服)6g,侧柏叶15g,怀牛膝8g。胃热盛,加生石膏30g,知母12g,花粉15g等。水煎服。(《中国中西医结合耳鼻咽喉科杂志》1999,7(2):89)

(8)清火止衄汤:白茅根15g,黄芩炭、栀子炭、丹皮、赤芍、荷叶炭各9g,大小蓟各6g。水煎服。(《中医中药防治鼻病》)

(9)育阴治衄汤:仙鹤草、血余炭、白芍、当归头、旱莲草各9g,南北沙参各6g,干地黄12g,藕节15g。水煎服。(《中医中药防治鼻病》)

2. 古代专病专方

(1)伏龙肝散:治五脏热结,鼻衄,心胸烦闷。伏龙肝三(一)两,当归二两,赤芍药二两,黄芩二两,生干地黄三两,刺蓟一两。是件药,捣筛为散,每服五钱,以水一大盏,入青竹茹一鸡子大,煎至五分,去渣,温温服之。(《太平圣惠方·第三十七卷·鼻衄论》)

(2)茜根散方:治鼻衄,终日不止,心神烦闷。茜根草、黄芩、侧柏叶、阿胶(杵碎炒令黄燥)、甘草(剉生用)以上各一两。上件药,捣粗箩为散。每服三钱,以水一中盏,入生地黄半两,煎至六分,去渣,温温服之。(《太平圣惠方·鼻衄论》)

(3)刺蓟散方:治鼻衄血出,经日不止。刺蓟,苦参(去须)、栀子仁、生干地黄、川大黄(剉碎微炒)、侧柏叶,以上各一两。上件药,捣筛为散,每服五钱,以水一大盏,入青竹茹一鸡子大,煎至五分,去渣,温温服之。(《太平圣惠方·鼻衄论》)

(4)子芩散:治鼻衄不止。子芩一两,蒲黄三分,伏龙肝三分,青竹茹三分。上件药,捣筛为散,每服三钱,以水一中盏,煎至六分,去渣,入生藕汁一合,搅令匀,温服。(《太平圣惠方·鼻衄论》)

(5)生麦门冬煎方:治鼻衄不止,心神烦闷。生麦门冬汁三合,生地黄汁三合,生藕汁三合,生姜汁少许,白药一两。上件药,捣箩白药为末,以前四般汁,更入熟水二合,同煎三五沸,用白药末搅令匀,不计时候,分温二服。(《太平圣惠方·鼻衄论》)

(6)地黄散方:治鼻衄日夜不止,面无颜色,昏闷。生干地黄半两,赤芍药三分,柏叶一两,阿胶半两(杵碎炒令黄燥),当归半两,赤茯苓三分。上件药,细箩为散,每服,煎黄芪汤,调下二钱。(《太平圣惠方·鼻衄论》)

(7)吹鼻龙骨散:治鼻衄不止,眩冒欲死。龙骨半两,乱发一鸡子大烧为灰。上件药,都研如粉,以少许吹入鼻中,立止。(《太平圣惠方·鼻衄论》)

(8)灌鼻青葙子方:治鼻衄,日夜遏不止,眩冒欲死。青葙草不限多少。上件细锉捣,研绞取汁一两合,少少灌入鼻中差。(《太平圣惠方·鼻衄论》)

(9)乱发灰散:治鼻衄久不止,令人目眩心烦。乱发灰一分,桂心半两,干姜一分(炮裂)。上件药,捣细箩为散,每服,以温浆水,调下二钱,先食浆水粥,后服。(《太平圣惠方·鼻衄论》)

(10)远志散方:远志半两(去心),白芍药三分,桂心一分,天门冬半两(去心),麦门冬半两(去心),阿胶半两(捣碎,炒令黄燥),当归半两,没药一两,藕节半两,甘草半两(炙微赤锉),川大黄半两(锉碎微炒),生干地黄一两,柴胡一两(去苗),桃仁一分(汤浸,去皮尖双仁,麸炒微黄)。上件药,捣筛为散,每服三钱,以水一中盏,煎至五分,去渣,不计时候,温服。(《太平圣惠方·鼻衄论》)

(11)苦参散方:治大衄,口耳皆血出不止。苦参一两,黄连一两(去须),川大黄半两(锉碎微炒),栀子仁半两,柏叶半两,桑耳一两。上件药,捣筛为散,每服三钱,以水一中盏,煎至五分,去渣,入生地黄汁一合,搅令匀,不计时候,温服。(《太平圣惠方·鼻衄论》)

(12)阿胶散方:治大衄未止,计数升,不知人事。阿胶三分(捣碎炒令黄燥),桂心半两,细辛半两,白龙骨半两,当归半两,乱发半两(烧灰),蒲黄半两。上件药,捣细箩为散,每服,以生地黄汁,调下二钱。(《太平圣惠方·鼻衄论》)

(13)治衄血方:伏龙肝二枚如鸡子大,生地黄六两,芎藭一两,桂心三两,细辛六铢,白芷、干姜、芍药、吴茱萸、甘草各三两。上十味,㕮咀,以水三升,酒七升,煮取三升,分三服。(《备急千金要方·卷六上·鼻病第二》)

(14)生地黄汤主衄方:生地黄八两,黄芩一两,阿胶二两,柏叶一把,甘草三两。上五味,㕮咀,以水七升,煮取三升,去渣,内胶煎去二升半,分三服。(《备急千金要方·卷六上·鼻病第二》)

(15)止衄散:治气郁致衄,无比神方。黄芪六钱,赤茯苓、白芍药各三钱,当归、生干地黄、阿胶(炙)各三钱。上为细末,煎黄芪汤调下二钱匕,未知,再作。(《三因极一病证方论·卷之九·内因衄血证治》)

(16)生地黄汤:治衄血。生地黄三钱,川芎一钱,枯芩一钱,桔梗一钱,栀子一钱,蒲黄一钱,阿胶炒一钱,侧柏叶三钱,茅根三钱,甘草三分,白芍一钱,牡丹皮一钱。上锉一剂,水煎温服。(《寿世保元·四卷·衄血》)

(17)十灰散:大蓟、小蓟、茅根、棕皮、侧柏、大黄、丹皮、荷叶、茜草、栀子各等分。上药烧存性,为末。铺地出火气,童便酒水随引,黑为水之色,红见黑即止,水胜火之义也,故烧灰取黑。得力全在山栀之清,大黄之降,火清气降,而血自宁,余药皆行血之品,只借以向导耳。吹鼻止衄,刃伤止血,皆可用之。(《血证论·卷七》)

(18)羚羊清肺汤:治鼻中无故出血不止,及寻常吐血、咳血并效。羚羊角(锉)、黄连、银柴胡、元参、石膏、川芎、当归身、白芍、生地、蒲黄、地骨皮、山栀各一钱,芦荟、甘草各五分,藕节三个,白茅根四两(捣汁,用水一碗,和绞去渣)。用茅根汁一大碗,煎七分,入童便一杯,食后服。(《外科正宗·鼻出血》)

【预后与转归】

(1)鼻衄经止血、内治等恰当处理后,多数能够治愈,预后较佳。

(2)若出血过多,救治不及时,则可出现亡阴亡阳,虚汗淋漓,面色苍白,昏眩昏迷等。严重者可致阴竭阳脱而死亡。

(3)鼻衄经久不愈,反复出血,可致气血虚损,血虚头眩,面黄唇淡等血虚或气血两虚证。

【护理与预防】

(1)鼻衄病人,多数出现精神紧张,恐惧等,故应做好解释说导,保持镇静,避免惊慌;对大出血者,应予镇静,少活动,多休息,适当多饮淡盐水等。

(2)冷敷:鼻出血属实热证者,患者取坐位或卧位,以冷水浸湿的毛巾或冰袋敷于患者前额或后颈部,或用手蘸冷水轻轻拍打项部,有凉血止血之效。

(3)敷足心:用独头蒜或吴茱萸研粉,温水调敷于足心(涌泉穴),左侧衄敷左脚心,右鼻衄敷右足心,两侧衄敷双侧足心。

(4)积极寻找衄血病因,进行对因治疗。

(5)保持心情舒畅,忌辛辣炙煿之品,保持大便通畅。

【参考资料】

1. 2000 年前参考资料见第 1 版,此略。
2. 汪冰. 鼻衄汗下法应用体会. 山东中医杂志,2002,21(8):511
3. 何建平. 鼻衄的中医治疗. 中华实用中西医杂志,2003,16(11):1526
4. 云庆华. 鼻衄的中医治疗. 中国中医药杂志,2005,3(4):736
5. 傅晓东. 鼻衄从肝论治. 国医论坛,2006,21(6):12
6. 李华,等. 浅谈《黄帝内经》对鼻出血的辨治. 新中医,2007,39(5):100

第十二节 鼻腔异物

【概述】

1. 涵义　鼻腔异物是因各种异物误入鼻腔,存留不出为主要特征的鼻病。多见于小儿。异物在鼻腔存留久者,多伴有鼻塞,流脓涕,甚至伴有同侧头痛等。

2. 释名　古代有异物入鼻的论述,但无鼻腔异物之名。

3. 沿革　隋《诸病源候论·卷二十九·食诸物误落鼻内候》最早论及本病,指出:“颃颡之间,通于鼻道,气入有食物未及下喉,或因言语,或因嚏咳而气则逆,故食物因气逆者,误落鼻内”。但后世只有少数医家论及本病。如唐代《备急千金要方·卷六上》载有:“治卒食物从鼻中缩入脑中,介介痛不出方:牛脂若羊脂如指头大小内鼻中,以鼻吸取脂,须臾脂消,则物逐脂俱出矣”。明代《普济方·卷六十四》说:“误食物落放鼻中,及入眼不出,用皂角末吹,取嚏即出”。又《医学举隅·卷十一》载:“鼻内误窒豆物不出,以通关散取嚏,即出”。

现代医著中,全国高等医药院校教材《中医耳鼻喉科学》将“鼻腔异物”正式作为一个独立疾病加以论述,从而奠定了鼻腔异物一病的现代病症学基础。此后,各家著作中大多均载述有鼻腔异物一病,在病名上达成了共识。其中以王德鉴《中医耳鼻咽喉口腔科学》对于鼻腔异物的论述最为详尽。

【病因病理】

1. 古代病因病理学说　古代认为本病多由食物误入鼻内所致,已如上述。

2. 现代病因病理学说　现代医著中无论是教材还是其他参考书,对鼻腔异物的病因病理认识基本一致。主要是小儿玩耍,或医疗疏忽,饮食不慎,外伤等将异物留入鼻腔所致。

3. 临床病因病理

(1)多因小儿无知,玩耍时,误将细小异物如黄豆、花生米、砂石等塞入鼻内。

(2)医疗中,作鼻腔堵塞止血后的纱条等物遗留鼻内。

(3)呕吐或进食时喷嚏,食物经咽部进入鼻腔。

(4)鼻外伤时异物进入鼻腔。或野外露宿时小昆虫、水蛭等偶然进入鼻腔。

(5)精神病患者自行塞入异物等。

【临床征候】

1. 发病情况 无地域性、季节性;以小儿为多见。

2. 病史 有异物入鼻的病史

3. 鼻塞、脓涕 异物入鼻后,没有及时取出,常表现为患侧持续性鼻塞,黏脓涕或脓血涕,有臭气,或伴同侧头痛。

4. 鼻腔存留异物 检查鼻腔可发现不同性质、类别的异物。异物在鼻腔存留时间长者,可为脓涕所包裹,或与鼻腔肌膜粘连;异物取出后,鼻腔肌膜可有溃烂等。

【诊断与鉴别诊断】

1. 诊断依据 ①有异物入鼻病史;②持续性单侧鼻塞,黏脓涕或脓血涕,有臭气,或伴同侧头痛;③前鼻镜或后鼻镜检查见有鼻腔异物。必要时用X线检查以发现金属异物。

2. 鉴别诊断 婴幼儿鼻腔异物,因为不能明确提供异物入鼻病史,或畏惧家长吵骂而不敢说明将异物塞入鼻腔者,应注意与慢鼻渊相鉴别。

【辨证施治】

本病主要是外治法,一般不用内治的方法,故无须辨证施治,古代资料未见记载。现代医著中,一般主张在异物取出后,若有鼻腔肌膜红肿溃烂者,应给予内服药物治疗,如五味消毒饮、黄连上清片等。

【外治疗法】

1. 古代外治疗法述要 用取嚏法或脂类塞鼻以导出,见前述沿革。

2. 现代外治法研究述要 有报道外用皂角研末,涂两鼻腔内,等其打喷嚏时用手按住无异物一侧鼻孔以增加压力,12例取效。吴氏对鼻腔水蛭寄生还有对鼻腔水蛭寄生,用旱烟叶适量卷成烟卷,点燃吸之,闭嘴不吐烟,并一手堵住健侧鼻孔,使烟雾从病侧出,使水蛭卷曲自行脱出,12例均愈。现代医著中,多主张根据异物的不同种类而采取相应的方法予以取出。

3. 外治法应用 应根据异物的性质、形态、大小等情况采用不同的方法取出。

(1)细小异物,可用通关散吹鼻取嚏法,将异物喷出。对质软或条状异物,如纸团、纱条、树枝等,可用镊子取出。

(2)对圆形异物如豆类、珠子等,应用弯针或异物钩伸入鼻腔,超过异物,由后向前拨出,不可用钳、镊挟取,以免将异物推向深处,甚或向后滑入鼻咽部,随吸气或吞咽进入气管或食管,危及吞咽或呼吸等。

(3)婴幼儿患者,异物取出困难者,可考虑全身麻醉后取出异物。

(4)异物已与鼻腔黏膜粘连,周围红肿,难于取出者,可先行服用、滴用清热解毒类药物,待肿痛减轻后,再行取出。

(5)异物取出后,若见局部黏膜糜烂、破损者,滴用1%麻黄素、鼻炎灵,以防鼻腔粘连,如已有粘连者,可分离后塞入凡士林纱条隔开。

【预后与转归】

1. 异物一经确诊，多数能够顺利取出，故预后良好。

2. 异物存留，病久失治，可引起鼻渊、鼻痔、鼻疮等病症。

【护理与预防】

（1）发现异物入鼻后，不可惊慌，更不许吵骂小儿，尤其是圆滑类异物，惊慌、吵骂反易致异物滑入气管，促发窒息之虞。

（2）取出异物时，切忌动作粗暴，尤其对于异物存留时间长，已发生粘连者，更应谨慎取出。

（3）教育儿童不要将异物塞入鼻腔。

（4）鼻部手术后，在取出鼻腔填塞物后，应仔细检查鼻腔是否还有所遗留。

第十三节　鼻中隔偏曲

【概述】

1. 涵义　本病是以鼻中隔明显地偏向一侧或双侧，引起鼻塞、鼻衄，或头痛等为主要表现的鼻病。正常人的鼻中隔很少完全平直，多有轻微弯曲，一般不属病态，也无需治疗。西医亦称鼻中隔弯曲。

2. 释名　古代无鼻中隔偏曲之名，现代有人称为鼻隔偏曲。

3. 沿革　古代无本病的明确记载。现代医著中，《中医耳鼻咽喉科临床手册》、《干氏耳鼻咽喉口腔科学》对于本病均作了论述。其中《中医耳鼻咽喉科临床手册》将其中医病名称为"鼻柱骨偏曲"。

【病因病理】

古代无本病的明确记载。现代中医资料中，《中医耳鼻咽喉科临床手册》认为本病"多由幼年外伤，或先禀不足，致鼻柱骨发育畸形，或因肿瘤、邻近病变压迫推挤而致鼻柱骨偏曲"。《干氏耳鼻咽喉口腔科学》认为外鼻部损伤是本病的主要病因。

临床病因病理

（1）外伤伤鼻：多因儿童时期鼻部外伤，以后逐渐发育成鼻中隔偏曲。成人鼻部外伤亦可导致。

（2）发育异常：先天不足或后天失养，以及邻近器官病变（如儿童腺样体肥大），以致鼻窍生长发育异常而成。

（3）他病压迫：鼻腔肿瘤、息肉、异物滞留日久，推挤鼻中隔致偏曲。

【临床征候】

1. 发病情况　无地域性，男女均可发生。

2. 病史　可有鼻部外伤、邻近器官增生性疾病的病史。

3. 鼻塞、鼻衄　表现为一侧或双侧经常性或持续性鼻塞，常有鼻出血，或有同侧头痛。

4. 鼻中隔偏曲　检查见鼻中隔偏向一侧而呈"C"状，或向两侧偏曲而呈"S"状，或鼻中隔上有嵴峰状、距状突起。突起侧鼻腔狭窄，对侧鼻甲多有代偿性肥大。突起处表面或有血络怒张、肌膜糜烂等。

【诊断与鉴别诊断】

1. 诊断依据　①经常性鼻塞、鼻出血、同侧头痛；②鼻中隔呈"C"形或"S"形，或鼻中隔有嵴突、矩状突。

2. 鉴别诊断　应注意与鼻窒所致鼻肌膜增厚相鉴别。鼻窒所致鼻中隔黏膜肥厚症状以鼻塞为主，检查见鼻中隔上部黏膜广泛外突，用探针触之质软而出现小凹。

【辨证施治】

现代有关本病的辨证施治均主张以手术矫正为主。其中《中医耳鼻咽喉科临床手册》提出鼻衄时，可治宜清热活血，通窍止衄，方药选用黄芩汤加减。《干氏耳鼻咽喉口腔科学》认为本病属于"体"病，故非药物所能解决，只有手术方能矫正。

临床治疗，多需手术矫正。若暂缓手术，出现鼻衄者，可按鼻衄辨证论治；若出现头痛者，按鼻窒头痛辨证论治。

【外治疗法】

古代无外治的明确记载。现代资料中，《中医耳鼻咽喉科临床手册》介绍鼻塞时可用鼻炎灵滴鼻，或碧云散、苍耳散塞鼻；鼻衄时，用云南白药，血竭粉等塞鼻。

外治法应用

(1)因鼻中隔偏曲引起明显的鼻塞、头痛或经常鼻出血，一般治疗无效者，宜行鼻中隔矫正术治疗。

(2)有鼻塞症，可按鼻窒与鼻干燥症的药物外治法对症处理，可暂时取效。不宜过多地使用血管收缩剂(如麻黄素滴鼻液)。

(3)有鼻出血者，按鼻衄外治法对症处理。

(4)因肿瘤、息肉、异物等所致者，应先行病因治疗。

【预后与转归】

1. 本病经手术矫正后，鼻腔通气功能大多恢复良好，预后较佳。

2. 鼻中隔偏曲严重者，可引起鼻塞、头痛、鼻衄等症。

【护理与预防】

1. 勿用力揉擦鼻部，以免发生鼻出血。

2. 加强劳动保护，防止鼻部外伤。

第十四节　急　鼻　渊

【概述】

1. 涵义　急鼻渊是以发病急，鼻流浊涕，鼻塞，头痛为主要表现的一种鼻窦疾病。也是临床常见病、多发病之一。病程较短，治疗及时数日可愈。任何年龄均可发病，尤以青少年为多。冬春季多发。本病类似于西医的急性鼻窦炎。

2. 释名　《管子·度地篇》曰："水出地而不流者命曰渊"。鼻渊病名源于《内经》，因鼻流浊涕、量多不止而得名。古代没有鼻窦的概念，认为浊涕来源于脑，故《普济方·卷五十六》称"脑泻"；《外科大成·卷三》称"脑崩"："鼻渊者，鼻流浊涕黄水腥秽是也，又名脑崩"；这些称谓均反映了鼻涕量多不止、来势较急的特点。急鼻渊之名最早见于全国高等中医院校函授教材《中医耳鼻喉科学》。

3. 沿革　关于鼻渊的最早记载见于《内经》。《素问·气厥论篇》说："胆移热于脑，则辛頞鼻渊。鼻渊者，浊涕下不止也"。这也是关于鼻渊的最早定义。隋唐时期因避唐高宗李渊名讳而未见关于鼻渊的记载。宋金元时期对鼻渊论述渐多，但均从《内经》之说。明清时期对鼻渊已很重视，医籍中多有鼻渊专论，理论上突破了前人囿于热的观点，治疗上也有很大发展。文献中虽没有明确的急、慢性鼻渊之分，但其中新病、实热证者显然多属本病。此外，古医籍中“头痛”等病症中也包含了本病，可参阅。

现代医著中，上海中医学院主编的《中医外科学》设有“鼻渊”一节，1975 年出版的《五官科学》明确将鼻渊与鼻窦炎联系起来，此后，第四、第五版全国高等医药院校教材《中医耳鼻喉科学》将鼻渊按虚证、实证论述，并引入了鼻窦解剖、生理病理的概念；全国高等中医院校函授教材《中医耳鼻喉科学》在“鼻渊”章节中区分了急鼻渊和慢鼻渊；王德鉴《中医耳鼻咽喉口腔科学》则明确将急鼻渊和慢鼻渊分别论述。《中医耳鼻咽喉科临床手册》及临床报道中一般称鼻渊或急性鼻窦炎。

现代医著及文献报道中，对鼻渊病名基本达成一致，但在其分类上却有分歧，有按急、慢分类者，有按虚、实分类者，未能达成共识。以辨病与辨证相结合的观点来看，按照鼻渊的发病急慢、病程长短分为急鼻渊、慢鼻渊较为实用。

【病因病理】

1. 古代病因病理学说

(1)胆热学说：是认识鼻渊发病的最早学说，《素问·气厥论篇》最早提出“胆移热于脑”的病机后，历代医家多从胆热之说，或加以发挥解释，如《圣济总录·卷一百一十六·鼻门》说：“夫脑为髓海，藏于至阴，故藏而不写，今胆移邪热上入于脑，则阴气不固，而藏者写矣。故脑液下渗于鼻，其证浊涕出不已，若水之有渊源也”。

(2)肺热学说：《素问·至真要大论篇》说：“少阴之复，懊热内作……甚则入肺，咳而鼻渊”，指出邪热入肺也可致鼻渊。《辨证录·鼻渊门》曰：“肺本清虚之府，最恶者热也。肺热则肺气必粗，而肺中之液必上沸而结为涕，热甚则涕黄，热极则涕浊，败浊之物，岂容于清虚之府，自必从鼻之门户而出矣”。强调了肺热在本病发病的重要性，与脑无涉。

(3)湿热上蒸，内外合邪学说：《外科正宗·卷四·脑漏》认为内外合邪而致本病：“脑漏者，又名鼻渊，总因风寒凝入脑户与太阳湿热交蒸乃成”；《景岳全书·卷二十七·鼻证》说：“此证多因酒醴肥甘或久用热物，或火由寒邪，以致湿热上熏，津汁溶溢而下，离经腐败”，提出了饮食不节、寒郁化火致湿热上蒸的病机。

(4)风火寒侵袭学说：《医醇賸义·卷二·脑漏》说：“脑漏者，鼻如渊泉，涓涓流涕。致病有三：曰风也，火也，寒也”，明确了风、火、寒的致病因素。《医碥·伤风寒》说：“盖鼻渊属风热入脑，热气涌涕伤鼻”；《类证治裁·卷之六·鼻口症》则说：“有脑漏或鼻渊，由风寒入脑，郁久化热”。

综上所述，宋、元以前多从《内经》胆热之说，明清时期认识到肺热、湿热、外感风寒、风热等都可致本病发生，从而逐步完善了急鼻渊的发病学说。

2. 现代病因病理学说　现代都认为本病多由外感风热或感寒化热、邪热内蕴等所致，如 1964 年上海中医学院主编的《中医外科学》认为鼻渊可由风寒伏郁化热，或胆热上蒸清窍所致；1975 年《五官科学》指出急性鼻窦炎系肺热或胆热上灼鼻窦，或湿热困郁脾胃而成；王德鉴《中医耳鼻咽喉口腔科学》将本病的病因病理归咎于外感邪毒，肺经热盛；肝胆火热，蒸灼鼻窍；湿热困脾，浊阴不降三类；《干祖望中医五官科经验集》则认为急性鼻窦炎由风寒侵袭、风热侵袭和清阳不升所致；《中医耳鼻咽喉科临床手册》认为主要由肺经风热、肝胆湿热、脾胃火热，上蒸鼻窦所致。临床报道多从肺热及肝胆湿热而论。

3. 临床病因病理

(1)肺经风热:肺主一身之表,开窍于鼻。外感风热邪毒,内犯于肺;或风寒袭表,循经犯肺,郁而化热,肺热上蒸,灼伤窦窍,而成本病。

(2)胃热壅盛:足阳明胃经起于鼻侧。若饮食不节,嗜食辛辣炙煿或肥甘厚味,致胃热内生,循经上灼窦窍,肌膜受损,化腐成脓而病。

(3)肝胆热盛:肝胆互为表里,肝脉循抵鼻腔。若情志不畅,气郁化火;或邪热内传肝胆,致肝胆热盛,循经犯脑迫鼻,灼腐肌膜,煎炼津液,而成鼻渊。

【临床征候】

1. 发病情况　无明显地域性。有人对郑州市 4154 名儿童耳鼻咽喉疾病进行分析,鼻部疾病中鼻窦炎发病率为 23.0%。5 岁以上儿童患者中男性多于女性,成年人中男女性别发病率无明显差异;常游泳、跳水及飞行者较多发。寒冷季节比其他季节多发。

2. 病史　常有感冒史,可有过度疲劳、受凉、拔牙、鼻窒、鼻腔手术等病史。

3. 症状　鼻塞,多浊涕,头痛或面颊疼痛为本病的主要症状。

(1)鼻塞:多为持续性,可为单侧或双侧,由鼻膜肿胀或脓涕堵塞鼻窍所致,常致嗅觉减退。

(2)鼻涕:鼻涕量多,黄绿色或黄白色,可带血,或发臭,难擤尽,可从鼻孔流出,也可流向咽部,引起咽部不适,咳嗽,恶心等症。

(3)头痛:疼痛部位相对固定,一般位于头顶、前额、鼻根、面颊或枕部,发作有一定时间规律。

4. 体征　鼻腔检查可见鼻肌膜红肿,鼻道内积有大量脓涕,鼻窦区压痛等。X 线拍片见鼻窦肌膜水肿,或积有脓涕等。血象检查白细胞总数及嗜中性粒细胞数增高。

5. 全身症状　可有畏寒、发热,全身不适,口渴,便秘等,小儿患者可见呕吐、腹泻、咳嗽等症。

【诊断与鉴别诊断】

1. 诊断依据　①发病较急,鼻塞,脓涕多,头痛;②鼻腔肌膜红肿,中鼻甲肿胀,鼻道有脓涕;③鼻窦 X 线、CT 检查示窦内肌膜水肿,窦腔密度增高,或有液平面;④病发于上颌窦者,行上颌窦穿刺可冲洗出脓液。

2. 鉴别诊断　应主要与伤风鼻塞相鉴别。

伤风鼻塞　也可见鼻塞、流涕、头痛等症,但鼻涕清稀或为黏稠涕,检查见下鼻甲肿胀,中鼻甲不肿,鼻窦拍片阴性。

【辨证施治】

1. 古代辨证施治观点　古代有关鼻渊治疗的记载始见于宋代。《圣济总录·卷一百一十六·鼻门》收载治鼻渊方 6 首,用前胡汤、芎藭散、荆芥散及防风散治脑热,鸡苏丸治脑热肺壅。《济生方·鼻门》之苍耳散,为历代医家所推崇,认为是治疗鼻渊的要方,至今仍广泛使用。《名医类案·卷七》云:"古方鼻渊即今之脑漏是也,当别寒热二证,若涕臭者属热,宜用清凉之药散之"。《古今医统·卷之六十二》按肺热辨治:"鼻多浊涕,平素郁热壅塞不闻香臭者,当作肺热治之,宜清金泻火清痰",方用神愈散。《类证治裁·卷之六》对风寒化热者用开上宣郁法:"有脑漏成鼻渊者,由风寒入脑,郁久化热……宜辛凉开上宣郁,辛夷消风散加羚羊角、苦丁茶叶、黑山栀。"

2. 现代辨证施治观点　现代多认为本病属实属热,王德鉴《中医耳鼻咽喉口腔科学》及大量的临床报道多从肺热、肝胆热论治。《干祖望中医五官科经验集》则从风寒侵袭、风热侵袭和清阳不升论治，分别用荆防败毒散合苍耳子散、桑菊饮合苍耳子散和藿香正气散和苍耳子散化裁。《中医耳鼻咽喉科临床手册》将其辨证分为肺经风热、肝胆湿热、脾胃火热三证，分别采用银翘散合苍耳散、龙胆泻肝汤、清胃汤加减论治。有报道用甘露消毒丹、白虎汤加味、小柴胡汤加减等方剂治疗本病获效。

3. 辨证纲要　病初期，流涕色黄量少，恶寒发热者，多属风邪外袭，循经犯肺；头痛剧烈，流涕黄稠量多，鼻腔肌膜红赤较甚，多属胆胃蕴热，上犯窦窍。

4. 证治分类

(1)肺经风热证

证候　发病急，鼻塞，涕黄或白黏，量少；鼻内肌膜红肿，中鼻道有稠涕，前额、眉间或面颧部轻微压痛；多有头痛、发热、恶寒、咳嗽等症，舌尖红，苔薄黄，脉浮数。

证析　鼻为肺之窍，风热邪毒袭表犯肺，肺热壅盛，循经上灼窦窍，与气血搏结，化腐成脓，外溢鼻窍，故见发病急，涕黄或白黏；风热客袭，热势较轻，故涕量较少；邪壅鼻窍，故鼻塞、头痛、窦窍相应部位轻微压痛；肺受风热，营卫不和，故发热、恶寒、咳嗽；舌尖红，苔薄黄，脉浮数均为肺经风热之征。

治法　疏风清热，宣肺通窍。

方药　银翘散合苍耳散加减。方中主以银翘散疏风清热，宣肺解表；辅以苍耳散疏风通窍，消肿排脓。若肺热盛，鼻塞涕多者，加黄芩、鱼腥草等清泻肺热。若头痛较甚，可酌加清利头目、止痛之品：如巅顶、枕部疼痛者，加藁本、蔓荆子；前额、眉棱骨、颞部疼痛者，加川芎、柴胡、蔓荆子；面颊疼痛、或痛连上齿者，重用白芷，加川芎。

(2)胃热炽盛证

证候　鼻涕黄浊量多，鼻塞较甚，嗅觉差，头痛明显；鼻膜鲜红，中鼻甲肿胀，鼻道有脓涕，眉间或鼻根、面颧部压痛较明显；全身见发热不畏寒，口渴多饮，口臭，小便短赤，大便干结，舌质红，苔黄，脉数有力。

证析　阳明经多气多血，诸经之火，以阳明为甚。阳明胃热循经蒸灼窦窍，气血壅聚，化腐成脓，故涕黄量多，头痛明显；鼻窍被热邪所阻，故鼻甲肿胀、鼻塞较甚，嗅觉差，窦窍相应部位压痛较明显；胃热炽盛，表证已除，故但热不寒；阳明热盛伤津，故口渴引饮，口臭，尿赤便结；舌质红，苔黄，脉数有力均为胃热炽盛之征。

治法　清胃泻火，解毒通窍。

方药　升麻解毒汤加减。方中升麻、葛根解毒散热排脓，且载药上行；黄芩、蒲公英、鱼腥草清热泻火，解毒消痈；桔梗、白芷排脓消肿止痛；苍耳子宣通鼻窍；赤芍活血解毒；甘草调和诸药并能解毒。热毒重者，加生石膏、败酱草、芦根等以清热泻火解毒；便秘加生大黄，以泄热通便；涕多难出者，加皂角刺，以透脓排涕。

若胃火炽盛，浊涕黄稠量多，牙龈红肿疼痛者，可用清胃汤加减。若脾胃湿热上蒸，鼻塞头痛，鼻窦积脓，脘闷纳呆，舌苔黄腻者，可用黄芩滑石汤或甘露消毒丹加减。

(3)肝胆湿热证

证候　鼻涕量多，黄绿黏稠，味腥臭，鼻塞重，嗅觉差，头痛甚；鼻膜、鼻甲红肿，鼻道有脓涕，面颧或前额、鼻根等部位红肿、压痛；全身见发热，口苦咽干，烦躁易怒，小便黄浊，舌质红，苔黄腻，脉弦数。

证析　肝胆湿热，循经蒸灼窦窍，壅塞气血，化腐成脓，故鼻涕呈黄绿量多，黏稠味臭；邪壅鼻窍，故嗅觉差，头痛甚，鼻膜、鼻甲红肿，鼻道积有脓涕，窦窍相应部位肿痛；热灼津液，故口苦咽干；肝胆热盛，失于疏泄，故烦躁易怒；湿热下注，故小便黄浊；舌质红，苔黄腻，脉弦数均为肝胆湿热之征。

治法　清泻肝胆，利湿排脓。

方药　龙胆泻肝汤加减。方中主以龙胆草、黄芩、栀子清泻肝胆实火；辅以泽泻、木通、车前子清热利湿；柴胡疏达肝气；生地、当归凉血养血以柔肝；甘草缓肝之急，调和诸药。鼻塞甚者，合用苍耳子散，以芳香化浊通窍；脓涕多者加皂角刺、蒲公英以透脓解毒；头痛较剧，尿赤便秘者，可用当归龙荟丸加减；黄绿浊涕量多不止，口苦咽干，心烦者，可合用奇授藿香丸。

【外治疗法】

1. 古代外治疗法述要　因古代认为本病病位在脑，历代医家多用内治法，外治方法不多。

2. 现代外治法研究述要　因外治药物难入鼻窦，现代治疗本病仍以辨证治疗为主，单用外治法的报道很少，一般用滴鼻、吹鼻制剂辅助治疗。病发于上颌窦者则常用上颌窦穿刺灌洗。

3. 外治法应用

(1)滴鼻法：选用滴鼻灵、葱白滴鼻液、鱼腥草液、鹅不食草液等，滴鼻，每日3～4次。

(2)吹鼻法：可用冰连散、瓜蒂散等，吹入鼻内，每日3～4次。

(3)熏鼻、雾化吸入法：鱼腥草、金银花、薄荷、柴胡、钩藤、玄参、白芷各15g，加水文火煎30分钟，取汁，浓缩至500ml，置电炉上加热，吸入药汽30分钟，每日2次。亦可用鱼腥草注射液、清热解毒注射液各6ml，加薄荷冰少许，经鼻雾化吸入，每日1次。

(4)上颌窦穿刺：适用于无发热而鼻窦积脓者。按常规方法行上颌窦穿刺，生理盐水洗净窦内脓液后，注入鱼腥草液、黄连液或庆大霉素等，每周1～2次。

【针灸疗法】

1. 古代记载　《针灸大成·卷八》载有针刺治疗鼻渊，以督脉穴位为主，配合手阳明、足少阳、足太阳经穴，体现了从阳论治的特点，如治“脑泻，鼻中臭涕出”，针刺曲差、上星穴。《医学纲目·卷二十七》亦曰：“湿热鼻渊，脉弦小而见滑涩者，灸上星、三里、合谷”。

2. 现代研究　现代单用针灸治疗本病的临床报道不多见。有报道用针刺迎香、印堂、列缺等穴，配合药物治疗48例急性鼻窦炎获效。

3. 临床应用

(1)体针：选取手太阴肺经、足阳明胃经、足少阳胆经穴位及鼻部穴位为主，常用巨髎、四白、迎香、印堂、风池、合谷、丘墟、列缺、足三里、阴陵泉等，每次2～3穴，每日1次，用泻法，7天为1疗程。

(2)耳针：取内鼻、额、上颌、肺、胃、肝、胆等穴，每次2～3穴，每日1次，留针20～30分钟，或用王不留行籽贴压。

(3)穴位注射：选取体针穴位1～2穴，注入鱼腥草注射液、丹参注射液等，每穴0.2～1ml，隔日1次。

(4)电针：取迎香穴，消毒后，将电极置穴位上固定，按患者病情及耐受度调节电流强度，每日1～2次，每次15分钟，7天为1疗程。

【按摩导引疗法】

《杂病源流犀烛·卷二十三·鼻病源流》引《保生秘要》方法：用中指尖于掌心搓令极热，

熨搓迎香二穴，可时搓时运，此法并治不闻香臭。

【物理疗法】

(1)热敷法：将汤剂药渣趁热用布包裹，熨敷鼻部及鼻窦投影区。

(2)负压置换疗法：用吸引器吸除鼻腔脓液，适用于儿童患者。

(3)超短波疗法：将电极放置在患病鼻窦区，治疗5～10分钟，每日1次，3次为1疗程。

(4)激光疗法：用氦-氖激光器等，照射患病鼻窦区，每次5～10分钟，每日或隔日1次，5次为1疗程。

【专病专方】

1. 现代专病专方

(1)鼻炎汤：蒲公英30g，苍耳子、黄芩各10g，白芷9g，藁本、桔梗各3g，鱼腥草、败酱草各25g，生地、玳瑁各15g，川芎、辛夷各6g。水煎服。(《江西中医药》，1998，29(1)：41)

(2)泄胆清脑汤：柴胡、龙骨、牡蛎各30g，夏枯草、菊花、川芎各15g，薄荷、蝉蜕、地龙、桔梗各10g，白芷12g，黄柏、白附子各6g。水煎服。(《中国中西医结合耳鼻咽喉科杂志》1997，5(3)：138)

(3)不刀平渊汤：鱼腥草50g，苍耳子、辛夷各25g，桔梗20g，白芷、甘草各15g。每日3次，隔日1剂。(《四川中医》1995，13(4)：50)

(4)愈渊通窍汤：金银花12g，连翘、菊花、白芷、川芎、地龙各10g，辛夷、苍耳子、藁本、葛根各15g，薄荷(后下)3g，甘草6g。水煎服。(《中国当代医学》2005，3(7)：81)

(5)鼻渊方：黄芩15g，蒲公英30g，白芷、辛夷、苍耳子、鱼腥草、藁本、川芎、蔓荆子、板蓝根各10g，桔梗6g。水煎服。便秘加生大黄6g(后下)。(《青海医学杂志》2008，38(5)：46)

2. 古代专病专方

(1)苍耳散：辛夷仁半两，苍耳子(炒)二钱半，香白芷一两，薄荷叶半钱。上并晒干，为细末，每服二钱，用葱茶清食后调服。(《重订严氏济生方·鼻门》)

(2)治鼻渊方：防风通圣散一两，加薄荷、黄连各二钱五分，水煎服。(《医学正传·卷五·鼻病》)

(3)防风汤：防风一两三钱，黄芩、人参、甘草(炙)、川芎、麦冬各一两。上为细末，每服二钱，沸汤调服，食后服，日三服。(《医学正传·卷五·鼻病》)

(4)古拜散：荆芥穗上为细末，每服三钱，生姜汤调下，有火者，陈茶调下。(《医学心悟·卷六》)

(5)辛夷消风散：辛夷、黄芩、薄荷、甘菊、川芎、桔梗、防风、荆芥、甘草、生地、赤芍。(《杂病源流犀烛·卷二十三·鼻病源流》)

【预后与转归】

1. 预后　本病及时正确治疗，多能治愈，预后良好。

2. 转归　治疗得当，可获痊愈。失治误治，则可转变为慢鼻渊；脓涕流入咽部，可致咽痹、咳嗽等；擤鼻方法不当，浊涕窜入耳窍，可致耳痹、脓耳；邪毒内窜袭脑，则可引发脑内严重症候。

【护理与预防】

1. 护理

(1)保持鼻腔通畅，以利浊涕排出。

(2)切忌捏住鼻翼用力擤鼻，以防浊涕四窜，变生他病。

(3)注意休息,多饮水。头痛甚时,可予对症治疗。

2. 预防

(1)锻炼身体,增强体质,预防感冒。

(2)患上呼吸道感染时,要积极治疗,以免并发本病。

(3)平素少食辛辣燥火、肥甘厚味之品及烟酒,以防湿热/实热内蕴。

【参考资料】

1. 2000年前参考资料见第1版,此略。

2. 王英,等. 针药并用治疗急性鼻窦炎48例. 陕西中医,2002,23(6):539

3. 张群. 甘露消毒丹治疗急性鼻窦炎临床观察. 湖北中医杂志,2004,26(8):36

4. 韩廷雨. 自拟愈渊通窍汤治疗急性鼻窦炎85例观察. 中国当代医学,2004,3(3):81

5. 刘谊,等. 白虎汤加味治疗急性鼻窦炎26例. 国医论坛,2006,21(6):7~8

6. 郭强中,等. 从急鼻渊治疗谈小柴胡汤的"守中"之法. 国医论坛,2008,23(5):19

7. 戴玉德,等. 自拟鼻渊方治疗急性上颌窦炎15例观察. 青海医学杂志,2008,38(5):46

第十五节 慢 鼻 渊

【概述】

1. 涵义　慢鼻渊是指鼻流浊涕,经久不愈为主要表现的一种慢性鼻窦疾患。多由急鼻渊失治转变而成,是鼻科临床常见病、多发病之一。任何年龄均可发病,尤以青少年为多见。类似于西医的慢性鼻窦炎。

2. 释名　本病又称脑漏、脑渗、控脑砂等。均是以其证候特征而命名的。《黄帝内经》认为脑渗为涕,故历代医家对鼻流浊涕,经久不愈者,皆认为与脑有关,并以脑漏等命名之。如《素问·解精微论篇》曰"泣涕者,脑也;脑者,阴也;髓者,骨之充也,故脑渗为涕"。

(1)脑漏:指鼻流浊涕,久而不愈者。如《寿世保元·卷六》有曰:"鼻流涕久而不愈乃成脑漏"。《疡科心得集·卷上》曰:"鼻渊者,鼻流浊涕不止,或黄或白,或带血如脓状,久而不愈,即名脑漏。"

(2)脑渗:《医学准绳六要》则称"脑渗"。《医方考·卷之五·鼻疾门》有曰:"风热在脑,伤其脑气,脑气不固,而液自渗也"。

(3)控脑砂:指鼻流浊涕,臭秽淋漓,头痛头晕,日久不愈者。如《医宗金鉴·外科心法要诀·鼻渊》曰:"鼻窍中时流浊涕……久而不愈,鼻中淋漓腥秽血水,头眩虚晕而痛者,必系虫蚀脑也,即名控脑砂"。《外科大成·卷三》亦曰:"鼻渊而兼脑痛者,名控脑砂",强调了鼻渊伴有头痛者才称控脑砂。《医学入门》简称"脑砂"。

3. 沿革　自《素问·气厥论篇》提出"胆移热于脑,则辛頞鼻渊"之说后,后世医家多从此说。至明代在理论上和治疗上都有明显突破。如《景岳全书·卷二十七·鼻证》说本病"新病者多由火热,久病者未必尽为热症,此当审查治之"。清《杂病源流犀烛·卷二十三·鼻病源流》曰:"其症鼻流浊涕,或稠涕若脓血,腥臭难闻,或流黄水,长湿无干,久必头眩,虚运不已",描述了慢鼻渊的证候特点及并发症。明清时期不少医家认为鼻渊甚难救治,如《赤水玄珠·卷三》认为鼻流浊涕必肾虚不能纳气归元,虚火上迫肺金所致,强调本病应尽早治疗,患者要"戒怒以养阳,绝欲以养阴,断煿炙,远酒面,以防作热。然后假之以良医,保肺为君,开郁顺气为臣,补阴养血为佐……是自慎以培其根,药饵以除其病",如此治疗,才"间有可愈者”。此类患者“鼻中淋沥腥臭血水，头眩虚晕而痛”(《医宗金鉴·外科心法要诀·鼻渊》)。从医家们所描述的症状及预后看，应属于鼻腔恶性肿瘤之类。

现代医著中，全国高等中医院校函授教材《中医耳鼻喉科学》在“鼻渊”章节中区分了急鼻渊和慢鼻渊；王德鉴《中医耳鼻咽喉口腔科学》则明确将急鼻渊和慢鼻渊分别论述。从而奠定“慢鼻渊”的现代病症学基础。

【病因病理】

1. 古代病因病理学说　明代以前多认为鼻渊由胆热所致，此后医家逐渐认识到鼻渊经久不愈者非只一因，肾虚、气虚、郁热等均能致病。如《证治要诀·卷十》中指出鼻渊不仅有胆热，还可由于肾虚：“涕或黄或白，或时带血如脑髓状，此由肾虚所生”。《景岳全书·卷二十七·鼻》提出髓海受损，气虚于上之说。《寿世保元·卷六·鼻病》则说：“鼻流涕，久而不愈，乃成脑漏，必因亏损元阳”。《疡科心得集·卷上》曰：鼻渊者“然究其原，必肾阴虚而不能纳气归元，故火无所畏，上迫肺金，由是津液之气不得降下，并于空窍，转为浊涕，津液为之逆流矣”。《医学摘粹·杂证要法·七窍病类》提出“土湿胃逆，浊气填塞于上”；《辨证录·卷三》有：“人有鼻塞不通，浊涕稠黏，已经数年……是肺经郁火”。总之，明清医家多认为鼻渊日久多为肾虚所致，而气虚、湿浊及肺热等亦可致病，从而完善了慢鼻渊的发病学说。

2. 现代病因病理学说　现代专著多将慢鼻渊归于虚证，如王德鉴《中医耳鼻咽喉口腔科学》认为本病的病因病理为肺、脾、肾三脏虚损。《中医耳鼻咽喉科临床手册》则提出了“邪热蕴肺，稽留不去”；“湿热稽留，痹阻鼻窦脉络”；“邪毒滞留，瘀阻鼻窦气血”；“肺脾气虚，邪滞窦窍”；“肝肾阴虚，虚火灼蚀”所致，从而打破了慢鼻渊属虚的观点，比较接近临床实际。《干氏耳鼻咽喉口腔科学》认为主要由肺气虚寒、肝胆郁热、脾虚内湿生痰、清阳不升、肾及髓海空虚五种病因所致。亦有临床报道认为本病乃虚实夹杂，或为痰浊、血瘀等有形之邪壅聚窦窍。

3. 临床病因病理　临床本病虚证虽多，实证亦不少，不可因其病程较长而概视为虚证，有失偏颇。

(1)痰浊阻肺：肺主宣发肃降。内外病邪犯肺，致肺宣降失司，水津不布，聚成痰浊，上壅窦窍，而成本病。

(2)肺经蕴热：急鼻渊失治，邪热不去，稽留肺经、鼻窍，肺失清肃，邪聚窦窍，留而不去，而发为慢鼻渊。

(3)肺脾气虚：素体气虚，或饮食不节，劳倦思虑太过，致肺脾之气受损，清阳不升，窦窍失养，无力逐邪外出，病邪滞留窦窍，日久不去，而为本病。

(4)肾阳亏损：肾为阳气之根本。若先天不足，久病伤肾，致肾阳亏损，窦窍失温，或鼻鼽失治，犯及窦窍，寒滞不去而病。

(5)气血瘀阻：急鼻渊失治，邪毒滞留，瘀阻脉络，气血运行不畅，窦窍肌膜渐而增厚，日久不愈，而成慢鼻渊之候。

(6)肝肾阴虚：急鼻渊失治，湿热火热稽留伤阴，或久病阴虚，耗及肝肾，阴虚火旺，上炎滞鼻，灼蚀窦窍而病。

【临床征候】

1. 发病情况　发病无明显年龄、性别、地域差异。常年可发病，一般秋冬季多发或加重。病变可发于一侧鼻窦、一对鼻窦，或多个鼻窦同时发病。

2. 病史　多有急鼻渊病史，或有上列牙慢性牙病、鼻鼽等病史。

3. 鼻流浊涕 为本病的主要症状之一。多为脓性或黏脓性，量时多时少，经久不愈。经鼻孔擤出或流至鼻咽部。流于鼻咽部，则表现为多痰。干性鼻渊可表现为少涕或无涕。

4. 鼻塞 可为单侧或双侧鼻塞，呈间歇性或持续性。

5. 头痛 一般为钝痛、闷痛，痛有定处，发作有一定时间规律。部分患者没有明显头痛。

6. 嗅觉减退 轻重不一。乃鼻膜肿胀，鼻窍阻塞或嗅器受损所致。

7. 鼻肌膜肿胀 检查见鼻内肌膜色红、淡红或暗红增厚，中鼻甲肥大或有息肉样变，鼻道有脓涕或黏脓涕。病变日久不愈者，亦可有中、下鼻甲萎缩。

8. 鼻窦检查 X线鼻窦拍片有鼻窦肌膜增厚，或有积脓、息肉等。病发于上颌窦者，穿刺可有脓液。

9. 全身症状 常见有神疲乏力，头昏，健忘，注意力不集中等。

【诊断与鉴别诊断】

1. 诊断依据 ①鼻流脓涕或黏脓涕，鼻塞，经久不愈；②中鼻甲肿胀，鼻道有黏脓涕；③鼻窦X线、CT检查示窦内黏膜增厚，窦腔密度增高，或有液平面；上颌窦炎者行上颌窦穿刺可冲洗出脓液。

2. 鉴别诊断 主要与鼻窒相鉴别。

鼻窒 亦可见鼻塞，有涕，嗅觉减退等症，但鼻涕量较少，呈黏液性，非脓性，多位于下鼻道，检查见下鼻甲肿胀明显，鼻窦拍片结果无异常。

【辨证施治】

1. 古代辨证施治观点 明以前治疗鼻渊多依《内经》胆热说论治，《景岳全书·卷二十七·鼻证》认为本病日久未必尽为热证，“若执用寒凉未免别生他病，其有漏泄既多伤其髓海，则气虚于上，多见头脑隐痛及眩运不宁等证，此非补阳不可，宜十全大补汤，补中益气汤之类主之。”明清时期医家多用补肾、健脾等法治疗本病，也有从痰浊、肺热论治者。《疡科心得集·卷上·辨鼻渊鼻痔鼻衄论》认为鼻渊属“肾阴虚而不能纳气归元，故火无所畏，上迫肺金”所致，治宜“滋肾清肺为君，开郁顺气为臣，补阴养血为佐，俾火息金清，降令胥行，气畅郁舒，清窍无壅，阳开阴阖，相依相附，脏腑各司乃职，自慎以培其根，药饵以治其病，间有可愈者”，“主治之方，如初期用苍耳散，久则六味地黄汤、补中益气汤、麦味地黄汤、加味逍遥散，酌而用之可也”。其对于慢鼻渊之辨治可谓论述精辟矣。

2. 现代辨证施治观点 20世纪90年代以前出版的专著与教材一般多从肺、脾、肾三脏虚损论治本病，但临床报道中单用补法的并不多见，多数作者采用攻补兼施之法，但也不乏从痰浊、郁热、血瘀等方面论治者。耿鉴庭《中医中药防治鼻病》总结归纳了清散畅鼻法、辛温燠鼻法、排脓清窍法、清气肃鼻法等治疗鼻渊的方法及相应的方药，并根据鼻膜颜色、鼻涕性状、窦内情况等加减变化，这种全身辨证和局部辨证相结合的方法深化了对鼻渊的认识。《中医耳鼻咽喉科临床手册》则将其辨证分为肺经蕴热证、湿热痹阻证、气血瘀阻证、肺脾气虚证、肝肾阴虚证五类证型，治疗分别采用黄芩汤、蠲痹通窍汤、通窍活血汤合苍耳散、参苓白术散、杞菊地黄汤加减论治，打破了传统的属虚证的辨证观念，较为实用。《干氏耳鼻咽喉口腔科学》则将其分为肺气虚寒、肝胆郁热、脾虚内湿生痰、清阳不升、肾及髓海空虚五证，治疗分别采用温肺止流丹、温卫汤；抑金汤、丹栀逍遥散；六君子汤、参苓白术散合二陈汤；补中益气汤、益气聪明汤；六味地黄丸、左归饮、大补阴丸等加减，其辨治可谓独具风格。

在临床报道方面，有学者认为“慢鼻渊非独虚寒证”，并结合临床将其从肺热、湿热、瘀血以及虚实夹杂证进行了论治。有报道将其分为肺脾气虚、脾肾阳虚、气血瘀阻三证，治疗采用扶正祛邪，健脾益肺温肾与通窍排脓并举；大量资料报道采用攻补兼施或单方治疗获效。

3. 辨证纲要 有关慢鼻渊的辨证纲要，在《基层中医临证必读大系・耳鼻咽喉科分册》中有所论述。该书不分急慢鼻渊，而将其辨证要点归纳为辨虚实、辨寒热、辨涕色、辨鼻黏膜色泽、辨头痛部位等五个方面，其中属于慢鼻渊内容者，亦无越肺脾肾虚寒之说。

慢鼻渊主要表现为流浊涕与鼻腔肌膜颜色的变化，故对其辨证主要应根据其涕液颜色与鼻腔肌膜的色泽进行。一般而言，鼻涕色黄，鼻腔肌膜色红者，多属热证实证；其中鼻涕白浊者，多数痰浊阻肺；涕黄量少者，多属肺经蕴热，量多者，多属湿热滞留；鼻腔肌膜暗红，涕量多少不一者，多属气血瘀阻；若涕液色白或清稀，鼻腔肌膜色淡者，多属虚证寒证，每见于肺脾气虚等。

4. 证治分类

(1)痰浊阻肺证

证候 鼻涕白浊，量多味腥，经久不止，鼻塞，头昏重；鼻膜肿胀，色淡红，鼻道有较多浊涕；可见咳嗽痰多色白，胸闷，舌淡红，苔白腻，脉滑。

证析 外邪袭肺，日久不去，致宣降失司，痰浊内生，上壅窦窍，故见鼻涕白浊，量多味腥，经久不止，鼻道多浊涕；痰浊上犯，清窍被蒙，故鼻膜肿胀，鼻塞，头昏重；痰浊阻肺，故见咳嗽痰多色白，胸闷等；舌质淡红，苔白腻，脉滑均为痰浊阻肺之征。

治法 化痰除浊，宣肺通窍。

方药 二陈汤合苍耳子散加减。方中主以半夏、茯苓燥湿化痰；辅以陈皮、甘草理气和中；白芷、辛夷、苍耳子、薄荷芳香化浊，宣通鼻窍。若鼻涕白黏量多、胸闷痰多者，可加葶苈子、厚朴、石菖蒲，瓜蒌等以化浊除涕。

(2)肺经蕴热证

证候 鼻涕黄黏量少，可流向鼻咽部，鼻塞，迁延不愈；鼻膜色红，鼻道积有黄稠涕。可有头昏痛、咽痒咳嗽，吐少量黄痰等症。舌尖红，苔薄黄，脉数实有力。

证析 肺经蕴热，冉冉上蒸，灼蚀窦窍肌膜，故见流黄黏涕，鼻膜色红，鼻道有黄稠涕；邪壅鼻窍，清窍不利，故鼻塞、头昏痛；肺失清肃，故咽痒、咳吐黄痰；舌尖红，苔薄黄，脉数有力均为肺经蕴热之征。

治法 清宣肺热，除涕通窍。

方药 辛夷清肺饮加减。方中以黄芩、石膏、栀子、枇杷叶清宣肺中蕴热；辛夷宣畅肺气，散邪通窍；升麻升清解毒；知母、百合、麦冬养阴清肺，以免肺热伤阴；甘草调和诸药。黄涕量多者，可加鱼腥草、皂角刺等清肺排脓；鼻塞甚者，可加苍耳子、白芷等宣肺通窍；咽痒咳嗽者，可加贝母、玄参、桑白皮等清肺利咽。亦可用黄芩汤、鼻舒乐饮加减。

(3)肺虚邪滞证

证候 鼻流黏涕，量多不止，色白不臭，或涕液清稀，鼻塞时轻时重，嗅觉减退，头部隐痛或胀闷不适；鼻膜色淡，鼻甲肿大，鼻道积有较多黏涕；平素易患感冒，遇风冷则病症加重，自汗恶风，气短乏力，咳嗽痰白，舌淡红，苔白，脉弱。

证析 肺气虚弱，抗邪无力，宣降失司，邪滞窦窍，故涕白质黏量多，或涕液清稀，鼻肌膜色淡不红，鼻甲肿大，鼻道有较多黏涕蓄积；邪滞鼻窍，清虚被阻，故鼻塞，嗅觉减退，头部隐痛或胀闷；肺虚卫外不固，故自汗恶风，易患感冒，遇风冷则病症加重；气短乏力，咳嗽痰白，舌淡红，苔白，脉弱等均为肺虚邪滞之征。

治法 补益肺气，祛邪通窍。

方药 温肺止流丹加减。方中主以人参、诃子、甘草补肺敛气；辅以桔梗、鱼脑石散结除涕；细辛、荆芥疏风散邪。可加辛夷、苍耳子、白芷等助通窍化浊之力；易患感冒者，合玉屏风散。肺气虚夹郁热，寒热夹杂，鼻涕色黄者，加黄芩、桑白皮以宣泄肺热。

(4)脾虚湿滞证

证候 鼻流浊涕，缠绵不愈，涕白黏稠，量多不臭，间或黄绿，鼻塞较重，嗅觉减退，头昏重痛；鼻膜色淡，中鼻甲肥大，或呈息肉样变，鼻道积有较多黏涕；可见面色萎黄，神疲乏力，肢体困倦，纳差便溏，舌淡胖，苔白或白腻，脉缓弱。

证析 脾虚运化失健，湿浊滞留窦窍，故鼻流浊涕，色白黏稠量多，无臭，缠绵不愈；湿性重着，阻遏阳气，故鼻塞较重，嗅觉减退，头昏重痛；脾虚气弱，鼻膜失养，故鼻膜色淡；湿浊结滞，则鼻甲肥大，或呈息肉样变；全身见症及舌淡胖，苔白或白腻，脉缓弱均为脾虚湿滞之征。

治法 健脾益气，祛湿通窍。

方药 参苓白术散加减。方中以党参、山药、莲子肉益气健脾；白术、茯苓、薏苡仁、扁豆渗湿健脾；砂仁醒脾和胃；桔梗宣肺排浊；甘草益气和中。头昏重痛者，加升麻、柴胡升清而清利头目；鼻塞重者，可加苍耳子、白芷、石菖蒲等芳香化浊通窍。若湿蕴化热，脾虚夹湿热，流涕黄稠，或黄黏如脓量多者，加黄芩、藿香、佩兰、车前草等以清热化湿除涕。本证亦可用补中益气汤合二陈汤、苍耳子散加减。若气血两虚，邪毒滞留者，亦可用托里消毒散加减，以益气养血，清透排脓。

(5)肾阳虚弱证

证候 鼻涕稀白，量多不止，鼻塞嗅减，鼻痒嚏多，每遇风冷则症状加重；鼻膜色淡，中鼻甲多有息肉样变，鼻窦肌膜肿厚，鼻道有较多清涕；形寒肢冷，精神萎靡，夜尿频多，舌质淡，苔白，脉沉细无力。

证析 肾阳虚衰，不能温化水液，寒水泛滥，从鼻而出，故鼻涕稀白，量多不止；邪壅窦窍，故鼻塞、鼻及鼻窦肌膜肿厚，色淡，嗅觉差；寒湿结滞，则见中鼻甲息肉样变；阳气虚损，易遭邪侵，故鼻痒嚏多，遇风冷则加重；全身见症及舌脉所见均为肾阳虚衰之征。

治法 温补肾阳，散寒通窍。

方药 济生肾气丸加减。方中主以六味地黄汤滋肾健脾，以资化源；附子、肉桂温肾壮阳；辅以牛膝、车前子补肾利水。涕多难止者，可加金樱子、五味子、芡实等补肾固摄；鼻塞不通者，可加辛夷、苍耳子、细辛等宣通鼻窍。

(6)气血瘀阻证

证候 鼻涕白黏或黄稠如脓，鼻塞较甚，头昏沉闷痛，痛无定时，迁延不愈；鼻腔肌膜暗红增厚，鼻道内积有脓涕，窦腔肌膜增厚明显，舌暗红或有瘀点，脉细涩。

证析 邪毒滞留于鼻腔窦窍，腐灼肌膜，故见流涕如脓，或黄或白，鼻道内积有脓涕，病变迁延不愈；气血瘀阻，鼻脉不畅，故鼻塞较甚，鼻腔、窦窍肌膜增厚、暗红；鼻窍脉络不畅，清窍不利，故头昏闷痛，痛无定时；舌暗红或有瘀点，脉细涩亦属气血瘀阻之征。

治法 活血化瘀，通窍除渊。

方药 通窍活血汤加减。方中主以桃仁、红花、川芎、赤芍活血化瘀，疏通脉络，以导滞通窍；辅以麝香芳香通窍，老葱、姜、枣调和营卫，合方共有活血化瘀，通络开窍之力。如白黏鼻涕多者，加茯苓、泽泻、薏苡仁以化湿除渊；黄稠脓涕多者，加黄芩、车前草、丝瓜络、藿香以清热化湿；鼻塞甚者，加苍耳子散以芳香通窍。

(7)肝肾阴虚型

证候　鼻流浊涕，量少或无涕，嗅觉减退，头脑空痛，颠顶后枕尤甚，或头痛隐隐、绵绵不止，午后加重；鼻肌膜微红微肿，或中、下鼻甲萎缩，鼻窦肌膜增厚或萎缩；头晕耳鸣，健忘失眠，手足心热，腰膝酸软，舌红少苔，脉细或细数。

证析　肝肾阴虚，窦窍失养，兼以虚火上炎，灼蚀窦窍，故见鼻流浊涕，鼻肌膜微红微肿，或中鼻甲、或下鼻甲、或鼻窦肌膜萎缩；邪毒滞留鼻窦，则鼻窦肌膜增厚；阴虚化源不足，清窍失养，故见涕少或无涕，头脑空痛，或头痛隐隐，绵绵不止，午后加重；肝肾阴虚，虚火上炎，故见头晕耳鸣，健忘失眠，手足心热，腰膝酸软；舌红少苔，脉细或细数亦属肝肾阴虚之征。

治法　滋补肝肾，降火止渊。

方药　杞菊地黄汤加怀牛膝、旱莲草。方中以杞菊地黄汤滋补肝肾，益水之源；加怀牛膝、旱莲草清降虚火；若心烦失眠者，加麦冬、枣仁以清心安神；若鼻流黄黏脓涕，量多味臭，舌嫩苔黄腻者，为阴虚夹有湿热，加薏苡仁、车前子、藿香以清化湿热；鼻下甲萎缩明显者，加制首乌、阿胶以益精养血复萎。

【外治疗法】

1. 古代外治疗法述要　古代用外治法治疗本病的记载不多，主要有熏鼻嗃鼻等方法，如《张氏医通・七窍门下・鼻》载：老少年阴干，在茶壶内烧烟，以壶嘴向鼻熏之，左漏熏右，右漏熏左；或用石首鱼脑煅过，和生白矾、脑麝嗃之。

2. 现代外治法研究述要　因鼻窦开口小，外治药物不易进入窦内发挥疗效，故单独用外治法治疗本病的报道极少。外治法多作为辅助治疗，用以改善鼻腔通气，有利鼻涕排出。临床最常用的是滴鼻法，吹鼻、雾化吸入等方法；此外，行上颌窦穿刺洗尽窦内浊液后注入中药制剂，或在上颌窦根治术后用中药灌洗窦腔，可使药物直达病所，对病发于上颌窦者不失为一种有效的方法。

3. 外治法应用

(1)滴鼻法：可选用滴鼻灵、鱼腥草液、辛夷液、鹅不食草液等，滴鼻，每侧 2～3 滴，每日 3～4 次。

(2)吹鼻法：可用冰连散、苍耳散等，吹入鼻内，每日 3～4 次。

(3)雾化吸入：用苍耳子散为基本方，白涕加诃子，黄涕加夏枯草，头痛重加菊花、蔓荆子，鼻塞重加石菖蒲，属寒加荆芥、防风、羌活、细辛；属热加鱼腥草、龙胆草、连翘、黄芩、栀子；清阳不升加藿香、桔梗、升麻、柴胡。将以上药物加水煎取汁，雾化吸入，每日 2 次，每次 10～20 分钟，10 日为 1 疗程。亦可用鱼腥草注射液、清热解毒注射液、复方丹参注射液等兑入薄荷冰少许进行超声雾化吸入等。

(4)上颌窦穿刺：适用于上颌窦积脓者。按常规方法行上颌窦穿刺，以生理盐水洗尽窦内脓液，注入鱼腥草液、黄连液或庆大霉素等，每周 1～2 次。

【针灸疗法】

1. 古代记载　古代对本病重症多用灸法，如明・杨继洲《针灸大成・卷八》治疗久病流涕不禁，灸百会。《证治准绳・杂病・鼻》：“灸法，囟会在鼻心直上入发际二寸，再容豆是穴，灸七壮。又灸通天，在囟会上一寸两傍各一寸，灸七壮，左臭灸左，右臭灸右，俱臭俱灸”。《景岳全书・卷二十七・鼻》：“灸法，上星三壮七壮治浊涕；迎香治鼻塞多涕；合谷并治鼻流臭秽”。《外科大成・卷三》：“鼻渊服药罔效者，唯灸上星穴五壮即愈”。《针灸大全》治鼻渊方：列缺、曲差、上星、百会、风门、迎香。以上用穴至今仍有指导意义。

2. 现代研究　针灸可减轻或治愈本病，但因疗程较长，患者难以耐受、坚持完成疗程，故现代用针灸治疗本病的临床报道较少。

3. 临床应用

(1)体针：选手太阴肺经、手阳明大肠经及局部穴位，如列缺、合谷、迎香、鼻通、印堂、风池等，每次 2～3 穴，平补平泻，每日 1 次，7 次为 1 疗程。

(2)耳针：选肺、鼻、额等穴，间歇捻转，留针 20～30 分钟，或埋针、贴压王不留行籽。

(3)穴位注射：选体针穴位，注入当归注射液等，每穴 0.2～0.5ml，隔日 1 次。

(4)灸法：取迎香、上星、前顶等穴，悬灸 10～20 分钟，以局部皮肤潮红为度，每日 1 次。

【按摩导引疗法】

生附子为末，煨葱涎和如泥，夜间涂涌泉穴。(《张氏医通·七窍门下·鼻》)

【物理疗法】

应用物理疗法治疗本病较多，如激光、置换疗法、超短波等，可参急鼻渊。

【专病专方】

1. 现代专病专方

(1)辛夷苍耳汤：辛夷花、苍耳子、白芷、藁本、川芎各 12g，桔梗、木通各 10g，葱白 3g，甘草 6g。加减：肺经风热加黄芩 15g，杭菊、金银花各 10g；胆经郁热加柴胡 12g，龙胆草、栀子各 15g；脾胃湿热加黄芩 15g，茵陈、薏苡仁各 30g，茯苓 20g。煎服，每日 3 次，10 日为 1 疗程。煎药时可吸入药物蒸汽，并用少量药汁洗鼻。(《中国中西医结合耳鼻咽喉科杂志》1998，6(4)：209)

(2)清窦汤：辛夷花、苍耳子、金银花、黄芩、蚤休、浙贝、川芎各 12g，白芷 6g，桔梗 9g，生薏苡仁 30g。加减：流黄浊涕量多加龙胆草、鱼腥草、车前子；有虚象加生黄芪、党参、白术、茯苓；头痛加蔓荆子、白蒺藜。每日 1 剂，水煎服，5 剂为 1 疗程。(《实用中西医结合杂志》1998，11(7)：657)

(3)脑石夷芷散：黄鱼脑石 20 粒，辛夷、白芷各 100g，焙干，研末，口服，每次 5g，每日 2 次，另用少许吹鼻。(《浙江中医杂志》，1998，33(12)：559)

(4)苍辛芎丹汤：苍耳子、辛夷各 15g，川芎、丹参各 30g。水煎服。(《时珍国药研究》，1997，8(3)：267)

(5)肃窦散：梅片 3g，丝瓜叶粉 30g。共研细末，每用少许，吸入鼻腔。(《中医中药防治鼻病》)

2. 古代专病专方

(1)定风饼子：天麻、川乌去皮尖、南星、半夏、川姜、川芎、白茯苓、生甘草各等份。上细末，生姜汁为丸，如龙眼大，作饼子，生朱为衣，每服一饼，细嚼，热生姜汤下，不拘时候。(《普济本事方·卷一》)

(2)治鼻渊方：南星、半夏、苍术、白芷、神曲、酒芩、辛夷、荆芥。上水煎，食后服。(《丹溪心法·卷四》)

(3)治脑漏验方：人参、白术、川芎、当归各一钱，黄芪、防风各七分，陈皮八分，白芷、木通各五分，辛夷四分，细辛、升麻、炙甘草各三分，水煎食后半饱服。

又方：川芎二钱，防风一钱二分，白芷、荆芥穗、黄芩、石膏各一钱，细辛、升麻、木通各七分，藁本、桔梗各五分，甘草三分。末之，每七钱加煅过黄鱼脑中骨三钱，茶清调下。虚人加人参、麦门冬。(《证治准绳·七窍门下·鼻渊》)

(4)奇授藿香汤:藿香连枝带叶者五钱,水一碗,煎七分,加公猪胆汁一枚和匀,食后通口服之。(《外科正宗·卷四·脑漏》)

(5)清化饮:芍药、麦冬各二钱,丹皮、茯苓、黄芩、生地各二至三钱,石斛一钱。水一盅半,煎七分,远食温服。(《景岳全书·卷二十七·鼻证》)

(6)脑漏秘方:丝瓜藤三五尺许,烧存性,为细末,酒调服。(《景岳全书·卷二十七·鼻证》)

(7)探渊丹:辛夷一钱,当归五钱,麦冬二两,茯苓三钱,黄芩二钱,白芍一两,天花粉三钱,生地五钱,桔梗二钱。水煎服。(《辨证录·卷三·鼻渊门》)

【预后与转归】

1. 预后　本病病程较久,短时间治疗不易取效,须坚持治疗才可望痊愈。

2. 转归　耐心坚持治疗,多数能够治愈。失于治疗者,常致精神萎靡,失眠健忘,工作、学习效率低下;流入咽喉,可致咽部不适,咳嗽吐痰;擤鼻方法不当,浊涕窜入耳内,可引发耳部病症。

【护理与预防】

1. 护理

(1)及时清除鼻内浊涕,保持鼻腔通气。

(2)冬季注意保暖,以防感冒,加重病情。

(3)进行适当的户外活动,呼吸新鲜空气。

2. 预防

(1)积极治疗急鼻渊,防止病情迁延,发为本病。

(2)患本病后注意及时、正确的治疗,以免引发他病。

(3)坚持积极的体育锻炼,增强体质,提高机体抗病能力。

【参考资料】

1. 2000年参考资料见第1版,此略。
2. 牛生录,等. 辨证治疗鼻渊340例. 陕西中医,2003,24(9):798~799
3. 柴峰. 慢鼻渊的辨证论治. 四川中医,2003,21(10):6~7
4. 李兰,等. 托里消毒散治疗小儿鼻渊心得. 新疆中医药,2005,23(6):50~51
5. 傅宇飞. 补中益气汤加味治疗慢性鼻渊28例疗效观察. 中国社区医师,2007,6(23)43
6. 袁得材,等. 祛湿通窍法在慢鼻渊中的应用. 甘肃中医,2007,20(9):3~4
7. 杨宇华. 中医药治疗慢性鼻窦炎复方分析和证治规律研究. 河北中医,2007,29(2):175~177
8. 魏炯洲,等. 慢性鼻窦炎证治的探讨. 浙江中医杂志,2009,44(5):370

第十六节　鼻　息　肉

【概述】

1. 涵义　鼻息肉是指鼻内生有肉样赘生物,状若荔肉或石榴子样,妨碍呼吸的一种鼻病。本病多继发于鼻渊、鼻鼽患者,任何年龄均可发病。西医与之同名。

2. 释名　鼻息肉又称鼻痔、鼻赘、鼻肿肉蝼蛄、鼻肿肉块等。

(1)鼻息肉、鼻瘜肉:《释名》:"息,塞也,塞满也"。因此,"鼻息肉"的本意为鼻腔内塞满赘肉。《圣济总录·卷一百一十六》说:"(鼻息肉)附著鼻间,生若赘疣,有害于息,故名息肉"。《济生方·鼻门》称"鼻瘜肉"。《脉因证治·卷下》称"息肉"。《丹溪心法·卷四》称"鼻中息肉”,还有称“鼻塞肉”、“齆鼻息肉”、均为“鼻息肉”的通假或缩写、别称。

(2)鼻痔、痔珠:痔,内疮也,息肉生于鼻内,故名鼻痔。宋《类编朱氏集验方》有“鼻痔”之称。《疡科心得集·卷上·辨鼻渊鼻痔鼻衄论》曰:“鼻痔者,鼻内瘜肉,结如榴子,渐大下垂,或时缩进,或时垂出,闭塞孔窍,使气不得宣通”。《医学心悟·卷六》亦说:“鼻痔,鼻生息肉也”。《医学入门》又称“痔珠”。

(3)鼻赘、鼻肿肉赘、鼻中肉蝼蛄、鼻中肉块:《冯氏锦囊秘录》称“鼻赘”。《韩氏医通》称“鼻中肉赘”。《儒门事亲》称“鼻中肉蝼蛄”。《鲍氏验方新编》称“鼻中肉块”。

3. 沿革 《灵枢·邪气脏腑病形》最早提出了鼻息肉之名,其曰:“肺脉……微急为肺寒热,怠惰,咳唾血,引腰背痛,若鼻息肉不通”。若鼻息肉不通,即像鼻息肉一样,致使鼻塞不通,可见当时已经有鼻息肉之病了,并对其引起的鼻塞症状亦有所认识。隋《诸病源候论·卷二十九·鼻病诸候》首次将“鼻息肉”作为病名,并设有“鼻息肉候”专论,论述了本病的病因病理。唐《备急千金要方》收载了本病的内服方3首、外治方8首及灸法,说明当时对本病已很重视,治疗方法也较丰富,这些对后世有很大影响。此后历代综合性医籍对本病多有记述,在病因病理及治疗方法上不断完善。明清时期,又将其称为“鼻痔”。如明《外科正宗·卷九·鼻痔第五十二》不仅使用了鼻痔病名,而且最早记载了鼻息肉摘除术,实为鼻息肉治疗史上的一个里程碑,现代鼻息肉手术器械及方法都是在此基础上发展起来的。明清时期其他医著大多对于鼻痔均有所论述。但在某些古籍中描述鼻息肉的形态如枣、如枣核,可能是将肥大的鼻甲或鼻腔肿瘤误认为息肉,参阅时宜加注意。

现代医著中,中医耳鼻咽喉科教材及专著中均称其为鼻息肉,都有专门章节论述本病,并在病症学上达到了广泛的共识。

【病因病理】

1. 古代病因病理学说

(1)风寒伤肺学说:《诸病源候论·卷二十九·鼻息肉候》说:“肺脏为风冷所乘,则鼻气不和,津液壅塞而为齆,冷搏于血气,停结鼻内,故变生息肉”。《太平圣惠方》、《圣济总录》等也从此说。

(2)内热外寒学说:《医旨绪余·上卷·鼻齆》:“痔珠、息肉之类,皆由积久,燥火内燔,风寒外束,隧道壅塞,气血升降被其妨碍,浇培弥厚,犹积土而成阜也”。《证治准绳》等也从其说。

(3)风湿、湿热郁滞学说:《丹溪心法·卷四》说:“鼻中息肉,胃中有食积,热痰流注”。《本草纲目·卷四》说:“阳明湿热生息肉”。《疡科心得集·卷上·辨鼻渊鼻痔鼻衄论》曰:“此由肺气不清,风湿郁滞而成。夫鼻孔为肺之窍,为呼吸之门户,其气上通于脑,下行于肺,肺气壅盛,一有阻滞,诸病生焉,故有鼻痔之患”。

(4)肺经郁热学说:《明医指掌·卷八》说:“鼻疮、鼻痔、鼻痈者,皆肺热所致,但有深浅不同,日久不已,结成息肉”。《古今医统》说:“肺脏热邪壅滞,上焦郁热,伏留不散,而成齆息之患矣”。《医学入门·卷四》说:“鼻痔者,肺气热极,日久凝浊,结成息肉。”

(5)热滞阳明学说:《景岳全书·卷二十七·鼻证》:“鼻齆息肉阻塞清道,虽鼻为肺窍,而其壅塞为患者,乃经络肌肉之病。此实阳明热滞留结而然”。

(6)六淫七情所伤学说:《三因极一病证方论·卷十六》说:“七情内郁,六淫外伤,饮食劳倦,致清浊不分,随气壅塞,遂为清涕、鼻洞浊涕、脑丝、衄血、息肉”。《疮疡全书·息肉》说:“鼻孔中息肉名曰鼻痔,皆由六气七情所感而生”。

2. 现代病因病理学说　第四、第五版高等医药院校教材《中医耳鼻喉科学》认为多因肺经湿热，壅结鼻窍所致；全国高等中医院校函授教材《中医耳鼻喉科学》提出肺胃湿热熏蒸、肺经寒湿凝聚的病因病理；王德鉴《中医耳鼻咽喉口腔科学》也认为是肺气虚寒、湿热郁滞。《干祖望中医五官科经验集》则归咎于湿热、湿浊和脾虚湿盛；《中医耳鼻咽喉科临床手册》认为病因病理有四：一是肺经蕴热，瘀热互结；二是痰湿上犯；三是湿热熏蒸；四是肺脾气虚，寒湿滞留。总之，现代资料中，大多将鼻息肉的发病归属于湿邪，或湿热，或寒湿，而肺、脾虚弱往往是发病之本源。

3. 临床病因病理

(1)寒湿凝聚，留结鼻窍：鼻鼽失治，或素体肺脾气虚，寒湿滞留鼻窍，壅遏气机，致肌膜肿胀，日久成形而发为息肉之患。

(2)湿热蕴积，蒸结鼻窍：感受外邪，内蕴于肺，或鼻渊失治，湿热稽留；或饮食不节，脾胃受损，湿热内生，以致湿热循经上蒸，蕴积鼻窍，日久变生息肉。

(3)痰瘀互结，结滞鼻窍：鼻病日久不愈，邪滞不去，或恣食肥甘，过食生冷，痰浊内生，阻滞气血，日久生瘀，以致痰瘀互结，留结鼻窍而变生息肉。

【临床征候】

1. 发病情况　多发于成年人，儿童发病率约为 0.1%，成人发病率 0.1%～2%，男性多于女性，无明显季节、地域、民族差异。

2. 病史　多有慢鼻渊、鼻鼽等疾病史。流行病学调查表明，36%的阿司匹林耐受不良患者、20%的囊性纤维病患者、7%的支气管哮喘患者并发鼻息肉。

3. 鼻塞　是其主要症状。表现为鼻塞逐渐加重，持续不解，可为单侧或双侧，严重者须张口呼吸，讲话时鼻音重；嗅觉减退或丧失；鼻涕多。

4. 鼻腔息肉　鼻腔可见单个或多个白色、灰白色或淡红色、半透明的肉样或脂肪样赘生物，状如荔枝肉，表面光滑，触之柔软，可推动，不易出血。多发性或巨大息肉可致鼻梁隆起如"蛙鼻"状。

5. 全身症状　常有头昏头痛，耳鸣、听力下降等。

【诊断与鉴别诊断】

1. 诊断依据　①渐进性、持续性鼻塞；②鼻腔可见白色、灰白色或淡红色、半透明的赘生物，光滑、柔软；③病理检查有助确诊。

2. 鉴别诊断　应主要与鼻菌、鼻咽红丝瘤、鼻瘤等相鉴别。

(1)鼻菌(鼻腔恶性肿瘤)：单侧进行性鼻塞，鼻腔可见新生物，质地较硬，不光滑，不活动，常有少量出血。多发于 40 岁以上者，活检可确诊。

(2)鼻咽红丝瘤：渐进性鼻塞，鼻腔后部可见新生物，光滑，较硬，不活动，红色，易出血。多发于 10～25 岁男性。

(3)鼻瘤(鼻腔内翻性乳头状瘤)：外形似息肉，可单发或多发，表面较粗糙，质软，手术中易出血，术后易复发，并可恶变。肉眼观察不易与息肉鉴别，故应重视病理检查，以防误诊。

【辨证施治】

1. 古代辨证施治观点　《备急千金要方・卷六・鼻病》用羊肺散治疗肺脏风冷所致之鼻息肉，开本病内治之先河，但在此后相当长的年代里没有大的进展。《丹溪治法心要・卷五・鼻第八十三》认为："鼻息肉，胃中有食积，热痰流注，治本当消食积"，但未载方药。《医学入门・卷四・鼻》分两型治疗：肺气热极型，防风通圣散加味；食积热痰型，苍耳丸内服外敷。清代《杂病源流犀烛·卷二十三》分四型治疗：食积热痰，用星夏汤；肺气热极，用黄连清肺饮加味；风热郁肺，用辛夷消风散、黄芩清肺饮、辛夷荆芥散；湿热蒸肺，用泻白散。《外科正宗·鼻痔第五十三》认为属"肺气不清，风湿郁滞"，治疗宜"内服辛夷清肺饮"。《疡科心得集·卷上·辨鼻渊鼻窒鼻衄论》亦认为属"肺气不清，风湿郁滞"，治疗"宜内服辛夷散、辛夷清肺饮"。并告诫"宜慎起居，节饮食，庶不致再发"。《外科证治全书·卷二·鼻部证治》认为属"厚味拥湿热蒸于肺门，如雨霁之地突生芝菌也。内服加味泻白散，外用黄白散点之，戒酒腥暴怒"。从上述古代医家所论来看，从湿热论治为其一致观点，其病位在肺，治疗主要以清肺经湿热为主。

2. 现代辨证施治观点　现代医籍及临床报道多认为鼻息肉的形成与湿邪关系密切，故治疗也多从治湿入手，属湿热者，清热利湿，属寒湿者，温阳化湿。如全国高等医药院校试用教材《中医耳鼻喉科学》用清肺宣气，泻湿散结法，方用辛夷清肺饮加味；全国高等医药院校教材《中医耳鼻喉科学》在前版的基础上增加了加减法；全国高等中医院校函授教材《中医耳鼻喉科学》采用清肺胃热，利湿热散结和温肺升阳，散寒解凝法，分别用辛夷清肺饮和温肺汤。《干祖望中医五官科经验集》指出本病的治疗原则为升清化浊，采用清热化湿，利湿化浊和健脾化湿法，分别用黄芩汤、平胃散、六君子汤等方剂。《中医耳鼻咽喉科临床手册》将其辨证分为肺经瘀热、痰湿结聚、湿热积结、肺脾气虚四证，分别采用黄芩清肺饮、导痰汤、蠲痹通窍汤、补中益气汤合二陈汤加减论治。有关鼻息肉采用辨证治疗的报道不多。有人将本病分为肺经蕴热、痰瘀结聚、肺脾气虚三证，采用内外兼治的方法获效。

3. 辨证纲要　主要是根据息肉的色泽，涕液的颜色等辨别其寒热虚实。如鼻膜色淡或苍白，息肉灰白色，似荔枝肉，鼻道有清涕或白黏涕者，多属寒湿凝聚；鼻膜色红，息肉淡红色，鼻道有稠脓涕者，多属湿热之邪停聚鼻腔等。

4. 证治分类

(1)寒湿凝聚证

证候　渐进性或持续性鼻塞，嗅觉减退或丧失，涕清稀或白黏，可有鼻痒多嚏；鼻膜色淡或苍白，息肉色白如脂，似荔枝肉；可有头昏头重，痰多，身重等症，舌质淡，苔白或白腻，脉虚缓。

证析　寒湿滞留，停着鼻窍，日久成形，故鼻腔有息肉及清涕；息肉渐大，则鼻塞渐重，息肉壅塞鼻窍，则鼻塞持续不解，嗅觉丧失；寒湿为患，故息肉及鼻膜色白不红；全身证候及舌质淡，苔白或白腻，脉虚缓均为寒湿内盛之征。

治法　温肺健脾，祛湿通窍。

方药　参苓白术散合玉屏风散加减。方中主以黄芪、党参、山药、莲子肉补益肺脾之气；辅以白术、茯苓、扁豆、薏苡仁健脾渗湿；防风走表祛风；桔梗载药上行，宣肺利气；砂仁和胃醒脾，甘草益气和中；合而奏有健脾益肺，祛湿消息通窍之能。若鼻塞甚者，加辛夷、苍耳子等宣通鼻窍；喷嚏流涕者，可加五味子、乌梅等收敛止涕。

(2)湿热蕴积证

证候　渐进性或持续性鼻塞，嗅觉减退，涕液黄稠；鼻膜色红，息肉淡红色，鼻道有稠脓涕；可有头痛头胀，脘闷纳呆，腹胀等症，舌质红，苔黄腻，脉滑数。

证析　湿热蕴结，循经上蒸，稽留鼻腔，日久积聚成形，故见鼻腔息肉，鼻塞嗅减；涕液黄稠；湿热为患，故鼻膜及息肉色红；湿热上犯，蒙蔽清窍，故见头痛头胀；湿热留滞，阻脾运化，故脘闷纳呆，腹胀等；舌质红，苔黄腻，脉滑数均为湿热内蕴之征。

治法 清热利湿,散结消息。

方药 辛夷清肺饮加减。方中主以黄芩、栀子清热利湿;辅以石膏、知母清利脾胃之热;辛夷、枇杷叶清宣肺热而通窍;甘草、升麻解毒祛邪;百合、麦冬养阴生津。若息肉大者,可加车前子、浙贝母、海藻等助祛湿散结;黄脓涕多者,可加鱼腥草、败酱草等以清热除涕;头昏痛者,可加蔓荆子、白芷等清利头目;津伤不甚者,可去百合、麦冬。

(3)痰瘀互结证

证候 鼻塞较甚或持续不减,鼻涕黏稠量多,嗅觉减退,鼻膜暗红或淡暗,息肉灰白或灰暗,经久不消,头重闷痛,咳痰量多,色白或黄,胸闷,舌暗红或有瘀点,苔白,脉细涩或迟缓。

证析 痰瘀互结,留滞鼻腔,变生息肉,阻塞窍道,故见持续鼻塞,鼻黏膜暗红,息肉灰暗,经久不消;痰浊偏甚,则鼻涕黏稠量多,鼻黏膜淡暗,息肉灰白;痰瘀结滞,清阳不升,则头重闷痛;痰浊阻肺,则咳痰量多,色白或黄;痰瘀阻滞气机,则胸闷;舌脉所见均属痰瘀互结之征。

治法 除痰活血,散结消息。

方药 导痰汤合桂枝茯苓丸加减。其中以导痰汤除化痰湿而散结;合桂枝茯苓丸温化痰湿,活血通脉,散结消息。两方合用,共达除痰活血,温通鼻窍,散结消息之功。若鼻塞甚者,合苍耳散以芳香鼻窍;若肺气虚弱,少气懒言,自汗恶风,易感冒者,合用玉屏风散、温肺止流丹加减,以益气补肺固表;脾胃虚弱,身倦乏力,纳差便溏者,合用参苓白术散或补中益气汤加减,以健脾益气。

【外治疗法】

1. 古代外治疗法述要 本病的病理特点是息肉壅塞鼻窍,妨碍呼吸,去除息肉,即可改善鼻通气,取效快捷。故历代医家都十分重视本病的外治法,积累了丰富的经验。现存最早收载治疗鼻息肉方法的大型方书《备急千金要方·卷六·鼻病》所载11首治疗鼻息肉的方剂中,外治法就占了8首,采用塞鼻法为主,也用了吹鼻法。此后医籍中关于鼻息肉的治疗方药中,外治法都占很大比例。多用具有腐蚀赘肉,祛湿敛疮,通窍解毒等药物点鼻、塞鼻、吹鼻、涂敷,以消除息肉。常用方有硇砂散、通草散、轻黄散、蝴蝶散、瓜丁散、苍耳散等,有些至今仍在使用。《丹溪治法心要·卷五·鼻第八十三》介绍"外以胡蝶矾二钱、细辛一钱、白芷半钱,纳鼻中,每用少许"。《外科正宗·卷四·鼻痔》除介绍了"外以硇砂散逐日点之,渐化为水乃愈"的方法外。尚记载了"取鼻痔秘法":"先用茴香草散连吹二次,次用细铜箸二根,箸头钻一小孔,用丝线穿孔内,二箸相离五分许,以二箸头直入鼻痔根上,将箸线绞紧,向下一拔,其痔自然拔落。置水盆中观其大小,预用胎发烧灰同象牙末等分吹鼻内,其血自止,戒口不发"。这段短文论述了术前用药、手术方法、术后止血及防止复发,这与今天所用鼻息肉摘除术颇为相似,是对鼻息肉手术治疗的一个重大贡献。

2. 现代外治法研究述要 现代外治法在鼻息肉的治疗中仍占主要地位,除手术疗法外,还有用散剂吹鼻、药液点涂、栓剂塞鼻、膏剂涂鼻、药汽吸入等方法。如《中医耳鼻咽喉科临床手册》介绍的外治法具有代表性。其曰:"用消息灵、或硇砂散吹息肉处,或用吸收性明胶海绵裹药塞放于息肉处"。"鼻塞,用鼻炎灵滴鼻";"用当归注射液、复方丹参注射液合地塞米松2mg注射于息肉内,每次1～2ml,隔日1次"。对于"诸法不效,可行息肉摘除术或激光手术治疗"。

临床报道资料中,亦有运用外用药,或外治加内服药物而获疗效者。如《中医五官科外治法》综合近年来报道的外治法,介绍有吹药法:藕节冰片散等;涂药法:鼻息肉栓剂、明矾散等;塞鼻法:消息散、鼻痔栓等方法与方药。除报道运用药粉吹、塞鼻法外,运用消痔灵注射液行息肉注射亦是报道较多的外治方法。另有报道手术摘除配合内服、外用中药治疗,对于术后防止复发有较好效果。

3. 外治法应用

(1)吹鼻法:用硇砂散,消息灵或瓜蒂、细辛等份研末。每用少许,吹息肉上,日 2～3 次。

(2)点涂法:取鸦胆子油,或硇砂散点息肉上,每日 1～2 次。或用苦丁香、甘遂各 18 克,青黛、草乌、枯矾各 3 克,共研细末,麻油调和,涂息肉上,每日 1 次。

(3)塞鼻法:用消息灵或硇砂散绵裹,或用吸收性明胶海绵裹药塞于息肉根部,每次塞用 30 分钟,日塞 2 次。

(4)蒸汽吸入法:用苍术、白芷、石榴皮各 10g,浓煎,吸入蒸汽,每次 10～15 分钟,每日 1～2 次。亦可用苍耳散煎水后加薄荷霜少许行超声雾化吸入。

(5)注射法　用消痔灵注射液 2～3ml,注射于息肉上,3 日 1 次。

(6)手术法　息肉较大,经内外治法效果不佳者,可行息肉摘除术。术后在息肉根部涂以消息灵或鸦胆子油,以防止复发。

【针灸疗法】

古代资料中,《备急千金要方・卷六・鼻病》有:灸上星三百壮。又灸夹上星两傍相去三寸各一百壮。《景岳全书・卷二十七・鼻证》有:灸囟会,七壮。《针灸大成・八卷・鼻口门》曰:鼻有息肉,迎香。

现代文献中,20 世纪 60 年代曾有些用针灸法治疗鼻息肉的临床报道,现代此类报道已不多见。

临证可选太渊、上星、列缺、合谷、迎香、足三里等穴位,每次 2～3 穴,用泻法,每日 1 次。

【按摩导引疗法】

古医籍中有用导引法治疗鼻息肉的记载,如《养生方・导引法》:"东向坐,不息三通,以手捻两鼻孔,治鼻中息肉。"现代少见此类报道。

【物理疗法】

(1)微波治疗:用微波在鼻息肉处烧灼,一般 1 次即可消除息肉。

(2)激光治疗:息肉较小者,可用凝固汽化法,用 Nd:YAG 或 CO_2 激光治疗仪,将光导纤维插入息肉根部,功率 30～40W;息肉较大、充满鼻腔者,可先行手术摘除,再以激光处理基底部,减少复发机会。

(3)电离子治疗:有报道用电离子手术治疗机治疗鼻息肉,疗效较好。

【专病专方】

1. 现代专病专方

(1)鼻痔栓:甘遂、白芷、公丁香各 10g,生草乌、青黛各 3g,枯矾 12g。麻油调,制成栓状,贴息肉上,每日 1～2 次,1 周后改为每日 1 次。(《江苏中医》,1994,15(11):20)

(2)明矾散加味:明矾 30g,甘遂 3g,白降丹 0.6g,雄黄 1.5g,辛夷、薄荷各 6g,研末外用。(《中医外治杂志》2003,12(4):44)

(3)苦丁香、青黛各 10g,甘遂 18g,枯矾 3g,研面,麻油调涂息肉处。(《中医耳鼻咽喉科临床手册》)

(4)藕节冰片散:藕节数个,洗净焙干研末,加冰片适量,共研细面。喷息肉处,日 4～5 次。(《中医五官科外治法》)

(5)鼻息肉栓剂：瓜蒂、硼砂各 15g，枯矾 12g，甘遂、海螵蛸、五倍子、白芷、天竺黄各 10g，桂枝 6g，细辛 5g。共研细面，食油或牙膏调。置于息肉根部。日 1～2 次。(《中医五官科外治法》)

2. 古代专病专方

(1)硇砂散：硇砂一钱，轻粉三分，冰片五厘，雄黄三分。上共为末，用草秸咬毛蘸药勤点痔上，日用五六次。(《外科正宗·卷四·鼻痔》)

(2)回香草散：回香草、高良姜等分为末，吹鼻。(《外科正宗·鼻痔》)

(3)辛夷消风散：辛夷、黄芩、薄荷、甘菊、川芎、桔梗、防风、荆芥、甘草、生地、赤芍。(《杂病源流犀烛·卷二十三》)

(4)辛夷荆芥散：辛夷一钱，荆芥、黄芩、南星、半夏曲、神曲、白芷、苍术各八分。(《杂病源流犀烛·卷二十三》)

(5)星夏汤：南星、半夏、苍术、神曲、细辛、白芷、甘草、黄芩酒炒，黄连酒炒。(《杂病源流犀烛·卷二十三》)

(6)加味泻白散：桑白皮生、地骨皮各三钱、生甘草八分、桔梗、辛夷各二钱、黄芩、陈皮、木通各一钱五分。上水煎，食远服。一方加山栀仁生研一钱。(《外科证治全书·鼻部证治》)

(7)黄白散：轻粉、杏仁去皮尖、白矾、雄黄各一钱，麝香少许。上五味，用乳钵先研杏仁如泥，后入雄、矾、麝香同研极细，瓷器受贮。患者于卧时用箸头蘸米粒许，点息肉上，一日卧点一次，半月效。(《外科证治全书·鼻部证治》)

(8)千金息肉方(存验)：瓜蒂、华阴细辛等分。上为末，绵裹少许塞鼻中。一方加枯矾、雄黄等分、麝香少许。(《外科证治全书·鼻部证治》)

【预后与转归】

本病病程较长，发展缓慢，内治难获速效，手术可迅速去除息肉，解除鼻塞，但术后易复发。本病不易恶变，故预后良好。

【护理与预防】

1. 护理

(1)注意鼻腔卫生，经常清除鼻涕，尽量保持鼻呼吸通畅。

(2)有头痛等症者，可予对症治疗。

(3)鼻塞严重，张口呼吸者，易致口干、口苦及下呼吸道感染，故应注意口腔和呼吸道卫生。

2. 预防

(1)积极治疗鼻渊、鼻鼽等疾病，防止并发本病。

(2)手术后要定期检查，并积极治疗原发病，以防复发。

(3)忌酒醴、肥甘厚味之食，避免湿热内生。

(4)坚持锻炼身体，增强体质，防止感冒。

【参考资料】

1. 2000 年前参考资料见第 1 版，此略。

2. 王汉裕．鼻息肉病的中医理论及分型治疗探讨．中医研究，2001，14(2)：9

3. 蔡记堂．鼻息肉的中医药论治体会．中国中西医结合耳鼻咽喉科杂志，2003，11(5)：253～254

4. 韩宾，等．中医外治联合治疗鼻息肉 64 例．中医外治杂志，2003，12(4)：44

5. 陈萍,等．中西医结合治疗慢性鼻窦炎鼻息肉．上海中医药杂志,2006,40(4):35

6. 陈国春,等．化湿通窍法在慢性鼻窦炎鼻息肉治疗中的应用．光明中医,2009,24(3):451

第十七节 鼻部痰包

【概述】

1. 涵义　鼻部痰包是指痰浊留滞鼻部,聚生痰包,以鼻部结肿如包,内有蛋清样或黄色液体为主要特征的一种鼻病。好发于鼻前庭与鼻窦,尤以鼻窦为多见。与西医的鼻前庭与鼻窦囊肿相类似。

2. 沿革　古代医籍中无鼻部痰包之名,其所论痰包乃指发于舌下的一种疾病,如《外科正宗·痰包第九十》曰:“痰包,乃痰饮乘火流行,凝注舌下,结而匏肿,绵软不硬,有害言语,作痛不安,用利剪刀当包剪破,流出黄痰,若蛋清稠黏难断,捺尽,以冰硼散搽之,内服二陈汤加黄芩、黄连、薄荷数服,忌煎炒、火酒等件”。其他医著亦有类似之论。由此可见,痰包是因痰邪为患,结肿如包,绵软不硬,内有蛋清样液体的一种疾患。现代医家根据古代医家对于痰包的论述,将发生于其他部位的类似于痰包的病变亦称为痰包。其发于鼻部者,即称为鼻部痰包。鼻部痰包之名首见于《中医耳鼻咽喉科临床手册》,其在论述鼻囊肿时指出:“本病中医称为鼻部痰包”。其他医著中多沿用西医之“鼻窦囊肿”为名,如《中医耳鼻喉口腔科临床手册》等。

【病因病理】

古代对于痰包的病因病理认识多从痰浊留滞立论。现代医著中亦多认为由痰湿或邪毒留滞为患。如《中医耳鼻喉口腔科临床手册》认为由“邪毒留滞,侵入鼻窦开口或窦内黏液腺开口,开口堵塞,黏液或窦内分泌物排泄不畅而蓄积,日久黏液腺扩大,形成囊肿”。《中医耳鼻咽喉科临床手册》认为主要由痰湿滞留所致。亦有人认为本病发生与体内津液代谢失调,痰浊结聚所致。

本病之发,多因过食酒醴肥甘,痰湿内生,或肺脾气虚,湿聚生痰,或邪滞鼻部,阻遏脉络,日久生痰,痰湿留滞于鼻,聚痰成包而病。

【临床征候】

1. 发病情况　成年人多见,男女均可患病。无季节与地域性。

2. 病史　可有慢鼻渊等病史。亦或无明显病史。

3. 发病部位　多发于鼻前庭、鼻窦,尤以鼻窦为多见。

4. 鼻前庭痰包　表现为一侧鼻翼附着处隆起,鼻塞、胀痛或有胀满感。检查见鼻腔底外侧方的皮肤与黏膜交界处呈半圆形隆起,触诊质软而有弹性。穿刺可见透明或半透明的黏液性或浆液性液体。

5. 鼻窦痰包　分黏液性、浆液性两类。

(1)黏液性痰包:早期无症状,后期可见头痛,复视,流泪,视力减退,眼痛,眼球外移,突出,眼肌麻痹,偶或从鼻腔流出黏液后,症状暂时缓解。检查见眶顶内侧或内眦、面颊等处膨隆,按之光滑,似捺压乒乓球感;鼻腔检查可见中鼻道内有隆起肿块,筛泡变大或移位。隆起处穿刺有黏液性液体,X线拍片有痰包阴影。复感邪毒,则痰包化脓,可见发热、局部红肿触痛等。

(2)浆液性痰包:好发于上颌窦。一般无症状,或有慢性鼻窦炎症状,偶有头痛,或间歇性从鼻腔流出黄色液体,X线拍片可见痰包阴影。

【诊断与鉴别诊断】

1. 诊断依据 ①发于鼻前庭者,在鼻底外侧的皮肤与黏膜交界处有半圆形隆起,质软有弹性;②发于鼻窦者,X线拍片有圆形或半圆形阴影,边缘光滑整齐;③穿刺有蛋清样或黄色液体。

2. 鉴别诊断 需注意与鼻瘤等相鉴别。鼻瘤(纤维瘤)有进行性鼻塞,瘤体色红或灰白,穿刺无液体等可资鉴别。

【辨证施治】

古代医著中,对于痰包多采用二陈汤加味治疗。现代医著中,对于鼻部痰包多从邪毒、痰湿论治。如《中医耳鼻喉口腔科临床手册》采用清热解毒利湿法,方用五味消毒饮加味。《中医耳鼻咽喉科临床手册》采用燥湿化痰,散结消肿法,方用涤痰汤合五苓散加减。

本病证候表现与病机明确,临床可从痰湿论治。采用涤痰汤加减。方中以制南星、枳实、茯苓、陈皮、半夏、生姜燥湿化痰,散结消肿;石菖蒲、竹茹化痰通窍;甘草调和药性。复感邪毒,或痰蕴化热,红肿触痛,加黄连、黄芩、蒲公英以清热消肿,或改用清气化痰丸加减;痰包久不消愈,加丝瓜络、路路通、通草,或用海藻玉壶汤、桂枝茯苓丸加减。若由肺脾气虚,痰湿结聚而成者,可合用参苓白术散加减。

【外治疗法】

(1)敷药法:发于鼻前庭者,可用芒硝30g,溶水100ml,用纱布浸湿敷于痰包处,日3～4次。局部红肿者,敷用黄连膏或如意金黄散等。另有报道用五倍子粉加玉米粥(两者量为1∶1.5)调成糊状外敷取效。

(2)物理疗法:用超短波、微波局部照射,日1次。

(3)手术法:内外治疗效果不佳,痰包不消者,可行鼻前庭痰包或鼻窦痰包摘除术。

【预后与转归】

鼻部痰包经治疗多数能够治愈。部分患者易反复再发,尤其是病发于鼻窦者,更易复发。鼻窦黏液性痰包失于治疗,可致视力减退、眼肌麻痹等。

【护理与预防】

(1)忌辛辣、烟酒、肥甘食物。

(2)根治慢鼻渊及鼻周围慢性疾患。

【参考资料】

1. 鲜小龙. 津液代谢失调在鼻的表现. 广西中医药,2005,28(4):36

2. 李爱伟. 五倍子外敷治疗鼻窦积液、囊肿. 中医外治杂志,2006,15(1):60

第十八节 恶性肉芽肿

【概述】

1. 涵义 恶性肉芽肿是以鼻塞,鼻涕恶臭,鼻内滋生肉芽、溃疡腐烂为主要特征的一种恶性鼻病。属“鼻菌”、“鼻疽”范畴,临床比较少见。好发于中青年,尤以男性多见。与西医学的恶性肉芽肿同名,亦称韦格纳肉芽肿。

2. 释名 本病在古代医籍中无专门论述。一些医籍中所论述的鼻渊、脑漏、控脑砂、恶核、鼻疽、鼻恶疽、鼻菌等有类似的症状描述。

(1)鼻渊、脑漏:《素问·气厥论篇》说:"胆移热于脑,则辛頞鼻渊,鼻渊者,浊涕下不止也,传为衄衊、瞑目"。《疡科心得集·卷上》曰:"鼻渊者,鼻流浊涕不止,或黄或白,或带血如脓状,久而不愈,即名脑漏"。其中的传为"衄衊"、"带血如脓状",即为鼻流浊涕而带血液,与本病的血性鼻涕类似。

(2)控脑砂:《医宗金鉴·外科心法要诀·鼻部》说:"鼻中淋沥腥秽血水,头眩虚晕而痛者,必系虫蚀脑也,即名控脑砂"。所述症状"鼻中淋沥腥秽血水"与本病类似。

(3)恶核:《外科证治全生集·卷一》说:"大者恶核,小者痰核,与石疽初起同,然其寒凝甚深,极难软熟"。与本病所致外鼻及面部无痛性肿胀类似。

(4)鼻疽:见于《证治准绳·疡医·面部》。其曰:"或问鼻柱上生疽何如?曰:是名鼻疽"。

(5)鼻恶疽:见于《中医耳鼻喉口腔科临床手册》。其曰:"鼻窍气血不荣,筋骨枯萎,毒腐败坏,是为鼻恶疽。相当于鼻部恶性肉芽肿或面中线致死性肉芽肿"。

(6)鼻菌:在现代教材和专著中,有将本病包含于"鼻菌"中者,如《中国医学百科全书·中医耳鼻咽喉口腔科学》、高等医药院校教材《中医耳鼻喉科学》、王德鉴《中医耳鼻咽喉口腔科学》等。

3. 沿革　古代医籍中,未见"恶性肉芽肿"一名,仅有一些相关症状的描述,如鼻渊、控脑砂、恶核等。《证治准绳·疡医·面部》所论鼻疽与本病的发病部位类似,但其无述症状。《医宗金鉴·外科心法要诀·鼻部》鼻疽曰:"此症生鼻柱,属督脉经,鼻为肺窍,故又属肺,由肺经郁火凝结而成。坚硬色紫,时觉木痛"。所述症状与本病有异,故非指本病而言,但其所论"控脑砂"的某些症状则与本病类似。

现代医著中,多将其归属于"鼻菌"中论述。《中医耳鼻喉口腔临床手册》称其为"鼻恶疽"。其他一些专著,大多沿用西医病名。如《现代中医耳鼻咽喉口齿科学》首先以"鼻部恶性肉芽肿"将其单独进行论述,《中医耳鼻咽喉科临床手册》称其为"恶性肉芽肿",从而奠定了"恶性肉芽肿"的现代中医病症学基础。

【病因病理】

1. 古代病因病理学说　在古代医籍中,对恶性肉芽肿的病因病理未有论及,有关论述可参考"鼻咽癌"、"鼻渊"等节内容。

2. 现代病因病理学说　在现代医著与资料中,有关恶性肉芽肿病因病理主要认为由正虚、热毒、湿热火毒而致。如《现代中医耳鼻咽喉口齿科学》认为由"肺胃郁热上熏,与入侵的异气结搏于鼻,不阴不阳,不左不右,使面部中线营卫失和,气血受损,肌骨失荣"所致。《中医耳鼻喉口腔科临床手册》认为由"正气虚弱,外邪热毒入侵,蕴结于鼻,鼻窍肌膜气血失荣,筋骨枯萎,毒腐败坏,唇崩鼻溃"而致。《中医耳鼻咽喉科临床手册》认为其发病病因病理有三:一是肺经蕴热,郁结于鼻;二是湿热火毒,腐灼骨肉;三是湿热火毒炽盛,邪入营血等。

3. 临床病因病理

(1)肺经蕴热,结聚鼻窍:肺主鼻,在窍为鼻,若肺经素有蕴热,复加邪热外侵壅肺,热毒上蒸鼻窍,壅遏气血,腐灼骨肉而病。

(2)肝胆湿热,火毒内攻:过食辛辣炙煿,肥甘厚味,湿热内生,蕴积肝胆,兼以情志不畅,肝胆失于疏泄,气郁化火;湿热火毒循经上犯,伤及鼻窍,腐灼肌膜,骨肉腐败而病。湿热火毒炽盛,正不胜邪,则可致邪入营血,或耗伤气血,而致全身衰竭等。

【临床征候】

1. 发病情况 多发于中青年，男性多见，无地域性与明显季节性。发病部位以面部中线为主。

2. 病史 无明显特异性病史。

3. 征候 主要以面部中线为主，其表现分为三期。

(1)前驱期：症状类似于鼻窒、慢鼻渊的表现。间歇性鼻塞，伴黄水样或带血性鼻涕。也可表现为鼻内干燥结痂。局部检查为一般炎症表现。鼻中隔可出现肉芽肿物溃疡或穿孔。此期持续4～6周或数月。

(2)活动期：鼻塞加重，脓血性鼻涕且恶臭，鼻中隔、软腭、硬腭溃疡，结痂，去痂后见肉芽增生。外鼻及面部无痛性肿胀，上唇、颊、鼻翼、下睑、软腭、硬腭肿胀溃烂、穿孔，骨质暴露，死骨形成，面部毁容，软腭及悬雍垂腐坏脱落。全身情况尚佳，与局部情况不相一致，白细胞分类计数无大变化或偏低，血培养阴性。

(3)终末期：面中部可能全毁，甚至累及咽、喉部，全身衰竭，持续高热，消瘦，精神萎靡，终死于溃烂处大出血、恶病质、脓毒症或肺、颅内并发症。

4. 组织活检 为慢性非特异性肉芽肿，有异型网织细胞与核分裂，无恶性肿瘤及特殊炎性组织细胞(如梅毒、结核等)。局部淋巴结一般不肿大。

【诊断与鉴别诊断】

1. 诊断依据 ①鼻塞、血性鼻涕或脓血性鼻涕，气味恶臭；②鼻腔和面中部肉芽、溃疡、穿孔、出血及侵蚀性破坏；③病理切片呈现慢性非特异性肉芽肿性病变，若出现异型网织细胞或核分裂相即可诊断本病。

2. 鉴别诊断 恶性肉芽肿应与鼻菌(鼻腔恶性肿瘤)、鼻息肉等相鉴别。

鼻菌(鼻腔恶性肿瘤) 发于鼻部或面中部的较少，随着局部破坏的严重，全身症状也随之加重，多伴有局部淋巴结肿大，晚期出现进行性消瘦和全身衰竭。病理诊断可获得确诊。

【辨证施治】

1. 古代辨证施治观点 在古代医籍中，对恶性肉芽肿的辨证施治没有记载，相关内容可参考“鼻咽癌”、“鼻渊”等。

2. 现代辨证施治观点 现代医著中，《现代中医耳鼻咽喉口齿科学》将其辨证为“鼻部坏疽”，治疗采用扶正固本，清热解毒，运用经验方加减治疗。《中医耳鼻喉口腔科临床手册》亦不分证型，治疗采用“扶正固本，祛邪解毒”，运用经验方“黄芪土茯苓散”加减治疗。《中医耳鼻咽喉科临床手册》对于本病论治比较详细，认为肺经蕴热证多见于前驱期，治以清泄肺热，解毒消肿，用黄芩汤；湿热炽盛证多见于活动期及终期，治以清热燥湿，解毒化腐，用龙胆泻肝汤合萆薢渗湿汤；热入营血证多见于终末期，治以泻热解毒，清营凉血，用清瘟败毒饮。王德鉴《中医耳鼻咽喉口腔科学》中，对于“鼻菌”认为有痰浊停积、结聚鼻窍证，治以祛痰浊，散结聚，用清气化痰丸；有胆经热盛、火毒内攻证，治以泻火解毒散结，用龙胆泻肝汤。

有报道以益气化瘀，解毒散结为主治疗恶性肉芽肿1例，收到较好疗效，患者生存达11年之久而无复发。

3. 辨证纲要 本病在前驱期和活动期属实证，多由肺经蕴热，或湿热炽盛，腐灼骨肉所致；终末期属实证或虚实夹杂证，多属热毒炽盛，侵犯营血。

4. 证治分类

(1)肺经蕴热证

证候　多见于前驱期。进行性鼻塞,鼻流黄水或脓血涕,味臭,鼻中隔溃疡,或有肉芽、穿孔,舌尖红,苔薄黄,脉实。

证析　肺经蕴热,上蒸于鼻,郁遏气血,阻塞鼻窍,故进行性鼻塞,流黄水或脓血涕;邪热化火,腐灼肌膜,灼伤脉络,故脓血涕味臭,鼻中隔溃疡,甚或有肉芽、穿孔;舌尖红,苔薄黄,脉实俱为肺经蕴热之征。

治法　清泄肺热,解毒消肿。

方药　黄芩汤加减。方中主以黄芩、栀子、桑白皮清肺热而解毒;连翘、薄荷疏散风热之邪,取桔梗的升提入肺、载药直达病处,甘草调和药性。若鼻中隔溃疡明显者,加黄连、丹皮、土茯苓以助清热解毒之力;若流黄水或脓血涕多,加蒲公英、败酱草、半枝莲以解毒泻热。

(2)湿热炽盛证

证候　见于活动期及终期。鼻塞较重,脓血涕量多恶臭,肉芽丛生,鼻腔溃烂,鼻面肿胀,软腭及悬雍垂腐坏脱落,骨质腐坏,或有低热、潮热,身重,舌红,苔黄腻,脉濡数。

证析　肝胆湿热壅盛,伤及鼻腔,燔灼气血,腐灼肌膜,故鼻塞较重,肉芽丛生,鼻腔溃烂,鼻面肿胀,软腭及悬雍垂腐坏脱落,骨质腐坏;湿热熏蒸,气血骨肉腐败,故脓血涕量多恶臭。湿热滞留,扰乱营卫,则低热、潮热,身重;舌红苔黄腻,脉濡数俱为湿热炽盛之征。

治法　清热燥湿,解毒化腐。

方药　龙胆泻肝汤合萆薢渗湿汤加减。方中以龙胆草、黄芩、柴胡、山栀子清泄胆热;车前子、木通、黄柏、萆薢、滑石、泽泻、通草清热去湿而解毒;当归、生地活血凉血,益阴制火;茯苓、薏苡仁除湿和中,丹皮清热凉血。合方奏有清热燥湿,解毒化腐之效。

(3)热入营血证

证候　多见于终末期。鼻面溃烂,面容全毁,疮面出血,高热稽延,身热夜甚,消瘦,口渴,神昏谵语,舌红少苔,脉细数。

证析　湿热邪毒久稽,耗伤阴液,火毒炽盛,入于营血,故鼻面溃烂,面容全毁,疮面出血,高热稽延,身热夜甚,消瘦,口渴,神昏谵语等;舌红少苔,脉细数俱为火毒炽盛,热入营血之征。

治法　泻热解毒,清营凉血。

方药　清瘟败毒饮加减。方中以水牛角清热凉血解毒为主药,辅以玄参、生地、赤芍、丹皮以泄热凉血,去血分之热;以黄连、黄芩、栀子、石膏、知母、连翘清热泻火解毒,去气分之热。合而奏有泻热解毒,清营凉血之功。

若邪毒炽盛,耗伤气血,正不胜邪,鼻面骨肉腐坏,倦怠乏力,萎靡不振,纳差少食,舌淡,苔白,脉弱者,治疗宜补益气血,扶正祛邪,可用托里消毒散加减等。

【外治疗法】

1. 古代外治疗法述要

在古代医籍中,对恶性肉芽肿的外治疗法未见记载。

2. 现代外治法研究述要　现代医著中,《中医耳鼻喉口腔科临床手册》与《现代中医耳鼻咽喉口齿科学》均介绍用“中发散”或“珠黄青吹口散(薄荷、石膏、人中白、犀黄、西瓜霜、老月石、天竺黄、川连、生甘草、青黛、珍珠粉、大梅片)”吹布患者。《中医耳鼻咽喉科临床手册》介绍初期鼻干者,“滴用鼻炎灵,溃疡用麝黄散或锡类散、消肿化腐散吹或塞鼻”;中后期“用麝黄散合锡类散或六神丸研面外用溃烂处，或涂生肌玉红膏，面肿用黄连膏或如意金黄散”。

3. 外治法应用

(1)初期鼻干鼻塞者，用鼻炎灵滴鼻；溃疡者，用麝黄散或锡类散吹鼻内，日3次。

(2)中后期鼻腔溃烂者，用麝黄散合锡类散，或六神丸研面吹撒溃烂处，或涂生肌玉红膏。

(3)面肿者，敷用黄连膏或如意金黄散。

【放射疗法】

早期，以局部病变为主者，可行钴〔^{60}Co〕远距离照射。后期病变侵犯多个部位者，可行放射加化疗等。

【专病专方】

1. 现代专病专方

(1)中发散：功能消肿散结。用于阴疽而皮色转红疼痛的病症。全蜈蚣、淡全蝎、斑蝥(去头足与元米同炒)、大黄、藤黄、雄黄各9g，蟾酥、炙甲片各6g，麝香1g，三梅片1.5g。除麝香、冰片外，先将上药共研细面，过筛后，再加入麝香、冰片研匀。(《张赞臣临床经验选编》)

(2)黄芪土茯苓散：黄芪、土茯苓、毛冬青、紫珠草各15g，当归、赤芍、黄芩、知母各9g，薏苡仁18g，天葵子12g，生甘草10g。水煎服。(《中医耳鼻喉口腔科临床手册》)

2. 古代专病专方

(1)天罗散：治控脑砂，鼻中浊涕，淋漓臭秽不止者。丝瓜藤(近根处者，烧存性)，为末，每用三钱，食后黄酒送下。(《医宗金鉴・外科心法要诀》)

(2)千金漏芦汤：治鼻疽。漏芦一两，枳壳(麸炒)一两，朴硝一两，大黄一两五钱，甘草(生)一两，麻黄一两，黄芩一两，白蔹一两，连翘(去心)一两，升麻一两。共研末，每用二钱，水一盅，姜三片，薄荷叶一钱，煎五分温服，以取便利为度。(《医宗金鉴・外科心法要诀》)

【预后与转归】

1. 预后　本病属恶性病变，预后较差。有研究发现，以下几个因素对预后有影响：年轻者预后差；有发热者预后差：病变范围广泛者预后差；有淋巴结转移者预后差。

2. 转归　本病若能及早发现，并及早采取中西医结合治疗，可提高5年生存率。否则，较难治疗。

【护理与预防】

(1)保持鼻腔清洁，及时清除鼻腔脓涕。

(2)中后期卧床休息，加强营养，少食辛辣炙煿食物，戒烟酒。

(3)及时服药及外用药。密切观察病情，防止大出血。

(4)积极治疗鼻腔各种慢性疾病。

【参考资料】

1. 冯崇锦，等．恶性肉芽肿的临床特征与治疗．中国现代医学杂志，2002，12(10)：35～37

2. 伊斯刊达尔，等．放射治疗中线恶性肉芽肿临床分析．肿瘤研究与临床，2004，16(4)：253～254

3. 杜秋梅．中医药为主治疗局限型韦格纳肉芽肿病1例．新中医，2008，40(3)：103～104

第十九节　鼻　　瘤

【概述】

1. 涵义　鼻瘤是指鼻部发生的良性肿瘤，依其病变性质主要有乳头状瘤、血瘤、骨瘤等名称。鼻瘤可发于鼻腔、鼻窦等部位，分别与西医的血管瘤、鼻乳头状瘤、骨瘤、骨纤维异常增殖症、纤维瘤等类似。

2. 释名　鼻瘤属古代所论五瘤之血瘤、骨瘤、肉瘤等范畴。现代医著中一般称为鼻腔及鼻咽血瘤、鼻瘤者，其含义均指鼻部发生的良性肿瘤。

3. 沿革　古代文献中无鼻瘤之名，但古代医著所述之血瘤、骨瘤、肉瘤则包含有鼻瘤的有关内容。现代医著中，各版中医耳鼻喉科学教材均将其归属于耳鼻咽喉科良性肿瘤内进行论述，至《中国医学百科全书·中医耳鼻咽喉口腔科学》中始有“鼻及鼻咽血瘤”之名。鼻瘤之名见于《中医耳鼻咽喉科临床手册》，该书在论述鼻腔及鼻窦良性肿瘤时曰：“本病中医分别称为鼻瘤、鼻血瘤、鼻骨瘤”。其他医著大多均沿用西医之病名。

【病因病理】

1. 古代病因病理学说　古代医著中有关五瘤的发病主要与五脏失调，瘀血、痰浊结滞有关。其中肉瘤与脾、骨瘤与肾、血瘤与心的功能失调有关。如《外科正宗·瘿瘤论第二十三》曰：“夫人生瘿瘤之症，非阴阳正气结肿，乃五脏瘀血、浊气、痰滞而成……瘤者，阴也，色白而漫肿，亦无痒痛……心主血，暴急太甚，火旺逼血沸腾，复被外邪所搏而肿曰血瘤；脾主肌肉，郁结伤脾，肌肉消薄，土气不行，逆于肉里而为肿曰肉瘤……肾主骨，恣欲伤骨，肾火郁遏，骨无荣养而为肿曰骨瘤”。

2. 现代病因病理学说　现代医著中有关鼻瘤的发病主要认为与蕴热、瘀血、痰浊结聚有关。如王德鉴《中医耳鼻咽喉口腔科学》认为由肝气郁结，气滞血瘀；肺经蕴热，脉络瘀阻所致。《中国医学百科全书·中医耳鼻咽喉口腔科学》认为“乃因七情、劳役、伤其肝脾”而致。《中医耳鼻喉口腔科临床手册》认为由肝火上犯，肺有燥热；又外邪入侵，搏结鼻窍，痰浊凝结，或肺经郁热，血结气滞而病。《中医耳鼻咽喉科临床手册》认为本病的发生主要由心肺蕴热、痰浊凝结、气血瘀结成瘤所致。

3. 临床病因病理

(1)心肺郁热，上蒸鼻窍：肺主鼻，若邪毒屡犯肺脏，滞留不去，郁而化热，或五志化火，心火内蕴，以致心肺蕴热，循经上蒸，结于鼻窍，壅遏气血，渐发为瘤。

(2)痰浊内生，上结于鼻：过食辛辣炙煿，肥甘厚味，致使痰浊内生，上泛于鼻，凝结成有形之物，而发为鼻瘤。

(3)气血瘀阻，结滞鼻窍：外伤伤鼻，或邪毒袭滞鼻窍，久而不去，壅遏气血，致使气血运行不畅，日久瘀结成形，而发为鼻瘤。

【临床征候】

1. 发病情况　好发于成年人，中青年多见，男女均可发病。无明显地域性和季节性。

2. 病史　多无明显相关病史。

3. 常见鼻瘤类型与表现　鼻腔及鼻窦良性肿瘤常见有鼻腔血瘤、鼻肉瘤、鼻骨瘤等。

(1)鼻血瘤(血管瘤)：分毛细管瘤与海绵状血管瘤两类。

毛细血管瘤：多发于鼻中隔，偶见于外鼻皮肤、鼻窦等。主要表现为反复鼻衄，瘤体较大者可有鼻塞。检查见瘤体较小，质软有弹性，带蒂或广基，色鲜红或暗红，易出血。

海绵状血管瘤：多发于鼻甲、上颌窦。表现为进行性鼻塞、鼻衄。瘤体较大，如桑椹状，色暗紫，广基，质软，易大出血，且不易止。发于上颌窦者，可见一侧反复性鼻衄，甚或面部畸形，眼球移位，复视，头痛，穿刺可得鲜血；X线拍片可见瘤体阴影。

(2)鼻肉瘤：包括乳头状瘤、纤维瘤。乳头状瘤分硬性与软性两类。

软性乳头状瘤：又称内翻性乳头状瘤，好发于鼻腔外侧壁与鼻窦。单发或多发，瘤体较大，质软，粉红色，外观似乳头样，细蒂或广基，易复发，有恶变倾向。病理检查可确诊。

硬性乳头状瘤：好发于鼻中隔与鼻前庭，瘤体较小，单发，呈蕈样增生，外观似桑椹或疣状，多有蒂，色灰白，质硬。

纤维瘤：可发于鼻腔或鼻窦，青年人多见。发于鼻腔者呈进行性鼻塞。瘤体光滑，色淡红或白，广基或带蒂，质硬，不易出血。瘤体大者，可见颜面变形，眼球移位等。

(3)鼻骨瘤：鼻骨瘤包括西医的骨瘤、骨纤维异常增殖症等。

骨瘤：好发于额窦，多见于青年男性，生长缓慢，成年后多停止发展。瘤小者多无症状，常于X线拍片时发现。瘤大者，可致头痛，鼻塞，患处膨隆，甚或眼球移位、突出，X线拍片见圆形高密度阴影。

骨纤维异常增殖症：病多发于上颌骨，偶有发于额骨、蝶骨、筛骨者。好发于青少年，女性多见。呈缓慢进行的局部肿块，鼻塞，或并发耳痹、脓耳、面瘫，甚至眼球突出、移位。病发于上颌骨者，X线拍片见上颌骨膨大、增宽、变形，病损区呈毛玻璃样或斑点状，与正常骨无明显界限。

【诊断与鉴别诊断】

1. 诊断依据　根据上述各种鼻瘤的症状与特征进行诊断，活检有助于确诊。

2. 鉴别诊断　需注意与鼻痰包(囊肿)、鼻菌(恶性肿瘤)、息肉等相鉴别。

(1)鼻部痰包(囊肿)：可发于鼻前庭、鼻窦等，尤以鼻窦为多见。肿物质软，表面光滑，穿刺有半透明黏液性液体或黄色液体可资鉴别。

(2)鼻菌(恶性肿瘤)：可发于外鼻、鼻窦、鼻腔等处。肿物多不规则，易溃烂、流血性鼻涕等，组织活检可以确诊。

(3)鼻息肉：多继发于鼻鼽、鼻渊患者，鼻塞较甚，息肉呈白色或灰白色，质软，半透明状，不易出血。

【辨证施治】

1. 古代辨证施治观点　古代有关瘤症的治法多以调理脏腑，化痰散结，行气软坚为主。如《外科正宗·瘿瘤论第二十三》中曰："血瘤者……治当养血凉血，抑火滋阴，安敛心神，调和血脉，芩连二母丸是也。肉瘤者……治当理脾宽中，疏通戊土，开郁行痰，调理饮食，加味归脾丸是也"。"骨瘤者……治当补肾气，养血行瘀，散肿破坚，利窍调元，肾气丸是也"。又曰："初起无表里之症相兼，但结成形者，宜行散气血；已成无痛无痒，或软或硬色白者，痰聚也，行痰顺气；已成色红坚硬，渐大微痒微痛者，补肾气，活血散坚……已破流脓不止，瘤仍不消，宜健脾胃为主，佐以化坚；已溃出血不常，瘤口开泛者，宜养血凉血，佐以清肝；溃后瘤肿渐消，脾弱不能收敛者，补肾气，兼助脾胃"。以上所论，虽非专论鼻瘤之病，但对于鼻瘤的辨证施治亦有一定的指导意义。

2. 现代辨证施治观点　现代医著中，有关鼻瘤的辨证施治主要从热、痰、瘀论治。如王德鉴《中医耳鼻咽喉口腔科学》将鼻腔血瘤辨证为肝气郁结，气滞血瘀与肺经蕴热，脉络瘀阻两证，分别治以疏肝理气，养血泻火与清肺泻热，祛瘀散结。方药用丹栀逍遥散合四物汤、泻白散合会厌逐瘀汤加减论治。《中国医学百科全书·中医耳鼻咽喉口腔科学》中除采用疏肝理脾，养血祛瘀治法外，对于肝火上炎者，用龙胆泻肝汤加减；阴虚血热者，用芩连二母丸加减。《中医耳鼻喉口腔科临床手册》对于鼻乳头状瘤治以祛邪解毒，软坚散结，方用栀子清肝汤加减。对于鼻部血瘤治以活血通络，行气散结，方用四物汤加味。《中医耳鼻咽喉科临床手册》将鼻瘤辨证分为心肺郁热、痰浊凝结、气血瘀结三证，分别采用黄芩汤、涤痰汤、血府逐瘀汤加减。

3. 证治分类

(1)心肺郁热证

证候　瘤体色红或淡红，质软，或稍硬，触易出血，常发衄血或涕中带血，舌尖红，苔薄黄，脉实。

证析　心肺郁热，上蒸鼻部，郁遏气血，结而成形，故见鼻部瘤体色红或淡红；郁热初结，则质软，郁热久结，则质硬；心肺郁热上蒸，迫血妄行，故常发鼻衄或涕中带血；舌尖红，苔薄黄，脉实有力亦属心肺郁热之征。

治法　清泄心肺，宣郁散结。

方药　黄芩汤加减。方中主以黄芩、栀子、桑白皮清泄心肺郁热；辅以连翘、赤芍、丹皮活血散结；薄荷清宣郁热，甘草调和药性，合而奏有清泄心肺，宣郁散结之效。瘤体质硬者，加地龙、僵蚕、穿山甲以助散结消瘤之力；易出血或常发衄血者，加白茅根、大小蓟、茜草以凉血止血。

若为血瘤，色红易出血者，亦可用芩连二母丸加减，以清泄心火，活血散结。

(2)痰浊凝结证

证候　瘤体色白或灰白，质软或硬，或表面粗糙不平，鼻塞嗅减，头闷头重，胸闷，流涕白黏，咯痰黏稠，舌苔腻白，脉滑。

证析　痰浊为阴浊之邪，若上泛结滞鼻部，凝结成形，则见瘤体色白或灰白，质软或硬，表面粗糙不平；痰浊结滞成形，阻塞鼻窍，故见鼻塞嗅减，流涕白黏；痰浊上泛，蒙蔽清窍，则头闷头重；痰阻气机，则胸闷；痰邪阻肺，则咯痰黏稠；舌苔腻白，脉滑亦属痰浊凝结之征。

治法　燥湿化痰，散结消瘤。

方药　涤痰汤加减。方中主以制南星、枳实、制半夏涤痰化浊，以去痰浊之患而达散结消瘤之效；辅以陈皮、茯苓化湿祛痰，以助涤痰之力；石菖蒲芳香化浊，竹茹化痰，且防痰浊化热生变；姜、草调和药性，合方奏有燥湿化痰，散结消瘤之功。若瘤体大而质硬者，加生牡蛎、海蛤粉、昆布、海藻(去甘草)，或合用海藻玉壶汤，以助化痰散结之力；痰蕴化热，舌苔黄腻者，加黄芩、车前子以清热化痰。

(3)气血瘀结证

证候　瘤体色暗或紫，质硬，表面凹凸不平，鼻塞嗅减，头痛且胀，或有耳闷、面瘫，舌质暗红或生瘀点，脉涩。

证析　气血瘀结，阻滞鼻脉，结而成形，故见鼻部肿瘤色暗或紫，质硬，表面凹凸不平；瘤体阻滞鼻窍，气息出入不利，故见鼻塞嗅减；气血瘀滞，脉络不畅，故见头痛而胀，或有耳闷、面瘫；舌暗红或有瘀点，脉涩亦属气血瘀结之征。

治法　活血化瘀，散结消瘤。

方药　血府逐瘀汤加减。方中主以当归、生地、桃仁、红花活血化瘀，散结消瘤；辅以柴胡、川芎、枳壳、牛膝行气活血，以助活血化瘀之力；桔梗载药上达肺鼻；甘草调和药性。瘤体大而质硬，或久而不消者，加三棱、莪术、土鳖虫、穿山甲以助活血散结消瘤之力。

【外治疗法】

古代无鼻瘤外治法的记述，现代医著中，多主张采用手术治疗。

临床时，对于发于鼻腔的肿物可涂塞消瘤散、麝黄散或消息灵等，以消肿散结消瘤。对于内外治疗效果不佳者，可行手术切除、激光、电凝固术、冷冻等以去除瘤体。

【专病专方】

古代专病专方

(1)芩连二母丸：治心火妄动，逼血沸腾，外受寒凉，结为血瘤。其患微紫微红，软硬间杂，皮肤隐隐，缠如红丝，皮破血流，禁之不住者宜服。黄连、黄芩、知母、贝母、川芎、当归、白芍、生地、熟地、蒲黄、羚羊角、地骨皮各等分，甘草(减半)。上为末，侧柏叶煎汤，打寒食面为丸如桐子大，每服七十丸，灯心汤送下，或作煎剂服之亦效。(《外科正宗·瘿瘤论第二十三》)

(2)顺气归脾丸：治思虑伤脾，致脾气郁结乃生肉瘤，软如绵，肿如馒，脾气虚弱，日久渐大，或微痛或不痛者服。陈皮、贝母、香附、乌药、当归、白术、茯神、黄芪、酸枣仁、远志、人参各一两，木香、甘草(炙)各三钱。上为末，合欢树根皮四两煎汤煮老米糊，丸如桐子大，每服六十丸，食远白滚汤送下。(《外科正宗·瘿瘤论第二十三》)

(3)调元肾气丸：治房欲劳伤，忧恐损肾，致肾气弱而骨无荣养，遂生骨瘤。其患坚硬如石，形色或紫或不紫，推之不移，坚贴于骨……淮生地(酒蒸，捣膏)四两，山萸肉、山药、牡丹皮、白苓各二两，人参、当归身、泽泻、麦门冬(捣膏)、龙骨、地骨皮各一两，木香、砂仁各三钱，黄柏(盐水炒)、知母(童便炒)各五钱。上为末，鹿角胶四两，老酒化稠，加蜜四两同煎，滴水成珠，和药为丸如桐子大，每服八十丸，空心温酒送下。忌白萝卜、火酒、房事。(《外科正宗·瘿瘤论第二十三》)

(4)消瘤丹：仲景公传，可消诸瘤。白术三两，茯苓十两，人参三两，陈皮三钱，生甘草一钱，薏仁五两，芡实五两，泽泻五两，半夏五两，各为末，米饭为丸，常服自消。(《洞天奥旨·卷十一·筋瘤骨瘤石瘤》)

(5)银锈散：家传，治初起血瘤。水银一钱，冰片三分，轻粉一钱，儿茶三钱，黄柏二钱，朝脑一钱，镜锈一钱，贝母一钱。各为末，搽擦即堕落。(《洞天奥旨·血瘤赘》)

【预后与转归】

鼻瘤经治疗多数能够治愈，预后大多良好。鼻肉瘤(乳头状瘤)中约有2%～3%的患者可能发生恶变，预后较差，应提高警惕。鼻血瘤治疗不当，可引起大出血。

【护理与预防】

(1)血管瘤应避免反复触碰，以减少出血。

(2)少食辛辣肥甘食物，戒烟酒。

(3)密切观察肿瘤生长情况，防止恶变。

(4)根治鼻部慢性疾患，以降低肿瘤发生。

第二十节　鼻　菌

【概述】

1. 涵义　鼻菌是指发于鼻部的恶性病变，临床以其发生部位不同而有不同的征候表现，一般以进行性鼻塞，流血性鼻涕，不规则肿物，或鼻面部肿胀，头痛等为主要特征。好发于中老年。其病可发于外鼻、鼻腔、鼻窦等部位，尤以鼻窦为多。与西医的鼻及鼻窦恶性肿瘤相类似。

2. 释名　鼻菌属古代医家所论癌、岩的范畴，此外，所论脑漏、控脑砂的一些症状与鼻菌亦有类似之处。可参考恶性肉芽肿一节。

3. 沿革　古代无见有鼻菌病名的记载，有关内容主要散在于“鼻渊”、“脑漏”、“控脑砂”等内容中。现代医著中，《中国医学百科全书·中医耳鼻咽喉口腔科学》首先提出“鼻菌”之名，并曰“鼻及鼻窦的恶性肿瘤，称为鼻菌。”由此奠定了鼻菌一病的现代病症学基础。此后，王德鉴《中医耳鼻咽喉口腔科学》中对于鼻菌有较为详细的论述，各家著述大多均以鼻菌为名，在病症学方面基本达成共识。

【病因病理】

1. 古代病因病理学说　古代医籍中，缺乏对于鼻菌发病机制的专门认识。

2. 现代病因病理学说　现代医著中，有关鼻菌病因病理的认识主要有痰、热、瘀、虚学说。如《中国医学百科全书·中医耳鼻咽喉口腔科学》认为鼻菌的发病“多因脏腑功能不健，复受邪毒的侵袭，搏结而成。与肺、脾、胆、肾的关系较为密切”。并认为与肺热久郁，痰热交阻；湿浊内蕴，结聚成痰；胆经有热，下颏至鼻所致。后期多因肾元亏损，又为湿浊热毒久蕴而致。王德鉴《中医耳鼻咽喉口腔科学》亦认为发病与肺、脾、胆关系较为密切。病机主要为痰浊停积，结聚鼻窍；胆经热盛，火毒内攻等。《中医耳鼻咽喉科临床手册》认为其发病主要与邪滞凝血，瘀血积结、毒气熏鼻，火毒内生、痰浊上犯、精亏正虚、气阴两虚等因素所致。

3. 临床病因病理

(1)气血瘀阻，滞留鼻窍：多因邪毒屡犯鼻窍，或鼻病迁延不愈，日久邪毒滞留，气血运行不畅，或因情志抑郁，气机不畅，妨碍气血运行，久而瘀血内生，积结于鼻，而变生菌肿。

(2)火热上犯，聚毒成菌：若环境不洁，空气污浊，毒气熏肺伤鼻，或烟酒过度，火热内生，或情志不畅，胆经蕴热，日久肺热、火毒、胆热上犯于鼻，聚结不散而变生癌肿。

(3)痰浊上泛，凝结成菌：饮食不洁，过食肥甘，或劳伤脾胃，脾胃失调，运化失常，痰浊内生，循经上泛，结滞于鼻，渐而凝结成菌。

鼻菌后期，由于癌毒耗伤气血，或因放疗、化疗，伤损气阴，多致气血或气阴两虚，甚或正气亏乏，癌毒肆虐而殒伤生命等。

【临床征候】

1. 发病情况　好发于中老年，男女均可患病，无明显地域与季节性。

2. 病史　无明显相关病史，部分患者或有慢性鼻病病史等。

3. 病位　病变可发于外鼻、鼻窦及鼻腔，尤以鼻窦为多。

4. 外鼻鼻菌　主要有以下三种：

(1)基底细胞癌：好发于鼻翼及鼻尖，发展缓慢，不转移。初期为一灰白或淡黄色蜡样结节，表面有鳞屑，不红不痛；结节渐大，中心渐溃，表覆痂皮，痂脱有少量出血，溃疡边缘较硬，界限分明，外围可有色素沉着。病变扩展可破坏鼻、颊及上唇，或深入骨膜。除溃疡型外，尚有结节型。病理检查可确诊。

(2)鳞状细胞癌：较少见。初期呈疣状或浅表溃疡，渐成难以愈合的红色肉芽状创面，易出血。活检可确诊。

(3)恶性黑色素瘤：青年多见，多由良性黑痣恶变而成，表面溃疡、渗出，易出血。活检易扩散，故不宜施行。

4. 鼻腔鼻菌　原发者少见，多由鼻窦之癌菌发展而来。表现为进行性鼻塞，涕中带血或常发衄血，头痛头闷。肿瘤生长较快，表面凹凸不平，呈菜花状，色红，易出血，质硬而脆，伴有溃疡及坏死。晚期可浸入鼻窦及眼眶。病理检查可确诊。

5. 鼻窦鼻菌　好发于上颌窦，筛窦次之，额窦、蝶窦较少。

(1)上颌窦恶性肿瘤：早期有面颊部疼痛和麻木感，或有窦部胀痛感，一侧鼻流脓血性鼻涕，进行性鼻塞，磨牙部疼痛与松动，拔牙后症状不减。晚期破坏窦壁，累及邻进器官，可见面颊及鼻部畸形，眼球移位及固定，硬腭下及牙槽变形，张口困难，顽固性神经痛及淋巴结转移。上颌窦穿刺有实质感，注入液体不能流出。

(2)筛窦恶性肿瘤：早期可无症状。侵入眶内可使眼球移位、复视或视力减退，甚或失明，眶内角隆起；侵入鼻腔有单侧鼻塞、血涕、嗅减、头痛等。晚期侵入颅内有剧烈头痛。颌下或同侧颈上部淋巴结转移等。

(3)额窦恶性肿瘤：较少见，早期无症状。向外、下发展时可致前额部及眶内缘隆起，眼向下、外、前移位，突眼，复视，鼻出血，局部肿痛等。

(4)蝶窦恶性肿瘤：早期无症状。晚期有眼球移位，运动受限，视力减退，鼻衄，头痛，枕后痛等。肿瘤原发者少见，多从邻近发展而来。

6. 其他检查　鼻腔及鼻窦内窥镜检查可发现肿瘤的原发部位、大小、形状、鼻窦开口情况等。X线断层拍片及CT检查可见肿瘤阴影及骨质破坏等。活检及细胞涂片检查可见癌细胞。

【诊断与鉴别诊断】

1. 诊断依据　主要依据不同部位鼻菌的症状与检查所见进行诊断，以下几点应引起重视。①外鼻部无痛性溃疡，或创面易出血，一般治疗效果不佳；②进行性鼻塞，鼻涕带血，持续性头痛；③鼻腔不规则肿物，表面溃烂，易出血；④颜面部疼痛、麻木，肿胀，或牙疼持续不减；⑤上颌窦穿刺有实质感，注入液体不能外流；⑥X线拍片鼻窦内有不规则肿物阴影或骨质破坏；⑦组织活检或细胞涂片有癌肿细胞。

2. 鉴别诊断　需与鼻部痰包(囊肿)、真菌病、三叉神经痛、牙源性上颌窦炎、良性肿瘤、鼻息肉等相鉴别。鉴别时除根据各自病症的特点外，主要依靠X线拍片及组织活检进行鉴别。

【辨证施治】

1. 古代辨证施治观点　古代医籍中缺乏有关鼻菌的辨证施治内容。

2. 现代辨证施治观点　现代文献中，有关鼻菌的辨证施治主要见于各家医著中，文献报道资料阙如。其中《中国医学百科全书・中医耳鼻咽喉口腔科学》与王德鉴《中医耳鼻咽喉口腔科学》对于鼻菌的辨证分型证治内容基本一致，二者均将其分为痰浊停积(上渍)，结聚鼻部与胆经热盛，火毒内攻两证，治疗分别采用清气化痰丸、龙胆泻肝汤加减。《中医耳鼻咽喉科临床手册》将其辨证分为气血瘀阻、火毒聚结、痰浊凝结、正虚邪结、气阴两虚五证，分别采用血府逐瘀汤合鳖甲煎丸、当归龙荟丸合犀黄丸、涤痰汤、六味地黄汤、生脉饮加减治疗。

3. 辨证要点　鼻菌的辨证主要根据其涕血、癌肿颜色及肿溃情况等进行辨别。一般而言，癌肿质硬暗红，出血暗红，胀痛或刺痛者，多属气血瘀阻；癌肿色红，易溃烂生腐，出血鲜红，或局部红肿疼痛明显者，多属火毒结聚；癌肿色白或灰白，肿而少痛，涕液色白少血者，多属痰浊凝结；癌肿溃烂，久而不敛，体弱乏力，或口鼻干燥者，多属气阴两虚等。

4. 证治分类

(1)气血瘀阻证

证候　鼻菌癌肿处隆起，或呈结节状，质硬暗红，易出血，血色暗红，头痛或局部刺痛、胀痛，颜面麻木，鼻塞嗅减，涕中带血暗红，或眼球移位固定，目珠胀痛，舌质暗红，或舌下青筋紫暗，或舌生瘀斑、瘀点，脉细涩。

证析　气血瘀阻，血瘀鼻部，滋生癌肿，故见鼻菌癌肿处隆起，或呈结节状，质硬暗红；瘀血内阻，血不循经，故而易出血，血色暗红，或涕中带血暗红；气滞血瘀，经脉不畅，不通则痛，故见头痛或局部刺痛、胀痛，颜面麻木；气血瘀阻，癌肿阻滞，清窍不利，故见鼻塞嗅减，甚或眼球移位固定，目珠胀痛等；舌质暗红，或舌下青筋紫暗，或舌生瘀斑、瘀点，脉细涩均属气血瘀阻之征。

治法　活血化瘀，软坚散结。

方药　血府逐瘀汤合鳖甲煎丸加减。方中以血府逐瘀汤活血化瘀，通脉导滞；辅以鳖甲煎丸活血逐瘀，散结消癌。二方合用，俾使瘀血消散，气行脉通，癌毒疏解，而鼻菌得消。

(2)火毒聚结证

证候　鼻菌癌肿色红，表面溃烂生腐，腐物较多，味臭，易出血，或屡发鼻衄，血色鲜红量多，或鼻流黄稠脓涕带血，量多味臭，或癌肿处隆起，红肿疼痛，头痛剧烈，目珠色红固定或失明，口苦，烦躁，便干溲赤，舌红苔黄腻，脉数。

证析　肺经热盛，或胆经火热，循经上犯于鼻，留滞不去，结而成菌，肌膜腐败，故见鼻菌癌肿色红，表面溃烂生腐，腐物较多，味臭；火热迫血妄行，故见易出血，或屡发鼻衄，血色鲜红量多，或鼻流黄稠脓涕带血；火毒炽盛，壅遏气血，腐灼肌膜，故见癌肿隆起，红肿疼痛，头痛剧烈，口苦，烦躁，便干溲赤；癌毒肆虐，窜及眼目，伤及目系，则见目珠色红固定或失明；舌红苔黄腻，脉数均属火毒炽盛之征。

治法　泻火解毒，消肿散结。

方药　当归龙荟丸加减。方中主以芦荟、龙胆草清泄胆经火热；栀子、黄连、黄芩清泄肺经火热；辅以黄柏、大黄泄热导下；当归、柴胡行气活血；甘草调和药性。疼痛剧烈者，加乳香、没药、赤芍以活血止痛；癌肿溃烂腐物量多者，加半枝莲、白花蛇舌草、龙葵以清热消肿化腐。

(3)痰浊凝结证

证候　鼻部癌菌色白、灰白或淡黄，质软或硬，表面凹凸不平，如菜花状，流涕白黏或黏稠，或颜面隆起，颈项恶核质硬，头重头痛，胸闷纳呆，舌体胖大，苔白腻，脉滑。

证析　痰浊上泛，结聚鼻部，凝结生菌，故见鼻部癌菌色白、灰白或淡黄，质软或硬，表面凹凸不平，如菜花状；痰浊流窜，结于颜面、颈项，则见颜面隆起，颈项恶核质硬；痰浊阻滞，蒙蔽清窍，则头重头痛；痰遏气机，脾运失常，则胸闷纳呆；舌体胖大，苔白腻，脉滑等亦属痰浊内盛之象。

治法　涤痰化浊，软坚散结。

方药　涤痰汤加减。方中主以制南星、枳实、制半夏涤痰化浊，散结消菌；辅以陈皮、茯苓、生姜以助祛湿化痰之力；甘草调和药性。酌加山慈姑、浙贝母、海浮石、僵蚕、鸡内金、穿山甲以助化痰散结消癌。

(4)气阴两虚证

证候　癌肿溃烂，日久不敛，或经放疗、化疗、手术后，少气乏力，口咽鼻干燥，头晕目眩，纳差体瘦，舌嫩红少苔，脉细弱。

证析　癌肿后期，气血阴阳俱损，或因放疗、化疗、手术伤耗气血阴液，致使气阴两虚，故见癌肿溃烂，日久不敛，少气乏力，口咽鼻干燥；气血耗伤，上气不足，故见头晕目眩；癌毒或放疗、化疗、手术损伤脾胃，气血精微化生不足，体失所养，故见纳差、体瘦；舌嫩红少苔，脉细弱亦属气阴不足之象。

治法　益气养阴，清泄余邪。

方药　生脉饮加味。方中以人参、麦冬、五味子益气养阴，加沙参、石斛、天花粉、鳖甲以助养阴生津；半枝莲、白花蛇草、半夏、山慈姑以化痰抗癌，清泄余邪。少气乏力明显者，加冬虫夏草、灵芝、山药以助益气扶正之力。

【外治疗法】

古今有关鼻菌外治法的文献资料较少，临床可根据病变部位与病情配合以下方法治疗。

(1)敷药法：适用于外鼻菌肿，或波及颜面而发生颜面肿胀者。局部不红不痛者，可敷用阳和解凝膏、生肌玉红膏等；红肿者，敷用如意金黄散、黄连膏等。

(2)吹药法：鼻腔菌肿，或外鼻菌肿溃烂者，可用消瘤散、锡类散、麝黄散、消肿化腐散等吹、涂于菌肿上，以消肿散结，化腐生肌。

(3)滴鼻法：放疗、化疗后鼻腔干燥者，可滴用鼻炎灵等，以润燥养鼻。

(4)放射疗法：用钴^{60}或4～6MV的X线放射治疗。

(5)手术法：根据病变部位不同采取相应的癌瘤切除术。

【预后与转归】

以其癌菌发生部位、性质不同，预后亦有所不同。外鼻菌肿，早期发现，早期治疗，预后较好。鼻腔、鼻窦癌菌及时、恰当的综合治疗，五年生存率可达50%以上。

若治疗不当，发现较晚等，可致菌肿转移眼、颅内等，或引起大出血，全身衰竭而致死亡。

【护理与预防】

(1)保持鼻腔卫生，根治慢性鼻部疾患。

(2)少食辛辣炙煿，禁烟酒。

(3)定期体检，以便早期发现鼻菌，早期治疗。

(4)改善工作环境，防止粉尘、有害气体污染。

(5)密切观察病情，及时处理鼻出血等。

【参考资料】

1. 王可敬，等．原发性鼻腔癌128例的治疗分析．中华耳鼻咽喉科杂志，2000，(03)：168～171

2. 胡伟汉，等．98例鼻腔癌的治疗与预后．癌症，2004，(01)：1542～1545

3. 张晓平，等．88例原发性鼻腔癌放射治疗的疗效分析．中国现代药物应用，2008，2(22)：1～2

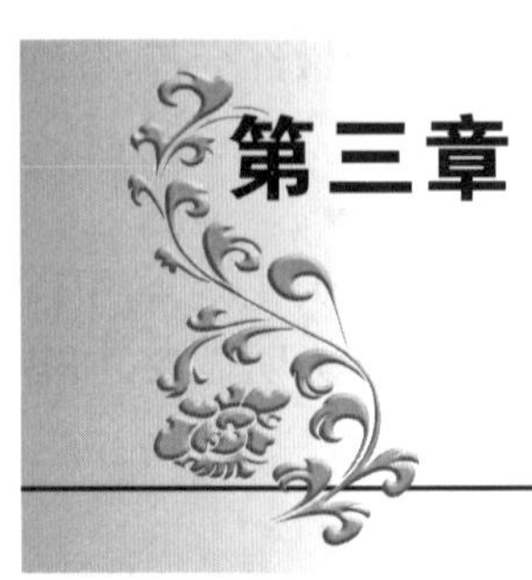

第三章

咽科疾病

第一节　急乳蛾

【概述】

1. 涵义　急乳蛾是指起病急，咽核红肿似蛾，甚或化脓的一种急性咽病。是咽科临床常见病，多发病。本病可双侧咽核同时发病，亦可单侧发病。好发于儿童与青少年，四季均可发病，尤以冬春为多。西医学的急性扁桃体炎与本病相类似。

2. 释名　急乳蛾在历代文献资料中又称为“急蛾”、“鹅风”、“飞蛾”、“风热乳蛾”、“烂蛾”、“烂头蛾”、“蛾喉”、“连珠蛾”等。若以单侧或双侧咽核为病者，分别称为“单蛾”、“双蛾”、“单蛾风”、“双蛾风”等。这些病名基本上都是以其发病部位与症状特点而命名的。

(1)急乳蛾、急蛾：乳蛾亦称喉蛾，指咽核肿大，形若乳头，状如蚕蛾。《儒门事亲・卷三》曰：“热气上行，结搏于喉之两旁，近外肿作，以其形似，是谓乳蛾”。急，为起病迅速、新感而发之义。急乳蛾，即为起病急，咽核肿大，形若蚕蛾之义。

(2)鹅风、飞蛾：鹅即蛾，亦指咽核肿大如蚕蛾。鹅风、飞蛾均指起病急骤的咽核肿痛。《世医得效方・卷十七・蛾风》曰：“单蛾风，其形圆，如小箸头大，生于咽喉上，或左或右，关下难治。双蛾风，有两枚，在喉之两边，亦圆如小箸头大，关下难治”。亦有文献如《景岳全书・卷二十八》把咽喉病近于上方的称飞蛾。

(3)风热乳蛾：《疡科心得集・卷上・辨喉蛾喉痈》“夫风温客热，首先犯肺，化火循经，上逆入络，结聚咽喉，肿如蚕蛾，故名喉蛾”。中医院校教材《中医耳鼻喉科学》均以风热侵袭所致喉(咽)核肿大者称为风热乳蛾。由此可知风热乳蛾是因风热为患，新感而发之咽核肿痛之病。

(4)单蛾、双蛾：所谓单、双乳蛾之分是指发于一侧者为单；双则同时发病者为双蛾。《疡科心得集・卷上・辨喉蛾喉痈》曰：“或生于一偏为单蛾，或生于两偏为双蛾”。

(5)烂乳蛾、烂头蛾：《张赞臣临床经验选编》“白腐溃烂者，名烂乳蛾”。故本病名所指的是咽核肿大，表面溃烂，有黄白色腐败物覆盖之病。

(6)单蛾风、双蛾风：风者，形容其发病之速也。《重楼玉钥・卷上》载有双蛾风、单蛾风。

(7)蛾喉：指咽喉两旁肿大疼痛者。如《医碥・卷之四・杂症・咽喉》中有曰：“蛾喉，肿痛在咽喉两旁者，名双乳蛾(形若蚕蛾故名，亦有形若枣栗者)。在一边名单乳蛾”。

(8)连珠蛾：指乳蛾肿大白星相连者。如《医碥・卷之四・杂症・咽喉》中曰：“蛾喉……如白星上下相连者，名连珠蛾”。连珠蛾，类似乳蛾化脓，起黄白脓点者。

3. 沿革　乳蛾病名在宋代以前的医籍中未见，但有类似于“乳蛾”的症状描述，如马王堆汉墓出土的帛书《阴阳十一脉经》的“嗌中痛”，《内经》中的“喉痹”、“嗌痛”、“嗌肿”等记载。

至隋唐时期，《诸病源候论·卷三十·咽喉心胸病诸候》咽喉肿痛候中提出了风热搏结于喉间，热盛则咽喉肿塞不通等病因病理及症状的描述。《备急千金要方》、《外台秘要》等书还载有许多治疗咽肿、咽痛的方药，为后世医家认识与治疗急乳蛾奠定的基础。宋代以后，尤其是金元时代，对乳蛾一病始有较多的论述，并开始把“乳蛾”一病从“喉痹”、“喉风”中分类出来。《世医得效方·卷十七》有“单蛾风”、“双蛾风”之称。《医林绳墨·卷七》把咽喉病近上方者，称为乳蛾；近于下方者称为“喉痹”、“喉闭”，而位于咽嗌者，称为“喉风”。明清时代，喉科有了较快发展，医家对急乳蛾的病因病机的认识基本一致，认为多因感受风热，肺胃经有热而致。《普济方·卷六十》认为乳蛾的病因是“风邪落于喉间，气郁而热……肺脾壅盛，风热毒气不能宣通”而致，此时期对急乳蛾的症状和治疗有详细的论述，认为其症表现为红肿在喉间，左右两边具有细白星，疼痛不能吞咽，治疗宜清热解毒，除痰散结，用败毒散、利咽汤等，外用吹喉药，并有针刺疗法等治疗手段。

20世纪70年代，全国高等医药院校试用教材《中医耳鼻喉科学》均以“风热乳蛾”为病名论述本病。至20世纪80年代，全国高等中医院校函授教材，根据历代医家对本病的论述，冠以“急乳蛾”，系统论述了本病的病因病理及症状特点，辨证施治。但新世纪教材《中医耳鼻咽喉科学》既未沿用“急乳蛾”，又未沿用“风热乳蛾”病名，而冠以“乳蛾”为名，从而在病症学上产生了新的分歧，未能统一。

【病因病理】

1. 古代病因病理学说

(1)外感风邪，肺经有热学说：《喉证指南·卷三·乳蛾》曰：“乳蛾……由肺经积热，受风邪凝结，感时而发，生咽喉之旁，状如蚕蛾，其喉咽喉红肿，难以吞咽……”。《普济方·卷三十·喉咽肿痛门》曰：“风邪落于喉间，气郁而热，则壅遏而为咽疼”。即外感风邪，循口鼻入侵肺系，咽喉首先受邪，邪毒搏结，郁遏为病。《疡科心得集》曰“夫风温客热，首先犯肺，化火循经，上逆入络，结聚咽喉，肿为蚕蛾，故名喉蛾”。此学说为历代医家对乳蛾发病论述较多的学说之一。

(2)肺胃热甚学说：《诸病源候论·卷之三十·咽喉心胸病诸候》中曰：“喉咽者，脾胃之候，气所上下。脾胃有热，热气上冲，则喉咽肿痛”。《重订严氏济生方·咽喉门》曰：“摄养乖违，喜饵丹石，多食炙煿，过饮热酒，致胸膈壅滞，热毒之气不得宣泄，咽喉之为病焉”。《普济方·卷六十·咽喉门》亦曰：“脾肺壅盛，风热毒气不得宣泄”，“脾胃有热，风毒乘之，其气上冲，经络胥应，故咽喉为之肿痛”。咽喉为肺胃所属，若摄生不慎，好食醇酒厚味炙煿之品，脾胃蕴热，火热上蒸搏结于咽核而为病。又如《喉科秘旨·乳蛾门七症》曰：“此症感胃肺二经而发生”。本学说为历代医家论述较多的病因学说，很多医籍中有依据此学说进行归类选方，如《太平惠民和剂局方》、《普济方》等。

(3)痰火互结学说：《丹溪心法》“咽肿则不能嚥……痰热皆至，咽系干枯也”。说明火毒之邪，可煎熬津液成痰，使肺胃津液干枯，痰火互结，燔灼咽喉而为病。此学说对于后世在治疗乳蛾，常佐以清热化痰之品有一定影响。

综上所述，古代医家对急乳蛾的病因病理有较深刻的认识，这些学说指导着后世医者对急乳蛾发病学说认识。

2. 现代病因病理学说　在现代著作与资料中，有关急乳蛾发病学说的研究主要有表热、里热学说，痰热瘀学说和积热伏火学说三方面。

(1)表热、里热学说：此学说形成于20世纪70年代末期，其代表著作是全国高等医药院校试用教材《中医耳鼻喉科学》。该教材将“风热乳蛾”的病因病理归结为“风热外袭，肺经有热”与“邪热传里，肺胃热盛”两个方面，奠定了表、里热学说的基础。继之，高等医药院校教材《中医耳鼻喉科学》、王德鉴《中医耳鼻咽喉口腔科学》等著作均沿袭了这一观点。

(2)痰、热、瘀学说：这一学说出之《张赞臣临床经验选编》。张氏认为急乳蛾发病多由火热之邪上升，复感风热为病，或因风热犯肺，挟痰瘀凝滞互结所致。所谓“热”，是指风热之邪，肺胃之火。此外还有“或因七情失节引动肝胆之火上攻”者，如《基层中医临证必读大系・耳鼻咽喉科分册》等。

(3)外热、积热、伏火学说：这一学说出之《干祖望中医五官科经验集》。干氏认为急乳蛾发病的病因病理可分为三种类型：外热、积热和伏火。外热者为外感风热时邪，直犯肺胃，搏结于咽喉为病；积热者为素体胃经积热，受风邪引动，上熏咽喉为痛；伏火者为阳明伏火炽盛，热毒熏蒸，上通咽喉所致。本学说对急乳蛾的发病，提出了更为详尽的病因病理。

3. 临床病因病理

(1)风热外侵，肺经积热：咽喉为肺胃所属，风热邪毒外侵，循口鼻入于肺系，咽喉首当受邪，或因风热邪毒犯肺，肺经积热，循经上犯咽喉，搏结于咽核，以致脉络受阻，肌膜受灼，咽核红肿疼痛而为病。

(2)肺胃热盛，上蒸咽核：平素多食辛辣炙煿，烟酒过度，致使肺胃积热，或风热邪毒壅盛，乘势传里，肺胃受之，均可致肺胃热盛，火热循经上攻咽喉，搏结于咽核，灼腐肌膜，煎炼津液，致咽核红肿疼痛或化脓生腐而为病。

(3)肝胆火盛，上蒸于咽：《咽喉急症必读》曰：“单乳蛾者，统属肝经火”。素体肝胆蕴热，复因外邪引动，使火热循经上犯，攻于咽喉之间，壅滞咽核，发为乳蛾。

综上所述，急乳蛾为热证、实证，临床多由肺经风热、肺胃热盛、肝胆火盛，上犯咽核所致，故热毒上犯，壅结咽核是本病的基本病因病机。

【临床征候】

1. 发病情况　好发于儿童及青少年。男女发病无明显差异，无地域性。四季均可发病，冬春季发病率较高，尤以季节更替，气温骤变时容易发病。

2. 病史　可有受凉、劳累、饮酒或感冒病史。

3. 咽痛　起病较急，咽部灼热疼痛，逐渐加重，吞咽时咽痛加剧，痛甚则可放射至耳部。

4. 发热　轻者多为低热；重者体温可达40℃左右，幼儿可因高热而抽搐。

5. 咽核红肿　是急乳蛾的主要体征。咽前柱色红，咽核红肿增大。化脓后见咽核窝口有黄白色脓点。脓点多者可连成假膜，但假膜不超出咽核范围，易擦去。

6. 下颌角臖核疼痛　初起可不明显，随着病变发生，下颌角出现臖核，可逐渐增大。压痛由轻渐重，甚至可感到转头不便。

7. 伴随症状　常伴有不同程度的头痛，四肢关节酸痛，食欲下降等症状，幼儿可出现呕吐或昏睡。

8. 生化检查　白细胞总数升高，中性分类升高并伴有核左移。

【诊断与鉴别诊断】

1. 诊断依据　①起病急，咽部灼热疼痛，吞咽尤剧；②咽柱色红，咽核红肿增大，化脓后可见咽核窝口有黄白色脓点或表面形成伪膜。

2. 鉴别诊断　急乳蛾应与咽白喉、咽痈等鉴别。

(1)咽白喉：咽痛轻，全身症状重，出现面色苍白，精神委靡，低热等中毒症状。咽部出现灰白色假膜，常延伸到咽核以外的部位，假膜坚韧，不易擦去，强剥易出血。咽分泌物涂片有白喉杆菌。

(2)咽疳(樊尚咽峡炎) 单侧咽痛，全身症状轻，一侧咽核表面有灰色或黄色假膜，擦去后可见下面有溃疡。牙龈常见类似病变。咽分泌物涂片有梭形杆菌及奋森氏螺旋菌。

【辨证施治】

1. 古代辨证施治观点 古代资料有关急乳蛾辨证施治的内容较为丰富，但散在而不系统。如《诸病源候论·卷三十·咽喉心胸病诸候》咽喉肿痛候中记载有"风毒"、"热甚"等证，其论简单，有证而无治。《圣济总录·卷第一百二十二》则认为急乳蛾"有脾胃有热，风毒相乘"与"脾胃热毒上攻"二证，治疗选方有所不同。挟风毒者，用"丹砂玫瑰丸"；热毒上攻者，用"消毒丸"。《普济本草方》有"脾肺有热"证记载，治疗用"利膈汤"。《辨证录》记载乳蛾有因"感冒伤寒"而致，治疗主张"散肺之邪"，方用"散蛾汤"。《医家四要》认为"乳蛾为风热所阻，宜汇补桔梗汤"。《咽喉秘传·咽喉各名目·双乳蛾》认为"此症因感风受湿化热成毒所致"，治疗应"内投三黄五、六剂"。《包氏喉症家宝·条目》认为本病"多因酒色郁结而发"，治疗"服煎剂微利之，大便去后当愈"。《喉科集腋·卷下·单双乳蛾》认为乳蛾由肺经积热受风凝结而成。亦有因"感冒风寒，咽喉肿痛……为引动，膀胱、肾火动而脾、肺、胃之火亦复相从上升"，治疗用"清燥汤……散太阳之邪"，或"散各经之邪……尤加意于散肺邪者，由近以及远也"。《喉证指南·卷三·证治类》曰："乳蛾由肺经积热，受风邪凝结，感时而发……轻者内服紫地汤，重者兼用清咽利膈汤加减"。《〈重订〉囊秘喉书·卷上·类证》认为"多因酒色过度，郁结而生"，治疗"用宣肺疏气，化痰清热法"。

综观古代医家认识急乳蛾，多以《诸病源候论》、《圣济总录》所论为纲，并为后世医家所推崇。在证治方面，明清时代的喉科专著对乳蛾证治较为详尽，尤其以《喉科集腋》、《喉证指南》在论治方面，区分了表里、脏腑等，对于今之辨证治疗急乳蛾有一定的参考价值。

2. 现代辨证施治观点 现代有关急乳蛾系统的辨证施治始自全国高等医药院校试用教材《中医耳鼻喉科学》。该教材将急乳蛾分为"风热外侵，肺经有热"与"邪热传里，肺胃热盛"二型，并分别以疏风清热汤、清咽利膈汤施治。以后的高等医药院校教材《中医耳鼻喉科学》、全国高等中医院校函授教材《中医耳鼻喉科学》、王德鉴《中医耳鼻咽喉口腔科学》等则基本沿袭了试用教材的证治观点，而无新增内容。《干祖望中医五官科经验集》中将急乳蛾对应于"急性扁桃体炎"进行辨证论治，将本病分为三型：即风热型、邪毒型和烂蛾风。风热型治疗用疏风清热汤或银翘散、桑菊饮；邪毒型治疗用加减黄连清咽饮；烂蛾风为阳明伏火炽盛，热毒熏蒸，治疗用清咽利膈汤，强调了外邪与内热之轻重在本病中的证治特点。

在现代专业著作中，对急乳蛾分证最多最细的当推《基层中医临证必读大系·耳鼻咽喉分册》。该书将急乳蛾分为风热外侵、肺胃热甚、肝胆火逆、痰热交阻、外感风寒等证，分别治以疏风清热汤、清咽利膈汤、小柴胡汤、温胆汤、六味汤加减论治，将急乳蛾证治分化更细，从而较宜于基层中医掌握与应用。

有关急乳蛾证治的论文报道很多，但多数未超越以上法则，未出新义。

综上所述，现代有关急乳蛾辨证施治的观点，以"热"为主，然其证治需区别表里之热、脏腑之热分类证治。

3. 辨证纲要 有关急乳蛾的辨证纲要在古代文献中未查及论述。在现代著作中，高等医药院校教材《中医耳鼻喉科学》将咽红肿疼痛、腐烂两方面列为纲要，主要以黏膜颜色及肿胀程度，疼痛的轻重来进行辨别。《基层中医临证必读大系·耳鼻喉科分册》中将急乳蛾的辨证要点分为辨表里、辨寒热、辨喉核形体色泽三个方面，并从全身症状与局部表现入手对其进行了较为详细的辨证，具有一定的指导意义。

急乳蛾的主要特征是咽痛较重与咽核形体色泽及腐物的改变，故本节以辨咽痛、辨咽核肿胀色泽及腐物为辨证纲要加以辨析。

(1)辨咽痛：急乳蛾引起咽痛的辨证主要依据其疼痛的轻重、咽肌膜颜色而进行。一般而言，咽痛初起，咽肌膜红肿，多为风热邪毒在表之证；咽痛剧烈，咽肌膜肿胀明显，色深红，是肺胃热甚或肝胆火盛的实热证。

(2)辨咽核形体色泽及腐物：急乳蛾病患，咽核多有不同程度的肿胀，色泽改变以及腐物的变化。一般而言，咽核红肿，表面光滑，或有黄白色脓点为风热证；咽核肿大明显，色深红，表面不光滑，有脓点，而且连成片状者为肺胃热盛或肝胆火盛。

4. 证治分类

(1)肺经风热证

证候　病初起，咽部干燥灼热，疼痛，吞咽时加重，吞咽不利；咽前柱色红，咽核红肿，尚未化脓；全身见头痛，发热，微恶风，咳嗽，舌尖红，苔薄黄，脉浮数。

证析　风热犯肺，蒸灼咽核，壅滞气血，脉络痹阻，故咽喉干燥灼热，疼痛；咽部红肿疼痛，吞咽则牵引脉络，故吞咽加重，吞咽不利；邪热初聚，热毒尚浅，故咽核红肿而尚未化脓；外感风热，肺失宣肃，则发热，微恶风，头痛，咳嗽；舌尖红，苔薄黄，脉浮数均为肺经风热之征。

治法　疏风清热，利咽消肿。

方药　银翘散合五味消毒饮加减。其中主以银翘散疏风清热，宣肺解表，兼能利咽；辅以五味消毒饮清热解毒，消肿止痛。二方合用，既能宣散表邪于外，又能清热解毒而消肿，用之能使表邪去，热毒解而蛾肿自消矣。

(2)肺胃热盛证

证候　咽痛较剧，甚至连及耳窍，吞咽则疼痛尤甚，妨碍饮食、语言，痰涎较多；咽核红肿较甚，有黄白色脓点，甚至连成片状假膜，下颌角有臖核压痛；全身可见壮热，面赤，口渴引饮，咳嗽痰黄稠，口臭，大便秘结，舌质红，苔黄厚，脉洪大。

证析　肺胃热盛，蒸灼咽候，腐灼气血，故咽痛剧烈，臖核压痛，咽核红肿较重，黄白腐物多；肺之络脉通于耳，肺胃热盛，脉络不畅，则咽痛连及耳窍；咽核红肿，遏及吞咽，故吞咽痛甚，妨碍饮食、语言；火热炼津为痰，故见痰涎较多，咳痰黄稠；里热盛于内，并充斥于外，则壮热，面赤；热盛伤津，则口渴引饮；胃腑热盛，腑气不通，故口臭，大便秘结；舌红，苔黄厚，脉洪大均为肺胃热盛之征。

治法　清泻肺胃，利膈消肿。

方药　清咽利膈汤加减。方中主以山栀子、黄芩、连翘、金银花、黄连清泻肺胃，泻火解毒，利咽消肿；辅以桔梗、甘草、牛蒡子、玄参缓急利咽；生大黄、玄明粉利膈通腑泄热；荆芥、防风、薄荷疏散表邪，以防表邪再起。此方清上泄下，解表清里，而以通腑泄热为主，用之能使热毒得以清解，邪有出路，因而咽喉通利。若咳嗽痰黄，颌下臖核疼痛明显者，可加射干、瓜蒌皮、浙贝母以清热化痰，散结消肿；持续高热，加生石膏、天竺黄以清热泻火；咽核腐物多者，加马勃以祛腐解毒；咽痛甚者加蒲公英、制乳香、制没药，或含服牛黄解毒丸、六神丸以清热解毒，消肿止痛。

(3)肝胆火盛证

证候　咽痛较重，吞咽时剧痛，痛引耳窍；咽核红肿，表面有黄白色点状腐物，或融合成片，颌下臖核压痛；全身见寒热往来，面红目赤，口苦咽干，舌质红，苔黄，脉弦数。

证析　肝胆火盛，循经上犯，搏结咽核，故咽痛较重，臖核压痛，咽核红肿而生黄白腐物；胆脉入循耳窍，肝胆热盛，则痛引耳窍；热在少阳，邪正交争，则寒热往来，面红目赤，口苦咽干；舌质红，苔黄，脉弦数亦属肝胆热盛之征。

治法　清泻肝胆，消肿利咽。

方药　龙胆泻肝汤加减。方中主以龙胆草清泄肝胆实热；辅以黄芩、栀子苦寒泄火，助龙胆草清肝胆之热，并能清上焦之火；泽泻、木通、车前子清热利湿，引热从小便而去；肝藏血，肝胆有热易伤肝经阴血，故用当归、生地养血活血益阴；柴胡疏畅肝胆，和解少阳；甘草调和药性，共为佐药；诸药合用，使肝火泄而诸症自解。

【外治疗法】

1. 古代外治疗法述要　在古代医籍中，有关外治法的记载有含服法、吹药法、漱口法、探吐法等，广泛地运用于急乳蛾及咽喉肿痛。

(1)吹药法：以散剂为主。制散方药多以解毒消肿，止痛利咽，祛腐生肌类药物组成研细末，密封备用。使用时取少许用竹管等管状物吹于咽喉。如《喉科家训・第一卷》的玉钥匙散；《囊秘喉书・卷下》的柳花散均属此类。

(2)含服法：以丸剂为主，也有片剂。方药多以清热解毒，消肿止痛，利咽生津的药物组成煎水漱口。如《喉科秘旨》的漱口方、《图注喉科指掌》中介绍的用清咽散含漱均属此类。

此外，若痰涎壅盛，吞咽不利，亦有探吐法、熏蒸法等。

2. 现代外治法研究述要　现代急乳蛾外治法大多未超越古代的范畴，仅在方药上有所丰富。如有报道用玄明粉兑开水冷却后漱口；亦有学者以鲜一枝黄花捣烂绞汁，加食盐、醋少许拌匀，徐徐吞咽；还有学者用吹喉驱腐散，双料喉风散等外用。

至于蒸气吸入法，有用中草药汁或用抗生素进行超声雾化吸入均有较好疗效。此外有学者报道用新鲜土牛膝制取药液，滴入双侧鼻腔，亦取得较好疗效。

《中医五官科外治法》中对急性扁桃体炎的吹药法(口药粉、消蛾散、麝香散、熊胆咽喉散)、含服法(六神丸)、外敷法(三黄青黛散、冰蝎散、全蝎合六神丸)、雾化吸入法(加味金灯山根汤)、含漱法(口炎灵)等进行了整理与介绍，有一定的实用意义。

3. 外治法应用

(1)吹药法：咽喉疾病，来热急骤，吹药可直达病所，有直接治疗作用。常用药物有冰硼散、珠黄散、锡类散、麝黄散等，每日5～6次。

(2)含漱法：分冷漱和热漱。冷漱的作用是清凉止痛，解热收敛。热漱是将药液乘温含漱，一方面使药液浸渍患处，另一方面借温热之气行血气，有清热解毒消肿的作用。常用药物有扁柏叶汁、漱口方、爽喉液等。亦可用单味金银花、板蓝根、土牛膝等煎水漱咽喉。

(3)含服法：含药物于口内，渐渐溶化后，慢慢咽下，使药物长时间停留于咽喉部，有清利咽喉，除痰生津的作用。常用药物如铁笛丸、润喉丸、六神丸、牛黄解毒丸、藏青果等。

(4)蒸气、雾化吸入法：将药物如金银花、薄荷加水煎煮，吸入热气入口内，或用超声雾化机将药液雾化吸入口中，能清热解毒，消肿利咽。超声雾化常用药物如清热解毒注射液、鱼腥草注射液、双黄连注射液等。

(5)外敷法：将药粉用水蜜或凡士林配制成糊状软膏剂，外敷于咽核相应的颈项处或臖核处。可选用清热解毒,消肿止痛药物,如黄连膏、双柏散、三黄散、如意金黄散等。

【针灸疗法】

1. 古代记载 在古代医籍资料中,有针刺、针刺放血等方法的记载。如《喉科秘诀·卷下》用三棱针刺去鹅顶毒血,三五针后,点药末。《喉科易知·张氏咽喉七十二证治图说》有:“针少商,商阳两手四穴,或挑破患花出血”。《重楼玉钥·卷上·双蛾风》有曰:“凡初期先用三棱针刺少商、少冲,留三呼吸入一分”。用三棱针点刺局部出血,有活血消肿,祛邪泄热,通经活络的作用;又如针刺少商、商阳等穴,有清肺热,以达到消肿清咽的作用。这些方法,至今仍运用于临床。

2. 现代研究 在现代研究资料中,运用针灸治疗急乳蛾的临床报道不但日趋增多,而且在用穴与针法方面均较古代有较大的发展。有学者用井穴刺血法、井穴刺血配合体针法、阿是穴刺血法、快速针刺等治疗急乳蛾。还有报道点刺退热穴(耳尖下 5 分处)治疗急性扁桃体炎取得良好疗效。有报道取少商点刺出血,配合尺泽、曲池、合谷,均用泻法;有报道用三棱针点刺扁桃体放血;有报道针刺天容穴(进针后刺向扁桃体方向 1~2 寸、强刺激,不留针)为主治疗本病;有报道采用综合刺营法即用扁桃体弯刀割刺扁桃体隐窝口、点刺耳轮 1、3、5 和三商穴,均谓取得极好疗效。

此外,还有报道在承浆穴和大椎穴注射、用蝎尾粉外敷天容穴、体穴压黄豆、用灯心草火灸,以及耳针疗法、耳后静脉点刺放血疗法等,均有较好疗效。

3. 临床应用

(1)针刺疗法:以手太阴、手足阳明经穴为主。常用主穴有合谷、内庭、曲池;配穴有天突、少泽、鱼际。用泻法,留针 20~30 分钟。

(2)耳针疗法:适用于各型急乳蛾。取扁桃体、肺、胃、肾上腺,强刺激,留针 20~30 分钟,每日 1 次。或用王不留行籽贴压扁桃体、肾上腺、肺、胃、内分泌等穴,每日按压 3 次,双耳交替贴压。

(3)穴位注射:该法是通过针刺穴位的刺激及药物的作用,调整机体功能而治疗疾病的方法。选脾俞、肩井、曲池、足三里,用鱼腥草、穿心莲或柴胡注射液注射。每次每穴注射 0.5~1ml,每日 1 次。

(4)放血疗法:用三棱针在耳轮 1、2、3 耳背部明显的三条静脉,或少商、商阳穴,以及咽核上下方表浅处,点刺放血。

【按摩导引疗法】

在古代资料中,对按摩导引的记载比较零乱。如在《诸病源候论·卷三十》有导引法,《喉科种福》中载有“推针法”。现代资料中,全国高等中医院校函授教材《中医耳鼻喉科学》中载有单侧擒拿法、双侧擒拿法、按摩法、导引法治疗咽喉疼痛。按摩方法以按压揉推为主,取穴原则同针刺用穴,常用穴为风池、风府、天突、曲池、合谷、肩井等。

临床有报道运用挤痧法治疗急性扁桃体炎取效。

【物理疗法】

物理疗法是现代发展起来的治急乳蛾的新方法,它主要通过光、热、电等物理效应达到祛邪消肿的目的。物理疗法主要以局部照射与穴位照射为主。

(1)激光疗法:以半导体激光照射廉泉、上廉泉、水突、人迎、合谷,每日 1 次,每次 1 分钟,5 次为 1 疗程。

(2)超短波疗法:用短波治疗仪电极置于双侧下颌角下方,以微热量照射 15 分钟,每日 1 次。

【专病专方】

1. 现代专病专方

(1)清咽汤:苦酒(米醋)30g,鸡蛋1枚(大小均可,去黄取清),山豆根、半夏、黄芩各9g,牛蒡子10g,板蓝根、桔梗各15g,生甘草3g。用600ml水浸泡诸药20分钟,煎取300ml,纳苦酒,再将鸡蛋清入药液中适当搅拌,待凉后频频大口含咽。(《湖北中医杂志》1990,(5):封三)

(2)生大黄15g(儿童酌减),用开水250ml冲泡,待温后慢慢下咽,每隔2小时冲泡1次,每日4次。每日1剂。(《四川中医》1986,(4):27)

(3)清肺利咽汤:生地30g,板蓝根30~45g,玄参18g,白芍、麦冬、山豆根各15g,牡丹皮、薄荷、蝉衣、桔梗各9g,黄芩、牛蒡子各12g,甘草6g。水煎服,每日1剂。(《山东中医杂志》1990,9(6):14)

(4)乳蛾一号:金银花、大青叶、板蓝根、青蒿各15g,金灯笼、桔梗、甘草、牛蒡子、玄参、牡丹皮、薄荷、黄芩各6g,赤芍、蒲公英各10g,马勃5g。日1剂,水煎后频服。(《山东中医杂志》1990,9(6):13)

(5)鲜马鞭草100g(干品50g),加水500ml,慢火浓煎成300ml,日1剂,加食盐少许,候冷,含口中缓缓咽下。(《浙江中医杂志》1989,24(5):227)

(6)二根汤:板蓝根、土茯苓各20g,山豆根15g,射干、银花各12g,黄芩,防风各10g,甘草4g。日1剂,水煎服,可随症加减。(《湖南中医杂志》1987,(5):41)

(7)三黄解毒化浊汤:黄芩、黄连各9~15g,大黄(后下)6~20g,栀子9~12g,桔梗3~9g,藿香、佩兰各10~24g。随证加减。水煎服。日1剂。(《河北中医》1997,19(1):25)

(8)疏风利咽汤:金银花、连翘、牛蒡子、白芷各15g,重楼12g,射干、僵蚕、皂角刺、炮山甲、薄荷(后下)各10g,甘草6g。随证加减,水煎服,日1剂。同时配合静滴青霉素。(《中医临床医学研究杂志》2003,80:13263)

(9)自拟清咽汤:生石膏20g(先煎),银花、连翘、黄芩、牛蒡子各10g,大青叶15g,板蓝根15g,玄参12g,桔梗、黄连各6g,甘草5g。可随证加减,小儿酌减。水煎服。(《中医药临床杂志》2004,16(1):79)

(10)清咽汤:金银花、野菊花、蒲公英、板蓝根各30g,紫花地丁、玄参、射干、桔梗各15g,蝉衣、甘草各6g。邪袭肺经加薄荷8g(后下);肺胃热盛加生石膏30g(先煎)、生大黄10g(后下);小儿酌减。水煎服。(《湖南中医杂志》2004,20(3):61)

(11)愈蛾汤:金银花、冬凌草各30g,连翘、玄参、山豆根、牛蒡子、黄芩各15g,荆芥9g,桔梗、防风各12g,甘草6g。便秘加生大黄9g(后下);发热加栀子9g、生石膏30g等。水煎服。(《河南中医学院学报》2005,20(4):73)

(12)五味消毒饮加减:紫花地丁、蒲公英各30g,金银花20g,连翘12g,青黛、蝉衣、乌梅各10g,马勃8g,甘草6g。水煎服。(《陕西中医》2006,27(8):914)

(13)口疮散外敷涌泉穴:吴茱萸、黄连、黄芩、连翘以2:1:2:2量,研粉备用。每次20g,临睡前用醋调成糊状,敷双涌泉穴,次日晨取下。每天1次,3次为1疗程。(《新中医》2006,38(12):60)

(14)自拟方:金银花20g,连翘、山豆根各12g,板蓝根15g,射干10g,黄芩、薄荷、桔梗、牛蒡子、赤芍各9g,甘草6g。有脓点加草河车12g等。水煎服。(《中国民间疗法》2008,16(6):20)

(15)普济消毒饮加味:黄芩、玄参各15g,黄连、柴胡、僵蚕各9g,牛蒡子13g,甘草、桔梗各10g,板蓝根、连翘各20g,升麻、马勃、陈皮、薄荷各6g。小儿酌减。热毒甚者,加大青叶、蒲公英、金银花、紫花地丁;便秘加生大黄。水煎服。(《当代医学》2009,15(1):150)

2. 古代专病专方

(1)十八味神药:治乳蛾、风痹等一切火热肿痛诸症。荆芥、防风、银花、花粉、陈皮、甘草、麦冬、栀子、连翘、赤芍、知母、贝母、黄柏、元参、鼠粘子、桔梗、当归、川芎。引加灯心二十寸,水煎服。(《喉科紫珍集》)

(2)甘桔败毒散:治双单乳蛾。大黄、桔梗、玄参、防风、瓜蒌仁、石膏、连翘、薄荷、赤芍、花粉、枳壳、前胡、干葛、黄连。(《喉科秘集》)

(3)代针散:治乳蛾成脓不穿。胆星三分,指甲二三寸,冰片五厘,朱砂少许。将指甲用双红纸卷好,灯上烧灰存性为末,入辰砂,冰片、胆星研和,吹入喉中,少顷,即出脓血自愈。(《白喉症治通考》)

(4)立救单蛾乳蛾方:治火毒乳蛾。冰片二分,生石膏二分,青黛一分。为末,吹之。(《喉症集录》)

(5)冰梅丸:治喉痹、乳蛾。大青梅二十个,净食盐十二两,猪牙皂二十条,块明矾三两,桔梗二两,白芷二两,防风二两。上药共研细末,拌匀,和青梅装入瓷瓶,愈陈愈佳。(《喉科心法》)

(6)乳蛾散:治实火乳蛾。焰硝一钱五分,雄黄八分,胆矾八分,明矾八分,冰片三分。吹入喉中,痰涎出,愈。(《喉科其诀》)

(7)硇砂散:治喉蛾肿痛。硇砂二分,青黛二分,白矾二分。研细末。吹之立破。(《喉科集腋》)

(8)喉风双蛾一切火毒。人中白一钱(火煅),硼砂五分,胆矾三分,冰片一分。共研细末。吹患处。吐痰而愈。(《喉症集录》)

【预后与转归】

1. 预后　急乳蛾是一种急性咽病,因此,如体质强盛,无烟酒嗜好,治疗及时彻底者,一般预后良好。

2. 转归

(1)急乳蛾病患,经过适时而恰当的治疗,多数能治愈。少数病患受体质虚弱,治疗不彻底与不及时以及有不良生活习惯等因素影响,可转为慢乳蛾。

(2)急乳蛾若邪毒滞留咽核,日久不去,可并发臀核肿痛、喉关痈、痹证、心悸怔忡、水肿、淋证等。

【护理与预防】

1. 护理

(1)体温过高时,要适当降温及注意休息。小儿患者要注意痰液的排出及降温,避免惊风的发生。

(2)饮食宜清淡,多服清凉饮料,进食流质或半流质饮食。忌食辛辣炙煿之品。戒除烟酒嗜好。保持二便通畅。

(3)保持口腔清洁,防止复感外邪而加重病情。

2. 预防

(1)加强体育锻炼,增强体质,减少感冒。

(2)慎起居，顺时增减衣物，减少诱发因素。

(3)注意口腔卫生，减少粉尘、刺激性气体及物理刺激。

(4)积极治疗邻近器官疾病，如鼻窒、鼻渊、慢咽痹等疾病，减少诱发机会。

【参考资料】

1. 2000年前参考资料见第1版，此略。

2. 谢坚，等．中西医结合治疗急乳蛾76例．中华临床医学研究杂志，2003，80：13263

3. 陶珊珩．自拟清咽汤治疗乳蛾50例．中医药临床杂志，2004，16(1)：79

4. 周菲菲，等．清咽汤治疗急性乳蛾112例．湖南中医杂志，2004，20(3)：61

5. 陈振芬，等．综合刺营疗法治疗急性扁桃体炎60例疗效观察．实用中西医结合临床，2006，6(4)：37～38

6. 李树凡．愈蛾汤治疗急性化脓性扁桃体炎78例．河南中医学院学报，2005，20(4)：73

7. 姚惠青．五味消毒饮加减治疗急性扁桃体炎42例．陕西中医，2006，27(8)：914

8. 黄如红，等．口疮散外敷涌泉穴治疗小儿乳蛾178例．新中医，2006，38(12)：60

9. 高楼建．针刺天容穴治疗急性扁桃体炎120例．浙江中医杂志，2008，43(3)：127

10. 谢俊英，等．挤痧对急性扁桃体炎的特殊治疗作用．中国针灸，2008，28(11)：822

11. 薛家玲．自拟方治疗急性化脓性扁桃体炎38例．中国民间疗法，2008，16(6)：20

12. 李建新，等．普济消毒饮加味治疗急性化脓性扁桃体炎26例．当代医学，2009，15(1)：150

第二节　慢　乳　蛾

【概述】

1. 涵义　慢乳蛾是指咽核肿大似蛾，经久不消的一种慢性咽病。是咽科临床发病率极高的一种常见病、多发病。本病多为两侧咽核同时发病，罕有单侧发病者。无明显地域性。在人群中分布极广，无论男女老幼均可患病，但以儿童为多。西医学的慢性扁桃体炎与本病类似。

2. 释名　慢乳蛾在历代文献资料中又称为“阴蛾”、“死鹅核”、“双单死鹅”、“虚火乳蛾”、“白色喉鹅”等。这些病名基本上是以其发病病因、咽核色泽、质地与症状特点进行命名的。

(1)阴蛾：“阴”者，与“阳”相对而言。《辨证录·卷之三》对“阴蛾”与“阳蛾”进行了鉴别，阴蛾则日轻而夜重，阳蛾则日重而夜轻。并提出“人有咽喉肿痛，日轻夜重，喉间亦长成蛾，宛如阳证但不甚痛，而咽喉之际，自觉一线干燥之至，饮水咽之少快……盖此症为阴蛾也”。

(2)白色喉蛾：白色是指乳蛾色泽而言。《喉蛾捷决》“喉蛾一症……白色者，虚证及白喉也”。《喉症类集》曰：“其症喉肿痛，肿处形如乳头，又为紫李，有白色、紫色、红色数种。故由此可知，乳蛾色泽有多种，而乳蛾色白者为虚性乳蛾，火不得直泄，乃结成蛾”。

(3)虚火乳蛾：虚为脏腑之亏虚，本病名乃指脏腑虚损，虚火上炎而致的乳蛾。正如《外科正宗·卷之二》说：“夫咽喉虽属于肺，然所致有不同者，自有虚火，实火之分”。全国高等院校试用教材《中医耳鼻喉科学》亦采用“虚火乳蛾”为名。

(4)死蛾核、双单死乳蛾：所谓“死”，是与“活”相对而言，活蛾起病急、病情重。而“死”蛾核则指病情变化缓慢之乳蛾。“核”，《咽喉症类》曰：“核者，僵而且硬也”。故指郁结日久而集聚成块。《喉症全科紫珍集·卷上》曰：“此症因气恼郁结而起，在喉两边，形为乳头。凡遇天阴劳力气恼，颈外如绳扣紧口，饮食不下，呼吸不利，日久年深则成嫩骨”。

3. 沿革 古代医学对慢乳蛾的认识，大致可分为两个阶段，一为明清以前，本病多包括在许多医著所论的虚火喉痹中。二为明清时代，此时期医家们对本病有了一定的认识。如明代《外科正宗·卷之二》就有咽喉病"自有虚火，实火之分，紧喉、慢喉之说……又有喉痛、喉痹、乳蛾、上腭痛等症"。可以说间接提出了虚火乳蛾的病名。《医贯·卷之四，喉咽痛论》中，在讨论阴虚咽痛时，也提出了乳蛾一病。清代医家对慢乳蛾一病的症状、发展及其治疗有了较全面的认识。如《经验喉科紫珍集·卷上》、《焦氏喉科枕秘·卷一》中有"死乳蛾核"、"乳蛾核"等称。认为死乳蛾核是"受风热郁怒而起，喉中紧靠蒂丁，不甚痛，饮食有碍，若劳心，不忌口，不避风，日久不治，长塞喉中"。并生动描述了本病的症状"饮食不下，呼吸不利"，以及检查所见"蛾下起黄皮或白皮一条，长入喉底"。并提及"日久月深成嫩骨"，这与西医学慢性扁桃体炎病变后期，发生软骨化或骨化的理论相符合。在《辨证录》、《辨证奇闻》中，称本病为"阴蛾"，并提出"阴蛾"与"阳蛾"的鉴别。此外，《咽喉脉证通论·乳蛾第四》认识到乳蛾能引起痹证，致"左足酸软阴痛"。

20 世纪 70 年代末，全国高等院校试用教材《中医耳鼻喉科学》根据历代医家对本病的论述，正式以"虚火乳蛾"为病名加以应用。至 20 世纪 80 年代末，全国高等中医院校函授教材《中医耳鼻喉科学》以"慢乳蛾"为病名，对本病的含义、病因病理、症状特点以及辨证施治等内容做了系统的论述。

【病因病理】

1. 古代病因病理学说

(1)肺肾不足学说：急乳蛾治之不彻底，迁延日久，由肺及肾，金燥水涸，肾阴亏虚，虚火上炎，久灼咽核为病，如《喉科白腐要旨》曰："双单蛾症亦属於里，惟肺象虚损……凡治此症，亦宜以养阴清肺汤为主"。《石室秘录·卷六》指出："阴蛾之症乃肾水亏乏，火不能藏于下，乃飞越于上，而喉中关狭，火不得直泄，乃结成蛾"。后世医家多遵从此学说，以虚火上炎论治慢乳蛾。

(2)正虚阳浮学说：《疮疡经验全书·卷一》曰："单乳蛾，左畔虚阳上攻，其肿微红者，若肺气逆，外证手足厥冷，痰证自出，头重目昏"，"右畔虚阳上攻，其色微黄，其形若蚕黄之状，故谓之乳蛾，其证亦手足厥冷"。故因先天禀赋不足，肾阳亏虚，咽窍失温，邪滞咽核而为病；或因禀赋不足，饮食劳倦损伤肺脾，肺脾气虚，致邪滞不去，结于咽核而为病。又有《外科正宗·卷二·咽喉论》曰："肿痛微红，脉虚无力，午后痛者属阴虚，宜滋阴降火；肿痛色白，咯吐多涎，上午痛者属阳虚，宜补中健脾"。故此学说为慢乳蛾的论治提供了又一途径。

综上所述，古代医家认为慢乳蛾的病因病理主要与肺肾脾关系密切，其病机则有阴虚、阳虚的不同，这为后世医家认识和完善慢乳蛾的病因病理奠定了基础。

2. 现代病因病理学说 在现代著作与资料中，有关慢乳蛾的发病学说研究主要有：虚瘀学说、正虚痰凝学说、痰热互结学说、热虚瘀学说四个方面。

(1)虚、瘀学说：这一学说形成于 20 世纪 80 年代初期，其代表著作为全国高等医药院校试用教材《中医耳鼻喉科学》。该教材认为慢乳蛾有因先天禀赋不足，后天肺脾气虚，邪毒虽不甚重，但因正气虚弱，驱邪无力，邪毒留滞于咽核，日久不去，气血凝结不散，而发生乳蛾。在以后的高等医药院校教材《中医耳鼻喉科学》中亦沿用了此观点。

(2)正虚、痰凝学说：这一学说出之于《干祖望中医五官科经验集》、《干氏耳鼻咽喉口腔科学》。该学说认为有因先天禀赋不足，后天脾胃虚弱，生化无源，运化失司而致，气血双亏，痰浊凝聚，发为慢乳蛾。此学说为本病的治疗提供了新途径。

(3)痰热互结学说:这一学说形成于20世纪90年代初期,它是采撷古代医家观点并结合临床实践而形成的。其"痰"是由"热"而生,而"热"为肺脾积热。积热循经上行,火灼咽喉,阴津暗耗,煎熬成痰。本观点主要见于《基层中医临床必读大系·耳鼻喉科分册》。这一学说对慢乳蛾的病因理论可谓独树一帜。

(4)热、虚、瘀学说:此学说出之《中医耳鼻咽喉科临床手册》。"热"为肺经蕴热;"虚"为肺肾阴虚、肺脾气虚;"瘀"即气滞血瘀。热、虚、瘀上结咽核而发为慢乳蛾。

3. 临床病因病理

(1)痰热互结:嗜酒肥甘厚味,肺胃积热,热邪循经上行,火灼咽喉,耗伤阴津,煎熬成痰,痰热久蕴不去,搏结咽核而发病。

(2)肺阴亏虚:由于急乳蛾反复发作或温热病后余邪未清,邪热损伤肺阴,肺阴亏虚,津液不足,津亏阴伤,咽失濡养,邪热郁结咽核而为病。

(3)肾阴亏损:乳蛾日久不愈,由肺阴虚及肾,或劳伤过度,肾阴受损,肾水不足,水不制火,相火蒸腾,阴虚火旺,久灼咽核而为病。

(4)肺脾气虚:因禀赋不足,劳倦过度,或急乳蛾后,邪滞不去,损伤肺脾,致使肺脾气虚,咽窍失养,邪毒结滞咽核而为病。肺脾气虚,运化失司,水湿凝聚成痰而致咽核僵肿色白,迁延难消。

(5)肾阳亏虚:因禀赋不足,或乳蛾久病不愈,伤及肾阳,肾阳亏虚,气化无权,则咽窍失煦,邪滞不去,郁结咽核而为病。

(6)气血瘀阻:急乳蛾失治,邪毒滞留,缠绵难去,痹阻经络,脉络不通,致气血运行不畅,留而成瘀。瘀血留滞于咽核,致咽核肿实增大,而发为慢乳蛾。

综上所述,慢乳蛾为病,因有虚实。实者,咎之痰热互结,气血瘀阻;虚者,多责之于肺肾阴虚、肺脾气虚及肾阳亏虚。在慢乳蛾致病诸因与致病过程中,常以病程之长短,体质之强弱而有所不同。其中病之早期,病程短及体盛者,痰热互结致病者居多;若病程长久,既可伤正致虚,又可阻滞气血成瘀,故虚、瘀单独为病,亦常转化或兼夹为病。因此本病的病因繁变,病机交错,常可出现虚实挟杂为病,临床需悉心审视。

【临床征候】

1. 发病情况　好发于少年儿童,5～15岁最常见。男女发病无明显差异;无地域性。四季均可发病,且冬春季发病率较高。

2. 病史　有急乳蛾、急咽痹反复发作病史。

3. 咽部不适感　本症状可有多种表现,现归纳常见两种。

(1)咽部干燥,微痒,微痛感:大多数慢乳蛾患者可有此证。其症多表现为时轻时重。轻则咽部微干、微痒、微痛;重则咽部干燥明显,有灼热感,痒甚则伴有时时咳嗽或咯痰;痛甚可致吞咽不便或受阻。至于干燥、痒、痛孰轻孰重,常因人而异,无定数。

(2)咽异物感:本症多表现为咽中哽哽不利,甚至有堵塞感。多因咽核肿大,碍于咽关所致。亦有因气上冲而堵,或因痰而堵,甚则如炙肉堵塞,可影响呼吸与吞咽。

4. 双侧咽核肿大或萎缩,隐窝口有黄白色脓栓:是慢乳蛾的重要特征。咽核大与不大,多与年龄有关,多数成年人咽核不大,而少年儿童则表现为咽核肿大。咽核肿大程度可分为四度:Ⅰ度表现为咽核肿大在咽前、后柱以内;Ⅱ度咽核肿大超出咽前、后柱,在咽前、后柱与悬雍垂中线以内;Ⅲ度咽核肿大超过咽前、后柱与悬雍垂中线;Ⅳ度肿大超过悬雍垂。慢乳蛾无论咽核肿大与否,均可表现有隐窝口有黄白色脓栓,挤压咽前、后柱,脓栓可溢出。咽核表面凹凸不平，或有白色瘢痕，或咽核与周围组织粘连，色暗红或不红。

个别情况下，咽核还可表现为萎缩，不肿大，但挤压咽前、后柱有脓液溢出，此亦表明有慢乳蛾的病变存在。

5. 下颌臖核　亦为慢乳蛾的常见体征，可表现为一侧或双侧下颌角有臖核，一般无明显压痛。

6. 伴随症状　常伴有头昏，精神疲乏等症状。若咽核肿胀过大，常可影响呼吸、吞咽、出现呼吸声重，睡觉打鼾，吞咽食物不畅等。

【诊断与鉴别诊断】

1. 诊断依据　①反复发作的急乳蛾病史；②咽部不适、干燥、微痛、异物感；③双侧咽核肿大，表面或挤压隐窝口有黄白色脓栓。

2. 鉴别诊断　慢乳蛾主要应与石蛾、慢咽痹、咽核瘤、咽核菌等相鉴别。

(1)石蛾：多见于小儿，咽部无明显不适，或仅有轻度呼吸、吞咽不畅，咽部检查见双侧咽核肥大，不红，表面光滑，挤压之隐窝口无溢出物，触之有硬实感。

(2)慢咽痹：咽部亦有干燥、微痒、微痛、异物感，但检查可见咽黏膜暗红，后壁或有扩张的血管纹，或有淋巴滤泡增生，无明显咽核肥大，隐窝无溢出物。

(3)咽核瘤：咽部可有或无不适感，咽核多呈单侧迅速增大。咽部检查可有一侧或双侧咽核肿大，或表面凹凸不平似桑椹样，或表面溃疡，隐窝内无脓腐物挤出。

(4)咽核菌：早期可见咽部不适、疼痛，晚期吞咽困难及不适感，检查见单侧咽核肿大，表面或有溃疡，隐窝口可有脓血挤出，并伴同侧颈淋巴结肿大质硬。活检可鉴别。

【辨证施治】

1. 古代辨证施治观点　古代资料中有关慢乳蛾辨证施治的内容较为丰富，但散在而不系统。如《外科正宗・卷二・咽喉论》认为咽喉之证有"虚火之症，色淡微肿，脉亦细数……以上皆是虚火，由元气不足而来，不可误投凉药。上午痛者属气虚，补中益气汤加麦冬、五味子、牛蒡、元参；午后痛者属阴虚，四物汤加黄柏、知母、桔梗、元参；如不效，必加姜、附以为引导之用"。《外科正宗・卷二・咽喉主治方》有"理中汤……治中气不足，虚火上攻，以致咽间干燥作痛，吐咽妨碍"。该书这些论述虽为慢乳蛾的辨证论治提供了依据，但并未对慢乳蛾单独为病进行论述。《喉科白腐要旨》认为本病"惟肺象虚损"、"宜以养阴清肺汤"为主，重者用"神仙活命汤"。《咽喉脉证通论・乳蛾第四》认为本病为"房事太过，肾水亏竭"而发病。《石室秘录・卷六・数集》喉痛条中认为本病"乃肾火不藏于命门，浮游于咽喉之间"，治疗"宜于水中补火，则引火归源而火势顿除"。明清时代著作对慢乳蛾论述较为零乱，其证治大都无越上述诸家之论。

2. 现代辨证施治观点　现代有关慢乳蛾的辨证施治始自全国高等医药院校试用教材《中医耳鼻喉科学》。该教材依据咽核局部表现以及全身兼证的不同将其分为"肺阴虚"与"肾阴虚"两个证型，并分别以甘露饮、六味地黄汤或知柏地黄丸进行施治。此后，全国高等中医院校函授教材《中医耳鼻喉科学》将其分为虚火上炎、虚阳上浮二证，用附桂八味丸治疗阳虚乳蛾。本书还提出慢乳蛾往往存在脉络痹阻，气血瘀滞，在施治时各型均应加入活血通络之品。高等医药院校教材《中医耳鼻喉科学》与王德鉴《中医耳鼻咽喉口腔科学》基本沿用试用教材的证治观点。

现代专业著作中，有关慢乳蛾分为最多最细的当推《基层中医临证必读大系・耳鼻咽喉科分册》。该书中将慢乳蛾辨证分为痰热互结、肺阴不足、肾阴亏损、脾气虚弱四证，并分别提出治以温胆汤或苦酒汤、养阴清肺汤、知柏地黄汤、参苓白术散加减等。该书证治分化详细，从而更适宜基层中医与初涉临床者掌握应用。另一部对于慢乳蛾证治分类较详细的为《中医耳鼻咽喉科临床手册》，该书将其分为肺经蕴热、肺肾阴虚、肺脾气虚、气滞血瘀四证，分别选用黄芩汤、百合固金汤、补中益气汤、活血利咽汤加减论治，亦比较贴近临床。《干氏耳鼻咽喉口腔科学》则主要从禀赋不足、气血双亏论治，主张两证均需气血双补，方用八诊汤、十全大补汤之类加减，并认为"也可用益气升清化痰一法"等。牛生录报道将慢乳蛾分为肺阴虚、肾阴虚、脾胃虚弱、脾肾阳虚四证，分别采用养阴清肺汤、知柏地黄汤、参苓白术散、附桂八味丸加减论治。

综上所述，现代有关慢乳蛾辨证施治的观点主要分虚实两类。实证为痰热互结、肺经蕴热、气血瘀阻。虚证有肺肾阴虚、肺脾虚弱、肾阴亏虚、气血不足之异。由此构成了慢乳蛾现代证治分类的基本特点。

3．辨证纲要　有关慢乳蛾的辨证纲要在古代文献中有依喉色泽辨证的论述。如《喉蛾捷诀》认为"实证色红，虚证色白"。现代著作中，《基层中医临证必读大系·耳鼻咽喉科分册》将慢乳蛾的辨证要点分为辨虚实、辨寒热、辨咽核形体色泽三个方面，从局部与全身症状入手对其进行了较为详尽的辨证，具有一定的指导意义。

慢乳蛾的主要特征是咽核异常与咽部干燥痒痛不适感，而辨别咽核异常与咽部干燥痒痛，对慢乳蛾的虚实寒热辨证起有提纲挈领的作用。故本节将辨咽核异常、辨咽部干燥痒痛作为慢乳蛾的辨证纲要加以辨析。

（1）辨咽核异常：慢乳蛾咽核异常主要是依据其咽核的形体、色泽、咽核分泌物的不同来进行的，一般而言，咽关及咽核色鲜红，咽核肥大，分泌物色黄质稠为痰热互结或肺经蕴热；咽关及咽核微红，咽核肥大或干瘪，其上有黄白色脓样分泌物，或有乳酪样脓栓挤出，为虚火上炎；咽核肥大，充血不著，咽关肿胀，咽核分泌物色白，为脾气虚弱或虚阳上浮；咽核肥大暗红，按之硬，或上布血丝，表面不光滑多为气滞血瘀。

（2）辨咽部干燥痒痛：慢乳蛾的咽部不适症状时间长，症状顽固，其主要表现为咽部干燥痒痛，梗梗不利，因此通过辨别咽部的症状可辨别其证情的寒热虚实。一般而言，久病咽干燥痒微痛异物感，咽干欲饮而饮不多，咳嗽无痰，咽色微红多属肺肾阴虚，虚火上炎之证；久病咽干燥痒微痛或不痛，伴梗阻感，咽干不喜饮，咳嗽痰白，咽色微红或不红多属脾气虚弱或脾肾阳虚，虚阳上浮之证；病程较短，咽干痛较著，咽干喜冷饮，咽色红，脉实有力者属痰热互结之症。

4．证治分类

（1）痰热互结证

证候　咽痛咽干，梗梗不利，咽关红肿，咽核肥大色红，经久不消，其上或可见黄白色脓点，或有脓样物挤出；口臭烦躁，渴喜冷饮，胸脘胀满，便干溲赤，舌红苔黄腻，脉滑数有力。

证析　痰热蕴结，搏于咽核，故见咽干、咽痛、口臭烦躁，渴喜冷饮；痰热互结，阻碍气机升降，则咽中梗梗不利，胸脘胀满；痰热壅滞咽核，故见咽核色红肥大，咽关红肿，经久不消；热毒灼伤咽核，化腐成脓，可见咽核上有黄白色脓点，或有脓栓物挤出；痰热内蕴，则便干溲赤；浊热上泛，则舌红苔黄腻；痰热充斥脉道，则脉滑数而有力。

治法　清热化痰，消蛾利咽。

方药　温胆汤合苦酒汤加减。方中主以半夏燥湿化痰；辅以陈皮、枳实理气燥湿，使气顺而痰消；竹茹既清化热痰，又清心除烦，并可使痰热从小便而出，苦酒（即醋，可单独另行含服)行气消痰利咽;佐以生姜可降逆化痰,以解痰热上壅咽喉之证;佐以甘草调和诸药并能泻火解毒,合而共奏清热化痰,消蛾利咽之功。若咳嗽痰稠者,加前胡、葶苈子止咳化痰;咽核肿大显著者,加瓜蒌、桔梗以加强清热化痰,消肿利咽之功效。

若咽核肿大暗红,经久不愈,咽部干燥不适,痰少,舌尖红者,多属肺经瘀热,可用黄芩汤合会厌逐瘀汤加减。

(2)肺阴不足证

证候 咽干不适,微痒微痛,咽核、咽关微红,咽核肥大,经久不愈,其上有少量黄白色脓点,或有乳酪样脓栓挤出,干咳少痰,鼻干少津,手足心热,舌红而干,脉细数。

证析 肺阴不足,津不上承,咽喉失却濡养,故见咽干不适,微痒痛;阴虚失养,邪毒滞留,兼以虚火上炎,则咽核、咽关微红,咽核肥大不消,或有少量脓点、脓液;肺津受灼,本脏失润,则干咳少痰,鼻干少津;肺阴耗损,虚火上炎,故见手足心热,舌红少津,脉细数。

治法 养阴清肺,消蛾利咽。

方药 养阴清肺汤加减。方中主以玄参、麦冬、生地、牡丹皮、白芍养阴清热,凉血解毒而消蛾利咽;辅生甘草泻火解毒利咽;佐以川贝母润肺化痰止咳;使以薄荷宣肺达邪。若见有咽核色红,咽痒作咳,小便黄,苔腻黄等阴虚兼湿热之证,宜用甘露饮加减。方中以二冬、二地、石斛养阴生津;又辅以枳壳、枇杷叶、甘草行气降逆止咳;佐以茵陈、黄芩利湿清热,合用共奏养阴润燥,清热利湿之功。咽痒干咳者可加冬桑叶,润燥止咳。咽核肿甚,哽哽不利者,可加僵蚕、生牡蛎以散结消蛾。

(3)肾阴亏损证

证候 咽干较甚,焮热不适,微痛,午后夜间症状加重,咽核肥大,经久不消,或咽核萎缩,咽核及咽核前后潮红,压之常有黄白色脓样物溢出;全身或见低热盗汗,口舌干燥,头晕耳鸣,腰膝酸软,虚烦失眠,舌质红,少苔,脉细数。

证析 肾阴亏损无以制火,虚火上炎,搏结咽核,故见咽干较甚,焮热不利,咽核肥大,经久不消;虚火腐灼肌膜,腐物积聚,故压之常有黄色脓样物溢出;虚火灼蚀肌膜,咽核瘢痕粘连,故咽核干瘪萎缩;肾精不足,精不上奉,故头晕耳鸣,口舌干燥;肾阴虚,肾水不能上济心火,故虚烦失眠;腰为肾之府,肾虚故见腰膝酸软;午后夜间阴消阳长,阴液更趋不足,所以诸种症状午后夜间加剧;舌质红,少苔,脉细数均为阴虚火旺之证。

治法 滋肾养阴,降火消蛾。

方药 知柏地黄丸加减。方中以熟地补肾阴为主,山萸肉辅熟地滋补肝肾,山药滋补脾阴,茯苓、泽泻淡渗利湿;牡丹皮清热活血;知母、黄柏清热降火,以消阴蛾,合方共奏补肾养阴,降火利咽消蛾之功。咽干甚者,可加天冬、石斛以助养阴生津;虚火明显,咽部干燥疼痛,咽核肥肿久而不消者,加牛膝、玄参、连翘以助降火消蛾之力。

(4)肺脾气虚证

证候 咽中阻塞感,憋气作鼾,咽痒不适,咯痰白黏,咽核肥大,经久不愈,微红或不红,上有白星点,或有白色脓样物挤出,倦怠乏力,纳差便溏,易罹感冒,舌淡苔白,脉缓弱。

证析 肺脾气虚,正气不足,肺气难以敷布津液,脾气难以化生气血精微,咽失濡养,故见咽痒不适,咽核肥大,经久不愈,倦怠乏力,易罹感冒;脾虚运化失司,聚湿成痰,痰湿结聚,阻碍气机,故见咽中阻塞感,憋气作鼾,咯痰白黏;邪浊结于咽核,则见咽核肿而不红,或有白色脓样物溢出;脾失健运,故纳差,便溏;舌淡,苔白,脉缓弱均为肺脾气虚之征。

治法 健脾益肺,散结消蛾。

方药 参苓白术散合消瘰丸加减。方中主以党参、山药、莲子肉益气健脾而补肺气；辅以白术、茯苓、薏苡仁、扁豆渗湿健脾；佐以炙甘草益气和中，砂仁和胃醒脾，理气宽胸，使以桔梗载药上行；合用消瘰丸化痰散结消蛾。两方合用，能补虚除湿，行滞散结，俾使正盛痰去结散则诸症自除。咽核肿甚，痰多清稀者，可加制半夏、制南星、昆布（去甘草）、海蛤壳助其化痰散结消蛾之效。若肺脾两虚，气血不足，邪毒滞留，乳蛾缠绵难愈者，亦可用托里消毒散加减治之。

（5）肾阳亏虚证

证候 咽部紧闷不适，梗梗不利，上午症状较重；咽核肿大，色淡或暗红，表面有白色络纹，挤压咽前柱时，可有少量白腐物自隐窝口溢出；全身或见头昏耳鸣，腰膝冷痛，畏寒怕冷，大便溏或秘结，小便清长，夜尿频多，舌质淡胖，边有齿痕，苔白润，脉沉细缓或虚大无力。

证析 肾阳亏虚，气不上奉，咽失温养，兼以虚阳上浮，合余邪互结于咽，脉络痹阻，故见咽部紧闷不适，梗梗不利；阳虚正弱，余邪留结咽核，故咽核肿大，色淡，表面有白色络纹，挤压咽前柱时有少量腐物自隐窝口溢出；阳虚失温，久病入络，气血瘀滞，则其色微暗；肾阳虚弱，脑髓腰膝失温，寒水不化，故见头昏耳鸣，腰膝冷痛，畏寒怕冷，大便溏或秘结，小便清长，夜尿频多；舌脉所见亦属肾阳亏虚之征。

治法 温肾壮阳，引火归原。

方药 附桂八味汤加减。方中以六味地黄汤补肾滋源，加桂、附温阳而引火归原。若乳蛾淡暗或暗红，经久不愈者，酌加桃仁、赤芍、川芎、当归以活血化瘀，散结消蛾。

（6）气滞血瘀证

证候 咽干涩不适，或刺痛胀痛，咽关暗红乏泽，咽核肥大质硬，表面凹凸不平，挤压或有少量腐物，迁延不愈，舌暗红或有瘀点，脉细涩。

证析 邪毒滞留咽核，气血不达，咽部失养，故见咽干涩不适；气滞血瘀，脉络不畅，邪滞不去，故见刺痛胀痛，咽关暗红乏泽，咽核肥大质硬，表面凹凸不平，挤压或有少量腐物，迁延不愈；舌暗红或有瘀点，脉细涩均属气滞血瘀之征。

治法 活血化瘀，散结消蛾。

方药 活血利咽汤加减。方中以当归、桃仁、红花、生地活血化瘀，以疏通气血，导滞散结；辅以赤芍、牡丹皮、郁金助活血化瘀之力；山豆根、僵蚕、桔梗、射干解毒消蛾，清利咽喉；佐以甘草调和药性，合方共奏活血化瘀，散结消蛾之功。亦可用会厌逐瘀汤加减。

【外治疗法】

1. 古代外治疗法述要 外治法是古代治疗慢乳蛾运用较多的一类治疗方法。尤其是在明清时代，医家非常重视外法法，如《喉症全科紫诊集》、《咽喉秘传》、《咽喉症类》等喉科专著中均记载有火烙法、火针、刀割以及大量外治方法。在治疗方面，古代主要采纳的是火烙法、刀割法以及吹药法三种，三种方法尚可结合运用。

（1）火烙法：多用于慢乳蛾或石蛾。烙铁头有长形、方形、圆形等多种形状，焊有长约20cm的手柄。使用时于酒精灯上将烙铁头烧红，蘸香油后，迅速烙于咽核上，每次烙10～20下。烙时注意勿触及其他部位，如咽核表面烙后产生白膜，应轻轻刮去后再烙，一般隔天1次，共需20～30次。烙后咽核逐渐缩小。如病人感觉疼痛，可涂麻醉药于咽核上，以减轻疼痛。

（2）刀刺法或刀割法：此法用于咽核肿大的患者。刀刺法是运用刀具在咽核上浅刺数下，令其出血。刀割法，是运用刀具在咽核表层，每日割去一层，直到恢复正常大小。《经验喉科紫珍集·卷上》对刀刺法及刀割法均有记载。

(3)吹药法:以丹、散剂为主。方药多由清热、活血、生肌等药物组成。所用药物均研成细末后,每以少许用鹅毛管等管状物将药物吹于咽核表面。明清时代喉科专著多有记载。

2. 现代外治法研究述要　现代有关慢乳蛾外治法的研究主要在烙法方面。现代医家继承古代的经验,认为烙法治疗咽核肥大,疗效安全可靠,无不良反应及其他并发症和后遗症。且烙法禁忌证较少,操作方便易于掌握,施烙期间,不影响工作学习。本法唯一缺点是治疗周期较长。有学者报道经火烙法治疗慢性扁桃体炎 70 例,观察 5 个月以上疗效满意。有学者报道,烙法治疗慢性扁桃体炎前后患者血清中 IgG、IgA、IgM 和咽部分泌物,唾液 SIgA 的含量无明显差异,提示烙扁桃体不会影响扁桃体的抗病与免疫能力。有报道运用扁桃体啄治法(操作方法:患者取坐位,张口,暴露扁桃体,不用任何麻醉。用扁桃体手术弯刀,在扁桃体上做雀啄样动作,每侧 4～5 下,伴少量出血,以吐 2～3 口血为适度。2～3 天 1 次,5 次为 1 疗程)治疗慢性扁桃体炎效佳。有学者用下颌角贴药(珍珠、麝香、蟾酥、僵蚕等分研末)治疗急、慢性扁桃体炎 631 例,全部有效。还有学者用壁虎粉吹喉治疗扁桃体炎,有消炎解毒,生肌收敛、祛风散结的作用。

外治法应用

(1)含服法:适用于各型慢乳蛾,多用清咽利喉的药物。常用如铁笛丸、润喉丸含服,每次 1～2 丸,每天 4～6 次。或含服青果,每次 1 个,每日 3～4 个。

(2)含漱法:麦冬、沙参、金银花、菊花各等分,开水浸泡,含漱咽腔或饮服。

(3)吹药法:适用于各型慢乳蛾。一般选用清热解毒,消肿散结的药物吹于乳蛾处。常用药物如消肿化腐散、珠黄散、麝黄散、锡类散等。每日吹 3～5 次。

(4)烙法:适用于咽核肥大者。本法用火烙患处,以破坏病变组织而达到消蛾目的。使用时,将烙铁头在酒精灯上烧红,蘸香油后,迅速烙于咽核上,每次烙 10～20 下。烙时注意烙铁勿触及其他部位。如咽核表面烙后产生白膜应轻轻刮去后再烙。一般隔天 1 次,至咽核逐渐缩小平复为止,约需 20 次左右。如患者感觉疼痛,可涂 3%丁卡因于咽核上以减轻疼痛。

(5)手术切除:适用于反复发作的慢乳蛾,每年发病多次或发生咽关痈,或咽核过度肥大,影响呼吸吞咽者,以及慢乳蛾已成为体内病灶,引起某些器官疾病者。手术方法有剥离与挤切两种方法。咽核手术虽为小手术,但切不可轻视,有时可发生出血等严重并发症。

【针灸疗法】

1. 古代记载　在古代医籍资料中,运用针灸治疗慢乳蛾的记载多归类在"喉痹"范畴。如《针灸甲乙经》曰:"喉痹,咽如梗,三间主之"。《备急千金要方》亦说:"少府,蠡沟,主嗌中有气如息肉状"。"大陵、偏历,主喉痹嗌干","关冲、窍阴、少泽,主喉痹舌卷口干"。至明清时期,《咽喉经验秘传·死鹅核》中还有火针治疗的记载。

2. 现代研究　在现代研究资料和著作中,运用针灸治疗慢乳蛾的用穴与针法方面均有较多的发展。如有报道按摩双侧扁桃体穴 1 分钟,然后针泻双侧鱼际穴。肾阴亏损者,加太溪穴。有报道用穿心莲注射液封闭双侧足三里穴,或用生理盐水封闭双侧太冲穴,以及用透天凉或平补平泻法针患侧手三里,或用灯火灸法灸角孙穴,治疗慢乳蛾效果显著。亦有报道用扁桃体-阿是穴刺血疗法治疗慢乳蛾取得较好疗效。

3. 临床运用

(1)针刺疗法:取穴合谷、曲池、足三里、颊车,每天 1 次,中等刺激或弱刺激,留针 20～

30 分钟，用平补平泻手法。若治疗肺肾虚损，以取足少阴经及手太阴经的穴位为主，可取太溪、照海、鱼际穴，用平补平泻法。太溪是足少阴经原穴，照海为足少阴经与阴跷脉的交会穴，两脉均循行于喉咙，取能调两经经气。鱼际为手太阴荥穴，可清肺利咽，潜降虚火。

(2)穴位注射疗法：通过针刺和药物的作用，以达到清热养阴，利咽散结，清除咽喉梗阻感的作用。取穴：天突、曲池、孔最、合谷等。每次取 1～2 穴，单侧或双侧，每穴注射 10%葡萄糖 2ml，或生脉散注射液 1～2ml，每日或隔日 1 次，5～7 次为 1 疗程。

(3)耳针疗法：取咽喉、肾上腺、肺、脾、扁桃体穴埋针，每日以中强度按压 2～3 次。亦可用王不留行籽于上述穴位贴压，每日按压 3 次。

(4)点刺法：在乳蛾肥肿处，用三棱针或手术尖刀点刺出血，每次 2～5 点，3 日 1 次。

【按摩导引疗法】

古代医籍如《喉科种福》、《红炉点雪》中分别有用推针法和气功导引法治疗乳蛾及咽喉疾病的记载。如《喉科种福》谓："推针法：其法令患者端坐，两手下垂，医以两手从患者身后及喉嗓之侧，正对喉内患处，骈指往下顺推至缺盆穴(穴在肩窝深陷处)，两手从缺盆下推，至肘内廉(即鼠肉处)，从肘内廉侧行主臂外廉，推至鱼尾穴(穴在大指后与腕相接处，即掌后高骨陷中是也)，极力推至大指尖"。

现代资料中，有学者用按摩法治疗咽喉慢性疾病，按摩部位：颈部，沿喉结旁开 1 寸、2 寸处，取纵向平行线；项部，自第一颈椎棘突至第七颈椎棘突，旁开 1 寸、2 寸、3 寸处，取纵向平行线。施以揉按点压的手法，以达到疏通经络，气血畅通，散结消肿的作用。此外《河南名老中医经验集锦·耳鼻喉科》介绍"搅海法"，以舌尖在口腔里及牙的内外侧，左右上下逆转，以促进唾液分泌，然后进行漱口，而徐徐咽下．此法有助于咽喉濡润，从而使水升火降。

【物理疗法】

物理疗法是现代逐步发展起来的治疗慢乳蛾的新方法，归纳起来大约有紫外线、超声波、超短波、冷冻以及微波治疗。

(1)紫外线疗法：局部照射，每日或隔日 1 次，10 次为 1 疗程，适用于小儿或体弱者。患儿不合作，难于行口内照射者，可照射颈部相应皮肤区域或颈淋巴结。有活动性结核者不宜用。

(2)超短波疗法：在双侧颈下部斜置小号电极，距皮肤 2cm，微热量，成人每日 1 次，小儿隔日 1 次，每次 10～15 分钟，5～10 次为 1 疗程。

(3)超声波疗法：用 80 万 Hz 超声波作用于下颌角处 5 分钟(每平方厘米 0.2～0.4W)，10 次为 1 疗程，有增强扁桃体免疫活性的作用。

(4)冷冻疗法：用二氧化碳、液氮及氟利昂，经特制冷冻器尖头接触咽核 1～4 分钟，使之部分坏死，隔 3～4 周重复 1 次，直至全部破坏。本法不易彻底除尽。

(5)微波疗法：用微波治疗仪治疗探头置咽核上，经多个触点接触，使咽核表面出现一层黑痂，术后 3～7 天黑痂脱落，1 个月内咽核组织分层脱落，咽核肥大可缩小 1～2 度，以减少慢乳蛾的急性发作。

【专病专方】

1. 现代专病专方

(1)消蛾茶：白花蛇舌草 6g，乌梅 3g，橘络 3g，红花 3g，生甘草 3g，泡水代茶饮(《实用中西医结合诊断治疗学》)

(2)芪附四君子汤：黄芪 6～20g，制附片 3～10g，太子参或党参 10g，白术 10g，茯苓

15g,甘草 6g。可随症加用清热化痰,凉血活血等药物。水煎服(《贵阳中医学院学报》1989,(1):34)

(3)消蛾利咽汤:射干 1g,马勃 6g,象贝母 6g,金银花 10g,连翘 6g,僵蚕 6g,桔梗 10g,山豆根 6g,甘草 6g。阴虚明显加玄参、麦冬、生地。水煎服。(《黑龙江中医药》1989,(11):39)

(4)柴桂消蛾汤:柴胡 10g,桂枝、法夏、射干、菊叶、前胡、葛根各 12g,川芎、桔梗各 6g。屡发不止者,加炙山甲、皂角刺,内热重者加石膏。水煎服。(《山东中医杂志》1986,(5):18)

2. 古代专病专方

(1)十八味阴疱汤:治痰气之死蛾。当归、黄芪、新会、白芷、赤芍、防风、乳香、没药、黄连、银花、木通、山栀、升麻、薄荷、皂角刺、天花粉、穿山甲、甘草。初服加大黄,年老体弱加三钱;少壮者加五、六钱,空心服,行四五次。其毒痰气虽重可解。(《咽喉秘传》)

(2)大甘露饮:治虚火喉痛。生地、熟地、天冬、麦冬、黄芩、石斛、枳壳、茵陈、甘草、枇杷叶。(《喉科经验秘书》)

(3)三清丸:治虚火咽痛喉肿。麦冬五钱(蒸),生地八钱(煮),山豆根五钱,玉竹二两,玉露霜五钱,人霜三分,元参四钱,黄柏三钱,冰片一钱五分。熟白蜜丸,青黛为衣。(《喉科真诀》)

(4)三清噙化丸:专治一切虚痛喉。薄荷叶一两,土贝母三钱(去心),细茶叶一两,乌梅肉五枚,硼砂七钱,儿茶一钱,甘草二钱,梅起冰片五分。共为细末,炼白蜜杵和为丸,如黄豆大。患时噙化一丸。(《咽喉秘授》)

(5)引火汤:又名引火归元汤。治虚火浮越之咽喉肿痛。熟地五,玄参五,萸肉四,茯苓四,山药四,五味子各二,肉桂一,白芥一。(《喉科集腋》)

(6)甘芍汤:治肝脾虚火浮躁,口苦喉干,预防蛾患。生甘草一两,白芍五钱。炖汤,连服数剂。

(7)连附甘桔汤:治死蛾核,胃中有实火,核硬色白者。川黄连、香附、桔梗、黄芩、陈皮、枳壳、玄参、甘草。水煎服。(《喉科家训》)

(8)新方清咽汤:治劳碌喉风,肝肾两虚,发于扁桃腺内,黏膜红点,根白不肿,常有血腥之气者。玄参、生地、女贞子、麦冬、木通、牡丹皮、栀子、生首乌、连翘、生甘草、薄荷。水煎服。(《喉科家训·卷二》)

【预后与转归】

1. 预后　慢乳蛾为一种慢性迁延性疾病,本病预后与以下几个方面的因素有关。

(1)素体状况:先天禀赋强盛,体质强壮者易愈;先天禀赋不足,体质虚弱,易外感者难愈。

(2)生活习惯:有烟酒嗜好,好食辛辣炙煿之品者,难愈;无烟酒嗜好,饮食均衡者益于治愈。

2. 转归

(1)慢乳蛾不时举发,邪毒滞留于咽核,日久不去,常成为全身感染的病灶之一。且能诱发痹证、心悸、怔忡、水肿等全身疾病,严重危害身体健康,甚则可危及生命。

(2)自幼患病,扁桃体肥大明显者,常可伴有呼吸,吞咽的不利。

【护理与预防】

1. 护理

(1)慢乳蛾患者应注意避风寒,慎起居,以防诱发急乳蛾而加重病情。

(2)饮食宜均衡而有节制,少食或忌食辛辣炙煿,醇酒厚味之品。对虚火上炎者,可适当饮用清润饮料,如用玄参、麦冬、生地煎水饮用。

2. 预防

(1)锻炼身体,增强体质:体虚与屡患感冒为本病的主要致病因素,故平素应注意锻炼身体,增强体质,以增强抗病能力。顺应季节气候变化更替衣着,减少外感。

(2)防治急乳蛾:急乳蛾反复发作及失治亦是引发慢乳蛾的重要因素。故一旦患病,应及时调治,且祛邪务尽,以免留邪滞于咽核而变生慢乳蛾。

【参考资料】

1. 2000年前参考资料见第1版,此略。

2. 牛生录. 慢乳蛾的危害与防治. 陕西中医学院学报,2003,26(4):29

3. 徐慧贤. 阿是穴刺血疗法治疗慢乳蛾80例. 针灸临床杂志,2007,23(1):48

4. 汪冰,等. 啄治法治疗慢性扁桃体炎前后唾液溶菌酶的测定. 中国中西医结合耳鼻咽喉科杂志,2005,13(3):166

5. 冷辉,等. 中医烙法治疗慢性扁桃体炎的作用机制研究. 中国中西医结合耳鼻咽喉科杂志,2008,16(3):224

6. 何伟平,等. 啄治法治疗慢性扁桃体炎80例疗效观察. 广东医学,2009,30(7):1171

第三节 咽 痹

咽痹是指以咽腔红肿或肿厚,咽痛不适,或咽干不利为主要特征的一种咽部疾病,是咽科临床常见、多发病之一。在人群中分布极广,男女老幼均可患病。西医学之咽炎与本病类似。

咽痹之名,古已有之,只是近代未加应用,进而以"喉痹"代之而已。如《儒门事亲·卷十五·口齿咽喉第二》中有"走马咽痹";《重楼玉钥续编·附录》有"少阴伤寒成咽痹";《寿世保元·卷一·本草·药性歌括》谷精草有治"口疮、咽痹";《临证指南医案》在吐血、郁等医案中多次使用"咽痹"之名;《医学指归·卷上·胃经第三》中有"咽痹,咽,胃系也";《针灸大成·卷二·席弘赋》有"牙痛腰痛并咽痹"等。上述咽痹虽非全属本文所论之咽痹,但从中可知,古代医家并非完全将咽、喉不分,而将咽病概以喉病论之。综观《内经》论咽喉病者,既有喉痹,又有咽塞、嗌肿等名。在解剖与功能方面,历代医家大都认为"咽者,咽也,主通利水谷,属胃之系;喉者,候也,主气息出入,属肺之系"。《医学纲目·卷之十五·肝胆部·咽喉》对于喉痹与咽痛的关系有明确的论述,指出"凡经云喉痹者,谓喉中呼吸不通,言语不出,而天气闭塞也。云咽痛云嗌痛者,谓咽喉不能纳唾与食,而地气闭塞也。云喉痹咽嗌痛者,谓咽喉俱病,天地之气并闭塞也。盖病喉痹者,必兼咽嗌痛,病咽嗌痛者,不能兼喉痹也"。由此咽、喉之分明矣。

现代医家已明确咽、喉解剖各异,病位有别,若仍将咽部疾病以"喉痹"名之,大有脱离临证实际之嫌,故本文启用"咽痹"之名,以正其病位。根据咽痹发病情况与临床特点,以下按其发病缓急将其分为急咽痹、慢咽痹论之。

一、急 咽 痹

【概述】

1. 涵义 急咽痹是以发病急,咽部红肿,疼痛为主的一种急性咽病。是咽科极为常见的病症之一，它既可以单独发病，亦可是全身外感热病及温热疫病初期的表现，多因受冷、疲劳过度、睡眠不足、烟酒刺激等因素诱发。无明显地域性，高发于冬春与秋冬之交。西医学中的急性咽炎与本病相类似。

2. 释名　急咽痹在历代文献资料中又称"喉痹"、"风热喉痹"、"急喉痹"、"风热喉"、"红喉"、"嗌燥"、"嗌痛"、"嗌肿"、"咽痛"等。这些病名基本上以其发病部位与症状特点进行命名的。

(1)咽痹：《名医指掌·卷八·杂科·喉痹》中曰："又有少阴伤寒，不传太阳，寒邪抑郁，内格阳气为热，上行于咽门经会之处，寒热相搏，而成咽痹。当以辛温甘苦治其标病，以通咽嗌"。

(2)喉痹：喉，古代文献中所指的解剖范围包括咽部与喉部。痹者，闭塞不通也。历代医家把咽喉疾病，由于内外邪毒结聚而出现的发病急，咽喉红肿疼痛，呼吸、吞咽阻塞等现象，称为喉痹。《素问玄机原病式·六气为病·火类·喉痹》说："喉痹，痹，不仁也，俗作闭，犹闭塞也"。《素问·阴阳别论篇》说："一阴一阳结，谓之喉痹"。古代关于喉痹的概念较复杂，归纳起来，主要有三种，其一，是指咽喉肿痛，水浆难下，或呼吸不通为主症的一类咽喉危重症的总称；其二，是指咽喉牙舌诸病的总称；其三，系指以咽喉疼痛为主症的疾病。现代著作中，多将喉痹概念与病位缩小为咽部疼痛不适一类病症，并与西医的急慢性咽炎相对应。如新世纪全国高等中医院校规划教材《中医耳鼻咽喉科学》等。

(3)风热喉痹、风热喉：此病名是以病因来命名的。由于风热而致咽喉部肿痛不适，称之为"风热喉痹"或"风热喉"。如全国高等医药院校试用教材《中医耳鼻喉科学》等。

(4)急喉痹：本病名是以病程及发病情况而命名的，所谓"急"是指新病，且起病急，病程短，故急性的咽喉肿痛不适就为急喉痹。此外，急喉痹又指急性危重性咽喉疾患。如《名医指掌·卷八·杂科·喉痹证》中有曰："二圣散，治缠喉风、急喉痹，牙关紧急，痰涎壅盛"。又曰："白矾散，吹急喉痹、缠喉风人事不省，牙关紧急"。

(5)嗌燥、嗌痛、嗌肿：嗌，在古代文献中是咽部的解剖名称。故嗌燥、嗌痛、嗌肿，是以咽部干燥，红肿，疼痛的症状特点来命名的。

(6)红喉：本病名是以咽喉的色泽来命名的。红喉所指的是咽喉肌膜红肿的疾病。

3. 沿革　急咽痹在古代文献中多以咽痹、咽痛、嗌痛、喉痹等为名出现。咽痹、咽痛、嗌痛已如释名中所述。"喉痹"一词则首见于《五十二病方》，以后《内经》论述了喉痹的病因病理及针灸治疗有十多处，同时还论述了与现代所说之咽痹有关的嗌肿、嗌痛、咽干、咽燥等病症。《灵枢》中最早提出了急咽痹一病与肺、肾、胃的关系。但《内经》所述喉痹，其病状究竟如何，书中并无明确记载。《伤寒论》中所论少阴咽痛诸证和猪肤汤、桔梗汤、苦酒汤、半夏散及汤、通脉四逆汤、大承气汤等方，以及《金匮要略》中"麦门冬汤"的论述对后世关于急咽痹的病因病机与辨证论治的认识产生了深刻的影响。此外，华佗还首先提出了咽喉局部用药，选用清热利咽祛痰等作用的中药研极细末，吹于咽喉患部而达到治疗效果，后世医家在此基础上发展成了较完善的咽喉科吹药法。隋代，以《诸病源候论》为代表的著作中指出了急咽痹的发展可肿连颊部，甚至出现危候。在治疗上着重提出了养生和导引法。金元时期，对急咽痹病因病理变化的分析论述更为详细，多数医家对急咽痹咽喉肿痛的病因病理，辨证治疗均以脏腑经络为指导进行论述。明代，医家们从临床实践中认识到急咽痹的多种不同病因和病证，且根据病证性质对急咽痹的分类较多，并认识到本病与气候变化和季节性有关。至清代，喉科发展较快，出版专著也较多，加深了对喉痹的认识，分证更为细致，从病因方面分有伤寒喉痹、风热喉痹、阴虚喉痹、酒毒喉痹、热毒喉痹、阴毒喉痹、阳证喉痹、阴证喉痹；从症状方面分有烂喉痹、白色喉痹、淡红喉痹等；按部位不同分有单喉痹、双喉痹；从疫邪方面分有大头瘟喉痹，肺绝喉痹；以病性急重方面分有走马喉痹、肺绝喉痹等。论述范围较广，有些已超出了喉痹的范围，亦有些属于虚证、寒证的喉痹。遗憾的是，以上所论喉痹多数属于咽腔疾病，却仍冠以喉痹之名，致使咽、喉病位不分现象更加突出。

20 世纪 50 年代，中医院校第一版教材《中医喉科学讲义》急咽痹仍以喉痹为名，其概念定为“咽喉肿痛和功能不正常的症状”，且将急咽痹进一步分为风热、寒伏、酒毒喉痹三种。全国高等医药院校试用教材《中医耳鼻喉科学》将与本文所论急咽类似的病症以“风热喉痹”为名纳入教材，并对其的定义、病因病理、症状特点以及辨证施治等内容做了系统论述。至 20 世纪 80 年代末期，全国高等中医院校函授教材《中医耳鼻喉科学》、《基层中医临证必读大系·耳鼻咽喉分册》等著作又以“急喉痹”为病名论述本病。此后，现代中医医家认为“急喉痹”之“喉”病位不确切，主张将咽、喉部位分论，而将喉痹还原为为“咽痹”，以便反映其病位所在。《中医耳鼻咽喉科临床手册》首先将西医的急性咽炎称之为“急咽痹”，从而奠定了“急咽痹”一名的中医病症学基础。

【病因病理】

1. 古代病因病理学说

(1)风寒外袭学说:《景岳全书·卷二十八·咽喉》云:“是必以少阴少阳之火令，太阳之寒令，太阴之湿令而得兼风寒之邪者，皆有此者，不必沿喉痹，但治外邪，其喉自愈”。本条明确指出急咽痹有风寒外袭，邪郁不能外达而为病，对治疗本病提出了“治外邪”病“自愈”。风寒学说是古代医家认识较少的学说。

(2)风热外袭说:《太平圣惠方·卷之十五》曰:“风邪热气，搏于脾肺，则经络阻塞不通利，邪热攻冲，上焦壅滞，故令咽喉疼痛也”。《诸病源候论·卷三十》谓:“人阴阳之气出于肺，循喉咙而上下也。风毒客于喉间，气结蕴积而生热，致喉肿塞而痹痛”。风热学说是古代医家认识最早而论述较多的学说。

(3)肺胃热盛学说:《诸病源候论·卷三十》谓:“喉咽者，脾胃之候，气所上下，脾胃有热，热气上冲，则喉咽肿痛。夫生肿痛者，皆挟热则为之，若风毒结于喉间，其热甚则肿塞不通，而水浆不入”。本条指出了脾胃热盛与风热邪毒结于喉间的咽喉重症。《太平圣惠方·卷三十五》说:“夫咽喉卒肿痛者，由人脏腑充实，脾肺暴热之所致也。或有服饵丹石，毒气在脏，熏蒸上焦，而又多食炙煿热酒冲于脾肺，致胸膈壅滞，气逆痞塞，热毒之气，不得宣通，故令咽喉卒肿痛也”。《外科正宗·卷二》亦说:“实火者，过饮醇酒，纵食膏粱，叠褥重食，食餐辛烈，多致热积于中，久则火动痰生，发为咽肿”。《济生方·咽喉门》曰:“多食炙煿，过饮热酒”。因此，外感病失治、误治，邪热传里，肺胃热盛或平素过食辛辣炙煿，醇酒厚味，肺胃积热，循经上蒸，结灼咽喉而发病。本学说为古代医家对急咽痹病因病理认识最多的学说。尤其是在历代方书中多以这一学说为依据归类选方。

综上所述，古代医家对急咽痹病因病理已有较为广泛的认识，为现代认识与研究急咽痹的病因及发病机制奠定了基础。

2. 现代病因病理学说　在现代著作与资料中，有关急咽痹的发病学说研究主要有风热痰学说。

风热痰学说出自于《干祖望中医五官经验集》与《张赞臣临床经验选编》。张氏认为急咽痹为风热痰火为病。干氏认为“本病乃为风邪外袭，侵入肺胃，循经犯及咽喉，致风热蕴结，炼液为痰，终致风热痰三者作祟而致病”。这一学说已成为现代急咽痹病因病理学说的主流，已形成了广泛的共识。

3. 临床病因病理

(1)风寒外侵，袭滞于咽：咽喉上通口鼻，内达肺胃。肺主卫表，若风寒之邪外袭，肺气不宣，营卫不和，邪郁不能外达，壅结于咽嗌而成急咽痹。

(2)风热外侵，壅阻于咽：咽属胃之系，肺气通行于咽嗌，咽腔经口腔直接与外界相通，故若风热外侵，从口鼻直袭于咽，或风热袭肺，上犯于咽，壅阻咽部气血，则焮赤肿痛，发为急咽痹。

(3)燥热外犯，侵袭于咽：春秋气候干燥，或天气炎热，燥气过盛，燥热之邪外犯，侵袭咽嗌，伤耗津液，肿滞肌膜，则咽肿干燥疼痛，而发为急咽痹。

(4)肺胃热盛，痰热壅滞：若平素过食辛辣炙煿，嗜烟喜酒，或空气污浊，粉尘烟雾浓厚，致使肺胃蕴热，甚或积热生痰，痰热内蕴，上蒸于咽，或因邪热壅盛传里，火热蒸腾，上灼咽嗌，脉络瘀阻，则卒发咽红肿疼痛而为病。

总之，急咽痹之发，外邪多因风寒热燥侵袭，内因多由肺胃积热、痰热为患。内外邪之间又可相互引发、间杂为病。但无论病因多变，其病机总以“壅结”为患，病因则热多而寒少，故“热结”于咽是本病的基本病机特点。

【临床征候】

1. 发病情况　本病无论男女老幼均可发病，无地域性。四季均可发病，秋冬与冬春之交发病率较高。病程 3～10 天。

2. 病史　可有起居不慎，受风受冷，或过食辛辣，烟酒及粉尘刺激史。

3. 咽痛　为本病的主要症状。发病较急，咽痛可因症之轻重而不同，早期出现微痛不适，或刺痛；病情发展，则咽痛加重，吞咽痛甚等。

4. 咽部干燥，灼热不适　为本病常见症状。轻则咽微干，异物感，吞咽不适，饮水减轻；重则咽干燥明显，灼热不适，吞咽不利，饮水而不减。

5. 咽黏膜红肿　是急咽痹的重要体征。咽黏膜弥漫性充血肿胀，色红或鲜红，咽峡部明显，但咽核肿胀不明显。咽底肌膜表面有红色颗粒突起，或有黄白色分泌物。

6. 伴随症状　常伴有不同程度的恶寒，发热，头痛，咳嗽，食欲不振等。

【诊断与鉴别诊断】

1. 诊断依据　①发病较急，病程短，多为 1 周左右；②咽部疼痛，干燥灼热，吞咽不适；③咽腔肌膜弥漫性充血肿胀，咽底红色颗粒突起。

2. 鉴别诊断　急咽痹主要应与急乳蛾，咽疳等相鉴别。

(1)急乳蛾：咽痛明显，咽部检查可见咽核肿大，或可见其表面有脓点等。

(2)咽疳：单侧咽痛，咽部检查可见一侧咽核盖有灰色或黄色假膜，擦去后可见下面有溃疡，牙龈常见类似病变。

【辨证施治】

1. 古代辨证施治观点　古代资料中有关急咽痹辨证施治内容较为丰富，但散在而不系统。《内经》中记载有喉痹、咽痛、嗌痛、咽干等类似急咽痹发病与五运六气和肺、肾、胃关系的论述以及针灸治疗。以后《伤寒论》提出少阴病“咽痛”、“咽中伤”可用“甘草汤”、“苦酒汤”，认为对咽喉红肿痛治以清火解毒，辛散风热，宣肺利咽；兼有白腐物，治以辛凉清气，清散热痰，酸敛降热。后世医家对急咽痹的论治，原则上是在《伤寒论》的基础上发展的，不外疏风清热，解毒消肿，宣肺祛痰等法。《证治准绳·杂病·第八册》认为治疗本病以"发散"、"取痰"为法。并指出应随病情变化，采取不同的治法，曰："初起通用甘桔汤，不效加荆芥一钱半，重者如圣汤……或甘露饮"。《景岳全书·卷二十八》说："火证喉痹悉宜抽薪饮主之，火不甚者宜徒薪饮主之"。"阳明胃火盛者宜以生石膏为主，若大便秘结不通，则宜加大黄、芒硝之属，通其便而火自降"。张景岳在治疗上着重于泻火润燥，并注意到阳明胃腑热盛的治法。《经验喉科紫珍集·上卷》、《增删喉科心法》均指出急咽痹可用荆防败毒散，这是以疏解表邪，宣肺化痰为主的治疗方法。

总之，历代医家论治急咽痹的治疗原则基本相同，即疏风解表，清热解毒，宣肺祛痰利咽，然在具体应用中有以疏风解表为主和以泄热解毒为主之不同。

2. 现代辨证施治观点　现代有关急咽痹的系统辨证论治始自高等医药院校试用教材《中医耳鼻喉科学》。该教材将急咽痹（风热喉痹）分为"风热外侵，肺经有热"和"邪毒传里，肺胃热甚"两个证型，并分别以疏风清热汤与清咽利膈汤进行施治。而且把"风寒喉痹"单独以附篇形式论述，提出以六味汤为主方治疗风寒喉痹。此后大多数医家及医著均沿用此观点。至20世纪90年代，《基层中医临证必读大系·耳鼻咽喉科分册》把急咽痹证治列为三种，即风寒喉痹、风热喉痹、火热喉痹，但选方基本与教材相同，从而使急咽痹的论治更接近于临床。

有报道根据《内经》"病生于咽嗌，治之以甘药"论述，在治疗急咽痹的风寒、风热、肺胃热盛三证中均重用甘草汤、甘桔汤加味而取得效。有报道认为本病除热毒致病，应用清热解毒的基本治法外，瘀血内阻亦是重要病机，故提示应配合活血化瘀治疗。

3. 辨证纲要　有关急咽痹的辨证纲要在古代文献中未查及论述。现代著作中，高等医药院校教材《中医耳鼻喉科学》将咽红肿疼痛与焮痒梗阻列为辨别纲要。《基层中医临证必读大系·耳鼻咽喉科分册》则将急咽痹的辨证要点分为查表里、辨寒热、辨兼症三个方面，从全身到局部对本病进行了较为详细的辨证，具有一定指导意义。

急咽痹的主要特征是咽痛、咽肿与咽黏膜色泽的异常改变，故本病将辨咽痛、辨咽肿色泽作为急咽痹的辨证纲要加以分析。

（1）辨咽痛：咽痛是急咽痹的主要见症和特点，其所以出现皆因邪毒所致，因为不论风寒、风热或肺胃热盛，皆为邪毒壅滞，结灼咽喉而出现咽痛之症。其辨在于：因于风寒可见咽喉微痛不适，或刺痛，吞咽不利；因于风热见咽部灼热干痛，吞咽时明显；因于燥热则见咽部干燥明显；因于肺胃热盛所致者，则见咽喉灼热，疼痛剧烈，吞咽困难等。

（2）辨咽肿色泽：急咽痹咽部肌膜有不同程度的肿胀与色泽改变，依据其肿胀程度和色泽变化可以辨寒热。一般而言，早期咽部淡红微肿或不肿，多因于风寒；咽部及咽底色红肿胀或有颗粒突起，多因于风热；若咽部红肿，干燥乏泽者，则属燥热；咽肿较著，色鲜红或深红，咽底颗粒肿大而多者，多为肺胃热盛。

4. 证治分类

（1）肺经风寒证

证候　受凉感寒后，咽部微痛不适，吞咽不利，口淡不渴；咽部肌膜微红，悬雍垂轻度水肿；周身不适，或有恶寒，微发热，头痛，无汗，鼻塞，舌质淡红，苔薄白，脉浮紧。

证析　风寒客咽，肺气不宣，邪不外达，郁于咽部，清道失利，故觉咽微痛不适，吞咽不利，咽部微红，悬雍垂轻度水肿；缘于感受风寒，则口淡不渴；风寒之邪尚在卫表，郁而不达，则可出现周身不适，恶寒，微发热，头痛，无汗，鼻塞；舌淡红，苔薄白，脉浮紧为风寒在表之证。

治法　祛风散寒，宣肺利咽。

方药　六味汤加减。方中主以防风、荆芥辛温解表；辅以薄荷、僵蚕宣畅气机；佐以甘草，桔梗清利咽喉；加苏叶、生姜助其辛散之力。若寒邪凝重，则用荆防败毒散加减。

（2）肺经风热证

证候　起病急，咽干灼热疼痛，异物感，吞咽不顺；咽腔、蒂丁、咽底色红肿胀，或有红色颗粒隆起；兼见发热恶寒，咳嗽痰黄，舌尖边红，苔薄黄，脉浮数。

证析：风热犯肺，上客咽腔，壅滞肌膜，故见起病急，咽干燥灼热疼痛，异物感，吞咽不顺；风热伤咽，肿滞肌膜，则见咽腔各部色红肿胀，红色颗粒突起；风热犯表，营卫不和，肺失宣肃，故见发热微恶寒，咳嗽痰黄；舌尖红，苔薄黄，脉浮数亦属风热犯肺之征。

治法　疏风清热，解毒利咽。

方药　疏风清热汤加减。方中主以金银花、连翘、黄芩、赤芍疏风清热，活血解毒而利咽，消肿止痛；辅以玄参、浙贝母、天花粉、桑白皮清肺化痰，消肿利咽；牛蒡子、桔梗、甘草宣肺解毒利咽，使热清邪散肿消而致咽窍通利；佐以荆芥、防风辛温宣散，所谓“发热不远热”，祛其在表风邪；诸药相合，共凑疏风清热，解毒利咽之效。亦可用银翘散加减。

（3）肺经燥热证

证候　起病较急，咽部干燥明显，灼热疼痛，吞咽不适；咽部色红肿胀，干燥少津；微发热，头痛，鼻干，口干口渴，干咳少痰，小便黄少，大便干燥，舌尖红，苔薄黄而干，脉浮细。

证析　燥热侵袭，客咽犯肺，郁结咽腔，燥盛则干，故见发病急，咽部干燥明显，灼热疼痛，吞咽不适；燥热伤咽，聚集肌膜，伤耗津液，故见咽部红肿，肌膜干燥少津；燥热犯肺，肺失宣畅，津液不布，故见微发热，头痛，鼻干口干口渴，干咳少痰，小便黄少，大便干燥；舌尖红，苔薄黄而干，脉浮细亦属燥热客咽犯肺之征。

治法　清热宣燥，生津利咽。

方药　清燥救肺汤加减。方中主以桑叶、生石膏清热宣燥；辅以麦冬、沙参（原方为人参）清热生津润燥；杏仁、胡麻仁、炙枇杷叶宣降肺气，清燥利咽，甘草调和药性；阿胶养血益阴，以防燥邪伤津过度，合方奏有清热宣燥，生津利咽之功。

（4）肺胃热盛证

证候　咽喉疼痛较重，吞咽痛甚，语言謇涩，咽喉梗阻感；咽部、蒂丁鲜红肿胀，咽底颗粒色红肿大，颌下有臖核；并见壮热，口干喜饮，大便秘结，小便黄，舌红苔黄，脉洪数。

证析　肺胃火热上蒸咽喉，气血壅滞，痹阻不通，则咽喉疼痛剧烈，吞咽痛甚，红肿显著；咽喉肿痛较甚，并有异物梗阻感，言语謇涩；热毒循经结于颌下，则见有颌下臖核；胃腑热甚，腑气不遏，所以口干喜饮，大便秘结；阳明热甚，则壮热，舌红苔黄，脉洪数等。

治法　泄热解毒，消肿利咽。

方药　清咽利膈汤加减。方中以山栀、黄芩、连翘、银花、黄连泄火解毒；桔梗、甘草、牛蒡子、玄参宣肺解毒，消肿利咽，并有缓急之功；生大黄、玄明粉泻热通腑；荆芥、防风、薄荷疏表散邪，若壮热面赤者，可去荆防；此方清上泄下，解表疏里，而以通腑泻热为主，使热毒得以清解，邪有出路，因而咽喉通利。若火热生痰，痰热较甚，咳嗽痰黄量多，颌下臖核疼痛明显者，可加射干、瓜蒌皮、浙贝母以清热化痰，散结消肿；持续高热，加生石膏以清解热毒；若火热较甚，咽部红肿疼痛剧烈者，加板蓝根、岗梅根、大青叶以加强清热解毒，消肿止痛之功，或改用普济消毒饮加减。

(5)痰热壅盛证

证候 咽部疼痛较甚,灼热不适,咽腔红肿,咽底红色颗粒量多,附有黄浊粘痰,咳嗽痰黄量多,颌下有臖核压痛,或有发热,口苦口干,大便不爽,纳呆脘闷,舌红,苔黄腻,脉滑数。

证析 痰热壅盛,上犯咽嗌,壅阻气血,故咽痛剧烈,灼热不适;痰热壅滞咽嗌,肿滞肌膜,故见咽腔红肿,咽底红色颗粒量多,附有黄浊粘痰;痰热壅肺,肺失清肃,故见咳嗽痰黄量多;痰热流注颌下,则颌下有臖核压痛;痰热炽盛,弥散体内,则有发热;痰热内盛,壅滞脾胃,则口苦口干,大便不爽,纳呆脘闷;舌红,苔黄腻,脉滑数属痰热内盛之征。

治法 清热化痰,消肿利咽。

方药 清热利咽汤加减。方中主以生石膏、黄芩、射干清热泻火,以清生痰之源,因火者,痰之本也;辅以浙贝母、瓜蒌清化痰热而散结;玄参、赤芍、土牛膝凉血活血而消肿止痛;青果、薄荷清利咽喉;佐以甘草调和诸药,并能解毒利咽,合方奏有清热泻火,化痰消肿,利咽止痛之效。本证亦可用清气化痰丸加减治之。

【外治疗法】

1. 古代外治疗法述要 外治法是古代治疗急咽痹运用较多的一类治疗方法。尤其是在明清时期,由于大量喉科专著出现,用于治疗急咽痹的外治方药也随之涌现。如《喉科紫珍集》、《喉科急症秘书》、《咽喉秘授》等喉科专著中均收藏有大量的外治方药。在治疗方法方面,主要是以吹药法和噙化法为主,其中吹药法更为常用,且方法最多。

(1)吹药法:以散剂为主。制散方药多以清热解毒,消肿止痛,气味芳香的药物为主,研为细末密闭封存。使用时,用竹管或鹅毛管等管状物将药末少许喷入咽喉,动作要轻快,要求药末散布均匀,每天用药 5～6 次。如《喉科紫珍集》的二圣散,《白喉症治通考》中的代匙散,《外科正宗》中的冰硼散药物属此类。

(2)噙化法:又称含咽法。本法以丸剂为主。方药中多由清热解毒,除痰消肿,清利咽喉的药物组成。所用药物研制为末后,用蜜或好醋为丸,使用时取丸入口中噙化,徐徐咽下,每日数次。如《喉科紫珍集》中的噙化丸、《喉证秘方》中的秘传噙化丸、《咽喉秘授》中的上清噙化丸等药物均属此类。

2. 现代外治法研究述要 现代有关急咽痹外治法的研究主要集中在两个方面,一是发展了吹药法与噙化法,二是确立了蒸气、雾化吸入法。

(1)吹药法与噙化法的研究:吹药法方面发展除新创立了一些有较好疗效的散剂如珠黄散、双料喉风散、西瓜霜喷剂等以外,还使吹药法更加规范,吹药器具更为实用方便,多数已将药粉制成喷粉瓶直接供患者喷用。噙化法是近年来研究的主要方法,除有一些行之有效的方剂如铁笛丸、润喉丸脱颖而出外,还研制出多种片剂供临床使用,如草珊瑚含片、西瓜霜含片等。

(2)蒸气、雾化吸入法的研究:蒸气吸入法是近年来应用较普遍的一种治疗咽喉病的外治疗法。其方法是将药液用蒸气吸入器或超声波雾化器吸入口咽部而达到治疗作用,效果较佳。治疗急咽痹主要以清热解毒消肿的药物为主,如鱼腥草、金银花、蒲公英、薄荷各10g,煎煮、吸入蒸气,以疏风清热、利湿消肿。亦有学者以蒲公英和板蓝根制成蒲板液,在超声雾化器中进行吸入,有良好的临床效果。

(3)药泡茶的研究:中药袋泡茶具有应用方便,以茶代药治病的优点,有多篇报道应用清咽袋泡茶(金银花、甘草、胖大海等)治疗本病收效。

3. 外治法应用

(1)吹药法:适用于各型急咽痹。所用药物一般以气味芳香,清热解毒,消肿止痛的为主。常用药物有冰硼散、珠黄散、双料喉风散、西瓜霜喷剂等,可根据局部红肿疼痛等情况选用。每隔1～2小时吹药1次,每次约0.2g。

(2)含漱法:用于咽腔红肿疼痛者,有清热消肿,止痛利咽,清洁口咽作用。可用漱口方含漱,或银花、菊花、薄荷煎水含漱。

(3)含服法:用具有清热解毒,祛瘀消肿,润燥生津的药物制成丸或片剂,含于口内,使药物缓缓溶解,较长时间作用于咽部。可选用铁笛丸,草珊瑚含片等。

(4)蒸气或超声雾化吸入法:适用于各型急咽痹。所用药物一般以清热解毒,消肿利咽为主。亦可根据证情之寒热选用相应药煎煮后,加薄荷冰少许,蒸气吸入,或用清热解毒注射液、鱼腥草注射液、银黄注射液、双黄连注射剂等做超声雾化吸入,每日1～2次,每次15分钟。

【针灸疗法】

1. 古代记载　在古代医籍资料中,运用针灸治疗急咽痹的用穴及方法亦有记载。如《素问》中有"嗌中肿……刺然骨之前,出血亦已。左刺右,右刺左"。《灵枢》中又有"咽喉闭塞,取照海"。《针灸甲乙经》曰"喉痹,胸中暴逆,先取冲脉,后取三里、云门,皆泻之"。"喉痹,完骨、天容、气舍、天鼎、尺泽、合谷、商阳、阳溪、中诸、前谷、然谷、阳交,悉主之"。《备急千金要方》指出"风府、天窗、劳宫,主喉嗌痛"。"间使,主咽中如梗"。"涌泉、大钟,主咽中痛,不可纳食"。"神门、合谷、风池,主喉痹"。此外,在历代诸家论述中,亦有少量散在记载,但用穴大多无越上述诸穴。

2. 现代研究　在当代研究资料中,运用针灸治疗急咽痹在选穴与针法方面均有较大发展。如有学者报道单针廉泉穴,用震颤手法加强针感,治疗急咽痹起到立竿见影效果。王德鉴《中医耳鼻咽喉口腔科学》介绍选穴主要以手太阳经、手足阳明经及任、督等经络穴位为主,以宣泄邪热,疏通经络,调和气血,通利咽喉。并用三棱针速刺双手少商穴或商阳穴,以出血泄热,或针刺十宣放血泄热。有报道应用针刺加局部放血治疗本病取效。

此外,还有学者选用脾俞、曲池、手三里等穴,用柴胡注射液或板蓝根注射液穴位注射。在耳穴方面,有学者以咽喉1、2,肺、心、肾上腺、神门、枕穴为主,用王不留行籽贴压,两耳交替,有较好疗效。

3. 临床应用

(1)针刺疗法:主要选用手太阴经,手足阳明经及任、督脉等经络的穴位。常用穴位有:列缺、尺泽、鱼际、合谷、手三里、陷谷、足三里、内庭、人迎等。每次选3～4穴,每天1～2次,用泻法。

(2)放血疗法:红肿痛甚时,在耳轮1、2、3上用三棱针针刺1～2分深,放血1～2滴;或在耳壳背部找出明显之小静脉,用三棱针刺破,放血2～5滴。亦可用针刺少商、商阳出血1～2滴,或点刺咽底红色颗粒3～5个,出血为度。

(3)耳针疗法:选穴咽喉、肺、心、肾上腺、神门,用耳针刺或用王不留行籽贴压,每日按压3次,每穴1分钟,两耳交替进行。

(4)穴位注射:取脾俞、曲池,每穴注射鱼腥草注射或银黄注射液0.5～1ml,每日3次,共3～5次。

【按摩导引疗法】

在古代资料中,有导引、推拿、提刮等法的记载,《诸病源候论・卷三十・咽喉心胸病诸候》喉痹候所载导引法："两手拓两颊，手不动，搂肘使急，腰内亦然，住定，放两肘头向外，肘髆腰气散尽势，大闷始起，来去七通，去喉痹"。《痧胀玉衡》、《病源辞典》所指的热性咽喉病适用提刮法。推拿法中的擒拿法，用于吞咽困难的咽喉病。这些方法都是以疏通经络，宣畅气血，泄热祛邪而达到治疗目的。

在现代资料中，有学者运用推拿、按摩颈部、点按穴位、分推胸廓、推滚项背、按压胸廓、拿揉穴位，配合针灸取得满意疗效。

【物理疗法】

物理疗法是随着现代科技发展而产生的治急咽痹的新方法，有报道用半导体激光照射廉泉、上廉泉、水突、人迎、合谷，每日 1 次，每次 1 分钟，5 次为 1 疗程获效。还有报导用氦-氖激光照射廉泉、天突、人迎等穴，疗效显著。

【专病专方】

1. 现代专病专方

(1)丹栀射郁汤：牡丹皮、山栀、射干、郁金、前胡、连翘、赤茯苓、淡豆豉、竹叶、生甘草、陈莱菔叶。水煎服。(《吉林中医药》1988，(2)：26)

(2)鲜芝麻叶洗净后，嚼烂慢慢吞咽，每日 3 次，每次 6～7 片叶，连服 3 天即愈。(《河北中医》1987，(1)：封三)。

(3)三花清咽汤：野菊花 20g，银花、赤芍各 6g。可随症加减，水煎服。(《中西医结合杂志》1986，6(12)：725)

(4)清咽下痰汤：马兜铃、荆芥各 6～10g，玄参、全瓜蒌、板蓝根、连翘各 10～15g，射干 3～6g，牛蒡子 8～15g，桔梗 8～12g，浙贝母 6～12g，甘草 3～5g，青果 8～15g。水煎服。(《四川中医》2006，24(5)：88)

(5)紫正地黄汤加减：紫荆皮、赤芍、茜草、玄参、牛蒡子各 10g，细生地 15g，牡丹皮、桔梗、薄荷各 6g，甘草 3g。水煎服。(《中医药临床杂志》2009，21(1)：21)

(6)玄桔射豆重楼汤：玄参、赤芍、黄芩各 15g，荆芥、薄荷、重楼、桔梗、栀子、牛蒡子、山豆根、僵蚕各 10g，甘草 6g。随症加减，水煎服。(《山东医药》2007，47(1)：72)

2. 古代专病专方

(1)解毒清金饮：苏薄荷、牛子、苏橘红、丹皮各一钱，桔梗、赤芍、大贝各一钱五分，花粉一钱二分，甘草八分。(《喉科紫珍集》)

(2)煎药方：生地三钱，丹皮二钱，山栀二钱，荆芥八分，石膏三钱，芍药二钱，麦冬二钱五分，当归头二钱，知母二钱，赤苓八分。(《咽喉急症必读》)

(3)犀角山豆根汤：犀角(现用水牛角)一钱，山豆根一钱，元参八分，大力子八分，桔梗一钱，甘草三分。(《喉症全书》)

(4)疏风甘桔汤：归尾、茯苓、连翘(去心)、花粉、甘草各一钱，枳壳六分，桔梗、党参、元参各一钱二分，黄芩、防风各八分，山栀(炒)、荆芥、陈皮各七分、黄连二分，砂仁(去壳，研)四分，甘草、川芎各五分。白水煎服。(《喉科紫珍集》)

(5)喉痹饮：前胡、牛蒡子、元参、浙贝、姜虫(泡去石灰)、花粉各二钱，银花、桔梗各三钱，薄荷八分，荆芥钱半，甘草钱半，灯心三尺。(《增删喉科心法》)

(6)清温解肌汤：防风、牛蒡、杏仁、前胡、蝉衣、豆豉、荆芥、葛根、桔梗、淡竹叶。水煎服。(《喉科家训》)

(7)清喉利咽散：黄芩、黄连、石膏、甘草各五分，桔梗、玄参、枳壳一钱，山栀、薄荷、当归、

羌活、赤芍各八分，防风、滑石各七分，升麻三分。水二碗，煎八分，服。(《喉症全书》)

(8)清咽散：荆芥穗、薄荷(要切二刀者，炒)各三钱，炒僵蚕、桔梗、生粉草、防风、前胡、枳壳各二钱。上药俱为细末，煎数滚，去渣，带温徐作漱咽。(《喉科指掌》)

(9)清热如圣散：枳壳、荆芥、薄荷各五分，花粉、山栀、连翘(去心)、粘子各八分，柴胡四分，甘草三分，灯心十寸。煎服，忌厚味。(《喉科紫珍集》)

(10)清咽太平丸：薄荷、川芎、柿霜、甘草、防风、犀角、桔梗。右为末，蜜丸。(《白喉症治通考》)

(11)恶实汤：升麻、牛蒡、元参、黄药子、桔梗、甘草、花粉、紫浮萍。(《方寸指南》)

(12)桔梗汤：桔梗一两，甘草二两。以水三升，煮取一升，分温再服。(《喉科种福》)

(13)甘杏牛蒡汤：甘草五分，桔梗二钱，茯苓六分，元参六分，连翘一钱，牛蒡一钱，麦冬七分。水煎服。(《喉症全书》)

(14)三黄汤：黄连、黄柏、黄芩(俱盐水炒)，石膏、炒山栀。(《喉科秘旨》)

【预后与转归】

1. 预后　急咽痹为一种急性咽病，多数预后良好。素体虚弱、有烟酒嗜好、起居不节者，则病程较长。

2. 转归　急咽痹患者，经过适时而恰当的治疗，一般7～10天可愈。若治疗不及时或不彻底，可迁延为慢咽痹，甚至可诱发肺系疾病等。

【护理与预防】

1. 护理

(1)饮食宜清淡，热性咽痹可适当多饮清凉饮料；忌食辛辣炙煿之品，戒烟戒酒。

(2)体温过高时，要适当降温及注意休息。

2. 预防

(1)积极锻炼身体，加强体质，提高机体抗病能力。

(2)慎起居，适寒暖，谨防感冒。

(3)积极治疗伤风鼻塞，鼻渊，急乳蛾等能引起急咽痹的原发病，以减少急咽痹的发病。

(4)改善环境，减少空气污染，加强个人防护，尽量减少有害气体对咽部的刺激，从而减少急咽痹发病。

【参考资料】

1. 1999年前参考资料参见第1版，此略。

2. 杜伟．针刺合局部放血治疗急喉痹74例．江西中医药，1999，30(5)：42

3. 张雷．急喉痹从瘀论治举隅．长春中医药大学学报，2006，22(4)：41

4. 胡启煜．谢强应用甘药治疗急咽痹的经验．中国民间疗法，2006，14(9)：4

5. 张凡，等．清咽下痰汤治疗小儿风热喉痹的随机对照研究．四川中医，2006，24(5)：88

6. 赵皓，等．玄桔射豆重楼汤治疗急性咽炎50例疗效观察．山东医药，2007，47(1)：72

7. 沈峰，等．清咽袋泡茶治疗急性咽炎60例临床观察．新疆中医药，2008，26(6)：24

8. 周宿迪，等．紫正地黄汤加减治疗急性咽炎疗效观察．中医药临床杂志，2009，21(1)：21

二、慢 咽 痹

【概述】

1. 涵义　慢咽痹是指咽部干燥，痒痛不适，哽哽不利，经久不愈的一种慢性咽病。是咽科临床中发病率极高的一种常见病、多发病。无明显地域性，且各年龄段均可患病，尤以成年人多见，病程长，症状顽固，不易治愈。西医学中的慢性单纯性咽炎、慢性肥厚性咽炎与本病相类似。

2. 释名 慢咽痹在历代文献资料中又称为“喉痹”、“慢喉痹”、“阴虚喉痹”、“虚火喉痹”、“格阳喉痹”、“阳虚喉痹”、“帘珠喉痹”等。这些病名基本上都是以其发病原因与局部病变特点进行命名的。

(1)喉痹、阴虚喉痹、虚火喉痹：喉，在古代医籍中泛指咽部与喉部。痹者，闭塞不通也。阴虚是指阴液亏少。虚火，则指由于阴液不足，不能制火而出现虚性火象。《喉症集录》曰：“喉痹之证，方书所称，各之不同，此云喉痹者，乃虚证之喉痹也，属肾水亏损，虚火炎上”。现代著作中，有认为喉痹指咽部红肿疼痛不适者。如新世纪高等中医院校教材《中医耳鼻咽喉科学》。虚火喉痹则指咽部干燥痒痛，经久不愈者。如全国高等中医院校教材《中医耳鼻喉科学》等。

(2)慢喉痹：见《罗氏会约医镜·卷七》，其曰：“冰片破毒散：治急、慢喉痹，肿塞切痛”。后指咽喉干燥疼痛不适，经久不愈者。如全国高等中医院校函授教材《中医耳鼻喉科学》等。

(3)格阳喉痹、阳虚喉痹：阳虚，是指下元亏虚，命门火衰。格阳，则指寒盛于下，格阳于上。《景岳全书·卷二十八》说：“格阳喉痹，由火不归原，则无根之火客于咽喉而然”。

(4)帘珠喉痹：喉痹有见喉底颗粒增多，状如帘珠者，故称帘珠喉痹。

3. 沿革 慢咽痹一病，在古代医籍文献中多以“喉痹”出现。喉痹一名，首见于《内经》，但该书中无慢咽痹的论述。汉代《伤寒论》对少阴病咽痛有所论述，说明当时人们已认识到虚火上炎可引起咽痛等咽喉疾病。元代《丹溪心法》才真正在喉痹中论及虚火上炎可致病，并有用养阴降火的方法治疗喉痹的记载。随后《医学入门·卷之四》提出了“咽喉病皆属火”的著名论断，并指出“火分虚实”，以及脾、肝、肾三经虚火可致咽喉病，对后世临床辨证有一定的参考价值。明代《景岳全书·卷二十八》中，针对世人认为喉痹属火热证之观点，着重指出火有真假虚实之分。对虚火所致之喉痹称为阴虚喉痹，治疗应壮水；对于火虚于下，无根之火上浮于咽喉而致喉痹者，则称为格阳喉痹，治疗则以温补命门为法。至此，慢咽痹才真正与急咽痹区别开来。清代，随着大量喉科专著的出现，对慢咽痹的认识有所加深，并创立了一些方剂，如《重楼玉钥》中的养阴清肺汤，为后世广泛地用于慢咽痹的治疗中。上述各型喉痹，多数指咽腔病变而言，但却未能使用咽病之名，亦属遗憾。

20 世纪 80 年代，高等医药院校教材《中医耳鼻喉科学》将类似本文所论之慢咽痹病症以虚火喉痹命名，系统论述了其病因病机及证治。此后，全国高等中医院校函授教材《中医耳鼻喉科学》、《基层中医临证必读大系·耳鼻咽喉科分册》等著作中又均以慢喉痹为名进行论述。鉴于慢喉痹、虚火喉痹之“喉”与现代解剖部位不符，而且现代中医各家大都主张将咽与喉分开而论，以便与解剖部位相应，故将慢喉痹、虚火喉痹改称为慢咽痹，以正其病位。《中医耳鼻咽喉科临床手册》在论述慢性咽炎时，首先将其中医病名称为慢咽痹，从而奠定了慢咽痹的中医病症学基础。

【病因病理】

1. 古代病因病理学说

(1)虚火灼咽学说：《景岳全书·卷二十八·咽喉》说：“阴虚喉痹……但察其过于酒色，或素赋阴气不足，多倦少气者，是皆肾阴亏损，水不制火而然”。又有《喉舌备要秘旨·喉部·论喉症》曰：“凡阴火遂冲于上，多为喉痹……若因酒色过度，以致真水亏损者，此肾中之虚火证也，非壮水不可”。因此，素体肺肾阴亏，或病后余邪未尽，或热病伤阴，或妄于劳作等皆可致肺肾阴亏，相火无制，虚火上炎，熏灼咽喉，而发为慢咽痹，此学说为历代医家论述最多的学说。

(2)上热下寒学说：《喉舌备要秘旨·喉部·论喉证》提出："又有火虚于下，而格阳于上，此无根之火，即肾中之真寒证也，非温补命门不可"。《景岳全书·卷二十八·咽喉》则有更具代表性的论述："格阳喉痹，由火不归原，则无根之火客于咽喉而然。其症上热下寒，全非火证。凡察此者，但依其六脉微弱，全无滑大之意，凡下体绝无火证，腹不喜冷，即其候也。盖此证必得于色欲伤精，或泄泻伤肾，或本无实火而过服寒凉以伤阳气者，皆有此证"。由上而知，素体阳虚，或房劳过度，或寒凉攻伐太过损伤阳气，阳虚火衰，下焦虚寒，咽喉失于温养，或寒盛于下，格阳于上，虚阳浮越，无根之火，游行无制，客于咽喉，而为慢咽痹。此学说为后世以阳虚论治慢咽痹奠定了基础。

(3)脾胃虚弱学说：《医学心悟·卷六》谓："喉间肿痛，名曰喉痹。古人通用甘桔汤主之。然有虚火、实火之分；紧喉、慢喉之别，不可不审。虚火者，色淡，微肿，便利，脉虚细，饮食减少，此因神思过度，脾气不能中护，虚火易至上炎，乃内伤之火"。因此可知，饮食失节，思虑劳倦过度，或寒凉攻伐太过，均可致脾胃虚弱，清阳不升，咽喉失于温养而发病。本条从脾胃虚弱立论，可谓独创一家学说。

2. 现代病因病理学说　在现代著作与资料中，有关慢咽痹的发病学说研究主要有虚、热、痰、瘀学说。

虚、热、痰、瘀学说主要出之于《张赞臣临床经验选编》与《干祖望中医五官科经验集》。干氏认为慢咽痹虽责之于"虚"，但以肺肾阴虚或肾阴不足者，临床约占20%左右，而十有七八者属于脾土虚弱。然慢咽痹多有火热之象，其"火热"出现，张氏认为缘于津亏，且脾、胃、肺、肾有病或功能失常，均可影响到津液的盈亏。干氏、张氏都认识到痰湿互阻的病理在慢咽痹的临床见证、体征方面均得到体现。至于"瘀"，《中国传统医学丛书·中医耳鼻喉科学》中，提出了因虚而瘀、因滞而瘀所致慢咽痹的病理。高等院校各版教材与各家医著对于虚、热、痰、瘀的论述虽有所偏重，但大都无越其说，故虚、热、痰、瘀学说已形成广泛的共识。

3. 临床病因病理

(1)肺胃阴虚：咽属胃之系，并受肺中阴津之濡养，故若烟酒过度，嗜食辛辣，讲话过度，或急咽痹失治，邪滞伤阴，耗伤肺胃阴液，咽失滋养，邪滞不去，则咽干不适，经久不愈而发为慢咽痹。

(2)肺肾阴虚：素体肺肾阴虚，或因急咽痹反复发作，余邪留恋，迁延日久，或因刺激性气体，尖埃等燥热之邪刺激，耗损津液，致肺阴受损；房劳过度，久病失养，致肾阴亏虚。肺肾阴亏，津液不足，虚火上炎，循经上蒸，熏灼咽喉，发为慢咽痹。

(3)肝肾阴虚：肝主疏泄，喜条达而恶抑郁。肾为藏精之脏。肝肾同源，肝阴与肾阴互相化生，若七情所伤，劳伤精血，使肝肾阴耗，阴液不能上承咽喉，咽喉失养而为病。

(4)脾气痰阻：饮食不节，思虑劳累过度，或寒凉攻伐太过，致脾胃虚弱，清阳不升，咽失温养，兼以脾虚生痰，痰浊上泛，结滞咽腔而发为慢咽痹。

(5)肾阳亏虚：寒凉攻代太过，或劳累过度，损伤肾阳；或不慎摄养，下元亏虚，命门火衰。阳虚火衰，则下焦虚寒，咽喉失于温养，或寒盛于下，格阳于上，无根之火客咽而为病。

(6)气血瘀滞：气为血之帅，血为气之母，气行则血行，气滞则血瘀。若过食肥甘厚味，滋腻碍胃，痰浊内生，郁滞气机；或情志不遂，肝失疏泄，或素体气虚，或久病损乏，气虚帅血无力，气血运行不畅，瘀滞于咽而为病。

【临床征候】

1. 发病情况　本病无明显年龄、性别、地域之差，一年四季均可发病。

2. 病史　有急咽痹反复发作史，或有长期粉尘、烟酒、刺激性气体刺激史，以及有嗜食辛辣、讲话过多史。

3. 咽部干燥，灼热感　为本病的主要症状。该症可因人不同，而轻重不一。轻则咽微干，饮水减轻；重则咽干明显，入夜尤甚，饮水不减。一般咽部干燥感较灼热感为多见，或两者并见。

4. 咽异物感　为本病的常见症状。咽中异物感因人而异，有痰黏堵感，如物梗阻感等等。患者咽中梗梗不利，但不影响吞咽。

5. 咽痒、微痛感　为本病的常见症状。咽痒与痛感虽不甚，但常缠绵难愈，困扰患者。

6. 咽肌膜充血或肥厚　是慢咽痹的重要体征。咽肌膜弥漫性充血，色暗红或淡红，或血管扩张，或肌膜肥厚，咽底颗粒增生，呈散在分布或融合成块。两则咽侧索也可充血肥厚。

7. 伴随症状　常伴有咳嗽、咯痰、经常“吭吭”或“吭喀”清嗓等症，多因咽部异物不适感以及分泌物刺激所致。

【诊断与鉴别诊断】

1. 诊断依据　①急咽痹反复发作，或超过3个月以上不愈；②咽部干燥、灼热、微痛、异物感；③咽肌膜弥漫性充血，色暗红或淡红，血络扩张，肌膜肥厚，咽底颗粒增生，侧索肥厚；④病情迁延不愈。

2. 鉴别诊断　慢咽痹主要应与梅核气、食管癌相鉴别。

(1)梅核气：发病有明显的情志因素，咽异物感如梅如球如棉絮，吞咽不出，咽肌膜无明显充血肿胀或肥厚改变，经暗示治疗，症状可缓解。

(2)食管癌：异物感、阻塞感多位于咽下段或胸前，呈进行性加重，吞咽食物有妨碍，食管吞钡或食管镜检查，可发现病灶。

【辨证施治】

1. 古代辨证施治观点　古代资料中有关慢咽痹辨证施治内容较为丰富。《伤寒论·辨少阴病脉证并治第十一》中提出用“猪肤汤”主治少阴咽痛。历代医家对猪肤汤的注解大同小异，均认为本方有滋肾润燥降火的作用，为治疗少阴肾虚，阴虚火旺咽痹之方剂。《丹溪心法·缠喉风喉痹六十五》说：“喉痛，阴虚火炎上，必用玄参”。玄参甘苦咸寒，《本草纲目》谓之能“滋阴降火，解斑毒，利咽喉”。运用玄参治疗慢咽痹，一直为后世医家所沿用。《医学入门·卷之四》认为引起咽喉病的虚火可有三种，即肾火、肝火、脾火。在论治时说到“少阴脉微，治宜补虚降火。血虚者四物汤，加桔梗、元参、荆芥、知母、黄柏。气虚者四君子汤，加甘草、桔梗、元参、升麻，甚则干姜、附子以为向导，徐徐服之”。提出虚火上炎，治疗上须补肾之虚损，潜降上浮之虚火，肝阴虚则应补肝之阴血而泻相火；中气既虚，相火上浮无制，补脾气以制相火，于方中加干姜、附子，取其同气相求，引火归原之意。这些治法，根据病机变化而定，丰富了慢咽痹的治法。《红炉点雪·卷二》提出在治疗上宜大剂滋阴抑阳之品，而苦寒则属所禁之列，否则伤脾败胃，耗气损阴发为它病。《景岳全书·卷二十八》提出慢咽痹有三种，即阴虚喉痹、阳虚喉痹、格阳喉痹。治疗上，对阴虚喉痹，“火甚者宜滋阴，八味煎之类主之。若因思虑焦劳兼动心火者，宜二阴煎主之”。对格阳喉痹，“速宜用镇阴煎为上，八味地黄汤主之，或用蜜附子含咽亦妙”。对阳虚喉痹，“宜速换回元气，以人参一味浓煎，放心徐徐饮之。如痰多者或加竹沥、姜汁亦可”。由于其对慢咽痹的病机认识较前更深更广，治法亦更为丰富，对后世辨治慢咽痹有很大的影响。

2. 现代辨证施治观点　现代有关慢咽痹系统辨证论治始自全国高等医药院校试用教材《中医耳鼻喉科学》。该教材将慢咽痹以“虚火喉痹”为病名单独成篇论述，提出了肺阴虚、肾阴虚、脾虚、阳虚、气血两虚的治法方药，此后各版教材大多沿用这一论治方法。至20世纪90年代，《中国传统医学丛书·中医耳鼻喉科学》将慢咽痹以“慢喉痹”为病名进行了系统论述，把慢咽痹分成了肺肾阴虚、肝肾阴虚、脾气虚弱、肾阳亏虚、气滞血瘀五个证型，分别加以辨证论治，选方用药。《中医耳鼻咽喉科临床手册》将慢性咽炎分为肺肾阴虚、肝经郁热、气血瘀阻、痰湿上结、肾阳虚弱五型，分别采用百合固金汤、丹栀逍遥散、活血利咽汤、化痰利咽汤、金匮肾气丸加减治疗。其他医著大多无越上述诸家之论。

临床有报道按照阴阳辨证，将慢性咽炎分为阴虚型、阳虚型、阴阳两虚型，或阴虚型、气虚型、痰热型，采用自拟方治疗者。有报道对于女性肝郁血虚患者采用逍遥散合桔梗汤加味治疗，收效良好。有报道对本病在辨证的基础上加入祛风药物，从“风”论治，收效甚好。有学者对慢性咽炎肺肾阴虚、脾胃虚弱、痰凝血瘀、脾肾阳虚各证型的相关发病因素进行分析后，发现慢性咽炎中医各证型与年龄、病程、辛辣或生冷饮食习惯、熬夜生活习惯、邻近器官或全身疾病等发病因素有关，而与性别、户籍、职业、工作及生活环境(如粉尘污染、不良气体刺激及种类、长期空调密闭环境)、煎炸饮食、烟酒嗜好、生活习惯(如失眠、劳累等)、情志因素(如抑郁、急躁、恼怒、紧张等)、咽拭子培养结果、免疫指标无相关性。

3. 辨证纲要　有关慢咽痹的辨证纲要在古代文献中未查及论述。现代著作中，高等医药院校教材《中医耳鼻喉科学》将咽红肿疼痛与焮痒、梗阻列为辨别纲要。《基层中基临证必读大系·耳鼻咽喉科分册》则将慢咽痹的辨证要点分为辨虚损、辨虚火、辨阴阳疑似、辨形症四个方面，从全身到局部进行了较为详细的辨证，具有一定的指导意义。慢咽痹的主要特征是咽干、咽痛、异物感与咽肌膜的异常改变，故本节将辨咽干、辨咽痛异物感、辨肌膜色形列为慢咽痹的辨证纲要加以辨析。

(1)辨咽干：咽干是慢咽痹的主要见症，其之所以出现皆因虚损使然。因为无论何种虚损，皆可致咽失濡养或虚火灼咽而出现咽干。其辨在于：阴虚见咽干而少饮；阳虚多咽干不欲饮或少饮热汤；气虚则咽干而时欲热饮。

(2)辨咽痛、异物感：咽部灼热隐痛，如痰或异物粘着感，常有“吭、喀”之动作，诸症午后加重，多为阴虚；咽喉微干痛，有异物梗阻感或痰粘着感，上午及过劳症重多为气虚；阳虚则咽喉干燥微痛，服凉药后症重。临床尚需结合形气脉色辨之。

(3)辨黏膜色形：咽部肌膜暗红，微肿或肥厚，咽底小瘰高突，粒小紧束如帘珠状，或咽底肌膜干燥、变薄、苍白发亮，多为阴虚所致；咽肌膜色淡微肿，喉底小瘰增生，粒大而扁平色淡，或融合成块，咽底肌膜可有黏白分泌物粘着，多为气虚；阳虚则多见咽部肌膜色淡，微肿而润，或显肥厚，咽底小瘰色淡，大而微肿，或咽底肌膜变薄萎缩、色淡。

4. 证治分类

(1)肺胃阴虚证

证候　咽部干燥不适，时有灼热疼痛，梗梗不利，经久不愈，讲话多则咽干加重，夜间尤甚，咽腔色红或淡红少津，咽底颗粒突起，胃部灼热不适，或嘈杂吞酸，干咳少痰，大便干燥，舌淡红或色红，少苔，脉细。

证析　肺胃阴虚，津不上承，咽失滋养，故见咽干不适，梗梗不利，咽腔淡红，经久不愈；肺胃阴虚，虚火内生，上灼咽肌，则咽部灼热干痛，咽腔色红，咽底颗粒突起；讲话多则伤阴，故讲话多则咽干加重;夜属阴时,阴气当令,阴虚当胜而不胜,故夜间咽干尤甚;胃阴不足,本府失润,虚热内生,故见胃部灼热不适,或嘈杂吞酸;肺阴不足,则干咳少痰,大便干燥;舌淡红或色红,少苔,脉细亦属肺胃阴虚之征。

治法　滋养胃阴,生津利咽

方药　甘露饮加减。方中主以麦冬、天冬、生地、熟地、石斛滋养肺胃阴液,俾使肺胃阴津复生,上乘咽喉,咽腔得养,咽痹得愈;辅以枇杷叶、黄芩、茵陈清泻肺胃余邪而舒利咽喉;枳壳理气利咽,甘草调和诸药。本证亦可用益胃汤合沙参麦冬汤加减。

(2)肺肾阴虚证

证候　咽干不适,灼热隐痛,有异物感,常“吭喀”清嗓,午后症状较重,咽部肌膜淡红或暗红色,脉络曲张,咽底颗粒增生,甚则融合成片,有少量黄白色分泌物粘附;伴有午后潮热,干咳少痰,唇红颧赤,手足心热,精神疲乏,或见腰膝酸软,五心烦热,失眠多梦,耳鸣眼花,舌红少津,或舌干红少苔,脉细数。

证析　肺肾阴虚,阴液不足,咽失濡养,更为虚火熏灼,故见咽干不适、灼热隐痛,咽部肌膜淡红或暗红充血,脉络曲张;若虚火灼津成痰,痰结咽部,故可见咽底颗粒增生,甚或融合成块,有少量黄白色分泌物粘附;虚火夹痰,聚于咽关,则咽部异物感,或咽腔作痒,常作“吭喀”;午后阳明经气旺盛,阳盛更助虚火,故诸证午后明显;阴虚肺燥少津,则干咳少痰,精神疲乏,手足心热;肾阴虚,肾水不能上济心火,故失眠多梦;阴亏于下,则腰膝酸软;虚火上炎,则耳鸣眼花;舌红少津为肺肾阴虚;舌红少苔,脉细数为阴虚火旺之象。

治法　滋补肺肾,降火利咽。

方药　百合固金汤加减。方中主以百合、地黄滋补肺肾,养阴清热;辅以玄参、麦冬养阴生津,消肿利咽;芍药、当归养血益阴;贝母、桔梗润肺化痰利咽;甘草调和诸药,合桔梗并能舒利咽喉,合方奏有滋补肺肾,清热生津,化痰利咽之效。

若偏肺阴虚者,可用养阴清肺汤加减。方中以玄参、麦冬、生地、牡丹皮养阴清热;川贝母化痰润肺;白芍柔肝;薄荷利咽,甘草调和诸药;加郁金、昆布化痰散结,诸药合用共奏养阴清肺,生津利咽之效。

偏肾阴虚者,可用知柏地黄汤加味。方中以六味地黄汤滋阴补肾,滋而不腻;知母、黄柏滋水降火坚阴;加玄参、贝母、枇杷叶以养阴清热化痰利咽,诸药合用共奏滋阴补肾、降火坚阴利咽之效。

(3)肝肾阴虚证

证候　咽干不适,欲饮水而量不多,灼热作痛,梗梗不利,情志不畅时尤甚;咽部肌膜暗红,干燥少津;伴有口干舌燥,胸中烦热,腰膝酸软,头目眩晕,健忘耳鸣,五心烦热,舌红少苔,脉细数。

证析　七情郁结,或劳伤精血,使肝肾之阴耗损,阴液不能上承咽喉,故感咽干不适,肌膜干燥少津;肝肾阴虚,肝失疏泄,虚火上扰咽腔,故咽部灼热作痛,梗梗不利,情志不畅时尤甚,咽部肌膜暗红充血;肾阴不足,髓海空虚则腰膝酸软,头目眩晕,健忘耳鸣;肝肾阴虚,虚火内生,故有胸中烦热,五心烦热;舌红少苔,脉细数等均为肝肾阴虚之象。

治法　滋补肝肾,清利咽喉。

方药　杞菊地黄丸合一贯煎加减。方中以杞菊地黄汤滋补肝肾之阴;合一贯煎加强滋补肝肾之力,并能养血活血,疏肝理气,滋阴利咽,合而共奏滋补肝肾,清利咽喉之功。

咽为肝之使,若肝经郁热,尚未伤阴,咽部灼热干燥,梗梗不利,异物感明显,咽底红瘰如豆，烦躁易怒，心情抑郁，舌边尖红，苔薄黄，脉弦者，可用丹栀逍遥散加减，以疏肝清热利咽。

(4)脾虚痰阻证

证候　咽部微干微痛微痒，时欲温饮而量不多，咽部有痰或异物粘着感，每遇劳累而诸症加重；咽肌膜色淡微肿，或血脉显露，暗红肥厚，咽底或有颗粒增生，粒大而扁平色淡；伴有面色萎黄，少气懒言，倦怠乏力，纳呆腹胀，舌质淡有齿印，苔薄白，脉缓弱。

证析　脾气虚弱，清阳不升，咽失濡养，脉络不畅，则咽微干微痛微痒；脾虚湿浊不化，痰湿内生，浊邪郁滞清道，故见咽部有痰或异物感，或咽干而时欲温饮而量不多；劳则伤气，故遇劳则诸症加重；面色萎黄，少气懒言，倦怠乏力，纳呆腹胀，舌淡有齿印，苔薄白，脉缓弱均为脾气虚弱之象。

治法　健脾化痰，升清利咽。

方药　补中益气汤合二陈汤加减。方中以黄芪、党参、白术、甘草益气健脾和中；陈皮理气以防滞；柴胡、升麻助人参、黄芪升举清阳，上达咽嗌而濡养咽喉；气生于血，故配当归以补血；合二陈汤化痰散结利咽，诸药合用共奏健脾益气，化痰散结，升清利咽之效。

(5)肾阳亏虚证

证候　咽干不适，口干不欲饮，或喜热饮但量不多，咽部有紧缩闷堵感，空咽明显，无碍饮食，诸症上午重；咽部肌膜微红，咽肿而润；或见面色㿠白，小便清长，大便溏泻，头晕耳鸣，手足不温，舌淡苔白，脉沉细弱。

证析　肾阳亏虚，气化不足，津液不布，故咽干、口干不欲饮，或虽喜热饮但量不多；阳虚寒盛，寒凝于咽，脉络痹阻，则咽部有紧缩闷堵感，咽部肌膜色淡红微肿而润；上午阳气主事，阳虚则诸证上午重；阳虚不能温布，则面色㿠白，小便清长，大便溏泻，头晕耳鸣，手足不温；舌淡苔白，脉沉细微弱为肾阳亏虚之象。

治法　温肾扶阳，引火归原。

方药　附桂八味丸加五味子、玄参、白芍、麦冬。方中以附子、肉桂壮阳益火，除寒利咽；阴阳互根，故配以熟地、山药、山萸肉益阴摄阳；以牡丹皮、茯苓、泽泻利湿去浊；五味子补肾敛阳；玄参、白芍、麦冬益阴生津而舒利咽喉。诸药合用共奏温肾扶阳，引火归原，除寒利咽之效。

(6)气滞血瘀证

证候　咽喉不适，日久难除，有梗阻感，或轻微刺痛，咽干；咽部肌膜色红或暗红，咽底颗粒肿大，暗红或紫红色；伴有胸胁胀痛，精神抑郁，妇女月经不调，经来腹痛，或有血块；舌质暗红，舌尖边有瘀斑，苔薄白，脉弦涩。

证析　气血瘀滞于咽，咽络不畅，故见咽部不适，肌膜充血暗红，咽底颗粒肿大呈暗红色；气滞则梗感明显；血瘀则刺痛；咽失于气血濡养则咽干；气滞血瘀，不通则痛，故见胸胁胀痛，经来腹痛；气滞血瘀，肝气不畅，故精神抑郁；舌质暗红，舌尖边有瘀斑，苔薄白，脉弦涩均为气滞血瘀之象。

治法　活血化瘀，行气利咽。

方药　会厌逐瘀汤加减。方中主以桃仁、红花、当归、赤芍、生地活血祛瘀；辅以柴胡、枳壳、川芎行气理气；桔梗、甘草、玄参宣肺清利咽喉。诸药合用共奏活血化瘀，行气利咽之效。如痰瘀互结，咽腔暗红增厚，痰黏难出，舌苔白腻者，加浙贝母、瓜蒌、半夏等，以化痰利咽。

【外治疗法】

1. 古代外治疗法述要　外治法是古代治疗慢咽痹运用较多的一类治疗方法。在明清时期，由于喉科专著大量出现，用于治疗慢咽痹的外治方药也有所增加。如《喉科紫珍集》、《咽喉秘传》等喉科专著中均收藏有大量的外治方药。主要以吹药、噙化为主。

(1)吹药法：以散剂为主。制散方药多以清润芳香之品制成，使用方法与急咽痹相类似。如《咽喉秘传》的人中白散，《方寸指南》中的太极霜等均属此类。

(2)噙化法：本法以丸剂为主，组成药物多为养阴清热利咽之品，制作方法同急咽痹相似。《喉科金钥》中的儿茶胶、双仙果；《喉科秘集》中的双清丸等均属此类。

2. 现代外治法研究述要　现代有关慢咽痹的外治法的研究主要集中在噙化法、咽后壁注射法、超声雾化法等方面。

(1)噙化法的研究：主要是丰富了噙化的药物。常用药物有草珊瑚含片、西瓜霜含片、健民咽喉片等。

(2)咽后壁注射法的研究：此方法主要采纳西医学的治疗方式，结合中药注射液来治疗慢咽痹。有报道运用消痔灵、板蓝根注射液取效。

(3)超声雾化法：运用超声雾化治疗慢咽痹具有简单、方便、疗效好的特点。有报道对单纯性咽炎采用中药清咽 1 号方(玄参、麦冬各 10g，桔梗 8g，冰片 1g，硼砂 3g)，增生性咽炎采用清咽 2 号(鱼腥草 12g，丹参 10g，冰片 1g，硼砂 3g)超声雾化吸入，收效。

3. 外治法应用

(1)含服法：用具有养阴清热、润喉生津的药物制成药丸或片剂，含于口内，慢慢溶化，较长时间作用于咽部。可选用铁笛丸、草珊瑚含片、西瓜霜含片等。

(2)蒸气、超声雾化吸入法：适用于各型慢咽痹。所用药物可依据证型不同选用相应药物煎煮后，蒸气吸入或雾化吸入。

(3)咽后壁注射：适用于咽异物感症状顽固以及咽后壁颗粒明显的患者。方法用 5ml 注射器，5～6 号注射针头，在咽后壁注射药液 1～2ml，每周 1～2 次，5 次为 1 疗程，药物可选用板蓝根注射液、消痔灵等。

【针灸疗法】

1. 古代记载　在古代医籍资料中，运用针灸治疗慢咽痹的用穴与方法有所记载。如《针灸甲乙经》提出“喉痹，咽如梗，三间主之”，“喉痹，胸中暴逆，选取冲脉，后取三里、云门，皆泻之”。《备急千金要方》中亦有“大陵、偏历，主喉痹嗌干”。“三间、阳溪，主喉痹咽如哽”。“复溜、照海、太冲、中封，主嗌干”。以后历代医家用穴亦多从之。

2. 现代研究　在现代研究资料中，运用针灸治疗慢咽痹，在用穴与针法方面均有较大发展。如有学者单针廉泉穴，用震颤手法加强针感。亦有学者耳压治疗慢咽痹，压丸可用王不留行籽或六神丸，选穴咽、肺、肾上腺、内分泌、神门等，隔日 1 次，双耳交替，取效。有报道，人迎穴皮内针刺，向喉结方向刺入，不捻转提插，通电，每日 1 次，10 次为 1 疗程，疗效显著。有报道取璇玑穴，用 32 号 0.5 皮内针，针插向天突方向平刺埋针，7 天 1 疗程，多数患者在 2～7 个疗程后症状消失。还有报道以大椎穴刺络拔罐为主，配合针刺天容穴和内服喉痹四根汤(芦根、白茅根、北山豆根、板蓝根、玄参、麦冬、鹅儿不食草、桔梗、甘草)治疗本病获效。

3. 临床应用

(1)针刺疗法：主要选用以足少阴肾、手太阴肺等经脉为主的穴位。常用穴有：合谷、内关、足三里、曲池、肺俞、尺泽、太溪、照海、复溜等。每次选 3～4 个穴位，每日 1 次，留针10～20 分钟，用补法。

(2)耳针:选穴咽喉、肺、肾、肾上腺、神门等,留针或用王不留行籽贴压,每日按压3次,每穴1分钟,两耳交替进行。

(3)埋针:选穴璇玑,用皮内针平刺埋针,7天1疗程,换针需休息3天。

【按摩导引疗法】

在古代资料中,如《诸病源候论》、《痧胀玉衡》、《病源辞典》中有导引、推拿、提刮等法的记载,有关内容参见急咽痹。现代资料中,王德鉴《中医耳鼻咽喉口腔科学》中有顺经脉走向,以大拇指、手掌轻揉、轻压肾俞、肝俞、腰俞、命门、志室、涌泉等穴的按摩方法记载,临床可参考。

【物理疗法】

物理疗法是随着现代科技发展而产生的治疗慢咽痹的新方法。有报道用氦-氖激光照射少商或廉泉、天突、人迎等穴治慢咽痹疗效显著。有报道用液氮冷冻咽部淋巴滤泡而获效。有报道用紫外线颈段照射治疗慢咽痹获效。还有学者用振动按摩磁疗器治疗慢咽痹获效。此外,临床还有应用微波、射频、电离子等手段治疗慢咽痹而获得疗效者。

【专病专方】

1. 现代专病专方　有关慢咽痹的专方治疗临床报道较多,大多以养阴、化痰、活血、益气、清热立法,方药有古方今用者,有自拟方者,此择其具有代表性者摘录如下。

(1)利咽冲剂:青果2枚,菊花、麦冬、沙参、板蓝根各6g,玉蝴蝶、生甘草各3g。开水冲泡代茶饮。(《浙江中医杂志》1990,25(3):110)

(2)利咽七味饮:法夏、桔梗各10g,厚朴、橘核、茯苓、射干、玄参各15g。随症加减,水煎服。(《湖北中医杂志》1990,(1):40)

(3)清咽汤:菊花、麦冬、沙参、板蓝根各6g,玉蝴蝶、生甘草各3g,青果3枚。开水冲泡代茶饮。(《辽宁中医杂志》)1990,14(2):34)

(4)咽炎Ⅱ号:熟附片2g,制大黄、桔梗、苏梗、炙麻黄、厚朴各10g,丹参、茯苓各30g,桃仁、制半夏各15g,细辛4g,生甘草9g。水煎服。(《中医杂志》1990,31(4):43)

(5)乌梅30g,山豆根、桔梗、紫菀各18g,白糖150g,蜂蜜250g。中药研末,与白糖拌匀,蜂蜜加热后将上药拌均匀,每日3次,每次口服半食匙。(《山东中医杂志》1989,8(4):51)

(6)生地15g,山药12g,山萸肉6g,玄参、麦冬、牛膝各9g,肉桂0.6g(研粉冲服),附片2.5g,生牡蛎30g,磁石30g(先煎)。水煎后空腹冷服,药后用热食压之。(《广西中医药》1990,13(3):27)

(7)启膈散:丹参20g,郁金、沙参、川贝母各12g,砂仁、荷叶、玄参6g,甘草5g,桔梗4g,玄参15g。水煎服。(《河南中医》1988,8(3):32)

(8)青梅丸:青果、乌梅各12g,射干、牛蒡子、僵蚕各10g,三棱、莪术、浮海石、瓜蒌皮、玄参各8g,甘草6g。粉碎炼蜜为9g重丸,每日1丸,1日3次。(《中原医刊》1990,17(1):22)

(9)芪地汤:黄芪、生地、板蓝根、玄参各15g,甘草、黄连各6g,金银花、僵蚕各12g,蝉蜕、北豆根各10g,每日1剂,水煎服。(《吉林中医药》2003,23(9):31)

(10)清咽汤:玄参30g,桔梗、丹参各10g,山豆根、浙贝母、赤芍各15g,甘草6g。水煎服。(《实用中医药杂志》2009,25(7):445)

2. 古代专病专方

(1)镇阴煎:附子、肉桂、甘草(炙)、牛膝、泽泻、熟地。(《白喉辨证》)

(2)新方清咽汤:玄参、生地、女贞子、麦冬、木通、丹皮、栀子、首乌、连翘、生甘草、薄荷,水煎服。(《喉科家训》)

(3)滋阴降火汤:生地、当归、知母、酒芍、川芎、麦冬、五味、黄柏。(《白喉辨证》)

(4)清露饮:天冬、麦冬、生地各一钱,熟地二钱,钗斛、桔梗、枳壳各八分,甘草六分,枇杷叶一片(蜜炙)。(《重楼玉钥》)

(5)虚火上清丸:生地、柿霜、元丹、人霜、川黄柏、牛黄、珠子、青黛为衣。(《喉科真诀》)

(6)猪肤汤:猪肤五钱,白蜜五钱,花粉三钱。(《喉科指掌》)

(7)润喉膏:鹿角霜、石膏、九制荷末。研末,蜜调,润喉。(《喉科金针》)

(8)养阴清肺汤:大生地一两,麦冬六钱,白芍、丹皮、贝母各四钱,薄荷二钱五分,元参八钱,生甘草二钱。(《白喉忌表抉微》)

(9)养阴清燥汤:大生地、大麦冬各二钱,川贝母、粉丹皮各八分,玄参一钱,薄荷叶三分,生甘草五分。(《重楼玉钥续编》)

【预后与转归】

1. 预后　慢咽痹为一种慢性咽病,多有体虚或嗜食烟酒及炙煿辛辣之品,讲话过度等习惯,故病症顽固,难愈,但预后良好,少恶变。

2. 转归　慢咽痹经过恰当治疗,并注意生活习惯的调节等可以临床治愈。但治疗不当,或饮食起居不节者,可诱发其他慢性呼吸道疾病。

【护理与预防】

1. 护理

(1)饮食宜清淡,忌食辛辣炙煿之品,戒烟戒酒。

(2)注意口咽卫生,早晚饭后漱口、漱咽。

2. 预防

(1)积极锻炼,增强体质,提高机体素质。

(2)起居有序,劳逸适度,节制房事,合理用嗓,减少过度言谈,适时添加衣被,谨防感冒。

(3)积极治疗急咽痹,以减少慢咽痹的发病。

(4)改善环境,减少空气污染,加强个人防护,尽量减少有害气体对咽部刺激,从而减少慢咽痹的发作。

【参考资料】

1. 2000年以前参考资料参见第1版,此略。

2. 陈茂业．芪地汤治疗慢喉痹咳嗽46例．吉林中医药,2003,23(9):31

3. 蒋荣民,等．大椎刺络拔罐为主治疗慢喉痹20例．上海针灸杂志,2004,23(12):27

4. 王培源,等．逍遥散合桔梗汤加味治疗女性肝郁血虚型慢喉痹50例．辽宁中医杂志,2006,33(7):838

5. 余小春．中药超声雾化吸入治疗慢性咽炎疗效观察．实用中医药杂志,2006,22(11):683

6. 韩秀丽,等．慢性咽炎从"风"论治．山东中医杂志,2006,25(1):44

7. 龙冬艳,等．辨证分型治疗慢性咽炎100例．贵阳中医学院学报,2007,29(2):39

8. 蔡茜虹,等．中医药辨证治疗慢性咽炎90例,广东医药,2007,28(2):308

9. 何伟平,等．慢性咽炎中医证型与相关因素分析．广州中医药大学学报,2009,26(3):292

10. 刘金山,等．清咽汤治疗慢性咽炎临床观察．实用中医药杂志,2009,25(7):445

第四节 咽　　疳

【概述】

1. 涵义　咽疳是指一侧咽痛，咽部肌膜、牙龈、咽核出现溃疡的一种急性咽病。可通过直接接触或受污染的食物、食具传播。青少年多见，春末夏初发病较多。西医学的奋森咽峡炎与本病相似。

在战乱年代，饥荒岁月，营养不良，缺乏维生素者，以及口腔卫生不洁，患牙龈炎、龋齿、咽部结核、梅毒、咽核恶性肿瘤和溃疡形成者易继发本病，本病病原菌为梭形杆菌和奋森氏螺旋体。潜伏期为6天。

2. 释名　咽疳一病，在古代文献中常称为"喉疳"。其主要原因是因为古代的"喉"，是指包括咽部与喉部的解剖范围。

咽疳　咽，是指发生在咽部；疳，是指肌膜溃烂。咽疳则是发生于咽部及其附近以肌膜溃疡为特征的疾病。

3. 沿革　咽疳一病，在古代文献中称为喉疳。"喉疳"一名始见于清代喉科专著，如《喉科指掌》、《喉症指南》等著作。清代多部喉科专著还对本病的病因症状有所论述。现代以干祖望为代表的医家以"溃疡膜性咽峡炎"为病名进行辨证施治。《中医耳鼻咽喉科临床手册》在论述"奋森咽峡炎"时称其为"烂乳蛾、咽疳、口疳"。故咽疳首先由《中医耳鼻咽喉科临床手册》提出并使用。

【病因病理】

1. 古代病因病理学说

(1)外感邪热学说：《喉症全科紫珍集》曰："此症因久积气郁，感受风热，或食炙煿，热毒内伤而起"。《咽喉经验秘传》曰："因肺脾受热毒，口舌生疮，或肺胃受热，又或受酷热炎暑炉火之毒，俱生此症"。此学说对后世认识本病的发病学说有一定影响。

(2)阴虚学说：《喉科指掌》曰："此症肾虚火旺，沸腾上部而发。"《喉症要旨》曰："由肾液久亏，相火炎上，消烁肺金，熏燎咽喉"。本学说提出咽疳存在虚火致病，从而可指导选方用药。

2. 现代病因病理学说　在现代著作与资料中，有关咽疳的病因病理论述不多。在《干祖望中医五官科经验集》一书中，以"溃疡膜性咽峡炎"为病名论述本病，提出了肺胃积热与脾虚湿热的病理类型，认为有因肺胃积热、外感风热之邪，邪热上炎咽喉，腐蚀肌膜而发病；或因脾虚湿盛，湿浊化热，上蒸咽喉，而致肌膜溃烂。《干氏耳鼻咽喉口腔科学》则在上述病因的基础上增加了"少阴不足，阳明有余"。《中医耳鼻咽喉科临床手册》认为本病的发病与风热犯表，邪毒滞咽；脾胃湿热内蕴，复感风热邪毒，风热引动湿热上蒸咽关；素体正虚，邪毒侵袭，入于营血，热毒燔灼咽关脉络；以及热毒伤阴，余邪壅滞咽关所致。

3. 临床病因病理

(1)风热上扰：风热邪毒外侵，首先犯肺，循经上炎咽部，灼腐肌膜发为咽疳。

(2)肺胃积热：素体肺胃积热，复因饮食不慎，起居失调，引动积热，致积热上炎咽喉，腐蚀肌膜而发本病。

(3)脾经湿浊：先天禀赋不足或劳倦过度，后天失养，损伤脾胃，致使脾胃虚弱，运化失司，水湿停聚，湿浊郁久化热，上蒸于咽，致咽部肌膜溃烂而发病。

(4)肾阴亏虚:禀赋不足或后天劳损、失养,肾阴亏虚,虚火上炎于咽,蚀及肌膜而为病。

【临床征候】

1. 发病情况 本病以青少年多见,无明显的地域性,多以春末夏初发病。

2. 病史 常有口腔不洁、龋齿、咽部结核、梅毒、营养不良、维生素缺乏史。

3. 咽痛 一侧咽痛明显,吞咽时加剧。因咽痛妨碍吞咽而致吞咽困难。

4. 牙龈、咽核红肿溃疡 一侧咽核上有溃疡,边缘不齐,表面覆盖有灰白色污秽的假膜,易拭去,拭去后溃疡面有小出血点,颊、龈、腭部肌膜可有溃疡形成。颌下有臖核。

5. 涂片检出梭形杆菌及奋森氏螺旋体 用假膜进行实验室涂片,找出大量梭形杆菌及奋森螺旋体。

6. 伴随症状 口臭、唾液增多,常用血液。可伴有恶寒发热,体温可达38℃,头痛头昏,食欲不振,大便干燥等。

【诊断与鉴别诊断】

1. 诊断依据 ①一侧咽痛明显,吞咽加重,口臭,唾液增多,常带有血液,或有吞咽困难;②一侧咽核溃疡,边缘不整齐,其上盖有灰白色污秽的假膜,易拭去,拭去后溃疡面有小出血点。颊、龈、腭部肌膜可有溃疡形成。③假膜涂片镜检可见大量梭形杆菌及奋森螺旋体。

2. 鉴别诊断 咽疳主要应与急乳蛾、咽白喉、粒细胞缺乏性咽峡炎等相鉴别。

(1)急乳蛾:起病急,体温高,咽痛重,咽核红肿、化脓,渗出物在隐窝口,涂片可找到链球菌等。

(2)咽白喉:全身中毒症状明显,咽核、咽前柱、软腭等处有灰白色假膜,不易拭去,涂片检查可查到白喉杆菌。

(3)粒细胞缺乏性咽峡炎:起病急、高热、精神委靡,迅速呈衰竭状态,咽部假膜有黑绿色坏死组织,假膜下有溃疡;血白细胞极低。

【辨证施治】

1. 古代辨证施治观点 在古代医籍中,有关咽疳的辨证施治内容主要见于清代医籍中。《咽喉经验秘传》认为属:"肺脾受热毒"、"或肺胃受热"。《喉科集腋》对此症治疗提出:"宜凉膈解毒"。用"喉疳方"。《喉症全科紫珍集》认为属"久积气郁,感受风热",或"热毒内伤"。《喉科指掌》治用"六味汤去荆、防、蚕三味,加盐水炒玄参三钱,酒炒黄芩二钱,丹皮二钱,生地二钱,盐水炒山栀一钱"。《喉症要旨》曰:"由肾液久亏,相火炎上,消烁肺金,熏燎咽喉";"虚火益盛烦躁者,宜服知柏地黄丸"。故咽疳的分型论治在清代已有较大的发展。

2. 现代辨证施治观点

在现代专著与资料中,《干祖望中医五官科经验集》提出有风热上扰型,治宜疏风散热,方选牛蒡解肌汤;肺胃积热,治宜清肺泄热,方选清咽利膈汤或凉膈散;脾经湿浊,治宜健脾化湿,方选加味平胃散。《干氏耳鼻咽喉口腔科学》则在上述证治的基础上增加了少阴不足,阳明有余证,治"当益肾清胃法,常用代表方有玉女煎之类"。《中医耳鼻咽喉科临床手册》主要分为肺经风热、湿热上蒸、气营两燔、余毒伤阴四证,治疗分别采用银翘散、甘露消毒丹、清瘟败毒饮、竹叶石膏汤加减。有报道用泻心汤与导赤散加减治疗溃疡性咽炎取效。

3. 辨证纲要 有关咽疳的辨证纲要在古代及现代文献及资料中均未查及。本病的辨证纲要应以咽部溃疡的形、色、分泌物改变为主。

咽部溃疡基底色红,有少量血水渗出,表面假膜较薄,色或黄或白者,为风热上扰;溃疡基底色鲜红，血水鲜红，表面假膜厚而色黄者，为肺胃积热；溃疡基底色淡，血水量多而清淡，表面假膜稀薄者，为脾经湿浊；溃疡基底色暗红，血水量少，假膜偏厚，色或黄或白者，多属肾阴亏虚。

4. 证治分类

(1)风热上扰证

证候　发病初期，咽部有轻度烧灼感及疼痛，咽部溃疡色红，有少许血水渗出，口臭不明显，局部假膜较薄，或黄或白，伴有全身不适，舌苔薄黄，脉浮数。

证析　风热邪毒外侵，首先犯肺，循经上扰于咽，灼腐肌膜，则咽部烧灼疼痛感，咽部溃疡，少许血水渗出，局部假膜薄而色或黄或白；邪毒尚在表，则全身不适；舌脉均为风热上扰之象。

治法　疏风散热，利咽消肿。

方药　牛蒡解毒汤加减。方中主以牛蒡子、薄荷、连翘疏风清热，利咽消肿；辅以山栀子、玄参加重清热利咽之力；牡丹皮、夏枯草清热活血，散结消痈；石斛养阴清热利咽，以防热毒伤阴；荆芥疏风解表；诸药合用，共奏疏风散热，利咽消痈之功。

(2)肺胃积热证

证候　咽关、口腔烧灼感，疼痛剧烈，咽部溃疡鲜红，血水多而鲜红，口臭明显，假膜厚而色黄，伴有发热，大便秘结，小便短赤，舌红，舌苔黄腻，脉数而实。

证析　肺胃积热，循经上炎于咽，腐蚀肌膜而致咽部口腔烧灼感，疼痛剧烈，咽部溃疡、血水鲜红，假膜厚而色黄；肺胃热甚，则发热，口气秽臭，大便秘结，小便短赤；舌脉亦为肺胃积热之象。

治法　清肺泻胃，祛腐利咽。

方药　凉膈散加减。方中重用连翘清热解毒；配栀子、黄芩以清热泻火；薄荷、竹叶以清疏肺胃胸膈之热；胃热津伤而腑实证尚未全具，不宜峻攻，方中芒硝、大黄与甘草、白蜜同用，既能缓和硝、黄之急下，更利于中焦热邪之清涤，又能解热毒、存胃津、润燥结。诸药合用，共奏清肺泻胃，祛腐利咽之功。

(3)脾经湿浊证

证候　病程较久，局部无烧灼感，疼痛较轻，咽部溃疡，有霉酸臭味，血水多而清淡，口中发粘，食欲不振，大便溏薄，苔白腻，脉缓。

证析　脾胃虚弱，运化失司，水湿停聚，湿浊郁久化热，上蒸咽喉，致咽部溃疡，微痛，血水多而清淡；脾虚失健，水湿不化，则口中发粘，食欲不振，大便溏薄；舌脉均为脾虚湿停之征。

治法　健脾和胃，行气化湿。

方药　平胃散加味。方中以苍术为主药，以其苦温性燥，最善除湿运脾；辅以厚朴行气化湿，消胀除满；佐以陈皮理气化滞；甘草甘缓和中。加入白术、茯苓、猪苓、薏苡仁以助健脾利湿作用；神曲、山楂健胃和胃。诸药合用，共奏健脾和胃，行气化湿之功效。

(4)肾阴亏虚证

证候　病程较长，局部干燥灼热感甚，疼痛较微，咽部溃疡色红，血水量少，假膜较厚或薄，色或黄或白，伴腰膝酸软，手足烦热，舌红苔少，脉细数。

证析　肾阴亏虚，阴津无以上承，咽喉失养，故局部干燥灼热，疼痛较轻；肾阴不足，虚火上炎，蚀及肌膜，则咽部溃疡，血水量少；邪盛则假膜较厚，阴虚邪微则假膜薄，色或黄或白；

腰膝酸软，手足烦热，舌红苔少，脉细数均为肾阴虚损之征。

治法　滋阴降火，解毒消疳。

方药　知柏地黄丸加减。方中以六味地黄丸滋阴补肾；辅知母、黄柏既清解上炎之虚火，又能解毒，生肌消疳。可加入野菊花助其清热；麦冬、玄参生津利咽。诸药合用，共奏滋阴降火，利咽生肌消疳之效。

【外治疗法】

1. 古代外治法述要　外治法是古代治疗咽疳运用较多的一类治疗方法。其主要见于清代的喉科专著中，如《喉科集腋》、《咽喉经验秘传》、《喉科全症紫珍集》等。在治疗方法上，古代主要采用吹药法。

吹药法　以散剂为主。制散药物多以解毒止痛，祛腐生肌类药物组成。取少许，每日吹药3～5次。如《喉科集腋》提出用喉疳方吹咽；《喉症类要》提出用生肌散；《喉症要指》提出"肿吹紫雪散，腐吹八宝珍珠散"等等。

2. 现代外治法研究述要　现代资料中关于咽疳外治的记载不多，且未出新的方药。在《干祖望五官科经验集》中，按疾病阶段规范了吹药法的选方。提出"初起用冰硼散吹喉，溃腐严重者用锡类散，后期用绿袍散或养阴生肌散"。《中医耳鼻咽喉科临床手册》介绍对于"咽关溃烂，口臭明显，用爽喉液漱咽，再吹以冰硼散或麝黄散、冰麝散、消肿化腐散"。或用"清热解毒注射液4ml，鱼腥草注射液4ml，加薄荷冰少许做超声雾化吸入"。

3. 外治法应用

(1)吹药法：适用于各型咽疳，所用药物以清热解毒，消肿生肌为主，常用药为冰硼散、锡类散、养阴生肌散、麝黄散、消肿化腐散等。

(2)含漱法：用药液含于口中，或慢慢下咽，或噙后吐出。所用药物以清热解毒，生津利咽者为主。常用方有银花、甘草等量煎水，或用漱口方、爽喉液含漱。

(3)外涂法：本法可用于溃疡各阶段。外涂可用2%～5%的硝酸银外涂祛腐，再用2%碘甘油涂于疮面。

【针灸疗法】

古代文献未涉及咽疳针灸疗法的内容。现代著作、资料亦较少涉及。仅见《中西医临床耳鼻咽喉科学》中记载有针灸疗法。方法为取患侧合谷、颊车，毫针刺入，施泻法，每日1次。

【专病专方】

1. 现代专病专方

(1)喉疳清解汤：赤芍、牡丹皮、泽泻、黄芩、玄参、白芍各9g，桔梗4.5g，射干6g，可随症加减。(《中医杂志》1984，(6)：11)

(2)鲜生地、生石膏、活芦根各30g，玄参、麦冬、银花、淡竹叶、连翘各10g，川黄连3g，焦山栀、淡黄芩各5g，水煎服，每日1剂。(《中华耳鼻咽喉科杂志》1980，(2)：16)

(3)薄荷4.5g，桑叶、牛蒡、银花、浙贝各9g，桔梗、甘草各3g。随证加减。水煎服。(《江苏中医》1960，(12)：29)

2. 古代专病专方

(1)喉疳方：治肺胃积热之咽疳。百草霜一钱，儿茶五分，冰片少许。共研细末，日吹四五次。(《喉科集腋》)

(2)八珍散：治热毒咽疳。薄荷、朱砂、白灵丹各一钱，儿茶八分，珍珠、甘草各二分，牛黄、冰片各一分。八味为末，吹患处。(《喉科集腋》)

(3)人中白散:治口舌、咽中糜烂。青黛一钱,月石一钱,儿茶一钱,薄荷五分,梅片二分,人中白一钱,元明粉五分,西黄三分,珍珠五分。共研细末,搽患处。(《喉科集腋》)

(4)甘露饮:治胃中客热之咽痹。天冬(去心)、麦冬(去心)、当归各二钱,钗石斛、生地、熟地各三钱,黄芩、枇杷叶(去毛净)、赤芍、白芍、元参、犀角各一钱五分、甘草节一钱,荆芥穗五分(炒黑)。水二钟,煎七分。食后服。(《喉科紫珍集》)

(5)圣功丹:治咽痛白腐糜烂。青果炭一钱,凤凰衣一钱,儿茶一钱,川贝母(去心)一钱,黄柏八分,薄荷叶八分、冰片五厘。研细末,吹喉(《重楼玉钥续编》)

(6)珠黄散:治烂喉痹肿腐、汤水难入者。犀黄、冰片各一分,朱砂、滴乳石、儿茶、雄精各一钱,厚丁香、珍珠各三分,月石一分五厘,人中白一钱五分。共为细粉。(《喉科家训》)

【预后与转归】

1. 预后　饮食营养均衡,无不良嗜好,年少,体质强壮者易治;嗜食烟酒,肥甘厚味者,年老,体虚者难愈。

2. 转归　咽痹长期不愈,或反复发作者,可为咽结核、梅毒、咽核恶性肿瘤引发。应通过组织活检及其他实验室检查确诊,及时治疗,否则可危及生命。

【护理与预防】

1. 护理

(1)饮食宜清淡而富有营养。

(2)早晚餐后应漱口、漱咽。

2. 预防

(1)锻炼身体,提高机体抵抗力。

(2)注意口腔卫生,积极治疗牙龈炎、龋齿等口腔疾病。

(3)加强或均衡营养。忌食辛辣炙煿及牛羊肉等一切发物。

(4)注意饮食卫生,食物及食具注意清洗及消毒。

第五节　咽　关　痈

【概述】

1. 涵义　咽关痈是指发生于咽关处的痈肿,以局部红肿高突,化脓,疼痛剧烈,吞咽困难为主要表现。常发于一侧,双侧同时发病者极少。临床以 20～35 岁青壮年多见,男性多于女性。发病季节多为夏、秋季,为咽科一种常见病。西医学中的扁桃体周围脓肿与本病相类似。

2. 释名　咽关痈在历代文献中又有称为"猛疽"、"肿烂喉痈"、"大红喉痈"、"单喉痈"、"双喉痈"、"喉痈"、"喉关痈"、"骑关痈"、"外关痈"等。这些病名都是根据其发病部位或症状特点而命名的。

(1)猛痈:《灵枢·痈疽》篇说:"痈发于嗌中,名曰猛痈。猛痈不治,化为脓,脓不泻,塞咽半日死"。嗌,指咽部。猛,《中华大字典》释为"恶也"。《汉语大词典》释作"残暴、凶猛"。疽,《汉语大词典》释为"痈疮也"。由此可知:"猛疽"者,乃发生于咽中的病势凶猛、险恶之痈疮也。

(2)肿烂喉痈:《喉科指掌·卷之五·喉痈门第五》曰:"肿烂喉痈,此症脾家积热而生,红肿溃烂,两寸关脉,洪大者是也"。此处指出喉痈的特点是"肿"与"烂"。肿,即咽关部位红肿高突。烂，乃咽核溃烂化脓之意。

(3)大红喉痈：《喉科指掌·卷之五·喉痈门第五》谓："大红喉痈，此乃肺脾积热，其色鲜红，肿胀关内，六脉洪大，身发寒热"。该处"大红"意指咽关、软腭鲜红肿胀，并掩盖了咽核。与乳蛾的可见到"细白星"可资鉴别。

(4)双喉痈：《咽喉秘传·咽喉各名目·双喉痈》说："单者多，双者少……生蒂丁两旁。其形大而圆，似馒头之状，有能开口，有不能开口者"。这里明确指出了该病发病部位在"蒂丁两旁"，症候特点为"形大而圆，似馒头之状"。同时说明了临床上以单侧发病多见，双侧发病者少见的发病特点。

(5)单喉痈：《咽喉秘传·咽喉各名目·单喉痈》曰："生于蒂丁之旁，左右生一，名单"。《喉科指掌·卷之五·喉痈门第五》也云："单喉痈，或左或右"。这里明确指出生于蒂丁之旁，或左或右的单一痈肿，即为"单喉痈"。符合咽关痈发病特征。

(6)喉痈：《外科证治全书·卷二·喉部证治》曰："喉痈，喉间红肿疼痛，无别形状"。《疡科心得集·卷上·辨喉蛾喉痈论》谓："喉痈生于咽外正中，肿形圆正"。《喉舌备要秘旨·喉部·喉痈证》则曰："此症发于喉内，或左或右，单起一片，耳底痛甚"。《包氏喉证家宝·咽喉七十二证考》中亦云："喉痈……生蒂丁旁，肿痛如蛾，蛾圆而小，痈塌而长"。《尤氏喉科秘书·用药法》还提出了喉痈与乳蛾的鉴别要点："至三日，看喉内但红肿而无细白星，即喉痈症"。言外之意，发病三日，喉内红肿，且见细白星者，即为乳蛾。

(7)喉关痈：咽关，原称喉关。故发于此部的痈肿又称喉关痈。如中医学院试用教材《中医喉科学》曰："喉痈……生于喉关的叫喉关痈"。

(8)骑关痈：骑，《现代汉语词典》释为"兼跨两边"。全国高等医药院校试用教材《中医耳鼻喉科学》指出："咽喉痈……生于喉关的，叫喉关痈或骑关痈"。可见，骑关痈与喉关痈，名异而意同也。

(9)外关痈、单关痈："外"与咽底痈的发病部位在"里"相对而言，且在咽关处，故名外关痈。"单关"则更明确指出了痈肿发生于咽关或左或右之单侧，故言单关痈。《中医耳鼻喉口腔科临床手册》中说："喉关痈……多为单侧发病。又称骑关痈、外关痈、单关痈"。

(10)咽关痈：《中医耳鼻咽喉科临床手册·咽科疾病》中说："扁桃体周围脓肿(咽关痈)，好发于青壮年"。这里显然是将咽与喉的解剖概念分开。在古代咽与喉是不分的，结合西医学解剖理论，传统中医的"喉关"部位属"咽峡"，故称之为"咽关。"

3. 沿革　咽关痈在各个不同历史时期，有不同名称。但对于该病记载，首见于《内经》，如《素问·痈疽》篇称作"猛疽"，指出了本病的严重与险恶性，并列有治疗方法："泻则合豕膏冷食，三日而已"。同时对痈的生成机制，认为"热盛则肉腐，肉腐则为脓"。可以说已达到了相当的深度，这对后世医家认识该病奠定了基础。隋《诸病源候论·卷三十·咽喉心胸病诸候》列有"喉痈候"，并认识到该病形成的病因病机为"六腑不和，血气不调……气壅而不散，故结而成痈"。到了宋代，诸医家对该病治疗积累了大量方剂，并开始使用外治法。《太平圣惠方·卷第三十五·治咽喉生痈诸方》对于本病病因病机的记载，延续了《诸病源候论》之观点，并载有治疗方剂数首。《圣济总录·卷第一百二十三·咽喉生痈》对喉痈病机有了更进一步的认识，其曰："脾肺壅热，熏发上焦，攻于咽喉，结聚肿痛，不得消散……致结成痈"。并论述其症状为"妨害吐纳……寒战咳唾稠浊"，治疗除列有内服方剂外，还记载有外治法："善用针者，辨其可刺"。对喉痈认识较为详尽，记载内容较为丰富者，是在明清时期。这个时期，在病名记载方面，除了沿用前世的"喉痈"外，又涌现出了"肿烂喉痈"、"大红喉痈"、"双喉痈”、“单喉痈”等病名，并且对其症状表现、检查方法、与“喉蛾”的鉴别诊断均有一定阐述，同时有大量医案留给后人。《外科正宗·卷六·咽喉论》非常强调喉痈成脓后须放脓之重要性，其曰：“喉痈不放脓……此皆非法”，“喉痈成脓，塞住喉管，当用披针泻其脓”。书中还载有清咽利膈汤、凉膈散、金锁匙等内服外吹方药。《尤氏喉科秘书》论述了与喉蛾的鉴别诊断方法，如在《用药法》中谓：乳蛾“至三日，看喉内但红肿而无细白星，即喉痈症”。《疡医大全·卷十七·咽喉部》喉痈门主论，对18世纪以前各个历史时期医家对本病的辨证、治法作了简明扼要之综述。《喉科指掌》是将该病证治分类最繁多者，是书《卷之五·喉痈门第五》中有“伏寒喉痈”、“肿烂喉痈”、“淡白喉痈”、“大红喉痈”、“声哑喉痈”、“单喉痈”计六类之多，但真正切合临床者，也只有“肿烂喉痈”、“大红喉痈”、“单喉痈”。值得一提的是《咽喉秘传·咽喉各名目》中的“双喉痈”，一开端便确切地指出“单者多，双者少”。这一观点非常符合临床实际，可以说是发前人之未发。《喉舌备要秘旨·喉部·喉痈症》则继承了前者关于“单者多，双者少”之观点，并发挥出“耳底痛甚，七日成脓”这一证候要点。《重订囊秘喉书》、《包氏喉证家宝》基本上沿用了《尤氏喉科秘书》关于“但红肿而无细白星”之诊断要点，别无发挥。

综上所述，自《内经》有喉痈记载至明清近两千年的发展过程中，历代医家对喉痈之认识都比较粗略，名称亦混杂，至于咽关痈、咽底痈、咽旁痈的症状描述亦很简单，以至让人很难鉴别三种喉痈。

对该病有较全面详尽认识的，还是中医院校第四版教材《中医耳鼻喉科学》，该书“喉痈”一节，准确描述了喉关痈（咽关痈）、里喉痈（咽底痈）、颌下痈（咽旁痈）的发病部位，并对其病因病机、辨证施治、内外治疗方法、针灸疗法等内容作了系统论述。此后，中医诸家著述、报道基本上均使用“喉关痈”之名。1986年出版的《现代中医耳鼻咽喉口齿科学》在“扁桃体周围脓肿”一节对于喉痈按解剖部位分为：发于咽关者，称为喉关痈、或骑关痈，或外关痈；发于关内者、直至喉底者，称喉底痈、斗底痈、咽后痈、关里痈。这里虽然用了咽关之名，却未提出咽关痈之病名。随着中医耳鼻咽喉科学的发展，现代多数医家主张将咽与喉分开，故在1996年底出版的《中医耳鼻咽喉科临床手册》又将喉关痈称作“咽关痈”。由此，从现代解剖学角度，打破了中医过去一直存在的咽喉不分之局面，将发生于咽峡部位的痈肿称作“咽关痈”，可以说是对中医病名学的改进与发展。

【病因病理】

1. 古代病因病理学说

(1)热毒炽盛学说：《灵枢·痈疽》曰：“热盛则肉腐，肉腐则为脓”。即热毒过盛，可使血肉腐败，而形成脓肿。《太平圣惠方》亦有类似之论，是书《卷第十五》有云：“毒气上熏，攻于咽喉，故令肿痛，或生疮也”。刘完素则对《灵枢》之说作了进一步发挥，其在《素问玄机原病式·六气为病·热类》中说：“热胜血，则为痈肿也”。更直接阐明热毒过盛，可使气血壅塞不通，不通则痛，不通则肿，肿久则腐而为脓，形成痈肿，甚至溃破之机制。由此可知，热毒过盛说，可以说是古代认识痈肿发病最早的病因病理学说。

(2)六腑不和学说：《诸病源候论·卷三十·咽喉心胸病诸候》喉痈条曰：“六腑不和，血气不调，风邪客于喉间，为寒所折，气壅而不散，故结而成痈”。《太平圣惠方·卷三十五》亦有相同论述。饮食不节或失宜，致使六腑不和，血气不调，或复感风寒之邪，入里化热，气血壅塞而不散，即可积热成痈，而发为本病。该学说乃继《灵枢》热毒炽盛学说之后又一发病学说。

(3)脾胃积热学说：《诸病源候论·卷三十·咽喉心胸病诸候》“咽喉疮候”条云：“咽喉

者，脾胃之候也，由脾胃热，其气上冲咽喉，所以生疮。其疮或白头，或赤根，皆由挟热所致”。《疮疡经验全书·积热生痈》又云：“胃经受热，胃气通于喉咙，故患喉痈”。自此之后，清代诸多医家认同这一学说。如《喉科指掌·卷之五·喉痈门第五》谓：“肿烂喉痈，此症脾家积热而生”。《焦氏喉科枕秘》则云喉痈乃“食炙煿厚味醇酒，胃火上冲”所致；《重订囊秘喉书》也有类似论述，是书《类证·喉痈》中曰：“因过食辛辣炙煿厚味醇酒，感热而发”。《包氏喉证家宝·咽喉七十二证考》同样说：“喉痈，厚味积热，胃火上冲，生蒂丁旁，肿痛如蛾”。由上可知，脾胃积热学说为本病发病学中的主要观点之一，对现代中医咽关痈病因病机学说影响也是非常大的。

(4)脾肺壅热学说：《圣济总录·卷第一百二十三·咽喉生痈》曰：“若脾肺壅热，熏发上焦，攻于咽喉，结聚肿痛，不得消散，热气炽盛，致结成痈，妨害吐纳”。《普济方·卷六十一·咽喉门》亦有同论。此外，《圣济总录·卷第一百二十三·咽喉生疮》还说：“咽喉生疮，或白或赤，痰唾稠浊，喉中腥臭疼痛，此盖上焦有热，脾肺不和，热搏其经，熏发咽喉故也”。以上诸论，阐明了脾肺热邪上攻咽喉，首先表现为肌膜肿且痛，即《素问·阴阳应象大论篇》所谓“热胜则肿”之意也。肌膜肿胀，不得消散，则气血壅塞，血肉腐败，而致成痈肿。正如《灵枢·痈疽》云：“热盛则肉腐，肉腐则为脓”是也。后世医家对该学说也有类似阐发，《喉科指掌·卷之五·喉痈门第五》曰：“大红喉痈，此因脾肺积热”、“单喉痈，……脾肺之症也”。《重楼玉钥续编·诸证补遗》云：“肺脾热壅，熏发上焦，攻于咽喉，结聚肿痛，不得消散，热气炽盛，致因结成痈”。

(5)内热外感学说：《尤氏喉科秘书·咽喉门·喉痈》曰：“此因过食辛辣炙煿厚味醇酒，感热而发”。该说对清代喉科医家有较大影响，在此后的不少喉科专著中有相似或相同的论述。如《咽喉经验秘传·喉科用药细条》、《咽喉秘传·咽喉各名目·双喉痈》、《包氏喉证家宝·条目》等著作。该学说强调了素嗜辛辣、炙煿、厚味烟酒之品，可致脾胃火热内生；若复感风热外邪侵袭，可引动中焦之火；内外合邪，循经上蒸，搏结咽喉，以致火热壅遏，血肉腐败，而成痈肿。是说多为现代中医学家所认同。因此，在现代中医耳鼻咽喉专著中本学说已列为咽喉痈肿的主要病因病理。

(6)外感风热学说：《疡科心得集·卷上·辨喉蛾喉痈论》云：“喉痈……其感风热而发者，与喉蛾同治”。咽喉为肺胃所属，风热邪毒侵袭，循口鼻入肺系，咽喉首当其冲，邪毒搏结咽关，肌膜与咽核受灼，气血凝滞，壅聚作肿，灼腐血肉，腐坏成痈。是说古代医家虽然论述不多，但确实代表了咽关痈部分患者的致病原因。

(7)心肝火热学说：《疡科心得集·卷上·辨喉蛾喉痈论》谓：“喉痈……若因心肝之火上烁肺金，热毒攻喉而发为痈肿者，宜龙胆汤或黄连泻心汤之类”。从经络循行而言，手少阴心经上挟咽喉，足厥阴肝经循喉咙之后。故心肝之火，可循经上烁，熏蒸咽喉，而发为痈肿，此说从心肝之火立论，独创一家之说。

(8)心胆热结学说：《包氏喉证家宝·咽喉总论》说：“盖少阴君火，少阳相火，二脉并络于咽喉，君火势缓，则热结而为疼为肿；相火势急，则热结而为痈为痹”。所谓少阴君火，即手少阴心经之火也；少阳相火，乃足少阳胆经之火耳。心之经脉，上循咽喉，胆之支脉……走颈经咽喉至缺盆。因此，心胆二经火热之邪蕴结于咽喉，亦可致痈。是说亦可谓独家之言。

(9)七情郁结学说：《疮疡经验全书·七情生痈》云：“此毒因喜怒忧思悲恐惊，以伤七情，郁结成痈，毒生喉间”。《重订囊秘喉书·卷上·类证·喉痈》亦谓：“或七情郁结而生”。该学说虽为窦、杨二氏所论，但未被多数医家所认同。

（10）肝肺阳热学说：《喉舌备要秘旨·喉部·喉痈证》中说："此症发在喉内，或左或右，单起一片，耳底痛甚，七日成脓，是乃阳症，治宜左平肝，右清肺"。是说认为本病发于左侧咽关者，为肝经阳热，发于右侧咽关者，乃肺脏之火，亦属一家之论。

除上述学说之外，还有些医家的个别学说。如《咽喉秘传·咽喉各名目·单喉痈》中说："此症湿热劳力所致"。《喉证指南·卷三·证治类》曰："喉痈，脉浮而有力，实热证也……此由足厥阴肝、足阳明胃二经火毒上攻所致"。《包氏喉证家宝·辨喉证》谓："喉痈，命门合相火也，如灌脓，即以银针挑破之"。以上的湿热劳力说、肝胃火毒说、命门相火说，虽然丰富了古代关于本病的病因病机学说，但在现代中医诸家著述中，已很难找到其踪影。

综上所述，古代医家对咽关痈的病因病理认识，较为繁杂。由于咽与喉在古代不分，故咽痈与喉痈之病因病理在古代学说中亦难截然分清。痈的生成病机首论于《内经》，而咽喉痈的病因病机学说则应首推隋代《诸病源候论》。被历代医家推崇较多的学说可归纳为：脾胃积热学说、脾肺壅热学说、内热外感学说、六腑不和学说。各家学说争鸣最活跃者，当属清代。在以上的十三种学说中，唯清代医家论述者最多，计达八种。总之，这些学说的创立，不仅形成了古代咽关痈发病学说较为完整的体系，同时也为现代中医认识和研究本病的病因病理奠定了基础。

2. 现代病因病理学说

（1）内热外感学说：该学说见于中医学院试用教材《中医喉科学讲义》，此教材将咽关痈之病因病理归纳为"胃肠热极，上冲咽喉"或"肺胃积热，复感风邪"两个方面。此后的近四十年来出版的有关著作中，基本上均沿袭了"肺胃积热，复感风邪"这一观点，如中医学院试用教材《中医喉科学》、中医学院试用教材《五官科学》、全国高等医药院校试用教材《中医耳鼻喉科学》、高等中医院校教学参考丛书《中医耳鼻喉科学》、《中国医学百科全书·中医耳鼻咽喉口腔科学》、《实用中医耳鼻喉科学》、在职医生学习中医丛书《中医五官科学》、《基层中医临证必读大系·耳鼻咽喉科分册》以及《中医耳鼻咽喉科临床手册》等，这些著作中关于"内热"之说，或称为"肺胃积热"，或称之"脾胃积热"，但无论何种说法，总属"内热"。

（2）外伤复感邪毒学说：该学说见于中医学院试用教材《中医喉科学》，其说："本病主要是外因，每由局部损伤，复被风邪之毒侵袭咽喉，遂致气血凝滞，热毒壅聚作肿，灼伤咽喉，以致腐坏成痈"。在现代中医学说中，此说可谓独树一帜，其他喉科论著中未曾见有相同论说者。

（3）乳蛾热毒流窜学说：这一学说初见于中医学院试用教材《中医喉科学》，书中"喉痈"一章中说："乳蛾患者，由于热邪壅盛，侵犯咽核周围，亦可发展为喉痈"。之后的各家中医喉科专著均沿用该学说。

（4）牙龁痈蔓延学说：此说首倡于《中国医学百科全书·中医耳鼻咽喉口腔科学》，书中说："牙龁痈，亦可向后蔓延而形成喉关痈"。之后不久的高等中医院校教学参考丛书《中医耳鼻喉科学》也有同论。但其他中医咽喉专著鲜有采纳此学说者。

3. 临床病因病理

（1）乳蛾邪毒，四周流窜：慢乳蛾急性发作或急乳蛾邪毒过盛，或失治误治等缘由，致使邪毒日甚，向咽核四周流窜，腐坏肌肉，败而为脓，形成痈肿。

（2）胃腑积热，复感邪毒：平素嗜食辛辣炙煿、醇酒厚味，致胃腑蕴热，积而不去。若复受风热邪毒外侵，则引动胃火上蒸。外邪上受，易犯肺脏，郁而化热，从而形成肺胃热盛之候。肺胃热毒搏结，上迫咽喉，致气血凝滞，壅聚而肿，日甚则血肉腐坏成痈。

(3)咽关外伤,邪毒直中:咽关骨鲠,或其他外伤,感染邪毒,邪毒壅盛则血滞作肿,久肿不消,血肉腐坏,致成痈肿。

(4)牙龄痈肿,波及咽关:由于牙齩痈或尽端磨牙之牙痈失治或误治,痈肿向后蔓延,波及咽关,而成咽关痈肿之患。

综上所述,咽关痈属于实证。临床以乳蛾邪毒流窜及胃火、复感风热者居多,而咽关外伤诱发或齩合痈肿波及者较为罕见。但无论哪种情况发病者,内因离不开平素胃腑积热。其他发病原因总是在原有胃热之基础上,又引动胃热上蒸咽部,或是与胃热合而作祟,方形成咽关痈肿。故“热”为本病的基本病理特征与发病缘由。

【临床征候】

1. 发病情况　好发于青壮年,以 20～35 岁最为多见,儿童及老年人鲜有发病者。夏、秋季发病率较高,无明显地域性。

2. 病史　痈肿形成前 2～3 日内可先有急乳蛾或慢乳蛾反复急性发作病史。极少数患者发病前可有咽关外伤或咬合处牙痈病史。

3. 咽痛　发病初起症如同急乳蛾,二三日后身热不减,甚或高热,咽痛多位于患侧,疼痛剧烈,吞咽时更甚,常牵引同侧耳窍作痛,口涎外溢,语言含糊,似口中含物,张口困难,饮食易从鼻孔流出。

4. 咽关红肿高突　痈肿偏于一侧,该侧咽关红肿突出,悬雍垂红肿并偏向健侧,咽核被软腭及咽关所掩盖。5～10 日可以成脓,在痈肿膨隆处红里透白,触之有波动感。颈部假性僵直,头倾向患侧,常以手托腮部,同侧颌下有臖核,

5. 伴随症状　急性重病容,表情痛苦。初起多伴发热恶寒、头痛,咳嗽痰黄;酿脓期,则高热而不恶寒,口臭,口渴,便秘尿赤;成脓期则热势稍缓。

【诊断与鉴别诊断】

1. 诊断依据　①起病急,病情重,一侧咽痛及同侧咽关红肿高突,悬雍垂红肿偏向健侧;②吞咽困难,语言含糊,张口困难,壮热不退;③发病五六日后咽关红肿最明显处红里透白,该处穿刺可抽出脓液。

2. 鉴别诊断　本病主要应与咽旁痈、牙齩痈、白血病咽痛、扁桃体肿瘤、脓毒型白喉等相鉴别。

(1)咽旁痈:咽部充血轻微,咽侧壁与咽核一同向健侧推移,舌、咽腭弓、悬雍垂均无病变,患侧颈部有明显肿胀和压痛。

(2)牙齩痈:痈肿多在下颌尽牙处,牙龈红肿,并覆盖部分牙冠,触之疼痛,有脓渗出,邪毒向后蔓延至咽关,可发生吞咽及张口困难,极似咽关痈。但咽关红肿较轻或无红肿,全身症状比咽关痈轻。

(3)白血病咽痛:表现为一侧或双侧咽核肿大及其周围红肿,穿刺无脓,但出血不止。慢性者,出血轻微,局部红肿亦轻。全身淋巴结肿大,白细胞常增至 20×10^{9}/L 以上,内有许多未成熟细胞;红细胞及血红蛋白降低。易误诊为咽关痈,应特别注意血液检查及全身检查。

(4)咽核菌(扁桃体癌):常发于青年人。咽核表面发红,可呈多叶状,似一侧咽核肥大。也有咽核菌极似咽关痈者。恶性肿瘤均迅速向颈淋巴结转移,组织活检可确诊。

(5)脓毒型白喉:在小儿可以见到,极似咽关痈。但其红肿为双侧性,软腭高度红肿,咽核与咽黏膜有白喉的典型伪膜;可查出白喉杆菌,且有明显的全身中毒及循环系统症状。

【辨证施治】

1. 古代辨证施治观点　古代文献中关于咽关痈辨证施治的内容较为丰富，但常与咽旁痈、咽底痈混淆在一起，且散在而不系统。《灵枢·痈疽》篇有治法但无辨证，书中曰："痈发于嗌中……化为脓，泻则合豕膏冷食，三日而已"。这是有记载的最早治疗咽部痈肿之方法，显得过于简单。而隋代的《诸病源候论·卷三十·咽喉心胸病诸候》则有证无治，其"喉痈候"中指出该证属"六腑不和，血气不调"。之后的宋《太平圣惠方·卷三十五·治咽喉生痈诸方》原引了"六腑不和，血气不调"之辨证，并处以"犀角散方"等，方剂达 9 首之多。《圣济总录·卷一百二十三·咽喉门》"咽喉生痈"条，将其辨证为"脾肺壅热"证，列出"天门冬煎"、"防风散"、"射干汤"等治疗方剂。《普济方·卷六十一·咽喉门》"咽喉生痈"条也认为证属"脾肺壅热"，并汇总了明代以前诸多医家治疗喉痈之方剂。特别应提出的是《外科正宗》非常强调针刺"放脓"之重要性，可以说是对喉痈外治法的一大贡献。是书还对喉痈发病过程中不同阶段出现不同证候时的内、外结合法分别提出了较准确的治疗原则：该书咽喉论曰："喉痈不放脓……此皆非法"。又说："喉痈成脓……当以披针泻其脓"。该书咽喉治法云："初起肿痛发热，脉有力而便秘者，邪在内也，宜下之"，"肿痛寒热，口干作渴，脉洪大而有力者，宜发表攻里；咽喉肿痛，痰涎壅甚，面红口干，邪在上也，宜探吐；喉闭，痰涎壅塞，气急，口噤难开，先刺少商，后行吐法；已成胀痛，咽喉壅塞，汤水不入，脓已成也，宜急针之"。此书咽喉治验举一案例云："一男子肿痛日甚，服清咽利膈药不应，必欲作脓，用防风通圣散去硝、黄二服，喉脓胀痛，下针便愈"。另外，本书的咽喉主治方还介绍了为后人称道的清咽利膈汤、凉膈散，以及"治喉乌龙散"等内服方剂。清《喉科指掌》应当说是又一部对喉痈证治有较大贡献的著作。是书不但对喉痈有较详细的证候描述，而且在治法上针、药结合，别具特色，其中涉及咽关痈者，在该书喉痈门第五认为"肿烂喉痈"证属"脾家积热"，治法宜"针少商、商阳、关冲、少冲，血多为妙"，"先服八仙散，再用六味汤加盐炒元参、盐炒黄柏、酒炒黄芩、生大黄、山栀、木通、河车"；又认为"大红喉痈"证为"肺脾积热"，治宜"急针少商、商阳、或针患上肿入出恶血，用六味汤加山栀、木通、浮石、生大黄、归尾、角刺、山甲、河车、黄芩、花粉、赤芍"；还认为"单喉痈"证乃"脾肺之证"或"风火"或"风寒"，治用"六味汤加苏叶、羌活、赤芍、归尾、豆根、山栀"。《疡科心得集·卷上·辨喉蛾喉痈论》将喉痈辨分为"感风热"与"心肝之火，上烁肺金"两证，治疗主张前者"与喉蛾同治"，后者用"龙胆汤或黄连泻心汤之类"。《外科证治全书·卷二·喉部证治》喉痈条指出"宜先服苏子利喉汤一剂，接后服黄连清喉饮，外吹珍珠散"。《咽喉秘传》亦无辨证，治法在喉科应用诸方中载有"清咽利膈汤"；在咽喉各名目单喉痈条载有"肿处痈上吹本药，或针或刀俱可施，针刀后吹秘药，口不能开者，用通关取嚏，十八味丸投，接服三黄四五剂，自愈"。《喉舌备要秘旨·喉部·喉痈症》辨治更为粗略，仅指出"是乃阳症"，治宜"左平肝，右清肺"。《喉科集腋·卷下·咽喉杂症》无辨证，治法"用碧丹加金丹少许吹之，内服膏子药或煎药"。《喉证指南·卷三·证治类》则从肝胃二经火毒上攻立证，治疗"用生土牛膝根煎水服数次，引热下行"。《重订囊秘喉书·卷上·类证》认为证属"七情郁结"、属"肺病"，治法在该书药例曰："八味薄荷散，连砂散加制巴豆吹之，治喉肿甚，用七味僵蚕散、甘遂散，入制巴豆频吹；如重，并服煎剂，用犀角地黄汤加减，并服膏丸；如大便秘结，加大黄、元明粉，如小便不利加六一散"。《包氏喉证家宝·咽喉七十二证考》将喉痈辨证为"胃火上冲"，在该书条目中载有治法："用青药加黄药少许，内服煎剂及膏子药"。

综上所述，古代医家对该病辨证较为散乱，所涉脏腑有脾、肺、心、胃，证候涉及脏腑的内热、内火，以及风热之邪外袭。某些医家，或者有辨证无治法，或则有治法而无辨证。而辨证施治较为详尽的首推《外科正宗》与《喉科指掌》，前者开辟了针刺放脓之先河，并配合有穴位针刺、外吹药、内服药之综合疗法；后者则对穴位针刺放血用得更为精妙，内服方药也贴合临床，其他医家大多无突出之处，故不赘述。

2. 现代辨证施治观点　有关本病之现代辨证论治观点，较为清晰系统者首见于中医学院试用教材《五官科学》，该教材按照发病过程及其病势进展情况，将本病大致分为“肺经风热”与“邪热传里，胃腑热盛”两个证型，治法分别采以“疏风清热，解毒消肿”与“清热解毒，利膈消肿”之原则，方药则分别选择“五味消毒饮加减”及“清咽利膈汤”，脓成后则以“消疮饮加减”。此后，全国高等医药院校试用教材《中医耳鼻喉科学》基本上沿用了前者的论治方法，略有不同之处是成脓后所用方药由“消疮饮”易为“仙方活命饮”。《实用中医耳鼻喉科学》以扁桃体周围脓肿命名，辨证分为“胃腑积热型”、“阴虚火旺型”、“结毒气虚型”，分别以自拟方药进行施治。在职医生学习中医丛书《中医五官科学》、高等医药院校教材《中医耳鼻喉科学》、高等中医院校教学参考丛书《中医耳鼻喉科学》以及《中国医学百科全书·中医耳鼻咽喉口腔科学》等均基本采用了全国高等医药院校试用教材《中医耳鼻喉科学》的辨治方法。《中医耳鼻喉口腔科临床手册》则辨证分为胃腑热盛与热毒壅盛两型，分别以清咽利膈汤及透脓散加味治疗。《基层中医临证必读大系·耳鼻咽喉科分册》与《中医耳鼻咽喉科临床手册》两者在辨证分型上完全相同，即分作风热结聚、热毒壅滞、热腐成脓三型，但在选方用药方面略有差异，前者各型分别选用黄连解毒汤合五味消毒饮加减、黄连解毒汤合大承气汤加减及仙方活命饮加减；后者则分别以五味消毒饮合银翘散加减、黄连解毒汤合清咽利膈汤加减及仙方活命饮加减治疗。可以说这两部著作较之以往各部著作分证施治更详细，选方用药更适宜临床医生学习和应用。

有关本病的论文报道较少，有学者依据喉痈色泽，辨分为脾肺积热、心肝火旺与肺胃热蕴、复感风邪两个证型，治疗上主张初期疏风清热，中期清热为主，后期排脓解毒。

由上述可知，现代医家关于咽关痈之辨证基本上多认为属实证，辨证分型可归纳为肺经风热、肺胃热盛、肺脾积热、热毒壅滞、热腐成脓、心肝火旺等证。而认为兼有阴虚、气虚证者鲜少。

3. 辨证纲要　咽关痈的辨证纲要在古代文献中未查及论述。在现代中医著作中，中医院校试用教材《五官科学》、全国高等医药院校试用教材《中医耳鼻喉科学》、高等医药院校教材《中医耳鼻喉科学》等著作，均以辨红肿疼痛、辨脓液为辨证要点，而《中国医学百科全书·中医耳鼻咽喉口腔科学》又增加了辨咽喉梗阻感。值得推崇的是《基层中医临证必读大系·耳鼻咽喉科分册》则将辨证要点细分为辨表里、辨红肿、辨疼痛、辨痈生熟、辨脓液五个方面，无论是辨证的广度还是辨证深度，都较以前几部著作有较大进步，对临床指导意义也明显提高。

咽关痈的主要特征是咽部疼痛、红肿、成脓。因此，辨别这些症状体征的各种异常变化，对于咽关痈的虚实寒热、所处病期等均有提纲挈领之作用。

(1)辨咽部疼痛：发病初期，咽部灼热疼痛，逐渐加重，伴吞咽不利，发热恶寒，但无口渴口臭及便秘，舌边尖红，苔薄白或微黄，脉浮数者为风热袭肺，始聚咽喉之证；疼痛剧烈，偏向一侧，畏咽恶吞，吞咽时疼痛难忍，多属火热已甚，壅血腐肉的酿脓阶段；咽关一侧跳痛或胀痛，吞咽困难，口涎外溢，壮热不退，发病已达四五日以上者，多为热腐气血，痈已成脓。

(2)辨痈之红肿：发病初期，痈肿处轻度红肿，触之稍硬者，多属风热壅聚；痈肿红肿高突，悬雍垂亦红肿，偏向健侧，痈肿触之较硬者，为肺胃火热炽盛，气血壅滞，败血腐肉的酿脓期；痈肿红而光亮，高突，四周红晕紧束，痛觉集中，发病已五六日者多已成脓。

(3)辨成脓与否：辨咽关痈成脓与否，可从以下几方面判断：一看痈色：痈肿高突，顶端鲜红者，多为痈未成脓；痈肿顶端红里透白，多属痈已成脓。二问疼痛：痈肿处疼痛剧烈，散漫无定位者，多为痈未成脓；若疼痛集中，呈局限性跳痛、胀痛者，多为痈已成脓。三按软硬：用卷棉子或压舌板按压痈肿顶部，若软而凹陷，有波动感者，为痈已成脓；若按之坚硬不软者，则未成脓。四划痈面：用压舌板或探针在痈肿表面轻轻划过，若划后色不变者，多为痈未成脓，若划之红里透白，或起一白痕，即现即失，或稍待片刻乃失者，为痈已成脓。

4. 证治分类

(1)风热结聚证

证候　咽部疼痛，逐渐加剧，吞咽不利，吞咽或咳嗽时疼痛尤甚，一侧咽关红肿，触之稍硬，并见发热恶寒，头痛，咳嗽痰黄，舌边尖红，苔薄白或微黄，脉浮数。

证析　风热之邪侵袭，搏结咽关，故见咽部疼痛；热盛则肿，故见咽关红肿；风热之邪始聚，气血尚未明显壅滞，故触之稍硬；咽关肿胀，则变得狭窄，故吞咽不利；吞咽或咳嗽时，咽关部气血壅塞加重，故疼痛更甚；风热邪毒，相争肺卫，故发热恶寒；邪热上蒸头部则头痛；肺经受灼，津液凝聚，则咳吐黄痰；肺热上蒸，故见舌边尖红；浊热上熏则苔白或微黄；热邪充斥脉道，故脉浮而数。

治法　疏风清热，解毒消肿。

方药　五味消毒饮加味。方中紫花地丁清热解毒，消散痈肿，善治热毒痈疮、红肿疼痛之证，《本草纲目》谓治“一切痈疽发背，疔肿瘰疬”；蒲公英、野菊花、天葵子均属清热解毒，治疗疔毒之品；银花既可清热解毒，又可疏散风热之邪；加连翘清热解毒，消痈散结，“为疮家圣药”(《珍珠囊》)；加荆芥祛风解表，对疮疡初起而有表证者，具消疮解表之功；加防风助银花、荆芥疏风清解之作用，合而共奏疏风清热，解毒消肿之功效，有使咽关痈早期消散，以防成脓之功效。

若表热甚，症见发热较重，恶寒轻，脉浮数有力，可加入薄荷、菊花、牛蒡子，或合用银翘散以加强疏散表热之力；若里热偏盛，表现为发热重，微恶寒或不恶寒，应以清热解毒为主，辅以疏解，可选五味消毒饮合黄连解毒汤加减。

(2)肺胃火热证

证候　咽痛剧烈，偏向一侧，畏咽恶吞，吞咽时疼痛难忍，语言含糊，口涎外溢，或有牙关紧闭，张口受限，痈肿鲜红高突，触之较硬，悬雍垂红肿并偏向健侧，伴有高热不退，口臭口渴，便秘尿赤，舌质红，苔黄或黄厚，脉洪数有力。

证析　肺胃火热炽盛，烁灼咽关肌膜，气血凝滞，则咽痛剧烈；肌膜壅滞，吞咽、讲话则牵引脉络，故吞咽时疼痛难忍，畏咽恶吞，口涎外溢，言语含糊；若痈肿向前漫延，肿及尽牙勾合之处及悬雍垂，则有牙关紧闭，张口受限，悬雍垂红肿而偏向健侧；火热炽盛，痈肿处气血凝滞，故鲜红高突；因未成脓，故触之较硬；火热之性燔灼焚焰，升腾上炎，则高热不退，口渴口臭；热盛阳明，内烁津液，大肠干燥，故大便秘结、小便黄赤；胃热熏灼则舌苔黄或黄厚；火热伤津耗液，则舌质红；邪热充盛，内热充斥，脉道扩大，气盛血涌，故脉洪数有力。

治法　清泻肺胃，利膈通便。

方药　清咽利膈汤加减。方中山栀子、黄芩、黄连、银花、连翘清热泻火，解毒消肿；生大黄、玄明粉清泄胃腑实热，通便泻下，使炽盛之里热，得以下泄，收到釜底抽薪之功效；荆芥、防风宣通肺经，透热外出；薄荷、桔梗、甘草、牛蒡子、玄参清热利咽，缓急止痛。诸药合用，既能清里泻热，又能透热外出，俾使火热从内外而出，而痈肿可消。此阶段治疗得当，有使痈肿消散，避免成脓之望。若大便干结，数日未解者，大黄、玄明粉应后下，以增强通便泄下之力。若痈肿明显，咽痛难忍者，可加入蚤休、赤芍、牡丹皮、乳香、没药以活血止痛；若高热不退，则入生石膏、知母，以助清热泻火。

(3)热腐成脓证

证候　咽痛剧烈，痈肿处跳痛或胀痛，吞咽困难，口涎外溢，痈肿高突光亮，四周红晕紧束，或顶部红里透白，按之柔软，有波动感，壮热，口臭，舌质红，苔黄厚，脉数有力。

证析　火热炽盛，腐蚀血肉，肉腐成脓，故咽痛剧烈，跳痛或胀痛，痈肿高突光亮；火热积聚，则四周红晕紧束；痈肿高突，咽关堵塞，则吞咽困难，口涎外溢；痈肿顶部腐败成脓，肌膜菲薄，血脉腐坏，故视之发白；痈肿成脓欲溃，则按之柔软，有波动感；壮热，口臭，舌红苔黄厚，脉数有力等症，均属火热炽盛所致。

治法　清热解毒，散瘀排脓。

方药　仙方活命饮加减。方中以银花清热解毒，消散痈肿为主药；辅以当归、赤芍、乳香、没药活血散瘀止痛；陈皮理气行滞以消肿；防风、白芷畅行营卫，疏风散结以消肿；贝母、天花粉清热排脓以散结；穿山甲、皂角刺解毒透络，以消肿溃坚；甘草清热解毒，调和诸药。诸药相合，共奏清热解毒，活血止痛，散瘀排脓之效，能促进脓肿外溃。本方加酒煎服，因酒性善走，既能活血，又能协助诸药直达病所。若脓黄稠量多者，可加入蒲公英、紫花地丁、蚤休等以增强清热解毒除脓之功。

如咽关痈脓溃，大热已去，余热未清，咽关色红，低热，咽干口干，不欲食，身倦乏力，舌红少苔，脉细者，属大热耗气伤阴，气阴两虚，宜用竹叶石膏汤或生脉散合益胃汤加减，以清除余邪，益气养阴，养胃扶正。

【外治疗法】

1. 古代外治疗法述要　外治法乃古代治疗喉痈常用的一种治疗方法，尤其是宋代以后外治法大量涌现。如《圣济总录》、《普济方》、《外科正宗》、《医部全录》、《医宗金鉴》等著作均收藏有大量的外治方药。治疗方法在古代主要采用吹药法、含药法、点药法、针刺法、刀刺法五种，其中以吹药法最常用，方药也最多。

(1)吹药法：方药多由清热解毒，消肿止痛的药物组成，或以祛腐生肌，除痰消肿之品配伍成方。所用药物研为极细末，取少许用竹管将药粉均匀地吹撒于痈肿表面，每日数次。如《普济方·卷六十·咽喉门》的玉钥匙；《外科正宗·卷六·咽喉主治方》的金锁匙、神效吹喉散、冰硼散；《尤氏喉科秘书·喉证验方》中的十宝丹、消肿代刀散、吹喉散；《医宗金鉴·卷六十六·喉部》中的白降雪散；《金匮翼》中的锡类散；《外科证治全书·卷二·喉部证治》中的珍珠散、吹喉散；《喉科集腋·卷下·咽痛》的赤麟丹、碧丹、金丹等。

(2)点药法：方药多为具有收敛腐蚀作用的药物组成，所用药物研为极细末，使用时以箸头蘸药少许点涂痈肿顶端。如《圣济总录·卷一百二十三·咽喉生痈》中的盐花散；《医宗金鉴·卷六十六·喉部》中的烧盐散。

(3)含药法：方药多由清热解毒，消肿利咽止痛作用的药物组成。将药物制成丸剂含于口内，或以绵裹含咽，使药物长时间浸润于喉痈患处，每日数次。如《圣济总录·卷一百二十三·咽喉生痈》中的马牙消散方；《普济方·卷六十一·咽喉门》中的喉内生痈方；《医部全录·卷一百六十二·咽喉门》中的碧玉散作丸含咽；《医宗金鉴·卷六十六·喉部》的射干丸等。

(4)针刺法:以三棱针或毫针在未成脓的痈肿之表面浅刺多处,放出少量血液,促使内蕴热毒随血外泄;或在成脓后的痈肿顶端发白的部位刺破,以排出脓液,使脓毒宣泄,促进肿消痛止而向愈。如《普济方·卷六十一·咽喉门》曰:"以三棱针刺破,出紫血半盏许,便愈"、"不容用针者,则惑之曰:用笔蘸药,先以针安笔心内刺之"。《外科正宗·卷六·咽喉论》中亦谓:"喉痈成脓……当以披针泻其脓"。《包氏喉证家宝·辨喉证》中亦云:"喉痈……如灌脓,即以银针挑破之"。

(5)刀刺法:本法是以尖刀在未成脓的痈肿表面浅刺放血,或在已成脓的痈肿顶部切开排脓的方法。与针刺法比较,虽工具不同,但作用却是一样的。如《疡科心得集·卷上·辨喉蛾喉痈论》曰:喉痈"至三四日后,胀甚痰鸣,汤水难下,宜以刀刺喉间肿处,用皂角烧灰,胆矾、牛黄、冰片各一分,麝香三厘,为末吹之,必大吐痰而松"。《咽喉秘传·十四·咽喉各名目》云:"双喉痈……有不能开口者……吹本药肿上,乃下刀四围,以针刺去血净,方吹秘药……若日久脓熟,以刀正中切开,逼净,吹秘药,收口"。

2. 现代外治法研究述要　现代有关咽关痈外治法的研究较少,以所查及的资料分析,主要有吹药、外敷药、含漱药、擒拿法、排脓法等五种。且这些研究主要集中在20世纪50年代至80年代初,之后研究者较为少见。

(1)吹药的研究:吹药法是现代治疗咽关痈的一种常用方法,而且该方法具有给药方便,作用直接,收效迅速,病人乐于接受等诸多优点,故研究者亦不乏其人。药物主要采用清热解毒、消肿止痛、芳香通窍之品,仍沿用古代的散剂,如玉雪散、玉匙散、汉清丹、元霜散、吹药方等。这些吹药,各家报道均有较好疗效,但多数是与内服中草药配合应用,因此,对于其吹药之药效就难于作出准确评价。

(2)外敷药的研究:外敷法多用于咽关痈而致颈外部肿胀者,药物多选用具有清热消肿之品,其中常用者为如意金黄散。

(3)含漱法的研究:以药液漱涤口腔及咽部,起到清洁患部及泻火解毒之功效,如漱口方、爽喉液等。

(4)擒拿法的研究:擒拿法是综合了气功、拿穴、按摩等手法组成的一套独特的治疗方法。用之得当,对咽喉急症,能起到起死回生之功效。对于咽关痈之剧烈疼痛,吞咽困难,汤水难下等症状,有明显疗效。

(5)排脓法的研究:排脓法是咽关痈最常用的外治法之一。痈成脓后,若能及时切开排出脓液,可使热毒外泄,加速痊愈。张赞臣认为:切开排脓,若过早则徒泄气血,过迟则肉腐益深,皆不易痊愈。项平则强调了辨脓之法:凡肿处平塌、深红、压之坚紧不起者,为脓未成;肿处高起,色微转淡红,压之软而即起者,为脓已成;若高起处有如豆大一块,其色转浅,按之弹力较深,此处即为脓头。并且还指出,如已化脓,必待脓成熟,方可切开。

有多篇报道采用切开法配合中药治疗咽关痈取效,如有报道采用切开引流配合静滴青霉素、中药泡茶(金银花、菊花、藏青果各12g,生甘草9g)治疗本病50例。有报道切开引流配合足量抗生素、类固醇,服用中药解毒通络汤(柴胡、金银花、连翘、夏枯草、皂角刺、白芷、栀子、野菊花、黄芩、川芎各10g,赤芍、牡丹皮各12g,车前草15g,大黄6g,水煎服)治疗21例,均称效果甚好。

3. 外治法应用

(1)吹药法:咽关痈各阶段均可应用。常用药用冰硼散、冰麝散、喉风散、麝黄散等。喷撒患处,每日6～7次。

(2)含漱法：可选用漱口方、爽喉液，也可以用清热解毒口服液、银黄口服液以生理盐水稀释后漱咽，一日数次。或用大青叶、金银花、蒲公英各等分，煎水漱咽部。

(3)雾化吸入法：可选用鱼腥草注射液、银黄注射液、双黄连注射液兑薄荷水少许，做超声雾化吸入，每日1～2次。

(4)外敷法：颌下、颈部红肿者，可以用金黄散、紫金锭以酒、水或香油调敷局部，每日1次。

(5)刺血法：痈肿成脓前，疼痛剧烈者，可用三棱针或手术刀尖在痈肿表面浅刺3～4下，出血为度，以泄热止痛。

(6)穿刺抽脓法：痈肿成脓后，以注射器接上粗针头，在脓肿最高突有波动处刺入，抽净脓液，然后注入青霉素40万U(提前做皮试)。若抽不到脓液，或针头刺入1.5cm深度，仍无空虚感，可将针头刺向扁桃体旁较疏松组织中，上下移动持续抽吸。若经2～3个方位仍未抽得脓液，则不宜再进行，以免造成颈动脉损伤，出血或感染。

(7)切开排脓法：痈肿成脓后，亦可在脓肿高突，红里透白之点切开。切开时不宜过深，约0.3～0.5cm。若未达到脓腔，可用止血钳插入扩张切口，同时用吸引器吸出脓液，然后用生理盐水冲洗脓腔。尔后每日扩张切口，并冲洗脓腔1次，至脓尽为止。切口处可吹撒冰麝散、锡类散等。

【针灸疗法】

1. 古代记载　古代文献中，有关针灸治疗喉痈的记载不太丰富。我国最早的针灸专著《针灸甲乙经・卷十二・手足阳明少阳脉动发喉痹咽痛第八》曰："喉痹咽肿，水浆不下，璇玑主之"。又云："咽中痛，不可内食，涌泉主之"。《备急千金要方・卷三十・针灸下》则记载治疗穴位较多，如"风府、天窗、劳宫主喉嗌痛"、"鱼际主喉中焦干"、"水突主喉咽肿"、"中渚、支沟、内庭主嗌痛"、"前谷、照海、中封主咽偏肿不可以咽"、"涌泉、大钟主咽中痛，不可内食"、"天鼎、气舍、膈俞主喉痹哽噎，咽肿不得消，食饮不下"、"璇玑、鸠尾主喉痹咽肿，水浆不下"等。《医部全录・卷一百六十三・咽喉门》针灸条引《东垣十书》曰："喉痹乳蛾，取少商，针一分；卧针，向后三分，照海、太冲"。又引《丹溪心法》云："喉痹，少商、合谷、尺泽皆针之"。《医学纲目・卷十五・咽喉》不但从经脉循行论述循经取穴法，而且提出了对症取穴法。其曰："经络所过咽喉者，有二，经曰：肝足厥阴之脉，循喉咙之后，故喉之后疼痛者，取之累验也"。又云："肾足少阴之脉，上贯肝鬲，循喉咙，窦汉卿所谓必准者，照海治喉中之闭塞是也"；"治喉痹，丰隆、涌泉、关冲，甚者以小三棱针藏笔锋中，诈言点药于喉痹上，乃刺出紫血，顿下立愈"；"喉闭不通，少商、隐白、少冲、涌泉"；"喉痹颌肿如升，水粒不下，少商出血"。《医方考・卷之五・喉闭门第五十四》"针急喉闭方"曰："于患人手大指外边指甲后一韭叶许，针之出血，男左女右取之，出血即效。如大段危急，两手大指俱针之，其效甚捷。盖喉咙者，肺之系，所针之处，乃少商也，为肺之井穴，故出血则愈"。"喉中红赤用针出血法"中又曰："凡患人喉中红赤，宜用针从旁针之，出血即愈。所以必欲旁针者，避夫哑门穴，犯之令人失音故耳"。《针灸大成》则承袭前世医家有关咽喉肿痛的针灸治法，并且又有所发挥，该书《卷八・咽喉门》曰："咽肿，中渚、太溪"、"咽外用，液门"、"咽食不下，灸膻中"、"咽中闭，曲池、合谷"、"咽喉肿痛，闭塞，水粒不下，合谷、少商兼以三棱针刺手大指背，头节上甲根下，挑刺三针"、"咽喉肿闭甚者，以细三棱针藏于笔尖中，戏言以没药调点肿痹处，乃刺之。否则病人恐惧，不能愈疾"。《外科证治全书・卷二・喉部证治》曰："刺少商穴法，治一切喉证肿痛，凡于道路，乏医药之处，遇有喉患，药末及备，宜用此法急救之"。具体刺血方法，书中这样说："刺入二分许,以手自臂勒至刺入,出血即愈”。

由上述可知,古代记载治疗咽喉肿痛最常用的穴位是少商穴。

2. 现代研究 现代研究资料中,以针灸法治疗咽关痈的报道甚少。有学者采用针刺液门穴取效。方法是强刺激,留针 1 小时,中间捻针 3～4 次,重者取透天凉手法,效果更佳。

3. 临床应用

(1)针刺疗法:以取手太阴、手足阳明经穴为主,采用泻法。选合谷、内庭、曲池、陷谷、关冲、尺泽为主穴;天突、少泽、鱼际为配穴,每日针 1～2 次。

(2)放血疗法:痈肿红肿较甚,壮热不退者。可以选少商、商阳穴点刺之,使出血 2～3 滴;也可在红肿处,以三棱针浅刺数下,以泄热活血止痛;亦有选耳轮 1、3、5 穴,三棱针点刺放血少许;或耳壳背部浅显小静脉,用三棱针刺破,放血 3～5 滴。

(3)耳针疗法:取咽喉、肺、扁桃体区,留针 30～60 分钟,留针期间,间歇捻针强刺激,每天针 1 次。

(4)穴位注射:取肺俞、胃俞、曲池,每穴注射鱼腥草注射液 1ml,1 日 1 次。也可注射双黄连注射液或清开灵注射液。

【按摩导引疗法】

古代文献中,未查及按摩导引法治疗咽关痈之记载。现代资料中,亦未查见有报道者。

推拿按摩取穴原则同针刺取穴法。常用穴位如天突、曲池、合谷、少商、肩井。操作时,患者取仰卧位,先在喉结两旁及天突穴处用推拿或一指推揉手法,上下往返数次;再取坐位,揉按曲池、合谷、肩井,掐少商。

【物理疗法】

(1)氦-氖激光疗法:氦-氖激光有消炎、消肿,增强白细胞吞噬功能,促进新生肉芽生长,加快伤口愈合的作用。因此,不管是痈肿初期,还是酿脓期,抑或溃破后均可采用。每次照射 10 分钟,每日 1 次。可直接照射痈肿处,也可在颊车穴垂直照射。该方法对黏膜及皮肤无损伤,无痛苦,安全简便,病人均乐于接受。

(2)超短波疗法:超短波电场可使血液循环加速,新陈代谢加强,增强白细胞吞噬功能,使血清凝集素和补体增加,提高网状内皮系统吞噬功能,间接地起到抑菌和杀菌作用,对急性炎症有较好疗效。对化脓性炎症早期可控制不致化脓;对已形成脓肿者,可促使破溃;对破溃或切开引流者,能使炎症局限,坏死组织脱落,分泌物减少,有利于伤口愈合。治疗方法是:每次 10～20 分钟,每日 1 次。可用小号电极于两侧下颌角局部斜对置,间隙 1～2cm,无热量或微热量。

【专病专方】

1. 现代专病专方

(1)银花 10～24g,连翘、牛蒡子各 6～12g,玄参 6～15g,板蓝根 10～30g,桔梗、山豆根、黄芩各 6～10g,葛根 10～30g,甘草 3～5g。水煎服。(《四川中医》1995,13(11):49)

(2)生大黄 15g(后下),元明粉 10g(冲),黄芩 15g,生石膏 20g,银花、板蓝根各 30g,生甘草 6g,玄参 30g。水煎服。(《天津中医》1995,12(1):22)。

(3)生地、麦冬各 30g,玄参 24g,黄芩、牡丹皮、白芍、蝉衣、山豆根、牛蒡子、浙贝母各 15g,板蓝根 45g,薄荷、甘草各 6g,桔梗、荆芥各 9g。水煎服。(《实用中西医结合杂志》1994,7(4):246)

(4)蝉衣、僵蚕、青蒿、生鳖甲、牵牛子、川军各 9g,荷叶一角,金果榄 12g。水煎服。(《山

西医学院学报》1993,24(4):466)

(5)金银花20g,白芷、贝母、防风、赤芍、生当归、皂角刺、穿山甲、天花粉各10g,乳香、没药、陈皮、甘草各6g。水煎服。(《山东中医杂志》1992,11(5):15)

(6)板蓝根、葛根各10～30g,白花蛇舌草10～20g,柴胡6～12g,连翘6～15g,浙贝3～12g,射干、荆芥各3～10g。水煎服。(《中医杂志》1983,(11):19)

(7)麻黄、杏仁、甘草、知母、射干各3～10g,生石膏15～40g,栀子、元参、桔梗各3～15g,麦冬10～15g,牛蒡子6～12g。水煎服。(《广西中医药》1979,(2):23)

2. 古代专病专方

(1)犀角散方:治咽喉中生痈疮,肿痛。犀角屑(现用水牛角)一两,玄参三分,黄芪一两(剉),黄芩三分,络石三分,败酱三分,白蔹三分,川大黄一两(剉碎微炒),甘草半两(炙微赤剉)。上药,捣粗罗为散,每服三钱,以水一中盏,煎至六分,去渣,入川朴硝一钱,搅令匀,不计时候,温服。(《太平圣惠方·卷三十五·治咽喉生痈诸方》)

(2)天门冬煎:治喉痈,咽嗌不利。生天门冬汁二升,人参一两,生麦门冬汁一升,生姜汁一升,生地黄汁一升,桂(去粗皮)一两,赤苓(去黑皮)三两,甘草(炙)三分,牛黄(研)半两,半夏(汤洗七遍暴干)一两。上十味,除四味汁外,余六味为末。先以天门冬、麦门冬汁煎减半,次入生姜汁,又煎减半,即入白蜜一斤,酥四两,同煎成煎,以瓷合盛。不拘时,以温水调下一匙,以差为度。(《圣济总录·卷一百二十三·咽喉生痈》)

(3)射干汤:治喉痈,咽嗌肿塞,及心中热极,吐纳不利。射干半两,升麻、大黄(剉生用)、恶实(生用)各一两,马兰子(炒)半两,木通(剉)三分。上六味,粗捣筛,每服三钱匕,水一盏,竹叶七片,煎至七分,去渣下马牙硝半钱匕,搅均匀,不拘时,细细温服。(《圣济总录·卷一百二十三·咽喉生痈》)

(4)马牙消散:治喉痈,及伤寒热病后,咽痛闭塞不通,毒气上冲。马牙消半两。上一味,细研为散,每服一钱匕,绵裹含咽津,以通为度。(《圣济总录·卷一百二十三·咽喉生痈》)

(5)治咽喉生痈,药不下吸,喉闭等证。用皂角刺不以多少,刮皮浸生麻油,以年深为佳。遇患,以油滴在口中,或吐或破,即安。(《普济方·卷六十一·咽喉门》)

(6)治喉内生痈。用五倍子为末,入白僵蚕,甘草为末,用白梅肉为丸。噙化,其痈自破。(《普济方·卷六十一·咽喉门》)

(7)治喉乌龙散:用猪牙皂角七条,去皮弦,为粗末,水一盅,煎五分,入人乳三匙,冷服。即时非吐即泻。治咽喉肿痛,痰涎壅盛,喉风喉痈,乳蛾等症,并效。(《外科正宗·卷六·咽喉主治方》)

(8)破棺散:治喉痹喉痈。大黄二两(半生半熟),芒硝、甘草各一两。上为末,炼蜜丸弹子大,每服半丸,食后茶清、温酒任化下。童便半盏,研化服亦得。忌冷水。(《医部全录·卷一百六十二·咽喉门》)

(9)小续命汤:治喉痹喉痈。麻黄(去节)、条黄芩、白芍药(酒炒)、川芎(酒洗)、防己、杏仁(去皮尖双仁炒)、桂枝、甘草各一钱,防风、附子(去皮脐炒)各五分。上水煎服。(《医部全录·卷一百六十二·咽喉门》)

(10)上清丸:元明粉二钱,川连一钱,月石一钱五分,枯芩二钱,薄荷三钱,冰片四分,桔梗一钱五分,山豆根一钱五分,甘草八分,大黄三钱。上研末蜜丸,芡实大。每吞一丸,将药含口中化下,其肿渐消而愈。此丸专治实火,喉咙肿痛之神药也。(《重订囊秘喉书·卷下·医方论下》)

(11)喉证煎药主方:大力子(君炒研)一钱,连翘(君)七分,桔梗一钱,生甘草三分,银花七分,元参八分,黑山栀七分,黄芩七分,花粉八分,前胡一钱,薄荷八分。水煎服。如发寒热,加荆防,头痛加煨石膏,胸闷加炒枳壳,如郁热而发加赤芍、川贝母,口渴加知母、麦冬。(《包氏喉证家宝·附方》)

【预后与转归】

1. 预后　绝大多数患者经恰当治疗,在1～2周内排出脓液后,疮口愈合而痊愈。但极少数病人由于体质衰弱,气血不足等原因,可致脓肿溃破后久不收口。

2. 转归　病情严重,治不及时,治不得法,或体质衰弱等因素,可出现以下情况。

(1)脓毒流窜向下至喉部,可引起急喉瘖、急喉风,流窜四周则可致成咽旁痈。

(2)痈肿脓液腐蚀颈动脉,可致其腐坏破裂而大出血,危及生命。

(3)痈肿毒邪波及颈内静脉,则可引起颈静脉栓塞。

(4)痈肿毒邪入于营血,内犯心包,则可出现走黄之证。

(5)脓肿溃破,排脓而愈后,仍有复发之可能。

【护理与预防】

1. 护理

(1)密切注意病情变化,掌握时机抽脓或切开排脓。

(2)饮食方面,宜选用清淡易消化的流食、半流食,禁食燥热、干硬食物。内服汤剂宜待凉后再服。

(3)适当休息,严重者应卧床。

2. 预防

(1)积极锻炼身体,增强体质,提高机体抵抗力。

(2)避免过食辛辣刺激性食物,平素多食清凉润肺类的水果、蔬菜,以免脾胃积热。

(3)衣着冷暖适中,避免风邪侵袭。

(4)及时治疗牙龀痈,以防毒邪波及咽关。

(5)进食带骨类食物,进食前应将骨刺剔净,以防损伤咽部。

(6)屡次复发者,应摘除咽核,以铲除邪毒定舍之巢穴。

【参考资料】

1. 2000年前参考资料见第1版,此略。

2. 李广科,等. 中西医结合治疗扁桃体脓肿50例. 四川中医,2005,23(8):95

3. 周文瑾. 中西医结合治疗扁桃体周围脓肿21例. 中国中医急症,2007,16(1):107

第六节　咽　底　痈

【概述】

1. 涵义　咽底痈是指咽底部红肿突起,疼痛剧烈,吞咽困难为主要证候的一种急性病症。好发于婴幼儿,80%以上发于3岁以内之,过半数发生在周岁以内。以急性者为多见,慢性者主要发生于成年人。临床较少见。本病类似于西医学的咽后壁脓肿。

2. 释名　咽底痈在《内经》称之为"猛疽",在现代中医著作中,则称为"里喉痈"、"下关喉痈"、"喉底痈","咽底痈"。这些病名,除了"猛疽"是根据其病势严重之特性而命名之外,均是以其发病部位而命名的。

(1)猛疽:《灵枢·痈疽》说:"痈发于嗌中,名曰猛疽。猛疽不治,化为脓,脓不泻,塞咽半日死"。猛,《中华大字典》释为"恶也"。《汉语大词典》释作"残暴,凶猛"。疽,《汉语大词典》释作"痈疮也"。嗌,乃至咽部,《内经》言嗌者,多是指咽腔而言。故猛疽乃指发于咽中的病势凶猛、险恶的痈疮。

(2)里喉痈:与"外关痈"、"喉关痈"相对而言,该痈疮发生在最里处,故名里喉痈。如中医学院试用教材《中医喉科学讲义》喉痈门中曰:里喉痈"发于关内喉底处",外喉痈"发于喉关外近上腭处"。中医学院试用教材《中医喉科学》则云:"喉痈发生部位不同,因而名称各异。发于喉关的叫喉关痈,发于喉关里部的叫里喉痈"。

(3)下关喉痈:因其病变部位较低(靠下),且处于喉之关隘处,故名下关喉痈。

(4)喉底痈:中医在古代咽与喉不分,喉底即西医所指咽后壁,故命该处痈疮为喉底痈。

(5)咽底痈:与喉底痈相同。因现代中医学主张将咽与喉分开,将中医习惯所称喉底改称咽底,故喉底痈即易名为咽底痈。

3. 沿革 "猛疽"一名见于《灵枢·痈疽》已如前述,其治法在该篇中曰:"泻则合豕膏冷食,三日而已"。在此之后,直到新中国成立的两千余年中,各代医家著作未能查及关于咽底痈之记载。新中国成立后,第一部中医学院试用教材《中医喉科学讲义》正式命名为"里喉痈",并对其病因、辨证、治疗作了较为系统和详细的论述。此后,现代中医各家著述,大多沿用"里喉痈"这一名称。如中医学院试用教材《中医喉科学》、中医学院试用教材《五官科学》,全国高等医药院校试用教材《中医耳鼻喉科学》、高等医药院校教材《中医耳鼻喉科学》,高等中医院校教学参考丛书《中医耳鼻喉科学》、《中国医学百科全书·中医耳鼻咽喉口腔科学》、《中医耳鼻喉口腔科临床手册》、基层中医临证必读大系《耳鼻咽喉科分册》、王德鉴《中医耳鼻咽喉口腔科学》、新世纪规划教材《中医耳鼻咽喉科学》等。至此,诸多医家对该病之命称、病因病理、辨证治疗达到了较为统一的认识。但这其中亦有少数作者将里喉痈称之为喉底痈者,如《中国医学百科全书·中医耳鼻咽喉口腔科学》曰:"里喉痈又称喉底痈",《中医耳鼻喉口腔科临床手册》也有同样记述;在职医生学习中医丛书《中医五官科学》则又称之为"下关喉痈",书中曰:"生于喉底部的叫'里喉痈'或'下关喉痈'"。

咽底痈之名,首见于1996年问世的《中医耳鼻咽喉科临床手册》,该书云:"咽部脓肿,发于咽后壁者,又称为里喉痈或咽底痈"。

【病因病理】

1. 古代病因病理学说 参见"咽关痈"。

2. 现代病因病理学说

(1)内热外感学说:该学说见于《中医耳鼻喉口腔科临床手册》。其曰:里喉痈"常由风热外邪入侵,胃腑积热上蒸,内外邪热搏结于喉底之处,热盛腐肌而成本病"。自1975年出版的中医学院试用教材《五官科学》之后,大多数中医耳鼻喉专著将本病与咽关痈(喉关痈)合并论述,故可参考"咽关痈"。

(2)肺阴虚损,痨虫侵袭学说:此学说见于《中医耳鼻喉口腔科临床手册》,认为肺阴虚损,痨虫侵袭,日久腐蚀骨肉,可使喉底形成阴证痈肿。

3. 临床病因病理

(1)胃腑积热,外感邪毒:胃腑素有蕴热,或小儿贪食膏粱厚味,成人过食辛辣炙煿醇酒等,均可致胃腑生热,若复感风热邪毒外袭,则引动胃火上蒸,形成肺胃热盛之候,热毒搏结,上迫咽腔,气血凝滞,壅聚而肿,火热日甚则血肉腐坏成痈也。

(2)咽底外伤,邪毒直中:咽底骨刺扎伤、手术损伤等,可使邪毒乘机侵袭,直中咽底肌膜,邪毒壅盛则血滞作肿,日肿不消,血肉腐坏则成咽底痈肿。

(3)脓耳毒盛,流窜咽底:因脓耳邪毒炽盛,或治疗失当,邪毒久蕴,腐蚀周围骨肉,邪毒扩散,脓汁流窜咽底,腐蚀血肉,聚而为痈。

(4)咽旁痈肿,波及咽底:咽旁与咽底,位置毗邻,血肉相连,故咽旁痈肿,脓汁向后侵蚀漫延,可波及咽底而成新的痈巢。

(5)正气虚损,痨虫侵袭:由于肺肾阴虚,或肺脾气虚,痨虫乘机侵袭,作祟于咽底,日久腐蚀骨肉,则骨肉腐坏形成痈肿。

综上所述,咽底痈发病,因有虚实。实者,内因多责之于胃腑素有蕴热,外因则归咎于热毒之邪侵袭;虚者,内因属正气虚损,外因咎之于痨虫侵袭。

临床上,实热证以胃腑积热,复感邪毒侵袭者最为常见,而咽底外伤、脓耳毒感,或咽旁痈等诱发者均较少见。至于痨虫侵袭形成的虚证咽底痈肿目前亦为稀少。总之,"热"与"毒"为实证咽底痈之基本病因病理特征和发病缘由,亦是临床主要致病原因;而"虚"与"虫"则为虚证的基本病因病理特征,亦为少数患者之所见。

【临床征候】

1. 发病情况　约80%发于3岁以内婴幼儿,痨病引发者则主要发生于成年人;临床上实证患者约占95%,而虚证仅占5%左右;男女发病之比为1.2∶1;实证以冬春两季多见,虚证则无季节性;无明显地域性。

2. 病史　发病前可有感冒,以及白喉、麻疹、鼻渊、脓耳等病史,或咽底部损伤史;而痨病引发者可能有身体其他部位结核病史。

3. 咽喉疼痛,吞咽困难　稍大儿童及成人常有咽喉疼痛,牵涉耳窍作痛,吞咽时加重,甚至吞咽不下。婴儿则因疼痛而拒食,哺乳时,因吞咽困难而乳汁呛入鼻窍。痨病者,早期有吞咽不利,或咽喉异物感,晚期因痈肿增大也可出现吞咽困难。

4. 呼吸困难　因痈肿堵塞咽喉,妨害气体出入,故出现呼吸困难,鼾声大,易惊醒。婴幼儿症状尤为严重。

5. 语音含糊不清　说话或哭叫时,语音含糊不清,如口中含物样,有时如小鸭之叫声。

6. 颈项僵直,偏向患侧　因疼痛而不敢转动颈部,头向后仰,扭头时常常头、肩、身体一同转动。

7. 咽底红肿、隆起　检查见咽底部红肿明显,偏一侧隆起,脓成则有波动感;痨病引起者,咽底淡红,正中部隆起高突,触之柔软有波动感。

8. 颈侧位X线片　可见咽底部有脓腔存在;痨病引起者可显示颈椎骨质损害。

9. 伴随症状　多数发病急,2～3日即可形成痈肿,初起恶寒发热,继则高热,烦躁不安。痨病引起者,发病缓慢,病程较长,经2～3周,甚至数周,才形成脓肿,并有低热,盗汗,颧红,手足心热,身体消瘦,咳嗽,咯痰不爽或痰中带血,舌质红,苔少,脉细弱等。

【诊断与鉴别诊断】

1. 诊断依据　①发病急,咽喉疼痛,吞咽困难及呼吸困难,语音含糊;②检查咽底一侧红肿隆起,有波动,穿刺抽出脓液,即可诊断;③痨病引发者,根据其起病缓慢,病程较长,咽痛较轻,发音含糊,吞咽不利,咽底淡红,正中隆起有波动感,穿刺有脓,颈椎侧位片显示骨质损害等,可作出诊断。

2. 鉴别诊断　咽底痈主要应与咽关痈、咽旁痈相鉴别。

(1)咽关痈:起病急,高热,咽喉疼痛,吞咽及呼吸困难,语音含糊,其与咽底痈相似。但咽关痈红肿高突部位在一侧咽关处而不在咽底部,发病年龄多为青壮年,而咽底痈以婴幼儿发病为多见。

(2)咽旁痈:常见于较大儿童及成人,亦有起病急,高热,恶寒,吞咽困难等症状,此外还有牙关紧拘,张口受限,一侧颈痛等症,检查咽底及咽核不红,患侧颈部肿胀发硬,有压痛,咽核被推向咽腔,咽关及悬雍垂有时呈淡红色。

【辨证施治】

1. 古代辨证施治观点　参考"咽关痈"。

2. 现代辨证施治观点　现代中医有关本病辨证论治始自中医学院试用教材《中医喉科学讲义》,该教材对本病论述有症状而无证候分型,治疗则选用清咽利膈汤加减,若发病五日而不消散者则更为仙方活命饮。中医学院试用教材《中医喉科学》基本沿袭了以上辨治方法。而中医学院试用教材《五官科学》较前两部教材辨证论治内容有了较大改进,也较前者丰富了许多。该教材将咽关痈、咽旁痈、咽底痈三者合并讨论,认为三者虽然症状表现有所区别,但其病因病机是相同的,故三者证候分型、治则、方剂选择无异。发病初起属邪在肺卫,治宜疏风清热,解毒消肿,选用五味消毒饮加减;若邪热传里,里热壅盛,则治宜清热解毒,利膈消肿,方选清咽利膈汤;成脓后宜清热解毒,活血排脓,宜用消疮饮;若热入营血,干扰心神者,则清营凉血解毒,以清热地黄汤(犀角地黄汤)配合安宫牛黄丸及紫雪丹。之后出版的全国高等医药院校试用教材《中医耳鼻喉科学》、高等医药院校教材《中医耳鼻喉科学》、高等中医院校教学参考丛书《中医耳鼻喉科学》、在职医生学习中医丛书《中医五官科学》等著作基本沿用了以上辨治观点,未出新意。1995 年面世的《基层中医临证必读大系·耳鼻咽喉科分册》及次年的《中医耳鼻咽喉科临床手册》仍将咽关痈,咽底痈,咽旁痈合并讨论,辨证分为三个证型,即风热结聚、热毒壅滞、热腐成脓,只是在方剂选择上二者略有差异;前者各证型分别选用黄连解毒汤合五味消毒饮、黄连解毒汤合并大承气汤、仙方活命饮加减;后者则分别以五味消毒饮合银翘散、黄连解毒汤合清咽利膈汤、仙方活命饮治疗。可以看出,这两部著作与前几版教材相比在辨证分型、选方用药方面更切合临床实用。

遗憾的是,上述如此之多的著作,除了 1996 年面世的《中医耳鼻咽喉科临床手册》稍事提及"慢性咽后脓肿,溃后久不收口,患处淡红,脓出清稀,托里消毒散加减"之外,其他著作未曾论及虚证咽底痈。而将其虚证单列证型,进行辨证施治者,首推 1985 年出版的《中国医学百科全书·中医耳鼻咽喉口腔科学》,该书辨分为肺肾阴虚、肺脾气虚两个证型,治疗主张在治疗咽底痈之同时,治疗原发的痨病,宜活血消肿,托毒排脓,方用透脓散加减;若属肺肾阴虚证,宜配合养阴清热,润肺化痰的百合固金汤;若属肺脾气虚者,当健脾益气,培土生金,配合补中益气汤加减治疗。其后问世的《中医耳鼻喉口腔科临床手册》一书,虽也将咽底痈虚证单列证型,但治疗方面采用"养阴润肺,杀虫解毒,托里生肌",药用"百合固金汤出入"。《现代中医耳鼻咽喉口齿科学》将慢性咽后脓肿称为冷性脓疡,治疗采用清解杀虫,托毒排脓,选用阳和汤加减,均显得有些简要。

有关咽底痈的论文报道未能查及。

综上所述,现代医家关于咽底痈辨证论治观点可分为虚实两类,以实证论述者占绝大多数。其中与咽关痈、咽旁痈合并辨治者,为多数医家所采用。实证依发病过程分三期、三个证型,初起期属邪在肺卫或风热结聚证;酿脓期属里热壅盛或热毒壅滞证;成脓期则归热腐成脓。而虚证则有肺阴虚、肺肾阴虚、肺脾气虚之异。

3. 辨证纲要　咽底痈的辨证纲要在古代文献中未能查及。在现代中医著作中，高等医药院校教材《中医耳鼻喉科学》将辨咽喉红肿疼痛、辨脓液立为辨证要点。《中国医学百科全书·中医耳鼻咽喉口腔科学》又增加了辨呼吸困难。而基层中医临证必读大系《耳鼻咽喉科分册》则以辨红肿、辨疼痛、辨痈生熟、辨脓液等列为辨证要领。

咽底痈的主要特征是咽底红肿疼痛，吞咽及呼吸困难。因此，辨别咽底黏膜红肿程度、咽部疼痛轻重，吞咽及呼吸困难发展缓急及严重程度等，对于辨别咽底痈的虚实、缓急，险恶与否，均有提纲挈领作用。

(1)辨咽底红肿：咽底红肿剧烈为实证，多由风热、火热结聚所致；淡红或淡白为虚证，多因肺脾肾虚损所为。

(2)辨疼痛：咽部疼痛剧烈，向耳窍放射，吞咽时更重，甚至吞咽不下，发病急者，为实证；而发病缓慢，咽部疼痛轻微者属虚证。

(3)辨吞咽困难：吞咽困难严重，甚至不能下咽，婴儿则拒食，哺乳时乳汁呛入鼻窍，且发病急者，属实证；吞咽不利，或咽部异物感，发展缓慢者属虚证。

(4)辨呼吸困难：起病急，发展快，呼吸困难，甚则窒息，呼吸时有鼾声者，属实证；若起病及发展缓慢，呼吸不利，逐渐出现呼吸困难者属虚证。

4. 证治分类

(1)热毒壅结证

证候　多发于小儿，起病急，咽痛剧烈，吞咽困难，婴幼儿常可拒食，哺乳时乳汁呛入鼻窍；重者痰涎壅盛，声如拽锯，呼吸困难，更甚者可发生窒息危证。小儿睡时鼾声时作，易惊醒，说话或喊叫时语声含糊不清；检查见咽底一侧红肿突起，患侧咽壁红肿，二三日后形成脓肿，触之有波动感。

全身症状：初起多有发热恶寒，舌边红，舌苔薄白，脉浮数；继之高热，烦躁，头痛，舌质红，苔黄，脉洪数；甚者证见壮热，烦躁，神昏谵语，舌质干降，少苔，脉细数。

证析　风热邪毒侵袭，搏结咽底，故出现咽底红肿突起，疼痛；火毒烁灼肌膜，化腐成脓，咽部肿塞，则吞咽困难；咽为饮食通道，上通颃颡，乳汁因咽部肿塞不能下咽入食管，势必反逆于颃颡而呛入鼻窍；热伤津液，煎炼成痰，则痰涎壅盛，阻塞气道，故呼吸困难，声如拽锯；痰涎及痈肿严重时阻塞气道，使呼吸之气丝毫不得出入，则成窒息之候；痈肿阻塞咽喉，声出不利，故语音含糊不清。

初起邪在肺卫，故出现恶寒发热，头痛等风热表证；若邪热壅盛与胃腑之热互结，则发热增高，头痛剧烈，口臭，烦躁，舌红苔黄而厚，脉洪数；热入营血，干扰心神，故壮热，烦躁，神昏谵语；舌为心之苗，热灼营阴，故舌质干红少苔，津液亏耗，不能充盈脉道，故脉细数。

治法　清热解毒，利咽消肿。

方药　五味消毒饮加味。方中紫花地丁清热解毒，消散痈肿，善治火毒痈疮、红肿焮痛之证，治"一切痈疽发背，疔肿瘰疬"(《本草纲目》)；蒲公英、野菊花、天葵子均属清热解毒治疗疔毒之品；银花既可清热解毒，又能疏散在表之风热。

初起邪在卫表，发热恶寒者，可合用银翘散加减，以疏风清热，解表利咽。若邪热传里，胃腑热盛，则合用黄连解毒汤加减，以清热泻火，解毒消痈；大便秘结或2～3日不解者，再入生大黄、玄明粉、枳实、川朴组成大承气汤，清泻阳明实热，通腑泻下，使炽盛之里热得以下泄，收釜底抽薪之功。若已成脓者，合用仙方活命饮加减，清热解毒，透脓消肿。脓溃热退，余邪不清者，可用竹叶石膏汤加减，以清泻余热，扶正祛邪。

若热入营血，干扰心神，可采用清营汤合安宫牛黄丸、紫雪丹。方中水牛角(古书为犀角)咸寒，清解营分热毒为主药；元参、生地、麦冬甘寒，清热养阴共为辅药；佐以苦寒之黄连、竹叶心、连翘、银花，清心解毒，透热于外，使热邪转出于气分而解；丹参清营凉血，活血散瘀，以防血与热结。全方共奏清营解毒，透热养阴之效。安宫牛黄丸、紫雪丹助清营汤清热解毒之力，并具豁痰镇痉，开窍之功。

小儿服药困难，可配合清开灵注射液、鱼腥草注射液、双黄连粉针等清热解毒类中药注射剂静脉点滴。

(2)痨虫聚结，伤耗气阴证

证候　多见于成年人，其病程较长，症状逐渐出现，缓慢增剧。表现为咽喉不利，语声不扬，似在瓮中发声；咽内干燥，疼痛轻微，吞咽略有妨碍；颈项不利，活动时有疼痛；颈外、腮部常有肿大痰核；检查见咽底淡红或淡白，咽底正中肿胀隆起；若自行溃破，则流出稀脓，溃口难收，甚而成瘘。

全身症状有：阴虚为主，多伤及肺肾，证见咳嗽，咯痰不爽，痰中带血，潮热盗汗，颧红，手足心热，身体消瘦，头晕耳鸣，腰膝酸软，舌质红嫩，脉细数。若气虚为主，多伤及肺脾，见倦怠懒言，气短声微，自汗，面色㿠白，纳呆腹胀，便溏，舌质淡，苔薄白，脉濡弱。

证析　痨虫侵袭，聚结咽底，使其骨肉腐坏，逐渐形成痈肿，故咽喉逐渐出现吞咽不利，语声不扬；痈肿增大则堵塞水谷及呼吸要道，故出现语声不利，如瓮中发声及吞咽障碍等症；痨虫腐坏颈椎骨质，故有疼痛、活动不利；痨虫循经络流窜颈外及腮部；则该处出现痰核；咽底痈肿日渐增大，故正中隆起；因属虚证而无实热毒邪，故咽底淡红或淡白；痈肿日久，肌膜溃透则破而流脓；由于正气不足，故脓液清稀，溃后难收。

痨虫侵袭，耗伤气阴。若耗伤肺肾津液，日久则出现肺肾阴虚之证，肺阴虚则清肃失职，肺气上逆而出现咳嗽；虚火灼津为痰，故干咳或咯痰不爽；咳久则肺络受伤而痰中带血。肾精耗伤，阴液亏损，不能敛阳，虚火上扰，浮游于外，故潮热盗汗，颧红，五心烦热；病持日久，则耗损人体气血肌肉而现消瘦；虚火上扰清窍，故耳鸣头晕；腰为肾之府，肾阴亏损，则腰部失养，故腰酸；肾主骨，肾虚则骨弱，故膝软无力；舌红苔少，脉细数均属阴液亏损之象。

若痨虫耗伤肺脾，则出现肺脾气虚之候。肺气虚不足以息，故气短懒言；脾主四肢肌肉，脾气虚则四肢无力而倦怠；肺气虚不能固护皮表，汗孔开泄，故常自汗；气虚不能助血行，气血不能上荣颜面，故面色㿠白；脾虚运化无力，水谷不化，故纳呆腹胀便溏；舌淡苔白，脉濡弱皆为气虚之征。

治法　扶正补虚，托毒排脓，佐以杀虫。

方药　肺肾阴虚证，可选用百合固金汤加功劳叶、百部。方中百合、麦冬润肺生津；元参、生地、熟地滋补肾阴清虚热；当归、芍药濡润养血；桔梗、甘草、贝母清肺化痰止咳；功劳叶、百部退虚热，杀虫解毒。合而用之，使阴液渐生，虚火渐消，痰化热退，诸症向愈。若肺阴虚甚者，加沙参、玉竹养肺阴；咯血者，入白及、阿胶以养血止血；潮热盗汗甚，则增龟甲、青蒿退虚热而止汗；脓肿形成而久不溃破者，可加生黄芪、穿山甲、皂角刺促其溃破。

若属肺脾气虚之候，则选用参苓白术散加黄芪、功劳叶、百部。方中党参、山药、白术、黄芪益气健脾，固表止汗；茯苓、薏苡仁、白扁豆、莲子肉渗湿健脾止泻；炙甘草和中益气；砂仁和胃醒脾；桔梗载药上行；功劳叶、百部杀虫。若已成脓而不溃，重用黄芪，再入穿山甲、皂角刺消散通透，软坚溃脓。

【外治疗法】

1. 古代、现代外治疗法述要　参考“咽关痈”。

2. 外治法应用

(1)排脓法：实热证咽底痈成脓后应及时穿刺抽脓，成人可采取坐位或卧位；婴幼儿则应取仰卧头低位，以防术中脓肿突然破裂而脓液涌入气道，发生窒息。对婴幼儿也可用上颌窦穿刺针连接吸引器，进行穿刺吸脓。穿刺抽脓后，以尖刀在穿刺点作垂直切口，同时吸尽脓液，再用长止血钳将切口分开，然后向下延长切口至脓腔底。术中如患儿发生窒息应作紧急气管切开，或插入气管镜吸脓和给氧。

痨病咽底痈成脓后只宜穿刺抽脓，切忌切开，以防切口溃烂，久不收口。

(2)吹药法：咽底红肿，或穿刺抽脓后，可吹冰麝散或珠黄散、锡类散，以祛腐生肌。

(3)外敷法：颈部肿胀、疼痛，转侧不利者，可外敷金黄膏等，以解毒消肿。

3. 针灸、按摩、物理、专病专方等，参考“咽关痈”。

【预后与转归】

1. 预后　咽底痈之预后主要与以下几个方面因素有关。

(1)证情性质：实证者易愈，虚证者难痊。

(2)身体状况：阴阳气血充盛，体质强壮者易愈；反之则难瘥。

(3)诊治情况：诊治及时，治法得当者易愈；误诊、误治、延误治疗者难痊。

(4)有否并发症：无并发症者较易治愈；已产生并发症者则不利于病瘥。

2. 转归

(1)实证咽底痈及早恰当治疗，绝大多数能够很快痊愈，引起死亡者极少；虚证咽底痈病程较长，甚至可持续数月、数年而迁延不愈。

(2)病情严重，发展迅速的实证咽底痈，有可能引起一些并发症。痈肿突然破裂，脓液涌入气管，则可能导致窒息，或气管支气管炎、肺脓肿；痈肿延至喉部，则可致急喉风；痈肿向两侧扩散，可致咽旁痈；向下扩散则可引起纵隔炎。

(3)痨病咽底痈，脓液向下流注，可引起腰部寒性痈肿；颈椎结核引起者，可以在颈部活动时引起颈椎病理性骨折，致压迫脊髓，有突然死亡之虞。

【护理与预防】

1. 护理

(1)密切注意病情变化，成脓后及时抽脓。术后将床脚抬高，以利引流。

(2)婴幼儿术后应经常用吸引器吸出口内痰液，保持口腔清洁。

(3)呼吸困难严重者，应按急喉风处理，必要时切开气管。

(4)经口腔切开引流者，每日用血管钳分离切口一次，排尽脓液，至无脓为止。

(5)注意并发症：术后3～4日，体温仍不降，则有发生并发症之可能，应作相应检查及处理。

(6)卧床休息，饮食应富含营养，宜流食，禁食干硬、燥热之品；内服中草药应待凉再服。

2. 预防

(1)锻炼身体，增强体质，提高机体抵抗力，婴幼儿应加强营养，及时治疗慢性疾病。

(2)平素避免过食辛辣炙煿、厚味、醇酒等食物，以免脾胃积热。

(3)衣着要冷暖适宜，预防外邪侵袭。

(4)积极治疗咽部急慢性疾病，保持口腔卫生。

(5)及时治疗身体其他部位痨病，以防累及咽底而导致本病发生。

(6)进食带骨刺类肉食时，应提前将骨刺剔净；咽部手术时，要细心轻巧，避免损及咽底肌膜。

第七节　咽　旁　痈

【概述】

1. 涵义　咽旁痈是指发生于咽旁部位的痈肿，以发病急，颈侧肿痛，吞咽困难，牙关紧闭及张口困难为主要表现。成人及儿童均可发病，但婴幼儿则极少见。类似于西医学的咽旁脓肿。

2. 释名　咽旁痈在历代文献资料中又称之为"夹疽"、"夹喉疽"、"颈痈"、"托腮痈"、"兜腮痈"、"兜腮喉痈"、"悬痈"、"夹喉痈"、"颌下痈"、"侧喉痈"等，以上病名皆为根据其病变部位及症状特征而命名的。

(1)夹疽、夹喉疽：夹，《说文解字・注・大部》释曰："夹，持也；持者，握也"。《汉语大字典》释为"从左右相持"、"在左右两边"。《中华大字典》释为"傍也"，傍者，靠近之意也。疽，《汉语大字典》释为"痈疮也"。由上述可知，夹疽乃指发生于咽喉之左右两边，又靠近咽喉的痈疮，正如引《证治准绳・疡医・卷之三・颈部》夹喉疽所云："或问喉之两旁生疽何如？曰：此名夹疽"。

(2)颈痈：颈，《广韵・静韵》释曰："颈在前，项在后"。《汉语大字典》释为"脖子的前面部分"。故颈痈即指发生于脖子前面的痈疮。

(3)托腮痈：托，《汉语大字典》释作"用手或盘子承着"。由此可知，托腮痈乃为发于腮之下部，而又承着腮部的痈疮。

(4)兜腮痈：兜，《汉语大字典》释作"笼住，套上"。《中华大字典》释为"围裹也"。故知兜腮痈即指围绕腮部的痈疮也。

(5)兜腮喉痈：与"兜腮痈"同义，《喉科指掌・卷之五》曰："此痈生于腮下"。

(6)悬痈：悬，《汉语大字典》释为"吊挂"。《正字通・心部》曰："悬，挂也"。《中华大字典》释曰："犹挂也"，还释为"系也"。故悬痈乃是连接腮部并且又似挂在腮下的痈疮也。如《喉科指掌・卷之五》所谓："兜腮喉痈，此痈生于腮下，其名悬痈"。

(7)夹喉痈：与夹疽名异而实同。见《医宗金鉴・外科心法要诀・卷四・项部》"夹喉痈，生喉两旁"。

(8)颌下痈：见中医院校第二版教材《中医喉科学》。颌，《中华大字典》释为"卧也"，"耳下骨也"。《汉语大字典》则释为"构成口腔上下部的骨骼和肌肉组织，上部称上颌，下部称下颌"。故颌下痈乃指发于耳下，下颌下部之痈疮。

(9)侧喉痈：侧，《现代汉语词典》释作"旁边"。即发于咽喉旁边的痈疮称为侧喉痈。

(10)咽旁痈：即发于咽之旁边的痈疮。

3. 沿革　关于咽旁痈，各个历史时期有其不同名称。对其记载，首见于《内经》，如《素问・至真要大论篇》曰："岁太阳在泉，寒淫所胜，民病嗌痛颔肿"。这里的"嗌痛颔肿"可以说是对咽旁痈最早的症状描述，但并未记述诊治方法。明・王肯堂称该病为"夹疽"，又称之为"颈痈"，如《证治准绳・疡医・卷之三・颈部》云：夹疽"溃内者难治，虚火上升，痰壅，饮食不进者死"；又曰："或问颈上痈疽何如？曰：是颈痈也。属手少阳三焦经郁火积愤惊惶所致，初觉即隔蒜灸……若溃而不敛，烦躁胀满，小便如淋，呕吐者死”。此处王肯堂不但说明了本病归经及病因，而且指出了其预后的凶险性。同期问世的《外科启玄》则将发于颈左侧者称为“颈痈”，发于颈右侧者叫做“颈疽”，这种命名上的区别对于临床并无多大意义。如《疡医大全·卷十八·颈项部》引《外科启玄》云：“颈左发为痈，右发为疽，皆由脏腑热毒，风气伏结风府之间，故毒发于颈之上下，但内近咽喉，饮食气道呼吸所关，其见证也，寒热往来，喉咙疼痛，饮食妨碍，亦恶候也”。对本病之病因病机、症状表现及病情的严重性均作了简要论述。清初《龙氏喉科秘书·口牙舌颈面腮门·托腮痈》将本病命名为“托腮痈”，指出病变部位乃“生于腮下”。《医宗金鉴·卷六十四·外科心法要诀》名之为“夹喉痈”，并说明发病部位在“喉之两旁”。《喉科指掌·卷之五》则称之为“兜腮喉痈”或“悬痈”。书中曰：“兜腮喉痈，此痈生于腮下，其名悬痈”。此后清代后期有关咽喉科的著作，基本上沿承“兜腮痈”、“托腮痈”之名，如《咽喉秘传》、《喉科心法》、《重订囊秘喉书》、《包氏喉症家宝》等。令人欣慰的是，这几部医著较之以前各医家在咽旁痈治疗方面有了较大进展，如《咽喉秘传·十四·咽喉各名目》治疗兜腮痈，“如初起肿时，即用大针针四五次，可消为妙，外用敷药擦润相助，干则药水润之。若不得散，状必成痈，急进千金内托散”。本书对该病预后则云：“如脓从内出者易，从外出者恐成漏疾难治”。《喉科心法·兜腮痈》列有内服方：“初起寒热往来者，荆防败毒散加白芷、银花，次服真人活命饮”。《包氏喉证家宝·咽喉七十二证考·六十五》则说：治疗兜腮痈，“如口内肿，下刀去血，日久去脓”，内治法主张“初起时头痛寒热，服荆防败毒散”。

新中国成立后，中医学院第一版教材《中医喉科学讲义》仍沿用“兜腮痈”这一病名，并其病因、证候、内外治法作了简要论述。1964 年出版的第二版教材《中医喉科学》及其以后陆续编著的中医学院试用教材《五官科学》、高等医药院校教材《中医耳鼻喉科学》等，则使用“颌下痈”之名。《中国医学百科全书·中医耳鼻咽喉口腔科学》也采用了“颌下痈”之名称，这些著作中对该病之病因病理、辨证施治等内容论述也日趋完善。《中医耳鼻喉口腔科临床手册》则以“侧喉痈”立名，但其内容未出新意。《中医耳鼻咽喉科临床手册》首次使用了“咽旁痈”之病名，该书“咽科疾病”中说：“咽部脓肿，发于咽旁者，称为咽旁痈”。可以看出，该名称也是借鉴西医解剖概念及其命名法（咽旁脓肿）演化而来的，较正确地反映了咽旁痈的发病部位，并奠定了咽旁痈的病症学基础。但其他著作大都仍沿用颌下痈之名，在病症学上并未达成一致。

【病因病理】

1. 古代病因病理学说

（1）寒邪淫胜学说：《素问·至真要大论篇》云：“岁太阳在泉，寒淫所胜，民病嗌痛颔肿”。这里的“寒淫”是指冬季寒邪过胜。《喉科指掌·卷之五》也有类似论述：“兜腮痈，因郁积寒气而发”。这一学说，可以说是古代医家对本病的病因病理最早的记载，但后世医家赞同该学说者却很少。

（2）胃腑积热学说：《尤氏喉科秘书·口牙舌颈面腮门·托腮痈》曰：“因饮食厚味，多饮醇酒，热毒所致”。《疡医大全·卷十二·托腮痈门主论》亦有同样论述，其云：“托腮痈……乃饮食厚味、醇酒，热毒所结而成”。《重订囊秘喉书》则完全沿袭了《疡医大全》的观点。这一学说虽问世较晚，但却为现代众多医家所推崇，成为现代中医关于咽旁痈病因病理的主要学说。

（3）风热侵袭学说：《咽喉秘传·十四·咽喉各名目》曰：兜腮痈“此症因冒风热太甚而生腮下”。《包氏喉证家宝·咽喉七十二证考·六十五》中云：“兜腮痈，属风热温毒”。这一学说强调了外感风热邪毒而致咽旁痈发生的重要性，亦为现代中医众多医家所认同。

(4)心肝脾经火热毒邪上攻学说:《证治准绳·疡医·卷之三·颈部》夹喉疽曰:“属手少阴心经、足太阴脾经，足厥阴肝火热毒上攻而然”。该学说从经脉循行部位，说明心脾肝三脏火热毒邪过盛，沿经脉上攻咽喉，而发生咽旁痈肿，为古代医家关于本病发病机制的独家之说。

(5)脏腑热毒兼外感学说:《疡医大全·卷十八·颈项部》曰:“颈左发为痈，右发为疽，皆由脏腑热毒，风气伏结风府之间，故毒发于颈之上下”。该说既强调了内因(脏腑热毒)在发病中的重要性，又指出了外感(风气)之邪侵袭，作为诱因在发病中的作用，内外合邪作祟困结于颈之左右，故发为咽旁痈也。

(6)肝胃热毒学说:《医宗金鉴·外科心法要诀》说:“夹喉痈生喉两旁，肝胃热毒发其疮”。足厥阴肝经之脉循经喉咙;足阳明胃经循下颌角前，沿咽喉入缺盆，故肝胃热毒可循经上蒸，而发为咽旁痈疮。

(7)少阳郁火，情志所伤学说:《证治准绳·卷之三·颈部》颈痈云:“属手少阳三焦经郁火，积愤惊惶所致”。《外科大成·卷二·颈项部》谓该病“由忧愤所致”。手少阳三焦经从肩走颈经咽喉至颊，长期的愤怒、惊骇、惶恐等情志变化，可损伤肝肾而产生郁火，沿手少阳经上炎于颈、咽喉，而发为咽旁痈肿。这种学说在古代医家中论述者不多，而在现代中医著作中则更难找到。

综上所述，古代医家对咽旁痈病因病理的认识，虽然观点众多，但几乎没有一种学说形成其主流而为多数医家所共识，然而这些学说的创立，毕竟为现代中医研究咽旁痈提供了一定依据，有一定参考价值。

2. 现代病因病理学说　现代中医学家对咽旁痈病因病理认识，不管是高等中医学院校诸版教材，还是《中国医学百科全书·中医耳鼻咽喉口腔科学》、《中医耳鼻喉口腔科临床手册》、《中医耳鼻咽喉科临床手册》，以及基层中医临证必读大系《耳鼻咽喉科分册》等皆集中在一个观点——内热外感。即认为平素嗜食辛辣厚味、醇酒，致胃腑积热，再加上风热之邪外袭，引动胃火上攻咽喉，气血壅滞，热盛肉腐而成本病。

3. 临床病因病理

(1)胃腑积热，复感邪毒:参考“咽关痈”。

(2)邻近痈肿，脓窜咽旁:咽关痈、咽底痈，发颐、牙痈、耳后疽等病，皆可因邪毒过盛，失治误治等缘由，致其邪毒脓汁流窜咽旁形成新的痈巢。

(3)咽旁损伤，感染邪毒:咽旁骨鲠，手术损伤，咽旁注射时消毒不密等，邪毒乘机侵入咽旁，若邪毒过盛，则血滞而肿，日甚不消，致气血壅遏，血肉腐败而成痈肿。

综上所述，咽旁痈总属实证。临证以邻近痈肿，尤其是咽关痈脓窜咽旁者最为多见，而咽旁损伤染毒者则为数不多。但不论以上何种因素致痈，总以胃腑素有积热为发病内因与发病基础，复感邪毒之外因通过内因共同作用，壅聚咽旁，方形成咽旁痈之患。故“热壅”为本病的基本病理特征与发病原因。

【临床征候】

1. 发病情况　好发于成人及较大儿童。无明显季节性与地域性。

2. 病史　发病前可有咽关痈、咽底痈或口、耳部位痈肿病史，或有咽旁组织损伤史。

3. 咽旁与颈侧疼痛　发病急，症状重，主要有咽旁及颈侧疼痛剧烈，转侧不利，吞咽困难，牙关紧闭，张口受限等。

4. 患侧颈部红肿 检查见患侧颈部肿胀压痛、潮红，成脓后压之有波动感，穿刺可抽出脓液；患侧咽核及咽壁被推向咽腔中央，但不红肿。

5. 全身症状 有高热、恶寒、头痛、出汗等。

【诊断与鉴别诊断】

1. 诊断依据 ①可有邻近部位痈肿或损伤史；②发病急，咽旁及颈侧剧烈疼痛，牙关紧闭，吞咽及张口困难；③患侧咽壁被推向咽腔中央，颈侧红肿压痛，脓成有波动感。

2. 鉴别诊断 本病主要应与咽关痈及咽底痈鉴别。参考“咽底痈”。

【辨证施治】

1. 古代辨证施治观点 古代文献资料中，关于咽旁痈辨治内容较少且散在而不系统。《证治准绳》将颈痈辨证为“手少阳三焦经郁火”，治疗“初觉即隔蒜灸，服活命饮加玄参、桔梗、升麻及胜金丹、夺命丹汗之；壮实者一粒金丹下之；老弱者十金大补汤、人参养荣汤”。《外科大成·卷二·颈项部》治疗采用“黄连消毒饮”、“卫生散”。《尤氏喉科秘书》主张“用碧丹吹之”、“兼服煎剂”、“外用三黄散敷于患处”。《医宗金鉴·外科心法要诀》则辨证属“肝胃热毒”，治疗“初宜服黄连消毒饮，外敷二味拔毒散”。《喉科指掌·卷之五》有治而无证，主张“用六味汤加山甲、归尾、角刺、川芎、白芷各一钱，升麻三分，红花、乳香各五分，以消为度”，“成漏者，多用参、芪内托”。《咽喉秘传·十四·咽喉各名目》无证而有治，主张“急用千金内托散”。《喉科心法·兜腮痈》主张“初起寒热往来者，荆防败毒散加白芷、银花，次服真人活命饮，口渴便闭溺赤，加大黄、芩、连、栀子俱酒炒”。《包氏喉证家宝·咽喉七十二证考·六十五》治疗“初起头痛寒热，服荆防败毒散”。

综上所述，古代医家对咽旁痈的记载中，有辨证者极少，即使有辨证也非常简单。治疗方面古代医家基本上以实证进行用药，如《外科大成》与《医宗金鉴》的“黄连消毒饮”，《喉科指掌》的“六味汤”，《喉科心法》与《包氏喉证家宝》的“荆防败毒散”。但临证还须结合患者体质强弱，气血亏虚否，是否成瘘而久不收口等具体情况，决定是否用补法，如《证治准绳》所云：“老弱者，十全大补汤，人参养荣汤”治之，《喉科指掌》所说“成瘘者多用参、芪内托”等。这些看似极其简要论述，但却深刻体现出古人的辨证施治精神，非常值得今人借鉴和学习。

2. 现代辨证施治观点 现代有关咽旁痈的辨证施治，始自中医学院试用教材《五官科学》，该书及以后陆续问世的全国高等医药院校试用教材《中医耳鼻喉科学》、高等医药院校教材《中医耳鼻喉科学》，以及同期出版的其他有关中医耳鼻喉科专著，基本上是与咽关痈及咽底痈合并辨证治疗的，因此，可参考“咽关痈”之现代辨证施治观点。

3. 辨证纲要 咽旁痈之辨证纲要在古代文献中未能查及。而在现代中医咽喉专著中，基本上以喉痈病统括咽关痈、咽底痈、咽旁痈三病，故其辨证要点也多合并一起论述，有关内容可参考“咽关痈”。

咽旁痈的主要症状特征有咽痛，颈侧肿痛。因此，辨别咽痛性质、颈侧肿痛轻重等异常变化，对于辨别咽旁痈之表里寒热、成脓与否、所处病期等均有提纲挈领之作用。

(1)辨咽部疼痛：发病初起，咽部灼热疼痛，逐渐加重，伴吞咽不利，发热恶寒者，为风热之邪始聚咽部之症；咽痛剧烈，吞咽及张口困难，伴高热不退，为火热已甚，壅血腐肉的酿脓阶段；咽痛持续数日不减，侧壁向咽腔中央推移，触压痛明显，且有波动感，为已成脓。

(2)辨颈侧肿痛：发病初起，颈侧肿胀，按之稍硬，疼痛，转侧不利，多属风热壅聚；颈侧疼痛加剧，色红，按之疼痛更甚，局部坚硬，转侧时痛甚，为火热炽盛，气血壅滞，正在酿脓；颈侧弥漫红肿，连及腮颌，按之发软有波动，为已成脓。

4. 证治分类

(1)风热结聚证

证候 咽部灼热疼痛，逐渐加重，吞咽不利；一侧咽侧壁色红，颈侧肿胀，疼痛，按之稍硬，转侧不利；并见发热恶寒，舌边尖红，苔薄白或微黄，脉浮数。

证析 风热之邪侵袭，搏结咽侧，故咽部色红及颈侧疼痛；热盛则肿，故颈侧肿胀；风热之邪始聚，气血壅滞不著，故按之不硬；正邪相争则发热恶寒，热邪蒸腾于上，故舌边尖红；浊热上熏，故舌苔白或微黄；热邪充斥脉道，故脉浮而数。

治法 疏风清热，解毒消肿。

方药 参考"咽关痈"。

(2)火热壅滞证

证候 咽痛剧烈，吞咽困难，张口受限；一侧咽部及颈侧红肿疼痛加剧，按之痛甚，局部坚硬，转侧时疼痛加重，全身表现有高热不退，口臭口渴，便秘尿赤，舌红苔黄厚，脉洪数有力。

证析 火热毒邪日甚，烁灼咽旁肌肉，气血壅滞加重，故咽部剧痛，咽部一侧及颈侧红肿疼痛；尚未成脓，故按之坚硬；中焦火热炽盛，燔灼焚焰，升腾上炎，故高热不退，口臭口渴；热盛阳明，内炼津液，大肠干燥，故便秘溲赤；脾胃热邪上熏则舌苔黄厚；气血涌甚，津液耗伤则舌质红；邪热亢盛，内热充斥，脉道扩大，气盛血涌，故脉洪数有力。

治法 泻火解毒，利膈通便。

方药 参考"咽关痈"。

(3)热腐成脓证

证候 咽侧疼痛持续数日不减，咽侧壁向咽腔中央突出，触之痛甚且有波动感；颈侧弥漫红肿，连及腮颌，按之软而波动；全身表现有壮热，口臭，舌红苔黄厚，脉数有力。

证析 火热毒邪壅滞日久，腐灼血肉，败而为脓，故咽侧壁及颈侧肿胀，按之软而波动；中焦火热未退，炽盛燔灼，升腾上炎，故壮热口臭；其他如舌红苔黄，脉数有力等均属热邪亢盛之象。

治法 活血散瘀，解毒排脓。

方药 参考"咽关痈"。

【外治疗法】

1. 古代外治疗法述要 古代文献关于咽旁痈外治法的记载不多，大体上包括外敷药、吹药、局部针刺放血、放脓等几种方法，且这些文献记载基本上集中在清代。

《外科大成・卷二・颈项部》载有"宜针之出毒"。《尤氏喉科秘书・用药法》记载"用碧丹吹之"，"外用三黄散敷于患处"。《医学心悟・第四卷》则曰："先用虀汁调元明粉，搅去其痰，再看其紫黑处针之，以盐汤搅去其血，吹以冰片散"。《医宗金鉴・外科心法要诀・颈部》非常强调局部成脓后针刺的重要性，其云："脓成若不急速刺，溃穿咽喉何以生"，并指出可以"外敷二味拔毒散"。《喉科指掌・卷之五》也同样提出了排脓的重要性，其曰："有脓即针之"。《喉科心法・兜腮痈》记述的外敷法，若早期应用，不无疗效，书中谓："外用如意金黄散，白蜜调敷，无不消散"。《咽喉秘传・十四・咽喉各名目》论述了发病早期针刺放血，外敷药物以及吹药，可收到较好疗效："初起时即用大针针四五次，可消为妙，外用敷药擦润相助，干则药水润之"，"小儿患此畏针，只可敷药……吹本、秘药于舌根四五次即愈"。《包氏喉证家宝・咽喉七十二症考・六十五》简要指出早期放血，脓成排脓这一外治原则："如口内肿，下刀去血，日久去脓”。

2. 现代外治法研究述要　未能查及咽旁痈现代外治研究的论文报道，有关内容可参考“咽关痈”。

3. 外治法应用

(1)吹药法：可用冰硼散、麝黄散、冰麝散或喉风散吹咽部痈肿处，每日6～7次，以消肿止痛，泻火解毒。

(2)含漱法：可用漱口方、爽喉液或用清热解毒口服液、银黄口服液等，以生理盐水稀释后含漱，每日数次。

(3)外敷法：颈侧及腮颌部肿痛者，可以金黄散或紫金锭用水或麻油调敷，以达清热泻火，散瘀化痰，消肿止痛之目的。

(4)经口切开排脓法：适用于脓肿明显突出于咽侧壁者。局部表面麻醉后，于咽腭弓后咽侧壁脓肿最突出部位作垂直切开，再用止血钳插入切口作钝性分离，达脓腔，排出脓液，并用吸引器吸净。

(5)颈外侧切开排脓法：适用于颈外侧有明显肿胀或已有波动感，或经咽侧切开排脓后高热等症不减轻者，局部浸润麻醉，沿胸锁乳突肌前缘或后缘切开，钝性分离至脓腔，排脓后，可用双黄连注射溶液冲洗脓腔，放入橡皮引流条。

【针灸疗法】

1. 古代记载　古代文献中针灸治疗咽旁痈的记载很少，但针灸治疗颈肿、喉痹、咽痛、颔肿、咽肿、嗌痛、颊肿等病症的记述却是比较丰富的，这些记述同样可作为治疗咽旁痈的方法参考应用，故在此一并收录。《医部全录·卷一百六十九·颈项门》引《灵枢》之论述曰：“胃足阳明之脉……颈肿喉痹，视盛虚热寒取之也”。又曰：“小肠手太阳之脉……是动则病咽痛颔肿，不可以顾……视盛衰热寒取之也”。西晋时期问世的《针灸甲乙经》也有关于咽喉肿痛的记载，如《卷十二·手足阳明少阳脉动发喉痹咽痛第八》中说：“喉痹咽肿，水浆不下，璇玑主之”，又说：“咽中痛，不可内食，涌泉主之”。到了唐代，《备急千金要方》的记载内容更为丰富，该书《卷二十·针灸下》载有：“风府、天窗、劳宫，主喉嗌痛”；“水突主喉咽肿”；“中渚、支沟、内庭主嗌痛”；“涌泉、大钟主咽中痛，不可内食”；“完骨、天牖、前谷主喉痹，颈项肿不可俛仰，颊肿引耳后”；“璇玑、鸠尾主喉痹咽肿，水浆不下”等。《医部全录·卷一百六十二·咽喉门》引《得效方》曰：“咽喉肿痹，针风府……又针少商，咽喉肿痛皆治之；又针合谷，又针上星，治颊肿缠喉风等症”。《医学纲目·卷十五·咽喉》不但从经脉循行论述取穴方法，而且还提出了辨证取穴。其中这样云：“今以经脉所过，咽喉取之验者……其一，取手足阳明，经云：喉痹不能言，取足阳明，能言，取手阳明。足阳明之脉……循喉咙，所生病者，颈肿喉痹，视盛虚热寒陷下取之”。又云：“喉痹颔肿如升，水粒不下，少商出血”。《针灸大成》不但继承了前世医家的上述诸多观点，而且又有新的发挥，该书在《卷八·咽喉门》中曰：“咽肿，中渚、太溪”，“咽外肿，液门”，“咽食不下，灸膻中”，“咽喉肿痛，闭塞，水粒不下，合谷、少商，兼以三棱针刺手大指背头节上甲根下，挑刺三针”。《外科大成·卷二·颈项部》治疗夹喉痈，载有“灸灵道穴七壮”。《喉科指掌·卷之五·兜腮喉痈》载有：“外用艾灸之法二壮”。在历代医籍中，还有一些散在记述，但选穴大多未越上述范围。

2. 现代研究　在现代针灸研究资料中，未能查及有关咽底痈的论文报道。

3. 临床应用

(1)针刺疗法：以取手足阳明经、手太阳小肠经穴位为主。常用穴位如合谷、曲池、天鼎、扶突、颊车、内庭、少泽、天窗、天容、尺泽、关冲等，每次选3～4穴，每日针1～2次。

(2)放血疗法：三棱针刺少商、商阳出血，每侧5～10滴，每日1次；脓未成时，也可以三棱针于红肿部位浅刺五六下(先消毒)，以出血为度，每日1次。

(3)耳针疗法：取咽喉、胃、肺等耳穴，留针30～60分钟，留针期间间歇捻针，强刺激，日针1次。

(4)穴位注射：取肺俞、胃俞、曲池，每穴注射鱼腥草注射液1ml，每日1次。也可选用双黄连注射液或清开灵注射液。

【按摩导引疗法】

古代文献中未查及按摩导引法治疗咽旁痈之记载，现代资料中也未见有研究报道。

推拿按摩取穴原则同针刺疗法。常用穴位有合谷、曲池、扶突、天窗、扶突，推拿或一指推揉手法，上下往返数次；再取坐位揉按曲池、合谷、掐少商。

【物理疗法】

可参考“咽关痈”。

【专病专方】

古代专病专方

(1)治咽喉壅塞，颈颌肿痛。川升麻一两，漏芦半两，木通(剉)三分，赤芍药三分，桑根白皮(剉)三分，川大黄(剉)三分，枳壳(剉炒微黄去瓤)半两，甘草(炙微赤剉)半两，汉防己三分。上件药，捣粗罗为散，每服三钱，以水一中盏，煎至六分，去渣，不计时候，温服。(《太平圣惠方·卷三十五·治咽喉颈外肿痛诸方》)。

(2)治同上方。川大黄(剉碎微炒)一两，川升麻一两，射干一两，甘草(炙微赤剉)半两，玄参一两，羚羊角屑半两。上件药，捣筛为散，每服三钱，以水一中盏，煎至六分，去渣，不计时候，温服。(《太平圣惠方·卷三十五·治咽喉颈外肿痛诸方》)。

(3)黄膏方：治咽喉颈外肿痛。木鳖子十枚，土瓜根一两，黄连(去须)半两，黄芪(剉)一两，栝蒌根二两，黄药(剉)一两，消石一两，马牙消一两，芸苔子二两，川大黄(剉)二两，麝香(细研)一钱。上件药，捣细罗为散，入麝香，研令匀，以生油旋调，可肿处敷之。有菜油调更佳，即再敷。(《太平圣惠方·卷三十五·治咽喉颈外肿痛诸方》)。

(4)治证同上。山豆根、沉香、麝香、木香、黄药、川大黄。上件药，等份捣细罗为散，研入麝香令匀，以水调为膏，涂贴肿处。(《太平圣惠方·卷三十五·治咽喉颈外肿痛诸方》)。

(5)治咽喉颈外肿及咽干痛方：生黑豆黄一合，蜀葵心一合。上二味，少入盐，同捣为膏，敷肿上，日三两度差。(《太平圣惠方·卷三十五·治咽喉颈外肿痛诸方》)。

(6)治证同上。牛蒡子(捣碎)三两，盐一(二)两。上令炒热，熨肿上立效。(《太平圣惠方·卷三十五·治咽喉颈外肿痛诸方》)。

(7)治证同上。以皂荚炙黄焦，去皮子，捣罗为末，以水调涂之。(《太平圣惠方·卷三十五·治咽喉颈外肿痛诸方》)。

(8)神授卫生汤；治痈疽发背……及外科一切疮症，但未成者即消，已成者即溃，能宣热散风，行瘀活血，解毒消肿，疏通脏腑，且药性平和，功效甚速，诚外科首用方也。羌活八分，防风、白芷、穿山甲(土炒研)、沉香、红花、连翘、石决明(煅)各六分，金银花、皂角刺、归尾、甘草节、花粉各一钱，乳香五分，大黄(酒拌炒，脉虚便利者不用)二钱。水二碗，前八分。病在上部，先服药，随后饮酒一杯。《外科大成·卷一·主治方》)

(9)双解复生散：治痈疽发背，诸般肿毒，初起憎寒发热，四肢拘急，内热口干，大小便秘，宜此药发表攻里，并效。荆芥、防风、川芎、白芍、黄芪、麻黄、甘草各五分，薄荷、山栀、当归、连翘、滑石、金银花、羌活、人参、白术各八分，大黄、芒硝各二钱，水二碗，如表证甚者加姜三片，葱头二茎；里证甚者，临服加生蜜三匙和服。此发表攻里，为双解药也。《外科大成·卷一·主治方》)

(10)托里消毒散：治痈疽已成，不得内消者，服此以托之，未成者可消，已成者即溃，腐肉者去，新肉易生，此时不可用内消泄气寒凉等药。人参、黄芪、白术、茯苓、川芎、金银花、当归各一钱，白芷、皂角刺、甘草、桔梗各五分。脾弱者去白芷，备用人参，水二钟，煎八分，食远服。《外科大成·卷一·主治方》)

(11)透脓散：治痈疽诸毒，内脓已成，不穿破者，服之即破。黄芪四钱，川芎三钱，当归二钱，皂角刺一钱五分，穿山甲(炒末)一钱。水二钟，煎一钟，加酒一杯服。《外科大成·卷一·主治方》)

(12)元参散：治悬痈痛不下食。升麻、射干、大黄各半两，甘草二钱五分，元参一两。上为末，用水煎至七分，放温，时时含咽，良验。(《医部全录·卷一百六十二·咽喉门》)

(13)射干丸：治悬痈肿痛，咽喉不利。杏仁(汤洗去皮尖及双仁麸炒微黄)，炙甘草、射干各半两，升麻、大黄(微炒)、木鳖子各钱半，上为细末，炼蜜和丸如弹子大，常含一丸咽津。(《医部全录·卷一百六十二·咽喉门》)

(14)硼砂散：治悬痈肿痛。硼砂(研)、马牙硝、滑石面、寒水石(研)各二钱，片脑(研)半钱，白矾一钱半，上为细末，每用半钱不拘时，新汲水调服。(《医部全录·卷一百六十二·咽喉门》)

(15)启关散：治风热客搏上焦，悬痈肿痛。恶实(炒)、甘草(生用)各一两，上为细末，每服二钱，水一盏，煎六分，旋含之，良久咽下。(《医部全录·卷一百六十二·咽喉门》)

【预后与转归】

1. 预后　若治疗及时合理，多预后良好。若治不及时，延误治疗，或治疗不当等原因，可发生严重并发症而危及生命。极少数患者由于身体衰弱，气血不足等原因，可致溃后久不收口，长期流脓。

2. 转归

(1)治疗及时，治法得当者，一般在短期内即可痊愈。

(2)脓从口内或颈处流出者其转归不同，如《医学心悟·第四卷》所云："兜腮痈……脓从口出者易治，脓从腮处出者难痊"。《咽喉秘传·十四·咽喉各名目》之曰："兜腮痈……如脓从内出者易，从外出者恐或漏疾难治"。

(3)治疗不及时，或病情严重者，可出现严重并发症；痈肿向后蔓延引起咽底痈，向下蔓延至喉部致急喉风，向下蔓延至纵隔，毒归心经。如《囊秘喉书·卷上·治法》所说："凡喉症颈项赤肿，深受时毒，赤肿不可至胸，至胸必死，谓之毒归于心"。痈肿还可向上流窜入于颅脑，出现热入营血、热盛动风等危症；也可毒邪侵及颈内静脉，致其发炎或血栓形成，又可腐蚀及颈部大的动、静脉，至其破裂而出血不止，导致死亡。

【护理与预防】

1. 护理

(1)密切观察病情变化，掌握排脓时机，及时排脓。

(2)饮食宜选用清淡易消化，且富含营养的流食或半流食，禁食燥热，辛辣，干硬食物。

(3)切开排脓后，宜静卧，注意全身变化，防止休克。口内切口者应每日扩张切口，至无脓为止，颈外切口应每日更换引流条及敷料。

(4)患病期内应休息，必要时卧床。

2. 预防

(1)积极锻炼身体，增强体质，提高机体抵抗力，以防外邪侵袭。

(2)避免过食辛辣炙煿、醇酒厚味，以免脾胃积热。

(3)及时治疗容易引起本病的咽旁痈、咽底痈。

(4)避免咽部损伤，如食带骨类肉食，应在进食前将骨刺剔净，咽部手术应轻巧细心。咽部注射应严密消毒等。

第八节　梅　核　气

【概述】

1. 涵义　梅核气是指咽喉中感觉异常，如梅如球，咯之不出，咽之不下的一种疾患。多在吞咽动作时，尤其是吞咽唾液时感觉明显，吞咽食物时反而无异常感觉。一般认为多无器质性病变存在，也无明显地域性。以成年人，尤其是青壮年女性为多见。西医学的咽异感症、癔球与本病类似。

2. 释名　梅核气在历代文献中又称之为"咽中如有炙脔"，"咽中如炙肉脔"，"喉咽不利"，"咽喉不利"，"咽喉中如有物妨闷"，"咽喉中如有物噎塞"，"咽中如梗"，"咽中介介如梗状"等，以上诸病名均是根据其症状特征而命名的。

(1)咽中如有炙脔：见《金匮要略》。炙，《汉语大词典》释作"烤"，也作"烤熟的肉食"。脔，《汉语大词典》释为"切成块状的鱼肉"，又释为"脔肉，犹言一块肉"。"脔炙"，乃"烤肉片"。由此可知，炙脔者，乃烤熟或熏熟的肉片也。咽中如有炙脔，亦即咽中似有烤或熏熟的肉片贴附不下，阻于咽中之义也。

(2)咽中如炙肉脔：见《诸病源候论》。词义与"咽中如有炙脔"同。

(3)咽喉不利：见《诸病源候论》。利，《汉语大词典》释作"顺应，顺利"。《中华大字典》释为"便也"，"顺也"。故咽喉不利乃咽喉感到不顺利，不顺便之义。之所以喉咽不利，是由于咽喉部似有异物堵塞，故自觉不顺利。

(4)咽喉中如有物妨闷：见《圣济总录》。物，《中华大字典》释作"万也"、"类也"，《汉语大字典》则释为"泛指万物"，"指具体的或个别的物品"。妨，《中华大字典》释为"害也"、"伤也"、"碍也"；《汉语大词典》释作为"伤害、损害"，"阻碍、妨碍"。闷，《汉语大词典》释为"因气不通畅而引起的不快之感"。由上述解释可知，咽喉中如有物妨闷，乃指咽喉中好像有某种物品阻碍，使咽喉产生不通畅，不顺快的感觉之意也。

(5)咽喉中如有物噎塞：噎，《中华大字典》释曰"咽痛也"；《汉语大词典》释为"咽喉梗塞"。塞，《汉语大词典》解作"堵塞、填塞"，"充塞、充满"。故咽喉中如有物噎塞，乃指咽喉中似有某种物品梗塞或堵塞之意也。

(6)咽中如梗：梗，《中华大字典》解作"凡草木刺人"、"塞也"。《汉语大词典》释为"有刺的草木"、"草木刺人"、"阻塞"、"断绝"。故咽中如梗，可理解为咽中好像有带刺的草木棍儿刺入，或似有某物阻塞，使人产生咽中刺痛或堵塞不畅之感。

(7)咽中介介如梗状：见《医学纲目》。介，《汉语大词典》释作"同芥"，"象声词，喉中介介如哽状"。故可解释为咽中好似有芥蒂样东西梗塞咽喉，使人喉中有不爽快的感觉。

(8)梅核气：见《仁斋直指方》。梅，为球形果实，可以吃，味酸。《医部全录・卷一百六十一・咽喉门》引《仁斋直指方》曰："梅核气，七情气郁，结成痰涎……塞咽喉如梅核，粉絮样，咯不出，咽不下"。《古今医鉴・卷九・梅核气》亦谓："梅核气，窒碍于咽喉之间，咯不出，咽不下，如梅核之状是也，始因喜怒太过，积热蕴酿，乃成痰涎郁结，致斯疾耳"。由以上医家论述可知，梅核气实乃由于情志不遂，痰气郁结咽喉，而出现的咽喉部如有梅核状物窒碍阻塞，吐之不出，咽之不下为主要表现的疾病。这里"梅核气"之病名，既说明主要症状为"塞咽喉如梅核"，又指出了其主要病因病机为"气"，给人以知其名而知其病的清晰、直观的感觉。

3. 沿革　有关梅核气的最早认识见于《内经》。如《灵枢・邪气脏腑病形》曰："胆病者，善太息……心下澹澹，恐人将捕之，嗌中介介然，数唾"。介，乃芥蒂也，谓胆病气郁不畅，致咽喉中如有芥蒂状物梗塞不爽。汉代张仲景《金匮要略・妇人杂病脉症并治第二十二》不但对该病症状描述更为形象具体，而且还认识到以妇人多见的发病特征。书中曰："妇人咽中如有炙脔，半夏厚朴汤主之"。这首方剂成为后世医家治疗梅核气的代表方沿用至今，奠定了中医治疗该病之基础。隋代《诸病源候论・卷三十九・妇人杂病诸候三》列有"咽中如炙肉脔候"；该书《卷三十・咽喉心胸病诸候》列有"咽喉不利候"。宋代《太平圣惠方・卷第二十五》载有："治咽喉不利诸方"。《太平惠民和剂局方・卷四》收载了四七汤，以"梅核"形容本病症状亦见于该方论治中，曰："四七汤，治喜、怒、悲、思、忧、恐、惊之气，结成痰涎，状如破絮，或如梅核，在咽喉之间，咯不出，咽不下，此七气所为也"。正是这一时期出现了"梅核气"这一病名，如《医部全录・卷一百六十一・咽喉门》引《仁斋直指方》谓："梅核气"为"七情气郁，结成痰涎……或塞咽喉如梅核粉絮样，咯不出，咽不下"。并指出"男女或有胸喉间有梅核之恙者，触事勿怒，饮食勿冷"。说明本病男子亦有之，预防调理中应注意保持心情舒畅，勿为情志所伤。同一时期的《南阳活人书》亦有相似论述："梅核气……塞咽喉，如梅核絮样，咯不出，咽不下"。虽然这两部著作已使用梅核气之病名，但一直到明代末年《外科正宗》问世前之四五百年中，大多数医家并未采用之，病名仍较混乱繁杂。而用得最多的仍以咽喉不利的症状进行命名。如《圣济总录・卷第一百二十四》载有"咽喉中如有物妨闷"、"治咽喉中如有物噎塞"方；明《普济方・卷六十二・咽喉门》也有"咽喉中如有物妨闷"、"咽喉中妨闷如有物者"等记载。《严氏济生方・咽喉门》则曰："或状如肉脔，吐不出，咽不下"。《古今医鉴・卷九》及相近问世的《赤水玄珠》虽使用了"梅核气"之名，但其后的《证治准绳・类方・第八册》并未沿用，而是采用了"咽喉如有物妨闷"，"咽喉中如有物"，"咽喉中如有物噎塞"等命名法，并且又提出了"咽中如梗"，"咽喉中如有物咽出不利"等病名。自明末《外科正宗》问世后的诸多医家才统一使用"梅核气"之名，其他类似症状描述的病名几乎未再出现。如《疡医大全》、《疡科心得集》、《外科证治全书》、《喉科心法》、《喉证指南》、《喉科集腋》等均列有梅核气的症状表现、病因病理或治法方药，为现代中医使用梅核气之名起到了决定性作用。如《外科正宗・卷六・咽喉主治方》中曰："噙化丸……治梅核气，乃痰气结于喉中，咽之不下，吐之不出，如毛草常刺作痒"。《疡科心得集・卷上・辨梅核气喉暗论》亦云："梅核气者，乃痰气结于喉中如块，咽之不下，吐之不出"。《喉科心法・梅核气》则谓："此症咽喉不痛不红肿，患者自觉咽中如有物状，或如梅核，或如破絮，咽不下，咯不出，似哽非哽，窒碍不舒"。《喉科集腋・卷下・咽喉杂症》亦有简要描述："梅核气乃痰气结于喉中，咽之不下，吐之不出"，"痰气结块在喉中如梗状者，梅核气"，是书还对《金匮要略》中的"炙脔"作了解释，曰："炙脔，干肉也。咽中贴贴，如有炙脔，吐之不出，吞之不下。此病不因肠胃，故不碍饮食二便；不因表邪，故无骨疼寒热"。以上《喉科心法》与《喉科集腋》之论基本上排除了由食管、胃肠、咽痹等病变所引起的咽喉不适症状。

新中国成立后，第一版中医学院试用教材《中医喉科学讲义》即将“梅核气”正式纳入教材，并作为一个独立疾病，对其病名含义、病因、辨证、治疗作了系统论述，由此奠定了梅核气一病在现代中医病症学中的应用基础。之后现代中医各家著述论说者均沿用这一名称，从而达成高度共识。

【病因病理】

1. 古代病因病理学说

(1)痰气互结学说：《诸病源候论·卷三十九·妇人杂病诸候三》“咽中如炙肉脔候”中云：“咽中如炙肉脔者，此是胸膈痰结与气相搏，逆上咽喉之间结聚”。《太平圣惠方》亦有类似之论，是书卷三十五·治咽喉中如有物妨闷诸方云：“亦有愁优思虑，五脏气逆，胸膈痰结，则喉中如梗”。之后的《圣济总录·卷第一百二十四》、《普济方·卷六十二·咽喉门》均引载了《太平圣惠方》之论述。后世医家亦有将形成“气”与“痰”之因直接归结于情志变化。如《古今医鉴·卷九·梅核气》曰：“梅核气……始因喜怒太过，积热蕴酿，乃成厉痰郁结，致斯疾耳”。又如《喉科心法·梅核气》亦云：“此症……乃由七情气郁，郁则生痰，结聚于胸膈之间”。也有医家将梅核气病因病机简要概括为“痰气”二字，至于痰气是如何形成的，则未加深论。如《赤水玄珠·卷三》曰：“梅核气者……痰结块喉间”；《外科正宗·卷六·咽喉主治方》认为梅核气“乃痰气结于喉中”；《疡医大全·卷十七·咽喉部》、《疡科心得集·卷上·辨梅核气喉喑论》及《喉科集腋·卷下·咽喉杂症》等基本上沿用了《外科正宗》之观点，如《疡科心得集》曰：“梅核气者，乃痰气结于喉中如块”。《喉科集腋》则云：“痰气结块在喉中如梗状者，梅核气”。值得指出的是，《金匮要略》中论述的“妇人咽中如有炙脔，半复厚朴汤主之”，虽然未直接论及其病因病理，但从“半夏厚朴汤”组成及其功用分析，该方亦乃为痰气互结而致的“咽中如有炙脔”而设。

由以上论述可知，痰气互结学说是古代医家认识梅核气病因病理的最早学说，也是清代及其以前历代医家关于梅核气病因病理的主要观点，其对现代中医认识梅核气病因病理之影响是深远的。

(2)脏腑冷热不调学说：《诸病源候论·卷三十·咽喉心胸病诸候》曰：“腑脏冷热不调，气上下哽涩，结搏于喉间，吞吐不利，或塞或痛，故言喉咽不利”。《太平圣惠方》基本沿袭了该学说，是书卷第二十五·治咽喉不利诸方云：“夫脏腑冷热不调，气行上下，哽涩结搏于喉间，吞吐不利”，该书卷第三十五·咽喉论云：“若腑寒则哽哽如有物”。在此后的古代医著中，该学说几乎无人论及，现代中医学家也不曾认同。

(3)肺脾壅滞，风热搏结学说：《太平圣惠方·卷三十五·治咽喉中如有物妨闷诸方》曰：“肺脾壅滞，风邪热气搏于经络，蕴蓄不散，上攻于咽喉，故令咽喉中如有物妨闷也”。是书卷第三十五·治咽喉不利诸方亦云：“生干地黄散”治“脾肺壅毒，咽喉不利”。《圣济总录·卷第一百二十四·咽喉中如有物妨闷》基本沿用了该观点，其曰：“咽喉中妨闷如有物者，乃肺胃壅滞，风热客搏，结于咽喉使然”。《普济方·卷六十二·咽喉门》则引用了《圣济总录》之论述。这一学说在古代医著中论述不多，明代以后的医家亦几乎无人赞述这一观点。

综上所述，古代医家对梅核气的病因病理认识，大致归纳为痰气互结、脏腑冷热不调及肺脾壅滞，风热搏结三种学说。其中以痰气互结学说在各代医家中论述者居多，形成了古代梅核气病因病理学说之主流，并奠定了现代中医学关于本病病因病机之基础。后两种学说主要见于明初之前，此后医家多未予认同，亦未被现代中医学家所赞赏。

2. 现代病因病理学说 现代中医文献资料中，有关梅核气的病因病理学说主要是肝郁脾虚、气滞痰凝学说。其次有气、热、瘀、虚学说及痰气交阻、心肝郁热、阴虚气郁学说。

(1)情志所伤，气滞痰凝学说：该学说首见于中医学院试用教材《中医喉科学讲义》，该教材将梅核气的病因病理概括为“七情郁结，痰滞气阻喉中”。中医学院试用教材《五官科学》则论述较为详细，认为致成本病之缘由是“肝气郁结，气机升发疏泄失常，影响及脾，脾胃运化失职，聚湿生痰，气痰上逆喉中而为病”。全国高等医药院校试用教材《中医耳鼻喉科学》、《中国医学百科全书·中医耳鼻咽喉口腔科学》，高等医药院校教材《中医耳鼻喉科学》、高等中医院校教学参考丛书《中医耳鼻喉科学》、《实用中医耳鼻喉科学》、在职医生学习中医丛书《中医五官科学》、全国高等中医院校函数教材《中医耳鼻喉科学》、《中医耳鼻喉口腔科临床手册》等医著基本上沿袭了这一观点，使之成为现代中医关于梅核气发病学说的主流。

(2)气痰、热、瘀、虚学说：见于《辽宁中医》杂志，1975 年第 1 期蔡福养所撰“中医对梅核气治疗的初步体会”一文，蔡氏认为“肝气挟痰”、“肝郁化热”、“血府瘀热”、“气血亏虚”均可导致梅核气之产生，此说超脱众多医家之见，可谓独树一帜也。

(3)痰气、郁热、虚郁学说：出自《中医耳鼻咽喉科临床手册》。这里所指的痰气，即“痰气交阻”，乃由于“情志不畅，肝郁乘脾，脾湿不运，积聚成痰，痰气交阻，互结咽喉”也；所谓郁热，即“心肝郁热”，是因为“七情不遂，五志化火，心肝郁热，结于咽喉”耳；之曰虚郁，即“阴虚气郁”，缘于“素体阴虚或肝郁化火，耗劫肝阴，阴虚气结，咽喉失养”矣。该说在以往学说基础上，又辟新径，论说更趋完善周详，为梅核气临床辨治提供了更为丰富的理论指导依据。

(4)慢性胃炎湿、热、气之邪上干咽喉学说：见于《浙江中医杂志》1998 年第 9 期冯玲所撰《梅核气与慢性胃炎》一文。文中曰：“不少慢性胃炎就诊时以咽部症状为主诉，表现为咽中如有物梗阻，吞之不下，吐之不出，进食无障碍，仔细问诊，可发现这些患者除咽部症状外，往往有胃部不适、隐痛、泛酸、嗳气等症，予以胃镜检查，可见有胃黏膜病变，临床统计，其中以慢性浅表性胃炎居多，占一半以上，另有萎缩性胃炎、浅表一萎缩性胃炎、胆汁反流胃炎等……这类病人咽部症状是标，胃部病变是本，其病邪多为湿、热、气所致。当嗜食肥甘厚味，遏阻中焦，蕴生湿热或外湿内侵，日久化热，以致湿热中阻，熏蒸咽喉；或因肝气不舒，横逆犯胃，胃气上逆，使气结于咽喉……而出现咽中如有物梗阻，吞之不下，吐之不出”。

3. 临床病因病理

(1)情志所伤，气结痰凝：足厥阴肝经，循喉咙之后，上入颃颡；足太阴脾经，循经咽喉连于舌根。若恚怒伤肝，肝失调达，肝气郁结，循经上逆咽喉；或长期忧思，疑病疑癌，伤于脾脏，脾运失司，津液停滞，积聚成痰，循经上泛，阻于咽喉，或因肝气乘脾，气结痰凝，上阻喉咙，均可使咽喉不利，哽哽然，而成斯疾。

(2)五志化火，心肝郁热：忧愁思虑，积久伤心；郁怒伤肝，肝气失于疏泄，从而致心肝受伤，气机壅塞，日久化热。心肝火热，循经上炎，结于咽喉，则咽喉不利，如物梗塞。

(3)津液亏损，阴虚气郁：素体阴虚，或过汗、吐泻等致津液受伤；或房劳过度，肾精亏损，适遇不快之事，郁愤恼怒，则肝气不舒，而成阴虚气郁之候，症见咽喉干燥不利，如物堵塞。

综上所述，梅核气发病多属实证，但亦有虚实夹杂者，实者多咎之于情志所伤，气结痰凝，或五志化火，心肝郁热；虚实夹杂证则应责之心肾肝胃之津液亏损伴以肝气郁结。在梅核气发病初起，或病程较短者，以情志所伤，气结痰凝为多见；日久不愈者，则可转化为心肝郁热之症，而阴津亏虚之体又逢气郁伤肝之因，则必成阴虚气郁之候。然无论何种原因，其终必兼“气结”。或为痰凝气结，或由火热气结，或阴虚气结，故“气结”乃为本病基本病理特征与发病根由。

【临床征候】

1. 发病情况　多发于青壮年女性，无明显季节与地域性。

2. 病史　多有精神、情志受伤之病史。

3. 咽部异物感　其状诉说不一，多表现为痰块堵塞感、棉絮感、圆球堵塞感或异物粘贴感等，吐之不出，咽之不下；或上下移动，或固定不移，部位多在口咽与胸骨上窝之间，空咽时异物感明显，进食时反而消失，饮食无碍。

4. 检查无异常体征　检查鼻咽、口咽、喉咽部位无器质性病变；食管钡剂X线检查或食管镜检查无异常，X线颈突及颈椎拍片均无异常改变。

5. 伴随症状　多有精神抑郁，多疑多虑，胸胁胀满，叹息嗳气，表情不悦等，咽部异物感常随情志变化而变化，时轻时重，或见纳呆困倦；妇女常有月经不调。

【诊断与鉴别诊断】

1. 诊断依据　①多有精神或情志不畅病史；②咽部异物堵塞感，吐之不出，咽之不下；③空咽时症状明显，进食时反而消失，不碍饮食；④食管、咽喉、颈部及其周围组织详查无器质性病变。

2. 鉴别诊断　梅核气应与慢咽痹、慢乳蛾、食管病变、颈椎病变等引起的咽部异物感相鉴别。

(1)慢咽痹：常有咽异物感，但伴有咽干、微痛等症，常作"吭、喀"之动作，因咽痒而咳嗽，易受刺激而恶心干呕。检查见咽部暗红，咽底颗粒突起，甚则连合成片等。

(2)慢乳蛾：常有咽异物感，且多有干燥、微痒、微痛等症。检查见咽关潮红，咽核肥大，有散在白星点或挤压时有脓样物排出。急性发作时咽核红肿，常有黄白脓点。

(3)食管病变：食管炎、食管癌早期、食管憩室等病变，也可出现咽异物感，通过食管镜检查可确诊。

(4)颈椎病变：有颈椎前缘增生，唇样突出等病变，也可引起咽异物感，X线颈椎侧位片可帮助诊断。

【辨证施治】

1. 古代辨证施治观点　古代文献中有关梅核气的辨证施治内容，散在而不系统。如《金匮要略·妇人杂病脉证并治第二十二》载有治疗方剂"半夏厚朴汤"，但未出辨证内容。《诸病源候论·卷三十九·妇人杂病诸候三》将"咽中如有炙脔候"则辨证为"胸膈痰结与气相搏"，但未出治法。《太平圣惠方·卷第三十五·治咽喉中如有物妨闷诸方》辨证为"脏腑不和，肺脾壅滞"、"风热邪气，搏于经络"、"五脏气逆，胸膈痰结"等证候，治疗方剂有"木香散"、"犀角散"、"半夏散方"、"射干散方"。该书卷三十五·治咽喉不利诸方载有"心胸气涩"之证，治法为"宜服木通散方"；还载有"肺脾壅毒"证，相应治法为"宜服生干地黄散方"；"咽喉风热不利"者，"宜服射干煎方"；"上焦壅滞，风冷伤肺"者，"宜服含化杏仁圆方"。《医部全录·卷一百六十一·咽喉门》引《仁斋直指方》辨为"七情气郁，结成痰涎"之证，主张治疗"宜四七汤"。《圣济总录·卷第一百二十四·咽喉中如有物妨闷》则辨证属"肺胃壅滞，风热客搏"，治疗列有众多方剂，如"桔梗汤方"、"防风散方"、"木香汤方"、"射干汤方"、"四味汤方"、"厚朴汤方"、"杏仁煎方"、"半夏汤方"等。《普济方·卷六十二·咽喉门》辨证、治疗方剂基本沿承了《圣济总录》的内容。《古今医鉴·卷九·梅核气》辨证属"厉痰郁结"，治法主张"导痰开郁，清热顺气，如陈皮、半夏、香附、川芎、山栀、黄芩、枳壳、苏子之类是也。如老痰凝结不开，以咸能软坚立药，海石、立明汁之类是也”，并且还载有“加味四七汤”、“加味二陈汤”、“行气散”诸方。《证治准绳·类方·第八册》之“咽喉如梗”项下，亦无辨证，方剂选用了《金匮要略》中的“半夏厚朴汤”、《太平圣惠方》的“射干散”及“木香散”、《圣济总录》的“四味汤”等。清代各医家著作，如《疡医大全》、《疡科心得集》、《外科证治全书》、《喉科心法》、《咽喉秘传》、《喉科集腋》等，多从前世医著中互为转抄，未出新意。

综上所述，古代医家论治梅核气，论证较多者当属“脏腑不和，肺胃壅滞”及“气逆痰结”两证，辨证及选方最详者当推《太平圣惠方》。各代医家转载最多之方为《金匮要略》治疗本病的鼻祖方——半夏厚朴汤。明清时期诸医家论治内容大多未超越宋代之前医家之论。

2. 现代辨证施治观点　现代中医有关梅核气辨证施治内容始自中医学院试用教材《中医喉科学讲义》，该教材未列证候，治则采用散郁开结、化痰利气法，方剂出以加味四七汤或柴胡清肝汤进行施治。中医学院试用教材《五官科学》的辨证可归结为“肝气郁结，气郁夹痰”，治以疏肝解郁，行气化痰，方选四七汤或越鞠丸。全国高等医药院校试用教材《中医耳鼻喉科学》辨证分为“肝郁气滞，上逆咽喉”及“肝郁脾滞，痰气互结咽喉”两个方面，治疗主张“疏肝解郁，行气导滞，散结除痰”，方选“半夏厚朴汤”；若情志抑郁明显者，酌加越鞠丸之类；若肝气犯脾，见肝郁脾虚证者，可配合逍遥散之类。《实用中医耳鼻喉科学》以“咽神经官能症”命名，辨证分为气郁痰结与肝气上逆两证，并分别以自拟方进行施治。此后相继出版的在职医生学习中医丛书《中医五官科学》、高等医药院校教材《中医耳鼻喉科学》、高等中医院校教学参考丛书《中医耳鼻喉科学》、全国高等中医院校函授教材《中医耳鼻喉科学》等基本上沿袭了全国高等医药院校试用教材《中医耳鼻喉科学》的辨证施治内容。《中国医学百科全书·中医耳鼻咽喉口腔科学》辨证与前述几部著作基本一致，但治疗选方则是在“半夏厚朴汤”基础上随证加味，以满足临床应用。《中医耳鼻喉口腔科临床手册》将其辨分为“肝气郁结”与“思虑伤脾，痰气凝结”两证，并分别以“半夏厚朴汤”及“参苓白术散”加减施治。《中医耳鼻咽喉科临床手册》以“咽感觉异常”命名，辨分为“痰气交阻”、“心肝郁热”、“阴虚气郁”三个证型，分别出以“半夏厚朴汤合柴胡疏肝散加减”、“丹栀逍遥散加味”、“一贯煎合逍遥散加减”进行施治。这部著作较以前诸多著作，辨证分型较为详细，选方用药也更切合临床应用。

有关梅核气辨证施治的论文报道较为繁多。此仅摘录有代表性的数篇论文之辨治内容加以介绍。如有学者将梅核气辨分为痰气郁结、热痰壅盛、痰瘀内阻、肺肾阴虚四个证型，治法分别采用解郁化痰、清热化痰、涤痰化瘀、养阴清肺四法。有学者运用心理检测方法探讨咽异感症的中医辨证分型，提示“肝郁气滞”与“肝胃不和”两证型与焦虑及忧郁高度相关，文中未出治法。还有学者辨证分作胆胃湿热、脾胃虚弱、痰郁气滞、肺胃阴虚四型，分别以自拟方药治疗。有报道认为辨治梅核气要注意 5 个要点，即注重理气解郁、勿忘消积化痰、注意调和胃气、配合护阴养阴、结合以心治心。有报道辨证治疗 106 例患者，分为肝气郁结、肝郁犯脾、肝郁犯胃、肝肾阴虚四型，收效。临床报道最多的仍是从“痰气交结”入手，采用半夏厚朴汤加减治疗，而从火、从瘀、从虚及针药并用治疗者亦有所报道。

综上所述，现代有关梅核气辨证施治观点可分为虚、实、虚中挟实三类。实证包括肝郁气滞、痰气交阻、心肝郁热、胆胃湿热等证；虚证则有肺肾阴虚、肺胃阴虚、脾胃虚弱之别；虚中挟实证则有脾虚痰凝、阴虚气郁之异。由此可知，多数医家辨证赞同实证，而认为属虚证者次之，辨证属虚实夹杂者更为少见，由此构成了现代中医对梅核气辨证施治观点的基本特征。

3. 辨证纲要　有关梅核气的辨证纲要古代文献中未查及。在现代中医著作中，中医学院试用教材《五官科学》将辨梗阻列为辨证纲要，此后相继出版的全国高等医药院校试用教材《中医耳鼻喉科学》、高等医药院校教材《中医耳鼻喉科学》、《中国医学百科全书·中医耳鼻咽喉口腔科学》、全国高等中医院校函授教材《中医耳鼻喉科学》等亦均以辨梗阻或辨梗阻感为辨证要点。

梅核气的主要症状特征是咽喉部异物梗阻感，且空咽时明显，进食时反而消失，不碍饮食。检查咽喉、食管、颈椎等无明显异常改变。因此，辨咽喉梗阻感应结合伴随的全身症状进行辨证。

咽喉异物梗阻感，伴随情志波动而加重，胸胁胀满，纳呆脘闷，舌淡苔白薄腻，脉弦者，属痰气交阻；若伴心烦急躁，少寐多梦，易怒多疑，舌边尖红，脉弦者则属心肝郁热；兼有五心烦热，胸闷不舒，舌红少苔，脉细弦者，则为阴虚气郁之证。

4. 证治分类

(1)痰气交阻证

证候　咽异物感明显，自觉空咽时有物堵塞，如梅如球，或如痰块之状，梗梗然，咯之不出，咽之不下，时轻时重，常随情志波动而增减，多伴抑郁寡欢，胸胁胀满，纳呆脘痞，检查咽喉肌膜正常，舌质淡红，舌苔白而薄腻，脉弦或弦滑。

证析　情志所伤，肝气郁滞，横逆犯脾，致使肝郁脾滞，津液不得输布，积聚为痰，痰与气互结于咽喉，故咽喉有物堵塞感；因痰气属无形之物，故咯之不出，咽之不下；肝喜条达而恶抑郁，肝郁气滞，故抑郁寡欢，情志抑郁则咽部症状加重，情志舒畅时则咽部症状好转；肝之经脉布胁肋，肝气不舒，则胸胁胀满；肝气犯脾，运化失司，故纳呆脘痞；因属痰气，无寒热之变，故咽喉肌膜如常；气郁尚未化火，故舌淡红苔白；痰浊中阻，上熏于口，故苔白而薄腻；脉弦或弦滑为气滞痰阻之征。

治法　理气化痰，和胃利咽。

方药　半夏厚朴汤合柴胡疏肝散加减。方中半夏化痰开结，和胃降逆；苏叶助厚朴以宽胸畅中，宣通郁气；茯苓助半夏化痰；生姜助半夏和中降气；柴胡、枳壳、香附疏肝解郁，理气消痞；芍药、甘草柔肝止痛；川芎为血中之气药，对肝气郁滞而血行不畅的胁肋胀痛，与香附、柴胡等配伍，颇具良效。合方共奏疏肝解郁，理气化痰，和胃降逆，散结利咽之功效。用之可使气舒痰消，逆降咽利，则异物之感自去矣。

若异物感严重者，可加入合欢花、代代花以助疏肝解郁，并有安神之功；胸胁胀满，纳呆脘痞重者，可入佛手、香橼皮、生麦芽以助理气和中化痰之力。

(2)心肝郁热证

证候　咽喉不利，如物梗塞，咯之不出，咽之不下，咽喉肌膜无异常，伴心烦少寐，急躁易怒，心胸烦热，多疑多虑，舌边尖红，舌苔薄黄，脉弦数。

证析　忧愁思虑积久伤心；郁怒伤肝，心肝受伤则气机壅塞，日久化热，而成心肝郁热之候。郁热循心肝之经脉上逆咽喉，故咽喉不利，如物梗塞；郁热为无形之邪，故咯之不出，咽之不下，咽喉肌膜亦无红肿等变化；热扰心神则心烦少寐，心胸烦热；肝气不舒，郁而不解，失去柔顺之性，故急躁易怒，多疑多虑；舌边尖属心肝，心肝有热，故舌边尖红；热邪上蒸，故见薄黄苔；肝气郁而不舒，故脉弦；心肝有热，故见数脉也。

治法　疏肝清心，解郁利咽。

方药　丹栀逍遥散加减。方中主以柴胡、栀子、牡丹皮清心疏肝；辅以白芍、当归补肝血柔肝阴，凉血清热；茯苓、白术补中理脾；入少许薄荷、生姜佐助疏散条达；炙甘草为使者，调和诸药。急躁易怒重者，加黄连、玫瑰花、川楝子以加强疏肝解郁之功；胸胁胀满，脘痞疼痛，嗳气吞酸为肝胃不和之候，可入佛手、瓦楞子、绿萼梅、半夏以理气和胃，降逆消痞。

(3)阴虚气郁证

证候　咽喉干燥不利，如物堵塞，哽涩感，咯不出，咽不下，伴五心烦热，胸闷不舒，头晕目眩，腰膝酸软，舌红少苔，脉弦细。

证析　肝脏体阴而用阳，喜条达而恶抑郁，今肝阴不足，肝气郁结，上逆咽喉，故见咽喉干燥不利，如物堵塞；肝肾同源，肝阴与肾精互相资生，肝阴不足可致肾精亏损，以致肝肾阴虚，虚火上扰，故见五心烦热，头晕目眩；肝脉布于胸胁，肝之经脉因阴精亏虚失养而绌急，故胸胁不舒；肾主骨，腰为肾之府，肾精亏损，腰膝失养，故见腰膝酸软；阴液不足，虚火内生，故见舌红少苔；肝气不柔，则经脉急有力，故见弦脉；阴精亏虚，经脉不充，故脉细也。

治法　滋养肝肾，理气解郁。

方药　一贯煎加减。方中以生地为主药，滋阴养血以补肝肾；辅以沙参、麦冬、当归、枸杞子养阴而柔肝，合主药以滋阴养血生津；更配以少量川楝子，性虽苦燥，但配入大量甘寒养阴药中，则不嫌其伤津，反能疏泄肝气，为佐使药；诸药合用，使肝阴得养，肝气条达，而诸证自除也。应用时，可增入腊梅花，绿萼梅加强疏肝散郁利咽之力。五心烦热，甚有盗汗可加山茱萸、龙骨、地骨皮以助补肝肾，潜阳收敛；若伴大便干燥，则添瓜蒌仁；烦热干渴者入知母、石膏；不寐者入枣仁、合欢花等。

【外治疗法】

1. 古代外治疗法述要　外治疗法在古代应用于梅核气者很少，查及者仅有含服法。如《医学纲目·卷之十五·咽喉》治"咽中介介如梗状"之项下，引朱丹溪方："痰结核在咽，此湿痰，必用痰药中咸能软坚之味：瓜蒌实、青黛、杏仁、海蛤粉、桔梗、连翘、风化硝，上为末，姜蜜丸，噙化"。又如《外科正宗·卷六·咽喉主治方》的"噙化丸"，由"胆矾、硼砂、明矾、牙皂、雄黄"组成，用法为"各等份为末，红枣煮烂，取肉为丸，如芡实大，空心噙化一丸，温黄酒一杯过口"。《疡医大全·卷十七·咽喉部》转载了以上两方。《喉科集腋·卷下·咽喉杂证》亦有引载。

2. 现代外治法研究述要　现代有关梅核气外治法的研究，有咽后壁刺血法、蒸气吸入法、药物含服法、药物代茶饮、探吐法等，但每种治法报道之学者却寥寥无几。

(1)咽后壁刺血法：有学者报道以咽后壁点刺放血取得较好疗效。其方法是，患者张口，医者对好光线，左手持压舌板抵舌，右手持银针似握笔状向咽后壁正中深处快速刺5～7下(尽量往下)，隔1分钟再刺，令患者吐出恶血，每日或2日1次，7次为1疗程。点刺要快速轻捷，针刺点不可过散，深浅要适度，过深易留咽痛，过浅则血不出而效不显，一般约2～3mm深即可，运针要左右活动进退，切勿伤及会厌及左右两侧。

(2)蒸气吸入法：将药物以开水浸泡或煮沸后以其蒸气吸入熏于咽喉，以起到治疗作用。该方法有给药方便，用药直接，疗效迅速等优点，有学者以胖大海、青果、金银花、生地、元参、麦冬、桔梗、甘草、木蝴蝶各10g，开水浸泡3～5分钟，吸入其蒸气，然后代茶饮服其药液。也有学者以自拟的消梅合剂(银花、厚朴花、薄荷、夜交藤、合欢皮、香附、冰片等组成)，每次取20ml，蒸气吸入。

(3)含服法：是将药物加工为细末，与白糖和匀为散剂，或将白糖熬为膏状与药粉和匀，再制作成块状含化服。该方法也有用药直接，疗效迅速等优点。有学者以诃子15g，甘草

15g，分别研细过筛，然后与白糖15g混匀，装瓶保存。每次4g含服，1日3～4次，10天为1疗程。也有学者以藏青果15g，甘草15g，分别研细过筛，与白糖混匀，每次4g含服，每日3～4次，10天为1疗程。还有学者用红梨500g取汁，与白糖500g熬膏，再入研细的沉香、木香、没药、乳香各3g，元参0.7g，和匀，制成1cm×1cm×1.5cm膏块，每2～4小时含服一块。

(4)代茶饮：将药物放入杯中，以热开水浸泡后饮用。如同饮茶一样，可反复浸泡多次，至药味基本消失后，弃药渣，再放入新药如上法饮用。该方法适用于办公室工作人员，免去了煎药时间，易为多数患者接受。如分别有报道采用"二花一子饮"(由金银花、绿梅花、大海子各10g组成)、六花利咽茶等放入保温杯中，开水泡20分钟后饮用，1日饮4～5次。也有学者以藏青果2g，甘草2g，浸泡代茶饮之。

(5)探吐：有学者以瓜蒂、胆矾各等份，共研细末，每次取0.5～1g，白糖水冲服，结合探引助吐法，吐出痰涎、宿食，大多用药2～4次痊愈。但体弱、孕妇、心脏病者禁用。

(6)咽后壁注射：有学者将曲安西龙40mg与3ml普鲁卡因混合后在咽部呈点状封闭，每7天注射1次，最多不超过5次。也有学者将普鲁卡因2ml与庆大霉素4万U混合后注入咽后壁，每周1次，3次为1疗程。

3. 外治法应用

(1)吹药法：以冰硼散、冰麝散或喉风散吹于咽部，每日6～7次。

(2)含服法：可用铁笛丸、润喉丸、西藏青果、草珊瑚含片等含化服，1日数次。

(3)超声雾化吸入法：可用柴胡注射液，每次4～8ml，加生理盐水60ml稀释后，加薄荷冰少许，雾化吸入，每次20～30分钟，1日1次。

【针灸疗法】

1. 古代记载　古代文献中，运用针灸治疗梅核气的用穴亦有记载，我国最早的针灸专著，西晋时期问世的《针灸甲乙经·卷十二·手足脉动咽痛第八》载有"喉痹咽如梗，三间主之"。唐《备急千金要方·卷三十·针灸下》载有"液门、四渎主呼吸短气，咽中如息肉状"、"间使主嗌中如扼"、"少府、蠡沟主咽中有气如息肉状"。《医学纲目·卷之十五·咽喉》曰："《内经》灸刺咽嗌介介如梗状有二：其一，取阳陵泉……其二，取大陵"。《外科证治全书·卷二·咽喉部证治》曰："梅核气……或针少商穴亦妙"。

2. 现代研究　在现代研究资料中，运用针灸疗法治疗梅核气的报道较为丰富，不但取穴较古人有较大发展，而且针灸方法也越来越多。

有学者以单针劳宫穴取得较好疗效，方法是在劳宫穴稍向下，即掌面食指与中指缝后1寸(同身寸)针3～5分深，强刺激，令病人张口，做深呼吸，憋住气，持续数秒钟，再做吞咽动作，反复进行上述动作，直至症状消失，自觉咽喉部轻松舒适为止，出针。取穴男左女右。另有学者以天突、廉泉、人迎为第一组穴；少商、商阳、合谷为第二组穴；曲池、合谷、足三里为第三组穴。三组穴位轮换针刺，以提插捻转补泻手法，以泻为主，得气后留针20分钟，10次为1疗程。也有报道取百会、风池、廉泉、天突、内关、阳陵泉、丰隆为主穴；翳风、膻中、中脘、气海、太冲为配穴。以平补平泻调气法，留针30分钟，隔日针1次，效果良好。还有学者针刺"好感穴"(该穴在下颌角之后一横指，于胸锁乳突肌前缘处)斜刺，针尖向咽喉部，深1～1.5寸，以中等刺激为宜，留针20分钟，日1次。有报道以辨证取穴，痰气郁结者针泻肺俞、列缺、天突、廉泉、肝俞、丰隆；痰热壅盛者针泻商阳、列缺、天突、廉泉、水突、合谷；痰瘀内阻者针泻膻中、肺俞、照海、太溪、肺俞，平补平泻太渊、天突。

有研究以穴位注射法治疗梅核气，取得满意效果。如有学者以5%葡萄糖注射液2ml，在左侧内关穴注射，每日1次，连续5天为1疗程。另有以维生素B_{12}注射液与2%利多卡因注射液各等份混合后，注射天突、增音（在人迎穴前上1～2cm处）两穴位，各注入1～2ml，2～3天1次。

穴位埋线法也是研究治疗梅核气的方法之一。具体方法是：局部常规消毒后，取9×28号缝合针及1号羊肠线，水平方向将羊肠线穿过穴位皮下，在尾端针孔处剪断羊肠线，轻拉头端，使断端进入皮下，再在头端剪断羊肠线，然后将皮肤左右拉紧，头端肠线即缩入皮内用纱布包扎。有报道在气海穴埋线；亦有报道对于异物感在环状软骨以上者取廉泉、人迎穴埋线；异物感在环状软骨以下者，取天突、人迎穴埋线。

有学者采用膻中穴刺络拔罐治疗梅核气，一般做1～3次症状即消失。

有报道采用电兴奋人迎穴治疗梅核气，输出端两极放在人迎穴上，电流由20mA逐渐加大，根据患者耐受程度，间断10～30次刺激，病程长者加气舍、合谷。轻者治疗1次即愈，重者每隔2～3天重复一次治疗。

3. 临床应用

（1）针刺疗法：以局部取穴及取肝经穴为主，并根据兼症之不同选取配穴。常用穴如足厥阴肝经的行间、太冲、蠡沟；局部的天突、廉泉、人迎。胸胁胀痛，嗳气吞酸者，配章门、膻中、气海；多虑多疑，少寐心烦者，配内关、劳宫、神门、通里；纳呆脘痞者，配足三里、中脘；头晕目眩，腰膝酸软者，配风池、百会、命门、关元、肾俞。据证补泻。

（2）穴位注射法：柴胡注射液或维生素B_1、维生素B_{12}注射液，于天突、廉泉、人迎、肝俞、阳陵泉、内关（每次选用1～2个穴位）注射，每次每穴注入1～2ml，2～3日1次。

（3）穴位埋线法：选天突、廉泉、气海等穴位，做羊肠线埋入。

（4）耳针疗法：各证型均可应用。取穴以咽喉、肝、胆、心、脾、枕为主，可用耳针针刺，亦可以王不留行籽贴压耳穴。

（5）电针疗法：选双侧内关、照海、丰隆、三阴交等穴位，患者取仰卧位，均选取30号1.5寸毫针，穴位常规消毒后，内关向上斜刺进针，行提插捻转，使针感向肘部放射；照海直刺，使局部有酸胀感；丰隆直刺，使针感向足部放射；三阴交直刺，针感向足部放射。电针仪取连续波，强度以患者感舒适为度。留针30分钟，日1次，5次为1个疗程。疗程间休息2日。

【按摩导引疗法】

古代文献中未能查及按摩导引法治疗梅核气之记载。在现代资料中，有学者采用单人颈椎定点侧旋压颞提推法（主法）及分筋理筋法（辅法）治疗梅核气取得较好疗效。亦有学者采用松解复位法治疗颈椎病合并咽部异物感，疗效满意。

推拿按摩取穴原则可参考针刺疗法取穴。常用穴位如天突、廉泉、人迎、行间、太冲、蠡沟等，手法以按压揉推为主。

【物理疗法】

可采用离子透入疗法，用柴胡疏肝散合半夏厚朴汤煎水过滤，或采用柴胡注射液，将作用电极离子透入衬垫浸湿药液置于颈前部，无作用极置于颈后部，以适度电流强度治疗10～20分钟，每日1次，10次为1疗程。

【专病专方】

1. 现代专病专方

（1）梅核气方：半夏、川厚朴、枳壳、桔梗、陈皮、射干、郁金各10g，麦冬、生地、白芍各30g，瓜蒌15g，生甘草6g。随证加减。1日1剂，9剂为1疗程。主要用于经久不愈的"痰气

热结型"，梅核气患者。(《陕西中医》1989，10(12)：532)

(2)五花汤：绿梅花、佛手花、川厚朴花、合欢花、玫瑰花各5g，郁金、大贝母、麦冬、酸枣仁各10g。随证加减。每日1剂，水煎服，7天为1疗程。(《陕西中医》1995，16(7)：317)

(3)化痰散核汤：海浮石、昆布各15g，浙贝母、半夏、陈皮、枳实、郁金各10g，夏枯草15g。每日1剂，早晚两次服。口干咽燥者，半夏减量，加元参15g，麦冬、石斛各10g；胸闷嗳气明显者，加薄荷、苏梗各10g；心烦易怒，失眠多梦，加山栀6g，合欢花、酸枣仁各10g。(《江苏中医》1994，15(9)：21)

(4)白梅利咽汤：生白芍9g，绿萼梅4.5g，南沙参10g，川百合9g，白桔梗4.5g，射干4.5g，生甘草3g。肝气郁结，胸闷气逆者，加郁金、佛手花、野蔷薇花、炒枳壳；心悸失眠加茯神、五味子、炙远志、合欢花。每日1剂，2周为1疗程。(《上海中医药杂志》1992，(1)：20)

(5)柴胡10g，枳实6～10g，全瓜蒌30g，薤白、代赭石各15～30g，蝉衣、玉蝴蝶、桔梗、旋覆花、甘草各6g，马兜铃10g。随证加减。(《湖北中医杂志》1989，(5)：6)

(6)祛脔汤：柴明、青皮、苏梗、厚朴、郁金、炙甘草各10g，半夏、茯苓各15g，粟壳3g。每日1剂，7次为1疗程。随证加减。(《福建中医药》1988，19(4)：41)

(7)石菖蒲、炒山甲、炒僵蚕、枳实、知母、炒白芥子、海藻各9g，瓦楞子、青黛、川楝子、昆布各15g，食醋750ml。诸药入醋煎沸约20分钟，去渣取汁，每次服10～20ml，每日3次。(《河南中医》1990，10(6)：43)

(8)六花利咽茶：菊花、金银花、玫瑰花、白梅花、佛手花各20g，红花10g，胖大海、麦冬、陈皮各20g。混匀，每次20g，泡水代茶。(《内蒙古中医药》2008，27(12)：6)

(9)理气豁痰汤：炒柴胡、香附、青皮、川厚朴各10g，半夏12g，茯苓、海浮石各15g，射干、甘草各6g。日1剂，水煎服，10日为1疗程。(《四川中医》1994，12(11)：33)

(10)四七汤加味：半夏、茯苓各12g，苏梗、厚朴、橘红、砂仁、白豆蔻、贝母各10g，枳实、青皮、生姜各6g，大枣2枚。随证加减，水煎服。(《陕西中医》1997，18(11)：509)

(11)旋覆代赭汤：旋覆花10g，代赭石、党参、大枣各15g，生姜3g，法半夏、炙甘草各6g，随证加减，每日1次，水煎服。(《浙江中医杂志》1997，32(7)：319)

(12)玫瑰半夏汤：玫瑰花、半夏、葶苈子、苏梗、厚朴、当归、红花各10g，瓜蒌皮12g，沉香2g(冲)，云茯苓15g。随证加减，水煎服。(《中级医刊》1997，32(7)：18)

(13)解郁豁痰利咽汤：柴胡、半夏、厚朴各10g，当归、白芍各20g，黄芩、紫苏、佛手、桔梗、牛蒡子、射干、白僵蚕各15g，甘草6g，生姜大枣少许，随证加减，水煎服。(《中国中西医结合耳鼻咽喉科杂志》2007，15(1)：62)

(14)化痰解郁汤：绿萼梅、厚朴、佛手、薄荷各6g，瓜蒌皮15g，姜半夏5g、射干、桔梗各9g，茯苓、白芍各l0g，生甘草3g。随证加减，水煎服(《河南中医》2008，28(8)：58)

(15)单味威灵仙10g，泡茶频服。(《山西中医学院学报》2008，9(4)：31)

(16)理气利咽汤：郁金10g，腊梅花15g，桔梗、枳壳各12g，青皮9g，甘草6g。随证增减用量。水煎服，日1剂。(《中国民族民间医药》2009，18(13)：138)

2. 古代专病专方

(1)半夏厚朴汤：半夏一升，厚朴三两，茯苓四两，生姜五两，干苏叶二两。上五味以水七升，煮取四升，分温四服，日三夜一服。(《金匮要略·妇人杂病脉证并治第二十二》)

(2)木通散方：治心胸气涩，咽喉噎塞，妨闷不利。木通(剉)一两，赤茯苓一两，羚羊角屑一两，川升麻一两半，马兰花半两，前胡(去芦头)一两，桑根白皮(剉)一两，川大黄(剉碎微炒)一两。上件药,捣筛为散,每服五钱,以水一大盏,煎至五分,去渣,不计时候,温服。《太平圣惠方·卷第三十五·治咽喉不利方》)

(3)干地黄散方:治肺脾壅毒,咽喉不利,肿痛烦热。生干地黄一两半,鸡苏苗三分,赤茯苓三分,射干三分,犀角屑(现用水牛角屑)三分,麦门冬(去心焙)一两半,玄参一两,甘草(炙微赤剉)半两。上件药,捣粗罗为散,每服三钱,以水一中盏,入竹叶二七片,煎至六分,去渣,不计时候,温服。(《太平圣惠方·卷第三十五·治咽喉不利诸方》)

(4)木香散方:治咽喉中如有物,噎塞不通,吞不能入,吐不能出。木香半两,犀角屑一两,玄参一两半,羚羊角屑一两,桑根白皮(剉)一两半,川升麻一两半,紫雪二两,射干一两,槟榔一两。上件药,捣粗罗为散,每服三钱,以水一中盏,煎至六分,去渣,不计时候,温服之。(《太平圣惠方·卷第三十五·治咽喉中如有物妨闷诸方》)

(5)犀角散方:治咽喉中如有肉脔,咽之不下,吐之不出,闷乱。犀角屑(现用水牛角屑)三分,射干三分,桔梗(去芦头)三分,木香半两,诃黎勒皮一两,紫苏子一两,枳壳(麸炒微黄去瓤)一两,甘草(炙微赤剉)半两,川升麻三分,槟榔一两,赤茯苓一两,木通(剉)半两。上件药,捣粗罗为散,每服三钱,以水一中盏,煎至六分,去渣,不计时候,温服之。(《太平圣惠方·卷第三十五·治咽喉中如有物妨闷诸方》)

(6)治咽喉中如有物,吞咽不下,宜服此方。半夏(汤浸七遍去滑)一两,陈橘皮(汤浸去白瓤焙)一两,桂心一两,诃黎勒皮一两,上件药,捣粗罗为散,每服三钱,以水一中盏,入生姜半分,煎至六分,去渣,不计时候,温服。(《太平圣惠方·卷第三十五·治咽喉中如有物妨闷诸方》)

(7)半夏散方:治咽喉中如有炙脔。半夏(汤洗七遍去滑)一两半,厚朴(去粗皮)一两,赤茯苓一两,紫苏叶一两,诃黎勒皮一两半,枳壳(麸炒微黄去瓤)一两。上件药,捣粗罗为散,每服三钱,以水一中盏,入生姜半分,煎至六分,去渣,不计时候,温服,(《太平圣惠方·卷第三十五·治咽喉中如有物妨闷诸方》)

(8)射干散方:治咽喉中如有物噎塞。射干一两,桂心一两,枳实三分,半夏(汤洗七遍去滑)三分,诃黎勒皮二两,川升麻一两半,木通(剉)一两,前胡(去芦头)三分,大腹皮(剉)三分。上件药,捣粗罗为散,每服四钱,以水一中盏,入生姜半分,煎至六分,去渣,不计时候,温服。(《太平圣惠方·卷三十五·治咽喉中如有物妨闷诸方》)

(9)桔梗汤方:治咽喉中如有物妨闷。桔梗(炒)二两,半夏(汤洗七遍切焙)一两,人参、甘草(炙)各半两。上四味,粗捣筛,每服三钱匕,水一大盏,入生姜五片,同煎至六分,去渣温服,食后临卧。(《圣济总录·卷第一百二十四·咽喉中如有物妨闷》)

(10)黄芩射干汤方:治咽喉如有物噎塞。黄芩(去黑心)、射干各一两,枳实(去瓤麸炒)、半夏(汤洗七遍去滑焙)、甘草(炙剉)各三分,升麻一两半,桂(去粗皮)一两一分。上七味,粗捣筛,每服五钱匕,水一盏半,入生姜五片,同煎至八分,去渣温服,日三。(《圣济总录·卷第一百二十四·咽喉中如有物妨闷》)

(11)络石汤方:治咽喉中如有物噎塞。络石、紫菀(去苗土)各半两,升麻、射干各三分,桔梗(炒)、木通(剉)、赤茯苓(去黑皮)各一两。上七味,粗捣筛,每服五钱匕,水一盏半,煎至八分,去渣食后温服。如要通利,即汤成加芒硝末一钱匕,搅匀服之。(《圣济总录·卷第一百二十四·咽喉中如有物妨闷》)

(12)黄芪甘草汤:治咽喉似有物噎,胸中满,胁下气上冲,饮食减少。黄芪、甘草(炙)各一两半,桂(去粗皮)半两,人参一两,芍药、赤茯苓(去黑皮)各二两。上六味,㕮咀如麻豆,每服五钱匕，水一盏半，入生姜三片，大枣（去核）二枚，同煎至八分，去渣内饴糖少许，煎化热服，良久以稀粥投之。（《圣济总录·卷第一百二十四·咽喉中如有物妨闷》）

（13）四味汤方：治咽喉中如有物，咽出不利。半夏（生姜汁浸一宿汤洗切焙）、厚朴（去粗皮生姜汁炙）、陈橘皮（汤浸去白焙）各一两，赤茯苓（去黑皮）二两。上四味，粗捣筛，每服三钱匕，水一盏，入生姜一枣大，拍碎，煎至六分，去渣食后温服。（《圣济总录·卷第一百二十四·咽喉中如有物妨闷》）

（14）厚朴汤方：治咽喉中如有物。厚朴（去粗皮生姜汁炙）、赤茯苓（去黑皮）各二两，半夏（汤洗七遍切焙）一两半，紫苏叶（焙）一两。上四味，粗捣筛，每服三钱匕，水一盏，入生姜三片，同煎至六分，去渣食后服，日三。（《圣济总录·卷第一百二十四·咽喉中如有物妨闷》）

（15）杏仁煎方：治肺胃壅滞，咽喉中如有物妨闷。杏仁（浸去皮尖双仁炒黄）、桑根白皮（剉炒）、贝母（去心）各一两半，生姜汁一合半，地黄汁二合半，酥半两，大枣（去核）六十枚，紫菀（去苗）三分，甘草（炙）、桔梗（炒）、五味子（炒）、赤茯苓（去黑皮）、地骨皮各一两，人参三分。上十四味，先研杏仁，以水五升滤取汁，将草药细剉，同煎至二升，以绵滤去渣，续下酥及地黄汁，慢火煎成膏，食后含一匙头，细细咽津。（《圣济总录·卷第一百二十四·咽喉中如有物妨闷》）

（16）半夏汤方：治咽喉中如有物妨闷。半夏（汤洗七遍切焙）一两，人参、甘草（炙剉）、栝蒌根（剉）、桂（去粗皮）各三分，石膏一两一分，小麦一两半，赤小豆一分，吴茱萸（汤洗焙干）一两半。上九味，剉如麻豆大，每服五钱匕，水一盏半，入生姜三片，大枣二枚，同煎至八分，去渣温服。（《圣济总录·卷第一百二十四·咽喉中如有物妨闷》）

（17）加味四七汤：苏梗一钱，半夏一钱，厚朴（姜制）一钱，陈皮一钱，青皮七分，枳实一钱，砂仁一钱，白豆蔻六分，槟榔三分，南星一钱，益智仁三分，神曲一钱。上锉一剂，生姜五片，水煎，食远服。（《古今医鉴·卷九·梅核气》）

（18）加味二陈汤：治梅核气。陈皮、半夏、茯苓、枳壳、桔梗、黄芩、苏子、白蔻、山栀子、甘草各等份。上锉一剂，生姜煎服。（《古今医鉴·卷九·梅核气》）

（19）行气散：治梅核气，咽喉气胀，上攻胸膈痛。紫苏、陈皮、香附、乌药、枳壳、桔梗、厚朴、半夏、大黄（酒炒）、甘草各等份。上锉，灯心十根，水煎服。（《古今医鉴·卷九·梅核气》）

【预后与转归】

1. 预后　梅核气症状常有时轻时重之特点，其预后多与以下诸因素有关。

（1）梅核气发病与情志有直接关系。因此，若精神舒畅，乐观开朗者则易愈；忧虑愁怒，抑郁寡欢，且难于开导者则难痊。

（2）一般而言，病程短者较易治愈；实证患者较易治愈；虚实夹杂者较难瘥。

（3）嗜食烟酒，贪好辛辣，过进咸甜油腻、煎炒炙煿之品，且患病后不戒者，难痊；无这些不良嗜好，或患病的戒除者易瘥。

（4）伴有全身性慢性疾病者较难愈；而素体强壮，无全身性伴随疾病者易痊。

2. 转归

（1）梅核气经过适宜治疗，护理得当，绝大多数患者能够迅速治愈。但极少数患者由于性情孤僻，固拗偏执，不识开导，或不能克服不良生活习惯，或因患有全身性疾病等，可能症状顽固，持续数月，或愈年而迁延不愈。

(2)本病多发于女性,尤其以青壮年为多见。因此,中年后多有自愈倾向。即使症状时轻时重,长久不彻底消除者,一般亦不会导致严重并发症或后遗症。

【护理与预防】

1. 护理

(1)了解患者思想情绪,有针对性地进行细心开导,解除其思想顾虑,增强治愈信心,并要求其尽可能避免精神刺激因素,以防复发或加重病情。

(2)少食或戒除煎炒炙煿,辛辣烟酒,香燥油腻,过咸过甜等食物;适量进食大红枣、龙眼肉、白萝卜等。

2. 预防

(1)加强身体锻炼,增强体质,改善全身健康状况。

(2)日常生活工作中,应保持乐观主义,思想开朗,精神愉快,心情舒畅,豁达大度地对待各种不良刺激因素。

(3)在治疗全身疾病时,应注意不应过汗、过吐、过泻,以免耗伤阴液;还要注意不应房劳过度,以免肾精损伤。

【参考资料】

1. 2000年前参考资料见第1版,此略。
2. 肖全成,等. 中医辨证治疗梅核气106例临床疗效观察. 现代中医药,2003,(2):47
3. 徐静,等. 中医药辨治梅核气概要. 陕西中医,2005,26(3):241
4. 庄诚,等. 半夏厚朴汤治疗梅核气126例. 陕西中医,2006,27(10):1263
5. 柏芸芸,等. 梅核气中医临床研究进展. 光明中医,2008,23(10):1633
6. 韦子章. 中医药治疗梅核气近况. 内蒙古中医药,2008,27(9):109
7. 刘伟. 半夏厚朴汤治疗梅核气100例. 实用中医内科杂志,2008,22(6):91
8. 王春凤,等. 自制理气利咽汤治疗梅核气. 中国民族民间医药,2009,18(13):138
9. 杨掌利. 威灵仙治疗梅核气临床应用举隅. 山西中医学院学报,2008,9(4):31

第九节　异 物 鲠 咽

【概述】

1. 涵义　异物鲠咽是指鱼骨或其他异物鲠于咽或食管,以致咽痛,吞咽不适的病症。若复染邪毒,可导致咽肌膜腐烂化脓;异物损伤严重者,则有引起窒息或大出血之虞。诸物鲠中,因鱼骨纤细锐利,故鱼骨鲠最为多见。本症男女老幼均可发生,乃咽喉科一种常见病症,与西医学中的咽部异物相类似。

2. 释名　异物鲠咽在历代文献资料中又称为"鱼骨鲠"、"鱼骨鲠咽"、"骨鲠"、"骨鲠咽喉"、"诸骨哽咽"、"兽骨鲠"、"发鲠"、"吞发绕喉不出"、"肉鲠"、"误吞针铁骨鲠咽喉"、"针铁误入咽喉"、"竹木芒刺哽喉"、"稻芒糠谷鲠喉"、"物鲠"、"杂物鲠"、"咽喉诸鲠"、"诸物鲠喉"等。虽名目繁多,但均是依据咽喉异物之种类而命名的。

(1)鱼骨鲠、鱼骨鲠咽:鲠,《中华大字典》释作"鱼骨也"。《汉语大词典》释为"鱼骨、鱼刺";"骨、刺等卡于咽喉";"阻塞、堵塞"。由此可知,以上二名称,均是指鱼骨、鱼刺卡于咽喉而言。

(2)骨鲠、骨鲠咽喉:这里未明指为何骨,故可理解为某种兽类的骨刺卡堵咽喉。

(3)诸骨哽咽:哽,《汉语大词典》解释为"噎,食物堵塞喉咙,难于下咽"。《中华大字典》则曰:"哽,同鲠"。诸,《汉语大词典》释作"众、各个","凡是"。因此,诸骨哽咽,即指各种兽骨类骨刺噎堵于咽喉之义也。

(4)兽骨鲠:可理解为与“诸骨哽咽”、“骨鲠”同一义。

(5)发鲠、吞发绕喉不出:发,即头发、毛发。绕,《汉语大词典》释作“缠绕、缭绕”。故可知以上二名,指毛发缠绕,卡于咽喉,吐之不出的病症。

(6)肉鲠:即肉块噎塞于咽喉部位之义。

(7)误吞针铁骨鲠咽喉、针铁误入咽喉、竹木芒刺哽喉、稻芒糠谷鲠喉:误,《汉语大词典》释为“不是故意地,不慎”。吞,《汉语大词典》释为“咽下”。芒,《汉语大词典》释作“草的末端”、“稻、麦子实外壳上的细刺”。谷,《汉语大词典》释为“粮食作物的总称”。由上述可知,以上诸名称,凡指不慎将针类、铁棍类、铁块类下咽,使其卡于咽喉;或将竹子、木头的细刺不慎下咽而卡于咽喉;或各种粮食的外壳细刺不慎下咽而卡于咽喉等情况而言。

(8)物鲠、杂物鲠、咽喉诸鲠、诸物鲠喉:物,《汉语大词典》释作“泛指万物”、“指具体的或个别的物品”。杂,《汉语大词典》释为“混杂、掺杂”。故“物鲠”可释为某种物品卡于咽喉而言。“杂物鲠”则可理解为两种以上物品掺杂卡塞咽喉。“咽喉诸鲠”与“诸物鲠喉”为同一义,可作各种物品卡塞于咽喉而释之。总之,以上四名称,可解释为某种物品如鱼骨、鱼刺或其他骨类,或针铁、竹木芒刺,或稻花糠谷等等,下咽时卡于咽喉。

(9)异物鲠咽:异物,《现代汉语词典》释为“进入身体内部的物体”。异物鲠咽即食入的某种物体鲠于咽喉之义。

3. 沿革　异物鲠咽在各历史时期有不同名称及治法。对本病之记载,最早见于晋《肘后备急方》,是书“卷六”载有“治卒诸杂物鲠不下方”及“治卒误吞诸物及患方”。其中包括治疗鱼骨鲠、杂物鲠、误吞钗、误吞钉及箭、误吞金针,吞发绕喉不出等不少单方,但这些方法目前临床上已基本弃用。唐《备急千金要方・卷十六》载有“治诸鲠方”、“治鱼骨鲠方”、“治哽咽方”、“治吞钱方”、“治吞金银环及钗方”、“误吞铜铁而哽者方”、“误吞打针及箭镞等方”、“治食中吞发咽不去绕喉方”等。宋《太平圣惠方・卷第三十五》载有“治诸鱼骨鲠诸方”,“治误吞诸物诸方”,其中多数治疗方法来自于《备急千金要方》。《圣济总录・卷第一百二十四・骨鲠》及《卷第一百二十四・误吞诸物》除了转抄《备急千金要方》有关单方外,又增加了一些单方及复方。元《重订瑞竹堂经验方・十二・杂治门》虽只载有“鱼骨鲠在喉中,用软饴一块,令食之即下,极妙”一首方子,但该方法应该有一定效果,因为饴糖之粘附作用,有可能使其与鲠在咽喉的鱼骨粘在一起,而吞入胃中,排出体外。同期问世的《世医得效方・卷第十・大方脉杂医科》载有治骨鲠、竹木刺鲠的单方、复方数首。明《普济方・卷六十四・咽喉门》则对前世医家有关治疗异物鲠咽的方法进行了大量的汇集,收载方药达一百六十首之多。《口齿类要・诸骨稻谷发鲠第七》除了载录前人十首单方外,又出新意;以犬涎徐徐咽下,治疗鱼骨鲠;以鹅涎徐徐含咽治疗稻芒糠谷鲠喉等。《医学纲目・卷之十五・咽喉》录方不多,但均摘自前世历代医著中较为有效的治疗方法。《古今医统大全》则首倡涌吐法治疗异物哽咽而不下,如《医部全部・卷三百二十九・诸哽门》引《古今医统》曰:“上出而为顺焉”,“顺而易为,如拔刺之法也”。《外科正宗・卷十二・误吞针铁骨哽咽喉》之外治法别出心裁,有一定实用价值。《景岳全书・卷二十八・杂证谟》论述异物鲠咽内容不多,但其所载外治法及一则医案很有启迪作用。清代《外科全生集・卷一・杂证门》治疗骨鲠的“双砂汤”至今为临床所采用。《医宗金鉴・外科心法要诀・杂证部》载有“铁针误入咽喉”,“误吞铜钱”、“骨鲠咽喉”等异物鲠咽之内容,其中对骨鲠失治,而导致咽喉肿痛溃脓者,提出了“宜用冰硼散吹之,不可妄服凉药”的治疗原则及方法。《串雅外编》、《疡医大全》、《成方切用》、《伤科补要》、《医述》、《外科证治全书》、《喉科心法》、《喉舌备要秘旨》等清代中、后期医著中，对本病内容记载，基本上未超出前人之范畴，故不赘述。

新中国成立后，1964 年问世的中医学院试用教材《中医喉科学》以“骨鲠”为名正式纳入教材，并对其病因病理，辨证施治作了较系统论述。此后的近 30 多年中，中医各家著述，虽在治法上逐渐完善补充，但基本上均使用“骨鲠”这一病名，直到 1996 年见诸于世的《中医耳鼻咽喉科临床手册》方提出“异物鲠咽”这一新的病名。该书中正名以“咽部异物”立名，并指出“本病中医称为骨鲠，异物鲠咽”，书中吸收了一些现代医学认识，对该病的病因病理、临床表现、鉴别诊断、辨证施治、护理预防等内容论述较详细透彻，从中可以看出，“异物鲠咽”之名，是吸取了西医学的的优点而提出的，是对中医病症学的改进与发展。

【病因病理】

1. 古代病因病理学说　有关本病的病因学说，从历代文献记载来看，只有“误吞诸物”（《肘后备急方·卷六》、《太平圣惠方·卷第三十五》、《普济方·卷六十四·咽喉门》），“误吞钱方”，“误吞铜铁而哽”，“误吞钉针及箭”（《备急千金要方·卷十六》、《外科正宗·卷十二》）等，从中只能看出病因是“误吞”，即不慎或无意识地将异物吞入而卡于咽喉部位。关于其病理未能查及论述。

2. 现代病因病理学说　异物鲠咽的现代病因病理学说，只有骨鲠咽喉，而无其他异物鲠咽的论述，并且集中在两个方面；一是进食不慎，二为感染邪毒。如中医学院试用教材《中医喉科学》认为：“由于饮食不慎，将鱼刺或骨类鲠于咽喉，刺伤肌肉，以致气血凝滞化热，产生红肿、腐烂、化脓等证”。而中医学院试用教材《五官科学》则认为形成红肿、腐烂、化脓、疼痛的病因病理为“骨刺鲠于咽喉，刺伤肌肉，久则为邪毒所犯”而致。此后的中医咽喉科专著，如全国高等医药院校试用教材《中医耳鼻喉科学》、高等医药院校教材《中医耳鼻喉科学》、全国高等中医院校函授教材《中医耳鼻喉科学》、《中国医学百科全书·中医耳鼻咽喉口腔科学》等基本上综合与沿用了以上两部教材的观点。

3. 临床病因病理

(1)进食不慎，误吞异物：由于进食仓促，不慎将未嚼碎的食物及混杂其中的骨片、骨刺或枣核等异物咽下，鲠于咽喉。

(2)小儿嬉戏，哭笑误咽：儿童嬉戏玩耍喜欢将某些物品放入口中，如硬币、铁片、证章、图钉、缝针以及各种小玩具等，则易咽下而鲠于咽喉部或食管深处，尤其是口含异物之同时又遇哭、笑、跌到之时，更易为然。

(3)老人齿缺，咀嚼不力：老年人由于牙齿脱落，不能充分咀嚼，或戴用牙托，致口腔感觉不灵，则易将骨类异物、枣核等与食物混杂一起下咽，使其鲠于咽喉或食管。

(4)神识不清，误咽异物：如精神病患者、酒醉者、癫痫病人、昏迷病人、麻醉未醒者等，均易发生误咽，使某种异物鲠于咽喉或食管。

以上各种病因所致的病理变化，取决于异物的性质、种类、形态、大小、存留时间长短等诸多因素。一般而言，光滑、无刺激性，又未引起咽喉梗阻的异物，可能存留数月，数年之久，而不引起严重损害及感染邪毒；尖锐、利缘异物易引起疼痛，肌肉损伤，感染邪毒而腐烂、化脓等病变；较大尖锐异物亦可穿破食管，戳破大血管而危及生命；较大异物还可堵塞咽喉，致吞咽困难，不能进食，或呼吸困难，甚至窒息而立时毙命。

【临床征候】

1. 发病情况　男女老幼均可发生，无季节及地域性。

2. 病史　成人可说出明确的异物误咽史；小儿，尤其是婴幼儿应详细追问其家长或看护人，有无玩耍异物史，若有长期不明原因发热合并咽下困难和呼吸困难者，虽未找出明确异物下咽病史，也须考虑该病，应做咽喉及食管详细检查。

3. 咽喉疼痛及吞咽困难　根据异物性质不同，疼痛性质亦异；鱼刺或其他尖锐异物，疼痛如针刺样；非尖锐异物则疼痛多属钝性。而且咽下食物或空咽时疼痛可加重，因而有吞咽困难。

4. 呼吸困难　多为巨大异物（如糯米团子）阻塞喉入口所致，甚至可以窒息。

5. 颈部疼痛　多由于异物存留而损伤肌肉或感染邪毒所致。

6. 咽喉及食管检查　细小透明异物（如细鱼刺）易与黏液丝混淆，应鉴别之。一般通过咽部直视，间接喉镜检查，多数异物可以发现。异物存留部位多在咽前、后柱与咽核间，咽核小窝、舌根、会厌谷，梨状窝、咽侧壁等处。若未发现异物，可用手指触摸咽核，或用压舌板触压咽前柱及舌根，使病人恶心，咽核向中线挤出，有时则可发现异物；也可用钝镊头部将咽前柱挑起，可发现咽柱与咽核间缝隙内的细小异物；若怀疑食管异物，可采用食管钡餐检查，多可见含钡棉团勾挂现象。

7. 伴随症状　婴幼儿异物存留时间久者，可有发热、鼻塞、流涕、咳嗽等全身症状；喉部较大异物，影响吞咽者，可出现呛咳、流涎、呕吐等症；若感染邪毒，则见局部红肿，腐烂，甚至化脓成痈。

【诊断依据】

1. 诊断依据　①有咽下异物史，经检查发现异物即可确诊；②有明确的咽下异物史（如细小骨刺），且咽喉部有针刺样疼痛，但检查未能见到异物者，可能为异物刺入黏膜下；③婴幼儿鼻塞，鼻涕恶臭，应疑及鼻咽部异物之可能，可作触诊探查，必要时牵拉软腭以鼻咽镜检查，或行X线鼻咽侧位片检查，以助诊断。

2. 鉴别诊断　鼻咽部异物应与鼻腔异物鉴别。

鼻腔异物　存留久者也有鼻塞及鼻涕恶臭，但多为单侧鼻腔，通过鼻镜下详细检查，可查见鼻腔内有异物存留。

【辨证施治】

1. 古代辨证施治观点　古代文献资料中有关异物鲠咽的治疗方药较为丰富（参见本病“古代专病专方”内容），但未查及有关辨证内容。

2. 现代辨证施治观点　现代有关异物鲠咽的辨证施治始自中医学院试用教材《中医喉科学》，但该教材的异物鲠咽只限于骨鲠，认为骨鲠刺伤肌肉，引起感染，属“滞而不行”、“瘀甚化热”。在治疗方面，该教材主张对于“有不见骨刺者，先服双砂汤或威灵仙汤”，“若患处肿胀腐烂化脓者，服三黄凉膈散”。此后，中医学院试用教材《五官科学》、全国高等医药院校试用教材《中医耳鼻喉科学》、高等医药院校教材《中医耳鼻喉科学》、《中国医学百科全书·中医耳鼻咽喉口腔科学》、全国高等中医院校函授教材《中医耳鼻喉科学》、《中医耳鼻喉口腔科临床手册》等诸家著作，也只限于骨鲠之论述，内容观点与上述《中医喉科学》之观点大致相同，故不赘述。《中医耳鼻咽喉科临床手册》一书将异物鲠咽的异物种类由单一的骨刺鲠，拓展为各种异物鲠，是书辨证施治内容主张“复感邪毒”而“咽部红肿，糜烂化脓”者，用五味消毒饮加减治疗。有报道根据不同异物，采用威灵仙等不同方药，外用、内服治疗获得较好效果。

综上所述，现代有关异物鲠咽的辨证施治观点，集中认为复感邪毒时以清热解毒为治疗原则。

3. 辨证纲要　有关异物鲠咽的辨证纲要在古代文献及现代著作中均未查及。根据本症的主要特征是咽喉疼痛，吞咽异常及异物存留日久染毒而红肿化脓，因此，本节将以上三方面作为辨证纲要加以辨析。

(1)辨咽喉疼痛：异物鲠于咽喉，即刻出现针刺疼痛，多为尖锐异物，如鱼刺、木刺、竹签、枣核等；若为钝痛，多属非尖锐异物，如硬币，较厚的骨片，类圆形骨块等；若异物鲠咽日久后，疼痛加重，伴吞咽痛，发热，多属复感邪毒。

(2)辨吞咽异常：异物鲠咽后，无明显吞咽异常者，多属异物较小且表面较光滑刺激性较小者，或是已下咽入胃腑，或是咽肌膜划伤；若有明显吞咽疼痛，但食物下咽无堵塞者，多属较小尖锐异物；若吞咽痛及咽下堵塞较重者，多为较大质硬且不光滑的异物；若食物下咽受阻，但不疼痛者，多属软块类异物，如肉块，糯米团等。

(3)辨染毒与否：异物鲠咽后，咽肌膜无红肿者，多属未染邪毒；若异物鲠咽后疼痛伴发热，或颈部肿胀压痛，查见咽部红肿，甚至化脓腐烂者，为感染邪毒。

4. 证治分类

(1)未染邪毒证

证候　较小的尖锐异物(如鱼刺)鲠咽后，咽喉疼痛，吞咽时更甚，起病时间不长，检查咽喉未能找见异物，多属异物存留部位隐蔽或已刺入肉内。

证析　尖锐异物鲠于咽喉，刺伤肌肉，故引起疼痛；异物细小而刺入肌肉深处，末端未露出肌膜之外，或部位隐蔽，不易窥及，故找不见其踪影。

治法　粘脱异物，送入胃腑。

方药　常用方药有：威灵仙 30～60g，煎水含咽；乌梅煎汤含咽；砂仁、草果、威灵仙、乌梅各 10g，水 4 碗，煎至 2 碗，加白糖适量，徐徐含咽；韭菜一把，洗净，煮令半熟，勿切，嚼烂吞咽之，日数次；饴糖适量，吞咽之，以图粘附异物，一并吞咽入胃。

(2)感染邪毒证

证候　异物鲠咽后数日，患处红肿疼痛，甚至腐烂化脓，伴发热或颈部肿胀疼痛。

证析　异物刺伤咽喉肌肉，日久则局部气血凝滞，邪毒乘机侵袭，毒热蕴积，灼伤肌肉血脉，故红肿疼痛，颈部肿胀，甚则血肉腐败而成脓。

治法　清热解毒，消肿止痛

方药　五味消毒饮加味。方中金银花清热解毒，消散痈肿为主药；紫花地丁、紫背天葵子、蒲公英、野菊花均属清热解毒，治疗痈疮之要药；加赤芍、牡丹皮清热凉血，活血散瘀；山豆根清热解毒，利咽消肿。若已形成痈肿，则应清热解毒，活血排脓，可选用仙方活命饮加减治疗。

【外治疗法】

1. 古代外治疗法述要　外治疗法乃古代治疗异物鲠咽运用广泛的方法之一。晋《肘后备急方》开辟外治法之先河，直到明清各代，历有发明。外治方法概括而言，大体有取出法、推入法、粘裹法、松脱法、取嚏法、呛咳法、催吐法、相克法八种，其中以取出法及松脱法记载最多。

(1)取出法：由于古代没有现今使用的喉镜及喉异物钳，所以古人一般对于喉咽部异物(主要是骨刺)多采用软而嚼之有丝之物品，以线系之吞入喉咽，使异物刺挂在该物品上，牵拉线使从口出。如《肘后备急方·卷六·治卒诸杂物鲠不下方第五十》的绳系薤白取出法：

“治诸鱼骨鲠,以小嚼薤白,令柔,以绳系中,持绳端,吞薤到鲠处,引之,鲠当自出”。是书《卷六·治卒误吞诸物及患方第五十一》载有磁石吸引取出法:治小儿误吞针:“用磁石如枣核大,磨令光,钻作窍,丝穿,令含,针自出”。唐《备急千金要方·卷十六·胃腑》载有绳系鹿筋团取出法:治诸骨鲠“取鹿筋,渍令濡,合而萦之,大如弹丸,以线系之,持筋端,吞之入喉,推至鲠外,徐徐引之,鲠着筋出”。是书还载有治疗咽部异物的竹篾片拔挑取出法:“作竹篾刮令滑,绵裹,内咽中,令至鲠处,可进退引之,鲠即随出”。在《太平圣惠方·卷第三十五·治诸鱼骨鲠诸方》中,将上述的鹿筋团改为牛筋团,但用法相同。如书中曰:“以牛筋,水浸之,细擘,以线系如弹子大,持筋端吞之,入喉至鲠处,徐徐引之,鲠着筋自出。”《太平圣惠方·卷第三十五·治主抓误吞诸物诸方》,还载有线系琥珀珠取出法:“治误吞钩方,以琥珀珠着线贯之,推令前入至钩,又复推,以牵引出矣”。《普济方·卷六十四·咽喉门》则载有线系橙肉取出法:“用绵包橙肉,如小梅,牢系线,令吞下,过鲠物之内,牵出物随出”。《外科正宗·卷十二·误吞针铁骨哽咽喉》则载有线系乱麻团取出法:“用乱麻筋一团,搓龙眼大,以线穿系,留线头在外,汤湿,急吞下咽,顷刻扯出,其针头必刺入麻中同出,如不出,再吞再扯,以出为度”。《串雅外编·卷二·杂法门》收录有线系盐麸木根取出法:“敖医官钓骨法;盐麸木根,入盐少许,绵裹,以线系定,吞之,牵引上下,便钓出也”。《疡医大全·卷二七·咽喉部》载有线系梅肉取出法:“治鸡骨鲠;霜梅肉,捶成指头大丸子,再将绵裹,用线穿在内,冷茶吞下,扯住线头在手,一呕即出”。

以上诸法,除了竹篾片取出法为治疗口咽异物外,其余均为治疗喉咽异物的方法。

(2)推入法:用于口咽与喉咽交界处骨鲠,不能取出,又不能下咽者,如《外科正宗·卷十二·误吞针铁骨哽咽喉》的乌龙针,书中曰:“诸骨哽于咽下,不能外出者,乌龙针推之,骨下则安。其法:以细铁线烧软,对折双头,用黄蜡作丸,如龙眼大,裹铁线头上,外用丝绵裹之,推入咽内,其骨自然顺下,不下再推”。

(3)粘裹法:是利用某些食物的粘附之性或细丝包裹之功粘裹出异物的一种方法。吞咽该物时,粘住或裹住异物,一同咽入胃中。如《肘后备急方·卷六·治卒诸杂物不下方第五十》所载:“鱼骨鲠在喉中众法不能去者方:取饴糖丸,如鸡子黄大,吞之,不去又吞,以渐大作丸,用得效”。该书之《卷六·治卒误吞诸物及患方第五十一》载有治误吞钗方:“取韭曝令委,煮使熟,勿切,食一大束,钗即随出,生麦叶若筋缕,皆可用”。《喉舌备要秘旨·喉部》则以韭菜或饴糖治骨鲠:“凡诸骨鲠,或以饴糖一大块,满口吞而咽之,或用韭菜炙熟,不可切断,作一小束,吞之,芒刺即裹而下”。

(4)松脱法:是以某种药液含咽,使其通过咽喉部时,刺激咽喉而使唾液分泌增加,从而使异物松脱,或药液润及异物时,使之变软,肌膜变松弛,异物脱出而随药液咽入胃中,或吐出口外。如《圣济总录·卷第一百二十四·咽喉中如有物妨闷》载有以鳜鱼胆治骨鲠之方,使用方法是:“鳜鱼胆,腊月取,挂于北檐下,阴干。每有鱼鲠,即取一皂子许,以酒一合,煎化呷,若得逆便吐,骨随涎出。未出,更饮温酒,以吐为度……若卒无鳜鱼,蠡鱼、鲩鱼亦可,惟腊月收者最佳”。该书还在上方之后载有附子丸、马勃丸、象牙丸、桔糖丸、蓖麻丸等方。《世医得效方·卷第十·大方脉杂医科》载有“骨鲠入喉,以缩砂、甘草等份为未,以棉裹少许噙之,旋旋咽津,久之随痰出”及“以贯众浓煎一盏半,分三服,连进,片刻一咯而骨出”,还有“以南硼砂,新汲水涤洗,噙化,其骨脱然而失”等松脱疗法。《普济方·卷六十四·咽喉门》载有治一切骨鲠的“神仙化铁丹”,治一切鲠的“缩砂散”,治鱼骨鲠的“白龙散”等方。《口齿类要·诸骨稻谷发哽第七》载有以动物涎液软化松脱异物鲠咽之方法:“治骨鲠,以犬吊一足,取其涎，徐徐咽之即消”。“治稻芒糖谷鲠喉，将鹅吊一足，取涎，徐徐咽下，即消”。《疡医大全·卷十七·咽喉部》以“香油煎滚，温服之，即吐之”来治疗鸡骨鲠咽。《成方切用·卷十二下》曰：“猫涎亦能下鱼骨鲠”，“诸骨哽……醋煎威灵仙咽下”，这些方法均属松脱软化骨刺之法。《外科证治全书·卷二·喉部证治》载有治犬骨鲠方，其曰：“误吞犬肉，骨梗于喉间……用南硼砂一块，汲水洗净，含化，终食间愈”。《医宗金鉴·外科心法要诀·杂证部》载有治疗针鲠之法：“铁针误入咽喉，无药可施，宜用虾蟆数个，将头剁去倒垂流血，以碗接之，得一杯许，灌入喉中，移时则连针吐出，针自软曲……或用饴糖一斤，食尽则便出”。

(5)取嚏法：是以某种有刺激性的药物入鼻中，使病人产生喷嚏，间接的达到咽喉肌肉收缩，使异物从咽喉肌肉中被挤出，并借助喷出的气流从口腔排出的一种方法。如《备急千金要方·卷十六·胃腑》载有“以皂荚屑少许，吹鼻中，使得嚏，哽出”。《圣济总录·卷一百二十四·咽喉中如有物妨闷》载有治骨鲠在喉中不出方：“矾灰散”纳鼻中，嚏喷即出。《普济方·卷六十四·咽喉门》治鱼骨鲠不出者，“蒜内鼻中即出”。

(6)呛咳法：《医学纲目·卷之十五·咽部》治骨鲠法为“以乳香烧烟，吸入喉，即吐出”。从中可以看出，乳香烧烟，人吸入后必然呛咳，这时咽喉肌肉收缩能挤出刺入的骨刺，同时借呛咳的气流，将骨刺咳出。

(7)催吐法：《圣济总录·卷第一百二十四·咽喉中如有物妨闷》载有治诸鲠法：以“半夏白散每服一钱匕，水调下，即呕吐”。《外科证治全书·卷二·喉部证治》曰：“诸物梗于喉中，或刺或骨，必有锋芒，所以刺而不下，凡下而逆者，反而上之则顺矣。故治此者，当借饮食之势涌而吐之，使之上出，则如拔刺之捷也”。由此可知，催吐法是使病人产生恶心而呕吐，这时咽缩肌收缩可排挤出刺入的尖锐异物，并随呕吐物一同吐出体外。

(8)物品相克法：《备急千金要方·卷十六》中有不少用事物间的相克关系，用取类比象的牵强附会的治法，如“烧鱼网灰服寸方匕”或“取鱼网覆头”用来治鱼骨鲠；“取乱发烧末酒服一钱匕”治“吞发咽不去绕喉”；用“烧铜弩牙令赤内酒中饮之”治疗“误吞铜铁而鲠”等。是书对此种治法有论述曰：“凡疗病者，皆以其类，至如治哽之法”。《圣济总录·卷第一百二十四·误吞诸物》中对《备急千金要方》的取类比象的治法，又进行了理论发挥，书中云：“论曰：用药之法，有不取于气味，特以意为用者，若鱼网虎骨之治骨鲠是也，然网能制鱼，乃鱼之所畏；虎能伏兽，乃兽之所畏，其所制伏即不同，则用之亦异矣”。以此理论作指导的治法，如该书所载“治诸兽骨鲠”的“虎骨散方(以虎骨一味捣细研，每服一钱匕，水调下。狸骨亦得)”等。

2. 现代外治疗法研究述要　现代有关异物鲠咽外治法的研究主要集中在软化松脱法方面，以含咽药液为主。如威灵仙治鱼刺哽咽、威灵仙治食管异物、七味锋芒汤治麦芒入喉、山乌含剂治疗骨鲠、青果治鱼刺卡喉等。

3. 外治法应用

(1)钳取异物：位于扁桃体及口咽侧壁的异物，可在直视下，以枪状镊或止血钳将异物钳出；舌根部、会厌谷、喉咽侧壁、梨状窝等部位异物，可先以1%丁卡因做咽部喷雾麻醉，然后在间接喉镜下以弯钳或异物钳取出；食管异物应在食管镜下取出或推入胃中；鼻咽部异物，应先用探针或X线检查，确定异物大小、形状、硬度，然后用后鼻孔钳取出。

(2)吹药法：适用于咽喉黏膜被异物划伤或染毒红肿者，常用冰硼散，冰麝散，喉风散等，每日3～6次吹于病变处。

(3)超声雾化吸入：适应证同吹药法。可用双黄连注射液、清开灵注射液等加薄荷冰少许，每日雾化吸入1～2次，每次20～30分钟。

【物理疗法】

常用激光疗法及超短波治疗染毒而咽腔红肿者。

(1)激光疗法：用氦-氖激光直接照射红肿局部，或从颈外透照咽部红肿的病变部位。每日1～2次，每次10分钟。

(2)超短波疗法：用五官科超短波治疗仪治疗，每日治疗1次，每次15～30分钟。

【专病专方】

1. 现代专病专方

(1)治鱼骨鲠喉：陈年种丝瓜(连子)一截，置碗内用火烧至半焦，冲开水半碗，微温顿服。(《江西中医药》1976，5(6)：28)

(2)咽喉鱼骨鲠方：五加皮晒干，磨粉，开水冲服。成人用50g加水至2碗，儿童用25g加水半碗，一次顿服。(《新医药通讯》1971，(2)：34)

2. 古代专病专方

(1)宽喉灵砂散：治物鲠。灵砂、丹砂、附子(生，去皮脐)、铅丹、雄黄各一分，芎䓖半两，金箔七片，巴豆(去皮心，取肉，掰为十二段，每掰以口吹之，研去油尽)一枚。上八味，同研如粉。若咽钱及鱼骨等在喉咽内，每服一字，先取蓖麻子三枚，去皮研，以汤半盏，搅滤取汁，调药服之，便下。(《圣济总录·卷第一百二十四》)

(2)软骨散：治喉咽诸鲠。赤茯苓(去黑皮)、陈橘皮(汤浸去白，焙)各半两，甘草(炙)、缩砂仁各一分。上四味，捣罗为散，每用二钱匕，先掺口中，次用新水一盏咽下。(《圣济总录·卷第一百二十四》)

(3)玉错散：治一切骨鲠，或竹木签刺喉中不下。蓖麻子(去壳)一两，凝水石(研如粉)二两。上二味，先研蓖麻为膏，旋入石末，同研成散即止，每取一捻，置舌根深处，以冷水咽之，其鲠自然不见。(《圣济总录·卷第一百二十四》)

(4)蔷薇根散：治诸鱼骨鲠在喉中。蔷薇根不拘多少。上一味捣为散，每服一钱匕，水调下，日三。(《圣济总录·卷第一百二十四》)

(5)虎骨散：治诸兽骨鲠。虎骨，上一味，捣研细，每服一钱匕，水调下，狸骨亦得。(《圣济总录·卷第一百二十四》)

(6)血余散：治食中发鲠，不下绕喉。乱发一团烧灰。上一味研为细散，每服一钱匕，粥饮调下。(《圣济总录·卷第一百二十四》)

(7)半夏散：治铁棘竹木诸鲠在喉中不下，及刺在肉中拆不出。半夏(汤洗七遍)、白敛各二两。上二味，捣罗为散，每服半钱匕，酒调下，日三。(《圣济总录·卷第一百二十四》)

(8)二白散：治诸鲠，白芷、白敛各一分，上二味，捣罗为散，每服一钱匕，水调下。(《圣济总录·卷第一百二十四》)

(9)咽蜜方：治诸鲠，上以好蜜一匙，稍稍咽下，良。(《圣济总录·卷第一百二十四》)

(10)如圣散；治咽物，误置喉中不出。栝楼(用瓤)二枚，杏仁(去皮尖双仁，炒)一两半，甘草(炙)三分，皂荚(炙)一寸与甘草同为末。上四味，先研栝楼、杏仁烂，次以甘草、皂荚末，和为饼子，铛中煿令干，重捣为细末，每服一钱匕，腊茶一钱匕调下，黄蜡少许，水一盏，同煎七分，热服亦得，未效再服。(《圣济总录·卷第一百二十四》)

(11)肥猪脂肉方：治误吞针及箭镞等。猪肥脂肉不计多少。上一味，煮令熟软，恣意饱食，即下。(《圣济总录·卷第一百二十四》)

(12)葵菜方:治误吞钱不出。葵菜不以多少,上一味,绞取汁,冷饮之,即出。(《圣济总录·卷第一百二十四》)

(13)野苧根净洗,捣烂如泥,每用龙眼大。如被鸡骨所伤,以鸡羹化下;鱼骨则以鱼汁化下。(《世医得效方·卷第十·骨鲠》)

(14)金凤花子,嚼烂噙下,无子用根亦可,口中骨自下,便用温水灌漱,免损齿,鸡骨尤效。(《世医得效方·卷第十·骨鲠》)

(15)玉屑无忧散:治误吞骨鲠,哽塞不下。玄参、贯众、滑石、缩砂仁、黄连、甘草、茯苓、山豆根、荆芥穗各半两,寒水石(煅)、硼砂各三钱。上为末,每一钱,先抄入口,以新水咽下。(《世医得效方·卷第十·骨鲠》)

(16)神效解毒圆:收藏年深,愈见神效。青靛花六两,大黄、山豆根各四两,朴硝一钱,黄药子二两半,白药二两半,自然铜四两,贯众、山栀子、宣连、楮实子,山慈姑各二两半,白滑石一斤十二两,铅光石、芭蕉自然汁。上为末,糯米糊和药一千杵,阴干,不可见日,不然析去。一料可作一千圆,却用铅光石打光。诸般骨鲠,井水磨下一圆,作势一吞即下……误吞竹木刺,井水下。(《世医得效方·卷第十·骨鲠》)

(17)鱼骨鲠,以橄榄食,即下。(《世医得效方·卷第十·骨鲠》)。

(18)误吞蜈蚣,以生猪血令病人吃,须臾生清油灌,口中恶心,其蜈蚣裹在血中吐出,继以雄黄细研,水服,愈。(《世医得效方·卷第十·骨鲠》)

(19)误吞铜物,不能化者,浓煎缩砂汤服,其铜自下。又用生荸荠研烂服,其铜自化。(《世医得效方·卷第十·骨鲠》)

(20)二圣散:治鱼鸡骨刺在喉中不下。取五月五日采楮子,晒干,白茯苓各等分为末。每服一大钱,小儿半钱,煎乳香汤调下,温服。(《普济方·卷六十四·咽喉门》)

(21)通气散:治误吞铜钱物及钩绳之类,在咽喉不下。鹅毛(烧灰)一钱,磁石(烧灰)一皂角子大,象牙末(烧存性)一钱。上为细末,每服半钱,新水调下。(《普济方·卷六十四·咽喉门》)

(22)治误吞金银环及钗方,兼治误吞钱及桃枝竹木。用白糖二斤,一顿渐渐食之,多食益佳,即自消化。(《普济方·卷六十四·咽喉门》)

(23)鱼骨鲠。用细茶、五倍子等分为末,吹入咽喉立愈。(《口齿类要·诸骨稻谷发鲠第七》)

(24)双砂汤:治骨鲠。缩砂、草果、威灵仙各等份,加砂糖少许,清水煎服。(《外科证治全生集·卷四·丸散类》)

(25)秘传骨鲠方:马屁勃(山上者)一两,五灵脂三钱,红芽大戟、五味子各二钱。共研细,用鸭涎,狗涎同和丸如圆眼大,如遇骨鲠,用砂糖化服,一丸即化。(《疡医大全·卷十七·咽喉部》)

(26)治误吞铁钉。磁石七钱,朴硝二钱,熟猪油二两,加蜜糖调和药末与之食,其铁钉随粪出。(《喉舌备要秘旨·喉部·论喉症治法》)

【预后与转归】

1. 预后　异物鲠咽及时诊治者,多预后良好。其预后主要取决于以下诸方面因素。

(1)诊治早晚:一般而言,异物鲠咽后立即就诊者,多容易查见异物,也易取出,相反拖延日久,小的锐刺可能刺入肌肉深部,或肌肉肿胀将异物包埋,则难于查见,无法取出。

(2)异物位置:口咽部异物容易发现和取出;喉咽部小的异物则较难发现和取出;鼻咽部

异物更易误诊或漏诊而延误取出。

(3)异物深浅:一般情况下,随着进食而误吞入之异物,刺入黏膜不会太深,预后多良好;而意外伤害,如枪弹或弹片可贯穿咽壁,口含筷子突然向前绊倒,则可刺穿咽壁,这些均可损伤咽周围组织,大血管及神经,预后较差。

(4)有无并发症:无并发症者,取出异物则多可痊愈;有并发症者则视其轻重而预后各不同。

2. 转归

(1)异物鲠咽大多数在取出异物后便告愈,但极少数由于损伤严重或由于合并严重并发症,有引起死亡之危险。

(2)异物刺入黏膜下可引起咽喉及颈部感染化脓;食管异物损伤组织严重可引起纵隔炎、败血症,转移性脑脓肿;意外伤害,异物贯穿咽壁可并发大出血、颈部蜂窝织炎、颈深脓肿、颈椎骨髓炎等,均有可能导致死亡;巨大异物堵塞喉咽可窒息,甚至死亡。

【护理与预防】

1. 护理

(1)异物鲠咽后,要到医院就诊,不要自己用馒头、米饭强行吞咽,也不要自用筷子或用手指挑拔,以免异物深入更难于发现和取出。

(2)取出异物后,若咽部有划伤,应进流食二三天,并配合药物治疗,以防染毒。

(3)经详查未发现异物,但确有异物鲠咽之症状,可能为小的尖锐异物存留,应以粘裹法或软化松脱类药物治疗,并进流食或半流食数日,待症状消失后,恢复正常饮食。

2. 预防

(1)进食时要细嚼慢咽,忌嬉戏说笑,以防异物误咽。

(2)小儿及老年人牙齿不全者,进食带骨类食物及年糕时,应预先将骨刺、枣核剔除干净。

(3)小儿玩耍时,家长要细心看管,勿让其将小的玩具衔在口内,以防咽下。

(4)老年人佩带牙托者,要经常检查是否牢固,防止脱落后误咽。

【参考资料】

1. 2000年前参考资料见第1版,此略。

2. 李红娟,等. 咽喉部异物诊治体会. 中国医学杂志,2008,6(10):35

第十节 增殖体肥大

【概述】

1. 涵义 增殖体肥大是以增殖体肿胀增大,颃颡不开,鼻塞为主要特征的慢性疾病。多发于6~7岁以下儿童,为幼儿时期的常见病之一。由于10岁以后增殖体多逐渐萎缩变小,故成年人患此病者极少见。男女患病率无明显差别,一般在寒冷潮湿地区发病率较高。

2. 释名 古代文献中未查及有关本病的记载。根据其病理特征类似于“慢乳蛾”,其临床表现则与“慢乳蛾”与“鼻窒”有诸多相同之处,故可参考该两病。

3. 沿革 古代有关本病的沿革可参考“慢乳蛾”与“鼻窒”。现代中医耳鼻咽喉科专著中,《中医耳鼻喉口腔科临床手册》以“腺样体肥大”立名;而《中医耳鼻咽喉科临床手册》则以“增殖体肥大”命名之,这两部著作均对其病因病机、临床症状与辨证治疗、预防护理等内容作了较系统论述。

【病因病理】

1. 古代病因病理学说 《灵枢·忧恚无言篇》中说："颃颡者，分气之所泄也……人之鼻洞涕出不收者，颃颡不开，分气失也"。这里所说的"颃颡不开"、"涕出不收"或许是指增殖体肥大而言。《诸病源候论·卷三十·咽喉心胸病诸候》曰："鼾眠者，眠里喉咽间有声也。人喉咙气上下也，气血若调，虽寤寐不妨宣畅；气有不和，则冲出喉咽而作声也"。由此可知，气血不调，可引起睡眠中鼾声时作。"鼾声"也是增殖体肥大常见症状之一。

2. 现代病因病理学说 《中医耳鼻喉口腔科临床手册》将该病之病因病机归纳为脏气未充，外邪侵袭，失治或治之不当，邪留鼻咽交界之处，痰气结聚，腺样体增殖，颃颡不开，堵塞耳窍而为病。《中医耳鼻咽喉科临床手册》则概括为"肾精亏损，虚火上炎"、"肺脾不足，痰湿困结"，"邪毒留滞，气血凝结"三个方面。现代期刊杂志中未查及此病的病因病理论述。

3. 临床病困病理

(1)肺肾阴虚，虚火上炎：急性鼻咽炎、急性增殖炎、伤风鼻塞等病反复发作，缠绵日久，邪热伤阴；或温热病后，余邪未清，耗伤阴津；或由于先禀不足，肾阴亏损等原因，均可出现肺肾阴虚之候。阴精不足，则津液不能上布颃颡，致增殖体失于濡养；阴虚日久，必生内热，虚火上炎，灼于颃颡，搏结于增殖体，致其肿胀增大，日久不消，而成斯疾。

(2)肺脾气虚，痰湿凝结：久病体弱，病后失养，鼻窒、慢鼻渊耗伤肺气，均可致肺脏虚弱，卫外功能下降，易为邪毒侵犯。因正气不足，清肃无力，则邪毒极易滞留颃颡，久而不去。若平素脾胃不足，饮食不节，过食寒凉等均可损伤脾胃阳气，而出现中焦虚弱之候。脾胃运化失健，则易致湿邪内停，循经上犯颃颡，湿停日久则凝聚为痰，痰湿与邪毒团结于增殖体，使其肿胀不消，而成是病。

(3)邪毒久留，气血瘀阻：急性增殖体炎失治误治；外邪屡犯颃颡，滞而不去；或增殖体肥大早期失治，迁延不愈等缘由，均可致邪浊阻于增殖体脉络，壅遏气血，使气血运行不畅，渐滞成瘀，以致增殖体肿实难消。

综上所述，增殖体肥大之因有虚有实，实者，多责之于气血瘀阻或痰湿凝结；虚者，则多归咎于肺、肾阴虚或脾、肺气虚。在诸多因素致病过程中，常因内因，外因孰轻孰重、治疗方法各不相同而产生各种不同的病理变化。一般而言，病程短，年龄小者，以虚火上炎者居多；而病程长，年龄偏大者，则以痰湿困结者居上；发病久远，屡屡反复者，又以气血瘀阻者为多。在病程不断迁延变化中，以上情况也常互相转化或互相兼挟而为病，如肺肾阴虚者，虚火灼烁血脉日久，血脉涩滞，变生阴虚血瘀之证；虚火灼津为痰，亦可变生阴虚痰结之候；肺脾气虚，日久不复，则无力推动血行，渐成气虚血瘀证。无论其病因何变，病机何繁，其终为增殖体肿大不消，故"肿"乃本病的基本病理特征。

【临床征候】

1. 发病情况 本病好发于10岁以下儿童，尤以6～7岁者最为多见；无明显性别差异；寒冷潮湿地区发生率较高；虽无明显季节性，但在冬、春季多易加重。

2. 病史 可有急性鼻咽炎，急性增殖体炎，伤风鼻塞反复发作史，或温热病史；也可有鼻窒、慢鼻渊等诱发病因。

3. 呼吸道症状 因增殖体肥大，常并发鼻窒而出现鼻塞，流涕等症。又因长期鼻塞，张口呼吸，而易继发以下症状。

(1)睡眠时张口呼吸，常有鼾声，睡眠中易惊醒。

(2)说话时语声重浊。

(3)面骨发育障碍,上颌骨变长,硬腭高而窄,牙列不齐,上列切牙突出;下颌骨下垂;上唇短厚外翻,下唇悬挂;外眼角下垂,目呆口张,表情淡漠,即所谓“增殖体面容”。

(4)因呼吸不畅,肺扩张不良,渐成鸡胸或扁平胸。

(5)分泌物下流刺激呼吸道黏膜,引起阵咳,吐痰。

4. 耳部症状　增殖体肥大可阻塞耳咽管咽口,而引发慢耳痹。

5. 鼻咽部检查　较大儿童行鼻咽镜检查,可见到肥大的增殖体,其表面呈5～6条深槽纵沟的分叶状,如同半个剥了皮的小橘子,纵槽中可见脓液或碎屑。较小儿童只做鼻咽部手指触诊,在鼻咽顶和后壁可扪及柔软条块状物。

6. 伴随症状　可有夜寐不安,或失眠健忘,多梦纷纭;纳呆食少,腹胀便秘或大便溏泄;夜间遗尿,睡时磨牙,头痛,面黄肌瘦,或面色㿠白;颈部淋巴结肿大。

【诊断与鉴别诊断】

1. 诊断依据　①鼻咽部检查,较大儿童见肥大的增殖体,其纵沟中有分泌物;较小儿童以手指触诊,在鼻咽顶及后壁扪及柔软条块状物。②有不同程度的鼻塞,流涕,耳堵闷,听力下降,睡眠中打鼾等。③若有典型有“增殖体面容”,亦可做出诊断。

2. 鉴别诊断　增殖体肥大主要应与慢鼻渊、鼻窒、慢乳蛾,石蛾等病相鉴别。

(1)慢鼻渊:鼻涕较多,擤净后鼻塞可暂时改善,并常有嗅常减退。头痛较增殖体肥大者为甚。鼻腔检查见鼻道积脓,鼻甲肥大,X线鼻窦拍片可见窦腔黏膜增厚,透光度差,或伴有液平。鼻咽部检查增殖体不大。

(2)鼻窒:鼻塞、流涕多在天气转冷时加重,夏季多减轻,一般无头痛。无增殖体面容。鼻腔检查可见下鼻甲肿大充血,鼻腔常有黏液状分泌物,鼻咽部检查无增殖体肿大。

(3)慢乳蛾:小儿患慢乳蛾,咽核肥大较重者,也常有张口呼吸,睡中打鼾,且常合并鼻塞,流涕症状。但慢乳蛾有反复发作的咽痛,发热,甚至高热史,多有咽异物感,检查咽前柱(舌腭弓)明显充血,两侧咽核肿大。慢乳蛾有时可与增殖体肥大同时存在,除了作出慢乳蛾诊断外,还应检查鼻咽部有否增殖体肥大。

(4)石蛾:多见于3～5岁以下儿童,咽核肿大Ⅲ度以上,除了有呼吸及吞咽困难、睡中打鼾外,无流涕、鼻塞等症状及其他表现,以此可辨。

【辨证施治】

1. 古代辨证施治观点　参考“慢乳蛾”与“鼻窒”。

2. 现代辨证施治观点　《现代中医耳鼻咽喉口齿科学》将其辨证为“增殖体阻塞,肺窍不利”,治疗用宣肺化痰,益气软坚。方药用玉屏风散合夏枯草膏治疗。《中医耳鼻喉口腔科临床手册》未列辨证分型,治疗采用“化痰散结,通窍活血”之法,以二陈汤加味进行施治。《中医耳鼻咽喉科临床手册》则辨为肾阴不足、肺脾气虚、气血凝滞三个证型,分别以六味地黄汤、补中益气汤、会厌逐瘀汤加减施治。有报道将本病分为脾虚湿盛、肺肾阴虚两类证候,分别采用苍耳子散合参苓白术散、六味地黄汤加减治疗50例收效。

3. 辨证纲要　有关增殖体肥大的辨证纲要在古今文献资料中未查及论述。

增殖体肥大的主要特征是增殖体的异常改变及由此而引发的一系列局部及全身的临床表现。因此,辨别增殖体的形态色泽变化及全身症状表现,对于辨别其虚实属性,证候类型具有提纲挈领作用。

(1)辨虚实:素体多病,发育障碍,头痛健忘,形体瘦弱,神疲乏力,面色㿠白,脉细无力者多属虚证；形体壮实，呼吸气粗，鼾声有力，增殖体硬实，舌暗红，或有瘀斑者，多属实证。

(2)辨增殖体形态色：增殖体肿大暗红，触之不硬，分泌物呈黄白色，量不多者，多属肺肾阴虚；增殖体肿胀色淡，触之柔软，分泌物色白量多者，多属肺脾气虚；增殖体肿大暗红，上布血丝，触之软硬实者，多属气血瘀阻。

4. 证治分类

(1)肺肾阴虚证

证候　鼻塞，涕黄白，量不多，颃颡部不适，口咽干燥，睡眠中时有鼾声；体弱多病，发育障碍，形体消瘦，头痛健忘，少寐多梦，夜卧不宁；增殖体肿大色红或暗红，触之不硬；舌红少苔，脉沉细弱或细数。

证析　肺肾阴亏，阴津不得上达，咽失滋润，故口咽干燥；肺失清润肃降之机，故鼻塞，睡中打鼾；肾阴不足则脑髓空虚，故头痛健忘；形体得不到阴精濡养，故消瘦，发育障碍，体弱多病；阴虚不能制阳，虚火内动，上扰心神，故少寐多梦，夜卧不宁；肺肾阴虚，虚火上灼颃颡，故见增殖体肿大色红或暗红；气血与虚火尚未结痼，故增殖体不硬；虚火灼腐肌膜，故见涕黄白而量不多；舌质红，脉沉细弱或细数均属阴精不足，虚火上炎之征。

治法　养阴润肺，补肾填精。

方药　六味地黄汤合百合固金汤加减。方中以二地，百合滋养肺肾，填精益髓为主药；辅以山萸肉养肝肾而涩精，山药养脾阴而固精，麦冬助百合润肺化痰，玄参助二地以滋阴清热，又配茯苓助山药以补后天而助先天之不足，泽泻清泄肾火，并防二地之滋腻，牡丹皮清热并制山萸肉之温性，贝母、桔梗清肺化痰，软坚散结，与玄参相伍，可消增殖体之肿，当归、芍药养阴活血，以消增殖体之壅滞，均属佐使。合方共奏滋养肺肾，填精益髓之功，并有软坚散结，养阴活血，以消增殖体壅滞之效。若鼻塞重者，可加苍耳子、辛夷以助散邪通窍；阴损及阳而遗尿者，可入金樱子、覆盆子；头痛健忘重者，加益智仁、女贞子、枸杞以增强固肾增智之效；夜卧不宁，易惊醒者，加龙骨、牡蛎以镇惊安神。

(2)肺脾气虚证

证候　鼻塞，涕黏白或清稀，睡眠时有鼾声，咳嗽，咯痰色白，肢体倦怠，纳少腹胀，大便溏泄；表情淡漠，面色㿠白；增殖体肿大色淡，触之柔软，分泌物色白量多；舌淡胖有齿痕，苔白，脉缓弱。

证析　肺开窍于鼻，肺气和则呼吸畅，今肺气亏虚，不得肃降而上逆，故鼻塞，咳嗽，睡中有鼾声；脾为生痰之源，肺为储痰之器，肺虚则不能布津，聚湿生痰，故咯痰色白；脾虚则胃弱，受纳与健运障碍，故纳少腹胀，大便溏薄；脾主肌肉四肢，脾虚则气血生化无源，四肢肌肉无以充养，故肢体倦怠；肺脾气虚则痰浊内生，痰浊上泛颃颡，凝聚于增殖体，故其肿胀色淡；痰湿内盛，但未化热，故分泌物色白量多；气虚则血不能上荣于面，故面色㿠白；气虚血少，湿浊上淫，舌体不荣，故见舌质淡胖；气虚则里寒盛，故舌苔白；气虚不足于充其脉，故脉缓弱。

治法　补益肺脾，化痰散结。

方药　补中益气汤合二陈汤加减。方中以黄芪、人参补益肺脾之气为主药；辅以白术、甘草、茯苓益气健脾，和中渗湿，以消生痰之源；半夏、陈皮燥湿利气，化痰散结，使气顺湿除而痰消；当归以养血；少量升麻、柴胡以助阳气升提，均为佐使。诸药伍用，使肺脾之气充盛，脾胃运化强健，痰湿浊邪得以蠲除，标本兼顾，诸证自解。若增殖体肥大不消，可加入僵蚕、贝母、夏枯草以助化痰散结之功；鼻塞重者入苍耳子，辛夷花以散邪通窍；纳少腹胀者，入砂仁、麦芽、谷芽以醒脾开胃；大便溏泄则增薏苡仁助茯苓，白术渗湿止泻之力。

(3)气血瘀阻证

证候 鼻塞日久，持续不减，睡中鼾声时作；耳内闷胀，听力下降；增殖体肿大暗红，上布血丝，触之较硬实，日久不愈，舌质暗红或有瘀斑，脉涩。

证析 邪毒久留下去，滞于颃颡，致增殖体气血瘀阻，故增殖体肿大暗红，上布血丝，质地硬实，日久不愈；增殖体阻于颃颡，压迫耳咽管咽口，使之开启不利，故耳闷，听力下降；鼻为肺之外窍，增殖体阻塞颃颡，肺气出入不利，则鼻塞，持续不解；气血凝滞不通，故舌质暗红或有瘀斑；血脉不畅，故见涩脉。

治法 行气活血，软坚散结。

方药 会厌逐瘀汤加味。方中以桃仁，红花、当归、川芎、生地活血祛瘀；枳壳、柴胡理气行血；桔梗、甘草、元参化痰清热。方中可加入海浮石、海蛤壳、瓦楞子、栝蒌仁、贝母、三棱、莪术之类，以软坚散结。诸药伍用，不仅行血分之瘀滞，又能散气分之郁结，祛瘀生新，软坚散结，则肿大之增殖体有望缩小矣。若鼻塞重者，加苍耳子、菖蒲以通窍；耳闷、听力下降者，加路路通以活血通窍开闭；伴有肺脾气虚者，加黄芪、党参；伴肺肾阴虚者，可入生地、熟地、寸冬、百合等。

【外治疗法】

1. 古代外治疗法述要 参考“慢乳蛾”与“鼻窒”。

2. 现代外治法研究述要 《中医耳鼻喉口腔科临床手册》将其外治法分为两个方面，即鼻内滴用麻黄素类滴鼻剂改善鼻腔引流与切除肥大的增殖体。《现代中医耳鼻咽喉口齿科学》与《中医耳鼻咽喉科临床手册》则只载有手术切除法。现代期刊资料未查及有关本病外治法的研究报道。

3. 外治法应用

(1)滴鼻法：鼻塞时可用滴鼻灵，1%麻黄素滴入鼻腔，每次3～5滴。

(2)含服法：可选用润喉丸、铁笛丸、草珊瑚含片、华素片等，一日口含数次。

(3)手术法：增殖体长期肥大不消，打鼾严重，或引发耳痹反复发作者，可手术切除或刮除之。

【针灸疗法】

有关本病的针灸治疗，在古今资料中均未查及。此结合本病特点将其针灸疗法介绍如下：

(1)针刺疗法：以取肺、肾、脾、胃经穴位为主，并可根据临床症状配用其他经穴位。常用穴如肺经的尺泽、孔最、列缺、鱼际；胃经的足三里、丰隆、内庭、厉兑；脾经的三阴交、阴陵泉；肾经的太溪、照海。亦可选膀胱经的肺俞、胃俞、脾俞、肾俞等。临床应用时，可根据辨证属何证候而取相应穴位。一般在一条经脉取2～3穴，各经穴位相互配合，轮换使用，以补法为主。鼻塞者可加风池、印堂，上星；头痛加百会，风池等。

(2)耳针疗法 各证型均可应用。可取肺、肾、脾、胃、咽喉、内鼻、内分泌、皮质下、肾上腺等穴，每次选2～3穴，埋针，或以王不留行籽贴压耳穴，令病人每日自行揉按1～2次。

【按摩导引疗法】

古今文献资料中未查及有关按摩导引法治疗本病的论述及报道。临床上可按照针刺疗法的取穴原则，进行穴位按摩，手法以按压揉推为主。

【预后与转归】

1. 预后 先禀强壮者易愈，先禀虚弱者难痊；病程短者较易治愈，病程缠绵日久者难于治愈;增殖体肥大较轻者易治愈,肥大严重者难瘥;早期治疗、坚持治疗者有利于治愈,治疗较晚,邪已结痼者,难于治愈。

2. 转归　早期病情较轻者,以药物治疗,多能治愈;若受先禀不足,病程日久,增殖体严重肥大等因素影响者,则药物难于治愈,应取手术法治疗。

病程长久,证情严重者,可诱发慢耳痹、慢咽痹、肺系疾患、心系疾患等。

【护理与预防】

1. 护理

(1)鼻塞严重,鼻涕较多时,不可强行擤鼻,以免鼻涕窜入耳窍,引发或加重耳痹、脓耳。或使鼻涕窜入窦腔,引发鼻渊。

(2)忌辛辣、燥热食物。

2. 预防

(1)患急性增殖体炎、急性鼻咽炎、伤风鼻塞等鼻咽部疾病,以及患温热病时,应积极彻底治疗,以防病情迁延,邪毒滞留颃颡而导致本病发生。

(2)对慢乳蛾应积极调治,以免邪毒上入颃颡而诱发此病。

(3)小儿应加强营养及日常生活调护,增强机体抗病能力。

【参考资料】

刘竹云,等. 苍耳子散加减治疗儿童增殖体肥大50例. 中国中医药信息杂志,2006,13(2):68

第十一节　咽　白　刺

【概述】

1. 涵义　咽白刺是指咽部出现白色粒状突起,状似白刺为特征的慢性咽病。多发生于咽核,咽底、咽侧壁等部位亦可发生,白刺可多个或单个出现。本病以30岁以前的青年为多发。西医的咽角化症、扁桃体角化症与本病类似。

2. 释名　咽白刺是现代中医根据本病的临床特征,以咽核及咽后壁等处有芒刺状白点的特点而命名。

3. 沿革　在中医古籍中,无本病的病名和病理论述,但古人对咽白刺也有所观察,常混杂在慢乳蛾、喉痹等病症中叙述。如《普济方》提到:"白斑点不一,如芥子大,或绿豆大,点上生芒刺"。《诸病源候论》中也有"喉中生谷贼"的描述。至20世纪90年代,现代中医诸家依据本病的症状特点,冠以"咽白刺"为名。如《中医耳鼻咽喉科临床手册》在论述咽角化症时指出:"本病中医称为咽白刺"。

【病因病理】

1. 古代病因病理学说　在古代医籍中尚未涉及咽白刺的病因病理论述。

2. 现代病因病理学说　在现代著作与资料中有关咽白刺的发病学说的研究不多,《中西医临床耳鼻咽喉科学》一书中,将咽白刺的病因病理归纳为痰浊凝结咽喉。《中医耳鼻咽喉科临床手册》认为本病由"气郁痰结,瘀滞于咽,变生白刺"。《干氏耳鼻咽喉口腔科学》认为主要为"反复感受风热之邪,致脾胃湿热上蒸"所致。

3. 临床病因病理

(1)痰浊凝结:久病烦劳,肺脾功能失调,水湿停聚,内生痰浊,凝结于咽核,痰浊郁滞生化刺角,形成白刺。

(2)痰热郁结:慢乳蛾、慢咽痹长期不愈,虚火久蒸,灼津成痰,加之久病,情志不畅,肝气郁结,气滞痰凝,痰热互结,生化白刺而为病。

【临床征候】

1. 发病情况　本病以青壮年多发,无明显的季节性与地域性。

2. 病史　病史不明。或有慢咽痹、慢乳蛾反复发作史。

3. 咽不适感　为咽白刺的常见症状。可表现为咽异物感,痰堵感、气阻感、炙肉感等;咽干不适感,一般较轻微。若白刺生于舌根可引起咳嗽。

4. 咽部咽核、咽底等处出现白色突起　咽部突起物可呈白色或黄白色,常发生在咽核,也可出现在咽底、舌根,甚至喉部。呈单个或多个突起,量多者可满布咽核,触之坚硬,不易拔掉。

【诊断及鉴别诊断】

1. 诊断依据　①咽干燥不适及异物感;②咽部咽核、咽底等处有白色或黄白色突起物,质坚硬,不易拔除。

2. 鉴别诊断　咽白刺应与急乳蛾、咽白斑相鉴别。

(1)急乳蛾　咽部白色分泌物不硬,易拭去,咽核红肿,咽痛,发热,全身不适等。

(2)咽白斑　呈斑片状,表面稍粗糙。与咽白刺呈点状突起不同。

【辨证施治】

1. 古代辨证施治观点　在古代医籍中未查出关于咽白刺辨证施治的论述。

2. 现代辨证施治观点　现代医学著作及资料中有关咽白刺辨证施治的论述很少,在《中西医临床耳鼻咽喉科学》一书中,将咽白刺辨证为痰浊凝结咽部,治以化痰散结,补脾益肺。《中医耳鼻咽喉科临床手册》治疗以行气化痰,活血散结,方用柴胡疏肝散合导痰汤加减。《干氏耳鼻咽喉口腔科学》将其分为实证、虚证两类。分别选用藿香正气丸、参苓白术散加减论治。有报道将其辨证分为脾失健运、痰浊积聚与胃火上蒸两证,采用健脾化浊、泻火燥湿,配合消导法治疗43例获效。并认为本病与清末所著《咽喉秘传》所载"竖喉"类似。

3. 辨证纲要　有关咽白刺的辨证纲要,古代文献及现代耳鼻喉专著资料中未涉及。此将咽干不适、肌膜异常作为要点加以辨证。

(1)辨咽干不适:咽微干,不欲饮,咳嗽,痰涎多,为痰浊凝结;咽干欲饮,且饮水不多,咳嗽痰稠,为痰热郁结。

(2)辨咽部肌膜的异常:咽肌膜色淡红,咽核上有乳白色斑点突起者,为痰浊凝结;咽肌膜色暗红,略干,咽核上有黄白色突起,为痰热郁结。

4. 证治分类

(1)痰浊凝结证

证候　咽异物感,粗糙感,咽痒微干微痛,或有声音嘶哑,咳嗽;咽核上有乳白色斑点、刺状物,可伴有倦怠懒言,纳差便溏,舌淡苔白,脉滑。

证析　痰浊凝结咽喉,郁滞不散,化生角刺,形成白色角化物;角化物刺激咽部,则咽异物感,粗糙感;痰浊内阻,肺脾失调,津气敷布失司,咽喉失于濡养,则咽微干微痛,咽痒、声嘶、咳嗽;脾失健运,可有倦怠懒言,纳呆便溏;舌淡,苔白,脉滑亦为脾湿痰阻之象。

治法　化痰消结,补脾益肺。

方药　参苓白术散加减。方中以党参、山药、莲子肉益气健脾为主;辅以白术、茯苓、薏苡仁、扁豆渗湿健脾;佐以炙甘草益气和中,砂仁和胃醒脾,理气宽胸;更以桔梗为使,用以载药上行，宣肺利气，借肺之布精而养咽喉；可加法半夏、山慈姑燥湿化痰消结；诸药合用，补其虚，除其湿，散其结，调其气，则诸症自除，声嘶可加蝉衣、胖大海。

(2)痰热郁结证

证候　咽异物感、粗糙感，咽干微痛，可有声音嘶哑，咳嗽痰稠难咯，咽部或咽核上有黄白色刺状角化颗粒，牢固附于肌膜，可伴有胸膈痞满，舌质红，苔黄腻，脉滑数。

证析　痰热互结，郁滞咽喉，则咽腔、咽核生化黄白色角化颗粒；角化物刺激，则咽异物感、粗糙感；痰热郁结，肺脾失调，咽失濡养，则见咽干微痛，声嘶，咳嗽痰稠难咯；痰热壅塞，气机不畅，则胸膈痞满；舌红，苔黄腻，脉滑数均为痰热郁结之征。

治法　清热化痰，行气散结。

方药　清气化痰丸加减。方中以胆南星清热化痰为主；辅以黄芩、瓜蒌仁清热化痰，以助南星之力；治痰须理气，故又以枳实、陈皮行气消痰；脾为生痰之源，肺为贮痰之器，故佐以茯苓健脾渗湿，杏仁宣肺下气，半夏燥湿化痰；可加夏枯草、海浮石清热化痰，软坚散结，诸药合用，共奏清热化痰，行气散结之功。

【外治疗法】

1. 古代外治疗法述要　在古代文献中未查出有关咽白刺的外治疗法的记载。

2. 现代外治疗法述要　在现代资料及著作中，《中医耳鼻咽喉科临床手册》介绍用“麝黄散或消肿化腐散、锡类散、冰硼散吹撒”与白刺处。“咽干不适，用爽喉液、或咽炎乐漱咽”；“咽痛，含化六神丸、润喉丸”。对于白刺可用三棱针挑刺，每次3～5个，出血后，吹撒以麝黄散；对于发生于咽核的白刺，久治不效者，可行摘除术，其他部位行刮除术。《干氏耳鼻咽喉口腔科学》亦主张拔除白刺，再吹以冰硼散或绿袍散。

3. 外治法应用

(1)吹药法：适用于各型咽白刺。常用药物有冰硼散、吹喉散、麝黄散等。将少许药散均匀吹布于咽部，每日3次。

(2)拔除白刺：用镊子夹住白刺，迅速拔去。

(3)烙法：用扁桃体烙铁烙之，方法参见慢乳蛾与基础篇咽科外治法。

(4)咽核切除术：用于白刺发生于咽核，经内外治法不效者。

【针灸疗法】

取穴：合谷、曲池、足三里、颊车、太溪、照海、鱼际，每次选用3～5穴，每日或隔日针1次，轻捻，留针15～30分钟，10次为1疗程。

【按摩导引法】

在古代医籍中，《红炉点雪》中有导引法治疗咽喉病的记载：“平时睡醒时，即起端坐，凝神思滤，舌舐上腭，闭口调息，津液自在，分作三次，以意送下，此潮水之功也”。临证亦适用于本病的治疗。

【物理疗法】

1. YAG激光疗法　清洁口腔，刮除白刺，在基底部使用YAG激光凝固，效果优于单纯白刺清除。有报道采用CO_2激光治疗本病60例，大都一次治愈。

2. 射频疗法　拔除白刺后，用射频输出探头置于白刺的基底部，致基底部凝固，每周1次，5次为1疗程。

【专病专方】

现代专病专方

(1)焦山楂、焦六曲、炙鸡内金、生薏苡仁、焦麦芽、怀山药、黄芩、白扁豆、焦山栀,可随证加减,水煎服。(《中国中西医结合耳鼻咽喉科杂志》1995,3(3):135)

(2)制大黄、生地、玄参、全瓜蒌、焦山栀、黄芩、泽泻、薏苡仁、焦山楂、焦六曲、炙鸡内金、车前子。可随证加减,水煎服。(《中国中西医结合耳鼻咽喉科杂志》1995,3(3):135)

【预后与转归】

1. 预后　有烟酒、辛辣嗜好者难愈;无烟酒、辛辣嗜好者易愈。彻底治愈咽白刺,并积极治疗慢乳蛾,慢咽痹者易愈;治疗不彻底,不注意治疗慢乳蛾,慢咽痹者难愈。情志调和,精神愉快者易愈;情志抑郁,恚怒不节者难愈。

2. 转归　咽白刺一般认为不影响病人健康,预后良好。

【护理与预防】

1. 护理

(1)饮食宜清淡,忌辛辣炙煿,烟酒厚味。

(2)早晚、餐后应漱口,保持口腔清洁。

(3)调和情志,保持心情舒畅,戒抑郁、恚怒。

2. 预防

(1)积极锻炼身体,提高机体抗病能力。

(2)戒除烟酒嗜好,少食辛辣之品。

(3)积极治疗慢乳蛾,慢咽痹、龋齿、牙周病,保持口腔清洁,以减少咽白刺的发病。

【参考资料】

1. 魏荣艳,等. CO_2激光治疗咽角化症60例. 中国激光医学杂志,2003,12(4):212

2. 张守杰,等. 咽角化症的中医病名病因与治则探讨. 辽宁中医杂志,2007,34(9):1268

第十二节　鼻咽红丝瘤

【概述】

1. 涵义　鼻咽红丝瘤是指发生于鼻咽部的良性肿瘤,其特征是瘤体色红,血丝相裹,光滑质硬,反复发生鼻衄或吐血。属祖国医学六瘤(骨瘤、石瘤、肉瘤、血瘤、脂瘤、脓瘤)中的血瘤之范畴。本病多发生于青年男性,起病于青春期之前,25岁后有可能停止生长,个别病例有自然消退现象。西医学中的鼻咽血管纤维瘤与本病相类似。

2. 释名　鼻咽红丝瘤在历代文献中又称为血瘤、赤瘤、喉珠、鼻咽血瘤等,这些病名基本上是根据其特征或结合发病部位而命名的。

(1)血瘤:瘤,《汉语大词典》释为"人和动物体表或筋骨间组织增生所形成的肉疙瘩"。血瘤,亦即以血脉充盈甚至有出血倾向的肉疙瘩。

(2)赤瘤:赤,《汉语大词典》释作"浅朱色,亦泛指红色"。赤瘤,即红色的肉疙瘩。《素问玄机原病式·六气为病·热类》注释本中在注解赤瘤时曰:"赤瘤,又名丹瘤,因血热而结成赤色的赘生物,即外科病'血瘤'之类"。

(3)喉珠:《中华大字典》释曰:"凡物之圆者皆曰珠"。又曰:"同朱"。《汉语大词典》则解释与之相似且更通俗:"指有光泽的圆粒";"同朱";"红色"。由此可知,喉珠,即是指咽喉部的红色类似的圆形的肿物。

(4)鼻咽血瘤:即发生于鼻咽部的以出血为主要表现的肉疙瘩。

3. 沿革 血瘤一名，首见于唐《备急千金要方·卷二十四·解毒并杂治》之中，其记载以陷肿散“治二三十年瘿瘤及骨瘤，脂瘤、石瘤、肉瘤、脓瘤、血瘤”。这里的“血瘤”指的是肢体外表的血瘤，并非指深藏鼻咽部的血瘤。但其中血瘤一名的出现为后世医家使用这一病名奠定了基础。宋《圣济总录·卷第一百二十五·瘿瘤门》载有关于“瘤”的病因病机论述，并列有治血瘤的外用及内服方，同时告诫“瘤慎有可破尔”。宋《三因极一病证方论·卷之十五·瘿瘤论治》也有对“瘤”病因病机的阐述。金元时期的《素问玄机原病式·六气为病·热类》称为“赤瘤”。《卫生宝鉴·卷十三·疣瘤疥癣皴揭附》载有瘤子外治方数首。《世医得效方·卷第十九·疮肿科》载有治瘤方剂，并论述有“凡骨瘤、肉瘤、脓瘤、血瘤、石瘤皆不可决”，明确提出血瘤不可决破，以防意外。《明医指掌·卷八·外科》、《医学入门·瘿瘤》、《古今医鉴·卷九·瘿瘤》、《寿世保元》、《薛氏医案·论瘤》等均载有关于血瘤的病因病机论述。其中《明医指掌》还告诫六瘤之中，除“脂瘤可破，去脂粉则愈”外，其余五瘤“皆不可轻易破之，慎之！慎之！”。这一观点从《圣济总录》诞生之后的诸多医著中有相同或相似论述。由此可知，古代医家早已对血瘤不可破之这一观点达成共识。值得指出的是，《外科正宗·卷六·瘿瘤论》不但对血瘤病因病机论述较为详细准确，而且对血瘤的临床特征描述亦是前无古人的，书中曰：“血瘤者，微紫微红，软硬间杂，皮肤隐隐缠若红丝，擦破血流，禁之不住”。书中还对血瘤的治疗原则、内服方药、顺逆辨证、以及血瘤的危险性——“破后往往不治”，均作了较为系统的阐述，可以说为血瘤的辨证论治奠定了基础。《外科大成·卷四·瘿瘤》继承了《外科正宗》的上述内容，又发挥有外治方法。对于鼻咽红丝瘤描述其临床特征的，则应首推《医贯》一书。如《医贯·卷之四·喉咽痛论》所云：“咽痛用诸药不效者，此非咽痛，乃是鼻中生一条红线如发，悬一黑泡，大如樱珠，垂挂到咽门”。该书还载有以牛膝根入米醋滴鼻法治疗上述病症的方法。此后的清代医著，如《张氏医通》、《医述》、《外科证治全书》、《喉科集腋》等均沿袭了《医贯》的论述内容。其中《外科证治全书》将其命名为“喉珠”，并指出其病因为肺经郁热。《医宗金鉴》、《疡医大全》、《疡科心得集》等医著，则沿承了《外科大成》以前诸医家关于血瘤的论治观点，未出新意。

现代医著中，中国医学百科全书《中医耳鼻咽喉口腔科学》以鼻咽血瘤立名，并对其含义、病因病理、症状特点、辨证施治等内容作了系统论述。《中医耳鼻喉口腔科临对手册》则称其为“鼻部血瘤”。《中医耳鼻咽喉科临床手册》以鼻咽纤维血管瘤及鼻咽血瘤命名之。本节以“鼻咽红丝瘤”命名，是基于其发病部位在“鼻咽部”，而其特征是“瘤体色红，血丝相裹”而作出的。

【病因病理】

1. 古代病因病理学说

(1)气血凝滞学说：《圣济总录·卷第一百二十五·瘿瘤门》曰：“瘤之为义，留滞而不去也。气血流行不失其常，则形体和平，无或余赘，及郁结壅塞，则乘虚投隙，瘤所以生”。《三因极一病证方论·卷之十五·瘿瘤论治》曰：“夫血气凝结，结瘿瘤者，虽与痈疽不同，所因一也……瘤则随气凝结，此等皆年数深远，浸大浸长”。指出了气血凝结，经年累月，时间远长，则可形成“瘤”。《古今医鉴·卷九·瘿瘤》也指出：“夫瘿瘤，皆因气血凝滞，结而成之”。《寿世保元·卷六·瘿瘤》同样直述：“夫瘿瘤者，多因气血所伤，而作斯疾也”，“瘿瘤之患，如调摄失宜，血凝结皮肉之中，忽然肿起，状如梅子，久则滋长”。气血凝滞可以说是古代医家认识瘤病发病原因的最早学说，对后世医家认识瘤病影响深远。

(2)气滞痰凝学说：《明医指掌·卷八·外科》曰：“若人之元气，循环周流，脉络清顺流通，焉有瘿瘤之患也，必因气滞痰凝，隧道中有所留止故也”。由此可知，气滞痰凝，留滞于经脉隧道，日久即可形成“瘤”，该学说在古代可谓独创一家之说。但虽为一家之言，对后世医家认识瘤的病因病理及从气、痰方面治疗瘤病提供了理论依据，对现代中医关于瘤的病因学说亦有很大影响。

(3)心火妄动，复感外邪学说：《外科正宗·卷六·瘿瘤论》曰：“心主血，暴急太甚，火旺逼血沸腾，复被外邪所搏而肿，曰血瘤”。《外科大成·卷四·瘿瘤》亦云：“血瘤属心……治宜凉血抑火，如芩连二母丸”。又曰：“芩连二母丸，治心火妄动，逼血沸腾，外受寒凉所致”瘿瘤。《疡科心得集·卷上·辨瘰疬瘿瘤论》谓：“若劳役火动，阴血沸腾，外邪所搏而为肿者，自肌肉肿起，久而有赤缕或皮俱赤者，名曰血瘤”。《医学入门》也有相似论述，如《医部全录·卷三百七十五·外科瘿瘤疣痣门》引《医学入门》之谓：“心主血，劳役火动，阴火沸腾，外邪所博而为肿曰血瘤”。由上述可以看出，此学说乃明清医家所推崇的血瘤发病中的重要学说之一，对后人从心火论治血瘤提供了重要理论依据，也产生了较大影响。

(4)肝火上逆学说：《薛氏医案·外科枢要·卷三·论瘤赘》曰：“怒动肝火，血涸而筋挛者，其自筋肿起，按之如筋，久而或有赤缕，名曰筋瘤”。此论虽为筋瘤，但对于血瘤的发病亦有一定的参考意义。

(5)肺经郁热学说：《外科证治全书·卷二·喉部证治》曰：“喉珠……肺经郁热所致，如用刀点即死”。该学说在古代文献中未见其他医家论及。

2. 现代病因病理学说

(1)火、痰、瘀学说：见于中国医学百科全书《中医耳鼻咽喉口腔科学》。该书认为鼻咽血瘤之病因病理，乃因七情、劳役，伤其肝脾。肝伤火动，则阴血沸腾；脾损湿滞，则痰浊内生。若复外邪所犯，气血痰浊与邪毒相互搏结，阻塞鼻咽经络，久则累积成瘤。

(2)热、瘀学说：见于《中医耳鼻喉口腔科临床手册》。该书认为鼻部血瘤的病因病机主要是肺经郁热，耗伤肺阴，导致气机不利，气滞血瘀，筋失条理，致纤维组织和血管结团而成。

(3)火、瘀学说：出于《中医耳鼻咽喉科临床手册》。认为“素嗜烟酒，过食辛辣，或素体阳盛”，可引起“火热内蕴，上蒸鼻咽，燔血留瘀”，而“结为血瘤”。

现代期刊杂志中未查及有关本病发病学研究的报道。

3. 临床病因病理

(1)气滞血瘀，痰浊凝结：情志不遂，肝气郁结，则气机滞阻不畅，气不行则血亦难畅通，形成气滞血瘀之候；此外，肝郁气滞，多横逆犯脾，致脾失健运，湿浊内停，日久聚湿成痰；气滞血瘀与痰湿浊邪相互凝结，致颃颡筋脉失于条理而成血瘤肿块。肝有藏血之功，肝气郁滞，上逆颃颡，致其气机紊乱，血随气涌，则可出现血瘤脉络溃决，出血不止。

(2)肝火上逆，燔血留瘀：肝气郁结，久而化火，上灼颃颡，煎炼津液，致颃颡脉络血流黏滞不畅，瘀阻日久，脉络结团凝块，渐成血瘤。肝火上灼，蒸迫血瘤络脉，火动络破，则出血难止。

(3)阴虚血热，咽脉不和：房劳过度，耗伤阴精；久病伤阴、过汗过泻、素嗜辛热之品，损伤阴津等缘由，均可出现阴液亏损，阴虚易生内热，虚热上蒸颃颡，煎炼津液，则脉络涩滞，血行不畅，鼻咽脉络不和，失去条畅，易凝聚成团成块，日积月累，渐成血瘤之症。虚火上升，血液升腾，火涌络破，则易致出血不止。

综上所述，鼻咽红丝瘤发病，因有虚实。实者多咎之于肝气郁滞，血瘀痰凝，以及肝火上逆；而虚者，则多责之于阴液亏虚。在各种病因致病发展过程中，以病程之长短，体质之强弱等原因而产生不同结果。一般来说，病程短，体质强壮者，多以实证居多；病程长，体质弱者，则以虚证居上。然不论其属何证候，而病机则皆归结于“结聚”二字，或为气血痰浊结聚成瘤；或为肝火燔血留瘀结聚为病；还是虚热炼津，络脉涩滞结聚而成患，故“结聚”为本病的基本病理特征与发病根由。

【临床征候】

1. 发病情况　好发于10～25岁的男性青年，偶见于儿童、老年人及女性。无明显季节性与地域性。

2. 鼻塞　为本病首要症状。开始为一侧持续性的轻度鼻塞，以后逐渐加重，并转为双侧鼻塞，最后完全用口呼吸，呈闭塞性鼻音。

3. 鼻衄　多为自发性，出血量多少不一，常为阵发性大出血，或为口鼻俱出血，并伴有不同程度的贫血症状。

4. 肿瘤扩散及压迫症状　压迫耳咽管，可出现耳鸣、耳闷、听力下降，中耳积液；侵入眼眶，则出现眼球移位，运动受限，视力下降，复视，流泪等；向前侵入鼻腔及鼻窦，可出现嗅觉减退或消失，流涕等症；鼻腔壁及鼻窦被挤压，则出现面部肿胀隆起，眼球突出，外鼻畸形；侵入颅内可发生剧烈头痛。

5. 鼻咽镜检查　可见红色结节状表面光滑的肿块，血丝相裹；肿瘤大者，可见其突入鼻腔，或向下推压软腭而突出于口咽；触之较硬，不能移动，易出血。

6. CT检查　可明确肿瘤扩张方向、范围、以及翼板，上颌窦壁，颅底等骨质破坏。

【诊断与鉴别诊断】

1. 诊断依据　①鼻塞，反复鼻衄；②鼻咽部见有红色结节状，表面光滑的肿块，血丝相裹，触之较硬，不能移动，易出血。一般不做活检。

2. 鉴别诊断　鼻咽红丝瘤主要应与增殖体肥大，纤维性鼻息肉和后鼻孔息肉，单纯性纤维瘤，纤维肉瘤等相鉴别。

(1)增殖体肥大：可出现鼻塞，但肿块为不规则状，表面有纵沟、质软，不易出血，发病年龄多在10岁以下。

(2)纤维性鼻息肉和后鼻孔息肉：质较软，不易出血，触之易活动，多有蒂，发源于鼻腔或鼻窦。

(3)单纯性纤维瘤：可发生于任何年龄，以女性为主，不出血。

(4)纤维肉瘤：发展较快，早期即有颈淋巴结转移。

【辨证施治】

1. 古代辨证施治观点　古代文献资料中有关鼻咽红丝瘤的辨证施治内容未能查及。有关血瘤的辨证施治内容则有所记载，但较为零散。如《三因极一病证方论・卷之十五・瘿瘤论治》认为瘤属“血气凝结”，论证简单，且未出治法。《明医指掌・卷八・外科》辨证属“气滞痰凝”，亦未出治法。《薛氏医案・外科枢要・卷四・论瘤赘》认为血瘤乃“怒劳役火动，阴血沸腾，外邪所搏”，治疗“用四物、茯苓、远志之类”。《外科正宗・卷六・瘿瘤论》认为血瘤由“心火旺盛，逼血沸腾，复被外邪所搏而肿”，治疗主张“养血凉血，抑火滋阴，安敛心神，调和血脉”，方选“芩连二母丸”。清代有关医著，基本上转抄《外科正宗》及其以前著作之观点，未有新的发挥。

综上所述，古代医家对血瘤的辨证观点，多推崇“气血凝滞”，而论治主要有《薛氏医案》的四物汤加味及《外科正宗》的“芩连二母丸”。

2. 现代辨证施治观点 中国医学百科全书《中医耳鼻咽喉口腔科学》将其辨分为“肝郁脾虚，痰浊内生”、“肝火上逆”、“阴虚血热”三个证型，并分别出于逍遥散合四物汤加减、龙胆泻肝汤加味、芩连二母丸进行施治。《中医耳鼻喉口腔科临床手册》未列证型，治疗主张采用“软坚散结，疏肝养血”之法，选用六味地黄汤施治。《中医耳鼻咽喉科临床手册》亦未进行辨证分型，治法主以“清热活血，散洁消瘤”，选用黄芩清肺饮加减进行施治。《现代中医耳鼻咽喉口齿科学》采用“调补肝肾，软坚散结”之法，方用六味地黄丸加减。

现代期刊杂志中未查及有关鼻咽红丝瘤辨证论治的报道。

3. 辨证纲要 有关鼻咽红丝瘤之辨证纲要在古今文献中未查及论述。鼻咽红丝瘤患者，由于体质强弱、发病原因之不同而出现不同的临床证候，故通过全身的症状表现及鼻出血的性质，出血量的不同等来辨别虚实以及证候属性，对临床辨证治疗有一定意义。

(1)辨虚实：形体羸弱，鼻衄量少，血色淡红，脉细无力或浮大中空者属虚证；形体强壮，鼻衄量多，血色鲜红或深红，脉大有力者属实证。

(2)辨鼻腔出血：鼻腔出血，血色暗红，头胀痛，舌质暗或有瘀斑，多属气滞血瘀；出血量多热猛，血色深红，头痛剧烈，舌红苔黄者多属肝火上逆；出血量少，血色淡红或色红，舌红少苔者多属阴虚血热。

4. 证治分类

(1)气滞血瘀证

证候 鼻塞逐渐加重，鼻窍出血，时作时止，瘤体深红或暗红；伴头胀头痛，咳痰白黏，纳呆腹胀，两胁胀满，舌质暗红或有瘀斑，脉弦或涩。

证析 肝气郁滞，血行不畅，气血瘀阻，日久积聚而成鼻咽红丝瘤，故见瘤体深红或暗红；瘤居颃颡，阻于鼻窍之后，气体出入不利，故出现鼻塞；瘤体日渐增大，则鼻塞日重；肝气横逆，犯及脾胃，脾失健运，湿浊停聚，故咳痰色白，纳呆腹胀，两胁胀满；肝失藏血之功，气逆颃颡，血随气涌，瘤体络破，故鼻窍出血；气血上冲，扰于清窍，故头胀头痛；舌暗红或有瘀斑，脉弦涩均属气血瘀滞之象。

治法 疏肝理脾，活血化痰。

方药 逍遥散合四物汤加减。方中以柴胡、当归、川芎疏肝解郁，养血活血，行滞化瘀为主药；配以茯苓、白术补中理脾，以截痰湿之源；白芍，熟地养血柔肝共为辅药；炙甘草助苓、术健脾，并调和诸药为佐使。若出血多者，加三七、蒲黄、茜草根以凉血止血，并助散瘀消肿之力；肿瘤大而硬者，入三棱、莪术、土元等以散结消瘤；咳痰多者增半夏、陈皮、浙贝母以化痰止咳，并助散结消瘤之力；纳呆腹胀，两胁胀满者，加枳实、山楂、莱菔子助行气消胀。

(2)肝火上逆证

证候 鼻咽部瘤体色红，血络密布，鼻窍出血量多，来势急骤，血色深红，伴头痛剧烈，口苦咽干，胸胁苦满，面红目赤，急躁易怒，舌红苔黄，脉弦数。

证析 肝主藏血，肝火上逆，结聚成瘤，故瘤体色红，血络密布；肝火蒸迫瘤体络脉，火动络破，故出血量多，血色深红；火势上炎，故出血急骤；肝火上扰清窍，故头痛剧烈，面红目赤；肝脉布胁肋，肝气郁结，气机不利，故胸胁苦满，急躁易怒；舌红苔黄，脉弦数为肝火旺盛之征。

治法 清肝泻火，消瘤止血。

方药 龙胆泻肝汤加减。方中主以龙胆草清泻肝经实火；辅以黄芩，栀子助龙胆草清泄肝火；泽泻、木通，车前子清肝利湿，引火自小便而出；当归、生地养血滋阴，活血凉血而消瘤；

柴胡疏肝解郁，甘草调和诸药，酌加白茅根、牡丹皮、赤芍凉血止血，合而奏有清肝凉血，消瘤止血之效。若出血势猛，可入三七、茜草根等以加强凉血止血之作用；头痛剧烈，加羚羊角、钩藤以助清肝火，平肝阳而止头痛。

(3)阴虚血热证

证候　鼻咽部瘤体色红，经久不消，鼻腔出血色红，时作时止，量不多，伴有头晕耳鸣，口咽干燥，五心烦热，舌红少苔，脉细数。

证析　虚火上炎，血液升腾，结聚成瘤，故见瘤体色红，经久不消；虚火蒸迫血瘤络脉，火动络破，故出血色红，时作时止；阴血不足，故出血不多；虚火上扰清窍，故头晕耳鸣；阴津不足，不能上达，故咽喉干燥；虚热内生则五心烦热；舌红少苔，脉细数等均为阴虚有热之候。

治法　滋阴清热，养血散结。

方药　芩连二母丸加减。方中主以黄连、黄芩、知母、生地清热养阴，润燥泻火，凉血止血；辅以贝母清热散结消瘤；熟地、白芍助知母、生地养阴凉血之功；川芎、当归养血凉血，蒲黄止血而不留瘀，三药伍用，既有活血消瘤之功，又防芩、连、地之寒凉太过，止血留瘀之弊；羚羊角清热息风以助虚火潜降；地骨皮助知母退虚热，佐以甘草调和诸药。若瘤体较大而硬实者，可加鳖甲、牡蛎、牛膝滋阴潜阳，软坚散结；瓦楞子、三棱、莪术散瘀血而消肿瘤。若伴咳痰黏稠者，可添海浮石、海蛤壳清热化痰，软坚散结。

【外治疗法】

1. 古代外治疗法述要　外治疗法在古代治疗血瘤中应用很少，就所查及的文献，只有外敷法与滴鼻法两种。

(1)外敷法：《备急千金要方·卷第二十四·解毒并杂治》中记载的治疗六瘤的陷肿散，以猪脂和敷。《圣济总录·卷第一百二十五·瘿瘤门》治诸瘤出血的黄芩散，以水调外贴瘤体。《疡医大全·卷十八·颈项门》中载有治六瘤之点瘤赘神验方，以新石灰调成膏外敷瘤上。以上三方，虽治血瘤，但书中记载并非治疗鼻咽红丝瘤，仅供临床参考。

(2)滴鼻法　《医贯·卷之四·喉咽痛论》、《外科证治全书·卷二·喉部证治》均载有治疗喉珠方；以土牛膝根捣汁，好醋和匀，滴鼻中二三滴。

2. 现代外治法研究述要　现代有关鼻咽红丝瘤外治法的研究报道很少。有学者以硬化剂鱼肝油酸钠注射和电灼疗法，治疗5例鼻咽部和鼻腔血管纤维瘤取效。有学者用激光加硬化剂治疗鼻咽部海绵状血管瘤，每3周1次取效。

现代医著中有关本病的外治法主要有吹药法与手术切除法。其中《现代中医耳鼻咽喉口齿科学》尚介绍运用"10％明矾液注射于肿瘤体内，硬化肿瘤，减少出血"。

3. 外治法应用

(1)吹药法：可选用消瘤散、麝黄散喷撒肿瘤处，每日2～3次。出血时，可用清热收敛止血类药粉吹入鼻腔，常用如百草霜、血余炭、马勃粉、白及粉、三七粉、云南白药等，亦可将上述药粉置于棉片上或凡士林纱条上，填塞鼻腔或鼻后孔。

(2)手术疗法：内治不效，可行肿瘤切除术。术前应先行放疗或瘤内注射硬化剂，术中加用冷冻术，以减少出血。

【专病专方】

古代专病专方

(1)昆布黄花汤：治瘤肿闷。黄花(剉)、昆布(洗去咸，炙)、麦门冬(去心焙)、大黄(剉炒)各一两，陈橘皮(汤洗去白，焙)、甘草(炙剉)、杏仁(去皮尖双仁，麸炒)各半两。上七味，粗捣

筛，每服三钱匕，水一盏，煎至七分，去渣温服，不拘时。(《圣济总录·卷第一百二十五·瘿瘤门》)

(2)二色丸：治一切肿赤皮肤毒气及瘤子。天南星、半夏、甘遂、大戟各三钱，干姜、胡椒、桂、荜拨各二钱，代赭石一两，大黄(生用，原缺分量)。上十味，取前四味，以浆一升，煮水尽为度，晒干。余六味同捣为末，每用一钱，用巴豆三枚，烧得焰起，盏合却候冷，与一钱药一处研，更用醋一盏，煎成膏，共药末同丸，如绿豆大，分二处，一用丹砂为衣，一用腻粉为白衣，此两等颜色(白者或捏作饼了亦可)用治瘤子。每服一丸，嚼生姜、酒下，早晚各一丸。如小肠气三丸，切生姜三钱炒焦，酒下；如伤酒二丸，飞白矾、生姜自然汁调下；妇人心气痛，醋汤下二丸。(圣济总录·卷第一百二十五·瘿瘤门)。

(3)芩连二母丸：治心火妄动，逼血沸腾，外受寒凉，结为血瘤，微紫微红，软硬间杂，皮肤隐隐，缠如红丝，皮破血流，禁之不住者。黄连、黄芩、知母、贝母、川芎、当归、白芍、生地、熟地、蒲黄、羚羊角、地骨皮各等分，甘草减半。上为末，侧柏叶煎汤，打寒食面为丸，如桐子大，每服七十丸，汤送下，或作煎剂服之亦效。(《外科正宗·卷六·瘿瘤主治方》)

(4)消瘤神应散：山慈姑、海石、昆布、贝母各等分。为末，每服五钱，白滚水调服。(《外科大成·卷四·瘿瘤》)

【预后与转归】

1. 预后

(1)青春期后部分病人的红丝瘤可停止生长，个别病例可自行消退。

(2)极少数病例可因大出血抢救不及时而死亡。

2. 转归

(1)本病经中西医结合治疗，药物与手术相互配合，预后多良好。但术后仍有少部分患者肿瘤复发，年龄越小，复发率越高。

(2)因反复出血，常引起继发性贫血；大出血时可发生休克，危及生命。

(3)本病可并发鼻窦炎，面部畸形；若侵入眼眶，可致眼球移位，视力下降，甚至失明。

(4)手术切除肿瘤可遗留面部畸形，术腔结痂、腭裂或瘘管，视神经萎缩等后遗症或并发症。

【护理与预防】

1. 护理

(1)鼻出血时的护理可参考“鼻衄”。

(2)注意纠正贫血状态。

2. 预防

(1)平素应保持乐观情绪，以防肝郁气滞。

(2)保持鼻咽部卫生，防止有害气体侵入。

(3)少食辛辣炙煿之品，勿过嗜烟酒。

(4)青少年反复鼻衄者，应作鼻咽部检查，早期发现与治疗本病。

【参考资料】

1. 杨继生．硬化剂和电灼治疗鼻咽部血管纤维瘤，中华耳鼻咽喉科杂志，1990，25(3)，168。

2. 何朝政，等 激光和硬化剂治疗鼻咽喉血管瘤，中国激光医学杂志，1997，6(2)，113

3. 祁浩，等．鼻咽血管纤维瘤研究新进展．福建医药杂志，2005，27(2)：146

4. 农东晓，等．青少年鼻痒血管纤维瘤 45 例临床分析．临床耳鼻咽喉杂志，2006，20(2)：70

第十三节　鼻咽癌（含：放、化疗后的论治）

【概述】

1. 涵义　鼻咽癌是指发生于鼻咽部的恶性肿瘤，以进行性鼻塞，涕痰带血，耳闷胀，头痛，颈部恶核为主要症状。鼻咽癌是头颈部恶性肿瘤中发病率较高的一种，发病率往往因地区、种族和年龄的不同而异。我国广东省是鼻咽癌的高发地区，其次是其附近的广西、湖南、福建、江西、台湾等地。中年男性发病率较高。

2. 释名　鼻咽癌是现代医学的病名，中医又称其为颃颡癌、失荣等。

(1)颃颡癌：由于鼻咽部中医称颃颡，故鼻咽癌中医又可称颃颡癌。如王德鉴《中医耳鼻咽喉口腔科学》鼻咽癌中曰："因为鼻咽部中医称颃颡，故鼻咽癌中医又称为颃颡癌"。

(2)失荣：全国高等医药院校试用教材《中医耳鼻喉科学》将其称为失荣。其曰："失荣是指颈项之恶性肿核，质坚如岩石……鼻咽癌，属失荣范畴。本节所论失荣，是指鼻咽癌"。

此外古代医家所论述的上石疽、石痈、恶核等亦有包括鼻咽癌的某些特征者。

3. 沿革　鼻咽癌在古代没有确切的病名，这主要是由于古人限于医疗条件，不能作鼻咽部望诊所致。但在古代医著中，有许多类似鼻咽癌症状的描述。如隋代《诸病源候论・卷三十二》中载有石痈候，提出石痈的特点是"至牢有根，核皮相亲"，在该书的卷五十中载有恶核候，指出恶核生于颈地，不消不溃。在病机方面，认为外邪侵袭与气血搏结，说明了当时对石痈，颈部恶核的形成已有朴素的认识。唐宋时期，不少医著载有治疗恶核、石痈的内、外治法。在《卫济宝书・痈疽五发篇》第一次出现了"癌"字，说"一曰癌，二曰瘭，三曰疽，四曰痼，五曰痈"。并对癌作了描述："癌疾初发，却无头绪……紫赤微肿，渐不疼痛……只是不破"。这些描述与某些恶性肿瘤的发展情况相似，虽不是直接论述鼻咽癌，但仍有很大的参考价值。此外，在《太平圣惠方・卷六十五》中还载有治疗恶核肿方多首，可见当时已较重视恶核顽疾的治疗，且临床取得一定经验。到明代，《仁斋直指附遗方论・卷二十二》对癌有较具体的论述："癌者上高下深，岩穴之状，颗颗累垂……毒根深藏，穿孔透里，男则多发于腹，女则多发于乳，或项或肩或臂，外证令人昏迷"。既描述了癌状如岩石，有毒根深藏于体内，又指出男性癌肿多发于腹部，女性多发于乳或颈项等部位，并且认识到了癌症的严重效果，又如在《外科正宗・卷三四》中，详细论述了失荣证的症状特点、发展过程、预后及内外治法。失荣证与鼻咽癌合并淋巴结转移十分相似。可见在此时期，医家们对癌症及类似鼻咽癌的症状又有了进一步的认识。到清代，对类似鼻咽癌常见症状的有关描述较前更为全面，如《外科证治全书・卷三》、《医宗金鉴・外科心法要诀》、《疡科选粹・第四卷》等医著中分别论及了失荣证、上石疽、恶性瘰疬及颈部恶核，与鼻咽癌颈淋巴结转移的症状十分相似，并论述了病因病机，预后及内外治法。

新中国成立以后，高等医药院校试用教材以及以后各版教材《中医耳鼻喉科学》中均专门在"耳鼻咽喉口齿科常见肿瘤"章节中论述了鼻咽癌的病因病机，临床症状以及治疗选方。至20世纪90年代有多部著作，如王德鉴《中医耳鼻咽喉口腔科学》、《基层中医临证必读大系・耳鼻咽喉分册》、《中医耳鼻咽喉科临床手册》、《干氏耳鼻咽喉口腔科学》等，均已将鼻咽癌独立成篇加以论述，详细地论述了其病因病理，临床表现及治法选方，标志着现代中医对鼻咽癌的认识已达到一个新高度。

【病因病理】

1. 古代病因病理学说

(1)肝郁学说:古代医家多认为与鼻咽癌症状相关的失荣、上石疽、恶核、瘰疬等疾病的产生是七情太过或不及引起人体内气血运行失常和脏腑功能失调而致的,而与肝气郁结关系最大。如《外科正宗・卷十二・失荣症第一百三十四》说:"失荣者,先得后失,始富终贫,亦有虽居富美,其心或因六欲不遂,损伤中气,郁火相凝,隧痰失道,停结而成"。《医宗金鉴・外科心法要诀》认为失荣证"由忧思恚怒,气郁、血逆与火凝结而成"。上石疽是"肝郁凝结于经络","瘰疬形名各异,受病虽不外痰湿风热气毒结聚而成,然未有不兼恚怒,忿郁、幽滞、谋虑不遂而成者也"。《外科大成・卷二》亦认为:"此由先得后失,六欲不遂,隧痰失道,郁火凝结而成"。归纳起来,失荣、上石疽、恶核、瘰疬的病因病机大致为肝失条达,气郁气滞,痰浊、瘀血、痰火凝聚而成肿块。

(2)寒客经络学说:《外科大成・卷二》说:"由沉寒客于经络,气血凝结而成"。《外科证治全集・卷一》说:"然其寒凝其结,毒根最深"。《诸病源候论・卷五十》说:"恶核者,是风热毒气与血气相搏结,成核生颈边。又遇风寒所折,遂不消不溃,名为恶核也"。说明寒邪搏结于经脉,脉络瘀阻,积而成肿块的病因病理。并认为石疽、恶核是属阴寒之证,故其难以根除痊愈。

(3)正虚学说:《证治汇补・卷六》说:"壮实人无积,虚人则有之。皆因脾胃虚衰,气血俱伤,七情悒郁,痰挟血液凝结而成"。《医宗必读・积聚篇》亦说:"积之成者,正气不足,而后邪踞之"。又如《张氏医通・卷九》说:"营气内夺,五志之火煎迫为患……五火交煽于内,经久始发于外,发则坚硬如石"。说明了正气不足,脏腑失调,易致气滞血瘀,痰凝毒聚而成肿块。

综上所述,古代医家认为,内伤七情在肿瘤病因中占重要地位,如愤怒忧郁,情志不遂等是产生癌瘤的原因之一。外界的病邪因素,如风热毒气,阴寒之邪等在肿瘤的发生发展亦有重要作用。此外,由于人身正气不足,易为邪气侵袭,也是导致肿瘤发生的重要因素。

2. 现代病因病理学说　在现代著作与资料中,有关鼻咽癌的发病学说的研究主要表现在火毒困结、痰浊结聚、气血凝滞、正虚邪结学说四方面。

(1)火毒困结学说:全国高等医药院校试用教材《中医耳鼻喉科学》认为肺热、肝郁化火均可使火毒循经上犯颃颡,结聚而成肿块。以后的高等医药院校教材《中医耳鼻喉科学》、王德鉴《中医耳鼻咽喉口腔科学》等著作均沿袭了这观点。

(2)痰浊结聚学说:全国高等医药院校试用教材《中医耳鼻喉科学》认为脏腑功能失调,痰浊内生,痰气互结,阻滞脉络,日久形成肿块。以后的五版教材《中医耳鼻喉科学》、王德鉴《中医耳鼻咽喉口腔科学》、《中西医临床耳鼻咽喉科》等著作中均沿袭了这一观点。

(3)气血凝滞学说:全国高等医药院校试用教材《中医耳鼻喉科学》认为肝气不畅则致气滞血瘀,脉络瘀阻,日久结聚而为肿块。以后的五版教材《中医耳鼻喉科学》、王德鉴《中医耳鼻咽喉口腔科学》、《基层中医临证必读大系・耳鼻咽喉科分册》等著作中均沿袭了这一观点。

(4)正虚邪结学说:王德鉴《中医耳鼻咽喉口腔科学》认为正气虚弱,肾精不足,使得邪毒乘虚而入,结聚于体内而发为癌肿。《中医耳鼻咽喉科临床手册》亦认为"气阴两虚,正不御邪",则癌毒肆虐等。

3. 临床病因病理

(1)邪毒外袭,痰热结肺:素体肺经有热,又嗜烟酒,或长期受不洁空气刺激,则肺热更甚;肺火煎熬津液成痰,痰热上侵颃颡,日久积结而为肿块。

(2)气滞血瘀,结滞鼻咽:因忧思郁闷,情志不畅,肝郁气滞,血行不畅,或外邪侵袭,滞留鼻咽,致气血瘀阻,结聚不散,久而成癌。

(3)脾胃受损,痰浊结聚:因饮食不节或常食有毒发霉腐败食物,热毒蕴积脾胃,或因肝木乘脾,肝脾不和,使脾失健运,痰浊内生,郁火相凝,痰火互结,阻塞脉络而为癌肿。

(4)肺肝火毒,困结鼻咽:七情失调,肝郁气滞,郁久化火,或外邪犯肺,久蕴化火,肺肝火毒上犯鼻咽,结聚不散,发为癌肿。

(5)肾精亏虚,邪毒滞留:因禀赋不足,素体肾虚,或因年老体弱,邪毒乘虚而入,久积而成肿块。

综上所述,鼻咽癌为病有虚有实,且虚证多属虚中挟实,本虚标实,临证须详细辨别。

【临床征候】

1. 发病情况　鼻咽癌发病年龄多在40～60岁之间,男性多于女性,其比例约为3∶1。本病无明显季节性,有明显地域性,广东省发病率最高,次为广西、湖南等省。

2. 病史　本病存在家族遗传史及种族易感性,或有EB病毒感染史。

3. 痰、涕带血　鼻咽癌的早期最主要症状为鼻分泌物带血,因为出血量不多,常被病人忽视,但回吸性血痰应引起高度重视。晚期可因肿瘤侵蚀大血管,而造成大出血。

4. 鼻塞　鼻塞早期不明显,或表现为单侧进行性鼻塞,逐渐发展为两侧鼻塞。

5. 耳闷胀、耳鸣、听力减退　由于肿瘤压迫耳咽管咽口,致耳鸣、听力减退,耳闷胀等。有些病人首发症状表现在耳部,常被医生忽视。

6. 颈淋巴结转移　鼻咽癌早期就可有颈淋巴结转移,首先发生颈深淋巴结上群,即位于乳突尖下方或胸锁乳突肌上段前缘处的淋巴结。开始出现在一侧,继则发展为双侧。肿块无痛,质较硬,活动度差,迅速增大并固定。其后,颈侧中、下群淋巴结相继累及,并相互融合成巨大肿块。

7. 头痛　常因肿瘤破坏颅底,在颅内蔓延累及三叉神经而引起头痛。疼痛偏于病变的颞、顶部或枕部。早期为间歇性,部位不固定。晚期则为持续性剧痛,部位固定。

8. 鼻咽部肿物　鼻咽癌好发于咽隐窝及鼻咽顶后壁,可用间接鼻咽镜或纤维鼻咽镜进行检查。早期局部黏膜粗糙不平,并有小结节及肉芽样肿物。肿瘤逐渐发展可呈现为菜花型、结节型、溃疡型或黏膜下型等不同临床类型。

9. 伴随症状　肿瘤侵入颅内,可出现面部麻木、复视、视物模糊、睑下垂、眼外肌麻痹,甚至眼球固定或失明。肿大的颈深淋巴结可压迫穿出颅底的颅神经,出现软腭麻痹、吞咽困难,声嘶、伸舌偏斜等。晚期,肿瘤可出现肺、肝、骨骼等脏器的转移。

【诊断与鉴别诊断】

1. 诊断依据　①回吸性痰中带血,鼻涕带血,鼻塞,头痛;②耳闷,耳鸣耳聋;③颈淋巴结肿大,质硬,活动度差;④鼻咽部咽隐窝及鼻咽顶后壁不规则肿物,呈结节状或菜花状隆起,经活检为恶性肿瘤细胞。⑤CT或MRI可显示肿块大小及浸润范围。⑥EB病毒血清学检查可作为鼻咽癌诊断的辅助指标。

2. 鉴别诊断　鼻咽癌鼻咽部肿块须与慢性增殖体炎、鼻咽结核、鼻咽红丝管瘤相鉴别;颈部恶核应与颈臖核,瘰疬相鉴别。

(1)慢性增殖体炎:本病常有鼻塞、打鼾,指诊增殖体肥大,无鼻涕带血,常合并有鼻窒、咽痹、鼻渊等,同时还伴有咽底黏膜淋巴滤泡增殖或黏膜下隆起。

(2)鼻咽结核:表现为鼻咽顶部黏膜糜烂呈鼠咬状,有时可见肉芽隆起,表面分泌物很多,常需活检始能与鼻咽癌区别。

(3)鼻咽红丝瘤:鼻塞,反复鼻衄,出血量较多,病变主要发生在鼻咽顶部及后鼻孔,鼻咽镜检查肿块呈圆形或椭圆形,表面光滑,色深红或粉红,黏膜下有扩展的血管。

(4)颈部臀核:急性者有红肿热痛,易于鉴别。慢性者多与龋齿,慢乳蛾、咽痹、头皮感染等有关。肿大的臀核光滑、活动,质软,直径一般在2厘米以内。

(5)瘰疬(淋巴结核):多为青少年发病,常伴有淋巴结周围炎症,肿物质较软,与周围组织粘成团块,触之有痛感。必要时应作颈淋巴结活检,以资鉴别。

【辨证施治】

1. 古代辨证施治观点　古代资料中有关鼻咽癌的辨证施治内容散见于失荣、恶核、石疽等病中。《外科正宗・卷之十二》与《外科大成・卷二》均认为气郁血瘀为鼻咽癌的致病因素,运用和荣散坚丸调和营血,散坚开郁治疗本病。《医宗金鉴・外科心法要诀》另立和荣散坚丸治疗失荣,并以四君、四物配以行气化痰散结的药物用来治疗上石疽;气虚者,还设立了舒肝溃坚汤、散肿溃坚汤舒肝解郁,行瘀散结,用以治疗实证的石疽、瘰疬。《外科料理・卷三》提出用清热解毒,行瘀散结的连翘散坚汤治疗瘰疬马刀硬如石,动之无根。此外《外科证治全书・卷三》治疗石疽"急以阳和汤、犀黄丸每日轮服,紫元丹间服可消"。

综上所述,古代医家已经认识到鼻咽癌可因肝郁、痰阻、热毒、血瘀为病,又可因气虚、气血失和为病。依其病理而有标本俱实,本虚标实的不同,并选择不同治则和方药。

2. 现代辨证施治观点　现代有关鼻咽癌的系统辨证论治始自全国高等医药院校试用教材《中医耳鼻喉科学》。该教材将其辨证分为痰浊结聚、气血凝结、火毒困结三型,并分别用清气化痰丸、丹栀逍遥散、柴胡清肝汤治疗。以后的高等医药院校教材《中医耳鼻喉科学》、王德鉴《中医耳鼻咽喉口腔科学》均沿用了此观点。至20世纪90年代末期,《中西医临床耳鼻咽喉科学》更为详细地对鼻咽癌辨证分为痰热结肺、气滞血瘀、痰浊结聚、热毒困结,肾亏邪滞五证,分别以清金化痰汤、柴胡清肝汤、和荣散坚丸、三棱散等加减治疗。《中医耳鼻咽喉科临床手册》则将本病分为痰热互结、气血凝聚、火毒困结、气阴两虚四证,分别施治以清气化痰丸、血府逐瘀汤、黄连解毒汤合柴胡清肝汤、生脉散加减治疗。

随着科学技术的发展,近年来有学者将鼻咽癌的辨证与颈淋巴结肿大、病理组织学、自主神经功能与外周血淋巴细胞亚群等的关系进行了研究,从而使辨证向客观化、微观化有了新的发展。

3. 辨证纲要　有关鼻咽癌的辨证纲要古代未查及,在现代著作中,《基层中医临证必读大系・耳鼻咽喉分册》中将鼻咽癌的辨证要点分为辨虚实、辨阴虚气虚、辨阴阳疑似、辨形症四个方面,并从全身症状与局部表现入手,对其进行了较为详细的辨证,具有一定的指导意义。

鼻咽癌的主要特征是鼻咽部及颈部肿块、鼻出血、头痛,故本节以辨肿块、辨出血,辨头痛为辨证纲要加以辨析。

(1)辨肿块:肿块位置在鼻咽部,总属气滞血瘀而成,但有寒热虚实之辨。鼻咽部肿块表面肌膜色红,或触之出血者多属热;颈部肿块表面皮肤温热较明显者亦属热;鼻咽部肿块表面肌膜不红,或颈部表面皮肤不温热者属寒;肿块存在,多属实证,但经放疗、化疗一段时间后，肿块缩小而接近消失者属虚。虚实之辨以全身症状为主，肿块局部症状为辅。

(2)辨出血：鼻咽癌患者局部易出血。涕痰带血量多，或鲜血衄衊不止者属血热；涕痰中偶有血丝者属阴虚火旺；血色淡红，不易凝固者属气虚；血色紫暗者属血瘀。

(3)辨头痛：鼻咽癌患者出现头痛的原因有两种：一是癌肿侵犯头颅所致；二是患者原有头痛，患鼻咽癌后常诱发或加重，即头痛并非癌肿侵入头颅而致。前者多属实证，且以热毒侵犯厥阴经为主；后者可按一般头痛进行辨证，有风寒、风热、肝火、血虚等证候区别。

4. 证治分类

(1)肺经痰热证

证候　一侧鼻塞，涕多黏稠，涕中或带血丝，或感一侧耳胀闷堵塞感，或偏头痛头胀，口干鼻焮，或咳嗽痰黄，鼻咽部见新生物隆起，粗糙，色淡红，表面有分泌物附着，颈部或可扪及恶核，舌质红，苔微黄，脉滑数。

证析　肺中痰热内蕴，则咳嗽痰稠；痰热蒙蔽清窍，可致耳胀塞，鼻塞，头痛；痰热灼伤鼻咽血脉而致鼻衄或涕血；痰热结聚鼻咽，渐结成癌，热灼肌膜，故见鼻咽部见新生物隆起，粗糙，色淡红，表面有分泌物附着，颈部或可扪及恶核；舌脉均为肺经痰热之象。

治法　清肺化痰，散结消癌。

方药　清金化痰汤加减。方中以黄芩、栀子、瓜蒌仁、桑白皮为主清肺化痰；辅以麦冬、知母清热润肺；贝母、陈皮、桔梗理气化痰；茯苓益胃和中，甘草调和诸药。诸药合用，共奏清金利肺，除痰散结消癌之功效。鼻塞涕多，可加辛夷花、白芷；涕血者，宜加白茅根、茜草以凉血止血。

(2)气滞血瘀证

证候　头痛较甚，耳内胀闷或耳鸣耳聋，胸胁胀痛，口苦咽干，鼻咽肿块暗红，或有血脉缠绕，触之易出血，颈部或有硬实肿块；舌质红或暗红，或瘀暗紫斑，苔白或黄，脉弦细或弦涩。

证析　气血凝滞，脉络瘀阻，或癌肿上犯颅脑，故头痛较剧；癌肿堵塞，气机不利，则耳内闷胀，耳鸣耳聋；气血瘀滞脉络，脉络外露，故肿块色暗红，血脉缠绕；邪毒循经结聚于颈部，故颈部有硬实肿块；肝郁不舒，则胸胁胀痛，咽干口苦；舌脉所见均为气滞血瘀之征。

治法　行气活血，软坚散结。

方药　三棱散加味。方中主以三棱、鳖甲软坚散结；辅以当归、枳壳、木香行气活血为主；佐以赤茯苓、白术助其行气散结；加柴胡、郁金疏肝解郁散结；加莪术、桃仁、红花以加强活血祛瘀散结之功。诸药合用，共奏行气活血，软坚散结之功效。

(3)痰浊结聚证

证候　头痛头重，鼻塞，涕血较少，痰多胸闷，体倦嗜睡，或见心悸，恶心，胃纳差，大便溏，鼻咽肿物色淡，有黏稠分泌物附着，颈部恶核坚硬无痛，舌质淡暗或淡红，舌体胖或有齿印，苔白或厚腻，脉弦滑或细滑。

证析　痰浊内盛，上犯鼻咽，结为癌肿，故见鼻咽肿物色淡，有黏稠分泌物附着，颈部恶核坚硬无痛；痰浊蒙蔽清窍，清阳不升，故头重头痛，鼻塞；痰浊内停，脾失健运，则痰多胸闷，体倦嗜睡，恶心，心悸，纳差，大便溏；舌脉均为痰湿结聚之征。

治法　祛痰散结，调和脾胃。

方药　导痰汤加减。方中胆南星、枳实化痰散结为主药；辅以陈皮下气消痰；茯苓健脾渗湿，半夏燥湿化痰，甘草调和药性，诸药相合，共奏祛痰散结，调和脾胃之功效。癌肿大者，可加半枝莲、山慈姑以助化痰散结之力。

(4)肺肝火毒证

证候　头痛剧烈，痰涕带血较多或鼻衄，腐物黄稠腥臭，耳鸣耳聋，或视蒙复视，咳嗽痰稠，心烦失眠，口干口苦，小便短黄，大便秘结，鼻咽肿块色红溃烂，或呈菜花状，颈部肿块硬实；舌质红，苔黄厚，脉弦滑或弦数。

证析　肺肝火毒炽盛，结聚鼻咽，变生癌肿，故见鼻咽肿块色红溃烂，或呈菜花状，颈部肿块硬实；火毒灼伤肌膜、迫血旺行，肉腐脉损，故痰涕带血较多或鼻衄，腐物黄稠腥臭；火毒上犯于脑，脑脉受伤，则头痛剧烈；火毒蒙蔽耳窍，可致耳鸣耳聋；毒邪灼伤头颅眼络，则可致视蒙，复视等症；口干口苦，小便短黄，大便秘结，舌质红，苔黄厚，脉弦数均为肺肝火毒困结之征。

治法　清泄肺肝，解毒散结。

方药　龙胆泻肝汤合泻白散加减。方中主以龙胆草、栀子、黄芩、桑白皮、地骨皮清泄肺肝火热，解毒散结；辅以当归、生地、化瘀散结；木通、车前子、泽泻泻火利湿解毒；柴胡引药上达，粳米顾护脾胃，甘草调和诸药。合药共奏清泄肺肝，解毒散结之功。火毒极盛，宜配加山豆根、青黛、苦地胆等以苦寒泄热毒；肿物溃烂，腐败污脓多，加鱼腥草、马勃、穿山甲、皂角刺等清热排脓。

(5)正虚邪滞证

证候　形体消瘦，倦怠神疲，颧红盗汗，或午后潮热，五心烦热，鼻塞涕血，头痛眩晕，鼻咽肿块色淡红，或血丝缠绕，或污脓附着，颈部恶核肿大；舌质红干，少苔或无苔，脉细或细数。

证析　癌毒肆虐，耗伤正气，故见形体消瘦，倦怠神疲，颧红盗汗，或午后潮热，五心烦热；正虚邪实，癌肿不消，故见鼻咽肿块色淡红，或血丝缠绕，或污脓附着，颈部或有恶核；邪毒上壅清窍，兼以气血不足，不能上荣，故耳鸣耳聋，头痛眩晕；舌红少苔，脉细或细数均为正气虚弱之征。

治法　益气养血，扶正祛邪。

方药　和荣散坚丸加减。方中以四君、四物汤为主而益气养血，辅助正气；陈皮、香附、红花行气活血；昆布、贝母、夏枯草软坚散结，以祛邪浊；升麻引药上行。诸药合用，共奏益气养血，扶正祛邪之功。若阴虚明显，潮热盗汗，可合用知柏地黄汤，以滋阴降火而扶正。

5. 鼻咽癌放化疗后的中医论治　放射治疗是目前治疗鼻咽癌的有效方法之一，有些患者尚有配合化疗，以减少复发几率，但放化疗所产生的副反应往往给患者造成一定的损伤和痛苦。近年来对于鼻咽癌经放射治疗后的辨证施治研究逐渐增多，如有学者将其辨证分为津液耗伤、阴血亏虚、脾胃失调三型，分别治以清养肺胃、清热生津，益气养阴、润燥生津，养胃益气、和中止呕，采用自拟方药治疗收效。并认为放疗后以阴虚证为多见，受损脏腑以肺胃脾肾为主，用药时应注意清热不宜过于苦寒，养阴养血不宜过于滋腻，益气不宜过于温燥等。有报道认为，放射线类似热邪、燥邪，放疗后出现津液耗伤、热毒瘀结、脾胃失调、气阴两虚的病理变化与证候，治疗以清热养阴生津、清热散瘀、健脾化湿、益气养阴为法，分别选用泻白散合沙参麦冬汤、柴胡清肝汤、陈夏六君子汤、生脉散合六君子汤加减治疗。另有报道采用养阴益气解毒法、养阴解毒法等治疗放疗后反应及放疗后急性口腔反应等收效。新世纪全国高等中医药院校教材《中医耳鼻咽喉科学》将放疗、化疗后的辨证治疗分为肺胃阴虚、气血亏损、脾胃失调、肾精亏损四种证候，分别采用泻白散合沙参麦冬汤、归脾汤、香砂六君子汤、六味地黄丸加减论治，具有一定的指导意义。

鼻咽癌放射治疗过程中或治疗后，可产生阳热伤阴伤络的症状，如口干舌燥，涕、唾液减少，口腔、咽腔溃疡，咽干咽痛，张口、吞咽困难，耳闷胀，听力减退，鼻塞，放射处皮肤干燥、发红，甚或焦裂、疼痛，头部毛发干燥脱落等，故放疗属火热阳毒，其性伤阴伤津。化疗后多产生伤胃伤气的证候，如胃纳不佳，泛恶欲呕，身倦乏力等，故化疗似寒湿阴毒，有伤气伤胃之特点。根据脾主涎，胃主纳，肺主涕，肾主唾、主发、主耳的理论，放化疗主要以损伤脾胃肺肾为主。若在放疗化疗中配合中医药治疗则可减轻、减少其产生的副反应；在放化疗后配合中医药治疗则可促使其损伤的恢复，改善患者生活质量等。此根据放化疗所产生的症状表现，将其辨证施治介绍如下。

（1）肺胃阴虚证

证候　多见于放疗中或之后，口干咽燥，口咽溃疡，吞咽疼痛，鼻干少涕，或涕黄量少，干咳少痰，纳差不欲食，面容干燥，小便量少，大便干燥，舌质红、少苔，脉细弱。

证析　放疗火热伤阴，肺胃阴虚，津不上承，故口干咽燥，鼻干少涕，或涕黄量少，干咳少痰；放疗火毒灼伤肌膜，则口咽部肌膜溃疡，吞咽疼痛；胃阴不足，受纳失常，故纳差不欲食；阴津不足，面失荣养，故面容干燥；肺胃阴虚，津液不足，肠失润泽，故小便量少，大便干燥；舌红少苔，脉细弱亦属肺胃阴虚之征。

治法　滋养肺胃，生津润燥。

方药　益胃汤和养阴清肺汤加减。方中以益胃汤滋养胃阴，俾使阴长津生，上濡口咽而干燥可解；养阴清肺汤益阴润燥，清热生津，和血止痛。两方合用，共奏滋养肺胃，生津润燥，清热和血之功。若放疗进行中火毒伤络，瘀热互结，口咽溃疡，疼痛明显，耳窍闷胀，听力减退，舌红，苔黄腻，脉实不虚，可重用生地、牡丹皮、赤芍，加半枝莲、马勃、延胡索、金银花、丝瓜络以清热活血，通络止痛。

（2）气阴两虚证

证候　多见于放化疗之后，身倦乏力，少气懒言，面色无光，口干少唾，舌燥咽干，夜寐不安，头晕头重，食少，便干，舌淡红，苔白，脉沉细。

证析　放疗伤阴，化疗伤气，气阴两虚，体失濡养，故见身倦乏力，少气懒言，面色无光，口舌咽干燥；阴虚内热，神不守舍，故夜寐不安；气虚清阳不升，故见头晕头重；胃气受伤，则食少；阴伤肠燥，则便干；舌淡红，苔白，脉沉细亦属气阴两虚之征。

治法　益气养阴，清热生津。

方药　生脉散合四君子汤加味。方中主以人参、西洋参益气养阴，清热生津；辅以麦冬以助滋阴生津，五味子收敛气阴；白术、茯苓、炙甘草益气健脾，以资化源；合而奏有益气养阴，清热生津之效。

（3）脾虚胃滞证

证候　多见于化疗中，倦怠乏力，食欲减退，泛恶欲呕，或呕吐清水、痰涎，脘闷腹胀，头晕，舌淡红，苔白腻，脉沉弱。

证析　化疗伤气伤胃，脾胃虚弱，受纳失常，故见倦怠乏力，食欲减退；胃气壅滞，失于和降，故见泛恶欲呕，甚或呕吐清水、痰涎，脘闷腹胀；脾虚而清阳不升，故见头晕；舌淡红，苔白腻，脉沉弱亦为脾虚而胃气壅滞之征。

治法　健脾益气，和胃降逆。

方药　香砂六君子汤加减。方中主以四君子汤健脾益气；辅以木香、砂仁、陈皮和胃导滞；半夏降逆止呕。如泛恶呕吐者，加竹茹、生姜以助降逆止呕之效。

(4)肺肾阴虚证

证候　多见于放疗剂量大，次数多者，口咽干燥较甚，唾液减少，鼻干少涕，或涕痂干燥难出，偶有鼻涕带血，面容干燥乏泽，头发脱落、稀少无光，咳嗽少痰，讲话乏力，腰膝酸软，头晕耳鸣，舌红少苔，脉细弱。

证析　放疗火热耗伤肺肾阴液，肺肾阴虚，津不上承，涕唾减少，故见口咽干燥较甚，鼻干少涕，涕痂干燥难出；阴虚内热，虚火上炎，则见鼻涕带血；肾阴亏虚，面发失养，故见面容干燥乏泽，头发脱落、稀少无光；肺阴不足，脏失所养，宣肃失常，则咳嗽少痰，讲话乏力；肾阴不足，腰膝失养，髓海空虚，故腰膝酸软，头晕耳鸣；舌红少苔，脉细弱亦属肺肾阴虚之征。

治法　滋补肺肾，生津润燥。

方药　百合固金汤加减。方中主以百合、生地、熟地、麦冬滋补肺肾，以复阴液；辅以玄参凉血益阴，当归、白芍养血润燥，贝母、桔梗止咳化痰；甘草调和诸药，合而共奏滋补肺肾，生津润燥之功。若肾阴亏虚，头发干燥稀少，头晕耳鸣、听力减退明显者，可合用滋阴地黄汤以助滋补肾阴，益精聪耳之力。

(5)瘀血阻络证

证候　多见于放疗后，耳内闷胀，间有刺痛，或有中耳积液，经久不消，耳膜暗红，听力减退，耳鸣如蝉，鼻塞，头痛隐隐，面色晦暗乏泽，或有头面麻痹感，放射部位暗红干燥，口咽干燥，舌暗红，少苔，脉细。

证析　放疗伤络，瘀血内生，痹阻耳脉，故见耳内闷胀刺痛，或有中耳积液，经久不消，耳膜暗红，听力减退，耳鸣如蝉，鼻塞；瘀血阻络，清窍不利，面络不畅，新血不达，故见头痛隐隐，面色晦暗乏泽，或有头面麻痹感；瘀血内阻，津液不利，故见放疗部位暗红干燥，口咽干燥；色暗红，少苔，脉细亦属瘀血阻络，津液不达之征。

治法　活血养血，化瘀通络。

方药　四物汤合通窍聪耳丸加减。其中主以四物汤活血养血而化瘀；辅以通窍聪耳丸活血化瘀，通络除痹，聪耳熄鸣；合而奏有养血活血，化瘀通络之效。若兼有气阴两虚，身倦乏力，口咽干燥明显者，可合用生脉散。

【外治疗法】

1. 古代外治疗法述要　在古代文献中，有关鼻咽癌外治法的记载主要是外敷法。《医宗金鉴·外科心法要诀》记载有用葱白、蜂蜜捣泥敷贴，以及飞龙阿魏化坚膏外敷。《外科证治全书·卷三》提出外用商陆根捣烂，加食盐少许敷之，或用阳和解凝膏随其根盘贴满。在外治方药中，历代医家多将癌瘤作为阴证治疗，原则上采用温散的方法，如飞龙阿魏化坚膏有较强的拔毒消肿，解毒散结，活血祛瘀作用。

2. 现代外治法研究述要　现代资料中，治疗鼻咽癌的外治法主要是针对局部症状与消散肿块来研究的。王德鉴《中医耳鼻咽喉口腔科学》提出局部疼痛可用1%冰片酒精涂敷疼痛部位，有止痛作用；颈部恶核溃烂，可用阳和解凝膏补托排脓，敛口止痛；涕多腥臭污秽者，应配合解毒排脓药液滴鼻；口腔溃烂，可用冰硼散、珠黄散、珍珠层粉点搽患处。对于外敷法，其方药更为丰富。如凤仙花膏、神功膏等。对于放射治疗所引起的皮肤损伤，有报道采用湿润烧伤膏外敷收效。另有报道用苦丁茶液漱口对放疗性口腔炎有预防作用。此外，还有报道作耳根环形注射对晚期癌肿有显著止痛效果。

3. 外治法应用

(1)外敷法:用于治疗颈部恶核。常用具有解毒消积,化瘀消肿,软坚化痰,散结止痛的药物外敷,使药物直达病所。常用药膏为阳和解凝膏,阿魏化坚膏等。

(2)滴药法:用于治疗鼻咽癌出现涕多腥秽者。常用鱼腥草液滴鼻,以解毒排脓。若放疗后,鼻咽黏膜干燥,萎缩、结痂者可用润滑剂如鼻炎灵、芝麻油加冰片等滴鼻。

(3)吹药法:用于治疗鼻咽癌出现口腔溃烂者。常用冰硼散、珠黄散、珍珠散、珍珠层粉等吹撒于局部,以达到清热解毒,生肌止痛的作用。

(4)中药液冲洗:放射治疗前后,鼻腔干燥结痂者,可选用清热解毒注射液、鱼腥草注射液各10ml,或黄芩、蒲公英、金银花各30g,薄荷10g,煎水,用注射器或导管冲洗鼻腔,日1次。

【针灸疗法】

1. 古代记载　在古代医籍资料中,未查及有关鼻咽癌针灸治疗的论述。

2. 现代研究　在现代研究资料中,运用针灸治疗鼻咽癌报道日趋增多。有学者以针刺配合中草药为主治疗晚期恶性肿瘤,有缓解症状,延长生命的作用。鼻咽癌患者主穴取风池、下关、听宫、攒竹、上星、百会、合谷;配穴取列缺、外关、太冲。中药以清热解毒,宣肺通窍为主,药用防风、辛夷、苍耳子、生石膏、菊花、连翘、当归、生地、炒蒺藜、黄芩等。认为针刺取穴要从整体考虑,同时根据病人的病情变化,抓主要矛盾进行配方。有学者采用口服百合汤,穴位注射维生素B_1、B_6治疗放疗期间口苦、咽干、舌燥,防止白细胞减少,收效满意。选穴:主穴脾俞、肾俞、阳陵泉、足三里、上巨墟;配穴丰隆;三阴交。有报道针灸辅助治疗常见恶性肿瘤、鼻咽癌患者,取主穴上星、迎香、列缺、照海,牙痛加颊车,鼻涕多加丰隆、合谷,耳鸣加外关。以平补平泻手法。认为针灸对恶性肿瘤的一些症状如疼痛、吞咽困难、纳差、呕吐等有一定疗效,可疏通经气,活血止痛,养血安神,活血化瘀,以达调和气血,扶正抗邪的目的。有学者运用小剂量度冷丁作耳穴注射,对恶性肿瘤晚期止痛疗效确切。

3. 临床应用

(1)针刺疗法:按照肿块发生的部位分经取穴,目的在于疏通经络、气血,以达疏散结聚,祛邪止痛的目的。主穴:风池、下关、上星、人迎。配穴:臂臑、手三里、合谷。每次选主穴、配穴各1～2个,每日1次,用泻法。

(2)穴位注射:用当归注射液、柴胡注射液、核葵注射液、蟾蜍注射液穴位注射,每穴0.5ml,每天或隔天1次,10次为1疗程。穴位同针灸疗法,每次选1～2穴。具有消肿散结止痛的作用。

【按摩导引疗法】

在古代文献及现代资料中,均未查及有关鼻咽癌的按摩导引疗法的论述。

【物理疗法】

物理疗法治疗鼻咽癌是目前最为有效的方法之一。其方法主要为放疗,用钴^{60}或电子直线加速器照射。对鼻咽癌原发灶的放射剂量为60～70Gy,颈部淋巴结转移则用量为50Gy,在6周内完成。放疗1年后,可行第2次放射。

【专病专方】

1. 现代专病专方

(1)清热生津饮:元参、生地、麦冬、黄芩、野菊花、白花蛇舌草、银花、川芎、花粉、沙参、黄芪、甘草。可随证加减,水煎服。(《贵阳中医学院学报》1995,17(3):51)

(2)四生汤:生黄芪、生地、生白术、生薏苡仁。随证加药。水煎服。(《辽宁中医杂志》1992,19(6):24)

(3)滋阴抗瘤汤:生地黄、沙参、玄参、白花蛇舌草、金银花各30g,天冬、麦冬各15g,山豆根10g,水煎服。(《湖南中医学院学报》1988,8(4):10)

(4)导赤散加味:生地、麦冬、玄参、芦根各15g,蒲公英30g,白花蛇舌草20g,当归、柴胡各12g,木通6g,淡竹叶、川芎各10g,生甘草3g。水煎服。(《湖南中医学院学报》2003,23(2):34~35)

(5)复方斑蝥汤加减:斑蝥1~3只,灵芝、蚤休各30g,白参20g,白术、茯苓、金钱草各15g,黄芪25g,广木香、守宫、水蛭各10g,绿豆6g,甘草5g。日1剂,温开水浸泡30分钟,再文武火煎2小时,取汁500ml,分2~3次服,10天为1疗程。方中斑蝥第一疗程用1只,以后根据患者身体情况、用药后的反应,可逐渐加大用量至3只(服药同时多饮绿茶)。(《实用医技杂志》2006,13(13):132)

(6)加味清营汤:水牛角30~60g,生地黄、玄参、麦冬、金银花、丹参、蒲公英、芦根各15~30g,淡竹叶6~9g,黄连3~6g,连翘9~12g,牡丹皮9g,赤芍9~15g。水煎服,日1剂,分3次服用。(《中医药学刊》2006,24(4):76)

(7)加味生脉散:党参、射干、竹叶各10g,麦冬、沙参各30g,五味子5g,金银花20g,天花粉、丹参各20g,石斛15g,甘草6g。于放疗第一天开始口服直至放疗结束,日1剂,水煎分2次服,其中一次在放疗前0.5小时服用。(《中国医学工程》2005,13(4):398)

(8)山豆射干汤加减:山豆根、射干、麦冬、焦山楂各15g,太子参30g,赤芍、浙贝母、夏枯草各12g,玄参、半枝莲、白花蛇舌草各30g,炒谷麦芽各25g,桔梗、甘草各10g,大枣30枚;鼻塞加苍耳子、辛夷各10g。日1剂,分5~8次服完。(《内蒙古中医药》2007,(10):6~7)

(9)酸甘化阴方:用于放疗后口干症。乌梅、甘草、僵蚕、牡丹皮各10g,五味子、川芎各6g,白芍、麦冬、生地、石斛、太子参、枸杞、女贞子、葛根、地龙各15g。水煎服,日1剂。(《中国医药导报》2009,(14):50)

2. 古代专病专方

(1)和荣散结丸:川芎、当归、香附、桔梗、白术、红花各一两,白芍、茯苓、熟地、夏枯草、人参、升麻、昆布各五钱,陈皮二钱,贝母四钱。(《医宗金鉴》)

(2)柴胡清肝汤:柴胡、白芍、生地、黄芩、花粉各五钱,当归、川芎、防风各三钱,牛子、黄芩、栀子、连翘各四钱,甘草二钱。(《医宗金鉴》)

(3)三棱散:三棱、赤茯苓、鳖甲各五钱,当归、枳壳、白术、木香各三钱。(《证治准绳》)

(4)清金化痰汤:黄芩、栀子、桔梗、贝母、知母各四钱,麦冬、桑白皮、瓜蒌仁、茯苓各五钱,橘红一钱,甘草二钱。(《统旨方》)

(5)清气化痰丸:陈皮二钱、杏仁、枳实各四钱,黄芩、瓜蒌仁、茯苓、胆南星、制半夏各五钱。(《医方考》)

【预后与转归】

1. 鼻咽癌为恶性肿瘤,因不易早期发现,治疗开始较晚,故预后较差。

2. 鼻咽癌易向周围、颅内扩散,或远端脏器转移,若能早期发现,早期治疗,可提高五年生存率。

【护理与预防】

1. 护理　应根据鼻咽癌患者不同治法,不同症状进行护理。

(1)鼻咽癌病人往往有恐惧心理，对治疗缺乏信心，感情较脆弱。医护人员应恰当解答病人的问题，指导病人配合治疗，消除病人恐惧心理，解除思想顾虑，积极配合治疗。

(2)口臭流涕污秽者，应加强口腔、鼻及鼻咽护理。如含漱清洁口腔，配合滴鼻、冲洗鼻腔等。

(3)给予高热量易消化食物。若病人长期卧床，消化功能低下，应给予半流质饮食。若吞咽困难者，应给予流质鼻饲。

2. 预防

(1)注意精神调节，保持心情舒畅，避免忧郁，思虑等的精神刺激。

(2)注意饮食卫生，避免过食辛辣炙煿、腌制咸鱼等，节制烟酒，忌食发霉食品。

(3)注意环境卫生，避免致癌物质外溢，加强个人防护。

(4)及早治疗鼻咽疾病，以免迁延转化为癌，开展肿瘤普查，争取早期诊断，早期治疗。

【参考资料】

1. 2000年前参考资料见第1版，此略。

2. 邱宝珊，等．鼻咽癌急性放疗的中医辨证论治．中华实用中西医杂志，2003，16(3)：433

3. 金红，等．养阴益气解毒法治疗鼻咽癌放疗反应110例临床观察．中华放射医学与防护杂志，2005，25(4)：362

4. 李亚军，等．鼻咽癌中医辨证分型研究进展．国医论坛，2006，21(4)：55

5. 刘海军，等．中药液冲洗鼻咽癌患者鼻咽部的疗效观察．现代护理，2003，9(8)：587

6. 张红．导赤散加味配合放射治疗鼻咽癌40例．湖南中医学院学报，2003，23(2)：34

7. 郭小部，等．复方斑蝥汤治疗晚期鼻咽癌的临床疗效分析．实用医技杂志，2006，13(13)：132

8. 袁国荣，等．加味清营汤对鼻咽癌放疗增效减毒的临床研究．中医药学刊，2006，24(4)：76

9. 唐之雅，等．加味生脉散对鼻咽癌急性放射反应的临床观察．中国医学工程，2005，13(4)：398

10. 肖映昱，等．山豆射干汤预防鼻咽癌放疗毒副反应30例临床观察．内蒙古中医药，2007，(10)：6

11. 张红，等．利咽解毒方防治鼻咽癌急性放疗性口腔黏膜反应临床观察．中国中医药信息杂志，2007，14(9)：15

12. 胡艳慧，等．鼻咽癌的中医辨证分型与西医客观化指标的相关性研究进展．国医论坛，2008，23(5)：55

13. 陈孟溪，等．鼻咽癌放疗期间辨证分型的病例回顾性研究．中医药导报，2009，15(10)：4

14. 张艳．苦丁茶液预防鼻咽癌放疗患者口腔炎的效果观察．护理与康复，2009，8(10)：887

15. 曹裕杰，等．酸甘化阴法治疗鼻咽癌放疗后口干症疗效观察．中国医药导报，2009，(14)：50

16. 谷串联，等．湿润烧伤膏防治鼻咽癌放射性皮肤损伤50例．江西中医药，2009，40(9)：33

第十四节 呛 食 风

【概述】

1. 涵义 呛食风是指以饮食或饮水呛咳，软腭运动及感觉障碍，开放性鼻音为特征的一种咽病。本病类似于西医学的咽肌麻痹，临床以软腭瘫痪为常见。软腭瘫痪可分为中枢性和周围性瘫痪两类。周围性者，则多见于白喉、急乳蛾、病毒感染等。本篇所论以周围性软腭瘫痪为主。

2. 释名 呛食风在古代医籍中又称“呛食喉风”。“呛食”是指食物反呛，“喉风”即指咽喉病急重，吞咽不利，呼吸不畅，故“呛食风”、“呛食喉风”其本意均是指咽喉部不适，饮食饮水反呛，不能下咽之病。

3. 沿革　呛食风的论述主要见于清代喉科专著中，如在《重楼玉钥·卷上》中有“夺食风即呛食风……或在喉头上腭，及舌根左右生一血泡，或数小泡，即变大脓满不能吞咽，气息不能出入”。此“夺食风”与本篇的呛食风又有所区别。《喉症全科紫珍集·卷下》有“呛食喉风”之名，所论基本与本病相似。如《现代中医耳鼻咽喉口齿科学》称软腭麻痹与《喉科紫珍集》的“呛食喉风”相似。《中医耳鼻咽喉科临床手册》将咽麻痹的中医病名称为“呛食风、软腭麻痹”。

【病因病理】

1. 古代病因病理学说

(1)心肺积热学说：《喉症全科紫珍集·卷下·呛食喉风七》曰：“此症热毒积于心经，以致咽干气促，喘息无痰，甚至呛食不下者，难治……如毒入肺间，心口利痛”。本学说对临床辨证用药有一定的指导意义。

(2)肺胃积热学说：《重楼玉钥·卷上》曰：“此症或因饮食火物，触动肺胃积热，致陡起斯症”。该学说为后世一直沿用。

2. 现代病因病理学说　在现代著作与资料中有关呛食风的发病学说研究不多，《现代耳鼻咽喉口齿科学》认为由“肺胃积毒，上冲咽喉，邪客经脉，经气失畅，脉络受阻，肌膜纵弛”，而致软腭麻痹。中国传统医学丛书《中医耳鼻喉科学》将呛食风的发病机制归属为疫毒客阻经脉，认为时疫邪毒侵犯，上犯咽喉，邪客经脉，经气失畅，脉络痹阻而发为本病。《中医耳鼻咽喉科临床手册》认为由“痰浊内生，痰盛风动，或复感风邪，风痰阻咽，致软腭疭弛”；或由“脾胃虚弱，清气下陷，咽肌痿疭不收”而病。故热、风、痰侵袭咽部脉络是现代认识呛食风的基本病机学说。

3. 临床病因病理

(1)疫毒客阻经脉：时疫邪毒侵犯咽喉，邪客经脉，气血不利，经气失畅，脉络痹阻而出现呛食风。

(2)风痰痹阻经络：素体痰盛，复感风邪，风痰结聚，上犯咽喉，客于经脉，阻滞经气，脉络痹阻而发为呛食风。

【临床征候】

1. 发病情况　本病无明显年龄段与地域性。常见于秋冬与冬春之交发病。

2. 病史　可有白喉、急乳蛾或病毒感染史，或病史不明。

3. 开放性鼻音　发病可急可缓，表现有发音不准，语言含糊等。

4. 进食呛鼻　吞咽食物易返流入鼻腔，甚则出现呛咳。

5. 吮吸、鼓气不能　患者不能作吮吸，吹哨或两颊鼓气等动作。

6. 软腭瘫痪　若一侧瘫痪，则悬雍垂偏向健侧，发声时软腭向健侧歪斜，患侧不能上举。若两侧瘫痪，则软腭松弛下垂，不能运动。

7. 伴随症状　若发生在白喉之后，可伴有下肢无力，眼调节障碍等。

【诊断及鉴别诊断】

1. 诊断依据　①可有白喉、急乳蛾或病毒感染史。②软腭一侧或双侧瘫痪，开放性鼻音。③饮食呛咳。

2. 鉴别诊断　呛食风应与中枢性软腭瘫痪相鉴别，主要是根据病史，中枢性软腭瘫痪常由肿瘤、血管硬化、血肿、转移淋巴结的压迫以及梅毒瘤引起。

【辨证施治】

1. 古代辨证施治观点　古代医籍中有关呛食风的辨证施治论述不多，《喉症全科紫珍集·卷下·呛食喉风七》曰："此症因热毒积于心经……治法用顺气利咽，加灯心、葱根及解疫、清咽等剂服之。如毒入肺间，心口刺痛，急用连翘散加大黄利之"。《咽喉经验秘传》曰："此症……躁极生痰热在心，忽然呛食终非福"。说明呛食风有因燥热、热毒为病，提出了顺气利咽，解疫清咽等治法，并设立连翘散为主方治疗。

2. 现代辨证施治观点 现代著作与资料中论述呛食风辨证施治主要以热毒、风痰为主。如《现代中医耳鼻咽喉口齿科学》辨证为"热毒客阻经络，软腭瘫痪"，治疗以"清热解毒，疏经活络"，方药用玉女煎加味。中国传统医学丛书《中医耳鼻喉科学》将呛食风辨证为疫毒客阻经脉，在治疗上以清热解毒，通经活络为法，选方普济消毒饮。《中医耳鼻咽喉科临床手册》分为风痰痹阻、脾胃虚弱、气虚血瘀三证，分别用牵正散合导痰汤、补中益气汤、补阳还五汤合牵正散治疗。

3. 辨证纲要 有关呛食风的辨证纲要在古代文献及现代著作及资料中均未查及。临床对本病的辨证主要着重于辨咽部肌膜运动异常。

患侧软腭不能上举，或软腭松弛下垂，咽肌膜色红，咽干不适，苔薄黄或黄腻者，多属疫毒客阻经络；患侧软腭不能上举或软腭下垂，咽肌膜色淡，咽中痰多，苔白或白腻者，为风痰痹阻经络。

4. 证治分类

(1)疫毒阻络证

证候 开放性鼻音，语音不准，进食呛鼻，甚至出现呼吸困难和呛咳，咽干不适，患侧软腭不能上举，或软腭松弛下垂；吮吸、吹哨、鼓气不能；舌红，苔薄黄或黄腻，脉浮数。

证析 疫毒客阻咽嗌经脉，经气失畅，颃颡不闭，故有开放性鼻音，语音不准确；软腭运动失司，关闭不利，故进食呛鼻，甚至吞咽困难和呛咳；热病伤阴，则咽干不适；舌脉均为疫毒客阻经脉之象。

治法 清热解毒，通经活络。

方药 普济消毒饮合牵正散加减。方中主以黄芩、黄连清泻上焦热毒；牛蒡子、连翘、薄荷、僵蚕疏散头面之风热；玄参、板蓝根、马勃、桔梗清解咽喉热毒；合全蝎、白附子、僵蚕疏风通络。诸药合用，共奏清热解毒、疏风通经活络之功。

(2)风痰痹阻证

证候 开放性鼻音，语音不准，进食呛鼻，甚至吞咽困难和呛咳，咽中痰多，少气懒言；患侧软腭不能上举，或软腭松弛下垂，吮吸、吹哨、鼓气不能，舌淡红，苔白或白腻，脉浮滑。

证析 风痰结聚，上犯咽喉，经气不畅，颃颡不闭，故有开放性鼻音，语音不准确；咽喉经脉痹阻，软腭运动失司，关闭不利，故进食呛鼻，甚则出现吞咽困难、呛咳；痰浊上泛，阻遏气机，故咽中痰多，少气懒言；舌脉所见均为风痰痹阻经络之象。

治法 化痰祛风，通络复痹。

方法 涤痰汤加减。方中以二陈汤加胆星燥湿化痰，理气和中；枳实、竹茹涤痰开窍；加白附子、全蝎、蜈蚣祛风通络，行气活血；大枣、甘草调和诸药。全方共用，可达化痰祛风，通络复痹之效。若脾虚身倦，少气懒言者，加黄芪、党参，白术健脾益气。疾病后期，宜用补阳还五汤益气活血通络。

【针灸疗法】

1. 古代记载 在古代医籍中，有关呛食风的针灸疗法未查及。

2. 现代研究 在现代资料中，关于呛食风的记载不多。有学者取穴鱼际(双)、照海

(双)、廉泉。鱼际直刺,进针 0.5～1 寸,平补平泻;照海穴针尖稍向下斜刺 0.5～0.8 寸,用补法;廉泉穴针尖向上斜刺 0.5～1 寸,平补平泻,不留针。治疗 31 例痊愈。还有报道在腭帆后缘上点刺,从右侧到左侧点刺 4～6 针,点刺深度约 1.5 分左右,取得疗效。

3. 临床应用 主穴:颊车、地仓、合谷、廉泉。配穴:通里、关冲、天突、足三里。针刺,留针,每次 15～30 分钟,中弱刺激,每日 1 次,10 次为 1 疗程。

【专病专方】

1. 现代专病专方 蝉蝎通络汤:蝉衣 6～12g,全蝎 2～6g,僵蚕 6～15g,忍冬藤 10～20g,丝瓜络 6～10g,生地 10～15g,牡丹皮 6～10g,桔梗 3～6g,甘草 2～5g。随症加减。(《全国中医耳鼻喉科学术讨论会议文集》1987)

2. 古代专病专方

(1)连翘散:连翘、葛根、黄芩、赤芍、山栀、桔梗、麦冬、牛蒡、甘草、木通。引加淡竹叶。(《喉科紫珍集》)

(2)当归连翘散:当归、连翘、甘草、桔梗、栀子、花粉、生地、前胡、枳壳、黄芩、元参、白芍。引加灯心。水二钟,同煎服之。(《喉科紫珍集》)

(3)顺气利咽汤:川芎、枳壳、乌药、白芷、陈皮各七分,桔梗、栀子、花粉各一钱,防风、黄芩各八分,粘子、元参各一钱二分,甘草五分。(《喉科紫珍集》)

【预后与转归】

1. 预后

(1)本病预后良好,体质强者易于康复;体质虚弱者康复较慢。

(2)病程短易愈,病程长难愈。

2. 转归

(1)呛食风宜及早治疗,病程越长,痊愈可能性越小。早期治疗,大多可痊愈。

(2)呛食风由于饮食反呛,易诱发鼻部感染与下呼吸道感染。

【护理与预防】

1. 护理

(1)注意口腔卫生,防止继发感染。

(2)戒除烟酒,少食辛辣之品。

(3)饮食宜细嚼慢咽,以减少食物反呛。

2. 预防

(1)积极锻炼身体,增强体质。

(2)适时增减衣服,以防病毒感染。

(3)积极防治白喉、时行感冒等,疾病流行期间,避免到公共场所。

【参考资料】

1. 张瑜 . 针刺治疗软腭麻痹 31 例 . 中国针灸,1988,(6):51

2. 张建民 . 点刺治疗软腭麻痹 54 例疗效观察 . 北京中医杂志,1987,(1):37

第十五节 白 喉

【概述】

1. 涵义 白喉是由疫疠之气侵袭咽喉,表现为咽喉突发红肿,溃生白腐,甚则满喉皆白,呼吸困难的一种急性传染性疾病。属时行疫症之一。本病发生于世界各地,多见于温热及亚热带地区,热带较少。好发于10岁以下儿童,以2～5岁发病率最高。多在秋冬春季节发病。传播途径主要是通过空气飞沫直接传染,也可由毛巾、玩具、食品、书报等间接传染。白喉潜伏期一般2～5天。若防治不当,可引起气道阻塞,并可致邪毒内陷心包,危及生命。因此必须给予高度重视,及时治疗。目前,由于加强了防治工作,本病现已基本得到控制。

2. 释名　白喉在古代医籍中称“白喉风”、“白缠喉”、“白缠喉风”、“天白蚁”等。其命名是以其临床特点而命名的。所指的是发生在咽喉部,其上布满白色腐物,重则可迅速出现呼吸困难等危象之疾病。

3. 沿革　白喉一病在清代以前未见系统记载,至清代始有发现,最早称为“天白蚁”、“喉白”、“白缠喉”。《疡医大全·卷十七》中有“天白蚁疮”的记载,描写该病的症状与白喉相似。《重楼玉钥》是较早论及白喉的文献。《重楼玉钥·卷上》曰:“喉间起白如腐一症,其害甚速,乾隆四十年前无是症,即有亦少。自二十年来,患此者甚多,惟小儿尤甚,且多传染……即所谓白缠喉是也”。指出白缠喉为喉间白腐,且广泛传播,小儿多见的特点,虽未明确命名为“白喉”,但两者表现颇为相似。白喉的命名,最早见于《时疫白喉捷要》,该书为我国第一部白喉专著,对白喉的病因病机,辨证治疗都有较详细的论述。由于清代白喉病的反复流行,清代医家对它的研究比较深刻,论及白喉的医著如《疫痧草》、《喉科秘论》、《喉症补编》、《烂喉痧辑要》、《喉证要旨》、《外证医案汇编》等书。还出现了白喉专著,如《时疫白喉捷要》、《白喉辨证》、《白喉全生集》、《白喉治法忌表抉微》、《白喉条辨》等,这些书籍不仅对白喉作了较全面的论述,而且对白喉的治疗提出了许多不同意见,有些观点至今仍有很大的参考价值。

20世纪60年代,中医院校教材《中医喉科学》以白喉为名,对其发病、病因病机及辨证分型有了较深刻的认识。此后各家论述均以白喉立论,从而在病症学方面达到高度一致。

【病因病理】

1. 古代病因病理学说

(1)疫疠侵袭学说:《重楼玉钥·卷上》说:“喉间起白如腐一症,其害甚速……惟小儿尤甚,且多传染”。较早提出了白喉之病具有传染的特性。《白喉条辨》中也提及本症可互相传染。《喉科种福》曰:“瘟疫白喉乃疠气从口鼻入于手太阴肺,肺属金,故其现于喉亦白”。《时疫白喉捷要》亦云:“白喉有时疫一症,其发有时,其传染甚速,其症至危至险,治者多束手无策”。《喉症约精》曰:“此乃行疠气为病,喉证中最急者也”。古代医家对白喉由疫疠之邪为病已有较深刻的认识,该学说一直为后世沿用。

(2)燥邪为患学说:《白喉条辨》曰:“辨病源第一:阳明燥金司天之年,或秋冬之交,天久不雨,燥气盛行,邪客于肺,伏而化火,至初春寸水骤至,春寒外加(夏至后发者则更重),少阳相火,不能遂其条达之机,遂夹少阴君火,循经络而上与所伏之燥火,互相冲激,猝乘咽喉清窍而出,或发白块,或白点,名曰白喉,互相传染,大人易治,小儿难治”。古代医家由于观察到白喉之病以秋冬干燥季节多发的特点,秋季燥邪盛行,遂认为燥邪是本病致病因素。该学说一直指导后世选方用药。

(3)阴亏学说:《重楼玉钥》曰:“喉间之白,因邪伏于少阴肾经,蓄久而发,肝失水养,非喉本症风热结于血分可比”。“此症发于肺肾,凡本质不足者,或遇燥气流行或多食辛辣之物,感触而发”。《重楼玉钥续编》曰:“按此症由肺肾阴虚,因以感受天时燥金之气,即伤燥之候也”。《喉科家训》谓:“仲景云:‘少阴病心烦咽痛白烂用猪肤凉润法’,可知白喉亦属少阴内热熏蒸，故用一派凉润之品是乃猪肤汤之功臣，可与仲景书并行于世”。《康健喉科秘集》曰："白喉之起因：白喉一证为阴亏，而外感火旺燥热，外邪伤及肺胃而发”。古代医家对阴虚招致火燥之邪为患已有较深刻的认识，该学说对后世诊治白喉有较大影响。

2. 现代病因病理学说　在现代著作与资料中，有关白喉的发病学说主要有痰火学说、内外相因学说。

(1)痰火学说：主要由《干祖望中医五官科经验集》所创立。干氏认为疫邪性偏温燥，易于化火伤阴，灼液为痰，痰火互结而为病。

(2)内外相因学说：王德鉴《中医耳鼻咽喉口腔科学》认为“本病的外因为感受时行疫毒，或兼感风热之邪，内因多为肺肾阴虚，或肺胃素有积热”而发。

(3)正虚感邪学说：《中医耳鼻咽喉科临床手册》认为白喉之发是由“素体阴虚，正不御邪，幼儿脏腑柔弱，形气未充，不耐邪毒，适值秋冬春季风燥气过盛，滋生疫毒，随气流行，口鼻受邪，搏结咽喉诸窍而发为本病。若疫毒炽盛，兼以肺胃火热蒸喉，或滋生风痰，则易壅阻气道而变生危候”。从而对于白喉的发生以及病机发展做了系统的论述。

【临床征候】

1. 发病情况　好发于儿童，1～5岁最为多见。四季均可发病，秋冬春季发病率最高。本病可发生于世界各地，但多见于温热及亚热带。

2. 病史　可有白喉病接触史。

3. 咽部白色假膜　是本病的重要体征。扁桃体微肿、充血，表面有白色点状渗出物，渐渐融合成片状灰白色假膜，可扩散到悬雍垂和舌腭弓，甚至蔓延至喉。假膜边界清楚，与黏膜粘连紧密，不易擦拭掉，用力强行擦拭可出现出血点。颈及颌下有臖核，稍痛。假膜涂片可找到白喉杆菌。

4. 咽部疼痛　为本病常见症状，但疼痛一般较轻微。

5. 吞咽困难，呼吸不畅　本症主要见于重症患者，多由白喉蔓延及喉部所致。因假膜遮盖喉门而出现喉梗阻性呼吸困难，或由于膈肌及肋间肌麻痹而引起呼吸困难等。

6. 声音嘶哑　多由咽白喉蔓延及喉部而致，表现为阵发咳嗽，声如犬吠，少痰，声音嘶哑，甚或呼吸困难。

7. 伴随症状　患者可出现低热，全身不适，疲劳，食欲不振，精神委靡。重症患者可有高热，面色苍白，脉搏快速而微弱，心脏扩大，血压下降，心律不齐。末梢神经受侵害，以软腭麻痹最多见，语音不准，进流质呛入鼻腔，以及眼球运动障碍等。

【诊断与鉴别诊断】

1. 诊断依据　①白喉流行史与接触史；②咽部白膜厚实，不易剥离，强去则出血，旋而复生；③咽痛轻，低热，脉率快；④假膜涂片或细菌培养可找到白喉杆菌。

2. 鉴别诊断　咽白喉应与急乳蛾、咽疳等进行鉴别。

(1)急乳蛾：起病急，体温高，咽痛剧烈，咽核红肿，假膜局限于咽核表面，易擦掉，不出血。涂片找到链球菌。

(2)咽疳：起病慢，口臭，咽核溃疡，有覆盖污秽的灰白色膜，膜涂片找到梭形杆菌和螺旋体。

【辨证施治】

1. 古代辨证施治观点　古代资料中有关白喉的辨证施治内容较为丰富，大多数医家提出养阴清肺为主要治则。《重楼玉钥·卷上》记载的养阴清肺汤为后世所推崇，是治疗白喉的主方。该书认为本病“不外肺肾，总要养阴清肺，兼辛凉而散为主”。养阴清肺汤主要针对患者肺肾阴虚体质而言，对阴虚白喉尤为适宜。《时疫白喉捷要》则认为病由火毒凝结，治疗应着重泻火解毒，就病情轻重拟定除瘟化毒散、神功辟邪散、神仙活命汤、龙虎二仙汤等方。此类方均为寒凉药物。《白喉全生集》除了肯定白喉热证较多，寒证较少外，认为少寒证，非无寒证，提出必须凭证辨明寒热，分清轻重虚实，区别论治。除使用清热解毒，宣肺解表的药物外，也有运用辛热或温补方药的记载。如白喉寒证尚轻，提出用柴胡饮、参艾饮及荆防败毒散；对白喉寒证渐重的治疗，用以温热药为主的五积散、参桂饮、温胃汤。说明作者在临床实践中，灵活运用辨证论治，在治疗进程中既考虑对白喉一般规律的治疗，亦善于掌握疾病的特殊规律。这对后世医家治疗白喉有很大启发，《白喉条辨》一书，对白喉的治疗提出了不少建设性意见，如所制三炁(注：音义同“气”)降龙丹，方中一方面重用石膏、水牛角等解毒药；一方面配用西洋参、地黄等养阴药，目的在于解毒养阴，培护正气，对白喉的病机和病证是较切合的。

综观古代医家论治白喉，均认为属温热病范畴，多按治疗温热病方法进行治疗，是符合临床规律的。此外，医家们又针对患者的体质，辨明病证的阴阳、表里、寒热、虚实等属性，提出白喉寒证的治疗，可以说这是在白喉认识和治疗上的一个进步。

2. 现代辨证施治观点　现代有关白喉的辨证施治始自广东中医学院主编的《中医喉科学》。该书认为白喉由肺胃积热、肾阴亏损，复感疫疠之气，以及外感风邪发病。王德鉴《中医耳鼻咽喉口腔科学》一书中，将白喉以疫毒侵袭，兼感风热；肺肾阴虚，邪毒上炎；肺胃热盛，邪热熏蒸三型辨证。分别以除温化毒汤、养阴清肺汤、神仙活命汤为主方治疗。《干祖望中医五官科经验集》根据病因、病程的不同分风热、阳热、阴虚、喉风、气阴衰竭五型辨证施治，分别以加减紫珍连翘散、喉科凉膈散、加减白喉养阴清肺汤、竹沥葶苈汤、加味生脉散等方进行治疗。《干氏耳鼻咽喉口腔科学》分型证治基本与其相同。《中医耳鼻咽喉科临床手册》将其分为阴虚风燥、肺胃热盛、风痰壅塞三个基本证型，分别采用养阴清肺汤、清热利咽汤、清气化痰丸加减论治。有学者提出按温病分上、中、下三焦论治，按病程分初、中、末三期论治，对论治咽白喉提供了新途径。

由于白喉之病目前已基本消灭，故至20世纪70～80年代有关白喉的研究资料已基本未见，有关白喉的现代治疗资料主要集中在20世纪50～60年代，对于现今的参考价值有限，故此从略。

3. 辨证纲要　有关白喉的辨证纲要在古代文献及现代著作中均未涉及。根据白喉的主要特点遂以咽中白膜为辨证纲要加以辨析。

咽中腐膜量少，可见白点、白块、白条、咽核微红肿，恶寒发热者为疫毒侵袭，兼感风热之邪；咽中有较多白块、白条或白点，咽微痛，口舌干燥，面色淡暗或苍白，手足心热者，为肺肾阴虚，邪毒上炎；咽中布满白膜，白腐物多而厚，颜色灰白，咽喉肌膜、咽核红肿溃烂，咽喉疼痛较剧者，为肺胃热盛，邪热熏蒸。

4. 证治分类

(1)阴虚燥热证

证候　咽喉疼痛，干咳少痰，咽干少津，软腭及咽核表面有白腐如苔膜，不易剥离；全身倦怠乏力，伴低热，大便秘结，小便短赤，舌质红，苔薄黄，脉细数无力。

证析　肺阴不足，阴虚肺燥，疫毒耗伤津液，则见咽喉疼痛，咽干少津，干咳少痰；疫毒热盛，耗伤正气，见有低热，神倦乏力；肺与大肠相表里，肺燥则肠涸，则便干尿赤；疫毒结于咽喉，致肿溃，形成白腐秽膜；毒力深潜，则秽膜难剥；舌脉皆属阴虚肺燥之征。

治法 养阴清肺，解毒利咽。

方药 养阴清肺汤加减。方中主以生地、玄参养阴润燥，清肺解毒；辅以麦冬、白芍助生地、玄参润燥，清肺解毒；麦冬、白芍助生地、玄参养阴清肺而润燥，牡丹皮助生地、玄参凉血解毒而消肿；佐以贝母润肺止咳，清化热痰，薄荷宣肺利咽；使以生甘草泻火解毒，调和诸药。合用共奏养阴清热，解毒利咽之功。

(2)疫毒挟风热证

证候 咽喉红肿白腐，悬雍垂及周围水肿，咽痛声嘶，口臭唇裂，面赤口渴，恶寒发热，颌下有臖核，舌红苔薄黄，脉浮数。

证析 疫毒间挟风热，外袭咽喉，营卫不和，故恶寒发热，咽部红肿，面赤口渴；疫毒挟风热，郁结于咽喉，气血不畅，则咽喉水肿，咽痛声嘶；热毒蕴结，形成白腐伪膜，口臭唇裂；舌脉所见均属疫毒风热之征。

治法 清热解毒，疏风利咽。

方药 除瘟化毒汤加减。方中主以银花、生地、竹叶、木通清热解毒，消肿利咽；辅用土牛膝根助清热解毒，活血消肿之力；葛根解肌发表，桑叶、薄荷疏风宣肺利咽；佐以川贝母、枇杷叶宣肺止咳化痰；使以生甘草清热解毒，调和诸药，共奏除瘟解毒，清热利咽之功。

(3)疫毒凌心，气阴两伤证

证候 咽喉疼痛，喉间白腐，声音嘶哑，咳如犬吠，精神萎靡，心悸怔忡，冷汗淋漓，口唇发绀，呼吸时胸脘内陷，鼻翼煽动，舌质红，少苔，脉细数或结代。

证析 疫毒深入，白腐范围扩大，向下累及喉、气管，间有风痰郁滞，则声音嘶哑，咳如犬吠；疫毒内陷心包，灼阴耗精，心气耗散，肺气阻遏，则精神萎靡，心悸不安，口唇发绀，鼻翼煽动，冷汗淋漓，呼吸时胸脘内陷，脉细数或结代；舌红，少苔为疫毒伤阴之征。

治法 益气养阴，解毒利咽。

方药 生脉散合增液汤加减。方中主以人参、麦冬、五味子益气生津，敛阴止汗；并用生地、玄参、麦冬增液润燥；加黄芪加强益气扶正；枣仁养心安神；土牛膝根解毒利咽消肿；甘草养心复脉，调和诸药，共奏益气养阴，解毒利咽之功。

【外治疗法】

1. 古代外治疗法述要 白喉外治法在古籍中主要见于清代的喉科专著中，所采用的外治法主要有吹药法、外敷法以及噙化法三种。

(1)吹药法：以散剂为主。制散药物主要用清热解毒，利咽消肿的药物研细末吹于患处。如《重楼玉钥·卷上》的吹药方，《时疫白喉捷要》中的瓜霜散，《白喉全生集》中的开关立效散等。

(2)外敷法：以膏剂、散剂为主。主要选用解毒消肿的药膏或药散，可直接敷于颈肿处，或敷关元穴、足心等处。如《时疫白喉捷要》中的开关散、救急异功散；《白喉全生集》中的平险如意散等。

(3)噙化法：多用利咽解毒消肿的药物，鲜药可捣汁，干品可煎水，含于口中，缓缓下咽。或用固体药物置于口中含化咽下。

此外，对于白喉呼吸困难时，在《奇难喉证明辨》还提出了气管切开术，一直为后世沿用。

2. 现代外治法研究述要 现代文献对古代白喉外治法的研究主要集中在20世纪50～60年代，对于今天白喉论治的指导作用有限，王德鉴《中医耳鼻咽喉口腔科学》曾对于其研究资料进行过系统的整理，其中土牛膝是报道中应用最多的一味药物。其他除了在外治方药加以丰富以外，还提出了局部喷雾治疗法等。有学者运用土牛膝根煎水咽部喷雾，有明显疗效。

3. 外治法应用

(1)吹药法：采用清热解毒，祛腐消肿的药物研末制成散剂，频繁吹喉。常用药物有清凉散、白喉散、麝黄散、消肿化腐散等。

(2)外敷法：可用散剂调敷或膏药直接外敷于大椎、印堂等穴位或颈项肿痛处，以达到解毒消肿止痛的目的。常用方药为巴豆朱砂膏等。

(3)气管切开术　适用于白喉呼吸困难明显者。经气管切开手术及置管，可保持呼吸通畅，挽救生命。

【针灸疗法】

1. 古代记载　在古代医籍资料中，运用针灸治疗白喉有所记载。如《白喉全生集·白喉穴经络法》列有颊车、少商、商阳、中冲、关冲、少冲等六穴，以针出恶血为妙，有泻热解毒，透热外出的作用。《白喉症治通考》曰："针灸为刺少商，灸尺泽之类"。

2. 现代研究　在现代研究资料中，运用针灸治疗白喉的方法与古代基本一致，仅在选穴方面有所发展。王德鉴《中医耳鼻咽喉口腔科学》还介绍了刺舌下青筋、两手少商、中冲、合谷及耳上紫筋等处的放血疗法。

3. 临床应用

(1)针刺疗法：主穴为少商、合谷、尺泽、足三里等穴，配穴用天突、人中等穴，重刺激，每日1次，有宣肺泄热的作用，可缓解咽痛及呼吸困难。

(2)放血疗法：常于舌下紫筋处，以消毒三棱针刺之，须令病者舌伸出外，流出黑血少许，再于两手少商、中冲、合谷及耳上紫筋各处放血适量以宣泄热毒。

【专病专方】

古代专病专方

(1)养阴清肺汤：治白喉阴虚燥热。大生地一两，麦冬六钱，白芍四钱，薄荷二钱五分，元参八钱，丹皮四钱，贝母四钱(去心)，生甘草二钱。日服一剂，重者日服三剂。(《白喉忌表抉微》)

(2)养阴清燥汤：治肺肾阴虚，感燥而发之白喉。大生地二钱，大麦冬二钱，川贝母八分，粉丹皮八分，玄参一钱，薄荷叶三分，生甘草五分。水一钟半，煎至五六分，温服。(《重楼玉钥续编》)

(3)十二味玄翘饮：治白喉初起。玄参三钱，连翘钱半，山豆根钱半，银花钱半，桔梗钱半，银柴胡一钱，牛蒡钱半，蝉蜕一钱(去头足)，升麻一钱，花粉钱半，马蹄香钱半，生甘草一钱。煎水服。(《喉舌备要秘旨》)

(4)天关立效散：治一切白喉，牙关紧闭，汤水难入等症。真雄黄、真牛黄各一钱，细辛一分，牙皂二分，真麝香四分，薄荷六分，大梅片五分。除片、麝、牛黄，再乳精细，瓷瓶收贮，蜡封固瓶口，勿使泄气，临时以三四厘吹两腮内，或以少许吹鼻孔，立刻开窍。(《白喉全生集》)

(5)五味消毒饮：治热毒白喉。紫贝子六钱，人中黄三钱，银花五钱，蒲公英八钱，田菊花二钱。(《喉症秘方》)

(6)苍耳汤：治白喉热疫。生苍耳子一升(嫩叶亦良)。煎浓汤饮之。(《喉科金钥》)

(7)苏子汤：治风火白喉。苏子、前胡、赤芍各二钱，桔梗、甘草各一钱，元参、连翘、浙贝

各一钱五分。煎服。(《喉科经验方》)

【预后与转归】

1. 预后　白喉为急性烈性传染病，若不及时救治疗，预后险恶。

(1)咽白喉较局限者，预后较佳。若累及喉部则预后险恶。

(2)患者体质强盛者，病死率较低，5 岁以下儿童病死率较高。

2. 转归

(1)邪毒壅盛，白膜侵延气道，阻塞呼吸，可致窒息死亡。

(2)邪陷心包，心阴受损，心气耗伤，可致血脉不荣之脱证。

(3)邪毒侵犯，阻滞经络，可致筋脉痿软诸症，如吞咽困难，视矇，口眼㖞斜，四肢痿软无力等症。如及时治疗，可渐渐恢复正常，但也有经久不愈者。

(4)邪毒亢盛，又素体肾虚，可导致重症水肿，甚则危及生命。

【护理与预防】

(1)隔离病患，患者居处光线宜柔和，空气宜流通。

(2)卧床休息：轻症卧床 2 周，重症 4 周；心动悸、脉结代者延长至 8 周，即使病情已明显好转，仍需特别注意休息，以防心搏骤停，突然死亡。证候危重者需休息卧床 8 周，筋脉迟缓者需 10～12 周。

(3)注意清洁口腔及鼻部，保持呼吸道通畅。

(4)饮食根据具体情况给予流质、半流质或软饭。禁食辛辣香燥食品，宜食粥充饥。白喉患儿血糖偏低，应多给新鲜而又富有营养的食物，宜少食多餐，并可用西洋参 10g、麦冬 15g、炙甘草 12g、大枣 3 枚，煎水代茶饮。

(5)白喉流行期间，应减少儿童外出，以防染毒。或用土牛膝根、马鞭草适量煎服。

(6)注射白喉疫苗，增强机体对白喉的抗病能力。

【参考资料】

1. 范如勳，等. 用土牛膝治疗白喉 32 例临床观察. 江西中医药，1960，(1)：25

2. 余永燕. 近代中医防治白喉病史略. 中华医史杂志，2004，34(2)：79

第十六节　鼾　眠

【概述】

1. 涵义　鼾眠是指睡眠时气息出入受阻而发出噜噜鼾声，甚或鼾声如雷，出现呼吸暂停为主要特征的一种疾病。常见于中年以上的肥胖人群，也可见于部分儿童和青少年，是临床常见多发病之一。西医学的单纯性鼾症、阻塞性睡眠呼吸暂停低通气综合征与本病类似。

2. 释名　鼾眠又称息鼾、打鼾、鼾呼、鼾睡、鼻鼾、嗜卧等名称，均是以其症状特征进行命名的。

(1)鼾眠：见于《诸病源候论》。鼾，《说文解字·卷四·鼻部》曰："鼾，卧息也"。《康熙字典》引集韵曰："吴人谓鼻声为鼾"。眠，指睡眠。鼾眠，即指酣睡时发出粗重的鼻息声。正如《诸病源候论·卷三十一》曰："鼾眠者，眠里喉间有声也"。

(2)息鼾：见于《伤寒论·辨太阳病脉证并治法上》。其曰："风温为病，脉阴阳俱浮，自汗出，身重，多眠睡，鼻息必鼾，语言难出。"指出息鼾是外感六淫时的一种症状。

(3)打鼾、鼾睡：均指熟睡时发出的鼾声。

(4)鼻鼾:指鼻中发出鼾声。如《医学心悟·卷二·伤寒兼证》曰:“鼻鼾者,鼻中发声,如鼾睡也”。

(5)鼾呼:又称打呼噜,指睡眠中发出的呼噜声。

(6)嗜卧:《素问·诊要经终论篇》:“秋刺夏分,病不已,令人益嗜卧”,提到嗜卧是一种夏令困倦思睡的现象,现认为与鼾眠症相关。

3. 沿革 鼾眠首见于《诸病源候论》。如《诸病源候论·卷之三十一·瘿瘤等病诸候》鼾眠曰:“鼾眠者,眠里喉间有声也。人喉咙,气上下也,气血若调,虽寤寐不妨宣畅;气有不和,则冲击咽喉,而作声也。其有肥人,眠作声者,但肥人气血沉厚,迫隘喉间,涩而不利亦作声”。此后历代医家在论述中风、咳喘、温病时多有论及鼻鼾者,但少有作为独立病症论述者。如《古今医统大全·卷之八·中风》曰:“中脏者……痰如拽锯,鼻鼾,皆曰中脏也。”《类证治裁·卷之八·生死辨》亦曰:“中风鼻鼾者死”。《重订广温热论·第一卷》九种诊断法诊察小儿温热辨鼻中曰:“鼻鼾难言者,风温”。《医学见能·卷二·喘》曰:“鼾有声,喉中漉漉不利者,痰气为寒阻也”。《医学心悟·卷二·伤寒兼证》有“鼻鼾”之名。上述之论,除《诸病源候论》外,其他所论仅仅是中风、温病或热病中的一个症状,和现代鼾眠病的概念并不相同。

现代中医著作中,新世纪全国高等中医药院校教材《中医耳鼻咽喉科学》首次采用鼾眠作为本病病名,其他中医著作少有论述。

【病因病理】

1. 古代病因病理学说 《诸病源候论·卷之三十一·瘿瘤等病诸候》认为鼾眠多发于“肥人”,病机属于“气血沉厚,迫隘喉间,涩而不利”所致。已认识到咽喉狭隘,气上下失却宣畅是鼾眠的发生原因,而“肥人气血沉厚”正是鼾眠产生的基础。其他古代文献资料中对本病的发病学说论述很少。有关论述散见于嗜卧、息鼾、嗜睡等病证中。如《素问·诊要经终论》提到嗜卧时曰:“秋刺夏分,病不已,则令人益嗜卧”,描述嗜卧是一种时令困倦思睡的现象;东汉张仲景所著的《伤寒论·辨太阳病脉证并治法上》有“风温为病,脉阴阳俱浮,自汗出,身重,多睡眠,鼻息必鼾,语言难出”的描述,将息鼾视作风温病内虚外困,鼻息沉重的一种证候,似不属于鼾眠之病机范畴。

2. 现代病因病理学说 近年来,中医对于鼾眠病研究逐渐增多,大多认鼾眠的发生多与痰、瘀、虚关系密切。如新世纪教材《中医耳鼻咽喉科学》将其病机归属为痰瘀互结、脾胃虚弱两个方面。有报道认为本病患者素体痰湿,致脾肾功能失调,痰浊内郁,气机不利,痰浊与瘀血交结而为病;或由于饮食不节,损伤脾胃,运化失健,聚湿成痰,痰湿或痰浊阻塞气道而为病。有报道认为痰湿和血瘀为主要因素,痰湿日久,又可形成血瘀,以致痰瘀互结而成。有学者指出痰湿困扰、脾气不足、阳气虚衰和瘀血阻窍为主要的病因病机,并提出早期以痰湿为主,中期痰瘀互结,后期则脏腑虚损与瘀血并见。有报道认为中阳虚弱,痰湿内生为主要病机。有学者总结近年来研究鼾症的文献后发现痰浊内生,壅滞咽喉是重要的发病因素,并认为初期痰浊阻滞,气血不畅,久则痰瘀互结,后期累及脏腑。由此可见,痰湿、血瘀及气血阴阳的虚衰所致脏腑气机不调是鼾眠发病的主要病因病机。

3. 临床病因病理

(1)痰浊壅滞,气道不畅:过食生冷肥甘厚味,烟酒过度,滋湿生痰;或素体肥胖,痰湿内蕴,或反复感邪或调摄不当,脾胃失调,痰湿内生,以致痰浊上犯,壅滞咽喉,阻塞气道,气息通过不畅而发为鼾眠。若痰浊久蕴,瘀阻气血,痰瘀互结,或痰蕴化热,痰热上犯,壅塞气道,迫隘喉咽，亦可发为鼾眠。

(2)肺脾气虚，清阳下陷：肺主气，宗气上出于喉；脾主肉，若劳倦过度，饮食无节，损伤脾胃，脾虚及肺，或久病体弱，反复感邪，损伤肺脾，以致肺脾气虚，宗虚卫弱，清阳不升而下陷，肌肉失养，提升乏力，弛张不收，吸气时气道塌陷狭窄，气流出入受阻，则睡眠打鼾，甚则呼吸暂停，而发为鼾眠。若肺脾气虚经久不复，伤及肾气肾阳，而致肺肾气虚或脾肾阳虚则鼾眠加重，缠绵难愈。

(3)肺阴亏虚，瘀血结滞：久病伤阴，或过食辛热，耗伤肺阴，咽喉失养，气道干涩不畅，加之久病不愈，瘀阻气血，壅滞咽喉，气道狭窄而发为鼾眠。

(4)胃阴不足，痰热内阻：素体阴虚，久患鼻咽喉疾患，耗伤脾胃阴液，加之过食辛辣炙煿，痰热内生，以致阴虚失养，痰热阻滞，气道不畅而发鼾眠。

此外，禀赋异常如鼻中隔偏曲、小颌畸形、巨舌等局部异常，导致通气不畅也是鼾眠的原因。

综上所述，鼾眠发病，因有虚实。虚者，多责之气虚、阴虚；实者，多归于痰湿、血瘀；脏腑涉及肺、脾、胃三脏，其中虚实夹杂、痰瘀互结更为多见。然无论或虚或实，大都夹痰致病，总以痰阻气道是鼾眠发病之关键，故痰阻是鼾眠的基本病机特点。

【临床征候】

1. 发病情况　好发于中年以上的肥胖人群，男性多于女性，也可见于部分儿童和青少年。无季节性与地域性。

2. 病史　儿童多有乳蛾、增殖体肥大或鼻窒、鼻渊、鼻鼽等病史。中老年多有肥胖、高血压或烟酒过度病史。

3. 睡眠打鼾，张口呼吸　为鼾眠的首要症状。睡眠时鼾声噜噜，轻重不一，甚者鼾声如雷，鼾声可达60dB以上，甚或80dB以上，影响同室人休息；患者张口呼吸，躁动多梦；疲劳及平卧时鼾声尤为明显或多发，甚则一夜睡眠中出现多次短暂的呼吸暂停现象。

4. 肥胖，嗜睡，注意力不集中　成人多见形体肥胖，白天嗜睡，易打瞌睡，神疲倦怠，乏力，懒言少气，注意力不集中，记忆力下降等。

5. 小儿发育不良，多动，遗尿　与成人不同，小儿多形体瘦小，发育不良，甚则小颌，鸡胸等，往往多动，注意力不集中，夜眠遗尿等。

6. 咽腔狭小　检查多有咽黏膜肥厚，软腭低垂，吸气时气道塌陷，或腺样体、喉核肥大、导致咽腔狭小等。

7. 其他症状　可有多痰，咽干不适，胸闷气短，心悸，头重头昏，纳呆便溏等症。

【诊断和鉴别诊断】

1. 诊断依据　①夜眠打鼾，鼾声噜噜或鼾声如雷，张口呼吸，周期憋气；②成人形体肥胖，嗜睡倦怠等；③小儿多形体瘦小，发育不良，甚则小颌，鸡胸等，多动，注意力不集中，惊叫、遗尿等；④成人咽腔狭小，咽黏膜肥厚，软腭低垂，舌根后坠，吸气时气道塌陷，鼻腔狭窄；⑤小儿咽核、腺样体肥大等。

2. 鉴别诊断　鼾眠主要应与中枢性睡眠呼吸暂停等进行鉴别。

中枢性睡眠呼吸暂停　中枢性睡眠呼吸暂停是与控制呼吸的大脑系统功能失调有关，而不是气道的阻塞，上气道无气流通过的时间＞10秒，且无胸腹呼吸运动，不伴有明显鼾声。除有睡眠呼吸暂停外还多有呼吸中枢受损或某些颅内疾病如颅脑损伤、脑炎、脑肿瘤、延髓型灰白质炎、脑干梗死或药物中毒等其他病变。多见于老年人。

【辨证施治】

1. 古代辨证施治观点　古代医家缺少对鼾眠病的治疗论述，所记载的大都是热病或其他疾病中的症状治疗。如《医学心悟·卷二·伤寒兼证》曰："鼻鼾者，鼻中发声，如鼾睡也。此为风热壅闭"。《医学纲目·卷之十五·肝胆部·咽喉》对于急喉痹所致鼾声认为属于危证，应急救之。其曰："急喉痹，其声如鼾，有如痰在喉间者，此为肺绝之候，速宜参膏救之。用姜汁、竹沥放开服，如未得参膏，或先煎独参汤救之"。鼾眠多见于肥胖之人，且多有倦怠，《古今医统大全·卷之二十三·倦怠嗜卧门》曰："肥人倦怠，多是气虚有痰，宜四君、二陈加苍术之类及益胃汤"。《太平圣惠方·卷第三》中提到胆热是多睡的原因，因而主张用"羚羊角散、茯神散、人参散、远志丸"等清热的方法来治疗。《医碥·卷四》指出食入则困倦欲睡属脾胃虚弱，主张用"六君子加麦芽、山楂、神曲之类"进行治疗。

2. 现代辨证施治观点　现代有关鼾眠的辨证施治研究主要认为有虚、实两方面，实证多属于痰、瘀；虚证多见于肺脾气虚，亦有认为有肾阳虚、脾肾阳虚、血虚等者。治疗重在祛痰化瘀，调补肺脾肾等。如有报道认为睡眠呼吸暂停综合征(SAS)的中医分型，实证大于虚证，实证中大多与痰有关，虚证中肾阳虚占绝大多数。其治则实证应以化痰通浊为主，虚证应以温肾助阳为主。亦有报道老中医经验，认为阻塞性睡眠呼吸暂停综合征发病，脾肾阳虚为本，痰湿内蕴凝结为标，治疗当温阳健脾、化痰散结为法，采用四逆汤、苓桂术甘汤、瓜蒌薤白半夏汤合方加减治疗。

总之，对于鼾眠的辨证施治，各家报道侧重点虽有不同，但不外乎痰、瘀、虚三方面。其中实证在痰、瘀，虚证在肺、脾、肾。化痰、祛瘀、调理肺脾肾是治疗的主要方法。

3. 辨证纲要　鼾眠的主要特征是夜眠打鼾，故本病可结合鼾声及相关症状进行辨析。

(1)辨鼾声：鼾声高亢，声响如雷，或声如拽锯，声长调高，喉中似有痰鸣，多属实证，痰、瘀证；鼾声低沉，声似气流，或嘤嘤如语，声短调低，多属虚证，气虚、阴虚证。

(2)辨全身伴随症：形体肥胖，痰多胸闷，恶心纳呆，头重身困，嗜睡，多属痰浊、瘀血阻滞；若行动迟缓，神疲乏力，食少便溏，记忆衰退，白天嗜睡懒言，口干咽干，多属气虚、阴虚证。

4. 证治分类

(1)痰浊壅滞证

证候　睡眠打鼾，鼾声粗重，如雷如拽锯，噜噜作响，张口呼吸，甚或呼吸暂停，形体多肥胖，痰多色白黏稠，胸闷，纳呆，头重身困，舌淡红或淡胖有齿印，苔白腻，脉弦滑。

证析　痰浊内盛，上犯咽嗌，迫隘咽道，颃颡不开，致气息出入不畅，冲击作声，故睡眠打鼾，鼾声粗重，噜噜作响，甚则呼吸暂停；痰湿不化，积聚体内，故形体肥胖，痰多色白黏稠；痰浊阻滞，气机升降失常，故痰多胸闷，纳呆，头重身困；舌淡红或淡胖，苔白腻，脉弦滑亦属痰浊壅滞之征。

治法　化痰祛浊，散结消鼾。

方药　导痰汤加减。方中主以半夏、制南星燥湿化痰；陈皮、枳实行气消痰；茯苓健脾利湿；甘草调和诸药。若舌苔黄腻，可加黄芩以清热；咽腔肥厚增厚，可加僵蚕、浙贝母、蛤壳、海浮石等以助化痰散结之力；身困嗜睡加石菖蒲、瓜蒌、茶叶以化痰醒神；大便黏滞不爽者，可合用升降散加减。本证亦可用化痰利咽汤加减。

如痰蕴日久，瘀遏气血，痰瘀互结，鼾声如雷，胸闷气粗，头痛头重，面色黯滞，咽腔暗红，唇舌色暗，脉沉细或细涩者，治宜化痰祛瘀，可合用会厌逐瘀汤加减。

若痰蕴化热，痰热阻滞，气道不畅，鼾声粗重，痰黄黏稠，急躁失眠，口干口苦，舌苔黄或黄腻，脉滑数者，治宜化痰清热，可用清气化痰丸或加味二陈汤加减。

(2)肺脾气虚证

证候　睡眠打鼾，鼾声缓绵，甚或呼吸暂停，疲劳时鼾声加重，形体肥胖而肌肉松软，行动迟缓，神疲嗜睡，身倦乏力，声低懒言，畏惧风冷，食少便溏，头昏头晕，痰多稀白，舌淡苔白，脉缓弱或细弱。

证析　肺脾气虚，生化乏源，宗气不足，清阳不升，咽肌失养，升举无力，气道塌陷，气流进入受阻，故睡眠打鼾，鼾声较为缓绵，甚或呼吸暂停；劳则伤脾，脾虚气陷，故疲劳时鼾声加重；脾主肌肉、四肢，脾虚失养，湿浊不化，故形体肥胖而肌肉松软，行动迟缓，神疲思睡，身倦乏力；肺气不足，宗卫皆虚，故声低懒言，畏惧风冷；脾虚不运，则食少便溏；清阳不升，则头昏头重；舌淡苔白，脉缓弱或细弱均属肺脾气虚之象。

治法　健脾益肺，升清消鼾。

方药　补中益气汤加减。方中主以党参、黄芪、白术、炙甘草健脾益气，培土生金；辅以陈皮理气化湿；当归养血活血；升麻、柴胡升举清阳，并使诸药上行而充养咽肌，举陷消鼾。若夹痰湿，痰多稀白者，可合用二陈汤以助化痰健脾之力；若兼血虚，面色㿠白，唇舌色淡，可合用四物汤以加强养血之力。

如肺脾气虚，日久不复，累及肾气肾阳，肺肾气虚，鼾声难消，精神不振，少气不足以息，动则气喘吁吁，舌淡苔白，脉沉弱者，治宜补益肺肾，可用保元汤合(外台)补肺汤加减；若脾肾阳虚者，形寒肢冷，健忘，精神不集中，夜尿多，或小儿遗尿，舌淡苔白，脉沉缓弱着，可用桂附理中汤或右归丸加减，以补益脾肾，温通气道而消鼾。

(3)肺阴虚夹瘀证

证候　睡眠打鼾，鼾声响亮，张口呼吸，甚或呼吸暂停，咽喉干燥，少痰或多痰，咽腔、软腭增厚，色红或暗红，干燥少津，或有眩晕耳鸣，潮热盗汗，大便干燥，舌红有瘀点，少苔，脉沉细。

证析　肺阴亏虚，咽喉失养，兼以瘀滞咽喉，壅阻气道，气息出入不畅，故睡眠打鼾，鼾声响亮；气道不畅，故张口呼吸，甚或呼吸暂停；阴虚津少，津不上承，故咽喉干燥，少痰，咽腔软腭干燥少津；瘀血结滞，则咽腔软腭暗红增厚，阴虚火旺，虚火上炎，则咽腔色红，或眩晕耳鸣，潮热盗汗；肺胃阴虚，肠道失润，故大便干燥；舌红有瘀点，少苔，脉细数为肺胃阴虚之征。

治法　滋阴降火，化痰活血。

方药　养阴清肺汤加减。方中主以玄参、麦冬、生地养阴生津，润养咽喉；辅以牡丹皮、赤(白)芍、贝母活血化瘀散结，伍生地、玄参又能养阴活血，散结利咽；薄荷舒利咽喉，甘草调和诸药。瘀血明显者，可合用会厌逐瘀汤加减以助活血化瘀之力。本证亦可选用润喉利咽丸加减。

(4)胃阴虚夹痰热证

证候　睡眠打鼾，鼾如拽锯，甚则呼吸暂停，咽喉干燥，口干口苦，或口中黏腻，口渴不欲饮，涕痰色黄，面色红赤，大便不畅，小便黄赤，舌红，苔黄腻，脉濡数。

证析　胃阴不足，痰热内阻，气道不畅，故见睡眠打鼾，声如拽锯，甚或呼吸暂停；阴虚津伤，咽喉失养，故见口、咽喉干燥；痰热内蕴，伤耗津液，故见口苦，涕痰色黄，大便不畅，小便黄赤；阴虚夹痰，故口中黏腻，虽口渴而不欲饮；舌红苔黄腻，脉濡数亦属阴虚夹有痰热之征。

治法　滋养胃阴，化痰清热。

方药　甘露饮加减。方中主以生地、熟地、麦冬、天冬、石斛滋养胃之阴液，以润养咽喉；辅以黄芩、枇杷叶、茵陈、枳壳清热化痰，舒利咽喉气道；甘草调和药性。如痰热明显，咳痰黄稠量多，口中黏腻，苔黄腻者，合用温胆汤加减，以清化痰热。

【外治疗法】

(1)含漱法：用半夏 30g，食用醋 500ml，浸泡 24 小时，再加热煮沸，去渣。每次 15ml，漱咽喉，早晚各 1 次。

(2)烙治与啄法：适合于乳蛾肥大引起者。是用特制烙铁置酒精灯上烧红蘸香油后迅速烙于患处，或用扁桃体手术弯刀在扁桃体上做雀啄样动作，每次数处，3 日 1 次。

(3)气道持续正压通气：使用缓解鼾眠的专门仪器，在睡眠时持续向气道增加一定压力的正压气流，维持肌肉张力，以防止上气道塌陷所致呼吸阻塞，改善睡眠质量。

(4)手术治疗：如鼾眠明确为鼻腔、鼻咽、口咽、喉咽等处组织器官肥大或咽部肌肉松弛引起者，可酌行手术治疗。根据阻塞部位不同采取相应的手术，如鼻息肉摘除术、鼻中隔矫正术、下鼻甲部分切除术、腺样体或扁桃体切除术、悬雍垂腭咽成形术、腭咽成形术等。

【针灸疗法】

1. 现代研究　在现代研究资料中，运用针灸治疗鼾眠的临床报道不多。多采用针刺具有健脾化痰，疏通经络，调理气机等作用的穴位来治疗。如有报道用针刺方法治疗 16 例无器质病变睡眠呼吸暂停综合征，显效 4 例，有效 10 例，无效 2 例，选穴以百会、水沟、足三里、合谷、三阴交为主，配以关元、天枢、丰隆等穴健脾化湿，疏通经络，祛痰利咽，通鼻窍而醒脑。耳针方面，有报道运用耳穴贴压，取穴神门、交感、皮质下、心、肺、脾、肾，取效较佳。

2. 临床应用

(1)针刺疗法：主穴：百会、水沟、足三里、合谷、三阴交。配穴：丰隆、列缺、尺泽、肺俞、太渊。每次选穴 5～7 个，中等或弱刺激，留针 20 分钟，每日 1 次，10 次为 1 疗程。

(2)耳针疗法：取耳穴神门、交感、皮质下、心、肺、脾、肾，用耳针针刺或用王不留行籽贴压穴位，或每次取 4 穴，埋针 7 天，有化痰通络，利咽通窍的作用。

【按摩导引疗法】

推拿法　拿揉两侧胸锁乳突肌，滚揉、一指禅推两侧骶棘肌及斜方肌。重点按揉天鼎、中府、缺盆、天容、水突等穴，配合拿肩井、风池、少冲、合谷。或用滚揉、一指禅推腰背部足太阳膀胱经，督脉，点揉肺俞、天柱。以上每日 1 次，每次 25 分钟，20 次为 1 疗程。

【专病专方】

现代专病专方

(1)七味消毒饮：银花、连翘、大青叶、紫花地丁、蒲公英、野菊花、紫背天葵各 10g。水煎服。(《贵阳中医学院学报》2007，29(2)：13～14)

(2)川蒲汤：川芎、夏枯草、菖蒲、浙贝母、僵蚕、辛夷、白芷、黄芩各 10g，远志 6g，生牡蛎 15g。水煎服。(《陕西中医》2009，30(7)：809～810)

(3)昆布、海藻、天竺黄、枳壳各 10g，苏子、大贝母各 6g，挂金灯 5g。水煎服。(《临床中医家干祖望》2005，199～200)

【预后与转归】

1. 预后　本病的预后与下列因素有关。

(1)病程与病情：初起病情轻者，经保守治疗，可改善；病久，较难消除。

(2)体态体重：控制体重减肥成功者，易愈，肥胖者难愈。

(3)生活习惯:性情急躁易怒,有烟酒嗜好者,喜肥甘厚腻者难治愈;性情温和,遇事不怒,无烟酒嗜好者,有益于治愈。

(4)治疗情况:早期治疗,治疗得当者有利于治愈;治疗较晚,邪已结痼,且不坚持治疗者,不利于病愈。

2. 转归 儿童或青年患者多属单纯打鼾,若能去除上气道阻塞原因,辅以中医药治疗,多可治愈;老年患者、重度肥胖及高血压、心脑疾病者,存在猝死的风险,应明确诊断及时治疗。

【护理与预防】

(1)调整睡姿:尽量采取侧卧位,可减少舌根后坠,改善通气。

(2)控制肥胖:本病与肥胖有一定关系,控制饮食、增加运动以减轻肥胖,有预防和辅助治疗作用。

(3)有外感时积极治疗,以免加重鼻窍、颃颡及咽关等部位的阻塞症状。

【参考资料】

1. 王步青. 辨证治疗睡眠呼吸暂停综合征. 山西中医,2000,9(12):940
2. 刘艳骄. 中医治疗睡眠呼吸暂停综合征的思路与方法. 2004,北京国际睡眠医学论坛,153
3. 王永红,等. 浅析中药治疗阻塞性睡眠呼吸暂停综合征. 河北中医,2001,23(4):295
4. 肖全成. 中医对鼾症的认识和诊治概况. 陕西中医学院学报,1994,1(1),38
5. 刘桂玲,等. 针刺治疗无器质病变睡眠呼吸暂停综合征 16 例. 中国针灸,2000(7):392～393
6. 王晓红,等. 耳穴贴压治疗阻塞性睡眠呼吸暂停的临床研究,中国针灸,2003,23(7):386～388
7. 姚亮,等. 睡眠呼吸暂停综合征中医分型初探. 河南中医,2004,24(2):32
8. 林琳,等. 睡眠呼吸暂停低通气综合征的中医诊治. 四川中医,2005,23(10):22～23
9. 韩德民. 睡眠呼吸障碍疾病外科治疗思考,中华耳鼻咽喉头颈外科杂志,2007,42(2):81～82
10. 陈波,等. 阻塞性睡眠呼吸暂停综合征中医治疗进展. 中医药信息,2007,24(2):15
11. 苏鑫,等. 鼾症的中医药研究. 长春中医药大学学报,2008,24(2):220
12. 庄卫生,等. 杨志敏教授治疗阻塞性睡眠呼吸暂停综合征的经验. 河南中医,2008,28(1):21

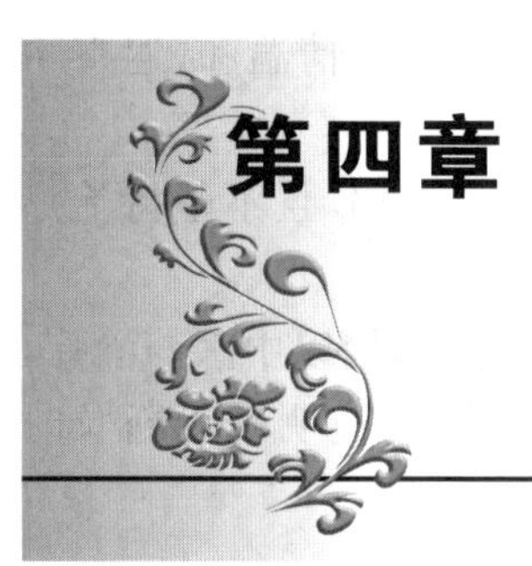

第四章

喉科疾病

第一节　异物鲠喉

【概述】

1. 涵义　异物鲠喉是指因误吞各种骨类、刺类以及针、铁等异物，梗阻于喉、食管或气管而致的一种急性喉病。异物哽喉后，因咽之不下，吐之不出，轻者可引起咽喉疼痛，食物难下；严重者，气管被阻，有导致窒息死亡之险，应引起重视。本病无论男女老幼均可发生，是喉科临床中常见的急性病之一。西医学中的喉异物与本病相类似。

2. 释名　异物鲠喉在历代文献中又称为：骨梗、鲠喉、骨梗咽喉、误吞针铁骨哽咽喉、谷贼、误吞骨肉、诸骨梗、诸梗咽中刺塞、误吞诸物等，这些病名大都以异物名称而命名。

(1)骨鲠：《中医大辞典》释曰："诸骨(鸡、鱼、猪等骨)因饮食不慎而梗于咽喉，或误入食道或气道"。《礼记·内则》有"鱼去乙"的记载。郑玄注："鱼有骨名乙，在目旁，状如篆'乙'，食之鲠人，不可出"。

(2)谷贼：又名稻谷哽。《诸病源候论·卷三十》："谷贼者，禾里有短穗而强涩者是也，误作米而人食之，则令喉里肿结不通。今风热气在于喉间，故谓之喉中生谷贼，不急治，亦能杀人"。《儒门事亲·卷五》也有稻、芒、糠、谷梗喉的叙述。

(3)误吞针铁骨哽咽喉、误吞骨肉、诸梗咽中刺塞、误吞诸物：《儒门事亲·卷五》说："夫鱼刺麦芒，一切木杆刺咽喉，及须发伴在咽嗌中，不能下者，《内经》曰：'不因动气，而病于外也'"。《普济方·卷六十四》亦指出："夫误吞诸物，若金银针钩之类，虽非病之自内，然无术以出之，久则杀人"。《外科证治全书·卷二》说："诸物哽于喉中，或刺、或骨，必有锋芒，所以刺而不下"。对于小儿异物梗喉，《圣济总录·卷一百二十四》说："小儿多以珠玑环之类为玩弄之具，或藏于口中，因惊或啼，遂误吞咽，仓卒不得出，为害亦大"。

以上诸多释名之中，共出现"鲠"、"梗"、"哽"三字。《辞海》注曰：鲠：①鱼骨头，②(鱼骨头等)卡在喉咙里。梗：梗塞、阻塞。哽：(喉咙)堵塞(多指因感情激动)。尚有"骾"字，为鲠的异体字。可见在诸多释名中，虽用字均有阻塞或堵塞之意，无须深究何字为准。综上所述，各种异物，不慎误吞，皆能梗塞于咽喉而成疾。

3. 沿革　人类对异物鲠喉的认识，起源于原始社会，当时狩猎与捕鱼为人们重要的生活来源，鱼肉兽类为人们的主食，《礼记·内则》有："鱼去乙"的记载，郑玄注："鱼有骨名乙……食之鲠人，不可出"。这可以说是异物鲠喉的最早记载。晋隋唐时期，本病多称为"诸杂物鲠喉"、"谷贼"、"诸哽"、"误吞钩"等。如晋《肘后备急方·卷六》载有"治卒诸杂物鲠不下方"。隋《诸病源候论·卷三十七》载有"谷贼"一证。唐《备急千金要方》卷五下以及卷十六载有治诸哽论及方27首。《外台秘要·卷八》也载有取异物之法，该书有治诸哽方51首。

宋金明清时期，各家除继续沿用唐以前的名称进行辨证论治外，尚出现了“骨梗”、“骨哽”、“误吞诸物”、“稻、芒、糠、谷梗喉”、“诸物哽咽”、“鱼骨鲠”、“诸骨哽吸收”、“鸡骨哽”、“误吞水蛭”等病名。如《圣济总录・卷一百二十四》载有治骨梗和误吞诸物方50首。金《儒门事亲・卷五》有稻、芒、糠、谷梗喉、麦芒哽喉的叙述，并有以工具巧取小儿咽部钱币异物的成功病例。《证治准绳・杂病・第八册》载：“骨梗”。明《口齿类要・诸骨稻壳发鲠第七》载有鱼骨梗病名。《普济方・卷六十四》收集治疗骨哽及误吞诸物方多达160余首。清《疮疡经验全书・卷十二》及清《寿世保元・卷十》均有误吞水蛭的记载，《外科证治全书・卷二》载有蜈蚣入口的记载。《外科正宗・卷之四》创制乌龙针治咽喉部异物方法。《医宗金鉴・外科心法要诀・杂症部》“骨鲠咽喉”提出咽喉异物有一定危险性。

综上所述，对异物鲠喉历代有不同的病名，直至宋代方出现“骨鲠”一名，尚未指鱼骨或其他骨类鲠于咽喉或食管等处。虽然在临床时我们碰到的异物鲠喉也以“骨梗”为多，至20世纪70年代末期，全国高等院校试用教材《中医耳鼻喉科学》也将“骨梗”作为一个独立的病名加以应用。事实上，临症时除“骨梗”外，针、铁、钱币、小玩具、假牙、谷粒、竹刺等物，也常成为咽喉部的异物，正如《中医耳鼻咽喉科临床手册》中在论述喉异物时所曰：“本病中医称为异物鲠喉”。故本篇亦使用“异物鲠喉”之名，以求名副其实。

【病因病理】

1. 古代病因病理学说

(1)外因学说：《儒门事亲・卷五》曰：“夫鱼刺麦芒，一切木杆刺咽喉，及须发伴在咽嗌中，不能下者”。《普济方・六十四》亦指出：“夫误吞诸物，若金银针钩之类，虽非病之自内，然无术以出之，久则害人”。认为本病是由外因引起。

(2)饮食不慎学说：《诸病源候论・卷三十》说：“谷贼者，禾里有短穗而引涩者，误作米而人食之，则令喉里肿结不通”。《外科证治全书・卷二》则有：“诸物梗于喉中，或刺、或骨、必有锋芒，所以刺而不下”。《儒门事亲・卷五》也有稻芒、糠、谷梗喉、麦芒梗喉的叙述。说明了饮食不慎，可以导致异物梗喉，致使邪毒侵袭，咽喉肿胀等。

(3)生物误入学说：《疮疡经验全书・卷十二》记：“一人夜有醉者，误吞水蛭，不能进食”。《外科证治全书・卷二》说：“昔日婢用大筒吹火，不知内有蜈蚣，向火一吹，蜈蚣惊窜入口，不觉下喉，求救人，无措手适”。另一病例曰：“金庄一农夫，夏昼卧地，熟寐，闻，蜈蚣入其口，即寤，喉中介介然，如梗状，咯不能出，喉不下，痛痒不定，甚为苦楚”。说明酒后神志恍惚或遇事疏忽，或寐中神情迷糊，可致小动物进入咽喉部而成异物鲠喉。

(4)小儿误吞异物学说：《证治准绳・杂病・咽喉》有小儿误吞钱币在喉，梗阻不下的记载。说明幼儿喜欢将玩具放入口中玩弄，在欢喜高兴之余，或惊吓啼哭之时，忘却了口含异物，以致误吞异物鲠喉。

综上所述，古代医家对异物鲠喉的病因病理已有一定的认识，无论是饮食不慎、还是生物梗喉，或小儿异物，均一致认为是外因缘故，多因精神不集中，疏忽大意，以致异物从外而入，梗于喉中，进而邪毒侵袭，使咽喉肿胀闭塞。这些认识，与现代医学对本病的认识已基本一致。

2. 现代病因病理学说　现代医著认为，本病多因进食时疏忽、仓促，不慎吞入大骨块或尖锐骨刺，或误将夹于食物中的异物咽下而致；或因小儿口衔玩具等，因哭笑、受惊、跌倒，误将玩具咽下；老年人牙齿大部脱落，戴用牙托，进食时不能充分咀嚼，则易发生本病；或因精神病患者，酒醉、癫痫发作等，亦可误吞异物；也有在工作时将钉、针、扣等物含于口中，不慎错将异物吞入，或呛入气管。异物咽下，卡在咽喉或食管，损伤筋肉，邪毒乘机而入，气血凝滞化热，热毒熏蒸，遂致咽喉食管肌膜红肿，腐烂化脓成痈。呛入气管者，可因卡在声门或堵塞气管，阻碍气体交换，甚至窒息危及生命。

3. 临床病因病理

(1)喉部异物：喉为气体上下出入之通道，因异物停留，刺伤肌膜血脉，故感喉痛，有异物感。若邪毒乘机侵袭，火热蕴积，气滞血瘀，则肌膜红肿，腐烂，或全身发热。

(2)气管异物：喉及气管为人体气流吐纳之门户，必须通畅无阻。若为巨大异物梗阻，则可突然喉闭，出现窒息之险候。若细小尖锐异物刺激气管，则感觉疼痛，阵发呛咳，异物感。喉若受阻，邪毒滞留，声门开合不利，可有声嘶。气管狭窄或痰涎火毒结聚，则气体通过困难及喘鸣，血脉受损，则有咯血。

【临床征候】

1. 发病情况　任何年龄均可发病，尤以小儿为多见。无季节、地域性。

2. 病史　有异物入喉的病史。婴幼儿则往往不能提供详细病史。

3. 喉痛　为本病的主要症状。可因异物梗塞于喉、食管、气管之不同，疼痛部位及轻重也有差别。异物阻塞于喉及气管，疼痛为次要症状，主证为声嘶、阵发性呛咳、呼吸困难等，常后果严重，可迅速引起窒息死亡。异物卡于食管，部位较深，不能看到，常表现为胸骨后或颈下两侧疼痛及异物感，咽下困难及疼痛较剧。

4. 喉异物　异物可停留于喉入口处，如会厌谷、梨状窝、或刺入室带等。可在照明下直视而见。若损伤黏膜，则见红肿，或溃烂、或渗血。食管异物可作吞钡棉絮透视或拍片协助诊断。金属异物通过直接透视，便可发现。气管异物诊断比较困难，可借助支气管镜或纤维支气管检查作出诊断。

5. 痰中带血　因异物卡于咽喉，刺伤肌膜血络，可见痰、唾液带血，若为食管异物，损伤深部大血脉，可引起呕血或大出血死亡，应引起重视。

【诊断与鉴别诊断】

1. 诊断依据　①患者有误吞异物病史；②喉痛，咳嗽、声嘶，咳嗽时疼痛加剧；③喉镜检查有异物。

2. 鉴别诊断　异物鲠喉，喉痛，又找不到异物，诊断不明确时，应与会厌痈、食管肿瘤、喉肿瘤相鉴别。

(1)会厌痈：咽喉疼痛剧烈，语言含糊，如口含物，吸气性呼吸困难，检查见会厌舌面红肿，或由黄白脓点，全身畏寒，发热等症状明显。

(2)食管肿瘤：主要症状为逐渐加重的吞咽困难，因长期进食困难，营养不良可出现消瘦、贫血等恶病质。多见于中、老年人。食管钡透或食管镜检查可发现肿瘤。

(3)喉肿瘤：其症状为逐渐加重之声音嘶哑、咳嗽痰血、咽喉部阻塞感、咽喉疼痛等症。肿瘤渐大，阻塞或压迫气管可致呼吸困难。此与因异物鲠喉引起以上类似症状不同处。喉镜检查，可发现会厌、声带、室带等处有菜花状新生物，颈部有恶核。组织活检有助确诊。

【辨证施治】

1. 古代辨证施治观点　古代医家运用内服药物治疗误吞异物，大多采用单味药物治疗，少有辨证施治者。对不同异物，医家们采用不同的药物和不同方法进行治疗。对骨类异物，《外科正宗·卷之十二》说："诸骨哽喉，用玉簪花根八钱，各随所犯之肉为引煎汤服之，转出乃愈"。《证治准绳·杂病·咽喉》载："骨梗，槿树叶油，马屁勃，砂糖三味，熬膏为丸，噙化”。“麻根杵烂，丸如弹子大，将所哽物煎汤化下”。“贯众浓煎一盏半分三服，连进，片时，一咯骨自出”。《本草求真·驱风》说：“威灵仙和砂仁、砂糖煎，治诸骨哽”。《外科全生集·卷一》曰：“用灯心灰，吹三四次，骨化而愈。或用双砂汤连连服下，即化为涎”。

(1)鱼骨鲠：《口齿类要·诸骨稻壳发鲠第七》说：“鱼骨鲠，用细茶，五倍子等为末，吹入咽喉立愈”。《外科证治全书·卷二·喉部证治》骨梗类曰：“诸鱼骨梗，用白饴糖食之，自消；鱼骨横在胸间，不上不下，痛楚之甚，饮食不得，欲死者，用橄榄食之即消。或将橄榄核研末，急流水调服愈；鸡骨梗喉，用凤仙花根捣烂，噙咽即下，急以温水漱口，否则损齿。亦治鱼骨”。《证治准绳·杂病·第八册》说：“鱼骨在肚中刺痛，煎茱萸汁一盏，饮之，骨软而出”。

(2)鸡骨鲠：《疮疡经验全书·卷十一》：“鸡骨哽，用玉簪花根捣汁入喉，不可着牙齿，甚妙”。《证治准绳·杂病·第八册·咽喉》说：“鸡骨哽，用水帘草捣汁饮之，骨自消”。《疡医大全·卷十七》说：“鸡骨鲠，威灵仙五钱，砂仁三钱，甘草二钱，水一钟煎一半，入口含漱入喉，呵气即化”。

(3)金属异物鲠：《备急千金要方·卷十六》载：“误吞钗方，暴韭令萎，蒸熟，勿切，食一束，即出。或生麦叶筋缕如韭法，皆可用。但力意多食自消”。《证治准绳·杂病·咽喉》曰：“吞钉铁、金银、铜钱等物，或多食肥肉，自随大便而下”；“吞钉铁或钉，用饴糖半斤，浓煎艾汁调和服”；“吞钱，烧炭末，白汤调服，数匙即出，或服蜜升许，或食荸荠菰，其钱自化”；“吞钱钗及环，饴糖一片，渐渐食之”。《儒门事亲·卷五》说：“夫误吞铜铁，以至羸瘦者，宜用肥猪豚与葵菜羹同飧，数顷，则铜铁自然下也，神验。如不食腥者，宜以调胃承气汤，大作其剂，下之亦可也”。《普济方·卷六十四》对误吞金属的治疗方法较多，如“治误吞钱，用服炮蜜二升，即出矣”；“治误钱方，用艾蒿五两，以水五升，煮取一升，顿服之，便下”；治误吞钱不出，及误吞针方，用葵花，煮汁服之。

(4)芒刺、竹木类鲠：《外科证治全书·卷二·喉部证治》说：“稻麦芒哽喉，用紫花地丁，嚼烂咽下，即安，或频食饴糖亦安”。《本草求真·补剂》说：“饴糖即属壳麦所造……芒刺误吞，痛楚异常，更可用此以为柔软”。《普济方·卷六十四》说：“误吞桃枝竹木，用白糖，但数数多食，即自消化”。

(5)动物类鲠：《口齿类要·误吞水蛭第九》曰：“误吞水蛭，食蜜即愈。试以水蛭投蜜中，即化为水，屡验……夫水蛭即蚂蝗也，虽死为末，见水复活。人吞之为害不小。治以前法，无不愈者”。《普济方·卷六十四》曰：“误吞水蛭，用青靛调水饮，即泻出”。《伤科补要·卷四》和《外科证治全书·卷二·喉部证治》亦有类似记载。

综上所述，古代医家对误吞异物的治疗，积累了丰富的经验，但其内治法较为杂乱，所用药物如威灵仙、玉簪花、苧麻、酸醋、蜂蜜、饴糖、肥肉等，可能具有一定的软坚、解痉、化骨、黏附、润滑等功能，能使异物脱落，或咽下经大便排出体外。故对一些难以发现的异物，无法取出，至今仍不妨试用这些药物进行保守治疗。

2. 现代辨证施治观点　本病因证型单一，故现代医学对本病无系统的辨证分型。全国高等医药院校试用教材《中医耳鼻喉科学》、高等医药院校教材《中医耳鼻喉科学》、高等中医院校教学参考丛书《中医耳鼻喉科学》以及全国高等中医院校函授教材《中医耳鼻喉科学》中，均把本病称为“骨鲠”。王德鉴《中医耳鼻咽喉口腔科学》将本病称为“误吞异物”，辨证则根据异物梗阻不同部位，分为咽部异物、食管异物和气管异物三型进行辨治，其辨证论治较上述各教材更明确也较全面。治法以外治为主，异物取出则其病告愈。然也有异物卡于喉间、食管或气管，或虽已被取出，但肌膜被刺，邪毒入侵，则需用清法或消法进行论治。

3. 辨证纲要 有关异物鲠喉的辨证纲要在古代文献及现代著作中均未查及，根据本病的主要症状为喉痛、异物感，并依据检查确定异物所在，故本节仅以此作为异物鲠喉的辨证纲要加以辨析。

(1)辨喉痛：异物鲠喉引起咽喉疼痛，可因异物梗阻的部位不同，疼痛部位及轻重也各有异。一般而言，喉部异物，可出现明显的鲠刺部喉痛，咳嗽、发声、吞咽动作时疼痛加剧，伴异物感。食管异物常表现为胸骨后或颈下两侧疼痛，疼痛较剧，伴异物感。气管异物疼痛较轻，主要为声嘶、阵发性呛咳、甚至呼吸困难或迅速出现窒息。

(2)辨异物部位：喉部异物，喉镜检查多能发现。损伤黏膜时，可见局部红肿，溃烂或渗血。疑为食管异物者可行食管钡餐透视，或摄片检查，金属异物直接透视即可诊断，或行食管镜检查均能发现。气管异物诊断较难，常需借助支气管镜或纤维支气管镜方能确诊。

(3)辨异物感：异物感为本病的另一主要症状。一般而言。患者均能准确指出异物所在部位，据此当可找到异物。异物感时有时无，多次检查并无异物，此时则当考虑黏膜损伤居多。因吞咽动作时，黏膜损伤口随之张开、疼痛而引起异物感，停止吞咽，伤口合拢，疼痛及异物感随即消失。此种异物感一般2～3日内伤口愈合，感觉消失。而持续数日且位置固定的异物感，虽经多方检查未见异物，仍应予以重视。此类异物往往位置隐蔽或体积较小，或患者咽反射敏感，检查时合作欠佳，不能因此而轻易否定异物的存在。而应持关怀体贴之情，信任患者的主诉，耐心细致地检查每一可疑旮旯，常能意外查到异物，以解除患者病痛。

4. 证治分类 本病由于以外因而起，起病较快，病因单纯，故在各有关资料中均未见分型。其治疗以外治疗法取出异物，病即告愈。只有当异物刺伤肌膜，邪毒入侵，以致出现肌膜红肿、糜烂、化脓、疼痛加剧时，方考虑以清热解毒，消肿止痛治之。方药以黄连解毒汤、凉膈散或五味消毒饮加减。或用冰硼散、珠黄散吹患处或含咽以解毒化腐生肌。

【外治疗法】

1. 古代外治疗法述要 外治法是古代治疗异物鲠喉最主要的治疗方法，在《外台秘要》、《圣济总录》、《太平圣惠方》、《肘后备急方》、《备急千金要方》、《外科正宗》、《寿世保元》等著作中，载有大量的外治方药。治疗方面，主要采用取出法、推下法、喷药法和漱口法四种，其中取出法为常用，一些疗法已颇类今日之内镜取异物法。

(1)取出法：借助简易工具及轻巧手法，将异物从口中取出。《外台秘要·卷八》治疗误吞钩，若线尚在手中，则就线穿入米仁大小的珠子之物，待令推至钩着处，稍引可出。《圣济总录·卷一百二十四》、《太平圣惠方·卷三十五》也记载了此方法。《外台秘要·卷八》还载有用小羊喉取误吞钩法。方法用小羊喉穿入线中，推至钩梗处，稍引当出。这是借助留在口外的鱼钩线把珠子、念珠或小羊喉管引导到异物处，借以扩张梗阻处间隙，使之脱落而顺势取出鱼钩。对已下咽，不能运用上法取出的异物，《肘后备急方·卷六》载以薤白嚼成团状，以绳牵之。《备急千金要方·卷十六》记录以濡软之鹿筋，做成弹丸大小以线牵之；《外科正宗·卷之四》用乱麻筋搓成龙眼大一团，以线牵之；《太平圣惠方·卷第八十六》用磨光净的磁石枣核大小，钻洞后以丝穿之；《备急千金方·卷十六》还有作竹篾刮光滑，外以绵裹。以上方法有一共同点，即制作的工具，头部均为柔软，或后部系之线丝，将之柔软团块吞入咽喉，随即牵引将异物取出。用磁石则是借其磁性，将铁质异物引吸而出。

(2)推下法：《外科正宗·卷四》用创制的乌龙针，裹以丝棉，将之推入喉内梗骨处，使其脱落而咽下。此法治疗误吞异物，虽或有成功的机会，但因其盲目性，若异物较大或尖锐粗糙，容易损伤肌膜造成出血，甚至大出血，不宜推广。

(3)喷药法:《寿世保元·卷十》用蒜置于鼻中,引起喷嚏,某些咽部和喉部异物可借助此强大气流而被喷出。

(4)漱口法:《外科正宗·卷四》用玉簪花根煎汤漱口,待其骨软,再以干饭咽下,对口咽部异物而不易被发现和取出者,此法有时可能成功。

2. 外治法应用　异物鲠喉的外治法主要是取出异物。由于异物停留部位不同,其取出方法也各异,可分喉咽部、食管、气管异物取出法。

喉咽部异物:部分患者可表面麻醉后在间接喉镜下用喉钳将异物取出。若患者咽反射敏感,合作欠佳者,可麻醉后直接喉镜下取异物。婴幼儿可不麻醉,无呼吸困难者也可采用全麻,有呼吸困难者要先行气管切开。成年人可用1%丁卡因喷雾表面麻醉,除备好前联合镜、喉异物钳、吸引器、氧气外,还要备好气管镜与异物钳,以防异物进入气管时能够及时取出。取异物时要根据异物的位置和形状,选用适当喉钳挟牢异物,顺势并适当调整方位,动作迅速而轻巧取出之,尽可能减少喉黏膜损伤。

食管异物:用食管镜或纤维胃镜取出。

气管异物:用气管镜或纤维支气管镜取出。

异物取出后,咽喉黏膜若有损伤,局部见有红肿、糜烂,选用冰硼散或珠黄散吹患处,以清热解毒,化腐生肌。

【专病专方】

1. 现代专病专方

(1)威灵仙30g,加水2碗煎汤,缓缓慢咽。(《云南医药》1976,(2):38)

(2)威灵仙30g、贯众5g、乌梅15g、甘草9g,浓煎,含服。(《中医教学》1973,(1):23)

现代医者以中药治疗异物多用威灵仙。认为威灵仙具有软坚化骨作用,使用方法有单独用,或加米醋、乌梅、贯众等使用的。有实验证明,把鱼骨置于威灵仙煎剂中,不久骨刺变软。威灵仙加米醋或唾液,骨变软时间加快,约30分钟。

2. 古代专病专方　参见咽科疾病“异物鲠咽”。

【预后与转归】

异物鲠喉为一种急性喉病,若能及时就诊,处理得当,症状随异物被取出即告消除,转危为安,预后良好。

其转归则随异物大小、梗阻部位、就诊时机以及处理是否得当而各不相同。若异物较小,部位较浅,迅速被取出即告病愈;若异物较大,梗于深部,邻近大血管,加之贻误治疗时间,并发感染,则有导致大出血之忧;如若异物较大,阻于气管,则有导致窒息死亡之险,故必须争分夺秒,进行抢救。

【护理与预防】

1. 进食时应细嚼慢咽,切莫谈笑、嬉闹,对有骨刺的食物要倍加注意。

2. 小儿的食物最好挑净骨刺,进食切忌逗乐小儿。

3. 口腔装有活动假牙者,应定期检查其是否安适及牢固,尽量少吃年糕、汤团等黏腻食物,以防假牙脱落误咽而成异物梗阻。

4. 异物鲠喉发生后,应立即去医院就诊,切忌强吞食物、饭团等以期将异物吞下,损伤喉部及食管黏膜,或加重骨鲠程度。

5. 若咽喉、食管被骨刺损伤后,最好进食冷流质或半流质一天,以减轻疼痛及防止染毒。

第二节 会 厌 痈

【概述】

1. 涵义　会厌痈是指发病急骤，会厌红肿、疼痛，吞咽、吸气困难为主要表现的一种急性疾患。儿童可伴有声音嘶哑，甚则可因窒息危及生命。本病是喉科临床上的急重危症之一。以冬春为常见，发病率不太高。西医学中的急性会厌炎与本病相似。

2. 释名　会厌痈一名出现于近几年的喉科专著中，也有称为下喉痈。均是以发病部位进行命名的。

(1)会厌痈：痈，《说文·病部》释为"痈，肿也"。《释名·释疾病》曰"痈，壅也"。《古汉语常用字字典》解曰"一种毒疮"。

(2)下喉痈：《中国医学百科全书·中医耳鼻咽喉口腔科学》解释为"痈肿发于下喉处，位于舌根与会厌所在部位，称为下喉痈，又称会厌痈"。

3. 沿革　由于受到历史的局限，及对喉部解剖组织缺乏认识，会厌痈一名在历代文献资料中均无记载。但从病因病理、临床症状、辨证施治这三方面来看，与古医籍中的喉痈相似。喉痈一词最早出现在隋朝·巢元方《诸病源候论》，其曰："喉痈，六府不和，血气不调，风邪客于喉间，为寒所折，气壅而散，故结而成痈"。随着喉科医家对临床经验的不断总结，发现咽喉部的痈肿因其病因、症状、部位的不同，各有其称谓。特别清代的喉科专著中有按病因、症状、发病部位、病变色泽等来命名各种喉痈。如单喉痈、双喉痈、兜腮喉痈、颌下痈、积热喉痈、伏寒喉痈、大红喉痈、淡白喉痈等。但无会厌痈这一病名。

全国中医院校的喉科教材及各类喉科专著基本上是按解剖部位来命名不同喉痈的。如喉关痈、里喉痈、颌下痈、上腭痈等。这一时期没有对会厌痈的描述。直到20世纪80年代中期出版的《中国医学百科全书·中医耳鼻咽喉口腔科学》一书中，在下喉痈这一词条下首次有了"会厌痈"的病名，从而把会厌痈从不同的喉痈中单列出来。这样既明确了会厌这一发病部位，又有利于与其他喉部的痈肿鉴别和治疗。王德鉴《中医耳鼻咽喉口腔科学》对"下喉痈"的症状与局部检查描述的较为详细，明确其发病部位在会厌处。《中医耳鼻咽喉科临床手册》亦有相似的论述。此外，《现代中医耳鼻咽喉口齿科学》、《中国传统医学丛书·中医耳鼻喉科学》、《中西医临床耳鼻咽喉科学》等著作就直接采用了"急性会厌炎"这一病名。

【病因病理】

1. 古代病因病理学说　古代未见有会厌痈之名，故缺乏专门有针对性病机描述。有关内容多散在喉痈之论述中，故可参见咽科疾病中的"咽关痈"、"咽底痈"等古代病因病理学说。

2. 现代病因病理学说　在现代著作与资料中，涉及会厌痈的发病学说研究主要有风热学说、风火痰学说二种。

(1)风、热学说：此学说形成于20世纪80年代中期。风为外邪，热则指肺胃素有蕴热，内因在外因的引动下而发病。如《现代中医耳鼻咽喉口齿科学》把会厌痈的病因病理归纳为"外感风热"和"肺胃积热"两个方面。

(2)风、火、痰学说　此学说形成于20世纪90年代中期，是在风、热学说的基础上，结合临床表现而加以发展。如《中医耳鼻咽喉科临床手册》认为脾胃积火，炼津为痰，痰火上蒸，烧灼会厌而致病。

3. 临床病因病理

(1)外感风热:会厌属肺系,为喉门之上盖。外感风热之邪,内传入里,搏结于会厌,致会厌肿胀疼痛,而成会厌痈。

(2)肺经风火:素食烟酒、辛燥之物,浊热内生,肺经蕴热,复因风热乘袭,内外合邪,风火炎上,壅阻会厌而成痈。

(3)脾胃痰热:恣食肥甘厚味,滋生痰火,蕴积脾胃,痰火上蒸,炼灼会厌而发为痈肿。

(4)热毒酿脓:邪热入里,热毒困结于会厌,邪无出路,熏灼血肉,致会厌肉腐成痈。

综上所述,会厌痈的发病多由风、热、痰之邪所致,属实热之症。但不论是哪一种类型,都离不开患者自身体内的"热"。如青少年为阳盛之体,而成年人的饮食嗜好偏于辛辣香燥,都是体内蕴热的基础,同时也是发病的根源。风与热或痰与热相搏,均可导致会厌痈的发生,故"热毒壅聚"是本病的基本病理特征。

【临床征候】

1. 发病情况　成人和儿童均可发病,男女发病无明显差异。此病一年四季都可发生,但以冬春二季为多见。无地域性。会厌痈虽发病率不高,但并非少见,特别是儿童和婴儿患者,发病急,症状重,故应引起足够的重视。

2. 病史　大多数患者在发病前的1~2天内有外感病史,出现发热,头痛,咽痛等症状。因本病是急症,这一过程可以很短,迅即发生会厌痈。

3. 咽喉疼痛　是本病的主要症状之一。咽喉疼痛常在发病初期即有之,但也可突然出现。疼痛迅速加剧,吞咽时疼痛更甚,甚则汤水难入。

4. 吞咽困难　由于会厌迅速肿胀,影响吞咽功能,导致饮水呛咳,唾液增多,语言含糊,似口中含物。

5. 呼吸困难　会厌肿胀较甚者,可出现吸气性呼吸困难,伴有高音调吸气性喘鸣,或吸气性鼾声。因声带不受累,故一般无声音嘶哑症状。

6. 会厌红肿　检查见会厌舌面红肿,甚或肿如球形,表面有黄白脓点,会厌周围亦常有红肿等。

7. 全身症状　急性病容,不同程度的发热畏寒,头痛、疲乏,面色潮红,便结溲黄,舌质红苔黄,脉数等。婴幼儿患者的局部及全身症状较成人为重。严重者颌下臖核肿痛。

【诊断与鉴别诊断】

1. 诊断依据　①发病急,喉部疼痛;②吞咽困难,吸气性呼吸困难;③会厌舌面充血肿胀,或水肿如球状,或有黄白色脓点,会厌周围组织亦多有充血肿胀。④伴发热,甚或高热,头痛等全身症状;

2. 鉴别诊断　会厌痈主要应与喉白喉、急性喉气管支气管炎、异物鲠喉、喉水肿、小儿急喉瘖等相鉴别。

(1)喉白喉:多由咽白喉蔓延而成。症见咳嗽阵发,声如犬吠,少痰,声音嘶哑,甚或吸气性呼吸困难,如不及时解除梗阻,将致窒息而亡。检查见喉部假膜呈斑点状,渐而融合成片,甚则假膜遮闭声门,延及气管。全身可有发热、乏力等症状。

(2)急性喉气管支气管炎:主要症状有咳嗽、声音嘶哑、吸气性或混合性呼吸困难、喘鸣、发绀、夜间尤易发作。喉部检查见喉部黏膜充血明显,声门下高度肿胀、狭窄。支气管镜检查见气管与支气管充血肿胀,积有胶黏样分泌物,或覆有假膜。全身有高热、烦躁、面色苍白、唇指发绀等症状。

(3)异物鲠喉:有吞吸异物的病史。卒发剧烈咳嗽,喉痛不适,梗塞感,甚或咳痰带血,或有声音嘶哑,异物大则可致喉鸣、呼吸困难、发绀、窒息等。喉部检查可见有不同性质种类的异物。若为金属异物,X线拍片可发现异物阴影。

(4)喉水肿:一般分为血管神经性喉水肿和遗传性血管性喉水肿,前者多为药物、食物、农药、油漆等引起的喉部过敏性水肿。临床表现为起病急,发展快,喉部梗塞感,吞咽不畅,会厌水肿等。后者是一种补体缺陷病,在临床上罕见,其发病率有资料报道为1/50万。但由于本病的喉部水肿可导致喉阻塞而死亡,故必须引起临床的重视。该病的特点为反复发作的局限性,四肢、面部、呼吸道和消化道的皮下或黏膜下水肿,且有遗传性。

(5)小儿急喉瘖:本病可继发于伤风鼻塞、急咽痹、急性气管支气管炎之后。症状以喉痉挛为主,表现为阵发性犬吠样咳嗽,或有呼吸困难,继则有黏稠的黏液或黏脓性痰咳出。检查可见喉黏膜充血肿胀,声门下黏膜红肿呈梭状等。

【辨证施治】

1. 古代辨证施治观点　参见咽科疾病中的"咽关痈"等咽部痈肿。

2. 现代辨证施治观点　现代有关会厌痈较为系统的辨证论治始自《现代中医耳鼻咽喉口齿科学》一书。该书作者虽然只列一种证型,但在阐述外感风热的同时也提到了肺胃积热这一不同的证型。在施治方面采取内外治疗相结合,内服银翘散加减,外用吹喉散等。此后出版的《中医耳鼻喉科学》对会厌痈有了明确的分型。它把风热邪毒,肺胃蕴热所致的会厌痈辨证分为"风热犯喉"和"热毒壅盛"两型。治疗上分别用银翘散合五味消毒饮加减及清咽利膈汤加减,对于临床治疗具有指导意义。《中医耳鼻咽喉科学》对会厌痈的辨证,除风热型外,提出了痰热这一证型,并拟咽喉消肿八味汤加减为治。与其分证类似的有《中医耳鼻咽喉科临床手册》,其治疗是用清咽利膈汤和清热利咽汤。然而对会厌痈分证最多的是《中西医临床耳鼻咽喉科学》,该书将会厌痈辨分为"风热在表"、"邪热传里"、"热入营血"、"热毒外泄"等四证。拟五味消毒饮、清咽利膈汤、仙方活命饮、养阴清肺汤等方加减而治。综上所述,会厌痈的现代证治分类基本是以风热在表与邪热入里来分。

3. 辨证纲要　从病因病理及临床表现来看,会厌痈属于实证、热证。因此其辨证要点主要分为辨会厌红肿和辨会厌是否成脓两个方面。

(1)辨会厌红肿:会厌痈所致会厌肿胀的辨证主要是肿胀的程度。若会厌肿胀色红明显多为风热之邪在表;若会厌肿胀呈半球状,色鲜红,并影响会厌功能,则示邪热入里;若会厌极度肿大,使气管受阻,则为热毒炽盛所致。

(2)辨会厌成脓:会厌痈是否酿脓成痈,反映了发病时间的长短及疾病的轻重情况。若会厌红肿明显,但肌膜光滑多为病在初期,症状较轻。若会厌红肿高突加甚,肌膜红里透白或见脓点,则是病之中期,病情较重。后期为会厌成脓溃破。

4. 证治分类

(1)外感风热证

证候　突然喉痛,吞咽时尤甚,汤水难入,痰涎难咽,言语含糊,鼾声隆隆;会厌红肿,表面光滑;发热,头痛,乏力,舌质红,苔薄黄,脉浮数。

证析　风热外感,循经上犯,客于会厌,风热结聚,致气血不和,经络失畅,故会厌红肿热痛,吞咽困难,汤水难入;由于会厌肿厚,妨碍言语,气道不畅,故言语含糊,鼾声隆隆。风热犯表,则发热头痛,全身乏力,舌质红,苔薄黄,脉浮数等。

治法　疏风清热,利咽消肿。

方药　银翘散加减。方中银花、连翘辛凉轻宣，透泄散邪，清热解毒为主药；配以薄荷、牛蒡子、桔梗散风清热利咽，荆芥辛散透表；甘草清热解毒，调和诸药；竹叶、芦根清热除烦生津。诸药共用，以起辛凉解肌，宣散风热，解毒利咽的作用。若热盛者，加大青叶、蒲公英、草河车以清热解毒；头痛者，加菊花、蔓荆子以疏风散热止头痛；咽喉疼痛，吞咽困难者，加射干、挂金灯、赤芍以消肿止痛；肺热盛，痰涎多者，加桑白皮、黄芩、瓜蒌、枇杷叶、浙贝母等以清肺化痰；大便干结者，加大黄、元明粉以泄热通便。

(2)肺经风火证

证候　起病急，喉间灼热疼痛，逐渐加剧，咳、咽则痛甚，喉中气闷；会厌色红或鲜红肿胀呈半球样；发热恶寒，头痛身楚，咳嗽痰黄，便干，舌尖红，苔黄，脉浮数。

证析　肺经蕴热，复因风热乘袭，内外合邪，风火炎上，故起病急，喉间灼热疼痛，咳、咽则痛甚；热毒之邪，壅阻会厌，故见会厌红肿，喉中气闷；肺经热盛，失其清肃，故见咳嗽痰黄；发热恶寒，头痛身楚，大便干结，舌尖红，苔黄，脉浮数，均为风热内侵，肺热壅盛之证。

治法　疏风清火，泄肺解毒。

方药　清咽利膈汤加减。方中主以银花、连翘辛寒而质轻，善清解透火，使风热之邪得以内清外散；辅以荆芥、防风、薄荷轻清上扬之品，以助疏散风之邪；热邪内壅化火，热毒互结，上犯咽喉，故配以黄芩、黄连、栀子之苦寒，取其苦降寒清之功，清金保肺，解毒泄热；再以桔梗苦降利咽，开提肺气，甘草利咽兼以化痰；牛蒡子清热解毒，利咽消肿；玄参滋阴降火，软坚消肿；四药合用，其效更胜。此方还用大黄、朴硝是取其苦泄之力，泻有形之热结于肠胃，以防热邪上蒸。本方宣、清、降三法合用，主次分明，配伍严谨，共奏疏风清火，泄肺解毒，利咽消肿之功。若喉中气闷，加杏仁、射干、瓜蒌以宣肺利气；若喉痛剧烈，加赤芍、牡丹皮、板蓝根以清热活血止痛。

(3)脾胃痰热证

证候　发病急骤，喉间剧痛，吞咽困难，语言含糊，呼吸不畅，喉中痰鸣，痰涎外溢，会厌鲜红肿胀如球，或见会厌表面有脓点，颌下臖核压痛；高热，头痛，烦躁，口臭，便秘，舌红，苔黄厚腻，脉滑数。

证析　脾胃痰火上蒸，烧灼会厌，壅遏气血，故见发病急骤，会厌鲜红肿胀，喉间剧痛，吞咽困难，语言含糊，呼吸不畅，喉中痰鸣，痰涎外溢等；痰热熏灼会厌酿脓，则见会厌表面脓点；痰热燔灼焚焰，故高热，头痛，烦躁；热盛阳明，消灼津液，故口臭，便秘；舌红，苔黄厚腻，脉滑数均为痰热壅盛之象。

治法　清泄脾胃，祛痰开闭。

方药　清热利咽汤加减。方中重用生石膏辛甘大寒之品，既解肺热，透邪外出，又可清泄脾胃之火，辅以黄芩之苦寒，清热解毒利咽止痛，二药合用则其功效更捷，共为主药。配以浙贝苦辛微寒，清热化痰，开痰气之郁结；全瓜蒌为甘寒清润之品，善清肺润燥，涤痰化滞，以开胸散结，利咽喉为佐药。青果解毒利咽，赤芍清热凉血，玄参滋阴降火，土牛膝味苦降泄，善导热下行，以降上炎之火，射干清热解毒，祛痰利咽，是治疗咽喉肿痛的要药；薄荷轻清透达，甘草调和诸药，以上诸药配伍，共奏清肺热，泻胃火，化痰浊，利咽喉的功效。若喉间痰鸣，吞咽及呼吸困难，加服鲜竹沥，或雄黄解毒丸，或六神丸；高热惊抽，加羚羊角粉；若会厌化脓成痈，加蚤休、败酱草、鱼腥草、皂角刺、制乳没等。

(4)热毒壅盛证

证候　起病后高热头痛，且数日不退，咽喉疼痛剧烈，吞咽困难，痰涎满口，语言含糊，呼吸不利，痛苦万分；会厌极度肿大，阻塞气道，已成脓者见会厌红肿高突处红里透白，或见脓点；口气臭秽，大便秘结，小便色黄，舌质红，苔黄厚，脉洪数。

证析　会厌痈初起未及时诊治，或热毒之邪壅盛，故高热不退；邪毒蔓延，热毒困结，熏灼咽喉，则咽喉疼痛剧烈，吞咽困难，痰涎满口，语言含糊；热毒燔灼会厌血肉，化腐酿脓，致会厌极度肿大，阻塞气道，红肿之会厌红里透白或有脓点；口气臭秽，大便秘结，小便色黄，舌质红，苔黄厚，脉洪数均是肺胃热盛之征。

治法　清热解毒，消肿排脓。

方药　泄脓汤加减。方中主以金银花、连翘、黄芩、山栀、板蓝根、山豆根清热解毒；辅以炒僵蚕、天花粉、炮穿山甲、皂角刺破瘀排脓消肿；鲜芦根、天花粉具有生津止渴，清热排脓之功，既防伤阴之弊，又兼滑肠通便；浙贝母清肺化痰止咳。诸药合用可使热清毒解，脓出肿消。若痛剧痰黏者，加淡竹沥和六神丸；脓肿已溃，可去穿山甲、皂角刺，加甘中黄、绿豆衣等。

会厌痈后期，热势已去，气阴两伤，口干、乏力，纳差者，可用竹叶石膏汤或沙参麦冬汤加神曲、麦芽等善后。

【外治疗法】

1. 现代外治法研究述要　现代有关会厌痈外治疗法，主要是沿用了古代治疗急性咽喉部疾病有效方法。现代医著介绍如吹喉法、针刺法、漱口法、探吐法、擒拿法等。近年来由于超声雾化机的出现，故增加了雾化吸入这一外治疗法。

(1)吹药法：吹喉方有古为今用，如冰硼散、清凉散；有经验方如珠黄散、妙喉散；有祖传经验方如解毒开咽散、喉症散；有现代研制的如双料喉风散，西瓜霜喷剂等。

(2)漱口法：是用药液漱涤口腔，起清洁患部，清热解毒，噙吐痰涎的作用。用药如漱口方、爽喉液等。有报道用甘花液(银花、甘草)漱口配合内服清咽利膈汤及西药治疗本病而获效者。

(3)探吐法：用药物刺激咽喉，令患者呕吐痰涎，以祛除病邪的方法，如桐油饯等。多用于呼吸困难者，现已少用。

(4)擒拿法：能调和气血，疏通经络，减轻症状。根据病情有单侧擒拿法、双侧擒拿法等。

(5)雾化吸入：是近年来应用较为普遍的一种外治疗法。它运用中草药制剂放入超声雾化机内，使药液雾化，患者可直接吸入药液而进行治疗。所用药物多以清热解毒，消肿利咽的注射剂等。

2. 外治法应用

(1)吹药法：选用清热解毒，消肿止痛之品。如冰硼散、冰麝散、珠黄散等。每天吹药6～7次。吹药时，动作要敏捷，药粉均匀撒布于患处及其周围。

(2)漱咽喉法：仰头漱涤咽喉部。常用如爽喉液、银花硼砂漱口液等，每天含漱多次，尤其于饮食之后更要含漱。另可先用土牛膝根30g煎水含漱引吐，再用漱口液等。

(3)擒拿法：吞咽及呼吸困难者，可行本法，以通络开闭缓急。本法现代已很少使用。其方法参见基础篇咽科外治法。

(4)雾化吸入：用鱼腥草注射液4ml、清热解毒注射液4ml，兑薄荷冰少许，加入30ml生理盐水，混合后做超声雾化吸入。日服2次，每次15～20分钟。

【针灸疗法】

在现代研究的各种资料中，有关会厌痈的针灸疗法无临床报道，这说明针灸作为一种治法目前已很少运用于会厌痈。但在现代喉科专著中仍有一些针灸治疗会厌痈的介绍。

(1)针刺疗法:取穴合谷、天突、曲池等,用泻法,每日 1 次。

(2)放血疗法:取少商、商阳二穴,或取耳背浅显静脉处用三棱针点刺放血 5～6 滴,或点刺双侧耳垂放血 10 滴。一般只放 1 次。

(3)针刺放血法:先取少商、商阳、少泽,用三棱针浅刺出血。再取合谷、天突,浅刺,轻微捻转用泻法,以疏散邪热,减轻咽喉疼痛及阻塞的症状。若高热,呼吸不畅者,可加尺泽、足三里、内庭等穴,用泻法,以加强清解邪热之力。若痰多者,可加丰隆穴,用泻法治疗,该穴运中焦脾胃之气,使气行津布,痰湿得化。

【专病专方】

1. 现代专病专方

(1)咽喉消肿八味汤:前胡、牛蒡子、炙僵蚕、杏仁各 9g,野菊花、土牛膝各 9-15g,鲜芦根 30g,生甘草 3g。表证加荆芥、薄荷;发热、舌质或舌边尖红,里热甚者加赤芍、牡丹皮、黄芩、金银花;痰涎壅盛,咯吐不爽加桔梗、地枯萝、象贝母,或重用土牛膝根;肿胀难以消退加桔梗、天花粉、皂角刺、穿山甲、芙蓉花。(《辽宁中医杂志》1983.(3):8)

(2)丹栀宣痹汤:牡丹皮 10g,栀子 12g,射干、郁金、通草、竹叶、瓜蒌、连翘、浙贝母各 10g,豆豉 6g。日服 2 次,早晚分服,共服 3 天。(《北京中医杂志》1984,(2):32)

(3)赤芍、瓜蒌皮、制半夏、莱菔子、金果榄、牛蒡子、防风各 9g,前胡、荆芥各 6g,白桔梗、射干各 4.5g,服 3 剂。症状缓解取防风、莱菔子、制半夏,续服 3 剂。(《上海中医杂志》1983,(7):3)

(4)生石膏 30g(先煎),知母、黄芩、黄连、赤芍、牡丹皮、连翘、大青叶各 9g,天竺黄、竹茹各 12g,生甘草 6g,服 2 剂。若患者不能口服进药,可浓煎鼻饲给药,每日 2 次,每次 200ml。(《上海中医药杂志》1985,(5):27)

(5)丹栀射郁汤:牡丹皮 12g,栀子、射干、郁金各 6g,赤茯苓 15g,生甘草 3g,枇杷叶 10g。水煎服。(《江苏中医》1989,(2):10)

(6)金银花、连翘、牡丹皮、黄芩各 9g,大青叶、蒲公英、瓜蒌皮仁、赤芍各 12g,生薏苡仁 30g,僵蚕 4.5g,玉泉麦包煎 9g。服 3 剂。(《上海中医药杂志》1990.(8):30)

(7)金银花、天花粉各 30g,荆芥、连翘、野菊花、牡丹皮、白蒺藜、赤芍、牛蒡子、皂角刺各 15g,大黄、黄芩、蝉蜕各 9g,生石膏 45g,每日 1 剂,水煎服。(《山东中医学院学报》1990,(4):28)

2. 古代专病专方　参见咽科疾病“咽关痈”。

【预后和转归】

1. 预后　会厌痈为急性危重疾病,因此本病的预后主要与是否及时治疗有关。若能及时治疗,一般预后良好,如拖延治疗有突然窒息死亡的危险。

2. 转归　会厌痈只要能及时诊断和恰当的治疗,绝大多数患者都能治愈。

【护理与预防】

1. 护理

(1)卧床休息,保持环境安静,避免声光刺激,以免诱发或加重呼吸困难。

(2)对痰涎壅盛者,要及时清除痰涎,以保持呼吸通畅。

(3)呼吸困难的患者,应取半卧位,并密切注意呼吸情况,做好气管切开准备,防止卒发窒息。

(4)忌辛辣,戒烟酒,多饮水,保持二便通畅。

(5)注意口咽部卫生,常漱口。

2. 预防

(1)锻炼身体,提高机体的抗病能力,预防感冒。

(2)注意衣食起居,季节变换,避免暴冷暴热。

(3)忌膏粱厚味及炙煿醇酒等,饮食宜清淡,以免生痰化火而引起内热。

(4)不饮用过热汤水,进食时细嚼慢咽,以防损伤咽喉组织。

(5)平时应注意口腔卫生,饮食后及时清洁口腔。

【参考资料】

1. 2000年前参考资料见第1版,此略。

2. 梁云燕. 中西医结合治疗急性会厌炎20例. 辽宁中医杂志,2006,33(3):342

第三节 急 喉 瘖

【概述】

1. 涵义 急喉瘖是指发病急,声音不扬或嘶哑,喉部肌膜红肿为特征的一种急性喉病,又称暴瘖。本病无明显地域性,在各种年龄组中均可以发生,若在婴幼儿中发病则症状严重,可引起呼吸困难,发展为急喉风。本病冬春两季发病较多,是喉科临床中常见的一种病证。西医学中的急性喉炎、小儿急性喉炎、变应性喉炎等属本病范畴。

2. 释名 急喉瘖是20世纪70年代倡用的病证名称。由于历代对本病证的认识不同,对本病的发病特点观察角度差异以及当时疾病发生的时代性特点,所沿用的名称很多,有的仅是一种症状名。如:喝、瘖、喑哑、声嘶、声喝、喉瘖、卒瘖、卒然无音、瘁瘖、暴瘖、暴言难、猝哑、卒失音、卒风瘖、暴咳失声、暴哑、失音、喉痹、哑瘴喉风、紧喉风、走马喉风、喉痛失声等。其中有些病证名称可能还包含着非喉病的瘖证。

(1)瘖:瘖,《说文·疒部》中释"瘖,不能言也"。《中华大字典·午集·疒部》谓"瘖,唵也,唵然无声也"。"瘖"与"喑"同,《说文通训定声·臨部》指出"喑,叚借为瘖"。又喑,《中华大字典·丑集·口部》:"喑,失声不能言也"。"瘖"通"哑"。《中华大字典》谓:"哑,即瘖哑也"。《素问·宣明五气篇》曰:"搏阴则为瘖"。王冰注:"邪内搏于阴则脉不流,故令瘖不能言"。《类经·卷十七》曰:"瘖,声哑不能出也"。故"瘖"通"喑",乃指失声不能言之义。现多认为其包涵声音改变和不能言语两方面,哑和瘖有相近的涵义。

(2)喑哑:喑哑,《说文解字注·口部》谓:"哑,笑也,哑俗训为瘖"。《中华大字典·丑集·口部》云:"喑,失声不能言也;哑,即瘖哑也"。《景岳全书·卷二十八·声瘖》谓:"瘖哑即瘖","瘖哑之病,当知虚实"。《诸病源候论·卷一·风病诸候上》曰:"入脏则喑哑,口舌不收"。在古代医书中,"喑"、"哑"同用,音义重叠。

(3)声喝:喝,《说文解字注·口部》:"喝,㵣也。云,哑也,郭璞曰,言悲嘶也"。《中华大字典·丑集·口部》谓:"喝,哑也,嘶也"。《金匮要略·百合狐惑阴阳毒病证治》谓:"狐惑之为病……蚀于喉为惑……蚀于上部则声喝"。声喝与声嘶同义,是声病的一种表述。

(4)声嘶:声嘶,《辞海·口部》曰:"嘶,声音沙哑"。《汉书·王莽传》"莽为人侈口蹷顄,露眼赤精,大声而嘶"。《新修康熙字典·口部》:"大声而嘶。注,师古曰:嘶,喉破也"。《灵枢·玉版》曰:"音嘶色脱,是五逆也"。古人很重视声音嘶哑症状,声音改变作为全身疾病的一个症状，往往被认作病危的征兆之一，如《外科正宗·卷二·咽喉》谓："时疮之后，毒结咽喉间，肿痛糜烂、吐纳不堪，声哑者重"。

(5)卒瘖：卒，《辞海·口部》："卒同猝，突然"。卒瘖就是突然声音嘶哑。《肘后备急方·卷三·治卒风瘖不得语方》曰："治卒不得语方：以苦酒煮芤子，薄颈一周，以衣苞一日一夕乃解"。卒瘖与猝哑同义，均指突然发生的声音嘶哑。而"瘁瘖"中的"瘁"字在《汉语大字典》中释为"病困"，《玉篇·疒部》谓，"瘁，病也"。故"瘁瘖"，本义上讲只能做"病瘖"，不意味为"卒瘖"。在古代医书中的"瘁瘖"论述，从病机分析中可以作急性理解。但有时古书中"卒"与"瘁"不分，如《灵枢·经脉》曰："足阳明之别……其病气逆则喉痹瘁瘖"。可以为急喉瘖之谓。

(6)暴瘖：暴，《辞海》释曰："急骤，猛烈，如暴病。毛传：暴，疾也；突然"。暴瘖，《中国医学大辞典》曰："暴瘖，卒然不能言语也"。暴瘖是急性瘖证之谓。《灵枢·寒热病》曰："暴瘖气鞭，取扶突与舌本出血"。《素问·至真要大论篇》又曰："……少阴之复，懊热内作……暴瘖心痛"。《素问·气交变大论篇》曰："岁火不及，寒乃大行……民病……心痛暴瘖"。而《素问玄机原病式·六气为病·火类》曰："暴瘖……属于火"。《杂病源流犀烛·卷二十四·咽喉音声病源流》曰："暴瘖者，莫不由于火盛"。因此，暴瘖是指突然发生，病情急骤的一种声音嘶哑病证。其若伴有呼吸不畅或困难，则为危急病证。

(7)猝哑：猝，《辞海》释为"突然"。猝哑，《素问玄机原病式·六气为病·火类》谓："暴瘖，猝哑也"。故"暴瘖"与猝哑为同一病证之异名。而"暴哑"在《张氏医通·卷四·喑》曰："暴哑声不出，咽痛异常，卒然而起"。故猝哑与暴哑同义。另外"猝"通"卒"，故猝哑与"卒风瘖"、"卒失声"、"卒失音不得语"等亦是同证异名。

(8)失音：失，《辞海》释曰："丧失"。失音，《类证治裁·卷二·失音》谓："失音一症，亦如金实则瘖，金碎则哑"。《临证指南医案·卷二·失音》曰："有金空则鸣，金实则无声，金破碎亦无声"。说明失音与"瘖"、"哑"、"无声"有同义。不过失音、无声、瘖常应指声音嘶哑的严重症状，有近似不能出声之谓。但古书常与哑、瘖证同义。《杂病源流犀烛·卷二十四·咽喉音声病源流》谓："失音乃感风寒而卒病耳"。故失音亦是指突然发生的声音病变。

急喉瘖若见有其他症状或出现呼吸困难等危急症状时亦常用"喉风"、"喉痹"类名称，如急喉风、紧喉风、走马喉风、哑瘴喉风、喉痛失声等。

(9)喉痹：喉痹，《灵枢·杂病》曰："喉痹不能言"。《灵枢·经脉》又谓："足阳明之别……下络喉嗌，其病气逆、则喉痹瘁瘖"。《内经》论及喉痹的声音嘶哑病证，后世医家亦认为喉痹与瘖证中的急症有同义。如《医学纲目·卷十五·咽喉》曰："凡经出喉痹者，谓喉中呼吸不通，言语不出，而天气闭塞也"。《口齿类要·喉痹诸症》亦有同样论述。有很多医家将"喉痹作为喉病之总称"。如《尤氏喉科秘书·咽喉门》曰："喉痹……肿甚不仁，乃咽喉的重症。喉痹者，总名也"。《杂病源流犀烛·卷二十四·咽喉音声病源流》曰："故凡症见咽喉肿痛，声音嘶哑，吞咽困难等，统称为喉痹"。清代其他一些医书大多以喉痹为喉病之总称，这与当时的发病状况有关，如《喉证指南·卷三·证治类》在喉痹中曰："凡喉间肿痛，统名之曰喉痹"。《咽喉症类》亦谓："喉痹，乃喉症之总名"。《喉科金针》、《喉科类集》、《喉科种福》、《喉症全科紫珍集》等均有类似论述。故"喉痹"中的一部分内容亦包括急喉瘖在内，但一般多为急喉瘖的重症。

(10)哑风、喉风：《中国医学大辞典》"哑，瘖也，不言也。哑风，饮食如常，但失音不语也"(这里也可能指中风不语)。《喉科心法·卷上》谓："考古称喉症，总其名曰喉风"。而《医林绳墨·卷七·咽喉》中则谓:"近于上者,谓之乳蛾、飞蛾;近于下者,谓之喉痹、闭喉;近于咽嗌者,谓之喉风、缠喉风"。这里指出不同部位的病变有不同的病名。《喉证指南·卷三·证治类》谓:"紧喉风……实火实证也。由于膏梁厚味太过……肿痛暴发,甚则风痰壅塞,汤水不下,声音难出"。"缠喉风……其症麻痒肿痛,红丝缠绕,声音难出,汤水难下"。"哑瘴喉风……证与紧喉风相类……初起咽喉肿痛,汤水难咽,语言难出,牙关紧急,此属险候"。上述论述说明了急喉瘖重症发展为急喉风的临床表现。如《喉症全科紫珍集·孙真人喉证论》曰:"夫缠喉风属痰热,咽喉内外皆肿是也。外面无肿,声似雌哑,而身发热,面色红赤,此乃热毒之气极也"。这些描述与清代传染病大流行有关,喉风中亦有急喉瘖的内容,相对忽略了无呼吸困难的喉瘖病变的诊治。

(11)喉瘖:喉瘖,《中国医学大辞典》曰:"喉瘖,瘖之属于喉病者"。《医学纲目·卷二十七·瘖》谓:"瘖者,邪入阴部也……然有二症:一曰舌瘖……一曰喉瘖,乃劳嗽失音之类是也……喉瘖但喉中声嘶,而舌本则能转运言语也"。此时将瘖明确分为"舌瘖"与"喉瘖"两类。以后《证治准绳》亦有同样论述。《医碥·卷四·瘖》亦谓:"一曰喉瘖,但喉中声哑,而舌则能转运也。由劳嗽久而然,盖声出于肺,喉为道路,劳病日久,火刑肺金,全伤,破则不鸣"。可见从明代开始才明确将喉病声瘖从瘖证中区分开来。

(12)急喉瘖:全国高等医药院校试用教材《中医耳鼻喉科学》谓:喉喑"是指由于喉部疾患引起的声音不扬,甚或嘶哑失音者……因其发病快,故称为急喉喑"。首次提出"急喉喑"。全国高等中医院校函授教材《中医耳鼻喉科学》亦用"急喉喑"病名。高等医药院校教材《中医耳鼻喉科学》则将急喉喑之"喑"改为"瘖",正式使用"急喉瘖"之名。《中国医学百科全书·中医耳鼻咽喉口腔科学》则用"暴喉瘖"为病名,曰:"突发声音嘶哑,甚或无音者,称为'暴喉瘖'或'暴瘖'"。亦称瘁瘖、猝哑、暴哑等。清代以前各家医书均未见有"急喉瘖"之病名者。

3. 沿革　声音的疾病首见于《卜辞》,其中有"疾言"、"音有疾"的记载。《释名》谓:"喑,唵然无声也"。《内经》中用"瘖"作为病名、证名提及的有十三次之多。另还有"暴言难"及"卒然无音"的描述。《后汉书·王莽传》中记载有"大声而嘶"。《后汉书·袁宏传》记载:"……逐称风疾,喑不能言"。汉代的《金匮要略·卷上·脏腑经络先后病脉证第一》曰:"语声喑喑然不彻者,心膈间病"。以及《金匮要略·百合狐惑阴阳毒病证治第三》亦曰:"狐惑之为病……蚀于喉为惑……蚀于上部则声喝"。从以上可见公元前数千年中,从甲骨文开始到《内经》、《金匮要略》所记述的"瘖"、"喝"多是以症状为主要描述的,且"瘖"中"舌瘖"与"喉瘖"不分。但《内经》的"瘖病"为后世医家奠定了音声疾病的基础。晋隋唐时期对声音疾病描述用词很多,如《肘后备急方》中的"卒风瘖不得语"、"卒失声"、"卒中冷声嘶"等。《针灸甲乙经》中的"暴喑"、"喑不能言"、"喉痛喑不言"等。《诸病源候论》中的"风失音不语候"、"风冷失声候"、"中冷声嘶候"、"伤寒失声候""卒失音不能语候"等。《外台秘要·卷九·咳失声方》的"咳嗽失声方"及"风失音不语方"(卷十四)等。《备急千金要方·卷第七·喉病》中的"治喉痹卒不得语方"和"治哑塞咳嗽方"等。这一时期除了采用《内经》的"喑"与"暴瘖"病证名以外,所论述的为"卒发喑证",以外感风邪所致的"瘖"证为多。即多为"急喉瘖"病。其"瘖"证中尚包括有"中风舌瘖"在内。故此时的"瘖证"中舌瘖、喉瘖不分,但总结了前人治瘖方药的经验,较前时期有所发展提高,并将小儿卒失音不能语单列,提高了对儿童喉病声嘶的认识。

宋金元明时期,对瘖病有了更深一步认识,除了沿用《内经》等名称外,多将瘖立为"咽喉门”或“瘖”独立论述。如《圣济总录》中除在“咳嗽门”中记载很多治瘖、声嘶的方药外，还在卷一百二十二至卷一百二十四中立有“咽喉门”论治瘖病的方药出现了较明确的“喉病声瘖”的认识，如“腑寒咽门破而声嘶”、“咽喉肿痛语声不出”、“喉间肿痛语声不出”、“喉痹肿盛语不出”等，并在“小儿咽喉项肿，啼声不出”中提出“小儿纯阳，尤多是疾”观点，对认识儿童喉痹声瘖易发展为“喉风”有重要意义。《素问玄机原病式·六气为病》中提出“暴瘖，猝哑也”，并认为由“火旺水衰，热乘金肺”的暴瘖发病论。《本草纲目》将“喑”和“不语”有所区别。《儒门事亲·卷四》立“喉闭”为题，描述“喉闭肿痛不能言”的急喉瘖证治。《仁斋直指方·卷之八·声音》提出“心为声音之主，肺为声音之门，肾为声音之根”的认识，对后世影响巨大，目前仍然是指导“瘖证”临床认识的重要理论。《医学纲目·卷二十七》首先将“喉瘖”与“舌瘖”分清，是对瘖证认识的纲领。《证治准绳·杂病·第五册》将“瘖”独立一篇，并分为喉瘖，舌瘖，妊娠瘖、产后瘖等进行论述证治方药。《名医类案·卷七》以“声瘖”为名，全面系统地论述了病因病机、证候特点和辨证论治，并提出了著名的“五脏为瘖”及“瘖哑虚实”的辨证观点。这是脱离了单一的“急暴瘖”论述框架，从而是“金实不鸣，金破不鸣”的理论基础，这是对“瘖病”研究的转折点。这一时期亦是“瘖病”研究的鼎盛时期，认识了瘖证的三因病机、喉瘖与舌瘖区分、虚证与实证的辨识等。至此奠定了中医瘖证的病位、病因、辨证和治法方药，对后世医家的影响是深刻而巨大的。

清代是百家争鸣，医书丛出时期，如《辨证录》、《张氏医通》、《医学心悟》、《医碥》、《罗氏会约医镜》、《类证治裁》、《血证论》、《医学摘粹》、《杂病源流犀烛》、《侣山堂类辨》、《理瀹骈文》、《医宗金鉴》等等，均从不同角度记述了有关“瘖证”的认识，多列有“瘖哑”、“失音”、“声瘖”、“暴哑”、“不能言及语言难出”、“喉痹”或“声音病”、“喉风”等专篇论述声音疾病。由于清代出现几次瘟疫大流行，伴随声音嘶哑的急性喉病增多，往往因呼吸困难而危及生命，故冠以“喉风”之名，如有喉风十八证、三十六症、七十二症等，病名繁多，且多以症候立名，如急喉痹、急喉风、紧喉风、缠喉风，哑瘴喉风、声哑喉、喉哑、咽喉痛失音，喉痹、喉闭等。同时喉科专书也丛出，如《喉科指掌》、《喉科心法》、《喉科真诀》、《急救喉科全书》、《咽喉脉证通论》、《喉科集腋》、《喉舌备要》、《咽喉秘传》、《喉证指南》、《重楼玉钥》以及白喉、喉痧等专书。这些书籍中多包含有急喉瘖的内容。因此清代有关瘖病的发展，除了继承前人经验外，对危急喉症积累了丰富的经验，发展了喉瘖的认识和内容，特别是对喉的呼吸和发声两大功能有更全面的认识。

民国时期的中医学院教学讲义《喉科学》中亦有“呛食哑喉”的记述。

20 世纪 60 年代初期，高等中医院校的《中医喉科讲义》中尚无专题论述暗症。自 20 世纪 80 年代以后，在全国高等医药院校试用教材《中医耳鼻喉科学》中才首次采用“急喉喑”这个病名，但也仅以声音症状为主要描述。其后的高等医药院校教材《中医耳鼻喉科学》中对急喉瘖才有较全面的论述。此后，各家著述大多均以“急喉瘖”为名进行论述，从而在病症学方面基本达成一致。但新世纪中医院校教材则未能使用急喉瘖病名，将声音嘶哑类疾病统称为喉瘖，在病症学方面产生了新的分歧。

总之，历代对急性声音改变及其伴随症状的认识是逐步发展的，从大致分为“瘖”与“失音”到“喉瘖”与“舌瘖”的过程中，虽然是以症状为主进行论述的，但对病位已有了初步认识；以后对症状描述有了急(暴)、慢(久)之分，有利于辨证论治；其后的“喉风”又是对喉的两大功能的全面认识过程；只有在分别论述“急喉瘖”、“慢喉瘖”和“急喉风”时期，才对喉病有了深刻的认识。

【病因病理】

1. 古代病因病理学说

(1)寒气客于会厌学说:《灵枢·忧恚无言》曰:“喉咙者,气之所以上下者也;会厌者,音声之户也……人卒然无音者,寒气客于厌,则厌不能发,发不能下,至其开阖不致,故无音”。寒气客于厌,则厌不能发,谓不能开也;发不能下,谓不能阖也;开阖不致,即开阖失调,故见瘖哑之证。《内经》这一观点对后世医家影响很大。如《诸病源候论·卷一·风病诸候》谓:“风失音不语候……风寒客于会厌之间,故卒然无音,皆由风邪所伤,故谓风失音不语”。又在同卷的“风冷失声候”中曰:“风冷失声者,由风冷之气客于会厌,伤于悬壅之所为也……风冷客于会厌之间,所以失声也”。又在其《卷四十八·小儿杂病诸候》“卒失音不能语候”中云:“……有暴寒气,客于喉厌,喉厌得寒,即不能发声,故卒然失音也”。详细地论述风寒客于厌的发病机制。《备急千金要方·卷第八·诸风》中曰:“风寒之气客于中,滞而不能发,故瘖不能言及瘖哑失声”。《外台秘要》及《证治准绳》均引用了此观点,并制玉粉丸治疗。《医碥·卷四·瘖》中亦曰:“又有寒客会厌而卒瘖”。后世医家对《内经》所言寒气理解为“风寒之邪”。风寒之邪致瘖乃是著名的早期致瘖学说。

(2)运气致瘖学说:《素问·至真要大论篇》曰:“少阴之复,懊热内作……暴瘖心痛”。《素问·气交变大论篇》亦曰:“岁火不及,寒乃大行……心痛暴瘖”。运气致瘖为天行时气之病证。在《医学纲目·卷二十七·瘖》中列有运气瘖,其曰:“运气瘖有二:一曰热助心实。经云:少阴之复,暴瘖,治以苦寒是也。二曰寒攻心虚。经云:岁火不及,寒乃大行,民病暴瘖,治以咸温是也”。《证治准绳》亦有类似论述。《内经》的天行时气致瘖学说对后世认识传染病所引起喉病瘖哑有重要指导意义。

(3)风邪侵犯学说:《诸病源候论·卷二·风病诸候》曰:“中冷声嘶者,风冷伤于肺之所为也。肺主气,五脏同受气于肺,而五脏有五声,皆禀气而通之……风冷为阴,阴邪搏于阳气,使气道不调流,所以声嘶也”。又曰:“风寒客于会厌之间,故卒然无音”(卷一·风失音不语候)。还曰:“邪客于肺,肺主声而通于气,今外邪与真气相搏,真气虚而邪气胜,故声为之不通也”(卷八·伤寒失声候)。以后医家亦有沿用此说者,如《外台秘要·卷十四·风失音不得语》谓:“风寒客于会厌之间,故卒然无音。皆由风邪所伤,故谓风失不语。又谓(养生方)云:醉卧当风,使人发瘖”。就是引用了《诸病源候论》的观点。《备急千金要方·卷八·诸风》谓:“风邪入脏,寒气客于中,不能发则瘖哑喉痹舌缓,不时服药针灸,风遂脉流入脏,使人卒然瘖”。《古今医统大全·卷四十六·声音门》亦谓:“声音病分三因……有外受风寒,腠理闭塞,寒束于外,郁咳而声哑,三拗之类,此外因也;又有忽暴吸风,卒然声不出者,亦外因也”。清代《喉科指掌》与《喉科秘钥》在论述“呛食哑喉”或“声哑喉痛”时,均指出为寒伏肺家或肺家伏寒。以上医论均为主张“风寒犯肺”为病者。

《太平惠民和剂局方·卷七·治咽喉口齿》中曰:“治风热肺壅,咽喉肿痛,语声不出”。提出“风热致瘖”。《普济方·卷六十四·咽喉门》曰:“若风邪热毒在于脾肺,则阴阳不和,气道否涩,上焦壅热,风热之气上冲喉,攻于会厌,故令肿痛,语声不出也”。《景岳全书·卷二十八·声瘖》亦谓:“风寒袭于皮毛,火燥刑于金脏,为咳为嗽而致瘖者,肺之病也”。《血证论·卷六·失血兼见诸证》指出:“失血家初病失瘖者,多是风火”。《张氏医通》亦有火邪遏闭伤肺为瘖之论。在《圣济总录·卷一百二十三·咽喉门》曰:“咽喉肿痛语声不出者,风邪壅热,客于脾肺之经,邪热随经,上搏于咽喉,则血脉壅遏,故令喉间肿痛,甚则气道窒塞,语声不出也”。《医碥·卷四·瘖》曰:“又有外感风寒入肺,郁热成痰,痰火窒塞,肺窍不利,声亦嘶哑重浊”。上述医家主张风热侵肺，或风寒化热，热壅为痰而致瘖。另有提出“风毒”致瘖者，如《本草纲目》的“风毒入肺”，《圣济总录》中的“卒中风毒入于喉间”，及《杂病源流犀烛》中的“风毒入肺而失音”等。除上述医论外，还有指出“风温”致瘖者，如《医学纲目·卷之二十七·喑》谓：“凡新宅，壁土皆湿，地亦阴多，人乍来阴气未散。昔心气素虚，饮酒至醉，毛窍皆开，阴湿之气从而入乘心经，心经既虚，而湿气又乘之，所以不能语”。提出湿气入乘心经致瘖，别具一格。

以上是历代医家尊崇《内经》之风邪侵犯，肺先受之的理论。肺主气，声由气而发。风邪乃百病之长，风邪侵犯首先犯肺，风可挟寒、挟热、挟湿、挟风毒、挟痰而至。其邪多犯肺脏，亦可犯脾肺，又可乘心，均使肺气失宣，邪闭喉窍而致瘖。这一学说对后世医家影响很大。

(4)邪气郁闭学说：《素问·宣明五气论篇》曰：“五邪所乱……邪入于阴则痹……搏阴则为瘖”。《灵枢·九针论》亦谓：“五邪……邪入于阴，转则为瘖”。《内经》这一观点在后世医家论述中有所发挥，如《红炉点雪·卷一·火病失音》谓：“夫失声之证非一，有痰壅，邪郁”。《张氏医通·卷四·瘖》曰：“失音大都不越于肺。然须以暴病得之，为邪郁气逆……若咽破声嘶而痛，是火邪郁闭伤肺，昔人所谓金实不鸣”。张氏将邪郁致瘖，形象地比喻为“金实不鸣”，而《景岳全书·卷二十八·声瘖》更有所发挥：“瘖哑之病，当知虚实。实者其症在标，因窍闭而瘖也……窍闭者，有风寒之闭……有火邪之闭……风闭者……”。外邪侵犯，遏闭肺气，肺气不得畅通，故而声哑。上述医论为宣肺散邪法治疗声瘖奠定了理论基础。

(5)寒包热邪学说：《本草纲目·第四卷·声音》谓：“喑有肺热……瘂有寒包热，有狐惑”。《景岳全书·卷二十八·声瘖》又谓：“因热极暴饮冷水，或暴吸风寒而致瘖者”。上述的“寒包热邪”的致瘖学说在其他医论中得到共鸣和发挥。如《张氏医通·卷四·瘖》谓：“盖暴瘖总是寒包热邪，或本内热而后受寒，或先外感而食寒物……”。《类证治裁·卷二·失音》曰：“夫金空则鸣，失音一证……寒包内热闭窒气分至失音者”。《杂病广要·脏腑·瘖》曰：“声哑者，寒包其热也”。《杂病源流犀烛·卷二十四·咽喉音声病源流》谓：“音声病……亦有寒包热而声哑者”。而《医碥·卷四·瘖》谓：“寒包热者，解表……”。《辨证录·卷十·瘖哑门》指出：“人有口渴之极，快饮凉水，忽然瘖哑，不能出声，人以为心火亢热也，谁知肺气之闭乎。夫肺主气，气通则声音响亮，气塞则声音瘖哑……肺气随水气而下降，金沉水底，何能自鸣乎？此种瘖哑，乃水抑肺气而不升，非肺气之自败。治宜宣扬肺气，分消其水湿”。上述医论从病因病机及治疗方法都作了论述。这一观点为多数医家接受。如《喉科心法·咽喉痛失音》中亦具体阐述它的临床过程。“如喉痛起于四五日间，是暴病也。咳嗽声重吐稠痰……咽喉红肿，其声嘶哑，此热结于肺，寒束于外也”。可见这一学说影响广泛，是明清时期对《内经》寒邪致瘖学说的发展。

(6)大寒犯肾学说：《张氏医通·卷四·瘖》曰：“若暴哑声不出，咽痛异常，卒然而起……此大寒犯肾也”。提出了“大寒”直犯肾脏的致瘖学说。又如《喉科心法·咽喉痛失音》亦谓：“又有暴病声哑，咽痛异常，不红不肿，猝然而起，或欲咳而不能，或清痰而上溢，脉沉细而弦紧，此大寒犯肾”。这一学说乃清代之新说也。

(7)肺经积热学说：《圣济总录·卷一百二十二·咽喉门》曰：“内经曰：喉主天气，咽主地气。若脏热则咽门闭而气塞，若脏寒则咽门破而声嘶”。在明代就明确指出肺热致瘖学说。如《本草纲目·六卷之四·音声》中有“喑有肺热……肺热声哑……肺热暴瘖”等记述。《古今医统大全·卷四十六·声音门》谓：“声音病分三因，有内热痰郁，窒塞肺金而哑及不出者”。也提出了此观点。《血证论·卷六·声音》曰：“若是肺中实热，壅遏其窍，而声音闭者，人参泻肺汤主之”。又在同卷的咽喉题下曰:“凡咽痛而声不清利者,为肺火”。又如《杂病源流犀烛·卷二十四·咽喉音声病源流》中指出:“音声病,肺家火热证也。盖声哑者,莫不由于肺热……暴瘖者,莫不由于火盛”。《张氏医通·卷四·瘖》亦曰:“咽痛起于四五日间,或因剧咳而得,或多稠痰结痰而咽喉上腭肿痛,其声虽哑而尚有音破浊,脉缓大而右寸尤甚,此热结于肺也”。又如《罗氏会约医镜·卷七·论声瘖》中曰:“麦门冬汤……治火邪侵肺,或咳嗽喘急,上焦热甚而声瘖者”。此即由肺经实火致瘖矣。以上明清时代医家论述肺热导致暴瘖的学说,对后世有重要影响。

(8)脏气上逆学说:《灵枢·经脉》谓:“足阳明之别,名曰丰隆……其病气逆则喉痹猝瘖”。又如《灵枢·本藏》谓:“肺火则多饮,善病胸痹,喉痹逆气”。《灵枢·寒热病》又曰:“暴瘖气鞭,取扶突与舌本出血”。张介宾在《类经·针刺·四十四》中注:“瘖,声哑不能言也。气鞭,喉舌强硬也……凡言暴者,皆一时之气逆,非宿病也”。这些医论多指阳明和太阴之气逆致瘖,这里也包含舌瘖在内,未能明确分别。以后在《景岳全书》中有所发挥。如《景岳全书·卷二十八·声瘖》曰:“瘖哑之病……窍闭者……有气逆之闭,肝滞强也”。《名医类案·卷七·瘖》曰:“丹溪治一人遗精,误服参芪及升浮剂,遂气壅于上焦而瘖,声不出”。以后《张氏医通·卷四·瘖》中亦谓:“失音大都不越于肺。然须以暴病得之,为邪郁气逆……”。上述医论提出有关胃气逆、肺气逆和肝气逆致瘖学说,在临床中是可见到的。

(9)五脏失调为瘖学说:此学说在张景岳的著述中最为突出。《景岳全书·卷二十八·声瘖》中曰:“声音出于脏气,凡脏实则声弘,脏虚则声怯,故凡五脏之病皆能为瘖。如以忧思积虑久而致瘖者,心之病也;惊恐愤郁猝然致瘖者,肝之病也;或以风寒袭于皮毛,火燥刑于金脏,为咳为嗽而致瘖者,肺之病也;或以饥饱,或以疲劳致败中气而喘促为瘖者,脾之病也;至于酒色过伤,欲火燔灼,以致阴亏而盗气于阳,精竭而移槁于肺,肺燥而嗽,嗽久而瘖者,此肾水枯涸之病也。是五脏皆能为瘖者,其概如此”。经分析后提出了“是知声音之病,虽由五脏,而实为心之神,肺之气,肾之精三者为之主耳”的著名论述。《仁斋直指方》亦曾提出这种心、肺、肾与发声生理的机制。这一观点为后世医家认识瘖病病因病理奠定了脏腑整体观的理论基础。后世医论多沿用此学说,如《医碥》、《罗氏会约医镜》及《医学摘粹》等都有类似记述。

(10)痰浊壅塞学说:《景岳全书·卷二十八·声瘖》曰:“瘖哑之病当知虚实。实者,其病在标,因窍闭而瘖也……至若痰涎立闭……”,并在论治中用二陈汤治疗。朱震亨在《丹溪心法》中提出“喉痹,大概多是痰热”。即是喉痹声瘖的病机观点。而《外科正宗·卷之二·咽喉论》谓:“甚者风痰上壅,咽门闭塞,少顷汤水不入,声音不出,此为喉闭”。《仁斋直指方·卷之八·声音》亦指出痰热为瘖的病机。其曰:“心为声音之主,肺为声音之门,肾为声音之根。风寒、暑湿、气血、痰热、邪气有干于心肺者……”。又如《红炉点雪·卷一·火病失音》曰:“夫失音之证非一,有痰壅、邪郁、肺痿、毒风、寒热、狐惑……惟痰火声嘶,则与诸证大异”。将痰壅列为病因之首,并指出痰火为标,水涸为本之观点。另外《类证治裁·卷二·失音》亦谓:“其痰热客肺,喘急上气致失音者,以桔甘汤之属疏其壅”。《医碥·卷之四·瘖》亦指出:“盖声出于肺……喉为道路……又火盛则痰壅,痰壅肺窍,是为金实不鸣也……又有外感风寒入肺,郁热成痰,痰火窒塞,肺窍不利,声亦嘶哑重浊”。又如《杂病源流犀烛·卷二十四·咽喉音声病源流》曰:“声重者,莫不由于肺热痰稠”。上述医论均主张“热痰”致瘖。主张此观点者尚见于众多喉科专书中。如《喉科紫珍全生集·卷下·喉风》曰:“此症乃风热感于膈间,或过食炙煿厚味,以致火动痰生而起”。《喉科真诀》亦谓喉痹为“热痰相搏,结塞咽喉”。《疮疡经验全书·卷一·咽喉论》曰:“哑瘴喉风,此哑瘴者,风痰犯于咽膈之间,以此口不能言……”。《咽喉脉证通论·哑瘴第七》亦谓:“此证因风痰壅滞于咽喉之间,其状口不能言……”。另外《尤氏喉科秘书》与《医宗金鉴》均亦有喉痹属痰、属风之论。上述众多医论中均就伴有声哑的喉科急症病因作了论述。由于历史条件关系,这些论述中有包含喉风和舌瘖相关的内容。

另有主张湿痰者,除《景岳全书》外,尚可见于《张氏医通·卷四·瘖》中:“失音大都不越于肺……肥人痰湿壅滞,气道不通而声瘖者,二陈导痰汤涤之”。所以古代有热痰、湿痰、寒痰、风痰等致瘖之说。

(11)脏湿致瘖学说:《素问·脉要经微论篇》曰:“五脏者,中之守也。中盛藏满,气胜伤恐者,声如从室中言,是中气之湿也”。而《脾胃论·卷下·阳明病湿胜自汗论》则曰:“湿胜则音声如从瓮中出,湿若中水也”。重申了《内经》的论述。以后有些医家进一步发展了这一学说。如《古今医统大全·卷四十六·声音门》谓:“六淫之气并于声音,风寒燥热致声不清者人共知之,暑湿相干者鲜有知也。经曰:因于湿,首如裹,声如从室中言,此中气之湿也”。《医学摘粹·杂证要法·七窍病》中则曰:“声音者,手太阴之所司也。肺藏气,而气之激岩则为声,故肺病而声为之不调,气病而声为之不畅,而气之所以病者,由于已土之湿,土湿而声瘖也……然则调声音者,益清阳而驱浊阴,一定之理也。如湿旺气郁,声音不亮者,以茯苓橘皮杏仁汤主之”。这一湿浊致瘖学说,对临床亦有重要的指导意义。

(12)大呼竞争伤气学说:《古今医统大全·卷四十六·声音门》曰:“有因竞争大声号叫,以致失声,或因歌唱伤气而声不出,此不内外因也”。《景岳全书·卷二十八·声瘖》曰:“复有号叫歌唱悲哭……而致瘖”。以后的清代医家每推崇此学说。如《张氏医通·卷之四·瘖》曰:“亦有叫骂声嘶而喉破失音者……”。《医碥·卷之四·瘖》亦谓:“又有大声疾呼,讴歌失音……”。《罗氏会约医镜》亦有此类论述。而《类证治裁·卷二·失音》则谓:“其逆风叫号,致伤会厌者……”。这一学说类似于今之声带瘀血(声带黏膜下出血)的发病机制(参考声带瘀血),非属今之急喉瘖范畴。

综上所述,历代医家从不同角度提出了各种学说来认识暴瘖的病因病机。除《内经》提出的寒气客于会厌致瘖、运气致瘖、邪气郁闭、脏气上逆、脏湿致瘖等学说外,后世医家又发展了上述的观点,先后又提出了风邪侵犯(挟热、挟寒、挟湿,挟风毒和挟痰等)、寒包热、大寒犯肾、肺经积热、五脏失调、痰浊壅塞和大呼竞争伤气等发病学说,进一步完善了中医对暴瘖发病的理论体系。特别是明清时期由于当时的实践变化,提出了多种学说。由于清代瘟疫的流行,对喉瘖的认识也较普遍带上了“风”的色彩,这是对急喉瘖认识的深入,扩展了认识暴瘖的思路。这些学说均对现在认识和研究瘖病有深远影响。值得指出的是《景岳全书》对瘖病认识的整体观和辨证虚实观是对瘖病发病学说与辨证的历史性卓越贡献。

2. 现代病因病理学说　有关现代对急喉瘖的病因病机研究是基于对喉部病变认识的深入和对病情观察的细致,而获得了更新的知识,对病种范围有了更明确观点,因此,所提出的病因病理学说比较集中和相近。概而言之,主要有外感风寒、风热学说;有风寒、风热、痰热学说;还有风寒、风热、肺胃壅热学说;有风寒、风热、痰学说;有风寒、风热、寒包热学说;有风寒、风热、讴歌伤喉、痰热学说以及风寒、风热、燥邪、寒包火、痰湿、暴食寒热学说。其中风寒、风热学说乃是共识。

(1)风寒、风热学说:这种学说以20世纪80年代的高等医药院校教材为代表。其基础是将急喉瘖限定于“急性喉炎”这种病证范围,且对病机认识是外邪袭肺致瘖。故风寒、风热影响肺气宣降为机制。如全国高等医药院校试用教材《中医耳鼻喉科学》首先将实证喉病声喑命名为“急喉喑”,并归纳其病因病理为风寒和风热两个方面,这为以后学者对于本病的认识奠定了基础。其后的高等医药院校教材《中医耳鼻喉科学》、《中国医学百科全书·中医耳鼻咽喉口腔科学》、《中西医结合嗓音病学》等均采用这一学说。故可以说对无呼吸困难的急喉瘖病因病理认识已基本趋于一致。

(2)风寒、风热、痰热学说:这一学说起于20世纪90年代后期,随着临床实践和对中医理论的进一步认识,到20世纪中后期已基本形成了共识。风寒、风热是指外邪侵犯,所应脏腑为肺;所谓痰热是指脏腑积热,炼津为痰,或复感热邪,内外热结,痰热内生;所病脏腑则各家略有差异,有强调肺经积热,如《中医病证治疗常规》;有强调脾胃壅热,如《现代中医耳鼻咽喉口齿科学》;有主指肺胃积热的,如《嗓音病的中医论治》、《中国传统医学丛书·中医耳鼻喉科学》等。这一学说的形成和发展,是中医瘖病学在现时期发展的必然结果。

(3)风寒、风热、寒包热学说:这一学说主要出自全国高等中医院校函授教材《中医耳鼻喉科学》,是继承中医传统的病理认识。所谓寒包热是指肺经蕴热,复感风寒,外寒包以内热,是明清时期的一些医家所提出的。这一认识开阔了瘖病病因病机认识的眼界,对目前热极饮冷所致瘖病的治疗有现实意义。

(4)风寒、风热、风热痰学说:这一学说见于《干祖望中医五官科经验集》。干氏提出除了风寒、风热侵袭肺卫致瘖外,提出风热犯肺化热,热炼津为痰,风热痰三者搏结咽喉而发生急喉瘖,还强调了风热痰搏结咽喉而为喑的临床常见性与重要性。这是对急喉瘖病机认识的新创见。

(5)风寒、风热、声伤、痰热学说:这一学说见于《音声言语疾病防治概要》。是基于在嗓音专病门诊中实践中总结出的临症经验。所谓“声伤”是指大声喊叫或讴歌伤喉,或长时间过度大声用嗓,或处于某些情况下的不适当大声用嗓,造成声带或喉黏膜的损伤,即“用声伤喉”而出现的喉黏膜的急性病变。并指出在此基础上可以化热生痰,进而可导致痰热而发病。这一学说将凡是引起急性声音嘶哑的病因笼统的加以概括,其病症包括了声带瘀血(声带黏膜下出血)等疾病,已超出今之急喉瘖范畴。

(6)风寒、风热、合邪上犯学说:这一学说见于《中医喉科精义》、《现代中医治疗学》和《中医临床大全》等书中。除了风寒、风热外感之外,提出合邪致瘖一说。如《中医喉科精义》提出暑湿燥热合并侵犯而致生痰热,遏阻肺窍;《中医临床大全》提出感受风热燥邪,痰热壅肺。《现代中医治疗学》亦有类似观点。这一观点丰富了外邪学说的内容。

(7)多种外邪致瘖学说:这一学说见于《中医纲目·喉瘖》中。认为除了风热侵袭、风寒壅闭、过力伤喉外,又认为暴食寒热亦致实证喉瘖。并引用《养生方》论述:“诸热食腻物,且饮冷醋浆,喜失声失音”来说明此观点,可谓增加了急喉瘖病因的新内容。但其论有失之笼统,所论已超出今之共识的急喉瘖范畴。

3. 临床病因病理

(1)风寒侵袭,肺气郁闭:喉为肺窍,乃呼吸吐纳之通道,主发声音之关要。肺主气,肺和则气充,气充则窍有所养,肺气宣畅则声出宏亮。而肺居上焦,乃娇嫩之脏,易受外邪所伤。若外感风寒,邪束肺卫,则肺气失于宣发,风寒邪气郁滞喉门;或暴吸风寒,寒邪郁阻会厌声户,均使肺气失宣,或肺气壅遏,致声户不畅,开合不利,而发为嘶哑,甚则失音。

(2)风热侵犯,脉络郁阻:外感风热,或风寒郁久化热,侵犯肺经,则肺失宣降,气机失调;或风热邪气直犯喉门,热壅声户,气机不调,气血失和,致脉络壅阻而病喉瘖喉痛等。

(3)肺胃积热,痰热壅喉:嗜食辛辣厚味,肺胃素有积热,或肺经积热;或嗜食烟酒,胸膈宿痰,复感风邪或风热,引动脏热,内外热结,热壅喉门,灼烙肌膜;或肺气壅塞,肌膜腐坏而病急喉瘖。小儿脏腑娇嫩,喉器嫩弱狭小,感受外邪后,肌膜红肿易发生堵塞痰闭,而转发为急喉风之症。

(4)时邪异气,风痰壅阻:喉为肺窍,为呼吸之关隘。素有风痰内蕴,复感时邪异气,犯于皮毛,传于窍道;或直犯喉门,邪气来势凶猛,突聚喉门,或壅聚肺胃,引动风痰,则气不宣畅,气道不利,呼吸受阻,声嘶难出,甚则突发为喉风之危证。

综上所述,急喉瘖多为实证,即如《临证指南医案・卷二・失音》所述:"金实则无声"也。喉属肺系,肺属金,金空则鸣,故其病脏多为肺,涉及气血者亦有之。外感六淫之邪均可致病,尤以风寒、风热、时疫异气侵犯为主。但临证中病因病理复杂,有多邪合侵,有内热邪郁,有脏腑积热,复感寒邪,有感寒化热,有外感异气或内生痰热,均可致邪滞喉门,肌膜肿胀,气血运行不畅,声户开合不利而致急喉瘖。亦有非喉门局部之因,亦有因过敏而致,或全身系统疾患之为喉瘖者,当细审其因而识之。小儿急喉瘖,因小儿脏腑娇嫩不耐寒热,形气未充,适应脆弱,阳常有余,易生痰热,时邪侵犯,尤为迅速,极易发展为喉风。

【临床征候】

1. 发病情况 任何年龄均可发生,但多发于青少年。在幼儿中发病者病情常急笃。根据临床对1332例嗓音病统计中分析,本病发病有如下特点:年龄以5～40岁发病者为最多,女性发病者略偏高;本病四季均可发生,以冬春季节气候多变时为多(以4～5月为多)。本病无地域性。

2. 病史 一般多在全身抵抗力降低,如劳累、感冒、酗酒、剧烈咳嗽等情况下发病。亦有在某些急性传染病流行季节,或环境粉尘、有毒气体、烟酒过度时为诱发因素,或鼻、鼻窦、咽部等邻近器官有病时而相伴发病。

3. 声音嘶哑 卒然声音嘶哑是本病的主要症状。表现为音色、音质和音量上的急剧变化。声音嘶哑因病程、病情不同而表现多异,轻者可呈沙哑或声音低沉而闷哑,音量小而弱;重者声音粗、音调低而嘶哑;甚者发音困难或失音。病的早期多呈沙哑而干涩,以后声嘶沉闷费力,进者可声音嘶哑、失声、或做耳语状。

4. 喉痛与吞咽痛 轻者感喉部干焮疼痛,重者可兼有吞咽疼痛,在咳嗽或吞咽、讲话时疼痛加重,甚则咽梗阻感。小儿则可出现拒吸奶。

5. 咳嗽与呛咳 初期为干咳无痰,逐渐出现咳嗽疼痛,分泌物增多。咳嗽呈刺痒阵咳状。咳嗽重时,可出现痰中带血丝,咳重时喉痛、嘶哑亦重。小儿可出现犬吠样咳声伴有喉间痰鸣,或有喝奶(水)时呛咳,重者呈现哮喘性咳嗽。病情轻者可不出现呼吸障碍。成人多无呼吸困难,但患过敏或急性毒性喉炎时亦可突发呼吸困难。亦有出现呼吸不畅、憋闷感。小儿患病时如不及时治疗则易出现吸气性喉鸣伴吸气性呼吸困难,呈现吸入性三凹证而发展为急喉风。

6. 声时缩短 声时即发音持续时间,表明嗓音的最大能力。端坐均匀深吸气后,让气流均匀徐徐呼出同时发"啊"音,记录一次吸气过程的最大发音持续时间,反复检查3次,取其最大值,是为最大发音时间(MPT)。当有声带病变或声门病变时,声时均缩短。在急喉瘖时,声时明显缩短。(正常值:男性在20～23秒,女性在15～20秒。——据王鹏万)

7. 喉、声带色红肿胀 是急喉瘖的重要体征。会厌一般无明显改变。喉黏膜、声带呈弥漫性充血肿胀,其程度随病情不同而异。轻者仅呈粉红充血,肿胀较轻;进而充血深红,紫红不一；亦有以肿胀为主而充血轻微。小儿则可见声门下红肿呈梭形索条状。声带运动无障碍，但可见有分泌物附于声带上或声门间呈拉丝状；声门闭合不全，有缝隙；室带亦可充血肿胀，甚者可遮盖声带；勺会皱襞亦可红肿。重者勺区黏膜明显红肿，或有黄白点，或有小溃疡、伪膜出现，且可呈现球状勺区。亦有表现为喉黏膜苍白水肿，白底光亮透红丝等（此时易出现呼吸困难）。

8. 动态喉镜检查　声带黏膜炎症时，两侧声带对称，严重声带黏膜水肿时，其震动波亦受到影响。

9. 伴随症状　可有轻微发热，口渴，鼻塞，鼻流涕，大便秘结等。小儿可有发热或高热，咳嗽，气促或微微喘息，拒食，腹泻，出汗等。

【诊断与鉴别诊断】

1. 诊断依据　①卒然发病，声音嘶哑，甚或失音，喉痛，病程短；②喉黏膜及声带红肿，声门闭合不全；③可兼有外感症状，小儿可有高热，咳嗽，轻微气促或喘息。

2. 鉴别诊断　应与情志瘖、喉白喉、喉结核、疫喉痧、麻疹和急喉风等鉴别。

(1)情志瘖：突然严重声音嘶哑，多呈失声耳语状，而咳嗽、哭笑声音正常；喉部检查除声门闭合有特殊失控表现外，均无异常发现，有明显的情志改变病史。

(2)喉白喉：喉白喉多发生于儿童，现代很少见。主要为上呼吸道同时感染，如鼻、咽、喉以及下呼吸道的呼吸黏膜呈现片状广泛的白腐状伪膜，难以撕脱，强力撕去则显黏膜病损出血，有明显的全身中毒症状，常呈现严重的呼吸困难。白膜分泌物涂片或培养能查见白喉杆菌。

(3)疫喉痧：又称烂喉痧、猩红热，是一种时行疫病，多发生于10岁以下儿童，传染性强。恶寒发热，咽喉红肿，声音嘶哑，唇口苍白圈，咽核红肿有腐物，咽关有瘀点，杨梅样舌，颈胸背部满布小红痧（皮疹），压之色退而现苍白，去压则恢复原状。若疫毒内陷则气喘昏迷。

(4)麻疹（麻疹性喉炎）：为发生于小儿的时疫病。个别成人亦可患之，但症状重。其特点是起病急，恶寒发热，咳嗽声嘶，鼻塞流涕，涕泪相加，口腔颊部黏膜有典型麻疹斑（柯氏斑），渐渐后颈胸部密布鲜红疹点，继则遍及周身和四肢，疹退后可见糠状脱屑，留下棕褐色色素沉着。本病处理不当，极易发展为急喉风。

(5)喉癣：喉癣多为肺痨痰染而得。可突发声嘶，伴有喉痛、喉痒、咳嗽声痛，痰中带血丝，吞咽疼痛，常有低热，面颊潮红；声带及勺状软骨区黏膜红肿，粗糙不平，或呈现浅表鼠噬状溃疡。胸部X线透视（或胸片）多有肺痨病变。病理检查、结核菌素试验可以区别。

(6)声带瘀血（声带黏膜下出血）：有大声叫喊、发声过度病史，发病急，多在过度用嗓后卒然声音嘶哑，检查见声带（多为一侧）色红，或呈斑片状、点状红肿，久则变为暗红、紫红等，无发热恶寒等全身外感症状。

(7)急喉风：急喉风是喉部病变呈现喉阻塞症状的表现。如发热，呼吸困难，声音难出，吸气性三凹征，喉鸣痰喘，发绀出汗等，本节急喉瘖中的某些病证可以转变为急喉风。

【辨证施治】

1. 古代辨证施治观点　古代医家对急喉瘖的认识是逐步发展的，主要以暴瘖为题论述。早期总括在喑症中，自明代以后才明确提出喉瘖。也仅限于实证与虚证之分。但纵观古代医书对喑证论治多以“暴瘖”论治多见，且在《景岳全书》以后才明确虚实辨证。《内经》中有关喑症论述有十余处之多，但均未有方药治疗。《伤寒论·卷二·辨太阳病脉证并治法上》中有“风温为病……语言难出”。亦未列方药。《诸病源候论》中有“风冷失声候”、“中冷声嘶候”和“伤寒失声候”，亦未有方药。自《肘后备急方·卷三·治卒风瘖不得语方》开始有证型方药出现，如“治卒不语方，以苦酒煮瓜子，敷颈。及治卒中冷声嘶方”。唐代以后各家治疗大致可归纳为风寒、风热、脏热、痰阻、寒包热，大寒犯肾、逆风叫号等辨治。

(1)从风寒论治(包括中寒、中冷)：《备急千急要方·卷第六·喉病》有“卒喉痹不得语”的小续命汤加杏仁；“治喉痹卒不得语方；浓煮桂汁”；和“脏热，咽门则闭而气塞，若脏寒咽门则破而声嘶，母姜汤主之”，及“治哑塞咳嗽方”。《外台秘要·卷第九·咳失声方》“(古今录验)疗暴中冷伤寒……咳失声哑塞失声音方”，“又疗暴咳失声语不出，杏人煎方”。《圣济总录·卷第三十·伤寒咽喉痛》的“治伤寒……语声不出”的麻黄地骨皮汤。《本草纲目·第四卷·声音》的“治风冷失音”的“蘘荷根汁和酒服”。《古今医统大全·卷四十六·声音门》的“有外感风寒……郁嗽而声哑，三拗之类”。《证治准绳·第五册·喉瘖》中“治寒气客于厌”的出声音方及玉粉丸。《景岳全书·卷二十八·声瘖》的治风寒声瘖用参苏饮、小青龙汤、三拗汤之类；治猝哑的杏仁与桂末含化。《医学入门·卷之四·咽喉附失音》中治风寒失音的甘桔汤或诃子散。《张氏医通·卷四·瘖》中治“寒气客于会厌，卒然而瘖”用麻杏石甘汤。《医学心悟·第二卷·伤寒兼证》治“风寒客于肺中声哑不能言者”当用辛温以散之。《医碥·卷之四·喉瘖》治“风寒邪热，暴嗽失音”的杏仁煎，“寒客会厌而卒瘖”的“生附子蜜炙噙化”。《类证治裁·卷二·失音》的“醉卧当风，邪干肺窍猝失音者，用苏子汤之属降其痰”。上述种种均属风寒证的论治方药。

(2)从风热论治：《太平惠民和剂局方·卷之七·咽喉口齿》：“治风热肺壅，咽喉肿痛，语声不出”的荆芥汤。《太平圣惠方·卷三十五·治咽喉肿痛语声不出方》有“风热之气，上冲咽喉，攻于会厌……语声不出”用生姜膏、菖蒲丸治疗。而《圣济总录·卷一百二十二·咽喉门》载“咽喉肿痛，语声不出”用桔梗汤、竹皮汤、黄芪汤、菖蒲丸，小儿则用射干汤。《本草纲目·第四卷·声音》则载有：“治邪热侵肺”的药物。《脉因证治·卷下·喉痹》“咽喉肿痛，语声不出”用神效散。《景岳全书·卷二十八·声瘖》曰：“火邪侵肺，上焦热甚而声瘖者，用四阴煎、麦门冬汤”。而《张氏医通·卷四·瘖》载治火邪遏肺声瘖，用生脉散合六味丸作汤。《血证论·卷六·失血兼见诸证》“治风火闭肺”用小柴胡汤加味。《罗氏会约医镜·卷之七·论声瘖》治“火邪侵肺”用麦门冬汤。《医学心悟·第二卷·伤寒兼证》“治风温语音难出”用葳蕤汤加减。《咽喉证治要略·杂症治方》治“外感风火喉病失音者”用加味小柴胡汤。

(3)从脏热论治：《景岳全书·卷二十八·声瘖》载“心火盛者，二阴煎；胃火上炎者，竹叶石膏汤；肝胆火盛者，柴胡清肝散之类主之”。《罗氏会约医镜·卷之七·论声瘖》谓：“治火邪侵肺，或咳嗽喘急，上焦热甚而声瘖者，用麦门冬汤”。《血证论·卷六·失血兼见诸证》有“若是肺中实热，壅遏其窍而声音闭者，人参泻肺汤治之”。《张氏医通·卷四·瘖》载：“……此热结于肺也，宜用辛凉之剂”。又“若咳喘气促，而胸中满闷，声音不出者，肺胃气燥，不能祛散余邪也，紫菀散主之”。《辨证录·卷十·瘖哑门》谓“人有口渴之甚，舌上无津，两唇开裂，喉中干燥，遂至失音，人以为肺火之旺也，谁知心火太旺乎”，用鸣金汤治之，或加味元冬汤治疗。《杂病源流犀烛·卷二十四·咽喉音声病源流》曰：“音声病，肺家火热证也。盖声哑者，莫不由于肺热，宜降气清热，润肺生津，凉血益血”。又谓“暴瘖者，莫不由于火盛，宜降气发声音”。强调了肺热型辨治。清代晚期《喉科心法·咽喉痛失音》曰：“咽喉声哑，须分暴久。暴病得之皆可治之症，如喉痛起于四五日间，是暴病也，咳嗽声重吐稠痰，恶寒发热头痛，咽喉红肿，其声嘶哑，此热结于肺，寒束于外也，宜辛凉之剂，荆防败毒散”。《咽喉证治要略·杂症治方》谓：“肺有实热壅遏其窍，而声音闭者，治宜人参泻肺汤”。从上一些医论中可以看出：脏热致瘖主要为肺热，这是多家医论所强调的，所以辨为肺脏有热者多，其次为心火、胃火、肝胆火盛，肺胃气燥等证型。

（4）从寒包热论治：此论证者较少。如《张氏医通・卷四・瘖》谓："盖暴瘖总是寒包热邪……宜辛凉和解，稍兼辛温散之"。并用消风散治之。《杂病广要・脏腑类・瘖》曰："声哑者，寒包其热也。宜……辛以散之"。《医碥・卷四・瘖》谓："寒包热者，解表……"。《类证治裁・卷之二・失音》中谓"其寒包内热，闭窒气分致失音者，以麻杏汤之属开其痹"。这一辨证观点对现今临床似有一定指导意义，如热极暴饮冰凉饮品致失音及素有肺热内蕴，复感风寒而致瘖者，可参照治之。

（5）从痰论治：《外台秘要・卷第九・咳失声方》有"又疗忽暴咳，失声语不出，杏人煎方"。《红炉点雪・卷二・火病失音》谓："夫失声之证非一，有痰壅……惟痰火声嘶，则与诸证大异……治法非苦寒降火；温燥消痰可复，惟益水清金则善矣"。《古今医统大全・卷四十六・声音门》曰："热痰壅盛声不出者，盐汤探吐之"。《类证治裁・卷之二・失音》论治中有"其痰热客肺，喘急上气致失音者，以桔干汤之属疏其壅"。以上是痰热声瘖证之辨治。《景岳全书・卷二十八・声瘖》曰："痰气滞逆而为瘖者，二陈汤、六安煎、贝母丸、润下丸"。是以痰气逆上为辨证特点。《张氏医通・卷四・瘖》则谓："肥人痰湿壅滞，气道不通而声瘖者，二陈导痰汤涤之，一切滋补皆为禁剂……若冬月咳嗽，寒痰结于咽喉，语声不出……麻杏石甘汤或古今录验续命汤选用"。《医碥・卷四・瘖》曰："寒痰结滞，玉粉丸"。《杂病源流犀烛》亦有类似论述。此为湿痰，寒痰的辨治。上述从痰论治的论述中可以看出：痰证有热痰、湿痰和寒痰之分。

（6）从音声创伤论治：《古今医统大全・卷四十六・声音门》有辨"竞争大声号叫，以致失声，或因歌唱伤气而声不出，养息自愈"。《景岳全书・卷二十八・声瘖》亦有此辨治，谓之"但知养息，则弗药可愈"。而《类证治裁・卷之二・失音》则对此证予以用药治疗："其逆风叫号，致伤会厌者，以养金汤之属清其音"。《张氏医通・卷四・瘖》则谓"叫骂声嘶而喉破失音者，千金大补汤"。《喉科心法・咽喉痛失音》亦同此辨证，并强调"不可妄投凉药"。此论类似于今之声带瘀血（声带黏膜下出血）的证治，非属本节急喉瘖范畴。

另外，还有医家对声喑辨为"大寒犯肾证"，以温药暖肾之剂治之。如《张氏医通》、《喉科心法》等。

总之，历代对于暴瘖的认识，随时代的发展，辨证论治也逐渐完善。从《内经》起，辨治多以外邪侵犯肺脏（辨为风寒（冷）证多），脏腑功能失调及运气失音为辨证观点。而至隋唐时期仍未有变化。宋金元时期除宗《内经》观点以外，有辨以脏热论治者；明清时期为瘖证辨治的大发展时期，对瘖证认识深入，辨证观点明确而系统，既有实证，也有虚证。尤以《景岳全书》和《医学纲目》记载的辨治内容仍对现代嗓音医学临床有重要指导意义。另外《证治准绳》、《张氏医通》、《医碥》、《辨证录》、《杂病广要》、《罗氏会约医镜》和《类证治裁》、《喉科心法》所载辨证内容也很有实用价值。

2. 现代辨证施治观点　现代有关急喉瘖的的辨证施治始于全国高等医药院校试用教材《中医耳鼻喉科学》，该书将其辨证为风热与风寒两个证型论治。这一观点为多数医家书籍所录用。如高等医药院校教材《中医耳鼻喉科学》、全国高等中医院校函授教材《中医耳鼻喉科学》、《中国医学百科全书・中医耳鼻咽喉口腔科学》与王德鉴《中医耳鼻咽喉口腔科学》等，所选用方药大致相同或相近。先后出版的各种专科医书，如《实用中医耳鼻喉科学》、《中国传统医学丛书・中医耳鼻喉科学》、《干祖望中医五官科经验集》与《中西医结合嗓音病学》

等，则多以“急性喉炎”立名，但也均按风寒、风热两型辨治。《现代中医耳鼻咽喉口齿科学》、《嗓音病的中医论治》则以急性喉炎或急喉喑立名，辨为风寒、风热、痰热（肺胃）三型，所用方药相近似。《咽喉科传灯录》以喉痛声嘶及失声立名，辨为风寒、风热、痰热三型，但所用方药特殊，分别为前桔杏苏汤、加减宣痹汤、二子二石汤治疗，发展了急喉瘖治疗方药的内容。《中医喉科精义》对喉瘖实证辨为风寒、风热、时疫袭肺、邪热闭肺与痰热壅结等型，分别以三拗汤、桑菊饮、达原解毒汤、清咽消肿汤与清热化痰汤治疗。《音声言语疾病防治概要》则以急性喉炎立名，辨为外感风寒、外感风热、讴歌伤喉、痰热结喉四型，分别以三拗汤、银翘散、四君子汤和清咽利膈汤加减治疗。这无疑对急喉瘖的治疗拓宽了思路。《中医耳鼻咽喉科临床手册》对于本病的证治分为肺经风寒、肺经风热、肺经燥热、肺胃痰热四型，分别以六味汤、桑菊饮、桑杏汤、清热利咽汤加减论治，较为切合临床实际。

这些专科书籍在论述急喉瘖或急性喉炎时，多数提及了小儿急喉瘖（急性喉炎）的特殊临床进程，虽未予以方药，但应引起注意。

在新近出版的一些综合性医著中有关急喉瘖或急性喉炎的辨证施治内容也很丰富。如《中医临床手册》、《中医治疗学》、《中医临证指南》、《中医诊断治疗学》、《实用中西医结合诊断治疗学》与《英汉对照实用中医文库・中医临床各科・下册》等书，亦将急喉瘖（急性喉炎）辨为风寒、风热两型，所选方药与前述各种教材中大致相近。而大型综合性医书《中医临床大全》将喉瘖实证辨为风寒束肺与痰热交阻两型，分别以桔梗汤或金沸草散，或三拗汤、清音丸，或清咽宁肺汤，或清金化痰汤治疗。《中医纲目》将喉瘖实证分为风热侵袭、风寒壅闭、风湿犯喉、寒饮伤喉，暴力伤喉等型，分别以疏风清热汤、六味汤、独活寄生汤、清燥救肺汤、益气和血通络经验方和凉血止血祛瘀经验方治疗。

现代有关急喉瘖辨治的文献报道较少，多是以失音证治，或声音嘶哑辨证。如以声音嘶哑证治报道：将其辨分为风寒、风热、风邪、挟寒湿、风邪入络四型，分别以三拗汤、疏风清热汤、六味汤和菊花茶调散加减治疗。有学者将外感风邪喉嘶辨为外感风热型与痰热内扰型，分别用马氏经验方与三黄汤等治疗。有学者将其辨为风邪外感，风邪入络，分别以金沸草散或麻杏石甘汤、菊花茶调散治疗。又有学者辨为外感风热、外感风寒、燥邪伤肺、肺火等型，分别以清热开音汤、祛寒开音汤、清燥开音汤和泻火开音汤治疗。有学者辨为外感风寒、风热恋肺、痰热交阻，水湿内停等型，以三拗汤、桑菊饮、金灯山根汤、三仁汤加减治疗。有学者将喉瘖实证辨为风寒袭肺、热痰阻肺、燥邪犯肺而予以华盖散、麻杏甘石汤、桑杏汤等治疗。有学者将实证辨为风寒闭郁、风热上壅、寒包火证、火邪壅盛、痰郁窒塞与忧恚气逆六型，分别以三拗汤、桑菊饮、麻杏石甘汤、麦门冬汤、清咽宁肺汤、小降气汤治疗。有学者观察急性喉炎 59 例，辨为风热侵肺、风寒犯肺与痰热壅肺三型，以自拟开音散（诃子、木蝴蝶、秋石、乌梅、蝉蜕、桔梗、射干、沙参、甘草）为基本方随证加减治疗。又有学者辨为外感风寒、火邪侵肺、气闭痰阻，予以金沸草散、清咽宁肺汤与四逆散加减治疗。另有学者辨其为风热犯肺、风寒袭肺、痰热交阻和痰湿凝阻四型，自选药物组方治疗。

综前所述，随着临床对急喉瘖（急性喉炎）认识的深化，辨证认识的深入，对急喉瘖多辨证为风寒、风热和痰热三型治疗；而针对急喉瘖内容除了黏膜一般炎症以外，另加入新的病种，故在辨证上又增添了讴歌伤喉型（见声带瘀血）、时疫袭肺、寒饮伤喉、风湿犯喉、风邪入络、燥邪伤肺、水湿犯喉等型，所治方药有沿用古方，有自拟方，有临床研究与其他疗法对比分析者，对急喉瘖的研究步入了临床与实验研究相结合的新境界，这必将对急喉瘖的现代辨证起到推动作用。

3. 辨证纲要 急喉瘖主要临床特点是声音异常、喉部黏膜红肿,多属实证,即所谓金实不鸣。

(1)辨声音异常:声音异常包括发音异常与话音异常。根据声音异常改变的程度和性质,王鹏万将其分为毛、沙、闷、哑、轻、粗、尖、假、双声、紧声、痛声、失声或全瘖等。急喉瘖声音异常主要为发声异常,其辨证多从表里、寒热、虚实及脏腑综合辨证。

声音发毛 是指在发高音时出现不清亮的声音,只有在素有声乐训练者或有丰富的嗓音专科医生才能敏锐地感觉出。此多见于声门间有微少分泌物存在,多在外感风邪的初期出现,或声音创伤初期。

沙哑 是指发语声时出现字音不清亮,或声音沉,音调低而有漏气声,高音上不去等,见于声带肿胀,声门闭合不全,充血等,多属风邪挟寒、挟热、挟湿犯喉。

声音粗闷 是指发音费力,音调低涩如瓮中出,多见有声带肌膜红肿,室带肿胀,声门闭合不全、勺区肌膜肿胀等。多属风热犯喉或热聚喉门,或湿犯声户,脉络不畅。

声音瘖哑 是指声音紧卡难出或失音,多伴声痛,声闷。见于突发喉门红肿,声门紧卡(狭小状)。证属肺胃热盛,痰热壅喉。

(2)辨喉门红肿:急喉瘖的喉部表现主要是黏膜肿胀及色泽改变。声带充血淡红、肿胀多为风寒;声带、勺状软骨区,甚或会厌肿胀明显、色白为风挟湿侵犯;声带鲜红肿胀,多为风热;声带、室带及勺区红肿,色泽深红,伴有喉痛声痛,多为肺胃热盛;若兼有黏膜黄白点,伴有吞咽痛者,多为痰热结聚;若声带、勺区、甚者会厌部黏膜突发肿胀如鱼腹、如圆球状,色灰白或白中透红丝,多为风痰聚喉;声带黏膜肿胀及血管扩张,有分泌物附于声带表面,或呈声门间拉丝状,多为过力伤喉,气血不和,脉络不畅;若喉门红肿,声门狭小,伴呼吸不畅者,多为风火痰涎聚喉,易发展为急喉风。

(3)辨喉痛:喉痛或声痛亦是急喉瘖临床症状之一。喉痛轻微,咳嗽时加重,多为风寒犯喉;喉痛焮热,伴咳嗽痰黄,多为风热犯肺;喉痛明显伴发声疼痛,甚或吞咽痛,多为肺胃热盛;喉痛不敢发声,或吞咽剧痛,伴喝水发呛,为痰热聚于喉门;讴歌后突感喉痛,为气血不和,脉络郁阻;喉痛呼吸不畅,伴咳嗽空瓮、或犬吠声,多为火毒痰涎壅结喉门。

4. 证治分类

(1)风寒侵袭证

证候 卒然声音不扬、沙哑,咽痒不适,或咳嗽声重,少痰;检查见声带肿胀淡红,声门闭合不全;兼见恶寒发热,鼻塞,流清涕,舌淡红,苔薄白,脉浮紧。

证析 喉属肺系,乃肺之门户。风寒侵袭,首先犯肺,肺受风寒,则肺气失于宣发,喉门不畅,故卒发声音不扬,重者沙哑;肺气失宣,鼓动声户失司,故声门闭合不全;寒邪凝聚喉门,则黏膜肿胀重而色淡红;风寒犯肺,肺失宣发,故咳嗽声重,少痰;风寒犯及咽部,则咽痒不适;风寒犯肺,累及鼻窍,故鼻塞,流清涕;风寒袭表,故舌淡红,苔薄白;脉浮而紧,恶寒发热,鼻塞等乃风寒表证之征。

治法 疏风散寒,宣肺开音。

方药 三拗汤合六味汤加减。其中以三拗汤疏风散寒,宣肺解表;以六味汤宣肺利喉,开音疗哑。诸药合用,可以疏散风寒,宣通肺气,化痰止咳,开喉宏声。若肺气上逆,咳嗽声浊较重者,加紫菀、枇杷叶以宣肺止咳;若寒邪滞于鼻窍而鼻塞声重者,加辛夷、白芷以宣通肺窍;若恶寒发热明显者,乃寒滞肺卫,宜重用麻黄,助以桂枝、荆芥以调和营卫,宣通阳气而发散风寒,或用荆防败毒散加减。

(2)风热犯肺证

证候　声音嘶哑，低沉、重浊不扬，咽喉焮痒疼痛；检查见声带鲜红肿胀，声带间有黏液牵丝，室带色红，声门闭合不全；兼有发热，头痛，咳嗽，痰黄黏稠，咯出不爽，鼻塞，流黄浊涕，舌质红，苔薄黄，脉浮数。

证析　风热侵犯或风寒郁而化热，热犯肺经，循经客喉，则声带鲜红肿胀，声门开合不利，若热侵室带则亦见红肿；肺失宣降，声门开合不利，故声音沙哑，低沉重浊；热邪灼津故见声带间有黏液牵丝；风热犯于咽喉，脉络不畅，故咽喉焮痒疼痛。风热犯肺，肺失宣降，故咳嗽，痰黄黏稠，咯出不爽；风热遏表，卫阳失宣，故发热；风热上扰清窍，故头痛不适；风热郁肺，鼻窍失宣，故鼻塞涕黄；舌脉乃风热在表之象。

治法　疏风清热，宣肺清音。

方药　银翘散加减。方中金银花、连翘清热解毒；荆芥、薄荷疏风解表开音；牛蒡子、芦根、竹叶、豆豉散风热，清利咽喉；甘草清热解毒，调和诸药，全方共奏疏风清热，宣肺开音之功。若热盛者，加桑白皮、黄芩以清肺热；声嘶明显者，加蝉蜕、胖大海祛风清热，利喉开音；喉痛重者，乃热灼声户，加山豆根、玄参以清利咽喉，止痛爽声；若咳嗽痰稠难出，加瓜蒌、鲜竹沥、僵蚕以化热痰、开声音；若声音沉闷不畅，加石菖蒲以开窍爽声。

(3)寒邪包火证

证候　突发声音嘶哑，语不持久，甚则失音，检查可见声带黏膜稍肿胀，血脉显露，色泽深红，或喉室缘郁血，声门闭合不全；或兼见发热恶寒，咽痛口渴，呼吸气粗，舌质红，苔黄，脉数。

证析　素有内热，复感风寒，或热极暴饮寒凉，内热突遇寒凉，则肺气闭郁，内热不消，故气不宣畅，喉窍失利而声音突发嘶哑，语不持久；寒闭热邪，喉窍闭阻，故失音；热郁喉门肌膜，血脉运行不畅，故声带黏膜肿胀，血脉显露，喉室缘郁血；热郁脉内则色泽深红；热被寒郁，故声门闭合不全；若寒郁内热，则发热恶寒；热郁不消，则咽痛口渴；热郁肺经，故呼吸气粗。舌脉为内热不达之象。

此证型在目前临床中常能遇到。因热极急进空调房间骤遇凉气，或热极暴饮冰冷饮料，以及小儿急喉瘖等均可发生此类病证。

治法　清热散寒，宣肺开音。

方药　麻杏石甘汤加减。方中以麻黄疏散风寒，石膏清解内热，杏仁宣肺开音，甘草调和药性。诸药合用，共奏散寒清热，宣肺开音之效。若恶寒甚，咳嗽者，加苏叶、荆芥、前胡疏风散寒，宣肺止咳；内热甚，咳嗽痰黄者，加桑白皮、枇杷叶、浙贝母清肺热，降气止咳；声音嘶哑甚者，加蝉蜕、胖大海以祛风清热，宣肺开音。若里热外寒，表里同病，高热恶寒，喉部红肿疼痛明显，声音嘶哑者，宜清泄肺胃，表里双解，可用清咽利膈汤加减。

(4)痰热壅肺证

证候　声音重浊不扬，喉痛声哑，发声则喉痛加重，咳嗽痰黄，稠黏量多，检查可见声带、室带弥漫充血，深红肿胀，勺区红肿高起，甚者有黄白小点，声带间有黏液拉丝，或有呼吸痰鸣，兼有壮热口渴，大便秘结，舌质红，苔黄厚，脉滑数。

证析　素有肺胃积热，复感风热，内外热结，热盛为火，火动痰生，痰热壅结喉门，故声音重浊不扬，声音嘶哑；痰热壅结喉门，脉络郁阻，故喉痛、发声痛甚；痰热阻肺，则咳痰稠黄量多；痰热聚于声户，故见声带、室带、勺区肌膜红肿，色泽深红；热盛腐坏肌膜，故可见勺区红肿高起或见黄白小点；痰阻喉间，故可见声带间黏液拉丝；痰热阻于声户，故呼吸不畅，喉间痰鸣;肺胃热盛,故壮热口渴,大便秘结。舌脉乃里热炽盛之象。

治法 清热化痰,解毒开音。

方法 清热利咽汤加减。方中主以生石膏、黄芩、土牛膝泄热解毒;辅以浙贝母、全瓜蒌、射干清化热痰,散结爽喉;玄参、青果、薄荷清利咽喉而开音;赤芍活血止痛,甘草调和诸药。全方共奏泄热解毒、化痰消肿、利喉开音之功。若肺热盛,痰稠黏难咳,声音难复,可加鲜竹沥、前胡、木蝴蝶、僵蚕以加强清热祛痰消肿之力;若热盛壅聚,喉红肿痛甚者,加挂金灯、山豆根加强清热解毒止痛之力;肺经热痰阻喉而声嘶喉鸣痰喘者,加天竺黄、麻黄以清热化痰平喘。本证亦可用清气化痰丸加减。

(5)风痰袭喉证

证候 卒然声音嘶哑,甚则失声,咳嗽气急,或咳声如犬吠,夜半症重,饮水呛喉,甚则呼多吸少,痰鸣;检查见喉间肌膜苍白水肿,会厌肿胀如球,苍白透红丝,声带肿胀,声门下黏膜肿突如梭状,声门缩窄;烦躁,舌淡红,苔薄白或黄,脉滑数。

证析 素有痰浊内蕴,复感风邪,引动痰浊上犯,壅聚喉门,阻滞脉络,故卒然发病,来势凶猛,变化迅速;风痰犯喉,喉部、声户肌膜肿胀,故声音嘶哑,甚则失声,喉间肌膜苍白水肿,会厌肿如球,苍白透红丝,声带肿胀,声门下黏膜肿突如梭状;风痰阻滞肺脏,肺失宣肃,故咳嗽气急,咳声如犬吠;夜半阴阳交接,风痰内阻,阴阳不相续,故夜半症状加重;痰毒阻于喉间,分理失司,故饮水呛喉;风痰阻喉,开合不畅,故呼多吸少;正如《外科正宗·卷二·咽喉论》亦曰:“甚则风痰上壅,咽门闭塞,少倾汤水不入,声音不出”。风痰扰神,故烦躁;舌脉亦为风痰内盛之象。

治法 疏风涤痰,消肿开窍。

方药 三拗汤合涤痰汤加减。其中以三拗汤疏风宣肺开音;合涤痰汤化痰消肿利喉;合而共奏祛风涤痰开窍之功。若有壮热,咽喉疼痛者,为里热炽盛,症状较重,应加黄连解毒汤以泻火解毒。若小儿患者或成人出现呼吸困难Ⅰ～Ⅱ度者,应采用中西医药联合治疗。

本病初中期可以药治,若进展迅速则果断地按急喉风论治。

【外治疗法】

1. 古代外治疗法述要 外治法是治疗咽喉疾病的重要方法之一。中医药历代均主张内、外治法的联合应用,对官窍疾病亦是如此。在隋唐时期已开始应用,如《千金要方》和《千金翼方》主要是以噙化缓咽为主;在宋金元时期已较为普遍应用,如有噙化法、含漱法和经鼻用药治疗喉病等。而明清时代则广泛采用多种外治方法了。综观历代所用外治法有噙化法、吹药、含漱、探吐、烟熏、热蒸、滴药、经鼻给药方法,以及放血、外敷等。

(1)噙化法:多采用具有祛风散寒,清热解毒,消肿开音类药制成丸(多为蜜丸)、散剂或直用饮片原药置于口中噙化,随之缓缓咽津(汁)。如《肘后备急方·卷三·卒不语方》有用“大豆煮汁,煎稠如饴,含化”和“桂心散蜜丸噙化”。《备急千金要方·卷六·七窍病》的“治喉痹卒不语方”中“有乌翣膏含化”。《千金翼方·卷十一·小儿喉病》中记有“附子蜜炙含咽治喉痹”。《圣济总录》有用马兰根汁入蜜膏噙化治声瘖病。《丹溪心法·卷四·缠喉风喉痹》中载用“陈年白梅入蚰蜒令化,含梅于口中”的咽津治疗。《景岳全书·卷二十八·声瘖》中治猝哑,用“杏仁桂末为丸,噙化”。《红炉点雪·卷二·火病咽痛》有用贝母、百合、诃子、槐花煎膏噙化。《万病回春·卷之五·咽喉》载有“噙化丸(蜜丸)噙化,治咽喉肿痛声不清”和“响声破笛丸噙化,治讴歌失声者”。《张氏医通·卷四·瘖》治“热结于肺声哑”用姜蜜制黄柏噙化治疗。《寿世保元·卷六·喉痹附声哑》用上宫清化丸噙化治疗喉痛声哑。《医碥·卷之七·诸方下》载用发声散绵裹噙化和玉粉丸姜汁糊丸含化治疗喉瘖。《喉科心法·咽喉痛失音》用蜜炙附子噙化治疗大寒犯肾失音。从上可以看出,古代用噙化法治疗瘖病者很普遍。

(2)含漱法:多选用清热解毒,祛风消肿类药煎煮取汤,频频含漱之。《喉证要旨·治要》曰:"服药之外,漱洗外敷,尤不可缺"。如《治病百法·卷一·喉闭》治喉闭肿痛不能言,用温白汤口中含漱,是以热导热也。(见《金元四大医学家名著集成》)。又如《十形三疗·卷一·火形·咽喉肿塞》记载"以当归荆芥甘草煎,使热漱之"。清代各喉证专科书籍记载较多,说明应用广泛。如《痧喉正义·沙耀宗论痧喉》用"鲜土牛膝根洗净捣汁,重汤炖温,频漱口及喉,并治一切喉证,消肿散血,止痛化痰。又有万年青叶洗净捣汁,加滴醋少许,频漱之"。《喉科集腋·卷下·喉风》用"漱药方"煎汤频漱。《喉科秘旨》用麻黄煎汤含漱治呛食哑喉等。

(3)吹药法:将具有清热解毒,化痰开音类药物制成极细粉末,用吹粉器将药粉吹入咽喉部以达治疗目的。如《太平惠民和剂局方·卷之七·治咽喉口齿》载:"吹喉散"吹喉治三焦火热,口舌生疮,咽喉肿塞症。《外台秘要·卷九·咳嗽失声方》用"芫花根切、爆,令飞扬入其七孔中,治暴中冷伤寒失音"。又如《咽喉脉证通论·哑瘴》用"玉屑散吹喉",治疗风痰壅喉症。《尤氏喉科秘书·咽喉门》用金、碧二丹频吹喉中治疗缠喉风。《医林绳墨·卷七·咽喉》用薄荷、冰片、胆矾、玄明粉等为细末吹喉治缠喉风。《医家四要》有用七宝散吹喉治喉痹。《喉科集腋·喉痹门》用"秘传奇方"吹喉。及《喉科集腋·咽痛》用赤麟丹吹喉治喉痹、喉风等。

(4)经鼻给药法:是将清热解毒,涤痰开窍药物取汁滴鼻,以救治急喉瘖之急证的方法。如《丹溪心法·卷四·缠喉风喉痹》用土牛膝加醋研和,取汁滴鼻治喉闭。(《医贯》亦有类似记载)。《咽喉脉证通论·哑瘴》载:用蟾酥化水滴鼻治疗风痰壅喉症。《医宗金鉴·外科心法要诀·哑瘴喉风》载用雄黄解毒丸化水,用细管将药水吸入鼻中,直达咽喉,作呕而治之。《喉科金针》用半夏末吹鼻、以马兰根汁滴鼻以治喉病等。

(5)探吐法:是以祛痰药物为主,加以机械刺激咽部而呕吐痰涎,以治痰热壅盛的重症喉瘖,如《古今医统大全·卷四十六·声音门》载"热痰壅盛声不出者,盐汤探吐之"。《外科正宗·卷二·咽喉论》亦载用桐油饯鹅翎探吐稠痰治痰毒声瘖。《咽喉脉证通论·锁喉》用万年青根捣汁和醋搅痰治之。《证治汇补》专立一项以引吐法治疗痰火喉闭。如用"白矾与巴豆同枯过,去巴豆,同皂角末入醋以鹅翎探吐"。

(6)外敷法:古书中有记载将药物作成膏剂,或粉剂撒于膏药上敷于局部以治疗喉瘖者。如《肘后备急方·卷三·治卒不得语方》有"以苦酒煮芥子,敷颈一周,以衣包一日一夕乃解,即差"。《外台秘要》和《备急千金要方》亦有同样记载。《理瀹骈文·外治医说》载有用"清肺膏贴胸"治肺病失音。

另外,还有《疮疡经验全书》的桐油滴喉中,及《名医类案》麻黄浴室热蒸治疗喉肿痛等。

以上这些外治方法在现今临床应用最多的是噙化法,含漱法和吹药法。

2. 现代外治法研究述要　现代有关急喉瘖的外治药物和方法主要集中于药物雾化吸入法、药丸(片)噙化法和药粉喷喉等。

(1)雾化吸入法:主要方法有药液蒸气吸入法、药液热喷法、雾化吸入法和超声雾化吸入法等。

蒸气吸入法:一是将中药饮片煎煮,乘热使蒸气经咽喉吸入,如有用开音合剂及中药熏咽等。二是用蒸气吸入器将药物蒸气吸入喉部而起治疗作用，其方法是将药物经一定工艺制成液体，取一定量药液经蒸气雾化器喷雾吸入，如板蓝根注射液、蒲板液、双黄连粉针剂、鱼腥草针剂和咽痛灵方剂等。

中药蒸气热喷法：是将中药煎煮并保一定压力，经特制管道压喷于咽喉部而达治疗作用。如有用中药热喷法治疗急性咽喉炎而获效。

超声雾化吸入法：是将选用药物经一定制备工艺制成澄明液体，取液置于超声雾化器中经超声成细微雾滴吸入咽喉部而达治疗作用。如清咽雾化液、双黄连液、鱼腥草与复方丹参注射液等。

蒸气吸入和超声雾化吸入的特点是药液雾滴细微，黏膜分布面广，易于吸收，可以直达喉部以及疗效迅速等优点，故是目前临床外治法研究的重点。

(2)噙化法：将适当药物制成片、丸剂随时取之，噙于口中慢慢含化，缓缓咽汁，可收局部和吸收双重疗效。有服用方便的优点。如金鸣片、咽特佳含片、六应丸、西瓜霜润喉片等。

(3)吹药法：将药物制成极细粉末，装入特制喷撒瓶中，喷撒咽喉进行治疗，有省药，局部药粉浓度大，疗效显著，副作用小的特点。如双料喉风散、雄黄巴豆散、雪梅散、飞仙散及吹喉取痰散等。

另有报道用贴喉散治疗暴瘖获效。

3. 外治法应用

(1)蒸气、雾化吸入法：是临床应用较多的外治法。它有其灵活性、随机性用药优点。可以根据病情选药煎煮取其液体热度趁热蒸吸，也可经一定制备工艺制成固定液体制剂，经蒸气吸入器或加压喷雾，或经超声雾化器等进行治疗。

药物煎煮取液蒸熏吸入：如随证取金银花、桑叶、菊花、藿香、佩兰、薄荷等治风热失音；取藿香、佩兰、苏叶、葱白，或荆芥、苏叶、杏仁，或麻黄、杏仁、蝉蜕、紫苏叶等治风寒失音；取蒲公英、野菊花、穿心莲、土牛膝，或玄参、大青叶、金银花、牛蒡子、桔梗、甘草等治疗痰热失音。

压力喷撒法：取板蓝根注射液或双黄连注射液经吸引器或电泵以适当压力，压喷咽部伴吸入治疗喉部疾病。每日 1 次。

超声雾化吸入：采用超声雾化吸入器将制成的澄明液体，经超声振动为细微雾滴喷吸咽喉部，是目前临床应用比较普遍的方法，患者易于接受，药物可达喉部及声门下。常用药物有：清咽雾化液、银黄注射液、板蓝根注射液、双黄连注射液等。一般每次取液 5～10ml，或每次 10 分钟，每日 1～2 次。

另有一种更为方便的方法，如金喉健喷雾剂、大佛喉露等。其药物装于特制喷雾瓶内，可以随身携带，随时喷雾 1～2 喷。

(2)噙含法：是目前临床应用最为普遍的方法，具有方便、快效、老少皆宜的用药特点。常用药物众多，如金鸣片、金果片、清音丸、复方西瓜霜润喉片、健民咽喉片、草珊瑚含片等，均有一定的辅助治疗作用。

(3)吹药法：具有省药、方便、疗效可靠的特点。但因喉部较深，喷药不易达到病变部位，或易引起咳呛，故一般不用于喉瘖的治疗。若伴有咽部病变者，亦可配合使用。常用有双料喉风散、西瓜霜喷剂、冰硼散、冰麝散等。用药时注意，每次用药量不可多，喷撒药粉要均匀，不能成堆，喷药时不可用力吸；且装药瓶必须密闭性好，以免气味走散而影响疗效。

(4)滴药法：是将药物液体用特制喉滴针头，在间接喉镜下，分次将药液推滴于喉肌膜表面，以使药液直达喉部（声带、室带、勺会皱襞），发挥更好的疗效。常用有：板蓝根注射液、鱼腥草注射液、双黄连注射液等。也可用抗生素类药滴入。

（5）贴敷法：是将具有清热解毒，开窍通络类药物制成膏剂、散剂，敷贴于喉的外部，以达治疗目的。常用有芙蓉膏、风湿止痛膏、麝香止痛膏等，可直接贴敷，或将药物撒于纱布上，敷贴于甲状软骨板相应部位的皮肤表面。此法临床应用较少。

【针灸疗法】

1. 古代记载　在古代医籍中有关针灸治疗急性咽喉病的较多，多属急救性质的，但常针对证而非明确针对急喉瘖者。这些内容多见于《内经》、《针灸甲乙经》、《备急千金要方》和《针灸大成》等书中，也有散见于其他医籍中。

《灵枢·寒热病》有"暴瘖气鞕，取扶突与舌本出血"。《灵枢·杂病》"喉痹不能言，取足阳明"。"暴言难，甚则不能言，取足阳明"。"厥气走喉而不能言，手足清，大便不利，取足少阴"。《针灸甲乙经·卷十二·寒气客于会厌暗不能言》曰："喑不能言，刺脑户。暴瘖不能言，喉嗌痛，刺风府……喉痛喑不能言，天突主之。暴痛气哽，喉痹咽肿，不得息，饮食不下，天鼎主之……暴瘖不能言，支沟主之"。《针灸甲乙经·卷十二·手足阳明少阳脉动发喉痹咽痛第八》："喉痹不能言，温溜及曲池主之"。《备急千金要方·卷第三十·头面》："扶突、天突、天溪主喉鸣暴忤气哽"。"然谷、太溪主嗌内肿，气走咽喉而不能言"。"三里、温溜、曲池、中渚、丰隆，主喉痹不能言"。"支沟、天窗、扶突、曲鬓、灵道，主暴瘖不能言"。《针灸大成·卷八·鼻口门》曰："失音不语：间使、支沟、灵道、鱼际、合谷、阴谷、复溜、然谷"。《儒门事亲·卷四·喉闭》："夫男子妇人，喉闭肿痛不能言，微刺两手大拇指，去爪甲如韭叶，是少商穴。少商是肺经的井穴也，以针刺血出立愈"。《卫生宝鉴·卷七·失音不语》："灵道，暴瘖不语"。"三阳络，暴痖不能言"。从上所述，治疗急性喉病声瘖所涉及的穴位有二十余个，多属手足阳明、手少阳、足少阴和手太阴以及督脉和任脉等经穴，至今对临床仍有指导意义。

2. 现代研究　在现代临床研究中，针灸治疗急喉瘖日渐增多，并出现了一些新穴名称。如有学者报道以少商、商阳为主穴；合谷、照海、涌泉为辅穴抢救治疗急性喉瘖获良效。有报道以金津、玉液为主穴，配涌泉、膻中治疗暴瘖，大多 1 次治愈。有报道取穴廉泉、合谷、扶突、少商、足三里针刺治疗小儿急性喉炎获显著疗效。有报道针刺翳风、通里穴治疗暴瘖获效。有学者快速点刺少商穴挤血治疗急性喉炎。有学者针刺扶突、太溪，或肺俞、太溪治疗歌呼失音者。有针刺"咽四穴"（喉结旁）治疗急性喉炎有显效。有针刺扶突、合谷、上廉泉配风池、列缺、大杼治疗风寒喉瘖，配尺泽、内庭、鱼际治风热喉瘖获效。有针刺风池、曲池、外关、合谷加廉泉穴治疗风热失音。又有针刺双侧人迎、水突配合谷治风寒；配鱼际、丰隆治痰湿内阻型急性喉炎获效。有报道针刺强音穴（喉结旁开 2 寸）、少商治疗声嘶获良效。针刺内关治疗急喉瘖有效。又有报道取穴通里、内关、太冲、足窍阴（双）治疗卒瘖。另有报道取新廉泉穴、迎上穴、嗓音穴、扬声穴等治疗急喉瘖者。

关于耳穴针刺治疗急喉瘖亦有报道。如有介绍针刺耳轮穴治疗急性喉炎有良效。有报道取单侧或双侧耳部心穴留针 20～30 分钟，治疗急性喉炎或用声过度等急喉瘖 84 例，治愈率达 66%。有报道耳轮脚区痛点按压 30 秒至 1 分钟治疗急性喉炎有效。有报道手捏合谷穴治疗急性喉炎。还有报道采用针刺开音 1 号穴、耳穴（轮 1、3、5）、三商穴（少商、中商、老商）为主治疗急性运动创伤性喉炎（风热证）取效。

3. 临床应用

（1）体针疗法：常用穴为阳明经、手太阴、任脉及局部取穴等。如足阳明经的人迎、水突、内庭、丰隆；手阳明经的扶突、曲池、合谷；手太阴经的鱼际；手少阴经的灵道、通里；手少阳经的支沟；任脉的廉泉和督脉的风府等穴。一般每次选穴2～3个，用泻法，每日1次。痰热壅甚者可点刺少商、商阳出血，以泻热导邪外出。

(2)耳针疗法：主要取相应脏腑的穴位，如肺、咽喉、大肠、皮质下、心穴等，用耳针，每次1～2穴，留针15～30分钟，每日1次。亦可在相应穴位上贴压王不留行籽，每3天左右换贴压1次，每日可按压数次以加强刺激。

(3)穴位注射：选取上述体穴及新廉泉穴(颈前中线，甲状软骨切迹与环状软骨上缘连线中点)，取得针感后，注射维生素B_1，或维生素B_{12}，或当归注射液等0.5～1ml可收针刺与药物作用的双重疗效。

【按摩导引疗法】

在古代医籍中对于急喉瘖的推拿按摩疗法尚未见有记载者。在现代文献中有少量报道。如有报道按摩疗法治疗急性咽喉炎对咽喉疼痛有效，取穴风池、风府、天突、曲池、合谷、肩井用一指禅推法、拿、揉及按法可以收效。有人以气功点穴独取天鼎穴施以叩、压、按等法，亦有人介绍手法治疗音声言语疾病，如颈前按摩、喉部推拿对急喉瘖有一定疗效。

按摩法是医生用手法在患者体表一定经络穴位上做推、拿、揉、捏、按、叩等以治疗疾病的方法。治疗失音、声嘶证常用穴有风府、哑门、天鼎、扶突、肺俞、膻中、督脉、曲池、合谷、人迎、水突、大椎，以及在局部敏感点取穴。还有颈前咽喉部三条侧线亦常用，第一条线在喉结旁1分直下，第三条线于喉结旁1寸直下，第二条线于第一、三条线中间点直下。

导引是一种集肢体运动和自身按摩相结合的保健治疗方法，古代已有记载，如《医部全录·卷三百二十四·声音门》载："口不能言导引法：先推开肺经，运肾水，洗其心肺，又推其舌肋，肺如华盖，复于心头，不能言者，是火旺肺燥，非肾水不能润之"。又《保生秘要》曰："失声导引法，心头推开至脐，想肾水升至肺润之，呼吸归丹田，以调其息"。这一段虽针对不详细，但对喉瘖是有保健治疗作用的，这与"丹田气"发声宏亮有着密切关系。有一种方法是将一手长伸，手掌向上，另一手握住下巴向外拉，连续尽力作14次，左右轮换。对失音、暴哑有一定作用。

【物理疗法】

物理疗法是近代发展起来的新的治疗方法。其利用电、磁和药物的多种作用，对喉病进行局部施治，如超短波、音频、药物离子透入、磁疗、激光等。

(1)脉冲嗓音治疗仪：利用电子线路输出的脉冲积分波能传递喉内，将电能转化为生物能，使喉内诸肌协调颤动，而治疗脉络瘀阻的喉瘖不能言。该治疗仪体积小，可随身携带。每日1～2次，每次治疗30分钟。

(2)音频电疗法：用一种音频电流(中频正弦电流)，其频率在20～2000Hz之间的可调试治疗机(无极性之分，无电解作用)，以缓解痉挛，改善循环，促进炎症吸收而有消炎止痛作用。常与超短波合并应用。

(3)超短波疗法：超短波治疗仪是一种波长在1～10米范围内的高频电磁波(在超高频电场下，组织中离子发生振动，分子也发生摆动而生热，穿透力强，故产热均匀)，可促进炎症的消退，每日1次，6次为1疗程。

(4)直流电药物离子导入法：通过直流电作用，在两个电极的极间，药物离子可发生向极性运动而产生治疗作用。常用药物的导入离子有氢化可的松、黄连素等，有消炎、消肿、止痛作用。有报道超短波与直流电感应电疗机的药物颈部导入治疗(丹参、双钩藤、远志，川芎等)急性咽喉炎,有效率 97.5%。

(5)特定电磁波疗法:特定电磁波谱辐射器即 TDP 治疗仪。它含有元素周期表中 2～5 周期中三十余种微量元素,在 300～600℃高温条件下,反射出多种电磁波,其综合波长为 0.16～50μm,作用于机体,可以改善血液循环,提高免疫能力,调整体液渗透,而消炎消肿。治疗时,将其置于颈部喉结两侧,每次 15 分钟,每日 1 次。

(6)紫外线疗法:紫外线是一种波长为 400～190nm 的紫外可见光,有杀病毒、细菌的作用。治疗急性喉炎多有采用喉内照射法。在间接喉镜导引下,喉内照射 4 个生物量,每日 1 次。

(7)激光疗法:激光疗法近十几年才应用于耳鼻喉科临床。氦氖激光(He-Ne)其波长为 6328A°,以光化学作用为主,常用于穴位(如人迎、水突、廉泉等)照射治疗急喉瘖。有报道用 He-Ne 激光治疗声带水肿,氦-氖激光穴位照射治疗小儿急性喉炎等获效。小剂量的氦-氖激光穴位照射,具有刺激各种酶的活性、增强局部血液中吞噬细胞功能,可调整经络,消炎止痛。局部直接照射:输出功率为 2.5～5mW,照射距离 1 米,每穴每次照射 5 分钟,每日 1 次,6 次为 1 疗程。穴位可选廉泉穴、天突穴、新廉泉穴等。

【专病专方】

1. 现代专病专方

(1)麻黄附子细辛汤加味:治疗寒湿闭肺,且有化热趋势的喑证。麻黄 4g,制附子 6g,细辛 3g,杏仁 6g,生石膏 20g,水煎服。(《江苏中医》1992,13(1):7)

(2)亮音丸:治疗肺热内蕴型急性喉炎。玄参、僵蚕、连翘、落得打、射干、花粉、赤芍、蝉衣、玉蝴蝶、胖大海、青果、桔梗、川贝母。为丸。(《中西医结合杂志》1991,11(4):555)

(3)清咽利膈汤加减:治疗急喉瘖。金银花、连翘、栀子、黄芩、大黄、牛蒡子、玄参、胖大海、黄连、山豆根、薄荷、芒硝、蝉蜕、千层纸、甘草、生石膏、板蓝根。水煎服。每日 1 剂。(《四川中医》1991,9(5):49)

(4)开音散:诃子 12g,木蝴蝶 9g,秋石 2g(冲服),乌梅 3g,蝉蜕 6g,桔梗、射干各 9g,沙参 15g,甘草 3g。可随证加减,水煎服。(《福建中医学院学报》1995,5(4):5)

(5)前桔杏苏汤:主治风寒外袭喉喑。信前胡 5g,白桔梗 6g,苦杏仁 9g、苏叶、蝉衣、橘皮、甘草各 6g,水煎服。(《咽喉科传灯录》)

(6)加减宣痹汤:主治风热型喉喑。乌扇、豆豉、胖大海、枇杷叶各 10g,薄荷、蝉衣各 5g,桔梗 6g,粉甘草 4g。水煎服。(《咽喉科传灯录》)

(7)两子两石汤:主治肺有痰热型喉喑。西月石 1g,海浮石、诃子肉、枇杷叶、安南子各 10g,桔梗 5g,甘草 6g。水煎服。(《咽喉科传灯录》)

(8)木炭烧红淬水中,去炭饮水,治暴瘖。(《成都中医学院学报》1983,(3):23)

(9)木蝴蝶汤:木蝴蝶、生地各 15g,牛蒡子、银花、诃子各 12g,胖大海 9g,甘草 6g。发热恶寒加荆芥、防风;咳嗽痰多加桔梗、青果;咽干喉痛加元参、黄芩。水煎服。(《山西中医》1994,10(6):18-19)

(10)薄荷、僵蚕、陈皮、黄芩、桔梗各 6g,大力子、连翘、玄参、杏仁各 10g,木蝴蝶、甘草各 5g。水煎服。(《新中医》1990,22(8):17)

(11)菖蒲复音汤:石菖蒲、藿香、桔梗、射干、银花、玄参、板蓝根、甘草。随证加减,水煎服。(《贵阳中医学院学报》1990,(3):51)

(12)美音葆:主治急性声嘶。甘草、桔梗、金银花、薄荷、西青果、龙井茶等,每次 4.8g,

沸水冲泡口服。(《中医药研究与临床》)

(13)开音汤:主治急性喉炎。僵蚕、马勃、桔梗、薄荷各10g,蝉衣、木蝴蝶、麦冬、诃子各15g,甘草6g,咽喉疼痛加蚤休15g,金银花30g,水煎服。(《四川中医》1989,(8):47)

(14)急喉汤:治疗小儿急性喉炎。射干、麻黄、炒杏仁、桔梗、瓜蒌、款冬花、黄连、黄芩、大青叶、甘草。水煎服。(《北京中医药大学学报》1997,(4):60)

(15)丹栀射郁汤加味:治疗急性喉炎。牡丹花瓣、栀子花、蝉蜕、郁金、甘草各10g,射干、连翘、重楼、枇杷叶、陈萝卜缨、胖大海、威灵仙各15g。水煎服。(《四川中医》2001,19(2):64)

2. 古代专病专方

(1)治卒失声,声噎不出方:橘皮五两,水三升,煮取一升,去滓,顿服,倾含服之。(《肘后备急方·卷三·治卒风瘖不得语方》)

(2)治卒风瘖不得语方:通草、干姜、附子、茯神各一两,防风、桂、石膏各二两,麻黄一两,白术半两,杏仁三十枚,十物捣,筛为末,蜜丸如大豆大,一服七丸、渐增加之。(《肘后备急方·卷三》)

(3)治卒中冷声嘶哑者:甘草一两,桂二两,五味子二两,杏仁三十枚,生姜八两,切,以水七升,煮取二升,为二服服之。(《肘后备急方·卷三》)

(4)杏仁煎方:治忽暴咳失声语不出。杏仁一升(去皮尖两人者,熬),通草四两,紫菀、五味子各三两,贝母四两,桑白皮五两,蜜一升、清糖(砂糖)一升,生姜汁一升,上九味,切,以水九升,煮五味、取三升,去滓,纳杏人脂、姜汁、蜜、糖和搅,微火上煎取四升,初服三合,日再夜一,稍稍加之。忌蒜、面、炙肉等。(《外台秘要·卷九·咳嗽失声方》)

(5)通声膏:治暴咳嗽失声语不出。五味子、款冬花、通草各三两,人参三两,杏仁(去皮尖、两人者)熬一升,桂心、细辛、青竹皮、菖蒲、酪酥各二两,枣膏三升,白蜜一升,姜汁一升。上十三味细切,以水五升,微火煎,三上三下,去滓,纳姜汁枣膏,煎令调和,酒服如枣二枚,忌生葱生菜羊肉。(《外台秘要·咳嗽失声方》)

(6)竹皮汤:治咽喉肿痛,声气不出。竹皮、甘草(炙)各一两,人参、赤茯苓(去黑皮)、麻黄(去根节片,先煎,掠去沫,溶)、桂(去粗皮)、五味子、木通(剉)各三钱。以上八味,粗捣,筛,每服三钱,水一盏,入生姜半分拍破,煎至六分,去渣,放温,不计时候服。(《圣济总录·卷一百二十三·咽喉门》)

(7)菖蒲丸:治咽喉肿痛,语声不出。菖蒲二两,孔公孽(研)一两,木通(剉)二两,皂荚一挺长一尺者(去黑皮,涂酥,炙令焦黄去子)。上四味,捣研为末,炼蜜为丸,如梧桐子大,每服二十丸至三十丸,煎鬼箭羽汤下,不计时候。(《圣济总录·卷一百二十三·咽喉门》)

(8)华盖散:治肺受风寒。麻黄(去节)、苏子、桑白皮、杏仁(去皮尖炒)、赤茯苓,橘红各一钱,甘草五分,水二钟,姜五片,枣一枚,煎八分,食后服。(《景岳全书·卷二十八·声瘖》)

(9)铁笛丸:主治讴歌动火,失音不语。薄荷叶四两,连翘、桔梗、甘草各一两半,诃子(煨)、大黄(酒蒸)、砂仁各一两,川芎一两半,百药煎二两。上为细末,鸡子清和丸,弹子大,临卧噙一丸,或炼蜜丸亦可。(《景岳全书·卷二十八·声瘖》)

(10)发声汤:治口渴之极,快饮凉水,忽然瘖哑,不能出声。枇杷叶五片,贝母两钱,茯苓五钱,百部一钱,苏叶一钱,麦冬三钱,甘草一钱,玄参五钱,桑白皮三钱,水煎服。(《辨证录·卷之十·瘖哑门》)

(11)麦门冬汤:治上焦热盛声瘖。天门冬、麦冬、桑白皮各一钱,紫菀茸,川贝各八分,桔

梗一钱，甘草五分，淡竹叶、生地各一钱五分，或加五味子九粒，煎服。（《罗氏会约医镜·卷之七·论声瘖》）

（12）杏仁桑皮汤：主治暴嗽失音。杏仁、桑白皮、五味子、紫菀、通草、贝母、姜汁、白蜜、砂糖、水煎服。（《类证治裁·卷之二·失音》）

（13）响胜破笛丸：治讴歌失音不语。连翘、桔梗、甘草各二两半，薄荷四两，诃子肉（煨）、砂仁、大黄（酒蒸）各一两，川芎一两半，百药煎二两，上为细末，鸡子清和为丸，如弹子大，每用一丸，临卧噙化服。（《万病回春·卷之五·咽喉》）

（14）二物汤：治风寒邪气留滞失音。薄桂二钱，石菖蒲一钱，水煎服，（《医部全录·声音门》）

（15）发声散：治咽喉语声不出。蒌皮（剉）、白僵蚕（去头）、甘草各等分，并炒黄，为细末，每服三钱，温酒或生姜自然计调下，用五分绵裹噙化，咽津亦得，一日两三服。（《医学纲目·卷之二十七·瘖》）

（16）荆芥汤：治风热肺壅，咽喉肿痛，语声不出。荆芥穗半两，桔梗二两，甘草（炙）一两，上为细末，水一盏，姜三片，煎六分，去渣，食后温服。（《太平惠民和剂局方·卷之七·治咽喉口齿》）

（17）蜜脂煎：治暴失音。公猪板油一斤，入锅先炼成油，滤去渣，入白蜜一斤，再炼少顷，绢滤净，瓷器内冷定成膏。不时挑服一茶匙。（《外科正宗·咽喉论》）

（18）出声音方：诃子炮去核、木通各一两，甘草半两，用水三升，煎至半升，入生姜，地黄汁一合，再煎数沸，放温，分六服，含化，日作半料。（《医学纲目·卷之二·瘖》）

（19）郁金汤：治寒包热音哑。郁金、生地、如母、阿胶、牛蒡子、童便、桔梗、沙参、蝉蜕，水煎服。（《杂病源流犀烛·咽喉音声病源流》）

（20）五拗汤：治感为风邪寒冷，鼻塞声重，语音不出。甘草（生）、麻黄（不去节）、杏仁（不去皮尖）各二钱，加荆芥、桔梗，名五拗汤。上剉剂，生姜煎服。（《万病回春·卷之二·咳嗽》）

（21）《肘后》疗卒不得语方：以苦酒煮芥子薄（敷或涂）颈一周，以衣苞（包）之，一日一夕乃解，即瘥。（《外台秘要·疗风失音不得语方》）

（22）清咽安肺汤：治痰热壅肺型急喉瘖。桔梗二钱，山栀子（炒）、黄芩（炒）、桑白皮（蜜炒）、前胡、知母、贝母、甘草（炙）各一钱。上剉，水煎，食后服。（《济阴纲目·治喉瘖方》）

（23）加味柴胡汤：治喉病初起失音。柴胡一钱五分，党参二钱，黄芩一钱二分，炙甘草五分，生姜一片，姜夏二钱，加杏仁一钱五分（去皮），桔梗一钱，荆芥一钱，薄荷五分，煎服一二剂自愈。（《咽喉证治要略·杂证治方》）

（24）人参泻肺汤：治肺有实热壅遏其窍，而声音闭者。西党参一钱五分，黄芩一钱，栀子（炒）一钱五分，枳壳（炒）一钱，甘草五分，连翘二钱，杏仁一钱五分（去皮），桔梗八分，桑白皮二钱，大黄三钱，薄荷五分，煎服。（《咽喉证治要略·杂证治方》）

（25）三神汤：治咽喉热肿，语声不出。荆芥穗、桔梗（去节）各一两，甘草（生用）半两。右㕮咀，每服四钱，水一盏半，姜三片，煎至八分，去滓，温服，不拘时服。（《重订严氏济生方·咽喉门》）

【预后与转归】

1. 预后　急喉瘖的预后一般良好。但若处理失当，则易转变为慢喉瘖。特别对职业用声者，更应注意。对严重感染者、小儿患者、素质过敏者，均易发展为急喉风，若治不及时，预后凶险。

(1)与治疗的关系：急喉瘖多为外感六淫、异气所致，因此早期正确治疗十分重要。疏散外邪、驱邪外出是重要治疗法则；治疗及时是恢复的关键，特别是对那些有发展为急喉风可能征象者，及时合理治疗是防止危急后果的关键。

(2)与职业关系：患病期间节制用声是职业用嗓者的关键。职业用嗓者每易处于发音疲劳状态，故易转为慢性。

(3)与身体素质的关系：若素体气虚、过敏体质，在患感染性喉炎时，易于“过度反应”而使病情迅速发展成为急喉风。

(4)与内分泌的关系：在妇女的内分泌状态变动时期(如月经期、更年期)，由于内环境的不稳定，易反复发生而长期不愈。

(5)与生活习惯的关系：有烟酒习惯和喜用冷饮者，则患病难痊；有嗜食辛辣厚味者，易反复发作，或易变为重症，或反复迁延为慢性。

2. 转归

(1)患病得到及时、合理治疗多能在周内痊愈；若患病期间得不到及时合理的禁声休息，则多易变成慢喉瘖。

(2)素质虚弱或过敏者，邪毒易于壅盛而发展为急喉风。小儿稚阴稚阳之体，抗病力弱，受邪后易于化火生痰，极易变为急喉风。

【护理与预防】

1. 护理

(1)禁声：告诫患者及时禁声，让声带、喉部得到休息，以利病变恢复。

(2)环境：应洁净，室内温度、湿度适宜，不可过于高温或干燥(特别在冬季室内供暖情况下)，避免烟雾、粉尘太多。环境宜尽量安静，减少噪声。

(3)密切观察病情：特别对重症、小儿、过敏者，要密切观察咳嗽、痰喘及呼吸情况变化，并做好应急准备。

(4)饮食：戒烟酒，忌食辛辣厚味；多食易于消化的食物，避免热极饮冷。

(5)注意休息：在月经期、感冒时应充分休息，避免过多用嗓。

2. 预防

(1)正确用声：按照发音生理要求，加强发声的基本功锻炼；善歌者，要善于调气息，掌握“丹田气”发声。

(2)加强身体锻炼，提高体质：“人以天地之气生，四时之法成”，增强机体适应环境的能力；不要忽冷忽热，减少感冒。噪声大的环境中避免过久或高声喊叫。

(3)慎起居：生活有规律，早睡早起。忌“醉卧当风”。

(4)陶冶情态：保持心情舒畅，常乐为怀，避免郁怒，舒肝畅气。

(5)预防感冒：感冒后早期及时治疗。感冒期间节制用声。

【参考资料】

1. 2000年前参考资料见第1版，此略。

2. 艾正海．丹栀射干汤加味治疗急性喉炎17例．四川中医，2001，19(2)：64

3. 邓铮铮．针刺开音1号穴为主治疗急性运动创伤性喉炎风热证的疗效分析．听力学与言语疾病杂志，2005，13(3)：194

第四节　慢　喉　瘖

【概述】

1. 涵义　慢喉瘖是指声音不扬或嘶哑，喉肌膜肿厚，经久不愈的一种喉病。是喉科常见多发病之一，多由急喉瘖失治，长期发声过度所致。发病无年龄差异，但多见于中年人，无地域性分布。常以职业用声者属多。西医的慢性单纯性喉炎、慢性肥厚性喉炎与本病类似。

2. 释名　慢喉瘖是20世纪80年代开始倡用的中医病证名称。同时期也曾用过"久喉瘖"。在中医高等医药院校的教材中则统一用"慢喉瘖"。它属于历代瘖症中的一种。由于历史发展阶段不同，其所应用的名称亦不一样，多有局限性。其中有症状性或为证名。常见到的有：喑、久瘖、喉破、声散、声哑喉、虚哑喉、阴虚声哑、久病声哑、久病失音、金伤声哑、金伤声碎、火病失音、失血喉哑、虚损喉、狐惑声哑、久嗽声哑、久咳声嘶、哑劳等。

(1)瘖：瘖，是《内经》对声音病变的总称。它既包括喉瘖，也包含舌瘖；既包括急喉瘖，也包含慢喉瘖(虚证)。《素问·脉解篇》曰："阳盛已衰，故为瘖也"。是指虚性瘖证。《素问·宣明五气篇》曰："搏阴则为瘖"，指的阴气受伤致瘖。《景岳全书·卷二十八·声瘖》曰："酒色过伤……精竭而移槁于肺，肺燥而嗽，嗽久而瘖者，此肾水枯涸之病也"。

(2)久瘖：久瘖是与暴瘖相对而言。《世医得效方·卷十七·喉病》谓："虚损憔悴，气血不足，失声音，久瘖"。《中医词释》谓："久瘖多为久病阴虚，或言语、久咳不止，耗伤气阴所致"。《中国医学大辞典》亦谓：因病久而声音渐失之者，或系指病瘖久不愈者。《张氏医通·卷四·瘖》谓："至若久病失音，必是气虚挟痰之故"。

(3)喉破：《三因极一病证方论·卷十六·咽喉病证治》曰："五脏久咳则声嘶，嘶者，喉破者，非咽门病"。《世医得效方》亦有同样论述。《解围元薮》曰："声嘶而喉破"。这些观点纠正了《备急千金要方》关于"咽门破而声嘶"的论述，将声嘶喉破定病位于喉。是指久病脏腑虚损，致喉器损伤之病。

(4)声散：《丹溪手镜·喉痹》谓："咳而声嘶，喉破也，俗名声散"。《脉因证治·下卷·喉痹》亦有"咳而声嘶，喉破，俗名声散也"的同样论述。故声散亦指是虚喉破的瘖证。

(5)虚哑喉：《喉科秘旨·卷上·虚哑喉》曰："此证喉间不肿，两边关内少有红点，声哑不明"。《病源辞典·虚哑喉》亦有同样描述。这与《素问·脉解篇》的"所谓入中为瘖者，阳盛已衰，故为瘖"的论述相一致。气为阳，阳已衰，是肺气虚极也。

(6)哑劳：《简明医彀·卷四·音声》谓："惟酒色过度，肾脏亏伤，不能纳气归元，气奔咽隘，嗽痰喘胀，诸病杂揉，致气乏失音者，俗名哑劳是也。神人莫疗"。亦指的是气虚声哑之证。

(7)金伤声碎：《红炉点雪·卷二·火病失音》曰："夫失音之证非一……惟痰火声嘶，则与诸证大异，何也？以水涸火炎，熏灼肺窍，金为火炼而损，由是而声嗄声嘶见焉……若夫水亏火炎，金伤声碎者，则犹钟磬击损，欲其如故，须复铸之"。故金伤声碎是肺阴虚损的慢喉瘖之证。

(8)虚损瘖：《景岳全书·卷二十八·声瘖》谓："虚损为瘖者，凡声音之病，惟此最多"。

3. 沿革　慢喉瘖是多属于喉瘖的虚证。在古代医书中明确论述实证者多，对虚证论述者少，而且不明确，有认为虚证声哑多不能治。但从其对瘖证论述的内容可以看出有很多虚损瘖的条文，即是对慢喉瘖的论述。最早论述瘖证(慢喉瘖)亦是始于《内经》。如《素问·脉解篇》的"阳盛已衰,故为瘖也"的阳虚瘖(气虚瘖),《灵枢·邪气脏腑病形》的"心脉……涩甚为瘖"的心气虚瘖。宋金元时期对慢喉瘖的记载也较少。《圣济总录·卷一百二十二·咽喉门》有:"咽门破而声嘶"的虚损瘖,《世医得效方》的虚损瘖等。明清时期对喉瘖虚证认识逐渐明确。如《古今医统大全·卷四十六·声音病》的"咳嗽久远,伤气而散……久病声哑,元气不足,肺气不滋"的肺气虚瘖。《本草纲目·声音》的肺痿瘖和肾虚瘖。《景岳全书·卷二十八·声瘖》对瘖证论述比较系统,明确提出脏腑虚损瘖。《医学纲目》的劳嗽失音的虚损喉瘖,其他如《证治准绳》、《红炉点雪》、《血证论》、《张氏医通》、《辨证录》、《罗氏会约医镜》、《医碥》、《杂病源流犀烛》、《杂病广要》、《万病回春》等都有专节(篇)论述瘖病,其中对虚证喉瘖均有较明确的论述。不过在清代的喉科专著中,则很少有虚损(慢喉瘖)的论述。这与当时社会上的传染病大流行,而出现喉科急症多有关。

自20世纪80年代,全国高等医药院校试用教材《中医耳鼻喉科学》正式使用慢喉喑之名以来,慢喉瘖已被耳鼻咽喉科界广泛接受,在病症学方面形成了的共识。但新世纪中医院校教材《中医耳鼻咽喉科学》则未能使用慢喉瘖病名,将声音嘶哑类疾病统称为喉瘖,在病症学方面产生了新的分歧。

【病因病理】

1. 古代病因病理学说

(1)脏腑虚损学说:《灵枢·经脉》曰:"手少阴之别……虚则不能言"。《灵枢·邪气脏腑病形》谓:"心脉……涩甚为瘖"。均指的是心气虚致血脉瘀阻致瘖。《素问·脉解篇》曰:"所谓入中为瘖者,阳盛已衰,故为瘖也。内夺而厥,则为瘖痱,此肾虚也"。《本草纲目》、《红炉点雪》及《类证治裁》均沿用了此观点。又如《辨证录·卷之十·瘖哑门》曰:"人有劳损虚怯,喘嗽不宁,渐渐瘖哑,气息低沉,人以为肺气之绝,谁知是肾水之涸乎"。此论强调了肾虚致瘖之病机学说。《景岳全书·卷二十八·声瘖》进一步发挥了《内经》的脏虚观点,明确提出了"声音出于脏气,凡脏实则声弘,脏虚则声怯"。"虚者,其病在本,因内夺而瘖也……内夺者,有色欲之夺,伤其肾也;忧思之夺,伤其心也……饥馁疲劳之夺,伤其脾也"。提出五脏虚损为瘖的学说。《罗氏会约医镜》亦采用了此观点。《古今医统大全·卷四十六·总论证》曰:"肾者人身之根本,元气发生之主也,肾气一亏,则元气寖弱而语音瘖者有之"。强调了肾虚的意义。

另外,还有《圣济总录·卷一百二十二·咽喉门》的"若腑寒则咽门破而声嘶"及"治咽喉中肿痒,微咳声不出,黄芪汤"是强调了肺气虚寒致瘖学说。《备急千金要方·卷十七·肺脏》的"补肺汤治肺气不足,逆满上气,咽中闷塞,寒从背起,口中如含雪,言语失声",即是肺气虚寒为瘖学说的运用。

综上所述,脏腑虚损为瘖,主要是指心、肺、肾三脏虚损为主,亦即《仁斋直指方》所说的"心为声音之主,肺为声音之门,肾为声音之根"的发音生理学说的运用。脏腑虚损学说是慢喉瘖病因病理之主导学说。

(2)久嗽失音学说:主张此说者的医家较多,如《古今医统大全·卷四十六·声音门》谓:"有咳嗽久远,伤气而散者,此内因也"及"凡病人久嗽声哑,乃元气不足,肺气不滋"。《景岳全书·卷二十八·声瘖》亦谓:"凡病人久嗽声哑者,必由元气大伤,肺肾俱败"。《医学摘粹·七窍病》曰:"是以久嗽哑者,病在声气"。《杂病源流犀烛》亦有此类观点。上述诸论指出了久嗽损伤肺肾,气虚致瘖的病机。又如《丹溪心法·卷二·咳嗽》:"咳嗽声嘶,此血虚火多",及《证治准绳·杂病·瘖》谓:"咳嗽声嘶者,此血虚受热也"。提出久嗽伤血,血虚火旺致瘖学说。此外尚有《世医得效方》及《三因极一病证方论》的“五脏久咳则声嘶”的论述。以上医论是久咳后肺肾气伤和血虚火旺久嗽失音学说的机制。

(3)阴虚致瘖学说:《素问·宣明五气论篇》谓“五邪所乱……搏阴则为瘖”。邪搏于阴则阴伤。《医略·卷二·咳嗽》曰:“真阴亏损,肺金受伤,声亦不扬,补之惟恐不及也”。《血证论·卷六·声音》曰:“失血家,肺金阴虚,为火所克,肺窍不通,鼻塞声重”。上论是为肺阴不足;《红炉点雪·卷二·火病失音》谓:“惟痰火声嘶,则与诸证大异,何也?以水涸火炎,熏灼肺窍,金为火炼而损,由是而声嗄声嘶见焉”。《百代医宗·卷一·失声哑声不同论》谓:“其失血真阴咳嗽,肺气散而不收,故人之声哑”。《类证治裁·卷之二·失音》谓:“由阴虚劳嗽声嗄者,相火灼金也”。上述医论为血虚、阴虚火旺为瘖之机制;《景岳全书·卷二十八·声瘖》谓:“酒色过伤,欲火燔灼以致阴亏而盗气于阳,精竭而移槁于肺。肺燥而嗽,嗽久而瘖者,此肾水枯涸之病也”。《辨证录·卷之十·瘖哑门》曰:“人有劳损虚怯,喘嗽不宁,渐渐瘖哑,气息低沉,人以为肺气之绝也,谁知是肾水之涸乎。夫肺为肾之母,本生肾者也,肺母自病,何能乳子?肾又不足,日来取资于肺,则子贫而母益贫矣。子母两贫,伶仃苦弱,气息奄奄,所谓金破不鸣矣”。指出肺肾阴虚学说;《中国医学大辞典·瘖》中谓:“久病得之,为津枯血槁”。《血证论·卷六·声音》亦谓:“又有津液干枯,肺萎叶焦,声音嘶小者,乃失血之虚弱证”。提出了阴虚、血虚津亏的基本病理。以上医论提出的阴虚致瘖学说包括了肺阴虚、肺肾阴虚、肺津亏损、血亏和阴血亏损、虚火上炎的病因病理。

(4)气虚致瘖学说:《仁斋直指方·卷八·声音》曰:“惟夫肾虚为病,不能纳诸气以归元,故气奔而上,咳嗽痰壅……其嗽愈重,其气愈乏,其声愈干,君子当于受病之处图之可也”。《古今医统大全》亦有此类论述。《景岳全书·卷二十八·声瘖》谓:“声由气而发,肺病则气夺;此气为声音之户也。肾藏精,精化气,阴虚则无气,此肾为声音之根也”。又谓:“或以饥饱,或以疲劳,致败中气而喘促为瘖者,脾之病也”。明确提出肺、脾、肾气虚致瘖的病理。《外科正宗·卷六·咽喉论》曰:“肺气受伤,声音雌哑”。《医学摘粹·七窍病》亦谓:“声音者,手太阴之所司也。肺藏气,而气之激宕则为声,故肺病而声为之不调,气病而声为之不畅……是以久嗽声哑病,病在声气”,强调了肺气虚损的致瘖学说。又如《简明医彀·卷之四·声音》曰:“酒色过度,肾脏亏伤不能纳气归元,气奔咽嗌,嗽痰喘胀,诸病杂糅致气乏失音者,俗名哑劳是也”。《血证论·卷六·声音》亦谓:“声音之出,实由肾生,气不归元,则咳愈甚,气愈乏而声愈干”,强调肾气虚致瘖的机制。《侣山堂类辨·卷上·音声言语论》则曰:“能语言而无声音者,当责之脾肺;能言语音声而气不接续者,当责之两肾”。强调了肺、脾、肾三脏共同调节音声言语,而脏病则为瘖。《理瀹骈文》与《血证论》亦强调肺肾有病致瘖的机制。综上各家所述,气虚致瘖是指脾肾肺三脏病变影响到气的调控,而使气乏不能发声的机制。这对现代音声病临床有很重要的指导意义。

(5)湿痰致瘖学说:《素问·脉要精微论篇》谓:“五藏者,中之守也,中盛藏满,气胜伤恐者,声如从室中言,是中气之湿也”。言中焦有湿气而致瘖。正如《古今医统大全·卷四十六·声音门》解释谓:“经曰,因于湿,首如裹,声如从室中言,此中气之湿也”。《脾胃论·卷下·阳明病湿胜自汗论》谓:“湿胜则声音如从瓮中出,湿若中水也,相家有说土音如居深瓮中,言其壅也、远也、不出也,其为湿审矣”。《医学摘粹·七窍病》曰:“气之所以病者,由于已土之湿,土湿而声瘖矣”。《医部全录·卷三百二十四·声音门》亦谓:“心气素虚,饮酒至醉,毛窍皆开,阴湿之气,从而入乘心经,心经既虚,而湿气又乘之,所以不能语”。这些医论承袭了《内经》的湿气致瘖学说,而且又有所发展。

《景岳全书·卷二十八·声瘖》谓:"至若痰涎之闭,虽曰有虚有实,然非治节不行,何致痰邪若此。此其虚者多而实者少"。指出脾虚则湿胜,湿胜则生痰。《金匮要略·卷上·脏腑经络先后病证治》曰:"语声喑喑然不彻者,心膈间病"。指出病在心肺,痰湿壅阻心膈致气道窒塞之故。这一湿痰致瘖学说后世医家有人发挥。如《张氏医通·卷四·瘖》谓:"肥人痰湿壅滞,气道不通而声瘖者,二陈导痰开涤之,一切滋补,皆为禁剂。至若久病失音,必是气虚挟痰之故,宜滋肺肾之化源"。《医碥》有"寒痰结滞"之说。以上医论提出脾虚湿盛,湿聚生痰,痰湿阻于气道,则声道不畅而为瘖的学说。

(6)血瘀致瘖学说:《证治准绳·杂病·瘖》谓:"肺间邪气,胸中积血作痛失音,蛤蚧丸"。《张氏医通·卷四·瘖》曰:"若膈内作痛,破瘀为先"。均指的是瘀血致瘖。

(7)叫骂、多语伤气致瘖学说:此一学说在明清时期才明确提出。但因多认为只有"养息自愈"故论述者较简、较少。如《古今医统大全·卷四十六·声音门》谓:"有因争竞大声号叫,以致失声,或因歌唱伤气而声不出,此不内外因也,养息自愈"。《景岳全书·卷二十八·声瘖》亦谓:"复有号叫歌唱悲哭……若此者,但知养息,则弗药可愈"。《张氏医通·卷四·瘖》曰:"又有大声疾呼,讴歌失音者,亦金破之义也"。《罗氏会约医镜》亦有类似论述。以上医论指出大声疾呼,讴歌悲哭可以伤气耗血,气血不足而致喉瘖,且指出补益气血为其治法。

(8)狐惑为瘖学说:《金匮要略·百合狐惑阴阳毒病证治》曰:"狐惑之为病,状如伤寒,默默欲眠,目不得闭,卧起不安,蚀于喉为惑……蚀于上部则声喝"。尤在泾注曰:狐惑,虫病,即巢氏所谓䘌病也。以后诸家均有狐惑为瘖的记载。如《本草纲目·卷四·声音》曰:"喑……有狐惑"。《证治准绳·杂病·瘖》曰:"狐惑声哑,其状默默欲眠,目不能闭,起居不安是也"。《医碥》、《红炉点雪》亦有此类记载。以上是指出喉部生疮(溃疡)引起声哑的病机。

另外还有记载治疗不当亦可致成慢喉瘖之证。如针灸不当致瘖之说:如《素问·腹中论篇》曰:"灸之则瘖,石之则狂……阳气重上,有余于上,灸之阳气入阴,入则瘖;石之则阳气虚,虚则狂"。《素问·刺禁论篇》谓:"刺舌下,中脉太过,血出不止为瘖"。(舌下脉为脾脉,血出不止则脾气不能营运于舌,故瘖不能言语。)另有用药失误则致瘖者:如《景岳全书·卷二十八·声瘖》谓:"若见其假热而过用寒凉,或见其痰盛而妄用消耗,则未有一免者矣"。《证治要诀》亦有因肾经虚寒而服冷剂致失声的记载。《奇效医述》有治咳因于寒,服凉药失声之警言。而《类证治裁·卷之二·失音》中谓:"诸症失音,皆有可愈之理,惟用麦冬、五味、熟地、桂枝等药,补住肺中痰火以致失音,则百无一生。又云:久嗽失音,必由药误"。上述医论指出治疗不当亦可为瘖病的病因病理之一。故临床必须审证求因,辨证施治,才不至于出现医源性喉瘖。

综上所述:汉隋唐时期对慢喉瘖的论述较少,提出了阴虚、肺虚、水湿等致慢喉瘖(久瘖)的学说;而自金元明清时期对久喉瘖认识逐渐深入而系统,指出了喉瘖病在喉,病脏在肺、脾、肾和五脏,并指出了血瘀、虚火上炎、血虚火旺、肾虚(阴虚、阳虚、虚寒)等重要的病因病机学说。

2. 现代病因病理学说 现代有关慢喉瘖的病因病理研究和文献资料主要见于综合性医书和专业性书籍中。其所用名有慢喉瘖、嘶哑、失音、喉瘖和慢性喉炎等。故其病因病理学说则由于包括的病证种类不同而有差异,但可作临床参考。总括起来主要有以下几个方面。

(1)肺肾阴虚,肺脾气虚,气滞血瘀痰凝学说:此学说形成于20世纪80年代初,全国高等医药院校试用教材《中医耳鼻喉科学》、《中国医学百科全书·中医耳鼻咽喉口腔科学》均采用此学说。这就基本形成了在教学方面对慢喉瘖的统一认识。另外，在其他著作中亦有沿用这一学说，如《实用中医临床学》、王德鉴《中医耳鼻咽喉口腔科学》、《中医诊断治疗学》以及《中医纲目》等。

（2）肺肾阴虚，肺脾气虚，痰热逗留，气滞血瘀学说：此种学说出现于《中医病证治疗常规》。这一观点于20世纪90年代提出，它基本是在上述学说基础上的进一步深入，是在临床实践中进一步认识到"痰郁化热"的病理机制，其在慢喉瘖发生发展中有其独有的特点和地位。

（3）肺肾阴虚，气阴两虚，肺脾气虚，痰热逗留，气滞血瘀学说：这一学说出现于20世纪80年代中期的《现代中医耳鼻咽喉口齿科学》中，这是在临床经验基础上融入古代关于对"叫骂、号叫、歌唱致瘖"的认识，扩大了慢喉瘖的病种范围，而提出了"气阴两虚"的病机观点，以后《中国中西医结合临床全书》、《声音言语疾病防治概要》和《炎症的中医治疗》等基本上沿用了这一观点。但《炎症的中医治疗》针对久病，过服寒凉伤阳，年老阳衰的临床实践，又进一步提出了"元阳虚弱"的病机认识。

（4）肺肾阴虚，肝血不足，肝郁气滞血瘀学说：出于《干祖望中医五官科经验集》，干氏认为慢性喉炎（慢喉瘖）应包括声带松弛、声带充血、声带肥厚或水肿、声带小结、声带息肉和室带肥厚等西医病症。并提出了"声带属肝"的理论，将其作为辨证的基础。理由有二：一在形态上，声带色白坚韧如筋膜，而肝主身之筋膜；二在生理功能上，肝主调节人体一身气机，而声带的开合运动正是肝调节喉气的一种形式。这个学说打破了历代关于"金破不鸣"的慢喉瘖的基本病机认识，扩大了"肝血不足，血不养筋"和"肝郁气滞血瘀"的病机认识，对嗓音病临床有一定的意义。

（5）其他学说：由于对慢喉瘖包括病证范围认识的不一致，而提出的病因病理则有所侧重和差异。如基于慢性喉炎包括单纯性喉炎和肥厚性喉炎者，提出"肺肾阴虚"和"肺胃蕴热"为基本病理的有《实用中医耳鼻喉科学》。提出"肺肾阴虚"与"气虚血瘀痰凝"为基本病理的有《中国传统医学丛书・中医耳鼻喉科学》和《实用中西医结合诊断治疗学》。而《嗓音病的中医论治》中的慢喉瘖因包含有慢性单纯性喉炎、职业性喉炎和慢性肥厚性喉炎，故提出了肺阴亏虚、肾阴虚、虚火滞喉和气血瘀阻，以及痰热互结的病因病理学说，将阴虚分别为肺阴虚和肾阴虚，且将痰热互结作为辅助的病机来认识，这可能有利于临证用药。

3. 临床病因病理

（1）肺肾阴虚，虚火上炎：喉属肺系，肺肾同源，肺肾阴精，濡养喉器。若久病失养，或素体阴虚，或燥尘久染，或久嗽不愈，或急喉瘖久用苦寒，均可耗伤阴精，使津虚不能上奉，喉失濡养，邪滞不去，阴虚生内热，虚火上炎，灼伤喉门肌膜，则肌膜红肿，失润失泽，声户开合不利而发为慢喉瘖。

（2）肺脾气虚，喉失充养：肺主气，气乃发声之源，脾化生气血，为气之源。喉为气道，乃发声之器，气司声户之开合。若久病伤气，或久嗽耗气，或用声过度，耗伤肺气，或饥馁劳倦，致败中气，或忧思太过，致伤脾气。肺脾气虚，喉失充养，发声乏源，气虚鼓动声户无力，致声户开合失司而病喉瘖，经久不愈。

（3）痰浊结聚，壅阻声户：病久多痰，或素为痰湿之体，或久病伤脾，运化失司，聚湿生痰，或久嗽寒痰停结，或阴虚内热，虚火灼津为痰，或燥邪滞阻，耗阴生痰。痰浊为患，结聚喉门，留滞声户，肌膜肥厚，声户开合不利，则声音沙哑，久而不复。

（4）气滞血瘀，脉络不畅：若久病伤气，久咳损络，或忧郁伤肝，气机失畅，或久病伤血，或邪毒、余邪滞留喉门，脉络不畅，血瘀喉门，致肌膜肿厚，或血瘀声户，致使声音晦哑，紧涩不扬而病慢喉瘖。

(5)用声过度，气阴损伤：若长期号叫，高歌不节，久语不止，号叫伤肺，高歌伤肾，久语伤脾，则气阴伤损，精虚气乏，气海空浮，髓海不足，丹田气不与肺气相接，则声户开合失司而病喉瘖。

总之，慢喉瘖多属虚证，所谓金破不鸣也。但亦可虚中挟实，所谓金阻不鸣。虚为本，实为标，金破者，乃脏腑虚损，非气虚即阳虚，或精亏或阴虚。阴虚多兼火旺，气虚常挟痰湿，血亏多挟血瘀，所以虚者，肺脾肾虚损，而水聚痰结血瘀则为其标矣，但“脏虚”乃是其基本病机。

【临床征候】

1. 发病情况　本病多见于青壮年，职业用嗓者易从急喉瘖失治转变而来，亦有用声过劳长期损伤所致。春秋多风干燥季节多发，冬月咳嗽是诱发因素。发病无明显地域性差别，但与环境的烟尘、化学气体污染和噪声过多有密切关系。

2. 病史　多有感冒咳嗽史，或在感冒、月经期用声过度史，或有急性声音嘶哑未治病史，或有咳嗽久远而不愈，或有恚怒，高声喊叫，争吵，长时间高声讲话、演讲或叫卖等情况。或有在强噪声环境中长时间工作史。

3. 声音嘶哑　声音异常改变且长久不愈为本病的主要临床特点。主要表现有：

(1)音调改变：多显音调低沉，或沉闷，或高音上不去，特别是喜爱歌唱者，感觉发高声呈破裂感。

(2)音强改变：发音强度变弱，声音失其圆润洪亮，或表现为发声过强时有挤压感，或呈语音低弱。

(3)音色改变：语声失去清亮、润泽和坚铿有力，即所谓声音毛、沙、哑、紧。

慢喉瘖呈失音者少见。所以一般认为慢喉瘖声音低沉，沙哑、晦暗，失去声音的圆润、柔和、宏亮、声远的特点。往往高音上不去，语声不持久，发声易疲劳，或语声有挤卡，常欲“清嗓”。

(4)声时缩短：即最大声时(MPT)缩短。一般认为最大声时不低于15秒。

4. 咳嗽　咳嗽经久不消，痰很少，或有黏痰块，多为刺激性咳嗽，特别在杓间区有慢性充血时。

5. 喉部不适　慢喉瘖多伴有喉部不适，如干、痒、灼热、异物感，痰黏附感，多有“吭喀”清嗓现象，或伴用嗓后觉喉部疼痛。

6. 喉肌膜充血肿胀　喉肌膜充血呈弥漫性暗红色、声带失去珠白色，表面可见微小血管扩张，声带边缘变钝，甚者影响声门闭合。肌膜表面平滑欠润；声门间常有黏液拉丝状(发声时)；杓区及杓会皱襞区黏膜充血、暗红、肥厚，或有喉室缘瘀血。

7. 喉肌膜肥厚　肥厚多见于声带，可肿圆呈棒状；若见于室带则可轻压于声带上。亦可见于杓区肌膜，在发声时肌膜起皱褶。充血不明显，但肥厚肌膜表面平滑。

8. 声门闭合不全　多见于声带肥厚、室带肥厚，或声带边缘局限增厚而致声门闭合不全；亦可见于声带紧张度差的状况下，声门闭合不全，常呈长三角窄缝，或中段梭形缝，或声门后端小三角缝，或伴有声门后端向一侧偏斜。

9. 两侧声带高低不平　在发声状态下，两侧声带冠状面不在同一平面，呈现一高一低，有的甚至一侧室带与对侧声带靠拢达同一平面。

10. 伴随症状　可见少气乏力，或有胸闷气短，纳谷不香，或有便溏，或有失眠多梦等。

【诊断与鉴别诊断】

1. 诊断依据　①声音嘶哑，时轻时重，病程在3个月以上；②喉肌膜、声带呈慢性充血，肥厚；③声门闭合不全。

2. 鉴别诊断　应注意与喉癣、喉梅毒、喉硬结病、喉癌相鉴别。

(1)喉癣：病变早期多表现在杓间区，其肌膜表面有浅表鼠噬状溃疡，痰中常带血，有声痛，常伴有咳嗽，潮热，肺部X线检查可有助诊断。

(2)喉梅毒：可呈现喉黏膜增生，若有会厌增厚、结瘢，或有缺损及全身其他部位有梅毒典型改变，则易鉴别，血清学检验有助诊断。

(3)喉硬结病：多为呼吸道硬结病。以鼻部多见，其特点是黏膜卡他、萎缩、增殖、瘢痕四期，可同时呈现，容易鉴别。

(4)喉癌　喉癌发展常较快，声音嘶哑呈进行性加重，病变表面黏膜粗糙不平，或呈不规则增生肿物，常痰中带血；喉电子动态镜检查，可见病变处声带振动波消失，呈僵硬状。

【辨证施治】

1. 古代辨证施治观点　由于慢喉瘖的定名是在20世纪80年代。故古代对慢喉瘖(或久瘖)的辨证施治是既不明确，而又分散。如《素问・宣明五气论篇》所述："搏阴则为瘖"，是阴虚型辨治的基础，但有论而无治。《伤寒论・二百一十二条》曰："少阴病，咽中伤，生疮，不能语言，声不出者，若酒汤主之"。和《金匮要略・百合狐惑阴阳毒病证治》的"狐惑之为病……蚀于上部则声喝，甘草泻心汤主之"，是最早的虚证瘖的辨证记载。《诸病源候论・卷八・伤寒失声候》有"真气虚而邪气胜"记载，但未有法和方。《备急千金要方・卷六・喉病》有："若脏寒咽门则破而声嘶，母姜酒主之"。《外台秘要》亦有同样记述。《圣济总录・卷四十八・肺脏门》有"治肺气不足"的补肺汤治疗。《圣济总录・卷六十六・咳嗽门》有"治肺虚，风冷声嘶，言语不出，通音散方"，此属肺虚的久瘖辨治。《金匮钩玄・卷一・咳嗽》有"咳嗽声嘶者，此血虚受热也，用青黛蛤粉蜜调服"。《世医得效方・虚损》谓："虚损憔悴，气血不足，失声音久瘖，宜天真丸"。以上均以瘖证论之，总括之有阴虚、气虚、肺虚、血虚与气血不足等。

《古今医统大全・卷四十六・声音门》治久病音哑的"元气不足，肺卫不滋，宜补气养金润燥；若虚劳之人，则宜滋肾水，润肺金为本，诃子百药煎收敛以治其标，标本兼治"，提出了久瘖的分型(气虚、阴虚)论治，对后世的影响颇大。《证治准绳・杂病・第五册・瘖》有治"胸中积血作痛失音，蛤蚧丸"。"血虚受热，用青黛蛤粉蜜调服之"。《外科正宗・卷六・咽喉论》有"肺气受伤"的清音噙化丸。《景岳全书・卷二十八・声瘖》对虚证瘖病有较详细的辨证论治，并提出"非各求其属而大补元气，安望其嘶败者复，而伤损者复振乎?"张景岳将"虚损瘖"辨治为："色欲伤肾"宜六味丸、八味丸、左归丸、右归丸、人参平肺汤、大补元煎类主治；"肝胆受伤"宜七福饮、五福饮、十味温胆汤、平补填心丹、定志丸之类主治；"中气虚损"用归脾汤、理阴煎、补中益气汤、补阴益气煎、温胃饮之类主治；"心脾虚"用七福饮、归脾汤主治；"元气伤损"、"肺肾俱败"宜补肺气，滋肾丸养金润燥。还有《景岳全书・卷六十・因阵》有"劳瘵痰嗽声哑"用竹衣麦冬汤治疗。其辨证之详细，开瘖证辨治之先河，对后世医家有重要影响，对现代中医嗓音病学亦有实践意义。《红炉点雪・卷二・火病失音》提出"水亏火炎"证，治以"益水清金"之法，是一重要发展。《辨证录・卷十・哑门》有"肾水涸"证，以补肾水的助音汤、留线汤治疗。《张氏医通・卷四・瘖》将久瘖辨为"肥人痰湿"、"气虚挟痰"、"咽干声槁”、“血瘀”、“肺胃气燥”、“叫骂喉破”、“肺气虚”以及“大寒犯肾”等证，分别以二陈导痰汤、生脉散下都气丸，生脉散合异功散、抵当丸、紫菀散、十全大补汤、千金酥蜜膏以及麻黄附子细辛汤等治疗。他总结前人经验，辨证亦极详细，是清代辨证的代表作。另外《类证治裁·卷之二·失音》“木火犯肺”用麦冬汤；“久咳失音”用蛤蚧散；“阴虚劳嗽”用百合固金汤等。《医学摘粹·七窍病》有治“湿旺气郁”证的茯苓橘皮杏仁汤，强调了己土之湿而声瘖。《血证论·卷六·声音》有“失血兼津液干枯”的人参清肺汤、清燥救肺汤类治疗；及“痨虫居于肺间”(金蚀不鸣)用百合、人参等药治疗，提出“失血家”的津亏证和喉结核瘖的论治。故明清时期在久瘖治疗上有很大发展。

纵观历代医家对慢喉瘖辨证施治是逐渐发展和完善的，《内经》首提阴虚证、心血虚证。明代以前则发展较缓，明以后各家医论有较深入的认识，辨证也逐渐详细。《古今医统大全》的气虚、阳虚，《证治准绳》的血瘀、血虚证均有一定的独创性。《景岳全书》和《张氏医通》均对久瘖的辨证论治作出有益的贡献。《张氏医通》的瘖病论治，《医学摘粹》的湿盛证都是对久瘖辨治的发展，湿盛是对《内经》“中盛藏满，声如从室中言”的具体应用。总之，古代对慢喉瘖的辨证有：阴虚、气虚、肺虚、脾湿、肾亏、水亏火炎、瘀血、血虚、痰结、气血不足、肺肾亏虚、痨瘵声哑、狐惑声哑及讴歌伤喉等证，对现代临床嗓音病的治疗仍有指导意义。

2. 现代辨证施治观点　现代有关慢喉瘖的辨证施治基本趋于一致。慢喉瘖的辨证首见于高等医药院校试用教材《中医耳鼻喉科学》。后来的高校教材中辨证论治基本相同，如高等医药院校教材《中医耳鼻喉科学》、《中国医学百科全书·中医耳鼻咽喉口腔科学》、全国高等中医院校函授教材《中医耳鼻喉科学》等，其辨证论治都明确辨为：肺肾阴虚、肺脾气虚和气滞血瘀痰凝三型，分别以百合固金汤、补中益气汤(或补阴益气煎)和会厌逐瘀汤(或桃红四物汤合二陈汤)加减治疗。王德鉴《中医耳鼻咽喉口腔科学》辨证施治亦同上述一致。以上辨证虽用方稍有出入，但其辨证观点已被广大学术界所接受。《现代中医耳鼻咽喉口齿科学》将其辨为肺肾阴虚、气阴两虚、脾虚湿阻、痰热逗留与气滞血瘀等五型，分别以增液汤、八珍汤、四君子汤和自拟经验方施治。中国传统医学丛书《中医耳鼻喉科学》辨为肺肾阴虚和血瘀痰凝两型，用方与教材无异。《实用中医耳鼻喉科学》亦辨为阴虚肺热型和血瘀痰凝证型，分别用经验方施治。《嗓音病的中医论治》辨为肺阴亏虚、肾阴不足、气血瘀阻三型，分别以养阴清肺汤、知柏地黄汤和活血疗哑汤(经验方)加减施治。《音声言语疾病防治概要》辨证为肺肾阴虚，以百合固金汤、肺脾气虚以益气宏声汤(经验方)、气血不足以八珍汤、痰浊瘀血以会厌逐瘀汤施治。《干祖望中医五官科经验集》按喉部病变表现分别将声带松弛辨为肺脾气虚、肺肾阴虚和肾不纳气三型，分别以补中益气汤、百合固金汤和六味地黄汤加减治疗；将声带充血辨为内火上炎和瘀血内阻而论治；将声带肥厚与水肿辨为风邪挟痰、顽痰凝滞、痰瘀交结三型，分别以二陈汤、三子养亲汤和二陈汤合桃红四物汤加减治疗；将室带肥厚辨为气滞、痰浊、瘀血而治以理气化痰、活血化瘀，用四海舒郁汤或加减三甲散(经验方)施治。干氏独以喉部病变表现论治，脱出以前以症状为主辨证的框框，但其所论病症已超出本节所论慢喉瘖的范畴。《中医喉科精义》在喉瘖病证名下，将虚证(包括病种较多)辨为气滞血瘀型、痰瘀阻遏型、寒痰伏肺型、痰湿凝结型、脾虚湿阻型、肺阴虚型、肾阴虚型、肺肾阴虚、虚火燔灼型、气阴两虚型、心肺气虚型、肺脾气虚型等，分别以血府逐瘀汤、理气化痰丸和经验方施治。《实用嗓音病治疗学全书》对嗓音病(包括喉瘖)辨证比较详细，在创伤性喉炎(喉瘖)项下，将属于慢喉瘖者辨为气血不和与气血阻滞两型，分别以自拟经验方治疗。由此可见各专业书籍中各家立说较多。

在综合性医书中，由于其应用病名不同，包括的病种不一致，故对慢喉瘖的辨证论治亦各异。《实用中西医结合诊断治疗学》辨为肺肾阴虚型，用百合固金汤合润肺丸或润喉悦音茶（经验方）治疗；痰凝血瘀型以会厌逐瘀汤合发声散或宣痹开音茶（经验方）施治。《中国中西医结合临床全书·喉科学》的辨证施治和《现代中医耳鼻咽喉口齿科学》一致。《中医纲目》在喉瘖项下，属于慢喉瘖的辨证有痰湿壅滞、血瘀痰凝、肺脾气虚、肺肾阴虚等四型，而其用方无特殊新义。《中医内科临床治疗学》以失音立名，将虚证辨为心脾肺气虚、肾气虚和肺肾阴虚三型，用方多为传统方。《实用中医临床学》与《中医诊断治疗学》的辨证施治与前述教材相同。《炎症的中医辨治》以慢性喉炎立名，辨为肺肾阴虚、气阴两虚、肺脾气虚、痰热壅盛、气滞血瘀和元阳虚弱六型，分别以增液汤、八珍汤、四君子汤、清咽下痰汤、增液汤加活血化瘀药与八味肾气丸加减治疗，突出了肾阳虚型的临床治疗。《现代中医治疗学》将慢性喉炎的慢性单纯性喉炎以会厌逐瘀汤、消瘰丸合生脉散治疗；慢性肥厚性喉炎以助阳止痒汤合消瘰丸治疗。《中医临床大全》则以声嘶和失音立名，属于久瘖者辨为金破不鸣、金伤难鸣、金锈碍鸣，分别以人参固本汤、百合固金汤和两子两石汤施治，有其独特的风格。

在现代期刊中有关慢喉瘖的辨证施治报道较多，多以失音或声音嘶哑辨治。如有人以声音嘶哑证治为题，将虚证辨为肺肾阴虚、气阴两虚、脾肺不足、肾阳不振、气滞血瘀、肺燥津涸和讴歌伤喉等型，分别以百合固金汤、补中益气汤、益气清金汤、真武汤、四物汤、清燥救肺汤和桃红四物汤加减治疗。有人则以失音证治为题，归属于慢喉瘖的有肺燥失音、气滞血瘀、痰浊结聚、水湿内停、寒水上泛、肺肾阴虚、气阴两亏和外伤失音等型，分别予桑杏汤、四物汤、海藻玉壶汤、四君汤、真武汤、养阴清肺汤、补中益气汤合生地汤加减治疗。有人将虚证类辨为阴虚、气虚两型，分别以经验方的养阴开音汤和益气开音汤施治，而将气滞血瘀痰凝型划归为实证论治；有人将慢性喉炎分为肺脾气虚、肺肾阴虚和气滞血瘀三型，统以自拟基本方开音散随症加减治疗。有人将失音辨证为水湿内停、气滞血瘀、元气不足、阴津亏损等型，治法为健脾助运，利水化湿，活血化瘀，软坚散结，补中益气，利咽强音和滋阴润燥等随证选方选药施治。另外，有人报道了自己的临证辨治经验和体会，其内容大致与上述所论雷同。

综上所述，现代有关慢喉瘖的临床研究主要有以下几方面特点：

（1）慢喉瘖所包含的西医病种范围有所扩大，它不仅包括慢性喉炎，还包括有慢性运动创伤性喉炎，喉癌放疗后的气阴耗伤（射线损伤性喉病）、职业性喉炎、噪声性喉炎等。这些概念与本文有别。

（2）辨证分型的阴虚（肺肾）、气虚（肺脾肾）、气阴两伤、痰浊结聚、气滞血瘀、肾阳不足、气血不足、讴歌伤喉等型已被多数学者所采用。

（3）临床辨证施治的选方用药多倾向于在古方基础上随证加减。各位学者在用药选择有所体会有其特点：如有人提出：痰火气闭失音，勿用壅滞腻膈之药；虚燥失音勿伤肺肾之气液。有人提出：失音一症，无论虚实，皆勿伤阴，治疗过程中过投、误投辛温燥烈之品，则更伤其阴而增其痰，故首要重于保阴，并辅以利咽开音之剂。如程氏（《中医喉科精义》）认为虚证要以扶正为主，急则治标，缓则治本，标本同治，主次有别。治疗虚证、贵在守方用药，耐心施治，见效虽慢，但日见其功。如王氏（《音声言语疾病防治概要》）认为：近几年来临证发现本证属本虚标实者多，应多注意补益气血，并重视加用活血化瘀、祛痰散结之品，坚持有规律地治疗，可收到较好疗效。以上各家临床经验体会，多有禅益。

3. 辨证纲要 《景岳全书》对五脏为瘖的辨证开创了瘖病脏腑辨证的先驱。而《素问·

脉要精微论篇》的"声如从室中言，是中气之湿也；言而微终日乃复言者，此夺气也"。《金匮要略·脏腑经络先后病脉证治》："病人语声寂寂然善惊呼者，骨节间病。语声喑喑然不彻者，心胸间病。语声啾啾然细而长者，头中病"。这是对声音异常的最早辨证纲要。

在现代医学著作中，高等医药院校教材《中医耳鼻喉科学》列有声音异常辨证要点。《现代中医耳鼻咽喉口齿科学》的失音症状辨证和喉部"内窥辨证"首先将声音病的症状和体征辨证加以综合运用。《音声言语疾病防治概要》提出音声言语疾病辨证纲要（有脏腑辨证、虚实辨证、症状辨证和内窥辨证）是对喉瘖临床辨证纲要的探索。《嗓音病的中医论治》四诊（望诊、闻声、问声、切诊）的辨证纲要，是对喉病声瘖的较详细辨证。而《中西医结合嗓音病学》的嗓音病辨证（脏腑辨证、八纲辨证、气血辨证和内窥辨证以及声音异常的辨证）亦是较全面的辨证纲要。因此声带病变的辨证施治是体征辨证的经验总结，这些均对喉瘖病的临床有指导意义。

慢喉瘖的辨证纲要主要是对声音异常、喉门肌膜红肿、肥厚增生、声门闭合不全等病理改变的辨证认识。

（1）辨声音异常：喉病声音异常包括语声异常和歌声异常，临床表现有声音不扬、声音嘶哑、声音沉闷、语声低微、话声紧挤、失音等。

声音不扬：是语声改变最轻者，常表现毛沙不清亮，常欲清嗓，歌声常出现高音粗糙，音准差，易歌声走调。伴喉部干涩者多属肺肾阴虚；若伴语不持久，多属中气不足或气血不和。

声音嘶哑：表现为声音沙哑不清，伴有漏气声，高音上不去，甚或歌声出现破裂音，多属肺肾亏损，或脾肾气虚；若日久不愈，痰多，胸闷者，多为痰浊结聚；或日久不愈，喉肌膜暗红者，多为瘀血阻喉。

语声沉闷：声音低沉，声如从瓮中出，音色生硬，歌声低闷沉涩。若时轻时重多为脾虚湿聚，或痰浊结聚、痰瘀互结。

语声低微：表现为声音低弱不持久，或初语时声音尚可，说话稍多即语声无力，多为中气不足，或肾元亏损、或肾不纳气。

语声紧挤：表现为讲话时喉部肌肉失控，声如经喉挤压而出，有卡住感，多伴颈部紧张或青筋暴露，声音失去其柔和性，多为痰湿血瘀。若情绪不稳，多为肝郁气滞。

（2）喉门肌膜红肿：喉部（声带、室带、杓区间、杓会襞）肌膜肿胀是慢喉瘖最常见的体征。充血淡红或呈线条状充血伴肿胀为气虚或阳虚；充血呈弥漫性暗红伴肿胀为肺肾阴虚，虚火上炎；充血暗红带紫蓝色者为气滞血瘀；声带有小红点或喉室缘蓝紫色者，为气虚血瘀。

（3）喉门肌膜肥厚增生：若肥厚增生为白色失泽者，为肺脾气虚，痰浊凝滞；若肥厚增生暗红者，为痰瘀互结；若声带肥厚，质韧感者，为气滞血瘀证。若喉肌膜及声带微红增厚，久而不愈者，多数阴虚火旺。

4. 证治分类

（1）肺肾阴虚证

证候　声音不扬，沙哑失润，日久不愈。喉门肌膜淡红或暗红，少润无泽，声带边缘可增厚，声门闭合不全；咽喉干涩不适，或常欲"吭喀"，或干痒咳嗽，少痰，甚或五心烦热，盗汗，多梦，舌质红，苔少，脉细数。

证析　肺肾阴精亏损，喉失濡养，故声音不扬，沙哑失润；阴亏难复，故日久不愈；阴虚生内热，虚火上炎，故喉门肌膜淡红或暗红，少润无泽；精亏不能化气，血行缓慢，久则气血瘀滞，脉道壅遏，故见声带边缘增厚，声门闭合不全；阴虚咽喉失于津濡，故咽喉干涩不适；虚火炼痰，痰上喉门，故常欲“吭喀”以清嗓，干咳少痰；虚热内生故五心烦热；虚火逼液外出，故盗汗；肾阴虚肾水不能上济于心，心肾不交，水火不济故多梦；阴津亏少，故舌质红、苔少；阴虚虚火作祟，故脉细而数。

治法　滋养肺肾，降火开音。

方药　百合固金汤加减。方中百合、熟地，麦冬滋养肺肾，生津润喉；生地、玄参滋阴降火；当归、白芍养血增阴；贝母、桔梗、甘草宣肺止咳，濡润咽喉；桔梗可载药上达咽喉，甘草调和诸药。本方为滋养肺肾，益水清金之剂，正如《红炉点雪·卷二·火病失音》谓：“水涸火炎，熏灼肺窍，金为火烁而损，由是而声嗄声嘶见焉。治法非苦寒降火，温燥消痰可复，惟益水清金则善矣”。可加木蝴蝶、胖大海以润肺降火开音。若阴虚火旺明显者，加怀牛膝、知母、黄柏以降火坚阴，阴复则火降；若盗汗多，夜梦甚可加五味子、生龙骨以敛阴止汗，宁心消梦；若喉干痒咳明显者，加炙枇杷叶、蝉蜕、杏仁以宣肺止咳而清音；若声带边缘增厚者，加丹参以活血散结。

(2)脾肺气虚证

证候　声音嘶哑，日久不愈，声音低弱，语不持久，讲话费力，声时缩短，疲劳后加重；诸证上午重，下午轻；声带淡白或淡红、增厚，声门闭合不全，伴倦怠乏力，少气懒言，舌质淡红，舌淡胖，苔薄白，脉细弱。

证析　肺脾气虚，喉门失充，故声音嘶哑，日久不愈，讲话费力；气虚鼓动声户无力，故语音低弱，声门闭合不全；气虚声出乏源，故语不持久，声时缩短；气属阳，上午阳气主事，气虚则诸证上午重，下午轻；气虚声带失养，湿浊停滞，故声带淡白或淡红增厚；脾虚气血不足，肌肉失养，故感倦怠乏力，肺气虚则少气懒言；舌脉乃脾肺气虚之象。

治法　补益脾肺，充喉宏声。

方药　益气宏声汤加减。方中人参、白术、黄芪、黄精、炙甘草补益肺脾，益气以宏声；当归、川芎、鸡血藤养血活血，使气血相生，气足血旺则喉有充养，声复宏亮；炒扁豆、陈皮健脾渗湿，消肿而响声；诃子敛收气血，使气足血旺而喉壮，声出宏远；胖大海、蝉蜕润喉畅声。全方共奏补益脾肺，益气养血和血之效，用之俾使气血充足，声出宏亮而持久。若气虚咳嗽重者，可加冬虫夏草、蛤蚧以加强补益脾肺之力，纳气以止咳；若脾虚泄泻，加山药、炮姜、砂仁、苍术温脾和胃，燥湿止泄；声带微小血管扩张，加丹参配黄芪、人参、当归、鸡血藤以益气活血。本证亦可用补中益气汤、参苓白术散、补肺复声汤加减。

(3)痰浊结聚证

证候　声音嘶哑，发声费力，日久难愈；声带、室带肥厚，声门闭合不全，声时缩短；伴胸闷，喉间痰附感，咯吐不爽；舌质淡，苔白腻，脉沉滑。

证析　痰浊结聚喉间，声门开合不利，故声音嘶哑，日久难愈；痰阻声户，故发音费力；痰浊聚于喉部，故声带、或声室带肥厚；痰结声门，阻碍开合，故声门闭合不全；声带肥肿，气出不畅，鼓动乏力，故声时缩短；痰集喉门，故有痰附感，咯吐不爽；舌质淡，苔白腻，脉沉滑亦属痰湿结聚之征。

治法　祛痰化浊，散结开音。

方药　导痰汤和发声散加减。方中主以导痰汤祛痰散结，辅以发声散助其化痰散结之力，并能开音疗哑。二方合用，共奏祛痰散结，消肿复声之效。若日久不愈，声带肥肿难消，顽痰胶结者，加消瘰丸以加重散结祛顽之力；伴有气虚者，加人参、黄精以扶正祛邪；若痰郁化热，声带或声室带充血者，加牡丹皮、赤芍、黄芩、胖大海以清热开音。

(4)气滞血瘀证

证候　声音嘶哑，日久不愈，语声干涩，话不持久，或有发声喉痛；检查见声带、室带、杓区、杓间肌膜暗红肥厚，声门闭合不全，声时缩短，伴咽喉干燥，胸闷不舒，舌质暗红或有瘀点，苔薄白，脉细涩。

证析　气滞血瘀，瘀血阻于喉间，脉络不畅，声户开合不利，故声音嘶哑；瘀血为患，故日久难愈；瘀血阻络，血不养喉，故语声干涩；血瘀气滞，声户开合不利，气易耗散，故而语不持久；瘀血阻于声户，脉络欠通，不通则痛，故发声时喉痛；瘀血阻喉，故声带，室带或杓区、杓间肌膜暗红肥厚；气滞血瘀，津道不畅，故咽喉干燥；瘀血积于上焦则胸闷不舒；舌脉乃气滞血瘀之象。

治法　行气活血，化瘀开音。

方药　会厌逐瘀汤加减。方中主以当归、赤芍、红花、川芎活血祛瘀；枳壳、柴胡以疏肝理气，气畅则血活，血活则瘀解；生地、玄参滋阴降火；加泽兰、路路通以增强活血之力而通经络；加僵蚕、蝉蜕以清热利喉开音。全方共奏活血祛瘀，理气通络，利咽喉，开声音之功。若气滞，胸胁胀痛者，加香附、郁金、丹参、陈皮以理气行气，活血散瘀；若有挟痰者，加浙贝母、海浮石以祛痰散结；伴气虚者，加党参、黄芪以益气补气，帅血周流而化瘀；声带、室带肥厚明显者，加三棱、莪术、炮穿山甲片以破瘀散结。

【外治疗法】

1. 古代外治疗法述要　古代医籍中对久瘖的外治疗法记载不多，而且散见于各种医籍中。常用的多为噙化法、含漱法、吹药法。还有贴胸膏等。

(1)噙化法：选用药物制成丸(多为蜜丸)剂，口中噙化，慢慢咽汁，不时含化或临卧前噙化。如《备急千金要方·卷六·喉病》有治哑塞咳嗽方蜜丸含化，治咽喉干燥、咳嗽语无声音等方。《外台秘要·卷十·肺虚寒方》的治肺虚寒声音哑塞的止气咳通声方(蜜糖丸)。《丹溪治法心要·卷一·咳嗽》的青黛蛤粉蜜调丸、九仙散(丸)等。《外科正宗·卷六·咽喉论》治肺气受伤，声音雌哑，或久咳嗽伤声的清音噙化丸(蜜丸)。《景岳全书·卷二十八·声瘖》治讴歌动火，失音不语的铁笛丸。《景岳全书·卷六十·因阵》治口舌生疮、止嗽清音的上清丸、百合丸。《济阴济阳纲目·卷一百零六·咽喉喉痹》的玉粉丸、润肺丸、清音丸、响声破笛丸、噙化丸等。又如《万病回春·卷之五·咽喉》治声哑咽喉干燥的噙化丸。《医部全录·卷三百二十四·声音门》中治久嗽声哑语声不出的润肺丸。《咽喉秘传·噙口诸方》中治阴虚咽痛，虚火上攻，咽喉干燥的冰梅丸和噙化丸等。

(2)吹药法：是选用药物制成极细粉末，用苇筒或鼓式吹粉器缓缓将粉药喷撒吹入喉中，现临床已少用。如《医宗金鉴·外法心法要诀》治肾阴亏损，相火炎上的八宝珍珠散。《外科正宗·卷六·咽喉论》治久嗽痰火喉哑的冰硼散。《寿世保元·卷六·喉痹附声哑》治阴虚相火上炎，咳喘声哑不出的神仙通隘散，以及《古今医鉴·卷九·咽喉》的吹喉散等。

(3)其他外治法：如《中医喉科集成·外用方》转载的《喉科秘旨》的漱口方。《理瀹骈文·外治医说》治肺病并失音的清肺膏贴胸口，治肾虚失音的贴脐下，以及治喉哑(痘后声哑)的全身抹葱姜清油，再用灯火于喉下一点、胸膛一点、两乳下一点的抹油外治法等。

2. 现代外治法研究述要　现代有关慢喉瘖的外治法研究颇多。主要有新药物的研制，治疗方法的拓展等。其治疗方法主要有噙化法、吹药法、超声雾化法、蒸气吸入法、药液喷雾法、贴药法和喉部滴药法等。

(1)含化(噙化)药物的研制和应用：多选用清热解毒，滋阴降火类药物经现代工艺制剂制成的片、丸剂型。如西瓜霜润喉片、乐声丸、润喉开音片、咽特佳含片、金果饮咽喉片等，报道均取得较好的疗效。

(2)吹药法：选用药物经一定工艺制成极细粉末，装入特制的塑料喷药瓶中(或用细塑料管，但很少应用)，随时手捏瓶体喷入喉中应用。如双料喉风散、雪梅散、喉炎散、补肺散、西瓜霜喷剂、硼梅散等。由于粉剂应用不好掌握，喷入喉部有困难，疗效不确切，又有不安全因素，故很少研究。多为咽喉同时有病时才用之，一般不单用于治疗喉瘖。

(3)雾化喷入法：选用一定药物煎煮成煎剂，乘热喷吸或加压或加热喷吸，使药液气达到喉部，以收疗效。如开音合剂、三花雾化吸入剂、中药热喷法等，都取得一定的疗效。

(4)超声雾化吸入法：选药物经一定工艺流程制成澄清的消毒水溶液，或选用适当的中药注射液配伍为水液，然后按一定剂量，应用超声雾化器吸入咽喉部进行治疗。本法药物喷洒面广，易被黏膜吸收，可收很好疗效。如清咽雾化液、复方丹参注射液与川芎注射液、鱼腥草合复方当归注射液、双黄连粉针剂生理盐水液等，报道均取得满意疗效。

(5)贴敷法：是一种将药物制成粉末剂，然后加佐料调成糊状，外贴于一定穴位上，以达治疗目的。如以喉结散敷贴喉结下，纳气膏贴脐，吴茱萸粉醋敷涌泉穴等，对慢喉瘖可收到一定疗效。

3. 外治法应用

(1)含化法：是目前常用的治法。多选用滋阴润喉，降火开音药物制成丸、片剂，供患者随身携带，随时含化。常用如西瓜霜润喉片、金果含片、柿霜含化等。或用沙参、桔梗、诃子、硼砂为末制成蜜丸，噙化、慢慢咽汁，每日3～4次。

(2)超声雾化吸入法：是目前多数采用的治疗方法。即可配制一定剂型和固定处方的药液，也可以随病证组方煎煮提取药液而行超声雾化。如清咽雾化液(大黄、玄参、郁金、牛蒡子、青果、薄荷、硼砂等)，每次20ml，每日1～2次，10天为1疗程。或用金嗓雾(乌梅、绿茶、甘草、薄荷等水煎取液)行超声雾化吸入。或据证选用复方丹参注射液、生脉饮注射液、黄芪注射液、复方当归注射液等行超声雾化吸入。

(3)喉内滴药法：取一定药液(2～4ml)，在间接喉镜引导下，经喉滴药针头，将药液分次滴至喉黏膜表面(在患者发“咿”声时)。药物可选用川芎注射液、复方丹参注射液等。每日1次，每疗程5～10次，视病情而定。

【针灸疗法】

1. 古代记载　在古代医籍中，记载针灸治疗瘖证资料较多，但往往无明显针对性(喉瘖)。如《灵枢・经脉》曰：“手少阴之别，名曰通里……虚则不能言，取之掌后一寸，别走太阳也”。《灵枢・忧恚无言》：“足之少阴，上系于舌，络于横骨，终于会厌，取之天突，其厌乃发也”。《针灸甲乙经・卷十二・寒气客于厌发喑不能言》中记载针穴很多，是后世针灸的基础。其曰：“喑不能言，刺脑户。舌缓，喑不能言，取喑门”。“食欲善呕不能言，通谷主之。喑不能言，期门主之”。“喑不能言，合谷及涌泉、阳交主之”。《备急千金要方・咳嗽第五》有灸法治喑的记载，其曰：“咽冷声破喉猜，灸天瞿五十壮，一名天突”。又如《针灸资生经・卷六・口瘖哑》中：“孔最、喑门疗失音”。《针灸大成・卷八・音哑》曰：“失音不语，间使、支沟、灵道、鱼际、合谷、阴谷、复溜、然谷”。《类经图翼》中亦有“瘖哑：天突、灵道、阴谷、复溜、丰隆、然谷”。其他综合性医书中亦有较多记载，如《卫生宝鉴・卷七・失音不语》中有循经取穴治瘖的记述，其曰：“手阳明，合谷，瘖不能言”。“手少阴，阴郄，瘖不能言”。“手厥阴，间使，瘖不能言”。又如：《普济方・卷四百一十九・瘖哑》曰：“治瘖，穴合谷、支沟。疗失音，穴孔最，症门”。“治瘖不能言，穴间使、合谷”。这些穴位后世医家均有沿用。《医碥》和《证治准绳》中则有狐惑瘖针灸的论述，且分类明确针对性强。《证治准绳·杂病·瘖》曰：“狐惑声哑……针灸瘖有三法：其一取足少阴，篇首所引两段经文是也；其二取足阳明，经云足阳明之别，名曰丰隆，去踝八寸别走太阴，下络喉嗌，其病气逆则喉痹卒瘖，取之所别是也……其三取手阳明，经云，暴瘖气哽，取扶突与舌本出血，舌本廉泉穴是也”。《针灸甲乙经》与《针灸大成》所述用穴，后世医家虽有所发展，但仍未越其范围。

2. 现代研究　在现代研究的文献中，针灸治疗多偏于急喉瘖（多为功能性失音），对慢喉瘖治疗的报道较少，但在取穴上有新发展。如有报道针刺“咽四穴”（取穴，位于喉结旁开2寸，甲状软骨缘，然后向上下各5分处取穴，上下两点相距1寸）治疗慢喉瘖获良效。有报道分次选用穴位：针刺风池、肺俞、命门、肾俞、委中、承山，治疗肺肾阴虚型失音取效。有报道针刺太渊、太溪、肺俞、肾俞，治疗肺肾两虚型喉瘖效果满意。又如有学者针刺列缺、照海穴治疗嘶哑取得效满意。有学者报道针刺人迎、水突穴治疗歌者声带肥厚50例，痊愈14例，显效24例。有学者针刺人迎、水突穴治疗慢喉瘖120例，91%有效。有学者以人迎、水突为主穴，辨证配穴治疗慢性声带炎及声门闭合不全取效。有学者以天突、廉泉为主穴，辨证配穴治疗歌唱疲劳等瘖证，一次治愈占90%。又有学者针刺人迎为主穴，选配（廉泉、天突、合谷、曲池）1～2穴治疗慢性声嘶29例，2疗程（6次为1疗程）取效。上述报道多从局部取穴（人迎、水突、廉泉、天突）入手，这是现代针刺治疗的特点。另外有报道辨证（气虚型、脾虚型、肾虚型和肝火型）选穴治疗慢性喉病（声带水肿、充血、肥厚、声门闭合不全）70例，76%有效。还有报道针刺翳风穴可以扩展歌唱者声区；以通里为主穴，辨证配穴治疗忧思伤神、肺肾虚弱喉瘖；针刺内关穴治疗失音6例显效的报道。再有学者报道取中脘、足三里，小幅度针刺，平补法与大幅度强补法治愈咳嗽声嘶久不愈的顽固性声嘶。这些多以循经取穴为主。从上可知，现代针刺治瘖研究集中在三个方面：一是喉部局部取穴；二是循经取穴为主；三是研究发现新穴。

耳针研究方面，有取耳部心穴治疗慢性喉炎、用声过度性瘖病有效。还有取耳穴心、肺、肾、咽喉为主，配内分泌，以探索仪探索局部敏感点，以耳针刺入，留针30分钟，隔日1次，治疗19例失音，总有效率93.8%。

腕针研究方面，有学者用腕针治疗失音。取腕针上（双），用1寸半不锈钢针，进针位置在腕部横纹上二指，尺骨内侧缘与尺骨屈肌间，针尖刺入皮肤后呈30°后紧贴皮肤表面，沿皮下直线进针，得气后留针30分钟。

穴位注射研究，有学者报道取人体转移因子行上廉泉穴、新廉泉穴封闭治疗慢性喉炎、慢性咽喉炎，总有效率达94%。

3. 临床应用

（1）针灸疗法：体针以局部取穴合手太阴肺经、手阳明大肠经、足阳明胃经及任脉经穴为主。每次选主穴人迎、水突、天突、扶突、增音、合谷等1～2个，加配穴通里、廉泉、列缺、太渊、曲池、尺泽、足三里、肺俞、肾俞、太溪、照海、三阴交等1～2个，用平补平泻手法，每日1次，10次为1疗程。

（2）耳针疗法：选耳穴的心区、肺、肾、咽喉、内分泌、皮质下等，探测出敏感点，每日选穴2～3个，用耳针或王不留行籽粘贴压于穴位上，可以调整脏腑，畅通气血。各型喉瘖均可辨证选用。

（3）穴位注射：常用穴为天突、扶突、曲池、足三里。常用注射药物有维生素 B_1、维生素

B_{12}、复方丹参注射液、当归注射液等。每次选穴1～2个，每穴注入药物1～1.5ml，每3日1次，以疏通经络，濡养经脉，扶正祛邪。亦可辨证取穴用药。

【按摩导引疗法】

推拿按摩具有疏经通络，活血祛瘀，改善气血运行，扶正祛邪，调整内环境平衡的诸多作用，常被临证选用。古代对慢喉瘖的按摩治疗少见记载。在现代研究资料中报道亦较少。有报道应用推拿夹喉穴（喉结旁开1.5寸）、天突、膻中、曲池、合谷等穴治疗慢性喉炎。有报道推拿天突配增音穴（喉结旁开五分）治疗慢性喉炎47次即能歌唱，小儿慢性喉炎推拿17次即能治愈。有报道按摩人迎、水突、局部敏感点以及咽喉三条线（第一条线在喉结旁1分直下；第三条线于喉结旁开1寸直下，第二条线于第一、三条线的中点直下）、风池、风府、哑门等穴，治愈声门闭合不全。

目前临床上用推拿手法治疗喉瘖还比较少。常用按摩穴位多与针刺选穴相似。一般以喉部局部取穴为主，如颈前部舌骨上角区、甲状软骨侧区及上下缘，胸锁乳突肌区，以及人迎、水突、颈后部的风池、扬声穴（颈7旁开1～1.5寸）和肩胛肌区。手法可辨证选用，每日1次，10次为1疗程。

声音的洪亮或细弱与气的强弱、盛衰有密切关系，所谓："脏实则声弘，脏虚则声怯"。气在这里指的是脏气——脏腑功能的原动力。古代保生延寿就是讲究"气"的作用。《保生秘要》有失声导引法。其谓："心头推开至脐，想肾水升至肺润之，呼吸归丹田，以调其息"。这与现代练声的调息法相类似，即是以"丹田气"发声的方法使声音洪亮。从上述可知，现代的调气练声法与古代的"善歌者必调其气"是一脉相承的。

【物理疗法】

物理疗法是电子、光学、电磁学、声学在医学领域联合应用的一种新疗法。在慢喉瘖的临证中应用越来越广泛。主要有药物离子透入疗法、超短波疗法、音频疗法、磁片疗法和激光疗法，或上述几种方法联合应用。如碘离子与中药三黄溶液联合直流电导入疗法；He-Ne激光照射增音穴（甲状软骨的两侧凹陷）或照射洪音穴（天突穴），都收到很好疗效。又如用二氧化碳激光颈前区散焦照射治疗声带疾患、He-Ne激光穴位（廉泉、增音、合谷）照射治疗声带疾患，均获显效。再如微热量超短波合耐受量音频电疗治疗慢性喉炎获效满意。从以上资料看，目前在嗓音病的治疗中物理疗法发展最快的是激光疗法的应用。

(1)直流电药物离子导入疗法：详见急喉瘖。常用药物有复方丹参注射液、红花注射液、当归注射液等，对慢喉瘖（气滞血瘀痰结型）有较好疗效。

(2)脉冲嗓音治疗仪疗法：详见急喉瘖。本法对慢性声带炎、结节性声带炎、声门闭合不全等瘖证有较好疗效。可以调整喉肌运动平衡，疏通经络，改善微循环而使炎症吸收，小结消失，改善声门闭合不全，甚至可以治愈。

(3)特定电磁波疗法：详见急喉瘖。磁片穴位贴附疗法对慢喉瘖、声带肥厚等有一定疗效。常用穴位为肺俞、肾俞、脾俞。一般用磁片的表面磁场强度为500～1000Gs，每日1次，晚间应用，10次为1疗程。

(4)氦-氖激光穴位照射疗法：多为局部取穴如洪音穴（天突穴）和增音穴、三阴交、足三里等，输出功率可随病证不同而选用，可用5～10mW通过导光纤维，照射洪音穴，每次10～15分钟，每日1次，10次为1疗程。

【嗓音障碍的功能矫治】

嗓音障碍是慢喉瘖的主要症状，亦是多种喉病的临床表现，如常见的慢喉瘖、声门闭合不全、声带小结、喉室瘀血等，这些病证除采用药物治疗外，配合发声训练是很重要的。通过发声训练可使呼吸、发声和共鸣器官的功能协调统一，故是标本兼治的疗法之一。对于一些临床病变已除去(如声带小结、声带息肉等已手术切除)而发声仍不好者，更为重要。

慢喉瘖的发声训练法有胸前振拳法和咽音训练法。胸前振拳法由王振亚提出。其方法是：立正姿势，在患者端正呼吸的基础上，双脚跟微微抬起，握紧双拳半前臂提到胸前，然后有节奏地用力向下甩拳，同时发“Pa、Pi、Po、Pu”音。这样通过振拳和发声的配合，可以发出短促有力的声音，以增强声门的闭合能力，使发声运动与全身肌肉运动协调一致，以减轻或解除发声时的喉部紧张状况。

咽音训练法：咽音是一种发声技巧，是将发声从“喉头上”用力向“气流上”过度的为减轻喉内各肌组负担的省力发声方法。是充分运用“脏气”(即协调平衡)协调发声方法的一种体现。适用于慢喉瘖和声门闭合不全的发声障碍。其方法是训练茎突肌群，使舌骨大角上提，会厌竖起与咽后壁组成一个“基音管”，立于声门上方，喉口缩小。在发声时可以减少气流对声带的撞击力，当声带发出的声音通过咽管共鸣，形成一个“基音振动管”。这是一种嗓音矫治和嗓音保健的重要方法。其训练方法主要由嗓音矫正师指导，通过艰苦训练而成。咽音训练主要包括以下几个主要步骤：张大口、蛤蟆气，振摇下颌，甩舌体的无声训练，以后进行发音练习。临床有报道应用咽音训练矫治嗓音的经验和发声训练经验。

【专病专方】

1. 现代专病专方

(1)亮音丸：主治慢性单纯性喉炎。玄参、僵蚕、连翘、落得打、射干、花粉、赤芍、蝉衣、玉蝴蝶、胖大海、青果、桔梗、川贝母。水煎服。(《中国中西医结合杂志》1991，11(9)：555)

(2)六味汤加减：治疗寒邪滞留，肺气郁闭的小儿慢喉瘖。苏叶、荆芥、防风、蝉蜕、细辛、炙甘草、桔梗、淡干姜、杏仁、半夏、陈皮、云茯苓。水煎服。(《浙江中医杂志》1991，26(8)：343)

(3)养阴开音汤：治疗肾阴不足型慢喉瘖。百合、生地、麦冬、天门冬、北沙参、荠花、玉竹、甘草、女贞子、乌梅、人参叶、诃子。水煎服。(《新中医》1982，(6)：5)

(4)益气开音汤：治疗脾肺气虚慢喉瘖。人参、白术、五味子、麦冬、陈皮、半夏、山药、百合、玉竹、枸杞子、诃子。水煎服。(《新中医》1982，(6)：5)

(5)开音散：治疗慢喉瘖。诃子12g，木蝴蝶9g，秋石2g(冲)，乌梅3g，蝉蜕6g，桔梗、射干各9g，沙参15g，甘草3g。肺脾气虚加党参30g，白术12g，黄芪20g；肺肾阴虚加生地15g，熟地15g，女贞子、枸杞子各12g。水煎服。(《福建中医学院学报》1995，5(4)：5)

(6)喉瘖灵片：山豆根、了哥王、板蓝根、连翘、天花粉、桔梗、合成牛黄、珍珠层粉、诃子、猪芽皂、广东土牛膝、冰片等制成片剂。每次口服3～4片，每日3次。(《时珍国药研究》1994，5(3)：9)

(7)龟甲、鳖甲、生牡蛎各25g，生地30g，火麻仁、白芍各15g，甘草3g，丹参、麦冬各20g，浙贝母、牡丹皮、薄荷各10g，蝉蜕5g，玄参18g，鸡子黄2枚。水煎服。(《四川中医》1995，13(1)：49)

(8)熟地15g，阿胶、天冬、玄参、木蝴蝶、凤凰衣各10g，北沙参12g，僵蚕、桔梗、甘草各6g。治疗肥厚性声带炎(肺肾阴虚型慢喉)。水煎服。(《新中医》1992，24(6)：4)

(9)熟地、龟甲各15g，山药18g，枸杞子、女贞子、白茯苓、菟丝子、枣皮、怀牛膝各10g。水煎服。治肾虚失音。(《黑龙江中医药》1991，(1)：28-29)

(10)三生润喉汤：治疗慢性声嘶。生石膏、连翘各30g，生地、知母、麦冬、胖大海、桑白

皮、银花、射干各10g,生甘草5g,黄连3g。水煎服。(《四川中医》1996,14(6):50)

(11)活血开音汤:主治声带肥厚(轻)。红花5g,川芎3g,赤芍、当归、桔梗各6g,落得打、天竺黄、僵蚕各10g,甘草3g。水煎服。(《辽宁中医杂志》1996,23(11):486)

(12)逐瘀开音汤:主治声带肥厚(体实者或病情顽固者)。三棱、莪术、穿山甲、当归尾各10g,地鳖虫、赤芍各6g,乳香、没药各3g。水煎服。(《辽宁中医杂志》1996,23(11):486)

(13)丹参30g,郁金、牛膝、玄参、僵蚕各15g,枳壳、桔梗、甘草各10g,金银花20g,木蝴蝶6g;瘀甚加桃仁、红花、当归;阴虚加花粉、麦冬、沙参等。水煎服。治疗慢性喉炎。(《辽宁中医杂志》1995,22(9):399)

(14)夏枯草、云苓各12g,姜半夏、桃仁、藏红花各9g,青皮、陈皮各3g,胖大海5枚,千张纸、蝉衣、甘草各3g,桔梗6g,泽泻15g。随证加减。主治结节性喉炎。(《上海中医杂志》1992,(3):24)

(15)慢性喉炎方:生地、石斛、麦冬、元参、玉竹、百合、凤凰衣、象贝各9g,水煎服。阴虚明显加蛤壳12g,珍珠母15g,煅牡蛎8g。(《中医杂志》1981,22(6):68)

(16)润喉悦音茶:主治肺肾阴虚喉瘖。凤凰衣、五味子、枸杞子、生甘草各6g,橘络、绿茶各3g。泡水代茶饮。(《实用中西医结合诊断治疗学》)

(17)宣痹开音茶:主治痰凝血瘀型喉瘖。红花、橘络、绿萼梅、月季花、木蝴蝶、生甘草各6g,参须、绿茶各3g。泡水代茶饮。(《实用中西医结合诊断治疗学》)

(18)麦门冬汤加味:主治肺燥阴虚型声嘶。麦冬、粳米各15g,大枣、花粉、百合各10g,人参、藏青果、蝉蜕各5g,半夏、木蝴蝶各3g。虚火上炎加玄参、知母、黄柏;有血瘀者,加茜草根、赤芍、牡丹皮。水煎服。(《辽宁中医杂志》1990,14(8):36)

(19)响声汤:主治慢性增生性声带炎。桃仁、红花各15g,当归、赤芍、枳壳、桔梗、甘草各9g,柴胡、玄参、生地各12g。水煎服。(《河北中医》1990,12(6):23)

(20)玄参、石斛、板蓝根各30g,天门冬、连翘各20g,麦冬、桔梗、泽泻各25g,赤芍15g。主治慢性喉炎。(《重庆医药》1982嗓音专辑)

(21)加味丹青三甲散:主治慢性喉炎。三棱、莪术、桃仁、红花、地鳖虫、穿山甲、蝉衣、皂角刺各10g,鳖甲、昆布、海藻、落得打各15g,焦山楂20g,蒲公英30g。水煎服。(《黑龙江中医药》1989,(6):14)

(22)当归、赤芍药、红花、青果、昆布、僵蚕、桔梗各10g,生牡蛎12g,川贝母6g。水煎服。主治血瘀痰凝型喉炎。(《实用中医耳鼻喉科学》)

(23)养肺开音方:主治慢性喉炎。野百合、苦桔梗、炙诃子、挂金灯各10g,生甘草、木蝴蝶各3g,珍珠粉0.3g。水煎服。(《中医杂志》1986,27(11):6)

(24)化瘀润喉汤:主治慢性喉炎,声带肥厚。海藻、昆布、海蛤粉、浙贝母、射干、桔梗、山楂、薏苡仁、赤芍、三棱、莪术。水煎服。(《江苏中医》1989,10(12):10)

(25)化痰散结开音汤:治疗慢性结节性喉炎。夏枯草、云茯苓各12g,姜半夏、桃仁泥、藏红花各9g,青皮、陈皮各3g,胖大海5枚,千张纸、玉桔梗、净蝉衣、生甘草各3g,泽泻15g。随证加减。水煎服。(《上海中医杂志》1992,(3):24)

(26)经验方:猫爪草、浙贝母、茯苓、丹参各15g,千层纸、木贼、法半夏各12g,蝉蜕、陈皮、甘草各6g。治疗结节性喉炎。(《新中医》1994,(3):24)

(27)咽宁茶:治疗慢性咽喉炎。桔梗、银花各6g,木蝴蝶4g,胖大海3枚,薄荷、生甘草各3g。虚证增用玄参、麦冬、生地各10g。用沸水浸汁,频饮,日1剂。(《中国中西医结合耳

鼻咽喉科学杂志》1995,3(4):172)

(28)上焦宣痹汤:治疗慢性结节性喉炎。枇杷叶、郁金、射干各10g,淡豆豉19g,通草4.5g,乌梅、焦山楂各15g,秋石45g,浙贝母、诃子各15g,蝉蜕9g。水煎服。(《实用中西医结合杂志》1997,(3):236)

(29)增液开音丸:治疗慢性喉炎。玄参、生地、麦冬各150g,三棱、莪术各100g,共为细末,制成蜜丸或水丸。每服9g,每日3次。(《四川中医》2005,23(5):84)

(30)治慢性喉炎:沙参、生地、玄参各15g,麦冬、牡丹皮、天花粉、僵蚕、百合、川贝母、知母、黄柏各10g,薄荷、甘草各5g。水煎服。(《中国校医》2006,20(5):50)

(31)治慢性单纯性喉炎:金银花、连翘、牡丹皮、赤芍、玄参各12g,桔梗、淡竹叶、荆芥、芦根、僵蚕、牛蒡子、木蝴蝶、桃仁各10g,红花5g,薄荷、生甘草各6g。水煎服。(《湖南中医杂志》2005,21(4):24)

(32)开音颗粒:治疗慢性喉炎。地鳖虫、莪术、三棱、红花、浙贝母、桔梗、甘草、赤芍、生地、枳壳、柴胡、玄参。制成颗粒剂。每次1包,每日2次。(《江苏中医药》2007,39(7):40)

(33)地黄饮子合消瘰汤:治疗慢性喉炎。熟地、玄参、浙贝母、煅牡蛎、山茱萸、石斛、巴戟天、肉苁蓉、五味子、茯苓、麦冬、石菖蒲各10g,远志6g肉桂3g(后下),田七粉4g(冲服),薄荷2g。随证加减。水煎服。(《湖北中医杂志》2007,29(6):30)

2. 古代专病专方

(1)茯苓橘皮杏仁汤:治湿旺气郁,声音不亮。茯苓三钱,半夏三钱,杏仁三钱,百合三钱,橘皮三钱,生姜三钱。水煎半杯,热服。(《医学摘粹·七窍病类》)

(2)百合桔梗鸡子汤:治失声音哑。百合三钱,桔梗三钱,五味一钱,鸡子一钱。水煎半杯,去滓,入鸡子白,热服。(《医学摘粹·七窍病类》)

(3)黄芪汤:治咽喉中肿痒,微咳声不出。黄芪(制)二两,人参一两,桂(去粗皮)五分,炙甘草一两,赤茯苓(去黑皮)一两五分。上五味,粗捣筛,每服三钱匕,水一盏,生姜半分、拍破,枣二枚,煎至五分,去滓,空腹食前各一服。(《圣济总录·咽喉门》)

(4)出声音方:诃子(炮去核)、木通各一两,甘草半两。用水三升,煎至升半,入生姜、地黄汁一合,再煎数沸,放温,分六服,食后,日作半料。(《证治准绳·杂病·瘖》)

(5)滋阴清火汤:治阴虚相火上炎,声哑不出。怀熟地一钱,山萸肉(酒蒸、去核)一钱,山药一钱,牡丹皮一钱,白茯苓(去皮)一钱,泽泻一钱,桔梗二钱,玄参一钱,黄柏(蜜水炒)一钱,知母一钱,天门冬(去心)一钱,甘草一钱。上制一剂,水煎频服。(《寿世保元·卷六·喉痹附声哑》)

(6)清音噙化丸:治肺气受伤,声音雌哑或久咳嗽声哑。诃子、真阿胶、天冬(盐水拌炒)、知母各五钱,麦冬(去心)、白茯苓、黄柏(蜜炙)、当归、生地、熟地各一两,人参三钱,乌梅肉十五枚,人乳、牛乳、梨汁各一碗共熬为膏。将药共为细末,和入调膏,加炼蜜成丸如芡实大,每服一丸,仰卧噙化,日用三丸。(《外科正宗·卷六·咽喉论》)

(7)人参平补汤:治肾虚声哑不出。人参、川芎、当归、熟地黄、白芍药、白茯苓、菟丝子(制)、杜仲(制)、北五味子、白术、巴戟(去心)、半夏曲、橘红各半两,牛膝(酒洗)、破故纸(炒)、益智仁、胡芦巴(炒)、炙甘草各两钱半,石菖蒲一钱半,上咀,每服五钱,姜五片,枣二枚,煎七分,吞山药丸百余粒。(《景岳全书·卷六十·因阵》)

(8)百合丸:治肺燥失音不语。百合、百药煎、杏仁(去皮尖)、诃子、薏苡仁各等分,上为末,鸡子清和丸,弹子大,临卧噙化,或用蜜丸亦可。(《景岳全书·卷六十·因阵》)

(9)竹衣麦门冬汤：治一切劳瘵痰嗽，声嘶不出，难治者。竹衣(取金竹内衣膜，鲜者)一钱，竹茹(弹子大)一丸(即金竹青皮也，刮取之)，竹沥(即取金竹者)麦冬两钱，甘草、橘红五分，白茯苓、桔梗各一钱，杏仁七粒(去皮尖研)，上咀，水一钟半，加竹叶十四片，煎七分，入竹沥一杯和匀服。(《景岳全书·卷六十·因阵》)

(10)清爽化痰汤：治喉音不清。玄参、桔梗、甘草各一钱，生地二钱，诃子肉八分，麦门冬、橘红、百部各一钱五分，灯心三十茎，不拘时服。(《丹台玉案·卷之三·喉痹门附失音》)

(11)理阴煎：治脾肾虚为瘖。熟地三、五、七钱或一、二、三两，当归二、三或五、七钱，炙甘草一、二钱，干姜(炒黄色)一、二、三钱，或加肉桂一二钱，水二钟，煎七八分，热服。(《景岳全书·卷二十八·声瘖》)

(12)补阴益气煎：治中气虚损为瘖。人参一、二、三钱，当归二三钱，山药(酒炒)二三钱，熟地三五钱或一二两，陈皮一钱，炙甘草一钱。水二钟，加生姜三、五、七片，煎八分，食远温服。(《景岳全书·卷二十八·声瘖》)

(13)铁笛丸：治失音或不清。当归(酒浸)一两，生地黄(砂仁拌蒸)一两，天门冬(盐炒)五钱，黄柏(炙)一两，麦门冬(去心盐炒)一两，知母(去毛蜜炒)五钱，白茯苓一两，诃子五钱，阿胶五钱，乌梅十五个，牛乳一碗，梨汁一碗，人参(童便浸)三钱。共为末，炼蜜如黄豆大，每服八十九，诃子汤下或萝卜汤下。(《红炉点雪·卷二·火病失音》)

(14)助音汤：治肾阴亏损喉瘖。熟地一两，麦冬一两，北五味子一钱，甘草一钱，苏子一钱，天门冬二钱，贝母三分，款冬花五分，沙参五钱，地骨皮三钱，水煎服。(《辨证录·卷之十·瘖哑门》)

(15)鸣金汤：治肺虚心火旺瘖。黄连三钱，麦冬五钱，玄参五钱，生地五钱，桔梗三钱，甘草二钱，天花粉二钱。水煎服。(《辨证录·卷之十·瘖哑门》)

(16)蛤蚧丸：治积血作痛失音。蛤蚧一对(去嘴足，温水浸去膜，刮去膜衣)、诃子(煨，去核)、炙甘草各五钱，蜜丸枣大，食远含化。(《医碥·卷四·瘖》)

(17)清音丸：治咳嗽声嘶。桔梗、诃子各一两，甘草五钱，硼砂、青黛各三钱，冰片三分，上为细末，炼蜜丸如龙眼大，每服一丸，噙化。(《医碥·卷之六·诸方》)

(18)发声散：瓜蒌皮(制)、白僵蚕(去头)、甘草各等分，各炒黄，为细末，每服三钱，温酒或生姜自然汁调下。(《医碥·卷之六·诸方》)

(19)清音汤：治气血虚燥，喉音不清者。人参、云苓、当归、生地、天冬、麦冬、乌梅、诃子、阿胶、人乳、梨汁，蜜，水煎服。(《类证治裁·卷之二·失音》)

(20)秦艽扶羸汤：治阴虚劳嗽声嗄者。柴胡二钱，人参、秦艽、当归、鳖甲、地骨皮各钱半，紫菀、半夏、炙甘草各一钱，姜枣，水煎服。(《类证治裁·失音》)

(21)加味固本丸：治男女声音不清或失音。生地、熟地、当归、黄蘖(蜜炙)、茯苓各一两，乌梅肉十五个，诃子、天冬(盐炒)、麦冬(盐炒)、知母、阿胶珠各五钱，人参三钱，人乳、牛乳、梨汁各一碗，右为末和匀。蜜丸黄豆大，以诃子汤或萝卜汤下八十丸或百丸。(《医部全录·声音门》)

(22)润肺丸：治久嗽声嘶语音不出。诃子皮、五倍子、五味子、片芩、甘草各等分。上为末，蜜丸，樱桃大，每一丸噙化咽下。(《医部全录·声音门》)

(23)大补元煎：治色欲伤阴成瘖。人参(少则一二钱，多则一二两)，山药(炒)、杜仲各二钱，熟地(少则二三钱，多则二三两)，枸杞、当归各三钱，山茱萸、制甘草各一钱，水二钟，煎七分，食远温服。(《医部全录·声音门》)

(24)噙化丸:治咽喉肿痛,或声不清,或声哑咽喉干燥。南薄荷叶、楝参各五钱,怀生地一两,生甘草二两,白桔梗三钱,山豆根八钱,片脑三分,分三服,临卧半丸噙入口中,津液渐渐化下。(《万病回春·卷之五·咽喉》)

(25)响声破笛丸:治讴歌失音者。连翘二两半,桔梗二两半,川芎一两半,砂仁一两,诃子一两(炒),百药二两,薄荷四两,大黄一两,甘草二两半,上为细末,鸡子清和丸,如弹子大,每服一丸,临卧时噙化,徐徐咽下。(《万病回春·咽喉》)

(26)滋肾汤:治声音不出,肾虚也。当归、川芎、白芍、熟地、人参各五钱,白术二钱半,茯苓(去皮)、陈皮、半夏(姜制)各五钱,牛膝(酒洗)二钱半,杜仲、菟丝子(酒制)、五味子各五钱,益智仁二钱半,破故纸二钱半,胡芦巴(炒)二钱半,石菖蒲一钱半,甘草(炙)二钱半,巴戟(去心)五钱,上锉作剂,生姜三片,枣一枚,水煎,于五更初肾气开时,不许咳唾言语,默默服之奏效。(《万病回春·咽喉》)

(27)嘹亮丸:治久失音声哑。人乳四两,白蜜四两,梨汁四两,香椿芽汁四两(如无,用淡香椿芽为末四两),入放上三味内。上共一处和匀,重汤煮热,不拘时服,白滚水送下。(《万病回春·咽喉》)

(28)清音汤:总治久嗽声哑。诃子肉、阿胶、天冬、盐知母各五钱,蜜炙黄柏、麦冬、茯苓、归身、生地熟地各一钱,人参三分,乌梅两个,人乳、牛乳、梨汁各一盏,蜜丸,每一钱含化。(《杂病源流犀烛·咽喉声音病源流》)

(29)久咳失音喉痹方:陈阿胶(同煎)二钱,生鸡子黄(同煎)一枚,炒麦冬一钱半,川斛三钱,甜北沙参一钱半,生甘草三分,茯神一钱半。(《临证指南医案·失音》)

(30)通音煎:治音哑。蜜一斤,川贝母一两(去心为末),款冬花二两(去梗为末),胡桃肉二十个(去衣研烂)。上四味和匀,饭上蒸熟,不枸时,开水煎服。(《杂病广要·脏腑类·瘖》)

(31)诃子散:治久嗽,语音不出。诃子(去核)、杏仁(去皮尖)各一两,通草二钱。上锉,每服四钱,煨生姜五片,水煎,食远,温服。(《济阴济阳纲目·卷一百零六·治喉瘖方》)

【预后与转归】

1. 预后　慢喉瘖是一种病程长,疗效不稳定的疾病,且易反复发作而加重。常与患者体质、工作性质、治疗情况和生活习惯有密切关系。

(1)体质状况:禀赋强弱与疾病的恢复有密切关系。因为多数慢喉瘖是由急喉瘖转变而来,故正气强盛则邪气易除,病易康复。若禀赋不足,后天失于锻炼,或缺乏用声技巧,均可使病情迁延难愈。体弱则常易患感冒,故易患慢喉瘖。

(2)工作情况:一是工作用嗓要求,若是以嗓音为职业者(如教师、演员、广播员、宣传员、营业员、个人商业户等)不注意嗓音应用技巧,由于工作劳累,一味超限用嗓,均可妨碍康复,甚或加重病情;二是工作环境,若工作环境噪声大,空气中粉尘多、高温或化学气体量超标的车间,易致呼吸系统抵抗力降低,影响康复,甚则导致或加重慢喉瘖。

(3)生活习惯:一是过食煎炒、辛辣,易致火热上忧;二是嗜食烟酒,使抗病能力降低,易使喉门疲劳,使病情迁延;三是在机体处于特殊时期缺乏保嗓意识,如月经期,变声期和感冒期不能节制用声。

(4)治疗情况:对于慢喉瘖的治愈,因疗效缓慢而缺乏信心,往往不能坚持治疗,医患之间不能良好配合,使一部分原可以治好的病证失去了最佳治疗时机,而导致邪痼难除。

2. 转归　慢喉瘖治疗费时,但预后一般较好。若能及时、合理的坚持治疗,适当合理用嗓,注意发声方法,大多数能够康复;若缺乏重视用嗓,又无正确发声技巧,不能合理或错误治疗，则使部分喉病发展为息肉、小结或增生性病变、喉白斑和室带性发声障碍等。至此则治疗比较困难。

【护理与预防】

1. 护理

(1)声休：对于慢喉瘖的声休是比较难处理的。若嘶哑明显者要禁声休息，以利病变消退；对于职业性喉炎者，应强调适当用声，重点指导其发声技艺训练和改善全身状况，增强体质。

(2)减少不良刺激：认真戒烟，忌酒以减少对喉部的刺激；忌食辛辣(生葱、辣椒、生蒜)；避免“热极饮冷”，特别禁忌在剧烈体育活动后急饮大量冷冻饮品。

(3)改善环境：室内空气不能过于干燥，可用加湿器加湿，但又不宜过于潮湿；月经期应避免持久用声或多用声，注意休息；变声期避免高声喊叫。

(4)积极治疗咳嗽：有咳嗽而痰难出者，应稀化痰液，蒸气吸入，以减少咳嗽，使痰液易于排出，有利于声带休息。

2. 预防

(1)加强体质锻炼：开展晨间身体锻炼，吸收新鲜空气，以提高上呼吸道的适应能力，减少感冒，防治喉病的发生。

(2)及时治疗急喉瘖：患急喉瘖时要及时合理治疗，以免转变为慢喉瘖。

(3)合理用声：避免大喊大叫，或长时间用声，或恚怒喊叫，以免损伤喉器；不要超限用声，要掌握各自用声规律，在月经期、感冒时要合理用声，注意休息。

(4)改善工作环境：降低环境中的噪声，在噪声大的工作环境下要少说话，可用手势代替；减少环境污染，降低粉尘含量，可以配戴口罩，保护上呼吸道；改善高温环境，多饮水；减少有害化学气体吸入量。

(5)积极治疗邻近器官病变：若有鼻、鼻窦和咽部疾病，应及时治疗；改善全身状况，治疗系统慢性病，顾护正气。

(6)改善发声技巧，进行发声训练：对职业用嗓者，正确、合理的发声技巧甚为重要。运用正确呼吸，“控制呼气慢出”；加强腹肌力量，运用“丹田气”发声；改善共鸣腔，提倡“颈后用劲”，将“声音送出”而不是“喊出”。

【参考资料】

1. 2000年前参考资料见第1版，此略。
2. 崔彦如．增液开音丸治疗慢性喉炎40例．四川中医，2005，23(5)：84
3. 刘文耀，等．中西医结合治疗慢性喉炎150例疗效观察．中国校医，2006，20(5)：500
4. 孙一枚，等．中西医结合治疗慢性单纯性喉炎70例总结．湖南中医杂志，2005，21(4)：24
5. 张群，等．中西医结合治疗慢喉瘖疗效观察．湖北中医杂志，2005，27(3)：27
6. 周照燕，等．开音颗粒治疗慢性喉炎34例临床观察．江苏中医药，2007，39(7)：40
7. 郭洪波，等．地黄饮子合消瘰汤治疗慢性喉炎疗效观察．湖北中医杂志，2007，29(6)：30

第五节 喉　咳

【概述】

1. 涵义　喉咳是以突然和反复发作的喉痒，咳嗽为主要表现的喉科疾病。其特点是喉痒即咳，不痒不咳，咳则连连不止，甚或咳至涕泣俱出，无痰或少痰。病程短者数周，长则可达数月甚至数年。西医学中无明确相对应的疾病。

2. 释名　喉咳是以症候特征而命名的，又称"喉源性咳嗽"。其义乃指病发于喉部，以喉痒，咳嗽为主的病症。

3. 沿革　喉咳为现代病名，属古代中医学"咽痒咳嗽"、"喉痒咳嗽"、"咳嗽"、"咳逆上气"、"暴气嗽"、"久嗽"、"干咳嗽"等范畴。如《古今医统大全·卷之四十四·咳嗽门》曰："干咳嗽者，无痰有声是也。此证本于气涩。涩微者，连嗽十数声，方有痰出；涩甚者，虽嗽十数声，亦无痰也，是为干咳嗽"。此论与喉咳极为相似。

现代医著中，喉咳病名首见于《中医临床诊疗术语·疾病部分》。《干氏耳鼻咽喉口腔科学》所载之"喉源性咳嗽"与此相同，是干祖望提出的一个新病种，首次公开发表于1989年光明日报社出版的《中医喉科学》及1992年江苏科技出版社出版的《干祖望中医五官科经验集》。此后这一新病种为全国中医界所接受而运用于临床，并得到了中医耳鼻咽喉科界的共识。

【病因病理】

1. 古代病因病理学说　古代文献资料中无"喉咳"的记载，但根据喉咳因痒而咳、咳而少痰的特征，多属古代"咳"、"咳嗽"、"暴气嗽"、"咳逆"等范畴。如《诸病源候论·卷之十四·咳嗽病诸候》咳嗽候谓："咳嗽者，肺感于寒，微者则成咳嗽"。暴气嗽候："肺主于气，候皮毛。人有运动劳役，其气外泄，腠理则开，因乘风取凉，冷气卒伤于肺，即发成嗽，故为暴气嗽。其状，嗽甚而少涎沫"。《古今医鉴·卷之四·咳嗽》曰"咳者，无痰而有声，肺气伤而不清也"。《古今医统大全·卷之二十七·咳逆门》所曰之咳逆与喉咳亦颇为类似。其曰："咳逆乃干咳之渐进，无痰有声，连连不绝，其气自丹田而逆，上出于咽喉，如有所击逆而然也。亦有咳声出咽，复有还声吸入咽内，此所以为咳逆证也。"《证治汇补·八卷·杂病·咳嗽门》谓"外感风寒，概应温散，不知久则传里，变为郁咳"。《医碥·卷之二·杂症·咳嗽》云"火刑肺金，燥痒不能忍因咳"。《景岳全书·卷之十九·杂症谟·咳嗽》亦曰："盖肺属燥金，为水之母，阴损于下则阳孤于上，水涸金枯，肺苦于燥，肺燥则痒，痒则咳不能已也"。

从以上论述中可以看出，因痒而咳者，有外感内伤之别。外感者，多与风寒有关；内伤者，多由阴虚肺燥所致。

2. 现代病因病理学说

(1)郁火、津枯、血燥学说：干祖望根据喉源性咳嗽主症"痒而作咳"的特点，认为："痒证之作，可源于津枯，更有发自郁火"。脾为后天之本，气血生化之源，脾土失健则生化精微无权，导致气虚、血虚和津亏，脾不升清则难以上养于喉，津血同源，血虚则生风，而致咽喉痒干咳嗽；郁者，为该升不能升，该降不降，当化不能化也，五脏有病则气机失常，郁结内生，郁久化热，或嗜食辛辣煎炒、烟酒之人，便发为五志之火。火上炎则起燥，火下灼则津枯。所以咽喉干燥思饮，饮水则止。火邪炼液凝胶为痰，则痰黏难咯，咯出为爽。

(2)风、燥、瘀学说：有报道认为病因病机多属风、燥、瘀所致，故采用祛风止痒利咽，润燥生津、行气活血治疗而见效。

(3)风、痰、虚多因素学说：有报道分析800例喉源性咳嗽辨证分型后发现，风邪犯肺、脾虚痰浊、阴虚火旺、卫表不固、禀质过敏是其主要发病原因，其他脾胃不和、肝胆湿热、气滞血瘀等亦可导致发病。

(4)风、火、痰、虚学说：有报道根据《黄帝内经》"五脏六腑皆令人咳，非独肺也"的理论，认为喉咳病因有风、火、痰、气虚、阴虚等，病机表现有寒、热、虚、实之不同，发病与肺、心、脾胃、肾等多脏腑有关。

3. 临床病因病理

(1)风燥犯肺，肺失宣肃：风为六淫之首、“百病之长”，喉咳以风为先导。《素问·太阳阳明论篇》曰：“伤于风者，上先受之”。肺为华盖，而喉为肺之系，又在肺之上端，故外邪最易侵犯。若风燥外袭，邪壅肺系，肺失宣肃，邪聚于喉，喉门不利，则发为喉咳。

(2)燥热犯肺，肺失清肃：秋冬之季，燥气盛行，或气候乖戾，空气污浊，燥热偏盛，侵犯肺喉，肺失清肃，气机上逆，兼以燥热伤津劫液，喉失润泽，而发为喉痒燥咳。

(3)肝火犯肺，肺气上逆：七情失调，哭笑恚怒过度，肝失疏泄，气郁化火，或热犯胆经，波及于肝，肝火内郁，以致肝经郁火上犯及肺，木火刑金，郁火外发，肺气上逆，冲击喉门，则喉痒不适，阵作剧咳，而发为喉咳。《医碥·卷之二·杂症·咳嗽》所曰：“火刑肺金，燥痒不能忍因咳。咳因痒，痒因火燥，是咳必有火”。又曰：“干咳无痰，乃火郁之证，不得志之人多有之”。

(4)阴虚肺燥，喉失润养：燥热屡犯肺脏，或外感热病伤阴，或久病伤肺，肺阴亏虚，津液不足，燥邪内生，喉失润养，而发为喉咳。若肺虚及肾，肺肾阴虚，虚火上炎，熏灼喉咙，则喉咳经久不愈等。

(5)肺气虚弱，卫表不固：久病伤肺，素禀不足，伤及肺气，肺气虚弱，卫表不固，易感外邪，且因肺卫虚弱，驱邪不力，以致虚邪贼风犯喉，留滞不去而发为喉咳。正如《诸病源候论·卷三》：“虚劳而咳嗽者，脏腑气衰，邪伤于肺故也”。若肺虚及脾，肺脾两虚，或劳倦过度，久病伤脾，以致肺脾虚弱，痰浊内生，兼以风邪外侵，风挟痰浊上犯，停聚咽喉，不得散泄则喉咳不止等。

综上所述，喉咳之发，因有内外，病有虚实。外因多由风、燥、热邪侵袭，内因多由郁火、气虚、阴虚而成。发病脏腑涉及肺、肝、脾、肾四脏，病位在喉。实者起于风燥、燥热、郁火；虚者源于气虚、阴虚；而虚实夹杂亦属常见。然无论病属虚实、邪因内外，而其病机则是以肺为中心，总有肺失宣肃，喉门不利而致，故肺失宣肃是喉咳病机的基本的特点。

【临床征候】

1. 发病情况　四季均可发病，春秋季节尤为多发。男女老幼皆可患病，无地域性。

2. 病史　可有外感史，或喜食辛辣、烟酒，及生活和工作环境中干燥、多尘埃等因素。

3. 喉痒、咳嗽　为喉咳的主要症状。发病缓急不同。其特点为：不痒不咳，痒则咳嗽，咳则连连不止。咳自喉部发出，呈发作性、连续性干咳，咳嗽急迫，甚或呈痉挛性咳嗽，少痰或无痰。咳嗽往往在咳出极少黏痰后方能停止，甚则咳引胁痛及上腹部疼痛，涕泣俱出；中老年女性可咳至小便失禁。一般早、晚咳嗽易于发作，或讲话多、风冷、烟尘等可引发喉痒、咳嗽。病情轻重、持续时间长短不一。少则数周，多则达数月、数年。

(1)急性发病者，初期可表现有喉部干燥、发痒、灼热、疼痛，轻度声音沙哑、咳嗽。2～3天后喉部灼热、疼痛逐渐减轻或消失，声沙复常；干燥感轻重不一。唯喉部发痒不消，咳嗽加剧，逐渐演变为阵发性、痉挛性咳嗽。

(2)缓慢发病者，多无喉部灼热疼痛及声沙，而以喉痒咳嗽为主。

4. 声门下腔微红肿　喉咳病位多在声门下腔，病变部位较为隐蔽，故难于发现阳性体征。纤维支气管喉镜检查，急性者可见声门下腔色红微肿，声带基本正常，但初期声带或有微微发红。慢性者，声门下区可有微红微肿，极少分泌物。

5. 胸、肺、鼻、咽检查正常　胸、肺、气管、支气管X线检查无异常。鼻腔、鼻咽部、咽腔检查大多正常。

6. 伴随症状　平时多无明显不适，个别患者喉部干燥，有轻度异物感。少数患者音色沉闷等。

【诊断与鉴别诊断】

1. 诊断依据　有关喉咳的临床资料报道甚多，但对其疾病的认识与诊断标准并不一致，如有将其作为一种症候，见于多种鼻、咽、喉疾病的。亦有认为与西医之过敏性咽炎类似者等。本节将其作为一种独立疾病进行论述，其诊断依据主要为：①喉痒则咳，不痒不咳，少痰或无痰；②咳嗽有发作性、连续性、反复性、痉挛性的特征；③声门下腔可有色红或微红微肿；④可伴有轻度的喉部干燥，异物感；⑤胸、肺、气管、支气管、鼻、咽检查无异常。

2. 鉴别诊断　主要与感冒咳嗽、喉瘖、咽痹、鼻咽炎等所致咳嗽相鉴别。

(1)内科咳嗽：多因外感发展而来，由肺、气管病变所引起，咳自肺部，咳声深，咳而有痰，多无痒喉，不为阵发性、连续性咳嗽，可咳出大量痰液；久咳可有气促气短，甚至痰鸣音。肺、气管检查可见病灶。

(2)喉瘖：以声音沙哑为主。急喉瘖伴有喉干燥疼痛，咳嗽，检查喉部及声带红肿；慢喉瘖亦可有喉痒、干咳，但有声音嘶哑，检查声带病变明显，而且咳嗽非呈发作性、痉挛性等。

(3)咽痹：以咽部不适，干燥、疼痛为主。咽痹亦可有不同程度的咳嗽症状，但急咽痹有咽部干燥灼热，疼痛较甚，痰较多，检查咽腔红肿；慢咽痹则咽腔增厚，颗粒增生，清嗓多于咳嗽。

(4)鼻咽炎：亦可有咳嗽，但有鼻涕倒流，鼻咽部异物感，或有鼻塞，检查鼻咽部红肿或增厚等。

【辨证施治】

1. 古代辨证施治观点　古代文献资料中对喉咳专门论述，但对于咳、咳嗽的有关辨证论治有一定的参考意义。古代医家有关咳嗽的治疗内容甚为丰富，其中与喉咳有关的内容主要为咳、久咳、干咳、燥咳等。

(1)养阴润肺：《类经·十六卷·疾病类·咳证》曰："水涸金枯则肺苦于燥，肺燥则痒，痒则咳不能已也。治此者宜甘以养阴，润以养肺，使水壮气复而肺则宁也。大法治表邪者，药不宜静，静则留连不解，久必变生他病，故最忌寒凉收敛之剂，如五脏生成篇所谓肺欲辛者此也。治里证者，药不宜动，动则虚火不宁，真阴不复，燥痒愈增，病必日甚"。

(2)祛邪宣肺：对于外感咳嗽，多采用祛风散寒，宣肺止咳之法。如《景岳全书·卷之十九·杂症谟·咳嗽》曰："外感咳嗽，无论四时，必皆因于寒邪。盖寒随时气，入客肺中所以治嗽，但治以辛温，其邪自散"。《古今医鉴·卷之四·咳嗽》亦曰："咳者，无痰而有声，肺气伤而不清也。治以防风、桔梗、升麻、杏仁、五味子、生姜、甘草、桑白皮、苏子、枳壳"。

(3)清火降逆：用于郁火犯肺之咳嗽。如《古今医鉴·卷之四·咳嗽》曰："火郁者，有声痰少，面赤者是也。主降火清金化痰"。《古今医统大全·卷之四十四·咳嗽门》曰："干咳嗽者，难治，系火郁之甚，乃痰郁火邪在肾中，用苦桔梗以开之，下用补阴降火"。

2. 现代辨证施治观点　现代关于喉咳的辨证论治集中在20世纪90年代初出版的医学论著及临床报道中。但由于各家对于喉咳的病位认识不同，临床辨证与治疗结果均有所不同，大致而言，其辨证大多从外感、实热、阴虚、气虚等方面进行论治。如有报道认为喉咳病位在于咽部，其论治三型，一是风邪犯肺证，治宜疏风利咽，方用六味汤合射干麻黄汤；二是脾气虚弱证，治宜健脾益气利咽，用参苓白术散化裁；三为肺肾阴虚，治宜滋肾润肺利咽，方用知柏地黄汤合沙参麦冬汤化裁，严重者以大补阴丸加减。有认为喉咳或为外感失治或误治，加上饮食不节起病，或为慢性咽炎因饮食劳倦而诱发。故外感失治而成者，治以清咽利喉，疏风宣肺；慢性咽炎者则应利咽润喉、养阴止咳。有报道认为喉咳的总病机为"肺阴不足"，故当从养阴润肺，利咽止咳立法论治，以养阴清肺汤为基础方治疗。有认为喉源性咳嗽的证治一为伤风感冒，邪不宣泄，困伏喉头，可以三拗汤加减；二为相火偏旺，浮阳上凌，清窍失利，可以滋阴降火之知柏地黄汤加味。另据其临床经验，发现还有另一诱因，即心阴亏虚，虚火上灼，多见于中老年人，治宜滋阴清热，养血宁心，方用天王补心丹加减。

综上所述，现代喉咳的辨证施治的观点主要集中在风邪犯肺、肺脾气虚、肺肾阴虚等方面，涉及脏腑以肺、肾、脾多见，治以疏风散邪，清咽利喉或养阴润燥、补肺益气等。

3. 辨证纲要　喉咳的主要特征是喉痒咳嗽。但其病发有外感内伤不同，发病虚实有异，故应首辨外感内伤、虚实，次辨痒咳，以此作为要点加以辨析。

(1)辨外感内伤、虚实：《景岳全书·卷之十九·杂症谟·咳嗽》对于外感内伤、虚实辨证较详，其对于喉咳亦有指导意义。其曰："咳嗽一证，窃见诸家立论太繁，皆不得其要，多致后人临证莫知所从，所以治难得效。以余观之，则咳嗽之要，止惟二证。何为二证，一曰外感，一曰内伤而尽之矣。夫外感之咳，必由皮毛而入，盖皮毛为肺之合，而凡外邪袭之，则必先入于肺，久而不愈，则必自肺而传于五脏也。内伤之嗽，必起于阴分，盖肺属燥金，为水之母，阴损于下，则阳孤于上，水涸金枯，肺苦于燥，肺燥则痒，痒则咳不能已也。总之，咳证虽多，无非肺病，而肺之为病，亦无非此二者而已，但于二者之中，当辨阴阳，当分虚实耳。盖外感之咳，阳邪也，阳邪自外而入，故治宜辛温，邪得温而自散也。内伤之咳，阴病也，阴气受伤于内，故治宜甘平养阴，阴气复而嗽自愈也。然外感之邪多有余，若实中有虚，则宜兼补以散之。内伤之病多不足，若虚中挟实，亦当兼清以润之。大都咳嗽之因，无出于此，于此求之，自得其本，得其本则治之无不应手"。一般而言，喉咳发病急，病程短，咳嗽剧烈，咳声粗壮有力，喉痒明显，干燥疼痛，舌红或舌尖红，苔黄，脉实者多外感，多实证；喉咳病程长，经久不愈，反复发作，咳嗽阵发，喉痒少痛，咳声不强，语声乏力，舌淡或舌红少苔，脉细者，多内伤，多虚证。

(2)辨喉痒咳嗽：发病急，喉痒难耐，咳嗽剧烈，频频不止，咳声粗壮，少痰难咯，轻微声沙，喉干燥或干痛者，多属风燥或燥热袭肺犯喉；喉痒如刺，咳嗽频发而剧烈，咳引胁痛，涕泣俱出，口苦烦躁者，多属肝火犯肺；喉痒如蚁行，痒而不干，咳声乏力，痰白黏结，反复发作，劳则加重，倦怠乏力者，多属脾虚夹风痰；喉痒干燥不适，咳嗽时发，或午后夜间多咳，无痰或痰极少而难出，反复发作，久而不愈，颧红，手足心热者，多属阴虚肺燥或肺肾阴虚，虚火灼喉；喉痒不干，阵发咳嗽，时发时止，稍遇风冷或烟尘异气则咳嗽加剧，怕风畏寒，易于感冒者多属肺虚卫表不固。

4. 证治分类

(1)风燥犯肺证

证候：发病较急，喉痒如刺，干燥不适，痒则作咳，咳嗽较剧，咳声粗重，或遇风冷、燥气即喉痒咳嗽，痰少色白，不易咯出，咳甚则声嘶；口鼻唇干燥，便干尿少，或有恶风寒，鼻塞，舌淡红，苔薄黄或薄白少津，脉浮涩。

证析：风挟燥邪犯肺，肺失宣肃，喉门不利，故发病急，喉痒作咳，咳嗽较剧，咳声粗重；风燥犯肺，肺气不宣，复遇风冷、燥气则肺气郁闭，故遇之则喉痒咳嗽；燥盛则干，风盛则痒，故喉痒如刺，干燥不适，痰少色白，不易咳出；咳甚则伤喉，声门不利，则声嘶；风燥伤津，故见口鼻干燥，便干尿少；若风燥袭肺，营卫失调，则有恶风寒，鼻塞等；舌淡红，苔薄黄或薄白少津，脉浮涩亦属风燥犯肺之证。

治法：疏风清燥，宣肺止咳。

方药：桑杏汤合三拗汤加减。方中方中主以桑叶、麻黄、沙参疏风清燥；辅以杏仁、贝母、梨皮宣肃肺气，利喉止咳，并能生津润肺，防止燥邪耗伤肺阴；豆豉助宣散风燥；栀子皮清热，防燥热化热；甘草调和诸药，并能化痰止咳。合方奏有疏风清燥，宣肺利喉止咳之效。若风燥偏寒，恶风冷，舌淡，苔薄白者，可用止嗽散合三拗汤加减。

(2)燥热犯肺证

证候　发病急，喉痒干燥，灼热疼痛，痒则作咳，咳声急促，或有轻微声沙，痰少而黄稠，咳之难出，或有气粗、闷气感，口干喜饮，便干尿黄，或有轻微发热，头痛，舌尖红，苔薄黄少津，脉数有力。

证析　燥热袭肺，上犯喉门，燥盛则干，热盛则肿痛，微热则痒，故发病急，喉痒干燥，灼热疼痛；燥热犯肺，肺失宣肃，故喉痒则咳，咳声急促，或感气粗、闷气；燥热伤及喉门，喉门不利则有声沙；燥热炼津成痰则痰少而黄稠，咳之难出；燥热伤津则口干喜饮，便干尿黄；若燥热犯表，营卫不和，清窍不利则有发热，头痛；舌尖红，苔薄黄少津，脉数有力亦属肺经燥热之征。

治法　清热宣燥，肃肺止咳。

方药　清燥救肺汤合三拗汤加减。方中主以桑叶、生石膏清热宣燥；辅以杏仁、麻黄、炙枇杷叶宣降肺气，润燥止咳；人参（可改为沙参）、麦冬益气生津，养正护阴，胡麻仁润燥通便；甘草调和诸药，阿胶、生姜可去而不用。若声音沙哑者，加蝉衣、木蝴蝶以清热开音，并能宣肺降逆止咳；痰黄稠难出者，加瓜蒌皮、浙贝母以清热化痰；初期喉痛灼热者，加岗梅根、连翘、黄芩以清热利喉；头痛者，加蔓荆子以清利头目。

(3)肝火犯肺证

证候　喉痒如刺，痒则作咳，咳嗽剧烈，引胁作痛，咳声急促响亮，频频难止，甚则咳至涕泣俱出，面红尿流，胃胀作呕方能停止，痰极少难出，或遇情绪激动时易发咳嗽，口干口苦，舌边尖红，苔黄，脉弦。

证析　肝郁化火，木火刑金，肺失清肃，火郁喉门，故见喉痒如刺，咳嗽剧烈，咳声急促响亮，频频难止；肝主目主泪，脉布两胁，绕阴器，肝经郁火，气机不畅，故咳甚则引胁作痛，涕泣俱出，面红尿流；肝气横逆犯胃则胃胀作呕；郁火伤阴，炼津成痰，故痰极少难出，口干口苦；肝失疏泄，故遇情绪激动则易发咳嗽；舌边尖红，苔黄，脉弦亦属肝火犯肺之征。

治法　清肝肃肺，宣郁止咳。

方药　泻白散合清金降火汤加减。方中主以桑白皮、地骨皮、黄芩、石膏清肝泻火肃肺；辅以枳壳、陈皮行气宣郁；前胡、桔梗、半夏、杏仁、瓜蒌仁、贝母清肺宣肺，化痰止咳；茯苓、粳米化湿健脾，防肝病传脾，合陈皮、半夏和胃止呕；甘草调和诸药。合而奏有清肝泻火，肃肺宣郁，止咳化痰之功。

(4)阴虚肺燥证

证候　喉痒如蚁行，痒则作咳，少痰或无痰，反复发作，经久不愈，讲话多则易痒咳，或午后、夜间多发，或有鼻干少涕、咽喉干燥、皮肤干燥发痒，舌尖红，少苔，脉沉细。

证析　肺阴亏虚，燥邪内生，喉受燥邪袭扰，故见喉痒如蚁行，痒则作咳；阴虚肺燥，津液不足，故少痰或无痰；正不御邪，故反复发作，经久不愈；讲话多则耗气伤阴，故易致痒咳发作；午后夜间属阴，阴液不足，当盛而不盛，故午后、夜间多发；肺主涕与皮毛，肺阴不足，燥邪上干，则有鼻干少涕、皮肤干燥发痒；津不上呈咽喉，则咽喉干燥；舌尖红少苔，脉沉细亦属阴虚肺燥之征。

治法　养阴润肺，宣燥止咳。

方药　沙参麦冬汤合贝母汤加减。方中主以沙参、麦冬养阴生津润肺；辅以桑叶、天花粉、玉竹、麻黄、杏仁清宣肺燥，配贝母、款冬花而润肺止咳；生扁豆平补益肺，甘草调和诸药，合而奏有养阴润肺，宣燥止咳之功。肺阴虚明显、鼻、咽、喉干燥者，亦可合用养阴清肺汤加减。

若肺虚及肾，肺肾阴虚，虚火上炎，喉痒如刺，干燥不适，咳缓声低，夜间多咳，无痰或少痰，颧红潮热，手足心热，腰膝酸软，舌红少苔，脉细数者，可用百合固金汤合贝母汤加减，以滋阴降火，润肺止咳。

(5)肺虚卫弱证

证候　喉痒不适，痒则咳作，遇风冷则咳嗽易发或加剧，遇温热则咳止或减少，咳声较弱，痰少色白或稀薄，多有畏寒怕冷，易于感冒，少气懒言，肌肤发痒，舌淡，苔薄白，脉弱。

证析　肺气虚弱，卫表不固，肌腠不密，虚邪贼风袭喉，正邪相争，则喉痒不适，咳嗽发作；肺气虚寒，卫阳不足，御邪不力，故遇风冷则咳嗽易发或加剧，畏寒怕冷，易于感冒；热则助阳，故遇温热则咳止或减少；肺气不足，宣肃乏力，故咳声较弱，少气懒言；肺失温化，则痰少色白或稀薄；肺主皮毛，肺虚风袭，则肌肤发痒；舌淡，苔薄白，脉弱亦属肺虚卫弱之征。

治法　益气固表，祛风止咳。

方药　玉屏风散合金佛草散加减。方中以玉屏风益气补肺，实卫固表；辅以金佛草散散寒祛风，宣肺止咳；遇风冷咳作或咳甚畏寒怕冷者，可合用麻黄附子细辛汤、加紫菀、款冬花以助散寒止咳之力。

若肺虚及脾，肺脾气虚，风痰扰喉，喉痒咳嗽，清晨或劳倦多发，遇风冷加重，咳声乏力，少痰白黏难出，倦怠乏力，纳差便溏者，可合用参苓白术散或六君子汤加减，以补益肺脾，化痰止咳等。

【外治疗法】

(1)噙化法：噙化法有缓解咳嗽的作用，可酌情选用。如复方草珊瑚含片、西瓜霜润喉片、川贝枇杷糖、润喉丸等，日 3～4 次。

(2)蒸气或雾化吸入：可选用疏风润燥，宣肺止咳等药物行蒸气或超声雾化吸入。如沙参麦冬液、三拗汤煎液等，每日 1 次，10 次为 1 疗程。

(3)敷贴法：取穴位敷贴膏，贴于颈正中喉部，有舒筋活络，调和气血，利喉止痒，化痰止咳。

【针灸疗法】

1. 体针　选用相应的腧穴治疗，每次主穴、配穴可各选 2～3 穴，根据病情可用补法或泻法，每日 1 次，5～10 次为 1 疗程。主穴：合谷、列缺、照海、肺俞、太渊、太溪、经渠。配穴：足三里、大椎、曲池、外关、尺泽、丰隆、脾俞、风门、天突、定喘等为配穴。

2. 耳针　可选咽喉、肺、肝、气管、神门。针双侧，用中等刺激，留针 10～20 分钟。或埋针，或可用王不留行籽或六神丸，两耳交替使用贴压法，隔日 1 次，5～10 次为 1 疗程。

3. 灸法　主要用于体质虚寒者或正气虚较甚者，可选大椎、合谷、足三里、三阴交、气海、关元、肺俞、肾俞等穴，悬灸或隔姜灸，每次2～3穴，每穴20分钟，10次为1疗程。

4. 穴位按摩法　选大椎、风门、肺俞、天突、膻中。每次取2～4穴。揉压按摩5～10分钟。

5. 拔罐法　选肺俞、膈俞、风门、膏肓等。每日1次，留罐15分钟。一般10次为1个疗程。

【专病专方】

1. 现代专病专方

(1)清金润肺止咳汤：生地、麦冬、沙参、黄芩、银花、川贝母、浙贝母各15g，紫菀、百部、法半夏各12g，白芍30g，青皮18g，生甘草16g。水煎服。(《贵阳中医学院报》1994，16(3)：16)

(2)三虫止咳汤：蝉蜕、僵蚕、桑叶、杏仁各10g，地龙、炙枇杷叶、沙参、麦冬各12g，川贝母6g，水煎服。(《四川中医》1994，12(12)：25～26)

(3)祛风利咽汤：荆芥、防风、薄荷各10～12g，桔梗、杏仁各12～15g，菊花、蝉蜕、牛蒡子各8～10g，甘草4～6g。水煎服。(《云南中医杂志》1992，14(1)：封三)

(4)利咽止痒汤：银花、连翘、蝉蜕、木蝴蝶各10g，薄荷6g，麦冬15g，赤芍15g，甘草6g，水煎服。(《新中医》1995，27(8)：51)

(5)利咽止咳茶：生甘草、薄荷、杏仁、防风、菊花、炙枇杷叶、陈皮各3g，桔梗5g，胖大海2枚，柿霜饼15g，上方纱布包起，沸水泡服，徐徐咽下，不拘时服。(《山西中医》1997，13(5)：17)

(6)久嗽一服饮：紫菀15g，北杏仁、法半夏、百部各12g，款冬花、紫苏叶、阿胶、乌梅、谷芽、生姜各10g，甘草5g。水煎服。(《中医杂志》1998，39(2)：82)

(7)加味桂枝汤：桂枝、白芍、苦杏仁(后下)、川贝母、荆芥、贯众、茜草、枳壳、甘草各10g，沙参、玄参、桔梗、蝉蜕各15g，僵蚕8g，防风6g，生姜3片，红枣3枚。水煎服。(《新中医》2007，39(9)：67)

(8)灵仙二果汤：威灵仙20g，罗汉果、桔梗、蝉衣、百部各10g，海蛤壳、桑白皮各15g，杏仁12g，川贝母(研末分吞)5g，青果、青黛(包)、生甘草各6g。(《浙江中医药杂志》2007，42(9)：513)

(9)清肺止咳汤：桑叶、板蓝根各20g，连翘、浙贝母各15g，蝉蜕、射干、桔梗、杏仁、玄参各10g，甘草6g。水煎服。(《光明中医》2007，22(6)：799)

(10)射干麻黄汤药：射干15g，麻黄、五味子、半夏、大枣、生姜各10g，细辛6g，紫菀、款冬花各20g。水煎服。(《实用中医药杂志》2008，24(11)：697)

(11)养阴润喉汤：北沙参、麦冬、炙百部各12g，芦根30g，桔梗、射干各9g，木蝴蝶、川贝母、炙甘草各6g，薄荷3g，水煎服。(《江西中医药》2009，(6)：22)

2. 古代专病专方

(1)二母宁嗽汤：按此方治四时一切痰嗽，无问新久，肺气有余者宜之。治因伤酒食，胃火上炎，冲逼肺金，以致咳嗽吐痰，经旬不愈，一服即瘥。知母去毛，钱半，贝母去心，钱半，黄芩一钱二分，山栀仁一钱二分，石膏二钱，桑白皮一钱，茯苓一钱，栝蒌仁一钱，陈皮一钱，枳实七分，五味子十粒，生甘草三分。上锉一剂，生姜三片，水煎。临卧时，细细逐口服。(《古今医鉴·卷之四·咳嗽》

(2)九仙散：治一切咳嗽不已。人参、款冬花、桔梗、桑白皮、五味子、阿胶、贝母、乌梅各

五分，御米壳二钱，蜜炙。上水盏半，姜一片、枣一枚，煎七分，食后服。（《古今医统大全·咳嗽门》）

【预后与转归】

1. 预后　本病一般预后好，但病程较长，可反复发作。

（1）病程短者易愈；病程长者难愈。

（2）喜嗜烟酒及辛辣之品者难愈，无此嗜好者易愈。

（3）早期治疗，治疗得当者有利于治愈；治疗较晚，邪已结痼，且不坚持治疗者，不利于病愈。

2. 转归　本病治疗得当可治愈，但失治或不能坚持治疗，可使病情缠绵日久，持续数年而迁延不愈。

【护理与预防】

（1）戒烟酒，少食辛辣肥甘厚味及海腥食物。

（2）避免接触刺激性、敏感性气体。

（3）忌滥用甜味的糖浆制剂。

（4）避风冷，咳嗽发作频繁者，应避免大声言谈。

【参考资料】

1. 易思，等．喉源性咳嗽的中医治疗研究进展．新中医，2003，35(9)：65～66

2. 张勉，等．450 例喉源性咳嗽的证候分型．新中医，2007，39(11)：34～35

3. 陈国丰，等．喉喉源性咳嗽证治．中医杂志，1992，33(3)：17

4. 何丰华．喉源性咳嗽中医药治疗近况．中医药信息，2002，19(1)：10

5. 孙炳耀南．喉喉源性咳嗽证治浅谈．新中医，1996，28(2)：57

6. 江洁．养阴清肺法为主辨证治疗慢性咽炎咳嗽 54 例．上海中医药杂志，1997，(5)：18

7. 尹蔚萍，等．杨振邦教授治疗喉源性咳嗽的经验．中医药导报，2008，14(12)：14

8. 张勉，等．800 例喉源性咳嗽中医证候分型的研究．北京中医药，2008，27(12)：923

9. 万文蓉．论“五脏六腑皆令人咳，非独肺也”的临床体会-喉源性咳嗽临床辨治经验．光明中医，2008，23(10)：1585

第六节　喉　　槁

【概述】

1. 涵义　喉槁是指喉肌膜失荣、干燥、嘶哑，甚或干萎结痂，久而不愈的一种慢性喉病。本病以成年人为多见，女性较男性发病率为高。多与鼻槁、咽燥同时存在，单发者较少。西医学中的“干燥性喉炎”、“萎缩性喉炎”属本病范畴。

2. 释名　历代文献中无此病名记载，相关内容统称为瘖、声瘖、瘖哑、声音嘶哑、久喑，亦有医家用喉瘖、慢性喉痹的命名。本病又属古代“燥”症范畴。

（1）喉槁：又称为喉藁喑，此病名见于《嗓音病的中医论治》。槁，《现代汉语词典》释为“干枯、枯槁”。鼻槁早在《灵枢·寒热病》中即有记载，曰：“皮寒热者，不可近席，毛发焦，鼻槁腊”。因喉槁的发病多伴于鼻槁，故后世用喉槁来命名是有一定依据的。

（2）瘖：同喑。《现代汉语词典》释为嗓子哑，不能出声；失音。《医部全录·卷三百二十四·声音门》曰：“瘖者，邪入阴部也。经云：邪搏于阴则为瘖，又云：邪入于阴，搏则为瘖……喉瘖，乃劳嗽失音之类，但喉中声嘶，而舌本则能转运言语也”。

(3)声瘖:《景岳全书·卷二十八·声瘖》曰:“凡五脏之病,皆能为瘖。如以忧思积虑而至瘖者,心之病也;惊恐愤郁瘁然致瘖者,肝之病也;或以风寒袭于皮毛,大燥刑于金脏,为咳为嗽而致瘖者,肺之病也;或以饥饱,或以疲劳,致败中气而喘促为瘖者,脾之病也;至于酒色过伤,欲火燔烁,以致阴亏而盗气于阳,精竭而移槁于肺,肺燥而嗽,嗽久而瘖者,此肾水枯涸之病也”。此记载虽对声瘖未列出具体病名,但对各种不同病因所致声瘖已做出明确论述,其中肺肾亏而致瘖者,与喉槁相类似。

(4)慢性喉痹:《中医喉科集成》提出“慢性喉痹症见咽部呈淡红色,干燥不适,或声音嘶哑,甚至失音,或兼见咳嗽,颧赤等”。此记载与今之喉槁的某些症状特点近似。

(5)喉疳:此病名历代医家论述观点不一。《喉症指南·卷三·喉疳》云:“喉疳症脉细而数……初起微肿微痛,哕涎淡红,觉咽嗌干燥,如毛草常刺喉中,日久肿病渐增,声哑痰臭,破烂腐衣,叠若虾皮,遂致妨饮食,胃气由此渐衰而虚火益盛”。《喉症要旨》亦云:“由肾液久亏,相火炎上,消烁肺金,熏燎咽喉,肿痛日增,破烂腐衣,叠若虾皮,声音嘶哑,喘急多痰”。综观上述的症状描写与喉槁的症状特征有相似之处,只是病名不同而已。然《喉科指掌·卷之三》曰:“此症肾虚火旺,沸腾上部而发,喉间上腭有青白红点,平坦无刺,故名喉疳。声不哑,不咳嗽,两尺脉虚者是也”。虽同是喉疳,但与上述症状完全不同,此记载与今之喉槁的症状特点也完全不同。

(6)久喑:又称久瘖,历代医家将喉槁的病症均归属于久病失音的范畴。如《类证治裁·卷二·失音论治》中曰:“久病失音,气虚挟痰,宜滋肺肾之化源,生脉散下都气丸。咽干声槁,润肺为主,生脉散加玉竹”。

从以上各家论述中看出,历代医家对本病早已有所描述,而且与此病的特征非常类似,只是没有单独命名而已。

3. 沿革 喉槁一名,是后人从历代医家对喉瘖的论述范畴中分化而来。《内经》中有“瘖”;《医学纲目》称“喉瘖”,《诸病源候论》称声嘶;《医碥》称作“喉喑”或“失音”;《脉因证治》称“嘶喉”;《三因极一病症方论》也称声嘶。与喉槁关系极为密切的鼻槁一名,早在《灵枢·寒热病》就有记载,《难经·五十八难》亦有“毛发焦,鼻槁”的记载。这为后世提出喉槁这一病名奠定了有力的理论基础。明清时代以前基本未见有关喉槁类似病症的论述,直到明清时期,诸家对喉瘖的认识和了解逐步加深。如《外科正宗·卷六·咽喉论》提出咽喉病虚火、实火之分,紧喉、慢喉之说;《景岳全书》记载有“久嗽声哑”、“声瘖”、“瘖哑”。尤其是《喉症指南》等书中的有关论述,与今之喉槁的症状特点基本一致。在历代医学文献资料中,虽然未见喉槁病名,但对类似此病的病症亦有详细的记载,从而为后世确定病名起到重要作用。

现代医著中,《嗓音病的中医论治》首先使用“喉槀喑”之名论述本病,从而奠定了喉槁的现代病症学基础。其他医著大多沿用西医学“萎缩性咽喉炎”、“萎缩性喉炎”之名等。

【病因病理】

1. 古代病因病理学说

(1)上焦燥热学说:《普济方·卷六十四·咽干附论》曰:“夫脾肺不利,上焦有热,则津液枯燥,搏于咽喉,故令干痛”。“上隔虚热,咽干”。《素问玄机原病式》曰:“诸涩枯涸,干劲皴揭,皆属于燥”。《医碥·卷二·伤燥》曰:“伤燥……在上则鼻咽焦干”。此病因病理均体现一“燥”字,脾肺不利乃指因脾虚不运,气血精微物质不得化生,加之肺经燥热,使之津液无源,不能运化、输布,以致津亏肺燥,咽喉失养,出现鼻咽焦干和痛。

(2)肺肾虚损学说:《景岳全书·卷二十八·声瘖》曰:“酒色过伤,欲火燔烁,以致阴亏而盗气于阳，精竭而移槁于肺，肺燥而嗽，嗽久而瘖者，此肾水枯涸之病也……凡病人久嗽声哑者，必由元气大伤，肺肾俱伤，但宜补肺气，滋肾水，养金润燥，其声自出”。《辨证录·卷之十·瘖哑门》曰：“人有劳损虚精，喘嗽不宁，渐渐瘖哑，气息低沉，人以为肺气之绝也，谁知肾水之涸乎？夫肺为肾之母，本生肾也……方用助音汤”。《张氏医通·卷四·诸气门下·瘖》曰：“至若久病失音，必是气虚挟痰之故，宜滋肺肾之化源，非生脉散下都气丸不可。凡咽干声槁者，润肺为主，生脉散合异功散”。此是明清时期医家对久瘖、久嗽失音、瘖哑的病因病理，引用或论述较多的一种发病学说。因久病气阴大伤，或嗜酒，房劳过度，阴精亏损，肾水枯涸，肺燥而嗽，久嗽伤肺气而声哑，咽喉失濡养，咽干声槁。

(3)中气不足，虚火上炎学说：《外科正宗·卷六·咽喉论》曰：“此因思虑过多，中气不足，脾气不能中护，虚火易致上炎，其患先从咽嗌干燥，饮食妨碍，咳吐痰涎，呼吸不利……声音嘶哑，喘急多痰”。《景岳全书·卷二十八·声瘖》曰：“或以饥饱，或以疲劳，致败中气而喘促为瘖者，脾之病也”。因脾主中焦，收纳水谷之气运化而成中气，输布全身脏腑，起到温煦、濡养的功能。若脾气虚弱，运化失职，气血生化无源，咽喉失于濡养，而致声音嘶哑等症。

2. 现代病因病理学说　在现代著作与资料中，有关喉槁的发病学说研究主要有虚、燥学说，和虚、燥、湿热、瘀学说。

(1)虚、燥学说：此学说形成于20世纪80年代，其代表著作是《现代中医耳鼻咽喉口齿科学》。其将喉槁的病因病理归结为“肺燥失音”与“肺肾阴虚”两个方面，从而奠定了虚、燥学说的基础。在此之后，王德鉴《中医耳鼻咽喉口腔科学》列入慢喉瘖中，亦提出“肺肾阴虚”之说，观点基本一致。《干祖望中医五官科经验集》亦是基于虚、燥学说，提出“肺脾肾虚”，干氏认为，燥病源于肺肾两经，所谓“母子同病”，肺阴伤则金燥，金燥则水竭，水竭则清窍失濡；肾虚则水亏不能济火，火旺灼伤肺金，更增其燥气，互为因果，恶性循环而终至津液枯涸，咽喉失养，而枯槁萎缩。再者，脾为后天之本，气血精微生化之源，若脾虚不运，则津亏乏源，无以上濡清窍，咽喉失养，以致干燥致萎。

(2)虚、燥、湿热、瘀学说：这一学说出于《嗓音病的中医论治》一书。该书对喉槁一病论述的较为详尽、全面。认为本病之发生主要与肺、脾、肾三脏虚损，兼以燥邪、湿热，瘀血留滞喉门所致。其病因病理归结为“肺阴亏损、燥热留滞”、“脾虚血燥，湿热郁蒸”、“肾虚火旺，瘀血阻滞”三个方面。

3. 临床病因病理

(1)肺阴亏损，燥热留滞：若素体阴虚，或高温作业，居处高原，气候干燥，以及用嗓过度等损伤肺中阴津，以致肺阴亏损，津液失布，不能上承于喉，而使喉失滋润，肌膜失养，兼以燥热袭喉，滞结不去，复劫津液，使喉肌膜失养，受燥热之伐，渐而干燥颓萎成瘖。

(2)脾虚血燥，湿热郁蒸：若饥馁劳倦，后天失养，久病虚弱，伤损于脾，致脾弱失运，精微不化，津血乏源，输布无物，而喉肌膜失养，兼以脾虚湿滞，蕴积湿热，上蒸灼喉，则喉肌膜渐萎干枯而病。

(3)肾虚火旺，瘀血阻滞：多因先天禀赋不足，或久病体弱，过用温燥，劫灼阴液，或鼻槁咽燥，久耗阴津等致其亏虚，津亏火旺，灼炼津血，而致血行涩滞，瘀阻肌络，则新血不能生达，故而喉失滋养，火、瘀兼伤，渐致喉肌膜燥萎而病音哑。

综上所述，喉槁主要由阴虚肺燥，脾虚血弱，肾虚火旺，兼夹燥、热、瘀而病。由于脏腑相生，津血同源，故诸因在致病过程中每多互为影响。如肺虚及脾、脾虚及肺，肺虚及肾，肾虚及肺，脾肾互为虚损等，比比可见。且燥、热、瘀与阴津之间亦常互病，燥热每伤阴，阴虚燥更甚，津亏血行涩，瘀阻伐阴津，以致病理复杂互损，使病变逐渐加重，或证情兼并错乱。但无论其病理变幻多端，总不离"脏虚阴亏"之本。故"脏虚阴亏"为其基本病理特点。燥、热、瘀则为虚中夹实之端耳。

【临床征候】

1. 发病情况　好发于成年人，多见于偏食及饥馁受饿之人；女性较男性发病率为高，多与鼻槁、咽燥同时存在，单发者较少。在部分寒冷干燥地区、长期在化工环境工作发病率较高；异常高温，空气飘尘增多时亦可引起发病。秋冬季节发病率偏高。

2. 病史　多数病人同时有鼻槁及咽燥咽槁的慢性病史。亦或有喉病行放射治疗病史者，或鼻、鼻窦、鼻咽部化脓性分泌物长期刺激。

3. 声音嘶哑　为本病的首要症状。声音嘶哑的程度因病情而异，嘶哑表现为三种类型。①声音不扬，发声费力，高音困难、障碍，以至嘶哑。②说话、用嗓稍多或长，则喉干嘶哑加重。③晨起嘶哑尤为明显，咳出稠痰或痂皮后声音可见好转。

4. 咳嗽　表现为阵发性咳嗽，清晨尤甚，少痰或痰稠而黏，时或带有血丝，或咳吐痂皮，并有臭味。咳嗽每在咯吐稠痰或痂皮后方能休止。

5. 喉内干燥不适　喉间可有不同程度的干燥、灼热、黏堵、微痛或刺痛等不适感，尤以干燥感为甚。诸不适感往往在谈话、用嗓多、气候干燥时加重。

6. 喉部肌膜干萎结痂　是喉槁的重要体征。检查可见喉门肌膜、声带淡红或暗红，干燥失荣，甚或萎缩，附有大小、厚薄不一，多少不等的黄绿或灰褐痂皮或黏痰。声带薄而松弛无力，闭合内收不利，发声时声门呈梭形缝隙，闭合不良。剧咳收展时可致声带微有出血。病变早期痂皮多表现在勺间区及声带后端。甚者室带及勺状软骨区亦受累。

7. 伴随症状　常伴有鼻腔干燥或鼻咽部干痛不适，吞咽不利，言语无力，说话不持久，神疲乏力，腰酸腿软，大便干结或溏薄，寐少纳差等。

【诊断与鉴别诊断】

1. 诊断依据　①有鼻槁及咽燥咽槁病史或喉部放疗病史；②咽喉干燥、痰黏稠，早起声哑重，咳嗽可咳出干痂或脓痰，偶尔痰中带血，病程较长；③喉部肌膜萎缩，有痂皮，可见黄绿色脓性分泌物，声带萎缩变薄。

2. 鉴别诊断　应与慢喉瘖、喉癣、喉淀粉样变、喉癌等相鉴别。

(1)慢喉瘖：二者声带均可呈暗红色。但喉槁呈退行性变，声带有变薄趋势；慢喉瘖呈增生性变，声带肿厚不薄。通过详细询问病史及症状特点，大多易于区别。

(2)喉癣：咽喉干灼作痛，可伴有声音嘶哑、咳嗽，痰多如脓，带血。患者大多形体消瘦，颧红，潮红盗汗。声带检查呈苍白水肿，勺间区粟粒样增厚，粗糙不平。血沉加快，痰中可找到结核杆菌，有肺痨病史，以此可与喉槁鉴别。

(3)喉淀粉样变：初期有喉内干燥感，咳嗽痰少而黏，声嘶渐起，甚至呼吸粗糙而喘急。检查可见有暗红色，或淡黄色高起新生物，易于同喉槁鉴别。

(4)喉癌：早期咽部刺涩异物感，日渐加重，可伴有声音嘶哑，干咳，憋气，或痰中偶有血丝，检查可见声带边缘不齐，粗糙不平，或见声带呈局限僵硬状，或声门下有肿物，或披裂黏膜水肿，黏膜易出血，溃疡，做活组织检查可资鉴别。

【辨证施治】

1. 古代辨证施治观点　古代资料中有关喉槁辨证施治内容较匮乏，古人把所有的喉瘖病均放在一起辨证，没有完整而系统的辨证观点，故而仅可作为参考。《古今医统大全》将久嗽声哑辨证为“元气不足，肺气不滋”和“肺肾阴亏”，分别治以“补气养金润燥”和“滋肾水，润肺金为本”，方用“诃子百药煎，收敛以治其标，标本兼治”。《喉症指南·卷三·喉瘖》亦认为本病症属“胃气由此渐衰而虚火益盛”。《喉证要旨》辨证为“肾液亏久，相火炎上，消烁肺金”。《外科正宗·卷六·咽喉论》辨证观点认为“中气不足，脾气不能中护，虚火上炎”，以上均有证无治。《景岳全书·卷二十八·声瘖》则认为“肺燥而嗽，嗽久而瘖者，此肾水枯涸”或“败中气而喘促为瘖者，脾之病也”，治疗上“病在肾者，宜六味丸、八味丸、左归丸、右归丸、人参平肺汤、大补元煎”，或“其病在肺，宜归脾汤、理阴煎、补中益气汤、补阴益气煎、温胃饮之类主之”。《张氏医通·卷四·瘖》提出“久病失音”的辨证是“气虚挟痰”，治疗上采用“滋肺肾之化源”，方用“生脉散下都气丸”与“生脉散合异功散”；《类证治裁·卷二·失音论治》的辨证观点基本同上，其用方为“百合固金汤去玄参、桔梗，加五味、诃子，或扶羸汤去秦艽、柴胡”。或用“清音汤，加减诃子汤、脂蜜膏方”。由于古代没有喉槁瘖病证名，上述论述可作参考。

2. 现代辨证施治观点　现代有关喉槁辨证论治，首见于《现代中医耳鼻咽喉口齿科学》，其对喉槁提出辨证论治，分为“肺胃积热”和“阴虚火旺，虚火上浮”，用八珍汤加味治疗。《嗓音病的中医论治》对本病的分证属最为详细全面，论述丰富。该书认为本病辨证以虚损为主。病之初，以肺阴虚为主，病之后期，则以肾阴虚及肺肾阴虚居多。气虚者，不如阴虚多见，损及脏以脾为主，或由阴损及气而致，皆可夹杂燥、热、瘀实邪同病，将此病分为阴虚肺燥、脾虚血弱、阴虚血瘀三证，并分别用养阴清肺汤、补中益气汤合四物汤、知柏地黄汤合桃红四物汤为主进行施治。另外《干祖望中医五官科经验集》中，认为本病的治疗常规是养阴生津，润燥利咽，但此法只能适用于轻症。对于某些久治不愈之顽症，应分析致燥之源，脾虚是不可忽视的因素，故用培土生金之法，方用参苓白术散、健脾丸为主治疗。

3. 辨证纲要　有关喉槁的辨证纲要在古代文献中未查及。此将喉槁的辨证纲要归纳如下。

(1)辨咯痰：除声嘶外，咯痰是喉槁的主要特征之一。一般而言，咳嗽、痰少而黏多，属阴虚肺燥；咳嗽痰黏，痰出秽浊，或黄绿而臭，或咳出黄褐浊痂，清晨尤甚，多属脾虚血弱或湿热兼杂；咳嗽频作，咯痰黏秽量少，痰中带血丝，或咳吐痂皮，多属肺肾阴虚夹血瘀。

(2)辨喉部肌膜异常：喉槁病患，喉门肌膜干燥、萎缩，为喉槁的特征，根据其改变可辨别证情的脏腑虚实。一般而言，喉门肌膜淡红，干燥少津，或有轻度萎缩，附有少量薄痂皮，多属阴虚肺燥；喉门肌膜干枯不荣，附痰黏秽，或有厚痂皮，多属脾虚血弱，兼杂湿热；喉门肌膜暗红，干枯萎缩，或有轻微出血，多属肺肾阴虚夹血瘀。

4. 证治分类

(1)阴虚肺燥证

证候　发病初期，声音不扬，发声费力或嘶哑，语言乏力，喉间干燥刺痒微痛，说话、用嗓多则诸症加重，干咳阵作，或痰少而黏；喉门肌膜暗红，干燥少津，或有轻度萎缩，附有黏痰或薄痂，声带变薄松弛；口鼻干燥，舌质红少津，苔少而干，脉细弱。

证析　肺阴亏虚，燥邪袭喉，喉门失养，故声音不扬，或嘶哑，语言乏力，喉燥痒痛；用嗓多则损气阴，气阴两伤，故诸症加重；阴虚肺燥，宣肃失职，肺气不利，故干咳阵阵，或痰少而黏；喉门肌膜赖肺中阴津滋养，肺阴亏虚，喉门肌膜失润，故肌膜暗红干燥，声带变薄松弛，甚则肌萎结痂；肺之阴津亏虚，不能上承口鼻，故口鼻干燥；舌红少津，苔少而干，脉细弱皆为阴虚肺燥之征。

治法　养阴润肺，清燥疗哑。

方药　养阴清肺汤加减。方中主以生地、麦冬、玄参养阴润肺；辅以贝母清润肺燥而止咳；白芍、牡丹皮养血活血，且降阴分伏火；佐薄荷清凉宣肺，合贝母并能利喉疗哑，甘草和药解毒。全方共奏养阴润肺，清燥利喉，助声疗哑之功。若肺阴虚，咽喉口鼻干燥明显者，加沙参、天花粉以养阴生津润燥；阴虚肺燥，干咳甚者，加霜桑叶、杏仁、炙款冬花以润肺清燥止咳。若阴虚肺燥，咳嗽嘶哑，久而不已者，合用杏仁煎加减，以润肺止咳疗哑。若燥热甚，声嘎嘶哑，干咳无痰，喉干鼻燥，口干口渴，舌干无苔者，可合用清燥救肺汤加减，以益肺气，养气阴，清燥热。

(2)脾虚血弱证

证候　声音嘶哑，缠绵不已，喉内干涩，黏堵不适，咳嗽痰黏，痰出秽浊，或黄绿而臭，或咳出黄褐浊痂，清晨或劳倦时尤甚；喉肌膜干枯不荣，附痰黏秽，或有痂皮，声带萎弛无力，闭合不良，咽部干燥萎缩较甚，倦怠思卧，纳差便溏，面黄唇淡，舌淡，苔白或黄而微腻，脉缓弱或濡。

证析　脾虚血弱，中州不振，气血不升，喉门失养，故声嘶缠绵，喉干涩不适；脾虚生湿，湿泛于喉，故有黏堵感；湿蕴化热，蒸腐喉门肌膜，壅遏肺气，故咳痰黏秽浊，或黄绿而臭；血弱津少，湿热熏结，则咳吐黄褐浊痂；清晨阳气初升，脾气虚弱，清阳当升不升，浊邪乘机上泛，故晨起诸症尤甚；脾主肌肉，脾虚血弱，喉门肌膜失濡养，故肌萎干枯，声带萎弛乏力；脾虚失化，气血乏源，体失充养，故倦卧面黄，纳差便溏；唇舌色淡，脉缓弱亦为脾虚血弱之症；苔黄而腻，脉濡乃脾虚湿热兼杂之象。

治法　健脾升阳，养血润喉。

方药　补中益气汤合四物汤加减。方中主以黄芪、党参、白术、炙甘草补气益肺，健脾和中；辅以柴胡、升麻升举清阳；气生于血，故配当归以补血，佐以陈皮理气，诸药协同，以健脾益气，升阳化浊，使脾旺而气血充；合四物汤意在加大养血益阴，润燥活血之功。全方共奏健脾升阳，养血润喉，生肌复萎之功。若阴血亏虚较甚，喉干鼻燥明显者，加沙参、石斛、玉竹、制首乌以养阴生血润燥；声音嘶哑甚者，加诃子，凤凰衣以补虚开音；湿热熏蒸，咳痰秽浊黄绿而臭者，加车前子、薏苡仁、黄芩以清化湿热；脾虚失运，纳差便溏者，加山药、扁豆、麦芽以健脾助运止泻。

(3)阴虚血瘀证

证候　声音嘶哑，经久不愈，喉部干涩刺痛，灼热不适，咳嗽频作，咯痰黏秽量少，或咳吐痂皮，痰中带血丝；喉肌膜、声带暗红，干枯萎缩，黏附痂皮，声带或有轻微出血，声户闭合不良；鼻咽干燥，口干渴，夜间尤甚，腰膝酸软，心烦失眠，手足心热，颧红盗汗，舌红或暗红少津，少苔，脉细涩或细数。

证析　肾阴不足，虚火上炎，燔血为瘀，瘀滞于喉，喉失滋养，故声嘶久不愈，喉干刺痛，灼热不适；阴虚火旺，上刑肺金，金失清肃，故咳嗽频作，咳痰黏秽量少；虚火炼津为痰，灼伤脉络，则咳吐痂皮，痰带血丝，声带微有出血；阴虚津乏，喉门失养，兼以瘀血阻滞，新血不生，故喉门、声带暗红，干萎结痂；肌萎络纵，声户乏力，故声户闭合不良；阴虚瘀阻，津不上承，故口鼻咽干而渴，夜间尤甚；虚火扰心，故心烦失眠；阴虚生内热，故手足心热，颧红盗汗；舌红或暗红少津，少苔，脉细涩或细数，皆为阴虚夹瘀之征。

治法　滋阴益肾，降火化瘀。

方药　知柏地黄汤合桃红四物汤加减。方中主以六味地黄汤滋阴补肾，清降虚火；辅知母、黄柏以助滋阴降火之力；合以桃红四物汤养血活血，化瘀生肌，与知、柏相伍并能清血分之虚热。二方奏有滋阴补肾，降火利喉，养血活血，化瘀生肌复萎之功。若阴虚瘀阻，声音嘶哑，久而不愈者，加玄参、诃子、凤凰衣、丹参以滋阴活血疗哑；虚火上炎，喉内灼热干痛明显者，加怀牛膝、旱莲草以降火利喉；火热刑金，咳嗽频作不已者，加炙冬花、瓜蒌皮以润肺止咳，或用百合固金汤加减。声带微有出血，或痰带血丝者，加白茅根、百合、阿胶以养阴生津，润喉止血。

若血虚生热夹瘀，喉门肌膜干燥暗红萎缩，咳嗽声嘶，面色萎黄，唇淡脉细者，宜养血活血，降火疗哑，可选用清火补阴汤加减。方中主以熟地、当归、川芎、白芍滋阴养血活血，辅玄参、黄柏、知母敛阴降火，佐以竹沥清化热痰助开音，甘草调和药性。

(4)气阴两虚证

证候　声音嘶哑，语言乏力，咳嗽较剧，咯痰秽浊黄绿，或夹带血丝，喉门肌膜干红萎缩，口咽干燥，少气乏力，舌红，苔少或光亮，脉细弱。

证析　脾气虚弱，日久损及肺脏，可谓“母病及子”，肺金得不到脾土生养，肺气失于宣降，故而咳嗽；肺津不能输布，声户失于濡养，故见声音嘶哑；脾肺气阴两虚，兼夹湿热之邪，熏灼喉门肌膜，故咯痰秽浊黄绿；喉肌失养，故喉肌膜干红萎缩，咽干口燥；气虚不能上承声户，故语言乏力；中气不足，气虚血少，故少气乏力；阴虚火旺，灼伤脉络，故见咯痰夹带血丝；舌红苔少或光亮，脉细弱皆气阴两虚之征。

治法　益气养阴，润肺止咳，兼清湿热。

方药　人参清肺散加减。方中主以人参、麦冬、五味子、茯苓、知母益气养阴；辅以贝母、半夏、桑白皮、杏仁、款冬花、桔梗润肺止咳；佐以黄连，地骨皮燥湿清热，甘草调和药性。诸药合用，共奏益气养阴，润肺止咳化痰，清热燥湿之功。

【外治疗法】

1. 古代外治疗法述要　古代治疗喉槁的外治法记载不甚多，未单独列出，可参考慢喉瘖外治法。

2. 现代外治法研究述要　现代有关喉槁外治法的研究主要是药物蒸气吸入。多选用养阴生津，清热解毒的药物，经传统的水煎或现代的提取方药制成。其剂型主要为水剂。《嗓音病的中医论治》提出用当归注射液、丹参注射液、丹参煎剂、自拟方煎剂等，《现代中医耳鼻咽喉口齿科学》提出用白毛夏枯液、银黄液等。西药主要是维生素B_{12}。其他外治法，如某些专著提出咽部吹药或含化法以及滴药法等。

3. 外治法应用

(1)蒸气吸入法：适用于各型喉槁。所用药物一般以养阴润燥为主，亦可根据证情的不同选用相应药物进行蒸气吸入。常用药物如用沙参、麦冬各15g，霜桑叶6g，煎水200ml，加柿霜1g消溶，过滤。每次40ml，做蒸气吸入，每日1次；或用白毛夏枯草液或银黄液40ml，蒸气吸入或超声雾化吸入；另外亦可用维生素B_{12}、当归注射液、丹参注射液或丹参煎剂，加柿霜少许做蒸气吸入；或用温热蒸气吸入法，增加黏膜湿度，有利除去痂皮。

(2)咽部吹药或含化法：可用西瓜霜吹入咽喉，每日3次。亦可用参梅含片，每天4～5片；或用梅子煎水含漱，日4～6次，对此病都有裨益。

(3)喉内滴药法：将具有清热解毒，活血化瘀，消肿止痛的药液，在间接喉镜下直接滴于声带表面，而起到治疗作用，常用如鱼腥草注射液、复方丹参注射液等。

【针灸疗法】

参考慢喉瘖。

【按摩导引疗法】

在古代资料中,导引法治疗喉槁曾有所记载,如《苏沈良方》中曰:“每夜……盘足座,叩齿三十六,通握固,闭息,内视五脏……待肠满气极,则徐徐出气,俱出入息匀调,即以舌搅唇齿内外,漱炼津液,未得咽下,复作前法,闭息内观……调息漱津,皆依前法。如此者三,津液满口,即低头咽下”。干祖望用《苏沈良方》所述导引法,在临床实践运用发挥,受益颇深。其具体方法是:凌晨盘坐,叩齿36通,使上下牙齿相碰作响,然后用舌尖撞击门齿,使唾液分泌旺盛起来,通握固,内视五脏,肠满气极,以舌搅唇齿内外,如此数次,待津液满口,则低头咽下。一般初期做导引津液不多,久练则自然会增多。

【其他疗法】

(1)药茶疗法:胖大海3g,蜂蜜适量,用开水冲饮后代茶饮用。或用鲜石斛8g,麦冬10g,用沸水冲后代茶饮用。以上两法均可长期饮用。

(2)药膳疗法:此法采用中药与食物合用,便于患者长期服用,以达到补肺润燥,健脾养血之功。如《中国医学非药物疗法》中提出用落花生45g(不去红衣),粳米60g,冰糖适量。也可加入怀山药30g,或加百合15g。用时先将落花生洗净捣碎,加入粳米,山药片或百合片,同煮为粥,待粥将熟时,加入冰糖稍煮即可。

【专病专方】

参考慢喉瘖。

【预后与转归】

1. 预后

(1)一般状况良好者易愈;一般状况较差者,伴有鼻槁或咽槁者难愈。

(2)患病时间短者易愈;病程长者不易愈。喉门肌膜色泽较有光泽,萎缩轻者易愈;喉门肌膜色泽暗红,无光泽,声带萎缩者难愈。

(3)证情属阴虚肺燥者易愈;证情属元气受损,脾虚血弱或肺虚肾亏者难愈。

(4)有偏食习惯者或长期处于尘土及干燥的环境者难愈;无偏食习惯者或没有或脱离尘土、干燥的工作环境者有益于病愈;治疗较晚或进行放射治疗者,有伴鼻室、鼻渊未及时治疗者,不利于病愈。

2. 转归 喉槁病患,经过适时而恰当的治疗,多数预后良好。少数病患因受体质状况较差,病程较长、治疗不及时,有不良生活习惯因素的影响,可持续数年,数十年而迁延不愈。

【护理与预防】

1. 护理 本病一般无特殊护理,其主要护理包括:

(1)嘱患者少发声,寡言谈,勿作劳,节制房事等。

(2)饮食富于营养,禁烟酒,戒辛辣阳热之物。

(3)保持居室空气湿润。

2. 预防

(1)根治邻近病灶:邻近器官的病灶亦可诱发喉槁,故对患有鼻槁、咽槁、鼻室、鼻渊者,应积极予以调治。

(2)注意鼻咽部卫生:长期从事高粉尘、高温作业的工作人员,应注意劳动保护。平时应戒烟酒,少食辛辣劫阴之品。

(3)锻炼身体,调剂饮食:本病患者平素应注意锻炼身体,增强体质,调养正气,以便阴阳平衡,气血相和。

第七节　声带息肉

【概述】

1. 涵义　声带息肉是指发生在声带上的肉样赘生物，光滑柔软，带蒂或广基，妨碍发声的一种喉病。临床以声音嘶哑，迁延难愈为主要表现。常发生于一侧声带的前、中 1/3 处的边缘，两侧均有者少见。多见于成人，以青壮年为多，男性多于女性。

2. 沿革　声带息肉为现代病名，古代文献资料中无声带息肉的病名记载，但古代所论述的喉瘖可能包含有本病。20 世纪 80 年代末，为了中医临床、中西医临床实际的需要，将此病名引入中医学中，并逐渐达到高度的共识。

【病因病理】

1. 古代病因病理学说　古代文献资料中对本病的发病学论述很少，且设有本病之病名。类似本病发病的记载如《张氏医通・卷四》说："叫骂声嘶而喉破失音者……"又如《医碥・卷四》亦说："大声疾呼，讴歌失声者，亦金破之义也"。据分析，可能为本病的发病学记载。

2. 现代病因病理学说　在现代著作与资料中，有关声带息肉的发病学研究主要有虚、瘀学说；痰、瘀学说；痰、虚学说及热、痰、虚学说四个方面。

(1)虚、瘀学说：此学说之代表著作见于《实用嗓音病治疗学全书》，该书将声带息肉的病因病理归结为"肺脾虚弱"、"脾肾虚弱"及"气血瘀滞"三方面，而肺脾虚弱，不能运化水湿，又易致湿浊积聚。

(2)痰、瘀学说：此学说之代表著作为《干祖望中医五官科经验集》，该书将声带息肉的病因病理归结为"痰浊蕴结"、"痰瘀交阻"及"气滞血瘀"三方面论述，干氏提出的痰、瘀学说可谓独树一帜。

(3)痰、虚学说：此学说出于《实用中西医结合诊断治疗学・耳鼻咽喉口腔科》，该书认为本病多因饮食不节，痰湿内生，困结不去，遏伤阳气致肺脾气虚，久之痰湿痼结难化所致。

(4)热、痰、虚学说：《嗓音病的中医论治》认为本病与声带小结的发病机制类似。唯瘀血在息肉发生中表现较轻，而肺脾气虚则比小结为明显。主要有肺经郁热，上蒸滞喉；痰湿上泛，结滞于喉；肺脾气虚，喉失温养所致。

3. 临床病因病理

(1)痰湿凝聚：嗜食肥甘，过啖生冷，滋生湿浊，湿聚生痰，困脾碍运，升降失常，痰湿上泛，壅滞于肺，宣降失常，水津不布，凝固于喉，留滞声户不散而变生息肉。

(2)气虚痰结：痰湿困久，遏伤阳气，致肺脾气虚，宣运无力，喉失温养，凝痰未化，湿浊复加，则痰湿痼结难化，凝生息肉。

(3)气滞血瘀：用声过度或不当，伤及喉部脉络，气血不和，气血瘀滞，息肉痼结难消，迁延难愈。

总之，声带息肉发病，因有虚实。实者，多归于痰湿、血瘀；虚者，多责之肺脾气虚；且本病之虚，多属虚中挟实为患，即肺脾气虚中多痰湿。一般病初起属实，多为痰湿凝聚所致；病久多属虚或虚实夹杂，或气虚挟痰，或日久气虚夹瘀；而"结"是本病的基本病机。

【临床征候】

1. 发病情况　好发于成年男性，以青壮年为多，儿童少见。职业性用嗓、高噪音环境中工作、经常大声言谈者发病率较高。无季节与地域性。

2. 病史　多有长期用声过度或一次强烈发声，或反复感冒咳嗽失治史。

3. 声音嘶哑　为声带息肉的首要症状。呈持续性，时轻时重，发声费力，或感喉间有物阻滞发声；大者堵塞声门，可致失音、气急、呼吸不畅等。

4. 声带息肉　一侧声带有带蒂肉样赘生物，灰白或红色，表面光滑，或一侧(有者为双侧)声带边缘有广基型鱼腹状灰白赘生物。若赘生物带蒂较细长，发声时可夹于声带之间，或转翻于声带之下，呼吸时可垂于声门下，声门闭合不全。

5. 伴随症状　可伴有喉部不适，干燥感，异物感，或咳嗽咯痰，胸闷等。

【诊断和鉴别诊断】

1. 诊断依据　①多有长期用声过度病史；②持续性声音嘶哑，时轻时重，发声费力，或感喉中有物，甚者失音；③声带有局限性肉样赘生物，带蒂或广基，或声带边缘有弥漫性香肠状或鱼腹状赘生物，表面光滑，声门闭合不全；④组织活检为息肉病变。

2. 鉴别诊断　声带息肉主要应与喉瘤、声带小结等进行鉴别。

(1)喉瘤：主要与喉乳头状瘤，喉纤维瘤相鉴别。

喉乳头状瘤：声嘶呈进行性，甚至失音，瘤体增大可出现喘鸣，呼吸困难，喉部检查见喉内肿瘤多发，或声带边缘单发，色苍白或暗红，呈乳头状物。活体组织检查见圆形或长圆形乳头状团块，含有结缔组织及血管可资鉴别。

喉纤维瘤：肿瘤多发生于声带前中部，亦可发生于喉室、室带及会厌或声门下，瘤体呈圆形或椭圆形，大小不一，表面光滑，带蒂或广基无蒂，大多数较硬，少数因发生黏液变性而柔软似息肉，颜色灰白或淡红，活体组织检查见纤维细胞及纤维束可资鉴别。

(2)声带小结：多对称性发生在声带的前中 1/3 交界处，故可与声带息肉鉴别。

【辨证施治】

1. 古代辨证施治观点　古代文献资料中无声带息肉之病名，故没有具体的记载有关辨证与治疗，但有些散在的内容可能涉及声带息肉。如《张氏医通・卷四》说："叫骂声嘶而喉破失音者，《千金》大补汤"。《类证治裁・卷之二》说："其逆风叫号，致伤会厌者，以养金汤之属清其音"。另外《罗氏会约医镜・卷七》认为"复有叫号歌哭，冷饮吸风而致喑者，能知养息，自不药而愈，不足虞也"。可见古代医家已认识到节制发声和纠正不正确发声方法是治愈声带息肉的关键所在。

2. 现代辨证施治观点　现代有关声带息肉的辨证施治已颇具系统性和完整性，主要在以下几个方面。

《嗓音病的中医论治》将其分为肺经蕴热、痰湿结滞、肺脾气虚三证，分别治以黄芩汤合发声散、导痰汤、补中益气汤合二陈汤加减；《实用嗓音病治疗学全书》将声带息肉分为"肺脾虚弱"、"气血瘀滞"、"脾肾虚弱"三型，并认为"肺脾虚弱"型多见于欢喜高声呼叫的嗓音工作者，治以益气健脾，退肿开音；"气血瘀滞"多见于中青年男性，素性急躁者，治以活血化瘀，消肿开音；"脾肾虚弱"则多发于老年妇女或长期吸烟者，治以温阳化水，散瘀开音为主，并分别列出经验方进行治疗。稍后出版的《中国传统医学丛书・中医耳鼻喉科学》一书则把声带息肉辨为"肺脾虚弱"和"气血瘀滞"二型，从而排弃肾虚于证外，并分别选用四君子汤合五苓散、会厌逐瘀汤加减治疗。《干祖望中医五官科经验集》将声带息肉分为"痰浊蕴结"、"痰瘀交阻"、"气滞血瘀"三证，分别采用王氏二陈汤、桂枝茯苓丸、通窍活血汤或会厌逐瘀汤治疗，从而强调了痰、瘀在久病与顽症中的证治特色。

一些综合性著作如《实用中西医结合诊断治疗学·耳鼻咽喉口腔科》将声带息肉分为“痰湿凝聚”及“气虚痰结”二证，并分别以经验方消息畅音汤、消息响音汤治疗，临床上具有一定的实用性。

有报道应用活血化瘀治疗本病获效，另有报道治以活血化痰解毒法，早期以清热活血，中期以利水活血，后期以软坚散结为主治疗本病收效。

综上所述，现代有关声带息肉的辨证施治的观点离不开痰、瘀、虚三证。实证在痰、瘀；虚证在肺、脾、肾，唯各医家认识的侧重点不同而已。

3. 辨证纲要　声带息肉的主要特征是声嘶、声带黏膜的异常变化，故本节以辨声音和辨声带黏膜的异常变化两方面对声带息肉加以辨析。

(1)辨声音：声音沉闷嘶哑，喉部憋闷，伴咳嗽，咯痰色白，胸脘痞闷者，多属痰湿凝聚证；声音沉闷嘶哑甚，语言乏力，伴咳嗽痰白，气短，胸满腹胀者，多属气虚痰结证；声嘶日久难愈，音色晦暗或发音困难者，多属气滞血瘀证。

(2)辨声带黏膜的异常：声带息肉色质淡白或呈水肿样，多属痰湿凝聚证；息肉肿甚，晶莹色白，多属气虚痰结；息肉充血呈晦暗，质地较硬，多属气滞血瘀。

4. 证治分类

(1)痰湿凝聚证

证候　声音沉闷嘶哑，喉部憋闷，声带边缘有色质淡白或呈水肿样肿物，或呈淡红色，妨碍声门闭合，全身伴有咳嗽，咯痰色白，胸脘痞闷，舌苔白腻，脉濡滑。

证析　痰湿凝结于喉，声门开合不利，故有声音嘶哑沉闷；痰湿遏阻喉部气机，气机不畅，故觉喉部憋闷；痰湿为阴邪，留滞声户不散，故见声带边缘有息肉色白、水肿，妨碍声门闭合；湿郁久化热，则见息肉呈淡红色；痰湿壅滞于肺，宣降失常，故有咳嗽，痰白；痰湿困脾，中阳不振，故有胸脘痞闷，舌脉为痰湿凝聚之征。

治法　除湿化痰，散结消肿。

方药　导痰汤合发声散加减。方中主以半夏、南星、瓜蒌燥湿化痰；枳实、橘红理气燥湿为辅，使气顺而痰消；佐以茯苓健脾渗湿，生姜温脾化饮，既可制半夏之毒，且能助半夏、橘红行气消痰，使以甘草调和诸药，兼可润肺和中；桔梗引药上行，僵蚕散结开音，合方共奏除湿化痰，散结消肿以开音之功。若湿郁化热，证见息肉呈淡红色，舌质红，苔黄或黄腻，脉滑略数，治宜清肺化痰，软坚消肿。可选用清气化痰丸合清音散加减。

(2)气虚痰结证

证候　声音沉闷嘶哑甚，语言乏力，不耐多言，喉部憋闷紧束，时有呼吸不畅，息肉肿甚，晶莹色白，声门关闭不全；全身伴有咳嗽痰白，神疲气短，胸满腹胀，纳差便溏，舌质淡，边有齿痕，苔白，脉细。

证析　肺脾气虚，水液运化失司，停滞为湿浊，湿聚生痰，痰浊结聚喉窍，复因气虚无力鼓动声门，故声音沉闷嘶哑甚，语言乏力；喉部气机不畅，故觉喉部憋闷紧束，时有呼吸不畅；多言损气，气虚更甚，故不耐多言；痰浊为阴邪，结聚于声带，故见声带有息肉肿甚，晶莹色白；息肉碍于声带之间，故声门关闭不全；肺气虚则咳嗽痰白，气短；脾气虚则失健运，故神疲，胸满腹胀，纳差便溏；舌脉亦为气虚痰结之证。

治法　益气化痰，散结消肿。

方药　四君子汤与五苓散加减。方中主以人参、白术、茯苓益气健脾，利湿散结；辅以猪苓、泽泻助其利湿消肿之力；桂枝温阳化气；生姜、甘草温中而调和诸药。诸药合用，共收益气化痰，利湿消肿之功。痰结甚，息肉大者，加海藻、昆布以软坚消肿；腹胀纳差者，加山楂、麦芽、枳壳以健脾消食；便溏者，加白扁豆、怀山药以健脾止泻。

（3）气滞血瘀证

证候　声嘶日久难愈，音色晦暗或发音困难，声带边缘息肉带蒂或息肉样变，色暗红，全身伴有胸闷心烦，或胸胁刺痛憋闷，舌质紫暗或有瘀点，脉沉涩。

证析　气血瘀滞，留结声带，脉络不利，故声带边缘有息肉，色暗红，声嘶日久难愈，音色晦暗，或发音困难；胸中气滞，故有胸闷心烦，或胸胁刺痛憋闷；舌脉亦是血瘀之征。

治法　活血化瘀，散结开音。

方药　会厌逐瘀汤加减。方中主以当归、赤芍、桃仁、红花活血化瘀；辅以柴胡、枳壳行气开胸；佐以玄参利喉开音；桔梗为使，引药上行。诸药共奏活血化瘀，散结开音之功。声嘶甚者加木蝴蝶、凤凰衣、僵蚕以散结利喉开音；若息肉色灰白或苍白，则为痰瘀互结，酌加浙贝母、瓜蒌仁、海浮石以化痰散结。

【外治疗法】

（1）蒸气、雾化吸入法：适用于各型声带息肉，药物可根据证情灵活运用，如采用内服中药先吸入蒸气，尔后再服，或早期可用金嗓雾，晚期则用宣痹喉雾作熏蒸或雾化吸入，每次取药汁 20ml，每日 1 次，10 次为 1 疗程。

（2）含服法：适用于各型的声带息肉。常用药物有草珊瑚含片、西瓜霜含片、金果含片等，每次 1～2 片，每日 4～6 次。或铁笛丸、润喉丸，每次 3g，每日 3 次。

（3）手术治疗：适宜于带蒂或较大息肉，经内外治疗不效者。局限性声带息肉采取摘除术，弥漫性声带息肉则采取切除术。亦可采用划痕法，即在直接喉镜下，在声带上横向划痕，深达上皮下，放出积液。若双侧划痕，应不对应，每侧可划 3～5 条。

【针灸疗法】

1. 现代研究　在现代研究资料中，运用针灸治疗声带息肉的临床报道不多。有学者报道，采用针刺左侧鱼际、少商放血为主治愈左侧声带息肉 1 例。耳针方面，有学者采用耳穴贴压法治疗声带息肉，取咽喉、声带、肺、肾、神门等耳穴，取效。

2. 临床应用

（1）针刺疗法：局部取穴及循经取穴为主，常用穴位如人迎（或开音 1 号穴，参见“声带小结”一节），肺俞、足三里、丰隆等，每次选 4 个，采取中等或弱刺激，留针 20 分钟，每日 1 次，10 次为 1 疗程。

（2）艾灸疗法：取人迎穴（或开音 1 号穴），艾炷悬灸，每日 1 次，5 次为 1 疗程。

（3）耳针疗法：取耳穴咽喉、肺、脾、肾上腺，用耳针针刺或用王不留行籽贴压穴位，或每次取 2 穴，埋针 7 天，有消肿开音的作用。

【按摩导引疗法】

参考慢喉瘖一节。

【物理疗法】

据资料报道，用于治疗声带息肉的方法主要有氦-氖激光、二氧化碳激光、中波，其他如磁疗、离子导入等。

（1）氦-氖激光疗法：用氦-氖激光器直接光束进行穴位照射，取人迎（或开音 1 号）穴，足三里、丰隆等穴，隔日 1 次，10 次为 1 疗程，照射距离 1 米以内。

（2）二氧化碳激光疗法：用二氧化碳激光器加锗透镜聚焦，利用其散焦部分照射喉部，距离1～1.5米，以病区有舒适感为宜。每次10～15分钟，隔日1次，10次为1疗程。

(3)中波疗法：用普通中波透热治疗机局部治疗，电流强度3～6mA，每次15～20分钟，每日1次，10次为1疗程。

(4)磁疗：用磁电贴敷于人迎(或开音1号)、足三里、丰隆等穴上，晚上贴敷，白天去除，10次为1疗程。

(5)离子导入疗法：早期用金嗓雾及晚期用宣痹喉雾的药液作局部直流电离子导入治疗，每次20分钟，每日1次，10次为1疗程。

【专病专方】

1. 现代专病专方

(1)加味天龙饮：无名精、龙须草、龙葵、石龙芮、白英、枸杞子、生地、熟地、白芍、党参各9g。水煎服。(《上海中医药杂志》1987,(6):25)

(2)夏枯草、桃仁、赤芍、白芍、沙参、党参、天花粉各9g，炙僵蚕、红花各6g，桔梗、蝉蜕各4.5g，水煎服。(《中西医结合杂志》1989,(1):288)

(3)陈皮、半夏、僵蚕、桂枝、路路通各9g，当归、茯苓、海浮石各15g，白花蛇舌草、薏苡仁各30g，甘草3g，水煎服。(《山东中医学院学报》1990,(4):28)

(4)利咽散结汤：沙参、百合、牛蒡子、前胡、茯苓、白术、当归、赤芍、半夏各10g，桔梗5g，全瓜蒌18g，水煎服。(《浙江中医杂志》1987,(1):20)

(5)血府逐瘀汤加味：赤芍、桃仁各12g，红花、川牛膝、木蝴蝶、柴胡各6g，桔梗、当归、川芎、生地、山楂、三棱、莪术各10g，甘草3g。水煎服。(《四川中医》1999,(2):45)

(6)金嗓灵1号：马勃、莪术、桃仁、玄参、三棱、蝉衣、木蝴蝶、鸡内金、贝母各10g，金银花、蒲公英、红花、板蓝根、麦冬各15g，丹参20g，泽泻12g，水煎服。(《中国中西医结合杂志》1998,(3):183)

(7)消息畅音汤：浙贝母10g，海藻、昆布各15g，三棱、莪术、橘络、乌梅各6g，石菖蒲3g，水煎服。(《实用中西医结合诊断治疗学·耳鼻咽喉口腔科》)

(8)消息响音汤：党参12g，诃子、五味子、僵蚕、红花各6g，薏苡仁、海藻、昆布各15g，橘络3g。水煎服。(《实用中西医结合诊断治疗学·耳鼻咽喉口腔科》)

(9)消痔悦音茶：绿萼梅、丝瓜络、乌梅各6g，生甘草、橘络、参须各3g，红茶2g。泡水代茶饮。(《实用中西医结合诊断治疗学·耳鼻咽喉口腔科》)

2. 古代专病专方

(1)消音散：治失音声哑。诃子(半生半熟)三钱，木通(半生半泡)三钱，桔梗(半生半熟)三钱，甘草(半生半熟)三钱，用生地黄捣烂入药服，熟药内加童便三五匙。(《红炉点雪·卷一》)

(2)桂心散：治哑塞咳嗽方。桂心六铢，杏仁十八铢，上二味末之，以蜜丸如杏仁大，含之，细细咽汁，日夜勿绝。(《外台秘要·广济》)

(3)茯苓橘皮杏仁汤：治湿旺气郁，声音不亮者。茯苓三钱，半夏三钱，杏仁三钱，百合三钱，橘皮三钱，生姜三钱，水煎半杯，热服。(《医学摘粹·杂证要法》)

【预后与转归】

1. 预后　声带息肉为一种慢性疾病，其预后与下列因素有关。

(1)病程与病情：初起息肉小者，经保守治疗，部分可以消除；病久，息肉已形成者，较难消除。

(2)用嗓情况:病后能节制用嗓者,易愈,继续滥用嗓音者难愈。

(3)生活习惯:性情急躁易怒,有烟酒嗜好者,难治愈;性情温和,遇事不怒,无烟酒嗜好者,有益于治愈。

(4)治疗情况:早期治疗,治疗得当者有利于治愈;治疗较晚,邪已结痼,且不坚持治疗者,不利于病愈。

2. 转归　声带息肉患者,经药物、手术等恰当的治疗,多数能够治愈;少数病患因受病程较长,治疗较晚,及不良生活习惯等因素的影响,易致发声障碍迁延难愈。

【护理与预防】

1. 护理

(1)声带息肉初起,应严格禁声 2～3 周。

(2)声带息肉术后,应严格禁声 1 周,创口恢复后,应立即进行发声训练,以矫正不正确的发声方法,防止复发。

2. 预防

(1)积极治疗呼吸道感染性疾病。

(2)避免过度用嗓,在急喉瘖和月经期宜节制用嗓。

(3)纠正不正确发音方法,进行发音训练并练习丹田呼吸法或嗓音呼吸体操。

【参考资料】

1. 谯凤英. 中医药治疗声带息肉、声带小结近况. 天津中医,1987,(6):47～48
2. 张三山. 活血化瘀治疗声带息肉 24 例. 浙江中西医结合杂志,2002,12(11):711
3. 龙国玲. 血府逐瘀汤加味治疗声带息肉 42 例. 四川中医,1999,17(2):45
4. 窦彩萍. 葛健文治疗声带息肉的经验,甘肃中医学院学报,2004,21(1):4～5

第八节　声 带 小 结

【概述】

1. 涵义　声带小结是指发生在声带边缘的一种结节状突起,临床以声音不扬或嘶哑,迁延难愈为主要表现。成人儿童均可患病;成人中女性多于男性,年逾 50 岁较少发生,儿童中男孩多于女孩。西医的结节性声带炎、声带结节、歌者小节、喊叫性小节与本病类似。

2. 沿革　声带小结为现代病名,20 世纪 80 年代末开始,现代中医各家著述中,普遍沿用声带小结这一病名,由此与西医学的病种相衔接,更能适应临床实际需要。

【病因病理】

1. 古代病因病理学说　古代文献资料中虽无"声带小结"的记载,但《类证治裁·卷之二》所说:"其逆风叫号,致伤会厌者"。又如《医统》曰:"因歌唱伤气而声不出,此不内外因也,养息自愈"。均为近似声带小结的发病病因描述。

2. 现代病因病理学说　在现代著作与资料中,有关声带小结的发病学说研究主要有痰、湿学说,痰、湿、瘀学说与痰、瘀学说三个方面。

(1)痰、湿学说:此学说见于《干祖望中医五官科经验集》一书中,干氏认为声带小结是由于用声不当或过度用声,损伤气血,致气血运行不畅,痰湿停滞所致。

(2)痰、湿、瘀学说:此学说见于《中国传统医学丛书·中医耳鼻喉科学》一书中,认为本病基本病因是脏腑虚弱,功能失健,用声失当,伤于气血所引起,故声带小结是由"湿浊停聚”、“痰浊瘀血凝聚”二方面病因病理所致。

(3)热、痰、瘀学说:《嗓音病的中医论治》认为本病的发生“主由心肺郁热、痰浊凝结、气血瘀阻等因素所致”。《实用中西医结合诊断治疗学·耳鼻咽喉口腔科》亦认为除与痰、瘀有关外,以热立论很重要。

3. 临床病因病理

(1)痰热凝结:素嗜辛辣、烟酒,性喜高声言谈,致使肺经蕴热,伤阴耗津,痰热内生,随气上壅喉窍,阻滞脉络,留结声户,聚而不散,凝生结节。

(2)气虚痰湿:滥用嗓音,发声不当,多言损气,致使肺脾气虚,水湿不化,反成痰浊,痰浊留结声户,聚而不散,发为小结。

(3)气血瘀结:急喉瘖失治误治,或养护不当,致邪毒久结不去,脉络不畅,气血瘀阻,结节痼结难消,发为久瘖,迁延难愈。

综上所述,声带小结发病属本虚标实之证。本虚为脏腑虚损所致,累及的脏腑以肺、脾为主,造成脏腑虚损的病因多是:用嗓过度,耗气伤津;标实为各种原因引起的气血瘀结,痰浊结聚,上结声户所致。

【临床征候】

1. 发病情况　好发于用嗓职业,或长期高声言谈者。在儿童中亦常见,成人中女性多于男性,发病高峰为 21～25 岁,年逾 50 岁较少发生。儿童中则男孩多于女孩。

2. 病史　多有用声过度或用嗓不当史。一般由间歇性声嘶发展为持续性声嘶者可能转为声带小结。

3. 声音嘶哑　为声带小结的首要症状,其程度不一。早期表现为发声易疲劳而不持久,发高音破裂,亦称发毛,发低音无变化,以后逐渐加重,音色变暗(由脆亮变暗涩),变沙(多数音破裂)至哑(明显漏气),声嘶从间歇性逐渐发展为持续性。

4. 声带边缘有小结状突起,声门闭合不全　是声带小结的重要体征。两侧声带常对称性发病。最初在两侧声带游离缘前中 1/3 交界处有黏液积聚,有人称为“小结前期”,小结常看不到;继之出现小结如红色柔软的息肉样变,并有水肿;晚期形成两侧对称性小突起、呈苍白、半透明,表面光滑,发音时妨碍声带闭合。

5. 伴随症状　可伴有轻度的喉部干燥疼痛,喉痒干咳,异物感,喜“吭喀”清嗓等。

【诊断与鉴别诊断】

1. 诊断依据　①有长期发声过度和用声不当史;②声音嘶哑,由间歇性逐渐发展为持续性;③声带边缘前中 1/3 交界处有对称性小结状突起,声门闭合不全;④可伴有不同程度的喉部干燥疼痛,喉痒,干咳,异物感,“吭喀”清嗓。

2. 鉴别诊断　声带小结主要与喉癌、声带息肉相鉴别。

(1)喉癌:声嘶发展较快,病变多发于声带的前端或中段,局部粗糙不平,或有小粒状物突起,或呈乳头状增生,活体组织检查可找到癌细胞。

(2)声带息肉:亦好发于声带前中 1/3 交界处,有时小节与息肉难于鉴别。但息肉多为一侧发病,两侧同时发病者较少。息肉大小不等,表面光滑,呈半透明状,带蒂或无蒂。

【辨证施治】

1. 古代辨证施治观点　古代文献资料中有一些散在的内容可能涉及本病。如《张氏医通·卷四》“叫骂声嘶而喉破失音者,《千金》大补汤”。《类证治裁·卷之二》说:“其逆风叫号,致伤会厌者,以养金汤之属清其音”。另外《罗氏会约医镜·卷七》认为“复有叫号歌哭,冷饮吸风而致喑者,能知养息,自不药而愈,不足虞也”。可知古人已认识到节制发音和纠正不正确发声方法是治愈声带小结的关键。

2. 现代辨证施治观点 现代有关声带小结的系统的辨证论治集中在20世纪90年代初出版的医著中。

《嗓音病的中医论治》将其辨证为肺经蕴热、痰湿结滞、肺脾气虚三证,分别采用黄芩汤合发声散、导痰汤、补中益气汤合二陈汤加减治疗。《干祖望中医五官科经验集》将声带小结辨证为痰浊停滞证,治以化痰软坚散结为主,方选王氏二陈汤,并主张声带小结较大者,可做手术摘除。体现了中西医互补在治疗上的重要性。《中国传统医学丛书·中医耳鼻喉科学》一书中将声带小结辨证的“水湿结聚”和“痰浊瘀血”两型,分别选用参苓白术散和桃仁四物汤加减治疗,从而强调了正虚在声带小结中的证治特点。《实用中西医结合诊断治疗学·耳鼻咽喉口腔科》中按照病程的长短、小结的性质改变分别辨为“痰热凝结”和“气血瘀结”两型,分别列出清金散结汤、逐瘀散结汤进行治疗。

有关治疗声带小结的报道日益增多,大都取得良好疗效,方法多以活血化瘀、祛痰散结、益气等为主,其中活血、祛痰是治疗的主要方法。

综上所述,现代有关声带小结辨证施治的观点主要在热、痰、瘀、虚四类,其中痰证为多数医家所认可,由此构成了声带小结现代证治分类的基本特点。

3. 辨证纲要 声带小结的主要特征是声嘶、声带黏膜的异常改变,故以此作为要点加以辨析。

(1)辨声嘶:声音不扬,时轻时重,或嘶或哑,喜“吭喀”清嗓,兼有咳嗽痰黄,口干咽燥者,多属痰热凝结证;声嘶较久,发音粗而低,喉间痰多,兼倦怠乏力者,多属气虚痰湿;而声嘶日久,多言哑甚,兼胸痛烦闷者,多属气血瘀结。

(2)辨声带黏膜的异常:声带小结为发生在声带边缘的小结状突起影响声带闭合而致声音嘶哑,故根据小结之质地,色泽变化可辨其证性。声带微红,小结柔软,色淡红或鲜红,有黏液附着者,多为痰热凝结;声带淡白或淡红、水肿、小结柔软,色灰白,有白色分泌物附着,多为气虚痰湿;二者病变尚轻易消;声滞暗红,小结质硬,色苍白者,多属气血瘀结证,示病变已结痼难消。

4. 证治分类

(1)痰热凝结证

证候 声音不扬,时轻时得,或嘶哑,喉部微痛,干痒不适,喜“吭喀”清嗓;声带微红,边缘有粟粒样小结突起,柔软,色淡红或鲜红,并有黏液附着;或伴咳嗽,痰黄黏难出,口干咽燥,心烦不眠,舌质红,苔薄黄或黄腻,脉滑略数。

证析 痰热凝结,随气上壅喉窍,留结声户,声门开合不利,故见声音不扬或嘶哑;痰热留结甚则加重,痰热得清化则减轻,故时轻时重;痰热凝结于喉部脉络,脉络不通,故喉部微痛,干痒不适;痰浊聚而不散,留结成形,故见声带边缘有粟粒样小结突起;痰为阴邪,其性重浊,故易附着于声带上,且常作“吭喀”以除其痰而清其嗓;痰热扰肺,肺气失宣,故咳嗽,痰黄黏难出;痰热扰心,故心烦不眠;热伤阴津,故口干咽燥,舌脉亦为有痰热之征。

治法 清肺化痰,散结开音。

方药 清气化痰丸合清音散加减,清气化痰丸方中以胆南星为君,清热化痰以消凝结于声门痰热;辅以黄芩、瓜蒌仁为臣,降肺火,化热痰,以助胆星之力;“治痰当须理气”,故以枳壳、陈皮下气开痞,消痰散结,以散声带小结;佐以茯苓健脾渗湿,杏仁宣利肺气,半夏燥湿化痰。清音散中诃子补气并敛肺开音，木通清心通窍利音，桔梗除肺热利咽喉，二方配合共奏清热化痰，散结开音之功。声带小结较大者，加海浮石、海藻、昆布以软坚散结；口干咽燥者，加沙参、石斛以养阴生津。

(2)气虚痰结证

证候　声音嘶哑，发音粗而低，高音难出，喉间痰多，色白而稀；声带淡白或淡红水肿，边缘呈粟粒样小结突起，柔软，色灰白，有白色分泌物附着；面色白或萎黄，倦怠，纳差，腹胀便溏，舌淡苔白腻，脉濡滑。

证析　脾主运化，肺主通调水道，肺脾气虚，水湿不化，湿聚生痰，痰湿留滞声户，声户开合不利，故有声音嘶哑；痰湿聚而不散，故见声带边缘粟粒样小结突起；声带前中1/3交界处是提高嗓音讲话摩擦振动部位，气虚振动乏力，痰浊留结该处，故小结易发生于此处，而致发音粗而低，高音难出；痰湿为阴邪，阻滞喉部，故有喉间痰多，色白而稀，声带淡白水肿，小结色灰白柔软，有白色分泌物附着；湿郁化热，故或见声带淡红；脾虚不能化生气血，故见面色白或萎黄；运化水谷失职，故纳差，腹胀，便溏；舌脉亦为气虚痰湿之证。

治法　健脾益气，化痰散结。

方药　陈夏六君子汤加减。方中以人参为君，大补元气；白术、半夏为臣，健脾燥湿化痰；佐以茯苓渗湿健脾，陈皮理气化痰，使气顺则痰消；炙甘草为使，甘温调中；酌加海藻、昆布以软坚化痰散结；诃子收敛肺气，利喉开音；石菖蒲以通窍开音；若大便溏泄者，加白扁豆、淮山药以健脾止泻；纳差者加鸡内金、生山楂等以健脾消食；湿郁化热加黄芩、苍术以清热燥湿。亦可用参苓白术散或补中益气汤合二陈汤加减。

(3)气血瘀结证

证候　声嘶日久，语言乏力，多言哑甚，喉痛隐隐，声带小结紧束质硬，色苍白或灰暗，声门闭合不全；或有胸闷心烦，咽梗不利，舌质暗红，边有瘀点，脉涩。

证析　气血瘀结，血行不畅，结节痼结，故声带小结紧束质硬，色苍白或灰暗；小结碍于声带之间，故声门关闭不全，声嘶日久，语言乏力；多言则耗气，故哑甚；气血瘀阻，不通则痛，故喉痛隐隐；瘀血阻于胸中，气机不利，故胸闷心烦；瘀血阻于咽腔，故咽梗不利；瘀阻舌脉，则舌暗红，边有瘀点；气血瘀结，脉道不通，故见脉涩。

治法　行气活血，逐瘀散结。

方药　会厌逐瘀汤加减。方中以桃仁、红花、当归、赤芍、生地活血祛瘀为主；配合柴胡、枳壳行气理气；佐以桔梗、甘草、玄参宣肺化痰，清利咽喉而开音。加菖蒲加强通窍开音之功，合方共奏行气活血，逐瘀散结开音之功。痰多者加浙贝母、瓜蒌仁、浮海石以化痰理气；大便溏薄者，加淮山药、白扁豆以健脾止泻。亦可选用响声破笛丸加减。

【外治疗法】

(1)含服法：适用于各型声带小结。常用药物如复方草珊瑚含片、西瓜霜润喉片、健民咽喉片、铁笛丸、润喉丸、金鸣片、金果含片等含化，日3～4次。

(2)蒸气或雾化吸入：适用于各型声带小结。可选用内服中药煎水先熏后服；亦可用清热解毒注射液、银黄注射液、鱼腥草注射液加薄荷冰少许作雾化吸入；声带小结早期可用金嗓雾药液20ml，作蒸气或雾化吸入，有生津润喉，消肿散结开音作用；声带小结晚期可用宣痹喉雾作蒸气或雾化吸入，有通络活血，软坚散结开音之功，每日1次，10次为1疗程。对早期者可减轻炎性充血水肿，防止小结纤维化；晚期者可软化增生组织，促使其消退吸收。

(3)敷贴法：取麝香跌打风湿膏或关节镇痛膏，或伤湿止痛膏，贴于颈正中喉部，有利于舒筋活络，调和气血。

（4）手术治疗：适应于声带小结过大，经保守治疗无效者，手术可在局麻或全麻，间接喉镜、直接喉镜、纤维喉镜，或支撑喉镜下进行，操作要小心精确，切勿损伤正常组织。儿童声带小结不应手术治疗，因术后易复发，且至青春期可望消失。

【针灸疗法】

1. 现代研究　在现代研究资料中，运用针灸治疗声带小结的临床报道有所增加，如有学者报道取"咽四穴"（位于人迎穴附近，为喉结旁开 2 寸，甲状软骨边缘向上、向下各 5 分处，左右共 4 个治疗点）为主，呈外八字形向内直刺取效；另有学者报道取"开音 1 号穴"（位于人迎旁向喉正中线方向旁开 1.5 寸处）配合中药取效。亦有报道针灸人迎、水突穴取效。

在耳针方面，有学者取肺、大肠、肾、膀胱穴为主穴，配合体穴太渊、列缺、合谷、照海等，以针耳穴为主，收效较佳。

2. 临床应用

（1）针刺疗法：以局部取穴和足阳明经穴为主。常用穴为人迎穴（或开音 1 号穴），肺俞、脾俞，再随症加减。其中痰盛者加丰隆穴，热盛者加合谷或曲池穴，肺脾虚甚加足三里或三阴交，采用中等或弱刺激，留针 20 分钟，每日 1 次，10 次为 1 疗程，有散结利喉开音的作用。必要时亦可配合电针仪治疗，以增强疗效。

（2）耳针疗法：各型均可应用。取耳穴咽喉、肺、脾、肾上腺为主，用耳针针刺；或每次取 2 穴，埋针或用王不留行籽贴压穴位，有调理脏腑，散结利喉开音的作用。

（3）艾灸疗法：取扶突穴，艾炷悬灸，适应于声带小结虚证。

（4）穴位注射：适用虚证及瘀证。用当归注射液、黄芪注射液、维生素 B_{12} 等进行穴位注射，一般取人迎，水突（或开音 1 号）或环甲膜上距喉正中线旁开 2.5cm 处，每侧注入 2ml，3～5 天注射 1 次。

【按摩导引疗法】

《保生秘要》有运用气功导引法治疗咽喉病的记载。如《保生秘要》说："失声导引法，心头推开至脐，想肾水至肺间，呼吸归丹田，以调其息"。此书首次记载运用导引法治疗嗓音病。现代推拿按摩主要取面部、颈部、肢体及穴位按摩，每日 1 次，10 次为 1 疗程，常用穴位基本同针刺用穴。或取人迎、水突、廉泉、合谷、足三里、肺俞、脾俞等，以揉、点压手法为主。

【物理疗法】

据学者报道，用于治疗声带小结的主要有氦-氖激光、二氧化碳激光、中波疗法、磁疗、及离子导入疗法。物理疗法主要以局部照射与穴位照射为主。

（1）氦-氖激光：用氦-氖激光器直接光束进行穴位照射（光斑直径 1.5mm 左右），取喉局部（开音 1 号穴或人迎穴处）、足三里、三阴交、丰隆等穴，隔日 1 次，10 次为 1 疗程，照射距离 1 米以内。

（2）二氧化碳激光：用二氧化碳激光器加锗透镜聚焦，利用其散焦部分照射喉部，距离 1～1.5 米，以病区有舒适感为宜，每次 10～15 分钟，隔日 1 次，10 次为 1 疗程。

（3）中波疗法：用普通中波透热治疗机局部治疗，电流强度 3～6mA，每次 15～20 分钟，日 1 次，10 次为 1 疗程，有促进早期声带小结消退的作用。

（4）磁疗：用磁片贴敷（或旋转磁疗机磁头）于开音 1 号穴（或人迎穴），三阴交、足三里、丰隆穴上，表面磁场强度 500～1000Gs，晚上贴敷，白天去除，10 次为 1 疗程。

(5)离子导入疗法:声带小结早期用金嗓雾药液,晚期用宣痹喉雾药液作局部直流电离子导入治疗,每次20分钟,每日1次,10次为1疗程。

【专病专方】

1. 现代专病专方

(1)海藻玉壶汤:海藻、昆布各15g,牡蛎30g,当归、赤芍药、川芎、麦门冬各12g,蒲公英、金银花各20g,大贝母、陈皮各9g。水煎服。(《中医杂志》1984,(2):24)

(2)散结开音汤:北沙参30g,玄参15g,知母8g,莪术、白僵蚕、麦门冬、土贝母、郁金各10g,木蝴蝶、桔梗各6g,薄荷3g,甘草4.5g,水煎服。(《广西中医药学》1989,(4):17)

(3)散结悦音茶:红花6g,玫瑰花、橘络、木蝴蝶、乌梅、生甘草、薄荷、绿茶各3g,参须2g,泡水代茶饮。(《中医杂志》1999,(7):409)

(4)清金散结汤:南沙参12g,黄芩10g,海浮石、海蛤壳各15g,枇杷叶、浙贝母、乌梅、木蝴蝶各6g,桔梗、生甘草各3g,水煎服。(《辽宁中医杂志》1999,(9):41)

(5)开结开音方:柴胡、法半夏、云苓、陈皮、瓜蒌、昆布、海藻各10g,党参、沙参、麦冬、赤芍、丹参各15g,甘草6g,水煎服。(《现代中西医结合杂志》1999,(7):1123)

(6)活血化瘀汤:藏红花10g,牡蛎、大山楂、玄参各30g,三棱、莪术、大贝母、诃子肉、栀子各15g,金银花、连翘各25g,黄芩、生地、麦冬各20g,甘草10g,水煎服。(《辽宁中医杂志》2003,30(11):918)

(7)爽声口服液:玄参、麦冬、知母、生地、桔梗各150g,射干、玉蝴蝶、紫菀各200g,山豆根50g,藏青果、甘草各100g,水煎浓缩成口服液。(《中国中西医结合耳鼻咽喉科杂志》2003,11(6):276)

2. 古代专病专方 参考慢喉瘖。

【预后与转归】

1. 预后 声带小结的预后与以下几个方面的因素有关。

(1)病程与病情:病程短,声带小结早期者易愈;病程长,晚期者难愈。

(2)生活习惯:喜嗜烟酒及辛辣之品者难愈,无此嗜好者易愈。

(3)用嗓情况:病后能节制用嗓者易治愈,继续滥用嗓音者难愈。

(4)治疗情况:早期治疗,治疗得当者有利于治愈;治疗较晚,邪已结痼,且不坚持治疗者,不利于病愈。

2. 转归 声带小结早期,治疗得当,大多很快消失。若不节制发声和纠正不正确的发声方法,很易复发。声带小结晚期,及不能坚持治疗和矫正发声者,可持续数年、数十年而迁延不愈。

【护理与预防】

1. 护理

(1)早期应适当禁声,晚期患者应注意适应发声休息,避免用嗓过度。

(2)声带小结术后,应严格禁声1周,创口恢复后,应立即进行发声练习,以矫正不正确的发声方法,防止复发。

2. 预防

(1)戒除烟酒,少食辛辣之品。

(2)避免过度用嗓,在急喉瘖和月经期宜节制用嗓。

(3)纠正不正确发音方法,练习咀嚼运动以消除声带紧张。

【参考资料】

1. 张守杰,等．健脾补肾法治疗声带小结的疗效观察与机制探讨．中国中西医结合耳鼻咽喉科杂志,1999,7(3):118～119

2. 李兰芳,等．声带小结的中医研究近况．广州医药,2002,33(5):60～62

3. 马仲平．活血化瘀法治疗声带小结30例．辽宁中医杂志,2003,30(11):918

4. 郭裕,等．活血祛痰法治疗声带小结的临床观察．中华综合医学杂志(河北),2003,5(3):6～7

5. 付波,等．爽声口服液治疗声带小结的疗效观察．中国中西医结合耳鼻咽喉科杂志,2003,11(6):276

6. 刘民生,等．会厌逐瘀汤加减治疗声带小结56例．四川中医,2004,22(6):82

7. 陈迎．针灸治疗声带小结56例．江苏中医药,2004,25(9):49

8. 储成志．王东方治疗声带小结的经验总结．现代中西医结合杂志,2007,16(25):3708

9. 赵颜俐,等．济生乌梅片治疗早期声带小结60例观察．实用中医药杂志,2007,23(6):347

第九节 声带溃疡

【概述】

1. 涵义　声带溃疡是指勺状软骨声带突发生对称性表浅性溃疡,以声音嘶哑和咽喉不适为主要症状的一种慢性喉病。常为双侧性,多见于中年以上男性,女性少见,儿童罕见。西医的喉接触性溃疡与本病类似。

2. 沿革　历代文献资料中无声带溃疡这一病名的描述,只在20世纪80年代后期《嗓音病的中医论治》始有"声带溃疡"之名。其他医著多沿用"喉(声带)接触性溃疡"、"接触性厚皮症"等西医病名。

【病因病理】

1. 古代病因病理学说　在古代医籍中尚未涉及声带溃疡病,故无声带溃疡的病因病理的论述。

2. 现代病因病理学说　在现代著作与资料中有关声带溃疡的发病学说的研究很少。《嗓音病的中医论治》认为主要由"肺经蕴热,上蒸灼喉"、"肺肾阴虚,虚火上炎"所致。并认为"声带溃疡主由脏腑内伤所致,其基本病机概括为'火热'二字"。《中医耳鼻咽喉科临床手册》将其病因病理归纳为四个方面:一是肺经缊热,复因高音过度,引热上蒸,灼伤声带;二是心肝蕴热,复因发生方法不当,滥用嗓喉,引热上蒸,灼蚀声带而溃;三是发声过度,耗伤肺肾阴津,虚火上炎灼喉;四是素体阴虚,复因嗜食酒醴肥甘,湿热内生,阴虚失养,湿热上蒸而溃;比较全面地论述了声带溃疡的发病机制。《实用嗓音病治疗学全书》将声带溃疡的发病机制归结为:"滥用嗓音,过度使用喉部力量,贯用硬起音,不仅大伤元气,且可破坏声气平衡,使环勺关节过度向内旋转;暴气上冲,日久损伤肌膜,出现溃疡,脉络受阻,气血不和;复受邪毒侵袭,局部溃疡长期不愈"。由于发声时声带突互相靠紧,滥用嗓音后,使声带突加重碰击与摩擦,故声带突处为溃疡好发部位。

3. 临床病因病理

(1)脾虚湿困:劳倦过度,叫号、悲哭无制,耗伤阳气,致使脾气虚弱,运化失健,水湿内停,上犯喉窍,滞留声户,浸淫肌膜,发为声带溃疡。

(2)肝肾阴亏:恼怒伤肝或久病伤阴,肝肾阴亏,水不涵木,虚火上炎,循经上犯声户,灼腐肌膜,发为声带溃疡,日久不愈。

【临床征候】

1. 发病情况　多发于中年以上男性，女性少见，儿童罕见，无季节性和地域性。

2. 病史　多有滥用嗓音史。

3. 声音嘶哑　为声带溃疡的首要症状。表现为发声不持久，语言减弱，讲话时间长喉内即有疼痛感和异物感，发高音时常用卡音或走音。

4. 声带突内侧有溃疡或溃疡面有肉芽　为声带溃疡的重要体征。双声带运动正常，声带突内侧有压迫性浅表性溃疡，即一侧溃烂凹陷，另一则呈相对应凸出，凹陷中央呈灰白色，周围充血，表面有分泌物，有时声带后端有出血，发声时可见双侧声带后端相撞。

5. 其他症状　常伴有咽喉不适，干痛、咳嗽或喉痛，且可放射至耳窍。

【诊断与鉴别诊断】

1. 诊断依据　①常有滥用嗓音史；②声音嘶哑，经久不愈，发声疼痛；③声带突内侧有压迫性浅表性溃疡，或溃疡面有肉芽生长。

2. 鉴别诊断　主要应与喉癣、喉癌相鉴别。

(1)喉癣：有肺痨病史，喉痛明显，病变好发于喉后部，检查见一侧声带或勺区肿胀，喉肌膜苍白，溃烂边缘不整，腐物灰黄，胸部X片、痰液培养可资鉴别。

(2)喉癌：进行性声音嘶哑，好发于声带前中段，喉部检查有不规则肿物，表面溃烂，组织活检可资鉴别。

【辨证施治】

古代文献资料中未涉及有关声带溃疡的辨证施治内容。现代医著中，《嗓音病的中医论治》将其分为肺热上蒸、阴虚火旺、阴虚湿热三个基本证型，分别采用黄芩汤、知柏地黄汤合润肺丸、甘露饮加减论治。《中医耳鼻咽喉科临床手册》在上述分型基础上，又增加心肝郁热证，方用丹栀逍遥散加减治疗。《实用嗓音病治疗学全书》辨证属气血不和，声带溃疡，意志不扬，治以益气活血，清热开音，选用经验方治疗，从其治法用药中分析，主要辨证在气虚、血瘀、热盛三方面。

1. 辨证纲要　声带溃疡和声嘶是本病的主要证候，故将二者作为辨证纲要进行辨析。

(1)辨溃疡：溃疡日久，浅表，色灰白，周围不红，表面分泌物清稀量多，溃疡面有肉芽形成者，多属脾虚有湿；溃疡日久，浅表分散，反复发作，周围淡红，或伴出血，表面分泌物量少者，多属肝肾虚火之证。

(2)辨声嘶：声音嘶哑日久，讲话时间长，喉内即有疼痛感和异物感，上午为甚，伴纳少腹胀便溏者，多属脾虚有湿；声音嘶哑日久，以下午加重，伴头晕耳鸣，五心烦热者，属肝肾阴虚之证。

2. 证治分类

(1)脾虚湿困证

证候　声音嘶哑，日久不愈，发声不能持久，讲话时间长喉内即有疼痛和异物感，以上午为甚；声带突内侧有压迫性浅表性溃疡，溃疡面呈灰白色，有多量清稀分泌物附着，溃疡面或有肉芽生长，声带运动正常，可伴有面色萎黄无华，纳少腹胀，便溏，舌质淡，苔白腻，脉濡缓。

证析　脾气虚弱，运化失健，水湿内停，上犯喉窍，滞留声户，声门开合不利，故见声音嘶哑，经久不愈；讲话时间长则耗气，气虚更甚，故有发声不能持久；湿浊阻滞脉络，故觉喉内疼痛和异物感；湿浊浸润喉部肌膜日久，故有溃疡或肉芽；脾虚气血化生不足，故溃疡面呈灰白色；面色萎黄，纳少腹胀，便溏，舌脉所见亦为脾虚有湿之征。

治法　健脾渗湿，益气开音。

方药　参苓白术散加减。方中以四君子平补脾胃之气为主；配以扁豆、苡仁、山药之甘淡、莲子之甘涩，辅助白术，既可健脾又可渗湿；砂仁芳香醒脾为佐，使上下气机贯通，桔梗为手太阴肺经引经药，配入本方，如舟楫载药上行，上达肺系。诸药合施，取健脾渗湿，益气开音之功。若湿郁化热，证见溃疡面红，周围充血，发声疼痛明显，舌质红，苔薄黄，脉濡数者，加黄芩、车前草、紫花地丁以清热利湿；分泌多者，加生黄芪、白芷以益气排脓；肉芽显著者，加薏苡仁、制半夏、生牡蛎以利湿散结消肿。

(2)肝肾阴虚证

证候　声嘶日久，语音减弱，一般上午较轻，下午及晚间加重；声带突内侧有浅表溃疡，反复发作，溃疡周围淡红，表面有少许分泌物，有时声带后端有出血，双声带运动正常，全身可伴头晕、耳鸣、失眠、五心烦热，舌质红，苔少，脉细数。

证析　久病伤阴，肝肾阴虚，虚火上炎，灼伤声门，声门开合不利，故有声嘶日久，语音减弱；证属阴虚，上午阳气当时，午后阴气当令，阴虚当盛而不盛，故上午较轻，下午及晚间加重；虚火灼腐肌膜，腐膜成溃，故有溃疡；虚火力弱故见溃疡浅表；正虚邪盛故反复发作；虚火伤及血络，则有出血；虚热内扰，心神不安，故有失眠，五心烦热；阴虚水不涵木，肝阳上亢，则见头晕、耳鸣；舌脉为阴虚之征。

治法　滋养肝肾，降火开音。

方药　知柏地黄汤加减。方中以熟地滋肾阴，益精髓，山茱萸滋肾益肝，山药滋肾补脾，共成三阴并补而以补肾为主；辅以泽泻、牡丹皮、茯苓共成三泻，以防止滋补之品产生滞腻之弊，加入知母、黄柏以滋阴降火，诸药共奏滋养肝肾，降火开音之功。出血多者，加入仙鹤草、白茅根、山栀炭以凉血止血。若久病不愈者，宜配合活血化腐之品，此即“祛腐方能生新”，可选加桃仁、红花、丹参、赤芍、鱼腥草等。

【外治疗法】

1. 古代外治疗法述要　古代文献资料中，无声带溃疡一病，但在《红炉点雪·卷一》中记载有吹药法治疗喉生疮、声哑的“海上方”。

2. 现代外治法研究述要　现代资料中，《嗓音病的中医论治》介绍“用清热解毒注射液、或鱼腥草注射液1～2支，做蒸气或超声雾化吸入，每日1次，7次为1疗程。若喉灼热干痛者，可酌加薄荷霜、柿霜以清凉润喉”。《中医耳鼻咽喉科临床手册》介绍“喉干痛不适，含化润喉丸或铁笛丸；声带色红、溃疡，用清热解毒注射液、鱼腥草注射液各4ml、糜蛋白酶5mg，混合雾化吸入；溃疡成凸，肉芽增生过大，可行摘除术”。《实用嗓音病治疗学全书》中记载有声带溃疡的外治法，包括取清热解毒药煎汤进行雾化吸入法，及在间接或直接喉镜下，用青黛散或锡类散直接喷喉两种；现在临床上未发现运用外治法治疗声带溃疡的报道。

3. 外治法应用

(1)雾化吸入法：取清热解毒，活血化瘀，润喉开音等药，如银黄注射液，或白毛夏枯草、土茯苓、土牛膝、元参、丹参、当归等煎汤取汁，行蒸气吸入或置雾化器中行雾化吸入，每日1次，10次为1疗程。

(2)喷药粉法：常用药粉有青黛散、锡类散、珠黄散、吹喉散、双料喉风散等，可在间接或直接喉镜下直接将药粉喷于患处，每日1次，10次为1疗程。

(3)滴药法：常用药物基本上同雾化吸入法者相同，将药物煎煮取汁，或精制成针剂，借弯形喉滴管取药汁，在间接喉镜下直接滴入。每日1次，10次为1疗程。

（4）噙化法：将具有清热解毒，消肿止痛，生津润喉开音的药物，糊成丸剂或含片，噙于口中慢慢含化，常用药物有清音丸、铁笛丸、润喉丸、复方西瓜霜含片，黄氏响声丸、草珊瑚含片、柿霜片，六应丸等，日2～4次。

【针灸疗法】

（1）针灸疗法：以局部取穴和循经取穴为主。常用穴位有人迎、脾俞、肝俞、肾俞、足三里、三阴交等穴，采取弱刺激，留针20分钟，每日1次，10次为1疗程。

（2）电针疗法：取人迎穴，通电5mA，留针20分钟，每日1次，5次为1疗程。

（3）耳针疗法：取咽喉、脾、肝、肾、声带，用耳针针刺或用王不留行籽贴压，轮换取穴。

【按摩导引】

《实用嗓音病治疗学全书》中记载“可作面、喉、颈部按摩及颈部穴位按摩，以配合发声练习，纠正不良发声方法”。

【物理疗法】

（1）激光疗法：以氦-氖激光或二氧化碳激光为主。方法为：用2.5～5mW氦-氖激光器直接光束；或用20～50W的二氧化碳激光器加锗透镜聚焦的散焦部分，照射喉部或人迎穴，隔日1次，每次10～15分钟，10次为1疗程。

（2）磁疗：用磁片贴敷于人迎穴、三阴交、足三里等穴，磁片表面磁场强度500～1000Gs，晚上贴敷，白天去除，10次为1疗程。

（3）离子导入疗法：用清热解毒注射液、复方丹参注射液，或宣痹喉雾药液作局部直流电离子导入治疗，每次20分钟，每日1次，10次为1疗程。

【专病专方】

古代专病专方

（1）海上方：治喉生疮、声哑。白硼砂一钱，孩儿茶一钱，蒲黄六分，青黛一钱，牙硝六分，枯矾六分，片脑二厘，黄连五分，滑石一钱，黄柏五分，寒水石一钱，共为末，以苇筒吹末入喉。《红炉点雪·卷一》

（2）助音汤：治阴虚型瘖哑。熟地一两，麦冬一两，北五味子一钱，甘草一钱，苏子一钱，天门冬二钱，贝母三分，款冬花五分，沙参五钱，地骨皮三钱，水煎服。（《辨证录·哑门》）

（3）留线汤：治阴虚型瘖哑。熟地五钱，款冬花一钱，山茱萸三钱，麦冬五钱，地骨皮五钱，贝母、苏子各一钱，山药、芡实各三钱，百部三分，水煎服。（《辨证录·哑门》）

【预后与转归】

1. 预后　禀赋强盛、体质强壮者易愈；有鼻、咽、口腔及消化道的慢性病灶者难治愈。患病时间短，病情轻者易愈，否则难治愈。喜嗜烟酒，辛辣之品者难愈；否则易治愈。滥用嗓音，不予纠正者难治愈；积极配合发声练习，纠正不良发声方法者易治愈。经积极及时治疗者易愈，治疗较晚，或时治时休者，不利于治愈。

2. 转归　本病经药物、声休、发声训练等综合治疗，预后良好。否则迁延难愈或愈后复发。

【护理与预防】

1. 护理

（1）注意声休、进行发声练习，纠正不良发声方法。

（2）戒除烟酒，少食辛辣之品。

2. 预防

(1)积极治疗呼吸道感染性疾病及消化道疾病。

(2)避免过度用嗓与使用喉部力量发声，纠正不良发声方法，进行发声训练。

第十节 声带瘀血

【概述】

1. 涵义 声带瘀血是由用声不当或过度，损伤声带脉络，致血溢脉外，积于肌膜之下，形成瘀血，妨碍发声的一种急性喉病。多在突然声带紧张用力时发生，临床以突然发声困难，声音嘶哑，局部疼痛为主要特征。多见于嗓音工作者，一般女性多于男性，中年者居多。本病类似于西医学的声带黏膜下出血。

2. 释名 声带瘀血属现代中医学病名，古代医籍中无此病名的描述。本病应属金破不鸣、猝哑、暴哑、暴瘖、卒瘖、卒失声、叫骂声嘶、号叫致瘖、大声疾呼，讴歌失音等。有关名称涵义请参考“急喉瘖”一节。

3. 沿革 古代无声带瘀血之名的记述。但类似于本病证候的表现在古代文献中亦有所论述。如《后汉书·王莽传》记载有“大声而嘶”。《内经》中即有“暴瘖”、“卒然无音”的记载。《景岳全书·卷二十八·声瘖》载有：“号叫歌唱悲哭……而致喑者”。《张氏医通·卷之四·瘖》有“叫骂声嘶而喉破失音”的记述。《医碥·卷之四·瘖》有“大声疾呼，讴歌失音”的记载等。这些论述，限于技术条件，虽未能观察到声带的变化，但从其所述病因中可以看出，其声哑乃由发声过度，损伤声带而致。

现代医著中，《嗓音病的中医论治》首先提出“声带瘀血”之名。《音声言语疾病防治概要》则论述有“喉瘀血证”，所论亦包括声带瘀血。其他现代医著大多沿用西医学的“声带黏膜下出血”病名。

【病因病理】

1. 古代病因病理学 古代文献与资料中没有明确论述声带黏膜下出血的病因病理。但以下一些记载近似于本病的发病学观点。

(1)水亏火旺，热乘肺金说：如《素问玄机原病式》说：“暴瘖，猝哑也……其或火旺水衰，热乘金肺”；《红炉点雪·卷二》说：“若人水亏火炎，金伤声碎者，则犹钟磬击损……”；《辨证录·卷之十》指出：“人有口渴之甚……喉中干燥，遂致失音，人以为肺火之旺也，谁知心火太旺乎”。以上理论体现了古代医家关于火旺致瘖的发病学观点。

(2)火邪遏肺说：如《张氏医通·卷四·瘖》认为“失音大都不越于肺，然须以暴病得之，为邪郁气逆”。又说：“若咽破声嘶而痛，是火邪遏闭伤肺，昔人所谓金实不鸣，金破亦不鸣也”。

(3)号叫、歌唱、悲哭等致喑说：如《医碥·卷四·瘖》说：“又有大声疾呼，讴歌失音者，亦金破之义也”。又如《罗氏会约医镜·卷七》认为：“复有叫号歌哭……而致瘖者”；《类证治裁·卷二·失音》亦说：“其逆风叫号，致伤会厌者……”，其中会厌是古代所认为的发声器官。由以上理论可知古代医家已认识到滥用嗓音是引起声音嘶哑的病因之一，此学说与声带瘀血的发病机制相类似。

2. 现代病因病理 在现代著作与资料中，有关本病的发病学说研究集中在20世纪90年代初期出版的著作中，主要有热、瘀学说，虚、瘀学说两方面。

(1)热、瘀学说：此学说出自《实用嗓音病治疗学全书》及《实用中西医结合诊断治疗学·

耳鼻咽喉口腔科》中。前者认为本病由“暴声伤喉,血热损音”所致,多发于素体虚弱患者。后者对声带黏膜下出血的病因病理论述更具体、系统,认为“热”,有“心热”和“肝热”两方面;“瘀”为由热所产生的病理产物又是致病之因,总结为“心经郁热”、“肝火犯肺”、“气血瘀痹”三方面,并形成了较为系统的声带瘀血发病学体系。

(2)虚、瘀学说:此观点出于《中国传统医学丛书·中医耳鼻喉科学》,提出声带黏膜下出血一病是由于素体肝脾虚弱,摄血、藏血失职,复因暴声损及声门脉络,血溢脉外,滞留黏膜之中所致,可谓有其独到之处。

(3)热、瘀、虚学说:此学说出于《嗓音病的中医论治》。热,指“心经郁热”、“肺热上冲”;瘀,指瘀阻声带;虚,指“阴虚火旺”、气虚(主要为脾虚失于统血)。并认为“声带瘀血主由脏腑内伤所致。内伤之脏,实者责之心肺,虚者多因脾肾。其病理变化以火热为多”。并总结为“无论实热、虚火、气虚,其病理变化皆以‘血溢不散,积留成瘀’为终”。比较精辟地阐明了声带瘀血的发病机制。

3. 临床病因病理

(1)心经郁热,灼伤声带:情志不调,五志郁而化热,致使心经郁热,复因疾呼高歌,引发郁热上攻,热结声户,灼伤声带脉络,迫血妄行,血溢脉外,瘀停肌膜之间,导致声户不利,发为暴瘖。

(2)肝肺火热,上蒸喉门:七情失调,肝经气郁,郁久化热,致肝经郁热;又素嗜辛辣,肺经蕴热;复因疾呼高歌,激扬情志,引发肺肝郁热上蒸,热结声户,灼伤声带脉络,迫血妄行,血溢脉外,瘀停肌膜之间,导致声户不利,发为暴瘖。

(3)气血瘀阻,血溢脉外:发声过度,损伤脉络,气血不畅,瘀血阻滞,血不循经,流溢脉外,留滞成瘀,致使声带肿痹而发音哑。

(4)过力伤喉,气血虚弱:竞争呼叫,或悲哭大声,或歌唱、演讲失度,耗气伤阴,气血两伤,声带脉络损伤,出血留瘀而病。

【临床征候】

1. 发病情况　本病多发于职业用嗓工作者,一般女性多于男性,以中年者居多。

2. 病史　多有过度用嗓、高声呼喊史,少数可有出血倾向的病史。

3. 声音嘶哑　为首要症状。多起病急,呈突发性,根据出血瘀血情况其程度可轻可重。轻者可无明显症状,仅在检查时发现;严重者可致失声,伴发声疲劳及疼痛。

4. 一侧或两侧声带瘀血　为声带肌膜下出血,积留而成。轻者声带有片状局限性瘀血,颜色鲜红,与正常黏膜界线分明;较重者因较大血管破裂,声带有弥漫性瘀血,整个声带鲜红;严重者,声带可有瘀肿形成。若血肿发生在声带边缘,可致声门闭合不全。数日后瘀血由鲜红,渐变为暗红等。

【诊断与鉴别诊断】

1. 诊断依据　①多有过度用嗓或高声呼叫史,或出血倾向病史;②突然声音嘶哑,伴发声疲劳及疼痛;③一侧或两侧声带肌膜下瘀血。

2. 鉴别诊断　声带瘀血须与急喉瘖、情志瘖相鉴别。

(1)急喉瘖:发病急,声音沙哑,喉痛、发声痛;喉部检查见喉黏膜弥漫性充血肿胀,重者可有小黄白脓点,黏脓性分泌物附着,声门闭合不全。全身多有发热、畏寒等症状。

(2)情志瘖:由剧烈的精神刺激、情志变化而致,声音嘶哑,但哭笑有声,检查声带多有运动失调、颤动等,无声带色红瘀血,暗示治疗有效。

【辨证施治】

1. 古代辨证施治观点　古代文献资料中一些散在的内容可能涉及声带瘀血的辨证施治，但未提及病名。如《辨证录·卷之十》说："治法必须泻心火之有余，滋肺金之不足，则火易息，而肺可安矣……方名鸣金汤，或加味元冬汤亦可治"，立法选方用药较为详细。《景岳全书·卷二十八·声瘖》说："复有号叫、歌唱、悲哭……但知养息，则弗药可愈"，《罗氏会约医镜·卷七》亦有相同描述，这一观点对现代防治本病仍有指导意义。

2. 现代辨证施治观点　现代有关声带瘀血的辨证施治观点主要体现在20世纪90年代前后出版的医著中。其中《嗓音病的中医论治》首先论及本病的辨证施治，该书将其辨分为"心经郁热"、"肺热上冲"、"阴虚火旺"、"气虚血瘀"四证，分别采用凉血地黄汤、清肺凉血汤、清火补阴汤、四君子汤合桃红四物汤加减论治。《实用嗓音病治疗学全书》中将其辨证为"血热损音"，治以凉血止血，祛瘀开音，选用经验方治疗。同期编著的《实用中西医结合诊断治疗学·耳鼻咽喉口腔科》对其辨分为"心经郁热"、"肝火犯肺"、"气血瘀痹"三证，并分别列出凉血地黄汤合诃子清音汤、黛蛤散合泻白散加槐花、会厌逐瘀汤合清音散治疗，或分别选用谢氏经验方清心利音汤、清肝利音汤，宣痹开音茶治疗。《中国传统医学丛书·中医耳鼻喉科学》一书中没有具体列出证型，以其治法方药中分析该病属虚证、瘀证，不同于上述单纯实证观点，强调了本虚(肝脾虚弱)也是声带黏膜下出血一病中不可忽略的一方面，临床上值得进一步探讨。

3. 辨证纲要　有关本病的辨证纲要古代文献中未有涉及，在现代著作中，只在《实用中西医结合诊断治疗学·耳鼻咽喉口腔科》中从全身症状及局部表现入手对声带黏膜下出血一病进行了辨证，具有一定的指导意义。

(1)辨声嘶：主要依据其病程的长短、伴随症来进行辨证。卒然声嘶伴心中烦热、急躁失眠，小便赤涩，舌红脉数者属心经郁经证；若卒然声嘶伴咳嗽阵作，胸胁疼痛，急躁易怒，舌红苔薄黄，脉弦数者属肝肺火热；而声嘶日久，伴心烦易怒，胸胁胀满，咽哽不利，舌质红，边有瘀点，脉弦者，多属气血瘀阻证。

(2)辨声带肌膜异常：声带有片状瘀血，甚则瘀血遍及整条声带，瘀血鲜红，声带微肿，开合不利者，多属心经郁热或肝肺火热；声带瘀血暗红，瘀肿难消，开合不利者，多属气血瘀阻。

4. 证治分类

(1)心经郁热证

证候　卒然声音嘶哑，甚则失音，声带有片状瘀血，甚则瘀血遍及整条声带，瘀血鲜红，声带微肿，开合不利，喉间焮痛；伴有心烦失眠，口苦，口渴欲冷饮，小便赤涩，舌尖红，苔黄，脉数有力。

证析　心经郁热，上攻声门，迫血妄行，声带出血留瘀，开阖不利，故卒然嘶哑，甚则失音；热灼脉络，血溢脉外，瘀停肌膜，故见声带有片状瘀血，甚则瘀血遍及整条声带，瘀血鲜红，声带微肿；气热上冲，故喉间焮痛；郁热扰心，故见心烦失眠，口苦；热灼津液，故口渴饮冷；心热下移小肠，故有小便赤涩；舌脉为心经郁热之征。

治法　清心凉血，利喉开音。

方药　凉血地黄汤合诃子清音汤加减。方中以黄连、炒栀子、黄芩清心泻火为主；辅以生地、玄参、当归、童便活血凉血；配合诃子、桔梗收敛肺气，利喉开音，佐以甘草调和诸药，缓急利喉，诸药配合共奏清心凉血，利喉开音之功。若出血未止，瘀血范围大者，加仙鹤草、侧柏叶、白茅根以止血去瘀；血热甚，喉间灼热疼痛者，加牡丹皮、赤芍以凉血止血。

(2)肝肺火热证

证候　卒然声音嘶哑,甚或失音,多由悲哭、怒号过度引发;声带瘀血鲜红,甚则瘀血遍及整条声带,声带微肿,喉间灼热干痛,伴有头晕目赤,急躁易怒,咳嗽痰黄,胸胁疼痛,胸中烦热,大便干结,舌质红,苔黄,脉弦数。

证析　肝肺火热,上蒸喉门,热结声带,迫血妄行,瘀血留滞声带,故卒然声音嘶哑,甚或失音;悲哭、怒号肺肝火热上蒸,故可引发卒瘖;火热灼伤声带脉络,血溢脉外,瘀停肌膜,故见声带瘀血鲜红,甚则瘀血遍及整条声带,声带微肿;肝肺火热熏蒸,故喉灼热干痛;肝火内盛,失于疏泄,故急躁易怒;肝火犯肺,肺失宣降,故有咳嗽痰黄;肝之脉络布于胸胁,肝火偏亢,脉络壅滞,故胸胁疼痛,胸中烦热;肝火上炎,故有头晕目赤;肺热下移大肠,故大便干结;舌脉为肝肺火热之征。

治法　清肝泻肺,凉血消瘀。

方药　黛蛤散合泻白散加减。方中主以青黛清肝凉血;辅以桑白皮、地骨皮清泻肺热;海蛤壳、甘草清肺化热。加槐花清热开音,诸药配合能清肝泻肺,利喉开音。可酌加生地、旱莲草、白茅根以凉血止血;肝火较甚加牡丹皮、栀子、黄芩以清肝泻火。

(3)气血瘀阻证

证候　声嘶日久,喉痛隐隐,声带瘀血暗红,日久难消,伴有胸胁胀满,喉梗不利,舌质暗红,边有瘀点,脉涩或缓。

证析　血溢脉外,气血瘀阻,瘀血阻滞喉部脉络,故声嘶日久不愈;瘀血停滞,痼结难消,故见声带瘀血色暗红,日久难消;瘀阻气机,脉络不通,故喉痛隐隐;瘀血阻滞胸中,故有胸胁胀满;喉中气机受阻,故喉梗不利;舌脉为气血瘀阻之证。

治法　行气活血,逐瘀开音。

方药　会厌逐瘀汤合清音散加减。方中以桃仁、红花、当归、赤芍、生地活血祛瘀为主;配合柴胡、枳壳行气理气,佐以诃子、桔梗、玄参、木通、甘草清肺敛肺,利喉开音;诸药相伍,标本兼顾,能使气机畅而瘀血去,肺热清而声音清矣。声音嘶哑明显者,加蝉衣、木蝴蝶以通络开音。若素体脾胃虚弱,兼见少气懒言,身重体倦,舌淡,脉缓弱者,加人参、白术、茯苓、白芍以益气养血,或合用四君子汤治疗。亦可选用响声破笛丸加减。

(4)过力伤喉,气血虚弱证

证候　用声过度或发声不当后突发声音沙哑,喉痛、甚则失音,检查可见声带(单侧或双侧)弥漫瘀血,声门闭合不全;兼见口咽干焮不适,气短乏力,情绪急躁,舌质淡红,苔薄白,脉弦细。

证析　高声喊叫,号嚎啼哭或讴歌高唱,以致气流冲击过大,负压吸引,损伤喉器,气耗津亏,气血不和,脉络不畅,气血郁滞喉间,则声出不利,而发声沙哑,甚则失音;脉络瘀阻,不通则痛,故喉痛不适,声带瘀血,声门闭合不全;讴歌嚎泣,伤气耗阴,气阴不足,故口咽干焮不适,气短乏力;气虚津耗,气机不利,故心情烦躁;舌脉乃气阴耗伤之象。

治法　理气活血,补益气血。

方药　逍遥散合八珍汤加减。方中主以柴胡、白芍柔肝舒肝;辅以当归、川芎、牡丹皮、熟地配白芍养血活血;党参、白术、云茯苓、甘草益气养阴;酌加泽兰、黄芩、胖大海清热活血开音。诸药合用可以调和气血,益气养阴,疏肝理气,清热开音。气复则血行,血复则气顺,气血调和,则声音洪亮矣。

若素体气虚,或职业用声者,可加西洋参、黄芪以益脾肺之气,养肺金之阴;若发音紧卡,声出不畅，加郁金以舒肝解郁，条达气机；《类证治裁·卷二·失音》载有养金汤治疗讴歌伤喉失音者，亦可选用。

【外治疗法】

1. 古代外治疗法述要　古代主要采用噙化法治疗声带瘀血。如《急救喉症全书》记载："咽喉声哑，真硼砂一两，元明粉一钱，诃子肉二钱，胆星一钱，冰片二分，共为末，外加大乌梅一两，捣如泥。丸如龙眼核大，每用一丸，噙化数次即愈"。又有"哑喉奇方：硼砂一两，元明粉三钱，胆星二钱，百药煎二个，诃子肉二钱，冰片三分，共研极细末，用大乌梅肉一两捣如泥，作丸如龙眼核大，每用一丸，噙化咽之，奇效"。

2. 现代外治法研究述要　现代有关声带瘀血外治法的研究报道甚少，一些专业书籍中主要介绍配合噙化法和熏蒸、雾化法等治疗。

3. 外治法应用

(1)噙化法：可选用西瓜霜含片、草珊瑚含片、健民咽喉片等含服，每日 4～6 次，每次1～2 片，或选用铁笛丸、润喉丸含服，每次 3g，每日 3 次。

(2)蒸气吸入法：选用菊花、金银花(炒炭)、白茅根适量煎水行蒸气吸入；出血已止，瘀血留滞者，用宣痹喉雾药液 20ml，作蒸气吸入，每日 1 次，10 次为 1 疗程，或用桉叶 30g，红花 10g，橘络 6g，蝉蜕 6g，煎水，灌热水瓶中，浸泡 1 小时后，将口鼻置于瓶口上方，并用一块毛巾围裹于口鼻与热水瓶之间，口鼻在自然呼吸中将药液蒸气吸入喉部，有行瘀开音的作用。

(3)雾化吸入法：选用复方丹参注射液、清热解毒注射液各 4ml，加薄荷冰少许，行超声雾化吸入，每日 1 次。

【针灸疗法】

1. 古代记载　古医籍资料中记载不多，如《针灸甲乙经》中说："喉痛，瘖不能言，天突主之"。又说："喉痹，不能言，温溜与曲池主之"。为古代运用针灸治疗瘖病的代表。

2. 现代研究　在现代研究资料中，运用针灸治疗本病的临床报道不多。有学者报道采用针刺迎上穴(以甲状舌骨膜中央为准)，进针 1～1.5 寸而取得特效。又有学者临床上采用针刺开音 1 号穴(位于人迎穴旁向颈正中线方向旁开 0.5 寸处，朝甲状软骨后缘勺会皱襞处斜刺 7 分)及耳穴压咽喉、肺、肝、心、声带、神门等，取效显著。

3. 临床应用

(1)针刺疗法：以局部取穴及循经取足阳明经穴为主。可选用人迎穴(或开音 1 号穴)为主穴，以合谷、曲池、少商、足三里、肺俞为配穴，用泻法或平补平泻法；每次选主穴合配穴2～3 穴；或发病 7 日内配取合谷、少商、曲池、用泻法，7 日后配取足三里、肺俞，留针 20 分钟，7～10 次为 1 疗程。

(2)耳针疗法：取咽喉、肺、肝、心，用耳针针刺，或用王不留行籽贴压穴位，以调理脏腑，去瘀开音。

【物理疗法】

(1)激光疗法：用 2.5～5mW 氦-氖激光光束进行穴位照射，取穴人迎(或开音 1 号)、心俞、肝俞、合谷等穴，每日 1 次，10 次为 1 疗程，照射距离 1 米以内。

(2)磁疗：用磁片贴以上穴位，磁片磁场强度 500～1000Gs，贴 7 日为 1 疗程。

(3)离子导入疗法：用复方丹参注射液、宣痹喉雾药液作局部直流电离子导入治疗，每次 20 分钟，每日 1 次，10 次为 1 疗程。

【专病专方】

1. 现代专病专方

(1)清音逐瘀汤:丹参15g,泽兰、赤芍、生地、炒牛蒡子各12g,川芎9g,红花、桔梗、绿萼梅、蝉蜕各6g。水煎服。(《全国中医耳鼻喉科学术会议论文集》1991,195)

(2)凉血四物汤:生地、赤芍、牡丹皮各15g,紫草、益母草、桔梗、木蝴蝶、当归、川芎各10g,甘草6g,水煎服。(《全国中西医结合眩晕与嗓音专题学术研讨会》1990,70)

(3)生地24g,牡丹皮8g,浙贝母、玄参、赤芍、僵蚕各10g,升麻、甘草各5g,生石膏30g,黄连、蝉衣各6g,谷、麦芽各15g。水煎服。(《全国中医嗓音病学术会议论文资料汇编》1998,147)

(4)丹参15g,泽兰叶、赤芍、生地、炒牛蒡子各12g,川芎、川牛膝、绿萼梅各9g,桔梗、红花、蝉衣各6g。水煎服。(《中国医学文摘·中医》1987,(5):304)

(5)清心利音汤:鲜生地20g,山栀子、牡丹皮、槐花各10g,莲子心、山茶花各6g。适用于心经郁热型。(《实用中西医结合诊断治疗学》)

(6)清肝利音汤:鲜生地20g,山栀子、牡丹皮、槐花各10g,白茅根30g,山茶花6g。适用于肝火犯肺型。(《实用中西医结合诊断治疗学》)

2. 古代专病专方

参考急喉瘖。

【预后与转归】

1. 预后

(1)素体较弱,有出血倾向病史如贫血、血小板减少,血友病患者难愈;素体强盛,无出血倾向病史易治愈。

(2)患病时间短,声带瘀血少者易治愈;病程较长,声带瘀血暗红者难愈。

(3)证情属热者易治愈,证情属瘀、虚实夹杂者难治愈。

(4)有烟酒辛辣嗜好,性情急躁多言者难治愈;否则易治愈。

(5)坚持及时合理治疗者有利于病愈;治疗较晚,或复感邪毒,不利于病愈。

(6)病后纠正发音者易愈,继续滥用嗓音者难愈。

2. 转归

(1)本病经过适当声休,及时合理治疗,又无其他因素干扰,一般1～2周内即可恢复正常发声,预后良好。

(2)长期不愈,继续用嗓,或复感邪毒,常可形成血管扩张类血管瘤、息肉或小结等疾患。

【护理与预防】

1. 护理

(1)嘱患者严格禁声和避免屏气动作。

(2)禁烟酒及辛辣油煎等刺激性食物,饮食以清润为宜。

2. 预防

(1)避免过度用嗓,或大喊大叫,尤其在月经期间应节制用嗓。

(2)举重物或解大便时,勿屏气太猛及过久,以免声带过于紧张用力。

(3)积极治疗出血性疾病如贫血、血小板减少等疾患。

【参考资料】

1. 杨淑荣. 谢台针药互补治声带黏膜下出血168例临床观察. 江西中医学院学报,1999,11(4):157

2. 杨淑荣，等．针刺为主治疗声带黏膜下出血的临床研究与声学分析．中国针灸，2006，26(4)：243～246

第十一节　喉肌弱瘖

【概述】

1. 涵义　喉肌弱瘖是指喉肌功能减退，运动无力而致声音不扬或嘶哑的一种疾病。多发于用嗓音、言语工作者，年老、久病体弱者亦可发病。主要为用声过度，发音方法不当，或体质虚弱，造成喉肌劳损，出现喉部肌肉运动乏力所致。西医学的喉肌无力症、喉肌弱症、喉肌疲劳与本病类似。

2. 释名　喉肌弱瘖这一病名在历代文献资料中未查及，但根据其病因及症状，当属“久喑”的范畴。

3. 沿革　喉肌弱瘖古代医籍中尚未查到，但有关久喑的论述可能包含有本病者。现代一些耳鼻咽喉科专著中，将喉肌弱症作为一个病名进行论述。如《中西医结合嗓音病学》、《现代中医耳鼻咽喉口齿科学》、《嗓音病的中医论治》、《干祖望中医五官科经验》、《实用嗓音病治疗全书》等著作中均有喉肌弱症(瘖)这一病名的记载。

【病因病理】

1. 古代病因病理学说　古代医籍中尚未查及喉肌弱瘖病名及病因病理的论述，但因喉肌弱瘖属“久喑”的范畴，故其古代病因病理论述可参考慢喉瘖一节。

2. 现代病因病理学说　在现代医著及资料中，《嗓音病的中医论治》将喉肌弱瘖的病因病理归结为肺气虚弱、脾虚清陷、肾元亏虚三个方面。《干祖望中医五官科经验集》将喉肌弱症的病因病理归纳为肺脾气虚、肺肾阴虚及肾不纳气。《实用嗓音病治疗学全书》及《中西医结合嗓音病学》将其病因病机归纳为肺气虚及肾元不足。综合现代病因病理学说，以肺、脾、肾三脏虚弱为主，其中以肺脾气虚及肺肾阴虚学说较为普遍。

3. 临床病因病理

(1)肺脾气虚，喉失温养：多因过度用声耗伤肺气，肺气不足，喉窍失养，功能衰减；或饮食不节，劳倦耗伤，思虑太过，久病体弱，或过用寒凉药物，致脾气亏损，运化功能失司，水谷精微无以上奉，喉窍失养，而发为本病。

(2)肺肾阴虚，喉失润养：素体虚弱，年老体衰，劳倦内伤，酒色过度，病后失养，耗伤阴津，致使肺肾阴虚，津不上承，喉肌失养，肌肉萎弱，发声无力而为病。

综上所述，喉肌弱瘖的发病以虚为主，或为气虚，或为阴虚，脏腑以脾、肺、肾三脏虚弱为多，故“虚损”为本病的基本病机。

【临床征候】

1. 发病情况　本病好发生于用嗓音、言语较多的工作者，或年老体弱，久病卧床者。任何年龄均可发病，男女发病率无明显差异，无地域及季节性。

2. 病史　本病发病缓慢，病程亦长，大多有长期发声过度的病史。

3. 声音不扬或声嘶　初期表现为发声费力，自感气力不足，发高音时尤为明显，发声不能持久，容易疲劳，且恢复较慢。病情发展，可渐出现声嘶，甚或失音。

4. 声带乏力　早期间接喉镜检查可见声带在发声时运动不足，张力减弱，渐而出现发声张力不足，声带松弛乏力；检查时让其发声时间稍长则出现声户闭合不良，并可出现梭形或椭圆形缝隙，甚则声带失去光泽，出现轻度萎缩。

5. 声时缩短　男性小于20秒，女性小于16秒。

6. 伴随症状　可有气短乏力，精神疲惫，倦怠懒言，发声多时则头晕眼花等症状。

【诊断与鉴别诊断】

1. 诊断依据　①多有长期发声过度或久病病史，或为年老体弱者；②声音不扬或声嘶，经久不愈；③声带紧张度差或松弛乏力，呈梭形或椭圆形闭合不良；④声时缩短。

2. 鉴别诊断　主要与声带麻痹相鉴别。声带麻痹：一般起病较急，声音嘶哑，检查可见一侧声带运动失灵，固定不动。

【辨证施治】

1. 古代辨证施治观点　《张氏医通・卷四・瘖》说："凡咽干声槁者，润肺为主，生脉散合异功散"。《类证治裁・卷之二・失音》亦说："咽干声槁，润肺为主，生脉散加玉竹"。以上论述将其辨证为肺阴不足，治宜滋阴润肺。《辨证录・卷之十・瘖哑门》辨为肾阴不足，"治法必须泻心火之有余，滋肺金之不足，则火易息而肺可安矣。虽然，又不可徒泻心火也，盖心火之所以有余者，实因肾水之不足耳……方用鸣金汤"。《景岳全书・卷二十八・声瘖》将其辨分为"肺阴不足"、"肾阴不足"、"气虚"，治疗采用"百合丸治肺燥失声不语"，"病在肾者，宜六味丸……左归丸"。"凡饥馁疲劳以致中气大损而为瘖者，其病在脾，宜归脾汤、理阴煎、补中益气汤、补阴益气煎、温胃饮之类主之"。其中归脾汤用于心脾亏损而瘖者，理阴煎用于中寒兼阴虚而瘖者，补中益气汤用于中气不足而瘖者，补阴益气煎用于气虚而兼阴不足而瘖者。《圣济总录・卷四十八・肺虚》则辨证为肺气虚，认为"若肺虚则生寒，寒则阴气盛，阴气盛则声嘶，语言用力……此是肺虚之候，虚则宜补也"。

2. 现代辨证施治观点　现代有关喉肌弱瘖的辨证施治散见于中医耳鼻咽喉科的部分著作中。《嗓音病的中医论治》将其辨证为肺气虚弱、脾虚清陷、肾元亏虚三种类型，分别以补肺复音汤、补中益气汤、滋肾汤治之。《干祖望中医五官科经验集》将其辨证为肺脾气虚、肺肾阴虚、肾不纳气，治以补中益气汤、养阴清肺汤及六味地黄汤。在《现代中医耳鼻咽喉口齿科学》、《实用嗓音病治疗学全书》中，将本病辨为脾、肺、肾三脏虚弱，治疗用补中益气汤，以及自拟益气活血，补肾扬声的经验方。

综上所述，现代有关喉肌弱瘖的辨证施治观点以虚为主，或虚于阴，或虚于阳；虚损脏腑主要为脾、肾、肺三脏，由此构成了喉肌弱瘖的现代证治分类的基本特点。在治疗上主要以补气及滋阴为原则。

3. 辨证纲要　有关喉肌弱瘖的辨证纲要在古代医籍中未查及论述。在现代医学著作中，也未查及对此病的辨证纲要。喉肌弱瘖的主要特点是声音嘶哑和声带松弛无力，故将辨声嘶及声带松弛作为本病的辨证纲要加以辨析。

(1)辨声嘶：声音不扬或嘶哑，用声多时尤甚，并见气短乏力者，多属肺脾气虚之证；声嘶日久，并见咽喉干燥少津，多为肺肾阴虚，阴津亏损之证。

(2)辨声带松弛：声带松弛，闭合无力，用声多时明显，多为肺脾气虚，声户失养所致；声带松弛，声带少津，甚或萎缩，多为肺肾阴虚，阴津亏损，不有滋润咽喉所致。

4. 证治分类

(1)肺脾气虚证

证候　声音不扬，易于疲劳，或低音不出，声带松弛，张力减弱，运动乏力，闭合时可有梭形缝，用声多时尤甚；伴少气乏力，倦怠懒言，纳食不香，舌质淡胖，脉细无力。

证析　肺气虚弱，宗气不足，气不充声，故声音不扬，易于疲劳，或低音不出；肺脾气虚，声户失养，故声带松弛，张力减弱，声门闭合时可出现梭形缝，运动乏力；用声多则耗气，故声带松弛尤甚；少气乏力，倦怠懒言，纳食不香，舌质淡胖，脉细无力均为肺脾气虚之征象。

治法　补益肺脾，益气开音。

方药　补中益气汤加减。方中主以黄芪、人参、白术、炙甘草补肺健脾，培中土而资生化之源；辅以升麻、柴胡升举清阳；陈皮化湿健脾；当归养血补血；酌加茯苓、山药增强其健脾益气之功效；桔梗、木蝴蝶、蝉衣利喉开音。全方配伍具有补肺健脾，升清养喉而益声之功。

若肺脾两虚，日久及肾，或年老肾衰，久病伤肾，致使肾气亏虚，声音低弱不扬，后音不出，精神不振，腰膝冷痛者，可用右归丸、金匮肾气丸加减，以补益肾气，培元固本。

(2)肺肾阴虚证

证候　声音不扬或嘶哑，语言乏力，语多则咽喉干涩，检查见声带少津，松弛无力，声门闭合不密，声带或有萎缩；伴有咽喉干燥，手足心热，干咳少痰，午后颧红，失眠多梦，舌红少苔，脉细弱或细数。

证析　肺肾阴虚，津不上承，喉肌失养，声户开合不利，故声音不扬，或嘶哑，声带少津，松弛无力或萎缩，声门闭合不密；肺肾阴虚，阴津不能滋养咽喉，故咽喉干燥；手足心热，干咳少痰，午后颧红，失眠多梦，舌红少苔，脉细弱或细数均为肺肾阴虚之象。

治法　滋养肺肾，润喉扬声。

方药　百合固金汤加减。方中以百合、生地、熟地滋补肺肾之阴津；玄参、麦冬养阴清热；当归、白芍滋养阴血；贝母、桔梗清金润喉；甘草调和诸药，全方合用共奏滋阴生津，培补肺肾，润喉开音之功效。

【外治疗法】

喉肌弱瘖的外治疗法，在古代医籍中尚未查及。现代对喉肌弱瘖的治疗，以内治为主，外治疗法仅见于一些专著对慢喉瘖的治疗中，如选用薄荷、桑叶、菊花、芦根、生地、玄参各15g，水煎作蒸气吸入或超声雾化吸入，以养阴清热，利喉清音。适用于肺肾阴虚者。或用荆芥、紫苏、细辛、香薷、石菖蒲、桂枝、诃子各12g，水煎作蒸气吸入或雾化吸化，以辛温通窍，化浊开音，适用于肺脾气虚者。临床外治法可应用含服法、吸入法等。

(1)含服法：适用于各型的喉肌弱瘖，可选用人参切片、或西洋参切片含化等。喉干者，可用润喉丸、金鸣片、健民咽喉片、西瓜霜含片等含化，日3～4次。

(2)蒸气、超声雾化吸入法：适用于各型喉肌弱瘖。可根据不同症型选用相应的药物进行蒸气或超声雾化吸入。常用如当归注射液、黄芪注射液、胎盘注射液等。

【针灸疗法】

1. 古代记载　参考慢喉瘖。

2. 现代研究　现代研究资料及著作中，运用针刺治疗喉肌瘖症亦有报道。如有学者报道，第一阶段取天容、合谷、太溪、风池；第二阶段取穴沿颈部围取，即从一侧风池经颈前喉结上部至对侧风池，采用脉冲电针疗法取效。《中西医结合嗓音病学》中取嗓音穴(位于两侧灵道穴后0.5寸)，直刺0.5～1寸，弱刺激，用平补平泻法，留针20～30分钟，7次为1疗程。该穴是以远端取穴，必须取穴准确，进针后要有麻胀感，不痛，针后可使疲劳抑制的喉肌重新兴奋起来，使声门闭合不良或张力松弛等症状消失或恢复正常。再如取扬声穴，此穴位于第7颈椎旁开1～1.5寸之间，双侧取穴。适用于喉肌疲劳所引起的声带张力差，声门闭合不良等症。针刺该穴可以改善和提高喉肌的应变能力。有报道针刺两侧开音2号穴(位于水突穴向喉正中线旁开 0.5 寸处，向环甲关节处斜刺）治疗老年性喉肌弱症取效。

3. 临床应用

（1）针刺疗法：主穴为人迎、水突、天突。配穴为少泽、廉泉、照海。每 1～2 天 1 次，浅刺轻捻，留针 15～20 分钟，10 次为 1 疗程。可疏通经络，活畅气血。

（2）穴位注射法：取维生素 B_{12} 0.1ml 或新斯的明 0.5mg，隔日 1 次，在环甲膜中点或新廉泉（位于颈前中线，甲状软骨切迹与环状软骨上缘之间连线的中点）注入，每 1～2 天 1 次，10 次为 1 个疗程。可提高喉肌的张力，从而治疗喉肌弱瘖。或取天突、曲池、孔最，每次选 1～2 穴，轮流使用。药物可用 10%葡萄糖、丹参注射液、维生素 B_1、维生素 B_{12} 等，每次注入 2ml，隔日 1 次，5～7 次为 1 疗程，均可增强喉部肌肉的张力，改善喉肌的功能，治疗喉肌弱瘖。

（3）耳针疗法：取相应的脏腑耳郭反应点。主穴：咽喉、肺、脾、肾。配穴：皮质下、内分泌、心、肾上腺。每次主穴及配穴各取 2～3 穴，用王不留行籽贴压，每周 1 次，3 次为 1 疗程。

【按摩导引疗法】

现代资料中有学者采用一指禅推法（取人迎、水突、风池等）治疗本病取得满意效果。《中西医结合嗓音病学》介绍推拿环甲关节或环勺关节，治疗声带张力不足、声带松弛、声门闭合不良的喉肌弱症。

【物理疗法】

可用嗓音治疗仪，局部理疗，每日 1 次，每次 20 分钟。或用微波治疗仪做颈前部理疗，每次 20 分钟。或用音频及共鸣火花治疗均可。

【专病专方】

1. 现代专病专方

（1）经验方：主治肺脾气虚之喉肌弱症。黄芪、当归各 12g，人参、升麻、柴胡、白术、桔梗、诃子各 9g，炙甘草、胖大海、蝉衣各 6g。水煎服，日 1 剂，早晚分服。（《山东中医杂志》1994，7(13)：320）

（2）经验方：主治肺肾阴虚之喉肌弱症。生地、熟地、麦冬、当归、玄参、山萸肉各 12g，桔梗、肉桂、菟丝子、杜仲各 9g，枸杞子 5g。水煎服，日 1 剂，早晚分服。（《山东中医杂志》1994，7(13)：320）

（3）三生滋润汤：主治肺肾阴虚型声音嘶哑。生石膏，连翘各 30g，生地 15g，知母、麦冬、菊花、胖大海、桑白皮、金银花、射干各 10g，生甘草 5g，黄连 3g，水煎服。（《四川中医》1996，14(6)：50）

2. 古代专病专方　参考慢喉瘖一节。

【预后与转归】

1. 预后　病情短者易愈，病情长者不易治愈。发音多易疲劳，轻度声哑者易治，发音即疲劳，声哑较重者不易治。患病期间注意嗓音休息少用声或禁声者易愈，否则不易治愈。发病后及早治疗者有利于疾病的恢复。治疗不当或不及时者，则缠绵难愈。

2. 转归　本病经过适当的治疗及休声，多数患者症状可以减轻或消失，少数患者症状可无改变。

【护理与预防】

1. 护理

（1）发声易疲劳，声哑时，要注意声音休息，尽量少讲话，以利于声音的恢复。

(2)患病期间勿过食辛辣厚味，戒除烟酒，以免加重病情。

2. 预防

(1)锻炼身体，增强体质，增强抗邪防病的能力。

(2)要正确用声，勿发声过多过高过久，当感冒及妇女月经期尤应注意。

【参考资料】

1. 2000年前参考资料见第1版，此略。

2. 谢强．针刺治疗老年性喉肌弱症118例，中国中西医结合耳鼻咽喉科杂志，2001，9(2)：93

3. 杨淑荣．针药结合治疗老年喉肌弱症110例临床观察，上海中医药杂志，2005，39：(7)：21

第十二节 声带麻痹

【概述】

1. 涵义 声带麻痹是指声带运动失灵，开合失司而致发声障碍的一种疾病。其主要表现为声音嘶哑。若双侧麻痹，表现为声哑，呼吸困难，甚或窒息，症情危急，类属于“急喉风”、“呛食喉风”范畴。单侧麻痹，临床多见左侧发病。本病好发于成年人，属“喉瘖”范畴。西医学中无明确原因所致的“喉的运动神经麻痹”与本病类似。其他如中枢性、颈邻近病变造成机械性压迫，或颈部手术损伤所致之声带麻痹，在去除原发病因后，声带麻痹不复者，亦可仿此论治。

2. 释名 声带麻痹在历代文献资料中未见记载。古代医家所论“喉瘖”可能有包含此病者。近代医家有将本病列为“喉瘖”、“风邪阻络”、“痿证”等范畴。

3. 沿革 本病古代多包含在喉瘖之中。现代医著中，各版中医院校教材均未收载此病，20世纪80年代末期，《嗓音病的中医论治》首先以中医名称而运用“声带麻痹”之名。此后，各家医著有以“声带麻痹”为名者，亦有称“声带瘫痪”者，病名未能达成一致。

【病因病理】

1. 古代病因病理学说 《诸病源候论·中冷声嘶候》中云：“中冷声嘶者，风冷伤于肺之所为也。肺主气，五脏同受于肺，而五脏有五声，皆禀气而通之。气为阳，若温暖则阳气和宣，其声通畅。风冷为阴，阴邪搏于阳气，使气道不调流，所以声嘶也”。《医门补要·卷中·虚人劳力伤气音哑》曰：“肾为声音之根，肺为声音之户。虚人劳力，损伤元气，气海空浮，丹田气不与在上肺气相接，故喉哑难出声。内投金水八物汤”。《景岳全书·卷二十八·声瘖》曰：“或以风寒袭于皮毛，大燥刑于金肺，为咳为嗽而致瘖者，肺之病也；或以饥饱，或以疲劳，致败中气而喘促为瘖者，脾之病也”。《证治要诀·卷十》提出了肾经虚实之证，宜用附子之剂治疗，发展了《内经》阳气虚衰致喑的论点，有重要的临床实用价值。《张氏医通·卷四·瘖》曾有类似记载，曰：“若肺气虚寒，为厉风所伤，喘咳声嘶……”《证治准绳·杂病·第五册》提出了瘀血失音的病因、病机及辨证治疗，对后世产生了一定的影响。

综上所述，历代医家将类似声带麻痹(即喉瘖)的病因病机分为内因与外因两个方面。内因为肺气虚寒；肺肾虚弱、元气损伤；或脾阳不振，中气虚损；外因则为风寒外袭或厉风所伤。其病理变化为肺、脾、肾三脏虚劳内伤，气不上达，加之厉风之邪，搏于阳气，气道不调流，喉失温养，声户运动功能失用，开合麻痹而致此病。

2. 现代病因病理学说 在现代著作与资料中，有关声带麻痹的发病学说研究较为复杂，主要有虚、风学说；虚、瘀学说；风、痰、金创外伤学说；风寒湿、虚学说四个方面。

(1)虚、风学说:此学说形成了20世纪80年代初,见于《实用中医耳鼻喉科学》。其将病因病理归结为"正气虚弱,络脉阻滞,气血不畅"与"肺气虚,肺阴不足"两个方面。

(2)虚、瘀学说:此学说见于《嗓音病的中医论治》。该书认为声带麻痹主由肺、肾、脾虚损而成,其中尤以气虚为主,故"气虚"是本病的病理特点,然气虚亦常挟风、挟瘀,以及脏腑互损,气阴互伤而病。其病因病理归结为"肺肾虚弱,喉失温养"、"脾气虚损,清阳不升"、"气虚血瘀,脉络不畅"三个方面。

(3)风、痰、金创外伤学说:这一学说出于《现代中医耳鼻咽喉口齿科学》。该书认为金创外伤或手术损伤,经络裂断,经气不通,气血失和而致声带麻痹。另外认为是痰核瘰疬或瘿瘤肿物压迫或损坏喉返神经,脉络受阻,气滞血瘀,声户功能失司而发本病。

(4)风寒湿、虚学说:此学说出于《干祖望中医五官科经验集》。该书将声带麻痹分为急性发病与久病两个方面。前者多因风寒湿邪侵袭而致;后者多因肝肾不足,精血亏损,经脉失养而致。

3. 临床病因病理

(1)风邪入络,痹阻声带:素体虚弱,脉络空虚,或起居不慎,风邪乘虚而入,营卫不和,络脉阻滞,气血不畅,以致喉肌麻痹,声带失用而病。

(2)风寒湿邪,侵袭喉络:气候多变,起居不慎,风寒湿邪侵袭,痹阻声门,气血运行失畅,致声门开合不利。

(3)肺肾虚弱,喉失温养:声音出于肺而根于肾,肺肾之气上奉于喉,温养声户,助其运动,则开合舒利。若久病体弱,房事不节,歌唱过度,虚劳内伤,耗损肺肾,气不上达,喉失温养,声户失于气之运动,功能失用,则开合麻痹而病。

(4)脾气虚损,清阳不升:脾气斡旋于中焦,能升清阳于上而降浊阴于下。故若脾健气升,输精于喉,则声户得养而运动灵活,疴疾不起。倘若劳倦过度,饮食不节,忧思困脾,或病后中气受挫,脾胃俱伤,以致脾虚中衰,清阳不升,喉肌失于温养,声带痹疭失用而病。

(5)气虚血瘀,脉络不畅:咽喉为一身经脉循行之要冲。故若久病体弱,或讴歌伤气损络,以致气虚运血无力,脉络不畅,血行涩滞,瘀阻声户而弛疭为瘖。

(6)肺气阴虚,喉失滋养:久病体弱,损伤肺之气阴,肺气虚则喉失充养,开合不力;肺阴虚则喉失濡养,喉肌痿废而为病。

(7)肝肾不足,经脉失养:病久不愈,肝肾不足,精血亏损,经脉失于濡润,而致声门开合无力。此外,肝主筋而藏血,其脉循经喉咙,为疲极之本,故若邪气伤肝,或肝虚生风,则亦可致声带筋脉痹疭为瘖。

(8)金创外伤,损伤喉络:如甲状腺、胸、食管、心血管等手术,颈部外伤,颅底骨折,能直接损伤神经;或术后瘢痕压迫牵拉,致气血不和,经气不畅,脉络受阻,功能失司,声带收展失常,而出现声音嘶哑。

综上所述,声带麻痹发病,因有虚实。虚者主由肺、肾、脾虚损而致,此外与肝亦有一定关系,其中尤以气虚为主。因声带的启闭运动,由气之所主,故气虚则声带功能减弱,以至弛疭废用,故"气虚"是本病的基本病理特点。

【临床征候】

1. 发病情况　发于成年人,中年以上发病尤多。男女均可发病,无地域性、季节性。

2. 病史　可有外感病史,或有颈部与胸部炎症、肿瘤、外伤及手术史。据统计约1/4以上的病例,无明显的发病史。

3. 声音不扬或嘶哑　为本病的首要症状。起病或急或缓，原因大多不明。可表现为发声低弱，有漏气感，声音低沉，发高音困难，以至声音嘶哑、失音。嘶哑多在劳累后加重。

4. 饮食呛咳　合并喉上神经麻痹时可有吞咽障碍，进食易呛入下呼吸道而出现呛咳等。双侧声带麻痹者，则有呼吸困难等。

5. 声带运动障碍　以左侧声带发病为多。间接喉镜下可见声带固定不动，吸气时内收不能，或外展无力，声门闭合不良，呈现大小、形状不同的缝隙。日久者，可因健侧声带的代偿作用而闭合良好，但声门偏离中线。久病不复者，声带尚可出现萎缩等。

6. 伴随症状　可伴有倦怠乏力、头晕、咳嗽闷气，咳声乏力，精神不振，恐惧感，失眠、纳差等。

7. 其他　应对中枢神经系统、颈部、咽喉及食管、纵隔进行检查，以便找出致病原因。

【诊断与鉴别诊断】

1. 诊断依据　①发病或急或缓，声音嘶哑，说话易疲劳、漏气，或有呼吸困难、呛咳；②单侧或双侧声带麻痹，声带松弛、麻痹的声带可处于外展、正中、旁正中位。

2. 鉴别诊断　声带麻痹主要应与喉肿瘤、癔症性失音、喉肌弱痦等相鉴别。

(1)喉癌：可有进行性声哑及呼吸困难，检查声门区有不规则肿物，后期可有声带麻痹，活检可以确诊。

(2)癔症性失音：常在情绪激动和精神受刺激后发病，发音时声带不能闭合，但咳嗽、哭笑时声门能闭合，声带色泽、运动正常。

(3)喉肌弱痦：声带松弛无力，闭合不良，无固定不动现象，嗓音改变与过度用嗓关系密切。

【辨证施治】

1. 古代辨证施治观点　参考慢喉瘖一节。

2. 现代辨证施治观点　现代有关声带麻痹的辨证施治始见于20世纪80年代中期出版的《现代中医耳鼻咽喉口齿科学》一书，该书将声带麻痹分为金创外伤、风邪入络、瘰核瘰疬三个证型，并分别以复元活血汤、菊花茶调散和手术治疗。随后，《嗓音病的中医论治》将其分为肺肾虚弱、脾气虚损、气虚血瘀三证，分别出以保元汤合诃子清音汤、补中益气汤、补阳还五汤进行施治。《实用中医耳鼻喉科学》除提出“气虚风邪入络”外，尚列有“气阴两虚”一证，并出以补阴益气煎为治。《干祖望中医五官科经验集》中根据声带麻痹的发病急缓进行论治，认为发病急者，多属“风寒湿邪痹阻”；发病久者，多属“肝肾不足，经脉失养”，分别采用防风汤或独活寄生汤、虎潜丸或六味地黄汤为治。《张赞臣临床经验选编》中将声带麻痹辨证为“风湿挟痰，痹阻气道”，治疗注重祛风除湿，药以防风、络石藤、白蒺藜为主药，配用秦艽、防己、薏苡仁、桑寄生等药物，以除湿痹通经络。《中西医结合嗓音病学》中将声带麻痹总体辨证为“脉络瘀阻，音声不扬”，以八珍汤加味进行施治。亦有报道将本病辨证为风邪入络、金创外伤、气血亏虚、癥积肿块压迫四类证候，治疗80例获效。

3. 辨证纲要　有关声带麻痹的辨证纲要在古代文献中未查及论述。在现代著作中亦未见单独的辨证纲要，只是散在于各个辨证分型中。

(1)辨声音的改变：一般而言，突然声哑，发声困难，多属风寒湿邪侵袭，以实证或虚实夹杂为多见；声音嘶哑，发病缓慢或日久，属虚证；若声音不扬或嘶哑，劳累后加重，多属脾气虚弱，中气不足；若声音不扬，后音不足，多属肺肾虚损；若声音嘶哑，日久难愈，伴有喉干燥，少气乏力，属气虚血瘀。临床上还要依据伴随的全身症状及舌脉征象，进行辨证。

(2)辨声带麻痹:声带麻痹既是一临床病名,又是一临床特征。一般而言,声带麻痹发病突然,病程短或同时伴有外感症状者多实;声带麻痹突然发病,同时伴有金创外伤或术后瘢痕压迫牵拉者多实;声带麻痹日久,病程长者,多虚或虚实夹杂。

声带麻痹伴咳嗽喘息,咯痰稀白,舌淡者,多属肺肾虚弱;声带麻痹伴有轻萎,迁延不愈,舌暗红或生瘀点者,多属气虚血瘀,脉络受阻;声带麻痹,病程较久,伴有咽喉干燥,舌红少苔者,多属肝肾精血亏损。

4. 证治分类

(1)风邪入络证

证候　突然声哑,发声困难,或伴有咽喉梗阻感,检查见患侧声带固定不动;可伴有头痛怕风,微有发热,或关节酸痛;咽痒鼻塞,痰黏,咯吐不利,胸闷气短,舌苔薄白,脉浮紧;如挟热,苔薄黄,甚者便结,脉弦滑。

证析　风邪乘袭喉部,中于脉络,使络脉受阻,气血不畅,故见突发喉肌麻痹,声带不用,声哑、发声困难;外感风邪,故而头痛,怕风,微热,咽痒,苔薄白,脉浮紧;风邪袭表,阻遏肺窍,故而鼻塞;风邪侵袭脉络,气血阻遏,不通则痛,故而关节酸痛;风邪束肺,肺气不宣,故见喉部痰黏咯吐不利,胸闷气短;邪气入里化热,腑气不通,则大便干结,苔黄,脉弦滑。

治法　疏风祛邪,通络畅声。

方药　防风汤加减。方中主以防风、秦艽、葛根祛风通络;辅以当归养血活血,麻黄、杏仁宣肺行气,而开音疗哑;佐以赤茯苓祛湿,黄芩清热,甘草调和药性;诸药相伍,共奏疏风祛邪,通络畅声之效。兼有风热,微有发热,头痛者,亦可用祛风清热,宣肺开音之法,方用菊花茶调散加减。方中主以菊花、薄荷、蝉衣辛凉解表开音;辅以荆芥、川芎、防风、羌活、细辛、白芷疏通经脉,祛风除湿;加入地龙、橘络、丝瓜络祛风通络。若咽痛甚者,加玄参、射干、牛蒡子以清热利咽;腑气不通兼痰黏咳吐不利者,加用全瓜蒌,以化痰润肠。

(2)气阴两虚证

证候　发音嘶哑,或发音困难,声带麻痹,固定不动,喉干不适,或咽喉肌膜色红不润;全身可有干咳少痰,气短懒言,少气乏力,自汗;舌淡苔薄白,脉细弱。

证析　肺为声音之门,若肺之气阴不足,肺气虚则喉窍经气不充,开合无力而声带废用,故见发音嘶哑,声带麻痹,固定不动;肺阴虚则喉失濡养,故有喉干不适;喉肌膜失养,可见咽喉肌膜色红不润;干咳少痰,气短懒言,少气乏力、自汗、舌淡苔薄白,脉细弱均为气阴不足之征象。

治法　益气养阴,通络复声。

方药　补阴益气煎加减。方中主以人参补气生津益肺,当归、熟地黄滋阴养血和血;辅以山药、炙甘草助其益气补肺之力;陈皮化痰宣肺,升麻、柴胡升举清阳,生姜合甘草又能调和营卫。酌加丹参、川芎、鸡血藤通脉活血;全蝎、蝉衣搜风通络,解痉开音;诸药合用共奏益气养阴,活血通络,宣肺开音之功。

(3)肺肾虚弱证

证候　声音不扬,后音不足,易于疲劳,甚或嘶哑;声带运动失灵;气短懒言,咳嗽喘息,咳声乏力,咯痰稀白,面白形寒,精神不振,腰膝无力,易罹感冒,或有头晕头痛,舌淡苔薄白,脉沉弱。

证析　声音出于肺而根于肾,肺肾之气上奉于喉,温养声户,助其运动,则开合舒利,声音洪亮。若肺肾虚弱,阳气不能上达,喉失温煦,金废不鸣,故而声带运动失灵;肺肾气虚,故后音不足，易于疲劳；肺虚宗气不足，失于布陈，卫外失固，故气短懒言，易罹感冒；肺气虚失于宣肃，故咳喘咯痰，咳声乏力；肾阳虚失于温煦，故面白形寒，精神不振，腰膝乏力；若兼感风邪，风扰清窍，则头晕头痛等；舌淡苔白，脉沉弱皆为肺肾虚弱之象。

治法　温补肺肾，圆金复声。

方药　保元汤合诃子清音汤加减。方中主以人参、黄芪、肉桂温补肺肾，益气圆金；辅以诃子，桔梗敛气升提，开音疗哑；佐以生姜、甘草温阳益气，调和诸药，合而奏有益气温阳，调补肺肾，圆金复声之功。若肺肾虚甚，声带弛疭无力，咳喘乏力，声嘶日甚者，加五味子、蛤蚧、冬虫夏草、胡桃肉以助温补肺肾，收敛扶疭；若兼风邪，头晕头痛，声音不出，起病急骤，脉浮大者，加蝉衣、荆芥、僵蚕以祛风开音。

若肾气虚甚，后音不足或嘶哑明显，声带麻痹不复，腰膝冷痛，神疲阳痿，溲清而多，脉沉细无力，尺脉尤甚者，可用滋肾汤加减，以温补肾气，扶阳疗哑。若肺肾阴虚，声带麻痹淡红，咽喉干燥，口渴干咳，舌红少苔，脉细者，宜用百合固金汤，或铁笛丸加减，以滋养肺肾，润喉复声。

(4)脾气虚弱证

证候　声音不扬或嘶哑，劳而尤甚，缠绵不愈，声带弛疭瘦小，运动失灵，倦怠乏力，懒言思卧，多语则气短，纳差便溏，头晕头重，舌淡苔白，脉缓弱。

证析　脾气虚弱，清阳不升，喉肌失养，故声音不扬或嘶哑，声带弛疭瘦小，运动失灵；脾为气血生化之源，脾虚生化不足，后天失养，故病情缠绵不愈；脾主肌肉，劳则伤脾，故遇劳则声嘶加重；脾虚气弱，体失濡养，故倦怠乏力，懒言思卧；脾虚失运，故纳差便溏；清阳不升则头晕头重；舌淡苔白，脉缓弱皆为脾虚之征。

治法　健脾培中，益气升阳。

方药　补中益气汤加减。方中主以人参、黄芪、白术、炙甘草健脾培中，益气养喉；辅以升麻，柴胡升举清阳，且载药上行；佐以陈皮疏理脾气而助运，当归补养气血，并能活血通脉，诸药合用共有健脾培中，益气升阳，温养喉门之功。若声嘶明显者，加凤凰衣、诃子、蝉衣以补虚开音；脾虚夹湿，声音沉闷不扬，苔白腻，或口中黏腻者，加茯苓、菖蒲、通草以化湿清音；纳差便溏者，加炒扁豆、炒神曲、佩兰以醒脾化湿消食；湿浊犯肺，咳嗽，咯痰白黏者，加制半夏、茯苓以化湿消痰；声带麻痹，久而不愈，或四肢欠温者，加肉桂、黄精、白花蛇或全蝎，以温阳益气通络。

若脾虚及肾，脾肾两虚，声带麻痹久而不复，形寒神疲，腰膝乏力，阳痿肢冷，脉沉弱者，加鹿茸(或鹿角胶)、紫河车、仙灵脾、五味子等，或合用右归丸加减，以温补脾肾，养喉扶痹。若脾虚气血不足，声带麻痹轻萎者，可合用四物加减，以益气养血扶萎。

(5)气虚血瘀证

证候　声音嘶哑或失音，日久难愈，声带麻痹，甚或有轻萎，伴有少气乏力，喉间闷胀或刺痛，或有喉干刺痒，胸闷胁胀，舌质暗红或生瘀点，脉细涩或缓弱。

证析　气虚血瘀，脉络受阻，声户失养，故嘶哑失音，声带麻痹，日久难愈；瘀血不去，新血不生，故声带或有轻萎；阳气不足，故少气乏力；瘀阻喉厌，气血不畅，故喉间闷胀、刺痛；舌暗或生瘀点，脉细涩或缓弱皆为气虚血瘀之征。

治法　益气活血，化瘀通络。

方药　补阳还伍汤加减。方中主以黄芪补气运血，当归活血化瘀，黄芪、当归相伍又能益气生血；辅以桃仁、红花、赤芍、川芎助活血化瘀，疏通血脉之力；佐以地龙通经活络。诸药合用共奏益气活血，化瘀通络，复运声带之功。若气虚甚，少气懒言，脉弱明显者，重用黄芪、加四君子汤，以益气活血；声嘶明显者，合用清音散，加蝉衣、以复音疗哑。

若气虚血瘀，声带萎缩者，重用当归、黄芪，加鹿角胶、紫河车粉，以补益气血，温化瘀血；若瘀血伤阴，喉干口渴者，加沙参、玄参、生地以养阴化瘀；瘀阻脉络，声带瘫痪，久而不复者，加丝瓜藤、伸筋草、通草以通络祛瘀；若瘀血化热，声带色红，或喉肌膜色红，心烦失眠，口干口渴，便干者，加栀子、枣仁、白茅根等以化瘀清热。

(6)肝肾不足证

证候　病程较久，声音嘶哑，可见声带松弛，固定不动，或有萎缩，伴有咽喉干燥，颧红潮热，口舌干燥，头晕耳鸣，视物昏花等，舌红少苔，脉细数。

证析　肝肾不足，精血亏损，经脉失于濡润，而致声门开合无力，故声音嘶哑日久不愈，声带松弛，或有萎缩；肝肾阴虚，兼以虚火上炎，故有咽喉干燥，颧红潮热，口舌干燥，头晕耳鸣，视物昏花等；舌红少苔，脉细数，皆为阴虚火旺之征。

治法　滋补肝肾，益精复萎。

方药　虎潜丸合六味地黄汤加减。方中主以龟甲、鳖甲、知母、黄柏、生熟地、山萸肉、首乌滋补肝肾，育阴降火；辅以当归、白芍、牡丹皮养血活血；山药、茯苓、泽泻健脾化湿，以补益后天；佐以栀子清三焦之热；诸药相伍，共奏滋补肝肾，养血育阴，清降虚火之功。

(7)金创外伤证

证候　颈胸部手术或外伤后声嘶失音，语言低嘎，胸闷气短，咯吐不爽；喉部感觉不适，似有异物堵塞；一侧或双侧声带麻痹；舌质偏红或淡，苔白或黄，脉细或弦滑。

证析　手术金创外伤，脉断络伤，故声带瘫痪而嘶哑失音，声音低嘎；声带运动失灵，喉门不畅，气息受阻，故胸闷气短；脉络受损，气血不和，故喉部感觉异常，似有异物堵塞，咯吐不爽等；疾病初起，因金创大毒，故见舌质偏红，苔白或黄，脉弦滑；久病之后，气血受损，则见舌质偏淡，脉细。

治法　活血化瘀，和营通络。

方药　复原活血汤加味。方中主以桃仁、红花、穿山甲、当归、大黄活血破瘀；大黄酒炒之后，活血作用增强，攻下之力减缓；辅以天花粉清热消肿，甘草调和诸药酌加路路通以行气通络；白芍柔肝和营；诸药相伍，共奏活血破瘀，和营通络之功。若金创外伤肿痛明显者，加金银花、黄芩、栀子以解金创火毒，消肿止痛。

【外治疗法】

1. 古代外治疗法述要　古代治疗声带麻痹无明确的外治疗法记载。

2. 现代外治法研究述要　现代有关声带麻痹外治法的研究颇多，其方法大致分为两个方面，一是穴位敷贴，此法是中医的传统疗法，多采用中药研究成细末，撒于膏药上，贴于相关穴位。二是手术疗法，如《中西医结合嗓音病学》中提出声带注射法，此法是最新推出的疗法，采用利多卡因调制的吸收性明胶海绵糊剂做注射物质，优点是使用安全，缺陷是注射数月后可被组织吸收，失去疗效，声带又外移。为此，多用不能吸收的50%聚四氟乙烯甘油混合剂。近年来有学者主张用不产生异性蛋白反应的胶原，但也有可能发生过敏反应，故需先作小量皮内注射的过敏试验。另据报道，用药物和手术方法治疗了32例单侧声带麻痹，6个月后发现大部分病例出现自身代偿，对未能代偿的病例进行手术治疗，行声带内移植术6例，声带内注射术1例，神经肌蒂移植术2例，发音质量获得不同程度的改善。神经肌蒂移植术是治疗声带麻痹的理想办法，电起搏动态治疗单侧声带麻痹有待进一步研究。

3. 外治法应用

(1)穴位敷贴法:适用于发病初起或轻证者。用马钱子3g,川乌3g,生胆星3g,共研细末,分成5等份,每次用1份,撒于膏药上,贴于患侧人迎、水突穴上。隔2～3日更换1次。一疗程为5次,休息1～2周后可继续。3疗程不愈或无效者,即停用。

贴喉异功散采用斑蝥(去头翅炒)12g,血竭、制乳没、全蝎(漂洗)、玄参各2g,麝香、冰片各1g。将上药各研细末和匀,贮瓶备用。将外用小膏药(2cm×2cm即可)加异功散少许,贴印堂、翳风二穴,1～2小时后去除。适用于外感风寒之邪突然失音者。

纳气膏采用党参、川芎、当归、熟地、白芍、茯苓、菟丝子、五味子、杜仲、巴戟天、橘红、半夏曲各32g,牛膝、白术、破故纸,胡芦巴、益智仁、甘草各15g,菖蒲10g,加姜、枣少许。用麻油熬,黄丹收膏后,贴脐部脐下。

(2)声带注射法(手法治疗):主要用于单侧声带完全麻痹。注射部位为患侧声带前2/3的外侧组织内,使声带膜性部分推向内侧而使声门能够关闭。注射物质有用利多卡因调制的吸收性明胶海绵糊剂,亦有用50%聚四氟乙烯甘油混合剂。

【针灸疗法】

1. 古代记载 参考慢喉瘖一节。

2. 现代研究 在现代研究资料中,运用针灸治疗声带麻痹已成为主要治疗方法之一。如《现代中医耳鼻咽喉口齿科学》中提出“真阴虚,浊阴盛”的辨证观点,采用温通督脉的治法治疗声带麻痹,以风府、哑门、下脑户(在枕骨下骨缝中)、风池穴为主;《嗓音病的中医论治》介绍以扶突、天突、廉泉、合谷、足三里穴为治;《实用中医耳鼻喉科学》中提到取扶突、大迎、人迎、天突等穴,浅刺轻捻,再用隔姜片艾粒温灸,五至七壮,至喉部稍感温热为度。再予浅刺少商、商阳、合谷、后溪、照海等穴。亦有报道取人迎、水突穴为主,用雀啄法斜刺,施捻转补泻手法,临床取得良好效果。

3. 临床应用

(1)针刺疗法:常用穴位如风府、哑门、下脑户(在枕骨下骨缝中)、风池。前三穴均为督经穴位,具有通窍、开音、清肺的作用;风池属足少阴胆经,有祛风解表、通窍的作用;另可取扶突、天突、廉泉、合谷、足三里穴,中弱刺激,留针15～20分钟,每日1次,10次为1疗程。或取人迎、水突穴,用雀啄法斜刺7分,施捻转补泻手法,留针20分钟,每日1次,10次为1疗程。以上针刺疗法同时可配合电针疗法。

(2)艾灸疗法:在针刺穴位的同时,燃艾于针尾,每次灸5～7个穴位,务使温而不灼。每周3次,15次为1疗程,一般需2～3疗程。

(3)水针疗法:强音穴(喉结旁开2寸)、少商穴。用6号注射针头朝喉头方向刺约1.5cm,有针感后,每侧各注射1%普鲁卡因3ml。同时取双侧少商穴,用毫针刺入约5分,留针10～15分钟。1～2日1次,最多6次。

(4)穴位注射法:取病侧人迎穴。辨证用药:①原因不明的声带麻痹:新斯的明0.5mg,维生素B_{12}0.25mg、0.1%利多卡因2ml;②外伤性及瘢痕牵拉性声带麻痹:地塞米松5mg,维生素B_{12}0.25mg、0.1%利多卡因2ml。

注射方法:患者坐于靠背椅上,向后仰头,暴露颈前皮肤,消毒后,于病侧人迎穴注入上述药物,前者每2天注射1次;后者5天注射1次,均5次为1疗程。两个疗程无效,即可停用。

注意事项:小心进针,避免刺入颈部大血管,抽吸有回血时,应稍抽动针头,改变方向向甲状软骨后下角，待无回血时，方可推注药液。注射后有短暂的同侧眼球后发胀，球结膜毛细血管扩张，上眼睑重垂感，甚至同侧面部发红、头晕、肩麻等。静坐休息 10～20 分钟后即可消失。对精神病、心血管病、高血压、血液病等患者，不适宜使用本法。注射后应观察患者 15 分钟后，待无任何反应时，方可离开治疗室。病程超过 3～6 个月者，不宜注射。

【按摩导引疗法】

古代资料中，按摩导引法治疗声带麻痹的方法尚未查及。现代医学专著中有关推拿治疗声带麻痹方法繁多，经验丰富。《推拿治疗学》中，采用补肾培元，润喉复音（取肾俞、气海俞、关元俞、气海、关元、人迎、洪音、增音、强音）的方法，患者俯卧位，医者先用一指禅推法推肾俞、气海俞、关元俞，再擦至温热；接着患者改仰卧位，医者以一指禅推法施于气海、关元，共约 18 分钟，以补肾培元；然后患者改坐位，仍医者以一指禅推法推人迎、洪音、增音、强音穴约 10 分钟，同时配合按揉，以通经开窍、润喉复音。《中国按摩全书》提出舒筋通络、清咽利喉的方法，取穴人迎、风池、水突、哑门、风府等穴。①颈前部：患者仰卧位，其颈部略后伸，医者先在咽部三条侧线施治，用一指禅推法或拿法，往返数次。也可配合指揉法，然后揉人迎、水突及敏感压痛点，时间约 10 分钟。治疗后患者自觉喉部肌肉放松、喉黏膜有湿润感。②颈部：患者坐位，头稍前倾，医者用一指禅推法，双手推风池约 2 分钟，再单手用一指禅推法治疗哑门、风府穴各 1～2 分钟，然后拿风池及颈部，推两侧，往返 4～5 遍，最后揉两侧胸锁乳突肌，时间约 4 分钟。治疗后患者自觉喉肌松弛、喉部紧张感消失。注意手法应力求轻快柔和。

另外，有关文献报道，导引疗法治疗失音也有一定的临床效果。如取廉泉、天突、哑门、局部阿是穴。施外气于廉泉、天突、哑门和喉部软骨关节，或喉内肌附近的阿是穴，每次20～30 分钟，隔日 1 次，12 次为 1 疗程。

【物理疗法】

物理疗法是现代发展起来的一种治疗声带麻痹的新方法。《中西医结合嗓音病学》中提出，物理疗法主要适用于单侧声带麻痹。常用如有超短波、共鸣火花、激光以及低频脉冲电刺激疗法、微波综合治疗仪、射频治疗仪等。此类疗法均有改善局部微循环，促进水肿、纤维渗出物的吸收和加强神经组织活力的作用。另外，如为外伤性暂不需或不应行手治疗时，可用类固醇药物和蛋白溶解酶类药物，如透明质酸酶或糜蛋白酶等，行直流电离子导入等局部治疗。

(1)超短波药物离子导入疗法：用超短波治疗机，两个直径 7cm 的小圆形电极，两极平行放于喉结两侧，间距一个电极单位；患者仰卧位，用无热量，每日 1 次，每次 15 分钟。之后用直流电感应电疗机，用直流挡将正负极分别浸入由丹参、双钩藤、远志、川芎煎液中，将电极平行放于喉结两侧，以适度电流强度，治疗 15～20 分钟，每日 1 次，10～15 次为 1 疗程。

(2)超声雾化疗法：新斯的明 1～2mg，注射用水 20ml。将新斯的明加入注射用水，置超声雾化内行雾化吸入治疗，每次 20 分钟，每日 1～2 次，10 次为 1 疗程。

(3)微波疗法：用微波综合治疗仪的圆形探头放置于喉结两侧的区域，功率 40W，辐射时间一侧 15 分钟，每日 1 次，6 次为 1 个疗程，临床疗效尚好。

【专病专方】

1. 现代专病专方

(1)复音汤：主治甲状腺术后音哑。玄参、二冬、诃子、枳壳各 10g，当归 15g，橘络、地龙、贝母、赤芍各 6g，桔梗、蝉蜕各 12g，射干、山豆根各 10g，蜂乳 3～5ml，水煎服。（《辽宁中医

杂志》1993,20(增刊):107)

(2)熟地、龟甲各12g,黄柏3g,知母、桑寄生、十大功劳叶各10g,牛膝(盐水炒)6g,僵蚕15g。病之初期,可加蜈蚣1条,全蝎6g,水煎服。主治肝肾阴虚,精血不营声门所致声带麻痹。(《辽宁中医杂志》1996,23(11):486)

2. 古代专病专方　参考急、慢喉瘖。

【预后与转归】

1. 预后

(1)年轻的患者易愈;年老的患者难愈。一般而言,体质强壮者易愈,体弱多病者难愈。

(2)如喉麻痹是由中枢神经系统的出血、血栓、肿瘤、感染和外伤引起的,多预后不良;由外伤、炎症等病因所致喉神经麻痹,在祛除原发病因之后,一般预后良好;无原因所致喉返神经麻痹者,预后多良好。

(3)早期治疗,坚持治疗者有益于病愈;治疗较晚,且时治时休,不利于病愈。

2. 转归

(1)单侧声带麻痹病患,经过积极治疗,多数可促进早日恢复,或出现健侧代偿,改善发音,使嘶哑程度减轻。

(2)双侧声带麻痹者,临床较少见,因声带不能外展,声门狭窄,常出现呼吸困难,危及生命,往往需要气管切开,并长期戴管,或做披裂外展固定术,但只能解决呼吸困难,对发声无帮助。

【护理与预防】

1. 护理

(1)适当体休及声休,但不必绝对休息或禁声。因适当发声,肺气通过声门可起到间接按摩,促进康复,防止萎缩的作用。

(2)防止用嗓过度,以免加重病情,声乐工作者应停止演出,做适当发声锻炼为妥,发病期间可作气功锻炼。

(3)注意保暖,防避风寒;省房事,强营养,戒辛辣、烟酒等。

2. 预防

(1)锻炼身体,增强体质,或锻炼气功,调养正气,以增强抗邪防病能力。

(2)饮食规律,起居有常,避免过劳,慎避风寒。

(3)积极治疗面部或全身性疾病。

(4)做颈部或甲状腺手术时,应注意保护喉部神经。

【参考资料】

1. 2000年前参考资料见第1版,此略。

2. 张守杰,等. 声带麻痹的中医辨证与治疗. 疑难病杂志,2004,3(6):341～342

第十三节　情　志　瘖

【概述】

1. 涵义　情志瘖是指精神、情志异常而导致的声音不扬或嘶哑。其发音障碍多属功能性,无器质性病变。病人往往受到精神上的刺激,如过分的悲哀、恐惧、忧郁、紧张、激怒之后,突然失去正常的发音能力。本病以女性为多。西医学中的“癔症性失音”、“精神心理性发声运动障碍”与本病相类似。

2. 释名　情志瘖又称肝郁失音、卒然忧恚无言、惊恐愤郁卒然致瘖等。

(1)肝郁失音:高等医药院校教材《中医耳鼻咽喉科学》中,提出了肝郁失音这一病名,将七情气郁,突然失语者,称为“肝郁失音”。即由各种病因导致肝气不舒,肝气郁结而致的瘖哑。

(2)卒然忧恚无言:见《灵枢・忧恚无言》。指因忧虑恚怒而致的音哑。

(3)惊恐愤郁卒然致瘖:见《景岳全书・卷二十八・声瘖》。指惊恐愤郁而致的音哑。

3. 沿革　情志瘖在历代文献中虽无此病名的记载,但对此病症状已有描述,如《灵枢・忧恚无言》曰:“人之卒然忧恚而无言者”,即与此相类似。《景岳全书・卷二十八・杂证谟・声瘖》曰:“惊恐愤郁卒然致瘖者,肝之病也”。《素问・大奇论篇》曰:“肝脉惊暴,有所惊骇,脉不至,若喑,不治自已”等,均已记述了情志瘖的症状。现代一些中医耳鼻咽喉科专著中,如高等医药院校教材《中医耳鼻咽喉科学》在急喉瘖的鉴别诊断中提出了“肝郁失音”这一病名。《嗓音病的中医论治》首先使用“情志喑”一名,其他医著如《现代中医耳鼻咽喉口齿科学》、《中西医结合嗓音病学》、《干祖望中医五官科经验》、《中国传统医学丛书・中医耳鼻喉科学》等,均沿用西医病名进行论述。

【病因病理】

1. 古代病因病理学说

(1)肝脉惊骇学说:《素问・大奇论篇》曰:“肝脉惊暴,有所惊骇,脉不至若瘖,不治自已”。认识到剧烈的情志变化,可致肝脉不畅而致瘖。

(2)肝郁气滞学说:《灵枢・九针》曰:“肝主语”。《景岳全书・卷二十八・声瘖》曰:“惊恐愤郁卒然致瘖者,肝之病也”。“凡大惊大怒猝然致瘖者,肝胆受伤也”。《罗氏会约医镜・卷之七》曰:“声哑之症……暴怒气逆之夺,伤其肝也”。故情志不舒,肝失条达,或忧怒伤肝,气机不调为情志瘖最常见的病因病理,这一学说对后世医家研究情志瘖的病因病理具有一定的指导意义。

(3)心血亏虚学说:《灵枢集注》曰:“心主言,肝主语,本五脏之气全备,而后音声响亮,言语清明,善治本者,审其有音声而言语不清者,当责之心肝”。《景岳全书・卷二十八・声瘖》曰:“忧思积虑,久而致瘖者,心之病也”。

2. 现代病因病理学说　现代医著及资料中,关于情志瘖发病学说的研究,主要遵循古人的学说,不外乎肝郁气滞、心血亏虚、脾虚等方面。

高等医药院校教材《中医耳鼻喉科学》及全国高等中医院校函授教材《中医耳鼻喉科学》在急喉瘖的鉴别诊断中提出了肝郁失音这一病名,并认为失音的发生与外感无关,是由肝郁气结所致。《现代中医耳鼻咽喉口齿科学》、《嗓音病的中医论治》等将情志瘖的病因病理归结为肝郁气结及心血亏虚两个方面。《中西医结合嗓音病学》及《实用中医耳鼻喉科学》,将其的病因病机归纳为肝郁气结及心脾两虚。

由此可以看出,现代医家探讨情志瘖的病因病理,在遵循古代医家对情志瘖病因病机观点认识的基础上,更加系统完善了其发病学说。

3. 临床病因病理

(1)肝气郁结,气机不畅:肝主疏泄,调畅气机,为声音之枢。若情志抑郁、喜怒、惊恐伤肝,致使肝失疏泄,气失于条达,肝气郁结,气机不畅,枢机失调,声门开合不利而为瘖。若肝郁化火,火热循经,上冲咽喉,可速发瘖哑。此外情志不畅,肝气郁结,气郁生痰,痰气交阻,阻遏气机，致声门不利而致瘖。

（2）心血亏虚，声失神主：心主血脉而藏神，为声音之主。若思虑过度，耗伤心血，以致心血亏虚，或五志过极，操劳伤神，神不守舍，血不养神，声音无主而致瘖。

总之，心主血而藏神，肝藏血而主疏泄，两脏的功能与情志的变化关系密切，故情志的发病与心肝两脏的功能有关。肝郁日久可伤血，心虚日久可伤肝，故心血亏虚，肝气郁结，日久则致心肝阴血亏虚，以致声门失司及声失神主，而发为声瘖。

【临床征候】

1. 发病情况　好发于青年和中年人。以女性居多。无季节性，无地域差异。

2. 病史　多有精神刺激，过分悲哀、恐惧、忧郁、紧张、激怒等情绪波动史。

3. 声哑　一般为突然发生，表现为讲话无声，但哭啼及咳嗽时声音正常。喉部可有紧闷不适感等。

4. 声带运动不协调　检查喉部无器质性病变，声带色泽正常，边缘整齐，活动不受限制。但在发声时，声门欲闭合而突然分开，或有反向运动、声带抖动现象。多数声门闭合稍差，与失音程度不相符合。当患者发声时，触摸甲状软骨处无声带振动感。

5. 伴随症状　可有头晕，多疑善虑，抑郁不乐，胸胁闷胀，失眠多梦，叹息嗳气，烦躁易怒，妇女月经不调等症。

【诊断与鉴别诊断】

1. 诊断依据　①突发失音，多在情志刺激后发生，但啼哭及咳嗽时声音正常；②检查声带可有反向运动现象，无器质性病变。发声时，触摸甲状软骨处无声带振动感。

2. 鉴别诊断　情志瘖主要应与声带麻痹、急喉瘖相鉴别。

（1）声带麻痹：声嘶或声哑，单侧或双侧声带运动失灵，位置固定不动，深呼气、发声、咳嗽时声带不活动。发病与精神及情志变化多无明显的关系。

（2）急喉瘖：多由外感风寒或风热引起，或有咳嗽及喊叫等用声不当病史，声音沙哑或失音，声带肿胀充血，声带活动度好，声门闭合不全，有喉痛灼热感，或有发声痛，全身可兼有风寒或风热表证。

【辨证施治】

1. 古代辨证施治观点　古代资料中有关情志喑辨证施治观点散见于《内经》及《景岳全书》中，其论证较简单，且有证而无治。如《素问·大奇论》认为“不治自已”。《灵枢集注》曰“善治本者，审其有音声而言语不清者，当责之心肝”。《景岳全书·卷二十八·声瘖》曰：“肝邪暴逆气闭为瘖者，宜小降气汤、润下丸、七气汤之类主之”。又曰：“凡大惊大恐猝然致瘖者，肝胆受伤也，宜七福饮、五福饮、十味温胆汤、平补镇心丹、定志丸之类主之”。以上辨证观点不外乎“肝郁”及“心虚”这两个类型。

2. 现代辨证施治观点　有关情志喑的辨证施治，多见于中医耳鼻喉科的专著中，其辨证施治观点大同小异。如《中国医学百科全书·中医耳鼻咽喉口腔科学》以肝郁失音为病名，按其致病因素，将其分为肝郁气结失音和气郁失音两证型，并分别以小降气汤及甘麦大枣汤加减治疗。《嗓音病的中医论治》将其分为肝气郁结和心血亏虚二证，分别用柴胡疏肝散和养心汤加减治疗。《现代中医耳鼻咽喉口齿科学》分为心因性发声障碍和癔症性失音，辨证为心神不宁和肝郁失音，治疗分别以天王补心丹和四逆散加味。《中西医结合嗓音病学》将其辨证为心虚肝郁失音，治疗以心理治疗为主，辅以药物如甘麦大枣汤合百合地黄汤加味。《干祖望中医五官科经验集》辨证为心肝气郁，治疗以甘麦大枣汤加味。《中国传统医学丛书·中医耳鼻喉科学》将其辨证为肝郁气结，治疗以逍遥散加减。

综上所述，现代有关情志瘖的辨证施治观点，主要分为虚实两类。虚证以心血虚为主，实证则以肝气郁结为多见，因此在治疗上主要以养心血和疏肝郁为其主要治疗原则。这与古代医籍中有关情志喑的辨证施治观点基本相同，也可以说是在其基础上的发展和完善。

3. 证治分类

(1)肝郁气结证

证候　卒然失音，语声不出，咳嗽啼哭能出声；发病多与情志变化有关；声带色泽正常，发声时声带外展良好，但不能充分内收；兼有精神抑郁，胸肋胀满，嗳气叹息，妇女月经不调，经期乳房胀痛，舌淡红，苔白，脉弦。

证析　肝主疏泄，性喜条达，肝脉循经喉咙，上至颃颡。由于情志不舒，郁怒伤肝，肝气郁结，枢机不利，声户开合失控，故卒然失音，语声不出；因病非有形损伤，故喉器无异常发现，而咳嗽哭声正常；肝经布两胁下，肝气郁结，故胸胁胀满；嗳气叹息，妇女月经不调，经期乳房胀痛，舌淡红，苔白，脉弦均为肝郁气结之象。

治法　疏肝解郁，理气开音。

方药　逍遥散加减。方中以柴胡、当归、白芍疏肝解郁；白术、茯苓、生姜、薄荷理气和中，甘草调和药性；加炒枣仁宁心安神；木蝴蝶宣肺开音。全方共收疏肝解郁，理气开音之功效。若胸胁胀痛者，加枳壳、延胡索以理气止痛；情绪郁闷者，加石菖蒲、远志以醒神解郁；纳呆腹胀者，加麦芽、神曲以理气健脾。

(2)心血亏虚证

证候　声音不扬或嘶哑，发声不随意，发病与多虑忧伤有关；声带色泽正常，声带运动不协调；兼有心悸怔忡，惊惕不安，失眠多梦，健忘头晕，妇女月经不调，经量减少，舌淡，苔薄白，脉细弱。

证析　心血亏虚，神失血养，声失神主，故声嘶，发声不能随意，声带运动失调；心血虚，血不养心，故心悸怔忡，失眠多梦，健忘头晕；妇女月经量少，月经不调，舌淡苔薄白，脉细弱均为心血亏虚之征。

治法　滋养心血，安神开音。

方药　养心汤加减。方中以当归、柏子仁、川芎养血；辅以枣仁、茯神、远志以补心安神；党参、黄芪、五味子补养心气；半夏祛痰；肉桂引药入心经，而温通血脉；甘草调和诸药；全方配伍共奏滋养心血，安神开音之功效。若心血虚甚，面白唇淡者，加龙眼肉、白芍、熟地以加重养血补心之功效；心烦、怔忡、失眠者，加栀子清心安神。

【外治疗法】

情志瘖为七情内伤之症，治疗以心理治疗为主，辅以药物及针灸等治疗，因此未查及古今资料对此病的研究。

【针灸疗法】

1. 古代记载　古代医籍中，针灸治疗情志瘖的记载尚未查及，但有针灸治疗暴瘖的文献，如《灵枢·寒热病》谓："暴瘖气鞕，取扶突与舌本出血"。《针灸资生经·卷六·口瘖哑》曰："……翳风、通理疗暴瘖气哽。支沟、通谷、三阴络治暴哑"。

2. 现代研究　现代研究资料中，有运用针灸疗法治疗情志瘖的报道。如有报道，针刺期门、合谷，用急刺、强刺手法捻转，瞬间即愈。有报道取金津、玉液、海泉穴，速刺1.5～2cm深，获效。有报道针刺廉泉、天突、合谷、太溪穴，多能一次治愈。有报道针刺廉泉、人迎、涌泉穴获效。有报道，取双侧太冲穴，针法以快刺入，强刺激，大幅提插捻转取效。有报道取穴廉泉、人迎、涌泉，采用提插捻转强刺激泻法，边针边引导患者发声，不留针。同时结合心理治疗，多数患者在几分钟内恢复如常人。有报道取少商、商阳穴，点刺放血获效。有报道，以穴位封闭法治疗情志瘖，封闭的穴位命名为喉穴，位置相当于人迎，位于喉结两侧，甲状软骨板后缘处。5%普鲁卡因、利多卡因 1ml，分别注入此点，退针后按压穴位，嘱其跟医生发简单的声音，95%以上的病人完全恢复说话的能力。

3. 临床应用

(1)针刺疗法：主穴为廉泉。具体操作方法，嘱病人端坐伸舌，用纱布将舌包裹固定，取3寸毫针，自廉泉穴刺入，针尖向舌根，深约寸许，向后下斜 45°～50°，轻柔捻针，同时鼓励患者大声发音，发单音或简单语句，一经得气即能发音，若上述方法无效者，再加刺天突穴。有听觉抑制者加听宫、翳风。

辨证取穴：主穴为内关(双)、人中、百会。肝气郁结加太冲；痰气中阻加丰隆、中脘；脾胃虚弱加足三里、三阴交。患者仰卧位，先针刺双侧内关，针尖朝向肘关节，快速进针，行提插捻转泻法，有明显针感，并向上肢放射，针刺深度为 0.5～1 寸；再针刺人中穴，针尖朝向鼻中隔，斜向上刺 0.5～1 寸，雀啄针法，以使患者流泪或眼眶湿润为度；百会穴向后斜刺 0.5～1 寸，留针 30 分钟，缓解期用平补平泻手法。

(2)电针疗法：哑门、廉泉、通里(双)。先针哑门、廉泉，选用 30 号 1.5 寸毫针，哑门直刺或针尖略向下刺 0.8～1.2 寸，不作提插捻转；廉泉进针后向舌根方向斜刺 0.8～1.2 寸，提插捻转强刺激泻法，待患者有如吞鱼刺感，舌根有麻胀感时，边行针边引导患者发音，约 1 分钟后留针；通里穴选取 30 号 1 寸毫针，直刺 0.3～0.5 寸，提插捻转平补平泻。哑门、廉泉接 G6805 治疗仪连续波，频率 120～150 次/分，电流强度由弱到强，以患者能耐受为度，舌体可出现随电脉冲的节律运动。留针 30 分钟，出针后轻轻揉闭针孔，以防出血或皮下血肿。如已恢复发音，但音量低或沙哑、语言不流畅者，次日再治疗 1 次。

(3)穴位注射：取扶突或天突、合谷穴，穴位注入复方丹参注射液 0.5～1ml。

【按摩导引疗法】

在喉结两侧，用推、摩、转、揉等手法，以皮肤有热感为度，每日 1 次。

【物理疗法】

物理疗法是通过电、热等物理效应来刺激局部，使其达到理气开音的功效。有报道感应电强刺激治疗情志瘖疗效较好。

【专病专方】

1. 现代专病专方

(1)经验方：主治情志瘖。桔梗、川黄连各 9g，阿胶、酸枣仁、白芍各 12g，生地、玄参各 15g，生龙骨 24g(先煎)，木蝴蝶、甘草各 6g，鸡子黄 1 枚(掺入药汁)。水煎服。(《新中医》1989，(10)：9)

(2)加味逍遥散：主治肝郁气滞所致声瘖。柴胡、白术，薄荷、牛蒡子各 9g，当归、川芎各 15g，白芍 12g，甘草 6g。水煎服。(《山西中医》1997，(3)：28)

(3)甘麦大枣汤和百合地黄汤：主治心血虚所致情志瘖。怀小麦、百合、生地、大枣、白芍、麦冬、酸枣仁、珍珠母、枳壳、桔叶、牛膝、郁金、木蝴蝶，水煎服。(《中西医结合嗓音病学》1996)

2. 古代专病专方

(1)七福饮：主治气血俱虚而心脾为甚的失音。人参、熟地三钱，白术一钱，炙甘草一钱，

枣仁二钱，远志一钱五分。水二钟，煎七分，食远温服，或加生姜2～5片。（《景岳全书·下册·新补》）

（2）五福饮：治气血亏损之情志瘖。人参、熟地、当归各三钱，白术一钱，炙甘草一钱。水二钟，煎七分，食远服。（《景岳全书·下册·新补》）

（3）七气汤：治七情郁结之喉瘖。法半夏五两，人参、肉桂、炙甘草各一两。每服三五钱，水一钟，姜三片，煎八分服。（《景岳全书·下册·和阵》）

（4）十味温胆汤：治气郁心虚之喉瘖。半夏、枳实、陈皮各二钱，白茯苓一钱五分，人参、熟地、枣仁、远志、五味子各一钱，炙甘草五分。水二钟，生姜五片，枣一枚，煎八分，不拘时服。（《景岳全书·下册·和阵》）

（5）小降气汤：治浊气在上，痰涎壅盛喉瘖。紫苏、乌梅、白芍、陈皮各二钱，炙甘草五分，水一钟，生姜三片，枣一枚，煎七分，食远服。（《景岳全书·下册·和阵》）

（6）定志丸：治心气不足之喉瘖。人参、茯苓各二两，菖蒲、远志各一两。炼蜜为丸桐子大，朱砂为衣，每服五七十丸，米饮下。（《景岳全书·下册·补阵》）。

（7）六安煎：治痰滞气虚之喉瘖。橘皮一钱五分，半夏二三两，茯苓二钱，甘草一钱，杏仁一钱，白芥子（年老气弱者不用）五七分。水一钟，加生姜五至七片，煎七分，食远服。（《景岳全书·下册·新和》）

【预后与转归】

1. 预后　立即消除精神刺激因素，隔离不良环境，避免刺激因素，有利于疾病的恢复，否则不易恢复。

以精神心理治疗为主，减少病员顾虑，建立治疗信心，是获得疗效与预防复发的基本保证，药物治疗只是一种辅助治疗。

2. 转归　本病着重精神治疗，辅以药物及针灸等治疗后，多能迅速治愈。

【护理与预防】

1. 护理　对病人进行耐心细致的说服解释工作，尽量消除疑虑，减轻精神负担，尽量减少或避免各种不良刺激，使其心情舒畅。

2. 预防　加强修养，陶冶情操，丰富精神生活，勿急躁，戒郁怒，少忧虑，保持心理健康，是防止本病发生的关键。

【参考资料】

1. 2000年前参考资料见第1版，此略。
2. 王冰．电针治疗癔病性失音35例．四川中医，2001，19(6)：76
3. 杨治宇，等．癔病性失音的针灸综合治疗．中国中西医结合耳鼻咽喉科杂志，2002，10(3)：135
4. 梁英，等．28例癔病性失音患者的康复治疗．中国康复，2003，18(5)：280
5. 何继勇，何小翠．针刺治疗癔病性失语15例．陕西中医，2003，24(10)：926
6. 张玉玲．78例癔病性失音以针刺"天突"穴治疗．中国社区医生·综合版，2004，6(2)：3
7. 李丽英．针刺治疗癔病性失音．辽宁中医杂志，2005，32(6)：569

第十四节　喉室带性发声障碍

【概述】

1. 涵义　喉室带性发声障碍是由喉室带病变而导致的发声不扬或嘶哑的一种疾患。

主要表现为发声时喉室带过度内收并掩盖声带，甚至两侧室带并拢和震动发音，从而导致低音调声音嘶哑，语不持久，或有喉痛，共鸣低沉，音域狭窄，声音不润等。有单侧性或双侧性之别。由于喉室带超越程度不等，声音改变等亦不同，是一种重要的嗓音疾病，属于喉功能性过强发声障碍，发病与嗓音职业有一定关系。多发生于青壮年。本病古代无明确描述，是从现代西医学中借用而来。

2. 释名　喉室带发声障碍在古代医学书籍中，很少有明确记载，根据其发病特点，可以推断有关暴瘖与久瘖的某些论述与此病相近。现在的声病专著中对此病应用了多种病名来描述，如室带发声、喉功能强弱混合性发声障碍、室带超越、喉室带性发声反常、喉室带病变、喉室带性发音困难等。基本指喉室带病变或运动失常而影响发音。

3. 沿革　喉室带性发声障碍是借用现代常用的病名。古代医籍中未查及本病名称。由于历史条件，古代医家对瘖证的描述比较笼统，没有详细确切地分类描述各种喉病瘖证，从本病的发声过程，可能推测其为“五脏瘖”和“歌唱失度瘖证”的范畴。故有关此类论述可以借用。

20 世纪 80～90 年代，对本病的认识和论述较多，如《耳鼻咽喉科全书·喉科学》将此病归为功能性发音困难(功能性嘶哑)，其后的《中国医学百科全书·耳鼻咽喉科学》中以“喉室带性发音困难”为病名进行了专述，其后的《简明声病学》中在发声过劳症内以“室带发声”为题作了描述。其后，《中国传统医学丛书·中医耳鼻喉科学》、《中医耳鼻咽喉科临床手册》中以“室带性发声障碍”为病名，并提出了中医的辨证论治。《音声言语疾病防治概要》、《中西医结合嗓音病学》均以“室带超越”为病症名，叙述了同样内容。但目前各家对本病尚未有统一的认识。

【病因病理】

1. 古代病因病理学说　参考慢喉瘖。

2. 现代病因病理学说

(1)肺热、肝郁、气虚、瘀、痰学说：它是基于古代医家对瘖证认识的基本理论，结合现代临床特点而提出的。如《音声言语疾病防治概要·室带超越》、《中西医结合嗓音病学·室带超越》等。所谓肺热是指肺经感邪，余邪未清，郁而化热，或反复感邪，邪滞不去，或滥用嗓音，积热喉门；所谓肝郁是情志内结，或肝郁，气机失调，筋脉紧急；所谓气虚是指久病喉瘖或用嗓过度，伤肺损脾，气虚不足开合声户；所谓瘀血痰浊是指病久脾肾虚弱，肝失条达，湿浊为痰，阻滞脉络，血瘀阻喉。

(2)肺热、痰湿、瘀阻、阴虚学说：《中医耳鼻咽喉科临床手册》认为过食辛辣炙煿，烟酒过度，致肺经蕴热，上蒸喉门；或过食肥甘，饮食劳倦，致脾虚湿困，痰浊泛喉；邪屡袭喉，失于调治，邪结不去，郁遏脉络，瘀血阻喉；或肺肾阴虚，虚火上炎，灼伤室带而致。

(3)肝郁气虚，气血不和学说：这一观点见于《中国传统医学丛书·中医耳鼻喉科学》。由于情志不遂、精神抑郁；或喉病日久，或讴歌伤喉，以致肝失条达、脾失运化，气血不和而发病。

(4)脏腑功能失调学说：这一观点认为是咽喉肌肉系统(如茎突咽肌、腭咽肌和勺斜肌等)的收缩功能失调，或功能过强，使发声肌肉之间不协调的结果。见于《简明声病学·室带发声》。另有认为“为患病的真声带功能重要代偿形式”。综上所述，多属脾肺功能失调，因为肺主气，脾主肌肉，为气之源，脾肺功能不足，加之肝失条达，故致气机失于畅达而致病。

(5)发声功能“返古”学说：有学者认为是某些不良刺激，诱发人类进化了的高度精细协调的发声机制。某些因素如心情不畅，久病失养，讴歌失当等造成脏腑功能失调，声音失神之所主而致。

3. 临床病因病理

（1）热郁肺经，上蒸喉门：肺主气，声由气而发。喉属肺系，乃发声之器。过食辛辣炙煿，烟酒厚味，致使热邪内生，蕴积于肺，或邪毒犯肺喉，余邪滞留；或滥用嗓音，邪热郁而不去，热循肺经，聚集喉门，肌膜肿胀充血；热郁肌膜，脉络不畅，声户开合不利而瘖矣。

（2）肝郁气滞，喉失舒展：肝主疏泄，条畅气机，主筋畅脉。若情志不遂，或忧怒伤肝，或大声疾呼，以致肝气郁结，气机不畅，气滞喉门，声户肌膜挛急不畅，而喉门紧挤，发声不出而瘖矣。

（3）脾肺气虚，气血失和：脾主运化，化生气血，为气之源；肺主气，气为声之源。若反复感邪，或多语伤气，或久病伤脾，致脾肺气虚，气虚则声道无鼓动之力，血少则喉门无营养之奉，故气血亏少，血气失和而声出不畅。

（4）痰浊瘀血，聚结喉门：喉病日久，或多病难痊，或用声过度，久伤气血，所谓“久病多痰，久病多瘀”，痰浊瘀血聚结喉门，肌膜失养，脉道不畅，声户室塞壅阻而不鸣。

综上所述，本病的发生多由肺脏虚损，反复感邪，滞留不去，加之肝郁气机失畅，脉络瘀阻，是为本病早期的基本病理；若致病因素日久不去，则气血失和，脾肺两虚，痰浊瘀血渐聚喉门，遂成定而不移的病变，则瘖病难痊。故脏腑虚损，气血不和为本病之本，而痰浊瘀血则致本病之痼证。

【临床征候】

1. 发病情况　本病多发生于青壮年，男女发生无明显差别。发病无季节及地域性。情绪对本病的发生和发展有一定影响。职业用嗓者，若缺乏发声技巧，则容易发生本病。

2. 病史　多有急性或慢性声音嘶哑史，或反复感冒史，或有超限用嗓史，或有情绪突然变化的病史，或感冒、经期、变声期不注意用声卫生保健，或出现声哑病变未及时合理治疗者。

3. 声音改变　是本病重要的临床症状。声音改变主要有音响、音强和音质等方面改变，随病情、病程而症状轻重不一。由于原因不一，则症状多异，症状可呈间断性或持续性。

（1）声音低沉：声音低沉不润是本证的特点，声音低闷而传送不远，共鸣较差，若想使声音传远，必欲用“大劲”，使声音涩暗不畅，失去圆润性。发音易疲劳，讲话不持久。

（2）声音嘶哑：声音不能随意发出，声音粗糙不润，不响亮，有漏气声，发音费力。若欲发音略高时，突然出现声音低哑，甚至耳语声或突发失音。

（3）紧卡音：声音的发出不自然，有挤压而出的紧卡感，重者尚伴见颈部肌肉用力以助发音。不能自如调节用力，不能随意控制发声时的呼气量。

（4）双音：有时可出现双音，即发出的声音出现一高一低的两种声音同现，以低沉为主，夹有高音，为声带与室带同时发音之故。

4. 声痛　室带发音者，语久即伴有明显的声痛，即发声时觉喉部疼痛而不敢发声，如为环勺系统病变时则更明显。

5. 声时缩短　最大声时测定：即站立或坐位，深吸一口气后，竭尽全力持续、慢慢地、均匀地发元音“伊”所能持续的最长时间。一般连测三次，取其中平均值。一般正常成年人声时（MPT）：男性 30 秒左右，女性 25 秒左右。素有用音训练者（如演员、声乐工作者）则声时较长。本病证患者声时缩短，多低于 15 秒。

6. 室带超越　发声时，室带(一侧或两侧)内移，部分或全部遮盖声带，并振动发声，则为室带超越。这是本病的重要体征特点。可分为退缩型和非退缩型两种。

(1)退缩型：发声时室带部分或大部分内移(主要为前端)、挤压声带，但吸气时则超越的声带完全退缩，声带显示良好。此时应仔细检查声带是否正常，有无萎缩、有无声带沟(平行于声带边缘的沟状凹，俗称双眼皮)，声带运动功能及声门闭合情况。

(2)非退缩型：在发声状态下，室带超越遮盖声带(部分或全部)，甚或两室带靠挤参与发声振动。在吸气时，超越的声带部分不退缩而不能窥见声带。检查时亦应注意声带运动、声门闭合和声带改变等。

7. 室带肥厚　一侧或两侧室带肥厚增生状，伴慢性充血，多遮盖部分声带，以前端为多见。少见有两侧室带肥厚完全遮盖声带者。在吸气时，肥厚的室带不退缩，对声带运动有压挤制动作用，或见在发声时室带先闭合而阻断气流且伴有室带振动，而看不到声带内收情况。动态喉镜检查可见到室带表面黏膜出现无规律的波纹振动现象。

8. 其他体征　可伴见声门闭合不全，如声门呈长窄三角缝、梭形缝；声带松弛缺乏紧张度，或细瘦欠润，或有声带沟；或有声带小结、息肉、局限性增生物等，或见声带麻痹，或环勺关节病变。

9. 伴随症状　可伴有少气乏力，少语懒言，情绪急躁，夜眠差，纳呆等。

【诊断与鉴别诊断】

1. 诊断依据　①有超限使用嗓音史或滥用嗓音史，或情绪失调史；②有声门或声带疾病史；③室带超越的异常运动或室带肥厚伴发声异常；④声音紧卡、音色暗、低沉、甚或失音。

2. 鉴别诊断　喉室带性发性障碍可以作为一个体征，多种疾病均可引起，也可作为一种疾病。应与慢喉瘖、喉关节病变和习惯性喉运动过强发声障碍、室带肿瘤等鉴别。

(1)慢喉瘖：声音嘶哑反复发生史，声带充血暗红，或声带肥厚，勺间黏膜肿厚如嵴峰状，室带可呈慢性充血，但无异常运动现象。

(2)喉关节炎：环勺关节病变：环勺关节区红肿伴运动失调，声门开合失调可见长三角缝，或声门后端小等边三角缝，可伴有声痛，咽部不适，甲状软骨板后缘压痛等；环甲关节炎：病侧声带张力差，声门呈梭形缝，或单侧声带呈弓形改变，可见声门偏斜，一侧甲状软骨板压痛。

(3)习惯性喉运动过强性发声障碍：此病证和喉室带发声障碍有一定联系，但又有区别。本证多发生于儿童、职业用声者，声音如挤压紧缩感、硬起声为特点，喉镜下见喉内肌呈“括约肌样”功能过强收缩，声带边缘紧紧靠拢(痉挛性闭合)，声带边缘充血，会厌后倾，甚者可近抵勺状软骨。室带内收，有时两侧可靠近，但不接触，室带无肥厚，颈部辅助发音肌肉张力大，颈部静脉怒张，或伴有上下口唇僵硬。

另外还有一种现象：在歌唱发音时，可见喉室带略有内收超越而掩盖部分声带，但声音正常，则非室带超越发声障碍。

【辨证施治】

1. 古代辨证施治观点　参阅慢喉瘖的有关内容。

2. 现代辨证施治观点　现代资料中有关本证的辨证施治内容很少。仅在 20 世纪 90 年代才见有对喉室带发声障碍的中医辨证施治的论述。《中国传统医学丛书·中医耳鼻喉科学》以室带性发声障碍为病名，辨为肝郁脾虚，讴歌伤络，气血不和，痰浊阻喉，用柴胡疏肝散随证加减治疗。《干祖望中医五官科经验集》归在慢性喉炎项下，以室带肥厚为证名，辨为气滞痰浊瘀血，而以四海舒郁汤加减治疗，若瘀血重，则用加减三甲散治疗。《音声言语疾病防治概要》以室带超越为病名，辨为肺经郁热、肝郁气滞、脾肺气虚、瘀血痰浊积聚，分别以清金爽喉汤(经验方)、柴胡疏肝散加减，补中益气汤加减和活血畅声汤(经验方)治疗。其后的《中西医结合嗓音病学》亦以室带超越为病名，亦辨为四型治疗，其分型及治疗方药同上。《嗓音病的中医论治》将其辨证为肺经蕴热、痰湿泛喉、气血瘀阻、肺肾阴虚证，分别以清肺饮合诃子饮、导痰汤合发声散、会厌逐瘀汤、百合固金汤等加减治疗。

有关喉室带性发声障碍的中医及中西医结合治疗的文献报道尚未查及。有关内容报道有张正明对100例声带疾患与室带发声研究，认为声带本身疾患是本病的重要原因之一，并按室带发声时室带出现的不规则拍击振动的出现率分为轻度(偶尔出现)、中度(频繁出现)和重度(持续性拍击振动)予以辨别。梁美庚等报道1332例声音嘶哑病中有130例室带超越病例，认为室带超越为一临床体征。有很多声带、关节疾病可以出现此临床体征。并将其分为退缩型和非退缩型两类，未提出治疗。孙长春报道两侧单纯室带超越和室带肥厚伴声带水肿、喉室变浅，均经发声纠正训练和环甲膜后部封闭而显效。

另外，《耳鼻咽喉科全书·喉科学》将其归类于功能性嘶哑，分为代偿型喉室带发音反常及肥厚型喉室带发音反常。

总之，现代有关喉室带发声障碍的研究资料较少，辨证论治的资料更少。对其临床特点的诊断认识逐渐一致，对其致病因素日趋统一，这对其论治研究打下了基础。

3. 辨证纲要 喉室带性发声障碍的主要特征是声音低沉、语不持久、发音费力、声出紧卡，甚或失音、室带超越和肥厚。

(1)辨声音：声音改变随其病程、原因不同而异。若声音低沉失润、病程短属于热郁肺经，病程长则属痰浊瘀血阻碍喉门；若伴语不持久，发音易疲劳则为气血不和，气虚津少；若伴漏气声或突然失声，则属肝气失于条达，或气虚鼓动声户无力；若声出紧卡，或双音，为肝气郁结，气机逆乱；语音低沉伴有声痛者，属热郁声户，或瘀血阻络，不通则痛。

(2)辨室带运动失常：正常情况下，喉室带主要作用是当吞咽时起括约作用，辅助声门关闭，或参与一定的假声发音。若发声时室带内收，遮盖部分声带，且在吸气时能退缩复原者，为气机失于条达，喉关运动失控，或肺经郁热；若超越的室带在吸气时不能退缩者，则属热郁气乱，瘀血阻喉，或风邪侵犯，日久邪毒积留；若室带超越时轻时重则为情志不遂，肝失条达。

(3)辨室带肥厚；室带肥厚伴充血暗红者，为热郁肺经，循经犯喉；室带肥厚伴充血深暗者，为瘀血聚喉；室带肥厚色淡者，为痰湿滞喉；若室带肥厚伴发声拍击振动者，为气机逆乱。

4. 证治分类

(1)肺经郁热证

证候 声音沙哑，低沉失润，语不持久，或伴语久喉痛。检查见室带肿胀、超越，充血暗红，吸气时超越的室带可以退缩，伴咽干不适，舌质红，舌苔薄黄，脉数。

证析 肺经蕴热，上蒸喉门，开阖不利，故声音沙哑低沉失润，语不持久；热郁喉门，脉络不畅，故语久声痛；热郁室带，故室带肿胀，充血暗红；热郁肺经，气失宣畅，故室带超越；气机畅达则吸气时超越的室带可以退缩；热邪滞肺，耗伤肺津，故咽干不适；热郁肺脏，故舌质红，苔薄黄，脉数。

治法 清金泻热，宣肺开音。

方药 清金爽喉汤加减。方中主以桑白皮、黄芩、黄柏清肺热，宣肺气；辅以当归、赤芍、牡丹皮、陈皮清热活血；玄参、知母、竹叶、白花蛇舌草清热散结；胖大海、蝉蜕、甘草宣肺疗哑。诸药合用有清热宣肺，活血理气，开音疗哑之功。若咽喉干燥，可加麦冬以养阴生津；气阴不足咽喉干涩，语不持久，可加太子参、白术以益气养阴，气阴复则声洪柔润；若声出紧卡明显者，加柴胡、郁金以疏肝理气，调畅气机，使气机条达，则声出顺畅。

（2）肝郁气滞证

证候 声哑音低沉，或突然失音，或出双音，或声出紧卡，语言费力，发高音时音色暗晦，或伴有语久喉痛，检查见室带超越，发声时室带拍击振动，声门闭合时不相靠近，伴情绪抑郁，或烦躁易怒，舌质红，舌苔薄黄，脉弦。

证析 情志不遂或恚怒伤肝，或职业用声突遇精神刺激，伤损肝脏，气失条达，声出失控，故突发失音、或双音；气机不畅故声音哑而低沉，高音色暗；气机逆乱则声出紧卡，语言费力而不能自控；气滞不通则语久声痛；肝郁气滞，气机逆乱则室带超越，发声时室带拍击振动；气失条畅，室带虽内收而不相靠近；肝失疏泄，情志失调，故情绪抑郁；肝郁化火而烦躁易怒。舌脉乃肝郁气滞之象。

治法 疏肝解郁，舒喉畅声。

方药 柴胡疏肝散加减。方中主以柴胡、白芍疏肝解郁，以治其本；辅以枳壳、川芎、香附行气活血以畅声；甘草调和药性，并能缓肝之急。酌加炒枣仁、夜交藤、远志宁心安神；蝉蜕、木蝴蝶开音畅声。合而共奏舒肝解郁，理气舒喉，活血畅声之效。若烦躁易怒者，可加栀子、通草以清泻肝火，通利声音；若口渴喉燥者，加麦冬、胖大海以养阴润喉而润声。

（3）脾肺气虚证

证候 语声低弱，语久更甚，上午症重，下午症轻，声时缩短；检查可见室带超越，或肥厚，吸气时内收的室带可以部分退缩，声门闭合不全；兼现少气乏力，面色㿠白，纳呆，舌淡红，边有齿印，苔薄白，脉濡弱。

证析 脾肺气虚，鼓动声户无力，故语音低弱，语久更甚；上午症重为气虚；气虚声出乏源故声时缩短；脾肺气虚，邪滞喉部，故室带肥厚；气虚运动失司，故室带超越；吸气时气稍有充，故室带内收可以退缩，但力不足故只部分退缩，声门闭合不全；脾肺气虚则少气乏力；气虚不能上奉头面，故面色㿠白；脾气虚、运化失职则纳呆；舌脉亦为脾肺气虚之象。

治法 补益脾肺，益气宏声。

方药 补中益气汤加减。方中主以黄芪、人参、白术、炙甘草补益脾肺以治本；辅以升麻、柴胡、陈皮升举清阳之气上达喉门，气足清升则声出有源，声音洪亮；即“气充则声宏”；当归养血补阴；加诃子、胖大海、凤凰衣润喉敛气宏声。诸药合用可以补益脾肺，奉养喉门，使气盛则声宏矣。若脾虚便溏，则加砂仁、山药、白扁豆以醒脾益气渗湿；室带肥厚明显者加茯苓、莪术、白花蛇舌草以化湿散结，消肿畅声。

（4）痰浊瘀血证

证候 声音低沉，重浊不扬，发声紧卡，喉部刺痛，咳痰黏稠；检查可见室带肥厚，充血暗红，室带超越在吸气时不退缩；发声时室带边缘两侧相撞，拍击振动，声门闭合不全，兼现情绪不稳，胸、颈部憋闷，舌质暗红有瘀点，脉沉细。

证析 痰浊结滞，瘀血聚喉，痰瘀互结，阻滞脉络，气机失调，故声音低沉；痰瘀阻络，气机不畅，故发声紧卡，声音重浊不扬，喉部刺痛，咳痰黏稠；痰瘀聚于室带故室带肥厚，充血暗红；瘀血痰浊乃固定病变，故吸气时超越的室带不能退缩；瘀血阻络，枢机不畅，故可见室带相撞，拍击振动；气失畅达，声户开合失司，故声门闭合不全；肝气不舒，故情绪不稳；瘀血痰浊阻滞，故胸颈部憋闷；舌脉乃瘀血之象。

治法 活血化瘀，祛痰开音。

方药 活血畅声汤加减。方中主以当归、川芎、赤芍、桃仁、鸡血藤、路路通活血化瘀，通络以开音；辅以玄参、僵蚕、蝉蜕、白花蛇舌草、海浮石祛痰清热，散结开音；枳壳、石菖蒲理气开窍以宏声；甘草调和诸药。诸药合用，共有活血化瘀，祛痰开音之效，用之使气行则血行，血行则气畅，气畅则痰解，痰祛瘀消则声音洪亮。若有气虚症状如少气乏力、语不持久，可加黄芪、人参以益气，扶正祛邪，并帅血运行；若情绪不稳明显者，加柴胡、白芍、陈皮以柔肝舒肝，条畅气机；若瘀血重，声哑日久不愈者，加丹参、地龙、泽兰、玫瑰花以加强活血之力；若室带肥厚，充血暗红明显者，加三棱、莪术、穿山甲以散结祛瘀消痰。

【外治疗法】

现代对本病研究很少提及外治疗法。《中医耳鼻咽喉科临床手册》介绍，喉干不适，疼痛，含化润喉丸、铁笛丸。或用复方丹参注射液、鱼腥草注射液、糜蛋白酶混合做雾化吸入，日 1 次。对室带超越明显，经内外诸法治疗不效者，可行室带部分切除术。另有学者报道用转移因子行超声雾化治疗室带肥厚者。另外有报道用华蟾素超声雾化吸法治疗肥厚性喉炎，可做参考。

(1)雾化吸入法：用复方丹参注射液、鱼腥草注射液各 4ml，兑薄荷冰少许，或清咽雾化液超声雾化吸入，每次 20ml，每日 1～2 次，10 次为 1 疗程。

(2)喉部滴药法：用复方丹参注射液或白毛夏枯草液，在间接喉镜引导下，滴药液于喉肌膜(包括室带)表面，以活血消肿。每日 1 次，每次 1～2 支，7 次为 1 疗程。

(3)噙化法：可选用西瓜霜润喉片、金鸣片、润喉丸等含化。以清热润喉开音。

(4)喷雾吸入法：用清热解毒注射液、鱼腥草注射液、维生素 C 等，直接喷雾吸入咽喉部，每次 1～2 揿，每日 2～3 次。可以消毒消肿，润喉爽声。

【针灸疗法】

由于历史原因，古代资料中未有针对性治疗记载。可参考慢喉瘖有关针灸内容。

现代研究资料中，有关本病证的针刺治疗，《中医耳鼻咽喉科临床手册》有所介绍。其中耳针取喉、肺、支气管、脾、肾上腺、内分泌等，针刺或压穴；体针取天突、扶突、人迎、内关、足三里等，实泄虚补。另有报道舌甲膜后部注射 1%利多卡因可以缓解室带发声。又如针刺扬声穴(颈椎 6～7 旁开 1～1.5 寸)治疗室带病性嗓音病有效率达 90.9%。有报道用转移因子行上廉泉穴和新廉泉穴的穴位注射治疗慢性喉炎，和针刺耳穴心区治疗声嘶症等亦可参考。

临床应用

(1)针刺疗法：局部取穴如人迎、水突、廉泉、增音穴(甲状软骨板凹陷处)、扶突、天突。每次选穴 2 个(对)，用平补平泻法，每日 1 次，10 次为 1 疗程。

(2)耳针疗法：选耳穴心、肺、内分泌，咽喉、皮质下等区，探查出敏感点，然后选穴 1～2 个，耳针或王不留籽贴压穴上，每 3 日 1 次。

(3)穴位注射：选人迎、水突、增音穴、廉泉、曲池等穴，每次选 1～2 穴，选用药物如 1%利多卡因，复方丹参注射液，当归注射液，654-2 注射液等，每次选一种药物，治疗 1～2 疗程。每周 2 次。以舒缓经脉，活血化瘀。

【按摩导引疗法】

参考慢喉瘖。

【物理疗法】

现代有关喉室带性发声障碍研究资料中用物理类(光、电、离子透入、音频、射频、微波等）方法治疗的文献很少。《中医耳鼻咽喉科临床手册》介绍可用超短波行颈外喉部照射。有报道用喉纤维激光手术治疗室带肥厚效果良好。

【发声训练】

发声障碍的功能矫治（发声训练），是治疗喉室带性发声障碍的有效方法。发声训练法包括下列几种方法：

1. 训练胸腹式联合呼吸，以矫正高位呼吸。

2. 嚼音练习　可以解除发声时喉内外肌群的紧张，闭口咀嚼，如真有食物一样上下不停地大幅度闭口咀嚼，张口咀嚼，闭口哼鸣，以达颈部及口底肌肉的自然放松。

3. 哼鸣练习　在上述练习基础上，在自己语音高摇动发音，后结束于气泡音上（一种从喉部发出的均匀、微弱、连续不断、犹如水泡样的声音——微弱的气流吹动微微靠拢的声带所产生的声音）。在闭口哼鸣的基础上发颤音（连续短促、有弹性的跳动音），以达共鸣位置的协调。

4. 软起声训练　在呵气式起音基础上练习，先呵气，接着发“呵”音，进一步先呵气，接着发“e、i、o、u”音。

5. 咽音训练　咽音训练的四个步骤为张大口、蛤蟆气、震摇下颌甩舌体，最后进行发咽音练习。

（1）张大口：这是发咽音的基础。目的是锻炼咽喉肌肉的活动能力。要领是抬头看天，低头看地，下巴松弛，软腭上提，咽部紧张，颈后用力，固定下颌，抬起上颌而张大口活动。刻苦练习，贵在坚持。

（2）震摇下颌甩舌体：在张大口基础上，面目平和，下巴放松，自然抛出舌体，舌头自然地左右摇摆活动，要做到舌体真正松弛。

（3）蛤蟆气：即胸腹式联合呼吸法，目的是训练膈肌的控气能力，类似如哈蟆喘气，慢吸慢呼。

（4）发咽音练习：原理是在声门上方建立一个“基音管”。使由声带发出的声音通过咽管共鸣，使将发音的着力点从喉头提到咽管腔上，而减轻喉内各肌组的负担。

有学者主张治疗3～6个月无效者，可对肥厚的室带进行手术切割或激光治疗。

【专病专方】

1. 现代专病专方

（1）化痰润喉方：治疗室带超越。海藻、昆布、海浮石、海蛤粉、浙贝、射干、桔梗、山楂、薏苡仁、赤芍、三棱、莪术，随证加减。水煎服。每日1剂。（《中国传统医学丛书·中医耳鼻喉科学》）

（2）活血化瘀方：主治室带性发声障碍。当归、柴胡、赤芍、川芎、桃仁、枳壳、鸡血藤、丹参、三棱、路路通、海浮石、皂角刺、僵蚕、射干等，随证加减。水煎服。每日1剂。（《中国传统医学丛书·中医耳鼻喉科学》）

（3）美音葆：主治慢性声嘶、喉黏膜充血肥厚。甘草、桔梗、银花、薄荷、西青果、菊花、龙井茶等，每次4.8g，沸水冲泡口服。15天为1疗程。（《中医药研究与临床》1997）

（4）清音汤：主治慢喉瘖。人参、云茯苓、当归、生地、天冬、麦冬、乌梅、诃子各10g，阿胶15g，蜂蜜20g。随证加减，水煎服。每日1剂。（《中医药研究与临床》1997）

（5）菊花茶与硫酸锌：治疗慢性肥厚性喉炎。菊花茶：木蝴蝶、薄荷各3g，玄参、白菊花各6g，甘草4g，胖大海2枚，为1包。每用1包，开水300ml泡10分钟，去滓口服，1日2次。

配服硫酸锌片 1 片(含元素锌 22mg),1 日 3 次口服。(《中国中西医结合耳鼻咽喉科杂志》1998,6(1):41)

2. 古代专病专方　参考慢喉瘖。

【预后与转归】

1. 预后　喉室带性发声障碍是一种慢性病,其发病原因复杂,有因声带、声门疾病者,有因精神心理因素者,有因中枢神经系统疾病所致的室带痉挛和声带运动失调者,有因喉肌功能失调者。故其预后与这些因素(原发病)有关。

(1)精神、心理因素:多疑者患病预后差,性情急躁难以配合治疗者差。中枢神经系统疾患所致者,预后差。

(2)发音习惯:习惯用硬起音发声音,此证难愈。

(3)声带、声门等病变难以除去者,或难以治愈者,此证为发声功能的代偿,则预后差。

(4)能否坚持治疗是预后的重要因素,特别是发声训练矫治法治疗,需要有耐心、恒心、决心和正确指导。

(5)原因明确,合理及时治疗,预后较好。

(6)非退缩型或室带肥厚者,预后差。

2. 转归　一般不会向恶性病变方向转变,原发病变除去后,多数患者的发声障碍能够治愈。

【护理与预防】

1. 护理

(1)合理用声:在病的早期除查明原因外,应适当节制用声,特别禁忌增加喉肌负担的发声。

(2)调节情志:帮助分析原因,了解疾病发生过程,帮助患者调整紧张情绪。

(3)气候干燥时,适当增加室内空气的湿度。

(4)戒烟忌酒,忌食辛辣食品。

2. 预防

(1)要有合理的发声方法,向声乐专家或教师咨询,以便掌握适合于本人的发声技巧,运用正确的发声方法,如软起声发音,调整发声肌肉间的协调平衡。

(2)锻炼身体,改善呼吸道黏膜的卫外能力,减少感冒。

(3)保肾养肺,练习“丹田气”发声。

(4)及早发现和合理治疗原发疾病,如声带炎症、声门闭合不全、喉关节疾病,以免日久继发本证。

(5)保持心情舒畅。所谓“整天乐呵呵,有疾不成疴”。

【参考资料】

1. 2000 年前参考资料见第 1 版,此略。

2. 王桂萍,等. 喉纤维激光手术治疗室带肥厚. 天津医药,2005,33(3):185

第十五节　行　经　瘖

【概述】

1. 涵义　妇女每值经前或经期,声音嘶哑,甚至失音,经后自然恢复者,称为行经瘖,亦称经行音哑。本病有规律性反复发作。临床多见于从事嗓音工作的女性,如演员、讲解员等。本病是与西医学的经前喉病、卵巢生理功能性发音困难类似。

2. 释名　行经瘖在历代文献中又称行经喑、经行喑哑、经行声瘖、临经失音等。这些病名基本都是以其症状特点进行命名的。

(1)行经喑:《嗓音病的中医论治》曰:"妇女每值经期或经期前后一二日即出现声音不扬或嘶哑者,称为行经喑"。

(2)经行声瘖:见《中国医学百科全书·中医妇科学》。指每适经行,声音嘶嗄,甚至失音,随经净复常,称"经行音哑",亦称"经行声瘖"。故经行声瘖,即指妇女每适经行,声音嘶哑,甚至失音,经后自然恢复者。

(3)经行音哑:见《中医妇科临证手册》。指经前或经期,声音嘶哑,甚至失音,经后自然恢复者称"经行音哑"。

(4)临经失音:此病名出自于《干祖望中医五官科经验集》一书,指临经期发声音色失常,甚至失音,有规律性反复发作。

3. 沿革　行经瘖,在古代文献中未查及此病记载。本病名首见于20世纪80年代末期《嗓音病的中医论治》一书,本书对行经喑的含义、病因病理及症状特征以及辨证施治均有详细论述。20世纪80年代初期,《中国医学百科全书·中医妇科学》及《中医妇科临证手册》等书,均称本病为"经行音哑"、"经行声瘖"。对本病的病因病机及辨证施治进行了论述。"临经失音"一病名则见于《干祖望中医五官科经验集》一书,该书对本病的病因病机及辨证施治都有独到的见解。

【病因病理】

1. 古代病因病理学说　在古代文献中未查及对本病的记载。

2. 现代病因病理学说　在现代著作与资料中,有关行经瘖的发病学说研究主要有阴虚学说,虚、热、瘀学说两个方面。

(1)阴虚学说:此学说形成于20世纪80年代初期,其代表著作是《中国医学百科全书·中医妇科学》及《中医妇科临证手册》一书,它们将行经瘖的病因病理归结为"肺肾阴虚"及"肝肾阴虚"两个方面。

(2)虚、热、瘀学说:这一学说形成于20世纪80年代后期,见《嗓音病的中医论治》一书,虚乃指肝肾阴虚;热、指肝经郁热;瘀,乃指气血瘀阻。《干祖望中医五官科经验集》一书指出:虚,乃指气血不足;热,指血热上冲;瘀,指肝郁气滞血瘀。总之,虚、热、瘀学说,虚多为肝肾阴虚或气血不足;热多为肝郁血热;瘀多为气血瘀阻而致。

3. 临床病因病理

(1)肺肾阴虚:肺为声音之户,肾为声音之根,若素体阴虚,经行之际,经水下泄,致肾水不能上承,肺失濡润,声门不扬致经期音哑。

(2)肝肾阴虚:多由先天禀赋不足,素体阴虚或房劳不节,早婚多产,暗耗精血,以致肝肾阴虚,经行时阴血下注,精血愈亏,虚火愈旺,虚火上炎灼喉,致声音嘶哑。

(3)气血不足:素体气血不足,复因经期经血下行,精血精亏,使气血更虚,咽喉失养而致音哑。

(4)肝经郁热:多因情志内郁,肝失疏泄,气郁化热,热蕴冲任血海,经至之时,热随血动,循冲任之脉上冲户而致瘖。

(5)气血瘀阻:冲任脉皆循经于喉,胞脉以通为顺。若肝郁气滞或经期养护失当,居湿冒雨,食冷饮凉,寒客胞脉,冲任受阻,以致脉为寒凝,血为气滞,气血瘀阻,经血行而不畅,上逆滞喉，瘀于声户而致声哑。

总之，行经瘖发病有虚实之分。虚者，责之于肺肾阴虚、肝肾阴虚、气血不足；实者或虚实夹杂者，责之于肝经郁热、气血瘀阻。

【临床征候】

1. 发病情况　本病多见于中青年女性，无明显季节性与地域性。

2. 病史　多数患者可有月经失调病史。

3. 声音不扬或嘶哑　声音改变有明显的周期性、规律性。每遇经期将临，或已至或已过一二日便出现发声异常。过此数日能自行恢复。声音不扬可表现为音色变暗，音质不纯，发沙发毛，发声费力，不自如，音调不准，甚或嘶哑。但完全失音者少见。

4. 声带改变　患者在经期声音异常时做间接喉镜检查，声带可见充血、水肿、闭合不良等体征，也有部分患者声带正常。有改变者大多在经后随声音的恢复而自行消失。少数病情转久，失于调治者可有声带增厚等改变。

5. 月经失调　多数患者伴有此症，也有经行正常者。月经失调可表现为月经先期，月经后期，月经先后不定期，经期缩短或延长，痛经或经期衄血，月经过多或月经过少等不同情况。

6. 其他症状　可有头晕头痛，烦躁易怒，胸胁胀痛，咽痛干燥等。

【诊断与鉴别诊断】

1. 诊断依据　①连续随月经周期而出现的声音不扬或嘶哑，有规律性反复发作，在月经过后可自行恢复；②检查无明显器质性病变，或见声带发红、水肿、闭合不良。③多伴有月经失调等。

2. 鉴别诊断　需与经期感邪而致的急喉瘖相鉴别。

急喉瘖　发病急，症状及喉部体征较重，声音嘶哑明显，声带充血、水肿较甚，常伴有发热、恶寒、头痛等外感症状，属偶发，无周期性、规律性的特点。

【辨证施治】

1. 古代辨证施治观点　古代资料中未见有对本病的记载。

2. 现代辨证施治观点　现代有关行经瘖的辨证施治观点首见于《中国医学百科全书·中医妇科学》一书及《中医妇科临证手册》一书，书中根据经行声哑伴随的症状将本病分为“肺肾阴虚”、“肺脾气虚”、“肝肾阴虚”三型，并分别以百合固金汤、补肺汤、一贯煎施治。此后《干祖望中医五官科经验集》则根据经行音哑伴随的月经失调的情况，将本病分为“血热上冲”、“肝郁气滞”、“气血不足”三型，并分别用荆芩四物汤、逍遥散、人参养营汤进行施治，从而突破了行经瘖阴虚、气虚辨证的观点。《嗓音病的中医论治》一书则将行经瘖辨证分为肝经郁热、气血瘀阻、肝肾阴虚三型，并分别出以丹栀逍遥散、血府逐瘀汤、六味地黄汤合二至丸加减进行施治，首次提出行经瘖中瘀证的证治。

有关行经瘖证治的论文报道较少。有人采取局部辨证和全身辨证相结合的原则，将局部体征分血热和血瘀，结合全身辨证为肝郁气滞，血热者用凉血地黄汤合丹栀逍遥散，血瘀者用益气活血汤合逍遥散或柴胡疏肝散加减。

综上所述，现代有关行经瘖辨证施治的观点主要分虚实两类。虚证多认为肺肾阴虚、肝肾阴虚、气血不足；实证则有肝经郁热、气血瘀阻。

3. 证治分类

(1)肺肾阴虚证

证候　经期声音不扬或嘶哑；声带或有微红微肿；咽喉干燥，手足心热，虚烦少眠，舌红苔少，脉细数。

证析 素体阴虚或久病失养，或用声过度耗伤阴液，致肺肾阴虚，经行之际，经水下泄，致肾水不能上承，肺失濡润，声户失养，则见声音不扬或嘶哑；若肺肾阴虚，虚火上炎，灼烁喉部肌膜，则见声带微红；肺肾阴虚，咽喉失养，则咽喉干燥；虚热内生则手足心热；肺肾阴虚，虚火上扰心神，则虚烦少眠；舌红，少苔，脉细数均为肺肾阴虚之象。

治法 滋养肺肾，降火开音。

方药 百合固金汤加减。方中主以百合、麦冬、玄参、生地、熟地滋补肺肾阴液，清降虚热；辅以当归、白芍养血活血敛阴；桔梗、贝母清肺开音，生甘草调和诸药。全方共奏滋养肺肾，降火开音之效，用之可滋阴润肺，金水并调，使阴充足，虚火自降而声音自扬。声音嘶哑明显者，加蝉衣、木蝴蝶、胖大海以加强润肺开音之效。

(2)肝肾阴虚证

证候 经后或经期声音不扬或嘶哑；声带或有微红微肿；月经先期，量少色淡或鲜红，腰膝酸软，头晕耳鸣，手足心热，午后潮热颧红，口咽干燥，舌红少苔，脉弦细或细数。

证析 肝肾阴虚，复因经行时阴血下注，精血愈亏，虚火愈旺，灼肺伤津，累及声门，则见经后或经期声音不扬或嘶哑；阴虚火旺，虚火上炎，则声带微红微肿；肝肾不足，冲任空虚，则月经量少色淡；虚火内炽，则月经先期，经色鲜红；肾阴亏虚，腰府失养，髓海不足，故腰膝酸软，头晕耳鸣；阴虚津少，虚热内生，故手足心热，午后潮热颧红，口咽干燥；舌红少苔，脉弦细或细数均为肝肾阴虚之征。

治法 滋补肝肾，调经复音。

方药 六味地黄汤合二至丸加减。方中主以熟地滋阴补肾，填精益髓而生血，山茱萸温补肝肾，辅以泽泻、牡丹皮清降虚火；山药、茯苓健脾，升降气机，以滋阴而降火；女贞子、旱莲草补肝益肾。两方合用共奏滋补肝肾，调经复音之效。若肝肾阴虚，经后声哑者，加制首乌、枸杞子、凤凰衣以滋养肝肾，润声疗哑；虚火上扰心神，心烦失眠者，加麦冬、枣仁以清心安神。若肝肾阴虚兼肝气不舒者，症见经期错乱，量少不畅，胸胁胀痛，郁闷不乐，咽喉干燥，声音不扬者，治宜滋补肝肾，疏肝理气，方选一贯煎加减。

(3)气血不足证

证候 经期声音不扬或嘶哑；声带淡白或肿，声门开闭乏力；月经后期，量少色淡，面色萎黄，头晕目花，心悸，舌淡，脉细。

证析 气血亏虚，经行之际阴血下注，伤血耗气，气血愈虚，使气不充喉，血不养喉，喉失所养，则经期声音不扬或嘶哑；气血不足，喉失所养，则声带淡白或肿，声门开闭乏力；气血不足，冲任空虚，血海不能按时满溢，致月经后期，量少色淡；气血不能上荣于面，则面色萎黄；血虚脑失所养，则头晕目花；血不养心则心悸，舌淡，苔白，脉细均为气血不足之征。

治法 益气补血，调经复音。

方药 人参养营汤加减。方中以黄芪、人参、白术、茯苓、炙甘草以补中益气，健脾养胃；熟地、当归、芍药以滋阴补血；肉桂以温阳散寒；气虚甚者血行滞缓，无气以推动，故加陈皮以行气；用五味子合人参、黄芪敛气固表以强外；远志化痰宁神以安内，外强内安，有利于气血两生；生姜、大枣调和营卫。全方共奏益气补血之效，使气血充盈，则咽喉得养，声音自复。声音嘶哑明显者，加诃子、凤凰衣以补虚开音。

(4)肝经郁热证

证候 经前或经期声音不扬或嘶哑，声带色红微肿，月经错乱，先后不定，或经期提前，经量多而鲜红，胸胁胀痛，乳房作胀，或自觉气热上冲，口苦咽干，心烦失眠，急躁易怒，舌红，苔黄，脉弦稍数。

证析　患者平素抑郁多气，肝郁化热，经期郁热上冲，伤于声户，故经期或经前声音不扬或嘶哑，自觉气热冲喉；热郁声带则声带色红微肿；肝气郁结，疏泄失常，冲任不调，故月经错乱，先后不定；若肝郁化热，热迫血行，则经期提前，量多鲜红；肝脉布两胁循乳部，肝气失疏，经气不畅，故胸胁胀痛，乳房作胀；肝热内扰心神，故心烦失眠，急躁易怒，口苦咽干；舌红，苔黄，脉弦数均为肝经郁热之象。

治法　疏肝清热，调经疗哑。

方药　丹栀逍遥散加减。方中主以柴胡、牡丹皮、栀子以疏肝理气，解郁清热；辅以当归、白芍养血和营，柔肝调经；木旺则克脾土，故用白术、茯苓、甘草、煨姜健脾和中；佐以薄荷协同柴胡调达肝气，并开音疗哑。合方共奏疏肝清热，解郁调经，开音疗哑之功。若肝经郁热重者，声带色红而肿，声音嘶哑，重用牡丹皮、栀子、柴胡、加蝉衣、青竹皮、菊花以疏肝清热疗哑；胸胁胀痛甚者，加郁金、厚朴以理气止痛。

(5)气血瘀阻证

证候　经前或经期声音不扬或嘶哑，经期尤甚；声带色红或暗红而肿，闭合不良，经期错后，经量少或多，色紫暗有块，少腹胀痛或刺痛，舌暗红或有瘀点，脉涩或沉缓。

证析　气血瘀阻，胞脉不畅，经血上逆，阻滞声户，故经期或经前声音不扬或嘶哑，经期尤甚；瘀阻声带，则声带色红或暗红而肿，闭合不良；气血瘀阻胞宫，经行不畅，故经期错后，量少或多，色紫暗有块；气血瘀阻胞宫，不通则痛，故少腹胀痛或刺痛；舌暗或有瘀点，脉涩或沉缓均为气血瘀阻之征。

治法　活血化瘀，通经疗哑。

方药　血府逐瘀汤加减。方中主以当归、赤芍、川芎、桃仁、红花活血化瘀，调气通经；辅以柴胡、枳壳疏肝行气，使气行血行而瘀血自消；牛膝祛瘀通脉，并引血下行；桔梗利喉开音；生地凉血清热，合当归养血润燥，使祛瘀而不伤阴血，甘草调和诸药。全方共奏活血行气，化瘀通经疗哑之功。若经期腹痛，少腹发凉，经色紫暗有块，声带不红不肿者，治宜活血化瘀，温经疗哑，方用少腹逐瘀汤加减。

【外治疗法】

古今文献未见有行经瘖的外治疗法记载。临床根据病情可应用以下治法：

(1)含服法：常用药物如金鸣片、金果含片、铁笛丸等，可随证辨治选用。

(2)雾化吸入法：可于内服煎剂之前，趁热吸入其蒸气，或煎水取上清液行超声雾化吸入，或根据不同辨证而采用不同的药物进行雾化吸入。如肺肾阴虚者，用薄荷、桑叶、菊花、芦根、生地、玄参、麦冬各15g，水煎，乘热作蒸气吸入，以养阴清热，利喉开音。气血瘀阻者，可用会厌逐瘀汤煎水做雾化吸入用或用复方丹参注射液雾化吸入，每日1次。

【针灸疗法】

古今文献中未见有针灸治疗行经瘖的记述，临床可应用以下针灸方法。

(1)体针疗法：取穴人迎、水突、天突、合谷、足三里、血海、三阴交等，每日1次，辨证选穴每次2～3个，随证采用补法或泻法。

(2)耳针疗法：取相应脏腑的耳郭穴位点。主穴选咽喉、肺、脾、肾；配穴选内分泌、子宫、肾上腺、交感。每次选2～4穴，耳穴埋针或留针15～20分钟，或用王不留行籽贴压，每日按压籽贴3次，每3日换籽贴1次，5次为1疗程。

【按摩导引疗法】

在古代及现代资料中尚未查及。临床可取穴人迎、水突、廉泉等，以点揉按压等手法，每日2次，每次10分钟。

【预后与转归】

1. 预后　行经瘖为经前期嗓音病，与月经周期有关，为体内雌性激素分泌过多所致。故本病经积极治疗多预后良好。

2. 转归　行经瘖患者，全身症状轻，声带无明显改变的，多数能通过生活调节，于行经后数日能自行恢复。症状重，声带改变明显者，通过药物积极治疗能治愈。少数患者病情较久，失于治疗及不注意调养者，可出现持续性声嘶及声带增厚或变发声带小结、息肉等。

【护理与预防】

(1)保持心情舒畅，精神快乐：月经期阴血偏虚而肝气容易偏旺，若伤于七情，可加重经期不适或导致月经失调，使行经瘖加重。故在行经期宜保持心情舒畅，消除紧张、恐惧和烦闷心理。

(2)劳逸结合：保证充足的睡眠和休息，因劳倦过度则耗气动血，可致月经过多或经期延长，而影响嗓音。

(3)注意声休：经期注意发声休息，减少声乐活动，已有嘶哑者应禁声。

(4)饮食有节：经期不宜过食辛辣温燥食物，以免耗损阴津，血分蕴热，迫血妄行，致月经过多，嗓音不扬。也不宜过食寒凉生冷，使血为寒凝，血行受阻，月经延长，声带瘀血，发声不畅。

(5)防御外邪：经行之际，血脉易为寒湿凝滞，致月经不调，嗓音不扬，故要注意保暖，避免受寒，不宜洗冷水浴，避免涉水，雨淋。

第十六节　子　　瘖

【概述】

1. 涵义　子瘖是指妊娠末期出现声音不扬或嘶哑，甚至失音的一种疾患。多发生在妊娠至八九月间。本病与西医学中的妊娠期喉病相类似。妊娠期有发声障碍者占20%左右。

2. 释名　子瘖在历代文献资料中又称为身重音哑、妊娠不语、妊娠喑、胎瘖、妊娠失音。这些病名基本都是以其症状特点进行命名的。

(1)子瘖：《医学心悟·妇人门·子瘖》曰："妊娠至八九月间，忽然不语，谓之子瘖"。《嗓音病的中医论治》曰："妊娠后期无故出现声音不扬或嘶哑者，称为子瘖"。

(2)身重音哑：身重即重身，为有孕之人。如《儒门事亲·卷之五》曰："夫妇人身重，九月而瘖哑不言者，是胞之络脉不相接也，则不能言"。身重音哑即指妇女怀孕后期出现声音嘶哑，或不能出声音者。

(3)妊娠不语：不语，指非绝然不语，谓有言无声，即指瘖。如《罗氏会约医镜·卷十四》曰："瘖者，谓有言无声，非绝然之不语也"。《妇人良方·卷之十五》称本病为妊娠不语。妊娠不语指妊娠八、九月间忽然不语，声音细哑无声者。

(4)妊娠瘖：《医碥·卷之四》曰："妊娠瘖者，其言哑细无音"。妊娠瘖，即妊娠后期出现声音嘶哑，或不能出声音者。

(5)胎瘖：《续名医类案》称本病为胎瘖。即指妊娠晚期出现的声音嘶哑或不能出声音者。

(6)妊娠失音：为一现代病名。指妊娠晚期出现声音嘶哑，甚则失音。《中医纲目》、《干祖望中医五官科经验集》等书称本病为妊娠失音。

3. 沿革　子瘖之论述是最早见于《内经》。《素问·奇病论》曰："黄帝问曰：人有重身，九月而瘖，此为何也？岐伯对曰：胞之络脉绝也。帝曰：何以言之？岐伯曰：胞络者系于肾，少阴之脉，贯肾系舌本，故不能言。帝曰：治之奈何？岐伯曰：无治也，当十月复"。《内经》的这段论述为后世医家对子瘖的症状、发病机制及治疗的认识奠定了基础。宋代《妇人大全良方·卷之十五》对子瘖始有论述，认为"孕妇不语不须服药"，"产下便语"。与《内经》之意相同。金代《儒门事余·卷之九》称本病为身重音哑，并对其辨证施治提出自己的见解，主张以降心火为治。明代《证治准绳》、《济阴纲目·卷二十七》、《医说·卷之九》对子瘖的论述均引自《妇人大全良方》。《寿世保元·卷七》称子瘖为妊娠不语，也认为非病，不需服药，产后便语。在《医学入门·卷之六》始出现子瘖病名。清代医家多使用子瘖之病名，如《医学心悟》、《医宗金鉴》、《罗氏会约医镜》、《医述》、《类证治裁》等，其中《医宗金鉴·卷四十六》指出本病的临床表现为"子喑声哑细无音，并非绝然无语声"。《医碥·卷四》、《罗氏会约医镜·卷十四》均宗《医宗金鉴》之说。其中《医碥·卷四》提出"妊娠瘖"之病名。《续名医类案》称本病为胎喑。

现代中医学文献资料中仍多沿用子瘖这一病名。《干祖望中医五官科经验集》、《中医妇科临床手册》、《中国医学百科全书·中医妇科学》等书又提出妊娠失音的病名。

【病因病理】

1. 古代病因病理学说

(1)胞络受阻学说：《素问·奇病论篇》曰："人有重身，九月而瘖，此为何也？岐伯对曰：胞之络脉绝也"。《医宗金鉴·妇科心法要诀·子瘖证治》曰："妊娠九月，孕妇声音细哑不响，谓之子瘖。非似子哑绝然无语也。盖少阴之脉络于舌本，九月肾脉养胎，至其时，胎盛阻遏其脉，不能上至舌本，故声音细哑。待分娩之后，肾脉上通，其音自出矣"。《医碥·卷之四》曰："妊娠瘖者，其言哑细无音，由肾脉为胎盛阻绝，不能上通舌本也，不必治"。《医学心悟·卷之五》谓："因胎气壅塞，肾脉阻塞，故不言"。由上而知，《内经》最早提出子瘖之病机为胞络受阻，后世医家多尊崇《内经》之旨，认为胞宫之络脉系于肾，而肾之经脉贯肾系舌本，子瘖为妊娠时，胎气壅塞，胞络受阻，肾脉不通，肾阴不能上荣所致。

(2)血虚学说：《陈素庵妇科补解·卷之三·胎前杂症门》曰："妊娠不语非病也。《经》曰：妇人重身而瘖，盖足少阴肾脉挟舌本，足太阴脾连舌本，手少阴肾脉挟舌本，足太阴脾连舌本，手少阴心脉系舌本。妊娠资血脉以养胎，若三经血虚则少，不能上输于肺，肺为华盖，统摄一身之气，金清则发而为声，肺虚则无以生气而出，故音瘖不能语也"。认为子瘖发生与肾脾心三经血虚，不能上输于肺而致音哑。

(3)胎气太实学说：《女科指南》认为子瘖为胎气太实，肾脉不通，肾精不能上承咽喉而致。

2. 现代病因病理学说　在现代著作与资料中，有关子瘖的发病学说研究主要有肾虚学说；肾虚、气实、火盛学说及肾虚水冷、胞阻血虚三个方面。

(1)肾虚学说：受《内经》影响，后世医家多认为子瘖病的发生与肾阴不足有关。多为素体阴虚，复因妊娠，阴血养胎，阴津益虚，肾精不能上承舌本而致。遵从这一学说的如中医学院试用教材重订本《中医妇科学讲义》、高等医药院校教材《中医妇科学》、《现代中医耳鼻咽喉口齿科学》、王德鉴《中医耳鼻咽喉口腔科学》、《实用嗓音病治疗全书》等，肾虚学说是为古今医家所共识。

(2)肾虚、气实、火盛学说：这一学说形成于20世纪50年代，这是采撷古代医家观点，结合当今临床实践而形成的。如《简明中医妇科学》、《中医妇科百问》、《中医妇科临床手册》等。肾虚是指肾阴虚；气实是指胎气太实，气机壅滞；火盛是指心胃火盛，蕴于中焦。这一学说是在肾虚学说的基础上进一步完善的。

(3)肾虚水泛，胎阻血虚学说：这一学说出之《嗓音病的中医论治》。该学说认为肾气养胎，血养胞胎，妊娠后期肾气渐伤，气化失职，寒水上泛，壅滞声户；或孕胎耗血，挤闭络脉，致血虚脉络不畅而致。这一学说是对肾虚学说的进一步发展。

3. 临床病因病理

(1)肾阴不足，胞脉受阻：胞络系于肾，肾脉入肺，循喉咙，系舌本。若素体肾阴不足，孕后肾水养胎，则肾阴益虚，加以妊娠后期胎体增大，胞脉受阻，则肾阴不能上荣于喉而瘖。

(2)肾气虚弱，寒水泛喉：胞脉系于肾，肾气以养胎，妊娠累耗于肾，以致肾气渐伤，气化失职，寒水上泛，壅滞声户，则声音不扬而为瘖。

(3)胞脉闭阻，血不养喉：胎附胞中，赖以胞脉之血的濡养。妊娠后期，孕胎渐长，不仅耗血，且能挤闭络脉，以致血虚脉络不畅，喉门失养而致瘖。

【临床征候】

1. 发病情况　发于妇女生育年龄，在怀孕后期，妊娠八、九月左右发病。经产妇比初产妇多见。

2 病史　无明显病史，或有妊娠期水肿史。

3. 声音嘶哑　妊娠后期突然或逐渐声音低细、嘶哑，甚至无声。

4. 喉部体征　检查咽部无充血，喉腔肌膜水肿充血，声带发红，微肿或肥厚，或明显水肿、松弛、肌膜表面分泌物增多。

5. 伴随症状　可有咽喉干燥，或头痛，头晕耳鸣，手足心热，面颊潮红，心悸而烦，腰膝酸软等。

【诊断与鉴别诊断】

1. 诊断依据　①妇女在怀孕后期，突然或逐渐出现声音不扬、嘶哑或无声；②无外感病史；③检查喉腔肌膜水肿充血，声带发红，微肿或肥厚，或明显水肿、松弛，肌膜表面分泌物增多。

2. 鉴别诊断　子瘖主要应与急喉瘖、慢喉瘖、情志瘖等相鉴别。

(1)急喉瘖：发病前多有外感病史。声音嘶哑，咽喉疼痛明显，并伴有寒热、头痛、喉痒咳嗽等外感症状。检查咽部肌膜充血，双声带充血或水肿，表面有分泌物。

(2)慢喉瘖：病程长，声音嘶哑时轻时重，或反复发作，伴咽喉微痛不适，干燥喉痒，常有"清嗓"习惯，喉部肌膜与声带慢性红肿增厚。

(3)情志瘖：有情志刺激史。患者精神抑郁不舒，起病突然，说话失音或作"嘘嘘"耳语声，咳嗽、哭笑声正常。失音可突然恢复或反复发生。声带色泽正常，边缘齐整但内收无力，声门闭合不全。但在咳嗽时，则声带闭合良好。

【辨证施治】

1. 古代辨证施治观点　古代资料中有关子瘖辨证施治的内容不多。如《内经》认为子瘖为“胞之络脉绝也”、“无治也，当十月复”。后世医家多遵从内经之旨，如杨上善、王冰、马莳、张景岳、张士宗等均认为子瘖为胞脉受阻，肾脉不通，肾之精气不能上荣舌本而致声喑，并认为不需治疗，待十月分娩后，胞络复通，肾脉上荣，其声自清。《医宗金鉴·妇科心法要诀》、《医碥·卷之四》、《医学入门·卷之六》等均持以上观点。宋以前多无治法。自《妇人大全良方·卷十五·妊娠门》首次提出治以养血保胎为主，主张临产月可服用保生丸、四物汤。《医说·卷之九》、《寿世保元·卷七·妊娠》、《女科证治准绳·卷之四·胎前门》、《医学心悟·卷之五》均遵从这一观点，认为不需治疗，以调摄为主。《陈素庵妇科补解·卷之三·胎前杂症门》认为子瘖证属肾、脾、心三经血虚、不能上输于肺而致，提出养血安胎治法，方用保生四物汤。《妇人大全良方》之后，后人绝少独立方论，唯张子和《儒门事亲·卷之五》提出泄热降火法，方用玉烛散。马玄台以补心肾立法，则以胞之络脉属手、足少阴二经故也。至清代，《类证治裁·卷之八·胎前》认为子瘖乃痰蔽心窍，宜浓煎生脉散送服地黄丸，助肺肾之气以养胎，滋肺肾之源以消痰。《胎产心法·卷上》也认为胞之络脉绝，可用浓煎参麦五味饮，空心服地黄丸助肺肾之气以养胎。《女科真传要旨·胎前门》提出气血不足，痰滞络脉之子瘖证候，以益气养血化痰，方用安胎饮。《女科指南》认为子瘖属胎气太实，宜理气化痰通窍，方用瘦胎挞气散。

综观古代医家论治子瘖，多宗《内经》“无治也，当十月复”之说，自《妇人大全良方》之后，许多医家主张养血安胎，调补肺肾为主，多用四物汤、保生丸、生脉散、六味地黄丸等治疗。由此形成了古代对子瘖辨证施治的主要观点。

2. 现代辨证施治观点　现代有关子瘖的辨证施治最早见于《简明中医妇科学》一书，其将子瘖辨证分为肾虚证、气实证、火盛证三个证型，并分别用六味地黄丸、瘦胎挞气散、玉烛散进行施治。这一辨证施治观点，是对古代辨证施治观点的归纳和综合。遵从这一辨证观点的还有《中医妇科临证手册》。中医学院试用教材《中医妇科学讲义》对于子瘖则从肾阴虚辨证，治以滋肾养阴，方用六味地黄汤加减。其后，高等医药院校教材《中医妇科学》、《实用中医妇科学》、《干祖望中医五官科经验集》、王德鉴《中医耳鼻咽喉口腔科学》等书均遵从肾阴虚这一辨证观点。《实用嗓音病治疗全书》、《中医纲目》也辨证为肾阴虚，方用左归饮加减。《现代中医耳鼻咽喉口齿科学》也辨证为肾阴虚，以补肾养血法，出以四物汤施治。《中医妇科百问》对于子瘖的证治除列有肾阴亏虚、胎气太实、心胃火盛三证外，新增肺气不足一证，治以补肾益气、宣肺开音，出以自拟方药进行施治。《中国医学百科全书·中医妇科学》对子瘖除辨证为肾阴虚、胎气实二证，又新增肺燥型，治宜清肺降火，用清燥救肺汤治疗。《嗓音病的中医论治》一书，将子瘖辨证分为肾虚水泛、胞阻血虚二证，分别出以健固汤、四物汤进行施治，从而丰实了子瘖的证治内容，使其更接近临床。

综上所述，现代有关子瘖辨证施治的观点主要分虚、实两类。虚证多为肾阴虚、肾阳虚、肺气虚、肺阴虚和血虚。实证则有胎气太实，气机壅滞；心胃火盛蕴于中焦。其中肾阴虚证为多数医家所共识。

3. 证治分类

(1)肾阴不足证

证候　妊娠八九月，声音嘶哑，甚至无声；检查见声带微红、微肿；咽喉干燥微痛，颧红，手足心热，头晕耳鸣，腰膝酸软，心悸而烦，大便燥结，小便短赤，舌红少苔，脉细数。

证析　若素体肾阴不足，孕后阴血养胎，则肾阴益虚，加以妊娠后期胎体增大，胞脉受阻，肾精不能上奉，则声音嘶哑或无声；肾阴不足，虚火灼烁喉门肌膜，则声带微红、微肿；肾阴不足，虚火上炎，则咽喉干痛，颧红，手足心热；肾精不足，髓海空虚，则头晕耳鸣；腰为肾之府，肾虚则腰膝酸软；水不济火，心火亢盛，心神不宁，故心悸而烦；阴亏津少，虚热内生，则大便燥结，小便短赤；舌红少苔，脉细数均为肾阴亏虚，虚火上炎之征。

治法　滋肾益阴，生津润喉。

方药　六味地黄汤加减。方中熟地、山萸肉补肝肾之精，山药健脾益肾，牡丹皮、泽泻清热泻火，茯苓淡渗利小便，加沙参、麦冬生津润喉。诸药合用共奏滋肾养阴，生津润喉之效。使肾精充足，上奉咽喉，咽喉得养，则声音嘶哑得愈。

(2)肾虚水泛证

证候　妊娠后期声音不扬或嘶哑；检查见声带色白，泛泛而肿；腰寒肢冷，下肢浮肿，小便量少，动则气喘，舌淡而胖，苔白滑，脉沉滑。

证析　胞脉系于肾，肾气以养胎，妊娠累耗于肾，以致肾气渐伤，气化失职，寒水无制，泛泛上溢，壅滞声户，则声音不畅，声带色白，泛泛而肿；腰为肾之府，肾阳虚，命门火衰，则腰寒肢冷；肾阳虚，膀胱失于温煦，气化不行，则小便量少；水湿泛溢肌肤则下肢浮肿；肾主纳气，肾阳虚，肾不纳气，则动则气喘；舌淡胖，胎白滑，脉沉滑均为肾阳虚，寒水内停之象。

治法　温阳利水，益肾疗哑。

方药　健固汤加减。方中用人参、白术、茯苓、苡仁健脾渗湿利水，巴戟天温肾扶阳。加杜仲温补肾阳，凤凰衣滋肺益肾开音。全方共奏温阳利水，益肾疗哑之功。

(3)胞阻血虚证

证候　妊娠后期声音不扬或嘶哑；声带淡白或灰白而肿，开闭乏力；面色萎黄，健忘失眠，心悸，舌淡暗，脉沉弱。

证析　妊娠后期，耗血养胎，且孕胎挤闭络脉，致血虚血行缓慢，脉络不畅，喉门失养，致声音嘶哑或不扬；血不养喉则声带淡白或灰白而肿；气血相依，血虚则气虚，故声门开闭乏力；血虚不能上荣于面，则面色萎黄；血虚脑失所养，则健忘失眠；血不养心则心悸；舌淡暗，苔白，脉沉弱均为血虚之象。

治法　补营养血，顺胞开音。

方药　四物汤加减。方中以熟地、白芍、当归补营养血，川芎活血化瘀，顺胞开音。酌加阿胶养血，凤凰衣养阴益气开音。合方共奏补营养血，顺胞开音之功。

子瘖治疗，除内治外，古今资料中未见外治、针灸、按摩导引、物理治疗的记述。

【专病专方】

1. 现代专病专方

加味补肾煎：治子瘖属肾虚者。枸杞子 15g，山萸肉 9，菟丝子 12g，全当归 15g，大熟地 15g，条沙参 15g，白茯苓 9g，炒杜仲 9g，炒白芍 12g，广陈皮 4.5g，六神曲 9g，水煎服。(《妇科病中医治疗法》1964)

2. 古代专病专方

(1)瘦胎挺气散：治子瘖属胎气充实者。杏仁、菖蒲、枳实、玄参、桔梗、甘草各 3 克，水煎服。(《妇科指南》)

(2)玉烛散：治子瘖属心胃火盛者。四物汤、承气汤、朴硝各等分，煎玉烛散一两，水半碗，同煎至七分，去滓，入蜜放温，时时呷之。(《儒门事亲·卷之五》)

(3)保生四物汤：治子瘖属肾、脾、心三经血虚，不能上输于肺。当归、川芎、白芍、熟地、黄芩、白术、人参、茯神、黄芪、甘草、紫菀、五味子、桔梗、木通、香附、陈皮，水煎服。(《陈素庵

妇科补解·胎前杂症门》)

【预后与转归】

1. 预后 子瘖为妊娠期疾病，与内分泌异常有关。妊娠的生理变化是全身性的，上呼吸道也有血管运动性改变，分娩后生理变化恢复正常，喉声也转正常。故子瘖一般预后良好，产后不治自愈。

2. 转归 子瘖患者多数能通过饮食调摄，于产后自复。少数患者体质偏弱，不注意养护，则可转为慢喉瘖；病情较重，除声音嘶哑外，尚有呼吸困难者，严重时需做气管切开。

【护理与预防】

1. 护理

(1)子瘖患者注意饮食调养，以补气血，养胞胎，勿食辛辣刺激之物，以免生热助热，刺激咽喉，加重声嘶。

(2)慎起居，适寒暖，保持心情舒畅。

(3)注意声休，以嗓音为职业的工作者，停止用嗓工作。

(4)产时服用保生丸，四物汤之类以补气血，养胞胎，忌用升发的药物。

2. 预防

(1)调情志，妊娠后期避免情志刺激，保持心情舒畅。

(2)注意饮食调养，以补气血，养胞胎。

(3)妊娠后期减少发声，忌烟酒粉尘刺激，禁食辛辣厚味或暴热冷饮。

(4)适寒暖，慎起居，预防感冒。

第十七节 变声障碍

【概述】

1. 涵义 变声期中或变声期后出现发声异常者，称为变声障碍。变声期是指男女年届青春期(即“二七或二八”时期)，由于肾精发育，天癸所至，喉部迅速生长发育时所出现的男性声调变低、女性声调变高的过程，即声音由童声变为成人声的过程，或称破声，戏曲界称为“倒仓”或“倒嗓”；是男女第二性征的一种表现，是儿童发育到青春期时，男女皆有的一种生理现象。从心理学和社会学角度则称激情期、关键期、多事期。从嗓音医学和嗓音教学(即声乐教学)角度来说变声期是嗓音重建的新时期，是建立成人正常言语、歌唱发声方法的关键时期，大多数儿童都能度过，但也有少数的人因生理、病理、心理等原因而发生障碍。本病无地域性，多发生于12～18岁青少年，以男性为多，女性罕见。

2. 释名 在古代文献中，未查及明确变声期论述，亦未有其他病名记载，它属于中医“肾虚喉瘖”范畴。在现代专著中，则有变声障碍、声音变异、男声女调、女声男调、变声期嗓音病等名称，病名不同，解释基本一致，皆指变声期及变声后不正常的发声现象。

3. 沿革 历代文献中未查及有关本病的专题论述。现代专著中，各高等院校耳鼻喉科教材未将本病单独论述，《嗓音病的中医论治》首次将本病以“变声障碍”为题单独论述。中国传统医学丛书《中医耳鼻喉科学》首次用“变声期发声障碍”这一病名对本病进行论治。《实用嗓音病治疗学全书》、《音声言语疾病防治概要》、《中西医结合嗓音病学》、《实用耳鼻咽喉科学》等专著，都对本病进行了专题讨论，对本病的含义、病因病机、症状、检查及辨证施治等内容进行了系统论述，使医界同仁及艺术嗓音工作者对本病达成高度共识。

【病因病理】

1. 古代病因病理学说　历代文献中未有本病的论述,但因本病属“喉瘖”范围,故与之相关的学说可总结为肾精虚弱学说。如《灵枢·五音五味》曰:“有天宦者(指先天性器官发育不良)……此天之所不足也,其任冲不盛,宗筋(男性外生殖器)不成,有气无血,唇口不荣,故须不生”。说明先天发育不良,则天癸不足,导致身体诸器官发育不良。《景岳全书·卷二十八·声瘖》曰:“……肾藏精,精化气,阴虚则无气,此肾为声音之根者”。《万病回春·卷之五·咽喉》亦曰:“声音不出者,肾虚也”。

2. 现代病因病理学说　现代各专著与资料中,均一致认为本病病因病机为:先天不足,后天损伤,致肾精亏虚。这一观点主要见于《嗓音病的中医论治》、中国传统医学丛书《中医耳鼻喉科学》、《实用嗓音病治疗学全书》、《音声言语疾病防治概要》、《中西医结合嗓音病学》等著作中。认为先天不足,肾精亏虚为内因;变声期生活失调,用声不节为外因,内外因相合,致使肾中精气亏损,脏器失养,喉门发育异常而致变声障碍。

3. 临床病因病理　人之所以能由童声变为成人声,则全凭肾中精气的支配始能完成。因此,精气充盛,天癸至,喉得其养,则喉厌发育循规,变声自如。若素有肾气亏虚,天癸不足,或后天损伤,或冷暖不调,反复感邪,或情志不遂,心肾不交,或滥用嗓音,致肾气更虚,喉厌不得养,气血失和,脉络失畅而致无变声,则成人仍保持童声,或声音粗糙,嘶哑,嗓音易倦等变声障碍。故变声障碍,其发病主要与肾有关,肾元亏虚是本病的基本病机特点。

【临床征候】

1. 发病情况　本病发于青少年,年龄多在13～17岁。其变声迟早受气候条件,社会环境,文化水平,家庭生活水平以及遗传等因素影响。通常南方温热带地区及大城市居住的儿童,生活文化水平较高,变声期开始较早。以我国南北方比较为例,有学者调查重庆地区男女儿童变声期最早为11岁,最迟17岁,平均变声开始年龄,男童为14岁零1个月,女童为14岁零3个月。北京嗓音研究协会冯葆富的调查表明,变声开始时间均较前者迟一年左右。本病无季节及地域性,男性多见,女性罕见。

2. 病史　可有幼年五迟(立迟、行迟、发迟、齿迟、语迟)病史。或有变声期保嗓不当病史。

3. 变声障碍　变声障碍类型很多,常见者主要有变声延长、变声过迟、恒存性假声、掩盖性变声障碍,颠倒性变声等,其中以变声延长及恒存性假声比较多见。

(1)变声延长:即变声期延长,又称延期变声或持久变声,临床比较多见。多由喉发育缓慢或喉各部动作不协调所致。表现为声音粗糙、嘶哑,易于疲劳,说话时往往成人声与童声交互出现,即声音翻转现象等。此类变声期症状迟迟好不了,持续数年之久。

(2)变声过迟:即达到或超过正常变声年龄,而不发生变声。多伴有身体虚弱或其他部位的发育迟缓现象。

(3)恒存性假声:亦是一种常见的变声障碍。患者的喉部发育多停滞在小儿状态,但身体其他器官的发育多属正常。临床表现为声音粗糙不净、嘶哑,发音不持久,易于疲劳,语调较高,或近似女声。男子成人声的某些音虽亦能发出,但往往需要很大努力方能完成。故此类病人平时的语音基本上和女声相近,有时甚至单靠声音辨别不出是男性。

(4)掩盖性变声障碍:临证往往被误诊为慢性喉病。因此类患者在变声期变声表现多不明显,或仅有一般的发声疲劳现象,变声后可以发出成人声,仅是声音粗糙不净,易发嘶哑。喉部体征亦不典型,或有近似慢性喉病的体征等,但若按慢性喉病的一般方法进行治疗,则往往难以奏效，故临床遇到此类患者应当注意。

(5)颠倒性变声：又称伪男性变声，极少见，是女性所表现的一种变声障碍。多因变声期用嗓过度或心理异常所致。表现为变声后音调显著变低，近似男声，故有女作男声之称。此外，尚可伴有性的发育异常等。

4. 声带检查　可有声带黏膜轻度肿胀、充血、粗糙、干燥、肥厚，游离缘不整，分泌物增多，声门后部闭合不全(变声三角)等。

5. 伴随症状　常伴有全身酸楚乏力，纳差，多梦遗精，潮热，盗汗，健忘失眠，精神抑郁，情绪不稳，女性则有面色㿠白，食欲差，月经不调，或带下等虚损症状。

【诊断与鉴别诊断】

1. 诊断依据　①变声年龄及变声史；②变声期及变声后出现不正常声音；③声带检查不同于儿童声带；或见声带黏膜轻度肿胀、充血、粗糙、肥厚，游离缘不整，分泌物增多，声门后部闭合不全(变声三角)等。

2. 鉴别诊断　变声障碍应与情志瘖、慢喉瘖相鉴别。

(1)情志瘖：情志所致，起病大多比较突然，其声哑特点为：说话失音，但令其咳嗽则可出声，哭笑时声音正常。检查声带无明显阳性体征。可发生于任何年龄，故可与变声障碍鉴别。

(2)慢喉瘖：慢喉瘖多表现为发声不扬，甚或嘶哑，伴有喉部肌膜慢性红肿。其病程较长，久而不愈。多有外邪侵袭及用嗓过度，发声不当病史，以成年人为多见，故不难与变声期发声障碍鉴别。

【辨证施治】

1. 古代辨证施治观点　本病古代文献中无系统论述，故未查及明确辨证施治观点，与之有关的治疗肾虚的古代观点，《素问病机气宜保命集·卷下·妇人胎产论第二十九》中有所论述，其曰："妇人童幼天癸未行之间，皆属少阴；天癸即行，皆从厥阴论之"。说明女子在年幼青春期，肾气初盛，生殖器官发育尚未完全成熟，若感受病邪，容易伤及肾气，必须予以补肾调治。《景岳全书·二十八卷·声瘖》谓："虚损为瘖者……病在肾者，宜六味丸、八味丸、左归丸、右归丸、人参平肺汤、大补元煎之类主之"。《济阴纲目·卷六十四·虚损》曰："经曰：精不足者，补之以味。味，阴也，补精以阴，求其本也"。又曰："人在少年，肾水正旺，似不必补，然欲心正炽，妄用太过……故补阴之药，自少至老，不可缺也"。《辨证录·卷八·虚损门》曰："肾水之调……必须大补肾子之水，子实而母自不贫"。《杂病源流犀烛·卷八·虚损劳瘵源流》曰："肾家不足，勿扑其火，须滋阴之真源以配火"。这些观点对治疗因肾元虚损而致的变声障碍皆有一定指导意义。

2. 现代辨证施治观点　现代有关变声障碍的系统辨证施治始于《嗓音病的中医论治》一书，该书以"变声障碍"为名，认为本病的治疗主要应以调补肾脏为法，并指出调补又当辨别阴阳精气孰虚而施，将其分为"肾精亏虚"、"肾气虚弱"、"阴阳两虚"三型，分别出以六味地黄汤加味、补益地黄丸、补肾地黄丸加减论治。《实用嗓音病治疗学全书》及《中西医结合嗓音病学》皆以"变声期嗓音病"为名，将本病分为"脾肾亏虚，阴阳不调"一型，以补肾填精，益气健脾，调和气血，体实扬声为治法，用左归丸加减。中国传统医学丛书《中医耳鼻喉科学》首次用"变声期发声障碍"为名对本病辨证施治，认为本病证属脾肾虚弱，阴阳失调，治宜"补肾健脾，调和阴阳"。药用六味地黄汤与四君子汤加减。《音声言语疾病防治概要》将本病分为"心肾不交"、"肾元不足"两型，方用交泰丸加味及右归饮加减。这些治法，均显示本病病之本在肾，但与心肺脾关系密切，治疗应肺脾心肾兼顾，气血阴阳双调。

有关变声障碍的辨证施治报道极少，其辨证与治疗基本与上述相同。

综上所述，变声障碍的治疗，主要以补肾为纲，但因肺为声音之门，脾为声音之源，心为声音之主，故本病病情复杂，则往往不唯补肾而能及，临证时尚应注意肺、脾、心三脏的调理，并根据脏腑阴阳气血互损的原理而恰当用治，方能见效。

3. 证治分类

(1)肾阴亏虚证

证候　变声异常，变声迟缓或过长，声音嘶哑，或男作女声，咽干微痛，用嗓后喉干声嘶明显；检查见喉体瘦小，喉肌膜嫩红，分泌物较少；伴腰膝酸软，多梦遗精，健忘，耳鸣，舌红少津，脉沉细。

证析　肾为声音之根，若先天肾阴不足，喉体失养，故变声迟缓，喉体瘦小；阴虚不能制阳，虚火上炎，炼津耗液，故咽干微痛，喉肌膜嫩红，分泌物较少；用嗓后更损伤阴津，故喉干声嘶明显；腰为肾之府，肾虚失养，故腰膝酸软；肾阴亏虚，虚火易动，精关不固，故多梦遗精；肾阴亏乏，髓海不足，脑失濡养，故健忘，耳鸣；舌红少津，脉沉细，为肾阴亏乏之象。

治法　滋补肾阴，润喉清音。

方药　左归丸加减。方中以熟地、枸杞、山药、牛膝滋补肾阴；山萸肉、菟丝子、鹿角胶补肾填精；加玉竹、麦冬滋阴润喉开音。全方共奏滋补肾阴，润喉清音之功。若虚火较甚，症见潮热，口干、咽痛，脉数，舌红少苔者，加知母、黄柏、地骨皮滋阴降火；精关不固、腰酸、遗精明显者，加牡蛎、金樱子、芡实、莲须等固肾涩精；若心肾阴虚，心烦失眠，情绪不稳，少言寡语，则宜滋阴养心，加柏子仁、枣仁、远志养心安神；若月经不调，肝气郁结者加当归、白芍养血柔肝；经行腹痛，经色暗红，有瘀血者，加泽兰、桃仁、红花、赤芍活血化瘀止痛。如兼有心肝郁热，烦躁失眠，口干口苦，舌尖红者，可合用丹栀逍遥散加减。

(2)肾阳虚弱证

证候　变声障碍，发声易倦，甚或嘶哑，痰多；检查见喉肌膜淡白、肿胀、发育欠佳，声门闭合不全，分泌物较多；伴腰背酸痛，畏寒肢冷，遗精阳痿，多尿或不禁，面色苍白，舌淡有齿痕，苔白，脉沉弱。

证析　肾阳不足，声音无根，喉部失于温煦，故变声障碍，嘶哑，喉肌膜淡白，肿胀；阳虚不能化气，声门鼓动无力，故多痰，喉部分泌物多，声门闭合有缝；肾阳不足，肾府失于温煦，故腰背酸痛，畏寒肢冷；阳气衰微，精关不固，故遗精阳痿；肾气不固则小便失禁，气化不及，水不化气则多尿；面色苍白，舌淡胖有齿痕，脉沉迟均为阳气亏虚，阴寒内盛之象。

治法　温补肾阳，益喉圆声。

方药　右归丸加减。方中用附子、肉桂温补肾阳；杜仲、山萸肉、菟丝子、鹿角胶补益肾气；熟地、山药、枸杞、当归补益精血，滋阴以助阳。诸药合用，共奏温补肾阳，益喉圆声之效。若遗精，加金樱子、桑螵蛸、莲须以收涩固精；若阳虚卫外不固，时常感冒，或脾胃虚弱，症见腹胀纳差、或命门火衰，火不生土，不能蒸化腐熟水谷，下利清谷或五更泻者，应减当归、熟地等滋润滑腻之品，加入党参、白术、薏仁益肾健脾，渗湿止泻。

【外治疗法】

1. 古代外治疗法述要　在古代文献中，未查及本病的外治疗法。

2. 现代外治疗法研究述要　现代有关变声障碍的外治疗法研究，主要有两个方面，一是心理疗法及语音训练的研究；二是手术矫治的研究。

(1)心理疗法及语音训练的研究:心理疗法是治疗变声期嗓音病各种疗法的前提,语音训练是治疗本病的重要方法。现代许多专家对此进行了深入研究,如干扰听觉反馈发声训练法、改变发声控制中枢的训练法、咽音训练法、水泡音训练法、分段录音反馈法及语音培训法等,均在临床取得良好效果。

(2)手术矫治的研究:对保守治疗无效患者,可行手术矫治。近几年报道的手术方法主要有改良式甲状软骨成形术、甲状软骨矫正术及甲状软骨前后径缩短术;环甲软骨间距缩短术等,手术原理基本相同,均取得确切疗效。

3. 外治法应用

(1)心理疗法:是各种疗法的前提。病人由于病史较长,四处求医,疗效不佳,或男声女调,女声男调,患者不愿讲话,心理负担较重,对治疗丧失信心,医者要耐心询问,详细检查,以认真负责的态度,向患者讲解病因、发病机制及可以治愈的基本条件,树立一定能治愈的信心。

(2)语音训练:是治疗本病的最主要的方法。它主要包括以下几种训练方法:

阻断听觉反馈的发声训练法:原理是通过暂时阻断错误的听觉心理反馈,帮助患者在发声训练中,寻找适合自己的正常发声方法,从而达到矫治障碍的目的。方法:令患者自己(或医者协助)双手堵住双耳,阻断气导听觉,掩蔽听觉反馈,向患者示范以咳带音的发声训练,“咳→He、咳→Ho、咳→Hi”,反复训练,当医者突然听到某一次正常音色时,立即告诉患者,即按该音的感觉再连续以咳带声训练,以后去掉“咳”动作,直接发声,最后终止掩蔽,让患者自己听到正常的发声状况。持续强化训练,如数数字、日常用语等。此法常可一次治愈。个别病人仍然不能矫正时,可推压患者小腹,令病人按照和推压节奏同步方式发元音,常可很快治愈。

改变语言控制中枢训练方法:行为心理学派的观点指出,人的言语是后天获得的,言语障碍症也是后天从错误的发音方法为起点,逐渐形成的。无论正确的或错误的发音方式的形成都不是难事。功能性发声障碍的形成,可以在一瞬间形成,同样亦可以在短期内矫正,这就是改变发音控制中枢,使低级中枢失去控制作用,摆脱已建立起来的错误条件反射。方法:让患者学习一种新的发音方式,例如青春期假声,让病人模仿正常人真声(胸声),当发“e”音时,医者作一真假声对比式发音示范,让患者识别什么是真声,什么是假声,什么样的感觉是正确的,什么样是不正确的,探索模仿正常发音。事实上,患者如果能正确地发一个音,就能发第二个音、第三个音,其可能很快恢复正常的言语条件反射。

水泡音练习:水泡音是从喉部发出的一种均匀微弱的、连续不继的犹如水泡的声音。在发水泡音时,是用微弱而均匀的气流,吹动微微靠拢的声带。发水泡音时,身体要保持正确的呼吸姿势,头要端正,双目平视前方,口腔及喉部肌肉,下颌要放松,上唇及上腭亦要放松并上抬,舌部上举,用少量微弱而均匀的气息,平稳地发元音“a”音,此时气柱不可大,要做到气息量少,略超过声门挡气的力量即可。水泡音练习,能帮助青少年顺利度过变声期,因它能使声带逐渐适应变声期的生理变化。

(3)声带内注射疗法:常用以下两种方法。

声带内注射提高音调:用于治疗女声男调。方法:用激素氟羟泼尼松多量注射离声带边缘较远部位以增加张力(注射部位不参与振动)。其作用是减少声带体积,局部组织缩小,使音调提高。

声带内注射降低音调:用于治疗男声女调。方法:用液态硅胶注射少量于声带边缘。其作用是增加声带体积,使音调降低。

(4)喉上神经封闭:适用于变声期发声紧张者。具体操作为患者仰卧,头后仰并转向对侧,颈部皮肤消毒后,注射器盛1%普鲁卡因溶液10ml(内含0.1%肾上腺素1滴)接7号针头,在舌骨大角与甲状软骨上角间的中点向前内侧5mm处进针,向内上后方刺入甲状舌骨膜间,针深10mm左右达喉上神经,其标志是患者感到有疼痛放射到同侧耳部。抽吸如无回血,注射入药液少许,如有咳嗽,应退针改变针头位置;如无咳嗽,表明未进入喉腔,即可注药。注入普鲁卡因溶液量为5～6ml,注药时,不能讲话。

(5)手术矫治:治疗变声障碍主要用甲状软骨成形术之Ⅲ型、Ⅳ型。

Ⅲ型:又称甲状软骨板前后径缩短术。此术作用是使声带松弛、缩短,以降低声带张力,恢复粗壮的男性音调,主要用于男声女调。

Ⅳ型:又称环甲接近术或甲状软骨板前后径延长术。此法主要作用是使甲状软骨纵向伸展,拉紧声带,使音调变高。主要用于女声男调。

手术矫治只用于那些反复使用保守治疗且已持续了很长时间仍不能达到治疗目的的病人,或虽有改善,但治疗效果不理想的病人。一般不宜作为首选方案。

【针灸疗法】

古今专著及文献报道中,未查及有关本病针灸疗法的研究。

临床可取足少阴经穴为主,用平补平泻法,留针30分,可取人迎、水突、扬声、太溪作为主穴,足三里、涌泉等为配穴,以调补阴阳,健喉开音。

【按摩导引疗法】

古代资料中,未查及本病的按摩导引的记载。现代资料中,有学者用喉外推拿法配合语音训练治疗本病,疗效显著。

推拿按摩法是治疗变声障碍的有效的重要方法,主要有:

(1)喉部按摩法:术者以拇指和其余四指相对应,放于患者甲状软骨板两侧,从上到下再从下到上反复做旋转加压按摩5分钟,以患者感喉内发热,舒适为度。然后配合人迎穴,水突穴点压,揉按。

(2)项肩拿捶法:患者端坐,两目平视,肩胸放松,术者立于患者背面,两手指同时按压揉按风池穴1分钟,再两手捏拿肩胛肌,然后从后颈项向肩峰往返按摩1分钟,最后同时捶打肩部半分钟。

【专病专方】

1. 现代专病专方

(1)变声妙音丸:熟地、山萸肉、人参、炙甘草、百合、天门冬、丹参、山药、砂仁、黄柏、桔梗、肉桂、甘草等制成蜜丸,每服9g,每日2次,30天为1疗程。主治变声期发声障碍。(中国传统医学丛书《中医耳鼻喉科学》)

(2)八仙长寿汤:熟地、山药、山萸肉、云茯苓、牡丹皮、五味子、泽泻、麦冬。主治肾阴不足,虚火上炎引起的一切慢性喉病。(《中医喉科精义》)

(3)熟地、山药、茯苓、牡丹皮、党参、白术、黄柏、柴胡、当归、胖大海、青皮、仙灵脾。水煎服,日1剂。主治:变声期发声障碍。(中国传统医学丛书《中医耳鼻喉科学》)

(4)桂心、黄连、枸杞子、菟丝子、五味子、柴胡、当归、白芍、云茯苓、山药、山萸肉、生地、远志、白术。水煎服,日1剂。主治心肾不交型变声障碍。(《音声言语疾病防治概述》)

(5)熟地、生地、山药、黄精、山萸肉、补骨脂、仙灵脾、玉竹。水煎服,日1剂。(《实用嗓音病治疗学全书》)

2. 古代专病专方

(1)滋肾汤:主治肾虚声嘶。当归、川芎、白芍、熟地、人参各五钱,白术二钱半,茯苓、陈皮、半夏姜制各五钱,牛膝酒洗二钱半,杜仲、菟丝子、五味子各五钱,益智仁二钱半,破故纸二钱半,胡芦巴炒二钱半,石菖蒲一钱半,甘草炙二钱半,石菖蒲一钱半,甘草炙二钱半,巴戟去心五钱。上锉作剂,生姜三片,枣一枚,水煎,于五更初,肾气开时,不许咳唾言语,默默服之奏效。(《万病回春·卷之五·咽喉》)

(2)清音汤:诃子肉、阿胶、天冬、盐知母各五钱,蜜炙黄柏、麦冬、茯苓、归身、生地、熟地各一钱,人参三分,乌梅二个,人乳、牛乳、梨汁各一盏。蜜丸,每用一钱,含化。(《杂病源流犀烛·咽喉音声病源流》)

(3)六味地黄丸:治肾气虚损,久新憔悴……此药不燥不寒,专补左尺肾水,兼理脾胃。少年水亏火旺,阴虚之证,最宜服之。熟地、干山药、山萸肉、牡丹皮、白茯苓、泽泻。(《济阳纲目·虚损》)

(4)镇阴煎:治阴虚于下,阳躁于上,是命门火不归源,右尺脉虚弱……治火衰喉痛声瘖:熟地一二两,牛膝二钱,炙甘草一钱,泽泻八分,肉桂一二钱,附子制一钱。水煎,冰冷服。(《罗氏会约医镜·卷之七·论声喑》)

(5)滋阳八味汤:治喉虚火炎喉痹声瘖:山药、枣皮各二钱,黄柏盐水炒、知母盐水炒各钱半,熟地四钱,茯苓、丹皮、泽泻各钱半,麦冬去心钱半,水煎服。(《罗氏会约医镜·卷之七·论声喑》)

【预后与转归】

1. 预后 变声为人生自然的生理现象,为青春期全身性变化的一部分,多数都能顺利度过这一时期,少数变声期的发声障碍者,经积极治疗,多预后良好。

2. 转归 本病若治疗不及时,方法不恰当,或喉部发育异常者,则病程较长,嗓音长久变异。

【护理与预防】

1. 护理

(1)心理护理:因患者声音异常,多不愿讲话,心理负担重,故应对患者积极开导,消除顾虑,增强战胜疾病的信心。

(2)生活护理:感冒易使咽喉、声带充血,加重声嘶,故生活要规律,预防感冒。辛辣刺激之品易损伤脾胃,助热生火,故对阴虚火旺者应忌用。肾阳虚弱者,则应忌生冷食品。

(3)嗓音护理:变声期要合理用嗓,不要过度用嗓,亦不要因声音异常而沉默寡言。

2. 预防 变声障碍最重要的是预防和变声期保健。男女少年在变声期如何保护嗓音,如何平安地度过变声期,这是一个涉及多方面的问题:

(1)卫生教育:男女少年一进入青春期,医师就要对他(她)们进行必要的生理卫生常识教育,要懂得人的身体结构,发音医学结构和有关声带和喉的发育生长的一些常识,要了解变声期、变声期嗓音变化是正常生理现象。更要熟悉变声期中及变声期前后一般规律。艺术学校学生,要在教师和喉科医师指导和监护下,正规地生活和练声,平安地度过变声期。

(2)均衡饮食:青春期身体发育最旺盛,就最需要蛋白质等营养物质。变声期男女少年所需与一般儿童不同,更与成人不同,要特别加强营养,注意食物的质量,要有丰富的蛋白质、维生素和微量元素。当然,碳水化合物和脂肪也是必需的,食谱要经常更换,多种多样,有利于身体和发音器官的正常生长发育。

(3)注意咽喉卫生:不要吃蒜、芥菜、花椒、辣椒等燥热刺激性食物。在练声前后两小时不能吃冷饮,否则声带将受到难以弥补的损害。此外,绝对不能渴酒、抽烟,其危害更大。

(4)注意生活起居:变声期中,要注意起居冷暖,及时增减衣服,居处不能潮湿阴暗,房间通风良好,空气新鲜,要经常阳光照射,增强抗寒抗病能力,预防受寒感冒,减少疾病,保持身体健康。

(5)劳逸适度:变声期中,不要随便消耗精力和体力,不要毫无节制的聊天闲谈,不要贪玩过度,造成身体疲劳,更不允许熬夜耗费精力,以免影响健康,引发青春期变声障碍。

(6)变声期中用嗓问题:这是最重要的问题。变声期中,绝对禁止大喊大叫,大唱大嚷。每天正常说话和练声,限制在15~30分钟以内,不能任意超过,练声不能力度过大,音调不宜过高。感冒时和女孩月经期要禁声。

【参考资料】

1. 2000年参考资料见第1版,此略。

2. 只炳元. 男性儿童变声期发声障碍的早期干预. 听力学及言语疾病杂志,2000,8(2):85

3. 张英华. 男声女调的治疗体会. 听力学及言语疾病杂志,2001,9(3):185

4. 周涛. 男性变声后假声的康复治疗. 中华物理医学与康复杂志,2002,24(10):594~596

5. 方红雁. 男声女调手术前后电声门图参数比较. 中国中西医结合耳鼻咽喉科杂志,2002,10(2):75~77

6. 易华容. 男声女调病人的心理分析及护理. 家庭护士,2006,4(12):44~45

7. 柴峰. 王永钦教授论嗓音病诊治的脏腑整体观. 四川中医,2006,24(8):4~5

8. 李革临. 手法按摩治愈功能性发声障碍二例. 听力学及言语疾病杂志,2008,16(2):960~961

9. 牛晨阳. 甲状软骨前后径缩短术矫治男声女调. 听力学及言语疾病杂志,2008,16(3):732~832

10. 梅祥胜. 胸腹式发声语音训练结合喉部推拿矫治变声期假声. 中国耳鼻咽喉头颈外科,2008,15(7):426

第十八节 喉 白 斑

【概述】

1. 涵义 喉白斑是指喉肌膜上出现白色斑块,伴有声音嘶哑的一种慢性喉病。多发生于声带,故又谓声带白斑,是一种慢性隐袭性喉肌膜病变。

2. 释名 喉白斑是引用现代医学病名,古代医书中无此病证的描述,亦无类似病名。其名主要是依据其局部病变表现而命名的。

3. 沿革 古代资料中未见本病的明确记载。现代医著《嗓音病的中医论治》称其为"声带白斑"。各家医著大多亦以喉白斑或声带白斑为名进行论述。

【病因病理】

1. 古代病因病理学说 古代医籍中尚未涉及有关喉白斑的病名及病因病理的论述。

2. 现代病因病理学说 现代著作与资料中有关喉白斑的发病学说的研究不多,20世纪80年代末期出版的《嗓音病的中医论治》认为"本病多由脾肾阳虚,阴寒内盛,寒湿上泛,结滞声带而病"。《中西医结合嗓音病学》将喉白斑的发病机制归结为肺经痰湿,认为肺经蕴热日久,郁热灼津成痰,痰湿不化,结聚喉部,呈现白斑或增生而病。

3. 临床病因病理

(1)肺阴虚损:风邪犯肺,肺热伤津,日久不愈,久病伤阴,肺阴亏损,阴虚火旺,虚火灼津为痰，痰湿不化，结聚喉部，出现白斑。

(2)脾虚湿困：脾主运化水湿，如脾胃虚弱，不能运化水湿，水湿内停，聚湿生痰，痰浊上犯喉部，积聚局部形成白斑。

【临床征候】

1. 发病情况　常见于成年人，无明显的季节性及地域性。

2. 病史　可有慢喉瘖及过度用声史。

3. 声嘶　轻者可无明显声音改变。白斑明显者则声音不扬或嘶哑，久治不愈。可伴有不同程度的喉部不适、干燥感等。

4. 声带及喉部白斑　多位于声带表面或其边缘，其他部位较少见。表现为微隆起而表面平整的白色斑片或散在白点，范围局限。

【诊断及鉴别诊断】

1. 诊断依据　①声音不扬或嘶哑，久而不愈；②喉肌膜或声带表面或边缘有散在点状或片状白斑；③活组织检查为喉肌膜上皮增生，并有不全角化，肌膜下组织亦有轻度增生。

2. 鉴别诊断　喉白斑应与喉上皮癌相鉴别。主要鉴别方法为喉黏膜组织活检。

【辨证施治】

1. 古代辨证施治观点　古代医籍中未查及关于喉白斑的辨证施治的论述。

2. 现代辨证施治观点　现代医著及资料中有关论述喉白斑的辨证施治的论述很少，《嗓音病的中医论治》认为证属脾肾阳虚，治以健脾补肾、温化寒湿为主。其中偏脾虚湿泛者，附子理中汤合二陈汤加减；偏肾虚寒结者，金匮肾气丸合二陈汤加减；兼有肝气郁结者，合用逍遥丸或四七汤等。《中西医结合嗓音病学》中将喉白斑辨证为肺经痰湿，治疗化湿除痰，祛邪开音，以山贝渗湿汤进行治疗。有报道采用化痰散瘀治疗喉白斑，服药3个月，效果显著。

3. 证治分类

(1)肺阴虚损证

证候　声音不扬或声嘶，久治不愈，喉肌膜干燥，有白色斑点，表面光滑，边界清晰，斑点多位于声带的表面及边缘，兼有喉痒、干咳痰少，舌红苔少，脉细数。

证析　久病肺阴亏损，阴虚火旺，虚火上炎，灼津为痰，痰浊结聚喉部，故生喉部及声带白斑，而出现声音不扬或声嘶；阴虚火旺，煎灼津液，故喉肌膜干燥，喉痒，干咳少痰；舌红苔少，脉细数均为肺阴亏损之象。

治法　养阴润肺，利喉开音。

方药　沙参麦冬汤加减。方中主以沙参、麦冬、玉竹滋养肺阴，润燥生津；辅以桑叶、天花粉宣肺润声；生扁豆健脾益肺；甘草调和诸药。酌加桔梗、蝉衣、玄参利喉开音；当归、夏枯草活血散结祛斑。全方共用可达养阴润肺，利喉开音之功效。若肺阴虚，咽干明显者，加石斛以养阴生津润燥；阴虚肺燥，干咳明显者，加杏仁、款冬花以润肺清燥止咳。亦可用养阴清肺汤加减。

(2)脾虚湿聚证

证候　声音不扬或声哑日久，喉肌膜可见点状或片状白斑位于声带的表面及边缘，白斑周边肌膜轻肿，兼有神疲乏力，纳差腹胀，舌质淡红，苔白腻，脉缓弱。

证析　脾虚运化失健，水湿内停，湿聚声户，故喉部及声带出现白斑而周边肌膜轻肿，声音嘶哑；脾虚湿困中焦，故神疲乏力，纳差腹胀；舌质淡红，苔白腻，脉缓弱为脾虚湿困之征象。

治法　健脾益气，化湿消斑。

方药　参苓白术散加减。方中主以党参、白术、扁豆、山药、莲子肉健脾益气，化湿消斑；辅以薏苡仁、茯苓淡渗利湿助消斑之力；砂仁温中化湿；桔梗利喉开音，载药上达喉门；甘草、大枣调和药性，并有健脾之功。全方具有健脾益气，化湿消斑开音之功效。若白斑厚者，加夏枯草、海浮石以软坚散结；咳痰黏稠者，加瓜蒌、半夏以祛痰利肺；纳差，腹胀，便溏重者，加木香、焦三仙以理气健脾。

【外治疗法】

(1)含服法：适用于各型的喉白斑。常用的药物有润喉丸、草珊瑚含片、金果含片等，均有滋阴润喉开音之效。每次1～2片，每日3～4次。

(2)蒸气吸入或雾化吸入法：选用当归注射液、鱼腥草注射液、维生素C、清咽雾化液等，做蒸气吸入或超声雾化吸入，每日1～2次。

【针灸疗法】

古代医籍中，未见有关喉白斑病针灸疗法的记载。

现代资料及著作中关于喉白斑的针灸治疗的记载尚未查及，只是《中西医结合嗓音病学》记载有穴位注射法治疗本病，其方法为取人迎穴，注入柴胡注射液2ml，当归注射液2ml，维生素B_{12} 0.25μg，每周1次，3次为1个疗程。

临床应用

主穴：人迎、扶突、水突、脾俞；配穴：三阴交、合谷、足三里。主穴每次必用，配穴每次选用1～2穴，10次为1疗程。

【按摩导引法】

参考慢喉瘖。

【物理疗法】

微波疗法　用微波综合治疗仪的圆形探头，放置于喉结两侧，功率为15～30W，治疗20分钟，每日1次，10次为1疗程。

【专病专方】

1. 现代专病专方

(1)山贝渗湿汤：主治痰湿邪毒，结犯喉器之喉白斑。三慈姑、川贝母、黄芪、女贞子、茯苓、白术、泽泻、川芎、当归、柴胡、牛膝、凤凰衣、生甘草。水煎服。(《中西医结合嗓音病学》1996)

(2)治喉白斑与喉乳头状瘤基本方：夏枯草、白花蛇舌草、生薏苡仁、杜红花、炙僵蚕、白桔梗、海藻、昆布、甘草。随证加减。(《中国中西医结合耳鼻咽喉科杂志》2006，14(1)：43)

(3)喉白斑病方：鹿角胶、熟附子、夏枯草、肉桂、炒党参、茯苓、薏苡仁、黄芪、蝉衣、红花、莪术、乌梅、白花蛇舌草。水煎服。(《甘肃科技》2007，23(12)：217)

2. 古代专病专方　参考慢喉瘖。

【预后与转归】

1. 预后　喉白斑为一慢性喉部疾病，其预后与以下几方面关系密切。

(1)用嗓情况：注意嗓音休息，不大声用嗓者易愈，否则不易治愈。

(2)生活习惯：有烟酒及辛辣嗜好者难愈，无烟酒及辛辣嗜好者易愈。

(3)治疗情况：坚持治疗，定期进行组织学检查，一旦发现有癌前期病变者，及早治疗，一般预后较好。

2. 转归 喉白斑病，一般认为是癌前期病变，因此应定期检查，以监视细胞演变，发现病变及早治疗，效果较好；如发现不及时，使病变蔓延成癌则可危及生命。

【护理与预防】

(1)注意声音休息，不过度用声。

(2)戒除烟酒，并少食辛辣之品。

(3)注意定期进行喉部活组织检查。

(4)搞好环境卫生，避免粉尘及有毒化学气体的刺激。

(5)积极治疗喉部的急慢性炎症，当患喉部疾病时，注意声休息。

【参考资料】

1. 郑昌雄，等．中医中药治疗喉白斑．上海中医药杂志，2003，37(1)：21

2. 李春芳，等．喉白斑和喉乳头状瘤的中医治疗．中国中西医结合耳鼻咽喉科杂志，2006，14(1)：43～44

3. 王辉．中医药治疗喉白斑的临床心得．甘肃科技，2007，23(12)：217

第十九节 喉淀粉样变

【概述】

1. 涵义 喉淀粉样变系指在喉部出现淀粉样肿物，色暗红或橘红，声音嘶哑，甚或呼吸困难为主要特征的一种喉病。又称淀粉样瘤，但非真性肿瘤。常发生在声带、喉室和声门下区，其症状和病灶外观上极易与喉部肿瘤相混淆，主要靠病理检查确诊。本病为少见病，好发于40～60岁的男性。

2. 释名 本病属于中医“喉瘤”的范畴。喉淀粉样变是西医学病名，由Rokitarsky在1842年首次报道，由于该病的病变组织对碘有淀粉样反应故名。喉淀粉样变的病名体现了该病的组织病理学特征。

3. 沿革 自1842年Rokitarsky首次报道以来，国内外文献开始陆续报道，20世纪60年代以来，国内文献每年均有少数病例报道，就其病因、病理、诊断、鉴别及治疗方法进行探讨。把喉淀粉样变作为独立病名编入中医医著，首见于20世纪90年代中期的《中西医结合嗓音病学》，同期出版的《中医耳鼻咽喉科临床手册》也有独立章节，此种分类方法，以病带证，使中西贯通，比较贴近临床。

【病因病理】

1. 现代病因病理学说 现代中医医著及专科论著对本病病因病理学说源于对“喉瘤”的认识，主要有痰浊及痰瘀两种学说。

(1)痰浊学说：见《中西医结合嗓音病学》，其认为本病系肺脾失健，痰浊阻滞，停滞喉部，凝聚成形而发为本病。《干祖望五官科经验集》认为本病“多为气机不利，痰浊内蕴，痰气交阻，凝结声带所致”。

(2)痰瘀学说：见《中医耳鼻咽喉科临床手册》，其认为除痰浊阻滞之外，尚有因邪毒滞留或肝气郁结，壅阻气血，以致瘀血积留，生长结块，而成本病。

2. 临床病因病理

(1)痰浊结聚：恣食肥甘厚味，食积中焦，脾胃运化失司，湿浊内生，凝聚成痰，结聚喉窍；

或肺经滞邪，失其清肃，津液不布，又兼邪热煎炼，灼津成痰，久滞经脉，积聚成形。

（2）瘀血积聚：饮食失调，肺胃积热或反复感邪，内蕴肺经，阻滞气血，伤及喉窍，若病程日久，邪毒蕴热，灼伤血络，流注脉外，瘀血积聚，渐成肿块。

综上所述，本病的发生以痰、瘀为主。痰者，咎之以肺脾失健，湿浊内生，凝聚成痰，结聚成块；瘀者，邪热久滞，伤及脏器血络，气血瘀滞，瘀血积聚，久而成形，生成肿块。

【临床征候】

1. 发病情况　本病发病过程缓慢，多见于40～60岁男性，青年人少见。散在发病，无地域性或季节性。

2. 病史　多无明显相关病史。

3. 声音嘶哑　逐渐加重的声音嘶哑，发音低沉，说话费力，多言后加重。病程发展缓慢，常伴有喉干不适，咳嗽咯痰等。

4. 呼吸不畅与喘鸣　一般表现为活动后呼吸不畅，或伴有喘鸣。肿物大者可发生呼吸困难。

5. 喉部肿物　检查可见声带、喉室或声门下有暗红色或橘黄色肿物隆起，表面光滑，质地较硬。肿块经组织病理学检查为淀粉样物质。

【诊断及鉴别诊断】

1. 诊断依据　①缓慢进展的声音嘶哑，喉干或刺激性咳嗽，严重时可发生呼吸困难；②检查见声带、喉室或声门下腔有暗红色或橘黄色肿块，表面光滑；③病理检查和特殊染色为淀粉样变。

2. 鉴别诊断　喉淀粉样变主要与声带息肉、喉瘤（乳头状瘤）、早期喉癌相鉴别，主要用病理检查手段来鉴别病变。

（1）声带息肉：渐进性声音嘶哑，一般病程较短，多言后声嘶加重，但休息后有好转。检查声带上可见息肉，眼观白色或淡红色，少数为红色。外观半透明或稍呈致密状，表面光滑，息肉带蒂，可随呼吸上下翻动；广基者如饺子、如鱼腹，组织病理切片可证实。

（2）喉瘤（乳头状瘤）：声音嘶哑，病程较长，一般好发于儿童，严重时可有呼吸困难。检查声带、室带、喉室有灰白色、表面高低不平赘生物，病理切片可确诊。

（3）喉癌：声音嘶哑，病程较长，好发于嗜烟者，男性多见，有时痰中见血丝，检查可见声带或喉腔灰白色、菜花状赘生物，病理切片可确诊。

【辨证施治】

1. 现代辨证施治观点

现代医著中对本病的辨证施治，源于古代对"喉瘤"的认识，围绕"痰"和"瘀"两个方面展开。《中西医结合嗓音病学》认为喉淀粉样变乃"肺脾失健，痰浊阻滞"，提出治以健脾化痰为主，益肺散滞，方用自拟的健脾化痰方加味治疗。《中医耳鼻咽喉科临床手册》将本病辨证分为痰浊结聚证和瘀血积留证两型，前者治以涤痰化浊，散结消瘤，方用导痰汤加减；后者治以活血化瘀，散结消瘤，方用会厌逐瘀汤加减。

有关本病的中医证治报道较少，有报道用健脾渗湿法治愈声带淀粉样变的病例，文中辨证认为系痰浊阻滞声带，采用健脾利湿软坚法取效。观其辨证施治，也未逾越上述治法。

综上所述，痰浊、瘀血为主线的辨证施治观点。痰浊系肺脾失健，痰浊阻滞；血瘀则因邪热久停，气血瘀滞，两者可分别为因或互相转化，久病聚痰，病久积瘀，当以化痰散结，活血化瘀之法治之。

2. 辨证纲要 主要为辨喉部肿物。若肿块色泽橘红或淡红，肿厚明显，多为痰浊；肿物色泽暗红或紫红，肿厚而坚实，多为瘀血。病变处肿块边界弥漫，界限不清或多发生长，跨区域存在，为弥漫性，治疗较为棘手。肿块隆起高实，边界清楚，单个生长，局限性者，适宜手术治疗，疗效较好。

3. 证治分类

(1)痰浊凝滞证

证候 声音嘶哑，进行性加重或声调不扬，讲话费力，不耐多言，甚至有时呼吸困难，活动后气急，痰多而黏稠；声带、喉室、声门下可见橘红色或淡红色肿块隆起，周围肿胀色稍淡，舌苔白腻或黄腻，脉滑。

证析 声带为喉窍发声之处，痰滞声带，聚成肿物，逐渐增大，致声带增厚肿胀，故而声音嘶哑，日渐严重；声门开阖须肺气鼓动，声带厚重，活动费劲，声调不扬，故讲话费力；多言损气，久病耗气，中气耗伤，因此不耐多言；肿物渐大，阻塞声门气管，呼吸出入受阻，表现为呼吸困难，活动后加重；痰浊结聚于声门，故痰多而黏稠；若郁而化热，则痰多而黄稠；肿物呈橘红色隆起，周围肿胀为痰浊久滞，结聚不散，凝成有形之肿物；舌苔白腻，脉滑乃痰湿之证，苔黄腻则为顽痰化热之象。

治法 涤痰化浊，软坚散结。

方药 导痰汤加减。方中主以制南星、半夏涤痰化浊；辅以茯苓利湿排浊；枳实、陈皮行气导滞；甘草调和诸药。若肿物大而质硬，加昆布、海藻、白芥子、瓦楞子、猫爪草、海蛤壳、穿山甲、莪术等以化痰软坚散结；若咳痰黄黏，苔黄腻，加黄芩、车前子、瓜蒌以清热化痰。

(2)瘀血积聚证

证候 声音嘶哑，呼吸不畅，喉干，频咳，喉咽刺痛，声门肿块呈暗红或紫红色隆起，长期僵肿不消，质地较硬，舌暗或有瘀点，脉细涩。

证析 气血瘀滞，结聚成形，壅阻喉窍，故见声音嘶哑，呼吸不畅，喉干、频咳；瘀血积聚，脉络涩滞，不通则痛，故时有刺痛；瘀血积聚且胶凝难化，故肿物暗红而僵肿；舌暗或有瘀点，脉细涩为血瘀见证。

治法 活血化瘀，散结消瘤。

方药 会厌逐瘀汤或三甲散加减。方中主以红花、桃仁、当归、赤芍活血化瘀；辅以生地、玄参养阴凉血润燥，以制约活血化瘀药物的热性燥性，且玄参又有软坚散结之效；柴胡、枳壳行气开滞，加桔梗宣肺祛痰；若肿块暗红质硬，可用攻结破瘀之三甲散加减。

干祖望认为治疗本病用药宜峻猛，才能起效。常用药：三棱、莪术、鳖甲、蝉衣、落得打、穿山甲，活血破瘀散结；痰多者加用昆布、海藻及控涎丹。

【外治疗法】

1. 现代外治疗法述要

(1)超声雾化吸入：《中医耳鼻咽喉科临床手册》载有用复方丹参注射液、鱼腥草注射液各 4ml，地塞米松 2ml，混合雾化吸入。

(2)手术治疗：对局限、单发性肿块，手术为目前主要治疗方法，对复发性、广泛之肿块，则手术效果较差。

2. 临床应用

(1)超声雾化吸入：用活血化瘀，清肺化痰中药，加适量激素做雾化吸入治疗。药物如复方丹参注射液、川芎嗪注射液、鱼腥草注射液、银黄注射液、糜蛋白酶、地塞米松等，使用时选取1～3种药物均匀混合作超声雾化吸入，每日1～2次。

(2)手术治疗：局限性、单发性肿块，尤其是病灶引起呼吸困难者，可手术切除肿块，改善通气。对局限性瘤样生长，基底又不广泛者，可在直接喉镜或显微支撑喉镜下切除，对肿块较大又有呼吸困难者则宜行喉裂开术。对复发性、基底广泛者，手术效果较差。

(3)激光手术：影响呼吸功能时采用二氧化碳激光手术，手术反应轻，出血少，对发音功能影响也较小。

【针灸疗法】

(1)针刺疗法：常用穴脾俞、胃俞、三阴交、足三里、肾俞、廉泉等穴，每次选2～3穴，每周2～3次，手法平补平泻。

(2)穴位注射：地塞米松5mg、维生素B_{12} 0.25μg，天突穴注射，每3日1次，每次各1支，3次为1疗程，以减轻局部肿胀，改善喉部通气。

【专病专方】

现代专病专方

(1)健脾化痰方加味：薏苡仁、茯苓、怀山药、泽泻、车前草、木蝴蝶、胖大海、蝉衣、海蛤壳、珍珠母、川百合、杏仁。纳呆加焦山楂、表卫不固者加黄芪、白术、防风。(《中西医结合嗓音病学》)

(2)芋艿，每天200～300g，煮熟进食，长期服用。(《干祖望中医五官科经验集》)

【预后与转归】

1. 预后　本病发展缓慢，一般认为治愈不易；但若不影响呼吸功能，一般无严重危害。若改变不良习惯，戒除烟酒，饮食清淡，定期观察，预后尚好。

2. 转归　本病治愈不易，但进展缓慢，严重时可影响呼吸功能，但一般无严重危害。本病的发展对发音功能影响较大，可有不同程度的发声障碍。即使手术治疗也常遗留声音障碍等。

【护理与预防】

(1)戒烟酒刺激，忌肥甘辛辣。

(2)保持室内空气潮湿清新，防粉尘，避异味，使肺喉免遭侵害。

(3)积极治疗急、慢性喉病。

【参考文献】

张守杰．健脾利湿法治愈声带淀粉样变2例．四川中医，1993，11(9)：49

第二十节　喉 部 痰 包

【概述】

1. 涵义　痰浊留滞喉部，结肿如包，质软光滑，内有黄白色黏液如痰样者，称为喉部痰包。好发于会厌舌面或一侧喉室、勺会厌皱襞。任何年龄均可发病。类似于西医学的会厌囊肿或喉的潴留囊肿。

2. 释名　中医古籍无“喉部痰包”的病名记载，但从囊肿性状来看，应属于“痰包”的范畴。“痰包”之名，原指舌下囊肿，与现今舌下腺潴留囊肿相类似。喉部囊肿与舌下囊肿性状相似，唯位置不同，故引申“痰包”之名，注明发病部位，而有喉部痰包的称谓。

3. 沿革　“痰包”之名，出《外科正宗·痰包第九十》，其曰：“痰包，乃痰饮乘火流行，凝舌下，结而肿，绵软不硬，有妨言语”。清代及以后的医著对“痰包”的描述基本一致。随着现代医学窥诊技术的进展，一些古时候看不见的部位得到明视，发现一些以前没有记载的部位病变，喉部痰包就是其中之一。应该说本病属于中医“痰包”的范畴，病变性状类似，但部位不同。《中医耳鼻咽喉科临床手册》将西医的喉囊肿称为“喉部痰包”。目前在临床作为一种正式中医病名，已为人理解接受。

【病因病理】

1. 古代病因病理学说　古代未有喉部痰包的病因病理，所言“痰包”多系指发于舌下者，认为乃痰饮乘火流行而流注舌下而成。同理，如流注喉部，则为喉部痰包。《张氏医通·痰》称：“凡人身中有块，不痛不痒，名败痰之道”。《喉科秘旨》亦言：“舌下痰包，乃气滞痰凝而致”。除痰凝之外，一些医家还指出火热与痰饮互结而致痰包流注的病机，认为“火热”系痰饮循经流注的动力，乘火流注于某一部位而发为痰包，如《医宗金鉴·卷六十六·舌部》所言“火稽痰涎流注成”。之后的医著观点大多如此。

2. 现代病因病理学说　《中医耳鼻咽喉科临床手册》指出喉部痰包“多由恣食生冷肥甘，烟酒厚味，痰湿内生，或湿浊袭喉，胶津成痰，致使痰湿积留，聚结喉部，发为痰包”。故痰浊内停，痰饮乘火流行，流注于喉部而发为“痰包”。

3. 临床病因病理　本病系恣食生冷肥甘，烟酒厚味，以致脾虚失运，湿浊内生，加之脾胃积热，湿热交蒸，胶津成痰，痰湿流注于喉部而发为痰包。会厌舌面、喉室、勺会厌皱襞处黏膜原本有生津润喉之功能。且又有肉少骨多，肌膜疏松之特点，一旦津流不畅，痰湿潴留，加之湿热蕴结，胶津成痰，以致更难吸收运化，逐渐增大而成喉部痰包。因此脾虚失运，湿热蕴结而致痰湿潴留，流注喉部是本病的主要病因病理。

【临床征候】

1. 发病情况　可发于任何年龄，但多见于20～50岁成年人，无季节性与地域性。

2. 病史　无明确病史。

3. 喉部不适　本病症状因痰包位置及大小不同而有多种表现，小者无症状或仅有咽喉不适感，大者有梗阻感，或咳嗽，声音嘶哑，甚至影响呼吸和吞咽，出现喉阻塞或吞咽困难。

4. 喉部痰包　本病好发于会厌舌面，约占喉部痰包的50%，其次是在喉室或勺会厌皱襞。该处有半球状，表面光滑之肿块，质软有弹性，色淡黄、淡红或灰白色，表面或有红丝缠绕。穿刺有黄色或黄棕色、白色黏稠液体。痰包时聚时散，时大时小，常反复发作，迁延难愈。

【诊断与鉴别诊断】

1. 诊断依据　本病的症状根据囊肿位置、大小不同，有很大差异，诊断主要根据局部检查判断。①囊肿位置大小与出现症状有关。会厌舌面小痰包，多无症状；较大痰包有异物感或妨碍吞咽。而位于喉室和勺会厌皱襞的囊肿可出现咳嗽、咳痰、声嘶、声弱等发声障碍或妨碍呼吸的症状。②检查在会厌舌面，喉室或勺会厌皱襞上见半球状、表面光滑质软有波动感的肿物，其色淡黄、淡红或灰白色，表面有细小血管纵横其上，穿刺有黏液样内容物，色黄色、褐色或乳白色。③组织病理学检查符合潴留囊肿或表皮样囊肿结构。

2. 鉴别诊断　主要与喉内型含气囊肿相鉴别。

喉内型含气囊肿与原发于喉室或勺会厌皱襞的喉囊肿外观相似，但在用力屏气时，位于室带位置的肿块可增大，如行X线或CT扫描，肿物内为空气，与本病内为液体潴留不同。另外，穿刺抽液方法亦可进行鉴别。

【辨证施治】

1. 古代辨证施治观点　古代辨证施治观点以明《外科正宗·痰包第九十》所论最具有代表性，认为本病系痰涎乘火流行，凝聚流注而成，故重视清热化痰，综合外治手术等方法。古代的治疗虽然针对舌下痰包而言，但对喉部痰包亦可借鉴用之。此后在《外科大成·卷三》、《喉科紫珍集·卷上》均有论及"痰包"的辨证施治，辨证上看法基本一致，认为系"火稽痰涎"，治法上以清热化痰散结为原则，主要代表方为二陈汤加黄芩、黄连、薄荷之类。强调忌煎炒火酒等物，并综合外治、刀剪手术，这些内外治法共同应用，在当时有一定疗效，但易于复发。

2. 现代辨证施治观点　《中医耳鼻咽喉科临床手册》认为本病多为属痰湿结滞所致，治以燥湿化痰，散结消肿，方选导痰汤合海藻玉壶汤加减。《干氏耳鼻咽喉口腔科学》对于舌下痰包辨证主要辨痰之虚实，实证用二陈汤合三子养亲汤加减，虚证用六君子汤加减。外治将囊肿完整摘除是最好的办法，遗留囊壁易于复发。干祖望辨舌下痰包亦可借鉴于本病的治疗。

3. 证治分类

(1)脾虚痰湿证

证候　喉间胀闷不舒，咳痰白黏量多，或声嘶沉闷不扬，检查会厌舌面或喉室、勺会厌皱襞处有淡白或微黄，质软光滑之包囊肿块，穿刺囊液清稀，该处肌膜色泽淡白肿厚，喉部痰涎多，舌淡，边有齿痕，苔白或白腻，脉缓弱。

证析　脾虚失运，湿浊聚留喉部，则喉间闷胀不舒，咳痰黏量多；痰浊停聚声门，开合不畅，则有声嘶或沉闷不扬；痰聚成形，则喉部痰包囊肿色淡白或微黄，肌膜色淡而肿厚，穿刺液体清稀；舌脉所见均为痰湿流注喉部之征。

治法　健脾化湿，祛痰散结。

方药　六君子汤合导痰汤加减，方中以六君子汤健脾益气化湿；合导痰汤祛痰导滞，散结消肿；酌加海藻、昆布以助祛痰散结之力。喉闷胀不舒者，加郁金、桔梗以行气利喉；声音嘶哑者，加蝉衣开音疗哑等。

(2)痰热流注证

证候　喉痛不适，异物感时作，或有声嘶、吞咽疼痛，检查会厌舌面或喉室、勺会厌皱襞处有柔软的包囊肿块，淡红或微黄，表面红丝缠绕，穿刺囊液稠厚色黄，该处肌膜暗红肿胀，咳嗽痰黄量多，舌红，苔黄或黄腻，脉滑数。

证析　湿热蕴结日久，灼津生痰，痰热流注，结成肿物，兼以复感外邪，搏击喉部，故喉痛不适，异物感时作，或吞咽疼痛，喉部包囊肿物淡红或黄色，表面红丝缠绕，囊液黄稠；痰热结滞，瘀阻气血，则肌膜暗红肿胀；痰热流注声门，则声嘶；痰热阻肺，则咳嗽，痰黄量多；舌脉所见亦属痰热流注之征。

治法　清热化痰，散结消肿。

方药　清金降火汤加减。方中主以黄芩、石膏、瓜蒌仁、贝母清热化痰，散结消肿；辅以半夏、陈皮、茯苓、生姜燥湿化痰，以助祛痰散结之力；杏仁、桔梗、前胡宣降肺气，开音疗哑；枳壳行气而导痰外出，甘草调和诸药；诸药合用，共奏清热化痰，散结消肿之效。喉肌膜暗红者，加莪术、赤芍、牡丹皮以活血化瘀；痰包久不消者，加鳖甲、牡蛎以助散结消肿之力。如痰热较轻，无复感外邪，喉痛不甚者，亦可用清气化痰丸加减。

【外治疗法】

1. 古代外治疗法述要　外治法是古代治疗"痰包"主要方法，但只有舌下痰包而无喉部痰包的治法。《外科正宗·痰包第九十》所言外治法具代表性。《外科大成·卷三》亦重申痰包外治"宜用铍针，对包上撚之如钻，钻破出稀涎，如鸡蛋子清，稠黏不断，拭净，搽水调服，服二陈汤加黄芩、黄连、薄荷之类"。以刀剪刺破痰包包囊，流出黄色黏液，其囊即瘪，再外敷如冰硼散之类，是古代外治痰包的主要方法，在当时有一定疗效，但不能根治痰包，故众多医家均言本病易于复发。

2. 现代外治法研究述要　现代中医学对本病的治疗演变源于对其临床病理的认识进展，《干氏耳鼻咽喉口腔科学》主张对舌下痰包主要靠外治，内治作用不大，易于反复。《中医耳鼻咽喉科临床手册》介绍可含化法、喷药法、手术疗法等。外治最好的方法是将囊壁完整去除，遗留囊壁则可能复发。而借助现代的技术手段，已完全能达到这一目的。外治方法主要有三种：

(1)手术疗法：手术直接摘除或破坏囊壁，是现代治疗喉部痰包的主要方法，具有疗效可靠，复发率少的优点。在手术方法上，有常规手术、激光手术和冷冻手术。方法虽不同但目的都是摘除或破坏全部囊壁。其中会厌痰包的手术处理较容易，因为在间接喉镜或直接喉镜下就能暴露，有较好视野并可耐受表面麻醉下手术。而喉室与勺会厌皱襞处的痰包一般需在直接喉镜或支撑喉镜、纤维喉镜下才能达到良好的暴露。无论何种方式，报道疗效均很好，如上海眼耳鼻喉科医院曾采用 Nd-YAG 激光治疗 30 例会厌囊肿，有效率 100%；另有报道采用冷冻治疗会厌囊肿 142 例，有效率达 97.9%。

(2)穿刺抽液法：穿刺抽液后吸尽内容液体可最快的缓解症状，但易于复发。《中医耳鼻咽喉临床手册》提出抽液后立即注入地塞米松 2mg、庆大霉素 4 万 U 以减少复发。另外用强的松龙 1ml 抽液后注入囊内，也可达到同样效果。

(3)吹喉药或含化药：《中医耳鼻咽喉科临床手册》介绍吹用珠黄散、麝黄散等清热解毒、祛腐生肌药物，含化六神丸、雄黄解毒丸亦具清热解毒功效。

3. 外治法应用

(1)手术疗法：根据情况可采用以下手术方法：

常规手术：在表面麻醉下行间接喉镜或直接喉镜囊肿摘除术对会厌痰包较为适宜，若为喉室或勺会厌皱襞处痰包，最好在麻醉支撑喉镜下暴露痰包完成手术，术中包壁务必除尽，以避免复发。

激光手术：采用 Nd-YAG 激光手术可减少复发且不易出血。在表面麻醉下间接喉镜暴露痰包，置激光纤维于痰包顶部，用功率 20～30W 激光击破痰包顶部，即有痰液流出，再用光纤头将洞口扩大并将痰包灼除。

冷冻手术：采用间接喉镜下暴露，液氮冷冻会厌痰包。表面麻醉后用直接接触法冷冻，每次 20～40 秒，冻融 3 次。每次选 2～3 接触点，范围不应小于痰包的 2/3，以利引流减少复发。

激光和冷冻术后均要加用激素以减轻肿胀反应，避免喉水肿。

(2)抽液注射法：表面麻醉下用弯针在间接喉镜下进行穿刺抽液，穿刺后可注入药物以抑制囊内液体再生。常用激素类药物如地塞米松、氢化可的松等。

(3)吹药或含化法　因喉部痰包位置较深，吹药不能直达病所，只能通过间接吸收改善症状。所用药物一般为冰硼散、珠黄散、麝黄散、西瓜霜等。

【预后与转归】

1. 预后　本病易反复发作，不易根治，但一般预后良好。现代由于引入了手术治疗，能够把囊壁完整摘除或破坏，达到治愈目的。

2. 转归　本病通过手术能够治愈。药物治疗、针刺抽液能缓解症状但较难根治。若痰包生长过大，阻塞喉腔，再遇感染邪毒则可能引起急喉风危症。

【护理与预防】

(1)戒烟酒，重调养，忌肥甘，宜清淡。

(2)慎起居，避六淫，防止复感邪毒。

(3)积极治疗咽喉疾病。

【参考资料】

1. 2000年前参考资料见第1版，此略。

2. 程均，等．纤维喉镜下YAG激光治疗喉囊肿．中国现代临床医学，2006，5(1)：74

第二十一节　喉　瘤

【概述】

1. 涵义　喉瘤是指发生在咽部或喉咽部位，发病缓慢，状如乳头或桑椹，色白或淡红，质稍软或有蒂的咽喉部肿物。其临床症状因发病部位不同而异，可出现咽喉异物感，声音改变，甚则影响呼吸，喘鸣及呼吸困难等症状。好发于悬雍垂根部、软腭缘、腭弓、喉核表面或声带缘。男性成年人较多。西医学中的咽或喉部的乳头状瘤与本病相类似。

2. 释名　喉瘤在古籍文献资料中，由于对人体解剖认识，检查方法的局限，对喉瘤的生长部位、形态、病因病机、命名、论述大致相似。根据其发病部位不同，有喉瘤、咽瘤之称。

(1)喉瘤：《中医大辞典》释为病名，"系指咽喉一侧或两侧生瘤肿起，形如龙眼，顶大蒂小者"。《疮疡经验全书·卷一》载："喉瘤生于喉间两旁，或单或双，形如圆眼大，血丝相裹如瘤，故名之"。《中医临床大全·五官科》提出喉瘤"是指咽喉发生肉瘤，瘤色淡红，表面似乳头，不光滑，或有蒂，故名"。王德鉴《中医耳鼻咽喉口腔科学》则明确指出喉瘤"发生于喉部及喉咽部位的乳头状瘤或息肉"、"单个瘤多生于声带，多个瘤可散发于喉门的周围"。

(2)咽瘤：王德鉴《中医耳鼻咽喉口腔科学》提出咽瘤之名。曰："发生于咽部的乳头状瘤或息肉，称为咽瘤"。

3. 沿革　中医学对瘤的认识有数千年历史，早在殷墟甲骨文中就有了瘤的病名。《灵枢·刺节真邪》根据瘤的发生部位不同分为筋瘤、肠瘤、昔瘤等。《诸病源候论·卷三十一》叙述了瘤的症状、性质、特点及预后，指出"瘤者，皮肉中忽肿起，初梅李大，渐长大，不痛不痒，又不结强，言留积不散，谓之瘤。不治，乃至增大，则不复消，不能杀人"。发生于咽喉部位的喉瘤，首先记载于《疮疡经验全书》，其第一卷说："喉瘤生于喉间两旁，或单或双，形如圆眼大，血丝相裹如瘤，故名之。此症肺经受热，多语损气，或怒中高喊，或诵读太急，或多饮烧酽酒，或多啖炙煿之物，犯之即痛"。对本病的病因症状作了描述。以后清代的许多著作，如《医宗金鉴·外科心法要诀》、《外科证治全书·卷二》、《疡医大全·卷十七》、《医学心悟·卷四》，以及一些喉科专著，如《喉科秘旨·杂症门》、《喉科易知·张氏咽喉七十二证治图说》、《囊秘喉方·卷二》、《经验喉科紫珍集·卷上》、《喉科集腋·咽喉杂症》、《喉科秘集·喉瘤症》等，对喉瘤的形态、病因病机、治疗等都有相似的论述。

20世纪60年代初，中医学院试用教材重订本《中医喉科学》讲义把喉瘤、喉息肉作为一病加以论述。此后，全国高等院校试用教材《中医耳鼻喉科学》在介绍耳鼻咽喉口齿科常见肿瘤病中加以简述，并提出辨证施治的方法。王德鉴《中医耳鼻咽喉口腔科学》作为一个单独的病加以论述，提出了咽瘤、喉瘤的命名。

【病因病理】

1. 古代病因病理学说

(1)肺经受热学说:《疮疡经验全书·卷一》说:“此症肺经受热，多语损气，或怒中高喊，或诵读太急，或多饮烧酽酒，或多噉炙煿之物”，提出肺经素有痰热，郁结咽喉而成喉瘤。以后《医学心悟·卷四·喉瘤》、《医宗金鉴·外科心法要诀·喉瘤》、《疡医大全·卷十七·喉瘤》都从肺经受热的病因病理加以叙述。

(2)肝胆郁结学说:《外科证治全书·卷二·喉部证治》对喉瘤病因病理论述时提出“由肝气郁怒，郁热而成”。《喉科秘旨·喉瘤》、《喉科指掌·喉瘤》等亦都认为喉瘤病均可由“因郁怒伤肝……以致气血相凝”，最后形成喉瘤。

(3)肝肺郁热学说:以《重楼玉钥》为代表的医著对喉瘤提出因肺、肝二经郁热所致的学说。《重楼玉钥·单喉风》说:“然喉瘤由肝肺二经郁热，更兼多语损气性燥而成”。《喉症指南·喉瘤》说:“喉瘤由于肝肺经郁热，更兼性躁多言，损气而成，或因醇酒炙煿，或因怒气叫喊”。均指出七情不舒，肝气郁结，疏泄失常，肝热内郁;又因性躁多语，肺失清肃，久则痰浊不化，肺经郁热，以致肝肺二经郁热，上结咽喉发为喉瘤。

2. 现代病因病理学说

(1)伏火痰毒学说:《现代中医耳鼻咽喉口齿科学》提出喉瘤病“多因心胃伏火，痰毒上冲咽喉”所致。过食辛辣烟酒，心胃素有伏火，痰毒内蕴，火挟痰毒上升，而致咽喉气血瘀滞，伏火痰毒积聚，渐成喉瘤。

(2)湿热邪毒遗传学说:《中西医临床耳鼻咽喉科学》在对喉瘤辨证纲目中提出秽热郁结，结聚喉窍证型时，认为其病机“因母体湿热邪毒传胎儿，以致湿毒之邪长期滞留患儿体内，每当体质虚弱，正气不足时，邪毒外发，结于喉窍而致病”。明确指出喉瘤的发生与遗传因素有关。

(3)正虚、痰瘀互结学说:此学说遵循古代医家的观点，结合当今临床实践而形成，所谓“虚”，主要指正气不足，肺阴耗损，元气素虚，肝肾不足等。“痰”主要指痰浊内蕴，或痰浊凝结。“瘀”指邪滞，气血瘀滞，特别是七情不舒，肝气郁结，气血瘀滞。三者可互为因果，结聚咽喉而成喉瘤。王德鉴《中医耳鼻咽喉口腔科学》、《中国医学百科全书·中医耳鼻咽喉口腔科学》、《中西医临床耳鼻咽喉科学》、《现代中医耳鼻咽喉口齿科学》等，均有这一论点。

(4)热、痰、瘀学说:《中医耳鼻咽喉科临床手册》认为“喉瘤多由肺经郁热，痰浊结滞，气血瘀阻而致。每因邪袭肺喉，或过嗜烟酒，肺经郁热;或嗜食肥甘厚味，痰浊内生，上结喉窍，以及邪滞、痰结日久，瘀阻气血，聚结成形而病”。

3. 临床病因病理

(1)肺经郁热，痰浊凝聚:过食炙煿煎炒，嗜烟酒，或外邪犯肺，肺热内蕴，灼津煎炼成痰，痰浊凝聚，或痰热交蒸，上循咽喉，凝聚脉络，逐成喉瘤。

(2)肝气郁结，气血瘀滞:七情所伤，怒中高喊，肝气不舒，气机不畅，久则气滞血瘀，渐成喉瘤。或肝气郁结，横逆犯脾，脾运失健，痰湿内生，痰瘀困结，结于咽喉而成喉瘤。

【临床征候】

1. 发病情况　喉瘤发生于咽部者以男性居多，且多为成年人。发生于喉部者以5～15岁年龄多见。发病部位广泛，成人少见，但易恶变。

2. 病史　病史不明确，可有烟酒过度史等。小儿则有大声叫喊史等。

3. 咽痒、梗阻感　发生于咽部，多数病人无症状，少数可有咽痒、微咳、咽梗阻感。发生于喉部，早期可出现异物梗阻感。

4. 声音嘶哑　声音嘶哑是喉瘤的主要症状，声音嘶哑可呈持续性，逐渐加重。声音嘶哑程度与喉瘤大小并非一致，但与发生部位有关。发生于声带边缘者，早期就有声音嘶哑；发生于其他部位不影响声带闭合者，声音嘶哑出现较晚，累及到声带时才出现声音嘶哑。

5. 咽喉疼痛，咳嗽　当喉瘤溃烂时可有咽喉部疼痛，咳嗽，尤其喉瘤生长于声带时有刺激性咳嗽。

6. 喉鸣，呼吸困难　喉瘤晚期，肿物较大，堵塞气管而致呼吸困难或喉鸣。

7. 咽喉部肿物　检查有凹凸不平之菜花样或乳头状突起之肿物是本病的主要体征。发生在咽部者，常于悬雍垂及其附近、咽核、软腭、腭弓、咽底等处有带蒂之菜花样、蕈状小瘤，如绿豆或黄豆大小，呈灰白色。在喉部者，可单发或多发，呈粉红色或灰白色，菜花样或乳头状突起，若蒂长者可随呼吸上下摆动。组织病理检查为良性病变。但成人取活组织检查，最好取多个部位，注意有否恶变。

【诊断与鉴别诊断】

1. 诊断依据　①咽喉部不适，咽痒、梗阻异物感，时有咳嗽；②声音嘶哑，讲话费力；③检查咽喉部时可发现在悬雍垂、软腭、腭弓、咽核、咽底部有突出如菜花状或小蕈状或乳头状肿物，色灰白或淡红。或在喉部、声带缘呈单个或多个，呈粉红色或灰白色菜花样或乳头状突起，蒂长者可随呼吸上下摆动。④病理检查明确诊断。

2. 鉴别诊断　喉瘤主要应与喉癌相鉴别。

喉癌　表现为持续性声音嘶哑，吞咽不利，异物梗阻感，咳嗽痰血，严重者呼吸困难，颈部多有恶核。检查可见肿物如菜花样高低不平突起，表面有血丝或溃烂，有污秽分泌物附着。肿物活体组织病理检查为恶性病变，可与喉瘤鉴别。

【辨证施治】

1. 古代辨证施治观点　古代资料中对喉瘤的辨证施治，多认为内治以调本养元为主，并配合外治吹喉药物。如《喉科指掌》、《咽喉秘集》提出喉瘤“治之调本养元之药……难许速愈，外用吹药”。《喉科易知》、《经验喉科紫珍集》提出用益气疏风汤治疗喉瘤。《医宗金鉴》、《喉科种福》提出内服益气清金汤，外用散瘤碧玉散治疗。总之，两方药虽有不同，但都以益气养阴，利咽散结祛风为治则。《增删喉科心法·证治目录》对采用温补之法，曰：“此症或单或双，亦生喉旁，不红不痛，与蛾小异，不可妄作蛾治，忌针，又忌服苦寒酸咸之药，治宜多服八珍汤，久久自消。脾虚食少泻泄者，六君子汤兼进，腹胀加木香，砂仁。中寒腹痛加炒黄连、姜、上桂去皮”。《囊秘喉书·卷上》用清降之药清肺饮，再加四物汤内服治之，外用吹喉药，如麝香散、碧玉散、玉枢丹等，均以利咽散结为主。《重楼玉钥·单蛾风》认为喉瘤是肝肺二经郁热而致。曰：“治疗宜服加味逍遥散、益气清金汤，用夏枯草同郁金蒸汤代茶服之，日久自然消退。若体虚因忧郁不舒而发者，用归脾汤加柴胡、丹皮、山栀”。《喉症指南·喉瘤》亦用加味逍遥散加夏枯草、郁金代茶饮。

2. 现代辨证施治观点　现代有关喉瘤的辨证论治在20世纪60年代中医学院试用教材《中医喉科学讲义》中列有“喉瘤”一节，其辨证论治遵循古人的经验，简述七情郁热与肺经受热两种证型的辨治。中医学院试用教材重订本《中医喉科学讲义》认为喉瘤为：“气血痰涎凝滞，日久聚结不散"而致。治疗宜注重调理，内治以清热解郁为主，外治可采用烙法。20世纪80年代初高等医药院校教材《中医耳鼻喉科学》将喉瘤列入耳鼻咽喉口腔科学常见瘤症中论述，指出喉瘤相当于咽和喉的乳头状瘤和息肉，根据各种肿瘤的全身症状可分为肝气郁结，气滞血瘀；肺经受热，痰湿凝滞；脾失健运，湿浊流注三个证型进行治疗。以后《中国医学百科全书·中医耳鼻咽喉口腔科学》、王德鉴《中医耳鼻咽喉口腔科学》、《现代中医耳鼻咽喉口齿科学》等著作，对喉瘤的辨证论治观点基本一致，均从肺、肝二经病机入手治疗。20世纪90年代末《中西医临床耳鼻咽喉科学》根据西医学遗传学因素，结合临床实践，提出喉瘤"秽热郁结，结聚喉窍"证型新观点。有报道认为本病主要由气滞、瘀血、痰饮所致，采用益气活血化瘀，清热祛痰散结治疗而获效。有报道采用慈贝丸（山慈姑、贝母各3g，川芎1g，研面，蜜调，早晚服）配合辨证用药治疗喉乳突状瘤术后复发收效。

综上所述，现代有关资料、著作对喉瘤的辨证论治的观点，基本上可归纳为：①肺经受热，痰湿凝滞；②肝气郁结，气滞血瘀；③脾失健运，湿浊流注；④秽热郁结，结聚喉窍。此外，有学者根据上述观点认为喉瘤形成，离不开人体元气素虚，本源不足，特别是肺肾阴亏，多语耗气，气滞痰凝，久而成病的病机，故在辨证治疗中注意扶正及调理的方法。

3. 辨证纲要　喉瘤的辨证纲要，主要是对喉瘤临床上出现的特征性征候，如咽痒梗阻感、咽喉疼痛、咳嗽、咽喉部位菜花样或乳头状突出等进行纲领性辨证。

（1）辨咽痒梗阻感：咽痒梗阻感为喉瘤常出现的症状。当肺经受热，又为外邪侵袭，或肝失疏泄，气机不利，邪毒滞留，痰气交阻时而现咽痒不适，梗梗不利之证。日久气滞血瘀，久滞脉络，积结成块，渐成喉瘤，则梗阻感更加明显。

（2）辨咽喉疼痛、咳嗽：喉瘤日久，气血瘀滞，肺热内蕴，或肝郁化火，少数患者可因瘤体溃烂而咽喉疼痛。若喉瘤生于声户，可影响气息出入，刺激声户、咽喉，肺失宣发而咳嗽。

（3）辨瘤肿：若瘤体较小或单个，发于咽部，可无症状；若瘤较大，或多个发于喉部则症状比较明显。若喉瘤色泽较红，为肺热较甚；色淡红，为痰湿壅滞；色暗质坚，为气滞血瘀或痰结日久。

4. 证治分类

（1）肺经郁热，痰浊凝聚证

证候　咽喉梗梗不利，或声音嘶哑，讲话费力，甚至气喘痰鸣；咽或喉部可有菜花样或乳头状突出物，色红或淡红，咳嗽痰黄，舌质红，苔白或微黄，脉弦滑或弦缓。

证析　肺经郁热，痰火互结，凝聚咽喉，积结而成肿块，故咽喉可见菜花样或乳头状突出肿物；若肺热较盛，则肿物色红；若痰湿壅滞，则肿物色淡红；肿物阻塞咽喉，喉道不利，故咽喉梗梗不利，声音嘶哑，讲话费力；若肿物逐渐增大，堵塞声户，气道受阻，则致气喘痰鸣；肺受热灼，肺气不宣，则咳嗽痰稠；舌质红，苔白或微黄，脉弦滑或弦缓均为肺热痰浊之征。

治法　清热疏肺，除痰散结。

方药　清咽双和饮加减。方中主以银花、桔梗清热解毒而利咽喉；辅以荆芥、前胡、葛根清肺热，疏利肺气；玄参、贝母化痰利咽散结；当归尾、赤芍、茯苓、牡丹皮、生地凉血活血散瘀。全方共奏清肺热，疏肺气，活血化瘀，除痰散结之功。若咳嗽痰黄稠者，可选加瓜蒌仁、冬瓜仁等除痰散结。

亦可用益气清金汤加减。方中贝母、陈皮、桔梗宣肺祛痰散结；薄荷、紫苏、牛蒡子疏风利咽；栀子、黄芩清肺泄热；人参、茯苓、甘草补益肺气。全方既能清热泻肺，除痰散结，又能补益肺气，对体虚肺热痰盛者尤为适用。

(2)肝气郁结，气滞血瘀证

证候　咽喉梗梗不利，声音嘶哑，甚则失音，气喘痰鸣，咽部或喉部肿物色暗红，口苦口干，胸闷不舒，舌质红或暗红，舌边或有瘀点，苔微黄，脉弦或弦滑数。

证析　肝气郁结，气滞血瘀痰凝，故肿物色暗红或暗滞而质坚；肿物阻于咽喉，故咽喉梗硬不利；阻碍声门开合则声音嘶哑，甚则失音，气喘痰鸣；肝气郁结，久郁化火，火热上灼，则口苦口干；肝失疏泄，气机不畅，故胸闷不舒；肝火上炎，痰瘀热交蒸，故舌质红，苔微黄，脉弦或弦滑数；舌质暗红，舌边或有瘀点，为气滞血瘀之象。

治法　疏肝解郁，化瘀散结。

方药　柴胡栀子散加减。方中主以柴胡、芍药、栀子、牛蒡子疏肝解郁，清热利喉；辅以牡丹皮、当归、川芎活血化瘀，散结消瘤；茯苓、甘草调和脾胃，利咽化痰。合方共奏疏肝解郁，活血祛瘀之效。瘤体大而质硬者，加桃仁、红花、泽兰、刘寄奴、五灵脂等以助活血祛瘀之力。瘀血甚者，亦可选用会厌逐瘀汤、血府逐瘀汤、活血利咽汤等加减。

【外治疗法】

1. 古代外治疗法述要　古籍医著中多采用吹药法或点药法治疗喉瘤，两种方法略同，《疮疡经验全书》、《医宗金鉴》、《外科证治全书》、《医学心悟》、《重楼玉钥》、《喉科种福》、《喉科秘集》等书均有采用吹药治疗喉瘤的记载，不可用刀针点破。

(1)吹药：以粉末散剂为主，由清热解毒，芳香清窍，或化腐散结之药组成，研制成极细的粉末，每以少许用竹管或纸管吹喷于患处，达到治疗目的。如《疮疡经验全书・喉瘤》、《医学心悟・喉瘤》用麝香散吹患处。《咽喉秘传・喉瘤》由硼砂、广青、熊胆、儿茶、血竭、龙骨、象牙、珍珠、银花、川乌、草乌、乌头，共研细末，吹患处。

(2)点药：点药以粉末散剂为主。其使用方法与吹药略异，用药只局限于喉瘤表面或瘤体上。如《外科证治全书・卷二・喉部证治》用碧玉丹频频点之。《医宗金鉴・外科心法要诀・喉瘤》用消瘤碧玉丹"以箸头蘸药点患处"。

2. 现代外治法研究述要　喉瘤的外治法研究少有报道。目前记载多遵循古代一些方药或方法。《现代中医耳鼻咽喉口齿科学》及《中西医临床耳鼻咽喉科学》等载有局部涂敷法，最常采用的是鸦胆子油涂患处消瘤。

3. 外治法应用

(1)吹药法：适用于各个部位的喉瘤，特别是咽部的喉瘤，常用麝香散、碧玉散、麝黄散等，吹于患处，每日3次。

(2)涂敷法：将药物挤压出油汁，取油汁涂敷患处表面，如用鸦胆子油涂敷患处。或用鬼血树脂涂敷患处，以解毒软坚，使其脱落。

(3)手术切除：位于咽部的喉瘤，在黏膜表面麻醉后，可用手术钳齐根咬除，根部伤口再点以10%硝酸银或电灼，或涂以鸦胆子油，即能根治。位于喉部的喉瘤，黏膜表面麻醉后，在直接喉镜下用喉钳咬除瘤体，表面涂以鸦胆子油。

【物理疗法】

(1)高频电凝固法：《现代中医耳鼻咽喉口齿科学》介绍此法："将电极小心地触及每个乳头状瘤，通以较弱电流，使瘤体大部分呈白色，以后即能自行脱落。对较大的乳头状瘤，可先切除大部分，然后用电凝固法治疗其余残留部分"。

(2)激光疗法：用氦-氖激光或CO_2激光对准乳头状瘤照射消瘤。

(3)冷冻疗法：位于咽部的小瘤体可以直接冷冻治疗。但位于喉部的较大喉瘤，必要时作气管切开后，暴露瘤体行冷冻治疗术。

【专病专方】

1. 现代专病专方

(1)黄芩薏苡仁汤：治喉瘤，肺虚邪毒侵入。黄芩、防风、白术各 9g，薏苡仁 18g，冰球子、七叶一枝花、山药、黄芪、夏枯草各 15g，蛇六谷(先煎)、海蛤壳各 30g，水煎服。(《中医耳鼻喉口腔科临床手册》)

(2)二陈汤加味：治喉瘤痰浊结聚。陈皮 6g，茯苓 12g，薏苡仁 18g，黄芩、半夏、白术、贝母各 9g，七叶一枝花、夏枯草、白毛藤、神曲各 15g，蛇六谷(先煎)30g。水煎服。(《中医耳鼻喉口腔科临床手册》)

(3)治疣方：治喉瘤秽热郁结、结聚喉窍。磁石(先煎)、生牡蛎(先煎)各 30g，代赭石 15g，地骨皮 12g，桃仁、红花、贝母、白芍、黄柏各 10g。体质虚弱者，宜加熟地、首乌；气短乏力者，宜加黄芪、党参；胃纳差者，加谷芽、麦芽、神曲等。(《中西医临床耳鼻咽喉科学》)

(4)经验方：气血痰涎凝结，喉部见生疣瘤。黄芪、当归、赤芍、地龙、桃仁、红花、生地、玄参、牡蛎、土贝母、昆布、海藻、夏枯草。(《现代中医耳鼻咽喉口齿科学》)

2. 古代专病专方

(1)益气清金汤：治喉瘤。桔梗三钱，黄芩二钱，浙贝母、麦门冬、炒牛蒡子各一钱五分，人参、茯苓、陈皮、栀子、薄荷、甘草各一钱，紫苏五分，竹叶三十片。水煎，食远服。(《医宗金鉴·外科心法要诀》)

(2)益气疏风汤：治缠喉、喉瘤等证。升麻、甘草、当归、川芎、生地黄、白芍药、桔梗、黄芩、麦门冬、前胡、青皮、葛根、紫苏、连翘、防风、白蒺藜。水煎服。(《疮疡经验全书·卷一》)

(3)会厌逐瘀汤：治喉瘤，气血瘀滞。桃仁、红花各五钱，生地黄四钱，甘草、桔梗、枳壳、赤芍药、当归各二钱，玄参、柴胡各一钱。水煎服。(《医林改错》)

(4)消瘤碧玉散：硼砂三钱，冰片、胆矾各三分。为细末，点敷患处。(《医宗金鉴·外科心法要诀》)

(5)清肺饮：治喉瘤，肺经郁热。石膏、生地黄各二钱，麦门冬、玄参各一钱，桔梗、黄芩、当归、知母各八分，柴胡、陈皮各六分，甘草五分，僵蚕五条，竹叶三片。水煎服。(《疡医大全·卷三十三》)

【预后与转归】

喉瘤发于咽喉者，预后良好，但可复发。发于喉部者，儿童患者极易复发，较难根治，若蔓延及气管，阻塞气道，可造成严重的喉阻塞。成人患者，则有发生癌变的可能。

【护理与预防】

(1)发现患喉瘤者，应及早彻底治疗。成人患喉瘤者，应密切注意观察，并进行积极的综合治疗，特别是多发性患者，或屡屡复发者，多作病理切片检查，以防癌变漏诊。

(2)平时注意卫生，减少空气污染，饭前饭后洗手，勤沐浴，多晒阳光。避免发音过度及高声叫喊。

(3)注意饮食忌宜，戒除烟酒嗜好，禁食辛辣炙煿煎爆腥热之物。宜常食清淡果蔬，平时亦可配合进食清凉饮料。

【参考资料】

1. 2000 年前参考资料见第 1 版，此略。

2. 李成，等．鸦胆子油治疗小儿喉乳头肿瘤疗的效观察．中国中西医结合耳鼻咽喉科杂志，2003，11

(2):87～88

3. 李蕾．李淑良教授治疗喉良性肿瘤的经验．中华中医药杂志，2008，23(7)：597～598

第二十二节 喉 癌

【概述】

1. 涵义 喉癌是指发生于喉部的恶性肿瘤，以喉异物感，声音嘶哑，咳痰带血，肿物似菌，颈部恶核为主要症状。是喉部最常见的恶性肿瘤。其发病因人种和地区等因素各有差异，占耳鼻咽喉恶性肿瘤的11%～22%，发病年龄以50～60岁，好发于男性。

2. 释名 喉癌在中医古籍资料中未有本病名的记载，喉癌包括在喉菌范畴内。

(1)喉菌：《外科医案汇编·卷二》说："结蕈喉间，有翻花之状"。描述了喉菌的症状特征。《咽喉脉证通论·喉菌》说："热毒积于心脾二经，上蒸咽喉，结成如菌，面厚色紫……渐如蜂巢"。这些叙述相似于喉癌的症状。

(2)喉岩：《新安喉科荟萃》称喉癌为喉岩。根据古人对"岩"的解释，"癌者上高下深，岩穴之状"之意，而称发生于喉部为"喉岩"。

3. 沿革 喉癌是西医学中出现的病名，但对"癌"字的使用古已有之，最早出现在宋代东轩居士《卫济宝书·卷上》，其曰："癌疾初发，却无头绪……紫赤微肿，渐不疼痛……只是不破"。尔后，宋《仁斋直指方》进一步描述了癌的基本形态、特征及其危害性。说："癌者上高下深，岩穴之状，颗颗累垂……毒根深藏，穿孔透里，男则多发于腹，女则多发于乳，或项或肩或臂，外证令人昏迷"。明《外科正宗·卷七·乳痈论第二十六》中，有发于乳部癌的症状描写，"深者如岩穴，凸者若泛莲，疼痛连心，出血则臭"。清代《医宗金鉴·外科心法要诀》中亦有乳岩的论述，但都未见发于咽喉部位癌的记载。明代有类似喉癌症状描述，如《奇效良方·卷六十一》说："咽喉间生肉，层层相叠，渐渐肿起，不痛，多日乃有窍子，臭气自出，遂退饮食"。清代不少喉科专著及医著中则有喉菌的专门论述，根据其描述的症状，喉癌似属此范畴的疾病。如《咽喉脉证通论·喉菌》说："此症因食膏粱炙煿厚味过多，热毒积于心脾二经，上蒸咽喉，结成如菌，面厚色紫，软如猪肺，或微痛，或木而不痛，梗塞喉间，饮食有碍"。对喉菌的病因、症状都有较全面的认识。此外，《尤氏喉科秘书·喉菌》、《外科证治全书·卷二》、《疡科心得集·卷上》、《咽喉经验秘传·喉症用药细条》、《图注喉科指掌·卷四》等医著中都有喉菌的论述。但由于历史条件的限制，这些著作中所指的喉菌，发生的部位大多数在咽部。

20世纪80年代高等医学院校教材《中医耳鼻喉科学》在叙述耳鼻喉咽喉口齿科常见癌症时指出："咽喉菌是指咽部和喉部癌"，"咽喉菌"因其外观成块状隆起，凹凸不平，或形如浮萍，或似菌样，故得名。发于咽部的统称为咽菌，发于喉部的则称为喉菌，即喉癌。非常明确地区别了发病部位不同的病名及喉癌的概念。王德鉴《中医耳鼻咽喉口腔科学》中列有咽喉菌一病，将发生于咽部的癌肿统称为咽菌，若发生于喉核，则称喉核菌；发生于喉部的癌肿，则统称为喉菌。此后一些著作中有称喉菌者，亦有称喉癌者，对其病名未能达成一致，但以喉癌病名为多用。

【病因病理】

1. 古代病因病理学说

(1)血热气滞学说：《喉囊秘书·卷上》说："因忧郁过思，血热气滞而生，妇人多患之"。

《外科证治全书·卷二》说:“忧郁气滞,血热则生”。《喉证要旨·喉菌》:“证因忧思过度,气滞血结而然”。《尤氏喉科秘书·喉菌》、《疡科心得集·卷上》均有类似论述。因七情所伤,肝气郁结,郁久化热,血热气滞,上蒸咽喉,结聚肿块。

(2)热毒积于心脾学说:《咽喉脉证通论·喉菌》说:“因食膏粱炙煿,厚味过多,热毒积于心脾二经,上蒸咽喉,结成如菌”。《喉症杂证经验良方·喉菌第十七》、《喉科秘旨·杂证门四·喉菌》都提到“或因心胃火邪”所致喉癌。由于饮食不节,过食膏粱厚味、炙煿之物,均可致火热内生,热毒积于心脾,循经上蒸咽喉所致。

(3)胎毒蕴蓄学说:《喉科指掌·喉菌》、《喉科秘旨·杂证门四》均认为喉癌(喉菌)是因“胎毒所致”。由于胎毒蕴蓄,久之循经上灼咽喉而成喉菌。

(4)肝火挟胃热上蒸咽喉学说:《喉科心法》认为“由肝火挟胃而成,譬如潮地上往往生菌,病与物一理也”。肝火内盛,胃失和降,湿热中阻,火挟湿热上升,久蒸咽喉,则生喉菌。

2. 现代病因病理学说　现代各家医著大都以热、痰、郁、瘀学说立论。多认为由烟酒过度、嗜食辛辣厚味,环境污染,七情失调等,导致痰浊、火热、气郁、血瘀内生,上犯喉部,结聚成形而发为喉癌。

3. 临床病因病理学说

(1)肺热郁蒸:肺经素有蕴热,复受外邪的侵袭,或外界烟尘、有害气体等不良刺激,致使邪热火毒,壅结于肺,循经上逆,壅结于咽喉而为病。

(2)痰火结聚:长期嗜食烟酒,过食辛辣炙煿肥甘厚腻之品,脾胃积热,痰火内生,困结咽喉,久则火郁痰凝,痰火交结,聚生成块,发为喉癌。

(3)气血瘀滞:情志不遂,忧思郁怒,肝失疏泄,肝气郁结,气机不舒,导致咽喉部气血失调,运行不畅,留而成瘀,阻塞脉络,积瘀成块,发生喉癌。

【临床征候】

1. 发病情况　好发于50～60岁,男性多见。无季节性与地域性。

2. 病史　可有嗜好烟酒史,或处于有害粉尘、废气环境,或慢喉瘖、喉瘤等病史。

3. 咽喉异物感　初起时咽喉部不适或有物梗阻感,不易为患者所注意。故对喉部异物感逐渐加重者,应予以重视。

4. 咽喉疼痛　当肿瘤长大或表面出现溃烂时咽喉疼痛,并可引及耳部。

5. 声音嘶哑　为喉癌主要症状。癌肿发于声带者,声音嘶哑出现较早。若癌肿位于声门上区或声门下区,则声音嘶哑出现较晚。声音嘶哑多逐渐加重,声休后不复。甚至失音,持续不愈。

6. 咳嗽痰血　当肿瘤犯及声户即可咳嗽,随着病变的发展,则可咳痰咳血,痰中带血。

7. 呼吸困难　肿物增大,影响气道通畅,可有呼吸不畅或困难。

8. 喉间肿物呈菜花样或菌样突起　检查时可发现声户区有菜花样或菌样突起肿物,表面高低不平,或布有血丝,或溃烂有污秽分泌物附着。组织活检为恶性病变。

9. 颈部恶核　晚期患者有些病人可在颈项两侧出现恶核,坚硬、活动性差。

【诊断与鉴别诊断】

1. 诊断依据　①有嗜好烟酒史;②持续声音嘶哑;③喉异物感,或咳嗽痰血、喉痛;④检查发现喉部声户区有菜花样肿物,表面高低不平,或颈部有恶核;⑤喉部肿物活检为恶性病变,可以确诊。

2. 鉴别诊断　喉癌主要应与喉瘤、喉癣、喉梅毒、声带息肉等疾病作鉴别。

(1)喉瘤:可发生任何年龄,但幼儿多见,呈多发性,肿瘤可带蒂或乳头状突起,或基底广,活体组织病理检查可区别。

(2)喉癣:常有肺痨病史,喉黏膜苍白,有溃烂或溃疡,边缘参差不齐如鼠咬样,疼痛严重,痰液检查可找到结核杆菌,活体组织病理检查可区别。

(3)喉梅毒:声音嘶哑,粗而有力,喉痛轻,病变多发生在喉前部,黏膜红肿,常有隆起的梅毒瘤和较深的溃疡,破坏组织较多,愈合后有瘢痕收缩粘连,致喉畸形,血清学检查呈阳性。

(4)声带息肉:多原发在声带边缘,肿物质软,呈白色透明样或淡红色,表面光滑,活组织病理检查可鉴别。

【辨证施治】

1. 古代辨证施治的观点　明确位于喉部的喉癌无古代资料,其辨证施治可归属在喉菌病范畴内。对喉菌的辨证施治根据其病因病机,采用内外治疗相结合。如《咽喉脉证通论·喉菌》"此症因食膏粱炙煿厚味过多,热毒积于心脾二经",治疗时提出"用药犀角、黄芩、丹皮、僵蚕、射干、连翘、银花、红花、生地、黄连、黄柏、枳壳、独活、玄参、赤芍、大力子"以清热解毒,清心脾二经火热为治。《尤氏喉科秘书·用药法》说:"治喉菌初起,碧丹五分、金丹一分,后用碧三金四和吹亦须频噙,膏滋药并煎剂,不可间断"。指出外用药应根据病情不同而变化,同时提出外用药频频咽下,再配合膏滋药、煎剂连续服用的方法。《图注喉科指掌·卷四》的内服黄连解毒汤。《重楼玉钥·诸证补遗》的噙清灵膏,服喉痛饮。这些药方均以清热解毒,清利咽喉为主,适用于热毒上攻心脾,热毒炽盛之喉菌。《外科证治全书·卷二》说:"内用苏子利喉汤加山栀、丹皮、香附,兼服百灵丸,外吹冰硼散";《疡科心得集·卷上》用加味逍遥散;《囊秘喉书·卷上》用四七汤、旋覆花汤、逍遥丸之类。以上方药,均以行气解郁散结为主,适用于肝郁气滞,气血瘀滞之喉菌。

综上所述,古代对喉菌重视心脾二经火热上灼,肝郁气滞,气血瘀滞两方面论治,采用外用吹药,内服汤药的内外结合方法进行治疗。

2. 现代辨证施治观点　现代有关喉癌的辨证施治,第一版中医学院试用教材《中医喉科学讲义》提出由于七情郁结,痰凝气滞而成的可用柴胡清肝汤,或逍遥散加减;若心胃伏火者,宜黄连解毒汤、紫金锭;若身体虚弱者,可用归脾汤加减。第二版中医学院试用教材重订本《中医喉科学讲义》在辨证中强调,喉癌由于"脾肾素虚,元气不足,复以七情郁结,气血凝滞,结成硬块,又因热毒乘虚上攻咽喉,久之正气被损,皮伤肌腐而致溃烂"。故在治疗中提出"一般用药以培元解郁为主"。内治以"滋肾培元,解郁清热"为原则,"可选金匮肾气丸或柴胡清肝汤加减,以滋肾培元,疏肝解郁而清毒邪"。此后,高等医药院校教材《中医耳鼻喉科学》将耳鼻喉科常见恶性肿瘤列在一起叙述,把咽喉部分恶性肿瘤发生在咽部称为咽菌,发生在喉部称为喉菌。在辨证施治中提出痰浊结聚,气血凝结和火毒困结三个证型论治,分别选用清气化痰丸、丹栀逍遥散、柴胡清肝汤三方加减应用。王德鉴《中医耳鼻咽喉口腔科学》比较系统地论述了咽喉菌,并根据其病因病机,分为肺热郁蒸、痰热壅滞;脾胃炽盛、火毒内困;肝气郁结,气滞血凝进行论治。提出清热泻肺,化痰散结,用黄连清喉饮;泻火解毒,活血散结,用黄连解毒汤和龙胆泻肝汤;活血祛瘀,行气散结,用会厌逐瘀汤等。其他如《中西医临床耳鼻喉科学》、全国高等中医院校函授教材《中医耳鼻喉科学》等,对喉癌的辨证论治观点与上述基本一致。《中医耳鼻咽喉科临床手册》将喉癌分为痰浊结聚、湿热蕴结、气血瘀结、肺气阴虚四证,分别采用涤痰汤、清肺饮合枇杷清肺饮、活血利咽汤、人参清肺散加减论治。《新安喉科荟萃》根据古人的经验治疗喉癌，认为“此乃难治之症，不可用刀，若早期治疗，先开风路针，内服紫地汤，加银锁匙、开关散，外吹冰硼散、赤麟散，以角药加摩风膏调噙”。《中医肿瘤学》根据喉癌病程的进展、症状逐步加重的特点，针对性地提出治疗方药，如开始服用银硼丸，继则用豆铃汤，病进用豆干汤，这些方法也是治疗喉癌的一种途径。有报道总结有关中药治疗喉癌的研究，发现白莪星注射液，薏苡仁脂、苦参碱、蜈蚣提取物 HB 等对喉癌细胞有一定抑制作用。

3. 证治分类

(1)肺热郁蒸证

证候　咽喉异物阻塞感，微痛不适，或见声音嘶哑，咳嗽痰多，或痰中带血丝，喉部声户有突出肿物，色红易出血，表面高低不平，有分泌物附着，颈部或有恶核，舌质红，苔白或黄腻，脉滑或细滑。

证析　肺热火毒，循经上蒸，结聚不散而成肿物，故喉部肿物色红，异物阻塞感，微痛不适；热盛迫血妄行，容易出血，或痰中带血；肺热郁蒸，炼津成痰，则咳嗽痰多；郁热上蒸，腐灼肌膜，则见肿物表面有分泌物附着，颈部有恶核；舌质红，苔白或苔黄腻，脉滑或细滑均为肺热郁蒸所致。

治法　清肺泻热，散结消肿。

方药　黄连清喉饮加减。方中主以黄连、黄芩泻火解毒；辅以连翘、桔梗、牛蒡子、甘草、射干、玄参清肺祛痰，利咽散结；赤芍凉血活血；荆芥、防风宣肺散邪解郁。全方合用清泻肺热，利咽消肿，解毒散结。咳嗽痰多，癌肿腐烂者，酌加鱼腥草、生南星、生半夏、猫爪草、海浮石、白花蛇舌草、龙葵等清热解毒，祛痰散结的药物。声音嘶哑，可加蝉衣、僵蚕以开音疗哑。

(2)痰火结聚证

证候　咽喉疼痛，吞咽不利，声音嘶哑，渐至失音，咳嗽痰稠，量多而臭，痰中带血，口气秽臭，呼吸不畅，气喘痰鸣，喉部肿物色红溃烂，状若翻花，表面有污秽腐物，颈部或有恶核，并有口苦口臭，大便秘结，小便短赤，舌红苔黄腻，脉弦滑或滑数。

证析　痰火炽盛，上灼咽喉，则咽喉疼痛，吞咽不利；肿物阻于喉间，损及声户，故声音嘶哑，渐至失音；火热灼伤肌膜，伤及脉络，久则致腐，故咳嗽痰稠，量多而臭，痰中带血，口气秽臭；肿物长大，影响气机出入，故可呼吸不畅，气喘痰鸣；火热内盛，热盛则腐，故肿物色红溃烂，状若翻花，表面有污秽物；火热上冲于口，则口苦口臭；热灼津液，炼津成痰，循络横窜于颈，则颈部恶核渐成；大便秘结，小便短赤，舌红苔黄腻，脉弦滑或滑数均为痰火内盛之征。

治法　泻火解毒，除痰散结。

方药　黄连解毒汤合导痰汤加减。方中主以黄连解毒而泻中焦之火，兼泻心火；黄芩泻上焦之火；黄柏泻下焦之火；栀子通泻三焦之火导以下引，合导痰汤涤痰散结，两方合用，使火热去而痰毒解，诸证可愈。痰热炽盛，癌肿腐烂，痰多黄稠者，可选加猫爪草、浙贝母、白花蛇舌草、龙葵、浮海石加强除痰散结之力。若大便秘结者，加大黄、玄明粉通便泻热。

(3)气血瘀滞证

证候　咽喉梗梗不利，吞咽不便，咽喉疼痛，头痛剧烈，声音嘶哑，久治不愈，甚则失音，痰中带血，喉部有肿物暗红，表面凹凸不平，触之易出血，颈部或有恶核。兼见胸闷胁痛，耳鸣耳聋，舌质红或有瘀点，苔白或微黄，脉弦细或弦缓。

证析　七情不舒，肝气郁滞，疏泄失常，气郁日久，气血凝滞经络，结于喉间渐成肿瘤，故咽喉梗梗不利，吞咽不便；气血凝滞，郁而化火，故咽喉疼痛；火热上炎，则头痛剧烈，耳鸣耳聋;肿瘤损及声户,则声音嘶哑,久治不愈,甚则失音;火热上炎,瘤体脉络受灼,故痰中带血,易出血;肝气郁结,胸胁气机受阻,故胸闷胁痛;舌质红有瘀点,脉弦细或弦缓皆为气滞血瘀之象。

治法 活血祛瘀,行气散结。

方药 会厌逐瘀汤加减。方中主以生地、赤芍、桃仁、红花活血化瘀;桔梗、甘草、玄参清热利咽散结;柴胡、枳壳疏肝行气止痛。全方合用有行气活血,化瘀散结的作用。酌加三棱、莪术、水蛭、虻虫、王不留行、牡丹皮、泽兰等,以加强活血祛瘀作用。根据病情变化,咳嗽痰多,可加马勃、鱼腥草、猫爪草、前胡、瓜蒌、浙贝母、海浮石、昆布、海藻等清热化痰,利咽止咳。声音嘶哑,可加蝉衣、玉蝴蝶、射干、僵蚕等祛痰开音之药。若头痛者可加入延胡索、藁本、露蜂房等祛风止痛之品。

喉癌电疗、化疗或术后,气阴耗伤,喉干痛,声音嘶哑,口干,少气乏力者,宜益气养阴,扶正解毒,方药可用沙参麦冬汤、养阴清肺汤合保元汤加石上柏、半枝莲、地鳖虫等。

喉癌后期,癌毒肆虐,气血败伤,失音喉痛,形体消瘦,舌红少苔,脉细弱者,宜扶正祛邪,补益气血,可用生脉饮合八珍汤加减,以减轻痛苦,改善生存质量。

【外治疗法】

1. 古代外治疗法述要 有关喉癌的外治疗法在古代资料中方法不多,与一般的喉科疾病一样,常采用吹药法和噙服法。并在外治中告诫人们不可用刀针。

(1)吹药法:常用清热解毒,化痰祛腐,止痛散结的药物组成,研成极细粉末,吹于患处。如《尤氏喉科秘书·用药法》曰:“治喉菌初起,碧丹五分,金丹一分,后用碧三金四和吹”。《外科证治全书·卷二》在内服药同时“外吹冰硼散”。

(2)噙化法:将药物制成丸剂和膏剂,含在口中,使其慢慢溶化咽下。如《类证治裁·卷六·喉症论治》蜜调膏“青灵膏”:“薄荷叶为君,炼矾为臣,灯草炭、川贝为佐,百草霜、冰片、甘草末为使。先将炼矾、百草霜研和,入灯草炭再研,后入薄荷、贝母、冰片研匀,成青灰色,用白蜜调,此方治喉癣、喉菌,时刻噙咽”。《尤氏喉科秘书·用药法》提出“频咽膏滋药”,方法都是一致的。

2. 现代外治法研究述要 喉癌现代外治法在有关中西医耳鼻喉科著作中,多遵循古代的一些传统方法。如中医学院试用教材《中医喉科学讲义》在治疗方面中叙述“初起时吹冰硼散、五宝丹、冰射散改善梗塞现象。已溃可用银花甘草汤漱涤,并吹以五宝丹、朱黄散、冰射散”。王德鉴《中医耳鼻咽喉口腔科学》提出根据喉癌病情的变化,加减用药,配合外治法。“可用药物粉末吹患处,如用硇砂散、麝香散,有清热解毒,祛痰散结,生肌止痛作用”。“腐物臭涎多者,宜用金银花、桔梗、甘草煎水漱口,以清热解毒,清洁口腔”。

3. 外治法应用 治疗喉癌中医药外治疗法比较局限,只能作为一种辅助治疗。目前根据喉癌的病变情况可采用以下方法。

(1)手术治疗:对喉癌患者,外科手术切除是治疗的主要方法。手术的原则是彻底根治肿瘤和尽量保留喉功能。根据喉癌的侵犯情况和范围,决定手术的方法,如声带切除术、喉裂开术、半喉切除术、全喉切除术等等。对晚期肿瘤堵塞气道,应予气管切开术,再作他图。

(2)放射治疗:对全身情况不佳,不适合手术者进行放射治疗。或采用术前放疗,或术后放疗,相互辅助增加疗效。

【专病专方】

1. 现代专病专方

(1)银硼散:蜂房、山豆根、蛇蜕、金银花、硼砂、土茯苓、全蝎各等分,共研细末,水泛为丸，如绿豆大小，每服 6～9g，每日 3 次，黄芪煎水送下或温开水送下。具有清热解毒，消炎消肿，软坚化痰，清利咽喉作用。(《中医癌瘤学》)

(2)豆铃汤：山豆根、桔梗、蜂房、黄芩、全蝎各 9g，马兜铃、牛蒡子、石斛、麦冬各 15g，连翘 30g，生甘草 3g。治疗喉癌声嘶咳嗽，咯痰带血。(《中医癌瘤学》)

(3)豆干汤：蜂房、蛇蜕、全蝎、射干、山豆根、桔梗、石斛各 9g，麦冬 15g，北沙参 30g，玄参 18g，生甘草 3g。本方具有清热解毒，活血化瘀，软坚祛痰，清利咽喉，消肿止痛，滋阴润燥作用。(《中医癌瘤学》)

(4)治愈喉癌一例方：葶苈子、旋覆花、马兜铃、牛蒡子、桔梗、瓜蒌、杏仁、川贝母、莱菔子、山栀子。外治配合吹喉消肿散。(《江苏中医》1959，(11)：24)

(5)喉癌治愈一例方：沙参、天冬、花粉、川贝母、天葵子、半枝莲、黄连、射干、山豆根、蛇莓、丹参、白石英、半夏、全蝎。外治用牛黄、射干、全蝎、马钱子、冰片、红花、乳香、没药、斑蝥等研末，用小麻油调匀，外敷颈部肿块。(《新中医》1992，(11)：18)

(6)中草药治愈声带癌一例方：白英、龙葵、蛇莓、半枝莲、猕猴桃根、一枝黄花、蒲公英、夏枯草等，配合养阴生津，补气补血药物，服药 2 个月。(《新医学》1978，(7)：328)

(7)清肺泄热方：白花蛇舌草 60g，山豆根、黄芩、生地、连翘、北沙参、生大黄(后入)各 30g，玄参 21g，天花粉、金银花各 25g，生栀子 12g，桔梗、昆布、海藻、玄明粉(分冲)各 15g，肉桂 3g(后入)。另加核桃树枝、柳树枝各 60g，水煎服，每日 1 剂。(《名老中医肿瘤验案辑按》)

(8)养阴生津汤：治晚期喉癌。北沙参、天花粉、土茯苓、玄参、紫草根各 30g，天冬、麦冬、生地、白茅根、百合各 15g，板蓝根、石斛各 24g，山豆根、当归各 21g，栀子 15g，甘草 9g。水煎剂，每日 1 剂。(《名老中医肿瘤验案辑按》)

(9)治愈喉癌一例：辨证为肾阴亏损，虚火上炎方：太子参、生地、女贞子各 15g，沙参、牡丹皮、旱莲草、白芍各 10g，甘草、冬虫草、川贝母各 9g，木蝴蝶 3g，藏青果(另含服)。水煎服，每日 1 剂。(《名老中医肿瘤验案辑按》)

(10)中西医结合治疗晚期喉癌 17 例疗效观察方：赤芍、丹参、山慈姑各 15g，半枝莲、莪术各 30g，白花蛇舌草 20g，川贝母、生大黄、瓜蒌仁、木香、郁金、黄药子各 10g。水煎成 400ml，分上下午各服 1 次，15 剂为 1 疗程，连用 3 个月。(《96 年全国中西医结合耳鼻咽喉科学学术会论文汇编》)

2. 古代专病专方

(1)黄连清喉汤：川连、桔梗、牛蒡子、玄参、赤芍药、荆芥、甘草、连翘、黄芩、花粉、射干、防风。(《外科证治全书》)

(2)青灵汤：薄荷、炼矾、灯草灰、川贝母、百草霜、冰片、甘草研末，白蜜调，噙化。(《类证治裁·卷六·喉症论治》)

(3)麝香散：麝香二钱，冰片三分，黄连末一钱，为细末，一日夜吹五六次于患处。(《经验喉科紫珍集》)

【预后与转归】

1. 喉癌如能早期发现，早期诊断，早期进行中西医综合治疗，效果日趋满意，不仅大大提高患者 5 年的生存率，而且改善患者的生活质量，一般预后较好。采用中西医综合治疗，国内外学者报道，5 年生存率都接近或超过 90%，对晚期患者经过综合治疗，其 5 年的生存率仍在 70%以上。

2. 喉癌没有能早期发现诊断和治疗，其淋巴转移较高，晚期可发生循血行向远处转移至肺、肝、胃、肾、骨等处，导致全身衰竭，或喉阻塞而死亡。

【护理与预防】

1. 护理

(1)对喉癌患者应稳定其情绪，积极配合进行各种治疗。

(2)应注意口腔清洁，对腐物涎臭多者，宜用清热解毒药物如银花、甘草煎汤漱口，多服清凉饮料如西瓜汁、荸荠汁等。

(3)饮食方面宜进质软及营养丰富的食物，忌食炙煿火烤辛辣及较硬的食物。

(4)若已手术，术后要注意创口的清洁及气管套管的护理。

2. 预防

(1)开展人群的普查，早期发现病人，早期治疗。

(2)吸烟是喉癌的首要致病因素，应大力宣传吸烟的危害，自觉戒烟。

(3)注意饮食卫生，减少各种不良的嗜好，如饮酒、辛辣刺激之品。

(4)注意环境的保护，将生活及工作环境中有害物质控制在最低水平，避免粉尘及各种有害废气及化学气体的长期刺激。

【参考资料】

1. 2000年前参考资料见第1版，此略。

2. 刘会，等. 喉癌治验. 山东中医杂志，2002，21(2)：119

3. 薛丽华，等. 中药治疗晚期喉癌11例. 实用中医药杂志，2002，18(8)：12

4. 任贻军，等. 喉癌的中药治疗研究进展. 中医药导报，2009，15(7)：93

第二十三节 咽 喉 癣

【概述】

1. 涵义 咽喉癣是指咽喉肌膜溃烂，边如鼠咬，腐衣叠生，形如苔藓，咽喉干痛，声音嘶哑，缠绵难愈的一种病变。多发于阴虚劳损及肺痨久病者，发病年龄以中年为多。近年来由于预防医学的进步和诊疗技术的提高，发病率已明显减少，比较少见。本病类似于西医学的咽结核和喉结核。

2. 释名 咽喉癣在历代文献资料中根据其病症、病状、病因的不同表现，而有不同的称谓，如喉癣、尸咽、天白蚁、肺花疮、咽中生疮、喉中生疮、喉疮、久病失音、喉哑失音、火病失音、痰火声哑、痰火喉痛、喉癣喑等。此外，历代医书中记载的虚哑喉、声哑喉、虚火声哑、喉疳、虚火喉痈等症状的描述也可能包括了咽喉癣的症状。

(1)喉癣：古代医家仅从外表现象观察，如“叠起腐衣”、“斑生苔藓”、“状若虾皮”等症状特点，其形似苔藓，称其为“喉癣”。《医宗金鉴・外科心法要诀・喉部》曰：“喉癣咽干生苔藓”。《咽喉经验秘传・喉症十二字药方》曰：“癣症……斑生苔藓若虾皮”。《喉科指掌・喉癣》曰：“发癣于喉，不肿而微红，上有斑点，青白不一，如芥子大，或绿豆大，每点生芒刺”。

(2)尸咽：唐宋以前古人对本病多以“尸咽”命名，本病的发病原因认为是尸虫上蚀咽喉，咽喉生疮所致。《诸病源候论・卷三十・尸咽喉》曰：“尸咽者，谓腹内尸虫，上食人喉咽生疮，其状或痒或痛，如甘䘌之候”。《血证论・卷七》说得更为确切：“人有痨虫，居于肺间，啮坏肺脏，金蚀不鸣，喉干喉痒”。

(3)天白蚁：喉癣若失于医治，或调理不慎，致生霉烂，延蔓开大，叠起腐衣，旁生小孔，若蚁蚀之状，称其为“天白蚁”。如《医宗金鉴·外科心法要诀·喉部》说：“喉癣咽干生苔藓……毒烂延开蚁蛀形”。《喉科集腋·咽喉杂证》曰：“天白蚁疮乃咽喉内生疮，鼻孔俱烂也”。

(4)肺花疮：因咽喉为肺系所属，本病又有腐烂若花的特点，所以把喉癣又称为肺花疮。如《中国医学大辞典》载：“肺花疮，喉癣之别称”。《疡医大全·卷十七·喉癣门》曰：“喉癣即肺花疮”。《喉科集腋·咽喉杂证》曰：“喉生肺花疮，即俗谓喉生鱼鳞刺也”，“喉癣即肺花疮之类”，亦从本病的症状溃烂时如鱼鳞一样的表现，称喉生鱼鳞刺，其病因是肺金太旺、虚火上炎所致。

(5)咽中生疮、喉中生疮：古人对喉癣一病所出现的咽喉部症状，如溃烂、痰唾稠浊、口中腥臭，称为咽中或喉中生疮或称喉疮。如《圣济总录·卷一百二十三·咽喉门》曰：“喉中生疮，久患积劳，不下食，日渐羸瘦”；“咽中生疮，语声不出”；“咽喉生疮，赤根白头，痰唾稠浊、口中腥臭”。《喉科心法·喉疮》曰：“此症初起咽喉干燥，如茅草常刺喉中，痛而且痒，日久其色紫暗不鲜，渐渐腐烂，时吐臭涎，疼痛日增，妨碍饮食……不然必致腐烂延开，叠起腐衣，旁生小孔，若蚁蛀蚀状”。把喉癣症状归属在喉疮内。

(6)久病失音：久病失音指声音嘶哑，日久不愈。喉癣的病变侵犯声户即可出现声音嘶哑，经久不愈。古人由于诊疗条件的限制，不可能全面的认识，对临床中所出现的久病失音、喉哑失音症状描述是本病的主要的症状之一。如《喉科心法·咽喉痛失音》中说：“久病失音虚劳症也，谓之金破不鸣，虽精明老医，且难动手，故多不可治”。已对虚劳症、肺痨病引起的失音，比较难于治疗有所认识。又如《咽喉经验秘传·喉症用药细条》描述的喉哑失音说：“久则喉哑失音，而不可救治矣”。

(7)火病失音，痰火声哑：指肺痨痰火上犯咽喉而致失音者。如《红炉点雪·卷二·火病失音》曰：“惟痰火声嘶，则与诸证大异，何也？宜水涸火炎，熏灼肺窍，金为火灼而损，由是而声嘎声嘶见焉。治法非苦寒降火，温燥消痰可复，惟益水清金则善矣”。卷三·痰火死症中有“痰火声哑”之名。

(8)火病咽痛，痰火喉痛：指肺痨痰火上炎，侵犯咽喉而致咽痛、喉痛、声哑者。《红炉点雪》卷二有“火病咽痛”；卷三有“痰火喉痛”等。

(9)喉癣喑：指病发于喉部而引起声音嘶哑者。如《嗓音病的中医论治》喉癣喑曰：“喉燥刺痛，肌膜肿溃或结痂，形似苔藓，声音嘶哑者，称为喉癣喑”。

3. 沿革　本病唐宋以前多以“尸咽”、“尸虫”、“咽喉生疮”等名称出现。《诸病源候论·卷三十·尸咽喉》说：“尸咽者，谓腹内尸虫，上食人喉咽生疮，其状或痒或痛，如甘䘌之候”。明确指出本病的发病原因及症状表现，这也是最早的关于本病的记载。以后宋代的《太平圣惠方》、《圣济总录》、《仁斋直指方》等医著均在《诸病源候论》叙述的基础上加以补充。如《太平圣惠方·卷第三十五·治尸咽喉痒痛诸方》曰：“夫尸咽者，谓人腹内尸虫，上蚀喉咽生疮也。此皆阴阳不和，脾肺壅滞，风热毒气，在于脏腑，不能宣通，故令尸虫动作，上蚀咽中，或痒或痛，如䘌之候者是也”。对其病机进一步阐述，并提出治疗方药八首。《圣济总录·卷一百二十三》对其症状描述更为详细：“咽喉生疮，或白或赤，痰唾稠浊，喉中腥臭疼痛”，亦可出现“唾血，不下食”，“语音不出”等，对治疗提出“务先去三虫者，以其为人害也。尸咽之病，亦本于此”。明代各医家对本病的认识更加广泛与深刻，如《普济方·卷六十二·咽喉生疮》描述喉癣的各种临床症状:"咽喉生疮,赤根白头,痰唾稠浊,口中腥臭","唾血,食不下","久患积劳,不下食,日渐羸瘦","咽喉痒痛,语声不出"等,并提出治疗尸咽方十三首。《外科正宗·卷之五·咽喉论第二十一》对本病的症状病机进行了论述:"咽嗌干燥,饮食妨碍,咳吐痰涎,呼吸不利,斑生苔藓,垒若虾皮,有如茅草常刺喉中……声音雌哑,喘急多痰,以上等症,皆出于虚火、元气不足中来"。明代专论痨瘵肺痨专著《红炉点雪》认为本病为水亏火炽金伤,治疗应以益水清金降火为要。《红炉点雪·卷三·痰火死症》将咽喉癣列为死症之一,明确指出:"痰火喉痛,此胆火上炎,用治喉药不效,至生疮破皮,乃虫蚀咽,此瘵疾之不可救者,死不治"。"痰火声哑,乃肺经已绝,死不治"。《景岳全书》首先提出"喉癣"这一病名,《景岳全书·卷二十八·喉癣症》说:"凡阴虚劳损之人,多有此病,其证时满喉生疮,红痛,久不能愈"。强调了劳损之人易患喉癣,治疗缠绵,以滋补真阴之剂为主,不可用退热清火之剂,方如四阴煎、大补元煎等,并例举治愈 30 岁女性病人 1 例。

清代对本病多以喉癣命名,对喉癣的认识在总结前人经验的基础上,又有了进一步的发展,如《杂病源流犀烛·卷二十四·咽喉音声病源流》中说:"喉癣,肺热也,喉间生红丝,如哥窑纹,如秋海棠叶背纹,干燥而痒,阻碍饮食"。"喉疮层层如叠不痛,日久有窍出臭气,废饮食"。《辨证录·卷三·喉癣》曰:"人有生喉癣于咽门之间,以致喉咙疼痛者,其症必先作痒,面红耳热而不可忍,其后则咽唾之时,时觉干燥,必再加咽唾而后快。久则成形而作痛,变为杨梅之红瘰,或痛或痒,而为癣矣"。对喉癣症状的先后出现,逐渐加重的描述非常形象,并指出"夫癣必有虫,咽喉之地,岂容生虫,世人往往得此病,恬不为意,到不能治而追悔于失治也,不其晚乎"。清代医家根据喉癣出现的症状及咽喉与肺关系的理论,又有新论,如《医宗金鉴·外科心法要诀·喉癣》称"天白蚁",曰:"此症一名天白蚁,咽喉干燥,初觉时痒,次生苔藓,色暗木红,燥裂疼痛,时吐臭涎,妨碍饮食……若失治兼调理不慎,致生霉烂,延蔓开大,叠起腐衣"。《疡医大全·卷十七·天白蚁疮门主论》曰:"咽喉内生疮,鼻孔俱烂,此名天白蚁疮,此证方书不载,多有不识,常作喉风医,最为误事"。《疡医大全·卷十七·喉癣门》称此症为"肺花疮",曰:"喉癣即肺花疮"。《冯氏锦囊秘录·卷六》亦有对本病的描述:"阴虚咳嗽,久之喉中痛者,必有疮,名曰肺花疮"。《徐大椿医书全集·杂病证治卷·咽喉》中指出本病治疗不易,"阴虚咳嗽,喉痛,恐肺花疮难治"。清代医家还认识到本病有传染性,《古今医案按·卷七·咽喉》说:"马铭鞠治倪仲昭患喉癣,虽中治喉者遍矣,喉渐渐腐去,饮食用面粉之烂者,必仰口而咽,每咽泣数下,马曰:此非风火毒也。若少年曾患霉疮乎? 曰:未也,父母曾患霉疮乎? 曰:然,愈三年而我得,马以为此……毒深者,且延及于孙或甥,倘不以治结毒之法治之,必死……故遗毒如此之烈也"。

现代著作中,仍以咽喉癣作为病名主论。全国高等医药试用教材《中医耳鼻喉科学》将其称为"阴虚喉癣"。中国医学百科全书《中医耳鼻咽喉口腔科学》与王德鉴《中医耳鼻咽喉口腔科学》称其为"咽喉癣",此后,各家著述大多以咽喉癣或喉癣为名进行论述,在病症学方法上基本达成共识。

【病因病理】

1. 古代病因病理学说

(1)肺脾壅盛,尸虫上蚀学说:《仁斋直指方·卷二十一·咽喉论》指出:"尸咽证,此为阴阳不和,肺脾壅盛,风热毒气不能宣通,故令尸虫发动,上蚀于喉"。提出肺脾壅盛,毒物尸虫上蚀咽喉的病因病理理论,《景岳全书·卷二十八·杂证谟·咽喉论治》中亦指出喉癣这一病理,曰:"若多咳嗽,肺热……若满喉生疮,破烂而痛者,宜牛黄益金散吹敷之"。《医宗金鉴·外科心法要诀·喉部》认为喉癣的病因为“由过食炙煿、药酒、五辛等物，以致热积于胃，胃火熏肺而成斯疾”。

(2)阳盛阴亏，火炎痰聚学说：阳盛阴亏，火炎痰聚病因病理以明·龚居中为代表，他在治疗痨瘵病专著《红炉点雪》中有比较详细的论述，认为“痰火喉痛……用治喉药不效，至生疮破皮，乃虫蚀咽，此瘵疾不可救者”。“夫痰火者，痨瘵之讳名……火为痰之本，痰为火之标，而其阴虚则又为致火致痰之本矣，何则？阴虚则火动，火动则痰生”。痰火的形成总因阴虚而致，痰火上攻，尸虫蚀咽而成喉癣。

(3)虚火上炎，肺金太旺学说：《类证治裁·卷六·喉症论治》指出：“喉癣，为虚火上炎，肺金燥热，致咽喉生红丝如哥窑纹，如秋海棠背纹，干燥而痒，阻碍饮食，虽不丧命，不能速愈”。《尤氏喉科秘书·喉癣》曰：“虚火上炎，肺金太旺，致攻喉关”。

(4)肾虚火旺，发癣于喉学说：《喉科集腋·咽喉杂证》曰：“夫癣者，必有虫在咽喉之地，此因肾水之耗，以致肾火上冲，而肺金又燥”。《喉科指掌·喉癣》说：“此症因肾虚火旺，发癣于喉，不肿而微红，上有斑点，青白不一，如芥子大或绿豆大，每点生芒刺，入水大痛，喉干声嘶，咳嗽无痰，六脉细数”。《景岳全书·卷二十八·杂证谟·咽喉》中说：“喉癣症，凡阴虚劳损之人多有此病……此实水亏虚火证也”。《辨证录·卷三·喉癣》也认为本病是肾中之水不足，肺金受损，瘵虫蚀肺而致。曰：“此病因肾水之耗，以致肾火之冲而肺金又燥，清肃之令不行，水火无既济之欢，金火有相形之势。两相战斗于关隘之间，致成此症”。

2. 现代病因病理学说　现代著作与资料中有关咽喉癣的发病学说都比较明确，认为本病是肺痨病后治疗不当或治疗不及时，日久不愈，以致上犯咽喉而致。第一版中医学院试用教材《中医喉科学讲义》提出两个成因，一是由过食煎炒辛辣之物，积热于胃，胃火蒸肺而发；一是由房欲过度，肾阴亏损，虚火上炎而成。第二版中医学院试用教材《中医喉科学讲义》则明确提出阴虚喉癣，其病因病理为阴虚劳损之人，真水亏耗，水不济火，虚火上炎，肺金受损，津液被灼，不能润于咽喉而成。第五版高等医学院校教材《中医耳鼻喉科学》遵循二版教材的论述，并提出多是肺痨病者的并发症。王德鉴《中医耳鼻咽喉口腔学》指出肺阴不足，由于肺痨病日久不愈，久病损伤肺阴，不能润养咽喉，痨瘵尸虫繁衍上行，蚀肺上喉而为病。在《现代中医耳鼻咽喉口齿科学》等著作中论述其病因病理时基本一致。

3. 临床病因病理

(1)肺痨日久，肺阴不足：患肺痨病日久不愈，治疗不当或延误治疗，以致肺金受损，肺阴不足，阴液不能上输于咽喉，咽喉失养，痨瘵尸虫繁衍上行，啮蚀咽喉，以致咽喉为痨虫侵犯，虚火熏灼，脉络瘀阻，肉腐溃烂而成本病。

(2)肺痨日久，阴虚火旺　肺痨日久不愈，劳损过度，肺病及肾，肾阴亏耗，肺肾两亏，津液枯涸，津液不能上承咽喉，咽喉失养；另肾阴亏损，精气不足，水不济火，虚火旺盛，上灼咽喉，痨虫乘机繁衍，蚀肺上喉，以致肌膜溃烂而病。

【临床征候】

1. 发病情况　多继发于严重肺痨病者，发病年龄以20～40岁为多，男性多于女性。近年来发病率已显著下降，预后也已改观。

2. 病史　一般多有肺痨病史，长期未愈，或未作彻底治疗史。

3. 咽喉疼痛　早期出现咽喉疼痛，并有灼热干燥刺痒感，犹如茅草梗刺，有时疼痛可因吞咽加重，或痛引耳窍，甚或吞咽困难。

4. 咳嗽、声音嘶哑　咳嗽长期不愈，干咳，咳痰不爽，声音嘶哑，甚至完全失音。

5. 咽部或喉部肌膜溃疡　初起咽喉部肌膜呈灰白色或红色斑点状，微肿，表面微隆起不平，或见咽喉部肌膜满生红丝，如秋海棠叶背纹，甚则溃烂，边如鼠咬状，或如蚁蛀之状，并有灰白色或灰黄色污秽物覆盖。

6. 伴随症状　常伴有潮热盗汗，颧红，手足心热，形瘦乏力，面色无华，头晕耳鸣，咳嗽气急等。

【诊断与鉴别诊断】

1. 诊断依据　①有肺痨病史；②咽喉部疼痛、刺痒、干燥、咳嗽，或声音嘶哑，日久不愈；③咽喉部黏膜色灰白或呈红色斑点状肿起，甚则表面溃疡，边缘如鼠咬状或蚁蛀状；④伴有全身乏力，消瘦、低热、盗汗、咳嗽咳痰等症状；⑤肺部X线检查或痰液实验室检查有肺痨病变。

2. 鉴别诊断　主要应与慢咽痹、慢喉瘖、喉癌、喉狼疮、喉梅毒等疾病相鉴别。

(1)慢咽痹：咽喉不适，微痛干燥咽痒，咽肌膜表面呈弥漫性充血，色红赤或暗红，两侧对称。而喉癣多局限于咽喉部一处黏膜，色苍白或灰色，或肿胀，或有浅表溃疡，边缘不齐。

(2)慢喉瘖：咽喉不适，声音嘶哑，喉肌膜呈弥漫性充血，声带肿胀色暗红，表面光滑。喉癣则可在喉肌膜或声带一处出现小溃疡，表面色灰白，边缘不齐如鼠咬状。

(3)喉癌：老年人咽喉癣发于喉部者，有时与喉癌不易区别，尤其是未患有肺痨病史者，但喉癌病人喉部或声带中有菜花状赘生物，组织病理检查可资鉴别。

(4)咽喉狼疮：咽喉狼疮在病理上虽不易和咽喉癣分开，但前者可无肺部病灶发现，且常由鼻、咽狼疮下延所致，无痛和自愈倾向；咽狼疮则见咽肌膜呈密集的微粒状小结节，色黄红，或稍苍白，溃疡较浅，可与瘢痕、结节同处于一起，疼痛轻微。咽喉癣在咽喉部一处溃疡，边缘如鼠咬状，疼痛较剧。

(5)咽喉梅毒：咽喉梅毒在病变过程中出现有些症状与本病相似，但咽喉梅毒病变侵犯软腭、硬腭、舌根之外，还可侵及咽部、咽底、咽核、声带，出现溃疡，声音嘶哑等。咽喉梅毒病损较深，溃疡有时极为广泛，一般有梅毒接触史，各期梅毒在咽喉部有其特殊表现，取病变部位渗出物检验，找梅毒螺旋体或钳取活组织病理检查，或作梅毒血清学检查，可资鉴别。

【辨证施治】

1. 古代辨证施治观点　古代资料中有关咽喉癣的辨证施治内容较丰富，根据其病机、症状不同进行治疗。宋《太平圣惠方・卷三十五》对尸咽的辨证认为是“阴阳不和，脾肺壅滞，风热毒气在于脏腑，不能宣通”。根据不同症状提出治疗方药8首。《圣济总录・卷一百二十三》进一步提出治疗尸咽喉“务先去三虫者，以其为人害也”去除主因。明代张景岳在《景岳全书・卷二十八・咽喉》喉癣症中指出：“凡阴虚劳损之人多有此病”，强调阴虚劳损证治疗以滋补真阴之剂为主，不可用退热清火之剂，方如四阴煎、大补元煎等。明代另一专论痨瘵病的《红炉点雪》认为咽喉癣的病机是痰火、水亏火炽伤金，治疗应以益水清金降火为要。《丹溪心法・缠喉风喉痹六十五》的观点是：“咽喉生疮痛是虚热血虚，多属虚火游行无制，客于咽喉”。《外科正宗》认为属“虚火”，曰“如一男之劳甚，咽喉肿痛，此劳伤虚火之证，补中益气汤加麦冬、五味子、玄参”。清代医家在总结前人经验基础上，多从肺肾二脏论证。如《类证治裁・卷六・喉症论治》认为喉癣“为虚火上炎，肺金燥热”。《辨证录・卷三・喉癣》载有喉癣标本兼治的方法，曰：“仍须补肾中之水而益其肺金，以滋化源，兼用杀虫之味，以治其癣”。《喉科指掌・喉癣》曰：“此症因肾虚火旺，发癣于喉”，治疗用知柏地黄汤兼用四物汤加麦冬、盐水炒玄参、女贞、栀子、人参、洋参。《医宗金鉴・外科心法要诀・喉部》认为喉癣症是“热积于胃，胃火熏肺”，“宜服广笔鼠黏汤”。《疡医大全·卷十七·天白蚁疮门论》：“此乃肺脾蕴毒而成，宜用穿山甲散治之”。

综上所述，古人对咽喉癣的辨证论治观点基本以肺肾两脏阴虚火旺为主，治疗以大滋其化源，滋补养阴，清降虚火，着眼于整体，并提出兼以杀虫之法，同时还告诫后人对本病的治疗用药禁忌及饮食忌宜。

2. 现代辨证施治观点　《中医喉科学讲义》对喉癣分列两个证型。其中积热于胃、胃火蒸肺，治宜清热润燥，方用广笔鼠黏汤，外吹冰硼散或清凉散；房欲过度，肾阴亏损，治宜滋阴降火，方用知柏地黄汤合四物汤。在重订中医学院试用教材《中医喉科学讲义》中把喉癣改名为阴虚喉癣，提出“本证多因肾水下竭，相火上亢，肺阴被耗而成，治宜滋阴润燥，切忌若寒伤胃”的论点，若误用寒凉则虚火益炽，若多咳嗽肺热者，宜用养阴清肺、四阴煎之类主之。《干祖望中医五官科经验集》中对本病的辨证施治将其分为肺阴不足、阴虚火旺、气血两衰三证型，分别提出滋阴润肺的喉结核汤和养金汤；滋阴降火的百合固金汤、秦艽鳖甲散；气血双补的保真汤加减论治。《中医耳鼻喉口腔临床手册》对本病的辨证治疗提出益肾润肺，杀虫利咽方法，选用百合固金汤合芩部丹化裁。高等医药院校教材《中医耳鼻喉科学》提出咽喉癣发于咽部和发于喉部不同症状，内治总的原则为滋阴降火，养血润燥。处方以知柏地黄汤合四物汤加减。王德鉴《中医耳鼻咽喉口腔科学》一书将本病列为肺阴不足和阴虚火旺二型，治疗提出滋阴润肺和滋阴降火为主，并兼以杀虫，选方养肺去痿汤，百合固金汤或月华丸加减。《中西医临床耳鼻咽喉科学》一书对本病的辨证亦以肺阴不足和阴虚火旺二证立论，提出治疗以滋润降火为大法，根据病情或兼以杀虫清热，或专于滋润降火或滋阴润肺，或肺肾同治，同时应用中西医配合治疗，药疗与食疗相结合。

《嗓音病的中医论治》、《中医耳鼻咽喉科临床手册》均将其辨证分为肺肾阴虚、阴虚湿热两证，分别以月华丸、广笔鼠黏汤合枇杷清肺饮加减论治。《干氏耳鼻咽喉口腔科学》则将其分为气血两衰、肺阴不足、阴虚火旺三证，分别采用加减保真汤、月华丸、百合固金汤或秦艽鳖甲散加减治疗。

综上所述，现代有关咽喉癣的辨证论治观点，根据中医基本理论及古人的传统经验，亦都不外肺肾两脏，以阴虚火旺为病机，又根据兼证不同而施治，基本上形成了咽喉癣现代证治分类的基本特点。

3. 辨证纲要　咽喉癣主要特征是咽喉疼痛、声音嘶哑、咽喉肌膜溃疡等，故此以其为辨。

(1)咽喉疼痛：喉癣所引起的咽喉疼痛，病程较长，大多属虚。肺肾阴虚，咽喉失养，兼以虚火上灼，肌膜受损，则溃烂，咽喉疼痛；若痨病日久，过食五辛，积热于胃，胃火熏肺，肺金燥热，上熏咽喉，则咽喉疼痛较甚，多属实证或虚中挟实证。

(2)声音嘶哑：肺肾亏损，阴不上承，虚火上炎，声户受灼，则声音嘶哑；日久气血瘀滞，肌膜肿胀或溃烂，则声嘶更重，甚或失音。

(3)咽喉肌膜溃疡：咽喉肌膜淡红微肿，赤瘰密布，或呈斑点状，青白不一，如芥子大或绿豆大，凹凸不平，或见咽喉部满生红丝，如秋海棠叶背纹，继则咽喉肌膜溃烂，边如鼠咬，腐衣叠若虾皮，或呈蚁蛀之状，多属喉癣发病日久，肺肾亏虚，阴液不足，虚火上灼，痨虫侵蚀肌膜而致。

4. 证治分类

(1)肺阴不足证

证候　咽喉发痒，干燥灼热，微痛，吞咽痛甚，咳嗽不爽，痰中带血，咽喉肌膜色暗红略肿，或呈斑点状青白不一，如芥子大或绿豆大，凹凸不平，或见咽喉满生红丝，如秋海棠叶背纹，潮热盗汗，颧红，手足心热，形瘦乏力，舌质红苔少，脉细数。

证析　肺痨久病伤阴，肺阴不足，不能滋阴咽喉，兼以虚火内生，上灼咽喉，则咽喉发痒，干燥灼热；阴虚津涸，咽喉失养，脉络受损或阻滞，故微痛，吞咽更甚，或咽部满生红丝，如秋海棠叶背纹，色暗红略肿，或呈斑点状，青白不一，或凹凸不平；虚火内生，灼伤脉络，则痰中带血。肺阴不足，虚火灼津，则咳嗽不爽；潮热盗汗，颧红，手足心热，舌红少苔，脉细数乏力均为肺阴不足，虚热内生之征。

治法　养阴润肺，清降虚火。

方药　养肺去痨汤加减。方中主以生地、天冬、麦冬、百合滋养肺阴，生津润肺；辅以款冬花、紫菀、浙贝母止咳去痰；百部、银花解毒杀虫；白薇清降虚热，生甘草利咽解毒，调和诸药。咽喉干燥，干咳，声音嘶哑明显者，可合用化癣神丹加减，以养阴生津，润燥疗哑。

(2)阴虚火旺证

证候　咽喉干燥灼热，疼痛较剧，痛引耳窍，口流臭涎，痰脓带血，声音嘶哑，甚则失音，或咳嗽胸痛，呼吸困难，咽部或喉部肌膜溃烂，边如鼠咬，旋生苔藓，腐衣叠若虾皮，或肌膜溃烂，凹凸不平，若蚁蛀之状；病程长，形体消瘦，面色无华，夜间盗汗，头昏耳鸣，腰膝酸软，气短乏力，舌红少津，脉沉细数无力。

证析　肺肾两虚，虚火上炎，咽喉失养，故咽干灼热，疼痛较剧；咽喉与耳经脉相连，故痛引耳窍；声音出于肺而根于肾，肾水亏损，不能上承于肺，肺燥而精微不能输布于咽喉，故声嘶，甚则失音；阴虚火旺，灼伤咽喉肌膜，则肌膜溃烂，边如鼠咬，旋生苔藓，叠若虾皮；虚火灼伤脉络，故咳嗽，痰中带血；肺为痨虫所啮，失去宣肃功能，故可胸痛，呼吸困难，多脓痰；肺阴虚不足以息，故气短乏力；久病则气血两虚，故面色无华；同时不能抗邪外出，尸虫繁衍，上蚀咽喉，咽喉肌膜溃烂，久则凹凸不平，若蚁蛀之状；虚火内扰，津液外泄，则夜寐盗汗；阴虚火旺，则潮热，颧红，手足心热；肾虚，髓海不足则头昏耳鸣，腰膝酸软；舌红少津，脉沉细数皆为阴虚火旺之征。

治法　滋补肺肾，降火润燥。

方药　百合固金汤合月华丸加减。其中以百合固金汤中的生地，熟地滋肾清热；当归、芍药柔润养血，麦冬、玄参滋阴润燥而生津；百合、川贝母、桔梗润肺；知母泻肾火清虚热；生甘草解毒利咽，加百部以杀虫。全方肺肾两顾，滋肾清肺，养阴润燥，清降虚火。月华丸更为治肺痨之专方，方中沙参、二地、二冬滋肺肾之阴，使金水得以相生；百部、獭肝、川贝母润肺止咳，兼能杀虫；阿胶、三七养阴止血活络；佐以茯苓、山药以滋脾胃化源。全方滋肾养肺，润肺杀虫。两方合用，可使阴液充足，虚火自清。若病变日久，病情严重，形瘦、短气、讲话乏力或咽喉溃烂洼陷污秽等气血两亏之症，宜选加西洋参、阿胶、首乌等。若有咳血加茜草根、藕节炭等以凉血止血。咳嗽痰多，肌膜溃烂，加鼠黏子、白芥子、白薇、黄芩等以清热凉血，解毒杀虫。潮热盗汗，手足心热加地骨皮、十大功劳叶、桑白皮、生鳖甲等以滋阴退热。头晕耳鸣，加女贞子、怀牛膝、桑寄生、制玉竹、制黄精、枸杞子等以滋养肝肾。

阴虚兼有湿热，咽喉疼痛较甚，溃烂生腐，腐物灰黄量多，舌苔腻黄者，可用广笔鼠黏汤合枇杷清肺饮加减，以养阴清热，祛湿化腐；久病气血两虚，溃烂较深，或已成瘘，流脓清稀，舌淡苔白，脉弱者，可用托里消毒散加减，以补益气血，托毒外出。

【外治疗法】

1. 古代外治疗法述要　咽喉癣的外治疗法是古代医著记载运用比较多的一种治疗方

法。如《千金方》、《普济方》、《圣济总录》、《太平圣惠方》等方药著作中均收藏大量的外治方药。《圣济总录》治咽喉生疮 19 首方中，其中 12 方为外治方。治尸咽 4 方中，2 方为外治方。《太平圣惠方》治咽喉内生疮方 6 首，4 首为外治方药；治尸咽喉痒痛诸方 6 首，2 首为外治方药。明清以后中医喉科专著大量出现，外治方药亦随之增多，对药物的选择、加工、秘制方法都有一定的特点，对咽喉癣的外治方法主要采用含津法、熏蒸法、吹药法等几种。

(1)含津法：用清热解毒，养阴利咽药物组成的方药，研末、炼蜜为丸，含口内慢慢津化，浸渍患处，达到治疗效果。如《太平圣惠方·卷三十五·咽喉论》治咽喉内生疮诸方中的大青丸，以大青、黄芩、蚤休、黄药子、黄连、蔷薇根皮、升麻、瓜蒌根、知母、石膏、马牙硝等组成，炼蜜为丸，令含化咽津。治尸咽喉痒痛诸方中的金露丸，以朱砂、白矾、甘草、松霜、麝香、玄精、蛇蜕等药组成，炼蜜为丸，含化咽津。又如《杂病源流犀烛·卷二十四·咽喉音声病源流》用青灵膏不时含化。《本草纲目》治尸咽痛痒、语音不出，用榧实半两，芜荑一两，杏仁、桂各半两为末，蜜丸弹子大，含咽等均属此类。

(2)熏蒸法：药物烧烟，熏蒸患处，如《本草纲目》治尸咽痛痒、语音不出，用麻黄以青布裹之，烧烟筒中熏之。

(3)吹药法：用清热解毒，祛腐生肌，利咽生津的药物组成，研极细粉末，每以少许用竹管或纸筒将药粉吹患处，浸渍肌膜，起到治疗作用。如《景岳全书·卷二十八·咽喉》用牛黄清金散(黄柏、硼砂、僵蚕、牛黄)吹敷患处。《疡医大全·卷十七·天白蚁疮门主论》的穿山甲散，以白霜梅、枯矾、穿山甲、雄黄共研细末，吹喉中等。

(4)漱咽法：以清热解毒药物组成，煎熬成汤，漱咽，漱后吐之的方法。如《圣济总录·卷一百二十三·咽喉门》咽喉生疮，痛不可忍，用蔷薇根饮方，以蔷薇根皮、升麻、生干地黄、黄柏、铅白霜煎汤，热漱咽嗌，冷即吐之。

2. 现代外治法研究述要　有关咽喉癣现代外治法的研究资料并不多见，一般沿用古代的外治方法为多，根据目前的资料有以下几种方法。

(1)吹药法：用清热解毒，祛腐生肌，润肺生津，止咳化痰作用的药物，研制成极细的粉末，吹敷咽喉患处，使药物直达病所，以改善局部症状。如珠黄散、锡类散、冰硼散、复方西瓜霜等，每数小时吹患处 1 次，每次用少许。

(2)雾化吸入或蒸气吸入法：取有滋阴清肺，杀虫解毒的药液，用超声雾化器雾化后喷喉，使药物直透病所，提高疗效，又可防止呛咳，或用含有安息香酊药物蒸熏吸入。《嗓音病的中医论治》介绍用“百部、白薇各 15g，鼠黏子 10g，煎水 200～300ml，柿霜 3g，消溶过滤，每次 40ml，做蒸气吸入，或用喉头喷雾器喷雾，每日数次。以润喉解毒，杀虫止痛”。

(3)局部止痛：若病变部位疼痛严重，影响进食和休息，可进行喉部止痛治疗。《中西医临床耳鼻咽喉科学》载有喉结核喉部止痛方法，说：“用酒精行喉上神经注射可止痛，注射一次能维持数周，一侧或两侧注射均可”。《现代中医耳鼻咽喉口齿科学》载：“80%酒精注射于喉上神经处，可立即止痛，效果常可维持数周。如病情需要，可重复进行，一般仅注射一侧，必要时两侧同时注射”。又载：“前述方法止痛失败者，可行喉上神经切除术”。

(4)局部涂药：咽喉癣除局部患处吹药、散敷之外，亦可用药液直接涂敷。《现代中医耳鼻咽喉口齿科学》喉结核指出：“在间接喉镜下涂以 0.5%～10%甲醛，或 5%～30%乳酸液，每周 1 次，首次用较淡溶液，然后逐渐增加其浓度”。

(5)手术治疗：《现代中医耳鼻咽喉口齿科学》载：“电灼或电凝固术，适用于小溃疡，局部浸润病变，结核瘤切除后的疮面，50%～60%有效。其他如溃疡刮除术、会厌切除术、结核瘤切除术，均可在局麻下进行”。

3. 外治法应用

(1)吹药法：适用于咽喉癣位于咽部的，吹药可以直接吹于患处。根据病情选择不同的吹药。如以清热解毒，消肿止痛为主的冰硼散、西瓜霜、消肿止痛散等；以清热解毒，祛腐止烂为主的锡类散、珠黄散、消肿化腐散、麝黄散、养阴生肌散等，每 2 小时吹 1 次。

(2)含服法：用清热解毒，养阴利咽或有杀虫的药物制成丸剂或含片，含于口内慢慢溶化咽津，浸渍患处。如各种清热解毒、利咽生津的含片均可含服。又如用柿霜，有润肺生津，止咳化痰的作用，可时时取少许含服。

(3)雾化法：雾化法是使用超声雾化器将清热解毒，滋阴清肺方药制成药液，使其雾化，慢慢吸入，可使药物直达病所。如鱼腥草注射液超声雾化吸入。每日 1～2 次，每次 15～20 分钟。

【专病专方】

1. 现代专病专方

(1)经验方：生地、玄参、川贝母、无花粉、知母、黄柏、怀山药、茯苓、枇杷叶、石斛、黄芪、百部。盗汗者加糯稻根、浮小麦；面红潮热者加地骨皮、生鳖甲(先煎)；腰膝酸痛，头昏耳鸣者加枸杞子、女贞子；有食欲不振者加谷麦芽、焦查曲、焦六曲等。(《现代中医耳鼻咽喉口齿科学》)

(2)百合固金汤合芩部丹：生地、百合、百部各 12g，当归、白芍、麦冬、玄参、贝母、黄芩各 9g，桔梗 4.5g，甘草 3g，丹参 10g。咳嗽多痰带血者加蒲黄 20g，白及 9g，生地榆、茜草根各 30g；纳食不佳者加山楂、谷芽、麦芽、神曲各 15g；潮热盗汗，手足心热者加生鳖甲 12g，地骨皮 15g，银柴胡 9g，糯稻根 30g。(《中医耳鼻喉口腔科临床手册》)

(3)喉结核汤：生地、玄参、天花粉、川贝母、炙款冬花、石斛、麦冬、马兜铃、甘草、枇杷叶。(《干祖望中医五官科经验集》)

(4)加减保金汤：党参、黄芪、白术、山药、甘草、生地、熟地、麦冬、五味子、白芍、地骨皮。治咽喉结核气血两衰。(《干祖望中医五官科经验集》)

(5)天门冬粥：天门冬 15～20g，粳米 30～60g，冰糖少许。先煎天门冬取浓汁，去渣，入粳米煮熟，加冰糖适量。有滋阴润肺，生津止咳的作用。肺肾不足，阴虚内热者，每多应用。(王德鉴《中医耳鼻咽喉口腔科学》)

(6)沙参粥：沙参 15～30g，粳米 30～60g，冰糖适量。先用沙参煎取浓汁，同粳米、冰糖煮粥服食。有润肺养胃，祛痰止咳作用。对虚劳患者，阴虚火旺、虚劳发热，干咳，久咳声嘶者，尤为适宜。(王德鉴《中医耳鼻咽喉口腔科学》)

2. 古代专病专方

(1)养金汤：生地黄、阿胶、杏仁、知母、沙参、麦门冬、桑白皮。蜜、水煎服。治虚火上炎，咽喉燥痛。(《杂病源流犀烛・面部门》)

(2)化癣神丹：玄参、麦冬、五味子、白薇、百部、甘草、紫菀、白芥子。治喉癣。(《辨证录・卷三》)

(3)润喉汤：熟地、麦冬、苡仁、桑白皮、生地、山萸肉、贝母、甘草。治喉癣。(《喉科集腋・咽喉杂症》)

(4)竹衣麦门冬汤：金竹内衣膜、麦冬、甘草、橘红、茯苓、桔梗、杏仁、竹叶、竹沥。治痨瘵

痰嗽声哑不出。(《辨证录·卷三》)

(5)清火补阴汤:当归、川芎、白芍、熟地、黄柏、知母、天花粉、甘草、玄参。治虚火上升,并喉生疮。(《古今医鉴·卷九》)

(6)穿山甲散:白霜梅一个,枯矾一钱,穿山甲、雄黄各五分。共研细末,吹喉中。治天白蚁疮。(《疡医大全·卷十七·天白蚁疮门主论》)

(7)清凉散:硼砂三钱,煅人中白二钱,黄连一钱,薄荷三分,冰片五分,青黛四分。为细末,吹患处,治喉癣腐烂。(《医宗金鉴·卷六十六·喉部》)

(8)青灵丹:牛黄、冰片各一分,胆矾三分,雄精、硼砂、儿茶、山豆根各八分。上为细末,用白梅三枚去核,共捣作十丸,分十日噙服。(《外科证治全书·卷二·喉部证治》)

(9)青灵膏:薄荷、贝母、百草霜、甘草、冰片、玉丹、灯草灰、研末蜜调,不时噙服,治喉癣。(《杂病源流犀烛·卷二十四》)

(10)金露丸:朱砂、白矾、甘草、铅霜、麝香、玄精、蛇蜕。炼蜜和丸,含化。治尸咽咽喉痒痛。(《太平圣惠方·卷三十五》)

(11)治尸咽喉内痛,欲失声者:桂心三两,杏仁二两,芜荑仁一两。捣罗为末,以绵裹如杏仁大,含咽津、消尽更服。(《太平圣惠方·卷三十五》)

【预后与转归】

1. 预后

(1)发现咽喉癣患者,进行及时的整体治疗;特别是肺痨病者,着重对肺痨的治疗,随着全身症状的改善,咽喉癣症状亦减轻,预后良好。

(2)某些咽喉癣(现代医学粟粒性喉结核)病变进展迅速,起病急,来势猛,预后不佳,应注意及时诊断,适当用药。

总之,由于目前诊疗技术的提高和预防医学的进步,临床上患咽喉癣患者,已较少见,其预后已有很大的改观。

2. 转归 咽喉癣常是肺痨病恶化的一种表现,常因疼痛而致吞咽困难,影响进食,造成病者极度营养不良,身体憔悴消瘦,或又咽喉癣发于喉部,表面溃烂坏死,或形成瘤状,易引起气血阻滞,阻塞喉部,气机不畅而呼吸困难等。

【护理与预防】

1. 护理

(1)发现咽喉癣患者应隔离治疗,避免相互传染。

(2)若已声音嘶哑,则应注意禁声休息,避免发音过度,甚至低声耳语亦应禁止;宜向患者解释,尽量减少咽喉部的运动,可促使病变早日愈合。

(3)注意口腔清洁护理,饮食不宜过冷过热,进食半流质,进食时尽量前屈或偏于一侧,可使咽喉疼痛减轻。

(4)保持室内空气流通,定时进行室内空气消毒,多晒太阳。

2. 预防

(1)对患有肺痨病人应及时进行喉科检查,发现咽喉癣病变,及时治疗。

(2)对肺痨病患者,进行彻底治疗。

(3)平时体育锻炼,增强体质,加强与改善营养,保持口腔卫生。

(4)戒除烟酒、辛辣等不良嗜好,平时多食清润之品。

第二十四节 急 喉 风

【概述】

1. 涵义　急喉风指以发病急骤，呼吸困难，痰涎壅盛，语言难出为主的一种喉科危急重证。因其发病及传变迅速，病情急重，故称急喉风。与西医学的急性喉梗阻相类似。急喉风不是一个独立疾病，而是一组以呼吸困难为主要特征的症候群。急喉风可因各种急重咽喉病或邻近组织病变，外伤、肿瘤、异物致使喉部通道狭窄或阻塞，继而发生呼吸困难，痰涎潴留等，如不速治，可致窒息死亡。本症可发生与任何年龄，小儿因喉腔狭小，稍有肿胀即可发生阻塞，故发生急喉风的机会较多。

2. 释名　喉风之名，在历代文献中有广义和狭义之分。广义“喉风”泛指咽喉与口齿唇舌疾病。狭义“喉风”则指以咽喉肿痛为主证的咽喉病证。而急喉风范畴则指狭义喉风中具有发病急速，出现呼吸困难，痰涎壅盛，咽喉肿痛，语言难出，汤水难下，面青唇紫等危重症候的病证。历代文献与本病范畴相近的名称有：紧喉风、缠喉风、锁喉风、走马喉风、哑瘴喉风、肺绝喉风、喉痹、喉闭、狗咽喉、咽喉闭塞不通等。然而，历代医家对“喉风”的名目繁多，有些疾病虽以喉风命名，但却指普通喉病。本节所论释名符合急喉风必须具备两个条件：一是咽喉病变来势迅速，其急如风；二是呼吸困难，痰涎壅盛，病情危重。

(1)缠喉风：缠，《古汉语词典》释为“围、绕”，形容本病发生如绳绕颈，如蛇缠喉。缠喉风始载于宋《圣济总录·一百二十二卷》，之后的历代医著大多有“缠喉风”一名。明《古今医鉴·卷九》说：“热结于咽喉，肿连于外，且麻且痒，肿而大者，名缠喉风”。《医宗金鉴·外科心法要诀·喉部》在论述紧喉风时曰：“若兼项外绕肿，即名缠喉风”。缠喉风尚有内缠喉、外缠喉、急缠喉、白缠喉、黄缠喉之不同，但归纳本病所具有的主要症状如喉颈肿大，胸膈气紧，呼吸短促，痰涎壅盛，牙关拘急，吞咽困难，与西医学中由咽喉脓肿蔓延于颈深部所引起的急性喉梗阻相类似，应属急喉风的范畴。

(2)锁喉风：锁，指闭锁禁锢之意。古人认为喉风一症，险在关上、关下闭锁，不能交通，一息不至，命悬呼吸。清《喉风论·锁喉风》说：“锁喉风症，此症初起，咽喉紧急，风痰上壅，黏涎满口，内紧外肿，不能饮食，其危最速，若治之稍缓，则肿上头面，咽喉紧闭，呼吸急促”。清《喉科金针·锁喉风》亦曰：“锁喉风，内塞不通，喉中痰鸣”。由此看来，锁喉风指喉关闭锁，气息不通，亦属急喉风的范畴。

(3)紧喉风：紧与锁同义。清《急救喉症全集·紧喉风》说：“因其肿胀，紧锁咽喉，故名紧喉风”。《医宗金鉴·外科心法要诀·喉部》紧喉风曰：“咽喉肿痛，声音难出，汤水不下，痰涎壅塞之声，颇似拽锯”。由此可见紧喉风即急喉风。

(4)走马喉风、马喉痹：走马，“马”，言其势如奔马，迅速之至，变化在顷刻之间。清《喉科心法·缠喉风走马喉风》将两个病名归为一谈，言：“此阳症中最急最恶者也。突然而起，暴发暴肿，转肿转大，满喉红丝缠绕，疼痛异常，声音不能出，汤水不能下，痰涎壅塞胀闭，势如绳索绞绳，故名缠喉风，又名走马喉风”。《圣济总录·卷第一百二十二·咽喉门》马喉痹曰：“马喉痹之状，势如奔马，喉间痹痛，肿连颊骨，壮热烦满，数数吐气者是也”。

(5)哑瘴喉风：哑，声嘶不能出声。清《喉科心法·哑瘴喉风》言：“因其口紧牙紧，不能出声，故名哑瘴”。又言“亦属缠喉风类也，症候大同小异”。《医宗金鉴·外科心法要诀·喉部》论其证候曰：“此症颇类紧喉，由肺胃蕴热，积之生痰，外复受风邪，与痰热相搏，涌塞咽膈之上，而成斯疾。初起咽喉肿塞疼痛，汤水难咽，语言不出，牙关紧急，此属险候”。

(6)肺绝喉风：肺绝证指严重呼吸困难，出现窒息濒临死亡的危重证候。明《医贯·急喉痹》：“急喉痹者，其声如鼾，痰如拽锯，此为肺绝之候”。肺绝喉风指急喉风末期的窒息缺氧，濒临死亡的危象，是急喉风病程中的一个危重阶段。

(7)喉闭：《医宗金鉴·外科心法要诀·喉部》喉闭曰：“此证由肝肺火盛，复受风寒，搏结而成。咽喉肿痛，面赤腮肿，甚则项外漫肿，喉中有块如拳，汤水难咽，语言不出，暴起身发寒热”。

(8)喉痹：古代所论喉痹，一是指严重的咽喉疾病，二是指普通的咽喉口腔疾病，在明代以前，喉痹大多指急性咽喉疾病所致咽喉肿痛，吞咽、呼吸困难者，即类似于现今所论急喉风是也。如《诸病源候论·卷之三十·咽喉心胸病诸候》喉痹候曰：“喉痹者，喉里肿塞痹痛，水浆不得入也”。后世引用此段论述者甚多。如《太平圣惠方》、《圣济总录》等均以此论为基础进行归类收方。

(9)狗咽喉：《诸病源候论·卷之三十·咽喉心胸病诸候》狗咽喉曰：“喉内忽有气结塞不通，世谓之狗咽，此由风热所作，与喉痹之状相似。世俗云误吞狗毛所作”。后世亦多有引用。观其所论，似指因某些过敏因素所引起的喉水肿而致呼吸困难之类的病患。

3. 沿革　自《内经》成书至宋代以前，尚未出现“喉风”这一病名，但这时期医家在论述各种咽喉病证时，有类似急喉风症状的描述，如在《内经》中有“嗌痛颔肿”、“猛疽……塞嗌，半日死”、“暴瘖气鞕”的记载。隋《诸病源候论·卷之三十·咽喉心胸病诸候》喉咽肿痛候曰：“风毒结于喉间，其热盛则肿塞不通，而水浆不入，便能杀人”。《外台秘要》喉痹条曰：“喉痹，咽喉塞，喘息不通，须臾欲绝”。这一时期的论述，虽未直接使用“急喉风”这一病名，但诸家多以“喉痹”、“喉闭”概称一些危重症状，与现今急喉风的特征相似，说明当时对急喉风的危重症候已有了初步了解和认识。宋金元明时期，一些医籍中开始有缠喉风、紧喉风、走马缠喉风等病名出现，当时称谓“喉风”，是以风善行而数变来比喻危重咽喉病发病急、传变迅速的特点。最早以喉风命名的病证为缠喉风，见宋《太平惠民和剂局方·卷六》。元《瑞竹堂经验方·咽喉门》有急喉风一名，但仅有治法而无具体症状指述。锁喉风见于明《普济方》，紧喉风一名见于明《外科正宗·卷二》。元《世医得效方》载有“秘传咽喉一十八种喉风症”，其中包括了咽喉口齿唇舌等多种疾病，但论述不详。明《普济方》亦载有喉风十八症，当中列有缠喉风、聚毒塞喉风。从其病名及治法分析来看，应指急性危重咽喉病，并以咽喉肿痛，痰涎壅盛，喘息不通为主要特征，可归纳入急喉风范畴中。清代几次疫喉的流行，使医家们对咽喉疾病出现急重症状及传变规律、治疗方法有了较丰富的临床经验，期间问世的喉科专著，大多立有喉风专节。认为喉风有广义、狭义之分。广义指各种喉症之总称，如《喉科秘旨》载有喉风 12 症，《经验喉科紫珍集》载有喉风 18 症，《重楼玉钥》中载有喉风 36 症。其中不仅有咽喉危急重症，也包含了一些慢性咽喉疾病和口齿唇舌疾病。狭义则指其中一些急重咽喉病，急喉风属于其中一类。查阅清代喉科专著中的“急喉风”条目，清《咽喉秘授》曰：“急喉风一症，缘手太阴肺经感受热邪，与君火抗争而发也。经曰：风从火，可知热极则生风，风火相煽则顽痰自生，凝结不化，倏然壅塞咽门，呼吸不利。然则，咽为心肺肝肾呼吸之门，饮食、声音、吐纳之道，故急喉风一症，气不得从口而出，内攻脏腑，命将殆矣”。对急喉风提出急宜通关散热，开郁化痰的治疗原则，此原则至今仍有应用价值。

20 世纪 60 年代《中医喉科学》使用了“喉风”一名，其中论述到急喉风、紧喉风、锁喉风、烂喉风、缠喉风等之病状。20 世纪 80 年代初期，全国高等医药院校试用教材《中医耳鼻喉科学》正式使用“急喉风”一名，规范其概念为具有发病迅速，出现呼吸困难，痰涎壅盛，咽喉肿痛，汤水难下，语言难出症候群的疾病，相当于西医学的急性喉梗阻。同时对急喉风的病因病理、症状、特点及辨证施治内容作了系统论述。自此，奠定了急喉风一病在现代中医学中的应用基础，此后各家著书立论都沿用这一病名和概念，达成了共识。

【病因病理】

1. 古代病因病理学说

(1)风热疫毒侵袭学说：风热侵袭，容易客犯咽喉，与血气相搏而结肿成毒。风邪为病，善行数变，一旦感人，发病最速。《张氏医通》曰：“此症多时毒邪气”。清《奇验喉症明辨》曰：“喉风诸症，皆由肺胃脏腑深受风邪郁热，风火相搏，致气血闭涩凝滞，不能流行，而风痰得以上攻，结成种种热毒”。由此可以看出，风热疫毒侵犯，引动内热相煎，上蒸咽喉，是本病的重要原因。

(2)脾胃积热上攻学说：平素饮食不节，过食辛辣炙煿，过饮酒浆，或服饵丹石，导致脾胃热毒渐结，上攻咽喉。《诸病源候论·卷之三十·咽喉心胸病诸候》言：“脾胃有热，热气上冲，则咽喉肿痛，夫生肿痛者，皆挟热则为之。若风毒结于喉间，其热盛则肿塞不通，而水浆不入，便能杀人。”《医宗金鉴·外科心法要诀·喉部》紧喉风亦云：“此症由膏粱厚味太过，致使肺胃积热，复受风邪，风热相搏，上壅咽喉”。此外，一些喉科专著中立有酒毒喉风的名目，皆说明脾胃积热，阳明火盛，激生痰涎，上攻咽喉，而发为喉风。

(3)肺胃蕴热化痰学说：《秘传喉科要诀》载有：“喉者，肺腑呼吸之门户，主出而不主纳，乃一身紧关处也。人唯饮食不节，起居不慎，以致肺胃不和，脏腑不实，则风邪热毒因而干之，蓄积于内，传于经络，通于三焦，气血滞涩而不舒畅，则风痰日盛，热毒日深，渐至咽喉关锁，呼吸不通，致成不治之症”。《疡科心得集·卷上》缠喉风条曰：“由风温袭犯肺胃，风火相煽，上逆呼吸，痰涎随之涌上”。均认为肺胃素蕴积热，又感风邪疫毒，热蕴生痰，痰涎火毒，壅滞咽喉而为病。

综上所述，急喉风的病因病理，历代医家尤其是明清时期的喉科专著有较详细的论述，归纳有外因、内因之不同。外因方面，多数医家认同风热疫毒侵袭；内因方面，元明时期以前主张脾胃积热上攻，而自清代以后多论肺胃蕴热生痰，两者同是外邪内热的实热之证。邪袭自外，热壅于中，这可能与明代以前医家对“喉风”的认识以咽病为主，而自清代以后喉病发生较多，形成咽、喉共病的局面有关。

2. 现代病因病理学说

(1)风热、痰火、疫疠学说：现代医著及资料中，将急喉风的病因病理主要归结为风热、痰火、疫疠三种病邪所致，这一学说来源于清代喉科专著的观点，得到长期临床实践验证而形成。风热，指外感风热之邪或肺胃积热，外邪内热，结聚咽喉；痰火，指火热炽盛，炼津成痰，火盛痰升，壅闭咽喉；疫疠，指时行疫疠邪毒，致人染毒，滋生痰涎，壅塞咽喉。以此学说为代表的主要著作有全国高等医药院校教材《中医耳鼻喉科学》、王德鉴《中医耳鼻咽喉口腔科学》、《中国医学百科全书·中医耳鼻咽喉口腔科学》、高等中医院校教学参考丛书《中医耳鼻喉科学》、《干氏耳鼻咽喉口腔科学》等，各家在阐述三者病因时侧重面有所不同，但理出一辙。

(2)痰火、风痰学说：此学说首见于全国高等医药院校函授教材《中医耳鼻喉科学》，将急喉风分为两个证型，痰火壅闭与风痰壅闭。认为风痰壅闭系脾虚痰湿素盛，复感风邪，引动痰涎上壅，闭阻喉间，以致气道不通。风痰壅闭为实中夹虚，由风邪痰浊所致，非火非热，滋生涌动痰涎，闭阻喉间。提出的病因与辨证都与众家论述不同，可为独树一帜。

（3）肺肾虚损与气机逆乱学说：这一学说见于20世纪80年代末《中医耳鼻喉口腔科临床手册》，其认为素体虚弱，肺肾虚损，以致卫表不固，风邪入侵，急暴致病，阻塞脉络，水湿停滞，气机受阻，致使喉腔肿胀，痰涎壅盛，堵塞气道。而气机逆乱可归结为异物刺激或肝气郁结，化火生痰，扰乱气机，以致喉脉络拘急不利，开合功能失常，气道堵塞而病。

应当强调的是，除了上述病因病理学说外，随着急喉风一症的概念明确和规范，20世纪80年代中期在全国高等医药院校教材《中医耳鼻喉科学》中首先引入了西医学观点，认为喉外伤、肿瘤、异物、声带麻痹、喉腔畸形等作为有形之邪，可导致喉腔狭窄和气道阻塞，是急喉风的原始病因，在此基础上滋生痰涎，气血壅滞，更加重了喉腔阻塞。这一观点将中医的传统观念，仅强调无形之邪——痰涎壅盛，阻塞喉腔的认识与西医学对有形之邪梗阻喉腔的认识统一起来，提出有形之邪和痰涎壅盛均是阻塞喉腔，导致急喉风的主要病因病机，两者可互为因果，互相转化。这样准确的解释了本病的致病原因与传变途经、及建立相应的治疗体系。之后的一些著作中，如高等中医院校教学参考丛书《中医耳鼻喉科学》、《现代中医耳鼻咽喉口齿科学》、《干氏耳鼻咽喉口腔科学》都认同了这一观点，成为论述现代急喉风病因病理的主流学说，并由此形成了较为完善的急喉风发病体系。

3. 临床病因病理

（1）痰火热毒，阻塞喉窍：风热邪毒或时行疫疠，随风侵袭，由表及里，传入肺胃，以致热毒壅结，痰火内生，搏结咽喉；或平时过食膏粱厚味，醇酒炙煿，肺胃积热，痰热内生，兼以复感外邪，邪热交炽，激涌火毒痰涎，熏蒸咽喉，而致咽喉肿胀，痰涎壅盛，喉窍阻塞。

（2）风痰上壅，阻塞喉窍：素体脾虚痰盛，外感风邪引动痰涎上壅，壅闭喉窍，阻塞气道，或肺脾气虚，或禀赋不足，卫表不固，遇尘浊毒气异物，停聚喉间，聚湿生痰，壅阻喉门，肿闭喉窍。

（3）喉伤邪结，阻塞喉窍：喉为呼吸出入通道，喉腔乃整个呼吸通道最狭窄险要之处，若遇喉颈外伤，脉络受损，凝滞不行，塌陷肿胀，阻塞喉窍；或伤筋动骨，脉络不通，开合不利，喉窍如隙。或嗜烟酒辛辣，气血瘀滞，痰浊凝聚，生成喉菌、喉瘤，堵塞喉窍。另如禀赋不足，喉骨过软，吸气塌陷，以及异物嵌顿，妨碍呼吸，堵塞喉窍。凡此种种，致使喉腔狭窄或堵塞，声门开合不利，通气不畅。若在此基础上，滋生痰涎，激涌于关隘之地，有形之邪与痰涎互结，窒塞喉腔，致使喉腔更为狭小，呼吸困难而成急喉风之患，故谓有形之邪乃急喉风的原始病因。

综上所述，急喉风的病因病理有内外久暂之分。内因者，多咎肺胃与脾胃积热；外因者，多因风热疫疠之邪；久病者，可能喉腔已成有形之邪，最惧痰涎壅盛，通道狭窄，不堪多受负担；暂犯者，多系肌膜肿胀，痰涎壅盛，热毒熏蒸，急闭喉腔。而内外久暂之因，常错杂兼夹为病。如外邪内热互结，搏结咽喉为病；喉部有形之邪已成，复遇外感风热之邪，两邪交炽，熏灼肌膜，激励痰涎，喉窍狭窄如隙，立时壅闭气管，遇此状况，则危急非常。因此究其病因，可以知其传变，为治疗预后提供依据。总之，急喉风呼吸困难的原因可归结为先由肌膜肿胀，痰涎壅盛，或有形之邪堵塞致使喉腔狭窄，复因痰火上犯，风痰壅阻，两者互为因果，导致呼吸困难。

【临床征候】

1. 发病情况　可发于任何年龄，但以4岁以内幼儿多见，男女间发病率无明显差异。成人患者发病无季节性；幼儿发病多因感受风邪、疫疠毒气有关，故以冬春季节发病较多。

本病无地域性。

2. 病史　可有外感风邪与疫疠之邪、咽喉痈肿病史；也可存在引起喉窍狭窄闭塞的原始原因，如喉肿瘤、异物、喉颈外伤、畸形与麻痹等。

3. 呼吸困难　为急喉风的首要症状，表现为吸气时间长而费力，呼出相对容易，伴有吸气时喘鸣或痰鸣，三凹征（天突、缺盆、肋间隙），声音改变，面青唇紫等。呼吸困难程度可分为Ⅳ度。

4. 吸气喉鸣或痰鸣　吸入的气流通过狭窄的喉窍声门而发生喉鸣，如有痰涎，随气上下则发生痰鸣。一般阻塞愈重则喉鸣声愈大，痰涎愈盛则痰鸣声愈响。

5. 声音改变　声音嘶哑，或失音，或咳嗽发出哮吼声。

6. 缺氧症状　因吸气困难而出现缺氧症状。轻度者表现为：吸气时间延长，呼吸加快，三凹征，以增加胸廓扩张度，鼻煽，脉数；重度缺氧则出现面青唇绀，烦躁不安，冷汗淋漓，脉数而细或疾而散乱，甚则窒息神昏。

7. 咽喉检查可发现致病原因　由咽喉急重症引起者，则见咽喉红肿，疼痛剧烈，局部成脓或有腐物；如为有形之邪阻塞喉窍，则通过检查可发现病灶，如肿块赘生，声门不能开阖，异物嵌顿等导致喉腔狭窄如隙，加之痰涎蓄积，则呼吸困难加重。应当注意如呼吸困难明显，估计不能耐受检查时，应先缓解呼吸困难再作进一步检查。

【诊断与鉴别诊断】

1. 诊断依据　①发病急，病势重；②吸气时呼吸困难；③伴有喉鸣，痰鸣，咳时哮吼声或声音改变；④伴有三凹征或缺氧症状；⑤喉部检查发现致病原因。

2. 鉴别诊断　急喉风呼吸困难应与肺炎、哮喘相鉴别。

(1)肺炎　常有高热，胸痛，铁锈痰，气促但无吸气困难，无吸气时喉鸣及痰鸣，声音正常。肺部听诊有细湿啰音，胸片可协助诊断。

(2)哮喘　常有反复发作史，呼气时呼吸困难，无喉鸣，声音无改变，肺部听诊可闻及哮鸣音，胸片可协助诊断。

【辨证施治】

1. 古代辨证施治观点　宋代以前，医著文献中记载的类似急喉风证候的论述较多，但简单分散，大多有证无治或证治简单，或单有针刺的穴位而无内服汤药，尚未形成系统治法。宋《圣济总录》上载有“缠喉风，喉痹不语，牙关紧闭痰壅”，用玉钥匙、碧玉丸、解毒雄黄丸、二圣散等内服外治，以清热解毒，祛痰消肿为法，而且比较重视祛痰法的作用。《丹溪心法》论治咽喉，主张“急则治其标，缓则治其本，治标用丸散吐痰散热，治本用汤药降火补虚”。当时所用丸散有龙脑丹砂丸、七圣散、凝水石散、绛雪散、解毒雄黄丸等。所用汤剂则有络石汤、射干汤、凉膈散、甘露饮等，亦皆清热解毒祛痰之类，但开始重视泻脾胃之热。明清以来，对急喉风的论治强调泄热解毒，除内服外，还有一套与之相配合的外治法，以求速效。外治主要以祛痰开窍为目的，方法多样，如采取涌吐痰涎、吹鼻取嚏、烟熏取涎、针刺放血等方法。如清《喉科心法・缠喉风走马喉风》载有辨证论治法，体现了当时的论治观点。其言缠喉风、走马喉风“乃实火为患，脏腑积热，热甚生风，风火迅速，鼓激痰涎，堵塞咽喉隘地，呼吸难通，缓治即死。法急刺少商穴出血，以泄其热……内服雄黄解毒丸，醋泡七丸，杵烂灌之。患者或吐或泻，其喉即松。若遇牙关紧急，由鼻入喉，或用巴豆油燃熏口鼻，开关用绛雪散或白雪散或金钥匙不拘，连上肿处十余次。更煎服清咽利膈汤，重用金银花……以上皆急症成法。大势既退，余邪未尽者，可改用缓治法，如荆防败毒散，加味甘桔汤，玄参解毒汤，连翘散等。”

可见当时对急喉风的辨证论治以泄热解毒，祛瘀消肿为主，内服以泄脾胃之热毒，外治以祛痰消肿为目的。内服外治，标本兼顾，已形成一套较完整的辨证施治体系。

综上所言，古代医家对急喉风的辨证施治认为多系实火为患，属肺胃积热，化火生痰，鼓激痰涎，堵塞咽喉。主张急则治标，内治方面形成泄热解毒，凉膈降火的论治观点，同时强调外治法的综合应用，以开关通窍为要旨，蠲痰催吐为方法，通畅气管为目的，形成一套内服外治，标本兼顾，下痰辟毒，丸散并施，针砭兼行的行之有效的治疗体系，对后世的影响颇大。

2. 现代辨证施治观点　现代医著有关急喉风的辨证施治观点显然受到古代观点的影响，形成了以消风祛痰，泄热解毒为代表的内治方法。外治方面则引入了西医学开通气管的方法进行急救，疗效确切可靠。20 世纪 80 年代中期，全国高等医药院校试用教材《中医耳鼻喉科学》根据急喉风的病因病机主要为痰热火毒壅盛，闭阻喉窍，设立以泄热解毒，祛痰开窍的治则，方用清瘟败毒散。此后出版的一些医著，如王德鉴《中医耳鼻咽喉口腔科学》、《中国医学百科全书·中医耳鼻咽喉口腔科学》、高等中医院校教学参考丛书《中医耳鼻喉科学》、《中医耳鼻咽喉科临床手册》基本沿袭了试用教材的论治观点，所用治法及方药大同小异。

20 世纪 80 年代后期，全国高等中医院校函授教材《中医耳鼻喉科学》对急喉风的辨证除传统的痰热火毒证型外，另列有风痰壅闭证型。前者的辨证施治与以上医著相似，后者则认为证属实中夹虚，治以疏风散邪，涤痰开窍，方用三拗汤和涤痰汤。此种分型观点，在《现代中医耳鼻咽喉口齿科学·喉梗阻》中亦有提及。这一证型的提出比较切合临床实际，可以解释与指导急喉风小儿患者的证治及急性喉水肿的证治，使急喉风的证治除实证、热证之外，另辟一径。

现代著作中，《干氏耳鼻咽喉口腔科学》集干老多年临床经验，在辨证论治观点及用药上有独到之处。首先强调“第一要务是解除呼吸困难”，急救用雄黄解毒丸或六神丸吞服，待呼吸暂时缓解后再急进汤剂。主张以辨痰、热、风论治，偏重于痰者，治以消痰退肿利咽，方用麻杏石甘汤合导痰汤；偏重于热毒者，清热解毒消痰，方用黄连解毒汤合导痰汤；偏重于风者，熄风消痰利咽，方用导痰汤合三虫散。

现代医著中急喉风分型最多的是《中医耳鼻喉口腔科临床手册》，该书将急喉风分为火热邪毒炽盛、肺肾虚损、气机逆乱、外伤气血瘀滞、气血痰浊凝聚五型。分别治以清瘟败毒散泄热解毒、右归丸益肾温阳、甘麦大枣汤养心安神、复元活血汤活血化瘀、清气化痰丸化痰散结。该书将急喉风的原始病因有形之邪堵塞喉窍细分为气血瘀滞与痰浊凝聚，又较之一般分型增加肺肾虚损与气机逆乱。认为肺肾虚损，表卫不固，易为风邪所侵，水湿运行不畅，其结果仍是风痰湿浊壅闭喉窍，故可将其与风痰壅闭一类看待。证治以益肾补肺，温阳消肿治本；祛风痰湿浊，以利喉窍通畅治标。至于气机逆乱，主要指肝气郁结化火致使气机逆乱，见于喉功能性阻塞，如喉痉挛。

有关急喉风的临床报道较少，且大多集中在 20 世纪 60 年代，采用方法以祛痰通关的外治法居多，所用方法无过于前述，故不赘述。

综上所述，急喉风的现代辨证施治观点主要集中于痰火热毒，闭阻喉窍，治则用泄热解毒，祛痰开窍。另外风痰涌动，壅闭喉窍，临床也较为常见，尤其对指导小儿急喉风和急性喉水肿引起的急喉风较有实用。近些年已很少见到论治急喉风的临床报道，究其原因一是疫喉和急性重症咽喉病的发生和传变已得到控制，发展为急喉风的风险大大减少；二是用某些现代治疗手段可在短时间内解除呼吸困难，如气管插管、气管切开、负压吸痰给氧、皮质激素的应用，较之古代沿用的外治法效果更确切、更安全可靠，逐步在临床上取代了以蠲痰消肿为目的的外治诸法，形成了目前以泄热解毒，祛痰开窍为主流治法与现代医学吸痰，给氧减轻水肿，开通气道手段相结合的治疗体系。

3. 辨证纲要　急喉风的主要特征是呼吸困难及咽腔喉腔的形态、色泽、开阖的异常改变，故本节将辨呼吸困难、咽喉腔的色泽、形态、声门开阖作为急喉风的辨证纲要加以辨析。

(1)辨呼吸困难：以辨呼吸困难性质、程度、缺氧症状为重点。主要辨别呼吸困难的程度轻重。呼吸困难程度在Ⅲ度以内者症情尚轻；Ⅲ～Ⅳ度为危重之候，出现烦躁不安，面青唇绀，呼吸浅速，脉细而数，冷汗淋漓等，为濒临窒息的肺绝之候。

(2)辨咽喉腔形态、色泽、开阖：咽喉腔及声带红肿，痰涎多而稠，或有腐物为痰火热毒。咽喉腔及声带肿胀色淡，或声带及喉腔严重水肿呈青灰色，痰涎多而色白，为风痰壅闭。颈、咽喉腔、声带有损伤瘀血，喉腔塌陷，肿块赘生，异物阻塞，声门开阖不利，单或双侧固定，为有形之邪停聚。若在此基础上见喉腔声带红肿，痰涎壅盛，为有形之邪与痰火互结，亦为危重之候。

4. 证治分类

(1)痰火壅闭证

证候　急性咽喉病病程中出现吸气性呼吸困难，三凹征，喉鸣或痰鸣，咳时哮吼，痰涎壅盛，语言难出，汤水难下。检查可见咽或喉红肿疼痛剧烈，或咽底隆凸的咽底痈，或会厌声带红肿明显，痰涎多而稠，或有腐物，全身伴有憎寒壮热，烦躁，口干舌燥，大便秘结，小便短赤，舌红或绛，苔黄或黄腻，脉滑数。若呼吸困难进入Ⅲ～Ⅳ度，则有面青唇紫，烦躁神昏，四肢厥冷，大汗淋漓，脉微而数，气浅而促。

证析　风热疫毒侵袭，引动肺胃积热痰火，壅阻咽喉，故红肿疼痛剧烈；喉为呼吸出入之道，痰火热毒积聚，气血凝结，肌膜肿胀以致喉窍狭窄，更兼痰涎阻塞气道，故而呼吸困难。吸气时气不能畅入而奋力挣吸，出现三凹。气流途径狭隘喉窍，发出喉鸣；痰阻气道，随气上下，其声如拽锯；咳时气流冲击肿胀气门，则出现哮吼声；咽喉肿痛剧烈，呼吸困难，故吞咽受阻，水浆难下；咽喉、咽底、会厌、声带红肿乃热毒结聚甚则腐败成脓，逐成痈肿；痰多而稠为痰火实热之症。全身兼症为痰火内盛之症。面青唇紫，身汗如雨，烦躁神昏，四肢厥冷，脉微而数，气浅而促为濒临窒息，肺气将绝之候。

治法　泄火解毒，祛痰开窍。

方药　清瘟败毒散合清气化痰丸加减。其中主以清温败毒饮清热泻火，凉血解毒，消肿利喉；合清气化痰丸以清热化痰，消肿开闭；两方合用，共有泄火解毒，祛痰开窍之功。便秘者加大黄、芒硝通腑泻热。痰涎壅盛者加天竺黄、葶苈子，并配合六神丸、雄黄解毒丸、至宝丹、紫雪丹等丸散加强清热祛痰开窍的作用。

(2)风痰上壅证

证候　多见于小儿。突发喉间堵塞，痰声漉漉，呼吸困难，可见三凹，声音嘶哑，发声费力，甚则失音。检查见喉部肌膜肿胀色淡，声带水肿，甚至呈鱼泡状，喉门处有多量白色痰涎；全身兼见恶寒发热，头痛，鼻塞流涕，胸闷纳呆，腹胀便溏，舌淡苔白腻或白滑，脉濡缓或滑。

证析　肺脾气虚，禀赋不足之人，遇尘浊毒气异物停聚喉间，脾虚痰湿内盛，卒为风邪所动，上壅喉间，急致肿胀，闭阻喉窍，故见呼吸困难；呼吸不畅，奋力挣吸，故见三凹；外感风邪客犯声户，或尘浊毒气异物停聚声户，故见声嘶，甚至失音；病因风邪痰浊而致，非火非热，痰盛则肿，故喉窍黏膜肿胀色淡，声带水肿如鱼泡，喉门痰涎较多；全身兼证为脾虚痰湿之证。小儿患者若见牙关紧闭，目睛上视，四肢躁扰，此为外邪引动肝风，乃危急之候。

治法 疏风散邪，涤痰开窍。

方药 三拗汤合涤痰汤加减。方中以三拗汤辛温解表，宣肺祛风散邪；涤痰汤中半夏、橘红、茯苓、甘草燥湿化痰，理气和中；枳实、竹茹、南星化痰理气；石菖蒲祛痰开窍；人参、大枣健脾益气。同时可吞服苏合香丸芳香开窍。

(3)喉伤邪结证

证候 突然出现吸气性呼吸困难，喉鸣痰喘，声音难出，喘息难平，甚则面青唇绀，引颈端坐，冷汗淋漓，烦躁不安，气促，舌苔厚腻，脉细数或细微，散乱不整；检查可见喉颈外伤，瘀血肿胀；或喉窍肿物赘生；或声门狭小如隙开阖不利；或异物嵌顿，阻塞喉窍。

证析 本证多见于咽喉，喉窍新近外伤或已有有形之邪结聚，病久喉腔渐小，又遇外邪侵袭，以致痰邪互结而成。喉颈外伤，血络受损，肿胀瘀血，塌陷变形，阻塞喉窍，妨碍呼吸，故见突然出现吸气性呼吸困难，喉鸣痰喘，声音难出，喘息难平，甚则面青唇绀，引颈端坐，冷汗淋漓，烦躁不安，气促，舌苔厚腻，脉细数或细微，散乱不整；检查所见为伤筋动骨，脉络不通，声带开阖不利，喉窍狭窄如隙；或异物嵌顿，气道不通，立成危候；或喉菌喉瘤赘生，痰涎密布，痰邪互结，致使喉腔更加狭小所致。

治法 散瘀化浊，散结开闭。

方药 会厌逐瘀汤合三甲散加减。其中以会厌逐瘀汤化瘀通脉，疏通喉络，以开瘀闭；三甲散化浊祛痰散结，并能祛除实邪有形之结，两方合用，共奏散瘀化浊，散结开闭之效。若痰多邪实，可用四生散攻坚逐痰等。

【外治疗法】

1. 古代外治疗法述要 外治法是古代治疗急喉风时用的较多的一类方法，其用药简便，起效迅速，只要辨证准确，使用得法，可以起到力挽狂澜，起死回生的效果。用于急喉风的外治法大多是针对痰涎壅盛的病机，偏重于祛痰通关开窍的治标作用。历代文献中不乏种种治法方药，归纳起来主要有通关法、探吐法、喉针(刀)法、噙漱法、吹药法等。

(1)通关法：常用散剂或烟熏。药物多有辛散挥发，祛痰开窍的作用。如对牙关紧闭，痰阻喉窍，口噤不开者，可用通关散或开喉散吹入鼻中取嚏；或以巴豆压油于纸上，捻条烧熏以开关通窍，或以蛇床子烧烟熏口鼻，有祛痰通关的作用。

(2)探吐法：多采用祛痰逐水之猛药以醋或姜汁水调和，用翎毛醮之向喉中搅动以催吐痰涎。《喉科紫珍集》治缠喉风、锁闭诸症，痰涎壅盛，用元明醋(元明粉一钱，好淡醋一杯)和匀灌入喉中，以翎毛搅探，吐出稠痰即愈。《喉科家训》记有喉风痰壅轻者用消清散探吐(马牙硝、蒲黄、僵蚕、梅片、牙皂)，重者可用元明粉、月石、制牙皂研匀，以醋和之灌入探吐痰涎。《医宗金鉴·外科心法要诀·喉部》用桐油饯探吐等。

(3)喉针(刀)法：古时以银针、铜针或刀等利器刺破患处，对喉关痈、里喉痈阻塞咽喉者行针刀放脓尤为必要，但讲究用针(刀)之深浅。《经验喉科紫珍集》谓："用小刀刺破出血，须看肿之轻重，用刀之深浅，如或太浅，恶血出之不尽，如使过深，则恶血虽尽，良肉反伤"。用喉针(刀)法可泄热排脓，速消肿痛，以开喉窍。

(4)噙漱法：噙指噙化，漱指漱口。噙化常用丸剂，漱口用温汤，古人常结合在一起先后使用。如《康健喉科集》载："治咽喉肿，喉痹，痰涎涌塞，先用玉霜梅一枚，以薄绢包裹，含口内，有水津时，先咽数口，后有顽痰黏涎上涌，遂即吐去，俟口内无毒涎黏痰，只有清水，方可去梅……可用鲜土牛膝根，捣汁一盏，重汤炖温，不时漱喉，漱毕即低头流去毒涎，再漱再流，须十余次，毒涎方尽，亦能化痰、消肿、解毒、止痛”。《经验喉科紫珍集》则强调："漱口汤剂须用温汤，水太热则动其火，太冷则血凝不出”。另外，漱口剂尚有清热解毒，祛腐生肌之作用。

（5）吹喉法：以散剂研细末备用。选用具有清热解毒，祛痰消肿的药物，根据辨证组方，再共研极细末，用时每以少许，以竹管、铜管、纸管等吹入喉中直达患处，重者可频频使用。如宋《圣济总录・咽喉门》治走马缠喉风及喉痹的开关散，治咽喉肿痛，气息难通的绛雪散；清《喉科紫珍集》治缠喉风，牙关紧闭，痰涎壅盛的二圣散、白玉散等。

2. 现代外治法研究述要　现代有关急喉风外治法的研究主要集中于以下几个方面：一是开通气道方法和时机的选择；二是雾化吸入的应用；三是咽喉吹药的应用。

（1）开通气道方法和时机的选择　应用现代治疗手段可以在短时间内开通气道，解除呼吸困难，现今常用的方法如气管内插管、莫晓（moshoy）插管、气管切开术等；较之古代沿用以祛痰通关为目的的外治法疗效更确切、更安全可靠。如呼吸困难达Ⅲ度，一时难以查明原因，应立即行气管插管或气管切开，紧急情况之下也可作环甲膜穿刺或切开术。如喉窍已有有形之邪聚集，短期之内难以解除病因，在Ⅱ度呼吸困难时就应作气管切开术。如明确为肿胀和痰涎堵塞所致的呼吸困难，在严密观察和有开通气道手术方法准备下，可加强消肿祛痰的对症处理，根据疗效和病情变化再作决定。

（2）雾化吸入的应用：雾化吸入是现代治疗急喉风的重要外治法，此法具有给药方便，用药直接，疗效迅速的特点。在药物的应用方面多数采用激素、抗生素及清热解毒、解痉消肿的中药注射液混合成雾化吸入液，通过吸氧雾化吸入或超声雾化吸入，对炎性肿胀所致的喉梗阻尤为适宜，对小儿患者也有很好疗效，可以减少气管切开术的使用。如报道用麻黄素、地塞米松、止血敏配伍，治疗23例重症小儿急性喉支气管炎伴Ⅲ度、Ⅳ度呼吸困难，无1例再需气管切开。另有报道应用麻黄素、肾上腺素、地塞米松、红霉素雾化吸入治疗儿童炎性喉阻塞230例，其中应用雾化吸入148例，气管切开率为5.4%，未用雾化吸入82例，气管切开率为10.9%。雾化吸入可在短时间内重复使用。有报道超声雾化吸入每2小时1次，治疗小儿喉梗阻取得良好效果。另外，《中医耳鼻咽喉科临床手册》介绍用鱼腥草4ml，清热解毒注射液4ml，庆大霉素8万U，氢化可的松10mg，混合作雾化吸入。总之雾化吸入给药方式直接自呼吸道进入，药物具备消肿解痉、抗炎平喘的功效，对改善缺氧和呼吸困难，减轻喉部肿胀有切实效果。

（3）咽喉吹药的应用：咽喉吹药的目的主要有两个方面。一是清热解毒，消肿祛痰，如珠黄散、冰硼散、麝黄散、锡类散等。二是祛痰通关，如通关散、速效熊胆散等。对于咽喉危急重症已引入西医学的局部急救措施，如给氧吸痰，代替了以前催吐祛痰开关的方法，应用吹药通关已罕用，故现代临床报道甚少。但在现代医著中仍有吹药的介绍，如《中医耳鼻咽喉科临床手册》介绍咽喉红肿，用麝黄散、珠黄散、冰硼散、消肿止痛散等吹或喷喉等。其他医著亦有类似的介绍。

3. 外治法应用

（1）手术治疗：一般而言，对呼吸困难进入Ⅲ度、Ⅳ度者，应果断采取气管切开术，掌握手术时机是关键。由于喉外伤、喉异物、喉肿瘤、声带麻痹等引起的呼吸困难，应针对病因进行治疗，短期内不能解除病因者，在出现Ⅱ度呼吸困难时就宜行气管切开术。对炎性的Ⅲ度呼吸困难在积极治疗应用有效抗生素与足量激素情况下，做好气切或插管准备，严密观察。如呼吸困难不缓解反加重，再采取气管切开术。若时间从容，尽量争取作常规气管切开。但若时间急迫，可根据当时条件作气管插管术、环甲膜穿刺术或切开术。

(2)雾化吸入治疗：适用于不同程度的呼吸困难，可同时给氧。药物以抗生素、激素、清热解毒，化痰平喘类的中药为主。常用药物如庆大霉素、链霉素、丁胺卡那、先锋霉素、地塞米松、氢化可的松、糜蛋白酶、清开灵注射液、鱼腥草注射液、银黄注射液、麻黄素注射液等，每类选择1种配成混合液，作超声雾化吸入或经给氧雾化吸入，一般每日2次，重症每隔2～4小时可重复1次。亦可选用银花、薄荷、藿香、佩兰、葱白、紫苏等芳香通窍，清热解毒药物适量煎煮，令患者吸入其蒸气，有助于祛风清热，消肿通窍，适用于急喉风轻症者。

(3)咽喉吹药：祛痰通关的用法目前临床已少见。主要用于清热解毒，消肿祛痰。如冰硼散、珠黄散、麝黄散等频频吹喉。

【针灸疗法】

1. 古代记载　古代医籍中，针灸治疗急性咽喉病的用穴和方法有所记载，《灵枢·寒热》谓："暴瘖气鞕，取扶突与舌本出血"。《备急千金要方》载："扶突、天突、天溪主喉鸣暴忤气哽"。至清代喉科专著中，除载有针灸方法，还比较详细地记载了针刺放血的方法，是当时对急喉风一类病症的重要急救方法之一。正如《喉症指南·用针法》所言："喉风诸症，皆由肺胃脏腑深受风邪郁热，风火相搏，致气血闭涩凝滞，不能流行，而风痰得以上攻结成种种热毒，非用针法开导经络，以助药力，难期速效。如紧喉风、缠喉风、喉闭、乳蛾、喉痈、时疫白喉等证，宜先从少商、少冲、合谷三穴各依针法刺之以出恶血……"此种穴位或局部浅刺放血的方法被《重楼玉钥·卷下》称之"破皮针"，有"出血如墨，豁然大愈"之效。而采用毫针针刺少商、少冲等穴可开风邪外出之路，使气血流通，邪热外出，风痰自解。《重楼玉钥·卷下》称其为"开风路"针法，针刺中冲、少商、商阳、关冲、少冲、少泽等穴，流通气血。其他如《喉科杓指》取穴神庭、上星、囟会、前顶、百会、后顶、风池、颊车、少商、合谷、曲池，如极重之症加刺风府、肩井、阳凌泉、阴凌泉、足少商，意义也是如此。

2. 现代研究　在现代资料中，运用针灸治疗急喉风的临床报道不多，主要多集中于治疗急性咽喉病方面。在针法方面，多数用到泄法，如刺少商、商阳出血泄热。有报道取穴少商、中商、老商、商阳"四商穴"用三棱针速刺出血，每日1次，治疗喉科急诊有良好效果。另有报道取穴廉泉、合谷、扶突、少商、足三里治小儿急性喉炎，采用留针和三棱针点刺出血的方法获效。有报道认为少商、合谷、足三里、涌泉、隐白等穴位对改善小儿急性喉炎呼吸困难效果较好。有报道穴位贴敷方法治疗13例，用复方巴豆丸在"印堂"穴贴敷，用药6～8小时后见效，3～4天咽喉肿胀消失而痊愈。亦有用穴位注射方法，在天突穴处注入肾上腺素0.1～0.3ml，治疗19例小儿急性喉炎有呼吸困难者，呼吸困难全部于15分钟内得以缓解，未作气管切开。

以上这些方法简便易行，又有一定疗效，值得借鉴应用。

3. 临床应用

(1)针刺疗法：选用少商、尺泽、合谷、商阳、少泽、曲池、天鼎、丰隆、扶突等穴，每次2～3穴，用泻法以疏散邪热。

(2)放血疗法：古称破皮针。用三棱针在穴位处刺入放出少量血液，促使热毒随血外泄。取少商、商阳、十宣等穴，重者每3～4小时可重复针刺。或患处放血(又称飞针)，直接宣泄患处邪毒，出血泄热，排脓消肿。

(3)穴位注射：天突穴刺入4～5分深，注0.1～0.3ml肾上腺素，一般5～15分钟后可缓解呼吸困难。

(4)耳针疗法:取咽喉、神门、平喘等穴,留针15～30分钟,每日1～2次。

【按摩导引疗法】

王德鉴《中医耳鼻咽喉口腔科学》、高等中医院校教学参考丛书《中医耳鼻喉科学》等对本病均载有擒拿法,以手法治疗急性咽喉病的肿胀及疼痛剧烈、汤水难入者。擒拿法能调和气血,疏通经络,减轻症状。但重症体虚呼吸困难明显者不宜施行。

【专病专方】

1. 现代专病专方

(1)会厌败毒汤:治急喉风。黄连6g,焦山栀、生大黄、射干、牡丹皮、郁金、牛蒡子、麻黄、天竺黄、僵蚕、陈胆星各10g,浙贝母15g,水牛角60g。热盛加生石膏60g,胸闷加全瓜蒌15g,痰多加服"控涎丹"。(《中医杂志》1996,37(2):525)

(2)牛膝甘草汤:牛膝20g,甘草10g,加水至150ml,煎至60ml备用。口服4～6毫升/次,20～40分钟服1次,治麻疹合并喉炎119例,有效率98.31%,其中改善呼吸困难平均5.8小时。(《中级医刊》1987,22(9):48)

(3)经验方:银花、连翘、山栀、黄芩、板蓝根、大青叶、射干、蝉衣、炒僵蚕、天竺黄、赤芍、牡丹皮、薏苡仁、泽泻。痰涎壅盛者加川贝母、浙贝母、瓜蒌仁、竹茹、陈胆星。热毒壅盛者加紫花地丁、土牛膝根。(《现代中医耳鼻咽喉口齿科学·急性声门下喉炎》)

2. 古代专病专方

(1)疏风甘橘汤:治咽喉风肿,痰气壅闭。归尾、茯苓、连翘(去心)、天花粉、甘葛各一钱,枳壳六分,桔梗、党参各一钱二分,黄芩、防风各八分,山栀(炒)、荆芥、陈皮各七分,黄连二分,砂仁(去壳研)四分,甘草、川芎各五分。白水煎服。(《喉科紫珍集》)(《咽喉急诊必读》名疏风甘草汤)

(2)苏子汤:治锁喉、缠喉、乳蛾、风火闭喉。苏子、前胡、赤芍各二钱,桔梗、甘草各一钱,玄参、连翘、浙贝各一钱五分。煎服。(《喉科经验秘方》)

(3)宣肺化痰汤:治锁喉缠喉痰涎上升,呼吸短促,形寒烦热。牛蒡子、连翘、防风、薄荷、甘草、竹沥、荆芥、杏仁、玄参、蒌仁、枳壳,水煎服。(《喉科家训》)

(4)除瘟化毒汤:治各项喉症初起及疫疠白喉、缠喉锁喉、单双乳蛾、风热火喉等症。粉葛、僵蚕、炒豆根、冬桑叶、炒栀仁、黄芩、木通各二钱,大生地、浙贝各三钱,蝉蜕、生甘草各一钱,生青果三个引,干橄榄亦可。水煎服。(《急救喉症全集》)

(5)通关散:治咽喉急症。细辛末一钱,猪牙皂三钱,藜芦二钱,血矾末一钱。上药共研细末,冲滚水灌喉间,淡姜汤亦可。(《喉科指掌》)

(6)通关散:治一切难症,口噤不开,痰涎壅盛,厥逆不知人事。牙皂一两(瓦上焙干存性),川芎五钱,为细末。吹入鼻中取嚏,喉中取痰。(《喉科紫珍集》)

(7)梅矾散:治缠喉风、急喉风等症。梅矾一两,甘草三钱,儿茶五钱,雄黄二钱,珍珠六分,琥珀六钱,姜蚕四分,麝香四分,薄荷二两,蒲黄三钱。研极细末,吹之。(《喉科秘集》)

(8)雄黄解毒丸:治缠喉风,急喉痹,走马喉风。巴豆7粒(去壳捶去油),雄黄三钱,郁金五分,上药共末,飞面糊为丸,如凤仙花子大,每服九丸、七丸皆可,开水送下。(《喉科指掌》)又名雄黄丸,辟毒雄黄丸)

(9)喉风夺命丹:治急喉风气逆。西黄、珍珠、当门子各一钱,辰砂四钱,枪硝一两五钱,月石五钱,姜蚕一钱,雄精二钱,人中黄一钱,各研细末,吹入喉中。(《白喉症治通考》)

(10)喉枣散:治喉蛾痈痹,时疫喉痧,喉风。喉枣、关黄、珍珠、冰片各一分,原寸八厘,薄荷末、煅中白、玄明粉、月石、甘石各三分，粉儿茶二分，朱砂四分，共研细末，吹喉。

（11）碧雪散：治咽喉闭塞，痰涎壅盛。灯心灰二钱，硼砂一钱，上为细末，每用少许，吹入喉中。（《重楼玉钥》）

（12）碧雪散：蒲黄、青黛、硼砂、甘草、牙硝各等分共研，吹喉。（《增删喉科心法》）

（13）碧玉丹：治喉风急闭。胆矾三钱，西姜蚕六钱，上为细末，加麝香一分，每用少许吹喉中。（《重楼玉钥》）

【预后与转归】

1. 预后　本病为危急重症，其预后取决于病情程度、致病病因及抢救是否及时得法。

（1）病情程度：呼吸困难在Ⅲ度及Ⅲ度以上，小儿患者，预后较差，反之，则预后较好。

（2）病因：引起呼吸困难病因短期内不能解除，预后较差，如在短期内能解除或用药后能缓解，则预后较好。

（3）抢救是否及时得法：对严重呼吸困难抢救最有效的办法是立即建立呼吸通道，掌握有效建立的时机和方法，对预后十分有利。

2. 转归

（1）本病由外邪内热，疫毒引起者经及时治疗，绝大多数能痊愈。

（2）由有形之邪阻塞喉腔引起者，应根据原始病因作相应处理。如一时无法解除病因者，应作气管切开术，建立呼吸通道，防止呼吸困难再发生。

（3）病情危重或治疗不当，可因窒息而死亡。

【护理与预防】

（1）半卧位静卧，严密观察呼吸、脉搏、唇色、面色、有无烦躁、出汗等缺氧症状。

（2）保持呼吸道通畅，及时吸痰，气管切开者应保持套管通畅。

（3）呼吸困难，有缺氧症状者，应及时给氧。

（4）流质饮食，宜清淡，避风寒。

（5）查明病因并排除之，未作气管切开者要随时作好气管切开或插管的准备。

【参考资料】

1. 2000 年前参考资料见第 1 版，此略。

2. 倪丽云，等. 42 例急性喉阻塞的护理. 现代中西医结合杂志，2008，17(9)：1439

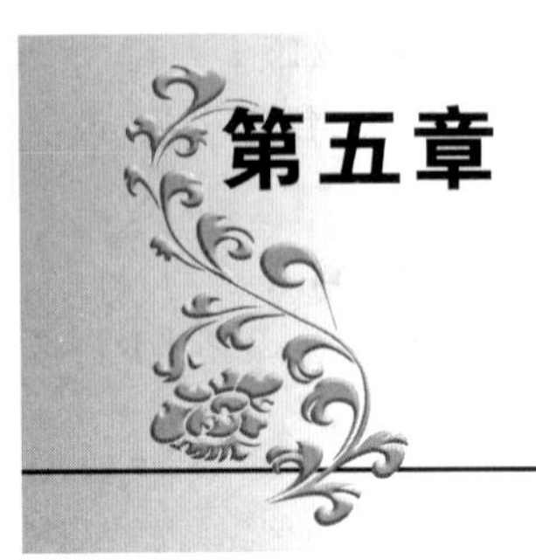

第五章

口腔科疾病

第一节　牙　　痛

【概述】

1. 涵义　牙痛是口腔科临床最常见的症状，也是患者就医的主要原因。可由牙齿本身的疾病、牙周组织疾病、颌骨疾病、牙齿邻近组织疾病、神经系统疾病及全身疾病等所引起。本节所论是以牙痛症状为主，且疼痛特别剧烈，牙龈无明显红肿的一种牙病，与西医的牙髓炎、神经性牙痛、根尖周炎早期等类似。龋齿牙痛及其他疾病引起的牙痛亦可参考本病论治。

2. 释名　牙痛在历代文献资料中又有齿痛、牙齿痛等病名。

(1)齿痛：齿，俗称牙，一般称牙齿。但在古代文献中牙与齿有分别。如《巢氏病源校注》云："上为牙，下为齿"。《外科大成》又云："当门为齿，两旁为牙"。从现在的观点看，这些论述未免过于牵强。而《医宗金鉴》说："齿者，口龈所生之骨也，俗名曰牙"，这种认识与我们近代说法接近。齿痛病名最早见于《素问·至真要大论篇》，其曰："岁少阴在泉，热淫所胜，则焰浮川泽，阴处反明，民病腹中常鸣，气上冲胸，喘不得久立，寒热皮肤痛，目瞑、齿痛、䪼肿"。

(2)牙齿痛：牙统称牙齿。牙齿痛最早见于《诸病源候论·卷二十九·牙齿病诸候》，其曰："牙齿痛者，是牙齿相引痛"。以后医家多沿用此名。

3. 沿革　牙痛在《内经》中多称为齿痛。如《灵枢·经脉》曰："大肠手阳明之脉，是动则病齿痛颈肿"。又曰："齿痛，不恶清饮，取足阳明；恶清饮，取手阳明"。从《内经》的这些论述中可以看出齿痛的病因多为热盛，与手足阳明经关系较为密切。这一认识为后世医家治疗本病奠定了基础。隋唐时期，对牙痛的病因病机、临床症状及治疗认识有了进一步的发展。如《诸病源候论·卷二十九·牙齿病诸候》首先提出"牙痛"之名，并分别提出了牙痛、牙齿痛、齿痛等名称。如牙痛候中曰："牙齿皆是骨之所终，髓之所养。而手阳明支脉入牙齿。脉虚髓气不足，风冷伤之，故疼痛也"。这里明确指出齿、骨、髓之间的生理关系及牙痛的原因为"髓气不足"和"风冷所伤"。唐代《备急千金要方》、《千金翼方》、《外台秘要》等载有大量治疗牙痛的单方、验方，丰富了本病的治疗内容。宋代，对牙痛的临床分型有了新的认识。如张杲《医说》中曰："牙痛有四，一曰热，二曰冷，三曰风，四曰蚛"。并提到辨证要点为"热者怕冷水，冷者怕热水，不怕冷热即是风，牙有蚛窍者即是蚛牙"。还提出"用药之法：热用牙硝、郁金、雄黄、荆芥之类；冷用干姜、荜拨、细辛之类；风用猪牙皂角、僵蚕、蜂房、川草乌之类；蚛用雄黄、石灰、砂糖之类"。与《医说》同一时期《太平圣惠方》、《圣济总录》等还载有大量治疗牙痛的方剂，且药味较前增多，更符合临床实际。明朝，我国现在最早的口齿科专著《口齿类要》问世。本书将牙痛分为十型，在治法及用药上提出："湿热甚而痛者，承气汤下之，轻者清胃散调之；大肠热而龈肿痛者，清胃散治之，重者调胃丸清之；六郁而痛者，越鞠丸解之；中气虚而痛者，补中益气汤补之；思虑伤脾而痛者，归脾汤调之；肾经虚热而痛者，六味丸补之；肾经虚寒而痛者，还少丹补之；重则八味丸主之；其属风热者，独活散；大寒犯脑，白芷散；风寒犯脑者，羌活附子汤”。这种分型较前又更详细。《本草纲目》将牙痛分风热、湿热、胃火、肾虚、虫龋五种，并载有相应的治疗药物。清代《辨证录》对本病的认识更为深刻。如对牙痛症状的描述为“牙齿痛甚不可忍，涕泪俱出”，与现代西医学的急性牙髓炎引起的牙痛症状极为相似。同时对牙痛的辨证分型、病因病机、治法方药等进行了更深刻、更全面的论述，至今仍不失为治疗牙痛的有效方药。

新中国成立以后，全国高等医药院校试用教材《中医耳鼻喉科学》根据历代医家对“牙痛”一证的论述，将其正式纳入教材，从而奠定了牙痛病的现代中医病症学基础。此后，各家著述大多列有牙痛一病，在病症学方面达到了广泛的一致。

【病因病理】

1. 古代病因病理学说

(1)阳明脉虚，风冷乘之学说：《诸病源候论·卷二十九·牙齿病诸候》牙齿痛候曰：“手阳明之支脉入于齿，若髓气不足，阳明脉虚，不能荣于齿，为风冷所伤，故疼痛也”。后世众多医家赞同这一观点，并有所发挥。如《医心方》提出“治风齿痛，根空肿痛引耳颊，昼呼夜啼无聊赖方，独活四两……。”《太平圣惠方·第三十四卷》载有治齿风疼痛极效方用升麻、防风、细辛等驱风药物。《圣济总录》遵循《诸病源候论》的理论说：“论曰：牙齿疼痛有二，手阳明脉虚，风冷乘之而痛者，谓之风痛。”并提出用藁本汤、升麻散等治之。《洪氏集验方》提出：“牙痛有四。一曰热，二曰冷，三曰风，四曰蚛”。并说：“风用猪牙皂角、僵蚕、蜂房、川草乌之类”。

(2)肾阴亏虚，虚火上炎学说：《口齿类要·齿痛》曰：“肾经虚热而痛者，六味丸补之”。《辨证录·卷三》又曰：“人有牙齿疼痛，至夜而甚，呻吟不卧者，此肾火上冲之故也。然肾火之上冲，非实火也”。二者均说明肾阴亏虚，虚火上炎，灼烁牙龈，骨髓空虚，牙失所养，致牙齿疼痛。

(3)风热上攻学说：《普济方·卷六十五·牙齿门·总论》云：“夫齿之为痛者五：一曰风热……风气袭虚客于齿间，乘于血气，故令龈肿，热气加之，脓汁遗臭，此风热之为齿痛”。《杂病源流犀烛·卷二十三·口齿唇舌病源流》中说：“风热痛，由外风与内热相搏，齿龈肿痛，有脓水流出，且臭秽是也，急以荆芥煎汤含漱，内服药宜犀角升麻汤。”《辨证录·卷三》亦云：“火生于风，牙齿之痛，未有不兼风者，治火而不治风，恐非妙法”。这些均说明风热或风火上攻可致牙痛。

(4)热痰毒气上攻学说：《普济方·卷六十五·牙齿门·总论》说：“热则生痰，毒气上攻，灌注经络最能发痛，外证壅盛，漱唾交冲，此毒痰之为齿痛”。《杂病源流犀烛·卷二十三·口齿唇舌病源流》说：“五为痰毒痛，平素有热，热生痰，痰流毒，痰毒灌注经络，上攻牙齿而痛，更兼痰盛咳嗽”。均指出了热盛生痰，痰热上攻而导致牙痛的病机。

(5)胃火上攻学说：《灵枢·杂病》说：“齿痛，不恶清饮，取足阳明”。这里是说，齿痛甚，喜冷饮，为足阳明胃经有热，应取足阳明胃经的穴位治之。这种胃火牙痛的理论为后世“胃火上攻”学说的形成奠定了基础。如《寿世保元》说：“论一切牙齿肿痛，皆属胃经火盛。多辛热厚味及服温暖之药过多，以致胃热，上下牙痛，牵引头脑而热，甚齿喜冷恶热者”。《辨证录·卷三》亦曰：“人有牙痛日久，上下牙床尽腐烂者，致饮食不能用，日夜呼号，此乃胃火独盛”。这种“胃火独盛，上攻于齿”所致牙痛，一直为历代医家所重视，并延续至今。

(6)大肠热盛，循经上犯学说：《灵枢·杂病》篇提出：“齿痛……恶清饮，取手阳明”。说齿痛若恶冷水应针刺手阳明穴位，引深其意即手阳明大肠经有热可致恶清饮的齿痛，其病因为大肠热盛，循经上犯于齿，阻滞经络，不通则痛而致。后世医家在治疗牙痛时多推崇此说。如《医林绳墨》曰：“牙痛之证，变证多端，而实本于手足阳明二经也。盖因火、因风、因热、因痰、因气而作者，皆有阳明聚热之所生也”。又《张氏医通·卷八·七窍门下·齿》曰：“因服补胃热药，致上下牙疼痛不可忍，牵引头脑，满面发热大痛，乃手阳明经中热甚而作，其齿喜冷恶热，清胃散加兰香”。《口齿类要·齿痛》提出：“大肠热而齿肿痛者，清胃散治之，重者调胃丸清之”。

(7)湿热上蒸于齿学说：此学说最早见于《口齿类要·齿痛》。其曰：“湿热盛而痛者，承气汤下之，轻者清胃散调之”。后世医家在此基础上逐渐完善，成为治疗牙痛的主要学说之一。如《辨证录·卷三》曰：“人有上下齿痛甚，口吸凉气则暂止，闭口则复作，人以为阳明之火盛也，谁知是湿热壅于上下之齿而不散乎……且湿从下受易于行，湿从上感难于散，故湿热感于齿牙之间，散之尤难……湿重不散，而火且更重矣，所以经年累月而痛不能止也”。这里指出了湿热牙痛的发病机制、症状特点及治疗较难的特点。《杂病源流犀烛·卷二十三·口齿唇舌病源流》亦曰：“又酒家，因酒热常患牙痛，久年齿痛，黑烂脱落，必吸凉稍止，乃膏粱湿热之火所蒸也”。这里指出湿热牙痛的病因为饮酒过多所致。在治疗上李时珍《本草纲目》中载有秦艽治阳明湿热，黄芩治中焦湿热，黄连治胃火湿热等。

(8)六郁脉阻，不通而痛学说：最早提出六郁牙痛学说的当属明代薛己。在其《口齿类要·齿痛》中曰：“六郁而痛者，越鞠丸解之”。以后同一时期的《医林绳墨》赞同这一观点，曰：“牙痛之症，变化多端，而实本于手足阳明二经也。盖因火、因风、因热、因痰、因气而作者，皆由阳明聚热之所生了。何也？气郁则生痰，痰生热，热生风，风胜又化火也”。指出气郁生痰，化热生风致郁火熏灼牙齿，而致牙痛的机制。

(9)中气虚寒，齿失所养学说：此学说最早见于《口齿类要·齿痛》。其曰：“中气虚而痛者，补中益气汤补之”。《医贯·卷之五·齿论》曰：“风齿痛遇劳即发，或午后热甚；或口渴面黧；或遗精者，皆脾肾虚热，补中益气汤送八味丸，或十全大补汤”。以后个别医家同意此观点，但和者较寡。

(10)肾经虚寒，齿失温养学说：《素问·上古天真论篇》说：“丈夫八发，肾气实，齿更发长”，“三八肾气平均，筋骨劲强，故真牙生而长极”，“五八肾气衰，发堕齿槁”。指出了肾与齿的生理病理关系。历代医家根据这一观点，提出了肾经虚寒，齿失温养而致齿痛的学说。但在宋以前多有方无论，宋代以后则有论有方。如《三因极一病证方论·卷之十六·齿病证治》中说：“安肾丸(补骨脂、胡芦巴、茴香、川楝子、川续断、桃仁、杏仁、山药、白茯苓)、八味丸并治虚壅牙齿痛疼浮肿”。《口齿类要·齿痛》提出：“肾经虚寒而痛者，还少丹补之，重者八味丸主之”。《明医指掌·卷八·口齿证》还提出：“肾虚齿黑烂肿痛，安肾丸，牢牙散”。清代程曦《医家四要》同意这一学说，说：“古人云：肾实则齿固，肾虚则齿疏。人有齿豁摇动，时常作痛者，属肾虚也，宜以玉女煎加青黛、黄柏治之。”

(11)大寒犯脑，脑痛连齿学说：最早提出此学说的当属《口齿类要·齿痛》，其曰：“大寒犯脑，白芷散；风寒入脑者，羌活附子汤”。后代医家赞同此观点的有清代的何梦瑶、沈金鳌、林佩琴等。如何梦瑶《医碥·卷四·杂症·齿》曰：“亦有头脑感受风寒，脑痛连齿者，羌活附子汤发之，此肾经虚而犯风寒也”。沈金鳌《杂病源流犀烛·卷二十三·口齿唇舌病源流》

曰："齿之为病大约有七……四为寒痛，由客寒犯脑，故齿连头而痛，宜羌活附子汤，细辛散"。林佩琴《类证治裁》又曰："客寒犯脑，齿连头俱痛，羌活附子汤，细辛散"。

（12）瘀血齿痛学说：最早见于《世医得效方》，其曰："灵脂醋治恶血齿痛。上用川五灵脂米醋煎汁，含咽"。恶血，即瘀血，瘀血阻络，不通则痛，而致牙痛。以后《杂病源流犀烛·卷二十三·口齿唇舌病源流》赞同此观点，明确提出："齿之为病大约有七……六为瘀血痛，由风热挟攻龈间，令血出瘀滞，故痛如针刺。宜加减甘露饮加升麻，或以五灵脂醋煎，含嗽，效。若齿痛龋，数年不愈者，亦当作阳明蓄血治之，凡好饮者，多致此疾。宜桃仁承气汤料细末，蜜丸服之"。瘀血齿痛，独辟蹊径，临床应细心揣摩用之，往往效果极佳。

（13）虫蚀齿间，龋齿牙痛学说：在甲骨文中就已有了"龋"字，说明在殷商时期人们对此病已有了认识。以后《黄帝内经》中已论及，但最早明确提出此学说的当属《诸病源候论》。其牙齿病诸候曰："又有虫食于牙齿，则齿根有孔，虫居其间，又传受余齿，亦皆疼痛"。从此"牙虫致痛"成了历代医家公认的齿痛病因。

综上所述，历代医家将牙痛的病因分为风冷、风热、胃火、肠热、湿热、痰毒、六郁、瘀血、中气虚弱、寒邪犯脑、肾阴亏虚、肾经虚寒及龋齿牙痛等13种病因之多，这些病因从不同的侧面客观地反映了牙痛病因的本质，为现代认识和研究牙痛的病因与发病奠定了基础。

2. 现代病因病理学说　现代著作与资料中，有关牙痛的病因病理学说研究，基本没有超出古代研究的范畴，但比其更集中、更具体、更接近临床实际。牙痛是口腔科临床上多种疾病最常见的症状，就其发病原因，现代著作与资料认为不外乎与热（包括胃腑积热、大肠实热及风热上攻）、寒（包括风寒袭表及大寒犯脑）、郁（情志不舒，气机郁滞）、瘀（血运受阻，瘀于血脉）、虚（包括脾虚失运，化源不足及肾阴亏损，虚火上炎）、痰（痰浊流窜，经脉痹阻）及湿（膏粱厚味，生湿化热）等有关。这些发病原因并非同时出现在某一些著作及资料中，而是各个医家根据自己的临床体会侧重于某几个方面。从牙髓炎所致牙痛的病因病理来看，其病因主要为寒、热、虚三方面。如《中医口腔病证学》将牙痛病因归纳为热（外感风热、胃火上炎）、寒（风寒凝滞）、虚（虚炎上炎）三个方面。《实用中西医结合口腔病学》同意这一观点。全国高等医药院校试用教材《中医耳鼻喉科学》则将牙痛病因归纳为热（外感风热及胃火上蒸）、虚（虚火上炎）两个方面。将这些学说综合起来，就构成了完整的现代牙痛病因病机理论体系。

3. 临床病因病理

（1）风寒外袭：风寒之邪，侵犯牙体，寒凝不散，阻滞脉络，不通则痛，故而牙痛。

（2）风热侵袭：风热外袭，内入阳明，循经上炎，伤及牙齿，邪气不散，气血滞留，不通则痛，引起牙痛。

（3）胃火炽盛：胃火素盛，又过食辛辣肥甘，生热化火，胃火与积热相结，循经上炎，伤及牙体，损伤脉络，而致牙痛，导致本病。

（4）虚火上炎：先天禀赋不足，或久病伤肾，或年老体弱，肾阴亏损，虚火上炎，灼烁牙齿，骨髓不荣，牙失营养，致牙齿浮动而痛。

【临床征候】

1. 发病情况　任何年龄均可发病，季节及地域无明显差异。

2. 病史　由于牙髓炎的病因分感染性和非感染性两种。所以，因感染性病因引起的牙髓炎常继发于深龋，牙体缺损，牙周组织病及其他炎性病之后。因非感染性病因引起的牙髓炎常有化学药物刺激（如酚、酒精、硝酸银等）、物理刺激（如温度、电流及机械刺激）及创伤病史。

3. 临床症状及体征

(1)牙痛:是本病的主要症状。发病较急,牙痛程度因病情轻重而异,轻者牙痛隐隐,重者剧痛难忍,放射一侧头面等。多数遇冷热刺激或饮食时则牙痛加重,常伴有口涎外溢、口臭等。

(2)牙齿叩痛:患牙外观及牙龈多无明显异常,但叩击患牙则疼痛。患牙或有长高或高出感,饮食时易碰及患牙。以此可以判断病牙之所在。

(3)龋齿牙痛:患牙有深浅不同程度的龋蚀病灶,牙体乏泽,变黄或灰黄、黄黑等。

(4)牙痛因牙髓炎引起者,症状体征因病情所处阶段不同轻重有异,为明辨病情,以下按照牙髓炎列述如下:

1)牙髓充血(又称可复性牙髓炎):①患牙遇到冷热刺激可引起疼痛,刺激去除后立即缓解;②无自发痛;③疼痛持续时间短暂且程度较轻;④疼痛范围多局限在患牙,一般不放散;⑤牙髓活力电测定反应指标低于正常。

2)急性牙髓炎浆液期(又称症状不可复性牙髓炎浆液期):①自发性疼痛明显,阵发性加剧;②冷热刺激(尤其是冷刺激),或酸食物嵌入龋洞都会引起或加重疼痛,且刺激去除后疼痛并不消失,还会延续较长时间;③夜间疼痛加剧;④放射痛,常沿三叉神经的分布而放射至上下牙及头面部,往往疼痛不能定位;⑤牙髓活力电测定反应指标低于正常。

3)急性牙髓炎化脓期(又称症状性不可复性牙髓炎化脓期):①自发性剧烈跳痛,阵发性加剧;②热刺激可引起并加剧疼痛,而冷刺激则缓解;③夜痛加剧;④早期放射痛,不能定位,晚期可以定位;⑤牙髓活力电测定反应指标高于正常。

4)慢性增生性牙髓炎(又称无症状不可复性牙髓炎):①好发于青少年;②龋洞内有易出血的且与牙髓相连的息肉,疼痛不明显;③有较大的穿髓孔;④牙髓活力电测定反应指标高于正常。

5)慢性溃疡性牙髓炎:①有穿髓孔,其暴露牙髓表面呈溃疡;②多无自发痛,受温度刺激(过高或过低)时,或食物嵌入龋洞,均可发生剧烈疼痛;③轻探穿髓孔有轻微疼痛,重探穿髓孔则产生剧痛;④牙髓活力电测定反应指标高于正常。

6)慢性闭锁性牙髓炎:①探诊时无穿髓孔;②无明显的自发痛,但温度改变可引起疼痛,这种激发痛有放射到患侧头部、颌面部的特性,且在刺激去除后仍持续一段时间;③自发性钝痛,多发生在午后,自行发生,自行缓解;④牙髓活力电测定反应指标不定;⑤X线片显示尖周牙周膜可正常或稍加宽。

7)牙髓坏死与坏疽:①多有急慢性牙髓炎病史或外伤史;②牙冠失去光泽和透明度变色,呈灰色或黑色;③可见到深达牙髓的龋洞,并探入髓腔时无感觉;④合并感染时可有自发痛,阵发性痛及放射痛;⑤牙髓坏疽时,髓腔内腐败发臭;⑥牙髓活力电测定反应指标高于正常或无反应;⑦X线显示牙周膜正常或稍加宽。

【诊断与鉴别诊断】

1. 诊断依据 主要根据病因,症状及患牙对外界刺激的反应进行分析判断。由于牙髓炎的主要症状是疼痛,而且疼痛的特征,可以从疼痛的性质、程度、发作方式及其疼痛的时间和病程、对冷刺激的反应等来加以分析。由于患者不能明确指出患牙部位,因此,确定患牙部位是重要的,经详细检查可疑牙齿,借助牙髓活力测试,一般可确定患牙。一般具备以下特征即可做出诊断:①以牙痛为主要症状;②牙齿及牙龈外观无明显异常,或有龋蚀;③冷热刺激可诱发或加重牙痛。

2. 鉴别诊断　牙痛（牙髓炎）主要应与深龋、鼻渊（上颌窦炎）、面痛（三叉神经痛）、干槽症及颌骨恶性肿瘤压迫和侵犯神经引起的疼痛相鉴别。

（1）深龋　急性牙髓炎有自发性疼痛，深龋则无，且刺激去除，疼痛立即消失无延续。

（2）鼻渊（上颌窦炎）　急鼻渊（急性上颌窦炎）患侧面部有持续性胀痛，重者可有头颈部放射性痛或半侧头痛，午后或久坐后加重，并多有感冒史，上颌窦壁有压痛。

（3）面痛（三叉神经痛）　面痛（三叉神经痛）为电击样、阵发性疼痛，其疼痛常在接触某点（扳机点）时突然发生，温度改变不影响疼痛。

（4）颌骨恶性肿瘤压迫和侵犯神经的疼痛　当颌骨肿瘤压迫或侵犯神经时产生疼痛，在其相应的神经分布区有麻木感，尤其上颌窦、翼腭凹区的肿瘤较为隐匿，应注意检查，可拍X线片以助确诊。

（5）干槽症　干槽症常发生在拔牙4～5天后，查牙槽窝内骨外露，有臭味，可刮出灰白色死骨，温度刺激不引起疼痛。

【辨证施治】

1. 古代辨证施治观点　古代资料中有关牙痛的辨证施治内容非常丰富，在前面“沿革”部分已有论及。总的来看，在唐宋以前，论证简单，多为“有论无治”。如《素问·至真要大论篇》提出“热淫所胜”可致齿痛，但无方药。《诸病源候论·卷二十九·牙齿病种诸候》中将牙痛病因归纳为“髓虚血弱，风冷所伤”及“虫蚀牙齿”两种，而无治法方药。唐宋时期较前有所提高，但也多“有方无论”，如《备急千金要方》、《千金翼方》、《外台秘要》、《太平圣惠方》、《圣济总录》等记载大量治疗牙痛的验方，但无辨证分型及论治。元末，尤其是在明清时期医籍对牙痛的辨证施治论述较多，且较系统完整。如《李杲十书》将牙痛分为十三型，曰：“有恶寒而作痛者，有恶热而作痛者，有恶寒热而作痛者，有恶寒饮少热饮多而作痛者，有恶热饮少寒饮多而作痛者，有牙齿动摇而作痛者，有齿袒而作痛者，有齿龈为疳所蚀缺血出而作痛者，有齿龈肿起而作痛者，其齿缺少而色变为虫牙痛者，有胃中气少不能御寒袒露其齿作痛者，有牙齿疼痛而秽臭之气不可近者，痛不相同，用药也不同”。从上述十三型牙痛的症状分析来看，包括了西医学中因龋齿、牙髓炎、根尖周炎、牙龈炎、牙周炎等疾病引起的牙痛。《明医杂著》提出12种牙痛的病因和治法方药，曰：“齿痛，若因手足阳明经湿热，用东垣清胃散；若因寒入脑，脑痛齿亦痛，用羌活附子细辛汤；若因思虑伤脾，用归脾汤；若因郁火所致，用越鞠丸；若因酒肉炙煿而发，用清胃散；若因饮食伤脾，用六君子汤；若因劳伤元气，用补中益气汤；若脾胃素弱，用六君子当归升麻；若因肾经阴虚，用六味丸；若因肾经阳虚，用八味丸；若阴阳俱虚用十补丸；若脾肾虚寒用安肾丸”。《普济方·卷六十五·牙齿门》提出：“夫齿之为痛者五：一曰风热，二曰风冷，三曰毒痰，四曰恶血，五曰虫蚀”。这里将牙痛分为风热、风寒、毒痰、瘀血、虫蚀五型。《口齿类要》也将牙痛分湿热，大肠实热，六郁，中气虚，脾虚，肾阴不足、虚火上炎，肾经虚寒，风热，风寒，大寒犯脑等10证，其治法及方药与《明医杂著》基本相同。《外科证治全书·卷二·齿部证治》曰：“齿痛多在内床，内床主嚼，劳而易伤，若是肾虚，摇动不痛，痛则必是风、火、虫，风从外入，火自内出，虫又风之所化，而风痛居多，内服牙痛饮”。提出风、虫、为牙痛的主要因素，并指出与肾虚证的鉴别点。《医林改错》曰：“肾虚而牙痛者其齿肿，阳虚而牙痛者其齿涸，血虚而牙痛者其齿痒，火热而牙痛者其齿燥，虫蚀而牙痛者其齿黑，风热而牙痛者其齿肿，气盛而牙痛者其齿长，气虚而牙痛者其齿豁，气郁则牙痛者其齿肿，痰盛而牙痛者其齿木，龈烂而牙痛者其齿坚，劳役而牙痛者其齿浮”。提出了牙痛的辨证方法。《辨证录》曰："人有牙齿痛甚不可忍涕泪俱出者，此乃脏腑之火旺，上行于牙齿而作痛也。治法不泻其火，则不能取效。然火实不同：有虚火，有实火。大约虚火动于脏，实火起于腑。而实火之中，有心包之火、有胃火；虚火之中，有肝火、有脾火、有肺火、有肾火。同一齿痛，何以别之？不知各经在齿牙之间各有部位也：两门牙上下四齿同属心包也，门牙旁上下四齿属肝也，再上下四牙乃胃也，再上下四牙乃脾也，再上下四牙乃肺也，再上下四牙乃肾也，犬牙亦属肾，肾经有三牙……治病不论多寡，总以前数分治之多验。火既有如许之多，而治火之法，宜分经以治之矣。虽然，吾实有统治火之法，方用治牙仙丹：玄参一两，生地一两。水煎服。无论诸火服之均效。察其为心包之火，加黄连五分(分经加药不可不知)；察其为肝经之火，加炒栀子二钱；察其为胃经之火，加石膏五钱；察其为脾经之火，加知母一钱；察其为肺经之火，加黄芩一钱；察其为肾经之火，加熟地一两、川柏、知母亦可"，其将牙痛分为脏腑火旺，并将上下牙齿分属于心包、肝、胃、脾、肺、肾进行辨证，还提出治牙仙丹加减治疗因各脏腑火旺引起的牙痛，这种辨证分型有待今后研究探讨。《杂病源流犀烛・卷二十三・口齿唇舌病源流》将牙痛分为七型。曰："齿之为病，大约有七：一为风热痛，由外风与内热相搏，齿龈肿痛，有脓水流出，且臭秽是也，急以荆芥煎汤含漱。内服药，宜犀角升麻汤。二为风冷痛，虽痛而龈不肿，亦不蛀，日渐动摇是也，宜温风散，并以开笑散含漱。三为热痛，由肠胃间积热，故龈肿烂臭秽，宜凉膈散加酒大黄为君，知母、石膏、升麻佐。噙咽，效。内有湿热，被风冷所郁而作痛，宜当归龙荟丸。又胃中有热而痛，喜冷恶热，宜清胃散、泻胃汤。又酒家因酒热，常患牙痛，宜以冷水频频含漱。久年齿痛，黑烂脱落，必吸凉稍止，乃膏粱湿热之火所蒸也，由客寒犯脑，故齿连头而痛，宜羌活附子汤、细辛散。此与厥逆头痛略同，当参考。若寒热俱痛者，则为寒热痛，宜当归龙胆散。五为痰毒痛，由素有热，热生痰，痰流毒，痰毒灌注经络，上攻牙齿而痛，更兼痰盛咳嗽，宜二陈加细辛、枳壳、乌、姜、枣煎服，再以姜黄、荜拨等分煎汤，候温，以舌浸汤内，涎自流出。六为瘀血痛，由风热挟攻龈间，令血出瘀滞，故痛如针刺，宜加减甘露饮加升麻，或以五灵脂醋煎，含漱，效。若齿痛龋，数年不愈者，亦当作阳明蓄血治之，凡好饮者，多致此疾，宜桃仁承气汤料细末，蜜丸服之。七为虫蚀痛，由饮食余渣积齿缝间，腐臭之气淹渍，致齿龈有孔，早生其间，蚀一齿尽又蚀一齿，至如疳䘌，必杀虫而愈，宜一笑散、定痛散、蜂窝散"。较详细而全面的论述了牙痛的证治。

除上所述，明清时期医籍如《医学入门》、《外科正宗》、《古今医籍》、《证治准绳》、《景岳全书》、《串雅外编》、《医宗金鉴》等均有论述牙痛的专篇，各书有相同之处，亦有各自用药的特点，诸家不同的学术观点和临证经验，使牙痛的理论和治法更加充实而完备。

2. 现代辨证施治观点　现代有关牙痛系统的辨证论治始自中医院校试用教材《中医喉科学讲义》。该教材将牙痛分为"龋齿牙痛"、"风热牙痛"、"风寒牙痛"、"胃热牙痛"及"虚火牙痛"五型，并分别以冰片硼砂方、薄荷连翘方、苏叶散、五女煎及龙眼白盐方等进行辨证论治。此后，高等医药院校教材《中医耳鼻喉科学》将本病分为"风热牙痛"、"胃火牙痛"、"虚火牙痛"及"龋齿牙痛"，并分别以薄荷连翘方、清胃散、知柏八味丸及清胃汤加减进行辨证论治。王德鉴《中医耳鼻咽喉口腔科学》将牙痛及龋齿合论称龋齿牙痛，根据临床将其分为"外感风热"，"胃腑湿热"及"肾阴亏虚"三型，分别以薄荷连翘方加露蜂房、清胃汤加露蜂房、海桐皮及知柏地黄汤进行辨证论治。以后《中医口腔病证学》、《实用中西医结合口腔病学》、《实用中医口腔病学》、《中国传统医学丛学・中医耳鼻喉科学》等著作基本沿袭上述证治内容。

有关牙痛证治的报道不少，其中有些确富新意。如有报道提出助阳散寒法、祛风清热法、清胃泻火法、清热凉膈法、釜底抽薪法、行气解郁法、清胃滋肾法、温补脾肾法、导龙入海法、滋补肝肾法、升阳益气法等11种治法治疗牙痛。有报道将牙痛分为胃火、寒入少阴、虚火、肝郁化火等四型，分别用清胃散、六味地黄汤、麻辛附子汤及逍遥散等加减治之。另有将牙痛分为胃火牙痛、肾虚牙痛、龋齿牙痛、肾阳虚牙痛等五型。这些辨证分型对临床治疗有一定的指导意义。有报道对中医古代治疗牙痛的方药224首进行归类研究后发现，所用药物涉及249种，常用药物有39种，其中使用30次以上者有10种，分别是细辛、石膏、甘草、白芷、升麻、麝香、青盐、川芎、玄明粉、荆芥。这10种药物基本上代表了古代医家重视风、火、寒三邪导致牙痛病的病因，治疗上重视清、散、温三法的应用，这与现代对牙痛的病因认识和治疗方法基本一致。另有报道将古今名中医治疗牙痛医案63例进行统计分析，以探讨中药配伍及方证对应规律，结果发现四诊信息与中药、病因与中药、证候与中药之间有对应规律。中药链接分析显示牙痛治疗有两个核心组方，第一核心组方为浙贝母、赤芍、连翘、金银花、蒲公英、菊花；第二核心组方为石膏、知母、生地黄、牛膝、牡丹皮。两组方与中医的治疗理论非常吻合。以上两项研究对于临证选方用药有一定的指导作用。

综上所述，近代关于牙痛的辨证论治，主要分虚实两大类，虚证以脾、肾虚为主，实证以火热为主。其中尤以风热、胃火、肾虚为多数医家所赞同，由此构成了牙痛现代证治分类的基本特点。

3. 证治分类

(1)风寒外袭证

证候　牙痛轻微，吸冷气痛剧，得热则痛减，疼痛多连及头额，全身可兼有恶寒，口不渴，头痛，舌质淡红，苔薄白，脉浮数。

证析　风寒外袭，凝于牙体，经脉不通则牙痛；寒为阴邪，故遇热流散而痛缓，得冷更助其势而痛增；寒邪犯表，卫阳不固，故恶寒，口不渴；舌质淡，苔薄白，脉浮紧亦属风寒外袭之征。

治法　疏风散寒，温经止痛。

方药　麻黄附子细辛汤加苏叶、防风、桂枝、白芷。方中苏叶、防风发散风寒；附子、生姜温肾助阳；细辛、桂枝、白芷疏散寒邪，温经止痛，合方共奏辛温发散止痛之功。若痛连头额加川芎、藁本、羌活以散寒止痛；牙龈微肿加制乳香、制没药等散瘀消肿。

(2)风热侵袭证

证候　牙齿疼痛剧烈，甚或跳痛，持续不减，痛无定处，痛连颊项，得冷则痛减，受热则痛增，或牙齿龋蚀肿痛，或兼全身发热，口渴喜冷饮，舌质微红，苔薄黄，脉浮数。

证析　风热犯袭，伤及牙齿，凝滞气血，故牙痛剧烈，甚或跳痛，持续不减；风性游动，故痛无定处；风热炽盛，侵及阳明，循脉下行颊项，故见痛连颊项；风热为阳邪，得冷热缓则痛减，得热助热则痛增；风热伤齿，腐蚀牙龈，则牙齿龋蚀肿痛；风热伤表则发热，津伤则口渴喜冷饮；脉舌均为风热外感之征。

治法　疏风清热，凉血止痛。

方药　薄荷连翘方加减。方中主以金银花、连翘、黄芩、淡竹叶清热解毒；薄荷、牛蒡子疏风清热；生地、知母滋阴凉血，合方共奏疏风清热，凉血泻火以止牙痛之功。若风热较重见口鼻咽干，加桑叶、菊花以疏风清热；痛连颊项加板蓝根、蒲公英、紫花地丁以解毒消肿止痛；痛甚加制乳没、赤芍、丹皮、露蜂房以活血止痛。若口渴便秘，又当合清胃散以清胃热。

(3)胃火炽盛证

证候　牙齿剧痛，持续较久，遇热加剧，遇冷痛减，或牙齿龋蚀，牙龈红肿出血，口渴口臭，胃脘灼热胀满，便秘，尿赤，舌质红，苔黄厚，脉洪数。

证析　胃火炽盛，循经上冲，灼伤齿龈，经脉不利则牙痛剧烈，持续不减；遇冷热势减缓故痛减，遇热而热势加重则痛增；胃火上蒸，伤及牙齿、龈肉与血络，则牙齿龋蚀，牙龈红肿、出血；胃腑热盛，纳化失常，故胃脘灼热胀满；热盛津伤则口渴口臭，便秘尿赤；脉舌乃胃火炽盛之象。

治法　清胃泻火，凉血止痛。

方药　清胃汤加减。方中以黄连、石膏清阳明胃热；丹皮、生地养阴清热，凉血止痛；归身和血，升麻升散阳明邪热，合方共奏清胃泻火，凉血止痛之效。若便秘加大黄、芒硝以通腑泻热；肿连腮颊加板蓝根、连翘、金银花、蒲公英、紫花地丁、赤芍以清热解毒，凉血消肿；龈肉红肿出血加白茅根、茜草以凉血止血等。

(4)虚火上炎证

证候　牙齿钝痛或隐痛，时发时止，经久不愈，午后或夜间加重，牙齿虚浮感，或牙齿龋蚀发黑，牙龈微红肿，并见头晕耳鸣目昏，五心烦热，口舌干燥，腰膝酸软，舌红少苔，脉细数。

证析　肾阴不足，虚火上炎，热结齿龈，经行不利，则齿痛隐隐，时发时止，经久不愈；午后、夜间阳气渐弱，虚火乘机上炎，故午后或夜间疼痛加重；肾精不足，牙齿失养，则牙齿虚浮；若虚火灼烁牙齿、龈肉，则牙齿龋蚀发黑，龈肉微红肿；腰为肾府，膝为筋府，肝肾阴虚，府失精养，则腰膝酸软；脑为髓海，肾精不足，脑海失充，则见头晕耳鸣目昏；阴虚火旺，则五心烦热；阴液不足，津不上承，则口舌干燥；脉舌均为肾阴虚，虚火上炎之象。

治法　滋阴补肾，降火止痛。

方药　知柏地黄丸加减。方中以六味地黄丸滋补肾阴，知母、黄柏清降虚火；可加狗脊以增补肾壮骨之功，骨碎补以补肾固齿。若夜痛甚加旱莲草、牛膝以补肾阴；牙齿松动加制首乌、黄精、枸杞子、川断以强肾固齿。

【外治疗法】

1. 古代外治疗法述要　外治法是古代治疗牙痛运用较多较广泛的治疗方法。尤其在唐宋时期的医籍中收集了大量的外治方药。如《千金要方》、《外台秘要》、《普济方》、《圣济总录》等。古代外治法主要有咬药法、敷药法、含漱法、嗃鼻法、塞耳法、塞药法、擦牙法、烟熏法等。

(1)咬药法：即将药物作丸或用绵裹放痛牙上咬之以止牙痛的方法。如《外台秘要》巴豆丸方：巴豆十枚(去皮心，熬研膏)，大枣二十枚(取肉)，细辛一两(末)。上三味相和，研为丸，以绵裹住所疼处咬之。又如《圣济总录》载无食子散方治牙齿疼痛，以无食子(不拘多少)，捣散以绵裹一钱，当痛处咬之，有证化之。

(2)敷药法：即将药物敷在痛处以止痛的方法。如《千金要方》载：蚯蚓粪水和，作稠泥团，以火烧之合极赤如粉，以腊月的猪膏和，敷齿龈上，治齿根动痛。又如《圣济总录》载定愈散方治牙痛，乳香半两，白矾一两(烧灰)，松脂一两(熬三十尽)，丹砂半两(研如粉)，青葙子一两(熬令熟不得焦)，麝香三分(好者)，黄芪半两(锉)，琥珀一两。上八味捣碎为散，干贴疼处。

(3)含漱法：即将药物水煎后用汤含漱以止牙痛的治法。如《备急千金要方》载含漱汤治牙痛，独活三两，黄芩、川芎、细辛、荜拨各三两，当归三两，丁香一两。水煎去渣含漱，须臾吐之再含。又如《太平圣惠方》载蛇蜕散方治齿风，疼痛不可忍。蛇蜕皮半两（炙黄），吴茱萸半两（洗三遍），蚕砂（微炒），柳枝、槐枝各一分（两），上药共末，每用五钱，水煎，漱口，稍热含之，冷即吐之。

（4）嗃鼻法：即将药物塞入鼻内以治牙痛的方法。如《太平圣惠方》载阿魏园方治牙疼鼻塞。阿魏、臭黄、砒黄各一分（字），雄黄一分（字）。上药共研为散，以端午日粽子和圆，如梧桐子大。如牙痛在右边，即塞在左边的鼻中，以纸捻子塞之，合口闭气，良久即定。又如《世医得效方》载嗃鼻方治牙痛。雄黄、没药各一钱，乳香半钱，上为末，若左边痛，用少许药嗃入左鼻，又吹入左耳；如右痛嗃入右鼻，吹入右耳。

（5）塞耳法：即将药物塞入耳中以治牙痛的方法。如《太平圣惠方》载皂荚圆方治牙痛。皂荚一把，豉一合，蒜一头（去皮），巴豆七枚（去皮，麸炒微黄），上药共为细散，每用一字，绵裹如梧桐子大，随病左右纳入耳中。又如《圣济总录》载地龙散方治牙齿疼痛。地龙（去土）、延胡索、荜拨，上三味等分，捣罗为散。如左牙痛，用药一字入左耳内；右牙痛，入右耳内。又如《世医得效方》载塞耳方治牙痛。蒲黄末、乳香末、白芷末各半钱，牛黄末一钱，上和匀，以纸治药一字，紧塞耳内随左右。

（6）擦牙法：即用药物反复擦牙以治牙痛的方法。如《丹溪心法》载：防风、羌活、青盐（入肉）、细辛、荜拨、川椒，共为末，擦患处，并噙之，治牙痛甚者。又如《医方类聚》载：蒺藜一两，草乌四个，细辛半两，芫花半两，香附子二钱半（姜汁浸尤妙），青盐，上为末，擦牙，治牙痛。又如《明医指掌》载羊胫灰散治牙齿疼痛难忍。地骨皮五钱，羊胫灰五钱，石膏五钱（煅），升麻五钱，共为末，擦齿上。

（7）烟熏法　即将药物燃烧出烟，以烟熏牙痛处以治牙痛的方法。如《医心方》载：取莨菪子烧，以碗覆碗下，令碗底作孔，安竹筒当牙熏治牙痛。又如《古今医鉴》载哭来笑去散治牙痛神效。雄黄、乳香、胡椒、麝香、荜拨、良姜各等分，共细末，用纸卷药末在内作条，蘸香油点着，燎牙痛处，火灭再燃再燎，条烧尽则止。

2. 现代外治法研究述要　现代有关牙痛外治法的研究，除对上述古代外治法所用药物进行改进，并增加不少新的药物外，主要集中在中药失活剂的研制上。所谓失活法，即用化学药物封于牙髓创面上，使牙髓组织失去活力，发生化学性坏死，可以有效达到无痛操作。失活性常规用作干髓术的第一步骤，也可用作其他不保存活髓的牙髓治疗的无痛法。使牙髓失活的药物称作失活剂，西医多采用砷剂，如亚砷酸和金属砷。近年来国内对蟾酥制剂作为失活剂用来失活牙髓的研究比较成熟。研究证实，蟾酥可在短时间内使神经麻痹而达到无痛操作，时间较长后可使牙髓组织坏死，结构不清楚，但部分组织尚可辨认，有血管扩张、充血的现象。如有学者用蟾酥、熟川乌、草川乌、荜拨四种药物代替牙髓失活剂，对94例牙髓炎患者进行疗效观察，其结果失活效果良好。又有学者对117例牙髓炎患者作了同样的观察，其止痛失活率达89.7%。目前临床上常用的蟾酥失活剂有快、慢两种，其处方为：

处方一（快速失活剂）：蟾酥0.8g，信石1g，朱砂0.1g，樟脑0.1g，可卡因0.25g。将以上药物研磨，混匀后以细辛酊调为糊剂。

处方二（慢速失活剂）：蟾酥2g，草乌1.5g，荜拨1.5g，花椒适量。将以上药物共研为细末，混匀后以细辛酊调为糊剂。另外，六神丸的配方中含有蟾酥，近年有人用六神丸作为失活剂，证实有失活作用。有人用喉症解毒丸失活牙髓优良率达67.86%。

另有介绍用蟾酥液（蟾酥、白及、冰片、细辛、丁香油等）、复方蜂胶剂（蜂胶、朱砂、樟脑、石棉粉、普鲁卡因）、斑鸦失活剂（斑蝥、鸦胆子）等作为失活剂，局部应用，效果良好。

3. 外治法应用

(1)含漱法:风热牙痛用露蜂房10g,水200ml,煎汤含漱。风寒牙痛用温风散(当归、川芎、白芷、荜拨、藁本、露蜂房各3g)煎汤含漱。若肿痛不甚,喜热饮者,加羌活、麻黄、川附子各3g,温而散之。或用含漱方(荆芥、防风、薄荷各9g,金银花30g,连翘15g,甘草12g)煎汤含漱,治各种牙痛。对于牙齿疼痛伴龈肉红肿者,取紫珠草,仙鹤草各20g,加水一碗,煎数沸,去渣漱口,有清热凉血止疼之效。或用浓茶水、盐水含漱。

(2)外敷法:龋齿牙痛用复方细辛酊(细辛、良姜、荜拨、白芷、花椒、冰片各3g成粉,置于60%的酒精30ml中浸泡2天过滤而成)液棉球置于龋洞内止痛。风寒牙痛压细辛散外敷患处。胃火牙痛用花椒、胡椒、白矾(生、枯各半)、食盐(炒)各等分,共细末,敷患处。虚火牙痛用淡盐水漱口或用龙白盐方贴于牙龈痛处。

(3)嗃鼻法:取荜拨10g,细辛、白芷、良姜各5g,冰片3g。共研极细末,取少许放鼻中闻痛止。或取良姜、透骨草各等份,将药用水浸后取液,再加乙醇去蛋白,后蒸发去掉乙醇,并将药液浓缩到1/3,分装备用。用时将药水滴入鼻内,1~2分钟痛即止,对各种牙痛均有效。或用哭来笑去散(雄黄、乳香、胡椒、麝香、荜拨、良姜、细辛各等分为末),每用少许,男左女右吹鼻中立止。

(4)塞耳法:龋齿牙痛用酒精或1%碘酊棉球作成圆锥形,塞于痛侧外耳道开口处。其他各种牙痛用细辛、牙硝各3g,雄黄1.5g,牙皂2个,为末,用大蒜1枚,捣和为丸如梧子大,每用1丸,绵裹塞耳。右牙痛塞右耳,左牙痛塞左耳。

(5)烟熏法　取巴豆1个,黄烟少许(约1支烟量),把巴豆去壳研碎,卷入烟内点燃吸之,1支烟吸完为度,治各种牙痛。龋齿牙痛用韭菜子烟熏:将韭菜子、麻油放瓦钵内炒出烟,然后用漏头盖上,另一端用橡皮管引烟抵患者口中或耳中,每次持续10~15分钟。

【针灸疗法】

1. 古代记载　古代医籍资料中,运用针灸治疗牙痛的记载最早见于《内经》。如《素问·缪刺论篇》说:"齿龋,刺手阳明,不已刺其脉入齿中,立已"。《备急千金要方》载:"大迎、颧髎、听会、曲池主齿痛恶寒";"阳谷、正营、主止牙齿痛";"阳谷、液门、商阳、二间、四渎主下牙齿痛";"下关、大迎、翳风、完谷主牙齿龋痛"。《千金翼方》说:"牙齿痛,灸两手中指背第一节前有陷处七壮"。《圣济总录·治口齿灸刺法》提出:"上齿龋痛恶寒,正营主之。齿龋痛恶清,三间主之。口齿痛,温溜主之。下齿龋,则上齿痛,液门主之。齿痛,四渎主之。上牙齿龋洞,阳谷主之"。《针灸甲乙经》载:"上齿龋痛,恶风寒,正营主之;齿牙龋痛,浮白及完骨主之;齿痛,颧髎及二间主之;上齿龋,兑端及耳门主之……上齿龋痛,恶寒者,上关主之……下牙痛……大迎主之……下齿龋,下牙痛……下关主之……齿龋痛,恶清,三间主之;口齿痛,温溜主之;下齿龋,则下齿痛,液门主之;齿痛,四渎主之;上牙龋痛,阳谷主之;齿龋痛,合谷主之,又云少海主之"。《针灸资生经》及《普济方》的记载与上基本相同。《针灸大成·鼻口门》还载有"齿痛,商阳"。"牙痛,曲池、少海、阳谷、阳溪、二间、液门、颊车、内庭、吕细(在内踝骨尖上灸二七壮)"。"上牙痛,人中、太渊、吕细,灸臂上起内中,五壮"。"牙齿肿痛,吕细、颊车、龙玄、合谷"。"上片牙痛,吕细、太渊、人中"。"下片牙痛,合谷、龙玄、承浆、颊车"。《神灸经纶·首部诸病灸治》中亦载有"齿牙痛,承浆、颊车(耳垂下尽骨上是穴,三壮,如神)、肩髎(随左右灸之)、列缺(七壮立止)、三里、太渊(风牙痛)、鱼际、申脉、内庭(下牙痛)、地仓、昆仑。肾虚牙痛,出血不止,颊车、合谷、足三里、太溪"。除针灸书籍以外,在历代诸家论述中亦有不少散在记载,但其内容多无越上述内容。

2. 现代研究　在现代研究资料中，运用针灸治疗牙痛的临床报道日趋增多，且在用穴与针法方面均较古代有较大的发展。如有学者运用治牙痛新穴——牙痛灵穴治疗一切牙痛，近期疗效达95%以上。穴位：在手掌侧，当第3、第4两掌指关节之间。针法：针向上刺5～8分，强捻转或提插。若无针代以手指揉掐亦可。另有运用太冲配下关穴治疗牙痛67例取得满意疗效。治疗方法为：无论上下或左右牙齿疼痛，先取患侧足厥阴肝经太冲穴，常规消毒皮肤捻转进行，得气后风火牙痛用泻法，虚火牙痛用先泻后补法，患者出现牙痛缓解或痛止时，再配患侧下关穴，得气后留针30分钟，每10分钟行针1次。亦有提出针刺太阳、下关穴治疗牙痛取得满意效果。操作方法为：患者端坐，用30号3寸针，在太阳穴处与皮肤呈30°夹角进针，慢慢向下关透刺，进针2.5寸左右，用平补平泻手法或泻法行针，刺激量由弱到强，得气后留针20分钟，间隔5分钟行针1次。下牙痛可配合谷穴。有用针刺液门穴治疗牙痛385例，总有效率达98%。其治疗方法为：自然握拳，在手背四、五指缝尖上方约0.5cm处取穴，避开可见浅静脉，用毫针顺掌骨间隙刺入0.5～1寸。左右捻转数次，以得气为度，局部可有酸胀麻电感向臂肘或指端放射。一般先刺患侧即效，15分钟后效差者加刺对侧，留针20～60分钟，每15分钟行针1次。

在耳针方面，有运用三焦(同侧)，辅穴为神门(同侧)。先用探针(火柴头也可)在三焦区找准压痛点，再用75%酒精棉球消毒。牙痛较重者用5分毫针快速刺入反应点，年老体弱者慢刺激，年老体壮者强刺激，以不透过软骨为宜，使针感直达疼痛的牙龈部，配合神门穴，留针10～20分钟，每日1次，4天为1疗程。牙痛减轻或惧怕刺激者，则用王不留行籽按压反应点。方法是用胶布剪成0.6cm×0.6cm小方块，将王不留行籽放在胶布中央贴敷在上述穴位上，每日自行按压3～4次，使按压点有酸、胀痛的感觉，并有耳部的灼热感，4日为1疗程。

3. 临床应用

(1)体针：①风热牙痛刺合谷、下关、颊车、风池、太阳；风寒牙痛针刺合谷、下关、颊车；胃热牙痛针刺合谷、颊车、下关、内庭；虚火牙痛针刺太溪、行间，亦可指压合谷、颊车、承浆等；龋齿牙痛针刺合谷、颊车、足三里、内庭。备用穴：太溪、人中、下关、复溜。②合谷、平安穴(对耳屏与口角连线中点)。视患牙部位，加配其他穴位。如上颌前牙配四白、迎香、人中；上颌后牙配下关、颧髎、颊车；下颌前牙配承浆、大迎、颊车；下颌后牙配下关、颊车、地仓。③取合谷、下关、颊车、风池、太阳、内庭、太溪、行间、太冲或牙痛穴(位于掌面第3、第4掌骨，距掌骨横纹1寸处)。手法：捻转提插强刺激，不留针，右侧牙痛刺左，左侧牙痛刺右。合谷穴清手阳明之热。颊车、内庭、下关疏泄足阳明经气。外关、风池疏解表邪，祛风清热。行间、太冲泻肝火，太溪滋阴降火，可用于虚火牙痛。每次视病情选2～3穴。

(2)耳针：取面颊或牙痛点。可配三焦、神门、交感、上颌或下颌、口、肾等，针刺或压穴。

(3)指压法：前3齿上牙痛取迎香、人中，下牙痛取承浆；后3齿上牙痛取同侧下关、颧突凹陷处，下牙痛取耳垂与下颌角连线中点、颊车、大迎。施以按、压、揉法，以压法为主。

【按摩导引疗法】

对于顽固性牙痛患者，可让患者坐正，医者站立在背后，从患者的两耳下部开始，在通过两肩上面的筋，用两手的拇指以全身的重量从上面反复按摩几十次，手法以压法为主。

【专病专方】

1. 现代专病专方

(1)齿痛验方：细辛3g，骨碎补、连翘、赤芍、牛蒡子各9g，荆芥、薄荷、升麻各4.5g，甘草

3g。水煎服，治各种牙痛。(《江苏中医》1965，(4)：封三)

(2)牙痛验方：炙细辛1.5g，乌梅1.5～3g，白芍、川大黄各6g，元参、焦山栀、生石膏、防风、荆芥各9g，麦冬、川牛膝各12g，天冬、生地各15g，菊花30g。水煎服，治胃火牙痛。(《北京中医》1985，(6)：62)

(3)自拟胃火炽盛牙痛方：细辛3g，生石膏、荆芥、防风各9g，天冬、生地各15g，川牛膝、麦冬各12g，川大黄6g，菊花30g。水煎服。治胃火牙痛。(《北京中医》1985，(6)：62)

(4)牙痛验方：升麻6g，生地18g，防风、青皮、芒硝、丹皮、当归各10g，细辛、生石膏、甘草各3g。水煎服。大便干加大黄；痛甚加重细辛量；龈颊肿加元参、栀子；口舌生疮加黄连、竹叶、麦冬；伴咽喉肿痛加山豆根、牛蒡子。(《河南中医》1988，(增刊)：5)

(5)牙痛验方：生地、元参各30g，生石膏10～15g，龙胆草10g，细辛3g。牙龈红肿加金银花30g，连翘15g；出血加白茅根30g；痛甚加乳香、没药各10g；阴虚加熟地；虚火上炎加知母、黄柏各10g，肉桂3g；风痛甚加防风；龋齿加川椒10g，乌梅1.5g。水煎，先含漱后咽下。(《河南中医》1983，(5)：41)

(6)软脚散：治疗牙痛。川芎、白芷各9g，细辛6g，防风10g。胃热炽盛加黄连、石膏；肝肾阴虚加生地、熟地；气虚加党参；风寒加荆芥、羌活；风火加菊花、栀子、薄荷。水煎服。(《四川中医》1986，(12)：14)

(7)露蜂房汤：治牙痛。露蜂房40g，白蒺藜70g，谷精草30g，焦栀子15g，生甘草6g。加减法：胃火上蒸加石膏30g，知母20g，丹皮10g，地骨皮15g；肾虚加牛膝，海桐皮各15g，黄柏12g，生地20g；气血不足加当归、党参、白术各10g；外感风热加桑叶、菊花各10g，金银花、连翘各15g；受寒凉加细辛、荜拨、僵蚕各3g，羌活12g；若牙痛剧烈，则急用蜂房(最好是蜂房蒂)一块咬嚼，匀吞其渣。止痛速效。(《四川中医》1986，(12)：45)

(8)附子牛蒡汤：治疗阳虚郁火牙痛。熟附片(先煎)15g，牛蒡子12g，熟地、炮姜、当归、骨碎补各9g，僵蚕、地骨皮各6g，生甘草3g，水煎服。(《四川中医》1988，(1)：43)

(9)王氏牙痛方：当归、牡丹皮、白芷、荆芥各10g，生地12g，细辛3g，防风8g，生石膏16g，甘草6g。加减：若上门牙痛属心火，加黄连8g；下门牙痛属肾火，加知母8g；左上大牙痛，属胆火，加羌活、胆草各8g；左下大牙痛属肝火，加柴胡、栀子各8g；右上大牙痛属大肠火，加川大黄、枳实各6g；右下大牙痛属肺火，加牛蒡子、桔梗、黄芩各8g；上细牙痛属胃火，加川芎8g，黄连10g；下细牙痛属脾火加白术、白芍各8g。(《山东中医杂志》1983，(6)：15)

(10)自拟白玉汤加减：生地、麦冬、花粉各15g，知母、牛膝各10g，石膏30g(先煎)，元参18g，大黄9g，甘草6g。加减：兼表证者去麦冬、生地、玄参，加金银花、薄荷、荆芥；心火盛者加川黄连、栀子；牙龈肿溢脓加蒲公英、败酱、紫花地丁、金银花；阴虚火旺便干去大黄、石膏，加火麻仁、桃仁。(《广西中医药》1984，(4)：25)

(11)白芷玉女煎：生地、生石膏各20～30g，知母、麦冬、白芷、牛膝各10g，连翘、赤芍、两面针各12g，甘草6g。加减：兼风热表证者加二花、薄荷、牡丹皮；兼风寒表证者去麦冬、石膏，加荆芥、防风、羌活、细辛；偏胃火炽盛加黄连、升麻、天花粉；偏肾阴不足，加熟地、生地、牡丹皮、骨碎补；阳明腑实加大黄；若牙痛甚或龋齿痛加蜂房、细辛；齿衄加牡丹皮、白茅根；牙龈面颊肿痛加蒲公英、夏枯草；有痛肿者，加二花、天花粉。水煎服。(《广西中医药》1990，(3)：27)

(12)自拟引火汤：治疗火邪牙痛。荜拨10g，细辛3g，知母12g，黄柏10g，生地、元参、麦冬各20g，牛膝30g。加减：实火牙痛加生石膏40g；虚火牙痛加骨碎补15g。水煎服。(《云

南中医杂志》1989,(2):49)

(13)牙痛饮:石膏 20g,生地 10g,荆芥、薄荷、防风、天麻、甘草各 6g,升麻、前胡各 5g。加减:肾虚加熟地;兼寒加细辛;齿龈红肿加金银花、羌活;牙齿干燥去升麻、前胡,加玄参;牙龈溃烂去前胡、升麻,加木通、栀子。水煎服。(《湖北中医杂志》1985,(1):17)

(14)三才封髓丹加减:用于虚火牙痛。天冬、人参、砂仁(后下)各 6g,熟地黄 10g,黄柏 12g,炙甘草 3g。牙齿松动加补骨脂、白薇各 9g;火旺者,加玄参 6g,知母 9g;精亏甚加龟甲 6g,枸杞子 9g,并重用熟地。日 1 剂,水煎服。(《现代中西医结合杂志》2008,17(8):1199)

2. 古代专病专方

(1)防风饮:治齿痛舌痒,食物不得。防风(去叉)、升麻、桂(去粗皮)、白石脂(研)、当归(切焙)、槟榔(锉)、桑根白皮(锉炒)、干木瓜、人参、黄连(去须)、羌活(去芦头)、芎䓖(锉)、天雄(炮裂去皮脐)各二两,黄芩一两(去黑心),远志半两(去心)。上一十五味精捣筛。每服三钱匕,以水一盏,生姜五片,煎取七分,去渣。温服。(《圣济总录·牙齿疼痛篇》)

(2)安肾丸:治牙齿疼痛浮肿。补骨脂(炒)、胡芦巴(炒)、茴香(炒)、川楝子(炒)、川续断(炒)各三两,桃仁(麸炒,去皮尖,别研)、杏仁(如上法)、山药(炒)、白茯苓各二两。上为末,蜜丸桐子大,盐酒下五十丸。(《三因极一病证方论·齿病证治》)

(3)清上防风散:治风热上攻之牙齿闷痛。防风、细辛、薄荷叶各一两,川芎、独活、荆芥、天麻、甘草、白檀香、白芷各半两,片脑子一钱。上为末,入脑子再研匀细。每服二钱,淡茶清调匀。稍热漱冷吐,不计时候。如觉头昏目眩,牙齿肿闷,用热清茶调三钱,食后服亦得。(《普济方·牙齿门·齿风肿痛》)

(4)加味清胃散:治胃火牙痛。当归尾二钱,生地黄三钱,牡丹皮三钱,升麻四分,黄连六分,加防风一钱五分,荆芥一钱,软石膏三钱。上锉一剂,水煎服。若牙颧额半边痛者,加防风、羌活、白芷、细辛;若牙齿脱而出血者,加扁柏叶、黄芩、荆芥、栀子;若虚损入牙痛者,加黄柏、知母、人参、甘草;若满口浮而痛,不能力嚼者,加连翘、元参、芍药。小儿牙疳者,乳母服,加天花粉、元参、白芷。醇酒厚味,唇齿作痛或牙龈溃烂,连头而颈项作痛者,并加犀角(现用水牛角)、连翘、甘草;胃气具痛,加草豆蔻、细辛、防风、牛胫骨灰,去牡丹皮。(《寿世保元·牙齿》)

(5)清胃饮:治阳明热壅牙痛。石膏、栀子、黄连、黄芩、当归、生地、白芍、苍术各一钱,青皮八分,细辛、藿香、荆芥穗各六分,升麻五分,丹皮、甘草各四分。水二钟,煎八分,食后缓缓含饮之,效。(《景岳全书·齿牙》)

(6)抽薪饮:治胃火牙痛热甚者。黄芩、石斛、木通、栀子(炒)、黄柏各一二钱,枳壳钱半,泽泻钱半,细甘草三分。水一钟,煎七分,食远温服,内热甚者冷服更佳。(《景岳全书·齿牙》)

(7)大清饮:治胃火牙痛热甚者。知母、石斛、木通各一钱半,石膏(生用)五七钱,水一钟半,煎七分。温服或冷服。(《景岳全书·齿牙》)

(8)连翘汤:治一切牙痛。黄芩、黄连、当归、赤芍各一钱五分,连翘一钱,天花粉、玄参各七分,枳壳五分。用水二两煎八分,食远服。(《外科大成·牙痛》)

(9)加味凉膈散:治湿热牙痛。石膏、升麻、淡竹叶。水煎加蜜调服。治牙痛久不愈,诸药罔效者,只用石膏一两,升麻五钱,水煎服,效。(《外科大成·牙痛》)

(10)犀角升麻汤:治风热牙痛。犀角(现用水牛角)一钱半,升麻、羌活、防风各一钱,川芎、白芷、甘草、黄芩、白附子各五分,日二服。(《杂病源流犀烛·口齿唇舌病源流》)

(11)温风散:治风冷牙痛。当归、川芎、细辛、白芷、荜拨、川椒、香附、蜂房各一钱。水煎服,并含漱。(《杂病源流犀烛·口齿唇舌病源流》)

(12)当归龙荟丸:治内有湿热,被风冷所郁牙痛。龙胆草、当归、芦荟、甘草、黄芩、荆芥、生地、赤芍、菊花。(《杂病源流犀烛·口齿唇舌病源流》)

(13)葛根白虎汤:治阳明实热证牙痛。葛根二钱、石膏五钱,花粉三钱,石斛三钱,连翘一钱五分,薄荷一钱,防风一钱,桔梗一钱,淡竹叶二十张,白茅根五钱。水煎服。(《医醇賸义·齿痛》)

(14)清热胃火煎:治肾亏而夹有胃火牙痛。生地六钱,龟甲八钱,花粉三钱,石斛三钱,薄荷一钱,葛根二钱,连翘一钱五分,桔梗一钱,甘蔗三两同煎,水煎服。(《医醇賸义·齿痛》)

(15)牙痛饮:治风热牙痛。石膏四钱(研),升麻一钱五分,大生地五钱,防风、薄荷叶、荆芥穗、前胡、天麻各二钱,甘草一钱(生)。上水煎,食后热服,避风。如牙肿加金银花、羌活各二钱;如牙燥去升麻、前胡,加元参一钱五分;如牙烂去前胡、天麻,加木通、栀仁各一钱五分。(《外科证治全书·齿痛》)

【预后与转归】

1. 本病若及时进行早期牙髓或其他治疗,可终止其发展,恢复患牙的功能,且牙体组织破坏少,患者痛苦少,而且疗效也好。

2. 若未及时治疗或方法不当,感染继续向深部发展,引起牙痈、牙槽风等证,甚至导致牙体丧失,给患者造成严重痛苦。

【护理与预防】

1. 注意口腔卫生,饭后漱口,早晚刷牙,保持牙齿洁净。

2. 及时治疗口腔疾病,如龋齿、牙宣等。

3. 患者应进流质或半流质饮食,温度适宜,富有营养且易消化的食物。

4. 忌食过甜过酸食物,以免受刺激而加重病情。

【参考资料】

1. 1998年前参考资料见第1版,此略。

2. 欧阳志强,等. 名中医牙痛医案63例中药配伍及方证对应规律研究. 江西中医学院学报,2007,19(5):88

3. 左大鹏. 三才封髓丹治疗虚火牙痛96例. 现代中西医结合杂志,2008,17(8):1199

4. 高建荣,等. 治疗牙痛方药中医文献研究. 江苏中医药,2003,24(10):47

第二节 牙 痈

【概述】

1. 涵义 牙痈是指发生在牙龈处的痈肿,以牙龈疼痛、红肿、溢脓为主要特征。本病是口腔的常见病之一,任何年龄均可发病。牙痈一般与痈肿破溃后肿消痛减,收口而愈。若久而不愈,疮口不收,则时常溢脓而成牙瘘。类似于西医学的急性根尖周脓肿或牙周脓肿。智齿冠周炎(牙咬痈)亦可参考本病论治。

2. 释名 牙痈在历代文献资料中又称为牙痈风、附牙痈、牙蜞风等。

(1)牙痈:《咽喉脉证通论》首先提出牙痈病名,认为:"此证因劳心过度或食物毒热,鼓动阳明胃经之火，发于牙龈。其状如豆大，或如指大，紫色肿硬，疼痛难忍，或头疼发热憎寒”。

(2)牙痈风：《重楼玉钥》称本病为牙痈风，其曰：“牙痈风，牙医生节是牙痈”。

(3)附牙痈：见《证治准绳·疡医·卷之三》。其曰：“或问牙根生痈何如？曰：此名附牙痈，属足阳明胃经所致”。《杂病源流犀烛·卷二十三·口齿唇舌病源流》亦曰：“有牙痈，名附牙，由阳明热毒者，必先刺出恶血，后服药，宜清胃散，黄连消毒饮”。

(4)牙蜞风：见《尤氏喉科秘书》。其曰：“牙痈一名牙蜞风，初起有一小块，生于牙龈肉上，或上或下，或内或外，其状高硬”。《医碥》亦曰：“牙痈，俗名牙蜞，初起龈肉或上或下，或内或外，肿硬成条是也”。

3. 沿革　隋《诸病源候论》虽无牙痈病名，但根据本病牙龈肿胀的临床特征，本书所述“齿断肿候”与此相近。其曰：“手阳明之脉入于齿，头面有风，风气流入于阳明之脉，与断间血气相搏于齿，故成肿”。认为本病牙龈肿胀为风邪入侵阳明所致。《咽喉脉证通论·牙痈第十八》首先提出牙痈病名，并对本病的病因病机及症状特征进行了描述。明代无新的进展，只在《证治准绳·疡医·卷之三》提出牙痈之别名为附牙痈，并认为本病是阳明胃经热毒所致。同期陈实功的《外科正宗》有本病的外治法的记载，曰：“牙痈……肿高软者，内必有脓，用针刺破，出脓自愈”。清代，对牙痈有了较全面的认识，许多医家对前人提出的脾胃之火及外邪风热所袭的病因及症状进行了反复论证，内容更加充实。另外，沈金鳌《杂病源流犀烛·卷二十三·口齿唇舌病源流》增加虚火学说，药用滋阴抑火汤治疗。《图注喉科指掌·卷四》及《尤氏喉科秘书》分别提出“牙梃”和“牙蜞风”等牙痈的别名。同时，《外科证治全书》、《医宗金鉴》、《重楼玉钥》、《医学心悟》等对牙痈均有专章论述，丰富了牙痈的理论，使之更加完备。

新中国成立后，全国高等医药院校试用教材《中医耳鼻喉科学》将牙痈正式纳入教材，作为一个独立的病名加以应用，此后，各家著述大多列有牙痈之症，在病症学方面达成了广泛的共识。

【病因病理】

1. 古代病因病理学

(1)风热邪毒上犯学说：牙痈的病因病理最早认为是风热流于阳明之脉，热毒壅盛，循经上犯，令气血相搏，结聚牙龈，而致牙痈。如《诸病源候论·卷二十九·牙齿病诸候》齿断肿候曰：“手阳明之脉入于齿，头面有风，风气流于阳明之脉，于断间气血相搏，故成肿”。《圣济总录·卷一百二十》曰：“足阳明之脉起鼻之交頞中，傍约太阳之脉下循鼻外，入于齿中，手阳明之脉其支者，从缺盆上颈贯颊，下入齿缝中，若其经虚，风热所袭，传流齿牙，攻注牙龈，则致肿痒甚者，与龈间津液相搏，化为脓汁或血，宣而不已”。这种风热邪毒上犯学说，一直沿用至今。

(2)阳明热毒上攻学说：《证治准绳·疡医·卷之三》曰：“或问牙根生痈何如？曰：此名附牙痈，属足阳明胃经热毒所致”。《咽喉脉证通论·牙痈第十八》亦认为：“牙痈，此证因劳心过度或食物毒热，鼓动阳明胃经之火，发于牙龈”。《疮疡经验全书·卷一》亦曰：“牙边生痈如豆大，此脾胃两经火也”。这些论述都说明阳明热毒，上攻龈肉，腐败成痈，可致牙痈。

(3)脾胃湿热上蒸学说：《医学心悟·牙痈》曰：“牙边胀痛，如豆大，脾胃两经湿热也”。明确提出脾胃湿热，上蒸牙龈，龈肿成痈如豆大，而致牙痈。

(4)阴虚内热学说：有的医家认为素体阴虚内热，上灼牙龈，亦可引起牙痈。如《杂病源流犀烛·卷二十三·口齿唇舌病源流》说：“有牙痈，后颊车穴闭，口不能张，有体属阴虚内热，脉细数上出，其病在络，药饵一时难效”。

综上所述，古代医家对牙痈的病因病理有着较全面的认识，已形成较完整的理论体系，为现代认识与研究本病的病因病理奠定了基础。

2. 现代病因病理学说　现代著作与资料中，有关牙痈的病因病理学说研究主要有以下几个方面。

(1)秽毒郁结，风邪外袭，脾胃蕴热学说：《中医口腔病症学》、王德鉴《中医耳鼻咽喉口腔科学》将本病的病因病机归纳为三个方面：一是秽毒聚结；二是风邪外袭；三是脾胃蕴热。

(2)风热与胃火交蒸学说：高等医药院校教材《中医耳鼻喉科学》提出牙痈由“风热与胃火交蒸于牙龈，腐肉成痈”而致。认为由于平素对牙齿保护不当，牙体已被龋蚀，或有裂损，使风热邪毒得以侵袭，引动脾胃积热循经上冲，风热与胃火交蒸于牙龈，腐肉成脓，形成牙痈。

(3)正虚邪实学说：《实用中医口腔病学》认为本病除因胃火上攻外，还可由于患者体质虚弱，正虚邪实，一旦外邪侵袭，即引动宿邪，邪盛正虚而发本病。

总之，牙痈的病机不外秽毒结聚、胃火上攻、外感风热邪毒及正虚邪实等几个方面。

3. 临床病因病理

(1)风热外袭：龋齿日久，秽毒郁结，复受风热邪毒侵犯，内外合邪，上冲牙龈、齿根，气血壅滞，化腐成脓，形成本病。

(2)脾胃火盛：过食辛辣炙煿，脾胃蕴热，郁而化火生毒，火毒循经上炎，积聚牙龈齿根，腐肉成脓，而致牙痈。若火盛不散，延及腮颊，则腮颊肿痛，甚成牙瘘。

(3)正虚邪实：牙痈久治不愈，或失于治疗，病久致虚，气虚血弱，疮口难敛，脓汁清稀，经常溢脓，形成牙瘘。

【临床征候】

1. 发病情况　无年龄、季节、地域差别。

2. 病史　可有牙痛(牙髓炎)、或齿龈反复肿胀病史。

3. 牙龈肿胀　是牙痈的主要症候。初期牙龈及根尖周围黏膜肿胀不明显，逐渐出现单个或多个齿龈肿胀，或牙龈起一小硬块，坚硬焮红，胀热跳痛，触痛明显；甚见口唇、腮颊、眼睑或颌下肿痛。脓肿成熟后，龈肉变软而肿胀减轻；脓肿溃破后，脓尽则肿消痛止，收口而愈。

4. 牙痛　初期仅感患牙木、麻、胀、钝痛，当咬紧牙齿时感到舒服。后期疼痛渐加剧，不能咬合，且有自发性、持续性、固定性牙痛，牙齿有浮出感，伸长感。当形成根尖脓肿时又可出现持续性跳痛，以后脓溃痛消。其中咬合痛，浮出感，伸长感是本病的特有症状。

5. 牙齿松动　为本病的主要症状之一，因牙周组织炎症水肿，形成不同程度牙齿松动。当红肿消退后，此肿牙齿松动度可恢复。

6. 全身症状　全身可伴有不同程度发热，白细胞升高，颌下淋巴结肿胀、压痛等。

【诊断与鉴别诊断】

1. 诊断依据　①发病急，患牙有浮出或伸长感觉，疼痛，咀嚼时痛更甚，触动患牙则痛剧；②牙龈局限性红肿，坚硬高肿，焮红疼痛，牙齿松动；③严重者可累及腮颊，引起腮瘘，或唇部肿胀，颌下臖核肿大、压痛。

2. 鉴别诊断　本病应与牙咬痈、龋齿牙痛相鉴别。

(1)牙咬痈：发生在牙尽头处，除红肿疼痛化脓外，尚有张口困难，而本病则无。

(2)龋齿牙痛：以牙体蛀蚀龋坏为主，不伴有龈肉红肿化脓。

【辨证施治】

1. 古代辨证施治观点　古代医著中对牙痈的病因病理从脾胃两经的病变论述者居多。早在隋代《诸病源候论·卷二十九·牙齿病诸候》认为："风气流于阳明之脉与龈间血气相搏"，即脾胃两经热毒壅盛，循经上犯，令气血相搏，结聚牙龈所致。《疮疡经验全书·卷一》和《证治准绳·疡医·卷三》均认为本病因脾胃经火热引起。另有医家认为素体阴虚内热和劳心过度，过食辛热之品，亦能引致牙痈。如《杂病源流犀烛·卷二十三·口齿唇舌病源流》认为"属阴虚内热"。而《咽喉脉证通论·牙痈第十八》则认为"因劳心过度或过食热毒物"而发。这些观点及论述，给牙痈的辨证治疗提供了有价值的理论。牙痈的论治大部分是针对脾胃两经用药，结合针刺及外用药而取效。如《疮疡经验全书·卷一》、《证治准绳·疡医·卷三》、《杂病源流犀烛·卷二十三·口齿唇舌病源流》、《重楼玉钥·诸证补遗》都采用石膏、黄芩、黄连、生地、牡丹皮、升麻等清热泻火之药，这些药物对牙痈初期效果显著。《医宗金鉴·外科心法要诀·齿部》将牙痈辨证为"阳明胃经热毒"，治疗"初宜服荆防败毒散；大渴烦呕者，蟾酥丸汗之；便秘者，双解贵金丸下之"。对于牙痈治疗有一定参考价值。

2. 现代辨证施治观点　现代有关牙痈的辨证施治始自全国高等医药院校试用教材《中医耳鼻喉科学》。该教材将牙痈分为"风热邪毒，引动胃火上炎"一型，而在治疗上提出初期以清热解毒为主，药用五味消毒饮加减。若久治不愈，反复溢脓，疮口不收者，又宜补气益气，托里排脓，方用托里消毒散、八珍汤等。以后《实用中医口腔病学》同意上述观点，其分型治疗与《中医耳鼻喉科学》基本相同。王德鉴《中医耳鼻咽喉口腔科学》将本病分为"秽毒结聚"，"风热邪毒侵袭"及"脾胃火盛"三型，分别以五味消毒饮、疏风清热汤及清胃汤加减治疗。《实用中西医结合口腔病学》又在上述各著作分型的基础上，结合临床实际，将本病分为"风热邪毒侵袭"、"脾胃火盛"及"正虚邪实"三型，分别以银翘散与五味消毒饮、清胃汤合仙方活命饮及托里消毒散加减治之。

综上所述，本病之初期，多为风热侵袭，或秽毒结聚；中期病情加重，多为脾胃火盛；后期正虚邪实，疮口久不收敛，而致牙漏，治疗时应辨证用药分别治之。

3. 证治分类

(1)秽毒结聚证

证候　牙痛反复发作，龈肉红肿成痈，或溢脓，牙齿叩痛较轻，每因口腔不洁时而发病；可有高烧，乏力，头痛，食欲不振，唾液多而黏稠，颌下臀核肿大，舌质红，苔薄黄，脉数。

证析　素有龋齿，日久失治，秽毒从龋洞窜及齿根，腐灼龈肉，壅遏气血，故牙痛反复发作，龈肉红肿成痈，或溢脓，叩痛；口腔不洁，则邪毒易于犯袭牙龈，故每因口腔不洁而病；邪毒炽盛，弥散周身，故有高热，头痛乏力，食欲不振；邪热迫津外泄，则唾液多而黏稠；邪毒窜及颌下，则颌下臀核肿大；舌质红，苔薄黄，脉数为热毒壅盛之征。

治法　清热解毒，消肿止痛。

方药　五味消毒饮加减。方中主以银花清热解毒为主；辅以紫花地丁、紫背天葵、蒲公英、野菊花以助清热解毒之力，以消牙痈之肿痛；红肿疼痛较甚者，加赤芍、牡丹皮以活血止痛；发热头痛明显者，合用银翘散加减。

(2)风热侵袭证

证候　牙龈红肿成痈，灼热疼痛，不能咀嚼，得凉则痛减，流涎黏稠，颌下有臀核触痛，可有发热恶寒，口渴，舌尖红，苔薄黄，脉浮数。

证析 风热之邪客于牙龈，壅遏气血，故见牙龈红肿成痈，灼热疼痛，不能咀嚼，得凉则减；风热客袭，营卫失和，故有发热恶寒，口渴；舌尖红，苔薄黄，脉浮数亦为风热侵袭之象。

治法 疏风清热，解毒消肿。

方药 银翘散与五味消毒饮加减。方中主以银花、连翘以清热解毒；辅以牛蒡子、薄荷、竹叶、荆芥、豆豉解表清热；紫花地丁、蒲公英、野菊花、紫背天葵以助清热解毒，消肿止痛之力；芦根保津，桔梗宣肺，甘草调和药性，合而有清热解毒，疏风解表，祛腐消肿之功。

(3)脾胃火盛证

证候 牙龈红肿疼痛，流脓，量较多；烦渴冷饮，口臭，大便秘结，多食善饥，舌质红，苔黄厚，脉洪数。

证析 脾胃热盛，灼伤脉络，肉腐化脓，故见牙龈红肿疼痛，流脓，量较多；火盛耗伤胃阴，故口渴喜冷饮；火能消谷，故有多食善饥；胃热上蒸，故口臭；热伤津液，故便秘；舌质红，苔黄厚，脉洪数均为脾胃火盛之征。

治法 清胃泻火，解毒排脓。

方药 清胃汤加减。方中生石膏清热泻火，以清胃热为主；生地、牡丹皮清热凉血，黄芩、黄连清热泻火解毒；升麻散火解毒，与黄连相配，使上炎之火得散，内郁之热得降，并为阳明引经药。如大便秘结可加大黄，以导热下行。

(4)正虚邪实证

证候 牙痈久治不愈，疮口难敛，久不受口，脓汁清稀，并见神疲乏力，声低气短，食少纳差，舌质淡白，脉细无力。

证析 牙痈失治，耗伤气血，或患者体弱，气血不足，正不胜邪，故牙痈疮疡难敛，脓汁清稀；舌质淡白，脉细无力为气血亏虚之象。

治法 补益气血，托里透脓。

方药 托里消毒散加减。方中以党参、茯苓、白术以补气健脾而化生气血；当归、白芍、川芎养血活血；黄芪、肉桂益气助阳；麦冬养心除烦，远志宁心安神；桔梗、白芷、皂角刺去腐生肌，使疮口收敛而愈。

【外治疗法】

1. 古代外治疗法述要 外治法是古代治疗牙痈的主要治疗方法，尤其在唐宋以后外治方药大量涌现，且治疗种类繁多，其中以外敷、针刀刺血放脓为多用。

(1)外敷法：古人常将药物捣碎研粉外敷，或吹药于患处，每日2～3次。如《太平圣惠方》载外敷青黛散、铜青散、鲫鱼散等治齿漏疳，出脓血不止。《小儿卫生总微论方》载用桃红散外敷或揩贴治牙痈肿烂痈血。《奇效良方》载用湿纸片蘸麝香散治齿漏疳。《张氏医通》载用人中白、青黛、冰片、玄明粉为散掺之，治牙疳肿腐作痛。《医徧》载用口疳药吹之治牙痈。《医宗金鉴·外科心法要诀·齿部》主张将牙痈肿处刺破，再撒以冰硼散等。

(2)针刀刺血放脓：古人常以针刀刺血放脓治疗牙痈后期脓成之时。如《证治准绳·疡医·卷之三》中有“附牙痈……或刺出恶血则愈”的记载。《外科正宗》中也指出：“肿高软者，内必有脓，用针刺破，出脓自愈”。《杂病源流犀烛·卷二十三·口齿唇舌病源流》提出：“牙痈，名附牙，由阳明热毒者，必先刺出恶血”。《重楼玉钥》载治牙痈风“皆可用破皮针，针去脓血自效”等。

2. 现代外治法研究述要 现代有关牙痈外治法的研究资料较少，从搜集到的资料来看，大多重复古代外治法的内容，这可能与本病西医学治疗效果较好，且方法简便，多采用中西医疗法治疗有关。故此不再赘述。

3. 外治法应用

(1)涂药法:牙痈初起,牙龈红肿硬痛,可用冰硼散、六神丸、珠黄散、麝黄散,每日数次,涂于肿胀牙龈处。

(2)敷药法:若疼痛波及腮颊部,外敷如意金黄散,以消肿止痛。牙痈已溃,可用珠黄散外敷,以清热祛腐生肌。

(3)手术法:脓成不溃者,切开或刺破排脓,去除脓血,再搽冰硼散或锡类散。若牙痈反复发作或溃后久不收口而成牙瘘者,去净腐肉,内置消肿化腐散等。

【针灸疗法】

1. 古代记载　由于古代医家对本病的认识较晚,且大部分医家把此病归于龋齿牙痛范畴,故有关牙痈的针灸治疗记载较少。《外科大成》曰:"牙痈……或灸外踝骨尖三壮"。《备急千金要方》载:"风齿疼痛,灸外踝上高骨前交脉三壮"。《针灸大成》载:"龈痛,角孙、小海"。"牙疼,曲池、小海、阳谷、阳溪、二间、液门、颊车、内庭、吕细(在内踝骨尖上灸二七壮)"等。

2. 临床应用

(1)体针:针刺太阳穴止痛。选合谷,颊车,下关等,针刺用泻法,留针10～20分钟。或针刺液门以治疗牙痈。方法:自然握拳,在手背四、五指缝尖上方约0.5cm处取穴,避开可见浅静脉,用毫针顺掌骨间隙刺入0.5～1寸,左右旋转数次,以得气为度。局部可有酸胀麻电感,向臂肘或指端放射。一般先刺患侧即效。15分钟后效差者加刺对侧。留针20～40分钟。每15分钟行针1次。出针后稍压针眼片刻,以防出血。

(2)耳针:取喉、牙、上下颌、神门等,针刺或压穴。

【专病专方】

1. 现代专病专方

(1)口炎宁冲剂:生石膏、知母、板蓝根、玄参、芦根、儿茶、青蒿、生地、木通、淡竹叶、甘草。每剂生药制成冲剂90g,成人每日90g,分三次服,小儿老人酌减。用于急性根尖脓肿,急性牙周脓肿等。(《口腔医学》1989,(2):66～68)

(2)消瘀清热汤:生地、牡丹皮、赤芍各15g,红花6g,黄芩、白芷、荆芥、防风、牛蒡子各10g,薄荷6g,甘草5g,水煎服。用于急性根尖周炎。齿龈肿胀明显加桃仁;热盛便秘加大黄;肿胀波及头面者加生赭石、牛膝或双钩藤、僵蚕、夏枯草;有脓肿形成者加蒲公英。(《中国中医秘方大全》1988)

(3)猫眼草、火炭母、十大功劳叶、崩大碗各30g,水煎服,以清热利湿消肿,主治牙痈。(王德鉴《中医耳鼻喉科学》)

(4)夏枯草(全草)90g,水煎分数次含漱,主治牙痈。(中医研究院《常见病验方研究参考资料》)

2. 古代专病专方

(1)桃红散:治牙痈肿烂脓血。朱砂一钱(研水飞),绿豆粉一两,硼砂半钱,脑、麝各一字。上为末,每用一字敷患处,或揩贴之。(《小儿卫生总微论方·牙齿病论》)

(2)神功丸:治多食肉人口臭不可近,牙齿疳蚀,牙龈肉将脱,牙齿落血不止。兰香叶(若无,藿香代之)、当归身、藿香(用叶)、木香各一钱,升麻二钱,生地黄(酒洗)、生甘草各三钱,黄连(去须择净酒洗,称)、缩砂仁各五钱。上同为细末,汤浸,蒸饼为丸如绿豆大。每服一百

丸，或加至两百丸止，白汤下，食远服。（《兰室秘藏》）

（3）黄连消毒饮：治阳明热毒牙痈。黄连五分，黄芩五分，黄柏（酒洗）人参五分，知母四分，羌活一钱，独活五分，防风五分，藁本五分，连翘一钱，黄芪一钱，甘草（炙）五分，当归身一钱（酒洗），生地黄一钱（酒洗），陈皮五分（不去白），甘草梢五分（生），泽泻七分，当归梢五分，防己五分（酒洗），苏木五分，桔梗一钱。凡所用之药用酒洗，并入酒煎者，用酒热为因为使。（《医宗金鉴·外科心法要诀》）

【预后与转归】

1. 预后　牙痈因风热邪毒侵袭，或脾胃火盛而致者，早期选用疏风清热或清泻胃火之法，使邪毒消于未成脓阶段，大部分患者可得到理想的效果。

2. 转归　牙痈失治，或正不胜邪，可发展为溃口不收，日久变成牙瘘。

【护理与预防】

（1）注意口腔清洁卫生，经常漱口，饮食后尤要漱口。

（2）平素少食炙煿辛辣之食物，避免脾胃火盛而发生牙痈。

（3）患病时应进食易消化之食品，忌粗硬，以免加重病情。

（4）若有龋齿、牙疔等疾病应及时治疗，及早防治龋齿是预防牙痈发生的根本方法。

（5）患病后不论已溃或未溃均忌挤压，切开后用漱口药漱涤，保持口腔清洁。

（6）对丧失咀嚼功能的残冠、残根，应及时拔除。

（7）坚持体育锻炼，促进全身及局部的血液循环，增进机体免疫能力。

第三节　牙　　宣

【概述】

1. 涵义　牙宣是指牙龈红肿疼痛，或龈肉萎缩，牙根宣露，牙齿松动，经常渗血溢脓为特征的疾病。其病变包括牙龈等在内的牙齿支持组织所患的疾病。其中大部分为慢性病。早期症状不明显，仅感牙龈发痒，牙齿浮起感，咀嚼无力等，易被忽视；继而牙龈红肿出血，龈下有坚硬的牙结石，牙周袋形成，牙龈萎缩，亦可有脓液从牙周袋溢出，牙根暴露，牙齿松动。若治疗不及时，日久可致牙齿自行脱落。严重者可波及全口牙齿。是一种最常见的口腔疾病，其发病率极高。西医学中的牙周组织病与本病相类似。

2. 释义　牙宣在历代文献资料中有很多的记载，大部分是以症状命名的。如齿龈宣露、齿动摇、齿挺、食床、牙衄等。

（1）牙宣：宣，《辞海》中释为"显示"之意。指牙龈萎缩后，牙根显露于外的意思。出自《仁斋直指方论·卷二十一·齿病论治》曰："荆槐散，治牙宣出血或痛"。《疮疡经验全书·卷一·牙宣图说》又有"牙宣为脾胃中热涌而宣露也"的记载。《中医喉科学·牙宣》指出："本病以龈肉萎缩，牙根宣露，经常渗出血液或脓液为特征，故名牙宣。"

（2）牙衄：见《外科证治全书·卷二·齿部证论》。其曰："牙衄，齿缝出血，无论大人小儿，当别虚实治之"。《医宗金鉴·外科心法要诀·齿部》指出："牙衄牙缝内出血，胃肾二经虚实热，实多口臭牙坚牢，虚则反此当分别"。牙齿间牙龈渗血，是牙宣的主要症状之一。

（3）牙泻：见《喉牙口舌各科秘旨·三·牙部》。其曰："牙泻，即牙根流血。草决明煎水含，数次即愈"。指牙根部渗血，即牙衄。

（4）牙泄：见张觉人《外科十三方考·牙泄》。其曰："此证牙龈肿痛，用水漱口，则满牙齿流血不止，故名牙泄。治法以止血为主"。即指牙龈出血。

(5)牙漏：见《外科证治全书·卷二·齿部证治》。其曰："牙漏，患牙证久不愈，齿缝出脓，甚至齿落……外吹珍珠散，内服滋阴降火之剂，归芍地黄汤加元冬、麦冬"。指牙宣引起的牙龈溃脓。

(6)牙缝出血：见《景岳全书·卷二十八·齿牙》。其曰："凡火者，必在牙床肌肉间，或为肿痛，或为糜烂，或为臭秽脱落，或牙缝出血不止，是皆病在经络"。《外科正宗·牙缝出血第六十九》亦曰："牙缝出血，阳明胃经实火上攻而出也。又有胃虚火动，腐烂牙根，以致淡血常常渗流不已。实火清胃散、楝果裘塞之，虚火芦荟丸、人中白散搽自愈"。即牙齿间牙龈出血，同牙衄。

(7)齿衄：《景岳全书·卷三十·血证》曰："血从齿缝牙龈中出者，名为齿衄"。《证治准绳·杂病·第三册·诸血门》亦曰："血从齿缝中或齿龈中出谓之齿衄，亦曰牙宣"。衄，出血。齿衄，指齿龈间出血。

(8)齿挺：指齿根显露挺出。如《诸病源候论·卷二十九·牙齿病诸候·齿挺候》曰："手阳明之支脉入于齿，头面有风冷传入，其脉令龂齿间津液化为脓汁，血气虚竭，不能上荣于齿，故齿根露而挺出"。

(9)齿槁：《素问·上古天真论篇》曰："丈夫……五八肾气衰，发坠齿槁"。指牙根显露，根色枯白等现象。

(10)齿垢：《南病别鉴·卷上·齿垢》(出《温热经纬·卷三》)曰："若齿垢如灰糕样者，胃气无权，津亡而湿浊用事，多死。齿垢由肾热蒸灼，胃中浊气所结。其色如灰糕，则枯败而津气俱亡，肾胃两竭，唯有湿浊用事，故知必死。"指出牙垢牙石是由于肾火上灼或胃热湿盛所致，详细的描述了牙石的病因病理。

(11)齿动摇：《诸病源候论·卷二十九·牙齿病诸候·齿动摇候》曰："手阳明之支脉入于齿。足阳明之支脉又遍于齿。齿为骨之所终，髓之所养，经脉虚，风邪乘之，血气不能荣润，故令摇动"。指牙根松动而失去咀嚼功能。齿动摇既为衰老之征，又为牙宣的主要症状之一。

(12)齿音离：《诸病源候论·卷二十九·牙齿病诸候·齿音离候》曰："齿音离者，是风冷客于齿龈间，令齿龈落而脓出，其齿则疏，语则齿间有风过之声，世谓齿音离也"。指牙龈萎缩，牙齿疏豁而讲话有漏气声。

(13)齿断肿：《诸病源候论·卷二十九·牙齿病诸候·齿断肿候》曰："手阳明之支脉入于齿，头面有风，风气流入于阳明之脉，与断间血气相搏，故成肿"。断，同龈，齿断肿即齿龈肿。

(14)齿牙宣露：《医宗金鉴·外科心法要诀·齿部》曰："牙宣……此证牙龈宣肿，龈肉日渐腐颓，久则削缩，以致齿牙宣露"。是牙宣的主要症状之一。

(15)齿断宣露：出《圣济总录·卷第一百二十一·口齿门·齿断宣露》。其曰："论曰：牙齿虽为骨之所终，髓之所养，得龈肉而固济，可以坚牢。今气血不足，揩理无方，风邪袭虚，客于齿间，则令肌寒血弱，龈肉缩落，渐至宣露，永不附著齿根也。治牙齿宣露，龈肉腐烂，升麻散方"。《证治准绳·杂病·七窍门下》又有"齿龈宣露……蔓荆子、生地黄、地骨皮、青蒿各一两，郁李根皮二两，每服半两，水煎，热含冷吐"的记载。

(16)齿间出血：出《诸病源候论·卷二十九·牙齿病诸候·齿间出血候》。其曰："手阳明之支脉入于齿，头面有风，而阳明脉虚，风挟热乘虚入齿断，搏于血，故血出也"。即齿衄。

(17)齿龈结瓣：见清叶桂《温热论》。其曰："齿为肾之余，龈为胃之络……病深动血，结瓣于上"。指温病热甚动血，牙龈间结有血瓣者。即齿衄。

(18)齿断肿痛：见《备急千金要方·卷六下·七窍病下·齿病第六》。其曰："治齿断肿痛及虫痛方。黄芩、甘草、当归、细辛、桂心、蛇床子各一两"。属牙宣的主要症状之一。

(19)断间血出：出《太平圣惠方·卷三十四·治断间血出诸方》。其曰："夫手阳明支脉，入于齿，头面间有风，而阳明脉虚，风夹热乘虚入于齿断，搏于血，故血出也"。即齿衄。

(20)龈宣：出《疮疡经验全书·卷一·牙宣图说》。其曰："牙宣为脾胃中热涌而宣露也，亦称之龈宣"。即牙宣的别名。

(21)腐根、宣露、溃槽、崩砂、臭息：见《证治准绳·幼科·卷八·脾脏部》。其曰："齿属肾，肾主虚。才受热邪，疳气直奔上焦，故以走马喻。初作口气名曰臭息，次第齿黑名曰崩砂，盛则断烂名曰溃槽，热血迸出名曰宣露，甚则齿皆脱落名曰腐根"。腐根，指龈腐根脱之特征，为牙宣较甚者。宣露，指牙宣出血多者；溃槽，以其疳毒溃腐牙槽为特征；崩砂，指牙面附有黑垢，可崩落似碎沙，今称牙石，是引起牙宣的重要因素之一。臭息，指口臭。牙宣，疳毒上熏，龈齿腐败，口散臭气，随气息而出，故名臭息，为牙宣的主要兼证之一。

(22)爆骨搜牙风、搜牙风：见《重楼玉钥·卷上·爆骨搜牙风》。其曰："牙匡之上逐齿红肿，骨中极痛不可忍者，名为爆骨搜牙。若通牙床上红肿，或在外牙床肿者，或在内牙床红肿，口内作烧生痰，名搜牙风"。指牙床肿痛，为牙宣的并发症。

(23)食床：出《外台秘要·卷二十二》。其曰："附齿有黄色物，如烂骨状，名为食床，凡疗齿看有此物，先以钳刀略去之，然后依方用药"。指附着于牙齿表面的软垢及牙石，为引发牙宣的主要局部因素。

(24)虚牙：出《疮疡经验全书·卷一·虚牙图说》。曰："此证属肾经或风热乘虚而入发肿，或饮酒太过而肿，或血虚而肿，或剔伤而肿，或房劳肾虚而肿"。指牙龈肿，牙齿松动之证。

3. 沿革　宋代以前，无牙宣之名。在古代医书中常以症状命名，如齿动摇、齿槁、齿断肿、齿衄、断间血出、齿挺等。到了宋代才有牙宣这一名词出现，一直沿用至今。如今的中医书籍及中医院校教材中一般均用牙宣这一病名。牙宣的症状记载最早见于《内经》，如《素问·上古天真论篇》载："丈夫……五八肾气衰，发坠齿槁"。齿槁，是有关牙宣征候的最早记载。指肾虚所致牙龈萎缩、齿槽骨吸收后，露出枯白牙根的症状。《素问·诊要经终论篇》载："少阴终者，面黑齿长而垢"。齿长是指牙龈萎缩、牙根宣露；垢是指牙齿上附有牙垢。这为后世医家认识牙宣奠定了基础。晋代《针灸甲乙经·卷之十二》中载有"齿动痛，不恶清饮，取足阳明；恶清饮，取手阳明"。指出了针灸可以治疗牙齿松动疼痛的病证。隋代《诸病源候论·齿动摇候》有牙宣症状的记载。如"齿动摇"、"齿根露而挺出"等，对牙宣的征候有了进一步的论述。唐代《外台秘要·卷二十九》引用《养生方》有关"食床"的记载，曰："附齿有黄色物，如烂骨状，名为食床。凡疗齿看有此物，先以钳刀略去之，然后以方用药。其齿断内附着齿根者，形如鸡子黄，有如蝉翼缠着齿者，亦须细看之，不尔，其齿断永不附着齿根也"。指出了牙结石的形态和对牙周组织的破坏作用，及治疗牙宣首先应去除牙石的方法，这些同现在的牙周组织病治疗方案中以牙周洁治术、牙周刮治术为基础治疗的方案相同。宋代出现了牙宣之病名。如《仁斋直指方·齿病证治》载有"荆槐散，治牙宣出血或痛"。《太平圣惠方》、《圣济总录》等书也有了较多的有关牙宣治疗的方法，而且较为全面，有内服、外治的汤剂、丸剂、散剂、膏剂，多种多样。元代《世医得效方·卷十七》中提出"治牙宣，鲜红者，甘露饮；瘀红者，双和汤”。从局部症状着手进行辨证施治，这是牙宣在辨证理论上的发展。明代医家对牙宣有较详尽的辨证治疗。有从肾论治的，如《医方考·卷五》指出：“肾虚齿长而动者，滋阴大补丸加鹿茸方治之”。有从阳明湿热论治的，如《明医杂著·卷三》指出：“牙床肿痛，齿痛动摇或黑烂脱落，世人皆作肾虚治，殊不知此属阳明经湿热”。有根据病情的发展进行辨证论治的，如《口齿类要·齿痛》中指出：“齿摇龈露，喜冷饮食，此胃经湿热，先用承气汤以退火，又用清胃汤以调理而齿固，继用六味丸以补肾水，羌活汤以祛外邪而寻愈”。清代医家对牙宣又有了更加详尽具体的论述，如《医宗金鉴·卷四十三》载：“齿长豁动为肾惫”。《杂病源流犀烛·卷二十三·口齿唇舌病源流》载：“有肾元虚乏，牙龈宣露动摇者，必当大补。宜八味丸、还少丹”。《类证治裁·卷六》载：“上齿则胃络所经……下齿则大肠络所贯……其为病，或痛摇宣露，疏豁枯落，不外风火虫虚”。指出了牙宣的病因是与风邪、火热、虫、虚损有关。

新中国成立后，中医学院试用教材《中医喉科学》一书中用牙宣命名，并同牙衄各为一节，分别论述了牙周炎与牙龈炎的中医辨证治疗等。全国高等医药院校教材《中医耳鼻科喉学》中亦以牙宣命名。此后，各家著述均以牙宣为名，从而在中医病症学方面达成共识。

【病因病理】

1. 古代病因病理学说

(1)胃火炽盛学说：《血证论·齿衄》中指出：“牙床尤为胃经脉络所绕，故凡衄血，皆是胃火上炎，血随火动”。《疮疡经验全书》有“牙宣谓脾胃中热，涌而宣露也，此证牙齿缝中出血”的论述。《景岳全书·卷二十八·杂证谟·齿牙》有“凡火者，必在牙床肌肉间，或为肿痛，或为糜烂，或为臭秽脱落，或牙缝出血不止，是皆病在经络，而上牙床所属足阳明也”的记载。《明医杂著·卷三》则指出脾胃湿热也是牙宣的致病因素之一，其曰：“盖齿虽属肾，而生于牙床，上下属阳明大肠与胃，犹木生于土也。肠胃伤于美酒厚味膏粱甘滑之物，以至湿热上攻，则牙床不清而为肿，为痛，或出血，或生虫，由是牙齿不得安而摇动，黑烂脱落也”。

(2)胃虚火动学说：《杂病源流犀烛·卷二十四·咽喉音声病源流》通治咽喉口舌唇齿等症君臣佐使药味别名曰：“牙宣牙缝出血，上属肝，下属胃，实火上攻故也；亦有胃虚火动，腐烂牙根，以致淡血常常渗漏不已。内服清胃凉血之剂，外用珍珠散；又胃虚火动，腐烂牙根，外用长肉药吹之，内服扶脾清火之剂”。明确指出了牙宣是由胃中虚火所致，治疗用清胃扶脾的方法。《外科大成·卷三·牙齿部》也有“血虚则齿痒，肠胃虚则齿露，过于劳则齿浮，肾虚则齿豁，惟精固则齿坚”的记载。

(3)肾虚精衰学说：此学说首见《内经》。《灵枢·经脉》载：“足少阴气绝……故骨不濡，则肉不能着骨也，骨肉不相亲则肉少却，肉软却齿长而垢”。《素问·上古天真论篇》载：“丈夫……五八肾气衰，发坠齿槁”。《素问·诊要经终论篇》载：“少阴终者，面黑齿长而垢”。由此可见，古人早期就对肾虚可致牙宣有了充分的认识，而且对后世产生了极大的影响。《仁斋直指方·齿论》的论述更加精辟，其说：“齿者，骨之所终，髓之所养，肾实主之。故肾衰则齿豁，精盛则齿坚，虚热则齿动”。《景岳全书·卷二十八·杂证谟·齿牙》载：“肾虚而牙病者，其病不在经而在脏。盖齿为骨之所终，而骨则主于肾也，故曰肾衰则齿豁，精固则齿坚，至其为病，则凡齿脆不坚，或易于动摇，或疏豁，或实而不坚，凡不由虫，不由火而病者，必肾气之不足。此则或由先天禀亏，或由后天之断丧致之，当以专补肾为主”。更详细地描述了肾虚而致牙宣的病因病理，除由虫、由火致病者外，则均是先天或后天所致肾虚为病。《诸病源候论·齿动摇候》和《普济方》等书指出了肾虚又易遭外邪而更易引起牙宣。如《普济方·

卷七十·牙齿门·牙齿脱落》曰:“夫牙齿脱落者,由肾气虚弱,骨髓里损,不能浸润也。而又风邪之气,传于经络,上注于牙齿间,故令动摇脱落也”。

(4)血虚学说:《圣济总录·口齿门》载:“牙齿虽为骨之所终,髓之所养,得龈肉而固济,可以坚牢,今气血不足,揩理无方,风邪袭虚,客于齿间,则令肌寒血弱,龈肉缩落,渐至宣露,永不附着齿龈也”。指出气血不足,加之护齿不当,揩理无方,外邪乘虚而入,内外合邪,则肌寒血弱而成牙宣。此对后世的气血不足学说有很大的影响。《诸病源候论·齿挺候》中也有相似的论述。

(5)外客风热学说:风热外邪是引发牙宣的重要因素。《外台秘要·卷二十二》曰:“病源手阳明之支脉入于齿,头面有风而阳明脉虚,风夹热乘虚入齿龈,搏于血故血出也”。《医宗金鉴·外科心法要诀·牙宣》也有“总有胃经客热积久,外受邪风、寒凉相搏而成。有喜冷饮而恶热者,系客热遇寒凉,凝滞于龈肉之间;有喜热饮而恶凉者,系客热受邪风,稽留于龈肉之内”的记载。

综上所述,古代医家对牙宣的病因病理已经有了较广泛的认识。其中,《内经》首先对肾虚能引起牙宣进行了论述,后世医家又有胃火炽盛、胃虚火动、血虚、外客风热等学说。由此形成了古代牙宣发病学说的完整体系,为现代研究和认识牙宣奠定了基础。

2. 现代病因病理学说

(1)胃热、肾虚牙衄学说:此学说始于中医学院试用教材《中医喉科学讲义》。指出牙衄“大多是胃经实热上攻;但也有因胃经虚火或肾经虚火上炎所致”。中医学院试用教材《中医喉科学》中,论述了由于过食辛辣煎炒之品,胃中蕴热,循经上炎于牙龈;或肾阴不足,相火上炎所致牙衄。此后的教材中均把牙衄归于牙宣中一并进行论述。

(2)气血不足,复感风热、胃热学说:中医学院试用教材《中医喉科学》中将牙衄、牙宣分别论述。指出牙宣是由于患有其他牙疾,气血不足,复感风热之毒所客,或胃热上蒸而酿成,且二者相互作用,互相影响。

(3)胃火上蒸、肾阴亏损、气血不足学说:全国高等医药院校试用教材《中医耳鼻喉科学》对牙宣的发病机制进行了详细的论述,之后现代医学书籍大多沿用了这一学说。该教材认为牙宣之发,一是胃火上蒸:二是肾阴亏损:三是气血不足。《中国医学百科全书·中医耳鼻咽喉口腔科学》、高等中医院校教学参考丛书《中医耳鼻喉科学》、高等医药院校教材《中医耳鼻喉科学》均从此学说立论。

(4)内因、外因学说:《实用中医口腔病学》认为:“牙宣的病因可分为外因和内因;发病的脏腑部位在脾、胃、肾;经络部位涉及足阳明胃经、手阳明大肠经、足少阳肾经和冲任二脉”。并指出外因与“六淫风、寒、暑、湿、燥、火等邪,以及饮食不节,嗜食辛辣煎炒,喜嗜肥甘,饮酒无度”有关;内因与“七情内伤,脏腑功能失调,特别是肾气虚衰有关。肾虚除先天素质外,久病累肾,劳倦过度或生育过多都可造成肾气虚损”。以及“先天禀赋不足,后天生化亏虚,久病耗损,气血双虚,龈失濡养,易为外邪所犯,龈肉消缩,筋骨失养,骨疏齿动”。从其所论来看,亦不外胃热、肾虚、气血不足几种。

总之,现代医家对于牙宣的病因病理认识有胃火、肾虚、气血不足、外感风热几种学说。

3. 临床病因病理

(1)脾胃积热:平素饮酒食辛,或嗜食膏粱厚味,致使脾胃积热,热气循足阳明胃经上冲,熏蒸牙龈,伤及血络,邪热壅盛,气血壅滞,龈肉腐化渗脓而成牙宣。

(2)肾阴虚损:肾主骨,齿为骨之余。若先天不足,房事不节,疲劳过度,久病耗伤等致使肾阴虚损，精亏髓少而无力上达于齿，牙齿失于精髓的濡养，骨质萎软；兼以阴虚火旺，虚火上炎，灼伤龈肉，久则齿龈疏豁松动而成牙宣。

(3)气血不足：素体虚弱或久病耗伤等致使气血不足，齿龈失养，渐致龈萎宣露而成牙宣之病。

【临床征候】

1. 发病情况　牙周病的发病率很高。张举之主编的《口腔内科学》指出：牙周病的患病率和严重性是随着年龄的增高而增加的。儿童及青少年也有发病，称为青少年型牙周病，但其患病率不高，有报道在 0.1%～15%，其易感年龄为青春期到 30 岁，但其可信性很差。牙周病通常被认为是成年人的疾病。成人到了 35 岁以后患病率明显增高，40～50 岁到达高峰。此后的发病率有所下降，这与年龄增高后有些牙周组织破坏严重的牙齿已经拔除有关。世界卫生组织对 35 个国家的统计资料表明：35～44 岁的人群中，牙周病的患病率有 7 个国家在 75%以上；13 个国家在 40%～75%以上；15 个国家在 40%以下；这些还不包括早期的牙周病。在我国，1982 年天津对 3193 名 7～70 岁的各职业人群的调查表明：牙周组织病(牙龈病、牙周炎等)占 92.89%。其中牙周病占 42.58%。魏怡 1987 年对北京市 4994 名 20～70 岁成年人的调查分析表明：牙龈炎的发病率为 72.25%；牙周病的发病率为 50%；牙结石的检出率为 97.4%。由此可见，我国牙周病的发病率同样是非常高的。

此外，牙周病的发生与性别有关。不论是发病率还是患病的严重程度一般都是男性高于女性的。

2. 病史　可能有刷牙或进食时牙龈出血，或有口臭、口腔卫生习惯不良，或有糖尿病、血液病病史等。

3. 牙龈出血　是牙宣的最早期的症状。初期轻微的牙龈出血容易被忽视，随着病情的加重而加重。表现为牙龈沟内自动渗血，或在用牙周探针检查时易出血。出血的牙龈可伴有红肿。

4. 牙龈萎缩　为本病的主要症状之一。一般是在损伤或牙结石等外界因素的刺激作用积累下形成的龈缘萎缩。在牙宣病的初期此症状可能不明显，但随着病情的加重，病程的延长就会造成牙龈的萎缩致使牙根外露，呈一种慢性的病程。在这一漫长的过程中牙龈萎缩可以处于一种状态不变，亦可能会渐渐加重，也可能因复感邪毒而致萎缩的牙龈伴发红肿溢脓现象。牙龈萎缩多不能恢复。

5. 牙根宣露　为本病的主要症状之一。由于牙龈的萎缩、牙槽骨的吸收而造成牙根宣露于外。较严重者宣露可达牙根长度的 2/3 以上。牙根宣露是造成牙齿松动的原因之一。

6. 牙齿松动　为本病的主要的症状之一。指牙齿动度超过生理范围，出现临床的牙齿松动。多因牙龈萎缩、牙根宣露、牙龈袋内溢脓、牙齿受到创伤造成。由于牙龈萎缩较严重，牙槽骨吸收，牙根宣露，造成牙齿周围支持组织的不稳固性，这是形成牙齿松动的主要原因，此时的牙齿松动多不能恢复正常。除此之外，牙周组织如牙周韧带充血、水肿、渗出等，可使牙齿松动，但当红肿消退后，牙齿松动度可恢复。在正常的生理状态下，牙齿也有一定水平方向的动度，不超过 0.02 毫米，轴向动度极其微小；牙齿的生理动度一般不易被察觉。

牙齿松动度的衡量，是用牙科器械柄抵住或夹持牙齿，做颊(唇)舌(腭)面的、近远中的、上下的双向推动或摇动。记录分为三级。1 级(Ⅰ度)：微大于生理动度，相当于 1 毫米以内；2 级(Ⅱ度)：从正常位置向任何方向摇动，动度相当于 1～2 毫米；3 级(Ⅲ度)；从正常位置向任何方向摇动，动度大于 2 毫米，或出现垂直向松动。

7. 牙龈溢脓　表现为在牙齿和牙龈之间形成的牙龈袋内有脓性分泌物溢出，是牙宣急性发作的表现。可伴发牙龈发红、水肿、牙龈表面光亮，疼痛，患牙出现“浮动感”、叩击痛。此时牙齿松动明显。严重者可能形成牙周脓肿。

8. 伴随症状　常伴有口臭、便秘、咀嚼无力、牙齿浮动感或伸长感等症状。

【诊断与鉴别诊断】

1. 诊断依据　①牙龈经常渗血或溢脓；②患牙松动疼痛，牙齿可有伸长感，咀嚼力下降；③检查见牙龈不同程度萎缩，牙根外露，患牙有不同程度的松动；④牙齿和牙龈之间有牙周袋形成，可有牙龈红肿，按压牙龈可有脓性分泌物自牙周袋中溢出。

2. 鉴别诊断　牙宣主要应与牙痈进行鉴别。

牙痈　为牙龈的局限性痈肿，一般患牙有龋齿而无牙周袋，为死髓牙；脓肿的部位在近根尖部；牙齿松动比牙宣轻，叩痛明显。X线摄片显示：牙痈根尖区有骨质破坏；而牙宣牙槽骨嵴有破坏或有骨下袋形成。

【辨证施治】

1. 古代辨证施治观点　关于牙宣的辨证施治历代医家有许多的论述。早期主要是对牙宣症状的论述较多，不系统。《内经》最早记录了肾虚证牙宣齿槁、齿长（即牙根宣露后枯白，牙龈萎缩）的辨证，但无治法。此后一些书籍中仅依据牙宣的症状而进行治疗。如《备急千金要方·卷六下·七窍病下·齿病第六》有“治齿根动欲脱落方”、“治齿间血出方”等八首方剂。《外台秘要·卷二十二》有“广济疗牙齿疼痛，牙龈肿痒齿根宣露方”、“又疗牙齿疼痛、肉宣露、风痛效方”、“胆矾散，疗牙齿疼痛……挺根出，齿已落者方”、“风动牙齿动摇方二首”、“牙齿挺出及脱落方五首”、“齿间血出方三首”、“齿血不止方四首”的记载。这些论述显得支离破碎，仅有牙宣的不同症状的多首治疗方剂，而无辨证、治法。《证治准绳》也有类似的记载。对牙宣辨证论述较为全面者首推《诸病源候论》。书中记载了关于肾虚、风热、阳明脉虚、气血虚之牙宣的记载。如《诸病源候论·卷二十九》有“经脉虚风邪乘之”、“头面有风，而阳明脉虚，风挟热乘虚入齿断”、“血气虚竭，不能荣于齿”等，其辨证思想对后世有很大的影响。《太平圣惠方·卷三十四·口齿论》有对牙宣进行胃热、肾虚火的辨证，指出“肠胃中必有热邪郁结，而见便秘、口臭、龈肿等证。甚者循经脉而上行，激血液以外出而衄成矣。故见此多属实热证，也有属于虚火者，或阴虚格阳者，均宜随证加减”。《景岳全书·卷二十八·杂证谟·齿牙》、《医徧》亦较详细地论述了牙宣之齿衄证属胃火盛和肾火虚及其治法，其论述观点相同。《圣济总录·卷第一百二十一·口齿门·齿断宣露》就气血不足牙宣进行了论述，指出“今气血不足，揩理无方，风邪袭虚，客于齿间，则令肌寒血弱，龈肉缩落，渐至宣露，永不附著齿根也。治牙齿宣露，龈肉腐烂，升麻散方”。《重楼玉钥续编·诸证补遗》也指出“若龈痒者，血虚也，补血药中加白芷”。《证因脉治·卷二·衄血论》对牙衄论述较详，分“外感牙衄”和“内伤牙衄”，先辨其证候、病因、脉象，再定其治法方药。《明医杂著·卷三》提出了牙宣属阳明湿热的论点，指出：“胃伤于美酒厚味，高粱甘滑之物，以致湿热上攻，则牙床不清而为肿，为痛，或出血，或生虫，由是齿不能安而动摇，黑烂而脱落也。治宜泻阳明之湿热，则牙床清宁而齿自安固矣。”而《医学入门·卷之五》提出牙宣属肠胃湿热、肾虚、风热，并就其兼证进行辨证。指出：“齿龈宣露动摇者，肾元虚也，宜滋阴补肾，八味丸、三因安肾丸、虎潜丸”；“恶寒热而口臭秽者，肠胃热也，宜凉药泻火祛风，清胃散”。“牙缝流血，风热者，消风散加芒硝，内服外擦”；“肾虚火者，四物汤加升麻，或牡丹皮、知母、黄柏；阴虚气郁者，四物汤加香附、侧柏叶、牛膝，外敷绿袍散，或香盐散常擦”。《医宗金鉴·外科心法要诀》有牙衄和牙宣的论述，较系统地总结了前人的辨证思想，指出："胃经实热者，则血出如涌，口必臭而牙不动，宜服清胃汤，甚者调胃承气汤……若胃经虚火者，牙龈腐烂，淡血渗流不已，宜服二参汤及补中益气汤加黄连、丹皮。若肾经虚者，血则点滴而出，牙亦微痛，口不臭而牙动或落者，治以滋肾，有火者六味地黄丸，无火者七味地黄丸，俱加猴姜"。"客热遇寒者，牙龈出血，恶热口臭，宜服清胃汤；客热受风者，牙龈恶凉，遇风痛甚，宜服独活散；外有牙龈腐臭，齿根动摇者，属胃中虚火，而兼肾虚，齿乃骨之余，宜服三因安肾丸；又有牙龈腐臭，时津白脓者，属胃中湿热，宜服犀角升麻汤"。《杂病源流犀烛·卷二十四·咽喉音声病源流》提出了"扶脾清火"的治疗原则，指出"实火上攻"则"内服清胃凉血之剂"；"也有胃虚火动"则"内服扶脾清火之剂。"

综上所述，牙宣的辨证施治由来已久，历代医家多从肾虚、胃热、阳明湿热、风热、气血亏虚等进行辨证论治，这对于后世认识和发展牙宣的辨证施治起到了重要的指导作用。

2. 现代辨证施治观点　现代关于牙宣的系统辨证施治始于20世纪80年代后。首先是全国高等医药院校试用教材《中医耳鼻喉科学》中不再将牙宣、牙衄分别论述，而是系统、完整地在牙宣一节中对该病进行论述。该书将牙宣分为胃火上蒸、肾阴亏损、气血不足三型，分别选用清胃散、六味地黄汤、八珍汤加减治疗。以后的书籍中大多都沿用了该书的论点和治法方药，如高等医药院校教材《中医耳鼻喉科学》、高等中医院校教学参考丛书《中医耳鼻喉科学》、全国高等中医院校函授教材《中医耳鼻喉科学》、《中国医学百科全书·中医耳鼻咽喉口腔科学》、《中医口腔病症学》等等。直到20世纪90年代中期，《实用中西医结合口腔病学》、王德鉴《中医耳鼻咽喉口腔科学》、高等中医院校临床系列教材《中医耳鼻喉科学》还一直沿用相同的观点。

在现代专业著作中，有关牙宣分型最多的当属《中医口腔科学概要》。该书指出牙周病临床可分为外感风热、胃经实火、肾虚胃热、肝肾阴虚和脾肾阳虚五型，治疗以疏风清热、清胃泻火、滋阴清热、滋肾肝固齿、健脾固齿为主；分别选用疏风解热汤、清胃散、玉女煎、六味地黄丸或左归丸、肾气丸或右归丸加减。此书将其他书籍中的兼证分别进行详细论述，如肾虚胃热和肝肾阴虚型等。《实用中医口腔病学》中提出了阳明湿热型，相当于急性牙周脓肿，选方黄连解毒汤；另有胃肠风火和肾虚型，与传统的论点相同。《中国传统医学丛书·中医耳鼻喉科学》除有胃火上蒸、肾阴亏虚、气血不足证型外，又有外邪犯龈型，指出风热外邪入侵，其症状稍轻，病在气血脉络而未伤及筋骨，治以清热散邪，凉血解毒，选清瘟败毒散加减。这与《中医口腔科学概要》之外感风热虽属类同，但治法有所不同。《实用中医口腔病学》将牙龈炎、龈乳头炎和牙周炎分为两节进行辨证论述。同《中国传统医学丛书·中医耳鼻喉科学》、《实用中医口腔病学》、《中医口腔科学概要》、《实用中西医结合口腔病学》一样，都是以西医病名为纲论述牙宣的病因、辨证、治法、方药的，这表明了对牙宣的认识和治疗已用中西医结合方法了。

关于牙宣的辨证论治的报道逐年增多，但多无越胃火、肾虚、气血两虚三类，亦有将牙周病的胃热和肾虚型单方选方进行治疗研究，如牙周合剂、清胃败毒汤、清龈汤、清胃散火汤、固齿丸、膏等，均报道有良好的疗效。另有学者按分类的方法将牙宣分为风热型、肾虚型、脾肾不足型，治以散风清热、益肾壮骨、滋补脾肾，选用散风清热方、益肾壮骨方、滋补脾肾方。另有学者将胃火上蒸型用清胃泻火，消肿止痛；肾阴亏虚型用养阴补肾，益精固齿；气血不足型用补气补血，养龈健齿之法，并将所用中药以现代药学原理探讨用药，临床取得一定疗效。这也说明了辨证牙宣从胃火、肾虚、气血虚来论治的观点被普遍认同。有报道运用辨证论治和西药相对照进行研究，结果辨证论治（胃火、肾阴虚、气血两虚）效果优于西药组。

综上所述，现代对于牙宣的辨证论治认识较为系统而统一。多数都认为胃火上蒸、肾阴亏虚、气血不足是牙宣的主要证型，治法亦以清胃泻火、滋阴补肾、补益气血为主，方药多选清胃汤、六味地黄汤、八珍汤加减。此外有认为风热外邪证者，另有许多兼证，如胃火兼湿热、肾虚兼胃中虚火、肾阳虚等等。

3. 辨证纲要　有关牙宣的辨证纲要古代和现代的文献中未见详细的论述。牙宣的主要症状为牙龈红肿、出血、溢脓、牙齿松动、牙根宣露。故此就牙龈红肿、牙龈出血溢脓、牙齿松动根露作为要点加以辨证。

(1)辨牙龈红肿：牙龈肿而不红为风寒或寒湿；牙龈微肿，颜色淡红，为邪轻或虚火；牙龈肿痛，颜色鲜红，为外感热病或阳明热毒，属实热证；牙龈萎缩，龈缘红或糜烂，多为阴虚火旺；龈缘红肿破损，多为脾经虚热；牙龈肿而硬，属实热证；浮肿而软，属虚证；牙龈淡白不肿，多为血虚；牙龈不红不肿或微肿，多为气虚；下牙龈红肿多为大肠蕴热；上牙龈红肿多为胃经火热。

(2)辨出血溢脓：出血色鲜红，多为脾胃实热或血热；牙龈出血量不多色淡，多为气血不足。脓多黄稠而臭，多为胃热壅盛。龈肉久病溃烂，时时渗血，多为肾虚；脓液清稀不臭，或淡渗而出，多为脾肾亏虚；脓液清淡，牙龈溃烂久不收敛，多为气血亏虚。

(3)辨牙齿松动根露：牙齿疏豁松动，牙根外露，牙龈萎缩，龈缘溃烂，多为肾虚火旺；牙齿松动，牙龈红肿溢脓，多为胃热；牙齿松动，牙龈萎缩色淡，牙根外露，多为气血不足。

4. 证治分类

(1)胃火上蒸证

证候　牙龈红肿疼痛，出血溢脓，牙龈萎缩，牙根宣露，久则牙齿上积垢如烂骨状（牙石）；可兼见烦渴多饮，消谷善饥，口臭，大便秘结；舌质红，苔黄厚，脉洪大或滑数。

证析　牙床为胃经脉络循经之处，胃有积热，循经上炎，故牙龈红肿疼痛；胃热盛，灼腐龈肉，伤及脉络，则牙龈出血溢脓；胃火蒸灼日久，牙龈即渐渐腐颓而牙龈萎缩，牙根宣露；邪毒久蒸于牙齿，则牙齿上积垢如烂骨状（形成牙石）；火热伤津，故烦渴多饮；胃火炽盛，腐熟水谷功能亢进，故消谷善饥；脾胃积热，胃热较盛，则口臭，大便秘结；舌质红，苔黄厚，脉洪大或滑数为胃腑热盛之征。

治法　清胃泻火，消肿止痛。

方药　清胃散加减。方中主以黄连清泻脾胃之火；辅以生地、牡丹皮、当归以凉血活血，消肿止痛，升麻可引药入阳明经，并能解毒。若出脓较多加蒲公英、桔梗以清热解毒，消肿排脓；若牙龈出血明显加旱莲草、白茅根以清热凉血止血；若兼口干苦者，加石膏、栀子、天花粉泻火解毒；大便秘结，加大黄、芒硝以通便泄热。

(2)肾阴亏虚证

证候　牙齿疏豁松动，咀嚼无力，牙龈萎缩，牙根外露，牙龈边缘可有溃烂、微红肿，易渗血，牙周盲袋深；可兼见腰膝酸软，头晕耳鸣，手足心热；舌质红，少苔，脉细数。

证析　齿为骨之余，肾阴虚则精髓少，骨失濡养，故牙齿疏豁松动，咀嚼无力；牙龈为虚火久蒸，则牙龈萎缩、根露；阴虚阳亢，虚火上炎，则牙龈边缘可有溃烂、微红肿而易渗血；肾虚牙床骨质萎软，渐渐被吸收，则形成较深牙周盲袋；腰为肾之府，肾虚则腰膝酸软；肾虚精髓少，不能上奉，则头晕耳鸣；阴虚生内热，故见手足心热；舌质微红，少苔，脉细数为阴虚火旺之征。

治法　滋阴补肾，益髓坚齿。

方药　六味地黄汤加减。方中以熟地黄、山萸肉补肾阴以生精血；山药、茯苓、泽泻以补脾阴，淡渗脾湿，且泽泻可宣泄肾浊，牡丹皮用以凉血，清泄肝火。若齿动根宣露明显，加枸杞子、龟甲、菟丝子以助益精髓，固齿之力；若有耳鸣、手足心热甚者，加知母、黄柏、怀牛膝以滋阴降火。

若肾阴虚而兼胃热，口干咽燥，口臭，龈肿溢脓，便秘者，可用玉女煎加减。肾阳虚，腰寒肢冷、小便清长者，选用附桂八味丸，以温补肾阳。

(3)气血不足证

证候　牙龈萎缩色淡，牙根宣露，牙齿松动，咀嚼无力，牙龈易出血；可兼见面色㿠白，头晕眼花，失眠多梦，气短懒言，畏寒倦怠，舌质淡，苔白，脉沉细。

证析　气血不足，牙龈失养，则牙龈萎缩色淡，牙根宣露，牙齿松动，咀嚼无力；气虚不能摄血，血不循经，则牙龈易出血；血虚不能上荣，则面色㿠白，头晕眼花；心失血养，心神不安，则失眠多梦；气虚不能温养周身，内不能供养脏腑，外不能充皮肤密腠理，则气短懒言，畏寒倦怠；气血虚弱，则舌质淡，苔白，脉沉细。

治法　调补气血，养龈健齿。

方药　八珍汤加减。方中以党参、熟地黄甘温益气养血；茯苓、白术健脾燥湿；当归、白芍以养血和营；炙甘草和中益气；川芎行气活血；姜枣调和脾胃之气。若牙龈渗血，加阿胶、血余炭、藕节炭以养血敛血止血；若出现畏寒倦怠，胃呆纳少，便溏者，用十全大补汤加减，以温补气血阴阳。

【外治疗法】

1. 古代外治疗法述要　古代治疗牙宣的外治法很多，运用也较广泛。如在《仁斋直指方》、《太平圣惠方》、《御院药方》、《外台秘要》、《外科大成》、《尤氏喉科秘书》、《医宗金鉴》等书籍中都有关于牙宣外治方药的记载。其所采用的方法有擦药法、贴敷法、含漱法、洁治法、揩齿法等。所选用的药物涉及有清热类、活血类、补肾固齿类等。

(1)吹药、搽药法：一般以散剂为主。将药物研成细末，用少许，或吹、或撒、或搽、或敷于红肿的牙龈处，每日数次。如《太平圣惠和剂局方・卷六・治续添诸局经验秘方》的赴筵散；《御院药方・卷九・治咽喉口齿门》的石胆散；《外科大成・卷三・牙齿部》的荔枝盐；《仁斋直指方・卷二十一・齿病证治》的荆槐散；《世医得效方・卷第十七・齿病》的小蓟散；《医部全录・卷一百五十六・齿门・方》的生肌桃花散、牙宣方；《医宗金鉴・外科心法要诀》的李杲牢牙散等等均属此类。

(2)贴敷法：有散剂、有以黄蜡或生地黄汁为赋形剂熬制而成的膏剂，或制成膏药，也有将药物裹在丝绵或津在丝绵中，使用时取一小块贴敷于患处。如《太平圣惠方・卷三十四・口齿论》的地黄膏，用生地黄煎汁，在欲凝时加入研好的胡桐泪、麝香、白矾，搅动成膏，每用少许涂患处，治疗牙龈出脓血不止者；《御院药方・卷九・治咽喉口齿门》的牙宣膏，用熨斗将药铺于纸上，剪作纸条，每晚贴于患处和齿龈间，次日取出；《外科大成・卷三・牙齿部》的固齿白玉膏(龙骨、阳起石、铅粉、珍珠、象牙末、麝香研为细末，黄蜡融化待温后入药粉，和匀)，乘热摊纸上，用时先漱口，剪小条，贴齿根上，用于治疗牙宣。《外科正宗・卷之四・牙缝出血第六十九》的楝果裘(用楝树果 2 个，连肉、核捣烂)，丝绵包裹，先用温水漱净瘀血，塞于牙缝内，治疗阳明胃经实火上攻，血自牙缝流出者。《外科大成・卷三・口部》的蟾酥绵(蟾酥、硼砂、冰片、麝香各 0.3g，为细末，水化之，将红绵蘸药汁，晒干，反复致药汁尽)，将绵截小片，贴患处。其方法虽然不同，但都是为了使药物持久的作用于患处，更好的发挥药力。

(3)含漱法：一般将药物煎水，含口中片刻后咽下，或用水煎剂漱口。仅在《太平圣惠方·卷三十四·口齿论》就有5首这样的漱口方，如枸杞根散、当归散、蔓荆子散、胡桐泪散等。其组方各有偏重，选用的药物多是解毒、消肿、活血、祛风、固齿补肾类。一般是将药物研成细末，水煎后，去滓，漱口，热含冷吐。《御院药方·卷九·治咽喉口齿门》的甘露饮子、地黄散；《仁斋直指方·卷二十一·齿病证治》的齿痛通用方；《医方类聚·卷之七十一·齿门·千金月令》治齿宣疼方；《外科大成·卷三·牙齿部》的蒺藜汤均属此类。《外台秘要·卷二十二》的广济疗牙齿疼痛、牙龈肿痒、齿根宣露方中，则以清酒二升煮肥松节、细辛、蜀椒、胡桐律，十沸后乘热含漱。历代有关含漱方大量的记载，表明了漱口剂在治疗牙宣中起着重要的作用。此外，漱口法在牙宣的保健、维持疗效方面也起到了重要的作用。元《饮膳正要》中有"凡食讫温水漱口，令人无齿疾口臭"的记载。

(4)洁治法：中医洁治术的记载见于唐代。《外台秘要·卷二十九》引用了《养生方》有关食床的记载："附齿有黄色物，如烂骨状，名为食床。凡疗齿看有此物，先以钳刀略去之，然后依方用药。其齿断内附着齿根者，形如鸡子黄，有如蝉翼缠着齿者，亦须细看之，不尔，其齿断永不附着齿根也"。不仅介绍了牙结石的形状，而且强调了治疗牙宣必须首先清除牙结石，然后才用药治疗的科学方法。

(5)揩齿、擦牙、刷牙法：一般将药物制成粉剂，蘸少许，用手指或牙刷揩齿、擦牙、刷牙。如《御院药方·卷八·治杂病门》的丁香石燕子散；《仁斋直指方·卷二十一·齿病证治》的牙宣出血方、荆槐散、羌活散、郁金散；《太平圣惠和剂局方·卷六》的玉池散；《医部全录·卷一百五十六·齿门·方》的麝香矾雄散，均是先用药粉揩齿，再用盐水漱口。此外，亦有将药物制成膏剂揩齿的，如《御院药方·卷八·治杂病门》中的三物膏，即用柳枝、桑枝、槐枝水煎浓汁，加盐熬成膏，储瓷器内，每晚用之揩牙，这就是古代刷牙健齿的牙膏了。

2. 现代外治疗法研究述要　现代关于牙宣的外治法的研究主要集中在漱口剂、局部涂擦贴药物方和牙周袋内上药法等方面。

(1)漱口剂的研制：由于漱口剂可以荡涤口腔内的有害的细菌，和清除食物残渣，并能部分清除牙周袋内的脓性分泌物，能维持良好的口腔环境，所以漱口剂是一种有效治疗和预防牙宣的外治法。在药物研究方面以清胃泻热，消肿解毒、凉血活血为主。有水煎含漱剂，如有含漱方、针柏泻心汤、加味泻心汤、清龈漱口方等；有制成成品合剂分次使用，如有中药含漱剂、升麻合剂、口齿净含漱等；有泡漱剂，如牙周清泡漱散，将药物制成药末，用开水闷泡后漱口。此法简便易行，但仅仅闷泡，药物可能难以达到理想治疗效果。

(2)局部涂擦贴药的研制：这是比较传统的制剂方法。如仙人掌冰片贴敷，即沿用了中医传统膏药的剂型，将药物涂在纸上贴敷于患处；固齿散配合药物刷牙、按摩同时应用；牙周灵散局部应用，辅以点刺牙龈放血及青盐细末按摩擦拭牙龈；另有制成水剂涂于牙龈上，如将六神丸溶水外涂、口腔洁治液等；还有制成凝胶剂涂用的，如牙周清凝膏等。

(3)牙周袋内用药制剂的研究：这种方法可以有效地使药物在局部发挥作用。其方法是将药物直接送于牙周袋内，有直接、长效的优点。如有用自拟中药粉、六神丸等直接放入牙周袋内而达治疗目的，但这种方法使中药粉剂可能沉淀于牙周袋内而影响病变愈合，所以它并不是一种良好的剂型。用药膜或药条放入牙周袋内是近年来的研究方向，如灭银黄药膜、自制中药塞、牙周药条、牙周药液等。

(4)洁治法　用器械做洁治，可以较彻底的清除附着于牙面的菌斑、软垢和结石。有学者用药物含漱，同时配合牙周洁治器去除牙结石，取得了良好的效果。随着现代医学和科技的发展，超声洁治术已得以广泛应用。

3. 外治法应用

(1)洁治法：主要用于祛除牙石、菌斑，是治疗牙周组织病的基本治疗手段。牙石中医称之为食床，初期沉淀物较松，渐渐增厚变硬。牙石一旦形成必须及时洁治。洁治法分龈上洁治术和龈下洁治术两种。

龈上洁治术是指使用龈上洁治器械除去牙石和菌斑，并磨光牙面，防止菌斑和牙石再次沉积。洁治器械分超声洁牙机和手用洁治器。超声洁牙机洁治牙齿，高效、省时、省力，去除大块牙石的效果好。对厚而硬的牙石可用大功率，薄而少的牙石可用中小功率。虽然超声洁治术能有效地去除牙石，但最好术后要喷撒以抛光，清除超声洁治术后遗留的细小的菌斑牙。尚无条件进行超声洁治的，可用手用洁治器来完成。

龈下洁治术是在牙周袋内操作，可使用匙形或锄形刮治器进行洁治。

(2)漱口法：适用于各型牙宣。漱口可以荡涤口腔内的细菌和食物残渣，冲出脓血，改善口腔环境，是一种方便有效的治疗方法。一般可用淡盐水或黄芩(适量)煎水含咽。出血多的用旱莲草 60～120g 煎水，含咽。或用漱口方等。

(3)局部用药：一般以散剂吹撒于患处牙龈上。所用药物一般以清热解毒，消肿止痛，去腐生肌为主。如冰硼散、西瓜霜、消肿化腐散、麝黄散吹撒于牙龈肿处等。或取血余炭 1.5g、冰片 0.3g，共研细末，用生蜜 30ml 调后涂于牙龈渗血溃烂处，以生肌止血，防腐固齿。还可用仙人掌冰片贴敷，以清热消肿止痛。

(4)拔牙法：对牙齿松动Ⅲ度以上，牙龈萎缩明显，牙根外露达根长的 2/3 以上，及不能保留的患牙应当及时拔除。

(5)切开引流：当牙龈形成脓肿时，要将脓肿切开，置橡皮引流条。切开时要避免损伤龈乳头、龈缘。

(6)手术法：根据患牙的情况酌情手术。如牙周刮治术、牙龈翻瓣术、松动牙结扎术等。

(7)牙周袋内上药法：牙周袋内上药是一种快速、有效的治疗方法。可用锡类散、六神丸等放于牙周袋内治疗牙宣。

【针灸疗法】

1. 古代记载　古代关于针灸治疗牙宣的记载较少。《针灸甲乙经·卷之十二·手足阳明脉动发口齿病第六》载："齿间出血者，有伤酸，齿床落痛，口不可开，引鼻中，龈交主之……齿牙不可嚼，龈肿，角孙主之"。"齿动痛，不恶清饮，取足阳明；恶清饮，取手阳明"。指出了针灸可以治疗牙龈出血、肿痛、牙齿松动疼痛的病证。

2. 现代研究　现代对牙周组织病的针灸疗法研究和报道不多。有学者报道取患部牙龈为主穴，四白、下关、颊车为配穴，用三棱针在患侧牙龈放血，出血多者效佳，同时用毫针斜刺配穴，每周 2 次，6 次为 1 疗程，有效率达 95.8%。

现代医著对针灸疗法有很多讨论。如《中国医学百科全书·中医耳鼻咽喉口腔科学》有口腔病针灸法一节，较笼统地叙述了口腔病的针刺法、艾灸法、耳针、穴位注射。针刺治疗实火牙痛、龈肉肿痛(包含有牙周病引起的牙痛、牙龈肿痛)，用泻法，留针 5～10 分钟，可直刺或斜刺。常用穴位主要取足阳明胃经及手阳明大肠经的穴位，如合谷、三间、承浆、颊车、下关、内庭、颧髎。艾灸主要用于治疗虚性、寒性的口腔疾病，选足三里、合谷、三间。耳针主治牙宣的穴位有上颌、下颌、神门、肾上腺，用针刺捻转留针 15～20 分钟或皮内埋针。王德鉴

《中医耳鼻咽喉口腔科学》、《实用中医口腔病学》、全国高等中医院校函授教材《中医耳鼻喉科学》中则对牙宣的实证和虚证进行辨证选穴，主穴选合谷、内庭、颊车、下关等，实证加二间、曲池、足三里，用泻法，以清热泻火固齿；虚证加太溪、阴谷、行间，用补法，以补虚固齿。每次选1～2穴，每天1次，5～7天为1个疗程。《实用中医口腔病学》的耳针疗法与《中国医学百科全书·中医耳鼻咽喉口腔科学》基本一致。

3. 临床应用

(1)针刺疗法：主要以选手足阳明经穴为主，局部取穴与循经取穴相配合。实证者，主选合谷、内庭、颊车、下关等穴，配二间、曲池、足三里等，泻法，以清热泻火，消肿止痛。虚证者，主选合谷、内庭、颊车、下关等穴，配太溪、阴谷、行间等，用补法，以补虚固齿，并可配艾灸。每次选2～3穴，每天针刺1次，5～7天为1个疗程。

(2)艾灸疗法：艾灸主要用于治疗虚寒证者。可选足三里、合谷、三间等。

(3)耳针疗法：取上颌、下颌、神门、肾上腺、屏尖穴，针刺或皮内埋针、穴位贴压等。

(4)穴位注射：选颊车、手三里、合谷等，用当归注射液穴位注射，每穴注入0.25～0.5ml，隔日1次。

(5)指压法：前三牙上牙痛，取迎香、人中穴；下牙痛取承浆穴；后齿上牙痛取下关、颧突凹陷处；下牙痛取耳垂与下颌角连线中点、颊车、大迎穴；用按、压、揉法，连贯操作，以压法为主，由轻至重使其有酸麻感为度。一般15～20分钟即可止痛。

【按摩导引疗法】

(1)叩齿法：叩齿是一种有效的牙齿保健方法。如《抱朴子》有“早晨叩齿三百下”的记述。《备急千金要方·卷六下·齿病第六》记载：“每旦以一捻盐内口中，以暖水含，揩齿及叩齿百遍，为之不绝，不过五日口齿即牢秘。凡人齿龈不能食果菜者，皆由齿根露也。为此盐汤揩齿叩齿法，无不愈也”。叩齿法一般每日早晚各一次，每次叩齿30～50次，多者或300次，可因人而异。可轻轻叩齿，也可重重琢齿，根据个人的牙齿健康情况而定。《诸病源候论·卷二十九》引《养生方》记载：“鸡鸣时常叩齿三十六，长行之，齿不蠹虫，令人牢密……东向坐，不息四通，琢齿二七，治齿痛病”。张介宾更有叩齿治愈牙宣的记载，如《景岳全书》曰：“古有晨昏叩齿之说……余每因劳因酒，亦常觉齿有浮动之觉，则值轻轻咬实，务令渐咬渐齐，或日行一二次，或二三次，即自固矣。又凡欲小解时必先咬牙根而后解，则肾气亦赖以摄，非但精固，亦能坚齿，故余年逾古稀，而齿无一损，亦大得此二方之力”。故而叩齿是养生保健，治疗牙宣的好方法，通过叩齿可促进牙体和牙周组织的气血运行，故有养龈坚齿的功用。

(2)揩齿法：揩齿是一种牙龈按摩法。本法在我国有着悠久的历史，敦煌莫高窟的第196窟中就有一和尚两腿蹲地，左手拿漱口瓶，右手手指正在揩其前牙的壁画。《校正医学入门》指出：“揩牙须先揩牙床”。其方法是用一食指或中指顺着牙齿生长的方向，自根部向咀嚼面方向按摩，依前往后反复数遍，每日2次，每次10分钟，动作要轻柔缓慢。也可以同样的方式用舌尖按摩牙龈，以疏通牙龈气血，提高局部组织的抗病能力。揩齿和叩齿可配合应用，如《普济方·牙齿门》指出：“揩齿。夫齿者，骨之所终，髓之所养，催伏诸谷，号为玉池，揩理灌漱，叩琢引导，务要津液荣流，涤除腐气，令牙齿坚牢，断槽固密，令诸疾不生”。

(3)漱津咽唾法：漱津咽唾法是使用鼓漱和运舌的动作，使口内多生津液，然后含漱并咽下的方法。本法有刺激涎液分泌，滋润胃肠，助脾健胃，健身护齿的作用。《陈希夷二十四气惊蛰二月节导引坐动图》载：“每日丑寅时，握固，转颈，反肘向后，顿掣五六度，叩齿六六，吐纳漱咽三三”。漱津咽唾的具体方法是：叩齿完毕，用舌尖搅动牙齿，先左后右，先外后内，先上后下，依次轻轻搅动30次，用力要柔和自然，然后舌抵上腭部以积聚唾液，待唾液增多时再鼓腮含漱十余次，最后分三口咽下，以意念送于脐下丹田处。在行立坐卧、早晚任何时间均可使用。重要的是要持之以恒，才可收到健齿固齿的目的。

(4)刷牙法：刷牙不仅能清除口腔内的污物，包括食物残渣和部分牙菌斑，还可起到按摩牙龈，增强口齿的抗病能力的作用。每天早晚刷牙，每次刷牙3分钟，要刷到每一棵牙齿的每一个面。要坚持正确的刷牙方法，使用合适的牙刷。

我国古代劳动人民很早就会使用牙刷刷牙了。如在辽墓中出土有骨柄牙刷；宋代有植毛牙刷。元《饮膳正要》载：“凡清旦刷牙不如夜刷牙，齿疾不生……凡清旦盐刷牙，平日无齿疾”。指出了晚上刷牙的重要。《景岳全书》指出：“金丹全书云：今人夜晚每以早晨，是倒置也。凡一日饮食之毒，积于齿缝，当于夜晚刷洗，则垢秽尽去，齿自不坏。故云晨漱不如夜漱，此善于养齿者。今观智者，每于饭后必漱，则齿至老坚白不坏，斯存养之功可见矣”。由于引起牙宣的主要致病因素——牙菌斑被清除后，很快会重新生长出来，一般间隔时间是6～12小时。夜间唾液分泌减少，牙齿的自洁能力下降，细菌更容易繁殖，所以早晚刷牙都是很重要的，尤其是晚上睡前刷牙更是重要。

《太平圣惠方》载：“柳枝、槐枝、桑枝煎水熬膏入姜汁、细辛末、芎䓖末，每用擦牙”。首次使用了药物牙膏刷牙。现代的各种药物牙膏多有消炎、止血的作用。对于牙宣常用的牙膏有两面针牙膏、忍冬花牙膏、田七牙膏等。有学者研究清宫固齿秘方牙膏用于治疗牙龈炎牙周炎有效。

【物理疗法】

关于牙宣的物理疗法记载未查及，其报道也极少。有学者用砷化镓激光穴位照射治疗种植体颈部牙周的炎症，可用于治疗牙宣。

【专病专方】

1. 现代专病专方

(1)清胃汤加味：黄连、竹叶各6g，生地、黄芩、连翘各12g，牡丹皮、升麻、当归、大黄各10g，天花粉、麦冬各15g，生石膏30g(另包先下)。同时服用灭滴灵0.2g，每日3次，均服6天为1疗程。用于治疗急性牙周炎胃火盛者。(《甘肃中医》1995，8(4)：20)

(2)中药愈口清甘油治疗牙宣：紫草、黄芩、黄连、当归、红花各20份，分别提取精制，与冰片1份一起溶于甘油中，每支8ml，含生药8g。局部使用，每次0.5g，4次/日，用药21天。(《北京中医药大学学报》2007，30(8)：563，564，567)

(3)清胃散合玉女煎：当归、黄连各6g，生地12g，牡丹皮、黄芩、升麻各9g，生石膏(先煎)30g，熟地20g，知母5g。便秘加大黄(后下)9g；牙龈肿甚加天花粉15g，连翘9g，竹叶6g；牙龈出血明显加仙鹤草15g，白茅根10g，旱莲草15g。水煎服。治疗急性牙龈炎。(《上海中医药杂志》1994，(6)：31～32)

(4)玉女煎加减：治疗成人牙周炎。生石膏25g，生地、知母、山萸肉各10g，麦冬、牛膝、牡丹皮各6g，口臭、龈炎加黄连、黄芩；牙龈易出血加小蓟10g；小便黄赤、苔黄腻者可去生地，加入银花、蒲公英、木通。每日1剂，水煎后分3次服用，用药期间不服其他药物，治疗前洁治。(《医学理论与实践》2008，21(10)：2411)

(5)加减温风散：生地黄、生石膏各30g，当归尾2g，黄柏15g，藁本、白芷、防风各12g，川芎、蜂房各10g，细辛、甘草各6g。水煎服。用于治疗急性根尖周炎、急性牙槽脓肿、急性智

齿冠周炎、急性牙周炎。(《四川中医》1986,(12):43～44)

(6)牙周合剂:牛黄、连翘、甘草、白芷、黄连、黄芩、北细辛、银花、生地黄、龙胆草、牡丹皮、大黄、红花、生石膏等。通过蒸溜法和水提醇法后加入牛黄而成,成品含药量以药材比量法规定为140%(g/ml),每日3次,每次20ml,相当于每天服用中药1剂,饭后服用。3天为1疗程。用于治疗口腔炎性疾病,如智齿冠周炎、根尖周炎、牙周病。(《浙江中医学院学报》1993,(2):22)

(7)清胃败毒汤:当归、黄连各6g,生地12g,牡丹皮、黄芩、升麻各9g,生石膏30g(先煎)。便秘加大黄9g(后入);肿甚加天花粉15g,连翘9g,竹叶6g;出血明显者加骨碎补、生槐花各9g,白茅根10g,旱莲草15g。水煎服。用于治疗急性牙龈炎。(《陕西中医》1993,(5):202)

(8)清胃散火汤:生石膏30g(先煎),知母、生地黄各12g,牡丹皮、赤芍、金银花、地骨皮各10g,升麻6g,黄连、甘草各3g。每日1剂,头两煎混合分2次服。用于治疗牙龈炎、牙周炎。(《江苏中医》1995,16(2):21)

(9)清龈汤:水牛角、生石膏各30g,生地、玄参、知母、白芷、天花粉各10g。水煎服。同时每日用漱口方漱口。用于治疗牙周炎。(《四川中医》1995,13(12):48)

(10)牙周平:升麻10g,当归、牡丹皮、旱莲草、女贞子、生地、地骨皮、枣皮各15g,三棵针、银花藤、骨碎补、露蜂房各24g,细辛3g。露蜂房放锅内炒黄,与诸药共研细末,过7号筛,混匀,用蜂蜜调成丸,每丸重5g,用无毒性塑料薄膜剪成小方块包裹,放低温处保存。口服每日3次,每次1～2丸,温开水送服,5天为1疗程,连用6个月。用于治疗牙周病。(《四川中医》1994,(10):51)

(11)升葛汤:治疗牙周病。升麻6g,葛根15g,赤芍12g,牛膝9g,生地9g,麦冬9g,枸杞子9g,旱莲草20g。胃火炽盛加石膏、知母、黄芩、栀子、黄连;肾阴亏损加首乌、黄精、龟甲、山萸肉;气血亏损加当归、黄芪、桂圆肉、熟地黄。每日1剂,水煎取汁400ml,分2次口服。7天为1个疗程。(《广西中医学院学报》2003,6(3):33)

(12)自拟含漱方:金银花20g,黄芩、白芷、薄荷各10g,丹参20g,甘草10g。煎汤含漱,清洁口腔。用于治疗多发性龈脓肿。(《陕西中医》1985,3(3):113)

(13)针柏泻心汤:黄连、黄芩、大黄各20g,黄柏30g,三棵针50g,疼痛明显加冰片5g,出血明显加三七10g。水煎40分钟,凉后含漱,一日数次。同时配合牙周洁治器去除牙结石。(《上海中医杂志》1990,(2):20)

(14)自拟中药含漱剂:朱砂、蜈蚣、生草、败酱草各15g,炒薏苡仁、千里光、虎杖、白花蛇舌草各30g,白及、黄柏各12g。制成200ml。每日含漱3～4次,每次5分钟。1周为1疗程,用于治疗牙周炎。(《实用口腔医学杂志》1989,5(1):58)

(15)牙周清泡漱散:黄连、使君子、蒲公英、薄荷等。共研粉末,每次5g,放入保温瓶中,加沸水100ml,闷泡,自然冷却至30℃～40℃,含漱,每口含漱时间5分钟左右,30分钟漱完,每日2次。用于治疗牙周组织病。(《中成药》1993,(8):21)

(16)加味泻心汤:黄连40g,黄芩20g,石膏、大黄各10g;出血明显加仙鹤草20g;疼痛明显加冰片5g。加水煎30分钟,待冷后含漱,饭后睡前各含漱10分钟。含漱7日,再洁治,牙周袋内置少量碘化钾粉末,双氧水冲洗牙周袋,再用生理盐水冲洗后,涂碘甘油。用于治疗慢性牙周炎。(《山西中医》1994,10(2):22)

(17)清龈漱口方:荜拨、黄芩、白芷、晚蚕砂各10g,细辛3g。水煎漱口,每日数次。用于

治疗牙周炎。(《四川中医》1995,13(12):48)

(18)仙人掌冰片贴敷:仙人掌 30g,冰片适量。取仙人掌洗净去刺捣烂呈稀糊状,加入适量冰片,均匀地涂在纸张上,贴敷于炎症部位,日换药 1 次。用药 3～5 日。治疗急性牙髓炎、牙周炎初起。(《中西医结合杂志》1991,(10):602)

(19)固齿散:大黄、石膏各 15g,细辛、白芷各 9g;出血者加仙鹤草、蒲黄、大小蓟;肿胀者加辛夷、夏枯草、芒硝、马鞭草;疼痛者加薄荷、冰片。研细末,均分 6 次使用,用药早晚按摩牙龈。治疗牙龈出血。(《山东中医杂志》1994,13(3):139)

(20)六神丸:雄黄、冰片、麝香、蟾酥、珍珠、牛黄等组成。用 6 粒,温开水溶解后外涂。每日早晚各 1 次。每次用前先冲洗牙缝。同时内服六味地黄丸,每日叩齿、净口。用于治疗牙周病。(《上海中医药杂志》1994,10(7):32)

(21)清宫固齿秘方牙膏:生大黄、熟大黄、生石膏、熟石膏、明矾、枯矾、骨碎补、当归、杜仲等。药物经煎煮酒沉提取有效成分配制成清宫固齿秘方药物牙膏,每支牙膏净重 63g,含生药 6.3g。每早晚刷牙 3～5 分钟。用于治疗牙龈炎、牙周炎。(《福建中医药》1991,22(4):23)

(22)自拟中药粉:冰片、细辛、花椒等量。三药粉末在器皿中加热,器皿上加盖,取盖内表面升华粉末备用。先用 3%双氧水冲洗牙周袋,隔湿,擦干牙龈表面。先将探针蘸少许丁香油,然后将中药粉末沾在探针上送入患牙牙周袋内,可重复放置,次日复诊。用于治疗牙周脓肿。(《云南中医学院学报》1989,(1):18)

(23)灭银黄口腔药膜:银黄注射液 40 支,灭滴灵 2.0g,冰片 3.0g 等。制成 1cm×1.5cm 的薄膜小片。将约 0.5cm×1cm 的薄膜小片放置于患牙的龈下或牙周袋内,隔日 1 次,3～4 次为 1 个疗程。(《浙江中医学院学报》1993,17(5):31)

(24)口腔洁治液:金银花 60g,桂皮 4g,檀香 8g,丁香 5g,冰片 1g,薄荷 10g,桂花 6g。采用浸提萃取,结合蒸馏化学方法提取有效成分。漱口,或用棉球蘸药液涂搽患处,每日 3～5 次。(《中级医刊》1995,30(5):50～51)

(25)骨碎补饮:骨碎补 5g。泡开水当茶饮,长期服用。主治牙齿松动。(《中医秘单偏方妙用大典·百病良方》)

(26)旱莲草煎:旱莲草 60～120g。水煎,频频含咽。主治牙齿松动。(《中医秘单偏方妙用大典·经验方》)

(27)固齿散:滑石粉 18g,甘草末 3g,朱砂末 0.9g,雄黄末 1.5g,冰片末 1.5g。共研匀装瓶内备用,用牙刷蘸药刷患处,早晚各 1 次。或用药末加生蜜调匀,涂患处。主治牙周炎,牙齿松动。(《新中医》1982,(2);39)

(28)皂荚散:盐 15g,皂荚 2 枚。共烧赤,研细,夜夜揩齿。主治牙龈萎缩,牙齿松动。(《中医秘单偏方妙用大典·万病单方大全》)

(29)二石散:炉甘石、煅寒水石等分。共为细末,擦牙。主治牙齿松动。(《中医秘单偏方妙用大典·万病单方大全》)

2. 古代专病专方

(1)二参汤:治胃经虚火者,牙龈腐烂,淡血渗流不已。人参、玄参各二钱。水煎服。(《外科大成·卷三·牙齿部》)

(2)扶脾清火汤:生地三钱,丹皮一钱,栀子一钱,荆芥八分,煅石膏三钱,白芍一钱,麦冬一钱五分,归头一钱,知母一钱,赤苓八分。水煎食后服。如小便赤加木通,大便闭结加玄明

粉。(《尤氏喉科秘书·治药法则》)

(3)芦荟丸:治牙龈出血,疳积气盛者。芦荟、子青皮、白雷丸、白芜荑、川黄连、胡黄连、鹤虱草各一两、木香三钱、麝香一钱。共研末,蒸饼糊丸如麻子大,每服一钱,空心清米汤送下。(《医宗金鉴·外科心法要诀》)

(4)三因安肾丸:治牙龈腐臭,齿根动摇,属胃中虚火,兼有肾虚者。补骨脂(炒)、胡芦巴(炒)、茴香(炒)、川楝子(炒)、续断(炒)各三两,山药、杏仁(炒)、白茯苓、桃仁(炒)各二两。共研细末,炼蜜为丸如梧桐子大,每服二两,空心淡盐汤送下。(《医宗金鉴·外科心法要诀》)

(5)升麻饮:升麻、元参、黄连、黄芩、葛根、羚羊角(镑)、大黄、羌活、防风、麦冬、菊花各五钱,人参、知母、炙甘草各二钱五分。每服三钱,水煎,饭后服。(《医部全录·唇口门·方》)

(6)苍玉潜龙汤:生地四钱,龟板六钱,石膏三钱,龙齿二钱,石斛三钱,花粉二钱,丹皮一钱五分,羚羊角一钱五分,沙参四钱,白芍一钱五分,同煎汤代水。(《医醇賸义·卷二》)

(7)郁李根皮丸:郁李根白皮二两,熟干地黄二两,防风一两,独活一两,青葙子一两。共研末,炼蜜为丸,饭后用粥饮下一丸。(《太平圣惠方·口齿论》)

(8)二圣丸:生川乌头五钱,白芷一两。共研细末,醋面糊丸如梧桐子大,每用七丸,饭前用盐汤下,忌食热物。(《御院药方·治咽喉口齿门》)

(9)神功丸:升麻一钱五分,兰香叶、当归、藿香、木香各一钱,黄连、缩砂各五分,生地黄(酒洗)、生甘草各三分。共研末,蒸饼和丸,每服二钱。(《东医宝鉴·外形篇·卷二·牙齿》)

(10)滋阴清胃丸:石膏(煅)二两,当归、生地黄、栀子、牡丹皮各一两,黄连(炒)、知母、葛根、防风各七钱,生甘草节四钱,升麻、白芷各五钱。共为末,蒸饼和丸,绿豆大,米汤送下一百丸。(《万病回春·卷之五·牙齿》)

(11)左归丸:治肾虚牙齿不固或动摇,或脆弱浮突者。大怀熟地黄八两、山药(炒)、枸杞子、山茱萸肉、菟丝子(制)、鹿角胶(切碎炒珠)、龟胶(切碎炒珠)各四两,川牛膝三两。为蜜丸,每丸约七钱,每饭前十丸,盐汤送下。治疗牙宣真阴亏虚,牙齿浮肿动摇欲脱者。(《景岳全书·齿牙》)

(12)右归丸:大怀熟地黄八两,山药(炒)四两,山萸肉、当归各三两,枸杞、鹿角胶(炒珠)、菟丝子(制)、杜仲(炒)各四两,肉桂二两至四两,制附子二两至六两。为蜜丸,每丸三钱,每次六至九丸,嚼服或白汤送下。用于治疗牙宣元阳不足,牙齿动摇欲脱者。(《景岳全书·齿牙》)

(13)丁香石燕子散:丁香一钱,石燕子一对,海马一对,茴香(研)五钱,白矾、龙骨各五钱。上药研末,每用牙宣一钱,擦牙后,温酒送下。(《御院药方·卷八·治杂病门》)

(14)甘露饮子:熟地黄、生干地黄、天门冬、麦门冬、黄芩、枇杷叶、石斛、枳壳(炒)、山茵陈、炙甘草各等分。上药研粗末,每服五钱,水煎,去滓温服。亦可用之漱口。(《御院药方·治咽喉口齿门》)

(15)广济疗牙齿疼痛,牙龈肿痒,齿根宣露方:肥松节四分,细辛二分,蜀椒二分,胡桐律四分,以清酒一碗,煮十沸,乘热含漱。(《外台秘要·卷二十二》)

(16)当归散:当归五钱,桂心五钱,白矾一两,甘草五钱。上药捣粗罗为散,分三份,水煎,去滓,漱口,热含冷吐。用于治疗牙宣齿疏龈肿牙痛者。(《太平圣惠方·口齿论》)

(17)蔓荆子散:蔓荆子一两,生干地黄一两,郁李根皮二两,地骨皮一两,角蒿一两。上药捣筛为散,每用五钱,水煎,去滓,漱口,热含冷吐。用于治疗牙宣牙根露挺者。(《太平圣惠方·口齿论》)

(18)胡桐泪散:胡桐泪一两,槐树根五两,白蔷薇根五两,垂柳梢五两,李树根五两。上药捣粗罗为散,每用五钱,水煎,去滓,漱口,热含冷吐。用于治疗牙宣齿疏龈肿牙痛者。(《太平圣惠方·口齿论》)

(19)齿痛通用方:荜拨、生地黄、当归须、荆芥穗、白芷、桑白皮(炒)、蜂房(炒)、赤芍、姜黄、细辛、藁本、炙甘草各等分。上药共研粗末,每用三钱,水煎,频漱口。(《仁斋直指方·齿病证治》)

(20)地黄散:生地黄一两五钱,防风、细辛、藁本、薄荷叶、地骨皮各一两,当归、草叶、荆芥穗各五钱。上药研粗末,每服五钱,水煎,去滓温服。亦可用之漱口。(《御院药方·治咽喉口齿门》)

(21)治齿宣疼方:川芎、当归、独活、细辛、白芷各一两。上药加水二斤,煎至四分,热含漱。(《医方类聚·齿门·千金月令》)

(22)蒺藜汤:白蒺藜一两。为粗末,水煎,入食盐一撮,漱口。(《外科大成·卷三·牙齿部》)

(23)麝香矾雄散:麝香、龙骨、雄黄、胆矾各等分。研细末,用鹅毛蘸药末四分扫患处,又用药三钱水煎,热含冷吐,或每日揩牙,温水漱之。(《医部全录·齿门·方》)

(24)牙宣出血方:明白矾(煅)二钱,乳香五分,麝香少许。研细末,用手蘸药末轻揩牙后,盐水漱之。(《仁斋直指方·齿病证治》)

(25)虚牙肿方:藁本、独活、荆芥、川乌、香附子、当归、皂角、细辛、川椒。水煎,乘热含漱。另服清胃散之类。(《医部全录·齿门·方》)

(26)牙宣膏:龙骨、定粉各二钱五分,麝香一分。龙骨、定粉研细末,入麝香,研匀,用黄蜡一两,磁盏内销开,入药于内,搅匀,放冷取出,熨斗烧烫,铺纸用药摊之匀薄,每用剪作纸条,睡前贴患处及齿龈间,次日取出。(《御院药方·治咽喉口齿门》)

(27)楝果裘:治阳明胃经实火上攻,血自牙缝流出。用楝树果两个。连肉、核捣烂,丝绵包裹,先用温水漱净瘀血,塞于牙缝内。(《外科正宗·牙缝出血第六十九》)

(28)蟾酥绵:蟾酥、硼砂、冰片、麝香各一分。为细末,水化之,将红绵五分蘸药汁,晒干,反复至药汁尽。将绵截小片,贴患处。(《外科大成·口部》)

(29)固齿白玉膏:龙骨一两,阳起石五钱,铅粉一两,珍珠三钱,象牙末五钱,麝香二钱。为细末,黄蜡三两溶化,待温后入药,和匀,乘热摊纸上。用时先漱口,剪小条,贴齿根上。用于治疗牙宣。(《外科大成·牙齿部》)

(30)珍珠散:煅龙骨一钱,珍珠一钱,儿茶五分,海螵蛸一钱,参三七二钱,乳香五分,降香一钱,炙象皮一钱,朱砂五分,冰片一厘。研细末,将新棉花如指大,捻成团,蘸药塞患处。或吹于患处。用于治疗牙宣。(《尤氏喉科秘书·治药法则》)

(31)五灵膏:五灵脂五钱,松脂、黄蜡各一两,蟾酥五厘,黄丹二钱五分。共放于磁器内,以慢火熬成膏,摊在白熟绢上,候冷,剪成片,每夜贴于龈上,有津即吐,误咽无妨。用于治疗牙宣牙齿松动者。(《医部全录·齿门·方》)

(32)龙齿散:龙齿、黄矾、白石脂各二两,桂心(制)一分,川芎五钱,皂荚刺(炒)一两。上药捣筛为散,每饭后用少许贴患处。有津勿咽。用于治疗牙宣齿龈肿烂,出血疼痛,牙根露

挺,牙齿松动欲脱者。(《太平圣惠方·口齿论》)

(33)龙骨散:白龙骨一两,生干地黄各一两,干姜(炮)五钱,曲头棘针一分,白矾灰一分。上药捣筛为散,每用五分,贴敷患处。用于治疗牙宣齿龈肿出血不止者。(《太平圣惠方·口齿论》)

(34)黄连散:黄连一两,白龙骨一两,白矾一分,马牙硝一两,龙脑一钱。上药捣筛为散,每用五分,敷齿根下。用于治疗牙宣齿龈出血疼痛者。(《太平圣惠方·口齿论》)

(35)牢牙散:颗盐五钱,白矾五钱。上药炒干,为末,每用少许点齿上。用于治疗牙宣齿牙动摇者。(《太平圣惠方·口齿论》)

(36)青黛散:青黛(研)、桦皮(烧灰)、虾蟆(烧灰)各一两。共研细末,每用少许,敷牙龈上,有津吐之。(《太平圣惠方·口齿论》)

(37)赴筵散:良姜、草乌、荆芥、细辛各二两。上药共研细末,每用少许,擦痛处,有涎吐之。用于治疗牙宣牙痛难忍,牙龈宣露,动摇欲脱,腮颔俱肿,龈烂血出者。(《太平惠民和剂局方》)

(38)玉池散:当归、炙甘草、川芎、防风、白芷、槐花(炒)、地骨皮、细辛、升麻各等分。上药共研细末,每用少许,擦牙。如疼痛较重,用药二钱,加黑豆适量、生姜三片,水煎,稍温漱口,冷吐之。用于治疗牙宣牙痛肿痒,牙齿动摇、牙龈溃烂,宣露出血者。(《太平惠民和剂局方》)

(39)密陀僧散:密陀僧、雄黄各五钱,石胆二钱,麝香一分。上药共研细末,每用少许,干贴患处,每日数次。(《御院药方·治咽喉口齿门》)

(40)石胆散:胡桐律、黄矾、朱砂、升麻各五钱,石胆、细辛、当归、牛膝、川芎、棘刺(炒)、地龙各三钱,乳香、麝香各二钱五分,龙脑一分。共研细末,每用少许,擦敷牙龈上,吐津,误咽无妨。日用五六次。用于治疗牙宣及牙龈肿有脓者。(《御院药方·治咽喉口齿门》)

(41)小蓟散:百草霜、小蓟、香附子(炒)、蒲黄各五钱。共研细末,擦敷牙龈上。(《世医得效方·齿病》)

(42)升麻散:升麻一两五钱,防风三分,藁本五钱,细辛一分,白芷五钱,地骨皮一分,露蜂房三分,木香、甘松、丁香、沉香各一分,柳枝心(炒)一两。共研细末,每用三分,贴敷牙龈上。(《医方类聚·齿门》)

(43)鸡舌香散:鸡舌香、当归、青葙子、干姜、菖蒲、莎草根、木香、青黛(研)、胡桐泪(研)各一两,棘刺(研)五钱。共捣研为散,每用一分五厘,贴敷牙龈上。《医方类聚·齿门》

(44)荔枝盐:荔枝一个,食盐七分,花椒三分。荔枝一个钻一空,入食盐、花椒以满为度,纸包泥固,炭火煅存性,为末。早晚搽之。(《外科大成·牙齿部》)

(45)生肌桃花散:寒水石(煅)三钱,朱砂(飞)一钱,甘草(炒)一分,片脑五分。共研细末,每用少许贴患处。(《医部全录·齿门·方》)

(46)牙宣方:冰片、五倍子各三分,麝香二分,大红绒灰、珍珠、硼砂、鸡内金(煅)、人中白(煅)、元明粉、靛花、牛黄、黄柏(蜜炙灰褐色末)各一钱,黄连末一钱五分,雄黄粉五分,鹿角灰二钱。共研细末,和匀,吹患处。(《医部全录·齿门·方》)

(47)李杲牢牙散:治牙宣,牙龈动摇,兼疼痛者。龙胆草(酒浸)一两五钱,羌活、地骨皮各一两,升麻四分。共研细末,先以温水漱口,搽患处。(《医宗金鉴·外科心法要诀》)

(48)三物膏:柳枝、桑枝、槐枝各锉(一升)。上药用水一盏,煎至五分,去滓,入好盐一斤,熬成膏,储瓷器内,每晚用之揩牙。(《御院药方·治杂病门》)

(49)牙药麝香散:绿矾一两,石胆(炒)二钱,五倍子一两二钱,诃子皮、何首乌、龙骨、藿香叶、甘松各四钱,白茯苓一两,砂仁一两,零陵香六钱,百草霜一两一钱,细辛二钱,生干地黄、青黛(研)、龙脑(研)、麝香(研)各五钱。上药共研细末,用药少许,用牙刷蘸药刷牙,合口少时,后用温水漱口,吐之,每日早晨用。(《御院药方·治咽喉口齿门》)

(50)遗山牢牙散:茯苓、石膏、龙骨各一两,寒水石、白芷各五钱,细辛三钱,石燕子1～2枚。为细末,早晚用药刷牙。用于治疗牙疾病及保健牙齿。(《卫生宝鉴·卷十一》)

【预后与转归】

1. 预后

(1)年轻患者预后好,年老体弱、同时伴有其他全身疾病者(如糖尿病、中风、高血压等)难愈。

(2)病程短,发病急,牙周袋浅,脓血少者易于治愈;病程长,起病隐匿,发展缓慢,牙周袋深,脓血多者不易治疗。

(3)证情属实属热者较易愈合;属虚证寒证者较难治愈。

(4)不注意口腔卫生,不能按时早晚刷牙、饭后漱口者难愈。

(5)早期治疗,系统治疗效果好;若治疗不及时,病情得不到控制,甚至可致牙齿脱落。

2. 转归 患牙宣后,只要及时祛除了致病因素,经过治疗,是能够痊愈的。如果治疗不及时,或忽视治疗,可能经过一个漫长的病程,个别牙患病,逐渐波及邻牙,甚至全口牙齿受累,严重的牙齿可自行脱落或不得不拔除等。

【护理与预防】

(1)注意口腔卫生:坚持正确的刷牙方法,选用对牙齿有益的标准牙刷,养成饭后漱口的卫生习惯,防止牙石、菌斑的形成。

(2)定期洁治:及时对新形成的软垢、牙石、菌斑进行洁治,避免牙龈的物理刺激。

(3)改掉诱发牙宣的不良习惯:如单侧咀嚼习惯,偏食习惯,夜磨牙、紧咬牙,咬嘴唇、咬笔、咬指甲、张口呼吸,吸烟习惯等。

(4)注意饮食:少食辛辣、煎炸荤腥之品,以防炙煿之火上炎。饮食以清淡爽口、营养丰富为原则。多食用含高蛋白,维生素A、C、D的食物,如动物肝脏、鱼肝油、肉类、蛋类、牛奶、新鲜蔬菜、水果等,以提高牙周组织的抗病能力。

(5)起居:注意锻炼身体,劳逸结合,增强抵抗外邪的能力。使居室舒适,睡眠充足,避免房劳过度。

(6)坚持揩齿、叩齿和牙龈按摩,以改善牙周组织的血液循环,防止牙宣发生。

(7)避免用松动牙咀嚼食物。

(8)加强口腔健康教育和宣传,定期进行全面的口腔检查,发现疾病及时治疗。

【参考资料】

1. 2000年前参考资料见第1版,此略。

2. 农立俭. 升葛汤治疗牙宣152例. 广西中医学院学报,2003,6(3):33

3. 胡仕,等. 中医辨证分型治疗牙周炎78例. 上海中医药杂志,2003,37(3):33

4. 王艳. 玉女煎治疗成人牙周炎的临床疗效评价. 医学理论与实践,2008,21(10):2411

5. 罗冬青,等. 中药愈口清甘油治疗牙宣54例临床观察. 北京中医药大学学报,2007,30(8):563

6. 徐金保,等. 中医辨证施治牙周炎临床疗效分析. 中国医药导报,2007,4(35):102

7. 闫大奇,等. 中医药治疗牙周病概况. 中国中医急症,2009,18(6):967

第四节　口　　疮

【概述】

1. 涵义　口疮是以口腔黏膜发生局限而浅表的溃烂为特征的口腔疾病。可发生于口腔各个部位，如唇、舌、颊、龈、上腭等，是口腔黏膜病中最常见的疾病之一。任何年龄均可发病，且易反复发作。类似于西医的复发性口疮。

2. 释名　历代文献资料中，口疮又称为口疡、口破、口疳等。这些病名是以其症状特征命名的。

(1)口疮：出自《素问·气交变大论》。疮，溃烂，疮疖之义。口疮，即口腔溃烂的病症。

(2)口疡：出自《素问·五常政大论》。疡，痈疮溃烂。《说文通训定声·壮部》："疡，亦凡疮之通名"。口疡，亦即口腔的疮疡溃烂。

(3)口破：出自《外科正宗》。破，指不完整，毁坏。《广雅·释诂一》："破，坏也"。口破，即口腔有损坏之义。

(4)口疳：《太平圣惠方》称"口中疳疮"。疳，黏膜浅表的溃疡，呈凹形，有腐肉，脓液不多。其生于口腔黏膜者称为口疳。

3. 沿革　口疮之名，首见于《内经》。如《素问·气交变大论篇》曰："岁金不及，炎火乃行……民病口疮"。《素问·五常政大论篇》说："少阳司天，火气下临，肺气上从……鼻窒，口疡"。指出口疮的发病与气候变化有关。晋代《脉诀·诊法》说："右关沉实，脾热口甘，洪数则口疮"。提出了口疮与脾热的关系。隋代《诸病源候论·卷三十》明确指出了口疮与热乘心脾的关系，从而成为后世治疗口疮的重要理论依据之一。宋代《太平圣惠方》除列有各种热证口疮外，还增加了"乳石发动口舌生疮"一症，说明当时服食丹石成风而引发口疮。《圣济总录·口齿门》曰："口疮者，由心脾有热，气冲上焦，熏发口舌，故作疮也。又有胃气弱，谷气少，虚阳上发，而为口疮者，不可执一而论，当求所受之本也"。已认识到了有阳虚型口疮。《济生方·口齿门》曰："口疮者，脾气凝滞，风热加之而然"，指出了发病以内因为主，外因是发病的条件。元代《丹溪心法·口齿七十八》指出虚火口疮的病机及不能用凉药治疗。明代《口齿类要·口疮》对口疮病机进一步论述："口疮，上焦实热，中焦虚寒，下焦阴火，各经传变所致"。《医方考·口病方论》指出："盖肝主谋虑，胆主决断。劳于谋虑决断，故令气虚……木能生火，故令舌疮"。《外科正宗·卷之四》把口疮列入口破范围，分作虚火和实火两大类，"虚火者，色淡而白斑细点"；"实火者，色红而满口烂斑"，对口疮辨证理论有重要发展。清代《焦氏喉科枕秘·口疮图》认识到饮食、胎毒与口疮发生的关系。《医宗金鉴·卷六十五》提出心肾不交，虚火上炎可导致口疮。至明清时期，口疮的治疗已积累了不少经验，形成了从病因病机到辨证论治、理法方药的较全面的理论。

现代医著与教材中，对口疮的命名与认识较为一致。

【病因病理】

1. 古代病因病理学说

(1)热乘心脾学说：《诸病源候论·卷三十》曰："手少阴，心之经也，心气通于舌；足太阴，脾之经也，脾气通于口。脏腑热盛，热乘心脾，气冲于口与舌，故令口舌生疮也"。明确指出热乘心脾为口疮的病理。

(2)阳虚学说：《圣济总录·口齿门》指出："元脏虚冷上冲"、"下冷口疮"这一病因病理。

(3)虚火上炎学说:《丹溪心法·口齿七十八》说:"口疮,服凉药不愈者,因中焦土虚,且不能食,相火冲上无制"。提出了虚火口疮的病机,并指明不能用凉药治疗。《医宗金鉴·卷六十五》也提出了心肾不交,虚火上炎可致口疮的理论。

(4)饮食不节,热毒上蒸学说:《焦氏喉科枕秘·口疮图》说:"此证因劳碌、食火酒炙煿椒姜之物而起,小儿食肥甘,或胎受毒,或母病食热乳而生"。指出饮食不节和热毒与口疮发病的机制。

2. 现代病因病理学说　现代医家对于口疮的病因病理认识基本一致。概而言之,主要有以下几种观点:

(1)心脾积热学说:多数学者认为,口疮的成因多由心脾两经火热所致,外感风热或素禀心脾阳盛,或平时过食厚味,醇酒炙煿,热毒循经上行,熏蒸口舌而致本病。

(2)湿热郁火学说:口疮以其反复发作,缠绵难愈为特征,与湿邪致病特点相吻合。常因湿热侵袭,或恣食厚味,湿浊内生,郁而化热,或情志不遂,思虑过度,复感湿热之邪,蟠踞中焦。临床可分为脾胃湿热和肝胆湿热两类。

(3)脾肾阳虚学说:患者久服苦寒凉药,伐伤中土,以致元气不足,中阳不振,谷气下流,升降失调,或因长期被本病所累,"久病不已,穷必及肾",命门火衰,蒸腾无力;或阴伤日久,阴损及阳,虚火上潜,因而有学者提出"口疮并非都属热"之说。

(4)真阴亏损学说:本病初起以实热证为多,火热灼耗阴液,有学者认为此乃秋日燥金,刑杀之气损伤脾胃之阴,虚火上炎,腔窍受灼,肌膜失养,或热病、大病后期,真阴乏竭所致。亦有因本病迁延不愈,久则真阴亏损,肾水不足,难以济火,命门之火失去维系,导致相火妄动,浮游于上,循足少阴之脉,至咽喉而入口舌引起病变。或因肝失条达,气郁不畅,营阴暗耗,肾阴亏损,水不浮木,阴虚火升而病。

(5)瘀血阻络学说:有学者深入研究发现,本病尚有许多血瘀见症,如患处固定疼痛,周边暗红,舌质青紫,面色黧黑,口唇青紫等,从而进行血液流变学实验研究,结果发现有微循环障碍,血液处于高黏聚状态,血流不畅,甚至血流停滞瘀结,证明本病属瘀血证范畴,符合血栓形成性疾病的病理生理变化。

3. 临床病因病理

(1)心脾积热:心气通于舌,脾气通于口。因过食辛辣炙煿肥甘之品,或饮酒吸烟,火热内生,蕴积脾胃,循经上炎;或因七情过激,恼怒忧郁、少眠,致心火内生,以致心脾积热,上炎口舌,腐灼黏膜,而发口疮。

(2)阴虚火旺:素体阴虚,加之久病伤阴,或劳累过度,熬夜多思,耗伤心肾阴液,阴不制阳,虚火上炎,导致口疮。

(3)脾肾虚寒:素体阳虚,加以病后体弱,或劳倦内伤,或贪凉饮冷,或伤寒误治,更损脾肾之阳,土虚阳衰,虚阳上越,致使口舌生疮。

总之,口疮的发病与脏腑失调有关,病有虚实寒热之异。实者,多起于心脾,以实热为多;虚者,多起于心脾肾,有虚火、虚寒之不同;然无论虚实寒热,皆以上腐口腔肌膜为病,故口腔局部病变是标,脏腑失调是本。

【临床征候】

1. 发病情况　任何年龄均可发病,无明显季节性和地域性。病程大多7～10天,有自愈性,但易反复发作。

2. 病史　患者可有嗜烟酒、喜辛辣或有疲劳、睡眠不佳等诱因。

3. 口内灼痛　初期口腔溃疡处干涩刺痒不适，继则灼热疼痛，遇饮食、讲话等刺激时加重。

4. 口腔黏膜溃疡　以唇、颊、舌黏膜多见，牙龈边缘亦可发生。初起患处黏膜出现小红点，继而形成圆形溃疡，约2～4mm直径，中央稍凹，表面覆以黄白色假膜，周边充血。溃疡数目不等，少则一个，多则数个。有自愈趋势，大约7～10天逐渐愈合，但易反复发作。发作周期长短不一，短则此愈彼起，迁延难愈，长则数月一发等。女性亦可在月经前后反复发生溃疡。

5. 全身症状　可有心烦、急躁易怒，或身倦乏力、睡眠不佳、便秘等。

【诊断与鉴别诊断】

1. 诊断依据　①口腔内局部灼痛不适；②口腔黏膜局限性溃疡，中央凹陷，周边充血；③病变反复发作。

2. 鉴别诊断　口疮应与鹅口疮、口糜、狐惑病等作鉴别。

(1)鹅口疮：多见于婴幼儿。疼痛不明显，口腔黏膜生多个白点，不久融合，表面有丝绒状假膜，擦去后迅速复生。

(2)口糜：口内灼热疼痛明显，口腔溃烂量多而溃烂面大，易融合成片，多有发热、周身不适等症状。一般不反复发作。

(3)狐惑病：本病始见《伤寒杂病论》，是以口腔、眼、生殖器反复出现破溃病损，并伴有目赤成脓、皮肤结节等的疾病。该病病程较长，病势缠绵难愈，难以根治，甚者可侵及血管、神经，危及生命。

【辨证施治】

1. 古代辨证施治观点　口疮的治疗，在《神农本草经·卷一》最早记载了治疗口疮的中药："香蒲，味甘平，主五脏，心下邪气，口中烂臭"。《备急千金方·卷六上》收录治口疮方十几首，多为清热泻火之剂，有汤剂、丸剂、粉剂，内服法、含服、含漱、敷粉等多种方法，还指出："凡口疮及齿，禁油、面、酒、酱、酸、醋、咸、腻、干枣，差后仍慎之，若不久慎，寻手再发，发即难差"。已认识到了口疮的复发性及与饮食的关系。《太平圣惠方》载有治口舌疮方百余首，可见当时对口疮的治疗，已积累了丰富经验。明代《口齿类要》提出口疮治疗要按上、中、下三焦不同病机进行辨证论治，特别指出："若概用寒冷，损伤生气，为害匪轻"。《寿世保元·卷六》用清胃泻火治脾气凝滞，风热为患之口疮，若属上焦虚热，用补中益气汤，中焦虚寒，用附子理中汤；下焦阴火用六味地黄丸，火衰土虚用八味丸等等，按虚实寒热进行辨证施治，更完善了口疮治疗。清代《杂病源流犀烛·卷二十三》认为"是脏腑之病，未尝不应诸口。凡口疮者，皆病之标也，治当难求其本"，强调口疮治疗必须治本。《石室秘录·口疮》曰："如人口舌生疮，法当用轻清之品，少少散之，无不立效，如小柴胡汤之方是也"，创从肝胆论治口疮之先见。

总之，对于口疮一病，古代医著所述，在辨证治疗中，多以"清火"为主，同时兼治本。

2. 现代辨证施治观点　现代有关口疮的辨证大多分为虚实两类，在具体分型上，现代各医家各述已见。如《口腔病防治学》将虚证口疮分成阴虚火旺型和脾虚湿困型，治用六味地黄汤、育阴清热汤和参苓白术丸、补中益气汤。将实证口疮分成脾胃伏火和肺胃热壅两型，治以凉膈散、玉女煎和银翘散、五味消毒饮。有学者把口疮分作四型辨证施治，即阴虚型、脾虚型、肺胃实热型、冲任蕴热型。其中，认为冲任蕴热型患者，多因情志不畅，肝气郁结，冲任气血壅滞，久而化热内蕴，而当行经之时，气血俱虚，引动蕴热，循冲任之脉上行而发口疮，故见部分复发性口疮女患者，每发与月经周期有关。亦有学者提出口疮可辨为阴虚内热、脾虚湿热两大证型，治疗可分别以滋阴清热、健脾清热化湿治疗。根据口疮病因，有学者提出应以内因、外因和其他因素（一时找不到原因的口疮）三大类进行论治。治疗中，由内因，如忧思、饮食营养、脾胃消化不良等因素致病者，则分别用逍遥散、平胃散等；由外因，如六淫侵袭或易地居住所致，则用银翘散、黄连汤等，其立法处方观之，也不离虚实二两。有报道治疗口疮196例，辨证分为心火上炎、脾胃火炽、肾脾胃阴虚三型，有效率达90.2%。有学者结合古代文献论述和临床见证，将复发性口疮分为心脾积热、阴虚火旺、湿浊壅结、瘀血凝滞四型；有报道将其分为风热乘脾、心脾积热、虚火上浮、胃火炽盛四证者；有报道将其按照气滞血瘀、湿热内盛选定患者，采用内服中药（石膏30g，生地、茯苓各15g，黄芩、栀子各10g，黄连、灯心草、肉桂各6g）、外用锡类散治疗，并随机予注射聚肌胞注射液，口服维生素相对照，结果显示中医个性化治疗效果优于西药组。有报道认为，本病实证少见，虚证多见，其次是虚实夹杂、寒热互见，治疗运用辛开苦降，寒热并用有较好疗效。

综合各家辨证论治观点，大体不外虚实两类，实证以心、脾、胃火热为主，虚证以阴虚、阳虚、气虚为主，病证多与心肾、脾胃有关。

3. 辨证纲要　有关口疮的辨证要点，古代医家论述较多，大都分为虚实两类。如《外科正宗・卷之四・杂疮毒门》大人口破曰："口破者，有虚火实火之分、色淡色红之别。虚火者，色淡而斑细点，甚者陷露龟纹，脉虚不渴，此因思烦太甚，多醒少睡，虚火动而发之……实火者，色红而满口斑烂，甚者腮舌俱肿，脉实口干，此因膏粱浓味，醇酒炙煿，心火妄动发之"。故辨虚实与辨口腔溃疡是口疮的主要辨证要点。

(1)辨虚实：口疮虚实之辨，可从起病、病程、病因、病状等方面加以辨别。如口疮起病急，少发作者多实；起病缓，反复发作者多虚。病程短，数日而愈者多实；病程长，缠绵难愈者多虚。素嗜辛辣炙煿烟酒者多实；素多劳倦、少眠多思者多虚。口疮量多、色黄，周围色红者多实；口疮量少、色白，周围不红者多虚。灼热疼痛明显者多实，无热少痛者多虚。

(2)辨溃疡：一般而言，溃面色黄，周边红肿明显，灼痛明显，属心脾积热；溃面大小不一，周边充血，发作与情志或妇女经期有关，多为肝郁化火；溃点位舌根部或舌下，疡面灰白，周边微红微肿微痛，且溃疡此愈彼起，反复不断，则多因阴虚火旺；溃面暗紫，周边黏膜苍白，无红肿无疼痛，责之脾肾阳虚，虚阳上越。

4. 证治分类

(1)心脾积热证

证候　口腔黏膜溃疡大，数量多或融合成片，溃面色黄，周边红肿，自觉灼痛，进食物则痛甚；心烦失眠，便秘尿赤，舌红，苔黄，脉数。

证析　心脾积热，上蒸于口，则可致口舌肉腐而溃烂，患处伤痛；火热炽盛，则溃烂量多，或融合成片；心火内炽，心神被扰，故心烦失眠；心火下移小肠，则尿赤；脾热伤津，则便秘；心火脾热，则见舌红苔黄，脉数。

治法　清心泻脾，消肿止痛。

方药　凉膈散加减。方中主以连翘、竹叶、栀子泻火除烦，黄辅以芩清心胃之热；薄荷散邪透热，共清解上焦之热；大黄、芒硝泻积通便；伍甘草、白蜜缓硝、黄之急；诸药相合，清上泻下，心脾热除，各症自解。

(2)阴虚火旺证

证候　口腔溃烂，量少，或舌根、舌下溃点（面），色灰黄，周边微红肿，稍痛，口疮反复发作，此愈彼起，绵延不止，虚烦失眠，手足心热，或骨蒸潮热，腰膝酸软，口舌干燥，舌红少苔，脉细数。

证析　心肾阴虚，虚火内生，上炎口舌，熏灼成疮，故口疮量少，灰白黄，周边淡红；心主舌，肾脉通舌下，心肾阴虚，虚火内生，故易发舌根、舌下溃烂；阴虚津亏，口舌失养，虚火内炽，故口疮反复发作，此愈彼起，经久不愈；阴虚火旺，故见虚烦失眠，手足心热，或骨蒸潮热；肾阴不足，腰府失养，故腰膝酸软；舌红少苔，脉细数亦属阴虚火旺之征。

治法　滋补心肾，降火敛疮。

方药　知柏地黄汤加减。方中以熟地滋补心肾阴精，牡丹皮清心凉血，山萸肉滋肾固肾，山药健脾益肾，泽泻、茯苓淡渗湿浊，引邪下行，再加知母、黄柏苦寒泄火以保真阴，共奏滋阴降火之效。若虚火较盛，可少加肉桂以引火下行；若舌尖溃疡，可入天冬、麦冬、阿胶养血滋阴，清心降火；舌两侧溃疡，加白芍、菊花、枸杞养血益肝；口疮反复发作，迁延不愈者，可加四物汤、旱莲草、怀牛膝、煅牡蛎、煅龙骨滋阴养血，降火敛疮，以控制反复发作。

如阴虚夹胃热，口疮灼痛，此愈彼起，舌苔黄者，可用玉女煎加减，以滋阴降火，清胃消疮。若阴虚夹湿热，口疮反复发作，口干不欲饮，大便黏滞不爽，舌苔黄腻者，可用甘露饮加减，以养阴清热，化湿敛疮。

(3)脾肾阳虚证

证候　口疮数目少，色白、灰白或暗，周边不红或淡红，疼痛较轻，反复发作，缠绵不愈，伴倦怠乏力，形寒肢冷，食少便溏，或下利清谷，舌淡苔白，脉沉迟。

证析　脾肾阳虚，寒湿上泛，浸淫口舌，则见口舌生疮，疮面色白、灰白或色暗，周边不红或淡红，疼痛较轻；脾肾虚损，正不御邪，故口疮反复发作，缠绵不愈；脾肾阳气虚弱，体失温煦，健运失常，故倦怠乏力，形寒肢冷，食少便溏，或下利清谷；舌淡苔白，脉沉迟亦为脾肾阳虚之征。

治法　温肾健脾，化湿敛疮。

方药　附子理中汤加减。方中以附子、干姜、人参温阳散寒，补益脾肾；辅以白术、炙甘草健脾益气，俾使脾健湿化，而口疮自愈；合方共奏温肾健脾，散寒化湿敛疮之效。若口疮面白腐浊，为阳虚水泛，加苍术，五倍子健脾燥湿；若脾肾阳虚明显，形寒肢冷，加肉桂以助温补脾肾之力，或改用桂附地黄汤加减；若脾胃虚弱，口疮遇疲劳易发作，身倦乏力，纳差便溏者，可用补中益气汤加减，以健脾升清，敛愈口疮。

【外治疗法】

1. 古代外治疗法述要　外治法是古代治疗口疮的主要方法之一，所用方法主要有含漱、敷药、敷贴导引等多种外用药治法。

(1)含漱法：分含漱汤水与含服丸剂两法。

含漱汤剂：选用清热解毒之品，煎汤，含漱口腔。如《备急千金要方·卷六上》的“治口疮方，蔷薇根皮四两，黄柏三两，升麻三两，生地黄五两，右四味㕮咀，以水七升，煮取三升，去滓含之，差止，含极吐，却更合。”《太平圣惠方·卷十一》的“治伤寒，热毒壅滞，口内生疮方”；“治热病口疮方”、“治口舌疮赤烂方”等，《圣济总录·卷一百一十七·口齿门》的“治卒患口疮，升麻汤方”等，均为煎汤后，含漱之剂。

含丸吐口涎法：通过口含丸散，使口腔流涎增多，起清洁口腔作用。如《太平圣惠方·卷十八》的“治热病口舌生疮，石胆散方”；卷三十六：“治口舌疮，肿痛不止，黄柏丸方”等。《圣济总录·卷一百一十七·口齿门》的“治口疮,积年不瘥,丹砂膏方”、“治口疮,杏仁丸方”等,均属此类方剂。

(2)敷药法:用清热止痛中药,研为粉末,敷于疮面。如《圣济总录·卷一百一十八·口舌生疮》的“治疗口舌生疮,麝香散方”渗舌上;“治口舌生疮,齿动,晚蚕蛾散”渗药于疮上;“治口舌生疮,芦荟散方”等;《丹溪心法·口齿七十八》的“用西瓜皮烧灰傅之”、“远志,醋研,鹅毛扫患处”、“柳花散治口舌生疮”等;《景岳全书·卷二十六》的“外治口疮药,阳阳散、绿云散、细辛黄柏散、白蚕黄柏散,皆可选用,或临卧时以川黄柏含口过宿亦妙。”《石室秘录·口疮》治疗“口舌生疮者”用黄柏、僵蚕、枳壳、炙甘草、薄荷末、冰片、山豆根等,各为末,研绝细,渗上,一日渗三次等,均与今之治疗口疮的外用药撒敷疮面者类似。

(3)敷贴法:用药物敷贴手、足心或脐部。如《圣济总录·卷第一百一十七·口齿门》的“治口疮,附子涂脚方:附子一枚生为末。右一味,以姜汁和匀,摊脚心”;《世医得效方》的“生硫黄为末,新汲水调贴手心脚心,效即洗去”。《医学正传·卷之五》和《秘传证治要诀及类方·卷之十》、《外科大成》均有同样记载。药物敷贴大多为温热药性,贴于手、足心,或脐部,在局部有着温热刺激,以引火下行,可用于虚阳上越之口疮。

2. 现代外治法研究述要　口疮的外治疗法,现代研究主要从局部用药和远端外部用药两方面入手。

(1)局部用药:有报道用口疮散、文蛤散、姜柏散、青黛散、复方西瓜霜、妙喉散、口疮灵、珍珠八宝散、溃疡散等局部敷药,均收良效。局部用药之初,口疮受到药物刺激,疼痛加剧,流涎增多,但后即痛止,逐渐愈合。

(2)远端外部用药:即用药贴敷于远离口腔的身体其他部位治疗口疮。据临床报道,有用中药细辛研末,和水成糊,加甘油(蜂蜜亦可)调匀,贴于脐部,治疗口疮,疗效颇佳。亦有用陈醋调细辛末贴脐治口疮者。亦用陈醋调吴茱萸末敷涌泉穴治疗顽固性口疮者。

(3)中药药膜:是近年来研究的主要方法之一。如有用水蛭药膜、野菊花药膜、珍珠薄膜、青黛药膜、口泰药膜、蜂胶药膜等贴敷于口疮疮面,治疗口疮取效。

3. 外治法应用

(1)掺搽法:虚证口疮可用柿霜末、儿茶末、冰柏散、冰枯散等,局部掺搽,消肿止痛,收敛生肌。实证口疮可用冰硼散、冰麝散、麝黄散、消肿化腐散、消肿止痛散等,局部掺搽,消肿止痛。

(2)吹药法:用冰硼散、锡类散,吹至患处,每日3～4次,消肿止痛,敛疮。

(3)含漱法:用漱口方、爽喉液、浓茶含漱,每日数次,以清热防腐。或用西瓜汁含服,每3分钟下咽,1日数次。亦可用蜂蜜1汤匙,加水8倍,含咽,以益气养阴,解毒润肌。

(4)含化法:用复方草珊瑚片、西瓜霜片含化。

(5)药膜贴敷:用口疮药膜,或以维生素、抗生素、激素、麻醉剂等制成药膜,贴敷疮面。

(6)烧灼法:对于间歇期长,疮面小,数量少者适用。一般可用10%硝酸银,或者10%～30%三氯醋酸、10%石炭酸,用细棉签蘸灼溃疡表面。烧灼时切勿损伤正常组织。

【针灸疗法】

1. 古代记载　古医籍中,对于口疮运用针灸疗法早有记载。如《医学纲目》曰:“口疮,取承浆、合谷、人中、长强。又取金津、玉液各出血。又取委中、泻后溪,此二穴乃心火肾水二经之表”。《针灸聚英·杂病歌》曰:“牙疳蚀烂至生疮,炷如小筋头样大,七壮须灸在承浆”。

《针灸大成·治症总要》载:“口内生疮,海泉、人中、承浆、合谷”等。

2. 现代研究 现代医家运用针灸治疗口疮取得了满意疗效。有报道针刺地仓、承浆等穴位治疗,有效率达94.33%。北京市口腔医院使用针刺地仓、少商、翳风等穴位治疗复发性口疮34例,有效率为94%。南京医学院针麻研究室以氦-氖激光耳穴照射治疗本病32例收效。认为针刺和激光照射以上穴位,可激发与调整神经功能,增强人体抵抗力,扶正祛邪,疏通经络,促进口疮迅速愈合。

3. 临床应用

(1)针刺疗法:取穴:颊车、地仓、承浆、合谷、曲池、通里、神门、少冲。方法:每次取2~3穴,证属实火者,以泻法,证属虚火者,以平补平泻法。肾阴亏虚,可点刺金津、玉液二穴,每2~3天1次;口疮反复发作,久不愈合者,可以毫针轻轻点刺口疮溃面,使之少许渗血,血溢满口疮为止,每2~3天1次。

(2)穴位注射法:取穴:牵正、曲池、颊车、手三里。方法:每次取2穴,各穴交替使用,针入穴后,注入维生素B_{12}或$B_1$0.5ml,每2~3天1次。

(3)艾灸疗法:证属脾肾阳虚者,取合谷、足三里、太溪、照海、然骨等穴位,以悬灸法,每次取2~3穴,灸至穴部发热发红为度,2日1次。

【专病专方】

1. 现代专病专方

(1)附桂川连木黄汤:大黄、黄连各6g,附子、肉桂各3g。水煎服。(《名医秘方绝招新编》1994)

(2)孩儿茶、黄芪、白术、怀山、淡竹叶、干芦根各15g,麦冬、淡苁蓉各12g,木通、甘中黄各5g。煎水,内服。舌苔厚腻者改白术为苍术、白术各9g。(《中医杂志》1981,(7):40)

(3)加味泻黄散:生石膏30g(先煎),山栀15g,甘草、藿香、防风各12g,黄连、玄参、麦冬、生地、大黄各10g。水煎分3~4次服。(《黑龙江中医药》1990,(6):20)

(4)生地、地骨皮、野菊药、连翘、茯苓、山药各15g,砂仁3g,升麻10g。煎水,内服,用治阴虚内热之口疮。(《上海中医杂志》1981,(9):19)

(5)口疮饮:生地、玄参、薏苡仁、怀山药、半枝莲各15~30g,扁豆、制首乌各10~20g,石斛、蚤休各10~15g,青果3~9g,生甘草、黄柏各3~6g。水煎服。(《实用中医药杂志》1997,13(2):6)

(6)口疳煎:黄芪、天冬、冰片、黄柏各15g,黄连、白芷、升麻各6g,丹参30g。水煎服。(《实用中西医结合杂志》1997,10(14):1376)

(7)导赤清胃汤:生地15g,木通、竹叶、牡丹皮各9g,生石膏(先煎)、灯心草各30g,黄连3g,生甘草6g。水煎服,用治心脾炽热型口疮。(《吉林中医药》1997,17(4):14)

(8)连榆煎剂:黄连、地榆各10g,捣成粗末加水150ml煎至约50ml,加冰片粉0.5~1g,用于涂布口腔溃疡面。(《临床口腔医学杂志》1997,13(3):187)

(9)泻黄导赤汤:生石膏15~20g,焦栀子、防风、藿香、淡竹叶、川牛膝各10g,木通、生甘草各6g,生地12g。水煎服。(《中国民间疗法》1998,28(2):47)

(10)菖蒲黄柏生姜汤:菖蒲、蜜炙黄柏、柴胡、枳实各10g,生姜、法半夏各9g,板蓝根12g,生大黄7g。水煎服。(《甘肃中医》1998,11(4):35~36)

(11)自拟方:用于复发性口疮。菟丝子15g,黄精、天冬、麦冬、石膏、盐黄柏、知母各12g,金银花、天花粉、淡竹叶各9g,甘草6g。水煎服。(《中国现代医药杂志》2005,7(2):64)

2. 古代专病专方

(1)二阴煎:治劳伤心脾,火发上炎,口舌生疮。生地二三钱,麦冬二三钱,枣仁二钱,生甘草一钱,玄参一钱半,黄连一二钱,茯苓一钱半,木通一钱半。水两盅,加灯心草二十根,或竹叶亦可。煎七分,食远服。(《景岳全书·卷五十》)

(2)十味导赤散:治心脏实热,口舌生疮,惊悸烦热诸症。黄连、黄芩、麦冬、半夏、茯苓、赤芍、木通、生地、地骨皮、甘草各五分,姜五片。水煎服。(《杂病源流犀烛·卷六》)

(3)马牙硝散:主口疮。马牙硝(研末)一两。上为末。每服一钱匕,含咽津,一日三五次。(《圣济总录·卷一百一十七》)。

(4)败毒散:主治疹后口臭、口疮。生地黄一钱五分,丹皮七分,柴胡七分,桔梗八分,薄荷五分,连翘八分(去心),牛蒡子八分(炒,研),黄柏五分(蜜水炒),天花粉八分,黄芩七分(酒炒),黑参八分,赤芍五分,金银花八分,甘草三分(生)。引加煅石膏一钱,淡竹叶一钱,灯心五十寸,同煎;再用生犀角(现用生水牛角)磨汁,和药同服。(《痘疹定论·卷四》)

(5)秦切身散:治虚劳口疮久不愈。秦艽(去苗土)、柴胡(去苗)各一两。上为散。每服三钱匕,割猪肝三两片,用酒煮之,去肝,取酒调药,温服十服,当愈。(《圣济总录·卷九十三》)

(6)金花丸:治口疮。黄连、黄芩、黄柏、栀子、大黄(便秘加之)各等分。上为末,水为丸。每服三十丸,白汤送下。(《证治准绳·类方·卷八》)

【预后与转归】

1. 预后　实证口疮,及时适当的治疗,一般7～10天内渐愈,且较少复发。虚证口疮,往往反复发作,或此愈彼起,延迁难止,故要坚持治疗。

2. 转归　口疮可分虚实两型,而虚实又可相互转化。实火口疮,邪热未清而阴液受损时,则转为虚实夹杂或虚火口疮;虚火口疮,复感邪热,则可变成实热口疮。口疮虽与火热关系明显,但若过用苦寒,克伐正气,便可能导致阳虚口疮。

【护理与预防】

1. 护理　病位在口,故饮食当忌辛辣炙煿,烟酒刺激,属实邪之证,更应少食厚腻之物,多进清淡饮食;属虚火上炎,则不可过食生冷,减少劳倦,宜养息扶正,以防复发。

2. 预防

(1)注意口腔卫生:每日刷牙,食后漱口;戴义齿者,应防义齿损伤黏膜。

(2)注意饮食卫生:饮食宜清淡,忌辛辣烟酒,保持大便通畅,多进食水果蔬菜。

(3)怡养心性,戒恼怒,忧烦;避免劳倦,节制房事。

【参考资料】

1. 1998年前参考资料见第1版,此略。

2. 魏宁,等. 中医辨证分型治疗复发性口疮196例. 现代中医药,2002,(6):40

3. 李国平. 辨证治疗复发性口疮疗效观察. 辽宁中医杂志,2003,30(2):131

4. 刘元坤,等. 自拟中药方治疗复发性口疮50例体会. 中国现代医药杂志,2005,7(2):64

5. 蒋中秋,等. 复发性口疮中医辨证要诀及治疗特点. 四川中医,2006,24(7):31

6. 严西昌. 复发性口疮的辨证论治探讨. 陕西中医学院学报,2008,31(6):36

7. 赖海燕,等. 复发性口疮中医证治述略. 实用中医内科杂志,2008,22(8):72

8. 余日霞,等. 中医药治疗复发性口腔溃疡的临床研究. 中华口腔医学探究杂志(电子版),2009,3(3):57

第五节 飞 扬 喉

【概述】

1. 涵义 飞扬喉是指口腔中突然发生血疱，使吞咽不畅，影响进食的一种疾病。属口腔常见病，任何年龄均可发病。相当于西医之口腔黏膜下血肿。

2. 释名 本病按发病部位不同，可称为飞扬喉、悬旗风；根据发病特征，又称作悬壅、悬痈、悬蜞、悬蜞蛊毒风等。

(1)飞扬喉：见《喉科正宗》。血疱发生于上腭，致气不能通，食不能下，食物从小舌中飞扬满口，故称飞扬喉。

(2)悬旗风：血疱发生于悬雍垂处，因形似悬挂的旗，故称悬旗风，亦称悬旗小舌或垂痈。如《喉科经验全书》曰："悬旗风，悬雍垂起一大血疱，可阻塞咽喉，影响呼吸"。

(3)悬雍：悬雍的命名是取病位之名。《诸病源候卷・卷之三十》："五脏六腑有伏热，上冲于咽喉，热气乘于悬雍"。

(4)悬蜞：蜞，蟹类动物名，多猩红色。此症多见上腭色红肿垂，如悬蜞状，故名。

(5)悬痈、莺翁、鹅聚：指上腭肿胀似痈者。《三因极一病证方论・咽喉病证治》中曰："但悬痈在上腭，俗谓莺翁，又谓娥聚，俗语声讹，不可不备识"。

3. 沿革 飞扬喉在清代以前多称谓悬旗风，有关其最早记载见于《诸病源候论・卷之三十・悬雍候》中。《备急千金要方・卷六下》有"治悬痈咽热暴肿胀方"。宋元时代，特别在药物运用上有了很大发展，如《太平圣惠方・三十五卷》治悬壅方有内服、口含、外敷、含漱等多种。《世医得效方・卷十七》载："以食盐太过，鸦毛蘸下即消，不须挂破"。明《奇效良方・卷六十一》记录了圣药筒的应用和方药9首。清《喉科指掌・卷之三・咽喉门第一》首先使用飞扬喉一名，并对其症候与病机、治疗做了论述。此后，清代各医家，尤其是喉科医家对于本病均有进一步认识。

全国高等医药院校试用教材《中医耳鼻喉科学》将本病正式纳入教材，并以飞扬喉为名，从而奠定了"飞扬喉"一病的现代病症学基础。此后各家著述大多均以飞扬喉为名，但仍有将其称谓"悬旗风"者，未能达到广泛一致。

【病因病理】

1. 古代病因病理学说

(1)五脏六腑伏热学说：《诸病源候论・卷之三十・悬壅候》曰："五脏六腑有伏热，上冲于喉咽，热气乘于悬壅，或长或肿"。此学说一直影响着后代医家对本病病机的认识。

(2)脾胃火热学说：《医学心悟・悬痈》曰："生于上腭，形如桃李，此脾经蕴热所致"。《喉科易知・小舌门五》曰："悬旗小舌……多因食厚味火酒，胃火郁盛而发"。《咽喉脉证通论・悬痈第十六》亦曰："脾家热毒，外感风热而发"。

(3)心火上炎学说：《尤氏喉科秘书・口牙舌颈面腮门》曰："口里腭上，紫泡如豆大者是，紫舌胀，属心火，内必烦躁闷乱"。

(4)肾阴虚火旺学说：《囊秘喉书・卷上》曰："帝中喉风，即喉咙花，胀重者，至于发泡，盖塞咽喉，气难呼吸，此属肾虚火旺，并感风热而生"。

(5)肺经风热学说：《图注喉科指掌・卷之二》曰："飞扬喉，风热上壅气不通，红肿飞扬满口中"。《咽喉脉证通论・悬蜞第九》亦曰："此症因上焦热毒蕴积，风痰壅塞而生"。

2. 现代病因病理学说　综合现代文献著述，对飞扬喉的认识，主要有三个方面：

(1)脾胃积热学说：如《中医纲目》认为嗜食辛辣厚味，脾胃积热，以致血分有热，血随热邪上冲，伤及脉络，血溢于外，积于口腔肌膜而发病。

(2)局部损伤学说：据临床报道，本病多因进食之际，粗硬热食擦伤或用力咯痰，口腔血络受损而致本病。

(3)风热外传学说：现代医家还提出，外感风热邪毒，犯及肺卫，风热上壅于上腭或悬雍垂，气不能通而致本病。

3. 临床病因病理

(1)脾胃积热：嗜食辛燥厚味，日久脾胃积热，热盛化火，蕴积血分，复感风热邪毒，内外热毒相搏，上攻于口，迫血外溢，聚成血疱。

(2)血络损伤：饮食不慎，为硬物擦伤，或强力咯咳，气迫血涌，血络受损，而发本症。

【临床征候】

1. 发病情况　本病无明显地域性和季节性，无明显年龄、性别差异。

2. 病史　可有食物梗伤史，或有嗜好辛燥饮食习惯。

3. 口内胀痛　因口中生血疱而致患处胀痛、灼热感，吞咽受碍，甚至舌伸缩不利。

4. 口腔血疱　上腭或悬雍垂突发血疱，迅速胀大成囊状，色紫红、质软，溃破血出塌陷。继发感染者，可发生溃疡等。

【诊断与鉴别诊断】

1. 诊断依据　①患处胀痛，饮食不便；②口腔上腭黏膜突发血疱。

2. 鉴别诊断　应注意与上腭痈相鉴别。

上腭痈　发病急，上腭红肿突起，疼痛剧烈，病情较危重难以缓解。本病则由血疱胀大而致胀痛，溃破后症状可缓解。

【辨证施治】

1. 古代辨证施治观点　对本病的治疗，历代多以清热解毒，消肿止痛为主要方法。如《外科证治全书・卷二》之加味甘桔汤；《焦氏喉科枕秘・治喉痹单方》曰："服黏子解毒汤加红花、丹皮"。《喉科指掌・卷之三・咽喉门第一》认为属风热上壅，主张内外兼治。其曰："飞扬喉，此症风热上壅，上腭红肿，气不能通，嚥物不下，从小舌中飞扬满口，此系凶恶之症。急针患上出血。吹金不换，用六味汤加连翘、葛根、黄柏、山栀、木通各一钱，生石膏四钱，一二服愈"。

2. 现代辨证施治观点　现代有学者将本病分期辨证施治，即初起多见血疱，以外治为主，配以疏风清热或清脾胃之热，采用疏风清热汤或清咽利膈汤；后期血疱溃破，则宜清热凉血解毒，拟黄连解毒汤加味。亦有认为单纯属于脾胃积火，采用清胃汤加减治疗者。

3. 证治分类

(1)脾胃积热证

证候　口中突发血疱，遇刺激则迅速增大，甚至大如核桃，灼热疼痛，妨碍吞食，舌体伸缩受限，伴口干渴、便秘，舌红，苔黄，脉洪数。

证析　脾开窍于口，脾胃积热，循经上攻，灼伤口中肌膜血络，迫血外溢，则见口中血疱突然发生，迅速增大；火热之邪，煎炼伤津，故见患处灼痛，口干渴；血疱增大后，堵塞口咽，故吞食、伸舌受碍；便秘，舌红，苔黄，脉洪数均为脾胃热盛之象。

治法　清热泻火，凉血解毒。

方药　加味黄连解毒汤。本方主以黄连、黄芩清热泻火；辅以连翘、蒲公英、板蓝根、山栀子清热解毒，凉血消肿；牛蒡子清热利咽；葛根清热生津。若便秘者，可加大黄、芒硝通腑泄热。

(2)损伤血络证

证候　进食粗硬食物梗伤口腔黏膜，或强力咯、咳后，口中悬雍垂或上腭突发血疱，逐渐增大，胀痛不适。

证析　粗硬食物梗伤，或强力咯咳，均可使口腔肌膜受损，血络破裂，积聚肌膜之下而突发血疱，逐渐增大；血疱挤压脉络，则胀痛不适。

治法　凉血止血，活血消肿。

方药　十灰散加减。方中主以棕榈皮、地榆炭凉血收敛止血；辅以大蓟、小蓟、侧柏叶、白茅根、牡丹皮、栀子、大黄、荷叶凉血止血，清热消肿。若血疱色紫暗，可用桃红四物汤活血养血，祛瘀消肿。

【外治疗法】

1. 古代外治疗法概要

(1)针破加吹药法　先以针刺破血疱，再吹上药粉于患处。如《外科证治全书·卷二》曰："用银针刺破痈头，用盐汤尽瘀血，吹珍珠散，内服加味甘桔汤"。《医学心悟·悬痈》曰："悬痈生于上腭，形如紫李，宜针破痈头，用甘草汤搅尽瘀血，吹服柳花散"。《重楼玉钥续编·诸证补遗》曰："宜用银针挑破，吹口疳药或用碧丹亦妙"。《焦氏喉科枕秘·治喉痹单方》曰："吹金锁匙取痰……若红肿不消，下刀去血"。

(2)含药法：《太平圣惠方·三十五卷》介绍用"玄参散"、"射干散"等清热止痛，止血收敛的散剂、丸剂，含服，以达治疗之目的。

(3)烟熏咽喉法：用巴豆、蓖麻子点燃，烟熏咽喉，取其破瘀祛痰利咽功效。如《奇效良方·卷六十一》曰："以蓖麻子打碎，以纸卷作筒，一头烧烟起，竞以烟熏咽喉内……以三棱针刺破，出紫血半盏便愈……一方用巴豆，依前法烧熏，或只以巴豆、蓖麻子两味榨油在纸上，以纸作捻子，烧熏即愈"。

2. 现代外治法研究述要　现代各家医著对于本病的外治法基本一致，主要采取以下治法：

(1)针刺放血：《中医纲目》、《中医耳鼻咽喉科临床手册》均采用刀尖或三棱针将血疱轻轻划破，排出积血，使热毒外出。

(2)吹药法：《中医纲目》用水硼散、珠黄散吹至咽中血疱处，每日3～4次。《中医耳鼻咽喉科临床手册》运用麝黄散、清凉散吹于患处。

(3)含漱法：《中医纲目》介绍以银花、蒲公英、甘草各20g，煎水漱口，日3～4次，以清热解毒。《中医耳鼻咽喉科临床手册》介绍应用爽喉液、银花甘草汤漱口等。

3. 外治法应用

(1)涂药法：用药散涂搽患处，使血疱消散，再点上白矾散、冰硼散、消肿止痛散，或点用食盐；或用五倍子、白僵蚕、甘草等分为细末，用白梅肉和丸，含化或涂，其血肿自破。

(2)刺破法：用压舌板，将悬雍垂托住，以尖刀或三棱针，划破血疱，放出紫血，然后吹冰硼散或消肿止痛散少许，以消肿止痛。不可深刺血络，以免流血过多。

(3)含漱法：药物溶于开水中，徐徐含咽，以达消瘀。如冰硼散、麝黄散等。

(4)吹药法：针破血疱后，吹药末至患处。如吹柳花散、珠黄散、碧丹等。

【专病专方】

1. 现代专病专方

(1)连翘、葛根、黄柏、栀子各10g,生石膏20g,水煎服,日1剂。(《中医纲目》)

(2)菊花叶30g,捣汁和酒送下,再服牛黄解毒丸,日1剂。(《中医纲目》)

2. 古代专病专方

(1)六味汤加甘草五分,枳椇子一钱,赤芍、草河草各二钱。二服可愈。(《喉科秘旨·小舌门五》)

(2)玄参散:治悬壅肿痛,不下饮食。玄参一两,升麻、射干、川大黄各半两,甘草一分(炙微赤,锉)。上为粗散。每服三钱,以水一中盏,煎至六分,去滓,放温,时时含咽。(《太平圣惠方·卷三十五》)

【预后与转归】

本病起病急,治疗及时,疗效好,不易复发。若治疗不当,复感邪毒,可发生红肿溃烂等。

【护理与预防】

1. 注意口腔卫生,当血疱溃破后,应以药液含漱。

2. 饮食宜清淡,宜流食。

3. 安慰患者,避免紧张情绪加重病情。

第六节　鹅　口　疮

【概述】

1. 涵义　鹅口疮是指口腔黏膜上满布点状或片状白屑、斑膜,状似鹅口的一种口腔疾病。多发生于小儿、久病、年老和体弱者。随着20世纪40年代以来皮质激素、免疫抑制剂、抗生素等药物广泛大量应用,以及20世纪80年代以来艾滋病的出现,这种疾病更加受到人们的重视。西医的口腔白色念珠菌病与本病类似。

2. 释名　鹅口疮又称雪口、白口疮、口糜等。

(1)鹅口疮:因其主要病征是口腔黏膜出现状似鹅口的白屑,故名。《诸病源候论·卷五十·鹅口候》曰:"小儿初生,口里白屑起,乃至舌上生疮,如鹅口里,世谓之鹅口"。

(2)雪口:因口腔白屑堆积,如雪花成叠,满口皆白,故名。如《咽喉经验方》指出:雪口,一名鹅口,初生月内小儿满口生舌上白屑,如鹅一样故名。

(3)白口疮:因口中生屑色白,故名白口疮。

(4)口糜:指满口糜烂如粥样者。如全国高等医药院校试用教材《中医耳鼻喉科学》曰:"口糜,本病是口腔黏膜溃烂如糜粥样,有特殊气味,多发于婴儿,又有雪口、鹅口疮、白口疮之称"。

3. 沿革　鹅口疮首见于《诸病源候论·卷五十·鹅口候》。唐宋时期的医著中大多均以鹅口疮为名进行归类收载方药。如《外台秘要·卷三十五》、宋代《圣济总录·卷第一百六十七》、《太平圣惠方·卷第八十三》等均收载有较多的治疗鹅口疮方药。明清《幼科类萃》、《幼幼新书》、《幼幼集成》等儿科专著均有鹅口的论述,认为本病以小儿多发,由心脾二经火热而致,治宜内外兼治。《寿世保元·卷八》则认为本病由胃之湿热所致,当以清理湿热为主。可见明清时期对鹅口疮已有深刻的认识。

现代医著中,对于本病的名称不甚统一。高等医药院校教材《中医耳鼻喉科学》、中国医学百科全书《中医耳鼻咽喉口腔科学》等均将归属于口糜一病中，而将其发生于小儿者称为鹅口疮；王德鉴主编的《中医耳鼻咽喉口腔科学》则将口糜、鹅口疮分列；在儿科著作中则多称其为鹅口疮。

【病因病理】

1. 古代病因病理学说

（1）胎热蕴积心脾学说：《诸病源候论·卷五十》曰："小儿初生口里白屑起，乃至舌上生疮……此由在胎时受谷气盛，心脾热气熏发于口故也"。《圣济总录·卷第一百六十七》曰："此由胎中禀受谷气偏多，即生之后，心脾气热，上熏于口，致成斯疾"。《外科正宗·鹅口疮第一百十四》亦曰："鹅口疮，皆心脾二经胎热上攻，致满口皆生白斑雪片"。都意识到该病与胎产有关，虽不知具体致病菌，但与现代医学之婴儿在产道感染白色念珠菌的认识有相同之处。

（2）外邪侵袭学说：《证治准绳·幼科·卷之一》曰："皆热甚生风，风壅热毒至此，为实热"。古代医家认为该病除初生儿易感染胎毒之外，还易感外邪而致发病。

2. 现代病因病理学说

（1）心脾积热学说：为现代多数医家的共识。《中医纲目》认为本病病机主要是心脾积热。即孕妇平素喜食辛辣炙煿之品，胎热内蕴，遗患胎儿，故胎儿心脾积热，循经上炎，熏灼口舌，复因出生后口舌不洁，秽毒之邪外侵，而发鹅口疮。高等医药院校教材《中医耳鼻喉科学》、王德鉴《中医耳鼻咽喉口腔科学》、《中医耳鼻咽喉科临床手册》等均持相同观点。

（2）虚火上炎学说：《中医纲目》认为本病另一病机则是先天禀赋不足，或后天调护失宜，或久病久泻之后，或药物攻伐，致脾肾亏损，水不制火，虚火上浮，秽毒之邪乘虚侵犯口腔，故发本病。

（3）脾虚湿盛学说：王德鉴《中医耳鼻咽喉口腔科学》认为饮食不节，脾虚湿停，湿蕴化热，湿热上犯，则发为鹅口疮。

（4）膀胱湿热学说：《中医耳鼻咽喉科临床手册》认为心经热盛，移热于小肠，合膀胱湿热，上蒸于口，则发为雪口。

3. 临床病因病理

（1）心脾积热：妊娠期间嗜食辛辣炙煿，火热内生，内受胎儿，或热病后邪毒稽留，蕴积心脾，加之口腔不洁，或哺养不慎，引发积热上犯，内外合邪，毒聚口舌，腐烂成疮，而发为本病。

（2）脾虚湿盛：饮食不节，饥馁、劳倦过度，或大病后失养，脾胃受损，运化失职，湿浊内聚，蕴而化热，循经上蒸口舌，而致口舌溃烂。

（3）阴虚火旺：素体阴虚，或久病体弱、热病伤阴，致使阴液亏虚，虚火内生，上炎口舌，溃腐成疮。

【临床证候】

1. 发病情况　多发于早产儿、婴幼儿或年老体弱、久病之人。起病急，发展较快，重者蔓延咽喉、食管，危及生命。

2. 病史　部分小儿有喂养不洁病史，或有大量应用抗生素或免疫抑制剂应用史。

3. 口腔白色斑块　是本病的主要特征。口腔部黏膜出现白丝绒样斑片，状如凝乳，强行擦之，创面出血，继而再生。周边黏膜充血，水肿。多发于颊、舌、软腭及唇等部位。

4. 伴发症状 小儿多有烦躁不安、哭闹、拒食等。

5. 全身症状 全身反应轻,有时有轻度发热,面赤,体瘦,腹泻或便秘,小便黄赤等。

【诊断与鉴别诊断】

1. 诊断依据 ①有大剂量应用抗生素或免疫抑制剂史;②口腔黏膜见有白色丝绒样斑片,形如凝乳,擦之易出血,继而再生;③口腔白屑涂片检查,可见白色念珠菌孢子和菌丝。

2. 鉴别诊断 应与口疮、口糜、口癣相鉴别。

(1)口疮:口腔黏膜单个或多处溃点或溃面,青壮年多见。患处色淡黄或灰白,刺激疼痛明显,常反复发作。

(2)口糜:口腔黏膜发生不规则糜烂或溃疡,表面覆盖黄色假膜,状若糜粥。全身可伴发热、咽喉肿痛、颌下淋巴结肿大。好发于成年人。

(3)口癣:口腔黏膜上灰白色条纹,可出现糜烂,发病缓慢,迁延难愈。

【辨证施治】

1. 古代辨证施治观点 历代对鹅口疮的辨证论治,多从清泻心脾积热入手,如《证治准绳·幼科·卷之一》以保命散、三解牛黄散、天竺黄散等皆以清心脾、泄热药物为主。《外科正宗·鹅口疮第一百十四》以凉膈散内服;《医宗金鉴·幼科心法要诀·初生门》"鹅口"以"清热泻脾散"治疗本病,均从心脾论治。明代《寿世保元·卷八》则认为鹅口疮乃胃中湿热为患,治以清理湿热为主。《幼幼集成·卷四》以沆瀣丹内服治之,则取清热解毒以推陈出新治疗胎毒之意。

2. 现代辨证施治观点 现代各家对本病的辨证施治多从心脾积热、虚火上浮、脾虚湿盛、膀胱湿热论治。

(1)清泄心脾:如王德鉴《中医耳鼻咽喉口腔科学》、《中医儿科学讲义》、《中医儿科学》对心脾积热证候鹅口疮,处以清热泻脾散治疗。

(2)滋阴降火:《中医儿科学讲义》、《中医儿科学》对于虚火上浮证型之鹅口疮,则以六味地黄汤加肉桂以滋阴制火,引火归元。《口腔病防治学》则用太子参、麦冬、生地、石斛、山药、白芍、黄芩、地骨皮组方,治疗胃阴不足、虚火上炎者。

(3)健脾益气燥湿:王德鉴《中医耳鼻咽喉口腔科学》对于脾虚湿盛者,采用健脾益气燥湿之法,运用连理汤治之。

(4)清利湿热:《中医耳鼻咽喉科临床手册》对于膀胱湿热证,采用清利湿热,消肿化腐法,运用导赤散治之。高等医药院校教材《中医耳鼻喉科学》则对于本病主要从湿热论治,方药应用加味导赤散治之。

3. 辨证纲要 口中白屑,逐渐增多成斑成块,周边红肿,则属心脾热盛;口中白屑,松厚微黄,周边无红肿,则属脾虚湿盛;满口遍布白斑雪片,咽间肿起,为邪毒外袭与心脾积热,交炽为病。

4. 证治分类

(1)心脾积热证

证候 口中白屑,连成斑块,形如凝乳,周边红肿,伴哭扰、拒食、烦躁不安,或有发热,溺赤、便秘;严重时,满口遍布白斑,如雪片叠叠,咽中迭迭肿起,呼吸不畅,吞咽不利,舌红苔黄厚,脉数或滑数,指纹紫红。

证析 心脾积热,上蒸口舌,肌膜受损,见口舌白屑堆积,周边红肿;因口舌糜烂使饮食不便,故拒食、哭扰、烦躁不安;心脾积热,复感邪毒,内外合邪,交炽于口,则满口皆白,咽间迭迭肿起，甚者累及气道、食道，而致吞咽、呼吸不畅；热盛津伤、肠燥，则见口干、便秘；舌红苔黄厚，脉数或滑数，指纹紫红均为心脾积热之征。

治法　清热泻火，解毒消肿。

方药　清热泻脾散加减。方中主以黄连、黄芩、灯心草清心泻火解毒；辅以山栀子、石膏清泻脾胃火热；生地凉血益阴；茯苓运脾利湿；诸药合用，共达清心泻脾之效。

(2)脾虚湿热证

证候　口中白屑淡黄松厚，周边不红肿，伴流涎、食欲减退，面色萎黄，体倦，腹泻，舌淡胖，苔白腻或黄腻，脉濡细或滑缓。

证析　脾胃气虚，湿热内生，上蒸于口，则口中白屑淡黄松厚，不红肿；脾虚湿泛，可见流涎、面黄、食欲减退；脾虚失运，湿浊内生，则体倦、腹泻、舌淡胖，苔厚腻、脉濡细或滑缓。

治法　健脾益气，化湿清热。

方药　连理汤合参苓白术散加减。方中以理中汤温中健脾；黄连清热燥湿；合参苓白术散之党参、茯苓、白术、炙甘草、山药、扁豆、莲子肉健脾祛湿；以砂仁、陈皮和胃行气醒脾；薏苡仁健脾渗湿，桔梗载药上行，合方共奏健脾益气，化湿清热之效。

(3)阴虚火旺证

证候　口腔白腐淡薄稀疏，周边微红，此愈彼起，口舌干燥，夜间哭闹，颧红盗汗，手足心热，小便黄少，舌红少苔，脉细。

证析　久病伤阴，阴液亏虚，口舌失养，兼以虚火，腐灼肌膜，故见口腔白腐淡薄稀疏，周围微红，此愈彼起；阴津不足，口舌失养，故见口舌干燥；夜间阴虚更甚，虚火内炽，故哭闹不安；阴虚津少，虚火内盛，故见颧红盗汗，手足心热，小便黄少；舌红少苔，脉细均属阴虚火旺之征。

治法　滋阴降火，祛腐敛疮。

方药　知柏地黄汤加减。方中以六味地黄汤滋阴补肾，合知母、黄柏清降虚火；酌加天冬，麦冬益阴生津，牛膝、旱莲草助滋阴降火，引火下行。若阴虚夹湿热，口腔白腐较厚，口干不欲饮，舌红，苔腻黄者，可加土茯苓、茵陈，苦参，或改用甘露饮加减，以养阴祛湿清热。虚火兼胃热，口干口渴，白腐迁延不愈，便秘者，可用玉女煎加减，以滋阴降火，清胃生津。

【外治疗法】

1. 古代外治疗法述要　古代十分重视鹅口疮的外用药治疗，所载方法分作两步：先拭去口舌白屑，然后上药。所施外用药有水剂和粉散剂。《备急千金要方·卷五上》："治之法，以发缠箸头，沾井花水撩试之。三日如此，便脱去也。如不脱，可煮栗荴汁，令浓，以绵缠箸头试之。若春夏无栗荴，可煮栗木皮，如用井花水法。"栗荴，为栗果内之薄皮，性味甘涩平，无毒，有收敛作用。《外台秘要·卷三十五》曰："口生疮白漫漫，取桑木汁，先以文发试口，次以桑汁涂之。"《太平圣惠方·卷第八十二》载治疗鹅口疮外治方有白矾散、小儿鹅口方等。《圣济总录·卷第一百六十七》载牛黄散均以清热解毒药物为主。由上可知，古代外治法治疗鹅口疮，主要有清热解毒和收敛祛腐二法。

2. 现代外治法研究述要

(1)中药水制剂：有报道用桂皮煎水含漱预防抗生素引起的口腔念珠菌病；用0.006%大蒜素预防新生儿鹅口疮；应用中药皂矾、肉桂、知母、黄连、黄柏、薄荷及甘草煎液含漱治疗口腔念珠菌感染；均取得良好效果。

(2)散剂涂撒：有报道以青黛散吹撒患处，1～3天内治愈。亦有用鹅口散、蚕蛾珍珠散、化雪丹、梅硼散治疗本病获良效。另报道以复方黄连散涂于患处收到满意效果。同时，通过抑菌实验发现黄连、复方黄连散对白色念珠菌抑制作用最强，其次为甲紫和青黛。另报道采用白矾3份、冰片1份、黄连2份涂布患处，配合吲哚美辛栓置肛门内解热治疗婴儿鹅口疮，疗效好于制霉菌素。

(3)敷贴法：以药物敷贴于足心涌泉穴治疗本病，也是现代医家常用的外治法。有人以吴茱萸15g为细末，醋调匀成糊状敷于患儿足心，一夜为度，连用2次，治疗10例，均于3～4天痊愈。有报道用吴附膏涂抹患儿两足心，收效良好。

综观上述，可见以水剂、散剂涂撒患处，意在清热解毒，祛腐生肌；而敷贴法治之，均以温热中药，起以热引热，上病下治作用。

3. 外治法应用

(1)洗漱法：淡盐水漱口，或以棉签蘸冷浓茶，洗擦患处。也可用金银花、甘草、土茯苓适量煎水，洗涤患处。

(2)涂撒法：以药粉涂撒于患处，如麝黄散、冰硼散、锡类散、绿云散、牛黄散、青吹口散、消肿化腐散等，每日数次。

(3)涂擦法：以药液或药膏涂于患处。以冰硼散和蜜调匀，擦于口舌患处。或以1%～2%甲紫、制霉菌素甘油涂于患处。

(4)敷贴法：用吴茱萸15g，用醋调匀成糊状，敷于足心，或吴附膏贴于足心。

【针灸疗法】

1. 针刺疗法　取穴：上廉泉、地仓、曲池、合谷、内庭。以点刺泻法，每日1次。或取颊车、承浆、劳宫、太溪、行间。以点刺轻中刺激，每日1次。

2. 耳穴疗法　取穴：口、心、胃、内分泌。以王不留行籽贴于0.5cm见方胶布上，敷在以上各穴处，每日垂直按压3～4次，不宜搓捻。

【专病专方】

1. 现代专病专方

(1)雅连1.5g，黄芩、熟大黄、麦冬各3g，银花、连翘、花粉各6g，青黛、儿茶各1g，甘草1.5g，鲜橄榄2枚打破，水煎，喂饮，日2次。治疗胎热内蕴，郁久不愈之鹅口疮。(《中医杂志》1958，(6)：405)

(2)育阴清热方：板蓝根、白芍、玄参、石斛各6g，黄柏4.5g，鳖甲9g，黄连3g。水煎服。(《中国现代名医验方荟海》)

(3)钩藤汤：生地、淡竹叶各3g，白蒺藜、钩藤各2g，木通4g，蝉蜕、甘草各1g。水煎服。(《中国现代名医验方荟海》)

(4)外用方：金银花10g，黄连2g，甘草5g。每日1剂，浓煎，涂洗口腔黏膜。然后用红糖与芝麻油调成糊状涂布患处，每日3～4次。(《贵州医药》2008，32(1)：62)

2. 古代专病专方

(1)地黄膏：主治初生儿鹅口疮。郁金(皂荚水煮干，切细，焙干用)，豆粉各半两，甘草一分(炙)，马牙硝(研)一钱。上用生地黄汁及蜂蜜对合，入盏内约二分许，熬成膏，和成药。每服两皂子大，香熟水含化。(《幼幼新书·卷五》)

(2)夺命散：治小儿鹅口疮。铜青、朱砂各二钱，腻粉半钱，蝎尾(去制)十四个，麝香少许。上为末，每服半钱，用薄荷、腊茶清调下。(《幼幼新书·卷九》)

(3)贝母散：治小儿白口疮，满口如浸饼起者。贝母(去心)二两，为散，先煮面拨粥七个，

将逐个拨粥搌儿口内疮了，便以药末半钱，水五分，蜜少许，煎三分，冷与服。(《圣济总录·卷一百八十》)

【预后与转归】

本病治疗及时得当，均能治愈，故预后较好。若体质虚弱，预后较差；在治疗中，应注意病情变化，若见患儿口舌白屑向咽喉蔓延，则可能延及食道和气管，导致吞咽障碍和呼吸困难，危及生命。

【护理与预防】

1. 孕妇应注意饮食卫生，不宜多食辛辣刺激之物，以免酿成内热，遗留胎儿。

2. 哺乳期婴儿、久病患儿或衰老患者，应特别注意口腔卫生，经常用淡盐开水或1%～5%苏打水清洗口腔保持清洁。

3. 乳母授乳前，用温开水擦拭乳头，婴幼儿喂养工具应经常煮沸消毒。

【参考资料】

1. 2000年前参考资料见第1版，此略。
2. 宋红艳．中药治疗婴儿鹅口疮临床疗效分析．口腔医学，2005，25(3)：190
3. 张秀高．吴附膏治疗鹅口疮20例．中医外治杂志，2006，15(6)：12
4. 付晖，等．中医治疗婴幼儿鹅口疮50例体会．贵州医药，2008，32(1)：62
5. 佟玲．婴幼儿鹅口疮的中医治疗．实用口腔医学杂志，2008，24(1)：114

第七节 口 糜

【概述】

1. 涵义 口糜是以口腔黏膜发生潮红糜烂，灼热疼痛为特征的口腔疾病。好发于体弱之成年人。类似于西医的球菌性口炎。

2. 释名 口糜是以其证候特征命名的，在有些古医籍中亦属口疮范畴。

口糜 《字汇·米剖》："糜，烂也"。发生于口腔黏膜的糜烂，形如糜粥，称口糜。如《外科证治全书·卷二》曰："口糜，满口糜烂，色红作痛，口干舌燥，甚者腮舌俱肿。

3. 沿革 口糜一病，最早载于《内经》。如《素问·气厥论篇》曰："膀胱移热于小肠，融肠不便，上为口糜"。《素问·至真要大论篇》曰："火气内发，上为口糜"。此后，历代医家均以《内经》之论为依据，对于口糜均有所论述，并补充了大量治疗方药。宋代《圣济总录·卷一百一十七》指出："膀胱移热于小肠，胃之水谷不得传输于下，则令肠膈塞而不便，上则令口生疮而糜烂也……当求其本治之。"进一步阐述了口糜病理和治疗。元代在口糜治疗方药上有了发展，《卫生宝鉴·口糜论》"以导赤散去小肠热，五苓散泻膀胱热"。清代《杂病源流犀烛·卷二十三·口齿唇舌源流》曰："脏腑积热则口糜，口糜者，口疮糜烂也"。指出了口糜含义。《医宗金鉴·外科心法要诀·口部》"此证由阳旺阴虚，膀胱湿火泛溢脾经……以致满口糜烂，甚于口疮"。各医家的论述对口糜的认识有新的突破。

现代医家大多亦是在古代医家论述的基础上进行命名证治的。如高等医药院校教材《中医耳鼻喉科学》收载有"口糜"一病，其他医著亦均有所论述。各家医著虽然用名一致，但对照于西医疾病则有着不同的观点，其中多数医著均对应于西医的"白色念珠菌病"。而《中医耳鼻咽喉科临床手册》则认为"口糜"类似于"球菌性口炎"。《实用中西医结合口腔病学》亦将球菌性口炎称为"口糜"。本篇所论乃指后者而言。

【病因病理】

1. 古代病因病理学说

(1)心火上炎学说:心经热盛,火炎于上,热灼肌膜,令口舌糜烂。《素问·至真要大论篇》指出:“少阴之复,大热将至,火气内发,上为口糜”。“夫所谓火者,少阴之火也,火气内发于上焦,则为口糜也”。

(2)湿热上蒸学说:膀胱湿热,或心胃蕴热,移于小肠,致使湿热上蒸而发口糜。如《素问·气厥论篇》曰:“膀胱移热于小肠,膈肠不便,上为口糜”。《医方考·卷之五》曰:“膀胱移热于小肠,则清浊不能泌别,湿热不去,势必上蒸,故令口中糜烂而疮。”

(3)脾胃气虚,虚阳上浮学说:《疡医大全·卷四十》曰:“泄泻脾元衰弱,不能按纳下焦阴火,是以上乘为口疮糜烂”。指出了脾胃虚弱,虚阳上浮所致口糜。

(4)虚火上炎学说:《杂病源流犀烛·卷二十三·口齿唇舌病源流》曰:“阴亏火泛,亦口糜”。论述了阴液受损,虚火上炎、熏灼肌膜而成口糜。

2. 现代病因病理学说 现代对本病的病因病理认识,高等医药院校教材《中医耳鼻喉科学》第四、第五版均以湿热立论;王德鉴《中医耳鼻咽喉口腔科学》则从膀胱湿热、心脾积热、胃阴不足论述;《中医耳鼻咽喉科临床手册》则认为主要是由心火上炎、心脾积热而致。

3. 临床病因病理

(1)膀胱湿热:因外感湿热,蕴结膀胱,或饮食不节,湿热内生,下注膀胱,湿热积聚,循经熏蒸于口而为病。

(2)心脾积热:舌为心之苗,口为脾之窍,过食辛辣,嗜食炙煿肥甘,热蕴心脾,或膀胱移热于小肠,小肠传热至心脾,心脾积热,循经上扰于口舌,灼腐肌膜,则成口糜。

(3)胃阴不足:病后体弱,胃阴亏虚,阴虚内热,上炎于口,肌膜受灼,发为口糜。

【临床证候】

1. 发病情况 本病好发于体弱成年人。无季节性。

2. 病史 部分患者可有大病久病病史。

3. 症状 ①口痛:发病较急,初起无明显不适,病情发展、加重后出现口腔灼热疼痛感,严重者伴咽喉疼痛。②口臭:口舌糜烂面上,陈积分泌物,坏死物,使口腔泛出臭味。

4. 体征 检查时可见口腔黏膜病变区红赤糜烂,状若糜粥,覆有假膜,假膜致密,呈灰白色或黄褐色,不易拭去,拭去再生,周边充血,界限清楚。溃烂多而面广者,可融合成片。

5. 全身症状 严重者伴发热,颌下臖核,咽喉疼痛,吞咽障碍。

【诊断与鉴别诊断】

1. 诊断依据 ①口腔内灼热疼痛;②口腔黏膜糜烂,状若糜粥,覆有灰白色或黄褐色溃烂,周边充血,界限清楚。

2. 鉴别诊断 应注意与鹅口疮相鉴别。

鹅口疮 为一种白色念珠菌感染所致口腔黏膜病。好发于婴、幼儿,发病急,患儿不能饮食,哭扰不安,症见口腔黏膜出现点状、斑片状白屑,且叠积成堆。

【辨证施治】

1. 古代辨证施治观点

(1)依病因制订治法:《圣济总录·卷第一百一十七》针对口糜病心脾积热病因,立大青丸、大黄汤、甘草丸等方,由大青叶、大黄、芒硝、黄连、黄柏、生地、甘草等清心泻脾药物组成。《杂病源流犀烛·卷二十三·口齿唇舌病源流》则根据不同的病因对于口糜辨治分为脏腑积热、心热、肺热、膀胱移热于小肠、心脾有热、三焦火盛、中焦气虚、阴亏火泛、内热等数证，可谓辨证之详矣。《卫生宝鉴·口糜论》："口糜……以导赤散去小肠热，五苓散泻膀胱热"。即针对膀胱湿热病因，处以清利湿热之法。

(2)从脾胃论治：《疡医大全·卷十四》曰："口糜……有泄泻脾元衰弱，不能按纳下焦阴火，是以上乘为口疮糜烂者，不可误投凉剂，宜用六君子、理中汤之类"。《杂病源流犀烛·卷二十三·口齿唇舌病源流》曰："中焦气不足，虚火上泛，亦口糜，或服凉药不效，宜理中汤"。均从脾胃气虚，虚阳上浮立法。

(3)按病程、病症施治：《外科证治全书·卷二》曰："口糜……初宜服导赤散加麦冬、五味子、薄荷；如斑烂延及咽喉，不能饮食，日轻夜重者，用苏子利喉汤；如口臭泄泻，脾虚湿热者，用连理汤；如口燥，大便溏，属虚热，用补中益气汤加麦冬、五味最善，或兼服六味地黄丸以滋化源。外俱用珍珠散搽之"。按照患病时期、临床表现立法处方有一定的临床实用价值。

2. 现代辨证施治观点　对口糜的辨证施治，教材与各家著作大多均从脏腑积热，膀胱湿热论治，清热利湿泻火使其常用法测，方药多用导赤散加减。但有学者认为气血亏虚亦致口糜，故用峻补气血之法，处以太子参、炒白芍、炒白术、茯苓、黄芪、当归、熟地、玉竹、炙甘草、肉桂心为基本方获效。亦有学者认为，心、脾两脏分别与舌、口相关，当心脾之热上发，则生口糜，故治以清心泻热，健脾益气治疗口糜。另有认为病后胃阴耗伤，虚火上炎；或脾阳衰弱，浮火上乘亦可致本病，分别以益胃汤、附子理中汤加减治疗。有报道将妇女经期口糜辨证分为阴虚火旺、胃热炽盛、心火上炎三证，分别以知柏地黄汤、玉女煎、导赤散加味，疗效较好。

3. 辨证纲要

(1)口痛：患处灼热轻痛，口臭则属下焦湿热；患处灼热疼痛，口干而渴，属心脾积热；患处无疼痛，或稍有疼痛，伴口干舌燥，则为胃阴不足，虚火上扰之证。

(2)口腔黏膜糜烂：口腔糜烂多成片，覆以污浊苔膜，周边红肿者，多属膀胱湿热；口腔糜烂多，覆以黄色腐物，周边色红，或有肿胀，流涎，多属心脾积热；口糜量少，且表面少有苔膜，周边淡红者，多属虚火上炎。

4. 证治分类

(1)膀胱湿热证

证候　口腔黏膜糜烂较多，覆膜灰黄色，表面污浊，覆膜不易拭去，拭之血出再生，周边色红肿胀，口中灼痛，口臭口腻，溲赤短，或有发热，颌下臖核，舌红苔黄腻，脉滑数。

证析　膀胱湿热，上蒸口舌，腐灼肌膜，故口舌糜烂，灰黄色糜斑污浊；湿热熏蒸，壅遏气血，经络不畅，故见患处红肿、灼痛；湿热郁蒸于口，则口臭口腻；膀胱湿热，气化失司，则小便短赤；湿热弥散，则发热、臖肿；舌红苔黄腻，脉滑数为湿热内蕴之征。

治法　清热利湿，消肿止痛。

方药　加味导赤汤加减。方中主以生地、木通滋阴清热，泻心火而利小便，辅以竹叶、甘草梢清心利尿，使利水而不伤阴，泻火而不伐胃；加用泽泻、茯苓泻膀胱之湿热；黄连、黄芩、银花、牛蒡子、玄参清上炎之心火；薄荷散热，桔梗祛腐，且引药上行，合而共成清上泻下之方。

若患者兼见小便短少，舌苔滑腻，而热象不盛者，可选用五苓散。方中以白术健脾运湿，桂枝温通中气，助下焦之气化；猪苓、茯苓、泽泻通调水道，下输膀胱，共同起着渗湿化浊，健脾化湿，化气行水之用。

(2)心脾积热证

证候 口腔黏膜糜烂多,表面腐膜黄色或灰白色,周边红肿,灼热疼痛,口干口渴,心烦急躁,溲赤便秘,或发热咽痛,舌红苔黄,脉数有力。

证析 心脾积热,循经上攻,灼腐口之肌膜,则口舌糜烂如粥,红肿灼痛;脾胃积热,灼伤津液,则口干渴,溲赤、便秘;心经热盛,心烦急躁;心脾火热上蒸,则发热、咽痛;舌红苔黄,脉数有力亦乃心脾积热之征。

治法 清心泻脾,消肿祛腐。

方药 凉膈散加减。方中以连翘、栀子、竹叶清热心泻火,解毒除烦;大黄、芒硝清泻脾胃,导积通便;黄芩清心胃之热,薄荷散邪透热;伍甘草、白蜜缓硝、黄之急,共奏清心泻脾,解毒消肿之效,用之可使心脾热清,口糜得除。

(3)胃阴不足证

证候 口中糜烂量少,色灰白,周围微红,疼痛较轻,病程较长,迁延不愈,口舌干燥,大便干燥,舌红少津、脉细数。

证析 胃阴不足,虚热上蒸,腐灼口之肌膜,溃烂成疮,故见口中糜烂量少、灰白,病长难愈;胃阴耗伤,虚火上炎,则患处红、痛较轻;胃阴不足,津液失润,故口舌干燥,大便干燥;舌红少津,脉细数亦阴虚内热之象。

治法 养阴清热,消肿祛腐。

方药 益胃汤加减。方中主以沙参、玉竹养阴生津;麦冬,生地滋阴降火,冰糖养胃和中,合而共奏益胃生津,清热降火,扶正祛邪之用。若大便秘结,则加用白蜜养阴润肠通便。阴虚夹胃热,口糜色红而痛,咽喉干痛者,加生石膏、怀牛膝,黄连等以益阴清热降火,或有用玉女煎加减。

【外治疗法】

1. 古代外治疗法述要

(1)外擦法:以药研末外擦于患处。如《古方汇精·卷二》以人中白散,研末擦之。《鱼享溪秘传简验方》以火红蔷薇叶,焙燥研末,搽患处。冬月用根。治口舌糜烂。

(2)吹药法:以药研细末吹至患处。如《景岳全书》以水玉散研极细末,罐贮,或外敷或内服。

2. 现代外治法研究述要

(1)喷涂法:《中医耳鼻咽喉科临床手册》与高等医药院校教材《中医耳鼻喉科学》介绍用麝黄散、冰柏散、冰连散、青黛散等,喷涂患处,日 3～4 次。

(2)涂药法:有报道用小儿口腔溃疡散研极细末,以棉棒蘸香油少许,再蘸药面涂口腔患部,日 2～3 次。亦有用化腐生肌散涂敷治疗获较好疗效。

(3)内外兼治:采用内服、局部外用药治疗口糜亦是临床常用之法。有报道内服大黄汤(大黄 30g,煎水 200ml)通畅大便,配合外用中药药膜(儿茶 10g,黄连、冰片各 5g)敷于口糜处,每日数次,收效。

3. 外治疗法应用

(1)含漱法:用漱口方、爽喉液,或黄连、甘草煎水,早晚、饮食前后含漱口腔,以清热解毒祛腐。

(2)外搽法:漱口后,用冰硼散,消肿化腐散、消肿止痛散、麝黄散、冰柏散或青吹口散涂搽患处,每日 5～6 次,以清热解毒,祛腐生肌。

【专病专方】

1. 现代专病专方

(1)清化散:川芎(酒洗)、大黄(酒蒸)、子黄芩(酒炒)各45g,黑丑(炒)、滑石粉、连翘、赤芍(微炒)各30g,槟榔片38g,枳壳、薄荷各25g,共研末,白水和服。周岁儿0.5g/次,随年龄增长酌增。(《中国现代名医验方荟海》)

(2)胡连汤:胡黄连、生甘草各12g,当归10g。舌苔白厚腻者,加泽泻30g;下唇红肿或舌质红,加蒲公英15g。治湿浊蕴结,气机不畅之口腔糜烂。(《中国现代名医验方荟海》)

(3)加味连理汤:白术、党参、茯苓各15g,黄连、干姜各6g,石膏、山药各20g,甘草3g,水煎服,日1剂,分3次服。(《中国现代名医验方荟海》)

(4)玄参甘桔汤:玄参24g,甘草3g,桔梗、焦栀子各12g,升麻、牡丹皮各10g,黄芩18g,石膏24g,花粉、木通、生地各15g。水煎,日1剂,频频当茶饮。治口糜重症,连及咽喉,吞咽困难者。(《中国现代名医验方荟海》)

(5)加味玉女煎:石膏、熟地、白茅根各30g,麦冬、山萸肉各10g,知母、牛膝、生甘草、熟大黄各5g,黄连3g,秋石、青果各6g。水煎服。用治经行口糜。(《上海中医药杂志》1996,(12):21)

(6)化腐生肌散:三仙丹(红粉)2g,朱砂、冰片各1g,乳香、没药各3g,煅石膏10g,槟榔炭6g,蜈蚣3条。研成细面,涂撒患处。(《中国现代医生》2009,47(15):155)

2. 古代专病专方

(1)大青丸:治口糜生疮。大青(去根)、甘草(炙、锉)、枳壳(去瓤,麸炒)、苦参(锉)各三分,黄连(去须)、生干地黄(焙)、升麻各一两。上为末,炼蜜为丸,如梧桐子大。每服二十丸,食后热水送下,一日二次。(《圣济总录·卷一百一十七》)

(2)泻脾大青汤:治口舌糜烂。大青、升麻、大黄(锉、炒)各二两,生干地黄(切、焙)三两。上为粗末。每服二钱匕,以水一盏,煎至七分,去滓温服。利即愈。(《圣济总录·卷一百二十四》)

(3)养阴清燥汤:治肺肾阴虚之口舌白疮,口糜唇疮。大生地一钱,大麦冬一钱,川贝母八分,粉牡丹皮八分,玄参一钱,薄荷叶三分,生甘草五分。水一钟半,煎至五六分,温服。(《玉钥续编》)

(4)二阴煎:治劳伤心脾,口糜见大者。生地、麦冬各二三钱,枣仁二钱,白茯苓、元参、木通各钱半,生甘草一钱、黄连一二钱,水二钟,加灯心二十根,或竹叶亦可,煎七分,食远服。(《景岳全书》)

(5)大分清饮:治多酒湿热口糜。茯苓、泽泻、木通各二钱,猪苓、栀子或倍之,枳壳、车前子各一钱,水一钟半,煎八分,食远温服。如内热甚者,加黄芩、黄柏、龙胆草之属。(《景岳全书》)

【预后与转归】

本病若及时发现,早期正确治疗,预后良好。若失治、误治,病变可能向咽喉蔓延,从而导致吞咽疼痛等。若正气虚弱,免疫力低下的患者,虽经治疗,口糜仍长时间不能愈合,预后较差。

【护理与预防】

(1)注意口腔卫生,对于患有呼吸系统疾病的幼儿或老年人,用生理盐水或银花、甘草煎水漱口。

(2)忌辛辣刺激性饮食,多食水果蔬菜;保持大便通畅。

(3)患有发热或慢性疾患、妇女经期,注意精神情志调养,锻炼身体。

【参考资料】

1. 2000年前参考资料见第1版,此略。

2. 于水永,等. 中药治疗经行口糜42例疗效观察. 光明中医,2006,21(3):46

3. 赵仲茉,等. 中药治疗58例球菌性口炎的临床研究. 中国临床医药研究杂志,2004,(114):11940

4. 卢文玉,等. 化腐生肌散加减治疗口糜68例临床疗效观察. 中国现代医生,2009,47(15):155

第八节　口 腔 白 斑

【概述】

1. 涵义　口腔白斑是指发生在口腔黏膜上的角化性白色斑块损害。可发生于口腔各部,多发于舌和口角区颊黏膜,男性多于女性,中年以上尤多见。与西医的口腔黏膜白斑类似。

2. 释名　口腔白斑是以口腔黏膜呈白色斑块状而命名的。

3. 沿革　本病在古医籍中无记载。《中国医学百科全书·中医耳鼻咽喉口腔科学》首先论述本病,并以中医理论说明本病的病因病理、治疗等。此后,王德鉴《中医耳鼻咽喉口腔科学》、《中医耳鼻咽喉科临床手册》、《实用中医口腔病学》等医著中均有所论述。

【病因病理】

1. 古代病因病理学说　古代医籍中没有口腔白斑的命名。在《诸病源候论·时气病诸候》有关于斑的描述,但并非指白斑,系时令邪毒侵袭,热毒炽盛,气血凝滞而致的皮肤发斑。

2. 现代病因病理学说

(1)阳虚风寒侵袭学说:《中国医学百科全书·中医耳鼻咽喉口腔科学》认为,本病多由脾肾阳虚,精气不足,清阳不布,口腔肌膜失于煦养,风寒邪毒侵犯,停聚不散而致。王德鉴《中医耳鼻咽喉口腔科学》中亦持相同观点。

(2)气滞血瘀学说:由于外感邪毒,滞留不散,或七情失调,肝郁气滞,气血失和,瘀滞不散,而形成白斑。

(3)痰湿凝聚学说:《中医耳鼻咽喉科临床手册》认为,本病可由脾虚湿停,湿聚痰凝,或邪浊内伏,久则痹阻脉络,内外合邪,气血不利,痰浊停聚,湿痰困结,聚而不散,发为白斑。

3. 临床病因病理　素体正气不足,脾肾阳虚,以致清阳不布,阳气不得上达,口腔肌膜失于温煦,加之长期吸烟,过度饮酒,局部牙齿残根残冠等不良刺激,气血失和,痰湿停聚不散,结于口腔而成白斑。

【临床证候】

1. 发病情况　男性多于女性,中老年患者多见。无地域性和季节性。

2. 病史　患者可有吸烟史,部分患者有口中不良修复体等长期机械刺激史、嗜食辛辣饮食史。

3. 口内不适感　部分患者有口中粗糙感,并发溃疡时有局部疼痛。

4. 口腔黏膜白斑　好发于舌、口角区颊黏膜。表现为乳白色斑块,高于黏膜表面,弹性差。口底部白斑多呈皱纸状,界限分明;疣状白斑表面粗糙,为多个乳头状突起损害;舌腹部白斑则呈红白间杂损害,表面柔软,界限清楚。

5. 全身症状　全身症状多不明显。

【诊断与鉴别诊断】

1. 诊断要点　①口腔无明显不适，或局部有粗糙感；②口腔黏膜白色角化斑块，表面粗糙，界限清楚；③中老年人，男性多发。

2. 鉴别诊断　应注意与口癖相鉴别。

口癖　其特点为黏膜上出现不规则条状白色条纹，呈放射状、网状或环形病损，不形成斑块，可伴有色红糜烂，多见于女性。

【辨证施治】

1. 古代辨证施治观点　古代未见口腔白斑的论治记载。

2. 现代辨证施治观点　干祖望以辨证为主，结合辨病对口腔白斑进行施治：①活血化瘀法，方选红花桃仁汤、逐下瘀血汤、抵当汤；②芳香化浊法，方选藿香正气散；③健脾利湿法，方选参苓白术散；④清心泻火法，方选导赤散；⑤清热凉血法，方选清热地黄汤；⑥滋阴养血法，方选沙参麦冬汤；⑦温阳散寒法，方选桂附八味丸；⑧益气扶正法，方选四君子汤。有人将口腔白斑分为气滞血瘀、痰湿凝聚、气血失和三型，分别采用自拟方白斑一号、白斑二号、白斑三号进行治疗。有人认为口腔白斑是一种全身性疾病的局部表现，是气虚、血虚等气血津液失常所致的疾病，采用补益气血、滋补肝肾、活血化瘀、消热化痰、平肝熄风、育阴潜阳为施治原则，选用“中药 1 号”。亦有人用补益脾胃法的补中益气汤加减治疗获效。

3. 证治分类

(1)气滞血瘀

证候　口腔白斑较厚，表面呈颗粒状或疣状，粗糙感明显，面色灰暗无光，舌质暗红或偏紫，边有瘀斑，舌下静脉瘀紫，脉涩。

证析　外邪留滞，或局部不良刺激，阻滞经络气血运行，气滞血瘀，日久形成黏膜白斑；气血阻滞，不能上荣于头面，则面色灰暗无光；舌质暗红或紫，舌部瘀斑，脉涩，均为血瘀之象。

治法　理气活血，化瘀消斑。

方药　柴胡疏肝散合桃红四物汤。方中以柴胡、香附理气疏肝；陈皮、枳壳理气行滞；熟地、当归、白芍滋阴养血活血；川芎、桃仁、红花行气活血化瘀。两方合用，共奏行气活血，化瘀消斑之效。

(2)阳虚痰凝

证候　口腔白斑较薄，表面粗糙，界限分明，伴面白肢冷，精神不振，腰膝冷痛，舌淡胖，苔白滑，脉沉细。

证析　脾肾阳虚，口失温煦，阴寒凝聚，故白斑较薄，表面粗糙，界限分明；阳气虚弱，气血运行无力，不能上荣于面与肢体，故面白肢冷，精神不振，腰膝冷痛；阳虚阴盛则舌淡胖，苔白滑，脉沉细。

治法　温补脾肾，化湿散寒。

方药　右归丸加减。方中主以肉桂、附子、鹿角胶温肾填精；辅以熟地、山茱萸、山药、菟丝子、枸杞子、杜仲补肾助阳，养肝补脾。若偏脾阳虚弱，可配合理中汤，以温运脾阳；若偏肾阳不足，宜加巴戟天、鹿茸、骨碎补等以助温补肾阳之力。若痰湿盛，白斑厚实，舌苔白腻者，亦可合用胃苓汤、导痰汤加减。

【外治疗法】

(1)涂药法:用温壮散、消肿化腐散、鹿枯散、珠黄散、锡类散等外涂口腔白斑处,日4～5次。

(2)手术治疗:药物治疗无效,或疣状、颗粒状白斑,可行手术切除。

【专病专方】

现代专病专方

(1)活血消斑方:红花、桃仁、蒲黄各9g,当归、赤芍、积雪草各12g,五灵脂6g,蔷薇根16g。白斑厚硬,病情顽固,体质较强者,酌加三棱、莪术、乳香、没药、制大黄、穿山甲、地鳖虫、水蛭等。(《中国现代名医验方荟海》)

(2)清热消斑方:犀角(现用水牛角)3g,生地、赤芍、紫草、玄参各12g,牡丹皮、丹参各9g。充血明显,兼心烦、失眠、尿赤等,加竹叶、木通、茅根、黄芩、灯心、黄连等。水煎服。(《中国现代名医验方会海》)

(3)化湿消斑方:藿香、佩兰、太子参、白术、扁豆各12g,砂仁、苍术、厚朴、海桐皮、茯苓、泽泻、苡仁各9g。水煎服。(《中国现代名医验方荟海》)

(4)益气养阴消斑方:沙参、麦冬、桑椹子各12g,石斛、制首乌、黄精、葛根各9g,党参、黄芪各20g,升麻3g,甘草6g。水煎服。(《中国现代名医验方荟海》)

(5)中药1号:茅根、蒲公英、鸡血藤、车前草、鱼腥草各20g,白花蛇舌草、丹参、藿香、红花、桃仁、葛根、枸杞子各15g,五味子18g,枣仁12g,黄精8g,黄连、炙甘草各6g。水煎服。(《口腔医学》2003,23(1):22-23)

(6)斑净乐冲剂:党参、红花、车前子各12g,白术、生麦芽、丹参各30g,防风、茯苓、怀牛膝各15g,连翘6g。制成冲剂,每包30g,含生药量20g。每次30g,温开水冲服。(《中国中西医结合杂志》1999,19(9)564)

【预后与转归】

(1)本病属于口腔黏膜癌前病变,但早期诊断、积极治疗可获痊愈。

(2)治疗观察1～3个月,病损仍未消失,或有溃疡、疼痛,年龄在60岁以上者须行组织活检,如发现上皮异常增生者,应追踪观察。

【护理与预防】

1. 戒烟酒,少食辛辣等刺激饮食。
2. 消除口腔残根,不良修复体等长期机械刺激。
3. 保持口腔卫生,防治各种慢性口腔病。

【参考资料】

1. 李培英,等. 中西医结合诊治口腔黏膜白斑的临床观察. 中国中西医结合杂志,1999,19(9):564
2. 贾存恩. 辨症治疗口腔白斑14例. 四川中医,1999,17(7):49
3. 朱群强,等. 中药Ⅰ号口服液治疗口腔白斑的临床研究. 口腔医学,2003,23(1):22-23
4. 宋翠叶. 补中益气汤加减治疗口腔白斑24例. 四川中医,2004,22(4):84

第九节　口　　癣

【概述】

1. 涵义　口癣是指口腔肌膜上出现灰白色斑块,形似苔藓的一种慢性口腔疾患。类似于西医之口腔扁平苔藓、良性过度角化病。

2. 释名　口癣是以其局部特征而命名的。《说文·病部》:“癣,干疡也”。《广雅·释诂一》:“癣,创也”。因本病是发生于口腔的斑块、糜烂,形似苔藓,故名口癣。

3. 沿革　古代医著中未见有口癣之名。现代医著中,大多沿用西医口腔扁平苔藓之名等,《实用中西医结合口腔病学》认为“糜烂型扁平苔藓相似于口破、口糜,单纯性扁平苔藓相似于口蕈、口藓”。《中医耳鼻咽喉科临床手册》中使用了“口癣”之名,其在口腔扁平苔藓中曰:“本病中医称为口癣”。

【病因病理】

1. 古代病因病理学说　本病古代无专门论述,从论述口破中可见类似本病之论。如《外科正宗·卷之十二》曰:“口破者,有虚火实火之分,色淡色红之别。虚火者,色淡而白斑细点,甚者陷露龟纹,脉虚不渴。此因思烦太甚,多醒少睡,虚火动而发之……实火者,色红而满口烂斑,甚者腮舌俱肿,脉实口干。此因膏粱厚味,醇酒炙煿,心火妄动发之”。认为本病主要与火热上犯有关。

2. 现代病因病理学说　《中医口腔病症学》认为本病常因风热湿毒之邪侵袭,气血失和、血虚风燥,黏膜失润、阴虚内热,虚火上炎、肝气郁结,气滞血瘀以及脾湿不运,湿热上蒸所致。《中医耳鼻咽喉科临床手册》对于良性过度角化病则主要从脾胃积热立论。对于口腔扁平苔藓则从肝经郁热、脾胃湿热、阴虚挟湿、气滞血瘀立论。

3. 临床病因病理

(1)湿热内蕴:过食肥甘厚味,烟酒炙煿,伤及脾胃,脾失健运,湿热内生;或风邪湿热侵袭口腔,留着不去,湿热邪毒蓄积于局部,形成黏膜糜烂、充血而成口癣。

(2)肝气郁结:忧愁思虑,情志抑郁,肝失条达,疏泄不利,气机郁滞,气血不和,局部血流不畅,引起黏膜斑纹、疼痛等而病发口癣。

(3)阴虚内燥:久病伤阴,肝肾阴虚,或血虚内燥,肌肤黏膜失于濡养,引起局部粗糙、萎缩或增厚病损。

【临床证候】

1. 发病情况　多呈慢性发病。好发于口内两颊对称部位,上下颌磨牙区前庭沟处。女性多于男性,中年患者最多。

2. 病史　可有精神创伤、焦虑失眠、生活环境条件改变等诱发因素,部分有胃肠功能紊乱及药物过敏,变态反应病史。

3. 患处疼痛　因口腔组织糜烂、疱疹等,致使患处疼痛。

4. 局部体征　①丘疹:针头大小白色病变,散在分布或形成白色花纹分布。②糜烂:口颊出现糜烂充血面,有黄色假膜覆盖表面。③萎缩:牙龈、舌背表皮变薄,呈红色斑片状病损,表面光滑。④斑块:舌背部不规则圆形,椭圆形灰白色斑块,边界不清。⑤疱疹或大疱,呈1～5mm直径透明水疱。

5. 皮肤病损:部分患者可合并出现皮肤丘疹,呈暗红色或紫红色,多见于四肢伸侧。一般无全身症状。

【诊断与鉴别诊断】

1. 诊断依据　①口颊、牙龈出现丘疹和白色网状条纹,舌背部圆形斑块、唇部多有鳞屑;②病情发展缓慢;③活检可见扁平苔藓组织病理变。

2. 鉴别诊断　应注意与白斑、慢性盘状红斑狼疮等相鉴别。

(1)白斑:多见于男性中年患者,口腔黏膜呈乳白色角化斑块,表面粗糙,界限清楚,稍高出黏膜面,组织活检为过度角化或不全角化。

(2)慢性盘状红斑狼疮:多发于下唇,表现为椭圆形或圆形片状糜烂,病损区下似盘状,周边有较短的白色条纹呈放射状排列。病理表现上皮层可见角质栓塞,上皮结缔组织胶原纤维水肿变性,血管内可见玻璃样血栓。

(3)颊黏膜与唇红部皮脂腺错位:呈淡黄色帽针状小点,密集或散在、柔软,不需治疗。

【辨证施治】

1. 古代辨证施治观点 历代医籍对本病辨证施治均无记载。

2. 现代辨证施治观点 有关口癣的辨证施治,除一些专著中所介绍的气血瘀阻、湿热、郁热、脾虚等证型外,有报道将其分为心脾实火、阴虚火旺、湿热内蕴、肝郁气滞四证,分别采用雷白汤或黄连解毒汤加导赤散、增液汤合知柏六味汤、龙胆泻肝汤、逍遥散加减。亦有报道将其分为阴虚血燥、气滞血瘀、湿热内蕴及阴虚火热四证者。另有学者分为脾胃湿热、肝经实火、心火上炎、肝气郁结、气滞血瘀、肝肾阴虚、气阴两虚七型,可谓辨证之详细。有学者认为口癣之临床病损多样,相互夹杂,并常有起伏反复,故临床要结合病情发展而随证治疗,抓住滋阴血、理肝郁、清瘀血三个环节,以巩固疗效。

3. 证治分类

(1)脾胃湿热证

证候 口腔黏膜灰白色斑片、花纹,间有不规则糜烂,表面覆有黄色假膜;口腔不适或疼痛,进食时明显,口干或口苦,小便黄,舌质红,苔黄腻,脉滑数。

证析 风热湿毒侵袭,或脾失健运,湿热内蒸,上熏口腔,湿热邪毒蓄积于局部,灼伤肌膜,以致口腔出现灰白色条纹、糜烂、疼痛;热毒内结,炼伤阴津,故有口干、小便黄等;舌质红,苔黄腻,脉滑数均为湿热之象。

治法 清热燥湿,解毒散结。

方药 萆薢渗湿汤加减。方中以萆薢、黄柏清热解毒,燥湿消肿;辅以薏苡仁、赤茯苓、泽泻、滑石、通草以助清热利湿,健脾之效;牡丹皮凉血活血消斑。患处充血糜烂者,加蒲公英、紫花地丁清热解毒而消肿。

(2)肝郁化火证

证候 口腔黏膜灰白色斑纹,充血糜烂,灼热疼痛,口苦咽干,胸胁胀痛,烦躁易怒,眩晕耳鸣,失眠多梦,女性多伴有月经失调,舌尖边红,舌苔薄黄或黄厚,脉弦或弦数。

证析 情志不畅,肝失条达,气机郁结,蕴热化火,肝火上炎而出现口腔黏膜斑纹、充血、糜烂、疼痛;肝气郁滞,疏泄不利,则胸胁胀痛,烦躁易怒;气机郁结,冲任不畅,可致月经失调;舌红,苔黄,脉弦或弦数均为肝郁化火之征。

治法 清肝泻火,理气活血

方药 柴胡清肝汤加减。方中以黄芩、栀子清肝泻火;柴胡疏畅肝胆,引药归经;生地、当归、芍药、川芎养血柔肝,理气活血;天花粉、牛蒡子、连翘、防风清热解毒,散风消肿,甘草调和诸药。合而共凑清肝泻火,理气活血,消肿散结之效。

(3)阴虚血燥证

证候 口腔黏膜白纹粗糙或红斑,经久不愈,疼痛较轻,口干目涩,头晕目眩,失眠健忘,腰膝酸软,手足心热,舌质偏红,少苔,脉沉细或细数。

证析 阴血亏虚,燥邪内生,黏膜失于濡养,故见口腔黏膜白纹、红斑,经久不愈;肝肾阴虚，气血不能上荣于头目，则头晕目眩，失眠健忘；肾亏不能濡养筋脉则腰膝酸软；虚火内扰，则出现手足心热；舌质红、少苔，脉沉细或细数均为肝肾阴虚之象。

治法　滋阴降火，养血润燥

方药　知柏地黄汤加减。方中熟地滋阴补肾，填精益髓；山萸肉补养肝肾，山药补益脾阴，三药相配，滋养肝脾肾；配伍泽泻、牡丹皮、茯苓淡渗脾湿，清泄相火；加黄柏、知母清泻下焦之火。可酌加当归、赤芍、丹参、红花补血活血消斑。

【外治疗法】

1. 现代外治疗法述要　现代对于口癣的外治研究，多采用传统的水剂含漱、粉散剂型等，近年来研发的口腔贴膜、口腔雾化治疗，对改善症状，促进愈合都有很好的作用。

2. 外治疗法应用

(1)含漱法：银花、玄参、生地各等分，煎汤，漱口，每日2～3次。

(2)喷药法：用加味柳花散或珠黄散、麝黄散、消肿化腐散、青吹口散吹涂患处，每日2～3次。

(3)湿敷法：黄柏、苦参、白鲜皮各等分，煎水敷于唇红糜烂处。

(4)贴膜法：取纯蜂胶3g，丹参、鸡血藤、郁金各6g，制成复方蜂胶膜贴于口腔病损处。

【专病专方】

(1)逍遥散加味：柴胡、苍术、白芍、白术、黄芩、牛膝、丹参各6g，夜交藤、茯苓、当归、薏苡仁、生地各10g，栀子、炙甘草、薄荷、龙胆草各3g。水煎服，日1剂。(《湖北中医杂志》1996，18(5)：23)

(2)通幽汤：生地30g，熟地、石斛、牡丹皮各15g，当归、赤芍、桃仁各12g，红花、牛膝各9g，甘草6g。水煎服。(《四川中医》1995，13(6)：47)

(3)参冬饮：玄参、麦冬、天冬、熟地各45g，苦参、白豆蔻(后下)、苍术各12g，丹参、白鲜皮各30g，郁金20g，当归、白芍各15g，牡蛎60g(先煎)，桔梗6g。水煎服。纳差加鸡内金、山楂、建曲；热甚加栀子、黄柏；失眠加酸枣、五味子；气虚加党参、黄芪。(《实用中医药杂志》1995，11(1)：12)

(4)升麻银翘汤：升麻15g，银花、连翘各30g。轻症，日1剂，水煎2次，含漱及内服各半剂。重症，日2剂，水煎各2次，含漱及内服各1剂。(《中国现代名医验方荟海》)

(5)儿茶解毒冲剂：儿茶、川黄连各10g，熟大黄5g，黄芩15g，金银花30g，赤芍20g，每日10g，每日3次，开水冲服，2个月为1疗程。(《浙江中医学院学报》2003，7(27)：186)

【预后与转归】

本病属慢性顽固性疾病，治疗费时，坚持治疗，预后良好。对于红斑、糜烂经治不愈或基底变硬者，应密切观察，必要时进行组织病理检查，以明确是否有癌变可能。

【护理与预防】

1. 注意口齿卫生，勤漱口。

2. 积极治疗脾胃宿疾、肝病及其他原发病患。

3. 多食新鲜蔬菜水果，避免辛辣粗硬食物。

4. 本病病程较长，应做好心理工作，使患者消除顾虑，积极配合治疗。

【参考资料】

1. 2000年前参考资料见第1版，此略。

2. 复方蜂胶膜治疗口腔扁平苔藓的临床观察．滨州医学院学报，2004，27(4)，35

第十节　舌　　裂

【概述】

1. 涵义　舌背表面出现裂沟，形状、深浅不一者，称为舌裂。男女老幼均可患病，并随年龄增长而逐渐加重。西医学的沟纹舌、裂纹舌与本病类似。

2. 释名　古代医籍中根据沟纹形态的不同，又称人裂舌、舌上龟纹、舌破等。如清《舌鉴辨证・第一百二十四》曰："人裂舌……舌红色中有裂纹如人字者"；《焦氏喉科枕秘》述："舌上龟纹虚火动，状若无皮，舌淡红……"，舌上龟纹即指舌上沟裂如龟背之纹，故舌裂又有"舌上龟纹"之称。

3. 沿革　历代医著中有关舌裂的记载较少，多在口齿疾病中兼夹出现。明代《口齿类要・验证舌法》载："人裂舌，舌见红色，更有裂纹如人字形者，乃君火燔灼，热毒炎上，故发裂也"，为后世医家诊断和治疗舌裂提供了依据。这一时期的《神验医宗舌镜》则以诗歌配舌图的形式列述了多种舌裂。清代《石室秘录・伤寒相舌秘法》述："见舌红而干裂如人字者，乃邪初入心，宜用石膏黄连解之"。将本病从症状、病因、治法方面做了较为简明的论述。清代医书《舌鉴辨证》、《舌医辨证》、《焦氏喉科枕秘》和《辨舌指南》中亦有多处论及舌裂者。

现代医著中，舌裂首见于《中国医学百科全书・中医耳鼻咽喉口腔科学》。其后，王德鉴《中医耳鼻咽喉口腔科学》中对于舌裂有详尽的论述，其他医著中大多均以舌裂为名，从而在中医病症学方面达成一致。

【病因病理】

1. 古代病因病理学说

(1)火热上炎学说：明《口齿类要・验证舌法》曰："君火燔灼，热毒炎上，故发裂也"。此乃心火亢盛所致。清《舌鉴辨证・第九十六・裂纹舌》曰："血液灼枯也，内热失治，邪火毒炽者有之"。古籍中持此类观点者居多，即认为舌裂由火热所致，其热邪原于实火上炎。

(2)阴虚火旺学说：清《辨舌指南》中有"平人之舌无纹也……舌生横纹者，素体阴亏也；舌生裂纹如冰片者，老年阴虚常见之象也……全舌绛无苔，或有横直罅纹而短小者，阴虚液涸也"。《舌鉴辨证・第一百二十四》曰："人裂舌……误服温补药，热火在脏腑相争所致"。说明素体阴虚，或误服温补伤阴，阴虚火旺，舌体失养，则舌燥而裂。

综上所述，古代医家将舌裂的病因归于火热，分虚实两类，其中心火亢盛、阴虚火旺为主要病机。

2. 现代病因病理学说　现代著作与资料中，有关舌裂的发病学说主要是热、虚学说。此学说的形成是在20世纪80年代中期，其代表作是《中国医学百科全书・中医耳鼻咽喉口腔科学》。该书将舌裂的病因病理归结为"心火上炎"，"肝肾阴虚"、"心脾亏虚"，及"胃阴不足"几个方面。20世纪90年代的各种医著医论也不外乎此种观点。如王德鉴《中医耳鼻咽喉口腔科学》将其分为"热盛伤津"、"阴虚火旺"、"脾虚不运"三个方面。《实用中医口腔病学》的观点也未逾此学说。

3. 临床病因病理

(1)心火上炎，灼伤舌体：心开窍于舌，舌为心之苗，若七情过激化火，心火上炎，则舌肌膜受灼开裂而病。

(2)肝肾阴虚，虚火上炎：足少阴肾经挟舌本，足厥阴肝经络舌本。当情志内郁，或房劳过度，久病伤阴，致肝肾之阴亏虚，虚火上炎，舌失濡养而开裂。

(3)胃阴不足，舌体失养：过食辛辣厚味，内热化火，灼胃伤阴，致使胃阴不足，津不上承，舌失濡养而致舌裂。

(4)脾胃虚弱，舌窍失荣：脾胃为后天之本，气血生化之源。劳倦过度，饮食不调，或久病体弱，伤及脾胃，致使脾胃虚弱，运化失职，输布不利，气血津液不能上达濡养舌体而致舌裂。

综上所述，舌裂发病，以火热为多。火有虚实之分，实火多来之于心；虚火多源于肝肾、胃；无论虚实火热，终致火热上炎，舌体失养，燥裂为病，故“火热”乃本病的基本病理特征。

【临床征候】

1. 发病情况　本病可发于任何年龄，尤以中老年为多。男女均可发病。随着年龄的增长可逐渐加重。无明显地域性、季节性。

2. 病史　多数患者无明显病因可查。久病、高热脱水，营养缺乏或不良可引起此病；另有与生俱来者。

3. 舌体不适感　舌裂患者一般无明显自觉症状。沟纹较深者有疼痛感或刺激痛，遇酸、热、辣等食物时明显。

4. 舌背裂纹　是舌裂的主要体征。沟裂的排列形状多种多样，主要有叶脉状和脑回状两种。舌背中央有一纵裂沟，两边有与之垂直的横形裂纹，状如叶脉，称叶脉舌。沟裂迂回于舌背，其形状颇似大脑沟回，称脑纹舌。沟纹亦可布于舌缘而呈纵形沟纹，沟纹的深浅、长短、粗细不一，并不影响舌的活动度和味觉，颜色、柔软度，舌乳头基本正常。较深的沟纹中常因食物残屑滞留而呈轻度红肿，如有水肿则舌体增大。

5. 伴随症状　多无明显全身症状。部分患者可有口干口苦、心烦、失眠、腰膝酸软等。少数可伴有复发性周围型面神经麻痹和上唇肿胀，称为裂舌—面瘫—唇肿综合征，即梅-罗综合征。另有文献报道舌裂可伴有游走性头痛、头昏、恶心、耳鸣等。

【诊断与鉴别诊断】

1. 诊断依据　①无明显症状，或有舌痛、刺激痛；②舌背有裂纹，形态、深浅不一。

2. 鉴别诊断　舌裂主要应与地图舌相鉴别。

地图舌　常与裂纹舌同时存在。地图舌指舌背上有不规则圆形红斑，边缘稍高起，融合后犹如地图边界，并具有游走性，故名地图舌。好发于儿童。

【辨证施治】

1. 古代辨证施治观点　清《辨舌指南》中有较详细的辨证，其曰：“有纹者，血衰也；纹少纹浅者，衰之微；纹多纹深者，衰之迭。舌生横纹者，素体阴亏也；舌生裂纹如冰片纹者，老年阴虚常见之象也。淡白有发纹满布者，乃脾虚湿侵也……全舌无苔，或有横直罅纹而短小者，阴虚液涸也……凡舌见裂纹，断纹如人字，川字，爻字及裂如直槽之类，虽多属胃燥液涸，而实热内逼者亦有之”。同时期的《舌鉴辨证》亦有对舌裂的论治。如说：“红断裂纹舌，如舌色赤红厚苔腻而裂纹者，脏腑实热也，宜十全苦寒救补汤倍加犀角。如灼红色，无苔无点而纹裂者，阴虚火炎也。旧说用黄连解毒汤加麦冬可也”。《焦氏喉科枕秘》曰：“舌上龟纹虚火动，状若无皮舌淡红，四物桂丹加知柏，柳花散药温收功。忌用寒凉多尅伐，实火休言在此中”。

2. 现代辨证施治观点　现代有关舌裂的辨证施治始自《中国医学百科全书·中医耳鼻咽喉口腔科学》。书中将舌裂分为心火上炎、肝肾阴虚、心脾亏虚、胃阴不足四个证型，并分别予以黄连解毒汤或导赤散、六味地黄丸合生脉散、归脾汤、麦门冬汤施治。此后，王德鉴

《中医耳鼻咽喉口腔科学》将其分为热盛伤津、阴虚火旺和脾虚不运三证，并分别出以黄连解毒汤或麦门冬汤、左归饮、归脾汤施治。《实用中医口腔病学》以沟纹舌为名，将其按虚实辨分为实热、肝肾阴虚、胃阴不足及脾虚湿侵四证，各型分别配以方药施治。《中医耳鼻咽喉科临床手册》将其辨证分为肝肾阴虚、心脾阴虚、心经郁热三证，分别采用杞菊地黄汤、增液汤、导赤散加减论治。

有关舌裂的论文报道也有不同的证治分类。如有学者按虚实两纲来立法选方，心火上炎者清心泻火；阴血亏损者养阴补血。另有学者将舌裂辨证为气阴两亏，瘀血阻络而投疏通经络之药，此法也较富新意。有报道将舌裂、舌烂分为肝肾阴虚、心脾阴虚两证，选用知柏地黄汤、增液汤合归芍天地煎治疗而获效。亦有报道采用益气养阴法、养阴清胃法治疗沟纹舌取得疗效。

3. 证治分类

(1)心火上炎证

证候　舌中间有裂纹成人字形，舌灼热痛，舌质红而干；时有心烦，失眠，面赤，口苦，小便短赤刺痛，脉数有力。

证析　心气通于舌，心脉连于舌，若心火亢盛，循经上灼于舌，耗津伤舌，则见舌背裂纹宽大而深，舌灼热而痛，舌质红而干；心主神，火热内扰，故心烦，失眠；心火下移于小肠，则出现小便短赤刺痛；心主血脉，心经有热，则见脉数有力。

治法　清心泻火，消肿止痛。

方药　黄连解毒汤加减。方中主以黄连、栀子清泻心火；辅以黄芩、黄柏清热泄火，使上焦、下焦之火分别得清；酌加竹叶导热下行。诸药相合，标本兼顾，则心火清，心气和，热毒去而沟裂愈合矣。

(2)肝肾阴虚证

证候　舌红干燥，少苔，纹如脑回，舌干微痛，口干；颧红盗汗，头晕耳鸣，眼目干燥，胁部隐痛，腰膝酸软，少寐多梦，遗精，脉弦细或细数。

证析　肝肾经脉挟舌本，肝肾阴虚，虚火循经上炎，故见舌干微痛，裂纹成脑回沟状，舌降红而少苔；肾阴亏虚，水不涵木，肝阳上亢，则头晕耳鸣，眼目干燥；虚火内扰，心神不安则少寐多梦；津不上润，则口干；肝肾阴虚，筋脉失养，故而腰膝酸软无力；肝阴不足，肝脉不畅，故胁部隐痛；阴虚生内热，热蒸于里，故见五心烦热；虚火上升，则颧红；虚火内迫营阴，故而夜间盗汗；扰动精室则梦遗；肝肾阴虚，则脉弦细或细数。

治法　滋补肝肾，清降虚火。

方药　知柏地黄汤加减。方中重用熟地以滋补肾阴，辅以山茱萸、山药补养肝脾；泽泻、牡丹皮、茯苓使补而不腻；知母、黄柏清降虚火。诸药相伍，则真阴填，虚火清，舌裂自复矣。

若气血亏虚，干裂日久，治宜益气养血，可用八珍汤补益气血，生肌收敛；虚热伤络而裂处渗血，可加旱莲草、阿胶、白芍以清热养阴，敛阴止血。

(3)胃阴不足证

证候　舌裂光红而少津，口渴喜冷饮，消谷善饥，大便干燥，小便量少色赤，苔少，脉细数。

证析　胃阴不足，虚火内炽，阴津受灼，故见舌裂光红而少津，口渴喜冷饮；火热内生，功能亢进，故消谷善饥；大肠失润则大便秘结，小便化源不足则量少色赤；阴虚胃热，则舌质红，苔少，脉细数。

治法　益胃生津，养阴清热。

方药　麦门冬汤加减。方中主以麦冬滋阴养胃，辅以党参、甘草、大枣、粳米补益胃气，各药合用，则阴津复，胃火降，舌体得养裂纹消散。若胃阴虚甚，舌中干裂明显，或有干痛者，可合用益胃汤、或甘露饮加减，以益胃生津，润燥敛裂。

(4)脾胃虚弱证

证候　舌淡质嫩胖，舌背有裂纹，无红无痛，兼见面色萎黄，神疲气短，纳呆便溏，脉沉濡或缓弱。

证析　脾胃虚弱，运化失职，津液输布不利，故见舌质淡，质胖嫩而有裂纹；患者常先有舌背肿胀，而后萎缩生裂；脾胃虚弱，湿滞于中则纳呆，流于下则便稀；脾虚气血化源不足，则面色萎黄，神疲气短；脾虚湿困，气血亏虚，则脉沉濡或缓弱。

治法　健脾益气，养血敛裂。

方药　归脾汤加减。方中主以黄芪、党参健脾益气；辅以当归、龙眼肉养血和营；白术、木香、茯神健脾行气，化湿利水，又使补而不滞；佐以远志、枣仁养心安神；甘草、生姜、大枣和中调药。诸药相伍，既能健脾益气，又能养血，兼能渗湿，俾使脾胃强健，气血充足，湿浊内化而裂纹之舌自能愈合。

【外治疗法】

(1)含漱法：大青叶10g，五倍子6g，水煎，每日饭前饭后漱口，或用盐水漱口。含漱时须采用拱舌含漱法，以利沟内食物残渣的冲出。

(2)吹药法：以散剂为主，如《经验秘方·心授喉科仙方》的柳青散用薄荷、儿茶、青黛、川黄连、白芷、甘草、冰片、黄柏，共研细末，吹舌上，有清热解毒凉血之能。其他可选用冰硼散、锡类散、麝黄散等吹散舌裂处。

(3)敷药法：有报道以吴茱萸末贴敷治疗舌裂奏效。方法是将吴茱萸研细末，装瓶备用，用时取药面10g，陈醋调糊状，敷于两侧涌泉穴，每日换药1次，4～7次即可。另外《千金翼方》中有用锡类散外敷治疗舌裂的记述。

(4)手术法：对于正中纵深沟裂，常有疼痛者，可切除裂沟内上皮后予以缝合。

【针灸疗法】

针灸治疗一般近取兼泉、人迎；远取足三里、三阴交、内关。另有学者以支正穴治疗裂纹舌之舌尖灼痛，手法为提插捻转泻法，隔10分钟行针1次，留针30分钟。

【物理疗法】

可采用紫外线口内照射的方法作为辅助治疗。

【专病专方】

1. 现代专病专方

(1)二角裂愈汤：水牛角、川黄连各6g，羚羊角3g，生地黄、玄参、金银花、泽泻、枳壳各15g，甘草10g，煨姜1片，大枣3枚。水煎服，日1剂，20剂为1疗程。(《新中医》1995，11(15)：27)

(2)土炒白术500g，生薏苡仁250g，共研细末。每日3次，每次9g，白开水送服。(《山西中医》1995，11(1)：10)

(3)生黄芪30g，麦冬、白芍、五味子各12g，当归、陈皮各10g，丹参20g，太子参、玄参、白术、云茯苓各15g，水煎服。(《北京中医》1992，(4)：13)

(4)生地黄、怀山药、山萸肉、菟丝子、女贞子各12g，粉牡丹皮、泽泻、淡竹叶、木通、云苓

各10g，莲子心3g，水煎服。(《中医杂志》1983，3(9)：22)

(5)柿霜10g，蜂蜜30g，为糊状外用；或用珍珠粉、青黛、硼砂、冰片各适量共为细末，外用。(《中医耳鼻咽喉科临床手册·沟纹舌》)

2. 古代专病专方

(1)泻黄散：藿香叶、炒山栀各四钱，防风一两，制半夏、橘皮各三钱，甘草二钱，山药、石斛、石膏各六钱，姜、枣，蜂蜜，黄酒少许，水煎服。(《小儿药证直决》)

(2)升麻葛根汤加减：升麻、葛根、薄荷、黄芩、桔梗，水煎服。(《医学入门》)

(3)黄连汤：黄连、干姜、桂枝各一钱，人参一钱五分，半夏二钱，生姜三片，枣两枚，水煎服。(《医学入门》)。

(4)上下相资汤：熟地、麦冬各一两，山萸肉、沙参、当归、牛膝、葳蕤各五钱，人参、元参各三钱，北五味二钱，车前子一钱，水煎服。(《石室秘藏》)

(5)六味丸：熟地黄(酒蒸)八两，山萸肉、茯苓各四两，山药、泽泻、丹皮各三两，共为末，为蜜丸，饭前盐汤送下，用于治疗裂纹舌。(《石室秘藏》)。

(6)栝蒌根汤：栝蒌根、胡黄连、黄芩各七钱五分，白僵蚕(炒)、白鲜皮、大黄(炒)各五钱，牛黄(研)、滑石(研)各二钱五分，共研细末，每服二钱，不拘时，竹叶汤调服。用于治疗裂纹舌，口中干燥，舌裂生疮。(《医部全录·舌门》)

【预后与转归】

先天性舌裂系由舌肌发育不良引起，一般无需治疗。后天性舌裂大多数患者经适当治疗可以痊愈。本病并发症少，预后良好。

【护理与预防】

1. 护理　舌裂患者要注意口腔清洁，进食后要漱口，并将舌尖抵住下颌前牙舌侧，使舌背向上拱起，以使裂沟扩张，有利于漱净沟内残渣。

2. 预防　患者要少食肥甘厚味及辛、辣、酸、甜等刺激性食物；保持心情舒畅，避免各种不良精神刺激，以免火热内生而发生舌裂。

【参考资料】

1. 萧国玺. 舌裂舌衄治验一则. 中医杂志，1983，(9)：26

2. 蔡福养. 舌裂、舌烂证治琐记. 辽宁中医杂志，1983，(9)：16

3. 张占梅. 益气养阴法治疗沟纹舌46例. 北京中医，1999，18(2)：24

4. 苗艳君，等. 舌裂证中医辨证治疗3例. 内蒙古中医药，2006，25(6)：24

5. 蒋中秋，等. 养阴清胃法治疗沟纹舌. 四川中医，2006，24(6)：34

第十一节　唇　　风

【概述】

1. 涵义　唇风是以唇部红肿、糜烂、结痂、皲裂、起白色鳞屑为主要症状的一种慢性疾病。多发于下唇。无明显地域性。在人群中以儿童和青年妇女多见，是临床较常见的疾病。西医学中的慢性唇炎与本病相似。

2. 释名　唇风在历代文献资料中又称为：唇燥裂、沈唇、紧唇、驴嘴风、唇胗、唇肿、唇瞤等，这些病名基本上都是以其发病部位与症状特点进行命名的。

(1)唇风：《中医大辞典》释为："病名。见《外科正宗·卷四》。又名唇瞤、唇颤动。多发于下唇。初犯红肿发痒，继则破裂流水，痛如火燎；如风盛过燥，则口唇干裂脱屑，状若无皮，日久口唇瞤动不止”。《外科正宗·卷十二·唇风》曰：“唇风……其患下唇发痒作肿，破裂流水，不疼难愈”。《外证医案汇编·卷二》说：“下唇发痒，色红作肿，日久破裂，流水，渐起黑盖，去之仍生，旋平旋发，此名唇风”。明确指出唇风是唇部的肿痒之证。

(2)驴嘴风：《中华医学大辞典》释曰：“驴嘴风，唇风之别称”。《疡医大全·卷十四》释曰：“凡下唇肿痛或生疮，名驴嘴风”。

(3)唇胗：《中华医学大辞典》释曰：“唇胗，唇生干疮者”。《灵枢·经脉》曰：“胃足阳明之脉，起于鼻，还出挟口环唇，下交承浆……是主所生病者，口喎唇胗”。

(4)紧唇：《诸病源候论·卷三十·唇口病诸候》紧唇候曰：“唇生疮而肿也，微肿湿烂，或冷或热，乍差乍发，积月累年，谓之紧唇，亦名沈唇”。《医碥·卷四·杂症·唇》曰：“有不肿，缩紧小，起白皮者，名紧唇”。

(5)唇瞤：《外科证治全书·卷二·唇部证治》曰：“唇风，一名唇瞤，多在下唇，初发痒红肿，日久破裂流水，疼如火燎，似无皮之状……如风燥则不时瞤动”。《疡医大全·卷十四·唇紧门主论》说：“脾胃受风，则唇瞤动皲揭矣……唇口蠕动者，脾虚不能收摄也”。《医宗金鉴·外科心法要诀·唇部》唇风曰：“此证多生下唇，由阳明胃经风火凝结而成。初期发痒，色红作肿，日久破溃流水，疼如火燎，又似无皮，如风盛则唇不时瞤动”。

3. 沿革　《灵枢·经脉》所指的“唇胗”即唇风。有关唇风症状的描述首见于隋《诸病源候论·卷之三十·唇口病诸候》紧唇候。其曰：“脾与胃合，胃为足阳明，其经脉起鼻，环于唇，其支脉入络于脾，脾胃有热，气发于唇，则唇生疮，而重被风邪寒湿之气搏于疮，则微肿湿烂，或冷或热，乍差乍发，积月累年，谓之紧唇，亦名沛唇”。宋《太平圣惠方·第三十六卷·治紧唇疮诸方》宗《诸病源候论》之旨，于书中列出多种方剂治疗本病，可见当时对本病的治疗已有了较深认识。明《证治准绳·杂病·第六册·唇》认为本病病因为脾经风热和血虚，对病因提出了不同的看法。清《外科大成·卷三》认为唇风的病因是由胃火上攻所致。清《医碥·卷四·杂症·唇》对本病的证治描述更为详细。《重楼玉钥·卷上》称之为驴嘴风，主张针破，为以前各医家所未提出。

全国高等院校教材《中医耳鼻喉科学》根据历代医家对唇风一症的论述，将其纳入教材并作为一个独立的病名加以应用，对唇风的含义、病因病理、症状特点以及辨证施治等内容作了系统的论述。由此，奠定了唇风一病现代中医病症学基础。各家著述亦均沿用唇风这一病名，达到了广泛的一致。

【病因病理】

1. 古代病因病理学说

(1)脾经风热学说：《证治准绳·杂病·第八册·唇》指出：“风热客于脾经，唇燥裂无色”。《外证医案汇编·卷二》指出，唇风“乃是阳明风火凝结而成”。

(2)阳明胃火学说：《外科正宗·卷十二·唇风》曰：“唇风，阳明胃火上攻”。《外科大成·卷三·分治部下小疵·唇部》亦认为唇风“由胃火上攻也”。

(3)脾经血燥学说：《证治准绳·杂病·第八册·唇》曰：“思虑伤脾血耗唇皱”。《医碥·卷四·杂症·唇》认为“皆燥热所致”，“大概以养血为要”。《外科证治全书·卷二·唇部证治》认为“此脾经血燥也”。

(4)脾胃湿热学说：《疡医大全·卷十四·唇紧门主论》曰：“唇紧湿烂，乍好乍发，经年累月，又名唇沈，乃脾家湿热也”。

综上所述，古代医家对唇风的病因病理主要归结为脾经风热、阳明胃火、脾经血燥与脾胃湿热学说，这些学说的创立，不仅形成了古代唇风发病学说的完整体系，并为现代认识唇风的病因与发病奠定了基础。

2. 现代病因病理学说　在现代资料中，有关唇风的发病学说研究主要归纳有火、燥、瘀、虚四个方面。如全国中医学院试用教材《五官科学》将唇风的病因病理归结为“脾胃湿热”与“风热相搏”。之后全国医学院校试用教材《中医耳鼻喉科学》也认同这个发病学说。《中医口腔科学概要》唇风突出强调了脾经血燥，认为胃火夹风或胃腑蕴热型多为实证，脾虚血燥型属阴血耗伤化燥，多为虚中夹实。《中医耳鼻喉口腔科临床手册》、《实用中医口腔病学》亦有相似观点。《中医口腔病症学》唇风一节更补充了气滞血瘀的内容。而《现代中医皮肤病学》则认为阴虚火旺也是病因病理之一。认为素体阴虚，或热病伤阴，或五志化火，耗伤阴血，致阴虚火旺，虚火上炎于口唇而致病。

总之，现代医家对于唇风病因病理的认识，多是在古代认识的基础上有所发展，其中胃经风火、脾虚血燥、阴虚火旺是主要发病学说。

3. 临床病因病理

(1)胃经风热：过食辛辣厚味，胃腑积热化火，复受风热外袭，以致风火相搏熏灼唇部，气血凝滞，致唇部红肿疼痛而发病。

(2)脾胃湿热：思虑劳倦，或过食肥甘、辛辣炙煿之物，损伤脾胃，脾胃不运，酿湿化热，湿热熏灼口唇而成。

(3)脾经血燥：脾开窍于口，其华在唇，若脾经有热，日久化火，耗伤阴血，血虚化燥生风，风盛伤筋则唇瞤；燥热熏灼肌膜，则干裂流水，甚如无皮之状。

(4)气滞血瘀：唇病日久，反复发作，气机郁结，血行不畅，以致气滞血瘀，口唇增厚，久而难愈。

(5)阴虚火旺：素体阴虚，或热病伤阴，或五志化火，耗伤阴血，致阴虚火旺，虚火上炎于口唇而致本病。

总之，脾开窍于口，其华在唇，胃经环唇挟口，本病发病与脾胃积热及热邪侵扰有关。其病有虚有实。虚如阴虚、血燥；实如风热、湿热、血瘀等。在唇风的发病病机上以实证多见。但临床各证兼杂繁多，须注意加以分辨。

【临床征候】

1. 发病情况　好发于儿童和青年妇女。无地域性。以春冬季节多发。

2. 病史　因病程迁延，时轻时重，往往持续数月或数年。

3. 症状　初起唇红发痒，肿胀，继则发干，并有灼热或疼痛感。由于患者感觉干燥不适，嘴唇即不时瞤动或经常用舌舔唇。

4. 体征　初期唇肿色红，日久唇部增厚、暗红，表面干燥，脱屑，结痂，痂皮脱落露出红色肉面，并可发生皲裂，裂口处有渗水或糜烂渗血。病情反复发作，经久不愈。

5. 伴随症状　全身症状较少，部分病患可有口干，纳差、体倦等。

【诊断与鉴别诊断】

1. 诊断依据　①自感唇干不适，或灼热疼痛，发痒，瞤动；②唇部肿胀，鲜红，或增厚，干燥，皲裂，结痂，或有溃烂、渗液。③病情轻重不一，易于反复发作。

2. 鉴别诊断　唇风主要应与多形性红斑、红斑狼疮、扁平苔藓相鉴别。

(1)多形性红斑：为一种急性发作的皮肤和黏膜疾病。好发于唇黏膜，表现为红斑、脱屑、渗出、结痂、出血、糜烂、溃疡等现象。在皮肤表现为红或紫红斑疹、丘疹、结节或形成水疱,大疱以至糜烂、出血、结痂,也可损及眼、外生殖器等器官。好发于青年,常在春秋季发病或复发,有自限性,一般2～3周自愈。

(2)红斑狼疮:好发于颊黏膜。特征为红斑、糜烂、过度角化形成白色不规则的斑块,病变周围可能有扩张的血管排成放射状。为系统性疾病,多发于中青年女性,全身症状严重,发烧,关节痛,肌肉痛,血沉快,周围血及骨髓中可发现红斑狼疮细胞,用免疫荧光法更易确诊。

(3)口癣:为非感染性炎症,颊黏膜上出现白色网状、环状或线状条纹,条纹附近黏膜发红,好发于颊黏膜,但唇、舌、龈部也可见。有部分皮肤可出现病损。

【辨证施治】

1. 古代辨证施治观点 古代资料中有关唇风辨证施治的内容较为丰富,但较散在而不系统。如《诸病源候论·卷三十·唇口病诸候·紧唇候》中记载有"脾胃有热"、"风邪寒湿"等。然其论证简单,且有证而无治。《太平圣惠方·第二十六卷·治紧唇疮诸方》虽列出多个外用方剂外敷和外洗,但其辨证不详。《证治准绳·杂病·第八册·唇》辨证为风热客于脾经及脾伤血耗。《外科正宗·卷二·唇风》则认为"阳明胃火上攻,宜铜粉丸泡洗,内服六味地黄丸"。《外科大成·卷三》则认为用滋阴地黄丸治胃火上攻。《医碥·卷四·杂症·唇》对唇风论治较详,认为"紧唇,皆燥热所致。治须润燥清火消风,大概以养血为要。肾虚者,内热口干,吐痰体瘦,济阴地黄丸;肝火,柴胡疏肝散;胃火,清胃散;肝经风热,泻黄饮子",提出按脏腑分别论治。《外科证治全书·卷二·唇部证治》认为:"此脾经血燥也,如风燥则不时瞤动,四物消风饮主之"。《医宗金鉴·外科心法要诀·唇部·唇风》认为属"胃经风火",以双解通圣散治之。

综观古代医家施治唇风,每每因症施治,各有偏重和特点。在证治方面《医碥·卷四·杂症·唇》收录较详尽。

2. 现代辨证施治观点 现代有关唇风的辨证施治可见于各种专著文献。如全国中医学院试用教材《五官科学》唇风的辨证论治,依据其归纳的病因,施以祛风清热利湿,而重在风热方面。全国中医学院试用教材《中医喉科学》有同样观点,均处以《医宗金鉴》的双解通圣散治之。《中医口腔科学概要》则对脾虚血燥处以养血疏风法,用四物消风散治之。《实用中医口腔病学》和《中医耳鼻喉口腔科临床手册》则补充了脾胃湿热的观点,治以清理脾胃湿热之剂。《中医口腔病症学》则对气滞血瘀予以重视,用桃仁四物汤以活血化瘀,软坚散结。《现代中医皮肤病学》增加了对阴虚火旺的认识,以滋阴降火润燥的知柏地黄丸加减治之。上述各种观点构成了现代唇风证治分类的基本特点。

有关唇风的临床治疗亦有报道,如有采用内服四物消风饮,外用紫归油治疗65例;有用通脾泻胃汤合紫草油内外兼治26例,均获得良效。有认为湿热是小儿唇风的主要病机,治疗应外解肌表之邪,内清脾胃湿热,表里同治,以采用葛根芩连散为主,配合泻黄散、平胃散加减论治获效。

3. 辨证纲要 有关唇风的辨证纲要在古代文献中未查及论述。在现代资料中,一般也未有论述,但临床过程可以把唇风的辨证主要区分为两个方面,即辨虚证与实证。大凡实证唇风多见初发,病程短,唇肿色红,干燥疼痛者,多属风热、湿热、血热、血瘀所致;虚证唇风多见反复缠绵,唇干起屑,腰酸耳鸣,心烦失眠,脉细者,其证多属脾虚血燥、阴虚火旺等。

4. 证治分类

(1)胃经风热证

证候　唇部红肿灼痛,起小水疱,渐破溃,糜烂流水,或有脓血痂;兼口渴喜饮,口臭便秘,舌质红,苔薄黄,脉实有力。

证析　胃经积热,复感风热邪毒,风热循经熏灼唇部,则红肿灼痛;风热停滞,腐灼气血,则起小水疱;热盛则溃破糜烂流水;热毒不除,腐灼成脓,则有脓血痂;胃热伤津,则口渴喜饮;胃腑热盛,则口干便秘;舌质红,苔薄黄,脉实有力均属胃经风热之征。

治法　疏风清热,解毒消肿。

方药　双解通圣散加减。方中主以防风、荆芥、薄荷疏解风热;辅以石膏、栀子、连翘、黄芩清解胃火,解毒消肿;桔梗载药上行;川芎、当归活血养血;白术、泽泻、滑石、木通清热利湿;麻黄辛温发散,合石膏而清解表里;甘草调和诸药,全方合用,共奏疏风清热,解表清里,解毒消肿之效。

(2)脾胃湿热证

证候　口唇色红肿胀,糜烂较甚,流黄水或血水,口渴不欲饮,纳呆腹胀,大便黏滞不爽或便溏,小便黄浊,舌质红,苔黄腻,脉滑数。

证析　口唇为脾所主,脾胃湿热,上蒸口唇,则口唇色红肿胀,糜烂较甚,流黄水或血水;湿热内盛,故口渴不欲饮,大便黏滞不爽,小便黄浊;湿热下注,则大便溏泄;舌苔黄厚腻,脉滑数亦属湿热内蕴之征。

治法　清热利湿,解毒消肿。

方药　清脾除湿饮加减。方中主以黄芩、栀子、茵陈清热利湿;辅以茯苓、苍术、白术健脾和胃化湿;泽泻、竹叶、灯心草助清热除湿之力。若胸腹闷胀甚加枳壳、莱菔子;纳差加神曲、麦芽等。

(3)脾虚血燥证

证候　口唇色淡肿胀,久而不愈,口唇瞤动、干燥、瘙痒,时有灰白色秕糠状鳞屑脱落,唇周皮肤粗糙;兼口甜黏浊,倦怠乏力,纳差便溏,面色萎黄,舌淡红,苔薄白少津,脉细弱。

证析　脾胃虚弱,气血不足,唇失濡养,余毒不清,则口唇色淡肿胀,久而不愈;血虚化燥生风,风盛伤筋,唇失濡养,故口唇瞤动、干燥、瘙痒,有灰白色秕糠状鳞屑脱落,唇周皮肤粗糙;脾胃虚弱,化源不足,气虚血少,则倦怠乏力,纳差便溏,面色萎黄;脾虚湿滞则口甜黏浊;舌淡红,苔薄白少津,脉细弱亦属脾虚血燥之征。

治法　健脾养血,润燥熄风。

方药　四物消风饮加减。方中主以当归、川芎、赤芍、生地之四物汤养血活血,且能滋阴润燥;辅以荆芥、薄荷、柴胡、黄芩、蝉蜕疏风清热散邪;酌加白术、山药、炙甘草健脾和中。诸药合用,共奏健脾养血,润燥熄风之功。

(4)气滞血瘀证

证候　口唇暗红肥厚,扪诊唇部可触及硬结,粟米大或绿豆大,有的上有纵沟,或有渗液、薄痂,口唇干燥刺痒,舌暗红或有瘀斑,脉细涩。

证析　唇病日久,血行不畅,气滞血瘀,故口唇暗红,增厚结块;气血瘀阻,血不养唇,余邪不去,则有渗液、薄痂,口唇干燥刺痒;舌暗红或瘀斑,脉细涩均为气滞血瘀之象。

治法　活血化瘀,散结消肿。

方药　桃红四物汤加减。方中桃仁、红花、生地、赤芍、当归、川芎以活血化瘀,行气导滞，疏通气血，使气血流通而邪去肿消；酌加山慈姑、连翘、浙贝母以解毒散结。

(5)阴虚火旺证

证候　唇部色红干燥、皲裂、脱屑，经久不愈，灼热火烧感，如无皮之状，唇部不时瞤动，口干口渴，五心烦热，大便干结，舌红少苔，脉细数。

证析　肾胃阴虚，虚火上炎，口唇失容，故见口唇色红干燥、皲裂、脱屑，经久不愈，灼热火烧感，如无皮之状；虚风内动，则见唇部不时瞤动；阴虚津少，则口干口渴，大便干结；虚火内盛，则五心烦热；舌、脉所见均为阴虚火旺之象。

治法　养阴益肾，降火润唇。

方药　知柏地黄汤合沙参麦冬汤加减。方用知柏地黄汤滋肾养阴，清降虚火；沙参麦冬汤养阴益胃，生津润燥，清泻余邪。合方共奏养阴清热，降火润燥，清泄余邪之功。

【外治疗法】

1. 古代外治疗法述要　外治法是古代治疗唇风运用较多较广泛的一类治疗方法。仅《太平圣惠方·第三十六卷·治紧唇疮诸方》就列出了18种外用方剂，外敷或外洗，其中有以矿物类药为主的硫黄膏治紧唇久不差，有治疼痛不可忍的胡粉膏，还可用新鲜马齿苋汁或八月兰叶绞汁洗，用乱发、蜂房或蛇蜕皮烧灰研末猪油调涂等。在治疗方法方面，古代主要采用涂、洗、熏、吹四法，其中以外涂法常用，方药亦最多。

(1)外涂法：以油膏剂为主。如《医宗金鉴·外科心法要诀·唇风》指出，外以黄连膏抹之自愈。方法是：黄连、黄柏、姜黄各9g，当归尾15g，生地30g，香油360g，将药熬枯，捞去渣，下黄蜡120g，熔化尽，用复布将油滤净外搽。《外科证治全书·卷二·唇部证治》曰："唇风，外用紫归油频抹愈"。方法是：紫草、当归各等分，用麻油熬，去渣，去火气待用。用棉花蘸油频频润之。也有不用油膏涂者，如《疡医大全·卷十四·唇风门主论》曰："驴嘴风，乃可搽药，以芒硝涂之"。

(2)外洗法：使用不多。《外科正宗·卷之十二·唇风》曰："唇风，宜铜粉丸泡洗"。方法是：铜青15g，官粉10g，明矾、轻粉各4.5g，麝香、冰片各0.4g，黄连60g，煎稠膏，共为细末，黄连膏丸，如芡实大，每用一丸，汤泡，炖热蘸上面清水，勤洗之。

(3)熏、吹法：使用亦不多。《重楼玉钥·上卷·驴嘴风》用消芦散熏，用冰硼散吹。冰硼散原为治鹅口疮，咽喉痛而设，因其清热解毒，故亦可用于唇风吹之，对本病红肿流脓血者尤合适。

2. 外治法应用

(1)敷贴法：①调成油膏外敷。如用甘草油、青吹口散油膏外敷，每日4～5次。或用桃仁研烂，猪脂调敷，主治唇干裂出血者。②煎成水剂湿敷。如用鲜马齿苋、大青叶、鲜芙蓉叶、鲜三七搓汁外敷患处。风盛痒甚者，用防风、荆芥、苦参、五倍子、蝉衣各等份，水煎后湿敷局部。湿热盛流黄水多者，用川黄连、防风、黄柏、白及、白鲜皮、蚕砂各等份，水煎过滤，湿敷局部。③直接贴敷。如用凤凰衣，即鸡蛋壳内膜，直接贴敷于唇部。或用血见愁草，捣烂如泥，贴敷唇部。亦可用白荷花瓣冷开水洗后贴在唇上，每天换3～5次。

(2)外涂法：①可调成油膏涂之。如用橄榄炒熟，研末和猪油涂之，或用三黄软膏(生大黄、黄柏各15g，胡黄连9g，冰片3g，研细末)麻油调和涂患处，每日早、中、晚各1次。本病红肿流脓血瘙痒者，可用清热除湿祛风膏，搽患处。该方出自《慈禧光绪医方选议》，由黄连、白鲜皮、白及、僵蚕(炒)各7.46g，黄柏、小生地、浮萍、白芷、防风、当归尾各11.19g，冰片(另研后兑)1.11克。湿热熏者稍佐牛黄其效更佳。共研粗末，水熬，去渣，浓缩后兑入梅片，调匀，备用。或用芝麻油涂唇部。②汁水涂之。如用儿茶适量，用醋磨汁涂于患处，每日3次。或用新鲜大青叶，捣烂取汁涂唇部，每日2～3次。或用皂角研末，水调后涂之。

(3)泡洗法：①10%黄柏溶液浸泡患部。方法是：白鲜皮15g，蛇床子、川槿皮各10g，地肤子、苦参各30g，煎水后浸泡患部。②青葙子，或用其茎叶煎水，浸泡唇部。③青蒿，煎水浸泡唇部。④生地榆，煎水浸泡唇部。⑤夜交藤，煎水浸泡唇部。⑥苦参、白鲜皮、土茯苓各15g，黄柏12g，明矾、甘草各6g，选适当大小搪瓷茶缸煎熬，使水面保持在药物上二横指左右为宜。首次文火煎20分钟，以后每次用时煮沸即可。用时将口唇放在茶缸口上，雾气熏蒸，待温度适宜用纱布湿敷，或将口唇放入药液内浸泡。每日3次，每次持续30～60分钟。1剂药可用5天，并为1个疗程。两个疗程间停药3天。治疗期间忌食辛辣饮食，避免风吹舌舔。

【针灸疗法】

1. 体针疗法　取合谷、颊车、地仓、太冲、三阴交穴，实者用泻法，虚者用平补平泻法，隔日1次，10次为1疗程。

2. 耳针疗法　取口、唇、神门、肾上腺、轮1～6，每次选3～4穴，留针30分钟。或用王不留行籽压穴。

【物理疗法】

用氦-氖激光散焦照射，取阿是穴(病患处)，每次1次，每次15分钟。

【专病专方】

现代专病专方

(1)苍术、生地、二花、紫草、土茯苓各15g，牡丹皮12g，芦荟、赤芍、薄荷各10g，白鲜皮20g，蒲公英30g，甘草6g。水煎，日服3次，日1剂。(《湖北中医杂志》)1994，2(16))

(2)生石膏(先煎)25g，知母、麦冬、牛膝、生地、竹叶、滑石(包)、神曲、炒谷麦芽各10g，陈皮6g，甘草梢、木通各4g，薏苡仁15g，水煎服。(《浙江中医学院学报》)1994，18(2))

(3)自拟唇风汤：金银花、白鲜皮、苦参、黄芩各15g，生地、赤芍、荆芥、防风、黄芪各12g，当归、川芎、炒白术、茯苓、炙甘草各9g。脾湿重加薏苡仁、车前子；胃肠积热加生石膏、黄连；气滞加柴胡、香附、枳壳；血瘀者加丹参、桃仁、红花等。日1剂，煎服。(《中国中医药科技》2006，13(2)：113)

(4)自拟双解唇风汤：生地25g，玄参、麦冬、丹参各15g，石膏、甘草、牡丹皮各10g，金银花、桔梗、藿香、知母各20g，蒲公英30g。水煎服。(《中华现代中西医结合杂志》2005，3(12)：1107)

【预后与转归】

本症病程较长，易于反复发作，故不易彻底治愈。但若坚持治疗，多数预后良好。

【护理与预防】

1. 保持口腔卫生。改正不良习惯，勿舔唇、咬唇，或揭唇部皮屑等；秋冬风燥季节口唇常以油脂润之，避免烈日暴晒。

2. 饮食宜清润，富有营养，少食辛辣、肥甘厚味、炙煿醇酒，多食新鲜蔬菜水果。

3. 外伤感染，应及时处理，以免形成唇风；过敏所致者，避免接触刺激物品。

【参考资料】

1. 2000年前参考资料参见第1版，此略。

2. 王淑华，等. 唇风辨治思路与施护. 中华实用中西医结合杂志，2003，16(8)：1171

3. 张金华．紫归油膏合四物消风饮内外合治唇风 65 例．上海中医药杂志，2004，38(8)：31

4. 万晓春，等．内外合治唇风 26 例疗效观察．四川中医，2006，24(6)：90

5. 记会芳，等．高树彬治小儿唇风经验．辽宁中医杂志，2006，33(3)：267

6. 杨光辉，等．自拟唇风汤治疗慢性糜烂性唇炎 46 例疗效观察．中国中医药科技，2006，13(2)：113

7. 王柏婧，等．自拟双解唇风汤合湿敷治疗剥脱性唇炎 30 例．中华现代中西医结合杂志，2005，3(12)：1107

第十二节 面 痛

【概述】

1. 涵义 面痛是指鼻面颊部阵发性灼热疼痛，甚或痛不可触，妨碍言语饮食的一种疾患。疼痛一般由口腔或面部刺激引起，为阵发性、电击样剧烈疼痛，历时数秒或数分钟，间歇期无症状，但易反复发作，经久不愈。无明显地域性。在人群中多发于成年人及老年人，40 岁以上的人发病占多数，女性略多于男性。多单侧发病，双侧同时发病者罕见。本病与西医学的三叉神经痛相似。

2. 释名 面痛在历代医学文献资料中又称为：厥头痛、颊痛、头风、面风疼痛、雷头风、偏头风等。这些病名基本上都是以发病部位与症状特点进行命名的。

(1)面痛：痛，《中医字典》释为“疼痛”、“悲痛”，在此与面部结合，意即面部的疼痛。

(2)厥头痛：《素问·风论篇》说：“厥头痛，面若肿起烦心……厥头痛，头痛甚，耳前后，脉涌而热”。《难经·六十六难》说：“手三阳之脉，受风寒，伏留而不去者，则名厥头痛；入连在脑者，名真头痛”。说明风邪为其病因，疼痛多在耳前耳后，手三阳经之脉上。

(3)颊痛：颊，《中医字典》释为：“面颊，脸的面侧”。即在耳的前方，颧骨外方的部位，颊部的疼痛称颊痛。

(4)头风：《中医名词术语选释》释：“指头痛日久不愈，时发时止，甚至一触即发的病症”。《中华医学大辞典》释曰：“头痛之作止不常，有触即发者”。

(5)面风疼痛：《中华医学大辞典》释曰：“面风，此证两颊赤肿，其状如痱”。面风疼痛，即两颊赤肿疼痛。

(6)雷头风：《中医名词术语选释》释为：“头痛时自觉雷鸣之声，头面起核，或肿痛红赤，由湿毒郁结于上所致”。

(7)偏头风：亦称偏头痛。《中医名词术语选释》曰：“偏头痛，一种发作性的头痛证。表现以剧烈的头痛为主”。《中华医学大辞典》释曰：头风之偏左偏右者，此证属少阳厥阴二经，因素有湿痰，加以邪风内袭，久而郁热为火，有左痛忽移于右，右痛忽移于左者，此风火击动其痰湿之气，所以互换也。痛久不已，令人丧明，盖目为肝之窍，肝风内动，则害空窍，木邪亢盛，则风火内生，鼓动胸中之痰积，随火上逆而为患矣。

3. 沿革 面痛的有关内容首见于《内经》。在《素问·风论篇》曰：“风气循风府而上，则为脑风”。又说：“新沐中风，则为首风”。《素问·奇病论篇》曰：“帝曰：人有病头痛，以数岁不已，此安得之？名曰何病？岐伯曰：当有所犯大寒，内至骨髓，髓者以脑为主，脑逆故令头痛，齿亦痛，病名曰厥逆”。这里所描述“厥逆”的病因与症状和本病极为相似，可以说是对本病的最早记述。明《证治准绳·杂病·第四册·面痛》案曰：“鼻頞间痛或麻痹不仁，如是数年，忽一日连口唇、颊车、发际皆痛，不开口，言语、饮食皆妨，在頞与颊上常如糊，手触之则痛”。又案曰:“老母年七十余,患颊车痛,每多言伤气,不寐伤神则大发,发之剧则上连头,下至喉内及牙龈,皆如针刺火灼,不可手触,乃至口不得开,言语、饮食并废,自觉火光如闪电,寻常涎唾黏如丝不断,每劳与饿则甚,得卧则稍安”。两案所述与现在面痛的症状颇相似。

在前人所积累知识的基础上,现代医著中,根据历代医家对面痛一症的论述,将其作为一个独立的病名加以应用,并对面痛的含义,病因病理,症状特点以及辨证施治等内容做了系统的论述。在病名上亦达到了广泛一致。

【病因病理】

1. 古代病因病理学说

(1)阳明火热学说:证治准绳・杂病・第四册・面痛》曰:“此足阳明经络受风毒传入,经络血凝滞而不行,故有此证”。又指出:“面痛皆属火,盖诸阳之会皆上于面……暴痛多实,久痛多虚”。指出本病主要因阳明火热而发。《丹溪心法・卷四・头痛》有“头痛多主于痰,痛甚者火多”之论。《张氏医通・卷五・诸痛门・面痛》也云:“面痛皆因于火,而有虚实之殊”。《疡医大全・卷十二・颧脸部・面痛门主论》亦指出面痛之病机主要为火,说:“面痛为火,盖诸阳之会皆在于面,而火,阳也。心之华在面,而心君火也。然暴痛多因火实,久痛多因血虚,盖胃主正面,而以肠胃为市,因饮食之热毒聚于中,则发于外,故为痛”。《景岳全书・卷二十六・头痛》更强调阳明火热的理论,云:“火邪头痛者,虽各经皆有火证,而独唯阳明为最。正以阳明胃火盛于头面,而直达头维,故其痛必甚也”。

(2)阳气不足学说:《普济方・卷四十四・头门总论》指出:“夫人头者,诸阳之所聚。诸阴脉皆至颈而还,独诸阳脉皆上至头耳,则知头面皆属阳部也。且平居之人,阳顺于上而不逆,则无头痛之患。阳逆于上而不顺,冲壅于头,故头痛也”。《医学见能・证治》指出:“头痛如碎,每遇阴雨更甚者,真阳不上头也”。《疡医大全・卷十二・颧脸部・面痛门主论》亦曰:面痛“更有过饥则痛者,此中气不足也”。上述均指出阳气不足,不能上头,可致面痛。

2. 现代病因病理学说　在现代医学资料中,有关面痛的发病学说研究主要归纳有寒、热、瘀、痰、虚五个方面。如《中医口腔科学概要》和《针灸临床手册》就突出寒证、热证和瘀证。《中医口腔病症学》在此之上更强调气血两虚,认为禀赋不足或年老体弱,精血亏损,正气不足,清阳之气不能上达,或血虚脉空,脑、髓经脉失于温养,不荣则痛。《实用中医口腔病学》更补充痰湿的致病因素,认为风邪挟湿、挟痰,蒙蔽清窍也会导致面痛。当代名老中医赵锡武认为本病中医学病名谓偏头风,其痛随触随发,作止无常。六腑清阳之气,五脏精华之血皆会于头。自外入者风火循经之邪;自内发者,气血痰郁之阻塞皆能为痛。或蔽覆其清阳,或瘀塞其经络,因之与正气相搏,邪聚则脉满,而血气乱故久痛。偏头痛总属厥阴、少阳、阳明。胃肠燥热,肝胆风火,三经之邪壅闭经络,使脉满肿胀,迫及神经,则剧痛突然发作;风火之邪性动,故时发时止。将各家学说融会贯通,临证时便能应用自如。

3. 临床病因病理

(1)风寒侵袭,凝滞面络:寒为阴邪,最易伤人阳气。若风寒侵袭,伤及肌腠,凝滞收引,阳气不得外达,致血涩寒凝,经络阻滞,气机收敛,疼痛牵引,则发为面痛。

(2)风热袭面,经络不畅:起居不慎,风热侵袭,留滞面部,风引热动,牵引脉络,拘挛而痛,发为面痛。

(3)阳明胃火,壅滞面络:阳明经络循经面部,若饮食不节,嗜食膏粱厚味,热毒积于胃肠,或素禀火热之体,蕴积阳明,复感风邪,致使胃火挟风上攻,风火相煽,清空受扰,气血逆乱而致头面痛。

(4)肝经火热，上攻面络：肝主筋，若七情失调，抑郁恚怒伤肝，肝失疏泄，气郁化火，肝火上攻，灼伤面络，经脉拘急，发为面痛。

(5)气滞血瘀，脉络受阻：风寒湿侵袭，久留不去，瘀阻脉络，或面痛久病入络，致使络脉瘀滞，阻滞头面经络，不通则痛，而引发面痛，久治不愈。

(6)风痰上泛，阻滞面络：素体痰湿内盛，复感风邪，风邪挟痰，上泛面络，闭阻络脉，忽聚忽散，因而面痛乍作乍止。

(7)气血两虚，脉络失养：年老、久病失养，气血亏损，正气虚弱，清阳之气不能上达，血虚脉空，面部经脉失于濡养，不荣则痛，而发为面痛。

(8)肝肾阴虚，虚火上炎：久病体弱，素体阴虚，或火热久稽，耗伤阴液，或禀赋不足，耗及肝肾，致使肝肾阴虚，面络失养，兼以虚火内生，上炎灼面而久痛难止。

总之，面为诸阳所会之处，五脏精华之血，六腑清阳之气，皆上注于头面。若气血充盛，阴阳升降如常，外无非时之感，则焉有头面疼痛之疾。盖面痛多由寒邪所袭，或热盛于面，或血瘀阻络，或虚不养脉，又或痰阻经络等而成。在其发病以实证多见。但临床各证兼杂繁复，须注意加以分辨。

【临床征候】

1. 发病情况　本病好发于40岁以上的中老年，女性多于男性。在季节上，一般冬春发病者较多。无明显地域性。

2. 病史　可有反复发作面部疼痛病史，发作周期比较明显。

3. 面痛　面痛为本病的主要症状。绝大多数为单侧发病，双侧同时发病者极为罕见。疼痛多发于面络第二支或第三支，也有两支同时受累的。但三支同时发病者极少见。疼痛发作多在白天，夜晚发作者少见。发作时有三大特征。

(1)疼痛突发骤止，短暂而剧烈：疼痛发作快如闪电，似电击、针锥刺、刀割、呈撕裂状放射样或烧灼般剧痛，一般持续数秒至1～2分钟，骤然停止，复如正常。

(2)常有“一触即发”的“扳机点”：疼痛可以自发，多数系由一些难以避免的刺激(如微笑、呵欠、说话、洗漱、咀嚼、吞咽、甚至微风吹拂)触动某处(此处即为“扳机点”)而引发。

(3)神经系统检查无阳性体征：本病无论病情轻重，病程长短，神经系统检查皆无阳性体征，仍保持患支分布区域内的痛觉、触觉和温度觉的感觉功能和运动支的咀嚼肌运动功能。

4. 伴随症状　疼痛发作前多有一短暂的异样感觉，患者即停止言语、进食或其他动作，接着出现剧痛，并伴有极痛苦的表情，有时咬紧牙关或不断吮吸嘴唇，皱眉，有时下颌频频活动，如同咀嚼，或用手紧压痛区，或急促的揉搓面孔，试图以此减轻疼痛，直至疼痛消失才停止活动。疼痛严重者可伴有面肌疼痛性抽搐，流泪、流涕、流涎，皮肤始为苍白，旋即潮红。

【诊断与鉴别诊断】

1. 诊断依据　①单侧发作性面痛，来去迅速；②伴随面肌痉挛性抽搐及限制性面口活动等；③神经系统检查无阳性体征。

2. 鉴别诊断　面痛主要应于牙痛、鼻渊、偏头痛及继发性三叉神经痛等相鉴别。

(1)牙痛：牙病引起的疼痛，一般呈持续性的钝痛，多局限于齿龈部，夜间疼痛加重，不因外来因素而加剧。必要时可检查有无致痛的牙病，或压迫神经的埋伏牙、肿瘤等。

(2)鼻渊：头痛有一定的时间性，疼痛为持续性胀痛，伴有鼻流脓涕，鼻塞，鼻窦处可有压痛，X线检查可发现鼻窦病变等。

(3)偏头痛:多起病于青春期,每次发作持续时间较长,约数小时,常有视觉先兆,伴恶心呕吐等。

(4)继发性三叉神经痛:发作情况及特征可与原发性相似,但发病年龄常较小。如同时发现其他神经系统损害,如伴有感觉、运动障碍,或疼痛呈持续性,而阵发性加剧,检查面部感觉减退、角膜反射与听力减弱等阳性体征。需进一步检查,以排除颅内肿瘤所致。

【辨证施治】

1. 古代辨证施治观点　古代资料中有关面痛辨证施治的内容较为丰富,但散在而不系统。如《素问》记载有"所犯大寒","脉涌而热"等,其论述简单,且有证而无治。《证治准绳·杂病·第四册·面痛》则有较具体的论述,认为属风毒传入阳明经络,"暴痛多实,久痛多虚"。《疡医大全·卷十二·诸痛门·面痛》对面痛的辨证施治更为明确,指出面痛皆因于火。而虚实之殊,暴痛多实,久痛多虚,高者抑之,郁者开之,血热者凉之,气虚者补之,不可专以苦寒降火为事。《重楼玉钥·卷上·阴阳论》指出:"凡头痛不止者,属外感,宜发散。乍痛乍止者,属内伤,当补虚。又有偏头痛者,非偏头风,当审之。左属风与血虚,右属痰热与气虚"。《外科真诠·治疮疡要诀》重视应用引经药:"头脑上引经用藁本,……颧骨用公英,唇口用山栀、白果"等。恰当使用引经药,无疑可以提高疗效。

综观古代医家论治面痛,每因症施治,各有偏重和特点,其中"火热"为绝大多数医家所推荐。在证治方面,当推《证治准绳》和《张氏医通》收录最全,论治亦较为详细,可为现代临证所借鉴。

2. 现代辨证施治观点　现代有关面痛的辨证施治,可见于各种专著文献。如《中医口腔科学概要》对于面痛的辨证论治分为风火偏盛、风寒偏盛和痰阻血瘀型三种。前者治宜熄风泻火、通经活络;风寒者当搜风散寒,通经活络;后者涤痰活血,分别处以自拟方药进行施治。徐治鸿《实用中医口腔病学·三叉神经痛》除分证为风寒、风热、血瘀、痰湿之外,又加入肝阳上亢的内容,分别出以川芎茶调散、菊花茶调散、通窍活血汤、牵正散及龙胆泻肝汤治疗。《中医口腔病症学·面痛》又补充了胃火型和气血两虚型,分别用清胃散和人参养荣汤加减,从而强调了阳明胃火、气血两虚的证治特点。徐治鸿《实用中医口腔病学》认为肝肾阴虚则肝阳易亢,造成虚火上扰而成面痛,以地黄饮子为治。还有一些专著认为,风痰上扰也可为患,以半夏白术天麻汤加味治之。当代名老中医赵锡武对本病从风火论治,处方用生石膏 24g,葛根 18g,黄芩、荆芥穗、薄荷、甘草各 9g,赤芍、钩藤、苍耳子、柴胡、蔓荆子各 12g,全蝎 6g,蜈蚣 3 条。目痛加桑叶、菊花;牙痛甚加细辛、生地、牛膝。上方以石膏、黄芩、葛根清阳明。柴胡、黄芩清肝胆;芥穗、钩藤、薄荷、苍耳子、蔓荆子以驱风散火;全蝎、蜈蚣以止痉挛;赤芍、甘草活血消肿以止痛。屡试屡验。

综上所述,现代有关面痛的辨证施治观点主要分寒、热、瘀、痰、虚五类。寒证多见风寒;热证则有风热、肝火、胃火、虚火之分;瘀证为血瘀;痰证则有痰湿、风痰;虚证见有血虚、气血两虚、肝肾阴虚证。然各证之中,尤以风寒与胃火为主,其次是血瘀、痰湿、风热等各证,由此构成了面痛现代证治分类的基本特点。

3. 辨证纲要　有关面痛的辨证纲要在古代文献中未查及论述。在现代资料中,也未见有论述。但临床过程可以把面痛的辨证主要区分为两个方面,即辨虚证、实证。大凡面痛而久病体虚,疼痛喜按,少气懒言,食少自汗,乏力消瘦,精神萎靡,动则心悸,听视力减退,脉虚者多属虚证;面痛病程短,声高气热,疼痛拒按,大便干结,小便不利,或恶寒无汗,身痛或烦躁,及舌脉俱实等者多属实证。

4. 证治分类

(1)风寒阻络证

证候 面颊疼痛呈抽掣样，剧烈难忍，甚至连及项背或头部，痛时面色苍白，畏寒恶风，遇寒则痛增，常因冷风拂面而发生疼痛；得热则痛减，口淡不渴，舌质淡或淡红，舌苔薄白，脉浮紧。

证析 “高巅之上，唯风可到，伤于风者，上先受之”。风寒客于肌表，卫阳被遏，经络血气运行受阻，滞于头面，不通则痛，且寒性收引凝滞，故面痛抽掣，面色苍白，甚至连及项背、头部。寒属阴邪，易伤人阳气，卫阳被寒邪所伤，卫气被遏，故畏寒、恶风，遇寒则痛增，常因冷风拂面而发生疼痛；得热则痛减；口淡不渴、舌质淡，舌苔薄白，脉浮紧，皆为风寒侵袭之征。

治法 疏风散寒，通络止痛。

方药 川芎茶调散加减。本方集祛散风邪之药，以散风而止头痛，正如《医方集解》所说：“头痛必用风药着，以巅顶之上，惟风药可到也”。这说明了本方的立法意旨。方中川芎善治少阳经头痛，羌活善治太阳经头痛，白芷善治阳明经头痛，加上细辛、薄荷、荆芥、防风升散上行，疏散上部之风邪，协助上述各药，以增强疏风止痛之效，并能解表；甘草和中益气，调和诸药，使升散不致耗气，以清茶调下，取茶叶苦寒清上而降下之性，可兼制风药过于温燥、升散，使升中有降，诸药合用，共成疏风止痛作用。

(2)风热阻络证

证候 面痛如裂，乍作乍止，面灼热感，目赤，发热恶风，口渴，咽干咽痛，大便干结，小便黄少，舌尖红，苔薄黄，脉浮数。

证析 风热外袭，上扰清窍，热为阳邪，其性属火，风火相灼，故面痛如裂，面灼热感，目赤，且发病较快，变化较多而乍痛乍止；风热客于肌表则发热恶风；热盛伤津，故口渴，咽干咽痛，大便干结，小便短赤；舌尖红，苔薄黄，脉浮数皆属风热侵袭之征。

治法 疏风清热，通络止痛。

方药 菊花茶调散加减。本方以川芎茶调散祛风止痛，加菊花、僵蚕助疏散风热，清利头目之力。如风热偏盛，可加蔓荆子、钩藤、金银花等以助疏散风热之力。

(3)阳明胃火证

证候 颜面阵发性剧痛，如火燎刀割，遇热则疼痛更甚，口渴口臭，牙龈肿痛，大便秘结，舌红，苔黄而燥，脉洪有力。

证析 《脾胃论·卷下·调理脾胃治验·清阳汤》说：“颊腮紧急，胃中火盛”。由于胃热素盛，复感风热之邪，胃火循阳明经上达头面，壅阻经络，则颜面剧痛，如火燎刀割，遇热则痛甚；胃热炽盛，向上熏蒸，故口渴口臭；胃热上冲，故牙龈红肿；热伤津液，故大便秘结；舌红，苔黄而燥，脉洪有力乃胃热内盛之象。

治法 清胃散火，通络止痛。

方药 清胃汤加减。方中主以黄连、生石膏清泻心胃之火；辅以生地黄、牡丹皮清热凉血解毒；当归活血通络止痛；升麻引药入阳明经而止痛；酌加白芷、丝瓜络、秦艽以助散风通络止痛，合而共奏清胃泻火，通络止痛之效。

(4)肝火上攻证

证候 面痛灼热，痛如锥钻，阵阵发作，面部抽搐筋惕，疼痛可牵及眉棱骨或后颈侧部，言语不利；平时急躁易怒，精神抑郁，头晕目眩，耳鸣耳聋，面红目赤，口苦咽干，胁肋灼痛；情绪波动或发怒时易诱使疼痛发作；大便干结，小便黄小，舌质红，苔黄，脉弦数。

证析　肝经实火，循经上蒸，扰乱清空，故头面灼热疼痛，阵阵发作，疼痛如锥钻，面红目赤；肝主风主动，火盛动风，则两侧面肌抽掣、筋脉拘急，并有头晕目眩；肝胆经脉绕耳，肝火循经上壅于耳，故耳鸣耳聋；眉棱骨及颈后侧为肝经支脉所过，故可牵及此处疼痛；肝火内盛，疏泄失常，故急躁易怒，或精神抑郁，胁肋灼痛，情绪波动或发怒时易诱使疼痛发作；肝胆火盛，灼伤津液，故口干口苦，便干溲赤；舌红苔黄，脉弦数皆为肝火旺盛之征。

治法　清肝泻火，熄风止痉。

方药　羚羊钩藤汤加减。方中主以羚羊角、钩藤清热凉肝，熄风止痉；《本草纲目·兽部·第五十一卷·羚羊角》曰："筋脉挛急，历节掣痛而羚角能舒之"。桑叶、菊花协助清热熄风；风火相煽，最易耗伤阴液，故用白芍、生地黄、甘草养阴增液以柔肝舒筋；邪热亢盛，每易灼津为痰，故用贝母、竹茹清热化痰；热扰心神，又以茯神以宁心安神。诸药合用，共奏清肝泻火，平肝熄风，止痉止痛之效。

(5)瘀血阻络证

证候　面颊阵发性剧痛，如锥刺刀割，痛处拒按，痛处不移，久治不愈，面色黯滞，甚则面部肌肤甲错，舌质紫暗或有瘀点、紫斑、舌下青筋粗大，苔薄白，脉细涩。

证析　气滞血瘀，阻滞头面经络，脉络不畅，故面颊阵阵疼痛，痛如锥刺刀割，且病程缠绵，久治不愈；瘀血阻络，故痛处不移、拒按；瘀血阻于头面，则面色黯滞，患处皮肤粗糙；舌质紫暗、瘀点、紫斑，舌下青筋粗大，脉细涩皆为血瘀所致。

治法　活血化瘀，通经止痛。

方药　通窍活血汤加减。方中主以川芎、赤芍、桃仁、红花活血化瘀，通经活络而止痛；辅以麝香、大葱芳香走窜，助其活血祛瘀之力；生姜、红枣调和营卫血脉，俾使血脉和利，经络通畅而面痛可愈矣。面刺痛剧烈者，酌加延胡索、制乳香、制没药、路路通以助化瘀止痛之力。

(6)风痰上扰证

证候　面痛抽搐，绵绵不绝，阵发性加重，头重如裹，胸脘满闷，眩晕，泛恶欲呕，咳吐痰涎，纳呆，舌淡胖，苔白或白腻，脉滑。

证析　风痰上扰，清窍不利，故面痛抽搐，头重如裹，眩晕；痰邪重浊黏滞，故面痛绵绵不绝；风引痰动，则阵发性加重；痰阻胸脘，气失和降，胸脘满闷，泛恶欲呕，咳吐痰涎；痰阻脾运，则纳呆；舌淡胖，苔白或白腻，脉滑均属风痰之象。

治法　祛风化痰，通络止痛。

方药　半夏白术天麻汤合牵正散加减。方中主以半夏、天麻化痰熄风，为治眩晕头痛要药。《脾胃论·卷下·调理脾胃治验·半夏白术天麻汤》说："足太阴痰厥头痛，非半夏不能疗；眼黑头旋，虚风内作，非天麻不能除"。故本方以此两味作为主药；辅以白附子、僵蚕、全蝎祛头面风痰而止痛；白术、茯苓健脾祛湿，以治生痰之本；橘红理气化痰；甘草、生姜、大枣调和脾胃；酌加秦艽、桑枝、络石藤祛风通络止痛。诸药合用，共成祛风化痰，通络止痛之剂。

(7)肝肾阴虚证

证候　面颊阵发性疼痛，伴有同侧舌半边痛，势如闪电，时发时止，经久不愈，痛时面颊抽搐、痉挛；平时眼干视昏，头晕耳鸣，颧红盗汗，口舌干燥，五心烦热，腰酸腿软，舌质红，少苔，脉弦细。

证析　面颊、舌边皆属肝胆，肝肾阴虚，虚火上犯，火盛生风，虚火挟风走窜面颊、舌之络脉，故阵阵面痛及舌边痛，势如闪电，时发时止，经久不愈，痛时面颊抽搐、痉挛；肝肾阴虚，肝阳上亢，故头晕耳鸣，眼干视昏；肾阴亏虚，虚火内盛，腰府失养则口舌干燥，五心烦热，腰酸腿软，颧红盗汗；舌质红，少苔，脉弦细皆属肝肾阴虚之象。

治法　育阴潜阳，熄风通络。

方药　大补阴丸合镇肝熄风汤加减。方中主以大补阴丸补益肝肾，育阴潜阳；辅以镇肝熄风汤滋阴清热，重镇降逆，平肝熄风，通络止痛；二方合用，奏有育阴潜阳，镇肝熄风，通络止痛之用。

(8)气血两虚证

证候　面痛绵绵，时发时止，遇劳加剧，经久不愈，头晕头昏，面色少华，倦怠无力，畏寒肢冷，少气懒言，口淡乏味，纳差，心悸怔忡，舌淡苔白，脉细弱或虚大无力。

证析　气血两虚，血虚脉空，清阳之气不能上达头面，经脉失于温养，不荣则痛，故面痛绵绵，时时发生，遇劳加重，经久不愈，头昏头晕；气血两虚，体、面失养，则面色少华，倦怠乏力，少气懒言，畏寒肢冷；气虚脾失健运，则口淡乏味，纳差便溏；血虚心失所养，则心悸怔忡；舌淡苔白，脉细弱或虚大无力皆为气血两虚之象。

治法　补气养血，温经止痛。

方药　八珍汤加减。方中党参甘温扶脾，补益中气，使脾胃健旺，运化水谷而资生气血；白术、茯苓健脾渗湿；当归、熟地滋阴补血，白芍养血和阴，川芎活血行气，畅通气血，使补而不滞，营血调和；炙甘草甘温补中，调和药性。可酌加全蝎、蜈蚣以祛风镇痉止痛等。

【外治疗法】

外治疗法在面痛症之使用不多，在古代文献中记述很少，仅散见一些有关敷贴的方法。其中《串雅外编》的插耳法较有特色，方法是：黄蜡三两熔化，以白纸阔五寸，长二寸，在蜡上拖匀，用蕲艾揉软薄摊蜡上，卷为筒，插耳内。一头火点燃，烟气透脑，其痛即止。左痛插右，右痛插左，至重不过两次。归纳现在的外治法，主要有如下方面。

(1)嗃鼻法：以中药散剂为主，多由温中芳香，祛瘀止痛类药物组成。特点是作用直接，立时生效。用时将药散小量置纸折中，痛侧鼻孔对准药散，利用鼻孔吸气的力量将药粉吸入。首次应用，在痛时吸入，隔 10 分钟再吸，以后隔 3 小时 1 次，每日 4 次。嘱患者吸力不可太大，以免吸至咽喉部而影响疗效。方如荜拨、木鳖子、藿香、冰片，按 5∶5∶3∶1 的比例组成。方中荜拨、藿香漂洗烘干(80℃)，木鳖子去壳存仁，四药混合精研备用。《本草纲目》曰："荜拨，为头痛鼻渊、牙痛要药"。用荜拨、木鳖子辛香走窜，善于宣散阳明郁火；藿香辛散发郁，冰片解毒散火，四药研粉嗃鼻，能疏通手足阳明经经气而达治疗目的。

(2)外敷法：中药研末为散，调成糊状，外敷患处。药用血竭 30g，乳香、没药各 20g，细辛、白芷、防风、龙胆草、大黄各 10g，冰片少许，共为极细末。取 15g 加米醋适量调糊状，外敷患处，3～5 天换药 1 次。

(3)外涂法：药用生川乌、生草乌、白芷各 15g，黄丹 100g，香油 100g 制膏贴患处，5 日换药 1 次。或药散加入清凉油内，外涂患处。

(4)外贴法：药用地龙 5 条，全蝎 20 个，路路通 10g，生南星、生半夏、生附子各 50g，细辛 5g，上药共为细末，药散加一半面粉，用酒调成饼，摊贴太阳穴，纱布固定，每天换 1 次。或用天南星、川芎等量为末，同葱白捣烂，作饼状贴患处。

【针灸疗法】

1. 古代记载　古代医籍资料中，运用针灸治疗面痛的记述较多。在诸家论述中，均有散在记载。根据疼痛的部位大多属手少阳和手、足阳明经的分布区，故取合谷以疏导经络之邪，加强局部取穴之功效。又合谷为手阳明经之原穴，该穴不仅具有清热解表的作用，而且还可通调气血的作用。故《四总穴歌》有“头面合谷收”之说。明·高武《针灸聚英·百症赋》曰：“悬颅、颔厌之中，偏头痛止”。元·王国瑞《玉龙歌》曰：“若是头风并眼痛，上星穴内刺无偏”、“偏正头风痛难医，丝竹金针亦可施，沿皮向后透率谷，一针两穴效更奇。偏正头风有两般，有无痰饮细推现，若然痰饮风池刺，倘无痰饮合谷安”。

2. 现代研究　现代有关针灸、电针、穴位埋线治疗面痛的临床报道较多，大多称疗效很好。有报道以“通阳行气”法取穴治疗面痛、面瘫、面肌痉挛者；另有按照经络辨证取穴治疗面痛 36 例，主穴取攒竹、四白、下关、地仓、合谷、风池等，每天针刺 1 次，10 天为 1 疗程；有报道针刺腹部腧穴治疗原发性三叉神经痛，远期疗效较好。针、药并进亦是治疗面痛的有效方法，有报道内服中药、按疼痛支取穴治疗；亦有报道采用电针、火针、内服中药三联法治疗本病，总有效率为 92.5%等。

总之，从现代临床资料中可以看出，应用针灸治疗面痛是一种有效的方法，尤其是针药并进效果最佳。

3. 临床应用

(1)针刺疗法：主穴：头维、太阳、鱼腰、下关、四白、阳白、翳风、颊车、合谷、列缺、外关。配穴：风池、迎香、夹承浆、行间、太冲、阳陵泉、丘墟。针刺方法：每次取主、配穴各 3～5 个，以平补平泻为主。面痛发作时用强刺泻法，留针 30～60 分钟，剧痛患者留针时间可延长，每日 1 次，或隔日 1 次，10 次为 1 疗程。

(2)艾灸疗法：《本草》称艾能温通气血，除湿开郁；灸法能温散郁结的阳热之邪。主穴：三间、合谷、头临泣；配穴：第一支痛配太阳、上关、阳白、攒竹；第二支痛配瞳子髎、四白、下关、颧髎；第三支痛配颊车、大迎、悬厘。方法是先针后灸。针刺以宣通气血，疏解经络，留针 10 分钟。然后用温灸 40 分钟，每天 1 次，7 天为 1 疗程。

(3)皮内埋针：选用阿是穴、四白、夹承浆、鱼腰、太白、颊车。方法：每次取触发点及患侧 2～3 穴，以皮内针或揿针刺入穴位皮内，胶布固定，埋针 1 周左右取下，停 1～2 日，再埋针。

(4)穴位注射：选用穴位基本同针刺疗法。在报道的资料中，应用药物各有不同，有以 95%酒精加 2%盐酸普鲁卡因各等量；有以维生素 B_1 注射液 50～100mg，加入 2%盐酸普鲁卡因等量；有以用注射用水，取阿是穴做皮内注射；也有以 654-2 注射液 10～20mg，每次取患侧 2～3 穴，每穴注药 5～10mg，每日或隔 1～2 日 1 次，10 次为 1 疗程。

【按摩导引疗法】

拇指压眶上孔，食指压眶下孔，中指压颊孔，局部揉压。病重者揉压次数多，病轻者少。揉压后，指掌按摩一次。也有用一指禅手法揉摩患处。亦可用上述针刺穴位为重点进行按摩。

【物理疗法】

(1)电针疗法：选穴方法同针刺疗法。电针治疗时负极置主穴，正极置配穴。选用连续波或疏密波，频率 6000 次/分钟左右，电流量必须缓慢增加，至患者能耐受为度。每次 20～30 分钟，每日 1～2 次，10 次为 1 疗程，疗程间隔休息 3～6 天，如症状减轻可改为隔日治疗 1 次，症状消失时继续巩固治疗 1 疗程，以防复发。

(2)激光疗法：以氦-氖激光照射作为光针刺激经穴，以疏通经络。取穴基本同针刺治疗取穴，每次均应照射阿是穴。激光发射窗口到穴位的距离约 30cm，输出功率 25mW，光斑直径 0.6cm，每次选照 2～3 穴，每穴照射 5～10 分钟，10 次为 1 疗程。

【专病专方】

现代专病专方

(1)散偏汤:川芎 30g,白芷 8g,白芥子、白芍、香附、郁李仁、柴胡各 10g、甘草 5g,水煎服。(《浙江中医杂志》1986,(7):14)

(2)三叉 1 号:川芎、桃仁、红花、蔓荆子各 9g,菊花、地龙、白芍各 12g,细辛 6g。制成片剂,日服 3 次,每次 8 片。(《中医杂志》1981,(8):45)

(3)阵痛片:猪苓、茯苓各 15g,泽泻、桂枝各 12g,白术、木防己各 9g。制成片剂,日服 2 次,每次 8~9 片。(《中西医结合杂志》1986,(2):111)

(4)曙光三叉神经痛方:荆芥炭、白蒺藜、白僵蚕、炒蔓荆子各 9g,元胡索、嫩钩藤各 12g,生石决明 30g,香白芷、广陈皮各 4.5g,全蝎粉 3g。水煎服。(《中医杂志》1980,(12):27)

(5)愈痛散:白附子 100g,川芎、白芷、僵蚕各 200g,全蝎 150g,热酒调服用,日服 2 次,每次 2g。(《广西中医药》1984,(3):21)

(6)芎芷愈风汤:川芎 15g,白芷、天麻、全蝎、甘草各 10g,珍珠母(先煎)、钩藤(后下)、白芍各 30g,蜈蚣 1 条,细辛 3g。随症加减。日 1 剂,水煎服。(《新中医》2008,40(9):73)

(7)川芎煎剂:川芎 30g,当归、丹参、赤芍、白芍各 12g,柴胡 15g,黄芩、白芷、全蝎、蝉蜕、地龙各 9g。水煎服。(《湖北中医杂志》1987,(14):34)

(8)芎芷四虫汤:川芎、僵蚕、防风各 12g,白芷、地龙、菊花各 15g,全蝎、羌活、天麻、甘草各 10g,蜈蚣 2 条(研末冲服),细辛 3g,日 1 剂,水煎分次温服。(《山东中医杂志》1995,(14):6)

(9)镇痛汤:细辛、白芷、僵蚕 12~18g,制半夏、知母各 9~12g,蝉蜕 6g。水煎服。(《四川中医》1988,(8):31)

(10)镇痛饮:菊花、丹参各 18g,川芎 20g,荜拨 15g,白芍 12g,细辛、全蝎、僵蚕各 6g,白芷 10g,柴胡、甘草各 5g。水煎服。(《山西中医》1991,(6):18)

(11)复方克面痛散:荜拨、木鳖子、藿香、冰片,按 5∶5∶3∶1 组成,通过痛侧鼻孔吸入。(《中医杂志》1994,(1):35)

(12)活血解痉汤:当归、地龙各 12g,白芍、川芎、白芷各 15g,黄芪 30g,全蝎 3g,蜈蚣 2 条,僵蚕 10g。水煎服。(《安徽中医学院学报》1990,(2):37)

(13)五白汤:白芷、白蒺藜、白附子、白僵蚕各 9g,地龙 15g,全蝎、蜈蚣各 5g,川芎、白芍各 30g,肉桂 1.5g。水煎服。(《江苏中医杂志》1987,8(9):14)

(14)柔肝熄风通络汤:白芍 30~60g,全蝎、穿山甲、甘草各 6~10g,川芎 30g,蜈蚣 1~3 条,细辛 3~5g,桃仁 9~12g。水煎服。(《河南中医》1994,14(1):27)

(15)药膏外贴:生川乌、生草乌各 30g,白芷 20g,马钱子 10g,黄丹 100g,香油 30g。将药物用香油浸泡 3 天,然后用文火将药炸焦去渣,掌握好火候炼油,既不让油冒烟,又要将油炼好,再将药渣取出研成细末,加入黄丹和炼好的油一起搅拌成膏状,切成小块备用。用法:发作剧烈时将药膏放在硬纸片上依照疼痛部位剪成圆形或长形,利用气热或火热化软,贴在患处,用胶布固定好,每 3~5 日 1 次,一般 1~2 天可减轻疼痛,连贴 2~3 次疼痛可消失。(《中国中医药报》1999 年 4 月 9 日第 3 版)

(16)二散清胃止痛汤:生石膏、生地黄、神曲、川芎各 15g,白附子、僵蚕、防风、天麻、白芷各 10g，全蝎 5g，蜈蚣 3 条，酒大黄、甘草各 3g。随症加减。日 1 剂，水煎服。连服 2 月。(《河南中医》2006，26(10)：56)

【预后与转归】

1. 本病属顽固性奇难杂症，常因外感六淫、内伤七情而发病，往往因轻微刺激可引起复发或病情加重。久病不愈，可致面肌轻度萎缩等。

2. 病情持续则久痛入络，常使疾病缠绵，难于痊愈，故应及早诊治。

3. 面痛有时可自然缓解，但不易自然痊愈，早期治疗有较好疗效。

【护理与预防】

1. 活起居应有规律，注意劳逸结合，适当参加体育锻炼，增强体质。

2. 保持心情舒畅，避免精神刺激。

3. 饮食宜清淡，软食，戒烟酒及辛辣刺激之食。

4. 疼痛剧烈者，宜卧床休息，环境宜清静，光线勿过强。

5. 避风寒，面部注意保暖，外出宜围头巾，以免冷风吹面。

【参考资料】

1. 2000 年前参考资料参见第 1 版，此略。
2. 周建华，等．张安莉运用通阳行气法治疗面部"三病"经验．江西中医药，2005，36(4)：5
3. 候勇谋，等．二清清胃止痛汤治疗原发性三叉神经痛 57 例．河南中医，2006，26(10)：56
4. 宫朝霞，等．经络辨证取穴法治疗面痛 36 例．上海针灸杂志，2007，26(5)：30
5. 张志强，等．芎芷愈风汤治疗原发性三叉神经痛 42 例临床观察．新中医，2008，40(9)：73
6. 赵娜，等．腹针治疗原发性三叉神经痛的临床观察．现代中医药，2009，29(6)：47
7. 李卫国，等．中药配合针刺治疗原发性三叉神经痛 45 例．实用中医药杂志，2009，25(10)：665
8. 程远钊，等．三联法治疗原发性三叉神经痛 40 例．浙江中医杂志，2009，44(10)：752
9. 韩秋珍．电针治疗原发性三叉神经痛 30 例临床观察．中医药导报，2009，15(9)：35
10. 钱火辉，等．穴位埋线治疗原发性三叉神经痛临床观察，上海针灸杂志，2009，454

第十三节　痄　　腮

【概述】

1. 涵义　痄腮是指温疫邪毒侵袭，腮颐肿胀，焮热酸痛的一种急性温热病。有皆相染疫的特点，故属温疫范畴。此病大多流行于冬末春初，以 5～15 岁儿童发病率最高。病愈后，患者可得终身免疫，再度发病者极少。本病类似于西医的流行性腮腺炎。

2. 释名　痄腮在古代又称：腮肿、搭腮肿、卒肿、颊肿、颌肿、面肿、痄腮毒、时毒、温毒、髭发、腮颔发、大头天行、大头风、衬耳风、大头瘟、鸬鹚瘟、蛤蟆瘟、遮腮、含腮疮、赤腮痈、衬耳寒，民间俗称大嘴巴、猪头风及猪头瘟。

(1)痄腮：见宋《类编朱氏集验方・卷之十二》，其曰："宋仁宗在东宫时患痄腮，命道士赞宁治之，取赤小豆七十粒，敷之而愈"。此掌故在清代《康熙字典》中亦有所渲染。痄腮，形容腮部肿胀，发展迅速，像要炸开一样。此病名为大多数医家所录用，如清代《焦氏喉科枕秘・卷一》也用"痄腮"的称谓。

(2)腮肿、搭腮肿、颊肿、颌肿、面肿：均是形容腮部肿胀膨大的状况。《内经》中多有论述。"面肿"载于《备急千金要方・卷六下》。"搭腮肿"见于《医学入门・搭腮肿》。

(3)痄腮毒、时毒、温毒：古人把病情较重，发展快的疾病称之为毒。痄腮毒除了反映腮部肿大，像要炸开的状况外，还说明了该病急重的性质。时毒是指本病感受时疫邪毒而致的急性的疾病。温毒，是指温热毒邪所发的诸般疾患，包括痄腮等。《外科枢要·时毒》有"时毒"之称，"温毒"见于《温病条辨·卷一》，《疮疡经验全书·痄腮毒》谓之"痄腮毒"。

(4)鬈发、腮颌发：痈之大者是为"发"。《医宗金鉴·卷六十三》有"鬈发"之名，《证治准绳·疡医·卷之三》则称之为"腮颌发"。

(5)大头天行、大头风、衬耳风："大头"是指其头面肿大；"天行"是指其感受天时不正之气，具有传染性的疾病。"大头天行"与"大头风"包括了颜面丹毒和流行性腮腺炎(即痄腮)。"风"是一类与风邪有关，起病较急、发展较快的疾病。"衬耳"是腮肿而致垫衬耳朵之意。"撑耳寒"的"撑耳"是更为严重的腮肿，与"衬耳"不同。"大头天行"见于《丹溪心法·卷一》及《证治准绳·杂病·第四册》。

(6)大头瘟、鸬鹚瘟、蛤蟆瘟：瘟，为感受疫疠之气而发生的多种流行性急性传染病的总称。清代戴天章有专门的论述。鸬鹚捕得的鱼虾可暂时放在喉下的囊内，鸬鹚瘟是谓患者腮颌肿大。蛤蟆瘟，也形容患者的腮颌部肿大如蛤蟆样。《景岳全书·卷十三》有"大头瘟"之称，《温病条辨·卷一》用了"蛤蟆瘟"一词。

(7)遮腮、含腮疮、赤腮痈、衬耳寒：疮者，《外科启玄·咽疮疡探本论》说："伤也"。痈者，体表红肿热痛为外痈。以上病名，是基于患者腮部肿大、红赤、疼痛而定立的。"遮腮"见《外科证治全书·遮腮》；"赤腮痈"见《外科活人定本·赤腮痈》；"含腮疮"见《医宗金鉴·卷六十三·面部》。寒者，伤寒也，伤寒有五，包括温病在内，泛指外感邪毒而发的疾病，"衬耳寒"是说外感邪毒而致腮部肿大可以垫衬耳朵的意思。

3. 沿革　有关类似于本病的症状记载早在《内经》即有论述。如《素问·脏气法时论》指出："厥阴与少阴……气逆……颊肿"；《素问·厥论篇》又说："少阴之厥，则暴聋，颊肿而热"。所谓"颊肿"，即颊部肿胀，当包括痄腮之颊肿。《素问·至真要大论篇》认为本病的发生与气候有关，而且在人群中有广泛发病的情况出现，其症状除咽疼，腮颌肿痛外，可有睾丸作痛的并发症，如有条文谓："岁太阳在泉，寒淫所胜，则凝肃惨慄，民病少腹控睾，引腰背，上冲心痛，血见，嗌痛颔肿"。唐代《备急千金要方·七窍病下》的"治急风咽肿面肿方"所提出的"面肿"，当包括了"痄腮"病。痄腮病名的出现，见宋代《类编朱氏集验方·卷之十二》，书中记载了宋仁宗患痄腮的治疗过程。《康熙字典》转载了关于宋仁宗患痄腮用赤小豆治愈的故事。金元时期，《丹溪心法·卷一》主倡"大头天行"。其曰："大头天行病，此为湿气在高巅之上，均用降药，东垣方：羌活、酒黄芩、酒蒸大黄"。李东垣还创有普济消毒饮治疗大头天行。《证治准绳·杂病·第四册》也谈及李东垣治疗"大头天行"的功绩。"大头天行"是本病在金元时代的流行术语。明代，《景岳全书·卷十三·温疫》则有因天行邪毒客于三阳之经看法，与《外科正宗·卷之四》由于感受天时不正之气及与湿痰有关的观点大同小异。《医学入门·卷之五》认为本病的发生与自身因素有关，这种观点具有特别的意义，因为本病绝大多数患者属于首次发病者。清代《温病条辨·卷一》认为痄腮是温毒病，感秽浊之气而引发。少阴素虚者，易患本病。小儿阳火易盛，稚阴未充，也易罹及。《医宗金鉴·卷六十三·面部》称轻者为痄腮，重症称为时毒。睾丸胀痛为痄腮最常见的并发症，除《内经》隐约有所记载外，清代医家谈得更明确、更具体。如《冷庐医话·卷四》说："痄腮之证……肿痛收退，睾丸忽胀"《温热经·卷四》也有类似的讲法。

1959年编写的全国中药院校试用教材《中医儿科学讲义》确立了"痄腮"作为本病的规范病名。此后，在中医耳鼻咽喉口腔科学著作中亦多以痄腮为名加以论述。

【病因病理】

1. 古代病因病理学说

(1)厥阴、少阳经脉气逆学说:厥阴与少阳,气逆则头痛,耳聋不聪,颊肿。《素问·厥论篇》说:“少阳之厥,则暴聋。颊肿面热”。《灵枢·经脉》又云:“三焦手少阳之脉……是主气所生病者……颊痛”;“胆足少阳之脉……是主骨所生病者,头痛颌痛”;“肝足厥阴之脉……是动则病腰痛不可以俯仰,丈夫溃疝,妇人少腹肿”。以上论述,是指厥阴、少阳经脉因外邪影响或全身功能失衡,而致气机逆乱,遂发颊肿、颌痛、丈夫疝肿(包括睾丸肿大)、妇人少腹肿(包括卵巢炎)。

(2)运气学说:《素问·至真要大论篇》指出:“岁太阳在泉,寒淫所胜,则凝肃惨慄,民病少腹控睾,引腰背,上冲心痛,血见,嗌痛颌肿”。《灵枢·邪气脏腑病形论》云:“小肠病者,小腹痛,腰背控睾而痛。”《灵枢·经脉》又谓小肠手太阳之脉,是动则“病嗌痛而颌肿”。《素问·六元正纪大论篇》说:“丑未之交,二之气,温厉大行,远近威若”。除了指出温厉可以大流行外,也强调了与运气有关。温热病在宋代已初具理论体系,宋代《圣济总录》头两卷是专讲五运六气的,可想而知属于温病的痄腮与运气的密切关系。

(3)天行时毒客袭学说:《景岳全书·卷十三·温疫》认为本病属天行邪毒客于三阳之经。《证治准绳·杂病·第四册·面痛》也责咎于“大头天行”邪毒。《外科大成·卷二》则依三阳经用药:“又自少阳经出者,肿连耳下,引以柴胡……自阳明经出者,首面肿大,引以升麻、葛根……自太阳经出者,肿连耳上,引以羌活、荆芥、防风”。除“天行邪毒”之说外,尚有“温毒”、“风毒”、“时毒”的称谓。如《温病条辨·卷一》将本病纳入“温毒”范畴,认为主要是少阳温毒症。《疮疡经验全书·痄腮毒》谓痄腮是“风毒症”。《医宗金鉴·卷六十三·面部》指出重症痄腮是“时毒”。

(4)风热火毒、湿痰郁结学说:《医学心悟·第三卷》认为本病由风火郁结而致。《证治准绳·疡医·卷之五》断定:俱属阳明风热;《医宗金鉴·卷六十三·面部》又谓“发端于阳明胃热”;《温热经纬·卷四》则责其毒火上攻所致。《外科正宗·卷之四》别具慧眼,言与痰湿有关。上述种种可以风热火毒,湿痰郁结概括之。

(5)易感体质学说:《疮疡经验全书·痄腮毒》说:“此毒受在牙根耳聍,通过肝肾,气血不流,壅滞颊腮”。说明本病的发生与肝肾不足的体质有关。《温病条辨·卷一》亦曰:“人身之少阴素虚,不能上济少阳,少阳升腾莫测,亦多成是证”。并且明确指出小儿多发此病。综上所述,水亏火旺体质者,特别是小儿,易患此疾。

(6)传变学说:《内经》已经记载了本病有“少腹控睾”、“溃疝”、“妇人少腹肿”等传变而成的并发症。《外科枢要·时毒》又指出了“但若有转变,致精神昏乱……五七日间,即可导致死亡”等邪陷心包,乃至死亡的危笃后果。

2. 现代病因病理学说

(1)外感温热邪毒学说:高等中医院校试用教材《中医儿科学讲义·痄腮》说:“本病的原因为感受四时邪气”。1979 年版的中医学院试用教材《温病学》指出:温毒是感受四时温热毒邪而引起的一类温热时毒疾患;温毒所指包括了大头瘟、痄腮等,将“大头瘟”与“痄腮”作了区别,这与古代把两者混淆在一起大相径庭,有临床实用价值。现代把“痄腮”归属于“温毒”者为数甚众,而且已形成了一种学说。

(2)温热郁蒸,阳气不通学说:蒲辅周认为腮腺炎表证者,祛风升散者不可少,而黄芩、黄连用之不宜早,牡丹皮、玄参、地骨皮更不宜早。1964 年 4 月间,9 岁孩童闵某,患腮腺炎二周，体温 40℃，服银花、连翘、菊花、板蓝根等清热解毒药，病情未能控制，蒲辅周断为湿热内蕴上蒸，拟三仁汤加减以宣通阳气，利湿清热而愈。湿热郁蒸、阳气不通学说不但对本病的治疗有指导意义，而且对其他温热病的治疗也大有裨益。

(3)内蕴痰湿、胃热学说：《中医耳鼻喉口腔科临床手册·流行性腮腺炎》说："由于正气虚弱，卫外不固，风温时邪乘机入侵……或挟痰湿瘀阻，或挟胃火上乘"。论中既有陈实功"痄腮乃风热、湿痰所生"的观点，又有现代《中医口腔病症学·痄腮》"时邪自口鼻而入，内有胃热上攻"的含义。内蕴痰湿、胃热学说是现代学者颇为重视的理论。

(4)热毒充斥兼血热学说：《医事困学录·王士相学术经验集·痄腮案》记载了王士相于 1976 年 6 月间以"毒热内盛充斥内外"论治 8 岁男孩赵某，投清热解毒，凉血透表之剂愈其痄腮之案。血热学说与温病学"卫气营血"的理论是一脉相承的。在本学说指导下，医家多取用普济消毒饮、清瘟败毒饮及犀角地黄汤(现称清热地黄汤)等方药。

(5)热毒兼血瘀学说：《外科名家顾筱岩·谢秋声医话》谈到和营凉血活血法，运用活血化瘀，利湿解毒法治疗温病取得疗效，痄腮列入温病的范畴。《中国中医特治新法大全·腮腺炎》谓："关键系邪在少阳气分，继而气分，影响血分，血气邪毒相搏，瘀结于腮部，故活血散瘀解毒，应视为治疗本病的重要环节"。其中所用的腮腺炎膏以乳香、没药、穿山甲通经达络散瘀，消肿止痛；赤芍药活血凉血，消肿散壅；大黄、栀子、连翘、夏枯草散瘀软坚，消肿清热；大青叶、板蓝根清热解毒；重用五灵脂加强活血散瘀之力，使壅滞于经脉之气血得以通畅，毒热易于外达，故治疗效果良好，《现代中医特色医术荟粹·儿科》的"平肝解表汤"治腮腺炎，方内即用牡丹皮、赤芍药、紫草以活血祛瘀清热。

上述学说是互相补充，彼此参用，从而形成了现代有关痄腮发病的病因病理学说。其中活血祛瘀法不仅与凉血清热常常一起使用，也往往与除痰祛湿配合运用。《长江医话·王辉武医案》认为治温病用活血法能提高疗效，而祛湿法与活血法同用能大大提高疗效。

3. 临床病因病理

(1)风温疫毒，袭结腮颐：天时乖逆，温毒氤氲，于冬令地气不藏，而春季秽浊之气发泄之时，正气不足之人易从口鼻感受邪毒而得病，间或有暑风挟湿热而发病者。每逢饥馁劳役，天灾战乱时，本病往往大流行而成疫况。得病者，或风与寒合，或风与热结，邪毒循三阳经脉壅滞于腮颊，遂生痄腮。

(2)内热偏盛，复感温毒：素体阳盛，嗜食肥甘厚味之人，火热内生，内热偏盛；或小儿稚阴之体，阴未充长，阳热恒多，兼以复感温毒，上犯腮颐而发病。

(3)温毒困结，传及少腹、营血：温热邪毒过盛，或感邪后失治，邪毒走窜，则可上犯头面，下窜少腹，而致腮颐肿胀，睾丸肿痛及妇人阴肿等。温毒侵犯营血，邪陷心包，瘀阻心脉，可发生痉厥昏迷。

(4)阳气不足，湿热郁闭：清代温病学家叶天士认为"湿邪为害最广"，湿热与湿浊之邪最易在机体胶结难解。湿热交困，可致阳气难以通达、敷布；另一方面使邪毒缠绵不去，病患难愈。故若地处潮湿，山峦瘴气弥散，湿热袭人，或久居湿地，过食寒冷，阳气受损，湿浊内生，兼以复感湿热邪毒，内外合邪，上犯腮颊而病腮肿。

【临床征候】

1. 发病情况　少年儿童易得本病，以 5～15 岁罹病者为多。冬末春初，发病率相对较高，夏季暑挟湿热者也可发病。我国南方发病较多，且病程较为缠绵。

2. 病史　绝大多数属首次发病，有本病既往史者为数极少，潜伏期为 14～21 天，平均

28天，大概于症状出现前一天就具有传染性，发病后3天之内传染力最强，以后渐次下降，直到患处肿胀消失。

3. 发热 发热轻重不一，轻者可无发热恶寒，重者壮热夜凉。幼儿一般较为轻微。合并有睾丸炎、脑膜炎或其他病变时常有高热症状。

4. 腮腺肿胀作痛 发病急，表现为一侧或双侧腮腺区色白漫肿、酸胀，以耳垂为中心，边缘不清，1～3天肿胀达最高峰，持续4～5天逐渐消退；患处微热，扪压有弹力感，食酸性物时，痛苦加重。双侧腮腺间隔1～3天相继发病，也有一侧腮腺肿胀完全消退(在7天之内)后才轮及另一侧。双侧发病时，面貌如佛面。

5. 生化检查 血清尿淀粉酶沉淀，90%患者早期可有轻度或中度增高，尿淀粉酶也增高；早期患者的唾液、血液、脑脊液及尿液等能分离到腮腺炎病毒；血液中的补体结合抗体升高；血象示白细胞正常或偏高，淋巴细胞相对增高。

6. 伴随症状 发病前可先有倦怠，纳呆，肌肉酸痛，眼赤羞明及咽痛等。发病时，口内干燥，咀嚼不便，吞咽困难，开口受限。年龄较大的患者可有咽喉红肿疼痛。

7. 其他腺体受累 腮腺肿胀时，颌下腺和舌下腺常受波及，有时候伴发胸骨前水肿，合并睾丸炎(占成年男性患者的25%)。如病后致双侧睾丸萎缩，可致不育。尚可并发胰腺炎、脑膜脑炎、卵巢炎、脑膜炎、多发性神经炎、脊髓炎、耳聋、胃炎、心肌炎、乳腺炎、甲状腺炎、胸腺炎等。不典型的病例，亦可无腮腺肿胀，而见脑膜脑炎或其他腺体病变。

【诊断与鉴别诊断】

1. 诊断依据 ①有痄腮流行与接触史；②发病急，颐颊部的腮腺肿胀疼痛，触之松软而有弹性；③不典型病例，无腮腺肿胀，可借助实验室资料给予确诊。

2. 鉴别诊断 应注意与发颐(化脓性腮腺炎)、腮腺结石、过敏性腮腺炎及颐颊部臖核(假性腮腺炎)相鉴别。

(1)发颐：发颐为火热邪毒性疾病，颐颌部以胀痛或跳痛为主，肿大的腮腺可垫衬耳垂，发热，挤压腮腺部可有脓性物从腮腺导管溢出。痄腮有与患者接触史，两侧腮腺先后肿胀酸痛，而以酸胀为甚，触之松软而有弹性，腮腺导管口稍微充血，挤压无脓性分泌物。

(2)臖核：此病为腮腺被膜下或腺实质内的淋巴结化脓性感染，可触及边界清楚的肿大的淋巴结，质稍硬，有压痛。腮腺导管开口无脓液溢出；口腔、咽部及附近皮肤可找到感染性病灶。

(3)过敏性腮腺炎：此病患者有变应性鼻炎等过敏性疾病史，腮腺反复肿胀，往往突然发作，症状消失亦快，末梢血象嗜酸性粒细胞增多，应用抗过敏药及激素后，很快取得疗效。

(4)腮腺结石：此病可致分泌液引流受阻，导管口可能发硬，分泌液缺乏或减少，腺体肿胀而有波动感，于进食时尤为明显，腮腺造影有助于诊断。

【辨证施治】

1. 古代辨证施治观点 大多数古代文献指出，痄腮的病因应责于风热、风毒、风痰、温毒、湿热、痰湿，病机是脉络失和，气血壅滞。治疗上，一般主张疏风清热，解毒解痉，化痰散结，除湿化浊。代表方如李东垣首创的普济消毒饮。《严氏济生方·舌论治》治腮颊两边肿痛，有玄参升麻汤，方中使用了辟瘟解毒的贯众。《证治准绳·疡医·卷之五》面肿、发颐、痄腮认为"俱属阳明风热所致，急服活命饮，加玄参、黄芩、黄连，水酒煎服，及紫金丹汗之"。除重视祛风清热，辟瘟解毒外，还注意到和营、消肿、止痛，对"发颐"或有"发颐"倾向者尤为适宜。《外科正宗·卷之四》谓："痄腮乃风热、湿痰所生，有冬温天时不正，感发传染者多。两腮肿痛，初发寒热，以柴胡葛根汤散之，外敷如意金黄散。在里内热口干，二便不利者，四顺清凉饮利之，表里俱解；肿仍不消，必欲作脓，托里消毒散；脓成针之；体虚人兼服补托自愈”。书中对本病分新久、传变论治，初起用柴胡葛根汤（柴胡、天花粉、葛根、黄芩、桔梗、连翘、牛蒡子、石膏各一钱，甘草五分，升麻三分。水两盅，煎至八分，不拘时服），方内柴胡、葛根解肌透邪，而不用辛温燥热之药；兼有里热者，则用四顺清凉饮，其方内大黄清泻胃腑。此举措符合吴又可“瘟疫自内而发，向表里分传”的见解。《外科大成·卷二》着眼于风热和湿热，责于胃，对体壮者用黑牛散下之，或用加味消毒饮散之。《张氏医通·卷八·痄腮》也从风热、湿热论治，但所用之药或辛凉解表清热，或辛温燥湿祛风，前者用药过于轻淡，后者又有温燥助热之虞。《医宗金鉴·卷六十三·面部》与《外科大成》观点相同，均认为胃热是其端，风热、湿热为其原，但拟用的柴胡葛根汤及四顺清凉饮与后者用药不尽相同，而且对演变为“发颐”的患者不主张过服凉药，以免毒邪攻喉。《杂病源流犀烛·卷二十三》以风热乘胃或兼胃腑积热论治，制定加味消毒饮（荆芥、防风、恶实、甘草、连翘、羌活）内服，运用恶实（即牛蒡子）这一味药颇具匠心。《疮疡经验全书·痄腮毒》认为本病是风毒为患，与肝肾气血不调有关，病初宜用清肝流气饮；病情进展时，用托里流气饮以补益肝肾气血，行气祛风；病的后期往往肝肾气血亏损则用峻补法。

清《疫病篇·疫症条辨》第20条说：“此毒火上攻，宜本方（清瘟败毒饮）增石膏、玄参，加银花、马勃、僵蚕、板蓝根、紫花地丁、归尾；脉实者，重加酒洗大黄”，主用大剂重剂泻火解毒，凉血救阴之清瘟败毒饮加味，以直挫疫毒之气焰，防其传变。现代朱良春的“先发制病”及姜春华的“截断法”与以上做法相似，不过当时仍处在朦胧阶段，未及姜、张二人将其提高到理论上的概括和总结，打破“入一境用一药”的清规，大大地提高了临床疗效。《医学入门·卷之五》与《杂病源流犀烛·卷二十三》的内热、积热观点一致，而具体施治不尽相同，李梴以升麻胃汤及四顺清凉饮治疗风热在表及风热涉里证，而且对胃经积热、少阳怒火、少阴相火肿连口腔、出血等不同经脉所属的情况选加不同的药物。《外科枢要·卷之二》也有按“病有微甚，治有逆从”而谨慎施治：发之、散之、下之、解表攻里并施；和之、砭之、消毒等，与《医学入门·卷之五》从经脉角度论治有相辅相成之妙。《景岳全书·卷十二》则按头目、咽喉肿痛的轻重而分别处理。《温病条辨·卷一》治大头瘟投普济消毒饮，符合多数医家的主张，但去柴胡、升麻加芥穗、银花之说未免拘泥固执。

2. 现代辨证施治观点　现代有关“痄腮”辨证施治的系统论述，见全国中医院校试用教材《中医儿科学讲义》、《温病学》、《中国医学百科全书·中医耳鼻咽喉口腔科学》以及各家的《中医耳鼻咽喉口腔科学》等书。《中医儿科学讲义》认为治疗应以疏风清热，解毒消肿为主，可选用普济消毒饮、柴胡葛根汤及痄腮方。邪热侵入厥阴经脉引起睾丸肿痛者，可加用西黄丸，至于并发惊厥神昏的则按症论治。《温病学》认为大头瘟（丹毒）、烂喉痧（猩红热）、缠喉风（白喉）及痄腮（流行性腮腺炎）均属温毒范畴，把大头瘟与痄腮明确区分开来。但两者的治疗大同小异，可以互相参考。该书辨证论治的阐发侧重于表和里。《中国医学百科全书·中医耳鼻咽喉口腔科学》对本病的治疗亦言清热解毒，疏风消肿，用普济消毒饮加减，并发睾丸肿痛加延胡索、木通、龙胆草及荔枝核。论中附《外科正宗》的四顺清凉饮、柴胡葛根汤以及荆防败毒散，板蓝根、桔梗、蒲公英等方药以备用，从中可得知其表里分治的观点。《中医口腔科学概要》分风热轻型及风热重症。前者用银翘散、牛蒡解肌汤加减，后者用普济消毒饮合牛蒡解肌汤加减以清热解毒，软坚散结。《病毒性疾病的中医治疗》以风热犯卫（轻型）和热毒蕴结（重型）辨证，分别用银翘散以辛凉透邪、清热解毒；普济消毒饮以清热解毒，软坚消肿。对并发睾丸肿痛的论治除常用治法方药外，还有通经活血，调元益肾法。《常见病症中医独特疗法》将痄腮分为轻症（瘟毒犯腮）、重症（瘟毒炽盛）、瘟毒内陷、瘟毒引睾窜腹四个证型进行论治，除银翘散、普济消毒饮外，还提出了普济回春丸、五福化毒丹，治疗原则除了疏风清热，消肿散结外，还明确提出了熄风镇痉、清泻肝胆、活血止痛等法的使用。王德鉴《中医耳鼻咽喉口腔科学》将痄腮分成温毒在表、温毒炽盛、温毒传变、睾丸肿痛、邪陷心包及外实内虚等型，分别应用银翘散加黄芩、板蓝根、夏枯草以疏解风邪，清热解毒、散结消肿；普济消毒饮以清热解毒、软坚消肿；银翘散加黄芩、板蓝根、夏枯草、柴胡、赤芍、川芎和石膏以清热解毒、活络通窍；银翘散或普济消毒饮加龙胆草、荔枝核、延胡索、枳壳以清泄肝火、消肿止痛；普济消毒饮加钩藤、羚羊角、安宫牛黄丸以泻火解毒、平肝清心、凉血救阴；托里消毒散、六味回春饮、增液汤以清热解毒，补虚托里。夏涵《实用中医口腔病学》将本病定为风热上壅轻症、风热蕴结重症、毒邪窜腹引睾、毒邪内攻心神等四个证型，治则中除其他专著所讲之外，强调了化痰、理气、凉血、熄风、镇痉、开窍等原则，所用的方药，除一般所熟悉的，还倡用了清胃黄连饮、栀子清肝汤及牛蒡解肌汤。徐治鸿《实用中医口腔病学》对痄腮的恢复期确立了调和气血，滋阴清热的法则。朱良春在《医学微言》阐述和解法时，指出小柴胡汤治疗痄腮疗效佳。

对本病辨证论治时，不少学者强调了因时、因地、因人制宜，所谓“相天时、审地理、观人情”。有重视五运六气，如治疗太阳寒水司天之年的疫病，主用达原饮加减收效。有因四季不同而有不同的用药：春令多用薄荷、防风、苏梗、桑叶……冬三月以葛根、桂枝、桑枝等疏利。有认为岭南温病虚实夹杂、湿热胶结，治疗方面应清热解毒、顾护气津、化湿运脾，这些原则自然也适用本病的治疗。有认为治山岚瘴气之疫病，在相应方剂中加入苍术，可很快获效。有认为鄂西山高岭峻，雾瘴弥漫，民病湿者咸多……辛凉药，佐入 1～2 味辛温药，若羌活、苍术之辈，应手见效。有对温邪挟湿，留恋气分，气机不利者，用甘露消毒丹进退收功。而《蒲辅周医案》以三仁汤化裁治疗湿邪遏伏之痄腮，打破了常规常法，另辟了蹊径。有提出不分表里上下、不拘营卫气血，重用清热解毒，早用苦寒泄下及不失时机清营凉血，标志着治疗温热病的“截断疗法”已经确立和成熟。痄腮的治疗亦应充分发挥“截断疗法”的作用。有将本病辨证分为温毒在表、热毒蕴结、邪毒内陷心肝、邪毒引睾窜腹四型，分别采用银翘散、普济消毒饮、龙胆泻肝汤等加减，配合外治法青黛膏（青黛、黄柏、败酱草各 20g，生石膏 40g，研面外敷）治疗获效。有运用小柴胡加石膏汤治疗本病获效；有用普济消毒饮加减、外用腮腺败毒膏（黄连、大黄、蒲公英、天南星、败酱草各 10g，乳香 5g，研细面，用仙人掌 50g，捣泥加药面外敷）、静脉注射炎琥宁或干扰素的中西医结合方法治疗痄腮，效果甚好。

综上所述，可知现代有关痄腮的辨证论治大多分风热（或称温毒）在表（轻症）、温毒炽盛（重症）。前者应疏风清热，解毒消肿，可选用银翘散、小柴胡汤、升降散、牛蒡解肌汤、柴葛汤等；后者宜解毒清热，软坚散结，清营凉血，可择普济消毒饮加石膏、大黄、夏枯草等药，或五味消毒饮、清胃黄连饮等。并结合三因制宜，内外兼治，方能收效。对于邪毒传变者，亦应分部治之。

3. 证治分类

3.1 轻型

（1）风挟寒毒证

证候　颐颌部肿胀发酸、濡软，皮色淡白，按之微痛，头痛项强，恶寒重，发热轻或不发热，鼻塞流涕，体倦，全身酸痛，舌质淡，苔白润，脉浮紧或浮缓。

证析 风邪挟寒毒之疫气侵袭机体，结聚于颐颌部，故见腮腺肿胀发酸，皮色淡白，濡软；风寒疫毒犯表，营卫不和，故发热轻或不发热，恶寒重；足太阳经腧不利，则头项强痛，肢体困倦，全身酸痛；风寒袭表，肺失宣肃，鼻窍不利，故鼻塞流涕；舌质淡，苔白润，脉浮紧或浮缓皆为外感风寒的征象。

治法 辛温解表，祛寒解毒，消肿散结。

方药 荆防败毒散合升降散加减。方中荆防败毒散辛温解表，疏风散寒；辅以升降散调理气机，升清降浊，消肿散结；合而奏有发散风寒，解毒消肿之效。

(2)风热温毒证

证候 腮颐部肿胀酸痛较甚，腮腺导管口红肿；发热，微恶寒或不恶寒，头痛，口渴鼻干，目赤，咽痛，筋骨酸痛，全身乏力，舌质红，苔薄黄，脉浮数。

证析 风热疫气乘外袭机体，搏结留聚于腮腺，壅遏气血，故腮腺肿胀酸痛较甚，导管口红肿；风热温毒属阳邪，故发热，不恶寒或微恶寒；风热上犯，清窍不利，故头痛，目赤，咽痛；风热伤津，则口渴鼻干；舌质红，苔薄黄，脉浮数均为风热之征；筋骨酸痛，全身乏力，又为本病属疫毒为患的表现。

治法 疏风清热，解毒消肿。

方药 银翘散合升降散化裁。方中银花、连翘、僵蚕、蝉衣辛凉解表，清热解毒；辅以竹叶、牛蒡子、薄荷、豆豉清热利咽，并助解表之力；芦根清热生津护阴；据《内经》"发表不远热"的原则，加入辛温的荆芥，以增强解表祛邪之力；大黄、姜黄活血清热；甘草调和诸药。本方之大黄，如无大便秘结，用量为2～3g，若便秘者，可至30g。本证亦可用柴葛解肌汤与牛蒡解肌汤加减。

3.2 重型

(1)热毒炽盛型

证候 颐颌肿痛较剧烈，腮腺导管口红肿较严重；壮热寒战，头痛体痛，目赤眵多，或伴咽喉肿痛，口干舌燥，口臭渴饮，尿赤便秘，舌红苔黄，脉洪数或弦数。

证析 火热炽盛，热毒蒸腐颐颌，则颐颌肿痛较剧烈，腮腺导管口红肿较严重，口臭；火热内盛，正邪剧争，故壮热寒战；火热上蒸，熏灼清窍、咽喉，故头痛，咽喉肿痛，目赤眵多；蒸灼筋脉，则身痛；热邪伤津，故口干舌燥，大渴引饮，尿赤便秘；舌质红，苔黄，脉洪数或弦数均为火热炽盛的表现。

治法 清热泻火，解毒消肿。

方药 普济消毒饮加减。方中主以黄芩、黄连、板蓝根、连翘清热泻火，解毒消肿；辅以马勃、牛蒡子、升麻、桔梗、僵蚕、薄荷助清热解毒，消肿利咽，化腐散结；玄参凉血解毒，柴胡清解少阳，陈皮行气和胃，顾护胃气，甘草调和诸药。高热不退可加生石膏，羚羊角粉(冲服)以清热退热；便秘者，加生大黄通便泻热。

(2)湿热郁蒸证

证候 腮部肿胀酸痛，其导管口红肿；发热绵绵，汗出热不退，头胀身重，肌肉酸痛，口黏不渴，或渴不欲饮，胸痞腹胀，恶心呕吐，食欲不振，小便黄浊，大便黏滞，舌质红，苔黄腻，脉濡数。

证析 湿遏热伏，湿热上蒸颊腮，故腮部肿胀酸痛，其导管口红肿；湿热郁蒸，难分难解，故发热不退，汗出而热不退；湿热弥漫周身，则头胀身重，肢体酸痛；湿热中阻，脾胃运化失职，故胸腹痞胀，呕恶，不思饮食；湿与热合，伤津不甚，故口黏不渴，或渴不欲饮；湿热下注，则小便黄浊，大便黏滞；舌质红，苔黄腻，脉濡数亦属湿热郁蒸之征。

治法　清热利湿，解毒消肿。

方药　甘露消毒丹加减。方中主以藿香、黄芩、连翘清热利湿，解毒消肿；辅以茵陈、石菖蒲、白豆蔻助其清热化湿之力，并有和胃消食之用；射干、薄荷、贝母解毒利咽，化痰散结；木通、滑石清热利尿，使湿热从下而解，免其上蒸，合方奏有清热利湿，解毒消肿之效。

(3)热郁少阳证

证候　腮颐肿痛，头痛，往来寒热，口苦咽干，胸胁苦满，不思饮食，泛恶欲呕，耳鸣如潮，耳聋不聪，烦躁易怒，舌质红，苔黄，脉弦数。

证析　少阳之脉，起于目眦，连于耳内，其支脉下胸中贯膈，温热邪毒郁遏少阳，犯及腮颊，则见腮颐肿痛；邪入少阳，正邪交争于半表半里之间，故见寒热往来；邪滞少阳，疏泄失常，经气不畅，故头痛，耳聋、耳鸣，胸胁苦满，不思饮食，烦躁易怒等；舌红，苔黄，脉弦数亦属邪郁少阳之征。

治法　清解少阳，消肿散结。

方药　小柴胡汤加减。方中柴胡、黄芩清解少阳；辅以半夏、生姜和胃止呕；党参、炙甘草、大枣扶正祛邪，顾护脾胃；酌加加板蓝根、僵蚕、山慈姑辟瘟化毒。合而奏有清解少阳，解毒和中，消肿散结之功。

(4)邪结少腹证

证候　腮部肿痛逐渐减轻而发热不减，唇焦渴饮，恶心呕吐，厌食腹胀，下腹痛而拒按，少腹有癥块，小便短赤，大便闭结，睾丸肿痛重坠，行走不便，舌质红，起芒刺，苔黄而厚，脉弦数。

证析　邪毒逐渐入里，传及下腹，故腮部肿痛逐渐减轻而发热不减；足少阳与足厥阴互为表里，疫邪壅聚于少腹，男子可见睾丸肿痛，重坠而行走不便；厥阴经脉绕阴器而上达于腹部，引睾窜腹者尚见下腹有疼痛感及压痛；女性患者可扪及肿大的癥块；邪向里传变，首先结聚于胃腑，症见恶心呕吐、厌食、腹胀、小便短赤、大便闭结，唇焦渴饮；舌脉所见均属热毒炽盛，邪结少腹之征。

治法　清泻肝胆，利膈解毒。

方药　龙胆泻肝汤合宣白承气汤加减。方中主以龙胆泻肝汤清泻肝胆，解毒消肿；辅以宣肺承气汤清解阳明，利膈通便；酌加马鞭草、荔枝核、板蓝根以解毒消肿，理气散结。睾丸炎者，可选加三棱、莪术、乳香、没药、王不留行以行气散结。

3.3危重型

(1)邪陷心包证

证候　壮热，头痛如劈，项强，嗜睡，呕吐剧烈，神昏谵语，四肢抽搐，腮部皮肤黯滞，失去光彩，舌质红绛生刺，苔粗黄或焦黑，脉细数。

证析　邪毒炽盛，内攻头脑，滞于经脉，阳气不得舒展，故头痛如劈，颈项强直；清浊相干，乱于胃中，则呕吐剧烈；热盛动风，煽动肝风，则四肢抽搐；邪陷心包，困扰神明，则神昏谵语、嗜睡；邪热内陷伤阴，故腮部皮肤黯滞、失去光彩；舌质红绛生刺，苔粗黄或焦黑，脉细数均属热毒炽盛，邪陷心包之征。

治法　清热凉血，解毒救阴，平肝护心。

方药　清瘟败毒饮加减。方中黄连、黄芩、石膏清热泻火，解毒消肿；辅以玄参、知母、生地、牡丹皮清营凉血，护阴救液；栀子、连翘、竹叶清心除烦，甘草调和诸药。若神志昏迷者加安宫牛黄丸解毒醒神窍；抽搐者，加钩藤、羚羊角粉以平肝熄风。

(2)气血衰败证

证候 面色淡白，或颧红如妆，低热，或不发热，神疲乏力，少气懒言，食少，呕吐泄泻，四肢不温，下腹部阴冷不适，睾丸坚硬肿胀作痛，或睾丸萎缩，少精难育；腮颌濡肿微痛或不痛，或腮腺溃脓，溃后疮口难敛，舌质淡，苔白，脉沉迟。

治法 扶正补虚，清热解毒。

方药 十全大补汤加减。气阴两虚合用用生脉散。腮部肿胀不消，或传变为发颐而不溃脓者，配用仙方活命饮加减；溃后疮口久不敛合，合用托里消毒散加减。睾丸或输卵管肿硬难散者，可选用暖肝煎加吴茱萸、山慈姑以温补肝肾，行气止痛，祛寒散毒，有睾丸炎并发症者，尤为适用。

【外治疗法】

1. 古代外治疗法述要 对本病的治疗，古代多数医家主张内治外治法并用，其外治法主要有外敷法和外涂法。外敷法主要药物有三黄二香膏、如意金黄膏等；外涂药物多用赤小豆面、青黛粉、井底泥、大黄末、芙蓉叶散、丝瓜烧存性，以蜂蜜或米醋、蚯蚓汁、石灰水调和后涂搽患处，或用侧柏叶汁、蜗牛酱、水仙泥代之。《类编朱氏集验方·卷之十二》载有宋仁宗患痄腮，道士赞宁以赤小豆七十粒，为末，敷之而愈。《医部全录·卷一百三十三》除使用赤小豆外，还认为加入芙蓉叶尤妙。此书与《杂病源流犀烛·卷二十二》均有醋调石灰外敷患处的方法，并有"细辛、草乌等分为末，入蚌粉猪脂调敷肿处，口含白梅置腮处，良久肿退，出涎，患消矣"。可见古代医家已注意到敛极则散及咸寒软坚的配合使用，实质上是酸咸中和在临床上的运用。酸性可敛可泄，而且敛极则散。《任应秋医论集·医案实录·心绞痛》对酸性的双向性有所论述，其曰："有的酸味是收敛性……有的酸味是通泄性，山楂、米醋就是富于通泄作用的代表药。一般疮痈……是涂抹米醋，……可使其红肿消退"。故用细辛、草乌温通活血消肿，以猪脂配伍可减轻辛热药对皮肤的刺激，至于乌梅对蚌粉，也是酸咸相制，而且一在内，一在外，内外相引，寓有深意。该书与《景岳全书·卷十三》都有使用侧柏叶汁的记载，但前者配用车前草、柏子仁，杵碎，热敷患处。《疡医大全·卷十二》谓痄腮，染坊靛花频敷自消，肥皂同砂糖捣敷，纸盖留顶出气。还介绍了黄柏、猪胆汁、京墨、生姜汁及醋等使用的方法。《温病条辨·卷一》所用的三黄二香膏(黄柏、黄连、大黄、乳香、没药)有清热解毒，活血和营，消肿止痛的功效。《时病论·卷之一·温毒》用水仙花根，剥去齿皮与根须，入臼捣烂，敷于肿处，干则易之，俟肤生黍米黄疮为度。《理瀹骈文·牙痛膏》可治腮疾，用药颇为广泛：羌活、防风、麻黄、荆芥穗、薄荷、僵蚕、茵陈、大黄、生地、独活、川芎、白芷、当归、赤芍、葛根、黄连、草寇仁各五钱，细辛一两，黑丑二两，麻油熬，黄丹收，石膏四两搅匀。《治温阐要·大头瘟》主张用通气散(延胡索、皂角、川芎、藜芦、踯躅花)嗃鼻。

2. 现代外治法研究述要 现代关于痄腮的外治法研究重点在于外敷、外涂、发泡、取嚏、熏洗、塞耳、浓浆湿泥冷罨等疗法的研究。

(1)敷贴法：药浆敷贴法：青苔与红糖捣成泥浆敷贴患处，功能清凉消肿止痛。如如意金黄散、玉露膏、双柏膏、四黄膏贴敷等。《实用中医口腔病学·流行性腮腺炎》载：痄腮初起，漫肿不红，可取牛胶两条，每条长二寸，用开水泡软贴于患处，会粘得很紧，肿消后牛胶自行脱落。另有蟾蜍敷贴法，《中医口腔病学·痄腮》推荐：将蟾蜍用清水洗净，去头及耳后腺，将皮剥下，剪成膏药样，表皮向外直接贴敷患处，8 小时左右自然干燥而脱落可再浸水后或更换重贴，一般 3 天愈。亦有膏药敷贴法：如《中医口腔科学概要·痄腮》介绍红灵丹掺太乙膏外敷。有学者用吴茱萸 15g、白蔹 6g、大黄 6g、胆南星 3g，共为细末，每次取药末 3～15g(依年龄大小而定)加醋适量调成糊状，敷于涌泉穴，每天换药 1 次。若药物干燥，再加醋润之。

(2)涂搽法:《医事困学录・王士相学术经验集・痄腮案》嘱以梅花点舌丹研末醋调搽于患腮。根据《常见病证中医传统独特疗法》等文献，可选蛇莓草、七叶一枝花、鱼腥草、鸭跖草、侧柏叶、山大颜、乌蔹莓、连钱草、三椏苦、芙蓉叶、扶桑叶、虎杖、马鞭草、车前草、仙人掌、芭蕉根、野菊花、金不换、马齿苋、大青叶、板蓝根、黄柏、水红花根、松针、金沸草、山胡椒根、魔芋、大蓟、石蒜、天冬、土豆、蚯蚓、守宫、胡椒、酸酱草、泽漆、猫爪草、青黛、季德胜蛇药粉、芦荟捣汁等。上述药物可单用或选择 3～5 种合用，生用或研末调蜂蜜涂搽患处。

(3)发泡法:有学者用发泡散(由斑蝥、雄黄、白矾各 30g，蟾酥 10g，共为细末所组成)，将拔毒膏摊于油纸上，取少许发泡散放于拔毒膏中心(直径约 0.1～0.3cm)，稍加热后敷于腮肿部，要求发泡后水破自流，以甲紫药水外涂即可;如未发泡，应再敷一次。

3. 外治法应用

(1)敷贴法:患腮敷贴如意金黄散、玉露膏、双柏膏、四黄膏等可酌情选用。

(2)涂搽法:择取青黛粉、季德胜蛇药、梅花点舌丹与蜂蜜调和后涂搽患处。

(3)浓浆湿泥冷罨法:可用矿泉泥、井底泥、牛粪浆冷罨患腮。

(4)熏洗法:如睾丸肿痛，可用酸酱草，或马鞭草，或刘寄奴、苏叶、大黄、朴硝、白芷、乳香、没药、红花等煎水熏洗阴囊。

(5)嗃鼻取嚏法:可采用古方通气散，或以贯众、青蒿、人工牛黄共研末，加入冰片嗃鼻取嚏。

(6)塞耳法:以蛇胆川贝末，或加入雄黄末与甘油调成糊状，以棉花栓蘸药塞入耳中。也可以双料喉风散加入六神丸药面少许塞入耳中。

【针灸疗法】

1. 古代记载 《灵枢・经脉》所讲的颌痛、颊肿有相当一部分是属于痄腮的病症。《针灸甲乙经》总结了秦汉至晋代皇甫谧时期的针灸学与实践。《外台秘要》对灸法颇有造诣，特别是王焘有信灸不信针的偏见。《千金方》则大力提倡用灸法治疗疮疡之症，对后世用灯火爆灸角孙穴治疗痄腮实有启迪意义。宋《针灸资生经》多记录灸治经验，其治腮肿，独取少商穴。《普济方・针灸门》针灸治疗内容最丰富，明代《针灸大成》流传最广，其治面齿颊热、恶风寒、颔痛等症(包括了痄腮)灸攒竹、玉枕(各三壮)。明《针灸大成》治疗颐颔肿，取阳谷、腕骨、前谷、商阳、丘墟及手三里等。《本草纲目》所载爆灯火疗法实用有效、安全、简便，至今沿用不衰。《重楼玉钥・卷上》所载的破皮针亦可参考使用。

2. 现代研究 现代运用针灸治疗痄腮的形式和手法日益增多，日渐丰富。体针方面，有学者取翳风、外关、液门、颊车、合谷、丰隆、足三里、少商;热盛配曲池、外关;睾丸肿大配太冲、曲泉、三阴交、血海;恶心呕吐，食欲差配足三里，颊部漫肿配颊车。每次选穴 2～3 处，强刺激，留针 15～30 分钟，每日 1 次，5～7 次为 1 个疗程;另有学者针翳风、颊车、合谷，用泻法，留针 20～30 分钟;商阳、曲池、外关，用泻法，以驱风散邪;呕吐配中脘、足三里、内关，用泻法，以清热降逆。其他学者与上述取穴大同小异，如有取翳风、下关、颊车、合谷、列缺、风池、内关、外关、中冲，强刺激，每次 3～5 穴，留针 30 分钟。并发卵子瘟，一般选加气海、血海、三阴交，用泻法。有报道轻症取合谷、外关、少商、颊车、翳风等，轻刺激，不留针;重症取大椎、曲池、合谷、中渚等，重刺激，持续行针 30～60 秒，每日 1 次，7 次为 1 疗程，收效较好。

放血疗法:有以少商、商阳点刺，挤出少许血液的治法。有学者主张放血前，在患者前臂内侧由上向下至手腕部，用手掌慢慢地推 20 次左右，再用带子将患者手腕扎紧，或由助手将患者手腕握紧，局部消毒，即以三棱针刺穴放血 1～7 滴即可。

围针速刺法：《中医口腔病症学》谓用快速手法围刺患部，1～2 次获愈。

耳针疗法：《中医口腔病症学》取皮质下、腮腺、内分泌、面颊、睾丸、压痛点等穴 2～3 处，用强刺激，留针 20 分钟，每日针 1 次，6 次为 1 疗程。《常见病证中医传统独特疗法》点刺耳尖，耳轮 4、5、6，挤出血液少许。该书还介绍耳穴压豆法：用探针在耳穴腮腺（病侧）、耳尖（病侧）、神门（病侧）等处寻找敏感点，压王不留行籽，每日用手按压 4～5 次。

艾灸疗法：《常见病证中医传统独特疗法》推荐用艾条熏灸患侧耳尖至皮肤发红为度。

打灯草疗法：《常见病证中医传统独特疗法》介绍，用雀啄法点灼患侧角孙，对侧阳溪；或点灼病侧颊车、曲池、外关、合谷。此法又称爆焠法、灯火灸。方法简单，见效快。

皮肤针疗法：有学者介绍用合谷、耳门、颊车、翳风、外关、胸 1～4 夹脊等穴，先用梅花针叩刺，从耳门经颊车至翳风皮肤潮红，微微出血为止，然后叩刺合谷、外关、胸 1～4 夹脊。

氦-氖激光针疗法：有学者介绍用翳风、颊车、率谷、手三里等穴位，每选 2～3 穴，直接照射穴位，每次 5～10 分钟，每日 1 次。

3. 临床应用

(1)针刺疗法：以手少阳、阳明经穴为主。主穴取翳风、颊车、合谷等穴；配用丰隆、液门等穴；热盛加曲池、大椎；肿甚加液门、承浆、少商；睾丸肿痛加太冲、曲泉、三阴交、血海。每日 1 次，用泻法，可疏风通络，清热解毒，消散壅滞。

(2)耳针疗法：选取腮腺、内分泌、面颊、皮质下、压痛点，用强刺激手法，留针 20 分钟，间歇运针，每日 1 次。并发卵子瘟者，加刺睾丸穴。

(3)七星针疗法：属皮肤针疗法。以七星针在施针之皮肤上进行均匀、有力的弹叩，先轻后重。手法轻者令局部皮肤潮红，手法重者，可使之微量出血。点刺第 1～5 颈椎部两侧及腮腺局部。如发热者加第 1～7 胸椎两侧，常规消毒局部皮肤后，以七星针重刺激手法连续点刺，以局部皮肤微出血为度，每天治疗 1 次。

(4)水针疗法：一组颊车、合谷；二组翳风、外关；三组下关、液门。每次选择一组穴位，三组交替，每穴注入鱼腥草注射液或板蓝根注射液 0.2～0.3ml，每日 1 次。

(5)灯火疗法：用光彩、角孙等穴，先将备取穴位及其周围的头发剪短，以灯心两根蘸植物油，点燃后，对准病侧光彩穴（耳尖上 0.2 寸，平面向前约 0.1 寸凹陷处）或角孙穴，快速烧灼皮肤，一点即起，当听到一响声即可。一般一次即可消肿，如事后肿未全消时，次日可重复 1 次。

【按摩导引】

现代有学者采用推拿手法：按揉合谷 70 次，清天河水 300 次，推六腑 300 次，按揉翳风 15 次。又有医家以弹筋散邪法治疗痄腮：患者正立位，收腹，上肢自然下垂；术者张开虎口，以虎口紧贴患处胁肋下正中，拇指与其他四指同时收拢即可触及一筋。找到此筋后，反复向上提拿 6～8 次（单侧发病即提同侧，双侧发病则两侧都治），治疗过程即结束。本法主要使用推拿中的通法和散法。通法具有祛除病邪壅滞的作用；散法能够疏通气血，消散积聚。痄腮主要是足少阳胆经经脉不通所致，本法可疏通少阳，利用通、散之法，取坚者消之、结者散之之意，以弹筋散结，疏通经络，消散积聚，治疗痄腮。

【物理治疗】

《中医口腔病症学·痄腮·现代研究》记载用磁疗法治疗 100 例患者，痊愈 80%，显效占 20%。周林频谱仪对病毒性疾病的治疗有特殊的效果，故可用其治疗痄腮。

氦-氖激光照射角孙、光彩、翳风等穴位治疗痄腮的方法也常用于临床。

【专病专方】

1. 现代专病专方

(1)蓍草片：退热、消肿、止痛，主治流行性腮腺炎。蓍草，用活性炭吸附提取片剂，每片含生药 5.2g，2～6 岁每次服 1～2.5 片，2～11 岁服 3～4 片，日服 4 次，3 天为 1 疗程。(《中国中医秘方大全》)。

(2)张氏腮腺炎方：疏风清热解毒，消肿散结，主治小儿流行性腮腺炎。银花 20g，连翘 12g，黄芩、夏枯草、玄参、蚤休各 10g，薄荷、僵蚕各 5g，石膏 15g，水煎分 3 次服。热盛加山栀子 10g、龙胆草 5g；淋巴肿大加天花粉、赤芍、蒲公英、川楝子各 10g；肿而坚硬加昆布、海藻各 10g，土贝母 5g；恶心呕吐加陈皮 6g、竹茹 12g、藿香 10g；易感风寒加荆芥、紫苏叶、淡豆豉各 10g；低热加青蒿、地骨皮、知母各 10g；便干加大黄 6g；咽痛加锦灯笼、桔梗、山豆根各 6g。睾丸肿痛坚久不消加茴香橘核丸；抽搐加全蝎 3g、蝉衣 6g、钩藤 10g；高热不退加小儿牛黄散、救急散等。(《中国中医秘方大全》)。

(3)白降丹膏：解毒、散结、消肿，主治流行性腮腺炎。以黑膏药为赋形剂，摊于 4cm×4cm 纸上，用时将膏药于酒精灯烤化，用火柴尖点白降丹粉于黑膏药中心，使膏药中心微见白色即可，不可过量，将上了白降丹之黑膏药贴于腮腺部位。(《中国中医秘方大全》)

(4)长命膏：主治小儿痄腮。秋季采大量新鲜马齿苋 5kg，沸水煮成汤，过滤后用沙锅熬成稠糊，在玻璃板上蘸枯矾面，滚成棒状。长期保存 30 年不霉不坏不变质。用时蘸开水在患处涂敷数次即愈。禁忌用金属锅、刀、叉与药物接触。无任何副作用。(《中国中医特治新法大全》)

(5)治疗小儿流行性腮腺炎并发胰腺炎方：柴胡、白芍药、枳壳、川朴、黄芩、蒲公英、延胡索、赤芍药、川楝子。腮肿明显，加夏枯草、象贝母；高热不退加金银花、板蓝根、薄荷；便秘加大黄。日 1 剂，水煎分多次口服，或分 2 次保留灌肠。呕吐、腹痛甚者予短期(6～29 小时)禁食，补液，或使用 654-2。(《浙江中医学院学报》1994，8(6)：18)

(6)痄腮消剂：白矾 6g，冰片 1g，大黄、栀子各 9g。研面，醋调糊状，敷腮腺处，每日 1 次。(《吉林中医药》2003，23(7)：8)

(7)金银花、连翘各 10g，蒲公英、大青叶、板蓝根、夏枯草各 15g，牛蒡子 8g，桔梗 6g，甘草 3g。此为 6～11 岁用量，可依据年龄增减。腮腺漫肿，迟迟不散者，加昆布、海藻各 20g；壮热口渴，烦躁者，加石膏、知母各 20g 等。日 1 剂，水煎分早、中、晚三次服。同时配用外治方：仙人掌(或鲜蒲公英)120g，青黛 20g，枯矾 6g，捣泥状，外敷。(《中国当代医药》2009，16(9)：97)

(8)青黛七妙散：青黛 500g，白矾 50g，生大黄、羌活各 90g，苍术、红花各 60g。研面，备用。使用时，用白面与药粉等量，冷开水或茶水、生菜油调成糊状，外敷腮腺处。每日换药 1 次。(《中医外治杂志》2008，17(4)：34)

2. 古代专病专方

(1)柴胡葛根汤：治痄腮初期宜疏表者。柴胡、葛根、石膏(煅)、天花粉、黄芩各一钱，甘草五分，牛蒡子(炒研)、连翘(去心)、桔梗各一钱，升麻三分，水二盅，煎八分，不拘时服。(《医宗金鉴·卷六十三·痄腮》)

(2)四顺清凉饮：主治痄腮口渴便秘者。防风、山栀子(生研)、连翘(去心)、甘草(生)、当

归、赤芍药、羌活各一钱，大黄二钱，水二盅，灯心五十寸，煎八分，食远服。（《医宗金鉴·卷六十三·痄腮》）

（3）普济消毒饮：主治大头瘟（包括头面丹毒及痄腮）。黄芩、僵蚕二钱，板蓝根、连翘、牛蒡子各三钱，薄荷、桔梗、生甘草、柴胡各一钱，陈皮、马勃各一钱半。（《东垣十书》）

【预后与转归】

1. 预后　成人病情较小儿为重。1～3 日后，病灶可延及另一侧，仅单侧发病者少见，病程一般为 7～12 日，预后大多良好。病愈后可获得终身免疫，极少数有再度发病者。演变为化脓性腮腺炎者甚为罕见。

2. 转归　本病多数可获治愈，不发生并发症。但若失治或感邪较重可有如下并发症：脑膜脑炎占 30%，睾丸炎占成年男性的 25%，其他为胰腺炎、卵巢炎、乳腺炎、胸腺炎、颌下腺炎、舌下腺炎、甲状腺炎、神经炎、心肌炎；也可能有口腔炎、咽炎、结膜炎、暂时性视力障碍等发生。

【护理与预防】

1. 护理　有报道认为，痄腮应按照温毒在表、热毒蕴结、邪馅心肝、毒窜睾腹的不同证型进行辨证施护，以辅助药物发挥疗效。

（1）注意休息，多饮开水，忌食过热、过辣、过硬及酸性、肥腻之品。

（2）腮肿期，宜进流质或半流质饮食，以减少嘴嚼时引起的胀痛，注意口腔的清洁卫生，防止复感邪毒。腮腺胀痛，可采用热敷法，以减轻痛楚。

（3）并发睾丸炎患者，应卧床休息，冷敷痛处，用布兜托起睾丸。高热不退，睾丸肿痛剧烈，宜口服强的松 20～40mg，分四次口服，共用 3～5 日。

2. 预防

（1）经常打开门窗，保持室内空气清新流畅，疾病流行期间可用食醋熏蒸居室，用具及食具应高温消毒。

（2）宜进清淡的流质饮食，选取有清热作用的食物。忌食辛辣、香脆肥浓、海产发物，忌烟酒。

（3）隔离病员至腮腺肿胀完全消退为止，或自发病日隔离 3 周。健康小儿应避免去公共场所，外出可戴口罩。

（4）痄腮流行期间，用板蓝根 30 克，煎水服，连服 3 天。或针刺合谷，或耳尖割刺，或灯心灸以防健侧腮腺发炎。

【参考资料】

1. 2000 年前参考资料参见第 1 版，此略。

2. 赵俗晓．针刺配合超短波治疗痄腮．中国民间疗法，2002，10(7)：39

3. 魏茂荣．痄腮消剂治疗流行性腮腺炎．吉林中医药，2003，23(7)：8

4. 户爱华，等．痄腮的辨证施护．中华实用中西医杂志，2004，4(2)：250

5. 李志军．针刺治疗流行性腮腺炎 33 例．中国针灸，2005，25(5)：314

6. 达富拉．流行性腮腺炎的辨证施治．中国民间疗法，2006，14(4)：48

7. 田效信，等．小柴胡加石膏汤治疗治疗流行性腮腺炎 37 例．2006，26(9)：8

8. 郭倩，等．中西医结合治疗痄腮 58 例．现代中医药，2007，27(3)：23

9. 侯树德，等．青黛七星散外治痄腮 100 例．中医外治杂志，2008，17(4)：34

10. 王立勇，等．中药内服外敷治疗小儿痄腮．中国当代医药，2009，16(9)：97

第十四节　痰　　包

【概述】

1. 涵义　痰包是指舌下结肿如包，质软无痛，表面光滑的一种口腔疾患。本病因与痰浊凝于舌下有关，故称痰包或舌下痰包。痰包较大，可将舌推起则形如匏瓜，故又名匏舌，匏舌往往影响言谈，纳食，甚至累及气息而有憋闷感，或涎唾失控。本病与舌下腺囊肿类似。

2. 释名　本病又名舌下痰包、匏舌、蛤蟆囊肿等。

(1)痰包：出于《外科正宗·卷之四》。因本病位于舌下，结肿如包，内含有的黏稠物如痰样，而其病因多咎痰浊凝聚，故称痰包，或称舌下痰包。

(2)匏舌：由于肿胀的痰包可将舌体撑起来，则形如匏瓜(葫芦瓜)，故又称匏舌。如《外科大成·卷三》说："生于舌下，结肿如匏"。《外科正宗·卷之四》又说："结如匏肿"。

(3)蛤蟆囊肿：囊肿从舌下一侧蔓延至双侧，肿大的包囊象蛤蟆鸣叫时鼓起的咽囊，故有蛤蟆囊肿之称谓。

3. 沿革　痰包一名首见之于明代《外科正宗·卷之四》，其曰："痰包，乃痰饮乘火流行，凝舌下，结而匏肿，绵软不硬，有妨言语，作痛不安，用外科剪刀，当包剪破，流出黄痰，若蛋清稠黏难断，捺尽，以冰硼散搽之"。可见，当时的医家对本病的病因、症状及治疗均有明确的认识。清代对本病论述的医著更多，如《外科大成·卷三》、《外科证治全书·卷二》、《经验喉科紫珍集·上卷》及《医宗金鉴·卷六十六·舌部》等。这些论述，归纳起来，指出本病的病因是火挟痰饮，痰饮乘火流行，凝注舌下，结肿如匏。

现代医著中，全国高等医药院校试用教材《中医耳鼻喉科学》将痰包归属于良性肿瘤内加以论述，从而奠定了痰包一病的现代病症学基础。此后，教材、教参以及各家医著大多均以痰包为名进行论述，在病名上达到了广泛的一致。

【病因病理】

1. 古代病因病理学说　古代医家认为，痰包主要由痰饮与火热流结而成。如《外科正宗·卷之四》指出："痰包乃痰饮乘火流行，凝注舌下，结而匏肿"。《外科大成·卷三》谓："痰包生于舌下，结肿如匏，光软如绵，甚则塞全满口，又火击痰饮流结而成"。《医宗金鉴·卷六十六·舌部》曰："痰包在舌下生，结肿绵软似匏形，痛胀舌下妨食语，火稽痰涎流注成"。上述医家都认为本病是由于痰饮被火热冲击，痰饮乘火热流行，凝注于舌下，结为匏肿而成。

2. 现代病因病理学说

(1)火与痰湿凝结学说：《中国医学百科全书·中医耳鼻咽喉口腔科学》指出痰包的病因是"火与痰湿结于舌下"，与古代学者的传统观念相一致。

(2)脾虚生痰学说：《中医耳鼻喉口腔科临床手册·痰包》除提出"湿热蕴结"同"火与痰湿凝结"学说外，还提出了"脾虚生痰"说，强调了脾主运化，为胃行其津液，若因饮食、劳倦而伤脾，脾失健运，影响津液的输布，致清气滞升，浊阴难降，则自有湿聚痰生，痰湿循经流行，凝结于舌下，遂成本病。

(3)气滞血瘀学说：《中医耳鼻喉口腔科临床手册·痰包》认为"气滞血瘀"亦是导致本病发生的病因之一。其曰："口腔外伤，引起气滞血瘀，阻塞津液输布之络道"而成。现代医学认为舌下腺炎症、外伤，或有结石，致腺管狭窄或阻塞引发痰包的病因病理观，对气滞血瘀说的确立有支持作用。

综上所述，火与痰湿凝结学说、脾虚生痰学说及气滞血瘀学说构成了现代有关痰包发生的基本病理学说。

3. 临床病因病理

(1)痰火蕴结：过食肥甘炙煿，滋湿生痰，久郁化热，或复感热邪，火热与痰湿相挟，流结于舌下，渐渐肿胀成包。

(2)脾虚湿阻：脾主运化，为胃行其津液。脾气虚弱，健运失常，布津不力，湿聚痰生，痰湿循足太阴脾经，流注于舌下，结肿成匏。

(3)气滞血瘀：舌下腺外伤，或热邪壅盛，致气滞血瘀，津液输布之脉络受阻，管道充盈膨胀，舌下结肿，遂生包囊而成本病。

【临床征候】

1. 发病情况 无季节性和地域性，任何年龄都可以发生此病，但以儿童及青壮年为多见。

2. 病史 病史不明或有舌下腺外伤，或舌下腺结石史。

3. 舌下结肿如包 初起包囊生于舌下一侧，小者如鸽卵，大则如鸡蛋，淡黄白色或紫蓝色，质软光滑，触之波动，少有疼痛；囊肿可将舌抬起，并扩展到对侧，甚至抵达颌下和颏下。肿胀严重或合并感染时，可有痛感。包囊过大，往往妨碍进食和言谈，甚者有气息不畅，憋闷感。刺破包囊，可流出蛋清样液体；溃破溢液后，囊肿可暂告消失，但数日后复起如故。

【诊断与鉴别诊断】

1. 诊断依据 ①舌下结肿如包，大小不一，淡黄或紫蓝色，柔软而有弹性；②穿刺可抽出蛋清样黏稠液体。

2. 鉴别诊断 痰包应与舌下血瘤、口底皮样囊肿、颌下腺囊肿及垫舌痈相鉴别。

(1)舌下血瘤：亦位于舌下，柔软光滑，但呈深红色，且低头时肿物胀大，仰颈时则缩细，经穿刺可抽出血液，而非蛋清样液体。

(2)口底皮样囊肿：常位于口底正中处，囊壁较厚，触之似面团，内含物呈豆渣样。

(3)颌下腺囊肿(痰瘤)：因颌下腺小导管阻塞而发生，较少见。在颌下部出现包囊，与颌下部受累的舌下腺囊肿极相似。可用手指在颌下部囊肿处往上托举，口底可见到囊肿的出现。而且，颌下腺囊肿的潴留物不及舌下腺囊肿的黏稠。

(4)垫舌痈：本病发于舌下，但来势急剧，发病突然，患处肿硬疼痛严重，发热等全身症状明显，痈肿很快溃破。

【辨证施治】

1. 古代辨证施治观点 古代医家治疗痰包，都主张内服、外治及刀械并施。内服药的辨证施治，大概以清热化痰散结为主要法则，并根据具体情况各有偏重，多以二陈汤加减。如《外科正宗·卷之四》有："内服二陈汤加黄芩、黄连、薄荷数服"。《外科大成·卷三》曰："服二陈汤加黄芩、黄连、薄荷之类"。《经验喉科紫珍集·上卷》亦无越上法："二陈汤加减平安"。《外科证治全书·卷二》、《图注喉科指掌·卷四》等均有类似记载。

2. 现代辨证施治观点 《中国医学百科全书·中医耳鼻咽喉口腔科学》对本病的治疗主张燥湿化痰，清热散结，倡用二陈汤加龙胆草、车前子、泽泻等药；若痰包反复发作，时间较长，脾胃虚弱者，则宜补益脾胃，行气渗湿，可选用参苓白术散加减。《现代中医耳鼻咽喉口齿科学》分痰火凝结型和血瘀阻络型，前者治以清热化痰，可用清热化痰汤(竹茹、茯苓、甘草、金银花、荆芥、赤芍药)；若痰湿偏重，则用加味二陈汤燥湿化痰、清热散结。后者治以活血清热，化痰退肿，方用活血清热汤（桃仁、红花、川芎、赤芍药、牡丹皮、金银花、夏枯草、薏苡仁）。阴虚口干者，酌加玄参、生地黄。《中医耳鼻喉口腔临床手册》除按痰火蕴结、气滞血瘀等证型论治外，尚有脾虚湿困一型，其治则是健脾化湿散结，方用香砂六君子汤化裁。《实用中医口腔学》分痰火挟湿重型，倡用二陈汤加味（法夏、陈皮、茯苓、甘草、薄荷）；挟火热较重者，酌加山栀子、连翘、夏枯草、紫花地丁等以清热泻火。《实用中西医结合口腔病学》治疗本病的方药是二陈汤加减（陈皮、清半夏、茯苓、瓜蒌皮、昆布、海藻、大贝母、海浮石）。痰热交结者，加黄连、黄芩、薄荷、山栀子、夏枯草。《干氏耳鼻咽喉口腔科学》则将其分为虚实两类，实证有二陈汤合三子养亲汤；虚证用六君子汤加减。以痰湿、火热论治是古法今用，二陈汤加减（多加薄荷、黄连、黄芩）是治疗本病的传统方药。香砂六君子汤、参苓白术散是今人对痰湿处理的新尝试。至于活血清热汤（即桃红四物汤的衍生方）的使用则是受到现代医学理论的诱导而付诸于临床实践的，可用于气滞血瘀型的患者。《实用中医口腔学》指出："目前，本病主要用外治法治疗。"《中医外科临床手册·痰包》则认为痰包"一般不需内治"。概而言之，单用内治法论治痰包收效较慢，合用外治法则能标本兼治。有报道用中药治疗两例获效且未复发，药物主要用浙贝母、威灵仙、葶苈子、急性子、苦参、当归、花蕊石、补骨脂、僵蚕等清热解毒，化痰除湿，活血祛瘀，祛风消肿，值得进一步探讨和验证。

3. 辨证纲要

（1）辨病史：初起者，多属痰火凝结；久病，多偏于脾虚湿困；舌下腺外伤，或有涎腺结石史者，多属气滞血瘀。

（2）辨包囊内液体颜色：如为无色、蛋清样液体多属痰湿为患；如系棕黄色，则火热重于痰湿。

（3）辨患处肿痛：患处肿胀不痛，是以痰湿为重之证；肿麻作痛，则是火热甚于痰湿。

（4）辨全身症状：有口干苦，发热，二便不畅，舌质红，苔黄，脉数等全身表现，多属痰包染毒的痰火炽盛证。

4. 证治分类

（1）痰火凝结证

证候　舌下包囊，日渐增大，甚则如鸡蛋大，柔软光滑，有弹性，青蓝色或淡黄色，不红不痛，或微红麻胀，匏肿过大，可影响言谈、纳食及气息，刺破囊膜，有黄色或棕黄色的黏稠物溢出；舌质胖有齿印，苔白腻或兼微黄，脉滑数。

证析　痰浊乘火热之击动，循足太阴脾经流行，结于舌下，则结块如囊状，柔软光滑，有弹性，刺破之，见蛋清样黏稠液溢出；痰热阻塞经络，一则津液输布不畅，二则污浊反而积聚有加，故致匏块日益胀大，并且溃而复生，日久不除；舌脉所见亦属痰火凝结之征。

治法　清热化痰，燥湿散结。

方药　加味二陈汤加僵蚕、威灵仙。其中以二陈汤化痰行气利湿，以清除结聚之痰浊；辅以黄连、黄芩清热燥湿，薄荷宣散郁火，加僵蚕、威灵仙行痰散结，合而奏有清热化痰，燥湿散结之效。若胃纳差，可选加麦芽、神曲以消食开胃；匏肿较甚，加赤芍、花蕊石以活血祛瘀，畅通经脉。

（2）脾虚湿困证

证候　痰包呈淡黄色，溃破后溢出无色的蛋清样物，屡溃屡起，缠绵难愈，肿胀不痛；面色㿠白，口淡乏味，胸闷脘满，少气懒言，食欲不振，舌质胖淡，齿印较深，苔白润，脉缓弱。

证析　脾虚生湿，湿聚成痰，痰浊流注于舌下，结为痰包，故见痰包呈淡黄色，溃破后流出无色的蛋清样物质，肿胀无痛；脾虚失运，痰湿难化，故消而复起，缠绵难愈；脾胃虚弱，纳运失职，气血生化不足，故面色㿠白，口淡乏味，胸脘满闷，胃纳不佳，气短懒言；舌质胖淡，齿印较深，苔白润，脉缓弱亦属脾虚湿困之象。

治法　补益脾胃，化痰散结。

方药　参苓白术散加减。方中主以党参、白术、茯苓、怀山药健脾益气化湿；辅以扁豆、陈皮、莲子、薏苡仁、大枣助健脾化湿；砂仁行气和胃，桔梗载药上浮，以补肺气，甘草调和诸药。酌加僵蚕、半夏、浙贝母、急性子以助化痰散结，消除痰包之力。

(3)气滞血瘀证

证候　痰包结肿呈青紫色，质较硬，或有胀麻痛感，日久不愈，舌下青筋粗大，胸闷胁痛，口干舌燥，舌质暗红，或有瘀点，苔黄或白，脉涩或沉迟。

证析　气滞血瘀，脉络不畅，结聚成包，故痰包呈青紫色，质地较硬，或有麻胀痛感，日久不愈；气血瘀滞，故见胸闷胁痛；瘀血不去，心血不达，口舌失养，故口干舌燥；舌质暗红，或有瘀点，苔黄或白，脉涩或沉迟亦为气滞血瘀之征。

治法　活血化瘀，散结消肿。

方药　会厌逐瘀汤加减。方中以桃仁、红花、当归、赤芍、生地活血化瘀；辅以柴胡、枳壳行气，使气行而血行，瘀血得去；玄参益阴散结；桔梗载药上浮，以达舌下病所；甘草调和诸药。舌苔黄者，加栀子、牡丹皮以清热活血；痰包经久不消，酌加莪术、浙贝母、瓦楞子以化瘀散结。

【外治疗法】

1. 古代外治疗法述要　古代对本病的外治，多用剪刀剪开，或以刀刺破，挤尽囊内物质，或吹或搽以冰硼散。如《外科正宗·痰包第九十》云："利用剪刀当包剪破，流出黄痰，若蛋清稠黏难断，捺尽，以冰硼散搽之"。《经验喉科紫珍集·上卷》曰："吹本(药)，用刀须刺破，流去痰胶，捺令干，还要吹上冰硼散"。

2. 现代外治法研究述要　现代医著中，对于痰包的治疗均主张以外治法为主，故外治法是本病最常用、最易取效的方法。常用的有刺破法、外用药法、枯痔液疗法及手术摘除术。

(1)刺破法：主要用刀或针刺破囊肿，挤尽其内容物，再以药物吹搽或含漱，施术时要注意避开血管，以免造成不必要的出血。《中医外科临床手册·痰包》指出："未溃前，可用冰硼散搽之；成熟时，用刀针在包囊上刺破或切开，创口宜垂直而大，以利排出稠黏痰液，同时用手挤尽，次用漱口方(风化硝、白矾、食盐)漱涤，冰硼散搽之"。《中国医学百科全书·中医耳鼻咽喉口腔科学》所述的外治法大同小异，但补充了囊肿切开后用珠黄散外搽。王德鉴《中医耳鼻咽喉口腔科学》增添了术后银花甘草煎水含漱，并谓染毒溃烂者，可涂圣功丹。《现代中医耳鼻咽喉口齿科学》告诫人们在穿刨时注意消毒，并且必须避开血管，如遇出血，可用炒蒲黄末敷压；小儿患者，亦可用洗净的手指摘破囊肿，外敷冰硼散。

(2)外用药物法：多配合刺破法使用，如冰硼散吹搽，漱口液漱涤口腔等。《中医口腔病症学》介绍了《串雅内编·卷四》用五倍子入砂锅炒黄为末，以好醋调膏，敷患处的方法。

(3)注射法：有介绍以枯痔油(食盐8g、石炭酸2ml、甘油100ml)注入囊内治疗一些囊肿和假性囊肿取效。《中西医结合治疗口腔病》介绍枯痔注射液(胆矾10g、普鲁卡因0.25g、注射用水100ml)，溶解后，再加甘油15ml，苯甲酸2ml，煮沸10分钟过滤灌装5ml安瓿内，100℃高温灭菌30分钟备用。用法：常规消毒，6号针头推药液，以注射至囊肿鼓起为度，一般舌下腺囊肿用1～3ml，如1周后囊肿未消失，可重复治疗。亦有报道采用抽尽囊内液体后，用10%高渗盐水、无水乙醇、5%碘酊囊内注射，获效者。

(4)缝线法：有报道用缝线法治疗舌下腺囊肿效果甚佳。方法：口内口外常规消毒，用4号缝合线在囊肿最突出、囊壁最薄处双线缝合、结扎。囊肿较小者，缝合1针；囊肿较大，可"十"字形缝合2针，进针与出针距0.5～4cm。一般3天后囊肿消失。

3. 外治法应用

(1)外搽法：囊肿溃后可外搽冰硼散、朱黄散、珍珠散或圣功丹，每日4～5次，以清热解毒，祛腐排浊，敛口生肌。

(2)消痔灵疗法：将消痔灵注射液与2%普鲁卡因注射液按1∶1混合，常规消毒患处后，注入上述药液0.2～0.3ml，5天注射1次，一般需注射1～3次。

(3)挂线疗法：常规消毒患处后，穿引橡皮条1条，橡皮条需贯穿囊肿直径的4/5，然后，将其两端用丝线扎紧，并以纸胶布固定在口角旁，术后每天用1/5000高锰酸钾溶液漱口7～8次，约7～10天橡皮条自行脱落，溃口自然修复，其间应坚持每天漱口。

(4)火针疗法：用火针烧灼患处，每次烧灼10处，3天烧1次，术后每天以1/5000高锰酸钾溶液漱口。

(5)手术摘除法：顽固不愈者，小的舌下痰包可完全摘除。为避免复发，可将舌下腺及其囊肿一起摘除。对较大的囊肿，不能将囊壁完全摘除时，可将囊液用注射器抽尽，仅摘除舌下腺部分囊壁，再将有病的舌下腺切除。

【针灸疗法】

1. 古代记载　《外科大成·卷三》指出："宜用铍针，对包输布之络上撚之如钻，钻破出稀涎，如鸡蛋子清，稠黏不断，拭净，搽冰硼散"。

2. 现代研究　多数学者以三棱针刺破囊肿后，捺尽囊内物，吹搽冰硼散。如《现代中医耳鼻咽喉口齿科学》谓："用三棱针刺破，或用针管将黏液抽出"。《中医耳鼻喉口腔科临床手册》认为痰包较大，影响讲话、饮食时用消毒的三棱针将痰包挑破，挑出包内黏液，外搽以冰硼散。

【物理疗法】

有报道采用微波治疗本病效果良好，方法为局部麻醉后，先抽出囊内液体，再以微波针刺入，以囊壁变白色为止。

【专病专方】

1. 现代专病专方

经验方：苦参、僵蚕、浙贝、炙甘草、葶苈子、急性子、补骨脂、当归、花蕊石各9g。水煎服。(《中医口腔病症学》)

2. 古代专病专方

(1)加味二陈汤：治痰饮流注舌下，发肿作痛，针刺已破者服之。陈皮、半夏、茯苓、甘草、黄芩各八分，黄连、薄荷各五分。水二盅，姜三片，煎八分，食前服。(《外科正宗·痰包第九十》)

(2)冰硼散外搽、外吹。(《外科正宗·痰包第九十》)

【预后与转归】

1. 预后　经恰当而及时的治疗，多数能够治愈，预后良好。部分患者易复发。

2. 转归　痰包过大，影响言谈、纳食及呼吸。口腔卫生不良可引发化脓性炎症，增加痛楚。如舌下腺有结石，或瘢痕狭窄，往往易于复发。

【护理与预防】

1. 护理

(1)患热性病,或大手术后,或口腔外伤者,应进清淡而易于消化的食物,忌食辛辣香燥之品。

(2)痰包溃破或手术破囊后,要用药液含漱,食具要注意消毒,以防染毒。施术后要尽量避免舌体转动,减少讲话。

2. 预防

(1)少食肥甘厚味,过于寒凉食物。

(2)注意口腔的保洁,早晚刷牙,饭后漱口,睡前不要吃糖,防止口腔外伤。

【参考资料】

1. 2000年前参考资料见第1版,此略。
2. 司晓文. 黄连解毒汤治愈舌下腺囊肿2例. 贵阳中医学院学报,2002,24(2):40
3. 童信生. 5%碘酊注射治疗56例舌下腺囊肿. 口腔医学,2003,23(4):253
4. 张美玲,等. 高渗盐水腔内注射治疗舌下腺囊肿136例. 实用医学杂志(山东),2004,21(1):6
5. 胡德忠. 无水乙醇局部注射治疗舌下腺囊肿30例. 中华中西医学杂志,2005,3(2):54
6. 穆宏,等. 舌下腺囊肿35例缝线法治疗体会. 中国社区医生·综合版2005,7(21):34
7. 李梦雄. 微波治疗舌下腺囊肿16例临床观察. 中华医学实践杂志,2003,2(6):535

第十五节 颊车骱痛

【概述】

1. 涵义 颊车骱痛是以开口和咀嚼时颊车骱疼痛,弹响,张口受限为主要特征的疾病。临床上具有渐进性和反复发作的特点。本病好发于青壮年,病期较长。与西医学的颞下颌关节功能紊乱综合征相类似。

2. 释名 颊车骱痛又名骭痹、龂口口噤及牙咬。

(1)颊车骱痛:属中医“痹证”、“痛风”范围。颊车骱,即今之颞下颌关节,颊车指下颌骨,骱指关节。《医宗金鉴·正骨心法要诀》曰:“颊车骨即下牙槽骨也,俗名牙钩,承载诸齿,能咀食物,有运动之象,故名颊车”。

(2)骭痹:骭痹指筋骨、关节之痹证,颊车骱痛可列入这一范畴内。《针灸甲乙经·卷之十·阴受病发痹第一》指出:“着痹不去,久寒不已,为骭痹”。

(3)龂口口噤:此一病名反映了本病张口受限的症状。《针灸甲乙经·卷之七·足阳明病发热狂走第二》说:“龂口口噤……内庭主之”。

(4)牙咬:《外科真诠·牙部·牙咬》谓“牙咬,牙交疼痛,口不能开”。正是本病的写照。

3. 沿革 《灵枢·经脉》所论之颊痛、颌痛,包括本病在内。痹的病名,最早见于《内经》。《素问》曰:“风寒湿三气杂至,合而为痹,其风气胜者为行痹,寒气胜者为痛痹,湿气胜者为著痹也”。还认为痹的产生与饮食和生活环境有关。所谓:“饮食居处,为其病本”。这是有关痹证病因病机最早的论述。在痹证的转归预后方面,《素问·痹论篇》认为:“风寒湿邪留连于筋骨,则疼痛难已,病深日久荣卫之行涩,皮肤不营则麻木不仁”。《针灸甲乙经·卷之十·阴受病发痹第一》谓:“着痹不去,久寒不已,为骭痹”,卷之七·足阳明病发热狂走第二指出“龂口口噤”内庭主之,卷之七·六经受病发热病第一的“颊中痛……攒竹主之”,对本病的病因探讨和治疗都有启迪的作用。《诸病源候论·卷一·风病诸候》把痹证分为“风湿痹”、“风痹”、“风不仁”、“风冷”等证候。如“风湿痹候”曰：“风湿痹病之状，或皮肤顽厚，或肌肉酸痛，风寒湿三气杂至，合而成痹”。对病因、症状都有一定的认识。《备急千金要方·卷八·贼风第三》曰：“夫历节风著人，久不治者令人骨节蹉跌……古今已来无问贵贱往往苦之，此是风之毒害者也。”这是对病邪深入骨骱、骨节变形的描述。《外台秘要·卷十四》在治法方药上有记载，如灸法、酒药、按摩等。《太平圣惠方·卷第十九·治风痹诸方》在治痹药物上，比前人更多使用动物药，特别是虫类药物，如蜈蚣、乌蛇、白花蛇、全蝎、地龙之类。《儒门事亲》提出：“痹证以湿热为源，风寒为兼，三气合而为痹”的观点。主张在病之早期用汗、吐、下三法攻痹。

历代医家对于痹症的论述较多，但没有颊车骱痛之病名。现代医著中，大多沿用西医“颞下颌关节功能紊乱综合征”之名，其中《实用中西医结合口腔病学》曰：“颞下颌关节，中医称之谓‘颊车骱’，颞下颌关节紊乱综合征的主要症状是关节区的疼痛，故中医将本病命名为‘颊车骱痛’”。《中医耳鼻咽喉科临床手册》则将其称为“颞颌关节痹”。故病症名未能达成一致。

【病因病理】

1. 古代病因病理学说

(1)风寒湿三气杂至合而为痹学说：《素问·痹论篇》指出：“风寒湿三气杂至，合而为痹，其风气胜者为行痹，寒气胜者为痛痹，湿气胜者为著痹也”。“所谓痹者，各以其时重感于风寒湿者也”。这是有关痹证病因病机最早的学说，后世医家多宗此说。如《诸病源候论·风湿痹候》云：“风湿痹病之状，或皮肤顽厚，或肌肉酸痛。风寒湿三气杂至合而成痹，其风湿气多而寒气少者，为风湿痹也”。

(2)热痹学说：《圣济总录·诸痹门》等书在风寒湿痹外另立热痹一门，治法上亦多用生地、升麻、水牛角、羚羊、麦冬、石膏、大黄之类甘寒苦寒药，可引以为证。《宣明论方》根据《痹论》风寒湿三气偏胜之说，分别拟定了防风汤、茯苓汤、茯苓川芎汤等。《儒门事亲》更明确提出了“痹病以湿热为源，风寒为兼，三气合而为痹”的观点。《景岳全书·痹》认为痹证虽以风寒湿合痹为大则，但须分阴证、阳证，阳证即为热痹。《温病条辨·中焦湿温》强调：痹证因于寒者固多，痹之兼乎热者亦复不少。《临证指南医案·痹》明确提出湿热痹与风寒湿痹病因各异，治法不同。“从来痹证，每以风寒湿三气杂感主治，召恙之不同，由于暑暍外加之湿热，水谷内蕴之湿热；外来之邪，著于经络，内受之邪，著于腑络，故辛解汗出，热痹不减，全以急清阳明而致小愈”。《医镜·医方发明·痹》认为热痹不仅可由感受湿热之邪而起，即是风寒湿痹，“邪郁病久，风变为火，寒变为热，湿变为痰”而成热痹。提出以通经活血，疏散邪滞，降火，清热，豁痰的治疗大法。

(3)因虚致痹学说：《丹溪心法·痛风》强调：“如肥人肢节痛，多是风湿与痰饮流注经络而痛”，“如瘦人肢节痛，是血虚”，“如倦怠无力而肢节痛，此是气虚兼有痰饮流注”。已充分注意到患者的体质及因虚而致疼痛的病机。论痹之属虚者，清代医家不少持此观点，如喻嘉言特别强调痹证日久，关节变形、僵硬者，未可先治其痹，而应先养血气。叶天士认为虚人久痹宜养肝肾气血的治痹之法，对后世影响亦较大。《医宗金鉴》亦指出：“痹虚者，谓气血虚之人病诸痹也。”

(4)瘀血致病学说：《丹溪心法·卷四·痛风》曰：“若肢节肿痛，脉涩数者，此是瘀血，宜桃仁、红花、当归、川芎及大黄微利之”。《张氏医通·卷六·痿痹门·痹》亦强调：“多因风寒湿气乘虚袭于经络，气血凝滞所致”。《医林改错》中之身痛逐瘀汤等方，在治痹方中可谓独具一格。《血证论·卷六·痹痛》、《医学衷中参西录·治血气郁滞肢体疼痛方》等对痹之属瘀者亦颇多阐发。叶天士对于痹久不愈者，有“久病入络”之说，倡用活血化瘀及虫类药物，搜剔络邪，宣通经脉。

2. 现代病因病理学说 《实用中医内科学·痹证》指出：“痹证是因感受风寒湿热之邪引起的以肢体、关节、疼痛、酸楚、麻木、重着以及活动障碍为主要症状的病证，临床上具有渐进性或反复发作的特点。其主要病机是气血痹阻不通，筋脉关节失于濡养所致”。《实用中医口腔病学·颞下颌关节功能紊乱》强调本病“其主要发病机制是伤气、伤筋，导致气血痹阻不通，筋脉关节失于濡养”。痹是阻闭不通的意思，不通则痛。风寒湿热之邪，乘虚袭人体，引起气血运行不畅，经络阻滞；或痰浊瘀血，阻于经隧，深入关节筋脉，皆可以发病。《中西医结合口腔病学》认为其病因主要为素体虚弱，正气不足，病邪乘虚深入骨骱，使肌肉、关节经络痹阻，气血运行不畅，关节筋脉失于濡养而致病。《中医耳鼻咽喉科临床手册》认为病因病机为肝气郁结、心脾两虚、气血瘀阻所致。

3. 临床病因病理

(1)风寒湿邪，侵袭颞颌：人体肌表经络感受外邪侵袭，引起气血运行不畅，经络或关节筋脉受阻，因而筋骨、肌肉、关节麻木疼痛，开合不利。若素体阳虚，卫外不固，外邪侵袭，则为风寒湿痹；若素体阳盛，感邪后郁而化热，则为风湿热痹。

(2)肝肾虚损，筋脉失养：肾主骨，肝主筋，肝肾不足，复因局部劳损，关节不利，筋脉关节失于濡养，容易发生酸痛，甚至启口受限而发为颊车骱痛。

(3)肝郁脾虚，水湿滞留：情志失调，精神紧张，肝失疏泄，肝气郁结，兼以饮食不节，或劳倦过度，损伤脾胃，或肝郁克脾，致使脾虚运化失常，气血生化不足，兼以水湿滞留，颊车骱肌肉失养，湿困关节，开合不利而病。

【临床征候】

1. 发病情况 好发于青壮年，以20～30岁发病率最高。

2. 病史 可有精神紧张、睡眠不足，受风受冷、意外损伤等病史。两侧颞颌关节发育不对称，单侧咀嚼习惯，关节负荷过大等均可诱发本病。

3. 颞关节运动失常 双侧或单侧颞颌关节发病。有开口过大或过小；开口有偏斜或歪曲；开闭运动出现关节交锁等症状。

4. 疼痛 发病缓急不一，疼痛反复发作。主要表现在开口和咀嚼运动时颊车骱区或其周围肌群疼痛。久病者常有关节区发沉、酸胀、肌肉疲劳，以及面颊、颞区、枕区等慢性疼痛和感觉异常。

5. 颞颌关节弹响或杂音 关节运动功能或结构不协调，或有器质性破坏时，颞颌关节运动时发生摩擦或髁状突表面不光滑，或运动过量将髁状突和关节盘强拉过关节结节而彼此撞击，都会发生弹响声。

6. 体征 X线片常示颞颌关节髁状突位置不正常及运动受限。后期可有关节头或关节盂骨质破坏和形态改变，必要时可行关节造影。

7. 全身症状 可伴有头痛头晕，耳鸣，失眠多梦，吞咽困难、乏力等症状。

【诊断与鉴别诊断】

1. 诊断依据 ①好发于青壮年，病程长，常反复发作；②张口度过大或过小，开口时口型偏斜或歪曲；③张口或咀嚼运动时颞颌关节或关节周围疼痛，患侧关节区有压痛，颏部叩痛；④张口时关节常伴有弹响声。

2. 鉴别诊断　本病应与肿瘤、颞下颌关节炎、耳源性疾病、颈椎病、癔病性牙关紧闭或破伤风牙关紧闭等症相鉴别。

【辨证施治】

1. 古代辨证施治观点　古代缺少本病的辨证施治资料，但古代医家有关痹病的施治方法对于本病的治疗有一定的借鉴意义。有关内容可参考病因病理中“古代病因病理学说”。

2. 现代辨证施治观点　现代有关本病的辨证施治，多数医家亦主张按照痹病的论治方法进行治疗。如《中西医结合口腔病学》将其分为风寒湿痹、风湿热痹、肝脾肾虚三证，分别采用乌头汤合桂枝汤、白虎桂枝汤、独活寄生汤合八珍汤加减论治。《中医耳鼻咽喉科临床手册》对于其论治方法则独有新意，将其分为肝郁气结、心脾两虚、气血瘀阻三证，分别采用柴胡疏肝散合丹栀逍遥散、归脾汤、活血止痛汤加减论治。

3. 证治分类

(1)风寒湿痹证

证候　颞颌部疼痛重着，或酸痛不适，开口不利，活动障碍，遇风寒或潮湿则症状加重，得热则舒，畏风寒，头身困重，舌质淡胖，苔薄白或白腻，脉紧。

证析　风寒湿邪侵袭，寒主凝滞，湿性重着，经脉不畅，故关节疼痛重着或酸痛不适，开口不利，活动不灵，遇风寒或潮湿加重；热则助阳，温通血脉，故得热则舒；寒湿为阴邪，易伤人阳气，寒湿侵袭，与卫气相搏，阳气不得宣泄，毛窍闭塞则畏风寒，头身困重；寒湿相合，水湿难化，则舌质淡胖，苔薄白或白腻；寒邪阻滞脉道则脉紧。

治法　散寒化湿，祛风通络。

方药　蠲痹汤加减。方中主以羌活、独活、海风藤、秦艽祛风散寒化湿而除痹；辅以桑枝、桂枝温经通络；当归、川芎、乳香、木香活血化瘀，行气止痛；甘草调和药性。偏于风者加防风，偏于寒者加细辛、草乌；偏于湿者加薏苡仁、苍术、防己；兼气虚者加党参、黄芪等。

(2)风湿热痹证

证候　颞颌部灼热疼痛或酸痛，关节不利，得寒则舒，或头痛头昏，口渴不喜饮，大便黏滞不爽或秘结，舌质红，苔黄腻，脉滑数。

证析　风湿热邪侵袭颞颌，郁于肌腠关节，气血壅滞，故见颞颌部灼热疼痛或酸痛，关节不利；风湿热相兼，虽热能伤津，但湿邪相随，故虽口渴而不喜饮；湿热内停，则大便黏滞不爽，若热邪偏盛则有秘结；舌质红，苔黄腻，脉滑数均为湿热之征。

治法　祛风清热，利湿通络。

方药　清热通络汤合二妙丸加减。其中以清热通络汤祛风清热，通络止痛；合二妙丸清利湿热；合而共有祛风清热，利湿通络之功。若痛剧加海桐皮、姜黄、萆薢、地龙以清热通络止痛；便秘加火麻仁、生首乌以润肠润便；湿热伤阴，阴虚口干加石斛、南北沙参以养阴清热。

(3)肝肾阴虚证

证候　颞颌处酸软微痛，咀嚼乏力，经久不愈，张口不利，牙根不固，或有头晕目昏，耳鸣，腰膝酸软，心悸，失眠多梦，舌质红，少苔，脉细数。

证析　肝肾阴虚，虚火上炎，颞颌失养，故见颞颌处酸软微痛，咀嚼乏力，经久不愈；水不涵木，肝阳上亢，则头晕目昏；虚火上扰则耳鸣；肾阴亏虚，腰膝失养，故腰膝酸软；虚热内扰，心神不宁，则心悸，失眠多梦；肾主骨，齿为骨之余，齿骨失于肾精濡养，则牙根不固，张口不利；舌红少苔，脉细数亦属肝肾阴虚之征。

治法　补益肝肾，降火强筋。

方药　虎潜丸加减。方中主以熟地黄、龟甲、锁阳、狗骨（骨书为狗骨）补益肝肾，育阴潜阳；辅以知母、黄柏清降虚火；白芍助熟地黄养血活血，通络止痛；陈皮、干姜化湿健脾，以助化源。偏肾阴虚者可加大补阴丸；偏肾阳虚加右归丸；颞颌关节酸痛重者加丝瓜络、海风藤、天仙藤等以通络止痛。

（4）肝郁脾虚证

证候　颞颌处酸痛不适，咀嚼无力或不协调，或咀嚼时肌肉胀痛，平素心情抑郁或精神紧张，胸胁胀痛，身倦，四肢乏力，纳呆，便溏，面色萎黄，舌淡红，苔薄白，脉弦或缓弱。

证析　肝主筋，脾主肉，肝郁则气机不畅，脾虚则气血生化不足，致使颞颌肌肉筋脉失养，故见酸痛不适，咀嚼无力或不协调，或咀嚼时肌肉胀痛；肝失疏泄，情志失调，故见情志抑郁或精神紧张；脾胃虚弱，气血不足，四肢肌肉失养，故见身倦，肢体乏力，面色萎黄；脾胃运化失常，受纳腐熟不利，故见胃呆，便溏；舌淡红，苔薄白，脉弦或缓亦为肝郁脾虚之征。

治法　疏肝解郁，益气健脾。

方药　逍遥散合四君子汤加减。方中以逍遥散疏肝解郁，养血理气而实脾健脾；四君子汤益气健脾，合而奏有疏肝解郁，益气健脾之效。纳呆者，加焦山楂、神曲以和胃消食；脾气虚明显者加黄芪、山药以助健脾益气。

【外治疗法】

1. 古代外治疗法述要　古代文献中，未查及有关本病外治法。

2. 现代外治法述要　现代临床资料中，本病的外治法多采用敷法，且大多与按摩法配合应用，疗效较佳。如有报道采用自拟骨科洗药1号热敷局部，配合指压下关、颊车、合谷、风池、天应穴，揉按颞颌关节处，收效较佳。有报道中药热敷（当归、白芷、桂枝、丝瓜络各15g，伸筋草、延胡索25g，透骨草30g，乳香、没药、三七、香附各9g，薄荷、川乌各6g），加按摩上关、下关、听宫、听会、合谷、太阳、翳风及颞颌关节区取效。

3. 外治法应用

（1）热敷疗法：是治疗颊车骱痛的有效方法，临床可选用活血通络，舒筋止痛药物热敷。可用红花、当归尾、桃仁、川草乌、自然铜、马钱子、鸡血藤各10g。水煎，局部热敷。或用透骨草、伸筋草各30g，木瓜、赤芍、穿山龙、姜黄、徐长卿、桂枝、川芎、三七、儿茶各10g，水煎，局部热敷。亦可用当归、白芷、乳香、没药、川乌、细辛各6g，薄荷、香附、红花、丝瓜络各15g，将上述药物分成2包，用布袋装好密缝，先在冷水中将布袋浸泡1～2分钟，然后加热蒸至开锅为止，3～5分钟后，趁热放于关节区，每日1～2次，每次15分钟。热敷时应同时作有节律的开闭颌运动，用后将布袋悬挂通风处，一剂可用4～5次。

（2）膏药疗法：用关节止痛膏外敷。药物制备：当归、红花、川芎、细辛、薄荷、香附各36g。将上药磨成细末，水煎3次。第1次40分钟，第2次20分钟，第3次20分钟，浓缩呈膏状，以置于玻璃棒上不下滴为止，加乳膏基质等量加温搅匀，再加乳香、没药各36g，二甲基亚砜适量调成膏状即可使用。用法：嘱患者将膏涂擦于患侧颞颌关节外皮肤，每日5～6次，7天为1疗程。

（3）药罐疗法　药用透骨草、伸筋草、木瓜、穿山龙各15g，赤芍12g，川芎、细辛各6g，当归9g。维生素 B_1 注射液500mg，浸入白酒1000ml，浸泡2月后备用。选无底青霉素小瓶，纳入上述浸泡液5ml，保留其原有铝封口，仅暴露穿刺抽吸用的小块橡皮盖，在小瓶底的边缘涂少许凡士林，以便与皮肤密切接触，小瓶的无底边缘应紧贴于所需的治疗穴位，如颊车、下关、合谷等，再用空注射针从瓶口抽出瓶内的空气，形成负压而吸附于皮肤上，使药液与皮肤完全接触，留罐20分钟，再注入少许空气于小瓶内，即可将小瓶取下。每日1次，5次为1疗程。有报道用该法治疗34例，疗效较佳。

【针灸及按摩疗法】

有关针灸、按摩治疗本病的临床报道较多，有单用针刺者，有针刺与灸法并用者，有针灸与按摩并用者，亦有用温针、激光穴位照射、电针、小针刀者等，收效大都较佳。此结合临床报道将介绍如下。

(1)针刺疗法：主穴：下关、颊车、听宫、上关。配穴：合谷、曲池、翳风、头维、外关、颧髎、听会、阴陵泉。每次选主穴和配穴各1～2个，互相交替选用，得气后留针10～20分钟，隔日1次，10次为1疗程。

(2)灸法：取穴同针刺疗法。每穴灸2～3分钟，若采用隔姜灸，效果更好。患者可在家自行灸双下关与合谷穴，每天2～4次。

(3)按摩疗法：《伤科补要·卷二》指出："入骱者，所赖其手法也"。故本法治疗本病有着特殊的意义。操作如下：在耳屏前方颧弓下用摩法按摩5分钟，摩的方向与颧弓平行。然后在下颌后窝向前不断推动下颌支后缘2分钟左右，每天2～3次，每次7分钟。另法是将双手掌搓热，再以热手掌揉搓患部。亦可采用大拇指推压颊车、下关等穴，用力柔和均匀。另法是指压颊车、下关、听宫、听会等穴。手法为一压一放，使力量达到深层。

(4)针刺加艾灸疗法：取穴：下关、颊车、合谷、足三里。操作：每穴常规消毒后，用1～1.5寸毫针针刺诸穴，针感稍强，以局部有较强的酸、困、麻、胀、重感为度。然后取自制艾灸置下关穴上，将艾绒点燃放入艾灸器内施行温针灸法，使颞颌关节部有温热感为适宜，避免烫伤皮肤，每日1次，每次30分钟，10次为1疗程，1疗程后休息3～5天，继续下一疗程治疗。

(5)针刺加按摩疗法：取穴下关、合谷、颊车、听宫、翳风、听会、耳门，据证补泻，留针15～20分钟，起针后按摩颞肌、嚼肌区、下颌骨升支的后缘，每次7分钟。

(6)耳针疗法：取患侧对耳屏处耳软骨弯曲部的外缘突出处，平喘穴与腮腺穴之间，局部消毒，直刺进针，留针20分钟，中间行针1次。或取对耳屏阳性反应点处贴压王不留行籽。或取耳尖、神门、皮质下为主穴，辨证配肾、肝、脾、心、交感、三焦、胃、大肠等穴，王不留行籽贴压。

(7)拔罐疗法：取上关、下关、颊车、大迎、天牖、瘈脉、翳风等，每次拔罐时轮流采用耳前耳后2～3个穴，加上痛点拔罐。方法：将装好的中药(防风、荆芥、川乌、苍术、甘草、紫苏、独活、桂枝、秦艽、草乌、川椒、牛膝、羌活、麻黄、川芎各15g，红花6g，艾叶60g)布袋放入锅内煮沸后，再放入竹罐6～8个，煮3～4分钟即可用。

(8)点穴按摩疗法：点穴按摩有行气活血，舒筋止痛，滑利关节，理筋整复的作用。患者取仰卧位，颈下垫枕，高低应适当。施术者位于其头部或体侧，按下述步骤依次进行。①先以拇、食、中三指拿患者双上肢合谷、手三里、曲池，然后以中指或拇指点揉面部翳风、下关、颊车、听宫，至局部出现明显酸胀感后，再以掌根朝耳后方向按揉5分钟。②指点、掌揉患部至皮肤泛红、发热后，再以拇指端或指甲轻轻掐按1分钟，后于痛点处向周围按拨10次左右，再用掌根朝眼前方向轻揉之。③令患者作缓缓的咀嚼动作，同时术者以拇指端按压下颌关节处，每咀嚼1次按压1次，用力由轻渐重，连续5～10次。④对个别有半脱位患者，应先给以手法复位。如下颌骨出现侧方偏斜、关节咬合异常者，可在前述方法的基础上，再令患者正坐位，术者立其身后，将一手掌大鱼际按在患处颞颌部和髁状突处，令一手按于对侧下颌部，令患者作张口闭口运动，术者则双手做相对挤压，如此5～10次，可纠正关节咬合异常。伴见头痛头晕者，可配合点按百会、头维、率谷，揉太阳，拿风池、天柱。⑤手法治疗结束后，用正红花油涂擦患处(勿入眼、耳中)或代温灸膏外用。每次治疗15～20分钟，每日1次。

(9)针刺加穴位注射：主穴：下关、听宫、耳门、颊车、太阳、合谷。年老体弱者加足三里；启口受限，咀嚼疼痛者加嚼中(下关与颊车之间)；头痛、眩晕加风池。针法：主穴选3～4个，加配穴。针刺时，下关穴必选，直刺0.5～1寸；听宫、耳门穴，张口直刺1～1.5寸，其余穴位按常规针法，或斜刺透穴等。虚补实泻，虚实夹杂宜平补平泻法。留针20～30分钟。穴位注射：出针后选下关、嚼中、合谷穴，用5ml注射器5号针头抽取维生素B_{12}0.5μg、当归注射液2ml，混合，分别刺入上穴0.5～1寸深，有针感后回抽无血即注入。一般隔日1次，6次为1疗程。未愈者，休息3天可继续治疗。

【物理疗法】

(1)激光疗法：运用激光光针仪，取下关、合谷、颊车、听宫、阿是穴，垂直照射，剂量最多8mW，每穴照射8～10分钟，每次照射2～3穴。另有报道用He-Ne激光仪，取耳门、下关、颊车、外关、合谷，每穴照射5分钟。

(2)旋磁、微波疗法：采用交直两用旋转磁疗机，治疗选用中挡转速。患者坐位，磁头贴近皮肤置于下关、听宫穴，每穴15分钟，每日1次，12次为1疗程。微波治疗采用微波电疗机，患者坐位，以颞颌关节体表投影为中心垂直辐射，距离10cm，输出功率40～50W，以局部有温热舒服感为宜，每次15分钟，每日1次，12次为1疗程。

(3)推拿配合电针及特定电磁波治疗：①手法复位：患者仰卧床上，医者立于其头端，双手中指按揉患者双侧颞颌关节处1分钟，而后用4指大面积按揉放松，重复3次，对条索状物可采用弹拨法。然后医者双手拇指置于患者耳后，其余4指卡住患者下颌骨(左右两侧)，左右移动，摇晃数次，而后放松。②针灸：针刺翳风、禾髎、下关、听会诸穴有针感后可在针柄上接电针治疗仪。③TDP照射患侧疼痛处30分钟，剂量以患者能耐受为限。有报道用该法治疗10例，痊愈8例，好转2例，疗程均在1周内。

【专病专方】

1. 现代专病专方

(1)活血止痛膏：三七、桃仁各4.5g，地龙、乳没各5g，白芷、红花各3g，血竭、钻地风各6g，市售黑膏药500g，先将上药共研细末，再将药粉分别均匀掺入溶解的膏药中，然后用绒布或细纸制2cm×1.5cm大小的膏药备用，届时加热软化膏药后敷贴患处。(《湖北中医杂志》1884，(4)：55)

(2)自拟骨科洗药1号：当归尾、伸筋草、透骨草、桑寄生、骨碎补、三七各15g，红花、秦艽、五加皮、木瓜、乳香、没药各10g。装纱布袋内，冷水浸30分钟，加水2000～2500ml，黄酒200ml，以文火煎煮15分钟，取出药袋，滤略干，敷于患侧面中15分钟，日1次。(《中医药学刊》2005，23(5)：925)

2. 古代专病专方

(1)加味甘桔汤：红肿焮痛者，发于阳也。先用三黄水洗开口，用针刺交骨处，去其紫血，续用冰硼散吹之。内服加味甘桔汤：生地一钱，玄参一钱，枳壳一钱，桔梗一钱，牛子一钱，丹皮钱半，防风一钱，连翘一钱，山甲二钱，银花一钱，公英三钱，甘草五分，加公英数钱自效。

(《外科真诠·牙部·牙齩》)

(2)无红肿,内中时觉酸痛,乃阴寒之病。先用生姜一片放颊车穴上,用艾丸连灸二三壮,其口自开,内服当归补血汤(生黄芪五钱,当归二钱)加白蒺藜。(《外科真诠·牙部·牙齩》)

【预后与转归】

颊车骱痛是一种慢性疾病,病期一般较长,几年或十几年。有的表现为一过性并自愈,有的经常反复发作,但常常有自限性,随着年龄增加而症状减轻,预后良好。

【护理与预防】

(1)本病发作期间,宜食半流质、软食,避免咬硬物。

(2)避免张口过大,防止关节损伤,纠正不良习惯,如单侧咀嚼,工作紧张时咬牙等。避免受寒冷刺激,勿经常咀嚼硬物,有缺牙及时修复。

(3)及时治疗全身有关疾病,如神经衰弱等。保持心情舒畅,忌忧郁恚怒。

【参考资料】

1. 2000年前参考资料见第1版,此略。
2. 开雁. 温针灸结合封闭治疗颞颌关节功能紊乱综合征34例. 四川中医,2003,21(8):86
3. 李国衡. 颞下颌关节功能紊乱综合征的中医治疗. 中西医结合学报,2003,1(4):258
4. 魏晖,等. 推拿理筋手法治疗颞颌关节功能紊乱症31例. 实用中医药杂志,2004,20(8):449
5. 戴诗林,等. 推拿中药外敷并用治疗颞颌关节功能紊乱症35例. 中医药学刊,2005,23(5):925
6. 陈晓英,等. 推拿合温针灸治疗颞颌关节功能紊乱症120例. 河南中医,2006,26(9):30
7. 乔红曼. 推拿结合中药外敷治疗颞颌关节功能紊乱. 临床合理用药杂志,2009,2(10):48
8. 张翠彦,等. 温针和激光穴位照射治疗颞颌关节功能紊乱的疗效比较. 上海针灸杂志,2008,27(6):29

文献篇

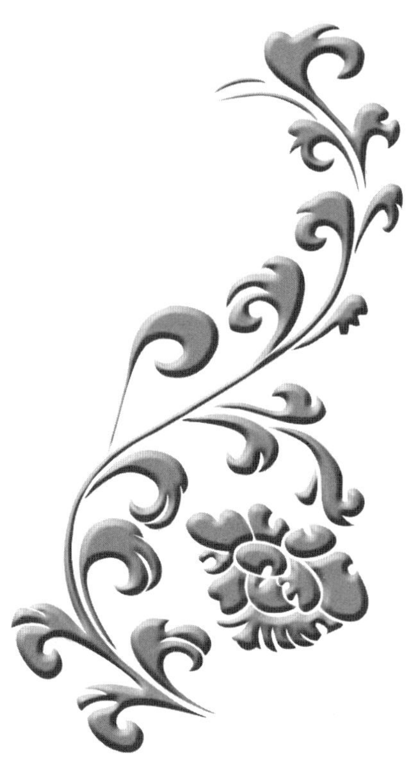

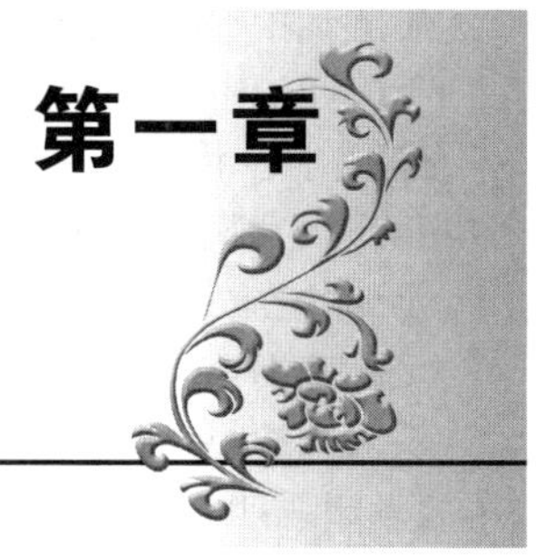

第一章

耳科文献

一、耳科总论

本内容包括耳的解剖生理、一般病因病机，以及涉及两个以上耳科疾病的文献。另外，对针灸学专著论及耳科的，以及其他重要原著耳科总论中所载具有较大参考价值的治方文献，所选文献不再在其他相关病症收录。

素问

生气通天论：故圣人传精神，服天气，而通神明。失之则内闭九窍，外壅肌肤，卫气散解，此谓自伤，气之削也。

阳不胜其阴，则五脏气争，九窍不通。是以圣人陈阴阳，筋脉和同，骨髓坚固，气血皆从。如是则内外调和，邪不能害，耳目聪明，气立如故。

天不足西北，故西北方阴也，而人右耳目不如左明也；地不满东南，故东南方阳也，而人左手足不如右强也。帝曰：何以然？岐伯曰：东方阳也。阳者其精并于上，并于上，则上明而下虚，故使耳目聪明，而手足不便也。西方阴也，阴者其精并于下，并于下，则下盛而上虚，故其耳目不聪明，而手足便也。故俱感于邪，其在上则右甚，在下则左甚，此天地阴阳所不能全也，故邪居之。

金匮真言论：南方赤色，入通于心，开窍于耳。

阴阳应象大论：清阳出上窍，浊阴出下窍……阴味出下窍，阳气出上窍。

肾主耳……在窍为耳。

玉机真脏论：脾为孤脏……其不及，则令人九窍不通。

缪刺论：邪客于手足少阴太阴足阳明之络，此五络皆会于耳中，上络左角。五络俱竭，令人身脉皆动，而形无知也，其状若尸，或曰尸厥。刺其足大指内侧爪甲上去端如韭叶，后刺足心，后刺足中指爪甲上各一痏，后刺手大指内侧，去端如韭叶，后刺手心主，少阴锐骨之端各一痏，立已，不已，以竹管吹两耳，鬄其左角之发方一寸燔治，饮以美酒一杯，不能饮者灌之，立已。

阴阳别论：二阳一阴，阳明主病，不胜一阴，脉软而动，九窍皆沉（张介宾注："二阳土也，一阴木也。阳明厥阴相薄，则肝邪侮脾，故阳明主病，不胜一阴。脉软者胃气也，动者肝气也。土受木邪，则软而兼动也。九窍之气，皆阳明所及，阳明病则胃气不行，故九窍皆为沉滞不通利也。"）。

邪气脏腑病形：十二经脉，三百六十五络，其血气皆上于面而走空窍，其精阳气上走于目而为睛，其别气走于耳而为听，其宗气上出于鼻而为臭，其浊气出于胃，走唇舌而为味，其气之津液，皆上熏于面……

灵枢

根结：阳明根于厉兑，结于颡大。颡大者，钳耳也。少阳根于窍阴，结于窗笼。窗笼者，耳也。

经脉：胃足阳明之脉……出大迎，循颊车，上耳前，过客主人（上关穴），循发际至额颅。

小肠手太阳之脉……其支者，从缺盆循颈上颊，至目锐眦，却入耳中。

膀胱足太阳之脉……其支者，从巅至耳上角。

三焦手少阳之脉……其支者，从膻中上出缺盆，上项系耳后，直上出耳上角，以屈下颊至䪼。其支者，从耳后入耳中，出走耳前，过客主人前，交颊至目锐眦。

胆足少阳之脉，起于目锐眦，上抵头角，下耳后，……其支者，从耳后入耳中，出走耳前，至目锐眦后。

手阳明之别……其别者，入耳合于宗脉。

经别：手心主之正……入胸中，别属三焦，出循喉咙，出耳后，合少阳完骨之下。

经筋：足太阳之筋……其支者，入腋下，上出缺盆，上结于完骨。

足少阳之筋……直者，上出腋，贯缺盆，出太阳之前，循耳后，上额角，交巅上，下走颔，上结于頄。

足阳明之筋……其支者，从颊结于耳前。

手太阳之筋……其支者，后走腋后廉，上绕肩胛，循颈，出走太阳之前，结于耳后完骨。其支者，入耳中，直者，出耳上，下结于颔，上属目外眦。

手少阳之筋……其支者，上曲牙，循耳前，属目外眦，上乘颔，结于角。

脉度：五脏常内阅于上七窍也，故……肾气通于耳，肾和则耳能闻五音矣。五脏不和，则七窍不通。

师传：肾者主为外，使之远听。视耳好恶，以知其性。

本脏：黑色小理者，肾小；粗理者，肾大。高耳者，肾高；耳后陷者，肾下。耳坚者，肾坚；耳薄不坚者，肾脆。耳好前居牙车者，肾端正；耳偏高者，肾偏倾也。

五癃津液别：五脏六腑，心为之主，耳为之听，目为之候，肺为之相，肝为之将，脾为之卫，肾为之主外。

五阅五使：耳者，肾之官也。

论疾诊尺：耳间青脉起者，掣痛。

卫气：足少阳之本，在窍阴之间，标在窗笼之前。窗笼者，耳也。

难经

三十七难曰：五脏者，常上关于七窍也。故……肾气通于耳，耳和则知五音矣。

四十难曰：经言，肝主色，心主臭，脾主味，肺主声，肾主液。鼻者，肺之候，反而知香臭；耳者，肾之候，而反闻声。其意何也？然：肺者，西方金也，金生于巳，巳者南方火，火者心，心主臭，故令鼻知香臭；肾者，北方水也，水生于申，申者西方金，金者肺，肺主声，故令耳闻声。

针灸甲乙经

五脏六腑官：心气通于舌，舌和则能知五味矣。《素问》曰：心在窍为耳。夫心者，火也；肾者，水也。水火既济。心气通于舌，舌非窍也，其通于窍者，寄在于耳。

诸病源候论

卷四·虚劳骨蒸候：又有二十三蒸……十二肺蒸，鼻干。十三肾蒸，两耳焦。十四膀胱蒸，右耳偏焦……十八大肠蒸，鼻右孔干燥。

备急千金要方

卷十三·心脏：心在窍为耳。夫心者火也，肾者水也，水火相济，心气通于舌，舌用非窍也，其通于窍者，寄见于耳。左耳丙，右耳丁，循环炎宫，上出唇口，知味，荣华于耳，外主血，内主五音。

备急千金要方

卷十九·肾脏：耳者肾之官。肾气通于耳，耳和则能闻五音矣。肾在窍为耳，然则肾气上通于耳，下通于阴也。

肾主耳，耳是肾之余。

耳大小高下厚薄扁圆则肾应之。正黑色小理者则肾小，小即安，难伤。粗理者则肾大，大则虚，虚则肾寒，耳聋或鸣，汗出腰痛，不得俛仰，易伤以邪。耳高者肾高，高则实，实则肾热，背急缀痛，耳脓血出，或生肉塞耳。耳后陷者则肾下，下则腰尻痛不可以俛仰，为狐疝。耳坚者则肾坚，坚则肾不受病，不病腰痛。耳薄者则肾脆，脆则伤热，热则耳吼闹，善病消瘅。耳好前居牙车者，则肾端正，端正则和利难伤。耳偏高者则肾偏欹，偏欹则善腰尻偏痛。

凡人生死休否则藏神前变形于外。人肾前病，耳则为之焦枯；若肾前死，耳则为之黝黑焦癖。

牙齿脑髓苦痛，手足酸消，耳鸣色黑，是骨极之至也。

圣济总录

卷一百一十五：耳诸疾：论曰肾开窍于耳，足少阴之经，宗脉之所会也。若精气调和，元藏充盛，则耳聪而诸疾不生。或劳伤气血,客受风邪,则肾虚而为耳病。有肾间积水而耳聋者,有心气虚热而耳聋者,有脑脂下流成耵聍耳垢而耳聋者,其证不一。

幼幼新书

卷三十三·耳聋第十一:《宝鉴》儿耳聋鸣停耳痛不痛歌:太阳入耳听损聪,气滞多时耳必聋,鸣是风与气相击,痛应脑户有邪风。肾热郁蒸停耳患,日深疼痛出稠脓,不有稠脓非此患,只缘滴水入其中。

三因极一病证方论

卷十六·耳病证治:肾虽寄窍于耳,当知耳为听会,主纳五音,外则宫商角徵羽,内则唏嘘呵吹呬,内关五脏,外合六淫,故风寒暑湿,使人聋聩耳鸣;忧思喜怒,多生内塞;其如劳逸,不言而喻。复有出血生脓,聤耳底耳,或耵聍不出,飞走投入,诸证既殊,治各有法。

菖蒲丸:治耳卒痛,及聋塞不闻声。菖蒲、附子(炮去皮脐,各等分),上为末,以醋丸,如杏仁大。绵裹纳耳中,日二易之。

补肾丸:治肾虚耳聋,或劳顿伤气,中风虚损,肾气升而不降,致耳内虚鸣。山茱萸、干姜(炮)、巴戟、芍药、泽泻、石斛、菟丝子(酒浸)、远志(去心)、桂心、黄芪、细辛、干地黄、附子(炮)、当归、牡丹皮、蛇床子、甘草、苁蓉(酒浸)、人参各二两,菖蒲一两,防风一两半,茯苓半两,羊肾二枚。上为末,以羊肾研细,酒煮面糊为丸,如梧子大。食前盐、酒任下三十丸至五十丸。

蜡弹丸:治耳虚聋。白茯苓二两,山药炒,三两,杏仁(去皮尖炒)一两半,黄蜡二两。上以前三味为末,研匀,熔蜡为丸,如弹子大。盐汤嚼下;有人止以黄蜡细切嚼,点好建茶送下亦效。

干蝎散:治耳聋因肾虚所致。十年内一服效。干蝎(黄色小者,并头尾用)四十九个,生姜(切如蝎大)四十九片。二味银石器内炒至干,为细末。上向晚勿食,初夜以酒调作一服,至二更以来,徐徐尽量饮,五更耳中闻百十攒笙响,便自此闻声。

解仓饮子:治气虚热壅,或失饥冒暑,风热上壅,耳内聋闭,彻痛,脓血流出。赤芍药　白芍药各半两,当归、甘草(炙)、大黄(蒸)、木鳖子(去壳)各一两。

麝香散:治聤耳底耳,耳内脓出。桑螵蛸一个,慢火炙及八分熟存性,麝香一字,别研。上为末,研令匀。每用半字掺耳内;如有脓,先用绵捻纸以药掺之。一法,用染坯、枯矾等分为末,以苇管吹入耳内即愈;或入麝香更佳。

素问玄机原病式

六气为病·热类:经曰:目得血而能视,耳得血而能听,手得血而能摄,掌得血而能握,足得血而能步,脏得血而能液,腑得血而能气。夫血随气运,气血宣行,其中神自清利,而应机能为用矣。又曰:血气者,人之神,不可不谨养也。故诸所运用,时习之则气血通利,而能为用;闭壅之则气血行微,而其道不得通利,故劣弱也。若病热极甚则郁结,而气血不能宣通,神无所用,而不遂其机,随其郁结之微甚,有不用之大小焉。是故目郁则不能视色,耳郁则不能听声,鼻郁则不能闻香臭,舌郁则不能知味。

六气为病·火类:经曰:出入废,则神机化灭;升降息,则气立孤危。故非出入则无以生长化收藏,是以升降出入,无器不有。人之眼、耳、鼻、舌、身、意、神识,能为用者,皆由升降出入之通利也。有所闭塞者,不能为用也。若目无所见,耳无所闻,鼻不闻臭,舌不知味,筋痿骨痹,齿腐,毛发堕落,皮肤不红,肠不能渗泄者,悉由热气怫郁,玄府闭密,而致气液、血脉、荣卫、精神不能升降出入故也。各随郁结微甚,而察病之轻重也。

黄帝素问宣明论方

卷三·风门:夫风热怫郁,风大生于热,以热为本,而风为标。风言风者,即风热病也。气壅滞,筋脉拘倦,肢体焦痿,头目昏眩,腰脊强痛,耳鸣鼻塞,口苦舌干,咽嗌不利,胸膈痞闷,咳呕喘满……或面鼻生紫赤,风刺隐疹,俗呼为肺风者……防风通圣散。

脾胃论

脾胃虚实传变论:《通评虚实论》云:头痛耳鸣,九窍不利,肠胃之所生也,胃气一虚,耳、目、口、鼻俱为之病。

大肠小肠五脏皆属于胃,胃虚则俱病论:《内经》云:耳鸣、耳聋、九窍不利,肠胃之所生也。此胃弱不能滋养手太阳小肠、手阳是有大肠，故有此证。然亦从胃弱而得之，故圣人混言肠胃之所生也。

或曰：子谓混言肠所生亦有据乎？子应之曰：《玉机真脏论》云：脾不及，令人九窍不通。谓脾为死阴，受胃之阳气，能上升水谷之气于肺，上充皮毛，散于四脏。今脾无所禀，不能行气于脏腑，故有此证。此则脾虚九窍不通之谓也。虽言脾虚，亦胃之不足所致耳……盖脾不受胃之禀命，致五脏所主九窍不能上通天气，皆闭塞不利也。

五脏之气交变论：耳者上通天气，肾之窍也，乃肾之体而为肺之用，盖肺长生于子，子乃肾之舍而肺居其中，而能听音声也。

严氏济生方

耳门・耳论治：夫耳者，肾之所候。肾者，精之所藏。肾气实则精气上通，闻五音而聪矣。若疲劳过度，精气先虚，于是乎风寒暑湿，得以外入，喜怒忧思，得以内伤，遂致聋聩耳鸣。热壅加之，出血出脓，则成聤耳底耳之患。候其颧颊色黑者，知其耳聋也。亦有手少阳之脉动厥而聋者，耳内辉辉焞焞也。手太阳脉动厥而聋者，耳内气满也。大抵气厥耳聋尚易治，精脱耳聋不易药愈。

又论：夫耳者肾之候，肾乃宗脉之所聚，其气通于耳。肾气和平则闻五音而聪矣，肾气不平则耳为之受病也。前论载之备矣。医经云：肾气通于耳，心寄窍于耳。风、寒、暑、湿、燥、热得之于外，应乎肾，忧、愁、思、虑得之于内，系乎心。心气不平，上逆于耳，亦致聋聩、耳鸣、耳痛、耳痒、耳内生疮，或为停耳，或为焮肿。六淫伤之调乎肾，七情所感治乎心。医疗之法，宁心顺气，欲其气顺心宁，则耳为之聪矣。宜用局方妙香散以石菖蒲煎汤调服以顺心气，参丹、蜜砂以宁心君。调肾之药苁蓉丸是也，各方参而用之可也。

塞耳丸：治耳聋无不效。石菖蒲一寸，巴豆一枚，去皮，全蝎一枚，去毒。上为细末，葱涎打和，如枣核大，绵裹纳耳中。

苁蓉丸：治肾虚耳聋，或风邪入于经络，耳内虚鸣。肉苁蓉（酒浸切片焙）、山茱萸（去核）、石龙芮、石菖蒲、菟丝子（淘净酒浸蒸焙）、川羌活（去芦）、鹿茸（燎去毛切片酒浸蒸）、石斛（去根）、磁石（火煅醋淬七次水飞）、附子（炮去皮脐）各一两，全蝎（去毒）二七个，麝香一字旋入。上为细末，炼蜜为丸，如梧桐子大，每服七十丸加至一百丸，空心，盐酒、盐汤任下。

磁石散：治风虚耳聋无闻。磁石（火煅）、防风（去芦）、羌活（去芦）、黄芪（去芦盐水浸焙）、木通（去粗皮）、白芍药、桂心（不见火）各一两，人参半两。上㕮咀，每服四钱，水一盏半，羊肾一对，切片去脂膜，煎至七分，去滓，食前温服。

鸣聋散：治耳中如潮声蝉声，或暴聋。一称通耳法，治耳聋无所闻。磁石一块如豆大，穿山甲烧存性，为末，一字。上用新绵子裹了，塞于所患耳内，口中衔小生铁，觉耳内如风声即住。

烟脂散：治聤耳。烟脂、白矾（火上熬干），上等分，为细末，每用少许，以绵杖子蘸药，絍在所患耳中。

仁斋直指

卷二十一・二：耳属足少阴之经，肾家之寄窍于耳也。肾通乎耳，所主者精，精气调和，肾气充足，则耳闻而聪，若劳伤气血，风邪袭虚，使精脱肾惫，则耳转而聋。又有气厥而聋者，有扶风而聋者，有劳损而聋者。盖十二经脉，上络于耳，其阴阳诸经，适有交并，则脏气逆而为厥，厥气搏入于耳，是为厥聋，必有时乎眩晕之证。耳者，宗脉之所附，脉虚而风邪乘之，风入于耳之脉，使经气痞而不宣，是为风聋，必有时乎头痛之证。劳役伤于气血淫欲耗其精元，瘦悴力疲，昏昏聩聩，是为劳聋。有能将适得所，血气和平，则其聋暂轻，其或日就劳伤，风邪停滞，则为久聋之证矣。外此，又有耳触风邪，与气相击，其声嘈嘈，眼或见光，谓之虚鸣。热气乘虚，随脉入耳，聚热不散，脓汁出焉，谓之脓耳。入耳间有津液，轻则不能为害，若风热搏之，津液结成核塞耳，亦令暴聋，谓之耵耳。前是数者，肾脉可推，风则浮而盛，热则洪而实，虚则涩而濡。风为之疏散，热为之清利，虚为之调养，邪气屏退，然后以通耳调气安肾之剂主之，于此得耳中三昧。

医学正传

卷四・耳病：《内经》曰：肾者作强之官，技巧出焉。又曰：耳为肾之外候。一曰：肾通窍于耳。一曰：心通窍于耳。夫肾之为脏，水脏也，天一生水，故有生之初，先生二肾而一阴藏焉，而又有相火存乎命门之中也，每挟君火之势而侮所不胜，经所谓一水不能胜二火是矣。其或嗜欲无节，劳役过度，或中年之后，大病之余，肾水枯涸，阴火上炎，故耳痒耳鸣，无日而不作也。或如蝉噪之声，或如钟鼓之响，甚为可恶，早而不治，渐而至于龙钟，良可叹哉！治法宜泻南方之火，补北方之水，无有不安者焉。钱仲阳曰：肾有补而无泻。厥有旨哉。

脉法：两寸脉浮洪上鱼为溢，两尺脉短而微，或大而数，皆属阴虚，法当补阴抑阳。左寸洪数，心火上炎，两尺脉洪或数者，相火上炎，其人必遗精，梦与鬼交，两耳蝉鸣或聋。

方法：丹溪曰：大病后耳聋，及阴虚火动而聋者，宜补阴降火，四物汤加黄柏主之。耳鸣，当归龙荟丸；多饮酒人，宜木香槟榔丸。耳聋，以茱萸、乌头尖、大黄三味为末，津调贴涌泉穴，以引火下行。

针灸聚英

卷一上·手太阴肺经：列缺：主偏风口面㖞斜，手肘无力，半身不遂。

卷一上·手阳明大肠经：商阳：主胸中气满，喘咳支肿，热病汗不出，耳鸣耳聋。

二间：主……口干口㖞。合谷：主……耳聋。阳溪：主……耳鸣耳聋。偏历：主……耳鸣，风汗不出，利小便，实则龋聋，泻之，虚则齿寒痹鬲，补之。

卷一上·足阳明胃经：承泣：主……口眼㖞斜，口不能言，面叶叶牵动，眼赤痛，耳鸣耳聋。四白：主头痛，目眩，目赤痛，僻泪不明，目痒目肤翳，口眼㖞噼不能言。巨髎：主瘛疭，唇颊肿痛，口㖞噼。地仓：主偏风口㖞……口眼㖞斜者，以正为度。大迎：主中风牙关不开，口噤不语，失音，牙关痛，颔颊肿，牙不可嚼物，颈强不得回顾，口眼㖞。下关：主失欠，牙车脱臼，目眩齿痛，偏风口眼㖞斜，耳鸣耳聋，耳痛脓汁出。冲阳：主偏风口眼㖞，跗肿，齿龋。内庭：主……口㖞。厉兑：主……口㖞唇胗。

卷一上·手太阳小肠经：前谷：主……耳鸣，颈项肿，喉痹，颊肿引耳后。后溪：主疟寒热，目赤生翳，鼻衄耳聋。腕骨：主热病汗不出，胁下痛，不得息，颈颔肿，寒热耳鸣。阳谷：主癫疾狂走，热病汗不出，胁痛，颈颔肿，寒热，耳聋耳鸣。小海：主……耳聋目黄，颊肿。肩贞：主伤寒寒热，耳鸣耳聋。天窗：主……耳聋颊肿，齿噤中风。颧髎：主口㖞面赤，眼瞤动不止，䪼肿齿痛。听会：主失音癫疾，心腹痛，聤耳耳聋，如物填塞无闻，耳中嘈嘈侬侬蝉鸣。

卷一上·足太阳膀胱经：攒竹：主……睑瞤动不得卧，颊痛面痛，尸厥癫邪，神狂鬼魅，风眩，嚏。曲差：主目不明，鼽衄鼻塞，鼻疮。承光：主风眩头风，呕吐心烦。通天：主……头旋，尸厥，口㖞。络却：主头旋耳鸣。玉枕：主……头项痛，风眩。天柱：主头旋脑痛头风，鼻不知香臭，脑重如脱。肝俞：主……目上视，目眩。肾俞：主虚劳羸瘦，耳聋肾虚。昆仑：主……目眩……东垣曰：《针经》云：上气不足，脑为之不满，耳为之苦鸣，头为之倾，目为之瞑，中气不足，溲便为之变，肠为之苦鸣；下气不足，则为痿厥心悗，补足外踝，留之。

卷一下·手少阳三焦经：液门：主……头痛，暴得耳聋，齿䪼痛。中渚：主热病汗不出，目眩头痛，耳聋。外关：主耳聋浑浑焞焞无闻。会宗：主五痫，肌肤痛，耳聋。三阳络：主暴喑哑，耳聋。四渎：主暴气耳聋，下齿龋痛。天井：主……耳聋嗌肿，喉痹汗出，目锐眦痛，颊肿痛，耳后臑臂肘痛。天牖：主暴聋气，目不明，耳不聪。翳风：主耳鸣耳聋，口眼㖞斜，脱颔颊肿，口噤不开，不能言，口吃，牙车急。颅息：主耳鸣痛。耳门：主耳鸣如蝉声，聤耳脓汁出，耳生疮，齿龋，唇吻强。和髎：主头重痛，牙车引急，颈颔肿，耳中嘈嘈，鼻涕，面风寒，鼻准上肿，痈痛，招摇视瞻，瘛疭，口噼。

卷一下·足少阳胆经：听会：主耳鸣耳聋……中风口㖞斜，手足不随。客主人：主唇吻强，口眼偏邪……耳鸣耳聋。颔厌：主……耳鸣。浮白：主足不能行，耳聋耳鸣……耳鸣嘈嘈无所闻。窍阴：主……头项颔痛引耳嘈嘈，耳鸣无所闻。完骨：主……耳后痛，烦心，小便赤黄，喉痹齿龋，口眼㖞斜。临泣：主目眩。风池：主……气发耳塞。侠溪：主……目眩，颊颔肿，耳聋。窍阴：主……卒聋不闻人语。

卷一下·督脉：大椎：主……太阳与少阳并病，颈项强痛，或眩冒，时如结胸，心下痞硬者，当刺大椎第一间。强间：主头痛目眩脑旋，烦心呕吐涎沫，项强，狂走不卧。后顶：主头项强急，恶风寒风眩。百会：主……头痛目眩，食无味，百病皆治。囟会：主……头眩，颜青目眩，鼻塞不闻香臭。上星：主……目眩。神庭：主……头风目眩。水沟：主……口㖞噼。

卷一下·任脉：承浆：主偏风，半身不遂，口眼㖞斜。

卷一下·十五络脉：手阳明之别，名曰偏历，实则龋聋，泻之。

卷二·玉机微义针灸证治·喉痹：火热喉痹，急用吹药点，刺少商、合谷、丰隆、涌泉、关冲等穴。

卷四下·杂病歌:耳目:耳鸣百会与听宫,听会耳门络却中,阳溪阳谷前谷穴,后溪腕骨中渚同,液门商阳肾俞顶,总算十四穴里攻。聤耳生疮有脓汁,耳门翳风合谷窟。重听无所闻耳门,翳风风池侠溪焚,听会听宫通六穴,治之此患定不存。

保婴撮要

卷二·面上症:耳干燥主骨疳蒸热,作渴盗汗,用地黄丸。

卷四:耳者心肾之窍,肝胆之经也。心肾主内症精血不足,肝胆主外症风热有余。或聋聩,或虚鸣者,禀赋虚也。或胀痛,或脓痒者,邪气客也。禀赋不足,宜用六味地黄丸。肝经风热,宜用柴胡清肝散。若因血燥,用栀子清肝散,未应,佐以六味丸,间服九味芦荟丸。若因肾肝疳热,朝用六味丸,夕用芦荟丸。若因食积内热,用四味肥儿丸。若因乳母膏粱积热而致者,宜加味清胃散;脾经郁结而致者,加味归脾汤;肝经怒火而致者,加味逍遥散,皆令乳母服之,兼与其儿少许。不可专于治外,不惟闭塞耳窍,抑亦变生他症,延留日久,遂成终身之聩矣。慎之。

古今医鉴

卷九·耳病:脉:肾脉浮而盛为风,洪而实为热,短而涩为虚。两尺脉短而微,或大而数,皆属阴虚。相火上炎,其人必遗精,而两耳蝉鸣,或聋。

病:夫耳者,肾之窍也,其为病亦有数种:有气厥而聋者;有挟风而聋者;有劳伤而聋者;有热气乘虚,随脉入耳,而为脓耳者;有耳出津液,风热搏之,结核塞耳,亦令暴聋而为聤耳者。然又有左聋者,有右聋者,有左右俱聋者。不可不分经而治之也。

治:夫左耳聋者,因有所忿怒过度,则动少阳胆火,故从左起,以龙荟丸主之;右耳聋者,因有所色欲过度,则动太阳膀胱相火,故从右起,以六味地黄丸主之;左右俱聋者,因有所醇酒厚味过度,则动足阳明胃火,故从中起,以通圣散、滚痰丸主之。盖左耳聋者,妇人多有之,以其多忿怒故也;右耳聋者,男子多有之,以其多色欲故也;左右俱聋者,膏粱之家多有之,以其多肥甘故也。总三者而论之,忿怒致耳聋者为多。丹溪曰:厥阴、少阳热多,当用开痰散风热,其此之谓乎。

医林绳墨

卷七:耳属足少阴肾经,肾之窍也。肾气充实则耳聪,肾气虚则耳聋,肾气不足则耳鸣,肾气结热则耳脓,内。《内经》曰:肾者作强之官,技巧出焉。又曰:耳为肾之候。肾虽通于耳,然耳之为病,非独肾病也,亦兼少阳治之可也。何也?肾之为脏,水脏也,天一生水,故有生之初,先生二肾,而水主之,水主澄静,故能司听。又有相火存于命门之中,而三焦为之腑,每挟相火之势,而侮所不胜,经所谓一水不胜二火者是也。其或嗜欲无节,劳伤过度,水竭火胜,由是阴不升而阳不降,无根之火,妄动于上,则耳中嘈嘈有声者焉。或少年妄作,或中年多劳,多气,或大病后不断房事,致令肾水枯少,阴火沸腾,故耳中哄哄有声,其人昏昏愦愦者焉,俱宜滋阴补肾之剂,无有不安者焉。钱仲阳曰:肾者作强之官,有补而无泻,此理明矣。经又曰:气虚耳聋,火聚耳鸣。此气者,少阴肾经不足之气也;火者,少阳三焦有余之火也,气当宜补,火当宜泻。丹溪又曰:耳闭者,乃属少阳三焦经气之闭也,耳鸣者亦属少阳胆经之火,痰之郁也。气闭者,宜当清气而开郁,痰火者,宜当降火而豁痰。又有气逆壅盛而暴聋者,宜以清痰降火理气为先;体虚不足而久聋者,宜以养血滋阴降火为要。至者耳鸣之症,亦如是也。或者久聋难治,先用小柴胡汤清痰理气,以治其标,后用补中益气汤,扶元益阴以治其本。致使水升火降,得以平和。此治聋之大法也。至若肾虚而耳鸣者,其鸣大甚,当作劳怯而治,大病后而耳聋者,其聋气虚,当作劳损而治,俱宜补中益气汤,加知、贝、玄参、花粉之类。设或耳痛者,亦有肾虚不能制三焦之火,火挟热而行上,致令耳内作痛,其声嘈嘈大鸣者也,治宜补肾降火,用四物汤加连翘、玄参、黄柏、知母、熟地、五味、黄芩、天花粉之类。又有停耳者,耳内有生赤肉,或有脓肿是也。此由气郁生痰,内火攻冲,脓似赤肉,或兼脓汁渍烂,谓之停耳,治宜清痰降火为要,用二母汤加玄参、天花粉、黄芩、山栀、连翘、柴胡、蔓荆子之类。或有耳前跳痛者,此三焦之火动也,此经多气少血,然其火动,则血愈虚,而火愈胜,因络会于此也,治宜降火清热,用药芎归汤加芩、连、山栀、玄参、连翘、升麻、石膏之类。又有胆经之脉,亦络于耳,若耳后攻击作痛作肿者,此由少阳之火妄动于上,亦宜泻火之剂,而少佐养血之药,用以玄参、黄连、柴胡、胆草、连翘、山栀、青皮、归、芍之类,遂使水升火降,无有不安者也。

愚按：耳之为病，肾病也。盖肾虽开窍于耳，而耳之为病者，实系于手足少阳二经见症也，不独肾之然。然阳主乎声，阴主乎听，如寂然而聪，声必应之，此阴阳相合，气之和也。设或肾水亏弱，气不能升，火不能降，填塞其间，则耳中嘈嘈有声，谓之耳鸣，或有年老气血衰弱，不能全听，谓之耳闭。少年斲丧，阴虚不足，谓之劳聋，病后劳损不能戒守，谓之虚闭，气郁不乐，情思困倦，耳不能听，谓之暴聋，凡此数件，治当因其疾而药之也。

云林神彀

卷三・耳病：耳者肾之窍，肾虚耳聋鸣，滋肾降虚火，其耳自聪明。滋肾通耳汤知母，芎归白芍并香附，柴胡白芷生地黄，黄连黄芩酒炒助。耳聋多因肾虚致，全蝎生姜等分制，炒至生姜干为末，三钱酒调临睡吃，二更尽量醉饮之，次日耳作笙声是。人耳左聋者，忿怒动胆火，清火更平肝，剂投如开锁。龙胆汤中用胆星，当归栀子并连芩，陈皮木香香附子，干姜青黛与玄参。人耳右聋者，色欲动相火，降火与滋阴，鸣聋立安妥。滋阴地黄干山药，茯苓知柏芎归芍，泽泻远志石菖蒲，山茱牡丹皮同佐。独胜丸治耳鸣聋，黄柏乳汁浸晒干，盐水再炒面丸药，空心盐汤服有功。两耳俱聋者，厚味动胃火，清胃去风热，药用酒炒过。防风通圣散，两耳肿痛者，肾经有风热，两耳若出脓，风热不须说。两耳肿痛宜：荆芥连翘用防风，柴胡栀子芍归芎，枳壳黄芩咸甘草，白芷桔梗总相同。两耳出脓者宜：蔓荆子散用升麻，木通桑白赤苓加，赤芍生黄炙甘草，前胡麦门甘菊花。气闭作耳聋，气复耳自明，痰火气郁闷，烦躁不安宁。通明利气解毒汤，生地苍白术槟榔，抚芎陈皮香附米，贝母玄参草木香。耳聋不听言，细辛蜡熔丸，绵裹入耳内，数日即安痊。气闭耳聋用葱白，一头入麝送耳中，外头以艾灸一燋，管教聋闭玄时通。

济世全书

卷五・耳病：夫耳者，肾之外候。肾者，精之所藏。肾气实则精气上通，坚五音而聪矣。若劳役过度，精气先虚，于是四气得以外入，七情得以内伤，遂至聋聩耳鸣；热壅加之出脓出血则成聤耳、底耳之患，观其颧颊色黑者，知其耳聋也；亦有手少阳之脉厥而聋者，耳内浑浑焞焞也；手太阳之脉动厥而聋者，耳内气满也。大抵气厥耳聋容易治之，精脱聋不易药愈，诸症既殊，治各有法。

针灸大成

卷六・手太阴经穴主治：列缺：主偏风口面㖞斜，手腕无力，半身不遂。

手阳明大肠经穴主治：商阳：主…耳鸣聋。二间：主……口㖞。合谷：主……耳聋。阳溪：主……耳鸣，耳聋。偏历：主……耳鸣，……实则龋聋，泻之，虚则齿寒痹膈，补之。曲池：主……偏风半身不遂。迎香：主……偏风口㖞。

足阳明经穴主治：下关：主聤耳有脓汁出，偏风口目㖞。

颊车：主中风牙关不开，口噤不语，失音，牙车疼痛，颔颊肿，牙不开嚼物，颈强不得回顾，口眼㖞。承泣：主……口眼㖞斜，口不能言，面叶叶牵动，眼赤痛，耳鸣耳聋。四白：主头痛，目眩，目赤痛，僻泪不明，目痒目肤翳，口眼㖞噼不能言。巨髎：主……口㖞噼。地仓：主偏风口㖞，目不得闭……病左治右，病右治左，宜频针灸，以取尽风气；口眼㖞斜者，以正为度。大迎：主……口㖞。三里：主……口噼。

手少阴经穴主治：通里：主目眩头痛。

手太阳经穴主治：前谷：主……耳鸣，颈项肿，喉痹，颊肿引耳后。后溪：主疟……耳聋。腕骨：主……热病汗不出，胁下痛不得息，颈颔肿，寒热，耳鸣。阳谷：主……耳聋耳鸣。小海：主……耳聋，目黄，颊肿。肩贞：主伤寒寒热，耳鸣耳聋。天窗：主……耳聋颊肿。天容：主……耳聋耳鸣。颧髎：主口㖞。听宫：主……聤耳，耳聋如物填塞无闻，耳中嘈嘈憹憹蝉鸣。

足太阳经穴主治：攒竹：主……风眩，嚏。承光：主风眩头痛，呕吐心烦，鼻塞不闻香臭，口㖞。通天：主……口㖞。络却：主头旋耳鸣。天柱：主……目瞑视，头旋脑痛。肝俞：主……目眩。肾俞：主虚劳羸瘦，耳聋肾虚。譩譆：主……目眩。申脉：主风眩。通谷：主头重目眩。

足少阴经穴主治：涌泉：主……头痛目眩。通谷：主失欠口㖞。

手少阳经穴主治：液门：主……暴得耳聋。中渚：主热病汗不出，目眩头痛，耳聋。外关：主耳聋，浑浑焞焞无闻。会宗：主……耳聋。三阳络：主……耳聋。四渎：主暴气耳聋。天井：主……耳聋。天牖：主暴聋气，目不明，耳不聪。翳风：主耳鸣、耳聋，口眼㖞斜，脱颔颊肿，口噤不开，不能言，口吃，牙车急。瘈脉：

主头风耳鸣。颅息：主耳鸣痛……耳肿及脓汁。和髎：主……耳中嘈嘈……口僻。耳门：主耳鸣如蝉声，聤耳脓汁出，耳生疮，重听无所闻，齿齲，唇吻强。

足少阳经穴主治：听会：主耳鸣耳聋，……中风口㖞斜，手足不随。客主人：《素问》禁深刺，深则交脉破，为内漏耳聋……主……耳鸣耳聋。颔厌：深刺令人耳聋。主偏头痛，头风目眩，惊痫，手卷手腕痛，耳鸣。浮白：主足不能行，耳聋耳鸣……耳鸣嘈嘈无所闻。窍阴：主……头项颔痛引耳嘈嘈，耳鸣无所闻。完骨：主……头风耳后痛……口眼㖞斜。风池：主……目眩苦，偏正头痛……气发耳塞。侠溪：主……目眩，颊颔肿，耳聋。

任脉经穴主治：承浆：主偏风，半身不遂，口眼㖞斜。

督脉经穴主治：神道：主……小儿风㖞。风府：主……偏风半身不遂。百会：主……脑重鼻塞，头痛目眩。囟会：主……头眩，颜青目眩。神庭：主……头风目眩。水沟：主……中风口噤，牙关不开……口㖞僻。

卷八·头面门：

头风眩晕：合谷、丰隆、解溪、风池、垂手着两腿，灸虎口内。

头旋：目窗、百会、申脉、至阴、络却。

卷八·耳目门：

耳鸣：百会、听宫、听会、耳门、络却、阳溪、阳谷、前谷、后溪、腕骨、中渚、液门、商阳、肾俞。

聤生疮，有脓汁：耳门、翳风、合谷。

重听无所闻：耳门、风池、侠溪、翳风、听会、听宫。

口㖞眼㖞：颊车、水沟、列缺、太渊、合谷、二间、地仓、丝竹空。

卷九·治症总要：

口眼㖞斜，中风：地仓、颊车、人中、合谷。问曰：此症用前穴针效，一月或半月复发，何也？答曰：必是不禁房劳，不节饮食，复刺后穴，无不效也。听会、承浆、翳风。

口眼㖞斜：颊车、合谷、地仓、人中。问曰：此症从何而得？答曰：醉后卧睡当风，贼风串入经络，痰饮流注，或因怒气伤肝，房事不节，故得此症。复刺后穴：承浆、百会、地仓、瞳子髎。

耳内虚鸣：肾俞、三里、合谷。问曰：此症从何而得？答曰：皆因房事不节，肾经虚败，气血耗散，故得此症。复刺后穴：太溪、听会、三里。

耳红肿痛：听会、合谷、颊车。问曰：此症肿痛，何也？答曰：皆因热气上壅，或因缴耳触伤，热气不散，伤寒不解，故有此症。不可一例针灸，须辨问端的，针之，无不效也。复刺后穴：三里、合谷、翳风。

聤耳生疮，出脓水：翳风、合谷、耳门。问曰：聤耳生疮，出脓水，尝闻小儿有此症。答曰：洗浴水归耳内，故有。大人或因剔耳触动，耳黄有水误入耳内，故如此。复刺后穴：听会、三里。

耳聋气闭：听宫、听会、翳风。问曰：此症从何而得？答曰：伤寒大热，汗闭，气不舒，故有此症。前针不效，复刺后穴：三里、合谷。

证治准绳

杂病·耳·第八册：耳属足少阴肾经，又属手少阴心经，又属手太阴肺经，又属足厥阴肝经，又属手足少阳三焦、胆、手太阳小肠经之会，又属手足阳明大肠、胃经，又属足太阳膀胱经，又属手足少阴心、肾、太阴肺、脾、足阳明胃经之络。耳前属手足少阳三焦、胆、足阳明胃经之会。耳后属手足少阳三焦、胆经之会。耳下曲颊属足少阳胆、阳明大肠经之会，又属手太阳小肠经。曲颊前属足少阳胆、阳明大肠经之会。前寸许属手阳明大肠经。曲颊后属足少阳胆经。

幼科·集之九：张涣：小儿耳中诸病由风入于脑，停积于手太阳之脉则令人耳聋。

寿世保元

卷六·耳病：两寸脉浮洪上鱼为溢；两尺脉短而微，或大而数，皆属阴虚。法当补阴抑阳。左寸洪数，心火上炎。两尺脉洪者，或数者，相火上炎，其人必遗精、梦交、两耳蝉鸣或聋。

耳者，属肾而开窍于少阳之部，通会于手三阳之间，坎离交则聚气以司聪以善听也，关于肾而贯于脑。《内经》曰：五脏不和则九窍不通。其耳鸣耳痒耳聋者，皆属肾虚，水不上头，清气不升所致也。从补益门治之。其壮年及小儿耳肿、耳痛、耳停，乃三焦风热壅遏所致也，宜升阳散火汤加黄柏、知母，晚间兼服金花丸可矣。

东医宝鉴

卷二・外形篇・耳：耳目受阳气以聪明。人之耳目犹月之质，必受日光所加始能明。耳目亦必须阳气所加，始能聪明。是故耳目之阴血虚则阳气之加无以受之，而视听之聪明失。耳目之阳气虚则阴血不能自施，而聪明亦失。然则耳目之聪明必须血气相须，始能视听也。

简明医彀

卷五・耳证：经曰：肾开窍于耳，耳为肾之外候。又曰：肾者，作强之官，技巧出焉。又曰：脱精者则聋。又曰：心通窍于耳，阳气上盛而耀，故耳鸣也。夫肾经寄窍于耳，所藏者精，所纳者气。精气调和，肾经充足，则耳聪矣。若劳伤血气，耗损精髓，或酒醪厚味，痰火上升，或素多郁怒，气逆于上，或大病后皆致耳鸣。设若精脱肾惫，则为聋矣。有厥、风、阴、热、气、劳诸聋。名虽种种，感受无出肾虚所致。又有邪热乘虚随脉入耳，作耵耳、脓耳之证，亦皆热候。脉尺部洪盛为火，濡涩而短为阴虚。治宜补肾，壮水制火。

两耳聋、脓耳、耵耳，上焦痰火，并宜凉膈散、神芎丸，当归龙荟丸、防风通圣散，痰火，滚痰丸诸方采用。

外科正宗

卷四・耳病：耳病乃三焦肝风妄动而成，大人有虚火、实火之分，小儿有胎热、胎风之别。虚火者，耳内蝉鸣，或兼重听，出水作痒，外无焮肿，此属虚火妄动之症也，四物汤加牡丹皮、石菖蒲及肾气丸主之。实火者，耳根耳窍俱肿，甚则寒热交作，疼痛无时，宜柴胡清肝汤治之。

医贯

卷五・耳论：耳者，肾之窍，足少阴之所主。人身十二经络中除足太阳手厥阴，其余十经络，皆入于耳。惟肾开窍于耳，故治耳者，以肾为主。或曰：心亦开窍于耳，何也？盖心窍本在舌，以舌无孔窍，因寄于耳。此肾为耳窍之主，心为耳窍之客尔。以五脏开于五部，分阴阳言之，在肾肝居阴，故耳目二窍，阴精主之；在心脾肺居阳，故口鼻舌三窍，阳精主之。

医门法律

虚劳门：喻昌曰：虚劳之证，《金匮》叙于血痹门之下，可见劳则必劳其精血也。荣血伤，则内热起，五心常热，目中生花见火，耳内蛙聒蝉鸣，口舌糜烂，不知五味，鼻孔干燥，呼吸不利，乃至饮食不生肌肤，怠惰嗜卧，骨软足疲。

外科活人定本

卷二・耳风毒：耳风毒，此症生于耳门边，乃心肾湿热上冲而然也。有五种：停耳、蕈耳、壅耳、湿耳、燥耳。治之先宜清肝流气饮，后服定痛降气饮。若停耳、蕈耳，用针刺破，以清凉膏药贴之，生肌散敷之。

侣山堂类辨

卷上・辨九窍：经云：天气下降，气流于地；地气上升，气腾于天。天地交而生化万物，人秉天地阴阳之气而生。是以人之形身，应天地之日月五星山川溪谷；而人之九窍，亦应地天之泰卦也。上三窍皆偶，下三窍皆奇(肺心肝为阴中之阳，而开窍皆偶；脾肾为阴中之至阴，而开窍皆奇，此天地炉锤之妙用也)，奇偶之间，名曰人中，盖以此中分人之上下阴阳也。肺开窍于鼻，心开窍于耳，肝开窍于目，脾开窍于口，肾开窍于二阴(玉师曰：肾将两脏，故开窍于二阴)，是五脏五阴之气，通于九窍者也。六腑不和，则九窍为之不利，是六腑六阳之气，通于九窍者也。九窍为水注之气，是脏腑之津液，外注于九窍者也。阴中有阳，阳中有阴，阴阳交互，上下和平。水随气而运行于外，是天地交而九窍通也。若阴阳不和，则九窍闭塞，水道不行，则形气消索矣。

外科大成

卷二・头部・经络：中行直鼻上巅，属督脉经，又属足太阳膀胱经，旁开一寸五分为第二行，是足太阳经，再开一寸五分为第三行，是足少阳经。头角直耳上中，亦足少阳经。

医原

卷上・人身一小天地论：再以身外之天言之。经云：头圆象天。头为诸阳之会，头主天气固也；天气遏郁，头重头痛固也。即足之至下，亦天气所贯通。所以人病肺痿，足即痿躄不能行；外感阻遏肺气，足即酸痛，甚则足冷，皆其证也，所谓天包乎地也。经曰：天气通于鼻。又曰：鼻为肺窍。一经外感，咳嗽喘满，鼻窍即塞而不利，是鼻窍与肺最切近者也。他如心寄窍于耳，胆脉上络于耳，肾开窍于耳，肝开窍于目，脾开窍于口，肾又开窍于二阴，乳窍下通于肝胃，脐窍后通于命门。虽各窍自有其本气，而要皆宗气所通也。请析言之：心、胆、肾因虚燥而耳鸣；心、胆、肾因湿阻而耳聋：心、胆、肾之本气自病也。尝见外感阻遏宗气，燥胜则耳亦鸣，湿胜则耳亦聋。肝受燥风、湿热则目病，肝之本气自病也。

卷上·望病须察神气论：肾开窍于耳，心寄窍于耳。暴病耳聋、耳肿、耳痛、耳旁红，属少阳风热燥邪，或肝胆热挟湿浊上壅；久病耳聋，属气虚，属精脱；若耳焦枯受尘垢，属肾水亏极，此亦内无精液，而外无神气者也。

冯氏锦囊秘录

卷六·杂证大小合参·儿科耳病：耳者，宗脉之所聚，肾气之所通也。有小儿肾经气实，其热上冲于耳，遂使津液壅而为脓，或为清汁。然则厥阳之与足阳明，手少阴之与足太阳，为症尤甚。推其所致之由，其原有七，有实热有阴虚；有因痰；有因火；有气闭；有肝风，有胎元及发而为病也。症有五焉，鸣、痛、聋、肿、聤是也。实热者何？即肾气有余，积热上冲，津液壅结，故成聤耳。聤耳之名，更有五般。常出黄脓者，谓之聤耳；常出红脓者，谓之脓耳；耳内疳臭者，谓之沍耳；白脓出者，谓之缠耳；耳内虚鸣，时出青脓者，谓之囊耳。其名虽异，总由积热上壅，或风水入耳所致。若不速治，久则成聋，法宜清火养血，或去湿化毒，阴虚者何？其候手足心热，体瘦色黑，口渴肠燥，两尺脉大，时或作痒，耳聋及鸣，所主在滋阴疏肝。因痰者何？其候气壅口燥，不痛而痒，体重脉弦，耳鸣聤耳者是也。所主在二陈竹沥之类。因火者何？或暴怒之乍乘，或情欲之自肆，或因有余之火，或因不足之火，故耳聋及痛者，所主在芩连归芍之类。气闭者何？有因怒伤及肝，痰生于火，或一时卒中，或久病气虚，故耳聋及鸣者，所主在舒郁调血，外用导引宣通之法。肝风者何？有因火壅上焦，忽作大痛，或流或胀者，有因纵怒纵酒，湿热相乘，耳肿及痛者，所主在平肝，除热疏风。胎元者何？是因父母不谨，故先天之毒攻冲，脓臭流处成疮，四傍肿赤，时发时愈，所生在化毒滋肾，更有风入于脑，停滞于手太阳之脉，则令气塞耳聋。若风湿相搏，则生耳疮。更有以手指月，遂使两耳之后生疮者，名曰月蚀疮，及冻耳虫伤拨损之类。外因者，并从外治。更有耳根及牙床肿痛者，属上焦风热，阳明、少阳二经受病也，当用清胃辛凉而散之。实热盛者，酒蒸大黄，微利之。至若大病后，而耳聋者，是血枯而气弱也，当服地黄丸以疗之。若耳中忽作大痛，如有虫在内奔走殊痛，或出血或水或干，痛不可忍者，用蛇蜕火烧存性为末，鹅管吹入立止。取蛇之善脱，以解散郁火也。

医学心悟

卷四·耳：足厥阴肝、足少阳胆经皆络于耳。

耳者，肾之外候，《中藏经》曰：肾者，精神之舍，性命之根，外通于耳。然足厥阴肝、足少阳胆经皆络于耳。

幼幼集成

卷四·耳病证治经：曰：北方生寒，在脏为肾，在窍为耳。又曰：肾气通于耳，肾和则耳能闻五音矣，故耳本属肾，耳珠前属少阳胆经。

医碥

卷三·杂症·耳：经谓肾开窍于耳。又谓心开窍于耳。解者谓心本开窍于舌，因舌无窍，故借窍于耳。肺络会于耳。胆、三焦脉皆走耳前，入耳中，过耳后。胃脉上耳前，筋结耳前。小肠、膀胱脉，俱结耳后完骨。胃之支脉亦过耳后。又《素问》谓心、肾、肺、脾、胃五络，皆属之于耳中。又谓肝病气逆则耳聋。

杂病源流犀烛

卷二十三·耳病：总之，耳病之原，风则肾脉必虚，热则肾脉必数，虚则肾脉必涩，气郁则肾脉必沉滞，此为久病之脉。暴病则必浮洪，若两尺相同，则阴火上冲矣。盖以肾发窍于耳，故耳病必以肾脉为消息，再兼诊他脉，此其大法也。

脉法：《脉经》曰：左寸洪数，心火上炎，两尺洪数，相火上炎，其人必遗精梦泄，两耳或鸣或聋。又曰：病耳聋，脉大者生，沉细者难治。《医鉴》曰：肾脉浮而为风；洪而实，为热；细而涩，为虚。《回春》曰：耳病肾虚，迟濡其脉，浮大为风，洪动火贼，沉涩气凝，数实热塞。久病聋者，专于肾责。暴病浮洪，两尺相同，或两尺数，阴火上冲。

耳病导引法:《保生秘要》曰:凡搓掌心五十度,热闭耳门,空观,次又搓又闭又观,如此六度。耳重皆如此导法,兼以后功,无不应验。

运功:《保生秘要》曰:用意推散其火,男则用逆,收藏于两肾之间,女则用逆,归藏于两乳之下,或耳中,或按耳门内,若蝉鸣,咽津液,降气安。

杂症总诀

卷下·耳病:肾开窍于耳,心亦寄窍于耳,耳为清空之窍,清阳交会游行之所,一受风热火郁之邪,及水衰火实,肾虚气厥者,皆能失聪。

耳为肾窍病属肾,肾虚耳聋不能听;少阳胆经绕耳中,邪气感之耳鸣应;湿热扰胃胃火炎,亦致耳鸣红肿甚;右属阳明左少阳,肿而出脓风热病。

风温上郁:温邪暑热,火风侵窍,用轻可去实法,清轻泄降。薄荷、马勃、桔梗、苦丁茶、银花、绿豆皮、菊叶、连翘、杏仁、通草、川贝、荷梗、益元散、羚羊角、元参、黄芩、滑石、蔓荆子、石膏、大力子、荷叶汁、山栀、夏枯草、淡竹叶。

胆火上郁:头重耳胀,治法与前略同。桑叶、青蒿、象贝、丹皮、山栀、连翘。

郁伤心肾,胆火上炎:精泄耳鸣,病由于郁,用煎方以清少阳,丸药以补心肾。生地、夏枯草、女贞、生甘草、丹皮、山栀、赤苓。丸方:熟地、麦冬、白芍、建莲、茯神、辰砂、龟板、牡蛎、五味、磁石、滑香。

气闭:耳鸣,鲜荷叶、厚朴、木通、苦丁茶、杏仁、广皮、连翘、防己。

肾虚:阴虚阳亢,内风上旋蒙窍,当壮水制阳,填阴镇逆,佐以咸味入阴,酸味和阳。熟地、锁阳、远志、磁石、萸肉、龟板心、牛膝、茯神、秋石、五味。八十耳聋,下虚上实,当固补下焦,磁石六味加龟板、五味、远志。

耳病治法不外乎通阳镇阴,补心益肾,清胆等法。体虚失聪,治在心肾,邪干窍闭,治在胆经。

灵素节注类编

卷二·阴阳脏腑总论:耳通心肾之气,又为心肾之窍也。

外证医案汇编

卷一·耳疡·附论:耳之疾,虚则治在心肾,实则治于风火,二言尽之矣。

医学摘粹

杂证要法·七窍病类·耳病:耳病者,浊阴之不降也。耳为冲虚之官,必阴降而浊沉,其耳乃声入而能通。若浊阴上逆,甲木不降,相火郁发则为热肿;木邪冲突则为疼痛;木气堵塞则为重听;久之气血郁阻,肌肉腐溃,则成痈脓。然浊阴之不降,实戊土之中气不运也。宜调其中气,使浊降清升而耳病自愈矣。如耳内热肿疼痛者,以柴胡芍药茯苓汤主之;如耳流黄水者,以苓泽芍药汤主之;如耳渐重听者,以参茯五味芍药汤主之。

二、耳疔 耳疮 耳痛 耳肿 黄耳伤寒

素问

至真要大论:少阳之胜,热客于胃……耳痛溺赤。

灵枢

邪气藏腑病形:小肠病者,小腹痛,腰脊控睾而痛,时窘之后,当耳前热,若寒甚,若独肩上热甚,及手小指次指之间热,若脉陷者,此其候也。手太阳病,取之巨虚下廉。

经脉:三焦,手少阳之脉……是主气所生病者,汗出目锐眦痛,颊痛,耳后,肩、臑、肘、臂外皆痛,小指次指不用。为此诸病,盛则泻之,虚则补之,热则疾之,寒则留之,陷下则灸之,不盛不虚,以经取之。盛者,人迎大一位于寸口;虚者,人迎反小于寸口也。

伤寒论

二百三十一条:阳明中风,脉弦浮大,而短气,腹部满,胁下及心痛,久按之气不通,鼻干,不得汗,嗜卧,一身及目悉黄,小便难,有潮热,时时哕,耳前后肿。刺之小瘥,外不解,病过十日,脉续浮者,与小柴胡汤。

中藏经

卷中・论五丁状候第四十：黑丁者，起于耳前，状如瘢痕，其色黑，长减不定，使人牙关急，腰脊脚膝不仁，不然即痛，亦不出三岁，祸必至矣，不可治也。此由肾气渐绝故也，宜慎欲事……黑丁者，其根在肾。

诸病源候论

卷二十九・耳病诸候・耳疼痛候：凡患耳中策策痛者，皆是风入于肾之经也，不治流入肾，则卒然变脊强背直，成痉也。若因痛而肿生痈疖，脓溃邪气歇，则不成痉。所以然者，足少阴为肾之经，宗脉之所聚，其气通于耳。上焦有风邪，入于头脑，流至耳内，与气相击，故耳中痛。耳为肾候，其气相通，肾候腰脊，主骨髓，故邪流入肾，脊强背直。

卷二十九・耳病诸候・耳疮候：足少阴为肾之经，其气通于耳，其经虚，风热乘之，随脉入于耳，与血气相搏，故耳生疮。

卷三十九・妇人杂病诸候・耳聋风肿候：耳聋风肿者，风邪搏于肾气故也。肾气通于耳，邪搏其经，血气壅涩，不得宣发，故结肿也。

卷五十・小儿杂病诸候・耳疮候：疮生于小儿两耳，时瘥时发，亦有脓汁，此是风湿搏于血气所生，世亦呼之为月蚀疮也。

备急千金要方

卷三十・针灸下・头面上关、下关、四白、百会、颅息、翳风、耳门、颔厌、天窗、阳谷、关冲、掖门、中渚：主耳痛鸣聋。少商：主耳前痛。曲池：主耳痛。瘈脉：主风头耳后痛。

太平圣惠方

卷三十六・治耳肿诸方：夫耳肿者，由肾气虚，风热乘之，随脉入于耳，与气血相搏，稽留不散，故令耳肿也。

卷八十九・治小儿耳疮诸方：夫小儿耳疮者，疮生于两耳，时瘥时发，亦有脓汁。如此，是风湿搏于血气所生，世亦呼之月蚀疮也。

圣济总录

卷一百一十五・耳疼痛：论曰足少阴肾之经，宗脉所聚，其气通于耳，若风邪毒气乘之，与正气相击，则令耳中疼痛。

卷一百一十五・耳肿：论曰耳者肾之候，心之寄窍，若其经为风热所客，随脉而上，至于耳中，气聚不散，邪热攻冲，结聚为肿，甚则黄汁出而为暴聋之病也。

卷一百一十五・耳内生疮：论曰足少阴为肾之经，经虚则风热邪气乘之，与津液相搏，故耳内生疮，世俗治耳疮，多以敷渗塞耳等药，以谓邪气出外，专为外医，殊不知服药以治肾经之为善也。

卷一百三十三・月蚀疮：论曰月蚀疮小儿多有之。盖由嗜甘肥，荣卫不清，风湿毒热之气，蕴蓄腑脏。其疮多生于两耳及鼻面间，并下部诸孔窍侧浸淫之，甚则溃烂黄赤汁，流达于筋骨，月初则疮盛，月晦则疮衰，以其随月盈虚，故名月蚀。或谓小儿以手指月而生，未必然也。

脉因证治

卷下・耳：风毒耳痛，全蝎一两，生姜二两，切作四方块，同炒去姜，末之，汤点。

丹溪治法心要

卷五・耳：耳湿肿痛，凉膈散加酒炒大黄半两，酒浸黄芩、防风、荆、羌，吹以脑多麝少，湿加白枯矾。

丹溪手镜

卷中・耳：因风热、气虚火胜，风耳痛，全蝎一两、生姜三两切作方块同炒熟去姜，末之，汤点。

耳痛甚，茱萸、乌附尖、大黄，同为末，敷涌泉穴即脚底心也。

本草纲目

卷四・百病主治药・耳：耳痛是风热。

蛇蜕：耳忽大痛，如虫在内走，或流血水，或干痛，烧灰吹入，痛立止。

外科枢要

卷二・论耳疮耳：疮属手少阳三焦经，或足厥阴肝经血虚风热，或肝经燥火风热，或肾经虚火等因。若发热焮痛，属少阳厥阴风热，用柴胡栀子散。若内热痒痛，属前二经血虚，用当归川芎散。若寒热作痛，属肝经风热，用小柴胡汤，加山栀、川芎。若内热口干，属肾经虚火，用加味地黄丸；如不应，用加减八味丸。余当随症治之。

医林绳墨

卷七・耳：或有耳前跳痛者，此三焦之火动也，此经多气少血，然其火动，则血愈虚，而火愈胜，因络会于此也，治宜降火清热，用药芎归汤加芩、连、山栀、玄参、连翘、升麻、石膏之类。又有胆经之脉，亦络于耳，若耳后攻击作痛作肿者，此由少阳之火妄动于上，亦宜泻火之剂，而少佐养血之药，用以玄参、黄连、柴胡、胆草、连翘、山栀、青皮、归、芍之类，遂使水升火降，无有不安者也。

赤水玄珠

卷九・黄耳伤寒：凡耳中策策痛者，皆是风入于肾之经也。不治，流入肾则变恶寒发热，脊强背直如痉状，曰黄耳伤寒也。此不可作正伤寒治，乃类伤寒法也。

医学入门

卷五・杂病分类・耳：停脓疼皆风热凑。耳疼如虫走者，风盛；干痛者，风热或属虚火；有血水者，风湿。外用蛇退烧存性为末吹入，或枯矾末亦可。疼甚，用吴萸、乌头尖、大黄捣烂，敷足掌心。重者，内服东垣鼠黏子汤。

万病回春

卷五：两耳肿痛者，肾经有风热也。荆芥连翘汤。

证治准绳

杂病・第八册・耳：耳肿痛，属少阳相火。经云：少阳之胜耳痛，治以辛寒是也。生犀丸、犀角饮子、解热饮子。

耳内痛生疮，用鼠黏子汤。

耳湿肿痛，用凉膈散加酒炒大黄、黄芩、酒浸防风、荆芥、羌活服之，更以脑多麝香少湿加枯矾，吹入耳中。

卷五・幼科：风与湿相搏，则两耳生疮。

外科正宗

卷二・疔疮论：毒气发于肾经者为黑靥疔。其患多生于耳窍、胸腹、腰肾偏僻软肉之间，其发初生黑斑紫泡，毒串皮肤，渐攻肌肉，顽硬如疔痛，彻骨髓；重则手足青紫，惊悸沉困，软陷孔深，目睛透露，此等出于肾经之病也。

卷四・拾遗症：黑疔生于耳窍之内，黑硬腐烂，破流血水，疼及腮颧。以上之症，俱先针刺，次行发汗，仍照疔类调治。

医贯

卷五・耳论：罗谦甫云：耳内生疮者，为足少阴，是肾之经也，其气上通于耳。其经虚，风热乘之，随脉入耳，与气相搏，故令耳内生疮也。曾青散主之，黄连散亦可，内服黍粘子汤。

景岳全书

卷四十七・耳疮：愚按：薛氏所治耳证，凡气虚者以补中益气汤加山栀、黄芩；血虚者用八珍汤加柴胡、丹皮；肝火血虚者，用栀子清肝散；怒动肝火者，用加味逍遥散；肝脾受伤者，朝用加味归脾汤，暮用加味逍遥散，此其治之大约也。

简明医彀

卷八・耳发：有大痛为疔者，先以经丝草捣汁滴入，失治，则头肿极大而死。

丹台玉案

卷六・小儿科・耳疮门：夫耳疮皆缘三焦湿火，肝经风热，并肾家虚火妄动而成疮者是也。

外科十三方考

下篇・耳疮：此疮生于耳内，初起微痒作肿，或外面肿而作脓，单方以胭脂水滴入耳内，亦有以鳝鱼血滴入而生效者。吾门治法，用棉纸条以浆糊润湿，粘惹线末，晒干后插入耳内，一日两换，至七日后，脓水自干而愈。

外科大成

卷三·耳部·黑疔：黑疔生于耳内一点，疼如锥刺，痛引腮脑，破流血水，用前升桔汤、军持露等法治之。罔效者疔也，急服蟾酥丸汗之。研蟾酥饼，水调滴于耳内，立效。一灸后溪六七壮。

证治汇补

卷四·上窍门·耳病·附耳痛：如虫走者风痛，干痛者风热，湿痛者风湿，微痛者虚火。（入门）又有耳后攻击作痛作肿，此是少阳经之湿火。（绳墨）

外用蛇蜕烧灰存性为末，吹入以治风。或用枯矾末吹入治风湿，或青箬烧灰吹之亦效，重者内服凉膈散。其肾胆二经火动者，实用小柴胡，虚用逍遥散。

张氏医通

卷八·七窍门下·耳：耳肿痛，属少阳相火，犀角饮子加脑、麝为丸。经云：少阳之胜耳痛，治以辛寒是也。耳内痛生疮，用鼠黏子、连翘、归、芍、芩、连、甘、桔、生地、桃仁、黄芪、柴胡、草龙胆之类。耳湿肿痛，用凉膈散加羌、防、荆芥，外用龙骨、黄丹等分，枯矾减半，加麝少许吹入，或龙骨、黄丹、干胭脂为末亦佳，或用五倍子烧灰，同枯矾吹之。

耳疹属少阳三焦，或足厥阴肝经血虚风热，或怒动肝火而致。若发热焮痛，属三焦厥阴风热，用柴胡清肝散、栀子清肝散之类，慎不可专治其外复伤气血也。有因肾虚风热作痒，挖伤成疮者，六味丸加白蒺藜。

治疗汇要

耳疔：证生耳窍暗藏处，有由肾经火毒而成者，亦有饮丹石热药积毒而成者。色黑根深，形如椒目，发时痛如锥刺，牵引腮脑，破流血水，人多作耳痛治之，不知乃耳疔也。速服蟾酥丸发汗，再化蟾酥丸浓汁滴耳，内服败毒散。火盛者，用黄连解毒汤疏解，不久即瘥。耳中如流脓水，将新棉搅干，用枯矾一钱、头发炙灰一钱、胭脂棉用湿布潮透，瓦上炙存性一钱，共为末，以新棉卷稻柴心，上蘸药末卷入，加冰麝各三厘更妙。再用荔枝煅为末，麻油调敷耳外，内外并治，取效更速。

医宗金鉴

卷六十五·外科心法要诀·耳部·黑疔：黑疔暗藏耳窍生，色黑根深椒目形，痛如锥刺引腮脑，破流血水火毒攻。[注]此证生于耳窍暗藏之处，由肾经火毒所发，亦有因服丹石热药，积毒而成者。色黑根深，形如椒目，疼如锥刺，痛引腮脑，破流血水，急服蟾酥丸汗之。再用蟾酥丸水调浓，滴于耳窍内，立效。毒甚者，以黄连消毒饮疏解之，黄连解毒汤清之即瘥。

幼幼集成

卷四·耳病证治：若耳中忽作大痛，如有虫在内奔走，或出血水，或干痛不可忍者，用蛇蜕散。

耳旁赤肿者，热毒也，若不急治，必成大痈，外用敷毒散，内服消毒饮。

医碥

卷三·杂症·耳：耳肿痛生疮，鼠黏子汤、柴胡清肝饮。耳湿肿痛，凉膈散加酒炒大黄、黄芩，酒浸防风、荆芥、羌活。湿多，外用枯矾吹入耳中。耳湿结块，生猪脂、地龙粪、釜下墨研末、葱汁和捏如枣核，绵裹入耳，润则换。耳干痛亦用此方。耳痛如虫内走，蛇蜕灰吹入立愈。

四圣心源

卷八·七窍解·耳病根源·疼痛：耳病疼痛，悉由浊气壅塞。耳以冲虚之官，空灵洞彻，万籁毕收，有浊则降，微阴不存。若使浊气升填，结滞壅肿，则生疼痛。久而坚实牢硬，气阻而为热，血郁而化火，肌肉腐溃，则成痈脓。浊气之上逆，缘于辛金之失敛，甲木之不降。甲木上冲，听宫胀塞，相火郁遏，经气壅迫，是以疼痛而热肿。凡头耳之肿痛，皆甲木之邪也。手足少阳之脉，俱络于耳，而少阳一病，则三焦之气善陷，胆经之气善逆。耳病之痈肿，尽甲木之为害，于三焦无关也。甲木逆升，相火郁发，则为热肿。木邪冲突，则为疼痛。木气堵塞，则为重听。仲景《伤寒》：少阳中风，两耳无所闻。太阳伤寒，病人叉手自冒心，师因教试令咳，而不咳者，此必两耳无闻也。以重发汗，虚故如此。耳聋者，手少阳之阴虚，而足少阳之阳败，耳痈者，手少阳之火陷，而足少阳之火逆也。欲升三焦，必升己土，欲降甲木，必降戊土，中气不运，不能使浊降而清升也。

徐大椿医书全集

卷四·杂病证治·耳病：耳痛属风，宛如虫行，鼠黏子散。风热者干痛，选奇汤加生地、山栀。风湿痛者流水，羌活胜湿汤加减。虚火痛者，痛有歇止，地黄汤加镇坠药。耳前后肿痛，属少阳经风火，小柴胡汤加防风、胆草。脓汁时出为脓耳，鼠黏子散加胆草、栀、连。

疡医大全

卷十三·黄耳类伤寒门：凡耳中策策痛者，是风入肾经也。不治则变，恶寒发热，脊强背直，如痓之状，曰黄耳伤寒。此不可作正伤寒治，宜小续命汤去附子，加僵蚕、天麻、羌、独，次用荆防败毒散加细辛、白芷、蝉蜕、黄芩、赤芍、紫荆皮。

杂病源流犀烛

卷二十三·耳病：有耳后忽然肿痛，悉属肝火者，此症恒见于妇女，急当平肝降火，兼舒郁，宜柴胡清肝汤、龙胆泻肝汤。若有表症，兼发寒热，散之，宜荆防败毒散。有耳后腮旁忽然肿痛，悉属阳明蕴热者，宜清胃败毒散，或含化三清救苦丹。有耳根连牙床肿痛，悉属上焦风热郁抑者，宜升麻、白芷、连翘、荆芥、薄荷、甘草、桔梗、枳壳、酒芩、酒连、花粉、赤芍、牛蒡、生地等，若热甚，加蒸大黄。有风毒耳肿痛，出血，宜柳蠹粪化水，取清汁调白矾少许滴之。或卒热肿痛，宜木鳖仁一两、大黄、赤小豆各五钱为末，每以少许，生油调涂之。

有风温发热，左耳后肿痛者，宜干荷叶、苦丁、连翘、山栀。有耳热出汗作痒，由于痰火者，宜元参贝母汤。有耳内外生疮，由肝经血虚风热，宜当归川芎汤、柴胡清肝汤、逍遥散。或肝经燥火风热，宜柴胡清肝汤、栀子清肝汤；必寒热作痛，宜小柴胡汤加山栀、川芎，甚有内热口干，属肾经虚火者，宜加味地黄丸。有耳轮生疮，名耳发疽，属手少阳三焦经热者，宜凉膈散。有耳生烂疮，宜枣子去核，包青矾煅研，香油调敷。耳后月蚀疮，宜烧蚯蚓粪，猪油和敷。两耳冻疮，宜生姜汁熬膏涂。皆作肿痛者。以上皆发肿痛痒疮脓之症也。虽然，此皆由内发者，亦有外侵之患，可勿论诸欤。

罗氏会约医镜

卷六·论耳病：耳痛属风热。

疫疹一得

卷上·疫疹之症·耳后硬肿：耳后肾经所属。毒发于此，其病愈恶，即宜清散。耳中出血者不治。

郑氏彤园医书

卷二·外科病症·耳部·耳疔：疔生耳窍，暗藏之处难以绘图，由肾经火毒所发，亦有因服丹石发药，积毒而成者。色黑根深，形如椒目，痛如锥刺，腮脑牵疼，破流血水。初起服蟾酥丸汗之，外研蟾酥丸末，水调滴入耳内。火毒盛者，再服黄连消毒饮解散之，后服黄连解毒汤清之。

疡科捷径

卷上·耳部·黑疔：黑疔耳窍暗藏生，色黑根深椒目形。疼痛好如针刺损，皆缘火毒始能停。

治法歌：黑疔症，耳窍生，消毒黄连效可呈。宜用蟾酥滴耳内，肾经火毒自能平。

外科证治全书

卷二·耳部证治·耳疔：生耳窍暗藏之处，色黑，形如椒目，疼如锥刺，引及腮脑，破流血水。急服夺命汤，外用蟾酥、雄黄等分为末，水和浓，滴入耳内。

内伤耳痛：耳内不脓不肿，只作干痛，或作痒，或出水，或经年不愈，或交接便发，此皆肝肾二家虚火为病，加减八味丸主之。

外科真诠

卷一·耳部·耳疔：耳疔生于耳窍暗藏之处，由肾经火毒所发，亦有因服丹石热药积毒而成者。色黑根深，状如椒目，痛如锥刺引脑，破流血水，宜内服败毒散，外以白降丹点之。

医方辨难大成

卷七十三·耳病证治全篇·上集·耳病辨难：第五问耳心痛苦不堪何治？惟耳病之中，复有见证痛彻耳内，或痛如针刺而痛有止候，或痛如斧劈而痛无已时，甚则连头尽痛，甚则连齿肿痛，或痛偏左，或痛偏右，或因右及左，或先左后右，或左右齐发。耳痛之证如是，是知诸痛属火，耳之为痛，其为有火固已。第火之发也有由，即火之兴也有处，火之虚实即宜分，火之轻重亦宜判。临证须知耳开窍于肾，耳资生于肺，耳必肝为鼓荡，耳必赖脾为动行，耳之所听主在心，耳之能清主在肾，滋之为痛，势必各经有火以上炎，而耳窍不润；或各经有热以内蒸，而耳心多燥也。此耳之为痛大象然也。至耳痛多归肝经之湿热，耳痛本主肾经之火焰，则临床犹宜含脉证而细审也。窍为申明治法：凡耳痛证如上论，急宜先用清酒一小钟贯数滴于耳内，再服饮数钟，取其行气散热，兼以行血润燥止痛，内服补中益气汤加苍术米泔炒，菖蒲炒，除湿开窍，丹皮、元参清热去火，水煎温服；或加桂枝酒炒、防风酒炒以散之；或加枯黄芩、胡黄连以清之，对症加减，宜审兼证消息之。他如痛若斧劈，长痛不止，或宜进汤以滋润之；甚加大黄以下之；或宜滋阴固涕散以清理之；或加柴胡以和之；证即各殊，治即各别，不可不知。

医法圆通

卷一・耳病肿痛：耳病肿痛一证，有因肝胆风火而致者，有忿怒抑郁而致者，有肾阳虚而阴气上攻者，有肾水衰而火邪上攻者。因肝胆风火而致者，由肝胆夹外受之风热，聚而不散，其人两耳强肿，痛甚时见寒热往来，口苦咽干者是也，法宜和解，小柴胡汤，倍黄芩，加麦芽、香附治之。因忿怒抑郁而致者，由忿怒伤肝，抑郁之气结而不散，其人两耳红肿，必见两胁胀痛，时多太息，法宜疏肝理气为主，如生地四物汤倍加柴胡、青皮、麦芽、香附之类。因肾阳虚而致者，由肾阳日衰，不能镇纳僭上之阴气，其人两耳虽肿，皮色如常，即痛亦微，唇舌必淡，人必少神，法宜扶阳祛阴，职封髓丹倍砂仁，加安桂、吴萸，或潜阳丹加吴萸，或阳旦汤加香附、麦芽之类。因肾水虚而邪火上攻者，其人两耳肿痛，腰必胀，口多渴，心多烦，阳物易挺，法宜滋阴降火，如六味地黄汤，加龟板五味白芍，或滋肾丸倍知母之类。更有一等，内伤日久，元阳久虚，而五脏六腑之元气已耗将尽，满身纯阴，先天一点真火种子，暴浮于上，欲从两耳脱出，有现红肿痛极欲死者，有耳心痒极欲死者，有兼身痒欲死者，其人定见两尺洪大而空，或脉大如绳而弦劲，唇舌或青或黑，或黄或白，或芒刺满口，或舌苔燥极，总不思茶水，口必不渴，即渴喜极滚热饮，二便如常，甚者爪甲青黑，气喘促，或兼腹痛。此等病情，法宜大剂回阳，不可迟缓，缓则不救，如白通四逆回阳等方，急宜进服，以尽人事，勿谓之小疾耳。

近来市习一见耳肿，不问虚实，不辨外内，即以人参败毒散，加大力、连翘、银花、蒲公英，外敷三黄散与蓝靛脚之类。果系外感风热闭塞而成，立见功，若系内伤阴阳大虚，元气外越之候，则为害最烈。

三、旋耳疮　月蚀疮　断耳疮

本内容包括旋耳疮、月蚀疮、断耳疮、眉炼疮，以及生于面部的黄水疮等。

诸病源候论

卷三十五・月食疮候：月食疮，生于两耳，及鼻面间，并下部诸孔窍侧。侵食乃至筋骨，月初则疮盛，月末则疮衰，以其随月生，因名之为月食疮也。又小儿耳下生疮，亦名月食。世云小儿见月，以手指指之，则令病此疮也。其生诸孔窍有虫久不瘥，则变成瘘也。

卷三十五・头面身体诸疮候・断耳疮候：断耳疮，生于耳边，久不瘥，耳乃取断。此亦月食之类，但不随月生长为异。此疮亦是风湿搏于血气所生，以其断耳，因以为名也。

卷五十・小儿杂病诸候・月食疮候：小儿耳鼻口间生疮，世谓之月食疮，随月生死，因以为名也。世云小儿见月初生，以手指指之，则令耳下生疮，故呼为月食疮也。

儒门事亲

卷十一：凡小儿面上疮，谓眉炼疮，耳上谓之辙耳；足上疮谓之靴癣。此三者一究其本，皆谬名也。经曰：诸痛痒疮，皆属心火，乃热剧而致然也。

保婴撮要

卷十二・头面疮：人身诸阳之气，会于首而聚于面。其患疮痍者，因脏腑不和，气血凝滞于诸阳之经。或禀赋肾阴虚肝火，或受母胎毒，或乳母六淫七情，或食膏粱醇酒，或儿食甘肥厚味所致。其因不同，当各辨其经络，审其所因而治之。若发于目锐眦、耳前，上颊抵鼻，至目内眦者，皆属小肠经；发于巅及头角、下颊、耳后、脑左右者，皆属胆经；发于颊前、鼻孔，及人中左右者，皆属大肠经；发于鼻之挟孔、下唇、口反、承浆、颐后、颊车、耳前、发际额颅者，皆属胃经；发于目内眦上额尖，至后脑项者，皆属膀胱经；既察其经，即当分治。若禀肾火者，用六味地黄丸；胎毒者，犀角消毒丸；食积疳者，四味肥儿丸；乳母膏粱者，东垣清胃散；至于诸腑受病，必兼诸脏。故患于额间属心经，发热饮冷者为实热，用导赤散；发热饮汤者属虚热，用养心汤。左腮属肝经，或颈项劲强者为实热，用柴胡清肝散；或咬牙顿闷者虚热，用六味地黄丸。右腮属肺经，喘嗽饮冷者为实热，泻白散；发热咳嗽者为火刑金，用人参平肺散。鼻间属胃经，发热饮冷，大便黄硬者为实热，用泻黄散；发热饮汤，大便青白者为虚热，用异功散。患于颏及耳轮者，属膀胱经。肾无实症，惟用地黄丸。若疮已溃，久而不愈，则当审其脏气之相胜，病邪之传变，而以调补脾胃为主。若因乳母遗热为患者，当先治其母，则儿病自愈也。

古今医统大全

卷九十・幼幼汇集・月蚀疮：小儿勿指月，耳后生疮名曰月蚀，用虾蟆末敷。

外科启玄

卷八・月蚀疳：耳边耳下。耳边有疮能蚀者，名曰月蚀疳，乃足阳明胃经、少阳胆经湿热。内除二经之湿热，外以黄丹一钱，煅赤枯矾一钱，真粉一钱，冰片半分共末干敷上，或唾调搽亦妙。又方，烟胶末搽之。

外科正宗

卷四・黄水疮：黄水疮于头面、耳项忽生黄色、破流脂水，顷刻沿开，多生痛痒。此因日晒风吹，暴感湿热，或因内餐湿热之物、风动火生者有之，治宜蛤粉散搽之必愈。

外科大成

卷三・面部・黄水疮：黄水疮，头面耳项，忽生黄粟，破流脂水，顷刻沿开，多生痛痒。由外伤风热内伤湿热所致，宜升麻清毒散清之，盐汤洗之，青蛤散搽之。

卷三・耳部・耳镟疮：耳镟者生耳后缝间，延及上下，如刀裂之状，随月之盈虚，故名月蚀疮。宜川粉散搽之。如初生如黍，次烂如鸦啖之状，名鸦啖疮，用鸦啖散敷之。

洞天奥旨

卷十二・月蚀疳：月蚀疳者，多生于耳边，或耳之下也。此疮小儿生居多。然足阳明胃经无湿热，与足少阳胆经无郁气，则不生此疳也。然此乃小疮耳，不必内治。倘其疮大，而蚀不止者，必宜内治为佳。内治之法，泻胃与小肠之湿热，而外用末药调搽，断不久延也。设或疮蚀不大，是湿热不炽，何必用内治之法哉？

医宗金鉴

卷六十五・外科心法要诀・耳部・旋耳疮：旋耳疮生耳后缝，疮延上下连耳疼，状如刀裂因湿热，穿粉散搽即成功。[注]此证生于耳后缝间，延及耳折，上下如刀裂之状，色红，时津黄水。由胆、脾湿热所致。然此疮月盈则疮盛，月亏则疮衰，随月盈亏，是以又名月蚀疮也。宜穿粉散搽之，即可成功。

幼幼集成

卷四・耳病证治：耳珠前后生疮，浸淫不愈者，名月蚀疮。俗谓以手指月，则令耳之前后生疮。皆用外治之法，黄柏散搽之。

疡医大全

卷十三・月蚀疳疮门：周文采曰：月蚀疮生于两耳鼻面，烂及下部诸窍，浸入筋络。月中则疮盛，月末则疮衰，以其随月盈亏故名。(《集验》)

郑氏彤园医书

卷二・外科病症・耳部・旋耳疮：亦名月蚀，月盈则盛，月亏则衰也。生耳后缝间，延及耳褶摈上下，如刀裂之状，色红痒痛，流渗黄水，由胆、脾、三焦湿热。内服柴胡清肝散，外搽穿粉散。若不效，腐烂延及头额，急用束毒膏，如法贴洗。后用鹅黄散加银珠收功。

外科真诠

卷一・耳部・旋耳疮：旋耳疮生于耳后缝间，延及耳折上下，如刀裂之状，色红时流黄水，小儿多患之。此疮月盈则盛，月亏则衰，随月盈亏，是以又名月蚀疮也。外用连蛤散搽之，即可成功。

外证医案汇编

卷一：耳后缝间，皮色红裂，时出黄水津津，名为旋耳疮。此系肝胆湿热。

四、耳部痈疽 耳后疽 耳根毒

本内容包括耳部各种痈疽类病症，如耳后附骨痈、耳根毒、耳后疽、耳发、耳后发、耳门痈、夭疽、锐毒等。

诸病源候论

卷三十二·痈疽病诸候：附骨痈肿候：附骨痈，亦由体盛热而当风取凉，风冷入于肌肉，与热气相搏，伏结近骨成痈。其状无头，但肿痛而阔，其皮薄泽，谓之附骨痈也。

疽候：黑疽发耳中如米，此名文疽，死。

卷三十三·妇人杂病诸候：耳后附骨痈候：附骨痈，是风寒搏血脉，入深近附于骨也。十二经之筋脉，有络耳后完骨者，虚则风寒客之，寒气折血，血否涩不通，深附于骨，而成痈也。其状无头，但肿痛。

备急千金要方

卷三十·针灸下·头面·瘈脉：主风头耳后痛。

万氏秘传外科心法

卷四·耳发：耳发生于耳门边，乃心肾湿热所生。其病有三：曰簟耳，曰痔耳，曰湿耳。俱先用清肝流气饮，后用定痛降火饮，若簟耳、痔耳，用针刺破，以清凉膏贴之，生肌散敷之。

卷六·耳门痈：耳门痈生于两耳之门边，乃肝肾蕴热上炎耳门而生。宜内服清肝滋肾饮，外贴万灵膏，又上生肌散。若初起时，用神仙祛毒一扫丹、敷毒失笑饼。

卷六·耳根痈：耳根痈生于耳根下牙根上，乃少阳阳明火甚而然。宜泻二经之火，用清肝消毒饮。初起用神仙敷毒失笑饼，更灸颊车、肩井穴各三壮。

疮疡经验全书

卷一·发耳：发耳，其疮生于耳边，又名热毒发疽。五六日间，渐长如蜂巢，皮紫者亦热，诸处如火烧，痛不可忍。十日可刺，无脓者十一日死。若疮不硬，刺见白脓者不死，黄脓出者不死，无时出鲜血者及赤脓者死，食不知味多语者亦死，在二十日间，便见吉凶。前药用千金内托散，随时增损之。

证治准绳

卷三·疡医·耳部·耳发：或问耳轮生疽何如？曰：是名耳发疽，属手少阳三焦经风热所致。六七日渐肿如胡桃，或如蜂房之状，或赤或紫，热如火，痛彻心是也。十日刺出黄白脓者生，刺之无脓，时出鲜血，饮食不下，神昏狂躁者死。小儿耳窍旁生者，相传指月而生，恐未必然。大抵风湿热毒成疳，故名月蚀疳疮。

耳部·耳根毒：或问耳根结核何如？曰：是名耳根毒，状如痰核，按之不动而微痛，属足少阳胆经，兼三焦风热所致，用活命饮加升麻、柴胡，水酒煎服，或乌金散汗之，壮实者，一粒金丹汗之，老弱者，黄芪内托散、十宣散托之。

耳部·耳后疽：或问耳后一寸三分生疽，古云不治之证，今有一人年二十四岁，耳后结块如拳，肉色不变，亦不甚痛，七日不食，何如？曰：此名耳后毒，非瘿也，隔蒜灸之，活命饮加柴胡、桔梗、升麻，八陈散下之愈。

项部·杼疽：或问颈上、两耳后生疽何如？曰：此名杼疽。初不甚肿，但痛痒不时而出清水，渐渐长大，如玳瑁斑点者是也，亦名化骨疮。急服八阵散、夺命丹、活命饮加桔梗、柴胡。若过时，溃烂日久出骨者，大恶之证也。此证多生于积郁之人，七恶多见，犯禁者不治。

简明医彀

卷八·耳发：经曰：耳为肾之外候。又曰：肾通窍于耳，亦因大怒，动厥阴肝经，风热燥火，疮生耳轮，作热痛痒，用柴胡清肝之类兼小柴胡汤，次服加味地黄丸。耳内生毒，皆由手少阳、足少阴二经风热。

有为耳痈，用活命饮加升麻、桔梗、蔓荆子。

外科启玄

卷四·耳后发：此疮乃手少阳三焦经毒之所。发于耳后角孙颅息二穴之上下。及左右耳畔。是经多气少血。凡有疮难得愈者。甚则连耳聋嗌肿颊痛。手小指次指肩肘俱痛。治当消风抑火。内疏内托。随症治之。

耳发:是足少阳胆经。其经多气少血。其疮发于悬厘主客二穴上下。五六日渐长蜂窝。皮紫焮热。如火烧痛十日内刺之有脓者生。无脓出血。食不知味。精神不佳。二十四日必死不可救也。其左右亦同。

外科十三方考

下篇·耳门痈:耳门痈者疮生耳内,其症多由积热而成,一边硬至耳根,红肿痛甚,初起用麻凉膏以止其痛,内服中九丸,兼服金蚣丸,以速散其毒,勿使久延酿成大患。此症定然成脓,治法与鬓疽同,内服中九丸,兼千金内托散,至七日后,耳内出脓,如脓久不干者,须用线末,以绵纸成条,粘惹药末插入耳内,连插数次,脓干即愈。

外科活人定本

卷二·耳门痈:此症生于耳门,乃手少阳三焦经之所司也。乃肝肾蕴热而上炎,故生斯毒。宜清肝流气饮,外用万灵膏,生肌散。若初起时用神仙祛毒一扫丹、神仙敷毒失笑饼,立消。

外科大成

卷二·头部:夭疽生左耳后,锐毒生右耳后,俱一寸三分。夭者妖变之物也,属肝木;锐者锋利之器也,属肺金。二症起于谋虑不决,火郁而成,生于隐微,发于不测,及觉之时,毒已入内矣。红活高肿,易腐易脓者顺;坚硬伏陷,未溃先黑,未脓先腐,臭秽易生,元气易败,此毒气内攻也,为逆。微者加味逍遥散、越鞠丸、托里消毒散,随时增损,甚者十全大补汤,非倍用参附,不能以回其阳。

耳后疽:生耳后折间,属三焦经。高肿有头者顺,无脓软陷者逆。甚则嗌肿颊痛,肩肘俱疼。初起者绀珠丹汗之,热甚者凉膈散清之,已溃者如溃疡门,托之补之。

耳根毒:生于耳根,状如痰核,不动而微痛,属胆与三焦二经风热所致。宜卫生散。或加升麻、柴胡,或贵金丸下之;弱者神效栝蒌散托之;因怒而耳下肿者,或肋痛脉弦紧者,小柴胡汤加青皮、红花、桃仁、牛蒡子;再寒热,加荆芥、防风。盖肝者内主藏血,外主荣筋,怒则气逆。故筋蓄结肿,若不自加调摄,肝迭受伤,迁延结核,再犯追蚀之药,因而不敛不治者多。

耳发:生于耳轮,初起如胡椒,渐大如蜂房,紫赤肿痛。由三焦经风热所致,宜卫生散,或加升麻、桔梗,壮者贵金丸汗之下之。出黄脓者顺,出鲜血不食神昏狂躁者逆。

幼科铁镜

卷五·耳痈:耳内肿及耳外肿,耳外出脓,或间一日脓一出,或间二日脓一出,治宜用黄鳝,以刀斩断,滴血入耳数次,或用天保采薇汤。

洞天奥旨

卷五·耳后耳下发:耳后发者,发于左右耳畔,乃角孙,颅息二穴之上下也。发则耳聋、嗌肿、项痛,手之小指、肩肘俱因之而疼,盖手少阳三焦经之火毒也。三焦经多气少血,是经生疮,最难奏效,况又生于耳后。未免耳属肾经,单治三焦而不兼补夫肾,则水不足以济火,其火毒未必不更炽也,虽消风抑火、内疏内托,随症施治,俱是良法,而不大补其血与重填其精,恐未易遽愈也。又有发于耳下者,乃翳风、瘈脉之穴也,名曰首疽,亦系三焦之经,实系致命之所,尤宜早治。然早治而不大补气立,徒用化毒败火之剂,少少轻疗,治阳症尚有变阴之害,况原是阴虚火发之症,又何以济哉?凡生此疽,多憎寒壮热,七八日可刺,脓水黄白色可治,以其属阳也。如黑色稀水,乃阴症也,大恶。若发渴者即死。以上数症,皆起于积想在心,谋虑不决,郁怒不已,致火旺蕴结,日久乃发也。故形多坚硬,头多隐伏,未溃先黑,未脓先腐,不得外发,内攻而死也。

耳前发:耳前发者,发于两耳之前,乃悬厘、客主人之穴也。虽曰耳发,实生于耳之外,非生于耳之中。按:二穴属足少阳胆经,是经多气少血。且二穴又在面之旁,尤少血之处,故生痈最难愈。且穴虽属少阳,而地近于耳,岂有耳不连及之理?况耳为肾之窍,悬厘、客主人乃胆之经,而胆乃肾之子也。子为火毒所烧,肾母宁忍坐视,必求相援,而胆子畏火毒之逼,必遁入母经络以避其害,未必不遗祸于母家也。故治之法,泻胆之火毒,尤宜补肾之精水。倘疮口高突,乃阳火阳毒尽发于外也,不必忧虑。设五六日后,渐长渐大，形如蜂窝，皮紫疱黑，痛如火灸。十日内刺之，有脓者尚可望生。或刺之无脓.惟有纯血流而不已，本少血而又伤其血，则木必克土，脾胃大坏，不思饮食，或食而不知其味，此入阴之兆也。二十四日之后，恐不能保其生也。此症或发于左，或发于右，其危险同之。能于初发时急救之，皆可庆生也。

外科全生集

卷一・有阴有阳症门・耳后锐毒：患发耳后，又名耳后发。宜别阳实阴虚，治无一错。患色白者，以阳和丸与二陈汤同煎服，或以小金丹服消。如色红者，醒消丸服消。诸书不拘红白，概以元参、牛蒡、连翘、蚕尾、赤芍、银花等七味以治。即色红者，尚服不消，况白色者，能不遭其害乎。

马曰：耳后锐毒，初起必有红根白头。肝肺二经邪火蕴结，又属少阳三焦部位，是经多气少血，阳和断不可服。若至溃后，气血两虚，邪从内陷，参、芪、肉桂又当少少用之，托里补虚。

又曰：初起以疏风化痰为宜。盖锐毒，即耳后发，与脑疽同。

医宗金鉴

外科心法要诀・头部夭疽・锐毒：夭疽居左锐毒右，经属胆腑生耳后，谋虑太过郁火成，此处肉薄当急救。[注]此二证左为夭疽，右为锐毒，俱生耳后一寸三分高骨之后。夭者不尽天年，谓之夭；锐者如锋刃之锐利，言毒甚也。得此二证，愈者甚少。初起俱如黍粒，渐肿如瓜，坚硬平塌，紫暗不泽，较诸疮疼痛倍增。名虽各异，而左右耳后，俱属足少阳胆经，由谋虑不决，郁火凝结而成。此处皮肉浇薄，气多血少，终属险证，急当治之。迟则热气下入渊液，前伤任脉，内熏肝肺，恶证悉添，必致不救。若红肿速溃者顺，坚硬色黑陷者逆。如果投方应证，亦只十全四、五也。初宜服柴胡清肝汤消解之，脓将成宜服托里消毒散，虚者十全大补汤托补之，外俱敷乌龙膏，其余内外治法，俱按痈疽溃疡门。

耳后疽：耳后疽生耳折间，三焦风毒胆火炎，红肿有头焮为顺，黑陷臖痛冷溃难。[注]：此证生于耳折之间，无论左右，属三焦经风毒，兼胆经怒火上炎而成。初起如粟，渐增肿痛，小者如杏，大者如桃。若红肿有头焮热易溃，稠脓者为顺；若黑陷坚硬，臖痛引脑，甚则顶、颊、肩、肘俱痛，不热迟溃，紫血者为逆。初治法同夭疽，已溃内外治法，俱按疽痈溃疡门。

又有起初失于托里，或误食寒凉，则毒不能外发，遂攻耳窍，脓从耳窍出者，名为内溃，属虚，多服十全大补汤。大抵少年得此证者，其愈最缓，老年得此证者，易于成漏。

耳后疽生耳上稍之后角孙穴开口有空陷下之处，左右相同。

耳发：耳发三焦风热成，初椒渐若蜂房形，赤肿疼痛生轮后，黄脓属吉紫血凶。[注]此证生于耳后，属三焦经风热相搏而成。初如椒粒，渐肿若蜂房，将腐亦多眼孔，焮赤疼痛，肿连耳轮。盖发者，乃痈证之毒甚者也，不可听其自溃，恐溃迟脓通耳窍。当在十一日后，剪破疮顶，出黄白脓者属吉为顺；出紫鲜血者属凶为逆。初起俱宜服仙方活命饮消之，外敷二味拔毒散。其余内外治法，俱按痈疽溃疡门。

耳发生在耳折间，连耳轮通肿，甚则脓串耳窍，左右相同。

耳根毒：耳根毒初痰核形，肿如伏鼠焮赤疼，三焦风火胆怒气，暴肿溃速非疽痈。[注]：此证生于耳后，初起形如痰核，渐增肿势，状如伏鼠，焮赤疼痛。由三焦风火、胆经怒气上冲，凝结而成。但此证暴肿溃速，根浅易愈，非若痈疽之势大毒甚也。初起寒热往来，宜服荆防败毒散汗之；发热痛甚者，仙方活命饮消之；脓成者服透脓散；虚者服托里透脓汤；溃后外撒红灵药，贴太乙膏；脓尽换搽生肌玉红膏，生肌敛口。若遇虚者，脓水清稀，或疮口敛迟，即服香贝养荣汤补之，自敛。

耳根毒生在耳垂后偏上缝中，左右相同。

疡医大全

卷十三・耳痈门：耳痈之证，痈者壅也，与脓耳初起有间。非醇酒炙煿，即怒火遏郁，更有色欲过甚，真阴耗竭，相火亢盛，或肝胆火逆，是以耳窍壅肿，耳根焮热胀痛。初起俱宜栀子清肝汤、加味逍遥散；如内脓已成，用四妙汤去黄芪加白芷、丹皮；已溃出脓者，用八珍汤去川芎加银花，脓尽换用地黄汤加麦冬、牛膝自愈。外治内已有脓，用红升丹少少提之。耳门不可贴膏药遮挡闭窍。耳畔红肿，用黄敷药敷之自消。

杼疽门：《鬼遗方》曰：杼疽发发中须内及两耳。不穴十五日死；可刺其脓，色黑如豆豉，或见血者死。

郑氏彤园医书

卷二・外科病症・耳部・耳根毒：生两耳垂后偏上缝中，属三焦风火兼胆经怒气凝结而成。初起如痰核，渐肿如伏鼠，色赤焮痛，寒热往来，宜服荆防败毒散汗之；若发热痛甚，则服仙方活命饮消之。脓成者服透脓散，虚者服托里透脓汤，已溃服托里排脓汤。溃后撒红灵药，贴太乙膏。脓尽，搽生肌玉红膏。若脓清敛迟，常服香贝养荣汤。

耳发：生耳褶间，连耳轮，甚则脓串耳窍，属手少阳三焦风热相搏而成。初如椒粒，渐肿似蜂房，将腐亦多眼孔，色赤焮痛。盖发者，痈疽毒甚之谓也，不可听其自溃，溃迟恐脓通耳窍，十一日后当针疮顶，出黄白脓者吉，紫黑鲜血者逆。初起服仙方活命饮，外敷二味拔毒散。余同上耳根毒。

耳后疽：生耳上梢之后，角孙穴上，属三焦风毒兼胆经怒火而成。初起如粟，渐增肿痛，小则如李，大则如桃，若红肿有头，焮热易溃，脓稠者吉；黑暗坚硬，痛引脑顶，不热不溃，溃出紫血者险。治法同脑部夭疽。若初起失于托里，或误用寒凉冰伏其毒，毒不外发，内攻耳穷，脓从耳出名为内溃，主以八珍、十全等汤，补养气血以排余脓。外用去腐生肌之药。均于六卷汇方中选而用之。

疡科心得集

卷上·辨夭疽锐毒虚实论：夫夭疽锐毒者，发于耳后一寸三分，属少阳胆络，左名夭疽，右名锐毒，俗谓之耳后发。此证有虚有实，初起根盘散漫，顶不高突，平塌色白，形神俱静，微恶寒，微身热，渐减谷食。此由肝邪久郁，微感温邪，触动而发。如正旺者，气血亦能化脓，溃后肿消郁散，月余收功。治法用疏肝流气饮，或羚羊角散加石决明、牡蛎、刺蒺，或真人活命饮。如阴亏肝旺，化风逆络，半边头痛彻脑者，正气不能引血成脓，毒必内攻，或手足逆冷，或气喘呃逆，或痉或厥，或七日，或两候而毙，此为真阴证也。

又有温邪阻络，耳后发肿，根松顶高，初起虽色白，成脓却焮红，憎寒壮热，痛则朝轻暮重；溃后即热退肿消，脓尽收口。是即风热轻证，名火痰毒也。治以疏散凉解为主，如万灵丹、荆防败毒散、羚羊角散之类。

辨耳痈耳菌虚实论：夫耳者，肾所开窍，又属少阳胆三焦经脉所会之处。为痈为疡，不外乎诸经火逆所致。然有虚火，有实火，不可不辨也。如风温袭阻，初起必寒热往来，头痛，耳中肿胀，脉弦硬数，似乎疟状，用牛蒡、荆芥、薄荷、夏枯草、丹皮、山栀，或小柴胡汤，如得汗邪彻，则肿胀自平；或至三、五日后，胀痛更甚，身热不和，风温化火，必挟肝邪上升，胀痛时如针刺，内成脓矣，用羚羊角、丹皮、山栀、钩钩、夏枯草，或龙胆泻肝汤，俟脓泄邪彻，自热退痛止。但其脓不能即干，必须十日半月收功；以少阳三焦多气少血，血少则肌肉难长，故疮口难合耳，此实火之证也。须知耳内有脓时，不可用末药掺之，盖耳窍止有开而无合，将药纳入，塞阻孔窍，脓不外泄，热毒即循络外达，绕耳红肿，则发外耳痈矣。必欲开刀脓泄方愈。所谓虚火耳痈者，或因肝胆怒火遏郁，或因肾经真阴亏损，相火亢盛而发。初起亦必寒热，胀而不肿，头顶连项掣痛，脉细数，神形静。此肝阳挟虚火上逆，不能消散，久则成脓，此疡最难速愈。初时用羚羊角散，冀其镇肝清热，久宜用大补阴丸，或金匮肾气丸滋阴补虚，庶可取效。又幼孩三四岁时，亦有此证，经年脓水不干。此系先天不足，水不养木，肝阳上逆而结。不痛不肿，不必治之；俟阴分足，肝阳平，则愈矣。又小儿因胎风胎热，或洗浴灌水，耳内亦致作痛生脓。初时不可搽药，候毒尽自愈；如月外不瘥，以红绵散治之。

附：耳漏生于耳根翎上，女孩穿耳穿伤者多此证，溃脓最难收口，必升药条提之，历久方愈。

辨鸬鹚瘟（俗名土婆风）耳根痈异证同治论：夫鸬鹚瘟者，因一时风温偶袭少阳，络脉失和。生于耳下，或发于左，或发于右，或左右齐发。初起形如鸡卵，色白濡肿，状若有脓，按不引指，但酸不痛，微寒微热；重者或憎寒壮热，口干舌腻。初时则宜疏解，热甚即用清泄，或挟肝阳上逆，即用熄风和阳。此证永不成脓，过一候自能消散。

耳根痈，初起根盘坚肿，其色亦白，止发一边，从无双发，憎寒发热，斯时疏解散邪，得汗则消。如过七日，身热不退，即欲成脓，治用羚羊角散。如寒热无汗，即用小柴胡汤加制蚕、角刺攻透之；俟开刀出脓，肿消热退而安。其时用药，须扶胃和营，不可乱投补托，盖风温偶阻，是正旺邪实，若投参芪归术，必致气血壅滞，脾胃呆钝，脓反不清，以致延绵日期，不即收口。大凡风温偶感者，此为阳实证，正旺邪实，俟脓泄邪退，营卫自和而愈。若用参芪扶正固托，则反受其累矣，此不可不知也，同学者宜类推之。如时邪瘟证后余邪未彻，耳项发颐，亦有成脓者，治法与此同。

疡科捷径

卷上·头部·夭疽锐毒：右为锐毒左夭疽，胆腑之经耳后居，郁火怒凝成斯症，十人患此九难除。

耳后疽：耳后疽生耳摺间，三焦肝胆火风炎，有头红肿焮为顺，黑陷根平木痛淹。

耳根毒：耳根毒发似痰生，肿痛焮红伏鼠形。风火相兼肝胆蕴，桑丹清毒用之灵。

外科证治全书

卷二·耳部证治：锐毒，发耳后，宜别阴阳治之。患色白者，按阴疽例治；患色红者，按阳痈例治。如发耳垂后，名耳根毒，辨治亦然。

外科真诠

卷上·头项部·夭疽锐毒：夭疽、锐毒生于耳后一寸三分高骨之后，左名夭疽，右为锐毒。名虽各异，而左右耳后，俱属少阳胆经，由谋虑不决，郁火凝结而成。初起宜内服柴胡清肝汤，外用蜜调石决粉刷，使其消散。若溃后脓水清稀，仍宜用托里散治之。夭者不尽天年之谓，锐者如锋利尖锐之谓，俱言毒势险恶，急为治之。此症若溃烂见骨，毒口干黑者，多属不治。

火痰毒：火痰毒生于耳后上下，坚硬如疬，皮色不变，小儿多有此症，宜内服消疬汤，外用火酒磨槟榔刷，或用蜜调石决粉敷亦可。

消疬汤：牡蛎三钱，元参一钱，川贝母一钱。

耳后发：耳后发生于耳后，属三焦经，风热相搏而成。初如椒粒，渐肿若蜂房。将腐亦多眼孔，焮赤肿痛，肿连耳轮。疮顶出黄脓者吉，出紫血者凶。宜用太极黑铅膏涂之。

外科证治秘要

第四章夭疽、锐毒、鬓疽、额疽：

夭疽、锐毒：发于耳后一寸三分，左名夭疽，右名锐毒，属少阳经。俗名耳后发。有虚有实，有半虚半实，夹阴夹阳。

实证煎方：与风火痰毒同，根松顶高，初起色白，渐渐红色成脓，脓溃肿消，即可收功。防风一钱，荆芥钱半，薄荷一钱后下，牛蒡子三钱炒杵，大贝母三钱，连翘三钱，楂炭三钱，丹皮一钱，桑叶一钱，钩钩三钱后下。初起服三剂，汗出热退，即可渐消。若色已红，身热不退，必成脓。

半虚半实证煎方：初起根盘散漫，顶平色白，微恶寒，微身热，渐减食。此肝郁夹风热而发，月余成脓，溃后亦可收功。柴胡三分，荆芥钱半，丹皮一钱，黑山栀钱半，大贝母三钱，刺蒺藜三钱去刺，当归钱半，甘草四分，钩钩三钱后下，陈皮一钱。痛甚者加羚羊角钱半先煎。服此方，寒热退，其肿略平，停数日寒热又作，复肿痛者，将成脓也。加制姜蚕一至二钱，俟其溃后，渐渐调治收功。

虚证煎方：阴亏肝阳化风上逆，耳后漫肿，痛连头脑，不能成脓。但痛甚手足冷，或喘或呃、或痉或厥者必死。羚羊角钱半先煎，煅牡蛎一两先煎，石决明一两打先煎，大生地四钱，女贞子三钱，钩钩三钱后下，丹皮一钱，煅磁石三钱先煎，玄参二钱。若喘呃痉厥，各随证加减。

第十九章耳痈、耳菌、耳漏、鸬鹚瘟、耳根痈、发颐：

耳痈：有虚有实。实者由风热挟肝阳而成；虚者乃阴亏肝阳亢逆。其痛如针刺，至夜尤甚，成脓者多。

风热耳痈：风热耳痈内脓泄后，痛势不减，绕耳肿胀，亦有发外耳痈者。煎方：牛蒡子三钱，薄荷一钱，荆芥一钱五分，丹皮一钱，山栀一钱五分，连翘三钱，钩钩一钱，夏枯草二钱，大贝母去心二钱。火甚者加羚羊。

虚火耳痈：初起亦必寒热，耳痛连头顶。羚羊角、甘菊、女贞子、玄参、钩钩、丹皮、石决明、鲜生地、磁石。久而不愈，用六味丸、大补阴丸之类。

耳漏：生于耳根后空处，幼孩穿耳穿伤者多有此证。溃后不易收口，必以升药条提之，数十日方验。

鸬鹚瘟：俗名土婆风，又名田鸡胀，因风热。生于耳下，或发于左，或发于右，或左右俱发。微寒热，色白软肿，但酸不甚痛，过七日自愈。煎方：牛蒡、薄荷、荆芥、桔梗、连翘、楂炭、大贝母、防风、钩钩、桑叶。身热重者加羚羊。

耳根痈：生于耳下，初起根盘肿硬而色白，只生一边。初起宜疏散，如牛蒡、荆芥之类。若过七日，身热不退，即欲成脓。如羚羊、大贝母、玄参、连翘、制姜蚕之类。

外证汇编

卷一·首部·夭疽锐毒：夭疽生于左耳后一寸三分高骨处。夭者夭变之象，不得尽其天年，属肝。锐毒生于右耳后一寸三分高骨处。锐者，锋利之器也，属肺。此二者，头多尖硬，未溃先黑，未脓先腐，臭秽易生，元气易败。此二者，皆七情久郁，膏粱厚味壅热而成。虽属肝肺，部位在太阳寒水之经。其脉从头下项，行身之背，终于足外踝。经脉下注，最易内陷。在高骨皮肉少空隙之间，而近脑髓，气多血少，无物成脓，毒不得泄，郁火内燔，煎烁脑髓。故《内经》曰：夭者，痈大赤黑。不急治，热气下入渊液，循少阳之脉，下胸胁，前伤任脉，内熏肝肺，熏肝肺十余日死矣。若疡科临证有决，急治得法，尚可全五六。倘狐疑不决，挨延时日，不救者多矣。

五、耳痔　耳菌

外科正宗

卷四・耳病：又有耳挺结于窍内，气脉不通，疼痛不止，以栀子清肝汤为治，外用煮线药插入挺肉缝旁，化尽乃愈。

简明医彀

卷八・耳发：又有耳蕈、耳痔闭塞不通，用黄连消毒饮、活命饮治之。

外科大成

卷三・耳部・耳痔：耳痔及耳挺、耳蕈，俱结于耳之窍内，不肿不溃不痛，塞久令人重听。宜栀子清肝汤，兼外插药线于缝内，化尽自愈。

医宗金鉴

外科心法要诀・耳蕈耳痔耳挺：耳痔、耳蕈、耳挺：耳痔蕈挺耳窍生，肝肾胃火凝结成，微肿闷疼皮损破，塞久令人必重听。[注]此三证皆生耳内，耳痔形如樱桃，亦有形如羊奶者；耳蕈形类初生蘑菇，头大蒂小；耳挺形若枣核，细条而长，努出耳外。俱由肝经怒火、肾经相火、胃经积火凝结而成。微肿闷疼，色红皮破，不当触犯偶犯之，痛引脑巅。皆宜服栀子清肝汤，外用硇砂散点之，渐渐消化。

郑氏彤园医书

卷二・外科病症・耳部・耳痔、耳蕈、耳挺：三证皆生耳内，名异而治同。痔形如核桃或如羊奶；蕈形如小蘑菇，头大蒂小；挺形如枣核条细而长，胬出耳外。俱由肝经怒火，肾经相火，胃经积火，凝结而成三证。初起微肿闷痛，皮肤色红，偶触犯之，痛引颠顶，均服栀子清肝汤。外点硇砂散。

疡科心得集

卷上・辨耳痈耳菌虚实论：耳菌，耳口中发一小粒，形红无皮，宛如菌状，不作脓，亦不作寒热，但耳塞不通，缠绵不已，令人耳聋。先用针刺破，以玉红膏涂之。

疡科捷径

卷上・耳部・耳痔耳挺：耳痔耳挺耳窍生，肾肝胃火结凝停。微疼肿胀兼流水，塞久能教人重听。

外科证治全书

卷二・耳部证治：耳痔、耳菌、耳挺，三证皆生耳窍内。耳痔形如樱桃，亦有形如羊奶者；耳菌形如蘑菇，头大蒂小；耳挺形如枣核，细条而长，努出耳内。皆系肝肾湿热，郁于血分所致，以脾胃主九窍故也。微肿闷痛，色红皮破，偶一触犯，痛引脑巅。内俱用加味逍遥散，甚者，龙胆泻肝汤。外用鸡矢白炒研敷之，或黄白散点之，渐渐消化。又方，以火酒滴入，仰之半时，即可钳出。

类证治裁

卷六・耳证耳：蕈耳痔，不寒热，不作脓，黄连消毒饮，活命饮。皆足少阴、手少阳风热上壅攻之。

医门补要

卷上・耳痔：肾与三焦湿火上腾，使耳中气脉阻闭，或先干痒有日，继而焮痛异常，初生小红肉，逐渐塞满窍内，甚至拖出耳外，时流臭血水，名曰耳痔。正如湿地热蒸而生菌也。宜针刺出污血，搽硇砂散，内服龙胆泻肝汤。

华佗神医秘方真传

第七篇・奇病秘方：耳内长肉，是由肾火腾烧于耳所致。患者耳内忽长肉一条，色赤如带，手不可近。治用硼砂、龙脑各一分，研和点之，立化为水。然后再多服补益之剂调治之自愈。

外科证治秘要

第十九章·耳痈、耳菌、耳漏、鸬鹚瘟、耳根痈、发颐·耳菌:耳中发一粒如豆,色红无皮,不作脓,不发热。此属肝火湿热。治法:用碱水滴入耳内,渐渐自消。或以干碱末掺于菌上,内服清肝化湿药。

六、耳 衄

外科大成

卷三·耳部·耳衄:耳衄者,耳出鲜血也,由上焦风热所致。若肝脉弦数者,柴胡清肝汤,虚火妄动,肾脉数而弱者,六味地黄丸、生地麦冬散。总以凉血清心为主,外以神塞丸塞之。

证治汇补

卷四·上窍门·耳病·耳衄:耳中出血为耳衄,左关脉来弦数者,为少阳经火,尺脉或躁或弱者,少阴经虚。少阳经火,宜柴胡清肝散,少阴经虚,用六味地黄丸,外治用龙骨末吹入。

辨证录

卷三:人有耳中出血者,涓涓不绝,流三日不止而人死矣。此病世不常有,然而实有其症也。耳者肾之窍也,耳中流血自是肾虚之病,然而肾虚血不走胃,不从口出,而偏从耳出者,正有其故。盖心包火引之也,心包之火,与命门之火,原自相通,二火沸腾,则血不走胃而走耳矣。盖胃为心包之子,胃恐肾火之害心,而兼害胃,故引其火而上走于耳,诸经所过之地,尽卷而上行,故血乃随之而出也。虽耳窍甚细,不比胃口之大,无冲决之虞,而涓涓不绝岂能久乎?故必须急止之。方用填窍止氛汤:麦冬一两,熟地二两,菖蒲一钱。水煎服。用熟地以填补肾经之水,麦冬以息心包之焰,二经之火息,而耳窍不闭,则有孔可钻,虽暂止血,未必不仍然越出也。故用菖蒲引二味直透于耳中,又引耳中之火,而仍返于心包,火归而耳之窍闭矣。如此用药之神,真有不可思议之妙。此症截流汤亦神效:熟地二两,生地、麦冬各一两,三七根末三钱,菖蒲一钱。水煎服。

医碥

卷一·杂症·耳衄:耳中出血也。小肠、三焦、胆各脉俱入耳中。又耳属肾,诸经皆足为病。龙骨末吹入即止。若左关脉弦洪,柴胡清肝散。尺脉或躁或弱,六味地黄丸。

九窍出血:耳、目、口、鼻一齐出血,药不及煎,死在须臾。先将水当面喷几口,急分开头发,用粗纸数层蘸醋令透,搭在囟门,血即止。次用当归一两煎好,磨沉、降香各五钱,加童便服。或瞿麦饮:瞿麦、生姜、栀子、灯心、炙草、枣。再用发灰二钱,茅根、车前草煎汤下之,血自归经。然后以四物加人参五味丸服,可收万全之功。九窍出血,兼身热不能卧者死。惟妇人产后瘀血妄行,九窍出血,有用逐瘀之药而生者。若无故卒然暴厥,九窍出血者死。久病之人,忽然上下出血,亦死。

徐大椿医书全集

卷四·杂病证治·耳病:鲜血时出为耳衄,实则柴胡清肝散,虚则归芍地黄汤。

医宗金鉴

卷六十五·外科心法要诀·耳衄:耳衄上焦血热成,鲜血时流耳窍中,肝火柴胡清肝治,胃热生地麦门冬。[注]此证由上焦血热所致,耳窍中时流鲜血。若肝脉弦数者,以柴胡清肝汤服之;肾脉虚数者,以生地麦冬饮主之。总以凉血为急,乃抽薪止沸之法也。外以神塞丸塞之即瘥。

神塞丸:麝香一分,生白矾一钱,沉香三分,糯米五十粒。共研细末,面糊为丸,如梧子大。每丸薄绵裹之,如左耳出血塞右鼻,右耳出血塞左鼻;左鼻出血塞右耳,右鼻出血塞左耳;两耳俱出血塞两鼻,两鼻俱出血塞两耳。

张氏医通

卷五·诸血门:耳中出血为耳衄。两关弦数,饮酒多怒人,属肝火,柴胡清肝散。尺脉弱或躁,属阴虚,生料六味丸加五味子,更以龙骨烧灰,吹入即止。

郑氏彤园医书

卷二·外科病症·耳衄:衄因上焦血热故。耳窍中时流鲜血,当以凉血为主。如肝脉弦数,主以柴胡

清肝汤；若肝脉虚数，用生地、去心麦冬（等分）煎服，外用神塞丸。若胃热尺数，用肾热汤

医述

卷六・衄血：耳衄者，有肝肾二经之殊。不肿不疼者，为少阴之虚，暴出疼肿者，为厥阴之火也。

外科证治全书

卷二・耳部证治：耳衄，耳窍中时流鲜血，肝肾火升所致。用地芩饮，或六味地黄丸加山栀仁、赤苓，外用蒲黄炒黑研末，掺入即止。

奉时要旨

卷四・鼻衄齿衄：有耳衄者，肝火也，柴胡清肝散，以龙骨烧灰，吹入即止。

血证论

卷二・耳衄：耳中出血，谓之耳衄。肾开窍于耳，而肾脉却不能上头，肾与心交，假心之府小肠之脉，上贯于耳，为司听之神所居，其形如珠，皮膜包裹真水，是为神之所出，声之所入，内通于脑，为空虚之府，他物不得而扰之。即或肾虚，阴火上冲，则为耳鸣，神水不足，则为耳聋，亦断无血从此出者。其有血从耳出者，则以足少阳胆脉，绕耳前后，手少阳三焦之脉入耳，相火旺，挟肝气上逆，及小肠相火内动，因得挟血妄行，或因瘟疫躁怒，火气横行，肆走空窍，衄出于耳，总系实邪，不关虚劳。治法总宜治三焦，胆肝与小肠经，自无不愈。小柴胡汤，加五苓散统治之；分治肝胆，宜龙胆泻肝汤；治三焦，柴胡梅连散；治小肠宜导赤饮，加黄芩黄连薄荷川芎。三经皆司相火，治法大抵相同。愈后皆宜常服六味地黄汤，补水济火。

外治，法用十灰散，吹耳中，麝香龙骨末，和吹耳中，壁钱窠烧灰吹入，燕窠泥涂耳前后。

卷二・大衄：大衄者，九窍出血之名也。此非疫疠，即中大毒。人身止此九窍，而九窍皆乱，危亡之证，法在不治。惟有猝然惊恐，而九窍出血者，可用朱砂安经丸，加发灰治之。

七、耳痒

名医类案

卷七：张友夔壮岁常苦两耳痒，日一作，遇其甚时，殆不可耐，挑剔无所不至，而所患自若也。常以尖竹三寸许截之，拆为五六片，细刮如洗帚状，极力撞入耳中，皮破血出，或多至一蚬壳而后止，明日复然。失血既多，为之困悴。适有河北医士周敏道至，询之曰：此肾藏风虚，致浮毒上攻，未易以常法治也。宜买透冰丹服之，勿饮酒啖湿面蔬菜鸡猪之属，能尽一月为佳。夔用其戒，数日痒止，而食忌不能久，既而复作，乃著意痛断累旬，耳不复痒。

证治准绳

杂病・耳・耳痒：沈存中云，予为河北察访使，时病赤目四十余日，黑睛旁暗赤成疮，昼夜痛楚，百疗不瘥，郎官丘革相见问予，病目如此，曾耳中痒痞，若耳中痒，即是肾家风，有四生散疗肾风，每作二三服即瘥，闾里号为圣散子。予传其方合服之，午时一服，临卧一服，目反大痛，至二鼓时乃能眠，及觉目赤稍散，不复痛矣。更进三四服，遂平安如常。是时，孙和甫学士帅镇阳闻予说，大喜曰：吾知所以自治目矣。向久病目，尝见吕吉甫参政云，顷目病久不瘥，因服透冰丹乃瘥，如其言修合透冰丹一剂，试服了二三十服，目遂愈。乃知透冰丹亦疗肾风耳。

《圣惠》云：有人耳痒，一日一作可畏，直挑剔出血稍愈。此乃肾脏虚，致浮毒上攻，未易以常法治也，宜服透冰丹，勿饮酒啖湿面蔬菜鸡猪之属，能尽一月为佳，不戒无效。

慎斋遗书

卷九：一人耳痒，胸膈饱满，火郁于少阳胆也，用柴胡、半夏、黄芪、白芍各一钱，人参、甘草、紫苏、陈皮各五分，姜枣煎服，以散火固表。

寿世保元

卷六・耳病：思虑烦心而神散，精脱于下，则真阴不上泥丸，而气不聚，故耳鸣耳重听及耳内痒。安神复元汤。

东医宝鉴

卷二・外形篇・耳・耳痒：有人患耳痒，一日一作可畏，直挑剔出血稍愈，明日复然。此乃肾脏虚，致浮毒上攻，未易以常法治也。宜服局方透冰丹，忌酒面鸡猪辛热之物，能尽一月为佳，不然无效。宜服玄参贝母汤。

外科大成

卷三・耳部・耳痒：耳痒搔之虽致出血，而痒不止者，肾风也。宜服《三因》四生散。三二服即瘥。

石室秘录

卷四・奇治法：耳中作痒，以禾刺之，尚不足以安其痒，自欲以刀刺其底，始快然，否则痒极欲死。此肾肝之火，结于耳中，非汤药可救。余立一方，用龙骨一钱，皂角刺一条，烧灰存性，冰片三分，雄鼠胆一枚。先将前药为末，后以鼠胆水调匀，而后以人乳再调，如厚糊一般，方名收痒丹。将此药尽抹入耳孔内，必然痒不可当，必须人执其两手，痒定而自愈矣。愈后常服六味丸可也。

证治汇补

卷四・上窍门・耳病・耳痒：寻常耳痒，有风有火，易于调治，甚有耳痒不歇，挑剔出血，不能住手，此肾藏风毒上攻于耳。宜透水丹治之，并戒酒色膏粱厚味。

辨证录

卷三：人有不交感而两耳无恙，一交接妇女，耳中作痛，或痒发不已，或流臭水，以凉物投入则快甚，人以为肾火之盛，谁知是肾火之虚乎。夫肾中之火，乃龙雷之火也，火旺则难动而息，火衰则易动而难息，其故何哉？盖火旺者水旺也，火衰者水衰也，水衰则不能制火而火易动，水衰则不能养火而火难息耳。故补水必须补火，补火而水乃生；亦补火必须补水，补水而火乃盛，二者原两相制而相成也。肾开窍于耳，肾之水虚，则肾之火亦虚矣，耳之痒痛作于交感之后，正显其肾中水火之虚也。治法必须补肾中之火，而火不可独补，必须于水中补之。方用加减八味丸汤：熟地一两，山茱萸五钱，丹皮五钱，泽泻二钱，茯苓三钱，山药五钱，麦冬五钱，北五味一钱，肉桂二钱。水煎服。

此方补火而亦补水，而补水多于补火者，以火不可过旺也。水旺于火而火有安宁之乐，火引于水之中，水资于火之内，则火不至易动而难息，又何致上腾于耳门，作痛作痒而出水哉！此症用补阴制火汤亦妙：熟地二两，山茱萸、芡实各一两，肉桂一钱。水煎服。

张氏医通

卷八・七窍门下・耳：耳中痒，肾家有风，四生散，每作时服，二三剂即瘥。

徐大椿医书全集

卷四・杂病证治・耳病：耳痒是肾虚风毒，败毒散加蝎梢、生地、元参。

医方一盘珠

卷二・耳病门：耳中瘙痒流黄水，此症皆因肾有风，六味丸加蒺藜子，服之水竭五音通。

医碥

卷三・杂症・耳：耳痒。沈存中病赤目，百治不瘥，邱华问耳中痒否，痒是肾风，四生散二三服即瘥。如言服二次，目反大痛，更二服遂愈。以语孙和甫，孙曰：尝见吕吉甫目久病，服透冰丹乃瘥，透冰丹亦疗肾风也。《圣惠》云：有耳痒直挑剔出血乃止者，此肾虚浮毒上攻也，宜透冰丹。戒酒、面、鸡、猪之属一月，若不能戒者，无效也。

疡医大全

卷十三・耳痒门：《后汉・律历志》：春分晷长七尺二寸四分，当至不至，多病耳痒。

岐天师曰：有耳中作痒以木刺之，尚不足以安其痒，必以铁刀刺其底，铮铮有声，始则快然，否则痒极欲死，此肾肝之火结成铁底于耳中，非汤药可救，宜救痒丹主之。愈后服六味地黄丸三十斤可也。

耳痒或耳屎结于耳底，火酒滴入，片时即止。

救痒丹（岐天师）：龙骨一钱，冰片三分，皂角刺一条，烧灰存性。先将药研细，用雄鼠胆一枚，水调匀，加人乳再调如厚糊，尽抹入耳孔内，必然痒不可当，必须人执其两手，痒定则自愈矣。

杂病源流犀烛

卷二十三·耳病源流：有耳痒一日一作，直抓出血略愈，明日又作，悉属肾虚，致浮毒上攻者，此不可以常法治，必先忌酒面鹅猪羊一切辛热之物及房欲，至四十九日，服药乃有效，宜透冰丹、元参贝母汤。

华佗神医秘方真传

第十一篇·耳病方：耳痒方：耳痒用生乌头一个，乘湿削如枣核大，塞入耳内，日换数次，过三五日便愈。兼治耳鸣。

八、耵　　聍

灵枢

厥病：若有干耵聍，耳无闻也。

诸病源候论

耳病诸候·耳聤聍候：耳聤聍者，耳里津液结聚所成，人耳皆有之，轻者不能为患。若加以风热乘之，则结聊成丸核，塞耳，亦令耳暴聋。

备急千金要方

卷六下·七窍病下：桂心十八铢，野葛六铢，成煎鸡肪五两。右三味㕮咀，于铜器中微火煎三沸去渣，密贮勿泄，以苇筒盛如枣核大，火炙令少热，欹卧倾耳灌之，如此十日，耵聍自出，大如指，长一寸。久聋不过三十日，以发裹膏深塞，莫使泄气，五日乃出之。

治耳聋，干町停不可出方：捣自死白项蚯蚓，安葱叶中，麪封头，蒸之令熟，并化为水，以汁滴入耳中，满即止，不过数度，即挑易出。差后，发课盐塞之。

又方：灌醋三年者最良。绵塞之半日许，必有物出。

圣济总录

卷一百一十五·耳耵聍：论曰耳者肾之候，心之寄窍，风热搏于经络，则耳中津液结聚，如麸片之状，久则丸结不消，或似蚕蛹，致气窍不通，耵聍为聋。

证治汇补

卷四·上窍门·耳病·耵耳：人耳间有津液，轻则不能为害，若风热搏之，津液结塞成核，能令暴聋，为之耵耳。（丹溪）治宜四物加羌活、防风、柴胡、黄芩、连翘、玄参等，外用生猪油、地龙、釜墨等分，研细末，以葱汁和捏如枣核，薄绵裹入耳，令润则挑出。

慈幼新书

卷二·杂症·耳：耳中干耵，无脓无水，痛如针刺，久则焚槁成聋矣，速宜平火汤重剂服之，或以柴胡聪耳汤消息调之。

杂病源流犀烛

卷二十三·耳病源流：若耳中本有津液，风热搏之，津液结硬成块，壅塞耳窍，气脉不通，疼痛不止，亦令耳聋，名曰耵耳（宜栀子清肝汤、柴胡聪耳汤）。

耵耳由来，亦复有辨，不止风热相搏一端也。有风温之邪上受，耳耵右胀者，宜马勃散；有左耳耵痛，舌白脉数，由体质阴虚，挟受暑风，上焦气郁，须用辛凉轻药者，宜菊叶、苦丁、山栀、飞滑石、连翘、淡竹叶；有暑热上郁，耳耵作胀，咳嗽气热当清者，宜六一散加杏仁、连翘壳、淡竹叶、川贝母、白沙参；有头重，耳耵胀，缘少阳相火上郁，须以辛凉清解上焦者，宜羚羊角汤；有先起咳嗽，继而耵耳胀痛，延绵日久不愈，由本阴亏，风温相触，未经清理外因，伤及阴分，少阳相火陡起，至入暮厥痛愈剧，须先清降，后议育阴者，宜益元散加菊叶、苦丁、贝母、金银花、绿豆皮、鲜荷梗叶。

郑氏彤园医书

卷二·外科病症·耳结：外因取耳剔伤海底，初则胀痛流脓，渐渐干涩，耳闭不通，脓结成挺，撑耳硬痛，当用热花酒频滴耳内，润透耳结，良久用小箝取出，再滴麻油。

九、耳闭　耳胀痛

素问

生气通天论：阳气者，烦劳则张，精绝，辟积于夏，使人煎厥，目盲不可以视，耳闭不可以听，溃溃乎若坏都，汩汩乎不可止。

丹溪手镜

卷之三・五脏・怒：为呕血飧泄，胸满胁痛，食则气逆而不下，为喘渴烦心，为消瘅肥气，目盲，耳闭，筋缓。怒伤肝，为气逆，悲治怒。

本草纲目

卷二十：耳鸣耳闭，骨碎补削作细条，火炮，乘热塞之。（《苏氏图经》）

医林绳墨

卷七・丹溪又曰：耳闭者，乃属少阳三焦经气之闭也，耳鸣者亦属少阳胆经之火，痰之郁也。气闭者，宜当清气而开郁，痰火者，宜当降火而豁痰。

有年老气血衰弱，不能全听，谓之耳闭。少年斲丧，阴虚不足，谓之劳聋，病后劳损不能戒守，谓之虚闭。

景岳全书

卷二十七・耳证：火盛而耳鸣、耳闭者，当察火之微甚及体质之强弱而清之、降之。

气逆而闭者，宜六安煎加香附、丹皮、厚朴、枳壳之类主之。气逆兼火者，宜加山栀、龙胆草、天花粉之类主之。气逆兼风寒者，加川芎、细辛、苏叶、菖蒲、蔓荆子、柴胡之类主之。

虚闭证，凡十二经脉皆有所主，而又惟肝肾为最。若年老衰弱及素禀阴虚之人，皆宜以大补元煎，或左归、右归丸、肉苁蓉丸，或十全大补汤之类主之。若忧愁思虑太过而聋者，宜平补镇心丹，辰砂妙香散之类主之。若阳虚于上者，宜补中益气汤、归脾汤之类主之。凡诸补剂中，或以川芎、石菖蒲、远志、细辛、升麻、柴胡之类，皆可随意加用，但因虚而闭或已久者，终不易愈耳。

窍闭证，非因气血之咎，而病在窍也，当用法以通之……凡耳窍或损、或塞、或震伤，以致暴聋或鸣不止者，即宜以手中指于耳窍中轻轻按捺，随捺随放，随放随捺，或轻轻摇动，以引其气，捺之数次，其气必至，气至则窍自通矣。凡值此者，若不速为引导，恐因而渐闭而竟至不开耳。

辨证录

卷三・耳痛门：夫肾开窍于耳，肾气不足则耳闭。

疡科心得集

卷上・辨耳痈耳菌虚实论：耳胀痛，用虎耳草汁滴入耳内，痛即止。内服药同虚耳痈。

类证治裁

卷六・耳证：有风温上郁，耳停右胀者，马勃散；有左耳停痛，挟暑风上郁者，须辛凉轻剂，菊叶、苦丁茶、山栀、滑石、淡竹叶。有因暑邪闭窍者，鲜荷叶汤。有耳停胀，少阳火郁，羚羊角汤。

十、脓耳　聤耳　耳疳

本内容包括脓耳、聤耳、耳疳、耳风毒、沍耳、震耳、耳防风、耳脓、耳内疮等。

灵枢

厥病：耳痛不可刺者，耳中有脓。

肘后备急方

卷六：聤耳，耳中痛，脓血出。

诸病源候论

卷二十九・耳病诸候・聤耳候：耳者宗脉之所聚，肾气之所通。足少阴，肾之经也，劳伤血气，热乘虚而入于其经，邪随血气至耳，热气聚，则生浓汁，故谓之聤耳。

卷四十八·小儿杂病诸候·聤耳候：耳，宗脉之所聚，肾气之所通。小儿肾脏盛，而有热者，热气上冲于耳，津液壅结即生脓汁。亦有因沐浴水入耳内，而不倾沥令尽，水湿停积，搏于血气，蕴结成热，亦令脓汁出，皆谓之聤耳。久不瘥，即变成聋也。

备急千金要方

七窍病下·耳病：治耳聋有脓，不瘥有虫方。鲤鱼肠一具切，醋三合。上二味和捣，帛裹纳耳中，两食顷，当闷痛，有白虫着药，去之，更入新者，虫尽乃止，药择去虫，还可用。

又方：先以纸缠去耳中汁，以矾石末粉耳中。次石盐末粉其上，食久乃起，不过再度，永瘥。

治聤耳出脓汁方。矾石、乌贼骨、黄连、赤石脂，上四味等分末之，以绵裹如枣核。纳耳中，日三。

治底耳方。黄矾烧，绵裹纳耳中，不过二三日愈。或以苇管吹耳中。

千金翼方

卷二十六·针灸上·舌病：耳聋鸣，客主人一名上关，在听会上一寸动脉宛宛中，针入一分，主耳聋鸣如蝉。又聤耳脓出，亦宜灸，日三壮至二百壮，侧卧张口取之。

圣济总录

卷一百一十四·耳聋有脓：论曰耳聋有脓者，盖肾脏虚，劳伤血气，与津液相搏，热气乘之，则结聚于耳中，腐化脓汁，气不开窍，则致耳聋。

卷一百一十五·聤耳：论曰肾气通于耳，耳者肾之候，若其经为风邪所乘，毒气蕴结于耳中，以至脓汁俱出，妨闷疼痛，谓之聤耳。

卷一百八十一·小儿聤耳：论曰肾气通于耳，心寄窍于耳，疏通不窒。则其听为聪，小儿心脏热实，贯冲耳脉开窍者，塞结而为肿，或生脓汁，故谓之聤耳，或因沐浴水入耳内，停积不化，亦为聤耳，久不治，则致聋聩。

小儿卫生总微论方

卷十八·耳中诸病论·耳内疮肿出脓：小儿有耳中肿，或生疮出脓汁者，由风湿相乘，入于耳，邪正相干，搏于气血，伤于经络，轻则为肿，重则生疮，若津液结溃，变为脓血汁出；又有因水或眼泪入耳，停搏正气，亦为脓汁，俱名停耳，又名脓耳也。

仁斋直指

卷二十一·耳证：热气乘虚，随脉入耳，聚热不散，脓汁出焉，谓之脓耳。

秘传证治要诀及类方

卷十·耳：风毒攻耳，致生脓者，名停耳，先以绵枝子捻出脓，令净，次用桃花散（干胭脂、白矾等分，上为末，将鹅瓴管蘸药少许，吹入耳内）吹入；或以多年陈皮，去白，麻油灯上烧存性，碾末，入麝香少许，如桃花散法，加用干胭脂、白矾。

脉因证治

卷下·耳：停耳，耳脓出，用桑螵蛸一个火炙，麝二分五厘，糁之。又加枯矾吹之良。

丹溪治法心要

卷五·耳：耳脓不干，轻粉、黄柏末、海螵蛸，吹入。耳烂，贝母末干掺。耳中出脓，用桃花散，其方以枯白矾、胭脂各一钱，麝香一字。右末之，用绵杖子蘸药捻之，取干。耳热暴痛，枯白矾吹入耳中，青矾烧灰，吹入尤妙。

普济方

卷五十四·耳肿：夫耳者肾之候，心之寄窍，若其经为风热所客，随脉而上，至于耳中，气聚不散，邪热攻冲，结聚为肿，甚则黄汁出，而为暴聋之病也。

停耳：夫肾气通于耳，耳者肾之候，若其经为风邪所乘，毒气蕴结于耳中，以至脓汁俱出，发闷疼痛，谓之停耳。

婴童百问

卷四·耳病·耳者肾之候，小儿肾经气实，其热气上冲于耳，遂使津液壅滞，为脓汁者也。亦有澡浴水入耳中，水湿停留，搏于血气，蕴酿成热，亦令耳脓，久而不瘥，变而聋耳，龙骨散主之。又汤氏有五般停耳候。停耳者，常有黄脓出是也；脓耳者，常有红脓出是也；缠耳者，常有白脓出是也；底耳者，里面腥臭；囊耳者，里面虚鸣，时出清脓。然五般病源一也，皆由风水入耳，内有积热上壅而成。若不早治，久则成聋，胭脂膏等治之。仍服化痰退热等剂即愈。

幼科类萃

卷二十六·耳目口鼻门：论小儿耳目口鼻诸证：耳者肾之候，小儿肾气实，其热上冲于耳，遂使津液壅滞为稠脓，为清汁者，此也。亦有因沐浴水入耳中，水湿停留搏于血气，蕴酿成熟，亦令耳脓久不瘥，变成聋，以龙骨散主之。又汤氏云有五般停耳候。停耳者，常有黄脓出也；脓耳者，常有红脓出也；缠耳者，常有白脓也；沍耳者，耳内痟臭；震耳者，耳内虚鸣，时出青脓。病虽五般，其源一也，皆由水入耳中，而因有积热上壅而成。若不早治，久则成聋，宜胭脂膏治之。仍服化毒退热等剂即愈也。

古今医统大全

卷九十·幼幼汇集·停耳：耳者肾之外候，小儿肾经气实，其热上冲于耳，遂使津液壅滞为稠脓，为清汁者是也。亦有沐浴水入于耳中，水湿停留，搏于气血，酿成耳脓，久不瘥，变成耳重。

保婴撮要

卷十三·腮痈：若禀赋阴虚火动，颏间或两耳内生疮，或出脓不止者，宜用地黄丸。

医学入门

卷五·杂病分类·耳：停脓疼皆风热凑。脓耳，风热上壅，流脓，外用枯矾五分，陈皮、胭脂俱烧灰各二分，麝五厘为末，吹耳；重者，内服犀角饮子。

本草纲目

卷四·百病主治药·耳：聤耳是湿热。

聤耳：〔草木〕白附子（同羌活、猪羊肾煨食） 附子 红蓝花（同矾末） 青黛（同香附、黄柏末） 败酱 狼牙 蒲黄 桃仁（炒） 杏仁炒 橘皮灰（入麝） 青皮灰 楠材灰 槟榔 故绵（灰） 麻秸（灰） 苦瓠（灰） 车脂（并吹耳） 胡桃（同狗胆研塞） 柳根（捣封） 薄荷（汁） 青蒿（汁） 茺蔚（汁） 燕脂（汁） 虎耳草（汁） 麻子（汁） 韭（汁） 柑叶汁（并滴耳） 〔土石〕伏龙肝 蚯蚓泥 黄矾 白矾（同黄丹） 雄黄（同雌黄、硫黄） 炉甘石（同矾、麝香） 浮石（同没药、麝香） 密陀僧 轻粉（并吹耳） 硫黄（和蜡作挺塞） 〔虫兽〕五倍子 桑螵蛸 蝉蜕灰 蜘蛛 全蝎 龙骨 穿山甲 海螵蛸 鸠屎（并同麝香，吹耳） 羊屎（同燕脂末吹） 鲤鱼肠、脑 鳗鲡鱼骨 鱼酢 鼠肝（并塞聤耳引虫） 石首鱼枕 夜明砂（并掺入耳） 犬胆（同矾塞） 发灰（同杏仁塞） 人牙灰（吹五般聤耳）

医林绳墨

卷七·耳：又有停耳者，耳内有生赤肉，或有脓肿是也。此由气郁生痰，内火攻冲，脓似赤肉，或兼脓汁渍烂，谓之停耳，治宜清痰降火为要，用二母汤加玄参、天花粉、黄芩、山栀、连翘、柴胡、蔓荆子之类。

又有聤耳者，耳内有生赤肉，或有脓肿是也。此由气郁生痰，内火攻冲，肿似赤肉，或兼脓汁溃烂，谓之聤耳。治宜清痰降火为要，用二母汤加玄参、天花粉、黄芩、山栀、连翘、柴胡、蔓荆子之类。

赤水玄珠

卷二十六·耳门·孙季子朋来曰：此五者，不可谓全无分别，详其名，观其色，其间必有说也。愚僭剖之。停耳者，为水湿之气，久停耳中，与气血搏击，酝为热脓。盖脾主湿，又脾之色黄，以始为停湿所致，故曰停耳。脓耳者，心主血脉，血热化为红脓，心之色赤，故曰脓耳。缠耳者，肺主气，肺之色白，肺气不利，缠壅上焦，化为白脓，故曰缠耳。伍耳者，耳内痟臭，盖耳为肾之外候，小儿肾未充足，偶为气忤，逆于经遂，心主臭，心气不得下降，肾气不得上通，故蕴酿而为痟臭也。震耳者，《易》曰：震为雷，或为雷声震动。故耳中虚鸣，肝之色青，故出青脓也。此因五脏有所感触，随脏为名，故有五色之相应也。既有此五脏之因，须推五脏之治，庶为治本。若谓症虽五般，病源一也，则余未敢肯首。

万病回春

卷五：两耳出脓者，肾经亦风热也，蔓荆子散。

证治准绳

卷三·疡医·耳部·耳内疮：耳中生毒何如？曰：耳中所患不同，皆由足少阴、手少阳二经风热上壅而然。其证有五，曰停耳，亦曰耳湿，常出黄脓；有耳风毒，常出红脓；有缠耳，常出白脓；有耳疳生疮臭秽；有震耳，耳内虚鸣，常出青脓。虽有五般，其源一也，皆不寒热。有耳菌耳痔，则不作脓，亦不寒热，外无壅肿，但耳塞不通。已上缠绵不已，令人耳聋，活命饮、黄连消毒饮治之。若寒热间作，内外红肿，疼痛日增者，为耳痈，用活命饮加升麻、桔梗、紫金丹、乌金散，壮实者，一粒金丹下之。若寒热大作，痛楚难禁者，疔也，作疔治之。

外科正宗

卷四·耳病：小儿胎热或浴洗水灌耳窍中，亦致耳窍作痛生脓。初起月间，不必搽药，治早项内生肿，候毒尽自愈。如月外不瘥者，以红绵散治之则安矣。

简明医彀

停耳·卷六：耳者肾之候。小儿肾气实，其热上攻于耳，由津液壅滞，为脓汁出矣。亦有沐浴水入耳中，传于气血酿成。有久不愈者，变成耳重。

耳发·卷八：耳证有五，曰聤耳；曰湿耳，常出黄脓水；曰风耳，常出红脓；曰缠耳，出白脓；曰耳疳，生疮臭秽；曰震耳，耳内虚鸣，时出清水。证虽有五，其源则一。

外科大成

卷三·耳部·耳疳：耳疳者，为耳内流出脓水臭秽也。书有云：出黄脓为聤耳，红脓为风耳，白脓为缠耳，清脓为震耳。名虽有五，其源则一。由足少阴虚热者，四物汤加丹皮、石菖蒲，及地黄丸滋补之；由手少阳风热者，蔓荆子散、交感丹清之。若小儿胎热，或洗浴入水，作痛生脓者，在初生月内者，则不必搽药，如治之早，则项下结肿，任其毒尽，自安，至月外不瘥者，用红绵散搽之。

证治汇补

卷四·上窍门·耳病·脓耳：热气乘虚，随脉入耳，聚热不散，脓汁时出，为之脓耳。(《心法》)

治宜蔓荆子散，外用轻粉、明矾、黄丹、龙骨、麝香、蚌粉为末，绵缠竹拭耳，或用白矾、胭脂、麝香各一钱，为末吹之。

停耳：停耳由气郁生痰，内火攻冲，形似赤肉，或兼脓汁溃烂。(绳墨)治宜二陈加玄参、花粉、黄芩、山栀、连翘、柴胡、蔓荆。

辨证录

卷三：人有双耳忽然肿痛，内流清水，久则变为脓血者，身发寒热，耳内如沸汤之响，或如蝉鸣，此少阳胆气不舒，而风邪乘之，火不得散，故生此病。法宜舒发胆气，而佐之祛风泻火之药则愈矣。然有治之而不效者何也？盖胆受风火之邪，烁干胆汁，徒用祛风泻火之汤，则胆汁愈干，胆火益炽，火借风威，愈肆焚烧，而耳病转甚矣。方用润胆汤：白芍一两，当归一两，柴胡一钱，炒栀子二钱，玄参一两，天花粉三钱，菖蒲八分。水煎服。一剂而痛轻，二剂而肿消，三剂而脓血止，四剂而寒热尽除，十剂而全痊也。归、芍不特入胆，而且入肝也，胆病肝必病，平肝则胆亦平也。柴胡、栀子亦是舒肝之药，舒肝正所以舒胆，肝血自旺，而胆汁有不濡润者乎。邪风邪火，已有不治自散之机，乃加天花粉之逐痰，则风火无党。用菖蒲通耳中之窍，引玄参以退浮游之焰，自然风火渐祛，上焦清凉，而耳病随愈也。此症用止鸣丹亦效。白芍五钱，柴胡二钱，炒栀子三钱，生地三钱，麦冬三钱，菖蒲五分，茯苓三钱，半夏五分。水煎服。数剂即愈。

人有不交感而两耳无恙，一交接妇女，耳中作痛，或痒发不已，或流臭水，以凉物投之则快甚，人以为肾火之盛，谁知是肾火之虚乎。夫肾中之火，乃龙雷之火也，火旺则难动而易息，火衰则易动而难息，其故何哉？盖火旺者水旺也，火衰者水衰也。水衰则不能制火，而火易动，水衰则不能养火，而火难息耳。故补水必须补火，补火而水乃生，亦补火必须补水，补水而火乃盛，二者原两相制而相成也。肾开窍于耳，肾之水虚，则肾之火亦虚矣。耳之痒痛，作于交感之后，正显其肾中水火之虚也。治法必须补肾中之火，而火不可独补，必须于水中补之。方用加减八味丸汤：熟地一两，山茱萸五钱，丹皮五钱，泽泻二钱，茯苓三钱，山药五钱，麦冬五钱，北五味一钱，肉桂二钱。水煎服。一剂而痛轻，再剂而痛止，三剂痒亦止，四剂而水不出也，十剂全愈。此方补火而亦补水，而补水多于补火者，以火不可过旺也。水旺于火，而火有安宁之乐，火引于水之中，水资于火之内，则火不至易动而难息，又何致上腾于耳门，作痛作痒而出水哉。此症用补阴制火汤亦妙。熟地二两，山茱萸、芡实各一两，肉桂一钱。水煎服。十剂全愈。

妇人有因怒发热，经来之时，两耳出脓，两太阳作痛，乳房胀闷，寒热往来，小便不利，脐下满筑，此是肝气之逆，火盛血亏也。夫肾虽开窍于耳，耳病宜责之肾，然而肝为肾之子，肾气既通于耳，则肝之气，未尝不可相通者，子随母之象也。况肝藏血，怒则血不能藏矣。经来之时，宜血随经而下行，不宜藏于经络，而作痛满胀闷也。不知肝喜疏泄，怒则气逆而上奔，气既上逆，而血又何肯顺行于下而为经乎，势必散走于经络，而不得泄，则火随郁勃之气而上冲两耳之间，乃化为脓水，而流出于肾母之窍矣。太阳者，膀胱之位也，肾与膀胱为表里，肝走肾之窍，独不可走膀胱之路乎。小便不利，正肝气之乘膀胱也。肾之气通于腰脐，脐下满筑者，正肝气之乘肾也。至于乳房胀闷，尤肝逆之明验，以两胁属肝之部位，而乳房乃两胁之际也。治法宜舒肝气而使之顺，不必治耳，而耳自愈也。方用加味逍遥散：白芍一两，柴胡二钱，当归一两，甘草一钱，陈皮一钱，茯神三钱，白术五钱，炒栀子一钱，天花粉二钱，枳壳五分，丹皮三钱，水煎服。二剂而诸症皆痊。此方乃平肝之圣药，亦解怒之神剂也。补血而又无阻滞之忧，退火而更鲜寒凉之惧，不必治肾而治肾已包于其中；不必通膀胱而通膀胱已统乎其内，变通之法，何往往弃之而不用耶。此症用莫愁汤亦神。白芍、生地各五钱，当归一两，炒栀子、天花粉、香附各二钱，甘草、苍术各一钱，炒荆芥三钱，枳壳五分。水煎服。一剂轻，二剂愈。

张氏医通

卷八・七窍门下・耳：耳脓者，湿热聚于耳中也，复元通气散如前加减，外以五倍子、全蝎、枯矾为末，入麝少许吹入，或橘皮烧灰存性，入麝少许，先以棉拭耳内，脓净吹之。如壮盛之人，积热上攻，耳中出脓水不瘥，凉膈散泻之。

慈幼新书

卷二・杂症・耳：小儿肾气实，其热上冲于耳，使津液壅滞，化为稠脓，或为清汁，亦有沐浴水入耳中，血气凝滞，渐生疳臭，久乃成聋。汤氏有五耳之名，其本则一，宜龙骨散吹之，外服化毒退热之剂。

胆气不舒，风邪乘袭，少火被郁，两耳肿痛，内流清水，久则变为脓血，身发寒热，耳内如沸汤之响，此风火燥干胆汁之候，治宜舒胆汤。

冯氏锦囊秘录

杂症大小合参・黄耳类伤寒：凡耳中策策痛者，是风入于肾经也，不治，则变恶寒发热，脊强背直，如痉之状，曰黄耳伤寒。此不可作正伤寒治，宜小续命去附子，加僵蚕、天麻、羌、独，次用荆防败毒散，加细辛、白芷、蝉蜕、黄芩、赤芍、紫金皮。

医学心悟

卷四・耳：若风热相搏，津液凝聚，变为停豆抵耳之患，或脓水淋漓，或痒极疼痛，此皆厥阴肝经风热所致，宜用加味逍遥散，去白术，加荷叶、木耳、贝母、香附、菖蒲之属，外用红棉散吹之。

卷六・停耳：停豆抵耳，耳内生疔也。乃肝经郁火所结，可用红绵散，兼服加味逍遥散，加菊花。

红绵散：白矾一钱，胭脂烧灰存性一钱。上研匀，先用棉杖子搅去脓水，更用棉杖子掺药掺入于耳底即干。若停耳抵耳，加麝香五厘。

医宗金鉴

卷六十五・外科心法要诀・耳疳：耳疳时出黑臭脓，青震白缠黄色聤，胃湿相兼肝经火，红风偏肝血热成。此证耳内闷肿出脓，因脓色不一，而名亦各殊。如出黑色臭脓者名耳疳，出青脓者名震耳，出白脓者名缠耳，出黄脓者名聤耳，俱由胃湿与肝火相兼而成。宜柴胡清肝汤主之。气实火盛者，以龙胆泻肝汤服之。惟风耳则出红脓，偏于肝经血热，宜用四物汤加丹皮、石菖蒲服之。外俱用酱茄内自然油滴之，俟脓净换滴耳油，时时滴入，肿消生肌自愈。

幼幼集成

卷四・耳病证治：小儿有因肾经气实，其热上冲于耳，遂使津液壅而为脓，或为清汁。亦有因沐浴水入耳中，灌为聋者，内服蔓荆子散，外用龙骨散搽之。

医碥

卷三·杂症·耳：聤耳。劳伤气血，热气乘虚入聚，则生脓汁也。内服柴胡聪耳汤、蔓荆子散，外用红绵散。壮人积热者，玉屑无忧散送解毒雄黄丸，下三四次效。出脓，发灰吹之。耳脓溃烂，矾灰、铅丹吹。又方，陈皮烧灰一钱，轻粉三分，麝五厘，吹入即干。耳出血，龙骨末吹即止。按初起忌敛涩，铅丹、矾不宜用，红棉散亦勿用也。

重楼玉钥·卷上·喉风三十六症

耳防风(附)：耳内红浮痛倍常，或脓或血不安康，少年若是沾斯疾，定主他年重患殃。此症耳内肿痛，或耳外亦红肿及头亦痛，或耳内出脓血，若肿痛甚者，至口齿紧闭不能开小便赤短，宜用紫地汤，加龙胆草木通，外敷角药，吹入五行丹，即效。

杂病源流犀烛·卷二十三·耳病源流

有诸般停耳，出脓水且臭，宜穿山甲烧存性，麝少许，吹之，日三四次愈。或干结不出者，宜白蚯蚓入葱叶中，化为水，滴耳令满，不过数度，即易挑出。有劳伤气血，热气乘虚，入于其经，随郁而成停耳，或出脓水者，宜柴胡聪耳汤，外吹红绵散。此则停耳之症也。耳肿耳脓者，乃风邪乘少阴经上入于耳，热气聚，则肿而生痛成脓，宜蔓荆子散、荆芥连翘汤；或风热上壅肿痛，日久脓出，脓不去，则塞耳成聋，宜鼠黏子汤、犀角饮子；或由肝气壅滞，三焦火动，宜龙胆汤。然大人则有虚火实火之分，小儿则有胎热胎风之别。虚火若何，必耳内蝉鸣，或重听，出水作痒，外不焮肿，宜金匮肾气丸加菖蒲、四物汤。实火若何，必耳根耳窍俱肿，甚则寒热交作，疼痛无时，宜柴胡清肝汤。胎热若何，或洗沐水误入耳，作痛生脓，初起月内，不必治，项内生肿后，毒尽自愈，月外不瘥，治之，宜红绵散敷之。胎风若何，初生风吹入耳，以致生肿出脓，宜鱼牙散吹之。此外，又有肝风郁滞，其内生疮有脓者，宜东垣鼠黏子汤、抑肝消毒散，外以三仙散吹之。有耳出臭脓，宜竹蛀屑、胭脂坯子等分，麝少许，共末吹之。或出血，宜龙骨末吹之。或耳痔出脓者，宜抱出鸡卵壳炒黄为末，油调灌之，疼即止。有耳出脓汁，或聋而鸣，属上焦风热者，宜蔓荆子散。有耳中忽大痛，如有虫蠕动，或脓出，或血出，或干痛者，宜蛇壳烧存性，以鹅翎管吹入，即止。有耳内湿疮肿痛，或有脓水者，宜凉膈散加酒大黄、酒黄芩、荆、防、羌活，以解上焦风热，外用蛇床子、黄连各一钱，轻粉一字，为末吹之……或底耳肿痛，汁水不绝者，宜桑螵蛸一个烧存性，麝少许，研末掺入，神效。有脓先洗净，以愈为度。

罗氏会约医镜

卷六·论耳病：停耳属湿热。

郑氏彤园医书

卷二·外科病症·耳部·耳痔：耳内闷肿出脓，名色不一，如出黑色臭脓者名耳痔；青脓名震耳；白脓名缠耳；黄脓名聤耳。总由胃湿兼肝火而成。初起气实火盛服龙胆泻肝汤；后主以柴胡清肝汤。外用纸捻蘸出败脓，滴麻油、热童便。

风耳：耳内闷肿时出红脓，偏属肝经血热，主以四物汤，用生地、赤芍，加丹皮、石菖蒲、苍耳子，常服自愈。外取酱茄内自然油滴之。俟脓流尽，再捣烂核桃肉，布绞出油，兑冰片末少许，频滴耳中，肿自消矣，或滴热童便。

疡科心得集

卷上·辨耳痈耳菌虚实论：夫耳者，肾所开窍，又属少阳胆三焦经脉所会之处。为痈为疡，不外乎诸经火逆所致。然有虚火，有实火，不可不辨也。如风温袭阻，初起必寒热往来，头痛，耳中肿胀，脉弦硬数，似乎疟状。用牛蒡、荆芥、薄荷、夏枯草、丹皮、山栀或小柴胡汤。如得汗邪彻，则肿胀自平，或至三、五日后，胀痛更甚，身热不和，风温化火，必挟肝邪上升，胀痛时如针刺，内成脓矣，用羚羊角、丹皮、山栀、钩藤、夏枯草或龙胆泻肝汤。俟脓泄邪彻，自热退痛止。但其脓不能即干，必须十日半月收功。以少阳三焦多气少血，血少则肌肉难长，故疮口难合耳。此实火之证也。须知耳内有脓时，不可用末药掺之。盖耳窍止有开而无合，将药纳入，塞阻孔窍，脓不外泄，热毒即循络外达，绕耳红肿，则发外耳痈矣。必欲开刀脓泄方愈。所谓虚火耳痈者，或因肝胆怒火遏郁，或因肾经真阴亏损，相火亢盛而发。初起亦必寒热，胀而不肿，头顶连项掣痛，脉细数，神形静。此肝阳挟虚火上逆，不能消散，久则成脓，此疡最难速愈。初时用羚羊角散，冀其镇肝清热，久宜用大补阴丸，或金匮肾气丸滋阴补虚，庶可取效。又幼孩三、四岁时，亦有此证，经年脓水不开。此系先天不足，水不养木，肝阳上逆而结。不痛不肿，不必治之。俟阴分足，肝阳平，则愈矣。又小儿因胎风胎热，或洗浴灌水，耳内亦致作痛生脓。初时不可搽药，候毒尽自愈。如月外不瘥，以红棉散治之。

类证治裁

卷六·耳证：耳停流脓，黄柏面，或用冰片、麝末，研吹；小儿胎风耳脓，鱼牙散吹。

证因方论集要

卷四·耳病·加减逍遥散：治厥阴肝经风热变为停豆抵耳，宜此方主之。当归、白芍炒、柴胡、甘草炙、荷叶、木耳、贝母、香附、石菖蒲。

汪石来曰：肝虚则血病，当归芍药养血而敛阴；木盛则土衰，甘草茯苓和中而补土；柴胡升阳散热，合白芍以平肝而使木得条达；荷叶木耳升发少阳清气；贝母散结除热，菖蒲利窍通耳，香附能解六郁。

医方辨难大成

卷七十三·耳病证治全篇·上集·耳病辨难：第六问耳有溃脓不止何治？耳之窍不可闭，耳之气不可亏。盖窍即贯通，则气自有升发之乐，而无屈仰阻滞之致定；气既和畅，则窍自有透癖之休，而无壅闭之为害，否则气不得其平，而寒热各有扰乱之候。窍不如其常，而开合各有失正之时。凡此一有变态之生，皆足致内病，证之叠出焉，即如耳有溃脓之证，久成耳闭者，初则痛甚而腐溃，继则痛减而脓滋，仰或不见痛苦，竟致忽成溃脓，络则闭塞失聪。耳病若斯，斯可知耳中清阳，耳得之而善闻，耳内之真阴，耳得之而善润。滋之溃脓，势必湿势侵蚀其气血，炎蒸合化其阴阳，故其热上透于耳而为脓，其焰熏蒸于耳而自溃，气为湿扰，而失宣畅之力；知为血热蒸，而无清润之庥，将见阳不上贯，阴不潜滋，而耳病聋闭，证有必然之势也。特制燥湿托脓散，凡耳病脓溃，久暂闭聋者，宜以是方外治之。海螺刮取面三钱，虎耳草火焙研成面三钱，祛湿即以干水，京脱三钱焙研，茶叶果三枚焙研，清热即以塞溃，地木耳研焙五钱，地牯牛十具焙研，透关窍即以导湿，共细研调和，先用红纸捻，透尽腐溃、再用纸捻浸火酒透搅脓净后，以药末用竹管吹入耳中，自必立瘥。此证惟小儿多患之，而少壮与衰老之辈，亦间有病及者，不速为治，终成聋闭，惟此方为宜，但内尤宜服补中益气汤加苍术米泔炒、菖蒲，酌加上桂，取其散湿开窍；或宜宣扬，随证加减，如远志、细辛开窍之类，如茯苓、泽泻、车前除湿之类，如焦栀、知母、黄柏清火之类，皆可量证主用，不可执滞。

十一、耳鸣　耳聋

素问

阴阳应象大论：年四十，而阴气自半也，起居衰矣；年五十，体重，耳目不聪明矣；年六十，阴痿，气大衰，九窍不利，下虚上实，涕泣俱出矣。故曰：知之则强，不知则老，故同出而名异耳。智者察同，愚者察异。愚者不足，智者有余。有余则耳目聪明，身体轻强，老者复壮，壮者益治。

五脏生成：徇蒙招尤，目冥耳聋，下实上虚，过在足少阳、厥阴，甚则入肝（张介宾注："其过在肝胆之气实于上而虚于下也。"）

诊要经终论：帝曰：愿闻十二经脉之终奈何？岐伯曰：……少阳终者，耳聋，百节皆纵，目睘绝系，绝系，一日半死。

脏气法时论：肝病者，两胁下痛引少腹，令人善怒，虚则目䀮䀮无所见，耳无所闻，善恐，如人将捕之。取其经，厥阴与少阳。气逆则头痛，耳聋不聪，颊肿，取血者。

肺病者……虚则少气不能报息，耳聋嗌干。取其经，太阴、足太阳之外，厥阴内血者。

通评虚实论：暴厥而聋，偏塞闭不通，内气暴薄也。

五脏不平，六府闭塞之所生也。头痛耳鸣，九窍不利，肠胃之所生也（马莳注："大肠为传导之府，小肠为受盛之府，胃为仓禀之府。今肠胃痞塞，则升降出入，脉道阻滞，故为头痛耳鸣，为九窍不利诸证，所由生也。"）

热论：伤寒……三日少阳受之，少阳主胆，其脉循胁络于耳，故胸胁痛而耳聋。

其不两感于寒者……九日少阳病衰，耳聋微闻。

其病两感于寒者……三日则少阳与厥阴俱病，则耳聋囊缩而厥，水浆不入，不知人，六日死。

刺热：热病先身重，骨痛，耳聋，好瞑，刺足少阴。病甚为五十九刺。

厥论：少阳之厥，则暴聋，颊肿而热，胁痛，骨行不可以运。

手太阳厥逆，耳聋，泣出，项不可以顾，腰不可以俛仰，治主病者。

脉解：所谓耳鸣者，阳气万物盛上而跃，故耳鸣也。

所谓浮为聋者，皆在气也。（高世栻注："所谓浮为聋者，是气逆上浮而为聋，皆在气也。"张介宾注："阳实于上，则气壅为聋。亦以其脉至耳也。"）

刺禁论：刺客主人内陷中脉，为内漏为聋。

缪刺论：邪客于手阳明之络，令人耳聋，时不闻音，刺手大指次指爪甲上，去端如韭叶各一痏，立闻。不已，刺中指爪甲上与肉交者，立闻。其不时闻者，不可刺也。耳中生风者，亦刺之如此数，左刺右，右刺左。（王冰注："以其经支者，从缺盆上颈贯颊，又其络支别者，入耳会于宗脉，故病令人耳聋时不闻音。"张志聪注："手阳明之络，其别者入耳，合于宗脉，故邪客之，令人耳聋，时不闻音。时不闻者，谓有时闻而有时不闻也。盖邪客于络，络脉闭塞，则有时而不闻。脉气有时而通，则有时而闻矣。"）

耳聋，刺手阳明，不已，刺其通脉出耳前者（王冰注："耳前通脉，手阳明脉，正当听会之分。"）

气交变大论：岁火太过，炎暑流行，肺金受邪，民病疟、少气咳喘，血溢血泄注下，嗌燥耳聋。

岁金太过，燥气流行，肝木受邪，民病两胁下少腹痛，目赤痛眦疡，耳无所闻。

六元正纪大论：凡此少阳司天之政……民病寒热疟泻，聋瞑呕吐……三之气，天政布，炎暑至……民病热中，聋瞑血溢。

凡此厥阴司天之政……三之气，天政布，风乃时举，民病泣出耳鸣掉眩。

木郁之发……民病……鬲咽不通，食饮不下，甚则耳鸣眩转，目不识人，善暴僵仆。

少阳所致为喉痹耳鸣呕涌。

至真要大论：岁太阴在泉，草乃早荣，湿淫所胜……民病饮积，心痛，耳聋浑浑焞焞。

厥阴之胜，耳鸣头眩，愦愦欲吐，胃膈如寒。

少阴司天，客胜则鼽嚏颈项强，肩背瞀热，头痛少气，发热耳聋目瞑。

少阳司天，客胜则……呕逆喉痹，头痛嗌肿，耳聋血溢。

灵枢

邪气脏腑病形：心脉……微涩为血溢、维厥、耳鸣、癫疾。

经脉：小肠手太阳之脉……是主液所生病者，耳聋目黄颊肿。

三焦手少阳之脉……是动则病耳聋浑浑焞焞。

手阳明之别……实则龋聋……取之所别也。

经筋：足阳明之筋……其支者，从颊结于耳前。其病……卒口僻，急者，目不合，热则筋纵，目不开。筋颊有寒则急，引颊移口；有热则筋弛纵缓不收，故僻。治之以马膏，膏其急者；以白酒和桂，以涂其缓者。以桑钩钩之，即以生桑炭，置之坎中高下以坐等，以膏熨急颊，且饮美酒，啖美炙肉，不饮酒者，自强也，为之三拊而已。治在燔针劫刺，以治为数，以痛为输，名曰季春痹也。

手太阳之筋……其病……应耳中鸣痛引颔……

寒热病：暴聋气蒙，耳目不明，取天牖。

癫狂：狂，目妄见，耳妄闻，善呼者，少气之所生也，治之取手太阳、太阴、阳明、足太阴，头两颇。

热病：热病，身重骨痛，耳聋而好瞑，取之骨，以第四针五十九刺。

热病不知所痛，耳聋，不能自收，口干，阳热甚，阴颇有寒者，热在髓，死不可治。

厥病：耳聋无闻，取耳中。耳鸣，取耳前动脉。

耳聋，取手小指次指爪甲上与肉交者，先取手，后取足。耳鸣，取手中指爪甲上，左取右，右取左，先取手，后取足。

杂病：聋而不痛者，取足少阳；聋而痛者，取手阳明。

口问：黄帝曰：人之耳中鸣者，何气使然？岐伯曰：耳者宗脉之所聚也，故胃中空则宗脉虚，虚则下溜，脉有所竭者，故耳鸣也。补客主人(上关穴)、手大指爪甲上与肉交者也。

凡此十二邪者，皆奇邪之上走空窍者也。故邪之所在，皆为不足。故上气不足，脑为之不满，耳为之苦鸣，头为之苦倾，目为之眩。

决气：精脱者耳聋，气脱者目不明；津脱者，腠理开，汗大泄；液脱者，骨属屈伸不利，色夭，脑髓消，胫酸，耳数鸣。(章虚谷注："肾者，受五脏六腑之精气而藏之，耳为肾窍，精气空虚，则窍闭塞，故聋也。……液生髓以滋筋骨，故液脱，则骨属强急，屈伸不利，色夭无华，髓消胫酸；由于阴枯，其虚阳浮动，故耳鸣也。")

刺节真邪：黄帝曰：刺节言发蒙，余不得其意。夫发蒙者，耳无所闻，目无所见……岐伯曰：刺此者，必于日中，刺其听宫，中其眸子，声闻于耳，此其输也。黄帝曰：善。何谓声闻于耳？岐伯曰：刺邪，以手坚按其两鼻窍，而疾偃，其声必应于针也。黄帝曰：善。此所谓弗见为之，而无目视，见而取之，神明相得者也。

伤寒论

七十五条：未持脉时，病人手叉自冒心，师因教试会咳而不咳者，此必两耳聋无闻也。所以然者，以重发汗虚故如此。

二百三十四条：少阳中风，两耳无所闻，目赤，胸中满而烦者，不可吐下，吐下则悸而惊。

脉经

卷二·平人迎神门气口前后脉·肺大肠俱虚：右手寸口气口以前脉阴阳俱虚者，手太阴与阳明经俱虚也。病苦耳鸣嘈嘈，时妄见光明，情中不乐，或如恐怖。

胃虚：右手关上脉阳虚者，足阳明经也。病苦胫寒不得卧，恶寒洒洒，目急，腹中痛，虚(耳)鸣，时寒时热，唇口干，面目浮肿。

膀胱虚：右手尺中神门以后脉阳虚者，足太阳经也，病苦肌肉振动，脚中筋急，耳聋忽忽不闻，恶风飕飕作声。

卷六·肾足少阴经病证：肾病者，其色黑，其气虚弱，吸吸少气，两耳若聋，腰痛，时时失精，饮食减少，腰以下清，其脉沉滑而迟，此为可治。宜服内补散、建中汤、肾气丸、地黄煎；春当刺涌泉，秋刺复溜，冬刺阴谷，皆补之，夏刺然骨，季夏刺太溪，皆泻之。又当灸京门五十壮。

针灸甲乙经

卷十二·手太阳少阳脉动发耳病：暴厥而聋，偏塞闭不通，内气暴薄也。不从内外中风之病，故留瘦著也。

耳鸣，百会及颔厌、颅息、天窗、大陵、偏历、前谷、后溪主之。

耳痛聋鸣，上关主之，刺不可深。

耳聋鸣，下关及阳溪、关冲、掖门、阳谷主之。

耳聋鸣，头颔痛，耳门主之。

头重，颔痛引耳中，侬侬嘈嘈(耳鸣之状)，和髎主之。

聋，耳中颠飕风，听会主之。

耳聋填填，如无闻，侬侬嘈嘈，若蝉鸣，鹍鸠鸣，听宫主之。下颊取之，譬如破声，刺此。

聋，翳风及会宗、下关主之。

耳聋无闻，天窗主之。

耳聋嘈嘈无所闻，天容主之。

耳鸣无闻，肩贞及腕骨主之。

耳中生风，耳鸣耳聋时不闻，商阳主之。

聋，耳中不通，合谷主之。

耳聋，两颞颥痛，中渚主之。

耳焞焞浑浑聋无所闻，外关主之。

卒气聋，四渎主之。

诸病源候论

卷三·虚劳病诸候·虚劳耳聋候：肾候于耳，劳伤则肾气虚，风邪入于肾经，则令人耳聋而鸣。若膀胱有停水，浸渍于肾，则耳聋而气满。

卷十五·五脏六腑病诸候·肝病候：肝气盛，为血有余，则病目赤，两胁下痛引小腹，善怒；气逆则头眩，耳聋不聪，颊肿，是肝气之实也，则宜泻之。

卷十五·五脏六腑病诸候·肺病候：肺气不足，则少气不能报息，耳聋嗌干，是为肺气之虚也，则宜补之。

卷十五·五脏六腑病诸候·肾病候：肾气不足则厥，腰背冷，胸内痛，耳鸣苦聋，是为肾气之虚也，则宜补之。

《养生方·道引法》云：肾藏病者，咽喉窒塞，腹满耳聋，用呬气出。

卷二十九·耳病诸候·耳聋候：肾为足少阴之经，而藏精气，通于耳。耳宗脉之所聚也。若精气调和，则肾脏强盛，耳闻五音。若劳伤血气，兼受风邪，损于肾脏而精脱，精脱者，则耳聋。然五脏六腑十二经脉，有络于耳者，其阴阳经气有相并时，并则有脏气逆，名之为厥。厥气相搏，入于耳之脉，则令聋。其肾病精脱耳聋者，其候颊颧色黑。手少阳之脉动，而气厥逆而耳聋者，其候耳内煇煇焞焞也。手太阳厥而聋者，其候聋，而耳内气满。

《养生方·导引法》云：坐地交叉两脚，以两手从曲脚中入，低头叉项上，治久寒不能自温，耳不闻声。

又云：脚着项上，不息十二通，必愈大寒不觉暖热，久顽冷，患耳聋目眩，久行即成法，法身，五六不能变。

卷二十九·耳病诸候·耳风聋候：足少阴，肾之经，宗脉之所聚，其气通于耳。其经脉虚，风邪乘之，风入于耳之脉，使经气否塞不宣，故为风聋。风随气脉行于头脑，则聋而时头痛，故谓之风聋。

卷二十九·耳病诸候·劳重聋候：足少阴，肾之经，宗脉之所聚，其气通于耳。劳伤于肾，宗脉虚损，血气不足，故为劳聋。劳聋为病，因劳则甚，有时将适得所，血气平和，其聋则轻。

卷二十九·耳病诸候·久聋候：足少阴，肾之经，宗脉之所聚，其气通于耳。劳伤于肾，宗脉虚损，血气不足，为风邪所乘，故成耳聋。劳伤甚者，血虚气极，风邪停滞，故为久聋。

卷二十九·耳病诸候·耳鸣候：肾气通于耳，足少阴，肾之经，宗脉之所聚。劳动经血，而血气不足，宗脉则虚，风邪乘虚，随脉入耳，与气相击，故为耳鸣。诊其右手脉寸口，名曰气口，以前脉浮则为阳，手阳明，大肠脉也；沉则为阴，手太阴，肺脉也。阴阳俱虚者，此为血气虚损，宗脉不足，病苦耳鸣嘈嘈，眼时妄见光，此是肺与大肠俱虚也。左手尺中，名曰神门，其脉浮为阳，足太阳，膀胱脉也。虚者膀胱虚也，肾与膀胱合病，苦耳鸣，忽然不闻，时恶风。膀胱虚，则三焦实也。膀胱为津液之府，若三焦实则克消津液，克消津液，故膀胱虚也。耳鸣不止，则变成聋。

卷三十·妇人杂病诸候·耳聋候：耳聋者，风冷伤于肾，肾气通于耳，劳伤肾气，风冷客之，邪与正气相搏，使经气不通，故耳聋也。

卷三十·妇人杂病诸候·耳聋风肿候：耳聋风肿者，风邪搏于肾气故也。肾气通于耳，邪搏其经，血气壅涩，不得宣发，故结肿也。

卷三十九·妇人产后病诸候·产后耳聋候：肾气通于耳，而妇人以肾系胞。因产血气伤损，则肾气虚，其经为风邪所乘，故令耳聋也。

卷四十八·小儿杂病诸候·耳聋候：小儿患耳聋，是风入头脑所为也。手太阳之经，入于耳内，头脑有风，风邪随气入乘其脉，与气相搏，风邪停积，即令耳聋。

卷四十八·小儿杂病诸候·耳鸣喉：手太阳之经脉入于耳内，小儿头脑有风者，风入乘其脉，与气相击，故令耳鸣。邪气与正气相击，久即邪气停滞，皆成聋也。

新修本草

卷二·诸病通用药·耳聋：磁石　菖蒲　葱涕　雀脑　白鹅膏　鲤鱼脑　络石　白颈蚯蚓

备急千金要方

卷六上·七窍病上·耳疾：治肾虚寒，腰脊苦痛，阴阳微弱，耳鸣焦枯方。生地黄汁二升，生天门冬汁、白蜜各三升，羊肾一具炙，白术、麦曲各一斤，甘草、干姜、地骨皮各八两，桂心、杜仲、黄芪各四两，当归、五味子各三两。上十四味末之，纳盆中，取前三物汁和研，微火上暖盆，取热更研，日曝干，常研，令离盆，酒服方寸匕，日再。

治劳聋，气聋，风聋，虚聋，毒聋，久聋耳鸣方。山茱萸、干姜、巴戟天、芍药、泽泻、桂心、菟丝子、干地黄、远志、蛇床子、石斛、当归、细辛、苁蓉、牡丹、人参、甘草、附子各二两，菖蒲一两，羊肾二枚。上二十三味末之，蜜丸如梧子大。食后服十五丸，日三，加至三四十丸止。皆缘肾虚耳，故作补肾方，又作薄利九窍药即瘥。

治耳鸣如流水声，不治久成聋方。生乌头掘得，乘湿削如枣核大，纳耳中，日一易之，不过三日，愈。亦疗痒及猝风聋。

治耳鸣水入方。通草、细辛、桂心各十八铢，菖蒲一两，附子六铢，矾石六铢，当归、甘草各十二铢，独活一两半。上九味末之，以白鹅脂半合，稍稍和如枣核，绵裹纳耳中，日三，旋旋和用(一本用葱　涕半合)。

卷八·诸风：治风耳鸣，从耳后量八分半里许有孔，灸，一切风得差，狂者亦差。两耳门前后，各灸一百壮。

卷三十·针灸下·头面：上关、下关、四白、百会、颅息、翳风、耳门、颔厌、天窗、阳谷、关冲、掖门、中渚，主耳痛鸣聋。

天容、听会、听宫、中渚：主聋嘈嘈若鸣。

天牖、四渎：主暴聋。

外关、会宗：主耳辉辉焞焞，聋无所闻。

前谷、后溪：主耳鸣，仍取偏历、大陵。

腕骨、阳谷、肩贞、窍阴、侠溪：主颔痛引耳，嘈嘈耳鸣，无所闻。

商阳：主耳中风聋鸣，刺入一分，留一呼，灸三壮，左取右，右取左，如食顷。

千金翼方

卷二十六·针灸：耳聋鸣，客主人，一名上关，在听会上一寸，动脉宛宛中，针入一分，主耳聋鸣如蝉。

又听会在上关下一寸动脉宛宛中，一名耳门，针入三分，主耳聋耳中如蝉鸣。通耳灸日五壮至七壮止，十日后还依前灸之，慎生冷、醋、滑、酒、面、羊肉、蒜、鱼、热食。

耳聋耳中如蝉鸣，通耳灸日五壮至七壮止。十日后还依前灸之。慎生冷醋滑酒麫羊肉蒜鱼热食。

又合谷在虎口后，从纹头立指取之，宛宛中，主耳聋飕飕然如蝉鸣，宜针入四分，留三呼五吸，忌灸，慎洗手。凡针手足皆三日勿洗也。

耳风聋雷鸣，灸阳维五十壮，在耳后引耳令前，弦弦筋上是。

耳聋不得眠，针手小指外端近甲外角肉际，入二分关，补之。

又针关冲，入一分半补之。

又针腋门，在手小指次指奇间，入三分，补之。

太平圣惠方

卷七·治肾气不足诸方：夫肾脏者，元气之根，神精所舍。若其气虚，则阴气有余，阳气不足，故令心悬气少，少腹胀急，目视昏暗，耳无所闻……则是肾气不足之候也。

卷七·治肾虚补肾诸方：夫肾脏者，足少阴之经也。左则为肾，右为命门。肾与命门者，神精所舍，元气所系也。若肾虚则腰背切痛，不能免仰，足胫小弱，多恶风寒，手足厥冷，呼吸少气，骨节烦疼，脐腹结痛，面色黧黑，两耳虚鸣，肌肉干枯，小便滑数；诊其脉浮细而数者，是肾虚之候也。

卷三十·治虚劳耳聋诸方：夫肾候于耳，劳伤则肾气虚，风邪入于肾经，则令人耳聋而苦鸣。膀胱有停水，浸渍于肾，则耳聋而满也。

卷三十六·治耳风聋诸方：夫足少阴肾之经，宗脉所聚，其气通于耳。其经脉虚，风邪乘之，风入于耳之脉，使经气否塞不宣，故为风聋。风随气脉行于头脑，则聋而时头痛，故谓风聋也。

卷三十六·治劳聋诸方：夫劳聋者，是肾气虚乏故也。足少阴肾之经，宗脉之所聚，其气通于耳。劳伤于肾，则宗脉虚损，气血不足，故名劳聋。为其病因劳，则甚。若有时将息得所，气血和平，其聋则轻，或房室不节，其聋则甚也。

卷三十六·治耳久聋诸方：夫足少阴肾之经，宗脉所聚，其气通于耳。劳伤于肾，宗脉虚损，血气不足，为风邪所乘，故成耳聋。劳伤甚者，血虚气极，风邪停滞，故为久聋也。

卷三十六·治暴热耳聋诸方：夫耳者，肾之候也。若肾气实则生热，热则上焦壅滞，经络否塞，不得宣通，邪热之气，入于耳脉，则令四肢满急，腰背强直，胸胁切痛，好忘不安，耳无所闻也。

卷三十六·治卒耳聋诸方：夫卒耳聋者，由肾气虚，为风邪所乘，搏于经络，随其血脉上入于耳，正气与邪气相击，故令耳卒聋也。

卷三十六·治耳虚鸣诸方：夫肾气通于耳，足少阴肾之经，宗脉之所聚。劳动经血，而血气不足，宗脉则虚，风邪乘虚，随脉入耳，与气相击，故为耳鸣。诊其右手脉寸口，名曰气口以前，脉浮则为阳，手阳明大肠脉也，沉则为阴，手太阴肺脉也。阴阳俱虚者，此为血气虚损，宗脉不足，病苦耳鸣嘈嘈是也，眼时妄见光，此是肺与大肠俱虚也。左手尺中，名曰神门，其脉浮为阳，足太阳膀胱脉也。虚者膀胱虚也，肾与膀胱合病。若耳鸣，忽然不闻，时时恶风，膀胱虚则三焦实，实则克消津液，故膀胱虚也。耳鸣不止，则变成聋也。

卷八十九·治小儿耳聋诸方：夫小儿耳聋者，是风入头脑所为。手太阳之经，入于耳内。头脑有风，风邪随气入乘其脉，与气相搏，风邪停积，则令耳聋也。

圣济总录

卷一百一十四·耳统论：论曰肾气通于耳，心寄窍于耳，气窍相通，若窗牖然，音声之来，虽远必闻。若心肾气虚，精神失守，气不宣通，内外窒塞，斯有聋聩之疾，经所谓五脏不和，则九窍不通。

卷一百一十四·耳聋：论曰耳聋之证有二，有肾虚精脱而聋者，肾气通于耳也；有经脉气厥而聋者，经脉络于耳也。肾虚而聋者，其候面色黑；气厥搏入于耳而聋者，其候耳中辉辉焞焞，或耳中气满是也。辉辉焞焞，过在手少阳；耳中气满，过在手太阳。以至五络，皆会于耳中，各有证候，审而治之。

卷一百一十四·风聋：论曰风聋者，本于足少阴经虚，风邪乘之，令气脉不通，风邪内鼓，则耳中引痛，牵及头脑，甚者聋闭不通，故谓之风聋。

卷一百一十四·劳聋：论曰劳聋者，肾气虚劳所致也，足少阴肾经，宗脉所聚，其气通于耳，肾气虚弱，宗脉耗损，则气之所通，安得聪彻而不聩哉，旧说谓因劳则甚，要当节嗜欲，慎起居，而无损肾脏。

卷一百一十四·久聋：论曰久聋者，肾脏虚，血气不足，风邪停滞故也。足少阴经，宗脉所聚，其气通于耳，若肾脏劳伤，宗脉虧损，血气既虚，风邪乘之，是为耳聋；积久不差，劳伤过甚，邪气留滞，故为久聋也。

卷一百一十四·五聋：论曰五聋不同，曰风聋，曰干聋，曰劳聋，曰虚聋，曰聍聋是也。肾气通于耳，足少阴其经也，经虚受风邪，及劳伤血气，停滞津液，皆能致聋，惟所受不同，故其证各异。葛氏所谓风聋者痛掣，干聋者生耵聍，劳聋者出黄汁，虚聋者肃肃作声，聍聋者脓汁出，可不辨哉。

卷一百一十四·耳聋有脓：论曰耳聋有脓者，盖肾脏虚，劳伤血气，与津液相搏，热气乘之，则结聚于耳中，腐化脓汁，气不开窍则致人聋。

卷一百一十四·耳虚鸣：论曰耳者心之寄窍，肾气所通也，府脏和平，则其窍通而无碍。肾气既虚，风邪干之，复以思虑劳心，气脉内结，不得疏通，则耳内浑焞与气相击而鸣，或如钟磬雷鼓，或如蝉噪，皆肾虚所致也。

卷一百一十五·耳诸疾：论曰肾开窍于耳，足少阴之经，宗脉所会也，若精气调和，元脏充盛，则耳聪而诸疾不生，或劳伤气血，客受风邪，则肾虚而为耳病，有肾间积水而耳聋者，有心气虚热而耳聋者，有脑脂下流成耵聍耳垢而耳聋者，其证不一。

卷一百九十三·治耳疾灸刺法：听会二穴，在耳前陷中，张口得之，动脉应手，各灸五壮，主耳聋无所闻，甲乙经云：手少阳脉气所发也。

下关二穴，主聤耳，甲乙经云：在客主人下，耳前动脉下空下廉合口有穴，张口而闭，足阳明少阳之会，各灸三壮，炷以小箸头为之。

耳鸣，百会及颔厌颅囟天窗大陵偏历前谷后溪主之。

耳痛聋鸣，上关主之，刺不可深。耳聋鸣，下关及阳溪关冲腋门阳谷主之。

耳鸣聋，头颔痛，耳门主之。

聋耳中颠飕颠飕若风者，听会主之。

耳聋无闻，天窗主之。耳聋嘈嘈无所闻，天容主之。

耳中生风，耳鸣耳聋时不闻，商阳主之。

耳聋，两颞颥痛，中渚主之。

耳浑浑淳淳，聋无所闻，外关主之。

猝气聋，四渎主之。

作泥饼子，厚半分，复耳上，四边，勿令泄气，以箸刺泥饼，作一小孔，以艾灸之百壮，候耳中痛不可忍，即侧耳倾却黄水，出尽即瘥，若泥干，数易之，治耳病，又截箭簳二寸，纳耳中，以面拥四畔，勿令泄气，灸簳筒上七壮，又捣豉作饼，填耳内，以地黄长五六分，削一头令尖，纳耳中，与豉饼底齐，饼上着楸叶盖之，剜一孔如箸头，透饼于上，灸三壮。

幼幼新书

卷三十三·耳聋：《宝鉴》儿耳聋鸣聍耳痛不痛歌：太阳入耳听损聪，气滞多时耳必聋，鸣是风与气相击，痛应脑户有邪风，肾热郁蒸停耳患，日深疼痛出稠脓，不有稠脓非此患，只缘滴水入耳中。

素问玄机原病式

六气主病·火类：耳鸣有声，非妄闻也。耳为肾之窍，交会手太阳、少阳、足厥阴、少阴、少阳之经。若水虚火实，而热气上甚，客其经络，冲于耳中，则鼓其听户，随其脉气微甚而作诸音声也。经言：阳气上甚而跃，故耳鸣也。

聋之为病，俗医率以慓悍燥烈之药制之，往往谓肾水虚冷故也。夫岂知水火之阴阳，心肾之寒热，荣卫之盛衰，犹权衡也，一上则必一下，是故高者抑之，下者举之，此平治之道也。夫心火本热，虚则寒矣；肾水本寒，虚则热矣；肾水既少，岂能反为寒病耶？经言：足少阴肾水虚，则腹满身重，濡泻，疮疡流水，腰股痛发，腘腨股膝不便；烦冤，足痿，清厥，意不乐，大便难，善恐心惕，如人将捕，口苦，舌干，咽肿，上气，嗌干及痛……以此见肾虚为病，皆是热证……又曰：肾热者，色黑齿槁。凡色黑齿槁之人，必身瘦而耳焦也。所以然者，水虚则火实，而热亢极则害承乃制，故反兼水之黑也；肾水衰少，不能润泽，故黑干焦槁也，齿耳属肾故甚也。

故老人之气衰，多病头目昏眩，耳鸣或耳聋，上气喘咳，涎唾黏稠，口苦舌干，咽嗌不利，肢体焦痿，筋脉拘倦，中外燥涩，便溺秘结，此皆阴虚阳实之热证也。

所谓聋者，由水衰火实，热郁于上，而使听户玄府壅塞，神气不得通泄也。其所验者，《仙经》言双手闭耳如鼓音，是谓鸣天鼓也。由脉气流行，而闭之于耳，气不得泄，冲鼓耳中，故闻之也。或有壅滞，则天鼓微闻；天鼓无闻，则听户玄府闭绝，而耳聋无所闻也。故一法含浸针砂酒，以磁附耳，欲导其气令通泄也。或问曰：聋既为热，或服干蝎、生姜、附子、醇酒之类辛热之物，而或愈者何也？答曰：欲以开发玄府，而令耳中郁滞通泄也，故《养生方》言，药中其效，则如闻百攒乐音，由阳气开冲耳中也。凡治聋者，适其所宜，若热证已退，而聋不已者，当以辛热发之，三两服不愈者，则不可久服，恐热极而成他病尔。若聋有热证相兼者，宜以退风散热凉药调之，热退结散而愈。然聋甚闭绝，亦难为矣。慎不可攻之过极，反伤正气，若非其病，不可服其药，饮食同法。

素问病机气宜保命集

卷下·大头论·耳附论：耳者盖非一也，以窍言之，是水也；以声言之，金也；以经言之，手足少阳俱会其中也。有从内不能听者，主也；有从外不能入者，经也；有若蝉鸣者，有若钟声者，有若火熇熇然者，各随经见之，其间虚实不可不察也。假令耳聋者，肾也，何谓治肺？肺主声。鼻塞者，肺也，何谓治心，心主臭。如此推法，皆从受气为始，肾受气于巳，心受气于亥，肝受气于申，肺受气于寅，脾王四季。此法皆长生之道也。

小儿卫生总微论方

卷十八·耳中诸病论·耳聋：小儿有忽患耳聋沉听者，由风邪乘于手太阳之经也。邪随其经，入于耳内，邪正相搏，气停塞滞，则令耳聋，不能聪听于音声也，轻者则为沉听，谓耳中沉沉然，轻小之音则不辨，重大之声才闻也。

耳中鸣痛：小儿有耳中或鸣或痛者，由风邪入耳，与正气相干，搏于血气者，即为鸣；搏于经络者，即为痛也。

脾胃论

卷上·三焦元气衰旺论：《黄帝针经》云：上气不足，脑为之不满，耳为之苦鸣，头为之倾，目为之瞑。中气不足，溲便为之变，肠为之苦鸣。下气不足，则为痿厥心悗。补足外踝下留之。

此三元真气衰惫，皆由脾胃先虚，而气不上行之所致也。加之喜怒悲忧恐，危亡速矣。

丹溪心法

卷四·耳聋：耳聋皆属于热，少阳厥阴热多，当用开痰散风热，通圣散、滚痰丸之类。大病后耳聋，须用四物汤降火。阴虚火动耳聋者，亦用四物汤。因郁而聋者，以通圣散纳大黄酒煨，再用酒炒二次后，入诸药，通用酒炒。耳鸣因酒遏者，大剂通圣散加枳壳、柴胡、大黄、甘草、南星、桔梗、青皮、荆芥。不愈，用四物汤妙。耳鸣必用龙荟丸食后服。气实，入槟榔丸或神芎丸下之。聋病必用龙荟丸、四物汤养阴。湿痰者，神芎丸、槟榔丸。耳湿肿痛，凉膈散加酒炒大黄、黄芩、酒浸防风、荆芥、羌活服，脑多射少。湿加枯矾吹。耳内哄哄然，亦是阴虚。

戴云：亦有气闭者，盖亦是热，气闭者，耳不鸣也。

〔附录〕耳，属足少阴之经，肾家之寄窍于耳也。肾通乎耳，所主者，精。精气调和，肾气充足，则耳闻而聪。若劳伤气血，风邪袭虚，使精脱肾惫，则耳转而聋。又有气厥而聋者，有挟风而聋者，有劳损而聋者。盖十二经脉上络于耳，其阴阳诸经适有交并，则脏气逆而为厥，厥气搏入于耳，是谓厥聋，必有眩晕之证。耳者，宗脉之所附。脉虚而风邪乘之，风入于耳之脉，使经气痞而不宣，是谓风聋。必有头痛之证。劳役伤于血气，淫欲耗其精元，瘦悴力疲，昏昏瞶瞶，是为劳聋。有能将息得所，血气和平，则其聋暂轻。又有耳触风邪，与气相搏，其声嘈嘈，眼见光，为之虚聋。

金匮钩玄

耳聋：少阳厥阴热多，皆属于热，耳鸣者是。

大病后耳聋，须用四物降火，有阴虚火动耳聋者，亦如上法。

丹溪治法心要

卷五·耳：耳聋、耳鸣，有痰、有火、有气虚。耳聋，少阳、厥阴热多，皆属于火，宜开痰散风热，通圣散、滚痰丸之类。大病后耳聋，须用补阴与降火，有阴火动而耳聋者，同法，四物汤加黄柏之类。一方，雄鼠胆汁滴入耳中。聋病必用龙荟、四物养阴。亦有湿热痰者，槟榔、神芎。耳中哄哄然，亦是无阴者。耳因郁而聋，以通圣散，纳大黄用酒煨，再用酒炒三次，然后入诸药，通用酒炒。多饮酒之人耳鸣，木香槟榔丸。耳鸣因酒过者，用大剂通圣散加枳壳、柴胡、大黄、甘草、南星、桔梗、青皮、荆芥，不愈，四物汤。耳鸣必用当归龙荟丸，食后服。气实人槟榔、神芎下之。

普济方

卷四百一十九·耳鸣：人之耳鸣，医者皆认为肾虚所致，是则然矣。然亦有因气而得者，用心而得者，不可一概而论也。

秘传证治要诀及类方

卷十·耳：耳为肾窍，耳病皆属于肾，肾虚故耳中或如潮声、蝉声，或暴聋无闻，宜鸣聋散，或嚼蜡，用酒下，及黄蜡粥食之。

肾经久虚，耳中潮声蝉声无休止时，妨害听闻者，常坠气补肾，正元饮咽黑锡丹，间进安肾丸。

医方类聚

第四册·耳门·神巧万全书：夫耳虽为肾主候，其耳聋鸣，非一途也。有宗脉虚聋鸣者，有肾虚而聋鸣者，有手少阳之脉逆而聋鸣者，有手太阳厥而聋鸣者，有风聋者，有劳聋者，有上焦热而聋者。夫气血虚损，宗脉不足，为风邪所乘，邪入于耳，与真气相击，则耳鸣嘈嘈然者，宗脉病也。足少阴肾之经，虚损而精脱，其候颊颧黑而耳聋者，肾自病也。手少阳之脉，动而气逆，耳内浑浑焞焞然者，三焦病也，三焦属手少阳也。手太阳厥而耳内气满者，小肠病也，小肠属手太阳也。风入于耳脉，使经气痞塞，不得宣通，聋而时头痛也。

肾实热，上焦气壅，邪热入耳，耳因而聋，此为热聋。治法各随其证而治之。

医学正传

卷四·耳病：凡耳鸣耳聋，皆是阴虚火动，或补肾丸，或虎潜丸，或滋阴大补丸皆好。

明医杂著

卷三·耳鸣如蝉：耳鸣证，或鸣甚如蝉，或左或右，或时闭塞，世人多作肾虚治，不效。殊不知此是痰火上升，郁于耳中而为鸣，郁甚则壅闭矣。若遇此症，但审其平昔饮酒厚味，上焦素有痰火，只作清痰降火治之。大抵此症多先有痰火在上，又感恼怒而得，怒则气上，少阳之火客于耳也。若肾虚而鸣者，其鸣不甚，其人多欲，当见劳怯等症。

愚按：前症若血虚有火，用四物加山栀、柴胡；若中气虚弱，用补中益气汤；若血气俱虚，用八珍汤加柴胡；若怒便聋而或鸣者，属肝胆经气实，用小柴胡加芎、归、山栀，虚用八珍汤加山栀；若午前甚者，阳气实热也，小柴胡加黄连、山栀，阳气虚用补中益气汤加柴胡、山栀；午后甚者，阴血虚也，四物加白术、茯苓；若肾虚火动，或痰盛作渴者，必用地黄丸。经云头痛耳鸣，九窍不利，肠胃之所生也。脾胃一虚，耳目九窍皆为之病。

疠疡机要

卷上·兼证治法：耳鸣耳聋，若左寸关脉弦数者，心肝二经虚热也，用四物汤加山栀、柴胡生阴血。右寸关脉浮大者，脾肺二经虚热也，用补中益气汤加山栀、桔梗培阳气。若因怒便作，用小柴胡汤加山栀、芎、归清肝凉血。若午前甚用小柴胡汤加参、芪、归、术补气清肝。午后甚用四物汤加酒炒黑黄柏、知母、五味子补阴降火。如两足心热属肾虚，用六味地黄丸壮水之主。两足冷属阳虚，用八味丸益火之源。

古今医统大全

卷六十二·耳病门：耳聋有六候。诸书论聋证有六候，有气聋、热聋、风聋、厥聋、劳聋、阴聋，又有耵耳、脓耳。大抵耳属足少阴之肾经，肾寄窍于耳也。肾通乎耳，所主者精。精气调和，肾气充足，则耳闻而聪。若劳伤血气，精脱肾惫，必主耳聋。且十二经脉上络于耳，其阴阳诸经适有交并，则脏气入于耳而为厥，是为厥聋，必有眩运相兼。耳者宗脉之所附，脉虚而风邪乘之，经气痞而不宣，谓之风聋，必有头痛之证。劳役伤于气血，淫欲耗其精元，瘦瘁力疲，昏昏瞶瞶而哄哄然者，是谓劳聋，必兼虚怯等证，此好色肾虚者有之。有痰火上升，郁于耳中而鸣。有热乘虚随脉入耳，结为脓汁，谓之脓耳。或耳间有津液风热搏之，结硬成核塞耳，亦令暴聋，此为耵耳。前是数者皆当推其肾脉，风则浮盛，热则洪大，虚则涩而微。风者散之，热者清之，肾虚者补益之，痰火者凉而降之，各随其宜而治之，岂有不聪听者也？

耳聋耳鸣属热者多。《原病式》曰：聋之为病，俗医卒以慓悍燥烈之药制之，往往谓水虚冷故也。夫岂知水火之阴阳，心肾之寒热，荣卫之盛衰，犹权衡也。一上则必一下，是故高者抑之，下者举之，此平治之道也。夫心火本热，虚则寒矣；肾水本寒，衰则热矣。肾水既少，岂能反为寒耶？世俗又云：老人多是虚冷而无热，此世之误也。凡老人之气衰，多病头目昏眩，耳鸣或聋，上气喘咳，涎唾稠粘，口苦舌干，筋痿脉促，二便秘结，此皆阴虚阳实之证。故经云：年四十而阴气自半，惟是孤阳独盛，见证皆火，又以热药与之，是以益火也。大寒之药故不可服，而惟以温平调理，计出万全。

耳鸣有声，非妄闻也。耳为肾窍，交会于手太阳、少阳，足厥阴、少阴、少阳之经。若水虚火实而热上甚客其经络，冲于耳中，则鼓其听户，随其脉气微甚而作诸声音也。丹溪云：耳聋属热，少阳、厥阴热多。有气秘者亦是为热。气秘者耳不鸣。

痰火怒甚以致耳鸣。王节斋云：耳鸣证，或鸣甚如蝉，或左或右，或秘塞。世人多作肾虚治，不效。殊不知此是痰火上升，郁于耳中而为鸣，郁甚则壅闭矣。遇此证当审平昔饮酒厚味，上焦素有痰火，只作清痰降火治之。大抵此证多因先有痰火在上，又兼恼怒得者最多。怒则气上，少阳之火客于耳。若肾虚而鸣者，其鸣不甚，人必多怒，当见劳怯证。

气虚耳聋当见于大病之后。凡人大病之后而耳聋者，多是气虚。若老人耳听渐重，亦是气虚。重而兼鸣者亦有痰，不宜峻补。

脉候：两寸脉洪大，痰火耳鸣。肾脉洪盛为肾火。心脉微涩为耳癫痰。肾脉濡涩为虚，短而微者阴虚。左心洪数心火上炎，两尺洪数相火上炎，其人必梦遗耳鸣或聋。耳聋脉缓大而涩者死。

治法：治耳聋者当以通气开郁为主。耳聋证，乃气道不通，痰火郁结壅塞而成聋也。凡用清痰降火之药，须兼味辛行气通窍之药，方得治法之要。古方用酒浸针砂一日，至晚去针砂，将酒含口中，用紧磁石一块绵裹塞耳，左聋塞左，右聋塞右，此欲导其气而通其闭也。有峻用痰火药则反伤脾胃，亦不能开其塞。有急补气虚则火愈上，而亦不能开。惟以前法，痰火药中佐以辛温之味，细细平治，自然痊愈。予见攻之太过反伤正气，变生他疾者有之，此又不可不察也。

耳聋治法宜泻南方补北方。忧愁思虑则伤心，心虚血耗必致耳聋、耳鸣。房劳过度则伤肾，肾虚精竭亦必致耳聋、耳鸣。药宜泻南方补北方，滋阴降火为主。心虚当宁心顺气，宜辰砂妙香散、平补镇心丹选用之。肾虚者宜益精补肾，肉苁蓉丸。

医学纲目

卷二十九·耳聋·运气：耳聋有四：一曰湿邪伤肾三焦聋。经云：太阴在泉，湿淫所胜，民病耳聋浑浑焞焞，治以苦热是也。二曰燥邪伤肝聋。经云：岁金太过，燥气流行，肝木受邪，民病耳无所闻是也。三曰火邪伤肺聋。经云：岁火太过，炎热流行，肺金受邪，民病耳聋是也。四曰风火炎扰于上聋。经云：少阳司天之政，风热参布，云物沸胜，民病聋瞑；三之气，炎暑至，民病热中聋瞑，治以寒剂是也。

针刺耳聋有五法：其一取手足少阳、手阳明。经云：耳聋取小指次指爪甲上与肉交者，先取手，后取足。又云：三焦手少阳之脉是动则病耳聋浑浑焞焞，视盛虚热寒，陷下调之也。又云：聋而不痛者，取足少阳，聋而痛者，取手阳明。又云：耳聋刺手阳明，不已刺其通脉出其前者。其二取手阳明络。经云：手阳明之别，名曰偏历，去腕三寸，别入太阴，实则龋聋，取之所别也。又云：邪客手阳明之络，令人耳聋，时不闻者，刺手大指次指爪甲上去端如韭叶，各一壮，立闻；不已刺中指爪甲上与肉交者，立闻。其不时闻者，不可刺也，左刺右，右刺左。其三取手太阳。经云：手太阳之脉所生病者，耳聋目黄颊肿，视盛虚热寒陷下调之也。又云：耳聋无闻，取耳中是也。其四取肝。经云：肝虚则目𥉂𥉂无所见，耳无所闻，善恐，取其经，厥阴少阳；气逆则头痛，耳聋不听，颊肿，取血者是也。其五取肺。经云：肺虚则少气不能报息，耳聋嗌干，取其经太阴足太阳之外厥阴内血者是也。

运气：耳鸣皆属风火。经云：厥阴司天，风行太虚，云物摇动，目转耳鸣；三之气，天政布，风乃时举，民病耳鸣。又云：厥阴之胜，耳鸣头眩。又云：少阳所至为耳鸣，治以凉寒是也。

医学入门

卷一·问症：久聋者，不敢纯用补涩之剂，须兼开关行气之药。

卷五·耳：耳聋虚热分新久。新聋多热，少阳阳明火多故也，宜散风热开痰郁之剂；旧聋多虚，肾常不足故也，宜滋补兼通窍之剂。脉症以肾为主，迟濡为虚，浮动为火，浮大为风，沉涩为气，数实为热。两胃怒左相火右。厚味动胃火，则左右俱聋；忿怒动胆火，则左耳聋，色欲动相火，则右耳聋，三者忿怒为多。痰火风湿气闭可通。痰火因膏粱胃热上升，两耳蝉鸣。热郁甚，则气闭渐聋，目中流火，宜二陈汤加黄柏、木通、萹蓄、瞿麦；因酒者，通圣散加南星、枳实、大黄，或滚痰丸。风聋因风邪入耳，必耳内作痒，或兼头痛。风热或因郁者，防风通圣散，先将大黄酒煨，又酒炒三遍，后入诸药，俱用酒炒煎服；风壅连头目不清者，清神散；风虚者，排风汤、桂香散、芎芷散。湿聋因雨水浸渍，必耳内肿痛，凉膈散加羌活、防风，俱用酒炒，或五苓散加陈皮、枳壳、紫苏、生姜。湿痰，神芎丸；湿热挟气，木香槟榔丸。气聋因脏气厥逆，上壅于耳，痞塞不通，必兼眩晕。实人因怒者，当归龙荟丸；虚人因思者，妙香散；忧滞者，流气饮子加菖蒲；上盛下虚者，秘传降气汤加菖蒲。虚劳精气脱难救。虚聋因久泻或大病后，风邪乘虚入耳，与气相搏，嘈嘈而鸣，或时眼见黑花。阴虚者四物汤加知、柏、菖蒲、远志，或肾气丸加磁石、故纸、菟丝子、黄柏；阳虚者八味丸、益肾散、磁石汤。劳聋昏昏瞆瞆瘦悴乏力。因劳力脱气者，补中益气汤加菖蒲，有火者加知、柏、茯苓，因房劳脱精者，人参养荣汤加知、柏，或补骨脂丸。如久聋肾弱气虚，绝不闻者，难治。耳鸣乃是聋之渐。惟气闭多不鸣便聋。风热鸣者，解毒汤加生地、知母，或通圣散。痰火鸣甚，当归龙荟丸。挟湿，神芎丸，或青木香丸。肾虚微鸣，滋肾丸。气虚，四君子汤下；血虚，四物汤下；阴虚，虎潜丸……大要调气与开关窍。肾水窍耳，而能闻声者，水生于金也。肺主气，一身之气贯于耳，故能听声。凡治诸聋，必先调气开郁，间用磁石羊肾丸开窍。盖聋皆痰火郁结，非磁石镇坠，乌、桂、椒、菖蒲辛散流通，则老痰郁火何由而开。然亦劫剂也，愈后以通圣散和之可也。外治暴聋亦可透。暴聋用甘遂为丸塞耳，内服单甘草汤，稍久用松香五钱溶化，入巴豆廿粒葱汁捣丸，绵裹塞耳，左聋塞右，右聋塞左，双聋次第塞之……凡卧不宜厚被复塞耳气，久则不通。故养生者，常摩耳廓以防聋也。

古今医鉴

卷九·耳病：脉：肾脉浮而盛为风，洪而实为热，短而涩为虚。两尺脉短而微，或大而数，皆属阴虚。相火上炎，其人必遗精，而两耳蝉鸣，或聋。

病：夫耳者，肾之窍也，其为病亦有数种：有气厥而聋者；有挟风而聋者；有劳伤而聋者；有热气乘虚，随脉入耳，而为脓耳者；有耳出津液，风热搏之，结核塞耳，亦令暴聋而为聤耳者。然又有左聋者，有右聋者，有左右俱聋者。不可不分经而治之也。

治：夫左耳聋者，因有所忿怒过度，则动少阳胆火，故从左起，以龙荟丸主之；右耳聋者，因有所色欲过度，则动太阳膀胱相火，故从右起，以六味地黄丸主之；左右俱聋者，因有所醇酒厚味过度，则动足阳明胃火，故从中起，以通圣散、滚痰丸主之。盖左耳聋者，妇人多有之，以其多忿怒故也；右耳聋者，男子多有之，以其多色欲故也；左右俱聋者，膏粱之家多有之，以其多肥甘故也。总三者而论之，忿怒致耳聋者为多。丹溪曰：厥阴、少阳热多，当用开痰散风热，其此之谓乎。

本草纲目

卷四·百病主治药·耳：耳鸣、耳聋，有肾虚，有气虚，有郁火，有风热。

医林绳墨

卷七·耳：经又曰：气虚耳聋，火聚耳鸣。此气者，少阴肾经不足之气也；火者，少阳三焦有余之火也，气当宜补，火当宜泻。丹溪又曰：耳闭者，乃属少阳三焦经气之闭也，耳鸣者亦属少阳胆经之火，痰之郁也。气闭者，宜当清气而开郁，痰火者，宜当降火而豁痰。又有气逆壅盛而暴聋者，宜以清痰降火理气为先；体虚不足而久聋者，宜以养血滋阴降火为要。至者耳鸣之症，亦如是也。或者久聋难治，先用小柴胡汤清痰理气，以治其标，后用补中益气汤，扶元益阴以治其本。致使水升火降，得以平和。此治聋之大法也。至若肾虚而耳鸣者，其鸣大甚，当作劳怯而治，大病后而耳聋者，其聋气虚，当作劳损而治，俱宜补中益气汤，加知、贝、玄参、花粉之类。设或耳痛者，亦有肾虚不能制三焦之火，火挟热而行上，致令耳内作痛，其声嘈嘈大鸣者也，治宜补肾降火，用四物汤加连翘、玄参、黄柏、知母、熟地、五味、黄芩、天花粉之类。

针灸大成

卷八·耳目门：耳鸣：百会、听宫、听会、耳门、络却、阳溪、阳谷、前谷、后溪、腕骨、中渚、液门、商阳、肾俞。

重听无所闻：耳门、风池、侠溪、翳风、听会、听宫。

卷九·治症总要：耳聋气闭，听宫、听会、翳风。

问曰：此症从何而得？答曰：伤寒大热，汗闭，气不舒，故有此症。前针不效，复刺后穴，三里、合谷。

证治准绳

杂病·第八册·耳·赵以德曰：耳者，肾之窍，足少阴经之所主；然心亦寄窍于耳；在身十二经脉中，除足太阳、入厥阴外，其余十经脉络皆入耳中。盖肾治内之阴，心治外之阳，合天地之道，精气无处而不交通。故清净精明之气上走空窍，耳受之而听斯聪矣。因此，耳属二藏之窍也。于是，诸经禀其阴阳五行，精明者皆上入之，所以宫、商、角、徵、羽之五音从斯辨矣。经曰：积阳为天，积阴为地，清阳出上窍是也。若二气不调，则交通不表，故阳气者闭塞，地气者冒明。而阳气之闭塞者，或因烦劳，阴虚气浮；或因卫气不下，循脉积聚于上；或得于风邪与阳并盛；或因热淫之胜；或因三焦之火独光，而耳中浑浑焞焞；或因经藏积热所致；或因大怒气上而不下。夫如是者，皆由心气虚实不用。虚则不能治其阳，下与阴交；实则恃阳强而与阴绝。经曰：至阴虚，天气绝是也。而地气之冒明者，或忧愁不解，阴气闭塞不与阳通，或内外湿饮，痞隔其气，不得升降，则耳中亦浑浑焞焞；或肾精脱，若热病之精脱，二者尺脉绝则死；或耳中因二气不和，结干耵聍塞之。夫如是，皆由肾气不和。虚则阴气微，不能上交于阳，而阳足暴实，则阴气逆，不纳其阳也。

风虚耳聋，排风汤、桂星散、羊肾羹、鱼脑膏、磁石丸、姜蝎散。风热耳聋，犀角饮子、芍药散、犀角散、茯神散。

厥聋，《和剂》流气饮加石菖蒲，每服三钱，以生姜、葱白同煎，食后服沉香降气汤，或苏子降气汤、不换金正气散、指迷七气汤，轻者吞来复丹，重者吞养正丹。凡治耳聋者，当调气。

气逆耳聋有三：肝与手太阳少阳也。经云：肝气逆则头痛，耳聋不聪，颊肿。又云：太阳所谓浮为聋者，皆在气也。罗谦甫云：手太阳气厥而耳聋者，其候聋而耳内气满也。手少阳气厥而耳聋者，其候耳内浑浑焞焞。此皆气逆而聋也。治法宜四物汤吞龙荟丸降火，及复元通气散调气是也。

耳聋有湿痰者，槟榔神芎丸下之。耳聋面颊黑者，为精脱肾虚。罗谦甫云：经曰精脱者则耳聋。夫肾为足少阴之经，乃藏精而气通于耳，耳者宗脉之所聚也。若精气调和，则肾脏强盛，耳闻五音；若劳伤气血，兼受风邪，损于肾脏而精脱者，则耳聋也。然五脏六腑十二经脉有络于耳者，其阴阳经气有相并时，并则脏气逆，名之曰厥逆，厥气相搏，入于耳之脉，则令耳聋。其肾病精脱耳聋者，其候颊颧色黑。手少阳之脉动则气厥逆而耳聋者，其候耳内浑浑焞焞也。手太阳厥而耳聋者，其候聋而耳内气满也，宜以烧肾散主之。

烧肾散、益肾散、补肾丸、苁蓉丸、肉苁蓉丸、桑螵蛸汤，肾虚有寒者宜之。《本事》地黄汤肾虚有热者宜之。耳聋少气嗌干者，为肺虚。东垣曰：《脏气法时论》云，肺虚则少气，不能报息，耳聋嗌干。注云，肺之络会于耳中故聋。此说非也，盖气虚必寒盛，则气血俱涩滞而不行也，耳者宗气也，肺气不行，故聋也，宜生脉散嚼下腊弹丸。耳聋多恐者为肝虚。经云：肝虚则𥇦𥇦无所见，耳无所闻，善恐，治法用四物汤加防风、羌活、柴胡、菖蒲、茯神等分煎汤，服二十余贴，却用姜蝎散开之。《本草》云肝虚则生姜补之是也。劳聋宜益气聪明汤。头目不清，清神散。气闭不通，通气散，秘传降气汤加菖蒲。

外治：通神散、通耳法、追风散、草麻丸、雄黄散、透耳筒、鲫鱼胆膏、蝎稍膏、鼠胆丸、鸡卵方、灸方、驴脂方、醋附方、龟尿方、干地龙方、鱼脑膏。

久聋：草麻子丸、天雄鸡子方、通气散、水银方、大蒜方、胜金透关散。

暴聋：蒲黄膏、龙脑膏，川椒、巴豆、菖蒲、松脂，以蜡溶为筒子，内耳中，一日一易，或用雄黄一钱，巴豆肉一个，研细，葱涎和作锭子，纸卷塞耳中，或用凌霄花叶杵自然汁滴耳中。罗谦甫云：夫卒耳聋者，由肾气虚，为风邪所乘，搏于经络，随其血脉上入耳，正气与邪气相搏，故令卒聋也。娄全善云：暴聋皆是厥逆之气。经云暴厥而聋，偏塞闭不通，内气暴薄也。又云，少阳之厥暴聋是也。宜于前厥聋条求其治法。

肾脏风，耳鸣夜间睡着如打战鼓，更四肢抽掣痛，耳内觉有风吹，奇痒，宜黄芪丸。肾者，宗脉所聚，耳为之窍，血气不足，宗脉乃虚，风邪乘虚，随脉入耳，气与之搏，故为耳鸣，先用生料五苓散加制枳壳、橘红、紫苏、生姜同煎，吞青木香丸散邪疏风下气，续以芎归饮和养之。耳中耵聍，耳鸣耳聋，内有污血，宜柴胡聪耳汤。余法与耳聋相参用之。

寿世保元

卷六・耳病：耳者，属肾而开窍于少阳之部，通会于手三阳之间，坎离交则聚气以司听也，关于肾而贯于脑。《内经》曰：五脏不和则九窍不通。其耳鸣、耳痒、耳聋者，皆属肾虚，水不上头，清气不升所致也。从补益门治之。

思虑烦心而神散，精脱于下则真阴不上泥丸而气不聚，故耳鸣、耳重不听及耳内痒，安神复元汤。

论劳聋、气聋、风聋、虚聋、毒聋、久聋、耳鸣：劳聋者，劳火鼓其听户也；气聋者，经气壅滞于听户也；风聋者，耳热闭其听户也；虚聋者，气血虚耗而神不用也；毒聋者，脓血障碍，妨于听户也；久聋者，病非一日，邪气壅塞也。凡是耳聋，势必耳鸣，故总系耳鸣也。千金补肾丸。

虚火上升，痰气郁于耳中，或闭或鸣，痰火炽盛，或忧郁痞满，咽喉不利，烦躁不宁。通明利气汤。

阴虚火动而耳聋或鸣者，六味地黄丸。依本方加黄柏、知母、石菖蒲、远志去心。屡验。

论塞药专治耳聋，或因病因气，及感风邪而聋者。若年老而聋者，不治。

医贯

卷五・耳论：耳聋面颊黑者，为脱精肾惫，安肾丸、八味丸、苁蓉丸、薯蓣丸，选而用之。若肾经虚火，面赤口干，痰盛内热者，六味丸主之，此论阴虚者也。至于阳虚者，亦有耳聋。经曰：清阳出上窍。胃气者，清气元气春升之气也，同出而异名也。今人饮食劳倦，脾胃之气一虚，不能上升，而下流于肾肝，故阳气者闭塞，地气者冒明，邪害空窍，令人耳目不明，此阳虚耳聋，须用东垣补中益气汤主之。有能调养得所，气血和平，则其耳聋渐轻；若不知自节，日就烦劳，即为久聋之证矣。

又有因虚而外邪乘袭者，如伤寒邪入少阳，则耳聋胁痛之类，当各经分治之。

又有耳痛耳鸣耳痒耳脓耳疮，亦当从少阴正窍，分寒热虚实而治之者多，不可专作火与外邪治。耳鸣以手按之而不鸣或少减者，虚也；手按之而愈鸣者，实也。

景岳全书

卷一·传忠录·十问篇·七问聋：耳虽为少阳之经，而实为肾脏之官，又为宗脉之所聚，问之非惟可辨虚实，亦且可知死生。凡人之久聋者也，此一经之问，无足为怪，惟是因病而聋者不可不辨，其在《热论篇》则曰：伤寒三日，少阳受之，故为耳聋。此以寒邪在经，气闭而然。然以余所验，则未有不因气虚而然者。《素问》曰：精脱者耳聋；仲景曰：耳聋无闻者，阳气虚也。由此观之，则凡病是证，其属气虚者，什九，气闭者什一耳。

聋有轻重。轻者病轻，重者病者。若随治渐轻，可察其病之渐退也，进则病亦进矣。若病至聋极，甚至绝然无闻者，此诚精脱之证，余经历者数人矣，皆至不治。

卷二十七·耳证：耳聋证诸家所论虽悉，然以余之见，大都其证有五：曰火闭，曰气闭，曰邪闭，曰窍闭，曰虚闭。凡火闭者，因诸经之火壅塞清道。其证必閧閧熇熇，或胀或闷，或烦或热，或兼头面红赤者是也。此证治宜清火，火清而闭自开也。气闭者，多因肝胆气逆，其证非虚非火，或因恚怒，或因忧郁，气有所结而然。治宜顺气，气顺心舒，而闭自开也。邪闭者，因风寒外感乱其营卫而然，解其邪而闭自开也。窍闭者，必因损伤，或挖伤者，或雷炮之震伤者，或患聤耳溃脓不止而坏其窍者是，宜用开通之法以治之也。虚闭者，或以年衰，或以病后，或以劳倦过度，因致精脱肾亏，渐至聋闭，是非大培根本必不可也。凡此数者，有从外不能达者，其病在经；有从内不能通者，其病在脏，当各随其宜而治之，自无不愈者。然暴聋者多易治，久聋者最难为力也。

耳聋证，总因气闭不通耳。盖凡火邪、风邪，皆令气壅，壅则闭也；怒则气逆，逆则闭也；窍伤则气窒，窒则闭也；虚则气不充，不充则闭也。凡邪盛、气逆而闭者，实闭也；气有不及而闭者，虚闭也。然实闭者少，而虚闭者多。且凡属实邪，固令耳窍不通，使果正气强盛，断不至此。惟经气不足，然后邪气得以夺之，此正邪之所凑，其气必虚之谓也。故即系实邪，而病至聋闭者，亦无不有挟虚之象。所以凡治此证不宜峻攻，如古法之用通圣散、神芎丸、凉膈散、木香槟榔丸之属，皆不可轻用。盖恐攻之未必能愈耳，而反伤脾胃，则他变踵至矣。至若治此之法，凡火壅于上者，自宜清降，兼阴虚者，亦宜补阴，此阳证之治也。若无火邪，止由气闭，则或补或开，必兼辛温之剂方可通行，此阴证之治也。然此二者，皆当以渐调理，但无欲速，庶乎尽善。

耳鸣当辨虚实。凡暴鸣而声大者多实，渐鸣而声细者多虚；少壮热盛者多实，中衰无火者多虚；饮酒厚味素多痰火者多实，质清脉细素多劳倦者多虚。且耳为肾窍，乃宗脉之所聚，若精气调和，肾气充足，则耳目聪明；若劳伤血气，精脱肾惫，必致聋聩。故人于中年之后，每多耳鸣，如风雨、如蝉鸣、如潮声者，是皆阴亏而然。经曰：人年四十而阴气自半，半即衰之谓也。又以《易》义参之其象尤切。《易》曰：坎为耳。盖坎之阳居中，耳之聪在内，此其所以相应也。今老人之耳多见聪不内居，而声闻于外，此正肾元不固，阳气渐涣之徵耳，欲求来复其势诚难，但得稍缓即已幸矣。其惟调养得宜而日培根本乎。

火盛而耳鸣、耳闭者，当察火之微、甚及体质之强、弱而清之、降之。火之甚者，宜抽薪饮、大分清饮、当归龙荟丸之类主之；火之微者，宜徒薪饮主之；兼阴虚者，宜加减一阴煎、清化饮之类主之；兼痰者，宜清膈饮主之。

伤寒外感发热，头痛不解而聋者，当于伤寒门察证治之，邪解而耳自愈也。但伤寒耳聋虽属少阳之证，然必因虚所以有之，故仲景亦以为阳气虚也。是以凡遇此证，必当专顾元气，有邪者兼以散邪，且可因耳之轻重，以察病之进退，若因治而聋渐轻者，其病将愈，聋渐重者，病必日甚也。其有聋闭至极而丝毫无闻者，此其肾气已绝，最是大凶之兆。

灸法：上星灸二七壮，治风聋。翳风灸七壮，治耳聋痛。合谷灸七壮，治耳聋。外关、听宫、偏历、肾俞。

红炉点雪

卷三·痰火杂症补遗·诸虚百损：头昏眼花，四肢疲软无力，羸瘦，不长肌肉，少年气血两虚，色欲过度，耳鸣聋，宜服补阴丸，甚者大补阴丸、六味地黄丸更稳，或琼玉膏；中年气血两虚者，宜十全大补汤、天王补心丹；老年血气两虚者，宜古奄心肾丹或还少丹。

寓意草

面论大司马王岵翁公祖耳鸣用方大意：人身有九窍，阳窍七，眼耳鼻口是也；阴窍二，前后二阴是也。阳气走上窍，而下入于阴位，则有溺泄腹鸣之候，阴气走下窍，而上入于阳位，则有窒塞耳鸣之候。故人当五十以外，肾气渐衰于下，每每从阳上逆。而肾之窍开于耳，耳之聪司于肾，肾主闭藏不欲外泄。因肝木为子，疏母气而散于外，是以谋虑郁怒之火一动，阴气从之上逆，耳窍窒塞不清，故能听之近不碍，而听之远则不无少碍。高年之体，大率类然，然较之聋病，一天一渊。聋病者，其窍中另有一膜，遮蔽外气，不得内入，故以开窍为主，而方书所用石菖蒲、麝香等药，及外填内攻等法，皆为此而设。至于高年，阴气不自收摄，越出上窍，此理从无一人会及，反以治少壮耳聋药，及发表散气药，兼带阴虚为治，是以百无一效。不知阴气至上，亦隔一膜，不能越出窍外，止于窍中汩汩有声，如蛙鼓蚊罗，鼓吹不已，以故外入之声，为其内声所混，听之不清。若气稍不逆上，则听稍清，气全不逆上，则听全清矣。不肖悟明此理，凡治高年逆上之气，屡有奇效。方中大意，全以磁石为主，以其重能达下，性主下吸，又能制木之上吸故也；而用地黄龟胶群阴之药辅之；更用五味子、山茱萸之酸以收之，命阴气自旺于本宫，不上触于阳窍，繇是空旷无碍。耳之于声，似谷之受响，万籁之音，尚可细聆，岂更与人声相距，限于远听耶。此即至理所在，但医术浅薄之辈，不能知之。试观人之收视而视愈明，返听而听愈聪者，然后知昌之斯言，非臆说也，谨论。

附答岵翁公祖书：……昨方论中，明知左耳有一膜遮蔽，姑置未论，但论右耳，所以时清时混之故，在于阴气上触耳。盖人两肾之窍，虽开窍于耳，而肾气上入耳之际，亦为隔膜所蔽，不能越于耳外，止于耳根下，少则微鸣，多则大鸣，甚则将萦耳之筋，触之跳动，直似撞穿耳轮之象者，然实必不可出也。设阴气能出耳外，而走阳窍，则阴阳相混，非三才之理矣。故耳之用，妙在虚而能受也。外入之气，仅通其中，若郁怒之火动，内气转增，则外入之气转混，必内气渐走下窍，上窍复其虚而能受之体，然后清清朗朗，声入即通，无壅碍也。方书指为少阳胆，厥阴肝，二经热多所致，是说左耳分部。然少阳之气，能走上窍，其穴皆络于脑巅，无触筋中耳之理，不当与厥阴混同立说。其通圣散一方，汗下兼用，乃治壮火之法，丹溪所取，亦无确见。惟滚痰丸一方，少壮用之，多用效者，则以大黄黄芩沉香之苦，最能下气，而礞石之重堕，大约与磁石之用相仿也。不肖昌所以不用此方者，以其大损脾胃，且耗胸中氤氲之气耳。至于肾虚耳鸣，指作膀胱相火上升，则阳火必能透出上窍，不为鸣也，尤见丹溪无据之谭。《易》言水中有火，原说真火，故坎中之一点真阳，即真火也。年高之人，肾水已竭，真火易露，故肾中之气，易出难收，况有厥阴之水，为之挹取乎。然则壮水之主，以制阳光，如盏中添油，而灯焰自小，诚为良治。乃云作阴虚治不效者，知其泛论世人，不为老人立法也。夫收摄肾气，原为老人之先务，岂丹溪明哲而为此等论乎。不肖昌昨方论中欲返祖台右耳十余年之聪，以仰答帝鉴，慰藉苍生耳，非为左耳数十年之锢论也。

证治汇补

卷四・上窍门・耳病・大意：北方黑色，入通于肾，开窍于耳。（《内经》）分新旧治之。新聋多热，少阳阳明火盛也；旧聋多虚。少阴肾气不足也。（《汇补》）

内因：肾通乎耳，所主者精，精盛则肾气充足，耳闻耳聪。（《心法》）若疲劳过度，精气先虚，四气得以外入，七情得以内伤，遂致聋聩耳鸣。（《大全》）

外候：肾气充盛则耳聪，肾气虚败则耳聋，肾气不足则耳鸣，肾气结热则耳脓。（《绳墨》）

风聋：耳者宗脉之所附，宗脉虚而风邪乘之，使经气否而不宣，是为风聋，内必作痒，或兼头痛。（丹溪）

厥聋：十二经络上络于耳，其阴阳诸经，适有交并，则脏气逆而为厥，厥气搏于耳，是谓厥聋，痞塞不通，必兼眩晕。（丹溪）

劳聋：劳役伤于血气，淫欲耗其真元，憔悴力疲，昏昏愦愦，是谓劳聋；有能将息得宜，则其聋自轻，如日就劳伤，则为久聋。（《心法》）

虚聋：虚聋由渐而成，必有兼症可辨，如面颊黧黑者，精脱；少气咽干者，肺虚；目䀮䀮善恐者，肝虚；心神恍惚，惊悸烦躁者，心虚；四肢懒倦，眩晕少食者，脾虚。（《汇补》）

脉法：脉证以肾为主，迟濡为虚，洪动为火，浮大为风，沉涩为气，数实为热，滑利为痰。（《入门》）

治法：肾窍于耳，而能听声者，肺也。因肺主气，一身之气贯于耳故也。凡治耳聋，必先调气开郁。（《入门》）其次，风为之疏散，热为之清利，虚为之补养，郁为之开导，然后以通耳调气安肾之剂治之。（《汇补》）

聋分左右：厚味动胃火，则左右俱聋；忿怒动胆火，则左聋；色欲动相火，则右聋。（《入门》）

用药：风聋，用清神散，加羌活、防风、细辛、独活。气郁，用二陈汤，加香附、菖蒲、乌药、青皮。劳聋，用补中益气汤，加菖蒲、远志。虚聋，用八珍汤，加菖蒲、远志。精耗，用六味丸，加枸杞、五味。虚炎，用八味丸，加磁石、龟胶。肝胆实火，用小柴胡，加芎、归、山栀。脾胃实火，用清胃散，加黄芩、山栀。肾虚阴火，用地黄汤，加黄柏、知母。

附耳鸣：耳鸣是痰火上升，壅闭听户，有渐聋之机焉，大抵因痰火在上。又因恼怒而得，怒则气上，少阳之火客于耳也。若肾虚而鸣者，其鸣不甚，当具劳怯之状。（《杂著》）

辨证录

卷三・耳痛门：人有耳中如针之触而生痛者，并无水生，止有声沸，皆云火邪作祟，不知乃肾水之耗也。夫肾开窍于耳，肾气不足则耳闭。然耳闭之前必痛，而后闭何也？盖肾火冲之也，火冲而不得出，则火之路塞而不通，于是火不再走于耳而成聋矣。但火既上冲于耳，而火之路何以致塞？盖火邪上冲耳窍之内，如有物塞之状，故此等之病，必须速治，否则成聋而难治矣。方用益水平火汤：熟地一两，生地一两，麦冬一两，玄参一两，菖蒲一钱。水煎服。一剂而痛止，二剂而响息，三剂而全愈，而耳不再聋也。四味乃补水之药，又能于水中泻火，且不损伤肾气，则肾火自降。菖蒲引肾气而上通，火得路而上达，又何有阻抑之虞乎。此等之病，老人最多，老人耳聋，虽高寿之征，似可不必施治。不知已成之聋不必治，未成之聋正不可不治也。此方治已聋者尚有奇功，矧治未聋之耳，有不取效者哉。此症亦可用息沸汤。熟地二两，山茱萸一两，麦冬五钱，北五味十粒，菖蒲一钱，远志五分，丹参三钱。水煎服。十剂愈。

人有耳痛之后，虽愈而耳鸣如故者，人以马风火犹在耳也，仍用祛风散火之药，而鸣且更甚，然以手按其耳，则其鸣少息，此乃阳虚而气闭也。法宜补阳气为主，而兼理其肝肾之虚，方用发阳通阴汤治之。人参二钱，茯苓三钱，白术二钱，黄芪三钱，肉桂五分，熟地五钱，当归二钱，白芍三钱，柴胡一钱，甘草五分，白芥子二钱，荆芥炒黑一钱。水煎服，一剂轻，二剂愈，不必三剂也。此方即十全大补之变方也，治气血之虚者，实有相宜，兹何治阳虚而亦宜也。不知阳虚而阴未有不俱虚者，倘单补阳虚以助其阳，恐阳旺阴衰，转动其火，不若兼补其阴，则阴足以制阳，阴阳相济而彼此气通，蝉鸣之声顿除也。此症可用开闭丹：黄芪一两，当归五钱，肉桂、甘草各五分，菖蒲、远志、柴胡、香附各一钱，天花粉二钱。水煎服。二剂愈。

人有双耳聋闭，雷霆喧呼之声终不相闻，而耳内不痛。此大病之后，或年老人有之，乃肾火内闭而气塞也，最难取效。法当内外兼治，内治必须大补心肾，虽耳属肾，而非心气之相通，则心肾不交，反致阻塞。故必用补肾之药，使肾之液滋于心，即宜用补心之剂，使心之气降于肾，心肾之气既交，自然上升而通于耳矣。方用启窍汤：熟地二两，山茱萸一两，麦冬一两，远志三钱，五味子二钱，石菖蒲一钱，炒枣仁三钱，茯神三钱，柏子仁三钱。水煎服。一连四服，而耳中必然作响，此欲开聋之兆也，再照前方服十剂。而外用：龙骨一分，雄鼠胆汁一枚，麝香一厘，冰片三厘。研绝细末为丸，分作三丸，绵裹塞之，不可取出，一昼夜即通矣，神效之极。耳通后，仍用前汤再服，一月后用大剂六味丸，以为善后之计，否则恐不能久聪也。此症用通耳汤亦妙。熟地三两，麦冬一两，炒枣仁、茯神、玄参各五钱，菖蒲一钱，柏子仁、炒黑荆芥各三钱。水煎服。十剂自通。

人有平居无事，忽然耳闻风雨之声，或如鼓角之响，人以为肾火之盛也，谁知是心火之亢极乎。凡人心肾两交，始能上下清宁，以司视听。肾不交心，与心不交肾，皆能使听闻之乱。然而肾欲上交于心，与心欲下交于肾，必彼此能受，始庆相安。倘肾火大旺，则心畏肾炎，而不敢下交；心火过盛，则肾畏心焰，而不敢上交矣。二者均能使两耳之鸣，但心不交肾耳鸣轻，肾不交心耳鸣重。今如闻风雨鼓角者，鸣之重也。治法欲肾气复归于心，必须使心气仍归于肾。方用两归汤：麦冬一两，黄连二钱，生枣仁五钱，熟地一两，丹参三钱，茯神三钱。水煎服。二剂而鸣止，四剂不再发。此方凉心之剂也。心既清凉，则肾不畏心热，而乐与来归，原不必两相引而始合也。况方中全是益心滋肾之品，不特心无过燥之虞，而且肾有滋润之乐，自不啻如夫妇同心，有鱼水之欢，而无乖离之戚也，又何至喧阗于一室哉。此症可用定喧汤。玄参三两，生地一两，贝母二钱。水煎服。一剂即止鸣。

辨证玉函

卷二・虚症实症辨・耳聋：耳聋之宜知虚实也，耳虽属于肾，耳聋自然是肾水之虚，以致肾火之旺，故气塞而不通,老人多有此症,补其水而少加开窍之药,渐渐耳聪,亦不能一时奏效。其症饮食如常,手按之更觉无蝉鸣之响者是也。至于实症,或作蝉鸣,或如涛响,或发寒作热,饮食少思,吐痰成碗,面目青黄赤白之不同,时而汗出,时而汗止,汗出觉轻,汗止则重,遇食转加,遇热更甚,此乃实聋之症也。肾虽开窍于耳,而胃为肾之关,胃热而反感风邪,则火热于中而邪壅于外,肾气且随胃气而助焰,其窍反致遏塞,故耳亦聋也。重者常若有千军万马汹腾之状,手按之其聋十倍者是也,若用补肾补脾之药,益添其壮盛之气,而聋且倍常,治之法宜用发散降火之剂。我今留一方,一治虚聋,一治实聋也,虚聋方名为清音汤,此方不特补肾而兼去补肺补心。补肝者谓何,盖肾水不能自生,必得肺金之气下降而后能生也。心肾相通,而耳之窍始不闭,欲心之通窍,舍肝气之相生又何以通之耶,故必补肝以生心火也,况肝有补而后能泻,不致耗窃肾气,则肾水更有生气矣。此耳聋之所能自愈也。但此方必须多服为妙,盖阴不能骤生,而补阴不易遽补也。实聋方名为止沸汤,此方降胃中之火,舒肝木之气,消上壅之痰,不治耳聋而耳聋自聪也。

清音汤:熟地一两,菖蒲一钱,茯神五钱,丹皮三钱,玄参五钱,薏仁五钱,山茱萸五钱,麦冬五钱,北五味一钱,柴胡五分,当归五钱,白芍五钱,白芥子三钱。水煎服。

止沸汤:柴胡一钱五分,白芍五钱,石膏三钱,知母一钱,甘草一钱,青蒿五钱,半夏一钱,陈皮一钱,茯神三钱,神曲五分,蔓荆子一钱。水煎服。

张氏医通

卷八·耳:凡一经一络,有虚实之气入于耳中者,皆足以乱主窍之精明,而兼至聋聩,此言暴病者也。若夫久聋者,于肾亦有虚实之异,左肾为阴,主精,右肾为阳,主气,精不足,气有余,则聋为虚。其人瘦而色黑,筋骨健壮,此精气俱有余,固藏闭塞,是聋为实,乃高寿之兆也,此皆禀赋使然,不须治之。又有乍聋者,经云:不知调阴阳七损八益之道,早丧之节也,其年五十体重,耳目不聪明矣,此亦无治也。惟暴聋之病,与阴阳隔绝之未甚,经脉欲行而未通,冲击其中,鼓动听户。随其气之微甚而作嘈嘈风雨诸声者,则可随其邪以为治。外此又有耳触风邪,与气相击,其声嘈嘈,眼如见火,谓之虚鸣。

罗谦甫云,夫暴聋者,由肾虚风邪所乘,搏于经络,随其血脉上入于耳,正气与邪气相搏,故卒聋也。风虚耳聋,排风汤、桂辛散;肾脏风虚,黄芪丸;兼气虚,去附子加肉桂、人参。肝肾虚火,姜蝎散;风热耳聋,犀角饮子;厥聋,经云暴厥而聋,偏闭塞不通,内气暴薄也,复元通气散去白牵牛,加全蝎、石菖蒲、川芎、生姜、葱白,吞养正丹。凡治耳聋,皆当调气,肝气逆则头痛耳聋颊肿,四物汤加肉桂吞龙荟丸降火,用复元通气散调气。耳聋有湿痰者,滚痰丸下之。耳聋面颊黑者,为精脱肾虚,烧肾散。耳聋多恐者,为肝虚,温胆汤下养正丹。

松崖尊生书

卷六:耳鸣……响之甚,或蝉鸣,或钟鸣,若火熇熇然,若流水声,若簸米声,睡着如打战鼓,如风入耳,或时闭塞,皆痰火上升,郁于耳中,郁甚则闭塞。或先有痰火,又或恼怒,怒则风耳。少阳之火,客于耳中,治以清痰降火为主,再审其声之所属,各加本经药,如钟鼓声属肺,火声属心,米声属脾,风声属木,水声属肾。五火大炽,则为蝉鸣,蝉非盛暑不鸣也。如是治耳鸣,无不验者。

冯氏锦囊秘录

卷六·方脉耳病合参:……肾开窍于耳。夫肾之为脏,水脏也。天一生水,故有生之初,先生二肾,而一阴藏焉。又有相火存乎命门之中,每挟君火之势,而侮所不胜……所谓一水不能胜二火也。况又嗜欲无节,劳役过度,或中年之后,大病之余,肾水枯涸,阴火上炎,故耳痒耳鸣,无日不作也……阳气万物,盛上而跃,故耳鸣也。

有气逆而聋者,所属有二。凡手太阳气厥而耳聋者,其候聋而耳内气满也。手少阳气厥而耳聋者,其候耳内浑浑焞焞,此皆气逆而聋也。治法宜四物汤,加降火通气之药。然脏气逆而为厥聋,必有眩昏之症,风聋必有头痛之症。劳役伤其气血,淫欲耗其精元,昏昏瞆瞆是谓劳聋也。必有虚损之症,其声嘈嘈眼见黑花,此乃虚聋症也。

耳者,虽足少阴之所主,然人身十二经络,除足太阳,手厥阴,其余十经络,皆入于耳,惟肾开窍于耳,故治耳者,以肾为主。然心亦开窍于耳,何也?盖心窍本在舌,以舌无孔窍,因寄于耳,肾为耳窍之主,心为耳窍之客,肾治内之阴,心治外之阳,清净精明之气,上走空窍,而听斯聪矣。若二经不调,阴阳不和,皆令暴聋，然五脏开于五部，分阴阳言之，在肾肝居阴，故耳目二脏，阴精主之。在心脾肺居阳，故口鼻舌三窍，阳精主之。是以五脏不和，则七窍不通。凡一经一络有虚实之气入于耳者，皆足以乱其聪明，此言暴病者也。若夫久聋者，于肾亦有虚实之异，左肾为阴，主精，右肾为阳，主气，精不足，气有余，则聋为虚。若瘦而色黑，筋骨健壮，此精气俱有余，固脏闭塞是聋为实，乃高寿之兆，二者，皆禀受所致也。若耳聋颊黑者，为脱精肾惫，用安肾八味苁蓉等丸选而用之。若肾经虚火，面赤口干，痰盛内热者，六味丸主之，此论阴虚者也。至于阳虚者，亦有耳聋，经曰：清阳出上窍，胃气者，清气元气春升之气，同出而异名也。今人饮食劳倦，脾胃之气一虚，不能上升，而下流于肾肝，故阳气闭塞，地气冒明，邪害空窍，令人耳目不明，此阳虚耳聋，须用东垣补中益气汤主之。有因心气虚实不调，虚则不能治其阳，下与阴交，实则恃阳强而与阴绝，经曰：至阴虚天气绝是也，宜以补心丸加减主之。更有地气冒明者，或忧愁不解，阴气闭塞，不与阳通，或内外湿饮痞膈，其气不得升降，而耳中赤浑浑焞焞者，宜以升阳除湿之剂主之。然以阴精阳气而论，则耳目二窍，阴精主之。阴精主者，贵清凉而恶烦热。阳气主者，贵温暖而恶寒凉。洁古老人尝有是论，信乎耳目之不可以温补也！《仁斋直指》云：肾通于耳。所主者精，精气调和，肾气充足，则耳得听斯聪矣。故能调养得所，气血和平，则其聋渐轻。若不知自节，日执劳烦，不禁欲，不戒性，不戒酒，乃爆炙厚味，虽服药无效也。

又有耳痛，耳鸣、耳痒、耳脓、耳疮，亦当从少阴正窍，分寒热虚实而治之，不可专作火与外邪。凡耳鸣以手按之而不鸣，或少减者，真虚也。手按之而愈鸣者，火实也。昔王万里时患耳痛，魏文靖公，劝以服青盐鹿茸，煎雄附为剂，且言此药，非为君虚损服之，易不观易之，坎为耳痛，坎水藏在肾，开窍于耳，在志为恐，恐则伤肾，故耳痛。气阳运动常显血阴流行常幽，血在形，如水在天地之间，故坎为血卦，是经中已著病症矣，竟饵之而愈。

人身有九窍，阳窍七，耳目口鼻是也。阴窍二，前后二阴是也。阳气走上窍，若下入阴位，则有溺泄腹鸣之候；阴气走下窍，若上八阳位，则有窒塞耳鸣之候。高年之人，肾水已竭，真火易露，故肾中之气易出难收，浮越上窍，窍内有声如蛙鼓蚊锣，是以外入之声，与内声相混，听之不清，至年迈阴气内竭，不能上通，而失听斯聪矣。非若少壮之人，浊阴遮蔽其窍，外声不得内人，故用菖蒲、麝香，透气导达为事也。故治高年逆上之气，全以磁石为主，取其重能达下，性主下吸，兼用地黄龟胶群阴之药佐之，更助五味子山茱之酸收之，令阴气自旺于本宫，而不上触于阳窍，由是空旷无碍，耳之受声，犹谷之受响，故耳之妙用，全在虚而能受也。

四诊抉微

卷三·问诊·耳聋：耳虽少阳之经，而实为肾脏之官，又为宗脉之所聚，问之非惟可辨虚实，亦且可知生死。凡人之久聋者，此一经之闭，无足为怪。惟是因病而聋者，不可不辨。其在《热论篇》，则曰伤寒三日，少阳受之，故为耳聋。此以寒邪在经，气闭而然。然以余所验，则未有不因气虚而然者。《素问》曰精脱者耳聋，仲景曰耳聋无闻者，阳气虚也。由此观之，则凡病是症，其属气虚者十九，气闭者十一耳。

医学读书记

续记·耳聋治肺鼻塞治心：古云，耳聋治肺，肺主声；鼻塞治心，心主臭。愚谓耳聋治肺者，自是肺经风热、痰涎郁闭之症。肺之络会于耳中，其气不通，故令耳聋，故宜治其肺，使气行则聋愈。夫声从外入，非无声也，有声而不能入也，而谓肺主声，何哉？

附静香楼医案：肺之络会于耳中。肺受风火，久而不清，窍与络俱为之闭，所以鼻塞不闻香臭，耳聋耳鸣不闻音声也。兹当清通肺气，苍耳、薄荷、桔梗、连翘、辛夷、黄芩、山栀、杏仁、甘草、木通。

医学心悟

卷二·少阳经证·耳聋：问曰：耳聋何以是少阳证？答曰：足少阳胆经，上络于耳，邪在少阳，则耳聋也。又问曰：厥阴亦耳聋，何也？答曰：肝胆相为表里，肝病连胆，故亦耳聋也。但少阳耳聋，必往来寒热，厥阴耳聋，则舌倦、囊缩，自有别耳。

卷四·耳：耳者，肾之外候，《中藏经》曰：肾者，精神之舍，性命之根，外通于耳。然足厥阴肝，足少阳胆经，皆络于耳。凡伤寒邪热耳聋者，属少阳证，小柴胡汤主之。若病非外感，或有暴发耳聋者，乃气火上冲，名曰气闭耳聋，宜用逍遥散，加蔓荆子、石菖蒲、香附主之。若久患耳聋，则属肾虚，精气不足，不能上通于耳，宜用六味地黄丸加枸杞、人参、石菖蒲、远志之类。其患耳鸣，如蝉声，如钟鼓声，皆以前法治之。

幼幼集成

卷四·耳病证治：有忽然气塞耳聋，此由风入于脑，停滞于手太阳经。宜疏风清火，导赤散加防风，或通窍丸。

医碥

卷三·杂症·耳：耳聋，声有所蔽塞则不通，在外之蔽塞，与在内之蔽塞一也。内气本流通，何以蔽塞？则风火痰血之为之也。在上为心肺之气，在下为肝肾之气，在中为脾胃之气。气动而为火，火动而为风，壅于上焦，扰攘不清，则外入之声，为其所乱。若更蒸液而痰凝，伤阴而血瘀，则耳窍蔽塞。甚则为痛为肿，结核停脓，不但聋也。不甚则为鸣，气上出于耳而作响也。气上盛则鸣甚，不盛则鸣不甚。上焦气壅属实，下焦气逆属虚，或阴虚而火上炎，或阳虚而火上浮也。中焦多属湿热，酒食之所郁积也。各脏腑经脉，皆能动气生火作声，岂必拘定脉络通耳者乃然哉。此皆言内气上壅者，若气虚下陷则亦聋。以清气自下，浊气自上，清不升则浊不降也。更有老年精脱气衰，不能上通者，即无浊火上乱，而精气萎弱，既不上通，则窍隧渐闭，如路久不行而茅塞也。亦有沉静之人，收视返听，精气退藏于密，而上窍亦渐闭者，乃高寿之征也。明此义，而纷纷之说，皆一以贯之矣。

耳聋治法：热者犀角饮子，大便秘者加大黄。壅热生风，犀角散。兼外风者，防风通圣散。兼痰者，滚痰丸。郁火，防风通圣散，加大黄酒煨，再用酒炒三次，又同各味通用酒炒。加味逍遥散厥气上逆者，多见眩晕之证，沉香降气汤，苏子降气汤。甚者吞养正丹，以镇坠之。肾水虚精脱者，必颧颊黑，六味地黄丸、《本事》地黄汤（内有羌、防二味，为肾虚而兼受风邪也，无风邪者去之）。肾虚寒者，八味丸、益肾散。多恐为肝虚，四物汤加羌、防、柴胡、菖蒲、伏神。劳役伤，房劳伤，虚火上炎，瘦悴昏聩，是为劳聋，益气聪明汤。耳者，宗脉之所附，脉虚而外风袭，使经气闭塞，是为风聋，多见头痛，排风汤、桂心散、磁石丸。气壅头目不清，清神散。气闭不通，通气散。外治：通神散、通耳法、追风散。甘遂半寸，绵裹插耳中，口嚼甘草。苍术长七分，一头削尖，插耳内，一头平，安艾灸，觉耳中有热气，效。久聋，蓖麻子丸、胜金透关散。

耳鸣。经谓上气不足。又谓脑髓不足，则脑转耳鸣。皆精气虚弱之故也。王汝言谓耳鸣甚者，多是痰火上升，又感恼怒而得。若肾虚而鸣者，其鸣不甚，当见劳怯等证。薛立斋云：若血虚有火，四物汤加山栀、柴胡。气虚，补中益气汤。血气俱虚，八珍加柴胡。若怒而鸣，气实，小柴胡加芎、归、山栀；虚用八珍加山栀。若午前甚者，阳气实，热也，小柴胡加黄连、山栀；阳气虚，补中益气加柴胡、山栀。午后甚者，阴血虚也，四物加白术、茯苓。若肾虚火动，哄哄然，胫酸，或痰盛作渴，必用地黄丸。甚者当镇坠，正元饮咽黑锡丹。有热者，龙齿散。肾者，宗脉所聚，窍于耳。宗脉虚，风邪乘虚随脉入耳，气与之搏而鸣。先用生料五苓散，加制枳壳、橘红、紫苏、生姜同煎，吞青木香丸，散邪疏风下气，续以归芎饮和养之。若更四肢抽掣痛，睡着如打战鼓，耳内觉有风吹奇痒，黄芪丸甚效。

四圣心源

卷八·七窍解·耳病根源：耳病者，浊阴之上填也。阳性虚而阴性实，浊阴下降，耳窍乃虚，虚则清彻而灵通，以其冲而不盈也。目者，木火之经气；耳者，金火之始基。木火外明故神清而善发，金水内虚故气空而善纳。凡大块之噫气，生物之息吹，有窍则声入，声入则籁发，非关声音之巨细也。款窍空洞翕聚而鼓荡之，故声入而响达。譬之空谷传声，万壑皆振，声不传于崇山而独振于空谷，以其虚也。声之入也以其虚，而响之闻也经其灵，声入于听宫而响达于灵府，是以无微而不闻也。浊气一升，孔窍堵塞，则声入而不通矣。人之衰者，脾陷胃逆，清气不升，浊气不降，虚灵障蔽，重听不闻。阴日长而阳日消，窍日闭而聪日损，气化自然之数也。然窍闭于天而灵开于人，达者于是有却年还聪之术也。

徐大春医书全集

卷四·杂病证治·耳病：肾通于耳，所藏者精，精盛则肾气充足，耳闻而聪。若疲劳过度，精气先虚，四气得以外入，七情得以内伤，遂致耳鸣窍闭而渐聋也。

辨证：耳乃宗脉之所附，宗脉虚则风邪乘之，使经气痞塞不宣，是为风聋，内必作痒，或兼头痛。脏气上逆为厥，厥气搏结于耳，是为厥聋，痞塞不通，必兼眩晕。劳役伤其血气，淫欲耗其真元，耳窍失聪，是为劳聋；日不知节，必致久聋。火闭耳窍，烦热失聪，必哄哄溃溃，是为火聋，当头面时赤，口渴便秘。肾虚窍闭，体弱失聪，气怯神疲，是为虚聋，必精气内脱，面目黧黑。

治法：肾窍于耳，能听声者肺，以肺主气，一身之气贯于耳，故治聋必先调气开郁，其次风为之疏散，热为之清利，虚为之补益，郁为之开导，痰宜洗豁，寒宜温经，然后以安肾调营聪耳之法佐之。

辨治：厚味积热，两耳俱聋，清胃散加减。色欲动肾火，磁石地黄汤。相火旺者，知柏地黄汤。恼怒动肝火，加味逍遥散。胆火旺者，龙胆泻肝汤。劳役伤中，补中益气汤，气旺火衰加栀、丹。风虚耳聋，排风汤、桂辛散。肾脏风虚，黄芪丸，气虚加人参，挟热去附子。肝肾虚火，姜蝎散。风热耳聋，犀角饮子。暴厥耳聋，复元通气散去白丑加全蝎、石菖蒲、川芎、生姜、葱白，吞养正丹。肝气厥逆，头痛耳聋颊肿，四物汤加肉桂，吞龙荟丸降火复元，通气散调气。痰闭耳聋，滚痰丸。耳聋颊黑，为肾虚精脱，烧肾散。耳聋多怒为肝胆虚，温胆汤下养正丹。

用药：风聋，清神散加羌、独、防风、细辛。郁聋，二陈汤加香附、郁金、乌药。劳聋，补中益气汤加菖蒲、远志。虚聋，八珍汤加远志、菖蒲。精耗耳聋，地黄汤加五味、枸杞。虚阳不归耳聋，八味丸加磁石、鳖胶。肝胆实火耳聋，小柴胡加芎、归、龙胆、山栀。脾胃实火耳聋，清胃散加芩、连、栀、柏。肾虚阴火耳聋，地黄汤加黄柏、知母。肾虚耳鸣，磁石地黄汤。痰火耳鸣，导痰汤加连、栀、生地。

临证指南医案

卷八·耳：肾开窍于耳，心亦寄窍于耳，胆络脉附于耳。体虚失聪治在心肾，邪干窍闭治在胆经。盖耳为清空之窍，清阳游行交会之所，一受风热火郁之邪，与水衰火实，肾虚气厥者，皆能失聪。故先生治法，不越乎通阳镇阴，益肾补心清胆等法，使清静灵明之气，上走空窍，而听斯聪矣。如温邪暑热火风侵窍而为耳聋痛胀者，用连翘、山栀、薄荷、竹叶、滑石、银花，轻可去实之法，轻清泄降为主。如少阳相火上郁，耳聋停胀者，用鲜荷叶、苦丁茶、青菊叶、夏枯草、蔓荆子、黑山栀、羚羊角、丹皮，辛凉味薄之药，清少阳郁热，兼清气热为主。如心肾两亏，肝阳亢逆与内风上旋蒙而为耳鸣暴聋者，用熟地、磁石、龟甲、沉香、二冬、牛膝、锁阳、秋石、山萸、白芍，味厚质重之药，壮水制阳，填阴镇逆，佐以酸味入阴，咸以和阳为主。因症施治，从虚从实，直如疱丁之导空矣。

杂病源流犀烛

卷二十三·耳病源流：有因大声喊叫，右耳失聪，以外触惊气，内应肝胆，胆脉络耳，震动其火风之威，致郁而阻窍成聋者，当治少阳，忌食腥浊，宜清胆汤。有男子真阴未充，虚阳易升乘窍，致形体日瘦，咳嗽耳聋，左耳尤甚者，亦须清少阳，宜清热解郁汤。有年久耳聋者，宜胜金透关散。然耳聋者，音声闭隔，竟一无所闻者也。亦有不至无闻，但闻之不真者，名为重听。其症之来，或由风气壅耳，常觉重听，头目不清，宜清神散、聪耳汤；或由肾经热，致右耳听事不真，宜地黄汤，不得竟为耳聋，而以治聋方药投之。若乃耳鸣者，聋之渐也，惟气闭耳聋者则不鸣，其余诸般耳聋，未有不先鸣者。

右耳属肾，左耳属肝，其鸣之故，必先由肝肾之气虚，又为风火痰气之所乘，故其鸣也。或如蝉噪，或如钟鼓，或如水激，不一而足。而其为治，亦有当分者。如正气与风邪相击而虚鸣，须先散邪，宜芎芷散。肾气虚，宗脉虚，风邪乘入而鸣，须先祛邪下气，宜五苓散加枳、橘、姜、苏，吞青木香丸。而后加以和养，宜芎归饮。痰火升上而鸣，须理痰清火，宜加减龙荟丸、通明利气汤、复聪汤。肾精不足，阴虚火动而鸣，须温肾益精，宜补肾丸、滋肾通耳丸。大约由于痰火者其鸣盛，由于肾虚者其鸣微，此其辨也。肝家本来火甚，或为风乘痰客而鸣，须选清肝，兼治风痰，宜加减龙荟丸。风热酒热，上贯于耳而鸣，须用扩清之法，宜通圣散加柴、枳、荆、桔、青皮、南星。卒然而鸣，且失聪，须以开通为主，宜蝎梢挺子。此则耳鸣之症也。

耳病导引法：《保生秘要》曰，凡搓掌心五十度，热闹耳门，空观，次又搓又闭又观，如此六度。耳重皆如此导法，兼以后功，无不应验。

运功：《保生秘要》曰：用意推散其火，男则用逆，收藏于两肾之间，女则用逆，归藏于两乳之下，或耳中，或按耳门内，若蝉鸣，咽津液，降气安。

耳重导引法：《保生秘要》曰：定息坐，塞兑，咬紧牙关，以脾肠二指捏紧鼻孔，睁二目，使气串耳，通窍内，觉哄哄然有声，行之二三日，窍通为度。

运功：《保生秘要》曰：时常将两耳返听，于归元取静，或存闭口中气及鼻中气，使不妄出，单意想从耳中出，又收返听，耳自然聪矣。

修养法：《养生书》曰：以手摩耳轮，不拘遍数，所谓修其城郭，以补肾气，以防聋聩也。又曰：养耳力者常饱。

温病条辨

头痛恶寒，身重疼痛，舌白不渴，脉弦细而滑，面色淡黄，胸闷不饥，午后身热，状若阴虚，病难速已，名湿温，汗之则神昏耳聋，甚则目瞑不欲言；下之则洞泄，润之则病深不解，长夏深秋冬日同法，三仁汤主之。

温病耳聋，与柴胡汤必死，六七日后，宜复脉辈复其精。

妇女温病，经水适来，脉数耳聋，干呕烦渴，辛凉退热，兼清血分，甚至十数日不解，邪陷发痉者，竹叶玉女煎主之。

古今医彻

卷三杂·病·耳病：阴阳之用，互合成体，有如阳窍七，奇数也。而五脏开之，则主受。阴窍二，偶数也，而六腑输之，则主化。然阳窍中，心肺为阴中之阳，则口鼻之气，升降往来，无形而之有形矣。肾肝为阴中之阴，则耳目之窍，虚实交参，有形而之无形矣。故五色则目收之，五味则舌辨之，五臭则鼻吸之，五音则耳纳之，然目之光犹外发，木中有火也。耳之聪惟内受，水性润下也。恒见肾气足者，耳中之墨充塞，而听愈聪，肾气虚者，耳中空窍无碍，而听愈背，明乎此理。可见少阴之气，藏于耳中，而其外蔽者，则少阳之风火，扰乱相扇，驱其外邪斯得矣。若夫肾气不充，少阴之脉不至，惟峻补真阴，入以镇坠之品，则气不上乱，复其司听之职，则虚而能受，如空谷之音，响应立赴矣。不知者，妄以外导法，欲令气通，则阴内阳外，岂能越出而失其常经乎。或又曰，心开窍于舌，寄窍于耳。凡用心过度，火为之扰，然鸣则有之，聋则未也。究之心肾不交，水不升故火不降耳。至痰火为患，耳如蝉鸣，降气则痰下，益水则火息，亦不越摄气归元之旨也。

医林改错

卷上·通窍活血汤所治之症目·耳聋年久：耳孔内小管通脑，管外有瘀血，靠挤管闭，故耳聋。晚服此方，早服通气散，一日两付，三二十年耳聋可愈。

外科证治全书

卷二·耳部证治：耳鸣者，耳中有声，或若蝉鸣，或若钟鸣，或若火熇熇然，或若流水声，或若簸米声，或睡着如打战鼓，如风入耳，皆因肾元亏损，肝木疏泄，阴气升至上窍，窍隔一膜，不能越出窍外，止于窍中，汩汩有声，故外入之声，为其内声所混，听之不清，服摄阴煎，脾胃弱者，兼服补中益气汤。

有因怒而鸣者，乃三焦气逆，小柴胡汤加当归、川芎、山栀仁主之。

暴聋者，猝然闭塞无闻，肾气虚脱则有之，亦或三焦气逆、气郁而然者。其证必烘烘焞焞，胀闷烦热，四物汤加柴胡、山栀。中气弱者，加减归脾汤。亦或肝胆风热上攻而然者，其证必兼头痛，小柴胡汤加川芎、归身、山栀仁。亦或因损伤、挖耳、雷炮震伤，患停耳溃脓不止等证而聋者，则宜用开通之法。如肾亏精脱，或年衰或病后或劳倦过度或大怒气结，渐至耳聋者，须大培根本，用八珍汤、地黄丸、补中益气汤之类。然多难愈。

开通法：一用酒浸针砂一日，至晚去砂，将酒含口中，取活磁石一块塞耳，左聋塞左，右聋塞右，此导气古法也。二用巴豆一粒去心皮，斑蝥一枚去翅足，二物合捣，绵裹塞耳中，再易，甚效。三用大蒜一瓣，中剜一孔，以巴豆一粒去皮膜，入蒜内慢火炮极熟，用新棉包定，塞耳中，三次效。四用全蝎四十枚，以生姜厚片如蝎数，铺锅内，置蝎于其上，轻烙姜片至黄色，取蝎去毒并头足，研为末，酒调送下，随量饮醉取汗。外用生蝎去毒为末，酒调滴耳中，闻流水声即愈。

类证治裁

卷六·耳证：足少阴肾窍于耳，肾气充则耳听聪，故经言精脱者耳聋也，又言肝病气逆则头痛，以胆附于肝，而胆脉上贯耳中也。精脱失聪治在肾，气逆窍闭治在胆。凡耳聋以及耳鸣，治法悉准乎此。

由痰火者其鸣甚，由肾虚者其鸣微。

证因方论集要

卷四·耳病·逍遥散加味：凡病非外感，有暴发耳聋者，乃气火上冲，名曰气闭耳聋。此方主之。当归白芍、炒白术、土炒茯苓、甘草、柴胡、蔓荆子、石菖蒲、香附。

汪石来曰：气闭耳聋乃火郁于肝胆二经，治以柴胡，肝欲散也；佐以甘草，肝苦急也；当归以辛补之，白芍以酸泻之，佐以白术、茯苓，脾苦湿也，复以菖蒲蔓荆辛以通窍也，复以香附苦以解郁也。

六味汤加味：治久患耳聋，则属肾虚，精气不足，不能上通于耳，宜用此方。熟地、茯苓、山药、丹皮、泽泻、萸肉、远志、人参、枸杞子、石菖蒲。

耳开窍于肾。久患耳聋则属肾气不能上通。六味汤治肾阴虚之主方，加人参以补气，枸杞以益精，远志能通肾气，菖蒲能利九窍。

医学传心录

耳聋者肾虚之故：耳者，肾之窍也。肾气实则耳聪，肾气虚则耳聋。此大概言之也。其实手少阳三焦、足少阳胆二经之所过，故有气厥而聋，有挟风而聋，有劳伤而聋者，必因其症而治之。肾虚者四物汤加枸杞、苁蓉、知母、黄柏、菖蒲、柴胡。气聋者二陈汤加香附、木香、黄芩、龙胆草、柴胡、菖蒲。风聋者九味羌活汤加柴胡、菖蒲。劳聋者补中益气汤加远志、菖蒲。

医学刍言

第二十二章・头痛、耳聋：暴聋肝火为多，龙胆泻肝汤，当归龙荟丸；久聋肾虚也，六味丸加菖蒲，磁石、牛膝、五味，再用磁朱丸。又有耳中溃脓，或流臭水，属肝火，须外科另看。

温热经纬

卷四・疫证条辨：坎为水，故耳为肾之外候。然肺经之结穴在耳中，名曰笼葱，专主乎听，金受火灼则耳聋。凡温热暑疫等证耳聋者，职是故也。不可泥于伤寒少阳之文，而妄用柴胡以煽其焰。古云：耳聋治肺，旨哉言乎。

医学见能

卷一・两耳：耳虽肾窍辨声音，绕耳游行是胆经。时辈不知清木火，漫将滋肾诩高明。耳鸣耳聋，或兼口苦寒热者，少阳经风热也。宜仲景柴胡汤。

耳鸣耳聋，或兼口苦寒热者，少阳经风热也。宜仲景柴胡汤。柴胡三钱，人参二钱，黄芩三钱，半夏三钱，甘草一钱，生姜三片，大枣二枚。歌曰：耳鸣寒热或兼聋，枣草参苓姜夏同。

耳鸣耳聋，或兼胁痛善怒者，肝经之火郁也。宜加味泻肝汤。当归三钱，生地三钱，柴胡三钱，黄芩三钱，栀子三钱，泽泻三钱，木通二钱，胆草三钱，车前子三钱，牡蛎三钱，青皮一钱，甘草一钱。

耳鸣耳聋，并无障碍壅闭者，肾虚阴气逆也。宜加味磁朱丸。磁石三钱，朱砂一钱，熟地四钱，山药三钱，云苓三钱，泽泻三钱，丹皮三钱，山茱萸三钱，五味子五分，菖蒲一钱。

医门八法

卷三・耳聋：耳聋之证，有实有虚。瘟疫应下失下，邪热夹痰上壅，壅塞隧道，有兼见耳聋者，此实证耳聋也。聋为标，瘟为本，治瘟不必治聋。聋为证，痰为病，因证可以知病。此等耳聋，宜治瘟而兼治痰，蒌贝养荣汤合小承气汤，洞下其痰，则瘟愈而聋亦愈。瘟疫应下失下，邪热郁蒸日久，阴血为之枯槁，自瘟疫既愈，而单患耳聋者，此虚证耳聋也。聋为标，虚为本，治虚不必治聋，补其虚而聋自愈，清燥养荣汤、人参养荣汤可选用。核栀油入冰片少许，滴耳中以润之亦佳。此专就瘟疫耳聋一端言之耳。至于杂证耳聋，原不容强合，然亦不外虚实两端。其虚者如年力既迈，气血渐衰，此老年之常态，亦耳聋之佳境，无为牵病可医，不必服药；若有微热，则用乌梅四物汤以滋阴；若热而兼痰，则于四物汤中加陈皮以导滞可矣。其实者率由于火，治宜清热，抽薪饮、徒薪饮皆可用。然火之旺，端由水之亏，故热盛耳聋，不得专以实论，不宜专服凉药，用一阴煎加减。一阴煎壮水以制火，补虚而兼清热，亦治耳聋之良方也。耳鸣之证仿此。

不知医必要

卷二・耳鼻：凡耳之聋闭，若由诸经之火，壅塞清道而然者，其症必烘烘熇熇。

或胀闷，或烦热，或兼头面红赤，清其火而闭自开。至于肝胆气逆，风寒外感，挖损震伤，年老病后，皆能致病，治法多端，惟鼻病只有外感与内伤二者而已。

血证论

卷六・耳病：陈修园曰：肾开窍于耳，而肾脉却不上头，肾与心交，假道于心腑小肠之脉，以入耳中，名曰听宫，为司听之神所居，其形如珠，皮膜包裹真水，若真水破，而耳立聋。有为大声所震而聋者，皮膜破也。或聋或不聋者，心肾不交也，宜磁朱丸，以交心肾。有先耳鸣而后聋者，肾虚不能闭藏阴气，窒塞于阳窍也，宜六味丸去丹皮，加磁石五味龟板，令阴气自盛于本宫，不触于阳窍而愈。若外感暴聋，总不外少阳一经。足少阳胆脉绕耳轮，手少阳三焦脉入于耳，邪气壅塞，听宫为其所掩，宜逍遥散，去白术，加黄芩、半夏、生姜、竹黄、羚羊角、玉竹治之。风火交煽，宜防风通圣散；肝火炽甚，宜当归芦荟丸；尺脉弱者，宜桂附地黄丸；尺脉数者，宜大补阴丸；俱加磁石菖蒲肉苁蓉。神而明之，存乎其人，非笔楮所能尽。

按：上陈修园说最明。但又有久病之人，以及产妇，中宫大虚，不能堵塞肝肾之气，以致虚火上冲，而发耳鸣者。虽系胆与肾中之火，却要填补脾胃，以堵塞之，归脾汤，加柴胡山栀子鱼鳔莲子五味治之；四君子汤，加莲米、芡实、薏苡仁、黄精、白芍、淮山药，亦治之。

医学衷中参西录

医话．答郭某某问小儿耳聋口哑治法：小儿之耳聋口哑，乃连带相关之证也。盖小儿必习闻大人之言，而后能言；故小儿当未能言时或甫能言时，骤然耳聋不闻，必至哑不能言。是以治此证者，当专治其耳聋。然耳聋之证有可治者，有不可治者。其不可治者，耳膜破也。其可治者，耳中窍络有窒塞也。用灵磁石一块口中含之，将细铁条插耳内，磁石以气相感，如此十二日，耳之窒塞当通。若仍不通，宜口含铁块，耳际塞磁石，如此十二日，耳口之窒塞当通矣。

重订广温热论

温热遗症疗法：温病身凉后，尚可耳鸣、耳聋等症者，其因有三。一因余邪留于胆经，宜温胆汤加柴胡、菖蒲、钩藤、池菊、通草、荷叶之类，以清少阳之郁。二因痰火上升，阻闭清窍，其耳亦聋，宜导痰汤去半夏、南星，加栝蒌皮、京川贝、枇杷叶、杜兜铃、通草、鲜石菖蒲之类，以轻宣解肺气之郁。三因肾虚精脱则耳鸣而聋，宜常服耳聋左磁丸或磁朱丸等，以滋阴镇逆。此二症，不关少阳，皆禁用柴胡升提。外治惟耳聋神丹，丝绵包裹，纳入耳中多效。

医醇賸义

卷二・肝胆火：肝胆火盛，肋痛耳聋，口苦筋痿，阴痛，或淋浊溺血，加味丹栀汤主之。

加味丹栀汤(自制)：丹皮二钱，山栀一钱五分，赤芍一钱，龙胆草一钱，夏枯草一钱五分，当归一钱五分，生地四钱，柴胡一钱，木通一钱，车前二钱，灯芯三尺。

医学妙谛

卷下・杂症・耳病章：肾开窍于耳，心寄窍于耳。耳为清空之窍，阳交会流行之所。一受风热火郁之邪，及水衰火实，肾虚气厥者，皆致耳鸣失聪。耳为肾窍病属肾，肾虚耳聋不能听。少阳脾湿绕耳中，邪气感之耳鸣应。湿热扰胃胃火炎，亦致耳鸣红肿甚。右属阳明左少阳，肿而出脓风热病。

十二、耳　眩　晕

本内容主要摘录了与现代中医耳眩晕相关的古代眩晕文献资料。

素问

脉要精微论：(脉)浮而散者为目眴仆。

玉机真脏论：春脉……太过则令人善忘，忽忽眩冒而巅疾。

刺热：热病先眩冒而热，胸胁痛满，刺足少阴、少阳。

厥论：巨阳之厥，则肿首头重，足不能行，发为眴仆。

标本病传论：肝病，头目眩胁支满。

气交变大论：岁木太过，风气流行，脾土受邪，民病飧泄食减……甚则忽忽善怒，眩冒巅疾。

五常政大论：发生之纪……其动掉眩巅疾。厥阴司天，风气下临……云物摇动，目转耳鸣。

六元正纪大论：凡此厥阴司天之政……三之气，天政布，风乃时举。民病泣出，耳鸣掉眩。木郁之发……甚则耳鸣眩转，目不识人，善暴僵仆。

至真要大论：太阳司天，寒淫所胜……民病……善悲时眩仆。

厥阴之胜，耳鸣头眩，愦愦欲吐，胃膈如寒。

厥阴之复……筋骨掉眩清厥，甚则入脾。

太阳之复……厥气上行……头痛善悲，时眩仆。厥阴司天，客胜则耳鸣掉眩，甚则咳。

诸风掉眩，皆属于肝。

灵枢

经脉：五阴气俱绝，则目系转，转则目运；目运者，为志先死，志先死，则远一日半死矣。

五邪：邪在肾，则病骨痛阴痹，阴痹者，按之而不得，腹胀腰痛，大便难，肩背颈项痛，时眩。取之涌泉、昆仑，视有血者，尽取之。

邪在心，则病心痛，喜悲，时眩仆，视有余不足，而调之其输也。

寒热：暴挛痫眩，足不任身，取天柱。

口问：上气不足，脑为之不满，耳为之苦鸣，头为之苦倾，目为之眩。

目眩头倾，补足外踝下留之。

五乱：黄帝曰：何谓逆而乱？岐伯曰：清气在阴，浊气在阳，营气顺脉，卫气逆行，清浊相干，乱于胸中，是谓大悗。故气乱于心，则烦心密嘿，俯首静伏……乱于头，则为厥逆，头重眩仆。（章虚谷注："乱于头，则气厥上逆，头重下轻，故目眩而跌仆也。"）

卫气：下虚则厥，下盛则热；上虚则眩，上盛则热痛。

海论：髓海有余，则轻劲多力，自过其度；髓海不足，则脑转耳鸣，胫酸眩冒，目无所见，懈怠安卧。

大惑论：五脏六腑之精气，皆上注于目而为之精。精之窠为眼，骨之精为瞳子，筋之精为黑眼，血之精为络，其窠气之精为白睛，肌肉之精为约束。裹撷筋骨血气之精，而与脉并为系，上属于脑，后出于项中。故邪中于项，因逢其身之虚，其入深，则随眼系以入于脑。入于脑则脑转，脑转则引目系急，目系急则目眩以转矣。

伤寒论

六十七条：伤寒若吐下后，心下逆满，气上冲胸，起则头眩，脉沉紧，发汗则动痉，身为振振摇者，茯苓桂枝白术甘草汤主之。

八十二条：太阳病发汗，汗出不解，其仍发热，心下悸，头眩身瞤动，振振欲僻地者，真武汤主之。

一百九条：阳明病，脉迟，食难用饱，饱则微烦头眩，必小便难，此欲作谷瘅。虽下之，腹满如故，所以然者，脉迟故也。

二百六十三条：少阳之为病，口苦，咽干，目眩也。

二百九十七条：少阴病，下利止，而头眩，时时自冒者，死。

金匮要略

中风历节病脉证并治：诸肢节痛，身体尪羸，脚肿如脱，头眩短气，温温欲吐，桂枝芍药知母汤主之。

血痹虚劳恙脉证并治：夫失精家少腹弦急，阴头寒，目眩发落，脉极虚芤迟，为清谷，亡血，失精。

肺痿肺痈咳嗽上气病脉证并治：肺痿吐涎沫而不咳者，其人不渴，必遗尿，小便数。所以然者，以上虚不能制下故也。为肺中冷，必眩，多涎唾，甘草干姜汤温之。

痰饮咳嗽病脉证并治：心下有痰饮，胸胁支满，目眩，苓桂术甘汤主之。

心下有支饮，其人苦冒眩，泽泻汤主之。

卒呕吐，心下痞，膈间有水，眩悸者，小半夏加茯苓汤主之。

假令瘦人脐下有悸，吐涎沫而癫眩，此水也，五苓散主之。

黄疸病脉证并治：风寒相搏，食谷即眩，谷气不消，胃中苦浊，浊气下流，小便不通，阴被其寒，热流膀胱，身体尽黄，名曰谷疸。

阳明病，脉迟者，食难用饱，饱则发烦头眩，小便必难。此欲作谷疸。

谷疸之为病，寒热不食，食则头眩，心胸不安，久久发黄，为谷疸，茵陈蒿汤主之。

妇人妊娠病脉证并治：妊娠有水气，身重，小便不利，洒淅恶寒，起即头眩，葵子茯苓散主之。

脉经

卷四·平杂病脉第二：浮洪大长者，风眩癫疾。

诸病源候论

卷二・风病诸候:风头眩候:风头眩者,由血气虚,风邪入脑而引目系故也。五脏六腑之精气,皆上注于目,血气与脉并行于上,系上属于脑,后出于项中,逢身之虚,则为风邪所伤,入脑则脑转而目系急,目系急故成眩也。诊其脉洪大而长者,风眩。又得阳经浮者,暂起目眩也。风眩久不瘥,则变为癫疾。

《养生方・导引法》云:以两手抱右膝著膺,除风眩。

又云:一手长舒,令掌仰,一手捉颐挽之向外,一时极势二七,左右亦然。手不动,两向侧极势,急挽之二七,去颈骨急强,头风脑旋,喉痹,髆内冷注偏风。

又云:凡人常觉脊背倔强,不问时节,缩咽髆内,仰面努髆井向上,头左右两向,挼之左右三七,一住,待血行气动住。然始更用,初缓后急,不得先急后缓。若无病人,常欲得旦起午时日没三辰,辰别二七,除寒热病,脊腰颈项痛风痹,口内生疮,牙齿风颈头眩,众病尽除。

又云:低头不息六通,治耳聋目癫眩,咽喉不利。

又云:伏前侧,牢不息六通,愈耳聋目眩,随左右聋伏并两膝耳著地,牢强意多用力至大极,愈耳聋目眩病。久行不已,耳闻十方,亦能倒头眩则不眩也。

卷三十七・妇人杂病诸候・风眩候:风眩是体虚受风,风入于脑也。诸脏腑之精,皆上注于目,其血气与脉并上属于脑,循脉引于目系,目系急,故令眩也。其眩不止,风邪甚者,变颠倒为癫疾。

卷三十九・妇人杂病诸候・风眩鼻塞候:风眩而鼻塞者,风邪乘腑脏入于脑也。五脏六腑之精气,皆上注于目,血与气并属于脑,体虚为风邪入脑,则引目,目系急,故令头眩。而腑脏皆受气于肺,肺主气,外候在鼻,风邪入脑,又搏肺气,故头眩而鼻塞。

备急千金要方

卷三十・针灸下・头面:神庭,主风头眩,善呕烦满。

通里,主头眩痛。

上星,主风头眩颜清。

囟会,主风头眩,头痛颜清。

天牖风门、昆仑、开元、关冲,主风眩头痛。

前顶、后顶、颔厌,主风眩偏头痛。

圣济总录

卷十六:论曰风头眩之状,头与目俱运是也。五脏六腑之精华,皆见于目,上注于头。风邪鼓于上,脑转而目系急,使真气不能上达,故虚则眩而心闷,甚则眩而倒仆也。

卷十七・风头旋:论曰风头旋者,以体气虚怯,所禀不充,阳气不能上至于脑,风邪易入,与气相鼓,致头旋而运也。又有胸膈之上,痰水结聚,复犯大寒,阴气逆上,风痰相结,上冲于头,亦令头旋。

三因极一病证方论

卷七・眩晕证治:方书所谓头面风者,即眩晕是也。然眩晕既涉三因,不可专为头面风。如中伤风寒暑湿在三阳经,皆能眩人,头重,项强,但风则有汗,寒则掣痛,暑则热闷,湿则重著,吐逆,眩倒,属外所因。喜怒忧思,致脏气不行,郁而所生,涎结为饮,随气上厥,伏留阳经,亦使人眩晕呕吐,眉目疼痛,眼不得开,属内所因。或饮食饥饱,甜腻所伤,房劳过度,下虚上实,拔牙,金创,吐、衄、便利,去血过多,及妇人崩伤,皆能眩晕,眼花屋转,起而眩倒,属不内外因。

素问玄机原病式

五运主病:诸风掉眩,皆属肝木。掉,摇也;眩,昏乱旋运也。风主动故也。所谓风气甚,而头目眩运者,由风木旺,必是金衰不能制木,而木复生火。风火皆属阳,多为兼化。阳主乎动,两动相搏,则为之旋转。故火本动故也,焰得风则自然旋转……眩运而呕吐者,风热甚故也。

素问病机气宜保命集

卷上・病机论:诸风掉眩,皆属于肝。少虑无怒,风胜则动……故经所谓其用为动,乃木之为动;火太过之政亦为动。盖火木之主暴速,所以掉眩也,掉,摇也;眩,昏乱也,旋运皆生风故也。是以风火皆属阳,阳主动。其为病也,胃脘当心痛,上支两胁,膈咽不通,饮食不下,甚则耳鸣眩转,目不识人,善暴僵仆,里急，软戾，胁痛，呕泄，甚则掉眩、癫疾、两胁下痛引少腹，令人善忘也；虚则目䀮䀮无所见，耳无所闻，善恐，如人将捕之。凡病肝木风疾者，以热为本，以风为标。故火本不燔，遇风乃焰；肝本不甚热，因金衰而旺。肺金不胜心火，木来侮于金，故诸病作矣。其为治也，燥胜风。

儒门事亲

卷五・头风眩运：夫妇人头风眩运，登车乘船亦眩运眼涩，手麻、发退，健忘、喜怒，皆胸中有宿痰使然也。可用瓜蒂散吐之。吐讫，可用长流水煎五苓散、大人参半夏丸，兼常服愈风饼子则愈矣。

卷十一・风论：大凡头风眩晕，手足麻痹，胃脘发痛，心酸满闷，按之有声，皆因风。风寒湿三气杂至，合而为痹也。在上谓之停饮，可用独圣散吐之。吐讫，后服清上辛凉之药，通圣散加半夏之辛。仲景云：此痰结在胸中而致也。

严氏济生方

眩晕门・眩晕论治：诸风掉眩，皆属于肝。则知肝风上攻，必致眩晕。所谓眩晕者，眼花屋转，起则眩倒是也。由此观之，六淫外感，七情内伤，皆能所致。当以外证与脉别之，风则脉浮，有汗，项强不仁；寒则脉紧，无汗，筋挛掣痛；暑则脉虚，烦闷；湿则脉细，沉重，吐逆。及其七情所感，遂使脏气不平，郁而生痰，结而为饮，随气上逆，令人眩晕，眉棱骨痛，眼不可开，寸脉多沉，有此为异耳。与夫疲劳过度，下虚上实，金创吐衄便利，及妇人崩中去血，皆令人眩晕，随其所因治之，乃活法也。

仁斋直指

卷十一・眩运方论：眩言其黑运，言其转冒，言其昏眩。运之与冒眩其义一也。其状目闭眼暗，身转耳聋，如立舟舡之上，起则欲倒。盖虚极乘寒得之，亦不可一涂而取轨也。风则有汗，寒则掣痛，暑则热闷，湿则重滞，此四气乘虚而眩运也；喜怒哀乐，悲恐忧思，郁而生痰，随气上厥，此七情攻虚而眩运也；淫欲过度，肾家不能纳气归元，使诸气逆奔而上，此眩运之出于气虚也。明矣！吐衄漏崩，肝家不能收摄营气，使诸血失道妄行，此眩运之生于血虚也，又明矣。以致新产之后，血海虚损，或淤滞不行，皆能眩运，是可不推寻致病之因乎？治法随机应敌，其间以升降镇坠行焉，最不可妄施汗下，然而眩运欲解，自汗则有之。若诸逆发汗剧者，言乱目眩，与夫少阴病下利止，而头眩时时自冒者，此虚极而脱也。识者将有采薪之忧。（肝脉溢大，多作眩运。诸风掉眩，皆属于肝。）

世医得效方

卷三・眩晕・风证：川芎散，治眩晕恶风自汗，或身体不仁，气上冲胸，战摇如在舟船之上。

感寒：三五七散，治阳虚眩晕头痛，恶寒，耳鸣或耳聋。

伤暑：消暑圆，治冒暑眩晕，烦闷不更生，用香薷散生姜煎吞下，每服七十圆。

中湿：芎术散，治冒雨中湿眩晕，呕吐涎沫，头重不食，经久不瘥者。

七情：茯神汤，治喜怒忧思悲恐惊所感，脏气不行，郁而生涎，结为饮，郁气上厥，伏留阳经，心中忪悸，四肢缓弱，翕然而热，头目眩冒，如欲摇动。

痰证：加味二陈汤，治痰晕，或因冷食所伤。

失血：芎归汤，治去血过多，头重目昏，眩晕不省，举头欲倒。

下虚：增损黑锡丹，治阴阳不升降，上热下冷，头目眩晕，病至危笃，或暖药上僭愈甚者。

丹溪心法

卷四・头眩：头眩，痰挟气虚并火。治痰为主，挟补气药及降火药。无痰则不作眩，痰因火动。又有湿痰者，有火痰者。湿痰者，多宜二陈汤。火者，加酒芩。挟气虚者，相火也，治痰为先，挟气药降火，如东垣半夏白术天麻汤之类。眩晕不可当者，以大黄酒炒为末，茶汤调下，火动其痰，用二陈加黄芩、苍术、羌活，散风行湿。左手脉数热多，脉涩有死血；右手脉实有痰积，脉大是久病（久一作虚）。久病之人，气血俱虚而脉大，痰浊不降也。昔有一老妇，患赤白带一年半，头眩，坐立不得，睡之则安。专治赤白带，带愈，其眩亦安。

附录：眩者，言其黑晕转旋，其状目闭眼暗，身转耳聋，如立舟船之上，起则欲倒。盖虚极乘寒得之，亦不可一途而取轨也。又风则有汗，寒则掣痛，暑则热闷，湿则重滞，此四气乘虚而眩晕也，又或七情郁而生痰动火，随气上厥，此七情致虚而眩运也。淫欲过度，肾家不能纳气归元，使诸气逆奔而上，此气虚眩运也；吐衄漏崩，肝家不能收摄荣气，使诸血失道妄行，此血虚眩运也。要寻致病之因，随机应敌。其间以升降镇坠行汗为最，不可妄施汗下。识者将有采薪之忧。有早起眩运，须臾自定，日以为常者，正元饮下黑锡丹。伤湿头运，肾著汤加川芎，名除湿汤。疏风，川芎茶调散；有痰，青州白丸子。

头晕方：利痰，清热，降火，或滚痰丸亦可。南星五分制，半夏一钱，桔梗七分，枳壳一钱，陈皮一钱，甘草五分，茯苓一钱，黄芩七分。上作一服，生姜七片，水煎，食后服。

香橘饮：治气虚眩晕。木香、白术、半夏曲、橘皮、茯苓、砂仁各半两，丁香、甘草炙各二钱半。上锉散。水二盏，生姜五片，煎服。加当归、川芎、官桂，治血虚眩晕。

白附子丸：治风痰上厥，眩晕头疼。全蝎半两炒，白附子炮、南星炮、半夏、旋覆花、甘菊、天麻、川芎、橘红、僵蚕炒、干姜生各二两。上为末，生姜半斤取汁，打糊丸梧子大。煎荆芥汤下五十丸。

人参前胡汤：治风痰头晕目眩。半夏曲、木香、枳壳炒、紫苏、赤茯苓、南星炮、甘草炙各五钱，人参三钱，前胡五钱，橘红五钱。上锉散。每服五钱，生姜五片，水煎服。

芎术除眩散：治感湿感寒，头重眩晕。附子生、白术、川芎各半两，官桂、甘草炙各二钱半。上锉，每服三钱，姜七片，水煎服。

丹溪治法心要

卷三·头眩：痰挟气虚与火。治痰为主，及补气降火药。此证属痰者多，无痰则不能作眩。又有湿痰者，有火多者。左手脉数多热，脉涩有死血；右脉实痰积，脉大必是火病。一本云：火病当作久病，盖久病之人，气血俱虚而痰浊不降也。湿痰者，二陈汤；火多者，二陈加酒片芩；挟气虚与相火者，亦治痰为主，兼补气降火，如半夏、白术、天麻汤之类。一老妇患赤白带一年半，只是头眩，坐立不久，睡之则安，专治带，带病愈，其眩亦愈。

痰在上，火在下，火炎上而动其痰也。有气虚挟痰者，四君、二陈，芪、芎、荆芥。风痰眩运，二陈汤加芩、苍、防、羌治之。眩运不可当者，以大黄酒浸，炒三次为末，茶调服。气实人有痰，或头重或眩运者，皆治之。壮实人热痛甚，大便结燥大承气汤。

玉机微义

卷三十五·头眩门：……徇蒙招尤，目瞑耳聋，下实上虚，过在足少阳厥阴，甚则入肝。按：许学士云上虚者，肝虚也，故肝虚则头晕。徇蒙者，如以物蒙其首，招尤不定，目眩耳聋，皆晕之状也。故肝厥头晕，治宜钩藤散。

眩晕一证，人皆称为上盛下虚所致，而不明言其所以然之故。盖所谓虚者，血与气也；所谓实者，痰涎风火也。原病之由，有气虚者，乃清气不能上升，或汗多亡阳而致，当升阳补气；有血虚者，乃因亡血过多，阳无所附而然，当益阴补血，此皆不足之证也。有因痰涎郁遏者，宜开痰导郁，重则吐下；有因所谓气不归元，而用丹药镇坠、沉香降气之法。盖香窜散气，丹药助火，其不归之气，岂能因此而复耶。《内经》所谓治病必求其本，气之不归，求其本而用药则善矣。

秘传证治要诀及类方

卷九·眩晕：痰饮、头风、七气、失血、中酒等病，皆能眩晕，已各见本证，今犹举不兼他病见眩晕者，是皆虚损也。然有不时眩晕者，有早起眩晕，须臾自定，日以为常者，正元饮，下黑锡丹。

伤湿头晕，肾著汤加川芎，名除湿汤。

有因虚致晕，虽晕醒时，而常欲近火，得暖手按之。盖头面为诸阳之会，阳气不足故耳。

有头风证，耳内常鸣，头上有如鸟雀啾啾之声，切不可全谓耳鸣为虚，此头脑挟风所为也。有眩晕之甚，抬头则屋转，眼常黑花，观见常如有物飞动，或见物为两，宜小三五七散，或芎附汤、生料正元饮加鹿茸一钱，下灵砂丹，或用正元饮，炒川椒一十五粒，下茸珠圆。若不效，则独用鹿茸一味，每服半两，用无灰酒三盏，煎至一盏，去渣，入麝香少许服。缘麝茸生于头，头晕而治以鹿茸，盖以类相从也。曾有头痛不愈，服茸珠丹而效。

金匮钩玄

头眩，痰挟气虚火。治痰为主，挟补气药，并降火药。属痰，无痰则不能作眩；属火，痰因火动。又有湿痰者，有火多者。

左手脉数，热多；脉涩，有死血。右手脉实，痰积；脉大，必是久病。

眩晕：二陈汤加黄芩、苍术、羌活，散风行湿，或用防风行湿之剂可也。

丹溪手镜

卷上·头眩：眩者非玄，而见其玄。目毛者非毛，而见其毛。眴者，目摇动也。运转，世谓之头眩。冒者，蒙冒，世谓之昏冒。皆阳虚也。风亦头眩。

卷中·眩晕：因痰饮随气上，伏留于阳经，遇火则动，或七情郁而生涎，亦同呕吐，眉目疼痛，目闭不欲开。因血虚眩晕，眼花屋转，起则晕倒。因外感，风在三阳经，头重项强，有汗。因虚则掣痛，暑则热闷，湿则重着，皆令吐逆晕倒。散风行湿汤，治痰火眩晕，二陈汤，黄芩、苍术、羌活。瓜蒂散，治痰厥眩晕，吐之。芎归汤，治血虚眩晕。参苓汤，治气虚眩晕。人参、白术、黄芩、黄连。

刘纯医学全集

伤寒治例·头眩：少阳与太阳并病，故眩者，责其虚也。眩冒者，皆发汗下后所致，是知其阳虚也。《针经》云：上虚则眩，下虚则厥，与风家眩晕同。和解，半表里，邪渐行于里，表中易虚，故时时目眩也。中风家，多头眩，宜解肌，伤寒亦然。温经，头眩，身润动，或虚弱汗多，宜真武汤。吹鼻，眩晕，鼻塞而烦，此头中寒湿，宜瓜蒂散吹鼻中，取下湿水。

医学正传

卷四·眩运：……诸风掉眩，皆属肝木。又曰：岁木太过，风气流行，脾土受邪，民病飧泄食减，甚则忽忽善怒，眩冒巅疾。虽为气化之所使然，未必不由气体之虚衰耳。其为气虚肥白之人，湿痰滞于上，阴火起于下，是以痰挟虚火，上冲头目，正气不能胜敌，故忽然眼黑生花，若坐舟车而旋运也，甚而至于卒倒无所知者有之，丹溪所谓无痰不能作眩者，正此谓也。若夫黑瘦之人，躯体薄弱，真水亏欠，或劳役过度，相火上炎，亦有时时眩运，何湿痰之有哉。大抵人肥白而作眩者，治宜清痰降火为先，而兼补气之药。人黑瘦而作眩者，治宜滋阴降火为要，而带抑肝之剂。抑考《内经》有曰：风胜则地动。风木太过之岁，亦有因其气化而为外感风邪而眩者，治法宜祛风顺气，伐肝降火，为良策焉。外有因呕血而眩冒者，胸中有死血迷闭心窍而然，是宜行血清心自安。医者宜各类推而治之，无有不痊也。

脉法：左手脉数，热多。脉涩而芤，有死血。右手脉实，有痰积。脉虚大，必是久病。左手人迎脉，缓而浮大者，属风。

古今医统大全

卷五十三·眩运门·眩运之病三虚宜审：肥人眩运，气虚有痰。瘦人眩运，血虚有火。伤寒吐汗下后，必是阳虚。故《针经》云：上虚则眩。此三者，责其虚也。

四气眩运：凡眩运挟风则有汗，寒则掣痛，暑则热闷，湿则重滞，此四气乘虚而眩运也。七情郁而生痰动火，气因上厥，此七情致虚而眩运也。淫欲过度，肾家不能纳气归元，使诸气逆奔而上，此气虚眩运也。吐血或崩漏，肝家不能收摄荣气，使诸血失道，此血虚眩运也。要寻致病之因，随机应变，其间以坠镇下行为最，不可妄施汗下。

疠疡机要

卷上·兼证治法：头目眩晕，若右寸关脉浮而无力，脾肺气虚也，用补中益气汤。若左关尺脉数而无力，肝肾气虚也，用六味地黄丸。若右寸尺脉浮大或微细，阳气虚也，用八味地黄丸。血虚者，四物汤加参、苓、白术；气虚者，四君子汤加当归、黄芪；肝经实热者，柴胡清肝散；肝经虚热者，六味地黄丸；脾气虚弱者，补中益气汤；脾虚有痰者，圣愈汤；大凡发热则真气伤矣，不可用苦寒药，恐复伤脾胃也。

古今医鉴

卷七·眩晕·脉：风寒暑湿，气郁生涎，上实下虚，皆晕而眩。风浮寒紧，湿细暑虚，涎弦而滑，虚脉则无。治眩晕法，尤当审谛。先理痰气，次随症治。又曰：左手脉数热多，脉涩有死血；右手脉实有痰积，脉大是久病。

证：夫眩者言其黑，晕者言其转。其状目闭眼暗，身转耳聋，如立舟车之上，起则欲倒，皆属于肝风邪上攻所致。然体虚之人，外感六淫，内伤七情，皆能眩晕，当以脉症别之。风则脉浮有汗，项强不仁；寒则脉紧无汗，筋挛制痛；暑则脉虚烦闷；湿则脉沉细重吐逆。及七情所感，遂使脏气不和，郁而生涎，结而为饮，随气上逆，令人眩晕，眉棱骨痛，眼不可开，寸脉多沉，此为异耳。若疲劳过度，下虚上实，金枪吐衄，及妇人崩伤产后，去血过多，皆令人眩晕，当随其所因而治之。

眩晕之症，人皆称为上盛下虚所致，而不明言其所以然之故。盖所谓虚者，血与气也；所谓实者，痰涎风火也。原病之由，有气虚者，乃清气不能上升，或汗多亡阳而致，当升阳补气；有血虚者，乃因亡血过多，阳无所附而然，当益阴补血。此皆不足之症也。有因痰涎郁遏者，宜开痰道郁，重则吐下；有因风火所动者，宜清上降火；若因外感而得者，前论须分四气之异，皆当散邪为主。此皆有余之症也。世有所谓气不归元，而为丹药镇坠，沉香降气之法。盖香窜之气，丹药助火，其不归元之气，岂能因此而复？即《内经》所谓治病必求其本。气之不归，求其本，用药则善矣。

医林绳墨

卷三・眩晕：眩晕之症，有虚有实，实则清之，用二陈汤等治。虚则如用二陈汤，恐伤正气，有为虚虚之患乎，不若更加审治。且如阴虚不足而眩晕者，劳力过伤而眩晕者，产后去血过多而眩晕者，精血竭尽而眩晕者，然则所晕皆同，而所得与前不一，必以四物为主，加减用治。如阴虚者，本方加参、术、炒黑山栀。劳伤者，补中益气，加酒炒黄芩、玄参。产后者，四物汤去芎地，加童便、益母。精血虚者，四物加枸杞、牛膝、酒炒黄柏。又有火晕者，目暗生花，起则欲倒，冷汗自出，亦宜四物加参、芪、童便、五味。设或有用二陈之症，在初病时，呕逆恶心，无此不可也。苟能二陈施之于先，四物调治于后，则万举万全者也。

证治准绳

杂病・第五册・眩晕：眩谓眼黑眩也，运如运转之运，世谓之头旋是也。《内经》论眩，皆属肝木上虚。丹溪论眩，主于补虚、治痰、降火。仲景治眩亦以痰饮为先也。赵以德曰：丹溪先生主火而言者，道也。然道无所之而不在。道之谓何？阴阳水火是也。其顺净清谧者木之化，动扰谗乱者火之用也。脑者地气之所生，故藏于阴。目之瞳子亦肾水至阴所主，所以二者皆喜静谧而恶动扰。静谧则清明内持，动扰则掉扰散乱，是故脑转目眩者，皆由火也……或曰治诸邪当何如，曰夭火因动而起，但各从其所动之因而治之，因实热而动者治其热，因邪搏击而动者治其邪，因厥逆逼上者下治所厥之邪，因阴虚而起者补其阴抑其阳按而收之，因阳虚而气浮于上者则补其阳敛其浮游之气，因五志而动者各安其脏气以平之，因郁而发者治其所郁之邪开之发之，因精血不足者补之，不已，则求其属以衰之，因胜克而动者从盛衰之气而补泻之，中气虚衰而动者补其土以安之，上焦清明之气虚不能主持而动者亦当补中焦之谷气推而扬之，因五脏六腑上注之精气不足而动者，察其何者之虚而补之。如是虽不专治其火而火自息矣。凡治百病之由火而生者皆然，非唯掉眩而已。

严氏云：外感六淫，内伤七情皆能眩运，当以脉证辨之。风则脉浮，有汗，项强不仁。《局方》消风散、《本事》川芎散、羚羊角散、都梁丸、青州白丸子。寒则脉紧无汗，筋挛掣痛，不换金正气散加芎、芷、白芍，甚则姜附汤，济生三五七散。暑则脉洪大而虚，自汗烦闷，黄连香薷饮、十味香薷饮、消暑丸。湿则脉细沉重，吐逆涎沫，肾著汤加川芎，名除湿汤，渗湿汤、济生芎术散。风热，羌活汤、钩藤散。寒湿，芎术除眩汤、理中汤，仍吞来复丹，甚者养正丹。七情相干，眩运欲倒，用十四友丸、安肾丸二药夹和，以和济七气汤送下，仍间用乳香泡汤下。有气虚者，乃清气不能上升或汗多亡阳所致，当升阳补气，黄芪、人参、白术、川芎、当归、甘菊花、柴胡、升麻之类。《直指方》云：淫欲过度，肾家不能纳气归元，使诸气逆奔而上，此眩运出于气虚也，宜益气补肾汤。有血虚者，乃因亡血过多，阳无所附而然，当益气补血，芎归汤之类。《直指方》云：吐衄崩漏，肝家不能收摄荣气，使诸血失道妄行，此眩晕生于血虚也，宜补肝养荣汤。有因虚致晕，虽晕醒时面常欲近火，欲得暖手按之，盖头面乃诸阳之会，阳气不足故耳。

中脘伏痰，呕逆眩晕，旋覆花汤主之，《金匮》方卒呕吐，心下痞，膈间有水，眩悸吐涎沫而头眩者，半夏加茯苓汤主之。假令瘦人脐下有悸，吐涎沫而头眩，此水也，五苓散主之。又云：心下有支饮，其人苦冒眩，泽泻白术汤主之。泽泻五两，白术二两，水二升，煮一升，分温再服。痰闭不出者吐之。青黛散搐鼻取涎治眩神效。头风眩运可用独圣散吐之，吐讫可用清上辛凉之药，防风通圣散加半夏等味。仲景云，此痰结胸中而致也。大小便结滞者微利之，河间搜风丸。体虚有寒者温之。仲景云，风虚头重眩，苦极不知食味，暖肌补中益精气，白术附子汤主之。肝厥状如痫疾不醒，呕吐，醒后头虚运发热，用麻黄、钩藤皮、石膏、干葛、半夏曲、柴胡、甘草、枳壳、甘菊为尘末，每服四钱，水一钟半，生姜三片，枣一枚同煎至八分，去渣温服。钩藤散：钩藤、陈皮、半夏、麦门冬、茯苓、石膏、人参、甘菊花、防风各等分，甘草减半为尘末，每服四钱，水一钟半，生姜七片煎八分，温服。

戴复庵云：有眩晕之甚，抬头则屋转，眼常黑花，观见常如有物飞动，或见物为两，宜小三五七散，或芎附汤，生料正元饮加鹿茸一钱，下灵砂丹。或用正元饮加炒川椒一十五粒，下茸朱丸。若不效，则独用鹿茸一味，每服半两，用无灰酒一盏半煎至一盏，去渣入麝香少许服。绿鹿茸生于头，头晕而治以鹿茸，盖以类相从也。曾有头痛不愈服茸朱丹而效。右上一条为虚寒者设也，若实热者用之殆矣。故丹溪云：眩运不可当者，大黄三次酒炒干为末，茶调下，每服一钱至二钱。刘宗厚以眩晕为上实下虚所致，而又明之曰，所谓虚者，血与气也，所谓实者，痰涎风火也。是固然矣，然《针经》胃风篇云：上虚则眩，又五脏生成篇云，徇蒙招扰，目瞑耳聋，下实上虚。蒙，昏冒也；招摇，掉也；瞑，黑眩也，即眩运之证，则刘氏所称无乃与之冰炭乎。盖知虚者正气虚，实者邪气实，邪之所凑，其气必虚，留而不去，其病为实，则虚即实，实即虚，何冰炭之有。然亦当从寸部以定虚实。上虚者，以鹿茸法治之，上实者，以酒大黄法治之。《本事方》治虚风头旋，吐痰涎不已，以养正丹主之，称其升降阴阳，补接真气，非止头旋而已。严氏云，世所谓气不归元，而用丹药镇坠、沉香降气之法，盖香窜散气，丹药助火，其不归之气，岂能因此而复耶。《内经》云，治病必求其本，气之归，求其本而用药则善矣。

寿世保元

卷五·眩晕：风寒暑湿，气郁生涎，下虚上实，皆晕而眩。其脉风浮寒紧，湿细暑虚，涎弦而滑，虚脉则无。治眩晕法，尤当审谛，先理痰气，次随证治。

东医宝鉴

卷一·外形篇·头·风晕：伤风眩晕，恶风自汗，或素有头风而发作，宜川芎散，芎劳散。

热晕：火热上攻，烦渴引饮，或暑月热盛，宜大黄散、荆黄汤。

痰晕：痰盛呕吐，头重不举，眩而悸是饮，宜半夏茯苓汤、泽泻汤。痰晕宜白附子丸、天麻半夏汤、人参前胡汤、清晕化痰汤。

气晕：七情过伤，气郁生涎，痰涎迷塞心窍而眩晕，眉棱骨痛，眼不可开，宜玉液汤，补虚饮。

虚晕：内伤气虚而晕，宜补中益气汤。失血过多而晕，宜芎归汤。虚晕宜香橘饮，滋阴健脾汤。老人每早起眩晕，须臾自定，此是阳虚，宜黑锡丹。肾虚气不归元，宜十全大补汤。

湿晕：冒雨伤湿鼻塞声重而晕，宜芎术汤。

景岳全书

卷十七·眩晕：眩运一证，虚者居其八九，而兼火兼痰者，不过十中一二耳。原其所由，则有劳倦过度而运者，有饥饱失时而运者，有呕吐伤上而运者，有泄泻伤下而运者，有大汗亡阳而运者，有眴目惊心而运者，有焦思不释而运者，有被殴被辱气夺而运者，有悲哀痛楚大叫大呼而运者，此皆伤其阳中之阳也。又有吐血衄血便血而运者，有痈脓大溃而运者，有金石破伤失血痛极而运者，有男子纵欲气随精去而运者，有妇女崩淋产后去血而运者，此皆伤其阴中之阳也。再若大醉之后，湿热相乘而运者，伤其阴也。有大怒之后木肆其强而运者，伤其气也。有痰饮留中，治节不行而运者，脾之弱也，此亦有余中之不足也。至若年老精衰，劳倦日积，而忽患不眠，忽苦眩运者，此营卫两虚之致然也。由此察之，虚实可辨矣。即如《内经》之言，亦无非言虚，而何后世诸家每多各逞臆说，其如病情经义果相合否。指南若此，后学能无误乎。因摘其优者，悉之如左。

河间之论眩运独取至真要大论一句，曰：诸风掉眩皆属肝木，风主运故也。所谓风气甚而头目眩运者，由风木旺，必是金衰不能制木，而木复生火，风火皆属阳，阳主乎运，两动相搏，则为之旋转。故火本动也，焰得风则自然旋转也。此释风木之义固然似矣。然不知至真要论之言乃言运气，脏气所属之理，非所以悉眩运之病情也，必若口问篇、卫气篇、决气篇、经脉篇、海论等义方为最切最近之论。何河间一无引证而独言风火二字以该眩运一证，岂无失乎？又若丹溪之论眩运，曰痰在上火在下，火炎上而动其痰也，此证属痰者多。盖无痰不能作眩，虽因风者，亦必有痰挟气虚者，亦宜治痰为主，兼用补气降火之药。若据此论，则凡属眩运，无非痰证也，何轩岐之言决然不及痰饮，而但曰上气不足，头为之苦倾，目为之苦眩；曰上虚则眩，曰肾脉虚则头晕高摇之，曰髓海不足，则脑转耳鸣而眩冒。凡此者，岂皆痰证耶？又若余前章所列诸证，无非眩运之由，亦岂皆痰证耶？故在丹溪则曰无痰不能作眩，当以治痰为主，而兼用他药；余则曰无虚不能作眩，当以治虚为主，而酌兼其标。孰是孰非，余不能必，姑引经义以表其大意如此，倘俟明者正之。

头痛之病，上实证也，头眩之病，上虚证也。故《内经》分别甚明，曰头痛巅疾，上实下虚，又曰上实下虚为厥巅疾。此以邪气在上，所以为痛，故曰上实也。至若眩运之病，则曰上气不足，又曰上虚则眩，未闻言上之实也。而后世诸家如严用和、杨仁斋辈有曰结而为饮，随气上逆者；有曰疲劳过度，下虚上实者；有曰肾家不能纳气，使诸家气逆奔而上者，即如朱丹溪亦曰痰在上火在下。凡此皆言上实也，何与《内经》相反若此？噫！此实后人之不明耳。夫眩运之证，或为头重，或为眼黑，或为脑髓旋转不可以动。求其言实之由不过为头重者为上实，而不知头本不重于往日，而惟不胜其重者乃甚于往日耳，上力不胜，阳之虚也，岂上实乎，又何气不归原及诸气逆奔之有？盖上实者宜降宜抑，上虚者最不宜再伐生气，此上实上虚之旨有不可不辨，而误则害矣。

头眩虽属上虚，然不能无涉于下。盖上虚者阳中之阳虚也；下虚者，阴中之阳虚也。阳中之阳虚者，宜治其气，如四君子汤、五君子煎、归脾汤、补中益气汤。如兼呕吐者，宜圣术煎，大加人参之类是也。阴中之阳虚者，宜补其精，如五福饮、七福饮、左归饮、右归饮、四物汤之类是也。然伐下者，必枯其上，滋苗者必灌其根。所以凡治上虚者，犹当以兼补气血为最，如大补元煎、十全大补汤及诸补阴补阳等剂，俱当酌宜用之。

眩运证凡有如前论首条所载病源者，当各因其证求而治之。其或有火者宜兼清火，有痰者宜兼清痰，有气者宜兼顺气，亦在乎因机应变。然无不当以治虚为先，而兼治为佐也。

古法之治眩运，如半夏白术天麻汤，治脾痰也，二陈汤加黄芩治热痰也，青州白丸子治风痰寒痰也，肾著汤治湿痰也。此外如大黄末之治眩运不可当，惟痰火上壅者宜之。黑锡丹之重坠，惟气实于上者宜之。第恐眩运一证，实痰实火者无几，而亦非上盛之病，此古方之有宜否，用者不可不审。

医灯续焰

卷八・眩晕：眩者，目乍黑乍明，𥉂𥉂不定也。晕者，头昏目旋转，岑岑欲倒也。高巅而见动象，风性为然。故眩晕者多属诸风。又不独一风也，有因于火者，有因于痰者，有因于死血者，有因于虚者。夫火性上炎，冲于巅顶，动摇旋转，不言可知。胸中痰浊随气上升，头目位高而空明，清阳所注，淆浊之气，扰乱其间，欲其不眩不晕，不可得矣。诸阳上行于头，诸脉上注于目。血死，则脉凝泣。脉凝泣，则上注之力薄矣。薄则上虚而眩晕生焉。其脉左手必涩。涩为滞涩，征死血之不流利也，又为枯涩，徵血液之不充足也，谓之血虚眩晕亦可。脉必徵于左者，以左心主血，肝藏血，肾主液，为血之源耳。头以法天，诸阳之首；又云清阳出上窍，而目在其中。清阳者气也，气不足则不能上达，以致头目空虚，而眩晕时时作矣。其脉右手必大而无力，散漫空松之象也。谓之气虚眩晕亦可。脉必征于右者，以右肺主气，脾生气，命门火为气之根耳。

简明医彀

卷三・眩运：……诸风掉眩，皆属肝木。夫眩运之始，必因火克肺金，金衰不能制木，故木旺而生风。肝木既旺，复能生火。风火二气属阳，阳主动，性同上升，两动相搏，则为眩转。犹焰得风，而未有不兼四气七情者。七情相感，脏气不平，郁而生涎，积而为饮，煎炼成痰，火动其痰，令人眩运。又挟于疲劳过度，血液耗损，精髓亏伤，皆能致此。发则头运目眩，耳鸣身转，昏愦欲倒，如立舟车，乃上实下虚也。脉浮有汗属风，脉紧无汗属寒，脉虚烦闷属暑，脉沉吐逆属湿，左关弦数肝火，右寸滑大多痰。治痰为主，降火驱风，补养气血。

证治汇补

卷四・上窍门・眩晕・大意：诸脉皆系于目，脏腑筋骨之精，与脉并为系，上属于脑，后出于项中，故邪气中于项，因逢其身之虚，其入深者，随目系而入于脑，则脑转，脑转则引目系急而眩矣。（《经文》）

内因：诸风掉眩，皆属肝木。（《内经》）以肝上连目系而应于风，故眩为肝风。然亦有因火、因痰、因虚、因暑、因湿者。（《汇补》）

外候：其状目暗耳鸣，如立舟车之上，起则欲倒，不省人事。盖眩者，言视物皆黑。晕者，言视物皆转。

二者兼有，方曰眩晕。若甚而良久方醒者，又名郁冒，谓如以物冒其首，不知人事也(《汇补》)

眩分虚实：虚者，内外之邪，乘虚入表而上攻。实者，内外之邪，郁痰上结而下虚。(《入门》)

湿痰眩晕：肥白人湿痰滞于上，阴火起于下，痰挟虚火，上冲头目，邪正相煽，故忽然眼黑生花，所谓无痰不作眩也。(丹溪)

肝火眩晕：黑瘦人肾水亏少，肝枯木动，复挟相火，上踞高巅而眩晕，谓风胜则地动，火得风而旋焰也。(丹溪)

肾虚眩晕：人身阴阳，相抱而不离，故阳欲上脱，阴下吸之。若淫梦过度，肾家不能纳气归原，使诸气逆奔而上，此眩晕出于肾虚也。(《直指》)

血虚眩晕：血为气配，气之所丽，以血为荣。凡吐衄崩漏产后亡阴，肝家不能收摄荣气，使诸血失道妄行，此眩晕生于血虚也。(《直指》)

脾虚眩晕：脾为中州，升腾心肺之阳，堤防肾肝之阴。若劳役过度，汗多亡阳，元气下陷，清阳不升者，此眩晕出于中气不足也。(刘纯)

气郁眩晕：七情所感，脏气不平，郁而生涎，结而为饮，随气上逆，令人眩晕，必寸口脉沉，眉棱骨痛为异。若火动其痰，必兼眩晕嘈杂，欲作吐状。(《汇补》)

停饮眩晕：中气不运，水停心下，心火畏水，不敢下行，扰乱于上，头目眩晕，怔忡心悸，或吐涎沫，宜泻水利便，使心火下交，其眩自已。(《汇补》)

外感眩晕：外邪所感者，风则项强自汗，寒则拘挛掣痛，暑则烦闷口渴，湿则重着吐逆，此四气乘虚而眩晕也。(《心法》)

晨昏眩晕：有早起眩晕，须臾自定，日以为常，谓之晨晕，此阳虚也。有日晡眩晕，得卧少可，谓之昏晕，此阴虚也。(《绳墨》)

死症：凡眩晕言乱，汗多下利，时时自冒，卧亦旋转者，虚极不治。(《入门》)

脉法：肝脉溢大必眩。若风浮寒紧。湿细暑虚。痰弦而滑。瘀芤而涩。数大火邪。濡大虚极。

治法：先理痰气，次随症治。(举要)。外邪和解清痰火，内虚本固标自移。(《入门》)

用药：外邪痰火，主以二陈汤，加天麻、蔓荆等。挟风，加荆、防。挟寒，加藁本、细辛。挟暑，加香薷、藿香。挟湿，加苍术、厚朴。挟火，加山栀、黄芩。气虚，主以四君子汤。气陷，主以补中益气汤。血虚，主以人参养荣汤。肾虚，主以鹿茸肾气丸。阳气久虚，遇寒必冒者，桂附八味丸。相火妄动，遇劳必眩者，加减逍遥散。

症因脉治

卷二·眩晕总论：秦子曰：余观严用和眩晕论云，眩掉诸症，《内经》皆主于肝风上攻致是，而《原病式》释之曰，风木生火，风火皆主阳，焰得风则自旋转。然此但可论风火之眩晕，若外感六淫之邪，内伤七情之症，皆能致眩晕者，于是立外感风寒暑湿四条，又立内伤痰涎下虚两条，实为眩晕指南。然余惜其六气未全，七情未备，且其用方主治，又难于下手，刘宗厚议其论症亲切，集方欠明，深中其弊。今余改立外感三条，内该六气；内伤四条，内该七情。而其主治之方，皆按经对症，不得以平淡无奇而忽之也。

卷二·外感眩晕·风寒眩晕：风寒眩晕之症：头痛额痛，骨节烦痛，身热多汗，上气喘逆，躁扰时眩，此风邪眩晕之症也。若身热无汗，恶寒拘紧，头痛身痛，时时冒眩，此寒邪眩晕之症也。

风寒眩晕之因：或风木司政，风热大作；或体虚不谨，外受风邪。风主乎阳，风热为患，则令人掉眩。或太阳司政，寒气凌逼；或太阴在泉，寒冲头角，则发眩晕；或疾风暴冷，暴寒入胃，激动痰涎，亦令人眩晕。

风寒眩晕之治：左脉浮数，太阳风邪者，羌活防风汤，加天麻、黄芩。左脉浮弦，少阳风热，柴胡防风汤，加天麻、羌活。右脉浮数，阳明风热者，干葛防风汤，加天麻、升麻。右脉滑大，症兼痰涎者，导痰汤加天麻、防风。左脉浮紧，太阳寒邪者，羌活败毒汤，加天麻、细辛。左脉弦紧，少阳寒邪者，柴胡羌活汤，加天麻、川芎。右脉浮紧，阳明寒邪者，干葛羌活汤，加天麻、升麻。大凡眩晕之症，多有兼痰者，故天麻方书多用之，今申明首条，则以下诸条皆可参而用之。

暑湿眩晕：暑湿眩晕之症：热令之时，自汗身热，面垢背寒，烦渴引饮，小便赤涩，头目眩冒，此湿热眩晕之症也。若雨湿之时，恶寒无热，身重身痛，不能转侧，无汗拘紧，头旋眼眩，此寒湿眩晕之症也。

暑湿眩晕之因：炎夏主令，天之热气下降，地之湿气上升，人感冒之，则为湿热眩晕之症。若阴雨太多，人感冒之，经注所云，湿气内逆，寒气不行，太阳上留，亦为眩晕之症。

暑湿眩晕之脉：伤暑之脉，虚而带数；伤湿之脉，濡而迟缓；暑湿二脉，虚细者多，实大者少；虚缓者寒，虚数者热。

暑湿眩晕之治：烦渴引饮，脉虚带数者，人参白虎汤。自汗烦躁，小便赤涩，黄连香薷饮，冲六一散温服。若恶寒无热，身痛不能转侧，脉迟缓者，羌活胜湿汤，合术附汤。

燥火眩晕：燥火眩晕之症：身热烦躁，口渴引饮，夜卧不宁，头旋眼黑，小便赤涩，此燥火眩晕之症也。

燥火眩晕之因：经谓厥阴司天，客胜则耳鸣掉眩。又云，肝肺太过，善忘忽忽冒眩。此皆运气加临之眩晕也。又有时令之热，感入肠胃，传于脏腑，上冲头目，则眼眩旋转，此人自感冒而为眩运也。

燥火眩晕之治：左脉躁疾，厥阴掉眩者，柴胡清肝饮。右脉躁疾，肺热上冲者，清肺饮。左右躁疾，肝肺太过者，泻青各半汤。右手脉数，燥火伤气者，竹叶石膏汤。左手脉数，燥火伤血者，归芍大黄汤。

卷二·内伤眩晕·气虚眩晕：气虚眩晕之症：气虚即阳虚也。其人面色白，身无热，神识清爽，言语轻微，二便清利，时或虚阳上浮，头面得火，眩晕不止，或热手按之，则晕乃定，此气虚眩晕之症也。

气虚眩晕之因：大病久病后，汗下太过，元气耗散；或悲号引冷，以伤肺气；曲运神机，以伤心气；或恼怒伤肝，郁结伤脾，入房伤肾，饥饱伤胃，诸气受伤，则气虚眩晕之症作矣。

气虚眩晕之脉：脉浮而空，浮则为气，空则为虚。右寸脉虚，肺气不足；右关脉虚，中气不足；左寸脉虚，心气不足；左关脉虚，肝胆气弱；两尺脉虚，肾气不足。

气虚眩晕之治：肺气不足者，人参生脉散，合四君子汤。中气不足者，补中益气汤。中气虚寒，不能运化水谷者，理中汤。心气不足者，酸枣仁汤。肝气有伤者，逍遥散。肾气不足，都气丸。真阳不足，虚阳上浮者，肾气丸，加鹿角胶为丸。摄伏降之，古方用一味鹿茸，浓煎服，治真阳虚者，最效。

血虚眩晕：血虚眩晕之症：血虚即阴虚也，形体黑瘦，五心常热，夜多盗汗，睡卧不宁。头面升火，则眼花旋转；火气下降，则旋晕亦止，不比外感之常晕不休，不比痰火之暴发暴作，此血虚眩晕之症也。

血虚眩晕之因：阳络伤，则血外溢上逆，阴络伤，则血内溢下泄，凡此亡血成虚，而为眩晕者。又有焦心劳思，忧愁郁结，心脾伤而不能生血，或恼怒伤肝，肝火内动，而煎熬血室，此阴血内耗，血海干枯，而为眩晕者也。

血虚眩晕之脉：脉多细涩，细而不数，血虚无热；细而带数，血虚有热；左寸细涩，心血不足；左关细涩，肝不藏血；右关细涩，脾不统血；两尺细数，肾阴枯竭。

血虚眩晕之治：血从下泄，伤于阴络，血虚无火，脉细不数者，归脾汤、补中益气汤。心气不足，血虚无火，左寸细涩者，酸枣仁汤。心血不足，血虚有火，左寸细数者，天王补心丹，合安神丸。肝血不足，血虚无火，左关细涩者，逍遥散；血虚有火，左关细数者，知柏四物汤。脾阴不足，血虚无火，右关细涩者，归脾汤；血虚有火，右关细数者，加味当归补血汤。肾阴不足，水虚无热，尺脉不数者，八味丸；水虚有火，尺脉洪数者，知柏天地煎、知柏肝肾丸，古方用玄武胶一味，阴虚火旺最效。

桢按：同一失血之症，要分阳络伤而为外溢上逆者，阴络伤而为内溢下泄者。同一血虚之症，要分血脱阳脱，而为血虚无火，当用归脾汤、补中益气汤，遵血脱益气之法者。又有血脱阳旺，而为血虚有火，用肝肾丸、知柏天地煎、玄武胶，遵壮水之主，以制阳光之法者。是以凡治虚症而用补剂，当分有火无火，以别或养阳或养阴之大关节也。

痰饮眩晕：痰饮眩晕之症：胸前饱满，恶心呕吐，膈下漉漉有水声，眩悸不止，头额作痛，此痰饮眩晕之症也。

痰饮眩晕之因：饮食不节，水谷过多，胃强能纳，脾弱不能运化，停留中脘，有火者则煅炼成痰；无火者则凝结为饮。中州积聚，清明之气，窒塞不伸，而为恶心眩晕之症矣。

痰饮眩晕之脉：滑大而数，痰火之诊；沉弦不数，乃是寒饮；右关滑大，脾胃之痰；右关沉弦，脾胃之饮；左关滑大，肝胆之痰；左关朝寸，胆涎沃心；右关朝寸，热痰刑金。

痰饮眩晕之治：脾胃有痰，右关脉滑者，二陈汤、导痰汤；滑大而数，有热者，加栀连；沉细而迟，有寒者，加石菖蒲、白芥子。若实痰胶固，胸中作胀作痛，脉数有力者，滚痰丸下之。若脾虚不能运化而成痰者，六君子汤补脾化痰。若脾胃虽虚，虚中尚有滞者，大安丸。大便燥结，或大便不结，而涩滞不顺者，指迷丸。左关滑数，肝胆有痰，青黛胆星汤；火旺者，兼用泻青丸。胆涎沃心，心火上冲者，朱砂安神丸，加陈胆星；牛黄清心丸，加川连、胆星。

火冲眩晕：火冲眩晕之症：暴发倒仆，昏不知人，甚则遗尿不觉，少顷汗出而醒，仍如平人，此火冲眩晕之症也。

火冲眩晕之因：《内经》有诸风掉眩皆属肝木，言风主乎动，木旺火生，则为旋转，此五志厥阳之火上冲，而为实火眩晕之症。若肝肾之真阴不足，龙雷之火，上冲清道，亦令人头旋眼黑，此阴火上冲，而为虚火眩晕之症。又有真阳不足，虚阳上浮，亦令人头目冒眩之症，此命门真火不足，而为虚阳上浮眩晕之症也。

火冲眩晕之脉：脉多洪数，洪为阳盛，数为火热。左寸洪数，心火妄动；左关洪数，肝胆之热；左尺洪数，肾与膀胱；右寸洪数，肺中之热；右关洪数，脾胃之火；右尺洪数，三焦之热；两尺空大，沉按不数，虚阳之别。

火冲眩晕之治：心火妄动，左寸洪数者，导赤各半汤。左寸细数者，天王补心丹。肝胆有火，左关数大者，栀子清肝散；热甚者，龙胆泻肝汤。肝经血少，左关细数者，知柏四物汤、家秘肝肾丸。左尺数大，膀胱、小肠实热者，火府丹、知柏导赤散；热甚者，栀连导赤散。左尺细数，精血虚而火旺者，知柏天地煎，加玄武胶，收敛阴中之火以降之。肺热上冲，右寸数大者，家秘泻白散。右寸细数，肺阴不足者，二冬二母丸，合青金丸。脾胃有火，右关数大者，栀连平胃散、干葛清胃散。右关细数，脾阴不足者，知柏补血汤、知柏戊己汤；虚而热甚者，栀连补血汤、栀连戊己汤。三焦热甚，右尺实数者，竹叶石膏汤，加山栀、黄芩。虚阳上浮，右尺浮大，沉按无力者，当用八味肾气丸，温补天真，敛真阳之火，摄伏以降之。

桢按：火冲眩晕之症，有三大法门。有五志厥阳之火、膏粱积热之火，二者皆能上冲致眩，此名实火眩晕，当用导赤各半汤、火府丹、龙胆泻肝汤、栀连平胃散、竹叶石膏汤等以清之。有真阴不足，龙雷之火上冲而晕者，此名阴火眩晕，当用天王补心丹、知柏四物汤、肝肾丸、天地煎等，养阴滋阴，敛而降之。有真阳不足，无根之火，失守上炎，亦令人眩冒不止，此名虚阳眩晕，当用桂附八味丸、四逆汤等，摄伏降之。例如发热烦躁等症，亦有三条分别：实火攻冲而烦躁者，名曰实热烦躁，此火扰于中，大用苦寒之药，以直折之；有真阴内耗而烦躁者，名曰阴虚烦躁，此阴亏火旺，当用补阴之药，滋阴降火，壮水之主以制阳光；有真阳不足，虚阳上浮而烦躁者，名曰阴极发躁，此阴寒之极，反见虚阳之假象，当用补阳之药，益火之原，以消阴翳者。

医学心悟

卷四：眩谓眼黑，晕者头旋也，古称头旋眼花是也。其中有肝火内动者，经云：诸风掉眩，皆属于肝是也，逍遥散主之。有湿痰壅遏者，书云：头旋眼花，非天麻、半夏不除是也，半夏白术天麻汤主之。有气虚挟痰者，书曰：清阳不升，浊阴不降，则上重下轻也，六君子汤主之。亦有肾水不足，虚火上炎者，六味汤。亦有命门火衰，真阳上泛者，八味汤。此治眩晕之大法也。予偿治大虚之人，眩晕自汗，气短脉微，其间有用参数斤而愈者，有用参十数斤而愈者，有用附子二三斤者，有用芪、术熬膏近半石者，其所用方，总不离十全、八味、六君子等。惟时破格投剂，见者皆惊，坚守不移，闻者尽骇，及至事定功成，甫知非此不可。想因天时薄弱，人禀渐虚，至于如此。摄生者，可不知所慎欤！

医碥

卷三·杂症·眩晕：眩，惑乱也，从目从玄。玄，黑暗也，谓眼见黑暗也。（虚人久蹲陡起，眼多黑暗是也。）晕与运同，旋转也，所见之物皆旋转如飞，世谓之头旋是也。此风火上冲使然。经以掉眩属风木，风即火气之飘忽者，风从火生，火藉风煽，观焰得风而旋转，可见矣。（外风、内风、热风、冷风，皆能煽火。）经言五脏六腑之精气，皆上注于目，然则目之能视者，乃脏腑之精气灵明为之也。此上注之精气。必安静不摇，而后蠋物有定，若为风火所煽而旋转，则所见之物亦旋转矣。此乃目之精气为病，非目睛之转动也。然经谓目系属于脑，出项中，邪（邪指风邪言）中项入深，随目系入脑则脑转，脑转则引目系急，目系急则目转眩。赵以德谓顺静宁谧者水之化，动扰挠乱者火之用。头以脑为主，脑者髓之海，目之瞳子亦肾之精，二者皆属肾水，喜宁静而恶动扰。宁静则清明内持，动扰则散乱昏惑，故目眩脑转云云。则风火煽动，固有脑转系急，而目转眩者乎。六淫七情，饮食痰水诸邪，皆能动火生风，风火盛极即然，虽壮实人亦有之，不必虚弱也，但虚者多耳。昧者定归之虚，试观醉人眼花，与虚何涉哉。刘宗厚以为上实，经以为上虚，非相悖也。

盖虚者血与气也，实者风火与痰涎也，正自虚而邪自实也。痰涎随风火上壅，浊阴干于清阳也，故头风眩晕者多痰涎。丹溪谓无痰不作眩，必搐去而后愈。

治法：气虚者，补中益气汤。血虚者，补肝养荣汤，或四物汤加荆芥穗。肾阳虚，八味丸或黑锡丹。肾阴虚，六味丸。中脘伏痰呕逆，旋覆花汤。痰闭不出者吐之，独圣散。吐讫，可用清上辛凉之药，防风通圣散加半夏等。青黛散，搐鼻取涎，神效。痰涎盛，而大小便结，利下之。但见有吐涎者，知其有痰，半夏、橘红、旋覆等。风痰，南星、僵蚕。因停水眩晕者，详水肿门。因湿者，头重不起，虚人更甚，五苓散、除湿汤。因热者，烦渴，栀子、黄连、甘菊。实者，大黄酒炒三次，为末，茶调，每一二钱。因气郁者，则志气不舒，逍遥散加薄荷、菊花。虚寒者，宜三五七散，或芎附汤。生料正元饮加鹿茸一钱，下灵砂丹。或正元饮加炒川椒十五粒，下茸珠丸。不效，则独用鹿茸一味，每服五钱，无灰酒煎，入麝香少许服。（缘鹿茸生于头，故治头眩也。）泻多脱阴，虚阳上浮，时时眩晕，或视物不见者危。眩晕非天麻不治，不可缺。

杂证会心录

卷上·眩运：眩运一症，有虚运、火运、痰运之不同。治失其要，鲜不误人。医家能审脉辨症，细心体会，斯病无循情，而药投有验矣。曷言乎虚运也，如纵欲无节而伤阴，脱血过多而伤阴，痈脓大溃而伤阴，崩淋产后而伤阴，金石破伤失血，痛极而伤阴，老年精衰劳倦，日积而伤阴，大醉之后，湿热相乘而伤阴。其症面赤耳热，口干不渴，烦躁不寐，寒热往来，大便秘而小便赤。其脉或弦细而数，或弦大而数，或细涩而数，无非精血受亏，阴虚为病。盖蒂固则真水闭藏，根摇则上虚眩仆，此阴虚之运也。如劳倦费神而伤阳呕吐过甚而伤阳，泄泻无度而伤阳，大汗如雨而伤阳，悲哀痛楚，大呼大叫而伤阳，其症面色青惨，神倦气乏，畏寒肢冷，身面浮气，大便泄而小便清。其脉或沉细而微，或弦细而迟，或浮大而空。无非元阳被耗，气虚为病。盖禀厚则真火归藏，脏亏则气逆上奔，此阳虚之运也。治阴虚者，用六味归芍汤，加人参之类，壮水之主，以生精血。治阳亏者，用八味养血汤，加人参之类，益火之源，以生元气。所谓滋苗者，必灌其根也。曷言乎火运也，如房劳则火起于肾，暴怒则火起于肝，思虑则火起于脾，两耳磬鸣，两目昏黑，上重下轻，眩仆卒倒，脉象细弱，无非动劳扰，虚火为用。盖火藏则清明内持，动扰则掉摇散乱，此虚火之运也。若实火眩运者，其人必强健，其症必暴发，其渴必引饮，其脉必洪数，其呕酸苦水之味运稍定，其饮食寒冷之物运稍缓，其大便燥结，解后运稍止，无非风火相搏，实热为害。盖实有余则上盛而火炎，壅塞则火炽而旋转，此实火之运也。治虚火者，宜六味汤、逍遥散之属，滋阴以制火，舒肝以养脾。治实火者，宜三黄汤、竹叶石膏汤之属，清降以抑火，辛凉以泻热。所谓虚火可补，实火可泻也。曷言乎痰运也，如水沸水泛，则痰起于肾，风火生涎则痰起于肝，湿饮不行则痰起于脾，头重眼花，脑转眩冒，倦怠嗜卧，食饮不甘，脉象缓滑，无非疲劳过度，虚痰为虚。盖清升则浊阴下走，气滞则津液不行，此虚痰之运也。若实痰眩运者，其症实而脉实，其积热在阳明，其阻塞在经络，其郁遏在肠间，无非风火结聚，积痰生灾。盖液凝则浊阴泛上，饮停则火逆上升，此实痰之运也。治虚痰者，宜六味、八味、归脾之属，补脾肾之原，治痰之本。治实痰者，宜二陈加芩、连，滚痰丸之属，逐肠胃之热，治痰之标。所谓实实虚虚，补不足而损有余也。大抵虚运者十之六七，兼痰火者十之二三，即伤寒眩运，虽有表散之法，亦多因汗吐下后，虚其上焦元气所致。且今人气禀薄弱，酒色不谨，肝肾亏而内伤剧，致眩运大作。望其容则精神昏倦也，闻其声则语言低微也，察其症则自汗喘促也，切其脉则悬悬如丝也。当此之时，须执一定之见，毋惑多歧之臆说，惟投参芪术附重剂，多进庶可转危为安。倘病家畏骤补而生疑，医家见骤补而妄驳，旁人因骤补而物议，以虚症为实火，以参芪为砒毒，点滴不尝，卒中之变，至危脱之象现，虽有智者，亦无如之何矣，岂不惜哉。

徐大椿医书全集

卷四·杂病证治·眩晕：诸风掉眩，皆属于肝。肝乃窍于目，目为诸脉之维系，上属于脑后，出于项中。邪中人深随目系而入于脑，则脑转则引目系急而眩晕作矣。

内因：眩晕属肝木，以肝上连目系而应于风，故眩为肝风。然亦有因火、因痰、因虚、因暑、因气、因湿之不同。

外证：眩者视物皆转，晕者视物皆黑。目暗耳鸣如立舟车之上，起则欲倒，不省人事，甚则良久更生，是名郁冒，如以物蒙其首，昏昧不知上下。

辨证：痰因湿滞，抑遏清阳，眩晕呕恶，乃肥白人多湿痰眩晕。木旺风生，肝火内扰，眩晕心烦，此黑瘦人多肝火眩晕。肾水亏少，虚火炎上，眩晕耳鸣，此嗜欲人多肾虚眩晕。血液衰少不能配气，眩晕心悸，此亡血家多血虚眩晕。劳倦伤脾，清阳下陷，眩晕倦怠，此劳役人多气虚眩晕。元阳寒冷真火不归，眩晕躁扰，此虚羸人多阳虚眩晕。抱怒不发，抑郁清阳，眩晕多嗳，此失志人多气郁眩晕。积饮不散，沃胆淫中，眩晕肠鸣，此好酒人多停饮眩晕。外感眩晕风郁则项强多汗，寒郁则拘挛掣痛，暑郁则烦闷喘，湿郁则身重着，此痰气乘虚眩晕也。

脉法：肝脉溢大必头眩。风浮，寒紧，湿细，暑虚，饮弦，痰滑，瘀芤，酒洪，数大火邪，濡大虚极。

治法：先理痰气，次随证治。外邪和解清痰火，内虚固本标自移。

辨治：眩晕抬头屋转，眼常化黑，视一为二，常如有物飞动，宜三五七散、秘旨正元散加鹿茸兼进养正丹、茸珠丹。若眩晕不可当，气壮脉实者，大黄三钱，酒炒干为末，茶调下一钱至三钱。风寒在脑或感邪湿，头晕重痛吐逆者，三因芎辛汤。冒雨中湿，眩晕呕逆头重，本方去细辛芽茶加茯苓、半夏。恶风眩晕，头旋眼黑恶心，见风即复者，半夏苍术汤。风虚眩晕多痰，导痰汤加天麻。肾气素虚，逆满眩晕，沉香降气下养正丹，不应，八味丸加沉香。风郁眩晕，川芎茶调散。痰厥眩晕，半夏白术天麻汤。痰火眩晕，二陈汤加芎、术、连、栀、天麻。七情郁结生痰眩晕，二陈汤加丁香、木香、白术、砂仁。早起眩晕乃胃中老痰固结，古用黑锡丹劫之，不若青礞石丸镇坠，后用理中丸调理。痰结眩晕，胸满恶心，牙皂末和盐汤探吐，吐定服导痰汤。劳役眩晕发热者，补中益气汤加天麻，兼呕六君子汤，虚喘加黄芪。阴火炎上痰盛，加熟附子盐水炒黑，煎成，冲竹沥、姜汁。虚寒眩晕，脉细恶寒，附子理中汤。淫欲过度，督脉皆虚而眩晕者，香茸八味丸。肥白人眩晕心烦，清火降痰兼以补气。黑瘦人眩晕心嘈，滋阴降火兼以抑肝。死血眩晕，心胁作痛，宜饮韭汁酒。晨眩阳虚，补中益气汤吞八味丸。昏眩阴虚，六味加麦冬、五味、白芍、磁石。肾气大虚，每遇风寒即发眩冒，十全大补汤。湿气在上，头重眩晕，羌活胜湿汤。

临证指南医案

卷一·眩晕：……诸风掉眩，皆属于肝。头为六阳之首，耳目口鼻，皆系清空之窍。所患眩晕者，非外来之邪，乃肝胆之风阳上冒耳，甚则有昏厥跌仆之虞。其症有夹痰、夹火、中虚、下虚、治胆、治胃、治肝之分。火盛者，先生用羚羊角、山栀、连翘、花粉、元参、鲜生地、丹皮、桑叶，以清泄上焦窍络之热。此先从胆治也。痰多者必理阴阳，消痰如竹沥、姜汁、菖蒲、橘红、二陈汤之类。中虚则兼用人参、《外台》茯苓饮是也。下虚者，必从肝治，补肾滋肝，育阴潜阳，镇摄之治是也。至于天麻、钩藤、菊花之属，皆系熄风之品，可随证加入。

杂病源流犀烛

卷二十五·头痛源流：眩晕，肝风病也。《内经》曰：头痛巅疾，下虚上实，过在足少阴巨阳，甚则入肾。又曰：徇蒙招尤，目眩耳聋，下实上虚，过在足少阳厥阴，甚则入肝。经言下虚，肾虚也，肾虚者头痛。经言上虚，肝虚也，肝虚者头晕。夫肾厥则巅疾，肝厥则目眩，此其所以异也。故《内经》又曰：诸风掉眩，皆属于肝。夫肝为风。风，阳邪也，主动。凡人金衰不能制木，则风因木旺而扇动，且木又生火，火亦属阳而主动，风火相搏，风为火逼则风烈，火为风扇则火逸，头目因为旋转而眩晕，此则眩晕之本也。若病发之故，则有由外因者：曰伤风眩晕，必恶风自汗，或素有头风而发，宜芎䓖散；曰火热上攻眩晕，必烦渴引饮，或暑月热甚而发，宜大黄散；曰风痰闭壅眩晕，必胸膈痞满，项急，肩背拘倦，神昏多睡，或心忪烦闷而发，宜天麻五钱、川芎二两，蜜丸欠子大，食后清茶嚼下一丸，名天麻丸；曰风热上冲眩晕，必胸中不利，旋运欲倒，或感受时邪而发，宜川芎、槐子末等分，茶下三钱；曰冒雨伤湿眩晕，必鼻塞声重，宜芎术汤。有由内因者，曰痰饮眩晕，眩而呕吐，头重不举，是痰，宜清晕化痰汤；眩而心下悸，是饮，宜茯苓半夏汤；曰气郁眩晕，必七情过伤，痰涎迷塞心窍，眉棱骨痛，眼不可开，宜玉液汤；曰虚衰眩晕，宜滋阴健脾汤。或内伤七虚，宜补中益气汤；或肾虚气不归元，气逆奔上，宜十全大补汤；或脾胃虚弱，兼呕吐泄泻，宜归脾汤；曰失血眩晕，或吐衄太甚，或便血过多，或由伤胎，或由产后，或由崩漏，或由金创跌扑，拔牙，往往闷绝，不省人事，宜当归五钱、川芎二钱半，水、酒煎，日再服，名芎归汤；曰老人阳虚，每早起便晕，须臾自定，宜黑锡丹。此则眩晕之由也。然而内因外因之感虽殊，总必由于痰盛。故有风热痰作眩者，宜玉壶丸、茶调散合用；有寒湿痰作眩者，宜导痰汤加苍术、秦艽；有痰火兼虚作眩，并遍身眩晕者，宜半夏、白术、天麻；有气血虚，挟痰作眩者，气虚宜六君子汤，血虚宜二陈汤加芎、归。故曰无痰不作眩也。而又有不至眩晕之甚，但头目不清利，宜川芎散、防风散；或并耳鸣耳聋，宜清神养荣汤，且精神不爽，咽干鼻塞者，宜沃雪汤。皆由风湿热痰涎郁于精明之府也。

头晕脑痛及痰滞导引法：单搭膝坐，二指点闭耳门，及口眼鼻七窍之处，躬身微力前努，使真气上升，脑邪自散矣。

运功：《保生秘要》曰：注脐念想头上痛处，分两边，运至心口开下，念脐轮斡旋，通关，紧行至滞痰处，着意多运，周流遍腹，顾念脐。

神晕头晕导引法：《保生秘要》曰：此症情欲所伤，气衰血少，心火上攻，痰饮串肺为患，日久变成劳瘵，于肩井穴掐九九，擦九九，兼用后功自愈。

运功：《保生秘要》曰：紧闭地户，安神伏气，按脑及耳，大晕要倚坐，足掘勿交，神气自回。得法，因津咽下，定神。

风头眩：肝风病也。肝风盛则头自摇动，别无疾痛，不自觉知，治法与头风略同，总以平肝为主也。

罗氏会约医镜

卷三十・论眩晕：眩者，目黑也；晕者，头旋也。河间以风治，丹溪以痰治。何《内经》但曰上气不足，头为之倾，目为之眩；曰上虚则眩；曰督脉虚则头重高摇之；曰髓海不足则脑转耳鸣而眩目，何无一言及风与痰也？原其所由，多在老年精衰，体弱病后，或劳倦日久，心思过度之候而然，宜以补虚为主，而兼治其标可也。但眩晕虽属上虚，然不能无涉于下。盖上虚者，阳中之阳虚也，宜补其气，如四君子汤、归脾汤、补中益气汤之类是也。或有兼痰兼火等证者，必有形色脉息可验，方可兼用，不得先执偏见，而妄用清散以铲削元气也。

古今医彻

卷三・头眩：……诸风掉眩，皆属肝木，则眩者风之所作，而肝之所主。河间则责于火，火炎上而动摇也；丹溪则责于痰，痰流动而冲溢也。然治火并治痰，而眩如故者何耶。良缘火之有余，本于水之不足，则壮水之主，钱氏六味丸加鹿茸是也。痰之所发，由于水之上泛，则益火之原，仲景肾气丸补而逐之是也。使根本坚实，即枝叶扶苏，孰得而震撼之哉。其次则莫如培土，木克土而实藉土以自栽，有如思虑太过，则调以归脾，劳役不节，则益以补中，使心火宁而不盗母气，肺金旺而化源益滋，更入杜仲枸杞山茱萸之属，上病下取，则鲜有不安者也。盖眩为中之始基，中为眩之究竟，其所以致此者，未有不戕贼真阴而得，则又何容讳耶。

体虚之人，外感六淫，内伤七情，皆能眩晕，当以脉证别之。

气虚者，乃清气不能上升，或汗多亡阳而致，当升阳补气；血虚者，乃亡血过多，阳无所附而然，当益阴补血，此皆不足之症也。痰涎郁遏者，宜开痰导郁，重则吐下；风火所动，宜清上降火；外感四气，散邪为主，此皆有余之症也，刘宗厚辨之颇详。要之素无病而忽眩者，当于有余中求之，素不足而眩者，当于先后天分之，不得以气血该也。

医学从众录

卷四・眩晕：……诸风掉眩，皆属于肝。掉，摇也。眩，昏乱旋转也。皆由金衰不能制木，木旺生风，风动火炽。风火属阳而主动，相搏则为旋转。《内经》又云：上虚则眩，是正气虚而木邪干之也。又云：肾虚则头重高摇，髓海不足，则脑转耳鸣，皆言不足为病，仲景论眩以痰饮为先，丹溪宗河间之说，亦谓无痰不眩，无火不晕，皆言有余为病。前圣后贤，何其相反如是。余少读景岳之书，专主补虚一说，遵之不效。再搜求古训，然后知景岳于虚实二字认得死煞，即于风火二字，不能洞悉其所以然也。盖风非外来之风，指厥阴风木而言，与少阳相火同居，厥阴气逆，则风生而火发，故河间以风火立论也。风生必挟木势而克土，土病则聚液而成痰，故仲景以痰饮立论，丹溪以痰火立论也。究之肾为肝母，肾主藏精，精虚则脑海空而头重，故《内经》以肾虚及髓海不足立论也。其言虚者，言其病根，其言实者，言其病象。理本一贯，但河间诸公，一于清火驱风豁痰，犹未知风火痰之所由作也。余惟于寸口脉滑，按之益坚者为上实，遵丹溪以酒大黄治之。如寸口脉大，按之即散者为上虚，以一味鹿茸酒治之。寸口脉微者，以补中益气汤，或黄芪白术煎膏入半夏末治之。然欲荣其上，必灌其根，如正元散及六味丸、八味丸，皆峻补肾中水火之妙剂。乙癸同源，治肾即所以治肝，治肝即所以熄风，熄风即所以降火，降火即所以治痰。神而明之，存乎其人，难以笔楮传也。如钩藤、玉竹、菊花，天麻柔润熄风之品，无不可于各方中出入加减，以收捷效也。

诊法：左手脉数热多，脉涩有死血，浮弦为肝风；右手滑实为痰积，脉大是久病，虚大是气虚。

医学传心录

眩晕者无痰不作：予考眩晕者，皆由房劳过度，精去髓空，凡经劳动则火气上炎，故头眩目暗而晕倒矣。治当大补其肾，六味地黄丸加鹿茸、牛膝。《内经》曰：滋苗必固其根，此治本之法也。若夫胸中有痰，以致头目眩晕，治以二陈汤为主。挟风加菊花、天麻、川芎、羌活；挟寒加附子、干姜；挟暑加香薷、扁豆、黄连；挟湿加苍术、白术、干姜。人有吐血太过，与夫崩产脱血而晕者，宜独参汤补之，乃血脱益气之法也。

类证治裁

卷五・眩晕：头为诸阳之会，烦劳伤阳，阳升风动，上扰巅顶。耳目乃清空之窍，风阳旋沸，斯眩晕作焉。良由肝胆乃风木之脏，相火内寄，其性主动主升。或由身心过动，或由情志郁勃，或由地气上腾，或由冬藏不密，或由年高肾液已衰，水不涵木，或由病后精神未复，阴不吸阳，以至目昏耳鸣，震眩不定，甚则心悸舌辣，肢麻筋惕，寤不成寐，动则自汗，起则呕痰（无痰不作眩）。此经所谓诸风掉眩，皆属于肝也。顾内风肆横，虚阳上升，非发散可解，非沉寒可清，与治六气风火大异。治宜辛甘化风，或甘酸化阴。叶氏所谓缓肝之急以熄风，滋肾之液以驱热。肝风既平，眩晕斯止。条其治法，如上焦窍络火郁，用羚羊角、山栀、连翘、天花粉、丹皮、生地、桑叶、钩藤、天麻以泄热，从胆治也。如中虚风阳扰胃，用人参、山药、黄芪、小麦、炙草、龙眼肉以填补，从胃治也（肝风内扰，阳明正当其冲，故须补中）。如下元水涸火升，用阿胶、熟地、石斛、何首乌、杞子、天冬、黑芝麻、磁石、五味子以摄纳，从肝肾治也。其阳冒不潜，用牡蛎、淡茶、龟甲。痰多作眩，用茯苓、川贝、橘红、竹沥、姜汁。心悸不寐，用枣仁、麦冬、茯神、龙骨。厥阳不敛，用萸肉、白芍、牛膝炭。土被木克，呕吐不食，宜泄肝安胃，用橘白、木瓜、半夏曲、茯苓。动怒郁勃，痰火风交炽，用二陈汤下龙荟丸。至于熄风之品，如甘菊炭、煨天麻、钩藤之属，皆可随症加入者也。

证因方论集要

卷一・眩晕：有虚运火运痰运之分。虚有阴虚有阳虚；火有虚火有实火有；痰有虚痰有实痰。尚虚实不辨，阴阳不分，痰火不察，其不误治者鲜矣。

杂症总诀

卷中・头眩：头眩昏晕气血虚，风寒暑湿痰火居；《内经》头眩责肝木，丹溪痰火原相俱；元虚挟火动痰致，虚火上炎痰则无；化痰清晕二陈用，菊本荆桔槐防羌；劳役气虚补中妙，产后血虚四物顺；冒暑藿香麦茹味，寒而无汗麻黄苏。

火：清泄上焦窍络之热。羚角、山栀、连翘、花粉、桑叶、生地、元参。

肝风：阿胶、生地、麦、萸肉、白芍、甘菊、牡蛎。

络热：羚角、元参、连翘、郁金、生地、菖蒲。

营血虚：枸杞、川斛、胡麻、牡蛎、柏仁、桑叶。

内风挟痰：天麻、白蒺、半夏、茯苓、枸杞、甘菊、竹沥、姜汁、广皮。

阴虚阳升：补肾滋肝，育阴潜阳，兼镇摄治。熟地、龟板、牡蛎、萸肉、麦冬、五味子、远志、怀膝、茯神、磁石。

下虚：都气丸加车前、天冬。

动怒郁勃，痰火风交炽：二陈汤、龙荟丸加减治之。

精液有亏，肝阴不足，血燥生热，则风阳上升，窍络阻塞，头目不清，眩晕跌仆，治宜缓肝之急以熄风，滋肾之液以驱热。如虎潜丸、候氏黑散、地黄饮子、滋肾复脉等方，介以潜之，酸以收之，厚味以填之，或清上实下之法。风木过动，必犯阳明，呕吐不食，法当泄肝安胃，或填补阳明。又法，辛甘化风，甘酸化阴，清金平木。

医学妙谛

卷中·杂症·头眩晕：……诸风掉眩皆属于肝。头为六阳之首，耳目口鼻皆系清空之窍，所患眩晕非外来之邪，乃肝胆风阳上冒耳。内风乃身中阳气疲动。头眩昏晕气血虚，风寒暑湿痰火居。《内经》头眩责肝木（风木主动），丹溪痰火原相居。元气挟火动痰致，虚火上炎痰则无。化痰清晕二陈用，菊藁（本）荆桔羌防抚（芎）。劳役气虚补中妙，产后血虚四物须。冒暑薷香麦薷味，寒而无汗麻黄苏。

十三、口眼㖞斜

本节摘录了有关口㖞、口眼歪斜的古代文献资料。

灵枢

经筋：足阳明之筋……其病……卒口僻，急者目不合，热则筋纵，目不开。颊筋有寒则急，引颊移口。有热则筋弛纵，缓不胜收，故僻。治之以马膏，膏其急者；以白酒和桂，以涂其缓者，以桑钩钩之；即以生桑炭置之坎中，高下以坐等；以膏熨急颊，且饮美酒，啖美炙肉，不饮酒者，自强也，为之三拊而已。治在燔针劫刺，以知为数，以痛为输，名曰季春痹也。

足之阳明，手之太阳，筋急则口目为僻，眦急不能卒视，治皆如右方也（即上方）。

金匮要略

中风历节病脉证并治：风彻于上下，故半身不遂，痹闭于一处，故但臂不遂，以此见风重而痹轻，风动而痹着也。风从虚入，故脉微，风发而成热，故脉数。曰中风使然者，谓痹病亦是风病，但以在阳者则为风，而在阴者则为痹耳。寸口脉浮而紧，紧则为寒，浮则为虚，寒虚相搏，邪在皮肤。浮者血虚，络脉空虚，贼邪不泻，或左或右。邪气反缓，正气即急，正气引邪，㖞僻不遂，邪在于络，肌肤不仁，邪在于经，即重不胜，邪入于腑，即不识人，邪入于脏，舌即难言，口吐涎。

寒虚相搏者，正不足而邪乘之，为风寒初感之诊也。浮为血虚者，气行脉外而血行脉中，脉浮者沉不足，为血虚也，血虚则无以充灌皮肤，而络脉空虚，并无以捍御外气，而贼邪不泻，由是或左或右，随其空处而留着矣。邪气反缓，正气即急者，受邪之处，筋脉不用而缓，无邪之处，正气独治而急，缓者为急者所引，则口目为僻，而肢体不遂。是以左㖞者邪反在右，右㖞者邪反在左。然或左或右，则有邪正缓急之殊，而为表为里，亦有经络脏腑之别。

诸病源候论

卷一·风病诸候：风口㖞候：风邪入于足阳明手太阳之经，遇寒则筋急引颊，故使口㖞僻，言语不正，而目不能平视。诊其脉，浮而迟者可治。

《养生方》云：夜卧，当耳勿得有孔，风入耳中，喜令口㖞。

卷三十七·妇人杂病诸候卷：偏风口㖞候：偏风口㖞，是体虚受风，风入于夹口之筋也。足阳明之筋，上夹于口，其筋偏虚，而风因乘之，使其经筋偏急不调，故令口㖞僻也。

卷四十八·小儿杂病诸候：中风口㖞斜僻候小儿中风，口㖞邪僻，是风入于颔颊之筋故也。足阳明之筋，上夹于口，手三阳之脉偏急，而口㖞斜僻也。

备急千金要方

卷八·诸风：夫眼瞤动口唇动偏㖞，皆风入脉，急与小续命汤附子散摩神明膏丹参膏依穴灸之。喉痹舌缓亦然。风入于脏使人瘖哑卒死，口眼相引，牙车急，舌不转，㖞僻者，伏龙肝散和鸡冠血及鳖血涂，干复涂，并灸吻边横文赤白际逐左右，随年壮报之，至三报，三日不差更报之。

中风口㖞，灸手交脉三壮，左灸右，右灸左，其炷如鼠屎形，横安之，两头下火。

卷三十·针灸下·头面：

承泣、四白、巨髎、禾髎、上关、大迎、颧骨、强间、风池、迎香、水沟：主口㖞僻不能言。

颊车、颧髎：主口僻痛，恶风寒不可以嚼。

外关、内庭、三里、大泉、商丘：主僻噤。

水沟、龈交：主口不能禁水浆，㖞僻。

合谷、水沟：主唇吻不收，瘖不能言，口噤不开。

地仓、大迎：主口缓不收不能言。

太平圣惠方

卷十九・治中风口面㖞斜诸方：夫风邪入于足阳明手太阳之经，遇寒则筋急引颊，故使口面㖞僻，言语不正，而目不能卒视。诊其脉，浮而迟者可治。养生方云：夜卧当耳，勿得有窍风入耳中，多令口㖞也。

卷八十三・治小儿中风口㖞斜僻诸方：夫小儿中风口㖞斜僻者，是风入于颔之筋故也。足阳明之筋，上夹于口，手三阳之筋偏急，而致口㖞斜僻也。

圣济总录

卷六・风口㖞：论曰：足阳明脉循颊车，手太阳脉循颈上颊，二经俱受风寒气，筋急引颊，令人口㖞僻，言语不正，目不能平视。又云：风入耳中，亦令口㖞，盖经络所系然也，诊其脉浮而迟者可治。

卷一百六十一・产后中风口㖞：论曰足阳明经入上齿中，还出侠口，环唇，下交承浆。手太阳经循颈上颊至目锐眦。此二经为风寒所中，使经筋缩急，牵引于颊，故为口㖞僻不正，言语蹇涩，目不能平视也。

普济本事方

卷一：灸中风口眼㖞斜不正者：右于耳垂下麦粒大灸三壮，左引右灸，右引左灸。

儒门事亲

卷二・证口眼㖞斜是经非窍辩：口眼㖞斜者，俗工多与中风掉眩证一概治之，其药则灵宝、至宝、续命、清心、一字急风乌犀铁弹丸。其方非不言治此病也，然而不愈者何也？盖知窍而不知经，知经而不知气故也。何谓知窍而不知经？盖人之首有七窍，如日月、五星、七政之在天也。故肝窍目，目为肝之外候；肺窍鼻，鼻为肺之外候；心窍舌，舌无窍，心与肾合而寄窍于耳。故耳与舌，俱为心之外候。俗工止知目病归之肝，口病归之脾，耳病归之肾，舌病归之心，更无改张。岂知目之内眦，上下二纲，足太阳及足阳明起于此；目之锐眦，足少阳起于此，手少阳止于此；鼻之左右，足阳明、手阳明侠乎此；口之左右，亦此两经还乎此。故七窍有病，不可独归之五脏，当归之六阳经也。余曰：俗工知窍而不知经者，此也。

何谓知经而不知其气？盖世之谈方药者，不啻千万人，止不过坚执《本草》性味，其知十二经所出所入，所循所环，所交所合，所过所注，所起所会，所属所络，所上所下，所侠所贯，所布所散，所结所绕，所抵所连，所系所约，所同所别，千万人中，或见一二明，可谓难其人矣。然而不过执此十二经，便为病本，将阳经为热，阴经为寒，向《本草》中寻药，药架上检方而已矣。病之不愈，又何讶焉！岂知《灵枢》曰：足之阳明，手之太阳，筋急则口目为僻，此十二经及受病之处也，非为病者也。及为病者，天之六气也。六气者何？风、暑、燥、湿、火、寒是也。故曰：俗工知经而不知气者，此也。

然则口目㖞斜者，此何经也？何气也？足之太阳，足之阳明，左目有之，右目亦有之；足之阳明，手之阳明，口左有之，口右亦有之。此两道也。《灵枢》又言：足阳明之筋，其病颊筋，有寒则急引颊移口，热则筋弛纵，缓不胜收，故僻。是左寒右热，则左急而右缓；右寒左热，则右急而左缓。故偏于左者，左寒而右热；偏于右者，右寒而左热也。夫寒不可径用辛热之剂，盖左中寒则逼热于右，右中寒则逼热于左，阳气不得宣行故也。而况风者，甲乙木也。口眼阳明，皆为胃土。风偏贼之，此口目之所以僻也，是则然矣。

七窍惟口目㖞斜，而耳鼻独无此病者何也？盖动则生风，静则风息，天之常理也……口目常动，故风生焉；耳鼻常静，故风息焉。当思目虽斜，而目之眦眶未尝斜。口之㖞，而口之辅车未尝㖞。此经之受病，非窍之受病明矣……过颖一长吏病此，命予疗之。目之斜，灸以承泣；口之㖞，灸以地仓，俱效。苟不效者，当灸人迎。夫气虚风入而为偏，上不得出，下不得泄，真气为风邪所陷，故宜灸。《内经》曰：陷下则灸之，正谓此也。所以立愈。又尝过东杞，一夫亦患此，予脉其两手，急数如弦之张，甚力而实，其人齿壮气充，与长吏不同。盖风火交胜，予调胃承气汤六两，以水四升，煎作三升，分四服，令稍热啜之。前后约泻四五十行，去一两盆，次以苦剂投之解毒，数服以升降水火，不旬日而愈。

妇人大全良方

卷三·妇人偏风口㖞方论：偏风口㖞者，是体虚受风，风入于夹口之筋也。足阳明之筋上夹于口，其筋偏虚，风因虚而乘之，使其筋偏急不调，故令口㖞僻也。

医学发明

卷九·中风有三：中风者，非外来风邪，乃本气病也……中血脉，则口眼㖞斜，亦有贼风袭虚，伤之者也；中府，则肢节废；中脏，则性命危急。此三者，治各不同。如中血脉，外有六经之形证，则从小续命汤加减及疏风汤治之。

卫生宝鉴

卷八·中风灸法：风中脉则口眼㖞斜，中腑则肢体废，中脏则性命危。凡治风莫如续命汤之类，然此可扶持疾病，要收全功，必须火艾为良。具穴下项：听会二穴，在耳微前陷中，张口得之，动脉应手。颊车二穴，在耳下二韭菜叶陷者宛宛中，开口得之。地仓二穴，在侠口吻傍四分，近下有脉微动者是。

耳㖞向右者，为左边脉中风而缓也，宜灸左㖞陷中二七壮。凡㖞向左者，为右边脉中风而缓也，宜灸右㖞陷中二七壮。艾炷大如麦粒，频频灸之，以取尽风气，口眼正为度。

普济方

卷九十二·风口眼㖞斜：风入耳中，亦令口㖞。盖经络所系然也。搜风顺气丸，治风湿气，口眼㖞斜，大便结涩。

医学入门

卷五·杂病提纲·外感·风：风邪初入反缓，正气反急，以致口眼㖞僻，或左或右。急掐人中，拔顶发，灸耳垂珠，粟米大艾三五壮。外用南星、草乌各一两，白芨一钱，僵蚕七枚为末，姜汁调涂㖞处，正即洗去。内用正舌药，白附子、僵蚕、全蝎等分为末，酒调服二钱。

寿世保元

卷二·中风：治中风，口眼不正，语则牵急，四肢如故无他苦，由居处不适，因卧而邪风入耳，客阳明经，故令筋不调而口歪僻。皂角膏，大皂角五两，去皮子为末，以三年米醋和成膏，左㖞涂右，右㖞涂左，干更换之。治口眼歪斜，正颜丹。

简明医彀

卷一·中风：口眼㖞斜，举世皆谓风邪中于脏腑，痰饮留于经络。专用祛风豁痰之药，多不见效。外用鳝血吊法，尤为非理，切戒。治法当以清火养血为主，或兼散郁行气。有风痰者兼而治之，必宜顿服药饵。脉洪火炎，涩为血少。

主方：黄连、黄芩、栀子、当归、芍药、川芎、生地、天麻、秦艽、木瓜等分。右水煎温服。火盛加连翘、石膏、玄参；便秘加大黄；滋阴天门冬、麦门冬、知母、黄柏、甘菊、枸杞、五味、牛膝、石斛、人乳；利气，乌药。

丹台玉案

卷二·中风门：虽由外风之中，实因内气之虚也。然人之一身，表里上下未必皆虚，惟积虚之处，气多不贯而有偏重，故一为风所入，而肢体是乎废矣。若以脏腑言之，则又各有形症焉。中脏者，多滞九窍，故有唇缓失音，鼻塞耳聋，目瞀便秘之症。中腑者多着四肢，故有半身不遂，手足不随，左瘫右痪之形。又有中血脉者，则外无六经之形症，内无便溺之阻涩，惟口眼歪斜，或左或右而已，而手足动静起居食息无恙也。其或腰不能举，口不能言，更无别症。乃中经也，比中脏腑则为轻，比之中血脉则为重耳。然因其病而药之，则中脏者宜下，中腑者宜汗，中经者宜补血以养筋，中血脉者宜养血以通气。此皆可治之症也。

医宗必读

卷六·真中风：中血脉者，病在半表半里，外无六经之证，内无二便之闭，但见口眼㖞斜，半身作痛，不可过汗，恐虚其卫，不可大下，恐伤其营，惟当养血、顺气、以大秦艽汤、羌活愈风汤和之。

大小诸症方论

口眼㖞邪方：此症人多治木、治金，而不知胃土之为尤切。当治胃土，且有经、脉之分。

足阳明之经，急则口目为僻眦，急不能视。此谓土之经为歪邪也。又云：足阳明之脉，挟口环唇，口歪唇斜。此谓胃土之脉为㖞斜也。

二者治法皆当用：黄芪、当归、人参、白芍、甘草、桂枝、升麻、葛根、秦艽、白芷、黄柏、防风、苏木、红花、水酒各半樽，煎服，稍热服。初起有外感者，加葱白三茎同煎，取微汗而愈。

辨证录

卷二·中风门：人有入室向火，一边热而一边寒，遂致左颊出汗，偶尔出户，为贼风秘袭，觉右颊拘急，口㖞于右，人以为中风之症也，而余以为非中风也，乃向火逼其热，以并于一边耳。若作风治，而中实无风，和其气血，而佐之以解火之味，则火平而㖞斜自正也。方用和血息风汤：升麻一钱，当归五钱，黄芪三钱，防风三分，秦艽一钱，白芷五分，桂枝三分，天花粉二钱，甘草一钱，麦冬三钱，玄参五钱。水煎服。一剂轻，二剂而㖞斜正矣。

虽是火逼逆热，亦由气血皆虚所致，故以归、芪为君，佐以升麻提右边清气上升，余邪自除。方中以补气补血为衔，而佐辅之药多用阳明之味者，何居？盖阳明之脉起于鼻，交頞中，循鼻外入上齿中，是两颊与齿正阳明之部位也。升麻、白芷乃阳明经药也，故用之以引于齿颊；而秦艽能开口噤，防风能散风邪，桂枝实表而固营卫，与归、芪、玄参同用，自善通经络而活脏腑，使真有风邪，亦何处存活，矧原无大风之犯，不过些小之风乎，自然应如桴鼓也。此症亦可用偏解散。当归、炒栀子、生地各三钱，乌药、防风、白芷各三分，半夏一钱，黄芪、茯苓各一钱，白芍五钱，秦艽一钱。水煎服。

石室秘录

卷一·先治法：如人病口眼歪斜，人以为胃中之痰，不知非也。乃心中虚极不能运于口目之间，轻则歪斜，重则不语。方用人参一钱，白术五钱，茯苓三钱，甘草一钱，陈皮一钱，肉桂一钱，菖蒲二钱，半夏一钱，当归五钱，白芍五钱治之。往往一剂少愈，二剂全愈。此方之妙，全不在祛风祛邪，一味补正，而斜歪自愈。此方之所以为妙也。

症因脉治

卷一·外感口眼㖞斜·口眼㖞斜之症：头痛目疼，身发寒热，目筋缩短，软戾拘急。此外感口眼㖞斜之症也。

口眼㖞斜之因：当风露卧，胃冷冲寒。肝主筋脉，风中肝木，则眼目拘缩；阳明主肌肉，风中肌表，则口欠唇歪。

口眼㖞斜之脉：左关弦紧，风中肝胆；右关弦长，风中阳明；浮数滑大，邪伤于气；沉弦细数，邪伤于血。

口眼㖞斜之治：风中肝胆，羌防四物汤；风中阳明，防风干葛汤。左㖞，用羌防四物汤，内服外熏；右㖞，防风葛根汤，内服外熏。因于寒，外用艾火灸之，右㖞灸右，左㖞灸左。

卷一·内伤口眼㖞斜·口眼㖞之症：外无六经形症，忽而眼欠口㖞，此内伤口眼㖞斜之症也。

口眼㖞斜之因：金燥木枯，则肝血不足，筋急牵引；燥金太过，则子合母虚，阳明之脉，亦必短缩；膏粱酒湿，湿热不攘，则脾火不运，筋缩短，肌肉不仁，口眼㖞斜之症作矣。

口眼㖞斜之脉：左关弦数，肝胆有邪；右关洪长，肠胃有热；左脉微涩，肝血不足；右脉微细，气虚之别。

口眼㖞斜之治：左关弦数者，当归钩藤汤；右关洪长者，栀连平胃散，加干葛、木瓜、秦艽；膏粱积热者，干葛清胃汤；肝血不足，补肝散；脾气虚者，四君子汤。

冯氏锦囊秘录

卷九·杂症大小合参·论口眼㖞斜：人口眼㖞斜，皆血脉受病，有筋病脉病之分，多属胃土也。经曰：足阳明与手太阳筋急，则目为僻眦急不能正视，是胃上之筋病㖞斜也。又曰：足阳明之脉，挟口环唇，是胃上之脉病㖞斜也。以口目常动，故风生焉。耳鼻常静，故风息焉。然筋者，血所养，脉者血之府，经云：脉勿荣则筋急。兼之邪乘虚袭，中于寒则筋急引颊，口㖞目歪；中于风热则筋脉纵缓，或燥槁牵引，皆令㖞僻。然气血无病，则虽热未必缓，虽寒未必急，其寒其热，多由气血之虚所致，故不必以偏于左者，为左寒右热，偏于右者为右寒左热。凡拘急之所，即气血所亏之处，总之，寒者病也，热者气也。气所不及之处，即为寒矣、病矣，岂有一经而寒热之邪并中，一病而寒热之气两殊者耶？明乎此，则凡百病之客乎一人也。虽有症候错杂，究其原则在一也。

《灵枢》言：足阳明之筋，颊筋有寒则急引，有热则筋弛纵，故左寒右热，则左急而左缓，右寒左热，则右急而左缓，阳气不得宣行故也。经曰：邪之所凑，其气必虚，偏枯㖞僻，或左或右，血脉不周，而气不匀也。治宜补正气，行滞气，疏风气，使气匀则风顺矣。

医宗金鉴

卷八十五·刺灸心法要诀：口眼歪斜灸地仓，颊肿唇弛牙噤强，失音不语目不闭，𥆧动视物䀮䀮。注：地仓穴，主偏风口眼歪斜，牙关不开，齿痛颊肿，目不能闭，唇缓不收，饮食难进，失音不语，眼目𥆧动，视物䀮䀮，昏夜无见等证。刺三分，留五呼，灸七壮，或二七壮，重者七七壮俱可。

医碥

卷一·诸中总论·口眼歪斜：胃经细筋为目下纲，膀胱细筋为目上纲，胆经起于目锐眦，其筋亦结焉。小肠、三焦筋脉俱至目锐眦。又胃经、大肠经脉俱夹唇口左右。风寒之邪视诸经脉之虚而中之。左虚则左受寒，筋脉急引而㖞斜；右虚则反此。以清阳汤、秦艽升麻汤散之。内有热者，宜加辛凉。患处宜灸，目斜灸承泣（辑者注：承泣禁灸，待考），口㖞灸地仓，不效，更灸人迎、颊车，若纯是内风火邪而㖞斜者，则为热灼，筋枯短缩，与寒而收引者相反，不可灸，亦不可用温散之药，须苦寒降火，有用承气汤下之而愈者是也。

疡医大全

卷十四·唇口部·口眼㖞斜门：夫口眼㖞斜，皆血脉受病。有筋病、脉病之分，多属胃土也。经曰：足阳明与手太阳筋急，则目为僻眦，急不能正视，是胃土之筋病㖞斜也。又曰：足阳明之脉，挟口环唇，是胃土之筋病歪斜也。以口目常动故风生焉，耳鼻常静故风息焉。然筋者血所养，脉者血之府。经云：脉勿荣则筋急，兼之邪乘虚袭，中于寒则筋急，引颊口㖞目歪；中于风热则筋脉纵缓，或燥槁牵引，皆令㖞僻。然气血无病，则虽热未必缓，虽寒未必急。其寒其热多由气血之虚所致，故不必以偏于左者为左寒右热，偏于右者为右寒左热。凡拘急之所，即气血所亏之处。总之，寒者病也，热者气也，气所不及之处即为寒矣、病矣。岂有一经而寒热之邪并中，一病而寒热之气两殊者耶！明乎此，则凡百病之客乎一人也。虽有证候错杂，究其原则在一也。

医林改错

卷下·口眼歪斜辨：半身不遂，既然无风，如何口眼歪斜？余曰：古人立歪斜之名，总是临症不细心审查之故。口眼歪斜，并非歪斜。因受病之半脸无气，无气则半脸缩小，一眼无气力，不能圆睁，小眼角下抽，口半边无气力不能开，嘴角上抽，上下相凑，乍看似歪斜，其实并非左右之歪斜。尝治此症，凡病左半身不遂者，歪斜多半在右；病右半身不遂者，歪斜多半在左。此理令人不解，又无书籍可考。何者人左半身经络，上头面从右行，右半身经络，上头面从左行，有左右交叉之义，余亦不敢为定论，以待高明细心审查再补。

又曰：口眼歪斜，尽属半脸无气乎？余曰：前论指兼半身不遂而言。若壮盛人，无半身不遂，忽然口眼歪斜，乃受风邪阻滞经络之症。经络为风邪阻滞，必气不能上达，气不通上达头面，亦能病口眼歪斜，用通经络散风之剂，一药而愈，又非治半身不遂方之所能为也。

类证治裁

卷一·中风论治：口眼㖞僻，因血液衰涸，不能荣于筋脉。

华佗神医秘方真传

第二篇·中风病方·中风口眼歪斜：皂角末陈醋调涂口上。右㖞涂右，左㖞涂左。候干即换，数次即愈。或以生乌头青矾㗜鼻亦效。

医醇賸义

卷一·中风·口眼㖞斜：足阳明之脉；夹口还唇；足太阳之脉，起于目内眦。胃有痰火，又风从太阳而来，兼扰阳明，故筋脉牵掣，而口眼㖞斜也，消风返正汤主之。

消风返正汤（自制）：羌活一钱，天麻八分，蝎尾五支，僵蚕一钱五分炒，贝母二钱，羚羊角一钱五分，石斛三钱，花粉二钱，麦冬二钱，黄荆叶五张。

十四、耳鼻咽喉外伤

医方类聚

第九册·折伤门·永类钤方·头目鼻耳伤:凡耳或斫落,上脱下粘,下脱上贴,用封口药封贴,却以线对缚住,看脱落方向,用鹅翎横夹定,却用竹夹子直上横夹定鹅翎,用药封其屯后。

证治准绳

卷六·疡医·跌扑伤损·头目耳鼻伤:凡脑骨伤破,轻手撙捺平正;若皮不破者,用退肿膏敷贴,若皮破肉损者,先用封口药掺之,外以散血膏贴之。若皮破血流者,用止血散掺之;若肿痛者,用葛叶、毛藤叶、枫叶尾砍烂傅之,不可见风着水,恐成破伤风。

凡鼻两孔伤凹者可治,血出无妨。鼻梁打扑跌磕凹陷者,用补肉膏敷贴。若两鼻孔跌磕伤开孔窍或刀斧伤开孔窍,用封口药掺伤处,外以散血膏贴之退肿。

凡耳斫跌打落或上脱下粘,或下脱上粘,内用封口药掺,外用散血膏敷贴,及耳后看脱落所向,用鹅翎横夹定,却用竹夹子直上横缚定,缚时要两耳相对轻轻缚住。

外科正宗

卷四·冻风:冻风者,肌肉寒极、气血不行,谓肌死患也。初起紫斑,久则变黑、腐烂作脓者,以碧玉膏主之,生肌敛口。

碧玉膏:治冻风皮肉损烂,脓水淋漓,疼痛不止者用之。

独胜膏:独胜膏来最散寒,冻风冻耳一般安,六月每逢三六日,搽之冬冻不相干。治冻风冻跟、冻耳,每逢冬寒则发。六月初六、十六、二十六日,用独蒜捣膏,日中晒热,在于遇冬所发之处擦之,忌下汤水,一日共擦三次不发。又每常冻风用茄根同葱汤浸洗,再不重发。

救自刎断喉法:自刎者,乃迅速之变,须救在早,迟则额冷气绝,必难救矣。初刎时,气未绝,身未冷,急用丝线缝合刀口,掺上桃花散,多掺为要;急以绵纸四、五层,盖刀口药上,以旧布将头抬起,周围缠绕五、六转扎之,患者仰卧,以高枕枕在脑后,使项郁而不直,刀口不开,冬夏避风,衣被覆暖,等患者气从口鼻通出,以姜五片,人参二钱,川米一合煎汤,或稀粥每日随便食之,接补元气。三日后,急手解去前药,用桃花散掺刀口上,仍急缠扎,扎二日,急用浓葱汤软绢蘸洗伤处,挹干用抿脚挑玉红膏放手心上捺化,搽于伤口处,再用旧棉花薄片盖之,外用长黑膏贴裹,周围交扎不脱,近喉刀口两旁,再用黑膏长四寸,阔两寸,竖贴膏上,两头粘贴好肉,庶不脱落;外再用绢条围裹三转,针线缝头,冬月三日,夏月二日,每用葱汤洗挹换药,自然再不疼痛,其肉渐从两头长合。内服八珍汤调理月余,如大便结燥,用猪胆套法,不可利药利之;双颡俱断者,百日单断者,四十日必收功完口。此法曾治强盗郭忠,皂隶沙万,家人顾兴,俱双颡齐断将危者,用之全活。单颡伤断者十余人,治之俱保无虞矣。

医宗金鉴

卷八十八·正骨心法要旨:鼻梁骨:鼻孔之界骨,名曰鼻梁骨,下至鼻之尽处,名曰准头。凡鼻两孔伤凹者可治,血出无妨。若鼻梁骨凹陷者,用当归膏敷贴;若两孔跌磕伤开孔窍,或金刃伤开孔窍,用封口药敷伤处,外以消毒定痛散贴之退肿;若鼻被伤落者,用缀法。

中血堂:中血堂,即鼻内安下脆骨空虚处也。若被打仆损伤,血流不止,神气昏迷者,宜塞鼻丹塞于鼻中,外复以新汲冷水,淋激头顶。视其人如气虚内服人参紫金丹,如血瘀服苏子桃仁汤。服后如血仍不止,饮食不进,气虚目闭面黄者,八日死。凡跌打损伤鼻梁骨者,无妨。

扶桑骨:扶桑骨,即两额骨旁,近太阳肉内凹处也。若跌仆损伤,或焮肿,或血出,或青紫坚硬,头疼耳鸣,青痕满面,憎寒恶冷,心中发热,大便干燥,宜内服正骨紫金丹。如破损者,外以灸熨法定痛,外破者乌龙膏敷之。

玉梁骨:即耳门骨。其处上即曲颊,下即颊车,两骨之合钳也,耳门内上通脑髓亦关灵明。若垫伤击伤,而有碍于骨肉者,肿痛流血,服正骨紫金丹,八仙逍遥散洗之;洗毕贴混元膏,坐卧避冷处。若伤重内连脑髓及伤灵明，必昏沉不省人事，不进饮食，若再平素气血皆虚，必为不治之证。

两钓骨：两钓骨名曲颊，即上颊之合钳，曲如环形，以纳下牙车骨尾之钩者也。打仆损伤，耳肿腮硬，牙关紧急，嚼物不合，宜内服正骨紫金丹，外贴万灵膏，坐卧避冷处。

寿台骨：寿台骨，即完骨，在耳后接于耳之玉楼骨者也。若跌打损伤，其耳上下俱肿起，耳内之禁骨有伤，则见血脓水，耳外瘀聚凝结疼痛，筋结不能舒通，以致头晕眼迷，两太阳扶桑骨胀痛，颈项强痛，虚浮红紫，精神短少，四肢无力，坐卧不安，饮食少进。以乌龙膏敷耳伤处，用丝棉裹导气通瘀锭塞耳内，内服人参紫金丹，通瘀散肿，外再以八仙逍遥汤熏洗，消散虚浮肿痛。忌食热发物。如血流不止，三日不饮食，必动脑髓，不宜治之。

卷九十・正骨心法要旨・眩晕：伤损之证，头目眩晕，有因服克伐之剂太过，中气受伤，以致眩晕者；有因亡血过多，以致眩晕者。如兼腹胀呕吐，宜用六君子汤，兼发热作渴不思饮食者，宜十全大补汤。

伤科补要

卷二・第八则・鼻梁骨断：鼻梁骨，下至准头，伤而出血，可治。外将止血定痛散敷之，内服接骨紫金丹。或伤开孔窍，或鼻破歪落，用整端法，用药敷贴可也。若骨破碎，内膜穿破，口鼻流血者，不治。中血堂，即鼻内頞下脆骨空处也。若伤之，血流不止。神气昏迷者，宜塞鼻丹塞于鼻中，用冷水淋激头顶。视其人如气虚，内服人参紫金丹。如血瘀，服苏子桃仁汤。若血流不止，饮食不进，气虚目闭面黄者，八日而死。或睛明骨伤，眼珠挂落者，先将收珠散，用银针蘸井花水，将药点眼珠上，及点血筋上，用旧绢温汤挪上，服还睛汤二、三剂；又服明目地黄汤，调理可愈。

第九则・唇口玉堂伤：唇口者，司言食之窍也。或伤破唇缺，先用油线缝合，敷止血生肌散，盖玉红膏，内服健脾养胃汤，可愈。或含刀误割其舌，将断而未落者，用鸡子内软衣袋舌，将止痛生肌散蜜调敷舌上，频频添换。使患人仰卧，薄粥灌喉，不动其舌，则易愈。又有玉堂，在口内上腭，一名上含，其窍即颃颡也。若触刺伤其左右者，惟肿而已。若伤正中之孔，上通于頞，必伤鼻孔之卷肉，或犯空窍，则血流不止，以致鼻目皆肿，满面青紫，神倦头晕，痛连脑髓。若伤及会厌与上横骨，重则不能言，痛连心膈，昏迷沉重者，险。急用腻粉、冰片细研，吹于患处，以止其血。服接骨紫金丹，再用蟹黄、血竭煎汤，日漱口二、三十次。如饮食难进，以柿霜、玉露霜，牛奶或奶油，或粉粥面粥等物，以凉润将息得法，可愈。

第十则・伤耳：耳者，司听之窍也。耳门名曰蔽，耳轮名曰郭。或被砍跌打落，或上脱下粘，或下脱上连，须拈正，用封药敷贴。若全脱落，急用缀法，将两耳相对，用药贴定，再以竹夹子，直上横缚可全。又有玉梁骨，即耳门骨，其处上即曲颊，下即颊车，两骨之合钳也。内通脑髓，亦关灵明。若伤者肿痛流血，服接骨紫金丹，外用八仙逍遥汤熏洗，贴混元膏。若伤重，内动脑髓，及伤灵明，昏沉不省，若平素气血皆虚者，不治。地阁骨，即两车相交之骨，又名颏，俗名下巴骨也，上载牙齿。伤之饮食不进，目闭神昏，心热神乱，服大神效活络丹，再噙化人参紫金丹，搽固齿散，外贴万灵膏，忌风寒冷物。或牙齿伤动者，用蒺藜根烧存性为末揩之，或以固齿散揩之亦佳。

第十一则・咽喉伤：咽喉者，乃气息之路也。或被伤，或自刎，其症迅速，急则可救，迟则血脱额冷，气绝不治。乘其气未绝而身未冷，急用油线缝合，掺止痛散，将止血絮止其血，盖玉红膏，又将长肉，膏长四、五寸，阔二、三寸，横贴连及好肉处，不使封药脱落；外用布条缠颈，高枕仰卧，使项屈不伸，刀口易合。宜处密室避风，使呼吸舒徐，用人参、川米、生姜煎汤，时时饮之，补接元气。若二、三日后，有脓水流出，解去前药，用甘葱汤洗净，掺生肌散，搽玉红膏，又外贴长肉膏防护风邪。冬天三日，夏天一、二日，照法洗换，自然痛止，其肌渐长，服八珍汤调治月余可愈。如大便闭结，不可妄攻，服麻仁丸。至急者，用胆导法，无损其元。按《内景图》云：喉在前主出，咽在后主纳，喉系坚空，连接肺本，为气息之路，呼吸出入，下通诸脏，乃气化之要道也。咽系柔空，下接胃本，为饮食之路，水谷归胃，下通诸腑，乃转运之关津也。若伤之，岂不至险乎？治者，须心手相应，不差毫发，乃无误也。而先看其刀弯者，其痕深。其刀直者，其痕浅。若左手持刀而刎者深，右手持刀而刎者浅。一刀勒者深，两刀勒者浅。如喉脘破而有出入之气，封药吸进必呛咳，先用鸡子内软衣盖于破脘之上，再将药封之，则不呛矣。如单脘破者，月余而痊；双脘破者，两月而愈。照法治之可也。

救伤秘旨

轻重损伤按穴治法：耳后穴，在耳后青脉中，即契脉二穴，手少阳三焦经。川芎、薄荷、当归、姜黄、泽兰、五加皮、乌药、莪术、三棱、肉桂、骨碎补、陈皮。伤轻者,七日后耳内流血死;伤重者,三日耳内流血死。其药宜重剂。二三分伤者,不医后必发毒,左为夭毒,右为脱疽。先用原方清理,出毒之后,以十全大补汤调治,外用肿毒药治之。其毒由损伤发者,其色紫黑,不由损伤发者,其色红白。

急救便方

救诸伤·中断耳鼻方:用油发灰,乘急以所落耳鼻,醮发灰缀定,经软帛包业,神效,外搽七厘散尤妥。

外科备要

卷一·证治·喉部:咽喉戳伤,饮食不下,鸡蛋一个钻一小(吼),去黄留白,入生半夏一个,以微火煨熟,将蛋白服之愈。

十五、耳、鼻冻伤

博剂方

卷三·耳病·小膏子:治冻耳,兼疗湿癣。丹参一两,黄蜡半两,豉一合,葱白五茎,清油三两。上先将油煎三两沸,次入参豉,煎令焦,即滤出,然后入蜡,匀搅,入瓷合子内盛,每患即涂之,三两上,即瘥。

太平圣惠方

卷三十六·治冻耳诸方:夫冻耳者,由肌肉虚软之人,冬日触冒于寒,为风冷所折,则令耳赤肿痒痛,或即成疮。因其风寒所伤,故谓之冻耳也。

保婴撮要

卷十四·足趾冻疮:凡初冻时,热手频熨之为妙。北方冻耳,若误以手触之,其耳即落。大寒能裂肤堕指然,信矣。

医学入门

卷五·杂病分类·耳:冻耳,用榄核烧灰,油调搽,如烂,贝母末干掺。

本草纲目

卷十八:冻耳成疮,白蔹、黄柏等分,为末,生油调搽。(谈野翁方)

卷二十六:两耳冻疮,生姜自然汁敷膏涂。(暇日记)

卷三十一:耳足冻疮,橄榄核烧研,油调涂之。(乾坤生意)

证治准绳

第八册·杂病·耳·冻耳成疮方:柏叶三两微炙为末,杏仁四十九枚,汤浸去皮,研成膏,乱发两鸡子大,食盐、乳香各半两细研,黄蜡一两半,清油一斤。右先煎油令沸,即下乱发以消尽为度,次下诸药煎令焦黄滤去渣,更以绵重滤过,再以慢火煎之,后乳香、黄蜡等,搅令稠稀得所,于磁器盛,每用鹅翎旋取,涂之。又方:柏白皮、榆白皮、桑白皮、杏仁各二两,甘草一两,羊髓半斤。右锉,以羊脑髓煎令黄,去渣,于磁器盛,每用鹅翎醮药涂之。

外科大成

卷三·耳部·冻疮:冻疮者,由寒极气凝,血滞肌死而成也,甚则手足耳鼻受冷,至不知痛痒者。宜置温处,以绵厚裹之,或用热手熨之,切忌火烘汤泡,犯之则肉死,至春月必落。宜服内托之药,以助阳气,则腐肉自溃,良肉自生,外用莹珠等膏生肌敛口。如骨脱筋连者,急剪去筋,否则浸淫好肉难医。冻耳成疮,生姜自然汁煎膏涂之。

医宗金鉴

卷七十五·外科心法要诀·冻疮:冻疮触犯严寒伤,气血肌肉硬肿僵,凉水揉溻觉热散,大忌烘火立成疮。[注]此证由触犯严寒之气,伤及皮肉着冻,以致气血凝结,肌肉硬肿,僵木不知痛痒。即在着冻之处,垫衣揉搓,令气血活动,次用凉水频洗觉热,僵木处通活如故则已。若日久冻僵,疙瘩不散,用冰一块,绢包溻之,以僵疙瘩化尽为度,此从治之法也。若暴冻即着热,或进暖屋,或用火烘汤泡,必致肉死损形,轻则溃烂，重则骨脱筋连，急剪去筋，否则浸淫好肉。初治宜人参养荣汤，加醇酒服之；溃烂者，外按痈疽溃疡治法。亦有经年不愈者，用独胜膏敷之甚效。

外科证治全书

卷四发·无定处证：冻疮，触冒严寒之气，伤及皮肉，致气血凝结。初起紫斑硬肿，僵木不知痛痒，名曰冻疮。宜用阳和解凝膏贴之。若因暴冻著热或火烘或汤泡，必致皮死溃烂，亦用此膏贴之，三张可愈。

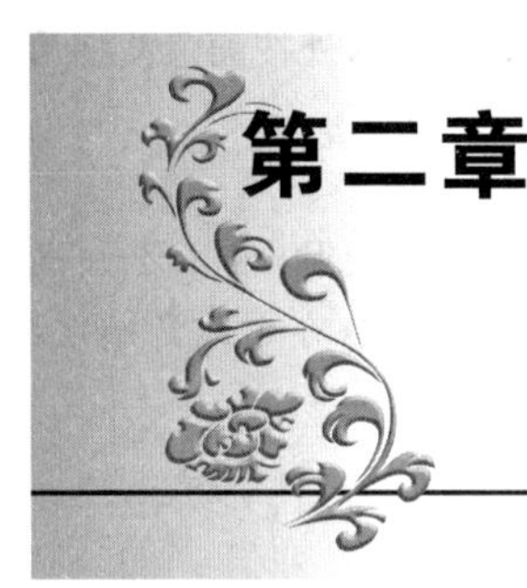

第二章 鼻科文献

一、鼻科总论

本内容包括鼻的解剖生理、一般病因病机，以及涉及两个以上鼻科疾病的文献。对针灸学专著论及鼻科的，以及对重要原著鼻科总论中所载具有较大参考价值的治法文献，所选文献不再在其他相关病症收录。

素问

生气通天论：夫自古通天者生之本，本于阴阳。天地之间，六合之内，其气九洲、九窍、五脏、十二节，皆通乎天气……苍天之气清净则志意治，顺之则阳气固，虽有贼邪，弗能害也，此因时之序。故圣人传精神，服天气，而通神明。失之则内闭九窍，外壅肌肤，卫气散解，此谓自伤，气之削也。

阳不胜其阴，则五脏气争，九窍不通。

金匮真言论：西方白色，入通于肺，开窍于鼻。

阴阳应象大论：清阳出上窍，浊阴出下窍……阴味出下窍，阳气出上窍……肺主鼻……在窍为鼻。

五脏别论：故五气入鼻，藏于心肺，心肺有病，而鼻为之不利也。

玉机真脏论：脾为孤脏……其不及，则令人九窍不通，名曰重强。

宣明五气论：五脏化液，心为汗，肺为涕，肝为泪，脾为涎，肾为唾，是谓五液。

骨空论：任脉者……至咽喉，上颐循面入目……少腹直上者……上颐环唇，上系两目之下中央。

督脉者……与太阳起于目内眦，上额交巅上，入络脑……上贯心入喉，上颐环唇，上系两目之下中央。

五常政大论：少阳司天，火气下临，肺气上从……咳嚏鼽衄鼻窒……少阴司天，热气下临，肺气上从……嚏鼽衄鼻窒。

解精微论：泣涕者脑也，脑者阴也，髓者骨之充也，故脑渗为涕。

灵枢

邪气脏腑病形：十二经脉，三百六十五络，其血气皆上于面而走空窍……其宗气上出于鼻而为嗅。

本神：肺藏气，气舍魄，肺气虚则鼻塞不利，少气。

经脉：大肠手阳明之脉……其支者，从缺盆上颈贯颊，入下齿中，还出挟口，交人中，左之右，右之左，上挟鼻孔。

胃足阳明之脉，起于鼻之交頞中，旁纳太阳之脉，下循鼻外。

小肠手太阳之脉……其支者，别颊上䪼，抵鼻，至目内眦，斜络于颧。

膀胱足太阳之脉，起于目内眦，上额交巅。

三焦手少阳之脉……其支者，从膻中上出缺盆，上项，系耳后直上，出耳上角，以屈下颊至䪼。

胆足少阳之脉……其支者，别锐眦，下大迎，合于手少阳，抵于䪼。

肝足厥阴之脉……循喉咙之后，上入颃颡，连目系，上出额，与督脉会于巅。

经筋：足太阳之筋……其直者，结于枕骨，上头，下颜，结于鼻……其支者，出缺盆，斜上出于頄。

足少阳之筋……循耳后，上额交角，交巅上，下走颔，上结于頄。

足阳明之筋……其直者……上颈，上挟口，合于頄，下结于鼻，上合于太阳。

手阳明之筋……其支者，上颊，结于頄。

营气：营气之道……合足厥阴，上行至肝，从肝上注肺，上循喉咙，入颃颡之窍，究于畜门。其支别者，上额循巅下项中，循脊入骶，是督脉也。

脉度：五脏常内阅于上七窍也。故肺气通于鼻，肺和则鼻能知臭香矣……五脏不和，则七窍不通。

寒热病：足阳明有挟鼻入于面者，名曰悬颅，属口，对入系目本。视有过者取之，损有余，益不足，反者益甚……阴跷、阳跷……交于目内眦。

杂病：哕，以草刺鼻，嚏，嚏而已；无息而疾迎引之，立已；大惊之，亦可已。

口问：口鼻者，气之门户也。

师传：鼻隧以长，以候大肠；唇厚人中长，以候小肠；目下果大，其胆乃横；鼻孔在外，膀胱漏泄；鼻柱中央起，三焦乃约。此所以候六腑者也。

五阅五使：五官者，五脏之阅也。

五脏独决于明堂乎？岐伯曰：五官以辨，阙庭必张，乃立明堂。明堂广大，蕃蔽见外，方壁高基，引垂居外，五色乃治，平博广大，寿中百岁。

鼻者，肺之官也……故肺病者，喘息鼻张……五官不辨，阙庭不张，小其明堂，蕃蔽不见，又埤其墙，墙下无基，垂角去外。如是者，虽平常殆，况加疾哉？

五色：明堂者鼻也，阙者眉间也，庭者颜也，蕃者颊侧也，蔽者耳门也，其间欲方大，去之十步，皆见于外，如是者必寿中百岁。雷公曰：五官之辨奈何？黄帝曰：明堂骨高以起，平以直，五脏次于中央，六腑挟其两侧，首面上于阙庭，王宫在于下极，五脏安于胸中，真色以致，病色不见，明堂润泽以清，五官恶得无辨乎。

动输：胃气上注于肺，其悍气上冲头者，循咽，上走空窍。

邪客：天有日月，人有两目。地有九洲，人有九窍。天有风雨，人有喜怒。天有雷电，人有音声……天有列星，人有牙齿……人与天地相应者也。

五液：心主汗，肝主泪，肺主涕，肾主唾，脾主涎。此五液所出也。

难经

三十七难：五脏者，常上关于七窍也。故……肾气通于耳，耳和则知五音矣。

四十难：经言，肝主色，心主臭，脾主味，肺主声，肾主液。鼻者，肺之候，反而知香臭；耳者，肾之候，而反闻声。其意何也？然：肺者，西方金也，金生于巳，巳者南方火，火者心，心主臭，故令鼻知香臭；肾者，北方水也，水生于申，申者西方金，金者肺，肺主声，故令耳闻声。

针灸甲乙经

卷十二・血溢发衄：鼻鼽不利，窒洞气塞，㖞僻多洟，鼽衄有痈，迎香主之。

鼽衄洟出，中有悬痈，宿肉，窒洞不通，不知香臭，素髎主之。

鼻窒口僻，清洟出，不可止，鼽衄有痈，禾髎主之。

鼻鼽不得息，不收洟，不知香臭，及衄不止，水沟主之。

鼻不利，前谷主之。

备急千金要方

卷十七・肺脏脉论：鼻者肺之官，肺气通于鼻，鼻和则能知香臭矣……肺主鼻，鼻是肺之余。

卷三十・针灸下・头面：神庭、攒竹、迎香、风门、合谷、至阴、通谷，主鼻鼽清涕出。

曲差、上星、迎香、素髎、水沟、龈交、通天、禾髎、风府，主鼻窒喘息不利，鼻㖞僻多涕，鼽衄有疮。

水沟、天牖，主鼻不收涕，不知香臭。

龈交，主鼻中息肉不利，鼻头额頞中痛，鼻中有虫蚀疮。

承灵、风池、风门、譩譆、后溪，主鼻衄、窒、喘息不通。

脑空、窍阴，主鼻管疽，发为疠鼻。

风门、五处，主时时嚏不已。

肝腧，主鼻中酸。

中管、三间、偏历、厉兑、承筋、京骨、昆仑、承山、飞扬、隐白，主头热鼻鼽衄。

中管，主鼻闻焦臭。

复溜，主涎出鼻孔中痛。

京骨、申脉，主鼻中衄血不止淋漓。

厉兑、京骨、前谷，主鼻不利涕黄。

天柱，主不知香臭。

圣济总录

卷一百一十六·鼻门·鼻统论：论曰肺为五脏华盖，开窍于鼻，肺气和则鼻亦和，肺感风冷，则为清涕，为齆，为息肉，为不闻香臭，肺实热，则为疮为痛，胆移热于脑，则浊涕不已，谓之鼻渊，惟证候不同，故治疗亦异。

三因极一病证方论

卷十六·鼻症证治：肺为五脏华盖，百脉取气于肺。鼻为肺之阊阖，吸引五臭，卫养五脏，升降阴阳。故鼻为清气道。或七情内郁，六淫外伤，饮食劳逸，致清浊不分，随气壅塞，遂为清涕、鼻洞浊脓、脑丝、衄血、息肉，久而为齆。虽种种不同，未始不涉三因，有致泥丸汨乱，变生诸证。

素问玄机原病式

六气主病·热类：鼻窒、鼽、衄、血溢血泄……衄蔑、血污，皆属于热。手少阴君火之热，乃真心小肠之气也。

小儿卫生总微论方

卷十八·鼻中病论·鼻中病论：肺气通于鼻，气不和，为风冷所乘，停滞鼻中，搏于津液，使涕凝结壅，气不通快，不闻臭香，谓之鼻塞。若风冷搏于血气而生瘜肉塞滞者，谓之齆鼻。若风湿相搏，则鼻内生疮，而有脓汁出也。若脑热攻鼻中干燥，或生疮痂，则硬而无脓汁也。

脾胃论

脾胃虚实传变论：阴阳应象大论云：谷气通于脾，六经为川，肠胃为海，九窍为水注之气。九窍者，五脏主之，五脏皆得胃气乃能通利。通评虚实论云：头痛耳鸣，九窍不利，肠胃之所生也。胃气一虚，耳目口鼻俱为之病。

脾胃胜衰论：夫脾胃不足，皆为血病。是阳气不足，阴气有余，故九窍不通。诸阳气根于阴血中，阴血受火邪则阴盛，阴盛则上乘阳分，而阳道不行，无生发升腾之气也。夫阳气走空窍者也，阴气附形质者也。如阴气附于上，阳气升于天，则各安其分也。今所立方中有辛甘温药者，非独用也；复有甘苦大寒之剂，亦非独用也。以火酒二制为之使，引苦甘寒药至顶，而复入于肾肝之下，此所谓升降浮沉之道，自偶而奇，奇而至偶者也。泻阴火，以诸风药升发阳气，以滋肝胆之用，是令阳气升，上出于阴分，末用辛甘温药接其升药，使大发散于阳分，而令走九窍也。经云：食入于胃，散精于肝，淫气于筋；食入于胃，浊气归心，淫精于脉；脉气流经，经气归于肺；肺朝百脉，输精于皮毛；毛脉合精，行气于腑。且饮食入胃，先行阳道，而阳气升浮也。浮者，阳气散满皮毛，升者，充塞头顶，则九窍通利也。

脾胃虚则九窍不通论：真气又名元气，乃先身生之精气也，非胃气不能滋之。胃气者，谷气也，营气也，运气也，生气也，清气也，卫气也，阳气也；又天气、人气、地气，乃三焦之气，分而言之则异，其实一也，不当作异名异论而观之。

经言阳不胜其阴，则五脏气争，九窍不通。又脾不及，则令人九窍不通，名曰重强。又五脏不和，则九窍不通。又头痛耳鸣，九窍不利，肠胃之所生也。请析而解之。答曰：夫脾者阴土也，至阴之气，主静而不主动；胃者阳土也，主动而不息。阳气在于地下，乃能生化万物。故五动在上，六气在下，其脾长一尺掩太仓，太仓者，胃之上口也。脾受胃禀，乃能熏蒸腐熟五谷者也。胃者十二经之源，水谷之海也。平则万化安，病则万化危。五脏之气，上通九窍。五脏禀受气于六腑，六腑受气于胃。六腑者，在天为风、寒、暑、湿、燥、火，此无形之气也。胃气和平，荣气上升，始生温热。温热者，春夏也，行阳二十五度。六阳升散之极，下而生阴，阴降则下行为秋冬，行阴道为寒凉也。胃既受病不能滋养，故六腑之气已绝，致阳道不行，阴火上行，五脏之受气各受一腑之化，乃能滋养皮肤、血脉、筋骨。故言五腑之已绝于外，是六腑生气先绝，五脏无所禀受而气后绝矣。

肺本收下，又主五气，气绝则下流，与脾土叠于下焦，故曰重强。胃气既病则下溜，经云：湿从下受之。脾为至阴，本乎地也。有形之土，下填九窍之源，使不能上通于天，故曰五脏不和，则九窍不通。胃者行清气而上，即地之阳气也。积阳成天，曰清阳出上窍，曰清阳实四肢，曰清阳发腠理者也。脾胃既为阴火所乘，谷气闭塞而下流，即清气不升，九窍为之不利。胃之一腑病，则十二经元气皆不足也。气少则津液不行，津液不行则血亏，故筋、骨、皮、肉、血、脉皆弱，是气血俱羸弱矣。劳役动作，饮食饥饱，可不慎乎？凡有此病者，虽不变易他疾，已损其天年，更加之针灸用药差误，欲不夭枉得乎？

五脏之气交变论：五脏别论云：五气入鼻，藏于心肺。《难经》云：肺主鼻，鼻和则知香臭。洁古云：视听明而清凉，香臭辨而温暖，此内受天之气而外利于九窍也。夫三焦之窍开于喉，出于鼻。鼻乃肺之窍，此体也；其闻香臭者，用也。心主五臭，舍于鼻。盖九窍之用，皆禀长生为近，心长生在酉，酉者肺，故知鼻为心之所用而闻香臭也。

肝之窍通于目，离为火，能耀光而见物，故分别五色也，肝为之舍，肾主五精，鼻藏气于心肺，故曰主百脉而行阳道。经云：脱气者目盲，脱精者耳聋，心肺有病而鼻为之不利。此明耳、目、口、鼻为清气所奉于天，而心劳胃损则受邪也。

医学发明

卷九：假令肺病……贼邪，燥热相合，鼻窒鼽衄，血溢血泄，其脉涩而浮大，甚者桃仁承气汤，微者犀角地黄汤，极者抵当汤，微极者抵当丸。

严氏济生方

鼻门：夫鼻者，肺之候，职欲常和，和则吸引香臭矣。若七情内郁，六淫外伤，饮食劳役，致鼻气不得宣调，清道壅塞。其为病也，为衄，为痈(痈：通齆，后同)，为息肉，为疮疡，为清涕，为窒塞不通，为浊脓，或不闻香臭。此皆肺脏不调，邪气蕴积于鼻，清道壅塞而然也。治之之法，寒则温之，热则清之，塞则通之，壅则散之，无越于斯。

……夫鼻者，肺之所主，职司清化。调适得宜，则肺脏宣畅，清道自利；摄养乖方，则清道壅塞，故鼻为之病焉。盖肺主于气，肝藏于血，邪热伤之则血热，血热则气亦热，气血俱热，随气上逆，故为鼻衄，甚则生疮；风寒乘之，阳经不利，则为壅塞，或为清涕；蕴积不散，则不闻香臭，或为鼻痈，或生息肉、鼻痛之患矣。

苍耳散，治鼻流浊涕不止，名曰鼻渊。辛夷仁半两，苍耳子炒二钱半，香白芷一两，薄荷叶半钱。上并晒干，为细末，每服二钱，用葱茶清，食后调服。(《绛雪园古方选注·芷辛散》下卷说："《准绳》芷辛散，专治鼻渊。《三因方》易名苍耳散，又谓其统治鼻中之病。按《灵枢》云：手太阴开窍于鼻，而手阳明之脉挟鼻上行，故以白芷入手阳明，疗风去腐，辛夷入手太阴，消涕止渊，然二者性皆外通九窍，升清气于表之功居多。故王好古曰：白芷与辛夷同用，则能入里托散鼻中之病矣。苍耳仁善通顶脑，去鼻中恶肉死肌，薄荷叶气味俱薄，能清至高之风热。合而言之，风火在上，非辛散不能愈也。再按，经言：胆移热于脑，则为鼻渊，是胆热为病之本矣。余谓前方与黄芩、鲜生地、天麦冬同用，以清胆热，亦治本之理欤？)

茜根散，治鼻衄终日不止，心神烦闷。茜根、黄芩、阿胶蛤粉炒、侧柏叶、生地黄各一两，甘草炙半两。上㕮咀，每服四钱，水一盏半，姜三片，煎至八分，去滓，温服，不拘时候。

扎指法：治鼻衄不止。上用线紧扎中指中节。如左鼻出血扎左手中指中节，右鼻出血扎右手中指中节，两鼻出血则左右俱扎之。

仁斋直指方

卷二十一·鼻论：肺为气之主，通窍于鼻。鼻者，清气出入之道路也。阴阳升降，气血和平，则一呼一吸，营卫行焉。其或七情内蠹，六气外伤，则清浊不分，泥丸汩乱，诸证迭起矣。夫血之与气相随而行，若脏腑生热，乘于血气，故热气迫血妄行，自鼻孔出，谓之鼻衄。热则津液中干，冷则髓涕流注，若风冷随气乘于鼻脑，则津液交涕，不能自收，谓之流涕。肺为风寒所伤，津液冷滞，鼻气不宣，香臭不闻，于是壅作鼻齆。冷气停聚，血脉阴凝，岁月淹延，转加壅结，于是变生息肉。或风邪入鼻，搏于正气，邪正相击，鼻道不通，则为鼻痛。或气血壅滞，上焦生热，邪热之气，留伏不散，则为鼻疮。叠是数证，七情，六气，皆当究其感受之原。用药有序，痊愈可期；执方无权，迄未有所济也。

卫生宝鉴

卷十·鼻中诸病并方：胆移热于脑，则嚏频而鼻渊脑热，浊涕不止，如涌泉不常。久而不已，必成衄血之疾，宜以防风汤主之。

丹溪手镜

卷中·鼻：鼻，肺窍也，心肺有病而鼻为之不利也。有寒有热。寒则表之，羌活、独活、防风、升麻、干葛、白芷、黄芪、苍术、甘草、川椒。热则清之，黄芩、黄连。

脉因证治

卷下·鼻·因证：鼻为肺之窍，同心肺，上病而不利也，有寒有热。寒邪伤于皮毛，气不利而壅塞。热壅清道。

治：寒邪伤者，宜先散寒邪，后补卫气，使心肺之气交通，宜以通气汤。

奇效良方

卷五十九：鼻塞与嚏痒者，热客阳明胃之经也。鼽涕者，热客太阴肺之经也。盖鼻者，足阳明胃经所主，阳明之脉，左右相交，注于鼻孔。又鼻者肺之窍，故肺气通于鼻。其邪热干于二经，发于鼻，而为窒塞鼽嚏之证。故经曰：心肺有病而鼻为之不利也。治法观邪所中之何经，所治则不失矣。或因外冒风寒而痛转甚，遂作寒治，而用温热之剂表散，获者偶尔所中。岂知寒覆于热，热郁气浊，清道不利，故有是证。可以辛甘发散，腠理开通，结滞得散，阳热外泄，微者则已，甚者郁结不开，其病转加甚者，虽用退热疏风辛凉之剂解之，时使结散热退，暂愈而已。全在乎验其内外结热之微甚。宜以辛温辛凉之药可也。凡此诸证，全在医之识病，治之了然，无不愈矣。

苍生司命

卷六：鼻疮、鼻痔、鼻痈，皆肺热所致，日久不已，结成息肉如枣，塞滞鼻中，气塞不通，不闻香臭。

医学正传

卷五·脉法：右寸脉浮洪而数，为鼻衄鼻齇。左寸脉浮缓，为伤风鼻塞，鼻流清涕。

万氏秘传片玉心书

卷五：鼻为肺之窍。鼻塞者，盖肺气不通于鼻。然肺主皮毛，风寒外感，则肺气壅闭而鼻塞，川芎膏主之。

鼻涕者，肺为风寒所袭，而津液不收，则为鼻涕，细辛散主之。

齆鼻者，肺受风寒，久而不散，脓涕结聚不开，使之不闻香臭，则成齆矣，万金膏主之。

以上三症，皆宜疏利，俱用加味丽泽通气散。

针灸聚英

卷一上·手太阴肺经·中府：主……肺系急，肺寒热，胸悚悚，胆热呕逆，咳唾浊涕。天府：主暴痹内逆，肝脉相搏，血溢鼻口，鼻衄血不止。二间：主……鼻鼽衄血，多惊，齿痛，目黄。合谷：主……寒热疟，鼻衄不止。偏历：主……鼻衄。禾髎：主尸厥及口不可开，鼻疮息肉，鼻塞不闻香臭，鼽衄。迎香：主鼻塞不闻香臭，偏风口㖞，面痒浮肿，风动叶叶，状如虫行，唇肿痛，喘息不利，鼻㖞多涕，鼽衄有疮，鼻有息肉。

卷一上·足阳明胃经·巨髎：主瘛疭，唇颊肿痛……面风鼻肿。内庭：主……鼻衄不止。厉兑：主……恶寒鼻不利……鼽衄。

卷一上·足太阴脾经·隐白：主腹胀喘满，不得安卧，呕吐食不下，胸中热，暴泄，衄血。

卷一上·手少阴心经·阴郄：主鼻衄，吐血，洒淅畏寒，厥逆气惊，心痛。神门：主……咽干不嗜食……呕血吐血，振寒上气，遗溺，失音。少冲：主……口中热，咽中酸。

卷一上·手太阳小肠经·前谷：主……鼻塞不利，咳嗽吐衄。后溪：主疟寒热，目赤生翳，鼻衄耳聋。

卷一上·足太阳膀胱经·攒竹：主……嚏。曲差：主目不明，鼽衄鼻塞，鼻疮。承光：主……鼻塞不利。通天：主瘿气，鼻衄鼻疮，鼻窒，鼻多清涕。玉枕：主……鼻窒不闻。天柱：主……鼻不知香臭，脑重如脱。心俞：主……咳吐血，黄疸，鼻衄。肝俞：主……眉头痛，惊狂，鼽衄。昆仑：主……鼽衄。京骨：主头痛如破……鼻鼽不止，心痛。

卷一下·足少阴肾经·步廊：主胸胁支满痛引胸，鼻塞不通不得息，呼吸少气。

卷一下·手厥阴心包经·郄门：主呕血衄血，心痛呕哕，惊恐畏人，神气不足。劳宫：主……衄血不止，气逆呕哕烦渴，食饮不下，大小人口中腥臭，口疮。

卷一下·手少阳三焦经·和髎：主……鼻涕，面风寒，鼻准上肿，瘈痛。

卷一下·足少阳胆经·颔厌：主……好嚏。悬颅：主头……鼻洞浊下不止，传为鼽，目昏瞢瞑目。临泣：主……恶寒鼻塞。承灵：主脑风头痛，恶风寒，鼽衄鼻窒，喘息不利。脑空：主……鼻痛。风池：主……欠气多，鼻鼽衄，目内眦赤痛，气发耳塞。悬钟：主……鼻衄，脑疽，大小便涩，鼻中干。

卷一下·足厥阴肝经·曲泉：主……衄血下血。

卷一下·督脉·哑门：主……衄血不止。风府：主……鼻衄。百会：主……饮酒面赤，脑重鼻塞，头痛目眩，食无味，百病皆治。囟会：主……衄血，面赤暴肿，头皮肿，生白屑风，头眩，颜青目眩，鼻塞不闻香臭。上星：主面赤肿，头风，头皮肿，面虚，鼻中息肉，鼻塞头痛……口鼻出血不止。神庭：主……头风目眩，鼻出清涕不止。素髎：主鼻中息肉不消，多涕生疮，鼻窒，喘息不利，鼻㖞僻，鼽衄。兑端：主……衄血不止，唇吻强，齿龈痛，鼻塞痰涎。龈交：主鼻中息肉，蚀疮，鼻塞不利，额頞中痛。

卷一下·任脉·阴交：主……鼻出血。

卷一下·十五络脉：足太阳之别，名曰飞扬，实则鼽窒，头背痛，泻之；虚则鼽衄，补之。

卷四下·杂病歌·鼻口：鼻有息肉治迎香，衄血风府风池良，合谷二间三间穴，后溪前谷委中强，申脉昆仑并厉兑，兼治上星隐白长。鼽衄风府与二间，再兼一穴是迎香。鼻塞上星临泣烧，百会前谷厉兑高，通前通后共七穴，兼治合谷迎香焦。鼻流清涕治人中，上星风府三穴攻。脑泻鼻中臭涕出，曲差上星治有功。鼻衄上星二七壮，兼治绝骨囟会康，又法灸项后发际，两肋中间宛宛央。久病流涕出不禁，百会灸之病绝根。口干尺泽与曲泽，大陵二间少商穴，再兼一穴是商阳，仔细治之效自获。咽干太渊鱼际中，消渴水沟承浆通，金津玉液曲池穴，太冲行间与劳宫，商丘然谷隐白穴，百日以上不可攻。

名医类案

卷一·中风：盖人之口通乎地，鼻通乎天。口以养阴，鼻以养阳。天主清，故鼻不受有形而受无形；地主浊，故口受有形而兼乎无形也。

保婴撮要

卷二·面上症：鼻微黄为平，赤主脾胃实热，身热饮水，乳食如常，用泻黄散清热理脾。微赤主脾经虚热，身凉饮汤，乳食少思，用五味异功散补中健脾。色深黄主小便不通，鼻中干燥，气麄衄血，乃脾热传于肺肾，先用济生犀角地黄汤，后用地黄丸。色淡白乃脾虚泄泻，乳食不化，用六君子汤调补中气。青色主脾土虚寒，肝木所胜，用五味异功散加木香、炮姜温中平肝。黑为死候。

鼻准微黄兼右腮微赤，乃脾肺燥热不能生化肾水，用黄芩清肺饮；膀胱阴虚，阳无所主，用滋肾丸。

卷四·鼻塞鼻衄：左脸青而兼赤者，先用柴胡清肝散，后用地黄丸。右脸赤，乃肺大肠实热也，用泻白散。鼻色赤，乃脾胃实热也，用泻黄散；微赤，乃脾经虚热也，用异功散加升麻、柴胡；色深黄，用济生犀角地黄汤，后用杨氏地黄丸；淡白色，用六君子汤。颏间色赤，用四物汤加山栀；赤甚，用五淋散；小便赤色，用六味丸、补中益气汤。唇色白，用六君子汤。久不愈，用麦门冬饮子。

古今医统大全

卷六十二·鼻证门·病机：鼻之病总属于火。鼻中痒而气喷，作于声为嚏。夫痒为火化，心火邪热干于阳明，发于鼻则痒而嚏也。有故以物扰之而嚏，有视日而嚏者，盖太阳真火耀于目而扰于心，则火热冲上，鼻中痒而嚏也。有风热上攻，头鼻壅塞，有因嚏而痛者，虽证候之不同，同为热也。凡为病不同，邪热所乘之经有异故也。鼻窒与嚏痒者，热客阳明胃之经也。鼽涕者，热客太阴肺之经也。盖鼻者，足阳明胃经所主，阳明脉左右相交，注于鼻孔。又鼻者肺之窍，故肺气通于鼻。其邪热干于二经，发于鼻而为窒塞、鼽涕之证。故经曰：心肺有病，而鼻为之不利也。

治法：治鼻窍不利宜辛散苦泻。心肺有热而鼻为之不利也，或外伤风寒，内热愈窒，筑塞不闻，或流清涕，或痒而涕者，宜麻黄、桂枝、细辛、辛夷之辛味以散。不因外感而惟内热煮宜芩、连、栀子之苦味以泻之。二法为治鼻之大纲也。

疮疡经验全书

卷七：鼻居面中，为一身之血运，而鼻孔为肺之窍，其气上通于脑，下行于肺。若肺气清，气血流通，百病不生。肺气盛，一有阻滞，诸病生焉。

医学入门

卷一·肺：鼻端红紫粉刺谓之鼻齇，内生息肉，谓之鼻痔，流涕不止，谓之鼻渊。皆上热下虚也。

卷一·针灸：鼻塞鼻痔及鼻渊，合谷太冲随手努。鼻塞不闻香臭，针迎香、合谷；鼻痔、鼻流浊涕者，泻太冲、合谷；鼻渊、鼻衄虚者，专补上星。

卷二·伤寒：鼻者，呼吸清气之路，上窍于肺，下通膀胱。

卷五·杂病分类·鼻：鼻塞须知问久新，久成鼽衄渊流津，伤酒鼻齇伤热痛，鼻疮鼻痔热因同。疏风降火真要法，久宜养血补肾真。

鼻乃清气出入之道。清气者，鼻中生发之气也。鼻塞久则气壅不转，热郁于脑，清浊混乱，为鼽为衄为渊。

风热外感者，温以散之。风热有自内郁者，或外感久则郁而为热，或因饮食衣服过暖，因热生风，亦鼻塞流涕，宜降火清金。

凡鼻涕、鼽、渊久甚不愈者，非心血亏则肾水少，养血则血生而火自降，补肾则水升而金自清，虽鼻疮、痔久亦宜。

古今医鉴

卷九·鼻病·脉：左寸脉浮缓为伤风鼻塞，鼻流清涕；右寸脉浮洪而数，为鼻衄、鼻齇。

病：鼻塞不闻香臭，或但遇寒月多塞，或略感风寒便塞，不时举发者，世俗皆以为肺寒，而用表解通利辛温之药不效，殊不知此是肺经多有火邪，郁甚则喜多热，而恶见寒，故遇寒便塞，遇感便发。

治：治法清金降火为主，而佐以通利之剂。若如常鼻塞不闻香臭者，再审其平素，只作肺热治之，清肺火，泻火消痰，或丸药噙化，或末药轻调缓服，久服无不效。又平素原无鼻塞之病，一时偶感风寒，而致鼻塞声重，或流清涕者，只作风寒治之。

本草纲目

卷三十四·辛夷：主治鼻渊、鼻鼽、鼻窒、鼻疮，及痘后鼻疮，并用研末，入麝香少许，葱白蘸入数次，甚良。

时珍曰：鼻气通于天。天者头也，肺也。肺开窍于鼻，而阳明胃脉环鼻而上行。脑为元神之府，而鼻为命门之窍。人之中气不足，清阳不升，则头为之倾，九窍为之不利。辛夷之辛温走气入肺，其体轻浮，能助胃中清阳上行通于天，所以能温中，治头面目鼻九窍之病。轩岐之后，能达此理者，东垣李杲一人而已。

医林绳墨

卷七·鼻：大抵鼻为肺之窍，除伤风鼻塞之外，皆由火热所致，俱用清金降火可也。治以芩、连、山栀、生地、玄参、连翘、花粉、麦冬之属。

鼻者肺之窍，喜清而恶浊也。盖浊气出于下，清气升于上。然而清浊之不分，则窍隙有闭塞者焉。为痈、为痔、为衄、为涕，诸症之所由也。在治者须以清气为主，又降火兼之。因其肺本属金，而畏火者论之，则治之无不明矣。

治法主意：肺主气，开窍于鼻，鼻为病，肺病也。治当以清气为主。

赤水玄珠

卷三：大肠，肺之府也；胃，五脏之所受气者也。经曰：九窍不利，肠胃之所生，鼻主无形者也。经曰：天气通于鼻。又曰：喉主天气。设肠胃无痰火积热，则平常上升之气，皆清气也。若肠胃素有痰火积热，则平常上升之气，皆蕴而为浊矣。金职司降，喜清而恶浊。今受浊气熏蒸，壅遏郁结而为涎涕。至于痔珠息肉之类，乃痰热积久，燥火内燔，风寒外束，隧道壅塞，气之升降，被其妨碍，浇培弥厚，犹积土而成敦阜也。

云林神彀

卷三·鼻病：左寸脉浮缓为伤风、鼻塞、鼻流清涕；右手脉浮洪而数，为鼻衄、鼻齇。感冒风与寒，鼻塞声音重，清涕忽长流，发表药堪用。通窍汤用羌防风，干葛升麻黄芷芎，藁本细辛苍术草，引用花椒姜并葱。

肺经有风热，鼻不闻香臭，丽泽通气汤，一服还依旧。丽泽通气汤黄芪，生葛苍麻黄白芷，甘草防风羌独活，川椒煎服气通之。

胆移热于脑，则辛额鼻渊，浊涕下不已，常常如涌泉。荆芥连翘汤薄荷，柴胡芎归生地和，白芷防风芩梗芍，山栀甘草不须多。鼻渊出涕日长流，参芷芎归茯麦求，荆防薄蔓秦艽草，香附苍耳一两头，天竺三钱研细末，蜜丸梧子米汤投。

人有赤鼻者，热血入于肺，而成酒齄鼻，养血清火治。清血四物用芎归，白芍生地茯陈皮，黄芩红花甘草减，水煎调下五灵脂。鼻头紫黑者，多是感风寒，血冷则凝滞，活血是灵丹。当归活血芍防风，芩梗栀翘薄芷芎，牡丹红花甘草入，荆芥姜茶大有功。

济世全书

卷五・鼻病：夫鼻者，肺之所主，职司清化，调适得宜则肺脏宜畅，清导自利。摄养乖方则清导壅塞，故鼻为之病也。盖肺主气。肝藏于血，邪热伤之则血热，血热气亦热，血气俱热，随气上逆，故为鼻衄，甚则生疮。风寒乘之，阳经不利为壅塞，或为清涕蕴积不散，散则不闻香臭，或为鼻衄或生息肉。又有热留邪移于脑，遂至鼻渊，渊浊涕下而不止，传于蔑瞑目，故得之气厥也。

针灸大成

卷六・手太阴经穴主治：中府，主……肺系急，肺寒热，……咳唾浊涕…。天府：主口鼻衄血。

手阳明大肠经穴主治：二间：主……鼻鼽衄血。合谷：主……鼻衄不止。偏历：主……鼻衄。禾髎：主……鼻疮息肉，鼻塞不闻香臭，鼽衄不止。迎香：主鼻塞不闻香臭……鼻喎多涕，鼽衄骨疮，鼻有息肉。

足太阴经穴主治：隐白：主……衄血，尸厥不识人。

手少阴经穴主治：阴郄：主鼻衄吐血。

手太阳经穴主治：前谷：主……鼻塞不利，咳嗽吐衄。后溪：主……鼻衄。

足太阳经穴主治：攒竹：主……嚏。眉冲：主五痫，头痛，鼻塞。曲差：主目不明，鼽衄，鼻塞，鼻疮。承光：主……鼻塞不闻香臭，口喎，鼻多清涕。通天：主……鼻衄、鼻疮、鼻窒，鼻多清涕。玉枕：主头风痛不可忍，鼻窒不闻。天柱：主……鼻不知香臭。风门：主……多嚏，鼻鼽出清涕。心俞：主……鼻衄。肝俞：主多怒，黄疸，鼻酸。上髎：主……鼻衄。飞扬：实则鼽窒，头背痛，泻之；虚则鼽衄，补之。昆仑：主……鼽衄。京骨：主……鼻鼽不止。通谷：主头重目眩，善惊，引鼽衄，项痛。至阴：主目生翳，鼻塞头重。

足少阴经穴主治：涌泉：主……鼻衄不止。步廊：主……鼻塞不通，呼吸少气。

卷七・手厥阴经穴主治：郄门：主呕血，衄血。

手少阳经穴主治：和髎：主……鼻涕，面风寒，鼻准上肿。

足少阳经穴主治：悬颅：主……鼻洞浊下不止，传为鼽，目昏瞢瞑目。承灵：主脑风头痛，恶风寒，鼽衄鼻窒，喘息不利。脑空：主……鼻痛。风池：主……欠气多，鼻鼽衄。悬钟：主……鼻衄，脑疽，大小便涩，鼻中干。

足厥阴经穴主治：曲泉：主……衄血下血。

任脉经穴主治：阴交：主……鼻出血。水分：主……鼻出血，小儿陷囟。

督脉经穴主治：哑门：禁灸，灸之令人哑。主……诸阳热气盛，衄血不止。风府：主……鼻衄。百会：主……脑重鼻塞。前顶：主……鼻多清涕，顶肿痛。囟会：主……衄血……鼻塞不闻香臭。上星：主……鼻中息肉，鼻塞头痛……口鼻出血不止。神庭：主……鼻出清涕不止。素髎：主鼻中息肉不消，多涕，生疮鼻窒，喘息不利，鼻喎僻，鼽衄。

鼻有息肉：迎香。

衄血：风府、风池、合谷、三间、二间、后溪、前谷、委中、申脉、昆仑、厉兑、上星、隐白。

鼽衄：风府、二间、迎香。

鼻塞：上星、临泣、百会、前谷、厉兑、合谷、迎香。

鼻流清涕：人中、上星、风府。

脑泻，鼻中臭涕出：曲差、上星。

鼻衄：上星（灸二七壮），绝骨、囟会。又一法：灸项后发际两筋间宛宛中。

久病流涕不禁：百会（灸）

卷九·治症总要·鼻窒不闻香臭：迎香、上星、五处、禾髎。问曰：此症缘何而得？针数穴皆不效。答曰：皆因伤寒不解，毒气冲脑，或生鼻痔，脑中大热，故得此症。复刺后穴：水沟、风府、百劳、太渊。

鼻流清涕：上星、人中、风府。问曰：此症缘何而得？答曰：此因伤风不解，食肉饮酒太早，表里不解，咳嗽痰涎，及脑寒疼痛，故得此症。复针后穴：百会、风池、风门、百劳。

脑寒泻臭：上星、曲差、合谷。问曰：此症缘何而得？答曰：皆因鼻衄不止，用药吹入脑户，毒气攻上脑顶，故流鼻臭也。复刺后穴：水沟、迎香。

鼻渊鼻痔：上星、风府。问曰：针此穴未效，复刺何穴？答曰：更刺后穴：禾髎、风池、人中、百会、百劳、风门。

鼻衄不止：合谷、上星、百劳、风府。问曰：此症缘何而得？出血不止。答曰：血气上壅，阴阳不能升降，血不宿肝，肝主藏血，血热妄行，故血气不顺也。针前不效，复刺后穴：迎香、人中、印堂、京骨。

证治准绳

杂病·第八册·鼻：頞中属足阳明胃经，督脉之会。鼻属手太阴肺经，又属手少阴心经，又属手足阳明大肠、胃经，督脉之交会。其在小儿面部谓之明堂，属足太阴脾经，侠鼻孔两旁五分（名迎香穴），属手足阳明大肠、胃经之会。直两目瞳属是明胃经，阴跷脉之会。

幼科·集之九：张涣按，小儿肺气通于鼻。气为阳。若气受风寒，停滞鼻间，则成鼻塞；气寒使津液不收，则多涕；若冷气久不散，脓涕结聚，使鼻不闻香臭，则成齆鼻；若挟热则鼻干，皆妨害乳食。

医学准绳六要

肺开窍于鼻，世所共知也。然阳明之脉挟鼻络目，结于迎香，左之右，右之左，去鼻孔各开五分，是穴。风邪从面而来，则入阳明，脉道怫郁，气不通畅，故清涕时出，久变为浊。所谓外寒束内热，论极有理。须辛散之。方书多用升麻、葛根、白芷、葱白，乃阳明经药也。郁热既久，顿发不开，必加辛凉，酒枯芩、薄荷之类。至于酒客膏粱，辛热炙煿太过，火邪炎上，孔窍窒塞，则为鼻渊，鼻中浊涕如涌泉，渐变鼻蔑、衄血、息肉、鼻痔等证。即《素问》所谓胆移热于脑之义。

寿世保元

卷六·鼻病：右手脉浮洪而数，为鼻衄流血。左手脉浮缓，为伤风鼻塞，鼻流清涕。

景岳全书

卷二十七：鼻为肺窍，又曰天牝，乃宗气之道，而实心肺之门户。故经曰心肺有病，而鼻为之不利也。然其经络所至专属阳明，自山根以上，则连太阳、督脉以通于脑。故此数经之病皆能及之。若其为病则窒塞者谓之鼽，时流浊涕而或多臭气者谓之鼻渊，又曰脑漏，或生息肉而阻塞气道者，为之鼻齆，及有喷嚏、鼻衄、酒皶赤鼻之类，各当辨而治之。然总之鼻病无他也，非风寒外感则内火上炎耳。外感者治宜辛散，内热者治宜清凉。知斯二者，则治鼻大纲尽乎是矣。

简明医彀

卷五·鼻证：……鼻者，肺之外候。又曰：胆邪移热于脑，令人辛頞鼻渊。盖肺开窍于鼻，肺气清顺，鼻气通利而知香臭；肺受风火之邪，怫郁于经，则津液壅沸，故鼻气不得宣调，或流浊涕，稠水不止，名鼻渊证，俗为脑漏是也。此火极反兼水化也之象。夫五行之理，微则当其本化，甚则兼其鬼贼。故经曰亢则害，承乃制也。凡鼻之为病，如生疮、干结、痛痒、鼽衄，至于鼻痔、鼻息、鼻痈、鼻皶等诸证，皆属于火也。惟伤风鼻塞，流清涕者为寒；若鼻中热气，浊涕有痰，亦为热矣。脉右寸浮洪而数。治当清肺火，有风邪兼疏散。

医原

卷上·人身一小天地论：肺开窍于鼻，燥病鼻多干涩，湿病鼻多润泽。鼻流清涕多风寒，鼻流浊涕多热。鼻空燥如烟煤为阳毒热极，鼻空冷滑而黑为阴毒冷极。痰饮壅遏肺气则呼吸有声，肺肾虚则出入气微，或喘急抬肩、鼻孔煽张。气微与煽张，则神气由此散矣。

证治汇补

卷四·上窍门·鼻病·大意：肺脏位高体脆，性恶寒，又畏热，鼻为肺窍，若心肺有病，则气息不利。（丹溪）

内因:人身水升火降,荣卫调和,则鼻司呼吸,往来不息,苟或寒伤皮毛,则鼻塞不利,火郁清道,则香臭不知。(《入门》)

外候:有新久之别,新者偶感风寒,鼻塞便发,乃肺伏火邪,郁甚则喜热恶寒,故略感冒而亦发,又有不待外感,时常鼻塞干燥者,乃肺有痰火也。(《入门》)

鼻涕外候:鼻乃清气出入之道,塞则气壅热郁,清浊混乱,为鼽为渊,鼽者鼻流清涕,热微,渊者鼻流清涕,热重,间有属寒者,必涕清不臭,但觉腥秽,宜辛温填补,禁用凉剂,但郁热者多,脑寒者少,须审别施治。(《汇补》)

脉法:左寸浮缓,为伤风鼻塞,右寸浮洪,为肺火鼻齇。

鼻病治标:鼻病,除伤风发散之外,皆由火热所致,俱用清金降火之法。(《绳墨》)

鼻病治本:凡鼽渊疮痔久不愈者,非心血亏,则肾水少,养血则阴生而火自降,补肾则水升而金自清,又鼻塞久不愈者,亦有内伤肺胃,清气不能上升,非尽外感也。(《入门》)

用药:主以防风汤,外风,加羌活、荆芥、薄荷、细辛、辛夷、白芷,内火,加山栀、连翘、花粉、桔梗、元参、桑皮,内外兼病,用双解散,内热过盛,用凉膈散,清气不升,补中益气汤,肾真不朝,六味丸。

鼻病选方:防风汤,统治鼻病在标者。防风、川芎、黄芩、桔梗、甘草、大力子。

冯氏锦囊秘录

卷六·杂症大小合参·儿科鼻病:夫鼻为肺窍。经曰:天气通于肺。若肺胃无痰火积热,则平常上升,皆清气也。肺家有病,则鼻不利,如伤热之不散,或伤寒之久郁成热,皆能使塞而不利。若平人而多涕,或黄或白或带血,如脓状者,皆肾虚所致,不可过用凉药。更夫嚏者,鼻出声也。欲名喷嚏,经曰:是阳气和利,满于心,出于鼻,故为嚏。向日而嚏者,金畏火也。伤风多嚏者,火郁于肺也。拨孔即嚏者,金叩乃鸣也。更有风邪客于皮毛,是以津液不收,致流清涕,头楚若锯者,名曰鼻鼽。更有金不生水,则元阳虚火上升,而成鼻干者。更有鼻渊者,谓其涕下不止,如彼水泉,故名之也。经曰:是胆移热于脑。盖胆脉起于目锐眦,上抵面门,入络于脑,然阳明之脉,亦挟鼻络目,傍约太阳之脉者也。今因脑热,则足太阳逆,与阳明之脉俱盛,洎于额中,是以鼻额酸痛,涕下不止矣。更有寒邪未尽,虚热渐炽,是以脓涕结聚,香臭不闻,此名鼻齆。更有热血入面,为寒所拂,是以污浊凝滞,则成鼻齇。或得之酒刺生面,上焦火盛者。更有鼻生紫赤刺瘾疹,欲名肺风。更有风湿之气,壅成内热,或因气疳,故鼻下两傍,疮湿痒烂,是名鼻疳,俗呼鼻䘌疮。不甚痛,汁所流处,即成烂疮。更有肺中积热,六阳上蒸,或成赤鼻者。更有或心或肺或胃,蕴热过极,迫血妄行,上干情道,而为鼻衄者。更有温热之气,外郁皮毛,内应太阴,故三焦之火,得以上炎,为鼻生赘,如灶火上炎,而成煤也。又有胃中食积,热痰流注,是以上疗而鼻生瘜肉,犹湿地得热而生菌也,治宜利膈去热,切勿因碍伤动,否则便成鼻痔矣。更脑病者,其候有二,若清水流出而不痛者为寒;若流黄臭水而痛者为热,久而不愈,即名脑漏,治法当内服清利胆热,外于囟会通天二穴灸之。

医宗金鉴

卷八十五·刺灸心法要诀:上星通天主鼻渊,息肉痔塞灸能痊,兼治头风目诸疾,炷如小麦灼相安。注:上星、通天二穴,主治鼻渊,鼻塞,息肉,鼻痔。左鼻灸右,右鼻灸左,左右鼻俱病者,左右俱灸,灸后鼻中当去一块,形如朽骨状,其病自愈,兼治头风目疾等证也。上星宜刺三分,留六呼,灸五壮。一云宜三棱针出血,以泻诸阳之热气。通天穴宜刺三分,留七呼,灸三壮,其壮如小麦大始相宜也。

幼幼集成

卷四·鼻病证治:……西方白气,入通于肺,开窍于鼻。又曰:五气入鼻,藏于心肺,有病而鼻为之不利也。盖鼻为肺之窍,鼻塞者肺气不通于窍。然肺主皮毛,风寒外感,则肺气壅闭而鼻塞,川芎膏。

鼻涕者,肺为寒风所袭,而津液不收,则为鼻涕,细辛散疏之。

鼻齆者,肺受风寒,久而不散,脓涕结聚不闻,使不闻香臭则齆矣,万金膏。

以上三证,皆宜疏利,俱用通气散。

医碥

卷三·杂症·鼻:肺开窍于鼻,胃脉起鼻两旁,交頞,大肠脉夹鼻孔,小肠脉抵鼻,膀胱筋结鼻下两旁,气出于鼻,气热且郁,则蒸成水而为涕;但热不郁,则干且痛而带辛。

偶感风寒鼻塞者，自作风寒治。若平日常常鼻塞，不闻香臭，或值寒月，或略感风寒即塞者，乃肺经素有火郁。喜热(热则行散，故喜之)恶寒，故略一感寒即发，气壅不舒，热郁于脑，鼽渊瘜痔，皆由此生，清金降火为主(桑白皮不可少)，佐以通气之剂。气有余为火，固矣。亦有脾胃气虚不能升发，郁而成火者，补中益气汤主之。外治：瓜蒂、细辛、麝为末，棉裹塞鼻；或萆麻仁和枣捣塞，每日易之。

四圣心源

卷八·七窍解·鼻口根原：鼻口者，手足太阴之窍也。脾窍于口而司五味，肺窍于鼻而司五臭。人身之气，阳降而化浊阴，阴升而化清阳。清则冲虚，浊则滞塞，冲虚则生其清和，滞塞则郁为烦热。上窍冲虚而不滞塞，清和而不烦热者，清气升而浊气降也。浊降而清升，故口知五味而鼻知五臭。而口鼻之司臭味，非第脾肺之能也，其权实由于心。以心窍于舌，心主臭而口主味，鼻之知五臭者，心也，口之知五味者，舌也。心为君火，胆与三焦为相火，三焦升则为清阳，胆木降则为浊阴，三焦陷而胆木逆，清气降而浊气升，则鼻口滞塞而生烦热，臭味不知矣。而清气之升，由鼻而上达，浊气之降，自口而下行。盖鼻窍于喉，口通于咽，鼻者清气之所终，口者浊气之所始也。喉通于脏，咽通于腑，喉者地气之既升，咽者天气之初降也。浊气不降而清气下陷，则病见于口，清气不升而浊气上逆，则病见于鼻。故鼻病者，升其清而并降其浊，口病者，降其浊而兼升其清。升清之权，在于太阴，太阴陷则乙木不能升其清，降浊之机，在于阳明，阳明逆则辛金不能降其浊。得升降之宜，则口鼻之窍和畅而清通矣。

卷八·七窍解·鼻病根原：鼻病者，手太阴之不清也。肺窍于鼻，司卫气而主降敛。宗气在胸，卫阳之本，贯心肺而行呼吸，出入鼻窍者也。肺降则宗气清肃而鼻通，肺逆则宗气壅阻而鼻塞。涕者，肺气之熏蒸也。肺中清气氤氲如雾，雾气飘洒化为雨露而输入膀胱，则痰涕不生。肺金不清，雾气瘀浊不能化水，则凝郁于胸肺而痰生，熏蒸于鼻窍而涕化。痰涕之作皆由于辛金之不降也。肺金生水而主皮毛，肺气内降则通达于膀胱，肺气外行则熏泽于皮毛。外感风寒而皮毛闭秘，脏腑郁遏，内不能降，外不能泄，蓄积莫容则逆行于鼻窍。鼻窍狭窄，行之不及，故冲激而为喷嚏。肺气熏腾，淫蒸鼻窍，是以清涕流溢，涓涓而下也。肺气初逆则涕清，迟而肺气堙郁，清化为浊，则滞塞而胶粘，迟而浊菀陈腐，白化为黄，则臭败而秽恶，久而不愈，色味如脓，谓之鼻痈，皆肺气逆行之所致也。其中气不运，肺金壅满，即不感风寒而浊涕时下，是谓鼻渊。鼻渊者，浊涕下不止也。肺气之郁总出土湿胃逆，胃逆则浊气填塞，肺无降路故也。

徐大椿医书全集

卷四·杂病证治·鼻病：人身水升火降，营卫调和，则鼻司呼吸，往来不息。若寒伤肺气则鼻塞不利，火郁清道则香臭不知。

外证：肺受风寒，鼻孔便塞。肺脏伏火，郁极畏寒，不因感冒而时常鼻塞干燥者，乃肺家素有痰火也。

辨证：热微则鼻流清涕，为鼻鼽。热甚则鼻流浊涕，为鼻渊。间有脑寒者，必涕清不臭，但觉腥秽而已。鼻齇得热则红赤，得冷则紫黑，此湿热伤于肺脏，感寒感热，故或赤或紫，咸得见于鼻端也。不嗜酒酪者，为肺风。血热鼻酸，为寒邪郁火内煽。鼻痛是胃火挟痰上攻。

治法：外感风寒宜发散和解，内伏火热宜清金降火。久患鼽渊，非心血亏即肾水少，养血则阴升而火自降，滋肾则水升而金自清。鼻塞亦有内伤肺胃清气不升，非尽外感也。时出黄水，或流浊涕，此胆经移热，是为脑砂。

用药：外感风寒，防风汤加羌活、荆芥、薄荷、细辛、白芷。内伏火热，甘桔汤加连翘、山栀、黄芩、花粉、元参、桑皮。内外兼病，双解散。内火过盛，凉膈散。清气不升，补中益气汤。肾阴不朝，六味地黄汤。

临证指南医案

卷八：鲍(十七)，两三年鼻塞不闻，清涕由口呛出，而气窒仍然。大凡头面诸窍，皆清阳交会通行之所，就外邪来乘，亦必雾露无质清邪。邪郁既久，气血失其流畅，进药攻治，必不效验。欲治其疴，须查手太阴自少商穴起，施针刺，以泄邪流气，乃一法也。

杂病源流犀烛

卷二十三·鼻病源流：鼻为肺窍，外象又属土。

肺和则鼻自无病，安可不急急于手太阴以图治哉。

鼻病修养法：《养性书》曰：常以手中指，于鼻梁两边揩二三十遍，令表里俱热，所谓灌溉中岳，以润于肺也。常去鼻中毛,谓神气出入之门户也。

罗氏会约医镜

卷六·论鼻证:流浊涕为鼻渊,是脑受风热。流清涕为鼻鼽,是脑受风寒,包热在内。脑崩臭水为脑漏,是下虚上热,亦脑有内虫。鼻塞无闻,是阳明风热。鼻生息肉,是阳明湿热。鼻痛,是阳明风热。

肺开窍于鼻,阳明胃脉亦挟鼻上行。以窍言之,肺也,以用言之,心也。然总之鼻症不一,非风寒外感,即阴虚火炎。治外感者宜辛散,治内热者宜滋阴以降火。治法大纲尽乎是矣。

医学传心录

鼻塞者肺气之不利:鼻者肺之窍。鼻塞有二症:鼻塞不闻香臭,或但遇寒月多塞,或略感风寒而塞者,是肺经素有火邪,火甚则喜热而恶见寒,故遇冬便塞,遇风便发也。若一时感风寒而鼻塞声重者,自作风寒治。大抵鼻之为病,除伤风鼻塞之外,皆由火热所致,俱用清热之药也。

医方辨难大成

卷七十二·鼻证·上集:第一问鼻有闭塞,证治何分?人身之清阳上升而无阻滞之为害,则一切空虚之窍,有宣扬透发之乐;人身之浊阴下降而无凝结之为殃,则凡属污秽之气有消融净尽之休。籍非然者,清阳为浊阴所扰,浊阴于清阳有锢蔽,则壅而上行,即有以闭其空洞之道,据而下聚,则有以塞其降除之路,病必迭生,证有难名矣。

医学举要

卷三:鼻中之病,手太阴、手阳明主病。经又云:胆移热于脑,令人辛頞鼻渊。芷辛散统治鼻病。以白芷一两,散阳明之风;辛夷五两,散太阴之风;苍耳仁炒去皮二钱半,散巅脑之风,并能祛腐止渊;薄荷叶二钱,气味俱轻,能上行至商之分。为散,每一钱,葱白汤及茶清汤服。服之不效,亦宜参用治本之法。

杂症总诀

鼻病:……肺和则鼻能知香臭。又云:胆移热于脑,令人辛頞鼻渊,传为衄蔑瞑目。是知初感风寒之邪,久则风化热,热郁则气痹而窒塞矣。

无形之气通于鼻,鼻塞声重风寒被;胆移热脑鼻渊生,喜饮鼻赤伤肺气。

清邪郁久,肺气窒塞:当开上宣郁。连翘、荷叶、滑石、苦丁茶、蔓荆、白芷。

热壅肺气:知母、贝母、梨肉煎膏。

精虚鼻渊:脑髓不固,淋下无秽气,此劳怯之根也。天真丸。

脑热鼻渊:兼耳鸣左甚。初用苦辛凉散,羚角、苦丁茶、菊叶、连翘、山栀、夏枯草、滑石;久则用咸降、滋填、镇摄,虎潜丸。

医学摘粹

杂证要法·七窍病类·鼻病:鼻病者,手太阴之不清也。肺窍于鼻,宗气所由出入而行呼吸者也。必肺降而气清,其鼻窍乃宣通而不窒。若肺逆不降,则宗气壅阻,而鼻塞流涕之病作矣。盖肺主皮毛,如外感风寒,而皮毛窍闭,肺气不宣,其冲激于鼻窍,则为嚏喷;其熏蒸于鼻窍,则为清涕;久之,涕清者,化为浊则滞塞而胶粘;再久之,涕白者,化为黄则臭败而秽恶,久而不愈,色味如脓,则鼻痈之病成矣。如中气不运,肺金壅满,即不感风寒,而浊涕时下者,此即鼻渊之谓也。而究其本源,总由土湿胃逆,浊气填塞于上,肺是以无降路矣。如肺气郁升,鼻塞涕多者,以桔梗元参汤主之;如肺热鼻塞浊涕黏黄者,以五味石膏汤主之;如鼻孔发热生疮者,以黄芩贝母汤主之;如鼻塞声重语言不清者,以苓泽姜夏苏汤主之。

外证医案汇编

卷一·面部·鼻疡:……鼻病无他也,非风寒外感,则风火上炎耳。外感治宜辛散,内热治宜清凉。知斯二者,治鼻大纲尽乎是矣。此治内症之大概也。帷治外科者,亦不能出此范围。肺开窍于鼻,五味入鼻,藏于心肺,心肺有病,鼻为之不利也。鼻属阳明,位居中土。脾热者,鼻先赤。伤寒二日阳明受之。阳明主肉,侠鼻络于口。鼻为肺窍,胆移热于脑,则辛頞鼻渊。鼻渊者,浊涕下不止也。相火司天,鼽衄鼻窒;君火司天,鼽衄鼻窒。肺之外症,属火者多,风寒湿兼而有之。肺属金畏火,肺主气,风寒湿壅滞气机。至于鼻疽、鼻痔、鼻息、鼻痈，坚硬难除者，或风寒郁结，或喜食膏粱炙煿，阳明化热，经络壅塞而成。阳明主肉，故肉坚而不易化也。属阳明者多肺医疮、酒齄鼻、赤鼻、粉刺、肺风。或酒湿伤脾，脾经蕴热，熏灼于肺，属脾肺者多。脑漏一症其因有三：或伤于风，或伤于寒，或伤于热，或肝胆之热，上移于脑。伤于风者，太阳隐痛，其涕清。伤于寒者，额隐痛，其涕浊。伤于热者，其涕黄浊，腻而臭秽者也。亦有脑髓不固，淋下无度，精气不足，致成虚怯。今录之方，虽曰外症，皆属内因。故治鼻须辨三因：内因、外因、不内外因。辨于指掌，治鼻之法得矣。

二、酒 齄 鼻

素问

刺热论：脾热病者鼻先赤。

灵枢

热病：苛轸鼻，索皮于肺，不得，索之火，火者心也。

诸病源候论

卷二十七·血病诸候·酒皶候：此由饮酒，热势冲面，而遇风冷之气相搏所生，故令鼻面生皶，赤皰帀帀然也。

新修本草

卷十三·草木部中品·栀子：味苦，寒，大寒，无毒。主五内邪气，胃中热气，面赤酒疱齄鼻，白癞、赤癞，疮疡。

太平圣惠方

卷四十·治酒齄诸方：夫面生齄者，由饮酒，热势冲面，而遇风冷之气相搏所生也，故令鼻面生齄赤疱，匝匝然也。

格致余论

面鼻得冷则黑论：诸阳聚于头，则面为阳中之阳，鼻居面中央，而阳明起于頞中，一身之血运到面鼻，到面鼻阳部，皆为至清至精之血矣。酒性善行而喜升，大热而有峻急之毒。多酒之人，酒气熏蒸面鼻，得酒血为极热，热血得冷为阴气所搏，淤浊凝结，滞而不行，宜其先为紫而后为黑色也。须用融化滞血使之得流，滋生新血可以运化，病乃可愈。予为酒制四物汤，加炒片芩、茯苓、陈皮、生甘草、酒红花，生姜煎，调五灵脂末饮之。气弱者，加酒黄芪，无有不应者。

丹溪心法

卷四·鼻病：酒齄鼻，是血热入肺。治法：用四物汤加陈皮（又云柏皮）、红花、酒炒黄芩煎。入好酒数滴，就调炒五灵脂末同服，《格致论》中，于上药有茯苓、生姜。气弱者，加黄芪。

入方：用桐油入黄连末，以天吊藤烧灰，热敷之。一云用桐油入天吊藤烧，油熟，调黄连末拌敷之。

又方：用山栀为末，蜜蜡丸弹子大。空心嚼一丸，白汤送下。

附录：酒齄者，此皆壅热所致。夫肺气通于鼻，清气出入之道路，或因饮酒，气血壅滞，上焦生热，邪热之气，留伏不散，则为之鼻疮矣。又有肺风不能饮而自生者，非尽因酒耳，宜一味淅二泔，食后用冷饮，外用硫黄入大菜头内，煨碾涂之。若鼻尖微赤及鼻中生疮者，辛夷碾末，入脑射少许，绵裹纳之。或以枇杷叶拭去毛锉，煎汤候冷，调消风散，食后服。一方，以白盐常擦妙。

金匮钩玄

酒齄鼻：血热入肺，四物汤加陈皮、红花、酒炒黄芩，煎，入好酒数滴，就炒五灵脂末，服效。又用桐油入黄连，以天吊藤，烧油热，敷之。

秘传证治要诀及类方

卷十·鼻：酒齄鼻属肺，有不能饮而自生者，非尽因酒，酒齄乃俗呼耳，宜一味折二泔，食后用冷饮，外用硫黄入大黄头内，碾涂之。若鼻尖微赤及鼻中热生疮者，辛夷碾末，入脑麝少许，绵裹纳之。或以枇杷叶拭去毛，不须涂炙，锉细，煎浓汤，候冷，调消风散，食后临卧进。

丹溪心法

卷四:酒皶鼻是血热入肺。治法:用四物汤加陈皮、红花、酒炒黄芩,煎,入好酒数滴,就调炒五灵脂末同服。

入方:用桐油入黄连末,以天吊藤烧灰,热傅之。一云用桐油入天吊藤烧,油熟,调黄连末拌傅之。

又方:黄柏　苦参　槟榔等为末,傅以猪脂调,尤妙。

又方:以青黛　槐花　杏仁研,傅之。

丹溪治法心要

卷五・鼻:酒皶鼻,血热入肺,以四物汤加陈皮、酒红花、酒炒黄芩,煎,入好酒数滴就调,炒五灵脂末服之,效。又方:用桐油入黄连,以天吊藤烧油,热敷之。或问酒皶病为名,必饮热酒所致乎?曰:不然,非饮酒者亦病之。盖鼻者肺之窍,而足阳明挟鼻上至目内眦,其位居面之中,中又属土,为呼吸气息出入之门户。然气血之精明,皆上注于面,入于其窍,是故胃中湿热,与中焦所化之血,上输其肺,随呼吸之息,熏蒸鼻端,凝结皮肤,遂成红赤,甚则盈面不独在鼻也。予尝用凌霄花为末,和密陀僧用唾调敷,甚验。又方用苍耳叶,酒蒸为末调服,最解热毒。

丹溪手镜

卷中・鼻:酒皶鼻乃血热入肺。四物加酒芩、酒红花煎服。敷:乳香、硫黄酥调敷。萝卜内煨乌尖。又鸭嘴、胆矾敷。

医学正传

卷五・鼻:……西方白色,入通于肺,开窍于鼻……鼻者肺之外候。丹溪曰:肺之为脏,其位高,其体脆,性恶寒,又恶热。是故好饮热酒者,始则伤于肺脏,郁热久则见于外而为鼻皶准赤之候,得热愈红,得寒则黑,此谓热极似水之象,亢则害,承乃制也。

古今医统

卷六十二・鼻病门:酒皶鼻多是饮酒之人,酒气邪热熏蒸面鼻,血热壅滞而成鼻皶,赤色者也。或有肺经素有风热,虽不饮酒,亦自红黑而生皶也。

鼻热生疮色红,内无壅塞,此为血热。宜用生地黄、四物汤加酒制片芩、酒拌红花、生甘草、麦门冬、天门冬之类。

医学入门

卷五・杂病分类・鼻:鼻皶,准头红也,甚则紫黑。因饮酒血热入肺,复被风寒郁久,则血凝浊而色赤。或不饮者,乃肺风血热,俱宜四物二陈汤去半夏,加红花、黄芩,水煎入酒少许,调五灵脂末服,气虚加黄芪。常宜服单山栀丸,或黄连阿胶丸,间用升麻和气饮吞泻青丸以除病根,外用黄连末、天吊藤烧灰,桐油调敷,或硫粉散。

本草纲目

卷四・百病主治药・鼻:鼻皶,是阳明热,及血热,或脏中有虫。

卷十八:鼻上酒皶,玉璆百一选方:用凌霄花、山栀子等分,为末。每茶服二钱,日二服,数日除根。临川曾子仁用之有效。杨氏家藏方:用凌霄花半两,硫黄一斤,胡桃四个,轻粉一钱,研膏,生绢包揩。

卷三十・橘:橘核[气味]苦,平,无毒。[主治]治酒皶风鼻赤,炒研,每服一钱,或酒糊丸服,甚效。(时珍)

卷三十・银杏:鼻面酒皶,银杏、酒浮糟同嚼烂,夜涂旦洗。(医林集要)

卷三十四・木兰:皮[气味]苦,寒,无毒。[主治]去面热赤疱酒皶,恶风癫疾,阴下痒湿,明耳目。(本经)[附方]面上皶疱䵟黯,用木兰皮一斤细切,以三年酢酱渍之百日,晒干捣末。每浆水服方寸匕。日三服。(《古今录验方》)

卷三十五・罂子桐:酒皶赤鼻,桐油入黄丹、雄,傅之。(《摘玄方》)

卷三十五・榆叶:[气味]同上(甘,平,滑利,无毒)。[主治]煎汁,洗酒皶鼻。(时珍)

卷三十五・大风子:风刺赤鼻,大风子仁、木鳖子仁、轻粉、硫黄为末,夜夜唾调涂之。(寿域)

卷三十六・卮子:[气味]苦,寒,无毒。[主治]五内邪气,胃中热气,面赤酒疱皶鼻,白癞赤癞疮疡。

(《本经》)

医林绳墨

卷七:西方白色,入通于肺,开窍于鼻。兽鼻者,肺之窍也,十一经脉,气之宗也。经又曰:肺为诸脏之华盖,其气高,其体燥,其性恶寒又恶热也。是故好饮之人,酒热用多,非惟肺脏有伤,亦且郁热久蓄,则见于外者而为鼻齄红赤之症,得热愈红,得寒则紫,此为热极似冰之象,亢则害,承乃制也。治宜山栀、凌霄花之类。

医方考

鼻疾门·卷五·大朴散:大黄、朴硝等分为末,鼻赤如榴者,将此二物为末,酒调敷之。鼻赤者,热也;所以赤者,血也。大黄之寒能泻热,朴硝之咸能败血。是证也,沈于酒者而后有之,若不绝其酒,而徒用其药,抱薪救火,何益于事?

仁术便览

鼻病·卷一:治男子酒齄鼻验方:用猪胆,每日早以好热酒调服一个,不过半月,鼻好如旧。用雄猪胆。

外科启玄

卷七:肺风疮齄鼻疮:鼻乃肺之窍,因肺气不清,受风而生,或冷水洗面,以致热血凝结于面所有。宜清肺消风活血治之,外上搽药消之。

腊脂膏:治肺风疮。大风子肉五分,木鳖子肉二十个,轻粉五分,枯矾五分,水银一钱。右研末,用腊月猪脂调搽面上,一夜即愈。

三黄散:治酒齄鼻。大黄、朴硝、硫黄、轻粉、乌头尖各等分为末,用萝卜汁调搽,上三次即愈。内服雄猪胆汁一个,每日早以好酒调汁,热服之,不过半月痊愈。

外科正宗

卷四·肺风粉刺酒皶鼻:肺风、粉刺、酒皶鼻三名同种。粉刺属肺,皶鼻属脾,总皆血热郁滞不散。所谓有诸内、形诸外,宜真君妙贴散加白附子敷之,内服枇杷叶丸、黄芩清肺饮。

景岳全书

卷二十七·鼻证:酒齄赤鼻多以好酒之人,湿热乘肺熏蒸面鼻,血热而然。或以肺经素多风热,色为红黑而生齄疖者亦有之。内宜凉血清火,外宜硫黄散、白矾散之类主之。

杏苑生春

卷六:凡鼻齄等症皆由上焦心肺二经壅热所致。盖肺气通于鼻,乃清气出入之门。若由酒热气之上炎,气血为酒气壅郁成热,伏留不散而为鼻疮。又有不饮酒之人,亦成此症者,乃肺气风热壅滞所致,名曰肺气。宜以防风散食后冷服,外用硫黄,入大羊头骨,煨研涂之。

外科大成

卷三·鼻部·肺风酒刺:肺风由肺经血热郁滞不行而生酒刺也,宜枇杷清肺散,或用荷叶煮糊为丸,白滚水服,外用白矾末,酒化涂之。

酒渣鼻:酒渣鼻者,先由肺经血热内蒸,次遇风寒外束,血瘀凝结而成,故先紫而后黑也。治须宣肺气,化滞血,使荣卫流通以滋新血,乃可得愈。

麻黄宣肺散:治酒渣鼻。麻黄　麻黄根各二两　头生酒五壶　重汤煮三炷香,露一宿,早晚各饮三五杯,至三五日,出脓成疮,十余日则脓尽,脓尽则红色退,先黄后白而愈。

调荣化滞汤:用水二钟煎八分,加酒少许,调五灵脂末二钱,食后服,气弱形肥者,加酒炒黄芪,立应。

黑参丸:治酒齄鼻。玄参为末,用猪胆汁和丸,每服钱许,食后白滚汤送下。外以玄参末,仍用猪胆汁调涂鼻上。

外治诸方:硫黄为末,以陈糟茄汁调敷。

一用象牙末,或密陀僧,或杏仁,捣烂,俱用人乳调敷。

证治汇补

卷四·上窍门·鼻病·鼻齄外候:好饮热酒,血热入肺,复被风寒外郁,则血凝于内,赤见于外而为鼻齄之候,得热愈红,得冷则紫,或有不好饮而病此者,乃肺风血热也。(丹溪)

张氏医通

卷八·七窍门下·鼻：鼻赤，俗名酒皶鼻，乃血热入鼻也。多饮酒人，邪热熏蒸肺窍，伏留不散，故见于鼻；或肺素有风热，虽不饮酒，其鼻亦赤也。宜用枇杷叶拭去毛，生煎浓汤，候冷调消风散，食后临卧服，或服泻青丸，或同姜汁炒黑山栀、杏仁泥等分，蜜丸服之，并用白盐时时擦之。外治，以生白矾、硫黄、玄明粉等分为散，入麝少许擦之；或用硫黄、轻粉、杏仁为散，临卧时以津唾调涂鼻上；或用硫黄入大菜头内，煨碾涂之；或用生矾研末，每洗面时，置掌中滴酒擦患处，数日即白；或用硫黄一两，轻粉、白矾各五分，为末，用烧酒一碗，入酒壶，将药盛绢囊中，悬空壶内，热汤浸壶，慢火炖一二时，取出放冷，日用烧酒涂，夜用沉底药末敷。

鼻紫黑：诸阳皆聚于头，则面为阳中之阳，鼻居面之中央，而阳明起于頞中，为至清至精之分，多酒之人，酒气熏蒸，面鼻得酒，血为极热，热血得冷，为阴所搏，结滞不行，故先紫后黑。当用山栀仁姜汁浸炒黑二两，入干姜炮黑二钱，连翘仁一两，为末蜜丸，临卧灯心汤服二钱半，以清肺家血中之热也。

嵩崖尊生全书

卷六：鼻皶，阳明血热，大半得之好酒，肺受热郁，得热愈红，亦或热血遇寒，污浊凝结，见紫黑色。治宜化滞血，生新血，兼祛风热。丹参、生地、当归、红花、山栀、桑皮、防风、荷叶。煎服。若素不饮酒，肺风也，加荆芥。亦或脏中有虫，用去虫药。

医宗金鉴

外科心法要诀·鼻部·肺风粉刺：肺风粉刺肺经热，面鼻疙瘩赤肿疼，破出粉汁或结屑，枇杷颠倒自收功。[注]此证由肺经血热而成。每发于面鼻，起碎疙瘩，形如黍屑，色赤肿痛，破出白粉汁，日久皆成白屑，形如黍米白屑。宜内服枇杷清肺饮，外敷颠倒散，缓缓自收功也。

颠倒散：大黄　硫黄各等分　研细末，共合一处，再研匀，以凉水调敷。

酒皶鼻：酒皶鼻生准及边，胃火熏肺外受寒，血凝初红久紫黑，宜郁活瘀缓缓痊。[注]此证生于鼻准头，及鼻两边，由胃火熏肺，更因风寒外束，血瘀凝结。故先红后紫，久复为黑，最为缠绵。治宜宣肺中郁气，化滞血，如麻黄宣肺酒、凉血四物汤俱可选用，使荣卫流通，以滋新血，再以颠倒散敷于患处。若日久不愈，以栀子仁丸服之，缓缓取愈。

医碥

卷三·杂症·鼻：鼻红赤或紫黑，阳明血热，多得之好酒，热气熏蒸肺叶，故鼻红赤。若为寒冷所搏，凝结不行，则瘀浊而变为紫黑。治须融化滞血，滋生新血，去风热，丹参、生地、当归、红花、山栀、桑白、防风、薄荷，煎服。或酒制四物汤（见血）加酒炒片芩、陈皮、生甘草、酒红花、生姜煎，调五灵脂末。形肥气弱者，加酒黄芪，临服入好酒数滴为引。若素不饮酒，则为肺家风热，前一方加荆芥。亦或脏中有虫，用去虫药。外用杏仁二十个（去皮、油）、胡桃二个（连皮），瓦上焙，不可焦，大枫肉三个、水银三分，唾津手研成黑水涂之，三两次愈。

杂病源流犀烛

卷二十三·鼻病源流：又有鼻上红肿，似疮非疮，俗名酒皶鼻者，由饮酒，血热湿热上攻于肺，外御风寒，血凝不散而成也，宜疏风散、荆防泻白散、赤鼻方。亦有不饮酒而色赤者，名肺风疮，由血热郁肺不散也，宜清肺饮子，或四物、五苓二方合用，加黄芩、黄柏。又有粉刺者，与皶鼻、肺风三名同种。粉刺属肺，皶鼻属脾，二者初起俱色红，久则肉皰发肿，宜枇杷叶丸，外以白龙散涂或洗，总皆血热滞而不散之故。又有面鼻紫黑者，面为阳中之阳，鼻居面之中，一身之血运到此，皆为至清，酒家则酒气熏蒸面鼻，血为极热，热血遇寒，污浊凝滞而不行，故色成紫黑也，急宜化滞血，生新血，宜清酒四物汤，气弱加酒黄芪。

郑氏彤园医书

卷二·外科病症·鼻部·肺风粉刺：鼻上起碎疙瘩，形如黍屑，色赤肿痛，破出白粉汁，久成白粒如黍米状，由肺经血热而成。常服枇杷清肺饮。外敷颠倒散。

酒皶鼻：生于鼻准及两翅，由胃火熏肺，兼风寒外束，血瘀凝结，故先红后紫，久变为黑，最为缠绵。宜宣肺郁，化滞血，次凉血，使荣卫流通。重者初服麻黄宣肺酒，麻黄枝、麻黄根各二两，酒五斤浸药，坐滚汤锅中，煮三炷香久，露一夜，早晚各吃三杯，至三五日流脓成疮，半月内则脓尽，尽则色红，红退先黄后白而愈。轻者只服凉血四物汤，当归、生地、赤芍、川芎、赤茯、炒芩、陈皮、甘草、红花各一钱，临服，酒调五灵脂末一钱兑服。气虚加生芪，外治均用颠倒散。

医林改错

卷上·通窍活血汤所治之症目：糟鼻子，色红是瘀血，无论三、二十年，此方服三付可见效，二、三十付可全愈。舍此之外，并无验方。

疡科捷径

卷上·鼻部·鼻风粉刺：肺风粉刺太阴经，酒湿熏蒸出此形。焮肿色红如赤豆，枇杷清肺饮多灵。

外科证治全书

卷二·鼻齄：鼻准及鼻两边红赤，系阳明血热，好酒者多得此病。肺受热郁所致，亦或血热遇寒，污浊凝结见紫黑色。治宜化滞血，生新血，四物汤加酒芩、红花、生甘草、陈皮、赤苓，煎好，入陈酒一杯，调五灵脂末二钱，热服。气弱者，加黄芪酒炒三五钱。如不好酒者，肺风致病，不用五灵脂，加防风、荆芥。外俱用硫黄膏，临卧洗面净涂。

硫黄膏：硫黄、白芷、天花粉、水粉各五分，全蝎一枚，芫菁七个去头足翅，蝉蜕五个。上为细末，用麻油一酒杯，黄蜡一钱许，熬匀离火，方入前药末，和匀。每于临卧时洗面净，以少许涂面，勿近眼。数日间肿处自平，赤鼻亦消。如退风刺，一夕见消。

硫黄散：硫黄、轻粉各一钱，杏仁五分。上为末，用蜜酒调，于卧时涂上，次早洗去，效。或用津液调搽，更妙。

石殿撰鼻齄方：天台乌药三钱，铜绿三钱，樟脑三钱，大风子三两。上为细末，将大风子仁去壳捣如泥，入瓷罐内隔水重汤煮三炷香，取出炸油和药。搽鼻患处，三次即愈。此药极效。未搽药时与搽后，皆戒酒色一月，除根不发。搽后患处肿痛勿畏。

类证治裁

卷六·鼻口症：有鼻端红肿赤皮包，名酒齄鼻，由饮酒不节，致风热上攻，血热不散。疏风散、荆防泻白散，外用密陀僧二两研细，人乳调涂。有不饮酒而鼻色赤，名肺风，由血郁于肺，清肺饮。有鼻生粉刺，枇杷叶丸。此三症，忌火酒辛热诸品，鼻症之概也。

简易医诀

若酒风鼻，鼻头红肿而暗，多生酒刺，乃胃火蒸熏，肺气亢燥，外遇寒郁而凝滞也，宜内服凉血化滞，外敷颠倒散。

三、鼻痛　鼻酸

诸病源候论

卷二十九·鼻病诸候·养生方导引法云：踞坐合两膝，张两足不息五通，治鼻疮。

鼻痛候：肺气通于鼻，风邪随气入于鼻内，搏于血气，邪正相击，气道不宣，故鼻痛。

太平圣惠方

卷三十七·治鼻痛诸方：夫鼻痛不能忍者，由风冷伤于肺故也。是以肺气通于鼻，风邪随气入于鼻内，搏于血正气，邪正相击，气不宣，故令鼻痛也。

圣济总录

卷一百一十六·鼻门·鼻痛：论曰九窍气所通也，或塞之斯痛矣。况鼻之为窍，肺气所持以出纳。若肺受风邪，与正气相搏，热气加之，不得宣通，则为出纳者窒矣。其窍既窒，而气之鼓作无已，所以干燥而痛也。

鼻中生疮：论曰心肺有病，鼻为之不利，盖心肺在膈上，肺开窍于鼻，心肺壅热，气熏于鼻间，蕴积不散，其证干燥而痛，甚则成疮也，惟能平调心火，以利肺经，则疮可已。

疳虫蚀鼻生疮：论曰五脏皆有虫，虫得风则化，肺开窍于鼻，肺经既虚，风热乘之，鼻气壅塞，不得宣通，则疳虫因得侵蚀，疮生鼻间。

儒门事亲

卷四·头痛不止：夫头痛不止，乃三阳之受病也。三阳者各分部分：头与项痛者，是足太阳膀胱之经也；攒竹痛，俗呼为眉棱痛者是也；额角上痛，俗呼为偏头痛者，是少阳经也；如痛久不已，则令人丧目。以三阳受病，皆胸膈有宿痰之致然也。先以茶调散吐之，后以香薷饮、白虎汤投之则愈。然头痛不止，可将葱白须豆豉汤吐之。吐讫，可服川芎、薄荷辛凉清上，搜风丸、香芎散之类。仲景曰：葱根豆豉，亦吐伤寒头痛。叔和云：寸脉急而头痛是也。

本草纲目

卷四·百病主治药·鼻：鼻痛，是阳明风热。

医林绳墨

卷七·鼻：又有鼻内酸疼而壅塞不利者，此由肺气空虚，火邪内攻，有制于肺，故作酸痛者焉。治宜清金降火，而酸痛立除者也。用玄参、天花粉、黄芩、天门冬、桔梗、山栀、桑皮、杏仁之类。又有胃之络脉亦系于鼻梁，若鼻梁作痛者，不可专于肺论，亦因胃火之所动也，治宜清金之剂，兼降胃火，如芩、连、山栀、玄参、连翘、辛夷、石膏之属。

证治准绳

第八·册杂病·鼻：鼻痛，气道壅塞故痛。内服人参顺气散，外敷白芷散。风冷搏于肺脏，上攻于鼻，则令鼻痛，没药散。肺受风，面色枯白，颊时赤，皮肤干燥，鼻塞干痛，此为虚风，白藓皮汤。鼻塞眼昏疼痛，脑闷，戎芦酒。

外科启玄

卷八·杨梅疳疮：因生梅疮后，托里不尽，其毒复作。在上者鼻内蚀烂，至于塌陷破坏面目口鼻。在下者，则蚀其谷道坏烂，或蚀其玉茎至于断落，多丧其生也。宜珍保之，内服消疳汤药及丸药，再上红粉霜等药治之则安。

鼻疳：鼻为肺之窍。凡鼻孔有疳疮，即肺中有湿热。治宜除肺中湿热，外以搽药。若不早治，恐蚀其鼻内关窍，令人言语不明。即用儿茶五钱，雄黄一钱，轻粉一钱，冰片一分，共末，吹入孔内。如臭，加锅墨五分效。

证治汇补

鼻酸外候：鼻内酸痛，壅塞不利，由肺气空虚，火邪内攻，有制于肺也，（绳墨）又有气虚人每遇严寒，感寒鼻酸，此气虚而易于招寒，内火不得泄越，相搏作酸，常服辛辣物则暂止者，以辛能发散故也。（《汇补》）

鼻痛外候：因风邪入鼻，与正气相搏，或痰火冲肺，或胃火上攻，俱令鼻梁作痛。（《绳墨》）

石室秘录

卷四·奇治法：有人鼻大如拳，疼痛欲死，此乃肺经之火热，壅于鼻而不得泄。法当清其肺中之邪，去其鼻间之火可也。方用黄芩三钱，甘草三钱，桔梗五钱，紫苑二钱，百部一钱，天门冬五钱，麦冬三钱，苏叶一钱，天花粉三钱，水煎服。方名解瓮汤，四剂可消。此方全在群入肺经，以去其火邪，又何壅肿之不消耶。此奇病而以常法治之者也。

张氏医通

卷八·鼻痛：风火郁于上则痛。初宜升麻、葛根、葱白、白芷散之。有气道壅塞而痛，宜川芎、葛根、甘草、苦梗、山栀、薄荷、姜、枣、葱白。痛久服药不应，时痛剧，时向安，或兼两颧紫赤，此为湿热郁滞，宜犀角、玄参、连翘、山栀、丹皮、赤芍、生甘草之类。肺受风，面枯色，颊时赤，皮肤干燥，鼻塞干痛，此为虚风，白鲜皮、麦冬、茯苓、杏仁、桑皮、白芷、细辛、石膏煎服。

嵩崖尊生书

卷六：鼻痛，是阳明风热，宜葛根、竹叶、青黛、薄荷、防风、石膏、升麻、石斛煎服。

鼻酸，肺气空虚，所不胜者乘之，肝火内攻，两鼻酸痛窒塞，治宜疏肝清火，加味逍遥散加杏仁、桔梗。

医方一盘珠

卷二：鼻痛而臭不可闻，外有单方窍自通，白矾雄黄与樟脑，麝香阿魏同瓜蒂，六味研成为细末，吹入数次息自费。

医碥

卷三·杂症·鼻:鼻痛,葛根、竹叶、青黛、薄荷、防风、石膏、升麻、石斛。外用宣脑散,取鼻中黄水。食物卒从鼻中缩入,介介痛不出,以牛脂或羊脂如指头大,内鼻中,吸入须臾,脂消则物与同出。

杂病源流犀烛

卷二十三·鼻病源流:又有鼻痛者,由风邪与正气相搏,窍道不通,故痛也,宜通气驱风汤。如痰火冲肺,亦令鼻隔隐痛,宜二陈汤加山栀、桔梗、麦冬、黄芩。

医方辨难大成

卷七十二·上集:鼻有热痛难堪何治?若夫鼻之为病,尤有热气熏蒸,其息如烙,或痛痒难堪,或烧痛不快,甚则痛拒捻摩,甚则痛见红肿,鼻之为病若斯。斯可知鼻为清阳所出入之道,鼻为浊阴所降除之原,其所致痛者,则非外邪合助其炎热,即属内火合化其熏蒸也。临证须知外邪宜散,内热宜清。疏泄其毛窍,俾阳气得宣发之功,而火自涌出于外,滋润其脏腑,俾阴热得先伐之力,而火自消归于下。火之焰既扑灭,气之阳得展舒,而鼻自无他变矣。窃为申明治法,凡鼻气热而痛属外感者,曰寒散,重加杏仁、黄芩主之,属内热者,滋阴固涕散主之,加减随宜。

四、鼻疳 䘌鼻 鼻疮

颅囟经

孩子鼻流清涕或鼻下赤痒,此是脑中鼻中疳极,宜用后方与青黛散吹鼻兼敷下赤烂处。

青黛散:治孩子鼻流清涕或鼻下赤痒。青黛一钱,芦荟、地龙各半钱,朱砂一字匕,瓜蒂半钱,细辛一钱,之连半钱。右为细末,和合吹鼻中,入麝香少许。

诸病源候论

卷二十九·鼻病诸候:鼻生疮候:鼻是肺之候,肺气通于鼻,其脏有热气冲于鼻,故生疮也。

《养生方·导引法》云:踞坐合两膝,张两足,不息五通,治鼻疮。

卷四十八·小儿杂病诸候:䘌鼻候:䘌鼻之状,鼻下两边赤,发时微有疮而痒是也,亦名赤鼻,亦名疳鼻。然鼻是肺气所通,肺候皮毛,其气不和,风邪客于皮毛,次于血气。夫邪在血气,随虚处而入停之,其停于鼻两边,与血气相搏成疮者,谓之䘌鼻也。

外台秘要

卷二十二:必效疗鼻内热气生疮,有脓臭并有虫方:矾石一两烧,生地黄三两,苦参一两,右三味切,以水八合煮取三合,以绵滤之,微微点鼻中,日三五度,差也。

太平圣惠方

卷三十七·治鼻中生疮诸方:夫鼻者,肺之窍,故肺气通于鼻也。若脏腑不调,阴阳痞塞,气血壅滞,荣卫不通,则上焦生邪热之气,伏留不散,上攻于鼻,故令鼻中生疮也。

治风热,鼻内生疮,滴鼻栀子仁煎方:栀子仁、苦参、木通。右件药细锉,以好酥四两,煎令香去渣,倾入瓷合中,旋以少许滴入鼻中。

卷八十七·治小儿鼻疳诸方:夫肺气通于鼻,鼻者肺之候。若小儿乳食不调,上焦壅滞,令疳虫上蚀于鼻也。其候,鼻中赤痒,壮热多啼,皮毛干焦,肌肤消瘦,咳嗽上气,下痢无恒,鼻下连唇,生疮赤烂,故名鼻疳也。

卷九十·治小儿疳疮诸方:夫小儿疳疮,生于面鼻上,不痒不痛,恒有汁出,汁所流处,随即成疮,亦生身上,小儿多患之,亦是风湿搏于血气,所以不痒不痛,故名疳疮也。

圣济总录

卷一百一六·鼻门·鼻中生疮:论曰心肺有病,鼻为之不利。盖心肺在膈上,肺开窍于鼻。心肺壅热,气熏于鼻间,蕴积不散,其证干燥而痛,甚则成疮也。惟能平调心火,以利肺经,则疮可已。

疳虫蚀鼻生疮:论曰五脏皆有虫,虫得风则化。肺开窍于鼻,肺经既虚,风热乘之,鼻气壅塞,不得宣通,则疳虫因得侵蚀,疮生鼻间。

小儿药证直诀

卷上・脉证治法・诸疳:疳在外,鼻下赤烂,目燥,鼻头上有疮不著痂,渐绕耳生疮。治鼻疮烂,兰香散;诸疮,白粉散主之。

肺疳,气喘,口鼻生疮,当补肺脾,益黄散主之。

幼幼新书

卷二十五・鼻疮第三:巢氏鼻下两边赤,发时微有疮而痒,名䘌鼻,亦名赤鼻,亦名疳鼻。然鼻肺气所通,候皮毛,气不和风邪客皮毛,次血气。夫邪在血气,随虚处入停鼻两边,与血气相搏成疮。

丹溪心法

卷五・小儿:鼻下一道赤者,名曰鼻䘌以黄连末敷之。

古今医统大全

卷九十・幼幼汇集・鼻疮:小儿热壅伤肺,肺开窍于鼻,故鼻上生疮,红点集集,名曰肺风。或鼻下两边傍及人中湿烂痒溃,名曰鼻䘌。其疮有不痛者,疮汁流处却又成疮,名淫沥疮。

明医指掌

卷八・鼻证:鼻疮、鼻痔、鼻痛者,皆肺热所致,但有浅深之不同。日久不已,结成息肉,如枣塞滞鼻中,气息不通,不知香臭。

古今医鉴

疳在肺,则面白咳嗽喘逆,口鼻生疮,咽不利,肚热恶寒,鼻流清涕,以清肺汤主之。

证治准绳

小儿・肺疳:钱氏主补脾生肺,以益黄散主之。杨氏以清肺软化匿丸,钱氏阿胶散主之。薛氏用清肺饮以治肺,益气汤以生金,曾氏用补肺汤。

医学入门

卷五・杂病分类・鼻:鼻痛,因风邪入鼻,与正气相搏,鼻道不通,故痛,藿香正气散、祛风通气散。有痰火冲肺者,鼻隔隐痛,二陈汤加黄芩、山栀、桔梗、麦门冬。

鼻疮鼻痔热因同。轻为鼻疮,重为鼻痔,皆肺热也。鼻中生疮者,枇杷叶煎汤候冷,调消风散,食后服,忌煎炒姜蒜热物,外用辛夷为末,入脑麝少许,绵裹塞鼻。

本草纲目

卷十二:鼻中生疮,玄参末涂之。或以水浸软塞之(卫生易简方)。

卷十三:鼻疮脓臭,有虫也。苦参、枯矾一两,生地黄汁三合,水二盏,煎三合,少少滴之。(普济方)

卷三十四:辛夷:温中解肌,利九窍,通鼻塞涕出。……鼻渊鼻鼽,鼻窒鼻疮,及痘后鼻疮,并用研末,入麝香少许,葱白醮入数次,甚良。(时珍)

万病回春

卷六・小儿杂病:鼻疮者,风湿气攻也。

证治准绳

第八册・杂病・鼻:鼻疮,内服乌犀丸、甘露饮、黄连阿胶丸。外治,地黄煎、辛夷膏、杏仁研乳汁敷,乌牛耳垢傅,黄柏、苦参、槟榔为末,猪脂调傅,青黛、槐花、杏仁研傅。

外科启玄

卷八・杨梅疳疮:因生梅疮后,托里不尽,其毒复作。在上者鼻内蚀烂,至于塌陷破坏面目口鼻。在下者,则蚀其谷道坏烂,或蚀其玉茎至于断落,多丧其生也。宜珍保之,内服消疳汤药及丸药,再上红粉霜等药治之则安。

鼻疳:鼻为肺之窍。凡鼻孔有疳疮,即肺中有湿热。治宜除肺中湿热,外以搽药。若不早治,恐蚀其鼻内关窍,令人言语不明。即用儿茶五钱,雄黄一钱,轻粉一钱,冰片一分,共末,吹入孔内。如臭,加锅墨五分效。

寿世保元

卷八:小儿鼻疮,热壅伤肺。肺主气通于鼻,风湿之气,乘虚客于皮毛,入于血脉,故鼻下两旁疮湿痒烂，是名鼻䘌。其疮不痛，汁所流处又成疮，泽泻散吐之。

东医宝鉴

卷二·外形篇·鼻·鼻疮：鼻中生疮，乃肺热也，宜黄芩汤，洗肺散。鼻疮宜泻白散加酒炒片芩、栀子、桔梗、薄荷。鼻疮，杏仁油和盐涂之。鼻疮，黄柏、苦参、槟榔等分为开，猪脂调和，或青黛、槐花、杏仁研傅鼻中。

婴童类萃

肺疳即是气疳也。其症咳嗽气逆，皮毛焦枯，肤粟恶寒，鼻蚀流涕，颐烂吐红，咽喉不利，大便糟粕，泻利不常。

外科大成

卷三·面部·鼻䘌疮：鼻䘌疮生小儿鼻下两旁，由风热客于肺也，流汁浸淫，痒而不痛，宜服泽泻散，搽青蛤散。

青蛤散：治黄水湿热等疮。蛤粉煅一两，石膏煅一两，轻粉五钱，黄柏生五钱，青黛三钱。右为末，先用香油调成块，次加凉水调稀。将疮洗净，薄涂患处。

鼻部·鼻疮：鼻疮为鼻孔内干燥发痛而有疮也。宜洗肺散清之，外用油纸捻，粘辰砂定痛散，送入鼻孔内，日三五次，立效。

张氏医通

卷八·鼻：鼻中生疮，用雄黄、白矾、瓜蒂、细辛为散嗃鼻。

鼻疮：内服甘露饮加犀角、胡连、柴胡，虚，加人参，外用黄柏、苦参、槟榔为末，猪脂调敷，或青黛、槐花、杏仁、轻粉、枯矾研敷。

鼻疳蚀，内用椿根、葱白、豆豉、川椒，以清泔水三升，和醋一杯煎成，入盐少许服，有恶物下即效。外用草乌烧灰，麝香等分，研极细，以少许敷疮上。

嵩崖尊生全书

卷六：鼻疮，是脾家湿火浸淫于肺。黄连、大黄、麝香为末，擦鼻中。

洞天奥旨

卷十二·鼻疳：鼻内生疮，痒时难忍，欲嚏而不能，欲忍而不得，言语糊涂，声音闭塞，此鼻疳也。夫鼻之窍乃肺之窍也。肺病而气难宣，则鼻乃生疮矣。故鼻疳虽是鼻之病，其实肺之病也。夫肺病宜肺内生痈，乃不生于肺中，而生于鼻之内者，以热而兼湿也。热乃火也，湿乃水也，水能制火，故火在肺而不致生痈。火炎于鼻，而水不能上升，鼻之窍细小，然不能散火也，故成疳而不成痈矣。虽不成痈，而疳之毒亦不易化。去其湿热，则水下行而火上散，然后以外药吹之，则气通而毒消矣。

医宗金鉴

外科心法要诀·鼻䘌疮：鼻䘌疮多小儿生，鼻下两旁斑烂形，总由风热客于肺，脓汁浸淫痒不疼。[注]此证多生小儿鼻下两旁，色紫斑烂，由风热客于肺经，脓汁浸淫，痒而不痛，宜服泽泻散，外搽青蛤散即愈。

鼻疮：鼻疮肺热生鼻中，燥干如火微肿痛，内服黄芩外定痛，燥干黄连膏润灵。[注]此证生于鼻窍内，初觉干燥疼痛，状如粟粒，甚则鼻外色红微肿，痛似火炙。由肺经壅热，上攻鼻窍，聚而不散，致成此疮。内宜黄芩汤清之，外用油纸捻粘辰砂定痛散，送入鼻孔内。若干燥者，黄连膏抹之立效。

幼科心法要诀·鼻疳：疳热攻肺成鼻疳，鼻塞赤痒痛难堪，浸溃赤烂连唇际，咳嗽气促发毛干。热盛清金化毒效，疳虫蚀鼻化虫丸，调敷须用鼻疳散，吹鼻蝉壳效通仙。鼻疳者，因疳热攻肺而成。盖鼻为肺窍，故发时鼻塞赤痒，疼痛浸淫溃烂，下连唇际成疮，咳嗽气促，毛发焦枯也。热盛者，宜清金散、蒋氏化毒丹主之；虫蚀者，用化虫丸主之。外用鼻疳散敷之，或以吹鼻蝉壳散吹入鼻内。

疡医大全

卷十二·鼻疮门·澄曰：鼻乃肺之窍，肺有蕴热，或醇酒炙煿，胃热熏金，或肺火亢盛，是以鼻窍生疮，燥裂作痛，多起赤靨。当用石斛麦冬汤清之。或六味地黄汤加麦冬治之。

杂病源流犀烛

卷二十三·鼻病源流：又有鼻内生疮者，由脾胃蕴热，移于肺也，宜凉膈散、消风散，外以辛夷末入冰麝少许，绵裹塞之。或鼻孔干燥，渐生疮肿痛，由肺本经火甚也，宜黄芩汤。或口鼻生疳蚀烂，亦为肺脾胃三经之热，宜青锭搽患处，日数次。

医方一盘珠

卷二：鼻外人中烂：鼻外人中常赤烂，搔痒奇方难卒办，雄狗头骨烧存性，能散瘀血止痒烂，辛夷散加真有验，为末服之三五两，服后红肿自然散。用狗头骨二两，辛夷散二两，同为细末，又服补中益气汤十余剂，自尔根除不再患。若作肺热用清凉，医者误人真堪叹。又单方外治法，用旧毡帽烧灰，盐青果核烧灰，麻油调搽，日数次即效。

医碥

卷三・杂症・鼻：鼻疮，黄连、大黄、麝香为末，擦鼻中。辛夷膏亦可。内服乌犀丸。肺热鼻干无涕，心神烦乱，犀角散、桑根白皮散。

彤园医书

卷二・外科病症・鼻部・鼻疮：疮生孔内，初如粟粒，焮痛干燥，或如火焚，浸淫破烂，鼻外色红牵肿木闷，由肺热壅结，上攻鼻窍而成。内服黄芩汤。外用抽纸捻蘸辰砂定痛散，频涂孔内。外搽黄连膏。

鼻䘌：多生小儿鼻翅及两旁，色紫斑烂，脓汁浸淫，痒而不痛，由风热客肺而成。常服泽泻散；频搽青蛤散。

疡科捷径

卷上・鼻部・鼻䘌疮：鼻䘌疮多生小儿，两傍鼻下烂斑施。总由风热来乘肺，脓水浸淫痒莫持。

鼻疳初起，鼻梁低陷，久则臭烂穿溃。水从孔出，乃杨梅结毒所致。宜内服搜风解毒汤数十剂，外搽八宝珍珠散，或搽神砂散，庶可干水止烂，否则腐烂不堪，死而后已。

外科真诠

卷一・鼻部・鼻䘌：鼻䘌多生小儿鼻上两旁，色紫斑烂，脓汁浸淫，痒而不痛。由风热客于肺经所致。宜内服泽泻散，外搽青蛤散。

医方辨难大成

卷二・中集・幼科：第五问小儿鼻疮何治？小儿鼻病成疮，证见鼻之两旁，疮湿痒烂，不作痛苦，汁浸四散，流处复疮，鼻之为病如是。是必鼻窍属肺，鼻内属脾，风湿之气，客人于皮毛，风湿之变，浸淫于肌肤。故肺合风湿以熏蒸，脾为风湿所腐，而鼻侧因见疮之溃烂，疮溃因有毒之散溢也。特为申明治法，凡小儿鼻疮如上论者，全下安上散，加百草霜，以调血乱血热，郁金贝母以化血凝气滞，水煎温服，外用前吹药末敷压自见渐瘥。

一见知医

卷二：鼻孔穿烂名鼻疳。鹿角烧灰一两，枯矾一两，人发烧灰五钱。共为末，先用花椒水洗净，以末掺之，即愈。如不收口，松香烧灰存性，为末敷之，即收口。

医学举隅

卷七・鼻䘌疮：䘌字从虫，又非朝夕之疾，必有搔痒浸淫之势。若红肿如豆，如豉，不痒，或微破微痛者，霉邪也。凡鼻内生疮，多属梅气触于清窍。

外科证治全书

鼻䘌疮：生鼻窍内，状如粟米，初觉干燥疼痛，甚则鼻外色红微肿，痛似火炙，乃肺经壅热上攻。内用黄芩汤清之，外用辰砂定痛散搽鼻内。如干燥者，以麻油频润之。

医学见能

卷一：鼻中生疮，无论肿痛塞痒者，肝肺经痰火也。宜三白注鼻丹（内可服加味升葛汤）。白矾一钱，火硝一钱，硼砂一钱。

五、鼻疔　鼻肿　鼻疽

针灸甲乙经

卷十二・血溢发衄：鼻管疽，发为厉，脑空主之。

中藏经

卷中：五丁者，皆由喜怒忧思，冲寒冒热，恣饮醇酒，多食肥甘，毒鱼酢酱，色欲过度之所为也。畜其毒邪，浸淫脏腑，久不摅散，始变为丁。其名有五：一曰白丁，二曰赤丁，三曰黄丁，四黑丁，五曰青丁。白丁者，起于右鼻下，初起如粟米，根赤头白，或顽麻，或痛痒，使人憎寒、头重，状若伤寒，不欲食，胸膈满闷，喘促昏冒者死，未可治。此疾不过五日，祸必至矣，宜急治之……白丁者，其根在肺。

治白丁憎寒喘急昏冒方：葶苈、大黄各一两，桑白皮、茯苓各二两，槟榔七个，郁李仁、汉防己各三分。右件为末，每服三钱，蜜水调下，以疏下恶物为度。

又取白丁方：铅霜一分，胆矾、粉霜各一钱，蜈蚣一条。右件为末，先刺令出血，内药米心大，以醋面饼封口，立愈。

证治准绳

卷三・疡医・面部・鼻疽：鼻柱上生疽何如？曰：是名鼻疽。属手太阴肺经风热及上焦郁火所致，宜千金漏芦汤、活命饮，加栀子、木通、薄荷、桔梗。

外科正宗

卷四・拾遗症：鼻疔生于鼻内，痛引脑门，不能运气，胀塞鼻窍，甚者唇腮俱肿……以上之症，俱先针刺，次行发汗，仍照疔类调治。

外科大成

卷三・鼻部・鼻疔：鼻疔生鼻内，痛引脑门，鼻窍胀塞，甚则唇腮俱肿。宜蟾酥丸汗之；鼻孔内用蟾酥条研末吹之。如鼻外发肿，用离宫锭子涂之。鼻肿如瓶者逆。

一灸腕骨七壮，壮如绿豆大。

石室秘录

卷四・上治法：鼻肿者，乃肺经火盛也，宜用甘桔汤则效。今不用，方用皂角末吹入，打清嚏数十个即愈。盖鼻因气壅，今打嚏，则壅塞之气尽开散，故不必清肺，而鼻肿自消也。

医宗金鉴

外科心法要诀・鼻部・鼻疽：鼻疽生于鼻柱间，肺经郁火发督原，坚硬色紫常木痛，千金仙方托里痊。[注]此证生于鼻柱，属督脉经。鼻为肺窍，故又属肺，由肺经郁火凝结而成。坚硬色紫，时觉木痛。初宜服千金漏芦汤，宜解郁毒；次用仙方活命饮加栀子、木通、薄荷、桔梗消之。若肿痛不减，热欲作脓，则宜托里透脓汤主之。外治法按痈疽溃疡门。

鼻疔：鼻疔生在鼻孔中，鼻窍肿引脑门疼，甚则唇腮俱浮肿，肺经火毒蟾酥宫。[注]此证生于鼻孔内，鼻窍肿痛，胀痛引脑门，甚则唇腮俱浮肿，由肺经火毒凝结而成。宜蟾酥丸汗之，再用蟾酥丸研细末，吹入鼻窍。若肿硬外发，用离宫锭涂之。此证初起之时，须当速治，迟则毒气内攻，以致神昏、呕哕、鼻肿如瓶者逆。

鼻疔生在鼻孔之内，焮痛异常。

郑氏彤园医书

卷二・外科病症・鼻部・鼻疔：疔生鼻窍内，肿塞胀痛，上引脑门，甚连腮肿，由肺经毒火蕴结而成。速服蟾酥丸汗之（见五卷黄字号），再研蟾酥丸末，吹入鼻窍，外边肿硬频涂离宫锭。鼻疔治迟，毒气内攻，神昏呕哕，鼻肿如瓶者，难救。

鼻疽：生鼻梁中，属督脉与肺经，由肺蕴郁火，结聚而成。初起坚硬色紫，时觉木痛，即服千金漏芦汤（见五卷洪字号），以便利为度。次服仙方活命饮，加栀子、木通、桔梗、薄荷。若肿痛不减，势欲成脓及已溃脓后，内外治法同耳部耳根毒。

疡医大全

卷十二・鼻疽门：鼻疽乃肺经蕴积热邪，或忧思损伤脾肺，或过食五辛，嗜饮炙煿而成。初起鼻柱壅肿，两窍不通，焮痛难经。因蕴热嗜饮而成者，当用银花甘草汤加麦冬、花粉、贝母、赤芍、当归，以清肺热，稍分其炎燔之势；如忧思内伤而成者，又当保固肺脾为主，败毒清凉损气伤脾之药，均不可滥施也。治法于痈疽门中采择用之。

鼻疔门：鼻疔生于鼻窍之中，乃忧郁伤肺或房欲伤肾，火乘金位，燔灼而成。治当悉按疔疮治法。

疡科捷径

卷上·鼻部·鼻疔：鼻疔生于鼻孔中，肺经积热自成功，桑丹清毒宜初服，尚若神昏犀地逢。

外科证治全书

卷二·鼻疔：生鼻孔内，肿胀痛引脑门，寒热交作，甚则唇腮俱浮肿，须速治，宜服夺命汤、夺命丹。更以夺命丹研细，吹鼻内。

治疗汇要

鼻疔：红肿曰鼻疔，起白泡曰白刃疔。生于鼻孔中，肿塞胀痛，引及脑门，甚则唇腮俱肿，此由肺经火毒，宜服蟾酥丸汗之，再用蟾酥丸研末放入鼻窍。若鼻外肿硬，即用离宫锭子涂之。或荔枝肉及烂黄鸡粪同捣涂之。初起即当速治，迟则毒气内攻，神昏呕哕，鼻肿如瓶者逆。另有刮法，用刀挑去疮盖，将刀尖于患处轻刮。微痒则毒水恶血渐来，须耐心细刮数十次，毒水清后用前药外治更效。

治疗汇要

白刃疔：此乃肺经火毒，生鼻孔及两手臂膊等处，初生白泡，顶硬根突，麻痒兼痛，破流脂水，易腐易陷。若失治，至腮损咽焦，咳吐痰涎，鼻煽气急者不救。初起若顶现灰色，根脚绵软，毒不结聚，此为陷伏阴证，虽大仅如豆，亦不治。盖不久则昏愦喘急也。鼻为肺窍，邪气入肺故发于鼻。肺位居上，手为五脏之干枝，故又发于手臂膊之上。毒盛者有红丝，照红丝疔治。生于鼻者，治同鼻疔。

医学举隅

卷七：鼻准肉薄，生疮属疔居多数，勿误认也。未发之前，憎寒壮热，继而生疮者，真疔也，易致命。

六、伤风鼻塞

伤寒论

十二条：太阳中风，阳浮而阴弱。阳浮者，热自发，阴弱者，汗自出。啬啬恶寒，淅淅恶风，翕翕发热，鼻鸣干呕者，桂枝汤主之。

痉湿暍病脉证并治：湿家病，身疼发热，面黄而喘，头痛，鼻塞而烦，其脉大，自能饮食，腹中和无病，病在头中寒湿，故鼻塞，内药鼻中则愈。

诸病源候论

卷四十八·小儿杂病诸候·鼻塞候：肺气通于鼻，而气为阳，诸阳之气，上荣头面。其气不和，受风冷，风冷邪气入于脑，停滞鼻间，即气不宣和，结聚不通，故鼻塞也。

太平圣惠方

卷六·治肺脏伤风冷多涕诸方：夫脏腑虚弱，气血不足，则风冷之气伤于肺也。肺主气，气之所行，循环经络，若气虚则外邪所侵，真气与邪气相搏，故令咳逆恶寒，语声散失，目眩头旋，鼻多涕也。

伤寒标本心法类萃

卷一·伤风：伤风之证，头痛项强，肢节烦疼，或目痛、肌热、干呕、鼻塞、手足温、自汗出、恶风，其脉阳浮而缓、阴浮而弱，此为邪在表。以上伤风之证，皆宜桂枝汤以解肌。伤风汗出、怕风，而加项强痛者，桂枝葛根汤；伤风反无汗者，虽已服桂枝汤，反烦不解而无里证者，先刺风池、风府，却与桂枝葛根汤服之，不若通用双解散，免致有桂枝、麻黄之误。伤风自汗，白虎汤。太阳病无汗而渴者，不可与白虎汤。

内外伤辨惑论

卷上·辨外感八风之邪：外感八风之邪，乃有余证也；内伤饮食不节，劳役所伤，皆不足之病也。其内伤亦恶风自汗，若在温暖无风处，则不恶矣。与外伤鼻流清涕，头痛自汗颇似，细分之特异耳。外感风邪，其恶风、自汗、头痛、鼻流清涕，常常有之，一日一时，增加愈甚，直甚传入里，作下证乃罢：语声重浊，高厉有力，鼻息壅塞而不通，能食，腹中和，口知味，大小便如常，筋骨疼痛，不能动摇，便著床枕，非扶不起。

辨口鼻：若饮食劳役所伤，其外证必显在口，必口失谷味，必腹中不和，必不欲言，纵勉强对答，声必怯弱，口沃沫多唾，鼻中清涕或有或无，即阴证也。外伤风寒，则其外证必显在鼻，鼻气不利，声重浊不清利，其言壅塞，气盛有力，而口中必和。伤寒则面赤，鼻壅塞而干，伤风则鼻流清涕而已。《内经》云：鼻者肺之候，肺气通于天。外伤风寒，则鼻为之不利。

辨气少气盛：外伤风寒者，故其气壅盛而有余，内伤饮食劳役者，其口鼻中皆气短促，不足以息。何以分之？盖外伤风寒者，心肺元气初无减损，又添邪气助之，使鼻气壅塞不利，其面赤，其鼻中气不能出，并从口出，但发一言，必前轻后重，其言高，其声壮厉而有力。是伤寒则鼻干无涕，面壅色赤，其言前轻后重，其声壮厉而有力者，乃有余之验也。伤风则决然鼻流清涕，其声嗄，其言响如从瓮中出，亦前轻而后重，高揭而有力，皆气盛有余之验也。

活幼口议

卷四：凡产牙儿三朝五日六晨一腊，忽然鼻塞，吻乳不能，开口呼吸者，多是乳母安睡之时，不知持上儿子，鼻中出息吹着儿头，或以水浴洗，用水温冷，不避风邪，所以致儿鼻塞。宜与通关膏敷之，消风散服之，或有惊悸作热，薄荷散与服。通关膏用白僵蚕、猪牙皂角、荆芥、香附子、川芎、细辛等分为末。

玉机微义

卷三·伤风门：伤风一证，仲景与伤寒同论，其药虽有麻黄、桂枝之分，至于传变之后，亦未尝悉分之也。诸家之论，皆与感冒四气并中风条内，滚同出治。惟陈无择别立伤风一方，在四淫之首，且依伤寒，以太阳为始，分注六经，可谓详密。但以风本外邪，诸方例用解表、发表而治，然受病之源，亦有不同者。且风为天地浩荡之气，四时八风之变，未尝无也。然人亦未尝悉伤之也，间有受伤者，皆因不能法道清净，腠理不密，表上阳虚之所致也。《内经》曰：清净则肉腠闭拒，虽有大风苛毒，不能害是也。又有挟痰热，其气拂郁，风邪易于外束者。若表虚受风，专用发表之药，必致汗多亡阳之证。若内挟痰热而受风者，亦宜内外交治，不可专于解表也。或曰：此云表虚，与成无已注伤寒中风表虚同与？予曰不同也。彼以太阳中风，而于有汗无汗分虚实，实者加麻黄，虚者加葛根，俱解表也。此云表虚者，当固守卫气而散风者也。

金匮钩玄

卷一·伤风：戴云，新咳嗽，鼻塞声重者是也。属肺者多，散宜辛温或辛凉之剂。

秘传证治要诀及类方

卷十·鼻：伤冷热，鼻暴塞，流涕多者，通关散。

万氏育婴秘诀

卷四·治鼻：鼻流清涕者，热则津液流；鼻塞不通者，冷则收闭也。鼻流清涕者，其症有二：或外因伤风得之，喷嚏流涕。风属阳，其病为热，宜东垣凉膈散加防风、芥穗主之；内因脑热，鼻流浊涕不止，名曰鼻渊。久而不已，必衄血，凉膈散加羌活、川芎、白芷主之。

鼻塞其证有二：或因伤寒得之者，寒则伤肺，肺气不利则塞也，宜御寒汤主之。若冷气久不散，脓涕结聚，使鼻不闻香臭，则为鼻瓮，宜万全膏主之。凡新产牙儿，或十日一月之内，忽然鼻塞，因吮乳不能呼吸者，多是乳母睡时不知所忌，抱儿身侧，鼻口中气出吹着儿，冷气自囟门而入，成鼻塞，并宜贴囟法及塞鼻法。

明医杂著

卷五·伤风流涕：小儿八岁以下无伤寒，虽有感冒伤风，鼻塞、流涕、发热、咳嗽，以降痰为主，略加微解。凡散利败毒，非幼稚所宜。或冒轻者，不必用药，候二三日，多有自愈。

愚按前症若手足冷，或腹胀，脾虚也，用六君子汤加升麻、柴胡；若腹胀，或气喘，肺虚也，用四君子汤加柴胡、升麻。经云肺主气而司皮毛，肺虚则腠理不密，外邪易感。凡发表之后，其邪既去，用补脾肺以实其表，庶风邪不能再入。往往表散之后，热嗽不退，复行发表，多变坏症。

保婴撮要

卷四·鼻塞鼻衄：鼻乃肺之窍，皮毛腠理，乃肺之主。此因风邪客于肺，而鼻塞不利者，宜消风散，或用葱白七茎入油，腻粉少许擂摊绢帛上，掌中护温贴囟门。

明医指掌

卷三·伤风证：肺主皮毛，司腠理开阖。然气卫于外，虽有风寒，不能为害。若元气稍虚，不能卫护皮毛，则腠理疏泄，风邪因得而侵之，内舍于肺。故头疼声重，鼻塞流涕，憎寒壮热，咳嗽咽干之证见焉，此外因于风也。若平素内火炽盛，乘克肺金，或因重衣厚被，壅热于上，热极生风，亦有声重鼻塞，咳嗽咽干，音哑之形证焉，此非外来之风，内因也。因外感者，以辛凉、辛温之剂发散之；因内受者，火甚生风也，以凉寒苦，兼升散之解剂，不可执一治也。

外感风邪，皮毛腠理先受，内舍于肺。风邪束于外，内热不泄，上炎于肺。故鼻塞声重，头目不清而痛，咳嗽流涕，恶风，轻则参苏饮，重则十神汤。寒月无汗用麻黄汤，有汗用桂枝汤。

若平素内火炽盛，乘克肺金，或因重衣厚被，壅热于上，热壅则生风，亦有声重鼻塞，咳嗽咽干，暴哑之形证焉，此非外来之风，内因也……因内受者，火甚生风也，以凉、寒苦，兼升散之剂解之。

上焦原有痰火炽盛，肺胃火烁，又因衣被厚重，上焦壅热，肺经受伤，虽无外邪，风热内盛，亦有鼻塞声重，音哑，头目不清，鼻流清涕，咳嗽之证，防风通圣散、消风百解散主之。

医学入门

卷四·外感风类：肺主皮毛，通膀胱，最易感冒，新咳嗽、恶风、鼻塞声重、喷嚏是也，柴胡半夏汤、参苏饮；寒用麻黄杏仁饮；重者头身疼，寒热咽干音哑，柴胡桂枝汤、防风冲和汤。

本草纲目

卷十四·白芷：风寒流涕，香白芷一两，荆芥穗一钱，为末，蜡茶点服二钱。（百一选方）小儿流涕，是风寒也，白芷末，葱白捣丸小豆大，每茶下二十丸。仍以白芷末，姜汁调，涂太阳穴，仍食热葱粥取汗。（《圣惠方》）

医林绳墨

卷七：又有触冒风邪，寒则伤于皮毛，而成伤风鼻塞之候，或为浊涕，或为清涕水。治宜先解寒邪，后理肺气，使心肺之阳交通，而鼻息之气顺利，则香臭可闻者也，如桂枝汤、参苏饮之类，量其时令而与之。

松崖医经

卷上·伤寒伤风辨证：伤寒无汗，恶寒，面色惨，脉浮紧，鼻壅闭而干。伤风自汗，恶风，面色光泽，其脉浮而缓，鼻流清涕。凡遇新得之病，须要如此别之。

卷下·感冒：感风者，脉多浮数，其证身热面光，有汗恶风，鼻塞声重，头疼涕唾稠粘。感寒者，脉多浮紧，其证身热面惨，无汗恶寒，腰背拘急，头项强痛。感冒之初，治此病者，须当诊脉分别之。

景岳全书

卷十一·伤风：伤风之病，本由外感，但邪甚而深者，遍传经络，即为伤寒；表邪轻而浅者，止犯皮毛，即为伤风。皮毛为肺之合，而上通于鼻，故其在外则为鼻塞声重，甚者并连少阳阳明之经，而或为头痛，或为憎寒发热；其在内则多为咳嗽，甚则邪实在肺而为痰为喘。有寒胜而受风者，身必无汗而多咳嗽，以阴邪闭郁皮毛也；有热胜而受风者，身必多汗恶风而咳嗽，以阳邪开泄肌腠也。有气强者，虽见痰嗽，或五六日，或十余日，肺气疏则顽痰利，风邪渐散而愈也。有气弱者，邪不易解，而痰嗽日甚，或延绵数月，风邪犹在，非用辛温必不散也。有以衰老受邪，而不慎起居则旧邪未去，新邪继之，多致终身受其累，此治之尤不易也。盖凡风邪伤人，必在肩后颈根，大杼、风门、肺俞之间，由此达肺最近最捷，按而酸处即其迳也。故凡气体薄弱及中年以后，血气渐衰者，邪必易犯，但知慎护此处，或昼坐则常令微暖，或夜卧则以衣帛之类密护其处，勿使微凉，则可免终身伤风咳嗽之患。

卷二十七·鼻证：鼻塞证有二。凡由风寒而鼻塞者，以寒闭腠理，则经络壅塞而多鼽嚏。此证多在太阳经，宜用辛散解表自愈，如川芎散，神愈散，及麻黄、紫苏、荆芥、葱白之类，皆可择用。若由火邪上炎而鼻塞者，单宜清火。火之微者，多近上焦，出自心肺，宜清化饮、黄芩知母汤之类主之。火之甚者，多出阳明，或微兼头痛，宜竹叶石膏汤、凉膈散之类主之。若风寒兼火者，即防风通圣散之类亦可用。大都常塞者多火，暴塞者多风寒，当以此辨之。

简明医彀

卷二·伤风：……伤于风者，上先受之……虚邪贼风，阳先受之……清净则肉腠闭拒，虽有大风苛毒，弗之能害。盖风为天地浩荡之气，四时八风之变，未偿无也。间有伤者，不能法道清净，不得腠理固密，表上阳虚所致，一因也。有挟虚痰热，其气拂郁，风邪易于外束，二因也。有火乘肺金，煎熬津液成痰，痰火腾奔，风自内生，三因也。感病者，无出于此。其脉浮而大者为风，浮缓为伤风鼻塞，浮滑而大为内热生风。

治法：表虚受风，专宜发散，勿致汗多亡阳。有汗者实表散邪，桂枝汤主方加桂、芍之类。内挟痰热而伤风邪者，参苏饮之类。痰壅火盛，内热生风者，防风通圣散之类加减调之。凡鼻塞声重，脑胀头痛，鼻流清涕，畏风，属寒；鼻中浊涕而热气时出，咽干咳嗽，痰唾稠粘，属热。外之风邪疏散，内之痰火未平，芩、连、枳、桔、二陈之类清肺降火，利气消痰。

主方：头痛鼻干，苍术、藁本、羌活、白芷、川芎、防风各七分，细辛、甘草炙各五分，右加姜三片，葱头三个，水煎。有汗表邪加桂枝、白芍；无汗恶风加紫苏、葛根。

丹台玉案

卷六·小儿科·伤风门：伤风之症，头痛身热，鼻塞气瓮，喷嚏呵欠，呻吟不绝，见风便怕，洒淅恶寒，与大人伤风无异。若挟食即吐食，挟痰即吐痰，药剂比大人所服者宜减一半。不论有痰有食否，常须兼用清痰消食之药。盖小儿易伤食，而热则生痰。故剂中宜略用轻轻疏解，令汗微出为度，稍加清热则愈矣。盖风邪客于腠理，非疏解则不能愈，非清热化痰则小儿亦未易安也。症虽与大人无异，然亦不能无少差耳。

医宗必读

卷六·伤风：风为阳邪，善行数变。其伤人也，必从俞入。俞皆在背，故背常固密，风弗能干。已受风者，常曝其背，使之透热，则潜消默散。经文所谓乘虚来犯固矣。若其人素有痰热，壅遏于太阴阳明之经，内有窠囊，则风邪易于外束，若为之招引者然。所谓风乘火势，火借风威，互相鼓煽也。治实之法，秋冬与之辛温，春夏与之辛凉，解其肌表，从汗而散。治虚之法，固其营卫，兼解风邪，若专与发散，或汗多亡阳，或屡痊屡发，皆治之过也。治风火之法，辛散外发，甘苦内和，勿与苦寒，恐正不得申，邪不得解耳。

证治汇补

卷一·伤风·大意：虚邪贼风，阳先受之。伤于风者，上先受之。盖肺主皮毛，脾主肌肉，气卫外，风邪不能为。脾虚惟害而肌肉不充，肺虚而玄府不闭，则风乘虚入。

病因：更衣脱帽，沐浴当风，皮毛之间，卒然受邪，内舍于肺者，外因也。衣被过厚，上焦壅热，内热生风，似乎伤风者，内因也。肺家素有痰热，复受风邪束缚，内火不得舒泄，谓之寒暄。此表里两因之实证也。有平昔元气虚弱，表疏腠松，略有不谨，即显风症者，此表里两因之虚证也。

见症：轻者，咳嗽有痰，咽干声重，鼻燥作痒，或流清涕，腹胀额闷，口燥喉痛。重者，头痛项强，肢节烦疼，憎寒壮热，头眩呕吐，心烦潮热，自汗恶风，亦有无汗而恶风者。

伤风伤暖之辨：外风所伤，鼻流清涕，咳嗽清痰，舌无苔膜。内热生风，鼻流浊涕，咳嗽稠痰，舌有红点。其余诸症，则相似也。

脉法：左寸关浮弦有力者，伤风也。右寸关洪滑有力者，伤暖也。右寸关濡弱无力者，兼虚也。

总治：有汗当实表，无汗当疏邪，内热当清火。实表不可大补，疏邪不可太峻，清火不可太凉。若肺虚伤风者，先与祛邪，遂即养正，先后缓急，不可偏废。

久虚宜补：如虚人伤风，屡感屡发，形气病气俱虚者，又当补中，而佐以和解。尚专泥发散，恐脾气益虚，腠理益疏，邪乘虚入，病反增剧也。

用药总法：主以二陈汤，加桔梗、前胡、苏叶、桑皮、杏仁。身热加柴胡、黄芩，体痛加羌活、防风，头痛加川芎，胸满加枳壳，痰多加金沸草，气逆加苏子，内热加玄参，咳嗽加瓜蒌。若三时伤风，重者冲和汤。冬月伤风，重者桂枝汤。凡表证恶风，身热自汗自利，当用药中加桂枝，其效尤捷也。体虚易于伤风，不时感冒者，补中益气汤，加桔梗、茯苓、半夏。

医学传灯

卷上·伤风：风为阳邪，只伤三阳，不传三阴。由太阳而阳明，由阳明而少阳，亦有首尾只在一经者，非若伤寒之传三阴也。肺为华盖，内通膀胱，而为气之主。所以太阳伤风，则肺亦咳。凡浑身酸痛，咽干眼胀，或鼻之两旁迎香穴痛，不必咳嗽汗出然后为风也。治分有汗无汗，无汗为感冒，有汗为伤风。伤风之脉浮细而缓，或前小后大。人身之中有卫气，有荣气，荣深而卫浅，风但伤卫，所以不可发表，发则汗多亡阳，或津液亏损，变生坏症。宜用参苏饮，微解其肌，仲景用稀粥以助汗者，因解肌之药不能达表，故与粥以助之。若腹中有滞，此法又不宜用矣。解散之后，身热咳嗽者，此中伏有妙义。经云，外邪之入，必与内邪相合。伤风之人，平日有痰有火，火熏皮毛，腠理不密，风从火势，火借风威，互相鼓煽，不去其痰，屡痊屡发无有已也。此痰伏于肺胃之间，胶粘固结，非半夏可除，宜用苏杏二陈汤，内有杏仁油以润之，金沸咸以软之，庶几痰消而火降也。如耳中气闭，咳嗽口苦，邪传少阳胆经，宜用柴陈汤，亦加杏仁金沸之类，不可过用发散也。三阳既尽，咳嗽宜愈，每见伤风久嗽不止者，其故何耶。真阴素虚，咳久伤气，肺叶不收，不治多成劳怯，宜用加味地黄汤敛而降之。若脉来细缓无力，或洪大无力者，中气大虚，土不生金，宜用加减补中汤，固其元气。曾见伤风气虚，随治随作，后至气脱而死，病症虽小，亦可畏也。伤风汗多者，卫气不固。风邪袭入荣中，以致四肢微冷，冷汗多出，脉来沉细如丝，宜用桂枝芍药汤可也。

无汗伤风者谓之感冒，因有咳嗽邪气，留连三阳，不传三阴，所以较伤寒为轻也。但当禁其饮食，与伤风不同，宜用芎苏散，或人参败毒散治之。其中在经在腑，悉从伤寒调治，无二法也。

顾松园医镜

卷七·伤风：伤风一症，须审时令，更分轻重。若在冬令严寒，感之而重者，即为伤风未传经之伤风，在三时则为感冒风邪轻症。

卷八·湿：湿有自外而得者，有自内而生者，有风湿相搏者，有湿热相搏者，有独伤于寒湿者。自外而得者，如在天之湿，雾露雨雪是也；在地之湿，冰水泥泞是也；在人之湿，汗出沾衣，未经解换是也。但清邪则先伤上部，先伤表之营卫。故《金匮》曰雾伤于上，又曰雾伤皮腠。其症头重如裹，面目浮肿，鼻息不利，声浊不清，发热身疼。宜轻清散之，可用羌活胜湿汤。

医宗金鉴

幼科杂病心法要诀·伤风：肺主皮毛感邪风，发热憎寒头痛疼，有汗嚏涕脉浮缓，鼻塞声重咳嗽频，杏苏饮同金沸散，疏风解表莫从容。伤风者，风邪伤卫也。卫主皮毛，内合于肺，故令身体发热憎寒，头疼有汗，嚏涕鼻塞声重，不时咳嗽也，脉浮缓，宜杏苏饮解散外邪，继用金沸草散，开通气逆则愈。

医碥

卷四：鼻塞，一由脑冷，而气化液，下凝于鼻，如天寒呵气成水也，脑暖立通。一由气热，蒸涕壅塞故也。乃极力去其涕，而仍不通，则窍之外皆涕液之所浸淫，内理胀满，窍窄无缝故也。风寒外束，气不外越，止从鼻上窍出，则鼻气盛而喘息有音。初时气势上壅之甚，故水速而多且清，后则势略缓，故涕不即出，久蒸而成浊。

徐大椿医书全集

卷一·杂病证治·伤风：起居不慎，卒然受风，内舍于肺者，外因也。上焦壅热，内热生风，似乎伤风者，内因也。肝素有热，外受风邪，内火不得舒泄，即是外邪包热，乃表里两因之实症也。元气虚弱，表疏腠松，略一见风，即显风证者，是表里两因之虚症也。

外证：轻则咳嗽有痰，鼻流清涕，重则肢节烦痛，憎寒壮热，自汗恶风，亦有无汗而恶风者。

辨证：外风所伤，鼻流清涕，咳吐有痰，痰及清稀。内热生风，鼻流浊涕，咳甚有痰，痰必稠浊。

辨治：伤风症腠理疏泄，宜轻扬之剂彻越其邪，不可与伤寒家大汗之药，恐蹈亡阳之戒。至于虚人伤风屡感屡发，形气病气俱虚者，又当补中而佐以和解。倘专泥发散，恐肺益虚，腠理疏豁，邪乘虚入而无已。

用药：二陈汤加桔梗、前胡，甚加苏叶；喘加桑皮，咳加杏仁，身热加柴胡、黄芩，体痛加羌活、防风，头痛加川芎，胸满加枳壳，痰多加金沸草；气逆加苏子，内热加元参，燥咳加蒌仁，热咳加川贝，虚咳加麦冬。冬月伤风，身热、自汗、自利宜桂枝汤。肺热频感参胡三白汤。寒包热邪越婢加半夏汤。

杂病源流犀烛

卷十二·感冒源流：感冒，肺病也，元气虚而腠理疏也。经曰：虚邪贼风，阳先受之。盖风者，天之阳气，其乘于人则伤卫。卫者，阳也，故曰阳先受之。卫又即气也，肺主气，脾生气，故伤风虽肺病，而亦有关于脾，以脾虚则肌肉不充，肺虚则玄府不闭，皆风邪之所由以入也。盖以风为百病长，善行数变，无微不入，十二经，十五络，五脏六腑，皆能受风而为病。或经络受之，由皮毛而入肌肉、入腑。或由口鼻受之，而入胃、入肠，或入骨空肢节。而心火与风易合，肝木与风易引，肺金在至高尤易感。又况头顶招风，眼招风，四肢受风湿。古人云，避风如避箭。虽风之正者，犹须避之，况其为厉者乎。是故风感人于不觉，初治则易散，久则渐入于内，六淫之邪，每因缘以作难，风固不可不慎治，风亦不可不审也。吾故论之，风邪袭人，不论何处感受，必内归于肺，其症或头疼身热，轻则否，鼻必塞，兼流清涕，必恶风寒，或声重，或声哑。甚者痰壅气喘，合口不开，咳嗽咽干。自汗脉浮而缓，此外感也，春夏治以辛凉，宜茶调散、柴胡升麻汤；秋冬治以辛温，宜参苏饮、人参败毒散，则肌表解而邪从汗散矣。或素有痰热，壅遏于太阴、阳明之间，内有窠囊，风邪易入，若为之招引者，昔人所谓风乘火势，火借风威，互相鼓煽者，此内因也，治必以辛凉外发，甘苦内和，宜羌活冲和汤、防风通圣散，斯正不伤而邪自去矣。又有重衣厚被，肺因壅热生风，而在外风邪，又适与之相袭，其症亦声重鼻塞，咳嗽，咽干音哑，此内外因也，治以甘苦辛凉兼升散之品，宜桔梗汤、上清散、菊花散，邪自由内达外而解矣。至有风热兼伤者，或先感风又受热，或先受热又感风，一时交发，贵审其轻重而治之，宜桔梗汤、上清散、菊花散，或加味二陈汤。若久而不愈，其人必虚，固不得专用疏散也。阳虚宜加参术，阴虚宜加地黄、五味，倍麦门冬、白芍。然则感冒之症，虽若轻微，而要岂可忽视者乎。

脉法：仲景曰：脉浮而大者曰风。又曰：脉浮而数，中风使然。《脉诀》曰：浮数风热，浮紧风寒，浮缓风湿。

导引法：《保生秘要》曰：先擦手心极热，按摩风府百余次，后定心以两手交叉紧抱风府，向前拜揖百余，俟汗自出，勿见风，定息气海，清坐一香，饭食迟进，则效矣。

运功：《保生秘要》曰：凡头疼、目胀、背胀、腰酸、发热者，当先守艮背，入定后用行庭，运至风府，用意绕回百度，直行泥丸，亦旋百度，后分两路，旋眼胞，渐入瞳人百度，至鼻柱合行，亦旋入深处，多旋一会，接上鹊桥，经重楼，行胸腹，止于气海。睡时以两手捻孩儿印，两脚屈指，咬紧牙关，意在气海旋绕。或绕入黄庭注念，练至心纯，不觉真意自旋一贯，前后间行，邪气无不散者，疼胀自止。或以手指于脑上着力分两边摩之，及耳根处，以指甲捻之至疼，有导引之功。

卷二十三·鼻病源流：寒伤皮毛，则鼻塞不利。新者偶感风寒，必兼喷嚏，清涕，声重，宜参苏饮、羌活冲和汤。

文堂集验方

卷一·感冒伤风：凡人坐卧当风，或起居失于衣被，风邪从毛孔鼻中而入，所感者浅，在于经络腠理之间，故身体憎寒壮热，头痛面赤，或四肢逆冷，无汗恶寒，或咳嗽痰稠，鼻塞声重，左脉浮缓，口能知味者是也。宜用紫苏陈皮行气，轻浮之药发散。若多服姜汤，重被盖覆，风邪入里，反成热咳者有之。宜戒生冷，勿使风邪变成寒中，慎之。

类证治裁

卷一·伤风：风者天之阳。经云，虚邪贼风，阳先受之。风邪伤卫，故腠理疏者，善病风。其症恶风有汗，脉浮，头痛，鼻塞，声重，咳嗽痰多，或憎寒发热。惟其人卫气有疏密，感冒有浅深，故见症有轻重。治法不宜表散太过，不宜补益太早。须察虚实，审轻重，辨寒热，顺时令。经云，风淫所胜，平以辛凉，佐以甘苦。凡体实者，春夏治以辛凉，秋冬治以辛温，解其肌表，风从汗散；体虚者，固其卫气，兼解风邪，恐专行发散，汗多亡阳也。如初起风兼寒，宜辛温发表，郁久成热，又宜辛凉疏解。忌初用寒凉，致外邪不得疏散，郁热不得发越，重伤肺气也。如体虚感风，微觉寒热，参归桂枝汤加陈皮。风伤肺胃，寒热头痛，咳嗽脘闷，豉桔汤。风伤营卫，头痛，咳则闪烁筋掣，当归建中汤。太阳伤风，发热自汗，恶风，桂枝汤。伤风头痛，鼻塞声重，川芎茶调散。伤风兼寒，咳嗽发热，柴陈煎。风温伤肺，身痛脘痹，栀豉汤加象贝、杏仁、郁金、枳壳、桑叶、栝蒌。暑风上受，痰热喘嗽，竹叶石膏汤加桔、杏、蒌、草、陈皮、滑石。感风兼湿，头目如蒙，痰稠胸闷，通草、豆豉、厚朴、滑石、桔梗、杏仁、栝蒌。火伤风，火郁燥嗽咽痛，甘桔汤加薄荷、元参、黄芩、前胡、花粉。热伤风，咳而咽痛，鼻塞吐痰，消风散加减。风邪外闭，肢节烦痛，里有郁热，羌活散加减。时行感冒，寒热往来，伤风无汗，参苏饮，人参败毒散，神术散。总之，伤风须察其六淫兼症。且经疏解后，若仍恶风自汗，但当调卫和营，八珍汤。或表虚，易感受风邪，必固实腠理，玉屏风散。斯为善后之防矣。

脉候：脉浮为伤风，浮而紧者兼寒，浮而缓者兼湿，浮而洪者兼火，浮而滑者多痰。浮而有力为表实，无力为表虚。

卷六·鼻口症：鼻之呼吸通脑肺。肺感风寒，则鼻塞声重，参苏饮，羌活汤。若风热壅肺，亦致嚏涕声重，宜疏散，菊花茶调散。肺火盛，鼻塞，宜清解，黄连清肺饮。

六因条辨

卷下·暴感风寒论：尝考《内经》九宫八风等论，风有八方，位分八卦。故冬至后，风从乾方来者为正风，主长养万物；从别方来者，谓之偏风；逆面来者，谓之贼风，主伤害万物。是则立冬后风从北，立春后风从东，立夏后风从南，立秋后风从西，皆为正风。若不从其位，而反逆面来者，谓之贼风，不惟伤物，且易伤人。倘正气有亏，风必乘虚而袭，忽而头痛恶寒，鼻塞声重，咳逆痰多，但始终在肺，异于伤寒之壮热传变耳。盖寒必伤于冬，暑必伤于夏，疟痢见于秋，温热见于春，此四时之气各随其令而见之。惟暴感风寒，虽盛暑炎蒸，长幼同居，久病卧床者，俱能染诸。故古人称为寒疫也。良以风必兼寒，先伤乎肺，肺气闭塞，则鼻息不利，声不显扬，但留连在肺，熏蒸熔炼，直至痰浓涕厚，鼻通气宣，庶得渐解。故治法只宜苦辛温解以宣肺，不可过于寒凉，而致壅遏上焦，邪留肺底，变成损怯。医者慎之。

伤风条辨第一：伤风头痛恶寒，鼻塞声重，嚏涕无汗，此暴感寒疫。宜用苏叶、白芷、前胡、桑皮、桔梗、薄荷、橘红、枳壳等味，苦辛温解也。

风必兼寒，先伤乎肺，肺脏空虚，形如悬磬，风寒触之，则清肃不行，而气不宣化，故鼻塞声重。其头痛恶寒无汗者，以太阳为肺之外候卫，暴感之状，虽与伤寒相同，但始终在肺，并无传变为异。故《内经》所谓中于头，则下太阳，中于面，则下阳明，中于颊，则下少阳也。初起宜苏叶白芷薄荷前胡辛以泄其卫，以橘红枳壳桔梗苦以降其逆，正《内经》所谓肺苦气上逆，即食苦以泄之也。

伤风条辨第二：伤风汗出，头痛已减，犹然鼻塞声重，咳嗽多痰，此寒邪袭肺，宜用苏梗、前胡、杏仁、象贝、桑皮、地骨皮、橘皮、枇杷叶等味，宣肺透邪也。

此风邪已散，寒气犹留，若非疏散，恐生他患，故以苏梗前胡杏仁降气，桑皮地骨皮泻肺，橘皮象贝消痰，枇杷叶清气，是邪在上焦，药用轻浮，恰至肺位也，宜矣。

伤风条辨第三：伤风鼻气重浊，喘逆痰嘶，胸肋板痛，此寒与饮结，内阻肺络，宜用苏子、前胡、桑皮、杏仁、橘红、半夏、茯苓、旋覆花、枇杷叶等味，降气撤饮也。

鼻塞重浊，肺失清肃，喘咳胸板，宿饮内结。夫饮为阴邪，因寒则动，内阻肺络，外袭皮毛，苟非内撤饮外疏风寒，则何可两解。故宜苏子前胡桑皮杏仁开肺降逆，法半夏茯苓旋覆花橘红涤饮和胃，俾肺气开而寒饮化，则病渐解也。

伤风条辨第四：伤风鼻塞声重，头痛目疼，鼻流秽水，此风邪入脑，宜用辛夷散加杏仁、桑皮、苦丁茶等味，清肺泄热也。肺悬上焦，气禀清肃，为五脏之长，相传之官，治节出焉。风为阳邪，性亦轻虚，专伤上焦，《内经》所谓清邪中上也。盖邪既中上，必先入肺，肺被邪侵，则熏蒸化火，上乘入脑，消灼脑脂，从鼻而下，化为秽涕，非徒清肺等药可解者也，须藉辛夷藁本白芷防风升麻者，以轻浮上升，而能搜剔风热也，更佐杏仁桑皮以泻肺热，木通苦丁茶以利胃湿，则声可清，而脑可撤也。

伤风条辨第五：伤风咳不止，肋痛痰血，鼻息欠利，此热逼动络，宜用苇茎汤合旋覆花汤，加苏子、地骨皮、枇杷叶等味，降气和络也。

风寒入肺，久必化热，肺气不清，则鼻息欠利，热逼肺络，则咳痰带血，此时不可以见血而遂投滋补，误延损怯之途，最宜苇茎地骨以清热，薏仁蒌皮以润肺，苏子旋覆花以降气，新绛桃仁以和血，俾气血两清，而无过偏之弊。

伤风条辨第六：伤风咳剧欲呕，鼻不闻臭，此肺邪传胃，宜用泻白散合小半夏汤，加陈皮、茯苓、粳米等味，清肺和胃也。

伤风虽解，遗邪未尽，必传于胃，故咳而欲呕，《内经》所谓胃咳也。且鼻不闻臭，肺犹未清，故用桑皮地骨皮杏仁清肺，半夏茯苓橘皮生姜通胃，甘草粳米两和肺胃之阴也。

时病论

卷二·伤风：伤风之病，即仲景书中风伤卫之证也，诸家已详，可毋细论耳。然其初起之大概，亦当述之。夫风邪初客于卫，头痛发热，汗出恶风，脉象浮缓者，此宜解肌散表法治之。经曰：伤于风者，头先受之，故有头痛之证；风并于卫，营弱卫强，故有发热汗出之证；汗出则腠疏，故有恶风之证；脉浮主表，缓主风，故用解肌散表之法，以祛卫外之风。倘脉浮紧发热汗不出者，不可与也，当须识此，勿令误也。若误用之，必生他变，然则当按仲景法治之。世俗每见鼻塞咳嗽，遂谓伤风，而不知其为冒风也。

冒风：冒风者，风邪冒于皮毛，而未传经入里也。汪纫庵曰：轻为冒，重为伤，又重则为中。可见冒风之病，较伤风为轻耳。近世每以冒风之病，指为伤风，不知伤风之病，即仲景书中风伤卫之证也。今谓冒风，乃因风邪复冒皮毛，皮毛为肺之合，故见恶风、微热、鼻塞、声重、头痛、咳嗽，脉来濡滑而不浮缓，此皆春时冒风之证据，与风伤卫之有别也，宜乎微辛轻解法治之。倘或口渴喜饮，是有伏气内潜，如脉数有汗为风温，脉紧无汗为春温，务宜区别而治，庶几无误。

血证论

卷六·感冒：血家最忌感冒，以阴血受伤，不可发汗故也。然血家又易感冒，以人身卫外之气，生于太阳膀胱，而散布于肺。血家肺阴不足，壮火食气，不能散达于外，故卫气虚索，易招外邪，偶有感冒，即为头痛寒热身痛等证。若照常人治法，而用麻桂羌独，愈伤肺津，肺气益束而不能达，不惟涸血分之阴，愈以助气分之邪矣。治惟和解一法，为能补正祛邪，宜先生其津，使津足而火不食气，则肺气能达于皮毛，而卫气充矣。次宜疏理其气，使血分和，则不留邪为患，而外邪自解矣。宜小柴胡汤，加杏仁、荆芥、防风、紫苏主之。口渴加花粉、去半夏，身痛加粉葛根，内动痰火者，再加茯苓、旋覆花，内动寒水者，另用苏子降气汤治之。

失血之人，有状似感冒，而实非感冒者，由于肺痿气虚，时时洒淅恶寒，鼻塞流清涕，乃金被火克，内壅外闭，卫气不布之故。只宜清养肺金，毋得妄用发散，以张火焰也。太平丸补散兼行以治之，千金麦门冬汤，小柴胡汤皆宜。小柴胡汤通上焦之津液，以调和营卫，尤平稳而神奇。

医学见能

卷一：鼻流清涕，如有窒塞不通者，肺经受风寒也。宜加味香苏饮。香附二钱，陈皮二钱，紫苏三钱，薄荷一钱，甘草一钱，杏仁三钱，辛夷二钱，桔梗三钱。

不知医必要

卷一·伤风：此症由外感风邪，初起觉微凉畏风，旋即发热，或鼻塞声重，或头痛身痛，或邪连阳明而口渴，或邪侵少阳而寒热往来。速即照方服药一剂，未愈再服一剂。避风寒，忌口，慎起居，邪无不退。若隐忍迟滞，且食油腻，以致留邪不去，庸医治之，每多受害。凡平日无病，陡然发热，热无停止者，即是伤风。微汗则热退，无汗则复热者，仍是外感之邪，犹未解。芩连知柏等寒凉，并神曲、山楂、麦芽，各消导之药，一则使邪凝不散，一则能引邪入里，初伤风时，切不可服。邪未传里，则舌无苔，有热仍当发散。如已传里，则舌苔粗白，渴欲饮水，宜服葛根汤。舌苔白而转黄，则加黄芩，至黄而转黑，或起芒刺，烦躁大渴，宜服人参白虎汤。大便秘结，小腹胀满，则服小承气汤。风寒俱从背俞而入，无论春夏秋冬，俱宜著背心以护之。若严寒时节，所缝棉衣，此处棉须加厚，庶免伤风伤寒之患。养生者，其慎之。而年老及虚弱人，更不可忽。

医学摘粹

杂证要法：感寒者，触受风寒也。四时俱有感寒之证，脉浮或紧，头痛发热无汗，或恶寒，或咳嗽不禁，即伤寒之浅者，以桑防汤主之。此时俗通治之法也。重者仍以伤寒法治之。

伤风者，中虚而受外感也。其人肺经素有湿气，一旦风寒闭其皮毛，肺气壅遏，鼻流清涕，时出喷嚏，或三五日，或七日，咳出青黄涕，其状如脓，从口鼻出，肺尚无伤，若不出即肺伤而死矣。勿以病浅而忽之也。以紫苏姜苓汤主之。

六气感证要义

风：《伤寒论》之中风，犹今之谓伤风，不过有轻重之分。故桂枝汤于四时伤风亦有宜者，昔贤固言之矣，然必汗自出而脉浮弱，始为切合。伤风又称感冒，凡偶感风寒，头痛发热，咳嗽涕出即是。《内经》云，至下之地，春气常在，故东南卑湿之区，伤风最多。徐洄溪有伤风难治论，尤在泾则引《内经》劳风法在肺下一段，以证伤风不解，便成劳之谚，足见伤风难治，自古已成。

杂症总诀

卷上·伤风：伤风元气本素虚，乘虚而入风邪居；鼻塞声重头亦痛，恶寒发热汗有余；脉来浮缓且无力，参苏饮服旋当袪；咳嗽去参加桑杏，内有痰热芩连进；痰唾如胶全福花，胸满痰多贝蒌顺；冬间自汗桂枝添，若还无汗麻黄应；伤食麦芽曲朴顺，中酒乌梅蔻仁定；头痛芎羌不可无，气喘杏苏亦莫剩。

风伤卫：苏梗、淡豆豉、杏、朴、桔、翘、木通、滑石。

体虚感风：参归桂枝汤加陈皮。

七、鼻窒　鼻塞　不闻香臭

素问

五常政大论：少阳司天，火气下临，肺气上从……咳嚏鼽衄鼻窒。

太阳司天，寒气下临，心气上从……火气高明，心烦热，嗌干，善渴，鼽嚏，喜悲，数欠少阴司天，热气下临，肺气上从……嚏鼽衄鼻窒。

五脏别论：故五气入鼻，藏于心肺，心肺有病，而鼻为之不利也。

灵枢

本神：肺藏气，气舍魄，肺气虚则鼻塞不利，少气。

经脉：足太阳之别，名曰飞扬，去踝七寸，别走少阴。实则鼽窒，头背痛，虚则鼽衄。取之所别也。

热病：热病先肤痛窒鼻充面，取之皮，以第一针五十九。

胀论：六腑胀：胃胀者，腹满，胃脘痛，鼻闻焦臭，妨于食，大便难。

金匮要略

肺痿肺痈咳嗽上气病脉证并治：肺痈，胸满胀，一身面目浮肿，鼻塞清涕出，不闻香臭酸辛，咳逆上气，喘鸣迫塞，葶苈大枣泻肺汤主之。

脉经

卷四·平杂病脉第二：浮大者，中风头重鼻塞。

卷六·肝足厥阴病证第一：肝中寒者，其人洗洗恶寒，翕翕发热，面翕然赤……其脉沉，胸中义塞，欲令人推按之，有热，鼻窒。

诸病源候论

卷三·虚劳病诸候·虚劳候：肺劳者，短气而面肿，鼻不闻香臭……七伤者……四曰形寒，寒饮伤肺，肺伤少气，咳嗽鼻鸣。

卷六·解散病诸候·解散鼻塞候：始发则将冷，其热尽之后，冷气不退者，冷乘于肺，肺主气，开窍于鼻，其冷滞结不宣通，故鼻塞。

卷二十九·鼻病诸候·鼻齆候：肺主气，其经手太阴之脉也，其气通鼻。若肺脏调和，则鼻气通利而知香臭；若风冷伤于脏腑，而邪气乘于太阴之经，其气蕴积于鼻者，则津液壅塞，鼻气不宣调，故不知香臭，而为齆也。

《养生方·导引法》云：东向坐，不息三通，手捻鼻两孔，治鼻中患。交脚踑坐，治鼻中患，通脚痈疮，去其涕唾，令鼻道通，得闻香臭。久行不已，彻闻十方。

卷四十八·小儿杂病诸候·齆鼻候：肺主气，而通于鼻。而气为阳，诸阳之气，上荣于头面。若气虚受风冷，风冷客于头脑，即其气不和，令气停滞，搏于津液，脓涕结聚，即鼻不闻香臭，谓之齆。

鼻塞候：肺气通于鼻，而气为阳，诸阳之气，上荣头面，其气不和，受风冷，风冷邪气入于脑，停滞鼻间，即气不宣和，结聚不通，故鼻塞也。

千金翼方

卷二十六·针灸上·鼻病：鼻中壅塞。针手太阳入三分，在小指外侧后一寸白肉际宛宛中。

囟一穴，主鼻塞不闻香气，日灸二七至七百壮，初灸时痛，五十壮已去不痛，七百壮还痛即止，至四百壮渐觉鼻轻。

太平圣惠方

卷三十七·治鼻塞气息不通诸方：夫肺气通于鼻，若其脏为冷风所伤，故鼻气不通利，成齆也，为冷气结聚，搏于血气则生肉，冷气盛者则息肉生长，气息窒塞不通也。

卷三十七·治鼻痈诸方：夫肺主气，其经手太阴之脉也，其气通于鼻，利则知于臭香，风冷伤于脏腑，而邪气乘于太阴之经，其气蕴积于鼻者，则津液壅塞，鼻气不通，故不知香臭，鼻塞而为痈也。

卷八十九·治小儿鼻塞诸方：夫小儿鼻塞者，此由肺气通于鼻。而气为阳，诸阳之气，上荣头面，其气不宣利，受风冷邪气，入于头脑，停滞鼻间，则气不宣利，结聚不通，故鼻塞也。

卷八十九·治小儿鼻痈诸方：夫小儿鼻痈者，由肺主气，而通于鼻，而气为阳，诸阳之气，上荣头面。若上焦壅滞，风冷客于头脑，则气不通，冷气停滞，搏于津液，脓涕结聚，则鼻不闻香臭，谓之鼻痈也。

圣济总录

卷一百一十六·鼻塞气息不通：……鼻塞气息不通者，以肺感风寒，其气搏结不得宣快。窒塞既甚，而息不能出入也。巢氏谓息肉生长，致气窒塞不通。盖有未尝生息肉，而气息不通者，宜析而治之。

卷一百一十六·鼻塞不闻香臭：……鼻有生息肉不知香臭者，亦有无息肉不知香臭者，……盖鼻之窒塞，或冷风乘肺，或肺经壅热。冷热固异，其塞则一，皆肺脏不和，气不宣通故也。治塞者，当审其冷热。

卷一百一十六·齆鼻：……鼻和则知香臭。夫鼻为肺之窍，非能自和也，必肺气流通，然后鼻为用而香臭可知。若心经移热于肺，致肺藏不和，则其窍亦无以宣达，故为齆鼻。此乃《内经》所谓心肺有病，则鼻为之不利者也。

卷一百八十·小儿鼻齆塞：……肺气通于鼻，鼻和则知香臭。小儿鼻齆塞者，肺气不利也。肺主气，诸阳之气，上荣头面，其气不和，风冷乘虚，客于脑，与气停滞，搏于津液，鼻道壅遏，故为鼻齆塞。

素问玄机原病式

六气为病：鼻窒，窒，塞也。火主䐜膹肿胀，故热客阳明，而鼻中䐜胀则窒塞也。或谓寒主闭藏，妄以鼻窒为寒者，误也。盖阳气甚于上，而侧卧则上窍通利而下窍闭塞者，谓阳明之脉左右相交，而左脉注于右窍，右脉注于左窍。故风热郁结，病偏于左则右窍反塞之也。俗不知阳明之脉，左右相交，注于鼻孔，但见侧卧则上窍通利，下窍窒塞，反疑为寒尔。所以否泰之道者，象其肺金之盈缩也。

素问病机气宜保命集

卷下·大头论·耳附论：鼻塞者，肺也，何谓治心，心主臭。

东垣试效方

卷五·鼻不闻香臭论：金匮真言论云，西方白色，入通于肺，开窍于鼻，藏精于肺。夫十二经脉，三百六十五络，其气血皆上走于面而走空窍，其精阳之气上走于目而为睛，其别气走于耳而为听，其宗气上出于鼻而为嗅。《难经》云：肺气通于鼻，则能知香臭矣。夫阳气、宗气者，皆胃中生发之气也，其名虽异，其理则一。若因饥饱劳役损伤，脾胃生发之气既弱，其营运之气不能上升，邪害空窍，故不利而不闻香臭也。宜养胃气，使营运阳气、宗气上升，鼻则通矣。又一说《难经》言心主五臭，肺主诸气，鼻者肺之窍，反闻香臭何也？盖以窍言之肺也，以用言之心也。因胃气失守，寒邪客于面，鼻亦受之，心不能为用而不闻香臭。故经曰：心肺有病，鼻为之不利。洁古老人云，视听明而清凉，香臭辨而温暖者是也。治法宜先散寒邪，后补卫气，使心肺之气交通则鼻利而闻香臭矣。

丽泽通气汤　治鼻不闻香臭。

温肺汤　治鼻不闻香臭，眼有眵泪。

温卫汤　治鼻不闻香臭，目中溜火，气寒血热，冷泪多，脐下阴汗，足痿弱。

御寒汤　治寒伤于皮毛，令人鼻塞，咳嗽上喘。

温卫补血汤　治耳鸣，鼻不闻香臭，口不知味，气不快，四肢困倦，行步不正，发脱齿落，食不下，膝冷，阴汗，带下，喉中吤吤，不得卧，口舌嗌干，太息，头不可回顾，项筋紧，脊强痛，头旋眼黑，头痛，呵欠喷嚏。

丹溪手镜

卷中·鼻：齆鼻乃肺气盛也，枯矾研为面，脂绵裹塞自消。瓜蒂末，绵裹塞亦可。又木通、细辛炮蜜和绵裹塞鼻亦可。服用防风通圣散。加好三棱、茱萸、海藻并酒浸，炒干为末，每一钱五分，任汤下。

脉因证治

卷下·鼻：齆鼻息肉，乃肺气盛。

万氏秘传片玉心书

卷五·鼻病门：鼻为肺之窍，鼻塞者，盖肺气不通于窍。然肺主皮毛，风寒外感，则肺气壅闭而鼻塞，川芎膏主之。

鼻涕者，肺为风寒所袭，而津液不收，则为鼻涕，细辛散主之。

齆鼻者，肺受风寒，久而不散，脓涕结聚不开，使不闻香臭，则成齆矣。万金膏主之。

以上三症，皆宜疏利，俱用加味丽泽通气散。

明医杂著

卷三·鼻塞：鼻塞不闻香臭，或但遇寒月多塞，或略感风寒便塞，不时举发者，世俗皆以为肺寒，而用解表通利辛温之药不效。殊不知此是肺经素有火邪，火郁甚则喜得热而恶见寒，故遇寒便塞，遇感便发也。治法：清肺降火为主，而佐以通气之剂。若如常鼻塞不闻香臭者，再审其平素，只作肺热治之，清金泻火清痰，或丸药噙化，或末药轻调，缓服久服，无不效矣。此予所亲见而治验者。其平素原无鼻塞旧症，一时偶感风寒，而致窒塞声重，或流清涕者，自作风寒治。

愚按：前症若因饥饱劳役所伤脾胃，发生之气不能上升，邪害空窍，故不利而不闻香臭者，宜养脾胃，使阳气上行则鼻通矣。按（东垣云）：胆移热于脑，则辛颎鼻渊。治之以防风汤。大抵胃气不和之所致者多矣。

幼科类萃

卷二十六·耳目口鼻门：鼻为肺之窍，因心肺上病而不利也。有寒热者，邪伤皮毛，气不利而壅清道而为病也。故小儿鼻塞者，由肺气通于鼻，气为阳，若气受风寒，停滞鼻间，则成鼻塞；气寒而津液不收，则多鼻涕；若冷气久不散，脓涕结聚，使鼻不闻香臭，则齆鼻；若挟热则鼻干，皆阻碍乳。又小儿禀赋胎气充实，三关、九窍、五脏、六腑、内外、呼吸、上下贯通流行，百脉正顺。三焦者，皆由所协，元命自然之气也。凡产芽儿，三朝五日六晨一腊，忽然鼻塞吻乳不能，开口呼吸者，多是乳母安睡之时不知所持，鼻中出息吹着儿囟，或洗浴用水温冷，气不通，风邪所以致儿鼻塞。

保婴撮要

卷四·鼻塞鼻衄：……鼻乃肺之窍，皮毛腠理，乃肺之主。此因风邪客于肺，而鼻塞不利者，宜用消风散，或用葱白七茎入油，腻粉少许，擂摊绢帛上，掌中护温贴囟门。

医学纲目

卷二十七：鼻塞皆属肺……肺气通于鼻，肺和则鼻能知香臭矣……五气入鼻，藏于心肺，心肺有病，而鼻为之不利也……西方白色，入通于肺，开窍于鼻，藏精于肺……肺主鼻，在脏为肺，在窍为鼻是也。

医学入门

卷五：鼻塞须知问久新。鼻窍于肺，而能知香臭者，心也。人身水升火降，荣卫调和，则鼻司呼吸，往来不息而已。苟或寒伤皮毛，则鼻塞不利，火郁清道，则香臭不知。新者偶感风寒，鼻塞声重，流涕喷嚏，宜以风寒治之，九味羌活汤、参苏饮、消风百解散。久则略感风寒，鼻塞等症便发，乃肺伏火邪，郁甚则喜热恶寒，故略感冒而内火便发，宜清金降火，兼通气之剂，凉膈散加荆芥、白芷，或川芎石膏散。又有不必外感，四时鼻塞干燥，不闻香臭，宜清金降火消痰之药，清气化痰丸、上清丸。古方，鼻塞甚者御寒汤、澄茄丸；不知香臭者，通气汤；内有硬物者，单南星饮，贴囟荜拨饼，外用石菖蒲、皂角等分为末，绵包塞鼻，仰卧片时；虚寒者，通草丸。

鼻塞久不愈者，必内伤肺胃，清气不能上升，非外感也，宜补中益气汤以和之，此皆治本之论。

本草纲目

卷四·百病主治药·鼻：鼻窒，是阳明湿热，生息肉。

卷四·百病主治药·窒息：〔内治〕〔草菜〕白薇（肺实鼻塞，不知香臭，同贝母、款冬、百部为末服。）　天南星（风邪入脑，鼻塞结硬，流浊涕，每以二钱，同甘草、姜、枣，煎服。）　小蓟（煎服。）　麻黄　白芷　羌活　防风　升麻　葛根　辛夷　川芎　菊花　地黄　白术　薄荷　荆芥　前胡　黄芩　甘草　桔梗　木通　水芹　干姜　〔果木〕干柿（同粳米煮粥食。）　荜澄茄（同薄荷、荆芥丸服。）　槐叶（同葱、豉，煎服。）　山茱萸　釜墨（水服。）　石膏　〔鳞兽〕蛇肉（肺风鼻塞。）　羊肺（鼻息，同白术、肉苁蓉、干姜、芎䓖为末，日服。）

人中白 〔外治〕细辛(鼻齆,不闻香臭,时时吹之。) 瓜蒂(吹之。或加白矾,或同细辛、麝香,或同狗头灰。) 皂荚 麻鞋灰 礜石 麝香(并吹。) 蒺藜(同黄连煎汁,灌入鼻中,嚏出息肉如蛹。) 苦瓠汁 马屎汁 地胆汁 狗胆(并滴。) 狗头骨灰(入硇,日嗜之,肉化为水。) 青蒿灰 龙脑香 硇砂(并滴。) 桂心 丁香 蕤核 藜芦 石胡荽 薰草(并塞。) 菖蒲(同皂荚末塞。) 蓖麻子(同枣塞,一月闻香臭。) 白矾(猪脂同塞。同硇砂点之,尤妙。同蓖麻、盐梅、麝香塞。) 雄黄(一块塞,不过十日,自落。) 铁锈(和猪脂塞,经日肉出。) 蠮螉 狗脑 雄鸡肾(并塞鼻,引虫。) 猬皮(炙研塞。) 醍醐(小儿鼻塞,同木香、零陵香煎膏,涂顶门,并塞之。)

针灸大成

卷八:鼻塞,上星、临泣、百会、前谷、厉兑、合谷、迎香。

鼻窒不闻香臭:迎香、上星、五处、禾髎。

此症缘何而得?针数穴皆不效……皆因伤寒不解,毒气冲脑,或生鼻痔,脑中大热,故得此症。复刺后穴:水沟、风府、百劳、太渊。

证治准绳

杂病·第八册·鼻:人参汤、辛夷散、增损通圣散、辛夷汤、醍醐散、通关散、防风汤、排风汤、荜澄茄丸,皆治鼻塞之剂,宜审表里寒热而用之。

外治:通草散、菖蒲散、瓜蒂散、蒺藜汁、葫芦酒,或用生葱分作三段,早用葱白,午用葱管中截,晚换葱管末梢一截,塞入鼻中,令透里方效。

幼科·集之三·卷九·肺脏部肾脏部·鼻:小儿肺气通于鼻,气为阳,若气受风寒,停滞鼻间则成鼻塞,气寒使津液不收则多涕,若冷气久不散,脓涕结聚,使鼻不闻香臭则成齆鼻,若挟热则鼻干,皆妨害乳食。

幼科·集之三·卷九·肺脏部肾脏部·鼻塞:凡产牙儿,三朝、五日、六晨、一腊,忽然鼻塞,吻乳不能,开口呼吸者,多是乳母安睡之时,不知持上儿子,鼻中出息,吹着儿囟,或以水浴洗,用水温冷,不避风邪,所以致儿鼻塞。宜与通关膏敷之,消风散服之。或有惊悸作热,杜薄荷散与服。通关膏用白僵蚕、猪牙皂角、荆芥、香附子、川芎、细辛等分为末,葱白同研,敷囟至妙。

医学准绳六要

窒塞不通:鼻塞时值寒月,必加麻黄、细辛于升麻葛根汤中,佐以枯芩、苏叶,多加甘桔为舟楫,庶易成功。已经发散,未得全开,脉洪有力,口干鼻燥者,君以辛凉清之,酒芩、栀子、薄荷之属。仍佐以荆、防、升、芷,不可聚用寒凉法也。

气虚之人,气弱不能上升,则鼻塞滞,所谓九窍不利,肠胃之所生是也,多服补中益气汤自通,此乃屡验者。

鼻壅气不通,不闻香臭,通草散主之。

痰火郁结于上焦肓膜之上,上窍不通,则元门闭密而鼻不闻香臭,口不知味,或耳聋目昏。良由大气弱不能上冲,浊气得以擅权,是虚为本,而痰火为标也。当用补中益气汤,加升柴诸风药引上行,兼用清上化痰开窍丸药。戒性慎口,久之自痊。

寿世保元

卷四·补益:有禀赋素薄之人,又兼折丧太早者,真阴根本受亏。肾水一亏,则火必胜,胜则克肺金。肺主皮毛,则腠理不密,鼻不闻香臭,火炎痰升,而致咳嗽,甚则肾水枯竭,肺子能令母虚是也。

外科大成

卷三·鼻部·鼻聋:鼻聋者,为不闻香臭也。宜神愈汤,以生姜为引,水煎服之,立验……细、芷、羌、防、半、芎、归、陈、桔、苓,薄荷增三倍,煎服气调匀。

张氏医通

卷八·七窍门下·鼻:丹溪云,鼻为肺窍,肺家有病,而鼻为之不利也,有寒有热。暴起为寒,久郁成热,寒伤皮毛,气不得利而壅塞,热壅清道,气不宣通。先以葱白、白芷、香豉、羌、防、紫苏、细辛、辛夷之属表散,后以酒炒芩、连、姜汁炒黑山栀、生甘草、石膏、薄荷、川椒之属清火自愈。近世以辛夷仁治鼻塞不闻香臭，无问新久寒热，一概用之，殊不知肺胃阳气虚衰，不能上透于脑，致浊阴之气，上干清阳之位而窒塞者，固宜辛夷之辛温香窜以通达之；若湿热上蒸，蕴酿为火而窒塞者，非山栀仁之轻浮清燥不能开发也。至于风寒暴窒，重则丽泽通气，轻则葱白、香豉、细辛、羌活、薄荷、荆芥之属，随寒热轻重而施，可不审权度而混治哉。

鼻齆：肺气注于鼻，上荣头面，若风寒客于头脑，则气不通，久而郁热，搏于津液，浓涕结聚，则鼻不闻香臭，遂成齆，芎䓖散，外用千金搐鼻法，或瓜蒂、黄连、赤小豆为散，入龙脑少许，吹鼻中，水出郁火即通；不应，非火也，乃湿也，瓜蒂、藜芦、皂荚为散，入麝、脑少许，吹鼻中去水以散其湿。

若鼻中窒塞不通，用苦丁香、母丁香、赤小豆，为散吹鼻中，皆外治良法也。

慈幼新书

卷二・杂症・鼻：鼻为肺窍，一有风寒停滞，则气道壅塞，津液不收，流为浊涕。若冷结不散，久乃不闻香臭，辛夷散治之。有风寒挟热者，则鼻干不眠。又有乳母卧时，鼻中出息，吹著儿囟，亦令鼻塞，不能饮乳，开关散治之。

医学心悟

卷四：……西方白色，入通于肺，开窍于鼻。鼻塞者，肺寒也；鼻流清涕者，肺风也。香苏散散之。

幼幼集成

卷四・鼻病证治：凡小儿初生，三朝一七，忽然鼻塞，不能吮乳，不得呼吸者，因乳母夜卧之时，不知回避，鼻中出气吹儿囟门，或因洗水未避风寒，所以致儿鼻塞。通关散。

医碥

卷三・杂症・鼻：鼻塞，一由脑冷而气化液，下凝于鼻；一由气热蒸涕壅塞。固矣，乃极力去其涕而仍不通者，则窍之外皆涕液之所浸淫，肉理胀满，窍窄无缝故也。风寒外束，气不外越，止从鼻窍上出，则鼻气盛而喘息有音，初时气势上壅之甚，故化水速而多，且清；后则势略缓，故涕不即出，久蒸而成浊。

杂病源流犀烛

卷二十三：若久而有根，略感风寒便发，必须清金降火，宜凉膈散加川芎、白芷、荆芥。若风热壅盛，郁于肺中，亦致鼻塞声重，宜疏散之，宜抑金散、川芎茶调散。肺火盛，反能塞鼻，必兼清解，宜黄连清肺饮。鼻塞甚者，往往不知香臭，宜荜澄茄丸。或始而鼻塞，又为风冷所伤，津液凝滞，其冷气入脑不消，结成硬痈，使脑气不宣，遂流髓涕，宜南星饮，芎䓖散。又有火郁清道，不闻香臭者，宜鼻不闻香臭方。

罗氏会约医镜

卷五：鼻塞闭，不闻香臭，用白薇、贝母、款冬花、百部等分研末，头汤调下。

理瀹骈文

鼻齆，风寒客于头脑而气窒不通也，黄连、瓜蒂、赤豆、冰片末吹，并治息痔。按《吕氏春秋》："气郁则为鼽为嚏。"附方：鼻窒痈，杏仁、白芷、细辛各一钱，全蝎二个，焙末，麻油调敷。

八、鼻槁　鼻燥　鼻干

素问

热论：伤寒……二日阳明受之，阳明主肉，其脉侠鼻络于目。故身热目疼而鼻干，不得卧也。

灵枢

寒热：皮寒热者，不可附席，毛发焦，鼻槁腊，不得汗。取三阳之络，补手太阴。

难经

五十八难：寒热之病，候之如何也？然：皮寒热者，皮不可近席，毛发焦，鼻藁，不得汗。

金匮要略

黄疸病脉证并治：酒黄疸者，或无热，靖言了了，腹满，欲吐，鼻燥。其脉浮者，先吐之；沉弦者，先下之。

诸病源候论

卷四·虚劳骨蒸候:又有二十三蒸……十二肺蒸,鼻干。十三肾蒸,两耳焦。十四膀胱蒸,右耳偏焦……十八大肠蒸,鼻右孔干燥。

太平圣惠方

卷三十七·治鼻干无涕诸方:夫鼻干无涕者,由脏腑壅滞,内有积热,攻于上焦之所致也。凡肺气通于鼻,主于涕。若其脏挟于风热,则津液不通,皮毛枯燥,两颊时赤,头痛鼻干,故令无涕也。

卷八十九·治小儿脑热鼻无涕诸方:夫小儿肺脏壅滞,内有积热,上攻于脑,则令脑热也。又肺气通于鼻,主于涕,若其脏有热,则津液干燥,故令无涕也。

圣济总录

卷一百八十·小儿脑热鼻干无涕:论曰肺气通于鼻,鼻上通于脑。脑髓下渗而为涕,故涕为肺之液,而其出从鼻。小儿肺脏壅滞,内有积热,上攻于脑,津液内涸,故令鼻干无涕也。

万氏秘传片玉心书

卷五:鼻干者,心脾有热,上蒸于肺,故津液枯竭而结。当清热生津,导赤散吞服抱龙丸治之。

医学入门

卷五:有不必外感,四时鼻塞干燥,不闻香臭,宜清金降火消痰之药,清气化痰丸、上清丸。

景岳全书

卷十五·论火证:凡五脏之火,肺热则鼻干,甚则鼻涕出。

张氏医通

卷八·鼻:鼻干无涕,宜犀角、黄芪、木通、杏仁、麦冬、炙甘草、升麻、葛根、桑皮、石膏、朱砂;积热,加牙硝、大黄。

嵩崖尊生书

卷六:鼻干无涕,脑热也。苍耳子、桑白皮、玄参、甘菊、薄荷、川芎、丝瓜根煎服。

幼幼集成

卷四·鼻病证治:鼻干者,心脾有热,上蒸于肺,故津液枯竭而干,当清热生津,导赤散加麦冬。

医碥

卷四·杂症·鼻:肺热鼻干无涕,心神烦乱,犀角散、桑根白皮散。

广温热论

卷三·温证鼻孔干有四:风热则鼻鸣,荆芥、葛根、薄荷为主;阳明经热则烦躁,葛根、石膏为主;胃腑热证则大渴舌黄,三黄石膏为主;亡津液而肺燥,麦冬、生地、五味为主。大抵由上二者,十之五六,由下二者,十之二三。非谓大热而鼻反不干也,以烦渴大热证见,则不觉鼻孔之干与否耳。

笔花医镜

鼻燥者,邪化火而液干也,贝母瓜蒌散主之。

理瀹骈文

燥属金寒,复而为火,则其肺。一则收之,以沥青、赤豆;一则滋之,以地黄、玄参。

鼻燥,肺火也,玄参浸塞;或用生地、黄连、黄柏、姜黄、当归尾,香油熬膏涂。

医学见能

卷一:鼻根红赤,孔内干燥结煤者,阳明经燥气也。宜加味升葛汤。升麻一钱,葛根三钱,石膏研四钱,黄芩三钱,生地三钱,白芍三钱,枳壳一钱,杏仁三钱,甘草一钱,花粉三钱,白芷二钱,银花二钱,连翘二钱。

九、鼻鼽　鼽嚏　嚏　清涕

素问

金匮真言论:春善病鼽衄……故冬不按蹻,春不鼽衄。

阴阳应象大论：年六十，阴痿，气大衰，九窍不利，下虚上实，涕泣俱出矣。宣明五气论：五气所病：肾为欠、为嚏。

痹论：胞痹者，少腹膀胱按之内痛，若沃以汤，涩于小便，上为清涕。

脉解：所谓客孙脉则头痛鼻鼽腹肿者，阳明并于上，上者则其孙络太阴也，故头痛鼻鼽腹肿也。

刺禁论：刺中肾，六日死，其动为嚏。

水热穴论：冬取井荥何也？岐伯曰：冬者水始治，肾方闭，阳气衰少，阴气坚盛，巨阳伏沉，阳脉乃去。故取井以下阴逆，取荥以实阳气。故曰：冬取井荥，春不鼽衄。

缪刺论：邪客于足阳明之经，令人鼽衄，上齿寒。刺足中指次指爪甲上与肉交者，各一痏。左刺右，右刺左。

四时刺逆从论：刺五脏……中肾六日死，其动为嚏欠。

气交变大论：岁木不及……白露早降……脾土受邪，赤气后化，心气晚治，上胜肺金，白气乃屈，其谷不成，咳而鼽。

岁金不及，炎火乃行……民病肩背瞀重，鼽嚏，血便注下。

五常政大论：从革之纪，是谓折收……其病嚏咳鼽衄，从火化也。

少阳司天，火气下临，肺气上从……咳嚏鼽衄鼻窒。

太阳司天，寒气下临，心气上从……火气高明，心烦热，嗌干，善渴，鼽嚏，喜悲，数欠。

少阴司天，热气下临，肺气上从……嚏鼽衄鼻窒。

六元正纪大论：凡此阳明司天之政……初之气……其病中热胀，面目浮肿，善眠，鼽衄嚏欠呕，小便黄赤，甚则淋。

凡此少阳司天之政……三之气……民病热中，聋瞑血溢，脓疮咳呕，鼽衄渴嚏欠，喉痹目赤，善暴死。

凡此少阴司天之政，气化运行先天……民病咳喘，血溢血泄鼽嚏，目赤眦疡，寒厥入胃，心痛腰痛，腹大嗌干肿上。

凡此少阴司天之政……四之气，溽暑至，大雨时行，寒热互至。民病寒热，嗌干黄瘅，鼽衄饮发。

少阳所至为嚏呕，为疮疡。

阳明所至为鼽嚏。

至真要大论：少阴司天，热淫所胜……鼻衄嚏呕。

少阳司天，火淫所胜……甚则鼽衄。

太阳司天，寒淫所胜……呕血血泄鼽衄，善仆时悲。

少阴之复，懊热内作，烦躁鼽嚏，火见燔焫，嗌燥……暴瘖心痛。

少阴司天，客胜则鼽嚏。

太阳司天，客胜则胸中不利，出清涕。

灵枢

经脉：大肠，手阳明之脉……是主津液所生病者，目黄，口干，鼽衄喉痹，肩前臑痛，大指次指痛不用。

胃足阳明之脉……是主血所生病者……鼽衄。

膀胱足太阳之脉……是主筋所生病者……鼽衄。

足太阳之别，名曰飞阳，去踝七寸，别走少阴。实则鼽窒，头背痛；虚则鼽衄。取之所别也。

口问：黄帝曰：人之嚏者，何气使然？岐伯曰：阳气和利，满于心，出于鼻，故为嚏。补足太阳荥眉本，一曰眉上也。

忧恚无言：颃颡者，分气之所泄也……故人之鼻洞涕出不收者，颃颡不开，分气失也。

难经・十六难

假令得肺脉，其外证：面白，善嚏，悲愁不乐，欲哭……有是者肺也，无是者非也。

金匮要略

腹满寒疝宿食病脉证并治：夫中寒家，喜欠，其人清涕出，发热色和者，善嚏。

痰饮咳嗽病脉证并治：水在肝，胁下支满，嚏而痛。

中藏经

卷上:肺气通于鼻,和则能知香臭矣。有寒则善咳,实则鼻流清涕。

针灸甲乙经

卷十二·血溢发衄:鼻鼽不利,窒洞气塞,㖞僻多洟鼽衄有痈,迎香主之。

鼽衄洟出,中有悬痈,宿肉,窒洞不通,不知香臭,素髎主之。

鼻鼽不得息,不收洟,不知香臭,及衄不止,水沟主之。

诸病源候论

卷二十九·鼻病诸候·鼻涕候:夫津液涕唾,得热即干燥,得冷则流溢,不能自收。肺气通于鼻,其脏有冷,冷随气入乘于鼻,故使津涕不能自收。

备急千金要方

卷六上:涕出不止,灸鼻两孔与柱齐七壮。

圣济总录

卷一百一十六·鼻流清涕:论曰五脏化液,遇热则干燥,遇寒则流衍。鼻流清涕,至于不止,以肺脏感寒,寒气上达,故其液不能收制如此。且涕泗洟,皆鼻液也。以继泣则曰涕,以生于肺,则曰泗,涕甚曰洟。此独言涕,与宣明五气言肺为涕同意。

卷一百八十·小儿多涕:论曰鼻之气,有出有入,入则界内,已而复出,出则界外,已而复入。肺开窍于鼻,肺气不和,风冷乘之,使气道遏而不通,则风冷与气上界,蒸而为液,其液复界于下,故令鼻多涕。

素问玄机原病式

六气为病·热类:鼽者,鼻出清涕也。夫五行之理,微则当其本化,甚则兼有鬼贼。故经曰亢则害,承乃制也……由是肝热甚则出泣,心热甚则出汗,脾热甚则出涎,肺热甚则出涕,肾热甚则出唾也。经曰鼻热者出浊涕。凡痰涎涕唾稠浊者,火热极甚,销烁致之然也。或言鼽为肺寒者,误也。彼但见鼽嚏鼻窒,冒寒则甚,遂以为然,岂知寒伤皮毛,则腠理闭密,热极怫郁,而病愈甚也。

火类:嚏,鼻中因痒而气喷作于声也。鼻为肺窍,痒为火化,心火邪热干于阳明,发于鼻而痒则嚏也。或故以物扰之,痒而嚏者,扰痒属火故也。或视日而嚏者,由目为五脏神华,太阳真火晃耀于目,则心神躁乱,而发热于上,则鼻中痒而嚏也。伤寒病再经衰而或嚏者,由火热已退,而虚热为痒,痒发鼻则嚏也。或风热上攻,头鼻壅滞,脉浮而无他证者,内药鼻中,得嚏则壅滞开通而愈也。或有痛处,因嚏而痛甚不可忍者,因嚏之气攻冲结痛,而不得通利故也。

黄帝素问宣明论方

卷二·诸证门·胞痹证:小腹膀胱按之内痛,若沃以汤,涩于小便,上为清涕。太阳直行,从巅入于脑,气下灌于鼻,时出清涕不止,肾著汤主之,治胞痹,小便不利,鼻出清涕者。

医学发明

卷一:冬三月,阴气在外,阳气内藏,当外助阳气,不得发汗,内助阴火,勿令泄泻。此闭藏周密之大要也。盛冬乃水旺之时,水旺则金旺,子能令母实。肺者,肾之母,皮毛之阳,元本虚弱,更以冬月助其令,故病者善嚏,鼻流清涕,寒甚出浊涕,嚏不止,比常人大恶风寒,小便频数而欠,或上饮下便,色清而多,大便不调,夜常无寐,甚则为痰、为咳、为呕、为哕、为吐、为唾白沫,以致口开目瞪,气不交通欲绝者,吴茱萸丸主之。

脾胃论

脾胃胜衰论:所不胜乘之者,水乘木之妄行,而反来侮土。故肾入心主汗,入肝为泣,入脾为涎,入肺为痰、为嗽、为涕、为嚏、为水出鼻也……此皆由肺金之虚而寡于畏也。

肾水反来侮土,所胜者妄行也。作涎及清涕。唾多、溺多而恶寒者是也。土火复之,及二脉为邪,则足不任身,足下痛不能践地,骨乏无力,喜睡,两丸冷,腹阴阴而痛,妄闻、妄见,腰脊背胛皆痛(干姜、白术、苍术、附子、肉桂、川乌头、茯苓、泽泻、猪苓)。

奇效良方

卷五十九:鼻窒与痒者,热客阳明胃之经也;鼽嚏者,热客太阴肺之经也。盖鼻者足阳明胃经所主,阳明之脉，左右相交注于鼻孔。又鼻者肺之窍，故肺气通于鼻。其邪热干于二经，发于鼻而为窒塞鼽涕之证。故经曰，心肺有病，而鼻为之不利也。治法观其所中之何经，所治则不失矣。

万氏育婴秘诀

卷四・治鼻：鼻流清涕者，热则津液流；鼻塞不通者，冷则津液收闭也。鼻流清涕者，其症有二：或外因伤风得之，喷嚏流涕。风属阳，其病为热，宜东垣凉膈散加防风、荆芥穗主之。内因脑热，鼻流浊涕不止，名曰鼻渊，久而不已，必衄血，凉膈散加羌活、川芎、白芷主之。

内科摘要

卷上・元气亏损内伤外感症：一儒者素勤苦，恶风寒，鼻流清涕，寒噤嚏喷。余曰：此脾肺气虚不能实腠理。彼不信，服祛风之药，肢体麻怠，痰涎自出，殊类中风。余曰，此因风剂耗散元气，阴火乘其土位。遂以补中益气加麦门、五味治之而愈。

医学纲目

卷二十七・鼻鼽・运气：鼻鼽有二。一曰火攻肺虚鼻鼽。经云：少阴司天，热气下临，肺气上从，鼽衄鼻窒。又云：少阴司天，热淫所胜，民病鼽衄嚏呕。又云：少阳司天，火淫所胜，甚则鼽衄。又云：少阳之复，烦躁鼽嚏。又云：少阴司天，客胜则鼽嚏。又云：岁金不及，炎火乃行，民病鼽嚏。又云：金不及曰从革，从革之纪，其病嚏咳鼽衄，治以诸寒是也。二曰金助肺实鼻鼽。经云：阳明所致为鼽嚏。治以温剂是也。

针灸鼻鼽独取足太阳。经云：足太阳之别，名曰飞扬，去踝七寸，别走少阴，实则鼽窒头背痛，取之所别是也。

卷二十九・欠嚏：运气：嚏有三：一曰热火。经云：少阴司天之政，热病生于上，民血溢，鼽，病嚏。又云：少阴司天，热气下临，肺气上从，病嚏鼽衄。又云：少阳所致为鼽嚏。又云：少阳司天，火气下临，肺气上从，咳嚏鼽衄，治以诸寒是也。二曰金不及火乘之。经曰：金不及曰从革，从革之纪，其病嚏咳鼽衄，从火化者是也。三曰燥金。经云：阳明所致为鼽嚏是也。

明医指掌

卷八・鼻证：鼻鼽者，鼻中流水不止，《千金》细辛膏。肺热鼻塞流清水，抑金散。

医学入门

卷五・杂病分类・鼻：鼽者，鼻流清涕，热微，二陈汤加芎、归、细辛、白芷、防风、羌活、桔梗等分，姜煎，入薄荷少许。久不止者，芷夷散去薄荷，加荆芥、黄芩、神曲、南星、半夏等分，食后煎服，外用细辛膏。

本草纲目

卷四・百病主治药・鼻：鼻鼽，流清涕，是脑受风寒，包热在内。

医旨绪余

卷上・鼻鼽：按鼻鼽一症，今人患者甚多。考诸古方，鲜有言其病因者，惟运气曰：火攻肺虚，鼻鼽。少阴司天，热气下临，肺气上从，鼻衄鼻窒。又云：少阴司天，热淫所胜，民病鼽衄嚏呕。又云：少阳司天，火淫所胜，甚则鼽衄。又岁金不及，炎火乃行，民病鼽嚏。又曰阳明所致为鼽嚏。据运气，皆以火热司令为言，火克金，热伤肺。盖以鼻为肺之窍也。虽云少阴、少阳热火司令为病，然亦只是肠胃才有痰火积热者，乃有此感也。不然，火热主令之岁，三年之内，曷常无之，未尝人人有此病也。吾故曰，必肠胃素有痰火积热者，然后有此感也。何者？大肠，肺之府也；胃，五脏之所受气者也。《内经》曰：九窍不利，肠胃之所生也。鼻主无形者，经曰：清气通于天，又曰：鼻主天气。愚谓肠胃设无痰火积热，则其平常上升之气，皆清气也，纵火令之年，何豫耶？若夫肠胃素有痰火积热，则其平常上升之气，皆氲而为浊耳。金职司降，喜清而恶浊，今受浊气熏蒸，凝聚既久，壅遏郁结，而为痰涕。至于痔珠、息肉之类，皆由积久，燥火内燔，风寒外束，隧道壅塞，气血升降，被其妨碍，浇培弥厚，犹积土而成阜也。据运气云云，纯以火热司令之岁，火气下临，肺气上从，乃成鼻鼽嚏衄之症，假令水湿司令之岁，必无鼻鼽嚏衄，而鼻鼽嚏衄之证，必待火热司令之岁而能成耶？噫！如斯而谈则凿矣。观仲景《伤寒论》太阳症，当与麻黄汤，不与者，必成鼻衄。又见今人，每每感风寒，随时鼻塞浊涕，即素有郁热者，微触风寒，即鼻塞嚏涕。或调理失宜，积年累月，竟成鼻鼽、鼻渊者，往往有之。《内经》曰：胆移热于脑，则辛頞鼻渊，又曷尝必待火热司令而后致此病耶。愚故曰：必肠胃素有痰火积热，又值火热当权之年，内外之火夹攻，于此时有甚耳。

医林绳墨

卷七·鼻：清涕久而不已名曰鼻渊，此为外寒束而内热甚也。《原病式》曰：肺寒则出涕，肺热则鼻干。出涕谓之鼻渊，鼻干谓之鼻燥，当以清寒散热可也。寒宜败毒散，热宜防风通圣散之类。

医方考

卷五·补脑散：阳虚脑寒，鼻渊者，补脑散主之。人身之上，天之阳也，故六阳之气皆会于首。若阳气自虚，则阴气凑之，令人脑寒而流清涕。是方也，天雄辛热而上浮，辛热者太阳之象，故可以温脑而补阳虚；辛夷仁、苍耳茸，皆轻清澈脑之剂，可以佐天雄而透脑。

针灸大成

卷八·鼻流清涕：人中、上星、风府。久病流涕不禁：百会(灸)。

证治准绳

第五册·杂病·欠嚏·运气欠嚏有三：一曰寒。经云太阳司天，寒气下临，心气上从，寒清时举，鼽嚏喜悲数欠是也。二曰火。经云少阳司天之政，三之气，炎暑至，民病嚏欠是也。三曰湿郁其火。经云阳明司天之政，初之气，阴始凝，民病中热嚏欠是也。

寿世保元

卷六：老人鼻中流涕不干，独蒜四五个，捣如泥，贴脚底心下，用纸贴之，其涕不再发。

景岳全书

卷二十七·鼻证：鼻涕多者，多由于火。故曰肺热甚则鼻涕出。由此观之，则凡无故多泪，及多口涎者，亦多属肝脾之火，皆其类耳。

辨证录

卷三：人有鼻流清涕，经年不愈，是肺气虚寒，非脑漏也。夫脑漏即鼻渊也，原有寒热二症，不止胆热而成之也。然同是鼻渊，而寒热何以分乎？盖涕臭者热也，涕清而不臭者寒也。热属实热，寒属虚寒。兹但流清涕而不腥臭，正虚寒之病也。热症宜用清凉之药，寒症宜用温和之剂，倘概用散而不用补，则损伤肺气，而肺金益寒，愈流清涕矣。方用温肺止流丹：诃子一钱，甘草一钱，桔梗三钱，石首鱼脑骨五钱，煅过存性为末，荆芥五分，细辛五分，人参五分。水煎调服。一剂即止流矣，不必再服也。此方气味温和，自能暖肺，而性又带散，更能祛邪，故奏功如神。或谓石首脑骨，古人以治内热之鼻渊，是为寒物，何用之以治寒症之鼻渊耶？不知鼻渊实有寒热二症，而石首脑骨寒热二症皆能治之。但热症之涕通于脑，寒症之涕出于肺，我用群药皆入肺之药也，无非温和之味，肺既寒凉，得温和而自解，复得石首脑骨佐之，以截脑中之路，则脑气不下陷，而肺气更闭矣。所以一剂而止流也。

张氏医通

卷八·七窍门下·鼻·鼻鼽：鼻出清涕也。风寒伤皮毛，则腠理郁闭，宜疏风清肺，香苏散加川芎、蜀椒、细辛、辣桂、诃子；不应，非风也，乃寒也，辛夷散去木通、防风、升麻、藁本，加桂、附、蔓荆子、诃子、白术。

卷九·杂门·欠嚏：中气虚寒，不能上温肺气，则善呼；不能下引肾气，则善欠。故呼欠虽主胃气不舒，实缘肾气郁伏所致。若中寒而加火迫津气，或风激水液，皆清涕出，纵由土虚不能御邪之故。设兼邪发热，而色和善嚏者，此表气尚强，逼邪上走空窍也。亦有里虚不能拒邪而为下利者，知其必有陈寒，无阳气以发越其邪，故欲嚏而不能也。

嵩崖尊生书

卷六·鼻分：鼻鼽，鼻流清涕，经年累月不止是也，亦分寒热。胃家郁火伤肺，用桔梗、山栀、薄荷、麦冬、玄参、辛夷、甘草。或因脑冷所致，必用苍耳子、川芎、肉桂、干姜、升麻、藁本、辛夷。

医学真传

嚏：嚏非病也。然而嚏所由来，当知之也。人身经脉十二，始于肺之寅，终于肝之丑，而肝复交于肺，如十二时之相继无已也。夫肺，金也；肝，木也。肝脉循喉咙入颃颡，究于畜门，从畜门而上额循巅以下项。若颃颡不利，不能上循，但从畜门出鼻，则为嚏。夫鼻为肺窍，而畜门为肝穴，嚏之有声，如撞钟然，犹以木击金也。平人之嚏，间或有之，乃畜门之气，一时滞而不上，下出于鼻则嚏也。又纸捻搐鼻，则畜门颃颡为物所引而下，脉本欲上，今引而下，引下则嚏。又肺主皮毛，肝主肌腠。风邪陡袭皮毛，则皮毛之气不通于肌腠，肌腠之气欲出于皮毛，滞而不和则嚏。又肝脉内虚，不能脉而上，但留于颃颡畜门间，则频频而嚏。医不知之，以为肺病，岂知实肝病也。又时病将愈则嚏。时病邪从外至，由皮毛而入肌腠，皮腠有病，则经脉不通于皮腠，嚏则流通而环转也。又大人小儿卒患厥证，病在厥阴，阴极而阳不生，一时厥逆，藉药得更生，气脉流通则嚏，此从阴出阳，逆而复顺也。方书治中风不知人者，用纸捻或末药搐鼻，而曰有嚏有生，无嚏则死，吾不之解，意者有嚏则经脉可通，无嚏则经脉断绝之谓欤？

医学心悟

卷四：鼻塞者，肺寒也；鼻流清涕者，肺风也，香苏散散之。

医碥

卷二·杂症·欠嚏：呵欠者必伸腰，故又名欠伸。经谓：卫气昼行于阳，夜行于阴，阴主夜、卧。阳主上，阴主下，故阴气积于下，阳气未尽入行于阴，阳引而上，阴引而下，阴阳相引，故数欠。此从阳之阴，由动入静之机也。一人病吐血斗余，烦躁不得卧，证甚危迫。延予至时，已半夜，闻其欠声，予曰：不死矣。知阴犹在也，药之而愈。经曰：阳气和利，满于心，出于鼻，故嚏。河间谓：鼻中痒，因气喷作声。鼻为肺窍，痒为火化（火甚则痛，微则痒也），火干于肺，发于鼻，故痒而嚏也。或以物扰鼻亦嚏者，扰者亦属火也。或视日而嚏者，太阳火曜于目，热气内通于鼻，痒而嚏也。仲景云：其人清涕出、发热、色和者，善嚏（即伤风浅证，风在皮毛，郁其阳气于肺，气盛化涕以出，郁勃而嚏也。色和，谓病浅耳）。可见嚏由气盛，郁勃使然，故阳虚者无嚏，得嚏则为佳兆。

卷四·杂症·鼻：常流清涕名鼻鼽，肺热者（肺热则气盛，化水成清涕，其不为稠浊者，火性急速，随化随流，不及浊也），桔梗、山栀、薄荷、麦冬、玄参、辛夷、甘草。若因脑冷所致（脑冷则气化液下溜，如天寒呵气成水也），苍耳子、干姜、升麻、藁本、辛夷、川芎、肉桂。

杂病源流犀烛

卷二十三·鼻病源流：又有鼻鼽者，鼻流清涕不止，由肺经受寒而成也，宜苍耳散、川椒散，甚有鼻塞脑冷，清涕不止者，宜细辛膏。

类证治裁

卷六·鼻口症：有流涕成鼻鼽者，肺受寒而成，宜温散，苍耳散、川椒散。有精气不足，脑髓不固，淋下并不腥秽，天暖稍止，遇冷更甚者，宜温补，天真丸。

医理真传

卷二：病后忽鼻流清涕不止，喷嚏不休，服一切外感解散药不效而反甚者何故？答曰：此非外感之寒邪，乃先天真阳之气不足于上，而不能统摄在上之津液故也。此等病近似寒邪伤肺之症，世医不能分辨，故投解散药不愈而反甚，不知外感之清涕喷嚏，与真气不足之清涕喷嚏不同。外感之清涕喷嚏，则必具发烧头痛，身痛畏寒，鼻塞之情形。真气不足之清涕喷嚏，绝无丝毫外感情状，况又服解散药不愈，更为明甚。法宜大补先天之阳。先天之阳足，则心肺之阳自足，心肺之阳足，则上焦之津液不致外越也。人身虽云三焦，其实一焦而已。方宜大剂四逆汤，或封髓丹亦可，即姜桂亦可。

医法圆通

卷一·鼻流清涕：按鼻流清涕一证，有从外感而致者，有从内伤而致者。从外感而致者，感受外来之客邪，客于肺经，闭其清道，肺气不得下降，清涕是出，其人定现发热恶风恶寒头痛身痛等情。法宜宣散，如桂枝汤、麻黄汤、葛根汤之类。从内伤而得者，由心肺之阳不足，不能统摄津液，而清涕出；肾络通于肺，肾阳衰而阴寒内生，不能收束津液，而清涕亦出，其人定无外感足征，多困倦无神，或喷嚏不休，或畏寒，或两脚冷。法宜扶阳，如麻黄附子细辛汤，姜桂汤、阳旦汤之类。

查近来市习，一见鼻流清涕，不分内外，一味发散，多以参苏饮、人参败毒、九味羌活、辛夷散等方。外感则可，内伤则殆。

读医随笔

卷四·论嚏：水在肝，胁下支满，嚏而痛。徐注曰：肝与少阳胆为表里，所以主半表半里者，水气乘之，阴寒内束，故少阳气上出，冲击而嚏，如伤风然。喻注曰：火气冲鼻，故嚏也。按《内经》肾主嚏，故凡太阳伤寒，寒气深入，随督入脑，为热所击，则嚏矣。太阳与督，即少阴之部也，其脉皆与脑通。嚏者，寒热相激，逐于脉中，致脉内作痒，痒即突出。徐曰寒束，喻曰火冲，其义一也，惟不言肝肾相通，而牵说少阳，殊属无稽。夫肝水见嚏者，肝寒感于肾也。且嚏之来路有二：因寒束肺窍，热气撩于肺中而上冲者，其气发于胸中，上过上腭之内，而下出于鼻也；因寒束督脉，热气激于脊膂而上冲者，其气起于腰俞，循脊上出脑之巅，而下出于鼻也。一缕寒邪，孤行气脉，而不为正气所容，故冲击而出也。本属微邪，不足为病，然见有早起，必嚏数十次，无间寒暑，而寒天较甚，妇人妊娠尤为有碍，此不得为微邪矣。治法宜仿肝水例，宜达肝与膀胱之阳，与肺气相接，使水邪下伏，宿寒外攘，即止。

医方辨难大成

卷七十二·鼻证·上集：鼻有涕出不止何治？夫鼻为肺之官窍，涕属肺所宣化，肺气清和，则莞固其窍，使不疏泄也；肺气熏蒸，则烁化为涕，令其泛溢也。可知是证之涕出不禁，则其为肺之积热。而热气合化其肺涎，肺气合助其升发，此涕所由难止也，于兹益信。特制滋阴固涕散，凡鼻见涕出下不止属肺热者，是方主之。

十、鼻息肉　鼻痔

灵枢

邪气脏腑病形：肺脉……微急为肺寒热，怠惰，咳，唾血，引腰背胸，若鼻息肉不通。

脉经

卷二：肺脉微急，苦鼻息肉不通。

针灸甲乙经

卷十二·血溢发衄：鼻中息肉不利，鼻头额頞中痛，鼻中有蚀疮，龈交主之。

诸病源候论

卷二十九·鼻病诸候·鼻息肉候：肺气通于鼻，肺脏为风冷所乘，则鼻气不和，津液壅塞，而为鼻齆，冷搏于血气，停结鼻内，故变生息肉。

《养生方·导引法》云：端坐生(伸)腰，徐徐以鼻内气，以右手捻鼻，除目闇泪苦出，徐徐闭目吐气，鼻中息肉耳聋亦能除。

又云：东向坐不息三通，以手捻鼻两孔，治鼻中息肉。

鼻窒塞气息不通候：肺气通于鼻，其脏为冷风所伤，故鼻气不宣利，壅塞成齆，冷气结聚，搏于血气，则生息肉；冷气盛者，则息肉生长，气息窒塞不通也。

备急千金要方

卷六上·鼻病：治鼻中息肉，灸上星二百壮，穴在直鼻入发际一寸。又灸夹上星两傍相去三寸各百壮。

千金翼方

卷二十六·针灸上·鼻病：治鼻中息肉，灸上星二百壮，入发际一寸。又夹上星相去三寸各百壮。

圣济总录

卷一百一十六·鼻中生息肉：论曰鼻者肺之窍，鼻和而知香臭。风寒客于肺经，则鼻气不利，致津液壅遏，血气搏结，附著鼻间，生若赘疣，有害于息，故名息肉。

仁斋直指

卷二十一·鼻：冷气停聚，血脉阴凝，岁月淹延，转加壅结，于是变生息肉。

丹溪心法

卷四·鼻病：治鼻中息肉，胃中有食积，热痰流注，治本当消食积。蝴蝶矾二钱，细辛一钱，白芷五钱，上为末，内鼻中。

韩氏医通

卷下：贵人鼻中肉赘，臭不可近，痛不可摇，束手待毙，予但以白矾末加硇砂少许吹其上，顷之，化水而消;与胜湿汤加泻白散二贴,愈。此厚味拥湿热,蒸于肺门,如雨霁之地突生芝菌也。

古今医统大全

卷六十二·鼻证门:鼻痈息肉邪气结成。肺气通于鼻,清气出入之道。肺脏热邪壅滞,上焦郁结,伏留不散,而成痈息之患也。

疮疡经验全书

卷三:鼻居面中,为一身之血运,而鼻孔为肺之窍,其气通于脑,下行于肺。若肺气清,气血流通,百病不生。肺气盛,一有阻滞,诸病生焉。鼻孔中息肉,名曰鼻痔,皆由六气七情所感而成。若生上入眼,名曰胬肉,若生在人鼻中,名曰息肉、窒塞不通。戒酒绝欲,除烦恼,内服煎剂,外用点药,庶平复矣。

明医指掌

卷八·鼻证:鼻痈有息肉,不闻香臭,通草膏。鼻痔,以瓜蒂甘遂丸塞之。

医学入门

卷五·鼻:鼻痔,肺气热极,日久凝浊,结成息肉如枣,滞塞鼻瓮,甚者又名鼻瓮。宜防风通圣散,加三棱、海藻末调服。外用辛夷为君,细辛、杏仁少许为末,和羊髓、猪脂煎膏候冷,入雄黄、白矾、轻粉、麝香少许为丸,裹塞鼻,数日即脱。甚者加硇砂少许,或瓜矾散亦妙。又食积热痰生痔者,单苍耳丸,内服外敷,最消痰积;或用白矾二钱,细辛一钱,白芷五分,为末塞鼻。

本草纲目

卷四:鼻窒,是阳明湿热,鼻生息肉。

医方考

卷五·鼻疾门·辛夷散:鼻生息肉,气息不通,香臭莫辨者,此方主之。鼻者,气之窍,气清则鼻清,气热则鼻塞,热盛则塞盛,此息肉之所以生也。故治之宜清其气。是方也,辛夷、细辛、川芎、防风、藁本、升麻、白芷,皆轻清辛香之品也,可以清气,可以去热,可以疏邪,可以利窍;乃木通之性,可使通中,甘草之缓,可使泻热。

瓜蒂散搐息肉法:先将鼻中息肉用针微刺,令患者含水一口,后以瓜蒂散和麝香少许,用水数滴吹鼻内,出涎水则愈。此苦能涌泄也,能泻其实,则息肉愈矣。

医林绳墨

卷七·鼻:或有鼻内生于息肉,用硇砂、雄黄之属。鼻内生于痈痔,乃为鼻窍不通之症,宜当散去痈痔,用辛夷、连翘、金银花之类。

针灸大成

卷八:鼻有息肉,迎香。

外科启玄

卷七·鼻息鼻痔:皆因肺气不清,孔内生肉塞满,名曰鼻瘜。又有如樱桃枸杞子类,名曰鼻痔。治宜清肺降火除湿。外用贴药,去其黄水,消尽瘜肉,再以苦丁香类治之立效。

医学准绳六要

渊息酒齄:息肉必由上焦积热,郁塞已久而生。然有诸中,然后形诸外。必内服清火利膈药,二陈、凉膈加减,须断酒薄味。

外科正宗

卷四·鼻痔:鼻痔者,由肺气不清,风湿郁滞而成,鼻内息肉结如榴子,渐大下垂,闭塞孔窍,使气不得宣通。内服辛夷清肺饮,外以硇砂散逐日点之,渐化为水乃愈。兼节饮食、断厚味、戒急暴、省房欲,愈后庶不再发。

取鼻痔秘法:先用回香草散连吹二次,次用细铜筯二根,筯头钻一小孔,用丝线穿孔内,二筯相离五分许,以二筯头直入鼻痔根上,将筯线绞紧,向下一拔,其痔自然拔落;置水中观其大小,预用胎发烧灰同象牙末等分吹鼻内,其血自止。戒口不发。

景岳全书

卷二十七·鼻证:鼻齆息肉阻塞清道,虽鼻为肺窍,而其壅塞为患者,乃经络肌肉之病,此实阳明热滞留结而然。故内治之法，宜以清火清气为主，外治之法，宜以黄白散及千金息肉方，雄黄散或简易息肉方之类主之。

灸法：囟会，灸七壮，治鼻齆鼻痔。

外科大成

卷三·鼻部·鼻痔：鼻痔生于鼻内，形如榴子，渐大而下垂，令人气不通畅。由肺气湿热内蒸，如朽木而生芝兰也。宜辛夷清肺饮，外兼消痔散等药点之，化水而消。乃节厚味，戒气怒，省房事，庶不再发。

医方集解

泻火之剂·辛夷散：治鼻生息肉，气息不通，不闻香臭。鼻为肺窍，气清则鼻通，气热则鼻塞，湿热盛甚，蒸于肺门则生息肉，犹湿地得热而生芝菌也。辛夷、白芷、升麻、藁本、防风、川芎、细辛、木通、甘草，等分为末，每服三钱，茶调下。

此手太阴足阳明药也。经曰：天气通于肺。若肠胃无痰火积热，则平常上升皆清气也。由燥火内焚，风寒外束，血气壅滞，故鼻生息肉而窍窒不通也。辛夷升麻白芷，辛温轻浮，能引胃中清气上行头脑；防风藁本，辛温雄壮，亦能上入巅顶，胜湿祛风；细辛散热破结，通精气而利九窍；芎䓖补肝润燥，散诸郁而助清阳，此皆利窍升清散热除湿之药。木通通中；茶清寒苦，以下行泻火；甘草和中，又以缓其辛散也。

证治汇补

卷四·上窍门·鼻病：鼻痔外候：胃中有食积，热痰流注肺中，令浊气凝结而生息肉。其形如枣滞鼻中，气息不利，香臭不知，甚者又名鼻瓮。

张氏医通

卷八·鼻息肉：上焦积热郁久而生，有诸中而形诸外，必内服清火利膈药，宜凉膈散加减，须断酒厚味……鼻痔与息肉大同小异，痛极而不下垂者为息肉，此血热胜也，阿魏为血积之向导，白矾为涤垢之专药，兼脑麝以开结利窍也。鼻痔则有物下垂而不痛，乃湿热胜也。胃中有食积，热痰流注，内服星、半、苍术、酒洗芩、连、神曲、辛夷、细辛、白芷、甘草，消痰积之药，外用胆矾、枯矾、辛夷仁、细辛、杏仁为散，入脑、麝少许，雄黑狗胆，或猪脂和研，裹内鼻中，频换自消。

洞天奥旨

卷十·鼻痦鼻痔：鼻息者，生于鼻孔之内，其形塞满窍门而艰于取息，故名曰鼻息也。鼻痔者，亦生鼻内，略小于鼻息，状如樱桃枸杞，皆肺经受毒气不能清，湿热壅滞而生此二病也。内治必须清肺为主，而佐之除湿降火之味。外用药点搽，亦易愈也。

嵩崖尊生书

卷六·民病篇·上身部·鼻分·息肉痔痈：鼻生息肉，气息不通，香臭莫辨，疼痛亦然。皆胃家湿热熏蒸所致。治宜清气去热，疏邪利窍。白茯、桔梗、山栀、黄芩、辛夷、白芷、木通、升麻、防风、柴胡、苍术、薄荷。

医学心悟

卷四·鼻：鼻生息肉，名曰鼻痔，臭不可近，痛不可摇，宜用白矾散少许点之，顷刻化水而消。

卷六·外科证治方药：鼻痔，鼻生息肉也。起于湿热，可吹硇砂散。

硇砂散：硇砂五分，白矾五钱。共为细末，每用少许，点鼻痔上，即消。

医宗金鉴

卷六十五·外科心法要诀·鼻痔：鼻痔初起榴子形，久垂紫硬碍气通，肺经风湿热郁滞，内服辛夷外点平。[注]此证生于鼻内，形如石榴子，渐大下垂，色紫微硬，撑塞鼻孔，碍人气息难通，由肺经风湿热郁，凝滞而成。内服辛夷清肺饮，以清肺热；外以硇砂散，逐日点之，渐化为水而愈。宜戒厚味、暴怒，庶不再发。

医方一盘珠

卷二·鼻病门：鼻中息肉难为治，医人束手而待毙，实热忽投凉膈散，宜绝佳酒与厚味。

鼻中重肉：鼻中重肉为鼻痔，略与息肉为少异，湿热胜兮痰流注，不痒不痛君须记。苍术芩连半夏星，神曲山楂麦芽配，白芷甘草一同煎，服之不过七八剂。外用白矾杏仁樟脑麝香狗胆水猪油同研绵裹纳入鼻中，频换自消。

医碥

卷四・杂症・鼻:息肉痔痈,鼻中肉赘,臭不可近,痛不可摇,此湿热壅盛所生,如地湿热而成芝菌也。清肺饮、羌活胜湿汤,或白芷、桔梗、山栀、黄芩、辛夷、白芷、木通、柴胡、防风、苍术、薄荷。外用白矾末加硇砂少许吹之,或瓜蒂、细辛、麝香为末,绵裹塞鼻,即化黄水。桃叶嫩心亦可塞。又雄黄、白矾、苦丁香为末,霜梅肉捣膏作条,入鼻内亦效。

杂病源流犀烛

卷二十三・鼻病源流:又有鼻痔者,始而鼻内生痈,窒塞不能闻味,宜通草散。痈久不愈,结成息肉,如枣核塞于鼻中,气塞不通,由胃中有食积,热痰流注,故气凝结也,宜星夏汤,外用瓜矾散、蝴蝶散。或由肺气热极而为息肉,宜黄连清肺饮加海藻,外以辛夷膏塞之。或息肉结如榴子,渐至下垂,孔窍闭塞,气不得通,此由肺气不清,风热郁滞而成也,宜辛夷消风散、黄芩清肺饮、辛夷荆芥散,外以瓜矾散塞之,必戒厚味嗜欲。甚有鼻中息肉,臭不可近,痛不可摇者,亦由膏粱气积,湿热蒸于肺门,如雨霁之地,突生芝菌也,宜胜湿汤、泻白散,外以白矾末加硼砂少许,吹其上,顷之即化为水,渐下而消。

郑氏彤园医书

卷二・外科病症・鼻部・鼻痔:痔生孔内,形如石榴子,渐大下垂,色紫微硬,撑塞鼻窍,碍人气息,由肺经风湿郁热搏结而成。内服辛夷清肺饮;外用硇砂散频点痔上,自化为水。宜戒恼怒,禁煎炒发物。亦有鼻生息肉气息不通者,由湿热蒸肺而成。宜服辛夷散。亦有鼻中生毛,昼夜暴长一二尺,渐圆如绳,触之痛不可忍,误断之立死,此毒邪攻肺而成也。奇疾方毛自枯落。

济众新编

鼻:鼻痔者,息肉塞鼻,轻为鼻疮,重为鼻痔,甚为鼻瓮。皆肺热。防风通圣散加三棱、海藻末调服,或泻白散。外用白矾末加硇砂少许吹鼻。食积热痰生痔,南星、半夏、苍术、神曲、细辛、白芷、甘草、酒炒芩连煎服,或单苍耳叶蜜丸内服、外敷。

疡科心得集

卷上・辨鼻渊鼻痔鼻衄论:鼻痔者,鼻内息肉结如榴子,渐大下垂,或时缩进,或时垂出,闭塞孔窍,使气不得宣通。此由肺气不清,风湿郁滞而成。夫鼻孔为肺之窍,为呼吸之门户,其气上通于脑,下行于肺,肺气壅盛,一有阻滞,诸病生焉,故有鼻痔之患。宜内服辛夷散,或辛夷清肺饮;外以硇砂散逐日点之,渐化为水乃愈。宜慎起居,节饮食,庶不致再发。

疡科捷径

卷上・鼻部・鼻痔:鼻痔初生榴子形,久垂紫硬气难行。肺经风热相兼湿,内服辛夷外点平。

外科真诠

卷一:鼻痔……宜内服辛夷清肺饮,外用麻油扫鼻孔四周,将风钩钩住痔疮,用针从侧面针入,用火酒调降丹少许点之,点二次,其痔自脱。宜戒厚味,庶不再发。

医门补要

卷上・鼻痔:鼻为肺窍,天气通于肺经,以胆移热于脑,则辛頞鼻渊,乃外由风寒侵入脑户,蕴久化热生痔,不闻香臭,甚而外挂。先以针刺破,随将棉花醮硇砂散塞鼻中,五日一次,渐化为水而消。此如炉火上炎,而成煤也。内服羚羊角散,防面赤肿起火走串。若鼻流清涕为脑寒,治宜温散。但生半鼻者可治,倘由鼻渊而成者,难消尽矣。

医学举隅

卷七・外科辨证录:鼻痔如鸡心下垂,大则气不通。此物中空,可割可破,亦可以汞泥辛夷窒而自落,兼以清肺益元乃愈以汞泥辛夷窒而自落,兼以清肺益元乃愈。

十一、眉棱骨痛

太平圣惠方

卷三十二・治眼眉骨及头疼痛诸方:夫肝胆充实,腑脏壅滞,风邪毒气,伏留于心胸,不能宣泄,而又脾肺久积风热，上卫肝膈，攻头目，故令眼眉骨及头疼痛也。

儒门事亲

卷四：夫头痛不止，乃三阳之受病也。三阳者各分部分：头与颈痛者，是足太阳膀胱之经也；攒竹痛，俗呼为眉棱痛者是也；额角上痛，俗呼为偏头痛者，是少阳经也。如痛久不已，则令人丧目，以三阳受病，皆胸膈有宿痰之致然也。先以茶调散吐之，后以香薷饮、白虎汤投之则愈。然头痛不止，可将葱白须豆豉汤吐之。吐讫，可服川芎、薄荷辛凉清上，搜风丸、香芎散之类。仲景曰：葱根豆豉，亦吐伤寒头痛。叔和云：寸脉急而头痛是也。

丹溪心法

卷四・眉眶痛：眉眶痛，属风热与痰。作风痰治，类痛风。

入方：黄芩（酒浸炒），白芷（一本作白术），上为末，茶清调二钱。

又方：川乌，草乌（二味为君，童便浸，炒去毒），细辛，羌活，黄芩，甘草（等分，为佐）。上为细末，茶清调服。一本加南星。

〔附录〕痛有二证，眼属肝，有肝虚而痛。才见光明，则眶骨痛甚，宜生熟地黄丸。又有眉棱骨痛，眼不可开，昼静夜剧，宜导痰汤，或芎辛汤入芽茶，或二陈汤，吞青州白丸子，良。

选奇方：治眉骨痛不可忍，大有效。羌活、防风各二钱，甘草二钱，夏月生冬炒，酒黄芩一钱，冬月不用有热者用。上每服三钱，水煎，食后温服。

金匮钩玄

眉棱痛：风热痰，作风痰治，类痛风。白芷、酒黄芩末，茶调服。

丹溪治法心要

卷三・眉棱骨痛：属风热与痰。作风痰治，类痛风证，用白芷、酒片芩，等分，为末每服二钱，茶清调下。又方：川乌、草乌，童便浸炒去毒各一钱为君，细辛、羌活、酒芩、甘草各半分为佐，为细末，分作二三服，茶清下。一加南星，姜茶调服。一方选奇汤，防、羌、酒芩、甘草煎服。

丹溪手镜

卷中・头痛：太阳头痛兼项与攒竹，脉浮紧或关前紧数，恶风寒，宜羌芎汤主之。

卷中・眉眶骨痛：因风痰，羌活、防风、甘草、黄芩、白术、半夏、南星、细辛。又方加川乌、乌头，二味为君。

秘传证治要诀

卷五・诸痛门・眼眶骨痛：痛有二证。眼属肝，有肝虚而痛，才见光明，则眼眶痛甚，宜生熟地黄丸。又有肝经停饮一证，发则眉棱骨痛，眼不可开，昼静夜剧，宜导痰饮，或芎辛汤去茶牙，或二陈汤吞青州白丸子，并于痰饮门选药。

脉因证治

卷上・头目痛：太阳头痛兼项痛，足太阳所过攒竹痛也，恶风寒；羌活、川芎主之。

古今医统大全

卷六十一・眼科・附眉棱骨痛候：眉棱骨痛厉风热与痰类，头风痛作风痰处……眉骨痛有二，眼属肝，有肝虚而痛，才见光明则眉骨痛甚，宜服生地黄丸。有眉棱痛目不能开，昼静夜剧，宜导痰丸汤之类入茅茶，二陈汤吞青州白丸子亦效。甫见眉骨痛者，多是肝火上炎，怒气甚者多有此病。其谓风证，亦火之所致，热甚生风是也。大抵抑肝火，有风痰则兼而治之。

本草纲目

卷十三：眉眶作痛，风热有痰，黄芩酒浸，白芷等分，为末，每服二钱，茶下。（《洁古家珍》）

卷十八：眉棱骨痛，热毒攻眼，头痛眉痛，壮热不止，解毒子、木香、川大黄各三分，为末，浆水调膏摊贴，干即易之。（《普济方》）

证治准绳

第四册・杂病・头痛・眉棱骨痛：眉骨者，目系之所过，上抵于脑，为目属于脑也。若诸阳经或挟外邪郁成风热毒上攻于头脑，下注于目睛，遂从目系过眉骨相并而痛。若心肝壅热，上攻目睛而痛，则亦目系与眉骨牵连并痛。若胸膈风痰上攻者亦然。若太阴之胜，湿气内郁，寒迫下焦，痛留项，互引眉间，其痛有酸者，有抽掣者，有重者，有昏闷者，便可审是孰气之胜也。东垣选奇汤治眉骨痛不可忍，神效。丹溪云属风热与痰，治类头风，风热者宜祛风清上散，因痰者二陈汤加酒黄芩、白芷，风寒者羌乌散。戴云眼眶痛有二证，皆属肝。有肝虚而痛，才见光明则眼眶骨痛甚，宜生熟地黄丸；有肝经停饮，发则眉棱骨痛不可开，昼静夜剧，宜导痰汤或小芎辛汤加半夏、橘红、南星、茯苓。

东医宝鉴

卷一・头：眉心并眉梁骨痛者痰也，二陈汤煎水吞下青州白丸子。眉棱骨痛连目不可开，昼静夜剧，或因湿痰。眉眶骨痛身重者，宜芎辛导痰汤加川乌、白术。眉棱骨痛，宜选奇汤、上清散。眉眶痛属风热与痰，白芷、酒片芩等分为末，茶清调下二钱，温酒亦可。眉轮骨痛，痰火也。眉眶痛亦痰火之徵也。因风寒眉骨痛，川乌、草乌各一钱，童尿俱浸二宿，炒用细辛、羌活、酒片芩、甘草炙各半钱，同为末分二贴茶清调下。

医宗必读

卷八・眉棱骨痛：外挟风寒，内成郁热，上攻头脑，下注目睛，眉骨作痛。有属心肝壅热者，有风痰上攻者，有温气内郁者，选奇汤神效。戴元礼云：眼眶痛有二证，俱属肝经。肝虚见光则痛，生熟地黄丸。肝经停饮，痛不可开，昼静夜剧，导痰汤。

张氏医通

诸痛门・头痛：眉棱骨痛者，此症多属阳明风热，有虚实二途。虚而痛者，见光明即发，选奇汤加归、芎；实则眼不可开，昼静夜剧，选奇汤加葱豉；风盛，加葛根；火盛，加石膏。按戴复庵云，此证皆属于肝火，虚则地黄丸，实则导痰汤。大抵此症清火散风不应，即当滋阴，若泛用风药，则火热上升，其病愈甚矣。痛久成头风，发则眉棱骨痛者，选奇汤加川芎、白芷、荆芥、柴胡。

冯氏锦囊秘录

杂证大小合参・卷六・眉框骨痛：眉框骨痛有二，俱属肝经风热与痰，或作风痰，其治类痛风。然脑为髓海，而肾主骨，多由肾阴不能养骨髓，少以致脑，虚火起于中，寒束于外，疼之所始也。凡高骨之处，及眉毛所生之地，皆属本脏之精气荣养。若其脏之精气亏损，则其地之毫毛骨肉不荣矣。故《灵枢》曰：足太阳之上，血气盛则美眉。眉有毫毛，由是观之，眉棱骨痛者，此肝血既失其养，而肾水亦不荣于骨矣。故主三年之内，有大风疾至，明其根本既拔，而外邪乘袭也。治之者，必宜滋补肝肾为主，少佐风药，以使上达。如不知此，徒以辛热发散为事，则阴道愈亏，益增其害矣。

医碥

卷三・杂症・头痛・眉棱骨痛：或外邪郁成风热，上攻于脑，从目系过眉骨，下注于目，或内之风热湿痰上攻，选奇汤主之。肝虚者，才见光明，眼眶骨痛，生熟地黄丸。肝经停饮，发则眉骨痛，眼不可开，昼静夜剧，导痰汤或小芎辛汤加半夏、橘红、南星、茯苓。

杂病源流犀烛

卷二十二・目病源流・眉棱骨痛：风痰湿火俱有病也。目系所过，上抵于脑，诸阳经挟外邪，郁成风热，毒上攻脑，下注目睛，遂从目系过眉骨，相并不痛。若心肝壅热，上攻目睛而痛，亦目系与眉棱牵连而痛。故其为症，有由风痰，眉骨痛连于目，不可开，昼静夜剧者，宜芎辛导痰汤。有由痰火，眉心并眉梁骨痛者，宜二陈汤送青州白丸子。有由风热挟痰而痛者，宜芷芩散。有中风寒侵犯而痛者，宜羌乌散。有由湿痰，眉匡骨痛，而身重者，宜芎辛导痰汤加川乌、白术。大约选奇汤、上清散二方，俱为总治眉棱骨痛之剂。

眉棱骨痛原由，《医说》曰：眉属肝，故横生，禀木气，眉所生处之骨为眉棱骨，故其为病，亦属肝。

外科证治全书

卷一・面部证治・眉棱骨痛：眉属肝，肝脉从目系上额，肝胆相表里，足少阳风热与痰，则眉棱骨痛。用加味逍遥散，加天麻、防风、半夏治之，热盛者加黄芩，兼头恶寒者，去白芍、丹皮、栀子，加川芎、羌活。有眼不能开，昼静夜剧，是湿痰，则用二陈汤，加苍术、枳壳、苏子。有肝虚血少，才见天明，眉棱骨疼，用四物汤加甘菊、鲜首乌，挟风加羌活、防风，有热加丹皮、黄芩。

医学刍言

第二十二章・头痛、耳聋・眉棱骨痛：眉棱骨痛，用荆芥、防风、羌活、白芷、半夏、沉香末等。

十二、鼻　渊

素问

评热论：帝曰：劳风为病何如？岐伯曰：劳风法在肺下，其为病也，使人强上瞑视，唾出若涕，恶风而振寒，此为劳风之病。帝曰：治之奈何？岐伯曰：以救俯仰。巨阳引精者三日，中年者五日，不精者七日，咳出青黄涕，其状如脓，大如弹丸，从口中若鼻中出，不出则伤肺，伤肺则死也。

气厥论：胆移热于脑，则辛頞鼻渊。鼻渊者，浊涕下不止也，传为衄衊瞑目，故得之气厥也。

至真要大论：少阴之复，燠热内作……甚则入肺，咳而鼻渊。

金匮要略

五脏风寒积聚脉证并治：肺中寒，吐浊涕。

圣济总录

卷一百一十六・鼻渊：论曰《内经》谓胆移热于脑，则辛頞鼻渊者，浊涕下不止也。夫脑为髓海，藏于至阴，故藏而不泻，今胆移邪热上入于脑，则阴气不固，而藏者泻矣，故脑液下渗于鼻，其证浊涕出不已，若水之有渊源也，治或失时，传为衄衊瞑目。

卷一百八十・小儿鼻多浊涕：人之津液涕唾，得热则燥涸，得冷则流溢。小儿因解脱不时，风冷伤于肺经，或冷中囟户，皆令儿涕液不收。盖肺气通于鼻，脑液下通于鼻故也。

全生指迷方

卷二：若其人洒淅恶寒，欲厚衣近光，隐隐头痛时重，鼻窒塞，浊涕如脓，咳嗽，动辄汗出或无汗，甚则战栗，此由寒中于外，或由饮冷伤肺胃，内外合邪，留而不去，谓之感寒。寒从外至者，两手寸口脉俱紧，或但见于右寸。寒从内起者，其脉迟小。无汗者，小青龙汤主之，小汗者，温肺汤主之。

秘传证治要诀及类方

卷十・鼻：鼻塞流涕不止，有冷热不同。清涕者，脑冷肺寒所致，宜细辛、乌、附、干姜之属。浊涕者，乃《素问》所谓胆移热于脑，故辛頞鼻渊是也，宜防风、甘菊之属，须以清浊别冷热。

一方用苍耳子，即缣丝草子，炒，碾为细末食后入药末点服，立效。

有不因伤冷而涕多，涕或黄或白，或时带血如脑髓状，此由肾虚所生，不可过用凉剂，宜补脑散，仍以黑锡丹、紫灵丹、灵砂丹。

医学正传

卷五：其或触冒风寒，始则伤于皮毛，而成鼻塞不通之候，或为浊涕，或流清汁，久而不已，名曰鼻渊，此为外寒束内热之证也。《原病式》曰肺热则出涕是也。又有胆移热于脑，则为辛頞鼻渊，鼻中浊涕如涌泉下渗而下，久而不已，则为鼻衊、衄血、息肉、鼻痈等证。医者各以类推而治，无忽也。

万氏秘传片玉心书

卷五・鼻病门：鼻渊者，流下唾涕，极其腥臭，此胆移热于脑，又名脑崩，辛夷散主之。

慎斋遗书

卷十：鼻流浊涕，名曰鼻渊，胆移热于脑也。宜小柴胡汤，外用吹药。

医学纲目

卷二十七・鼻塞・运气：鼻渊皆属热。经云：少阴之复，甚则入肺，咳而鼻渊，治以苦寒是也。

鼻流臭秽，上星、曲差（灸之），合谷（不愈，取后穴），人中、迎香。

明医指掌

卷八・鼻证：鼻渊不止，辛夷荆芥散。鼻流浊涕不止者，苍耳散、防风散或防风通圣散。

医学入门

卷五・杂病分类・耳：鼻乃清气出入之道，清气者，胃中生发之气也。鼻塞久则气壅不转，热郁于脑，清浊混乱，为鼽、为衄、为渊……渊者，鼻流浊涕。热甚，金沸草散倍黄芩，入凤凰壳一枚，烧存性调服。肺风，消风散加发灰。肺火流涕，咳吐脓血，桔梗汤、人参平肺散。胆移热于脑，流涕浊臭，防风通圣散加薄荷、黄连，或芷夷散。外用苍耳根、茎、苗子烧灰，醋调涂鼻内。

本草纲目

卷四·百病主治药·鼻：鼻渊，流浊涕，是脑受风热。鼻鼽，流清涕，是脑受风寒，包热在内。脑崩臭秽，是下虚。鼻窒，是阳明湿热，生息肉。鼻齇，是阳明热，及血热，或脏中有虫。鼻痛，是阳明风热。

卷四·百病主治药·渊鼽：〔内治〕〔草菜〕苍耳子（末，日服二钱，能通顶门。同白芷、辛夷、薄荷为末，葱、茶服）、防风（同黄芩、川芎、麦门冬、人参、甘草，末服）、川芎（同石膏、香附、龙脑，末服）、草乌头（脑泄臭秽，同苍术、川芎，丸服）、羌活、藁本、白芷、鸡苏、荆芥、甘草、甘松、黄芩、半夏、南星、菊花、菖蒲、苦参、蒺藜、细辛、升麻、芍药（并去风热痰湿）、丝瓜根（脑崩腥臭，有虫也，烧研服）、藕节（鼻渊，同芎藭末服）、蜀椒、辛夷（辛走气，能助清阳上行，通于天。治鼻病而利九窍。头风清涕，同枇杷花末，酒服）、栀子、龙脑香、百草霜（鼻出臭涕，水服三钱）、石膏、全蝎、贝子（鼻渊脓血，烧研酒服）、烂螺壳、〔外治〕荜茇（吹）、白芷（流涕臭水，同硫黄、黄丹吹）、乌叠泥（吹）、石绿（吹鼻鼽）、皂荚（汁，熬膏之）、大蒜（同荜茇捣，安囟上，以熨斗熨之）、艾叶（同细辛、苍术、川芎末，隔帕安顶门，熨之）、破瓢灰（同白螺壳灰、白鸡冠灰、血竭、麝香末，酒洒，艾上作饼，安顶门，熨之）、车轴脂（水调，安顶门熨之）、附子（葱涎和贴足心。大蒜亦可）。

辛夷：辛走气，能助清阳上行，通于天。治鼻病而利九窍。头风清涕，同枇杷花末，酒服。

卷二十六：脑泻鼻渊，大蒜切片贴足心，取效止。（摘玄方）

医林绳墨

卷七：清涕久而不已，名曰鼻渊，此为外寒束而内热甚也。《原病式》曰：肺寒则出涕，肺热则鼻干。出涕谓之鼻，鼻干谓之鼻燥，当以清寒散热可也。寒宜败毒散，热宜防风通圣散之类。又有胆热移于脑，则浊涕下流而为脑漏之症，其涕出，臭不可闻，宜以清热凉肺，如芩、栀、玄参、花粉、黄芪、连翘、升麻之类可也，不若囟门中灸之立止。

赤水玄珠

卷三：脑漏，有老人肾经虚寒使然者，用八味丸及暖肾之剂而愈：黑附子、川芎、细辛、吴茱萸、干姜各五钱，桂心一两，皂角屑五钱。右将猪脂六两煎油，先一宿以醋浸前药，取入猪脂内同煎，以附子色黄为度，用绵醮药塞鼻中瘥。

医旨绪余

卷上·鼻渊（俗名脑漏）：……鼻流清涕者为鼻鼽，流浊涕者为鼻渊……胆移热于脑，则辛頞鼻渊。鼻渊者，浊涕下不止也，传为衄蔑瞑目，故得之气厥也……予尝以防风通圣散，除硝黄，其滑石、石膏减半，倍辛夷花，先服三五贴，再用此为丸，每服七十丸，早晚白汤吞服，半斤则瘳矣。

医方考

卷五·鼻疾门·苍耳散：鼻渊者，此方主之。鼻流浊涕不止者，名曰鼻渊。乃风热在脑，伤其脑气，脑气不固，而液自渗泄也。此方四件皆辛凉之品，辛可以驱风，凉可以散热。其气轻清，可使透于巅顶，巅顶气清，则脑液自固，鼻渊可得而治矣。

针灸大成

卷八·鼻口门：脑泻，鼻中臭涕出：曲差、上星。

治症总要：脑寒泻臭：上星、曲差、合谷。问曰：此症缘何而得？答曰：皆因鼻衄不止，用药吹入脑户，毒气攻上脑顶，故流鼻臭也。复刺后穴：水沟、迎香。

治症总要：鼻渊鼻痔：上星、风府。问曰：针此穴未效，复刺何穴？答曰：更刺后穴：禾髎、风池、人中、百会、百劳、风门。

证治准绳

第八册·杂病·鼻：鼻渊，谓鼻出浊涕也。经云：胆移热于脑，则辛頞鼻渊，鼻渊者，浊涕下不止也，传为衄蔑瞑目，故得之气厥也。王太仆注云：脑液下渗则为浊涕，涕下不止，如彼水泉，故曰鼻渊也。安如頞，谓鼻頞也。足太阳脉起于目内眦，上额交巅，上入络脑；足阳明起于鼻交頞中，旁约太阳之脉，今脑热则足太阳逆，与阳明之脉俱盛薄于頞中，故鼻頞酸痛也。热盛则阳络溢，阳络溢则衄出汗血也。血出甚，阳明太阳脉衰不能荣养于目，故目瞑。厥者气逆也，皆由气逆而得之，宜服防风汤。

医学准六要

渊息酒皶：火郁上焦，气不通，抑遏成涕，《内经》所谓肺热则出涕是也。方书谓脑渗为涕，恐非。

浊涕如渊，《内经》谓胆移热于脑，则辛頞鼻渊，要皆阳明伏火所致。宜防风通圣散一两，加薄荷、黄连各二钱五分，水煎服。或本方硝黄、滑石、石膏减半，倍加辛夷。

先醒斋医学广笔记

卷三·脑漏：脑者诸阳之会，而为髓之海，其位高，其气清，忽下浊者，其变也。东垣云：上焦元气不足，则脑为之不满。经云：胆移热于脑为鼻渊。夫髓者至精之物，为水之属，脑者至阳之物，清气所居。今为浊气邪热所干，遂下臭浊之汁，是火能消物，脑有所伤也。治法先宜清肃上焦气道，继以镇坠心火，补养水源，此其大略耳。药多取乎辛凉者，辛为金而入肺，有清肃之义，故每用以引散上焦之邪。如薄荷、荆芥、甘菊、连翘、升麻、鼠黏、天麻之属；镇坠心火，补养水源，如犀角、人参、天冬、麦冬、五味、朱砂、甘草、山药、生地、茯苓、牡丹皮之属。然须兼理乎肺肝。盖鼻乃肺之窍，而为脑气宣通之路，又治乎上焦而行清肃之令；胆为春升少阳之气，与厥阴为表里，而上属于脑。戴人有云：胆与三焦寻火治。《内经》谓胆热所干，义亦明矣。理肺用桑皮、鼠黏、桔梗、二冬、花粉、竹沥；清肝胆以柴胡、白芍、羚羊、竹茹、枣仁、川芎。或者又谓世人多用辛温辛热之药取效，此义何居？盖辛热甘温，多能宣通散发，故病之微者，亦能奏效耳。此后治劫法，并不易常经，明者察之。

外科正宗

卷四·脑漏：脑漏者，又名鼻渊。总因风寒凝入脑户，与太阳湿热交蒸乃成。其患鼻流浊涕，或流黄水，点点滴滴，长湿无干，久则头眩虚晕不已。治以藿香汤主之，天麻饼子调之，亦可渐愈。如日久虚眩不已，内服补中益气汤，六味地黄丸相间服，以滋化源始愈。

景岳全书

卷二十七·鼻证：鼻渊证，总由太阳、督脉之火甚者，上连于脑，而津津不已，故又名为脑漏。此证多因酒醴肥甘，或久用热物，或火由寒郁，以致湿热上熏，津汁溶液而下，离经腐败，有作臭者，有大臭不堪闻者。河间用防风通圣散一两，加薄荷、黄连各二钱以治之。古法有用苍耳散治之者。然以余之见，谓此炎上之火而治兼辛散，有所不宜，故多不见效，莫若但清阴火而兼以滋阴，久之自宁。此即高者抑之之法。故常以清化饮加白蒺藜五钱或一两，苍耳子二至三钱。若火之甚者，再以清凉等剂加减用之，每获痊愈，或用宣明防风汤之意亦可。但此证一见即宜节戒早治，久则甚难为力也。凡鼻渊脑漏虽为热证，然流渗既久者，即火邪已去，流亦不止，以液道不能扃固也。故新病者多由于热，久病者未必尽为热证。此当审察治之。若执用寒凉，未免别生他病。其有漏泄既多，伤其髓海，则气虚于上，多见头脑隐痛及眩运不宁等证。此非补阳不可，宜十全大补汤、补中益气汤之类主之。

灸法：上星三壮七壮，治浊涕。迎香，治鼻塞多涕。人中、风府、百会、风池、大椎、曲差、合谷，并治鼻流臭秽。

外科大成

卷三·鼻部：鼻渊者，鼻流浊涕，黄水腥秽是也，又名脑崩脑漏，久之令人头眩虚晕不已。经云：胆移热于脑，则辛頞鼻渊。遇寒而甚者，火郁之为也。书云：胆与三焦同火治。故先宜清上，继以镇火补水，兼理肺肝，清上多取乎辛凉，如荆芥、薄荷、甘菊、连翘、升麻、牛蒡子、天麻之类；镇火补水，如犀角、二冬、朱砂、人参、五味子、茯苓、山药、丹皮、甘草之类；理肺如桑皮、桔梗、二冬、牛蒡子、天花粉、竹沥之类；清肝胆如柴胡、川芎、竹茹、枣仁、羚羊角之类。余治脑漏，于对症药内加檀香片一大撮，无不奏效。

鼻渊服药罔效者，惟灸上星穴五壮即愈，仍服八味地黄丸以滋化源。

证治汇补

卷四·上窍门·鼻病·脑砂：胆移热于脑，鼻流浊涕，或时出黄水，甚者脑亦作痛，俗名脑砂，此是虫食脑中。用丝瓜藤近根五尺，烧灰存性，为末，酒调服，外用白牛尾毛、橙叶，焙干各等分为末，吹鼻内，若虚寒者，川乌散主之。

辨证录

卷三：人有无端鼻流清水者，久则流涕，又久则流黄浊之物，如脓如髓，腥臭不堪闻者，流至十年，而人死矣。此病得之饮酒太过，临风而卧，风入胆中，胆之酒毒，不能外泄，遂移其热于脑中。夫脑之窍通于鼻，而胆之气，何以通于脑，而酒之气何以入于胆耶？凡善饮酒者，胆气自旺，且多叫号，故酒先入胆，而胆不胜酒，即不及化酒，而火毒存于其中矣。夫胆属木，最恶者寒风也，外寒相侵，则内热愈甚。胆属阳，而头亦属阳，胆移热而上走于头，脑在头之中，头无可藏热之处，故遇穴而即入。况胆与脑原是相通，脑之穴大过于胆，遂乐于相安居之，而不肯还入于胆矣。迨居脑既久，而动极思迁，又寻窍而出，乃顺趋于鼻矣。火毒浅而涕清，火毒深而涕浊，愈久愈流而愈重，后则涕无可流，并脑髓而尽出，欲不死而不可得矣。治法治其脑可也，然治其脑，必仍治其胆者，探源之治也。方用取渊汤：辛夷二钱，当归二两，柴胡一钱，炒栀子三钱，玄参一两，贝母一钱。水煎服。一剂涕减，再剂涕又减，三剂病全愈。盖辛夷最能入胆，引当归以补脑之气，引玄参以解脑之火，加柴胡、栀子以舒胆中之郁热，则胆不来助火，而自受补气之益也。然不去止鼻中之涕者，清脑中之火，益脑中之气，正所以止之也。盖鼻中原无涕，遏抑上游出涕之源，何必截下流之水乎。此治法之神耳。或疑当归过于多用，不知脑髓尽出，不大补则脑之气不生。辛夷耗散之物，非可常用也，故乘其引导，大用当归以补脑添精，不必日后之再用。倘后日减去辛夷，即重用当归无益矣。此用药先后之机，又不可不识也。人疑当归之不可多用者，不过嫌其性滑，有妨于脾耳，谁知脑髓直流之人，必髓不能化精者也，精不能化，则精必少，精少则不能分布于大肠，必有干燥之苦，然则用当归以润之，正其所喜，何虑之有。此症用探渊丹亦能奏功。辛夷一钱，当归五钱，麦冬二两，茯苓三钱，黄芩二钱，白芍一两，天花粉三钱，生地五钱，桔梗二钱。水煎服。四剂全愈。

人有鼻塞不通，浊涕稠黏，已经数年，皆以为鼻渊而火结于脑也，谁知是肺经郁火不宣，有似于鼻渊，而非鼻渊乎。夫郁病五脏皆有，不独肝木一经之能郁也。《内经》曰：诸气膹郁，皆属于肺。肺气郁则气不通，而鼻乃肺经之门户，故肺气不通，而鼻之气亦不通也。《难经》曰：肺热甚则出涕。肺本清虚之府，最恶者热也，肺热则肺气必粗，而肺中之液，必上沸而结为涕，热甚则涕黄，热极则涕浊，败浊之物，岂容于清虚之腑，自必从鼻之门户而出矣。方用逍遥散加味治之。柴胡二钱，当归三钱，白术二钱，陈皮五分，甘草一钱，黄芩一钱，茯苓二钱，白芍三钱，白芷一钱，桔梗三钱，半夏一钱。水煎服。一剂轻，二剂又轻，连服八剂全愈。此方治肝木之郁者也，何以治肺郁而亦效？不知逍遥散善治五郁，非独治肝经一部之郁已也。况佐之桔梗，散肺之邪，加之黄芩泻肺之热，且引群药直入肺经，何郁之不宣乎。故壅塞通稠浊化也。此症用宣肺散亦佳。柴胡、黄芩、紫菀各二钱，白芍一两，当归、麦冬各五钱，茯苓、白芥子各三钱，甘草、款冬花各一钱，紫苏一钱，辛夷五分。水煎服。四剂愈。

张氏医通

卷八·七窍门下·鼻·鼻渊：鼻出浊涕，即今之脑漏是也。经云：胆移热于脑，则辛頞鼻渊传为衄衊瞑目，要皆阳明伏火所致，宜风药散之，辛夷散加苍耳、薄荷，夏月加黄芩、石膏；不应，非火也，膈上有浊痰，湿热也，双解散加辛夷。鼻渊鼻鼽，当分寒热，若涕浓而臭者为渊，属热，清凉之药散之。若涕清而不臭者为鼽，属虚寒，辛温之剂调之。鼻中时时流臭黄水，甚者脑亦时痛，俗名控脑砂，用丝瓜藤近根三五尺许，烧存性，为细末。酒调服即愈。鼻渊脑漏，用生附子为末，煨葱涎，和如泥，夜间涂涌泉穴。一方，以老少年阴干，有嘴壶内烧烟，以壶嘴向鼻熏之，左漏熏右，右漏熏左。一方，以石首鱼脑煅过，和生白矾、脑麝搐之。一法，用白鲞头一枚，炙燥为末，放火在有嘴壶内，盖好，以嘴向鼻，吸烟熏之，分七日熏，烧完即愈。

慈幼新书

卷二·杂症·鼻：鼻渊有二症，风入胆中，移热于脑，脑寻窍于鼻而出涕，浓而臭为实热症，当归汤治之，鼻流不臭清涕，经年不瘥，为肺气虚寒之候，治宜石首鱼脑汤。又有郁火不宣，门户闭塞，稠粘浊涕，或硬或黄，不嚏则胀闷难忍，嚏则鼻梁疼痛，须加味逍遥散治之。

医方集解

泻火之剂·苍耳散：治鼻渊。鼻流浊涕不止曰鼻渊，乃风热灼脑而液下渗也。经曰：脑渗为涕。胆移热于脑，则辛頞鼻渊。頞即山根。辛頞，酸痛也。《原病式》曰：如以火灼金。热极则反化为水。肝热甚则出泣，心热甚则出汗，脾热甚则出涎，肺热甚则出涕，肾热甚则出唾。皆火热盛极销灼以致之也。白芷一两，薄荷，辛夷五钱，苍耳子炒二钱半。为末，食前葱茶汤调下二钱。此手太阴足阳明药也。凡头面之疾皆由清阳不升，浊阴逆上所致。白芷主手足阳明，上行头面，通窍表汗，除湿散风；辛夷通九窍，散风热，能助胃中清阳上行头脑；苍耳疏风散湿，上通脑顶，外达皮肤；薄荷泄肺疏肝，清利头目；葱白升阳通气，茶清苦寒下行，使清升浊降，风热散而脑液自固矣。

嵩崖尊生全书

卷六・鼻分：鼻渊，流浊涕经年累月不止，即脑漏也，当别寒热。涕臭属热，胆移热于脑，六味丸加甘菊、薄荷、玄参、苍耳子；涕清不臭觉腥者属寒，八味丸加川芎、升麻、苍耳子，所以用肾药者，脑属肾也。

冯氏锦囊秘录

卷六・杂症：鼻流浊涕不止者，名曰鼻渊，乃风热灼脑而液下渗，或黄或白，或带血如脓状，此肾虚之症也。经曰：脑渗为涕。又曰：胆移热于脑。《原病式》曰：如以火灼金，热极则反化为水。

久患鼻脓涕极臭者，即名脑漏。气虚者补中益气汤，阴虚者麦味地黄汤。

鼻渊神方：茄花阴干，赤小豆各等分，共为细末吹之，不三日而愈。

顾松园医镜

卷十四・头痛：脑者诸阳之会，为髓之海，其位高，其气清，忽下浊者，其变也。《内经》曰：上焦元气不足，则脑为之不满。又云：胆移热于脑，则为鼻渊。夫髓者，至精之物，为水之属。脑者，至阳之物，清气所居。今为浊气邪热所干，遂下臭浊之汁，是火能消物，脑有所伤也。治之大法，宜清肺、肝、胆三焦之热。以鼻乃肺窍，而为脑气宣通之路，又治乎上焦，而行清肃之令。胆为春升少阳之气，与厥阴为表里，而上属于脑，经为肝热所干故也。又宜兼补养肾水，镇坠心火，使水旺制火，火不上炎灼肺，而金得平木，则此疾庶可得愈。

医学心悟

卷四・鼻：若鼻中常出浊涕，源源不断者，名曰鼻渊，此脑中受寒，久而不散，以致浊涕常流，如泉水之涓涓耳。然鼻渊初起，多由于寒，日久则寒化为热矣。治宜通窍清热，川芎茶调散主之。

卷六・外科证治方药：鼻渊，鼻流浊涕不止也，起于风热，可用古拜散。

医宗金鉴

卷六十五・外科心法要诀・鼻渊：鼻渊浊涕流鼻中，久淋血水秽而腥，胆热移脑风寒火，控脑砂因蚀脑虫。[注]此证内因胆经之热，移于脑髓，外因风寒凝郁，火邪而成。鼻窍中时流黄色浊涕，宜奇授藿香丸服之。若久而不愈，鼻中淋沥腥秽血水，头眩虚晕而痛者，必系虫蚀脑也，即名控脑砂。宜天罗散服之。但此证久则必虚，当以补中益气汤兼服之即效。

医方一盘珠

卷二：涕脓而臭为鼻渊，肺家湿热要清凉，桔梗川芎薄荷叶，细辛白芷与羌活，防风荆芥连翘兼，牛子石膏加入更相当。

幼幼集成

卷四・鼻病证治：鼻渊者，流涕腥臭。此胆移热于脑，又名脑崩，宜用辛夷散。

医碥

卷三・杂症・鼻：浊涕有不由外感者，《素问》谓：胆移热于脑，则辛頞鼻渊，（鼻流浊涕，如泉不止也。）传为衄衊（衄衊，鼻出血也，热甚所致。）瞑。（目暗也。血因衄而虚，不能养目。）由膀胱脉络脑，受脑之热，注于胃脉，薄于頞中，故鼻辣痛而浊涕下。盖脑液下渗也，俗名脑漏，防风汤。

常流浊涕名鼻渊，六味丸（见虚损），甘菊、薄荷、玄参、苍耳子。脑属肾，故用六味。又有脑痛鼻出臭黄水，俗名控脑砂，有虫食脑，用丝瓜藤近根者三五寸，烧存性，酒服二钱，立效。外用桃叶作枕。（鼻渊又见伤风门）。

杂症会心录

卷下：尝观古人谓鼻渊一证，乃寒凝脑户，太阳湿热为病，皆治标而不求其本，攻邪而反耗其元，于经旨迥乎不合，其说可足信欤？《内经》曰：胆移热于脑，则辛頞鼻渊。明明属之内伤，与外感全无关涉。何医家辛夷、苍耳、防、芷杂投，致轻者重而重者危。无非泥古书不化，而虚实莫辨，夭枉人命，是可悲也。夫脑属神脏，藏精髓而居高位。鼻为肺窍，司呼吸而闻香臭。清阳由此而升，浊阴无由而上，是为平人。而要非论胆热及于脑，脑热及于鼻者也。盖少阳升发之气，全赖肾水为之滋养。肾水虚则胆中之火无制，而上逆于脑，脑热蒸蒸，气化浊涕，走空窍而出于鼻，臭浊不堪闻。涕愈下则液愈耗，液愈耗则阴愈亏。斯时也，头为之苦倾矣，喉为之作咳矣，身为之潮热矣，食饮为之减少矣。而医犹谓之曰，风未散也，表药不可缺；寒未退也，辛味不可除。曾不知辛散伤元，有升无降，有阳无阴，肾肝虚于下，而肺气虚于上，虽有卢扁，其奈之何哉？虽然，胆之火胡为而入脑也？经谓其脉起于目锐眦，上抵头角，下耳后，曲折布于脑后，脉络贯通，易于感召。惟其虚也，则灼脑炙髓，随液下漏。治法宜戒怒以养阳，绝欲以养阴，药进补水保肺。而藿香牛脑，尤为必用之药，俾水壮火息，木荣金肃，胆汁充满，而生之气流行，火自安其位矣。倘脾胃渐亏，阳分渐弱，壮水之法，又宜变通，或脾胃双补，或阴阳两救，庶几于病有济而不致错误也。且脑为诸阳之会，髓为至精之物，鼻属金气之路。治脑也，在补髓；治鼻也，清在金。脑满可以生水而制火，金空可以化液而制木。而春生少阳之气，与厥阴相为表里，上属于脑。如此，则经谓胆热所关，义亦明矣。冯氏有言，鼻渊乃风热灼脑而液下渗，或黄或白，或带血如脓状，此肾虚之症也，斯言极中病情。第此风非外入之风，乃肝胆火胜而热极风生也，若寒凝脑户，湿热为病，较冯氏之说不啻霄壤之隔。治鼻渊者，其不可不知清窍无壅，阳开阴合之理而深玩味也哉。

临证指南医案

卷八·鼻：经云：肺和则鼻能知香臭矣。又云：胆移热于脑，令人辛頞鼻渊，传为衄衊瞑目。是知初感风寒之邪，久则化热，热郁则气痹而塞矣。治法利于开上宣郁，如苍耳散、防风通圣散、川芎茶调散、菊花茶调散等类。先生则佐以荷叶边、苦丁茶、蔓荆、连翘之属以治之。此外感宜辛散也。内热宜清凉者，如脑热鼻渊，用羚羊、山栀、石膏、夏枯草、青菊叶、苦丁茶等类，苦辛凉散之法也。久则当用咸降滋填，如虎潜减辛，再加镇摄之品。其有精气不足，脑髓不固，淋下并无腥秽之气者，此劳怯根萌，以天真丸主之。此就案中大概而言之也。然症候错杂，再当考前贤之法而治之。

杂病源流犀烛

卷七·涕唾涎泪：若夫涕者，由肺所出，或清或浊，皆肺之病也。如肺伤风，则流清涕，宜川芎茶调散。肺伤热，则流黄浊涕如脓状，甚或大如弹丸，从鼻中出，不出，损肺而死，宜黄连清肺散。肺伤寒，则流厚浊涕，宜参苏饮。肺兼伤风热，亦流浊涕，宜荆防泻白汤。肺气冷亦流清涕，宜半夏温肺汤。然而肺系上通于脑，故鼻渊一症，则为脑病，其原皆由肺经感受风寒，久而凝入脑户，太阳湿热，又为蒸郁，宜辛夷消风散，或好饮热炽，风邪相乘，而风与湿交结不散（宜辛夷荆芥散），皆能成此症，以致浊涕下不止。经又云，胆移热于脑，则辛頞鼻渊，是病更兼属乎胆者也，宜奇授藿香散。

卷二十三·鼻病源流：鼻渊导引法：《保生秘要》曰：用中指尖于掌心搓令极热，熨搓迎香二穴，可时搓时运，兼行后功。此法并治不闻香臭。

运功：《保生秘要》曰：归元念绦过命门，想肾水升上昆仑，降脐，次从左乳下经络，推至涌泉，嘘而吸之，又行鼻间运患处，则从左鼻助推至左涌泉，后又念脐绦过肾俞，想水灌顶，归覆脐，或颊红及鼻，但推红处撤散，升肾水洗肿，久自退矣。

古今医彻

卷三·鼻渊：鼻渊一名脑渊。以鼻之窍，上通脑户，脑为髓海，犹天之星宿，奔流到底，骨中之髓，发源于此。故髓减则骨空，头倾视深，精神将夺矣。李濒湖云，鼻气通于天，天者头也，肺也，肺开窍于鼻，而阳明胃脉，环鼻而上行，脑为元神之府，而鼻为命门之窍，人之中气不足，清阳不升，则头为之倾，九窍为之不利。然肺主皮毛，形寒饮冷则伤肺，治者但见其标，不求其本，往往喜于解散，散之过，则始流清涕者，继成浊涕，渐而腥秽，黄赤间杂，皆由渗开脑户，日积月累，而至尫羸矣。使非参芪益其阳，麦冬五味敛其阴，佐以辛夷透其窍，脑户何由而固耶。虚寒少入细辛，内热监以山栀，又须六味丸加鹿茸枸杞等，下填肾阴，则精足者髓自充，尚何漏卮之足云。

郑氏彤园医书

大方脉·杂病心法集解·伤风感冒、鼻渊证：伤风属肺，故喷嚏；鼻渊属脑，不喷嚏。伤风寒邪故涕清，鼻渊热邪而涕浊，较伤风寒为尤重也，病久或有秽气，则热深致脑衄鼻血，或成控脑砂。

大方脉·杂病心法集解·治法：初由风寒入脑，目瞑头痛，鼻流浊涕，或鼻塞气闭，孔中热痛，引及脑中，涕浊气秽，日久热深而成脑衄。初起常服苍耳散。若失治病久，热郁已深，宜双解通圣散，加黄连解表通里。热气涌涕，伤其鼻孔成疮痛，用猪胆汁调冰硼散敷涂。若热蕴于脑，伤及所过营血致成衄者，服犀角地黄汤加味。若日久已成控脑砂，鼻涕淋漓腥臭血水，头空苦痛，虫蚀脑者，取经霜丝瓜藤烧灰存性研末，酒水每调三钱，日三服，间服补中益气汤。

外科病症·卷二·鼻部·鼻渊：生鼻窍中名控脑砂，由胆热上移于脑髓，外因属寒凝郁火邪搏结而成。初起鼻流黄色浊涕，宜服苍耳散与苍藿丸。若日久不愈，鼻涕淋漓，腥臭血水，头昏脑痛，虫蚀脑也，宜用天罗散。虚者间服补中益气汤。

疡科心得集

卷上·辨鼻渊鼻痔鼻衄论：鼻渊者，鼻流浊涕不止，或黄或白，或带血如脓状，久而不愈，即名脑漏。乃风热灼脑而液下渗，此肾虚之证也。经曰：脑渗为涕。又曰：胆移热于脑。《原病式》曰：如以火灼金，热极则化为水。然究其原，必肾阴虚而不能纳气归元，故火无所畏，上迫肺金。由是津液之气不得降下，并走于空窍，转为浊涕，津液为之逆流矣。于是肾肝愈虚，有升无降，有阳无阴，阴虚则病，阴绝则死。此宜戒怒以养阴，断炙煿，远酒面，以防作热。然后假之良医，滋肾清肺为君，开郁顺气为臣，补阴养血为佐，俾火息金清，降令胥行，气畅郁舒，清窍无壅，阳开阴阖，相依相附，脏腑各司乃职，自慎以培其根，药饵以治其病，间有可愈者。苟或骄恣不慎，或误投凉药，虽仓扁不能使之长生矣。主治之方，如初起用苍耳散，久则六味地黄汤、补中益气汤、麦味地黄汤、加味逍遥散，酌而用之可也。

疡科捷径

卷上·鼻部·鼻渊：鼻渊浊涕鼻中流，久患淋漓血水忧。胆热风寒移脑户，绵延最怕蚀虫留。

外科证治秘要

第八章·鼻渊鼻痔鼻衄·鼻渊：鼻流浊涕，或黄、或白、或带血如脓状。久而不愈，即名脑漏。初起宜清肺宣壅。

煎方：苍耳子、薄荷、辛夷、淡芩、桑白皮、白芷、山栀。久则宜补肾滋阴，大生地、山药、麦冬、五味、沙参、丹皮、茯苓。

回春录新诠

五官科·鼻渊：程秋霞之子，患脑漏，医与辛夷、苍耳之药，渐有寒热，改用柴、葛、羌、防数贴，遂至寒热日发数次，神昏自汗，势甚可危。孟英用竹叶石膏汤一剂，寒热退而神清进粥，继以甘凉清肃，复投滋润填阴，旬日而愈。

医醇賸义

卷二·脑漏：脑漏者，鼻如渊泉，涓涓流涕。致病有三：曰风也，火也，寒也。鼻为肺窍，司呼吸以通阳，贼风侵入，随吸入之气上彻于脑，以致鼻窍不通，时流清涕，此风伤之脑漏也。阳邪外铄，肝火内燔，鼻窍半通，时流黄水，此火伤之脑漏也。冬月祁寒，感冒重阴，寒气侵脑，鼻窍不通，时流浊涕，此寒伤之脑漏也。致病不同，施治各异。宜随证辨之。

风伤脑，桑菊愈风汤主之。桑叶三钱，杭菊三钱，蔓荆子一钱五分，当归一钱五分，桔梗一钱，枳壳一钱，川贝二钱，杏仁三钱，川芎八分，黑芝麻一撮。

火伤脑，清肝透顶汤主之。羚羊角一钱五分，夏枯草二钱，石决八钱，丹皮一钱五分，元参一钱，桔梗一钱，蝉衣一钱五分，桑叶二钱，薄荷一钱，陈橄榄二枚。

寒伤脑，通阳圣化汤主之。当归二钱，川芎一钱，香附二钱，白术一钱五分，羌活一钱，白芷五分酒蒸，辛夷一钱切，天麻六分，红枣五枚，姜三片。

脑漏者，鼻如涌泉，涓涓流涕，致病有三：曰风也，火也，寒也。鼻为肺窍，司呼吸以通阳，贼风侵入，随吸入之气上彻于脑，以致鼻窍不通，时流清涕，此伤风之脑漏也。阳邪外烁，肝火内燔，鼻窍半通，时流黄水，此火伤之脑漏也。冬日祁寒，感冒重阴，寒气侵脑，鼻窍不通，时流浊涕，此寒伤之脑漏也。致病不同，施治各异，宜随症辨之。

药症忌宜

胆实：鼻渊，胆移热于脑：忌辛温、燥热。宜清热，补脑，甘寒，甘平，佐以辛寒。天门冬、沙参、薄荷、柴胡、辛夷、沙苑蒺藜、甘菊花、石枣、黄芩、玄参、知母、生地黄。

医法圆通

卷一：鼻渊、鼻浊二证，俗云髓之液也。不知髓乃人身立命之物，岂可流出乎。然二证虽有渊（渊者流清涕，经年累月不止）浊（浊者其如米泔或如黄豆汁，经年累月不止）之分，缘由素禀阳虚，不能统摄津液，治之又一味宣散，正气愈耗，而涕愈不休。清者肺寒之微，肺阳不足也；浊者肺热之验。但肺热者必有热形可徵，则是上焦化变之机失职，中宫之土气上升于肺，肺失大衰而化变失权，故黄涕作。治之须有分别。予治所二证，每以西砂一两，黄柏五钱，炙甘草四钱，安桂、吴茱萸三钱治之，一二剂即止。甚者加姜、附各二三钱，屡屡获效。即甘草干姜汤，加桂尖、茯苓亦可。

医门补要

卷中：脑户久为湿热上蒸，外被风寒裹束。鼻通于脑，气亦壅塞，时有腥脓渗下，如釜底常有薪炊，则釜中自生变味，气水涓涓而滴，名曰鼻渊。乃肺脑实火，以清肺饮，引加猪胆汁一个冲服。胆可通脑，以有情入无情，转能制病，十数服自效。

景岳全书发挥

卷三·鼻证·论治：然以余之见，谓此炎上之火，而治兼辛散，有所不宜，莫若但清阴火，兼以滋阴。若郁遏者，但清阴火而以滋阴，则凝滞而愈郁，故以辛散清火兼治，必能见效。其有漏泄既多，伤其髓海，则气虚于上，多见头脑隐痛及眩运不宁等症，此非补阳不可。鼻渊脑漏，久病则有阴分不足，未必尽为寒而用补阳之药。此景岳创见以误人，但当照顾本元为要。

医学举隅

卷七：鼻流臭水，或红脓者，多半由肾虚，督脉髓海之不足，故有是疾。亦有霉毒所致。至言胆移热于脑者，十中难得一二。

医学衷中参西录

医论·论鼻渊治法：《内经》谓“胆移热于脑则辛頞鼻渊”。頞者，鼻通脑之径路也。辛頞，则頞中觉刺戟也。鼻渊者，鼻流浊涕如渊之不竭也。盖病名鼻渊，而其病灶实在于頞，因頞中黏膜生炎，有似腐烂，而病及于脑也。其病标在上，而其本则在于下，故《内经》谓系胆之移热。而愚临证品验以来，知其热不但来自胆经，恒有来自他经者。而其热之甚者，又恒来自阳明胃腑。胆经之热，大抵由内伤积热而成。胃腑之热，大抵由伏气化热而成。临证者若见其脉象弦而有力，宜用药清其肝胆之热，若胆草、白芍诸药，而少加连翘、薄荷、菊花诸药辅之，以宣散其热，且以防其有外感拘束也。若见其脉象洪而有力，宜用药清其胃腑之热，若生石膏、知母诸药，亦宜少加连翘、薄荷、菊花诸药辅之。且浊涕常流，则含有毒性，若金银花、甘草、花粉诸药皆可酌加也。若病久阴虚，脉有数象者，一切滋阴退热之药皆可酌用也。后世方书治此证者，恒用苍耳、辛夷辛温之品，此显与经旨相背也。夫经既明言为胆之移热，则不宜治以温药可知。且明言頞辛鼻渊，不宜更用辛温之药助其頞益辛，更可知矣。即使证之初得者，或因外感拘束，宜先投以表散之药，然止宜辛凉而不可用辛温也。是以愚遇此证之脉象稍浮者，恒先用西药阿司匹林瓦许汗之，以取其既能解表又能退热也。拙著石膏解中，载有重用生石膏治愈此证之案数则，可以参观。又此证便方，用丝瓜蔓煎汤饮之，亦有小效。若用其汤当水煎治鼻渊诸药，其奏效当尤捷也。

外科医镜

鼻渊脑：经验方，治鼻渊脑漏。是证也，鼻流浊涕不止，名曰鼻渊。乃风热烁脑而液下渗，肾虚之证也。经曰：脑渗为涕。又曰：胆移热于脑。《原病式》曰：如以火烁金，热极则化为水。然究其原，必肾阴虚而不能纳气归元，故火无所畏，上迫肺金，由是津液之气不得下降，并于孔窍，转为浊涕，津液为之逆流矣。治当以此方主之：刀豆子煅存性为末，用酒调服三钱，甚者不过三服即愈。此方取其纳气归元，而漏自止也。参茸地黄汤，治前证久漏。怀熟地一两，山萸肉四钱，山药四钱，白茯苓三钱，丹皮三钱，泽泻三钱，人参二钱，鹿茸二钱（或用鹿角胶亦可）。水煎服。

十三、鼻　衄

素问

金匮真言论：春善病鼽衄……故冬不按跻，春不鼽衄。

气厥论：脾移热于肝，则为惊衄。

厥论：太阳厥逆，僵仆呕血，善衄，治主病者。阳明厥逆……善惊，衄，呕血。

脉解：少阴……所谓咳则有血者，阳络伤也。阳气未盛于上而脉满，满则咳，故血见于鼻也。

示从容论：夫伤肺者，脾气不守，胃气不清，经气不为使，真藏坏决，经脉傍绝，五藏漏泄，不衄则呕。

五常政大论：从革之纪，是谓折收……其病嚏咳鼽衄，从火化也。少阳司天，火气下临，肺气上从……咳嚏鼽衄鼻窒。

六元正纪大论：凡此阳明司天之政，……初之气，……其病中热胀，面目浮肿，善眠，鼽衄嚏欠呕，小便黄赤，甚则淋。

凡此少阳司天之政……三之气……民病热中，聋瞑血溢，脓疮咳呕，鼽衄渴嚏欠，喉痹目赤，善暴死。

凡此少阴司天之政……四之气……民病寒热，嗌干黄瘅，鼽衄饮发。

少阴所至，为悲妄衄蔑。

至真要大论：少阴司天，热淫所胜，……民病胸中烦热，嗌干……鼽衄嚏呕，溺色变。

少阳司天，火淫所胜……民病头痛……甚则鼽衄。

太阳司天，寒淫所胜……民病厥心痛……呕血血泄鼽衄，善悲时眩仆。

少阳之复，大热将至……惊瘛咳衄。

阳明司天，清复内余则咳衄嗌塞。

灵枢

邪气脏腑病形：肝脉……大甚为内痈，善呕衄。

经脉：大肠手阳明之脉……是主津液所生病者，目黄口干，鼽衄，喉痹。

胃足阳明之脉……是主血所生病者……鼽衄，口㖞唇胗，颈肿喉痹。

膀胱足太阳之脉……是主筋所生病者……目黄泪出鼽衄。

足太阳之别，名曰飞扬，去踝七寸，别走少阴。实则鼽窒，头背痛，虚则鼽衄。取之所别也。

寒热病：暴瘅内逆，肝肺相搏，血溢鼻口，取天府。

热病：热病头痛，颞颥目瘛脉痛，善衄，厥热病也，取之以第三针，视有余不足，寒热痔。热病不可刺者有九……七曰：咳而衄，汗不出，出不至足者死。

杂病：衄而不止，衃血流，取足太阳；衃血，取手太阳；不已，刺腕骨下；不已，刺腘中出血。

玉版：黄帝曰：诸病皆有逆顺，可得闻乎？岐伯曰：……衄而不止，脉大，是三逆也。

百病始生：卒然多食饮则肠满，起居不节，用力过度，则络脉伤。阳络伤则血外溢，血外溢则衄血；阴络伤则血内溢，血内溢则后血。

伤寒论

四十六条：太阳病，脉浮紧，无汗，发热，身疼痛，八九日不解，表证仍在，此当发其汗。服药已微解，其人发烦目瞑，剧者必衄，衄乃解。所以然者，阳气重故也，麻黄汤主之。

四十七条：太阳病，脉浮紧，发热身无汗，自衄者愈。

五十五条：伤寒脉浮紧，不发汗，因致衄者，麻黄汤主之。

五十六条：伤寒不大便六七日，头痛有热者，与承气汤；其小便清者，知不在里，仍在表也，当须发汗；若头痛者，必衄，宜桂枝汤。

八十六条：衄家，不可发汗，汗出，必额上陷，脉急紧，直视不能眴，不得眠。

一百一十一条：太阳病中风，以火劫发汗，邪风被火热，血气流溢，失其常度。两阳相熏灼，其身发黄，阳盛则欲衄，阴虚小便难，阴阳俱虚竭，身体则枯燥，但头汗出，齐颈而还，腹满微喘，口干咽烂，或不大便，久则谵语，甚者至哕，手足躁扰，捻衣摸床，小便利者，其人可治。

二百零二条：阳明病，口燥，但欲漱水不欲咽者，此必衄。

二百二十七条：脉浮发热，口干鼻燥，能食者则衄。

金匮要略

血虚痹劳病脉证并治：男子脉虚沉弦，无寒热，短气里急，小便不利，面色白，时目瞑，兼衄，少腹满，此为劳使之然。

虚劳里急，悸，衄，腹中痛，梦失精，四肢酸疼，手足烦热，咽干口燥，小建中汤主之。

惊悸吐衄下血胸满瘀血病：尺脉浮，目睛晕黄，衄未止；晕黄去，目睛慧了，知衄今止。

衄家不可汗，汗出必额上陷，脉紧急，直视不能眴，不得眠。

从春至夏衄者太阳，从秋至冬衄者阳明。

病人面无血色，无寒热，脉沉弦者，衄；浮弱，手按之绝者，下血；烦咳者，必吐血。

心气不足，吐血衄血，泻心汤主之。

脉经

卷二·平三关病候脉并治第三：寸口脉微，苦寒，为衄，宜服五味子汤，摩茱萸膏，令汗出。

卷四·诊百病死生决脉第七：吐血衄血，脉滑小弱者生，实大者死。

汗出若衄，其脉小滑者生，大躁者死。

针灸甲乙经

卷十二·血溢发衄：暴瘅内逆，肝肺相搏，血溢鼻口，取天府，此为胃之大腧五部也。

衄而不衃，血流，取足太阳；衃，取手太阳。不已，刺腕骨下；不已，刺腘中出血。

鼻鼽衄，上星主之；先取譩譆，后取天牖、风池。

鼻鼽不利，窒洞气塞，㖞僻多洟，鼽衄有痈，迎香主之。

鼽衄洟出，中有悬痈，宿肉，窒洞不通，不知香臭，素髎主之。

鼻窒口僻，清洟出，不可止，鼽衄有痈，禾髎主之。

鼻鼽不得息，不收洟，不知香臭，及衄不止，水沟主之。

衄血不止，承浆及委中主之。

衄，腕骨主之。

诸病源候论

卷四·虚劳病诸候·虚劳鼻衄候：肺主气而开窍于鼻，肝藏血，血之与气，相随而行，俱荣于脏腑。今劳伤之人，血虚气逆，故衄。衄者，鼻出血也。

卷八·伤寒病诸候·伤寒衄血候：伤寒病血衄者，此由五脏热结所为也。心主于血，肝藏于血，热邪伤于心肝，故衄血也。衄者，鼻血出也。肺主于气，而开窍于鼻，血随气行，所以从鼻出。阳明病口燥，但欲漱水不欲咽者必衄。衄家不可攻其表，汗出额上，葅急而紧，直视而不能眴，不得眠。亡血，不可攻其表，汗出则寒栗而振。脉浮紧，发热，其身无汗，自衄者愈。

卷九·时气病诸候·时气衄血候：时气衄血者，五脏热结所为。心主于血，邪热中于手少阴之经，客于足阳明之络，故衄血也。衄者，血从鼻出也。

卷九·热病诸候·热病衄候：心脏伤热所为也。心主血，肺主气，开窍于鼻。邪热与血气并，故衄也。衄者，血从鼻出也。

卷十·温病衄候：由五脏热结所为。心主血，肺主气，而开窍于鼻。邪热伤于心，故衄。衄者，血从鼻出也。

卷二十九·血病诸候·九窍四肢出血候：凡荣卫大虚，府藏伤损，血脉空竭，因而恚怒失节，惊忿过度，暴气逆溢，致令腠理开张，血脉流散也，故九窍出血。喘咳而上气逆，其脉数有热，不得卧者，死。

卷二十九·鼻病诸候·鼻衄候：经云：脾移热于肝，则为惊衄。脾土也，肝木也，木本克土。今脾热为土气燔盛逆往乘木，是木之虚，不能制土，故受脾之移热也……血性得寒则凝涩，热则流散。而气，肺之所生也，肺开窍于鼻，热乘于血，则气亦热也，血气俱热，血随气发出于鼻，为鼻衄。诊其寸口微芤者，衄血。

寸脉微，苦寒，为是衄血。寸脉微弱，尺脉涩，发热；弱为无血，必厥，其人微呕。夫厥当眩不眩，而反头痛，痛为实，下虚上实，必衄也。肝脉大，喜为衄。脉阴阳错而浮，必衄血。脉细而数，数反在上，法当吐而不吐，其面颧上小赤，眼中白肤上自有细赤脉如发，其趣至黑瞳子上者，当衄。病人面无血色寒热，脉沉弦者，衄也。衄发从春至夏，为太阳衄，从秋至冬为阳明衄。连日不止者，其脉轻轻在肌，尺中自浮，目精晕黄，衄必未止。若目精了慧，知衄。今止，脉滑小弱者生，实大者死。诊人衄，其脉小滑者生，大躁者死，不治也。鼻衄，脉沉细者生，浮大而牢者死。

《养生方》云：思虑则伤心，心伤则吐衄血。

卷二十九・鼻病诸候・鼻衄不止候：肝藏血，肺主气，开窍于鼻。血之与气，相随而行，内荣腑脏，外循经络。腑脏有热，热乘血气，血性得热即流溢妄行，发于鼻者，为鼻衄。脏虚血盛，故衄不止。

卷二十九・鼻病诸候・鼻大衄候：鼻衄，由气虚故也。肝藏血，肺主气，而开窍于鼻。血之与气相随而行，循于经络，荣于腑脏。若劳伤过度，腑脏生热，热乘血气，血性得热，则流散妄行，从鼻出者，谓之衄。其云鼻大衄者，是因鼻衄而口耳鼻皆出血，故云鼻大衄也。

卷二十九・鼻病诸候・鼻久衄候：鼻衄，由热乘血气也。肝藏血，肺主气，开窍于鼻。劳损脏腑，血气生热，血得热则流散妄行，随气发于鼻者，名为鼻衄。脏虚不复，劳热停积，故衄，经久不瘥。

卷三十九・妇人杂病诸候・鼻衄候：鼻衄者，由伤动血气所为。五脏皆禀血气，血气和调，则循环经络不涩不散。若劳伤损动，因而生热，气逆流溢入鼻者，则成鼻衄也。

卷四十五・小儿杂病诸候・伤寒鼻衄候：伤寒，是寒气客于皮肤，搏于血气，腠理闭密，气不得宣泄，蕴积毒气，故头痛体疼而壮热。其鼻衄，是热搏于气，而乘于血也。肺候身之皮毛，其气开窍于鼻，寒先客于皮肤，搏于气而成热，热乘于血，血得热而妄行发，从鼻出者，名鼻衄也。凡候热病，而应衄者，其人壮热，频发汗不止，或未及发汗，而鼻燥喘息，鼻气鸣即衄。凡衄，小儿止一升，或数合，则热因之为减，若一升二升者死。

卷四十六・小儿杂病诸候・温病鼻衄候：温病者，是冬时严寒，人有触冒之，寒气入肌肉，当时不即发，至春得暖气而发，则头痛壮热，谓之温病。又冬时应寒而反温，其气伤人，即发成病，谓之冬温病，并皆头痛壮热。其鼻衄者，热乘于气，而入血也。肺候身之皮毛，主于气，开窍于鼻。温病则邪先客皮肤，而搏于气，结聚成热，热乘于血，血得热则流散，发从鼻出者，为衄也。凡候热病，鼻欲衄，其数发汗，汗不出，或初染病已来都不汗，而鼻燥喘息，鼻气有声，如此者必衄也。小儿衄止，至一升数合，热因得歇，若至一斗数升则死矣。

卷四十八・小儿杂病诸候・鼻衄候：小儿经脉血气有热，喜令鼻衄。夫血之随气，循行经脉，通游腑脏。若冷热调和，行依其常度，无有壅滞，亦不流溢也。血性得寒即凝涩结聚，得热即流散妄行。小儿热盛者，热乘于血，血随气发，溢于鼻者，谓之鼻衄。凡人血虚受热，即血失其常度，发溢妄行，乃至发于七窍，谓之大衄也。

备急千金要方

卷六上・鼻病：鼻头微白者亡血。设令微赤非时者死。病人色白者，皆亡血也。凡时行衄不宜断之，如一二升已上，恐多者可断，即以龙骨末吹之。九窍出血者，皆用吹之。

治鼻出血不止：灸风府一穴四壮，不止又灸。

又灸涌泉二穴各百壮。

卷十二・胆腑：凡口鼻出血不止，名脑衄。灸上星五十壮，入发际一寸是。

千金翼方

卷二十六・针灸・鼻病：衄时痒，便灸足大趾节横理三毛中十壮，剧者百壮，衄不止灸之，并主阴卵肿。

鼻衄不止，并灸涌泉二穴百壮。

外台秘要

卷三十七・治吐血衄血诸方：夫口鼻中俱出血者，由劳热而成。是以血者本属于心，经脉流行，不暂停滞，一关不利，百病俱生。或有忧悸之所因，或有卒惊之所致，此皆食饮过度，饮酒劳伤，壅滞积蓄于心胸，热毒熏蒸于肝肺，脏腑既蕴邪热，则血流上行，故令吐血而兼鼻衄也。

太平圣惠方

卷三十七·治鼻衄诸方：夫鼻衄者，由气虚热故也。肝藏血，肺主气，而开窍于鼻，血之与气，相随而行，循于经络，荣于腑脏。若劳伤过度，腑脏生热，热乘血气，血性得热则流散妄行，从鼻出者，谓之衄也。

卷三十七·治鼻衄不止诸方：夫肝藏血，肺主气，肺开窍于鼻。血之与气，相随而行，内荣脏腑，外循经络。腑脏有热，热乘血气，血性得热，即流散妄行，发于鼻者为鼻衄也。脏虚血盛，故衄不止矣。

卷三十七·治鼻久衄诸方：夫鼻衄者，由热乘血气也。肝藏血，肺主气，开窍于鼻。若脏腑劳损，血气生热，血得热则流散妄行，随气发于鼻者，名为衄血。若脏虚不复，劳热停积，故衄经久不瘥也。

卷三十七·治鼻大衄诸方：夫鼻大衄者，由血气虚热故也。心藏血，肺主气，而开窍于鼻。血之与气相随而行，循于经络，荣于脏腑。若劳伤过度，脏腑生热，热乘于血，血性得热则流散妄行，从鼻出者，谓之鼻衄。其云鼻大衄者，因鼻衄而口耳皆出血，故云大衄。

卷七十·治妇人鼻衄诸方：夫妇人鼻衄者，由伤动血气所致也。凡血气和调，则循环表里，经络涩则不散。若劳伤损动，因而生热，气逆流溢，入于鼻者，则成鼻衄也。

卷八十九·治小儿鼻衄诸方：夫小儿经脉，血气有热，喜令鼻衄。夫血随气，循行经脉，通游腑脏，若冷热调和，行依其常度，无有壅滞，亦不流溢也。血性得寒，则凝涩结聚；得热，则流散妄行。小儿热气盛者，热乘于血，血随气发，溢于鼻者，谓之鼻衄。凡人血虚受热，则血失其常度，发溢漫行，乃至发于七窍，谓之大衄也。

类证活人书

伤寒太阳证，衄血者乃解，盖阳气重故也。仲景所谓阳盛则衄。若脉浮紧无汗，服麻黄汤，不中病，其人发烦目瞑剧者必衄。小衄而脉尚浮紧者，宜再与麻黄汤也。衄后脉已缓者，不可行麻黄汤也。若脉浮自汗服桂枝汤，不中病，桂枝证尚在，必头疼甚而致衄，小衄而脉尚浮者，宜再与桂枝汤也。衄后脉已微者，不可行桂枝汤也。大抵伤寒衄血，不可发汗者，为脉微故也。脉已微者，黄仿芍药汤、犀角地黄汤，衄血不止者，茅花汤。若衄而渴心烦，饮则吐水，先服五苓散，次服竹叶汤。

圣济总录

卷七十·鼻衄门·衄不止：营气之行，常与卫气相随，则气与血未尝相离。盖肝脏血，肺主气，营卫和平，则气血调顺。若人腑脏有热，热乘血气，血性得热，流溢妄行，而肺开窍于鼻，故其发为鼻衄。鼻衄不止者，脏虚血盛故也。《内经》又云：脾移热于肝。则为惊衄，盖脾土也，肝木也，今脾移热于肝，则木不能制土，肝脏血，其神魂，故为惊衄之病。

卷七十·鼻衄门·大衄：大衄者，口耳皆血出是也。盖血为荣而藏于肝，气为卫而主于肺，肺开窍于鼻。三者相为流通，若热气乘血而甚，则气血妄行与气冲激，错溢于上窍，故鼻衄不已，而口耳皆出血也。

卷七十·鼻衄门·久衄：肝藏血，肺主气，今气与血俱热，故气溢则血妄行，而为鼻衄。衄久不差，则面色不荣，目昏眩冒。

卷七十·鼻衄门·衄衊：《内经》谓胆移热于脑，则辛頞鼻渊，传为衄衊瞑目，夫血得热则涌溢，得寒则凝泣，胆受胃热，循脉而上，乃移于脑，盖阳络溢则血妄行，在鼻为衄，在汗孔为衊，二者不同，皆热厥血溢之过也，今之治衄衊者，专于治血，不知血之行留，气为之本，犹海水潮汐，阴阳之气使然也，明夫经络逆顺，则血与气俱流通，而无妄行之患矣。

卷一百七十九·鼻衄门·小儿鼻衄：小儿体本挟热，舍于经络，血脉扬溢，则为鼻衄。盖血与气，循行经脉，通于腑脏，邪热乘血，血得热则妄行，随气上溢，出于鼻者，为鼻衄。血虚受热，散漫失度，出于七窍者，为大衄。

鸡峰普济方

卷十·立愈丸治鼻衄不止：朱砂　硼砂　牙硝各一钱　右为细末，醋煮面糊主丸如麻粒大，遇衄时，先用新汲水洗两足心净，次用蒜二片研如泥贴要脚心上，次一药丸贴在蒜上，却以纸裹定，立地，抬头三次吹立止。

洪氏集验方

卷四：又徐德占教衄者，急灸后项发际两筋间宛宛中，三壮立定。盖血自此入脑，注鼻中，常人以线勒颈后尚可止衄，此灸绝效无疑。

黄帝素问宣明论方

卷一·诸证门·衄衊证：胆受胃热，循脉而上于脑，阳络溢，血妄行，在鼻空衊，目瞑者。定命散治胆受热，血妄行，鼻中衄衊并血污不止。

三因极一病证方论

卷九·外因衄血证治：病者因伤风寒暑湿，流传经络，阴阳相胜。故血得寒则凝泣，得热则淖溢，各随脏腑经络涌泄于清气道中，衄出一斗一升者，皆外所因。

内因衄血证治：病者积怒伤肝，积忧伤肺，烦思伤脾，失志伤肾，暴喜伤心，皆能动血，蓄积不已，停留胸间，随气上溢，入清气道中，发为鼻衄，名五脏衄。

止衄散：治气郁发衄无比神方。黄芪六钱，赤茯苓、白芍药各三钱，当归、生干地黄、阿胶炙各三钱。上为细末。煎黄芪汤调下二钱匕，未知再作。

不内外因证治：病者饮酒过多，及啖炙煿五辛热食，动于血，血随气溢，发为鼻衄，名酒食衄。或坠车马，打扑伤损，致血淖溢，发为鼻衄，名折伤衄。

加味理中丸：治饮酒过多，及啖炙煿热食，动血，发为鼻衄。

花蕊石散：治一切金疮，打扑伤损，及猫犬咬伤，并于伤处糁傅，或内损血入藏腑，壅溢作衄，及妇人产后，败血不散。

白及散：治鼻衄，立效。白及不拘多少，右为末，冷水调，用纸花贴鼻窳中。一法用黄胶，汤令软，贴鼻窳中。

素问玄机原病式

六气为病·热类：衄者，阳热怫郁，干于足阳明，而上热甚，则血妄行为鼻衄也。

衄蔑血污，出血也。污者，浊也。心火极热则血有余，热气上甚则为血溢，热势亢极则燥而污浊，害承乃制则色黑而为紫也。

黄帝素问宣明论方

卷二·诸证门·衄蔑证：胆受胃热，循脉而上于脑，阳络溢，血妄行，在鼻空蔑，目瞑者。定命散治胆受热，血妄行，鼻中衄蔑并血污不止。

女科百问

卷下·第二十五问：吐血、衄血、齿衄、舌上出血、汗血者何也？答曰：气属乎阳，血属乎阴。阴盛则阳亏，阳盛则阴亏。经所谓阳胜则阴病，阴胜则阳病。诸吐血、衄血，系阳气胜，阴之气被伤，血失常道，或从口出，或从鼻出，皆谓之妄行。其脉洪数者逆，微细者顺。

第九十四问：产后口鼻黑气起，及鼻衄者何也？答曰：阳明者，经脉之海，起于鼻，交頞中，入上齿还出颊口，交人中，左之右，右之左。产后气消血散，荣卫不理，散乱入于诸经，却还不得，故令口鼻黑气起，及变鼻衄。此缘产后虚热，变生此疾。其疾不可治，名曰胃绝肺败。详此一证，保庆府无方，可急服琥珀黑散。视其病人鼻黑退，衄止者活。

儒门事亲

卷二：诸吐血、呕血、咯血、衄血、嗽血、崩血、失血者，皆不可吐。吐则转生他病，浸成不救，反起谤端，虽恳切求，慎勿强从。

卷四：夫男子妇人，咯血、衄血、嗽血、咳脓血，可服三黄丸、黄连解毒汤、凉膈散加桔梗、当归，大煎剂料，时时呷之。《内经》曰：治心肺之病最近，药剂不厌频而少，时时呷之者是也。

妇人大全良方

卷七·妇人鼻衄方论：夫妇人鼻衄者，由伤动血气所致也。凡血气调和则循环表里经络，涩则不散。若劳伤损动，因而生热气逆，流溢入于鼻者，则成鼻衄也。只有产后见衄者，不可治。

评曰：凡鼻衄，虽多因热而得此疾，亦有因怒气而得之者。曾赵恭人鼻衄不止，诸治不瘥，召余治之。

先用苏合香丸四粒，次用五苓散浓煎白茅花汤调服即止，次用芎归汤调理。又有一富室男子，鼻血不止，六脉洪数。究竟，云服丹药太过，遂用黄连、黄芩、大黄为末，水煎服，愈。调服亦可。

卷十三·妊娠吐血衄血方论：夫妊娠吐血者，皆由脏腑所伤。为忧、思、惊、怒，皆伤脏腑，气逆吐血，吐血而心闷胸满未欲止，心闷甚者死。妊娠病此，多堕胎也。

卷二十二·产后口鼻黑气起及鼻衄方论：论曰：产后口鼻黑气起及鼻衄者何？答曰：阳明者经脉之海，起于鼻，交頞中，还出颊口，交人中，左之右、右之左。产后气消血散，荣卫不理，散乱入于诸经，却还不得，故令口鼻黑起及变鼻衄。此缘产后虚热，变生此证。其疾不可治，名胃绝肺败。此证不可治，故不出方。《经验方》云：遇有此疾，急取绯线一条，并产妇顶心发两条，紧系中指节上即止。无药可疗，亦厌禳之一端也。《海上方》治产后鼻衄、中风，以荆芥为末，童子小便调下二钱匕。

东垣试效方

卷二·衄吐呕唾血论：经云诸见血，身热脉大者难治，是火邪胜也；身凉脉静者易治，是正气复也。故叔和云，鼻衄吐血沉细宜，忽然浮大即倾危，此之谓也。

严氏济生方

鼻门·扎指法：治鼻衄不止。右用线紧扎中指中节。如左鼻出血扎左手中指中节，右鼻出血扎右手中指中节，两鼻出血则左右俱扎之。

仁斋直指

卷二十六·妇人：夫血得寒则闭涩，得热则宣流。荣气虚竭，风冷交侵，固易为虚劳月闭之证。若出血等类，大抵多因蓄热致之，荣道一开，鲜血亦为之不禁矣。川芎、当归，血中上药也。出血诸证，每每以胃药收功。盖心主血，肝藏血，胃者又所以生其血，而能使真气归元，故其血自止。经又云乎，血随气行，气逆则血逆，于此尤当加意。

血疾证治：血遇热则宣流，故止血多用凉药，然亦有气虚挟寒，阴阳不相为守，荣气虚散，血亦错行，所谓阳虚阴必走是尔。外证必有虚冷之状。法当温中，使血自归于经络。可用理中汤加南木香，或局方七气汤加川芎，或甘草干姜汤，其效甚著。又有饮食伤胃，或胃虚不能传化，其气逆上，亦令吐衄，木香理中汤，甘草干姜汤通用。

出血诸证，每以胃药收功，用木香理中汤，或参苓白术散二分，枳壳散一分，夹和米汤乘热调下，或真方四君子汤夹和小乌沉汤，米汤调下。已上并用姜枣略煎亦得。右药不惟养胃，盖以调气辈与之并行。若夫桔梗枳壳汤夹和二陈汤，姜枣同煎，入苏合香丸少许佐之，又调气之上药也。

局方发挥

夫口鼻出血，皆是阳盛阴虚，有升无降，血随气上越出上窍，法当补阴抑阳，气降则血归经。

丹溪心法

卷二：衄血，凉血行血为主，大抵与吐血同，用山茶花为末，童便、姜汁酒调下。犀角生地黄汤，入郁金同用，如黄芩、升麻、犀角能解毒。又以郁金末、童便、姜汁并酒调服。经血逆行，成血腥，或吐血，或唾血，用韭汁服之，立效。治血汗血衄，以人中白，新瓦上火逼干，入麝香少许，研细，酒调下，经验。人中白，即溺盆白垽秋石也。衄血出于肺，以犀角、升麻、栀子、黄芩、芍药、生地黄、紫菀、丹参、阿胶之类主之。《原病式》曰：衄者，阳热怫郁，干于足阳明而上，热则血妄行，故鼻衄也。

河间生地黄散：治郁热衄血，或咯吐血，皆治之。枸杞、柴胡、黄连、地骨、天门冬、白芍、甘草、黄芩、黄芪、生地黄、熟地黄，等分。上㕮咀，汤煎服。若下血，加地榆。

治衄血。伏龙肝半升。上以新汲水一大碗，淘取汁，和蜜顿服。

茜根散：治鼻不止。茜根、阿胶(蛤粉炒)、梅芩各一两，甘草炙半两，侧柏叶、生地黄。上以水一钟，姜三片，煎服。

黄芩芍药汤：治鼻衄不止。黄芩、芍药、甘草各等分。上以水煎服。或犀角地黄汤，如无犀角，以升麻代之。

鼻通于脑，血上溢于脑，所以从鼻而出。凡鼻衄，并以茅花调止衄散，时进淅二泔，仍令其以麻油滴入鼻，或以萝卜汁滴入亦可。又茅花、白芍药，对半尤稳。

外迎法：以井花水湿纸，顶上贴之。左鼻，以线札左手中指；右出，札右手；俱出，两手俱札，或炒黑蒲黄吹鼻中，又龙骨末吹，亦可。

丹溪治法心要

卷五·衄血：大抵与吐血同。大概是血被热气所逼，而随气上行，以散气退热为主。凉血行血为主。入方：以犀角地黄汤入郁金同用，犀角、赤芍药、牡丹皮、生地黄、如无犀角，升麻代之。经血错行，或血腥，或吐血、唾血，用韭叶汁服之立效。大凡用犀角能解毒。衄血不止，以养胃汤煎服一帖见效。鼻衄呕血，及伤寒强发少阴汗者，犀角地黄汤加黄芩。内伤病似伤寒证，汗下后衄血大出不止，真武汤。若烦躁吸水，脉沉细而微，足冷，面脱白红色，此阳脱阴虚。

衄血不止，以养胃汤煎服一贴，见效。

鼻衄呕血，及伤寒强发少阴汗者，犀角地黄汤加黄芩。

内伤病似伤寒证，汗下后，衄血大出不止，真武汤；若烦躁吸水，脉沉细而微，足冷面脱白红色，此阳脱阴虚。

卫生宝鉴

衄血·补遗：应汗不汗，内有瘀血，故鼻衄。治用活人书犀角地黄汤主之。

证治要诀及类方

卷四·诸血门·鼻衄：有头风才发则自衄不止，宜芎附饮，间进一字散。

有因虚致衄，此为下虚上盛，不宜过用凉剂，宜养正丹及紫霞丹，仍佐以四物汤，芎归汤，磨沉香服。

伤湿而衄，肾著汤加川芎，名除湿汤。

伤胃致衄者，名为酒食衄。跌扑致衄者，名为折伤衄。外喜怒忧思诸气，皆能动血，以此致衄者，名五脏衄。上膈极热而衄者，金沸草散去麻黄、半夏，加茅花如荆芥数。或用黄芩芍药汤加茅花一撮。虚极者，茯苓补心汤。

饮酒过多，及食热物而衄，先用茅花汤。衄愈甚，则理中汤加干葛、川芎各半钱，或止川芎，不必干葛。或于理中汤去干姜，用干葛。或只依本方，并芎不必加。或止用干姜、甘草二味。

跌而衄不止，苏合香丸一丸，或以小乌沉汤一钱，白汤调下，或煎浓苏汤，独调小乌沉汤，或添入黑神散一钱，盐汤调下亦得。仍蓦然以水喷其面，使载惊则止。小乌沉浓苏汤调，非特跌而衄，而五窍俱出血皆治，不因跌而衄者，亦治。诸窍血，皆可以水沃面，惊则止。

曾病衄，愈后衄因旧路，一月或三四衄，又有洗面而衄，日以为常，此即水不通借路之意，并宜止血散，茅花汤调下，或四物汤加石菖蒲、阿胶、蒲黄各半钱，煎熟调火煅石膏末一匙头许，兼进养正丹。前诸证服不效，大衄不止者，养正丹多服，仍佐之以苏子降气汤，使血随气下。

衄后头晕，四物汤或芎当汤、十全大补汤。

伏暑而衄，茅花汤调五苓散。

刘纯医学全集

伤寒治例·衄：伤寒衄者，积热在表，或出口鼻，是谓下厥上竭。

发汗：伤寒，脉浮紧，不发汗，因致衄者，麻黄汤。脉证谛当，方可用是发散经中邪气尔。衄家不可发汗，盖慎之也。

解肌：脉浮，自汗，桂枝汤。

温：许氏治少阴误汗，衄血及脐中出，用姜附汤治本。

下：不大便六七日，头痛有热而衄者，与小承气汤下之。或凉膈加生地黄。

分利：衄而渴，心烦，饮则吐者，先五苓散，次竹叶汤。

凉血：脉微为血虚。凡伤寒及温病应发汗而失之，热蕴为血衄及吐者，犀角地黄汤，黄芩、芍药。不止者，茆花汤。

水贴：汗后热退，血不止，用新井水湿草纸于鼻上贴之，及头顶上皆贴，时时易之。墨汗，倍灰必用。

医方类聚

卷七十九·经验良方：春冬衄者，用生地黄研末，取汁，加蒲黄少许，砂糖、井花水调和，浸服之愈。秋夏衄者，用车前草研取汁，用生姜汁、蜜、井花水和饮之即愈，先用渣塞两鼻。四时衄者，生萝卜捣汁，用生姜汁、蜜和，井花水调饮之良。四时皆可用萝卜汁，仰头滴入鼻中即止。

医学正传

卷五・血证：《内经》曰：脉来如悬钩，为衄血常脉。脉至而搏，血衄身热者死。

《脉经》曰：脉来轻轻在肌肉，尺中自浮，目睛晕黄，衄血未止；晕黄去，目睛慧了，知衄当止。太阳脉大而浮，必衄吐血。

病人面无血色，无寒热，脉沉弦者，衄也。

明医杂著

劳瘵：夫衄血吐血之类，因虚火妄动，血随火而泛行，或阳气虚，不能摄血归经而妄行，其脉弦洪，乃无根之火浮游于外也。大抵此症多因四、五、六月，为火土大旺，金水衰涸之际，不行独宿淡味保养二脏，及十一、二月，火气潜藏，不远帏幕，戕贼真元，故至春末夏初，患头疼，脚软，食少，体热疰夏之病，或少有老态，不耐寒暑，不胜劳役，四时迭病。皆因气血方长而劳心亏损，或精血未满而早斫丧，故见其症难以名状。若左尺脉虚弱或细数，是左肾之真阴不足也，用六味丸。右尺脉迟软或沉细而数欲绝，是命门之相火不足也，用八味丸。至于两尺微弱，是阴阳俱虚也，十补丸。

郁热伤肺而衄血者，用黄芪益气汤；肺气虚热不能摄血而衄者，用四君子加芎、归、五味子。

保婴撮要

卷二・面上症：鼻……色深黄主小便不通，鼻中干燥，气麄衄血，乃脾热传于肺肾，先用济生屑角地黄汤，后用地黄丸。

卷四・鼻塞鼻衄：因惊仆气散，血无所羁而鼻衄者，用异功散加柴胡、山栀。

卷二十・痘衄血吐血：《痘疹方》云：若痘发之际，正宜微见，与发汗同体，然血与汗虽异，其源其一。盖痘疹乃秽血所发，邪结肺胃，毒气自然上越也。若见此症，不可妄投以药，恐治失其宜，瘀蓄者不出而已，出者复伤，反生他变也。若作渴饮冷，手足并热，此毒气炽盛，而血上溢也，宜用圣济犀角地黄汤。若肺经热毒而鼻衄，用地黄清肺饮。

医学纲目

卷十七・衄血・运气衄有三：一曰热助心火，而血溢为衄。经云：少阴所致为衄蔑。又云：少阴司天，热气下临，肺气上从，鼽衄鼻窒。又云：少阴司天，热淫所胜，民病鼽衄。又云：少阳司天，三之气，炎暑至，其病血溢鼽衄。又云：少阳司天，火气下临，肺气上从，鼽衄鼻窒。又云：少阳司天，火淫所胜，病甚则鼽衄。又云：少阳之复，大热将至，咳衄必也。二曰寒攻心火，而血逃为衄。经云：太阴司天，寒淫所胜，呕血血泄，鼽衄善悲时眩仆也。三曰寒热相逼而衄。经云：阳明司天之政，初之气，阴始凝，气复肃，民病中热鼽衄。此外寒郁内热而衄也。又云：少阴司天之政，四之气，寒热互至，民病鼽衄。此下寒迫上热而衄也。

疠疡机要

卷上・兼证治法：衄血吐血，若左寸关脉数而无力，血虚也，四物加参、术；浮而无力气虚也，补中益气汤；尺脉数或无力肾虚也，六味地黄丸。右寸关脉数而有力者，肺胃热也，犀角地黄汤；数而无力者，肺胃虚热也，先用济生犀角地黄汤，后用四物汤加参、苓、白术。尺脉数无力阴虚也，用六味地黄丸。若面黄目涩眵多手麻者，脾肺虚也，用黄芪芍药汤。

医学入门

卷五・杂病提纲・血：血随气行，气行则行，气止则止。气温则滑，气寒则凝。故凉血必先清气，知血出某经，即用某经清气之药，气凉，则血自归隧。若有瘀血凝滞，又当先去瘀而后调气，则其血立止。或元气本虚，又因生冷劳役，损胃失血者，却宜温补，敛而降之，切忌清凉，反致停瘀，胸膈不散，量之。

外感四气邪传经络，误汗、误下，以致邪逼经血妄行。风症，色青多鼻衄者，金沸草散去麻黄，加桔梗、枇杷叶、桑白皮，或参苏饮加黄芩。寒症，色暗鼻衄点滴者，九味羌活汤、麻黄升麻汤。

内伤七情，暴喜动心，不能主血；暴怒伤肝，不能藏血；积忧伤肺，过思伤脾，失志伤肾，皆能动血。治宜开痰行气，二陈汤加酒红花、升麻、归身、黄连。虚者，加参、术及附子一片；热者加山栀、牡丹皮、茜草、生地、木香；气急者，加栝蒌仁、桔梗；劳心无汗者，茯苓补心汤，有汗者归脾汤，素郁者清肝解郁汤，气壅者苏子降气汤。如失血后被七情，四物汤加木香、槟榔；阴虚者，去木、槟加玄参、黄柏、枳壳。

医学入门

卷五·内伤类·衄血：衄血热溢肺与胃。肺窍于鼻，鼻通于脑，血上溢于脑，又行清道，所以从鼻而出。兼以阳明热郁上行，则口鼻俱出。大热衄血者，用萱草去根，捣汁一盏，生姜汁半盏，和匀服。凉血行血古人方。物宜黄芩汤，加郁金，或茅花、冬青子止之，久宜清肺生脉饮、茜梅丸、古天地胶，有郁者，古莎芎散。因鼻流涕久成衄者，防风散，或犀角地黄汤。凡初衄不可遂止，去多恐晕，急用百草霜末三钱，水调服，仍取一捻吹鼻中，或用人中白末调服，更加发灰一钱，麝一字，仍用少许搐鼻立止，或将患人头发分开，井水湿纸，顶上搭之亦好。如鼻干燥，以麻油滴入润之。如吐衄太甚不止，防其血晕，用茅根烧烟，将醋洒之，令鼻嗅气以遏其势，或蓦然以水喷面，使带惊则止。此法非特止血，虽上吐下便、九窍出血者亦效。止后随症虚实调之。诸般血药不能止，必然气郁血无藏。凉血散火药不效者，古莎芎散。燥者，单天门冬膏。

医林绳墨

卷七：亦有肝移热于脑，则迫血妄行而为鼻衄之证，其血出不能止，宜以养血凉血可也，不若手之中指上节，以红线扎之立止，次以犀角地黄汤服之。

医方考

血证门·独参汤：凡上下失血过多，脉微欲绝者，急以此方主之。

血者气之守，气者血之卫，相遇而不相离者也。一或失血过多，则气为孤阳，亦几于飞越矣，故令脉微欲绝。斯时也，有形之血不能速生，几微之气所宜急固。故用甘温之参以固元气，所以权轻重于缓急之际也。故曰血脱益气，古圣人之法。或者不达此理，见其失血而主四物汤，则川芎之香窜，能散几微之气，而当归、芍药、地黄，皆滋阴降下之品，不能生血于一时，反以失救死之标，而遗人夭殊矣。医云乎哉？

犀角地黄汤：吐衄不止者，此方主之。口出血曰吐，鼻出血曰衄。火逆于中，血随火上，有此二证。然吐血责之府，衄血责之经。求其实，则皆炎上之火也。火者心之所司，故用生犀、生地以凉心而去其热。心者肝之所生，故用丹皮、芍药以平肝而泻其母。此穷源之治也。今人治吐血者，以凉水濯其两足，此釜底抽薪之意也。治衄者，以凉水敷其后颈，此责其火于太阳经也，皆是良法。

云林神彀

卷二·衄血：鼻衄吐血沉细宜，忽然浮大即顷危。衄血出于鼻，火热来克肺，清火与滋阴，服之血自止。清肺汤中归芍地，香附芩连栀子是，赤芍桔梗生甘草，藕节柏叶一同类。三仙饮子治衄血，人乳童便好酒竭，三味等分重汤煮，温服一碗立可截。鼻衄久不止，大纸作十褶，水温置顶中，熨之加神捷。鼻衄久不止，萝卜子然汁，无灰黄酒和，饮之效可立。鼻衄久不止，马驴粪焙末，血余灰等分，少许吹鼻过。鼻衄久不止，大蒜捣如泥，左鼻若出血，左脚心下涂，右鼻若出血，右脚心下敷，两鼻俱出血，两足心内铺。

针灸大成

卷八：衄血：风府、风池、合谷、三间、二间、后溪、前谷、委中、申脉、昆仑、厉兑、上星、隐白。

鼻衄：风府、二间、迎香。

鼻衄：上星灸二七壮，绝骨、囟会。又一法，灸项后发际两筋间宛宛中。

卷九：鼻衄不止：合谷、上星、百劳、风府。

问曰：此症缘何而得，出血不止？答曰：血气上壅，阴阳不能升降，血不宿肝。肝主藏血，血热妄行，故血气不顺也。针前不效，复刺后穴：迎香、人中、印堂、京骨。

证治准绳

女科·杂证门下·卷三·鼻衄：夫妇人鼻衄者，由伤动血气所致也。凡血气调和则循环表里经络，涩则不散。若劳伤损动，因而生热，气逆流溢，入于鼻者则成鼻衄也。只有产后见衄者不可治。凡鼻衄虽多因热而得，此疾亦有因怒气而得之者。曾治赵恭人鼻衄不止，诸治不瘥，召予治之，先用苏合香丸四粒，次用五苓散浓煎白茅花汤，调服即止，次用芎归汤调理。又有一富室男子鼻血不止，六脉洪数。究竟云：服丹药太过。遂用黄连、黄芩、大黄为末，水煎服之愈。（调服亦可。）

前证若热郁于胃经，用犀角地黄汤。若伏暑于内，用黄连香薷饮。若大怒血蓄于上，用小柴胡汤。若脾损不能摄血归源，用归脾汤。大凡杂证见血，多因阴分郁热，或内有所伤，皆属五志所动。经曰：诸见血，身热脉大者难治，是火邪胜也。身凉脉静者易治，是正气复也。仍与后证同用。一妇人经素不调，因怒衄血。此肝火炽盛，用加味小柴胡(热入血室。)加红花，二剂血止。又用加味逍遥散、(结核)八珍汤(即八物汤，杂病虚劳。)兼服三十余剂，经行如期。一妇人郁结而患前证，用加味归脾汤，(即归脾加山栀、丹皮。)其血渐止，饮食渐进，用加味逍遥散，元气渐复，寒热渐止。后因怒仍衄，寒热往来，用小柴胡汤(伤寒太阳。)加芎、归、丹皮而愈。一妇人因劳衄血，服凉血之剂，更致便血。或以血下为顺，仍用治血。余曰：此因脾气下陷而血从之，当升补脾气，庶使血归其经。不信，果血益甚。余朝用补中益气，(杂病劳倦。)夕用加味归脾而愈。此证用寒凉止血，不补脾肺而死者，多矣。

寿世保元

卷四・衄血：衄血者，鼻中出血也。阳热怫郁，致动胃经，胃火上烈，则血妄行，故衄也。治以凉血行血为主。如左孔流，用线将右手中指根紧扎；右孔流扎左手中指，血自止；如两孔俱流两手俱扎。

外科正宗

卷四・鼻出血：鼻中出血，乃肺经火旺，逼血妄行而从鼻窍出也。外用紫土散敷囟顶上，内服羚羊清肺汤亦可自止。

医贯

卷三：凡血证，先分阴阳。有阴虚，有阳虚。阳虚补阳，阴虚补阴，此直治之法，人所共知。又有真阴真阳，阳根于阴，阴根于阳。真阳虚者，从阴引阳；真阴虚者，从阳引阴。复有假阴假阳，似是而非，多以误人。此真假二字，旷世之所不讲，举世之所未闻，在杂病不可不知，在血证为尤甚也。汝知之乎。

今人一见吐衄，便以犀角地黄为必用之药，然耶否耶？曰犀角地黄乃是衄血之的方。若阴虚火动吐血与咳咯者，可以借用成功。若阳虚劳力及脾胃虚者，俱不宜。盖犀水兽也，焚犀可以分水，可以通天。鼻衄之血，从任督而至巅顶，入鼻中，惟犀角能下入肾水，由肾脉而上引。地黄滋阴之品，故为对证。今方书中所载云，如无犀角，以升麻代之。犀角、升麻气味形性迥不相同，何以代之？曰此又有说焉，盖缘任冲二脉附阳明胃经之脉亦入鼻中，火郁于阳明而不得泄因成衄者，故升麻可代。升麻阳明药，非阳明经衄者不可代。衄亦有阳虚火衰者，其血必点滴不成流，须用壮火之剂，不可概用犀角。

景岳全书

卷八・伤寒典・衄血：杂病衄血责热在里，伤寒衄血，责热在表。论曰：伤寒小便清者，知不在里仍在表也，当发其汗；若头痛者，必衄，宜桂枝汤。曰：伤寒脉浮紧不发汗因致衄者，麻黄汤主之。此以伤寒之衄，为其热不在里，在表而然也。然又论曰：衄家不可发汗，而何以复用桂枝、麻黄等汤？盖衄由乎阴者，以阴虚火动也，故不宜再汗以亡阴；衄由乎阳者以表邪未解也，故当用桂枝、麻黄以发散。又论曰：太阳病脉浮紧，发热身无汗，自衄者愈。此以表邪欲解，不从汗而从血，俗人谓之红汗，所以衄后当愈也。由此观之，则有因衄而愈者，以经通而邪散也；有治衄仍当发散者，以邪之将解未解，而因散其余邪也。治衄之法，于斯可见。若寒气不甚，而用麻黄、桂枝，似属太刚，或易以柴葛之类，自无不可，用者其酌之。

论曰：阳明病，口燥，但欲漱水不欲咽者，此必衄。盖阳明之脉络于口鼻，今其漱水不欲咽者，以热在经而里无热，故当鼻衄也。

有动阴血者，又非衄血之谓。论曰：少阴病，但厥无汗而强发之，必动其血，未知从何道出，故或从口鼻，或从目出者，是名下厥上竭，此阴血也，乃为危证。

景岳全书

卷三十・血证・论治：凡治血证须知其要，而血动之由惟火惟气耳。故察火者，但察其有火无火；察气者，但察其气虚气实。知此四者而得其所以，则治血之法无余义矣。

凡诸口鼻见血多由阳盛阴虚，二火逼血而妄行诸窍也，悉宜以一阴煎加清降等剂为主治。盖血随气上，则有升无降，故惟补阴抑阳，则火清气降而血自静矣。此治阳盛动血之大法也。

火盛逼血妄行者，或上或下，必有火证火脉可据，乃可以清火，为先火清而血自安矣，宜芩、连、知、柏、玄参、栀子、童便、犀角、天花粉、生地、芍药、龙胆草之属，择而用之。如阳明火盛者，须加石膏；三焦极热，或闭结不通者，须加大黄；如热壅于上，火不能降者，于清火药中须加泽泻、木通、栀子之属导之泄之，则火可降、血可清也。然火有虚实，或宜兼补，或宜兼清，所当酌也。若以假火作真火，则害不旋踵矣。

气逆于脏，则血随气乱而错经妄行，然必有气逆喘满或胸胁痛胀，或尺寸弦强等证，此当以顺气为先，宜陈皮、青皮、杏仁、白芥子、泽泻之属主之；有火者宜栀子、芍药之类，兼以平肝；无火者，宜香附、乌药、干姜、郁金之属，用行阴滞。然此必气实多逆者乃堪用此，盖气顺则血自宁也。其或实中有虚，不堪消耗者，则或宜暂用，或酌其佐使，不可拘也。

凡火不盛、气不逆而血动不止者，乃其元阴受损，营气失守，病在根本而然。经曰：起居不节，用力过度，则络脉伤，阳络伤则血外溢，血外溢则吐衄，阴络伤则血内溢，血内溢则后血。此二言者，最得损伤失血之源。故凡治损伤无火无气而血不止者，最不宜妄用寒凉以伐生气，又不宜妄用辛燥以动阳气。盖此二者，大非真阴亏损者所宜，而治此之法，但宜纯甘至静之品培之养之，以完固损伤，则营气自将宁谧，不待治血而自安矣。

衄血论治：衄血证，诸家但谓其出于肺，盖以鼻为肺之窍也，不知鼻为手足阳明之正经，而手足太阳亦皆至鼻。故仲景曰：太阳病脉，浮紧，发热，身无汗，自衄者愈。此太阳之衄也。《原病式》曰：阳热怫郁于足阳明而上热，则血妄行为鼻衄，此阳明之衄也。若以愚见言之，则凡鼻衄之血，必自山根以上，精明之次而来。而精明一穴乃手足太阳、足阳明、阴阳跷五脉之会，此诸经皆能为衄也。然行于脊背者无如足太阳为最，行于胸腹者无如足阳明为最，而尤有其最者，则又惟冲脉为十二经之血海，冲之上俞出足太阳之大杼，冲之下俞会足阳明之气街，故太阳阳明之至，而冲脉无不至矣，冲脉之至，则十二经无不至矣，所以衄之微者，不过一经之近，而衄之甚者，则甚至数升或至斗许，并通身形色尽脱，又岂特手太阴一经病至如是耶，临证者不可不察。

衄血之由内热者多在阳明经，治当以清降为主。微热者宜生地、芍药、天冬、麦冬、玄参、丹参，或局方犀角地黄汤、生地黄饮子、麦门冬散之类主之。热甚者宜芩连栀柏，或茜根散，抽薪饮，加减一阴煎。若兼头痛口渴者，宜玉女煎、白虎汤之类主之。或阳明热极，下不通而火壅于上者，宜拔萃犀角地黄汤之类通其下而上自愈。

衄血之由外感者，多在足太阳经。观仲景曰：伤寒脉浮紧，不发汗，因致衄者，麻黄汤主之。曰：伤寒不大便，其小便清者，知不在里，仍在表也，当须发汗。若头痛者必衄，宜桂枝汤。成无已曰：伤寒衄者，为邪气不得发散，壅盛于经，逼迫于血，因致衄也。麻黄汤、桂枝汤治衄者，非治衄也，即是发散经中邪气耳。按此论治，则凡伤寒因衄而邪得解者，即所以代汗也，不必治之。若虽见衄血而脉仍浮紧，热仍不退，是必衄有未透，而表邪之犹未解耳，故仍宜麻黄、桂枝等汤，然此二汤乃仲景正伤寒之治法，倘病由温热而有未宜于此者，则但于伤寒门择散剂之宜者用之，或于余新方中诸柴胡饮随宜用之，自无不可。

衄血虽多由火，而惟于阴虚者为尤多。正以劳损伤阴则水不制火，最能动冲任阴分之血，但察其脉之滑实有力，及素无伤损者，当作火治如前。若脉来洪大无力，或弦或芤或细数无神，而素多酒色内伤者，此皆阴虚之证，当专以补阴为主。若有微火者，自当兼而清之，以治其标。若虽见虚热而无真确阳证，则但当以甘平之剂温养真阴，务令阴气完固，乃可拔本塞源，永无后患。如一阴煎、三阴煎、左归饮、六味地黄汤之类，皆必用之剂；如兼气虚者，则五福饮、五阴煎之属皆当随宜用之。

衄血新按：衄血有格阳证者，以阴亏于下，而阳浮于上，但察其六脉细微，全无热证，或脉见浮虚豁大，上热下寒而血衄不止，皆其证也。治宜益火之源，古有八味地黄汤，乃其对证之剂，余复有镇阴煎之制，其效尤捷。盖此证不惟内伤者有之，即伤寒者亦有之，然必其素多斫丧，损及真阴者，乃见此证。余尝治一多欲少年，以伤寒七日之后，忽而鼻衄，以为将解之兆，及自辰至申，所衄者一斗余，鼻息脉息俱已将脱，身凉如冰，目视俱直，而犹涓涓不绝，呼吸垂危。其父母号呼求救，余急投镇阴煎一剂，衄乃止，身乃温。次加调理而愈。自后凡治此证，无不响应，亦神矣哉。

外科大成

卷三·鼻部·鼻衄：鼻衄者，鼻中出血也，由肺经血热妄行，治宜凉血。然凉血必先清气，气清血自归经矣。如枳壳、连翘清之；薄荷、玄参散之；蒲黄、京墨、茅根止之，再如羚羊清肺散、生地麦冬饮、加味生脉散，皆对症药也。如夏月脉虚身热，大汗口渴者，暑热所逼也，黄连香薷饮清之。外用青绵线扎两手中指根，再用毛边纸折十余层，水湿透，贴百会穴，以熨斗熨之。或再用好暖酒十数碗盛盆内，踏两足浸之，或捣大蒜于两足心涂之，再神塞丸塞之。再以倾银紫土新罐为末，烧酒调敷囟门，立止。

辨证录

卷三：人有鼻中流血，经年累月而不止者，或愈或不愈，此虽较口中吐血者少轻，然而听其流血而不治，与治不得其法，皆能杀人。盖吐血犯胃，衄血犯肺，胃为浊道，肺为清道也。犯浊道则五脏尽皆反复，犯清道则止肺经一脏之逆也。气逆则变症多端，故皆能杀人。治法宜调其肺气之逆，但肺逆成于肺经之火。夫肺属金，本无火也。肺经之火仍是肾水之火，肺因心火之侵，肾水救母，而致干涸，以肾水来助，乃火与火斗而血遂妄行，从鼻而上越矣。然则调气之法，舍调肾无他法也，而调肾在于补水以制火。方用止衄汤：生地一两，麦冬三两，玄参二两。水煎服。麦冬直治其肺金之匮乏，生地、玄参以解其肾中之遏抑之火，火退而气自顺，血自归经矣。倘畏此方之重而减轻，则火势炎炎，未易止遏，不能取效也。此症用麦冬三七汤亦神：麦冬三两，三七根末三钱。水煎，调服。

张氏医通

卷六：衄血，血从经络中渗出而行于清道也……若至夜发，此因多汗，卫气大虚，不能固其营血也，当归补血汤；不效，加木香；更不效，必是气虚火旺，大剂保元汤。

嵩崖尊生书

卷六：鼻衄，阴虚火动，气逆于肺，血随鼻出曰衄。阴指胃中之阴，不甚不久不足虑，甚而久与吐血无异。治宜凉血行血：黄芩二两，白及二两，水丸服神效。不甚，只用外治。一用水纸搭鼻，责其火在胃也；一用凉水拊颈后，责其火在膀胱也。一左衄用线扎左中指，右扎右，两衄两扎，责其火在心包络也。皆治捷法。

医学真传

衄血：血从鼻出谓之衄。衄之出也，由阳明经脉之气，不循胃络而横通周遍，致悍热之气伤其荣血，遂迫血妄行而为衄。若伤寒阳热过盛，络脉寒凝，荣卫不调，身发热者，得衄则阴阳和而热气平，其病可愈，故俗称鼻衄为红汗也。其有不病伤寒，时出衄者，乃阳明热气有余，不循经下行，反上逆而伤其络脉之所致也。衄出则阳明亢热之气亦平，故不药亦愈，此衄之至轻者也。又有阳明经脉虚寒，其人秉质素虚弱，内则耗其精血，外则劳其形体，衄大出不止，用凉血滋阴药，其衄反甚者，乃阳明阳气失职，必用人参附子补气以摄血，助阳以救阴，其血方止，此衄之至重者也。欲辨衄之重轻，须察衄之冷热。衄出觉热者，乃阳明络脉之血，轻者也，治宜凉血滋阴；衄出觉冷者，乃阳明经脉之血，重者也，治当温经助阳。夫衄之病，虽属平常，若出而不止，阴阳离脱，亦有死者。临病施治，常须识此，不可忽也。

冯氏锦囊秘录

卷十·杂症大小合参·伤寒发衄卷十：衄者，是肺经热，其肺气受伤，不能卫血也。故凡脉浮紧，鼻燥音哑无汗者，即宜汗之自解，否则邪无由泄，入于里攻于肺，迫于血而衄斯作矣。然衄后而热退，精神爽者，是邪从衄解，即由大热而精神亦爽者，是内热亦泄，因邪气还表，故身大热，皆愈之兆，俗名红汗。若在五六日间而衄者，此余热未清，错经妄行所致，可与导血归经，亦必即愈。如衄后而反大热，烦渴而躁，诸症并作者，此血损气伤，邪乘虚而纵横于中，为邪胜正也，难治。然衄虽多属于肺，若在二日间者，系阳明热在经中，迫血妄行。阳明脉起于鼻，络于口，其候必欲漱冷水而不欲咽，不欲咽者是里无热，可见其在于阳，而未入于阴也。若在三日间者，是邪热乘肝，肝不藏血也。若在四日间者，是太阴脉布胃中，胃气攻冲，脾不能为之统血也。更有以火炙劫汗，以致助其里热，迫血上行，轻则从鼻而出，重则从口而来。自腰以下，重而必痹，痹者，痛也，即名火逆，乃治之不得其法，而人自致之病也。

卷十一·杂症大小合参·方脉鼻衄齿衄舌衄肌衄合参：鼻气能通于脑，血上溢于脑，故从鼻而出，名为鼻衄。若因风寒暑湿，流传经络，涌泄清道者，皆外所因；积怒伤肝，积忧伤肺，烦思伤脾，失志伤肾，暴喜伤心，皆能动血，随气上溢而致者，皆内所因；饮酒过多，炙煿辛热，或坠车损扑而致者，皆不内外因也。

女科精要

卷三·产后杂证门·产后口鼻黑衄：书以产后口鼻黑气，及见鼻衄，为不可治者，何也？盖五脏之华，皆上注于面，见色红赤者，阳热之生气也。青黑者，阴寒之绝气也。况口鼻为阳明多血多气之部，而见阴寒惨杀之气，则胃中阳和之气衰败可知矣。复至鼻衄，则阳亡阴走也。胃绝肺败，阴阳两亡，故不可治。及产后舌紫黑者，为血先死，不治，盖心主血，少阴气绝，则血不上阴耳。

症因脉治

卷二·衄血论：血从鼻孔而出者，衄也。鼻为清道，肺之开窍，阳明主司，以手太阴肺与手阳明大肠相为表里者也。阳明有热，肺受火制。阳明之脉入目络鼻，交頞中，旁纳太阳之脉。故仲景伤寒条以太阳有邪侵入阳明则衄血。又以足太阳膀胱之脉与足少阴肾相为表里，故《金匮》内伤条，以肝肾有火上冲太阳巅顶，传入阳明，亦为衄血。内伤门衄血为热在里，宜凉血；外感门衄血为热在表，宜解表。

外感衄血：外感衄血之症：恶寒身热，头痛身疼，鼻孔出血，此伤寒太阳经，侵入阳明，而成衄血之症也。若目痛鼻干不眠，身热口渴，脉长而洪，此阳明本经郁热衄血之症也。

外感衄血之因：其人内有积热，外冒风寒，伤于太阳之经，郁而发热，经络热甚，热侵阳明，迫血妄行于鼻。又有阳明本经郁热，热邪在经，不得发越。又有过服辛温，或以火劫汗，两阳相搏。此皆外感衄血之因也。

外感衄血之脉：浮大而紧，太阳衄血；脉若弦长，热在阳明；脉沉洪数，里有热结；脉若躁疾，误用火劫。

外感衄血之治：恶寒脉紧无汗，冬月，仲景用麻黄汤；有汗脉浮缓，桂枝汤。三时节庵羌活冲和汤。阳明郁热无汗，干葛解肌汤；有汗，犀角地黄汤加升麻、干葛。火劫至衄，黄芩芍药汤。

内伤衄血：内伤衄血之症：身无表邪，目睛或黄，五心烦热，鼻孔出血，此内伤衄血之症也。

内伤衄血之因：或房劳伤肾，阴精不足，水中火发；或恼怒伤肝，肝火易动，阴血随火上升，错经妄越，则内伤衄血之症作矣。

内伤衄血之脉：左尺脉浮，肝肾阴虚；左寸沉数，心火妄动；右寸脉洪，肺家火旺；右关脉数，脾胃积热。

内伤衄血之治：肾阴不足，左尺脉浮者，犀角地黄汤、凉八味丸。肝火攻冲，清肝饮。心火刑金，天王补心丹；热甚者，泻心汤。肺火上炎，泻白一物汤。膏粱积热，清胃汤，加酒大黄。

医学心悟

卷二·伤寒兼症·衄：衄者，鼻中出血也。寒气初客于经，则血凝滞而不行，何得有衄？今见衄者，是寒邪将散，荣血周流，病当解也。古人谓血为红汗是也。然衄症亦有表里之殊，寒邪在经，头痛发热而衄者，表也，宜微汗之，加味香苏散主之。若邪气入里，燥渴烦心而成衄者，宜急清之，犀角地黄汤主之。或问曰：动阴血与鼻衄，何以别之？答曰：动阴血者，乃传经里证，热极而反发厥，医家误认为寒，投以干姜、附子，以火济火，迫血妄行，或从耳、目、口、鼻涌出，名曰动阴血，又谓下厥上竭，为难治。与鼻衄症，天渊相隔矣。

医宗金鉴

妇科心法要诀：经前吐血、衄血，乃内热壅迫其血，宜用三黄四物汤泻之，其方即四物汤加大黄、黄芩、黄连。经后吐血、衄血，虽仍有热，亦不宜泻，但当用犀角地黄汤清之。

医醇

卷一·杂症·鼻衄：鼻衄一证，与吐血不同。吐血者，阴分久亏，龙雷之火犯肺，日受熏灼，金气大伤，其来也由渐，其病也最深，故血从口出，而不从鼻出。鼻衄之证，其平日肺气未伤，只因一时肝火蕴结，骤犯肺穴，火性炎上，逼血上行，故血从鼻出，而不从口出。每见近来医家，因方书犀角地黄汤条下，有统治吐血、衄血之语，一遇鼻衄，即以犀角地黄汤治之，究竟百无一效，此其弊在拘执古方，不明经络。盖犀角地黄，多心肾之药，用以治肝肺，宜其格不相入矣。予自制豢龙汤一方，专治鼻衄，无不应手而效，数十年历历有验，可知医道当自出手眼，辨证察经，不可徒执古方也。

豢龙汤：羚羊角一钱五分，牡蛎四钱，石斛三钱，南沙参四钱，麦冬一钱五分青黛少许拌，川贝母二钱去心研，夏枯草一钱五分，丹皮一钱五分，黑荆芥一钱，薄荷炭一钱，茜草根二钱，牛膝二钱，茅根五钱，藕五大片。

幼幼集成

卷四·鼻病证治：鼻衄者，五脏积热所致。盖血随气行，得热而妄动，溢出于鼻。宜凉血降火，加减地黄汤，外用吹鼻散。

盘珠集胎产症治

卷中·产后·口鼻黑衄：气血大虚，恶血乘虚流入诸经，不能复出，故为衄。五色最忌黑，口鼻属肺胃之部，口鼻间气色现黑，肺胃败矣。又虚火载血上行，不循经度，溢出孔窍，肺胃为热逼，热极反从水化，致口鼻变现黑色，亦危候也。速用童便、淮牛膝、丹皮、泽兰、二地，倍人参大剂救之。止衄之法，取产妇顶心发一缕，红线一缕，系中指节奇验。

疡医大全

卷十二・颧脸部：书以产后口鼻黑气及见鼻衄，为不可治者，何也？盖五脏之华，皆上注于面，凡色红赤者，阳热之生气也；青黑者，阴寒之绝气也。况口鼻为阳明多血多气之部，而见阴寒惨杀之气，则胃中阳和之气衰败可知矣，复至鼻衄，则阳亡阴走也，胃绝肺败，阴阳两亡，故不可治。及产后舌紫黑者，为血先死，不治。盖心主血，少阴气绝，则血不上荫耳。

临证指南医案

卷八：诸经皆能为衄，不独肺胃而然。诸书虽已详明，惟景岳辨之尤切。但衄之为患，总由乎火，外为六淫之变化，内因五志之焮腾，气血日为错乱，阴阳为之相乘，天人交感之处，虚实攸分矣。若风寒壅盛于经，阳气郁而迫营者，宜参麻黄桂枝证之大意；若温风暑热怫郁而动血外溢者，用辛凉清润等剂。认定经络之高下，若火邪极甚而载血上泛者，有苦寒咸寒之法，审其原委之深浅，此外因主治法也。至于烦冗曲运，耗及木火之营，肝藏厥阳化火风上灼者，甘咸柔婉，理所必需；多劳过欲，病及天一之真，阳浮引阴血以冒上窍者，滋潜厚味，法从峻补；血脱则挽回元气，格阳则导火归原；因酒用和阳清毒之剂，因努力用补中益下之方，此内因主治法也。学者惟审内外两因，庶乎施治无误矣。

胎产新书

女科秘旨・卷四・吐衄：凡忧思惊怒，伤其脏腑，气升于上，血随而溢，心闷胸满，久而不已，至坠胎则不治矣。若系肝胆经怒火，先用小柴胡汤，加山栀、生地，次用前药，合四物汤，后用加味逍遥散；系肝经风热，用防风子芩丸；系心经有热，用朱砂安神丸；系心气不足，用补心汤；系思虑伤心，用妙香散；系胃经有火，犀角地黄汤；系膏粱积热，加味清胃散；系郁结伤脾，用加味归脾汤；系肺经有火，黄芩清肺饮；系子气不摄血，补中益气汤；系肾经虚火，加味六味丸。

女科秘要・卷二・胎前衄血：胎前衄血。常从口鼻中来。此因母伤热物。血热则乱行。冲伤胞络。只有凉胎之法。

杂病源流犀烛

卷十七・燥病源流：衄血者，劳伤元气，阴虚火动，邪火上冲，气归于肺也，宜清肺降火，宜白虎汤加地黄、犀角、丹皮、白芍、山栀、扁柏。而其条分缕判，则有由肺经实热者，宜青黄散；有由少小鼻破衄血，小劳辄出者，宜桑耳塞鼻丹；有由病后常衄，小劳即作者，宜石膏牡蛎丸；有衄至五七日不住者，宜人中白散；有口鼻出血如涌，因酒色太过者，宜荆芥散；有火热上升，而衄极甚，或不止者，宜沈氏止衄丹。

卷二十三・鼻病源流：鼻血导引法：《保生秘要》曰：开二目，鼻朝天，吸气得法，咽吞，如此久吸久咽，血见津而自回，兼行后功，气脉自和也。

运功：《保生秘要》曰：观鼻端定神，渐运入内，逆上顶门，转下于背，经元海，溯涌泉而定神。

疫疹一得

卷上・鼻衄涌泉：杂症鼻衄，迫于肺经浮游之火，而疫乃阳明郁热上冲于脑。鼻通于脑，热血上溢，故从鼻出如涌泉。

产科发蒙

卷一・妊娠鼻衄：肺通窍于鼻，故肺生热，则热气迫血而鼻血。宜用清血汤、伏龙肝散、远志散之类，兼服蓬砂散，胡粉散最妙。或将棕榈乱发反鼻鼴鼠之类烧黑者，吹入鼻中，而以纸醋醮塞鼻孔。若尚不止者，与四黄煎，别以食盐一合焙，厚纸裹之，熨百会穴，其效如神；或以杉原纸水醮置颠上入火于熨斗子以熨其上亦复妙。若脾胃虚弱，精神短少者，人参饮子，芎归百草汤之类，宜择用。

伤寒指掌

卷三：衄血者，血从鼻中来也。伤寒衄血，其因有三。太阳失表，热瘀于经而衄者，有头疼、目瞑之征，宜清解之，羚羊角、黑栀子、连翘、赤芍、丹皮、元参、薄荷、黑荆芥、鲜生地、牛膝、泽泻、茅根之属，降之清之，不可再汗也。阳明失下，热瘀于里而衄者，有漱水不欲咽之征，宜下之解之，生地、赤芍、丹皮、牛膝、楂肉、桃仁、大黄之属，下之清之，此釜底抽薪，大黄不妨重用也。更有温热之症，药宜凉解，误用辛温而动经血，亦能致血，宜清血分，犀角、连翘、赤芍、丹皮、元参、生地、牛膝、茜根、茅根之属，清之解之。如衄后身凉脉静，邪从红汗而解也，若衄后病势反剧者，更伤其阴也，大为危候，其衄势必重，须大剂六味饮，加麦冬、五味主之，衄止则生。有衄势太甚，阳随阴走，四肢厥冷者，六味加牛膝、肉桂以镇之。

温病条辨

上焦篇・风温：太阴温病，血从上溢者，犀角地黄汤合银翘散主之。其中焦病者，以中焦法治之。若吐粉红色血水者，死不治；血从上溢，脉七八至以上，面反黑者，死不治，可用清络育阴法。

金匮启钥

卷五・鼻衄论：生产后，气虚血少，营卫不理，遂散乱而入诸经，却还不得，故令口鼻黑气顿起及变鼻衄。此缘产后虚热变生。此证胃绝肺败，不可治，惟有急取绯线一条，并产妇头心发两条，紧扎中指节上即止，此亦禳厥之一端也。若口干心烦舌黑，乃因瘀血上升，可用益母丸二粒，童便化下，或用二味参苏饮加附子五钱，亦有得生者。

疡科心得集

卷上・辨鼻渊鼻痔鼻衄论：鼻衄者，或心火，或肺火，或胃火，逼血妄行，上干清道而为衄也。有因六淫之邪，流传经络，涌泄清道而致者；有因七情所伤，内动其血，随气上溢而致者；有因过食膏粱积热而致者。治法：外因者，以辛凉清润为主，如羚羊、犀角、细生地、石斛、生石膏、知母、元参、连翘、山栀、丹皮等；内因者，若系肝阳化风上逆，则宜甘咸柔婉，如阿胶、生地、石决明、天冬、麦冬之属；若肾阴亏损，虚阳浮越者，则以滋潜为主，如六味丸、虎潜丸之类；其由饮食不节而火盛者，则用和阳消毒，如黄连解毒汤是也。又书谓：妇人产后，口鼻有黑气，及见鼻衄为不可治者，何也？盖五脏之华，皆上注于面，凡色红赤者，阳热之生气也；青黑者，阴寒之绝气也。况口鼻为阳明多血多气之部，而见阴寒惨杀之气，则胃中阳和之气衰败可知矣；复至鼻衄，则阳亡阴走也；胃绝肺败，阴阳两亡，故不可治。

医宗说约

卷一：治失血大法，其始也，热主流通，用清热滋阴之品，佐以炒黑蒲黄、荆芥、侧柏之类。盖血得黑即止也。若血出上窍，加以顺气如苏子，破瘀如藕汁，降火如童便之类。其既也，以致肝脾不能藏摄，须用补肝益脾之品，切不可仍用寒凉，以伤脾胃。

医述

卷六・治鼻衄法：用手指掐太溪穴，其血即止。穴在足里踝动脉陷处。又法用麻线一条，两头各栓五两重锡一块，挂在颈后，两头垂与脐平，少倾血即止。

疡科捷径

卷上・鼻部・鼻衄：鼻衄频频血不停，皆缘热甚血来纷。宜投生地芩连饮，炒黑山栀研末闻。

医学传心录

衄血本乎肺经：衄血者，血出于鼻也。鼻为肺之窍，故曰本乎肺经。治用犀角地黄汤加枯芩、茅根、柏叶、藕节。或用荷叶蒂、藕节各七个捣碎，水煎服。

类证治裁

卷二・衄血：血从清道出于鼻，为衄。症多火迫血逆，亦有因阳虚致衄者。火亢则治宜清降，生地黄饮子、茜根散。阳虚则治宜温摄，理中汤、黑神散。既于脉之洪滑弦细别之，暴衄则治须凉泻，犀角地黄汤、七汁饮。久衄则治须滋养，止衄散、生脉散。更以血色之鲜浓暗淡辨之。且火迫致衄，有六淫之火，有五志之火。如风寒壅盛于经，迫而妄行，表症仍在，脉浮紧用麻黄汤，缓用桂枝汤。成氏谓此非治衄，仍以散邪。仲景固言衄不可汗也，若感温热风暑而衄者，宜辛润清凉，如杏仁、丹皮、山栀、茅花、丹参、鲜地黄、连翘、石斛、犀角、麦冬、阿胶、蔗汁、藕汁。因火邪亢极而衄者，宜苦寒咸寒，如黄芩、黄连、山栀、枳壳、瓜蒌、元参、犀角、童便。此治衄外因也。其思伤心脾，惊悸不眠，归脾汤。劳伤元气，咳嗽发热，补中益气汤去白术，加麦冬、五味，或当归补血汤加薄荷、杏仁。怒伤肝阴，火冒头晕，生地、丹皮、白芍、山栀、阿胶、甘菊、鲜桑叶。欲伤肾精，阴虚失纳，上喘下遗，都气丸加杞子、菟丝饼。若火不归元，喘促烦躁，脉微肢厥，八味地黄丸，镇阴煎。阴虚阳浮，六味饮加秋石、龟甲、白芍、五味。卫虚营损，气短色枯，养荣汤。气衰血脱，神疲昏愦，独参汤。胃火血升，犀角地黄汤加茅花。此治衄内因也。其酒升血沸，面赤汗多，四生丸。努力负重，伤中损络，保元汤加阿胶。此治衄不内外因也。若衄多，服凉剂不止，系内虚寒而外假热，《千金》当归汤。衄久不止，热在下焦血分，六味饮加五味、童便。衄久成劳，照虚损治，病后小劳屡衄，石膏牡蛎汤。衄后屡发，或洗面即衄，并以茅花煎汤，调止衄散服。衄血未净，停瘀入胃，致面黄屎黑，加味犀角地黄汤。大衄而头痛口渴，玉女煎。大衄不止，面目浮肿，苏子降气汤，使气随血下，得力全在肉桂。凡久衄须加气药，如木香、黑香附之属，所以引血归经耳。

血出口鼻，属肺脾二经，积劳伤。

卷八·经闭：倒经，经期气逆，直犯清道而为吐衄，宜折其逆势而调之，用山栀、丹皮、生地、丹参、白芍、苏子、郁金、童便，或用四物汤合韭汁、童便服。因怒火伤肝致逆者，龙胆、丹皮、青皮、黄芩、白芍、山栀。因心气不足，衄血面黄者，茯苓补心汤。

医案：沈氏，按月倒经，血出鼻口，此由肝火上迫，不循常道，宜抑肝火，导归冲任，可使下行，此即搏跃过颡之理。拟四物汤去川芎，其当归用醋制，加生、熟山栀各二钱，丹皮二钱，黄芩、枳壳各二分，降香、甘草各一钱，郁金五分。每月经前服四剂，后得逆转为顺。

麻疹阐注

卷二·衄血：肺开窍于鼻，毒热上冲，肺气载血妄行，则衄作矣。然衄中有发散之义，以毒从衄解，不须止之，但不可太过，过则血脱而阴亡也。如衄甚者，宜外用发灰散吹入鼻中，内服犀角地黄汤，其血可止。

奉时要旨

卷四·鼻衄齿衄：鼻衄之症，血从经络渗出而行于清道也。伤寒衄，热在表；杂症衄，热在里。皆因经络热甚，阳气壅塞，迫血妄行而出于鼻，从无发散之理，犀角地黄汤主之。若因七情喜怒，劳役过伤而致，无论是何经络，并宜茅花煎汤调止衄散，或四物加犀角、丹皮、沉香。若衄多服药不效，此内虚寒而外假热也。千金当归汤。若衄后血因旧路，或一月三四发，或洗面即衄，日以为常，并以茅花煎汤调送止衄散。凡衄血之脉，急疾不调，及虚大者难治。

笔花氏曰：鼻衄、齿衄，皆肺胃之火，其逆行不止者，亦能令人血脱，非大剂盐水炒石膏，及生地汁、牛膝、龟板、泽泻、丹皮之类，不能止血。轻者止衄散、犀角地黄汤、玉女煎等足矣。然齿症不过作痛，清胃滋阴而已。唯鼻症有流浊涕者，名曰鼻渊，俗呼脑漏，此由受寒化火，宜用川芎茶调散。由风热，一味荆芥穗。若生瘜肉，名鼻痔，臭而痛，白矾散点之。

沈氏女科辑要

卷下·黑气鼻衄：……产后口鼻黑气起及鼻衄者，不治。盖阳明为经脉之海，口鼻乃阳明所见之部。黑气鼻衄，是营卫散乱，营气先绝，故不治。薛立斋云：急用二味参苏饮加附子，亦有得生者。

医醇賸义

卷二·火：心火炽盛，五中烦躁，面红目赤，口燥唇裂，甚则衄血吐血，加味泻心汤主之。

鼻衄：鼻衄一证，与吐血不同。吐血者，阴分久亏，龙雷之火犯肺，日受熏灼，金气大伤，其来也由渐，其病也最深，故血从口出，而不从鼻出。鼻衄之证，其平日肺气未伤，只因一时肝火蕴结，骤犯肺穴，火性炎上，逼血上行，故血从鼻出，而不从口出。每见近来医家，因方书犀角地黄汤条下，有统治吐血、衄血之语，一遇鼻衄，即以犀角地黄汤治之，究竟百无一效，此其弊在拘执古方，不明经络。盖犀角地黄，多心肾之药，用以治肝肺，宜其格不相入矣。予自制豢龙汤一方，专治鼻衄，无不应手而效，数十年历历有验，可知医道当自出手眼，辨证察经，不可徒执古方也。

豢龙汤（自制）：羚羊角一钱五分，牡蛎四钱，石斛三钱，南沙参四钱，麦冬一钱五分青黛少许拌，川贝母二钱去心研，夏枯草一钱五分，丹皮一钱五分，黑荆芥一钱，薄荷炭一钱，茜草根二钱，牛膝二钱，茅根五钱，藕五大片。

外治寿世方

卷二：鼻衄，井底泥和苔藓贴囟上立止。又石榴花瓣塞之。又莲蓬壳煅存性吹鼻。又栀子烧存性研末吹鼻。又槐花末吹之。又左衄以绵塞右耳，右衄塞左耳，神应。又青蒿纳鼻中，即止。又青茶叶塞鼻即愈。

研经言

卷三·衄有太阳阳明证解:《金匮》衄云,从春至夏衄者太阳,从秋至冬衄者阳明。独不言少阳。或据《灵枢·经脉》谓少阳脉不至鼻,似也,而实非也。盖仲景所云太阳、阳明者,非谓太阳阳明之经,乃其自分之部也。太阳统三阳之表,阳明为胃腑之里。衄有由阳络之阳伤而得者,外感风热所致,春夏从开,邪必苦于表,故云从春至夏衄者太阳;衄有由阳络之阴伤而得者,内伤饮食之热,复被风铄所致,秋冬主阖,邪必着于里,故云从秋至冬衄者阳明。

医门补要

卷上·虚火鼻衄:亏弱之体,太历辛苦,或病后未曾复元,气血不充。肺主气,脾统血,肺虚气不外护,脾虚血失中守。若阴络一伤,逼血上溢,清道而出,以补肺益脾饮二贴自已。

血证论

卷二·鼻衄:鼻为肺窍,鼻根上接太阳经脉,鼻孔下夹阳明经脉,内通于肺,以司呼吸,乃清虚之道,与天地相通之门户,宜通不宜塞,宜息不宜喘,宜出气不宜出血者也,今乃衄血何哉?《金匮》谓热伤阳络则衄血,热伤阴络则便血。阴络者,谓躯壳之内,脏腑油膜之脉络,内近肠胃,故主便血。阳络者,谓躯壳之外,肌肉皮肤脉络之血,从阳分循经而上,则干清道,而为衄也。然则阳络者,太阳阳明之络脉也。盖太阳阳明,统走人身躯壳之外,阳络之血,伤于太阳者,由背上循经脉,至鼻为衄,仲景所谓春夏发太阳者是也。伤于阳明者,由胸而上,循经至鼻,仲景所谓秋冬发阳明者是也,今分两条论之。

太阳主开。春夏阳气,本应开发,若一郁闭,则邪气壅而为衄。其证鼻塞头痛,寒热昏愦,或由素有郁热应春夏开发之令而动,或由风瘟暑疫,攻发而动。又有伤寒失汗,邪无出路,因由血分泄而为衄,此名红汗,乃邪欲自愈,医者不可不知。然即红汗论之,可知太阳之气,不得泄于皮毛,则发为红汗,即可知太阳之热,不得发越于外者,必逼而为鼻衄也。皮毛者,肺之合。太阳之气,外主皮毛,内合于肺。鼻又为肺之窍,欲治太阳之衄者,必以治肺为主。观伤寒论,治太阳,用麻杏理肺,则知治肺即治太阳矣,法宜清泻肺火,疏利肺气。肺气清,则太阳之气自清,而衄不作矣。风寒外来,皮毛洒淅无汗者,麻黄人参芍药汤如肺火壅盛。头昏痛气喘,脉滑大数实者,人参泻肺汤,加荆芥粉葛蒲黄茅根生地童便。久衄血虚,用丹溪止衄散,加茅花黄芩荆芥杏仁。以上数方,鼻塞者,俱加麝香黄连。盖风寒杂证,鼻塞多是外寒闭之,此证鼻塞者尤多,乃是内火壅之,如用羌活,则鼻愈塞矣,故用黄连麝香,以开火之闭,衄血既止,宜多服止衄散原方,及六味地黄汤以收功。又有肾经虚火,浮游上行,干督脉经而衄血者,必见腰痛项脊痛,头昏足厥冷等证。所以然者,肾经虚火上行故也,宜用止衄散,去黄芪,加碎补牛膝续断粉葛鹿角尖童便元参治之。盖督脉丽于太阳,故以治太阳者,兼治督脉,亦犹冲脉丽于阳明,而以治阳明者,兼治冲脉也。太阳为少血之经,督脉乃命元之主,其血均不可损。衄止后,即宜用地黄汤,加天冬阿胶血余五味以补之。

阳明主阖。秋冬阴气,本应收敛,若有燥火伤其脉络,热气浮越,失其主阖之令,逼血上行,循经脉而出于鼻,其证口渴气喘,鼻塞孔干,目眩发热,或由酒火,或由六气之感,总是阳明燥气,合邪而致衄血。盖阳明本气原燥,病入此经,无不化而为燥。治法总以平燥气为主,泻心汤,加生地花粉枳壳白芍甘草,或用犀角地黄汤,加黄芩升麻,大解热毒。鼻衄止后,宜用玉女煎,加蒲黄以滋降之,再用甘露饮多服以调养之,肆饮梨胶藕汁莱菔汁白蜜等,皆与病宜。

以上两条,治法各异。然鼻总系肺经之窍,血总系肝经所属,故凡衄家,目必昏黄,仲景云,目黄者衄未止,目了慧者,其衄已止,以肝开窍于目,血扰肝经,故目黄也。治宜和肝,而其血犯肺窍出,又宜和肺,今且不问春夏,不分秋冬,总以调治肝肺为主,生地黄汤治之,服后衄止,再服地骨皮散以滋之。盖不独衄血宜治肝肺,即一切吐咯,亦无不当治肝肺也。肝主血,肺主气,治血者必调气,舍肝肺而何所从事哉。

又凡衄血,久而不止,去血太多,热随血减,气亦随血亡矣。此如刀伤,血出不止,则气亦随亡,而血尽则死也。急用独参汤救之,手足冷,气喘促,再加附子,以引气归根。如其人鼻口黑黯,面目茄色,乃血乘肺脏之危候,缓则不救,二味参苏饮治之。此等危证,在所不治,用参苏饮,亦理应如是救济耳,其效与否,非敢期必。

按病在肠胃者,药到速,病在经脉者,药到缓。衄血病在经脉,兼用外治法,亦能取急效。用十灰散塞鼻,并吞咽十灰散,为极稳妥。或用人爪甲,煅为末,吹鼻止衄。或用壁钱窠塞鼻,取其脉络以维护之,龙骨吹鼻，能干结血孔免衄。白矾吹鼻，性走窜截血。醋和土敷阴囊，囊为肝所属，肝主血，敷囊以收敛肝气，则肝血自止，上病取下，治尤有理。鳝血滴鼻中，鳖血点鼻，温水浸足，使热气下引。捆病人中指，用湿纸贴脑顶，熨斗熨纸令干，乃汤熨取火之法。数者或效或不效，备录其方，以资采择。

衄家不可发汗，汗则额陷，仲景已有明禁。以此例推，可知一切血证，均不宜发汗，医者慎之。

虽与吐咳诸证不同，然其为血一也，宜参看各门，庶治之百不失一。

卷二·脑衄：脑衄者，口鼻俱出血也，乃鼻血多，溢从口出，非别有一道来血也，亦非真从脑髓中来，此不过甚言鼻衄之重，而因名之曰脑衄耳。盖吐血多者，血每呛入鼻中，故衄血多者，血亦溢入口中。治法用白纸折十余叠，打湿贴脑顶，用熨斗熨令热气蒸腾，其衄自止，此乃因脑衄之名，望文生义而出。熨脑止衄之法，非探本之治，故有效有不效。其实脑衄，只鼻衄之甚者耳，宜照鼻衄分经用药，乃不致循名失实。

脑衄治法，与鼻衄同。但脑衄出血既多，易成虚证，宜参苏饮，用人参以补之，用苏木以行之。如衄甚不止，身热脉浮，喘促足厥者，乃气随血泄，阴脱阳亡，急危之候也，宜独参汤，加附子稠煎，服后得睡，汗不出，热稍退，气稍息，则命根乃定。此等虚脱之证，血家最少而最危，勿因其少，而误用凉泻。

外科证治全书

卷二：阴虚火动，气逆于肝，血随鼻出，不甚不足虑，甚而儿者，与吐血无异。治宜凉血行血，用黄芩、白及二两，水丸服之效。如不甚，只用外治，一用水纸搭于鼻于鼻冲，责其火在胃也；一用水附颈后，责其火在膀胱也；一用线扎中指，左衄扎左，右衄扎右，左右皆衄，左右皆扎，责其火在心包络也，皆治鼻衄捷法。

医学见能

卷一·证治·鼻孔：鼻中流血，或兼头晕口渴者。阳明经血燥也。宜加味甘露饮。生地三钱，熟地三钱，黄芩三钱，麦冬三钱，天冬三钱，茵陈三钱，石斛三钱，枳壳一钱，茅根二钱，赤芍二钱，藕节三钱，蒲黄一钱，银花一钱，甘草一钱。

卷二·伤寒兼症·衄：衄者，鼻中出血也。寒气初客于经，则血凝滞而不行，何得有衄？今见衄者，是寒邪将散，荣血周流，病当解也。古人谓血为红汗是也。然衄症亦有表里之殊，寒邪在经，头痛发热而衄者，表也，宜微汗之，加味香苏散主之。若邪气入里，燥渴烦心而成衄者，宜急清之，犀角地黄汤主之。或问曰：动阴血与鼻衄，何以别之？答曰：动阴血者，乃传经里证，热极而反发厥，医家误认为寒，投以干姜、附子，以火济火，迫血妄行，或从耳、目、口、鼻涌出，名曰动阴血，又谓下厥上竭，为难治。与鼻衄症，天渊相隔矣。

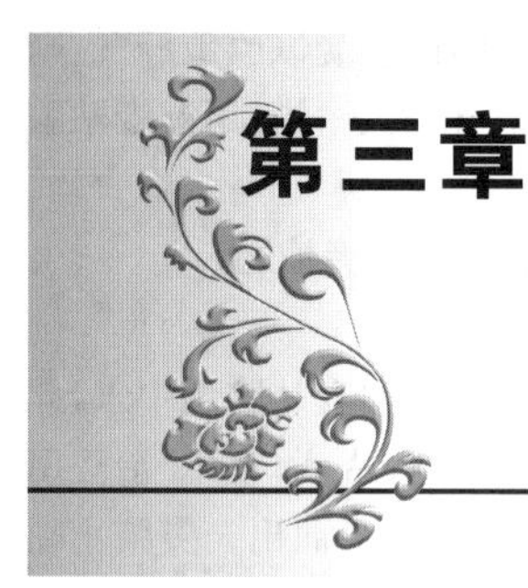

第三章

咽、喉科文献

一、咽 喉 总 论

本内容包括咽喉的解剖生理，一般病因病机，以及涉及两个以上咽喉科疾病的文献。另外，对针灸学专著论及咽喉科，以及其他重要原著所载咽喉科具有较大参考价值的治方文献，所选文献不再在其他相关病症收录。

素问

阴阳应象大论：天气通于肺，地气通于嗌，风气通于肝，雷气通于心，谷气通于脾，雨气通于肾，大经为川，肠胃为海，九窍为水注之气，以天地为之阴阳，阳之汗，以天地之雨名之……善诊者，察色按脉，先别阴阳，审清浊，而知部分；视喘息，听声音，而知所苦；观权衡规矩，而知病所主。

六节藏象论：夫自古通天者，生之本，本于阴阳，其气九洲九窍，皆通乎天气……天食人以五气，地食人以五味，五气入鼻，藏于心肺，上使五色修明，音声能彰。五味入口，藏于肠胃，味有所藏，以养五气，气和而生，津液相成，神乃自生。

血气形志：形苦志苦，病生于咽嗌，治之以百（甘）药。

太阴阳明论：故喉主天气，咽主地气……足太阴者，三阴也，其脉贯胃属脾络嗌。

逆调论：不得卧而息有音者，足阳明之逆也，足三阳者下行，今逆而上行，故息有音也。阳明者胃脉也。胃者六府之海，其气亦下行。阳明逆不得从其道，故不得卧也……夫起居如故而息有音者，此肺之络脉逆也，络脉不得随经上下，故留经而不行，络脉之病人也微，故起居如故而息有音也。

奇病论：夫肝者，中之将也，取决于胆，咽为之使。

骨空论：任脉者，起于中极之下，以上毛际，循腹里，上关元，至咽喉，上颐循面入目。

督脉者……贯脊属肾，与太阳起于目内眦，上额交巅上，入络脑，还出别下项，循肩膊内，侠脊抵腰中，入循膂络肾；其男子循茎下子至篡，与女子等。其少腹直上者，贯脐中央，上贯心入喉，上颐环唇，上系两目之下中央。此生病……遗溺嗌干。督脉生病，治督脉……其上气有音者，治其喉中央，在缺盆中者。其病上冲喉者治其渐，渐者上侠颐也。

灵枢

邪气脏腑病形：胃病者，腹䐜胀，胃脘当心而痛，上支两胁，膈咽不通，食饮不下，取之三里也。

经脉：大肠手阳明之脉……其支者从缺盆上颈贯颊，入下齿中，还出挟口，交人中，左之右，右之左，上挟鼻孔。

胃足阳明之脉……其支者，从大迎前下人迎，循喉咙，入缺盆，下膈属胃络脾。

足太阴脾之脉……入腹属脾络胃，上膈，挟咽，连舌本，散舌下。

心手少阴之脉……其支者，从心系上挟咽，系目系。

小肠手太阳之脉……循咽下膈，抵胃属小肠；其支者，从缺盆循颈上颊，至目锐眦，却入耳中。

肾足少阴之脉，……其直者，从肾上贯肝膈，入肺中，循咽喉，挟舌本。

三焦手少阳之脉……其支者，从膻中上出缺盆，上项系耳后，直上出耳上角，以屈下颊至䪼。

胆足少阳之脉，起于目锐眦，上抵头角，下耳后，循颈行手少阳之前，至肩上，却交出手少阳之后，入缺盆；其支者……下颈合缺盆以下胸中……其直者，从缺盆下腋。

肝足厥阴之脉……挟胃属肝络胆，上贯膈，布胁肋，循喉咙之后，上入颃颡，连目系，上出额，与督脉会于巅。

肝者筋之合也，筋者聚于阴气，而脉络于舌本也。

手少阴之别，名曰通里，去腕一寸半，别而上行，循经入于心中，系舌本，属目系。

足阳明之别，名曰丰隆……其别者，循胫骨外廉，上络头项，合诸经之气，下络喉嗌。其病气逆则喉痹瘁瘖。

经别：足少阴之正……其直者，系舌本。复出于项，合于太阳。

足少阳之正……别者，入季肋之间，循胸里属胆，散之上肝贯心，以上夹咽出颐颔中。

足阳明之正……上通于心，上循咽出于口，上頞頔，还系目系，合于阳明也。

足太阴之正，上至髀，合于阳明，与别俱行，上结于咽，贯舌中。

手少阴之正……属于心，上走喉咙，出于面，合于内眦。

手心主之正……入胸中，别属三焦，出循喉咙，出耳后，合少阳完骨之下。.

手阳明之正……走大肠，属于肺，上循喉咙，出缺盆，合于阳明也。

手太阴之正……入走肺，散之太阳，上出缺盆，循喉咙，复合阳明。

经筋：足太阳之筋……其支者，入腋下，上出缺盆，上结于完骨；其支者，出缺盆，斜上出于頄。

足少阳之筋……其直者，上出腋，贯缺盆，出太阳之前，循耳后。

足阳明之筋……上腹而布，至缺盆而结，上颈，上挟口。

手太阳之筋……其支者，后走腋后廉，上绕肩胛，循颈出走太阳之前结于耳后完骨。

手少阳之筋……上绕臑外廉，上肩走颈，合于手太阳。

手阳明之筋……直者，从肩髃上颈；其支者，上颊，结于頄。

营气：营气之道，内谷为宝。谷入于胃，乃传之肺，流溢于中，布散于外，精专者行于经隧，常营无已，终而复始，是谓天地之纪。故气从太阴出……从肝上注肺，上循喉咙，入颃颡之窍，究于畜门。

脉度：（阴）跷脉者……上循胸里，入缺盆，上出人迎之前，入頄，属目内眦，合于太阳、阳跷而上行。

肠胃：唇至齿长九分。口广二寸半。齿以后至会厌，深三寸半，大容五合。舌重十两，长七寸，广二寸半。咽门重十两，广一寸半，至胃长一尺六寸。

胀论：咽喉小肠者，传送也。廉泉玉英者，津液之道也。

五味：黄帝曰：营卫之行奈何？伯高曰：谷始入胃，其精微者，先出于胃之两焦，以溉五脏，别出两行，营卫之道。其大气之抟而不行者，积于胸中，命曰气海，出于肺，循咽喉，故呼则出，吸则入。

五音五味：冲脉、任脉，皆起于胞中……其浮而外者，循腹右上行，会于咽喉，别而络唇口。

忧恚无言：黄帝问于少师曰：人之卒然忧恚而言无音者，何道之塞，何气出行，使音不彰？愿闻其方。少师答曰：咽喉者，水谷之道也。喉咙者，气之所以上下者也，会厌者，音声之户也。口唇者，音声之扇也。舌者，音声之机也。悬雍垂者，音声之关也。颃颡者，分气之所泄也。横骨者，神气所使，主发舌者也。故人之鼻洞涕出不收者，颃颡不开，分气失也。是故厌小而疾薄，则发气疾，其开阖利，其出气易；其厌大而厚，则开阖难，其气出迟，故重言也。

九针论：形苦志苦，病生于咽喝（嗌），治之以甘药。

五邪：邪入于阴，转则为瘖。

逆顺肥瘦：夫冲脉者……其上者，出于颃颡，渗诸阳，灌诸精。

动输：胃气上注于肺，其悍气上冲头者，循咽，上走空窍。

难经

二十八难：阴跷脉者，亦起于跟中，循内踝上行，至咽喉，交贯冲脉。

四十二难：口广二寸半，唇至齿，长九分。齿以后至会厌，深三寸半，大容五合。舌重十两，长七寸，广二寸半。

咽门重十二两，广二寸半，至胃长一尺六寸。喉咙重十二两，广二寸，长一尺二寸，九节。

四十四难：七冲门何在？然：唇为飞门，齿为户门，会厌为吸门，胃为贲门，太仓下口为幽门，大肠、小肠会为阑门，下极为魄门，故曰七冲门也。

备急千金要方

卷十二·胆腑·咽门论：夫咽门者，应五脏六腑，往还神气，阴阳通塞之道也。喉咙胞囊舌者，并津液调五味之气本也，不可不研乎！咽门者，肝胆之侯也，其重十两，广二寸五分，至胃管长一尺六寸，主通五脏六腑津液神气，应十二时。若脏热，咽门则闭而气塞，若腑寒，则咽门破而声嘶，母姜酒主之……热则通之，寒则补之，若寒热调和，病不生矣。

卷十六·胃腑·喉咙论：喉咙者，脾胃之侯也，重十二两，长一尺二寸，广二寸，其层围十二重，应十二时，主通利水谷之道，往来神气，若脏热，喉则肿塞气不通，乌扇膏主之，方在第六卷中。若腑寒，喉则耿耿如物常欲窒痒痹涎唾。热则开之，寒即通之，不热不寒，依脏调之。

卷三十·针灸下·头面：大溪、少泽：主咽中干，口中热唾如胶。阳陵泉：主口苦嗌中介介然。支沟、天窗、扶突、曲鬓、灵道：主暴瘖不能言。风府、天窗、劳宫：主喉嗌痛。扶突、天突、天溪：主喉鸣暴忤气哽。少商、大冲、经渠：主喉中鸣。鱼际：主喉中焦干。水突：主喉咽肿。掖门、四渎：主呼吸短气，咽中如息肉状。间使：主嗌中如扼。少冲：主酸咽。少府、蠡沟：主嗌中有气如息肉状。中渚、支沟、内庭：主嗌痛。复溜、照海、大冲、中封：主嗌干。前谷、照海、中封：主咽偏肿，不可以咽。涌泉、大钟：主咽中痛不可内食。然谷、大溪：主嗌内肌，气走咽喉而不能言。风池：主喉咽偻引项挛不收。完骨、天牖、前谷：主喉痹颈项肿不可俛仰，颊肿引耳后。中府、阳交：主喉痹胸满塞寒热。天容、缺盆、大杼、膈输、云门、尺泽、二间、厉兑、涌泉、然谷：主喉痹哽咽寒热。天鼎、气舍、膈输：主喉痹哽噎，咽肿不得消，食饮不下。天突：主喉痹咽干急。旋机、鸠尾：主喉痹咽肿，水浆不下。三间、阳溪：主喉痹咽如哽。大陵、偏历：主喉痹嗌干。神门、合谷、风池：主喉痹。三里、温溜、曲池、中渚、丰隆：主喉痹不能言。关冲、窍阴、少泽：主喉痹舌卷口干。凡喉痹胁中暴逆，先取冲脉，后取三里、云门，各泻之，又刺手小指端出血立已。

太平圣惠方

卷三十五·咽喉论：夫咽喉者，生于肺胃之气也。咽者嚥也，空可咽物，又谓之嗌，主通利水谷，胃气之道路，故为胃之系。咽重十两，广二寸半，至胃长一尺六寸也。喉咙者，空虚也，言其中空虚，可以通于气息，呼吸出入，主肺气之流通，故为肺之系。喉咙重十二两，广二寸，长一尺二寸，有九节。故知咽门与喉咙并行，其实两异也。若脏热则喉肿，塞气不能通；若腑寒则哽哽如有物，恒欲痛痒，多涎唾。是以热则通之，寒则补之，不热不寒，依经调之，寒热和平，病不生矣。

圣济总录

卷一百二十二·咽喉门·咽喉统论：论曰咽门者，胃气之道路，喉咙者，肺气之往来，一身之中，气之升降出入，莫急乎是。详考经络流注，则咽喉所系，非特肺胃为然。故孙思邈曰，应五脏六腑往还，神气阴阳通塞之道也。人之气血，与天地相为流通，咽喉尤为出纳之要。故《内经》曰，喉主天气，咽主地气。若脏热则咽门闭而气塞，若腑寒则咽门破而声嘶，以致肿痛喉痹生疮悬痈之属，与夫哽哽如有物妨闷痛痒，多涎唾，其证不一，不可概以实热为治。大率热则通之，寒则补之，不热不寒，依经调之。汤剂荡涤之外，复有针刺等法。要皆急去之不可缓，非若脏腑积久之病，磨化调养，有非一朝一夕之功也。

卷一百二十四·喉咽诸疾：论曰喉咙者，气之所上下，若腑脏和平，阴阳升降，则呼吸去来，无所滞碍，一或不调，病有寒热之证，热则喉肿闭塞，或连颔焮痛，妨害饮食，寒则语声嘶嗄，或喉中哽哽，如有物状，其候甚众，不可不察。

苏沈良方

卷一·论脏腑：古方言，云母粗服，则着人肝肺不可去。如枇杷狗脊，毛皆不可食，食射入肝肺。世俗似此之论甚多，皆谬说也。又言人有水喉、食喉、气喉，亦谬也，世传欧希范真五脏图，亦画三喉，盖当时验之不审。水与食同嚼而吞，岂能口中遂分二喉哉？人但有咽有喉二者而已。咽则纳饮食，喉则通气。咽则咽入胃脘，次入胃中，又次入广肠，下入大小肠。喉则下通五脏，为出入息。五脏之含气呼吸，正如冶家鼓鞴。人之饮食药饵，但自咽入肠胃，何尝至五脏。凡人肌骨五脏肠胃虽各别，其入腹之物，英精之气，皆能洞达，但滓秽即入二肠。故人饮食及服药，既入腹，为真气所蒸。英精之气味，以至金石之精者，如细研硫黄朱砂乳石之类，俱能飞走。融结者皆随真气洞达肌骨，犹如天地之气，贯穿金石土木，曾无留碍，其余顽石草木，则但气味洞达尔。及其势尽，则滓秽传于大肠，润湿渗入小肠，皆败物不能变化，惟当退泄耳。凡所谓某物入肝，某物入肾之类，但气味到彼尔，其质岂能到彼哉？此医不可不知也。

三因极一病证方论

卷十六·咽喉病证治：夫喉以候气，咽以咽物；咽接三脘以通胃，喉通五脏以系肺，气谷攸分，皎然明白。有为水喉谷喉之说者，谬说也。《千金》复云：喉咙候脾胃，咽门候肝胆。亦非至论，智者当以理推，不可强存乎人矣。诸脏热则肿，寒则缩，皆使喉闭，风燥亦然。五脏久咳则声嘶，嘶者喉破也，非咽门病，咽肿则不能吞，干则不能咽。多因饮啖辛热，或复呕吐烙伤，致咽系干枯之所为也，与喉门自别。又有悬痈暴肿，闭塞喉咙，亦如喉闭。但悬痈在上腭，俗谓莺翁，又谓之鹅聚，俗语声讹，不可不备识。

玉钥匙：治风热喉痹，及缠喉风。焰硝一两半，硼砂半两，脑子一字，白僵蚕一分。上为末，研匀。以竹管吹半钱许入喉中，立愈。

神效散：治喉闭热肿，语声不出。荆芥穗（别为末）、蓖麻（生去皮，别研）各等分。上入生蜜少许丸，如皂子大。以绵裹含化，急则嚼化。一法，用朴硝，不用荆芥。

蜜附子：治腑寒，咽门闭，不能咽。大附子生去皮脐，上切作大片，蜜涂，炙令黄，含咽津，甘味尽，更涂炙用。

玉屑无忧散：治缠风，咽喉疼痛，语声不出，咽物有碍，或风涎壅滞，口舌生疮，大人酒癥，小儿奶癖，或误吞骨屑，哽塞不下。玄参、贯众、滑石、缩砂仁、黄连、甘草、茯苓、山豆根、荆芥穗各半两，寒水石煅、硼砂各三钱。上为末。每服一钱，先抄入口，以新水咽下。此药除三尸，去八邪，杀九虫，辟瘟疗渴。

荆芥汤：治风热肺壅，咽喉肿痛，语声不出，喉中如有物哽，咽之则痛甚。荆芥穗半两，桔梗二两，甘草一两。上为锉散。每服四钱，水一盏，姜三片，煎六分，去滓温服。一法，去荆芥穗，名如圣汤。

解毒雄黄丸：治缠喉风，及急喉痹，卒然倒仆，失音不语；或牙关紧急，不省人事；或上膈壅热，痰涎不利，咽喉肿痛。雄黄飞一分，郁金一分，巴豆去皮出油二七个。上为末，醋糊丸，绿豆大。热茶清下七丸，吐出顽涎立省；未吐再服。如未至死，心头尚温，灌药下喉，无有不活。

干姜散：治悬痈壅热，卒暴肿大。干姜、半夏汤洗去滑等分。上为末，以少许着舌上，咽津。一法，用盐抹箸头，张口拄之，日五六次。

麻仁散：治谷贼尸咽，咽喉中痒。此因误吞谷芒，抢刺痒痛。脂麻炒，不以多少。上为末，汤点服。凡谷贼属咽，马喉风属喉，不可不分。

马鞭草散：治马喉痹，洪肿连颊，吐气数者。马鞭草根，上捣自然汁。每服咽一合许。一法，用马衔铁汁服亦妙。

小儿卫生总微论方

卷十九·咽喉总论：小儿咽喉生病者，由风毒湿热搏于气血，随其经络虚处所著，则生其病。若发于咽喉者，或为喉痹，或为缠喉风，或为乳蛾，重者或为马喉痹，又或悬壅肿，或腮颔肿，或喉中生疮，一切诸病。

儒门事亲

卷三·喉舌缓急砭药不同解：咽与喉，会厌与舌，此四者，同在一门而其用各异。喉以候气，故喉气通于天；咽以咽物，故咽气通于地。会厌与喉，上下以司开合，食下则吸而掩，气上则呼而出。是以舌抵上腭，则会厌能闭其咽矣。四者相交为用，阙一则饮食废而死矣。此四者，乃气与食出入之门户最急之处。故《难经》言七冲门，而会厌之下为吸门。及其为病也，一言可了。一言者何？曰火。《内经》曰：一阴一阳结，谓之喉痹。王太仆云：一阴者，手少阴君火，心主之脉气也；手少阳相火，三焦之脉气也。二火皆主脉，并络于喉。气热则内结，结甚则肿胀，肿胀甚则痹，痹甚而不通则死矣。夫足少阴，循喉咙，挟舌本，少阴上挟咽。此二者，诚是也。至于足阳明，下人迎，循喉咙。足太阴，挟咽连舌本。手太阳，循咽下鬲。足厥阴，循喉咙之后。此数经皆言咽喉，独少阳不言咽喉。而《内经》言一阴一阳，谓之喉痹，何也？盖人读十二经，多不读《灵枢经》中经别第十一篇，具载十二经之正。其文云，足少阳之正，绕髀入毛际，合于厥阴，别者入季胁间，循胸里属胆，散之，上肝贯心，以上挟咽，出颐颔，散于面，系目系，合少阳于外眦也。又手心主之正，别下渊腋三寸，入胸中，别属三焦，出循喉咙，出耳后，合少阳完骨之下。是手少阳三焦之气，与手心主少阴之气相合，而行于喉咙也。推十二经，惟足太阳别项下，其余皆凑于喉咙。然《内经》何为独言一阴一阳结为喉痹？盖君相二火独胜，则热结正络，故痛且速也。余谓一言可了者，火是也。故十二经中，言嗌干嗌痛，咽肿颔肿，舌本强，皆君火为之也。唯喉痹急速，相火之所为也。夫君火者，犹人火也，相火者，犹龙火也，人火焚木其势缓，龙火焚木其势速。《内经》之言喉痹，则咽与舌在其间耳！以其病同是火，故不分也。后之医者，各详其状，强立八名：曰单乳蛾、双乳蛾、单闭喉、子舌胀、木舌胀、缠喉风、走马喉闭。热气上行，结薄于喉之两旁，近外肿作，以其形似，是谓乳蛾。一为单，二为双也。其比乳蛾差小者，名闭喉。热结于舌下，复生一小舌子，名曰子舌胀，热结于舌中，舌为之肿，名曰木舌胀，木者，强而不柔和也。热结于咽，项肿绕于外，且麻且痒，肿而大者，名曰缠喉风。喉痹暴发暴死者，名走马喉痹。此八种之名虽详，若不归之火，则相去远矣。其微者可以咸软之，而大者以辛散之。今之医者，皆有其药也，如薄荷、乌头、僵蚕、白矾、朴硝、硐绿之类也。至于走马喉痹，何待此科？其生死人，反掌之间耳！其最不误人者，无如砭针出血，血出则病已。易曰：血去惕出，良以此夫。

重严氏济生方

咽喉门：夫咽者咽也，喉者候也。咽者因物以咽，喉者以候呼吸之气，物之与气，莫不由于咽喉也。若阴阳和平，荣卫调摄，气道无不宣畅矣。摄养乖违，喜饵丹石，多食炙煿，过饮热酒，致胸膈壅滞，热毒之气不得宣泄，咽喉为之病焉。热则为肿、为痛、为喉痹、为窒塞不通、为不利而生疮，或状如肉脔，吐不出，咽不下，皆风热毒气之所致耳。又有伏热上冲，乘于悬雍，或长或肿，悬雍者，在乎上腭也。更有脏寒亦使人喉闭而不能咽者，治之当辨明也。

又论：夫咽者，言可以咽物也，又谓之嗌，气之流通厄要之处，胃所系，地气之所主也。喉者，言其中空虚，可以通气息，呼吸之道路，肺之候所，天气之所主也。若脏气和平，则病不生，脏气不平，寒热壅滞，所以生病也。医治之药，热则通之，寒则温之，不寒不热，依经调之。

牛蒡子汤：治风热上壅，咽喉窒塞，或痛，或不利，或生疮疡，或状如肉脔，疼痛妨闷。牛蒡子、玄参、升麻、桔梗、犀角、木通、黄芩、甘草各等分。右㕮咀，每服四钱，水一盏半，煎至八分，去渣，温服，不拘时候。

三神汤：治咽喉热肿，语声不出，喉中如有物梗。荆芥穗、桔梗各一两，甘草半两。右㕮咀，每服四钱，水一盏半，姜三片，煎至八分，去渣，温服，不拘时候。

二圣散：治缠喉风，急喉痹。鸭嘴胆矾二钱，白僵蚕半两。右为细末，每服少许，以竹管吹入喉中，立验。

硼砂散：治悬雍肿痛。硼砂、马牙硝、滑石、寒水石各二钱，脑子一钱，白矾一钱半。右件药，研令极细末，每服半钱，新汲水调下，不拘时候。

射干丸：治脏寒，咽闭不能咽。射干、杏仁、玄参、附子、桂心各等分。右为细末，炼蜜为丸，如鸡头大，每服一丸，以新绵裹，噙咽津。

白矾散：治缠喉风，急喉痹。白矾三钱，巴豆三枚。右将白矾及巴豆于铫内，慢火熬化为水，候干，去巴取矾，研为细末，每用少许，以芦管吹入喉中。

绛雪散：治咽喉肿痛，咽物妨碍，及口舌生疮。龙脑半字，硼砂一钱，朱砂二钱，马牙硝半钱，寒水石二钱。右各研和匀，每用一字，掺于舌下，用津咽之，食后临卧。

大青汤：治咽喉唇肿，口舌糜烂，痈恶口疮。大青叶、升麻、大黄各二两，生地黄三两。右为末，每服二钱，水一盏，煎至六分，去渣，温服，微利止。

仁斋直指

卷二十一·咽喉论：咽者，胃之系；喉者，肺气之所通。咽以咽物，喉以候气，理一而分殊也。自其风邪客于喉间，气郁而热，则壅遏而为咽疼。自其热气生于肺胃，风毒蕴隆则肿结而为喉痹。尸咽者，阴阳不和，脾肺壅盛，风热毒气，不能宣通，故令尸虫发动，上蚀于喉，或痒或疼，如慝之候也。谷贼者，谷芒强涩，藏于米而误食之，滞于咽门，不能传化，故风热并聚，与血气搏，遂令肿刺，如喉嗌之生谷贼也。胃脘实热，熏炙上焦，发为白头赤根，固有咽疮之证，脏腑停寒，寒则气缩，如物窒碍于其间，亦有喉闭之证。至若悬痈生于上腭，虽不关于咽喉，所以暴肿者，抑亦热气使然也。咽喉悬痈，关要所系，病不急疗，皆能杀人。然则疗之将何如？曰：热则通之，寒则温之，不热不寒，依经调之，寒热和平，病不生矣。

世医得效方

卷十七・口齿兼咽喉科・总论：喉者，候也。咽者，咽也。咽接三脘以通胃，故以之咽物，喉通五脏以系肺，故以之候气。气喉、谷喉，皎然明白。人诸脏热则肿，寒则缩，皆使喉闭，风燥亦然。五脏久咳则声嘶，声嘶者，喉破也，非咽门病。若咽肿则不能吞，干则不能咽，多因饮啖辛热，或复呕吐咯伤，咽系干枯之所致也，自与喉病不同。又有悬壅暴肿，闭塞喉咙，亦如喉闭状，但悬壅在上腭及关下，俗谓之莺翁，又谓之蛾聚，俗语声讹，须以后一十八种证辨之。

口齿兼咽喉科・喉病・秘传咽喉科一十八喉风证：

一、单蛾风　其形圆如小箸头大，生于咽喉关上，或左或右，若关下难治。

二、双蛾风　有两枚在喉关两边，亦圆如小箸头大，关下难治。

三、蝉舌风　自舌下再生垂舌者是。

四、牙蜞风　牙龈上聚成疖毒者。

五、木舌风　其舌渐渐长大，相似煮熟猪肝，不能转动者。

六、舌黄风　自舌上肿痛黄色者是。

七、咬牙噤口风　近牙穷头作璺，口噤不开者。

八、鱼口风　如鱼吸水者不治。

九、聚毒塞喉风　喉关聚毒，涎唾稠实，发寒热，仍分上下三关破毒，下关难治。

十、悬蜞蛊毒风　上眶肿，食面不能掩水，外做形如鸡卵者。

十一、呛食风　一名飞丝毒，口中或食腥恶发泡者。

十二、猎颊风　肋脸结肿者是，从牙穷头碎，此毒若成，须要半月调理。

十三、缠喉风　风自耳国过颐下赤色者是也，亦有寒热，如甚者伤人命。

十四、松子风　口内满喉赤如猪肝逆胀，吞则关闭塞，饮食不能者是。用药后，口内散点松子样，肿则喉关响如雷，则不治。

十五、崩砂甘口风　自舌上牙龈上下肿赤，口内作爨如汤热，牙龈渐烂，甚者亦能脱齿。

十六、连珠风　自舌上作毒，或初成一个，碎而又作一个，以至三五七九个者死。

十七、蜂子毒　或在肋脸痒烂，或在喉关舌下作璺，如黄荆蜂者是。

十八、走疰瘰疬风　颈项结核五七个，皮肤赤肿，作寒热者是。

口齿兼咽喉科・喉病・针灸法：

第一穴风府穴，脑后入发际一寸，治咽喉诸证，及毒气归心等项恶证，并皆治之，无有不效，针入四分。

第二穴少商穴，在手大指表近虎口一边指甲与根齐，离爪如韭叶许，针入二分，病甚则入五分，咽喉诸证皆治。

第三穴合谷穴，穴法口授，治牙关不开，则阳灵穴应针，各刺一刺出血，入二分，关窍即开。

第四穴是上星，穴在顶前入发际一寸，治颊肿及缠喉风等证。又气急者，实热针足三里，虚热灸足三里。

根脚咽喉常发者，耳垂珠下半寸近腮骨，灸七壮，二七尤妙，及灸足三里。

口齿兼咽喉科・喉病・实热：

一、用败毒散加黄芩、半夏、连翘，倍用桔梗，用生姜、薄荷煎。痰盛者，加石膏同煎，即效。凡服此药，早晨服则午时攻作，午后则子时攻作，天明退，用针则无此攻作。若服此药后自利，即换作虚热医，后药不可用。服败毒散后失声，即服加减秘传降气汤。

二、用生料消风散加玄参、全蝎、薄荷，白水煎服。

三、用前二药不退，用生料洗心散，更加一二味去风药为妙。

四、用前三药不退，用防风通圣散立效。（方见风科热证类。）

口齿兼咽喉科・喉病・虚热：

一、用双解散，乃升麻葛根汤、消风散加玄参、黄芩、薄荷煎。

二、用秘传降气汤加生姜、黄芩。

三、如痰盛，用桑白皮汤磨沉香吞痒正丹，仍用枳梗半夏汤、冷术附汤等药调理。

医学正传

卷五・喉病：《内经》曰：一阴一阳结，谓之喉痹。王注谓一阴即厥阴，肝与胞络是也，一阳即少阳，胆与三焦是也。四经皆有相火存焉。子和曰：胆与三焦寻火，治肝和胞络都无异。东垣曰：火与元气不两立，一胜则一负。盖元气一虚，则相火随起，而喉痹等暴病作矣。夫喉之为会厌者，经谓之吸门是也，以其司呼吸，主升降，为人身紧关之橐籥门户也。若夫卒然肿痛，水浆不入，言语不通，死在须臾，诚可惊骇。其会厌之两傍肿者，俗谓之双乳蛾，易治；会厌之一边肿者，俗谓之单乳蛾，难治。古方通谓之喉痹，皆相火之所冲逆耳。经曰：一水不能胜二火。又曰：一水不能胜五火，甚言其真水易亏，而相火之易动也。如大怒则火起于肝，房劳则火起于肾，饮食失节则火起于脾胃之类。是故铍针刺其肿处，此急则治标之法也。用药者，必须以内经从治之法，而以桔梗、甘草、玄草、玄参、升麻、防风、羌活、荆芥、人参、白术、茯苓之类，少加干姜、附子等药为向导，徐徐频与，不可顿服，此为治之大法也，切不可骤服寒凉之药，非徒无益，而且促其死耳。俗人未谙此理，而峻用芩、连、栀、柏之类而正治之，又甚者杂进以大寒草药，频与顿服，但觉肿势稍退，语言略通，而医者病者皆谓获效而喜。殊不知上热未除，中寒复生，其毒气乘虚而入腹，渐而至于发喘不休，不可治矣，良可叹哉！

脉法：两寸脉浮洪而溢者，喉痹也。脉微而伏者死。

喉舌之疾，皆属火热，虽有数种之名，轻重之异，乃火之微甚故也。微而轻者，可以缓治，甚而急者，惟用砭针刺血，最为上策。

针灸聚英

卷一上・手太阴肺经：尺泽：主……喉痹，上气呕吐，口舌干，咳嗽唾浊。孔最：主……吐血，失音，咽肿痛，头痛。少商：主颔肿喉闭，……喉中鸣，小儿乳蛾。唐刺史成君绰忽颔肿大如升，喉中闭塞，水粒不下三日，甄权以三棱针刺之，微出血，立愈，泄藏热也。二间：主喉痹，颔肿。三间：主喉痹，咽中如梗。合谷：主……喉痹，面肿，唇吻不收，喑不能言，口噤不开，偏风，风疹痂疥，偏正头痛，腰脊内引痛，小儿单乳蛾。偏历：主……咽喉干，喉痹。温溜：主……吐舌口舌痛，喉痹，三里：主霍乱遗失，失音，齿痛，颊颔肿，瘰疬，手臂不仁，肘挛不伸，中风口噼，手足不随。曲池：主……喉痹不能言，胸中烦满，臂膊疼痛。天鼎：主喉痹嗌肿，不得息，饮食不下，喉鸣。扶突：主咳嗽多唾，上气，咽引喘息，喉中如水鸡声，暴喑气哽。地仓：主……失音不语。大迎：主中风牙关不开，口噤不语，失音。人迎：主吐逆霍乱，胸中满，喘呼不得息，咽喉痈肿。水突：主咳逆上气，咽喉痈肿，呼吸短气，喘息不得卧。气舍：主咳逆上气，肩肿不得顾，喉痹哽噎，咽肿不消。丰隆：主……喉痹不能言，登高而歌，弃衣而走。内庭：主……咽中引痛。厉兑：主……喉痹。

卷一上・手少阴心经：灵道：主心痛，干呕，悲恐，相引瘛疭，肘挛，暴喑不能言。通里：主目眩头痛热病，……暴喑不言，目痛，心悸，肘臂臑痛，苦呕，喉痹。神门：主……咽干不嗜食……呕血吐血，振寒上气，遗溺，失音。少冲：主……口中热，咽中酸。

卷一上・手太阳小肠经：少泽：主疟寒热汗不出，喉痹舌强，口干心烦。前谷：主……喉痹。胆俞：主……口苦舌干咽痛，干呕吐。

卷一下・足少阴肾经：涌泉：主……舌干咽肿，上气嗌干……喉闭，舌急失音，卒心痛，喉痹……咽中痛不可纳食，喑不能言，小便不利，小腹痛，风入肠中，癫病，夹脐痛急，衄不止。然谷：主咽内肿不能内唾，时不能出唾……咳唾血，喉痹。太溪：主……咽肿唾血。大钟：主……少气不足，舌干，咽中食噎不得下，善惊恐不乐，喉中鸣。照海：主咽干。通谷：主失欠口㖞，食饮善呕，暴喑不能言。

卷一下・手厥阴心包经：间使：主……喑不得语，咽中如梗。大陵：主热病汗不出……喉痹口干，身热头痛。

卷一下・手少阳三焦经：关冲：主喉痹喉闭，舌卷口干。中渚：主……咽肿。支沟：主……口噤不开，暴喑不能言。三阳络：主暴喑哑。天井：主……嗌肿，喉痹汗出，目锐眦痛，颊肿痛。

卷一下・足少阳胆经：瞳子髎：主……头痛喉闭。浮白：主……颈项瘿，痈肿不能言，肩臂不举，发寒热，喉痹。窍阴：主……头项颔痛引耳嘈嘈，耳鸣无所闻……舌强胁痛，咳逆喉痹。完骨：主……喉痹齿龋。

阳交:主……喉痹面肿。阳辅:主……喉痹,马刀挟瘿。悬钟:主……喉痹,颈项强。窍阴:主……喉痹,舌强口干。

卷一下・足厥阴肝经:膝关:主风痹,膝内廉痛引膑,不可屈伸,咽喉中痛。曲泉:主……小腹痛引咽喉。

卷一下・督脉:哑门:主舌急不语,重舌,诸阳热气盛,衄血不止,寒热风哑。风府:主中风,舌缓不语……咽喉肿痛。脑户:灸之令人哑,或灸七壮,妄灸令人喑。百会:主头风中风,言语謇涩,口噤不开。

卷一下・任脉:华盖:主喘急上气,咳逆哮嗽,喉痹咽肿,水浆不下。璇玑:主胸胁支满痛,咳逆上气,喉鸣喘不能言,喉痹咽痈,水浆不下。天突:主面皮热,上气咳逆,气暴喘,咽肿咽冷,声破,喉中生疮,喉猜猜,咯脓血,喑不能言,身寒热,颈肿,哮喘,喉中鸣,翕翕如水鸡声,胸中气梗梗。廉泉:主咳嗽上气,喘息,呕沫,舌下肿难言,舌根缩急不食,舌纵涎出,口疮。承浆:主……暴喑不能言。

卷一下・十五络脉:足阳明之别,名曰丰隆,气逆则喉痹卒喑,实则狂癫,泻之。

卷二・治例・杂病・喉痹:针合谷、涌泉、天突、丰隆。

卷二・玉机微义针灸证治・喉痹:火热喉痹,急用吹药点,刺少商、合谷、丰隆、涌泉、关冲等穴。

卷四下・杂病歌:咽喉:凡人喉痹治颊车,合谷少商与经渠,大陵二间与尺泽,再兼前谷与阳溪。假如鼓颔治少商,咽中如鲠间使当,再兼一穴三间穴,咽肿中渚太溪央。咽外肿兮液门攻,咽食不下灸亶中,咽中闭者治合谷,再有曲池二穴同。咽喉肿痛又闭塞,水粒不下合谷得,少商兼以三棱针,刺手大指背头吉,节上甲根不可瘥,排刺三针斯为毕。双蛾玉液与金津,又兼少商三穴焚。单蛾少商合谷等,并治廉泉病绝根。复有咽喉肿闭甚,治之以细三棱针,把针藏在笔端内,以药点肿给患人,却将笔端点肿处,刺之立愈病除根。续添一证是咽痛,若治风府效如神。

疮疡经验全书

卷一・咽喉说:咽喉之症司性命,出纳气饮之所,深为至重。然饮食精气之要路,肺与大肠表里之别,脏腑上通咽喉,下由大肠,出入之门户。肺为华盖,发荫五脏,生死之玄门也。入谷则昌,绝谷则亡,朝生暮死,暮生朝死,须臾之间,变症不一。惟肺主金,金主气而生津液,灌溉一身,流润百骸,金能生水,生生不已,循环无瑞,顺则五脏华敷,百关通畅,此所谓养生之道也。阳明燥金,以致火克而生痰矣,咽喉之症从热而系乎太阳之标,故推而治之,可以解热毒,祛风顺气则自然平金也。丹溪先生以米醋搅口中以出痰,酸以收之之义也。愚见以为痰酸则燥,先用黄荠汁加玄明粉少许灌喉中,以吊其痰,次用酸水,仍前加玄明粉灌之,后用蜜汤润之,渐渐探吐其痰,则咽喉开利矣,复以冰片散滋之,无有不效。若缠喉风用前三味不能探吐其痰,宜用生桐油灌之,鹅翎搅之,再用蜜汤润之,急服牛黄清心丸或豁痰丸以坠其痰,旋以二陈汤加减服之无不愈者,若喉中声出如雷,呛食眼张,天柱倒陷,面青唇焦,鼻无气息,目睛突出,汗出如珠,卢扁复出,不能生矣。然既患咽喉口舌之症,延及颈项头面发肿,红如火光,药不能疗,急用磁锋砭去恶血,用鸡子清调乳香末润之立瘥,再用芭蕉根汁润之以解其毒。若口舌肿大紫黑,急用针点去血,遂吹药末,甚效。

外科发挥

卷六・咽喉:疼痛或寒热者,邪在表也,宜发散。肿痛痰涎壅盛者,邪在上也,宜降之。痛而脉数无力者,属阴虚,宜滋阴降火。肿痛发热便闭者,表里俱实病也,宜解表攻里。如证紧急,更刺患处,或刺少商穴。

大抵咽喉之症,皆因火为患,其害甚速,须分缓急,及脓成否。若肿闭及壅塞者,死在反掌之间,宜用金钥匙吹患处;吐出痰涎,气得通即苏。若吐后仍闭,乃是恶血,或脓毒为患,须急针患处,否则不治。前人云:治喉闭之火,与救火同,不容少待。又云:走马看喉闭,信夫!治喉之方固多,惟用针有回生之功。

清咽利膈汤:治积热咽喉肿痛,痰涎壅盛,或胸膈不利,烦躁饮冷,大便秘结。

金钥匙:治喉闭缠喉风痰涎壅塞盛者,水浆难下。

刺少商穴法:穴在手大指内侧,去爪甲如韭叶。刺入二分许,以手自臂勒至刺处出血,即消。苦重者,及脓成者,必须针患处,否则不治。

清咽消毒散:治咽喉生疮肿痛,痰涎壅盛,或口舌生疮,大便秘结,即荆防败毒散加芩、连、硝黄。

口齿类要

附方并注·栀子清肝散:治三焦及足少阳经风热,口舌生疮,或耳内作痒,出水疼痛,或胸间作痛,或寒热往来。

夺命丹:治喉闭或疔疮,或大毒,或麻木,或呕吐,重者昏愦。若疔毒牙关紧急,用三五丸为末,水调灌下,有夺命之功。

谦甫加减泻白散:治膏粱醇酒,劳心过度,肺气有伤,以致气出腥臭,涕唾稠黏,咽嗌不利,口苦干燥。

拔萃桔梗汤:治热肿喉痹。

清咽利膈汤:治积热咽喉肿痛,痰涎壅盛,烦躁饮冷,大便秘结。

金钥匙:治喉痹喉风,痰涎壅盛。

润喉散:治气郁咽喉闭塞。

破棺丹:一名通关散。治咽喉肿痛,水谷不下。

小续命汤:治阴毒喉痹。

仲景半夏汤:治伤寒喉中生疮,不能发声。

萆薢散:一名换肌消毒散。治杨梅疮,不拘初起溃烂,或发于舌间、喉间,并效。

清热消毒散:治咽喉疮肿,痰涎壅盛,或口舌生疮,大便秘结。即荆防败毒散加芩、连、硝、黄。

古今医鉴

卷九·咽喉·脉:两寸脉浮洪而溢者,喉痹也。脉微而伏者,死。

病:夫喉以候气,咽以咽物。咽则通水谷,接三脘以通胃。喉有九节,通五脏以系肺,并行两异,气谷攸分,诸脏热则肿塞不通,腑寒则缩而硬,硬如有物,常欲痒痛多涎唾,皆使喉闭,风燥亦然。若夫卒然肿痛,水浆不入,语言不通,死在须臾,诚可惊骇。其会厌两旁肿者,俗谓之双乳蛾,易治;会厌一边肿者,谓之单乳蛾,难治。古方通谓之喉痹,皆相火之所冲逆耳。

治:治宜先大涌其痰,或以铍针刺其肿处,此急则治其标之法也,内当从治,而以桔梗、甘草、玄参、升麻、防风、羌活、荆芥、人参、白术、茯苓之类,少加干姜、附子等药为向导,徐徐频服,不可顿服。切不可骤用寒凉之药而正治之,非徒无益,而且促其死矣。

医林绳墨

卷七·咽喉:咽者咽也,咽所以咽物,喉者候也,喉所以候气,咽则接三脘以通胃,喉有九节,通一脏以系肺,虽日并行,各有司主,以别其户也。盖咽喉之症,皆由肺胃积热甚多,痰涎壅盛不已,致使清气不得上升,浊气不得下降,于是有痰热之症见焉。吾知壅盛郁于喉之两旁,近外作肿,以其形似飞蛾,谓之乳蛾。其症有单有双,单发于喉旁,红肿有脓,头起尖似乳,色白似蛾,一边有者谓之单乳蛾,两边有者谓之双乳蛾。或曰在左者肺病,因气之所得也,在右者胃病。因食热毒之所使也。肺病者,当用贡苓、山栀、贝母、天花粉、玄参、连等剂,胃病者,亦用大黄、芒硝、玄参、天花粉、贝母、黄连、连等类,此分治之大法也。设或差小进,名曰闭喉,痰盛者,名曰喉痹,二者之发,咽门肿闭,水谷难入,痰涎壅盛,危似风烛。先以醋谷口内,去其风涎,一二碗,然后用以吹药,化尽老痰,如硼砂,冰片、玄明粉之类,此开闭之大法也。设或结于喉下,复生一小舌者,名曰子舌、重舌。结于舌下旁为肿者,名曰木舌、胀舌。热结于咽喉,胆绕于喉外,且痒且麻。又胀大,名之曰缠喉风,治宜防风通对散之类,或大承气汤,及雪里表草药皆可。亦有暴发暴死者,名之曰走马喉痹。其名虽殊,火则一也。夫少阴君火心主之脉,少阳相火三焦之脉,二经之脉,并络于喉,故经云:一阴一阳发为喉痹者,此也。由乎气热内盛,胜则为结,结则肿胀,肿胀既盛,喉则闭塞不通,有死之兆也。其症咽嗌干痛,喉咙作肿,领不可咽,舌不可吞,水谷难入,入则反往鼻孔出。故曰候闭,皆君火之所为也,相火之所使也。经曰:甚者从之,又曰:龙火者以火逐之。然古人治喉等症,悉用甘桔汤调治,使缓其气而可治火也。或用甘草、薄荷、白矾为末,井花水调谷先去其痰,待后可用硼砂、冰片、玄明粉、甘草、白矾等药为细末,吹入喉中,坠火清痰亦妙。

愚按咽喉之症,未有不由肺胃二经为病也。盖肺主气,阴阳自夫流行,此为生生不息之所,神机动作之处,物我莫不由之而寄生也。惟夫嗜欲无节,劳苦奔驰,或暴怒不舒,郁结生痰,致使阴不升而阳不降,水无制而火无熄,金被所伤,则咽嗌干燥,火热壅盛,则肿胀生疮。近于上者,谓之乳蛾、飞蛾;近于下者,谓之喉痹、闭喉；近于舌本者，谓之木舌、子舌；近于咽嗌者，谓之喉风、缠喉风。八者之间，名虽不同，而病皆出于热也。经云：一阴一阳，结为喉痹。热结火盛，疮肿易出。疮发喉上，肿发喉下。疮可出血，治之而易，肿则作胀，治之者难。大率气之结者，非辛不能散；热之胜者，非凉不能出，必有薄荷、冰片之辛凉，胆矾，玄明粉之酸寒，硼砂、青黛之苦涩，研为细末，吹入喉中，含咽之间，热能可散，闭能可开者也，此施治之大法。

云林神彀

卷三·咽喉：咽喉忽肿痛，风热痰火重，外要吹咽喉，内把清凉用。吹喉散白矾，银朱量入研，频频吹患处，肿痛立安然。咽喉肿毒死须臾，细辛为末一钱齐，巴豆五分同捣烂，纸卷塞鼻免灾危。喉痹单鹅风肿痛，山豆根研细末用，雄胆和丸绿豆大，鸡胵为衣二味共，一丸放在舌根下，徐徐咽之立可中。清凉散子甘桔梗，栀翘芩连枳壳等，防风当归生地黄，薄荷频服休教猛。清咽利膈散芩连，栀翘荆活草玄参，薄荷硝黄牛蒡子，金银花与防风全。血虚火上升，喉痛生疮痛，养血降虚火，病愈如风送。加味四物汤，黄柏知母藏，桔梗天花粉，甘草水煎尝。清上薄荷叶五钱，一分雄胆与青盐，硼砂一钱胆矾许，雄黄五分一处研，白糖化丸芡实大，一丸舌下化之吞。痄腮作痛肿，上焦风热症，外贴内服药，奏效不旋踵。驱风解毒散防风，荆芥连翘一处攒，甘草羌活牛蒡子，水煎食后奏神功。灸喉痹法：灸耳垂下三壮，神功。又法灸阳池二穴三壮，灸讫，扯头发三下。

针灸大成

卷六·手太阴经穴主治：云门：主……喉痹，肩痛臂不举，瘿气。尺泽：主……喉痹，上气呕吐，口干，咳嗽唾浊。孔最：主……失音，咽肿头痛。经渠：主……喉痹，掌中热，咳逆上气，伤寒，热病汗不出。太渊：主……咽干，狂言，口噼。少商：主颔肿喉闭，烦心善哕，心下满，汗出而寒，咳逆……喉中鸣，小儿乳鹅。唐刺史成君绰，忽颔肿，大如升，喉中闭塞，水粒不下三日。甄权以三棱针刺之，微出血，立愈，泻脏热也。

手阳明大肠经穴主治：二间：主喉痹，颔肿。三间：主……喉痹，咽中如梗。合谷：主……喉痹，面肿，唇吻不收，喑不能言……小儿单乳鹅。阳溪：主……喉痹。偏历：主……咽喉干，喉痹。温溜：主……吐舌口舌痛，喉痹。三里：主霍乱遗矢，失音气，齿痛，颊颔肿。曲池：主……喉痹不能言。天鼎：主暴喑气哽，喉痹嗌肿，不得息，饮食不下，喉中鸣。扶突：主咳嗽多唾，上气，咽引喘息，喉中如水鸡声，暴喑气哽。

足阳明经穴主治：颊车：主……失音。地仓：主……失音不语。大迎：主……舌强不能言。人迎：主……喘呼不得息，咽喉臃肿。水突：主咳逆上气，咽喉臃肿，呼吸短气，喘息不得卧。气舍：主咳逆上气，颈项强不得回顾，喉痹哽噎，咽肿不消。缺盆：主息奔，胸满，喘急，水肿，瘰疬，喉痹。三里：主……喉痹不能言。下廉：主……喉痹。丰隆：主……喉痹不能言……气逆则喉痹卒喑，实则癫狂，泻之。虚则足不收，胫枯，补之。

足太阴经穴主治：隐白：主……胸中热，暴泄，衄血，尸厥不识人。天溪：主胸……咳逆上气，喉中作声。

手少阴经穴主治：灵道：主……暴喑不能言。通里：主……暴喑不言。神门：主……咽干不嗜食……遗溺失音。

手太阳经穴主治：少泽：主……喉痹舌强，口干心烦。前谷：主……颈项肿，喉痹。天窗：主……喉中痛，暴喑不能言。天容：主喉痹寒热，咽中如梗，瘿颈项痈，不可回顾，不能言。听宫：主失音。

足太阳经穴主治：胆俞：主头痛……口苦舌干，咽痛干呕吐。

足少阴经穴主治：涌泉：主……舌干咽肿，上气嗌干……喉闭舌急失音，卒心痛，喉痹……《千金翼》云：主……咽中痛不可纳食，喑不能言。然谷：主咽内肿，不能内唾，时不能出唾……咳唾血，喉痹。太溪：主……咽肿唾血。大钟：主……少气不足，舌干、咽中食噎不得下，善惊恐不乐，喉中鸣。照海：主咽干，心悲不乐，四肢懈惰。通谷：主……暴喑不能言。

卷七·手厥阴经穴主治·间使：主……喑不得语，咽中如梗。

手少阳经穴主治：关冲：主喉痹喉闭，舌卷口干，头痛。液门：主惊悸妄言，咽外肿。中渚：主……咽肿。三阳络：主暴喑哑。天井：主……喉痹。

足少阳经穴主治：瞳子髎：主……头痛，喉闭。浮白：主……喉痹，咳逆痰沫。窍阴：主……咳逆喉痹，口中恶苦之。完骨：主……喉痹。阳陵泉：主……苦嗌中介然。阳辅：主喉痹。悬钟：主……喉痹。窍阴：主……喉痹，舌强口干。

足厥阴经穴主治:太冲:主……嗌干善渴。蠡沟:主……数噫,恐悸,少气不足,悒悒不乐,咽中闷如有息肉。膝关:主……咽喉中痛。曲泉:主……小腹痛引咽喉。

任脉经穴主治:鸠尾:主……喉鸣,胸满咳呕,喉痹咽肿,水浆不下。膻中:主……喉鸣喘嗽。华盖:主喘急上气,咳逆哮嗽,喉痹咽肿,水浆不下,胸胁支满痛。璇玑:主胸胁支满痛,咳逆上气,喉鸣喘不能言,喉痹咽痈,水浆不下。天突:主面皮热,上气咳逆,气暴喘,咽肿咽冷,声破,喉中生疮,喉猜猜喀脓血,喑不能言,身寒热,颈肿,哮喘,喉中翕翕如水鸡声,胸中气梗梗。承浆:主……暴喑不能言。

督脉经穴主治:风府:主……咽喉肿痛。

卷八·头面门·咽喉门:喉痹:颊车、合谷、少商、尺泽、经渠、阳溪、大陵、二间、前谷。咽中如梗:间使、三间。咽肿:中渚、太溪。咽外肿:液门。咽食不下:灸膻中。咽中闭:曲池、合谷。咽喉肿痛,闭塞,水粒不下:合谷、少商,兼以三棱针刺手大指背头节上甲根下,排刺三针。双蛾:玉液、金津、少商。单蛾:少商、合谷、廉泉。

咽喉肿闭甚者:以细三棱针藏于笔尖中,戏言以没药调点肿痹处,乃刺之。否则病人恐惧,不能愈疾。咽痛:风府。咽干:太渊、鱼际。失音不语:间使、支沟、灵道、鱼际、合谷、阴谷、复溜、然谷。

卷九·治症总要·咽喉肿痛:少商、天突、合谷。双乳蛾症:少商、金津、玉液。单乳蛾症:少商、合谷、海泉。

名医治法·喉痹:喉痹急用吹药,刺宜少商、合谷、丰隆、涌泉、关冲。

外科正宗

卷二·咽喉论:夫咽喉虽属肺,然所致有不同者,自有虚火、实火之分,紧喉、慢喉之说。又咽为心、肺、肝、肾呼吸之门,饮食、声音吐纳之道。此关系一身,害人迅速,故曰:走马看咽喉,不待少顷也。假如虚火者,色淡微肿,脉亦细微,小便清白,大便自利,此因思虑过多,中气不足,脾气不能中护,虚火易至上炎,此恙先从咽嗌干燥,饮食妨碍,咳吐痰涎,呼吸不利,斑生苔藓,垒若虾皮,有如茅草常刺喉中,又如硬物嗌于咽下,呕吐酸水,哕出甜涎;甚则舌上白胎,唇生矾色,声音雌哑,喘急多痰。以上等症,皆出于虚火、元气不足中来。治此不可误投凉药,上午痛者属气虚,补中益气汤加麦冬、五味子、牛子、玄参;午后痛者属阴虚,四物汤加黄柏、知母、桔梗、玄参,如服不效者,必加姜、附以为引导之用:亦为佐治之法也。实火者,过饮醇酒,纵食膏粱,叠褥重衾,餔餐辛烈,多致热积于中,久则火动痰生,发为咽肿;甚者风痰上壅,咽门闭塞,少顷汤水不入,声音不出,此为喉闭,紧喉风是也。用药不及事,先用针刺喉间,发泄毒血,随用桐油饯鸡翎探吐稠痰,务使痰毒出尽,咽门得松,汤药可入,语声得出,乃至。内服清咽利膈汤疏利余毒,如牙关紧闭难入,必当先刺少商出血,其闭自开;如针刺、探吐无痰,声如拽锯,鼻煽痰喘,汤水不入,语声不出者,真死候也。又有喉痈、喉痹、乳蛾、上腭痈等症,其患虽肿而咽门半塞半开;其病虽凶,而喉道又宽又肿,此皆标病,虽重无妨,当用金锁匙吐出痰涎,利膈汤推动积热脓,胀痛者开之,损而痛者益之,其患自安。凡喉闭不刺血,喉风不倒痰,喉痈不放脓,喉痹,乳蛾不针烙,此皆非法。又有痰火劳嗽、咳伤咽痛者,无法可治。

咽喉看法:初起红色肿痛,语声清朗,亦无表里之症相兼者轻。已成肿痛,咽喉半闭半开,咯吐痰涎,饮食稍进者顺。

咽喉肿闭,牙关紧急,言语不清,痰壅气急,声小者险。咽喉骤闭,痰涎壅塞,口噤不开,探吐不出,声喘者死。时疮之后,毒结咽间,肿痛腐烂,吐纳不堪、声哑者重。久嗽痰火,虚阳上攻,咳伤咽痛,但见声嘶面红者死。

咽喉治法:初起肿痛,寒热交作,头眩拘急者,邪在表也,宜发散。初起肿痛发热,脉有力而便秘者,邪在内也,宜下之。肿痛寒热,口干作渴,脉洪大而有力者,宜发表攻里。咽喉肿痛,痰涎壅盛,面红口干,邪在上也,宜探吐之。喉闭痰涎壅塞。气急,口噤难开,先刺少商,后行吐法。已成胀痛,咽喉涂塞,汤水不入,脓已成也,宜急针之。肿痛微红,脉虚无力,午后痛者属阴虚,宜滋阴降火。肿痛色白,咯吐多涎,上午痛者属阳虚,宜补中健脾。

医贯

卷一·内经十二官论:咽喉二窍,同出一脘,异途施化,喉在前主出,咽在后主吞,喉系坚空,连接肺本,为气息之路,呼吸出入,下通心肝之窍,以激诸脉之行,气之要道也。咽系柔空,下接胃本,为饮食之路,水谷同下，并归胃中，乃粮运之关津也。二道并行，各不相犯，盖饮食必历气口而下，气口有一会厌，当饮食方咽，会厌即垂，厥口乃闭，故水谷下咽，了不犯喉。言语呼吸，则会厌开张，当食言语，则水谷乘气，送入喉脘，遂呛而咳矣。

卷四·喉咽痛论：咽喉与咽不同，喉者肺脘，呼吸之门户，主出而不纳，咽者胃脘，水谷之道路，主纳而不出。盖喉咽司呼吸，主升降，此一身之紧关橐籥也。经早：足少阴所生病者，口渴舌干咽肿，上气嗌干及痛，素问云：邪客于足少阴之络，令人咽痛，不可纳食。又曰：足少阴之络，循喉咙，通舌本。凡喉痛者，皆少阴之病，但有寒热虚实之分。少阴之火，直如奔马，逆冲于上，到此咽喉紧锁处，气郁结而不得舒，故或肿或痛也。其证必内热口干面赤，痰涎涌上，其尺脉必数而无力。盖缘肾水亏损，相火无制而然。须用六味地黄门冬五味大剂作汤服之。又有色欲过度，元阳亏损，无根之火，游行无制，客于咽喉者，须八味肾气丸大剂煎成，冰冷与饮，使引火归原，庶几可救。此论阴虚咽痛者，如此治法，正褚氏所谓上病疗下也。人之喉咽如曲突，曲突火炎，若以水自上灌下，曲突立爆裂矣。惟灶床下以盆水煦之，上炎即熄，此上病燎下之一验也。

景岳全书

卷二十八·咽喉：咽喉证总谓之火，则名目虽多，似有不必尽辨者，然亦有不可辨者，如单乳蛾、双乳蛾及缠喉风之有不同也。盖肿于咽之两旁者为双蛾，肿于一边者为单蛾，此其形必圆突如珠，乃痈疖之类结于喉间，故多致出毒，或宜刺出其血而愈者。若缠喉风则满片红肿，多不成脓，亦不必出血，但使火降，其肿自消。此其所以有异，而治之当有法也。

侣山堂类辨

卷上·音声言语论：音声者，五音之声嘹亮而有高下者也。语言者，分别清浊字面，发言而有语句者也。土者，其数五，五者，音也。数音主长夏，是音声发于脾土，而响于肺金也。在心主言，肝主语。心开窍于舌，舌者，音声之机也。肝脉循喉咙，入颃颡。喉咙者，气之所以上下者也，颃颡者，分气之所泄也。肝心气和，而后言语清明也。然又从肾间动气之所发，故肾气虚者，音声短促，上气不能接下气矣。是以发言歌咏，出于五脏神之为志，故有声音而语言不清者，当责之心肝；能言语而音声者，当责之于脾肺。能言语，音声而气不接续者，当责之于两肾。闻乃四诊之一，不知音声之原委，又安能审别其病情乎！

尤氏喉科秘书

咽喉门·喉证治法：凡喉症至五日即重，三日前症，虽重尚未成脓，药能消散，若五六日，患处多成脓，随便穿破，后必烂成一窠而难愈，烂处须用口疳药，多用龙骨、珍珠。凡伤寒后患连珠鹅及喉闭者不治，其症喉项强硬，目睛上视，故多不治。

凡喉症非急症，一二日未必发寒热，病尚轻缓，若至第三日发寒热，症必加重，须问其大便通利否，如二便利，症虽加，不过浮火上攻，服解毒消风清火之剂，即愈，若二便不通行，乃内有实火，非用降火解毒重剂，及通二便之药，从何而解，亦即问其头痛否，如头痛则兼伤寒，难治。

凡喉症，非俟其大便后，方可望痊，若大便秘结，未可轻许其无碍。凡喉症初起，大便秘结，宜用大黄、玄明粉通之，则火自降而易痊，即降火解毒之剂内，去前胡，加大黄、玄明粉行之。若五六日久不食，而大便秘，用之即刻毙，盖病久胃气已虚，岂宜再用硝黄，只宜用蜜导法，此秘诀也。凡患喉症，无痰者不治。

凡妇人喉中肿痛，有因经闭，致火上炎而患者，宜内服通经药，经通则喉自愈。凡喉症凶者，而发肿，白亮无光彩，脉沉无力，是神气外泄，无阳之症，断不可治。若面发红肿，脉来洪大有力，症虽重，是元气火盛，治之易痊。凡吹喉症，或欲出痰，加皂角少许。凡初起吹药，须令患者低头，溜出痰涎唾。

用药法：喉症煎药主方：元参、黄芩、牛蒡子、前胡、连翘壳、山栀、栝蒌根、桔梗、生甘草、薄荷。或加金银花。如发寒热加柴胡，头痛加煅石膏，口干加麦冬、知母，胸膈饮闷加枳壳，郁热加芍药、贝母、竹茹。

尤氏喉科指南

看症凡例：喉症初起寒战，即生疼痛，发后身冷，口内不碎，身无别症，二便如常，不可以作火毒热症。此皆阴气虚寒而发，先以药吹，或以水唤之法灌喉。即便服药，先以发散和解，继用温补滋阴之味，或二三日后，再发寒热，或加心痛、骨腰胁痛等症，则为难治。

或喉症发时，牙关紧闭，喉舌俱肿，口碎而臭；或舌肿、乳蛾、喉风等症，下午再发寒热，大小便闭者，即作火毒热症治。用石膏败毒主之。

喉症发时，三日前胸膈不利，脉弦而数，治宜先祛风痰，后解热毒。盖饮酒则伤脾，怒气则伤肝，色欲则伤肾。湿郁之人，痰火上攻，咽喉干燥，二便如常，治宜补虚降火。喉症初起口臭者，有痰，头面红肿，此虽极危，独可愈也。又初起火险痛处不肿，而色如好人，牙关不闭紧者，不治。发时面青带白，神气少神，喜浴坐底处，不顾五行者，不治。舌肿满者，不治。又色如胡桃者，不治。如荔枝色者，不治。初起不能言语者，不治。

治症秘诀：凡治症，三日前症虽重，尚未成脓，药能消散。若至五六日，成脓穿破后，必腐烂难愈。烂处多用八味口疳丹，加龙骨珍珠散。凡伤寒之后，患连珠蛾及喉闭者，不治。盖其颈项硬强，目睛上视，故不治也。

凡喉症，一二日即发寒热者轻；若初起不发寒热者，至第三日发寒热者重。大小便通利则易愈，不过浮游火上攻，宜服消风清火解毒之剂。若通二便，则火易泄，病易愈。若大小便不通，其症必重。若内有寒而外有火，用降火解毒重剂。若头痛，恐传变伤寒，则难治矣。

凡症势虽凶，发于外者易治。若初起大便闭结，宜用大黄元明粉下之，则自下降而愈。若至六七日不愈，仍闭结者，用之立死。盖病久胃虚，元气大亏，宜禁用硝黄等味矣。虽大便闭甚，只宜用蜜煎导法，如牙皂、细辛。

用药秘诀：凡治喉症，于风、痈、痹、蛾等实症，宜先出其痰；于虚者虽应出痰，不可一时吊尽其痰。吹药宜用金、碧二丹，轻重配合适宜。煎药看症轻重，以主方加减用之。如寒症，宜去凉药；虚症，宜用滋阴，临症时必须细心酌夺，不可草率。

主方（喉两旁属肺，颈项属肝，引经之药酌用）：真川连、黑山栀、连翘、淡芩、海浮石、牛蒡子、薄荷、前胡。凡治喉癣呛食音哑，宜独用碧金丹，以膏子药不时含咽，再服煎剂。大约滋阴降火，补气健脾为法。其主药然不可常服。

证治汇补

卷四·上窍门·咽喉·内因：因胸膈素有痰涎，或饮酒过度，或忿怒失常，或房事不节，火动其痰，涌塞于咽嗌之间，以致内外肿痛，水浆不入。（《医鉴》）

喉与咽分：喉痹谓喉中呼吸不通，语言不出，乃天气闭塞也；咽痛谓咽嗌不能纳唾，饮食不入，乃地气闭塞也。（《类要》）

表与里分：属表者，必兼恶寒，且寸脉弱小于关尺，乃寒闭于外，热郁于内，宜辛凉发散，切忌酸寒，属里者，身无寒热，而寸脉滑实于关尺，乃热积于内，壅滞生痰，宜苦寒折伏，及涌吐之法。（《汇补》）

虚与实异：实火因过食煎炒，热毒蕴积，胸膈不利，烦渴便闭，虚火因七情劳欲，气虚火炎，咽膈干燥，二便如常。（《入门》）

阴与阳分：阳虚者，两寸浮大，遇劳益甚，此肺脾气怯，不能提防下焦，须培补中宫；阴虚者，两尺洪数，日晡转甚，此肾肝阴虚，不能制御龙雷，必滋养癸水。

脉法：两寸浮洪而溢者，喉痹也；两尺微细无力者，虚火也；若微甚而伏者，死；浮大而涩者，亦死。

治法：治实之法，先宜发散，次用清凉，或涌导痰涎，或针刺出血，治虚之法，须遵内经从治之旨，徐徐频与。（正传）

禁用寒凉：若专用芩、连、栀、柏之类而正治之，则上热未除，中寒复起，毒气乘虚入腹，变为败症。（正传）

死症：如胸前高起，上喘下泄，手足指甲青紫，七日以后，全不入食，口如鱼口者死。又急喉痹症，声如鼾睡，此为肺绝者死，用人参、竹沥、姜汁，或可救其万一。（丹溪）

吹喉法：凡见咽喉干痛，喉咙作肿，饮不可咽，舌不可吞，水浆难入，入则或从鼻孔出者，先用薄荷、冰片、玄明粉、硼砂、青黛、牛黄、朴硝、僵蚕等，研末吹入喉中，坠痰清火。

引吐法：凡喉风肿痛，痰涎壅盛，非风痰上壅，即痰火内煽。且火者痰之本，痰者火之标，先涌其痰，乃清其火。用白矾与巴豆同枯过，去巴豆，以矾为末，同皂角末，入醋调，用鹅翎探吐，吐后以甘桔汤调之。如牙关紧急，不省人事，不能入药者，吹入鼻中。

熏鼻法：痹者，闭也。咽喉闭结，汤药不通，有形之物，已难下咽，必取无形之气，从鼻而入。用巴豆压油纸上，取油纸，拈成条子，点灯吹灭，以烟熏鼻，使口鼻流涎，牙关自开。（类案）

刺喉法：乳蛾诸症在关上者，必有血泡，用喉针或笔管点破即宽，在关下不见者，难治。用芦管削尖，令病人含水一口，从鼻孔放管进击一下，血出甚妙。

刺少商穴法：穴在手大指内侧，去爪甲后如韭叶，男左女右取之，刺入三分许，以手自臂勒至刺处出血，即愈。

用药：主以甘桔汤，加薄荷、荆芥、防风、黄芩、玄参、牛蒡、竹茹等；咳嗽，加贝母、陈皮；发渴，加花粉、麦冬；唾血，加紫菀；呕恶，加半夏；胸满，加枳壳；便闭，加大黄；痰甚，加石膏；火甚，加黄连；卒闭暴死，用解毒雄黄丸，此皆治实火法也。若属虚者，当从权为主。古人有用人参、附子、肉桂、僵蚕，但理其下而上自安，此求本之治也。大抵血虚，用四物汤；气虚，用补中汤；肝火，用逍遥散；肾虚，用地黄汤，兼佐治标之药；有命门火衰，龙浮咽嗌者，惟八味丸最力，而寒凉之药，毫不可用也。

咽喉选方：桔梗汤，统治咽喉诸病，牛蒡、玄参、升麻、桔梗、犀角、黄芩、木通、甘草。

外科证治全生集

卷二·咽喉口舌门：咽喉之地，最为急症。顷刻而痛难忍者系寒，婉转而痛方胜者系热，犹之雷电之焰因阴生，燎原之火由渐著。《内经》云：骤起非火，缓发非寒。虚寒实热，识透者获济。是在明达之士，知所区别，乃随所施而无误耳。

幼幼集成

卷四·咽喉证治：咽喉者，水谷之道也；喉咙者，气之所以上下者也。又曰：一阴一阳结，谓之喉痹。盖咽者胃管，主纳水谷而居后；喉者肺管，专主呼吸而居前，为人一身之总要。若胸膈郁积热毒，致生风痰，壅滞不散，发于咽喉，病名虽多，无非热毒。速宜清解，缓则有难救之患，轻则甘桔汤，重则化毒汤。

四圣心源

卷八·七窍解·咽喉：咽喉者，阴阳升降之路也。《灵枢·经脉》：胃足阳明之脉，循喉咙而入缺盆。脾足太阴之脉，挟咽而连舌本。心手少阴之脉，挟咽而击目系。小肠手太阳之脉，循咽而下胸膈。肾足少阴之脉，循喉咙而挟舌本。肝足厥阴之脉，循喉咙而入颃颡。五脏六腑之经，不尽循于咽喉，而咽为六腑之通衢，喉为五脏之总门，脉有歧出，而呼吸升降之气，则别无他经也。六腑阳也，而阳中有阴则气降，故浊阴由咽而下达，五脏阴也，而阴中有阳则气升，故清阳自喉而上腾。盖六腑者，传化物而不藏，不藏则下行，是天气之降也，五脏者，藏精气而不泄，不泄则上行，是地气之升也。地气不升则喉病，喉病者，气塞而食通，天气不降则咽病，咽病者，气通而食塞。先食阻而后气梗者，是脏完而腑伤之也，先气梗而后食阻者，是腑完而脏伤之也。而总之咽通六腑而胃为之主，喉通五脏而肺为之宗。阳衰土湿，肺胃不降，浊气堙郁，则病痹塞，相火升炎，则病肿痛。下窍为阴，上窍为阳，阴之气浊，阳之气清。清气凉而浊气热，故清气下陷，则凉泄于魄门，浊气上逆，则热结于喉咙也。

喉科指掌

卷一·咽喉大纲论：经云一阴一阳结而为喉痹，痹者，闭也。有风有寒，有火有湿，有毒有虚，或风火相搏，或寒湿相聚，其症不一，变幻不测。故漫肿而痰多者，风也；淡白而牙紧者，风寒也；紫色不肿而烂者，伏寒也；红肿而脉浮者，风火也；脉沉实，烂而不肿者，毒也；脉细数而浮者，肺风也；两关浮数者，胃火肝风也；左寸浮洪者，心火也；右寸沉迟者，肺伏寒也；沉数者，伏数也；右尺洪大者，三焦火肝也；左尺洪而有力者，肾虚火也。此数部脉者乃大略也；可总用六味汤加减治之。若凶险等症，须诊其脉，相其形，再详其受病之源，细诘其所起这端，而用药对病，自然愈之速矣。故凡治咽喉之症，其要在于脉与形名耳，经云神圣功巧，不过望闻问切，以此推详，庶无差误。

喉舌分经说：喉有二孔，左为咽，属胃（纳食之关。）右为喉、属肺（纳气之关。）口内上腭属胃（阴分），下颚属脾（阳分），舌之中心属心，四围属脾，舌根亦属心经，小舌名帝丁属胃。喉之左右通舌根者肝经，外两耳垂下肝经。舌白苔属寒，黄苔者属热，如焦黄者热甚，黑者热之极。凡舌苔不论黄焦黑，以指摸之而滑有津者，非真热也，不可一味凉药，用八味丸引火归原之法。大舌边红，脾之火也，可用清凉之剂。喉痈地位属肝，再进内寸许，或烂或肿，俱属脾胃火毒之症。结毒者亦有之，但两关脉浮者，非结毒也，沉者为真。此乃分经之大略，若喉舌诸症，另后分形，细查无谬。

十六绝症：舌卷囊缩　油汗如珠　哑喉呛食　吐血喉癣　声如锯错　鼻搧唇青脉细身凉　角弓反张　十指无血　喉干无痰　六脉沉细　大便十日不通　天柱倒折　两目直视　壅痰气塞　喉菌不治。

又四绝症：走马喉风　锁喉风　走马牙疳　缠喉风。此四症皆凶险之症，若不吐不泻，针之无血，药不能入，俱为不治，医者慎之。

附：咽喉七十二症名目·咽喉门：簾珠喉　呛食哑喉　内外肿喉　风热喉　喉癣　喉疳　飞扬喉　虚哑飞扬喉　虚哑喉　声哑喉　烂沙喉。

乳蛾门：双乳蛾　单乳蛾　烂乳蛾　风寒乳蛾　白色乳蛾　伏寒乳蛾　石蛾

喉痹门：内肿锁喉风　外肿缠喉风　匝舌候风　虚烂喉风　白色喉风　酒毒喉风　劳碌喉风　酒寒喉风　肿烂喉风　肺寒喉风　辛苦喉风　淡红喉风

喉痈门：伏寒喉痈　肿料喉痈　淡白喉痈　大红喉痈　声哑喉痈　单喉痈　外症喉痈　兜腮喉痈　舌上痈　舌下痈　上腭痈

大舌门：木舌　白肿舌　烂边舌　红点紫舌　纯紫舌　座莲花舌　重舌　莲花舌　黄变舌　舌上珠　舌下珠　左雀舌　右雀舌

小舌门：胃火小舌　胃毒小舌　积热小舌　纯白小舌　悬旗小舌

杂喉门：松子喉疔　走马牙疳　喉单　喉菌　喉瘤　左阴疮　右阴疮

临证指南医案

卷八·咽喉：一阴一阳结，谓之喉痹。一阴者手少阴君火，心之脉气也；一阳者，手少阳相火，三焦之脉气也。夫二经之脉，并络于喉，故气热则内结，结甚则肿胀，胀甚则痹，痹甚则不通而死矣，即今之所谓喉癣喉风喉蛾等类是也。夫推原十二经，惟足太阳别下项，其余皆凑咽喉。然内经独言一阴一阳结为喉痹者，何也？盖以君相二火独胜，则热且痛也。愚历考咽喉汤方，皆用辛散咸软，去风痰，解热毒为主。如元参升麻汤，圣济透关散，及玉钥匙，如圣散，普济消毒饮子，皆急于治标，而缓于治本，恐缓则伤人，故以治标为急耳。又尝考仲景伤寒论，咽喉生疮等症，每用甘草桔梗半夏散及汤为主。一为少阴水亏，不能上济君火，以致咽喉生疮，不能出声，故以半夏之辛滑，佐鸡子清利窍通声，使以苦酒入阴，劫涎敛疮，桂枝解肌由经脉而出肌表，悉从太阳开发，而半夏治咽痛，可无燥津涸液之患。一为阴火上结而为咽痛，故用生甘草甘凉泄热，功在缓肾急而救阴液，佐以桔梗开提足少阴之热邪。如肾液下泄，不能上蒸于肺，致络燥而为咽痛者，仲景又有猪肤一法，润燥解热缓中，使其阴阳协和而后愈，是固本而兼治标者也。如风火上郁，阴亏脉数而为咽痛者，先生又有辛凉清上诸法。如咽喉紧痹，气热而为咽痛者，又有清肺中气热一法。如情志郁勃，相火上炎，而为咽痛者，则又有降气开浊一法。如肾液不收，肝阳上越而为咽痛者，宗钱氏六味汤。如阴阳交虚，龙相上灼而为咽痛者，宗仲景猪肤汤法。（邹滋九）徐评：凡病属于经络脏腑者，皆煎丸之所能治；一属形体及九窍，则属有形之病，实有邪气凝结之处，药入胃中，不过气到耳，安能去凝结之邪？故煎丸之功，不过居其半耳；若欲速效，必用外治之法，可以应手而愈；博考方书，广求秘法，自能得之，此老尚未知之也，故其治有形诸病，皆非所长。又外治之法，上古所鲜闻，因其用针灸之术，通神入妙，何必外治，此则外治之最者也。后世针法不传，于是乎以药代针，而多外治之法。若针灸既废，而外治之法亦不讲，则天下之病，即使用药的当，只能愈其半耳。其外症之必须外治者，竟无愈理。此亦医道之一大关也，后之学者须知之。

重楼玉钥

卷上·喉科总论：夫咽喉者生于肺胃之上，咽者咽也，主通利水谷，为胃之系，乃胃气之通道也，长一尺六寸，重六两。喉者空虚，主气息出入呼吸，为肺之系，乃肺气之通道也，凡九节，长一尺六寸，重十二两。故咽喉虽并行，其实异用也。然人之一身惟此最为关要，一气之流行通于六脏，六腑呼吸之经，若脏腑充实，肺胃和平，则体安身泰，一有风邪热毒蕴积于内，传在经络，结于三焦，气凝血滞，不得舒畅，故令咽喉诸症种种而发。苟非见症随治，则风痰愈盛，热毒日深，渐至喉间紧闭，水泄不通，几何而不殒命耶。大抵风之为患好攻上而致疾者，三十六症内关咽喉为第一。

卷下·诸症针刺要穴：喉痹、叉喉、缠喉、斗底：天突，廉泉，后顶，风府，风池，合谷，商阳，中冲，少泽，少商，然谷，照海，三阳交，足三里。双单乳蛾、燕口：后溪，少冲，少商，合谷，风池。牙关紧闭、口眼歪斜、搜牙悬：颊车，承浆，合谷，鱼际，足三里。

以上诸穴，皆急治喉风等症之要穴法也，其余诸穴，切勿妄行针灸，必须谨遵古法，庶不有误，慎之慎之。

杂病源流犀烛

卷二十四·咽喉音声病源流：咽喉者，心肺肝肾呼吸之门，饮食音声吐纳之道，关系一身，害人迅速，故曰走马看咽喉，言不可迟误也。

有总治一切喉中热毒之方，宜清上丸，总治一切喉中生疮之方，宜牛蒡汤，总治一切喉闭喉风，痰涎壅塞，口噤不开，汤水难进之方，宜金锁匙吹之，痰自出，如痰未出，肿不消，当刺少商穴，斯三者备，喉症更无遗患矣。

重楼玉钥续编

咽喉虚实总辨：书云，咽喉十八症，皆属于火，此言其大略也。然火有虚实之分，证有寒热之别，尤有内因、外因之殊，及看舌胎苍老娇嫩之辨，临证审明，复切脉之虚实，有力，无力脉与症合，然后立方施治，未可概执为风热实症也。今时之人，本质肾阴不足居多，而喉症属实者少。或虚中兼实，实中兼虚，或下焦阴火发为咽痛口疮者，亦复不少。然六气之中，感发喉患，不独风寒与火，而暑湿燥亦然。唯暑湿成咽痛者特稀，每感燥而发者多，盖因肾水不足故也。若临证不辨明，一见发热，便施表散，凡属风者，虽得其宜，或由寒者，则非辛温不可。其属火者，固宜清降，亦当辨其虚实与郁，唯实火宜清降，虚火则当壮水，郁火则宜升发，至湿与燥，又岂可表散耶！在他症虚实或难辨，而喉症最最易明，可一望而虚实立判，盖有形可据，有色可参，有舌胎可辨。且痰涎有清浊之分，必须临证者，潜心参究，乃得其窍。至于机巧权变，虽存乎其人，亦要从方脉中理会得来，庶无贻误耳。

各证分辨：家传喉科，虽有三十六证之名，而治法不外紫地汤一方，何也？缘三十六症，皆由风热壅塞于上焦，触感而发，骤起疼痛，形症各别，所属则同，故以一方统治之。如果系风热实症，依法疗之，无不应手而愈。若属虚症，及感燥而致者，必不见效。倘执呆方，定多贻误也。

实症起，初发热恶寒，头疼，喉内红肿有形，而痛不能饮水，痰涎多稠，按脉浮数有力，舌色苍老坚敛而黄，咽间闭塞，大小便或亦闭结，乃极重之症。可用风路针针少商、少冲、合谷及风池、囟会数处，其余诸穴，不可妄针。原用针者，急泻其内蕴之热，即发汗之义，故不宜多针。其次用辛乌散，取吐痰涎，使蕴热之邪从涎而出，吹回生丹以散其热结之痹，服紫地汤宣通肺胃风热之壅实。若大便闭者，加玄明粉降火祛热，消痰涎，去脏腑宿滞，皆从大便而出。汗吐下三法合治，乃分三路以泻之，盖因咽喉为关要，失治则闭。又恐风热毒邪内攻，缓则不及。凡实症必须依法而治之，如属虚证，则断乎不可。

初起似疟，怯寒发热者，乃喉患之本象也，并非外感风寒，切勿妄用羌独活、秦艽、苏叶、桂枝等味，盖喉患本发于脏腑，非太阳膀胱表症也。若谓开首必须表散，以为层次治法，此依稀影响之医从事俗见，究无根底之学，殊不知火被升散而愈炽热，得辛温更致阳盛则闭，必轻则致重，重则致危，莫可挽救。且《沈氏尊生书》亦言，喉症最忌发表。无论初起恶寒发热与否，只须辛凉而散兼养阴以制之，不必祛热而热自除，喉患亦渐松减。乃阅历已久，验效且多，故敢语此。

初发热不恶寒，咽间微痛，或红肿而色淡，或肿处皮色带亮，或肿而色赤不润，痰涎清薄且少，皆属虚候，及下焦阴火，或由感燥而发，乃本于水亏，不能制火故也。经云：骤起非火，缓起非寒而实热虚寒务须审，确有似实而非实者，必须证之以脉。惟浮数有力者，方为实症。若细数无力，或右部大于左，更属虚症矣。而紫地汤、辛乌散，皆不可用，即回生丹，亦不宜吹。只用青雪丹治以辛凉而散，兼采养阴法，自更获效矣。

喉患大小便闭结，最为重候，必须审明虚实，不可妄用攻下。有因表散过剂伤及津液，以致大便艰者；有风热壅闭于上而不大便者；有值燥金之令，伤于燥而不便者；惟是实症可下。若初起或大便闭结，亦不宜即下，须过二三日，看病人形色与夫喉间松减，而大便仍未解，可用玄明粉下之，导热毒下行，即釜底抽薪之法也。本科只用玄明粉而不用大黄者，因其性峻烈威猛，恐伤真气，惟玄明粉味辛微甘，能降心火，祛胃热，消痰涎，去胸膈脏腑宿滞，且消痈肿。若兼虚症者，即不宜用，必须润下法，或于养阴中加火麻仁及芝麻之类。经云：阴血下润则便通。又云：肾主二便，肾开窍于二阴，须知重用，大熟地而便自解。

咽喉脉证通论

总论：夫喉者，吾生气机出入之门户，瞬息存亡之际，性命系焉，偶一受病，危在须臾，迫不及待，所贵医者能识受病之原，与夫虚实痰火风寒热毒之异，更于望闻问中参究脉理，尤为先务之急。自来业喉科者，全不讲脉，所以治之鲜效，今试论之：假如其脉洪大而实，其人气粗而躁，此有余之证，用药则以散风下气清火消痰。散之者，荆芥、防风、羌活、独活、紫苏是也；下之者，枳壳、枳实、青皮、厚朴、山楂、前胡是也；清之者，山栀、黄芩、黄柏、甚则犀角、黄连；消痰则以胆星、蒌仁、杏仁为主。若脉洪大而浮软无力，或弦缓而涩，其人气委而静，此不足之证，用药则以凉血生血滋润消痰。凉之者，丹皮、白芍是也；生之者，生地、当归是也；润之者，苡仁、知母、花粉是也；消痰则以贝母、蒌仁、杏仁。兼用山栀、黄芩、黄柏、犀角、黄连。或有纯是阴脉者，或有纯是阳脉者，当以病治病，脉不与焉，即以荆芥、防风、牛蒡、射干、黄芩、枳壳、银花、独活、生地、丹皮、花粉为治，再以保命丹或红内消内服，日用吹药，夜用噙药，无不见效。更有一种热病而服热药，火毒积盛，而发于喉间，大寒大热，疼痛不止，或舌胀而木，伸缩不能，饮食难进，其脉洪实有力，大便不行，宜急下之。若脉洪弦而浮无力，宜凉血行血为主，若过用疏风散火之剂，恐变别证，最称难治。又有一种出外急走远路脱力，而伤肺气，喘息难舒。以致喉痛舌胀，地阁下肿，突如锁喉之状，内视之非重舌，外视之非痰毒，寒热大作，痰涎汹涌，六脉洪大中空，面色发黄而浮，初以防风通圣散探之，或效一二，即以凉血生血顺气之药治之。又有似喉证非喉证者，其喉亦痛，牙关紧闭，胸胁疼痛，或腹胀痛，四肢挛厥作痛，此因受有重伤，或用力太过，致淤血凝滞，当以行血破淤为要，初起可救，过五六日不治。又如弱证喉癣，虽是肺经之病，亦有兼他经而起者。何以知之？假如喉间红瘰作痛，是肺经火盛之故，若颈项之筋，有时或左或右，作胀而硬，气闷不快，此怒气伤肝，左关脉必洪在而弦，当肖肝火以舒筋，凉血为主，用药则以当归、牛膝，佐以柴胡、黄芩、羚羊。若兼右关微弱而缓，乃脾胃有亏，须兼用白芍、茯苓，此肝脾与肺共病也。喉间红瘰作痛，其舌紫色，或生刺作痛，或作木干枯，是心经受亏，无血养荣，以致虚火炽盛，且兼思虑过度，郁气所成，左寸脉必浮洪，当以红瘰作痛，满唇焦裂，目热如烧，或作干呕，是胃经虚火炽盛，右关脉必洪弦且紧，当以山栀（清火），黄芩为主，佐以当归（生血）、白芍（凉血）、山药，此胃与肺共病也。喉间红瘰作痛，夜间舌干口苦，汤水不进，或有嗽而痰，更兼滑精者，是肾水枯竭，虚火上炎，两尺脉必洪数无力，当以山药、知母、黄柏（清火）为主，佐以花粉（润）、泽泻、白芍、茯苓，此肾与肺共病也。若夫肺经独病，或吐血而成，或嗜酒而发，或脾泻而生，气血消散，嗽重声哑，喘急痰多，声如曳锯，睡卧不得，六脉洪大而浮，肺部更甚，当以苡仁、山药、贝母、黄芩、蒌仁、牛蒡为主，佐以当归、白芍、熟地、茯苓、丹皮、犀角、黄柏、知母，服之喉痛虽止，然不过待日而已。更有六脉沉稳，神脱气败，饮食不进，步履不前，盗汗自汗如雨，脾气溏泄，死无疑矣。若年老人喉间红瘰作痛，或舌上生刺，或破肿，或木胀，言语不清，六脉微洪，五至有余，饮食动静形色神气如常，此血少火盛，当以黄芩、丹皮、茯苓、熟地、当时、白芍为主，佐以元参、牛蒡、枳壳、银花、花粉、山药、苡仁，甚则加犀角、黄连、不同前论。若小儿痘后，或疟后患乎此，当以犀角、黄连败其热毒，更以凉血补血健脾之药为佐，术、草、参、芪断不可用，此外用药与大人相同。若女人胎前患此者，先以安胎为主，次以凉血为佐，红内消，保命丹忌用，余药无妨。产后一月未满者，当以熟地、当归补血，枳壳、青皮下气，元参、射干、牛蒡、元胡素、银花消肿，少加黄芩、花粉以清热、红内消、保命丹可用，但不宜多，吹药、噙药忌之。如经期适来，当以破血下气之药为主。凉血者少用，红内消、保命丹亦无忌。兹论其大略如此，余详各条。

用药禁忌：古有甘桔汤乃清喉之要剂，今人见有患喉证者，即用之而无疑，嗟乎！此犹抱薪救火，非能愈疾，而更增其疾矣！何以言之？夫喉证乃火毒上升所致，须以降气泻火为要，甘草补中而不泻火，既受其补，则火愈炽，病愈重矣。桔梗引诸药上行，药既上行，则痰与火亦引之而上行，势必喉间壅塞，于病更加重矣。故小儿惊痰，大人痰火，桔梗是最忌者。《本草》云：升麻引胃中清气上升，又可代犀角，似乎可用，不知一用，其痰火与气一齐上涌于咽喉之间，四肢逆冷，喘急异常，为害匪浅。若在他证，犹或可用，如锁喉服之，则不治矣。半夏虽消痰，若喉证痰重者，误用之，祸不旋踵，盖此乃治脾家湿滞之痰，至于喉证有痰，总不外肺中热火，何可以半夏之燥烈治之乎？老姜辛辣发散，虽喉证亦以发散为主，然过用辛辣之味，则以火益火，大非所宜。此五者与喉证关系甚重，故特表而出之，至别药之中，亦多禁忌，惟业医者审择用之，兹不多赘。

喉科大成

卷一・咽喉经络藏象:《类经》咽喉经络藏象:任脉至咽喉,督脉入喉(俱经络二十七),冲脉任脉会于咽喉(藏象十七)。足阳明循喉咙,手太阳循咽,足少阳循喉咙。足厥阴循喉咙之后,上入颃颡。手少阴支者上挟咽(俱经络二),足少阳之别上挟咽。足阳明上循咽,足太阴合于阳明,上行结于咽。手少阴之正上走喉咙,手太阳循喉咙(俱经络三)。足阳明挟咽之动脉(经络十),上焦咽以上(经络二十三)。手厥阴出循喉咙,手阳明上循喉咙(经络三)。

嗌:足太阴脉络嗌(疾病十三)。

会厌:厌小而疾薄,则发气疾,其开合利。厌大而厚,则开合难,其气出迟。足之少阴,络于横骨,终于会厌(俱针刺四十五)。会厌之脉,上络任脉,取之天突,其厌乃发也(天突为阴维任脉之会)。

咽与喉各异:《灵枢》经曰:"咽喉者,水谷之道路也。喉咙者,气之所以上下也。会厌者,音声之户也。口唇者,音声之扇也。舌者,音声之机也。悬雍者,音声之开也。颃颡者,分气之所泄也。横骨者,神气之所使,主发舌者也。"

咽喉:人有二喉,一软一硬,软者居后,是谓咽喉;硬者居前,是谓喉咙。

会厌:喉间之薄膜也。周围会合,上连悬雍,咽喉食息之道得以不乱者,赖其遮压,故谓之会厌。能开能合,声由以出。

悬雍:俗谓之小舌,当气道之冲,为咽间要会,故谓之关。

颃颡:颃,颈也。颡即颈中之喉颡,当咽喉之上,悬雍之后,张口可见者也。颡前有窍,息通于鼻,故为分气之所泄。

横骨:即喉上之软骨也。下连心肺,故为神气之所使,上连舌本,故主发舌机。

《内经》曰:喉主天气,咽主地气。又曰:地气通于嗌。

嗌谓咽喉下,接连胸中肺气叶之间也。嗌即咽之底处也。

喉者,候也。咽者,咽也。咽接三脘以通胃,故以之咽物。喉通五脏以系肺,故以之候气。气喉谷咽皎然明白(《得效》),咽者胃之系,喉者肺气之所通。咽以候物,喉以候气,理一而分殊也(《直指》)。咽者,咽物之门户也。

咽喉会厌与舌其用不同:咽与喉,会厌与舌,此四者同在一门,而其用各异,喉以纳气,故喉气通于天;咽以纳食,故咽气通于地;会厌管乎其上,以司开合,掩其喉,则其食下,不掩则其喉错,必舌抵上腭,则会厌能开其喉矣。四者交相为用,阙一则饮食废而死矣。

咽喉度数:《灵枢》经曰:咽门重十两,广二寸半,至胃长一尺六寸。喉咙重十二两,广二寸,长一尺二寸(子和)。

《仙经》曰:绛宫重楼十二级,人之喉咙有十二节(《养性》)。

卷二・喉痹论・论治:咽喉之病,挟热者十之六七;挟寒者十之二三;而风寒包火者,则十中之八九。古人开手一方,只用甘草、桔梗。《三因方》加以荆芥,其他蒡子、薄荷、贝母、川连之类。皆出后人续补。可见咽喉之病,不便轻用凉药。而专主升散开发者,所谓结者开之,火郁发之是已。及火势极盛,则清剂方施;结热下焦,而攻法是用,非得已也(《心悟》)。

卷三・古今治法论:咽喉之证,古方书有十八证,又增为二十四证,又增为三十二证,复又增为七十二证。命名各殊,治法亦异,眩人心目。兹择古今治法,至平至效者,详列于后,学者宜致思焉。

焦氏喉科枕秘

临症二十法:凡咽喉无病,其色淡红而白,不高不肿,一有患处,必紫而肿。试病之法,或痈、或痹、或蛾,认不真,只吹本于外肿处,下刀针,次吹秘,无有不效。如不肿,只外痛,乃风热太甚,先宜疏泄,后用清化。若喉痹,不须下刀针,吹本秘,服三黄汤三四剂自愈。

蒂疔在喉中,为人之主,用刀用针用烙,切不可犯之,犯之必死。

重腭,自上腭肿起至舌,风热过甚,早治可生,迟则汤药难进。

悬疔即蒂疔,肿起垂下,悬塞喉中,刀针难施。

蕴积热毒,喉中有大小诸疮,谓之珍珠毒,口干起稠痰,辛苦或作痛,吞吐不利,吹本秘挑破出血,服学土汤。

针之法，先捺倒舌，针靠撩舌根轻轻一挑即出，切不可慢，恐病人低头吐痰血误事，远远刺去，须防蒂疔。

烙铁，用纹银打茶匙样，用陈艾包烙铁外，以棉花包住，蘸桐油，灯火上烧尽无烟，搁在灯上，取圈撑住口，令人扶住，捺定舌根，使人刮净烙铁，看真患处，连烙一烙，即出，不可缓慢，恐伤犯蒂疔，烙后即吹秘药，解热毒。又一烙法，将炭烧红，入干艾，烙铁放艾上烧红，依前法治之，须眼明手快。

夜深看病用灯，着人站于医生脑后照看，方见喉中，或喉小，病在喉下，看不真，勿下刀针，只吹追风本秘数次，待天明再看。

天阴忌用刀针，恐看病不真，或伤好肉，待天明朗，借日光以助眼力，方可看治。

针少商穴，果系病笃，方针其穴，在大拇指角尖，离一韭叶许。

颈外肿甚，方用水药，滚下其痰，若不甚肿，用之非宜。

牙关闭紧，不可即用圈撑口，先用通关散吹鼻，俟口略开，用薄小木片撬入，吹追风散去痰，口又略开，方以圈扁入，缓缓撑起，令人扶住，捺舌于圈内，细看何症，方可用药。

用刀割，须令病人仰面，后使人扶头，捺住舌，些些细割，勿伤好肉。

痈蛾疳疔等症，红晕可治，黑色必死。

疳疮烂深，不必用刀针，只吹本秘数次。如腐肉多，即用头发扎一小刷，将黄连黄芩煎水去渣，以刷蘸水，刷尽腐肉，即以此水漱口数次，吹秘止痛，不然，药气不入。

疳疮烂透颈外，用药熏，熏药作捻子入竹筒，筒口如疮大，一头盖疮，一头熏之，烟冲入竹筒，渐透至疮上，以七条为度，口含甘草汤解毒，恐毒入内，致生别症，熏后忌发物。

面赤，目睛上视，不治。

头低，无精神，不治。

臭似烟煤，不治。

鼻中入气少，出气多，不治。

颈下肿甚，蜜调药敷之，常使水湿，勿使药干。

喉科集腋

卷上·喉痹：咽与喉，会厌与舌四门，同在一门，其用各异。喉以纳气，故喉气通于天。咽以纳食，故咽气通于地。会厌管于上，以主开阖，掩其气喉，令水谷能进食喉而不错，四者交相为用，缺一则饮食废而死矣。

外证医案汇编·卷二

咽喉各症，头绪纷繁，治法总不出虚实两字而已。外来之火为实，内生之火为虚，有余之火为实，不足之火为虚。夫外来之邪为实，即风热犯上，温疫流行，治之在急，缓则伤人。外来暴热，若不倾盆暴雨，热势难消，治法不出出凉解散，咸软或痰，如疫疠喉痧芳香浅浊，解毒驱秽；烂喉痧辛凉解肌，消透化热；风火郁结，以清凉解；急喉风、缠喉风，痰如拽锯，以通关化痰开郁；单乳蛾、双乳蛾，轻清滋养，此治外邪之大概也。内生之火为虚，寒气凝结，真阳闭郁，虚阳雷电上腾，若不离照当空，阴霾不能消散，龙雷断难潜伏，治法故以热药导之了。如肾著不渴咽痛，以半夏甘桂汤；心事操劳阳气升腾，以人参、坎无；肾厥喉如刀刺，以本事椒附汤，此治内生之火大概也。有余之火为实，何也？或酒湿熏蒸，肝气郁遏，厚味壅热，皆有余之火也，只能因其病而治之。如嗜酒太过之醒酒利湿；心脾积热，痰涎壅塞，弄舌喉风之清咽利膈；湿热郁蒸，津不上供之开郁泄蒸；嗔怒喧嚷，气火逆飞之疏解少阳；气逆壅热，喉痹腹胀之宣化清上等法，皆治有余之火大概也。不足之火为虚，何也？或久咳喉哑、喉痹、喉曹、喉珠等是也，如水亏木旺，喉珠之甘凉咸寒；喉间点蕾，舌底紫泡之清养滋降；痨症气血未充，喉痛之甘缓和阴；经漏带下，喉癣之填纳冲任；英年内亏，君相上越之寒咸滋降；水不滋火，喉肿如虬之滋水潜阳；老年喉曹翻花之心肾并治；阴不敛阳，久咳音哑之猪肤、粉蜜；阴液日枯，厥阳化火之地黄、阿胶；热入营中，高年液涸之某凉养阴，此等皆治不足之火大概也。鄙愧愚昧，妄列四条，再以喉癣会厌不利之花露轻扬，梅核膈之理气镇逆，肺花疮之清理肺热，肝胃气逆之清胃平逆，口生肉球之清心开窍，喉中蛇蜕鱼鳞之臭桔叶，鼻塞咽喉疳腐之蜡矾丸，粗髓空极喉痛之猪、羊、牛髓、鹿胶,厚腻填精,肠工厥冲喉痛之鸡、驴、龟、淡菜,介类潜阳,此等者,四法中之变化了。先哲用笔灵活,观窥其奥,随方敷衍,略而这之,质之高明,细心研究,考博群书,若愈加意搜求,咽喉治法,无余蕴也。

重订囊秘喉书

卷上·诊法:诊喉症当辨内外二因。喉症切脉,须辨内外二因。内因,系房劳伤肾,郁怒伤肝,或喜啖煎炒炙煿,热伤肺胃,熬损阴津,逐渐而起,脉宜细数有力,忌芤涩;外因,感六淫之气,邪客肺胃,痰火上壅,骤然而发,脉宜浮洪滑数,忌急促无神。结代沉伏者,不治。舌病脉当左寸大于右手,牙病脉当右关大于左手,正者为顺,反者为逆,医者须明辨治之,诊脉合症,万无一失。

辨证:咽喉症有虚实寒热之不同及其治法论:夫咽者,水谷之道路,喉者,呼吸之门户,乃人身要害之地。症虽不一,大要总归于火,盖少阴少阳,君相二火。其脉并络于咽喉,故往往为症之所结叙。经云:一阳一阴,结为喉痹。痹者,闭也。不通其闭,则火郁痰塞而死。火乃痰之本,痰乃火之标,故言火,则痰在其中,言咽喉,则牙舌亦包罗于内矣。火有虚实。实火,因过食煎炒炙煿,蕴热积毒,其症烦渴,二便闭塞,风火生痰上壅,将发喉痹,必先三日,胸膈不利,脉弦而数。治宜先去风痰,后解热毒。虚火,或饮食太过,或因忿怒,或因色欲,火痰上攻,咽喉干燥,必二便如常,少阴脉微虚。治宜补虚降火。凡用药不可纯用寒凉,取效目前。盖上热未除,中寒复起,毒气乘虚入腹,胸前高起,上喘下泄,手足指甲青黑色,七日以后,全不进食,口如鱼口者死。治喉症最忌发汗,误人不浅,如针出血,即汗之之义。若寒伤于肾,及帝中肿者,尤不宜针,至如内伤虚损,咽喉失音,无法可疗。喉症初发,一日即见寒战,战后身凉,口不碎,又无重舌,或二便俱利,不可认作热症,此上盛下虚,其痰不可提尽,此痰即津液所化,只宜消降,亦不可太降,其与热症乳蛾、重舌之痰毒肿一处,以消尽毒痰而愈者不同。若提尽,则津竭神枯,必死。须以吹药,或用灯草取嚏,使喉一通,即服煎剂。第一剂,发散和解。第二剂,养阴温补。设三四日后。再发寒战,或心痛、骨痛、脚痛等症,皆属难治。发时牙关紧闭,喉舌俱胀,口碎而臭,或有重舌,及舌有黄屑。发后,下午再发寒热,二便闭塞,即作热症。芩连败毒散主之,此亦易愈之症。如渐至三四日后,而寒热者,虽凶亦不为患。惟牙关反不紧闭,唇不肿,口不臭,又无表热者,难治。舌、以筋押之,其色雪白,起筋即紫红色,此血肉已死。(原注:舌押之即白,未必为死也。)然口臭者,或有可生。若口渴气急,痰多而稠,如桃胶者,则死期已速。一颈具红肿者,亦危症也。面带紫色,面青带白,神气虚者,俱难救,不语者死。略能语者,尚有可生之机。面色无神,喜坐低处,难治。喉花为帝中,性命所关,舌下紫筋为舌系,下通于肾,白肿不治,伤之即死。凡治不可不审之。

治法:治病必须明症,用药不可闭门捉贼,又不可引贼入门,反增他疾。凡治喉症,皆君相二火,法当清降,表里同治,驱放贼邪为要。然不可混用石膏妄清肺胃,关门留贼,伤咽而毙。如舌症属心脾二经之火,又宜表里兼治。亦不可乱用芩、膏,妄清肺经,引贼入门,致生喉胀痰塞之患。又如牙症属脾胃二经之火,不可反用芩、连,妄投过经药味,致有喉舌肿胀之患。他若温热病后,肾液干枯,不能上润于心,心火发动上冲,咽喉干痛,宜用清心滋肾为主,知柏、川连、麦冬、朱砂等味可愈。不可误投表味。若用发散,必致精竭神枯而死。学者须审准经络,方可下手,不得混行施治。喉症至五日则重,如三日前,症虽重,尚未成脓,药能消散。若至五六日,患处多成脓矣,纵使穿破,必有烂窠难愈。烂处必用口疳药,多加龙骨、儿茶,叠吹而愈。凡伤寒后患连珠乳蛾,及喉痹者,不治,惟张氏有治其喉症。颈项强硬,目睛上视,气绝者不治。喉痛起至一二日,未必发寒热,病尚轻缓。若至第三日,必发重症,必加寒热,须问大小便通利否,如二便俱利,其症不过浮游之火,攻于咽喉,宜服清风清热降火之药,即愈。若大小便不通,内有实火,若非用降火解毒之剂,兼通二便之药,火从何而泄,病如何而解乎?故症有轻重,病有缓急,要问其头痛不痛,如痛,则是伤寒难治之症也。喉症初起,大便闭结,宜大黄、元明粉,兼用表里之品下之,则降火而易痊。若五六日久不食,大便闭塞,此由病久,胃气已虚,元气已弱,禁用硝黄,不可妄投霸剂,以致虚脱而死,欲通其便,只宜养阴降火,兼蜜导等润药下之,此秘法也。若用硝黄,须诊其脉,来有无力,可下则下之。药例·总论:喉症用药,必须认症的确,按脉之虚实,火之盛衰,须要活泼,不可按图索骥,又不可胶柱鼓瑟,乃为善治。若症有寒热头疼,六脉弦紧,始发必须表散,须兼清火、开结、涤痰、解毒。表散,葛根、防风、薄荷、青蒿、羌活荆芥散风热,按经治。清火,犀角、连翘、元参、山豆根,此清心胃肾之火;芦根亦清胃火三焦火;黑山栀,开郁火;青黛,开郁结:射干、川贝,涤痰;淡竹油、前胡、杏仁、橘红、大力子,解毒。大贝母、甘草、金银花,宽痈,天花粉、赤芍。小便赤涩，木通、通草、车前子、鲜荷梗；胸膈饱闷，枳壳；大便闭结，六脉有力，舌苔黄，壮火，大黄、鲜生地、元明粉；肾经虚火，可用知母、黄柏，投之无不验也。如舌症，舌乃心之苗，宜用清心解毒，前法可用，舌症之毒，可用伏龙肝、灯心为引。牙症，乃脾胃之部，清用石膏、生地、知母、黄柏、黄芩、黄连，或炒黑升麻为佐，解毒用人中黄、人中白、金汁，若穿牙疔与牙咬痈，用紫花地丁草，如素虚与病后，虚火上炎，可用滋阴降火，佐之以补，宜大生地、大熟地、枸杞、玉竹，洋参、人参、西党参、北沙参、天麦冬、女贞子、黄香梨、甘蔗、首乌，虚热，地骨皮、丹皮、丹参、鲜沙参、鲜首乌、鲜石斛、川石斛之类是也。略具大纲，以备选用。

包氏喉症家宝

咽喉总论：咽喉，气之呼吸，食之出入，乃人身之门户也。其证虽繁，多归于火，盖少阴君火，少阳相火，二脉并络于咽喉。君火势缓，则热结而为疼为肿；相火势急，则热结而为痈为痹。痹甚不通，而痰塞以死矣。经曰：一阴一阳结谓之痹。所谓一阴者，肝与心包也；所谓一阳者，胆与三焦也。四经皆有相火，火者痰之本，痰者火之标，故言火则痰在其中矣，言喉则牙舌亦在其中矣。火有虚实，实火因过食煎炒，蕴积热毒，烦渴，二便闭塞，风痰上壅，将发喉痹，必先三日，胸膈不利，脉弦数，当去风痰，解热毒。至于虚火，因饮酒则动脾火，忿怒则动肝火，色欲则动肾火，火炎上攻，咽喉干燥，二便如常，少阴脉数，宜养阴降火。此治咽喉病之大纲也，今特进言其目。

条目：凡患喉证，一二日不发寒热尚轻，若三日发寒热，证必加重，亦必问其大小便通塞，如通证必即减，不过浮游之火，攻于咽喉耳，宜内服清热解毒消风之药。若二便不通，证必加重，内有毒火，非用降火消毒之剂，及通利二便之药。火从何泄，病从何解乎？故证有轻重，治有缓急，并要问头痛不痛，证虽甚凶，若发于外，而不见死证者，无妨。

凡喉证须吹药四五管，可以出痰，痰亦必去三次，方可愈。至出痰一管，药内必用黄药为要，吹时必须直对喉中，重重吹入乃效，吹过急提出管，恐痰涎涌出耳。

凡喉证先碎，须用凉药吹之，后用青药，若欲出痰，单用黄药，方能提去顽痰。初起一二日，用青药，渐渐多加黄药，热甚黄药为君。

凡喉证，大便去后，方去病痉。若犹闭结，不可轻许其愈，若无痰者，不治。

凡患喉证，面发红肿，白亮无神，脉沉微无力，是神气外泄，无阳故也，证凶必死。若面发红肿，脉大有力，证虽重不死，是有元气，而火气盛耳。

凡喉证初起，大便闭结，宜用生大黄、玄明粉各一钱二分，微利之，则火自降而易愈。若至五六日，久不食，而大便闭结者，误用立毙。盖因病久，胃气已虚，元气亦弱，虽闭甚，宜蜜煎导而通之。

凡喉证初起，内服解毒之剂，而兼发散之药，则毒易愈。解毒必加牛蒡子、连翘之类，发散加紫苏、葛根之类，及荆、防，忌用桔梗。

凡妇人喉证肿痛，有因经闭致火上升者，服通经药三四剂，经通而证自愈。其证喉肿而色红。

凡喉证不可纯用凉药，取效目前，上热未降，下寒复起，毒气乘虚而入腹，胸前高肿，上喘下泄，手足指甲青黑，七日后全不进食，如鱼口而死。

治咽喉者，忌发汗，或针砭出血，即汗之义也，其肾虚伤寒及蒂中喉内之喉花肿，尤忌针。如内伤虚损，咽中生疮，语言失音者，死不治。

咽喉七十二证考：

一、锁喉风。热痰生自胃膈，喉中如锁管状，双者难治。先探吐风痰，针刺出黄白水，不治。如咬牙，吹通关散。

二、缠喉风。属痰热，白为白缠，黄为黄缠，肿噤难言，腮颔亦兼肿，眼白、耳赤、面紫肿连项下，如蛇蟠状，一二日者慢风，急者旦夕死。先刺少商探风痰，鼻有青黑，气寒头低，痰如胶者，不治。

三、喉风。壅塞痰涎，肿痛，面黑、声雷、颈肿者，不治。

四、瘜肉喉风。因受污秽气及风热，喉生赤肉，层叠渐肿，孔出臭气者，不过三日死。

五、哑瘴喉风。属风痰，牙紧吐涎，口不能言，蟾酥化水滴鼻中，即开。看喉赤肿处，下刀吹药，面紫、舌青黑、鼻冷涕、爪甲青、目赤圆，不治。

六、弄舌喉风。不言，舌常吐出，将手弄舌是也。刺少商出血，内服疏风甘桔汤。生甘草、桔梗、归尾、花粉、山栀、甘葛、玄参、荆芥、川芎、连翘、人参、枳壳、茯苓、陈皮、防风、黄连。

七、呛食喉风。心经热毒，咽燥无痰，气喘，如心肺间刺痛者，当归连翘散加大黄利之。如久，变飞丝劳，伤命。

当归连翘散：当归、连翘、生甘草、桔梗、生地、前胡、枳壳、黄芩、玄参、生白芍、生山栀、花粉、灯草。水煎服。

八、缠舌喉风。下颏俱肿，口噤，舌卷肿大，上有青筋如蚓，生黄刺，白苔。如咬牙，刺少商。

九、走马喉风。厚味风热，摇头、咬牙、舌黑、蒂疗赤破，俱死。或左右脸紫肿，或牙关紫肿，或舌卷，针少许，兼刺舌下三穴，舌不卷不针。

十、顶舌喉风。喉腮下肿，舌卷硬，顶上颚，迟即死。刺少商，针玉液金津。

十一、落架风。落下下颏，日久难治。服补中益气汤，灸颊车七壮。

十二、连珠喉风。舌下生珠，初见一二，少顷蔓生，三五七九，舌胀痰生，先探痰。

十三、松子喉风。色如猪肝，肿起，形如松子，满喉皆赤，气逆、关闭、不食。刺肿处，吹药宜去痰，服药宜三黄、石膏、竹叶，加荆、防。

十四、骨槽风。耳下牙关紧痛，略有小核，寒热如疟，大人由于七情，小儿本于禀赋。

十五、脚跟喉风。七情郁结，先从脚跟发起，至于喉间，或一年半年一发，一日行一穴，七日行七穴，行至喉间，发泡，如鱼泡状。荆防败毒散主之。泡水腥秽者，死。

十六、悬蜞风。（一名，悬蜞虫毒。）因上焦蕴热风痰而起，上颚肿垂，形如蛙腹，或似鸡蛋，喉闭痰满。以刀刺去紫血，内服三黄凉膈散。

十七、阴毒喉风。少阴证，脉微细沉。自汗、咽疼、下利，一名肾伤寒。切不可用寒药，宜半夏桂枝汤、苦酒汤之类。脏寒咽痛者，用蜜附子。

十八、撮口喉风。唇收如袋，口不能饮，有痰壅塞，经年一发。马齿苋煎洗唇，玄明醋探去痰，针少商见血，此证胃有痰火。

十九、喉痹。肿痛而黄，其血黑，形如臂，其肿若坎，面赤，目上视。先探痰，肿不消，用刀去血。

二十、阴毒喉痹。感冬月阴湿火邪而起，喉间肿如紫李，微见黑色，恶寒、身热、瞤动振惕，腰疼、足冷，其血黑，肿硬喉干，不治。

二十一、酒毒喉痹。心脾之火，形如卵，鲜红光亮，壅塞喉间，寒热、头痛、项强肿。刺血，内服粘子解毒汤加葛根。

二十二、卒然闭塞气不通而死，名曰喉闭。三棱针刺手腕中紫筋上，或少商穴出血。

二十三、风热喉痹。肿而红紫，形若拳，目上视，壮热恶寒，如音不高，宜润肺药。若外肿，敷金箍散。川大黄穿心者更佳，用纸浸湿重包，炉火煨，厕中浸一宿，取出洗净晒干，研末听用，一两。五倍子醋炒黑，三钱，白芷五钱，露蜂房蜜炙，三钱，芙蓉叶晒干，二两，羌活五钱。共研细末，瓷瓶装，每用蜜水调敷肿处周围，中留一孔出毒气。岩按：外证红肿亦能治。

二十四、双乳蛾。在蒂疗两旁。似乳头，吞吐不利。

二十五、单乳蛾。或左或右，手足厌冷，头目昏沉，如厥，短气欲绝，吴茱萸末，米醋调敷涌泉穴。

二十六、气痈，喉闭。痰塞喉间，寒热，分上中下三关，在下关难治。

二十七、死乳蛾。双单紧靠蒂疗，不甚痛，饮食有碍，劳则痛，日久塞咽，渐渐气闷，丧命。于蛾上乱划七八刀令血出，吹药，逐日如是，患平乃止，服三黄三陈，忌煎炒鸡鱼牛羊犬肉生冷发物。

二十八、乳蛾核。两边如乳头，天阴劳力气恼，则颈外如绳扣紧，饮食不下，呼吸不利，年深成嫩骨，用刀割去，吹药。

二十九、喉癣。满喉白色，时医每误认白喉，分烂喉风癣，弱证喉癣，二证虚实不同。

三十、飞疡。因怒，或中秽毒，喉间忽然肿胀，立刻转大，丧命。吹药去痰，内服粘子解毒汤加红花、丹皮，勿动刀针。

三十一、风热喉丹。鲜红，久而赤紫，吹药服药，均重去痰。可用刀刮针刺见血，去热毒。

三十二、喉疔。与单蛾相似，蛾圆大，疔长小，红易紫难黑不治。

三十三、开花疔。形若开花，根下割去，吹药，三黄凉膈煎服，红易紫难黑不治。病原鼻滴汗于豆腐内，食自死禽兽肉，水缸内有米粒生毛，此三因，皆致喉中生开花疔之原。

三十四、喉痈。厚味积热，胃火上冲，生蒂疔旁，肿痛如蛾，蛾圆而小，痈塌而长，耳根腮下俱肿痛，牙疼，去血吹药，服三黄。

三十五、双单喉瘤。是肺热，生喉旁，如圆眼，血丝相裹，不犯不痛，须日夜安息，以药攻之，不可用刀点，麝二、连一、冰四，日频吹。

三十六、喉疖。生雄尾中，初如梅核在喉膈间，吐咽不下，至三日，渐上喉间，刀刺后，吹冰硼，病由七情，服四七气汤。

三十七、气单。郁结，靠舌根横起红紫色筋，先用大针蘸桐油烧红，向舌横筋上针七处，次将三小针扎品字样，每大针孔上各针二次，连大针，共四十九针。如舌根肿，要灸外边喉下横三穴，口内出烟为止，如不出烟，七壮止，内服三黄凉膈及二陈。

三十八、喉单。满喉微肿而红，针首尾出血，服三黄凉膈。

三十九、回食单。一名甸气，一名梅核气。气郁热痰而生，喉两边两硬条，色红为甸气，小舌下如豆大，为梅核气。若疔下无核，定在前舌根下，或左右中有青筋系在颚，或紫点如小豆，或在舌根上，青白色，如蚬肉，似桃胶，两旁红筋垂下者，皆是。久则前心后背疼，嗳气，喉中若虫行，哽噎气阻，犯之即痛。刀去血，吹药，逐日如是，喉外灸一穴至五穴，口中出烟为度，不出烟者。灸至九壮。

四十、气子喉。喉间如珠，赤或紫白，犯之即痛，受气必发，日久则嗌气。挑破珠，出血，再吹药。

四十一、七星疮。是脾热，上颚属脾，生泡，似粟如珠，或黄或白，口中腥臭，手足怕冷，身恶寒。以布浸苦茶拭净疮上，再吹药，戒酒色。

四十二、喉球。外感六气，内伤七情，喉内生肉球，如圆眼大，根如线，五寸余长，相连肺上，吐球出，方可饮食，手轻扯，痛彻心内。服益气疏风汤，升麻、葛根、防风、紫苏、桔梗、前胡、白芍、白蒺藜、生地、当归、川芎、生甘草、黄芩、麦冬、连翘、青皮，水煎服。再用麝香二钱研，分两次水调服，或服麝香散三次，根化而愈。

四十三、喉疳风热毒。满喉臭烂，老年患者，难治。

四十四、口疮。积热，满口生疮黄白。

四十五、走马牙疳。阳明湿毒，牙龈黑烂，脱落臭秽，顷刻沿开，穿腮破唇，走入喉中者。不治。

四十六、珍珠毒。胎热，舌上如珠，先赤紫，后白黄，疼痛。挑出血，苦茶拭净吹药，内服三黄凉膈散。

四十七、悬痈。生上颚，形如紫李，垂下抵舌，口不能言，舌不能伸，头不能低，鼻出红涕。刺破痈头出血，盐汤漱净血，吹药，内服荆防败毒散。

四十八、悬疔。火热，蒂疔忽然紫肿下垂，或偏或下，吞吐不利。不可刀刺，宜吹药，或用乌龙尾加盐(炒)，箸头点上，枕头仰卧一时。

四十九、痰泡。痰饮乘火，凝注舌下，结成泡肿，绵软不硬，有妨言语，作痛。刀刺，流出黄痰共黄渣，捺净，吹冰硼散，服二陈汤加芩、连、薄。

五十、重舌。下生小舌，久则大舌卷起疼痛，饮食不下，颏下肿硬。刺金玉二穴及小舌肿处，出血。

五十一、莲花钿舌。舌下肿，痛生五峰，三峰者轻，七峰者重。宜针两边峰上，用刀刮破，出血吹药，中峰勿针。

五十二、木舌。硬如穿山甲，见人舌做一拳，憎寒壮热，语言蹇涩。服黄连泻心汤，刀点出血，刺金津玉液。

五十三、蠓舌。因酒毒劳心郁气，舌有四眼，眼中流血者，全证也，或二三眼，生舌中，或生两旁，生七八眼者，难治。年老者不治。若有黑心者，大者用药烂去，小者用刀针挑去，先用药水洗净，然后吹药，内服三黄凉膈散，舌不柔软，疮不合口者，皆死。

五十四、脬舌。痰火犯心经，舌忽胀满，软如猪尿脬，不痛，流涎，妨言语。看舌下，如有青疮，如蟹眼，须挑破。出痰若鸡蛋清，用温汤漱净，再吹冰、硼、玄明粉，内服二陈。

五十五、重颚。舌上生疮如杨梅，作事心烦。服甘桔汤、黄连解毒汤，有痰结成硬核者，吹冰硼散，内服加味二陈汤。

五十六、雀舌。心膈蕴热，生于舌畔，割去，吹生肌散，内服三黄凉膈散。

五十七、咂舌痈。牙龈尽处，两边生痈，口臭，吐涎，舌尖短大。未破者，针去血，吹药。已成，内托。

五十八、卷舌痈。属心经风热，生舌下，或左，或右，或中，状如圆眼，或似枣核，肿痛，害言语，舌卷紫硬。刀点去血，吹药，内服黄连泻心汤。

五十九、死舌痈。热毒，舌如白苔死色，如木舌，但木舌小硬，此肿而白，刀刮去白皮，追风散加冰、麝、青皮、干姜末，满口擦之。肿甚，刺金玉出血，如五七日有脓，上下针出脓，方愈。如放脓见黑血，刺治不转色者，死。

六十、血衄。舌上如针孔，流血不止，属心火。

六十一、舌上龟纹。由思虑烦甚、少睡所致。舌痛若无皮，淡白斑细点，甚者陷路龟纹，脉虚，不渴，四物汤加知、柏、丹皮、肉桂。舌硬，柏一两，青黛三钱，桂一钱，冰二分吹。

六十二、牙痈。脾胃火大发，于牙龈生毒，如豆大，或如指大，紫肿硬痛，头项强痛，恶寒发热。将针柄捺患处，软者，是头，下刀出脓血，吹药。

六十三、牙疔。食毒秽物，毒犯阳明，生牙缝中，牙龈上高肿突起，大痛连腮，破则流血，去血后，吹药，服三黄凉膈，或千金内托。酌用。

六十四、牙宣。牙缝出血不止，上脾下胃，吐血痰至升斗者，难救。

六十五、兜腮痈。属风热温毒，生腮下两边，或一边，如口内肿，下刀去血，日久去脓。初起时，头痛寒热，服荆防败毒散。

六十六、面腮肿黑证。面黑向下肿，两边腮肿，喉中气闭。用滚过热水一盆，洗手足，见喉中出气，针少商穴，有血，可治，吹追风散于颊内，并牙尽处。

六十七、出汗生痈，同治。

六十八、伤寒八九日后喉中肿闭，热入心脾。

六十九、阴疮。生咽旁左右，风湿郁结而成，煎炒炙煿所致。用滚过热水。不时洗手足，内服二陈。

七十、喉肿。脾经大毒，因酒后行房，酒气不流，聚结喉根，不速治，毒闭即死。先去痰涎吹药。

七十一、锁喉痈。心与小肠之火，发于听会之端，注于悬膺之侧，初如疬，不能饮食，闭塞难通，红肿发热，渐次溃脓。软而胀痛者针之。初起外用蜒蚰、麝、冰杵敷，内服当归连翘散，内闭牛黄清心丸，日久千金内托散。

七十二、蛤蟆瘟。是传染毒，两目鼻面肿乃阳明，头角两耳肿属少阳。

凡针家，须知舌下三筋，伤之出血不止。除三筋外，见有肿紫处，亦宜针出血，岂专执金津玉液二穴哉！

按：咽喉七十二种，有焦氏本、吴氏本、张氏本，证治各家不同，此与焦氏本，大同小异，阅者须在异处著脉。尚有铁崖道人咽喉七十二种，口齿七十二种，容俟续梓。

喉科金钥全书

卷上：喉病经脉循行考：十二经脉惟足太阳脉主表，别下项，余皆内循于喉，足太阴脾脉挟咽，足少阴肾脉上通于心，循喉咙，系舌本；足厥阴肝脉循喉咙之后，足阳明胃为水谷之海，其气直透咽喉而上蒸于肺，肺与大肠相表里？是手足阳明之浊气皆足以犯肺。肺之总系即喉管也。手少阳三焦相火挟厥阴心包，风木相煽，君火亦因之而动，上焦之火，皆喉病之原因。惟阴火上攻，由于肾有虚有实，不得概从，断如其人真阴亏损，龙雷飞越，火无所归，非壮水不可；真阳虚竭，火不化气，非温补命门不可。此经文所以有上病下取之说。

喉病下寒上热考：坎中之阳，水中之火也。此火上生胃土，腐化水谷，水谷之精华散布诸经，生养气血，富贵人日餍甘脆肥浓，膏粱醉饱，贫贱人日啖生冷腐臭、尘饭涂羹，皆足以伤胃气。土为火之子，子能令母衰，母子俱败，则下焦必有履霜坚冰之渐，寒与湿并，积久而为蒸，六淫之邪，无时不有，无处不有，随风入隙，乘人之虚，邪从口鼻两道而入，先犯脑顶，次踞咽喉，用其压力挟藏府风火之气，直犯阳明，加以胃府湿热熏蒸，肺脏之焦灼异常概可想见，此喉病之所由起也。人第知肺之灼，而不知由于胃之蒸，人即知胃之蒸，而不知由于下焦之寒，下焦寒凝，胃气升降不灵，终日熏蒸于肺，靡有纪极，误表则上焦愈炽，误下则下焦愈危，独有养阴保肺，引火下行一法极为稳妥，由上焦引至中焦，由中焦引至下焦，使邪火从肠胃膀胱化出，斯万全之策也。风火蛾喉与实火白喉一律参看虚寒喉痹，不在此例。

喉病在气在血考：喉病作痛有在气在血之分者，言邪乘人之虚而入也，其人气虚则邪先伤气，其人血虚则邪先伤血，此理易明，顾何以知痛在气分乎，曰上午痛下午减，痛在气分，热为虚热，寒为虚寒，治主补中益气。又何以知痛在血分乎，曰下午痛子时减，痛在血分，虚热养阴补血，虚寒温肾壮阳，杂证仿此。

卷下：

实火门：风火喉痹肿痛，或双单喉蛾，或喉痈，或真缠喉风，或头面腮颈肿大瘟证，自初起以至危急，或因误治危险，及杨梅丹毒上攻咽喉，主治方略。

虚火门：阴虚火浮喉痛，龙雷不安，或肿，或不肿，或甚痛，不甚痛，非蛾非风，似火非火，似疫非疫主治方略。

喉科秘诀

卷上·附风热喉辨方：风热喉初起，牙关强闭，头面则肿，咽津则碍，憎寒壮热，属肝胆之经，生发顶鹅，双单鹅，每日宜用真喉末吹二三次，每次三匙，内服泻肝通圣散一剂，以泻为度。如不泻，连进几次，用消风活血汤数剂，若泻后，对时不宽，急用三棱针刺去鹅顶毒血，只三五针。随后又点药末。若喉紧急，即以针刺毋待，次日活法行之，此乃肝胆经症。牙关闭疼，壅盛而死，或改用皮硝散急吹用之。

附积热喉辨方：积热喉初起，多有夜半睡觉，咽津碍气，牙关强而不开，鼻气觉有些烧，痰涎壅粘，壮热多，憎寒少。此症属心经三焦之火，生发顶，双单鹅亦宜。每日吹真喉末二三次，每次三匙，出痰多效。内用泻心通圣散一剂，次用清膈凉血汤数剂。若泻心通圣散服后大泻，不用多服。若无多泻，再进本药一剂，方可吹药。一日不宽，急用三棱针刺去鹅顶毒血，三五针。吹喉药，点之毋得迟延。日久自溃烂变成牙疳，虽不至死，臭恶半年不愈。故当速治。又恐延迟日久，兼胃虚之人，毒攻心胃，可谓快杀。此宜深察趋行，勿怠也。

附痰热喉辨方：痰热喉初起，不常有。痰粘，咽吐津，咽干，得茶汤润而出之。无触不患，过适口热物，饮食过伤，火动击搏，致令不清，而成喉痛。痰涎大多，亦略憎寒壮热，生发顶双单鹅。症属肺胃之经，每日宜用真喉末吹二三次，内服消痰降火汤数剂。大便秘结用通利散三匙温服，然后服消痰降火汤。若热盛，用防风通圣散一剂，亦可随症用之。

附虚热喉辨方：虚热喉初起，其势不急，微微缓缓，咽津觉得干燥，吞气些碍，无鹅无肿，满喉或红或紫，此乃命门相火上冲为害，症属肾水枯竭，命门相火煎急肾阴，不能降之。故虚火冲喉，微碍痛，不恶寒，独怕热。不宜吊药，恐损津液，无益反损。只宜含生津润肺丸，缓咽下，并服滋阴降火汤数剂为善，不宜针吊吹药。

喉舌备要秘旨

喉科辨证·辨阳喉症诀：夫阳喉者，阳气发显于外也。其色红，其气滚热，其舌强硬，其胸紧气急，大便坚硬，小便涩数，其面必红，其内外红肿之处必大热，其口气必滚热而臭，其眼内必红，其喉镜内必起红丝线经络，其口唇必红而粗厚，其阳分发热潮热必甚，其痰涎壅甚，其言语雄壮，其声怒，则其症实乃阳喉也。可用清心平肝泻脾寒凉之药治之。

辨阴喉症诀：夫阴喉者，阴气伏藏于内也。其色青白黄，其气温凉，其舌软必卷缩，其胸宽，其大小便自通利，其面色青黄，其内外肿处青，亦复温凉本色，其眼黄，其喉镜内色淡，其舌色白黄，其阴分潮热，或微寒微热，其痰涎少，其声温和，其症则虚，是乃阴喉也。不可太用寒凉之药，宜重用元参泻虚火为主。

治咽喉辨论：夫咽喉之症，皆由五脏六腑发来。脏腑生病，其形色见于咽喉，腑中以内者谓之咽，腑中以外者谓之喉，咽喉形色各有阴阳，虚实之毒，卒然发起，牙关紧急，痰涎壅盛，气出不收，朝发夕死，是乃急症。医者不明，往往谓此为痰热，孰不知有阴阳虚实之分。外症为阳，内症为阴，虚则温之，实则泻之，有热去热，有风去风，有毒解毒，有膜去膜，有痰化痰，有涎去涎，关闭用开关药，至内面红黄白烂点，可用药散吹之，外面红肿结核，则用药散敷，结核成脓用针刺，审症用药勿慌忙。此真口诀也。

论分经治喉症药性：泻心火用黄连；泻肺火用黄芩；脾火须用芍药；胃火定宜石膏；柴胡泻平肝火；知母泻平肾火；木通泻平小肠之火；黄柏泻膀胱火；大黄泻大肠火；屈抑之火，生栀为君；浮游之火，元参为妙。

上焦有热，黄芩、赤芍；中焦有热，黄连、栀子；下焦有热，黄柏、知母。上焦有寒，麻黄、桂枝；中焦有寒，肉桂、干姜；下焦有寒，附子、沉香。栀子、黄连、麦冬、犀角，俱清心。黄芩、桑皮、羚羊，俱清肺。柴胡、白芍、胆草、青黛，俱平肝。知母、黄柏，泻肾火。白芍、石膏、黑栀、甘草，俱泻脾火。连翘、牛蒡能解毒。黄芩、花粉能解痰涎。防风、荆芥、薄荷、秦艽、羌活，俱祛风除湿，退潮热，化痰。口苦用胆草，口渴葛根。提毒用升麻。去膜用蝉蜕。凉血须生地。血中伏火丹皮、泽泻。去口臭人中黄。痰盛牛黄。开关僵蚕、全蝎。载药上浮，能达气而下行者惟桔梗。止热嗽，黄芩、桑皮。止风咳，麻黄、杏仁。止痰嗽，贝母、连翘。止虚咳，阿胶、白醋。能解咽喉诸毒，射干、豆根。能和诸药，解百毒甘草。排脓白芷、南星。发散荆皮、独活。打穿出脓则穿山甲。

二、喉痹　烂喉痹　咽痛　咽干

此内容包括各种喉痹、咽肿、咽痛、咽干、咽燥、嗌肿、嗌痛、嗌干、嗌燥、咽喉肿痛，以及帝中风、雍垂长等。

素问

阴阳别论：一阴一阳结，谓之喉痹。

诊要经终论：厥阴终者，中热嗌干，善溺心烦，甚则舌卷，卵上缩而终矣。

热论：伤寒……四日太阴受之，太阴脉布胃中络于嗌，故腹满而嗌干。五日少阴受之，少阴脉贯肾络于肺，系舌本，故口燥舌干而渴。

咳论：心咳之状，咳则心痛，喉中介介如梗状，其则咽肿、喉痹。

痹论：心痹者，脉不通，烦则心下鼓，暴上气为喘，嗌干，善噫，厥气上则恐。

厥论：手心主少阴厥逆，心痛引喉，身热，死不可治……手阳明少阳厥逆，发喉痹，嗌肿，痓，治主病者。

脉解：厥阴……所谓甚则嗌干热中者，阴阳相薄而热，故嗌干也。

骨空论：督脉者……其少腹直上者，贯脐中央，上贯心，入喉，上牙颐环唇，上系两目之下中央，此生病……嗌干。

缪刺论：邪客于手少阳之络，令人喉痹舌卷，口干心烦，臂外廉痛，手不及头，刺手中指次指爪甲上，去端如韭叶，各一痏，壮者立已，老者有顷已，左取右，右取左，此新病，数日已。

邪客于足少阴之络，令人嗌痛，不可内食，无故善怒，气上走贲上，刺足下中央之脉各三痏，凡六刺，立已，左刺右，右刺左。嗌中肿，不能内唾，时不能出唾者，刺然骨之前，出血立已，左刺右，右刺左。

气交变大论：岁火太过，炎暑流行，肺金受邪，民病……嗌燥耳聋。

五常政大论：太阳司天，寒气下临，心气从上，而火且明……胜则水冰，火气高明，心热烦，嗌干善渴，鼽嚏，喜悲数欠。

六元正纪大论：凡此阳明司天之政，……民病咳嗌塞，……四之气，寒雨降。病暴仆，振栗谵妄，少气嗌干引饮，及为心痛痈肿疮疡疟寒之疾，骨痿血便。

凡此少阳司天之政，气化运行先天……二之气，火反郁……其病热郁于上，咳逆呕吐，疮发于中，胸嗌不利，头身热痛，昏愦脓疮。

凡此少阴司天之政，气化运行先天……水火寒热持于气交而为病。始也热病生于上，清病生于下，寒热凌犯而争于中，民病咳喘，血溢血泄鼽嚏，目赤眦疡，寒厥入胃，心痛腰痛，腹大嗌干肿上……四之气，溽暑至，大雨时行，寒热互至。民病寒热，嗌干黄瘅，鼽衄饮发。

金郁之发……民病咳逆，心胁满痛引少腹，善暴痛，不可反侧，嗌干面尘色恶。

木郁之发……民病……鬲咽不通，食饮不下，甚则耳鸣眩转，目不识人，善暴僵仆。

少阳所至为喉痹耳鸣呕涌。

至真要大论：岁太阴在泉，草乃早荣，湿淫所胜……民病饮积，心痛，耳聋浑浑焞焞，嗌肿喉痹。

岁阳明在泉，燥淫所胜……民病喜呕，……甚则嗌干面尘。

岁太阳大泉，寒淫所胜……民病……嗌痛颔肿。

厥阴司天，风淫所胜……民病……鬲咽不通，饮食不下，舌本强，食则呕……病本于脾。

少阴司天，热淫所胜……民病胸中烦热，嗌干……病本于肺。

阳明司天，燥淫所胜……民病……嗌干面尘腰痛……病本于肝。

太阳司天，寒淫所胜……民病……善噫嗌干……病本于心。

厥阴之胜，耳鸣头眩，愦愦欲吐，胃鬲如寒……甚则鬲咽不通。

太阴之胜，火气内郁……甚则心痛热格，头痛喉痹。

阳明之胜，清发于中……内为嗌寒……胸中不便，嗌塞而咳。

少阴之复，懊热内作，烦躁鼽嚏，火见燔焫，嗌燥……暴瘖心痛。

少阳之复，大热将至……火气内发……嗌络焦槁，渴引水浆。

少阳司天，客胜则……呕逆喉痹，头痛嗌肿，耳聋血溢。

阳明司天，清复内余，则咳衄嗌塞，心鬲中热。

太阳司天……主胜则喉嗌中鸣。

著至教论：三阳者，至阳也，积并则为惊，病起疾风，至如礔砺，九窍皆寒，阳气滂溢，干嗌喉塞。

阴阳类论：一阴一阳代绝，此阴气至心，上下无常，出入不知，喉咽干燥，病在土脾。

灵枢

终始：厥阴终者，中热嗌干，喜溺心烦，甚则舌卷卵上缩而终矣。

经脉：大肠手阳明之脉……是主津液所生病者，目黄口干，鼽衄，喉痹。

胃足阳明之脉……是主血所生病者……颈肿喉痹。

心手少阴之脉……是动则病嗌干心痛，渴而欲饮。

小肠手太阳之脉……是动则病嗌痛颔肿。

肾足少阴之脉……是主肾所生病者，口热舌干，咽肿上气，嗌干及痛。

三焦手少阳之脉……是动则病耳聋浑浑焞焞，嗌肿喉痹。

肝足厥阴之脉……是动则病……嗌干，面尘脱色。

足阳明之别，名曰丰隆……其病气逆则喉痹瘁瘖。

热病：喉痹舌卷，口中干，烦心心痛，臂内廉痛，不可及头，取手小指次爪甲下，去端如韭叶。

杂病：嗌干，口中热如胶，取足少阴。

本藏：肺大则多饮，善病胸痹喉痹逆气。肝大则逼胃迫咽，迫咽则苦膈中，且胁下痛。

伤寒论

二十九条：伤寒脉浮，自汗出，小便数，心烦，微恶寒，脚挛急，反与桂枝欲攻其表，此误也，得之便厥，咽中干，烦躁吐逆者，作甘草干姜汤与之，以复其阳。

三十条：问曰：证象阳旦，按法治之而增剧，厥逆，咽中干，两胫拘急而谵语。师曰，言夜半手足当温，两脚当伸，后如师言，何以知此？答曰：寸口脉浮而大，浮为风，大为虚，风则生微热，虚则两胫挛，病形象桂枝，因加附子参其间，增桂令汗出，附子温经，亡阳故也。厥逆咽中干，烦躁，阳明内结，谵语烦乱，更饮甘草干姜汤……。

八十三条：咽喉干燥者，不可发汗。

一百一十五条：脉浮热甚，而反灸之，此为实，实以虚治，因火而动，必咽燥吐血。

一百四十条：太阳病，下之，其脉促，不结胸者，此为欲解也。脉浮者，必结胸；脉紧者，必咽痛；脉弦者，必两胁拘急；脉细者，头痛未止……。

一百八十九条：阳明中风，口苦咽干，腹满微喘，发热恶寒，脉浮而紧。若下之则腹满小便难也。

一百九十八条：阳明病，但头眩不恶寒，故能食而咳，其人咽必痛。若不咳者，咽不痛。

二百二十一条：阳明病，脉浮而紧，咽燥口苦，脐满而喘，发热汗出，不恶寒反恶热，身重……栀子豉汤主之。

二百六十三条：少阳之为病，口苦咽干目眩也。

二百八十三条：病人脉阴阳俱紧，反汗出者，亡阳也。此属少阴，法当咽痛而复吐利。

三百一十条：少阴病，下利咽痛，胸满心烦，猪肤汤主之。

三百一十一条：少阴病，二三日咽痛者，可与甘草汤；不差，与桔梗汤。

三百一十三条：少阴病，咽中痛，半夏散及汤主之。

三百一十七条：少阴病，下利清谷，里寒外热，手足厥逆，脉微欲绝，身反不恶寒，其人面色赤，或腹痛，或干呕，或咽痛，或利止脉不出者，通脉四逆汤主之。

三百二十二条：少阴病，得之二三日，口燥咽干者，急下之，宜大承气汤。

三百三十四条：伤寒先厥后发热，下利必自止，而反汗出，咽中痛者，其喉为痹。发热无汗，而利必自止；若不止，必便脓血，便脓血者，其喉不痹。

金匮要略

肺痿肺痈咳嗽上气病脉证并治：火逆上气，咽喉不利，止逆下气者，麦门冬汤主之。

脉经

卷二·平人迎神门气口前后脉第二：肺大肠俱实：右手寸口气口以前脉阴阳俱实者，手太阴与阳明经俱实也，病苦头痛目眩，惊狂喉痹痛，手臂倦，唇吻不收。

脾胃俱实：右手关上脉阴阳俱实者，足太阴与阳明经俱实也。病苦脾胀腹坚，抢胁下痛，胃气不转，大便难，时反泄利，腹中痛，上冲肺肝，动五脏，立喘鸣，多惊，身热，汗不出，喉痹，精少。

卷八·平腹满寒疝宿食脉证第十一：寸口脉浮而滑，头中痛，趺阳脉缓而迟，缓则为寒，迟则为虚，虚寒相搏，则欲食温，假令食冷，则咽痛。

针灸甲乙经

卷十二·手足阳明少阳脉动发喉痹咽痛：喉痹不能言，取足阳明；能言，取的阳明。

喉痹，完骨及天容、气舍、天鼎、尺泽、合谷、商阳、阳溪、中渚、前谷、商丘、然谷、阳交悉主之。

喉痹咽肿，水浆不入下，璇玑主之。

喉痹食不下，鸠尾主之。

喉痹咽如哽，三间主之。

喉痹不能言，温溜及曲池主之。

喉痹气逆……喉咽如扼状，行间主之。

咽中痛，不可内食，涌泉主之。

诸病源候论

卷三十·唇口病诸候·悬雍候：悬雍为音声之关也，喉咙气之所上下，五脏六腑有伏热，上冲于喉咽，热气乘于悬雍，或长或肿。

卷三十·唇口病诸候·喉咽垂倒候：喉咙者，气之所上下也，五脏六腑呼吸之道路，府藏有风邪，热气上冲咽喉，则肿垂，故谓之垂倒。

卷三十·喉心胸病诸候·喉痹候：喉痹者，喉里肿塞痹痛，水浆不得入也。人阴阳之气出于肺，循喉咙而上下也。风毒客于喉间，气蕴积而生热，致喉肿塞而痹痛。脉沉者为阴，浮者为阳，若右手关上脉阴阳俱实者，是喉痹之候也。亦令人壮热而恶寒，七八日不治则死。

养生方导引法云：两手拓两颊，手不动搂肘，使急，腰内亦然；住定，放两肋，头向外，肘髆腰气散尽势，大闷始起，去七通，去喉痹。

又云：一手长舒，合两掌仰，一手捉颏，挽之向外，一时极势二七，左右亦然，手不动，两向侧势，急挽之二七，去颈骨急强，头风脑眩，喉痹，髆内冷注偏风。

卷三十·喉心胸病诸候·马喉痹候：马喉痹者，谓热毒之气，结于喉间，肿连颊而微壮热，烦满而数吐气，呼之为马喉痹。

卷三十·喉心胸病诸候·喉咽肿痛候：喉咽者，脾胃之候，气所上下。脾胃有热，热气上冲，则喉咽肿痛。夫生肿痛者，皆挟热则为之。

卷三十·喉心胸病诸候·咽喉不利候：府藏冷热不调，气上下哽塞涩，结搏于喉间，吞吐不利，或塞或痛，故言喉咽不利。

卷三十九·妇人杂病诸候:喉痛候:喉痛者,风热毒客于其间故也。十二经脉,有循颊喉者,五脏在内,而经脉循于外,脏气虚,则经络受邪,邪气搏于脏气,则生热,热乘其脉,而搏咽喉,故令喉痛也。

卷四十三·妇人妊娠病诸候:妊娠咽喉身体著毒肿候:毒肿者,是风邪厉毒之气,客入肌肉,搏于血气,积聚所成。然邪毒伤人,无有定处,随经络虚处,而留止之。故或著身体,或著咽喉。但毒之所停,则血否涩,血气与邪相搏,故成肿也。其毒发于身体,尤为小缓,若著咽喉最急,便肿塞痹痛,乃至水浆不通,毒入攻心,心烦闷。妊娠者,尤宜急救,不尔,子母俱伤也。

卷四十五·小儿杂病诸候:伤寒咽喉痛候:伤寒是寒邪客于皮肤,搏于血气,使腠理闭密,气不宣泄,蕴积生热,故头痛体疼壮热。其咽喉痛者,是心胸热盛,气上冲于咽喉,故令痛。苦挟毒,则喉痛结肿,水浆不入,毒还入心,烦闷者死。

卷四十八·小儿杂病诸候:喉痹候:喉痹,是风毒之气客于咽喉之间,与血气相搏,而结肿塞,饮粥不下,乃成脓血。若毒入心,心即烦闷懊侬,不可堪忍,如此者死。

马痹候:马痹与喉痹相似,亦是风热毒气,客于咽喉颔颊之间,与血气相搏,结聚肿痛,其状从颔下肿连颊下,应喉内肿痛塞,水浆不下;甚者脓溃,毒若攻心,则心烦懊侬闷致死。

扁鹊心书

卷中·喉痹　此病由肺肾气虚,风寒客之令人颐颔粗肿,咽喉闭塞,汤药不下,死在须臾者,急灌黄药子散,吐出恶涎而愈。此病轻者治肺,服姜附汤,灸天突穴五十壮,亦好;重者服钟乳粉,灸关元穴,亦服姜附汤。

治验

一人患喉痹,痰气上攻,咽喉闭塞,灸天突穴五十壮,即可进粥,服姜附汤,一剂即愈,此治肺也。

一人患喉痹,颐颔粗肿,粥药不下,四肢逆冷,六脉沉细,急灸关元穴二百壮,四肢方暖,六脉渐生,但咽喉尚肿,仍令服黄药子散,吐出笛痰一合乃愈,此治肾也。

一人患喉痹,六脉细,余为灸关元二百壮,六脉渐生,一医曰:此乃热证,复以火攻,是抱薪救火也,遂进凉药一剂,六脉复沉,咽中更肿。医计穷,用尖刀于肿处刺之,出血一升而愈。盖此证忌用凉药,痰见寒则凝,故用刀出其肺血,而肿赤随消也。

备急千金要方

卷六下·七窍病下·喉病:凡卒喉痹不得语,服小续命汤加杏仁。

喉咙者,脾胃之候。若脏热,喉则肿塞,神气不通,乌翣膏主之。方:生乌翣十两,升麻三两,羚羊角二两,蔷薇根切一升,艾叶六铢生者尤佳,芍药二两,通草二两,生地黄切五合,猪脂二斤。上九味,㕮咀,绵裹,苦酒一升,淹浸一宿,内猪脂中,微火煎,取尽酒尽,膏不鸣为度,去滓,薄绵裹膏似大杏仁,内喉中,细细吞之。

喉肿胸胁支满,灸尺泽百壮。

喉痹,刺手小指爪纹中,出三大豆许血,逐左右刺,皆须慎酒、面、毒物。

千金翼方

卷二十六·针灸:喉痹,针两手小指爪文中出血三大豆许即愈。左刺左,右刺右。

咽喉酸辛,灸少冲七壮,雀矢大注。

神门合谷,主喉痹心烦。

太平圣惠方

卷三十五·治咽喉肿痛诸方:夫咽喉者,为脾胃之候,气所上下。脾胃有热,则热气上冲,致咽喉肿痛。夫生肿痛者,皆挟热所为也。若风毒结于喉间,其热盛,则肿塞不通,而水浆不入,便能杀人。脏腑气微,热气上冲,咽喉亦能肿痛,若不早治,即渐至闭塞也。

卷三十五·治喉痹诸方:夫喉痹者,为喉里肿塞痹痛,水浆不得入也。人阴阳之气出于肺,循喉咙而上下也,风毒客于喉间,气结蕴而生热,故喉肿塞而痹痛也。其脉沉者为阴,浮者为阳。若右手关上脉,阴阳俱实者,是喉痹之候也,亦令人壮热而恶寒,若七八日不治,必至危殆也。

卷三十五·治咽喉不利诸方:夫脏腑冷热不调,气行上下,哽涩结搏于喉间,吞吐不利,或寒或壅,故咽喉不利也。

卷三十五・治咽喉风毒肿痛诸方：夫咽喉者，气液之通流，肺脾之道路，呼吸出入，水谷往来，莫不自于咽喉也。若阴阳不调，肺脾壅滞，风邪搏于经络，伏留于上焦，攻注咽喉，结聚肿痛，故名风肿也。

卷三十五・治咽喉卒肿痛诸方：夫咽喉卒肿痛者，由人脏腑充实，脾肺暴热之所致也。或有服饵丹石，毒气在脏，熏蒸上焦，而又多食炙煿热酒，冲于脾肺，致胸膈壅滞，气道否涩，热毒之气，不得宣通，故令咽喉卒肿痛也。

卷三十五・治咽喉疼痛诸方：夫咽喉者，气之所通流，呼吸之道路。若风邪热气，搏于脾肺，则经络痞涩不通利，邪热攻冲，上焦壅滞，故令咽喉疼痛也。

卷三十五・治咽喉干痛诸方：夫咽喉者，气液之往来，水谷之道路。若风邪结热居脾，邪蕴积在脏，不能消散，则上焦烦热，故令咽喉干痛也。

卷三十五・治马喉痹诸方：夫马喉痹者，谓热毒之气，结于喉间，肿连颊骨，微壮热，烦满而数吐气，呼之为马喉痹也。

卷三十五・治悬壅肿诸方：夫悬壅者，为音声之关也，喉咙者，气之所上下也。五脏六腑，若有伏热，上冲于咽喉，则热气乘于悬壅，故令或长或肿也。

卷八十九・治小儿喉痹诸方：夫小儿喉痹者，是风热之气，客于喉咽之间，与血气相搏，而结肿痛，甚者肿塞，饮粥不下，乃成脓血。若毒入于心，心烦闷，懊侬不可堪忍，如此者死也。

圣济总录

卷三十・伤寒咽喉痛：论曰伤寒咽喉痛者，少阴受邪，邪毒壅遏于上焦，微则咽喉发痛，甚则痛而生疮。又伤寒过经，邪热内盛，熏于上焦，亦令人咽喉肿痛，各随其证，以法治之。

卷一百二十二・喉痹：论曰喉痹谓喉里肿塞痹痛，水浆不得入也，治稍缓杀人，盖由脾肺不利，蕴积热毒，外犯寒邪，二经壅热，结于喉间，痹而不通，其状身热恶寒，治法有先针而后药者，可谓知急先务矣。

卷一百二十二・咽喉肿痛：论曰足太阴之脉，属脾络胃，上膈挟咽，连舌本，足阳明之脉，其支者，从大迎前，下人迎，循喉咙。是知喉咽者，脾胃之候也。脾胃有热风毒乘之，其气上冲，经络胥应，故喉咽为之肿痛，甚则水浆不下，便能杀人。其候有使人寒热，似伤寒者，宜急治之。

卷一百二十二・咽喉卒肿痛：论曰咽喉卒肿痛者，脾肺暴热，胸膈壅滞，上攻咽喉，故发肿痛也，亦有服饵丹石过度，毒气在胃，多嗜五辛酒面，冲于脾肺，皆致斯疾，源虽不同，其为热则一。

卷一百二十三・悬痈肿：论曰喉咙者，呼吸之道路，气之所上下也，悬痈为音声之关，脏腑有伏热，气上攻冲喉咽，气血壅遏，结于悬痈，毒气不散，故肿痛妨闷，甚者或长数寸，随喉出入，不得食息，宜急治之。

卷一百二十二・马喉痹：论曰马喉痹之状，势如奔马，喉间痹痛，肿连颊骨，壮热烦满，数数吐气者是也，此盖脾肺不利，热毒攻冲，发于咽喉所致。

卷一百二十三・咽干：论曰，脾肺不利，上焦有热，则津液枯燥，搏于喉咽，故令干痛，甚则生疮。

卷一百八十・小儿喉痹：论曰喉痹之病，喉中肿塞痹痛，水饮不下，呼吸有妨，寒热往来，得之风热客于脾肺，熏发咽喉，小儿纯阳，尤多是疾。若不速治，毒邪入心，则烦闷懊侬，立致危殆。

卷一百八十一・小儿咽喉诸病：论曰咽喉者，肺脾经所主也。小儿肺脾有热，蕴积上焦，熏发喉间，故令咽喉赤肿，吞吐不利。或塞或壅，憎寒壮热，咳嗽痰涎，是其候也。昔人谓脏热则咽门肿而闭塞，岂虚言哉。

素问玄机原病式

六气为病・火类：喉痹，痹，不仁也，俗作闭。犹闭塞也。火主肿胀，故热客上焦，而咽嗌肿胀也。

儒门事亲

卷三・喉舌缓急砭药不同解：大抵治喉痹，用针出血。最为上策。但人畏针，委曲旁求，瞬息丧命。凡用针而有针创者，宜捣生姜一块，调以热白汤，时时呷之，则创口易合。《铜人》中亦有灸法，然痛微者可用，病速者，恐迟则杀人。故治喉痹之火，与救火同，不容不待。

金匮钩玄

喉痹：大概多是痰热也，只以桐油吐之。或用射干逆流水吐。

又方:用李实根皮一片噙口内,更用李实根碾水敷项上,一遭立效,新采园中者。

丹溪心法

卷四·缠喉风喉痹:喉痹,大概多是痰热,重者用桐油探吐。一方,射干,逆流水吐之。又方,李实根皮一片,噙口内,更用李实根研水敷项上一周遭(用新采园中者)。

治咽喉,用倒滴刺根净洗,入些少好酒同研,滴入喉中,痛立止。

喉痹风热痰,先以千缗汤,后以四物加黄芩、知母,养阴则火降。又方,猪牙皂角为末,和霜梅噙。又方,木鳖子用盐水浸,噙一丸。又方,茜草一两,一服,降血中之火。又方,焰硝半钱,枯矾半钱,硇砂一钱为末,杜仲、牛膝捣汁调。

喉痛,必用荆芥。阴虚火炎上,必用玄参。又喉痹,陈年白梅,入蚰蜒令化,噙梅于口中。

丹溪治法心要

卷六·咽喉:喉痹大概多是痰热,治以李实根一片,噙口内,更用李实根研水,敷项上一遭,立有效。李实根须新采园中者,重者,用桐油探吐之。一用射干、逆流水吐。缠喉风属痰热,宜用桐油以鹅翎探吐之。治咽痛,荆芥、当归、桔梗、甘草,煎汤嗽服。喉干燥痛,四物汤加桔梗、荆芥、黄柏、知母,立已。咽喉热痛,甘桔汤加荆芥。有热加黄芩、枳壳,半边头痛,鼻流不绝,咽痛,甘桔汤加荆芥、薄荷、枳壳、麻黄,服后汗而解。在半边肿者加紫苏;冬月风寒,郁在半边。

口齿类要

喉痹诸症:喉痹谓喉中呼吸不通,语言不出,而天气闭塞也;咽痛嗌痛者,谓咽喉不能纳唾与食,而地气闭塞也;喉痹咽嗌痛者,谓咽喉俱病,天地之气皆闭塞也。当辨内外表里虚实而治之。若乡村所患相同者,属天行运气之邪,治法当先表散。大忌酸药搽点寒药下之,恐郁其表于内,而不得出也。其病有二:其一属火。经云:少阳所到为喉痹。又云:少阳同天之政,三之气,炎暑至民病喉痹,用仲景桔梗汤。或面赤斑者属阳毒,用阳毒诸方汗之可也。其二属阴湿。经云:太阴之盛,火气内郁成喉痹。又云:太阴在泉,湿淫所胜,病嗌肿喉痹,用活人半夏桂枝甘草汤。或面青黑者,属阴毒,用阴毒法可汗之。

保婴撮要

卷十三·喉痹:小儿喉痹,因膏粱积热,或禀赋有热,或乳母七情之火,饮食之毒,当分其邪蓄表里,与症之轻重,经之所主而治之。若左腮色青赤者,肝胆经风热也,用柴胡栀子散。右腮色赤者,肺经有热也,用泻白散。额间色赤者,心与小肠经热也,用导赤散。若兼青色,风热相搏也,用加味逍遥散。鼻间色黄,脾胃经有热也,用泻黄散。若兼青色,木乘土位也,用加味逍遥散。兼赤色,心传土位也,用柴胡栀子散。颏间色赤,肾经有热也,用地黄丸。凡此积热内蕴,二便不通者,当疏利之;风邪外客而发寒热者,当发散之;外感风邪,大便闭结,烦渴痰盛者,当内疏外解。若因乳母膏粱积热者,母服东垣清胃散。若因乳母恚怒肝火者,母服加味逍遥散。若禀赋阴虚者,儿服地黄丸。大概当用轻和之剂,以治其本。切不可用峻利之药,以伤真气也。

古今医统大全

卷六十五:喉痹之病属痰属火属风三者而已。喉为饮食之关所系,病喉痹,多起饮酒太过,辛辣肥甘之毒郁积壅滞,为痰生热,热生风,呕吐咯咳伤咽系,枯槁饮食不下。甚者痰塞,不通声而速死,故曰锁喉。

伤寒热病喉痹治各不同。庞氏曰:经云伏气之病,古方谓之肾伤寒,谓非时有暴寒中人,伏毒气于少阴经,始初不病,旬月乃发,脉微弱,法当以伤寒治,非喉痹之病也,次必下利。一种天行时瘟,咽痛项肿,名曰虾蟆瘟,又名鸬鹚瘟。此证亦甚凶恶,十不救一二。凡此,宜于各类求之。东垣有普济消毒饮,治瘟喉痹百发百中,速效。

阴证下虚亦令喉痹。经曰:阴病极有虚火,喉痹,此多不治。治法即蜜附子是也。

脉侯:两寸脉浮洪而溢者,喉痹。脉微而伏者,不治。喉痹,脉沉者为阴,浮者为阳。右手关上脉阴阳俱实者,是喉痹之候也,亦令人壮热而恶寒,七八日不治则死。

治法:治喉痹大概降火清痰。子和云:喉痹病,大概痰火所致,急者宜吐痰,后复下之,上下分消而愈。又甚者,以针刺去血,然后用药吐下,此为治之上策。若人畏委曲旁求,瞬息丧命。治喉痹之火,与救火同,不容少待。《内经》云:火郁发之。发,散也,故云吐中有发散之义。出血者,亦发散之端也。治斯疾者,毋执缓方、小方而药之，曰吾药乃王道，不动脏腑。又如于出血，若幸遇疾之轻者而获愈，疾之重者循死矣，岂非误杀也耶?

吐法治喉痹最效。凡喉痹甚者、重者，宜用吐法，或用桐油，或灯油脚，以鹅翎探吐之。轻者用新取园中李实根煎汤噙之，更研烂敷顶上。或用射干，捣逆流水吐之。缠喉急证，皆属痰热，又宜探吐之。白矾、胆矾吹入喉中，吐痰极速。喉痹，微者以酸软之，甚者以辛散之；痰结者吐之，甚而急者砭出血之；人火以凉治之，龙火以火逐之。

导引：治喉痹，就令患人将手大拇指第二节屈膝，急令张口，勤勤紧咬，其气通畅，血丝自散，肿亦消矣。

医学纲目

卷十五・咽喉・喉痹：凡经云喉痹者，谓喉中呼吸不通，言语不出，而天气闭塞也；云咽痛云嗌痛者，谓咽喉不能纳唾与食，而地气闭塞也；云喉痹咽嗌痛者，谓咽喉俱病，天地之气并闭塞也。盖病喉痹者，必兼咽嗌痛，病咽嗌痛者，不能兼喉痹也。喉痹恶寒，及寸脉小弱于关尺者，皆为表证，宜甘桔汤，半夏桂枝甘草汤，详寒热发散之。若水浆不得入口者，用解毒雄黄丸四、五粒，以极酸醋摩化灌入口内，吐出浓痰，却服之，间以生姜自然汁一蚬壳噙下之，神效。按喉痹恶寒者，皆是寒折热，寒闭于外，热郁于内，姜汁散其外寒，则内热得伸而愈矣，切忌胆矾酸寒等剂点喉，反使其阳郁结不伸；又忌硝黄等寒剂下之，反使其阳下陷于里，则祸不旋踵矣。

喉痹，乡村病皆相似者，属天行运气之邪，治必先表散之，亦大忌酸药点之，寒药下之。郁其邪于内，不得出也，其病有二。其一属火。经云：少阳所至为喉痹。又云：少阳司天之政，三之气，炎暑至，民病喉痹。治宜仲景桔梗汤，或面赤斑者，属阳毒，宜阳毒诸方汗之。其二属湿。经云：太阴之胜，火气内郁喉痹。又云：太阴在泉，湿淫所胜，病嗌肿喉痹。治宜活人半夏桂枝甘草汤，或面青黑者，属阴毒，宜阴毒诸方汗之。

急喉痹，其声如鼾，有如痰在喉间者，此为肺绝之候，速宜参膏救之。用姜汁、竹沥放开服，如未得参膏，或先煎独参汤救之。服早者，十全七八，次则十全四五，迟则十不全一也。

《内经》刺灸喉痹法有四。今以经脉所过，咽喉取之验者，及他病相干，而致喉痹取之者，通六经也。其一，取手足阳明。经云：喉痹不能言，取足阳明。能言，取手阳明。又云：胃足阳明脉，从大迎前下人迎，附循喉咙。所生病者颈肿喉痹，视盛虚热寒陷下取之。又云：足阳明之别名曰丰隆，去踝八寸，别走太阴。其病气逆则喉痹卒喑，取之所别也。又曰：大肠手阳明脉，所生病者喉痹，视盛虚热寒陷下取之也。其二：取手少阳。经云：三焦手少阳之脉，出缺盆，上项系耳后，是动则病嗌肿喉痹，视盛虚热寒陷下取之。又曰：邪客手少阳之络，令人喉痹，刺手中指次指爪甲上，去端如韭叶各一痏，壮者立已，老者顷已，左取右，右取左是也。其三，以经络所过喉咽者有二。经云：肝足厥阴之脉，循喉咙之后，故喉之后疼者，取之累验也。又云：肾足少阴之脉，上贯肝鬲，循喉咙，窦汉卿所谓必准者，照海治喉中之闭塞是也。其四，他病相干致喉痹者有一。经云：心咳之状，喉中介介如梗状，甚则咽肿喉痹，取心之俞，盖大陵穴是也。

疮疡经验全书

卷一・风热喉症：此症之起，由于忧思劳碌太过，或对风言语，风入肺经作痰，务多去痰为要。其色鲜红，久而紫赤，急用小刀点之。或用芦刀点之，血向出，火已泻矣，再服煎剂，并冰片散吹之，甚效。凡紫赤色者变成淡红色者，愈之渐也。

酒毒喉痹：其形若鸡子，其肿鲜红，其光如镜，外症发热恶寒，头痛项强，此上焦积热，心脾受之，盖心脾二经主上焦，宜服粘子解毒汤。

风毒喉痹：外赤肿，内肿微红带白色，其形似蒸饼，连腮肿痛，外症身恶寒而无热，腮颔浮肿，牙关紧强，此乃风痰相搏，结塞喉间，治法必以去痰为主，吹药吹之。若外面肿红。用围药敷之，中留一大孔，再润之以助药力。

风热喉痹：其肿红而微紫，其形如拳，其人面赤而目上视，外症壮热恶寒，俨若伤寒，此病入久积热毒，因而感风所致。如病人声音不响，宜用润肺之药治之。

阴毒喉痹:肿如紫李,见黑色,其色光血红可治,阴毒血黑不治。外症恶寒,其身晄动振,腰痛脚冷,此冬月感阴湿,火邪相干也。其血微红,及肿处软,喉中有痰可治,血红黑甚肿硬,喉干难治。先服五福化毒丹,次以苏子降气汤,再吹冰片散。一月之内戒酒。

证治准绳

杂病·第八册·喉痹:血壅而为痹,宜取红兰花汁服之,无鲜者则浓煎绞汁亦得,或用茜草一两煎服,或用杜牛膝捣自然汁和醋服,或用马鞭草捣自然汁服,或用射干切一片含咽汁,皆破血之剂也。

针法治喉闭,刺少商出血,立愈……由是言之,喉痹以恶血不散哉也。凡治此疾,暴者必先发散,发散不愈,次取痰,取痰不愈,次去污血也。

针灸大成

卷八·鼻口门·咽干:太渊、鱼际。

医贯

卷四·喉咽痛论:有一等阳虚咽痛者,口舌生疮,遇劳益甚,其脉必浮大,此脾肺气虚,膀胱虚热,须以理中汤加山药山茱萸服乃愈。有上焦风热者,用荆防败毒散效。有咽喉肿痛,作渴饮冷,大便秘结,六脉俱实,必下之乃愈,可用防风通圣散。今人虚热者多,实热者少,如此证不多得,此法不可轻用。

又有急喉痹者,其声如鼾,痰如拽锯,此为肺绝之候,熬人参膏,同竹沥姜汁同调服。如未即得膏,速煎独参汤服,早者十全七八,次则十救四五,迟则不救。

咽痛用诸药不效者。此非咽痛。乃是鼻中生一条红丝如发。悬一黑泡。大如樱珠。垂挂到咽门。而口中饮食不入。须用牛膝根直而独条者。洗净入米醋四五滴。同研细。就鼻孔滴二三点入内去。则红丝断而珠破。其病立安。

景岳全书

卷二十八·咽喉·论证:喉痹一证,在古方书虽有十八证之辨,而古人悉指为相火。然此证虽多由火,而复有非火证者,不可不详察也。盖火有真假,凡实火可清者,即真火证也;虚火不宜清者,即水亏证也;且复有阴盛格阳者,即真寒证也。故《内经》曰:太阳在泉,寒淫所胜,民病嗌痛颔肿,其义即此。何后人之弗究也?

喉痹所属诸经,凡少阳阳明厥阴皆有此证,具列如前,但其中虚实各有不同。盖少阳厥阴为木火之脏,固多热证,阳明为水谷之海,而胃气直透咽喉,故又惟阳明之火为最盛。欲辨此者,但察其以情志郁怒而起者,多属少阳厥阴。以口腹肥甘辛热太过而起者,多属阳明。凡患此者,多宜以实火论治。至若少阴之候,则非此之比,盖少阴之脉络于横骨,终于会厌,系于舌本,凡阴火逆冲于上,多为喉痹。但少阴之火有虚有实,不得类从火断。若果因实火,自有火证火脉,亦易知也。若因酒色过度,以致真阴亏损者,此肾中之虚火证也,非壮水不可。又有火虚于下而格阳于上,此无根之火,即肾中之真寒证也,非温补命门不可。凡此诸经不同而虚实大异,皆后人所罕知者。独《褚氏遗书》有上病察下之说,诚见道之言也。

卷二十八·咽喉·论治·火证喉痹:悉宜以抽薪饮主之。火不甚者,宜徒薪饮主之。凡肝胆之火甚者,宜以芍药、栀子、草龙胆为主。阳明胃火盛者,宜以生石膏为主,若大便秘结不通,则宜加大黄、芒硝之属,通其便而火自降。凡火浮于上而热结于头面咽喉者,最宜清降,切不可用散风升阳等剂。盖此火由中,得升愈炽。经曰:高者抑之,正此之谓,非火郁宜发,及升阳散火之义。学者于此最当体察,勿得误认其面目。凡外治火证肿痛之法,宜以木鳖子磨醋,用鹅翎蘸搅喉中引去其痰,或另少和清水,免其太酸,时时呷嗽喉中,不中咽下,引吐其痰为更善,漱后以代匙散吹之,仍内服煎药,自无不愈。凡火壅于上,而食物之治最宜,雪梨浆、绿豆饮之属为妙,若南方少梨之处,或以好萝卜杵汁,和以清泉,少加玄明粉搅匀徐徐饮之,既可消痰,亦可清火。凡单双乳蛾,若毒未甚,脓未成者,治之自可消散。若势甚而危者,必须砭出其血,庶可速退,此因其急亦不得已而用之也。又古法用三棱针刺少商穴出血,云治喉痹立愈。

阴虚喉痹:其证亦内热口渴喉干,或唇红颊赤,痰涎壅盛,然必尺脉无神,或六脉虽数而浮软无力,但察其过于酒色,或素禀阴气不足,多倦少力者是,皆肾阴亏损,水不制火而然。火甚者宜滋阴八味煎、加减一阴煎之类主之;火微而不喜冷物,及大便不坚,小便不热者,宜六味地黄汤、一阴煎之类主之;若因思虑焦劳,兼动心火者,宜二阴煎主之。

格阳喉痹：由火不归元，则无根之火客于咽喉而然，其证则上热下寒，全非火证，凡察此者，但诊其六脉微弱，全无滑大之意，且下体绝无火证，腹不喜冷，即其候也。盖此证必得于色欲伤精，或泄泻伤肾，或本无实火而过服寒凉，以伤阳气者，皆有此证。速宜用镇阴煎为上，八味地黄汤次之，或用蜜附子含咽亦妙。若再用寒凉，必致不救。

阳虚喉痹：非喉痹因于阳虚，乃阳虚因于喉痹也。盖有因喉痹而过于攻击，致伤胃气者；有艰于食饮，仓廪空虚，亦伤胃气者；又有气体素弱，不耐劳倦，而伤胃气者。凡中气内虚，疼痛外逼，多致元阳飞越，脉浮而散，或弱而涩，以致声如鼾睡，痰如拽锯者，此肺胃垂绝之候，速宜挽回元气，以人参一味浓煎，放心徐徐饮之。如痰多者，或加竹沥、姜汁亦可，如迟多致不救；如作实火治之，则祸如反掌。

瘟毒喉痹：乃天行瘟疫之气，其证则咽痛项肿，甚有颈面头项俱肿者，北方尤多此病，俗人呼为蝦蟆瘟，又名鸬鹚瘟，亦名大头瘟。此湿热壅盛，最凶之候，宜清诸经之火，或泻阳明之热，当察缓急而治之。东垣有普济消毒饮专治瘟毒喉痹，百发百中。

卷四十四・痘疹诠・咽喉口齿：咽喉司呼吸之升降，乃一身之橐籥也，毒气不能舒散，则壅聚于此，肿痛闭塞，水浆难入，则死生系之，深可畏也。首尾俱宜甘桔汤加麦门冬、牛蒡子、玄参、杏仁，或加味甘桔汤及拔萃甘桔汤合黄连解毒汤，加石膏、木通、牛蒡子、山豆根、射干，兼外用玉钥匙点之。咽痛便秘者，宜四顺清凉饮下之。以上证治必其能食肉热者方可用此寒凉之剂，若上焦虽热，而下焦不热，或不喜饮食者，只用加味甘桔汤，徐徐咽服，不必用牛蒡子，恐其性凉伤脾也。

咽喉肿痛：凡痘疮多有是证。但七日前见者为逆，七日后见者无虑。盖起发灌脓之时，风外之痘俱大，以致气道壅塞而然。此痘也，非喉痹之毒也。待外痘既厌，则内证自除矣。不必治之。

简明医彀

卷五・咽喉：夫喉痹者，由痰生热，热生风，火主肿胀，故热客上焦，而咽嗌肿痛也。咽喉之于会厌，《内经》谓之吸门。咽以候气，通肺属金，轻清不容；喉以纳食，通胃属土，无物不受。会厌管乎其中以司开合，能闭其咽以进食。食卒误投滴粒，嗽出乃止。咽中惟呼吸行焉，故为人身之橐籥紧关。卒然浆水不入，语言不出，命悬须臾。喉痹即今之乳蛾，咽喉一十八证，谓单蛾、双蛾、缠喉风之类。名状不同，其源则一，相火是也。多感于酒腥辛辣厚味，七情痰火。发则通连颈项，头面肿胀。古书治法，刺破出血。今屡见刺有伤人者，莫如探吐痰涎，万无一失。脉宜浮洪，忌微伏。尤有伤寒少阴咽痛及阴证下虚痛，不能分别，先依主方。

主方：桔梗四钱，甘草三钱，荆芥钱半，玄参一钱。水煎服。卧床慢咽。

脉证属热，渐加牛蒡、连翘、天粉、僵蚕、射干、山根、薄荷、芩、连、栀、柏、防风、升麻、生地、当归择用。大便秘，大黄；小便涩，木通。

清心利嗌汤：咽喉肿痛，痰涎壅盛。桔梗、黄连、黄芩、薄荷、荆芥、防风、栀子各钱半，甘草、玄参、连翘各一钱，大黄、芒硝、牛蒡子各七分。右作一剂，水煎，食后服。兼用碧雪。

透天水：一切风热喉痹，口舌生疮，头目不清，痰涎壅盛。黄连、薄荷叶、蒲黄、荆芥穗、甘草、黄柏各末五分，冰片三分，柿霜五钱。蜜和丸，不时噙化。

玉雪散：咽喉肿痛，单、双乳蛾一十八证皆效。僵蚕一钱，山豆根五分，雄黄、玄明粉、硼砂各三分。研极细，入冰片二分匀，先以箸捺下舌，芦管吹入患处，闭口一时。口噤吹入鼻，加薄荷、甘、桔，末，蜜丸噙亦佳。

稀涎散：乳蛾喉肿，面浮目闭，口噤食绝。皂荚末、明矾研各一钱。白汤调灌，牙紧，灌入鼻，未吐，以鹅毛醮生桐油，口内搅即吐。一人托额，一人用指，口内引出痰涎盆许，即刻痛止肿消。声出食进，未痊愈，再吐。或只白矾，或油亦可发吐。或土牛膝根捣汁入白矾灌。或马蓝头捣绞汁，入香油少许灌。或胆矾五分，汤调得吐，愈。或饮盐汤二碗，吐亦可。

简便方：治喉痹。真山豆根，水浸透，含咽汁。

急喉痹，巴豆去壳，纸打油作燃捻，点火吹灭，以烟熏入鼻，涎出牙开。

又：皂角炙为末，箸头蘸点患处，以米醋调敷项下，自破，血出即安。

又：雪梨捣绞汁饮，效。

走马喉痹，桔梗二两，水煎，分二服。

喉痹并毒气，生姜汁和蜜共一碗，熬六分，日服三、五次。

缠喉风：生白矾末二钱，水调下。或韭菜捣细敷项上；或萝卜汁和皂角末服，吐痰；或硼砂噙化。

红炉点雪

卷二·火病咽痛：夫咽之所以咽物，喉之所以候气，虽居上焦阳分，然有太阳少阴之脉络焉。人之一身，水升火降，无壅无滞，则咽自利，而喉之畅也。若夫土衰水涸，则相火蒸发，致津液枯竭，由是而咽喉干燥疼痛等证作矣。火病至此，实真阴失守，孤阳无根，冲浮于上，而乃至此，痰火诸证，孰甚于此！所谓龙雷之火，不可水伏，惟滋阴抑阳，使水升火降，津液复回，而后可止。若以苦寒正治，则阴火愈炽，而脾土自败，犹渴而饮鸩，立促其毙也。

愚谓咽喉诸症，有虚有实，若上焦风热，君火令人咽喉肿痛，或喉痹乳蛾，分属关隘，仓卒即能杀人，然皆失治所致。即至危之际，外可施砭刺，拔发咬指吐痰嚏鼻等捷法，以治其标；内服翘射山豆根牛蒡子鼠黏子等味，以拔其本，至绝地挽回者亦多。若失痰火咽痛，则必诸症悉具，甚乃有此。何也？以脏败及脉络，是根枯而槁及枝叶矣，可复荣乎？此盖阴火浮游，进退莫测，所以或痛或止，故非苦寒之可遏也。治亦不宜专攻，但以主剂中倍以益阴之品，少增畅利之味，庶几得法。若以苦寒直折，则阴火愈炎，立见倾危也，慎之慎之。利咽良品甘草（蜜炙，缓火去咽痛，若肺热咽痛，同桔梗煎服）、知母（蜜炒，泻肺火，利咽痛）、玄参（去无根之火，滋肾水、利咽痛）、麦门冬（去心，治虚热上攻咽痛）。以上四味，皆痰火咽痛两利之品，其山豆根牛蒡根恶实子射干，皆苦寒专攻之剂，并所不宜。或以贝母百合诃子槐花煎膏噙咽，或贝母硼砂末之，吹咽，治标可也。

医灯续焰

喉痹脉证：喉痹之脉，数热迟寒，缠喉走马，微伏则难。

痹者，闭也，闭塞不通之谓，乃火盛气结，以致喉咙肿胀，呼吸难通，壅塞痰涎，水浆不下，一二日即能杀人。十二经脉与经别多过于此，即不然亦在其前后左右也，有经脉过者，有经别过者，有经脉经别俱过者。

诸症之中，唯喉痹为急，而喉痹中，又唯以发于手少阴少阳二经者为最急。盖喉主天气，通呼吸，为生气之门，火热搏聚则肿胀，肿胀则窍闭，窍闭则气塞，气塞则痰涎壅，愈壅愈塞，愈塞愈壅，呼吸亦将从些而断。况少阴君火，少阳相火，火性速而炎上，较之他经，不更烈乎？故一二日，即成不治，叭针刺出血，以泻其实，探吐痰涎，以决其壅，皆仓卒治标之妙法也。其脉多数，数则为热故耳。间有脉迟者，乃是外寒袭经，经气不利，郁滞于所过之处，故亦为痹，外则兼表证，内亦不如数热肿痛，此不但忌用寒凉，而且当温散也。更有一种缠喉风，或麻或痒，又肿又痛，缠绵于内，肿达于外；一种走马喉痹，须臾之间，痛而肿，肿而闭，闭而气绝，暴发暴死，如走马然，二者俱火中挟风，火性烈，见性疾，风火交煽，故发病凶暴如此（此等证喉刺最妙）。其脉应浮大洪数，而反见微伏，是正衰邪盛，补泻罔从，欲其生也。不亦难乎？

外科大成

卷三·咽喉部·经络：咽者咽也，接三脘以通胃，故以咽物；喉者候也，通五脏以系肺，故以候气。有云嗌者即咽之低处也。然喉痹则呼吸不利，天气闭塞也；咽痛则饮唾不入，地气闭塞也。是以喉痹，必兼咽嗌痛，而咽嗌痛未必兼喉痹也。又十二经皆凑于喉，而《内经》独言一阴一阳结为之喉痹者，重于君相二火也。又一阴心包与肝，一阳三焦与胆，四经皆有相火，气热则为痹必矣，第火有虚实之分，喉有紧慢之别。

喉痹：喉痹恶寒者，乃寒折热也，治宜发散。服凉药反甚，未破者生姜汁漱之，痰甚者桐油饯导之，微者用醋代之，惟醋能消积血也。喉症急者，刺少商穴、太溪穴、虎口动脉，或灸少冲穴，其功甚捷。喉痹肿达于外者有脓。肿胀不肯针刺者，用皂角末取嚏即破，离宫锭子涂之即消，或皂角末醋调厚敷项外，须臾即破，血出立瘥，或韭菜根和伏龙肝捣敷。乡村皆相似者时气也，宜随运气以散之。喉痹声鼾者肺气将绝也，急以参膏或独参汤漱之。卒然如哑，吞吐不利，寒气客于会厌也，蜜炙附子片含之，勿咽。

古谓喉痹不刺血，喉风不倒痰，喉痈不放脓，乳蛾不针烙，皆非治也，如针刺无血，探吐无痰，声如拽锯，痰喘鼻煽，唇反舌卷，面青目直，自汗自利，干痛无痰者，皆为不治，已溃而肿不消者，难治。

婴儿痘逼咽喉：婴儿感冒，风热攻逼咽喉，及痘疮蕴热上攻，咽喉肿痛，痰气不顺，咳嗽失音者，用人参五钱，桔梗蜜炙一两，甘草半生半熟三钱。水煎服。

清咽解毒汤：治婴儿出痘咽喉痛者，首尾可服，山豆根、麦冬各一钱，牛蒡子、玄参、桔梗各七分，防风五分，甘草。水煎服。

尤氏喉科秘书

咽喉门：喉痹属痰、属风、属热，皆应郁火而兼热毒，肿甚不仁，乃咽喉之重症，喉痹者，总名也，要去风痰，解毒，开郁闷，其症自愈。

尤氏喉科指南

喉痹：肝胃肺三经积热所致，复感时邪而骤发。其形如海棠叶背紫纹，其纹样碎烂，有小泡生于纹旁，饮食如常，治此症，煎剂须用滋阴降火养肺之药，最利乎清火之品，惟走马喉痹之症，其症至险，尤宜早治，用膏子药不时含咽；吹用真禁散、珠黄散，加参叶末吹。

外科证治全书

卷二・喉部证治・喉痹：痹者，不仁也，骤起也，危险之证。痰在喉中作响，响如打鼾，鼻色白而不肿，诸书皆称肺绝不救，盖缘误服寒凉以致死耳。如果用桂枝汤服之立愈。倘喉内痰邪塞满，舌有痰护，此痰不出，声如曳锯，惟误服寒凉，方有是证，迟则痰塞鼻内，气无出入即死。急取鹅毛一根，粘厘许桐油，入喉一卷，则痰随油吐出，进桂姜汤或归源汤。

桂姜汤肉桂炮姜甘草各五分，上共归碗内，取滚水冲之入，更将碗炖于滚水中，掉药口许，慢慢咽下立愈。(按此方专治顷刻而起，前无毫恙者，此阴火虚寒之证，服之立愈)。

归源汤大附子，生者一枚，去皮脐，切作大片，用白蜜涂炙令透老黄色为度。上收贮，临用取如粞一粒，口含咽津，治格阳喉痹，顷刻暴痛之证立愈。

证治汇补

卷四・上窍门・咽喉・伏气：伏气者，名肾伤寒。谓非时暴寒，伏于少阴，寒邪抑郁，内格阳气，始初不病，旬日乃发，上行于咽门经会之处，寒热相搏，而成咽痛，脉息微弱，后必下利。当以辛热药攻其本病，顺其阴阳，则水升火降，而咽痛自已，用甘桔桂半汤主之。(伤寒)

疫气：有司天运气过亢，其年乡村染患相似者，此时气乘虚蕴蓄上焦，发作寒热，变为喉痛，俗名虾蟆瘟，又曰鸬鹚瘟。此症甚恶，切忌胆矾酸寒，郁遏阳气，硝黄攻下，引邪入里，须用辛凉甘苦，表里双解之品，普济消毒饮主之。

辨证录

卷三・咽喉痛门：人有咽喉干燥，久而疼痛，人以为肺热之故，谁知是肾水之涸竭乎。夫肺金生肾水者也，肺气清肃，自能下生肾水，惟肺气既虚，则肺中津液仅可自养，而无如肾水大耗，日来取给，则剥肤之痛，乌能免乎。譬如父母，未有不养赡其子者，而处困穷窘迫之时，则无米之炊，何能止索饭啼饥之哭。倘其子成立，自能顾家，为父母者不特可以取资，而亦可免迫索之苦；乃其子又伶仃狼狈，不善谋生，则子贫而父母更贫，其干枯之状，有不可形容者矣，肺肾何独不然。故欲救肺之干燥，必先救肾之枯涸也。方用子母两富汤治之。熟地三两，麦冬三两，水煎服。一剂而燥少止，三剂而痛少止，十剂而燥与痛尽去也。熟地滋肾，救肺子之枯也，麦冬滋肺，救肾母之涸也。上下两治，肾水有润泽之欢，则肺金自无焦焚之迫，犹人子无憔悴之色，则父母自有安享之愉，此肺肾之必须兼治，而熟地、麦冬所以并用而能出奇也。此症用金水汤亦佳。熟地、山茱萸各一两，天门冬、地骨皮、丹皮各三钱，沙参五钱。水煎服。

人有生长膏粱，素耽饮酒，劳心过度，致咽喉臭痛，人以为肺气之伤，谁知是心火太盛，移热于肺乎。夫饮酒伤胃，胃气熏蒸，宜乎肺气之热矣，然而胃火熏肺，而胃土实生肺也。故饮酒尚不伤肺，惟劳心过度，则火起于心，而肺乃受刑矣。况胃火助之，则火性炎上，而咽喉乃成燔烧之路，自然唾涕稠粘，口舌干燥，气腥而臭，而痛症乃成矣。盖心主五臭，入肺而腥臭，又何疑乎。方用解腥丹：甘草二钱，桔梗二钱，麦冬五钱，桑白皮三钱，枯芩一钱，天门冬三钱，生地三钱，贝母五分，丹皮三钱。水煎服。连服二剂而痛止，再服四剂而臭除。此方治肺而兼治心，治心而兼治胃者也。因膏粱之人，其心肺之气血原虚，不滋益二经之气血，而但泻其火，则胃中之气血必伤，反增其火热之焰矣。今补肺以凉肺，补心以凉心，补胃以清胃，而火自退舍，不止咽喉之痛，而痛自定也。此症用息炎汤亦可。黄连、甘草、黄芩各一钱，麦冬五钱，天冬、生地、玄参各三钱，紫菀、天花粉、石膏各二钱，竹叶三十片，陈皮三分。水煎服。四剂愈。

人有咽喉肿痛，食不得下，身发寒热，头疼且重，大便不通，人以为热也，谁知是感寒而成者乎。然而人不敢信为寒也，论理用逍遥散，散其寒邪，而咽喉之痛即解。虽然人不敢信为寒，以用祛寒之药，独不可外治以辨其寒乎。法用：木通一两，葱十条。煎汤浴于火室中。如是热病，身必有汗，而咽喉之痛不减也。倘是感寒，虽汤火大热，淋洗甚久，断然无汗，乃进逍遥散，必然得汗，而咽喉之痛立除。此法辨寒热最确，不特拘之以治感寒之喉痛也。此症用紫白饮亦妙。紫苏、茯苓各三钱，半夏一钱，陈皮五分，甘草一钱，白术二钱。水煎服。一剂即愈。

医学心悟

卷二·口燥咽干而渴：口燥咽干而渴，何以属传经少阴也？答曰：少阴之脉，循喉咙，挟舌本。热邪传入少阴，消烁肾水，则真水不得上注于华池，故干燥异常，而渴之甚也。须急下之，以救肾家将涸之水。又问曰：肾气虚寒，而亦口渴者，何也？答曰：肾者，水脏也，虚故引水自救，小便必色白，白者，因下焦虚有寒，不能制水，故令色白也。若传经热邪，则小便短涩而赤。且传经证，口燥咽干，舌燥唇焦，而渴之甚；肾气虚寒，则无此等热症，惟见频饮热汤以自灌而已，又或思饮冷而不能下咽，此内真寒而外假热之候，与口燥咽干而渴，相隔霄壤。

卷二·咽痛：咽痛何以属传经少阴证？答曰：咽者，少阴经脉所过之地也，热邪攻之，则咽痛。又问曰：寒证亦有咽痛，何也？答曰：寒邪直中下焦，逼其无根失守之火，发扬于上，亦令咽痛。然必有下利清谷，四肢厥冷等症，不若传经热邪，口燥咽干而渴之甚也。

卷二·伤寒兼症·咽痛：咽痛有表里寒热之分，不可不辨也。风寒在表而兼咽痛者，此风火聚于肺也，宜用甘桔汤，加荆芥、防风、薄荷、牛蒡之类以散之。少阴里证兼咽痛者，以少阴之脉，循喉咙，挟舌本也，宜分寒热治之。凡传经少阴，口燥舌干而痛者，热也，甘桔汤主之，甚至加黄连、元参、牛蒡之属。凡咽痛，以蒡子为主。直中少阴，肾气虚寒，逼其无根失守之火，浮游于上，以致咽痛，必兼下利清谷，手足厥冷诸症，但温其中而痛自止，姜附汤加桔梗主之。夫同一少阴咽痛，而寒热之别相隔千里，不可不察。复有阴毒、阳毒咽痛者，治如少阴证。更有发汗过多，遂至汗多亡阳，内损津液，而成咽痛者，宜用参、芪、归、术，调补元气，收敛汗液而痛自除。凡咽痛，通用甘桔汤，在表者，加散药，在里者，分别寒热而加入温凉之剂。仲景立法精粹，学者宜致思焉。

卷四·肺绝喉痹：凡喉痹日久，频服清降之药，以致痰涎壅于咽喉，声如曳锯，此肺气相绝之候也，法在难治。宜用人参膏，加橘红汤纵饮之。设无参膏，即用独参汤加橘红亦可，每参一钱，用橘红一分。早服者，可救十中之二、三，迟则不救矣。或用四君子汤亦佳。

卷四·经闭喉肿：女人经水不调，壅塞经脉，亦令喉肿，宜用四物汤，加牛膝、茺蔚子、香附、桃仁之类。俾经脉流通，其肿自消也。

卷六·外科证治方药·喉痹：喉间肿痛，名曰喉痹。古人通用甘桔汤主之，然有虚火、实火之分；紧喉、慢喉之别，不可不审。虚火者，色淡，微肿，溺清，便利，脉虚细，饮食减少，此因神思过度，脾气不能中护，虚火易至上炎，乃内伤之火，名曰慢喉风，虚证也。午前痛甚者，属阳虚，四君子汤加桔梗、麦冬、五味、当归；午后痛甚者，属阴虚，四物汤加桔梗、元参。如不效，必加桂、附以为引导之用，加减八味汤，加牛膝主之。若脉数有热，六味汤主之。更有中寒咽痛，治用半夏桂甘汤，不可误投凉药。

卷六·外科证治方药·肺绝喉痹：肺绝喉痹，凡喉痹日久，频服清降之药，以致痰涌声喑，或痰声如曳锯，此肺气将绝之候也。法在难治，宜用独参汤，或兼进八味汤，或兼用十全大补汤。早服者，可救十中之一二。

外科证治全生集

卷一·喉痹：痹者，不仁也。本无毫恙，顷刻而起，此系虚寒阴火，最为危急之症。其见证痰在喉中作响，响如打鼾，舌色白而不肿，诸书皆称肺绝不救。盖缘误服寒凉，以致死耳。当以桂姜汤缓缓咽下，可以立愈。或以生川附切片，涂以白蜜，火炙透黑，收贮，临用取如细粞一粒，口含咽津，亦立刻痊愈。先以鹅毛粘以桐油，入喉卷之，痰出服药。

医碥

卷二·伤燥：……诸燥枯涸，干劲皴揭，皆属于燥。燥为肺金之化，秋令也。所以致燥有二：一因于寒，秋风清肃，夏令之湿至是而干，所谓风胜湿也；一因于热，夏时热盛，有湿以润之，至秋则湿退而热犹未除故燥，所谓燥万物者，莫乎火也。其因于热者固热矣，即因于寒者亦未始非热，何则？秋令降敛，阳气内入，寒气外束，故每当秋凉，多觉口鼻气热，是其理也。此言天时之致燥也。若或亡血亡津，肾虚火盛，致此多端，则又属于人事矣。在外则皮肤皴揭枯涩，在上则鼻咽焦干，在下则二便涸涩，在手足则痿弱无力，在脉则涩滞虚衰。治以甘寒润剂，清肺以滋水源，庶几血充液满，泽及百骸，滋燥养荣汤、大补地黄丸、清凉饮子、导滞通幽汤、润肠丸、八正散，皆可随证选用也。《内经》每云秋伤于湿，盖运气之说，以立秋、处暑、白露三气，属湿土也，毕竟伤燥者多。

卷三·杂症·咽喉：喉痹，痹者，闭塞之谓。饮食难入，语言难出，喉中或有疮，或无疮，或有块如丸、如拳。若初起即发寒热，势盛而急，且痛且痒，绕颈红肿，痰涎壅塞，声如拽锯，即名缠喉风。须臾不救，急令张口，针其喉中肿处，并刺两手少商穴出血，或以桐油饯探吐其痰，随用甘草汤漱口，以解桐油之气为上策。若牙关紧闭，用巴豆油，纸捻蘸燃吹灭，令鼻吸其烟，即时口鼻流涎，牙关自开。或水化解毒雄黄丸，吹鼻达咽即吐，牙关亦开。随用上法以通其闭塞，频服喉痹饮或清咽利膈汤，吹金、碧二丹或冰硼散，药内须加牛黄，功效乃速。《准绳》急喉痹，有声如鼾，痰涎响者，此为肺绝之候，宜参膏，用姜汁、竹沥开服，或先煎独参汤救之，迟则不及。予按此证属风火急暴，痰涎壅塞，致气闭塞以死，非气虚也。不务撩痰出血而补气何也？及见《医贯》引此有注云：类中风多此证。又观《景岳全书》论阳虚喉痹谓：非喉痹因于阳虚，乃阳虚由于喉痹，缘患喉痹而过服寒凉，或艰于饮食，致中气虚寒暴脱，声如鼾，痰如拽锯，宜人参汤救之云云。乃知《准绳》所言，不为初起实证立法，勿误会也。肿发项外，脓胀痛者，防透咽喉，不可轻针。急用皂角末吹鼻取嚏，其肿即破，或兼用皂角末醋调，厚敷项肿。凡喉证皆由内火炽盛，若兼感风寒，则火被寒束，其性更烈。有舌胀出口搅动者，名弄舌喉风，治法大概相同。凡兼外感者，切忌胆矾等酸收之药吹点，敛热不散；又忌硝、黄等下剂，致阳下陷。（凡同时多病此而恶寒者，属时行之寒疫也，即为外感。）当用甘桔汤加黄连、僵蚕、荆芥、半夏、鼠黏子根、薄荷等发之。挟虚者，加人参、当归辈。水浆不入者，先用解毒雄黄丸四五粒，极酸醋磨化灌，令吐痰，（上言不可用酸收，此用醋者，为吐痰计也。吐痰须收敛在一处乃吐之，既吐则醋亦随出矣。又醋能消积血。）更用生姜汁灌之，（一以散寒，一以去用醋之涩。）却用上药。（咽喉证最忌半夏、生姜，以内火得辛散愈炽也。惟兼外感可用。）若风寒结热，先于耳前听会穴起，形如瘰疬，渐攻咽喉肿痛者，宜速用牛黄清心丸，兼服清咽利膈汤，吹冰硼散。若纯是内火，不兼外寒，则酸涩之品，硝、黄之剂，正当用矣。大约撩痰出血，为此证急务。按此证有无兼外感，最难辨，何则？外感必发热恶寒脉浮，而此证急者，初起亦发寒热，脉浮，（若初起一二日不发寒热，三日后乃发者，则为缓证。）故难辨也。须问其有无受风受寒，及有无时行证同，细细察之。大抵无外感者，必先一二日见胸膈气滞痰壅，后见喉痛，乃身发寒热；若因外感者，必先发寒热，后见胸膈气滞痰壅，咽喉痛也。以上皆言急证，若缓证便宜缓治。喉痹饮，徐徐频与，不可过用寒凉，恐痰结胸中，得寒则凝滞不运，渐至喘塞不治。其有气急闭甚者，僵蚕为末，姜汁调下立愈。或马兰根苗捣汁，鹅翎蘸探吐，或饮汁亦妙，或以汁和醋含漱，皆可。此证必问二便，便利者浮游之火上攻，宜消风热，降气解毒。

喉痛，连胸红肿而痛，恐是肺痈，必用蜜调药，加百草霜、桔梗为要。妇人喉证，先问月经，闭者用通经药，一服愈。此证虽因于火，而火有虚实。实火，因过食煎炒、浓酒、厚味，蕴积热毒，其证烦渴便闭，宜用重剂润下，泄其积热。大便通后，乃用去痰解热之药清和上焦。然元气有余，可用硝、黄；弱者，须滋燥润肠，或蜜导。虚火，由劳心好色，七情内伤，以致肾水亏损火上炎，午后痛甚者，宜滋阴降火。此证初起，有觉咽喉干燥，如毛草硬物刺梗，微红肿痛。甚者，日久紫暗不鲜，颇似冻榴子色。其后，破烂腐衣，叠若虾皮，声音雌哑，臭腐延蚀，妨碍饮食，宜知柏地黄汤。若吐酸甜涎者，甘露饮（见齿）加黄连。便燥者，炼过猪油、白蜜各半，挑服二匙，日三五次。肿，吹紫雪散；腐，吹八宝珍珠散，此治肾水虚火炎者。若肾阳衰虚，下焦阴寒之气，逼其无根之火上冲者，亦午后痛甚，须八味丸（见虚损）料，大剂煎汤，冰冷与饮，引火归原乃可救，切不可用寒凉。人之咽喉如曲突。曲突，火炎若以水自上灌下，突爆裂矣。惟灶床下以盆水映之，上炎即熄，所谓上病疗下也。亦忌发汗、针砭出血。又有中焦阳衰，虚浮之火上炎而咽痛，面赤喉干，口舌生疮，过劳更甚，或午前甚者，其脉必浮大，理中汤加山药（以上降之）、山茱萸（以下降之……），或补中益气汤加麦冬、桔梗、牛蒡子。若面唇俱白，不寐懒食，归脾汤加酒炒川黄连。俱用冰硼散一钱，加灯草煅灰存性者三分，吹之立效（凡红肿无形者，灯草灰最宜）。凡属虚证，其势必缓，其色亦淡，其肿亦微。

喉痛则呼吸难通，言语难出；咽痛则不能咽唾、纳食。喉痹必兼咽痛；咽痛未必兼喉痹。

喉科指掌

卷三·咽喉门·帘珠喉：帘珠喉，满喉如白网油状，两边微肿，根有白点，带红色，小舌红肿，咽水大痛。此症因郁积热毒而发，其脉两寸浮洪，两尺亦洪大，上盛下虚之症也。治宜清火，用六味汤加盐水炒黄柏二钱，酒炒黄芩二钱，盐水炒知母二钱，熟石膏五钱，山豆根二钱，盐水炒玄参二钱，生山栀一钱，木通一钱，生地二钱。服一帖明日再加：连翘二钱，紫地丁三钱，大熟地三钱，牡丹皮一钱，草河车二钱，川连一钱，用金汁一钟或制柏枝汁一钟，冲服皆妙。吹紫雪、金不换，六、七日而愈。

卷三·咽喉门·风热喉：此症感风热而起。满喉发细红点，根带淡白，舌下两边三四块，六脉洪紧。用六味汤加盐水炒玄参二钱，酒炒黄芩二钱，山栀一钱，花粉一钱。一服即愈。吹金不换，兼服八仙散。

卷三·咽喉门·紫色虚喉：喉间紫红，久之变烂。如生漆色。因初起早服寒凉故也。此症肺胃伏寒，平而不肿，饮食难进，吐出腐肉者，急治之。如见此症认为火症，反用三黄汤、犀角、羚羊角等药，吃成死症，惜哉！余凡见紫色之症，不论名式，喉间绝无形迹，满喉皆紫，脉缓身凉者，用六味汤加细辛五分，葛根、苏叶各二钱，白芷、川芎、麻黄各一钱。服后紫变为红换加：盐水炒玄参二钱，酒炒黄芩二钱，花粉一钱。即愈。

卷四·喉痹门·烂喉痹：此症因肝胃热毒，外感时邪而发。形如花瓣，烂肿白斑，痛叫不食，眼睛泛上，六脉洪大，即针：少商、商阳、关冲、少阴（两手八穴），有血则生，无血者死。用六味汤加生大黄五钱，盐水炒玄参二钱，酒炒黄芩二钱，生地二钱，丹皮二钱，浮石二钱，山栀一钱，木通一钱。两服后去大黄并六味汤再加：生石膏三钱，诃子一钱五分，柏子仁二钱囫囵用。冲制柏枝汁半杯四服而愈。口吹金不换，兼服八仙散，每日二钱、津化咽下。此症身凉不治。

卷四·喉痹门·白色喉痹：此症因肺胃受寒，脉迟身热，六味汤加细辛三分，羌活二钱，苏叶二钱，陈皮一钱。二服可愈。或二服后变红色干痛，去前四味换加：山栀、木通、酒炒黄芩、生地、黄柏各一钱，痰多加浮石、制半夏、天花粉各一钱。

卷四·喉痹门·寒伏喉痹：此症肺经脉缓，寒重色紫，亦不太肿，因服凉剂，久之必烂，凡遇此紫色者，不可作火治。六味汤加细辛五分，麻黄一钱，桂枝一钱，苏叶一钱，瓜蒌一钱，诃子一钱，牛蒡一钱。甚者或吐出紫血块者，亦如此吃法，未烂者加：苏叶二钱，细辛三分，柴胡一钱，海浮石钱半。肿与不肿同治。

卷四·喉痹门·双喉痹：双喉痹，生于上腭，关内两旁形如橄榄，痛而难食，胃家积热所致，或发寒热，两关洪大者是也。即针患处或商阳穴针之亦可，先用六味汤一服，明日再加：黄芩酒炒、山栀、木通、元参盐水炒各钱半。再服而退。烂者不可针，患上吹金不换。

卷四·喉痹门·单喉痹：单喉痹，或左或右。治同前。

卷四·喉痹门·淡红喉痹：淡红喉痹，肿如鸡子，饮食不下，身发寒热，眼红呕吐，恐有斑毒在内，急针：少商、少阴、商阳、关冲，左右八穴。或患上挑破，六味汤加：苏叶、羌活、葛根各二钱，鲜芫荽五钱。服一帖，满身发出痧疹，呕吐即止。或身热不退，喉外亦肿，此内火外泄也，换加：生大黄三钱，葛根、黄芩、山栀、玄参、花粉各二钱，生石膏五钱，滑石二钱，木通一钱。服二帖后去大黄、石膏再用前药，照方四五帖乃痊。有烂斑用八仙散一服，津化咽下，兼吃柏枝汁。此症因伤寒时邪未清之故，两关沉细，两寸尺四脉虚数是也。

卷四·喉痹门·走马喉痹：此系急症。肝脾火闭不通而为痹。或发寒热，脉洪大者生，沉细者死。用六味汤加葛根二钱，柴胡一钱，细辛五分漱之；再加角刺二钱，归尾二钱，赤芍二钱，河车二钱，生大黄五钱；痰多加浮石三钱，制半夏二钱；身热背寒加羌活一钱，苏叶一钱。即针：少商、商阳、关冲，两手六穴，血多为妙。

重楼玉钥

卷上·喉风三十六症·帝中风：时人忽患帝中风，角药频噙自见功，若遇庸工无识辈，针刀误用命随终。初起红肿作痛，生痰不能饮食，日久渐长大出来，甚有长出寸许，拦腰烂去半截，或帝中全行烂去者。

虽一时难治，仍为无害，只依法治之，亦见奇效。若初起，先以角药取痰，开风路针，吹冰硼散，服紫地汤，不可用刀。如日久帝中黑烂者，回生丹不宜用，当以真功丹去牙硝吹之，或口疳散，圣功丹皆可互用，至于水剂，又当以紫地加减出入投治，不可执拘呆方也。

杂病源流犀烛

卷二十四・咽喉音声病源流：妇人喉症肿痛，先问经水，有因经闭而致火上升为患者，宜内服通经药，经通而喉症自愈，宜通经丸。

一曰喉痹。痹者，闭也，必肿甚，咽喉闭塞，为天气不通，乃风痰郁火，热毒相攻之症。火有微甚，症因有轻重，其总络系于肺胃，急清此二经之热，宜牛蒡汤，外用通隘散。然虽属火热，内外表里虚实，不可不辨。如恶寒，寸脉小，一时所患相同，属天行邪气，宜先表散，宜牛蒡汤，大忌酸收，恐郁其邪于内，不得外散。其病之由来有二：一者少阳司天，三阳之气，民病喉痹，仲景用半夏桔梗汤依阳毒施治；一者太阴湿胜，火气内郁，民病喉痹，又太阴在泉，湿淫所胜，病喉肿喉痹，或而青黑，仲景用半夏桔梗甘草汤，依阴毒施治。若不恶寒，寸脉大滑实，为阳盛阴虚，下之则愈，宜酌用大小承气汤，亦可用胆矾等涩剂收之。外微而轻者，可缓治，宜喉痹饮，徐徐服之，不可骤用寒凉，以痰实结胸，遇寒不运，渐至喘塞不治也。其有中气急，闭塞欲死者，此犹缓症，宜姜蚕为末，姜汁调下立愈。或马兰根苗汁和醋，含漱立愈。或将鹅翎蘸马兰汁入喉探吐，拔去顽痰自愈。痰盛，饮汁亦妙。若甚而急，则用吹法、吐法、针法。吹法者，用硼砂、胆矾末吹患处，或以皂角末吹鼻喷嚏亦开。吐法者，用皂角揉水灌入，或新汲水磨雄黄灌入，即吐。又一法，喉病气闭不通，死在须臾，即用温汤半碗入桐油三四匙搅匀，用硬鸡鹅翎蘸探四五次，痰即涌出，再探再吐，以人醒声高为度，后再服药。针法者，用砭针于肿处刺血，若口噤针不能入，则刺少商穴（穴在大指甲内，去甲韭菜叶许），左右皆刺二分，出血立愈。若畏针，急分开两边头发，捽住中间头发一把，尽力拔之，其喉自宽。此吹、吐、针三法，随症任用可也。又有阴虚阳气飞越，痰结在上，脉浮大，重取或涩者，此症最危，作实症治必死，宜加减八味丸。其喉痹连项肿（宜芩连消毒饮），口紧者，宜急救方，皆危症。

一曰喉杵，喉极肿而极痛，宜甘桔射干汤，外点烧盐散。以上皆喉症之最钜而有名可指者，其余如曰咽嗌痛，不能纳气与食，为地气闭塞。凡病喉痹，必兼咽嗌痛。凡病咽嗌痛，却不兼喉痹，由阴虚火炎也，宜喉痹饮倍加荆芥、元参。

曰喉燥痛，水涸火炎，肺金受克故也，难治，忌辛热收涩，宜养金汤。曰喉中腥臭，肺胃热毒也（宜黄芩射干煎）。

又有咽痛不肿者，宜甘桔射干汤。又有已汗下，余肿不消者，宜元参解毒汤。

又有久嗽喉痛者，宜柿霜丸含化。又有喉肿如丸者，宜龙脑丸含化。

又有肺热喉痛，有痰热者，宜甘草鼠黏汤。又有热病咽痛者，宜童便含之效。

又有咽喉微觉肿痛，声破难言者，宜桔梗汤。又有喉痛因于相火，用凉药不愈者，宜六味丸加桔梗、元参、知母、黄柏。

郑氏彤园医书

卷二・外科病症・喉部・喉痹：痹即闭也，由肝肺火盛复受风寒相搏而成。初起憎寒壮热，咽肿焮痛，面赤腮肿，甚连项外，喉中有块如拳，汤水难下。急刺少商、合谷二穴以泻热开关。初服荆防败毒散汗之，寒热退后再服清咽利膈汤；频吹七宝散。血痰壅塞，用桐油饯探吐之。吐后以甘草汤漱净口，吹冰硼散。若肿发于项外，脓成胀痛者，忌用针刺恐透咽喉，研皂角末吹鼻取嚏，其肿自破。内外吹搽珍珠散。项外初肿，常切猪羊肉片贴之，内吹七宝散。频服玉屑无忧散，肿自消矣。

温病条辨

上焦篇：温毒咽痛喉肿，耳前后肿，颊肿，面正赤，或喉不痛，但外肿，甚则耳聋，俗名大头温、虾蟆温者，普济消毒饮去柴胡、升麻主之，初起一二日，再去芩、连，三四日加之佳。

陈氏幼科秘诀

咽喉：喉痹是风毒之气客于喉间，与血气相结而成肿塞。水浆不可下，甚者脓溃，名缠喉风。毒攻心腹而死，攻心则闷懊，闷懊则死矣。或为单双乳蛾，最为急症，多属痰热。先用吐法，甚者针刺去毒血，服甘桔汤。

重楼玉钥续编

诸证补遗・咽嗌痛：咽嗌痛甚，不能纳唾与食，此属阴虚火炎。《内经》曰：形苦志苦，病生于咽嗌是也。喉痹饮倍加荆芥、玄参、地黄汤亦妙。岫云山人曰：亦有属风火内郁者，宜表散，忌滋阴药，远不及也。

诸证补遗・悬雍垂长：咽中妨闷，用枯矾、盐花等分，研细，以箸点之。

附录・伏气病：伏气者，名肾伤寒，谓非时暴寒伏于少阴，寒气抑郁，内格阳气，始初不病，旬日乃发，上行于咽门经会之处，寒热相搏而成。咽痛脉息微弱，后必下利，当以辛热药攻其本病，顺其阴阳，则水升火降而咽痛自已，用甘桔桂半汤主之。

附录・少阴伤寒成咽痹　少阴伤寒，不传太阳，寒郁于外，阳格于内，致成咽痹，大略与伏气病相似。宜辛温甘苦，以制其标，咽嗌自通。上二症皆类喉痹，误用喉科寒凉之药必致不救。

附录・喉管伤寒：此症觉喉中作痒难过，切不可吃茶酒汤水，宜亟用薄荷二分，麝香一分，为末，吹入喉中。俟其气通，约出涎水碗许，然后吃陈黄米汤半茶杯即愈。不知者竟先吃茶酒等物，便不可救。

疡科心得集

卷上・辨喉痹喉癣论：夫喉痹者，咽喉肿痛无形(肿而无形者为喉痹，肿而有形即为蛾为痈)，或肿一边，或肿两边，妨于饮食，阻于呼吸，故名痹也。经曰：一阴一阳结，谓之喉痹。一阴，少阴君火也；一阳，少阳相火也，二脉俱络咽喉。或其人平素阴亏，君相无制，亢甚逆于喉中而结；或外为风温所袭，助其火邪，致循肺络，入喉而结。其风热喉痹，内外皆肿，痰涎壅塞喉间。治法先去其痰，肿甚者用刀点之，出血泻火，以冰硼散吹之，内服羚羊角散，或黄连解毒汤可愈。至虚火上攻而为痹者，宜服六味地黄汤、知柏八味丸、大补阴丸之属，以滋阴壮水为主。又有肾水衰竭，龙火不藏，上越于喉中而成痹者，以肾脉循喉咙，故火亢亦有此证。其人必时时咳嗽，咽燥口渴，手足心热，脉细数。若但壮其水，而龙火不肯潜藏，须用导火归源之法，从下而引之，方能退伏，若桂附八味丸是也。余如阿胶、麦冬、龟板、燕窝、女贞、贝母、元参之类，清燥救肺，亦可随时酌用。

古今医彻

卷三・杂病・喉痹：龙潜于海，雷藏泽中，则天以清，地以宁耳，及其发也，阴霾四际，光焰烛天，天气闭塞，地气冒明。所谓龙雷之火，迅不及掩，其势疾暴可畏，一至风恬雨霁，则无所施其威矣。人之喉主天气，咽主地气，为身中之橐籥，水谷之道路。使无风火相扇，则金空而鸣，谷虚而纳，何窒塞之与有。惟火发于内，风郁于外，水波汹涌，而聚为痰，在外则喉风，缠络胸膈；在内则喉痹，壅结两傍，疼痛而食不得入，声不得出，旦夕之际，危亡可待。斯时也而以阴寒药投之，则其势愈甚而火弥炽，痰弥盛矣。急须驱风豁痰，开通郁结，纠缠顿释，闭塞立开也。故喉风，僵蚕、半夏为君，佐以疏理。喉痹，射干、甘、桔为主，佐以辛凉，撤其风而火自息，祛其痰而风自宁，纵有龙雷之相火，安足患乎！此治之之要，首则探吐，次则解散，甚而从治。用和蜜饯附子片，令吮其汁，因火不归元，而足冷脉微，已成危险之候，有不得已而用者。

喉痹，属外感者，发散药入射干。属七情所伤者，归脾、逍遥去芪、术，加射干、桔梗、薄荷开之。阴虚火动者，六味汤入薄荷。

傅青主女科

下卷・女科・妊娠・妊娠口干咽疼：妊妇至三四个月，自觉口干舌燥，咽喉微痛，无津以润，以至胎动不安，甚则血流如经水，人以为火动之极也，谁知是水亏之甚乎！夫胎也者，本精与血之相结而成，逐月养胎，古人每分经络，其实均不离肾水之养，故肾水足而胎安，肾水亏而胎动。虽然肾水亏又何能动胎，必肾经之火动，而胎始不安耳。然而火之有余，仍是水之不足，所以火炎而胎必动，补水则胎自安，亦既济之义也。惟是肾水不能遽生，必须滋补肺金，金润则能生水，而水有逢源之乐矣。水既有本，则源泉混混矣，而火又何难制乎。再少加以清热之品，则胎自无不安矣。方用润燥安胎汤。熟地一两、九蒸，生地三钱、酒炒，山萸肉五钱、蒸，麦冬五钱、去心，五味三钱、炒，阿胶二钱、蛤粉炒，黄芩二钱、酒炒，益母二钱。水煎服。二剂而燥息，再二剂而胎安。连服十剂，而胎不再动矣。此方专填肾中之精，而兼补肺。然补肺仍是补肾之意，故肾经不干燥，则火不能灼，胎焉有不安之理乎！

外科证治全书

卷二・喉部证治・喉珠：咽门生一红线如发，悬一黑泡，大如樱桃，血丝相裹，挂至咽门。此肺经郁热所致，如用点即死。取土牛膝活根捣汁，以好醋二、三滴和匀，滴入鼻中三、四次，丝断珠破，吐出瘀血立愈。

疡科捷径

卷中·喉部·阴虚喉痹：阴虚喉痹体虚生，微肿咽关痒痛行。暴怒下亏相火胜，忧思过度总能成。

喉科大成

卷二·喉痹论：《内经》云：一阴一阳结，谓之喉痹。王太仆云：一阴者，手少阴君火，心主之脉气也；一阳者，手少阳相火，三焦之脉气也。二脉正络于喉，然气热则内结，甚则肿胀，肿甚则痹，痹甚则不通而死。原病式云：痹者，不仁也，俗作闭，犹闭塞也。火主肿胀，故热客上焦而咽嗌肿胀也。咽喉之疾，反掌生死。肿胀甚者，急宜砭出血为尚，然后用药，随症调之。子和云：喉痹不归之火，相去远矣，然亦有伏气，病名肾伤寒。谓非时暴寒，伏毒于少阴，始衰不病，旬日乃发，脉微弱，法当咽痛，次必下利，当以辛热药攻其本病，顺其阴阳，则水升火降，而咽痛自已。又有少阴伤寒，不传太阳，寒邪抑郁，内格阳气为热。上行于咽门经会之处，寒热相传而成咽痹，当以辛温甘苦制其标病，以通咽嗌。二者若误用寒凉，卒致不救，呜呼冤哉！学者可不深究之(《指掌》)。

喉痹者，谓喉中呼吸不通，言语不出，而天气闭塞也。咽痛及嗌痛者，谓咽喉不能纳唾与食，而地气闭也。喉闭咽嗌痛者，谓咽喉诸病，天地之气闭塞也。十二经中，惟足太阳主表，别下项，余经皆内循咽喉，尽得以病之，而绕在君相二火。喉主天气，属肺经，变动为燥，燥则涩而闭。咽主地气，属脾土，变动为湿，湿则肿而胀。皆火郁上焦，致痰涎气血结聚，咽喉肿达于外，麻痒且痛，为缠喉风。肿于两旁，为喉痹。其单蛾、双蛾、木舌、舌胀、缠喉风、走马喉风，病同于火，故不分也。惟缠喉走马，杀人最速，用针出血，最为上策。

大抵无形肿闭者为痹，有形肿痛者即是蛾。先吐风痰，急则治其标也；后解热毒，缓则治其本也。至于下寒过极，逼令上热反盛，须用热药，食前冷服。内经所以有从治之法也，更以脉而消息之，必微弱可验，或数而无力，不得误用寒凉，益促其危。故实火须用正治，虚火须用从治，界限须审(以上摘纂《锦囊》)。

喉痹恶寒：喉痹恶寒，及寸脉小弱于关尺者，皆为表证。宜甘桔汤、半夏桂枝甘草汤，详寒热发散之类。娄善全云：喉痹恶寒者，皆是寒折热，寒闭于外，热郁于内，姜汁散其外寒，则内热得升而愈矣。切忌胆矾、酸寒等剂点喉，反使其阳郁结不伸。又忌硝黄等寒剂下之，反使阳气下陷入里，则祸不旋踵矣。水浆不得入口者，用解毒雄黄丸，以酸醋磨化，吐出浓痰，间以生姜汁噙下之，以表散药升发之，神效。《三因方》治卒喉痹不得语，小续命汤加杏仁甚妙。活人半夏桂枝甘草汤治暴寒中人，咽痛。此外感风寒作喉痹者之治法也(《准绳》)。

喉痹不恶寒：喉痹不恶寒，及寸脉大滑实于关尺者，皆属下证，宜青黛硝石等寒药降之。或白矾等酸剂收之。韩祗和云：寸脉大于关尺者，宜消阳助阴。东垣云：两寸脉实，为阳盛阴虚，下之则愈。或三部俱实，亦可用其法也(《准绳》)。以上二论，一寒一热，界限分明。

天行喉痹：喉痹，乡村病皆相似者，属太行运气之邪。治必先表散之，亦忌酸寒点药。郁邪于内，不得外出也，其病有二。其一属火。经云：少阳所至为喉痹。又云：少阳司天之政，三之气炎暑，至民病喉痹。治宜仲景甘桔汤；或面赤斑者，属阳毒，宜阳毒诸方汗之。其一属湿。经云：太阴之盛，火气内郁，喉痹。又云：太阴在泉，湿淫所盛，病嗌肿喉痹。治宜活人半夏桂枝甘草汤；或面青黑者，宜阴毒诸方汗之，又解毒雄黄丸最妙(《准绳》)。此论天行喉痹。

瘟毒喉痹：瘟毒喉痹，乃天行瘟疫之气。其证则咽痛项肿，甚有颈面项俱肿者，北方尤多此病。俗人呼为虾蟆瘟，又名鸬鹚瘟，亦名大头瘟，此湿热壅甚，最凶之候，宜清诸经之火，或泻阳明之热，当察缓急治之，东垣普济消毒饮最妙(《全书》)。此论瘟毒喉痹。

咽喉杂论：急痹有声如鼾，有如痰在喉咽者，此为肺绝之候，速宜人参膏救之，用姜汁竹沥放开服，十全七八。

风热痰喉痹，丹溪先饮以千纸汤，次用知柏四物汤养阴，则火降矣。七情郁结气塞不通，宜五香散。血壅为痹，宜取红花汁服之，或用茜草，或土牛膝，抖自然汁和醋服。倘牙关紧急，滴入鼻内亦可，或马鞭草亦好(《准绳》)。

咽痛三证：实热咽痛，三黄丸，或用黄连、荆芥、薄荷为末，蜜姜汁调噙，或山豆根噙之。及用黄柏、黄连、大黄水调涂足心与患处，及龙麝聚圣丹，祛毒牛黄丸，咽喉备急丹。浮热咽病，表散之，增损如圣汤，利膈汤，桔梗汤。壅热咽痛，或嗽中带血者，宜金沸草散，佐以辰砂丸、化痰丸(《准绳》)。

卷三古·今治法论：一曰喉痹。痹者，痛也。经云：一阴一阳结，谓之喉痹。一阴者，手少阴心也。一阳者，手少阳三焦也。心为君火，三焦为相火，二火冲击，咽喉痹痛，法当散之清之，加味甘桔汤主之。又有非时暴寒，潜伏于少阴经，越旬日而后发，名伏气。咽痛，俗云肾伤寒是已。法当辛温以散之，半夏桂甘汤主之。复有少阴中寒之重证，寒客下焦，逼其无根失守之火，发扬于上，遂致咽痛。其证手足厥冷，脉沉细，下利清谷，但用理中四逆汤疗寒，而咽痛自止。斯二者，寒也。其他悉属热证，不可不知。

卷三·古今治法论：十五曰肺绝喉痹。凡喉痹日久，频服清降之药，以致痰涎壅于咽喉，声如拽锯，此肺气将绝之候也。法在难治，宜人参膏，加橘红汤饮之，或用四君子汤亦佳。

奉时要旨

卷四·咽喉：喉痹多因痰火所致，急者速宜吐痰，以救胀塞。如有余火，再复下之。其甚者，尤宜先以针刺血，及刺少商穴法，然后用药。此症瞬息间关人性命，迟疑不得。经云：火郁发之，吐中有发散之义，出血亦发散之端也。至伏气之病，凡火令、寒令、湿令，而感风寒之邪者，但治外邪而喉自愈。若天行时疫，咽痛项肿，有大头、虾蟆、发颐之名，此阳明热毒，肿发夹车两穴，普济消毒饮治之。痰甚胀急者，紫雪丹开之。然阴虚阳虚，俱有此等恶症，其应温清补泻，全在脉之有力无力，唇之赤白、口之渴否辨之，庶不致误。

咽喉秘集

吴氏咽喉二十四大症歌诀·喉痹：郁火攻兮喉痹成。或生左右小棋形。鲜红酒毒光如镜。痹在喉间风热胜。其症形小而圆，初起或内消或针刺皆可。如其色紫红，平塌光如镜者，不可刺，宜内消。因其毒发于本源故也。

外科证治秘要

第十七章·喉菌、喉疳、喉痹、喉癣、梅核气、喉喑·喉痹：多因虚火郁火，或有兼风热痰火者。其证咽唾妨碍，咽喉不肿不红，但觉干燥而痛。及至饮食，却无妨碍。

阴虚郁火喉痹：有患之数年，最难速效，惟雪梨最为合宜。煎方：沙参五钱，大生地六钱，麦冬三钱，玄参三钱，川贝母一钱五分，石斛四钱，知母一钱五分，丹皮一钱五分，石决明八钱，杜苏子四钱，龟板四钱，阿胶一钱五分，玉竹三钱，蛤黛散、雪梨。

风热痰火喉痹：其人嗜酒，素有痰火，偶感风热，咽喉干燥，略肿不甚红，而咽唾觉痛；或初起数日微有寒热，延至二三十日，咽喉仍痛者是也。煎方：射干、杏仁、麦冬、连翘、石斛、玄参、桔梗、甘草、羚羊角、川贝母。久不愈仍当滋阴，仿上方意。

喉科心法

阳症喉痹：痹者，痛也。痛而红肿为阳，痛而不红肿为阴。若人膈间素有痰涎蓄积，或因好饮烧酒，过啖鸡鱼牛羊煎炙厚味，及姜椒等热物；或因忿怒失常；或因纵欲多服助阳药。盖过啖热物，火起于脾胃；忿怒，火起于胆；纵欲，火起于肝肾。火动生风，鼓激痰涎，结聚于咽喉窄狭之处，红肿疼痛，饮食阻凝，小便赤，大便结，此为阳症喉痹，治法必审其表症有无：若无恶寒、发热、头痛、咳嗽、鼻塞等候，多是暴寒折热，寒束于外，热郁于内，切不可遽用末药吹噙。及先投苦酸咸寒，清降凉泻煎剂，如芩、连、豆根、射干、石膏、硝之类，遏郁表邪，不得外散，以致表邪得以深入，传变多端，因而酿成不治之症者，指不胜屈。当先用荆防败毒散，加葱白、香豉，或再加牛子、元参、僵虫、连翘一二剂，急急解散表邪，然后用末药吹噙，方不误事。若失于未表散，已经误治，而表症尚在，急禁止吹噙末药，用荆防败毒散，连进二三剂，体虚人加人参，提出内陷之表邪，亦可以救前误。昧者谓咽喉病忌用发散，谬妄殊甚。岂知薛氏医案立斋先生用之屡矣。此先表后里法，亦逆流挽舟法也。粗工那得知之。凡表重于里者，及表邪内陷者，惟此法为最当，若连日不食，又克伐寒凉过度，胃气告匮，正虚邪盛，则用之无益，且多不可救。此时善刺者，急针之，或可救也。至于表里两急之症，又不得拘前说。初起咽喉红肿痛俱甚，表则恶寒发热，头痛身痛，咳嗽；里则口渴喜冷，口臭气粗，舌生黄苔，小便赤，大便结，或二便俱闭，痰涎上壅，语声不出，饮食不入，是表里两急也，法当双解。煎剂用荆防败毒散合清咽利膈汤。无汗加麻黄，小便短赤，涩痛加滑石，大便不闭去芒硝。末药，独行散、元珠丹、七宝散，诸方选用。或用开关散擦牙龈，或用巴豆油纸为捻点燃吹灭，以烟熏其口鼻即开。或用蓖麻子去壳研烂，纸卷作筒，烧烟熏亦开，如满喉肿甚将闭，药不能进，即用开关散四五分，令仰其头，左手持箸按患者舌根，右手持长柄匙挑散痛肿上，以白汤灌之，立时即松，随用七宝散等方，连上十余次，莫歇手，顿愈。治之不失其时与法，故有如此神效。若曾经误治，耽延时日，则速效难期也。发表攻里并行，是谓双解。若无恶寒、头痛等症，便无表邪，焉用双解？只当分轻重施治：轻症，煎剂以喉痹饮为主，方中贝母、花粉二味，份量可加可减可去，微红微肿微痛可减，不肿可去，肿虽不甚亦不微，又兼舌有黄苔，口渴喜饮，可重加银花，亦重加，蚤红甚，更加山豆根数分；微有恶寒头痛，即去豆根，加羌活、防风、葱豉，此轻症之剂加减活法也。末药用豆硼冰片散足矣。重症，红肿俱甚，煎剂用清咽利膈汤，大便不闭去芒硝，末药：元珠丹、磐珠丹、七宝散选用。极重者，雄黄解毒丸、开关散、绛雪、白雪、金钥匙等方选用。有病人恶闻麝片香气药者，惟七宝散最妙，内无片射，其效亦速。或生白矾五分，用鸡子清，同矾末搅匀，灌喉中甚效。以上皆治阳症喉痹定法。按法施治，无不效捷桴鼓，但咽喉病不比他病，贵在见几蚤，不难消散。若因循失治，又治不如法，耽搁日期，以致不消散，势必灌脓。善刺者，急刺之出血，口内使针，切记不可误伤蒂丁，俗名小舌，损则不救，慎之。如畏针不肯刺，急用真人活命饮方。皂角刺(用刺尖)、山甲(取前足甲炒成珠)，加出蛾蚕茧(微焙)，只用一个，再加茅针一茎更好，煎服一二剂，随用搐鼻散少许，纸燃点纳鼻内取嚏即溃，乃代针妙法也。既溃，以茶汤或甘草汤漱净脓血，以海浮散加血竭上溃处，提脓定痛，自渐愈。如红肿痛尚未全退，用凤凰衣散上之，俟其肿痛全退，然后用六味地黄汤加麦冬、五味或人参固本丸滋补真阴调理。若因服寒凉攻伐太过，而致溃久不愈者，当补气血，以八珍汤多服乃佳。戒发物一月，如鸡、鱼、牛、羊、椒、姜、酒、面、水烟、洋烟之类，一月之内宜养息，毋恼怒，远房帏乃善后也。如不守戒，多有愈而复作者。治本为主，兼治其余邪，医者要再三叮咛，嘱病者确遵医戒，方无反复。舒驰远曰："火痛者，内外俱肿，且赤且热，气粗口臭，身轻恶热，水可多饮而饭粒殊觉难下，可食软，不可食硬。非若寒痛者，可食硬不可食软也。"凡阳症喉痹，急症重症，肿闭痛烦，杀人最速者，忌妄用针刀，惟刺少商穴，去其恶血，最为神妙，图说详后。

大头瘟喉痹并捻颈瘟喉痹：其症憎寒壮热，口渴，舌生胎刺，头面赤，肿如匏瓜，目不能开，咽喉红肿或闭塞，语声不出，或口流浊水，涎如红汗，此乃时行疠气，为病则延街合巷，症候相同，互相传染恶症也，不速治，十死八九。诸书治法，不外普济消毒散，一半煎食频频服，一半蜜丸噙化服。口渴甚，加石膏；大便硬，加酒大黄；耳前后上下赤肿加红柴胡、栝蒌霜，或用青栝蒌，连穰切片用更好。脑后头项赤肿喉痹名捻项瘟，加荆防、羌活、独活、川芎、射干(炒焦)，或用荆防败毒散，以人中黄易甘草，加芩连、僵虫、翘蒡。末药，七宝散或金钥匙等方选用。若牙关紧闭，不省人事者，多不可救。捷法：于初起时，用两手将病人两肩项处着力赶勒至两手腕数次，随刺两少商穴，出恶血，更用搐鼻散少许纳鼻中，取十余嚏。若搐药不嚏者，不可治。并刺患上出血，其头面项颈赤肿处，用砭针刺之，刺出血，后用鸡子清去黄，调乳香细末搅匀，频频以润刺处。牙关虽紧，神不昏者，雄黄解毒丸，开关散熏鼻等法，皆可施治。常见瘟疫喉痹，有朝发夕死者，不可不知也。但看此等病，宜防护自己，必用辟瘟诸良法，方不沾染。

阴症喉痹：此症咽喉虽疼痛异常，却不红肿，或且带白色，口不渴，喜饮滚汤不多，小便清长，或兼腹痛泄泻，手足厥逆(手足冷为逆冷，过肘膝为厥逆)，或头痛如破，身重恶寒(表症恶寒寒在外，宜汗，阴症恶寒寒在内，宜温，忌汗)。或头重如压，身体痛，自汗喜睡，或微热面赤，干呕厥逆(面赤者，肾中真阳发露，名戴阳症。微热者，阳外越也)。喉间清涎成流而出，脉沉微细，乃足少阴肾经中寒之重症也。由其人肾中真阳本虚，寒邪乘虚，直中其经，逼其微阳上浮，而为咽痛，是无阳纯阴之症，故名阴症喉痹。无论冬夏，当用四逆理中姜附等汤冷服，以温肾经，咽痛自止。切禁表散清降寒下诸法，误用必死。当知阴阳喉痹两症，病源如冰炭之殊，故治法有天壤之别。奈何但知有热咽痛，而不知有寒咽痛。岂不闻仲景先圣云："下利清谷(水泻也)，里寒外热，(阳外越也，脉微欲绝)面赤(肾阳发露也)，咽痛不红肿，手足厥逆，或腹痛，或干呕，四逆汤急温之，迟则不救。"又曰："冬月寒入肾经，发则咽痛，不红肿，下利(泻泄也)。附子汤温其经则愈。"先哲李东垣云："夏伤寒，伏于肾经，多咽痛，不红肿，多肾伤寒，宜热药冷饮之"。舒驰远先生治一人，少阴中寒喉痹，不红肿，津垢结而成块，坚白如骨，横于喉间，痹痛异常，又恶寒喜睡，不渴懒言，舌苔滑而冷，二便不利。症属虚寒何以二便不利？盖为阴寒上逆，喉间清涎成流而出，津液逆而不降，故二便不利。便闭之症，有热有寒，不可不知。乃用生附子(去皮脐切片，甘草汤泡洗，先煎数十滚，然后入诸药)驱阴散寒，熟附子助阳温经，法夏辛以开之，甘草甘以缓之，黄芪以助胸中之阳，白术以助脾中之阳，接引真阳上达。投一剂，喉间白骨即脱去其半，痛痹稍缓，略可粥食，小便渐长。再剂，大便行，粪多且溏，三四剂全愈。更有陈藏器蜜附子法，治少阴感寒咽痛，不红肿，猝然如哑，吞吐不利，以大附子去皮，洗净咸味，再用甘草汤泡洗，切片，蜜涂炙黄。每用一片，口含咽津，候甘味尽又换，以效为度。若喉内如松子及鱼鳞状，不堵塞者，此虚阳上浮，宜此法，俱忌苦寒。以上皆治阴症喉痹成法，一定之理也。舒驰远曰："寒痛不赤不热不肿，不作臭秽，身倦恶寒，略可硬饭，饮水吞津则痛甚，可食硬不可食软，非若火痛可食软不可食硬也。"

气虚喉痛：时痛时止，微红微肿，或不红肿，右手脉大而空，或浮小而缓，每遇劳动及服凉药则更甚，兼现食少困倦，少气懒言，唇淡面白，二便调和，身微热，或时热时退，手足心更热诸症。此中气不足，虚火泛上也。法当补中益气为主。立斋先生每用补中益气汤加玄参、麦冬、黄柏（酒炒焦黑）二三分、知母（酒炒焦黑）二三分屡效。余遵守其法，用之亦屡效。若服寒凉药过多者，则去玄、麦、知、柏，而少加炒黄连、姜、薄、上桂各数分。丹溪先生治服寒凉过多之喉痛，用附子理中汤。凡气虚喉痛，治法皆当准此。有于理中汤内加茯神、志肉、枣仁、熟地、上桂者，是补中兼补心肾也。更有中气不足，面肝肾亦虚者，常有用理中煎浓汤，吞六味地黄丸，多服自愈，不可用末药吹噙。此皆治气虚喉痛定法。昧者畏芪、术、姜、桂、执用寒凉清润，滋阴降火，因而死者不少，慎之。

血虚喉痛：红而不肿，或时痛时止，左手脉数无力，午后潮热，或痛在午后，午前不痛，心烦口苦舌干，手足心热。法当补血。四物汤加黄柏知母，知柏俱用酒炒焦，先服数剂，随去知柏加酒蒸玄参、甘桔，自愈。然后以人参固本丸调补之。此症有用四物汤加竹沥者，有四物汤加芩连者，芩连俱用酒炒焦，愈后必以六味地黄丸加麦冬、五味，或加当归、酒白芍多服。虚甚者，更佐以八珍汤，间进加味逍遥散。阴虚有表，补阴益气煎。忌用末药吹噙。血虚咽痛，治法大概如此。至于随症变通，则又存乎其人，但要详慎，断不可失之轻忽也。

阴虚喉痛：其人平日常有齿痛舌痛，牙缝出血，咽干喉燥，耳鸣，盗汗，梦遗，夜热，夜咳之症，偶然受热或食热物，或犯房欲即咽喉痛，红肿，或红甚而不肿，夜甚于昼，脉洪数，或细数。由肾中真阴亏损故也。人之肾中，有水有火，水即真阴，火即真阳。所云相火龙火，即此火也。水火不同，宫水不亏，足以济火，足以制火。火藏水中，自不为患，水一亏，则火无所济，而无所制，遂得逞其炎上之性。肾之络脉，挟咽循喉，系舌本，火不藏源，热必循经络浮越上冲，而为咽痛，故名阴虚喉痛。苟不细心审辨，一认作阳症喉痹，则误甚。阴虚喉痛与阳症喉痹虽皆由于火，而阴阳虚实迥别，岂容混治。阳症之火起于六腑阳分，是后天有余之火。实火也。实火可去，故用苦寒、咸寒以直折之。阴虚之火起于肾经阴分，是先天不足之火，虚火也。虚火不可去，忌用寒凉及麝片香药。误用之，其火愈炽，益促其危耳。惟大补其水以济之，以制之，并引导敛纳之则是矣，六味地黄汤加麦冬、五味大剂作汤频进，或加大本支、生地（酒蒸）、玄参（酒蒸）、淮牛膝（酒蒸）。若加之气喘面赤口干，喉中如火熏灼，两手寸关脉细数，两尺微细无神，或寸脉洪大，尺脉微弱，乃肾中真阴真阳并亏。无根之火客于咽喉，又当用附桂八味地黄汤浓煎，微温服，以引火归源，或加酒蒸淮牛膝、麦冬、五味。冯氏全真一气饮，张氏镇阴煎皆可选用。愈后八味地黄丸为主，宜久服之。一切末药皆忌用，戒酒色，新鸡，子鸭一切助火之物及槟榔、洋酒等件。能清淡寡欲，药始有验，否则难免反复。此治阴虚喉痛之定法，学者宜潜玩而熟记焉！

痨嗽咽喉痛：此症多属阴虚火炎，肺肾两伤。忌用寒凉及喉科通套汤剂与末药，惟紫菀汤，补肺阿胶散，四君子合生脉散加阿胶、川贝母等方可选用，更参以前条治阴虚喉痛之方，兼之顾脾胃为要。然而甚不易也。如其人能绝酒色，戒食咸味、煎炒厚味、及新鸡、子鸭、牛、羊、鳝鱼、洋烟、水烟、槟榔等物，又不犯七情，谨慎寒暑，不误服凉药，庶可转祸为福，以延岁月，否则难矣。若喉中破烂，用凤凰衣散去橄榄加珍珠，研细如眼药样，每以少许上烂处，其他药俱忌用。

妇人胎前产后喉痛：妊妇喉痛，用药不同平常，当知忌避。如芒硝、大黄、牙硝、穿山甲、皂角刺、附、桂及雄黄解毒丸，开关散等药，皆所禁用。其发散清解法中必兼保护其胎为要。轻症缓症，荆防败毒散与喉痹饮，皆可用，必以四物汤佐之为稳。吹噙药，豆硼冰片散、独行散、凤凰衣散，重症急症刺少商穴。牙关不开，巴豆油纸捻点燃吹火熏其口鼻，又用搐鼻散少许，纳鼻中取嚏，随用鸡子清方灌喉中。次用独行散，豆硼冰片散噙咽。煎服清咽利膈汤去硝黄。实症阳症，治法如此。虚症有气虚血虚，阴虚阳虚，阴阳两虚，及阴症喉痹，俱照各条施治。真阴真阳两虚，火不归源，必用桂附八味。阴症必用姜附，妊娠忌桂附是法之常，有时用桂附是法之变。味者畏桂附，恐其堕胎，殊不知阴症不用附子，其母必死，未有母死而胎能保者。若拘常格，两命俱亡，只辨症明，认症确，通权达变，方能救人。内经云："应犯而犯，似乎无犯。"又曰："有故无陨。"明者知之而庸工何能晓此也。至于产后喉痛，治法与胎前又不同。产后恶寒发热，身痛，是因百脉空虚，故恶寒；血虚，故发热，营卫筋骨失养，故身痛；虚火上浮，故咽痛。切不可认作表症，而用表散之药；以致有误。变症百出，有不测之祸，独覆水难收也。不惟表药当禁，一切寒凉清降之剂，皆不可犯，误用祸不旋踵。治法惟有溯源救肾汤一方，用之极效极稳，多进无有不愈者。瘀血不行，小腹胀痛，拒按，可加益母草四五钱、或加蒲黄、五灵脂各二三钱。感冒风寒，鼻塞头痛，声重咳嗽加苏叶、老生姜，不可独用发表之药，以致贻祸。如真阴不足，用六味地黄汤，补水以制火。真阴真阳并亏，无根之火浮越于上者，用八味地黄汤补水以导火。后天气血两虚者，八珍汤。虚之甚者，人参养营汤。更有肾虚火不归经，身发大热，烦渴，目赤唇裂，舌上生刺，喉如烟火，足心如烙，吐痰如涌，喘急咳嗽，大便秘结，小便淋沥，脉洪大无伦，按之微弱者，极似阳症，误服凉药必死，宜十全大补汤吞八味地黄丸，诸症自退。此症极难辨认，非精于脉理者不能动手。此等假阳症，世之服凉药致毙者，指不胜屈。总之产后元气大虚，新血未生，凡有头痛、发热、咳嗽、咽干喉痛诸症，皆是虚中变现之象，概以补虚为主，毋得妄投克伐。因疑似之外邪伤真切之元气，岂不误甚？见闻浅薄者，慎之，慎之！虽然，若体实少壮妇女及藜藿辈，产后已多日，而间有患阳症喉痹者，则又不必拘前说也。

幼小喉痛：幼小之病，稍大能言，若数月婴孩，有病不能告人，人何以知其喉痛也？当细察其情。每吮乳便啼哭，或不能吮乳，必令抱儿于亮处，仰其头，以箸按其舌根，看喉中有何形色，红肿否，并看舌上两边，及上腭牙龈诸处，或生上腭痈、锁喉毒、儿腮痈、木舌、重腭、重龈、马牙、鹅口疮之类。务明白按法施治，不容稍缓。婴儿腑脏娇嫩，最不耐病，且以乳为命，不能吮乳，延至二三日，胃中空虚。虽服对症之药，苦无胃气运行，多难见功。胃气一绝，神丹不可为已。如牙闭紧，用巴豆油纸捻熏法，刺少商穴，或用雄黄解毒丸三粒，研烂茶泡灌鼻内，仰其头，使药由鼻入喉即开。若有发热恶寒，鼻塞咳嗽，无汗表症，必用荆防败毒散加葱、豉疏散。然后按法施治。用药不可轻忽，夭人命也。

肺绝喉痹：不治症也。其脉浮散或微细将绝，或洪疾无伦，重按全无，或现雀啄、屋漏、鱼翔、虾游、弹石、解索、釜沸等脉。其声如鼾，如痰响在喉中，此肺气将绝之候，其因不一：一因阳症喉痹有表症，法宜急发散。昧者妄谓咽喉不宜发散，遽投寒凉清降及吹噙末药，致使阳郁不伸，表邪无门而出，又用寒凉攻下，益令邪陷于里，一误再误，表邪终不能出，寒凉徒伤中气，以致胃败肺绝而然。一因误将阴症作阳症治，错用寒凉所致。一因阳症之轻者，如虚弱人患阳症，俱宜用轻剂，乃重用寒凉，及服草药，投之不已，伤败肺胃之故。一因衰老及痘后，妇人产后妄投寒凉，克伐之变，遍考诸书治法，惟速煎独参汤二三两，入真陈橘皮少许，纵饮之。有服至数斤者，早服者，十全八九，次则十全三四，迟则十不救一。古之治法如此，近时参贵异常，有力之家，且不能多用，况无力者乎？惟束手待毙而已。嗟嗟，肺绝之症，皆由医之不明不慎酿成！可见苦寒最能杀人，妄用药者，造孽无边，可不知所畏哉！

杂症·脚跟喉痛：此症从脚跟发起，直至喉间，或一年一发，或半年一发。其病一日行一穴，切忌热物、怒气。初起，用绿矾三分(煅)，硼砂六分，元明粉五分，冰片一分，麝香五厘，共研末，吹入少许。再用羌活、独活、桔梗、防风、黄芪、白芷、甘草、茯苓、陈皮、前胡、柴胡、白芍、元参、牛子煎服。如缠恶起泡者，难治。

焦氏喉科枕秘

风热喉痹图：此症因积热毒，又感风邪而致红，微紫，其形若拳，面赤而目上视，壮热恶寒。如伤寒，若声音不响，宜用润肺之药，外吹秘；若外肿，以金箍散敷之；牙关强急，宜探风痰；发热恶寒，服荆芥防风败毒散表之；后服加四物汤，以滋阴降火，并用此方：黄连、桔梗、贝母、甘草、花粉、牛蒡、射干、杏仁、薄荷，用水煎服。

喉痹图：此症热毒伤心脾，二经之气，通于口，循环上下，故咽喉肿痛而黄，其血黑，其形若臂，其肿如坎，面赤上视。治先探风痰，吹本秘；肿不消，去血，服粘子汤；若单痛不肿，无形可见，吞吐不利，先针少商穴，以定生死。又有结喉痹，舌根俱黑，甘桔汤，加干姜附子各一分，一服自愈；有痰加贝母，去附子；如热气外冲，难以用药，超本秘一匙于水上，令患人仰卧，灌入喉中，其热即愈。

治喉痹单方牛膝草根洗净，捣汁，人乳少许灌服，不能服者，灌鼻内。

阴毒喉痹图：此症冬日感阴湿火邪而起，肿如紫李，微见黑色，外症恶寒身热，振动腰疼，头痛，血红可治，血黑不治；血微红，肿处软，有痰者可治；血黑硬，痰干者，难治。先服化毒丹，次服苏子降气汤，吹秘，戒酒一月。

酒毒喉痹图：此症上焦心脾二经之火，因酒伤而起，形如鸡卵，其色鲜红，其光如镜，壅塞喉中，发热恶寒头痛项肿。治者吹本刺血，次吹秘，内服粘子解毒汤。

喉肿图：此症起于脾经，食煎炒油炽等物，及饮酒太过而行房事，以致毒气不能流行，聚结喉根，若不速治，毒闭即死。治者先去痰涎，后吹秘药，服八正顺气汤。

医学见能

卷一：咽喉红肿，其色多带痰粘者，风火之壅塞也。宜加味甘桔汤。山豆根一钱，连翘一钱，炒栀一钱，甘草一钱，杏仁三钱，荆芥一钱，薄荷五分，桔梗二钱，枳壳八分，花粉二钱，枯芩二钱，贝母三钱，旋覆二钱，射干二钱。

咽中疼痛，生黄起泡起点者，湿热之结气也。宜清散薄荷汤。薄荷五分，荆芥一钱，柴胡一钱，知母三钱，黄芩三钱，槟榔一钱，草果一钱，羌活五分，枳壳一钱，连翘一钱，射干二钱，杏仁三钱，僵蚕三钱，蝉蜕五个。

喉科集腋

卷上・喉痹：云喉痹者，谓喉中呼吸不通，言语不出而天气闭塞也。云咽痛及嗌痛者（按：咽之低处为嗌），谓咽喉不能纳唾与食而地气闭也。云喉痹咽嗌痛者，谓咽喉诸病，天地之气并闭塞也。

景岳全书发挥

卷三・咽喉・论证：喉痹一证，在古方书虽有十八证之辨，而古人悉指为相火。然此症虽多由火，而复有非火症者，不可不察也。喉痹虽多由火，而清火之药亦不宜骤用，恐寒凉凝滞，其火不通而痰升气喘，必致危亡。凡实火可清者，真火症也；虚火不宜清者，即水亏症也；水亏者，缓病。若暴病，当以辛凉疏散，豁痰开窍为主。且复有阴盛格阳者，即真寒症也。故经曰：太阳在泉，寒淫所胜，民病嗌痛颔肿，其义即此。虽云寒湿所胜，实有寒包火之义。

论治：凡火浮于上，而热结于头面咽喉者，最宜清降，切不可用散风升阳等剂。阴分不足者，忌散风升阳。若恶寒发热者，宜散风之中加清火，则火邪散而安，竟讲清火则火愈不散。景岳但知其一，不知其二。经云：火郁则发之，即此义也。凡火壅于上，而食物之治，最宜雪梨浆、绿豆饮之属。最忌生冷。冷物入咽，痰火必凝结不通而死。或以萝卜汁和清泉少加元明粉搅匀饮之。惟淡姜、薄荷为妙，辛以散之。

血证论

咽喉为肺之关，胃之门，少阴心脉之所络，肝经冲脉之所夹，凡此四经，皆血之所司也。故失血家，往往有咽痛之证。凡咽痛而声不清利者，为肺火。肺主气，气管中痛，故声不清利，甘桔汤，加马兜铃、黄芩、杏仁、川贝母、黄连、麦冬、百合、薄荷治之。凡咽痛而饮食不利者，胃火也。胃上口为食管，食管痛，故饮食不利，白虎汤加金银花、大黄、桔梗、枳壳治之。咽喉作痛，而上气颊赤者，肝经冲脉逆上之火也，宜玉女煎，加旋覆花射干，再用盐炒安桂少许，以引火下行。喉中塞肿，及溃烂，皆为少阴心经之火，宜泻心汤，加山豆根、牛蒡子、桔梗、甘草、薄荷、细辛、胆南星、牛黄治之。肿塞者，外用人爪甲鸡内金急性子，全蝎合巴豆炒过，去巴豆，再加火硝、硼砂、冰片、胆矾、青黛、黄连、枯矾吹上，吐痰血即愈。溃烂者，外用雄黄、黄连、珍珠、桑螵蛸、寒水石、牛黄、硼砂、麝香吹之。又有梅核证，在痰饮门参看。

再按：血家咽痛，多是肺胃虚火，及冲脉火逆，吾于咳嗽诸条，言之甚详。痨虫蚀咽，见声音门，宜参汇。

急救喉症刺疗合编

幼小喉痛　幼小之病，稍大者能言，若数月婴孩，有病不能告人，何以知其喉痛也？当细察其情形。每吮乳汁便啼哭，或不能吮乳，必令抱儿于明亮处，仰其头，以箸按蓁地根，竹箸恐其擢喉，或以手指剪去指甲，将指头安舌更妙。看喉中有何形色红肿否，并看明舌上两边，及上腭牙龈诸处，或生上腭痈，或锁喉毒，兜腮痈、木舌重舌、重腭重龈、马牙、鹅口疮之类，各看明白，以便查照各部，按法施治，不容稍缓。婴儿脏腑娇嫩，最不耐病，且以乳为命，不能吮乳，延至二三日，胃中空虚，虽服对症之药，若无胃气运行，多难见功，胃气一绝，神丹不可为矣。如系喉症，急以手指剪去指甲，更要将其剪去尖锋，磨光磨平（以免戳伤婴孩喉舌)，将元珠丹粘在指头上，用指轻轻搽入婴孩口内，或又搽在乳母乳上，使其咽下，频频搽之，喉症即愈。稍重者，将煎方令乳母代服之，以喉愈为度。鸡鱼姜椒羊肉辛热发物，乳母必须禁口。幼少婴孩，口不能言，务要刻刻看视，不可稍微疏忽。用久制人中黄，泡水灌之，奇效，或用绸绢将人中黄包裹，如橄榄式，泡湿就向婴儿口边，如吸吹样亦妙。

阴虚喉痛　其人平日常有咽干喉燥，齿痛舌痛，夜热夜咳之症，偶然受热，或食热物，或患房劳，即患咽喉疼痛红肿，或红甚而不肿，夜甚于昼，脉洪数或细数，此阴虚也，皆由肾中真阴亏损。人之肾中有水有火，水即真阴，火即真阳，所云相火龙火，即此火也。水火同宫，水不亏足以济火，足以制火，火藏水口，自不为患，水一亏则火无所济，而无所制，同遂得逞其炎上之性。肾之脉络，挟咽循喉咙系舌本，火不藏源，势必循经络浮越上冲而为咽痛，故名阴虚喉痛。虽皆由于火，而阴阳虚实，与阳症喉痛，又有分别。阳症之火，起于六腑阳分，是后天余之火，实火也，故用苦寒以直折之。阴虚之火，起于肾经阴分，是先天不足之火，虚火也，不宜苦寒，惟大补其水以济之，以制之，并引导敛纳之早是矣。宜用六味地黄汤、加麦冬、五味，或加酒浸大生地、元参、酒蒸准牛膝，愈后以六味地黄汤、人参固本丸，酌量加减，常久服之。并戒酒色，新鸡子鸭鱼虾，一切助火之物，能清火寡欲，药始有效，否则不免反复难治。

阴症喉痹　咽喉寒证，从来稀少，百中不过偶有一二。其症咽喉疼痛，既不红又不肿，或且微带白色，口不渴，喜饮热汤，而不能多饮，小便清而且长，腹育腹冷，大便溏泻，手足厥冷，身重恶寒，喉间清涎成流而出，时作干呕欲吐，舌胎润而且滑，其脉沉而微细，乃足少阴肾经中寒症也。由其人肾中真阳本虚，寒邪乘虚直中其经，逼其微阳上浮而为咽痛，是无阳纯阴之症，故名阴症喉痹。当知阴阳喉痹两症，病源如冰炭之殊，故用药有天壤之隔。况咽喉寒症，从来本不多有，果系前项阴寒之症，尤须审视的确，分认明白，方可用药。无论冬夏，当用四逆汤、姜附理中汤自愈，切忌表散清降寒下等剂，如非寒证，误用姜附，则不可救矣。

阳症喉痹　喉鹅、喉风、喉闭、缠喉、锁喉、瘟疫、白喉、皆白喉痹。痹者，痛也、病也、不仁之谓也。阳症者，凡实火为患，脏腑积热，热甚生风，风火迅速，鼓激痰涎，堵塞咽喉隘地，呼吸难通，以致顷刻之间，牙关紧闭，不省人事，若不急治，多不可救。势甚凶猛，药力一时难以见效，先以后颈窝处，用香油括之，或急刺少商穴，挤去恶血……次以地珠丹吹之，再将后开咽喉统治各方，看病之轻重，斟酌加减煎服，依法医治，无不奇效。

胎前产后喉痛，孕妇喉痛，用药大有不同，即平常无病，服药亦须当知忌避，而胎前产后，尤有分别，如芒硝、大黄、穿山甲、皂角刺、附、桂及雄黄解毒丸、开关散等药，皆所禁用。其清解法中，必兼保和安胎为要。轻症缓症，以除瘟化毒散，或连翘散加减服之。重症急症，或刺少商穴，挤去恶血，或括后颈窝，令人吮去毒血，或用老蒜和轻粉捣烂敷经渠穴。如牙关紧闭，以巴豆油纸燃，熏其口鼻。查照喉症各方，外治之法，最为效验稳妥，实为救急之捷法，如喉中痰涎壅盛，即以前方蚝蛴梅子，或制青鱼胆，或橄榄核，或香瓜蒂泡汽，取吐痰涎各方，皆可用之，不惟孕妇不忌，抑且极其效验。吐出痰涎开关后，仍以元珠丹多多吹入喉中痛处，依法治之，自然痊愈。至于产后喉痛，因是产后，百脉空虚，气虚故恶寒，血虚故发热，营卫筋骨失养故身痛，虚火上入故咽喉痛，切不可认作表证，误用表散发汗，以致变症百出，有不测之祸。不独表散当禁，及一切极苦极寒之剂，皆不可犯，所谓胎前不宜，产后不宜凉之意也。产后用药，较胎前更难，尤宜慎之，至要至要。如喉痛轻缓，可以无须服药，即用元珠丹多多吹入喉中痛处，自然全愈。稍重者，或再以木卷前后简便经验各方，酌量用之，无不神效。此为喉症之轻者，诚恐产后服药有误，致生他病，是以不如不服药之为妙也。如系咽喉急症，或痰涎壅塞，牙关紧闭，仍以外治之法，急速治之，或用生矾鸡子清，取吐痰涎等方，次用元珠丹吹药。若少壮妇女，体气壮实，或产后已有多日，未便拘泥前说，亦不能不将喉症各方，酌量加减服之，方能有济。倘若兼有别项病症，尤须按症医治，如恶露不行，小腹胀痛拒按，可加盖母草四五钱，要背色嫩而有花叶者为佳，或加蒲黄，筛取净粉，五灵脂醋炒各二三钱。总之产后元气大虚，新血未生，凡有头痛发热，咳嗽咽干喉痛诸症，多属虚中变化之象，切忌妄投克伐之剂。遇胎前产后，用药大有分别，尤不可不慎也。

血证论

失血兼见诸证·咽喉：咽喉为肺之关。胃之门，少阴心脉之所络，肝经冲脉之所挟，凡此四经，皆血之所司也。故失血家，往往有咽痛之证。凡咽痛而声不清利者，为肺火，肺主气，气管中痛，故声不清利，甘桔汤加马兜铃、黄芩、杏仁、川贝母、黄连、麦冬、百合、薄荷治之。凡咽痛而饮食不利者，胃火也，胃上口为食管，食管痛，故饮食不利，白虎汤加金银花、大黄、桔梗、枳壳治之。咽喉作痛，而上气颊赤者，肝经冲脉逆上之火也，宜玉女煎加旋覆花、射干，再盐炒安桂少许，以引火下行。喉中塞肿，及溃烂，皆为少阴心经之火，宜泻心汤加山豆根、牛蒡子、桔梗、甘草、薄荷、细辛、胆南星、牛黄治之。肿塞者，外用人爪甲、鸡内金、急性子、全蝎合巴豆炒过，去巴豆，再加火硝、硼砂、冰片、胆矾、青黛、黄连、枯矾吹上，吐痰血即愈。溃烂者，外用雄黄、黄连、珍珠、桑螵蛸、寒水石、牛黄、硼砂、麝香吹之。又有梅核证，在痰饮门参看。

再按血家咽痛，多是肺胃虚火及冲脉火逆，吾于咳嗽诸条言之甚详。痨虫蚀咽见声音门宜参汇。

集喉症诸方

喉风三十六症·帝中风：无论男妇，帝中肿大，生痰作痛，不能饮食，先用角药取痰，次开风路针，三用冰硼散，四用紫地散，如帝中黑烂者，一时难治，切不可用刀。此症帝中红肿，日久渐长出来，不能吞咽，竟有帝中长出寸许，拦腰烂去半截，仍为无害，只须依法治之自效。时人忽患旁中风，角药频施自有功，若遇庸医无见识，针刀误用命随终。

重订囊秘喉书

卷上·类证·酒毒喉痹：外见赤肿，内形如鸡子，其色鲜红，光亮如镜，发热恶寒，目睛上视。此心脾积热，形象虽凶，速治可愈。（谓按：河间论治喉痹，犹之救火，即《内经》火郁发之之意，发为发汗，然咽喉中不能发汗，故出血者，乃发汗之一端。）

药例·治酒毒喉：如内外赤肿，闭塞不通，用牙硝、硼砂、食盐，加入开关散少许吹之，立效。煎剂，加解毒药治之。

药例·治咽喉肿痛：风痰上壅，宜上清噙化二丸，审症虚实，吞化，并吹丹散，随症选用。

药例·治帝丁肿胀：速用煅盐点之，如有泡者，即将煅盐，配入冰片少许，指甲末研匀同吹。

外科备要

卷一·证治·喉部·喉痹：痹，即闭也，由肝肺火盛，复受风寒，相搏而成。初起憎寒壮热，咽肿焮痛，面赤腮肿，甚连项外，喉中有块如拳，汤水难下，急刺少商穴或针合谷穴以泻热开关，初宜疏散，服荆防败毒散汗之（天），寒热已退，即服清咽利膈汤（盈），兼吹紫雪散（露），或七宝散（果），随以姜汁漱口以宣其热。或用醋漱，以消积血，痰壅塞者，用桐油饯探吐之（果），吐后以甘草汤漱口，吹冰硼散（称）。若肿发于项外，脓胀痛者，忌用针刺，防透咽喉，急研皂角末吹鼻取嚏，其肿自破。或兼用皂角，醋调厚敷项肿，须臾即破，内外吹搽珍珠散（果）。项外初肿时，用生羊肉，或猪精肉切片贴之，内吹七宝散（果），频服玉屑无忧散（盈），肿自消矣。

包氏喉症家宝

条目·喉痹，属热、属痰、属风。风多者，吹本医士碧玉散，痰多者，吹秋字药。不速治，则痹郁而兼热毒，致发乳蛾等证。治法去风痰，解热毒，开郁。

三、乳蛾　烂乳蛾　喉疔

本节内容包括各种乳蛾、肉蛾、喉疔、喉单等。

世医得效方

喉病：双蛾风，有两枚在喉关两边，亦圆如小箸头大，关下难治。

医林绳墨

卷七·咽喉：喉之两旁，近外作肿，以其形似飞蛾，谓之乳蛾。其症有单有双，单发于喉旁，红肿有脓，头起尖似乳，色白似蛾，一边有者谓之单乳蛾，两边有者谓之双乳蛾。

医贯

卷四·喉咽痛论咽喉与咽不同：其间有乳鹅、缠喉二名不同，肿地咽两旁者为双鹅，肿于一边者为单鹅，治法用鹅翎蘸米醋搅喉中，去尽痰涎，复以鹅翎探吐之，令著实一咯，咯破鹅中紫血即溃，或紫金锭磨下即愈。甚而不散者，上以小刀刺出紫血即愈，古方有刺少商穴法甚好，刀针刺血，急则用之，然亦有不宜用者。

景岳全书

卷二十八·咽喉：咽喉证则总谓之火。则名目虽多，似有不必尽辨者，然亦有不可不辨者。如单乳蛾、双乳蛾及缠喉风之有不同也。盖肿于咽之两旁者，谓双蛾；肿于一旁者，谓单蛾。此其形必圆突如珠，乃痈疖之类结于喉间，故多致出毒，或宜刺其出血而愈者。若缠喉风则满片红肿，多不成脓，亦不必出血，但使火降其肿自消。此其所以有异而治之当有法也。

凡单双乳蛾，若毒未甚，脓未成者，治之自可消散；若势甚而危者，必须砭出其血庶可速退。此因其急亦不得已而用之也。又古法用三棱针刺少商穴出血，云治喉痹立愈。

尤氏喉科秘书

乳鹅有单、有双、有连珠，多应酒色，郁结而生，初起一日痛，二日红肿，三日有形，细白星（无细星即喉痛），发寒热者凶，四日势定，治之四五日可愈。其症生于喉旁，一边生得为单鹅，左右生者为双鹅，单轻双重，连珠尤重，左右为（心肝）二白星上下相连，状如缠袋者，为连珠鹅。

治单鹅、双鹅及连珠鹅，吹碧丹五分，金丹一分，后金二碧三，同吹出痰，兼服煎剂，左加黄连、犀角，右加赤芍、柴胡，双鹅兼用之。大便不通，加枳壳、玄明粉，候大便通，则症自愈。至三日，看喉内但红肿而无细白星，即喉痈症。

张氏医通

卷八·七窍门下·咽喉：乳鹅缠喉，两种不同。肿于喉两傍者为双鹅，肿于一边者为单鹅。治法，用鹅翎蘸米醋搅喉中，去尽痰涎，后以鹅翎探吐之，令著实一咯，咯破喉中，紫血即溃，或玉枢丹磨服；毒甚不散者，上以小刀刺出紫血即愈，古法有刺少商穴甚好。刀针刺血，急则用之，然但肿不痛者，切不宜用。盖有形而无痛者，阳之类也，当峻补其阴，若刺之，反伤阴血必死。

尤氏喉科指南

连珠蛾　满口如白网油，象肚两边微肿，根有白点，带红色，小舌红肿，进汤大痛，病由忧郁热毒而发。其脉两寸、尺浮洪而大，上盛下虚之症，势极重者也。

石蛾　此因本源不足，亦有胎生，在乳蛾地位稍进半寸。初忌寒凉。盖肝火、忧郁所致。老痰恶血阻遏，妇人最多。

乳蛾　多因酒色郁结而生。初起一日病，二日红肿，三日有形，四日势定，其症生于关口两旁，小舌左右，轻者五六日可愈。如有寒热交作者，其症重险，然生此又有分别。

单蛾　因伤寒之后，发散未尽，身热恶心，恐见痧症。

双蛾　因感时邪而发，如樱桃大，发寒热，六脉弦数，肺胃之症也。

疡医大全

卷十七·单双蛾门：岐天师曰：有病双蛾者，人以为热也。喉门肿痛，痰如锯拽不绝，茶水一滴不能下咽，岂非热证！然而痛虽甚，至早少轻，喉虽肿，舌必不燥，痰虽多，必不黄而成块，此乃假热之证也。若以寒凉之药急救之，下喉非不暂快，少顷而热转甚，人以为凉药之少也，再加寒凉之品服之，更甚。急须刺其少商穴出血少许，喉门必有一线之路开矣。急以附子一钱，熟地一两，山萸肉四钱，白茯苓五钱，麦冬、牛膝、北五味各三钱煎服，下喉一声响亮，其火势热证立时消散。盖少阴之火直如奔马，凡人肾水大耗者，肾中元阳不能下藏，盖无水以养火，而火必上越也。日日冲上而咽喉口小，不能任其出入，乃结成肿痛。状似双蛾，实非双蛾也。方中妙在附子辛热之药，引龙雷之火下藏于窟宅。夫龙雷之火，乃相火也，喜水而不喜火，故药中熟地、山茱萸之类，纯是补阴之味，使火有所归，而不再沸，此因其逆势而引道之也。（喜水而不喜火，喜水者，喜其真阴之水也，而非寒凉之水；不喜火者，不喜邪热之火也，而非辛热之火。）又曰：日重夜轻，治之犹易，用山豆根、桔梗各三钱，甘草、半夏各一钱治之，一剂立愈。

雷真君曰：凡人有咽喉忽肿作痛，生双蛾者，饮食不能下，五日不食即死矣。但此证实火易治，而虚火难医，实火世人已有妙方，芩连之类治之立消；惟虚火乃肾火不藏于命门，浮游于咽喉之间，其证亦如实火，惟夜重于日，清晨反觉少轻，若实火清晨反重，夜间反轻，实火口燥舌干而开裂，虚火口不甚渴，舌滑而不裂也。以此断之，决不差错。此种虚痛，若亦以治实火之法治之，是人已下井而又益之石也，故不特不可用寒凉，并不可用发散，盖虚火必须补也。然徒补肾水，虽水能制火可以少差，而火势太盛未易制伏，又宜于水中补火，则引火归原而火势顿除，有消亡于顷刻矣。方用引火汤主之，一剂而痰声静，痛顿除，肿亦尽消，二剂全愈。盖熟地、山萸、五味之类，纯是补肾水圣药，茯苓、山药又益精而利水，助肉桂之下行，元参以消在上之浮火，白芥子以消壅塞之痰，上焦既宽而下焦又得肉桂之热，则龙雷之火有不归根于命门者乎？一剂便生，真有鬼神莫测之机，又胜于八味地黄汤也。倘喉肿闭塞，勺水不能下咽，虽有此神方，将安施乎！我更有法：用附子一个，破故纸五钱，各研末调如糊，作膏布摊如膏药，大如茶盅，贴脚心中央，以火烘之，一时辰喉即宽而开一线路，可以服药矣，又不可不知。此妙法也。又曰：阴蛾之证，乃肾水亏乏，火不能藏于下，乃飞越于上，而喉中关狭，火不得直泄，乃结成蛾，以蛾而非蛾也。早晨痛轻，下午痛重，至黄昏而痛更甚，得热则快，得凉则加，其证之重者，滴水不能下喉。若作外感阳证治，误用山豆根、芩、连、栀子之类，则痛益甚，而关不开，有不尽命而死者也。惟单补阴虚，用引火归源之法而痛顿失也。治以化蛾汤主之。此方大补肾之水，不治蛾之痛，壮水则火息，引火则痛消，可收全功，诚奇绝之法也。（《活人录》）

华真君曰：双蛾阴证，最难治而最易治也。不知其窍，则最难，知其法则最易。余常为人治此证。用附子一枚，盐一合，水煮透，令其口含一片，而火势立止，然后以六味地黄汤大剂饮之，不再发。神方也。

《医论选要》曰：单蛾者，其形圆小如箸头，生于咽喉关上，或左或右，双蛾则两边俱生也。若生于关下为难治。

咽喉脉证通论

乳蛾第四：此证因嗜酒肉热物过多，热毒积于血分，兼之房事太过，肾水亏竭，致有此发。其状或左或右，或红或白，形如乳头，故名乳蛾。一边肿曰单蛾；两边肿曰双蛾；或前后皆肿，白腐作烂，曰烂头乳蛾。初起必发寒热，用保命丹、红内消兼煎剂治之。药用荆芥、防风、射干、牛蒡、前胡、枳壳、胆星、连翘、生地、丹皮、元参、黄柏、黄芩、银花，长流水煎。如火盛，加犀角、黄连；大便闭结，加大黄；寒热不止，加羌活、独活；体虚痰多，加蒌仁、杏仁、贝母。

辨证录

卷三·咽喉痛门：人有感冒风寒，一时咽喉肿痛，其势甚急，变成双蛾者。其症痰涎稠浊，口渴呼饮，疼痛难当，甚则勺水不能入喉，此阳火壅阻于咽喉，视其势若重，而病实轻也。夫阳火者，太阳之火也。太阳之火，即膀胱之火也，与肾经之火为表里，膀胱火动，而肾经少阴之火即来相助，故直冲于咽喉之间，而肺脾胃三经之火，亦复相随而上升，于是借三经之痰涎，尽阻塞于咽喉，结成火毒，而不可解。治法似宜连数经治矣，然而其本，实始于太阳，泄膀胱之火，而诸经之火自安矣。但咽喉之地，近于肺，太阳既假道于肺经，而肺经险要之地，即狭路之战场也，安有舍战场要地，不解其围，而先捣其本国者乎。所贵有兼治之法也。方用破隘汤：桔梗三钱，甘草二钱，柴胡一钱，白芍五钱，玄参三钱，麻黄一钱，天花粉三钱，山豆根一钱。水煎服。一剂而咽喉宽，再剂而双蛾尽消矣。方中散太阳之邪者居其一；散各经之邪居其五，尤加意于散肺之邪者，由近以散远也。此症用散蛾汤亦神效。射干、枳壳、苏叶、当归各一钱，甘草二钱，桔梗三钱，天花粉三钱，山豆根八分，麻黄五分。水煎服。一剂即愈。

人有一时喉忽肿大而作痛，吐痰如涌，口渴求水，下喉少快，已而又热，呼水，咽喉长成双蛾，既大且赤，其形宛如鸡冠，此喉痹之症，即俗称为缠喉风也。乃阴阳二火并炽，一乃少阳之相火，一乃少阴之君火也。二火齐发，其势更暴。咽喉之管细小，火不得遽泄，遂遏抑于其间，初作肿而后成蛾也。蛾有二：一双蛾，一单蛾也。双蛾生两毒，两相壅挤，中间反留一线之隙可通，茶水药剂尚可下咽。若单蛾则独自成形，反塞住水谷之路，往往有勺水不能咽者，药物既不可咽，又从何路以进药食哉。法宜先用刺法，一则刺少商等穴，尚欠切近，用刀直刺其喉肿之处一分，则喉肿必少消，可用吹药以开之。吹药方：胆矾一分，牛黄一分，皂角烧灰末一分，麝香三厘，冰片一分。为绝细末，和匀，吹入喉中，必大吐痰而愈，然后用煎剂。方名救喉汤：射干一钱，山豆根二钱，玄参一两，麦冬五钱，甘草一钱，天花粉三钱。水煎服。一剂而全愈也。若双蛾不必用刺法，竟用此方。玄参为君，实足以泻心肾君相之火，况佐之豆根、射干、天花粉之属，以祛邪而消痰，则火自归经，而咽喉之间，关门肃清矣。此症用两地汤加减亦神。熟地、生地、玄参各一两，肉桂三分，黄连、天花粉各三钱。水煎服。下喉即愈，不必二剂。

人有咽喉肿痛，日轻夜重，喉间亦长成蛾，宛如阳症，但不甚痛，而咽喉之际自觉一线干燥之至，饮水咽之少快，至水入腹，而腹又不安，吐涎如水甚多，将涎投入清水中，即时散化为水。人以为此喉痛而生蛾也，亦用泻火之药，不特杳无一验，且反增其重。亦有勺水不能下咽者，盖此症为阴蛾也。阴蛾则日轻而夜重，若阳蛾则日重而夜轻矣。斯少阴肾火，下无可藏之地，直奔而上炎于咽喉也。治法宜大补肾水，而加入补火之味，以引火归藏。方用引火汤：熟地三两，巴戟天一两，茯苓五钱，麦冬一两，北五味一钱。水煎服。一剂而火自下归，咽喉之肿痛全消，二剂即全愈。方用熟地为君，大补其肾水，麦冬、五味为佐，重滋其肺余，金水相资，子母原有滂沱之乐，水旺足以制火矣。又加入巴戟之温，则水火既济，水趋下，而火已有不得不随之势，更增之茯苓之前导，则水火同趋，而共安于肾宫，不啻有琴瑟之和谐矣，何必用桂附大热之药以引火归源乎。夫桂附为引火归源之圣药，胡为弃而不用，不知此等之病，因水之不足，而火乃沸腾，今补水而仍用大热之药，虽曰引火于一时，毕竟耗水于日后，予所以不用桂附而用巴戟天，取其能引火而又能补水，则肾中无干燥之虞，而咽喉有清肃之益，此巴戟天所以胜桂附也。此症用收火汤亦神效。熟地三两，山茱萸一两，茯苓五钱，肉桂三钱。水煎一碗，探冷服，一剂即消。

辨证玉函

卷一·阴症阳症辨·双蛾：双蛾之症乃少阴之火冲上于咽喉也，其势甚速、甚急重者，有点滴之水不能下喉者，一连数日不进饮食而死者有之。虽此症皆起于火，而火有不同，有阴火、阳火之异。苟不辨明而妄自用药，死亡顷刻非发在而亡，即身青而死矣。阳症如何，喉中必先作干燥之状，口必大渴引饮，痰或结于胸膈之间，欲吐不能，欲咽不能，可喉肿如疮，小舌红甚，喉之两旁内如鸡冠，外必作肿状，日间痛不可当，夜间少安可寐，舌必峭而目必赤也。万不可与温热之药，倘误与之，立时发狂矣。此症只消用吐法，便可全愈。古人有用生桐油以鹅翎扫其喉中，一吐出顽痰碗许，即刻奏功者。然亦有火亢之极，一吐不能效者奈何？然必问其饮食起居，从前曾服过何药？倘服热药而致此者，亦多其大便必燥结三四日不下，或小便痛涩者，放胆用吾汤以治之，方名豆根神散，一剂即安，而双蛾消归乌有矣。此方之妙，妙在山豆根之多用，此物最消少阴之实火。然非甘草桔梗以伴之，则下行而不上达，故用二味为臣，青黛亦止痛消肿之神药以之为辅，半夏、天花粉不过消其顽痰，则火易消散耳。若阴症之双蛾也，有形而不十分作痛，时而痛时而不痛，夜痛而重昼痛而轻，口必不干，不过微燥而已，饮之凉水下喉即快，少顷转觉不安，胸中膨胀，大便如常，小便清长，即色黄而亦不作艰涩之状，此皆阴虚火动之故，莫妙用八味地黄汤，大剂饮之，自然下喉，而痰声息肿痛除也。盖八味丸专补命门之火，下热而上热自消，龙雷之火非真火不能引之归经耳。然而二症往往有药食不能咽者，虽有此等妙药，何以下喉，阳症用鹅翎扫其喉，得小吐则水路少开，便可用药，阴症则不可用吐法也。盖吐之甚，则火益沸腾，另有巧法，用针刺手上大指指甲之旁少商穴，刺星星出血，其血色必紫必黑，血出喉必少宽，便可用地黄汤也。如不肯刺，更用附子为末，以糗子调成，摊在两足之脚心，一时辰便开水路，便可用药，固是至妙之方也。

豆根神散：山豆根三钱，甘草三钱，麻黄五分，桔梗三钱，半夏二钱，青黛三钱，天花粉三钱。水煎服。

卷二·虚症实症辨·双蛾：双蛾症之虚实从何辨之，大约外感者为实，内伤者为虚。而外感内伤又从何而辨之，大约外感者鼻必寒，舌必燥，身必先热而后寒，痰必黄而白，目必赤而浮，此邪气之实也。用杀蛾丹治之，用鹅翎吹入喉中，必吐痰涎碗许而愈，神方也。内伤者，虽同是为蛾喉肿，而日间少轻，痰多而舌必不燥，吐痰如涌泉而下，身必畏寒，两足必如冰冷，此正气之虚也，用八味汤必然奏功，吾今更定一方，名为三陆同补汤。此方之妙，妙在水中补火，水足而肺经有养，亦火温而土气有生，则肺经兼有养也。况方中原有生肺之品，而肺金有不安宁者哉。肺肾脾三经俱安，则邪何所藏，自难留恋于皮肤之内，邪退而肿自消，双蛾顿失，其形真有莫知其然而然者矣。

杀蛾丹：硼砂一分，丹砂三分，牛黄一分，冰片一分，儿茶一钱，麝香一分，石膏一钱，各为绝细末。

三陆同补汤：熟地一两，山茱萸五钱，麦冬一两，北五味二钱，薏仁一两，肉桂二钱，人参一钱，白芥子五钱，茯苓五钱，白术五钱。水煎服。

洞天奥旨

卷十·喉闭蛾疮：此生于咽之上也，其疮有二：一双蛾，一单蛾也。双蛾单蛾之症亦有二：一阴症，一阳症也。二症虽异，而火则一也。然而火有阳火、阴火之分。阳火者，实火也；阴火者，虚火也。咽喉乃至命之关，此处生蛾疮，俱是危症。然阳火势若重而实轻，阴火势少轻而反重。盖实火可以寒散，而虚火必须温散也。倘治之得其道,效应如响。

破嗌汤:治阳症双蛾、单蛾喉痹等症如神。桔梗三钱,甘草三钱,柴胡一钱,白芍五钱,玄参三钱,麻黄一钱,天花粉三钱,山豆根一钱。水煎服,一剂咽喉宽,再剂尽消。

引火汤:治阴症双蛾、单蛾喉痹等症。熟地三两,巴戟天一两,茯苓五钱,麦冬一两,北五味子二钱。水煎服,一剂火下归,二剂全愈。二方已破、未破俱可用,不必用针、吹药点治之也。

两地汤:伯高太师真君传。治喉肿大作,吐痰如涌,口渴求水,双蛾缠喉风疮。熟地一两,生地一两,玄参一两,肉桂三分,黄连三钱,天花粉三钱。水煎服,下喉即愈。

再生丹:治双蛾、单蛾初起、久患以及喉痹等症。桔梗一分,硼砂一分,山豆根一分,生甘草一分,牛黄一分,荆芥一分。研绝细末,用鹅翎插药五厘,吹入蛾处,日六次,痰涎出净即愈,神方也。

慈幼新书

卷二·杂症·咽喉:肉鹅者,太阳少阴之火,为风寒壅遏,关隘不通,留连发肿,痰涎稠浊,疼痛难堪,用大乌梅一个去核,纳入蜗牛一条,灰火煨透碾末,刺破鹅肿点之,或服清道汤、山豆根汤。先天虚弱火泛者,巴戟汤俱效。

疡科捷径

卷中·喉部·乳蛾:乳蛾积火肺经成,单重双轻喉内生。形似蚕蛾红更肿,若教痛塞势非轻。

医学心悟

卷四·咽喉:五曰双单乳蛾。状如乳头,生喉间。一边生者,名单乳蛾;两边生者名双乳蛾。宜以韲菜汁调元明粉,灌去痰涎,吹以冰片散,随服甘桔汤,自应消散。若不消,以小刀点乳头上出血,立瘥。凡针乳蛾,宜针头尾,不可针中间,鲜血者易治,血黑而少者难痊。凡用刀针,血不止者,用广三七末,嚼敷刀口上,即止。凡使刀针,不可误伤蒂丁,损则不救,慎之慎之!

外科证治全生集

卷一·乳蛾:其形圆如箸头,生于咽喉关上者轻,生于关下者重。若左有右无曰单,或左右皆有曰双。双者轻,单者重。以土牛膝绞汁,含口慢咽。如无鲜者,用天名精丸化服亦可。

医宗金鉴

外科心法要诀·喉部·乳蛾:乳蛾肺经风火成,双轻单重喉旁生,状若蚕蛾红肿痛,关前易治关后轻。[注]此证由肺经炽热,受风凝结而成。生咽喉之旁,状如蚕哦,亦有形若枣栗者,红肿疼痛,有单有双,双者轻,单者重。生于关前者,开色易见,吹药易到,手法易施,故易治;生于观后者,难见形色,药吹不到,手法难施,故难治。俱宜服清咽利膈汤,吹冰硼散。易见者脓熟针之,难见者用鸡翎探吐脓血。若兼痰壅气急声小,探吐不出者险,急用三棱针刺少商穴,出紫黑血,仍吹、服前药,缓缓取效。

医碥

卷三·杂症·咽喉:蛾喉,肿痛在咽喉两旁者,名双乳蛾;(形若蚕蛾故名,亦有形若枣栗者。)在一边者,名单乳蛾;如白星上下相连者,名连珠蛾。但张口可见者,吹药易到,针刺易施;深而不可见者,颇难治。俱宜服清咽利膈汤,吹冰硼散。易见者,脓熟针之;难见者,桐油饯探吐脓血。若痰壅气急声小,探吐不出者危。急用三棱针刺少商穴(在大指甲内边,去甲韭叶许,刺深二分)出血,仍吹、服前药,缓缓取效。若形如圆眼,有红丝相裹,或单或双,生于喉旁,(有顶大蒂小者)不犯不痛,名为喉瘤,由肺经郁热,多言损气而成,忌针,益气清金汤,外用消瘤碧玉散点之。

喉科指掌

卷三·乳蛾门·双乳蛾:此症感冒时邪而发,生于关口上部,两边如樱桃大,肺胃之症也。身发寒热,六脉弦数。先针:少商、商阳(两手四穴),或挑破患上出血亦妙,先用六味汤加:陈皮、海浮石、苏叶、羌活各钱半。两服可愈。如肿不退,六脉有力可加生大黄三钱。

卷三·乳蛾门·单乳蛾:此症因伤寒后发散未尽,身热恶心,恐见痧疹,六脉浮数,生于双蛾之旁,或左或右,用六味汤加:苏叶一钱,羌活二钱,鲜新芫荽五钱。如无新者用子三钱,一服退半,明日再加:黄芩酒炒三钱,花粉二钱,山栀一钱,赤芍一钱,木通一钱,全愈。

卷三·乳蛾门·烂乳蛾:此症因肺胃郁热、红肿烂斑大痛,难于饮食,六脉弦紧,急针:少商、商阳左右四穴。用六味汤加:葛根二钱,苏叶一钱,盐水炒玄参一钱,酒炒黄芩二钱,冲柏枝汁一钟,漱喉间咽下。再用八仙散一服,津化咽之,明日去苏、葛二味,加:山栀、木通、生地、丹皮、浮石、花粉各二钱。如脉大有力加:生大黄三钱,脉虚用八仙散同柏枝汁照前吃法,三四日可愈。如声哑背寒,六味汤加,苏叶二钱,羌活二钱,细辛三分。

卷三·乳蛾门·风寒蛾:此症因风寒而起,肿大如李,头不能下视,气塞不通,寸关之脉浮紧,肺胃之症也。即针:少商、商阳、少冲(两手六穴)。用六味汤加:苏叶二钱,羌活二钱,一服而愈。若早用寒凉则不能退矣。

卷三·乳蛾门·白色喉蛾:白色乳蛾,肿塞满口,身发寒热,六脉浮弦。此症因肺受风寒,用六味汤加:苏叶二钱,细辛三分,羌活二钱。一服可愈。

卷三·乳蛾门·石蛾:此症或胎生,或因本原不足。生于乳蛾地位,少进半寸。初起切不可用寒凉,不必用刀针。此乃肝火老痰结成恶血,凡遇辛苦风热即发。用六味汤加:川贝一钱,生地二钱,蒡子一钱,丹皮一钱五分,麦冬一钱,木通一钱。煎服四五帖,如不退去,六味汤用生地钱半,丹皮一钱,象贝钱二分,甘草一钱,牛蒡一钱,桔梗八分,麦冬一钱,木通六分,薄荷叶一钱,加灯心二分。煎服,以愈为止。吹雄黄退肿药。

卷三·乳蛾门·伏寒乳蛾:凡伏寒之症,其色必紫。治法同紫色喉痈门。

凡遇孕妇喉痈,用药有碍,将喉痈药煎浓漱喉间,吐去,亦可全愈。

卷六·杂喉门·松子喉疔:松子疔,生于关内、小舌两旁或左或右,形如松子,淡红而硬,大痛艰食,背寒身热,两寸关脉紧盛,乃风火郁积之症也。用六味汤加:苏叶、羌活、赤芍、连翘、山甲、河车各二钱,明日去羌活、苏叶二味,再加乳香三分,玉枢丹一钱。研细,药水冲服,二日而愈。吹金不换药亦可。

卷六·杂喉门·喉单:此症因肝风郁热动气而生,关口上部下垂,根大头小,红色大痛。先针两边患上出血,吹金不换、漱六味汤一服,明日加柴胡、钩藤、赤芍、生地、丹皮、河车各二钱,连翘、黄芩(酒炒)、黄连各一钱。多煎数滚,服即愈。

重楼玉钥

卷上·喉风三十六症:双鹅风:乳鹅红肿在喉间,病者求痊亦不难,角药频施兼服剂,自然取效莫愁烦。凡咽间红肿似疖毒两枚,而生在两边者,是为双鹅。切勿误用刀,先以摩风膏少许入角药井水调噙,又以鹅翎挑入喉间疖毒上,令病人闭目噙良久,俟满口痰来吐出,再吹赤麟散,服紫地汤,自然立效。如日久疖毒未平,仍似莲子样,须用消芦散,加巴豆七个去壳熏患处,如熏破后只可用吕雪丹。

枢扶氏曰:喉间诸症,惟患双单鹅甚多,症候虽轻易治,却难速于平消。迩来庸医不识,欲求速效,每妄用针刀,反致枉人命者,亦复不少。今附参而订之,俾后世治者,庶不致有误苍生耳。盖此症由肺经积热,受风邪凝结感时而发,致生咽喉之旁,状如蚕蛾,亦有形若枣栗者,红肿疼痛,不能吞咽、然形有双有单,双者轻,单者重,凡初起,先用三棱针刺少商、少冲,留三呼吸,入一分,吹赤麟散,以角药调噙,仍服前药缓缓取效。凡针法,以男左女右,若要速效,以捷妙丹吹入鼻中即消。然初起神效,若日久者,不外消芦散。

单鹅风:左畔虚阳热上攻,乳蛾单重喉旁风,关前易治疗须急,关后生兮施不同。此症生在帝中之旁,如莲子样,左属心,右属肺,治法与双蛾同,亦不可用刀。

枢扶氏曰:此症有部位之分,有虚实风热气郁之别,凡生于帝中两边者是。双单蛾属关前实症,为易治。

杂病源流犀烛

卷二十四·咽喉音声病源流:一曰乳蛾,有单有双,有连珠。单轻易治,双重难治,连珠尤重。一日痛,二日红,三日有形,会厌一边肿曰单,两边肿曰双,如白星上下相连曰连珠。酒色过度,郁火结成,治法亦不外喉痹,宜喉痹饮,外先用碧五金一,后用金二碧三。

郑氏彤园医书

卷二·外科病症·喉部·乳蛾:蛾风有单有双,双者轻、单者重。由肺经积热,外复受风郁结而成。初生咽喉之旁,状如蚕蛾,或如枣栗,或似乳头,高肿焮热,色红大痛。法宜针刺。蛾生关前,会厌两旁,形色易见,刀针易施,吹药易到;倘生关后,喉咙两旁,则形隐难见,吹药刀针俱难得,法当焙燥手足爪甲,研极细末，对乳蛾吹数次，蛾当自破，或焙鸡肫内皮，研细频吹自破，可代刀针；或有吹前二方，蛾不即破，致脓熟胀塞，声不通者，用皂角末吹鼻作嚏，蛾必挣破，吐出血脓；或用鸡翎蘸盐汤频频搽扫喉间，令作大吐，候蛾破脓出，方食粥补住。若探吐不破，兼痰涌气急，声小脉微，则难救矣。蛾生关前，易于施治，初肿或以布针扎筷头上，留锋分许，将竹板压舌，针蛾数孔放出恶血，脓熟肿高者，将竹板压舌取瓜子刀，针向高肿处，当头披开放出血脓。凡针后用温汤漱净，频吹冰硼散。前后俱服清咽利膈汤。外吹金锁匙消瘤散。《金鉴》曰：双单乳蛾初起，当刺少商穴以泻肺热，在左刺左，在右刺右，双蛾则左右均刺，务令出血。又用胆矾、枯矾各五分，硇砂、百草霜、内金各一钱，碎极细醋调糊，先以布针刺蛾出血，将鹅翎蘸药扫涂蛾上，并扫喉间令痰涎恶血涌出，以薄荷汤漱净，再吹冰硼散内服前汤。若蛾小不甚肿痛，俱服前汤不必针割，只常吹七宝散，轻者自消，重者自溃。溃后妨碍饮食，当吹八宝珍珠散。

重楼玉钥续编

诸证补遗・连珠乳蛾：单双蛾人多知之，又有连珠乳蛾，人所不知。其状如白星上下相连故名，皆由酒色过度郁结而成，最重之候，内服喉痹饮，外先用碧五金一，后用金二碧三。

疡科心得集

卷上・辨喉蛾喉痈论：夫风温客热，首先犯肺，化火循经上逆入络，结聚咽喉，肿如蚕蛾，故名喉蛾。（今世俗传说鸡鹅之鹅，谓不可食荤者，非也）。或生于一偏为单蛾，或生于两偏为双蛾。初起寒热，渐渐胀大，即用疏解散邪，入牛蒡散加黄连、荆防败毒散之类，又以冰硼散加薄荷、川连末吹之。至三、四日后，胀甚痰鸣，汤水难下，宜以刀刺喉间肿处，用皂角烧灰、胆矾、牛黄、冰片各一分，麝香三厘，为末吹之，必大吐痰而松。再服清火彻热汤饮，如黄连解毒汤，或鲜地、羚羊、知母、石斛、元参、丹皮、芦根、连翘之属。若不大便者，可服凉膈散通腑泄便。凡蛾有头如黄色样者，必以刀点之。或有不出黄头者，即不必点。至七日后，寒热自退，肿胀自消。（大凡风火外疡，总以七日为期）。亦有虚火上炎而发者，宜其人肾水下亏，肾中元阳不藏，上越逆于喉中而结，须用引火归源之法，若桂附八味丸是也。辨虚实之法，若实火脉数大，清晨反重，夜间反轻，口燥舌干耳开裂；虚火脉细数，日间轻而夜重，口不甚渴，舌滑而不裂也。且外感之肿胀，其势暴急；内因之肿胀，其势缓慢。以此断之，庶无差误。

古今医彻

卷三・杂病：喉痹，俗名乳蛾，生于两傍，红紫如钱，中黄如豆，或左或右曰单，左右俱有曰双，嗌以上者可见，嗌以下者不可见，水谷难下，急须点破咯吐之，或以鹅翎蘸灯油脚搅吐之。

外科证治全书

卷二・喉部证治・乳蛾：其形圆如箸头，白色，生于咽喉关上者轻，生于关下者重。或左有右无，或右有左无曰单，左右皆有曰双，双者轻，单者重，用苏子利喉汤数剂即愈，外吹珍珠散。又以土牛膝绞汁，含口慢咽妙。

喉科大成

卷一・针灸：双蛾，玉液、金津、少商；单蛾，少商、合谷、廉泉。

卷三・古今治法论：五曰双单乳蛾。状如乳头，生喉间，一边生者名单乳蛾，两边生者名双乳蛾，宜用韭菜汁调元明粉，灌去痰涎，吹以冰片散，随服甘桔汤，自应消散。若不消散，以小刀点乳头上出血，立瘥。凡针乳蛾，宜针头尾，不可针中间，出鲜血者易治，出血黑而少者难痊。凡用刀针，血不止者，用广三七末，嚼敷刀口上。凡用刀针，不可误伤蒂丁，损则不救，慎之慎之。

奉时要旨

卷四・咽喉：乳蛾如筋头，生于关上者轻，生于关下者重，左右偏生曰单，左右皆有曰双，单者轻，双者重，以土牛膝绞汁，含以慢咽。

咽喉秘集

吴氏咽喉二十四大症歌诀・单乳蛾：喉内肿如桃李形。或左或右单蛾名。此症早治可速退。痰消毒散自然平。此症不论已成未成，皆可刺，其形大而长，初用巳药，后用子丑二药收功。煎药先发表后清热。

双乳蛾：双蛾两两生喉间。关上轻兮关下难。气吹好似红李子。轻消重刺去风痰。形与单蛾同，不论已成未成皆可刺，先吹巳药，不退，再点子药。煎药先发表后清热。

外科证治秘要

第十六章·喉蛾、石蛾、喉痈·喉蛾：左为咽属胃，右为喉属肺。多因风热犯肺胃而发。肿如蚕蛾，故名喉蛾。生于一边为单蛾，生于两偏为双蛾。高肿处碎烂，名烂头蛾。初起寒热，宜先解散。煎方：牛蒡、薄荷、玄参、连翘、川斛、桔梗、山豆根、大贝母、荆芥、芦根，或加犀角、鲜地，便秘加大黄、玄明粉。

又有虚火喉蛾，寒热甚轻，来势缓慢，口不甚渴，法当滋阴降火，如沙参、麦冬、生地、玄参之类，不可用发散药。

石蛾：石蛾初起，即虚火喉蛾、不甚寒热，来势缓慢，久而不消，即名石蛾。饮食无碍，痛亦不甚。偶感风热，即作肿痛；风热退后，肿仍不消，但不作痛耳。煎方：生地、玄参、川贝、沙参、知母、龟板、黄柏。

喉科心法

单蛾双蛾：此症生咽喉之旁，状若蚕蛾，一边生者为单，两边俱生者为双，亦有形如枣栗，如乳头者，故又称乳蛾。肉蛾形似鳅鱼，又称鳅症。红肿疼痛，痰涎上壅，饮食阻碍。凡红肿无形为痹，有形是蛾，无非积热所致。但有轻重之分，初终治法：依阳症喉痹条，审轻重治之，自然消散。若不消，可针则针之。凡针乳蛾，宜针头尾，不可针中间，鲜血者易愈，血黑而少者难痊，切不可伤蒂丁，损则不救，慎之。蒂丁俗名小舌。

焦氏喉科枕秘

双乳蛾：此症外受风热，内由气郁而起，蒂丁两边肿痛，饮食不利，口噤难言，痰涎壅塞，形似乳头，故多名乳蛾，治者用元明粉醋取痰，吹本，刀刺出血，吹秘与本，服三黄凉膈散，有脓去之，服千金内托散，吹生肌散，服桔梗汤更稳，单方用蟢子窠十余张，瓦上烧灰存性，点三四次即愈，或土牛膝草根，捣汁含口亦妙，鲜薄荷一撮，洗净，捣和醋汁漱口，吐涎即愈，荔枝草捣碎，水煎待温，含漱口，吐涎立效，

单乳蛾：此症因风热劳郁而起，于边痰涎壅塞甚者，手足冷，头昏沉者，用玄明粉醋取痰，吹本去血，吹秘服十八味，或三黄汤，若五六日，服千金内托散，鼻吹通关散，脓自出，灸合谷穴，用均秘生肌，如肿不省人事，命欲绝者，用吴茱萸，米醋调敷涌泉穴，

死乳蛾：此症受风热郁怒而起，喉中紧，靠蒂疔，不甚痛，饮食有碍，若劳心，不忌口，不避风，日久不治，长塞喉中，渐加气闷，以致殒命，治者用刀横刺，必要长大，待血尽，入白药于刀口内以烂之，每日行刀用药一次，吹本秘护之，逐日如是，烂尽下烙，以平为度，服凉膈散甘桔汤十余剂，忌煎炒鸡鱼豆腐牛肉犬肉，生风发热，宜服水药拔毒。

乳蛾核图：此症气恼郁结不伸而起，喉边形起乳头，遇阴天，劳神气恼，颈外如绳扣住，饮食不下，呼吸不利，日久年深，则蛾下起黄皮或白皮一条，长入喉底，治者吹本，用钩钩住皮条，细细割尽无影，如割未尽，服桔梗二陈汤，消尽下烙，忌青菜，刀口不收，生肌散加冰片吹之，初起未有如嫩骨之皮，吹本，刺蛾，吹秘，服剂同前，或久甚，如嫩骨之黄皮长入喉内，以至于服药，则不能治矣。

医学见能

卷一·两耳：咽中生蛾，壅塞关隘不通者，心经火上逆也。宜加减导赤散。生地三钱，知母二钱，枳壳一钱，甘草一钱，薄荷七分，羌活七分，木通一钱，竹叶三钱，灵仙一钱，皂刺三钱，黄连三钱，酒军一钱，山甲炒二片，牛蒡子三钱。

凡红喉证，无论痈蛾肿起者，总属血分热也。宜唫点胆矾丸。胆矾三分，熊胆一钱，皂刺一钱，硼砂一钱，火硝一钱，麝香一分，蜣螂二枚，大黄五分，郁金一钱，牛黄一分。为末，蜜丸，点唫喉间，有痰则吐去。

集喉症诸方

喉风三十六症·双蛾风：无论男妇，喉间生两枚疖毒，生在两边不可用刀，先要用角药入摩风膏少许，井水调匀，用鹅羽挑入喉间疖毒上，令病人闭口噙良久，满口痰来，吐痰后如疖毒似莲子样，用消芦散加江子七粒，去壳打碎，熏患处，如熏破后，只用二味散。如疖毒似纸面，仍吐痰后只用三味散药吹之，不必用江子；次开风路针，后用紫地散，自然效验。此症生在帝中两边，二花相对即是。乳蛾红肿在喉间，必欲求痊亦等闲，角药频施兼服药，病人顷刻改愁颜。

单蛾风：无论男妇，喉头一边生疖毒者是即，如莲子样，治与双蛾法同，如未起尖，只用三味散，吹痰后用紫地散，自效。此症生在帝中一边，左属心，右属肺，依法治之，不可用刀。

重订囊秘喉书

卷上·类证·乳蛾：有单有双，有连珠，多因酒色过度，郁结而生。初起，一日疼，二日红肿，三日有形。如有细白星者，若发寒热，即飞蛾之凶症也。四日凶势定，治之，四五日可愈。其症生于喉旁，左属心，右属肺。又云：在右者为喉，肺病，因气而得。在左者为咽，胃病，因食热毒而生。一边者单，二边者双，二星上下相连，状如缠袋，又如蚕茧子样者，为连珠，单者轻双者重，连珠者更重，发寒热者凶。若伤寒后，患蛾及闭者，不治。又有急者，旦发暮死。又有慢蛾风，四五日可治。又血蛾，用银针挑破血泡，即愈。（谔按：甲寅秋，张兰章夫人，痰凝气滞，木郁不达，近感风邪，包裹里热，蕴而不化，咽喉偏右白腐头痛，咳而无痰，单乳蛾之凶症也。脉细弦，苔白，用宣肺疏气化痰清热法，炒荆芥、桑叶、杭菊、杏仁、连翘、象贝母、广郁金、制香附、黑山栀、朱赤苓、生决明、蛤壳、白蒺藜、薄荷叶、玉桔梗为方，外吹，用师授中白散、柳华散，合冰梅丹，一剂霍然，（中白散诸方，另载于增录一束内。）

药例·治双单连珠乳蛾：连砂散配制巴豆吹之，倘成脓黄熟者，用代针散吹之，出脓血而愈。重则煎剂中，下加黄连、犀角，上加赤芍、柴胡，双蛾则兼用之。大便不通，宜加枳壳、元明粉，服下少顷，候大便通利，则症自愈。至三四日，看喉内，但有红肿而无白星者，即是喉痈也。

外科备要

卷一·证治·喉部·乳蛾：即蛾风，有单有双，双者轻单者重。由肺经积热，外复受风，郁结而成，初生咽喉之旁，状如蚕蛾，或如枣栗，或似乳头，高肿焮热，色红大痛，法宜针刺，生于关前会厌两旁，形色易见，刀针易施，吹药易到，生于关后喉咙两旁则形隐难见，吹药刀针，俱难得法，急当焙燥手足爪甲，研极细末对乳蛾吹数次，蛾当自破，或焙燥鸡肫内皮，研细，频吹自破，可代刀针。或吹二方不应，致脓熟胀塞声息不通者，用皂角末吹鼻取嚏，蛾必挣破出血脓，或用鸡翎蘸盐汤，频频探扫喉间，令作大吐，候蛾破脓出，方食稀粥补住。若探吐不破，兼痰涌气急，声小脉微则难救矣，蛾生关前者，易于施治，初肿或以布针扎筷头上，留锋分许，将竹板压舌，针蛾数孔放出恶血，脓熟肿高者，将竹板压舌，取瓜子刀针向高肿处，当头披开，放出血脓。凡针后用温汤漱净，频吹冰硼散(称)，前后俱服清咽利膈汤(盈)，外吹金锁匙消瘤散(果)。《金鉴》曰：双单乳蛾初起，当刺少商穴以泻肺热，在左刺左，在右刺右，双蛾则左右俱刺，务令出血。用胆矾、枯矾各五钱，硼砂、百草霜、鸡内金各一钱，研极细，醋调糊，先以布针刺蛾出血，将鹅翎蘸药扫涂蛾上，并扫喉间，令痰涎恶血壅出，以薄荷汤漱净，再吹冰硼散，内服前汤，若蛾小不甚肿痛，但服前汤，不必针割，只常吹七宝散(果)，轻者自消，重者自溃。溃后妨碍饮食，当吹八宝珍珠散(果)立效。

包氏喉症家宝

条目：单乳蛾，多因酒色郁结而发。生于喉旁，或左或右，一日痛，二日红肿，三日有形如细白星，发寒热者凶，四日势定，大约四五日可愈。用青药五分，黄药一分，后青三黄二同吹。痰出尽后，再服煎剂微利之，大便去后当愈。如至三日，看喉内但红肿无细白星，即为痈证。若三日后红退，但肿两旁左右，即为双乳蛾。然左属心右属肝，煎剂内左宜加黄连五分，制皂角七分，右宜加赤芍八分，柴胡六分，双蛾兼用。如大便不通，加枳壳一钱，玄明粉七分。连珠蛾者，二白星上下相连，又云状如缠袋，用药照前。双乳蛾较单乳蛾重，连珠则尤重也。

辨喉证：乳蛾，生喉间，形如乳头。凡针乳蛾，宜针头尾，不可针中间，鲜血易治，黑血难治。

喉科秘诀

卷下·单鹅风：其风在喉内，一边作核，经二三日，寒热，不能吞咽。先服防风消毒散一二剂，如不退，用针针至无血，即安针。用豭猪箭消毒散，即遇有余症，皆可服。或用盐草根，即盐糟柏，或用矮荷根，即凉伞树，含之皆治。（炳章按：此症必有郁火积痰，如羌、防、升麻、桔梗、川芎、半夏皆忌，宜避用。当加元参、川贝、昆布、海藻等味，以软坚化痰为安。）

双鹅风：其风在喉内，两边作核，吞咽不下，风热烦闷，口干，用盐草根、矮荷根及生胆矾含之立效。（炳章按：亦须内服养阴清肺汤等剂。）

喉舌备要秘旨

喉科辨证·双鹅症：此症生于腣中，左右俱有一片，其形与腣中三花相类，均结有核，甚痛，饮食皆不能下，是属阳症。宜针刺患处出血，并刺夹车、少商两穴，惟有尖起者可用针刺，不起尖者弗刺。治法宜用散血活血等药，内则用玉龙散吹之。如有潮热者，用甘桔汤加去风药治之。

单鹅症：此症与双鹅相同，惟或左或右，单起一片，饮食不能下咽。治法左起平肝，右起清肺。并宜用针刺出毒血，但患处起尖者可刺，不起尖者勿刺，余用药同双鹅。

四、松子风 鱼鳞风 喉单 气子

此节内容包括松蘽症、松子风、鱼鳞风、喉单、回食单、气子、喉疖等。

重楼玉钥

卷上·喉风三十六症·鱼鳞风：喉间忽而患鱼鳞，多少医家不识真，此症若求痊愈易，只须针药贵于频。此症生在帝中之下与松子风相似但微肿处起白点，日久白点变成鳞，其鳞向下者是。用冰硼散，赤麟散，开风路针，服紫地汤，以角药加摩风膏调噙，不可用刀。此症极险难治，治与双松子同。初起未成鳞易治，若已成鳞，则饮食到喉俱作呕恶，乃属不治。或内伤咳嗽而发斯症者，万无一治。如大便秘结不通，汤中须加犀角木通元明粉，以角药冰硼散赤麟散，相间吹噙勿断，用鹅毛多挑角药入帝中旁含少顷再绞取痰涎吐出，自然获效。

双松子风：松子风生喉靥中，逐时胀大起鳞红，莫言此症多遭险，随即疗施亦见功。此症生靠帝中下边，初起两边红紫如粟形大，逐时胀肿，起鳞向上者是，渐长如绿豆大，似松子一样，甚至黄皮裹住，及有莲子大者，斯难治矣。先开风路针，服紫地汤，加银锁匙开关散，用角药加摩风膏调噙，吹冰硼散，治与鱼鳞风同。二三日若转红为黄，就怕起鳞须。以角药频噙勿离，依法治之，亦不可用刀。此症与鱼鳞风皆属险症勿得轻视也。

单松子风：单名松子一边生，左属心兮右肺金，针药交施依法治，自然奇效立消平。此症生在帝中下，一边肿者是，或生左或生右，亦不可用刀治法，与双松子同，惟生左者，汤中倍加丹皮赤芍，右者倍用桔梗连翘。

焦氏喉科枕秘

喉单图：此症食煎炒热物，及受气而起，喉内微肿而红，初起吹追风散取痰，吹本于患处，针首尾出血，吹秘，服三黄凉膈散，日久有脓，吹本挑破，秘加生肌散吹之，服千金内托散，如脓不干，吹本与追风，即愈，又一症形如狗屎，下刀去血，刀痕即合，刀割宜长，吹秘可愈，喉单风热喉中肿，顷刻水气不可通，吹秘针攻头尾穴，三黄凉膈早宜攻，日久脓成须内托，加秘生肌最有功。

回食单图：此症因气郁有痰而生，在喉中两边两条红色为甸气，在喉小舌下紫红色点如豆大，名梅核，若疔下无核，定在前舌根下，或在左，或在右，中必有青筋系在腭，或白色如蚬肉，似桃胶，两边红筋垂下，久则前心后背疼，且嗳气，喉中若虫行，骨梗噎气阻食，或犯之即痛，治者吹本一二次，针去血，吹秘数次，将平则烙三四下除根，再吹秘以解火气，乃灸喉下，初起一穴，久者三穴，深甚灸五穴，灸口内出烟为妙，如不出烟，九壮为止，先服十八味加减，入大黄三钱，行痰泻火，年大者服酒药二三十行，兼服二陈四七等汤二三十剂，大抵开郁化痰，顺气利膈泄肺为主，若头大而无血，谓之焦头，若针不入，与甸气垂下不见形迹，俱不治，前后心痛，当用火灸，甸气用刀割，梅核用针，如灸稍好，喉中干燥，要灸气血三里穴七壮，足三里，在膝眼下三寸，胫骨外，大筋宛中，举足取之。

喉疖图：此症生于雄尾之中，初起如梅核，在喉膈之间，乃七情所致也，用刀刺破，吹冰硼散，服雄黄化毒丸并四七汤，即愈。

风热喉丹图：此症风热，劳思太过，或对风言语，风入肺经而起。其色鲜红，久而赤紫。治者以多去痰为要，吹秘，刺破，去血，火自泻矣；服粘子解毒汤，去热凉血，紫色转红，渐愈。

气子图：此症因气郁，及时风热而起。喉间形如赤珠，或紫或白，犯之即痛，日久则嗌气。治者挑破去血，吹秘，服清气利咽汤。如火盛咽痛色紫，加片芩黄连，去半夏生姜；如虚火不甚红，劳力即痛，加元参生地芎归知柏。

气单图：此症受湿热七情所伤郁气而起，靠舌根横起紫红色筋，治者吹本于筋上，用一大针，将桐油蘸，烧红，照图式上依横筋针七处，次将三小针，扎品字样，每大针孔，各针二次，共成四十九针，如舌根肿，灸外边喉下横三穴，口内烟出乃止，如不出烟，七壮为止，服凉膈散，或甘桔汤数剂，吹秘自愈。

喉舌备要秘旨

喉科辨证·双松蘽症：此症发于喉镜内左右，俱有形如松蘽样。先起三五白点黄点，后凑成一个，未开花者可治，已开花者切勿轻医。治当平肝清肺，驱风解毒，宜用生地、六味，加防风、荆芥、薄荷、蝉蜕等药，内吹以玉龙散。

单松蘽症：此症喉镜内起一片，或左或右，形如松蘽样。初起三五黄点白点，后凑成一个，未开花者可治，已开花者难医。左起治宜平肝，当用柴胡、白芍；右起治宜清肺，当用黄芩、桑皮。仍加入升提驱风发散解毒去膜之药，内吹玉龙散。

联珠症：此症生于喉中或左或右，单起一片，有上下二个，中心有红丝透上下两珠，结成脓血，穿后必连作一个，仍有脓血，出之可愈，是属阳症。治宜左属平肝，右宜清肺，当用甘桔汤，加消风升提排脓解毒之药。

集喉症诸方

喉风三十六症·鱼鳞风：无论男妇生帝中之下，与松子风相似，但微肿，初起白点，日久白点成鳞，其鳞向下者是。先用冰硼散，次用风路针，三用紫地散，四用角药加摩风膏，用开关散，此症治与双松同，帝中即俗呼小舌。此症初起未成鳞者尚可治，若已成鳞，则饮食到喉即刻呕吐，为不治之症。若内伤咳嗽，万无一治。喉间息尔患鱼鳞，只恐医家看不真，若假认真求愈易，必须针药用频频。

双松子风：无论男妇，初生喉下红紫如粟谷大，逐时胀大，起鳞向上者是。渐长如绿豆大，有似松子一样，若至黄皮裹住，或如莲子大，便不治矣。先用紫地散、银锁匙、开关散，次用风路针，三用冰硼散，四用角药加摩风膏，井水调噙，取痰，此症险而难治，治与鱼鳞风同。此症生在靠帝中下边，两边红肿，二三日外转红黄色，即恐成鳞，向上不可用刀。松子风生喉腭中，逐时长大起鳞红，莫言善症应难治，随即痊时随即功。

单松子风：无论男妇，喉腭下一边生，治与双松子同。此症生在靠帝中下，一边红肿者是。左属心，右属肺，不可用刀。

五、喉痈　喉疔　颈肿　燕子症

此内容包括各种喉痈、喉疔、猛疽、夹疽、托腮痈、颈肿，以及单、双燕子症等。

灵枢

痈疽：痈发于嗌中，名曰猛疽。猛疽不治，化为脓。脓不泻，塞咽，半日死；其化为脓者，泻则合豕膏，冷食，三日而已。发于颈，名曰夭疽，其痈大以赤黑，不急治，则热气下入腋渊，前伤任脉，内熏肝肺，熏肝肺十余日而死矣。

诸病源候论

卷三十·咽喉心胸病诸侯·喉痈候：六府不和，血气不调，风邪客于喉间，为寒所折，气壅而不散，故结而成痈。凡结肿一寸为疖，二寸至五寸为痈。

太平圣惠方

卷三十五·治咽喉颈外肿痛诸方：夫咽喉颈外肿痛者，由风热毒气，客于经络，肺脾壅滞，气不宣通，风毒上攻于咽喉，搏于气血，气血凝涩，荣卫不行，故咽喉及颈外结聚肿痛也。

治咽喉生痈诸方：夫六腑不和，血气不散，风邪客于喉间，为寒所折，气壅而不散，故结而痈成也。凡结肿，一寸为疖，二寸至五寸为痈也。

圣济总录

卷一百二十三·咽喉生痈：论曰肺气上通于喉咙，胃经外连于咽嗌，其气和平，则呼吸咽纳，无所妨碍。若脾肺壅热，熏发上焦，攻于咽喉，结聚肿痛，不得消散，热气炽盛，致结成痈，妨害吐纳。古方论一寸为疖，二寸至五寸为痈。其候使人寒战，咳唾稠浊。善用针者，辩其可刺，宜速破之，仍施以点饵之剂。

素向玄机原病式

六气为病：痈，浅而大也。经曰：热胜血，则为痈脓也。

儒门事亲

卷六·咽喉肿塞：一妇人病咽喉肿塞，浆粥不下，数日肿不退，针亦无功，戴人以当归、荆芥、甘草煎，使热漱之，以冷水拔其两手。不及五、六日，痛减肿消，饮食如故。咽喉之病甚急，不可妄用针药。

万氏秘传外科心法

卷七·结喉风痈：结喉风痈，生于结喉之间，号曰海门第一关，其毒最危，由心肝脾肺肾火热上炎，毒气攻喉。若喉痈外症，宜服内托流气饮，外贴万灵膏、生肌散，切勿用针自取危笃。如喉风内症，必畏寒，或肿或不肿，必痰涎壅塞痛甚，或汤水略下，即以三棱针于少商穴刺出血，泻其毒，即服甘桔汤。如病势重，即服化毒汤，或研末吹之。如恶寒腰痛发热，名喉闭伤寒，宜发散，用内托流气饮，或宜下甘桔汤。

疮疡经验全书

卷一·喉肿：此毒起于脾经，因食煎辣油腻等物，及饮酒太过而行房事，以致毒气不能流行，聚结于喉根，若不速治，溃毒闭急即死。治法先用醋水荠汁搅去痰涎，即用吹喉药吹数次，后服八正顺气散。

积热喉痈：其肿如黄糖李，微黄，上面红丝，外症项上痛，齿疼，此胃经受热，胃气通于喉咙，故患喉痈。探痰法同前，吹药冰片散加玄明粉，煎药加当归、黄芪、倍冰片。

喉痈：此毒因喜怒忧思悲恐惊以伤七情，郁结成痈，毒生喉间，若不速治，恐毒气内攻喉骨，若出必致口内出脓，虽不伤命，即成冷瘘，终身之痼疾也。

本草纲目

卷十八·山豆根：气味：甘，寒，无毒。时珍曰：按沈括笔谈云：山豆根味极苦，本草言味甘，大误也。主治：解诸药毒，止痛，消疮肿毒。(《开宝》)……含之咽汁，解咽喉肿毒，极妙。(苏颂)。附方：喉中发痈，山豆根磨醋噙之。追涎即愈。势重不能言者，频以鹅翎扫入喉中，引涎出，就能言语。(《永类方》)……喉风急证，牙关紧闭，水谷不下，山豆根、白药等分，水煎噙之，咽下，二三口即愈。(杨清叟外科)

证治准绳

疡医·卷之三·项部·夹喉疽：或问喉之两旁生疽何如？曰：此名夹疽，属手少阴心经、足太阴脾经、足厥阴肝火热毒上攻而然。宜琥珀犀角膏、犀角散、黄连消毒饮、活命饮、加玄参、桔梗、黄连。溃内者难治，虚火上升，痰壅饮食不进者死。

结喉痈：或问当结喉生痈何如？曰：是名喉痈，又名猛疽。以其势毒猛烈可畏也，属任脉、及手太阳、手少阴经，积热忧愤所致。急宜清热攻毒，用琥珀犀角膏、及黄连消毒饮、紫金丹、乌金散选用，壮实者，一粒金丹下之。若过时不治，溃穿咽嗌者死。

外科正宗

卷四·拾遗症·喉痈生于咽外正中，肿痛妨碍饮食，红肿发热，必欲溃脓，软而胀痛者针之；内服补托之药，玉红膏贴搽，长肌完口。又有腐溃内通，汤水随孔出者。曾治数人，俱亦无妨。

简明医彀

卷八·颈痈：证因郁怒，惊惶、积愤而成。属手少阳三焦经。初觉宜隔蒜灸多壮。内服活命饮加玄参、桔梗之类。壮者攻下，老弱补托。神劳多怒，颈项肿硬，用八珍汤加柴胡、香附。劳心过度，宜服补中益气汤。

喉痈：痈发嗌中，忧愤积热所致。属任脉及手太阳少阴，宜清热攻毒，用真人活命饮、黄连消毒散、紫金锭。壮人攻下，若过时失治，穿溃咽嗌者死。

夹疽：夹喉两旁而生。属手少阴、足太阴、足厥阴，火热蕴毒上攻而发。宜加减败毒散及黄连消毒散，活命饮加玄参、桔梗、黄连。溃内者危。

咽喉秘传

十四·咽喉各名目·双喉痈；单者多，双者少。此症因风热、辛苦、酒炙所致。生帝丁两旁，其形大而圆，似馒头之状，有能开口，有不能开口者。治法有风痰，先去其痰，吹本药肿上，乃下刀四围，以针刺去血净，方吹秘药。如痈不退，不可用刀，只可用多针多刺数次，纵不速愈，可免大害，就有脓出亦少。若日久脓熟，以刀正中开出，逼净，吹秘药收口……若脓熟口闭难开者，用通关吹二、三次，喷嚏胀破，其脓自出，服阴疮汤，千金内托兼投。

单喉痈：此症湿热劳力所致。生于帝丁之旁，左右生一，名单。亦有生于帝丁后，亦有生于帝丁之前，近连上腭，口不能开，亦有可开口者，治法看症轻重，与前双喉痈同。痰盛追风，无痰不用。肿处痈上吹本药，或针或刀俱可施。针刀后，吹秘药。口不能开者，用通关取嚏，十八味丸投，接服三黄四五剂，自愈。

兜腮痈：此症因冒风热太甚而生于腮下，亦有生于腮下正中，名外喉痈，此亦属险症。如初起肿时，即用大针针四五次，可消为妙。外用敷药擦润相助，干则药水润之。若不得散，状必成痈，急进千金内托散。如脓从内出者易，从外出者，恐或漏疾难治。

外科大成

卷二·颈项部·锁喉毒：颈项忽然肿痛，如失枕之状，久则红绕肩背，坚硬难消。由肥人善饮，风热外侵所致，治宜清暑疏风。

结喉痈：生于嗌外正中，一名猛疽，属任脉及手太阳少阴三经，由忧愤所致。宜黄连消毒饮、卫生散。《灵枢经》云：脓不泻则塞咽半日死。故宜针之出毒，服补托之剂，虽溃通，流出汤水者亦愈，一灸少海穴七壮。

气痈，生于结喉痈之上下。夹喉痈，生于结喉痈之两傍。二症治同结喉痈，一灸灵道穴七壮。

尤氏喉科指南

内外喉痈：喉痈，因过食厚味感热而发，生于喉关，内外皆肿，发热头痛，四五日可愈。吹用真禁珠黄散，煎用清凉之品。

䶒舌喉痈：此乃心经火甚，肥人性躁急者，每患此症，感热而发，舌柞之下生小舌，为䶒闳舌；如连喉痈者，为喉痈，不痛者，非痈也。如䶒舌并喉痈者，凶。吹用真禁药，煎用地黄汤。

喉痈：因过食厚味，脾胃受热，感寒而发，其色淡红，肿而痛甚者是也，如李大，亦发热头痛，成脓易治，吹真禁珠黄散。

上腭痈：生于上腭，如梅核大，饮食妨碍；又因胃家积热，化毒而发。用解毒清凉，吹同前。此症由蕴热积毒而生，或因水亏，致动相火：或酒毒上攻，内热外寒，火乘于肺，致咽喉肿胀，其形根大头小，红色大痛，下垂于关口上部。

喉疔：此不仁之症也。初起形如杞子，生于喉关口两旁近舌处，五脏积热所致。色淡红而硬，大痛难食，背寒身热，如开花；黑色者不治。盖因愤怒积思所致，心血先绝，死在旦夕，女人得此立死。上腭痈属脾经，上腭生疮，形如黄粟，口中腥臭，手足怕冷，此由脾经积热而生。

证治汇补

卷四·上窍门·咽喉·火刺法：喉痈肿甚必当刺，用巴豆油涂纸上，拈条点火，才烟起即吹灭，令患人张口带火刺于喉间，俄顷即吐出紫血而宽。

医学心悟

卷四·咽喉·喉疔：形似靴钉，但差长耳。先用小刀点刺，随用冰片吹之，以甘桔汤多加菊花煎饮之。菊花连根带叶，皆消疔之圣药也。每用四两，煎汤顿服，一切疔肿皆散，自然汁尤效。

悬痈：生下上腭，形如紫李，此脾经蕴热所致，不急治，恐毒气上攻脑，则不可救。宜用角针针破痈头，用盐汤搅净淤血，然后吹以冰片散，仍服加味甘桔汤。

兜腮痈：生腮下，绕喉壅肿，先用韲汁调元明粉，搅去其痰，再看其紫黑处针之，以盐汤搅去其血，吹以冰片散，仍服甘桔汤。若饮食不入，急用解毒雄黄丸，醋磨下七丸。大凡腮痈，脓从口中出者易治；脓从腮外出者，难痊，穿破故也。

喉科指掌

卷之五·喉痈门第五·兜腮喉痈：此痈生于腮下，其名悬痈，因郁积寒气而发。外用艾灸之法二壮。用六味汤加山甲、归尾、角刺、川芎、白芷、升麻、红花、乳香，以消为度。有脓即针之，成漏者多用参、芪内托，或可收功，遇症不可轻忽。

外科证治全书

卷二·喉部症治·喉痈：喉间红肿疼痛，无别形状，宜先服苏子利喉汤一剂，接后服黄连清喉饮，外吹珍珠散即愈。

附刺少商穴法：治一切喉症肿痛，凡于道路乏医药之处，遇有喉患，药未及备，宜用此法急救之。穴在手大指内侧面，去爪甲角如韭叶，刺入二分许，以手自臂勒至刺处，出血即愈。

喉科指掌

卷三·咽喉门·内外肿喉：此症生于关内下部，阴阳相结，内外皆肿，或有烂斑、火郁之症。用六味汤加酒炒黄芩三钱，熟大黄五钱，海浮石二钱，吹紫雪金不换。明日换加丹皮一钱五分，生地二钱，酒炒黄芩二钱，生石膏三钱，山栀一钱，木通一钱。即针少商、商阳两手四穴。如背寒加羌活，胃泛加葛根、柏枝汁亦可漱之。伏寒喉痈：因积寒在内，外感时邪而发，其色红肿紫色，脉浮不数。六味汤加羌活、葛根、河车、山甲、赤芍、归尾、角刺、苏叶、木通、细辛，两日后加山栀，去羌、葛二味，余药照前，四五日可愈。

卷五·喉痈门·肿烂喉痈：此症脾家积热而生，红肿溃烂，两寸关脉洪大者是也。针少商、商阳、关冲、少冲，血多为妙。先服八仙散，再用六味汤加：盐水炒玄参、盐水炒黄柏、酒炒黄芩、生大黄、山栀、木通、河车，如一服后泻过，可去大黄。三日后，用十八味神药，柏枝汁咽漱即愈。

卷五·喉痈门·淡白喉痈：此症因脾肺受寒，其色不红，若用寒凉之剂，七日之内必成脓溃。有脓即用针挑破患处。初起肿，针少商、商阳，出其紫血；六味汤加苏叶、赤芍、归尾，一服后，明日再加山甲、角刺、河车乃愈。六脉弦紧，身发寒热者是也。

卷五·喉痈门·大红喉痈：此因肺脾积热，其色鲜红，肿胀关内，六脉洪大，身发寒热，急针少商、商阳，或针患上肿处出恶血。用六味汤加山栀、木通、浮石、生大黄、归尾、角刺、山甲、河车、黄芩、花粉、赤芍，用河水将加药十一味先煎二、三十沸后，下六味汤同煎数滚即起，二帖可愈。

卷五·喉痈门·声哑喉痈：此症因着寒太重，肺脏闭塞，以致声哑，汤水难入，或有烂斑。肺脉沉涩，脾胃脉洪大，背寒身热。用六味汤加羌活二钱，葛根、苏叶各一钱。一服漱之，二日后声音不哑，去前三味，换加花粉一钱，乳香五分，葛根、黄芩（酒炒）、归尾、赤芍、山甲、角刺各二钱。再服八仙散、玉枢丹，二帖全愈。

卷五·喉痈门·单喉痈：或左或右，身热背寒，脾肺之症也。有红点者，风火；无红点者，风寒，脉象如前，六味汤加苏叶、羌活，漱一服，明日再加赤芎、归尾、豆根、山栀，服一贴即愈。

卷五·喉痈门·外症喉痈：此症生于含下，天突穴之上，内外皆肿，饮食有碍，初起无痰涎，内不见形迹，此风毒喉痈也。六味汤加黄芪、角刺、山甲、归尾、赤芍、河车各二钱，红花、葛根各一钱，乳香五分，连进三服，以消为止。如已成出脓，必成漏管，用十全大补汤收功。

卷五·喉痈门·兜腮喉痈：此痈生于腮下，其名悬痈，因郁积寒气而发。外用宫灸之法二壮。用六味汤加山甲、归尾、角刺、川芎、白芷各一钱，升麻三分，红花、乳香各五众，以消为度。有脓即针之，成漏者多用参、芪内托，或可收功。遇症不可轻忽。

疡医大全

卷十七·咽喉部·窦汉卿曰：积热喉痈，其肿如黄糖李微黄，上面红丝，外证项上痛，齿痛，此胃经受热。胃气通于喉咙，故患喉痈。又曰：喉痈，此毒因七情郁结而成。毒生喉间，若不速治，恐毒气内攻喉骨。若溃心致口内出脓，虽不伤命，即成冷瘘，终身之痼疾也。

尤氏喉科秘书

咽喉门·喉痈：此因过食辛辣炙煿，厚味醇酒，感热而生，属肺病，喉间无形，但红肿而痛者，亦发寒热，头痛，四五日可愈。

用药法：至三日，看喉内但红肿而无细白星，即喉痈症。

治喉痈，金丹、碧丹少许，内服膏滋药煎药。

䵼舌喉痈（䵼舌，病也，音杀）肥人感热性噪音，多患此症。凡舌下生小样者，为䵼舌，如连喉肿痛者，即为喉痈，不痛者，非是，大抵䵼舌兼喉痈者，势凶。

喉关　伤寒后发难治，为气闭不通，无形无声。

口牙舌颈面腮门·托腮痈：生于腮下，因饮食厚味，多饮酿酒，热毒所致。

医宗金鉴

外科心法要诀·项部·结喉痈：结喉痈发项前中，肝肺积热塞喉凶，脓成若不急速刺，溃穿咽喉何以生。[注]此痈发于项前结喉之上，又名猛疽，以其毒势猛烈也。盖项前之中，经属任脉并肝、肺二经积热忧愤所致。肿甚则堵塞咽喉，汤水不下，其凶可畏。若脓成不针，向内溃穿咽喉者则难生矣。初服黄连消毒饮，外敷二味拔毒散。将溃调治之法，按痈疽肿疡、溃疡门。

夹喉痈：夹喉痈生喉两旁，肝胃毒热发其疮，疮与结喉痈同治，尤嫌痰壅不时呛。[注]此痈一名夹疽。生于结喉之两旁，属足厥阴肝经、足阳明胃经火毒上攻而致。其治法与结喉痈同。

疡医大全

卷十二・颧脸部：托腮痈，生腮下，乃饮食厚味，醇酒热毒所结而成。

卷十八・颈项部・王肯堂曰：夹疽生喉之两旁，属手少阴心经，足太阴脾经，足厥阴肝火热毒上攻而成。内溃者难治；虚火上升，痰壅，饮食不进者死。

王肯堂曰：颈痈属手少阳三焦经郁火，积愤惊惶所致。初觉即隔蒜灸，若溃后不敛，烦躁胀满，小便如淋，呕吐者死。

《灵枢》云：发于颈者，名曰夭疽。其痈大而赤黑，不急治，则热气下入渊腋，前伤任脉，内熏肝肺。熏肝肺，十余日而死矣。

申斗垣曰：颈左发为痈，右发为疽。皆由脏腑热毒，风气伏结风府之间，故毒发于颈之上下。但内近咽喉，饮食气道呼吸所关。其见证也，寒热往来，喉咙疼痛，饮食妨碍，亦恶候也(启玄)。

杂病源流犀烛

卷二十四・咽喉音声病源流：一曰喉痈，喉间红肿而痛，无别形状，由过食辛辣炙煿火酒等物，热极而发，症在胃大肠二经，重者寒热头疼，四五日可愈，宜犀角地黄汤，外用金十碧一，频吹之。

郑氏彤园医书

卷二・外科病症・颈项部・结喉痈：结喉痈生正中结喉之上，属任脉兼肝肺二经忧愤积热所致。肿甚则堵塞咽喉，汤水不下，其势猛烈又名猛疽。若脓成不针，向内溃穿咽喉者凶，初起宜服黄连消毒饮。外敷二味拔毒散；倘不内消，脓势将成者，服托里消毒散；已溃服托里排脓汤。溃肿敷如意金黄散。脓尽用轻粉生肌散。溃久贴生肌玉红膏；体虚服益气养荣汤。贴诸膏。

夹喉痈：夹喉痈生于结喉之两旁，属足厥阴肝、足阳明胃经火毒上攻，或单或双，内外治法同上结喉痈。凡贴膏药要当顶剪口，引毒外出。

重楼玉钥续编

诸证补遗・喉痈：肺脾热壅，熏发上焦，攻于咽喉，结聚肿痛，不得消散热气炽盛，致团结成痈，妨害吐纳。古方论以一寸为疖，二寸至五寸为痈。其候使人寒战，咳吐稠浊。善用针者，审其可刺，宜速破之，施以点饵之剂。又有喉间红肿而痛无别形状者，乃过食炙煿火酒极热物品而发，病在胃与大肠。其重者，寒热头疼四五日可愈，用金十碧一频吹之，内服犀角地黄汤。

疡科心得集

卷上・辨颈痈溃喉痈论：喉痈生于咽外正中，肿形园正。其感风热而发者，与喉蛾同治；若因心肝之火，上烁肺金，热毒攻喉，而发为痈肿者，宜用龙胆汤，或黄连泻心汤之类。

辨颈痈锁喉痈论：颈痈生于颈之两旁，多因风温痰热而发。盖风温外袭，必鼓动其肝木，而相火亦因之俱动。相火上逆，脾中痰热随之，颈为少阳络脉循行之地，其循经之邪至此而结，故发痈也。初起头痛，身发寒热，颈项强痛，渐渐肿赤，投以疏解散邪，势轻者即能消散；若四、五日后，寒热不解，便欲成脓，当清热和营，出脓后扶胃和营，大约半月收功。亦有因于阴虚，少阳三焦火郁上攻，气血凝滞而发者。然此证必兼挟风热，非纯乎内伤之证也。所以较他证肝邪所发者，尤为易愈耳。

锁喉痈，生于结喉之外，红肿绕喉。以时邪风热，客于肺胃，循经上逆壅滞而发；又或因心经毒气，兼挟邪风结聚而发。初起外候与火痰相似，根盘松活，易于溃脓者顺，坚硬而难脓者重。治法与前证可以参用。

咽喉脉证通论

气痈第三：此证因恼怒伤肝，肝血不和，以致肺气壅塞，火炽上升，发于喉间，其状帝丁之上红肿作痛，或有连及两边者，寒热大作。初起不宜刺破，待六七日后方可针刺。或有误服升提之药，竟不能愈者，或有服保命丹、红内消，其毒自出者。如痰多则以醋搅之，强进饮食为妙，否则恐变轻为重。药用荆芥、防风、射干、牛蒡、连翘、乌药、胆星、前胡、枳壳、生地、元参、黄芩、银花，长流水煎。痰多加蒌仁；气重加枳实、青皮；大便不行，加黄连，甚则加大黄。

疡科捷径

卷上・项部・锁喉痈：锁喉痈发项前脑，风热熏蒸肝肺中。红肿相兼寒热甚，黄连消毒效无穷。

失荣症：失荣诚是失荣缘，耳后多生颈项前。初起如痰坚不动，溃时皮色愈刚坚。绵延日久形消瘦，若是翻花难许痊。

喉科大成

卷三：六曰喉疔。形似鞋疔，但差长耳，先用小刀点刺，随用冰片散吹之，以甘桔汤多加菊花煎饮之。菊花连根带叶，皆消疔之圣药也。每四两煎汤频服，一切疔肿皆散，自然汁尤妙。

九曰兜腮痈。生腮下，缠喉壅肿，先用韭汁调元明粉，搅去其痰，再看其紫黑处针之，以盐汤搅去其血，吹以冰片散，仍服甘桔汤。若饮食不入，急用解毒雄黄丸，醋磨七丸。大凡腮肿，脓从口中出者易治。脓从腮外出者难痊，穿破故也。

咽喉秘集

吴氏咽喉二十四大症歌诀・喉痈：七情郁结病成痈，六日之内可刺脓，不治须防成冷痿，巳申药到定收功。其患在喉咙正中，到四五日后可刺，早刺防复肿。未刺前及未溃前，吹药先用巳药，复用申药。溃后用子、丑二药。煎药先发表后清热。

喉科心法

喉疔：亦急症也。生喉间，形似靴钉，尖而且长，紫黑坚硬。初起麻痒，旋即大痛，急用喉痹饮，多加白菊花煎服。或单用菊花连根带叶，生用二三两煎汤，顿服尤效，野菊花叶亦好。又用露蜂房，蛇蜕各用火煅存性，每服一钱，酒调下，轻者一服立效，重者连进二服，少顷腹中大痛，痛止即愈。但须及早下手，不可迟延，无不内消。若治之不早，便难消散。惟针刺出恶血，以紫金锭磨涂患上，更磨服一钱。

焦氏喉科枕秘

兜腮痈图：此症寒湿风毒，而生腮下两边或一边者，如口内肿吹秘，用刀去血，日久去脓，初起头疼发热恶寒，服荆芥防风败毒散，后服学士汤，日久不得消，千金内托，外敷金箍散，或以火针去脓，膏贴自愈。

喉痈图：此症食炙煿厚味醇酒，胃火上冲，生于疗旁，肿痛与蛾相似，圆而小，痈塌而长，耳根腮下俱肿，项痛牙疼，治法同前，如腐烂，先服十八味一剂，吹秘，次将本与生肌，又用童牙血青黛末，合吹最妙。

喉疔图：此症原由治法，同上症开花疔，喉疔因食毒秽生，长在喉中枣核形，红易紫难黑不治，先用追风转色生，用刀割去吹本秘，下烙能教病除根，三黄凉膈加银草，有脓内托用千金。

喉科心法

兜腮痈：此症生于两腮肌肉不着骨之外，高肿红色焮痛，连及咽喉，初起寒热往来者，荆防败毒散加白芷、银花，次服真人活命饮。口渴便闭溺赤，加大黄、芩、连、栀子俱酒炒，外用如意金黄散，白蜜调敷，无不消散。若平塌不红者，内服外敷，皆忌用寒凉。

重订囊秘喉书

卷上・类症：喉痈，因过食辛辣炙煿，厚味醇酒，感热而发，或七情郁结而生，皆属肺病。

药例：治喉痈，八味薄荷散，连砂散加制巴豆吹之。治喉肿甚痛，用七味僵蚕散、甘遂散，入制巴豆频吹。如重，并服煎剂，用犀角地黄汤加减，并服膏丸。如大便秘结，加大黄、元明粉，如小便不利，加六一散。

喉舌备要秘旨

喉部・喉痈症：此症发在喉内，或左或右，单起一片，耳底痛甚，七日成脓，是乃阳症。治宜左平肝，右清肺，加以升提之药治之。

包氏喉症家宝

条目：喉痈证，因过食辛辣炙煿厚味醇酒，感热而发，属肺经痛。喉证中无形迹，但喉肿而痛，重者亦发寒热头痛，四五日可愈。用青药加黄药少许，内服煎剂，及膏子药。

条目：颈痈证，胸前红肿，形在外，亦要内攻，甚则喉肿闭结，要出脓，外用三黄散敷，内用青药吹，并服煎剂。

辨喉证：喉痈，命门合相火也，如灌脓，即以银针挑破之。牙痈肿痛，亦灌脓也，宜挑之。

喉舌备要秘旨

喉科辨证·双燕子症：此症发在喉中之颚，左右俱有，满口红肿，形如燕子伏梁，头向上，尾向下，其尾开有两片，其膜色白黄红，头向出者可治，向入者难痊，若色黑者不治。治法用甘桔汤，加平肝清肺去膜解毒消风升提之药，内则用玉龙散吹之。

单燕子症：此症发在喉内，或左或右，单起一片，形似燕子，仍有白膜黄膜起。治法左平肝，右清肺，余与双燕子同。头向出尾向入者易治，头向入尾向出者难医。急宜用升提等药治之，缓则不救。

斗底症：此症发在喉镜锅内(即膈中内面)，初发时有寒热，镜中有三五七白黑点子，二三日白膜浮起，对中胸前有毒气二路横过，或直下，是乃阴症。由心发来者，宜先用针刺其经络，去其毒血，后治以升提解毒清心去膜消风之药，切不可攻下通利，或用地黄散治之，内则吹以玉龙散。若痰不止，气响声嘶声哑者，十不过救一二耳。

喉痈症：此症发在喉内，或左或右，单起一片，耳底痛甚，七日成脓，是乃阳症。治宜左平肝，右清肺，加以升提之药治之。

喉疔症：此症发于半颈喉内之中，结核成脓，不能针刺，听其脓自出，但患是症者，潮热必甚。治宜用甘桔汤加升提去风之药。

六、喉风　喉闭

本内容包括各种喉风、缠喉、锁喉、喉闭、斗底症、咽喉闭塞，以及咽喉肿塞、水浆不入、鬲咽不通、咽吞困难、喉鸣、狗咽喉等。

素问

至真要大论：岁厥阴在泉，风淫所胜……民病……饮食不下，鬲咽不通。

金匮要略

肺痿肺痈咳嗽上气病脉证并治第七：咳而上气，喉中水鸡声，射干麻黄汤主之。

射干麻黄汤方：射干十三枚，一法三两，麻黄四两，生姜四两，细辛、紫菀、款冬花各三两，五味子半升，大枣七枚，半夏大者洗，八枚，一法半升。上九味，以水一斗二升，先煮麻黄两沸，去上沫，纳诸药，煮取三升，分温三服。

脉经

卷四·辨三部九候脉证：(脉)右横关入寸口中者，膈中不通，喉中咽难，刺关元。

诸病源候论

卷三十·喉心胸病诸候：喉咽肿痛候：喉咽者，脾胃之候，气所上下。脾胃有热，热气上冲，则喉咽肿痛。夫生肿痛者，皆挟热则为之。若风毒结于喉间，其热盛则肿塞不通，而水浆不入，便能杀人。脏气微热，其气冲喉，亦能肿痛，但不过重也。

狗咽喉：喉内忽有气结塞不通，世谓之狗咽。此由风热所作，与喉痹之状相似，但俗云误吞狗毛所作。

太平圣惠方

卷三十五·治咽喉闭塞不通诸方：夫咽喉者，气之流行，通于上下，五脏六腑，呼吸之道路。若脏腑充实，脾肺壅滞，风邪热毒，积蓄在内，搏于经络，攻于上焦，则气道否涩，不得宣畅，故令咽喉闭塞不通也。

治咽喉闭塞口噤诸方：夫脾肺之气，通于咽喉。三阴三阳，筋夹于口颊。若脾肺二脏，积蓄风热，则经络不利，气常壅涩，邪毒之气，攻于咽喉，及于口颊，故令咽喉闭塞口噤也。

圣济总录

卷三十·伤寒后咽喉闭塞不通：论曰咽喉闭塞不通者，脾肺壅滞，风毒蕴积，内搏经络，上攻咽喉也，足太阴之脉上膈侠咽，而喉则肺气之所通，故脾肺壅热，则咽喉闭塞，凡伤寒后余毒未尽，上攻咽喉，故亦令闭塞不通也。

卷一百二十二·咽喉闭塞不通：论曰咽喉闭塞不通者，由脾肺不利，风邪热毒，攻冲咽喉，故令肿痛，甚则闭塞不通，宜急治之。盖咽喉者，呼吸之道路，气之所出入也。

卷一百二十三·狗咽：论曰狗咽者，喉中忽觉结塞不通，如喉痹状是也，阴阳之气，出于肺，循喉咙而上下，若风热毒气，客于喉间，气结蕴积而生热，故有结塞之候，俗云此疾，由误咽狗毛所致，治法亦有将饭，与狗分食取瘥者，禳去之法也。

传信适用方·卷二·口齿咽喉

治喉闭缠喉风百药不效，疾势危甚，死在须臾，用此便甦，再能生人：不蛀皂角两挺，以水一大盏许，挼浓汁，滤去滓，对入生麻油搅匀，每服一盏，强令服之，未吐再一服，有病者先用他药，不效即急用此。王医师法，生萝卜切作片，冬日临卧时吃两三片，可无咽喉之患。

儒门事亲

卷四·喉闭：夫男子妇人，喉闭肿痛不能言，微刺两手大拇指去爪甲如韭叶，是少商穴。少商是肺金之井穴也，以铍针刺，血出立愈。如不愈，以温白汤口中含漱，是以热导热也。

卷六·咽喉肿塞：一妇人病咽喉肿塞，浆粥不下，数日肿不退，针亦无功，戴人以当归、荆芥、甘草煎，使热漱之，以冷水拨其两手。不及五、六日，痛减肿消，饮食如故。咽喉之病甚急，不可妄用针药。

丹溪心法

卷四·缠喉风喉痹：缠喉风，属痰热，戴云："谓其咽喉里外皆肿者是也"，用桐油，以鹅翎探吐。又法，用灯油脚探吐。又用远志去心为末，水调敷项上一遭，立效，亦可吐。

喉闭，或有中垂一丝，结成小血珠，垂在咽喉中，用杜牛膝根，即鼓槌草直而独条者，捣碎，用好米醋些少和研，取汁三五滴，滴在鼻中，即破。

雄黄解毒丸：治缠喉急喉风，双蛾肿痛，汤药不下。雄黄一两，巴豆去油，十四个，郁金一钱。上为末，醋糊丸如绿豆大。热茶清下七丸，吐出顽涎即苏，大效。如口噤，以物斡开灌之，下咽无有不活者。

万氏秘传外科心法

卷十一·缠喉风：缠喉风生于喉蛾之下，或左而缠右，或右而缠左，此心肺热毒上攻，其毒最酷，医非神手，十不救一也。凡看此症，缠不过结喉者，十可治五、六；若缠过喉者，十可治一、二，亦是医之妙手，方能如此也。凡始觉以艾灸两肩井、两曲池、两三里穴，可使上下分其毒，又以三棱针刺两少商穴，血出亦泄其毒，切不可头上用火灸。若错行火攻，十不救一，此症号死里逃生，再脱一骨胎也。宜服拔毒羌活饮、解毒升麻汤，外少用敷药，使内外两拔其毒，可内消而愈矣。如若外溃，亦有可生之路，溃后用万灵膏长肉生肌，如毒头在口内，亦无妨也，常以椒盐茴香汤漱口，以解秽气，脓尽始安。

疮疡经验全书

卷一·缠喉风说：夫缠喉风属痰热，咽喉里外皆肿者是也。外面无肿者必身发热，面赤，此乃热毒之气极也。外面有肿毒身亦发热，邪火发外之原也。或牙关不强，外面不肿，但喉中红者，日暴感热在心。如左边病退传右边，此余毒未尽故也。咽喉有数症，有积热，有风热，有客热，有病后余毒未除，变化双乳蛾者。且如病中喉间有肿红色数日，其光似镜者，此积热也。且如喉中有肿，其色微白，其形若臂者，此风毒喉痹也，此热毒因而感风，相搏而发故也。或咽中有肿，其色带紫色者，此乃客热，谓其人暴感热毒之气，壅塞喉间，须用木通、玄参、生地、黄芩、黄连、山栀仁泻心经之火为要，或有传变木舌者，皆心热蕴积于胸中，故口中痰臭，服剂以凉膈为要，搽药以冰片散佐之，或用小磨刀点之出紫血。

缠喉风外症：此症外面症如蛇缠颈，身发潮热，头目大痛，其症其肿紫糖色，依总论治之，前吹药内加雄黄脑麝，服荆防粘子二陈汤。急用鹅毛蘸灯窝浊油搅去痰涎三四碗方活，如痰不能去难生矣。须要避风。

哑瘴喉风：此哑瘴者，风痰犯于咽膈之间，以此口不能言，牙关不开，急用蟾酥磨水滴入鼻孔即开，随用桐油滴入喉中，仍将鹅毛搅喉间风痰出尽，再用甘草汤解桐油之气，即用冰片散吹之，更服荆防败毒散，连进三服，如若面紫色青唇黑，鼻流冷涕，底甲俱青，眼中多泪，不可治。

弄舌喉风：此症哑不能言，舌出常将手拿，急将两大指侧爪甲缝用三棱针每指刺三针，有血可治，无血不治，若针少商穴亦妙，用铜匙排开口，用胆硝丹吹入喉中，再用鹅翎蘸灯窝内油脚搅出普涎，仍服雄黄化毒丸七丸，茶清送下，后服疏风甘桔汤，再和冰片散频吹之。

气痈喉闭：此症为因聚毒塞于喉间，痰涎稠实，发寒热者，仍分上中下三关，毒在下关者难治，上中二关，用吹喉药吹数次，茶汤送下雄黄化毒丸七丸，然后服参苓顺气散。

呛食喉风：此症因热毒在心经，咽喉燥而无痰，若呛食者不可治。

喉闭：此症因外感寒邪，内伤热物，或大寒后便入热汤洗，故将寒气逼入脾经，冷气阻于中脘，邪气热客于心经，故生此疾。急用三棱针刺手腕中紫筋上或少商穴出血，却将雄黄化毒丸冷茶磨化灌之，仍将冰片散吹入喉中，待漱出风涎稠痰为愈，更服八正顺气散。

医方考

喉闭门·火刺缠喉风法：用巴豆油涂纸上，捻成条子，以火点着，才烟起即吹灭之，令患人张口，带火刺于喉间。俄顷吐出紫血半合，即时气宽能言，及啖粥饮。盖火气热处，巴油皆到，火以散之，巴以泻之，烟以吐之，乃一举而三善之方也。

针急喉闭方：于患人手大指外边指甲后一韭叶许，针之出血，男左女右取之，血出即效。如大段危急，两手大指俱针之，其效甚捷。盖喉咙者肺之系，所针之处，乃少商也，为肺之井穴，故出血而愈。

喉中红赤用针出血法：凡患人喉中红赤，宜用针从旁针之，出血即愈。所以必欲旁针者，避夫哑门穴，犯之令人失音故耳。

证治准绳

杂病·第八册·喉痹：针法治喉闭，刺少商出血，立愈。

外科启玄

卷七·喉闭：未破者名曰喉痹。一曰单，二曰双。已破者名曰乳蛾，亦有单双。内经云一阴一阳结谓之喉痹，乃火郁之症。已破未破，俱可用喉针针之，以泄其毒，如救焚如救拯之急。内服消毒，外用吹药，迟则恐伤生命也。

医贯

卷四·喉咽痛论咽喉与咽不同：缠喉风者，肿透达于外，且麻且痒且痛，可用谦甫解毒雄黄丸。

古方有用巴豆油，摊纸作燃子，点火吹灭，以烟熏鼻中，即时口鼻流涎，牙关自开，即用此搐患处愈。

景岳全书

卷二十八·咽喉：锁喉风证，时人以咽喉肿痛，饮食难入，或痰气壅塞不通者，皆称为锁喉风，而不知有真正锁喉风者，甚奇甚急，而实人所未知也。余在燕都，尝见一女子，年已及笄，忽一日于仲秋时无病而喉窍紧涩，息难出入，不半日而紧涩愈甚。及延余视，诊其脉无火也，问其喉则无肿无痛也，观其貌则面青瞠目不能语也，听其声则喉窍之细如针，抽息之窘如线，伸颈挣命求救，不堪之状甚可怜也。余见而疑之，不得其解，然意谓风邪闭塞喉窍，并用辛温不能解散，遂以二人陈汤加生姜煎而与之，毫忽无效。意复用独参汤以救其肺，然见其势危若此，恐滋怨谤，终亦未敢下手。他医见之，亦但束手而已。如此者一日夜而殁。后又一人亦如此而殁。若此二人者，余至今莫识其所以病，此终身之疑窦，殊自愧也。然意必肺气竭绝而然，倘再有值此者，恐非独参汤决不能救。故笔诸此，俟后之君子，虚心详的焉。

外科十三方考

下篇·喉风：此症喉咙肿痛，痛不可忍，一发如雷，乃急病也。水米不能下咽，生死危在顷刻，但亦有延至六、七日者。治法内服中九丸，兼服加减甘桔汤及败毒散，若外面红肿者，以麻凉膏敷之，再吹加味冰硼散。

咽喉脉证通论

锁喉第一：此证因风热积于胸膈，或酒色有郁怒所致，其状喉上下左右红紫肿痛，或帝丁焦黑腐烂，颈项浮肿，痰涎壅塞，声响如潮，气急发喘，眼目直视，额上有汗如珠，身汗如雨，或泄泻清水，四肢厥冷，或腰胁疼痛，肚腹胀痛，法在不治。若脉六七至，不论大小至数分明，虽甚危险，十中可救一二，或脉洪大，或沉细，惟三部混乱，即形色神气如常，终为难治。初起用吹药噙药，痰多以万年青根捣汁和醋，搅去痰涎，或土牛膝汁，或青鱼胆汁俱可。

乳蛾第四：有一种名根脚喉风，其证日行一穴，至七日行七穴，喉间发泡，时欲呕吐，或一年一发，或半年一发，或一二月数发，根留于中，不能尽去，一时难愈。或云：先从脚跟发起，至于喉间，亦名脚跟喉风。发时在左，则左足酸软阴痛，有似筋触，牵入喉间，在右亦如之，治法同乳蛾，证亦相似。

缠喉第六：此证因风痰湿热，久积于内，或食炙煿厚味太多，或房劳及抑郁所致。其状耳下红肿，渐趋项下及结喉之间，一边者轻，两边者重，喉内帝丁左右两傍如蛇盘之状，有黄白二色，黄为黄缠，白为白缠。急宜刺少商穴出血，次用吹药噙药。男子延至结喉下不治，女子延至胸膛不治，喉中声响如雷者不治，额鼻有青黑气、头低痰如胶者不治。药用荆芥、防风、羌活、独活、枳壳、连翘、胆星、蒌仁、车前、红花、丹皮、黄芩、元胡、前胡、牛蒡、银花，长流水煎，和红内消同服，再下保命丹。服药至四五日，加当归、白芍、生地、黄柏、土贝母，其效甚速。

哑瘴第七：此证因风痰壅滞于咽喉之间，其状口不能言，牙关紧闭，即用蟾酥化水滴鼻内即开，仍以玉屑散吹之，再将鹅翎探入喉中，搅去风痰，即能言矣。先进牛黄解毒丸，次服荆防败毒散，连进二三剂自愈。如面紫舌青唇黑，鼻流清涕，目赤多泪，爪甲俱青者，不治。

喉闭第十三：此证乃寒邪直中下焦，逼其无根失守之火，发扬于上，以致咽痛，卒然喉闭，四肢厥冷，六脉沉微，但必下利清谷，口燥咽干，而不思汤饮，方是寒证，急宜刺少商穴出血，再服煎剂，若口燥咽干而渴，与此霄壤矣。

四顺理中汤：人参、白术、甘草、干姜。

四逆汤：附子、肉桂、甘草、干姜。

呛食第十四：此证乃热毒积于心肺二经，咽喉干燥而无津液，是以喉中作痛而呛，食难下也。急用当归连翘散，加大黄利之。若治稍迟，则有飞尸痨瘵之患。如痰喘治以川桂散，加吴茱萸五七粒，服后觉心肺间刺痛，仍用当归连翘散。当归连翘散：当归、生地、黄芩、连翘、山栀、枳壳、羌活、防风、荆芥。

外科大成

卷三·咽喉部·紧喉：紧喉者其发暴，咽喉肿痛，痰涎壅盛，声音不出，脓水不入。由膏粱厚味所致，为之实火。斯时也，不及用药，宜刺少商穴委中穴，出紫黑血以泻其热，噙牛黄点舌丹以消其毒，俟稍缓，吹以冰硼散，服清咽利膈散以清其源，痰盛者桐油饯导之。

慢喉：慢喉者虚火也，其发缓，其色淡，其肿微，其咽干，其便利，其脉微细，甚则舌生白胎，唇如矾色，此由忧思太过所致。午前痛者，补中益气汤，加麦冬、五味子、玄参、桔梗、牛蒡子；如不应，以补中益气汤加干姜、大附子为引导。若夫午后阴虚，作痛作渴，身热足冷者，肾虚也，忌用清凉，宜地黄丸料恣意饮之，兼用八珍汤补之。再如阴虚于下，孤阳飞越于上者，脉必浮大，重取必涩，又宜独参汤细细饮之，立验，或灸心俞穴，不拘壮数，待喉宽即止。脉浮大，遇劳则甚者，脾肺虚膀胱热也，理中汤加山药、山茱萸。妇人咽肿色白者，月经不调也，治宜调荣；色微白而脚冷者，虚阳上攻也，治宜降气。

哑瘴喉风：哑瘴喉风，其症牙关不开口不能言也，治同紧喉，再用甘草汤漱，以解桐油之气。

弄舌喉风：弄舌喉风，亦哑不能言，但舌出，常以手拿是也。急刺少商穴，噙蟾酥丸，导桐油饯，吹金锁匙，服金蟾酥毒丸。喉内如松子鱼鳞者，用大附子片，噙之咽之；喉内生疮如黄豆者，用乌药醋磨，含之漱之。

锁喉：锁喉毒生于听会之端，注于悬膺之侧，形如瘰疬，妨碍饮食。由心经热积所致，宜清心牛黄丸。

尤氏喉科秘书

缠喉风　因心中躁急而发，先二日必胸膈气紧，出气短促，然咽喉肿痛，手足厥冷，颈如绞转，热结于内，肿绕于外，且麻且痒，喉内红丝缠绕，手指甲白色，手心壮热，喉肿而大，风痰壅盛，如曳锯声，是其候也。最为忌症，初起一日，即治可治，若过一日夜，目直视，喉间如雷声者，不治。灯火近患人吹灭者，不治。若喘急额汗者，危在旦夕。

治缠喉风，最为急症，初起即用金，碧二丹频吹，内服煎剂可救，稍迟则不救，药须兼牛黄。

尤氏喉科指南

呛食哑喉　此症不红不肿，因伏邪在肺，声哑呛食，六脉迟细，甚属险症，饮食不进而死。其脉若有根，或可调治。宜先表伏邪，后用健脾峻补。

锁喉风　因热毒积聚，痰涎黏稠，阻塞会厌，喘急上气，外颈肿胀，用开关豁痰可治。外不肿，内无痰者，名曰：内锁喉，不治。

白缠喉风　此乃肾虚受寒，劳碌而渴，寒则生热，热则生风，风寒相搏，痰气上跻，壅滞凝结，故患此症。

必眼白耳赤而紫，口不能言，关内肿，上白下红，最为急症。牙根白者不治。

牵丝缠喉风　此症喉内有紫红色血丝，其症须防传染。

吹口喉风　此属太阴。病太阴肿胀疼痛，舌向上，是心血少而火易动，肺气虚而水不生。盖言语乃喉舌所司，心有热，则现象于外，是以水愈亏而火愈甚，舌将强而难言也。

哑瘴风　此因感触时邪，牙关不利开合，风痰上壅，不能言语。若急欲开关，必须探吐风痰，俟痰涎将行吐尽。然后吹药，再服煎剂，可保无虞。如面色与舌皆现青紫，而唇见黑，爪甲带青，鼻中流涕者，不治。

张氏医通

卷八·七窍门下·咽喉：缠喉风证，先两日头目眩晕，胸膈紧塞，气息短促，蓦然咽喉肿痛，手足厥冷，气闭不通，饮食不下，痰毒壅盛为缠喉风，其证最急。又有两块结于喉傍，甚则大如鸡卵，气塞不通，痰鸣不止者，为锁喉风，其证更剧。慎勿砭破，急用土牛膝，选粗者两许，勿经水，勿犯铁，折断捣汁，和米醋半盏，鸡翅毛蘸搅喉中。如牙关紧闭者，蘸搅两腮自开，开后喉中频搅以通其气。若喉两傍有块者，涎出自消，后以人中白煅过，入冰片少许吹喉中，日吹一次，不过三四日愈；或硼砂丹涌去顽痰，或荔枝草捣汁，和醋含漱，或天名精捣自然汁，鹅翎扫入去痰，或用马鞭草捣汁灌漱。倘肿塞不得下者，灌鼻取吐，以夺其势，然不若土牛膝汁最捷。若两块凑合，喉中痰鸣，悬壅上缩不见，气塞不通，神丹不可救矣，用土牛膝醋搅后，以拇指捺其脊上七节两傍，如疼痛者易已，甚者以膝垫其当背，以手抄两胁下，向上扳两缺盆，令胸前凸起，则气伸而得上泄。若出涎后，涕泪稠粘者，风热也；无涕泪者，风寒也；胸中有结块者，宿食也，随证治之。此证虽系时毒邪气，多有因跌扑饮食停滞而起者，宜用荆、防、甘、桔、连翘、牛蒡、薄荷、黑参、山楂内解其毒，盖山楂能消食散血，破结块中火，与消风散中厚朴同意。

外科证治全生集

卷一·锁喉：喉内无蛾形，痰声不响，而喉欲闭者是。

缠喉风：喉内热结，喉外肿绕，且痒且麻者是。

喉闭：倘喉内之痰，塞满口舌，舌有痰护，此痰不出牙齿，作响如鼾。惟喉痹误服凉药有此症也。如再迟治，痰塞鼻内，气无出入即死。急取鹅毛蘸桐油卷痰，痰出，亦以桂姜汤愈之。

病者二三日前，觉气急短促，手足厥冷，忽痰壅气闭，命悬顷刻者是。急服苏子、前胡等药。如于道路无人店之处，药未备者，遇有喉闭，急取一针，针其两指少商穴，无药亦愈。

医学心悟

卷六·外科证治方药·喉痹：实火者，醇酒膏粱，风火积热，火动生痰，肿痛暴发，甚则风痰壅塞，汤水不入，声音不出，此外至之火，名曰紧喉风，实证也。宜用灯窝油，和浆水灌之，导去痰涎；或用土牛膝，捣烂，和醋酸灌之；或针刺红肿之处，发泄毒血；或用金锁匙吹之，俾喉渐松开，饮食可入，声音得出，乃止。宜用加味甘桔汤。热甚者，兼用三黄解毒汤。谚云：走马看喉痹是也。

医宗金鉴

外科心法要诀·喉部·紧喉风：紧喉膏粱风火成，咽喉肿痛难出声，声如拽锯痰壅塞，穴刺少商吐下功。[注]此证由膏粱厚味太过，致肺胃积热，复受邪风，风热相搏，上壅咽喉肿痛，声音难出，汤水不下，痰涎壅塞之声，颇似拽锯。初发暴速，急刺手大指内侧少商穴，出紫黑血，以泻其热。痰盛者，以桐油饯导吐之。吐痰后随用甘草汤漱之，以解桐油之气；内服雄黄解毒丸吐下之。喉中吹白降散，俟关开之后，内宜服清咽利膈汤。按法调治，随手应效者顺，若面青唇黑，鼻流冷涕者逆。若兼项外绕肿，即名缠喉风，其治法虽与此证相同，然终属险恶难治。

慢喉风：慢喉发缓体虚生，微肿咽干色淡红，或由暴怒五辛火，或因忧思过度成。[注]此证有因平素体虚，更兼暴怒，或过食五辛而生者；亦有忧思太过而成者，俱属体虚病实。其发缓，其色淡，其肿微，其咽干，舌见滑白胎，大便自利，六脉微细，唇如矾色。若午前痛者，服补中益气汤，加以清凉，如麦冬、黑参、桔梗、牛蒡子服之；若午后作痛，作渴，身热足冷者，阴阳两虚也，忌用苦寒，宜少阴甘桔汤，以宣达之；若面赤咽干不渴者，其脉必虚大，以甘露饮服之必效。俱兼用冰硼散一钱，加灯草煅灰存性三分，吹之立验。

喉闭：喉闭肝肺火盛由，风寒相搏肿咽喉，甚则肿痛连项外，又有酒毒当细求。[注]此证由肝、肺火盛，复受风寒，相搏而成。咽喉肿痛，面赤腮肿，甚则项外漫肿，喉中有块如拳，汤水难咽，语言不出，暴起身发寒热。急刺少商穴或针合谷穴，以开咽喉。初宜疏散，服荆防败毒散，寒热已退，即用清咽利膈汤，兼吹紫雪散，随以姜汁漱口，以宣其热；或用醋漱，以消积血。痰壅塞者，桐油饯探吐痰涎。若肿发于项外，脓胀痛者，防透咽喉不可轻针，急用皂角末吹鼻取嚏，其肿即破；或兼用皂角末醋调，厚敷项肿，须臾即破。初肿时用生羊肉片贴之。喉闭声鼾者，肺气将绝，急宜独参汤救之。若卒然如哑，吞吐不利，系寒气客于会厌也，宜蜜炙附子片含之，勿咽。初、终忌用苦寒之药，恐难消难溃。又有酒毒喉闭，由酒毒蒸于心、脾二经，热壅咽喉，喉肿色黄，其人面赤，目睛上视，以桐油饯导吐痰涎，宜服鼠黏子解毒汤，亦用紫雪散吹之。

哑瘴喉风：哑瘴喉风肿痛咽，牙关紧急不能言，风痰涌塞咽膈上，火盛生痰风搏源。[注]此证颇类紧喉。由肺胃蕴热，积久生痰，外复受风邪，与痰热相搏，涌塞咽膈之上，而成斯疾。初起咽喉肿塞疼痛，汤水难咽，语言不出，牙关紧急，此属险候。急用雄黄解毒丸，水化，用细竹管将药水吹入鼻孔，直达咽喉，药入作呕，即令患者吐之，其牙关顿松，咽喉即稍开通。先与米饮饮之，次服清咽利膈汤，兼吹冰硼散。用药不应者险。若唇黑、鼻流冷涕者逆。

弄舌喉风：弄舌喉风心脾经，实火外寒凝滞成，舌出搅动因胀闷，咽喉作肿更兼疼。[注]此证由心、脾实火，与外寒郁遏凝滞而成。咽喉肿痛，痰涎堵塞，音哑言涩，舌出不缩，时时搅动，觉舌胀闷，常欲以手扪之，故名弄舌。急刺少商穴，穴在两手大指里侧，去指甲角旁韭叶宽即是，用三棱针刺之，有血者生，无血者死。噙蟾酥丸，徐咽药叶。若痰涎上涌，不能咽药者，急用桐油饯探吐痰涎，随服清咽利膈汤，吹金锁匙；若喉内如松子及鱼鳞状，不堵塞者，此属虚阳上浮，急用蜜炙附子片噙、咽其汁即效。

喉科指掌

卷四・喉风门・内肿锁喉风：此症因肺胃两经阴阳相结，内塞不通，外无形迹，喉间痰喘，先用吐痰法（见缠喉风门）灌吐，再用六味汤加麻黄二钱，生大黄五钱，细辛一钱，苏叶二钱，桂枝一钱，羌活二钱。煎数沸服之，或泻或吐为妙。如不吐泻，针：少商、商阳、关冲、曲池、合谷、两手十穴，有血则生，无血则死。左右寸关弦紧洪大者生，沉迟者难治。吹雄黄消痰药。

喉风门・缠喉风：缠喉风，因肺感时邪，风痰上壅，阴阳闭结，内外不通，如蛇缠头，关下壅塞，甚者角弓反张，牙箝紧闭，先用开关散：皂角刺一钱，细辛五分，冰片二分。共研细末，吹入鼻内，再用针，颊车左右两穴，点艾数壮，牙关可开，用鸡蛋白冲白矾汤灌吐，或用桐油蘸鹅毛吐之，或用胆矾法吐之，以吐为度。如不吐即针十指五穴，（少商、商阳、关冲、少阴、少冲）取血为度，无血难治。用六味汤加生大黄一两，麻黄二钱，羌活二钱，苏叶二钱，诃子二钱。同煎数沸灌下，或泻，或吐，皆为大妙，如不吐不泻，针之无血，六脉沉细者不治。吹胆矾消痰药。

喉风门・匝舌喉风：此症生于喉之上下两旁，近小舌小有泡，或红，或紫，外脸皆肿，喉内不肿，舌卷粗大，此恶症也。看治几症，好者甚少。用六味汤加黄连一钱，黄芩二钱，大黄生用四钱，连翘二钱，冲玉枢丹一钱。急进三四服，或有可生，如牙关黑肿，摇头齿落者难治。此症，乃肺肝积毒所致。

喉风门・虚烂喉风：此症因本原不足，虚火上炎，生于喉之关内，上下红色，白斑痛烂，不肿，六脉细数者是也。初起用六味汤加盐水炒玄参二钱，酒炒黄芩二钱，盐水炒山栀一钱，花粉一钱，生地三钱，丹皮二钱。连进二服后，去六味汤加盐水炒知母、黄柏各钱半。服五帖，如两关沉大，作结毒治，用药照胃热毒门。

喉风门・白色喉风：此症因寒包火伏于肺经，白而不肿，上有红紫烂斑，脉象不数，身热怕寒，火欲外发。用六味汤加葛根二钱，麻黄一钱，苏叶一钱，柴胡钱半，细辛五分，花粉钱半，桂枝一钱，羌活钱半。服一二帖兼八仙散一服（津化咽下），变红色换加：玄参盐水炒二钱，黄芩酒炒二钱，山栀一钱，木通一钱。二帖可愈。

喉风门・酒毒喉风：此症因醇酒厚味，生于关内，红肿痰多，咽物不下，肺脉独迟，两关皆大，用六味汤加生甘草一两，葛根一钱，浮石三钱，枳椇子二钱，花粉二钱，山栀一钱漱之。明日再加：盐水炒玄参、生地、丹皮各二钱。四帖而愈。

喉风门・肿烂喉风：此症因风火内炽肺胃，初脉洪，用六味汤加葛根花粉各一钱。如红烂不退，药不能入，再用六味汤加淡豆豉、木通、山栀、盐水炒知母各一钱，花粉、当归、柏子仁各钱半，丹皮二钱，生地钱半，浮石三钱。连服二帖兼用柏枝汁一钟，冲药漱之，六剂乃安。

喉风门・劳碌喉风：此症肝肾两虚，发于关内，满喉少有红点，根白不肿，常有血腥气，劳碌即发。六味汤加盐水炒玄参二钱，盐水炒知母二钱，生地二钱，丹皮、木通各一钱。明日再加连翘二钱，酒炒黄芩二钱，花粉二钱，山栀盐水炒一钱。再两日后去六味汤，换煎方：盐水炒玄参二钱，女贞钱半，生地钱半，麦冬一钱去心，酒炒黄芩一钱，丹皮二钱，枸杞二钱，龟板三钱，生首乌五钱，生甘草一钱。再两帖而愈。其脉象六部数而中空者，此为芤脉是也。

喉风门・酒寒喉风：酒寒喉风，因酒后遇寒，关内两边平而不肿，有淡红块四五粒，咽物觉痛，身无寒热，六脉洪大。用六味汤加花粉二钱，枳椇子二钱，黄芩酒炒二钱，干葛一钱。一二服而愈。

喉风门・肺寒喉风：此症因肺受重寒，生在关内下部，两边如扁豆壳样，右寸关弦紧，平而不肿，大痛难食，不穿不烂，背寒怕冷，六味汤加羌活、苏叶各二钱，当归、柴胡、牛蒡、桂枝各一钱，细辛五分。二服而痊。

喉风门・辛苦喉风：此症因日夜辛苦而发，不肿红痛，小舌左右常出血，上部之脉洪紧，用六味汤加盐水炒玄参、酒炒黄芩各二钱，山栀一钱，木通一钱，连翘二钱。火重者加生地二钱，盐水炒知母二钱，丹皮一钱，泽泻一钱，花粉一钱。二三帖全愈。

喉风门・淡红喉风：此症肺脾感冒风邪而发，肿连小舌，喉塞不通，声音不清，右寸关脉弦紧。针少商、少冲、关冲(两手穴)。急者患上亦可挑破。用六味汤加苏叶、羌活、葛根各二钱。一服而退。

重楼玉钥

卷上・喉风三十六症・斗底风：欲识人间斗底风，十分红肿在心胸，更加痰壅咽喉内，针药无功命必终。此症初起吞咽不下，但胸前红肿，渐至结喉，一时难安，初起能咽水者可治。先用角药加摩风膏少许，冷井水调噙取痰，次开风路针(所谓开风路针者，盖喉风都是风邪，按穴针刺，开其风壅之路，使之外出也)，三吹冰硼散，四用紫地汤。如病势紧急，汤水不能下，遍身作痛，气喘眠卧不得，循屋下行，胸前赤肿，凡吐痰涎后仍不退者，百无一治。每初起胸前便现青筋须用破皮针(即铍针也)，针青筋边，立效。

卷上・喉风三十六症・叉喉风：叉喉之症最为殃迟了三时命不长，病者能依方法治，管教依旧进茶汤。男子妇人喉内生此疾者，极为急症，先咽喉作紧，风痰上涌，多有绵涎，内紧外浮肿，不能饮食，渐至咽喉紧闭，如叉叉住，甚则头面浮大，其患最速。宜急治之，若一二日不知治者，多致殒命。先用冰硼散开窍，次用风路针，三用摩风膏少许和角药调噙，取喉内痰涎，并用角药敷颈外浮肿处，服紫正散加开关散。如病势已极，不能开关者，不治。

卷上・喉风三十六症・掩颈风：左右俄生掩颈风，分明赤肿似成痈，时人莫作寻常看，紫地辛乌有化工。颈项上浮肿生痈，或左右，或一边，或浮肿，上头敷角药，服紫地汤，若浮大赤肿甚者，可以针肿处。

卷上・喉风三十六症・双缠风：缠喉之症本非奇，日久无声气道危，若见此形宜速退，仓公遇了亦愁眉。初起外颈红肿至咽喉，亦皆满塞不分红白渐四围俱肿，先以辛乌散，加摩风膏内噙外敷，吹赤麟散，回生丹，服紫地汤加开关散，若颈项遍肿及头亦肿者，属极重症却可治，须开风路针。如症日久难治，切勿用破皮针刀。

枢扶氏曰：此症由膏粱厚味太过，致肺胃积热，复受风邪上壅咽喉，红肿紧痛声音难出，汤水不下，而痰涎壅塞之声，颇以拽锯。初发暴速，宜急针少商穴，以泻其热痰盛者，角药调噙。症重者，宜服雄黄解毒丸。若面青唇黑鼻流冷涕者，皆属逆症。又有因肾经有热内枯不能上润，致令心火盛而发是症者，内紧外肿，潮热恶寒，乃属实症法，宜前治。若体虚因思虑太过，兼过食五辛而生似此症者，其发缓，其色淡，其肿微，咽喉干燥，舌见白胎，大便自利，六脉微浮，重按无力，吞咽疼痛，名曰慢喉风，乃属虚症，法当从治。若午前痛者，宜补中益气汤加麦冬元参桔梗服之，午后痛者，或作渴身热足冷。此阴阳两虚也，忌用苦寒宜少阴甘桔汤，以宣达之。若面赤咽干不渴，而微塞痛者，其脉必虚大，当以清露饮服之，兼用青雪丹吹之，自然获验。

卷上・喉风三十六症・单缠风：一边浮肿证缠单，或起头心或颈间，治法详前须辨识，针开风路自绥安。初起一边红肿作痛左属心，右属肺，或肿头项或肿颈上治同双缠风。

卷下・喉风针诀：喉风诸症，皆由肺胃脏腑深受风邪，郁热风火相抟，致气血闭涩，凝滞不能流行，而风痰得以上攻，结成种种热毒。故宜以针法开导经络，使气血通利，风痰自解，热邪外出，兼有诸药奇方，层层调治其症，安有不效。针曰气，针诚为诸药之先锋，乃喉风之妙诀，功效可胜言哉。凡临诸症，先从少商、少冲、合谷，以男左女右，各依针法刺之。若病重者，再从囟会、前顶、百会、后顶、风府、颊车、风池，诸穴针之，留肩井、尺泽、曲泽、小海、少海、商阳、中冲、照海、足三里、隐白诸穴，看病势轻重用之，不可一时针尽。如遇喉风极重之症，方可周身用针，开通周身经络，使风热结邪得杀其势，而气血遂能流利运行，佐以奇药内治，自无不神效。若针路无血，乃风热壅塞，则受郁邪日深，最为险症，多致不救，是科临症，每于针下便能判定吉凶，有心究此，宜细思详察焉。

杂病源流犀烛

卷二十四·咽喉音声病源流：一曰缠喉风，喉肿而大，连项肿痛，喉内有红丝缠紧，势如绞转，且麻且痒，手指甲青，手心壮热，痰气壅盛如锯，手足厥冷，或两颐及项，赤色缠绕，发寒热亦是，皆由平日多怒之故。先两日必胸膈气滞，痰塞气促，最为急症。过一日夜，目直视，牙噤，喉响如雷，灯火近口即灭，此气已离根，有升无降，不治。喘急额汗，不治。治法不外喉痹斟酌服药（宜喉痹饮。外用金、碧二丹，频吹。药内加牛黄更速效）。若水浆不入，更危，宜解毒雄黄丸。

郑氏彤园医书

卷二·外科病症·喉部·紧喉风：由膏粱厚味太过，致肺脾胃三经积热，复受邪风，风热搏结，上壅咽喉，焮肿疼痛，声音难出，汤水不下，痰涎塞喉，颇似拽锯，初发暴速，急刺两手大指少商穴，放出紫黑血以泻肺热。痰盛者，用桐油饯探吐痰涎；内服雄黄解毒丸。频吹白降雪散、七宝散。俟开关之后，常服清咽利膈汤，应效者吉；若面青唇黑，鼻流冷涕者凶。

缠喉风：咽喉肿痛，痰壅声响，内症与紧喉风无异，治法亦同。但热毒更深，连绕项强，焮赤肿痛，尤宜速治。若项外胀久脓成，误针之恐透咽喉，又当按后治喉痹之法治之。

哑瘴喉风：颇似紧喉风，由肺胃蕴热积久生痰，后受风邪与痰热相搏，涌塞咽喉。初起肿满胀痛，牙关紧闭，声哑不通，急用雄黄解毒丸，水化一钱，鼻中插竹管，医人含药从管中徐徐吹入，但得药到咽喉，作逆欲呕时，扶起令吐，待牙关渐松，咽喉稍开，先与米粥饮之，次服清咽利膈汤，频吹冰硼散。

弄舌喉风：由心脾实火与外寒郁遏凝滞而成。喉肿闷痛，痰涎堵塞，言蹇音哑，舌出不缩，搅弄胀硬，常欲以手扪舌也。急用三棱针刺少商穴，有血者生。水化蟾酥丸，口中噙之徐徐送下，若痰塞喉间不能吞药，先用桐油饯探吐，再吞前丸，常服清咽利膈汤；频吹金锁匙。若喉内形如松子，如鱼鳞，不堵塞者，此属虚阳上浮也，可用蜜炙附片，颇颇噙嚼吞咽可愈。

慢喉风：有因平素体虚，更兼暴怒或过食五辛而生者，有因忧思太过而生者，均属体虚病实，其发缓，其色淡，其肿微，其咽干，舌苔滑白，唇如矾色，大便自利，六脉微细。若午前痛者，服补中益气汤加麦冬、牛蒡、元参、桔梗；若午后作痛，作渴身热足冷，阴阳两虚，服少阴甘桔汤。若温热上浮，面赤咽干，口不作渴而脉虚大，服甘露饮。俱吹冰硼散。

时气缠喉：此证与喉痹相同，但火毒发时复感时气郁结而成。初起状似伤寒，寒热项强，喉间肿痛，如病势尚轻者，连服如意胜金丹，兼吹七宝散，常服清咽利膈汤，或可内消。若病势危急，痰涎壅盛，喉间内外肿闭，汤水难下者，急服雄黄解毒丸。另研雄黄、枯矾、藜芦、牙皂（等分），筛末，每用豆大，竹管吹入鼻中，但得便利，吐痰病自减。常服清咽利膈汤，外吹七宝散，自愈。如或昏冒，牙关噤急，汤药难进者，用醋化雄黄解毒丸十余粒，含医人口中，以竹管插病人鼻，徐徐吹药，度下咽喉，吐利自省后，照前方法治之。若病势已退，而咽喉溃烂，妨碍饮食者，常吹八宝珍珠散（见六卷果字号）。

酒毒喉闭：酒毒蒸于心脾，热壅咽喉，喉肿色黄，气闭面赤，目睛上视。初用桐油饯探吐痰涎。频服牛蒡解毒汤。常吹冰硼散。若肿痛妨食，兼服玉屑无忧散。

锁喉毒：由心与小肠积热，外感风寒，郁结而成。初生耳前听会穴，形如瘰疬，渐攻咽喉，肿塞闷痛，妨碍饮食，速当解热，初服牛黄清心丸。次服清咽利膈汤。常吹冰硼散。

重楼玉钥续编

诸证补遗·走马喉痹：走马喉痹势如奔马，喉间痹痛，肿连颊骨，壮热烦闷，数数吐气者是也。此肺脾不利，热毒攻冲，发于咽喉所致。急开风路针吹赤麟散噙角药服，紫地汤或解毒雄黄丸，缓则不及。凡喉科痹闭，急证一时，觅药不及，急用土牛膝根捣汁滴入，亦可挽救于万一。

诸证补遗·缠喉风：喉肿而大，连顶肿痛，喉内红丝缠紧，势如绞转，且麻且痒，手指甲青，手心壮热，痰气盛涌如锯，手足厥冷，或两颐及项赤色，缠绕发寒热者亦是。先两日必胸膈闭滞，痰塞气促，最为急症。内服喉痹饮，外用金碧二丹吹之。若加牛黄效更速捷。岫云山人曰：此症开风路针吹赤麟散服紫地汤，更神效。此水涸火炎，肺金受克也，难治。忌辛热收涩。用养金汤，生地、阿胶、杏仁、知母、丹参、麦冬、桑白皮、蜂蜜。

喉证全科紫珍集

卷下·喉风：此症乃风热感于膈间，或过食炙煿厚味，以致火动痰生而起，帝丁两旁肿塞，或白或紫。治法吹十叶及本下刀以秘药及碧雪吹之，内服三黄凉膈或涂方连翘解疫清咽等剂。如有脓用千金内托，及枳桔二陈多加银花服之，肿不消用均末碧雪加冰麝吹之。

疡科心得集

卷上·辨缠喉风虚实不同及小儿马脾风论：夫缠喉风者，热结于喉，肿绕于外(喉之外面亦肿)，且麻且痒，风痰壅甚，声如曳锯，是其候也。其证有虚有实。虚证初起前二日，必胸膈气逆，出气短促，忽然咽喉肿痛，痰涎上涌，甚则颈如蛇掣，水浆不入，手足厥冷，手指甲白，手心壮热，最为危险，此由阴亏火亢而发。其人素有痰热，或因饮酒过度而胃火动，或因忿怒失常而肝火动，或因房劳不节而肾火动，火动痰生，而痰热燔灼，壅塞于咽嗌之间；火性最速，所以内外肿痛而水浆难下也。治疗之法，急则治标(标者痰也)，缓则治本(本者火也)。或用丸散以吐痰散热，或用鹅翎醮桐油探吐，或以银针刺肿处出恶血，吹以冰硼散，或刺大指少商穴出血，后用汤药以降火补虚。但治法虽多，愈者不过十之一二，医遇此证，亦惟尽人事以待天而已。其证之实者，则由风温袭犯肺胃，风火相煽，上逆于喉，痰涎随而涌上。亦宜先去其痰，后服麻杏甘膏汤。若待三日后，病势不退，或更加咽喉掣紧，面赤气粗，即为不治之证矣。

小儿患马脾风，是风温袭于肺窍，或胸膈积热，心火凌肺，热痰壅盛，肺胀喘满，胸高气急，胁缩鼻张，闷乱咳嗽，烦渴痰潮声嗄，喉间气喘如曳锯者是也；若不急治，死在旦夕。陈飞霞道人曰：盖心为午火，属马，言心脾有风热也，急用牛黄夺命散下之效；用黑牵牛(半生半炒)、白牵牛(半生半炒)、锦纹大黄(晒)、槟榔(切，晒)各取末一钱，和匀，每用五分，蜜汤调下，量儿大小加减。痰盛，加轻粉一字，以大便泄、痰气平为度。

疡科捷径

卷中·喉部·紧喉风(缠喉风)：紧喉风更与缠喉，肿痛咽喉风火留，涌塞痰声如拽锯，少商穴刺吐之瘳。

锁喉毒：锁喉毒在耳前生，外感风寒积热停，渐欲攻喉形瘰疬，相兼心与小肠经。

喉科大成

卷三·古今治法论：二曰缠喉风。咽喉肿痛胀塞，红丝缠绕，故名缠喉风。其证口吐涎沫，食物难入，甚则肿达于外，头如蛇缠。先用黄汁调元明粉少许灌喉中，搅去其痰。次用蜜水润之，若汁不能拔痰，则用土牛膝，连根捣烂，和酸醋灌之。如顽痰胶固，吐仍不出，咽喉胀闭不通，滴水难入者，则用解毒雄黄丸，极酸醋磨下七丸，自然得吐而通。既通，可用牛黄清心丸，加味甘桔汤。如肿势达外，延及颈项，头面红如火光，药力难敌，急用磁锋砭出恶血，用鸡子清调乳香末润之，立瘥。或用芭蕉根汁润之，以解其毒。若口中肿胀紫黑，急用银针刺去其血，或用小刀点之，随以淡盐汤洗之，吹上冰片散。更有肿在喉里，针法难施，急刺手少商穴出血，则喉花自开。仍以解毒雄黄丸灌之，自然通透。此等病势危恶，非吐痰解毒，煎丸并进，刀针砭石，按法善施，鲜克有济也。治此者平时揣摩纯熟，临证庶能措手，幸毋轻忽，缓以误人也。

三曰走马喉风。喉舌之间，暴发暴肿，转肿转大，名走马喉风，又名飞疡。不急治即杀人，用小刀点出血，淡盐汤洗之，吹以冰片散，仍服加味甘桔汤，加金银花一二两。若牙关紧急，则用搐鼻散吹鼻中。随以解毒雄黄丸，醋磨灌之，太乙紫金丹亦佳。紫金丹治咽喉等证，无往不神验也。

四曰缠舌喉风。硬舌根而烂两傍，急服加味甘桔汤，吹冰片散，缓则不救。若有烂处，以头发作子，用甘草汤洗净，然后吹药。

十六曰经闭喉肿。女人经水不调，壅塞经脉，亦令喉肿。宜用四物汤加牛膝、茺蔚子、香附、桃仁之类，俾经脉流通，其肿自消也。又有梅核气症，男妇皆同，喉中如有物，吞不入，吐不出。宜用甘桔汤，加苏杆、橘红、香附、金沸草之类，渐次可愈。

咽喉秘集

吴氏咽喉二十四大症歌诀·喉闭：积热风痰喉如闭，因生血泡在喉间，忽然壅塞樱桃似，点刺流涎病即安。其症宜发表清热，先用针点，后吹子、丑药。

缠喉风：恶寒恶痛名阴毒，面外无形气短促，胸前红肿足多寒，若见红丝针贵刺。用药宜发表，吹药先用巳药。若见红丝即刺断，再用子药。

呛喉风：此症谓之飞丝毒，日中发泡丑药覆，燥极无痰热在心，忽然呛食终非福。先用针挑破血泡，后上丑药，兼吹子药。煎药宜清热祛痰。

哑喉风：哑痹喉症犯咽膈，口不言兮牙关塞，面紫唇青清涕流，风疏痰降即无厄。其症牙关紧闭，先用巳药，后用申药，前后抹之，风痰去尽为度。煎药先发表后清热。

弄舌喉风：体发热兮口内肿，舌出频将两手弄，笔（直）针患处去痰涎，解毒疏风清热壅。用三棱针刺破少商穴，先用巳药，后用子药。

烂喉风：烂喉风症频频热，唇若涂朱口内裂，看其患处浅和深，药宜子丑兼调摄。子丑二药和匀上之，再用巳药收功。煎药宜清热。

阴虚喉风：癣症原来因损肺，斑生苔藓若虾皮，时时发热频频嗽，面赤声嘶病可虑。其症阴虚，不宜发表，须用滋补兼解毒。上半天痛甚者乃气虚，下半天痛甚者乃血虚。吹卯药并上丑、酉二药。如日久不减者不治。

外科证治秘要

第十七章・喉菌、喉疳、喉痹、喉癣、梅核气、喉喑・缠喉风：喉咽肿痛，喉之外面绕颈亦肿，且麻且痒，风痰壅盛，声如曳锯，是其候也。多因风热痰涎，壅塞咽嗌。初起前二日，必胸膈气逆短促，忽然咽肿痛，痰上涌，甚则颈如蛇掣，水浆不入，手足厥冷，手指甲白，手心壮热，最为危险。先用鹅翎醮桐油探吐，或以胆矾末一钱，醋半杯，以鹅翎醮之催吐。或以针刺肿处出恶血，或刺手指少商穴。后用涤痰降火之药，如：犀角、射干、制姜蚕、竹油、鲜斛、连翘、马勃、玄参、大贝母、鲜薄荷根，或用凉膈散通其腑。然治法虽多，愈者不过十之一二，大抵面赤气粗，汤水难进，用过诸法病势不退者，多死。

马脾风：小儿患者多，亦由风痰积热，壅塞肺窍。咽喉虽痛，却不红肿，但胸高气急，痰潮音哑，喉间气喘如曳锯。若不急治，死在旦夕。方用：牛黄夺命散。陈飞霞云：此方专治马脾风。黑牵牛半生半熟，白牵牛半生半熟，锦纹大黄切晒，槟榔切晒，各取二钱，研末和匀。每用五分，蜜汤调下，以大便泄出痰浊为度。

奉时要旨

卷四・咽喉：缠喉风，肿痛胀塞，红丝缠绕，吐涎难食，先用黄齑汁调元明粉，搅去其痰，不效，用土牛膝连根捣汁，和醋灌之，或用解毒雄黄丸醋磨下之，内服加味甘桔汤；虚寒者，桂姜汤。走马喉风，暴肿转大，用小刀点血，淡盐汤洗之，吹以冰片散，服加味甘桔汤，牙关紧闭，服紫金丹。

缠舌喉风，硬舌根而烂两傍，吹以冰片散，急服加味甘桔汤。

喉闭，二三日前气促肢冷，忽然痰壅气闭，命悬顷刻者，宜服苏子、前胡等。

喉科心法

缠喉风即走马喉风：此阳症之中最急最恶者也。突然而起，暴发暴肿，转肿转大，满喉红丝缠绕，疼痛异常，声音不能出，汤水不能入，痰涎壅塞闭胀，势如绳索绞喉，故名缠喉风，又名走马喉风。不急治即能杀人，治之者必飞骑去救，不可稍缓，故名走马。乃实火为患，脏腑积热，热甚生风，风火迅速鼓激痰涎堵塞咽喉隘地，呼吸难通，缓治则死。法宜急刺少商穴出血，以泄其热。用雄黄解毒丸，醋泡七粒，杵烂灌之，患者或吐或泻，其喉即松。若牙关紧闭不开，即以解毒丸七粒，茶汤泡，研溶，灌入鼻中，令仰其头，使药自鼻入喉，牙关便开。如不开，再灌七丸，无不开者。或用开关散，如前法。或用巴豆油纸燃熏其口鼻，皆开关捷法妙方也。关开随用绛雪散，或白雪散或金钥匙不拘，连上肿处十余次。更煎服清咽利膈汤，重用金银花，大便不闭去芒硝，若兼恶寒无汗，头痛咳嗽、鼻塞、冬月加麻黄、羌活、白芷、川芎；夏月加苏叶、香薷、姜、葱，以解内外之寒邪，否则不必加，以上皆治急症成法。大势退，邪未尽者，改用缓治法。荆防败毒散加元参，牛子或芩连，或清咽利膈汤去芒硝，及加味甘桔汤，元参解毒汤，连翘散等方选用。末药用七宝散或磐珠丹，独行散等方选用。先当急治，后宜缓治。法之一定者也，先后按法施治，不失其时，随手应效者可十愈其十。若治之不如法者十难救一。面青唇黑，鼻流冷涕，及痰壅气急，烦躁神昏者不治。妇人胎前产后，及婴孩与年老人，虚弱人皆难任攻伐者，多不可治。此等险恶急症，非下痰解毒，丸散并施，刺砭兼行，焉能有济？临症者必平日揣摩纯熟，阅历又多，胸中方有主张，不可轻忽怠缓，以误人性命也。患者戒发物，慎起居，远房帏，免病复返，医者当要叮嘱。

紧喉风、哑瘴喉风、弄舌喉风：此三症亦缠喉风类也。症候大同小异，因其锁紧咽喉，故名紧喉；因其口紧牙紧，不能出声，故名哑瘴；因其舌胀出口不缩，时时搅动，故名弄舌，皆险症也。悉以上条治缠喉风法治之。病名虽殊，病源则一，故治法无异。此三症外治，皆可用蓖麻熏法。

锁喉毒：此症初生于耳前，形如瘰疬，渐攻咽喉，红肿塞痛，妨碍饮食，治不可缓。以喉痹饮重用银花、贝母，或用真人活命饮加红胡、香附子（去毛酒炒）煎服。如大便胀闭不通，口渴喜冷恶热，即宜清咽利膈汤煎服。吹噙以元珠丹、七宝散、独行散诸方选用，速消散为吉。

焦氏喉科枕秘

锁喉风：按此症因风热蕴积，或酒色劳力，生于喉中，如锁喉样，有单有双，双者治必先探风痰，或两边俱无形迹，只是白色，疼痛难以饮食，名曰锁喉风，口噤先用通关散，吹鼻内开口，次针少商穴，喉内用六针，吹风取痰后，吹秘，宜速治，若痰涎壅塞，手足反张，热水洗温，重者服三黄汤，或用甘桔，加荆防银花即愈。

白缠喉风：此症因积热久，或煎炒伤胃，冒风劳力受气而起，其症眼白耳赤，面肿腮紫向下，患此者，死于旦夕，延一二日，慢风也，先针少商，用追风散取痰，次吹本于肿处，下刀针，去脓血，吹秘数次，服三黄汤，多加荆芥防风银花，如背朝天，面朝地，手足蹬开，口乱言，角弓反张，口难开者，先吹通关散，如鼻中使嚏则口开，如不嚏是风火太甚，再吹一二次，等半晌自嚏，口开，剪刀撬，以圈侧入捺舌，吹追风散取痰，吹本于患处，下刀针，又吹秘，服三黄汤，吹秘加生肌散，缠喉风肿噤难言，左右腮边肿赤兼，手足蹬开面朝地，吁嗟立刻丧黄泉，先探风痰针四穴，旋吹本药刺喉间，秘吹用服三黄散，有脓内托即安痊。

黄缠喉风：此症受病治法同前，在蒂疔后有脓，用钩刀钩破脓出，吹秘，服三黄汤二剂，次吹本秘均，加冰麝，破烂吹生肌，如脓不出，服千金内托，多加银花，如蒂疔人身之主，刀针烙铁，切不可犯，如疔肿，只可以吹药，服三黄凉膈，或蒂丁紫肿，用甘桔俱妙。

缠舌喉风：此症受风热湿毒，或因风劳酒色而起，下颏俱肿，口噤舌卷肿大，上有筋如蚯蚓之状，生黄刺白胎，如咬牙不开，宜针少商，出血可治，然血白黄水不治，治者先探风痰，次刮舌胎，吹本，刀刺青筋出血，宜针玉液金津，出血漱净，吹秘，服三黄汤凉膈散，一二日可治，日久有脓，服千金内托散，如木舌短大者，吹追风散，（头摇勿治块黑难治此症死者多先针四穴）。

走马喉风：此症食热物，或酒或风而生，先针四穴定死生，吹追风散取痰，又吹本秘于喉内，并齿烂处，舌卷擦追风散，或吹本于舌上，针舌下三穴，不卷不针，二陈三黄凉膈，多加荆防，若头摇牙咬牙落头肿疔破者，诸不治，语言清楚，年轻体壮，犹可施治，用白午后，年干，炒灰为末，吹上止痛，再以午后取汁，同年干追风，合漱，服三黄，加荆防，头剂可用，后剂不可用，记之。

弄舌喉风图：弄舌喉风时吐舌，常时手弄命须臾，直刺少商流去血，随吹金锁即痰除，雄黄化毒须先服，用刀刺肿秘时吹，疏风甘桔汤宜服，管教患者病消除。归尾、花粉、山栀、甘葛、荆芥、桔梗、元参、川芎、连翘、人参、枳壳、茯苓、陈皮、甘草、防风、黄连、秘十六，本十五，雄黄化毒丸九，金锁匙四。此症因热毒积于心经，以咽喉干燥无痰，妨饮食，难治。

呛食喉风图：此症七情所伤，郁塞喉间，痰涎稠粘，身发热恶寒，分上中下三关，毒在下关难治，上中可治，吹秘，服雄黄解毒丸，后服参苓顺气散。

气痈喉风图：参苓顺气散，人参、枳壳、紫苏、粉草、陈皮、元参、桔梗、茯苓、苍术炭、白术、乌药、山栀、花粉等分，水煎温服。

喉风图：此症因热盛膈间，或过食炙煿厚味，以致火动痰生而起，治者吹本下刀，吹秘，服三黄凉膈散，有脓服千金内托，又甘桔汤，加银花，肿不消，用均末，加冰麝吹之。

瘜肉喉风图：此症因受恶秽之气，及风热而起。喉间生赤肉，层叠肿起，有孔出臭气，气塞不通者是也。治法以秘，加雄黄人中白吹之，再以臭枸橘叶煎汤频服，叠肉不消，用小刀刺去血，再以臭枸橘叶煎汤频服。

此症痰塞于咽膈之间，故牙关不开，不能言，急用蟾酥化水滴鼻中，即开，桐油探吐风痰，再用甘草汤解桐油之气，喉中赤肿吹本，下刀去血，吹秘，连服荆芥防风败毒散一二服，面紫舌青唇黑，鼻流冷涕，甲面俱青，目赤多泪，不治。

哑瘴喉风图：哑瘴喉风口不言，牙关紧急吐流涎，水化蟾酥滴鼻内，桐油探吐可安然，喉中有肿难直刺，荆芥防风败毒散。

喉闭图：此症外因感寒，内伤热物，大寒后便入热汤洗浴，将寒气入脾经，冷气阻于中脘，邪热客于心经而生，卒然秘塞，气不宣通，死者多矣。急以三棱针刺手腕中紫筋上，或刺少商穴出血；用雄黄解毒丸冷水磨化下，吹金锁匙，出痰，服八正顺气汤。

伤寒喉闭图：此症因伤寒遗毒不散，八九日后，喉中肿闭，乃热毒入于心脾二经之故，急服四七汤二三剂，吹秘，噙冰梅丸后，服蠲毒饮，

松子喉风图：此症因上焦风热而起，形如松子，色若猪肝，口喉皆赤，张口吐物则气逆，关闭不能饮食，用金锁匙去痰，吹本秘，用小刀刺肿出血，再吹本秘合吹服三黄凉膈散，加荆芥防风。

脚跟喉风图：此症从脚至于喉中，或一年一次，半年一次，其病一日行一穴，七日行七穴，发至喉中，如鱼脑水晶之状，先吹本，次吹秘，内服荆防败毒散，发后腥恶者死。

阴毒喉风图：此症受四时不正之气，及非常暴寒，而生少阴症，脉微细而沉，自汗，咽不利，一名肾伤寒。切不可用寒凉之药，宜用半夏桂枝汤，或苦酒汤。脏寒咽闭，吞吐不利，用蜜附子。

锁喉风图：此症心经毒气，少腹邪风，发于听会之端，注于会膺之侧，列生如疬，闭塞难通，不能饮食，红肿发热，渐次溃脓，软而胀疼。此症初起用连翘当归散，日久用千金内托，吹秘加生肌，贴白膏，外腐内溃，汤随水孔出者，曾治数人亦效。

连珠喉风图：此症因心经火毒上冲，而生舌下，其形如珠，初见一二，少顷蔓生盛，三五七八九如贯珠，舌胀痰升，不能饮食。治者探去风痰，吹本药于患上，逐粒去血，兼刺玉液金津，吹秘，服黄连泻心汤。

景岳全书发挥

卷三・咽喉：若缠喉风则满片红肿，多不成脓，亦不必出血，但使火降，其肿自消。缠喉风不宜骤用寒凉降火，先宜辛凉发散，兼豁痰理气，则火可散，痰可降。若用寒凉，必致气喘痰升而死。此景岳之所不知也。

锁喉风证，时人以咽喉肿痛，饮食难入，或痰气壅塞不通者，皆称为锁喉风，而不知有真锁喉风者。余尝见一女，年已及笄，忽于仲秋，喉窍紧涩，息难出入，不半日而愈甚。及延余视，脉无火也，喉无肿无痛也，观其貌则面青瞠目不能语也，听其声则喉窍如针，抽息之窘如线。余见而疑之，意谓风邪闭塞，非用辛温不能解散，遂以二陈加姜与之，无效。意复用独参汤以救其肺，然见其势危，恐滋怨谤，未敢下手，如此者一日夜而殁。后又一人亦如此而殁。若此二人者，余莫识其所以病。然意必肺气竭绝而然，倘再有值此者，恐非独参决不能救。若肺气竭绝，必自汗气喘。此是闭塞关窍，不通而死。用人参则愈闭其气，焉得不死？景岳立言，害人不浅。

集喉症诸方

喉风三十六症・斗底风：无论男妇，腭下生痰者，初时过汤水者可治。先用角药入摩风膏少许，井水调噙，取痰，次开风路针，三用冰硼散，四用柴地散。如病极紧急，过水不得，通身作痛，不能睡卧，胸前赤肿，如吐痰后不退者，百无一生。此症初起吞噬不下，但胸前赤肿，渐至结喉，一时难安，要用破皮针针胸前青筋，凡有此症，便见青筋。欲识人生斗底风，心胸肿处十分红，更加痰在咽喉内，重药无功命必终。

叉喉风：无论男妇，喉头生疾者，即为急症，初起咽喉作紧风痰上壅，多有痰涎，内紧外浮，不能饮食，渐至咽喉紧闭如叉住，即是锁喉急症，若一二日不知医者，多至不治，宜先用冰硼散开窍，次用风路针，三用摩风膏少许和角药，井水噙，取痰，并用角药调敷颈外浮肿处，四用紫地散，如病势已不能开关者，不治。此症初起，喉间作紧，渐次内外皆肿，头亦浮大，咽关渐锁，最宜急治，迟则莫救，叉喉之症最为殃，迟了三时命不长，初起若能依法治，管教立刻进茶汤。

双缠喉风：无论男妇，外颈红肿至咽喉亦皆满，不分明白，四围俱肿，先用角药吐痰，外用角药调敷，次冰硼散，三用紫地汤。此症日久难治，不可用破皮针刀。此症头顶遍肿，头颈亦遍肿者是为重症，可治，须用风路针。缠喉之症本非奇，日久无声（必无声）必定危，若见此形宜速退，治迟庐扁也难医。

单缠喉风：无论男妇，只有一边浮肿者是，治法与双缠喉同，此症或肿头顶一处，或肿颈上一处，名曰单缠喉，若左边肿甚属心，右边肿甚属肺，总要用风路针，不可用破皮刀。

仙传针诀：凡喉风诸症，皆由气血闭涩，以致风痰上攻，结为热毒，宜用针法开导，使气血流通，则风痰自散。虽有各种奇方调治，而神速莫如气针。夫气针者，诚为诸药之先锋，喉家之妙法也。如临诸症，先从神庭、上星、囟会、前项、百会、后顶、风池二穴、颊车穴针过，又须少商、合谷、曲池、各依针法，此为开风路针，初针只宜男左女右，并留大窝坑、风府、肩井、曲泽、阳陵泉、阴陵泉、足少商诸穴，不可先针。倘遇喉风极重之症，以前针法针过，其风邪热毒仍不少退者，次日复视其症，可用前法复针即可，加针火窝坑、风府、肩井、阳陵泉、阴陵泉、足少商等穴，并左右同穴，逐一对针，自无不效。至于人中、鼻流诸穴，乃中风者用之，惟鞋带二穴，救小儿急慢惊风之症极效，亦可用火醮。

重订囊秘喉书

卷上・类证・塞喉风：喉痹叙毒，痰涎稠实，而发寒热，关上可治，关下难治。

类证・缠喉风：因心中燥结而发，先二日，必胸膈气紧，呼吸气促，忽然咽喉肿痛，手足厥逆，颈纹如缚，热结于内，肿绕于外，且麻且痒，喉中红丝缠紧，指甲或白或青，手心壮热，喉肿而大，痰声如锯。其症最急，初起即治，可救。若过一日夜后，目直视而睛定，声如雷鸣者，不治。探以灯火近患人口边，即吹灭者，不治。若见喘急，额汗，危在旦夕矣。肾经有热致令心火盛也。

药例・治缠喉风：最为急症，起时立用加味硝黄散，或甘遂散，周围重吹，并内服煎剂。如便闭，加大黄、芒硝，并吞上清丸。如虚喉用噙化丸化咽，如症候太重，丹中加牛黄少许，吹之，稍迟则难救矣。臭花娘子根，捣汁咽之效。

药例・治鏁喉风：如喉及牙关紧闭，难以吹丹，一时无以治疗，症又紧急，顷刻之间，用蟾酥磨水，令患人仰面，滴入鼻中，到喉即开，男左女右滴之，治牙关闭者，速吹甘遂散，入开关散亦可，用熏鼻方。

外科备要

卷一・证治・喉部：喉闭声鼾者，肺气将绝，急宜独参汤救之。若卒然如哑，吞吐不利，系寒气客于会厌也，宜蜜炙附子片，含之勿咽，初终忌用苦寒之药，恐难消难溃。

酒毒喉闭：酒毒蒸于心脾二经，热壅咽喉，喉肿色黄，其人面赤，目睛上视，气闭，以桐柚饯导吐痰涎(果)，频服牛蒡子解毒汤(盈)，亦用紫雪散(露)或冰硼散(称)吹之。若肿痛妨食，兼服玉屑无忧散(盈)。

锁喉毒：由心与小肠积热，外感风寒凝结而成。初生耳前听会穴，形如瘰疬，渐攻咽喉，肿塞闷痛，妨碍饮食，速当解热，初服牛黄清心丸(昃)开关，次服清咽利膈汤(盈)，常吹噙冰硼散(称)，投手应效，方保无虞。

包氏喉症家宝

条目：喉闭，伤寒后见者难治，为其闭气不通，无形无声故也。缠喉风证，因心中燥结而发，先两日必胸膈气紧，出气短促，忽然咽喉肿痛，手足厥冷，颈如纹，转结于内，肿绕于外，且麻且痹，喉中红丝绕紧，手指甲白色，手心壮热，喉肿而大，风痰壅盛，如拽锯之声，是其候也，最为急证，速吹，服药可愈。若迟过一日夜，目直视，喉中如雷鸣者，不治。再用灯火近患人口即灭者，不治。如喘急头汗，危在旦夕矣。倘下药，须加牛黄一钱。以上二证，十无一生，不可轻医。

喉科秘诀

卷下・单口风：其风在喉内，肿满，却又不甚。有血筋三四路，如棉丝相似，令人口干，烦闷。此症宜有涎。先用胆矾点之，内服石膏汤清胃火也。

松子风：其症在喉内，生肉鳞四五个，或在喉咙两边，或在舌上，如松子一样，不能吞咽。先吹神药末，数次后，针其血。若生六七个，不治。

外锁风：其风在耳边，近顶，生核至颈上，其核赤肿，两路交通喉下，身发寒热。用药吐之即愈。鹅腿草及山大黄、野南星根最良。三味共擂，吞之即吐。此症不甚为患。(炳章按：此症亦宜内服消痰软坚清热之品。)

斗底风：其风初发，必生寒热，喉门两旁有三五红点者是。胸前有青筋，两路横过，或有红筋直下，可将针针其筋头，令血出，以神药末救之。其症十无两愈。

帝中风：用大梅片拌醋，以筋点之。或用胆矾拌水点之。若痰涎多，用醋拌水含之，涎出自愈。

烂喉风：有赤白二症，脉忌沉伏。赤喉风用轻粉，不用雄黄；白喉风用雄黄，不用轻粉。方列如后。雄黄二分，轻粉五厘，青黛一钱，乳香七分，没药七分，寒水石一钱，黄连一钱，硼砂二钱，血竭五分，大梅片三分，薄荷叶一钱，珍珠三分，麝香三分。

喉舌备要秘旨

喉科辨证・双缠症：此症发时喉内四围红肿，在腑中左右，有白膜黄膜两片，屈曲相缠，缠上者轻，缠下者重，若至日久，则难治矣。膜之边弦上有红丝络者可治，若透底黑者定死。此是肝肺发来之阴毒，治法不可大清，宜用甘桔汤治之，内则吹以玉龙散。

单缠症：此症喉内四围红肿，或于腑中左，或于腑中右，单起一片，亦有白膜黄膜，屈曲相缠，缠上者轻，缠下者重，如脱后红色者生，黑熟色者死，是为阴症，不可大清。治法宜用甘桔汤加升麻、蝉蜕。惟左起宜加柴胡、白芍，右起宜加黄芩、桑皮。

七、喉瘖（喑）　声嘶

《马王堆医书》（甲本）

二・阴阳十一脉灸经：舌析（坼），嗌干，上气……嗌中痛，瘅，耆（嗜）卧，咳，音（喑），为十病。

素问

脉要精微论：五藏者，中之守也。中盛藏满，气胜伤恐者，声如从室中言，是中气之湿也；言则微，终日乃复言者，此夺气也。

宣明五气：五邪所乱，邪入于阳则狂，邪入于阴则痹，搏阳则为巅疾，搏阴则为瘖，阳入之阴则静，阴出之阳则怒，是谓五乱。

腹中论：有病膺肿，颈痛、胸满、腹胀，此为何病？何以得之？岐伯曰：名厥逆。帝曰：治之奈何？岐伯曰：灸之则瘖，石之则狂，须其气并，乃可治也。帝曰：何以然？岐伯曰：阳气重上，有余于上，灸之则阳气入阴，入则瘖；石之则阳气虚，虚则狂；须其气并而治之，可使全也。

大奇论：肝脉骛暴，有所惊骇，脉不至若瘖，不治自已。

脉解：所谓入中为瘖者，阳盛已衰，故为瘖也。内夺而厥，则为瘖俳，此肾虚也，少阴不至者，厥也。厥阴……所谓甚则嗌干热中才，阴阳相薄而热，故嗌干也。

刺禁论：刺舌下，中脉太过，血出不止为瘖。（王冰注："舌下脉，脾之脉也。脾脉者，侠咽连舌本，散舌下。血出不止，则脾气不能营运于舌，故瘖不能言语。"）

气交变大论：岁火不及，寒乃大行……民病……心痛暴瘖。

至真要大论：少阴之复，懊热内作，烦躁鼽嚏，火见燔焫，嗌燥……暴瘖心痛。

灵枢

邪气脏腑病形：心脉……大甚为喉吤……涩甚为瘖。

胆病者，善太息，口苦，呕宿汁，心下淡淡，恐人将捕之，嗌中吤吤然，数唾，在足少阳之本末，亦视其脉之陷下者灸之，其寒热者取阳陵泉。

经脉：手少阴之别，名曰通里，去腕一寸半，别而上行，循经入于心中。系舌本，属目系。其实则支膈，虚则不能言，取之掌后一寸，别走太阳也。

足阳明之别，名曰丰隆……其病气逆则喉痹瘁瘖。

寒热病：暴瘖气鞕，取扶突与舌本出血。

杂病：厥，胸满面肿，唇漯漯然，暴言难，甚则不能言，取足阳明。厥气走喉而不能言，手足清，大便不利，取足少阴。

喉痹不能言，取足阳明；能言，取手阳明。

玉版：夫痈疽之生……音嘶色脱，是五逆也。

忧恚无言：人卒然无音者，寒气客于厌，则厌不能发，发不能下至，其开阖不致，故无音。黄帝曰：刺之奈何？岐伯曰：足之少阴，上系于舌，络于横骨，终于会厌。两泻其血脉，浊气乃辟。会厌之脉，上络任脉，取之天突，其厌乃发也。

九针：五邪：邪入于阴，转则为瘖。

伤寒论

辨太阳病脉证并治法：太阳病，发热而渴，不恶寒者，为温病。若发汗已，身灼热者，名曰风温。风温为病，脉阴阳俱浮，自汗出，身重，多眠睡，鼻息必鼾，语言难出。

辨少阴病脉证并治法：少阴病，咽中伤生疮，不能语言，声不出者，苦酒汤主之。

金匮要略

脏腑经络先后病脉证：病人语声寂寂然惊呼者，骨节间病，语声喑喑然不彻者，心膈间病；语声啾啾然细而长者，头中病。

百合狐惑阴阳毒病证治：狐惑之为病，状如伤寒。默默欲眠，目不得闭，卧起不安。蚀于喉为惑；蚀于阴为狐。不欲饮食，恶闻食臭，其面目乍赤、乍黑、乍白。蚀于上部则声嗄，甘草泻心汤主之；蚀于下部则咽干，苦参汤洗之；蚀于肛者，雄黄熏之。

针灸甲乙经

卷之十二・寒气客于厌发喑不能言：暴瘖气哽，刺扶突与舌本出血。喑不能言，刺脑户。暴喑不能言，喉嗌痛，刺风府。舌缓，喑不能言，刺喑门。喉痛喑不能言，天突主之。暴喑气哽，喉痹咽肿，不得息食饮不下，天鼎主之。食饮善呕，不能言，通谷主之。喑不能言，期门主之。暴喑不能言，支沟主之。喑不能言，合谷及涌泉、阳交主之。

卷之十二・手足阳明少阳脉动发喉痹咽痛：喉痹不能言，取足阳明；能言，取手阳明。喉痹，完骨及天容、气舍、天鼎、尺泽、合谷、商阳、阳溪、中渚、前谷、商丘、然谷、阳交悉主之。喉痹咽肿，水浆不下，璇玑主之。喉痹食不下，鸠尾主之。喉痹咽如梗，三间主之。喉痹不能言，温溜及曲池主之。喉痹气逆，口㖞，喉咽如扼状，行间主之。咽中痛，不可内食，涌泉主之。

诸病源候论

卷一・风病诸候上：风失音不语候：喉咙者，气之所以上下也。会厌者，音声之户；舌者，声之机；唇者，声之扇；风寒客于会厌之间，故卒然无音。皆由风邪所伤，故谓风失音不语。

养生方云：醉卧当风，使人发瘖。

卷一・风湿候：风湿者，是风气与湿气，共伤于人也。风者，八方之虚风；湿者，水湿之蒸气也。若地下湿，复少霜雪，其山水气蒸，兼值暖腲退，人腠理开，便受风湿。其状，令人懈惰，精神昏愦。若经久，亦令人四肢缓纵不随。入脏则瘖哑，口舌不收，或脚痹弱，变成脚气。

卷二・风病诸候下：风冷失声候：风冷失声者，由风冷之气，客于会厌，伤于悬雍之所为也。声气通发，事因关户。会厌是音声之户，悬雍是音声之关。风冷客于关户之间，所以失声也。

卷二・中冷声嘶候：中冷声嘶者，风冷伤于肺之所为也。肺主气，五脏同受气于肺。而五脏有五声，皆禀气而通之。气为阳，若温暖则阳气和宣，其声通畅。风冷为阴，阴邪搏于阳气，使气道不调流，所以声嘶也。

卷四十八・伤寒病诸候・伤寒失声候：邪客于肺，肺主声而通于气，今外邪与真气相搏，真气虚而邪气胜，故声为之不通也。

卷四十八・小儿杂病诸候・卒失音不能语候：喉咙者，气之道路，喉厌者，音声之门户。有暴寒气客于喉厌，喉厌得寒，即不能发声，故卒然失音也。不能语者，语声不出，非牙关噤也。

新修本草

卷二・诸病通用药・声音哑：菖蒲、石钟乳、孔公孽、皂角、苦竹叶、麻油。

卷六・草部上品・菖蒲：味辛，温，无毒。主风寒湿痹，咳逆上气，开心孔，补五脏，通九窍，明耳目，出声音。主耳聋，痈疮，温肠胃，止利小便，四肢湿痹。

备急千金要方

卷六下・七窍病下・喉病：咽门者，肝胆之候，若脏热，咽门则闭而气塞，若腑寒，咽门则破而声嘶。母姜酒主之方。母姜汁二升，酥、牛髓、油各一升，桂心、秦椒各一两，防风一两半，川芎、独活各一两六铢。上九味末之，纳姜汁中煎，取相淹濡，下髓酥油等，令调，微火，三上三下煎之，平旦温清酒一升，下二合膏，即细细吞之，日三夜一。

千金翼方

卷第十六・针灸:脾风之候,言声不出,或手上下,灸手十指头,次灸人中、大椎、两耳门前脉,去耳门上下行一寸,次两大指节上下六穴各七壮。

灸失音不语法:先灸天窗五十壮讫,息火乃移灸百会五十壮毕,还灸天窗五十壮。若初发,先灸百会,则风气不得泄,内攻五脏,当闭伏更失音也。所以先灸天窗,次灸百会乃佳。一灸五十壮,息火泄气复灸之。视病轻重,重者处各三百壮,轻者以意。一云次灸肩井得二百壮,即灸二里三壮若五壮以下气也,鸠尾可灸百壮,灸至五十壮暂息火也。

太平圣惠方

卷三十五・治咽喉肿痛语声不出诸方:治咽喉肿痛语声不出诸方:夫喉咙者,为气之道路,会厌者,是音声之门户。若风邪热毒,在于脾肺,则阴阳不和,气道否涩,上焦壅塞,风热之气上冲咽喉,攻于会厌,故令肿痛,语声不出也。

圣济总录

卷七・中风失音:论曰喉咙者气之所上下也。会厌者音声之门户。其气宣通。则声音无所阻碍。若风邪搏于会厌。则气道不宣。故令人失音。入脏则不能言语矣。

卷三十・伤寒后失音不语:论曰伤寒后失音不语者,由风寒客于会厌,会厌为音声之户,邪气伤之。故猝然无音。又肺主声而通于气,人之五脏,有五声,皆禀气而通之,若邪客于肺,则气道不调,亦令人语无音声,治法当随其轻重以方治之。

卷四十八・肺虚:论曰肺为华盖,复于诸脏。若肺虚则生寒,寒则阴气盛,阴气盛则声嘶,语言用力,颤掉缓弱,少气不足,咽中干无津液,虚寒乏力,恐怖不乐,咳嗽及喘,鼻有清涕,皮毛焦枯。诊其脉沉缓,此是肺虚之候。虚则宜补也。

卷六十六・咳嗽失声:论曰咳嗽失声者,盖肺气上通于喉咙,喉咙者,肺之系。肺感寒,微者成咳嗽,咳嗽不已,其气奔迫,窒塞喉中,故因而失声也。

卷六十六・风冷声嘶:论曰中风冷声嘶者,其声嘶嗄不通畅也。盖肺象金,金主声,人五脏有五声,皆禀肺气而通之。今风冷乘于肺经,则气道不调,故声音不出而嘶哑也。

卷一百二十三・咽喉肿痛语声不出:论曰咽喉肿痛,语声不出者,风邪壅热,客于脾肺之经,邪热随经,上搏于咽喉,则血脉壅遏,故令喉间肿痛,甚则气道窒塞,语声不出也。

小儿药证直诀

上卷・脉证治法・肾怯失音相似:病吐泻及大病后,虽有声而不能言,又能咽药,此非失音,为肾怯,不能上接于阳故也。当补肾,地黄丸主之。失音乃猝病耳。

素问玄机原病式

六气为病・火类:暴喑,猝哑也。金肺主声,故五行惟金响。金应于乾,乾为天,天为阳、为健、为动;金本燥,为涸、为收、为敛、为劲切、为刚洁。故诸能鸣者,无越此也。凡诸发语声者,由其形气之鼓击也。鼓击者,乃健动之用也。所谓物寒则能鸣者,水实制火,火不克金也。其或火旺水衰,热乘金肺而神浊气郁,则暴喑无声也。

针灸资生经

卷六・口瘖哑:合谷、水沟、主瘖。承泣、地仓、大迎、鱼际、通理,主不能言。脑户等主瘖不能言。孔最,瘖门疗失音。风府、承浆疗瘖不能言。翳风、通理,疗暴瘖不能言。听宫治失声。颊车治失音。阴郄治失音不能言。间使、合谷主瘖不能言;天鼎治暴瘖气哽。暴瘖咽肿,食不下,喉鸣。灵道、天突、天窗治暴瘖不能言,口噤。支沟、通谷、三阳络、治暴哑。颊车、治牙关不开,口噤不语。失音,牙关痛,颔颊痛。日月治言语不正。小儿五六岁不语者,心气不足,舌本无力,发转难,心俞三壮,或足两踝各三壮。廉泉、然谷、阴谷主舌下肿,难言,舌纵涎出。风府主舌缓,瘖不能言,舌急语难。支沟、天窗、扶突、曲鬓、灵道主暴瘖不能言。通理主不能言。鱼际主痉上气,失瘖不能言。哑门治颈项强,舌缓不能言。

仁斋直指方

卷八:心为声音之主,肺为声音之门,肾为声音之根。风寒暑湿,气血痰热,邪气有干于心肺者,病在上脘，随证解之，邪气散则天籁鸣矣。惟夫肾虚为病，不能纳诸气以归元，故气奔而上，咳嗽痰壅，或喘或胀，髓虚多唾，足冷骨痿，胸腹百骸俱为之牵制，其嗽愈重，其气愈乏，其声愈干，君子当于受病之处图之可也。按钱氏方，小儿吐泻，利其小便过多，以致脾虚不食，钱用益黄散作效，数日以后，忽而不语，钱知其脾气已复，肾气尚虚，投以地黄丸益肾，相继数剂，于是能言。余益信声音之根出于肾也，不诬矣。

妇人大全良方

卷十八·产后门：产后不语者何？答曰：人心有七孔三毛。产后虚弱，多致停积败血，闭于心窍，神志不能明了；又心气通于舌，心气闭塞则舌亦强矣，故令不语。如此但服七珍散。人参、石菖蒲、生干地黄、川芎各一两，细辛一钱，防风、辰砂别研各半两。上为细末，每服一钱。薄荷汤调下，不拘时。

脾胃论

卷下·阳明病湿胜自汗论：湿之与汗，阴乎阳乎？曰：西南坤土地，脾胃也。人之汗犹天地之雨也，阴滋其湿，则为雾露、为雨也，阴湿寒下行之地气也，汗多则亡阳，阳去则阴胜也，甚为寒中。湿胜则音声如从瓮中出，湿若中水也，相家有说土音如居深瓮中，言其壅也，远也，不出也，其为湿审矣。又知此二者，一为阴寒也。《内经》曰：气虚则外寒，虽见热中蒸蒸为汗，终传大寒，知始为热中表虚亡阳，不任外寒，终传寒中，多成痹寒矣。色以候天，脉以候地，形者乃候地之阴阳也。故以脉气候之，皆有形无形可见者也。

丹溪心法

卷二·咳嗽：治咳嗽声嘶，此血虚火多。青黛、蛤粉，上为末，蜜调噙化。

丹溪治法心要

卷一·咳嗽：咳嗽声嘶者，此血虚受热也。用青黛、蛤粉蜜调噙化。

丹溪手镜

喉痹：咳而声嘶，喉破也，俗名声散。

脉因证治

卷下·喉痹·证：喉，声音出入之处，脏热则肿，其发暴肿闭塞，或心虚寒，有悬痈生在上腭，俗名蛾也。咳而声嘶喉破，俗名声散也。

神效散：治热肿语声不出。荆芥穗、蓖麻（生去皮研）各一两，蜜丸皂子大，咀含化。

卫生宝鉴

卷七·失音不语·手阳明：天鼎，暴瘖并喉痹。合谷，瘖不能言。

足阳明：颊车、地仓，不语，饮食不收。承浆、漏落，左治右，右治左。

手少阴：阴郄，瘖不能言。灵道，暴瘖不语。手少阳：支沟，暴瘖不语。三阳络，暴痖不能言。

手太阳：天窗，暴瘖不能言。

足少阴：通谷，暴瘖不语。

手厥阴：间使，瘖不能言。

秘传证治要诀及类方

卷十·口舌附声音：有声音不出之人，服冷剂愈先声，乃是肾经虚寒，投附子之剂数枚方可，此不可不识。

普济方

卷六十四·咽喉门·语声不出：夫喉咙者，为气之道路。会厌者，是声音之门户。若风邪热毒在于脾腑，则阴阳不和，气道否涩，上焦壅塞，风热之气上冲喉，攻于会厌，故令肿痛语声不出也。

保婴撮要

卷五·喑：舌者音声之机也，喉者音声之关也。小儿卒然无音者，乃寒气客于会厌，则厌不能发，发不能下，致其开阖不致，故无音也。若咽喉音声如故，而舌不能转运言语，则为舌喑，此乃风冷之邪，客于脾之络，或中于舌下廉泉穴所致也。盖舌乃心之苗，心发声为言，风邪阻塞其经络，故舌不能转运也。若舌不能转运言语，而喉中声嘶者，则为喉喑。此亦为风冷所客，使气道不通，故声不得发，而喉无音也。然或风痰阻塞，或因心惊气虚，或因脾之脉络受风，或因风痰滞于脾之络，或因脾气不足，或胃中清气不升，皆足以致喑。大概此症，亦有禀父母肾气不足不能言者；有乳母五志之火，遗儿熏闭清道不能言者；或儿病津液耗损会厌干涸不能言者；或肾气不充，虚火上炎，伤肺不能言者；有惊风中风不能言者。若遗热与津液耗损者，用七味白术散。清气不升者，用补中益气汤。禀肾不足与虚火伤肺者，用六味地黄丸。若仰首咳嗽，肢体羸瘦，目白睛多，或兼解颅呵欠咬牙等症，悉属肾虚，非用地黄丸，不能救也。

卷二十·痘喑：王海藏先生云：痘疹初出后，声音宏亮，形病而气不病也。痘疹未发，声音不出，形不病而气病也。疮疹既发，声音不出，形气俱病也，宜用八风汤，或凉膈散去硝黄主之。窃谓前症若心火上炎，形烁肺金者，宜用人参平肺散。若津液不足，虚火熏蒸者，宜用六味地黄丸。凡小儿面素白善哭，足热腰痛，或解颅面白，黑睛淡者，出肾虚；痘面青善怒，或两头赤者，出肝脾虚也。盖邪之所凑，其气必虚，当预为调补。若在乳下，尤当补其母，及慎饮食起居为善。此余之亲验也。

古今医统大全

卷四十六·声音门：声音者，内关五脏，其为病也，因于六气。金匮真言论曰：东方青色，入通于肝，其音角，其声呼。南方赤色，入通于心，其音微，其声笑。中央黄色，入通于脾，其音宫，其声歌。西方白色，入通于肺，其音商，其声哭。北方黑色，入通于肾，其音羽，其声呻。此所以声音通于五脏者也。《直指》云：心为声音之主，肺为声音之门，肾为声音之根。此特言其所重者。舌为心之苗，心病舌不能转，则不能语言。暴病者尚可医治，久病者不可治也，而心为声音之主者此也。肺者属金，主清肃，外司皮腠。风寒外感者，热郁于内，则肺金不清。咳嗽而声哑，故肺为声音之门者此也。肾者人身之根本，元气发生之主也。肾气一亏，则元气寖弱，而语瘖者有之。经曰：言而微，终日乃复言者，此夺气也。

声音病分三因：有内热痰郁窒塞肺金，而声哑及不出者，及有咳嗽久远，伤气而散者，此内因也；有外受风寒，腠理闭塞，寒束于外，郁嗽而声哑，三拗之类，此外因也；又有忽暴吸风，卒然声不出者，亦外因也；有因争竞大声号叫，以致失声，或因歌唱伤气声不出，此不内外因也，养息自愈。

六淫之气并干于声音：风寒燥热致声不清者人共知之，暑湿干者鲜有知也。经曰：因于湿，首如裹，声如从室中言，此中气之湿也。《直指》云：风寒暑湿燥火痰气，有干于心肺者，病在上脘，随证解之，邪气散则天籁鸣矣，惟夫肾虚为病，不能纳诸气以归元，故气奔而上，咳嗽痰壅，或喘或胀，足冷骨痿，胸腹百骸俱为之牵掣，其嗽愈重，其气愈乏，其声愈干。君子当于受病之处图可也。

脉候：脉沉涩声不出者为郁，脉浮紧为寒束声哑，洪大为火，脉滑为痰，脉沉伏久病声不出者难治。

治暴失音用子和三法速效。风寒咳嗽失间者，三拗汤主之。热痰壅壅盛声不出者，盐汤探吐之。大府秘结，上下不通，声气不出者，大柴胡汤下之。此皆切于病证，其效如桴应也。

治久病声哑宜补元气自开。凡病人久嗽声哑，乃是元气不足，肺气不滋，宜补气养金润燥，其声自亮。若虚劳之人，则宜滋肾水，润肺金为本，诃子百药煎收敛以治其标，标本兼治，此十全也。

药方：

通声发散剂：三拗汤、金沸草散、二物汤、荆苏、《和剂》不换正气散、小柴胡汤、木通汤。

痰郁失音诸剂：二陈汤、《直指》姜橘饮、《医林》玉粉丸、竹沥导痰汤、隐君滚痰丸。

火胜金亏失声诸剂：《医林》诃子甘桔汤、《医林》响胜破笛丸、《局方》犀角地黄汤、朱砂丸、《秘方》竹衣麦冬汤、《医林》杏仁煎、百合丸、金花散、人参平补汤、桃仁汤、密陀僧散、《三因》七气汤、《良方》通声煎。

医学纲目

卷二十七：喑者，邪入阴部也。经云：邪搏阴则为喑。又云：邪恶入于阴，搏则为喑。然有二症：一曰舌喑，乃中风，舌不转运之类是也。一曰喉喑，乃劳漱失音之类是也。盖舌喑，但舌本不能转运言语，而喉咽音声则如太也；喉喑介喉中声嘶，而舌本则能转运言语也。

运气喑有二：一曰热助心实。经云：少阴之复，暴喑。治以苦寒是也。二曰寒攻心虚。经云：岁火不及，寒乃大行，民病暴瘖。治以咸温是也。

本草纲目

卷四·音声：喑有肺热，有肺萎，有风毒入肺，有虫食肺。瘂有寒包热，有狐惑。不语有失音，有舌强或痰迷，有肾虚喑痱。

万病回春

卷之五·咽喉：讴歌失音者，火动也。

响声破笛丸：连翘二两半，桔梗二两半，川芎一两半，砂仁一两，诃子一两（炒），百药二两，薄荷四两，大黄一两，甘草二两半。上为细末，鸡子清为丸，如弹子大。每服一丸，临卧时噙化，徐徐咽下。

声音不出者，肾虚也。

滋肾汤：夫心为声音之主，肺为声音之门，肾为声音之根。风寒暑湿，气血痰热邪有干于心肺，随症解之，邪气散则天籁鸣矣。唯夫肾虚不能纳诸气以归元，故气奔而上升。咳嗽痰壅，或喘或胀，脉虚多唾，足冷骨痿，胸腹百骸俱为之牵制，其嗽愈重，其气愈乏，其保身君子必当于受病之处图之可也。按钱氏方，小儿吐泻，利其小便过多，以致脾虚不食。钱用益黄散作效。数日以后，忽而不语，钱知其脾气已复，肾气尚虚。投以地黄丸益肾，相继数剂，见于能言。子益信声音之根出于肾也，不诬矣。当归、川芎、白芍、熟地、人参各五钱，白术二钱半，茯苓（去皮）、陈皮、半夏（姜制）各五钱，牛膝（酒洗）二钱半，杜仲、菟丝子（酒洗制）、五味子各五钱，益智仁二钱半，破故纸二钱半，胡芦巴（炒）二钱半，石菖蒲一钱半，甘草（炙）二钱半，巴戟（去心）五钱。上锉作剂，生姜三片，枣一枚，水煎，于五更初，肾气开时，不能咳唾言语，默默服之奏效。

济世全书

卷五·声哑：夫心者，乃声音之主，肺为声音之门，肾为声音之根。风、寒、暑、湿、气、血、痰、热，邪气有干于心肺者，病在上脘，随症解之，散邪气则无籁鸣矣。夫肾虚为病，不能纳气归元，故气上咳嗽，痰壅或喘或胀，或髓虚多唾，足冷骨痿，胸腹经络俱为之牵制，其嗽愈重，其气愈乏，其声愈焦，须当审于受病之处，图之可也。

证治准绳

杂病·第五册·瘖：瘖者，邪入阴部也。经云：邪搏阴则为瘖。又云：邪入于阴搏则为瘖。然有二证：一曰舌瘖，乃中风舌不转运之类是也。一曰喉瘖，乃劳嗽失音之类是也。舌瘖，但舌本不能转运言语，而喉咽音声则如故也。喉瘖，但喉中声嘶，而舌本则能转运言语也。

幼科·集之三·卷九肺脏部肾脏部·病后喑：钱氏论肾怯、失音、相似，病吐泻及大病后，虽有声而不能言，又能咽药，此非失音，为肾怯不能上接于阳故也，补肾地黄丸（肾）主之。失音乃卒病耳。

针灸大成

卷八·鼻口门·失音不语：间使、支沟、灵道、鱼际、合谷、阴谷、复溜、然谷。

百代医宗

卷一·失声哑声不同论：人病失声哑声其疾何由而致？余曰：痰火上升而塞于肺孔，故至于失声也，其失血真阴咳嗽，肺气散而不收，故人之声哑。盖人之心肺若钟磬然，悬虚则鸣，实之不响，击之亦不鸣矣。今去痰火，犹去钟磬中之实物也。声哑者，如钟磬中有塞物，须击至破有声而无音，故治各不同矣。失声者不治自愈而复鸣可待，声哑者治而不瘳有矣乎。

声音论：心为声音之主，肺为声音之门，肾为声音之根。或风寒暑湿，气血痰热，邪气有干于心肺者，病在上脘，随证解之，邪气解散则天籁鸣矣。

奇效医述

治咳因于寒服凉药失声用发散得效述：一亲友以善医自负，禀性素热，惯服凉药，在京朝觐，因伤风久咳求方于予。予曰：咳因风寒，必先除寒邪，而后可以清热，制方先用桑杏麻黄防风等品。此友自是己见，以为素不用燥药，卑用枝芩花粉等凉剂服多。一旦声哑不出来，请予治，予戒之曰：公能任吾意用药，勾参己见，则声可立出，若要自用，则不敢于闻。其友事急，不得已而听予，因制加味三拗汤与之，服完一剂，坐饮未毕而声出矣。

景岳全书

卷十九·咳嗽：咳嗽声哑者，以肺本属金，盖金实则不鸣，金破亦不鸣。金实者，以肺中有邪，非寒邪即火邪也；金破者，以真阴受损，非气虚即精虚也。寒邪者宜辛宜温，火邪者宜甘宜清，气虚者宜补阳，精虚者宜补阴。大都此证，邪实者，其来暴，其治亦易；虚损者，其来徐，其治亦难。

卷二十八·声瘖·论证：

声音出于脏气。凡脏实则声弘，脏虚则声怯。故凡五脏之病皆能为瘖。如以忧思积虑，久而至喑者，心之病也。惊恐愤郁，瘁然致喑者，肝之病也。或以风寒袭于皮毛，火燥刑于金脏，为咳为嗽而致喑者，肺之病也。或以饥饱，或以疲劳，致败中气而喘促为喑者，脾之病也。至于酒色过伤，欲火燔烁，以致阴亏而盗气于阳，精竭而移槁于肺，肺燥而嗽，嗽久而喑者，此肾水枯涸之病也。是五脏皆能为喑者，其概如此。然舌为心之苗，心病则舌不能转，此心为声音之主也。声由气而发，肺病则气夺，此气为声音之户也。肾藏精，精化气，阴虚则无气，此肾为声音之根也。经曰：言而微，终日乃复言者，此气之夺也，而况于无声者乎？是知声音之病，虽由五脏，而实惟心之神，肺之气，肾之精，三者为之主耳。然人以肾为根蒂，元气之所由生也。故由精化气，由气化神，使肾气一亏，则元阳寝弱，所以声音之标在心肺，而声音之本则在肾。观之经云：阳盛已衰，故为喑也。内夺而厥，则为喑俳，此肾虚也。然则肾为声音之根，信非谬矣。

喑哑之病，当知虚实。实者，其病在标，因窍闭而喑也；虚者，其病在本，因内夺而喑也。窍闭者，有风寒之闭，外感证也。有火邪之闭，热乘肺也。有气逆之闭，肝滞强也。风闭者，可散而愈。火闭者，可清而愈。气闭者，可顺而愈。此皆实邪之易治者也。至若痰涎之闭，虽曰有虚有实，然非治节不行，何致痰邪若此？此其虚者多而实者少，当察邪正、分缓急而治之可也。内夺者，有色欲之夺，伤其肾也。忧思之夺，伤其心也。大惊大恐之夺，伤其胆也。饥馁疲劳之夺，伤其脾也。此非各求其属而大补元气，安望其嘶败者复完，而残损者复振乎？此皆虚邪之难治者也。然难易之辨固若此。而犹有难易之辨者，则辨其久暂，辨其病因，乃可悉焉。盖暂而近者，易。渐而久者，难。脉缓而滑者，易。脉细而数者，难。素无损伤者，易。积有劳怯者，难。数剂即开者，易。久药罔效者，难。此外，复有号叫、歌唱、悲哭，及因热极暴饮冷水，或暴吸风寒而致喑者，乃又其易者也。若此者，但知养息，则弗药可愈，是皆所当辨者。

卷二十八・声瘖・论治：

风寒袭于皮毛，则热郁于内，肺金不清，而闭塞喉窍，咳嗽甚而声喑者。宜参苏饮、二陈汤、小青龙汤、金水六君煎、三拗汤之类以散之。

火邪侵肺，上焦热甚而声喑者，宜四阴煎、麦门冬汤主之。心火盛者，二阴煎。胃火上炎者，竹叶石膏汤。肝胆火盛者，柴胡清肝散之类主之。劳瘵痰嗽挟火者，竹衣麦门冬汤主之。

肝邪暴逆，气闭为喑者，宜小降气汤、润下丸、七气汤之类主之。

痰气滞逆而为喑者，如二陈汤、六安煎、贝母丸、润下丸之类。皆治标之可用者，或用盐汤探吐之亦可。其有虚痰或痰火之甚者。当于痰饮门参酌治之。

虚损为喑者，凡声音之病，惟此最多，当辨而治之。凡色欲伤阴，病在肾者，宜六味丸、八味丸、左归丸、右归丸、人参平肺汤、大补元煎之类主之；或兼肺火者，宜一阴煎、四阴煎、人参固本丸之类择而用之。凡大惊大恐，猝然致喑者，肝胆受伤也。宜七福饮、五福饮、十味温胆汤、平补镇心丹、定志丸之类主之。凡饥馁疲劳，以致中气大损而为喑者，其病在脾。宜归脾汤、理阴煎、补中益气汤、补阴益气煎、温胃饮之类主之。凡忧思过度，致损心脾而为喑者。宜七福饮、归脾汤之类主之。凡病人久嗽声哑者，必由元气大伤，肺肾俱败。但宜补肺气，滋肾水，养金润燥，其声自出；或略加诃子、百药煎之类，兼收敛以治其标，务宜先本后末，庶可保全。若见其假热而过用寒凉，或见其痰盛而妄行消耗，则未有一免者矣。

凡患风毒，或病喉痈，病既愈而声则喑者。此其悬雍已损，虽喑无害也，不必治之。

久病人不语者，心气已绝，不治。

卷四十・小儿・声音：声由气发，气实则声壮，气虚则声怯。故欲察气之虚实者，莫先乎声音。如《内经》诸篇有曰：言而微，终日乃复言者，此夺气也。有曰：气海有余者，气满胸中，悗息，面赤；气海不足，则气少不足以言。有曰：心气虚则悲，实则笑不休。有曰：手少阴虚则不能言。有曰：内夺而厥，则为喑痱，此肾虚也。华元化曰：阳候多语，阴证无声，多语者易治，无声者难荣。凡此皆声音虚实之辨，故彼圣人者，闻声知情，无所不达。此声音之学，所以不可忽也。

卷四十五・痘疹诠・声音：痘疹最要声音清亮，若卒有失音，凶兆也。先哲云，疮已出而声不变者，形病也，其病轻；疮未出而声先变者，气病也，其病甚；疮出而声不出者，形气俱病也。凡此失音之证，大为痘疮所忌。然亦有吉有凶，须当详辨治之。

风寒外袭皮毛，壅闭肺窍，或致咳嗽而偶为失音者，此惟外感之证，宜解散之，以加减参苏饮或六安煎加薄荷、桔梗主之。或待风寒解散，其声自出。此固无足虑也。

火邪炎上，肺金受制，气道壅闭而声不出者，宜导赤散合甘桔汤加炒牛蒡子主之，或用甘桔清金散。

上焦阳虚而声音低小不出者，此心肺不足之病。盖心主血，肺主气，痘疮稠密则气血俱损，故声不能出，宜六物煎加麦门冬，或导赤通气散主之。

下焦阴虚而声不出者，其病在肝肾。盖肾为声音之根。若证由肝肾而痘疮稠密，则精血俱为衰竭，水亏则肺涸，故声不能出。速当滋阴益水以救其本，宜大补元煎，五福饮，或十全大补汤之类酌宜用之。

痘后余毒失音，其证有二。一以咽痛不能言者，此毒气不净也，宜甘桔清金散加天花粉。一以肾气虚不能上达而声不出者，宜治如前，或用四物汤加麦门冬、白茯苓。

简明医彀

卷四・音声：经曰：内夺而厥，则为瘖痱，皆肾虚也。盖心为音声之主，肺为声音之门，肾为音声之根，舌乃心之苗，故心绝者，舌不能转而为言也。然而又有暴感风邪咽闭者，有因争竞叫伤者，有因歌唱损气者，风寒暑湿燥火，并可干于音声，皆为易治。惟酒色过度，肾脏亏伤，不能纳气归元，气奔咽嗌，嗽痰喘胀，诸病杂糅，致气乏失音者，俗名哑劳是也，仙人莫疗。脉浮紧为风寒，洪大为火，滑为痰，微弱气虚，惟细数，急涩危候。

卷六・咽哑水呛：音声出于肺，肺金为火所克，毒壅气道，音不出也。作痛者亦由此耳。甘桔汤、玄参、牛蒡子之类。水呛者，盖气喉居前，食喉在后，气喉有痘壅碍，茶汤误入，故嗽也。甘桔汤解毒为主，加玄参、牛蒡、麦门冬、杏仁、荆芥之类，但痘敛自安矣。

红炉点雪

卷一・火病失意：夫失声之证非一，有痰壅邪郁肺痿毒风寒热狐惑，舌强不语，肾虚瘖痱，治法各从其类也。惟痰火声嘶，则与诸证大异，何也？以水涸火炎，熏灼肺窍，金为火烁而损，由是而声嗄声嘶见焉。治法非苦寒降火，温燥消痰可复，惟益水清金则善矣。

愚谓言者心之声　声者肺之韵。肺体清虚，以气鼓迫之则鸣，犹钟磬之悬架，其内容虚，击之则鸣。内有污浊壅窒，则击之声哑而不明也。若因邪郁痰壅，肺痿狐惑等症，则其声哑嗄，惟去其痰邪等病，即犹去钟磬之泥土浊垢，击之自鸣，复何哑乎？若夫水亏火炎，金伤声碎者，则犹钟磬击损，欲其如故，须复铸之，所以痰火声嘶，其得全愈者鲜矣。即施益水清金之法，尤恐不迨，若更以苦寒妄治，虚虚之祸，岂不旋踵而至哉！

利声诸品：桔梗（除肺热、利咽喉），沙参（补肺气、泻肺热、益肺肾），麦门冬（清金益肾、利咽喉、复声音），知母（滋水清金），木通（清水通窍、利声音），人参（治肺热失音），石菖蒲（通心窍、发声音），诃黎勒（治久咳失音，同木通服尤验），人乳、竹沥、姜汁、童便（四味组合，顿温服，并治久咳失音），柿（润喉声），槐花（炒，去风热失音）。

辨证录

卷十・瘖哑门：人有口渴之极，快饮凉水，忽然瘖哑，不能出声，人以为心火亢热也，谁知肺气之闭乎！夫肺主气，气通则声音响亮，气塞则声音瘖哑。盖肺属金，金实则不鸣耳。但肺金最恶心火，火来刑金，宜为金之所畏，金不敢出声理也，何得水而闭耶？不知水来克火，则火必为水所克，金虽幸水之克火，犹恐火之刑金，肺气随水气而下降，金沉水底，何能自鸣耶。此种瘖哑，乃水抑肺气而不升，非肺气之自败。治法宣畅肺气，分消其水湿，不治瘖哑，而瘖哑自鸣矣。方用发声汤：枇杷叶五片，贝母二钱，茯苓五钱，百部一钱，苏叶一钱，麦冬三钱，甘草一钱，玄参五钱，桑白皮三钱。水煎服。一剂声少出，再剂声大出矣，三剂全愈。此方宣通肺气，则肺气自扬；分消水势，则火气自降。火降水清，全无所畏，肺亦何所顾忌而不鸣哉。此症亦可用冬茯苏贝汤：苏叶三钱，麦冬二两，贝母三钱，茯苓五钱。水煎服。二剂而声出。

人有劳损虚怯，喘嗽不宁，渐渐瘖哑，气息低沉，人以为肺气之绝也，谁知是肾水之涸乎。夫肺为肾之母，本生肾者也。肺母自病，何能乳子？肾又不足，日来取资于肺，则子贫而母益贫矣。子母两贫，伶仃苦弱，气息奄奄，所谓金破不鸣也。世医谓金破必须补土，然而脾胃虽能生金，而补土之药，多为阳药，用阳药以补土，则阳旺而阴愈消，反有损于肺矣。治法必须大补肾子之水，子富而母自不贫。况肺气夜归于肾子之宫将息安宁，劳瘁之肺，勿变为逸乐之肺，而又有津液以供肺母之用，则肺金顿生，自必气息从容，重施其清肃之令矣。方用助音汤：熟地一两，麦冬一两，北五味子一钱，甘草一钱，苏子一钱，天门冬二钱，贝母三分，款冬花五分，沙参五钱，地骨皮三钱。水煎服。二剂而喘少平，四剂而嗽少止，连服二十剂，声出矣。再服二月，断不瘖哑也。二月后，前方加人参五分，山药一两，茯苓二钱，再服半年，可变瘖怯为平人也。此方补肾之中，意仍注于补肺。然补肺之中，仍是补肾，所以能收已败之功，克奏将坏之绩也。此症亦可用留线汤治之。熟地五钱，款冬花一钱，山茱萸二钱，麦冬五钱，地骨皮五钱，贝母、苏子各一钱，山药、芡实各三钱，百部三分。水煎服。

人有口渴之甚，舌上无津，两唇开裂，喉中干燥，遂至失音，人以为肺火之旺也，谁知心火太旺乎。夫肺属金，最畏者心火之克肺也，金气已衰，心中之火，过于大旺，未免刑金太甚，锻炼销烁，金无清肃之气，惟有焚化之形，欲求其音声之跞越，何可得耶？治法必须泻心火之有余，滋肺金之不足，则火易息，而肺可安矣。虽然，又不可徒泻心火也，盖心之所以有余者，实因肾水之不足耳。水衰不能制火，火得遂其炎上之性，倘不补水，而徒泻其火，则火无水制，服寒凉之药，反增其助火之焰，所谓因激而成其横也。方用：黄连三钱，麦冬五钱，玄参五钱，生地五钱，桔梗三钱，甘草二钱，天花粉二钱。水煎服。一剂声出，二剂声响，不必三剂。方名为鸣金汤。泻火而补肾存其中，全不见补肾，仍是救肺之药。盖肺肾为子母，救肺正所以生肾水也，肾水生而心火降矣。此症用加味元冬汤亦可治。元参一两，丹参三钱，麦冬一两，北五味子一钱。水煎服，十剂全愈。

张氏医通

卷四·瘖：失音大都不越于肺。然肌以暴病得之，为邪郁气逆，久病得之，为津枯血槁，盖暴瘖总是寒包热邪，或本内热而后受寒，或先外感而食寒物，并宜辛凉和解，稍兼辛温散之，消风散用姜汁调服，缓缓进之，或只一味生姜汁亦可，冷热漱后失音尤宜。若咽破声嘶而痛，是火邪遏闭伤肺，昔人所谓金实不鸣，金破亦不鸣也，古法用清咽宁肺汤，今改用生脉散合六味丸作汤，所谓壮水之举以制阳光也。肥有痰湿壅滞，气道不通而声瘖者，二陈导痰开涤之，一切滋补，皆为禁剂。至若久病失音，必是气虚夹痰之故，宜滋肺肾之化源，非生脉散下都无（气）丸不可。凡咽干声槁者，润肺为主，生脉散合异功散。若隔内作痛，破淤为先，代抵挡丸最妥。更有舌瘖不能言者，亦发分别新久，新病舌瘖不能言，必是风痰为患，类中风例治之。若肥人知短不能言，或舌根强硬，导痰汤为主。若久病后，或大失血后，舌萎不能言，大虚挟寒例治之，要在临证审察病因无误。然中风暴病失音，多缘少阴真气久虚而得，更兼遗尿五绝证见，不可治矣。若冬月咳嗽，寒痰结于咽喉，语声出者，此寒气客于会大庆，故卒然而瘖也，麻杏石甘汤或古今录验续命汤选用。若失音不语，已经发散润肺而不应者，生脉散，并童真丸噙化之。若咳喘气促，而胸中满闷，声瘖不出者，肺胃气燥，不能祛散余邪也，紫菀散主之。亦有叫骂声嘶而喉破失音者，十全在补汤。若肺气虚寒，为厉为所伤，喘咳声嘶，或先伤热，而寒郁热邪声瘖不出者，千金酥蜜膏。又咽痛起于四五日间，或因剧而得，或多稠痰结痰而咽喉上膠痛，其声虽哑而尚有音破浊，脉大缓而右寸尤甚，此热结于肺也，宜用辛凉之剂，如桔梗汤加葱白、香豉、荆芥、薄荷，兼有风寒客邪，更须桂枝、芍药、姜、枣、胶饴之类，并以姜蜜制黄柏噙之，慎不可骤用敛降之药。若暴哑声不出，咽痛异常，卒然而起，或欲咳而不能咳，或无痰，或清痰上溢，脉多弦紧，或数疾无伦，此大寒犯肾也，麻黄附子细辛汤温之，并以蜜制附子噙之，慎不可轻用寒凉之剂，二证寒热天渊，不可不辨也。

医学心悟

卷二·伤寒兼证：不能言及语声难出者，有表里之分。其一，太阳证，发汗已，身犹灼热者，名曰风温。其脉尺寸俱浮，自汗身重，多眠鼻息鼾，语言难出，此表邪蕴其内热也。治用萎蕤汤，去麻黄加秦艽主之。其一，少阴病，咽中伤，生疮，不能言，古方治以苦酒汤，然苦酒汤恐传写之讹，宜用甘桔汤，加蒡子、薄荷、元参、白前之属，以清之。复有风寒客于肺中，声哑不能言者，当用半夏、生姜、荆防等辛温以散之。更有中寒之症，口鼻气冷，口噤难言，当用温热之剂。大抵唇焦齿燥，舌干口渴者，热也。唇清口和，口鼻气冷者，寒也。伤寒辨症，莫先于此，学者宜致思焉。

萎蕤汤：石膏、干葛各一钱，白薇、羌活、杏仁、甘草、川芎各六分，防风七分（用此以代麻黄为隐当），广木香五分。水煎服。

卷五·妇人门·产后不语：不语之症，有心病不能上通者，有脾病不能运动舌本者，有肾病不能上交于心者。虽致病之因不同，而受病之处，总不出此三经耳。产后不语，多由心肾不交，气血虚弱，纵有微邪，亦皆由元气不足所致。古方七珍散主之。若兼思虑伤脾，倦怠少食，更佐以归脾汤。若兼气血两虚，内热晡热，更佐以八珍汤。若兼脾虚生痰，食少呕恶，更佐以六君子汤。若兼肾气虚寒，厥冷痹痛，更佐以地黄饮子。若兼水虚火炎，内热面赤，更佐以六味地黄汤。如此调治，自应渐愈，倘妄行祛风攻痰，失之远矣。

医碥

卷四·杂症·瘖:一曰舌瘖,乃舌不能转运言语,而喉咙声音如故也。娄全善云:人舌短语不清,乃痰涎闭塞舌本之脉而然。盖肾脉挟舌本,脾脉连舌下,心脉别系舌本,三脉有虚则痰涎入之,脉道闭塞不能运舌也。以参、芪、术、归、陈皮、竹沥、姜汁治之。半月愈。三脉亡血筋枯缩。亦喑。经云:刺舌下,中脉太过,血出不止为瘖。又云:脉涩甚为瘖是也。前方加补血药。又风寒客之则急缩。经云:脉搏坚而长。病舌卷不能言是也。大秦艽汤。又热则脉弛缓,亦不能运,宜清热。经云:脾脉病,舌本强,视盛虚热寒,陷下取之。又云:手太阴之别曰通里,去腕下一寸五分,别而上行,入于心中,系舌本,虚则不能言,取之掌后一寸。产后败血迷心窍,心气不通,脉也不行,舌强者,七珍散。妊娠瘖者,其音哑细无音,由肾脉为胎盛阻绝,不能上通舌本也,不必治。

一曰喉瘖,但喉中声哑而舌则能运转也。由劳嗽久而然。盖声出于肺,喉为道路,劳病日久,火刑肺金,金伤破则不鸣。又火盛则痰壅,痰塞肺窍,是为金实亦不鸣也。若热壅成疮,肺痈喉烂,则更甚矣。不甚者声止嘶破,甚则竟不出声也,此属内伤。又有外感风寒入肺,郁热成痰,痰火窒塞,肺窍不利,声亦嘶哑重浊。又有大声疾呼,讴歌失音者,亦金破之义也。平常痰火上壅成疮,香附、童便浸透为末,调服,以疏通上焦;诃子,泡,去核,以消痰降火开音;木通以降火清肺,导热由小肠出;桔梗以利肺气;童便以降火润肺;故诸方通用之。发声散,开结痰;橘红煎汤,化痰甚捷。寒包热者,解表,郁金、生地,阿胶、知母、杏仁、桔梗、沙参、蝉退、牛蒡子、童便。寒痰结滞,玉粉丸。积血作痛失音,蛤蚧丸。劳证血枯火盛,青黛、蛤粉,蜜调服。狐惑声哑,详伤寒。气虚感湿,痰涎凝肺,补虚去湿。风寒郁热,暴咳失音,杏仁煎。或灸丰隆二穴各三壮,照海二穴各一壮,立效,仍药之。

又有寒客会厌而卒瘖,吞吐不利者,生附子去皮脐,切大片,蜜炙,噙之勿咽,一云咽津。忌苦寒药,恐成疮,难消难溃。

喉科指掌

卷三·咽喉门:呛食哑喉:此症因伏邪在肺,声哑呛食,六脉迟细,甚属险症。余曾治一人,年近二十,患此三年。饭食少进,日惟吃粥,病在将危,就医于余。余诊其脉,病虽常久,脉尚有根,或可治之。用六味汤加:麻黄二钱,桂枝一钱,苏叶二钱,木通一钱,细辛一钱,白芷一钱,诃子二钱,皂核二钱,姜汁炒半夏二钱。连吃五六日,饭进三碗,声哑未除,换加:桔梗一两四钱半、童便炒,诃子七钱半、童便炒,甘草七钱半、童便炒,薄荷一钱,麻黄一钱。煎数滚漱而且吃十帖乃愈,后服补药健脾收功。虚哑喉:虚哑喉,喉间不肿,两边关内少有红点,声哑不明,牙关不开,此内火外风之症。因喜食酸涩之物,肺气不清故也。用六味汤加:细辛三分,苏叶二钱。服一帖。声音不哑,换加:生地二钱,丹皮二钱,盐水炒山栀一钱,木通一钱,花粉一钱。再二帖而愈。

声哑喉:此症寒伏肺家,不肿不红,又无烂点,惟觉干痛,但食米粥;不能吃饭。用六味汤加:苏叶二钱,麻黄二钱,细辛五分。二服后麻黄、苏叶各减一钱。再二日换加花粉一钱,黄芩一钱,羌活一钱,姜汁制半夏一钱,皂核二十粒,诃子二钱半、童便炒、半生用,桔梗五钱半、童便炒、半生用,甘草五钱半、童便炒、半生用。四五帖乃痊。初起不可用凉药。

临证指南医案

卷二·失音:夫宫商角徵羽,歌哭呼叫呻,此五脏所属之音声也。然其发声之本在于肾,其标则在乎肺。病有虚实,由咳嗽而起者居多。或肺有燥火,外感寒邪,火气郁遏而瘖者;有肺金燥甚,木火上炎,干咽喉痹而瘖者;有风热痰涎,壅遏肺窍而瘖者;有嗔怒叫号,致伤会厌者;亦有龙相之火上炎,凌烁肺金,久咳不止而瘖者;有内夺而厥,则为瘖痱,此肾虚也。是即暴中之不能言者也。先生有金空则鸣,金实则无声,金破碎亦无声,此三言足以赅之矣。有邪者,是肺家实也。无邪者,是久咳损肺,破碎无声也。其治法有寒者散寒,有火者清火,有风痰则祛风豁痰。若龙相上炎烁肺者,宜金水同治。若暴中之瘖,全属少阴之虚,宜峻补肝肾,而稍兼痰火而治之。其用药总宜甘润,而不宜苦燥,斯得之矣。(华岫云)徐评:久嗽失音,必由药误。麦冬五味,此失音之灵丹也,服之久,无不失音者;若全失,即使其人力如虎,而走如马,半年之后,无有不死。若风寒痰火偶尔失音者,即不治亦愈,但更加以麦冬五味,则弄假成真矣,此老竟茫然也。

杂病源流犀烛

卷二十四·咽喉音声病源流:音声病,肺家火热证也。盖声哑者,莫不由于肺热,宜降气清热,润肺生津，凉血益血，宜郁金、生地、蒲黄、茅根、白芨、阿胶、童便、知母。声重者，莫不由于肺热痰稠，宜用前药加薄荷、竹沥。暴瘖者，莫不由于火盛，宜降气发声音，宜苏子、贝母、桔梗、枇杷叶、百部、竹沥、天冬、麦冬、梨汁、甘草、薄荷、元参、桑皮、童便。亦有寒包热而声哑者，宜郁金汤。亦有风毒入肺而失音，或痰迷而舌强者，宜防己、姜蚕、木通、菖蒲、竹沥、山栀、南星、半夏、荆芥、陈皮。亦有喉瘖如故。但舌本不能转运言语，由于体虚有痰者，宜补虚汤。亦有中风病，而舌强、舌卷不能言者，宜大秦艽汤，若天热加知母五分。亦有劳嗽失音，但喉声不清者，宜诃子汤。亦有痰结喉中，语不出者，宜玉粉丸。亦有久嗽失音者，宜蛤蚧丸。亦有暴嗽失音者，宜杏仁桑皮汤。亦有初感风邪，骤用参芪五味而喉哑者，宜细辛、半夏、生姜。倘邪去仍嗽，肺管开也，宜五味、乌梅一敛即愈。大抵总治喉音哑，久嗽声哑，须用清滋之品，宜清音汤。

罗氏会约医镜

卷之七・论声瘖：声瘖之症，虽兼五脏，而于心、肺、肾三经为重。又须知其虚实治之，乃为上工。舌为心之苗，心病则舌不能转，此心为声音之主也。声由气而发，肺病则气夺，此气为声音之户也。肾藏精、精化气，阴虚则无气，此肾为声音之根也。然此三者之中，又以肾为主。肾阴一足，则水能制火，而肺以安，庶金清而声亮矣。譬之钟焉，实则不鸣，破亦不鸣。肺被火烁，是邪实其中，即形破于外，声何而出乎！是知宜补水降火也。至于实邪之闭其窍者，或肺胃风寒，或肺被客热，散之清之，而病自愈，此暂而近者也。彼虚邪为害者，内夺而瘖也。有房劳之夺，伤其胆也；饥馁疲劳之夺，伤其脾也；暴怒气逆之夺，伤其肝也。此非各求其属，而大补元气，安望伤残者之复完乎？此外，复有号叫歌哭，冷饮吸风而致瘖者，能知养息，自不药而愈，不足虞也。

郑氏彤园医书

卷二・外科病症・喉部・声哑音嘶：由积热上攻喉，先闷痛，痰涎壅盛，气道不通，轻者音嘶，重则声哑。初起服清化丸，次服甘桔汤照法加味，热盛便闭当服清咽利膈汤（俱见五卷盈字号）。再研儿茶五钱，硼砂二钱，温汤调膏，口噙，徐徐咽下。

虚火上炎，咽痛，淡红微肿声哑，服滋阴降火汤。常噙儿茶、硼砂，或研薄荷叶和白砂糖、乌梅肉，捣如泥作丸噙服或噙肉桂。

中风中痰中恶中气，惊痫瘖痱，失音不语，详初集大方脉。凡咽喉口舌，肿痛日久，服凉药不效者，当服七味地黄汤，引火归元；凡伤酒食，舌本强硬，语言不清者，服补中益气汤加葛根、炒神曲、麦冬。

疡科心得集

卷上・辨舌喑舌痹论：舌喑者，中风而舌不转运，舌强不能言是也。经曰：喉咙者，气之所以上下；会厌者，声音之户；舌者，声音之机；唇者，声音之扇；横骨者，神气所使，主发舌者也。舌为心之苗，然心之本脉系于舌根，脾之络脉系于舌旁，肝脉循阴器络于舌本，少阴之脉走喉咙系舌本；足四经之脉，皆上于舌。邪中其经，则痰涎闭其脉道，舌不能转运，而为之喑矣。有喉喑者，劳嗽失音，即喉咙声哑是也。故喉喑者，喉中之声嘶，而舌本能言；舌喑者，舌本不能言，而喉中之声如故。中风而舌喑者，舌与喉俱病，而音声不能发于会厌也。然有外感内伤之因，外感者，风寒火热之邪也；经曰：诸病暴喑，皆属于火。内伤者，心肺肾三经致病，亦多由痰火壅塞上窍，气血两虚，不能上荣，则舌机不转也；有肾虚而气不归源，内夺而胞络内绝，不能上接清阳之气者；有元气不足，肺无所资者；有血衰而心失所养者。盖心为声音之主，肺为声音之户，肾为声音之根。经曰：三焦之气通于喉咙，气弱则不能上通矣。治者能于根本用力，则丹田清阳之气，自能宣扬振作，故古人每以独参汤、地黄饮子取效也。

辨舌喑舌痹论：舌痹者，强而麻也。乃心绪烦扰，忧思暴怒，气凝痰火所致。夫舌固属心脾，而肝脉亦络舌本。故伤寒邪传厥阴，则舌卷囊缩而不言；七情所郁，则舌肿满口而不得息；心热则舌裂而疮；脾热则舌滑而胎；脾闭则舌白胎如雪；肝热则舌木而硬。若人无故舌痹者，不可作风热治，盖由心血不足、血虚火烁耳，理中汤合四物汤主之。

辨梅核气喉喑论：喉喑者，谓有言而无声。由风火侵肺，误服寒凉生冷。音雌者轻，虚痨肺损音哑者难治。又病人瘥后，气短及声不出者，皆肺气不行，宜服降气汤，多加前胡，临服加姜汁以佐之。又妇人有子喑病，经云：妇人重身九月而喑者，胞之络脉绝也，无治，当十月复。谓胎至九月，儿体已长，胞宫之络脉，系于肾经者，阻绝不通，故间有是证。盖肾经之脉，上系舌本，脉道阻绝，则不能言，至十月分娩后，而自能言，不必加治，治之当补心肾。

医略

卷二·咳嗽：其有咳嗽声哑者，或肺中有寒，或因火逼，金实则不鸣，宜清宜降。若真阴亏损，肺金受伤，声亦不扬，补之唯恐不及也。

类证治裁

卷之二·失音·论治：肺为音所自出，而肾为之根，以肺通会厌，而肾脉挟舌本也。夫金空则鸣，失音一症，亦如金实则瘖，金碎则哑，必辨其虚实，而后治法可详。其寒包内热，闭窒气分致失音者，以麻杏汤之属开其痹。其醉卧当风，邪干肺窍猝失音者，以苏子汤之属降其痰。其木火犯肺，咽干喉痹致失音者，以麦冬汤之属润其燥。其痰热客肺，喘急上气致失音者，以桔干汤之属疏其壅。其逆风叫号，致伤会厌者，以养金汤之属清其音。其暴嗽失音者，杏仁桑皮汤。久咳失音者，蛤蚧散。若由阴虚劳嗽声嘎者，相火烁金也，百合固金汤去元参、桔梗，加五味子、诃子，或扶羸汤去秦艽、柴胡。其内夺而厥，为瘖痱者，肾虚也。地黄饮子减桂、附戟。其中风症，舌瘖不能言者，音如故而舌不掉也，虚者六君子汤加竹茹、姜汁；实者大秦艽汤，仍宜加减。其总治气血虚燥，喉音不清者，清音汤、加减诃子汤、脂蜜膏方。此失者症治，大约润肺滋肾之品，为宜也。

《医通》曰：失音大都不越于肺，须分暴瘖久瘖。暴瘖多是寒包热邪，宜辛凉和解，消风散用姜汁冲服。肺虚伤风，喘咳声嘶，《千金》酥蜜膏。火邪伤肺，咽痛声哑，生脉散合六味丸，或猪脂白蜜熬热膏挑服，久病失音，气虚挟痰，宜滋肺肾之化源，生脉散下都气丸。咽干声槁，润肺为主，生脉散加玉竹。若不应，生脉散噙童真丸。

徐灵胎《指南批本》曰：诸症失音，皆有可愈之理，惟用麦冬、五味、熟地、桂枝等药补住肺中痰火以致失音，则百无一生。又云：久嗽失音，必由药误。麦冬、五味是失音之灵药也，服之久，无不失音者。倘风寒痰火，偶尔失音，即不治亦愈，但更加以麦冬、五味，则弄假成真矣。

喉科心法

咽喉痛失音：咽喉声哑须分暴久。暴病得之皆可治之症，如喉痛起于四五日间，是暴病也。咳嗽声重吐稠痰，恶寒发热头痛，咽喉红肿，其声嘶哑，此热结于肺，寒束于外也，先用辛凉之剂，荆防败毒散加苏叶、北辛四分去叶，杏仁去皮尖、炒牛子、葱豉、姜汁以散之；然后加石膏以清之；或麻杏甘石汤重加生玉竹；肥人痰多者，再加法夏、苏红皮去白，或枳桔二陈汤；体实者加味导痰汤，皆对症汤剂。又有暴病声哑，咽痛异常，不红不肿，猝然而起，或欲咳而不能，或清痰上溢，脉沉细，或弦紧，此大寒犯肾，宜蜜炙附子噙之，不可妄投寒凉之剂。二症寒热天渊，不可不辨。更有因大喊大叫，声嘶微痛失音者，当用十全大补汤，亦不可妄投凉药。以上皆治暴病失音成法，理之一定者也。至于久病失音虚痨症也，谓之金破不鸣，虽精明老医，且难动手，故多不可治，无人参、真阿胶，亦不可治。专门喉科者，俱勿妄忝末议。

奉时要旨

卷六·声瘖：瘖之一症，五脏皆能致之，盖声音出于脏气，脏实则弘，脏虚则怯也。然舌为心之苗，心病则舌不能转，此心为声音之主也，声由气而发，肺病则气夺，此肺为声音之户也；肾藏精，精化气，阴虚则无气，此肾为声音之根也。故瘖之标在心肺，瘖之本则尤在肾。

治标之法，由于窍闭。有风寒之闭，外感症也，宜散之，参苏饮、二陈汤之属。有火邪之闭，热乘肺也，宜清之，四阴煎、竹叶石膏汤之属。有风逆之闭，肝气塞也，宜顺之，七气汤、化肝煎之属。有痰逆之闭，宜开之。宜分虚实润燥，随症酌治。

治本之法，由于内夺。如色欲所伤，则伤在肾，宜滋水养金，用六味、右归、人参平肺汤、大补元煎之属。或兼肺火，则一阴煎及四阴煎等参用。大惊大恐，猝然致瘖，则伤在肝胆，宜养血安神，七福饮、平补镇心丹之属。若饥馁疲劳，则损中气；忧思抑郁，则损心脾，并宜归脾汤、七福饮、补中益气汤之属。若病人久嗽声哑，必由元气大伤，肺肾将败，但宜补肺气，滋肾水，养金润燥，其声自出，或略加百药煎之类。若虚劳咽痛音哑，乃阴涸阳亢之危症，多属难起。

笔花氏曰：外感初起，音哑而瘖，此风寒客于会厌，宜散风利肺，有寒则用杏仁、半夏、白芥、姜汁；有火则用菖蒲、竹茹、蒌皮，俱用桔梗以开之。若无故而瘖，脉不浮数，此内损之病，其精气潜削，宜大滋肺肾，或可延年。勿以治外感之药沾唇也。

杂病广要

脏腑类·瘖：声哑者，寒包其热也，宜细辛、半夏、生姜，辛以散之。亦有痰热壅于肺者，经云金空则鸣，必清金中邪滞，用清热宁肺汤。（《统旨》）

医门补要

卷中·虚人劳力伤气音哑：肾为声音之根，肺乃声音之户，虚人劳力损伤元气，气海空浮，丹田真气不与在上肺气相接，故喉哑难出声，内投金水八物汤。

景岳全书发挥

卷三·声喑·论治：风寒袭于皮毛，则热郁于内，肺金不清，而闭塞喉窍，咳嗽甚而声喑者，宜参苏饮。人参补肺，不宜用；金水六君煎，内有归地，亦不宜用。

血论证

卷六·失血兼见诸证·声音：失血家初病失音，多是风火。声音者，肺之所主，肺金清朗，则声音显明。失血家，肺金阴虚，为火所克，肺窍不通，鼻塞声闭。若系外感闭其气者，宜小柴胡汤，加杏仁桔梗荆芥薄荷治之；若是肺中实热，壅遏其窍，而声音闭者，人参泻肺汤治之。又有津液干枯，肺痿叶焦，声音嘶小者，乃失血之虚弱证，人参清肺汤、清燥救肺汤治之，常用白蜜川贝母人参胡桃百合蒸服。

夫声音者，气所从出也。气根于肾，故声音之出，实由肾生。气不归元，则咳愈甚，气愈乏，而声愈干，宜以都气丸主之，加人参沉香诃子，肾气丸亦治之。

咽喉证治要略

杂证要方：肺有实热壅遏其窍，而声音闭者，治宜人参泻肺汤。西党参一钱五分，黄芩一钱，栀子一钱五分炒，枳壳一钱炒，甘草五分，连翘二钱，杏仁一钱五分去皮，桔梗八分，桑白皮二钱，大黄三钱，薄荷五分。煎服。

又有津液枯干，系肺萎叶焦声音嘶小者，乃虚弱之大证，治宜人参清肺汤。党参二钱，阿胶一钱五分，知母一钱炒，地骨皮二钱，桑白皮二钱，杏仁三钱去皮，甘草一钱，乌梅一枚，罂粟壳五分，加大枣三枚。煎服三五剂。或用清燥救肺汤。

凡喉病初起失音，多是风火，如鼻塞声闭，兼有外感，治宜加味小柴胡汤。柴胡一钱五分，党参二钱，黄芩一钱二分，炙草五分，生姜一片，姜夏二钱，加杏仁一钱五分去皮，桔梗一钱，荆芥一钱，薄荷五分。煎服一二剂自愈。

医学摘粹

七窍病类·声音：声音者，手太阴之所司也。肺藏气，而气之激宕则为声，故肺病而声为之不调，气病而声为之不畅。而气之所以病者，由于已土之湿，土湿而声瘖矣。至唇缺齿落而言语不清者，气之泄也。涕流鼻渊而声音不亮者，气之寒也。然声出于气，而气使于神，盖门户之开阖，机关之启闭，气为之也。而所以司其开合启闭，俾疾徐中节，高下合宜者，神之使也。是以久嗽音哑者，病在声气，中风不言者，病在神明，声气病则能言而不能响，神明病则能响而不能言。声气出于肺，神明藏于心，声由气动，而言以神发也。然则调声音者，益清阳而驱浊阴，一定之理也。如湿旺气郁，声音不亮者，以茯苓橘皮杏仁汤主之。如失声瘖哑者，以百合桔梗鸡子汤主之。

茯苓橘皮杏仁汤：茯苓三钱，半夏三钱，杏仁三钱，百合三钱，橘皮三钱，生姜三钱。水煎半杯，热服。

百合桔梗鸡子汤：百合三钱，桔梗三钱，五味一钱，鸡子白一钱。水煎半杯，去滓，入鸡子白，热服。

外科备要

卷一·证治·喉部·声哑音嘶：由积热上攻，喉先闷痛，痰涎壅盛，气道不通，轻者音嘶，重者声哑。初起服清化丸，次服甘桔汤，照法加味。热盛便当服清咽利膈汤（盈、昃），再研儿茶五钱，硼砂二钱，温汤调膏，口噙，徐徐咽下。

喉证杂治：凡哑喉初觉壅塞，一时无药，以纸捻搅探鼻中，或嗅皂角末，喷嚏数次，可解热毒，再以李树近根皮磨水，涂于喉外，即愈。

八、子瘖(喑)

素问

奇病论:黄帝问曰:人有重身,九月而瘖,此为何也?岐伯对曰:胞之络脉绝也。帝曰:何以言之?岐伯曰:胞络者,系于肾,少阴之脉,贯肾系舌本,故不能言。帝曰:治之奈何?岐伯曰:无治也,当十月复。

医说

卷九·妊娠不语:孕妇不语非病也,闻如此者,不须服药。临产日但服保生丸、四物之类,产后便语。亦自然之理,非药之功,岂其功也哉。

儒门事亲

卷五·身重音哑:夫妇人身,九月而瘖哑不言者,是胞之络脉不相接也,则不能言。经曰:无治也。虽有此论,可煎玉烛散二两,水一碗,同煎至七分,去滓,放冷,入蜜少许,时时呷之,则心火下降,而肺金自清,故能作声也。

妇人良方大全

卷之十五·妊娠门:孕妇不语非病也,间有如此者,不须服药。临产月但服保生丸、四物汤之类,产下便语。得亦自然之理,非药之功也。医家不说与人,临月则与寻常之药,产生能语,则以为医之功,岂其功也哉。

医学入门

卷之六·妇人门:妊孕三五个月以来,忽失音不语者,胞络脉绝也。胞系于肾,肾脉贯舌,非药可疗,分娩后即自能言。

证治准绳

女科·胎前门:孕妇不语非病也,间有如此者不须服药,临产月但服保生丸、四物汤之类,产下便语,得亦自然之理,非药之功也。医家不说与人,临月则与寻常之药,产后能语则以为医之功,岂其功也哉。

寿世保元

卷七·妊娠:妊娠不语非病也,闻有此者,不须服药。临产日期服四物汤之类,产后便语。

陈素庵妇科补解

卷三·胎前杂症门:妊娠不语非病也。经曰:妇人重身而瘖,盖足少阴肾脉挟舌本,足太阴脾连舌本,手少阴心脉系舌本。妊娠资血脉以养胎,若三经血虚则少不能上输于肺,肺为华盖,统摄一身之气,金清则发而为声,肺虚则无以生气而出,故舌瘖不能语也。况妊娠七、八、九三月,正藉庚、辛、壬、癸四脏腑之血以长之胎气,肺虚则肾水失生化之源,是以舌本急缩而咽痛不通。但服养血安胎之药,产后自语,可属孕妇病家不必忧惊,宜保生四物汤。

保生四物汤:归、芎、芍、地、黄芩、白术。四物得芩、术清热凉血,养荣安胎;参、茯神、芪、甘,四味补益元气;紫菀、五味、桔梗三味清热出音;木通泻心火,通心气;香附、陈皮顺三焦,利膈气。

女科经论

卷四·胎前证下·经论妊娠舌喑属胞之络脉绝:《素问》曰:人有重身,九月而喑,此何为也?曰:胞之络脉绝也。曰:何以言之?曰:胞络者,系于肾,少阴之脉贯肾,系舌本,故不能言。曰:治之奈何?曰:无治也,当十月复。

妊娠不语名子喑不须药:《大全》曰:孕妇不语,非病也,间有如此者,不须服药,临产月,但服保生丸、四物汤之类,产下便语得,亦自然之理,非药之功也。医者不说与人,临月以寻常药服之,产后能语,以为医之功,岂其功也哉。博陵医之神者,曰郝翁士,有一妇人妊喑,嘿不能言。郝曰:儿胎大经壅,儿生经行则言矣,不可毒以药。薛立斋曰:《内经》穷理之言,人有患此,当调摄以需之,不必惊畏而泛用药也。

妊娠子喑以降心火清肺金为治:张子和曰:妇人重身,九月而喑者,是脬之络脉不相接也。经曰无治,虽有此论,可煎玉烛散二两,放冷,入蜜少许,时呷之,则心火下降,而肺金自清,故能作声也。

妊娠子喑治当补心肾:马玄台曰:经云,妇人重身,九月而喑者,胞之络脉绝也,无治,当十月复。方论人之受孕,一月肝经养胎,二月胆经养胎,三月心经养胎,四月小肠经养胎,五月脾经养胎,六月胃经养胎,七月肺经养胎，八月大肠经养胎，九月肾经养胎，十月膀胱经养胎。先阴经而后阳经，始于木终于水，以五行之相生言也。然以理推之，手足十二经之脉，昼夜流行无间，无日无时而不共养胎气也，必无分经养胎之理。今曰九月而喑，时至九月，儿体已长，胞络、宫之络脉，系于肾经者，阻绝不通，故间有之。盖肾经之脉，下贯于肾，上系舌本，脉道阻绝，则不能言，故至十月分娩后自能言，不必治，治之当补心肾为宜。《大奇论》以胞精不足者，善言为死，不言为生。此可验九月而喑，非胞精之不足，故十月而复也。

张嶟璜按：喑谓有言而无声，故经曰不能言。此不能二字，非绝然不语之谓。凡人之音，生于喉咙，发于舌本。因胎气肥大，阻肾上行之经。以肾之脉，入肺中，循喉咙，系舌本。喉者，肺之部，肺主声音。其人窃窃私语，心虽有言，而人不能听，故曰喑。肺肾，子母之脏，故云不必治。若夫全解作不语，则为心病，以心主发声为言也，与子喑了不相干。若子和有降心火之说，玄台有补心肾之言。如果肾之脉络绝，而上干心，则其病不治，岂有产后自复之理乎。故经云胞之络脉绝，此绝字当作阻字解。慎斋按：以上四条，序胎前有子喑之证也。妊娠不语，遵《内经》之旨，固无治法，故《大全》而下，后人不敢强立方论。独子和以降心火为治，玄台以补心肾立法，则以胞之络脉，属手足少阴二经故也。但产后不语，属败血之入心。中风舌喑，属痰涎之滞络。则胎前子喑，亦必有所感。更当详证参治，以补张马二公之未尽。若子喑用玉烛散，似属无理。

冯氏锦囊秘录

女科精要卷十七・胎前杂症门・子喑：妇人重生九月而喑者，胞之络脉绝也，无治，当十月复。谓人之受孕，一月肝经养胎，二月胆经养胎，三月心经养胎，四月小肠经养胎，五月脾经养胎，六月胃经养胎，七月肺经养胎，八月大肠经养胎，九月肾经养胎，十月膀胱经养胎。先阴经而后阳经，始于木终于水，以五行之相生言也。然以理推之，十二经之脉昼夜流行无间，无日、无时而不共养胎气也，必无分经养胎之理。今曰九月而喑，时至九月，儿体已长，胞宫之络脉系于肾经者，阻绝不通，故间有之。盖肾经之脉上系舌本，脉道阻绝，则不能言，故十月分娩后而能言，不必加治，治之当补心肾。喑谓有言而无声，故经曰不能言，不能非绝然不语之谓。凡音出于喉咙，发于舌本，因胎气肥大，阻肾上行之经。肾脉入肺，循喉咙，系舌本。喉者，肺之部，肺主声音。其人窃窃私语，心虽有言，而人不能听，故曰喑。肺肾子母之脏，故云不必治。若大全解作不语，则为心病，以心主发声也，与子喑了不相干，若张子和有降心火之说，马玄台有补心肾之言。如果肾之脉络绝，则其病不治，岂有产后自复之理乎。故经云：胞之络脉绝。此绝字当作阻字解也。

张氏医通

卷十・妇人门上・胎前：不语者多为痰闭心窍，亦有哑胎，不须服药。岐伯曰：人有重身，九月而瘖，此胞络之脉绝也。胞络者系于肾，少阴之脉，贯肾系舌本，故不能言。无治也，当十月复。凡患此者，浓煎生脉散空心服地黄丸，助肺肾之气以养胎。若与通声开发之药，误矣。

胎产心法

卷上：夫瘖者，有言无声，经曰不能者，非绝然不语之谓。凡音出于喉咙，发于舌本，因胎气肥大，阻肾上行之经，肾经入肺，循喉咙，系舌本。喉者肺之部，肺主声音，其人窃窃私语，心虽有言而人不能听，故曰瘖。肺肾子母之脏，故云不必治。……故经云胞之络脉绝，此绝字当作阻字解。如富贵之家，及不明医理，必欲强治，惟有浓煎参麦五味饮，空心服地黄丸，助肺肾之气以养胎可耳，切不可谓痰闭心窍，而用化痰开窍通声之药，致误母子之性命也。

医学心悟

卷五・妇人门・子瘖：妊娠至八九月间，忽然不语，谓之子瘖。但当饮食调养，不须服药。昔黄帝问于岐伯曰：人有重身，九月而瘖，何也？岐伯曰：胞胎系于肾，肾脉贯系舌本，因胎气壅闭，肾脉阻塞，致不能言，自应调摄以需之，不必惊畏。或用四物汤加茯神、远志数剂，亦可。倘妄为投药，恐反误事，慎之。

医宗金鉴

妇科心法要诀・胎前诸证门・子瘖证治：子瘖声哑细无音，非谓绝然无语声，九月胎盛阻其脉，分娩之后自然通。

盘珠集胎产症治

卷上・胎前・子喑：舌为心苗，肺主声音，肺肾为子母之脏。心肺肾三脏，皆能致喑。如妊娠九月而喑，则以胞之络脉系肾。少阴之脉贯肾，上系舌本。脉络阳滞，故有言无声。分娩后自然声出，不必治。心火克肺，宜降少阴之火。心肾不足，宜补少阴。痰涎滞络，宜清痰饮。

医碥

卷四・瘖：妊娠瘖者，其言哑细无音，由肾脉为胎盛阻绝，不能上通舌本也，不必治。

评注产科心法

上集・胎前门・子喑：妊娠至八九月忽然不语，谓之子喑。不必惊慌，但以饮食调养，可不必服药。此胞胎系于肾，肾脉贯舌本，待分娩自能言也。如不放心，可服四物汤加茯神、远志。亦有即能言者，妄投杂药，反恐有误。

罗氏会约医镜

卷十四・胎孕门：瘖者，谓有言无声，非绝然之不语也。肾脉入肺，循喉咙，系舌本，而为声之所由出也。因胎气肥大，阻肾上行之经，故间有之。十月分娩后，而自能言也，不必加治，人亦勿虑。

彤园医书

卷四・子喑辨症：孕至九个月，声音忽然细哑，不似从前之响亮，谓之子喑，非若子哑绝然无语也。盖少阴之脉络于舌本，九月肾脉养胎，至其时胎盛阻遏，其脉不能上至舌本，故声音细哑。待分娩之后，肾脉自通，其音自出矣。

医述

卷十三・女科原旨：帝曰：人有重身，九月而瘖，此为何也？岐伯对曰：胞之络脉绝也。帝曰：何以言之？岐伯曰：胞络者，系于肾，少阴之脉贯肾，系舌本，故不能言。帝曰：治之奈何？岐伯曰：无治也，当十月复。按：瘖者，谓有言而无声。故经曰：不能言。此"不能"二字，非绝不语之谓。凡人之音，出于喉咙，发于舌本，因胎气肥大，阻肾上行之经，肾脉入肺中，循喉咙，系舌本。喉者肺之部，肺主出声，故其人窃窃私语，有言而人不能听闻，故曰瘖。如果肾之脉络绝，则其病不治，岂有产后自复之理乎？经云：胞之络脉绝。此"绝"字当作"阻"字解。

妊娠不语，经旨因无治法，后人不敢强立方论，独子和以降心火为治，元台以补心肾立法。则以胞之络脉属于手、足少阴二经故也。但产后不语，属败血之入心。中风舌瘖，属痰涎之滞络。则胎前子喑，亦必有所感，更当详证参治，以补张、马二公之未尽，

类证治裁

卷八・胎前：人有重身，九月而瘖，此胞络脉绝也。胞络脉系于肾，少阴脉贯肾，系舌本，当十月复。石顽曰。不语者，多痰蔽心窍。浓煎生脉散，服地黄丸，助肺肾之气以养胎。若与通声开发之药则误矣。

女科直传要旨

胎前门：问胎前不语者何也？答曰，声出于肺，不语者，多为痰气闭于心窍故也，以安胎饮内加痰药，只有哑胎九月不语者，不须服药，俟生子则能言矣。

疡科心得集

卷上：又妇人有子喑病，经云：妇人重身九月而喑者，胞之络脉绝也，无治，当十月复。谓胎至九月，儿体已长，胞宫之络脉，系于肾经者，阻绝不通，故间有是证。盖肾经之脉，上系舌本，脉道阻绝，则不能言，至十月分娩后，而自能言，不必加治，治之当补心肾。

九、梅核气　异物感

素问

咳论：心咳之状，咳则心痛，喉中介介如梗状，其则咽肿、喉痹。

灵枢

邪气脏腑病形：心脉……大甚为喉吤……涩甚为瘖。

胆病者，善太息，口苦，呕宿汁，心下淡淡，恐人将捕之，嗌中吤吤然，数唾，在足少阳之本末，亦视其脉之陷下者灸之，其寒热者取阳陵泉。

伤寒论

第一百六十条：伤寒吐下后，发汗，虚烦，脉甚微，八九日心下痞鞕，胁下痛，气上冲咽喉，眩冒，经脉动

惕者，久而成瘘。

金匮要略

妇人杂病脉证并治：妇人咽中如有炙脔，半夏厚朴汤主之。

奔豚气病脉证治：师曰，病有奔豚，有吐脓，有惊怖，有火邪，此四部病，皆从惊发得之。师曰，奔豚病，从少腹起，上冲咽喉，发作欲死复还止，皆从惊恐得之。

脉经

卷二·平人迎神门气口前后脉第二：肺实：右手寸口气口以前脉阴实者，手太阴经也。病苦肺胀，汗出若露，喘逆，咽中塞，如欲呕状。

大肠实：右手寸口气口以前脉阳实者，手阳明经也，病苦肠满，善喘咳，面赤身热，喉咽中如梅核状。

卷四·辨三部九候脉证第一：(脉)小滑者，厥也，足下热，烦满逆上，抢心上至喉中，状如恶肉，脾伤也，病少腹下，在膝诸骨节间寒清，不可屈伸。

诸病源候论

卷十五·五脏六腑病诸候：胆病候：胆气不足，其气上溢而口苦，善太息，呕宿汁，心下澹澹，如人将捕之，嗌中介介然，数唾，是为胆气之虚也，则宜补之。

卷三十·咽喉心胸病诸候·咽喉不利候：脏腑冷热不调，气上下哽涩，结搏于喉间，吞吐不利，或塞或痛，故言喉咽不利。

卷三十九·妇人杂病诸候：咽中如炙肉脔候：咽中如炙肉脔者，此是胸膈痰结，与气相搏，逆上咽喉之间结聚，状如炙肉之脔也。

备急千金要方

卷六下·七窍病下：治咽喉中痛痒，吐之不出，咽之不入，似得虫毒方：含生姜，五十日，瘥。

又方：以青布裹麻黄烧，以竹筒盛，烟熏咽中。

卷十三·心脏：脉气虚则寒，寒则咳，咳则心痛，喉中介介如哽，甚则咽肿喉痹。

太平圣惠方

卷第三十五·治咽喉不利诸方：夫脏腑冷热不调，气行上下，哽涩结搏于喉间，吞吐不利，或寒或壅，故咽喉不利也。

治咽喉中如有物妨闷诸方：夫咽者胃之系，喉咙者肺气之所通。若阴阳和平，荣卫调适，则气道宣畅也。若脏腑不和，肺脾壅滞，风邪热气，搏于经络，蕴蓄不散，上攻于咽喉，故令咽喉中如有物妨闷也。亦有愁忧思虑，五脏气逆，胸膈痰结，则喉中如哽，甚则咽喉肿痹也。

太平惠民和剂局方

卷之四·四七汤：治喜、怒、悲、思、忧、恐、惊之气，结成痰涎，状如破絮，或如梅核，在咽喉之间，咯不出，咽不下，此七气所为也。或中脘痞满，气不舒快，或痰涎壅盛，上气喘急，或因痰饮中结，呕逆恶心，并宜服之。(出《易简方》)半夏五两，茯苓四两，紫苏叶二两，厚朴三两。上㕮咀。每服四钱，水一盏半，生姜七片，枣一个，煎至六分，去滓，热服，不拘时候。若因思虑过度，阴阳不分，清浊相干，小便白浊，用此药下青州白丸子，最为切当。

圣济总录

卷第一百二十四·咽喉中如有物妨闷：论曰咽者胃之系，故咽主咽物，天气通于肺，故喉主通气，咽喉中妨闷，如有物者，乃肺胃壅滞，风热客搏，结于咽喉使然。故《圣惠》谓忧愁思虑，气逆痰结，皆生是疾。

仁斋直指

卷五·梅核气方论：梅核气者，窒碍于咽喉之间，咯之不出，咽之不下，如梅核之状者是也。始因恚怒太过，积热蕴隆，乃成厉痰郁结，致有斯疾耳。治宜导痰开郁，清热顺气。如半夏、陈皮、香附、川芎、山栀仁、黄芩、枳壳、苏子之类是也。如老痰凝结不开，以咸软之坚，海石是也。

加味二陈汤：半夏、陈皮、茯苓、甘草、黄芩、枳壳、真苏子、桔梗、白豆蔻仁、山栀子仁各等分。上㕮咀。每服五钱，加生姜一片，水一盏，煎六分，食后渐渐服。

御药院方

卷四·治一切气门下·清肺丸:治心肺伏热,咳嗽烦闷,时有痰涎,喉中介介,咽嗌不利,气不宣畅,并宜服之。木香、青黛(研)、蛤粉(研)、前胡、人参(去芦头)、黄连各半两,桔梗(微炒)、枳壳(麸炒去穰)、薄荷叶、半夏(汤洗七次)、天南星(生)各一两,大黄(生)、牵牛(微炒)各二两。上件捣罗为细末,滴水和丸,如梧桐子大。每服五十丸,生姜汤下,食后。

古今医统大全

卷二十七·附梅核气:梅核气者,似呃逆而非呃逆,系痰气窒塞于咽喉之间,咯之不出,咽之不下,如梅核之状,故俗谓之梅核气。江南之地比比云之,故从而附此。盖湿热痰气郁结而然,治法不外开郁顺气消痰而已。

治方:有用吐法而愈者。药用二陈汤加川芎、香附、山栀、枳壳、槟榔、厚朴、条芩之类。

古今医鉴

卷九·梅核气:梅核气者,窒碍于咽喉之间,咯之不出,咽之不下,有如梅核之状是也。始因喜怒太过,积热蕴隆,乃成厉痰郁结,致斯疾耳。治宜导痰开郁,清热顺气,如陈皮、半夏、香附、川芎、山栀、黄芩、枳壳、苏子之类是也。如老痰凝结不开,以咸能软坚立药,海石、立明矸之类是也。

加味四七汤:治梅核气证,妙不可述。苏梗一钱,半夏一钱,厚朴姜制一钱,茯苓一钱,陈皮一钱,青皮七分,枳实一钱,砂仁一钱,白豆蔻六分,槟榔三分,南星一钱,益智仁三分,神曲一钱炒。上锉一剂,生姜五片,水煎,食远服。

行气散:治梅核气,咽喉气胀,上攻胸膈痛。紫苏、陈皮、香附、乌药、枳壳、桔梗、厚朴、半夏、大黄(酒炒)、甘草。上锉,灯心十根,水煎服。

本草纲目

卷二十九·梅:白梅(盐梅)[气味]酸,咸,平,无毒。[附方]梅核膈气,取半青半黄梅子,每个用盐一两淹一日夜,晒干又浸又晒,至水尽乃止,用青钱三个夹二梅,麻线缚定,通装磁罐内封埋地下,百日取出。每用一枚,含之咽汁,入喉即消。收一年者治一人,二年者治二人,甚妙绝伦。(龚氏经验方)

女科经论

卷八·杂证门·妇人咽中如有炙脔病:《金匮要略》曰:妇人咽中如有炙脔,半夏厚朴汤主之。徐忠可曰:此条即所谓寒伤经络,凝坚在上也。炙脔,譬如干肉也。《千金》所谓咽中帖帖,如有炙肉,吐之不出,吞之不下,状如有炙脔,数语甚明切。此病不因肠胃,故不碍饮食二便。不因表邪,故无骨痛寒热,乃气为积寒所伤,不与血和,血中之气溢而浮于咽中,得水湿之气而凝结难移。妇人血分受寒,多积冷结气,最易得此病,男子亦间有之。药用半夏厚朴汤,乃二陈汤去陈皮、甘草,加厚朴、紫苏、生姜也。半夏降逆,厚朴兼散结,故主之。生姜、茯苓,宣至高之滞,而下其湿。苏叶味辛气香,色紫性温,能入阴和血,兼归气于血,夏天暑伤心阴,能下暑郁。而炙脔者用之,则气与血和,不复上浮也。

论曰:余治王小乙,咽中每噎塞,嗽不出,以半夏厚朴汤投之即愈。后每复发。细问之云,夜中灯下,每见晕如团,五色,背脊内间酸。其人又壮盛,知夏初因受寒,阴气不足,而肝反郁热,甚则结寒微动,挟肾气上冲,咽喉塞噎也。即于此方加大剂枸杞、菊花、丹皮、肉桂,晕乃渐除,咽中亦愈,故曰男子间有之,信不诬也。

妇人咽中如梅核证:《产宝百问》曰:喉咙有咽门,二者各有所司。喉咙者,空虚也。肺之系,气之道,络肺应天,故属天气所生。有九节,以通九脏之气,所以谓之嗌。或阴阳之气,痰结咽喉,膈塞噎状若梅核,妨碍饮食,久而不愈,即成翻胃,或胸膈痰结,与气相抟,上逆咽喉之间作聚,状如炙肉之证也。以半夏厚朴汤,治妇人喜怒悲思、忧恐惊怖之气,结成痰涎,状如破絮,或如梅核,在咽喉,咯不出,咽不下,此七情所为。或中脘痞满,气不舒快。或痰涎壅盛,上气喘急。或因痰饮中滞,呕逆恶心。

慎斋按:以上二条,序妇人有咽中炙脔梅核之证也。徐注主寒冷气,《产宝》主七情痰结。一属外感,一属内伤,当兼参之。

外科正宗

卷二·咽喉论:治梅核气。乃痰气结于喉中,咽之不下,吐之不出,如毛草常刺作痒,新则吐酸妨碍,久成闭塞。胆矾、硼砂、明矾、牙皂、雄黄。各等分为末,红枣煮烂,取肉为丸,如芡实大,空心噙化一丸,温黄酒一杯过口，内服苏子降气汤。

简明医彀

卷三・梅核气：是证因七情之气，郁结不舒，或因饮食之时，触犯恼怒，妇人犯此最多。总由痰与气结，状如梅核，或如破絮，停于咽嗌之间，咯之不出，咽之不下。或中脘痞满，气不舒快；或痰壅热盛，上气喘急；或留饮恶心，呕吐涎沫，久久不已，则为噎膈、关格之渐。治宜开郁顺气，利肺化痰、清肺为主。

医学心悟

卷四：又有梅核气症，男妇皆同，喉中如有物，吞不入，吐不出，宜用甘桔汤，加苏梗、橘红、香附、金沸草之类，渐次可愈。

医碥

卷三・杂症・咽喉：咽喉中有物，不能吞吐，如毛刺、如絮、如膜、如梅核、如肉脔，均名梅核气。由气结生痰，日久恐成噎膈。木香四七丸苏子降气汤，四七汤，或人参、官桂、枇杷叶各五钱，杏仁二钱五分，蜜丸弹子大，含化，以愈为度。或胆矾、硼砂、牙皂、雄黄、枣肉，丸芡实大，噙化。温黄酒一杯过口，清咽屑更加。

杂病源流犀烛

卷二十四・咽喉音声病源流：喉中如有物，不能吞吐者，宜木香四七丸。

有喉中食噎如有物者，宜含化丸。

又有七情气郁，结成痰涎，随气积聚，坚大如块，在心腹间，或塞咽喉如梅核粉絮状，咯不出，咽不下，每发欲绝，逆害饮食者，宜四七汤、噙化丸。

郑氏彤园医书

卷二・外科病症・喉部・梅核气：由七情过极，七气病生，郁结生痰，如絮如膜，凝聚喉间，咯之不尽，咽之不下，日久不愈变成膈嗌。上吐涎沫，下秘二便。初起用姜制法夏、姜炒厚朴、去毛香附、茯苓各三钱，苏叶、陈皮、甘草各钱半，姜枣同煎汤，徐徐温发。若日久失治，用姜炙炒厚朴、茯苓各二钱，炒白芍、陈皮、苏叶各一钱，人参、肉桂、炙甘草各五分，姜枣引，常服自愈。

重楼玉钥续编

诸证补遗・喉中如有物妨闷：此肺胃壅滞风热，客搏结于咽喉使然。忧愁思虑，气逆痰结，亦皆能生此疾，射干汤主之。用逍遥二陈加减亦妙。

诸证补遗・喉中如有炙脔食噎即塞：用杵头糠二合，研极细，蜜丸，弹子大，每空心噙化一丸，愈为度。岫云山人曰：上二症皆梅核气之类也。经云：胆病喉中介介然，取阳明陵泉。心咳之状，喉中介介如梗状，取心之俞，亦此类也。心之俞即太陵穴口疮。口疮由心脾积热，又有胃气弱，谷气少，上发为口疮者，其服凉药不效，乃肝脾之气不足，虚火上泛而无制，宜用理中汤，收其浮游之火，外以上肉桂末吹之。若吐泻后口中生疮，亦是虚火，宜理中汤。忌寒凉。

疡科心得集

卷上・辨梅核气喉喑论：梅核气者，乃痰气结于喉中如块，咽之不下，吐之不出。《金匮》云：妇人咽中有如炙脔，半夏厚朴汤主之。炙脔者，干肉也。此病不因肠胃，故不碍饮食、二便，不因表邪，故无骨疼、寒热，乃为积寒所伤，不与血和，血中之气溢而浮于咽中，得水湿之气凝结难移。男子亦间有之。药用半夏厚朴汤，乃二陈汤去陈皮、甘草，加厚朴、紫苏、生姜也。专治妇人七情之气，郁滞不散，结成痰涎；或如梅核在咽，咯咽不下；或中脘痞满，气不舒畅；或痰饮中滞，呕逆恶心，并可取效。盖半夏消痰降逆，厚朴散结，生姜、茯苓宣至高之滞而下其湿，苏叶味辛气香、色紫性温，能入阴和血，则气与血和，不复上浮也。

外科证治全书

卷二・喉部证治・梅核气：喉中似有物如龙眼大，吞不入，吐不出，名梅核气。男妇皆有此证。

喉科心法

梅核气：此症咽喉不痛不红肿，患者自觉咽中如有物状，或如梅核，或如破絮，咽不下，咯不出，似硬非硬，窒碍不舒。乃由七情气郁，郁则生涎，结聚于胸膈之间，甚则膈间痞满，恶心呕逆。治不如法，防成噎膈。法当散郁开结，宣畅胸膈。先进四七汤，次用六君子汤加砂仁、蔻仁调理，多服自愈。

杂症・气冲攻腹绕喉：此乃肝胆厥阴肆横，久久虚损，而呕痰减食，皆犯胃之象。若不静养，经年必甚。

甜北沙参、白扁豆、炙草、生黄芪皮、炒茯神，用白糯米半升泡清汤煎服。

杂症・脐上一点气上至咽喉如水：程篁墩曰："大平侯病，膻（胸也）中痛，喘呕吞酸，脐上一点气，上至咽喉如水。每子后申时轻发，医以为大寒，不效。"祝橘泉曰："此得之大醉，及厚味过多，子后申时，相火自下腾上故作痛也。以二陈汤加芩、连、栀子、苍术，数饮而愈"。

杂症・气从小腹上冲胸咽：孙真人《千金方》云："咳唾，手足厥逆，气从小腹上冲胸咽，其面如醉而翕热，因复下流阴股，小便难，时复昌者，寸脉沉，尺脉微，宜茯苓五味子汤，以治其气冲。其方用茯苓、五味子各二钱，桂心、甘草各一钱，水煎服。胸满者去桂。

杂症・咽喉若有物相碍而不爽利：此为火逆上气。无咳逆吐痰，水鸡声等证，但觉咽喉若有物相碍而不爽利。法宜止逆下气，以麦门冬汤主之。

喉科集腋

卷下・咽喉杂证：梅核气乃痰气结于喉中，咽之不下，吐之不出，如茅草常刺作痒……《全匮》云：妇人咽中有如炙脔，半夏厚朴汤主之。炙脔，干肉也，咽中贴贴，如有炙肉，吐之不出，吞之不下。此病不因肠胃，故不碍饮食二便；不因表邪，故无骨疼寒热。乃为积寒所伤，不与血和，血中之气溢而浮于咽中，得水湿之气凝结难移。男子亦间有之。

喉证指南

卷三・证治类：梅核气，脉如常，男妇皆同，喉中如有物，吞不入，吐不出。

十、喉瘤　喉菌　颈项咽喉肿块　红丝瘤

本内容包括喉瘤、息肉、喉菌、喉百叶、喉肉球，以及颈项咽喉肿块，如失荣、石疽等。

疮疡经验全书

卷一・喉瘤：喉瘤生于喉间两傍，或单或双，形如圆眼大，血丝相裹如瘤，故名之。此症肺经受热，多语损气，或怒中高喊，或诵读太急，或多饮烧酽酒，或多瞰炙煿物，犯之即痛，不犯不痛。须要敛神晏息，以药攻之，则此症脱落矣，不可用刀点破。内服益气疏风汤，麝香散日夜吹之。

外科正宗

卷四・失荣：失荣者，先得后失，始富终贫，亦有虽居富贵，其心或因六欲不遂，损伤中气，郁火相凝，隧痰失道停结而成。其患多生肩之以上，初起微肿，皮色不变，日久渐大，坚硬如石，推之不移，按之不动；半载一年，方生阴痛，气血渐衰，形容瘦削，破烂紫斑，渗流血水。或肿泛如莲，秽气熏蒸，昼夜不歇，平生疙瘩，愈久愈大，越溃越坚，犯此俱为不治。予立二方，曾治数人，虽不获全愈，而不夭札速死者，诚缓命药也。

外科大成

卷二・颈项部・石疽：石疽生颈项间，坚硬如石，皮色不变。由沉寒客于经络，气血凝结而成。初起者用艾灸之，至五七十壮方止，次以麦饭石膏贴之，渐渐求愈，非若失荣之顽恶也。

卷二・颈项部・失荣症：失荣症生于肩项耳前耳后等处。初起如痰核，日久渐大，坚硬如石，推之不动，按之不移，一年半载方生阴痛，气血渐衰，形容削瘦，破烂紫斑，渗流血水，或如泛莲，兼多秽气，愈久愈大，越溃越坚。此由先得后失，六欲不遂，隧痰失道，郁火凝结而成，乃百死一生之症。宜内服和荣散坚丸，外贴飞龙阿魏化坚膏，虽不获全愈，而不致夭亡，诚缓命之至药也。

卷三・咽喉部・喉瘤：喉瘤形如元眼，血丝相裹，由肺经受热所致。禁用针刀，宜益气疏风汤，吹黄连冰麝散。

尤氏喉科秘书

喉菌：病属忧郁，血热气滞，妇人多患之，形如浮萍，略高而厚，紫色，生于喉旁，轻则半月二十日，重则经月月作，要在治之得去，及患者守欲忌口。

治喉菌初起，碧丹五分，金丹一分，后用碧三金三和吹，亦须频咽膏滋药并煎剂，不可间断。

尤氏喉科指南

喉菌　忧郁过度，心胃两经邪火入络，气血滞而不散，妇人患者最多。状如菌，色紫，生于两旁，用黄连

解毒汤。

喉瘤　本源不足，怒气伤肝，或仰高叫、或诵读太急，所以气血相凝，生于关内，两旁有小紫块，不时而发，治宜培养本源。

医学心悟

卷四·咽喉·喉瘤：生于喉傍，形如圆眼，血丝相裹，此肺经蕴热所致。不可用刀针，宜吹麝香散，服甘桔汤。切忌多言耗神。有一人口内生肉球，有根线长五寸余，吐球出，方可饮食，以手轻捻，痛彻至心，因用疏风降火药，每服加麝香五分，仍用麝香散吹之，三日根化而愈。

卷六·外科证治方药·喉瘤：喉瘤，生于喉旁，形如圆眼，血丝相裹。不可用刀针，宜吹麝香散，并服加味甘桔汤。

医宗金鉴

外科心法要诀·喉部·失荣证：失荣耳旁及项肩，起如痰核不动坚，皮色如常日渐大，忧思怒郁火凝然。日久气衰形削瘦，愈溃愈硬现紫斑，腐烂浸淫流血水，疮口翻花治总难。[注]失荣证，生于耳之前后及肩项，其证初起，状如痰核，推之不动，坚硬如石，皮色如常，日渐长大。由忧思、恚怒、气郁、血逆与火凝结而成。日久难愈，形气渐衰，肌肉削瘦，愈溃愈硬，色现紫斑，腐烂浸淫，渗流血水，疮口开大，努肉高突，形似翻花瘤证。古今虽有治法，终属败证。但不可弃而不治，初宜服和荣散坚丸，外贴阿魏化坚膏，然亦不过苟延岁月而已。

喉瘤：喉瘤郁热属肺经，多语损气相兼成，形如元眼红丝裹，或单或双喉旁生。[注]此证由肺经郁热，更兼多语损气而成。形如元眼，红丝相裹，或单或双，生于喉旁。亦有顶大蒂小者，不犯不痛，或醇酒炙煿，或因怒气喊叫，犯之则痛。忌用针、刀，宜服益气清金汤以消瘤，碧玉散点之即效。

喉科指掌

卷六·杂喉门·喉菌：此症因胎毒所致，或因心胃火邪，生于喉内如菌样，故名喉菌。不可用刀针。服黄连解毒汤、玉枢丹可使其不发，然未见全退者。

喉瘤症：此症因恼怒伤肝，或迎风高叫，或本源不足，或诵读太急，以致气血相凝，生于关内，不时而发，治以调本养源之药，玉枢丹、地黄丸俱可常服，难许速痊，外吹。

又喉瘤：喉瘤亦有生于关外，亦名曰瘤……而地部异耳。治法如前。

疡医大全

卷十七·喉菌门：喉菌属忧郁血热气滞而生，妇人多患之，状如浮萍，略高而厚，紫色生于喉旁，轻则半月二十日，重者月余，要在治之得法，患者守戒忌口。又曰：喉菌初用药，碧丹五，金丹一；后用金丹二，碧丹三吹之，更须频服膏子药，兼投煎剂。

重楼玉钥

卷上·喉风三十六症：双单蛾属关前实症，为易治。若起于咽喉内者，名喉瘤，属关后气郁虚症，却难治。时医不识，概以鹅症治之，安能获效。然喉瘤，由肝肺二经郁热，更兼多语损气性躁而成，形如圆眼，红丝相裹，或双或单，生于喉内之旁，亦有顶大蒂小者，初起喉间微痛，不恶寒发热，日久形色带白而微硬，不犯不痛，或因醇酒炙煿，或因怒气喊叫，犯之则痛切，忌用针刀，吹以消瘤碧玉散，宜服加味逍遥散，益气清金汤，或用夏枯草同郁金煎汤代茶服之，日久自然消退。若体虚，因忧郁不舒而发是疾者，宜用归脾汤，加柴胡丹皮山栀，至于出入加减之法，又当神而明之可也。

杂病源流犀烛

卷二十四·咽喉音声病源流：一曰喉菌，状如浮萍，色紫，生喉旁。盖忧郁气滞血热使然，妇人多患之，轻则半月，重则月余，宜守戒忌口，宜喉痹饮，不时含化青灵膏，吹药初用碧五金一，后用碧三金二。

又有喉中生肉者，宜棉裹筋头拄盐揩之，日五六度。

郑氏彤园医书

外科病症·卷二·喉部·喉瘤：喉瘤由肺经郁热，更兼多言损气而成。形如龙眼，红丝牵裹，或单或双，生于喉旁。亦有顶大蒂小者，此系喉瘤非乳蛾也。忌用刀针，只宜用药内消。喉瘤初起，不犯不痛，或食醇酒辛辣，或因怒气叫号，犯之即痛。外宜点消瘤散。内服益气清金汤。以消为度。

外科病症·卷二·颈项部·上石疽:生颈项两旁,形如桃李,皮色不变,坚硬如石,臖痛不热,由肝经郁结,致气血凝滞经络而成。初小渐大,难消难溃,既溃难敛,疲顽之症也。初起气实者,服舒肝溃坚汤,气虚者服香贝养荣汤。外捣烂葱白加蜂蜜调作饼敷贴,日久不消者,每日灸阳燧锭。已溃治法同后瘰疬门。

外科病症·卷二·颈项部·失荣证:生于耳下前后及肩项间,初起肤如痰核,推之不动,坚硬似石,皮色如常,日渐长大,由忧思恚怒气郁血瘀与火凝结而成。日久难愈,形气渐衰,肌肉削瘦,愈溃愈硬,色现紫斑,腐烂浸淫,渗流血水,疮口开大,胬肉高突,形似翻花瘤症,古今虽有治法,终属败证。初服和荣散坚丸。外贴阿魏化坚膏。溃后治法同后瘰疬门。

重楼玉钥续编

诸证补遗·喉菌:状如浮萍,生喉旁,忧郁气滞使然。妇人多患之,轻则半月,重则月余,宜守戒忌口,次要吹药得法。初用碧五金一,后用碧三金二,噙清灵膏服喉痹饮,以愈为度。

疡科心得集

卷上·辨喉痈喉菌论:喉菌状如浮萍,略高而厚紫色,生于喉旁,因忧郁气滞血热而生,妇人多患之。轻则半月二十日,重者月余。要在治之得法,患者守戒忌口,方能痊愈。加味逍遥散主之。

咽喉脉证通论

喉菌第十七:此证因食膏粱炙煿厚味过多,热毒积于心脾二经,上蒸于喉,结成如菌,面厚色紫,软如猪肺,或微痛,或木而不痛,梗塞喉间,饮食有碍。须以针刺出紫血者可治,鲜血者难治,日刺日有,渐如蜂窠者不治。药用犀角、黄芩、丹皮、僵蚕、射干、连翘、银花、红花、生地、黄连、黄柏、枳壳、独活、元参、赤芍、大力子。

或年幼之人,患此不疼痛者,当以丸药治之,日久自消,切忌刀针。药作丹皮、独活、防风、连翘、红花、生地、荆芥、射干、牛蒡、前胡、枳壳、山楂、犀角、银花、花粉、山栀、黄芩、黄柏、元参、元胡索,蜜丸,日服二次,每次二钱,开水下。

疡科捷径

卷中·喉部·喉瘤:喉瘤郁热肺经成,多语还兼损气神。浑似红丝元眼里,双轻单重细详因。

喉科大成

卷三·古今治法论:十三曰喉瘤。生于喉旁,形如圆眼,血丝相裹,此肺经蕴热所致。不可用刀针,宜吹麝香散,甘桔汤,切忌多言耗神。有一人口内生肉球,有根线,长五寸余,吐球出,方可饮食,以手轻捻,痛彻至心。因用疏风降火药,每加麝香五分,仍用麝香散吹之,三日根化而愈。

外科证治秘要

第十七章·喉菌、喉疳、喉痹、喉癣、梅核气、喉喑·喉菌:生于喉旁,色紫,略高而厚。因郁火。妇人多患之。煎方:贝母、丹皮、山栀、玄参、石斛、桔梗、甘草。

喉科心法

喉瘤:此症或单或双,亦生喉旁,不红不痛,与蛾子异,不可妄作蛾症治。忌针,又忌服苦寒酸咸之药。法宜多服八珍汤,久久自消。脾虚食少泄泻者,六君子汤兼进。腹胀痛加木香、砂仁;中寒腹痛加炒黄建姜,上桂去皮;误服寒凉过多者,加味理中汤。服补药后,渐转微红微痛者,改用附桂八味地黄丸,自然全愈。

咽生息肉:先将息肉刺破,令出血,用盐豉和抖涂之,立效。

焦氏喉科枕秘

喉瘤图:此症肺经受热,多语损气,或怒高喊,或诵读太急,或多饮醇酒,多食爆炙而起。喉两旁或单或双,形如圆眼,血丝相裹,犯之即痛。敛神息气,以药攻之则愈,勿用刀刺,吹麝香散,服益气疏风汤。

喉球图:此症因外感六气,内伤七情而起。咽喉之内生肉球,如龙眼核大,有根如线五寸余长,吐球出,方可饮食,以手轻捻,痛彻至心。服益气疏风汤,用真麝香二钱,作二次,水和服,或麝香散服三次,根化而愈。

重订囊秘喉书

卷上·类证·喉菌:因忧郁过思,血热气滞而生,妇人多患之,状如浮萍,略高而厚,紫色,生于喉咙两旁,难求速愈,轻则半月,重则月余。治者要得法,患者须守戒,忌口戒欲,并一切毒物。

类证·喉瘤:生于喉间两旁,有单有双,形有圆眼大许,血丝相里似瘤者,故名之。此因肺经受热,多语损气,或怒中高喊,或诵读太急,或多饮烧酒,倘吃炙煿硬物,犯之即痛,不犯不痛。须敛神晏息,以清降之药治之,便愈。

类证·喉肉球:如圆眼核样,有根线,长五寸许,吐球出外,方可饮食,以手轻捻,痛彻至心。此球是心肺受热所生也。

类证·喉百叶:咽喉中有生肉,层层相叠,渐肿有孔,出臭气者,是因肺受热毒所致也。

药例·治喉菌:用连砂散加重,即用甘遂散吹之,亦须频咽百草膏,兼用煎剂,不可间断。又用噙化丸吞化亦妙,或七味僵蚕散,八味薄荷散吹之,先将山慈姑汁搽上,然后吹药,则效速。

药例·治喉瘤:最为难愈。须患者敛神晏息为妙,用麝香散,一日夜连吹五六次,渐愈。并服清肺饮,再加入四物汤治之。

药例·治喉肉球:虽不损人,最难速愈,须令病人耐心为妙,急用麝香散频吹,并服清肺饮,徐徐灌之。

药例·治喉百叶:用臭橘叶煎服而愈,如肿痛,用连砂散频吹为妙。

包氏喉症家宝

条目:喉菌证,属忧郁血热气滞而发,妇人多患此,状如浮萍,略高而厚,紫色,生在喉旁。初起用青药五分,黄药一分,后用青三黄二和吹,内服煎药,不可间断,亦难速愈,轻则半月余,重则经年,治之得法则愈,要守忌戒口。

辨喉证:喉瘤,生于喉旁,形如圆眼,血丝相裹,不可用刀针,极熟者,以笔针刺之。

十一、咽疮　喉疮　喉疳　喉癣　喉刺　尸咽

本内容包括咽疮、各种喉疳、各种喉癣、喉刺、尸咽、狐惑,阴阳毒,咽喉杨梅疮,以及咽喉溃烂而无明确病名者。

伤寒论

一百一十一条:太阳病中风,以火劫发汗,邪风被火热,血气流溢,失其常度。两阳相熏灼,其身发黄,阳盛则欲衄,阴虚小便难,阴阳俱虚竭,身体则枯燥,但头汗出,齐颈而还,腹满微喘,口干咽烂,或不大便,久则谵语,甚者至哕,手足躁扰,捻衣摸床,小便利者,其人可治。

三百一十二条:少阴病,咽中伤生疮,不能语言,声不出者,苦酒汤主之。

金匮要略

百合狐惑阴阳毒病证治:狐惑之为病,状如伤寒,默默欲眠,目不得闭,卧起不安,蚀于喉为惑,蚀于阴为狐,不欲饮食,恶闻食臭,其面目乍赤、乍黑、乍白,蚀于上部则声喝(嗄),甘草泻心汤主之。

蚀于下部则咽干,苦参汤洗之。

阳毒之为病,面赤斑斑如锦文,咽喉痛,唾脓血。五日可治,七日不可治,升麻鳖甲汤主之(《兰台轨范》:"蜀椒辛热之品,阳毒用而阴毒反去之,疑误。《活人》阳毒升麻汤,用屑角、射干、黄芩、人参,无当归、蜀椒、鳖甲、雄黄,颇切当。")

阴毒之为病,面目青,身痛如被杖,咽喉痛。五日可治,七日不可治,升麻鳖甲汤去雄黄、蜀椒主之(《诸病源候论·伤寒阴阳毒候》卷八:"夫欲辨阴阳毒病者,始得病时,可看手足,冷者是阴,不冷者是阳。若冷至一二三寸者病微,若至肘膝为病极。过此难治。")

脉经

卷八·平五脏积聚脉证第十二:诊得肾积,脉沉而急,苦脊与腰相引痛,饥则见,饱则减,少腹里急,口干咽肿伤烂,目䀮䀮,骨中寒,主髓厥,善忘,其色黑。

诸病源候论

卷九·热病诸候:热病咽喉疮候:上实下虚,热气内盛,熏于咽喉,故生疮也。

卷三十·咽喉心胸病诸候:咽喉疮候:咽喉者,脾胃之候也。由脾胃热,其气上冲喉咽,所以生疮。其疮或白头,或赤根,皆由挟热所致。

尸咽喉：尸咽者，谓腹内尸虫，上食人喉咽生疮。其状或痒或痛，如甘䘌之状。

太平圣惠方

卷三十五·治咽喉内生疮诸方：夫咽喉者，脾胃之候也。由脾胃间热，其气上冲咽喉，所以生疮。其疮白头或赤根，皆由热毒所致也。

治尸咽喉痒痛诸方：夫尸咽者，谓人腹内尸虫上蚀于喉咽，生疮也。此皆阴阳不和，脾肺壅滞，风热毒气，在于脏腑，不能宣通，故令尸虫动作，上蚀咽中，或痛或痒，如䘌之候者是也。

圣济总录

卷一百二十三·咽喉生疮：咽喉生疮，或白或赤，痰唾稠浊，喉中腥臭疼痛，此盖上焦有热，脾肺不和，热抟其经，熏发咽喉故也。

尸咽喉：论曰道家服药，务先去三虫者，以其为人害也，尸咽之病，亦本于此，巢氏谓腹中尸虫，上蚀咽喉，能令生疮，或痒或痛，如䘌之候者是也，善摄生者，倘未能除去，亦当服药治之，勿使妄动则善矣。

普济本事方

卷四·利膈汤：治虚烦上盛，脾肺有热，咽喉生疮，利膈汤。鸡苏叶、荆芥穗、桔梗、防风、牛蒡子、甘草各一两炙，参半两。右细末，每服一钱，沸汤点服，如咽痛口疮甚者，加僵蚕一两。

外科精要

卷下·论痈疽喉舌生疮如菌：痈疽不服内托散，或失宣内毒，致咽喉口舌生疮，甚则生红黑菌，害人甚速，当用琥珀犀角膏治之。向有患此症者，诸法不效，余用此药，一日而安。

金匮钩玄

咽喉生疮：多属虚。血热游行无制，客于咽喉。人参、蜜炙黄柏、荆芥。

虚，人参、竹沥，无实火。热，黄连、荆芥、薄荷、硝石。上为末，用蜜姜汁调噙。血虚，四物汤中加重型沥。

丹溪心法

卷四·缠喉风喉痹：咽喉生疮痛，是虚热血虚，多属虚火游行无制，客于咽喉也，用人参、荆芥、蜜炙黄柏，虚火用人参、竹沥。血虚，四物加竹沥。实热者，黄连、荆芥、薄荷、硝、蜜、姜汁调，噙化。

普济方

卷六十四·咽干附论：夫脾肺不利，上焦有热，则津液枯燥，搏于咽喉，故令干痛，甚则生疮矣。

本草纲目

卷十六：咽喉生疮，脾肺虚热上攻也。麦门冬一两，黄连半两，为末，炼蜜丸梧子大，每服二十丸，麦门冬汤下。（普济方）

卷三十六：咽喉怪证，咽喉生疮，层层如叠，不痛，日久有窍出臭气，废饮食。用臭橘皮煎汤连服。必愈。（夏子益奇病方）

医贯

卷四：又有喉间作痛，溃烂日久不愈，此必杨梅疮毒，须以草薢（土茯苓）汤为主。

外科启玄

卷八·喉疳：喉乃性命之关，不可轻忽，若不可治，一二日间死生系之。轻则缓，重则急，治宜内服凉膈解毒之剂，外以冰片一分，儿茶五分，百草霜二钱，共末，每次吹五厘于喉内，神效，非他方之效可比。

景岳全书

卷二十八·咽喉·喉癣证：凡阴虚劳损之人，多有此病。其证则满喉生疮，红痛久不能愈，此实水亏虚火证也，宜用前阴虚喉痹之法治之。若多咳嗽肺热，宜以四阴煎之类主之。若满喉生疮，破烂而痛者，宜用牛黄益金散吹敷之，仍内服滋补真阴之剂，自可全愈。

辨证录

卷三·咽喉痛门：人有生喉癣于咽门之间，以致喉咙疼痛者，其症必先作痒，面红耳热而不可忍，其后则咽唾之时，时觉干燥，必再加咽唾而后快，久则成形而作痛，变为杨梅之红瘰，或痛或痒而为癣矣。夫癣必有虫，咽喉之地，岂容生虫，世人往往得此病，恬不为意到不能治，而追悔于失治也，不其晚乎。此病因肾水之耗，以致肾火之冲，而肺金又燥，清肃之令不行，水火无既济之欢，金水有相形之势，两相战斗于关隘之间，致成此症。治法仍须补肾中之水，而益其肺气，以大滋其化源，兼用杀虫之味，以治其癣，庶几正固而邪散，而虫亦可以尽扫也。方用化癣神丹：玄参一两，麦冬一两，五味子一钱，白薇一钱，鼠黏子一钱，百部三钱，甘草一钱，紫菀二钱，白芥子二钱。水煎服。二剂而疼痛少痊，又服四剂，而癣中之虫尽死矣。

即不可仍用此方，另用润喉汤：熟地一两，山茱萸四钱，麦冬一两，生地三钱，桑白皮三钱，甘草一钱，贝母一钱，薏仁五钱。水煎服。连服十剂，而痒与痛俱除矣。方中再加肉桂一钱，饥服冷服，实为善后之策，又万举而万全也。盖从前多用微寒之药，恐致脾胃受伤，加入肉桂以补火，则水得火而无冰冻之忧，土得火而有生发之乐，下焦热而上焦自寒也。

此症先可用白薇汤十剂，后可用溉喉汤三十剂，亦能奏功。白薇汤：白薇二钱，麦冬三钱，款冬花、桔梗各三分，百部二分，贝母五分，生地三钱，甘草三分。水煎汤，漱口服。日服一剂，服十剂虫死。溉喉汤：熟地二两，麦冬一两，甘草一钱，白薇五分。水煎服。服一月全愈。

尤氏喉科秘书

喉癣：虚火上炎，肺金太旺，致攻牙关，生如丝，如景窑纹样，又如秋海棠背后红丝一般，饮食阻碍咽痛，虽不伤命，久则喉哑失音，而不能救矣。

治喉癣，用碧丹频吹，膏滋药不时噙咽，再服煎剂，加土贝下气，须戒仇怒忧思酒色，忌食鸡、鹅、鱼、虾、蟹、猪首、羊肉、肝肠、茄子、黄瓜，及一切辛辣炙煿动气动火等物，一月可愈。

喉刺多因先患劳病，重症既人，虚火上升，荣血已枯，其喉上腭，有红点密密如蚊虫咬斑样，此系危笃将殂，勿治。

尤氏喉科指南

喉癣　因肾虚火炎，肺经火旺，不肿而微红，如海棠叶背红筋状，有斑点青白。又一或如芥菜子大，或如绿豆大，每点生芒刺，饮食阻碍，喉干音哑，咳嗽无痰。其斑点生于筋中者癣，生于筋旁者痹，用膏子药，不时含咽，吹真禁珠黄散，内加乳石，中白、参叶末；煎用清肺养阴。

喉疳　此因肾虚火旺，升腾而发，喉间上腭有青白水点，平塌无刺，故名。喉声不哑不咳嗽，两尺脉虚者是也。

喉关起刺　多因虚劳，虚火上炎，营阴虚亏将竭。喉间红点，密如蚊虫足迹者，难治。

慈幼新书

卷二・杂症・咽喉：喉癣者，风火郁滞喉间，蒸湿生虫，或疼或痒，干燥枯涸，甚至面红耳热而不可忍，百部汤治之，苡仁汤调之。

百部汤：白微、紫菀、百部、元参、麦冬、甘草、五味子、大力子、白芥子。

苡仁汤：熟地、麦冬、苡仁、山萸、桑皮、贝母、生地、甘草。

远公曰：服百部汤虫死，服苡仁汤火息，更入肉桂数分，服二剂，不再发。

医碥

卷三・杂症・咽喉：喉癣，喉间生红丝，如戈窑纹，又如秋海棠叶背，干燥而痒，久则烂开，有小孔如蚁蛀，故又名天白蚁。由过食辛热，致胃火上炎灼肺所致。痨证亦多此，皆属火盛水虚，观其干燥不肿可知矣。宜广笔鼠黏汤。未溃吹矾精散，已溃吹清凉散。须清心寡欲，戒厚味发物，庶可保全。若至喉哑，或烂开叠起腐衣，形如蚁蛀，多不救。喉菌，状如浮萍，色紫，忧郁气滞血热使然，妇人多患之。初用碧丹五、金丹一，后则碧三、金二，吹之。噙清灵膏，服喉痹饮。喉疮，层层如叠，不痛，日久有窍出臭气，枸杞叶烧酒顿服。久嗽喉痛，乌梅肉五分，柿霜、天冬、麦冬、硼砂各二钱，玄参一钱，蜜丸含化。会厌痛，详下暗门。喉柱肿痛，烧盐、枯矾研匀，箸头点之即消。内服甘桔射干汤。禁针，伤命。

疡医大全

卷十七・咽喉部・喉癣门：……喉刺多因先患痨病重证，既多虚火上升，荣血已枯，其喉上腭有红点密密如蚊蚤咬者，死勿治。

奎光曰：喉癣，乃虚火上炎，肺金太旺，致攻牙关，生如哥窑纹样，又如秋叶背后红丝，饮食阻碍，咽痛虽不致殒命，久则咽喉失音而不救。又曰：喉癣用碧丹吹，不时服膏子药，再服煎剂加大贝母下气，守戒一月愈。

重楼玉钥

卷上·喉风三十六症·咽疮风:咽喉此症不为良黄烂成疮作祸殃,依法频施无效处,必然长梦入黄粱。初起生咽喉间,或红黄色如粟形者,日久满喉成疮,及满口生者,渐变紫黑不能吞咽。先用角药,次开风路针,服紫地散以冰硼散吹之即效。惟风热实症可治,若内伤咳嗽吐血后而发此症者,切不可用此等药致枉人命也。

枢扶氏曰:按咽疮一症,虽曰真阴亏竭,相火熏灼上升,咽喉发为咽疮,最为虚损恶症。然其间虚实阴阳,亦当分别治之。凡属实症,由于风热者,必须发热恶寒,疮色红黄,右脉浮数有力。因病人平昔过食煎炙,蕴积于胸膈,今又新受风邪,感触而发。治宜以喉科诸药投之,自然获效。若虚症,形色白而干燥不润,内热口渴,饮食微少疼,惟咽津液其痛更甚,此由真阴已亏,虚损所致。然内伤有两种,一属气亏为阳虚,一属血亏为阴虚。阳虚者,两寸浮数遇劳益甚而行,动则气喘,此脾肺气虚穷及肾水,须培补中土,庶无差误。今时医不识,以清凉利痰之剂治之,遂致喉间变生咽疮,顿成不治之症。若阴虚者,两尺洪数,重按无力现于外者,内热咳嗽吐痰衄血,或饮食日减,此肝肾阴虚,不能蓄养龙雷真火。盖阴虚则火旺,火旺则水竭,水竭则肾元枯涸,肾元枯涸,则相火奔腾而浮上。斯喉痹咽疮,痰结烦躁声哑之症作矣,俗曰火烧灶门是也。其时若以六味补水,真水不能骤生,以生脉保肺,而久炎之肺又非参麦能疗,以八味降火,而咽喉之地难受桂附之性,以滋肾丸互治水火,而水火不能既济,惟急用甘露饮治之,使水火各安其位,得以浚其源而安其流,能导龙归海,使五行自有相生之象,然后再按脉察色,分别治之,或八味六味,或归脾养荣诸方佐之,自然获奏神效,称为灵丹。然患者亦当早治,勿待病入膏肓,虽有神丹,亦无济也。

洞天奥旨

卷十二·喉疳:喉疳之疮,即双蛾之症也。有阴有阳,阴乃少阴之君火,阳乃少阳之相火也。二症最急,若不早治,一二日间,死生系之,轻缓而重急也。阴火症用八味地黄汤神效,阳火症内服解火之剂,外用吹药,亦效应如响。总不可缓治之也。

医学心悟

卷四·咽喉·喉疮:少阴肾经阴火上冲也。宜用薤汁探去其痰,若疮势灌脓,以银针挑破之,随用荆芥汤洗之,再吹冰片散,饮以甘桔汤。其上腭生疮,脾热也;舌上生疮,心热也。吹服如前法。

卷六·外科证治方药·喉疮:喉疮,命门相火也。疮势灌脓,以银针挑破之,随用荆芥、甘草煎汤洗之。其吹服如前法。

外科证治全生集

卷一·喉癣:体虚多郁者患之,喉中不闭不肿,气出如常,微微疼痒,饮食不遂者是。此系虚火,淹缠难愈。忌刺畏补。当用雪梅丸噙含,每日一丸,十日可愈。

医宗金鉴

外科心法要诀·喉部·喉疳:喉疳初觉阴虚成,嗌干刺痛色淡红,肾火上炎金受克,破烂失音臭腐疼。[注]此证一名阴虚喉疳。初觉咽嗌干燥,如毛草常刺喉中,又如硬物隘于咽下,呕吐酸水,哕出甜涎,淡红,微肿微痛,日久其色紫暗不鲜,颇似冻榴子色。由肾液久亏,相火炎上,消烁肺金,熏燎咽喉,肿痛日增,破烂腐衣,叠若虾皮,声音雌哑,喘急多痰,臭腐蚀延,其疼倍增,妨碍饮食,胃气由此渐衰。而虚火益盛,烦躁者,宜服知柏地黄汤;若吐酸哕涎者,宜服甘露饮加川黄连;便燥者,兼服万氏润燥膏;面唇俱白,不寐懒食者,宜归脾汤加酒炒川黄连;肿吹紫雪散,腐吹八宝珍珠散。其证投方应病,或者十全一、二,否则难救。

喉癣:喉癣咽干生苔藓,初痒时增燥裂疼,过饮药酒五辛火,霉烂延开蚁蛀形。[注]此证一名天白蚁。咽嗌干燥,初觉时痒,次生苔藓,色暗木红,燥烈疼痛,时吐臭涎,妨碍饮食。由过食炙煿、药酒、五辛等物,以致热积于胃,胃火熏肺而成斯疾。宜服广笔鼠黏汤,未溃吹矾精散,已溃吹清凉散。患者清心寡欲,戒厚味发物,或者十全一、二,若失治兼调理不谨,致生霉烂,延漫开大,叠起腐衣,旁生小孔,若蚁蛀蚀之状,多致不救。

喉科指掌

喉癣:此症因肾虚火旺,发癣于喉,不肿而微红,上有斑点,青白不一,如芥子大,或绿豆大,每点生芒刺，入水大痛，喉干声哑，咳嗽无痰，六脉细数者是，用知柏地黄汤兼四物汤加：麦冬、盐水炒玄参、女贞（盐水炒）、枸杞、首乌、阿胶各二钱。等服十服后，用八味丸加女贞、枸杞、人参、洋参，俱盐水炒，淡盐汤每早服四五钱，如服前知柏地黄汤、四物汤不应，加：桂附每帖各三分，水煎冷服，此引火归原之法也。玄武膏亦可服，如六脉洪数，恐难脱体。吹紫雪、金不换。

喉疳：此症肾虚火旺，沸腾上部而发，喉间上腭有青白红点，平坦无刺，故名喉疳。声不哑，不咳嗽，两尺脉虚者是也。先用六味汤去荆、防、蚕三味加：盐水炒玄参二钱，酒炒黄芩二钱，丹皮二钱，生地二钱，山栀盐水炒一钱，盐水炒女贞一钱五分，盐水炒知母一钱五分，男加龟板五钱，女加鳖甲五钱。服五剂或十剂，如不愈再加附子三分，肉桂三分，二味另煎冲前药内冷服，愈后合八味丸加：盐水炒玄参、知母、女贞、枸杞，一料全愈。吹金不换。

杂病源流犀烛

卷二十四・咽喉音声病源流：一曰喉癣，肺热也，喉间生红丝如哥窑纹，又如秋海棠叶背纹，干燥而痒，阻碍饮食，是虚火上炎，痰壅肺燥所致，盐酱及助火等物，到喉则不救，痨病人多患此，宜喉痹饮，青灵膏不时噙化，频吹碧丹。

一曰喉疮，层层如叠不痛，日久有窍，出臭气，废饮食，宜枸橘叶汁冲烧酒，频频服。

一曰尸咽，由阴阳不和，脾肺壅盛，风热毒气不能宣通，故令尸虫发动，上蚀于喉，或痒或疼，如䘌之候也，此与伤寒狐惑症同，当参考之。

又有脾肺虚热，上攻咽喉生疮者，宜麦门冬丸。又有喉痹已破，疮口痛者，宜猪脑蒸熟入姜醋吃之愈。

重楼玉钥续编

诸证补遗・尸咽喉：道家服药，务先去三虫，以其为人害也。尸咽之病，亦本于此巢氏，谓腹中尸虫，上蚀咽喉，能令生疮，或痒或痛，如䘌候是也。善摄生者，倘未能除去，亦当服药治之，勿使妄动则善矣，黄柏汤主之，或一捻金吹之。

诸证补遗・喉癣：喉间生红丝如哥窑纹，如秋海棠花叶背面之状，干燥而痒，阻碍饮食，此虚火上炎，痰壅肺燥所致。要戒盐、酱及助火之物。至喉哑则不可救。劳症每多生此，治用碧丹频吹，清灵膏不时噙化，再服喉痹饮。岫云山人曰：劳症生此，危在旦夕，为其金水之气皆绝也，故非咽喉药物之所能救治。

诸证补遗・喉疮奇疾：喉中生疮，层层叠垒而不痛，日久有窍，出臭气，废饮食，宜用枸橘叶烧酒频服。

诸证补遗・咽疮鼻烂：咽喉内生疮，鼻孔内亦烂，此症若作喉风治之，立死。宜用白霜梅一个、烧、存性，枯矾一钱，山甲珠一钱，共为细末。吹喉中，效。

诸证补遗・喉疮溃烂：喉疮已破，疮口疼痛，难进饮食，用猪脑髓蒸熟，以姜醋调和食之，自愈。感寒喉闭不能咽，用大附子一枚，削去皮、脐，切作大片，以蜜涂炙，令黄纳口中，噙咽其津，甘味尽，又炙一片而噙咽之。

郑氏彤园医书

卷二・外科病症・喉部・喉疳：初觉咽嗌干燥，如毛草常刺喉中，又如硬物嗌于咽下，呕吐酸水，哕出甜涎，微微肿痛，初淡红色，日久紫暗，颇似冻榴。由肾液久亏，相火炎上，消铄肺金，熏燎咽喉，肿痛渐增，久则破烂，腐衣迭起，若蛤蟆之皮；声音嘶哑，喘急多痰，臭腐蚀涎，其痛加倍，妨碍饮食，胃气日衰，由此虚火益甚，初起兼烦躁者，主以六味地黄汤加盐炒黄柏、知母，若吐酸哕甜涎者，先服甘露饮加酒炒黄连。如大便燥结，当用猪油一斤，炸油去渣，兑炼蜜各半，滚汤冲化二匙，日服三次，兼服前药，以肿消不腐为吉。肿痛处频吹紫雪散。或吹冰硼散。至若日久破烂，迭起腐衣，调治得法，十可保全五六。腐处频吹八宝珍珠散。溃后面唇白，不寐懒食者，常服归脾汤加酒炒黄连；溃后阴虚烦躁者，服六味地黄汤加元参、麦冬；溃后气血两虚，服八珍汤、益气养荣汤之类。

喉癣：一名天白蚁，咽喉干燥，初觉时痒，次生苔藓，色暗木红，燥裂闷痛，时吐臭涎，妨碍饮食，由食煎炒辛热，热积于胃，胃火熏蒸而成。主以广笔鼠黏汤。未溃者常吹矾精散；已溃者常吹清凉散。若不禁发物，不早调治，延至迭起腐衣，旁生蚁孔，坑陷食物，食不得饱，胃气日虚，怯症丛起者，必死。

尸咽症，因脾肺湿热，邪久生虫，剥蚀咽喉，麻痒兼痛，声音嘶哑者，初用榧子、芜荑、肉桂去皮、炒杏仁（等分），研末蜜丸，常噙咽中徐徐咽下，兼服广笔鼠黏汤（见五卷戻字号），凡喉癣、喉疮声音嘶哑皆服此方。

疡科心得集

卷上·辨喉疳喉菌论:喉疳，喉间上腭有青白红点平坦者是也，或亦有喉间作痛而溃烂者，此由肾虚火旺，沸腾上部而发。治之须用六味丸加减。若山栀、黄芩、元参、丹参、女贞、知母、龟板之属，随宜用之;吹药冰青散中加五倍子、白芷、牛黄、珍珠、黄连等物。又有肺经热毒积聚而发者，其证生于咽喉之下，肺管之上，看之不见，吹药不到，饮食妨碍，此名过桥疳，溃烂作痛，往往久而不愈。此或系天行疫毒，或系梅疮遗毒，俱宜服化毒丹、银花解毒汤或凉膈散;吹药与上同。

辨喉痹喉癣论:喉癣之生也，始时必有阴虚咳嗽，后遂喉中作痒而痛，咽唾随觉干燥，必再加咽唾而后快，久则成形，或如哥窑纹样，又如秋叶背后红丝，又或红点密密，如蚊蚤咬迹之状。良以真阴亏损，肾火上冲，肺金受烁，营卫枯槁而结。治法与喉痹大略相等。此证若久不愈，则咽喉必至失音而成损怯，不可救矣。治以清燥救肺汤，或大补阴丸，或知柏八味丸。

古今医彻

卷三·杂病:喉痛久不愈，甚至溃烂，素曾患时疮者，用萆薢散。

萆薢散:治杨梅喉癣。土茯苓(别名萆薢)五钱，当归、金银花、皂角刺、米仁各二钱，白鲜皮、白芷、木瓜、木通各七分，甘草五分。水煎。

咽喉脉证通论

烂喉癣第十:此证因棉花疮毒未尽，而结于咽喉。其状周围紫晕，渐至腐烂，烂上则鼻平陷，烂下则饮食难进，多致不救。初起不觉，或十日半月始知。当以清热凉血补脾为主，佐吞百宝丹二三十服。若体弱痰多，嗽重声哑者，不治。药用生地、花粉、黄芩、白芍、黄柏、丹皮、银花、元参、牛蒡、射干、防风、角刺。体弱者加茯苓;嗽重加山药、苡仁、知母、蒌仁、杏仁;热甚加犀角、黄连。十剂后，服犀羚贝母膏。

热风喉癣第十一:此证因劳心过度，血衰火盛而致，其状喉间红筋红瘰，或帝丁两旁生有疙瘩，一起即觉，非弱证喉癣可比，时作寒热，若食热毒之物而起，不作寒热，于此为别。凉血地黄汤，火甚加山栀，或犀角、黄连。

弱证喉癣第十二:此证因酒色过度，或劳碌忧郁所成，其状喉间红瘰，蔓延而生，津咽疼痛，夜间发热，口燥舌干，六脉洪数，当以清热补血为主。若动静饮食如常，形色精神不脱，无嗽无痰，乃血分有热，须凉血破血，不宜用补。如嗽重声哑，痰多，及盗汗不止者，不治。药用白芍、丹皮、黄芩、当归、元参、生地、黄柏、银花、花粉、大力子，初起亦加荆芥、防风、连翘、枳壳，病久去之。嗽重加知母、前胡、土贝、蒌仁、杏仁。热甚加柴胡、黄连。心火盛加犀角、黄连。肝火盛加羚羊角。泄泻加白术、茯苓。肾水枯竭，加山药、泽泻、枸杞、五味、知母。停酸作呕加砂仁。虚甚加苡仁、山药、茯苓，倍以白芍。

疡科捷径

卷中·喉部·喉癣:喉癣咽干苔藓生，时增燥痒痛难停，皆缘厚味五辛火，斑烂延开蚁蛀形。清金润燥汤:清金润燥地元参，牛蒡连翘花粉侵。川贝射干甘草等，僵蚕更又入灯心。

喉科大成

卷二·咽疮:多虚火游行无制，客于咽喉，宜用人参蜜炙，黄柏荆芥治之。

卷三·古今治法:十曰喉疮。少阴肾经阴火上冲也。宜用韭汁探去其痰。若疮势灌脓，以银针挑破之，随用荆芥汤洗之，再吹冰片散，饮以甘桔汤。其上腭生疮，脾热也。舌上生疮，心热也。吹服如前法。

卷三·古今治法·尸咽:尸咽者，阴阳不和，脾肺壅盛，风热毒气，又不能通，故令尸虫发动，上蚀于喉，或痒，或痛，如䘌之候也。与伤寒狐惑同，当参考。

卷三·古今治法·杨梅结毒:有喉间溃烂作痛，久不愈者，此非喉痹之属，乃杨梅结毒也。宜仙遗粮汤，甚者土茯苓汤吞五宝丹。

卷三·古今治法·阴虚咳嗽:久之喉中痛者，必有疮。名肺花疮，坎离丸加元参、桔梗，不可用冰片吹药，恐辛散转增溃也。坎离丸，即知柏四物汤加蜜为丸。

奉时要旨

卷四·咽喉:喉癣，喉中不闭不肿，气出如常，微微疼痒，此虚火，淹缠难愈，宜冰梅丸含之。

外科证治秘要

第十七章・喉菌、喉疳、喉痹、喉癣、梅核气、喉喑・喉疳：有时行疫毒，肺经积热，病后虚火，杨梅结毒之辨。

天行疫毒风火喉疳：其证初起咽痛，微恶寒，即发大热，明日视之，咽喉红碎，已起白腐，或如黄豆大，或如蚕豆大者，此证必凶。至三五日，热不减，神糊气急，烦躁者，不过六七日死。亦有至八九日仍死者。若初起身微热，咽喉虽烂，小如粞米，大如绿豆，此有风火，无疫毒也。治法总以清散为要。初起煎方：一二日用。牛蒡子、薄荷、桔梗、芦根、山豆根、连翘、玄参、丹参。若一二日神即昏者，即当用犀角、鲜斛等，再用紫雪丹开之。三四日煎方：犀角、鲜地、鲜斛、玄参、薄荷、制蚕、连翘。若神糊者，用珠黄散。大便不通，可用大黄、玄明粉。若一二日即大便溏泄者，本方去鲜地、加川连、葛根、黄芩。五六日煎方：上方多加清火解毒，银花、甘草、人中黄之属。

肺经积热喉疳：一名肺毒喉疳，生于咽喉之下，肺管之上，腐色反白，碎烂作痛；亦有看之不见，吹药不到者，又名过桥疳。初起微微寒热，饮食妨碍，往往延久不愈。若音哑声嘶、气急者不治。若音不哑、声不嘶、气急者犹可治，然亦不能速愈。煎方：射干、犀角、鲜斛、花粉、知母、甘草、桑白皮、金银花、桔梗、大贝母、绿豆、玄参、马勃。

病后虚火喉疳：伤寒时疫疟痢后，又咳嗽虚劳病久，皆能患此。其证上腭色红，或淡红，而起细碎白点，渐多渐腐，连及咽喉，亦有咽喉痛者，亦有不痛不痒者。皆阴虚火亢所致。煎方：沙参、鲜斛、大生地、麦冬、玄参、龟板、女贞、生甘草、知母、川贝母、甘蔗皮。外以月石二、三钱，泡汤，青布醮拭去腐，用珠黄散吹之。腐渐脱，能饮食者生；饮食不进，身时发热，气升呃逆死。

杨梅结毒喉疳：其人先患毒疮，然后喉痛腐烂，鼻必塞，头顶必痛，是其兆也。亦有父母遗毒于子，至一二十年发者。大抵结毒之证，咽喉虽烂，饮食能进，身不寒热，鼻塞，头脑门痛，或鼻梁有折痕，或发中有疮，此为辨也。煎方：银花、鲜地、玄参、甘草、大贝母、花粉、土茯苓、川连。体实者加大黄，玄明粉，或十味淡斋药，一百二十日而全愈。

喉癣：其始必有阴虚咳嗽，后遂喉中作痒而痛，咽唾干燥，必再咽而后快。久则成形，或如哥窑纹样，又如秋叶背后红丝，又或红点密密。良以阴亏火亢，肺燥津枯。久而不愈，必至失音，而成损怯。治法与喉痹大略相同，大补阴丸和知柏八味丸皆可用。

喉科心法

喉疮：此症初起咽喉干燥，如茅草常刺喉中，痛而且痒。日久其色紫暗不鲜，渐渐腐烂，时吐臭涎，疼痛日增，妨碍饮食。病由肾水久亏，相火炎上，而又过食煎炙厚味、烧酒，五辛热物积热于胃。口臭口渴，舌燥苔黄，牙龈肿痛，口舌破烂，乃相胃二火熏肺而成斯疾。法当补肾水，清胃热，宜甘露饮。胃热甚，兼进清胃散或知柏地黄汤。吹嗡凤凰衣散，或加熟石膏、甘草，或加飞过建黛少许，酒炒黄柏少许，薄荷叶少许。患者清心寡欲，戒食鸡、鱼、牛、羊、烧酒、洋烟、水烟、槟榔、炙炒厚味，甘淡泊以调养，方许可治。不然，必致腐烂，延久叠起腐衣，旁生小孔，若蚁蛀蚀状，饮食不能进，多致不救。更有心肾脾胃素虚之人，服寒凉克伐药过多，以致脾胃愈虚，真阳益衰，阴翳之火客于咽喉，腐烂成穴而不痛，胸膈胀闷，夜不能寐，饮食不思者，亦危症也。急用冯氏全真一气汤浓煎频服，兼进归脾汤去木香加熟地、上桂、炒黄建姜；稍愈即以附桂八味地黄丸，每早须用淡盐汤吞五钱，以加减归脾汤调养心脾气血。饭后良久服。能如此调理，亦可转危为安，然皆不易也。

喉舌破烂：此症有因风热阳症之轻者。初起红肿痛不甚，尚可饮食，不自提防，乃赴筵席，饮香醪，啖厚味，不逾时红肿痛大作，不能食而破烂；有因患阳症，服清解药已渐愈，昧者遽投以温补热药，致令病返，红肿大痛破烂。二症并宜先用陈细茶泡取浓汁，漱净口喉，随以独行散合凤凰衣散频上烂处，莫歇手。有脓，合海浮散加上竭，内服加味甘桔汤，数剂可愈，愈后，戒洋烟、水烟、槟榔、鸡、鱼、牛、羊肉、辣椒、子姜一切发物一月，免病返复。此乃治误食热物、误用温补之方法也。若喉痛日久，屡用末药吹嗡，频服寒凉克伐煎剂。致渐渐腐烂成孔，大小不一，愈久愈烂。不红不肿，其色紫暗，痛亦不甚。饮食勉强可吞。有牙疍烂去半边者，有蒂钟烂至全无者，蒂钟俗名小舌，有数月而毙者，有延至数年毙者，此乃误服寒凉，过服寒凉之症。噫，苦寒杀人，实可畏也。总由治之者不明虚实，不审阴阳，不辨寒热真假。末药妄投，寒凉肆用，以致大伤后天气血及先天真阴真阳。肾中虚火客于咽喉而烂，不比阳症之火，可用寒凉，此是阴翳之火，大忌寒凉，得寒凉其火益炽，惟太阳一照，龙雷自息。但看病至如此，治疗良难。法惟救本，勿稍从事乎标。大补后天气血，更补先天真阳真阴。归脾汤、八珍汤、十全大补汤、四君子、六君子汤皆后天药也。六味地黄丸、附桂八味地黄丸皆先天药也，随症斟酌选用。饭后良久服后天药，早晚空心服先天药。其间孰宾孰主，或加或减，或进或退，则又权宜在心。如此煎丸并进，慎起居，守禁忌，调补半载，方能化凶为吉，转祸为福。否则，恐无生理，吹噙末药只可用凤凰衣散去橄榄加珍珠，研极细末，如眼药样，粉甘草去皮，研极细，筛取净末，等分匀上烂处。余诸种末药皆禁用。病者宜潜玩深思而熟记焉！

焦氏喉科枕秘

喉疳图：此症受风热，或食炙煿受毒而起，老者难愈，少者易痊，先以白午后汁二杯，年干末三钱七分，含漱拔毒，少顷吐出，不可咽下，含止痛，次以秘，加冰片麝香珠粉牙末合均吹，服学士汤，加大黄三钱二剂，壮盛者即服土茯苓十二三剂，时含前药，色转红者治，否则不治，或三黄汤三剂，若烂洞，吹生肌散，止痛后，用紫云烟熏之，口含甘草汤解毒，忌生羊肉，与煎炒发物。

喉癣图：此症因受风热，或饮酒太过，上焦火燥而起，喉之内外皆白，吹秘，服山豆根汤。

血证论

卷六·声音：有痨虫，居于肺间，啮坏肺脏，金蚀不鸣，喉中痒咳喘热难已，此为痨瘵难治之证，宜百部人参明雄獭爪白芨百合蚕砂麝香桔梗甘草獭肝鳗鱼骨治之。又凡痨瘵，而咽喉破烂者，均在不治。总宜上方，外用珍珠人参牛黄明雄吹之。

急救喉症刺疗合编

喉舌破烂：此症多因风热。阳症之轻者，初起或微肿，不甚疼痛，饮食亦无相得。不自提防，或因过食鸡鱼煎炙厚味，姜椒热毒发物，或又误服姜附温补热药，火上添油，热毒愈炽，以致红肿疼痛，渐渐腐烂成孔，愈烂愈宽，若不早为医治，或再投以姜附热药，连小舌一并烂去者，多不可救。治法：先以陈茶叶煎浓汁，嗽净喉舌，用元珠丹，频频向患处吹之，初进神功辟邪散数剂，再用甘露饮或知柏地黄汤，看病势之轻重，酌量加减服之，非一月半月，可能收功也。愈后切忌煎炙厚味，鸡鱼辛辣热毒发物，酒色尤须禁戒，调养半年，免致复发，或以人中黄古代末冲服极效。

集喉症诸方喉风三十六症

咽疮风：无论男妇，咽喉生痰，满口生物，或黄，或红，或白，先用角药，次用开路针，三用紫地散，四用冰硼散，即效。此症生在咽喉间，初起红黄渐至黑色，不能吞咽，日久满喉，惟风热成症者可治，若内伤咳嗽而成者不治。咽疮此症不为良，黄烂之时作祸殃，角药频施无退步，必然一变叹黄粱。

重订囊秘喉书

卷上·类证·喉癣：此虚火上炎，肺受燥热，致攻喉间，生红丝，如哥窑纹，又如海棠叶背纹。干燥妨食，或痛或痒，虽不丧命，亦难速愈，如用药迟延，不守戒忌，必生重症。久则失音不救，劳症多患之。（谔按：凡患喉症，均当忌口戒欲。前于师处临诊，见有一石姓女者，患咽痛，经师治愈后，忽一日复来诊，猝然失音，帝丁红肿，诊脉尺大而浮，知其不戒欲之故。乃用养阴摄纳法而愈。又按：今人患温病或湿温等症，一见喉中痒痛，即以为喉癣，遂送猴斋猴，无所不至。实非喉癣症，积习之陋，可嗤可叹。）

类证·喉刺：多因劳病未愈，虚火上炎，营血已竭，其症上颚有红点，密密如蚊啮痕。此是危笃将殂，慎勿视之，以取谤怨也。

药例·治喉癣：用喉癣方频吹，百草膏，不时频咽，再服煎剂，内加土贝母。下气，忌忧思忿怒酒色，并鸡虾蟹羊鹅，猪首肝肠，一切毒物炙煿，及引气动火之物，守戒一月，可愈。

外科备要

卷一·证治·喉部·喉癣：一名天白蚁，咽嗌干燥，初觉时痒，次生苔藓，色暗木红，燥裂闷痛。时吐臭涎，妨碍饮食。由过食煎炒，辛热积于胃，胃火熏肺而成，宜服广笔鼠黏汤，未溃吹矾精散，已溃吹清凉散，若失治，兼调理不谨，致生霉烂，延漫开大，边起腐衣，旁生小孔，若蚁蛀蚀之状，坑陷食物，食不得饱，胃气日虚，怯症丛起者，必死。

尸咽症：因脾肺湿热，郁久生虫，剥蚀咽喉，麻痒兼痛，声音嘶哑者，初用榧子、芜荑、桂心（去皮）、炒杏仁等分，研末蜜丸，常噙咽中，徐徐咽下，兼服广笔鼠黏汤。凡喉癣，喉疮，声音嘶哑，皆服此方。

医籍篇

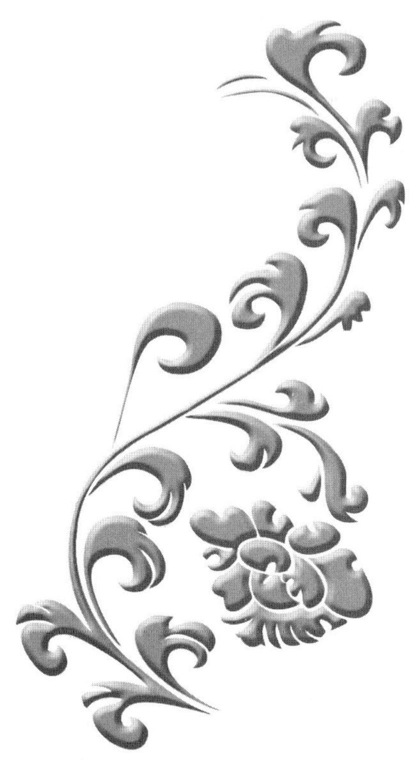

一、类　　书

黄帝内经素问

【年代与作者】非一人一时之作，一般认为成书于春秋战国时期(公元前770～公元前221年)。

【卷容简介】全书共二十四卷，分八十一篇，有关耳鼻咽喉口腔科的内容散载于各卷之中。

【专科内容】

上古天真论篇第一：齿；真牙；齿更。

金匮真言论篇第四：鼽；衄。

五脏生成篇第十：耳聋。

五脏别论篇第十一：鼻为之不利。

诊要经终论篇第十六：嗌干；齿长而垢。

脉要精微论篇第十七：舌卷不能言。

玉机真脏论篇第十九：眩冒。

脏气法时论篇第二十二：耳无所闻；耳聋；颊肿；嗌干。

宣明五气篇第二十三：肾为欠为嚏；瘖。

血气形志篇第二十四：咽嗌。

宝命全形论篇第二十五：音嘶败。

通评虚实论篇第二十八：喘鸣肩息；头痛耳鸣。

太阴阳明论篇第二十九：喉主天气；咽主地气。

热论篇第三十一：鼻干；耳聋；嗌干；耳聋微闻。

刺热篇第三十二：颌痛；颊痛；鼻先赤；耳聋；眩冒。

评热病论篇第三十三：唾出若涕；清黄涕；口干。

气厥论篇第三十七：惊衄；口糜；辛頞；鼻渊；衄衊。

咳论篇第三十八：咽肿；喉痹。

风论篇第四十二：鼻柱坏；嗌干。

厥论篇第四十五：暴聋；颊肿；耳聋；喉痹；嗌肿。

奇病论篇第四十七：人有重身，九月而瘖。

脉解篇第四十九：耳鸣；聋；瘖；瘖俳；头痛、鼻鼽；嗌干；血见于鼻。

气穴论篇第五十八：耳中；完骨；曲牙；天突；瘖门。

缪刺论篇第六十三：喉痹，舌卷；耳聋，时不闻音；耳中生风；鼽衄；上齿寒；嗌痛不可内食；嗌中肿。

气交变大论篇第六十九：眩冒巅疾；嗌燥耳聋；耳无所闻；暴瘖；鼽嚏；口疮。

五常政大论篇第七十：嚏、咳、鼽衄；掉眩；鼻窒；嗌干；鼽嚏；云物摇动目转耳鸣。

六元正纪大论篇第七十一：鼽衄嚏；胸嗌不利；聋瞑；鼽衄；嚏欠；喉痹；鼽嚏；嗌干；耳鸣掉眩；衄衊；喉痹，耳鸣；阳明所至为鼽嚏；头痛。

至真要大论篇第七十四：鬲咽不通，食则呕；齿痛颊肿；耳聋浑浑焞焞；嗌肿喉痹；嗌痛颌肿；嗌干；鼽衄嚏呕；鼽衄；耳鸣头眩；愦愦欲吐；两咽不通；头痛，喉痹；耳痛；嗌塞；掉眩；鼽嚏；嗌燥；暴瘖；鼻渊；口糜；耳鸣掉眩；耳聋目瞑；耳聋，嗌塞；出清涕；喉嗌肿鸣。

著至教论篇第七十五：干嗌喉塞。

阴阳类论篇第七十九：喉咽干燥。

解精微论篇第八十一：泣涕者脑也……脑渗为涕。

【简要评述】全书内容非常丰富，包括有藏象、经络、病因、病机、诊法、病证、治疗原则以及针灸等，不仅是中医基本理论的根据，也是中医治疗方法的根本原则，还是后世中医学术发展的最重要理论基础，并一直对中医各科的临床实践起着指导作用，是中医学重要的经典著作之一。

【引用版本】《黄帝内经素问》人民卫生出版社，1983年6月新1版第五次印刷本。

灵枢经

【成书年代与作者】同《黄帝内经素问》。

【卷容简介】全书共八十一篇。其中忧恚无言第六十九为耳鼻咽喉口腔科专篇。脉度第十七、肠胃第三十一、五阅五使第三十七、本脏第四十七、五色第四十九等篇有较多耳鼻咽喉口腔科的内容。

【专科内容】

各篇中均涉及有耳鼻咽喉口腔科方面的内容，此摘要介绍如下：

邪气脏腑病形第四：十二经脉，三百六十五络，其血气皆上于面而走空窍……其别气走于耳而为听，其宗气上出于鼻而为嗅……走唇舌而为味。涩甚为喑；微涩为……耳鸣、颠疾。

本神第八：肺气虚则鼻塞不利，少气。

终始第九：音气益彰，耳目聪明；重舌；面黑齿长而垢；中热嗌干；舌卷。

经脉第十：人中、鼻孔、齿痛颈肿、口干、鼽衄、喉痹、颊车、唇、喉咙、耳前、口㖞唇胗、舌本、舌下、舌本强、耳上角、耳后、耳中、耳聋、嗌肿喉痹、颊痛、颃颡；唇舌者，肌肉之本也；唇反、喉嗌、鼽窒、喉痹瘁喑。

经筋第十三：完骨、耳后完骨、耳中鸣痛、筋急则口目为噼。

骨度第十四：结喉、横骨；耳后当完骨广九寸，耳前当耳门者广一尺三寸，两颧之间相去七寸。

营气第十六：上循喉咙，入颃颡之窍，究于畜门。

脉度第十七：五脏常内阅于上七窍也，故肺气通于鼻，肺和则鼻能知香臭矣；心气通于舌，心和则舌能知五味矣……脾气通于口，脾和则口能知五谷矣；肾气通于耳，肾和则而耳能闻五音矣。五脏不和则七窍不通。

寒热病第二十一：暴喑气硬，取扶突与舌上出血；暴聋气蒙，耳目不明，取天牖；血溢鼻口，取天府；下齿龋、上齿龋。

热病第二十三：窒鼻充面；干唇口嗌；耳聋而好瞑；啮齿耳青；耳聋不能自收；针嗌里；舌本烂；齿噤齿介；耳聋无闻，取耳中；耳鸣，取耳前动脉；耳痛不可刺者，耳中有脓，若有干耵聍耳无闻也。

杂病第二十六：厥气走喉而不能言；嗌干；喉痹不能言；聋而不痛；聋而痛；衄而不止。

口问第二十八：人之嚏，何气使然？阳气和利，满于心，出于鼻，故为嚏。口鼻者，气之门户也；人之耳中鸣者，何气使然？耳者，宗脉之所聚也，故胃中空则宗脉虚……故耳鸣。啮舌、啮颊、啮唇。上气不足，脑为之不满，耳为之苦鸣，头为之苦倾，目为之眩。

师传第二十九：肾者主为外，使之远听，视耳好恶，以知其性；鼻隧以长；唇厚；鼻孔在外；鼻柱中央起。

决气第三十：精脱者，耳聋；液脱者……耳数鸣。

肠胃第三十一：本篇记载有唇、口、齿、舌、咽门的解剖等。

海论第三十三：髓海不足，则脑转耳鸣，胫酸眩冒，目无所见，懈怠安卧。

胀论第三十五：咽喉小肠者，传送也；廉泉玉英者，津液道也；鼻闻焦臭。

五癃津液别第三十六：水谷皆入于口；耳为之听。

五阅五使第三十七：五官者，五脏之阅也；色见于明堂；五官、阙庭、蕃蔽、鼻者，肺之官也；口唇者，脾之官也；舌者，心之官也；耳者，肾之官也。肺病者，喘息鼻胀；脾病者，唇黄；心病者，舌卷短，颧赤；肾病者，颧与颜黑。五色之见于明堂也。

阴阳清浊第四十：其清者上走空窍。

病传第四十二：喑乎其无声。

本脏第四十七：本篇记载有从唇的高下坚脆，判断脾的高下坚脆；从耳的位置判断肾的位置等内容。如"揭唇者脾高，唇下纵者，脾下……高耳者，肾高……耳偏高者，肾偏倾也"等。

五色第四十九：本篇记载有鼻色辨病，鼻的分属以及颜面部的分属与望诊等内容。如明堂者，鼻也；阙者，眉间也；庭者，颜也；蕃者，颊侧也；蔽者，耳门也；明堂骨高以起，平以直，五脏次于中央，六府挟其两侧，首面上于阙庭，王宫在于下极。庭者，首面也，阙上者，咽喉也。阙中者，肺也；下极者，心也；直下者，肝也……面王以上者，小肠也；面王以下者，膀胱子处也；颧者，肩也……循牙车以下者，股也。

卫气第五十二：窗笼者，耳也。人迎颊挟颃颡也；头痛眩仆。

卫气失常第五十九：唇色青黄赤白黑者，病在肌肉。

玉版第六十：音嘶色脱，是五逆也。

五音五味第六十五：冲脉、任脉，皆起于胞中……会于咽喉，别而络唇口。唇口不荣；音声鼓响，闻其声而知其形。

百病始生第六十六：阳络伤则血外溢，血外溢则衄血。

忧恚无言第六十九：本篇专论咽喉口腔各部功能，包括了咽喉、会厌、喉咙、唇、舌、悬雍垂、颃颡等部位在发声中的作用，以及声音嘶哑的发生机制与治法等。

邪客第七十一：宗气积于胸中，出于喉咙，以贯心脉而行呼吸焉。天有列星，人有牙齿。

官能第七十三：聪耳者，可使听音。

刺节真邪第七十五：廉泉、耳无所闻、听宫、声闻于耳、舌焦唇槁、腊干嗌燥、妄听、妄言。

九针论第七十八：病生于咽喝，治之以甘药。肝主语、脾主吞、肾主欠。肺主涕，肾主唾，脾主涎。邪入于阳，转则为颠疾；邪入于阴，转则为喑。

大惑论第八十：脑转则引目系急，目系急则目眩以转矣。

痈疽第八十一：痈发于嗌中，名曰猛疽，猛疽不治，化为脓，脓不泻，塞咽，半日死；其化为脓者，泻则合豚膏，冷食，三日而已。

【简要评述】《灵枢经》是《黄帝内经》的一部分，又名《黄帝内经灵枢经》，亦曾称《针经》，其主要内容是研究经脉、俞穴、营卫气血及各种针刺法等，在阴阳、藏象、病因病机、病症、诊法、治法等方面内容丰富，是中医基础理论的重要发源著作之一。其中有关耳鼻咽喉口腔科的内容甚为丰富，尤其在耳鼻咽喉口腔的解剖、生理、病理、疾病的诊治、经络连属等方面内容丰富，是耳鼻咽喉口腔科学的理论渊源之一。

【引用版本】《灵枢经》辽宁科学技术出版社，1997年8月第1版。

难经

【年代与作者】秦越人著。成书年代不详，约成于《内经》之后，《伤寒论》之前。

【卷容简介】全书不分卷，共提出八十一难进行讨论。其中三十七难、四十难、四十二难、四十四难等有耳鼻咽喉科的内容。

【专科内容】

十七难：病若吐血，复鼽衄血者，脉当沉细，而反浮大而牢者，死也。

二十四难：足少阴气绝……齿长而枯；足太阴气绝，其脉不营其口唇，口唇者，肌肉之本也。人中满、唇反。舌本、舌卷。

二十八难：任脉者……至喉咽。

三十四难：本篇论述了五脏的声、色、嗅、味、液等。如肝臭臊；心臭焦、其声言；脾臭香、其声歌、其液涎；肺臭腥、其液涕；肾臭腐、其液唾等。

三十七难：五脏者，常内阅于上七窍也。故肺气通于鼻，鼻和则知香臭矣；脾气通于口，口和则知谷味矣；心气通于舌，舌和则知五味矣；肾气通于耳，耳和则知五音矣。五脏不和，则七窍不通。

四十难：心主臭，脾主味，肺主声，肾主液。鼻者，肺之候，而反知香臭；耳者，肾之候，而反闻声，其意何也……心主臭，故令鼻知香臭……肺主声，故令耳闻声。

四十二难：本篇记载了口、唇、齿、舌、咽门、喉咙的解剖内容，如口广二寸半，唇至齿长九分，齿以后至会厌，深三寸半，大容五合。舌重十两，长七寸，广二寸半。咽门重十二两，广二寸半，至胃长一尺六寸。喉咙重十二两，广二寸，长一尺二寸，九节。

四十四难：唇为飞门，齿为户门，会厌为吸门。

四十七难：人头者，诸阳之会也。

四十八难：言者为虚，不言者为实；痒者为虚，痛者为实。

四十九难：忧愁思虑则伤心；饮食劳倦则伤脾；心主臭；肺主声；脾为涎、肺为涕、(肾)自入为唾。

五十八难：鼻槁、唇舌槁、齿本槁痛。

【简要评述】《难经》是继《内经》之后的又一本中医基础理论之作，该书以《内经》的理论为主，对《内经》中的有关论述做了进一步的阐述。内容涉及生理、病理、解剖、诊断、针刺、治疗等。其中有关耳鼻咽喉口腔科学的内容主要有脏窍关系、解剖、生理等，尤其对于心主臭、肺主声的论述对后世影响较大，意义深远。

【引用版本】《难经校释》人民卫生出版社，1979 年 11 月第 1 版。

诸病源候论

【年代与作者】隋代，巢元方等撰。成书于公元 610 年(隋大业六年)。

【卷容简介】全书共五十卷，分六十七门，一千七百三十九论。卷二十九、卷三十为耳鼻咽喉口腔科专篇。卷三十九和卷四十五至卷五十分别有妇人与小儿耳鼻咽喉口腔科的论述。

【专科内容】

卷一　风病诸候上：风口噤候；风舌强不得语候；风失音不语候；风口㖞候。

卷二　风病诸候下：风冷失声候；中冷声嘶候；风头眩候。

卷三　虚劳病诸候上：虚劳耳聋候。

卷四　虚劳病诸候下：虚劳舌肿候；虚劳口干燥候；虚劳鼻衄候。

卷六　解散病诸候：解散鼻塞候。

卷七　伤寒病诸候上：伤寒咽喉痛候；伤寒口疮候。

卷八　伤寒病诸候下：伤寒衄血候；伤寒狐惑候；伤寒失声候。

卷九　时气病诸候：时气衄血候；时气口疮候；时气咽喉痛候。

卷九　热病诸候：热病口疮候；热病咽喉疮候；热病口干候；热病衄候。

卷十　温病诸候：温病咽喉痛候；温病衄候。

卷十三　气病诸候：上气喉中如水鸡鸣候。

卷十五　五脏六腑病诸候：肝病候(气逆则头眩，耳聋不聪，颊肿)；心病候(其候舌、舌本强)；肺病候(其候鼻、其液涕；肺气不足，则少气不能报息，耳聋，嗌干)；肾病候(其候耳、其液唾；肾气不足，……耳鸣苦聋)；胆病候(胆气不足，其气上溢而口苦，……喉中介介，数唾)。

卷十七　痢病诸候：下痢口中及肠内生疮候。

卷十八　湿病诸候：疳候。

卷二十　否噎病诸候：食噎候。

卷二十七　血病诸候：舌上出血候；九窍四支出血候。面体病诸候：酒皶候。

卷二十九　鼻病诸候：鼻衄候；鼻衄不止候；鼻大衄候；鼻久衄候；鼻齆候；鼻生疮候；鼻息肉候；鼻窒塞气息不通候；鼻涕候；鼻痛候；食诸物误落鼻内候。

耳病诸候：耳聋候；耳风聋候；劳重聋候；久聋候；耳鸣候；聤耳候；耳疼痛候；耳耵聍候；耳疮候。

牙齿病诸候：牙齿痛候；牙痛候；齿痛候；风齿候；齿龈肿候；齿间出血候；牙齿虫候；牙虫候；齿虫候；齿䘌注候；齿䘌候；齿挺候；齿动摇候；齿落不生候；齿音离候；牙齿历蠹候；齿漏候；齿齿所候；拔齿损候；齗齿候；齿黄黑候。

卷三十　唇口病诸候：口舌疮候；紧唇候；唇疮候；唇生核候；口吻疮候；唇口面皴候；兔缺候；口臭候；口舌干焦候；舌肿强候；謇吃候；重舌候；悬雍肿候；咽喉垂倒候；失欠颔车蹉候；数欠候；失枕候。

咽喉心胸病诸候：喉痹候；马喉痹候；喉中生谷贼不通候；狗咽喉；咽喉疮候；尸咽喉；喉咽肿痛候；喉痈候；咽喉不利候；

卷三十一　瘿瘤等病诸候：瘤候；鼾眠候。肿病诸候：诸肿候。丁疮病诸候：丁疮候。

卷三十二　痈疽病诸候上：痈候；痈有脓候；痈溃后候；附骨痈肿候。

卷三十三　痈疽病诸候下：疽发口齿候；痤疖候。

卷三十五　疮病诸候：头面身体诸疮候；月食疮候；浸淫疮候；断咽疮候；断耳疮候；冻烂肿疮候。

卷三十七　妇人杂病诸候一：中风口噤候；偏风口㖞候；风眩候。

卷三十九　妇人杂病诸候三：咽中如炙肉脔候；喉痛候；口舌出血候；耳聋候；耳聋风肿候；风眩鼻塞候；鼻衄候；耳后附骨痈候。

卷四十二　妇人妊娠病诸候下：妊娠咽喉身体著毒肿候。

卷四十四　妇人产后病诸候下：产后耳聋候；产后虚热口生疮候。

卷四十五　小儿杂病诸候一：伤寒咽喉痛候；伤寒口内生疮候；伤寒鼻衄候。

卷四十六　小儿杂病诸候二：温病鼻衄候。

卷四十八　小儿杂病诸候四：重舌候；滞颐候；卒失音不能语候；中风口㖞邪僻候；耳聋候；耳鸣候；耳中风掣痛候；聤耳候；鼻衄候；䵩鼻候；齆鼻候；鼻塞候；喉痹候；马痹候；齿不生候；齿痛风龋候；齿根血出候；唇青候。

卷五十　小儿杂病诸候六：头面身体诸疮候；瘰疬候；恶核候；口疮候；鹅口候；燕口生疮候；口下黄肥疮候；舌上疮候；舌肿候；噤候；月蚀疮候；耳疮候；浸淫疮候；瘑湿疮候。

【简要评述】本书是古典医学著作之一。它总结了隋代以前的医学成就，集中论述各种疾病的病源与病候，内容丰富，是一部病因病理学专著。继《内经》、《难经》、《伤寒论》、《金匮要略》等书之后，进一步研讨并发展了中医学的理论体系。对耳鼻咽喉口腔科的众多疾病的病源与病候进行了详细的论述，其中对鼻衄、耳鸣、耳聋、齿病及面口周围诸病的病因病机及证候论述尤详。对耳疼痛不治，可变成痉病的论述，至今仍有重要的临床指导意义。

【引用版本】《诸病源候论》辽宁科学技术出版社，1997 年 8 月第 1 版。

医林改错

【年代与作者】清代，王清任(又名全任，字勋臣)撰。成书于公元 1830 年(清道光十年)。

【卷容简介】全书分上、下两卷。两卷中均有关于耳鼻咽喉口腔科的论述。

【专科内容】

卷上：会厌、左气门、右气门、卫总管、荣总管、气府、血府记；脑髓说；通窍活血汤所治症目(糟鼻子；耳聋年久；牙疳；出气臭)；血府逐瘀汤所治症目(饮水即呛)。

卷下：口眼歪斜辨；辨口角流涎非痰饮；论语言蹇涩非痰火；辨口噤咬牙；会厌逐瘀汤。

【简要评述】王清任在医学活动中十分重视对人体解剖的研究，他通过亲身观察，确有新的发现，改正了前人的一些错误。如对咽喉的解剖，对耳司听、鼻司嗅与脑的联系等，均更切实际。在医学理论方面，他强调和重视气血，亦根据自己的解剖学观察和临床实践，自创逐瘀活血和补气活血方剂三十多个，如通窍活血汤合通气散治疗年久耳聋等，至今仍有临床实用价值。

【引用版本】《医林改错》上海科学技术出版社，1966 年 4 月新 1 版。

古今图书集成・医部全录

【年代与作者】清代，陈梦雷(字则霞，一字省斋)等奉诏撰。刊于公元 1726 年(清雍正四年)。

【卷容简介】全书共五百二十卷。其中在脏腑身形中有耳鼻咽喉口腔科专篇，在诸疾、儿科中亦有耳鼻咽喉口腔科的部分内容。

【专科内容】

第四册・脏腑身形上

卷一二二至一二九：头门。

卷一三〇至一三三：面门。

卷一三四至一三七：耳门。

卷一五一至一五二：鼻门。

卷一五三至一五四：唇口门。

第五册・脏腑身形下

卷一五五至一五七：齿门。

卷一五八至一六〇：舌门。

卷一六一至一六三：咽喉门。

卷一六六至一六九：颈项门。

第六册・诸疾上

卷二七至二七七：血门。

卷三二四：声音门。

卷三二九：诸哽门。

第十册·儿科上

卷四一一至四一四：小儿头面耳目鼻门。

卷四一五至四一六：小儿唇口齿舌喉病门。

【简要评述】本书是我国有史以来最大的一部医学类书。全书所收文献，自《内经》至清初为止，共一百二十余种。内容包括医经注释、诊断、各科疾病的理论及治疗经验，以及有关医学艺文、记事和名医传等。书中所载耳鼻咽喉口腔科内容亦极为丰富，涉及面广，对研究学习价值很大。

【引用版本】《古今图书集成医部全录》人民卫生出版社，1963年2月第1版第3次印刷本。

医述

【年代与作者】清代，程杏轩（名文囿；号观泉）撰。初刊于公元1829年（清道光九年）。

【卷容简介】全书共十六卷。卷一至卷二为医学溯源；卷三和卷四为伤寒；卷五至卷十二为杂证汇参；卷十三为女科原旨；卷十四为幼科集要；卷十五为痘疹精化；卷十六为方药备考。有关耳鼻咽喉口腔科论述集中于卷十一。

【专科内容】

卷六：衄血。

卷十：喑；眩晕。

卷十一：口（口疮、口渴、口苦、口臭、口燥、口噤、唇肿、唇瞤、唇揭、唇皱、唇裂、唇痒、唇麻、唇木、茧唇、唇疮）。舌（舌色主病、舌衄、舌痛生疮、舌苔主病、子舌、木舌、舌出不收、舌病选案）。齿（齿固、齿豁、齿动、齿长、齿痛、齿匿、肾虚牙痛、血虚牙痛、火热牙痛、虫蚀牙痛、风热牙痛、湿热牙痛、牙宣、牙菌、牙痈、穿牙毒、骨槽风、走马牙疳、牙病脉候、牙病选案、附方）。鼻、附嚏（鼻鼾、鼻色、鼻扇、鼻塞、鼻渊、鼻衄、鼻瘜、鼻齄、选案、附方、嚏）。耳（耳聋、新聋、旧聋、虚聋、耳立聋、耳鸣、耳痛、耳痒、聤耳、脓耳、耳疮、选案）。咽喉（单乳蛾、双乳蛾、单喉痹、双喉痹、缠喉风、急喉痹、悬雍垂、梅核气、尸咽、谷贼、骨鲠、咽痛、咽疮、选案、附方）。

【简要评述】本书乃作者积数十年之力，涉书三百余种，综贯众说，参合心得，分门别类，得此巨著。书中对耳鼻咽喉口腔病证论述内容丰富，所录医论，取舍甚精，阅之可省涉猎群书之劳，而收取精用宏之效。

【引用版本】《医述》安徽科学技术出版社，1983年7月第1版第1次印刷本。

二、全　书　类

圣济总录

【年代与作者】北宋末年，宋徽宗（赵佶）时由朝廷组织人员编撰。约成书于公元1111～1117年（宋政和年间）。

【卷容简介】全书共二百卷，分六十六门。其中卷七十、卷一百一十四至一百二十五为耳鼻咽喉口腔科专篇，卷一百八十至一百八十一为小儿耳鼻咽喉口腔科专篇。在其他卷亦有耳鼻咽喉口腔科论述散载。

【专科内容】

卷第六　诸风门：风口噤；风口㖞。

卷第七　诸风门：中风失音；中风舌强不语。

卷第十六　诸风门：风头眩。

卷第十七　诸风门：风头旋。

卷第二十九　伤寒门：伤寒鼻衄。

卷第三十　伤寒门：伤寒口舌生疮；伤寒舌肿胀；伤寒咽喉痛。

卷第三十二　伤寒门：伤寒后失音不语；伤寒后咽喉闭塞不通。

卷第四十九　肺脏门:肺痿咽燥。

卷第五十一　肾脏门:喑俳。

卷第六十二　膈气门:膈气咽喉噎塞。

卷第六十六　咳嗽门:咳嗽失声;风冷声嘶。

卷第六十九　吐血门:舌上出血。

卷第七十　鼻衄门:鼻衄统论;鼻衄;衄不止;大衄;久衄;衄衊。

卷第一百一十四　耳门:耳统论;耳聋;风聋;劳聋;久聋;五聋(风聋、干聋、劳聋、虚聋、聍聋);耳聋有脓;耳虚鸣。

卷第一百一十五　耳门:耳疼痛;耳肿;耳内生疮;耳耵聍;聤耳;百虫入耳;耳诸疾(虚损耳聋、耳内窒塞、耳重、气夺耳聋、渗透耳、耳暴聋)。

卷一百一十六　鼻门:鼻统论;鼻塞气息不通;鼻塞不闻香臭;齆鼻;鼻中生息肉;鼻痛;鼻渊;鼻流清涕;鼻中生疮;疳虫蚀鼻生疮。

卷第一百一十七　口齿门:口齿统论;口疮;口糜;口吻疮;口舌干燥。

卷第一百一十八　口齿门:口舌生疮;口臭;唇疮;唇生核;紧唇。

卷第一百一十九　口齿门:重舌;舌肿强;牙齿历蠹;牙齿疼痛;齿䘌。

卷第一百二十　口齿门:虫蚀牙齿;肾虚齿风痛;齿风肿痛;齿龈肿(骨槽风、牙龈肿痛);风疳。

卷第一百二十一　口齿门:齿间出血;齿龈宣露;齿龋;牙齿动摇;牙齿黄黑;牙齿不生;牙齿挺出;揩齿。

卷第一百二十二　咽喉门:咽喉统论;咽喉闭塞不通;喉痹(喉痹肿塞、缠喉风、走马缠喉风,急喉痹);马喉痹;咽喉肿痛。

卷第一百二十三　咽喉门:喉中生谷贼;咽喉肿痛语声不出;咽喉生痈(喉痈);咽喉生疮;悬雍肿;尸咽喉;狗咽。

卷第一百二十四　咽喉门:咽喉中如有物妨闷;咽干;喉咽诸疾(咽喉不利、咽喉痒咳嗽、咽喉凝唾不出);骨鲠;误吞诸物。

卷第一百二十六　瘰疬门;瘰疬统论;瘰疬结核;风毒气毒热毒瘰疬;瘰疬寒热;瘰疬有脓;瘰疬久不瘥。

卷第一百二十七　瘰疬门:诸瘰疬。

卷第一百二十八　痈疽门:附骨痈。

卷第一百二十九　痈疽门:附骨疽。

卷第一百三十三　疮肿门:浸淫疮;月蚀疮;冻烂肿疮。

卷第一百四十九　杂疗门:自缢欲死;辨自缢死解绳法;辨自缢死心下尚温虽久犹可活法。

卷第一百六十七　小儿门:小儿口噤;小儿撮口;小儿鹅口;小儿重腭。

卷第一百七十二　小儿门:小儿口齿疳。

卷第一百七十九　小儿门:小儿鼻衄。

卷第一百八十　小儿门:小儿鼻齆塞;小儿鼻多浊涕;小儿脑热鼻干无涕;小儿多涕;小儿喉痹;小儿重舌;小儿木舌;小儿燕口疮;小儿口疮。

卷第一百八十一　小儿门:小儿语迟;小儿齿不生;小儿咽喉诸病(咽喉中鸣、咽喉舌肿胀、啼声不出、咽喉肿痛、喉痹);小儿误吞物;小儿紧唇;小儿涎液不收;小儿聤耳(百虫入耳附)。

卷第一百八十三　乳石发动门:乳石发动吐血衄血;乳石发动口舌疮烂。

卷第一百八十七　补益门:补虚明耳目。

卷第一百九十　食治门:食治瘰疬;食治耳病。

卷第一百九十三　针灸门:治耳疾灸刺法;治鼻疾灸刺法;治口齿灸刺法;治失欠灸法。

【简要评述】本书系采辑历代医籍,并征集民间验方和医家献方整理汇编而成。内容有运气、叙例、治法及临床各科病证证治,包括内、外、妇、儿、五官、针灸等多科疾病。其中对耳鼻咽喉口腔科论述甚详,并突出了小儿耳鼻咽喉口腔专科特点。全书内容丰富,有理论,有经验,是一部具有研究价值的历史医学文献,也是临床上比较实用的参考书。

【引用版本】《圣济总录》人民卫生出版社，1962年10月第1版，1982年3月第1版第2次印刷本。

医学纲目

【年代与作者】明代，楼英(一名公爽，字全善)撰。成书于公元1565年(明嘉靖四十四年)。

【卷容简介】全书共四十卷。其中有十七卷均记载有耳鼻咽喉口腔科内容。

【专科内容】

卷之十　肝胆部：口噤；口眼㖞斜。

卷之十一　肝胆部：眩。

卷之十五　肝胆部：咽喉(喉痹、咽嗌痛、乳蛾、咽中介介如梗状、诸物梗喉、项颈强痛)。

卷之十七　心、小肠部：诸见血门(衄血、久衄、产后衄)；舌(舌肿痛、舌强舌卷、舌纵涎下多唾、自啮舌)。

卷之二十一　脾胃部：口燥咽干。

卷之二十二　脾胃部：咽喉噎塞口开目瞪。

卷之二十五　脾胃部：面肿颊腮痛；颊车病；口(口苦、口疮、口糜、口臭喉腥、口甘)。

卷之二十七　肺大肠部：鼻塞(鼻渊、鼻鼽、鼻息肉、酒齄鼻、鼻得冷则黑)；喑(舌喑、喉喑、胎前产后喑)。

卷之二十九　肾、膀胱部：耳聋(暴聋、耳鸣、耳肿痛、停耳、虫入耳)；牙齿痛(齿摇龈露、牙蛀、牙不生)；嚏。

卷之三十一　伤寒部：口苦咽干；眩；耳聋；口燥咽干；咽痛。

卷之三十二　伤寒部：鼻衄；哑。

卷之三十六　小儿部：喉痹。

卷之三十七　小儿部：弄舌；重舌；木舌；鼻衄；腮肿；恶核瘰疬；耳疮、耳冻疮；面疮；口疮；痘咽痛。

卷之三十八　小儿部：疳；鹅口；口疮；口噤；滞颐；撮口。

卷之三十九　小儿部：喑；鼻；齿迟；停耳。

【简要评述】本书采录《内经》以下历代方书、文献，结合作者意见，分部论述。卷一至卷九为阴阳脏腑部，为总论性质；卷十至卷十九，介绍各脏腑有关病证证治，把各种疾病类属于各脏腑；卷三十至卷三十三为伤寒部；卷三十四至卷三十九为妇人、小儿部；卷四十为运气部。每部之中，病证、方药、治法又各有别；治法以正门为主，支门为辅；门分上下，上者为《内经》原法，下者为后世医家之长。全书收录耳鼻咽喉口腔科资料广泛，内容丰富，选论治方，均有法度，很有参考价值。

【引用版本】《医学纲目》人民卫生出版社，1987年5月第1版第1次印刷本。

医学入门

【年代与作者】明代，李梴(字健斋)编。刊于公元1575年(明万历三年)。

【卷容简介】全书共九卷。其中卷四专论耳鼻咽喉口腔科。卷五、卷七亦论述有耳鼻咽喉口腔科内容。

【专科内容】

卷四：风类(头眩、耳、鼻、口舌、牙齿)；血类(衄血)；咽喉、附失音、骨哽。

卷五：胎前(子喑)：五疳(内疳痞结淅黄瘦、外鼻赤烂疮痰生、气疳、肾疳)；痈疽(耳疮、浸淫疮、月蚀疮、内疥疮、痄腮、瘰疬、痰核)；疔疮(生于头面)。

卷七：急救诸方(救缢死、误吞铜铁碗瓦、误吞铁针、误吞铜钱、误吞蜈蚣、误吞水蛭、骨鲠入喉、禾芒刺喉、喉间生肉、鼻中毛虫、口内肉毬、穿断舌心、咽塞呻吟不食)。

【简要评述】本书系纂集各家医书分类编成。首卷叙明堂图、历代医家传略、运气等。卷一记经络、脏腑、诊断、针道、灸法。卷二、卷三为本草。卷四至卷八为各科疾病证治及急救方等。以歌赋形式为正文，以注文补充说明，书中除引录各家学说外，并附以李氏个人见解，耳鼻咽喉口腔科学的内容论述简明扼要实用，是一部较有影响的中医入门参考书。

【引用版本】《医学入门》江西科学技术出版社，1988年9月第1版第1次印刷本。

景岳全书

【年代与作者】明代，张介宾(又名会卿，字景岳)著。成书于公元1624年(明天启四年)。

【卷容简介】全书共六十四卷。其中卷二十六至二十八为耳鼻咽喉口腔科专篇。卷十七、卷三十、卷四十四、卷四十五、卷四十七等亦论述有耳鼻咽喉口腔科内容。

【专科内容】

卷八　伤寒典下:衄血。

卷十一　杂证谟:伤风。

卷十七　杂证谟:眩运。

卷二十六　杂证谟:头痛;面病;口舌(口舌生疮、舌上无故出血(舌衄)、重舌木舌、针灸法)。

卷二十七　杂证谟:耳证(耳聋、耳鸣、停耳脓出、百虫入耳、灸法)。鼻证(鼻塞、鼻渊、鼻齆息肉、酒齄赤鼻、灸法)。

卷二十八　杂证谟:声喑;咽喉(喉痹(火证喉痹、阴虚喉痹、格阳喉痹、阳虚喉痹、瘟毒喉痹)、喉癣、锁喉风、杨梅结毒、诸物哽喉、格阳喉痹新按(注:按同案,下同)、虚损喉癣新按、小儿吞钉新按、附按);齿牙(齿牙病、齿有伤、种齿法、牙痛、虫牙、牙缝出血、肾虚牙齿不固、走马牙疳、附按、针灸法)。

卷三十　杂证谟:血证(失血于口者有咽喉之异、衄血论治(止衄法、衄血新按)、齿衄舌血论治)。

卷四十一　小儿则下:五疳证(肺疳、鼻疮、走马疳、鼻外生疮)。

卷四十二　麻疹诠:疹汗衄;疹咽痛;疹唇口疮。

卷四十四　痘疮中:咽喉口齿。

卷四十五　痘疮下:声音;失血(衄血)。

卷四十七　外科下:耳疮;痄腮;时毒;杨梅疮;瘤赘(筋瘤、血瘤、肉瘤、骨瘤)。

【简要评述】本书摘取前人各家医论精要,倡导人身之气以阳为本,治病主张以温补为用,充分阐发了"阳非有余,真阴不足"的学术思想与观点。作者广收博采,辨析详尽,立论与治法均有独到之处。耳鼻咽喉口腔科的内容论述详略得当,内容十分丰富,其中对耳聋、耳鸣、喉痹的论述与辨析尤为精辟,时至今日仍有临床指导意义。

【引用版本】《景岳全书》上海科学技术出版社,1959 年 9 月新 1 版,1984 年 5 月第 5 次印刷本。

医宗金鉴

【年代与作者】清代,吴谦(字六吉)等编。成书于公元 1742 年(清乾隆七年)。

【卷容简介】全书共九十卷,分十三部分。耳鼻咽喉口腔科内容集中在卷六十三至卷六十六《外科心法要诀》之中,在其他卷次中也有部分论述散载。

【专科内容】

《伤寒心法要诀》

卷三十七　目眩耳聋;衄血;颐毒。

《杂病心法要诀》

卷四十　失血总括(大衄、鼻衄、耳目衄、齿衄、牙宣);失血死证;失血治法。

卷四十三　头痛眩晕总括;头痛眩晕死证;牙齿口舌总证(牙痛、骨槽风、牙疳疮);口舌证治(口糜、口舌疮、木舌、重舌、舌肿、唇肿、唇疮、紧茧唇);咽喉总括(单双乳蛾、喉痹、缠喉风)。

《妇科心法要诀》

卷四十四　错经妄行成吐衄崩;经行吐衄证治。

卷四十六　子喑证治。

卷四十八　衄血证治。

卷四十九　梅核气证治

《幼科杂病心法要诀》

卷五十　初生门上:拭口;噤口;撮口。

卷五十一　初生门下:悬痈;重龈;鹅口;吐舌;弄舌;重舌;木舌。

卷五十二　疳证门:肺疳(鼻颊生疮);脑疳(鼻干、腮肿);鼻疳;牙疳。

卷五十五　失血门:衄血。

《痘疹心法要诀》

卷五十七　痘形并证治门：抱鼻；锁口；锁唇；托腮；锁项。

卷五十八　痘中杂证上：口喷秽气；失音；衄血便血。

卷五十九　痘中杂证下：唇；痘中牙疳；舌；咽喉；喉痛；失音；衄血。

《外科心法要诀》

卷六十三　头部（夭疽、锐毒、耳后疽、耳发、耳根毒）；面部（痄腮、颊疡、骨槽风、发颐、时毒、龙泉疽、虎髭毒、燕窝疮）。

卷六十四　颈部（结喉痈、夹喉痈、瘰疬、上石疽、失荣证）。

卷六十五　鼻部（鼻疽、鼻疔、鼻渊、鼻䘌疮、鼻疮、鼻痔、肺风粉刺、酒齄鼻）。

耳部（黑疔、耳疳、耳衄、耳痔、耳蕈、耳挺、旋耳疮）。

口部（大人口破、鹅口疮、口糜）。

唇部（反唇疔、锁口疔、唇疽、茧唇、唇风）。

齿部（牙衄、牙宣、钻牙疳、牙疔、牙痈、走马牙疳、齿䘌、齿龋）。

卷六十六　舌部（紫舌胀、痰包、舌衄、重舌、痰核、重腭、舌疔、舌疳、瘰疬风）。

喉部（紧喉风、缠喉风、慢喉风、喉闭、酒毒喉闭、哑瘴喉风、弄舌喉风、喉疳、喉癣、上腭痈、锁喉毒、乳蛾、喉瘤）。

卷七十二　疔疮。

卷七十四　黄水疮；浸淫疮。

卷七十五　杂证部：铁针误入咽喉；误吞铜钱；骨鲠咽喉；百虫入耳。

《正骨心法要诀》

卷八十八　两颧骨；鼻梁骨；中血堂；玉堂；地阁骨；齿；扶桑骨；耳；玉梁骨；两钓骨；颊车骨；后山骨；寿台骨。

卷九十　瘀血作痛；眩晕。

【简要评述】本书是清政府组织编纂的一部综合性医书，内容系统完备简要，切合实用。书中所论耳鼻咽喉口腔科病证，内容丰富，每证首列歌诀，再详加注释论证，并附以图说，后列主治方药，便于掌握运用，至今仍是中医各科的重要参考书。

【引用版本】《医宗金鉴》人民卫生出版社，1977 年 12 月第 1 版第 4 次印刷本。

罗氏会约医镜

【年代与作者】清代，罗国纲（字振召、号整斋）编。成书于公元 1789 年（清乾隆五十四年）。

【卷容简介】全书共二十卷。其中卷六、卷七对耳鼻咽喉口腔科有集中论述，卷四、卷十四、卷十九和卷二十亦有部分内容。

【专科内容】

卷之四　伤寒：论伤寒舌证；论伤寒衄血；论伤寒口疮喉肿。

卷之六　杂证：论头痛（脑崩、控脑砂、眉棱骨痛）。论鼻证（风寒鼻塞、肺热鼻塞、鼻渊、控脑砂、鼻中息肉、鼻齆、酒渣鼻、鼻息、鼻痔、鼻疮、鼻衄、鼻窍闭、鼻渊、鼻塞不闻香臭、鼻齄赤疱）。论耳病（耳痛、耳鸣、耳聋、暴聋、久聋、气逆耳闭、少阳耳聋、气虚耳聋、耳鸣眩运、肾虚耳聋、耳猝闭、停耳、虫入耳、耳内结核）。论口病（口舌生疮、胃热口疮、口疮、舌衄、舌出不收、口臭、口角㖞斜、口腥、舌肿、重舌）。

卷之七　杂证：论齿牙（牙痛、齿痛、虫牙、齿疏动摇、牙缝出血、走马牙疳、牙床溃败、齿牙脱落、取牙方、牙痛口臭、保齿）。论咽喉（喉痹、走马喉痹、双蛾、单蛾、缠喉风、风热喉痹、急喉风、疫喉、急慢喉痹、喉中悬痈、喉痈、乳蛾、骨哽、鸡骨梗喉、铜铁哽、发入喉、竹木哽）。论声喑（风寒声喑、火衰喉痛声喑、虚火炎喉声喑、喉毒溃烂声喑、梅毒喉烂声喑、肺火喉喑、肝逆喉喑、劳瘵声喑）。论眩晕（气虚眩晕、虚痰眩晕、虚寒眩晕）。

卷十四　妇科：子喑。

卷十九　儿科、疮科：疳龈臭烂；疳龈牙宣；走马疳；颈核；疳鼻疮。

卷二十　痘科;鼻血;失声;口疮牙疳;麻毒喉病。

【简要评述】全书综合自《内经》以后历代有关脉法、治法、伤寒、杂证、外科、妇科、儿科及本草等医药学资料,加以选择"会"要,使前人的经验,能由博返约地提供借"镜",故名《会约医镜》。其中耳鼻咽喉口腔科杂证的论述尤为详细,每证先辨所属脏腑经络及表里寒热等属性,后据证立法,备列相应方药,详述加减,附单方以备选用。全书资料丰富,内容精炼,理法严谨,很切临床实用。

【引用版本】《罗氏会约医镜》人民卫生出版社,1965 年 2 月第 1 版第 1 次印刷本。

三、丛　书　类

丹溪心法

【年代与作者】元代,朱震亨(丹溪、彦修)著述,朱氏弟子整理纂集而成。成书于公元 1347 年(元至正六年),复刊于 1481 年(明成化十七年)。

【卷容简介】全书共五卷。其中卷四有耳鼻咽喉口腔科专论,卷五有小儿耳鼻咽喉口腔科部分论述。

【专科内容】

卷二　衄血(鼻衄、鼻衄不止)。

卷四　缠喉风、喉痹,附咽痛咽疮;头风;头眩;眉眶痛;耳聋;鼻病(酒齄鼻、鼻中息肉、鼻渊);口齿(口疮、满口白腐、口舌生疮、牙痛、蛀牙)。

卷五　疔疡;小儿(口糜方、木舌方、重舌方、口噤方、月蚀疮方、鼻赤方);救急诸方(鱼骨鲠)。

【简要评述】全书分列以内科杂病为主的各种病证一百篇,各篇附录对病名的解释、病因、证治等方面简要分析。比较集中全面地反映了作者"阳常有余,阴常不足"的学术观点和治病以气、血、痰、郁为主的临床治疗经验。所论耳鼻咽喉口腔科诸病证,有论证、有方药,其中不乏独到之处,可供临床参考。

【引用版本】《丹溪心法》上海科学技术出版社,1959 年 9 月新 1 版第 2 次印刷本。

刘河间医学六书(简称《河间六书》)

【年代与作者】金代,刘完素(字守真,又称刘河间)等撰。刊于公元 1186 年(金大定二十六年)。

【卷容简介】全书包括刘完素及其弟子马宗素所撰的六种医书。其中在《素问玄机原病式》、《黄帝素问宣明论方》、《素问病机气宜保命集》、《伤寒直格论方》中有耳鼻咽喉口腔科内容。

【专科内容】

《素问玄机原病式》:卷中　热论:鼻窒;鼽;衄;暴瘖;喉痹;嚏;耳鸣;聋。

《黄帝素问宣明论方》:卷之一　口糜证;鼻渊证;衄衊证;瘖俳证。

《素问病机气宜保命集》卷中　鼻柱坏而色败;咽嗌不利肿痛;鼻衄。卷下:疮疡论:瘰疬论;大头论(耳论附)。

《伤寒直格论方》卷上　经络病证;六气为病。

【简要评述】刘氏重视《内经》理论,对五运六气学说有深入的研究,提出"六气皆从火化",倡导辛凉解表和泻热养阴为治疗热性病的法则,为后世温病学派的形成奠定了理论基础。对咽喉急性病的治疗有很大启示作用。

【引用版本】《刘河间医学六书》上海千顷堂书局发行,1909 年石印本。

薛氏医案(《口齿类要》《外科发挥》《外科枢要》《内科摘要》《保婴撮要》)

【年代与作者】明代,薛己(字新甫、号立斋)等撰。初刊于明万历年间。

【卷容简介】本书系薛己及其父薛铠所撰著和校注的二十四种医书合刊而成。其中《口齿类要》为耳鼻咽喉口腔科专著,另外在《外科发挥》、《外科枢要》、《内科摘要》、《保婴撮要》等书中亦有耳鼻咽喉口腔科内容。

【专科内容】

《外科发挥》

卷二　时毒,谓毒发于面鼻耳项;疔疮。卷四　瘰疬。卷六　咽喉。

《外科枢要》

卷二 论耳疮；论瘰疬；论时毒；论痄腮；论疔疮。卷三 论瘤赘。

《口齿类要》

茧唇；口疮；齿痛；舌症；喉痹诸症；喉痛（附乳蛾、悬痈、杨梅疮）；诸骨稻谷发鲠；治诸鲠咒法；误吞水蛭；诸虫入耳；蛇和七窍及虫咬伤；男女体气。

《内科摘要》

卷下 肝脾肾亏损头目耳鼻等症。

《保婴撮要》

卷二 唇口蠕动。

卷四 耳症；鼻塞；鼻衄。

卷五 齿迟；痦；滞颐。

卷六 吐舌弄舌。

卷十一 诸疳口疮；热毒口疮。

卷十二 时毒；黄水粘疮。

卷十三 喉痹；喉间内溃；鼻中垂出息肉；鼻外患疮；腮痈 附耳症。

卷十四 耳冻疮。

卷十六 舌断唇伤。

卷十八 靥后发热咽痛不利之症。

卷二十 痘衄；痘喑。

【简要评述】全书内容丰富。其中《口齿类要》为一部理、法、方、药结合较好的口腔咽喉医案专著。对每一疾病，首选阐明病因病机、症状特点和治法，其后再附以治验病案，对扩大读者思路及临证皆有较大的指导作用。

【引用版本】《薛氏医案》中国中医药出版社，1997 年 4 月第 1 版第 1 次印刷本。

赤水玄珠

【年代与作者】明代，孙一奎（字文垣，号东宿，别号生生子）撰。刊于公元 1584 年（明万历十二年）。

【卷容简介】全书共三十卷。卷三为耳鼻咽喉口腔科专篇，卷一、卷九和卷十六亦有耳鼻咽喉口腔科部分内容。

【专科内容】

卷一 风门（伤风、喑痱）。

卷三 头痛门（眉棱眶痛）；颊车病；鼻门（鼻不闻香臭、鼻息肉、鼻齆、鼻渊、脑漏）。耳门（耳聋、耳鸣、耳虚聋、耳肿痛）。口门（口糜、口疮）；唇（唇疮）。舌门（舌上生疮、舌上出血、血虚舌麻、舌胀满口）；齿门（风热攻注牙根肿痛、肾虚牙齿豁落、胃火牙痛、气虚牙痛）。咽喉门（喉痹、咽喉肿痛语声不出、中风急喉痹、急喉闭、咽中疮肿、咽喉生疮、咽肿声破、咽闭不能咽、单蛾双蛾）；梅核气。

卷九 血门（鼻衄、舌衄、齿衄）。

卷十一 消瘅门（口燥咽干）。

卷十二 痹门（鼻额颊车痛、口舌麻木）。

卷十六 眩晕门；喑门（舌喑、喉喑、妊娠喑）。

【简要评述】全书三十卷，分七十七门，每门又分列病证，按证引录《内经》及各家学说，结合个人医疗经验，分述因、证、处方，并附诸家治验。对病证的寒热、虚实、表里、气血辨析甚详，另对古今病证名称相混之处论辨也较细密，后世多推崇。

【引用版本】《赤水玄珠》中国中医药出版社，1996 年 9 月第 1 版第 1 次印刷本。

证治准绳

【年代与作者】明代，王肯堂著。刊于公元 1602 年（明万历三十年）。

【卷容简介】全书分《证治准绳・杂病》、《证治准绳・杂病类方》、《证治准绳・伤寒》、《证治准绳・疡医》、《证治准绳·幼科》、《证治准绳·女科》六种，其中《证治准绳·杂病》与《证治准绳·疡医》有关耳鼻咽喉口腔科的内容较多。在《证治准绳·杂病》第八册七窍门下、《证治准绳·疡医》卷之三中有较多的耳鼻咽喉口腔科内容。

【专科内容】

《证治准绳·杂病》

第三册　诸血门：鼻衄；舌衄；齿衄；耳衄。

第五册　诸风门：眩晕；耳鸣。

第八册　七窍门下：耳：耳聋；久聋；暴聋；眩晕；厥聋；风聋；劳聋；脓耳；耵耳；耳鸣；耳肿痛；耳痒；停耳；耳内疮；冻耳成疮；虫入耳。鼻：鼻塞；鼻鼽；鼻渊；鼻息肉；鼻疮；鼻疳蚀；鼻干无涕；鼻痛；鼻赤、酒皶鼻；鼻紫黑。口：口糜；口疮；口臭。齿：龋蛀；牙龈宣露；牙齿动摇；牙齿不生。唇：茧唇等；舌：舌肿痛；木舌；重舌；舌强；舌卷；舌疮；舌出不收；舌纵；自啮舌。咽喉：喉痹、急喉痹；咽嗌痛；咽疮；咽喉生疮；咽喉如有物噎塞；缠喉风；乳蛾；走马喉痹；诸物梗喉等。

《证治准绳·疡医》

卷之二　疔疮(鼻疔、耳疔、黑疔)。

卷之三　面部二：鼻疽；颧疡；颊疡；发颐、痄腮；面疮；牙叉发；承浆痈。耳部三：耳发(月蚀疳疮)；耳内疮(停耳、耳湿、耳风毒、缠耳、耳疳、震耳、耳蕈、耳痔、耳痈)；耳根毒；耳后疽；总论(耳疮、耳内作痛等医案)。口齿部四：口疮；牙痈；骨槽风；上腭痈(悬痈)；唇疮。项部五：夹喉疽；结喉疽。

卷之六　跌扑伤损：头目鼻耳伤；舌唇口喉齿腮伤。

【简要评述】《证治准绳》内容"博而不杂，详而有要"。书中所收集资料丰富，条理井然，切于临床实用。其中耳鼻咽喉口腔科内容详尽，所涉及病种较多，理论阐述深刻，许多疾病为首次论及，为一本重要的临床参考书。

【引用版本】《证治准绳》上海科学技术出版社，1995 年 9 月第 5 次印刷本。

张氏医通

【年代与作者】清代，张璐(字璐玉、号石顽)撰。撰于公元 1695 年(清康熙三十四年)。

【卷容简介】全书共十六卷。其中卷八七窍门下为耳鼻咽喉口腔科专篇；卷十一、卷十二为婴儿门，记有小儿耳鼻咽喉口腔科内容；卷五、卷六、卷九亦有部分记载，另外卷十三至卷十六的专方与祖方中记有耳鼻咽喉口腔科病证的主治方药。

【专科内容】

卷五　诸血门：衄血(大衄、舌衄、齿衄、耳衄)；头痛(眉棱骨痛)。

卷六　诸风门：眩晕。

卷八　七窍门下：耳(耳鸣、耳肿痛、耳疹、耳中痒、耳脓、耵聍、虫入耳中、耳聋)。鼻(鼻齆、鼻鼽、鼻渊、鼻息肉、鼻疮、鼻疳蚀、鼻痛、鼻赤、鼻紫黑)。口(口疮、口臭)；齿(龋齿、骨槽风、牙疳、齿痛)；唇(茧唇、唇肿裂)；舌(舌疮、舌强硬、子舌胀、木舌胀、口舌破、舌肿痛、舌出血、舌出不收)。咽喉(喉痹、乳蛾、缠喉风、锁喉风、走马喉风、走马喉痹、咽中如有炙脔、悬雍肿痛、乳蛾红肿不消、鱼哽、骨哽、芒哽、螺蛳哽、金银哽、钱哽、误吞鱼钩)。

卷九　杂门：不能语；欠嚏。

卷十一　婴儿门上：弄舌；耳；鼻塞、鼻衄；失音；咬牙。

卷十二　婴儿门下：咽喉；呛水；失音；唇舌。

卷十三　专方：衄血门。

卷十五　专方：耳门；鼻门；齿门；咽喉门。

【简要评述】本书是一部综合性医书，编纂系统，内容丰富，流传颇广。全书收录历代有关文献百余种，参以张氏临床经验，分论内、外、妇、儿、五官各种疾病的证治，亦附治例与方剂。所录方剂，以病集方，方有方解；祖方一卷，介绍方之原委，辨析配伍，详述应用。对耳鼻咽喉口腔科病证论述精当，内容丰富，颇值临证参考。

【引用版本】《张氏医通》上海科学技术出版社，1963 年 8 月第 1 版，1990 年 12 月第 2 次印刷本。

医学衷中参西录

【年代与作者】清末至民国年间，张锡纯(寿甫)著。于公元1918～1934陆续刊出。

【卷容简介】本书先后分七期刊出，共七册三十卷。后经审订、修订分为医方、药物、医论、医话、医案五个部分。各部分均有耳鼻咽喉口腔科内容。

【专科内容】

一、医方：(三十一)治咽喉方：咀华清喉丹。(三十二)治牙疳方：古方马乳饮；牙疳散；牙疳敷藤黄法。

二、医论：40、少阴病苦酒汤证；67、论吐血衄血之原因及治法；83、论鼻渊治法；84、详论咽喉证治法；85、论喉证治法。

三、医话：3、自述治愈牙疼之经过；16、刘华封《烂喉痧证治辩异》书后；37、答郭某某问小儿耳聋口哑治法；40、答任某某问病三则(问喉症治法)。

四、医案：(头部病门)牙痛；(温病门)28、温病兼衄血便血；30、温疹兼喉痧；31、温病兼喉痧痰喘；32、温病兼喉疼。

【简要评述】本书是作者多年的临床学术经验总结，辨证论治、立方选药，注重实践，讲求疗效，并结合中西医学理论和医疗实践阐发医理，颇多独到见解，因此在医学界流传较广，很受欢迎。对耳鼻咽喉口腔科论述的内容虽少，但颇切实用，具有一定的参考价值。

【引用版本】《医学衷中参西录》河北人民出版社，1974年10月第2版，1977年11月第2次印刷本。

四、综 合 类

三因极一病证方论

【年代与作者】宋代，陈言(无择)撰。撰于公元1174年(宋淳熙元年)。

【卷容简介】全书共十八卷。其中卷十六有耳鼻咽喉口腔科专论，卷七、卷九亦有部分论述。

【专科内容】

卷七　眩晕证治(中风头晕、感寒头眩、感暑眩晕、冒湿头眩晕、七情气郁眩晕、上实下虚眩晕、产后去血过多眩晕、上热下冷眩晕、眼花屋转、起而眩倒、眩晕呕吐、耳聋)。

卷九　外因衄血证治；内因衄血证治；不内外因证治。

卷十六　鼻病证治(鼻生息肉、不闻香臭、鼻寒、脑冷、清涕出不已、鼻齆、鼻发赤瘰、酒皻)；唇病证治(口干唇燥、唇口瞤动、唇裂、口吻生疮、唇紧燥裂生疮、唇上生疮)；口病证治(口舌生疮、口疮、口气热臭)；齿病证治(齿齼、齿坚、齿痛、齿脱、宣露、风蚛牙痛、牙龈溃烂)；舌病症候附失欠(舌卷缩、舌肿满、舌破裂生疮、舌破出血、舌上生疮、齿浮舌肿、失欠颊车蹉，单开不能合)；咽喉病证治(喉闭、声嘶、悬雍暴肿、卒喉痹、风热喉痹、缠喉风、语声不出、咽门闭、急喉痹、谷贼尸咽、马喉痹、鱼哽)；耳病证治(聋聩耳鸣、聤耳、底耳、耵聍、耳卒痛、肾虚耳聋、耳虚聋、百虫入耳、耳中出血)。

【简要评述】本书以“分别三因，归于一治”故名，其特点是结合临床病证治疗，重点讨论内因、外因、不内外因的“三因”学说，并附治疗方剂。全书条理分明，方论简要，所论耳鼻咽喉口腔科病证内容十分丰富，对研究病因和临床治疗均有参考价值。

【引用版本】《三因极一病证方论》人民卫生出版社，1983年4月第1版第3次印刷本。

儒门事亲

【年代与作者】金代，张从正(子和)著。刊出于公元1228年(金正大五年)。

【卷容简介】全书共十五卷。其中卷二至卷七和卷十五均有耳鼻咽喉口腔科的论述。

【专科内容】

卷二　证口眼㖞斜是经非窍辨。

卷三　喉舌缓急砭药不同解。

卷四　咳血衄血嗽血；头痛；风蛀牙疼；口疮；喉闭；瘰疬。

卷五　疮疖瘤肿；冻疮；误吞铜铁；鱼刺麦芒；头风眩运；身重瘖症；牙疳。

卷六　伤风鼻塞；马刀；项疮；瘰疬；咽喉肿塞；舌肿；口疮；牙痛；口臭。

卷七　冻疮；咽中刺塞；误吞物咽中。

卷十五　疮疡痈肿；口齿咽喉；头面风疾；治蚰蜒入耳中。

【简要评述】本书作者张从正乃金元四大家之一，其生平治法大旨主张用攻。本书详细介绍了他所用汗、吐、下三法的学术见解和各科多种病证的临床实践，有不少的精辟论述和创见，亦附有较多医案。对耳鼻咽喉口腔科病证的治疗体会深切，经验丰富，如在对"误吞物咽中"的治疗中创建类似现代直接喉镜下取异物的方法，这些不仅可作为临床治疗上的参考，更可获得独立思考的启发。

【引用版本】《儒门事亲》上海科学技术出版社，1959 年 3 月新 1 版第 1 次印刷本。

兰室秘藏

【年代与作者】金代，李杲(字明之，晚年自号东垣老人)著。刊于公元 1276 年(金至元十三年)。

【卷容简介】全书三卷。厘为二十一门。有二门专论耳鼻咽喉口腔科内容，另外衄血吐血门、杂病门亦有论述耳鼻咽喉口腔科内容。

【专科内容】

卷上　眼耳鼻门：鼻不闻香臭；耳鸣耳聋。

卷中　口齿咽喉门：寒多热少牙齿疼痛；热多寒少牙露根肉；寒热牙痛；大寒风犯脑牙痛；牙痛风疳；停牙痛；牙疳肿痛；口疮；咽肿；声破。衄血吐血门：衄血；鼻衄。

卷下　杂病门：耳聋耳鸣。

【简要评述】全书三卷。厘为二十一门，每门中有论、有法、有方，间引治验。本书在理论上与《内外伤辨惑论》、《脾胃论》一脉相承，较之更为全面、完善。特别应当指出：本书将脾胃学说广泛应用于临床各科。全书共二百八十余方，博采众家之长，自制成方。药味虽多而君臣佐使，相制相用，条理井然。其中"补中益气汤"、"清胃散"、"朱砂安神丸"等著名方剂，已被后世广泛应用于临床。对耳鼻咽喉口腔科疾病的治疗，有些方剂亦沿用至今。

【引用版本】《兰室秘藏》中医古籍出版社，1986 年 6 月第 1 版第 1 次印刷本。

卫生宝鉴

【年代与作者】元代，罗天益(谦甫)著。成书于公元 1281 年(元至元十八年)。

【卷容简介】全书共二十四卷，补遗一卷。其中卷十、卷十一有耳鼻咽喉口腔科专篇。

【专科内容】

卷七　失音不语。

卷九　眉骨痛方(选奇汤)。

卷十　鼻中诸病并方(防风汤、犀角地黄汤、生地黄汤、地黄散、三黄补血汤、清肺饮散、寸金散、麦门冬饮子、丽泽通气汤、轻黄散、铅红散)；耳中诸病并方(犊骨散、犀角散、茯神散)；耳卒聋诸方(蒲黄膏、龙脑膏)；聤耳诸方(禹余粮丸、松花散、白连散、红棉散)；耳中生疮诸方(曾青散、黄连散、黄芪丸、菖蒲挺子、通耳丹)；治蚰蜒入耳方；治蜈蚣入耳；治飞蛾入耳；一切虫物入耳。

卷十一　咽喉口齿门(龙麝聚圣丹、祛毒牛黄丸、朱砂膏、碧云散、发声散、玄参散、增损如圣汤、二奇汤、玉粉丸、开关散、备急如圣散、解毒雄黄丸、加减泻白散)；口糜论并治法方(胡黄散、绿袍散、黄连升麻散、多效散、红芍药散、遗山牢牙散、玉池散、救苦散、荜拨散、麝香散、乳香丸)。

补遗：衄血；头大。

【简要评述】本书主要针对各科常见病证，选用效方，详其主治及服用方法，为一部临床治疗著作。书中所论耳鼻咽喉口腔科病证，理法具备，条理明晰，同时类集很多名方，对临床很有参考价值。

【引用版本】《卫生宝鉴》商务印书馆出版，1959 年 11 月初版第 1 次印刷本。

金匮钩玄

【年代与作者】元代，朱震亨(丹溪、彦修)著，明·戴无礼校补。刊于公元 1358 年(元至正十七年)。

【卷容简介】全书共三卷。卷一至卷二以内科杂证为主，兼及喉科一些病证，卷三为妇人、儿科病证，亦兼有小儿一些口舌病。

【专科内容】

卷第一 眩晕；眉棱痛；耳聋。

卷第二 衄血；喉痹；缠喉风；咽喉生疮；口疮；酒齄鼻。

卷第三 小儿科：口糜；木舌；口噤；鼻赤。

【简要评述】本书所论耳鼻咽喉口腔科病证，分证论治，条理清晰，词旨简明，内容精要，可供临证参考。

【引用版本】《金匮钩玄》人民卫生出版社 1980 年 12 月第 1 版第 1 次印刷本。

脉因证治

【年代与作者】元代，朱震亨（丹溪、彦修）著。成书于公元 1358 年（元至正十七年）。

【卷容简介】全书分上下二卷，计七十篇。第五十至五十六篇为耳鼻咽喉口腔科专篇。

【专科内容】

卷上 吐衄下血；眩运。

卷下 喉痹（蛾闭、木舌、缠喉）；口；舌（齿浮、舌肿、舌上生疮）；耳（风毒耳痛、停耳、虫入耳中）；鼻（酒齄鼻、鼽鼻、息肉、鼻渊）；齿（齿浮、齿宣露、齿动龈脱、牙痛、谷槽风）。

【简要评述】本书系采集《丹溪心法》、《格致余论》等书的精要而成，侧重论述诊治疾病的程序。每述一病，先脉诊、次病因、次证论，末为治法，以次指导临床治疗。

【引用版本】《脉因证治》上海科学技术出版社，1958 年 12 月新 1 版，1980 年 7 月第 6 次印刷本。

秘传证治要诀及类方（简称《证治要诀》）

【年代与作者】明代，戴思恭（字元礼）撰。成书于公元 1443 年（明正统八年）。

【卷容简介】全书分作两部，第一部证治要诀十二卷，第二部证治类方四卷。其中在诸血、诸痛、虚损、拾遗、疮毒门中记有耳鼻咽喉口腔科内容。

【专科内容】

诸血门：鼻衄；舌衄；牙宣。

诸痛门：头痛；牙痛；咽喉痛。

虚损门：眩晕。

拾遗门：耳；鼻；口舌；齿。

疮毒门：瘰疬。

【简要评述】作者以丹溪学说为本，集《内经》、《难经》直至宋元诸家学术经验，参以个人心得见解论述多科病证，内容较为精要。

【引用版本】《秘传证治要诀及类方》人民卫生出版社，1989 年 12 月第 1 版第 1 次印刷本。

明医杂著

【年代与作者】明代，王伦（字汝言）著。成书于公元 1549 年（明嘉靖二十八年）。

【卷容简介】全书共分六卷。卷一、卷二为医论。卷三、卷四、卷五为续医论。前五卷主要论述内科杂病及妇、幼、五官科疾病，其中卷三有耳鼻咽喉口腔科内容。卷六为方剂专章。

【专科内容】

卷三（耳鸣如蝉）：耳鸣。（鼻塞）：鼻塞；鼻渊。（牙床肿痛）：齿痛。

【简要评述】本书以论述内科杂病为主，兼及妇、儿、五官科疾病。作者所论述每一疾病，大多先立主方，后述随证加减变化，使读者能知常达变。书中耳鼻咽喉口腔科内容贴近临床，理论阐述详尽，方剂加减得当，有临床参考意义。全书证治方药具备，理论与实践密切结合，是一本很好的中医临床参考书。

【引用版本】《明医杂著》人民卫生出版社，1959 年 8 月第 1 版。

医学正传

【年代与作者】明代，虞抟（字天民）撰。撰于公元 1515 年（明正德十年）。

【卷容简介】全书共八卷。其中卷五有耳鼻咽喉口腔科病症的集中论述。

【专科内容】

卷之二 瘟疫附大头天行病，虾蟆瘟。

卷之四　眩运；头痛。

卷之五　耳病（耳痒、耳鸣、耳聋、耳蝉鸣、肾虚火动耳聋、耳痛、聤耳、诸虫入耳、耳鸣欲聋、耳中干结、耳痛生疮）。口病（重舌、木舌、糜烂生疮、口糜、上唇生疮、下唇生疮、口疮、脾热口甘、胆热口苦、赤口疮、白口疮、小儿口疮、唇紧、口舌生疮、舌肿大塞口）。喉病（喉痹、双乳蛾、单乳蛾、缠喉风、喉干燥痛、喉疮）；齿病（齿动摇疏豁、牙痛或出血、走马牙疳、牙龈露、齿动欲落、牙痛风疳、牙疳、牙齿疳蚀、实热齿痛、胃热齿痛）。鼻病（鼻衄、鼻齇、鼻巇、鼻痈、鼻渊、鼻息肉、鼻不闻香臭、鼻塞、控脑砂）；血证（衄血、舌衄）。

卷之八　小儿科·吐泻（重舌、木舌、小儿口疮、鹅口疮、走马牙疳）。

【简要评述】本书择取前代名医医论精粹，参以虞氏家传经验，临床体会及学术见解，综合整理而成。书中首列医学或问五十则，逐则详为辨析，对医学上的某些问题重点给予论述，继而对各科常见病证以证为门予以分述；每门先论证，次论脉，再论方治。对耳鼻咽喉口腔病证论述详明，且多个人见解，颇有参考价值。

【引用版本】《医学正传》人民卫生出版社，1981 年 12 月第 1 版第 3 次印刷本。

明医指掌

【年代与作者】明代，皇甫中（云州）著，王肯堂订补，邵达参补。成书于公元 1556 年（明嘉靖三十四年）。

【卷容简介】全书共十卷。其中卷八有耳鼻咽喉口齿专篇。

【专科内容】

卷五　噎膈证（痰气）。

卷六　头痛证（眉眶痛）；头眩证（外感眩晕、虚眩、痰火眩晕）。

卷八　喉痹证附咽喉十八证（单蛾风、双蛾风、蝉舌风、牙媒风、木舌风、舌黄风、鱼口风、塞喉风、悬蜞蛊毒风、呛食风、猎颊风、缠喉风、松子风、崩沙甘口风、连珠风、蜂子毒、走注瘰疬风）；咽喉热证；咽喉阴证；咽喉疾证；口齿证（齿病、口病、唇舌病）；鼻证（鼻塞、鼻疮痈、鼻衄衄、鼻渊息肉、鼻齇）；耳证（风耳、热耳、虚耳、气耳）；痈疽证（耳后发）；瘰疬马刀证。

卷九　产后（产后口鼻黑作衄）。

【简要评述】本书首列病机赋，经论总抄，药性歌，继而叙及内、外、妇、儿、五官诸科常见病证近百首，每证先列歌括，次载以论，再记脉法，并列方、论方。内容丰富，博而不繁，词理简明。订补者王氏、邵氏又均为明代医家，因此，本书对临床有一定的参考价值。

【引用版本】《明医指掌》人民卫生出版社，1982 年 12 月第 1 版第 1 次印刷本。

寿世保元

【年代与作者】明代，龚廷贤（字子才，号云林）撰。约成书于公元 1615 年（明万历四十三年）。

【卷容简介】全书共十卷。其中卷六主要论述耳鼻咽喉口腔科病症，卷八有小儿耳鼻咽喉口腔科病症论述。

【专科内容】

卷四　衄血。

卷五　眩晕。

卷六　头痛；面病；耳病（耳肿、耳痛、耳聤、耳鸣、耳重听、耳痒、耳聋、劳聋、气聋、风聋、虚聋、毒聋、久聋、停耳）；鼻病（脑漏、鼻渊、頞疳、鼻疳、酒齇鼻、糟鼻、赤鼻、鼻中肉赘、鼻疳烂通鼻孔）；口舌（口疮、重舌、木舌、口舌生疮、舌龈赤烂）；茧唇、牙齿（齿痛、齿浮动、牙龈肉脱、牙疏脆、牙风、虫牙、牙疳、牙宣、风牙肿痛、风冷齿痛）；喉痹（急喉痹、慢喉痹、单乳蛾、双乳蛾、子舌胀、木舌胀、缠喉风、走马喉闭、喉内生疮、喉风、声哑、声嘶失音、痄腮）。

卷八　儿科：鹅口；口疮；重舌；木舌；弄舌；牙疳；喉痹；乳蛾；耳疾（耳肿痛、耳停、耳后月蚀疮）；鼻疮（鼻䘌）；衄血；语迟；齿迟。

卷九　虫兽（百虫入耳、蜈蚣入耳、蚁入耳、蜒蚰入耳）。

卷十　齿伤；中毒（误吞金块、误吞铜钱、误吞针）；骨鲠（鸡骨鲠、鱼骨鲠、诸骨鲠喉）。

【简要评述】本书卷一总论脏腑、经络、诊断、治则等基础理论。卷二至卷十论述各科的病证，先论证，后列方，并附医案。对耳鼻咽喉口腔科病证，取材广泛，资料丰富，立论精详，选方多切于实用，适于临床参考。

【引用版本】《寿世保元》上海科学技术出版社，1959年4月新1版第1次印刷本。

简明医彀

【年代与作者】明代，孙志宏（台石）著。刊于公元1629年（明崇祯二年）。

【卷容简介】全书共八卷。耳鼻咽喉口腔科的论述主要集中于卷之五，在卷之三、卷之四、卷之六、卷之八中亦有论述。

【专科内容】

卷三　梅核气；血气（衄）；眩运。

卷四　音声（讴歌叫伤失音、痰火失音、劳瘵失音、咳嗽音不出、缠喉风闭）；骨物鲠。

卷五　头痛附眉棱痛；鼻证（鼻渊、脑漏、衄衄、鼻痔、鼻息、鼻齆、鼻齇、伤风鼻塞、鼻不闻香臭）；耳证（耳聋、耳鸣、耵耳、脓耳、耳痛生疮、诸虫入耳、耳冻疮）；口证（口疮糜烂、牙龈肿烂、口舌生疮、口臭、口疮）；唇证（紧唇、唇生恶核、唇瞤动）；舌证（舌瘖、木舌肿胀、舌疮、舌强、颊肿、虚阳上浮舌疮）；齿证（牙疳、牙痛、走马牙疳、欲取下牙方、坚牙去风方、牙动出血、风虫牙痛）；咽喉（喉痹、会厌、咽嗌肿痛、单蛾、双蛾、缠喉风、乳蛾、风热喉痹、急喉痹、走马喉痹）。

卷六　牙疳；语迟；齿迟；悬痈；停耳；咽哑水呛。

卷八　疔疮；瘰疬；附骨疽；耳发；痄腮；穿腮；颈痈；喉痈；夹疽；恶疮（人面疮、翻花疮）。

【简要评述】本书是一部以论述内科杂病为主，兼及伤寒、胎产、痘疹、外科、五官等病证的临床综合性医著。每一病证先行论证，载列主方、成方及简方，不少方药系作者参酌文献及结合个人经验而自订的，治法与立方格局新颖。所论耳鼻咽喉口腔科病证方药，不乏创见和经验良方，具有实用价值。

【引用版本】《简明医彀》人民卫生出版社，1984年12月第1版第1次印刷本。

古今医鉴

【年代与作者】明代，龚信（字瑞芝）纂辑。刊于公元1576年（明万历四年）。

【卷容简介】全书共十六卷。其中卷九有耳鼻咽喉口腔科专篇，卷七、卷十四、卷十五和卷十六亦有耳鼻咽喉口腔科内容。

【专科内容】

卷七　眩晕；失血。

卷九　面病；耳病（耳鸣、耳聋、耳闭、脓耳）；鼻病（鼻衄、鼻齇、鼻塞不闻香臭、鼻渊、鼻中生疮、鼻红肺风、鼻中息肉、酒渣鼻）；口舌（重舌、木舌、口疮、口唇紧、舌上肿硬）；牙齿（牙痛、虫牙、骨槽风、牙宣、走马牙疳）；咽喉（喉痹、喉闭、单乳蛾、双乳蛾、双喉闭、子舌胀、木舌胀、缠喉闭、走马喉闭、声哑、失音、痄腮肿痛）；结核（颈项下生痰核、耳后项结块）；梅核气。

卷十四　口病；牙疳。卷十五　瘰疬；疔疮；诸疮。卷十六　诸骨鲠。

【简要评述】该书为医学通论。作者搜集自《内经》至金元诸家医论，结合自己的见解论述病证，较系统地论述了各病证的中医脉诊、辨证、治疗、处方的纲领。对耳鼻咽喉口腔科病证论述甚详，证、治、方、药齐备，治疗方法也较丰富，有临床实用价值。

【引用版本】《古今医鉴》商务印书馆出版，1959年3月上海第2次印刷本。

医林绳墨

【年代与作者】明代，方隅著。成书于公元1584年（明万历十二年）。

【卷容简介】全书共八卷。其中卷七有耳鼻咽喉口腔科的集中论述，卷一、卷三、卷四、卷五亦有耳鼻咽喉口腔科内容。

【专科内容】

卷一　中风：失音；耳聋；口眼㖞斜；鼾睡；牙关紧急；口眼歪斜；言语不遂；头运。伤风：头痛项强；嚏呕鼻塞；头眩声重；吐衄烦躁；咽痛；鼻干；鼻塞声重；喷嚏。

卷三　眩运：头眩旋运；掉眩；眩运动摇；真眩运；六气外感而眩运；气虚生痰而眩运；气虚而眩运；血虚

而眩运；早起而眩运；日晡而眩运。

卷四 牙痛：牙痛齿宣；牙痛出血；当唇上下单立者为之牙，两腮内藏双立者为之齿；齿脱；齿浮；齿坚；齿痛；齿衵；齿断肿；齿缺；虫牙痛；牙豁；齿蛀；齿枯；齿落；齿烂；腮肿。关格：喉中如粉絮梅核之状，咯不出咽不下，每发欲绝。

卷五 噎膈：咽喉窒塞，食不能下，或食下眼白口开，气不能顺。

卷七 耳（耳聪；耳聋；耳鸣；耳脓；耳中嘈嘈有声；耳中哄哄有声；气虚耳聋；火聚耳鸣；耳闭；气逆壅盛而暴聋；体虚不足而久聋；身虚而耳鸣；大病后而耳聋；耳痛；耳内作痛；嘈嘈大鸣；停耳；耳内生赤肉；耳前跳痛；耳后攻击作痛作肿；劳聋）。口（口臭；口裂；舌本强硬；唇破肿；鹅口生疮；口肿；口疳；口破；口糜；唇肿；口燥裂痛；口内生疮；口舌生疮）。鼻（鼻齄；伤风鼻塞；鼻干；鼻渊；鼻燥；脑漏；鼻衄；鼻内生息肉；鼻内酸痛；鼻梁作痛）。咽喉（乳蛾；单乳蛾；双乳蛾；闭喉；喉痹；咽门肿闭；子舌；重舌；木舌；胀舌；缠喉风；走马喉痹；咽嗌干痛；喉咙作肿；喉闭；咽嗌干燥；飞蛾；喉风）。舌（脾热则舌破生疮，脾寒则舌冷而战兢；舌卷而难言；舌肿而难食；舌结燥而咽干；舌裂生疮；舌本强；舌燥；舌枯；木舌）。

【简要评述】本书以医论为主，根据病象推论病源，随证处方，按方施药。医论多本《内经》、《脉经》、《伤寒》、《金匮》大意，并参证金元时代著名医家学说，阐述个人见解。对耳鼻咽喉口腔科病证辨析详尽，理法方药齐备，所论既不拘于成说，也不泥古非今，具有实用参考价值。

【引用版本】《医林绳墨》商务印书馆出版，1957年11月上海第1次印刷本。

仁术便览

【年代与作者】明代，张浩著。成书于公元1585年（明万历十三年）。

【卷容简介】全书共四卷。其中卷一、卷三论述有耳鼻咽喉口腔科内容。

【专科内容】

卷一 耳病（耳聋重听；耳鸣；耳暴聋；耳内有脓；耳疮；冻耳；耳后月蚀疮）。牙齿（牙风热肿痛；牙疳；臊疳疮；口疳疮；薄皮疮；黄水疮；浸湿疮；风牙；虫牙）。口舌（口甜；口疮；口舌生疮；恶口疮）。鼻病（鼻生疮；鼻渊；控脑沙；酒齄鼻；鼻生紫赤疮；鼻瘫息肉）。喉痹（缠喉风；喉痹）。眩晕（四气乘虚而眩晕；七情致虚而眩晕；诸气逆奔而上而眩晕；血虚眩晕）。

卷三 虚损：眩晕；耳聋。衄血：郁热衄血；劳伤出衄。

【简要评述】本书内容多采自古代验方，其中以唐宋明各代医方为多，部分医方是前代方书没有记载的。每门列证若干，证各有论，论各有方，大都简明易解，处方也多实用，如耳鼻咽喉口腔科疾病的治疗，有些医方至今仍在沿用。

【引用版本】《仁术便览》商务印书馆出版，1957年11月初版第1次印刷本。

症因脉治

【年代与作者】明代，秦景明（名昌遇）撰。清代，秦皇士补辑。撰于公元1641年（明崇祯十五年）。

【卷容简介】全书共四卷。其中卷一和卷二有耳鼻咽喉口腔科内容。

【专科内容】

卷一 中风总论（外感口眼㖞斜、内伤口眼㖞斜、外感口噤不语、内伤口噤不语、外感舌音不清、内伤舌音不清）；头痛论（附大头症、发颐）；齿痛（外感齿痛、内伤齿痛）。

卷二 衄血论（外感衄血、内伤衄血）；牙衄总论（外感牙衄、内伤牙衄）；眩晕总论（外感眩晕：风寒眩晕、暑湿眩晕、燥火眩晕；内伤眩晕：气虚眩晕、血虚眩晕、痰饮眩晕、火冲眩晕）。

【简要评述】本书作者认为医家每多凭脉而寻求其病因与治疗，殊费揣摩，主张先辨症候，次查病因，再审脉象，最后决定治法，书中对眩晕辨之尤详，切于临床实用。

【引用版本】《症因脉治》上海科学技术出版社，1958年新1版，1964年4月第4次印刷本。

辨证录（又名《辨证奇闻》《辨证冰鉴》）

【年代与作者】清代，陈士铎（字远公、又字敬之）著。成书于公元1687年（清康熙二十六年）。

【卷容简介】全书共十四卷。其中卷三有耳鼻咽喉口腔科专篇，卷十、卷十三亦有耳鼻咽喉口腔科内容。

【专科内容】

卷之三　咽喉痛门(双蛾、喉痹、缠喉风、单蛾、阴蛾、咽喉干燥、喉癣、咽喉臭痛)；牙齿痛门；齿痛门；口舌门；鼻渊门；耳痛门(耳痛流脓、耳鸣、耳聋、耳痒)；血证门(鼻中流血、舌上出血、齿缝出血、九窍出血)。

卷之十　喑哑门。

卷之十三　疔疮门(疔生唇面)；唇疔门；瘰疬门；金疮门。

【简要评述】本书内容包括各科疾病证治，每证详列病状、病因、辨证、立法处方及方剂配伍，另附备用药方。说理明白易晓，析证简要中肯，用药灵活切病，颇多经验之谈，可供临床研究参考之用。

【引用版本】《辨证录》人民卫生出版社，1965 年 5 月第 1 版第 1 次印刷本。

石室秘录

【年代与作者】清代，陈士铎(字远公、又字敬之)著。成书于公元 1687 年(清康熙二十六年)。

【卷容简介】全书四卷。因此书不以疾病分类，而以治法编述，故有关耳鼻咽喉口腔科内容散载于治法之中。

【专科内容】

卷一　逆医法：论双蛾(双蛾、阴虚双蛾)。偏治法：论梦遗喘咳口眼歪斜目痛。碎治法：论瘤；论接舌生舌；论生齿固齿。完治法：论脑痈(鼻渊)。

卷二　寒治法：论吐血衄血(口舌生疮、鼻中出血)。明治法：论头面上疮。

卷四　摩治法：论口眼歪斜。奇症治法：论治奇症(鼻大如拳、鼻中生红线、耳中作痒、耳中闻蚂蚁战斗之声、喉大肿、七孔流血、舌缩入喉咙、人舌吐出不肯收进、生疮于舌上、舌出血如泉、头角生疮、头面肿大如斗、耳内忽长肉一条)。上治法：头痛；耳聋；口舌生疮；鼻肿；跌损唇皮。

【简要评述】全书假托岐伯口授，张机、华佗、雷公评述，实际是清·傅青主遗著，由陈氏整理而成。全书统述治法一百二十八种，分列病症方药，对每一治法的论述，多有独特见解，治法、方药也多有新意，内容很为丰富，对临床很有帮助。

【引用版本】《石室秘录》北京科学技术出版社，1984 年 5 月第 1 版第 1 次印刷本。

证治汇补

【年代与作者】清代，李用粹(字修之，号惺庵)著。成书于公元 1687 年(清康熙十八年)。

【卷容简介】全书共八卷。其中卷之四为耳鼻咽喉口腔科专篇，卷之五亦有部分耳鼻咽喉口腔科内容。

【专科内容】

卷之四　上窍门：眩晕(湿痰眩晕、肝火眩晕、肾虚眩晕、血虚眩晕、脾虚眩晕、气郁眩晕、停饮眩晕、外感眩晕、晨昏眩晕)；头痛(厥头痛症、真头痛症、眉棱痛)；耳病(风聋、厥聋、劳聋、虚聋、耳鸣、耳痛、脓耳、停耳、疔耳、耳衄、耳痒)；鼻病(鼻涕、鼻鼽、鼻痠、鼻痛、鼻痔、脑砂)；口病(口疮赤白、唇病、舌病、齧舌)；齿病(齿豁、齿坚、齿动、牙疼、齿浮、齿痛、走马牙疳、齿蚀)；咽喉(喉痹、乳蛾、子舌、木舌、缠喉风、塞喉风、走马喉风、失音、鱼骨鲠喉)。

卷之五　胸膈门：吐血(衄血、齿衄)；噎膈(梅核气)。

【简要评述】本书以论述内科杂病为主，汇列八门病证 80 余种。作者除参考名家论述外，还结合个人经验，对每病证的辨证、立法、方治进行重点论述。对耳鼻咽喉口腔科的论述，系统清晰，内容精要，其中对眩晕症候辨析，对咽喉病治疗方法，论述尤为详尽，对临床参考较为实用。

【引用版本】《证治汇补》上海科学技术出版社，1959 年 3 月第 1 版第 1 次印刷本。

医学心悟

【年代与作者】清代，程国彭著。成书于公元 1733 年(清雍正十年)。

【卷容简介】全书共六卷。耳鼻咽喉口腔科内容集中在第四卷和第六卷，第二卷和第五卷亦有部分论述。

【专科内容】

第二卷　阳明经证：目痛鼻干；少阳经证：耳聋、目眩口苦；少阴经证：口燥咽干而渴、咽痛；伤寒兼证：衄、鼻鼾鼻鸣、不能言及语言难出。

第四卷　咽喉：喉痹；缠喉风；走马喉风；缠舌喉风；双单乳蛾；喉疔；木舌；重舌；莲花舌；悬痈；兜腮痈；喉疮；走马牙疳；牙痈；喉瘤；茧唇；肺绝喉痹；经闭喉肿。

第五卷　子瘖；鼻黑鼻衄。

第六卷　喉痹；缠喉风；缠舌喉风；乳蛾；舌衄；悬痈；腮痈；喉疮；走马牙疳；牙痈；牙宣；牙痛；喉瘤；茧唇；肺绝喉痹；鼻痔；鼻渊；聤耳；百虫入耳。

【简要评述】本书总论中医一般理论，辨析仲景伤寒理论及症治，详述八纲辨证，分论汗吐下和消温清补八法及中医诊法，分列各科病证症治，内容丰富，为中医临症之重要参考书。所论耳鼻咽喉口腔科内容翔实，所列治法切实可用。

【引用版本】《医学心悟》人民卫生出版社，1963年9月第1版第2次印刷本。

医碥

【年代与作者】清代，何梦瑶（字报之，号西池）著。刊于公元1751年（清乾隆十六年）。

【卷容简介】全书共七卷。其中卷四杂症中有耳鼻咽喉口腔科专篇，卷七诸方中有耳鼻咽喉口腔病常用方剂。

【专科内容】

卷一　杂症：血（鼻衄、齿衄、舌衄、耳衄）

卷二　杂症：欠嚏。

卷三　杂症：眩晕；耳（耳聋、耳鸣、耳肿痛生疮、聤耳）。

卷四　杂症：鼻（鼻渊、鼻鼽、鼻息肉、鼻干、鼻红赤、鼻气臭）；口（口苦心热、口常流涎、口干涩、口疮、口苦无皮、口臭、口疳、口菌）；唇（唇干、唇裂、唇茧肿、紧唇、唇疮、小儿燕口疮）；齿附取牙（齿痛、龋蛀、牙龈宣露、牙齿动摇、牙齿不生、牙槽风、牙痈、牙蜞、穿牙疔、牙出血、取牙）；舌（舌肿痛、重舌、木舌、舌肿胀、舌卷、舌强、舌纵流涎）；咽喉附诸物哽喉（蛾喉、双乳蛾、单乳蛾、连珠蛾、喉瘤、喉痹、阳虚喉痹、弄舌喉风、喉癣、咽中结块、梅核气、诸物哽喉、骨哽）；瘖（舌瘖、喉瘖、暴咳失音、卒瘖）。

【简要评述】本书作者医宗王肯堂，全书以《证治准绳》为蓝本，并贯穿着何氏的超卓见解及丰富经验，对王氏既有所继承，又有所发扬，是清代医学中有一定影响的名著。书中对耳鼻咽喉口腔科基础理论，论述精要，辨证施治论述周详，可供临证参考。

【引用版本】《医碥》上海科学技术出版社，1982年8月第1版第1次印刷本。

杂病源流犀烛

【年代与作者】清代，沈金鳌（字芊绿）撰。刊于公元1773年（清乾隆三十八年）。

【卷容简介】全书共三十卷。卷二十三、二十四有耳鼻咽喉口腔科病证，在卷七、十二等卷中亦有耳鼻咽喉口腔科相关病证论述。

【专科内容】

卷七　涕泪涎唾。

卷十二　感冒源流。

卷十七　诸血源流。

卷二十二　面疡。

卷二十三　耳病源流；鼻病源流；口齿唇舌源流。

卷二十四　咽喉声音病源流。

卷二十五　眩晕。卷二十六　痰核；瘰疬。

【简要评述】本书为《沈氏尊生书》的重要组成部分。全书列脏腑、奇经八脉、六淫、内伤外感、身形等六门，每门介绍若干病证，每病证有源流一篇，然后详述病证原委，悉其形证，考其主治，因病用方，并附导引等治法，理、法、方、药比较契合，对耳鼻咽喉口腔疾病论述内容比较丰富，是一本较有影响的杂病专著。

【引用版本】《杂病源流犀烛》江苏科学技术出版社，1985年8月第1版第1次印刷本。

兰台轨范

【年代与作者】清代，徐大春（字灵胎，号洄溪）著。成书于公元1765年（清乾隆三十年）。

【卷容简介】本书十八卷，除卷一通治和末卷为妇人、小儿证治外，按照病证的性质，共列三十六门。其中卷二、卷五、卷六有耳鼻咽喉口腔科内容。

【专科内容】

卷二 风门 面目相引偏僻。

卷五 诸血门 衄血。

卷六 五疗病门 耳聋；耳聤；劳聋；气聋；风聋；虚聋；毒聋；久聋；耳鸣；鼻渊；鼻息肉；酒齇鼻；重舌；口糜；口疮；喉痹。

【简要评述】本书以内科杂病证治为主，每病先叙病原，博采古代医家之精义，阐明病因证象的异同。所选用古方取舍甚为严谨，往往于方后附注配合施用的要点。本书于卷六专设五窍病门为五官科专章。耳鼻咽喉口腔科临床所见疾病该章中多有论述。

【引用版本】《兰台轨范》上海科学技术出版社，1959 年 4 月第 1 版。

类证治裁

【年代与作者】清代，林佩琴(字云和，号义桐)著。刊于公元 1839 年(清道光十八年)。

【卷容简介】全书共八卷。其中卷之六有耳鼻咽喉口腔科专篇，在卷之一、卷之二、卷之五、卷之七和卷之八中也有部分论述。

【专科内容】

卷之一 伤风；疫症附大头瘟。

卷之二 失音；衄血。

卷之五 眩晕。

卷之七 头痛附眉棱骨痛；耳症(耳聋、耳鸣、厥聋、风聋、气闭卒聋、重听、耳聤、耳痈、耳蕈、耳痔、耳中出脓)；鼻口症(鼻塞声重、脑漏、鼻渊、鼻鼽、鼻痔、酒齇鼻、口糜、口疮、唇口燥裂)；齿舌症(牙痈、骨槽风、牙疳、多骨疽、齿龈肿、牙宣出血、牙关紧急、髓溢、穿腮毒、舌肿大塞口、重舌、舌菌、舌垫)；喉症(喉痹、缠喉风、乳蛾、喉癣、喉痈、喉菌、舔舌喉痈、喉闭、喉杵、连珠喉、梅核)。

卷之七 痔漏、附耳痔鼻痔脑漏。

卷之八 胎前附子喑；瘰疬结核瘿瘤马刀；疔毒。

【简要评述】本书分门别类，排列各科病证，每一类病，首先概要地论述其病因脉证辨治，继而详细辨析这一类病的各个重点证候，介绍它的治法和应用方剂。对其中不少病证附有医案，作者提出自己的临床心得。本书对耳鼻咽喉口腔科临床在辨识病证、运用治法方面具有指导作用。

【引用版本】《类证治裁》上海科学技术出版社，1959 年 11 月新 1 版，1968 年 8 月第 3 次印刷本。

医醇賸义

【年代与作者】清代，费伯雄(字晋卿)著。刊于公元 1863 年(清同治三年)。

【卷容简介】全书共四卷。其中卷二有耳鼻咽喉口腔科专论。

【专科内容】

卷二：脑漏；鼻衄；齿牙出血。

【简要评述】本书系作者平生治疗经验心得。以察脉、辨证、施治为大纲。讨论病证，随载自拟效方及成方，皆平实可依。治病讲究实效和变通化裁，语极中肯。所论耳鼻咽喉口腔科三证，辨证施治精详，切合实用。

【引用版本】《医醇賸义》江苏科学技术出版社，1982 年 7 月第 1 版第 1 次印刷本。

血证论

【年代与作者】清代，唐容川(名宗海)著。撰于公元 1884 年(清光绪十年)。

【卷容简介】全书共八卷。其中卷二、卷六有耳鼻咽喉口腔科专篇。

【专科内容】

卷二 鼻衄；脑衄；耳衄；齿衄；舌衄；大衄。

卷六 晕痛；耳病(耳立聋、耳鸣)；口舌；咽喉；声音。

【简要评述】是书单论血证，条分缕析，辨证用药，颇有独到见解。其对内耳生理病理的论述尤为精深，如“听宫，为司听之神所居，其形如珠，皮膜包裹真水。若真水破而耳立聋；有为大声所震而聋者，皮膜破也”等。

【引用版本】《血证论》中国中医药出版社，1996 年 7 月第 1 版第 1 次印刷本。

丹溪手镜

【年代与作者】元代，朱震亨（丹溪，字彦修）著。于公元 1621 年（明天启元年）付梓问世。

【卷容简介】全书分上、中、下三卷，凡一百六十篇。耳鼻咽喉口腔科内容集中于卷之中，卷之上亦有部分论述。

【专科内容】

卷之上　头眩；衄；渴；咽痛。

卷之中　吐衄；头痛；脑痛；眉眶骨痛；眩晕；喉痹（蛾闭、木舌、子舌、缠喉、走马）；舌；耳（聤耳出脓、虫入耳中、耳痛）；鼻（酒渣鼻、齄鼻、鼻渊）；齿（齿浮、齿宣露、齿动龈脱、骨槽风、风蛀牙）。

【简要评述】朱丹溪是金元时代四大名医之一，因其倡“阳有余阴不足论”号称“滋阴学派”。其著述甚多，唯本书系亲手撰写，为其毕生治学经验之结晶。其对耳鼻咽喉口腔科的论述文辞质朴，内容言简意赅，极具参考价值。

【引用版本】《丹溪手镜》人民卫生出版社，1982 年 2 月第 1 版第 1 次印刷本。

丹溪治法心要

【年代与作者】元代，朱震亨（丹溪，字彦修）著。刊行于公元 1543 年（明嘉靖二十一年）。

【卷容简介】全书共十卷，论及各科常见病证共一百五十六种。其中卷五、卷六有耳鼻咽喉口腔科专篇，卷一、卷三、卷八亦有部分论述。

【专科内容】

卷一　大头天行病（鸬鹚温）。

卷三　头痛；头眩；眩晕；眉棱骨痛。

卷五　衄血；耳（耳聋、耳鸣、耳湿肿痛、耳中出脓、耳热暴痛）；鼻（酒渣鼻、鼻渊、鼻息肉、面鼻得冷而黑）。

卷六　骨鲠；咽喉（喉痹、咽痛、风热喉痹、咽喉生疮、喉风）；口疮；齿痛（牙痛、蛀牙、牙齿疏阔、口噤、牙关不开、固齿方）；附骨痛；瘰疬。

卷八　小儿科：口糜；口噤；杂方（稻芒入喉中）。

【简要评述】本书篇幅不大而内容丰富，涉及内、外、妇、儿、五官各科病证 156 种。对每一病证，只谈心得，不尚藻饰，指明要点，发人深省，如能心领神会，得知其要，则方能切实掌握，应用自如。对耳鼻咽喉口腔科的每一种病的病因病机，辨证要点，理论根据，诊治大法，立方遣药等，均言简意赅，条理清楚，很值得一读。

【引用版本】《丹溪治法心要》山东科学技术出版社，1985 年 12 月第 1 版第 1 次印刷本。

万病回春

【年代与作者】明代，龚庭贤（字子才，号云林，又号悟真子）著。成书于公元 1587 年（明万历十五年）。

【卷容简介】全书共八卷。其中卷一、卷四、卷五、卷七、卷八均有耳鼻咽喉口腔科的论述。

【专科内容】

卷一　诸病主药（口眼㖞斜须用防风、羌活、竹沥为主；衄血须用枯黄芩、芍药为主；止血须用京墨、韭汁为主；眩晕须用川芎、天麻为主；头左痛须用芎归为主；头右痛须用参芪为主；头风痛须用藁本白芷为主；诸头痛须用蔓荆子为主；耳鸣须用当归、龙荟为主；鼻中生疮须用黄芩为主；鼻塞声重须用防风、荆芥为主；鼻渊须用辛夷仁为主；口舌生疮须用黄连为主；牙痛须用石膏、升麻为主；咽喉肿痛须用桔梗、甘草为主；诸骨梗喉须用狗涎频服为主）。

卷四　衄血；眩晕；悬痈。

卷五　头痛；面病（面生疮、酒渣鼻、糟鼻酒刺、鼻疮）；耳病（耳聋、耳左聋、耳右聋、两耳俱聋、耳肿痛、耳出脓、气闭耳聋、耳闭、耳鸣、肾虚耳聋）；鼻病（鼻塞声重、鼻不闻香臭、鼻渊、鼻赤、鼻头紫黑）；口舌（口舌生疮、口疮、牙龈出血、舌痛）；牙齿（牙痛、风牙、虫牙、牙龈宣露、走马牙疳、齿动摇、牙床红烂、牙床肿痛）；咽喉（咽喉肿痛、喉痛生疮、喉痛闭塞、喉痹、喉风、双乳蛾、喉疮、声哑、痄腮、讴歌失音、声音不出、久失音声哑）；梅核气。

卷七　鹅口生疮；鹅口；口疮；重舌；木舌；走马牙疳；喉痹；脓耳；鼻疮。

卷八　疔疮；骨梗。

【简要评述】本书记述了内、外、妇、儿、五官各科病证，病种丰富，对各病的治疗方法、主治方药、单方验方的论述尤详，切合临床实用，具有较强的临床指导意义。

【引用版本】《万病回春》上海校经山房书局印行，清光绪丙午年（公元1906年）印行本。

云林神彀

【年代与作者】明代，龚庭贤（字子才，号云林，又号悟真子）撰。刊于公元1591年（明万历十九年）。

【卷容简介】全书共四卷。卷之三有耳鼻咽喉口腔科专篇，卷之二、卷之四亦有耳鼻咽喉口腔科内容。

【专科内容】

卷之二　衄血；眩晕。

卷之三　耳病（耳聋、耳鸣、耳出脓、耳肿痛、气闭耳聋）；鼻病（伤风鼻塞、鼻渊）；口舌；牙齿（牙痛、牙宣、虫食牙痛）；咽喉（喉痹、单蛾、喉痛生疮）；梅核气。

卷之四　瘰疬、疔疮、骨鲠。

【简要评述】全书记叙临床病证143种，每病简述病因、脉象、症状，详列各种方药及简单治法，可供临床参考。

【引用版本】《云林神彀》，宝翰楼藏版线装本。

万氏秘传片玉心书

【年代与作者】明代，万全（字密斋）著。初刊于公元1654年（清顺治十年）。

【卷容简介】全书共五卷。为小儿科专著，其中卷五有小儿耳鼻咽喉口腔科内容。

【专科内容】

卷二　口疮。

卷三　额、印堂、山根论歌；鼻准论歌；正口论歌。

卷五　耳病门（耳珠前后生疮、耳旁赤肿、耳暴聋、百虫入耳、脓耳）；鼻病门（齆鼻、鼻塞、鼻涕、鼻干、鼻痛、鼻渊、鼻衄）；口疮门（鹅口、口疮、口糜、重腭、滞颐、口撮、口不吮乳）；舌病门（重舌、木舌、弄舌）；牙齿门（齿生迟、齿床肿、重龈、牙疳、咬牙、上唇生疮）；咽喉门（咽喉痛、诸骨哽、误吞麦芒、喉风、单双蛾）；形声门（语迟、声不出）。

【简要评述】本书为万氏儿科专著，内容周详，医理和临证深入浅出，堪为后世所效法。对耳鼻咽喉口腔科病证的论述言简意赅，辨证详细切要，方药简便对症，效验价廉实用。

【引用版本】《万氏秘传片玉心书》湖北人民出版社，1981年10月第1版第1次印刷本。

红炉点雪

【年代与作者】明代，龚居中（字应园）著。成书于公元1630年（明崇祯三年）。

【卷容简介】全书共四卷。耳鼻咽喉口腔科内容在卷二有专篇，在卷一、卷三中亦有散载。

【专科内容】

卷一　痰火失血（衄血者出于肺、耳出血曰衈、口舌并出曰脑衄）。

卷二　火病失音（失音、声哑）；火病咽痛（喉痹、喉痛、中气喉闭、咽肿、急喉痹、喉风、口舌生疮）。

卷三　痰火杂症补遗（头痛、眩晕、耳鸣、耳聋）；痰火死症（痰火咽痛、虫蚀咽、痰火声哑）。

【简要评述】本书是论述虚损劳瘵（肺结核）证治的专书之一。全书主以水亏火炽金伤立论，提出益水清金降火治疗原则。因为作者认为痰火实属劳症的病因，故又有《痰火点雪》之名。书中所论耳鼻咽喉口腔科病症，多与劳瘵有关，对咽喉结核的证治很有临床参考价值。

【引用版本】《红炉点雪》上海科学技术出版社，1959年4月新1版第2次印刷本。

国医宗旨

【年代与作者】明代,梁学孟(字仁甫,别号玄诣山人)著。成书于公元1607年(明万历三十五年)。

【卷容简介】全书共四卷。其中卷一、卷二和卷三有耳鼻咽喉口腔科内容。

【专科内容】

一卷　五官。

二卷　附声哑奇方。

三卷　咽喉痛;失音;口舌生疮;咽痛脉理;喉痛运气;治喉痛主方(喉痹、缠喉风、语音不出、中风喉痹、咽肿、急喉痹);喉痛生疮声哑海上方;铁笛散治失音或不清;治腮肿;治口舌生疮;治喉痹;治喉风牙关紧咬;名医治验(喉闭、喉肿、喉痛溃烂、小儿误吞钱、误吞钗、骨哽);痰火补遗(头痛眩晕、耳鸣及耳聋)。

【简要评述】本书作者主论痰火为病,不拘一经,弗泥一脏,崇尚调摄脾胃,安神扶正,集东垣、丹溪之学于一炉,辟痰火治病之蹊经,卓然自成一家。对咽喉病从痰火论治具有指导意义。

【引用版本】《国医宗旨》上海科学技术出版社,1984年6月第1版第1次印刷本。

医学见能

【年代与作者】清代,唐宗海(又名容川)著。成书于公元1890年(清光绪十六年)。

【卷容简介】全书共四卷。卷首论诊法,卷一、卷二为杂病证治,卷三论妇科、儿科、外科疾病,卷四附录救急各方。其卷一中有耳证、口证、鼻证、齿证、舌证、喉证专论。

【专科内容】

卷一(证治):耳证(耳鸣耳聋)。口证(口中肿痛;口燥舌干;口中腥臭,吐血衄血)。鼻证(鼻流清涕,如有窒塞不通者;鼻根红赤,孔内干燥结煤者;鼻中流血;鼻中生疮)。齿证(牙齿疼痛,由于生虫蚀剥;牙齿肿痛;牙痛不肿)。舌证(舌有苔;舌间赤痛,或生钜齿红点;舌黑生刺)。喉证(咽喉红肿;咽喉白烂,其声嘶小不出;咽中疼痛,生黄起泡起点;咽中生蛾;红喉证)。

卷二(论治)失血(鼻中流血,以及齿缝出血)。言语(声音闭塞、鼻窒而喉中紧;言语不利,喉痹而咽生疮;声音嘶哑)。饮食(食入气呛,因而哽噎不下)。虫蛊(口咽生虫,狐惑病)。

卷四(附录)救急:误吞铜铁。

【简要评述】本书是为不甚了解医学或初入医门的人而作,其文字简练,语义精深,每证有理、有法、有方、有药,理不求深而方录验,兼附辨证总诀及方药歌括,便于阅读与记诵,正如他在自序中所说:"即不知医,临证查对,无不了如指掌"。

【引用版本】《医学见能》甘肃人民出版社,1982年12月第1版第1次印刷本。

医家四要

【年代与作者】清代,雷大震、江诚、程曦同著。成书于公元1885年(清光绪十年)。

【卷容简介】全书共四卷。卷二中有耳鼻咽喉口腔科的论述。

【专科内容】

卷二　衄血本乎肺经;耳衄属肾;齿衄属胃;舌衄属心;眩晕无痰不作;耳聋肾经之病;口内生疮是脾经之热炽;鼻窍流涕因肺脏之风侵;治牙痛审风火虫虚为要;医喉症别单双缠痹能灵。

卷三　口牙耳鼻方(凉膈散、水柏丸、导赤散、泻黄散、一笑丸、清胃散、玉女煎、独活散、清神散、六味丸、辛夷散、苍耳散、止衄散);咽喉方(桔梗汤、七宝散、消毒凉膈散、张氏六味汤)。

【简要评述】本书内容由脉诀入门,病机约论,方歌别类及药赋新编,中医临床应用的初步知识大略已备,既易检阅,又便诵习。对耳鼻咽喉口腔科的论述,尤重病机,所列治法及方药均切实用。

【引用版本】《医家四要》上海科学技术出版社,1958年新1版,1966年3月第4次印刷本。

医门补要

【年代与作者】清代,赵濂著撰。刊于公元1897年(清光绪二十三年)。

【卷容简介】全书共三卷。上、中二卷为各种病证的治法方药,下卷为医案。附载三篇。上、中、下三卷中均有关于耳鼻咽喉口腔科内容的论述。

【专科内容】

卷上　医法补要：耳痔；鼻痔；虚火鼻衄；虾蟆瘟；瘰疬；鹅口疮；虚火牙疳；病后口疮；喉痧论；虚火牙衄；结喉疽；骨槽痈。

卷中　医法补要：鼻渊；上格；取牙宜慎；多骨症；婴儿舌连下唇；虚人劳力伤气音哑；骨槽风；颈断治法；盘舌痈；梅毒喉疳；治喉症牙关闭神昏不语危症；鼻痔；治走黄疔法；羚羊角散治鼻痔；普济消毒饮治虾蟆瘟；牛桔汤治鹅口疮；六味加肉桂汤治虚火牙疳；生麦益阴煎治虚火致口舌牙根破烂；清肺饮治鼻渊；犀角地黄汤治牙根出血不止；金水八物汤治喉哑因伤风。

卷下　见症实录：骨槽风；牙漏；口角生疔；牙床隐痛腐烂；舌肿硬；颧伤；紧喉风；鼻痔；喉蛾；满颈起痰核；牙岩；锁口疔。

【简要评述】本书是作者历年临床治疗经验之总结，用浅近文字忠实报道。对如何辨认证候，掌握病机，以正确施治有较全面的论述。在耳鼻咽喉口腔科方面，所论病证内容丰富，尤重于病证的手术疗法及效方。

【引用版本】《医门补要》上海科学技术出版社，1959年3月新1版第1次印刷本。

寿世编

【年代与作者】清代，青浦诸君子辑，张惠芳点校。刊于公元1785年(清乾隆五十年)。

【卷容简介】全书分上下二卷。有关耳鼻咽喉口腔内容集中于上卷。

【专科内容】

上卷　耳门(虫入耳、耳聤、少年耳聋、耳内出脓、耳鸣耳聋、撑耳疯、耳虚鸣、治聋神效、耳内大痛流血)。鼻门(鼻血、鼻血不时、鼻出臭气或脓腥、鼻流黄水、鼻孔干虫、鼻中息肉、鼻血不止、鼻塞、鼻不闻香臭、糟鼻)。口舌门(口疮、口烂舌痛、口唇燥烂、喉风舌大如脬、舌肿危症、舌上出血、舌头忽长数寸、小舌落下、口疮口臭)。牙齿门(牙痛、预防牙痛、胃火牙痛、胃火牙痛舌肿、风火牙痛、牙疳、虫牙、取牙、牙瘤、牙缝出血、治牙痛神方、牙疳有方、跌打牙动、牙根出血、上腭肿痛、齿疏)。咽喉门(咽喉方、喉闭、急喉风、缠喉风、锁喉风、蛾风、喉中忽硬一块吞吐不下、喉中为诸物所梗、偶然呃逆不止、咽食、喉生息肉、喉赘、喉痛、喉闭蛾子、哑喉奇方、治失音妙方、好声音方、治喉痹乳蛾数日不能饮食验方、治咽喉疼痛方)。

下卷　失血门(吐血鼻血、鼻衄)。误吞门(吞金、吞银、吞铜钱、吞铁、吞针、吞蛭、吞发饶喉、吞竹叶卡喉、吞鱼刺卡喉、骨鲠、误吞鳖苋、误吞铜铁金银、木屑)。

【简要评述】本书是一部博采精选，综括各科的实用方书。全书上下二卷，分四十二门，每门详分病症，依症类方，收录内、外、妇、儿、伤、耳鼻咽喉口腔各科医方。书中所搜辑的耳鼻咽喉口腔科诸医方、验方、单方，用药均属简便易求，平允可取，切于实用，便于医生临症参考，亦足资家庭遇病采择之需。

【引用版本】《寿世编》中医古籍出版社，1986年10月第1版第1次印刷本。

医略

【年代与作者】清代，钱一桂撰。刊于公元1818年(清嘉庆二十三年)。

【卷容简介】全书共四卷。其中卷二与卷四有耳鼻咽喉口腔科论述。

【专科内容】

卷二　眩运；咽喉。

卷四　(经验简易良方)鼻血；舌上出血；牙疼；木舌；鱼骨哽；吞金；吞铁；吞针；吞铜；吞竹木；吞硬物；脑漏；百虫入耳；酒渣鼻；口臭；喉风；耳聋；耳内出脓；鼻内生疔；口眼㖞邪；唇上生疔；颊车落下；鹅白。

【简要评述】本书从《灵》、《素》、叔和仲景以及后世名家著作中撷其精华，辨其偏颇，考古今之同异，分诊治之优劣，而以己意为之仲裁。书中所录耳鼻咽喉口腔科诸方，切于实用而不空泛。

【引用版本】《医略》中医古籍出版社，1985年9月第1版第1次印刷本。

医说

【年代与作者】宋代，张杲(季明)撰。初撰于公元1189年(宋淳熙十六年)。

【卷容简介】全书共十卷。其中卷四有耳鼻咽喉口腔科专论。

【专科内容】

卷二　针灸门：针愈风眩；针鼻生赘；笔针破痈；针急喉闭；针舌底治舌出不收；灸鼻衄；灸牙疼法。

卷二　神医门:耳闻风雨声。

卷三　诸风门:风眩。

卷四　(鼻衄吐血门)鼻衄;栀子茅花愈衄血。(头风门)偏头痛;头眩;妇人偏头痛。

(口齿喉舌耳门)治喉闭;缠喉风;咽喉肿痛;巧匠取喉钩;舌肿满口;舌无故出血;牙疼;牙齿日长;舌长出口;治齿痛;龋齿;枣能黄齿;齿药;齿间内壅出;饮酒喉舌生疮;苦参不可洁齿;齿缝出血;虎须治齿痛;积年耳聋。(骨哽门)治哽以类推;硼砂治哽;呪水治哽;渔人治哽;故鱼网治哽。

卷五　(心疾健忘门)瘖。(诸虫门)诸虫入耳;误吞水蛭;误吞蜈蚣;蜒蚰及百虫入耳。

卷六　(痈疽门)治喉痈。

【简要评述】本书系搜采传记,寻讨见闻,有涉于医者,分类录载,内容涉及历代名医、医书、本草、针灸、诊法、医方、各科杂病及奇疾急救等,涉及面广而内容丰富,平常之理,变异之情,兼而有之,阅之可扩充耳目,增广见识。对耳鼻咽喉口腔科的内容论述详略得当,内容亦十分丰富,其中对异物的处治方法尤多,不乏独到之处,可供临床参考。

【引用版本】《医说》上海科学技术出版社,1984 年 6 月第 1 版第 1 次印刷本。

医贯

【年代与作者】明代,赵献可(养葵)著。刊于公元 1687 年(清康熙二十六年)。

【卷容简介】全书共分六卷。其中卷之四有咽喉痛论,卷之五有齿论、耳论、耳疮论。

【专科内容】

卷之三　血症论:衄血;齿衄。

卷之四　喉咽痛论(咽痛、喉痛、阴虚咽痛、乳蛾、缠喉、双蛾、单蛾、急喉痹、少阴客热咽痛、少阴客寒咽痛、阳毒咽痛、阴毒咽痛、杨梅疮毒)。

卷之五　齿论(齿痛摇动;齿痛;齿龈肿痛;齿痛腮颊肿)。固齿方;口疮论;耳论(聋聩、乍聋、阳虚耳聋、久聋、耳痛、耳鸣、耳痒、耳脓、耳疮、耳数鸣、耳中耵聍);耳疮论(耳内生疮、聍耳、虫入耳痛)。

【简要评述】本书作者强调中医"肾间命门说"。认为命门与肾即水与火的关系,并认为养生与治病,若能充分理解此说,不仅能增强体质,而且对有关医学问题也就豁然贯通了,故书名为《医贯》。全书论理深透,每一论后,广引诸家之说,举前人有效治验,评以己见,融为一体。对耳鼻咽喉口腔科临床常用方剂,均作了充分的发挥。

【引用版本】《医贯》人民卫生出版社,1959 年 11 月第 1 版,1985 年 4 月第 5 次印刷本。

医徹

【年代与作者】清代,怀抱奇著。成书于公元 1809 年(清嘉庆十三年)。

【卷容简介】全书共四卷。卷之一论伤寒,卷二至卷三论杂症,卷之四论女科、五大病及医箴。其中卷之三有耳鼻咽喉口腔科专篇。

【专科内容】

卷之三　杂症:头眩;鼻渊;耳病(耳鸣、耳聋、聤耳);口病(口糜、唇裂、茧唇、牙龈溃烂);齿病(齿痛、虫疳龈肿、牙齿动摇脱落、风毒牙痛、走马牙疳);喉痹(乳蛾、喉风、杨梅喉癣);瘰疬。

【简要评述】本书用理论与实践相结合的方法,反复说明治病必须通变达权,而不可拘执成见,使读者认识到唯有精细地辨析证候,才能适应病机而正确施治。所论耳鼻咽喉口腔病证较为精要,可资临证参考。

【引用版本】《医徹》上海科学技术出版社,1959 年 3 月第 1 版第 2 次印刷本。

医学入门万病衡要(又名《医衡》)

【年代与作者】清代,洪正立(参岐、吾梁)撰。刊于公元 1655 年(清顺治十一年)。

【卷容简介】全书共六卷。其中卷之五有耳鼻咽喉口腔科专篇,卷之一和卷之四亦有部分论述。

【专科内容】

卷之一　瘟疫(大头瘟、虾蟆瘟)。

卷之四　眩运(气虚挟痰作眩、血虚挟风眩晕、风眩头痛、痰厥眩晕);头痛附眉棱骨痛。

卷之五　耳病(耳聋、气虚耳聋、肾虚耳聋、耳痒、耳鸣、耳出脓汁、风热上攻耳聋、热痰湿痰耳聋、肝火上升耳聋);鼻病(鼻齇、鼻疮、鼻痔、鼻瘜、鼻塞肉、鼻鼽、鼻衄、鼻渊、鼻塞、鼻流浊涕不止);口病(口糜、口疮、唇生疮、口舌生疮);齿病(齿动摇、齿缝疏豁、齿龈宣露、齿痛、走马牙疳、血虚牙痛、肾虚齿痛);衄血(鼻衄)。

【简要评述】本书荟萃诸家之说,以内科时病、杂病证治为主,兼及临床各科,汇为一帙。对耳鼻咽喉口腔科病证,均摭前贤有关论述参以己见而论证,再述主治方药,内容翔实,不失为临床实用的参考书。

【引用版本】《医学入门万病衡要》中医古籍出版社,1985年2月第1版第1次印刷本。

杂病广要

【年代与作者】日本,丹波元坚编著。成书于公元1853年。

【卷容简介】全书分为外因、内因、诸气、诸血、脏腑、身形六大门类,每类列若干病证,系统说明病因、病机、诊断、鉴别诊断及治法、治例、治验等项。有关耳鼻咽喉口腔科内容散载于有关门类之中。

【专科内容】

诸血病:鼻大衄;鼻衄;舌上出血;舌衄;齿间出血;齿衄。

脏腑类:瘖(风冷失声、中冷声嘶、喑哑、咳嗽声哑、舌喑、喉喑)。

身体类:眩运(眩晕、冒眩、风头眩、痰眩、气运、风眩、虚运)。

【简要评述】本书选辑我国清以前三百多种医籍,取材广泛,内容丰富。所列各家学说及治验,以有临床实用为主,亦对不同见解,加以必要的评述。书中对鼻衄、喉瘖、眩晕的论述全面精要,很有参考价值。

【引用版本】《杂病广要》人民卫生出版社,1983年3月第2版第3次印刷本。

医学原始

【年代与作者】清代,王宏翰(字惠源,号浩然子)著。成书于公元1692年(清康熙二十年)。

【卷容简介】全书四卷。其中二、三、四卷中均有耳鼻咽喉口腔科的论述。

【专科内容】

二卷　知觉外官总论;耳之听官;鼻之嗅官;口之味官。

三卷　鼻口通咽喉论;咽喉分脏腑论。

四卷　咽喉通五脏论。

【简要评述】本书作者在学术上受明末西方传教士传入的西方生理学影响,试图将"格物致知"等儒家思想,与西方医学的论述与西洋生理学相融合,用《内经》、《难经》及历代诸医家的论述与西洋生理学相结合,对人体的生理作了新的解释。本书对耳、鼻、咽喉、口舌的解剖、生理论述较详,是早期中西汇通的代表作之一。

【引用版本】《医学原始》上海科学技术出版社,1989年6月第1版第1次印刷本。

医学摘粹

【年代与作者】清代,庆云阁(名恕)著。初刊于公元1896年(清光绪二十三年)。

【卷容简介】此书为线装铅印四册,内容分为《伤寒十六证类方》、《伤寒证辨》、《四诊要诀》、《杂证要法》、《本草类要》五种。其中《杂证要法》中有耳鼻咽喉口腔病证专论。

【专科内容】

里证类:眩晕。热证类:口糜龈烂出血。七窍病类:耳病;鼻病;口病;舌病;牙痛;咽喉;声音。

【简要评述】本书是以四大经典医著为理论基础,旁征博引后世名著辨证施治精华,结合作者长期临症实践经验而汇成一书。其所著七窍病类,立论简明,选方纯粹,可资临证参考。

【引用版本】《医学摘粹》上海科学技术出版社,1983年7月第1版第1次印刷本。

医旨绪余

【年代与作者】明代,孙一奎(字文垣,号东宿,别号生生子)著辑。刊于公元1584年(明万历十二年)。

【卷容简介】全书分上、下两卷,上卷有耳鼻咽喉口腔科内容。

【专科内容】

上卷　三十七:论齿衄;四十四:论鼻鼽;四十五;论鼻渊(又名脑漏)。

【简要评述】本书为《赤水玄珠》的续编。分上下两卷，共七十八论。书中对齿衄、鼻衄、鼻渊三病，均以经典理论为准绳，从经络、脏腑、气血、痰郁等方面，引经据典地加以论述，切合临床实用。

【引用版本】《医旨绪余》江苏科学技术出版社，1983 年 8 月第 1 版第 1 次印刷本。

推求师意

【年代与作者】明代，戴思恭（字元礼）著。成书年代不详。

【卷容简介】全书分卷之上、卷之下两大部分。卷之上为杂病门，内分为疟、消渴等二十六篇。其中喉痛、酒皶鼻为耳鼻咽喉口腔科专篇；卷之下分为杂病门、小儿门、妇人门三部分。其中杂病门包括大风、痛风等十六篇；小儿门包括蛔虫、丹瘤等十篇；妇人门包括恶阻与胎化不成等三篇。

【专科内容】

卷之上　（杂病门）喉痛。（杂病门）酒皶鼻。

【简要评述】本书作者秉承朱丹溪的理论和学术观点，并加以补充和发挥，使其更趋完美。戴氏将朱丹溪的“阳有余阴不足论”从单指阴精和阳火的关系发展为泛论气血的盛衰。本书是研究中医理论与临床实践，探讨丹溪学术思想的重要参考书。

【引用版本】《推求师意》江苏科学技术出版社，1984 年 10 月第 1 版。

慎斋遗书

【年代与作者】明代，周子干（号慎斋）著。成书于公元 1573 年（明万历元年）。

【卷容简介】全书共十卷。卷一至卷五为理论部分；卷六至卷九论述以内科疾病为主；卷十为五官、妇儿、外科专卷。其中卷七和卷十的大部分有耳鼻咽喉口腔科内容。

【专科内容】

卷七　（衄血）：衄血。

卷十　（耳）：耳聋。（鼻）：鼻渊。（舌）：重舌。（喉口）：口疮。

【简要评述】本书是医论、医话、医案等综合性医书。作者对中医学术有独特见解。其论医理多根据阴阳五行之说，阐发扶阳抑阴与亢害承制之理，并有深刻的临证心得体会；其治病十分重视脾胃，理法方药，无不一以贯之。书中对各科病证的论述，包括耳鼻咽喉口腔科病证，除作者经验结晶外，还附有医案，以作为验证。所以本书为一本较好的综合性医书。

【引用版本】《慎斋遗书》江苏科学技术出版社，1987 年 1 月第 1 版。

医学求是

【年代与作者】清代，吴达（字东旸）著。约刊于公元 1880 年至 1885 年（清光绪年间）。

【卷容简介】全书分三部分，前两部分为一、二集，其中第二集各分上、下二卷，收载医论三十一篇。主要论述了多种疾病的病因病机和辨证施治，其次评论了时医“爽阴”、“发斑”之说及用药不当之弊。第三部分为医案，列医案四十余例。每案除叙述病证的发病、治疗经过及效果外，还进行了理论分析。书中第一集及医案中有耳鼻咽喉口腔科内容。

【专科内容】

一集（血证求原论）：衄血。医案（侊珊如喉证）：咽喉胀塞，难于言语。

【简要评述】本书为医论医案类著作，可谓理论联系实际，进行学术争鸣的典范。其中对时病、血证的病因病机和辨证施治以及补药误用等论述，尤有发挥。部分涉及耳鼻咽喉口腔科内容，值得临床借鉴。

【引用版本】《医学求是》江苏科学技术出版社，1984 年 4 月第 1 版。

医灯续焰

【年代与作者】清代，潘楫著。刊于公元 1652 年（清顺治九年）。

【卷容简介】全书共二十一卷，分列浮沉迟数四脉为纲，引申触类，统诸脉而主百病。内外妇儿、五官病证均在其中。书中卷十八有耳鼻咽喉口腔科内容。

【专科内容】

卷十八　（耳）重听；耳聋。（鼻）鼻渊；衄衄；鼻痔肉；鼻衄。

(口唇)口疮;茧唇。(齿)宣露;牙宣。

【简要评述】本书以脉为纲,统诸脉而主百病,内容较为完备。除内科、妇、儿、五官诸证外,更附以方剂,补其方药,实用性较强。书中耳鼻咽喉口腔科内容值得临床借鉴。

【引用版本】《医灯续焰》人民卫生出版社,1988 年 2 月第 1 版。

王氏医存

【年代与作者】清代,王燕昌(字汗皋)著。刊于公元 1874 年(清同治十三年)。

【卷容简介】本书是杂论与札记体,以论杂病为主,兼及温病瘟疫。亦论及妇、儿科疾病。共计医论、医话四百七十二条;医案六十六例;验方二百余首。共分十七卷。其中卷六、卷八、卷十、卷十一、卷十二有耳鼻咽喉口腔科内容。

【专科内容】

卷六 (风寒证治)鼻干塞,不闻香臭;鼻流清涕。(临证方药治法之例)耳聋。(临证须合四诊乃能分晓)鼻衄;耳血。

卷八 (老年证治说)头晕;耳聋。

卷十 (幼人失精未失精郁证不同)咽痛;口烂;牙痈;舌疼;鼻衄;耳鸣。

卷十一 (伏匿宿疾说)耳聋;鼻痔。

卷十二 (经行不同)每月依期鼻衄。

【简要评述】本书为医论、医话、医案、验方的杂论与札记体。其所论述的范围广泛,内容丰富。作者对诊法强调四诊合参,其中对脉诊尤为精详。书中作者本着"名医立案,各有心得"的精神,介绍了自己的临证经验与心得体会。所选验方以单方为主,均务求实效,并有便、廉之优点。有一定的临床参考价值。

【引用版本】《王氏医存》江苏科学技术出版社,1983 年 10 月第 1 版。

五、外 科 类

刘涓子鬼遗方

【年代与作者】晋,刘涓子撰,南齐·龚庆宣整理,成书于公元 483 年(齐永明一年)。

【卷容简介】原书为十卷,现存五卷。另附刘涓子鬼遗方辑佚资料及刘涓子治痈疽神仙遗论一卷。其中卷一、卷四、卷五中散见有关耳鼻咽喉口腔科内容。

【专科内容】

卷一 黑疽(黑疽生耳中)。

卷四 (黄父痈疽论):猛痈(痈发于嗌)、夭疽(发于颈)。

卷五 治面渣皰木兰皮膏方、治渣疱鸬鹚屎膏方、治鼻中塞白芷膏方。

【简要评述】该书是我国现存较早的外科专著,它反映了两晋南北朝时期在外科方面的主要成就,其内容包括金疮、痈疽疮疖、汤火伤及某些皮肤疾患。所载方剂中广泛地运用了清热解毒、活血化瘀的原则,尤偏于托补,对后世耳鼻咽喉处方用药产生一定影响。

【引用版本】《刘涓子鬼遗方》人民卫生出版社,1986 年 7 月第 1 版第 1 次印刷本。

卫济宝书

【年代与作者】宋,东轩居士(魏泰)撰,撰于公元 1170 年(宋乾道六年)。

【卷容简介】全书分论治、方法上下二卷。其中关于癌、痈的论述与耳鼻咽喉疾病有关。

【专科内容】

卷上(痈疽五发):癌、痈。

【简要评述】本书为南宋时期治疗痈疽的外科专书,作者博采诸方,图文并茂,是一部难得的痈疽证治参考书。

【引用版本】《卫济宝书》人民卫生出版社,1989 年 10 月第 1 版第 1 次印刷本。

疮疡经验全书(又名《窦氏外科全书》)

【年代与作者】宋代,窦汉卿撰;明,窦梦麟辑,成书于公元 1569 年(明隆庆三年)。

【卷容简介】本书共十三卷,其中卷一为咽喉、牙、舌诸证专卷;卷二为头面疮毒,其中亦有耳鼻咽喉口腔科内容。

【专科内容】

卷一 缠喉风;乳蛾;喉痹;重舌;木舌;牙宣。

卷二 瘰疬;痄腮;耳风毒;耳门痈;耳根毒;发耳;发颐毒;穿腮;石疽;鸦咀疮;茧唇。

【简要评述】本书详论外科疮疡,还有不少其他病证。所述各病,有论、有图、有方、对病因、症状、治疗描述清楚,图绘详明,内容丰富,值得借鉴。

【引用版本】经元堂刻本(湖北中医学院馆藏线装本)。

外科精义

【年代与作者】元,齐德之撰。成书于公元 1335 年(元至元一年)。

【卷容简介】全书共二卷。上卷为外科医论,有耳鼻咽喉疾病记载;下卷主要介绍外科常用的汤、丸、膏、丹计 145 方。

【专科内容】

卷上 论疮疽肿虚实法,论时毒;论丁疮肿;论瘰疬治法。

【简要评述】该书简明扼要论述了外科疾病,其诊断强调四诊合参,治疗倡导内外兼治。其中时毒、丁疮等的论述,对治疗耳鼻咽喉口齿科的某些疾病有一定的参考价值。

【引用版本】《外科精义》人民卫生出版社,1990 年 1 月第 1 版第 1 次印刷。

外科理例

【年代与作者】明代,汪机(字省之、号石山),撰于公元 1531 年(明嘉靖九年)。

【卷容简介】本书共分七卷,附方一卷。有关耳鼻咽喉口腔科的内容散见于卷一、卷三、卷四、卷六、卷七之中。

【专科内容】

卷一 论疽疾咽喉口舌生疮。

卷三 头面赤肿(时毒发于面鼻耳项者是);瘰疬;悬痈。

卷四 疔疮。

卷六 面疮(附颐毒);口齿;口舌疮;咽喉(附杨梅疮咽痛)诸哽。

卷七 虫入耳。

【简要评述】书中较全面叙述了外科病的证治,是一本理论联系实践的外科专书。其主张外病内治,切戒滥用刀针。在痈、疽、疮、疡早期,尽量以消散为常法,除理法方药外,并附较多作者经验的医案。对耳鼻咽喉疔疮、痈的治疗具有一定指导意义。

【引用版本】《外科理例》人民卫生出版社,1983 年 4 月第 1 版第 2 次印刷本。

外科启玄

【年代与作者】明,申拱辰(字子极,号斗垣)撰,刊于 1604 年(明万历三十二年)。

【卷容简介】全书共十二卷。其中卷之四、六、七、八、九有关于耳鼻咽喉口齿疾病内容。

【专科内容】

卷之四 耳后发;两边发际发;耳发;颐发;痼发。

卷之六 首疽;杼疽;疔疮。

卷之七 瘰疬;人面疮;羊胡疮;肺风疮;鼸鼻疮;齿踞;鼻息鼻痔;喉闭乳蛾。

卷之八 杨梅痈疮;齿窟疮;黄水疮;走马牙疳;口疳;鼻疳;喉疳;月蚀疳。

卷之九 含腮疮;冻疮;独骨疮。

【简要评述】本书论述外科病证治,广前人之未备,补前人之不尽,图文并茂,简便实用,如鼸鼻疮、鼻息鼻痔等治法大都切实可行。

【引用版本】《外科启玄》华夏出版社，1997 年 10 月第 1 版第 1 次印刷本。

外科正宗

【年代与作者】明代，陈实功(毓仁、若虚)撰。成书于公元 1617 年(明万历四十五年)。

【卷容简介】全书共四卷(亦有十二卷本)。书中卷一、卷二、卷四均有耳鼻咽喉口腔科病证专论。(在十二卷本中，卷之五、卷之六、卷之九、卷之十、卷之十一、卷之十二有耳鼻咽喉口腔科内容)。

【专科内容】

卷之一(痈疽门)：痈疽原委论(夭疽、锐毒)；痈疽图形(瘰疬、失荣症、耳后发、黑疔、马刀疮、喉痈、颧疔、茧唇、鼻疔、走马牙疳)。

卷之二(上部疽毒门)：疔疮论；瘰疬论；咽喉论；时毒论。

卷之四(杂疮毒门)：鼻痔、取鼻痔秘法；骨槽风；齿病；脑漏；茧唇；鼻出血；牙缝出血；肺风粉刺酒齄鼻；耳病；痄腮；痰包；走马疳；重舌；鹅口疮；黄水疮；大人口破；百虫入耳；人面疮；误吞针铁骨哽咽喉；落下颏拿法；救自刎断喉法；失荣症；拾遗症(鼻疔、喉痈、牙疔、黑疔)；唇风；开割披针喉针形。

【简要评述】本书以"列症最详，论治最精"见称。全书较全面地介绍了中医外科学的主要内容，每病首论病理，次叙症象，再详论治法，并介绍典型病例。对耳鼻咽喉口腔病症论述精要，选方切于实用，并记述了鼻息肉摘除术，下颌骨脱位整复法，乌龙针剔除咽部及食道异物手术等，突出了外治法的应用，在理论与实践各方面，均有其独到之处，是一部较好的临床参考书。

【引用版本】《外科正宗》(四卷本)人民卫生出版社，1964 年 11 月第 1 版第 1 次印刷本。《外科正宗》(十二卷本)天津科学技术出版社，1993 年 5 月第 1 版。

疡科选粹

【年代与作者】明代，陈文治(号岳溪)撰。刊于公元 1628 年(明崇祯元年)。

【卷容简介】全书共八卷。在卷三、四、六、七中有耳鼻咽喉口腔科内容。

【专科内容】

第三卷　疔疮；面疡；耳发；口疡；口疳；咽喉肿痛；痰核。

第四卷　颈项；瘰疬。

第六卷　杨梅结毒；时毒。

第七卷　石痈石疽；冻疮；骨鲠。

【简要评述】本书系辑录外科各家学说参以作者临床经验而编成，列述外科、皮肤科、五官科及伤科各类病证八十余种，有论有方，论述简洁，选方切于实用。

【引用版本】《疡科选粹》人民卫生出版社，1987 年 7 月第 1 版第 1 次印刷本。

外科大成

【年代与作者】清，祁坤(字广生，自号生阳子)撰，初刊于公元 1665 年(清康熙四年)。

【卷容简介】全书共四卷。其中卷二、卷三有论述耳鼻咽喉口齿病证内容。

【专科内容】

卷二(头部)：夭疽；锐毒；耳后疽；耳根毒；耳发。(面部)：痄腮；颊疡；金腮；骨槽风；牙叉发；发颐；时毒；龙泉疽。(颈项部)：锁喉毒；结喉痈；猛疽；夹喉痈；瘰疬；石疽；失荣症。

卷三(面部)：黄水疮；鼻䘌疮；羊胡子疮。(耳部)：耳底疼痛；黑疔；耳疳；耳衄；耳痔；耳挺耳蕈；耳旋疮；月蚀疮；耳痒；耳聋；虫入耳；冻耳成疮。(鼻部)：鼻渊；脑崩；脑漏；控脑砂；鼻鼽；鼻聋；鼻衄；鼻痔；鼻疔；鼻疮；酒齄鼻。(唇部)：反唇疔；锁口疔；唇疽；茧唇；唇风。(口部)：口疮。(舌部)：紫舌胀；痰包；舌衄；重舌；痰气；重腭；舌疔；弄舌；舒舌。(牙齿部)：牙痛；风龋；牙衄；攒齿疳；牙疔；牙痈；多骨；走马牙疳。(咽喉部)：紧喉；慢喉；喉痹；喉风；喉痈；喉癣；乳蛾；哑瘴喉风；弄舌喉风；喉疖；喉瘤；锁喉；婴儿痘逼咽喉。

卷四(不分部位大毒)：疔疮症治；多骨疽；剩骨疽；朽骨疽；石痈；石疽。(不分部位小疵)；浸淫疮；跌扑损伤；冻疮；骨哽喉及误吞针铁。(小儿部)：垂痈；重舌；重腭；重齿。

【简要评述】本书对于外科学上的症候名称进行了较为详尽的辨别，并广泛采录有效的治法方药，对于研究耳鼻咽喉口齿科的病名、症状、治法、方药不失为一本主要参考书。

【引用版本】《外科大成》科学技术出版社，1958 年 10 月新 1 版第 1 次印刷本。

外科证治全生集

【年代与作者】清，王维德（字洪绪，别号林屋散人，又号定定子）著。撰于公元 1740 年（清乾隆五年）。

【卷容简介】书为一卷，分六部分。在治法、上部治法、医方等三部分中有耳鼻咽喉口齿疾病内容。

【专科内容】

治法：痈疖；石疽；恶核；疔毒；走黄；杨梅结毒；冻疮。

上部治法：咽喉治法；喉痹；喉闭；乳蛾；喉癣；喉珠；锁喉；缠喉风；牙宣；骨槽风；瘰疬；遮腮发颐；耳后锐毒；走马牙疳。

医方：聤耳散；喉证方；骨鲠方；固齿散；取齿散；舌上出血或鼻衄方；小儿口疳方。

【简要评述】该书简明实用，是近代流传较广的外科专著，其强调治疗时要区分阴阳虚实，并独创阳和汤解凝散寒，在中医外科、中医耳鼻咽喉口齿科有着较大的影响。

【引用版本】《外科证治全生集》人民卫生出版社，1989 年 5 月第 1 版第 1 次印刷本。

疡医大全

【年代与作者】清，顾世澄（字练江）撰，初刊于公元 1760 年（清乾隆 25 年）。

【卷容简介】全书四十卷。书中卷十二、十三、十四、十五、十六、十七、十八、二十二、三十、三十四、三十五均有耳鼻咽喉口齿疾病记载，而卷十四至十六专论口齿疾病，卷十七专论咽喉疾病。

【专科内容】

卷十二（颧脸部）：肺风粉刺；颧痈；颧骨肉疽；疔疽；托腮痈；腮颌发；颐发；痄腮；大头伤寒；伤寒瘥后遗毒；时毒；鼻部望色辨证法；过梁疔；鼻疽；鼻疔；鼻肿；鼻疮；鼻疳；鼻痔；鼻渊；赤鼻；鼻衄；鼻冷；鼻祟证；喷嚏。

卷十三（正面耳颏门）：耳痈；耳发疽；耳后疽；耳疔；耳疳；聤耳；震耳；缠耳；脓耳；耳风毒；耳蕈；耳痔；耳痛；耳痒；耳烂；耳衄；黄耳类伤寒；耳聋；耳鸣；耳根毒；首疽；杼疽；月蚀疳疮；龙泉疽；虎须毒；独骨疮；羊须疔；颏痈；颊车痈。

卷十四（唇口部）：唇口望色辨证法；辨口味察证法；唇病；唇紧；唇瞤；唇风；唇疔；唇疮；唇口疽；唇奇病；茧唇；狐惑疮；补缺唇法；口眼㖞斜；口噤；小儿口水；口疮；口疳；口糜；口臭；剪口疮；鹅口疮；口内肉毬；口中飞疡；重腭；上腭生疮；上腭痈；含腮疮；呵欠。

卷十五（舌部）：察舌胎辨证法；舌出不入；舌缩不出；弄舌舒舌；舌痦；重舌；木舌；舌胀；舌痹；舌黄；舌菌；舌痈；舌疮；舌疳；连珠疳；舌衄；白膜裹舌；舌疔；舌上痰核；舌上重腭；舌下痰包；舌断。

卷十六（龈齿部）；牙齿望色辨证法；牙关紧急；牙齿门；牙痈；牙疔；牙齩；牙菌；牙漏；牙宣；马牙；走马牙疳；青腿牙疳；钻齿疳；齿踞；齿窟疮；骨槽风；重龈；齿迟；长齿门；固齿门。

卷十七（咽喉部）：咽痛；喉痹；喉风；喉痈；喉癣；喉菌；喉疳；喉瘤；喉节；单双蛾；天白蚁疮；锁喉疮；结喉疽；梅核气；小儿声哑；音哑；伤寒喉肿；病人瘥后喉中干痛；骨鲠；食醋呛喉。

卷十八（颈项部）：夹疽；颈痈；瘿瘤；瘰疬。

卷二十二（脑背部）：夭疽；锐毒；耳下石疽；失荣证。

卷三十（幼科诸疮部）：小儿初生鼻塞不通；胎毒；黄水疮；香瓣疮。

卷三十四（诸疮部）：疔疮；杨梅疮；结毒。

卷三十五（诸疮部）：黄水疮；香瓣疮；冻疮。

卷三十七（急救部）：救自刎门主论；救自缢门主论；救五窍出血门主论。

卷三十九（救急部）：救误吞针门；误吞诸木竹钗门；救误吞头发门；救误吞蜈蚣门。

【简要评述】该书汇集《内经》、《难经》以来有关中医外科之各家学说及古今验方，参以个人实践心得，分类编辑而成。全书资料丰富，病名详细，特别是耳鼻咽喉口齿病名增加不少，其治疗手段也更为多样化，是一部内容较为全面的外科临床参考书。

【引用版本】《疡医大全》人民卫生出版社，1987 年 12 月第 1 版第 1 次印刷本。

疡科心得集

【年代与作者】清，高秉钧(字锦庭)著，成书于公元1805年(清嘉庆十年)。

【卷容简介】本书共三卷。卷上、卷中、卷下均有耳鼻咽喉口齿病证。

【专科内容】

卷上　辨夭疽锐毒虚实论；辨大头瘟抱头火丹毒论；辨鼻渊鼻痔鼻衄论；辨龙泉疔虎须疔颧骨疔论；辨唇疔茧唇唇疳论；辨口疮口糜论；辨婴孩螳螂子雪口疳梅花疳论；辨牙虚托腮寒热虚实传变骨槽论；骨槽风后论；辨牙漏牙宣牙疔论；辨走马牙疳风热牙疳牙菌论；辨舌喑舌痹论；辨木舌舌衄论；辨舌疳牙岩舌疔论；辨悬痈舔舌论；辨喉蛾喉痈论；辨缠喉风虚实不同及小儿马脾风论；辨喉疳喉菌论；辨喉痹喉癣论；辨梅核气喉喑论；辨烂喉丹痧顺逆论；辨耳痈耳菌虚实论；辨鸬鹚瘟耳根痈异证同治论；辨发颐豌豆疮论；辨颈痈锁喉痈论；辨风热痰惊痰论；辨瘰疬瘿瘤论。

卷中　辨失营马刀生死不同论。

卷下　杨梅疮结毒总论。

【简要评述】该书主要记述作者治疗外科病的临床经验心得，其中将温病学说融于治疡之中，如疔毒走黄之症等的治疗为后世医家所推崇。另外对于不同的外科病证的辨证有较详细的阐述和发挥，在中医外科鉴别诊断上独树一帜。

【引用版本】《疡科心得集》江苏科学技术出版社，1983年9月第1版第1次印刷本。

外科证治全书

【年代与作者】清，许克昌(字伦声)、毕法(字苍霖)同辑，刊于公元1831年(清道光十一年)。

【卷容简介】本书共五卷。其中卷二专门论述耳鼻咽喉口腔科，而卷一、卷三、卷四等亦有关于耳鼻咽喉口腔科内容。

【专科内容】

卷一(痈疽部位名记)：鼻痈；鼻疔；鼻渊；脑漏；控脑砂；鼻䘌；鼻痣；酒齄鼻；鼻衄；唇疽；龙泉疽；唇风；茧唇；反唇疔；锁口疔；虎须毒；颧疡；颧疔；羊胡子；燕窝疮；落下颏；黑疔；耳疳；耳挺；耳痣；耳蕈；耳后疽；耳发；耳根毒；旋耳疮；夭疽；锐毒；痄腮；发颐；颊疡；颊疔；面发毒；冻风；口破；口糜；牙痈；牙宣；牙疔；齿䘌；风火虫牙；齿衄；齿龋；骨槽风；舌肿；紫血胀；舌衄；重腭；痰核；舌疔；舌疳；舌蕈；瘰疬风；舌硬生衣；痰包；重舌；喉痹；喉闭；哑瘴喉风；弄舌；乳蛾；蛾子喉风；缠喉风；锁喉；喉癣；喉疳；喉珠；喉蕈；喉瘤；上腭痈；骨梗；锁牙疳；走马牙疳；垂痈；白口疮；鹅口疮；结喉痈；双发喉；夹疽；夹喉痈；落头疮；失荣；瘰疬；气瘿；气痈；百脉疽。(面部证治)；颏痈；承浆疽；龙泉疔；时毒；痄腮；面游风；落下颏；燕窝疮。

卷二(鼻部证治)：鼻痔；息肉；痔痈；鼻齄；酒齄鼻；鼻疔；鼻疮；鼻䘌疮；鼻渊；鼻衄；鼽鼻；鼻毛痈。(耳部证治)：锐毒；脓耳；停耳；耵耳；耳痔；耳菌；耳梃；耳疔；黑疔；内伤耳痛；耳鸣；暴聋；旋耳疮；月蚀疮；耳衄；百虫入耳。(口部证治)：口糜；口疮；鹅口；口菌；口蕈；连珠疳；口疳；脾瘅；螳螂子；口球；悬痈；上腭痈。(唇部证治)：唇风；唇沈；唇裂；唇疮；缺唇。(齿部证治)：牙痛；牙蜞风；齿痛；齿龋齿䘌；骨槽风；牙疔；穿牙疔；牙宣；牙衄；牙虚；牙漏；虫疳；走马牙疳；齿豁；牙缝胀；髓溢；马牙；取齿牙。(舌部证治)：重舌；子舌；舌疔；舌菌；舌痔；舌芝；舌核；舌衄；舌吐不收；舌尖咬去。(喉部证治)：喉痹；喉痈；乳蛾；锁喉；喉闭；缠喉风；喉菌；喉珠；喉瘤；喉中腥臭；咽喉痛；梅核气。

卷三(项部证治)：失荣；瘰疬。

卷四(发无定处证)：疔疮；杨梅结毒；疯毒；杨梅痈漏；瘿瘤；冻疮；五窍出血。(外因杂伤证治)：金疮；刎伤。

【简要评述】书中简明扼要论述了与中医外科有关的阴阳、经络、脏腑，并详述外科辨证论治，对耳鼻咽喉口齿的病名、病症亦进行了较为翔实的论证，其理论一直沿用至今，如对酒齄鼻、鼻疔、鼻疮、鼻渊、暴聋等病的辨析，其方药实用、有效，如奇授藿香丸等，是学习中医外科及耳鼻咽喉口齿科的必要参考书。

【引用版本】《外科证治全书》，人民卫生出版社，1987年4月第1版第1次印刷本。

外科真诠

【年代与作者】清代，邹岳(字五峰)撰。撰于公元1838年(清道光十八年)。

【卷容简介】全书分上、下两卷。耳鼻咽喉口腔科病证集中在上卷，下卷中亦有部分相关论述。

【专科内容】

卷上　头项部(火痰毒、大头瘟、耳后发、结喉痈、夹喉痈、瘰疬、上石疽、失荣症)。鼻部(鼻疽、鼻痔、鼻疳、鼻䘌、鼻疮)。面部(龙泉疽、锁口疔、颊疡、痄腮、骨槽风、发颐、时毒)。耳部(耳痈、耳疔、耳痔、耳蕈、耳挺、旋耳疮)。唇部(唇疽、茧唇、唇风、唇疔、唇疳、狐惑疮)。口部(口疮、鹅口疮、口角疮)。牙部(牙齩、牙痈、牙漏、牙疔、牙菌、走马牙疳、风热牙痈、齿䘌)。舌部(舌岩)。喉部(上腭痈)。

卷下　发无定处(结毒、补鼻还原法、大麻疯、黄水疮、冻疮、癌疮)；怪症部(唇上生齿、鼻生红线)。

【简要评述】本书为外科专著，上卷按人体部位从头至足详列各部病症269种，发无定位病症列于下卷。其中记有较丰富的耳鼻咽喉口腔科病证。每病首列主症，再述病机、再论内、外治法，并附代表方药。论述全面，切合临床实用。

【引用版本】《外科真诠》上海古籍出版社，1991年4月第1版第1次印刷本。

疡科会粹

【年代与作者】清，孙震元(字东掌，号秋水)，撰于公元1802年(清嘉庆七年)。

【卷容简介】全书分十卷。书中卷之一、三、四、五、六、七、八散见有耳鼻咽喉口齿疾病内容。

【专科内容】

卷之一　发颐；耳根毒；耳后疽；耳疮；颈痈；瘰疬；结核；瘿瘤；石疽。

卷之三　咽喉口舌生疮。

卷之四　大头肿；黄水疮；鼻疽；鼻痔；鼻渊；发髭；颧疡；颊疡；发颐；痄腮；肺风；粉刺；酒齄鼻；兜腮痈；牙叉发；茧唇；龙泉疽；虎须毒；狐惑证；唇疽；承浆痈；脱颏；耳发；月蚀疮；耳内疮；聤耳；耳门疮；耳根毒；耳后疽；百虫入耳；口疮；大人口破；口紧；唇风；口中生蕈；口生肉毬；唇疮；牙痈；骨槽风；上腭痈；多骨疽；内疳疮；上腭疮；走马牙疳；牙宣；齿病；龋齿；取痛齿；舌上疮；重舌；莲花舌；木舌；舌胀满口；舌肿痛；喉痹；缠喉风；锁喉风；走马喉风；缠舌喉风；双单乳蛾；肺绝喉痹；经闭喉肿；喉癣；喉疔；喉珠；喉瘤；喉疮；喉蕈；锁喉疮；烂喉风癣；痰包；骨哽；颈痈；夹喉疽；结喉痈；瘰疬；瘿瘤；结核；失荣证。

卷之五　石痈；石疽；杨梅疮；结毒；眼赤鼻张大喘；鼻中毛出；鼻臭水流；口鼻气凝如黑盖；毛窍出血；穿断舌心；喉间生肉；头风耳雀鸣；合架风；皮株子风；坐舌莲花风；木舌风；抢舌风；驴嘴风；角架风；搜牙风。

卷之六　疔疮；走黄；诸物哽喉。

卷之七　浸淫疮；黄耳类伤寒；狐惑；走马牙疳；穿腮；青腿牙疳。

卷之八　头目耳鼻伤；食物入鼻；舌唇口喉齿腮伤。

【简要评述】本书收集了历代医家关于疡科的病因、病机、辨证、治疗及医案之精华，内容丰富，旁征博引，使得一些抄本中的珍贵资料得以保存在本书之中，成为研究、学习和应用中医外科的重要参考书。且该书的出版具有重要的文献价值。

【引用版本】《疡科会粹》人民卫生出版社，1987年7月第1版第1次印刷本。

外科选要

【年代与作者】清，徐真銈(字春泉)撰于公元1842年(清道光二十一年)。

【卷容简介】全书六卷。其中卷三、卷四、卷六中记载耳鼻咽喉口齿疾病。

【专科内容】

卷三　颧痈；肉疽；疔疽；腮颔发；颐发；痄腮；时毒；过梁疔；鼻疽；鼻疔；鼻疳；鼻痔；鼻渊；赤鼻；耳痈；耳发；耳后疽；耳疔；耳疳；聤耳；震耳；缠耳；脓耳；耳风毒；耳蕈；耳痔；痛耳；耳聋；耳鸣；耳根毒；首疽；杍疽；月蚀疳疮；龙泉疽；虎须髭毒；羊须疔；颏痈；颊车痈；唇病；唇疔；唇口疽；茧唇；狐惑疮；口眼㖞斜；口噤口疮；口噤；口疮；口疳；口糜；口臭；鹅口疮；重腭；上腭生疮；上腭痈；弄舌；舒舌；舌痞；重舌；木舌；舌胀；舌痹；舌黄；舌蕈；舌痈；舌疮；舌疳；连珠疳；舌衄；舌疔；痰核；痰包；牙关紧急；牙痈；牙疔；牙蕈；牙宣；马牙；走马牙疳；青腿牙疳；钻齿疳；骨槽风；重龈。

卷四　咽痛；喉痹；喉风；喉痈；喉癣；喉蕈；喉疳；喉瘤；单双蛾；梅核气；夭疽；锐毒；耳下石疽；失荣症。

卷六　杨梅疮；结毒。

【简要评述】该书主要选辑当时外科诸家之精要，共约五十家，再参入自己临床心得经验而成。书中所引，除有众所周知的名医外，更有一些医家及著作，已为今人所鲜知，对中医各科临床及研究，均有一定的参考价值。

【引用版本】《外科选要》中国中医药出版社，1996 年 8 月第 1 版第 1 次印刷本。

洞天奥旨

【年代与作者】清，陈士铎（字敬之，号远公，别号朱华子，自号大雅堂主人）撰，成书于公元 1694 年（清康熙三十三年）。

【卷容简介】书分十六卷。在卷五、八、九、十、十一、十二、十三中有耳鼻咽喉口齿疾病记载。

【专科内容】

卷五：耳后耳下发；耳前发；脸发；颐发；唇发。卷八：疔疮；瘰疬疮。

卷九：羊胡疮；肺风疮；鼬鼻疮；齿踞。卷十：鼻息；息痔；喉闭蛾疮；杨梅疳疮；杨梅结毒；齿窟疮。卷十一：黄水疮；粉瘿瘤。卷十二：走马牙疳；口疳；鼻疳；喉疳；月蚀疳；含腮疮；冻疮。卷十三：独骨疮。

【简要评述】该书阐发中医外科之医理，揭示处方用药之奥秘，认为疮疡外发，皆由脏腑内虚；外科治病，贵识阴阳。对中医外科之发展具有积极意义。

【引用版本】《洞天奥旨》华夏出版社，1997 年 8 月第 1 版第 1 次印刷本。

六、伤 科 类

跌损妙方

【年代与作者】明代，异远真人著。撰年不详。

【卷容简介】全书分为七门。在头面门第二中载有耳鼻咽喉口腔科内容。

【专科内容】

头面门第二：开空穴伤（两耳也）；乔空穴伤；（耳后根也）；大中穴伤；（鼻中也）；驾梁穴伤（鼻梁也）；山根穴伤（鼻梁之上）；咽空穴伤（鼻下也）；人中穴伤；牙关穴伤（唇口四穴）；牙背牙腮、咽喉穴伤、将台穴伤（咽喉左右）；舌咽穴伤；对口穴伤。

【简要评述】本书为伤科专著。对跌打损伤按部位及伤损之不同，按穴列方，或内服或外治，兼及复位牵引、缝合等，内容丰富，切合临床实用。

【引用版本】《跌损妙方》中国书店出版，1993 年 1 月第 1 版第 1 次印刷本。

伤科汇纂

【年代与作者】清，胡廷光（字晴川，号耀山），撰于公元 1818 年（清嘉庆二十年）。

【卷容简介】全书共十二卷，卷五中有耳鼻咽喉口齿外伤的记载。

【专科内容】

卷之五　诸骨总论：凌云骨；两颧骨；鼻梁骨；中血堂；唇口；玉堂；地阁骨；齿；扶桑骨；耳王玉梁骨；两钓骨；颊车骨；寿台骨；咽喉。

【简要评述】作者广参历代诸家有关伤科文献资料，并揉以家传之法汇集成书，对研究中医伤科以及外伤性耳鼻咽喉口腔疾病具有参考价值。

【引用版本】《伤科汇纂》，人民卫生出版社，1981 年 12 月第 1 版第 3 次印刷本。

救伤秘旨

【年代与作者】清代，赵廷海撰，刊于公元 1852 年（清咸丰二年）。

【卷容简介】全书不分卷次，载有喉、舌伤损救治方法。

【专科内容】

少林寺秘传内外损伤主方。青城山仙传接骨方：喉伤未断方、舌断唇伤方。仙授外伤见血主方：补唇方法。轻重损伤按穴法：耳后穴、转喉穴。

【简要评述】本书主要介绍拳伤骨折的处治方法和治疗方剂，所用方多为一家秘传或民间验方，可供临证参考。

【引用版本】《救伤秘旨》中国书店出版，1993 年 1 月第 1 版第 1 次印刷本。

七、儿 科 类

小儿药证直诀

【年代与作者】宋代，钱乙（字仲阳）撰，阎孝忠编集。成书于公元 1119 年（宋宣和元年）。

【卷容简介】全书共三卷。卷上有耳鼻咽喉口腔科内容。

【专科内容】

卷上　肾怯失音；诸疳；弄舌。

【简要评述】作者以脏腑病理学说为指导思想，辨虚实寒热而立法处方，脏腑辨证比较系统，不限于儿科，对临床各科均有参考价值。

【引用版本】《小儿药证直诀》江苏科学技术出版社，1983 年 12 月第 1 版第 1 次印刷本。

幼幼新书

【年代与作者】宋代，刘昉（字方明）撰。刊于公元 1132 年（宋绍兴二年）。

【卷容简介】全书共四十卷。其中三十三卷、三十四卷为耳鼻咽喉口腔科专卷，五、六、十五、二十一、二十五、三十、三十九卷中亦有耳鼻咽喉口腔科的部分内容。

【专科内容】

第五卷　初生有病：不作声；有悬痈病；重舌；木舌；重齶重龈；口中有虫；撮口。

第六卷　禀受诸疾：齿不生；语迟。

第十五卷　伤寒变动：伤寒鼻衄；伤寒口内生疮并喉痛；伤寒失音。

第二十一卷　寒痛逆赢：病后声不出；病后不能语。

第二十五卷　诸疳异证：走马疳；口齿疳；鼻疳。

第三十卷　诸血淋痔：衄血。

第三十三卷　眼目耳鼻：耳聋；耳鸣；耳中痛；耳疮；月蚀疮；聤耳；耳中有息肉；底耳；百虫入耳；齆鼻；鼻塞；鼻流清涕；鼻干；无涕；鼻有息肉。

第三十四卷　口唇喉齿：口疮；口臭；口干；鷰口疮；唇口上生疮；舌肿；舌上疮；舌上血出；唇肿；紧唇；唇青；咽喉肿痛；尸咽；咽中噎；喉痹；马痹；缠喉风；齿痛；齿龈宣露；齿龈肿痛；龋齿；虫齿；齿落久不生；颊车挫闪。

第三十九卷　鲠刺虫毒：骨鲠；误吞铜铁；耳中有物不可出。

【简要评述】本书系汇集整理宋以前有关儿科学资料而成，取材广博。其中对小儿耳鼻咽喉口腔科病证，详征博引、搜罗甚丰，内容翔实，所采方论，多属佚书，不但有较高的临床价值，在文献方面，亦有一定的参考意义。

【引用版本】《幼幼新书》中医古籍出版社，1981 年 10 月第 1 版第 1 次印刷本。

小儿卫生总微论方（又名《保幼大全》）

【年代与作者】宋代，何大任家藏，撰人不详。刊于公元 1156 年（宋绍兴二十六年）。

【卷容简介】全书共二十卷。其中卷十八和卷十九有耳鼻咽喉口腔科专论，另外卷六、卷十二、卷十五至卷十七和卷二十中有耳鼻咽喉口腔科内容。

【专科内容】

卷六　中风论（治中风口噤方、治中风口眼㖞斜方）。

卷十二　诸疳方治（治诸疳杂症方：口疮、鼻疮）。

卷十六　弄舌论。

卷十七　滞颐论；诸物梗喉论。

卷十八　耳中诸病论（耳聋、耳中鸣痛、耳内疮肿出脓）；鼻中病论（鼻塞、鼻生息肉、齆鼻、鼻中生疮有脓、鼻中干鞭)；面上疮论；唇口病论(口疮、唇紧)；牙齿病论；舌病论。

卷十九　咽喉总论(喉痹、缠喉风、乳蛾、马喉痹、悬雍肿、腮颌肿、喉中生疮)；恶核瘰疬论。

卷二十　疳疮论(走马疳、鼻下赤烂、牙齿龈烂疮溃、口齿疮烂)；冻疮烂；月蚀疮论。

【简要评述】本书较系统地总结了南宋以前的儿科学成就，列总论、各论一百余篇，收入治方甚多，论证详备，条理分明，内容丰富，在儿科专著中较受推重。书中对小儿耳鼻咽喉口腔科病证治疗论述甚详，可供临床参考。

【引用版本】《小儿卫生总微论方》上海卫生出版社，1958 年 8 月新 1 版第 1 次印刷本。

婴童百问

【年代与作者】明代，鲁伯嗣著。成书于公元 1506 年(明正德元年)。

【卷容简介】本书为儿科专著，共分十卷。每卷包括十问，共一百问。其中卷之四第三十五问、三十六问、三十七问、三十八问、三十九问、四十问为耳鼻咽喉口腔科专篇。

【专科内容】

卷之四(耳病　第三十五问)：聋耳；聤耳；脓耳；缠耳；底耳；囊耳。(鼻病　第三十六问)：鼻衄。(口疮、鹅口、重腭　第三十七问)：鹅口；口疮；重腭。(重舌、木舌、弄舌　第三十八问)：重舌；重腭；重龈；木舌。(齿迟　第三十九问)：齿迟。(喉痹、腮肿　第四十问)：喉痹；腮肿。

【简要评述】本书为儿科专著。将儿科症候一百种，列为一百条。每条专述一症，详述其病因，证候及疗法。其论述详尽，不拘一家。书中所附方剂，多为常用效方，颇切实用，很有临床参考价值。耳鼻咽喉口腔科部分论述了小儿的耳鼻咽喉口腔科疾患，机制阐述详尽，治法严谨，方药简单实用。

【引用版本】《婴童百问》人民卫生出版社，1961 年 9 月第 1 版。

幼科发挥

【年代与作者】明代，万全(字密斋)著。约刊于公元 1549 年(明嘉靖二十八年)。

【卷容简介】全书共四卷，为小儿疾病专著。其中卷之一(原病论)、(入门审候歌)、(小儿正决指南赋)、(胎疾)；卷之二(心所生病・诸疮)、(热有虚实)；卷之三(脾经主病)；卷之四(肺所生病)有耳鼻咽喉口腔科内容。

【专科内容】

卷之一(原病论)　喉痹；鹅口生疮；重舌木舌；走马牙疳；脓耳；齿迟。(入门审侯歌)　鼻冷便知是疱疹；耳冷应知风热证。(小儿正决指南赋)　鼻在中而脾土为鼻通气；又况脾应手唇；肺通于鼻；舌乃心之苗；肾开窍于两耳。(胎疾)　重舌木舌；鹅口口疮。(心所生病・诸疮)　痄腮，耳前后或鼻下，或眉间，生疮赤烂；舌上生疮，此心脾二经有热也；满口生白雪疮，又名鹅口疮；儿有重舌重龈者，宜用三棱针；舒舌者，心热也；弄舌者，脾热也。

卷之二(心所生病・热有虚实)　实热者，面赤腮燥，鼻干焦。

卷之三(脾经主病)　泻黄散，治脾热弄舌。

卷之四(肺所生病)　肾证或鼻流清涕；或鼻塞者是也。

【简要评述】本书理论颇能结合临床实践，从儿科疾病的理论、诊断方法到与五脏之联系，多能发挥作者个人见解，处方用药亦多用其家传秘方。本书所分四卷，每卷中皆有论及耳鼻咽喉口腔科之内容。为一本不可多得的临床儿科参考书。

【引用版本】《幼科发挥》人民卫生出版社，1981 年 2 月第 1 版。

幼科铁镜

【年代与作者】清代，夏禹铸(名鼎)撰。刊于公元 1695 年(清康熙三十四年)。

【卷容简介】全书共六卷。卷五有耳鼻咽喉口腔科论述。

【专科内容】

卷五　诸血；齿病口疳疮；重腭重龈；耳痈；重舌木舌；黄水疮；恶核瘰疬。

【简要评述】夏氏为儿科世医，临床经验丰富，本书为其儿科临床经验总结。除对儿科疾病证治论述外，还对儿科临床中应注意的一些问题，提出个人见解，是一本负有盛誉的儿科书。

【引用版本】《幼科铁镜》上海科学技术出版社，1983 年 8 月第 1 版第 1 次印刷本。

幼幼集成

【年代与作者】清代，陈復正著。成书于公元 1750 年（清乾隆十五年）。

【卷容简介】本书为儿科专著，共分六卷。其中卷之一、卷之三有耳鼻咽喉口腔内容；卷之四为耳鼻咽喉口腔科专篇。

【专科内容】

卷之一（五脏所属之证） 重舌木舌。

卷之三（诸血证治） 鼻血。

卷之四（耳病证治） 月蚀疮；耳聋；暴聋。（鼻病证治）鼻鼽；鼻渊；鼻衄。（口病证治）口疮；重腭；滞颐；鹅口口疮；走马牙疳。（舌病证治）重舌；木舌。（齿病证治）宣露；崩沙。（咽喉证治）喉痹；乳蛾。

【简要评述】本书医论简明，方治详备，除收集了前人儿科文献、民间医疗经验外，并融合作者临床实践经验，故为一本中医儿科的重要著作，对小儿耳鼻咽喉口腔疾病的治疗亦有参考价值。

【引用版本】《幼幼集成》人民卫生出版社，1988 年 6 月第 1 版。

幼科释迷

【年代与作者】清代，沈金鳌著。刊于公元 1773 年（清乾隆三十八年）。

【卷容简介】本书共六卷。前四卷叙述了儿科诊断大法，并列举儿科二十四门症候。其中卷四有耳鼻咽喉口腔科专篇。卷二有口腔科内容。末二卷皆为诸病应用方，搜集应用诸方剂。

【专科内容】

卷二（疳积） 走马疳。

卷四（耳目鼻口舌齿咽喉） 鼻衄鼻疮；鼻渊鼻息；口疮口糜；重舌木舌；喉癣喉痹；喉蛾喉闭；聤耳；鼽鼻；弄舌；单蛾；双蛾；痄腮；悬癰。

【简要评述】本书有理论有实践，前四卷各著四言韵语一首，阐明义理，简括扼要，便于记诵。专科内容理论阐述详尽，并附前人议论，以相发明，为一本不可多得的儿科古医籍。

【引用版本】《幼科释迷》上海科学技术出版社，1959 年 3 月第 1 版。

幼科折衷

【年代与作者】明代，秦昌遇著。刊于公元 1641 年（明崇祯十四年）。

【卷容简介】本书为小儿杂病专著。作者将小儿疾病的证治共分为五十多篇加以论述，共分上、下二卷。每病证之首有歌诀四句。其中下卷中耳症、鼻症、喉痹、口病四篇为耳鼻咽喉口腔科专篇。

【专科内容】

下卷（耳症）耳聋；耳鸣；耵耳；脓耳；冱耳；缠耳；囊耳。（鼻症）鼻衄；鼽鼻；鼻齆。（喉痹）喉痹；双乳蛾；单乳蛾。（口病）重舌；重腭；重龈；木舌；口糜；口疮。

【简要评述】本书是论述小儿杂病的专著。总论皆采《内经》要旨，继以历代名医可法之语，间附己意。每病之首有歌诀四句，总括其病，便于记忆。耳鼻咽喉口腔科专篇涉及部分小儿耳鼻咽喉口腔科疾病，每篇皆引经据典，结合临床表现，附以治疗方法。全书选辑有度，通达平正，切合实用。

【引用版本】《幼科折衷》中医古籍出版社，1990 年 5 月第 1 版。

婴童类萃

【年代与作者】明代，大纶著。成书于公元 1623 年（明天启三年）。

【卷容简介】本书分上、中、下三卷。每卷又分多个专题详加论述。上卷主要为儿科理论；中、下卷针对儿科临床症状重点论述治疗方法。其中中卷失血论有耳鼻咽喉口腔科内容。

【专科内容】

中卷（失血论） 衄血；舌衄。

【简要评述】本书对儿科理论论述详尽，并有较多歌诀，读来朗朗上口，便于记诵。治疗分门别类，条理分明。中卷失血论中有关衄血论述对小儿出血有参考价值。

【引用版本】《婴童类萃》人民卫生出版社，1983 年 7 月第 1 版。

幼科类萃

【年代与作者】明代，王銮(字文融，号容湖)撰。约成书于公元1502～1534年(明嘉靖年间)。

【卷容简介】全书共二十八卷。其中卷二十五和卷二十六为耳鼻咽喉口腔科专卷，卷五、卷二十三和卷二十七亦有耳鼻咽喉口腔科内容。

【专科内容】

卷五　诸疳门。卷二十三　诸血门(衄血)。

卷二十五　咽喉齿舌门(咽喉、齿证、舌证、治咽喉之剂、治齿牙之剂、治重舌木舌弄舌之剂)。

卷二十七　杂病门(滞颐证治、语迟证治)。

【简要评述】本书乃萃取诸家之精华，以病类分，详辨理、因、证、治、附列诸家之说，参以己意。治疗重在针灸与方药并举，尤重脾胃后天，对后人不无启迪。书中对耳鼻咽喉口腔病证列专卷论述，便于临床研习参考。

【引用版本】《幼科类萃》中医古籍出版社，1984年1月第1版第1次印刷本。

诚书

【年代与作者】清代，谈金章著。成书年代不详。

【卷容简介】本书共分十六卷：卷一至卷五论述五运六气、小儿生成禀赋、脏腑经络、诊法治则等，为本书理论部分。卷六至卷十六为各论部分，全面论述了小儿内、外、五官及外伤、中毒等。其中卷六、卷七、卷十二有耳鼻咽喉口腔科内容。

【专科内容】

卷六　(论口)口疮。(论舌)木舌；重舌；舌衄；重腭；喉痹。(论唇)唇肿；茧唇；口糜。(论咽喉)声哑；喉痹；单蛾；双蛾；痄腮；缠喉风；骨哽。

卷七　(论耳)停耳；脓耳；沍耳；缠耳；囊耳；耳聋；耳疮；月蚀疮。(论鼻)鼻鼽；鼻渊；鼻齆；鼻齇；鼻疳；鼻痔；衄血；脑漏；鼻䘌疮。(论齿)齿迟；宣露；崩砂；腐根；龋齿；断齿。

卷十二　(论失声)声嘶。

【简要评述】本书为儿科专著。作者在书中从儿科理论到临床诸症均作了系统的论述，其中各论部分每卷以同类病证划分，先论证，后集方，其结构严谨，层次分明，理法方药井然，病证论述精详。书中耳鼻咽喉口腔科内容有临床参考意义。

【引用版本】《诚书》中国古籍出版社，1986年10月第1版。

八、针　灸　类

针灸甲乙经

【年代与作者】晋代，皇甫谧(幼名静，字士安，晚号玄晏先生)撰。本书约成于公元282年(晋太康三年)。

【卷容简介】全书共十卷，后改编为十二卷，一百二十八篇。其中卷十二有耳鼻咽喉口腔科内容。

【专科内容】

卷十二　欠呿唏振寒噫嚏亸泣出太息羡下耳鸣齿舌善饥第一(欠、嚏、亸、涕出、涕泣、脑渗透、耳鸣、啮颊、啮唇)；寒气客于厌发不能言第二(会厌、唇口、舌、悬雍垂、颃颡、横骨、鼻洞、元音、暴瘖气哽、瘖不能言、瘖门、喉痛、喉痹咽肿)；手太阳少阳脉动发耳病第五(聋、耳鸣、耳痛、耳中有脓、耵聍、耳聋鸣)；手足阳明脉动发口齿病第六(龋痛、齿龋、重舌、龋肿、齿痛、齿间出血、颊肿、失欠脱颔、舌下肿、口僻)；血溢发衄第七(鼻鼽、息肉、鼻鼽衄、鼻衄、鼻中息肉、鼻中蚀疮)；手足阳明少阳脉动发喉痹咽痛第八(喉痹不能言、喉痹咽肿、喉痹食不下、喉痹气逆、咽中痛)；妇人杂病第十(人有重身，九月而瘖)。

【简要评述】本书将《素问》、《灵枢》、《明堂孔穴针灸治要》等书的有关内容，采用“使事类相从”的归类方法，将各书相类原文辑集一处，“删其浮辞，除其重复”进行编次而成。内容包括脏腑经络、脉诊理论、腧穴部位、针灸法及禁忌，病因病理及各类疾病的证候、针灸取穴等，是我国现存最早，内容较完整的一部针灸著作。对针灸治疗耳鼻咽喉口腔疾病有重要参考价值。

【引用版本】《针灸甲乙经》人民卫生出版社，1962 年 7 月精装第 2 版第 1 次印刷本。

针灸资生经

【年代与作者】宋代，綦中(字叔权)撰。刊于公元 1220 年(宋嘉定 3 年)。

【卷容简介】全书共七卷。其中卷第六有耳鼻咽喉口腔科内容。

【专科内容】

卷第六　耳鸣；耳聋；聤耳；生疮；目眩；口眼㖞；口瘖痖(舌不能言)；舌强(吐舌、重舌)；口缓(欠伸、失欠)；齿龋；口舌干苦；口齿疳疮(牙齿龂肿、牙关急)；齿噤(口噤)；牙痛；鼻塞不利(不闻香臭)；鼻有息肉(生疮)；鼻涕出(鼻干、鼻嚏)；鼻痛(鼻疮)；鼻衄(鼻鼽)；咽喉肿痛(生疮)；喉咽鸣；喉痹；唇颊肿痛(颐颔肿)；颈项强(急肿)；头风(头眩)；脑痛；头旋。

【简要评述】本书内容丰富，资料详悉，是一部针灸临床重要著作。对耳鼻咽喉口腔科病症针法、灸法皆有系统论述。

【引用版本】《针灸资生经》，上海科学技术出版社，1959 年 12 月新 1 版第 1 次印刷本。

针灸大成(一名《针灸大全》)

【年代与作者】明代，杨继洲(字济时)著。成书于公元 1601 年(明万历二十九年)。

【卷容简介】全书共十卷。其中卷八有耳鼻咽喉口腔科专篇，卷九亦有部分耳鼻咽喉口腔科内容。

【专科内容】

卷八　(头面门)头痛、脑痛、头风眩晕、头旋、鼻生息肉、颊肿、眉棱痛、头目眩痛。(咽喉门)喉痹、鼓颔、咽中如梗、咽肿、咽外肿、咽食不下、咽中闭、咽喉肿痛、闭塞，水粒不下、双蛾、单蛾、咽喉肿闭、咽痛。耳目门：耳鸣、聤生疮有脓汁、重听无所闻、目眩。(鼻口门)鼻有息肉、衄血、鼽衄、鼻塞、鼻流清涕、脑泻、鼻衄、久病流涕不禁、口干、咽干、消渴、唇干有涎、舌干涎出、唇干饮不下、唇动如虫行、唇肿、口㖞眼㖞、口噤、失音不语、舌缓、舌强、舌黄、齿寒、齿痛、齿龋恶风、齿龋、龈痛、舌齿腐、牙疼、上牙疼、下牙疼、不能嚼物、牙疳蚀烂生疮。(小儿门)口有疮蚀龈，臭秽气冲人、牙疳蚀烂、瘰疬。杂病：牙疼、吐衄血、喉痹、瘰疬、绿唇疮、头眩。

卷九　治症总要：口眼㖞斜、头风目眩、鼻窒不闻香臭、鼻流清涕、脑塞泻斜、面颊红肿生疮、牙齿肿痛、上牙疼、下牙疼、耳内虚鸣、耳红肿痛、聤耳生疮出脓水、耳聋气闭、咽喉肿痛、双乳蛾症、单乳蛾症、口臭难近、重舌、牙关脱臼、舌强难言、口吐清涎。名医治法：喉痹。

【简要评述】本书较全面总结了明代以前有关针灸的学术经验和成就，是学习和研究针灸学的必要参考读物。书中对耳鼻咽喉口腔科病症的针灸治疗论述甚详，对临床具有重要的指导作用。

【引用版本】《针灸大成》人民卫生出版社，1963 年 3 月第 1 版第 1 次印刷本。

秘传常山敬斋杨先生针灸书

【年代与作者】明代，陈言(字西溪)撰。刊于公元 1591 年(明万历十九年)。

【卷容简介】全书共二卷。下卷中有耳鼻咽喉口腔科内容。

【专科内容】

下卷　阳证中风不语痰涎壅塞；阳证中风口噤不开；阳证中风口眼㖞斜；伤寒咽喉闭；伤寒吐血衄血；喑哑失声；头眩眼目生花；鼻塞不闻香臭；脑寒鼻出臭；两耳虚鸣；耳聋闭气；耳红痛肿；咽喉肿痛；酒渣鼻赤；喉风。

【简要评述】本书系托名著述，非陈氏编撰。书中内容与《针灸大全》基本相同，惟编次先后有异。本书的特点是以歌赋和插图为主，附以注解，对读者理解具体内容有所助益。

【引用版本】《秘传常山敬斋杨先生针灸书》群联出版社，1955 年据明万历辛卯余碧泉刊本影印本。

神灸经

【年代与作者】清代，吴亦鼎(字砚丞)编。刊于公元 1851 年(清咸丰一年)。

【卷容简介】全书共四卷。其中卷三、卷四中有耳鼻咽喉口腔科病证灸法。

【专科内容】

卷之三　声哑；耳聋；喑哑；口眼㖞斜；首部证略(头风眩运、耳聋、鼻中肉赘、痔息、鼻渊、脑漏、齿牙病、颊唇病、喉痹、喉癣、音哑)；首部证治(头痛、偏头痛、头风眩晕、头面肿、目眩不能闭、耳聋、耳暴聋、聤耳、鼻息鼻痔、鼻渊、鼻塞、口齿疳蚀生疮、齿牙痛、肾虚牙痛出血不止、落颊风、颊肿、唇缓不体、喉痹喉癣、舌纵、舌强、失音不语、暴瘖声哑、咽喉肿痛、颈项颊肿引耳痛)。

卷之四　小儿证治(重舌、口噤不吮乳、唇紧)；外科证治(疔疮、鼻疔、黑疔、颊疔、唇疽、牙疽、瘰疽、透脑疽、喉痈、瘰疬、蜂窠疬、盘蛇疬、马口疮、鱼腮、龙泉毒)。

【简要评述】本书专论灸法。全书详列蓄艾、用艾、灸忌、十二经及奇经八脉的循行径路和按病分类的灸治方法等，对灸治法在耳鼻咽喉口腔科的应用有重要的指导作用。

【引用版本】《神灸经》中医古籍出版社，1983 年 3 月第 1 版第 1 次印刷本。

针灸逢源

【年代与作者】清代，李学川(字三源)撰。成书于公元 1815 年(清嘉庆二十年)。

【卷容简介】全书共六卷。其中卷五、卷六有耳鼻咽喉口腔科专篇。

【专科内容】

卷五　证治参详：中风门(口眼㖞斜、瘖痖)；瘟疫(大头瘟)；头面病(头痛、头旋)；耳病(耳聋、耳鸣、聤耳)；鼻病(鼻塞不闻香臭、鼻痔息肉、鼻渊又名脑漏、鼻衄)；舌病(舌肿难言、小儿重舌、舌强、舌缓、舌上黄)；咽喉病(喉痹、双乳蛾、单乳蛾)；齿牙病(上牙痛、下牙痛、齿龋、牙床腐烂、龈痛、肾虚牙痛出血)；痈疽门(瘰疬、瘤赘)；小儿病门(两腮颊痛红肿、咽喉闭塞水粒不下、双蛾风喉闭不通、单蛾风喉中肿痛、鼻衄不止、舌强难言、重舌肿胀、舌吐不收、舌缩难言、口内生疮、唇吻破裂出血干痛、项生瘰疬、左耳根肿核者名蜂窝疬、右耳根肿核者名惠袋疬、耳根红肿痛、牙齿两颌肿痛、耳聋气痞疼痛、耳鸣或痒或痛、雷头风晕呕吐痰涎、痰厥头晕头目昏沉、鼻流臭涕名鼻渊、鼻生息肉闭塞不通、鼻塞不知香臭、鼻流清涕、喷嚏不止、三焦极热舌上生疮)。

卷六　证治补遗：头旋；耳病；鼻病；舌病；咽喉病；齿牙病；骨槽风；疔疮。

【简要评述】本书乃"较《灵》、《素》、《甲乙》经穴之异同，参伤寒杂病方书之辨论"而撰就。内容涉及针灸理论与临床。书中对耳鼻咽喉口腔科病证针灸取穴论之甚详，亦介绍了推拿疗法，对从事基础理论及临床研究者皆可从中获得有益的启迪。

【引用版本】《针灸逢源》上海科学技术出版社，1987 年 8 月第 1 版第 1 次印刷本。

针灸节要(又名《针灸素难要旨》)

【年代与作者】明代，高武(字梅孤)撰。刊于公元 1537 年(明嘉靖十六年)。

【卷容简介】全书三卷。在卷二有耳鼻咽喉口腔科内容。

【专科内容】

卷二之下卷　耳鸣、耳痛、耳聋；啮舌、啮颊、啮唇、重舌；嚏；口目㖞噼；目眩头倾；喉痹；齿痛；衄；卒然无音。

【简要评述】高氏为了探索针灸学的渊源和要旨，将《内经》、《难经》中有关针灸经络的理论，删繁摘要，编成此书，对学习针灸学的理论与应用有所裨益。

【引用版本】《针灸节要》上海书店出版，1986 年 10 月第 1 版第 1 次印刷本。

针灸集成

【年代与作者】清代，廖润鸿(字逵宾)编著。成书于公元 1874 年(清同治十三年)。

【卷容简介】全书共四卷。其中卷二有耳鼻咽喉口腔科内容。

【专科内容】

卷二　耳部(耳鸣、耳痛、耳聋)。口部(口中生疮、唇肿、口中如胶、口中出血不止、唇吻不收、重舌舌裂舌强、口苦、口禁牙车不开)。鼻部(鼻中息肉、鼻塞、鼽衄、鼻不闻香臭、衄血不止)。咽喉(单蛾、双蛾、咽喉不肿而热塞吞饮从鼻还出、喉痛、牙颊痛)。齿部(上齿痛、下齿痛、上下齿痛、齿龋痛、齿断腐)。瘰疬；声音；言语；耳；鼻；口舌；牙齿；咽喉；颈项。

【简要评述】本书广集诸家针法、灸法、点穴、辨穴及各种疾病的针灸方法，并做了审慎的考证，可资临床参考。

【引用版本】《针灸集成》人民卫生出版社，1959 年 12 月第 1 版第 1 次印刷本。

九、其　　他

素问玄机原病式

【年代与作者】金代，刘完素（字守真）著。刊于公元1186年（金大定二十六年）。

【卷容简介】本书以《素问·至真要大论》病机十九条为基础，将常见疾病进行了比较系统的归类，分为五运主病和六气为病，并逐条逐证加以注释，对病因、病机、治则和转归等均有所阐发，其中热类疾病、火类疾病中有耳鼻咽喉口腔科内容。

【专科内容】

热类：鼻塞；鼽；衄；头目昏眩；口苦舌干；咽嗌不利；鼻窒；鼽。

火类：暴喑；嚏；喉痹；耳鸣。

【简要评述】作者在书中力倡火热病机学说，认为“六气皆从火化”，还将《内经》“亢害承制”的理论贯穿于病机学说之始终，以“比物立象”的方法浅近形象地解释五运六气学说等，创造性地继承和发展了《内经》理论。此外，还提出了温热病的治疗原则及辛凉解表、泻热养阴等治法，给后人以很大启示。

【引用版本】《素问玄机原病式》江苏科学技术出版社，1985年6月第1版。

温病条辨

【年代与作者】清代，吴瑭（又名鞠通）著。成书于公元1813年（清嘉庆十三年）。

【卷容简介】全书共六卷。卷首引证内经经文，冠以原病篇，前三卷系统地把温病分上焦、中焦、下焦详细论述温病的病源和证治，卷四为杂说，卷五解产难，卷六解儿难。有关耳鼻咽喉口腔科内容散载于各卷之中。

【专科内容】

卷一　上焦篇：温毒咽痛喉肿；耳前耳后肿；耳聋；大头温；虾蟆温；前板齿燥；神昏耳聋；喉阻咽痛；舌干口渴；清窍不利；鼻塞；嗌塞。

卷二　中焦篇：语声重浊；口燥咽干；神昏舌短；舌蹇语重；悬冒。

卷三　下焦篇：口干舌燥；齿黑；温病耳聋；咽痛；少阴咽痛；咽中伤生疮；语声不出；妇女经水适来脉数耳聋。

卷四　杂说·九窍篇：耳目视听；鼻嗅；口食；耳听无形之声；鼻嗅无形之气；口食有形之五味。

卷五　解产难·产后瘀血论：眼花头眩；产后口鼻起黑色而鼻衄。

卷六　解儿难·俗传儿科为纯阳辨：八月生乳牙，八岁换食牙，二十四岁真牙生；女子七月生乳牙，七岁换食牙，二十一岁真牙生。

【简要评述】本书是明清医学中“温热”学派的名著之一，书中所有论据和治疗方法都是明清以来医家的实践经验。书中所创制的一些方剂如“桑菊饮”、“银翘散”等，至今仍为临床所习用。本书对耳鼻咽喉口腔科常见的一些急性病的治疗具有临床指导意义。

【引用版本】《温病条辨》人民卫生出版社，1964年9月第1版第2次印刷本。

瘟疫明辨

【年代与作者】清代，戴麟郊著。成书年代不详。

【卷容简介】全书共分五卷，卷一为辨气、辨色、辨舌、辨神、辨脉、时疫与风寒异气、时疫与风寒异受、辨传经及兼症。卷二论述表症、发热、恶寒等。卷三论述里症，包括烦躁、呕、渴等。卷四论述治法及各种遗症。末卷为方剂专篇，其中卷二、卷三有耳鼻咽喉口腔科内容。

【专科内容】

卷二　耳旁肿、黄耳伤寒。

卷三　鼻孔干、鼻鸣；耳聋；咽痛、乳蛾；急喉风；急喉痹。

【简要评述】本书作者认为，瘟疫与伤寒完全不同，所以自辨证就须详细分辨二者。本书首先在辨气、色、舌、神、脉五个辨证要点上注意阐述二者之特点，使读者在这五个关键方面对伤寒、瘟疫有较清晰的概念。进而作者对瘟疫兼症、表症、里症、遗症及治疗大法等方面均有较详尽的论述。书中部分内容涉及耳鼻咽喉口腔科，值得参考。

【引用版本】《瘟疫明辨》上海科学技术出版社，1959 年 3 月新 1 版。

松峰说疫

【年代与作者】清代，刘奎（文甫）著。成书于公元 1786 年（清乾隆五十一年）。

【卷容简介】全书共分六卷：卷一为述古篇；卷二为论治篇；卷三为杂疫篇；卷四为辨疑篇；卷五为诸方篇；卷六为运气篇。本书论治篇、杂疫篇中有耳鼻咽喉口腔科内容。

【专科内容】

论治（阳明经）鼻干。（少阳经）耳聋。（瘟疫杂症治略）衄血。（黄耳类伤寒）黄耳伤寒。

杂疫（喉管伤寒）喉管伤寒。（锁喉黄）锁喉黄。

【简要评述】本书为瘟疫专著。书中作者精研岐黄医术，博采前人有关瘟疫之论述，广收民间治疫验方，并结合自己治疫经验著成此书。全书共分六卷，详述瘟疫之理法方药及多种瘟疫之临床表现，并附各种有效之验方，为学习和研究瘟疫疾病的重要参考书之一。其中所涉及耳鼻咽喉口腔科内容在某种程度上弥补了一般医书之不足，与清代诸多喉科专著一起为耳鼻咽喉口腔科医术及医学思想的发展作出了贡献。

【引用版本】《松峰说疫》人民卫生出版社，1987 年 4 月第 1 版。

瘟疫萃言

【年代与作者】清代，林之翰（字宪伯）著。成书年代不详。

【卷容简介】本书为论述中医学急性传染病的专著。全书共分六卷。其中卷五中有耳鼻咽喉口腔科内容。

【专科内容】

卷五（衄血） 衄血。

【简要评述】本书是一部比较系统的论述中医急性传染病的专著。为作者选辑前人有关温疫的论著，并结合自己的临床经验编著而成。全书内容涉及温疫理法方药、临床表现、饮食宜忌及预防等等，论述详尽。作者在书中提出不少自己的独特见解。在前人学说的基础上，加以发挥，纠正其错误或作出补充。其中卷五（衄血）一节，为耳鼻咽喉口腔科专节，很值得中医耳鼻咽喉口腔科医生借鉴。

【引用版本】《瘟疫萃言》上海科学技术出版社，1989 年 7 月第 1 版。

伤寒纂要

【年代与作者】清代，何汝阈（字宗台）著。成书于公元 1642 年（清崇德七年）。

【卷容简介】本书分上、下二卷，虽以伤寒为名，但书中所论述内容几乎全属温热范围。除首篇伤寒赋外，作者在书中从病因、病机至症状、治法等对温热病有较详细的论述。

【专科内容】

上卷 （伤寒赋第一）鼻干；耳聋；口燥咽干。（热论第三）鼻衄。（伤寒歌第四）耳聋；咽痛鼻干。（发热发散兼补治验第六）耳聋；眩晕。

下卷 （阴毒方略第十八）咽喉不利。

【简要评述】此书虽以伤寒为名，大体是从温热立论，对温热病作了较为系统的论述。本书中所涉及耳鼻咽喉口腔科内容对于研究温热病中所伴随的耳鼻咽喉口腔科兼症有很大意义。

【引用版本】《伤寒纂要》学林出版社代理出版，1985 年 9 月第 1 版。

伤寒贯珠集

【年代与作者】清代，尤在泾著。成书于公元 1729 年（清雍正七年）。

【卷容简介】全书共分八卷：卷一、卷二为太阳篇；卷三、卷四为阳明篇；卷五为少阳篇；卷六为太阴篇；卷七为少阴篇；最后为厥阴篇。

【专科内容】

卷五 少阳篇（少阳汗吐下三禁二条）耳聋。

卷七　少阴篇(猪肤汤方)咽中伤;生疮;不能语言;咽痛。(桔梗汤方)咽中痛。(少阴下法三条)口燥咽干。

【简要评述】尤氏将《伤寒论》原文重整编次,以六经分篇。每经首订条例大意,按法类证,随证出方,加以注解。故有人评云:"尤在泾……强调治法……认为太阳的治法,不外乎正治、权变、斡旋、救逆、类病、明辨、杂治七种,其他诸经,亦各有法,诸法如珠贯通于全论,故名其著曰《伤寒贯珠集》……对临床治疗辨证立法的阐发,是很有成就的"。书中所描述的耳鼻咽喉口腔科诸症及其治法可供临床借鉴。

【引用版本】《伤寒贯珠集》上海科学技术出版社,1959 年 9 月新 1 版。

伤寒辨证

【年代与作者】清代,陈尧道(字素中)著。李明廉点校。成书于公元 1679 年(清康熙十八年)。

【卷容简介】全书共四卷。卷一重点论述寒温鉴别诊断,施治大法。卷二、卷三为辨证。分析了伤寒、温病的常见病证。卷四为药方。卷二中有耳鼻咽喉口腔科内容。

【专科内容】

卷二　(咽痛)咽喉肿痛;口疮赤烂。(口燥咽干)口燥咽干。

卷三　(衄血)衄血。

【简要评述】本书论述伤寒与温病在病因、病机、辨证及处方用药的不同之处,并详加辨析。其中对温热病的论述较前人有所发展,对后世影响较大。书中有所涉及耳鼻咽喉口腔科内容,在理论研究及临床实践中可供参考。

【引用版本】《伤寒辨证》人民卫生出版社,1992 年 11 月第 1 版。

伤寒大白

【年代与作者】清代,秦之桢著。成书于公元 1715 年(清康熙五十四年)。

【卷容简介】本书共分五部分。第一部分总论;第二至第五部分依次为卷一、卷二、卷三、卷四,对《伤寒论》中所出现的症状及证候作了较详细的阐述。其中卷一、卷二有耳鼻咽喉口腔科内容。

【专科内容】

卷一　(咽痛)咽痛;其喉为痹。

卷二　(衄血)衄血。

【简要评述】本书作者将《伤寒论》按病证归类,每项下列原文逐条予以阐述,并以自己多年所得,对外感之原委、虚实之衰证、攻补之施治以及前人批注之偶讹等加以论述。文字简洁明了,使人能奏执简驭繁之功。书中耳鼻咽喉口腔科内容值得临床参考。

【引用版本】《伤寒大白》人民卫生出版社,1982 年 2 月第 1 版。

伤寒论纲目

【年代与作者】清代,沈金鳌著。成书于公元 1775 年(清乾隆四十年)。

【卷容简介】本书除卷首外共分十六卷。其中卷五、卷九、卷十一中有耳鼻咽喉口腔科内容。

【专科内容】

卷五　(鼻衄)鼻衄。(鼻鼾鼻鸣)鼻鼾;鼻鸣。

卷九　(鼻燥口舌燥咽燥)口燥;咽痛;口苦咽干;鼻衄。

卷十一　(耳聋目眩口苦咽干)耳聋。

卷十四　(咽痛咽干口燥)咽痛;咽喉不利;喉痹;不能言语。

【简要评述】本书以张仲景伤寒论原文为纲,选辑后世医家的注释为目,以柯韵伯之说为主分属六经次第。本书所选辑者,不但理论阐述精当,更为注重辨证施治的有关记载。书中耳鼻咽喉口腔科内容可供耳鼻喉科及口腔科医生参考。

【引用版本】《伤寒论纲目》上海卫生出版社,1958 年 5 月新 1 版。

傅青主女科

【年代与作者】清代,傅山(字青主)著。初刊于公元 1827 年(清道光 7 年)。

【卷容简介】本书为妇科专著。共分四卷,为女科上卷、女科下卷、产后编上卷、产后编下卷。其中女科下卷有咽喉科内容。

【专科内容】

女科下卷 (妊娠口干咽疼)口干咽疼。

【简要评述】本书作者根据中医脏腑学说，论述了妇产科常见病症。以肝、脾、肾三脏为本，阐明了妇女生理、病理特点。该书理法严谨，方药简效，在中医妇科有很深的影响。

【引用版本】《傅青主女科》上海科学技术出版社，1978 年 1 月第 1 版。

陈素庵妇科补解

【年代与作者】宋代，陈素庵著，明代，陈文昭补解。成书年代不详。

【卷容简介】本书分为调经、安胎、胎前杂症、临产、产后众疾五卷。其中胎前杂症、产后众疾二卷中有耳鼻咽喉口腔科内容。

【专科内容】

卷之三 胎前杂症门(妊娠吐血衄血方论)衄血。(妊娠忽然耳聋方论)耳聋；暴聋；卒聋。(妊娠牙痛及齿缝出血不止方论)牙宣；齿衄。(妊娠喉痹喉风方论)喉痹；单蛾；双蛾。(妊娠舌肿或痛方论)木舌；重舌。

卷之五 (产后口鼻黑气方论)鼻衄。

【简要评述】本书为妇科专著，其中有很多精辟论证。如天癸总论、调经总论二大论点；另外作者指出“催生者使气血调和而易产也”，采用润滑开宫之药等。本书较为详细论述了妇科疾病中所出现的耳鼻咽喉口腔科症状，并附有治疗方剂，为一本不可多得的临床参考书。

【引用版本】《陈素庵妇科补解》上海科学技术出版社，1983 年 12 月第 1 版。

望诊遵经

【年代与作者】清代，汪宏著。成书于公元 1875 年(清光绪元年)。

【卷容简介】本书分上、下两卷：上卷论述望诊在辨证论治方面的重要性及掌握运用的原则；下卷通过局部望诊及污血便溺的变化，通过分析、比较，以辨病证之阴阳表里虚实寒热，并预计其顺逆安危。其中下卷有耳鼻咽喉口腔科内容。

【专科内容】

下卷 (诊口形容条目)声嘶；口眼㖞斜；衄血；耳聋。(诊唇形容条目)宣露；喉痹；失音；耳聋；牙疳；口疮。(诊唇色条目)声嘶。(诊齿望法条目)牙疳。(诊鼻形容条目)息肉；鼻渊；鼻衄；鼻齆息肉；鼻齆；鼻疳。

【简要评述】本书是介绍中医望诊的专著。作者引用中医经典著作，在遵从中医传统理论的基础上，将所收集的有关望诊材料，加以整理分析、比较、组织而成为系统的望诊专著。使中医经典著作之精华得以发扬光大，使散在于中医经典著作中的望诊内容得以系统化，为后人留下了一部宝贵的有关中医望诊的专著。

【引用版本】《望诊遵经》上海科学技术出版社，1959 年 4 月第 1 版。

十、专 科 类

喉科指掌

【年代与作者】清代，张宗良著。初刊于 1757 年(清乾隆二十二年)

【卷容简介】全书共六卷，为咽喉口腔科专著。

【专科内容】

卷之一 咽喉大纲论；喉舌分经说；咽喉看治法总要；十六绝症；又四绝症；右手图；左手图；针穴图；

卷之二 精选应用诸方；制药法；爰探应用诸方。

卷之三 咽喉门第一：帘珠喉；呛食哑喉；内外肿喉；风热喉；紫色虚喉；喉癣；喉疳；飞扬喉；虚哑喉；声哑喉；烂沙喉。乳蛾门第二：双乳蛾；单乳蛾；烂乳蛾；风寒蛾；白色喉蛾；石蛾；伏寒乳蛾。

卷之四：喉痹门第三：烂喉痹；白色喉痹；寒伏喉痹；双喉痹；单喉痹；淡红喉痹；走马喉痹。喉风门第四：内肿锁喉风；缠喉风；匝舌喉风；虚烂喉风；白色喉风；酒毒喉风；劳碌喉风；酒寒喉风；肿烂喉风；肺寒喉风;辛苦喉风;淡红喉风。

卷之五:喉痈门第五:伏寒喉痈;肿烂喉痈;淡白喉痈;大红喉痈;声哑喉痈;单喉痈;外症喉痈;兜腮喉痈;舌上痈;舌下痈;上腭痈。大舌门第六:木舌;白肿舌;烂边舌;红点紫舌;纯紫舌;座莲花舌;重舌;莲花舌;黄焦舌;舌上珠;舌下珠;左雀舌;右雀舌。

卷之六:小舌门第七:胃火小舌;胃毒小舌;积热小舌;纯白小舌;悬旗小舌。杂症门第八:松子喉疔;走马喉疔;喉单;喉菌;喉瘤症;叉喉瘤;左阴疮;右阴疮。

【简要评述】本书是中医喉科的早期专著之一,对于后世喉科学的发展有一定的影响。书中共论述了74种咽喉口舌疾病,每症图文并茂,言简意赅,对于喉痹、乳蛾、喉风分类甚为详细,对临床有一定的参考价值。

【引用版本】《喉科指掌》人民卫生出版社,1989年5月第1版第1次印刷。

咽喉脉证通论

【年代与作者】宋代,撰人未详。成书于公元1279年(清代许梿校刊于公元1825年)。

【卷容简介】全书一卷,为咽喉科专著。

【专科内容】

总论:通治用药;用药禁忌;丸散方药;锁喉;重舌;气痈;乳蛾;弄舌;缠喉;哑瘴;骨槽风;悬蜞;烂喉癣;热风喉癣;弱症喉癣;喉闭;呛食;发颐;悬痈;喉菌;牙痈。

【简要评述】本书先论咽喉脉证,通治用药与禁忌,次列丸散方药。再详细分论咽喉十八症的证因及辨证施治方法,内容翔实丰富,颇值临症参考。

【引用版本】《咽喉脉症通论》北京市中国书店出版,1985年12月第1版第1次印刷本。

重楼玉钥

【年代与作者】清代,郑宏钢(梅涧)著。成书于公元1838年(清道光十七年)。

【卷容简介】全书共四卷。卷一主要论述咽喉的解剖、生理、疾病的诊断及预后;卷二侧重论述内、外治疗方法及方药;卷三和卷四对针灸术在咽喉疾病中的应用作了专门论述。

【专科内容】

卷一　咽喉说;喉科总论;诸风秘论;阴阳论;辨面色论;坏症须知;论证;附箕咽喉不治症;喉风三十六症名目(斗底风、义喉风、咽疮风、鱼鳞风、双松子、单松子、帝中风、双鹅风、单鹅风、双燕口、单燕口、重腭风、木舌风、重舌风、坐舌风、合架风、角架风、爆搜牙、牙痈风、悬旗风、夺食风、鱼口风、驴嘴风、鱼腮风、双搭颊、单搭颊、落架风、粟房风、瘰疬风、穿颌风、肥株子、掩颈风、双缠风、单缠风、边头风、乘枕风)。

卷二　秘诀;喉风诸方;证治汤头;附治马牙疳;论喉间发白症;又论发白治法及所忌药;附喉症禁忌;附暂受风寒喉痛。

卷三　喉风针诀;附纂神应经用针咒法;论针形至微何能补泻;针法主治歌;行针手法次第十二歌;针略;针禁忌法;间针入几分留几呼;论泻要诀;论补要诀;中指定同身寸图;行针分寸歌;四季针灸坐向歌;四季人神所在禁忌针灸歌;逐日人神所在禁忌针灸歌;十干人神所在禁忌针灸歌;十二支人神所在;十二时人神所在;禁针穴歌;禁灸穴歌;针灸诸则;诸证针刺要穴;制针法;煮针药方;正面气针要穴图;任脉穴;手太阴肺经穴;手少阴心包络经穴;手少阴心经穴。

卷四　足阳明胃经穴;足太阴脾经穴;侧面气针要穴图;背面气针要穴图;督脉穴;手阳明大肠经穴;手太阳小肠经穴;足少阳胆经穴;足少阴肾经穴;足太阳膀胱经穴。

【简要评述】本书是清代最有影响的喉科名著。作者郑梅涧是清代喉科名家,他不但对喉科理论有深切的研究,且有丰富的临床经验,其著述条目清晰,编排有序,从卷一至卷四,前连生理病理,后接病证诊断、治法方药,再论针法,后续经穴,贯穿一气,顺理成章。其论不乏创新,在论述咽喉的生理功能和病因病机中特别强调了咽喉与肺胃的密切关系,正确地阐明《内经》之旨,言简而理明。论述喉科36症,对于每症的发病部位,症状演变,施治用药,针刺疗法等都有详述。论述"白缠喉"(类似白喉)的辨治,从理论到治法均有独特的见解,创制养阴清肺汤,为中医药治疗烈性传染病开创了新的途径。对针灸治疗提供了宝贵经验,是学习和研究喉科疾病的宝贵文献之一。

【引用版本】《重楼玉钥》上海章福记书局，1918 年石印本。

喉白阐微

【年代与作者】清代，郑梅涧著。成书于公元 1797 年(清嘉庆二年)。

【卷容简介】全书一卷。为论喉专著。

【专科内容】

杂说：白腐论；燥论；证论；肺受燥论；辨证附参；主治方论；人方；吹喉药方；吹药论；附案二则；药有宜否论；不宜于白腐证之药性详列于后；白腐证宜用药物列后；秋斋偶记；烂喉风。

【简要评述】作者认为伤燥及感受疫气是白喉致病之因，采用养阴清润为治疗之法，矫正时医治疗白喉每作实证治之，非辛散发表即苦寒降泻的错误见解。对白喉的辨证论治确有创见，为后世治疗白喉开辟了一新途径。

【引用版本】《喉白阐微》安徽人民出版社，1956 年 10 月第 1 版第 1 次印刷本。

喉科集腋

【年代与作者】清代，沈青芝著。成书于公元 1890 年(清光绪十五年)。

【卷容简介】全书分上下二卷，为咽喉科专著。

【专科内容】

上卷　白喉风；喉痹(风毒喉痹、风热喉痹、阴毒喉痹、伤寒喉痹)；烂喉痧症辨(烂喉、喉痧)。

下卷　咽痛；单双喉蛾间生肉、喉菌、杨梅疮毒、喉瘤、喉节、梅核气、锁喉疮、天白蚁疮、喉癣、肺花疮、喉刺)；喉风(缠喉风、哑瘴风、弄舌喉风、根脚喉风、锁喉风)。

【简要评述】本书博采众长，结合师传及个人实践经验编写而成。书中对每一病症多选述前人治疗经验，后述个人体会。对咽喉症状之凶险者，主张先以针法救其急，尔后再用药物以调治，可资临床借鉴。

【引用版本】《喉科集腋》中医古籍出版社，1982 年 5 月第 1 版第 1 次印刷本。

尤氏喉科秘书

【年代与作者】清代，尤乘撰。初刊于公元 1667 年(清康熙六年)。

【卷容简介】全书一卷，为咽喉口腔科专著。

【专科内容】

咽喉总论

咽喉门：喉菌；喉癣；喉痈；舔舌喉痈；喉关；缠喉风；喉刺。

口牙舌颈面腮门：牙痈；牙咬；牙舔；牙宣；牙菌亦茌；穿牙疔；走马牙疳；崩砂疳口风；舌痈；要舌；舌菌；悬痈；糜疳；鹅口；马刀；颈痈；托腮痈；连珠口疳风；茧唇风症。

制药法则：喉症验方。

【简要评述】本书首论喉症的轻重安危，次论咽喉口齿病证及治法、再论制药、用药方法及喉症验方。师传秘授，经验独到，没有空泛的理论，内容切合实用，是中医喉科难得的参考书。

【引用版本】《尤氏喉科秘书》北京市中国书店出版，1985 年 12 月第 1 版第 1 次印刷本。

重纂包氏喉证家宝

【年代与作者】清代，包三鏸著。成书于公元 1910 年(清宣统二年)。

【卷容简介】全书不分卷，共五节，为喉科专著，包括部分口腔科病症。

【专科内容】

经典注释；咽喉总论；(辨证施治)：喉痹；单蛾；喉痈；喉菌；颈痈；托腮痈；掭舌；喉闭；缠喉风；重舌；舌痈；木舌；舌菌；悬痈；牙槽风；搜牙风；牙痈；牙咬；牙掭；牙宣；穿牙疔；连珠疳；走马牙疳；鹅口疮；马牙。

古代咽喉七十二证考：锁喉风；缠喉风；喉风壅塞；息肉喉风；哑瘴喉风；弄舌喉风；呛食喉风；缠舌喉风；走马喉风；顶舌喉风；落架风；连珠喉风；松子喉风；骨槽风；脚跟喉风；悬蜞风；阴毒喉风；撮口喉风；喉痹；阴毒喉痹；酒毒喉痹；卒然闭塞；风热喉痹；双乳蛾；单乳蛾；气痈喉闭；死乳蛾；乳蛾核；喉癣；飞疡；风热喉丹；喉疔；开花疔；喉痈；双单喉瘤；喉疖；气单郁结；喉单；回食单；气子喉；七星疮；喉球；喉疳；口疮；走马牙疳；珍珠毒；悬痈；悬丁；痰包；重舌；莲花细舌；蠊舌；木舌；脬舌；重腭；雀舌；哑舌痈；卷舌痈；死舌痈；舌

衄；舌上龟纹；牙痈；牙疔；牙宣；兜腮痈；面腮肿黑；出汗生痈；伤寒喉中肿闭；咽闭；咽疮；喉肿；锁喉痈；虾蟆瘟。

【简要评述】本书对咽喉口腔病证作了简括介绍，依证阐述作者在临床上的心得与体会。因系重纂本，与原书略有出入，可为研究提供参考。

【引用版本】《重纂包氏喉证家宝》科学技术出版社，1959 年 2 月第 1 版第 1 次印刷本。

焦氏喉科枕秘

【年代与作者】清代，金德鉴编。成书于公元 1868 年（清同治七年）。

【卷容简介】全书共二卷，为咽喉口腔专著。

【专科内容】

卷一　治喉秘法（双单蛾、喉疔、花疔、乳蛾、缠舌喉风、走马牙疳、喉疳、口疳、结毒、喉单、气单、重舌、梅核、木舌、哑舌、哑舌痈、兜腮痈、喉痹、锁喉风、缠喉风、骨槽风、舌下痰痈、喉中息肉、气痈喉痹、酒毒喉痹）；治喉要诀；临症十二法；焦氏喉症图形针药秘传（锁喉风、白缠喉风、黄缠喉风、兜腮痈、缠舌喉风、走马喉风、双乳蛾、单乳蛾、喉痈、死乳蛾、乳蛾核、喉疳、开花疔、喉疔、喉单、回食单、弄舌喉风、呛食喉风、气痈喉风、喉风、息肉喉风、哑瘴喉风、风热喉痹、喉痹、阴毒喉痹、酒毒喉痹、喉闭、伤寒喉闭、飞疡、松子喉风、脚跟喉风、阴毒喉风、喉疖、喉癣、喉瘤、喉球、风热喉丹、气子、走马牙疳、牙痈、牙疔、牙宣、重舌痈、阴疮、虾蟆瘟、落架风、面腮肿黑、锁喉风、喉肿、骨槽风、死舌痈、莲花细舌、珍珠毒、蠊舌、雀舌、卷舌痈、舌上生痈、舌衄、舌上龟纹、痰泡、泡舌、连珠喉风、气单、悬丁、木舌、七星疮、口疮、悬蜞风、出汗生痈、哑舌痈、撮口喉风、悬痈）。

卷二　应用良方；焦氏喉科煎药方；诸穴；灸刺各法；附方。

【简要评述】本书专论咽喉口齿临证治疗经验。每证均附图形及歌诀，并“参合证因，条列治要，错综疑似，缕析丝分，令人一望而得疗治之法”。乃耳鼻咽喉口腔科医师重要临床参考专著之一。

【引用版本】《焦氏喉科枕秘》上海卫生出版社，1957 年 11 月新 1 版第 1 次印刷本。

咽喉经验秘传

【年代与作者】清代，程永培校刊（作者及年代未详）。

【卷容简介】全书不分卷，均为咽喉口腔科内容。

【专科内容】咽喉总论；通喉痹论；喉痹论方；诊法；治法凡例；喉症用药细条；喉症图形针药秘传；喉症方药；制药秘法；喉症十二字药方（喉痹、喉闭、内缠喉风、外缠喉风、呛食喉风、哑瘴喉风、烂喉风、单乳蛾、双乳蛾、喉痈、马蝗风、连珠风、阴虚喉癣、杨梅喉癣、咬牙风、牙疳、牙宣、木舌、重舌、莲花舌、重腭、走马牙疳、沙痘口疳）；咽喉药品。

【简要评述】该书乃程氏集前世有关喉科证治经验校刊而成，所载秘方，皆不多见，切合实用，可供研究中医喉科参考。

【引用版本】《咽喉经验秘传》商务印书馆出版，1957 年 12 月初版第 1 次印刷本。

痧喉正义

【年代与作者】清代，张振鋆（又名筱衫）辑。成书于公元 1898 年（清光绪十四年）。

【卷容简介】全书二十九篇，是喉科专著。

【专科内容】论疫六篇；论痧八篇；论疫喉二篇；论痧喉十三篇；总论一篇。

【简要评述】本书汇集了清代著名医家关于疫症、痧症、疫喉、痧喉的治疗经验及其学说。每篇后由张氏加按语，论列各家得失，而折衷于适时应变。痧喉为危急之症，辨证论治，贵在敏捷恰当，书中授予了不少要诀，可供临床医师参考。

【引用版本】《痧喉正义》上海科学技术出版社，1959 年 5 月新 1 版第 1 次印刷本。

白喉条辨

【年代与作者】清代，陈葆善著。成书于公元 1897 年（清光绪二十二年）。

【卷容简介】全书一卷，共十五论，为白喉专著。

【专科内容】辨病源第一；辨经络第二；辨色第三；辨脉第四；辨手太阴本病症治第五；辨手少阳标病第

六；辨手少阴标病第七；辨三经标本并病第八；辨误救上第九；辨误救下第十；辨善后第十一；辨外治第十二；辨禁忌第十三；辨张氏无治之症第十四；辨耐修药表并药忌第十五。

【简要评述】本书汇集各种白喉专著的精华，从实践中辨明各种治疗方法的是非，对白喉的治疗在当时有较多建树。如所制“三炁降龙丹”一方，一方面重用石膏、犀角等解毒药，一方面配合用西洋参、地黄等养阴药，目的在解除毒素增强抵抗力，对白喉的病理和病情是比较切合的。所以本书所提出的疗法，对白喉的治疗研究是有参考价值的。

【引用版本】《白喉条辨》人民卫生出版社，1857 年 4 月第 1 版第 1 次印刷本。

时疫白喉捷要

【年代与作者】清代，张绍修著。成书于公元 1864 年(清同治八年)。

【卷容简介】全书一卷，为白喉专著。

【专科内容】专治时疫白喉咙证论；白喉咙绪论；白喉咙看法；白喉咙治法；诸方；无治之症；附录；制西瓜霜法；外治法、针法、附辑诸方、治验医案。

【简要评述】本书是作者治疗白喉的实践经验著录。主要从如何认证、辨证、鉴别诊断，推测预后和决定治疗方法，包括内服药、吹药、涌痰、发泡及辅助疗法等。虽篇幅不多，但论述精详，切合临床实用。

【引用版本】《时疫白喉捷要》湖南人民出版社，1959 年 4 月第 1 版第 1 次印刷本。

白喉全生集

【年代与作者】清代，李纪方著。初刊于公元 1882 年(清光绪八年)。

【卷容简介】全书一卷，为白喉专著。

【专科内容】凡例；白喉证论；辨证法；辨脉法；用药法；白喉热证尚轻治法；白喉热证渐重治法；白喉寒证尚轻治法；白喉寒证渐重治法；白喉虚热证治法；白喉虚寒证治法；白喉寒热错综证治法；白喉误治坏证治法；白喉愈后补虚治法；妇人白喉证；小儿白喉证；白喉吹药；白喉杂治通用方；白喉针穴经络法；针穴图；附录；医案；吹药。

【简要评述】本书乃作者治疗白喉的实践经验著录。作者认为白喉作为一种急性传染病，当属中医温热病范畴，提出白喉热证本多，寒证较少，而非无寒证的观点，故对具体病人的治疗，理应辨明病症的阴阳、表里、寒热、虚实等属性，对后世治疗白喉具有指导意义。

【引用版本】《白喉全生集》湖南人民出版社，1959 年 4 月第 1 版第 1 次印刷本。

咽喉秘集

【年代与作者】清代，吴氏、张宗良合编。傅宝垓于 1850 年间抄自“海山仙馆”刻印的吴 · 张氏原本。吴氏为何人，原书刊于何时，均无从查考。

【卷容简介】全书不分卷，主论咽喉疾患，并包括部分口腔疾病。

【专科内容】

总论：喉症分经；咽喉治疗要论；四绝症；十六绝形；针刺穴位。

吴氏咽喉二十四大症歌诀：喉痹；喉闭；缠喉风；呛喉风；哑喉风；弄舌喉风；烂喉风；单乳蛾；喉痈；牙疔；牙宣；木舌；重舌；重腭；走马牙疳；痧痘口疳；双乳蛾；蚂蝗疔；连珠风；阴虚喉风；杨梅喉癣；咬牙风。

张氏咽喉七十二症治：帘珠喉；呛食哑喉；内外肿喉；风热喉；紫色虚喉；喉癣；喉疳；飞扬喉；虚哑喉；声哑喉；烂痧喉；双乳蛾；单乳蛾；烂乳蛾；风寒蛾；白色乳蛾；石蛾；伏寒乳蛾；烂喉痹；白色喉痹；寒伏喉痹；双喉痹；单喉痹；淡红喉痹；走马喉痹；内肿喉风；缠喉风；匝舌喉风；虚烂喉风；白色喉风；酒毒喉风；劳碌喉风；酒寒喉风；肿烂喉风；肺寒喉风；辛苦喉风；淡红喉风；伏寒喉痈；肿烂喉痈；淡白喉痈；大红喉痈；声哑喉痈；单喉痈；外症喉痈；兜腮喉痈；舌上痈；舌下痈；上腭痈；木舌；白胖舌；烂边舌；红点紫舌；纯紫舌；座舌莲花；重舌；莲花舌；焦黄舌；舌上珠；舌下珠；左雀舌；右雀舌；胃火小舌；胃毒小舌；积热小舌；悬旗小舌；纯白小舌；松子喉疔；走马牙疳；喉单；喉菌；喉瘤；阴疮。

附方：方药四十三条。

【简要评述】本书在对咽喉口腔病的治疗方面有其独到之处，采用了针灸、放血、内服、外搽等综合性的多种治疗方法，所选方药切合临床实用，特别是外用诸方，多系经验自创，值得临床参考。

【引用版本】《咽喉秘集》湖南科学技术出版社，1980 年 4 月第 1 版第 1 次印刷本。

喉痧症治概要

【年代与作者】近代，丁甘仁著。刊于公元 1927 年。

【卷容简介】全书不分卷。为喉科专著。

【专科内容】

时疫、烂喉痧、麻正痧、风痧、红痧、白喉总论，内服方，吹药方，外贴药方，敷药方，治案十一则；录慈溪邵琴夫先生喉痧有烂喉白喉之异论；录元和金宝三先生烂喉丹痧辑要说；叶天士先生烂喉痧医案；录烂喉寒喉经验阐解；论症；论症续要；药方备查。

【简要评述】本书对喉痧的病因病理，辨证用药进行了系统论述，附以验案，并收录前代医家要旨，内容丰富，是作者对本症独具的经验心得，便学习应用。

【引用版本】《喉痧症治概要》上海科学技术出版社，1965 年 8 月第 1 版第 6 次印刷本。

喉牙口舌各科秘旨(又名《喉舌备要》)

【年代与作者】作者不详。刊于清代 1879 年。

【卷容简介】不分卷次，为咽喉口腔科专著。内容有喉部、口部、牙部三部分组成。

【专科内容】

一、喉部：论喉痹症；喉症总论；辨喉症经络治法；喉科辨症：列有四十三种咽喉口腔疾病，其中有许多新的病症名称；论症治法；辨阳喉症诀；辨阴喉症诀；看喉中辨脏色诀；辨毒攻脏诀；认死症歌诀；治咽喉辨论；论喉症治法；论分经治喉症药性；治喉用药变化歌诀。

二、口部：治口舌生疮方；舌下痰包方等。

三、牙部：牙痈；牙疔；牙疳；牙泻(即牙根出血)。

【简要评述】本书对于咽喉口舌疾病的辨证、用药等方面内容详细而新颖，对于喉症的阴阳辨证，分经用治内容简洁而实用，只得临床借鉴。

【引用版本】近代中医珍本集·五官科分册《喉牙口舌各科秘旨》，浙江科学技术出版社，1994 年 12 月第 1 版第 2 次印刷本。

咽喉秘传

【年代与作者】清代，封一愚撰。约成书于咸丰元年。

【卷容简介】本书不分卷次。为咽喉口腔科专著。

【专科内容】

首先论述咽喉的主治、秘传明训、咽喉十要、脉诀、针穴、应用刀针格式、吹药方、噙化方、吹鼻方、擦牙方、熏洗方、(内服)应用诸方等总论性内容。次论咽喉症各名目：计论述了 67 种咽喉口腔疾病的证治。

【简要评述】本书较系统地介绍了咽喉疾病的病因病机、征候与治疗等。书中既有前代医家治疗咽喉病的经验，又有封氏个人的临床体会，对于临床有一定的参考价值。

【引用版本】近代中医珍本集·五官科分册《咽喉秘传》，浙江科学技术出版社，1994 年 12 月第 1 版第 2 次印刷本。

喉证指南

【年代与作者】清代，湘渔父搜集，姓氏不详。书成于 1887 年(清光绪十三年)。

【卷容简介】全书共五卷。为咽喉口腔科专著，其中亦有少量耳鼻科内容。

【专科内容】

卷一　辨证类：列述类咽喉疾病的经络、病形、面色、脉法、寒热及全身征候的辨证等内容。

卷二　用药类：列述了用药总括、宣肺、热证、寒证、用药次第、用药口诀、服药后禁忌、用针法的内容。

卷三　证治类：列述了证治总括、喉痹、紧喉风、慢喉风、缠喉风、上腭痈、喉痈、喉癣、乳蛾、喉瘤、喉疔、喉疮、表里咽痛、梅核气、白喉，及部分舌证、齿证、唇证、鼻证、腮证、耳证、治验医案等内容。

卷四　采方类：列述了采方总括、服剂、吹剂、噙剂、敷剂等各类治疗方剂。

【简要评述】本书汇集了程仲龄、郑梅涧、陈雨春等数家有关咽喉的学说、临床经验等。说理清楚，简明易懂，切合实用。

【引用版本】近代中医珍本集·五官科分册《喉证指南》，浙江科学技术出版社，1994 年 12 月第 1 版第 2 次印刷本。

喉证心法

【年代与作者】清代，刘序鹓辑，潘诚增订。约成书于 1853 年(清咸丰三年)。

【卷容简介】本书不分卷次，为咽喉科专著。

【专科内容】

书中首论咽喉部位、临症要诀；次论阳症喉痹；缠喉风、走马喉风；紧喉风、哑瘴喉风、弄舌喉风；大头瘟喉痹；单蛾、双蛾；喉疔；锁喉毒；上腭痈；喉瘤；喉疮；喉舌破烂；阴证喉痹；气虚喉痛；血虚喉痛；阴虚喉痹；痨嗽咽喉痛；咽喉痛失音；梅核气；幼小喉痛；鹅口疮，各种咽喉异物等 28 种疾病的病因、证治等内容。

【简要评述】本书对于咽喉口舌疾病的辨证精细，选方得当，尤其对于喉痹、喉痛、误吞异物及喉外伤的论述较为详细，对于喉科临床有一定的参考指导作用。

喉证要旨

【年代与作者】清代，陈根儒撰。约成书于 1917 年。

【卷容简介】不分卷次，为咽喉科专著。

【专科内容】

本书分别列述了白喉的原病、治要、治防、辨药等内容。

【简要评述】本书为白喉专著，主要阐述了白喉的病因、病机、治则、预防、临床用药与宜忌等，对白喉的治疗预防有一定的参考价值。

【引用版本】近代中医珍本集·五官科分册《喉证要旨》，浙江科学技术出版社，1994 年 12 月第 1 版第 2 次印刷本。

咽喉证治要略

【年代与作者】清代，曹侠僧撰。成书年代不详。

【卷容简介】部分卷次。为喉科专著。

【专科内容】

本书主要由喉病辨证、各症治方两部分组成。治方分为外治方、杂症治方。内容极为简要。

【简要评述】本书篇幅甚小，仅有数千字。内容简明扼要，通俗易懂，属经验之作，故对于临床有一定的参考价值。

【引用版本】近代中医珍本集·五官科分册《咽喉证治要略》，浙江科学技术出版社，1994 年 12 月第 1 版第 2 次印刷本。

十一、方　剂　类

肘后备急方

【年代与作者】晋代，葛洪(字稚川、自号抱朴子)撰。约成书于公元 341 年(东晋咸康七年)。

【卷容简介】全书共八卷。其中卷三、卷六有论述耳鼻咽喉口腔科内容。

【专科内容】

卷三　卒风喑不得语(卒失声声噎不出、卒中冷声嘶哑、中风以大声咽喉不利)。

卷六　卒耳聋诸病(耳卒聋、卒得风觉耳中恍恍者、耳卒疼痛、耳痛有汁出、聤耳耳中痛脓血出、耳中脓血出、耳中常鸣、耳卒痛、底耳)；耳百虫杂物所入(百虫入耳、耳中有物不可出)；卒食噎不下(卒食噎、膈气咽喉噎塞饮食不下)；卒诸杂物鲠不下(噎、卒食噎、诸鱼骨鲠、骨鲠、杂物鲠)卒误吞诸物(误吞钗、误吞钉及箭金针钱铁、吞诸铛铁而鲠、食中吞发绕喉不出、吞钚若指彄)。

【简要评述】全书内容包括内、外、妇、儿科各科常见病、多发病，特别着重于各种急症的诊治方法，对于临床很有参考价值。对耳鼻咽喉科的急诊内容论述十分丰富，其中对耳聋、外耳道异物、咽喉异物、食道异物的论述及所选单方、验方多有很好的疗效，至今对临床仍有指导意义。

【引用版本】《肘后备急方》人民卫生出版社，1982 年 3 月第 1 版第 3 次印刷本。

备急千金要方

【年代与作者】唐代，孙思邈（号孙真人）撰。成书于公元 652 年（唐永徽三年）。

【卷容简介】全书共三十卷。其中卷第六为耳鼻咽喉口腔科专篇，卷第十二、卷第十四有论述耳鼻咽喉口腔科内容。

【专科内容】

卷第六 （七窍病上、下）：鼻病（鼻窒、鼻齆、齆鼻有息肉、齇鼻、鼻中生疮、疳虫蚀鼻、衄血、鼻衄）；口病（口疮、口吻疮、口肥疮、卒口噤不开、口臭）；舌病（舌生疮裂破、舌卒肿、舌肿强满口、舌强不得语、舌上出血）；唇病（唇焦枯、唇裂口臭、紧唇、瀋唇、唇边生疮、唇舌忽生疮、唇黑肿痛）；齿病（虫齿、疳虫蚀齿、齿龈肿痛、齿根肿、齿间血出、齿痛）；喉病（喉痹、悬雍咽中生息肉、声嘶、马喉痹）；耳疾（耳聋鸣、劳聋、气聋、风聋、虚聋、毒聋、久聋、耳鸣、耳聋、耳聋有脓、聤耳、底耳、耳聋干耵聍不出、百虫入耳）。

卷第十二 （吐血）：鼻衄；衄血；脑衄；耳聋；聤耳；耳聋脓汁出；齿痛。

卷第十四 （小肠腑）：头目眩动；头目眩冒；头目眩运；耳聋。

【简要评述】本书作者积数十年的医学经验，博采群书，汇各家之长，删繁就简，著成本书。并在妇、儿两科方面更有卓识。对耳鼻咽喉口腔科内容的论述，十分丰富。而且全部以论带方，中肯允当，为后世医家所推崇。一千多年来，对中医学术的发展起着重要的作用。

【引用版本】《备急千金要方》人民卫生出版社影印，1982 年 9 月第 1 版第 1 次印刷本。

千金翼方

【年代与作者】唐代，孙思邈（号孙真人）撰。约成书于公元 682 年（唐代永淳元年）。

【卷容简介】全书共三十卷。其中卷之十六、卷之二十六、卷之二十九有论述耳鼻咽喉口腔科内容。

【专科内容】

卷之十六 （风眩第六）：风眩；头眩；耳聋；鼻塞。

卷之二十六 （鼻病第四）：鼻中息肉；鼻衄；（舌病第五）：重舌；齿痛；风牙痛；耳聋鸣；耵耳；风聋；喉痹。

卷之二十九 （禁喉痹第十）：喉痹。

【简要评述】全书卷首为“药录”前述采药方法，次叙各种病症的常用药，以后分类载录药物八百余种。其中有一部分是唐以前本草书所少载的，同时还有一部分是外来新药。对耳鼻咽喉口腔科疾病的治疗，有药物内服、针刺及灸法等，内容十分丰富，一些治疗方法沿用至今。

【引用版本】《千金翼方》人民卫生出版社，1959 年第 1 版第 4 次印刷本。

外台秘要

【年代与作者】唐代，王涛撰。成书于公元 752 年（唐天宝十一年）。

【卷容简介】全书共四十卷。其中卷第二十二为耳鼻咽喉口腔科专篇。卷第二、卷第三、卷第八、卷第十五、卷第二十三、卷第三十五、卷第三十八亦有论述耳鼻咽喉口腔科内容。

【专科内容】

卷第二 （伤寒）：鼻衄。

卷第三 （天行）：鼻衄；口疮。

卷第八 （痰饮胃反噎鲠）：耳聋；头风旋。

卷第十五 （风狂及诸风）：耳聋；头眩；鼻塞。

卷第二十二 （耳鼻牙齿口舌咽喉病）：耳（耳聋、风聋、久聋、耳聋有脓、耳鸣、聤耳、耳卒疼痛、虫入耳、卒聋、底耳）；鼻（鼻中息肉、鼻齆、鼻塞有清涕、鼻窒、鼻疮）；牙（牙痛、牙龈肿痒、齿根宣露、䘌齿、口疳、齿风动痛、龋齿、风齿、风龋、疳虫食齿、牙风、齿血、紧唇、瀋唇、瀋唇疮烂、口舌生疮、口疮、口吻疮、口臭、舌本缩）；咽喉舌（喉痹、马喉痹、舌肿、舌胀）；口唇舌鼻（口傍疮、口疮、唇黑肿痛痒、重舌、鼻流脓血、咽喉闭塞）。

卷第二十三 （瘿瘤咽喉疬瘘）喉痹；喉舌生疮烂；咽喉生疮。

卷第三十五 （小儿诸疾）耳聋；齆鼻；瀋唇；吐血；鹅口；重舌；口疮；咽喉生疮；喉痹；聤耳。

卷第三十八　(乳石)鼻衄。

【简要评述】本书内容非常广泛，包括伤寒、天行、温病以及内、外、妇、儿、五官、灸法等。所载医疗方法也很丰富，除药物处方、单方、验方外，还有外治法，人工急救法，疾病护理法等，其中对耳鼻咽喉口腔科内容的论述详略得当，所载治疗方法，很多沿用至今。

【引用版本】《外台秘要》人民卫生出版社影印，1982 年 12 月第 1 版第 5 次印刷本。

太平圣惠方

【年代与作者】宋代，王怀隐等编。成书于公元 992 年(宋淳化三年)。

【卷容简介】全书共一百卷。其中第三十四卷至第三十七卷为耳鼻咽喉口腔科专篇。第十卷、第十六卷、第十八卷等亦有论述耳鼻咽喉口腔科的内容。

【专科内容】

第十卷　鼻衄；咽喉痛。

第十六卷　时气鼻衄；衄血。

第十八卷　热病鼻衄；口疮；口舌生疮。

第二十卷　风冷失声。

第三十四卷　口疳；风疳；齿疳；急疳；牙疼；齿风；虫牙；齲齿；齿䘌；齿䘌宣露；走马疳；齿漏疳；牙齿历蠹；龂齿。

第三十五卷　喉闭；喉痹；急喉闭；咽喉内生疮；口舌生疮；咽喉中如有物；马喉痹；尸咽喉；咽中生垂肉；咽喉内有息肉；声嘶；咽喉生谷贼；骨鲠。

第三十六卷　口舌生疮；口中疳疮；口疮；重舌；木舌；舌暴肿；口吻疮；䘌齿；唇疮；紧唇疮；紧唇；耳聋；风虚耳聋；劳聋；耳久聋鸣；暴热耳聋；卒耳聋；耳鸣；聤耳；冻耳；耵聍塞耳聋；百虫入耳。

第三十七卷　鼻衄；鼻久衄；鼻大衄；鼻窒塞；鼻痈；鼻中生疮；鼻中息肉；衄血；舌上忽出血；舌上黑。

【简要评述】本书是一部临床实用的方书，首列“诊断脉法”，次列“用药法则”，以后即按各种病源、病候详列处方和其他有关的医疗方法。其中关于理论性的引述，大多出于《诸病源候论》一书。因此，本书内容不但丰富，而且理论观点也比较统一。对耳鼻咽喉口腔科内容的论述十分丰富，至今对临床仍有指导意义。

【引用版本】《太平圣惠方》人民卫生出版社，1959 年 9 月第 1 版第 2 次印刷本。

太平惠民和剂局方

【年代与作者】宋代，太平惠民和剂局编。成书于公元 1131 年至 1161 年(宋绍兴年间)。

【卷容简介】全书共十卷，附指南总论三卷。分伤风、伤寒、一切气、痰饮、诸虚等十四门，载方七百八十八道。

【专科内容】

卷之一　治诸风：牛黄清心圆，治头目眩冒；透冰丹，治口舌干涩。龙脑天麻煎，治耳鸣重听、鼻塞口干、头旋目眩。牛黄小乌犀圆，治头目昏眩、耳鸣。龙虎丹，治肾风耳内蝉鸣。龙脑芎犀圆，治鼻塞、咽膈不利。八风丹，治目眩旋运、鼻塞咽干、耳啸蝉鸣。薄荷煎圆，治头昏目眩、鼻塞、语言声重、鼻衄。消风散，治目眩旋运、耳啸蝉鸣、鼻塞多嚏。八风散，治头目昏眩、鼻塞声重。磁石圆，治耳鸣、鼻塞、牙齿摇动。

卷之二　治伤寒：人参败毒散，治鼻塞声重。柴胡石膏散，治鼻塞咽干、涕稠粘。香薷圆，治头目昏眩、口苦舌干。川芎茶调散，治鼻塞声重。荆芥散，治鼻塞流涕、声重咽干。

卷之三　治一切气：五膈宽中散，治口中烂生疮、唇口干燥。四柱散，治两耳常鸣、头旋目晕。苏子降气汤，治咽喉不利、头目昏眩。秘传降气汤，治头目昏眩、咽喉干燥、口舌生疮。

卷之四　治痰饮：玉芝圆，治头目昏眩、咽膈不利。款冬花散，治喉中呀呷、鼻塞清涕、头痛眩冒、咽嗌肿痛。钟乳补肺汤，治语无音声、耳闻风雨声。华盖散，治声重鼻塞、头昏目眩。橘皮半夏汤，治目眩身重、喉中痰声。细辛五味子汤，治头目昏眩、语声不出、鼻塞清涕。四七汤，治状如破絮，或如梅核，在咽喉之间，咯不出，咽不下。

卷之五　治诸虚：腽肭脐圆，治耳鸣、口苦舌干。石南圆，治口舌生疮、牙龂宣烂、齿摇发落、耳中蝉声、头眩。小安肾圆，治耳作蝉鸣、牙齿蛀痛。三建丹，治声嘶失音。钟乳白泽圆，治头目眩晕、耳内虚鸣。

卷之六 治积热：紫雪，治口中生疮。红雪通中散，治鼻塞、口疮重舌、喉闭。凉膈散，治唇焦咽燥、舌肿喉闭、鼻衄、口舌生疮。八正散，治咽干口燥、唇焦鼻衄、口舌生疮、咽喉肿痛。甘露圆，治鼻衄、口燥咽干。甘露饮，治牙宣口气、齿龈肿痛、时出脓血。消毒麻仁圆，治头眩目运、口干舌裂、咽喉涩痛、口鼻出血。三黄圆，治口舌生疮。碧雪，治咽喉肿痛、口舌生疮、咽物妨闷、喉闭壅塞、水浆不下。

卷之七 治咽喉口齿：龙石散，治口舌生疮、咽嗌肿塞。如圣汤，治咽痛喉痹，肿塞妨闷。鹏砂圆，治咽喉肿痛、舌颊生疮。麝脐散，治牙齿动摇，风虫疼痛、龈齿宣露，涎血臭气。玉屑无忧散，治咽喉肿痛、舌颊生疮、喉闭、误吞硬物、诸骨鲠刺。如圣胜金铤，治急喉闭、缠喉风、飞飏、单蛾、双蛾、结喉、重舌、木舌、腮颔肿痛。硼砂散，治喉痹、语声不快、鼻衄。吹喉散，治口舌生疮、咽喉肿塞。如神散，治风牙、虫牙、攻疰疼痛，或牙龈动摇、连颊浮肿。玉池散，治风蛀牙痛、牙龈溃烂、宣露出血。荆芥汤，治咽喉肿痛、语声不出，或有物哽。细辛散，治风虫牙痛、牙龈宣烂、牙齿动摇、腮颔浮肿。

卷之八 治杂病：耆婆万病圆，治耳聋、鼻塞。解毒雄黄圆，治缠喉风、急喉痹。必胜散，治衄血。急风散，治喉中沸声。

卷之十 治小儿诸疾：润肺散，治鼻塞清涕、咽喉干痛。辰砂金箔散，治齿龈生疮、咽膈不利。天竺饮子，治舌颊生疮、咽喉肿痛、鼻衄。芦荟圆，治齿龈烂黑。

【简要评述】本书是宋代以来的著名方书之一。每方之后，除了详列主治证和药物外，有关药物的炮制法和药剂的修制法，均有详细说明。因此，本书对于临床医生随证选方和中医药人员学习方剂，均有参考价值。

【引用版本】《太平惠民和剂局方》人民卫生出版社，1985年10月第1版第1次印刷。

普济本事方

【年代与作者】宋代，许叔微(字知可)著述。成书于公元1150年(宋绍兴二十年)。

【卷容简介】本书共十卷，其中卷第二、卷第五中有论述耳鼻咽喉口齿科内容。

【专科内容】

卷第二 (头痛头晕方)：风眩头晕、肝厥头晕、气虚头晕、虚风头旋。

卷第五 (衄血劳瘵吐血咯血)：衄血、鼻衄；(眼目头面口鼻舌齿唇耳)：鼻塞清涕出、鼻赤酒齇、木舌肿胀、口生疮、骨鲠、悬壅肿痛、聤耳、肾虚耳鸣、缠喉风、急喉痹、失音不语、重舌。

【简要评述】本书共收录三百余方。其中大多为作者的经验总结及发明创造，亦有一些是对他人经验的阐述与补充。且采方简要，论理清晰。对耳鼻咽喉口齿科内容的论述详略得当，至今仍有临床指导意义。

【引用版本】《普济本事方》上海科学技术出版社，1978年6月第1版第3次印刷本。

重订严氏济生方

【年代与作者】宋代，严用和(字子礼)撰。成书于公元1253年(宋宝祐元年)。

【卷容简介】全书计论治八十五，处方(或法)五百二十余个。其中咽喉门、口齿门、耳门、鼻门为耳鼻咽喉口腔科专篇。眩晕门、血病门、痈疽疔肿门亦论述有耳鼻咽喉口腔科内容。

【专科内容】

血病门：衄血。

眩晕门：头目眩晕；耳鸣耳聋。

咽喉门：喉痹；缠喉风；急喉痹；瘖恶口疮。

口齿门：口疮；小儿白口疮；热疮；咽喉恶声哑；齿龈浮肿；蛀蚛宣露；齿衄；急疳；白口疮恶；牙疳蚀；唇燥坼裂；唇口瞤动；舌上生疮；木舌；重舌；舌忽然肿硬；舌衄。

耳门：耳聋；肾虚耳聋；耳内虚鸣；风虚耳聋；聤耳；底耳；暴聋。

鼻门：鼻衄；痈鼻；酒齇鼻；鼻渊。

痈疽疔肿门：咽喉口舌生疮；鼻衄。

【简要评述】本书立论精要，用意谨严，所列处方，多系临床体验所得，故用之屡效，向为医界所推崇。

对耳鼻咽喉口腔科的内容论述十分丰富，有些处方沿用至今。

【引用版本】《重订严氏济生方》人民卫生出版社，1982 年 4 月第 1 版第 2 次印刷本。

类编朱氏集验医方

【年代与作者】宋代，朱佐(字君辅)。成书于公元 1265 年(宋咸淳元年)。

【卷容简介】全书共十五卷，全书列方近九百首。其中卷之九为耳鼻咽喉口腔科专篇。卷之五、卷之七、卷之十一亦论述有耳鼻咽喉口腔科内容。

【专科内容】

卷之五 (痰饮门)：痰壅眩晕。

卷之七 (附：失血)：衄血、气虚发衄、咯血失声、鼻衄、鼻痔。

卷之九 (附：眼耳鼻口舌齿咽喉)：耳(虚弱耳聋、耳重听、积年耳聋、聤耳、底耳)；鼻(鼻中息肉、鼻齇)；口(口疮、口吻边生疮)；舌(舌生疮)；齿(齿衄、齿疼、牙龈肿痛、口齿蚀生疮)；咽喉(喉闭、咽闭、走马喉闭、缠喉风、喉痹、喉痈、骨鲠)。

卷三十一 (小儿门)：口舌(鹅口、木舌、口内生疮、麻口、重舌、腮下肿)；耳(聤耳)。

【简要评述】本书是一部有实用价值的方书。作者汇集有效的医方资料与作者之临证经验，按医方主病不同，分类编撰而成。对耳鼻咽喉口齿科的内容论述十分丰富，有一定临床实用意义。

【引用版本】《类编朱氏集验医方》人民卫生出版社，1983 年 12 月第 1 版第 1 次印刷本。

重订瑞竹堂经验方

【年代与作者】宋代，沙图穆苏(又名萨德弥实)撰。约成书于公元 1326 年(元泰定三年)。

【卷容简介】全书共一十五卷。其中卷九、卷十、卷十一为耳鼻咽喉口腔科专篇。卷一十二、卷一十五等亦论述有耳鼻咽喉口腔科内容。

【专科内容】

卷九 (头面口眼耳鼻门)：茧唇；鼻衄；鼻头赤；耳聋；蚰蜒入耳。

卷十 (发齿门)：风牙疮；虫牙疮；牙齿动摇。

卷十一 (咽喉门)：单双乳蛾；喉风；急喉风；哑瘴咽喉乳蛾。

卷十二 (杂治门)：鱼骨鲠在喉中。

卷十五 (小儿门)：口疮；走马牙疳。

【简要评述】本书所列各方为原编者多方收集所得，诚如吴澄序谓“世之医方甚繁，用之辄效者鲜，今之所辑悉已经验，则非其他方书所可同也”。所载治疗耳鼻咽喉口腔科疾病的经验方，仍有临床参考价值。

【引用版本】《重订瑞竹堂经验方》人民卫生出版社，1982 年 1 月第 1 版第 1 次印刷本。

世医得效方

【年代与作者】元代，危亦林(字达齐)著。成书于公元 1343 年(元至正三年)。

【卷容简介】全书共二十卷。其中卷十七为耳鼻咽喉口腔科专篇。卷三、卷七、卷十、卷十二等亦论述有耳鼻咽喉口腔科内容。

【专科内容】

卷三 (大方脉杂医科)：眩晕；眩冒；痰晕；头目眩晕。

卷七 (大方脉杂医科)：鼻衄；衄血；壅溢发衄；气郁发衄；虚壅鼻血；实热衄血；郁热衄血；脑衄。

卷十 (大方脉杂医科)：气壅耳聋；耳聋；风虚耳聋；聋聩；耳虚聋；聋闭；肾虚耳聋；虚弱耳聋；重听；耳内虚鸣；劳损耳聋；久聋；积年耳聋；聤耳；底耳。鼻塞声重；鼻塞脑冷；鼻痛；酒皻鼻；鼻赤；鼻齇；鼻痔；骨鲠。

卷十二 (小方科)：喉痹肿痛；滞颐；口角疮烂；口疮；疮发斑驳如丹。

卷十七 (口齿兼咽喉科)：口病(口疮、口臭、口舌生疮、满口疮烂、口气热臭、口吻边生疮)；唇病(唇裂瀋紧、唇燥瀋裂、唇口瞤动、唇紧燥裂生疮、口紧唇小)；舌病(舌生疮、舌本强、齿浮舌肿、唇舌肿破生疮、舌衄、舌卷)；齿病(虚壅牙齿疼痛、齿疼朽齿、风虫牙痛、牙龈溃烂、宣露出血、牙痛、恶血齿痛、毒血齿痛、牙宣出血、虫牙痛、齿龈浮肿、冷证齿痛)；喉病(单蛾风、双蛾风、蝉舌风、牙蓍风、木舌风、舌黄风、咬牙噤口风、鱼口风、聚毒塞喉风、玄着蠱毒风、抢食风、獭颊风、缠喉风、松子风、崩沙甘口风、连珠风、蜂子毒、走疰瘰疬风)。

【简要评述】本书为元代三大著名方书之一。全书以治证与方药分类。危氏五世业医,尽得家传,迨至危亦林"参究疮肿、咽喉、口齿等科",历凡五世而医学诸科几于全备。对耳鼻咽喉口齿科内容论述详尽,内容十分丰富,其中对口齿疾病、耳聋、鼻衄的论述尤为精辟,至今仍有临床指导意义。

【引用版本】《世医得效方》人民卫生出版社,1990 年 3 月第 1 版第 1 次印刷本。

普济方

【年代与作者】明代,朱橚等编。刊于公元 1406 年(明永乐四年)。

【卷容简介】全书共四百二十六卷,其中卷五三至卷七〇为耳鼻咽喉口腔科专篇。卷四百十九、卷四百二十五亦论述有耳鼻咽喉口腔科内容。

【专科内容】

卷五十三 (耳门):厥聋;眩晕;劳聋;脓耳;暴聋;聤耳;耳鸣;百虫入耳;风聋;干聋;虚聋;聤聋;耵聍;肾虚耳聋;虚损耳聋;重听;耳重。

卷五十四 (耳门):劳损耳聋;积久耳鸣;虚鸣;卒耳聋;劳聋;暴聋;耳鸣;暴热耳聋;久聋;积年耳聋;重听;蝉鸣;肾虚耳鸣;耳聋;肾虚耳聋;耳内虚鸣;耳痛;耳疮;底耳。

卷五十五 (耳门):耵聍;耳聋干;耳鸣致聋;聤耳;底耳;脓耳;耳疮;耳有恶疮;百虫入耳;蚰蜒入耳;蜈蚣入耳;飞虫入耳;干耵聍;蚤虱耳痛。

卷五十六 (鼻门):鼻塞窒;脑风鼻息不通;鼻齆;鼻窒;鼻疮;齆鼻;鼻痔;鼻中息肉;鼻中肉蝼蛄;鼻息肉;鼻衄;鼻痛。

卷五十七 (鼻门):鼻渊;鼻中生疮;鼻干痒生疮;疳虫蚀鼻;鼻疳疮;鼻生疮;鼻干;赤鼻;红鼻;酒齇鼻疱;赤鼻红疮;酒齇鼻;鼻疱;鼻上赘肉;鼻头赤。

卷五十八 (口门):口舌干焦;虚劳口干;舌裂生疮;口舌干燥;口臭;口臭生疮;𧏾齿;唇面皴;唇紧。

卷五十九 (舌门):重舌;舌肿;喉痹;木舌;舌上生胎;舌肿强;齿浮舌肿;木舌肿胀;舌暴肿;舌忽然硬肿;舌出不收;口舌生疮;舌本缩;舌上出血;舌衄。

卷六十 (咽喉门):喉痹;干喉风;缠喉风;口舌生疮;马喉痹;喉闭;舌胀;双单蛾;急慢喉痹;鼻衄;锁喉风;哑瘴咽喉;急喉闭;走马喉闭;急喉风。

卷六十一 (咽喉门):喉痹;马喉痹;走马喉痹;喉风;缠喉风;急喉风;乳蛾喉闭;痰热喉闭;走马喉闭;急喉闭;牙宣;口疮;小儿走马疳;喉闭;锁喉瘴;卒喉痹;咽中生息肉;喉癰;肉蛾喉痹;喉中有疮。

卷六十二 (咽喉门):喉中疮;口疮;口舌生疮菌;咽喉生疮;双乳蛾;喉疳;舌生疮烂;走马喉闭;喉痹;缠喉风;狗咽;尸咽喉;骨鲠;喉风;重舌;木舌;喉疖。

卷六十三 (咽喉门):口舌生疮;木重舌胀;喉痹;急慢喉痹;乳蛾;舌颊生疮;口疮鼻衄;走马喉闭;走马喉痹。

卷六十四 (咽喉门):喉痹;风冷失声;卒失音;耳聋;口疮;口舌生疮;骨鲠;物鲠;鱼鲠;诸鲠。

卷六十五 (牙齿门):口疳;风疳;齿疳;牙疼。

卷六十六 (牙齿门):牙疼;牙宣出血;齿衄;酒齿疼。

卷六十七 (牙齿门):𧏾齿;风口疮;齿疳;疳𧏾;虫齿;齿𧏾疳疮;急疳;走马疳;走马牙疳;牙疳;风疳;骨槽风;齿漏疳;齿漏;齿龋;风龋。

卷六十八 (牙齿门):齿疳;风虫牙疼;风蛀牙疼;齿虫;蛀牙。

卷六十九 (牙齿门):风齿;蛀牙;风虫牙疼;齿风;牙床风肿;肾虚齿痛;口齿宣露;小儿牙疳宣露;风牙肿疼宣露;牙宣;牙露;牙癰;走马疳;齿风痛;齿衄;骨槽风;小儿口疮。

卷七十 (牙齿门):齿风宣露;牙齿动摇;牙疳;裂齿痛。

卷四百十九 (针灸门):目眩;耳鸣;耳痛;耳聋;聤耳;鼻有息肉;鼻衄;口缓;口喑哑;口舌干苦;口齿疳疮;唇颊肿痛;舌强;牙痛;齿龋;齿噤;咽喉鸣;喉痹;鼻窒;鼻鼽。

卷四百二十五 (本草药品):喉痹;骨鲠;齿痛;口疮;鼻衄血;鼻齆;耳聋;鼻息肉;通聋。

【简要评述】本书是我国最大的一部方剂书。书中除了博引明以前各家方书外，并兼收其他传记杂说以及道藏佛书等有关记载。本书对各种疾病的疗法极为丰富。其中对耳鼻咽喉口腔科医疗经验、疾病的治疗内容亦很丰富，故本书对临床治疗有较高实用价值。

【引用版本】《普济方》人民卫生出版社，1982年11月第1版第3次印刷。

奇效良方

【年代与作者】明代，董宿辑，方贤编定。成书于公元1470年(明成化六年)。

【卷容简介】全书共六十九卷。其中卷之五十八、卷之五十九、卷之六十、卷之六十一、卷之六十二为耳鼻咽喉口齿科专篇。

【专科内容】

耳鸣耳聋门：风虚耳聋；风入耳虚鸣；耳聋；厥耳聋；肾虚耳聋；聤耳；虚损耳聋；重听；积年耳聋；耳鸣；劳聋；卒聋；暴耳聋；久聋；肾虚耳鸣；耳内痛；耳卒肿出脓；底耳；耵聍塞耳聋；脓耳；冻耳成疮；百虫入耳；蚰蜒入耳；蜈蚣入耳；蚤虱入耳。

鼻门：鼻渊；鼻痛；酒齄鼻；鼻齆；鼻生息肉；鼻痔；鼻塞声重；衄血；脑泻臭秽；鼻渊脑泻；鼻流清涕；鼻生疮；疳蚀口鼻；鼻疳；鼻干；赤鼻；齄疱。

口舌门：唇口干燥；舌裂生疮；口臭；口内生疮；紧唇面泡；口疮；舌上肿硬；口烂；口糜；口吻生疮；口傍恶疮；紧唇疮；紧唇；重舌；舌肿；木舌热肿；舌肿强；舌上出血；舌衄。

咽喉门：喉痹；喉闭；缠喉风；急喉闭；干喉风；马喉闭；马喉痹；急喉痹；飞飏；单蛾双蛾结喉；锁喉风；热喉闭；喉痈；悬痈肿痛；咽喉中如有物噎塞；咽颌肿毒。

牙齿门：风蛀牙疼；牙龈溃烂；宣露出血；牙疳肿疼；口疮；齿痨蠹；齿䘌；走马牙疳；牙根急疳；牙齿风疳；齿漏疳；牙宣；齿虫；虫牙；齿风痛。

【简要评述】本书载方达七千余首，有论有方。辨证的部分多本内经、脉经等书。汇集了自宋至明初医方的精华，综合了内、外、儿、妇、五官各科以及杂病的治疗经验。各方除载药味名目、分量外，对于用法，尤为详尽。其中对耳鼻咽喉口腔科内容的论述详略得当，内容十分丰富，至今仍有临床指导意义。

【引用版本】《奇效良方》商务印书馆，1959年9月初版上海第1次印刷本。

医方考

【年代与作者】明代，吴昆(字山甫，别号鹤皋)著。成书于公元1584年(明万历十二年)。

【卷容简介】全书共六卷。其中卷之三、卷之五中有论述耳鼻咽喉口腔科内容。

【专科内容】

卷之三(血证门第二十一)：阴虚衄血；暑月衄血；牙宣。

卷之五(喉闭门第五十四)：缠喉急闭；喉闭；咽痛；缠喉风。(头疾门第五十五)：鼻塞；痰厥头痛；目眩；痰火头眩；气滞不能运痰而作头眩；血虚头痛；眩晕；风眩。(耳疾门第六十二)：劳聋；气聋；风聋；虚聋；毒聋；久聋；耳鸣。(鼻疾门第六十三)：鼻渊；鼻生息肉；鼻赤。(口齿舌疾门第六十四)：口糜；口疮；舌疮；龋齿；牙痛恶寒喜热；风热牙痛，喜寒恶热；风疳䘌齿；舌肿；舌出；舌出血。

【简要评述】本书中对方剂的命名、组成药物、功效、适应证、方义、加减应用、禁忌等均有比较深刻的论述，尤其对方剂的配伍意义，皆疏明古方之所以然，对后学很有启发和参考价值，所以本书是古代方书中比较有影响的著作。其中对耳鼻咽喉口腔科的内容论述详略得当，有一定的临床指导意义。

【引用版本】《医方考》江苏科学技术出版社，1985年9月第1版第1次印刷本。

医方集解

【年代与作者】清代，汪昂(字讱庵)撰。成书于公元1682年(清康熙二十一年)。

【卷容简介】全书采集正方三百余，分列二十一门，并附有救急良方。

【专科内容】

补养之剂：六味地黄丸，治耳鸣耳聋、失音、舌燥喉痛、虚火牙痛。还少丹，治牙齿浮痛。天王补心丹，治口舌生疮。大补阴丸，治耳鸣耳聋。补火丸，治肉瘠齿落。秦艽扶羸汤，治咳嗽声嗄不出。益气聪明汤，治耳鸣耳聋。

发表之剂：升麻葛根汤，治鼻干。柴胡升麻汤，治鼻塞咽干。十神汤，治鼻塞声重。川芎茶调散，治鼻塞、头晕目眩。

涌吐之剂：瓜蒂散，治喉不得息。稀涎散，治喉痹不能进食。

表里之剂：防风通圣散，治头目昏运、耳鸣鼻塞、口苦舌干、咽喉不利。麻黄白术汤，治鼻不闻香臭。

和解之剂：小柴胡汤，治口苦耳聋。

理气之剂：乌药顺气散，治喉中气急有痰。

理血之剂：龙脑鸡苏丸，治衄血、口臭、口苦。清咽太平丸，治咽喉不清。犀角地黄汤，治衄血。

祛风之剂：消风散，治鼻嚏声重。

祛寒之剂：四逆汤，治咽痛。

润燥之剂：麦门冬汤，治咽喉不利。

泻火之剂：黄连解毒汤，治口燥咽干、衄血。凉膈散，治头眩、衄血。当归龙荟丸，治头运目眩、耳鸣耳聋、咽嗌不利。龙胆泻肝汤，治耳聋、口苦。泻黄散，治口燥唇干、口疮口臭。清胃散，治上下牙痛、牙喜寒恶热、牙龈溃烂、牙宣出血、唇口颊腮肿痛。甘露饮，治口臭喉疮、齿龈宣露、吐衄齿血。导赤散，治口糜舌疮、咬牙口渴。莲子清心饮，治口苦咽干。普济消毒饮，治咽喉不利、口渴舌燥。利膈汤，治咽痛生疮。甘桔汤，治咽痛喉痹。玉屑无忧散，治缠喉风痹、咽喉肿痛、咽物有碍、口舌生疮、骨屑哽塞。肾热汤，治耳流脓血，不闻人声。辛夷散，治鼻生息肉，气息不通，不闻香臭。苍耳散。治鼻渊。

除痰之剂：二陈汤，治头眩。

痈疡之剂：雄黄解毒丸，治缠喉急痹。

此外救急良方中记载有：骨哽、误吞铜铁金银、吞发绕喉不出、颊车开不能合、舌胀满口、乳蛾喉痹、鼻衄不止、虫入耳中的急救方法。

【简要评述】本书是一本搜集完备，切合实用的方剂书。每方先述适应证候，次为所用药物，再次方义解释，及附方加减等。对于每方使用时有关的病源、脉候、脏腑、药性、服法，无不备录。近代方剂书中，汪氏此编，应用较广，至今仍有临床指导意义。

【引用版本】《医方集解》上海科学技术出版社，1979 年 2 月第 1 版第 7 次印刷本。

串雅内外编

【年代与作者】清代，赵学敏(恕轩)撰。成书于公元 1759 年(清光绪二十四年)。

【卷容简介】本书为《串雅内编》四卷和《串雅外编》四卷。关于耳鼻咽喉口腔科的内容散载于各卷之中。

【专科内容】

《串雅内篇》

卷一　开聋；耳聋开窍奇方；通耳神丹；喉风闭塞；吹喉药。

卷二　开刀麻药；免喉内生蛾。

卷三　误吞铁石；吹耳方。

卷四　喉风；惊风失音；咽中结块；小儿舌膜；鼻血不止；鼻中肉坠；喷嚏丸；耳鸣；耳内肿痛；风热牙痛；小儿舌笥；鼻中出血；疔疮；痰核；咽舌生疮；喉蛾；口吻生疮；疔疮走黄；项下气瘿；误吞铜钱；齿黄；固齿灰；舌肿；误吞针刺；搽鱼骨鲠；伐毛丹；舌缩入喉；舌血；喉中物行；咽喉怪症；唇疮生齿。

《串雅外篇》

卷一　小儿口疮；骨鲠；治骨鲠；喉痹垂死；长齿法。

卷二　喉痹；灸耳聋；喉症开关；喉闭；舌胀出血；小儿熏舌；牙齿疼痛；小儿口内流涎；牙痛；冬月喉痹；单蛾；耳鸣塞耳；产妇衄血；衄血。

卷三　鼻烟；固齿延寿膏；齿药。

卷四　鼻内癞病；牙齿虫痛；取牙虫；齿䘌并虫；烟熏牙虫；牙虫作痛；风虫牙痛；虫牙；聤耳有虫。

【简要评述】本书是一种关于串医(走方医、铃医)的验方汇编。治疗范围包括临床各科一般常见疾病和一时难以明辨病因的急性病，除了人的疾患外，还有兽、禽、植物病的治疗方法，其治法及药物多具有贱

（药价贱）、验（奏效快）、便（来得易）三大特点，容易推广应用。

【引用版本】《串雅内编》人民卫生出版社，1958 年 3 月第 1 版第 4 次印刷本。《串雅外编》人民卫生出版社，1960 年 2 月第 1 版第 1 次印刷本。

医方类聚

【年代与作者】朝鲜，金礼蒙等编。成书于公元 1445 年。

【卷容简介】全书共二百六十六卷。其中卷之七十一至卷之七十九为耳鼻咽喉口腔科专篇。

【专科内容】

卷之七十一　主要摘录历代牙齿、牙龈疾病，如牙痛；风齿；牙虫；䘌齿；齿音离；齿龈；疳䘌；月蚀。口䘌；齿龈；齿床。龋脱；齿痛。龋齿；齿龈肿痛；齿根肿；走马牙疳；齿风宣露；腄中齘齿；牙龈宣烂；牙齿摇动；齿衄等。

卷之七十二　主要摘录牙齿、牙龈、口疮疾病。

卷之七十三　主要摘录历代牙齿、咽喉疾病，如蛀牙疼；风牙疼；风蛀牙疼；小儿牙疳；走马疳；走马牙疳；牙宣热烂；急疳；牙疳；喉痹；马喉痹；骨鲠；单乳蛾；双乳蛾；单闭喉；双闭喉；子舌胀；木舌胀；缠喉风；走马喉闭；喉闭；舌痹；缠喉风；马喉风：急喉痹；口舌有疮；悬痈；咽中生息肉；骨鲠等。

卷之七十四　主要摘录历代咽喉病症，如咽喉中如有物妨闷；尸咽喉痒痛；马喉痹；悬痈肿；咽喉肿痛语声不出；咽喉生谷贼；咽喉生痈；鱼骨鲠；误吞诸物；舌颊生疮；口舌生疮；急喉闭；缠喉风；飞飏；单蛾；双蛾；结喉；重舌；木舌；鼻衄；物哽；急喉痹；喉痹；风热喉痹；口疮；失音；恶喉；飞丝入喉；喉风；喉痈闭；走马喉闭；喉痈；急慢喉痹；舌胀；重舌胀；喉疖；单蛾风；双蛾风；蝉舌风；牙耆风；木舌风；舌黄风；咬牙噤口风；鱼口风；聚毒塞喉风；玄耆蛊毒风；呛食风；猎颊风；松子风；崩砂甘口风；连珠风；蜂子毒；走疰瘰疬风；急缠喉风；急喉风；慢喉风；咽喉失音；发鲠；竹篾鲠等。

卷之七十五　主要摘录咽喉口腔病症。病种同上卷。

卷之七十七　主要摘录口腔、耳科、鼻科病症。如口疮；紧唇；木舌；舌胀；舌衄；舌疮；口糜；茧唇；白口疮；虚热口疮；重舌；酒皶鼻；喉闭；聋聩耳鸣脓血出；聤耳；底耳；百虫入耳；厥聋；眩晕；风聋；劳聋；久聋；虚鸣；脓耳；暴聋；耵耳；耳聋；聋聩；耳痛；耳痒；耳内生疮；气聋；虚聋；毒聋；干聋耵聍；热聋；暴热耳聋；卒耳聋；耳内生疮；冻耳；耳耵聍；脓耳；耵耳；重听；气壅耳聋；耳衄；耳中虚鸣；耳闭；底耳；鼻窒；鼻齆；齆鼻有息肉；鼽鼻；鼻中息肉；鼻中生疮；疳虫蚀鼻生疮；衄血；鼻衄等。

卷之七十九　主要摘录鼻科病症，如鼻齆；鼻中生疮；鼻中息肉；鼻衄；酒皶；鼻痔；鼻疮；酒皶并鼻上赘肉；酒皶鼻；鼻塞不利；鼻渊；鼻痈；衄蔑；赤鼻红疮；鼻中肉蝼蛄；鼻疳；鼻疳蚀疮等。

【简要评述】本书共收方五万余首。全书有论有方，内容极为丰富，除了博引历代各家方书外，并兼收其他传记杂说及道藏佛书等有关的医药内容，对耳鼻咽喉口腔科内容论述十分丰富，对文献研究、临床应用有一定价值。

【引用版本】《医方类聚》人民卫生出版社，1981 年 12 月第 1 版第 1 次印刷本。

绛雪园古方选注

【年代与作者】清代，王子接（字晋三）撰。成书于公元 1732 年（清雍正十年）。

【卷容简介】全书共三卷。其中下卷中有论述耳鼻咽喉口腔科内容。

【专科内容】

下卷（耳鼻科）：暴聋；风虚耳闭；重听；肾虚耳聋；鼻渊。（咽喉口齿科）：喉癣；喉痹；缠喉风。

【简要评述】本书是论述方剂配伍意义的专著，作者精选古方三百余首，为之“显微阐幽，申明其方之中矩，法之中规”。对于其中君臣佐使之义，铢两之宜，加减之道，均有独到的见解。对耳鼻咽喉口腔科疾病的方剂治疗有一定的指导意义。

【引用版本】《绛雪园古方选注》上海科学技术出版社，1982 年 2 月第 1 版第 1 次印刷本。

证因方论集要

【年代与作者】清代，汪汝麟（字石来）撰。成书于公元 1839 年（清道光十九年）。

【卷容简介】本书共分四卷。其中卷一、卷四论述耳鼻咽喉口腔科内容。

【专科内容】

卷一(眩运):虚运;火运;痰运;头晕目眩;耳鸣耳聋;舌燥喉痛;虚火牙痛;阴虚眩晕;实火眩晕;鼻衄。

卷四(咽喉):喉痹;耳鸣。(耳病):耳聋;暴发耳聋;气闭耳聋;久虚耳聋;聤耳;聤豆抵耳。(鼻病):鼻渊;鼻生息肉。(声瘖):瘖哑;目眩;声重。(齿牙):牙虫;风火湿牙病;湿龈烂;肾阴亏虚齿病。

【简要评述】本书博采前贤诸书之著名方证,尤以喻嘉言、王晋三为重。书中共介绍 51 个病证,其中内科杂症最多;对耳鼻咽喉口腔科内容的论述,亦详明赅备,条理井然,所选之方,均为经典有效良方,颇为实用。

【引用版本】《证因方论集要》中医古籍出版社,1986 年 8 月第 1 版(影印)第 1 次印刷。

经验丹方汇编

【年代与作者】清代,钱峻(字青抡)。成书于公元 1753 年(清乾隆十七年)。

【卷容简介】全书约载方八百余首,具有内、外、妇、儿及耳鼻咽喉口腔科疾病的论治与方药。

【专科内容】

头痛诸症(脑漏、鼻症):耳聋;眩晕;气虚眩晕;血虚眩晕;鼻渊;鼻痔;酒皻鼻;鼻中息肉,赤鼻。

耳疾:耳聋;耳后锐毒;耳虚鸣;停耳;百虫入耳;壁虱入耳;耳痹。

牙痛牙疳:牙疼;痛齿;走马牙疳;齿血。

咽喉诸症(附口舌诸症):喉闭;急锁喉风;单蛾;双蛾;急喉痹;缠喉风;喉癣;锁喉风;咽喉悬痈;咽生息肉;口疳;牙疳;鹅口;重舌;木舌;紫舌;舌肿满口。

【简要评述】该书汇集内容丰富,有论有方,以证选方载药,注重方药实效为主。首论药性,药理和辨别鉴定真假药品(59)种类。全书集锦诸书经验之方,广施劝布,流传海内,实为可贵。又具有简便易取,精练效著等特点。对耳鼻咽喉口腔科疾病的治疗方法简洁实用。

【引用版本】《经验丹方汇编》中医古籍出版社,1988 年 10 月第 1 版第 1 次印刷本。

急救良方

【年代与作者】明代,张时彻(字维静,别号芝园主人)。成书于公元 1550 年(明嘉靖二十年)。

【卷容简介】全书共三十九门。其中有五门主论耳鼻咽喉口腔科内容,另外杂方第三十七、妇人第三十八、小儿第三十九亦有论述耳鼻咽喉口腔科内容。

【专科内容】

卷之一 (咽喉第八):缠喉风;喉闭;喉间长肿如蒂钟;双乳蛾。

卷之二 (耳第三十):耳聋;耳痛;底耳;停耳;耳疮肿痛;百虫入耳。(口第三十一):口疮;口唇生疮;口唇紧小;唇紧燥裂生疮。(舌第三十二):舌肿;舌忽胀出口外;重舌;咽喉烂;舌生疮。(牙第三十三):牙疼;牙风痛;虫蛀牙痛;牙热痈肿痛;齿龈出血。(杂方第三十七):骨鲠;误吞针。(妇人第三十八):鼻衄;舌黑。(小儿第三十九):重舌;木舌;鹅口;小儿口疮;牙疳;附骨疳;月蚀耳疳疮;口角烂疮。

【简要评述】全书选集有效单秘验方汇集而成。其特点是药取易求,方皆简易。适用于在缺医少药之地,不谙医术者,对症选方,抢救病人。对耳鼻咽喉口腔科急性病的治疗,在临床上有一定的参考价值。

【引用版本】《急救良方》中医古籍出版社,1987 年 10 月第 1 版第 1 次印刷本。

东垣试效方

【年代与作者】金代,李杲(字明之,号东垣)撰。成书于公元 1266 年(金至元三年)。

【卷容简介】全书共九卷。其中卷三、卷五、卷六有论述耳鼻咽喉口腔科内容。

【专科内容】

卷第三 (衄血吐血门):衄血;鼻衄。

卷第五 (眼门):鼻塞涕唾稠粘;耳鸣耳聋。(鼻门):耳鸣;鼻不闻香臭。

卷第六 (牙齿门):齿缺;牙齿动摇;牙齿疼痛;寒热停牙痛;大寒犯脑牙疼;风热牙疼;牙齿疳蚀。

【简要评述】全书阐理透彻,辨析至微,其方配伍精当,切于实用。综观是书,所涉病症较广,但重点为脾胃病证用方,反映了脾胃学派的特色。有关耳鼻咽喉口腔科疾病的论治亦占一定篇幅。

【引用版本】《东垣试效方》上海科学技术出版社,1984 年 12 月第 1 版第 1 次印刷本。

苏沈良方

【年代与作者】北宋，沈括撰《良方》和苏轼撰《苏学士方》合编而成。刊于公元1075年(宋熙宁八年)。

【卷容简介】全书共分十卷。其中第五卷、第七卷、第九卷、第十卷有论述耳鼻咽喉口腔科内容。

【专科内容】

第五卷　口舌生疮。第七卷　鼻衄；衄血；口疮；牙疼。第九卷　骨鲠。第十卷　耳疮。

【简要评述】本书体裁近乎医药随笔，论述范围很广，大致有本草学和疾病治疗学两方面的内容。关于疾病治疗的记载，有内、外、妇、儿、五官科等各科简效的疗法，所载方药，大多附以验案，所以更能说明疗效。

【引用版本】《苏沈良方》人民卫生出版社，1956年6月第1版第1次印刷本。

时方妙用

【年代与作者】清代，陈修园(名念祖，字良有)撰。撰于公元1803年(清嘉庆八年)。

【卷容简介】全书共四卷。其中卷三有论述耳鼻咽喉口腔科内容。

【专科内容】

卷三　(血证)：鼻衄；齿衄。(眩晕)：耳鸣；耳聋；眩晕；实火眩晕；虚眩。(耳聋)：暴聋。

【简要评述】书中首叙望闻问切四诊要点，次融历代医家作进一步的阐发。内容简明通俗，切合临床实用。对耳鼻咽喉口腔科内容的论述有临床实用价值。

【引用版本】《时方妙用》福建科学技术出版社，1986年8月第1版第1次印刷本。

传信适用方

【年代与作者】宋代，吴彦夔(字拙庵)撰。成书于公元1180年(宋淳熙七年)。

【卷容简介】全书共有四卷。其中卷二有论述耳鼻咽喉口腔科内容。

【专科内容】

卷二　(治眼目耳聋)：聤耳；鼻衄；口疮；风牙虫牙；牙疼；喉闭；缠喉风；重舌。

【简要评述】本书是一本验方汇编。书名"传信适用方"的意义，就是表示本书收录各方都有来源，不但诚信可靠而且很是适用。对耳鼻咽喉口腔科疾病的验方仍有实用价值。

【引用版本】《传信适用方》人民卫生出版社，1956年6月第1版第1次印刷本。

传信方集释

【年代与作者】唐代，刘禹锡(字梦得)撰。成书年代不详。

【卷容简介】本书共辑出四十五方。其中亦论述有耳鼻咽喉口腔科疾病的处方。

【专科内容】

治口疳并发背方：口疳；龋齿；口疮。治喉痹方：喉痹；喉闭。治蚰蜒入耳方：蚰蜒入耳。

【简要评述】本书所列方剂，不单有可靠的治验，而且方中所用的药物，都是容易求得与价钱甚廉的，具有"廉、验、便"三个特点。对耳鼻咽喉口腔科疾病的治疗，有些方法沿用至今。

【引用版本】《传信方集释》上海科学技术出版社，1959年8月第1版第1次印刷本。

种福堂公选良方

【年代与作者】清代，叶天士(名桂，号香岩)原著，华岫云编。刊于公元1764年(清乾隆二十九年)。

【卷容简介】全书共分四卷。其中卷三、卷四论述有耳鼻咽喉口腔科内容。

【专科内容】

卷三　(耳)：耳暴聋；耳聋；耳内出脓；耳中肿痛；耳中常出血；百虫入耳。(鼻)：鼻渊；鼻痔；鼻内生疔；鼻衄；鼻瘜；赤鼻。(口)：口疮。(舌)：舌衄；舌肿；重舌。(牙)：牙痛；口舌生热疮腐烂；虫牙痛；风火虫牙痛；走马牙疳。(咽喉)：缠喉风；痰火风喉；喉鹅；急锁喉风；喉风；乳蛾。喉癣；咽喉失音。

卷四　(惊痫)：哑惊风。(疳疮、疳积、诸疮丹毒)：头耳疳疮；面耳疳疮；走马牙疳；口疳；小儿口疮；牙疳；小儿疳积；鼻衄。

【简要评述】叶天士是清代最享盛名的临床家，对于治疗温热病(急性热病)有独特的经验。因此，本书对研究和应用中医的温热病疗法极为有用。对耳鼻咽喉口腔科及各种常见疾病的验方选集，详列适应证及配制法，对于临床处方颇有参考价值。

【引用版本】《种福堂公选良方》人民卫生出版社，1960 年 1 月第 1 版第 1 次印刷本。

方症会要

【年代与作者】清代，吴氏撰。成书于公元 1756 年(清乾隆二十一年)。

【卷容简介】本书共四卷。其中卷三、卷四有论述耳鼻咽喉口腔科内容。

【专科内容】

卷三 (眩运)：眩运；耳聋；气虚眩运；产后眩运；血虚眩运。

卷四 (耳病)：耳聋；耳鸣；耳痒；肾虚耳聋；手少阳经热而聋；气逆耳聋。(口病)：口酸；口淡；口苦；口糜生疮；唇生疮；口舌生疮；口疮；牙痛。

【简要评述】全书共收 46 种病症，以内科疾患为主，旁及妇科、五官科等。每病有论有方，其论多萃取内经、仲景及金元诸家之要，故名"方症会要"。所论耳鼻咽喉口腔科疾病有一定实用价值。

【引用版本】《方症会要》中医古籍出版社，1985 年 6 月第 1 版第 1 次印刷本。

华佗神医秘传

【年代与作者】汉代，华佗元化撰。唐代，孙思邈编集，约成书于公元 683 年(汉永淳元年)。

【卷容简介】全书共二十二卷。其中卷十至卷十三为耳鼻咽喉口腔科专篇。卷四、卷八、卷十四中亦有论述耳鼻咽喉口腔科内容。

【专科内容】

卷四 (华佗内科秘传)：口疮；口臭；舌肿；舌缩；舌疮；舌血；舌断；舌皮破碎；舌长口外。

卷八 (华佗儿科秘传)：聤耳；耳疮；鼻疳；鼻䘌；鹅口；口疮；口噤；重舌；舌膜；舌笋；舌疮；蛇舌；牙疳；走马疳；喉痹；唇紧；唇肿。

卷十 (华佗耳科秘传)：耳聋；暴聋；久聋；风聋；耳鸣；聤耳；缠耳；耳痔；冻耳成疮；耳内湿疮；百虫入耳。

卷十一 (华佗鼻科秘传)：鼻中息肉；鼻窒；鼻齆；鼻聋；鼻渊；鼻衄；鼻疮；鼻疔；鼻痔；酒齄鼻。

卷十二 (华佗齿科秘传)：牙疼；风火牙痛；阴虚牙痛；肾虚牙痛；虫蚀牙痛；风齿根出；牙根肿痛；齿根欲脱；齿龈腐烂；齿龈黑臭；䘌齿；龋齿；风齿；牙齿风龋；牙齿动摇；齿痛有孔；牙齿挺出；齿间出血；牙缝出脓；牙宣；牙痈；牙疔；攒齿疳；走马疳；青腿牙疳。

卷十三 (华佗喉科秘传)：喉痹；急喉痹；客热咽痛；客寒咽痛；咽痛失音；喉闭；喉疮；喉风；实火喉蛾；喉痧；喉癣；喉痈；喉疖；声哑；喉痒；杂物鲠喉；诸骨鲠喉；竹木刺喉；铁针刺喉；百物鲠喉；诸豆鲠喉。

卷十四 (华佗皮肤科秘传)：唇裂；嘴角疮。

【简要评述】全书共 22 卷，载方 1103 首，有经方、有秘验单方。各科秘传的治疗方法，除了剖腹、开颅、刮骨疗毒、割肌取虫、引吐、放血、涂盐等以外，并有针灸、体疗、急救溺水、缢死、自刎、电击、虫伤及各种中毒的解救方法和阉鸡、猪，治牛马的兽医科。还有奇疾怪病，包括极为广泛。对耳鼻咽喉口腔科内容的论述十分丰富，很多治疗方法及方药可供借鉴。

【引用版本】《华佗神医秘传》辽宁科学技术出版社，1983 年 2 月第 1 版第 2 次印刷本。

大小诸证方论

【年代与作者】清代，傅山(字青主)著。约成书于公元 1655 年(清顺治十二年)。

【卷容简介】本书秘传小儿科方论和秘传杂症方论中均论述有耳鼻咽喉口腔科内容。

【专科内容】

傅青主先生秘传小儿科方论：小儿口疳；口烂；小儿红白口疮；口疮。

傅青主先生秘传杂症方论：喉闭。

【简要评述】本书是"傅山医学著作研究丛书"之一，是傅山医学著作的初稿，内容包括傅青主先生秘传小儿科方论、杂症方论。所论以方为主，而且不够系统。对耳鼻咽喉口腔科内容的论述不多，但对临床有一定的参考价值。

【引用版本】《大小诸证方论》山西人民出版社。1983 年 8 月第 1 版第 1 次印刷本。

千金宝要

【年代与作者】宋代，郭思撰。首刊刻石于公元1124年（宋宣和六年）。

【卷容简介】全书六卷。其中卷二、卷三论述有耳鼻咽喉口腔科内容。

【专科内容】

卷之二　喉痹。

卷之三　舌上出血；耳聋；百虫入耳；耳聋有脓不出；聤耳；底耳；龋齿；耳聋鸣；失音。

【简要评述】本书共载方约九百余首，辑自唐《千金要方》中的医论及医方，并加附郭氏自家经用有效之方分类编纂而成。对内、外、妇、儿及五官科疾病的认识和简易疗法有其一定的贡献。

【引用版本】《千金宝要》人民卫生出版社，1986年6月第1版第1次印刷本。

博济方

【年代与作者】宋代，王衮撰。成书于公元1047年（宋庆历七年）。

【卷容简介】全书五卷。约分三十类，计载三百五十余方。其中卷一、卷三有论述耳鼻咽喉口腔科内容。

【专科内容】

卷一（伤寒）：口疮；咽喉不利。

卷三（耳病）：耳内生疮虚鸣及聋；冻耳；蚰蜒入耳。（齿须发）：牙齿宣露；牙齿动摇；齿龈损烂；走马疳；牙疳。（眩晕）：眩晕；耳内虚鸣。

【简要评述】本书每类之前，间或附有证论，说明疾病的症状、脉息和病原。所以本书在宋代的方书中，具有它的代表性。对耳鼻咽喉口腔科疾病的治疗，论述虽然不多，还是有一定的参考价值。

【引用版本】《博济方》商务印书馆，1959年6月初版第1次印刷本。

孙真人海上方

【年代与作者】唐代，孙思邈。首刊刻石于公元1124年（宋宣和六年）。

【卷容简介】本书未分卷次。共载七言方歌121首，含125方。记录了唐代医家应用的涉及治疗内、外、妇、儿、五官等科疾病的单方验方。

【专科内容】

口疮；鼻中衄血；牙疼；耳聋；耳疼；赤鼻；重舌；咽喉急闭；双蛾；骨鲠；牙疳；走马牙疳。

【简要评述】本书收录的单方验方，具有简、便、廉、验的特点，且歌诀体裁便于记诵，具有一定的临床参考价值。

【引用版本】《孙真人海上方》人民卫生出版社。1986年6月第1版第1次印刷本。

金镜内台方义

【年代与作者】明代，许宏著。刊于公元1794年（清乾隆五十九年）。

【卷容简介】本书将《伤寒论》一百一十三方，归纳为汤、散、丸三类。第一卷至十卷为桂枝、麻黄等汤方；第十一卷为五苓散等散方；第十二卷为理中丸等丸方。其中卷十有耳鼻咽喉口腔科内容。

【专科内容】

卷十（猪肤汤）：咽痛。（桂枝汤）：咽痛。（苦酒汤）：咽中伤，生疮，不能言。（半夏散及汤）：咽中痛。

【简要评述】作者根据君臣佐使的配伍理论，对《伤寒论》一百一十三方逐一分析，深刻阐发其组方意义。对某些方证的疑难之处作了深入细致的讨论。并对《伤寒论》中各方应用之证以及使用时的禁戒和药后变化等，都分别作了详细说明。故后人称其"明晰条达，方无剩义"。书中所涉及耳鼻咽喉口腔科内容对后世有借鉴意义。

【引用版本】《金镜内台方义》江苏科学技术出版社，1985年4月第1版。

成方切用

【年代与作者】清代，吴仪路（又名遵程）撰。刊于公元1761年（清乾隆二十六年）。

【卷容简介】全书共十二卷。其中卷三、卷八、卷九、卷十一、卷十二有论述耳鼻咽喉口腔科内容。

【专科内容】

卷三 （表散门）：鼻塞声重；咽痛；口疮；头运目眩。

卷八 （润燥门）：牙宣；齿龈肿烂；衄血；口舌生疮；咽喉肿痛；舌干；齿痛；口疮；糜舌疮；咬牙；牙宣出血；牙龈溃烂；鼻渊；鼻生息肉；暴聋；耳鸣；耳聋。

卷九 （除痰门）：目眩；风眩；头眩。

卷十一 （婴孩门）：声哑喉痛；耳聋；音哑。

卷十二 （救急门）：骨鲠；鼻衄；虫入耳；乳蛾；喉痹。

【简要评述】本书主要论述内、外、妇、儿科常见病，多发病及各科急症的诊治方法，内容颇为丰富。对耳鼻咽喉口腔科疾病的治疗方法亦很多，有些至今仍有临床价值。

【引用版本】《成方切用》硖川利济堂藏板(湖北中医学院图书馆馆藏线装本)。

卫生易简方

【年代与作者】明代，胡濙撰。成书于公元1427年(明宣德二年)。

【卷容简介】全书共十二卷。其中卷之七为论述耳鼻咽喉口腔科专篇。卷之二、卷之四、卷之六、卷之十二亦有论述耳鼻咽喉口腔科内容。

【专科内容】

卷之二 （眩晕）：眩晕；诸风目眩；头晕。

卷之四 （鼻衄）：鼻衄。

卷之六 （咽喉）：缠喉风；喉痹；急喉闭；马喉痹；悬痈垂长咽中妨闷；急喉风；锁喉风；重舌木舌；风热喉闭；急喉痹；走马咽痹；斗喉；单双乳蛾；哑瘴咽喉；(误吞物)：误吞针；误吞稻麦芒于喉间；误吞铜钱；误吞钱金银钗钚；误吞铁石、骨刺不下危急；误吞蚂蝗腹痛。

卷之七 （骨鲠）：骨鲠；鲠噎；鱼骨鲠；杂物鲠；鱼骨及竹木物鲠咽。(声哑)：卒哑；失音。(口吻)：口疮；口舌生疮烂；唇上生疮；白口疮；赤口疮；口疮并风疳；吻疮。(舌颊)：舌肿；重舌；木舌；舌肿硬。(牙齿)：齿痛；齿虫腐烂；齿间血出；牙虫；牙宣；牙龋疼有虫；牙缝出血；风蛀龋齿；走马牙疳；蛀牙；牙疳；肾虚齿痛。(鼻疾)：鼻中疮；鼻渊；鼻齆；鼻中息肉；鼻痔；鼻赤如瘤；鼻头赤；鼻中肉蝼蛄；鼻面酒齄疱；鼻疳；酒齄鼻。(耳疾)：耳鸣；耳聋；耳痛；耳卒聋；耳湿；肾气虚损耳聋；底耳；聤耳；虚聋；百虫入耳；风虚耳聋；耳有脓。

卷之十二 （重舌）：重舌；舌肿塞口欲满。(鹅口口疮)：鹅口；口疮；风疳疮。(杂症)：耵耳；冻耳；鼻衄。

【简要评述】本书收集明以前的本草、方书或散在民间的单方、验方汇编而成。作者对其中简而易行的方药，曾进行深入探讨，并在临诊验证的基础上，分门别类，予以整理、归纳，从而使本书纲目清晰，力求达到“举书可以对症求方，疗疾更须随宜用药”的目的。共选方近四千首，内容可谓广博。论述耳鼻咽喉口腔科疾病的治疗方剂至今仍不失其临床实用价值。

【引用版本】《卫生易简方》人民卫生出版社，1984年3月第1版第1次印刷本。

经验良方

【年代与作者】清代，陆成本辑。约成书于公元1824年(清道光四年)。

【卷容简介】全书共上中下三卷。其中上卷、中卷论述有耳鼻咽喉口腔科内容。

【专科内容】

上卷 （耳鼻门）：耳中出血；耳聋；耳底疮；耳暴聋；脓耳；耳旁烂及生疮；百虫入耳；鼻齆；鼻渊；鼻红；耳虚鸣；鼻衄；鼻痔；鼻生息肉；抵耳；鼻中疳疮；鼻上酒齄；耳卒聋闭；耳卒热肿；鼻中息肉；脑漏；鼻渊；赤鼻；肾虚耳聋；衄血。(齿牙门)：虫牙痛；风火牙痛；走马牙疳；牙齿出血；牙龈出血；齿逢出血；牙疼；齿血；风火虫牙；风虫牙痛；风火蛀虫。(口舌门)：口臭；口疮；重舌；木舌；紫舌；舌胀；舌肿满；口鼻唇疮蚀；口舌生疮；舌上出血；舌上生疮；舌衄。(咽喉门)：乳喉；骨鲠；喉生息肉；锁喉风；单蛾；双蛾；蛾儿；喉闭；缠喉风；喉痹；乳蛾；喉风；急锁喉风；喉哑；双单乳蛾。(骨梗门)：骨鲠；诸骨梗喉。

中卷 （小儿疮疾门）：口疮；舌疮；燕口疮；牙疳；月蚀疮。(小儿杂症门)：停耳。

【简要评述】本书涉及临床内、外、妇、儿及各种杂症的内、外治疗，内容十分丰富，对耳鼻咽喉口腔科内容的论述，精辟得当，目前仍有一定的临床指导意义。

【引用版本】《经验良方》善成堂刻本（湖北中医学院馆藏线装本）。

易简方便医书

【年代与作者】清代，周茂五（号青亭）撰。成书于公元1861年（清咸丰十一年）。

【卷容简介】全书共六卷。其中卷二、卷五论述有耳鼻咽喉口腔科内容。

【专科内容】

卷二（耳门）：耳闭；耳聋；肾虚耳聋；耳鸣；风闭耳聋；久聋；耳痛；气闭耳聋；聤耳；耳定；生耳挣；耳鼻流血；耳下生疮；蜈蚣入耳；蚊子入耳；水银入耳；两耳脱落；伤耳成疮；诸虫入耳。（鼻门）：鼻内窒塞；鼻中息肉；鼻痔；鼻渊；鼻衄；鼻疮；脑漏；鼻齆；鼻中生疮；酒齄赤鼻；衄血。（牙齿门）：风虫牙痛；牙根肿痛；牙疳；风火牙痛；走马牙疳；龈间弩肉；龂齿；软牙疮；（唇门）：口唇燥裂；口唇紧小；嘴唇生疮。（舌门）：舌衄；舌上生菌；舌忽长出口外；舌燥涩如杨梅刺；舌忽缩入；蛇舌；口舌生疮；木舌；重舌。（口门）：驴嘴风；黄疮；羊须疮；口臭；口糜口疮；鹅口疮。（声音门）：暴失音；声嘶；猝然失声；肺燥失声；冒风失音；喉火失音。（咽喉门）：喉生息肉；喉闭；喉痹；缠喉风；风火喉痹；急喉风；单双喉蛾；喉痹癣瘤；锁喉风；喉癣；喉赘；诸物哽喉；诸骨卡喉；鱼骨鲠喉。

卷五（小儿门）：重舌；木舌；蛇舌；喉嘶声哑；口疮；口角生疮；鼻疮；锁喉；耳烂；小儿月蚀；耳珠前后生疮；口疳。（痘症门）：舌上有痘；衄血；失声；口疮；鹅口疮。

【简要评述】本书记载治疗内、外、妇、儿各科疾病，对杂症各方颇为详尽，作者屡以贱品而奏奇功。对耳鼻咽喉口腔科多种疾病的治疗内容比较丰富，可供临证参考。

【引用版本】《易简方便医书》石阳周日新堂藏版（湖北中医学院馆藏线装本）。

洪氏集验方

【年代与作者】宋代，洪遵（名景严）撰。约成书于公元1819年（清嘉庆二十四年）。

【卷容简介】全书共五卷，其中三卷、四卷、五卷记载有耳鼻咽喉口腔科内容。

【专科内容】

三卷：喉口热毒。

四卷：舌衄；舌肿；喉闭；鼻衄；风牙疼；蛀牙疼；风蛀牙破；牙摇牙宣；咽喉肿痛。

五卷：口疮；喉闭急风。

【简要评述】本书系作者平生用之有著验，或虽未及用而传闻之，所论耳鼻咽喉口腔科疾病的治疗比较实用。

【引用版本】《洪氏集验方》学海图书局影印士礼居重刻本（湖北中医学院馆藏线装本）。

急救奇痧

【年代与作者】清代，陈念祖原评。刊于公元1840年（清道光十九年）。

【卷容简介】全书有四十九方，其中有专方治疗耳鼻咽喉口腔科疾病。

【专科内容】

一切实火喉病不论何名：单蛾；双蛾；飞蛾。一切虚火喉病不论何名：锯木声喉肿痛；虚火喉病。白喉症：白喉。喉痛破烂日久不愈：烂痧喉；虚火喉病。火刺仙方：喉痹；缠喉痰壅。降雪丹：喉肿；喉癣；口舌生疮。治缠喉风滴水不入奇效方：缠喉风。治牙疳苋枣散：牙疳。擦牙止痛散：虫牙痛。紫砂散：喉痛；双单蛾子；牙风；牙癰。治喉闭神验方：喉闭。回天再造丸：鼻鼾。

【简要评述】本书是治疗急性传染病的方书，据陈念祖原评所记载，当时用本书所记载的方剂治疗诸怪异急证无不奇验，试之立效，故流传至今，有关耳鼻咽喉口腔科疾病的治疗有参考意义。

【引用版本】《急救奇痧》不详（湖北中医学院馆藏线装本）。

胡庆余堂雪记

【年代与作者】清代，胡雪岩（字光墉）。约成书于公元1877年（清光绪三年）。

【卷容简介】全书分十四门，其中儿科门、外科门论述有耳鼻咽喉口腔科内容。

【专科内容】

儿科门:口疮久痈;音哑。

外科门:头眩;牙衄;牙根腐烂;耳内流脓;牙痛;喉舌肿痛生疮;单双乳蛾。

【简要评述】本书是胡庆余堂所用丸散膏丹分列十门,煎膠油酒四门共十四类汇成一书,详尽记载内外妇儿各科疾病的治疗。所载耳鼻咽喉口腔科疾病的治疗方药可供临证参考。

【引用版本】《胡庆余堂雪记》浙杭胡庆余堂刊本(湖北中医学院馆藏线装本)。

内经拾遗方

【年代与作者】宋代,骆龙吉著,朱明羽等整订。成书于公元1710年(清康熙四十八年)。

【卷容简介】全书共四卷,其中卷一、卷四论述有耳鼻咽喉口腔科内容。

【专科内容】

卷一　口糜;鼻渊;衄血;耳闭。

卷四　耳鸣;耳聋;喉痹;肾虚耳聋。

【简要评述】本书作者学古之道,深究于天人阴阳五事之理,洞见五脏癥结,于当时所著拾遗方六十二条皆可传习,救活万亿患者不足计矣,在当时是一部很有影响的医方书,至今对临床仍有一定的指导作用。

【引用版本】《内经拾遗方》上海千顷堂书局印行(湖北中医学院馆藏线装本)。

赛金丹

【年代与作者】清代,蕴真子。约成书于公元1905年(清光绪三十一年)。

【卷容简介】全书分上下册,其中下册有专论耳鼻咽喉口腔科内容。

【专科内容】

下册(耳鼻):耳聋;脓耳;喉蛾烂疮;鼻渊;撑耳风;耳鸣;耳心痛痒;耳脓;百虫入耳;鼻赤;鼻塞不通;鼻中息肉。(齿牙):风火牙疼;齿痛;虚火牙疼;虫蚀齿痛;肾虚牙疼;虫牙疼。(口舌·咽喉):喉痹;口疮;口唇缩小;口唇干裂;口臭;口舌生疮;缠喉风。

【简要评述】本书为方剂专著。作者认为治病首重精气神及摄养、四诊;辨寒热虚实、表里阴阳、用药宜忌、药性炮制、脏腑图考,以对症下药。书中所列仙方系历年作者本人及他人经验总结,临床各科均涉及,对耳鼻咽喉口腔科疾病分列论述,至今仍不失指导意义。

【引用版本】《赛金丹》宏道堂藏本(湖北中医学院馆藏线装本)。

集验方

【年代与作者】北周,姚僧垣(字法卫)撰。成书年代不详。

【卷容简介】全书共十二卷。其中卷十一、卷十二论述有耳鼻咽喉口腔科内容。

【专科内容】

卷十一(治小儿头面疮及耳疮方):月蚀;口边肥疮;耳疮;聤耳。

卷十二(治耳病方):耳聋;聤耳;耳痛有汁出;蜈蚣入耳。(治鼻病方):鼻中息肉。(治口舌病方):口中臭;口疮;重舌。(治唇病方):沈唇;紧唇。(治牙齿病方):齿痛;龋齿;风齿疼肿闷;齿楚痛;齿壅。(治喉病方):喉痹;缠喉风;牙宣;牙痛;口疮;走马疳。

【简要评述】本书是姚僧垣积多年临证经验,又"搜采奇异,参校征效"编撰而成,有较高的学术价值,对后世影响颇深。论述耳鼻咽喉口腔科疾病的治疗至今仍有实用价值。

【引用版本】《集验方》天津科学技术出版社。1986年10月第1版第1次印刷本。

奇方类编

【年代与作者】清代,吴世昌、王远撰。成书于公元1719年(清康熙五十八年)。

【卷容简介】全书二卷,分列二十七门,其中有四门专论耳鼻咽喉口腔科内容。另外在血症门、急治门、小儿门中亦有论述耳鼻咽喉口腔科内容。

【专科内容】

上卷(耳目门):耳内流脓肿痛;耳闭;耳聋;耳常鸣;虫入耳;耳内外生疮。(口鼻门):口疮;舌忽胀大;

舌上出血；舌肿；鼻渊；脑漏；口舌生疮；鼻中肉坠；鼻漏；鼻血；红鼻槽鼻；鼻中生疮；鼻疳；口疳；喉癣；喉痈。(牙齿门)：牙疼；牙疳；走马疳；虫牙；牙折；牙摇动。(咽喉门)：单双乳蛾；急锁喉风；鱼骨鲠；喉蛾；哑喉；风喉；缠喉风。(血证门)：鼻衄。

下卷(急治门)：诸般骨鲠；木屑呛喉；误食水蛭；误食田螺卡喉将死。(小儿门)：声哑；走马牙疳；口疮舌疮；牙疳。

【简要评述】全书累计治则方剂约八百余种。其选方范围如序中所叙："从头至足，男妇小儿，内外诸证，以及六畜昆虫，无不备列"。因此本书是一部简便实用的中医临证方书。对耳鼻咽喉口腔科疾病的治疗有一定参考价值。

【引用版本】《奇方类编》中医古籍出版社，1986 年 10 月第 1 版第 1 次印刷本。

观聚方要补

【年代与作者】清代，东都丹波元简辑，成书于公元 1931 年。

【卷容简介】全书共十卷，其中卷七专论述耳鼻咽喉口腔科内容，卷四、卷五亦论述有耳鼻咽喉口腔科内容。

【专科内容】

卷四(眩运)：眩晕；肝厥眩运；眩运；气滞眩运；痰晕；血虚痰火头眩；停饮眩冒。

卷五(鼻衄)：鼻衄；衄血；大衄。

卷七(耳病)：风聋耳中鸣；耳内聋闭；劳损耳聋；耳鸣；耳聋；虚聋；目眩；重听；肾虚耳聋而鸣；耳聤。(鼻病)：鼻窒；鼻渊；酒齇；脑漏；酒齇鼻；鼻内息肉；鼻齇；鼻衄。(咽喉)：喉痹；咽喉生疮；口疮；鼻衄；缠喉风；急喉痹；口舌生疮；梅核气；结毒喉癣；喉癣；阴蛾；时疫喉风；牙疳；喉疮；口舌生疮。(口舌)：口舌生疮；舌肿；喉闭；鼻衄；舌肿；唇肿裂；口疮；重舌；木舌；紫舌；舌疳；舌菌。(牙齿)：龈齿宣肿；牙痛；风牙；虫牙；骨槽风毒；牙龈溃烂；小儿走马疳；风冷齿痛；牙齿疳蚀；肾虚牙齿浮疼；齿衄。

【简要评述】本书收集了清代以前行之有效的验方，广泛涉及内外妇儿各科对耳鼻咽喉口腔科疾病的治疗，内容十分丰富，至今仍有临床意义。

【引用版本】《观聚方要补》江阴宝文堂印行(湖北中医学院馆藏线装本)。

叶天士手集秘方

【年代与作者】清代，陆士谔编辑，叶桂著。约成书于公元 1921 年。

【卷容简介】全书共六十门，其中二十九门、三十一门、三十二门、三十三门、三十四门、三十五门为专论述耳鼻咽喉口腔科疾病。

【专科内容】

二十九门：耳暴聋；耳聋；耳内出脓；耳肿痛并出脓血；耳鸣；耳闭；耳烂流脓；耳中脓水不干；百虫入耳。

三十一门：鼻渊；脑漏；鼻痔；鼻中生疔；鼻息；鼻衄；赤鼻；鼻中息肉。

三十二门：口疮；口舌生疮；口臭。

三十三门：舌衄；舌肿；重舌；喉风舌大。

三十四门：火牙痛；虫牙痛；风火虫牙痛；齿龈疳烂；走马牙疳；牙疳。

三十五门：痰火风喉；喉鹅；急锁喉风；缠喉风；乳蛾；喉蛾；喉闭；喉痧。

【简要评述】叶天士为清初名医，其手集秘方，大抵本诸平日之心得。对耳鼻咽喉口腔科疾病的治疗，在临床中仍有指导意义。

【引用版本】《叶天士手集秘方》上海广文书局出版(湖北中医学院馆藏线装本)。

皇帝素问宣明论方(简称《宣明论方》)

【年代与作者】金代，刘完素(字守真，又名刘河间)。刊于公元 1172 年(金大定十二年)。

【卷容简介】全书共十五卷，其中卷一、卷三、卷十五论述有耳鼻咽喉口腔科内容。

【专科内容】

卷一　口糜；口涩疮；鼻渊；衄衊；耳闭。

卷三　耳鸣；眩运；暴喑；口疮；风虚眩晕；血虚眩晕；死血眩晕。

卷十五　牙齿疳蚀；牙腐出血；口疮。

【简要评述】本书所记载的方剂均为临床验证，在当时是一部较有影响的方书，对耳鼻咽喉口腔科疾病的治疗，至今仍有指导意义。

【引用版本】《皇帝素问宣明论方》上海千顷堂印(湖北中医学院馆藏线装本)。

十二、医　案　类

名医类案

【年代与作者】明代，江瓘(字民莹)编著。成书于公元1552年(清嘉靖三十一年)。

【卷容简介】全书共十二卷，分二百零五门。其中卷七有耳鼻咽喉口腔科专篇，卷一、六、八、九、十、十二中亦有耳鼻咽喉口腔科内容。

【专科内容】

第一卷　大头天行。

第六卷　首风、附头晕头痛。

第七卷　百病附痄腮；耳(头眩、耳鸣、耳痒、耳根赤肿、耳内作痛、耳内出水、两耳出脓、耳聋、重听、耳暴聋)；鼻(鼻端生赘、鼻中肉赘、鼻渊、鼻中毛出、鼻腥臭水流、鼻垂息肉、鼻齄)；咽喉(缠喉风、喉痹、喉风、喉肿痛、咽喉间生肉、喉生蛾、喉间生痈、喉闭、喉痹)；口(口内生肉毬有根)；舌(木舌胀、舌出不收、舌肿满口、舌本强)；牙(龋齿、齿痛、牙槽风、齿动摇)；喑；骨哽；误吞金铁；误吞水蛭蜈蚣。

第八卷　血证(鼻衄)。

第九卷　疔疮；翻花疮。

第十卷　瘰疬。

第十二卷　口疮；走马牙疳。

【简要评述】本书搜集明以前历代名医验案、家藏秘方和编者个人医案，同时旁采经、史、子、集有关资料，收辑内容广泛，病类也很丰富。书中所辑耳鼻咽喉口腔科病案，皆为著名医家临床经验之总结，很有临床参考价值。

【引用版本】《名医类案》人民卫生出版社，1982年1月第1版第2次印刷本。

续名医类案

【年代与作者】清代，魏之琇(字玉横．柳州)编。成书于公元1886年(清光绪十二年)。

【卷容简介】全书共三十六卷。耳鼻咽喉口腔科医案集中在第十七、十八卷，另外在内科杂病、胎前、小儿及外科等卷中亦有部分病案。

【专科内容】

第三卷　头晕。第十二卷　衄血。第十四卷　诸气(梅核气)。

第十六卷　痰(耳鸣、头晕、口舌糜烂、眩晕、咽间不利、痰涌喉间气不得出、口舌生疮)；面(面部生疮、鼻脸赤风粉刺、酒齄、面颊两腮热肿、鼻额间痛、颊车痛)。

第十七卷　耳(右耳听事不明、左耳鸣、耳内不时作痛、耳脓、两耳蝉鸣、蚰蜒入耳、耳后顶侧作痛、耳内外肿痛、耳痛、耳聋)；鼻(鼻窒、鼻疳、酒齄鼻、鼻衄、鼻渊、挖脑痧、鼻干、鼻不闻香臭)；口(心劳口疮、口内如无皮状、口臭、牙龈赤烂、口中生疮、口舌生疮、齿痛、口糜)；唇(唇生肉须、免缺、唇裂、唇肿、唇生疮、唇裂出血)；齿(揩齿固牙、牙疼、齿浮作痛、满口牙齿疼痛溃动摇、齿摇龈露、牙痛龈溃、蛀牙痛、颊车蹉、下颏脱落、错下颌、脱金钩)。

第十八卷　舌(舌肿、舌出至胸、刀割舌、舌青黑有刺、舌本强肿、重舌、舌痛、舌胀如菌、舌衄、舌起大泡、舌缩不能言、舌肿塞口)；咽喉(喉痛、急喉痹、喉肿、喉闭、喉痹、咽喉肿塞、喉癣、锁喉风、咽喉腐烂、咽喉阻塞、产后喉痛、梅核气、缠喉风、乳蛾、嗌痈、咽喉肿痛、喉痒如虫行皮中、咽干)；瘖(失音、声哑、声瘖、咳嗽声哑、胎瘖、酒后声哑、痰热失音、咳嗽失音、久嗽失音)。

第二十一卷　鲠刺(黍芒倒刺於咽中、稻芒误吞咽喉、误码吞铜钱、误吞铁丁、吞布针、诸骨梗喉、误吞指甲、鸡骨梗喉、鱼骨梗喉)。

第二十四卷(胎前):瘖。

第二十五卷(产后):瘖。

第二十七卷(痘症):唇口;口疳;咽痛;瘖。

第二十八卷(小儿科):牙疳;喉舌滞牙颐;瘖。

第三十一卷(外科):时毒;疔;结核;瘰疬。

第三十六卷(外科):肺火衄血。

【简要评述】本书是续补明代江瓘《名医类案》,编写体例与《名医类案》相一致。书中集录清初以前历代名医验案,分345门,包括伤寒、温病、内科杂病以及外科、妇科、儿科、五官科等。所记医案,多为一病数例,以便明了各病变症和相应治法。对耳鼻咽喉口腔科所录病种较多,内容更为翔实,颇有参考价值。

【引用版本】《续名医类案》,人民卫生出版社,1957年4月第1版第1次印刷本。

临证指南医案

【年代与作者】清代,叶天士(名桂,号香岩)撰,化岫云整理。刊于公元1764年(清乾隆二十九年)。

【卷容简介】全书共十卷。其中卷一、卷二、卷八有关于耳鼻咽喉口腔科论述。

【专科内容】

卷一:眩晕。卷二:失音。卷八:衄(龈血、衄衄、鼻衄);头痛;耳(耳耵、耳后肿痛、耳失聪、耳胀、耳聋、耳鸣);鼻(鼻塞、鼻渊);牙(齿痛、牙宣、牙痈、牙菌、牙疳、穿牙毒、骨槽风、走马牙疳);咽喉(喉痹、喉癣、喉风、喉蛾)。

【简要评述】本书收集病证八十六种,每病列医案若干则,后附门人论治一篇,以提示治法大纲。从医案中可以看出叶氏的学术见解及丰富的临床经验,颇多裨益。

【引用版本】《临证指南医案》上海人民出版社,1976年7月第1版第1次印刷本。

寓意草

【年代与作者】清代,喻昌(字嘉言)撰。撰于公元1643年(明崇祯十六年)。

【卷容简介】全书一卷,收辑病案六十四则,其中有耳鸣病案一则。

【专科内容】面论大司马王岵翁公祖耳鸣用方大意。

【简要评述】本书是医案笔记。书前有医论二篇,强调"先议病,后用药"的医疗程序,亦自订议病格式。次记以内科杂病为主的疑难治案六十四则,每则详记病因、病情及讨论、辨证精辟。其中对耳鸣的病因病理辨析周密明晰,值得临床参考。

【引用版本】《寓意草》上海科学技术出版社,1962年4月新1版第3次印刷本。

古今医案按选

【年代与作者】清代,王孟英(名士雄)著。成书于公元1853年(清咸丰三年)。

【卷容简介】全书共四卷。其中卷三、卷四载有耳鼻咽喉口腔科病案。

【专科内容】

卷三　瘖(喉瘖、暴瘖)。

卷四　骨鲠;鼻(不闻香臭、鼻口赘疣);咽喉(咽喉腐烂);唇(口唇干燥);齿(齿痛)。

【简要评述】本书选录《古今医案按》中部分优秀病案,对病案及俞震的按语提出作者的个人意见,以辨其真伪,别其是非,析其同中之异,以补诸案之不足。

【引用版本】《古今医案按选》北京中国书店出版,1986年11月第1版第1次印刷本。

回春录新诠

【年代与作者】清代,王孟英(名士雄,别号潜斋、又号半痴山人、晚年号梦影)原著,周振鸿重按。成书于公元1843年(清道光二十三年)。

【卷容简介】原著共八卷,不分类,新版分内科、妇产科、儿科、外科和五官科,其中在内科、外科、五官科中有耳鼻咽喉口腔科病案。

【专科内容】

内科：衄；眩晕。

外科：疖；瘰疬；发颐。

五官科：喉痹；喉风；疫喉痧；阴虚喉癣；鼻渊；舌疮舌糜。

【简要评述】本书详细记述了作者对温病、杂病等治疗验案，案后附周氏的按语评论。其治咽喉病用药灵活而有法度，切合实际应用。

【引用版本】《回春录新诠》湖南科学技术出版社，1982 年 4 月第 1 版第 1 次印刷本。

外证医案汇编

【年代与作者】清代，余听鸿编辑。刊于公元 1894 年(清光绪二十年)。

【专容简介】全书共四卷。其中卷一、卷二为耳鼻咽喉口腔科专卷。

【专科内容】

卷一　脑疽；夭疽；锐毒；骨槽风；猛疽；夹喉痈；风痰；痄腮；燕窝疮；失荣证；马刀疬；瘰疬；时毒；耳疡；鼻疡。

卷二　唇疡；齿疡；舌疡；咽喉(喉珠、喉癣、乳蛾、喉痹、音哑、梅核膈、肺花疮、喉蕈、弄舌喉风、口内生肉球、咽疮、紧喉风、急喉风、失音)；烂喉痧；疫疠喉痧。

【简要评述】本书选辑了清代名家外证医案七百余则，间附以自己的治疗验案。亦附有总论以总结其病之成因、证之变化以及内外方治之法，其中对咽喉病证论之尤详，对临床确有参考作用。

【引用版本】《外证医案汇编》上海科学技术出版社，1961 年 1 月第 1 版第 1 次印刷本。

丁甘仁医案

【年代与作者】近代名医，丁甘仁著。刊于公元 1927 年。

【卷容简介】全书共八卷。其中卷二、卷三、卷六、卷八均载有耳鼻咽喉口腔科内容。

【专科内容】

卷二：喉痧；白喉；痧后。卷三：头痛；眩晕。卷六：衄血(舌衄)。卷八：天疽；骨槽风；牙疳；牙岩；大头瘟；瘰疬；痰核；痰毒；痰瘤；血瘤；鼻痔；鼻疳。

【简要评述】本书收集作者临床验案 400 个，方案 641 则。阐明作者在诊断、处方中如何掌握辨证规律，灵活用药之经验，具有一定的启发作用。其中有关耳鼻咽喉口腔科病案，诊疗经验不乏独到之处，可资参考。

【引用版本】《丁甘仁医案》上海科学技术出版社，1965 年 8 月第 1 版第 6 次印刷本。

丁甘仁医案续编

【年代与作者】近代名医，丁甘仁著，吴中泰整理。成书于公元 1983 年。

【卷容简介】全书共五卷。其中卷四有耳鼻咽喉口腔科专篇，另外卷一、卷二、卷三、卷五中亦有耳鼻咽喉口腔科内容。

【专科内容】

卷一(内科医案)：杂病篇(眩晕、音喑)。

卷二(妇产科医案)：胎前(头眩、眩晕)。

卷三(小儿科医案)：疫喉痧。

卷四(外科医案)疔疮(口角疔、人中疔)。疬痰；失营；鼻病(鼻衄、鼻疔、鼻渊)。耳病(耳痔、耳痛、耳鸣、耳疳、耳后发)。口腔病(牙痛、牙衄、牙疳、牙痈、骨槽痈、骨槽风、穿腮毒、颊车疽、口疮、唇肿、重舌、舌根痈、舌疳、口舌碎痛、上腭碎痛、上腭痈)。咽喉病(喉风、喉痈、喉疳、锁喉毒、锁喉疬痰、喉痹、乳蛾、疫喉痧)。

卷五(膏方)：案例(头眩、头脑响鸣、头眩、耳鸣)。

【简要评述】本书系编者从《丁甘仁医案抄本》中择其精要，分门别类，加以整理点校而成。内容包括内、外、妇、儿及五官各科，所录耳鼻咽喉口腔科病案较多，其辨证治法对临床具有指导作用。

【引用版本】《丁甘仁医案续编》上海科学技术出版社，1989 年 6 月第 1 版第 1 次印刷本。

王旭高临证医案

【年代与作者】清代，王旭高著。方仁渊参订。成书于公元 1898 年(清光绪二十四年)。

【卷容简介】本书共分四卷，二十六门。内容为后人所收集的王氏医案。其中卷四有耳鼻咽喉科内容。

【专科内容】卷四(咳嗽门)：喉痹。喉痛三日，声音遂哑。

【简要评述】本书为医案专著，收集了作者丰富的医疗经验。书中医案，多有复诊的连续性记载，以收录治疗效果而见长，能给读者以启迪与借鉴。

【引用版本】《王旭高临证医案》人民卫生出版社，1987 年 3 月第 1 版。

问斋医案

【年代与作者】清代，蒋宝素(字问斋)著。成书于公元 1850 年(清嘉庆十年)。

【卷容简介】本书共分五卷。按五脏分为五部三十六种病证的验案。书中卷三、卷五有耳鼻咽喉口腔科内容。

【专科内容】

卷三(诸血)：衄；齿衄；舌衄。

卷三(诸窍)：鼻渊；阴亏喉痛；喉起双蛾；口糜。

【简要评述】本书按心、脾、肺、肾、肝五脏分为五部三十六种病证的验案。书中贯穿着天人合一的整体思想，突出了五脏辨证的特点，体现了治病求本的宗旨。作者辨证简明，说理透彻、立法有据、用药精当。为一本重要的中医医案参考书。

【引用版本】《问斋医案》人民卫生出版社，1989 年 5 月第 1 版。

清代名医医案精华

【年代与作者】近代名医，秦伯未编纂。刊于公元 1929 年。

【卷容简介】本书精选清代二十位名医医案二千零六十九则，其中十四位所选医案中有耳鼻咽喉口腔科内容。

【专科内容】

叶天士医案：失音；衄血；五窍(耳聤、耳鸣、耳聋、鼻渊、咽喉痛痹、少阴喉痛)。

薛生白医案：失音。

吴鞠通医案：衄血。

尤在泾医案：耳病(耳聋、耳鸣)。

何书田医案：眩晕。

赵海仙医案：齿衄；鼻渊；梅核气。

马培之医案：七窍。

王九峰医案：血证(牙宣出血、鼻衄)；七窍(耳闭、耳鸣)；眩晕。

陈莲舫医案：晕眩；头眩；喉痹。

秦笛桥医案：舌刺；眩晕；额痛；口臭；牙痛。

凌晓五医案：牙衄；喉痧；喉痹。

张聿青医案：咽喉(喑、声嘶、喉痹、喉痛)。

巢崇山医案：喉痧；喉痛。

金子久医案：七窍(耳鸣、眩晕、鼻衄、齿痛)。

【简要评述】本书病案均系诊病实录，理、法、方、药完备，体现了清代名医在临诊时辨证治疗和灵活用药的经验，富有指导性和启发性。

【引用版本】《清代名医医案精华》上海科学技术出版社，1981 年 10 月第 1 版第 3 次印刷本。

吴鞠通医案

【年代与作者】清代，吴瑭(字鞠通)著。成书于公元 1798 年(清嘉庆三年)。

【卷容简介】本书共分四卷。第一卷为温病、伤寒；第二、第三卷为杂病；第四卷为妇科、儿科。在卷二和卷三中记有耳鼻咽喉口腔科病案。

【专科内容】

卷二：衄血。卷三：头痛；失音；噎食。

【简要评述】本书作者对温病学有深刻的研究，所列耳鼻咽喉口腔病案虽少，但读之甚有启发。

【引用版本】《吴鞠通医案》人民卫生出版社，1981 年 10 月第 1 版第 4 次印刷本。

谢映庐医案

【年代与作者】清代，谢映庐(名星焕)著。初刊于公元 1861 年(清咸丰十一年)。

【卷容简介】本书共六卷。其中卷一、卷三、卷四有耳鼻咽喉口腔科病案。

【专科内容】

卷一(中风门)：牙紧舌胀；牙紧咽肿；肝风眩晕。(头痛门)眉棱骨痛。

卷三(风火门)：牙紧唇肿；牙关紧闭；缠喉风。(痰饮门)咽喉壅塞。

卷四(冲逆门)：痰火上攻。(杂症门)：颊颐浮烂；咽喉肿痛；颈项生疽；下唇生疮。

【简要评述】本书所载治验二百五十余案，大多为经他医误治、失治或久治不愈的疑难病症。作者临证处治，善于探究病理，据理施治，不拘于一家一派，不囿于前人成见，而独具匠心，颇值临床参考。

【引用版本】《谢映庐医案》上海科学技术出版社，1962 年 10 月第 1 版第 1 次印刷本。

簳山草堂医案

【年代与作者】清代，何书田(名其伟、字韦人、自号竹簳山人)著，钱晓云校点。约成书于 1820 年(清嘉庆二十五年)。

【卷容简介】本书共三卷。三卷中均有耳鼻咽喉口腔科内容。

【专科内容】

上卷：眩晕。中卷：梅核格。下卷：衄；齿衄；耳(耳窍流脓、耳鸣、失聪)；唇口(唇口出血)；舌(舌痛、舌本干燥)；鼻(鼻渊)；咽喉(喉痹、音哑、咽痛、喉癣)。

【简要评述】本书以内科证治为主，也兼及外科、妇科、五官科等。所立方案，言简意赅，辨证审慎，因证施治，时有精辟之论。

【引用版本】《簳山草堂医案》上海中医学院出版社，1987 年 9 月第 1 版第 1 次印刷本。

冷庐医话

【年代与作者】清代，陆以湉(字定圃)著。刊于公元 1897 年(清光绪二十三年)。

【卷容简介】本书共五卷。其中卷四记载有耳鼻咽喉口腔科论述。

【专科内容】

卷四　诸血(鼻衄)；耳(耳中烂、耳聤流水)；喉(烂喉风、喉闭、双单喉蛾)；舌；齿(龋齿、齿痛)。

【简要评述】作者谓本书系“摭拾见闻，随笔载述”而成。内容涉及医范、医鉴、慎疾、慎药、诊法、用药、病证、针药及对古今医家、医书的评论等。所论皆能推究原委，评其利弊，附以己意，分析颇多见识，亦具有启发作用。

【引用版本】《冷庐医话》上海科学技术出版社，1959 年 5 月新 1 版第 1 次印刷本。

药物篇

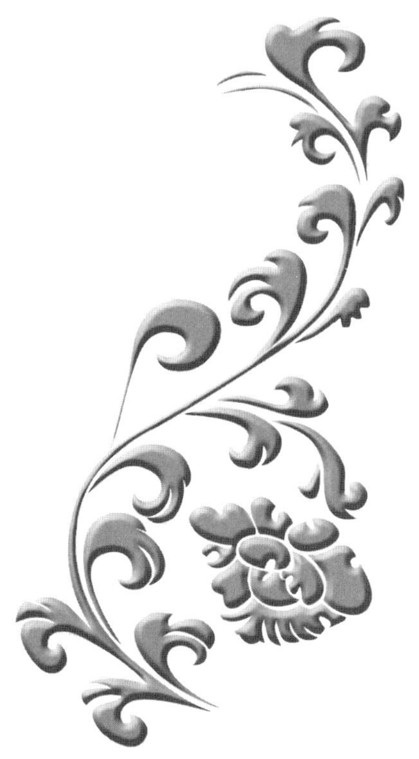

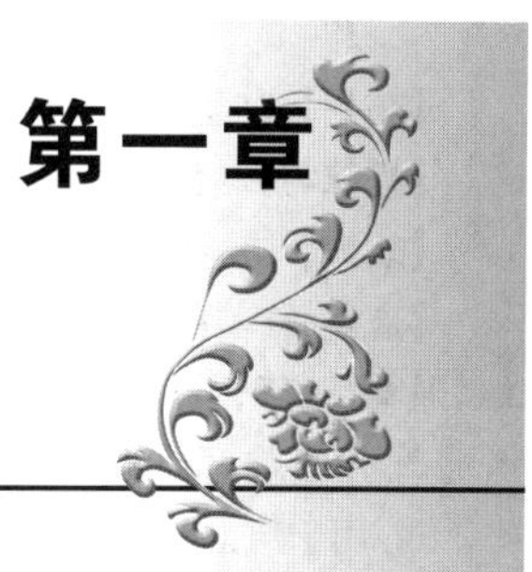

第一章

耳科类药物

一、通窍聪耳熄鸣类

柴　胡

【药用】为伞形科多年生草本植物柴胡(北柴胡)和狭叶柴胡(南柴胡)的根。春秋两季采挖,晒干,切短节。生用、酒炒或醋炒。

【性味与归经】苦、辛,微寒。归心包络、肝、三焦、胆经。

【功效】透表泄热,疏肝解郁,升举阳气,通窍聪耳。

【应用】1. 用于邪入少阳经半表半里所致的寒热往来,头晕目眩,口苦咽干,耳聋耳鸣等症,常与黄芩、半夏、甘草等配伍,如小柴胡汤。

2. 用于邪滞少阳,或少阳经气不宣,耳脉不畅所致的耳闷耳胀,听力减退等。常与香附、川芎等配伍,如通气散。

3. 用于肝气郁结,胸胁胀满,头晕目眩,耳鸣耳聋,咽部异物感等。本品与当归、白芍、茯苓等配伍,如逍遥散。

4. 用于中气不足,气虚下陷所致倦怠乏力,头晕,耳鸣耳聋,耳闷重听,耳膜色白混浊内陷,或鼻窒、鼻鼽、声嘶久而不愈等症。常与升麻、党参、黄芪等配伍,如补中益气汤。

【用量】3～10g。

【按语】柴胡辛苦,芳香质轻,可升可散,具有升发疏泄之性。其退热效果尤佳,善于疏散少阳半表半里之邪,条达肝气而解郁滞,故常用于邪袭少阳,或肝郁气滞所致的耳鼻咽喉疾患,尤其是对于由邪滞少阳,少阳经气不畅所致的耳科疾患更为常用。本品又可举陷升阳,对于中气下陷诸症皆可使用。柴胡醋制可活血止痛,酒制可升气止泻。

丝　瓜　络

【药用】为葫芦科一年生草本植物丝瓜的果络,秋季摘取成熟果实,剥去外皮去其果肉,剪除两端去掉种子,切碎,生用或炒用。

【性味与归经】甘,平。归肺、胃、肝三经。

【功效】祛风,通络,行血,化湿,通窍聪耳。

【应用】1. 用于风邪中络,或气滞血瘀,耳脉不畅,及湿邪滞耳所致之耳鸣耳聋,及耳内积液,耳闷胀不爽等症。常配伍路路通、通草、木通、川芎等。

2. 用于耳鼻咽喉口腔疾病由风湿所致的筋脉、关节(如喉关节、下颌关节)痹痛,运动不灵,筋脉拘挛等。配伍桑枝、秦艽、海风藤等祛风通络药。

3. 用于鼻渊流涕白黏如脓,量多,头闷胀痛,经久不愈者,可配伍苍耳子、白芷、茯苓、石菖蒲等。

【用量】15～30g。

【按语】丝瓜络甘平,有祛风化湿,行血通经之效,经脉一通,则耳脉自畅,故有通窍聪耳之效。且本品又能利水气,化湿浊,故适用于由风邪、风湿或气血不畅所致之耳鸣耳聋,耳闷等症。对于久治不愈的鸣聋亦有良好疗效。但本品宣通经络作用较弱,效能和缓,用量宜稍大为佳。此外,本品用治慢鼻渊亦有较好疗效。

路 路 通

【药用】为金缕梅科落叶乔木枫香树的果实。秋冬采集果实。晒干入药。

【性味与归经】辛、苦，平。归肝、胃、膀胱经。

【功效】祛风湿，通经络，利水，通窍聪耳。

【应用】1. 用于风、湿之邪袭耳，或气滞血瘀所致之耳鸣耳聋，耳闷耳胀，耳内积液等症。常配伍丝瓜络，通草、茯苓、香附、川芎等。

2. 用于跌打损伤，气血壅滞耳鼻等症，常配伍红花、苏木、赤芍、川芎等。

3. 用于风湿为患，耳部风疹瘙痒、耳疮、旋耳疮等，配伍地肤子、防风、刺蒺藜，赤芍、当归等。

【用量】10～30g。

【按语】路路通辛苦，其性平和，能通十二经，并能通利耳鼻之窍。对于因风邪、湿邪或气滞血瘀所致之耳鸣、耳聋、耳闷等有较好的治疗作用。其利湿利水之功对于亦有耳疮、旋耳疮之耳部湿烂搔痒等亦有一定疗效。

石 菖 蒲

【药用】为天南星科多年生草本植物石菖蒲的根茎，早春采挖鲜石菖蒲，去叶，洗净泥土，晒干。生用或鲜用。

【性味与药用】辛，温。归心、胃经。

【功效】芳香化湿，开窍聪耳，宁神熄鸣。

【应用】1. 用于湿浊之邪上蒙清窍所致之耳鸣耳聋，耳闷胀不适，或耳膜混浊内陷等。常配伍茯苓、远志、柴胡、藿香、陈皮等。

2. 用于脾虚湿困，或湿浊蒙蔽清窍所致之鼻塞，流涕白黏，嗅觉减退，头昏健忘等。常配伍远志、茯苓、苍耳子、白芷、辛夷等药。

【用量】9～15g。鲜品15～20g。

【按语】石菖蒲虽属辛温之品，但其温而平和，气味清爽，善疏散开达，可升发清阳，开通心窍，又能化湿醒脾，宁心安神，聪耳熄鸣，健脑聪嗅等，故对于湿痰蒙蔽清窍所致耳聋失聪，耳鸣，耳闷，耳膜内陷均可用之。对于鼻塞嗅减，头昏，健忘等亦有较好疗效。

远 志

【药用】为远志科多年生草本植物。春秋两季采挖，根入药，生用或炙用。

【性味与归经】辛、苦，微温。归肺、心、肾经。

【功效】宁心安神，祛痰开窍，聪耳熄鸣。

【应用】1. 用于心肾不交所致心神不安，惊悸，耳聋、耳鸣，眩晕，健忘等，常与生龙齿、朱砂同用，如安神定志丸。

2. 用于心脾两虚，失眠，耳聋，耳鸣，眩晕，以本品配枣仁、当归、茯神等，如归脾汤。

3. 用于痰湿所致之咽喉不适，咳嗽，痰多难咯，本品每与杏仁、桔梗、甘草同用，以化湿祛痰。

【用量】6～12g。外用适量。

【按语】远志能下通肾气，上达于心，有宁心安神，熄鸣聪耳之效，故对于心肾不交，或心脾两虚所致耳鸣、耳聋、眩晕之证有良好疗效。本品又能豁痰宣窍，以治痰浊上蒙清窍耳鸣耳聋、眩晕之证。对于痰湿滞咽所致之咳嗽多痰等亦有一定疗效。

穿 山 甲

【药用】为脊椎动物鲤科穿山甲的鳞片，全年都可捕捉穿山甲。捕后割下整张甲壳，置沸水中烫过，取下鳞片，洗净晒干。用时与砂同炒至松泡而呈黄色；或炒后加入醋略浸，晒干备用。

【性味与归经】咸，微寒。归肝、胃经。

【功效】活血通经，消肿排脓，通窍聪耳。

【应用】1. 用于气血瘀阻所致之耳鸣耳聋及久而不愈之鸣聋等，常配伍通窍活血汤、石菖蒲、丝瓜络、路路通等。

2. 用于耳鼻咽喉口腔部位之痈肿初起或脓成未溃者。常与皂角刺、银花、天花粉、赤芍等配伍。用于虚证痈肿配伍皂角刺、当归、黄芪等。

3. 用于耳鼻咽喉口腔部位之癌肿、痰瘀肿块、瘰疬、痰核等。本品配伍三棱、莪术、当归、川芎、红花等。用于瘰疬、痰核配伍夏枯草、贝母、玄参等。

【用量】3～10g。研末吞服，每次1～1.5g。

【按语】穿山甲咸而微寒，入厥阴、阳明经，其性走窜行散，入血分，功能活血化瘀，通窍聪耳，对于久治不愈之鸣聋有良好疗效，本品尚能通经脉，消瘀肿，排脓毒，用以治痈疽肿毒，脓成可溃，未成能消，故尚可应用于耳鼻咽喉口腔部位之痈肿等。因其软坚散结，则耳鼻咽喉口腔科之癌肿亦常用。

全　蝎

【药用】为钳蝎科昆虫问荆蝎的全蝎。春秋均可捕捉。捕得后，投入沸水中烫死，晒干品为淡全蝎；加盐煮，晒干品，称咸全蝎。

【性味与归经】辛，平。有毒。归肝经。

【功效】熄风止痉，解毒散结，通络开窍。

【应用】1. 用于风邪中络，邪毒结滞，或气血瘀阻所致之耳鸣耳聋，药物中毒性聋，眩晕等。常配伍穿山甲、蜈蚣、石菖蒲、丹参等。

2. 用于风中面络，面瘫，口眼歪斜者，配伍僵蚕、白附子，如牵正散。

3. 用于疮疡肿毒，瘰疬结核者，配伍栀子、黄蜡为膏，外用。

4. 用于偏正头痛，风湿痹痛者，用本品单味研末吞服。

5. 用于脓耳流脓者，清净脓液后，用本品研末，少许，吹入耳内。

【用量】6～12g。研末吞服，每次0.6～1g。

【按语】全蝎辛平，具有通络开窍聪耳之效，用治耳鸣耳聋，尤适用于风邪中耳，或久治不愈者。对于药物中毒性聋亦有一定疗效。本品又为足厥阴肝经之药，功专熄风。凡厥阴诸风之症，皆宜用之。中风面瘫，抽搐，惊风痉厥，内服外用均可。本品通络止痛，头风头痛，风湿痹痛可用。此外，尚具攻毒散结之功，故用于疮毒、瘰疬、痄腮。本品有毒，用量不宜过大。

蜈　蚣

【药用】为蜈蚣科昆虫少棘巨蜈蚣的全虫体。宜春季捕捉，捕得后用竹片固定头尾，晒干或先用沸水烫过，干燥。生用或烘干，研末用。

【性味与归经】辛，温。有毒。归肝经。

【功效】熄风止痉，解毒散结，通络止痛，开窍聪耳。

【应用】1. 用于风邪中耳，邪毒滞耳，气血瘀阻所致之耳鸣耳聋、药物中毒性聋、耳性眩晕、面瘫等症。常配伍全蝎、穿山甲、石菖蒲、丝瓜络、天麻等。

2. 毒蛇咬伤，恶疮肿毒，瘰疬溃烂，用本品或配伍雄黄，茶叶外敷。

3. 风邪为患，头抽掣疼痛，风湿痹痛，配伍全蝎、天麻、僵蚕、川芎等以通络止痛。

【用量】1～3g，或3～5条。研末吞服，每次0.6～1g。外用适量，研末或油浸涂布患处。

【按语】蜈蚣辛温有毒，性善走窜，为治风要药，并有通络开窍聪耳之效，对于风邪中耳，气血瘀阻等所致耳鸣耳聋、眩晕等有良好疗效。蜈蚣不独疗风，且能散结攻毒，去恶血，化痰涎，以治瘰疬肿毒及蛇虫咬伤等。本品有毒，用量不可过大，孕妇忌用。

地　龙

【药用】为巨蚓科环结动物参环毛蚓和缟蚯蚓的全体干尸，夏秋捕捉，捉后用草木灰呛死，去灰晒干，或刨开用温水洗净体肉泥土，晒干。生用或鲜用。

【性味与归经】咸，寒。归肝、脾、膀胱经。

【功效】清热熄风，通络开窍，平喘。

【应用】1. 用于风邪中耳，气血瘀阻所致之耳鸣耳聋，口眼歪斜，面肌痉抽疼痛等。常配伍丝瓜络、路路通、川芎、全蝎等。

2. 用肺经蕴热，或气血瘀阻所知之鼻窒、鼻鼽、痰鸣喘息等。可配伍黄芩、桑白皮、白芷、辛夷、麻黄等。

3. 热毒为患痄腮、脓耳、疮疖、慢性溃疡，烫伤用本品浸出液外敷。

【用量】5～15g。鲜品 10～20g。粉剂吞服，每次 1～2g。外用适量。

【按语】地龙又称蚯蚓，咸寒体滑，其性降泻而善走窜，有通络开窍之功，临床用治于风邪中耳，或气血瘀阻所致之鸣聋有良好疗效。对于肺经蕴热及气血瘀阻之鼻窒、鼻鼽等亦有一定疗效。

五 味 子

【药用】为木兰科多年生落叶木质藤本植物北五味子和南五味子的成熟果实。秋季果实成熟时采收，除去果枝晒干。生用或醋蜜拌蒸晒干用。

【性味与归经】酸，温。归肺、肾、心经。

【功效】敛肺滋肾，生津敛汗，宁心安神，聪耳熄鸣。

【应用】1. 用于肾虚精亏所致之耳鸣、耳聋等。用本品配伍耳聋左慈丸。

2. 用于肺肾气阴虚损，咽干、咳嗽、潮热、盗汗等症。配合麦冬、六味地黄丸，如麦味地黄丸。

3. 用于心肾不交，眩晕、心悸、失眠、耳鸣、耳聋。配合生地、麦冬、丹参、枣仁等以宁心安神，如天王补心丹。

4. 用于肾阴亏虚所致之口疮，口干等，常配伍六味地黄丸、五倍子、天花粉等。

【用量】6～15g，研末服每次 1～3g。

【按语】五味子味酸性温，不热不燥，为补肺益肾，敛精之要药。近年有学者认为本品有宁心安神(故又入心经)，健脑益智之功，用治鸣聋则有宁心熄鸣，健脑聪耳之效，故对于肾虚、心肾不交所致之鸣聋有较好的治疗作用。本品又有收敛肺气，滋肾水，益气生津之效，故对于肺肾亏虚所致之咽喉口腔疾患亦有一定疗效。本品酸敛收涩，凡表邪未解，内有实热，咳嗽初起，麻疹初发者不宜使用。

何 首 乌

【药用】为蓼科多年生草本植物何首乌的块根。秋后茎叶枯萎时或次年未萌芽前掘取其块根，洗净，切片，晒干或微烘干，称为生首乌。用黑豆煮汁拌蒸，晒后为黑色者为制首乌。

【性味与归经】甘、苦、涩，微温。归心、肝、肾经。

【功效】补肝肾，益精血，聪耳。

【应用】1. 用于肾肝两虚，精血不足所致头晕目眩，耳鸣耳聋，失眠健忘，心悸怔忡，须发早白，腰酸腿软，梦遗滑精等，老年性聋、噪声性聋、药毒性聋等由肝肾亏虚所致者。常配伍杞菊地黄丸、覆盆子、女贞子、怀牛膝等。

2. 用于精血不足所致之鼻咽喉干燥、肌膜萎缩等。常配合四物汤等。

3. 血虚体弱，老人津亏便秘，用本品有缓泻作用。

【用量】9～30g。

【按语】何首乌苦、涩，微温，制熟味甘，入肝、肾二经，长于补肾精，益肝血，并兼有收敛精气之效。其性温和，不寒不燥，无滋腻之弊，适于虚人不受补者。用其益精养血，使精足血旺则耳窍聪明，故用治于肾虚或肝肾阴虚所致之眩晕、耳鸣、耳聋、腰膝酸痛、须发早白等效果较佳。且本品益精血而能生肌复萎，对于鼻咽喉肌膜干燥萎缩之患亦有较好疗效。何首乌生用有行散之功，以治痈疮瘰疬；鲜者可润肠通便，以治肠燥便秘等。

女 贞 子

【药用】为木樨科常用乔木植物的成熟果实。冬季果实成熟时采用，蒸熟、晒干用。

【性味与归经】甘、苦，凉。归肝、肾经。

【功效】补益肝肾，清热，明目，聪耳。

【应用】1. 用于肝肾阴虚，头晕目眩，耳鸣耳聋，腰膝酸软等，常与旱莲草配伍，如二至丸。或配合六味地黄丸应用等。

2. 用于肝肾阴虚发热、潮热，常与地骨皮、牡丹皮、生地配伍。

【用量】10～15g。

【按语】女贞子为清补之品，其性不寒不热，不燥不腻，益肝肾之阴，对于肝肾阴虚所致之耳鸣耳聋有较好疗效。尤其对于老年性聋，噪声性聋，及药物中毒性聋由肝肾阴虚而致者效果较佳。本品清补，不温不燥，可以久服。

磁　石

【药用】为天然磁铁矿。采石，除去泥沙杂质，置干燥处保存。击碎生用，或醋淬研细用。

【性味与归经】咸，寒。归肝、心、肾经。

【功效】潜阳安神，聪耳明目，纳气平喘。

【应用】1. 用于阴虚阳亢所致烦躁不宁，头晕、头痛、心悸、失眠等症。常配伍朱砂、石决明、白芍、生地等药，如磁朱丸。

2. 用于肝肾阴虚所致耳鸣、耳聋，眩晕等。常配伍熟地、山萸肉、五味子等药，如耳聋左慈丸。

【用量】9～30g。入丸、散，每次1～3g。

【按语】磁石咸寒，质重色黑入肾，善养肾气，故治肾家诸病。盖肾气上达耳目之窍，肾气实则耳目皆聪，故有聪耳明目之效，对于肾虚耳聋、耳鸣、目昏等皆可用之。且磁石又有重镇降逆之用，尤适用于肾虚，虚阳上越所致之耳鸣等。

龙　骨

【药用】为古代哺乳动物如三趾马、犀类、牛类、象类、鹿等的骨骼化石。全年皆可挖取，除去泥沙杂质，干燥处贮藏。用时打碎生用或煅用。

【性味与归经】甘、涩，性寒。归心、肝经。

【功效】平肝潜阳，镇静安神，降逆熄鸣，收敛固涩。

【应用】1. 用于阴虚阳亢所致之头目眩晕、耳鸣、耳聋等，常配伍生牡蛎、白芍、代赭石等同用，如镇肝熄风汤。

2. 湿疮痒疹，及疮疡溃后，久不收口，如耳疮、鼻疳、旋耳疮、口疮等。用本品煅制研末外用，以吸湿敛疮。

3. 研末外用塞鼻，可止鼻衄。

【用量】15～30g，入煎剂。外用适量。

【按语】龙骨甘涩，具有益阴潜阳，降逆熄鸣，固精敛阴之功，用于肝肾阴虚，虚阳上浮所致之耳鸣，疗效较佳。煅龙骨有吸湿敛疮之用，对于久而不愈的溃疡亦有良好疗效。

牡　蛎

【药用】为牡蛎科动物长牡蛎和大连湾牡蛎，或近江牡蛎等的贝壳。宜冬春采集。去肉留壳，洗净晒干。捣碎生用，或煅粉碎用。

【性味与归经】咸，微寒。归肝、肾经。

【功效】平肝潜阳，软坚散结，收敛固涩，降逆熄鸣，止眩。

【应用】1. 用于阴虚阳亢所致头晕目眩，耳鸣耳聋，烦躁不安，心惊失眠等，常配伍生龙骨、龟甲、白芍等。热盛伤阴，肝风内动，四肢抽搐，耳鸣、眩晕等，宜配伍生地、龟甲、鳖甲等药。

2. 用于痰火郁结，痰核流注。配伍元参、浙贝母等，如消瘰丸。

3. 用于阴阳失调自汗，盗汗，鼻鼽鼻涕长流，不能自止等。配伍黄芪、浮小麦、麻黄根，如牡蛎散。

【用量】15～30g。

【按语】牡蛎入肝肾二经，质重性寒，有清热益阴，潜阳镇惊之功。用治耳鸣具有益阴潜阳，降逆熄鸣之效。常用于治疗阴亏阳亢之头目眩晕、耳鸣、惊悸、烦躁、多梦失眠等。其味咸涩，又能软坚散结，瘰疬痰核皆可施用。其收敛固脱之效，对于鼻鼽所致之流涕不止亦有较好的止涕作用。

酸枣仁

【药用】为鼠李科落叶灌木或乔木酸枣的成熟种子，秋末冬初果实成熟时采收，除去枣肉，破核取仁。生用或炒用，入汤剂应捣碎。

【性味与归经】甘，平。归心、肝经。

【功效】养心血，益肝阴，安神熄鸣。

【应用】1. 用于心肝血虚引起的失眠，惊悸，怔忡，耳鸣耳聋等症。可配合当归、白芍、首乌等药。

2. 肝虚有热，失眠，心烦，耳鸣，可配合茯神、知母等，如酸枣仁汤。

3. 心肾阴虚，虚火内扰，失眠，心悸，耳鸣，健忘，口咽干燥，舌红少苔，可配合生地、元参、柏子仁等，如天王补心丹。

4. 用于心脾两虚，健忘失眠，耳鸣夜甚，神疲乏力等，常配合黄芪、党参、龙眼肉、茯神、五味子等，如归脾汤。

【用量】10～30g。研末吞服，1.5～3g。

【按语】酸枣仁甘平，味酸敛阴，养心血，益肝阴，安心神而能熄鸣，用治心肝血虚所致耳鸣，失眠效果极佳。因其性味甘平，故对于各种原因所引起的耳鸣皆可配合应用。

夜交藤

【药用】为藤科多年生蔓生草本植物何首乌的蔓茎。秋冬割取地上部分，晒干，切段。

【性味与归经】甘，平。归心、肝经。

【功效】养心安神，祛风通络，熄鸣。

【应用】1. 用于阴亏血少所致虚烦不寐，耳鸣、耳聋。配伍柏子仁、枣仁、合欢皮、远志等。

2. 用于风疹痒疮，用本品煎汤外洗。风湿痹痛，环勺关节炎用本品配伍五加皮、鸡血藤同用。

【用量】9～30g。

【按语】夜交藤味甘性平，入心、肝二经血分，心主血藏神，肝藏血，耳得血始能为听，而神静则耳静，血虚神失内守则耳失静谧而易发耳鸣，故本品有养血安神熄鸣之效。用治于阴血亏虚所致之耳鸣有良好疗效。本品又能通络，故对于脉络不畅所致鸣聋亦可配合应用。

合欢皮

【药用】为豆科落叶乔木植物合欢或山合欢的树皮。夏秋两季剥取树皮，切段用。

【性味与归经】甘，平。归心、肝经。

【功效】安神解郁，活血消肿，熄鸣。

【应用】1. 用于情志所伤，忿怒忧郁，虚烦不安，健忘、失眠、耳鸣、耳聋等症，本品与柏子仁、龙齿等药配合应用。

2. 用于跌打骨折、鼻骨损伤，配合川芎、当归、赤芍同用。用于疮疖、痈疽、鼻疮、耳疖，配合蒲公英、野菊花同用。

【用量】10～15g。

【按语】合欢皮为开郁息怒，益神增智之品，有安神熄鸣之功，常用于心肝血虚，或心肝气郁所致之耳鸣耳聋等。本品又有和营止痛，活血消肿，生肌续骨之效，又可应用于耳鼻咽喉口腔部位之外伤骨折等。

柏子仁

【药用】为柏科常绿乔木植物侧柏的种仁。秋后成熟时采收，晒干，去外壳，阴干。用时打碎。

【性味与归经】甘，平。归心、肾、大肠经。

【功效】养血安神，熄鸣，润肠通便。

【应用】1. 用于心血不足，心肾阴虚之虚烦失眠，耳鸣，耳聋等。本品与五味子、酸枣仁、远志、茯苓等配伍，如天王补心丹。

2. 用于阴虚血少，肠燥便秘，本品常与郁李仁、松子仁配伍。

【用量】9～18g。

【按语】柏子仁味甘质润，性质平和，不寒不燥，入心经以养心安神，使血旺神安而鸣自熄，故有养血安神熄鸣之功。用治心血不足，或心肾阴虚之耳鸣耳聋有良好疗效。本品又能入肾经补真阴，润肾燥，入大肠润肠通便，故可用于阴虚肠燥便秘之证。

骨碎补

【药用】为水龙骨科多年生附生蕨类植物木蕨的根茎，随时可采，除去叶及鳞片洗净，切片，干燥备用。

【性味与归经】苦,温。归心、肾经。

【功效】补肾,活血,止血,聪耳。

【应用】1. 用于肾虚所致耳鸣、耳聋、牙痛等。用本品配伍六味地黄丸等。

2. 应用于跌扑外伤所致出血,疼痛等症,配自然铜,炙龟甲、没药等。

【用量】内服 10～20g。外用适量,研末外敷。也可酒浸后擦患处。

【按语】骨碎补归经心肾,有温补肾气,聪耳之效,常用于肾虚耳鸣耳聋等。本品又能续骨止痛,对肾虚牙痛,跌扑外伤也可奏效。而对阴虚内热及无瘀血者不宜服用。

枸 杞 子

【药用】为茄科落叶灌木植物宁夏枸杞和枸杞的成熟果实。夏至前后果实成熟时采摘,晾晒干燥,生用。

【性味与归经】甘,平。归肝、肾经。

【功效】养阴补血,益精明目,聪耳。

【应用】用于肝肾虚损,精血不足所致头晕、耳鸣、耳聋、遗精等症。如配伍天门冬、地黄为枸杞丸;配伍六味地黄丸、菊花为杞菊地黄丸,用治老年性耳鸣耳聋等。

【用量】6～15g。

【按语】枸杞甘平质润,入肝肾经,有补肝肾,养血益精,聪耳明目之用,常用于治疗肝肾阴虚所致之头昏、耳鸣、耳聋、目眩、多泪等症。本品兼有润肺作用,可治肺肾两亏,虚劳咳嗽,但总以偏补肝肾之阴为主。

龙 眼 肉

【药用】为无患子科常绿乔木龙眼树的成熟果肉,于初秋果实成熟时采集,烘干或晒干,剥皮,去核,取肉,晒至干爽不黏,备用。

【性味与归经】甘,温。归心、脾经。

【功效】补益心脾,养血安神,聪耳。

【应用】用于心脾虚弱,气血不足所致眩晕、失眠、耳鸣耳聋等症。配伍当归、枣仁、黄芪等药,如归脾汤。

【用量】6～12g。

【按语】龙眼肉甘温质润,有补脾气,养心血,益智安神之能。用于心脾劳伤,气血不足,心悸怔忡,失眠健忘,耳鸣耳聋等有良好疗效。本品补而不腻,常用于老弱病后气血不足之体。

龙 胆 草

【药用】为龙胆科多年生草本植物龙胆和三花龙胆或东北龙胆的根。秋季采挖,晒干、切段,生用。

【性味与归经】苦,寒。归肝、胆、胃经。

【功效】清热燥湿,泻肝聪耳,消耳肿痛。

【应用】1. 用于肝胆湿热所致耳脓、耳肿痛、耳聋、耳鸣等症,本品常与黄芩、柴胡、栀子等配伍,如龙胆泻肝汤。

2. 用于肝经热盛生风所致高热、眩晕、头痛等,配伍钩藤、黄连等药用。

【用量】6～12g。

【按语】龙胆草大苦大寒,其性沉降,以清肝胆湿热与肝胆实热见长,为治疗耳科实证耳鸣耳聋等症之要药,常用治于肝胆热盛之头痛,目赤,耳肿耳痛,耳流脓黄稠,耳鸣,耳聋,胁痛,口苦,惊风抽搐等症。但本药苦寒,不可久用,以免伤正伤胃。脾胃虚弱者慎用。

益 智 仁

【药用】为姜科多年生草本植物益智的成熟果实。夏季果实由绿色转红色时采集。晒干。砂炒后去壳取仁,盐水微炒用。

【性味与归经】辛,温。归脾、肾经。

【功效】温脾,暖肾,聪耳,摄液。

【应用】1. 用于脾肾虚弱,耳鸣耳聋,眩晕等。常配合骨碎补、黄精、菟丝子、山萸肉等。

2. 用于肾气虚寒，鼻鼽清涕量多，形寒怕冷，夜尿频多等。用本品与山药、乌药配伍，如缩泉丸。

【用量】9～15g。

【按语】益智仁辛温气香，兼带涩性，入脾肾，有温补脾肾，聪耳摄涕之效。临床常用于肾虚之耳鸣耳聋、鼻鼽等症。对久而不愈之鸣聋，老年性聋等有较好效果。

熟　地

【药用】为玄参科多年生草本植物地黄的根，经加工炮制而成。春、秋两季采挖，去须根，以酒、砂仁、陈皮为辅料，经反复蒸晒，至内外色黑，质地柔软黏腻，切片用。

【性味与归经】甘，微温。归心、肝、肾经。

【功效】补血滋阴，益髓聪耳。

【应用】1. 用于血虚所致眩晕，心悸，失眠，耳聋，耳鸣，月经不调等症。临床配伍当归、白芍等养血之品，并随症加减，如四物汤等。

2. 用于肝肾阴虚，精血不足所致骨蒸盗汗、耳鸣、耳聋、遗精、消渴，老年性聋，噪声性聋等症，配伍山萸肉、山药等，如六味地黄丸。若阴虚火盛，配龟甲、知母等药，如大补阴丸。

【用量】9～30g。

【按语】熟地黄甘温味厚，质润，归心肝肾经，既能补血滋阴，又能生精益髓，为补益心肝，培元固本之要药。精生髓，髓通于脑，耳与脑相通，阴血旺，髓海足，则耳聪能听，故又有聪耳之效。常用于肾阴不足，心肝血虚诸证，如耳鸣耳聋、头目眩晕、月经不调、腰酸脚软、须发早白、遗精等症。对于老年性聋、噪声性聋等亦有较好疗效。熟地性较黏腻，易助湿碍胃，临床应用常配伍砂仁，以减其黏腻之性。

桑　椹

【药用】为桑科落叶乔木桑树的成熟果穗，4～8 月果穗成熟时采取，洗净，拣去杂质。晒干生用，或加蜜熬膏用。

【性味与归经】甘，微寒。归心、肝、肾经。

【功效】滋阴补血，聪耳，润肠。

【应用】1. 用于肝肾阴亏，精血不足所致眩晕、耳鸣、耳聋、虚烦失眠、须发早白，单用本品熬膏，或配伍何首乌、女贞子、旱莲草等。

2. 用于津少阴亏所致口舌干燥，咽干失润，配伍麦冬、石斛、玉竹、天花粉等药。肠燥津乏便秘，配伍火麻仁、生首乌、生地、枳壳等药。

【用量】10～30g。

【按语】桑椹性味甘寒，入心肝肾三经，其性平和，补而不腻，长于滋阴补血，用以治阴血不足，耳鸣耳聋，咽干口燥，消渴；肝阴不足，虚阳上亢之眩晕、失眠等。本品有润燥养阴之力，亦常用于肠燥便秘等。

黄　精

【药用】为百合科多年生草本植物黄精的根，以及同属若干种植物的根亦可。以秋季采挖者为好，除去须根，晒干，防霉蛀。生用切片，或蒸熟用，或加酒，黑豆等辅料蒸晒切片，为制黄精。

【性味与归经】甘，平。归脾、肺、肾经。

【功效】润肺滋阴，补脾益气，聪耳。

【应用】1. 用于脾胃气虚，倦怠乏力，耳鸣耳聋，眩晕等。常配伍党参、茯苓、白术等。

2. 用于气阴两虚，咽干，咳嗽，慢咽痹、慢喉瘖等。可单用本品或与沙参、知母、贝母配伍应用。

3. 用于阴虚精亏之眩晕、耳鸣、耳聋，老年性聋，腰酸足软等。本品配伍枸杞、首乌、山药等。

【用量】10～20g。鲜者 30～60g。

【按语】黄精甘平质润，归脾、肺、肾经。长于补气养阴，益精血，为治肺脾气阴两伤，精血不足之常用品。适于脾胃虚弱，肺虚，肾虚所致之耳鸣耳聋等。尤其对于老年性聋，药物中毒性聋，及病后体虚，精血不足之眩晕、耳鸣有较好疗效。

莲　子

【药用】为睡莲科多年生水生草植物莲的成熟种仁。种仁中绿色胚芽，俗称莲子心。每年 8～9 月采收成熟莲房，取出果实，除去果皮晒干。

【性味与归经】甘、涩，平。归脾、肾、心经。

【功效】补脾益肾、养心安神。

【应用】1. 用于肾虚头晕，耳鸣，听力减退，多梦遗精，常配伍沙苑子、龙骨、牡蛎、莲须同用，如金锁固精丸加减。

2. 用于心脾两虚，或心血亏虚，虚烦失眠，头晕耳鸣等，常配黄芪、当归、茯神、柏子仁等。

3. 用于脾虚耳脓常流，清稀者，多与人参、白术、茯苓配伍，如参苓白术散加减。

【用量】10～30g。

【按语】莲子甘平而涩，入脾、肾，能补益脾肾而聪耳，入心则能养心安神而熄鸣，故常用于心脾两虚，或心肾不交所致心悸失眠、耳鸣耳聋、眩晕等。

响 铃 草

【药用】为豆科猪屎豆属植物假地蓝的全草或带根全草。夏季采收晒干或切断晒干。

【性味与归经】苦、微酸，寒。归肺、脾、肝、肾经。

【功效】养肝滋肾，益气聪耳。

【应用】1. 用于肝肾亏虚，中气不足之耳鸣、耳聋、眩晕等症，用本品配伍滋肾补肝益气之品，如病后耳聋用本品配伍石菖蒲等。

2. 治疗药物中毒性耳聋，配伍核桃肉、女贞子、石菖蒲等。

【用量】15～30g。

【按语】响铃草苦微酸寒，可养肝滋肾，补脾而治疗耳聋、耳鸣，肾虚遗精等症。又有泻火清热、平肝风、消肿痛的作用，可用于崩淋、乳蛾、瘰疬等症。

泽 泻

【药用】为泽泻科多年生沼泽植物泽泻的块茎，冬季茎叶开始枯萎时采挖，洗净，用微火烘干，去须、根、粗皮，水润透，切片，晒干，麸炒或盐水炒用。

【性味与归经】甘、淡，寒。归肾、膀胱经。

【功效】利水渗湿，泻热，聪耳。

【应用】1. 用于痰饮、水湿、湿热上扰，蒙蔽清窍而致眩晕、耳鸣，可与白术配伍，如泽泻汤。

2. 用于肾阴不足，虚火上扰所致耳鸣、耳聋、眩晕，可配伍熟地、牡丹皮补阴除热，如六味地黄丸。

【用量】5～10g。

【按语】泽泻气寒味甘淡，寒能除热，淡能渗湿，以泻肾经之火，膀胱之热，为通利小便，去湿热之品。可用治于虚火、痰湿、湿热所致之眩晕及耳鸣、耳聋等。

芡 实

【药用】为睡莲科一年生水生草本植物芡的成熟种仁。每年8～9月采收。去其外之刺皮，压碎硬壳，取仁晒干；或再去掉红棕色内种皮后晒干，用时捣碎。

【性味与归经】甘、涩，平。归脾、肾经。

【功效】补脾去湿，益肾固精，聪耳。

【应用】1. 用于脾虚湿重泄泻，耳脓量多，鼻涕常流，本品甘平补脾去湿，止涩收敛。多与党参、白术、山药、莲子等配伍，如参苓白术散加味。

2. 用于肾虚，耳鸣失聪。本品配伍沙苑子、龙骨、牡蛎、莲子或左归丸、右归丸等。

【用量】10～15g。

【按语】芡实为脾肾二经之药，补涩皆俱，以涩为主，药性平和，不腻不燥，补脾去湿，以治耳脓、鼻涕量多；益精固肾，以治耳聋失聪。

菟 丝 子

【药用】为旋花科一年生寄生性蔓草菟丝子的成熟种子。秋季种子成熟时割取其地上部分，晒干，打下种子，生用或煮熟捣烂作饼用。

【性味与归经】辛、甘，平。归肝、肾经。

【功效】补肾固精，养肝明目，聪耳。

【应用】1. 用于肝肾不足而引起的耳鸣、耳聋、目眩，腰膝酸痛等症，如局方茯菟丸加减。

2. 用于阴亏消渴，耳鸣失聪。本品单用或配伍使用。

【用量】10～15g。

【按语】本药为平补肝肾阴阳之品，不温不燥，补而不腻，具有补阳益阴，固精聪耳之效。临床对于阴阳虚损所致之耳鸣、耳聋、眩晕等均可配伍应用。

鹿　茸

【药用】为脊椎动物鹿科梅花鹿或马鹿雄鹿头上尚未骨化而带毛的幼角。

【性味与归经】甘、咸，温。归肝、肾经。

【功效】补肾阳，益精血，强筋骨，聪耳。

【应用】1. 用于肾阳不足，精血亏虚，畏寒肢冷，小便频数，腰膝疼痛，头晕，耳鸣耳聋，精神疲乏等症。配伍熟地、人参、枸杞子等，如参茸固本丸。也可单用本品研末服用。

2. 用于精血不足，筋骨无力，或小儿发育不良，骨软、语迟、耳聋、囟门不合，药毒聋等。多配伍熟地、山药、山萸肉等药，如加味地黄丸。

3. 用于疮疡久溃不敛，阴疽内陷不起等症，有温补内托功效，可配合托里消毒散使用。

【用量】1～3g。研细末，或入丸散随方配制。

【按语】鹿茸系血肉之精，能养人之阳，峻补肾阳，通调冲任，坚骨补髓，益精养血，凡真阳衰微，精血两亏所致的一切虚损之症，无不相宜。肾主耳，肾精肾气通于耳，精气旺盛则耳听聪敏，故鹿茸又有益精补肾聪耳之效。尤适用于肾精、肾阳虚损所致之耳鸣、耳聋、眩晕等。对阴疽，溃疡久不收口，服之亦有内托补养之力。本品服用应从小剂量开始逐渐加量，不可骤用大量，以免助火动阳，阳升风动，头目眩晕，或伤阴动血。凡阴虚阳亢，血分有热，肺、胃热盛，外感热病，均属忌服。

山　药

【药用】为薯蓣科多年生蔓生草本植物薯蓣的块根。

【性味与归经】甘，平。归肺、脾、肾经。

【功效】益气养阴，补脾肺肾，聪耳。

【应用】1. 用于肺脾气虚，清气不升而致之眩晕、耳鸣、耳聋，见有倦怠乏力，食少便溏者。常与人参、白术、茯苓同用，如参苓白术散。

2. 用于肾虚所致耳鸣、耳聋、眩晕，本品补肾兼有固涩之作用。多配伍熟地、山萸肉、磁石等药，如六味地黄丸、耳聋左慈丸。

【用量】10～30g。大量 60～150g。

【按语】山药味甘性平，归肺脾肾三经，本药作用和缓，即能补气，又能养阴，补而不滞，养阴不腻，还兼有涩性，对于肺脾肾虚所致之眩晕、耳鸣、耳聋，以及耳鼻咽喉口腔诸虚证均有较好疗效。使用时，补阴宜生用，健脾止泻宜炒黄用。

二、熄眩止晕类

天　麻

【药用】为兰科多年寄生草本植物天麻的块茎。

【性味与归经】甘，平。归肝经。

【功效】熄风平肝，熄眩止晕。

【应用】1. 用于肝阳上亢所致眩晕、耳鸣、耳聋、头痛等症。本品配伍钩藤、黄芪、牛膝等药，如天麻钩藤饮。亦可用于风痰上扰所致头晕、耳鸣，本品配伍半夏、白术、茯苓等药，如半夏白术天麻汤。

2. 用于肝风内动，风中耳面，面瘫、面痛等症。可配伍南星、防风、白附子等药，如玉真散。

【用量】6～12g。

【按语】天麻甘平柔润，性偏润补，入肝经，有平肝熄风，熄眩止晕的功能，凡中风、风痫、惊风、头风、眩晕等风症，皆可用本品。尤其对于肝风内动，风阳上扰，或风痰上扰所致之眩晕有良好的治疗效果，为平肝熄眩，治疗眩晕之要品。

钩　藤

【药用】为茜草科常绿木质藤本植物钩藤及其同属多种植物的带钩茎叶。

【性味与归经】甘，微寒。归肝、心包经。

【功效】清热平肝，熄风定痉，止眩。

【应用】1. 用于肝热上扰，或肝阳上亢所致头晕，目眩，耳鸣等症。常用本品配伍天麻、黄芩、夏枯草、石决明、菊花等，如天麻钩藤饮。

2. 用于热盛动风，惊痫抽搐，面瘫，面肌痉挛疼痛等等症。常配伍天麻、羚羊角、菊花、川芎等品。

【用量】10～15g。

【按语】钩藤味甘微寒，入肝、心包经。肝主风，心包主火，风火相煽则头目眩晕，惊风抽搐。故对于肝风，或风火上扰所致之眩晕有熄眩止晕之效。本品轻清而凉，泻火之力稍欠，平肝熄风力较强，故尤适于肝风内动之眩晕症。

山 羊 角

【药用】为牛科动物青羊的角。全年均可采集，宰杀时切取其角，用时挫末，或镑片备用。

【性味与归经】咸，寒。归肝经。

【功效】平肝镇惊，熄眩。

【应用】用于肝阳上亢，头目眩晕，以及肝风内动抽搐等症。常配伍天麻、钩藤、菊花等。

【用量】15～30g。

【按语】山羊角咸寒，入肝经，有平肝镇惊，熄眩止晕之效，其功效与羚羊角相似，但力薄，故临床加大用量方能达到治疗目的。

羚 羊 角

【药用】为洞角科动物赛加羚羊的角。全年均可捕捉，但秋季猎取者最佳，捕得后，切取角。用时磨汁，挫末，或镑为薄片。现多用家养羚羊角。

【性味与归经】咸，寒。归肝、心经。

【功效】平肝熄风，止晕，清热解毒。

【应用】1. 用于肝阳上亢所致头晕目眩、耳鸣等症，用本品配伍石决明、菊花、夏枯草等。

2. 用于温热病，脓耳变症，鼻疔走黄，热入营血，壮热、神昏、谵语等症。本品配伍黄连、水牛角等药，如紫雪丹。

3. 用于热邪入里引动肝风，壮热不退，惊风，手足抽搐，用本品配伍钩藤、菊花、生地、白芍等药，如羚羊钩藤汤。

【用量】1～3g，研末冲服。

【按语】羚羊角味咸性寒，主入肝经，兼入心经。本品咸寒入二经血分，故有清热解毒，平肝熄风，熄眩定惊的作用。常用治于热极生风，肝火炽盛之头痛、眩晕、耳鸣，小儿惊风抽搐等症。

石 决 明

【药用】为鲍科动物九孔鲍和盘大鲍的贝壳。夏秋捕取，去肉，洗净贝壳，除去附着的杂质，晒干。打碎生用或煅用。

【性味与归经】咸，寒。归肝经。

【功效】平肝潜阳，清肝明目，降逆熄眩。

【应用】用于肝肾阴虚，肝阳上亢所致的眩晕、耳鸣，可配伍生地、白芍、牡蛎，或钩藤、夏枯草、菊花等品。

【用量】15～30g。

【按语】石决明咸寒质重，入肝经，为凉肝平肝治晕之要药。本品清肝热镇肝阳，又可滋养肝阴，故可治肝阳独亢，或肝阴虚阳亢所致眩晕、耳鸣、目赤等症。

珍 珠 母

【药用】为蚌科动物三角帆蚌和褶纹寇蚌，或珍珠贝科马氏珍珠贝等贝类动物贝壳的珍珠层。通常在冬季潜到水底，自水草或石头上采收，去肉，洗净，晒干。打碎生用或煅用。

【性味与归经】咸，寒。归肝、心经。

【功效】平肝潜阳，清肝明目，熄风止晕。

【应用】1. 用于肝阴不足、肝阳上亢所致的头痛、眩晕、耳鸣、耳聋、失眠等。本品常与白芍、生地、龙齿配伍。

2. 用于肝热目赤，用本品配伍菊花、千里光；用于肝虚目暗，配伍苍术、羊肝等。

【用量】15～30g。

【按语】珍珠母咸凉质重，入肝、心二经，即可清心肝之热，又可平肝阳，镇心神，故能熄眩止晕。对于心肝有热，阳浮于上所致眩晕、耳鸣、心悸、失眠有较好疗效。本品研细末外用，有燥湿收敛之功。

代 赭 石

【药用】为赤铁矿石，采收后，去土，洗净，打碎生用，或醋淬后粉碎晒干用。

【性味与归经】苦，寒。归肝、心经。

【功效】平肝潜阳，降逆熄眩，止血。

【应用】1. 用于肝阳上亢所致眩晕、耳鸣、头痛，常配伍龙骨、白芍等药，如镇肝熄风汤。

2. 用于血热所致吐血、衄血。本品配伍白芍、竹茹等药。

3. 用于嗳气、呃逆、呕吐等症，本品配伍旋覆花、半夏、竹茹等，如旋覆代赭汤。

【用量】10～30g。

【按语】代赭石味苦寒质沉重，有重镇潜阳，平肝降逆熄眩之功，凡肝阳上亢所致头晕、耳鸣、耳聋；肝气横逆，上犯肺胃之呕吐、呃逆、痰喘气急皆可使用。本品苦寒善清肝火，又可凉血止血，故可治疗血热妄行之吐衄血症。

礞 石

【药用】为硅酸盐类矿石，分青礞石与金礞石。采后，击碎，与火硝共煅至礞石呈金黄色时为度，再水飞去其硝毒，阴干。

【性味与归经】甘、咸，平。归肺、肝经。

【功效】下气消痰，平肝镇惊，降逆熄眩。

【应用】1. 用于痰浊上泛之剧烈眩晕，取其攻消痰积，平肝降逆熄眩之功。常配天麻、半夏、石决明等。

2. 用于实热痰火所致之眩晕，咯痰黄稠，舌红苔黄腻等。常与沉香、大黄、黄芩配伍，如礞石滚痰丸。

【用量】15～30g。入丸、散剂 1.5～3g。

【按语】礞石性烈而重，功专下气坠痰，平肝镇惊，有较强的降逆熄眩之效。主治实热顽痰壅塞中上二焦所致的眩晕、耳鸣等症。《本草逢原》认为本品“其性下行，治风木太过，夹制脾土，气不运化，积滞生痰，壅塞膈上，变生土风热诸病”。本品质重而寒，不可久用，以免伤正损胃等。

琥 珀

【药用】琥珀为古代枫树、松树等渗出的树脂，埋藏地层中，经多年而成的化石。采后除杂质，研末用。

【性味与归经】甘，平。归心、肝、膀胱经。

【功效】定惊安神，活血散瘀，止晕。

【应用】1. 用于肝风内动，眩晕，耳鸣耳聋，用本品伍天麻、钩藤、全蝎等。

2. 用于气血瘀阻所致之眩晕、耳鸣耳聋，耳内刺痛等。本品单用或配伍当归、川芎、赤芍、三七粉同用。

【用量】1.5～3g，研末冲服，不入煎剂。

【按语】琥珀味甘性平，专入心肝血分，擅长镇惊，利窍，通血脉，安神熄眩止晕，常用于心神不宁、心悸、失眠多梦、眩晕、耳鸣等。对于瘀血伴有心神失守，耳鸣、失眠者亦有效果。外用有敛疮生肌止血的作用。

菊　花

【药用】为菊科多年生草本植物菊的头状花序。花期采收，阴干。

【性味与归经】辛、甘、苦，微寒。归肝、肺经。

【功效】疏风清热，解毒，明目止晕。

【应用】1. 用于外感发热，温病初期头痛，眩晕，耳鸣，耳聋，发热，咳嗽。本品常与桑叶配伍，如桑菊饮。

2. 用于肝经风热，肝火上攻所致目赤、耳鸣、耳聋、眩晕。常与夏枯草、桑叶配伍。亦用于肝阳上亢头晕目眩、耳鸣、耳聋等症，常用本品配伍白芍、生地、石决明、钩藤等药。

3. 用于肝肾阴虚所致之眩晕、耳鸣者，常与枸杞子、熟地、山萸肉等配伍，如杞菊地黄丸。

【用量】10～30g。

【按语】菊花味甘苦寒，清香质轻，辛可升散肺经风热，苦甘寒可泄肝经之热，又兼养肝益阴，具有清肝养肝，明目熄眩之效。常用于肝经风热，或肝肾阴虚所致之眩晕、耳鸣等症。外感风热，头痛，上焦火热或肝阳上亢，头晕目眩等亦为常用之品。

白　芍

【药用】为毛茛科多年生草本植物芍药的根。夏秋季采挖，去净泥土和支根，去皮，沸水浸或略煮，晒干。用时润透切片。生用，酒炒或炒用。

【性味与归经】苦、酸，微寒。归肝经。

【功效】平肝熄眩，养血敛阴，柔肝止痛。

【应用】1. 用于肝阴不足，肝阳上亢所致头胀痛、眩晕、耳鸣，或烦躁易怒等症，用本品配伍天冬、玄参、龙骨、牡蛎、天麻、生地等药，如镇肝熄风汤。

2. 用于肝气不舒，肝郁气滞，耳鸣耳闷，胁肋胀痛，咽喉不利等症，本品常配伍柴胡、香附、甘草等药，如柴胡疏肝散、逍遥丸。

【用量】9～18g。

【按语】白芍味苦酸，性微寒，主入肝经，以养血益阴柔肝为功。用本品治疗肝阴不足，虚阳上浮，或肝郁气滞所致头晕耳鸣等有良好疗效。

龟　甲

【药用】为龟科动物乌龟的腹甲。全年均可捕捉取甲，杀死，剔去筋骨，取腹甲，洗净晒干，称血板；煮死后，取腹甲，称为烫板。以砂炒炮用，或醋炙用。

【性味与归经】咸，甘。归肾、肝经。

【功效】滋阴潜阳，补肾健骨，熄风止眩。

【应用】用于肾阴不足，阴虚阳亢，或肝肾阴虚，虚风上扰之眩晕，耳鸣，耳聋等症。常与白芍、生地、牡蛎等配伍；若阴虚风动眩晕，常与白芍、地黄、天麻、生龙骨、生牡蛎、鳖甲配伍。

【用量】9～30g。

【按语】龟甲甘咸，血肉纯阴之品，气味独厚，归肝肾经，补肾滋阴，其质重而能潜敛浮阳，益肝肾而健筋骨，通任脉，用于肾阴亏虚，或肝肾阴虚，风阳上扰之眩晕有良好效果，常用于治阴虚阳亢之眩晕耳鸣等。

鳖　甲

【药用】为鳖科动物鳖的背甲，全年均可捕捉取甲，鳖去头，置沸水中煮1～2小时，取出背甲，去净残肉，晒干，以砂炒炮用，或醋炙用。

【性味与归经】咸，平。归肝、肾经。

【功效】滋阴潜阳，熄眩止晕，软坚散结。

【应用】1. 用于肾阴虚乏，或肝肾阴虚，肝阳上亢所致头晕、耳鸣、耳聋等症，本品配伍龟甲、地黄、白芍等药。

2. 用于癌瘤肿块等，用本品配伍丹参、莪术、郁金、牡蛎等药。

【用量】9～30g。

【按语】鳖甲咸寒入肝肾，可滋补肾阴，潜敛浮阳，使阴足阳潜则眩晕可止，故有熄眩止晕之效。本品又可入肝血分而通血脉，以软坚散结，常用于阴虚阳亢眩晕，耳鸣、耳聋等。也可医阴虚发热，骨蒸盗汗，妇女血瘀经闭等症。

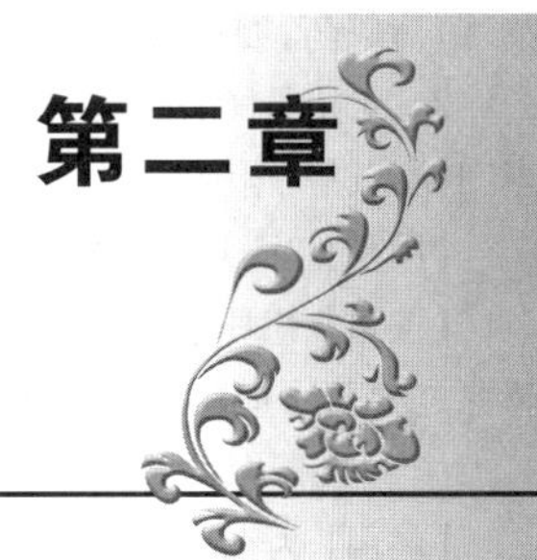

第二章

鼻科类药物

一、通鼻窍、疗头痛类

辛　夷

【药用】为木兰科落叶灌木植物木兰的花蕾。冬春两季采摘晒干，去尽枝梗捣碎。

【性味与归经】辛，温。归肺、胃经。

【功效】散风邪，通鼻窍。

【应用】1. 用于各种鼻病所致的鼻塞，嗅觉减退症，常与苍耳子、薄荷、白芷配伍，如苍耳子散、辛夷散等。

2. 用于风邪所致面肿、齿痛等症，可配伍荆芥、防风、蔓荆子、细辛等。

【用量】3～10g。

【按语】辛夷辛温，芳香质轻，气味俱薄，功专入肺，上行头目，具有良好的通透鼻窍之功，为通窍之要药，善治鼻病。无论寒热虚实之证皆可配伍应用。辛夷入胃经，尚能引中焦清阳之气上达头而止头痛。近年临床多以本品制成乳剂、油剂、喷剂、散剂，局部外用滴鼻治疗鼻病，效果较好。

白　芷

【药用】为伞形科多年生草本植物川白芷或杭白芷的根，夏秋间叶黄时采挖去须根，晒干，润透切片备用。

【性味与归经】辛，温。归肺、胃经。

【功效】祛风，通窍，排脓，止痛。

【应用】1. 用于风寒外袭，上扰清窍所致鼻渊、鼻窒、伤风鼻塞等。常与苍耳子、辛夷、鹅不食草配伍，以祛风邪，通鼻窍。

2. 用于阳明经头痛，眉棱骨痛，牙痛，头额疼痛，外感风寒等，单用一味即都梁丸，或与川芎、防风、荆芥配伍，如川芎茶调散。属风热者可配伍黄芩、薄荷、菊花、蔓荆子。风热牙痛，可配伍石膏、升麻、黄连；风寒牙痛配细辛，以祛风止痛。

3. 风热或湿浊内蕴，鼻流浊涕，鼻渊证，可配辛夷、薄荷、苍耳子，如苍耳子散。疮疡痈毒常与瓜蒌、贝母、蒲公英配合使用，以散结消肿，燥湿排脓。

【用量】3～10g。

【按语】白芷辛散温通，香燥除湿，入肺胃二经，具有较好的芳香通窍作用。善疗风止痛，排脓通窍，以治头、目、眉、齿诸痛及鼻渊等。尤以风寒证为宜。风热者宜配伍辛凉清热药。亦可用于皮肤风湿、疮疡，寒湿腹痛，带下之证。

苍 耳 子

【药用】为菊科一年生草本植物苍耳的果实。秋季采收，晒干，炒去硬刺。少有生用。

【性味与归经】辛、苦，温。有小毒。归肺经。

【功效】通鼻窍，祛风湿，止痛。

【应用】1. 风邪所致鼻渊、鼻窒等病，临床见有鼻塞、流涕、嗅觉障碍、头痛等症者，本品配伍辛夷、白芷、薄荷等药，如苍耳子散。

2. 风湿邪气所致痹证，皮肤湿疹，临床见关节疼痛，四肢拘急或皮肤瘙痒、疥癣等，本品与防风、白芷、当归、秦艽等配伍治疗风湿痹痛。单用本品熬膏、浸油外敷治疗皮肤瘙痒、疥癣。

【用量】3～10g。外用适量。内服过量易致中毒。

【按语】苍耳子温和疏达，为祛风疗湿之药，有疏散宣通作用，能上通巅顶，下走足膝，外达皮肤，为治疗鼻渊之要药。适用于鼻渊头痛，风湿痹痛，肢节不利，疮疹瘙痒等。

鹅不食草

【药用】为菊科一年生草本植物石胡荽的全草。5～6月采收，晒干备用。

【性味与归经】辛，微温。归肺、肝经。

【功效】辛散通窍，止咳祛痛。

【应用】1. 用于外感风邪上袭鼻窍所致鼻窒、鼻渊，临床见有鼻塞、流涕、头面胀痛等。可用粉剂制成油膏或鲜品捣汁滴鼻。

2. 用于风邪袭肺，咳嗽或痉咳之证，痰多者可配合二陈汤加减。

3. 用于风湿侵袭，损伤瘀滞肿疼，用本品有止痛作用，配伍乳香、没药、䗪虫活血化瘀之品，效果更佳。

【用量】3～6g。外用适量。

【按语】鹅不食草味辛性温，入肺经，通达肺窍，有辛散风邪，温通鼻窍，祛除风寒束肺之效。常用于风邪外袭，或风寒、风热外袭所致之鼻塞等。本品味辛走窜入肝经可通可行，以祛除风寒痹痛及跌扑瘀滞肿痛。

藿　香

【药用】为唇形科多年生草本植物广藿香或藿香的地上部分。夏秋季枝叶茂盛时采割。切段阴干。生用或鲜用。

【性味与归经】辛，微温。归脾、胃、肺经。

【功效】辛散表邪，芳香通窍，化湿和中，止呕。

【应用】1. 用于外感风寒，内伤湿滞，寒热身重，头晕头痛，鼻流浊涕，湿浊内停鼻渊等症，如藿香正气散、奇授藿香丸。

2. 湿浊中阻，口臭，舌苔垢浊腻，呕吐者，本品与半夏配伍，止呕效果更佳。

【用量】3～10g。鲜者加倍。

【按语】藿香辛香疏散，发表而不峻烈。微温芳香而能通窍，化湿除涕而不燥热，湿化气行，则鼻窍畅通而湿涕自除，脾胃调和则呕逆自止，故常用于湿浊滞鼻所致之鼻塞、流涕、嗅觉减退、呕恶等，是夏季通鼻窍，除浊涕之佳品。此外，本品尚能香口除口臭等。

麻　黄

【药用】为麻黄科多年草本状小灌木草麻黄，或木贼麻黄的干燥茎枝。秋季霜降间采收。阴干切段。生用或蜜炙或捣绒用。

【性味与归经】辛、微苦，温。归肺、膀胱经。

【功效】发汗解表，宣肺通窍，利水平喘。

【应用】1. 用于风寒外袭，束闭肺卫，头痛、鼻塞、恶寒、发热、无汗、脉浮紧等症，本品与桂枝、葱白配伍，如麻黄汤。

2. 用于风寒束闭，肺气壅闭，咳喘、声嘶等症。与杏仁、甘草配伍，如三拗汤；与石膏、杏仁配伍，治疗肺中邪盛喘咳、声哑等症，如麻杏甘石汤。

3. 用于水湿犯喉，声带水肿，兼有表证，与石膏、白术、生姜配伍，如越婢加术汤。

【用量】2～10g。

【按语】麻黄辛开苦降，有温通之功，善能开宣肺气而通窍，又有发汗解表、止咳平喘之效。适用于风寒所致之鼻塞，流涕清稀等。本品又能宣肺开音，对于风寒袭喉所致之声音嘶哑亦有良好疗效。临证解表一般生用，水炙、蜜炙可减少温燥之性。麻黄与桂枝配伍主治风寒表实证；与杏仁配伍止咳平喘，宣肺开音；

与石膏配伍宣泄肺中之热；与白术配伍渗湿利水；与熟地配伍治阴疽、痰核。麻黄根节能止汗。麻黄发汗力较强，故表虚自汗，阴虚盗汗，肾不纳气之喘咳禁用。如失眠、多汗、高血压患者应慎用麻黄。

麝　香

【药用】为鹿科动物林麝、马麝或原麝成熟雄体香囊中的干燥分泌物。野生麝多在冬季至次春猎取，猎取后，割取香囊，阴干，习称“毛壳麝香”，用时剖开香囊，除去囊壳，称麝香仁。人工驯养麝多用手术取香法，直接从香囊中取出麝香仁，阴干。本品应密闭，避光贮存。

【性味与归经】辛，温。归心、脾经。

【功效】开窍醒神，活血散结。

【应用】1. 用于各种原因所致之鼻塞、嗅觉失灵、耳聋等，既可外用，亦可内服(冲服)。

2. 用于气血瘀阻所致耳聋、耳鸣等，配伍桃仁、红花、赤芍等，如通窍活血汤。

3. 用于耳鼻咽喉口腔疾患温热病邪，侵入心包，神昏痉厥等症。本品有强烈的开窍通闭，醒脑回苏的作用。配合清热解毒药，如至宝丹、安宫牛黄丸。配合祛寒药，如苏合香丸。

4. 疮疡肿毒，气血瘀滞，肿胀疼痛，配伍雄黄、乳香、没药等药，如醒消丸。

5. 跌打损伤及痹痛，本品配合活血祛瘀药，以增强活血作用。

【用量】0.1～0.3g。入丸散剂，不宜入煎剂。

【按语】麝香辛温走窜，气味芳香，为醒神开窍之圣品。用治于鼻塞，嗅觉失灵、耳聋等，有开窍，聪耳，聪嗅之能，外用效果尤佳。麝香又善能辟秽化浊，活血散结，治疗痈疽肿毒，及跌倒瘀痛，内服外用，止痛消肿，疗效迅速可靠。

葱　白

【药用】为百合科多年生草本植物葱近根部的鳞茎。随时可采。鲜用。

【性味与归经】辛，温。归肺、胃经。

【功效】发汗解表，散寒通阳，通鼻窍。

【应用】1. 用于风寒外袭之伤风鼻塞，常与豆豉配伍，如葱豉汤。

2. 用于寒邪滞鼻，阳气失于宣通所致之鼻塞，与细辛、白芷、桂枝等配伍。

3. 用于气血瘀阻，鼻脉不畅之鼻塞，嗅觉减退等，与当归、川芎、赤白芍、桂枝等配伍。

4. 用于气血瘀阻所致耳聋、耳鸣等，配伍桃仁、红花、川芎等，如通窍活血汤。

【用量】3～10g。外用适量。

【按语】葱白辛散温通，入肺胃二经，以发散通阳为主，并有通鼻聪嗅之能。对于风寒、寒邪郁滞，气血瘀阻所致之鼻塞、嗅觉减退等皆有良好疗效。葱白尚能温通上下内外之阳气，以治阳气不通，不顺接之证，故对阳气失于宣通之鼻塞、耳鸣耳聋，腹痛，小便不利等均有一定疗效。

蔓荆子

【药用】为马鞭草科落叶小灌木植物单叶蔓荆和蔓荆的果实。夏季采收，阴干，炒至焦黄色。

【性味与归经】辛、苦、平。归膀胱、肝、胃经。

【功效】散风清热，止痛，清利头目。

【应用】1. 风热外袭及清阳不升所致头昏、偏正头痛、鼻渊头痛等，本品配伍川芎、防风、菊花、白芷等，可增强祛风止痛效果。

2. 肝经风热，头痛、目昏、目赤，本品与菊花、蝉蜕、白蒺藜等同用，可清肝明目止痛。

【用量】6～12g，煎服或酒浸，并入丸散。

【按语】蔓荆子味苦兼辛，性微寒，体轻而浮，有疏风清热，利窍止痛，清利头目之能，凡风热、血热风淫，邪蒙清窍所致鼻病头痛、头昏等均可配伍应用。

葛　根

【药用】为豆科多年生落叶藤本植物野葛的根。春秋两季采挖，切片，晒干。生用、煨用或磨粉用。

【性味与归经】甘、辛，凉。归脾、胃经。

【功效】解肌，升阳，清热，生津。

【应用】1. 用于外感头痛，项背强痛。风寒外感无汗、项背强痛，与桂枝、麻黄、白芍配伍，如葛根汤。风热所致兼有内热者与黄芩、石膏、柴胡配伍，如柴葛解肌汤。

2. 用于脾胃虚弱，清阳不升之头痛、头晕、头昏、耳鸣、耳聋等，可配合黄芪、人参、蔓荆子、升麻等，如益气聪明汤。

3. 热病口渴，或消渴证，用本品配合天花粉、麦冬，以清阳明腑热，生津止渴。

【用量】5～20g。

【按语】葛根气味皆薄，入脾胃经，具有清轻升散之性，故外可解阳明经热，而解肌发表透疹；内能清阳明腑热，而生津止渴等。本品有升举清阳，起阴之力，故对于清阳不升之头痛、头晕、头昏、耳鸣耳聋等皆可配伍用之。

藁 本

【药用】为伞形科多年生草本植物藁本和辽宁藁本的根茎。春季采挖，去头芦，须根。晒干，润透切片。

【性味与归经】辛，温。归膀胱经。

【功效】发表散寒，祛风胜湿，止痛。

【应用】1. 用于外感风寒或寒滞厥阴所致头痛、偏头痛、巅顶痛、鼻渊头痛等，与白芷、川芎配伍，如神术散。

2. 用于风寒湿邪所致痹证疼痛，配伍威灵仙、苍术、防风、羌活、独活，以加强祛风湿作用。

【用量】2～10g。

【按语】藁本辛温升散，为太阳经风药，辛能达表，温可通经，达表可祛风寒之袭，温通可除寒湿之阻，善达头之颠顶，并有止痛之效，故可治风寒感冒，发热头痛，及颠顶头痛、偏头痛等症。因本品辛温发散，凡血虚头痛及热证忌用。

当 归

【药用】为伞形科多年生草本植物当归的根。秋末采挖、除芦头、须根。待水分稍蒸发后扎成小把，用微火缓缓熏干或用硫黄烟熏。切片生用，或经酒炒用。

【性味与归经】甘、辛，温。归肝、心、脾经。

【功效】补血，活血，润肠，止痛。

【应用】1. 用于血虚所致头晕目眩、头痛、耳聋耳鸣等症，配合熟地、白芍，如四物汤；血虚气弱者配伍党参、黄芪。

2. 用于痈疽疮疡如鼻渊、脓耳、耳疮等症，配伍银花、赤芍、炮山甲等药，如仙方活命饮；血气虚弱疮疡，配伍黄芪、人参、熟地、肉桂等，如十全大补汤。

3. 用于耳鼻跌打损伤、痹痛麻木、鼻部外伤瘀肿，配伍乳香、没药、丹参等药，如活络效灵丹；配伍大黄、桃仁、红花等药，如复元活血汤；面肌麻木，风湿痹痛，配伍羌活、桂枝、秦艽、姜黄、赤芍、防风等药，如蠲痹汤。

4. 血虚肠燥便秘，配伍肉苁蓉、生首乌、火麻仁等润肠通便。

【用量】10～30g。

【按语】当归甘补辛散，苦泄温通，为血中之气药，既能补血，又能活血，有调经行气止痛之功。可用治一切血证，不论血虚、血瘀、血寒或兼气滞、疼痛，以至外伤、疮疡、痹证、肠燥便秘等。对于血虚、血瘀头痛，耳鸣耳聋等效果尤佳。当归有一物三用之说，归身补血，归尾破血，全当归和血，三者各有所长。惟当归之气味俱厚，行则有余，守则不足。对于湿盛中满、大便泄泻者忌用。

川 芎

【药用】为伞形科多年生草本植物川芎的根茎。五月下旬采挖，去茎叶，烘干，除去须根，用时润透切片。生用或酒炒、麸炒。

【性味与归经】辛、温，归肝、胆，心包经。

【功效】活血行气，祛风止痛。

【应用】1. 用于风邪所致头痛，风湿痹痛。风寒外袭的头痛、头风痛，配伍白芷、细辛、防风等药，如川芎茶调散;风热外感头痛,配伍僵蚕、菊花、石膏等药,如川芎散;风湿为患头痛,配伍藁本、防风、羌活等药,如羌活胜湿汤;由血瘀所致头痛,配伍丹参、赤芍、红花、白芷;血虚头痛,配伍当归、地黄、白芍等药,如四物汤。

2. 用于气滞血瘀所致耳闷耳胀、耳鸣耳聋等,常配伍柴胡、香附等,如通气散、通窍活血汤。

3. 用于耳鼻咽喉口齿面部跌打损伤,疮疡肿痛,伤痛或面部麻木,配伍赤芍、红花;对疮痈化脓,久溃不愈者,配伍黄芪、金银花、皂角刺等药,如托里消毒散。

【用量】9～15g。研末吞服,每次 1～1.5g。

【按语】川芎辛香行散,温通血脉,既能活血祛瘀,又能行气开郁而止痛。张元素称本品有“上行头目,下行血海”的作用。古人又称其为血中之气药,实有通达气血的功效,故能上行头目为治头痛之要药。对于风寒或瘀血所致之头痛、头晕、耳鸣、耳聋、鼻塞、嗅觉减退,以及突发性聋等均可配伍应用。

二、止衄血类

仙鹤草

【药用】为蔷薇科多年生草本植物龙芽草的全草。夏秋二季茎叶茂盛时采割,除去杂质,晒干,切段生用。

【性味与归经】苦、涩,平。归肺、肝、脾经。

【功效】收敛止血,补虚止衄,解毒疗疮。

【应用】1. 用于血不归经而致鼻衄、咯血、吐血、尿血等症。热邪所致出血,可配伍黄芩、栀子、大黄;阴虚血热妄行,配伍生地、元参、牡丹皮;阳虚血不归经,配伍灶心土、炮姜;气虚而失摄纳,配伍黄芪、人参等药。

2. 用于疖疮痈肿单用茎叶熬膏,也可内服。

【用量】10～15g,大剂量 30～60g。

【按语】仙鹤草苦涩平,有收敛止血之效,广泛用于各种出血症。对于鼻衄、齿衄等亦有良好疗效,单用即有疗效。近年有报道用本品单味煎服治疗耳眩晕(美尼埃病)获得良好效果。

白茅根

【药用】为禾本科多年生草本植物白茅的根茎。春秋二季采挖,洗净,晒干。除去须根及膜质叶鞘,切段,生用或炒炭用。

【性味与归经】甘,寒。归肺、胃、膀胱经。

【功效】凉血止血,止鼻衄,清热利尿。

【应用】1. 用于热邪为患而致衄血等,可配伍藕节、仙鹤草、大小蓟同用。也可单独使用。

2. 用于肺热咳嗽,多与芦根同用,或热病胃火烦渴、呕哕。

【用量】15～30g。鲜品 30～60g。以鲜为佳。

【按语】白茅根味甘性寒,既能清热生津,又可凉血止血,对于热邪所致之衄血有显著疗效。此外,常与芦根同用治热病烦渴;与生地、藕节同用治吐血、衄血。用于热淋、水肿、黄疸、小便不利与车前草、木通、金钱草同用等。本品质轻力弱,用量宜大。

小蓟

【药用】为菊科多年生草本植物刺儿菜的地上部分。夏秋季花期采集。洗净,晒干。生用或炒炭用。

【性味与归经】苦、甘,凉。归心、肝经。

【功效】凉血止血,疗鼻衄,消散痈肿。

【应用】1. 用于热邪为患的各种出血证,如鼻衄、耳衄、声带出血、咯血、尿血及崩漏等,常与生地、地榆、茅根、焦栀子配合使用。

2. 用于热毒疮肿,外伤感染等,单用内服或外敷均有疗效。

【用量】10～15g。鲜品可用至 60g。

【按语】小蓟味甘性凉，入心、肝二经，心主血，肝藏血，血得热则妄行，故对血热妄行之衄血有良好疗效。热甚则肉腐而生为疮疖，故本品又能消散疮疖。大量可清膀胱热结以治血淋。

大　蓟

【药用】为菊科多年生草本植物蓟的地上部分或根。夏、秋季花开时割取地上部分，或秋末挖根，除去杂质，晒干。生用或炒炭用。

【性味与归经】苦、甘，凉、归心、肝经。

【功效】凉血止血，疗鼻衄。

【应用】1. 用于血热妄行所致鼻衄、咯血、齿龈出血、尿血等症。常配小蓟、地榆、生地、白茅根等。

2. 用于痈肿疮毒，用鲜品捣敷或煎服。

【用量】10～15g。鲜品用至 60g。

【按语】大蓟味甘性凉，入心、肝二经。心主血，肝藏血，凉心即凉血，血遇凉则不妄行，故为凉血止血要药。用于血热妄行之鼻衄、齿衄、耳衄、声带出血等均有良好疗效。本品消散痈肿之力优于小蓟。据报道，可治鼻渊。还可治疗湿热黄疸。

藕　节

【药用】为睡莲科多年生水生草本植物莲的地下茎的节，秋冬时挖藕，切下节部，洗净晒干。生用或炒炭用。

【性味与归经】甘、涩，平。归肺、胃经。

【功效】收敛止血，疗鼻衄。

【应用】用于各种出血、衄血、吐血、咳血、尿血、便血及崩漏等。本品止血之力较弱，常作辅助用药。因热邪为患出血，常配入凉血止血剂中，鲜品更佳；虚性出血常配合补气益血药。一般出血多用本品炒炭。

【用量】10～30g。鲜用捣汁，可用 60g 冲服。

【按语】藕节甘涩性平，入肺胃经，有收敛止血作用，兼能消瘀血，故止血而不留瘀，可用于耳鼻咽喉口腔各种出血等。有报道尚有治疗鼻息肉的作用。

地　榆

【药用】为蔷薇科多年生草本植物地榆的根。春秋季采挖，洗净泥土，除去茎叶及须根，晒干切片，生用或炒用。

【性味与归经】苦、酸，微寒。归肝、胃、大肠经。

【功效】凉血止血，疗衄，收敛，解毒。

【应用】1. 用于耳鼻咽喉口腔各种出血及便血、痔血、血痢等。血热出血，配合凉血止血药，如生地、牡丹皮、白茅根、大小蓟等；气不摄血，用本品炒炭配黄芪、当归、白术等。

2. 皮肤湿疹，溃烂，旋耳疮，用本品浓煎汁，纱布湿敷；或配合煅石膏粉、枯矾油膏外敷。亦用于轻、浅的小面积烫伤。

【用量】10～15g。外用适量。

【按语】地榆凉血止血，兼有收敛作用。故可用治于各种出血症。本品收敛解毒，为治疗烧伤要药。亦用于湿疹、疮疡溃烂等。

茜　草

【药用】为茜草科多年生草本植物茜草的根及根茎。春秋二季采挖，除去茎叶、洗净，晒干，生用或炒用。

【性味与归经】苦，寒。归肝经。

【功效】凉血止血，活血祛瘀，疗衄。

【应用】1. 用于血热妄行，或瘀血阻滞所致耳鼻咽喉口腔出血诸症。如衄血、吐血、咯血等，可配伍白茅根、大小蓟、牡丹皮、栀子等。

2. 用于外伤性出血，研末外敷。跌打损伤，瘀滞疼痛，痹证，关节疼痛，本品配活血化瘀药，加桃仁、红花、赤芍、当归等。

【用量】10～15g。外用适量。

【按语】茜草根苦寒，归肝经，能凉血止血，适用于各种血热出血及外伤出血，尤以血热出血更为多用。本品兼有活血祛瘀之功，可用于血瘀出血、经闭、关节肿痛、跌打损伤，瘀滞肿胀等。

侧柏叶

【药用】为柏科常绿乔木植物侧柏的嫩枝叶。全年可采，阴干，切段。生用或炒炭用。

【性味与归经】苦、涩，微寒。归肺、肝、大肠经。

【功效】凉血止血，疗衄，止咳。

【应用】1. 本品用于热邪为患所致鼻衄、吐血、咳血、便血、尿血、崩漏等各种血证。配伍生地、生荷叶、生艾叶为四生丸，治血热吐衄；配伍炮姜、艾叶，治寒证出血。

2. 用于肺热咳嗽、干咳或痰稠难出。

3. 用于实火、虚火口疮，取本品烧灰，加冰片少许，外用口疮处。

【用量】10～15g。

【按语】侧柏叶性寒而涩。叶乃凉散，收敛，善理血热妄行之出血证。其所治失血各证，单用、配方都有疗效。本品苦涩入肺，可以治疗肺热咳嗽。炒炭调涂可用于轻浅烧伤、口腔溃疡等。

白 及

【药用】为兰科多年生草本植物白及的地下块茎。夏秋季苗枯前采挖，除去残茎及须根，洗净，入沸水煮至内无白心，除去粗皮，晒干，切片或打粉用。

【性味与归经】苦、甘、涩，微寒。归肺、肝、肾经。

【功效】收敛止血，疗衄，消肿生肌。

【应用】1. 用于外伤出血、鼻衄、咯血、吐血等症，可单用，也可配伍使用。肺、胃出血研粉冲服，如独圣散。鼻衄可研粉吹入鼻内或塞于鼻出血处。

2. 用于疮疡肿痛。疮疡初起，配伍金银花、皂角刺、乳香同用等。疮疡溃后久不收口，本品研粉外用。

【用量】6～15g。研末服，每次2～5g。外用适量。

【按语】白及质极黏腻，性收涩，为止血良药。尤适用于肺胃出血、齿衄、鼻衄之证。且能入血分以泄热，治痈疡，未溃者可消散，已溃者可生肌。白及有敛肺补肺之功，以治肺痨咯血或肺痈。

阿 胶

【药用】为马科动物驴的皮经煎煮、浓缩制成的固体胶。捣成碎块或以蛤粉烫炒成珠用。

【性味与归经】甘，平。归肺、肝、肾经。

【功效】补血止血，止衄，滋阴润肺。

【应用】1. 用于血虚阴亏衄血、咯血、吐血等多种出血症，配伍生地、蒲黄以止吐衄。

2. 用于阴亏肺燥，咽喉干燥，干咳少痰，配伍马兜铃、牛蒡子、杏仁，如补肺阿胶汤。

3. 用于阴伤血亏，虚烦失眠，耳鸣等，配伍黄连、白芍。如黄连阿胶鸡子黄汤。

【用量】6～15g。

【按语】阿胶味甘平，质黏，入肝补血，入肾滋阴，入肺润燥。因其滋补黏腻，而有止血、止衄之力。常用本品治阴血不足，劳嗽吐衄等；又治阴虚火旺，虚烦不寐，耳鸣；或真阴内伤，虚风内动所致手足抽搐，面肌痉挛，眩晕等症。

血 余 炭

【药用】为人发洗净后的加工品。收集人发，除去杂质，碱水洗净，晒干。放瓷钵内或锅内，盖严，用泥封固，盖上放米少许，煅烧至米成黄色为度，待冷取出，退去火气，研极细末用。

【性味与归经】苦，平。归肝、胃经。

【功效】止血，消瘀，疗衄。

【应用】用于多种出血证，如咯血、衄血、便血、崩漏、尿血。创伤出血可直接敷于患处。鼻衄、齿衄可用其烧灰吹、撒出血处。

【用量】6～10g。研末冲服，每次1.5～3g。

【按语】李时珍有:"发乃血余,故能治血",血余炭为一味止血之良剂。对多种出血均有止血作用。本品止血兼能消瘀,故不致留瘀为患。

蒲 黄

【药用】为香蒲科水生草本植物水烛香蒲、东方香蒲或同属植物的花粉。夏季采收蒲棒上部黄色雄花序,晒干碾轧、筛出花粉。生用或炒用。

【性味与归经】甘,平。归肝、心经。

【功效】止血,活血,疗衄。

【应用】用于各种出血证,如衄血、齿衄、咯血、吐血、便血、尿血,以及创伤性出血等。本品止血多用炒蒲黄,无论单服还是配合其他止血药同用皆可止血。

【用量】6~10g,包煎。冲服每次3g。

【按语】蒲黄甘平,归心肝二经。无论炒用生用,皆有止血活血作用,广泛用于吐血、衄血、便血及瘀血阻滞,心腹疼痛,产后瘀血作痛等。《中药大辞典》谓:"外治重舌,口疮,聤耳流脓,耳中出血"。本品有收缩子宫作用,孕妇不宜使用。

花 蕊 石

【药用】为矿石类含蛇纹石大理岩之石块。火煅,研细,水飞用。

【性味与归经】酸、涩,平。归肝经。

【功效】止血,化瘀,疗衄。

【应用】用于吐血、衄血、咯血等内伤出血。如内损血入脏腑,可热煎童子小便,入酒少许,调服花蕊石散。金创、跌损外伤出血,单用本品粉剂撒于患处,血可立止。

【用量】9~15g。散剂,每次1~3g。外用适量。

【按语】花蕊石,气平味酸涩,其功专止血,既可止内溢之血,又能止外伤之血。本品尚有化瘀作用,故尤宜于瘀血阻滞所致之衄血等。

棕 榈 炭

【药用】为棕榈科常绿植物棕榈树的叶鞘纤维(即叶柄基部之棕毛)。冬至前后采收。一般以陈棕煅炭用。

【性味与归经】苦、涩,平。归肺、肝、大肠经。

【功效】收敛止血,敛衄。

【应用】用于衄血、咯血、便血及崩漏等而无瘀滞者。可配伍血余炭、地榆等。

【用量】6~15g。研末服,每次1~2g。

【按语】棕榈炭苦涩性平,为收敛止血之品。主要用治于衄血、咯血、便血、崩漏等失血而无瘀滞者,有瘀血者慎用。

花 生 衣

【药用】为蝶形花科一年生草本植物落花生的种仁的种皮。秋季荚果成熟时采挖。花生衣可从糖果厂、榨油厂收集。

【性味与归经】甘、涩,平。归肺、脾、肝经。

【功效】收敛止血,生血敛衄。

【应用】用于各种血证,鼻衄、咯血、吐血、尿血、崩漏、紫癜,或外伤出血。本品除止血外,还可以加速血肿消退。

【用量】6~10g。

【按语】有报道花生衣能对抗纤维蛋白的溶解,有促进骨髓制造血小板的功能,缩短出血时间,从而起到止血作用。花生衣味甘涩,以收敛止血见长,对于离经之血皮下瘀血皆有止血作用,且能加速血肿消退。

三 七

【药用】为五加科多年生草本植物三七的根。秋季开花前采挖,晒干,生用。

【性味与归经】甘、微苦,温。归肝、胃经。

【功效】散瘀止血，消肿止痛，止衄。

【应用】1. 用于各种出血证，如衄血、咯血、牙龈出血、吐血、便血等。单独研粉服用或配伍其他止血药应用，如化血丹、配伍花蕊石、血余炭，研末服。

2. 用于血瘀阻滞，跌打损伤，疼痛诸证，如心绞痛，或外伤性耳鼻喉瘀血疼痛皆可使用，如云南白药。

【用量】研粉服，每次 2～5g。外用适量。

【按语】三七有五加科、菊科、景天科三个不同科属，均有散瘀止血作用，而五加三七消肿定痛，菊叶三七有解毒消肿作用，景天三七又有安神之功。三七不仅止血作用良好，而且又能活血散瘀，有“止血不留瘀”的特点。三七还有止痛作用，不论气滞血阻，风湿诸痛均可治疗。

生地黄

【药用】为玄参科多年生草本植物地黄的根。春秋两季采挖，除须根，鲜用。干燥，切片，生用或制用。

【性味与归经】甘、苦，寒。归心、肝、肾经。

【功效】清热凉血，养阴生津，止衄。

【应用】1. 用于热入营血所致的身热口干、舌绛、咽干等症，本品常与玄参、牡丹皮配伍，如清营汤。

2. 用于阴虚内热，虚火上炎所致咽喉疼痛、咽干等症，本品与玄参、麦冬等配伍，如养阴清肺汤。

3. 用于血热妄行、衄血、咯血、吐血、便血，常与侧柏叶、生荷叶等药配伍。

4. 用于热病伤阴，口干口渴，舌红，本品配伍麦冬、沙参、玉竹，如益胃汤。亦可用于热甚伤阴，肠燥便秘，配伍玄参、麦冬、火麻仁等。

【用量】9～30g。

【按语】生地黄甘苦寒，入心肝肾三经。苦寒泄热，甘寒养阴，其质润以滋阴润燥。生地黄以养阴清热，凉血止衄为能，凡诸阴血不足，津液亏乏者皆可用之。用于衄血者，则以火热，或虚火致衄为宜。

栀子

【药用】为茜草科常绿灌木植物栀子的成熟果实。秋冬采收。生用或炒用。

【性味与归经】苦，寒。归心、肝、肺、胃、三焦经。

【功效】泻火解毒，清心除烦，凉血止衄，清利湿热。

【应用】1. 用于火热炽盛，高热神昏谵语，配伍黄连、黄芩、连翘，如清瘟败毒饮。

2. 用于血热妄行，吐血、衄血、尿血，配伍茅根、生地、黄芩等。

3. 用于火热、湿热为患之脓耳、鼻渊、疖肿，血热瘀滞之酒齇鼻等，用本品配伍清热解毒药。

4. 用于心肝郁热所致之心烦失眠，耳鸣、眩晕，咽喉干燥不适，声音嘶哑，情志不畅时加重等，可配合牡丹皮、柴胡、茯苓、白芍等，如丹栀逍遥散。

【用量】6～15g。

【按语】栀子以清三焦之火热见长，并有利小便兼凉血解毒之功。本品清火除烦，可治热病心烦或虚烦不眠，耳鸣不止之症；清热利湿以治湿热黄疸；凉血解毒以治吐衄、热毒诸症。古人清热泻火用生栀子，止血用炒焦栀子，又有栀子皮达表去肌肤热，栀子仁走里清内热之说。

大黄

【药用】为蓼科多年生草本植物掌叶大黄、唐古特大黄或药用大黄的根及根茎。于秋末茎叶枯萎或次春发芽前采挖。除去须根，刮去外皮切块干燥。生用，或酒炒、酒蒸、炒炭用。

【性味与归经】苦，寒。归脾、胃、大肠、肝、心经。

【功效】泻火凉血，活血祛瘀，止衄。

【应用】1. 用于阳明胃腑热盛的耳、鼻、咽喉、口齿之红肿热痛等症。可泻热通便泻下而达清上之目的，如凉膈散、承气汤、清咽利膈汤之属。

2. 用于火热亢盛，迫血外溢之吐血、衄血，可与黄芩、黄连同用，如泻心汤。

3. 用于瘀血阻滞诸证，如跌打损伤，瘀血作痛，本品与活血药配合使用，如复原活血汤。

4. 用于热毒壅盛，疮、疖、水火烫伤，可配合清热解毒药，内服、外用均可。

5. 治酒渣鼻，用大黄、硫黄各等份末，凉水调成糊状，睡前涂鼻部，每晚 1 次。

【用量】3～12g。外用适量。

【按语】大黄苦寒沉降，为泻火破积之要药。本品入阳明能荡涤肠胃实热积滞；入厥阴能清泻血分实热，并能消瘀活血。凡火热亢盛，迫血上溢、吐衄、目赤、咽肿、热毒疮疖；以及瘀滞经闭、跌打损伤、瘀血肿痛；热结便秘，高热神昏等，本品均可应用。大黄以清泻为功，既能泻实热火毒，又能凉血止血，行血破瘀。生用力猛，制用力缓。用其泻下必生用；邪气在上，欲其上达则非酒制不至。

赤 芍

【药用】为毛莨科多年生草本植物芍药或川赤芍的根。春秋季采挖，晒干、切片。生用或炒用。

【性味与归经】苦，微寒。归肝经。

【功效】清热凉血，祛瘀止痛。

【应用】1. 用于热邪所致血热妄行，吐血、衄血等症，常与生地、牡丹皮配伍使用。

2. 用于跌打损伤，治疗耳鼻咽喉外伤瘀滞，局部瘀血疼痛，配伍丹参、桃仁、红花等。

3. 用于热毒炽盛，耳鼻咽喉口腔部位之红肿热痛，痈肿等。配伍银花、穿山甲、连翘、当归等药，如仙方活命饮、夺命丹（配黄连、金银花、蚤休、甘草）等。

4. 用于气血瘀阻所致之耳鼻咽喉口腔疾患，配伍川芎、红花、桃仁等，如通窍活血汤。

【用量】6～15g。

【按语】赤芍苦寒，主入肝经血分，为凉血祛瘀之品。本品清血分之热，善于散瘀滞之血，用治一切血热、血瘀之证。对瘀血疼痛作用尤为显著。临床用于热入营血，发热、斑疹，血热妄行吐血、衄血，疮痈肿毒等症，均有良效。

牡 丹 皮

【药用】为毛莨科多年生落叶小灌木植物牡丹的根皮。栽培者多在秋季收获，除去须根、外皮，趁鲜湿时剥去木心，晒干。生用或炒用。

【性味与归经】苦、辛，微寒。归心、肝、肾经。

【功效】清热凉血，活血散瘀，止衄。

【应用】1. 用于血热而致吐血、衄血、温热病斑疹，配伍水牛角、生地、赤芍，如清热地黄汤（古书称犀角地黄汤）。

2. 用于火热炽盛，燔血为瘀，瘀热互结所致之耳鼻咽喉口腔部位之红肿热痛，有清热散瘀止痛之效。常配黄连、连翘、金银花等。

3. 用于外伤血瘀，及血瘀肿痛等，常与赤芍、乳香、没药配伍。

【用量】6～12g。

【按语】牡丹皮苦辛性寒，入心肝肾经。苦寒以清血热，辛散以行瘀血，功效凉血祛瘀，并具有凉血而不留瘀，活血而不动血的特点。所以本药常用于血热吐血、衄血，热病斑疹，痈肿疮毒，创伤瘀血，及气血瘀阻所致耳鼻咽喉口腔疾患等。又因其气清芳香疏散，又善清血中阴分之伏热，所以又治阴虚发热，无汗骨蒸等症。因其活血散瘀，孕妇慎用。

黄 连

【药用】为毛莨科多年生草本植物黄连、三角叶黄连或云连的根茎、根须及叶。秋季采挖 5～7 年的植株，除去苗叶、须根、干燥。生用或姜炒。

【性味与归经】苦，寒。归心、肝、胃、大肠经。

【功效】清热燥湿，泻火解毒，凉血。

【应用】1. 用于心火内盛，迫血妄行衄血、吐血等症，可配伍大黄、黄芩、白茅根、生地等药。

2. 用于湿热、热毒为患所致耳鼻咽喉口腔部位之疮疖、痈肿、口疮等症。常与黄芩、栀子、大黄等同用，如黄连解毒汤。

3. 用于心胃火盛，见高热，烦躁神昏之耳鼻咽喉口腔诸病，皆可配伍黄芩、栀子等应用，如清温败毒饮。

【用量】3～12g。

【按语】黄连大苦大寒，性燥，归心肝胃大肠经。大寒以清热，苦以泻火燥湿，为治热毒、湿热火邪之要药。长于泻心胃之火，清肠胃湿热，治高热、神昏；泻痢腹痛；血热妄行吐血衄血；火毒内蕴，胃火牙痛，疔毒痈疮，口舌赤烂，赤眼等。本品苦寒，脾胃虚弱者慎用。

黄　芩

【药用】为唇形科多年生草本植物黄芩的根。春秋两季采挖，除去残茎、须根，晒干，蒸透或开水润透切片。生用、酒炒或炒炭用。

【性味与归经】苦，寒。归肺、胆、胃、大肠经。

【功效】清热燥湿，泻火解毒，凉血止衄。

【应用】1. 用于湿热为患，脓耳、鼻渊、耳聋、耳鸣、耳疮等症，可用本品配伍清热解毒湿药，如龙胆泻肝汤。

2. 用于热毒为患，咽喉肿痛，疮痈火毒，以本品配银花、连翘等。

3. 用于血热妄行，鼻衄、耳衄、咯血等，可配伍白茅根、生地等凉血止血。

4. 邪入少阳，口苦咽干，耳鸣耳聋，或寒热往来等，配伍柴胡、半夏等，如小柴胡汤。

5. 肺经蕴热，上蒸鼻窍所致鼻窒、鼻渊、鼻疮等，可配桑白皮、栀子等，如黄芩汤。

【用量】3～10g。

【按语】黄芩为肺经之药，亦入足少阳胆经，其味苦能燥湿，寒能清热，得酒上行，能清上焦湿热。通过配伍，又能清大小肠、脾、肝诸经之火热，凉血止衄，并兼有安胎功效。适用于诸脏腑火热所致之衄血，或痈肿疔疮，及由肺经蕴热所致的耳鼻咽喉诸病等。

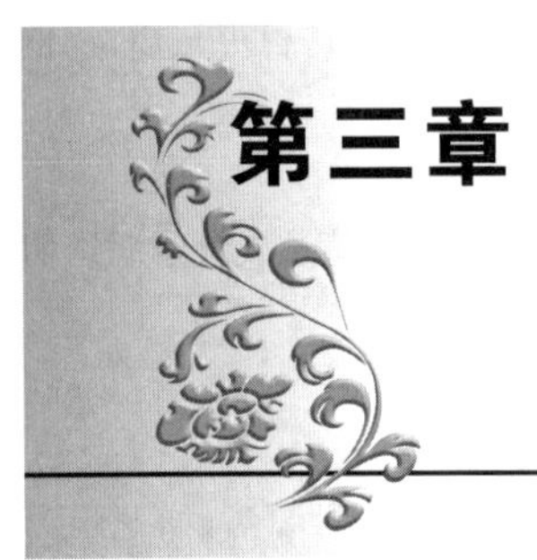

第三章

咽喉科类药物

一、清利咽喉类

山　豆　根

【药用】为豆科植物柔枝槐的根(广豆根),全年可采,以秋季采集者为佳,洗净,晒干,切片、生用。

【性味与归经】苦,寒。归肺经。

【功效】清热解毒,利咽喉,散肿止痛。

【应用】1. 用于热毒蕴结所致咽喉肿痛,齿龈肿痛等。常配伍金银花、射干、板蓝根、连翘、桔梗、牛蒡子等药。

2. 用于热毒所致痈疮疖肿。可磨汁或研末外敷患部。

【用量】6～12g。可外用含漱。

【按语】山豆根大苦大寒,能清泄肺胃之火,长于解毒利咽,消肿。适宜热毒炽盛的咽喉、齿龈肿痛症。近来有用本药治疗喉癌等。脾胃虚寒,少食便溏者慎用。

射　　干

【药用】为鸢尾科多年生草本植物射干的根茎。全年均可采挖,以秋季采收为佳,去苗茎、须根,洗净,晒干,切片。

【性味与归经】苦,寒。归肺经。

【功效】清热解毒,祛痰利咽。

【应用】1. 用于热毒、痰涎壅盛所致咽喉肿痛。常配伍黄芩、桔梗、甘草、升麻、马勃等,如射干汤。

2. 用于痰热壅盛咳喘证,用本药配伍桑白皮、马兜铃、桔梗等清热化痰止咳。

【用量】6～12g。

【按语】射干苦能降火,寒能胜热,入肺经,有泻火解毒,清肺消痰之功,为咽喉肿痛之要药。用治咽喉肿痛,或因痰水相结之咽喉不利,喘息有声之证。孕妇忌用本品。

薄　　荷

【药用】为唇形科多年生草本植物和家薄荷的茎叶,收获期因地而异,每年一般可采收2～3次。阴干,用时润软切段。

【性味与归经】辛,凉。归肝、肺经。

【功效】疏散风热,疏肝解郁,清咽喉,通鼻窍。

【应用】1. 用于风热外感,咽喉肿痛,声嘶,头痛,鼻塞,发热,微恶风,鼻干焮热等,常配伍连翘、金银花、牛蒡子等,如银翘散。

2. 用于肝气郁滞,咽喉梗梗不利或情志瘖等,用本品配伍白芍、柴胡等,如逍遥散。

3. 用于风热或肺热上蒸所致鼻塞,流涕黄稠,配伍苍耳子、白芷等,如苍耳子散。

【用量】6～12g。

【按语】薄荷辛凉,清轻凉散,又芳香开郁而通窍,可上清头目,下疏肝气,既可表散风热之邪,又能疏解气分之滞。常用治于外感风热,咽喉肿痛、鼻塞、发热咳嗽、头痛目赤、口疮,以及肝郁不舒之胸胁胀满诸症。尤其对于风热、肝郁所致咽喉疼痛不利等有良好的清利咽喉作用。

荆　芥

【药用】为唇形科一年生草本植物荆芥的带花序的全草或花穗。秋冬采收，阴干切段。生用、炒黄或炒炭用。

【性味与归经】辛，微温。归肺、肝经。

【功效】祛风解表，利咽喉，止血。

【应用】1. 用于风邪袭表，犯及肺卫所致之咽喉疼痛不利、声音嘶哑、鼻塞、头痛、发热等。无论风寒、风热之证均可应用。风寒者，配伍防风、羌活等，如荆防败毒散；风热者，配伍连翘、薄荷、桔梗等药，如银翘散。

2. 用于疮疖初起，而有表证者，如鼻疔、耳疮等，可配伍银花、连翘、防风等药。

3. 用于衄血、便血、崩漏等症，用本品炒炭并配伍其他止血药同用。

【用量】6～12g。

【按语】荆芥轻扬发散，入肺肝二经，辛而不烈，微温而不燥，性质平和，以辛散疏风为功。既可用于风寒，又能疏解风热，并可疏散血中之风热。适于风邪所致咽喉肿痛、鼻塞、头痛，及麻疹透发不畅，或风疹瘙痒，以及疮毒诸证。炒炭对吐血、衄、崩漏血证也有疗效。

紫　苏　梗

【药用】为唇形科一年生草本植物紫苏的梗，每年 7～9 月采收地上部分，阴干，切段用。

【性味与归经】辛、甘，微温。归肺、脾、胃经。

【功用】宽胸利膈，理气解郁，利咽喉。

【应用】用于肝郁气滞，胸胁痞闷作胀，咽喉不适、或梗梗不利，痰堵感等，用本品配伍半夏、茯苓、陈皮等，如半夏厚朴汤。

【用量】6～12g。

【按语】紫苏梗辛温，为理气解郁，止痛安胎之品，又有解郁利咽之效，用以治疗肝气郁滞，或痰气交阻于咽喉所致之咽喉不适，梗梗不利等有良好疗效。

马　勃

【药用】为马勃科植物大颓马勃、紫颓马勃与脱皮马勃的干燥子实体。秋季采收，除去外层硬皮，切成方块，或研粉用。

【性味及归经】辛，平。归肺经。

【功效】清肺，利咽，解毒，止血。

【应用】1. 用于肺热咳嗽、失音、咽喉肿痛等症，可配伍元参、板蓝根，千层纸、射干等药。

2. 用于血热所致吐血、衄血证，单用或配伍其他药均可。外伤出者，可用本品外敷。

【用量】3～6g。

【按语】马勃味辛质轻，入肺经，能宣散肺经郁热，尤长于利咽解毒消肿，为治风热咽喉肿痛，咳嗽失音之品。本品有止血作用，对外伤出血，用本品外敷效果亦佳。

橄榄(青果)

【药用】为橄榄科橄榄属植物橄榄的果实，果实成熟后采摘，晒干或阴干，或用盐水浸渍后晒干。

【性味与归经】甘、涩、酸，平。归肺、胃经。

【功效】清肺，利咽喉，生津，解毒。

【应用】1. 风火、肺热所致咽喉红肿疼痛，本品配伍清热解毒之品。慢性咽喉疾患，咽喉干痛、声嘶、口舌干燥，本品配伍养阴清热开音之药。

2. 热邪上炎，口舌生疮，本品烧成炭，配伍青黛研粉，外敷患处。

3. 河豚及酒中毒之症，单用本品煎服。

【用量】6～12g。

【按语】橄榄又名青果，甘涩酸平，入肺胃经，有生津止渴，清肺，利咽喉，解毒之用。常用于风热咽喉疼痛、声嘶、咳嗽等症。

乌 梅

【药用】为蔷薇科落叶乔木植物梅树未成熟果实的加工熏制品。五月立夏节前后采收,低温焙至果肉呈黄褐色,呈皱皮,再焖至黑色,即成。去核生用或炒炭用。

【性味与归经】酸、平,归肝、脾、肺、大肠经。

【功效】敛肺涩肠,生津利咽,安蛔。

【应用】1. 用于阴虚肺燥,咽喉干痛不适,或梗梗不利,咽痒久咳等。常配玄参、麦冬、薄荷、桔梗、甘草等。

2. 用于虚热消渴。本品味酸,酸能生津,故有生津止渴之效。可治疗咽干口燥,消渴烦闷之症。

3. 用于鼻鼽,流涕清稀量多者,可配益气温阳药物,有收涩止涕作用。

【用量】6～15g。大剂量可用到30g。外用适量,捣烂或炒炭研末外敷。

【按语】乌梅味酸涩气平,其性重在收敛,归肺能敛肺止咳,入肠能涩肠止泻,走下能固崩止血,均为取其酸涩收敛之性。然乌梅之酸,入胃有益胃生津止渴之效。临床见肺胃阴虚,咽喉干痒,梗梗不利,久咳,久泻便血,妇女崩漏不止,烦渴,纳呆,以及蛔厥腹痛等病证,均可应用。本品外用尚有开窍启闭及去胬肉死肌之功。

白 僵 蚕

【药用】为蚕蛾科昆虫家蚕的幼虫,在未吐丝前因感染白僵菌,发病致死的僵化虫体。晒干生用,或炒用。

【性味与归经】咸、辛,平。归肝、肺经。

【功效】祛风止痛,解毒散结,利咽开音。

【应用】1. 用于风寒侵袭咽喉,咽喉不利,声音嘶哑,常配荆芥、防风等,如六味汤。

2. 风热侵袭咽喉所致咽喉肿痛,风热牙痛等,常配伍黄芩、桔梗、甘草等,如桔梗汤。

3. 用于肝风内动,或痰热壅盛所致口眼㖞斜,面部肌肉抽动。配伍全蝎、白附子,如牵正散。

4. 用于热毒、痰热所致疔肿丹毒、瘰疬痰核,耳疖、鼻疔,常与清热解毒,软坚祛痰药配伍。

5. 用于痰浊上犯鼻腔咽喉所致之结节、息肉、癌肿、肌膜增厚等,常配伍浙贝母、半夏、陈皮、蝉衣,薄荷等。

【用量】3～15g。

【按语】白僵蚕辛咸气平,入肝,肺二经。辛味发散泄热,咸以软坚散结,并祛风化痰。常用于风寒、风热、痰结所致之鼻咽喉疾患,及痰热惊痫,头风齿痛,风疹作痒,中风口㖞,喉痹肿痛、声带结节、息肉,瘰疬痰核等症。

桔 梗

【药用】为桔梗科多年生草本植物桔梗的根。春秋二季采挖,而以秋季采挖者体重质实,品质优良,除去苗茎,洗净,晒干,切片。

【性味与归经】苦、辛,平,归肺经。

【功效】开宣肺气,利咽,祛痰,排脓。

【应用】1. 用于咽痛音哑,胸膈痞闷、咳嗽痰多,或咳嗽不爽等症。可配甘草、牛蒡子、蝉蜕等,如甘桔汤。

2. 风热袭喉,咽喉疼痛,声音嘶哑,可配桑叶、菊花、杏仁等,如桑菊饮。

3. 邪浊袭肺,或肺虚久咳,音哑,可配诃子、甘草等,如诃子清音汤。

4. 用于肺痈,胸痛、咳吐脓血、痰黄腥臭等症。本品有排脓之效,如桔梗汤。

【用量】6～10g。

【按语】桔梗辛苦性平,主入肺经,功于宣肺祛痰,利咽开音,为治疗咽喉疾患之要药。因其性平,故若配伍得当,可应用于各种病因所致之咽喉不利、不适之症。然对于肺热、风热所致之咽喉疾患尤为适宜。

万　年　青

【药用】为百合科植物万年青的根茎或全草。秋季采根茎，洗净，去须根，鲜用或切片晒干用。

【性味与归经】苦、微甘，寒。有小毒。归肺、心经。

【功效】清热解毒，利咽喉，强心利尿。

【应用】1. 用于热毒为患，咽喉肿痛，白喉，及疮疖，本品可与连翘、黄芩配伍应用。

2. 用于心气不足，水肿，可与黄芪、茯苓、五加皮配伍应用。

【用量】6～12g。

【按语】万年青苦寒微甘，苦寒以清热解毒，归肺心经，肺气通于咽喉，故有清咽利喉，解毒消肿之用。常用于火热邪毒所致之急性咽喉口腔疾患。《本草从新》谓："治咽喉急闭，捣汁入醋少许，灌之，吐痰，立开"。本品苦寒，有毒，过服可致恶心、呕吐、腹泻、胸闷、眩晕、心悸、四肢发冷等，临床用量不宜过大。脾胃虚弱者慎用。

牛　　膝

【药用】常用的有怀牛膝和川牛膝。怀牛膝为苋科多年生草本植物牛膝的根；川牛膝包括苋科多年生草本植物头序杯苋及川牛膝(甜牛膝)的根。冬季苗枯时挖根，干燥或经硫黄熏后保存。切片生用或酒炒用。

【性味与归经】苦、酸，平。归肝、肾经。

【功效】补肝肾，引血下行，活血通淋。

【应用】1. 用于阴虚火旺所致牙龈肿痛、口舌生疮、咽喉干燥、肿痛、吐衄等症，本品配伍生石膏、知母、麦冬、地黄等药，如玉女煎。

2. 用于肝阳上亢所致眩晕、耳鸣、耳聋，可配伍白芍、龙骨、牡蛎等，如镇肝熄风汤，用本品取其引血下行之用。

【用量】6～30g。

【按语】牛膝苦酸平，归肝肾经，生用活血祛瘀，引血下行。咽喉为诸经循行之要冲，火热易积聚于咽喉而致其红肿疼痛等，故用牛膝引热下行，使火热趋下，则咽喉火患得解。适用于因火热、虚火上炎所致之咽喉口腔诸患。尤其对虚火所致之咽喉干燥肿痛、齿龈肿痛、口舌生疮、吐衄，眩晕、鸣聋等有良好疗效。

牛　蒡　子

【药用】为菊科两年生草本植物牛蒡的成熟种子。秋季采收、晒干，生用或炒后捣碎用。

【性味与归经】辛、苦，寒。归肺、胃经。

【功效】疏散风热，消肿利咽，解毒。

【应用】1. 用于外感风热或火热邪毒所致之咽喉肿痛，咳痰不利。本品配伍薄荷、荆芥、桔梗、银花、连翘等药，如银翘散、清咽利膈汤。

2. 用于温热邪毒所致疮疖、咽喉肿痛化脓及痄腮等症。常配伍板蓝根、黄芩、黄连、连翘等，如普济消毒饮。

【用量】6～12g。

【按语】牛蒡子辛开苦泄，入肺胃经，在透散之中又有清泄之力，既能疏散风热又能清热解毒。可用治于风热外感，咽喉肿痛，肺热咳嗽，斑疹不透及痈肿疮毒等。本品性偏滑利，非热盛者不可使用。若脾气不实，用之有泄泻之弊。

大　青　叶

【药用】为十字花科二两生草本植物菘蓝或爵床科多年生灌木状草本马蓝，蓼科一年生草本植物蓼蓝等的叶或枝叶。均夏秋采收叶片，晒干生用或鲜用。

【性味与归经】苦，大寒。归心、肺、胃经。

【功效】清热解毒，消肿利咽，凉血消斑。

【应用】1. 用于火热毒盛所致口疮、咽喉肿痛、乳蛾、丹毒等症。以本品单用，或配伍清热解毒药同用。

2. 用于温病热毒所致咽喉肿痛、溃烂、化脓、痄腮等急性热病。可用本品配伍清热泻火，凉血解毒之品。

【用量】10～30g。鲜品可用至60g。

【按语】大青叶苦以降泄，寒以清热，长于清心、胃热毒，既走气分，又走血分。用于温病热毒传入气分之高热烦渴及内陷血分之发斑、神昏等症。尤其对肺胃火毒炽盛所致之咽喉肿痛、口舌生疮，火毒外发丹毒、痄腮、疮疡肿毒等症有较好疗效。

冰 片

【药用】为龙脑香科常绿乔木龙脑香的树干经蒸馏冷却而成结晶，或为樟脑、松节油等化学方法合成加工制的成品。成品贮于阴凉处，密闭。用时不能经火。研粉用。

【性味与归经】辛、苦，微寒，归心、脾、肺经。

【功效】清热止痛，消肿利咽，开窍醒神。

【应用】1. 用于热毒为患的疮疡、咽喉肿痛、口疮、目疾。如治咽喉肿痛，配伍硼砂、朱砂、玄明粉等，研末外用，如冰硼散。

2. 用于风热或火热袭鼻及鼻息肉等所致之鼻塞，常配苍耳散、硇砂散研末外用。

【用量】0.3～1g，入丸散。外用适量。

【按语】冰片辛散苦泄、芳香走窜，善通诸窍，又散郁火，辟秽浊。常用于神志昏迷、痉厥等症。外用又有散火解毒，清利咽喉，消肿化腐止痛的功效，常用于咽喉肿痛、化脓、口舌生疮、耳肿耳脓、牙痛、疮疡疔毒等症。因其气清芳香，外用又能通透鼻窍，故常用于各种鼻塞之患等。

芒硝(玄明粉)

【药用】为含硫酸钠的天然矿物经精制而成的结晶体。芒硝经风化失去结晶水而成的白色粉末，称元(玄)明粉。

【性味与归经】咸、苦，寒。归胃、大肠经。

【功效】清热消肿，化腐生肌，软坚，泻下。

【应用】1. 用于热邪为患的咽喉肿痛、口舌生疮、疔疮疖肿、目赤肿痛。用玄明粉配伍硼砂、朱砂、冰片外用，如冰硼散。芒硝内服常配黄芩、连翘、栀子、金银花等，如清咽利膈汤。

2. 用于实热积滞，大便燥结，常与大黄相须为用，如大承气汤。

【用量】10～15g

【按语】芒硝(玄明粉)咸苦寒，入胃大肠经。本品咸以软坚，苦以降下，寒以清热。用于实热火毒所致咽喉口腔疾患，伴有发热、便秘者效果尤佳。玄明粉外用有清热消肿，化腐生肌的作用，常用于咽喉肿痛、化脓、口舌生疮、疮痈及目赤肿痛等。芒硝内服宜冲入药汁内，或开水溶化后服。孕妇忌用。

板 蓝 根

【药用】为十字花科植物菘蓝和爵床科植物马蓝的根。

【性味与归经】苦，寒。归心、肺经。

【功效】清热解毒，凉血，利咽。

【应用】1. 用于火热毒邪所致咽喉肿痛不利，用本品配伍连翘、牛蒡子、马勃等，如普济消毒饮。

2. 用于温热毒邪所致温病、斑疹、丹毒、痄腮及痈疮肿毒。

【用量】15～30g。

【按语】板蓝根味苦性寒，入心肺经，凉血解毒力强，用以治疗咽喉肿痛、疮疡疖肿、丹毒、腮腺炎等效果较佳。近年常用本品治疗病毒性疾病。

穿 心 莲

【药用】为爵床科一年生草本植物穿心莲的全草，秋季刚开花时采收，切段，晒干，生用或鲜用。

【性味与归经】苦，寒。归肺、胃、大肠、小肠经。

【功效】清热解毒，消肿利咽，燥湿。

【应用】1. 用于热邪犯及肺胃而致咽喉肿痛、肺痈等症。咽喉肿痛，本品配伍牛蒡子、大青叶以清肺利咽；肺痈咳痰如脓，配伍鱼腥草、冬瓜仁、桔梗。

2. 湿热为患所致湿疹、泻痢、热淋，单用本品或配伍他药。

【用量】9～15g。

【按语】穿心莲苦寒，苦以降泄，寒以清热，入肺胃大小肠经而清肺胃肠火热。咽喉为肺胃之门户，肺胃火热上蒸咽喉，则致咽喉红肿疼痛等，清泄肺胃火热则咽喉火热得除，而肿痛可消，故本品有清热解毒，消肿利咽之功。常用于火热上蒸所致之咽喉红肿疼痛、化脓之患。但本品苦寒，易伤脾胃，故应中病即止。素有脾胃虚寒者慎用。

牛　黄

【药用】为牛科动物牛的胆囊结石，称天然牛黄。由牛胆汁经提取加工而成的称人工牛黄。研末冲服或入丸散。

【性味与归经】辛，凉。归肝、心经。

【功效】清热解毒，消肿利咽，化痰开窍，熄风止痉。

【应用】1. 用于热毒壅结所致的咽喉肿痛、溃烂、口舌生疮、痈疽疔毒等症。治咽喉肿烂，可与珍珠为末吹喉。治痈毒、癌瘤、瘰疬等症，以本品为主药，与麝香、乳香、没药合用，如犀黄丸。

2. 用于耳鼻咽喉口腔疾患火热炽盛，热入心包，或痰热阻闭心窍所致的神昏、惊风抽搐、口噤之证。单用本品为末，冲服，若与麝香等开窍药同用，其效尤著，如安宫牛黄丸。

【用量】0.2～0.5g，入丸散剂。外用适量。

【按语】牛黄味苦性凉，气芳香，入心、肝二经。走肝经，有凉肝熄风定惊之效，入心经，有清心开窍豁痰之功，又有良好的清热解毒，消肿化腐功能。对于火热所致咽喉口腔疾患有良好疗效。对咽喉肿痛腐烂、口腔溃疡，内服外用，功效俱佳。对热病神昏谵语，中风痰迷昏厥，癫痫狂证躁动及惊风抽搐惊厥等证均可应用。

蟾　酥

【药用】为蟾蜍科动物中华大蟾蜍和黑眶蟾蜍的耳后腺所分泌的白色浆液，经收集干燥而成。在夏季捕捉、采集其腺体中的白色分泌物，涂于玻璃板，或圆形的模型中晒干贮存。用时以碎块置酒或牛奶中溶化，然后风干或晒干研细。

【性味与归经】辛，温。有毒。归心经。

【功效】开窍，止痛，解毒，消肿利咽。

【应用】1. 用于咽喉肿痛、各种牙痛、疮疡、瘰疬等。如喉风、烂喉丹痧，乳蛾所致咽喉肿痛，用本品配伍牛黄、雄黄、冰片，如六神丸。

2. 用以治疗各种癌症，如鼻咽癌、喉癌、肝癌、肠癌、白血病、皮肤癌，内服或外用皆有一定疗效。

【用量】入丸散，每次 0.015～0.03g。

【按语】蟾蜍辛温有毒，其性温散，能发散一切火郁热毒，为解毒消肿止痛良药。本品常用于咽喉肿痛、疮肿、痈疽等。本品有毒，内服切勿过量，外用不可入目。孕妇忌用。

马鞭草

【药用】为马鞭草科多年生草本植物马鞭草的全草或根。6～8 月花期割取地上部分，根全年可采。晒干，切段用。

【性味与归经】苦、辛，微寒。归肝、脾、膀胱经。

【功效】清热解毒，活血利咽，利尿。

【应用】1. 用于热毒所致痈肿疮毒、牙龈肿痛、喉痹、乳蛾等症。内服外用均有效。亦可用于白喉等疫毒性咽喉病。

2. 用于水肿实证，本品有利尿和活血双重作用。

【用量】9～30g。

【按语】马鞭草辛苦寒，入肝脾膀胱三经。本品具有清热解毒，活血散瘀，消肿利咽的作用。常用于治疗外感火热所致之发热、咽喉肿痛、牙疳等。

金果榄

【药用】为防己科植物常绿缠绕藤本金果榄，或青牛胆的块根。9～11 月间挖取块根，除去茎及须根，洗净，晒干，备用。

【性味与归经】苦，寒。归脾、肾经。

【功效】清热解毒，利咽止痛。

【应用】1. 用于热邪为患所致咽喉肿痛，本品切片含服。

2. 用于热毒为患口舌生疮，本品磨醋涂患处。

3. 用于热咳失音，品配伍蝉衣、千层纸等。

4. 用热毒疮痈、腮腺炎、阑尾炎、乳腺炎、肠炎，煎汤内服。

【用量】6～15g。

【按语】金果榄苦寒，能治内外热邪，遍身恶毒，有清热解毒之功。对于急乳蛾、咽喉肿疼、目痛、耳胀等亦有良好疗效，故又有清热解毒，消肿利咽之用。用本品磨外涂，疗疮肿痈毒，内服治高热、胃痛等症。

朱 砂 根

【药用】为紫金牛科常绿小灌木植物朱砂根及矮茎朱砂根的根及全株。秋季采挖，晒干，切段生用。

【性味与归经】苦、辛，微寒。归肺、肝经。

【功效】清热解毒，活血止痛，利咽喉。

【应用】1. 用于肺胃实火所致的咽喉肿痛、白喉、牙龈肿痛。治咽喉肿痛可单用，亦可配伍玄参、甘草、山豆根同用。治白喉可与黄芩、连翘、土牛膝配伍使用。

2. 用于跌打损伤肿痛及风湿疼痛。单味煎服或酒浸服。

【用量】9～15g。

【按语】朱砂根，辛以行血，苦寒以清热，有清热解毒，活血止痛，清利咽喉之效。《本草纲目》谓："主治咽喉肿痛"。用于肺经实火咽喉、口齿之患。亦可用于气血瘀滞所致疼痛、风湿疼痛之症。

酸浆草(挂金灯)

【药用】为茄科植物酸浆带宿萼的成熟果实及全株。秋季果壳呈橙红色时采摘(称挂金灯)，晒干，生用。全草于夏、秋季采集(又称灯笼草)，晒干，生用或用鲜品。

【性味与归经】苦、酸，寒。归心、肺经。

【功效】清热解毒，利咽化痰。

【应用】1. 用于热毒壅盛，或痰热炽盛之咽喉肿痛或溃烂。本品单用或配伍黄芩、玄参、牛蒡子等。

2. 用于痰热咳嗽，本品与瓜蒌、前胡等配伍。

【用量】6～12g。

【按语】酸浆草苦寒而酸，临床多用其清热解毒，化痰利咽之功。主要用于治疗乳蛾、喉痹所致咽喉肿痛、咳嗽痰黄等。本品另有利尿除湿之效，用以治疗湿热发黄、小便淋漓。外用本品研末调敷治疗湿疹、脓疱疮。

《中药大辞典》载有两种称作"灯笼草"者。其一，即酸浆草，又称金灯草；果实称挂金灯，为茄科植物酸浆的全草，临床常用者多为本品。其二，为茄科植物灯笼草的全草，能清热行气，止痛消肿，亦有治疗感冒、痄腮、喉痛等作用。

点 地 梅

【药用】为报春花科植物点地梅的全草，开花时采收全草，洗净，晒干或阴干。

【性味与归经】苦、辛，寒。归肺、肝经。

【功效】清热解毒，消肿止痛，利咽喉。

【应用】用于热毒为患的咽喉肿痛，常配伍板蓝根、玄参、金果榄、连翘等。亦可单用煎汤频饮。

【用量】9～15g。

【按语】点地梅又名喉咙草，辛苦寒以清热解毒而利咽，消肿止痛而治跌打损伤。本品单用即可治疗乳蛾、急咽痹、口疮等症，亦可用于急性肠炎。

金 荞 麦

【药用】为蓼科多年生草本植物野荞麦(天荞麦)的根茎及块根。秋季采挖，洗净，晒干，切成段或切小块用。

【性味与归经】苦，平。归肺、脾、胃经。

【功效】清热解毒，消肿利咽，活血。

【应用】1. 用于热毒为患之咽喉肿痛、肺痈及肺热喘咳。常配伍大青叶、牛蒡子等。

2. 用于风湿痹痛，血瘀经脉，可配伍苍术、当归、五加皮等。

【用量】15～30g。

【按语】金荞麦苦平，有清热解毒，消肿利咽之效。临床用本品治疗咽喉肿痛，肺热咳嗽，瘰疬疮疖等有一定疗效。因本药性平，故用量宜大，方能奏效。

鱼腥草

【药用】为三白草科植物蕺菜的全草。夏秋间采集，洗净，晒干。

【性味与归经】辛，微寒。归肺经。

【功效】清热解毒，消肿利咽。

【应用】1. 用于热毒为患所致之咽喉红肿热痛、痈肿化脓等。用本品配伍金银花、蒲公英、连翘等。

2. 用于肺经蕴热所致耳鼻咽喉疾患，流涕黄稠，痰稠黄，肺痈，咳吐脓血等，用本品配伍黄芩、贝母、桑白皮、薏苡仁、芦根等药。

【用量】15～30g。

【按语】鱼腥草辛寒入肺，能散热解毒消肿，常用治疗热毒痈肿，尤适合热毒、肺热、痰热壅滞之耳鼻咽喉诸证。对鼻渊、咳喘、吐脓血的肺痈证亦为佳品。

蒲公英

【药用】为菊科多年生草本植物蒲公英的带根全草。夏、秋两季采收，洗净晒干，鲜用或生用。

【性味与归经】苦、甘，寒。归肝、胃经。

【功效】清热解毒，利湿。

【应用】用于火热毒邪为患所致咽喉肿痛、鼻渊、耳鼻咽喉痈疮疔毒及目赤肿痛等。如咽喉肿痛，配伍鱼腥草、玄参、板蓝根、金银花等药。痈疮疖毒，常配野菊花、金银花、紫花地丁等，如五味消毒饮。

【用量】10～30g。

【按语】蒲公英甘苦性寒，功能清热解毒，长于泄降，能散滞气，消肿散结。常用于咽喉肿痛、乳蛾、咽喉痈肿等。对耳鼻咽喉口腔科痈肿疖毒，均有良好功效。本品内服外用均可。大剂量服用，可致缓泻。

野菊花

【药用】为菊科多年生草本植物野菊等的头状花序。秋季花盛开时采收，晒干或烘干。

【性味与归经】苦、辛，微寒。归肺、肝经。

【功效】清热解毒，消肿利咽。

【应用】用于热毒为患，痈疖疮毒，咽喉肿痛，目赤肿痛，耳鼻生疮，单用煎服，局部外敷均可。本品常与蒲公英、紫花地丁等配伍，如五味消毒饮。

【用量】10～30g。

【按语】野菊花苦辛微寒，入肺肝二经，以清热解毒见长，治疗耳鼻咽喉口腔痈疮疖肿有良好疗效。野菊花除花外，叶、根亦有疗效，并可煎汁外搽，或捣烂外敷，有消肿定痛作用。

紫花地丁

【药用】为堇菜科多年生草本植物紫花地丁的带根全草。夏季果实成熟时采收，洗净，晒干，切段。

【性味与归经】苦、辛，寒。归心、肝经。

【功效】清热解毒，消肿利咽。

【应用】1. 用于火热邪毒为患之咽喉肿痛、咽喉痈肿、乳蛾，以及耳鼻咽喉口腔之疔疖、丹毒等有红肿焮痛者。常与金银花、野菊花、蒲公英配伍，如五味消毒饮。

2. 用于毒虫咬伤、蛇蛟伤，本品鲜品取汁或连渣加少许雄黄捣匀外敷。

【用量】10～30g。

【按语】紫花地丁苦泄辛散，寒以清热解毒，入心肝血分，以凉血消肿，故有清热解毒，消肿利咽之效。用治火热邪毒所致之乳蛾、咽喉痈肿有良好疗效。对于耳鼻咽喉口腔科之疔疖疮毒亦有较好的治疗作用。无论内服、外敷均有效。

千 里 光

【药用】为菊科多年生攀缘性草木藤本千里光的全草。秋季收割全草晒干切段。

【性味与归经】苦，寒。归肺、肝、大肠经。

【功效】清热解毒，消肿利咽，明目。

【应用】用于火热邪毒为患，咽喉肿痛、疮痈肿毒、丹毒、肠痈等。单味煎汁内服、外用均可。配伍野菊花、牡丹皮疗效更佳。用于目赤肿痛，与夏枯草、野菊花配伍。

【用量】15～30g。

【按语】千里光有外科圣药之誉，本品苦寒，入肺、肝、大肠三经，以清热解毒为功，可用治于咽喉肿痛、乳蛾、咽喉痈等。近年来治疗急性咽喉炎、急性扁桃体炎、上感、疖肿都取得了较好疗效。

蚤 休

【药用】为百合科多年生草本植物蚤休(七叶一枝花)的根茎。秋末冬初采挖，除去须根，洗净晒干，切片。

【性味与归经】苦，微寒。有小毒。归肝经。

【功效】清热解毒，消肿止痛，熄风定惊。

【应用】1. 用于咽喉痈肿疮毒及耳鼻咽喉口腔科痈疖肿毒等。单用本品煎服，或研末醋调敷于患部皆可。本药配伍黄连、赤芍、银花治肿毒、疔疮，如夺命丹。

2. 用于热极生风，热病神昏、抽搐等症，配伍钩藤、蝉衣等。

【用量】6～12g。

【按语】蚤休，又称重楼，苦而微寒，入肝经血分，清热解毒力强，长于治痈疮疔毒，为治疗热毒疮疡以及耳鼻咽喉口腔之痈肿疔疖、咽喉肿痛之常用品。近来用本品治癌症有一定疗效。

金 银 花

【药用】为忍冬科多年生半常绿缠绕性木质藤本植物金银花的花蕾。夏初当花含苞未放时摘取，阴干。生用或制为露剂用。

【性味与归经】甘，寒。归肺、胃、大肠经。

【功效】清热解毒，消肿利咽。

【应用】1. 用于风热邪毒，侵袭肺卫所致咽喉肿痛及耳鼻咽喉口腔诸病有风热表证者，配伍连翘、薄荷、牛蒡子等，如银翘散。

2. 用于热毒为患而致耳鼻咽喉口腔之疮、痈、疖、肿，本品配伍蒲公英、野菊花、紫花地丁等，如五味消毒饮。

【用量】10～30g。热毒甚者，可用至60g。

【按语】金银花，味甘性寒，气味芳香，既可清风温之热，又可解血中之毒，故有清热解毒，消肿止痛，清利咽喉之效。适用于风热、火热邪毒所致之耳鼻咽喉口腔科急性疾患而有红肿热痛者。本品治疗温热之病，适用于温病卫、气、营、血之各个阶段。配伍得当，可用治诸多疾患，如临床用银翘散治风温在表之证，是借其轻扬、芳香透达之性；用仙方活命饮治疗痈疖肿毒，时用其解毒之力。金银花露气味芬芳，用于暑月，有清暑解毒之效等。

连 翘

【药用】为木樨科落叶灌木植物连翘的果实。白露前采初熟果实，色尚青绿，称之青翘；寒露前采熟透果实则为黄翘。青翘采得后即蒸熟晒干，筛取籽实为连翘心。以青翘为佳，生用。

【性味与归经】苦，微寒。归心、肺、胆经。

【功效】清热解毒，消痈散结。

【应用】1. 用于外感风热、温热表证，表现在耳、鼻、咽、喉、口齿病初起发热恶风者，常配金银花、薄荷等，如银翘散。

2. 用于热毒为患之疮痈疖肿或瘰疬结核等症，本品配伍天花粉、野菊花等。

3. 用于心火炽盛，热入心包，高烧、烦躁神昏，常配合水牛角、莲子心，如清宫汤。用治心火下移于小肠，小便淋涩疼痛等，配伍淡竹叶、茅根等。

【用量】6～15g。

【按语】连翘味苦性寒，苦以泻火，寒能清热，其轻清而浮，透散表里，能去上焦诸热。用以治疗外感风热，或温病邪入心包，烦躁、神昏及血热发斑等。本品善清心火，并能宣畅气血，以散血结气聚，有消肿散结之功，而治疮痈肿毒、瘰疬结核，古称本品为疮家圣药。用治耳鼻咽喉口腔疾患，则主要用于外感性疾病的初期，或因火热结聚所致的痈疮疖毒等。

玄　参

【药用】为玄参科多年生草本植物玄参的根。立冬前后采挖，反复堆、晒，至内部色黑，晒干，切片，生用。

【性味与归经】苦、甘、咸，寒。归肺、胃、肾经。

【功用】滋阴清热，解毒利咽。

【应用】1. 用于温热毒邪所致咽喉肿痛、痈肿疮毒、瘰疬痰核等症。由外感风热引起咽喉肿痛，配伍牛蒡子、桔梗、薄荷；内热炽盛咽喉痛，配伍麦冬、生地、甘草、桔梗等；痈肿疮毒，配伍银花、连翘、紫花地丁等药；瘰疬痰核者，配伍贝母、牡蛎等，如消瘰丸。

2. 用于肺胃肾阴虚，津不上承，或阴虚火旺，虚火上炎所致之慢性咽喉疾患，如慢咽痹、慢乳蛾、慢喉瘖等属于阴虚之证者，常配沙参、麦冬、生地、百合等，如养阴清肺汤、百合固金汤。

3. 用于热入营分，伤阴劫液，身热、口干、舌绛等，或神昏谵语，邪陷心包者。配伍生地、连翘、黄连等，如清营汤。配伍水牛角、连翘心、麦冬等，如清宫汤。

【用量】10～15g。

【按语】玄参甘苦咸寒，色黑质润，入肺、胃、肾经。甘寒以养阴，苦寒以泻火解毒，咸寒质润以软坚润燥，凉润滋肾，具有清上彻下之功。用于温热邪毒所致心烦口渴、发斑、咽痛、痈疮、瘰疬，津亏便秘，及肾水不足，虚火上扰，咽疼目赤，痨热骨蒸等症。用于咽喉疾患无论虚实均可配伍应用之，但以阴虚火旺，虚火上炎所致之咽喉疾病为最佳。一说本品为足少阴肾经之君药。本品性寒而滞，脾胃虚寒，胸闷少食者不宜用。

沙　参

【药用】沙参有南沙参和北沙参两类。南沙参为桔梗科沙参属多年生草本植物轮叶沙参和杏叶沙参及阔叶沙参的根。常在秋季采挖，洗净，除去栓皮，切段鲜用或晒干生用。北沙参为伞形科多年生草本植物珊瑚菜的根。多于夏秋两季采挖，除去须根，洗净，用开水烫后剥去外皮。润软切片或切段生用。

【性味与归经】甘，微寒。归肺、胃经。

【功效】养阴清肺，益胃生津，润利咽喉。

【应用】1. 用于肺胃阴虚引起的咽喉干燥痒痛，声音嘶哑，咽喉肌膜干燥色红，干咳少痰，经久不愈等。常配麦冬、玉竹、桑叶、花粉等，如沙参麦冬汤、益胃汤。

2. 用于热病伤津，口舌干燥，口渴。常配麦冬、生地、玉竹等，如益胃汤。

【用量】10～30g。

【按语】沙参甘寒，入肺胃二经，以养阴清热为能。入肺则清肺热，养肺阴，润肺燥，益肺气；入胃则养胃阴，生胃津，常用治于肺胃阴虚，虚火上炎所致之鼻咽喉口腔疾患，对于热病伤阴亦有良好的生津润燥作用。且本品甘寒不腻，无敛邪之弊。

沙参又有南、北、鲜三者之分。南、北沙参是两种植物，皆具有清养肺胃之功，但北沙参养阴润肺之力较强；南沙参清肺祛痰之功较胜；鲜沙参即南沙参之新鲜者，质润多液，清热生津作用较佳，热病伤阴口渴者多用。

麦 冬

【药用】为百合科多年生草本植物沿阶草或大叶麦冬的须根上的小块根。通常夏季采挖，洗净，除去须根，晒干生用。

【性味与归经】甘、微苦，微寒。归肺、心、胃经。

【功效】养阴润肺，益胃生津，清心除烦，润利咽喉。

【应用】1. 用于燥热伤肺，或肺胃阴虚，津不上承所致之鼻咽喉干燥不适、痒痛不利、干咳等。常配沙参、桑叶、杏仁、阿胶、生石膏等，如清燥救肺汤、沙参麦冬汤、养阴清肺汤。

2. 用于胃阴不足，口舌干燥、牙宣等。多与沙参、生地、玉竹等同用，如玉女煎。

3. 用于心烦失眠、耳鸣夜甚等。麦冬有清心除烦安神的功效，常配伍酸枣仁、生地等，如天王补心丹。配伍生地、竹叶心、黄连等，可治温病邪热入营引起的身热夜甚、烦躁不安等，如清营汤。

4. 用于肠燥便秘，本品有润肠通便之功效，适用于阴虚肠燥，大便秘结。如增液汤，即以本品与生地、玄参同用。

【用量】10～30g。

【按语】麦冬甘寒质润，能养阴生津润燥，微苦寒以清虚热，入肺、心、胃三经，功能清养肺胃之阴，润燥生津，且可清心而除烦热，常用治疗肺胃阴虚之咽喉干燥、鼻干燥、燥咳痰黏、口渴心烦等症，是治疗阴虚津伤咽喉病的常用药物之一。

石 斛

【药用】为兰科多年生常绿草本植物金钗石斛及同属多种植物的茎。多于夏秋间采收，晒干，切段生用。鲜石斛可栽于砂石内，以备随时取用。

【性味与归经】甘，微寒。归胃、肾经。

【功效】养胃生津，滋阴除烦，润利咽喉。

【应用】1. 用于胃阴虚、肾阴虚所致之咽喉干燥、痒痛不适、口舌生疮，经久不愈等。常与沙参、麦冬、玉竹等同用。

2. 用于胃阴虚兼有湿热，咽喉色红干燥、咳痰色黄或口舌溃烂，经久不愈者，常配伍生地、麦冬、枇杷叶、黄芩等，如甘露饮。

3. 适用于热病津伤口烦渴者，常配伍鲜生地、麦冬、花粉等。

4. 用于阴虚津亏，虚热不退。本品又能滋肾阴，清虚热，可与生地、白薇、麦冬等药同用。

【用量】6～15g，鲜用15～30g。入汤剂宜先煎。

【按语】石斛甘淡微寒，归胃、肾经，长于养胃阴，除虚热，主治热病伤津，舌降烦渴，以及病后身热不除等症。对于因肾、胃阴虚而致的慢性咽喉疾患，如慢咽痹、慢乳蛾、慢喉瘖等亦有良好的生津润燥，舒利咽喉的作用。且本品甘而微寒，养阴生津而不腻，亦无恋邪之弊，对于热病后期阴伤而余邪未尽者尤为适宜。

百 合

【药用】为百合科多年生草本植物百合和细叶百合的肉质鳞茎。于秋季茎叶枯萎时采挖，洗净，剥取鳞片，沸水烫过，或略蒸过，晒干或烘干用。

【性味与归经】甘，微寒。归肺、心经。

【功效】润肺止咳，清心安神，润利咽喉。

【应用】1. 用于肺阴虚或肺肾阴虚，虚火上炎所致之咽喉干燥不适、刺痒干咳、声音嘶哑，经久不愈，喉癣、喉槁干咳咯血等，常配伍生地、玄参、贝母等，如百合固金汤。

2. 用于虚烦惊悸，失眠多梦。配知母而成百合知母汤，配生地而成百合地黄汤，用于治疗热病后，余热未清所致上述证候。

【用量】10～30g。

【按语】百合甘润滋肺，微寒以清心泄热，长于润肺止咳，清心安神，用于治疗肺燥咽痛干咳、劳嗽吐血，以及热病后期，虚烦惊悸、失眠多梦等症。咽喉为肺阴上承之处，肺阴充足则咽喉润泽不燥，故本品又有润利咽喉之能，对于慢性咽喉疾患见有干燥不适、干咳少痰或痰带血丝者效果较佳。

甘　草

【药用】为豆科多年生草本植物甘草的根及根茎。春秋采挖，除去残茎及须根，或去外皮，切片晒干。生用或蜜炙用。

【性味与归经】甘，平。归心、肺、脾、胃经。

【功效】补脾益气，润肺止咳，解毒，利咽喉。

【应用】1. 用于各种病因所致之咽喉肿痛不利、声音嘶哑等。可与各类药物配合应用，如配伍桔梗，即桔甘汤，治咽喉肿痛等。

2. 配合各类药物用于治疗耳鼻咽喉口腔之痈疖疮毒等，有解毒止痛之效。

3. 用于脾胃虚弱，中气不足，气短乏力，食少便溏。本品有补脾益气的功效，多配伍人参、白术、茯苓等，如四君子汤。

【用量】3～12g。

【按语】甘草味甘性平，归十二经，甘能补脾、润肺、缓急、调和药性，并能泻火解毒，可配伍各类药物，广泛应用于耳鼻咽喉口腔科而治疗各种疾患。尤其对于咽喉疾病，用之有舒利咽喉的作用，故有“甘草、桔梗，专治喉病”之称。炙用可治脾胃虚弱，食少，肺虚喘咳及声嘶乏力。也可用于心气虚弱，心阳不振之心悸，耳鸣耳聋。生用可泻火解毒，治疮疡肿毒、耳疮、耳疖、咽喉肿痛。其甘缓之性，又能调和诸药，可使药性缓和等。

二、开音疗哑类

蝉　蜕

【药用】为蝉科昆虫黑蚱羽化时的蝉壳。夏秋时，自树枝或树下采收，晒干用。

【性味与归经】甘，寒。归肺、肝经。

【功效】疏散风热，止痉退翳，宣肺开音。

【应用】1. 用于风热袭喉，喉痛，声嘶，品配伍菊花、牛蒡子、桔梗等。

2. 用于肺热上蒸，喉痛音哑，咳嗽痰黄，配桑白皮、黄芩、胖大海等。

3. 用于风邪中喉，声带麻痹，声音嘶哑等，配用僵蚕、防风、全蝎、通草等。

4. 用于肺胃阴虚，或肺肾阴虚所致之声音嘶哑，经久不愈，配用沙参、麦冬、石斛等。

【用量】6～12g。

【按语】蝉蜕甘寒、入肺肝二经，其质轻上浮。既能宣散肺经风热而解表散热，开音疗哑，又能清肝经风热，凉肝熄风，治疗风中于喉所致之声带麻痹等。但蝉衣疗哑，主要在于其宣肺之功，故尤宜于风邪袭肺，肺失宣发所致之声音嘶哑。但若配伍得当，对于各种原因引起的声音嘶哑均有一定疗效。

木蝴蝶

【药用】为紫葳科巨大木本植物成熟荚果内蝶形膜片，秋季果实成熟时采摘，阴干，拣去杂质备用。

【性味与归经】苦，寒。归肺、肝经。

【功效】清肺开音，平肝，降气止咳。

【应用】1. 用于邪热客肺，或肺经蕴热，肺失宣肃之喉痛咳嗽、声音嘶哑，配用桑白皮、黄芩、桔梗等。

2. 用于肝气郁结，气机不畅，声带运动失调所致之肝郁失音症，配用柴胡、白芍、薄荷等。

3. 喉痒咳嗽，气逆微喘，可配伍桑叶、枇杷叶、紫菀等，有降逆止咳作用。

【用量】6～12g。

【按语】木蝴蝶，又称玉蝴蝶，味苦性寒，入肺肝二经，有清肺开音之功。常用于风热客肺，或肺经火热，及肝郁气结之声音嘶哑症。临床用本品配伍化痰止咳药，或宣肺止咳药治疗喉痒咳嗽、声音嘶哑，疗效确切。对肝胃气痛亦可应用。

胖大海

【药用】为梧桐科落叶乔木植物胖大海的成熟种子。4～6月果实成熟开裂时，采收，晒干，生用。

【性味与归经】甘，寒。归肺、大肠经。

【功效】清肺化痰，利咽开音，润肠通便。

【应用】1. 用于肺热郁闭，咽喉疼痛，声音嘶哑，咳嗽，痰多不爽，可用本品配伍桔梗、蝉衣。亦可单味泡茶饮用。

2. 用于大肠燥热便秘，头痛目赤，本品配伍清热泻下药，或单味泡茶频饮。

【用量】3～12g。

【按语】胖大海甘寒，归肺大肠经，善于开宣肺气，使肺热郁闭得以宣达，肺热得清，则声音可出，咽喉疼痛得解，故有清肺利咽开音之功效。主要用治于肺热、痰热上蒸喉门所致之喉痛音哑。但配伍得当，则可应用于各种声音嘶哑症，以取其宣肺开音之用。单味泡茶，可用于嗓音保健等。

诃子

【药用】为使君子科落叶乔木植物诃子的成熟果实，于7～8月采收，晒干。生用或煨用。

【性味与归经】苦、酸、涩，平。归肺、大肠经。

【功效】敛肺，利咽开音，涩肠止泻。

【应用】1. 用于肺虚久嗽失音，肺阴虚可配伍麦冬、五味子等，肺气虚可配黄芪、山药等。

2. 用于痰火郁肺，咽喉不适，久嗽失音，可与木通、贝母、甘草、桔梗同用，如清音散。

【用量】3～9g。

【按语】诃子又称诃黎勒，苦降收涩，主入肺经，可敛肺气，止咳逆，降火利咽，开音疗哑，常用于肺虚久咳失音、喘咳等。煨用入肠，可涩肠止泻，用于久泻久利，正虚邪衰之证。

杏仁

【药用】为蔷薇科落叶乔木植物山杏、辽杏及杏的成熟种子。夏季果实成熟时采集种子，晒干，去皮尖或不去，捣碎用。

【性味与归经】苦，微温。有小毒。归肺、大肠经。

【功效】止咳平喘，润声疗哑。

【应用】1. 用于感受外邪，肺失宣降，声音不扬。风寒外束，肺内蕴热而致音哑者，本品配伍麻黄、生石膏，如麻杏石甘汤；风热外袭肺卫而哑者，本品配伍桑叶、菊花，如桑菊饮；燥热伤肺，声音嘶哑、燥咳少痰，本品配伍桑叶、贝母、沙参，如桑杏汤。

2. 阴虚肺燥，喉失滋养，喉干声嘶，久而不愈，可配百合、诃子、沙参等。

【用量】3～10g。

【按语】杏仁味苦辛而性温，主入肺经气分，苦降润泄，益润声气而疗哑，兼能疏散，故有降逆、开通、润声之功力。用于肺失宣肃，喉失宣畅，声音嘶哑及咳逆喘满、肠燥便秘等症。本品有苦杏仁和甜杏仁两种。苦杏仁，苦泄降气，定喘止咳较好，且有毒性；甜杏仁性润，适用于肺燥咳喘。

桑叶

【药用】为桑科落叶小乔木植物桑树的叶。霜后采收，晒干，生用或炙用。

【性味与归经】苦、甘，寒。归肺、肝经。

【功效】疏风清热，清肝凉血，润肺开音。

【应用】1. 用于外感风热所致喉痛、咳嗽、声音不扬。常配菊花、薄荷、连翘、桔梗等药，如桑菊饮。

2. 燥邪伤肺，喉咽干燥，声音嘶哑，咳嗽少痰，鼻干少涕，用炙桑叶与杏仁、麦冬、贝母、石膏配伍，如桑杏汤、清燥救肺汤。

3. 阴虚肺燥，喉失滋养，喉干痛、干咳、声音嘶哑。常配沙参、麦冬、天花粉等，如沙参麦冬汤。

4. 用于血热吐衄，本品单用或配伍凉血止血药同用。

【用量】6～12g。

【按语】桑叶轻清疏散，苦寒而清润，能散在表之风热，以清泄肺肝，其甘寒之性又能润肺而开音。常用本药治疗外感风热，燥热伤肺，或阴虚肺燥之咽喉干痛、鼻干少涕、干咳无痰、声音嘶哑等。本品入肝而清肝经风火，以治肝经风热之目赤肿痛，兼有凉血功效以治吐血、衄血之证。

枇 杷 叶

【药用】为蔷薇科常绿小乔木植物枇杷的叶。春夏之交采收壮实的叶片，晒干，刷去毛，洗净切碎，生用或蜜炙用。

【性味与归经】苦，平。归肺、胃经。

【功效】清肺化痰，和胃降逆，利咽疗哑。

【应用】1. 用于肺热或肺经郁热之喉痛、咳喘痰稠、声音嘶哑。常用本品与桑叶、黄连、沙参等，如枇杷清肺饮。

2. 用于风热或燥热袭肺犯喉，喉干痛不适、声音嘶哑。常配桑叶、沙参、石膏、杏仁、麦冬等，如清燥救肺汤。

3. 用于痰热或痰气上犯肺经，阻于喉门，声音嘶哑、喉间闷胀不爽等。常配半夏、陈皮、黄芩、瓜蒌等。

4. 用于阴虚肺燥或风燥犯肺之喉咳、喉痒即咳、少痰难出等，用炙枇杷叶配川贝母、紫菀、木蝴蝶等。

【用量】10～30g。

【按语】枇杷叶苦平，入肺胃二经，性善降泄下气，气下则火降痰顺，故本品能清肃肺热，化痰利咽，爽音疗哑。常用于肺热、痰热、气逆等所致之声音嘶哑，喉痛不适，咳痰色黄等症。炙用更能润肺清肺止咳，用治喉咳有较好效果。本品又能降逆和胃，止呕止哕，解除烦渴等。

凤 凰 衣

【药用】为雉科动物家禽鸡卵之内膜。鸡卵孵化小鸡后，蛋壳内之卵膜，于每年孵鸡时采收，洗净，阴干。本品呈清白色或黄白色，多褶扁压，质脆易碎。

【性味与归经】甘，平。归肺、肾、脾、胃经。

【功效】养阴清肺，益肾，润声疗哑。

【应用】1. 用于肺阴虚、肺肾阴虚或气阴两虚所致之声音嘶哑，咽喉干燥，经久不愈，或喉癣声户溃烂，喉痛失音等症。常配伍养阴清肺汤、百合固金汤等应用。

2. 用于口疮、鼻黏膜溃疡，本品敷于患部。

【用量】6～12g。

【按语】凤凰衣甘平，归肺肾脾胃经，为血肉之品，有养阴清肺，益润声气，补肾疗哑之功。主要用于脏腑阴虚或气阴两虚所致之声音嘶哑，经久不愈者。外用研粉，吹喉口，可治口疮、口疳、喉癣等。取膜外敷，可治黏膜溃疡、角膜溃疡。

竹 衣

【药用】为禾本科植物金竹或淡竹茎内的衣膜。劈竹取鲜膜入药。

【性味与归经】甘，微寒，归肺、心、肝经。

【功效】养阴清热，开音疗哑。

【应用】1. 用于阴虚肺燥，久嗽、声音嘶哑，用本品配麦冬、杏仁等，如竹衣麦门冬汤。

2. 用于心肝郁热，心烦失眠，声音不扬或嘶哑，可配竹叶、栀子、牡丹皮等。

【用量】1.5～3g。

【按语】竹衣甘微寒，入肺心肝经，其禀竹之精气，有养阴清肺，清泄心肝，开音疗哑之功。常用治于肺阴虚或心肝郁热所致之声音不扬、嘶哑等症。且本品甘而不腻，微寒而不凉，配伍得当，可用治于各种原因所致之音哑症。

竹 沥

【药用】为禾本科乔木或灌木植物淡竹之新鲜淡竹，经火烤而沥出的液汁，又称为竹油。用安瓿分装后，密封备用。

【性味与归经】甘，大寒。归心、肺、胃经。

【功效】清热化痰，开窍，疗哑。

【应用】1. 用于痰热阻肺，喉痛、声音嘶哑。可单服或配伍其他清热化痰之药。

2. 用于发声过度，肺热上冲，声音嘶哑、声带色红、喉痛，本品单服，有良好效果。

3. 用于痰热蒙蔽清窍，中风痰壅，昏迷不语及惊痫癫狂等痰热证，单用本品，或与生姜汁同用。

【用量】30～60g，冲服。

【按语】竹沥味甘性大寒，入肺胃心三经，有清热化痰开窍之功。本品甘寒而性极滑利，走窍逐痰能通达内外，如痰在巅顶可降，痰在胸可开，痰在四肢可散，痰在经络可利，痰在咽喉可化，其清热化痰作用极佳。尤其对于痰热阻肺犯喉之音哑有显著疗效，单用口服即有效果。尚可用于痰热发痉，痰厥失语，人事昏迷，癫痫狂乱，属于肺热痰壅，痰热内扰之证等。

桑 白 皮

【药用】为桑科落叶小乔木植物桑树的根皮，冬季采挖，去掉表层黄色栓皮，剥离皮部，洗净，切段，晒干。生用或炙用。

【性味与归经】甘，寒。归肺经。

【功效】泻肺平喘，利尿消肿，清热疗哑。

【应用】1. 用于热邪伤肺而致咳嗽、痰多、声音沙哑。本品与地骨皮配伍，如泻白散。

2. 用于水湿犯肺渍喉，声带水肿、声音嘶哑等。可配伍麻黄、杏仁、葶苈子等。

【用量】9～18g。

【按语】桑白皮甘寒性降，主入肺经，有清热降逆，肃肺疗哑，利尿消肿之效，可用于肺经火热，肺经蕴热，或水湿犯肺，以及风水犯喉所致之喉肿、声音嘶哑等。对于肺经实热，痰黄咯血、咳喘，实热水肿胀满、小便不利之证亦有一定疗效。

瓜 蒌 皮

【药用】为葫芦科多年生草质藤本植物栝蒌和双边栝蒌成熟果实之壳，秋季果实成熟时连柄剪下，悬挂晾干，或剖开去瓤，将壳与种子分别干燥。瓜蒌皮生用或炒用。

【性味与归经】甘，寒。归肺、胃、大肠经。

【功效】清肺化痰，利气宽胸，开音疗哑。

【应用】用于肺热，肺经痰热，或邪滞于肺，肺气上逆所致之喉痛、咳痰黄稠、声音嘶哑等。用本品配伍橘红、黄芩、桑白皮、贝母等清肺化痰之品。

【用量】6～12g。

【按语】瓜蒌皮味甘寒而润，归肺胃大肠经，本品导痰浊下行，上清肺胃之热而涤痰，又可宽中下气，开胸散结，故有清肺化痰，降气疗哑之能。主要用治于肺经火热，肺经痰热所致之声音嘶哑等，尤宜于痰热所致之音哑症。本品反乌头。

天 竺 黄

【药用】为禾本科植物青皮竹等茎内的分泌液，经干燥凝结而成的块状物。秋、冬二季采收，破竹茎，剖取竹黄，晒干。

【性味与归经】甘，寒。归心、肝、胆经。

【功效】清热化痰，清心定惊，疗哑。

【应用】1. 用于痰热壅肺犯喉，喉痛、咳痰黄稠、声音嘶哑。用本品配伍黄芩、瓜蒌、陈皮、半夏等。或痰热壅肺，失音不语，配伍风痰药应用。

2. 用于痰热惊搐、中风痰壅等症，常配伍胆南星、朱砂、僵蚕之品。

【用量】3～6g。研粉吞服 0.6～1g。

【按语】天竺黄甘寒，清心肝经之热而豁痰开窍，并有清热化痰，开音疗哑之能，临床配伍应用于痰热失音有较好疗效。尚可用于中风、痰闭之失音不语症等。

贝　母

【药用】贝母有川贝母与浙贝母两种。川贝母为百合科多年生草本植物川贝母、暗紫贝母、甘肃贝母或棱砂贝母的地下鳞茎。夏季采挖，晒或焙至上粉，装麻袋内，撞去泥土及须根，晒干。浙贝母为百合科多年生草本植物浙贝母的地下鳞茎。于立夏植株枯萎后采挖，洗净泥土，撞擦，除去外皮，干燥。

【性味与归经】川贝母苦、甘，微寒；浙贝母苦，寒。归肺、心经。

【功效】化痰止咳，清热散结，爽音疗哑。

【应用】1. 用于外感风热、燥热或痰火郁结，咽喉肿痛、声音嘶哑、咳嗽。可用浙贝母配伍桑叶、杏仁、沙参、牛蒡子、前胡等，如桑杏汤。

2. 用于阴虚肺燥，喉咳、久咳、痰少、咽喉干燥、声音嘶哑等，可用川贝母配伍沙参、麦冬、天冬、杏仁等，如养阴清肺汤。

3. 用于痰浊结聚，声带结节、息肉，咳痰黏稠，声音嘶哑等，常配伍玄参、牡蛎等，如消瘰丸。

【用量】3～15g；研粉，每次 1～1.5g。

【按语】贝母分浙贝母与川贝母两种，入肺心二经，均具有清热化痰，散结之力。浙贝母苦寒降泄，且具辛散之性，长于清热化痰而散结，适于外感风邪、痰热郁肺所致咽喉肿痛、咳嗽、痰黄黏稠、声音嘶哑，及声带结节、息肉，瘰疬痰核、痈疮之证；川贝母苦甘寒，滋润性强，长于清热润肺止咳，适用于肺热燥咳、喉咳，及肺虚劳嗽、声音嘶哑之患。反乌头。

海　浮　石

【药用】为胞孔科动物脊突苔虫的干燥骨骼，或为火山岩浆形成的多孔石块。用时捣碎，或水飞用。

【性味与归经】咸，寒。归肺经。

【功效】清肺化痰，软坚散结。

【应用】1. 用于痰热阻肺犯喉，咳嗽痰黄，声音嘶哑。本品配伍海蛤壳、瓜蒌、黄芩、浙贝母等。

2. 用于痰浊结滞之声带小结、息肉、癌瘤等。本品配伍牡蛎、浙贝母、昆布等。

【用量】6～12g。

【按语】海浮石味咸性寒，体轻上浮，主入肺经，可除上焦痰热，其味咸以软化胶黏积痰，故有清肺化痰，散结开音之功。对于痰热阻肺及痰浊结聚之声音嘶哑有良好疗效，尤其对声带小结、息肉有较好的散结消息作用。

木　通

【药用】为木通科植物木通、三叶木通或白木通的干燥藤茎。秋季采收，除去粗皮，晒干，生用。

【性味与归经】苦，寒。归心、小肠、膀胱经。

【功用】泄热利水，通经疗哑。

【应用】1. 用于湿热滞喉，或心肺郁热，声带水肿或溃烂，声音嘶哑，常配伍桑白皮、栀子、黄芩、茯苓等，如清肺饮。

2. 用于邪滞喉门，脉络不畅，声带麻痹、声音嘶哑等，常配诃子、桔梗等，如清音散。

3. 用于心火上炎，口舌生疮、咽喉疼痛、心烦尿赤。配伍生地、竹叶、甘草梢等，如导赤散。

【用量】3～9g。

【按语】木通味苦气寒，通利而清降，能上清心肺之火，下导小肠、膀胱之湿热，有清热利水，通经疗哑之功。凡湿热内盛，心肺郁热及邪滞喉门，脉络不畅所致之声音嘶哑等均可应用。对于心火上炎之口舌生疮亦有良好疗效。唯现代研究关木通具有肾毒性，应用时需加注意。

通　草

【药用】为五加科落叶灌木通脱木的茎髓。秋季采收，选择生长 2～3 年的植株，截成段，趁鲜时取出茎髓，理直，晒干。

【性味与归经】甘、淡，微寒。归肺、胃经。

【功效】清热利水，通经疗哑。

【应用】1. 用于湿热上泛，或肺经蕴热所致之喉痛喉肿、声音嘶哑等。常配黄芩、木通、车前草、茯苓等。

2. 用于邪滞喉门，脉络不畅，声带失灵，声音嘶哑。常配赤芍、牡丹皮、木通、薄荷等。

【用量】3～6g。

【按语】通草甘淡气寒，入肺胃二经，可泄肺热，引热下行，通利小便，故有清热利水，通经之效。肺为声音之门，肺热去，经脉通，则喉门畅利而音声可开，故又有通经疗哑之能。对于邪热滞肺及各种原因所致之喉部脉络不畅，声音嘶哑均有一定疗效。此外，本品入胃可使脾胃之气上达而下乳汁，具有既降又升的特点。

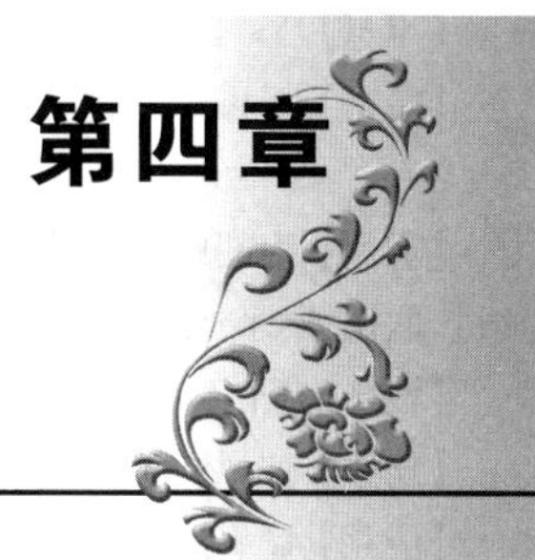

第四章

口腔科类药物

一、止 牙 痛 类

细　　辛

【药用】为马兜铃科多年生草本植物北细辛，或华细辛的全草。夏季果熟期采挖，除泥沙，阴干。

【性味与归经】辛，温。归肺、肾经。

【功效】祛风，散寒止痛，宣通鼻窍。

【应用】1. 用于风寒邪气所致牙痛、头痛，痹痛。风寒所致偏正头痛，配伍川芎、白芷、羌活，如川芎茶调散；牙痛，可单用本品煎汤含漱；胃火牙痛，则配伍石膏、栀子、黄芩等品。

2. 用于风寒或寒邪滞鼻之鼻塞、鼻流清涕、头痛等。本品配伍辛夷、苍耳子、白芷、川芎等。

3. 用于鼻息肉，本品与苦丁香各等份，研面，吹敷息肉处，有散结消息之效。

4. 用于口舌生疮，本品研粉，水调敷脐。

【用量】1～3g。

【按语】细辛辛温，芳香走窜，气盛味烈，能辛散在表之风寒，通窍，止痛。用治风寒所致头痛、齿痛、身痛、鼻渊头痛等症有较好疗效。根据"火郁发之"之训，配伍黄连、黄芩、菊花、薄荷寒凉之品，可治喉痹、齿痛、口舌生疮等。本品有内服不可过钱之说，故用量不宜大。

花　　椒

【药用】为芸香科灌木或小乔木植物花椒的果皮。秋季果实开裂时剪下总果柄顶端部分，去果柄、杂质及种子，晒干。生用或炒用。

【性味与归经】辛、温，有小毒。归脾、胃、肾经。

【功效】温中，止痛，杀虫。

【应用】1. 用于风寒或脾胃、肾虚寒，牙齿冷痛。用本品炒熟，热敷患处，或煎汤漱口。

2. 用于皮肤湿疹瘙痒，本品与苦参、地肤子、白矾煎汤熏洗。

【用量】2～5g。

【按语】花椒，又名川椒、蜀椒。本品辛散温通，有散寒止痛之效。《药性论》谓："治口齿浮肿摇动，除齿痛"。对于风寒或寒邪所致之齿痛，无论内服、外用均有良好疗效。对于齿痛较甚者，可煎汤漱口，有迅速止痛之效。

胡　　椒

【药用】为胡椒科植物胡椒的果实。采取未成熟果实，干燥后称黑胡椒，成熟的果实以石灰水浸渍，擦去外皮称白胡椒。

【性味与归经】辛，热。归胃、大肠经。

【功效】温中散寒，止痛。

【应用】1. 寒邪，或虚寒邪气所致牙齿冷痛，可用本品与温中散寒药配伍。

2. 虚寒性呕吐、腹痛泄泻，本品与高良姜、荜拨配伍。

【用量】2～4g。研粉，吞服，每次0.5～1g。外用适量。

【按语】胡椒味辛性热，以温中散寒止痛见长，可用于寒邪所致之齿痛等，内服、外用均有效。

露 蜂 房

【药用】为胡蜂科昆虫大黄蜂的巢，或连蜂蛹在内的巢。采取时用烧烟熏散蜂群，取下蜂房，晒干或略蒸过，取出死蛹、死蜂，剪成小块，生用或炒用。

【性味与归经】甘，平。有毒。归胃经。

【功效】祛风止痛，攻毒杀虫，疗齿痛。

【应用】1. 用于风邪侵袭所致之牙痛。风寒齿痛者，配细辛、防风、川芎等；风热齿痛者，配连翘、生石膏、黄芩等。

2. 治小儿喉痹肿痛，蜂房烧灰和乳汁服。

3. 用于多种癌症，常配伍山慈姑、全蝎、僵蚕同用。

【用量】6～12g；研末1.5～3g。外用适量。

【按语】露蜂房甘平，为阳明之药，有驱风攻毒，止痛之力。对于风邪所致诸般牙痛均有一定的止痛作用。本品有毒，用量不宜过大。

川 乌

【药用】为毛茛科多年生草本植物乌头的块根。经加工炮制至入口无麻味为度。

【性味与归经】辛、苦，热。有大毒。归心、肝、脾经。

【功效】温经止痛，祛风除湿，疗齿痛。

【应用】1. 用于牙齿疼痛，可单味煎水，含漱或研末外敷有局部麻醉止痛作用。

2. 用于头风疼痛、偏头痛，配伍细辛、茶叶能增强止痛之力。

【用量】3～9g，久煎。

【按语】川乌辛苦热，有麻醉止痛之效，治牙痛多外用。单味煎水含漱即可见效。尚可用于风寒湿痹，酸痛麻木，心腹冷痛，阴疽等。本品不宜久服，用量不宜过大。生川乌只能外用，有皮肤破损者不可用。本品孕妇禁用。反半夏、瓜蒌、天花粉、贝母、白蔹、白及。

草 乌

【药用】为毛茛科乌头属植物部分种类的干燥块根，秋季茎叶枯萎时采挖块根，除去残茎、细根及泥沙，洗净，晒干。制乌头，将草乌用清水漂洗，加豆腐中煮过，去豆腐，阴干，以开水略润，切片、晒干。

【性味与归经】辛、苦，热。有毒。归肝、脾、肺经。

【功效】祛风除湿，散寒止痛，疗齿痛。

【应用】1. 用于寒凝诸痛，牙齿冷痛等。可单味酒浸外搽牙痛处，有麻醉止痛作用。

2. 用于阴疽，本品配伍肉桂末、姜汁热酒调涂。

【用量】1.5～4.5g。

【按语】草乌辛苦热，有毒，其性猛气锐，所以李时珍有“自非风顽急痰，不可轻投”之诫。其功能驱寒除风胜湿，化顽痰，治恶疮，通经络，利关节。《药性论》谓：“治齿痛”，用治牙痛有较好的麻醉止痛作用。孕妇忌用。反半夏、瓜蒌、贝母、白及、白蔹。

两 面 针

【药用】为芸香科灌木植物光叶花根的根、根皮或茎皮。全年可采挖，洗净晒干，用时切片或切段。

【性味与归经】辛、苦，微温，有小毒。归肝、胃经。

【功效】活血行气，祛风止痛。

【应用】1. 用于跌打损伤，风湿痹痛及寒邪所致牙痛等。可单味煎汤，含漱，或配防风、细辛、蜂房等，水煎内服。

2. 用于毒蛇咬伤、疼痛，本品既可止痛又可解毒消肿。

【用量】6～15g。

【按语】两面针辛苦微温，有小毒。辛温可行气活血祛风，以治气滞血瘀，风寒所致牙齿疼痛诸证。本品有毒，过量服用可引起腹痛、眩晕、呕吐诸反应。

祖师麻

【药用】为瑞香科灌木植物黄瑞香的茎皮与根皮，又名金腰带。春秋二季采收，剥外皮，干燥，用时切段或蒸晒后酒炒用。

【性味与归经】辛、苦，温。有小毒。归心、肝经。

【功效】止痛，活血，止牙痛。

【应用】1. 用于各种原因所致之牙痛，本品单用浸制药酒，含漱。

2. 用于风寒湿痹筋骨疼痛，本品与祛风除湿药配伍，治疗风湿痹痛。

【用量】3～9g。

【按语】本品为民间流传止痛药，性味辛苦温，有小毒。用治牙痛，外用、内服均有疗效。外用时本品有时可刺激皮肤起疱；内服时对黏膜略有刺激，有口舌麻感。现可制成膏剂和注射剂，供肌内或穴位注射，效力佳，奏效快，唯局部刺激较强烈。

天仙子

【药用】为茄科一年或两年生草本植物莨菪、北莨菪及同属多种植物的种子。夏末秋初采成熟果实，打出种子，干燥保存。

【性味与归经】苦，温。有大毒。归心、肝、肺经。

【功效】止痛，止痉。

【应用】1. 用治各种原因所致的牙痛，有较强的止痛作用。可单用煎水，含漱，或配防风、细辛等水煎内服。

2. 对于癫痫、支气管痉挛而咳喘有一定的抑制作用。

【用量】0.6～1.2g。外用适量。

【按语】天仙子苦温，有大毒，本品以止痛作用为主，《神农本草经》谓："主齿痛"。用治牙痛亦有良好效果。并有止痉，止咳平喘作用。由于本品有毒，若内服应控制用量，不宜持续服用。若服用过量，会产生口干、舌燥现象，并有发热等反应。妊娠、热嗽痰稠者不宜服用。

荜茇

【药用】为胡椒科藤本植物荜拨的未成熟果穗。9～10月间果穗由黄变黑时摘下，晒干，生用。

【性味与归经】辛，热。归胃、大肠经。

【功效】温经，散寒，止痛。

【应用】用于龋齿疼痛，本品研粉涂于痛处。亦可与等量胡椒粉配制成蜡丸，塞于龋齿洞中。

【用量】2～5g。

【按语】荜拨辛热，专走肠胃。《本草纲目》谓："荜拨，为头痛、鼻渊、牙痛要药"。其温经散寒止痛作用，用治齿痛、鼻渊头痛有一定疗效。

升麻

【药用】为毛茛科多年生草本植物大三叶升麻或兴安升麻和升麻的根茎，夏秋两季采挖，晒干，除去须根，润透切片。生用或炙用。

【性味与归经】辛、甘，微寒。归肺、脾、大肠、胃经。

【功效】清热解毒，升阳举陷，疗齿痛。

【应用】1. 用于热入阳明的头痛、牙龈肿痛、口舌生疮、鼻渊等。常与石膏、黄连配伍，如清胃散。

2. 用于中气下陷，清阳不升所致耳鼻咽喉口腔诸病，兼有倦怠乏力、气短、脱肛等者，常配伍柴胡、党参、黄芪等，如补中益气汤。

【用量】3～6g。

【按语】升麻甘辛微寒，主入阳明经，其性轻浮上行，既能升散，又能清泄，为耳鼻咽喉口腔科常用之品。尤其对于阳明热邪所致之头痛、牙龈疼痛，及清气不升之鼻塞、头痛、头晕、耳鸣耳聋等有良好疗效。

石 膏

【药用】为含水硫酸钙的矿石，采挖后去净泥土杂石，碾碎研细生用或煅用。

【性味与归经】辛、甘，大寒。归肺、胃经。

【功效】清热泻火，除烦止渴。

【应用】1. 用于胃火亢盛所致牙龈肿痛，常配伍黄芩、黄连、牡丹皮、生地、升麻等，如清胃汤。

2. 用于肺胃火热所致之耳鼻咽喉口腔科诸病，或温热邪毒入于气分，壮热、口渴、脉洪大有力，常配伍生地、黄连、栀子、黄芩、知母、连翘等，如清瘟败毒饮。

3. 用于热邪壅闭于肺而致喘嗽、声哑等，常配伍麻黄、杏仁，如麻杏石甘汤。

4. 用于疮疡溃烂，久不收敛，湿疹等，用煅石膏配伍青黛、黄柏外用。

【用量】15～60g。

【按语】石膏辛甘大寒，辛以散邪，寒以胜热，清热泻火之中尚有散解之意，为清解肺胃气分实热之要药。因本药善清泄胃火，故常用治于胃火牙痛及由肺胃火热所致之耳鼻咽喉口腔诸病。尤其对咽喉口腔疾患之实热证者最为常用，且疗效确切。

旱 莲 草

【药用】为菊科一年生草本植物鳢肠的全草。初秋割取全草，鲜用或晒干切用。

【性味与归经】甘、酸，寒。归肝、肾经。

【功效】滋阴益肾，凉血止血，坚齿。

【应用】1. 用于肝肾阴虚，虚火上炎所致之牙痛、牙齿松动等，本品常配伍生地、熟地、怀牛膝、牡丹皮等。

2. 用于阴虚火旺之衄血，或耳鸣耳聋，眩晕等，常配合六味地黄丸应用。

【用量】10～15g。

【按语】旱莲草甘酸性寒，为清补肝肾之佳品，亦有凉血止血的作用。用治肝肾阴虚，虚火上炎之牙痛、齿动、头晕目眩、耳鸣耳聋、须发早白有良好疗效。尚可用治于因阴虚血热而致的出血诸证。

二、疗口疮类

青 黛

【药用】为爵床科植物马兰、蓼科植物蓼兰，或十字花科植物菘兰叶中干燥色素的加工制品。

【性味与归经】咸，寒。归肝、肺、胃经。

【功效】清热解毒，凉血消肿，疗口疮。

【应用】1. 用热毒为患，口舌溃烂，红肿疼痛等，内服、外用均有疗效。外用时，研末，合入冰硼散中应用。

2. 火热炽盛，迫血妄行之衄血，配伍生地、牡丹皮、白茅根等。

3. 用于火热毒盛所致咽喉肿痛、痄腮，常与蒲公英、紫花地丁、金银花配伍。

【用量】1.5～2g，冲服。外用适量。

【按语】青黛咸寒，入肝胃肺经。咸入血分，寒以清热，用于热毒炽盛所致咽喉肿痛、口舌生疮、痄腮、疮疡肿毒等有较好疗效。尤其是外用治疗口疮效果明显。

五 倍 子

【药用】为漆树科落叶灌木或小乔木植物盐肤木，或同属植物青麸杨等叶上寄生的虫瘿，9～10月摘下虫瘿，煮死内中寄生虫，干燥，敲开，除去杂质，生用。

【性味与归经】酸、涩，寒。归肺、大肠、肾经。

【功效】敛肺降火，止血，敛口疮。

【应用】1. 用于虚火上炎，口舌溃疡，经久不愈，可单用研末外敷，或配入六味地黄丸内服。

2. 用于气血不足和气虚湿困，口舌溃烂，经久不愈，可配合补中益气汤内服。

3. 用于鼻部、耳部湿疮流水，溃疡不敛，本品单用或与枯矾配伍使用。

4. 用于肺虚久咳，咽部不适，常与五味子同用。

【用量】3～6g。外用适量。

【按语】五倍子味酸能收，性涩能敛，气寒降火，有降火、敛疮、愈口疮之能。对于各种原因所致之口舌溃烂，经久不愈者，用之有良好的敛疮愈烂作用。无论内服、外用均有效果。尤以外用效果较佳。

人　中　白

【药用】为人尿自然沉结之灰白色薄片，质脆易碎，有尿秽气。用清水浸漂，刮去杂质，晒干，煅后入药。

【性味与归经】咸，寒。归三焦、膀胱经。

【功效】清热解毒，祛瘀止血，敛口疮。

【应用】1. 用于火热邪毒所致咽喉肿痛、牙疳、口疮等，本品配伍青黛、薄荷、冰片、白芷、鹿角灰等，如人中白散。

2. 本品内服可治吐血、衄血。

【用量】3～6g。多外用。

【按语】人中白性寒味咸，为清热降火解毒之品，并有敛愈口疮，消肿止痛之效。《本草纲目》谓："治咽喉口齿生疮，疳䘌，诸窍出血……今人病口舌诸疮，用之有效，降火之验也"。故用治咽喉肿痛、牙疳、口疮等症有良好疗效。

柿　霜

【药用】为柿科植物的果实，成熟的柿子，制成柿饼时外表所生的白色粉霜，扫下后贮阴凉干燥处，备用。

【性味与归经】甘，凉。归心、肺经。

【功效】清热化痰，润燥利咽，敛愈口疮。

【应用】1. 用于上焦火邪，或虚火上炎所致口舌生疮，经久不愈，以本品配伍硼砂、冰片等，研末外用。

2. 用于火热或虚火所致咽喉肿痛，干燥不适，配伍沙参、麦冬、玄参、薄荷等。或入散剂外用。

【用量】3～10g。外用适量。

【按语】柿霜入肺，甘凉滋润，有清肺热，化肺痰，滋肺燥，利咽润喉，敛愈口舌疮烂之效。《本草纲目》谓："治咽喉口舌疮"。用治虚实火热之口舌生疮、咽喉肿痛等，无论内服、外用均有良好疗效。尤以外用效果最佳。入丸制成含化剂，有较好的润利咽喉作用。

西　瓜　霜

【药用】为西瓜皮和皮硝混合制成的白色结晶。选西瓜一个，在瓜蒂处切开。挖取瓜肉瓤，用皮硝装入瓜内，封闭瓜蒂切开处，悬于通风处，十余天后，瓜皮外面即不断析出白霜，扫下白霜装密闭瓷瓶中，置阴凉干燥处备用。

【性味与归经】咸，寒。归肺、脾经。

【功效】清热解毒，消肿祛腐，润利咽喉，敛愈口疮。

【应用】用于虚实口舌生疮，咽喉肿痛，溃烂，干痒不适，喉干音哑，牙疳，久嗽咽痛等，本品常配伍硼砂、朱砂、僵蚕、冰片等，研末外用，或含化。

【用量】1～3g。以外用为主。

【按语】西瓜霜味咸性寒，有较好的清热解毒，消肿祛腐作用。用于咽喉口腔疾患，有良好的润利咽喉，敛愈溃烂效果，是咽喉口腔疾病常用之品。对于虚火实热之患均可应用。尤其入散外用，或入丸含化，效果尤佳。

明　矾

【药用】为明矾石提炼品，又称白矾。生用或火煅除去其结晶水，则为枯矾。研末用。

【性味与归经】酸、涩，寒。归肺、肝、脾胃、大肠。

【功效】收湿敛疮，止痒，止血，消痰。

【应用】1. 用于虚证口舌生疮，经久不愈，本品配伍朱砂、硼砂、西瓜霜、象皮等，研末外用。治实火口舌生疮、小儿口疮、鹅口疮，配黄柏、青黛、冰片等外用。

2. 用于湿聚痰结所致之鼻息肉、脓耳流脓不止、旋耳疮、鼻疳等，可配伍硇砂散、红棉散、柏石散等外用。

【用量】1～3g，入丸散。外用适量。

【按语】明矾酸涩气寒，以酸为用，有良好的收湿敛疮，止痒效果，是治疗耳鼻咽喉口腔溃烂，浸淫流水，发痒，久而不愈的常用之品。对于鼻息肉亦有较好疗效。一般以外用为主，而且以枯矾为多用。

赤 石 脂

【药用】为单斜晶系的多水高岭土。全年均可采挖，拣去杂石，研粉水飞或火煅水飞用。

【性味与归经】甘、涩，温。归大肠，胃经。

【功效】生肌敛疮，止血，涩肠，敛愈口疮。

【应用】用于虚证口舌生疮，溃疡不敛，牙龈溃烂出血，经久不愈等，本品与龙骨、炉甘石、五倍子、血竭、乳香等，研末外用。

【用量】6～15g。外用研细末撒患处。

【按语】赤石脂甘涩性温，归大肠胃经，甘温益气调中，涩能收敛生肌，敛愈疮烂，外用有生肌敛疮、止血，敛愈口疮之能。对于口舌生疮，牙龈出血，经久不愈者，有较好的敛疮止血效果。

胆 矾

【药用】为硫化铜氧化分解形成，或人工制成合水硫酸铜，研末或煅后研末服。

【性味与归经】酸、涩、辛，寒。有毒。归肝、胆经。

【功效】外用解毒收湿，蚀疮去腐。

【应用】1. 用于口疮、牙疳，常配伍儿茶、胡黄连研末，如胆矾散。

2. 用于鼻息肉等，可配伍硇砂散同用。

3. 用于喉风痰涎壅盛，呼吸困难者，用本品少量内服，以涌吐痰涎等，或同僵蚕为末吹喉，以泄痰涎等。

【用量】内服 0.3～0.6g，外用适量。

【按语】胆矾酸涩辛而寒，有解毒收湿敛疮之效。以外用为主。为口疮、牙痛、咽喉肿烂、风眼赤烂、鼻息肉等五官科疾病常用之品。本品有毒，小量应用有解毒收湿和防腐功效；浓度较大有腐蚀作用。内服刺激肠胃，可引起反射性呕吐。

硼 砂

【药用】为硼砂矿石提炼的结晶体，密闭容器保存，防止风化。生用或煅用。

【性味与归经】甘、咸，凉。归肺、胃经。

【功效】外用清热解毒。内服清肺化痰。

【应用】1. 用于咽喉肿痛，口舌生疮。常配伍冰片、玄明粉、朱砂吹搽患处，如冰硼散。如配伍雄黄、冰片、甘草为四宝丹，治鹅口疮等。

2. 用于痰火壅盛，痰黄黏稠，咳吐不利，品配伍瓜蒌、贝母等药以清肺化痰。

【用量】外用适量。内服 1.5～3g。

【按语】硼砂甘凉清热，咸可软坚。内服能解胸膈肺胃之痰热，以化痰结，通咽喉；外用有解毒消肿防腐作用。常用于口舌生疮，咽喉肿痛，目赤障翳等。

黄 柏

【药用】为芸香科落叶乔木植物黄檗木和黄皮树除去栓皮的树皮。清明前后剥取树皮，刮去粗皮，晒干压平，切片生用或盐炒用。

【性味与归经】苦，寒。归肾、膀胱、大肠经。

【功效】清湿热，泻火毒，退虚热，疗口疮。

【应用】1. 用于湿热火毒为患，口舌溃烂，耳疖耳疮，鼻疳，旋耳疮等。用本品与黄连、栀子配伍，研末外敷或煎水内服。

2. 用于肾阴虚，虚火上炎之口疮，咽喉干痛等。常配熟地、知母、牡丹皮、山萸肉等，如知柏地黄丸。

【用量】3～12g。

【按语】黄柏苦寒沉降，主入肾经。长于泻肾火，退虚热，清下焦湿热等，《中药大辞典》谓："清热，燥湿，泻火，解毒。治口舌生疮"。用治湿热、虚火之口舌生疮、咽喉肿痛、溃烂有良好疗效。

附　篇

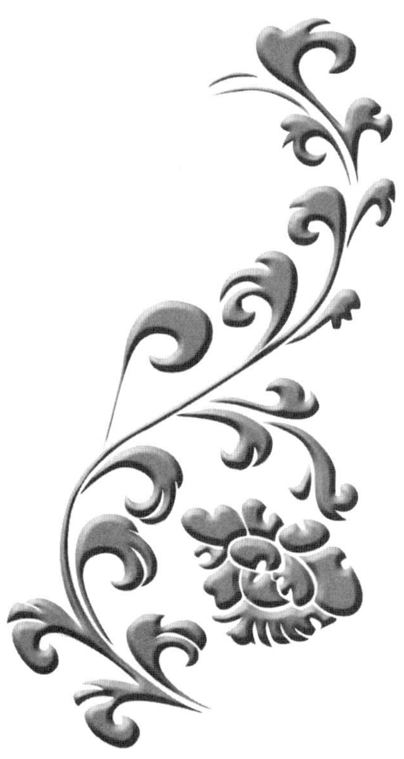

参 考 书 目

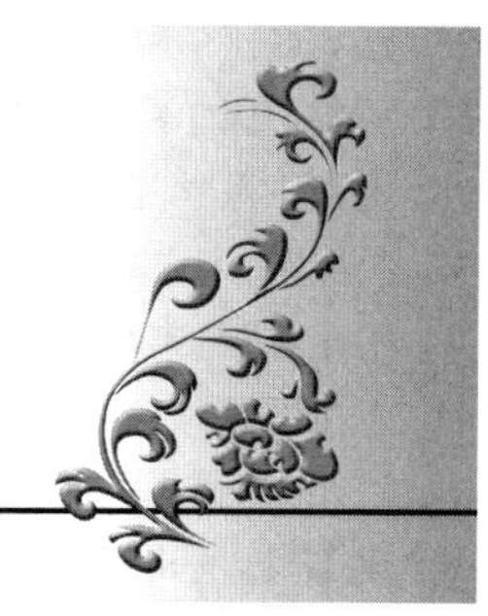

1. 北京中医学院．中国医学史．上海:上海科学技术出版社,1978
2. 赵璞珊．中国古代医学．北京:中华书局,1983
3. 王德鉴．中医耳鼻咽喉口腔科学．北京:人民卫生出版社,1994
4. 蔡福养,王永钦．嗓音病的中医论治．北京:人民卫生出版社,1988
5. 干千．干氏耳鼻咽喉口腔科学．南京:江苏科学技术出版社,1999
6. 中国中医研究院,等．中医大辞典．北京:人民卫生出版社,1995
7. 吴敦序．中医基础理论．上海:上海科学技术出版社,1995
8. 王德鉴．中国医学百科全书·中医耳鼻咽喉口腔科学．上海:上海科学技术出版社,1985
9. 王德鉴．中医耳鼻喉科学．上海:上海科学技术出版社,1985
10. 王永钦．中医耳鼻咽喉科临床手册．北京:人民卫生出版社,1996
11. 印会河．中医基础理论．上海:上海科学技术出版社,1984
12. 北京中医学院．中医学基础．上海:上海科学技术出版社,1978
13. 邓铁涛．中医诊断学．上海:上海科学技术出版社,1984
14. 朱文锋．中医诊断学．上海:上海科学技术出版社,1995
15. 广州中医学院．中医耳鼻喉科学．上海:上海科学技术出版,1980
16. 《中医辞典》编辑委员会．简明中医辞典．北京:人民卫生出版社,1980
17. 何宗德,等．现代中医耳鼻咽喉口齿科学．合肥:安徽科学技术出版社,1986
18. 徐鸿庆．实用中医耳鼻喉科学．北京:人民卫生出版社,1981
19. 严道南,陈小宁．干祖望中医五官科经验集．南京:江苏科学技术出版社,1992
20. 王冰,王静波．中医五官科外治法．济南:济南出版社,1999
21. 谭敬书．中医耳鼻喉科学．长沙:湖南科技出版社,1987
22. 何宗德,等．中医耳鼻喉口腔科临床手册．上海:上海科学技术出版社,1989
23. 林文森,等．中西医结合治疗耳鼻喉口腔疾病．天津:天津科学技术出版社,1981
24. 黄兆选．耳鼻咽喉科学(第四版)．北京:人民卫生出版社,1996
25. 朱文锋．中医诊断与鉴别诊断学．北京:人民卫生出版社,1999
26. 秦伯未,等．中医临证备要．北京:人民卫生出版社,1973
27. 李文亮,齐强,等．千家妙方．北京:战士出版社,1982
28. 李凡成,李元聪．实用五官科手册．北京:人民军医出版社,1997
29. 鹿道温．中西医结合耳鼻咽喉科学．北京:中国中医药出版社,1998
30. 陆德铭．中医外科学．上海:上海科学技术出版社,1997
31. 上海中医学院．中医外科学讲义．上海:上海科学技术出版社,1964
32. 凌云鹏．中医外科学概要．北京:人民卫生出版社,1960
33. 陆小左,董显荣．中医鼻病大全．天津:天津科学技术出版社,1995
34. 上海中医研究所．张赞臣临床经验选编．北京:人民卫生出版社,1981
35. 王士贞．中医耳鼻咽喉科学．北京:中国中医药出版社,2005

36. 江苏新医学院．中药大辞典．上海:上海人民出版社,1977
37. 成都中医学院．中药学．上海:上海科学技术出版社,1978
38. 上海中医学院．中药临床手册．上海:上海人民出版社,1977
39. 吴贻谷,宋立人．中华本草．上海:上海科学技术出版社,1998
40. 卫生部《药典》编委会．中华人民共和国药典(一部),90 版．北京:人民卫生出版社,1990
41. 卫生部《药典》编委会．中华人民共和国药典(一部),95 版．广州:广东科学技术出版社,1995
42. 广州中医学院．中医喉科学．上海:上海科学技术出版社,1964
43. 李书良．基层中医临证必读大系·耳鼻咽喉科分册．北京:中国科学技术出版社,1995
44. 周继福．实用嗓音病治疗学全书．北京:学术书刊出版社,1990
45. 陈贵廷,等．实用中西医结合诊断治疗学．北京:中国医药科技出版社,1991
46. 王陈应．中国传统医学丛书·中医耳鼻喉科学．北京:科学出版社,1993
47. 梁美庚,王陈应,庄惠学．音声言语疾病防治概要．济南:济南出版社,1995
48. 余养居,等．中西医结合嗓音病学．北京:知识出版社,1996
49. 黄绳武．中国医学百科全书·中医妇科学．上海:上海科学技术出版社,1983
50. 南京中医学院．简明中医妇科学．上海:上海科学技术出版社,1959
51. 河北省卫生工作者协会．妇科病中医治疗法．石家庄:河北人民出版社,1958
52. 成都中医学院．中医妇科学讲义．上海:上海科学技术出版社,1964
53. 王耀廷．中医妇科临证手册．长春:吉林人民出版社,1982
54. 周凤悟．实用中医妇科学．济南:山东科学技术出版社,1985
55. 魏新邦,等．耳鼻咽喉科医师进修必读．北京:人民军医出版社,1993
56. 王陈应,等．中医临床大全·五官科分册．北京:北京科学技术出版社,1994
57. 贾堃．中医癌瘤学．西安:陕西科学技术出版社,1996
58. 樊忠,王天铎．实用耳鼻咽喉科学．济南:山东科学技术出版社,1997
59. 王守儒,等．实用中西医结合口腔病学．北京:中国中医药出版社,1995
60. 冯根源,等．中国中医秘方大全．上海:文汇出版社,1988
61. 夏涵,等．实用中医口腔病学．上海:上海中医学院出版社,1992
62. 石学敏．中医纲目．北京:人民卫生出版社,1993
63. 杨思澍．中国现代名医验方荟海．武汉:湖北科学技术出版社,1996
64. 广州中医学院．中医儿科学讲义．北京:人民卫生出版社,1960
65. 南京中医学院．温病学．上海:上海科学技术出版社,1979
66. 中国中医研究院．蒲辅周医疗经验．北京:人民卫生出版社,1976
67. 李刚,等．中医口腔病症学．北京:人民军医出版社,1989
68. 王崇亿,等．医事困学录·忘士相学术经验集．北京:中国中医药出版社,1993
69. 顾乃强,等．外科名家顾筱岩学术经验集．上海:上海中医学院出版社,1987
70. 张俊庭．中国中医特治新法大全．北京:中国中医药出版社,1996
71. 张俊庭．现代中医特色医术荟萃．北京:世界图书出版公司,1995
72. 詹文涛．长江医话．北京:北京科学技术出版社,1969
73. 马超英,等．病毒性疾病的中医治疗．上海:上海中医药大学出版社,1996
74. 凤存安,等．中医口腔科学概要．北京:人民卫生出版社,1990
75. 梁华梓,等．常见病证中医传统独特疗法．北京:金盾出版社,1996
76. 徐治鸿．实用中医口腔病学．天津:天津科技翻译出版公司,1993
77. 朱良春．医学微言．北京:人民卫生出版社,1996
78. 高光震,等．吉林省名老中医经验选编．长春:吉林科学技术出版社,1985
79. 彭胜权．刘仕昌学术经验全集．广州:广东高等教育出版社,1996

80. 王琦．中医体质学．北京:中国医药科技出版社,1995
81. 周志成,等．名老中医经验全编．北京:北京出版社,1994
82. 裘沛然,等．新编中国针灸学．上海:上海科学技术出版社,1992
83. 胡熙明．中国中医秘方大全．上海:文汇出版社,1989
84. 许姜泽．中西医结合治疗口腔病．北京:人民卫生出版社,1994
85. 徐治鸿．中西医结合口腔黏膜病学．北京:人民卫生出版社,2008

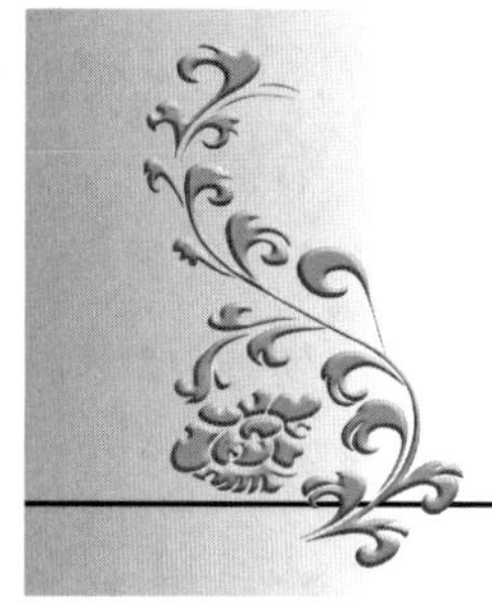

方剂汇编

一　画

一贯煎(《柳州医话》)　沙参　麦冬　生地　枸杞子　当归　川楝子

一粒金丹(《证治准绳》)　木香　沉香　乳香　巴豆霜　肥胶枣去核捣烂

一粒金丹(《古今图书集成医部全录》引东垣方》)　荜拨　青黛　延胡索　白芷　川芎

一阴煎(《景岳全书》)　生地黄　熟地黄　白芍药　麦冬　甘草　牛膝　丹参

一字散(《普济方》)　雄黄　蝎梢　白矾　藜芦　猪牙皂角

乙癸丹(《浙江中医杂志》1980,(7):15)　火硝　寒水石　硼砂　灯心炭　冰片

二　画

二至丸(《医方集解》)　女贞子　旱莲草

二味拔毒丹(《医方金鉴》)　明雄黄　白矾

二辛汤(王德鉴《中医耳鼻咽喉口腔科学》)　薄荷　生石膏　生地黄　炙僵蚕　金银花　山栀

二白丸(《圣济总录》)　白僵蚕　白矾

二神散(《景岳全书》)　大黄　朴硝

二妙散(《丹溪心法》)　黄柏　苍术

二阴煎(《景岳全书》)　生地黄　麦冬　枣仁　生甘草　玄参　黄连　茯苓　木通　灯心草

二陈汤(《太平惠民和剂局方》)　半夏　橘红　茯苓　甘草

二陈导痰汤(《济生方》)　陈皮　贝母　款冬花　半夏　桔梗　茯苓　知母　桑白皮　川黄连　枳壳　杏仁　麦门冬　地骨皮　五味子　甘草　姜

二参汤(《医宗金鉴》)　人参　玄参

二仙汤(《中医方剂临床手册》)　仙茅　仙灵脾　巴戟天　黄柏　知母　当归

十灰散(《血证论》)　大蓟　小蓟　白茅根　棕皮　侧柏叶　大黄　牡丹皮　荷叶　茜草根　栀子

十全大补汤(《太平惠民和剂局方》)　党参　白术　茯苓　炙甘草　当归　川芎　熟地黄　白芍药　黄芪　肉桂

十宝丹(《痧喉正义》)　西牛黄　贝母　煅人中白　琥珀　珍珠　梅片　人指甲　鲭鱼胆　马勃　硼砂

十宝丹(《尤氏喉科秘书》)　薄荷　甘草　梅矾　珍珠　儿茶　滴乳石　牛黄　冰片　白及　琥珀

十八味阴疮汤(《咽喉秘传》)　当归　黄芪　新会　白芷　赤芍　防风　乳香　没药　黄连　银花　木通　山栀子　升麻　薄荷　花粉　穿山甲　甘草　皂角刺

十味温胆汤(《景岳全书》)　半夏　枳实　陈皮　茯苓　人参　熟地　枣仁　远志　五味子　炙甘草

七厘散(《良方集腋》)　血竭　红花　冰片　麝香　乳香　没药　儿茶　朱砂

七宝散(《医家四要》)　火硝　牙皂　雄黄　硼砂　全蝎　白矾　胆矾

七三丹(九一丹衍化方剂)　熟石膏　红升丹　两药比例为7∶3

七星剑(《外科正宗》)　野菊花　苍耳头　豨莶草　半枝莲　紫花地丁　麻黄　紫河车

七气汤(《景岳全书》)　制半夏　人参　肉桂　炙甘草

七福饮(《景岳全书》)　人参　熟地　当归　白术　炙甘草　枣仁　远志

七味僵蚕散(《重订囊秘喉书》)　制僵蚕　白芷　牛黄　牙硝　生蒲黄　硼砂　冰片　玉丹

七叶一枝花酒精(《中医耳鼻喉科学》)　七叶一枝花头30g,浸于75%酒精100ml,1周后取其清

液备用。

七味蜂芒汤(《新医学杂志》1977,(6)) 五味子 马兜铃 胖大海 款冬花 瓜蒌 桔梗 蜂蜜

人参养荣汤(《和剂局方》) 人参 甘草 当归 白芍 熟地 肉桂 大枣 黄芪 白术 茯神 五味子 远志 橘皮 生姜

人参平补汤(《景岳全书》) 人参 川芎 当归 熟地黄 白芍药 白茯苓 菟丝子 北五味子 白术 巴戟天 半夏曲 橘红 牛膝 破故纸 益智仁 胡芦巴 炙甘草 石菖蒲 姜 枣

人参平肺汤(《仁斋直指方》) 人参 川芎 当归 熟地黄 白芍药 白茯苓 菟丝子 北五味子 杜仲 巴戟天 橘红 半夏曲 牛膝 白术 补骨脂 胡芦巴 益智仁 甘草 石菖蒲 姜 枣

人参紫金丹(《医宗金鉴》) 人参 丁香 五加皮 甘草 茯苓 当归 骨碎补 血竭 五味子 没药

人参清肺散(《医世得效方》) 人参 陈皮 贝母 半夏 桔梗 地骨皮 麦冬 款冬花 黄连 茯苓 桑白皮 知母 枳壳 杏仁 五味子 甘草

人参泻肺汤(《咽喉证治要略》) 西党参 黄芩 栀子 枳壳 甘草 连翘 杏仁 桔梗 桑白皮 大黄 薄荷

人参清肺汤(《血证论》) 人参 阿胶 地骨皮 知母 乌梅 甘草 大枣 桑白皮 粟壳 杏仁

人参固本汤(丸)(《景岳全书》) 人参 生地黄 熟地黄 天门冬 麦门冬

人中白散(《外科正宗》) 人中白 儿茶 青黛 黄柏 薄荷 冰片

八珍汤(《正体类要》) 人参 白术 茯苓 甘草 当归 熟地 川芎 白芍

八味丸(《类证治裁》) 桂心 附子 熟地 山药 山茱萸 牡丹皮 茯苓 泽泻 蜜

八味丸(《景岳全书》) 熟地 牡丹皮 山药 泽泻 山茱萸 茯苓 崖桂 五味子

八正散(《和剂局方》) 木通 瞿麦 车前子 萹蓄 滑石 炙甘草 栀子 大黄

八仙散(《喉科指掌》) 人中白 生大黄 生石膏 玄参末 玄明粉 僵蚕 瓜硝 轻粉

八味薄荷散(《重订囊秘喉书》) 薄荷 玉丹 甘草 冰片 牛黄 百草霜 灯心草灰 制牙皂

八宝珍珠散(《医宗金鉴》) 孩儿茶 黄连末 贝母 青黛 红褐 官粉 黄柏末 鱼脑石 琥珀末 人中白 硼砂 冰片 西牛黄 珍珠 麝香 共为细末,细管吹喉。

九一丹(《药蔹启秘》) 熟石膏 红升丹 两药比例为 9∶1。

九黄丹(经验方) 制乳香、制没药各 6g 川贝母 6g 石膏 18g 红升丹 9g 腰黄 6g 朱砂 3g 炒月石 6g 冰片 0.9g 各研极细末,和匀。

九仙散(《丹溪治法心要》) 人参 款冬花 桑白皮 桔梗 五味子 阿胶 乌梅 贝母 御米壳

九味败毒汤(《外科证治全书》) 黄连 黄芩 荆芥 连翘 牛蒡子 薄荷叶 木通 栀子 甘草 灯心草

三　画

三黄洗剂(《中医耳鼻喉科学》) 大黄 黄柏 黄芩 苦参

三黄散(《尤氏喉科秘书》) 生地黄 生蒲黄 牛黄 冰片

三黄凉膈散(《喉科紫珍集》) 黄连 黄柏 黄芩 甘草 川芎 栀子 赤芍 薄荷 青皮 陈皮 花粉 当归 玄参

三黄解毒汤(《咽喉秘传》) 黄连 黄芩 黄柏 赤芍 薄荷 川芎 甘草 山栀

三石散(经验方) 制炉甘石 熟石膏 赤石脂 等量共研细末,麻油调敷。

三仁汤(《温病条辨》) 杏仁 飞滑石 白通草 白蔻仁 竹叶 厚朴 生薏苡仁 半夏

三拗汤(《太平惠民和剂局方》) 麻黄 杏仁 甘草 生姜

三蚣散(《奇效良方》) 蜈蚣 南星 白芷 麝香

三棱散(《证治准绳》) 三棱 赤茯苓 鳖甲 当归 枳壳 白术 木香

三甲散(《中国医学大辞典》) 鳖甲 龟甲 穿山甲 白僵蚕 蝉衣 牡蛎 当归 白芍 土鳖虫 甘草

三甲复脉汤(《温病条辨》) 炙甘草 干地黄 白芍 麦门冬 阿胶 麻仁 生牡蛎 生鳖甲 生龟甲

三子养亲汤(《韩氏医通》) 白芥子 苏子 莱菔子

三花雾化吸入剂(《中医药信息》1985,(1):16)

双花　菊花　红花　麦冬　赤芍　玄参　经加工制成水剂，15～20ml，加入开水10～15ml，经吸入器，直接喷入咽喉部。

大补元煎(《景岳全书》)　人参　山药　熟地　杜仲　枸杞果　当归　山茱萸　炙甘草

大补阴丸(《丹溪心法》)　熟地黄　龟甲　炒黄柏　知母　猪脊髓

大补地黄丸(经验方)　生地　熟地　玄参　肉苁蓉　当归　枸杞子　山茱萸　白芍　怀山药　黄柏　知母

大承气汤(《伤寒论》)　大黄　厚朴　芒硝

大定风珠(《温病条辨》)　白芍　阿胶　生龟甲　干地黄　麻仁　五味子　生牡蛎　麦冬　炙甘草　鸡子黄　鳖甲

大续命汤(《备急千金要方》)　麻黄　石膏　桂心　干姜　川芎　当归　黄芩　杏仁　荆沥

大黄䗪虫丸(《金匮要略》)　地鳖虫　干漆　干地黄　甘草　水蛭　白芍　杏仁　黄芩　䗪虫

川芎茶调散(《和剂局方》)　川芎　荆芥　薄荷　白芷　羌活　甘草　细辛　防风

川椒散(类证治裁》)　川椒　细辛　桂心　附子　吴茱萸　皂角刺

小柴胡汤(《伤寒论》)　柴胡　黄芩　半夏　人参　甘草　生姜　大枣

小金丹(《外科证治全生集》)　白胶香　草乌　五灵脂　地龙　木鳖子　乳香　没药　当归身　麝香　墨炭

小降气汤(《景岳全书》)　紫苏　乌梅　白芍　陈皮　炙甘草

小降气汤(《医林绳墨》)　紫苏　台乌药　白芍药　陈皮　炙甘草　生姜　大枣

小续命汤(《备急千金要方》)　麻黄　人参　黄芩　芍药　甘草　川芎　杏仁　防己　官桂　防风　附子　生姜

小青龙汤(《伤寒论》)　生麻黄　桂枝　干姜　五味子　细辛　半夏　白芍　甘草

广笔鼠黏汤(《医宗金鉴》)　生地　玄参　浙贝母　天花粉　射干　鼠黏子　苦竹叶　连翘　僵蚕　甘草

千斤内托散(《咽喉秘传》)　人参　陈皮　白芷　当归　川芎　黄芪　防风　厚朴　桔梗　白术　荆芥　连翘　银花　花粉　瓜蒌　甘草

千金酥蜜膏(《类证治裁》)　真酥　崖蜜　饴糖　姜汁　生百部汁　杏仁　枣肉　柑皮

山乌合剂　(《浙江中医药》1978，(5))　山楂1片　乌梅1枚　温开水洗净，含于口中，徐徐咽下药津。

山贝渗湿汤(《中西医结合嗓音病学》)　山慈姑　川贝母　黄芪　女贞子　茯苓　白术　泽泻　川芎　当归　柴胡　牛膝　凤凰衣　生甘草

上清丸(《景岳全书》)　砂仁　桔梗　月石　冰片　甘草　玄明粉　诃子　百药煎　薄荷叶　蜜

上宫清化丸(《寿世保元》)　黄连　桔梗　山豆根　粉甘草　薄荷叶　白硼砂　蜜

飞仙散(《江苏中医杂志》1981，(5)：16)　蒲黄末　生甘遂　老式煅月石　玄明粉　苏薄荷　水飞腰黄　梅花冰片　上西黄　共研细末，至无声为度。

四　画

六味汤(《喉科要旨》)　桔梗　甘草　薄荷　荆芥穗　防风　僵蚕

六一散(《重订囊秘喉书》)　滑石　甘草

六神丸(《全国中成药处方集》)　麝香　牛黄　珍珠　雄黄　蟾酥　冰片

六味地黄汤(汤)(《小儿药证直决》)　熟地　山药　茯苓　牡丹皮　泽泻　山茱萸

六安煎(《景岳全书》)　陈皮　半夏　云茯苓　甘草　杏仁　白芥子　生姜

元霜散(《黑龙江中医药》1983，(1))　风化硝研末即成。

五味消毒饮(《医宗金鉴》)　金银花　野菊花　蒲公英　地丁　天葵子

五苓散(《伤寒论》)　白术　茯苓　猪苓　泽泻　桂枝

五福饮(《景岳全书》)　人参　熟地　当归　白术　炙甘草

五五丹(《中医耳鼻喉科学》)　熟石膏　红升丹　两药比例为5∶5。

天麻钩藤饮(《杂病证治新义》)　天麻　钩藤　石决明　栀子　黄芩　川牛膝　杜仲　益母草　桑寄生　夜交藤　茯神

天王补心丹(《摄生秘剖》)　人参　玄参　丹参　茯苓　五味子　远志　桔梗　当归身　天冬　麦冬　柏子仁　酸枣仁　生地　辰砂

天真圆(丸)(《世医得效方》)　羊肉　肉苁蓉　山药　当归　天门冬　黄芪　人参　白术　糯米

止呜丹(《辨证录》)　白芍　柴胡　炒栀子

生地　麦冬　菖蒲　茯苓　半夏

木香汤(《圣济总录》)　木香　陈皮　厚朴　半夏　白术　甘草　桂　大腹皮　黄芪　人参　桔梗　芍药　生姜

太乙膏(《外科正宗》)　肉桂　白芷　当归　玄参　赤芍　生地黄　土木鳖　阿魏　轻粉　槐枝　柳枝　血余　东丹　乳香　没药

开音散(《福建中医学院学报》1995,5(4):5)　诃子　蝴蝶　秋石　(冲服)乌梅　蝉衣　桔梗　射干　沙参　甘草　水煎服。

巴豆朱砂膏(《江苏中医》1960,(11):23)　巴豆霜　朱砂

化斑汤(《温病条辨》)　生石膏　知母　玄参　粳米　甘草　水牛角

化脓汤(《现代中医耳鼻咽喉口齿科学》)　象贝　皂角刺　炙山甲　银花　连翘　焦山楂　板蓝根　炒僵蚕　淡子芩　天花粉　山豆根　芦根

化斑解毒汤(《外科正宗》)　玄参　知母　石膏　连翘　牛蒡子　人中黄　黄连　升麻　淡竹叶　甘草

化癣神丹(《喉科集腋》)　玄参　麦冬　白苏子　白薇　紫菀　百部　牛蒡子　白芥子　甘草

化痰利咽汤(《中医耳鼻咽喉科临床手册》)　制半夏　茯苓　陈皮　浙贝母　瓜蒌　郁金　僵蚕　生牡蛎　海浮石　苏梗　甘草

丹栀逍遥散(《太平惠民和剂局方》)　柴胡　白芍　茯苓　当归　白术　甘草　生姜　薄荷　牡丹皮　栀子

丹溪出声方(《证治准绳》)　诃子　木通　甘草　生姜　生地黄汁

月华丸(《医学心语》)　天冬　麦冬　生地　熟地　山药　百部　沙参　川贝母　茯苓　阿胶　三七　獭肝　白菊花　桑叶

升麻解毒汤(《医宗金鉴》)　升麻　皂角刺　土茯苓

升麻解毒汤(谭敬书《中医耳鼻喉科学》)　升麻　葛根　黄芩　鱼腥草　蒲公英　甘草　赤芍　苍耳子　白芷　桔梗

升降散(《伤寒温疫条辨》)　炒僵蚕　蝉衣　姜黄　大黄

中和汤(《医宗金鉴》)　白芷　桔梗　人参　黄芪　藿香　肉桂　甘草　白术　川芎　当归　白芍　麦门冬　生姜　大枣

牛黄散(《寿世保元》)　牛黄　冰片　硼砂　朱砂　雄黄　青黛　牙硝　黄连末　黄柏末

牛黄生肌散(《外科大成》)　牛黄　珍珠　琥珀　人中白　黄连　没药　儿茶　硼砂　冰片

牛黄解毒丸(《证治准绳》)　牛黄　甘草　金银花　草河车　研为末,炼蜜为丸。

牛蒡解毒汤(又称牛蒡解肌汤《疡科心得集》)　牛蒡子　薄荷　荆芥　连翘　山栀子　牡丹皮　石斛　玄参　夏枯草

少阴甘桔汤(《医宗金鉴》)　桔梗　甘草　川芎　黄芩　陈皮　玄参　柴胡　羌活　升麻　葱白

少腹逐瘀汤(《医林改错》)　小茴香　干姜　延胡索　没药　当归　川芎　肉桂　赤芍　蒲黄　五灵脂

双解通圣散(《医宗金鉴》)　防风　荆芥　当归　白芍　连翘　白术　川芎　薄荷　麻黄　栀子　黄芩　石膏　桔梗　甘草　滑石

双解贵金丸(《外科大成》)　大黄　白芷

双黄连注射液(成药)　药物略。

双料喉风散(成药)　牛黄　珍珠　梅片　黄连　甘草　山豆根　青黛等

乌翣膏(《备急千金要方》)　生乌翣　升麻　羚羊角　蔷薇根　艾叶　芍药　通草　生地黄　猪脂　苦酒

贝母丸(《景岳全书》)　贝母　蜜(或砂糖)

贝母汤(《圣济总录》)　贝母　款冬花　麻黄　杏仁　甘草　生姜

牙疼散(经验方)　荜拨　细辛　高良姜　白胡椒　白芷　冰片　薄荷　雄黄

牙宣膏(《中医耳鼻咽喉科临床手册》)　金银花　白芷　川厚朴　雄黄　冰片　红花

牙疳散(《中医耳鼻咽喉科临床手册》)　煅月石　青黛　玄明粉　熟石膏　冰片　黄柏　白芷

五　画

玉女煎(《景岳全书》)　石膏　熟地　麦冬　知母　牛膝

玉屏风散(《世医得效方》)　黄芪　白术　防风

玉露膏(《中医耳鼻喉科学》)　芙蓉叶研成极细末,以凡士林调成20%油膏。

玉真散(《外科正宗》)　生南星　白芷　防风　羌活　天麻　白附子

玉钥匙(《普济方》)　焰硝　硼砂　脑子　僵蚕

玉雪散(《上海中医药》1982,(2)) 荸荠粉45g 炉甘石30g 炒僵蚕60g 花粉60g 蒲黄30g 煅石膏120g 薄荷120g 月石120g 冰片9g 共研细末。

玉匙散(《上海中医药》1982,(2)) 火硝15g 月石15g 蒲黄9g 炒僵蚕6g 牙皂6g 薄荷6g 雄黄6g 梅片4.5g 共研细末。

玉粉丸(《济阳纲目》) 半夏 草乌 官桂 生姜汁

玉屑散(《咽喉脉证通论》) 薄荷 官桂 雄黄 儿茶 冰片

玉烛散(《儒门事亲》) 当归 芍药 川芎 熟地 芒硝 大黄 甘草

正元丹(《秘旨方》) 人参 茯苓 白术 甘草 黄芪 怀山药

正骨紫金丹(《医宗金鉴》) 丁香 木香 血竭 儿茶 熟大黄 红花 当归 连肉 茯苓 牡丹皮 白芍 甘草

本药方(《咽喉秘传》) 硼砂 广青 熊胆 儿茶 血竭 龙骨 象牙 珍珠 银花 川乌 草乌 乌头

甘遂散(《重订囊秘喉书》) 甘遂 牙硝 食盐 薄荷 蒲黄 硼砂 冰片

甘露饮(《阎氏小儿方论》) 熟地 生地 麦冬 天冬 枳壳 甘草 茵陈 枇杷叶 石斛 黄芩

甘露消毒丹(《温病条辨》) 藿香 茵陈 白豆蔻 滑石 木通 石菖蒲 黄芩 川贝母 射干 薄荷 连翘

甘草泻心汤(《金匮要略》) 炙甘草 黄芩 干姜 人参 半夏 黄连 大枣

甘麦大枣汤(《金匮要略》) 甘草 浮小麦 大枣

四苓散(《伤寒论》) 白茯苓 泽泻 猪苓 白术

四物汤(《和剂局方》) 当归 熟地 白芍 川芎

四黄散(《证治准绳》) 黄连 黄芩 黄柏 大黄 滑石 五倍子

四君子汤(《和剂局方》) 党参 白术 茯苓 炙甘草

四物消风饮(《外科证治全书》) 生地 当归 川芎 赤芍 荆芥 薄荷 柴胡 甘草

四生散(《中医耳鼻喉科学》) 生南星 生川乌 生草乌 生半夏

四阴煎(《景岳全书》) 大生地 白芍 麦冬 百合 甘草 沙参 茯苓

四七汤(《和济局方》) 半夏 茯苓 紫苏叶 厚朴 生姜 大枣

四海舒郁汤(《疡医大全》) 青木香 陈皮 海蛤粉 海带 海藻 昆布 海螵蛸

四逆散(《伤寒论》) 柴胡 炒枳实 芍药 炙甘草

龙脑丸(《太平圣惠方》) 龙脑 朱砂 牛黄 硇砂 麝香 马牙硝

龙胆泻肝汤(《兰室秘藏》) 龙胆草 泽泻 木通 车前子 当归 柴胡 生地 黄芩 栀子

龙眼白盐方(《中医耳鼻喉科学》) 龙眼肉1枚 白盐少许 将白盐放龙眼肉上,贴牙龈痛处。

平胃散(《和剂局方》) 苍术 厚朴 陈皮 甘草

平补镇心丹(《太平惠民和剂局方》) 人参 龙齿 白茯苓 茯神 麦冬 五味子 车前子 远志 天冬 山药(姜汁炒) 熟地 朱砂(为衣) 枣仁

左归丸(《景岳全书》) 熟地 山药 枸杞果 山萸肉 怀牛膝 菟丝子 鹿角胶 龟甲胶

右归丸(《景岳全书》) 熟地 山药 山萸肉 枸杞果 鹿角胶 菟丝子 杜仲 当归 肉桂 制附子

右归饮(《景岳全书》) 熟地 山药 山萸 枸杞 甘草 杜仲 肉桂 制附子

生脉散(饮)(《内外伤辨惑论》) 人参 麦冬 五味子

生肌散(《医宗金鉴》) 煅石膏 血竭 乳香 轻粉 冰片

生化汤(《傅青主女科》) 当归 川芎 炙甘草 炮姜 桃仁

生姜膏(《太平圣惠方》) 生姜汁 牛髓 麻油 酥 川芎 独活 秦艽 桂心 防风

生肌玉红膏(《外科正宗》) 白芷 甘草 当归身 血竭 轻粉 白蜡 紫草 麻油

白降丹(《医宗金鉴》) 朱砂 雄黄 水银 硼砂 芒硝 食盐 白矾 皂矾

白龙散(《普济方》) 柑子皮 白矾 象牙屑

白喉散(《浙江中医杂志》1959,(10):27) 儿茶 黄柏 煅硼砂 人中白 朱砂 青黛 枯矾 山楂 百草霜

白降雪散(《医宗金鉴》) 煅石膏 硼砂 焰硝 胆矾 元明粉 冰片

白术散(《和剂局方》) 白术 山药 茯苓 桔梗 甘草 白芷 陈皮 青皮 香附 炮姜

白虎加人参汤(《伤寒论》) 知母 石膏 炙甘草 粳米 人参

仙方活命饮(《医宗金鉴》) 穿山甲 皂角刺 当归尾 金银花 赤芍 乳香 没药 天花粉 陈皮 防风 贝母 白芷 甘草

归脾汤(《济生方》) 党参 黄芪 白术 茯神 枣仁 龙眼肉 木香 炙甘草 当归 远志 生姜 大枣

加味二陈汤(《外科正宗》) 陈皮 半夏 茯苓 甘草 黄芩 黄连 薄荷 生姜

加味四苓散(《中医耳鼻喉科学》) 茯苓 猪苓 泽泻 白术 厚朴 陈皮

加味平胃散(《和剂局方》) 苍术 厚朴 陈皮 甘草 白术 茯苓 猪苓 苡仁 神曲 山楂

加味导赤散(《中医耳鼻喉科学》) 生地黄 木通 淡竹叶 甘草 黄连 黄芩 金银花 连翘 牛蒡子 玄参 桔梗 薄荷

加味小柴胡汤(《咽喉证治要略》) 柴胡 党参 黄芩 炙甘草 生姜 姜夏 杏仁 桔梗 荆芥 薄荷

加味玄冬汤(《辨证录》) 玄参 丹参 麦冬 五味子

加味导痰汤(《喉科心法》) 苏红皮 法半夏 白云苓 甘草 炒枳壳 真胆星 杏仁 桑白皮 炒枳实 桔梗 或加石膏 知母 瓜蒌霜 老姜汁

加减复脉汤(《温病条辨》) 炙甘草 干地黄 阿胶 麦门冬 麻仁 白芍

加味遗粮汤(《外科正宗》) 川芎 当归 防风 薏苡仁 木瓜 金银花 木通 白鲜皮 苍术 威灵仙 皂荚子 仙遗粮(土茯苓) 人参

加味四七汤(《中医喉科学讲义》) 白茯苓 川厚朴 苏梗 法半夏 橘红 青皮 枳实 砂仁 南星 神曲 白蔻仁 槟榔 生姜

加减宣痹汤(《咽喉科传灯录》) 乌扇 豆豉 桔梗 薄荷 蝉衣 胖大海 粉甘草 枇杷叶

加味黄连解毒汤(《焦氏喉科枕秘》) 黄连 黄芩 栀子 连翘 蒲公英 牛蒡子 板蓝根 葛根

加减三甲散(《干祖望中医五官科经验集》) 三棱 莪术 鳖甲 穿山甲 蝉蜕 僵蚕 当归 䗪虫

半夏厚朴汤(《金匮要略》) 半夏 厚朴 紫苏 茯苓 生姜

半夏白芷散(《圣济总录》) 半夏 白芷

半夏白术天麻汤(《医学心悟》) 半夏 白术 天麻 茯苓 橘红 甘草 生姜 大枣

发声散(《东医宝鉴》) 瓜蒌 桔梗 僵蚕 甘草

发声汤(《辨证录》) 枇杷叶 贝母 茯苓 百部 苏叶 麦冬 甘草 玄参 桑白皮

发声散(《医碥》) 瓜蒌皮 白僵蚕 甘草 姜汁

母姜汤(《备急千金要方》) 母姜汁 牛髓 酥油 桂心 秦艽 防风 川芎 独活 姜汁

六 画

汗青散(《湖南中医通讯》1982,(4)) 月石 黄柏 人中白各12g 梅片 青黛各4g 血竭 薄荷 甘草各6g 雄黄 牛黄 黄连各3g 研末和匀。

西黄丸(古书犀黄丸) 水牛角 乳香 没药 麝香等

西瓜霜润喉片(成药) 西瓜霜 梅片 黄连 黄芩 贝母 射干 木汉果等

百合丸(《医部全录》) 百合 百药煎 杏仁 薏苡仁 诃子 蜜

百药煎(《仁斋直指方》) 杏仁 百合 诃子肉 薏苡仁 鸡子清和丸。

百合地黄汤(《金匮要略》) 百合 地黄

百合固金汤(《医方集解》) 生地 熟地 麦冬 贝母 百合 当归 白芍 玄参 桔梗 甘草

地黄饮(《医宗金鉴》) 生地黄 熟地黄 首乌 当归 牡丹皮 玄参 白蒺藜 僵蚕 红花 甘草

地黄饮子(《宣明方论》) 生地黄 巴戟天 山萸肉 石斛 肉苁蓉 五味子 肉桂 茯苓 麦冬 炮附子 石菖蒲 远志 生姜 大枣 薄荷

耳炎灵(《中医耳鼻咽喉科临床手册》引蔡福养经验方) 黄连 黄芩 黄柏 大黄 苦参 冰片 芝麻油 液状石蜡

耳灵散(《中医耳鼻喉科学》) 冰片 玄明粉 硼砂 硇砂

耳聋左慈丸(《重订广温热论》) 熟地 山药

山萸肉 牡丹皮 泽泻 茯苓 五味子 磁石 石菖蒲

托里消毒散(《外科正宗》) 人参 川芎 白芍 黄芪 当归 白术 茯苓 金银花 白芷 甘草 皂角刺 桔梗

芎芷散(《普济方》) 川芎 白芷 细辛 陈皮 苍术 菖蒲 厚朴 半夏 木通 肉桂 苏叶 甘草

芎归二术汤(《外科正宗》) 川芎 当归 白术 苍术 人参 茯苓 薏苡仁 皂角刺 厚朴 防风 木瓜 木通 穿山甲 独活 金银花 甘草 精猪肉 土茯苓

夺命丹(《医宗金鉴》) 轻粉 麝香 煅砒石 枯矾 朱砂 血竭 雄黄 蟾酥 乳香 没药 煅寒水石 铜绿 蜗牛

夺命丹(《证治准绳》) 蟾酥 朱砂 轻粉 枯矾 寒水石 铜绿 麝香 冰片

当归龙荟丸(《河间六书》) 当归 龙胆草 栀子 黄连 黄芩 黄柏 大黄 芦荟 青黛 木香 麝香

当归六黄汤(《兰室秘藏》) 当归 生地 熟地 黄连 黄芩 黄柏 黄芪

当归芍药汤(《中医耳鼻喉科学》) 当归 白术 赤芍 茯苓 泽泻 黄芩 辛夷花 白菊花 干地龙 甘草 薄荷 川芎

当归四逆汤(《伤寒论》) 当归 桂枝 白芍 细辛 炙甘草 木通 大枣

当归补血汤(《兰室秘藏》) 黄芪 当归

竹叶膏(《中医耳鼻喉科学》) 鲜竹叶 300g (去梗净) 生姜 120g 浮白盐 180g 先将竹叶熬出浓汁,又将生姜捣汁,同熬沥净,加入盐同熬干,储于有盖瓷器中,备用。

竹皮汤(《圣济总录》) 竹皮 甘草 人参 赤茯苓 麻黄 桂枝 五味子 木通 生姜

竹叶石膏汤(《景岳全书》) 煅石膏 淡竹叶 桔梗 薄荷叶 木通 甘草

竹叶石膏汤(《伤寒论》) 竹叶 石膏 麦冬 人参 半夏 粳米 炙甘草

竹衣麦门冬汤(《景岳全书》) 竹衣 竹茹 竹沥 麦冬 甘草 橘红 白茯苓 桔梗 杏仁 竹叶

会厌逐瘀汤(《医林改错》) 桃仁 红花 甘草 桔梗 生地 当归 玄参 柴胡 枳壳 赤芍

冰硼散(《外科正宗》) 玄明粉 朱砂 硼砂 冰片

冰酒液(《中医耳鼻咽喉科临床手册》) 冰片 5g 75%酒精 100ml 溶用。

冰柏散(《中医耳鼻咽喉科临床手册》) 冰片 柏叶灰 五倍子

冰枯散(《中医耳鼻咽喉科临床手册》) 冰片 煅龙骨粉 枯矾

冰连散(《中医耳鼻喉科学》) 冰片 黄连 辛夷花

冰梅丸(《咽喉秘传》) 天南星 甘草 桔梗 防风 朴硝 明矾 食盐 大半夏 大梅子

冰片散(《医学心悟》) 冰片 硼砂 雄黄 黄柏 甘草 鸡内金 人中白 黄连 元明粉 铜青 蒲黄

冰麝散(《中医耳鼻喉科学》) 黄柏 黄连 甘草 鹿角霜 玄明粉 明矾 冰片 麝香

血府逐瘀汤(《医林改错》) 当归 生地 桃仁 红花 枳壳 赤芍 柴胡 桔梗 川芎 牛膝 甘草

导赤散(《小儿药证直诀》) 生地 木通 竹叶 甘草梢

导痰汤(《济生方》) 半夏 陈皮 枳实 茯苓 甘草 制南星

如冰散(《证治准绳》) 朴硝 寒水石 蛤粉 白芷 片脑

如意金黄散(膏)(《外科正宗》) 天花粉 黄柏 大黄 姜黄 白芷 厚朴 陈皮 甘草 苍术 天南星 水或蜜调。

红升丹(《医宗金鉴》) 水银 火硝 白矾 雄黄 朱砂 皂矾

红棉散(《外科正宗》) 枯矾 干胭脂 麝香

红油膏(《中医外科学》) 九一丹 东丹 凡士林

红灵丹油膏(经验方) 雄黄 18g 乳香 18g 煅月石 30g 青礞石 9g 没药 18g 冰片 9g 火硝 18g 朱砂 60g 麝香 3g 凡士林适量 除麝香、冰片外,诸药共研细末,凡士林烊化冷却,将诸药徐徐调入,最后加入麝香、冰片,和匀成膏。比例:凡士林 300g,红灵丹 45g。

安肾丸(《世医得效方》) 肉桂 桃仁 白蒺藜 巴戟天 肉苁蓉 山药 破故纸 茯苓 石斛 萆薢 白术 川乌

安胎饮(《证治准绳・女科》) 当归 川芎 白芍 熟地 白术 茯苓 甘草 地榆 半夏曲 阿胶 黄芩 艾叶

安神定志丸(《医学心悟》) 茯苓 茯神 远志 人参 石菖蒲 龙齿

安宫牛黄丸(《温病条辨》) 牛黄 郁金 黄连 朱砂 冰片 珍珠 山栀 雄黄 黄芩 麝香 金箔衣等

交泰丸(《新民医通》) 黄连 肉桂

阳和汤(《外科全生集》) 麻黄 熟地 白芥子 炮姜炭 鹿角胶 甘草

阳和解凝膏(《外科全生集》) 鲜牛蒡全草 鲜白凤仙梗 川芎 川附子 桂枝 当归 大黄 肉桂 草乌 川乌 地龙 僵蚕 赤芍 白芷 白蔹 白及 乳香 没药 续断 防风 荆芥 五灵脂 木香 香橼 陈皮 麝香 苏合香 麻油

防风散(《圣济总录》) 防风 白附子 地骨皮 麝香 丹砂 腻粉 白术 马牙硝 桂 赤茯苓

防风散(《圣济总录》) 防风 人参 白术 独活 草豆蔻 天麻 川芎 白芷 赤茯苓 细辛 高良姜 青皮 甘草 三棱 厚朴

防风汤(《宣明方论》) 防风 当归 赤茯苓 杏仁 黄芩 秦艽 葛根 麻黄 甘草

防风通圣散(《外科正宗》) 防风 白芍 薄荷 川芎 桔梗 山栀 黄芩 白术 当归 连翘 荆芥 麻黄 滑石 石膏 芒硝 大黄 甘草

防己汤(《宣明论方》) 防己 葛根 羌活 秦艽 桂枝 甘草 当归 杏仁 黄芩 茯苓 姜

至宝丹(《和剂局方》) 成方,药物略。

达原饮(《温疫论》) 槟榔 厚朴 草果 知母 芍药 黄芩 甘草

华盖散(《医碥》) 麻黄 杏仁 苏子 甘草 橘红 桑白皮 赤茯苓 姜 枣

异功散(《类证治载》) 人参 白术 茯苓 甘草 陈皮 姜 枣

七 画

杏仁煎方(《外台秘要》) 杏仁 通草 紫菀 五味子 贝母 桑白皮 蜜 糖 生姜

杏仁煎(《东医宝鉴》) 杏仁泥 桑白皮 木通 贝母 五味子 石菖蒲 砂糖屑 紫菀 白蜜 生姜汁

苍耳散(《济生方》) 白芷 薄荷 辛夷 苍耳子

花蕊石散(《血证论》) 煅花蕊石

苁蓉滴鼻液(《中医耳鼻喉科学》) 肉苁蓉 淫羊藿叶 当归 桂枝 黄芪各300g 煎水两次,浓缩成浸膏,加石蜡油500ml,混合。

麦门冬汤(《金匮要略》) 麦门冬 半夏 人参 甘草 粳米 大枣

芦荟散(《太平圣惠方》) 芦荟 黄柏 青黛 雄黄

芦荟散(《圣济总录》) 芦荟 麝香 青矾 黄矾 白矾 虾蟆

芦荟消疳饮(《外科大成》) 芦荟 银柴胡 黄连 玄参 牛蒡子 羚羊角 桔梗 栀子 石膏 薄荷叶 升麻 甘草

芩连二母丸(《外科正宗》) 黄连 黄芩 知母 贝母 川芎 当归 生地黄 熟地黄 羚羊角 蒲黄 地骨皮 甘草 侧柏叶

芩蒿清胆汤(《通俗伤寒论》) 青蒿 竹叶 法半夏 赤茯苓 黄芩 枳壳 陈皮 碧玉散

苏子利喉汤(《外科证治全书》) 苏子 前胡 赤芍 甘草 桔梗 玄参 连翘 浙贝母

苏子降气汤(《类证治裁》) 苏子 橘红 半夏 当归 前胡 肉桂(或沉香) 厚朴 炙甘草 姜

杞菊地黄丸(《医级》) 熟地 山萸肉 山药 茯苓 泽泻 牡丹皮 枸杞果 菊花

辰砂定痛散(《医宗金鉴》) 朱砂 煅石膏 胡黄连 冰片

吹喉散(《尤氏喉科秘书》) 梅矾 薄荷 儿茶 乳石(煅水飞) 甘草 火硝 硼砂 冰片

吹喉散(《外科证治全书》) 冰片 僵蚕 硼砂 牙硝

吹喉散(《济阳纲目》) 诃子 黄芩 牛蒡子 生甘草 薄荷 明矾 胆矾 生姜

吹药方(《辽宁中医杂志》1982,(11)) 苦瓜霜 西瓜霜 玄明粉 朱砂 青黛 胆矾 白僵蚕 壁钱炭 乳香 没药 儿茶 人指甲 珍珠 人中黄 煅人中白 煅石膏 龙骨 牡蛎 黄连 薄荷

足卫和荣汤(《医林改错》) 黄芪 党参 白术 甘草 当归 白芍 桃仁 红花 枣仁

辛夷散(《证治准绳》) 羌活 防风 藁本 辛夷 川芎 白芷 细辛 升麻 炙甘草 木通

辛夷清肺饮(《医宗金鉴》) 辛夷花 生甘草 石膏 知母 栀子 黄芩 枇杷叶 升麻 百合

麦冬

辛夷滴鼻液(《中医耳鼻咽喉科临床手册》)　辛夷　薄荷霜　芝麻油　液状石蜡

启窍汤(《辨证录》)　熟地黄　山茱萸　麦冬　远志　五味子　石菖蒲　炒枣仁　茯神　柏子仁

诃子饮(《济生方》)　诃子　杏仁　通草

诃子清音汤(《东医宝鉴》)　诃子　桔梗　甘草　童便

沙参麦冬汤(《温病条辨》)　沙参　麦冬　玉竹　桑叶　天花粉　甘草　生扁豆

沙地丹麦液(《中医耳鼻咽喉科临床手册》)　沙参　生地　牡丹皮　麦冬　各等分,水煎过滤后,加1%薄荷霜,密闭备用。

补肺汤(《医碥》)　钟乳　桑白皮　麦门冬　白石英　人参　五味子　款冬花　肉桂　紫菀　姜　枣　粳米

补肺汤(《外台秘要》)　五味子　干姜　款冬花　桂心　麦门冬　大枣　粳米　桑白皮

补中益气汤(《脾胃论》)　人参　黄芪　白术　甘草　当归　陈皮　升麻　柴胡

补阳还五汤(《医林改错》)　当归尾　川芎　黄芪　桃仁　红花　地龙　赤芍

补肺复声汤(《嗓音病的中医论治》)　人参　黄芪　白术　黄精　蛤蚧　诃子　凤凰衣　甘草

补益地黄丸(《太平圣惠方》)　熟地　五味子　鹿角　远志　桂心　天冬　巴戟天　菟丝子　肉苁蓉　石龙芮

补阴益气煎(《景岳全书》)　人参　当归身　山药　陈皮　炙甘草　柴胡　熟地黄　升麻　生姜

补肾地黄丸(《医宗金鉴》)　熟地　泽泻　牡丹皮　山萸肉　牛膝　山药　鹿茸　茯苓

补骨脂丸(《中医耳鼻喉科学》)　磁石　熟地黄　当归　川芎　肉桂　兔丝子　川椒　补骨脂　白蒺藜　胡芦巴　杜仲　白芷　菖蒲

阿魏化坚膏(《医宗金鉴》)　蟾酥　蜈蚣　太乙膏

羌活胜湿汤(《内外伤辨惑论》)　羌活　独活　川芎　蔓荆子　藁本　防风　甘草

赤鼻散(《外科学概要》)　硫黄　轻粉　陀僧　白矾

赤麟丹(《喉科集腋》)　明矾　好血竭　巴豆　硼砂　冰片　制末,吹喉。

陈夏六君汤(《医学正传》)　陈皮　法半夏　党参　茯苓　白术　炙甘草

附子丸(《圣济总录》)　附子　桂　细辛　陈皮　滑石　青皮

附桂八味丸(桂附地黄汤、金匮肾气丸)(《金匮要略》)　熟地黄　山萸肉　牡丹皮　泽泻　茯苓　怀山药　炮附子　肉桂心

附子理中汤(《和剂局方》)　附子　人参　白术　干姜　炙甘草

助音汤(《辨证录》)　熟地　麦冬　北五味子　甘草　苏子　天门冬　贝母　款冬花　沙参　地骨皮

连理汤(《张氏医通》)　白术　人参　茯苓　黄连　干姜　炙甘草

连砂散(《重订囊秘喉书》)　薄荷　牙硝　硼砂　蒲黄　川黄连　朱砂　冰片

含化杏仁圆(《太平圣惠方》)　杏仁　射干　人参　炮附子　桂心

八　画

青黛散(《中医耳鼻喉科学》)　青黛　石膏　滑石　黄柏

青蛤散(《医宗金鉴》)　青黛　蛤粉　石膏　轻粉　黄柏

青药方(《包氏喉证家宝》)　制矾　百草霜　灯草灰　粉草末　薄荷　冰片

青莲膏(《医宗金鉴》)　青黛　乳香　轻粉　麝香　白砒　香油

青梅散(经验方)　青黛　乳香　没药　生石膏　硼砂　黄连

青吹口散(《包氏喉症家宝》)　石膏　人中白　青黛　薄荷　黄柏　硼砂　冰片

苦酒汤(《伤寒论》)　苦酒　半夏　鸡子壳

奇授藿香丸(《医宗金鉴》)　藿香连枝叶(研细末)　雄猪胆汁　和丸如梧桐大。

矾灰散(《圣济总录》)　白矾灰　乌贼鱼骨　桂　陈皮　浆水脚

固齿散(《中医耳鼻咽喉科临床手册》)　滑石粉　甘草末　朱砂　雄黄　冰片

金丹(《喉科集腋》)　火硝　生蒲黄　僵蚕末　猪牙皂　冰片

金钥匙(《医宗金鉴》《外科正宗》称"金锁匙")　冰片　僵蚕　雄黄　芒硝　硼砂

金嗓雾(经验方)　乌梅6g　绿茶6g　生甘草6g　薄荷6g

金灯山根汤(张赞臣方)　挂金灯　山豆根

白桔梗 嫩射干 生甘草 牛蒡子

金沸草散（《南阳活人书》） 金沸草 茯苓 前胡 制半夏 细辛 甘草 生姜 大枣

金匮肾气丸（《金匮要略》） 肉桂 附子 熟地 山萸肉 山药 茯苓 牡丹皮 泽泻

金黄膏 即如意金黄散以凡士林调成油膏。

知柏地黄汤（《医宗金鉴》） 知母 黄柏 熟地 山萸肉 山药 茯苓 牡丹皮 泽泻

鱼脑石散（《中医耳鼻喉科学》） 鱼脑石粉 冰片 辛夷 细辛

鱼腥草液（《中医耳鼻喉科学》） 将鱼腥草干品切碎，置蒸馏器内加水过药面，加热蒸馏，以每3ml相当原干药1g计算，收集第1次蒸馏液，再行蒸馏，以每1ml相当于原干药3g计算，收集第2次蒸馏液，每1000ml加入0.8g氯化钠使溶解，再加入适量吐温－80，使溶液澄清，用IG重焙玻璃漏斗过滤，滤液灌装，以流通蒸气灭菌30min，备用。

参附汤（《妇人良方》） 人参 附子

参附龙牡汤（《世医得效方》） 人参 附子 龙骨 牡蛎

参苏饮《太平惠民和剂局方》 人参 茯苓 甘草 苏叶 葛根 前胡 桔梗 陈皮 枳壳 半夏

参苓白术散（《和剂局方》） 人参 茯苓 白术 桔梗 山药 甘草 白扁豆 莲子肉 砂仁 薏苡仁

参苓散（《疡医大全》） 人参 茯苓 川芎 当归身 熟地黄 黄芪 怀山药 白芍 白术 陈皮 牡丹皮 肉桂 地骨皮 甘草 熟附子

和荣散结丸（《医宗金鉴》） 川芎 当归 香附 桔梗 白术 红花 白芍 茯苓 熟地黄 夏枯草 人参 升麻 昆布 海粉 陈皮 贝母

枇杷叶丸（《外科正宗》） 枇杷叶 黄芩 花粉 甘草

枇杷清肺饮（《医宗金鉴》） 人参 枇杷叶 甘草 黄连 桑白皮 黄柏

泻白散（《小儿药证直诀》） 桑白皮 地骨皮 甘草 粳米

泻黄散（《小儿药证直诀》） 石膏 栀子 藿香 防风 甘草

泻心汤 （《金匮要略》） 大黄 黄芩 黄连

泻脾散（《小儿药证直诀》） 藿香叶 栀子 石膏 甘草 防风

泻青丸（《小儿药证直诀》） 当归 龙胆草 川芎 栀子 大黄 羌活 防风

泻火开音汤（《新中医》1982，(6)5：11） 玄参 麦冬 桑白皮 黄芩 甘草 马勃 栝蒌皮 胖大海 桔梗 木蝴蝶 车前草 腊梅花

治喉乌龙散（《外科正宗》） 猪牙皂角7条，去皮弦，为粗末，水一盅，煎五分，入人乳三匙，冷服，即时非吐即泻。

定志丸（《景岳全书》） 人参 茯苓 菖蒲 远志 蜜 朱砂为衣

明矾散（《中医耳鼻喉科学》） 明矾 甘遂 白降丹 雄黄

鸣金汤（《辨证录》） 黄连 麦冬 玄参 生地 桔梗 甘草 天花粉

细辛散（《中医耳鼻喉科学》） 细辛 荜拨 白芷 青盐 冰片

虎潜丸（《丹溪心法》） 黄柏 陈皮 龟甲 干姜 知母 熟地黄 白芍 锁阳 狗骨（古书为虎骨）

抵当丸（《医碥》） 水蛭 虻虫 桃仁 大黄

建瓴汤（《医学衷中参西录》） 生龙骨 生牡蛎 生赭石 牛膝 山药 生地 生白芍 柏子仁

九 画

珍珠散（《外科证治全书》） 硼砂 雄黄 川连 儿茶 人中白 冰片 薄荷叶 黄柏 大破珠子

柏石散（《中医耳鼻咽喉科临床手册》） 黄柏 滑石 枯矾 冰片

柏石散（《中医耳鼻喉科学》） 黄柏 石膏 枯矾 研为细末。

柳花散（《外科正宗》） 黄柏 青黛 肉桂 冰片 各研细末和匀。

枯倍散（《中医耳鼻咽喉科临床手册》） 枯矾 五倍子 珍珠粉 冰片

栀子清肝汤（《类证治裁》） 栀子 牡丹皮 柴胡 当归 芍药 茯苓 川芎 牛蒡子 甘草

牵正散（《杨氏家藏方》） 白附子 僵蚕 全蝎

荆防败毒散（《证治准绳》） 荆芥 防风 柴胡 前胡 人参 川芎 枳壳 羌活 独活 茯苓 桔梗 甘草

指迷茯苓丸（《百一选方》） 姜半夏 茯苓 枳壳 风化朴硝 姜汁为丸。

威灵仙汤（《中医喉科学》） 威灵仙 单味煎

水慢咽。

点瘤赘神验方(《疡医大全》)　桑柴灰　枣木灰　黄荆灰　荞麦灰　桐壳灰　斑蝥　穿山甲　乳香　冰片　石灰

咽炎乐(《中医耳鼻咽喉科临床手册》)　制半夏 15g　食醋 200ml,浸泡 1 周,去渣。

胃苓汤(《丹溪心法》)　苍术　厚朴　陈皮　甘草　生姜　大枣　桂枝　白术　泽泻　茯苓　猪苓

保元汤(《博爱心鉴》)　黄芪　人参　肉桂　甘草　生姜

胆矾散(《中医耳鼻咽喉科临床手册》)　猪胆汁　枯矾　儿茶　冰片

复元活血汤(《医学发明》)　柴胡　瓜蒌根　当归　红花　甘草　穿山甲　大黄　桃仁

香苏散(《太平惠民和剂局方》)　香附　紫苏叶　陈皮　甘草

香砂六君子汤(《时方歌括》)　木香　砂仁　陈皮　半夏　党参　白术　茯苓　甘草

烂耳散(《中医耳鼻喉科学》)　穿心莲粉　猪胆汁　枯矾

活血止痛汤(《外科大成》)　当归　川芎　乳香　没药　苏木　红花　地鳖虫　紫荆藤　三七　赤芍　陈皮　落得打

活血散瘀汤(《外科正宗》)　川芎　当归　防风　赤芍　苏木　枳壳　连翘　天花粉　皂角刺　红花　黄芩　大黄

活血利咽汤(《中医耳鼻咽喉科临床手册》)　当归　桃仁　红花　郁金　生地　赤芍　牡丹皮　山豆根　桔梗　僵蚕　射干　甘草

活血畅声汤(经验方)　川芎　赤芍　桃仁　鸡血藤　路路通　枳壳　玄参　蝉蜕　白花蛇舌草　海浮石　石菖蒲　甘草

活血疗哑汤(《嗓音病的中医论治》)　当归　桃仁　红花　川芎　赤芍　牛膝　木蝴蝶　蝉衣　黄芪　甘草

活络流气饮(《医宗金鉴》)　苍术　木瓜　羌活　生附子　山楂肉　独活　怀牛膝　麻黄　黄柏　乌药　干姜　槟榔　枳壳　甘草　黑豆　生姜

养心汤(《证治准绳》)　柏子仁　枣仁　远志　当归　川芎　人参　五味子　黄芪　茯神　肉桂　半夏曲　甘草

养阴清肺汤(《重楼玉钥》)　生地　麦冬　白芍　牡丹皮　贝母　玄参　薄荷　甘草

养阴益胃汤(朱仁康经验方)　生地黄　熟地黄　石斛　黄芩　桑叶　玄参　枇杷叶　枳壳　绵茵陈　甘草

养肺去瘘汤(《疡医大全》)　金银花　麦冬　生地黄　百合　百部　紫菀　生甘草　款冬花　贝母　白薇　天冬

独参汤(《景岳全书》)　人参

结毒灵药方(《外科正宗》)　水银　朱砂　雄黄　硫黄

穿粉散(《医宗金鉴》)　轻粉　炙穿山甲　黄丹　香油调匀

宣痹汤(《温病条辨》)　防己　杏仁　滑石　山栀　连翘　薏苡仁　半夏　蚕砂　赤小豆皮

宣痹喉雾(经验方)　红花 6g　橘络 6g　乌梅 6g　生甘草 6g　薄荷 6g　绿茶 3g

宣白承气汤(《温病条辨》)　石膏　大黄　杏仁　瓜蒌皮

除湿汤(《眼科纂要》)　连翘　滑石　车前子　枳壳　黄芩　黄连　木通　甘草　陈皮　荆芥　防风　茯苓

除瘟化毒汤(《白喉治法抉微》)　桑叶　葛根　薄荷　贝母　甘草　木通　竹叶　金银花　生地　枇杷叶

神效瓜蒌散(《外科大成》)　瓜蒌　当归　甘草　没药　乳香

神效卫生散(《外科大成》)　羌活　白芷　穿山甲(炒)　石决明(煅)　乳香　没药　大黄　沉香　防风　蝉蜕　僵蚕

神效吹喉散(《外科正宗》)　薄荷　僵蚕　青黛　朴硝　白矾　火硝　黄连　硼砂　冰片

神仙化铁丹(《普济方》)　白芷　贯众　木兰花　京墨　金星石　银星石　山豆根　水仙根　木香　乌芋　象牙屑　玳瑁屑　水牛角屑(古书为犀角屑)　墨煤

胜金散(《医部全录》)　麝香　白砒(制)　蟾酥　明雄黄　辰砂　乳香　没药　血竭　全蝎　天龙　穿山甲　僵蚕

十　画

真武汤(《伤寒论》)　炮附子　白术　茯苓　芍药　生姜

真人活命饮(《喉科心法》)　金银花　防风　白芷　当归尾　苏红皮　甘草　浙贝母　花粉　穿山甲　皂角刺尖　赤芍　乳香　没药　虫蛾蚕

茧　茅根

桂枝汤(《伤寒论》)　桂枝　芍药　生姜　炙甘草　大枣

桂枝茯苓丸(《金匮要略》)　桂枝　茯苓　牡丹皮　桃仁　芍药

桐油饯(《外科正宗》)　桐油3～4匙　温汤半碗　硬鸡翎蘸油探喉中。

桃花散(《医宗金鉴》)　白石灰　大黄片

桃红四物汤(《医宗金鉴》)　桃仁　红花　当归　川芎　赤芍　熟地

桔梗汤(《伤寒论》)　桔梗　甘草

桔糖丸(《圣济总录》)　陈橘皮　乌贼骨　砂糖

珠黄散(《中医耳鼻喉科学》)　珍珠末　牛黄　人中白　马勃粉　青黛　儿茶　玄明粉　硼砂　薄荷　黄连　冰片

盐花散(《圣济总录》)　盐花　白矾

柴胡聪耳汤(《兰室秘藏》)　柴胡　连翘　当归　人参　水蛭　虻虫　麝香　炙甘草

柴胡清肝汤(《医宗金鉴》)　柴胡　黄芩　栀子　生地　当归　白芍　川芎　天花粉　牛蒡子　防风　连翘　甘草

柴葛解肌汤(《伤寒六书》)　柴胡　葛根　甘草　黄芩　桔梗　芍药　羌活　白芷　石膏　生姜　大葱

柴胡疏肝散(《景岳全书》)　柴胡　枳壳　芍药　甘草　香附　川芎

柴胡栀子散(《证治准绳》)　柴胡　栀子　牡丹皮　川芎　茯苓　当归　炒牛蒡子　炒白术　甘草

健固汤(《傅青主女科》)　人参　茯苓　白术　巴戟天　薏苡仁

健脾利湿汤(《中医喉科精义》)　生白术　生山楂　薏苡仁　茯苓　扁豆　泽泻　杏仁　当归　丹参　牡蛎　昆布　车前子　滑石　赤芍　象贝母　蝉衣　木蝴蝶

铁笛丸(《红炉点雪》)　当归　生地　天冬　黄柏　知母　茯苓　诃子肉　阿胶　乌梅　牛乳　梨汁　人乳　诃子汤或萝卜汤送下。

铁笛丸(《中医耳鼻喉科学》)　诃子　麦冬　茯苓　瓜蒌皮　贝母　甘草　桔梗　凤凰衣　玄参　青果

益胃汤(《温病条辨》)　沙参　麦冬　生地　玉竹　冰糖

益气聪明汤(《证治准绳》)　黄芪　人参　升麻　葛根　蔓荆子　芍药　黄柏　炙甘草

益气清金汤(《医宗金鉴》)　黄芩　桔梗　浙贝母　麦冬　牛蒡子　人参　茯苓　陈皮　栀子　薄荷　生甘草　紫苏　竹叶

益气通络汤(《音声言语疾病防治概要》)　黄芪　地龙　党参　白术　当归　赤芍　川芎　路路通　秦艽　石菖蒲　桂枝　桑寄生　鸡血藤　络石藤

益气宏声汤(《音声言语疾病防治概要》)　人参　白术　云茯苓　黄芪　当归　川芎　黄精　陈皮　鸡血藤　胖大海　蝉蜕　诃子　炒扁豆　炙甘草

益水平火汤(《辨证录》)　熟地黄　生地黄　麦冬　玄参　冰糖

凉膈散(《和剂局方》)　大黄　芒硝　栀子　甘草　薄荷　竹叶　连翘　黄芩

凉血四物汤(《医宗金鉴》)　当归　生地　川芎　赤芍　黄芩　赤茯苓　陈皮　红花　甘草　五灵脂　生姜

海浮散(《外科十法》)　制乳香　制没药

海藻玉壶汤(《医宗金鉴》)　海藻　昆布　海带　半夏　陈皮　青皮　连翘　象贝母　当归　川芎　独活　甘草

润喉汤(《喉科集腋》)　熟地　麦冬　桑白皮　苡仁　生地　贝母　山萸肉　甘草

润喉丸(《嗓音病的中医论治》)　硼砂　玄明粉　僵蚕　柿霜　薄荷冰　藏青果　荸荠粉　乌梅水

润喉丸(《中医耳鼻喉科学》)　甘草粉　硼砂　食盐　玄明粉　酸梅(去核)　共研为细末，以荸荠粉糊制丸。

润喉利咽丸(《中医耳鼻咽喉科临床手册》)　沙参　麦冬　玄参　乌梅　僵蚕　生牡蛎　浙贝母　郁金　当归　青皮　莪术　甘草

润胆汤(《辨证录》)　白芍　当归　柴胡　炒栀子　天花粉　玄参　菖蒲

涤痰汤(《济生方》)　制半夏　制南星　陈皮　枳实　茯苓　人参　石菖蒲　竹茹　甘草　生姜

消疮饮(《妇人良方》)　即“仙方活命饮”。

消息灵(《中医耳鼻咽喉科临床手册》)　苦丁香　细辛　僵蚕　白芷　辛夷　硇砂　薄荷霜　冰片　雄黄　明矾

消瘤散(《中医耳鼻咽喉科临床手册》)　硇砂　枯矾　儿茶　血竭　制乳没　雄黄　僵蚕　冰片

消瘰丸(《医学心悟》)　浙贝母　玄参　牡蛎

消风散(《外科正宗》)　荆芥　防风　牛蒡子　当归　生地　苦参　苍术　蝉衣　胡麻仁　知母　煅石膏　木通　甘草

消肿止痛散(《中医耳鼻咽喉科临床手册》)　硼砂　明雄黄　赤石脂　朱砂　儿茶　血竭　冰片　薄荷霜　乳香　没药

消肿化腐散(《中医耳鼻咽喉科临床手册》)　硼砂　雄黄　赤石脂　朱砂　儿茶　象皮(土炒)　珍珠粉　冰片

消肿代刀散(《尤氏喉科秘书》)　火硝　薄荷　硼砂　冰片　牙皂

消风清热饮(《朱仁康临床经验集》)　荆芥　防风　浮萍　蝉衣　当归　赤芍　大青叶　黄芩

逍遥散(《和剂局方》)　柴胡　白术　白芍　当归　茯苓　炙甘草　薄荷　煨姜

通气散(《医林改错》)　柴胡　香附　川芎

通关散(《喉症全科紫珍集》)　牙皂　川芎

通耳丸(《奇效良方》)　穿山甲　蝎梢　麝香

通耳汤(《辨证录》)　熟地黄　麦冬　炒枣仁　茯神　玄参　石菖蒲　柏子仁　炒黑荆芥

通神散(《奇效良方》)　全蝎　地龙　土狗(即蝼蛄)　明矾　雄黄　麝香

通窍汤(《古今医鉴》)　麻黄　白芷　防风　羌活　藁本　细辛　川芎　升麻　葛根　苍术　川椒　甘草

通窍活血汤(《医林改错》)　赤芍　川芎　桃仁　红花　麝香　老葱　鲜姜　大枣　酒

通窍聪耳丸(《中医耳鼻咽喉科临床手册》)　柴胡　香附　川芎　通草　葛根　茯苓　石菖蒲　丝瓜络　全蝎　甘草

透脓散(《外科正宗》)　当归　生黄芪　穿山甲　川芎　皂角刺

调胃承气汤(《伤寒论》)　甘草　芒硝　大黄

桑杏汤(《温病条辨》)　桑叶　杏仁　沙参　浙贝母　豆豉　栀子　梨皮

桑菊饮(《温病条辨》)　桑叶　菊花　连翘　薄荷　桔梗　杏仁　芦根　甘草

桑白皮饮(经验方)　桑白皮　麦冬　白茅根　赤芍　牡丹皮　地骨皮　黄芩　木通　甘草

换肌散(《医宗金鉴》)　乌梢蛇　白花蛇　地龙　细辛　木鳖子　白芷　天麻　赤芍　蔓荆子　当归　威灵仙　荆芥穗　菊花　不灰木　紫参　苦参　沙参　何首乌　石菖蒲　木贼　天冬　川芎　白蒺藜　炙甘草　胡麻仁　苍术　草乌

胶艾四物汤(《太平惠民和剂局方》)　熟地黄　当归　白芍　川芎　阿胶　艾叶　甘草

陷肿散(《备急千金要方》)　乌贼骨　白石英　石硫黄　紫石英　干姜　丹参　琥珀　大黄　蜀附子　胡燕屎

破结散(《三因极一病证方论》)　海藻　龙胆　海蛤　通草　昆布　枯矾　松萝　麦曲　半夏

秘药方(《咽喉秘传》)　当归　川芎　防风　黄连　贝母　南星　半夏　黄柏　新会皮　玄参　赤芍　荆芥　薄荷　山栀子　山药　黄芩　金银花　花粉　知母　生地　桔梗　瓜蒌　连翘　嫩桑叶　水煎去渣，熬成胶，晒干。后加药：山燕(醋煅)　牛黄　珍珠　白龙骨(煅，飞)　枯矾　乳香　没药　硼砂　儿茶　川贝母　血竭　轻粉　参三七　人中黄(煅，漂)　绿升麻　槟榔　琥珀　银花　冰片　麝香　研末。

射干散(《医宗金鉴》)　射干　川升麻　杏仁　甘草(炙)　木鳖子　川大黄

射干汤(《圣济总录》)　射干　升麻　紫菀　百合　木通　桔梗　赤茯苓

烧盐散(《医宗金鉴》)　食盐(火烧)　枯矾

留线汤(《辨证录》)　熟地　款冬花　山茱萸　麦冬　地骨皮　贝母　苏子　芡实　山药　百部

十　一　画

黄芩汤(《外科证治全书》)　黄芩　桑白皮　栀子　桔梗　赤芍　连翘　薄荷　甘草

黄芩散　(《圣济总录》)　黄芩　黄柏　黄连　郁金　寒食面

黄芩清肺饮(《外科正宗》)　黄芩　当归　川芎　赤芍　防风　生地　天花粉　干葛　红花　薄荷　连翘

黄连解毒汤(《外台秘要》)　黄连　黄芩　黄柏　栀子

黄连上清丸(《古今医方集成》)　黄芩　黄连　黄柏　栀子　菊花　桔梗　薄荷　川芎　大黄　连翘　当归　葛根　玄参　花粉　姜黄

黄连泻心汤(《疡科心得集》)　黄连　黄芩　甘草

黄连清喉饮(《外科证治全书》)　川黄连　桔梗　牛蒡子　元参　赤芍　荆芥　甘草　连翘　黄芩　天花粉　射干　防风

黄药膏(《包氏喉证家宝》)　制枪硝　生蒲黄　制僵蚕　制皂角刺　冰片

黄连膏(《医宗金鉴》)　黄连　当归尾　黄柏

生地　姜黄　麻油　黄蜡

黄连滴耳液(《中医耳鼻喉科学》)　黄连　枯矾　冰片　甘油

黄芩滑石汤(《温病条辨》)　黄芩　滑石　猪苓　茯苓皮　大腹皮　白豆蔻仁　通草

黄连油混悬液(《中医耳鼻喉科学》)　黄连粉25g　加在75ml　蓖麻油内。

黄连阿胶汤(《伤寒论》)　黄连　黄芩　芍药　鸡子黄　阿胶

黄连消毒饮(《外科大成》)　黄连　黄芩　黄柏　人参　独活　防风　藁本　甘草(炙)　甘草梢　陈皮　防己　当归尾　当归身　苏木　知母　羌活　连翘　黄芪　生地　桔梗　泽泻

萆薢渗湿汤(《疡科心得集》)　萆薢　薏苡仁　黄柏　赤茯苓　牡丹皮　泽泻　滑石　通草

菊花茶调散(《银海精微》)　川芎　细辛　甘草　荆芥　防风　羌活　菊花　薄荷　蝉衣　僵蚕　白芷

菖蒲丸(《圣济总录》)　石菖蒲　木通　磁石　乳香　杏仁　蓖麻子　松脂

理阴煎(《景岳全书》)　熟地　当归　干姜　肉桂　炙甘草

硇砂散(《医宗金鉴》)　硇砂　轻粉　冰片　雄黄

梅苏丸(《简明中医辞典》)　乌梅　薄荷　葛根　苏叶　白糖

梅花点舌丹(《外科证治全生集》)　熊胆　冰片　雄黄　硼砂　血竭　葶苈子　沉香　乳香　没药　珍珠　牛黄　麝香　蟾酥　朱砂　金箔为衣

麻杏石甘汤(《伤寒论》)　麻黄　杏仁　石膏　炙甘草

麻黄附子细辛汤(《伤寒论》)　麻黄　附子　细辛

鹿枯散(《中医耳鼻咽喉科临床手册》)　鹿角霜　枯矾　珍珠粉　冰片

清胃汤(《医宗金鉴》)　石膏　黄芩　生地　牡丹皮　黄连　升麻

清胃散(《证治准绳》)　当归　生地　牡丹皮　升麻　黄连

清音散(《东医宝鉴》)　诃子　桔梗　木通　生地汁　甘草

清凉散(《医宗金鉴》)　硼砂　人中白　黄连末　薄荷　冰片　青黛

清凉膏(《医宗金鉴》)　石灰末一升，水四盌，搅混澄清，取清汁一盌，加香油一盌，以箸顺搅数百转，其稠黏如糊，用鸡翎蘸扫伤处。

清营汤(《温病条辨》)　丹参　玄参　黄连　生地　麦冬　银花　连翘　竹叶等

清宫汤(《温病条辨》)　玄参心　莲子心　竹叶卷心　麦冬　连翘心　水牛角尖(古书为犀角尖)

清肺饮(《证治汇补》)　黄芩　桑白皮　茯苓　麦冬　车前子　栀子　木通

清神散(《证治准绳》)　甘菊花　白僵蚕　羌活　荆芥穗　木通　川芎　防风　木香　石菖蒲　甘草

清胆汤(《杂病源流犀烛》)　青蒿叶　青菊叶　薄荷梗　连翘　苦丁茶　鲜荷叶

清气化痰丸(《医方考》)　陈皮　杏仁　枳实　瓜蒌仁　黄芩　茯苓　胆南星　制半夏　姜汁

清燥救肺汤(《医门法律》)　桑叶　石膏　杏仁　甘草　麦冬　人参　阿胶　胡麻仁　炙枇杷叶

清金降火汤(《古今医鉴》)　陈皮　半夏　茯苓　桔梗　枳壳　贝母　前胡　杏仁　黄芩　石膏　瓜蒌仁　炙甘草

清咽利膈汤(《喉科紫珍集》)　连翘　金银花　栀子　黄芩　薄荷　牛蒡子　防风　荆芥　玄明粉　大黄玄参　甘草

清咽双和饮(《喉科紫珍集》)　桔梗　金银花　当归尾　赤芍药　生地黄　玄参　赤茯苓　荆芥　牡丹皮　贝母　甘草　葛根　前胡

清热止衄汤(《中医耳鼻咽喉科临床手册》)　生石膏　桑白皮　栀子　黄芩　白茅根　大小蓟　藕节　生地　大黄　牡丹皮　怀牛膝　甘草

清热利咽汤(《嗓音病的中医论治》)　生石膏　黄芩　浙贝母　射干　玄参　青果　全瓜蒌　土牛膝　赤芍　薄荷　甘草

清热泻脾汤(《医宗金鉴》)　栀子　石膏　黄连　黄芩　生地　赤茯苓　灯心草

清热通络汤(《实用中医口腔病学》)　桑枝　忍冬藤　丝瓜络　络石藤　地龙　赤芍　丹参　鸡血藤　薏苡仁

清瘟败毒饮(《疫疹一得》)　生石膏　生地　黄连　栀子　桔梗　黄芩　知母　玄参　连翘　牡丹皮　鲜竹叶　甘草等

清肺凉血汤(《嗓音病的中医论治》)　桑白皮　黄芩　栀子　赤芍　牡丹皮　藕节　白茅根　甘草

清火补阴汤(《东医宝鉴》)　玄参　白芍　熟地　当归　川芎　黄柏　知母　天花粉　甘草　竹沥

清湿化痰汤(《杂病广要》)　南星　半夏　陈皮　茯苓　苍术　羌活　酒黄芩　白芷　白芥子　甘草　竹沥　姜汁

清凉固齿散(《中医耳鼻咽喉科临床手册》)　青黛　金银花　白芷　牡丹皮　滑石　甘草　朱砂

清凉甘露饮(《外科正宗》)　银柴胡　水牛角(古书为犀角)　茵陈　石斛　枳壳　麦冬　生地黄　甘草　黄芩　知母　枇杷叶　淡竹叶　灯心草

清热地黄汤(古书犀角地黄汤)　生地　牡丹皮　芍药　水牛角(古书为犀角)

清阳散火汤(《外科正宗》)　升麻　白芷　黄芩　牛蒡子　连翘　石膏　防风　当归　荆芥　白蒺藜　甘草

清金化痰汤(《统旨方》)　黄芩　栀子　桔梗　贝母　麦冬　桑白皮　瓜蒌仁　茯苓　橘红　甘草

清胃黄连丸(《万病回春》)　黄芩　黄连　黄柏　栀子　石膏　知母　生地黄　牡丹皮　玄参　桔梗　花粉　连翘　滑石　赤芍

清晕化痰汤(《寿世保元》)　陈皮　姜半夏　白茯苓　枳实　川芎　黄芩(酒炒)　白芷　细辛　南星(姜汁炒)　防风　羌活　甘草　生姜

清痰祛眩汤(《寿世保元》)　南星(姜泡)　姜半夏　天麻　苍术　川芎　陈皮　茯苓　桔梗　枳壳　乌药　酒芩　羌活　甘草　生姜　竹沥

清金爽喉汤(经验方)　桑白皮　黄芩　牡丹皮　赤芍　黄柏　玄参　白花蛇草　知母　当归　胖大海　蝉蜕　甘草

羚羊钩藤汤(《通俗伤寒论》)　羚羊角　霜桑叶　象贝母　鲜生地　双钩藤　滁菊花　茯神木　生白芍　生甘草　淡竹茹

爽喉液(《中医耳鼻咽喉科临床手册》)　金银花　薄荷　甘草　硼砂　薄荷霜

推车散(《重楼玉散》)　推车虫　干姜末

银翘散(《温病条辨》)　金银花　连翘　豆豉　牛蒡子　薄荷　荆芥穗　桔梗　甘草　竹叶　鲜芦根

银花解毒汤(《疡科心得集》)　银花　紫花地丁　水牛角(古书为犀角)　赤茯苓　连翘　牡丹皮　川黄连　夏枯草

银仁膏(王德鉴《中医耳鼻咽喉口腔科学》)　水银　大风子　火麻仁　核桃仁　苦杏仁　木鳖子　樟脑

续断紫金丹(《中医耳鼻喉科学》)　当归　熟地黄　菟丝子　骨碎补　川断　制首乌　焦白术　茯苓　牡丹皮　怀牛膝　红花　血竭　儿茶　乳香　没药　狗胫骨(古书为虎胫骨)　鹿角霜　自然铜

象牙丸(《圣济总录》)　象牙屑　乌贼骨　陈皮　寒食稠汤

十　二　画

葱白滴鼻液(《中医耳鼻喉科学》)　葱白取汁过滤,用生理盐水配成40%溶液。

葱豉汤(《肘后方》)　葱白　淡豆豉

越鞠丸(《丹溪心法》)　苍术　香附　川芎　神曲　栀子

喉证煎药主方(《包氏喉证家宝》)　大力子　连翘　桔梗　生甘草　银花　元参　山栀子　黄芩　花粉　前胡　薄荷

喉内生痈方(《普济方》)　五倍子　白僵蚕　甘草　白梅肉

紫归油(《外科证治全书》)　紫草　当归　麻油

紫金锭(《片玉心书》)　雄黄　朱砂　麝香　五倍子　大戟　山慈姑　续随子

紫连膏(《中医耳鼻喉科学》)　黄连　黄柏　生地黄　当归　紫草　苍耳子　麻油

紫菀散(《张氏医通》)　紫菀草　人参　麦冬　桔梗　茯苓　阿胶　川贝母　五味子　甘草

温胆汤(《备急千金要方》)　半夏　陈皮　甘草　枳实　竹茹　生姜　茯苓

温肺汤(《证治准绳》)　升麻　黄芪　丁香　葛根　羌活　甘草　防风　麻黄　葱白

温肺止流丹(《疡医大全》)　人参　荆芥　细辛　诃子　甘草　桔梗　鱼脑骨

温肾健脾汤(《中医耳鼻咽喉科临床手册》)　制附子　肉桂　泽泻　黄芪　白术　茯苓　甘草

硫黄膏(《外科证治全生集》)　硫黄　白芷　天花粉　水粉　全蝎　芫青　蝉蜕　麻油　黄蜡

硫黄不二散(《医宗金鉴》)　硫黄　靛花

雄硫散(《外科正宗》)　雄黄　硫黄　凤凰皮　穿山甲　滑石　核桃肉　猪胆汁

雄黄解毒丸(《三因极一病证方论》)　雄黄

郁金　巴豆霜　共研细末，醋糊为丸，如绿豆大。

疏风清热汤（《中医耳鼻喉科学》）　荆芥　防风　牛蒡子　甘草　金银花　连翘　赤芍　桑白皮　桔梗　黄芩　天花粉　玄参　浙贝母

普济消毒饮（《东垣十书》）　黄芩　黄连　连翘　玄参　板蓝根　马勃　牛蒡子　僵蚕　升麻　柴胡　陈皮　桔梗　甘草　薄荷

滋阴地黄汤（《万病回春》）　熟地　山药　山萸肉　牡丹皮　泽泻　茯苓　黄柏　石菖蒲　知母　远志　当归　川芎　白芍

滋阴润燥汤（《中医喉科精义》）　生地　牡丹皮　麦冬　赤白芍　丹参　茜草　玄参　木蝴蝶　胖大海　蝉衣　沙参　炙甘草

滋肾通耳汤（《万病回春》）　当归　川芎　白芍　生地　知母　黄柏　黄芩　柴胡　白芷　香附

滋肾汤（《万病回春》）　人参　川芎　当归　熟地　白芍　茯苓　菟丝子　五味子　杜仲　巴戟　半夏曲　橘红　牛膝　白术　破故纸　胡芦巴　益智仁　石菖蒲　甘草　生姜　大枣

鹅黄散（《外科正宗》）　煅石膏　轻粉　黄柏

蛤蚧丸（《医碥》）　蛤蚧　诃子　阿胶　生地　麦冬　细辛　炙甘草　蜜

蛤粉膏（《中华皮肤科杂志》1958，3：214）　蛤粉　轻粉　青黛　黄柏　煅石膏

渣鼻膏（《外科学概要》）　乳香　硫黄　巴豆　轻粉

黑退消（经验方）　生川乌　生草乌　生南星　生半夏　生磁石　公丁香　肉桂　制乳香　制没药各15g　制松香　硇砂各9g　冰片　麝香各6g　研细和匀，后入冰片、麝香，密闭备用。

犀角散（《太平圣惠方》，现称水牛角散）　水牛角（古书为犀角）　菊花　前胡　枳壳　石菖蒲　泽泻　羌活　木通　生地黄　麦冬　炙甘草

犀角地黄汤（现称清热地黄汤）　生地　牡丹皮　芍药　水牛角（古书为犀角）

十　三　画

蓖麻丸（《圣济总录》）　蓖麻仁　细曲　砂糖

蒲黄膏（《太平圣惠方》）　细辛　蒲黄　曲末　杏仁

暖肝煎（《景岳全书》）　当归　枸杞　小茴香　肉桂　乌药　沉香　茯苓　生姜

豢龙汤（《医醇賸义》）　藕节　茅根　薄荷炭　黑荆芥　牛膝　牡丹皮　牡蛎　羚羊角　夏枯草　青黛　石斛　麦冬　川贝母　南沙参

蜂房汤（《圣济总录》）　蜂房　淡豆豉　蜀椒（去目）

锡类散（《金匮翼》）　象牙屑　珍珠　青黛　冰片　壁钱　牛黄　人指甲

十　四　画

磁石散（《圣济总录》）　磁石　熟地黄　菖蒲　牡丹皮　白术　附子　白茯苓　人参　芎䓖　大黄　牡荆子　肉桂　当归　桑螵蛸　羊肾

碧丹（《喉科集腋》）　玉丹　百草霜　灯心灰　甘草末　薄荷叶　梅片

碧玉散（《医宗金鉴》）　黄柏末　红枣肉灰

碧玉散（《中医耳鼻喉科学》）　硼砂　冰片　胆矾

碧玉散（《医部全录》）　青黛　盆硝　蒲黄　甘草

碧云散（《医宗金鉴》）　鹅不食草　川芎　细辛　辛夷花　青黛

滴鼻灵（《中医耳鼻喉科学》）　鹅不食草650g　辛夷花150g　煎水二次、药液混合，浓缩成500ml，加盐酸麻黄素粉3.75g、葡萄糖粉15g，过滤消毒，瓶装备用。

滴耳油（《医宗金鉴》）　核桃仁油　冰片

漱口方（《中医耳鼻喉科学》）　防风4.5g　甘草4.5g　金银花15g　连翘15g　薄荷3g　荆芥4.5g　加水2碗，煎成1碗。

鼻炎灵（《中医耳鼻咽喉科临床手册》）　苍耳子　白芷　辛夷　冰片　薄荷霜　芝麻油　液状石蜡

鼻鼽宁（《中医耳鼻咽喉科临床手册》）　麻黄　苍耳子　辛夷　乌梅　地龙

鼻舒乐饮（《中医耳鼻咽喉科临床手册》）　桑白皮　白芷　辛夷　丹参　丝瓜络　地龙　葛根　川芎　薄荷　菖蒲　藿香　桂枝　甘草

鼻䶑方（《外科证治全书》）　天台乌药　铜绿　樟脑　大风子

鼻疳散（《医宗金鉴》）　青黛　麝香　熊胆　为细末，干者用猪骨髓调贴，湿者干上。

鼻窦灌注液（《中医耳鼻喉科学》）　辛夷花　白芷　黄芪　薄荷　羊藿叶　野菊花　桂枝　当归　栀子

蔓荆子散（《东垣十书》）　蔓荆子　生地黄

赤芍　甘菊　桑白皮　木通　麦冬　升麻　前胡　炙甘草　赤茯苓

翠云散(《外科正宗》)　铜绿　胆矾　轻粉　煅石膏

缩砂散(《普济方》)　缩砂仁　甘草　贯众

十五画以上

增液汤(《温病条辨》)　玄参　麦冬　生地

聪耳熄鸣丸(《中医耳鼻咽喉科临床手册》)　熟地　山药　山萸肉　泽泻　茯苓　牡丹皮　葛根　磁石　女贞子　菖蒲　全蝎　枣仁　甘草

聪耳芦荟丸(《外科正宗》)　芦荟　大黄　青黛　柴胡　龙胆草　当归　山栀　青皮　黄芩　木香　南星　麝香

敷药方(《咽喉秘传》)　锦纹大黄　蜂窝　白芙蓉叶　生半夏　文蛤　皮硝　南星　白及　川乌　陈小粉　陈石灰　蜜调。

醋黄散(《血证论》)　大黄　郁金　降香　三七　当归　牛膝　均用醋炒。

嘹亮丸(《万病回春》)　人乳　白蜜　梨汁　香椿芽汁

噙化丸(《外科正宗》)　胆矾　硼砂　明矾　牙皂　雄黄　枣

噙化丸(《济阳纲目》)　南薄荷　参　生地黄　生甘草　白桔梗　山豆根　片脑　蜜

噙化丸(《咽喉秘传》)　苏薄荷叶　象贝母　枯黄芩　甘草　柿霜　天花粉　硼砂　石膏　冰片　杏仁　橘红　青黛　风化硝　蜜

噙化丸(《喉科秘集》)　苏薄荷叶　人参　怀生地　冰片　生甘草　白桔梗　山豆根　蜜

镇肝熄风汤(《医学衷中参西录》)　怀牛膝　龙骨　生白芍　天冬　麦冬　代赭石　牡蛎　玄参　川楝子　茵陈　龟甲　甘草

薄荷连翘方(《中医喉科学》)　金银花　连翘　绿豆衣　薄荷　牛蒡子　鲜竹叶　知母　生地

颠倒散(《医宗金鉴》)　大黄　硫黄

磨风丸(《医宗金鉴》)　豨莶草　牛蒡子　麻黄　苍耳草　细辛　川芎　当归　荆芥　蔓荆子　防风　车前子　威灵仙　天麻　何首乌　羌活　独活

黛蛤散(经验方)　青黛　海蛤壳　甘草

礞石滚痰丸(《丹溪心法》)　大黄(酒浸)　黄芩　煅礞石　沉香

鳖甲煎丸(《金匮要略》)　鳖甲　乌扇　黄芩　柴胡　鼠妇　干漆　大黄　芍药　桂枝　葶苈子　石韦　厚朴　牡丹皮　瞿麦　紫葳　半夏　人参　䗪虫　阿胶　蜂房　赤硝　蜣螂　桃仁

蟾蜍丸(《外科正宗》)　蟾蜍　轻粉　枯矾　寒水石　铜绿　乳香　没药　胆矾　麝香　雄黄　蜗牛　朱砂

麝黄散(《中医耳鼻咽喉科临床手册》)　麝香　牛黄　硼砂　珍珠粉　朱砂　人中白　冰片　薄荷霜

蠲痹汤(《医学心悟》)　羌活　独活　桂心　秦艽　当归　川芎　海风藤　桑枝　乳香　木香　炙甘草

蠲痹汤(《济生方》)　当归　赤芍药　姜黄　黄芪　羌活　炙甘草　生姜　大枣

蠲痹通窍汤(《中医耳鼻咽喉科临床手册》)　黄芩　黄连　生苡仁　通草　藿香　丝瓜络　赤茯苓　苍耳子　白芷　辛夷　石菖蒲　甘草

蠲毒聪耳丸(《中医耳鼻咽喉科临床手册》)　穿山甲　全蝎　蜈蚣　制首乌　女贞子　益智仁　石菖蒲　龙齿　甘草　制南星　茯苓

《中医药学高级丛书·中医外科学》（第2版）

《中医药学高级丛书·中医妇产科学》（上、下册）（第2版）

《中医药学高级丛书·中医儿科学》（第2版）

《中医药学高级丛书·中医眼科学》（第2版）

《中医药学高级丛书·中医耳鼻咽喉口腔科学》（第2版）

《中医药学高级丛书·中医骨伤科学》（上、下册）（第2版）

《中医药学高级丛书·中医急诊学》

《中医药学高级丛书·针灸学》（第2版）

《中医药学高级丛书·针灸治疗学》（第2版）

《中医药学高级丛书·中药炮制学》（第2版）

《中医药学高级丛书·中药药理学》（第2版）